呼吸系统影像学

（第 3 版）

主编

郭佑民　陈起航　王秋萍

上海科学技术出版社

图书在版编目(CIP)数据

呼吸系统影像学 / 郭佑民,陈起航,王秋萍主编.
3版. -- 上海 : 上海科学技术出版社, 2025.1.
ISBN 978-7-5478-6158-5

Ⅰ. R560.4

中国国家版本馆CIP数据核字第2024EH3723号

内 容 提 要

本书是上海科学技术出版社出版的《呼吸系统影像学》的第3版。本次修订在编排上进行细分和归拢,把第2版的26章改为47章,分3篇,增补了呼吸病理生理与影像学之间的联系、新生儿肺疾病、气道和肺与肺血管先天性疾病、胸壁先天性畸形、肺移植术前与术后评估、肿瘤和非肿瘤类、感染和非感染类疾病、代谢和基因异常性肺疾病,以及少(罕)见疾病等内容;并采用参考文献随文编排,便于读者溯源。

本书从呼吸系统影像学研究进展与应用、影像学解剖、呼吸病理生理与影像学之间的联系、影像学基本征象、呼吸系统常见疾病和少(罕)见疾病入手,系统地阐述了呼吸系统疾病的临床表现、实验室检查、影像学特点、诊断与鉴别诊断、诊断标准等方面的最新进展,期望从影像学角度出发,为临床的诊疗决策提供支持。

本书由郭佑民教授邀请全国近40家大型医疗单位(中心)的近100位临床一线中青年专家共同参与编写,以编者丰富的临床经验和近10年的国内外文献为支撑,辅以超过8000幅典型影像学图片,体现了这些临床一线中青年专家对呼吸系统疾病诊断和鉴别诊断、研究进展的理解,以及在实践中的体会和经验,旨在为呼吸科、影像科和相关临床专业医生提供一部能覆盖整个呼吸系统疾病影像学理论与实践的大型参考书。

呼吸系统影像学(第3版)
主编 郭佑民 陈起航 王秋萍

上海世纪出版(集团)有限公司
上海科学技术出版社 出版、发行
(上海市闵行区号景路159弄A座9F-10F)
邮政编码201101 www.sstp.cn
山东韵杰文化科技有限公司印刷
开本 889×1194 1/16 印张 86 插页 8
字数:2880千字
2011年1月第1版
2025年1月第3版 2025年1月第1次印刷
ISBN 978-7-5478-6158-5/R·3100
定价:498.00元

本书如有缺页、错装或坏损等严重质量问题,请向工厂联系调换

编者名单

主编

郭佑民　陈起航　王秋萍

副主编

赵绍宏　杨拴盈　王　健　段小艺　韩　丹　于　红

学术秘书

陈　欣　张卫善　沈　聪　王丽华　梁　挺　李　艳

编委会

（按姓氏笔画排序）

于　红　于　楠　王　健　王　蕾　王丽华　王秋萍　叶兆祥　朱　力
刘　敏　刘　辉　杨志刚　杨拴盈　李　艳　李智勇　吴华伟　沈　聪
张　静　张　璋　张卫善　张立娜　张永高　张志勇　陈　欣　陈　淮
陈起航　金晨望　赵绍宏　段小艺　侯　阳　郭佑民　郭晓娟　栾　立
梁　挺　韩　丹　彭　芸　彭德昌　曾庆思　褚志刚　熊　曾

编者

(按姓氏笔画排序)

于　红·上海市胸科医院	杨舒一·复旦大学附属中山医院
于　楠·陕西中医药大学附属医院	李　艳·西安交通大学第一附属医院
万　雷·上海司法鉴定科学研究院	李　莎·中南大学湘雅医院
马光明·陕西中医药大学附属医院	李智勇·大连医科大学附属第一医院
马雪妍·郑州大学第一附属医院	严琴琴·上海交通大学医学院附属瑞金医院
王　健·陆军军医大学第一附属医院	吴华伟·上海交通大学医学院附属仁济医院
王　蕾·西安交通大学第二附属医院	何立宇·西安交通大学第一附属医院
王丽华·浙江大学医学院附属第二医院	余　烨·上海交通大学医学院附属仁济医院
王青乐·复旦大学附属中山医院	沈　聪·西安交通大学第一附属医院
王怡然·郑州大学第一附属医院	沈梦婷·四川大学华西医院
王秋萍·西安交通大学第一附属医院	张　凤·上海交通大学医学院附属仁济医院
石　睿·四川大学华西医院	张　莹·上海交通大学医学院附属仁济医院
叶　雯·上海市公共卫生临床中心	张　敏·陕西中医药大学附属医院
叶兆祥·天津医科大学肿瘤医院	张　瑜·空军军医大学西京医院
史维雅·上海市公共卫生临床中心	张　静·西北妇女儿童医院
冯进堂·天津医科大学总医院	张　璋·天津医科大学总医院
师美娟·西安交通大学第二附属医院	张九龙·上海市公共卫生临床中心
朱　力·宁夏医科大学总医院	张卫善·西安交通大学第一附属医院
任占丽·陕西中医药大学附属医院	张天助·天津医科大学总医院
任丽臣·郑州大学第一附属医院	张立娜·中国医科大学附属第四医院
刘　丹·上海交通大学医学院附属仁济医院	张永高·郑州大学第一附属医院
刘　彬·广东省人民医院	张志勇·复旦大学附属中山医院
刘　敏·中日友好医院	张雨涵·陆军军医大学第一附属医院
刘　辉·广东省人民医院	张昊凌·复旦大学附属中山医院
许兵墙·陕西省人民医院	张科蓓·上海交通大学医学院附属仁济医院
孙　劼·天津医科大学总医院	张健伟·复旦大学附属中山医院
杨　帆·天津医科大学总医院	张静平·西安交通大学第一附属医院
杨　姗·复旦大学附属中山医院	张露露·北京大学第一医院宁夏妇女儿童医院
杨　旗·首都医科大学附属北京朝阳医院	张宁男楠·天津医科大学总医院
杨志刚·四川大学华西医院	陈　欣·西安交通大学第二附属医院
杨拴盈·西安交通大学第二附属医院	陈　淮·广州医科大学附属第二医院

陈起航·北京医院
卓瑶瑶·复旦大学附属中山医院
罗　静·上海交通大学医学院附属仁济医院
金晨望·西安交通大学第一附属医院
周朝阳·陆军军医大学第一附属医院
单　飞·上海市公共卫生临床中心
柳　方·上海交通大学医学院附属仁济医院
南丽虹·天津医科大学肿瘤医院
赵　芳·同济大学附属东方医院
赵绍宏·解放军总医院第一医学中心
侯　阳·中国医科大学附属盛京医院
侯佳蒙·郑州大学第一附属医院
段小艺·西安交通大学第一附属医院
施纯子·上海市交通大学医学院附属瑞金医院
贾永军·陕西中医药大学附属医院
党　珊·陕西中医药大学附属医院
郭佑民·西安交通大学第一附属医院/延安大学附属医院

郭晓娟·首都医科大学附属北京朝阳医院
高小燕·陕西省人民医院
栾　立·新疆医科大学第三附属医院
黄　梦·陕西中医药大学附属医院
梁　挺·西安交通大学第一附属医院
韩　丹·昆明医科大学第一附属医院
韩　冬·陕西中医药大学附属医院
韩婷婷·西安市第三医院
彭　芸·首都医科大学附属北京儿童医院
彭德昌·南昌大学第一附属医院
傅奕铖·上海交通大学医学院附属仁济医院
蒲豆豆·陕西中医药大学附属医院
雷　旸·西北妇女儿童医院
詹　艺·上海市公共卫生临床中心
詹鹤凤·郑州大学第一附属医院
褚志刚·重庆医科大学附属第一医院
熊　曾·中南大学湘雅医院

序 言

呼吸系统疾病是严重危害我国人民健康的重大疾病,其带来的社会和经济负担巨大。影像学作为呼吸系统健康照护中不可或缺的技术手段,在"促、防、诊、控、治、康"全链条中有着极为重要的地位。

由郭佑民教授团队编写的《呼吸系统影像学》第3版,系统地介绍了胸部影像学研究进展、呼吸系统影像学解剖、呼吸系统疾病病理生理与影像学之间的联系、基本病变及各种呼吸系统疾病,包括疾病的发病机制、病理表现、临床和实验室特点、影像学检查技术、影像学表现和诊断、诊断依据、影像学鉴别诊断等内容;此外,本书囊括了呼吸系统疑难疾病清单中103种疾病中的101种疾病,还包括了一些呼吸系统疑难疾病清单中尚未涉及的少(罕)见疾病。

《呼吸系统影像学》第3版的编者来自国内多家大型医疗单位,编写资料来源丰富,内容结合了编者自身的临床经验与体会,图文并茂,参考文献随文编排,内容具有"全、新、细"的特点。《呼吸系统影像学》第3版的出版对呼吸科及相关临床学科的临床工作具有指导和帮助意义。兹应郭佑民教授之邀作序。

中国工程院院士、副院长
中国医学科学院院长
北京协和医学院校长
国家呼吸医学中心主任

2024年7月

前 言

呼吸系统疾病是一组常见病、多发病，主要病变在气管、支气管、肺部及胸腔，病变轻者多咳嗽、胸痛、呼吸受影响，重者呼吸困难、缺氧，甚至呼吸衰竭而致死。在城市的死亡率占第 3 位，而在农村则占首位。由于大气污染、吸烟、人口老龄化及其他因素，使肺部疾病的发病率、死亡率有增无减。呼吸系统疾病已成为严重危害我国居民健康的重要公共卫生问题。对于呼吸系统疾病而言，早期发现与正确诊断将使患者获益最大。在呼吸系统疾病筛查与诊断中，影像学检查是最重要的手段之一。

《呼吸系统影像学》2011 年第 1 版和 2015 年第 2 版的成功出版和发行，令我们深受鼓舞，近年来呼吸系统影像学出现了许多重大改变和新进展，因此本书需要进行修订和更新。为提高修订版书稿的质量，我们在第 2 版编者的基础上进一步扩大了编者群，使内容更具有代表性和权威性。本次修订对文字内容和图像资料(更新了 85% 以上的图片，新增图片 3 000 余幅)都进行了广泛的更新，其中包含有关胸部成像新技术的新图像和新进展，增加了呼吸病理生理与影像学之间的联系、新生儿肺疾病、气道和肺及肺血管先天性疾病、胸壁先天性畸形、肺移植术前与术后评估、肿瘤和非肿瘤类疾病、感染和非感染类疾病、代谢和基因异常性肺疾病、少(罕)见疾病等；编排上由第 2 版的 26 章调整为 3 篇 47 章；参考文献随文编排，便于读者溯源。本次修订力争成为目前国内呼吸系统影像学诊断方面内容最全、涵盖疾病种类最多、描述最为详尽的一部大型参考书。

《呼吸系统影像学》第 3 版的编者来自国内在呼吸影像、呼吸与危重症、儿科等专业享有盛誉的三级甲等医院，本书中所纳入的影像学病例源于各编者单位，个别少(罕)见病例由相关专家提供；郭佑民教授、陈起航教授和王秋萍教授全程负责统稿、审阅和修订，副主编参与和审阅了全书的内容，发病机制和临床表现部分由杨拴盈教授和王蕾副教授审阅，PET-CT 表现部分由段小艺教授和张卫善副教授审阅，部分示意图、线图由王秋萍教授精心绘制。

限于编者学识有限，编写中的不足与疏漏在所难免，恳请各位读者不吝赐教。

《呼吸系统影像学》第3版的成功完稿，感谢编委会专家在策划、组织和实施过程中的鼎力支持；感谢来自全国多家大型三级甲等医院从事呼吸影像的专家对相关章节的撰写和审阅；感谢提供少(罕)见病例的专家；感谢编写团队在补充章节、文字校对、参考文献和图片审核中所做的繁杂工作；感谢上海科学技术出版社为本次修订所做出的努力和贡献。

郭佑民　陈起航　王秋萍

2024年仲夏于西安

目录

第一篇·基础篇

第一章·胸部影像学进展与应用	002
第一节·胸部 X 线成像	002
第二节·胸部 CT 成像	004
第三节·磁共振成像	015
第四节·正电子发射体层成像	021
第五节·超声检查	031
第六节·计算机辅助诊断	034
第七节·影像学诊断原则及合理应用	038
第二章·正常胸部影像解剖	047
第一节·胸壁与胸膜	047
第二节·气道与肺组织	054
第三节·循环系统	069
第四节·纵隔与淋巴系统	087
第五节·膈肌	097
第三章·呼吸生理及呼吸病理生理与影像学表现之间的联系	100
第一节·呼吸解剖与呼吸生理	101
第二节·呼吸病理生理与影像学表现之间的联系	115
第四章·呼吸系统基本病变	130
第一节·肺不张	130
第二节·肺实变与磨玻璃影	145
第三节·小结节与微结节	155
第四节·肺结节与肺肿块	165
第五节·肺内钙化与骨化	210
第六节·空洞与空腔	214
第七节·间质性肺疾病	230
第八节·支气管病变	242
第九节·肺门增大与缩小	249
第十节·纵隔增宽	255
第十一节·胸膜病变	260
第十二节·膈肌病变	273

第二篇·呼吸系统疾病篇

第五章·气道、肺及肺血管先天性异常 280
- 第一节·先天性肺未发生及未发育 281
- 第二节·肺发育不良 283
- 第三节·气管支气管分支异常 285
- 第四节·先天性支气管闭锁 288
- 第五节·特发性单侧透明肺 290
- 第六节·肺隔离症 292
- 第七节·支气管源性囊肿 295
- 第八节·先天性肺气道畸形 299
- 第九节·淋巴管瘤 302
- 第十节·肺动静脉瘘 303
- 第十一节·单侧肺动脉缺如 306
- 第十二节·肺动脉吊带 308
- 第十三节·部分性肺静脉异常引流 310

第六章·胸壁先天性畸形 313
- 第一节·漏斗胸 313
- 第二节·鸡胸 315
- 第三节·肋骨畸形 316
- 第四节·窒息性胸廓发育不良 317

第七章·新生儿肺疾病 319
- 第一节·新生儿肺部常用影像学检查方法 319
- 第二节·新生儿正常胸部X线表现 320
- 第三节·早产婴肺 323
- 第四节·新生儿气漏 325
- 第五节·新生儿湿肺 329
- 第六节·新生儿呼吸窘迫综合征 333
- 第七节·新生儿吸入性肺炎 336
- 第八节·新生儿感染性肺炎 340
- 第九节·新生儿肺出血 344
- 第十节·Wilson-Mikity综合征 346
- 第十一节·慢性支气管肺损害或发育不良 347

第八章·大气道病变 353
- 第一节·大气道良性肿瘤 353
- 第二节·大气道恶性肿瘤 365
- 第三节·大气道弥漫性狭窄性病变 379
- 第四节·大气道弥漫性扩张性疾病 391
- 第五节·大气道瘘 393
- 第六节·其他大气道病变 398

第九章·支气管扩张与支气管哮喘 409
- 第一节·支气管扩张症 409
- 第二节·支气管哮喘 417

第十章·细支气管炎 418
- 第一节·感染性细支气管炎 418
- 第二节·呼吸性细支气管炎 419
- 第三节·滤泡性细支气管炎 420
- 第四节·弥漫性泛细支气管炎 421
- 第五节·缩窄性细支气管炎 423

第十一章·慢性阻塞性肺疾病与肺气肿 426
- 第一节·慢性阻塞性肺疾病 426
- 第二节·肺气肿 432

第十二章·社区获得性肺炎与医院获得性肺炎 442
- 第一节·社区获得性肺炎 442
- 第二节·医院获得性肺炎与呼吸机相关性肺炎 451

第十三章·细菌性肺炎 457
- 第一节·概述 457
- 第二节·急性支气管炎 457
- 第三节·肺炎链球菌肺炎 459
- 第四节·金黄色葡萄球菌肺炎 464
- 第五节·肺炎克雷伯菌肺炎 469
- 第六节·流感嗜血杆菌肺炎 474
- 第七节·军团菌肺炎 476
- 第八节·肺诺卡菌病 479
- 第九节·铜绿假单胞菌肺炎 484
- 第十节·肺放线菌病 487
- 第十一节·肺鼠疫 489
- 第十二节·肺类鼻疽病 492
- 第十三节·肺布鲁氏菌病 494

第十四章·病毒性肺炎 496
- 第一节·概述 496
- 第二节·免疫功能正常人群的病毒性肺炎 497

第三节·免疫功能减低人群的病毒性肺炎	507	第十九章·其他类型肺炎	668
第四节·冠状病毒肺炎	510	第一节·脂质性肺炎	668
第五节·手足口病	518	第二节·IgG4相关性呼吸疾病	671
第十五章·支原体、衣原体和立克次体肺炎	521	第三节·吸入相关性肺部综合征	674
第一节·支原体肺炎	521	第二十章·肺恶性肿瘤	679
第二节·衣原体肺炎	525	第一节·肺癌CT筛查	679
第三节·立克次体肺炎	529	第二节·肺腺癌	684
第十六章·肺部真菌病	531	第三节·肺鳞状细胞癌	691
第一节·肺曲霉病	531	第四节·肺小细胞神经内分泌癌	695
第二节·肺隐球菌病	544	第五节·肺大细胞癌	698
第三节·肺毛霉病	550	第六节·多原发性肺癌	699
第四节·支气管、肺念珠菌病	554	第七节·其他少见肺内恶性肿瘤	702
第五节·肺孢子菌肺炎	557	第八节·转移瘤	710
第六节·肺球孢子菌病	562	第九节·肺癌分期	715
第七节·组织胞浆菌病	565	第十节·术后并发症及介入治疗后改变	719
第八节·其他少见肺部真菌	570	第二十一章·低度恶性肺肿瘤	725
第十七章·肺寄生虫病	575	第一节·类癌	725
第一节·肺包虫病	575	第二节·腺样囊性癌	732
第二节·肺吸虫病	584	第三节·黏液表皮样癌	737
第三节·肺弓形虫病	588	第四节·其他低度恶性肿瘤	743
第四节·肺血吸虫病	592	第二十二章·肺内良性肿瘤	746
第五节·肺丝虫病	596	第一节·支气管、肺错构瘤	746
第六节·肺螨症	597	第二节·硬化性血管瘤	752
第七节·肺阿米巴病	599	第三节·脂肪瘤	760
第八节·疟疾性肺炎	600	第四节·肺纤维瘤	762
第十八章·结核病	603	第五节·肺平滑肌瘤	764
第一节·概述	603	第六节·肺神经纤维瘤	765
第二节·非活动性肺结核	605	第七节·软骨瘤	767
第三节·原发性肺结核	607	第八节·肺炎性假瘤	768
第四节·血行播散型肺结核	614	第九节·其他肺内良性肿瘤	774
第五节·继发性肺结核	619	第二十三章·肺淋巴瘤与白血病	776
第六节·气管、支气管结核	644	第一节·原发性肺淋巴瘤	776
第七节·结核性胸膜炎	649	第二节·继发性肺淋巴瘤	782
第八节·非结核分枝杆菌肺病	654	第三节·血管内淋巴瘤/淋巴瘤病	786
第九节·人类免疫缺陷病毒/获得性免疫缺陷综合征合并肺结核	660	第四节·肺黏膜相关组织淋巴瘤	788
		第五节·白血病肺浸润	790
第十节·肺外结核	666	第六节·肺浆细胞瘤	796

第二十四章·嗜酸性粒细胞增多相关性肺疾病与过敏性肺炎 800

第一节·肺嗜酸细胞性增多相关性肺疾病总论 800
第二节·Löffler 综合征 802
第三节·急性嗜酸性粒细胞性肺炎 804
第四节·慢性嗜酸性粒细胞性肺炎 806
第五节·特发性嗜酸性粒细胞增多综合征 809
第六节·热带型肺嗜酸性粒细胞增多症 810
第七节·过敏性肺炎 812
第八节·胸腔积液嗜酸性粒细胞增多症 815

第二十五章·特发性间质性肺炎 816

第一节·特发性肺纤维化 817
第二节·非特异性间质性肺炎 825
第三节·隐源性机化性肺炎 828
第四节·急性间质性肺炎 833
第五节·呼吸性细支气管炎并间质性肺疾病 835
第六节·脱屑性间质性肺炎 837
第七节·淋巴细胞性间质性肺炎 839
第八节·特发性胸膜肺弹力纤维增生症 840

第二十六章·结缔组织病相关性肺病 843

第一节·类风湿关节炎 843
第二节·系统性红斑狼疮 849
第三节·系统性硬化 856
第四节·多发性肌炎和皮肌炎 861
第五节·干燥综合征 866
第六节·混合性结缔组织病 869
第七节·具有免疫特征的间质性肺炎 871
第八节·未分化结缔组织病 874
第九节·结节性多动脉炎 875
第十节·强直性脊柱炎 877

第二十七章·其他弥漫性肺疾病 880

第一节·肺淋巴管肌瘤病 880
第二节·结节性硬化症 883
第三节·肺朗格汉斯细胞组织细胞增生症 885
第四节·Erdheim-Chester 病 888
第五节·特发性肺含铁血黄素沉着症 891
第六节·肺轻链沉积症 894

第二十八章·肺淋巴组织增生性疾病 897

第一节·淋巴细胞炎症性病变 897
第二节·淋巴细胞增生性病变 900
第三节·淋巴瘤样肉芽肿 902
第四节·移植后淋巴增生性疾病 905

第二十九章·肺栓塞 909

第一节·肺栓塞诊断方法及路径 909
第二节·急性肺栓塞 914
第三节·慢性肺栓塞 923
第四节·脓毒性肺栓塞 928
第五节·脂肪肺栓塞 929
第六节·肿瘤性肺栓塞 931
第七节·其他肺栓塞 933

第三十章·肺循环高压 936

第一节·概述 936
第二节·特发性肺动脉高压 943
第三节·伴先天性心血管病的肺动脉高压 950
第四节·伴结缔组织病的肺动脉高压 953
第五节·肺静脉闭塞病 954
第六节·左心疾病相关性肺动脉高压 956
第七节·伴呼吸疾病的肺动脉高压 958
第八节·慢性血栓栓塞性肺动脉高压 960

第三十一章·肺水肿与急性呼吸窘迫综合征 963

第一节·概述 963
第二节·静水压性肺水肿 964
第三节·渗透性肺水肿 967
第四节·混合性肺水肿 970

第三十二章·肺血管炎 972

第一节·大动脉炎 972
第二节·显微镜下多血管炎 977
第三节·肉芽肿性多血管炎 980
第四节·嗜酸性肉芽肿伴多血管炎 985
第五节·肺出血-肾炎综合征 988
第六节·贝赫切特综合征 990
第七节·坏死性结节病样肉芽肿 995

第三十三章·其他肺血管疾病 997

第一节·肺动脉原发性肿瘤 997
第二节·肺上皮样血管内皮瘤 999

第三节·肺动脉纤维肌性发育不良	1001
第四节·肺动脉夹层	1001
第五节·肺毛细血管瘤病	1002
第六节·肺肿瘤血栓性微血管病	1003
第三十四章·药物、放射损伤所致肺疾病	**1006**
第一节·药物性肺部损伤	1006
第二节·免疫检查点抑制剂相关肺炎	1012
第三节·放射性肺损伤	1020
第三十五章·代谢和基因异常性肺疾病	**1028**
第一节·肺泡蛋白沉积症	1028
第二节·肺淀粉样变	1030
第三节·肺泡微石症	1033
第四节·转移性钙化	1034
第五节·戈谢病	1036
第六节·尼曼-皮克病	1038
第七节·Birt-Hogg-Dubé综合征	1039

第三十六章·结节病	**1042**
第三十七章·职业相关性肺病	**1052**
第一节·硅沉着症	1052
第二节·煤工尘肺	1055
第三节·石棉肺	1057
第四节·滑石尘肺	1059
第五节·电焊工尘肺	1061
第六节·石墨尘肺	1063
第七节·云母尘肺	1064
第八节·水泥尘肺	1065
第九节·铝尘肺	1066
第十节·其他职业性尘肺病	1067
第三十八章·肺移植术前与术后评估	**1068**
第一节·肺移植术前评估	1068
第二节·肺移植的术后评估	1074

第三篇·胸壁、纵隔与膈肌篇
1087

第三十九章·纵隔淋巴结肿大	**1088**
第一节·纵隔良性淋巴结增大	1088
第二节·转移性淋巴结肿大	1092
第三节·卡斯尔曼病	1096
第四节·其他原因引起纵隔淋巴结增大	1100
第四十章·纵隔囊性病变	**1102**
第一节·支气管囊肿	1102
第二节·食管重复畸形囊肿	1106
第三节·心包囊肿	1109
第四节·胸腺囊肿	1112
第四十一章·纵隔脉管性疾病	**1116**
第一节·主动脉瘤	1116
第二节·主动脉夹层	1118
第三节·上腔静脉综合征	1121
第四节·食管静脉曲张	1123
第五节·纵隔毛细血管瘤	1124
第六节·纵隔淋巴管瘤	1126

第四十二章·纵隔肿瘤	**1129**
第一节·胸内甲状腺病变	1129
第二节·胸腺病变	1135
第三节·生殖细胞肿瘤	1147
第四节·血管性肿瘤	1159
第五节·神经源性肿瘤	1163
第六节·其他少(罕)见肿瘤	1176
第四十三章·纵隔其他疾病	**1184**
第一节·纵隔气肿	1184
第二节·纵隔血肿	1186
第三节·纵隔炎性病变	1187
第四节·髓外造血	1193
第五节·纵隔脂肪堆积症	1195
第四十四章·胸膜疾病	**1197**
第一节·胸腔积液	1197
第二节·自发性气胸	1219
第三节·支气管胸膜瘘	1221
第四节·石棉暴露所致胸膜病变	1223

第五节·胸膜良性肿瘤	1226
第六节·胸膜恶性肿瘤	1229

第四十五章·胸壁与胸廓疾病 1248

第一节·胸壁感染性疾病	1248
第二节·胸壁软组织良性肿瘤	1254
第三节·胸壁软组织恶性肿瘤	1264
第四节·胸廓骨良性病变	1270
第五节·胸廓骨恶性病变	1279
第六节·CT在乳腺偶发病变的诊断思路	1288

第四十六章·胸部创伤性疾病 1297

第一节·胸壁外伤	1297
第二节·肺挫伤	1316
第三节·纵隔损伤	1318
第四节·胸膜腔创伤及肺创伤	1327
第五节·膈外伤	1331

第四十七章·膈肌疾病 1333

第一节·膈疝	1333
第二节·膈肌麻痹	1345
第三节·膈肌囊肿	1346
第四节·膈肌良性肿瘤	1348
第五节·膈肌恶性肿瘤	1349

索引 1352

彩色插页

第一篇

基础篇

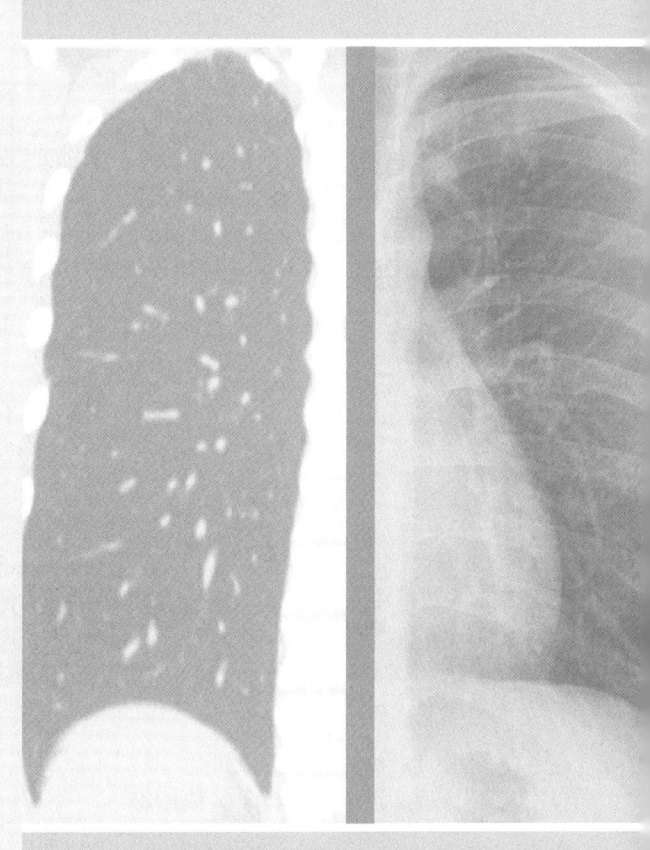

第一章
胸部影像学进展与应用

近年来,工程学和计算机学科的进步极大地推动了影像学的发展。数字X线摄影(digital radiography,DR)、多排螺旋计算机体层摄影(multi-detector spiral computer tomography,MDCT)、磁共振成像(magnetic resonance imaging,MRI)、数字减影血管造影(digital subtraction angiography,DSA)、正电子发射计算机断层成像(positron emission tomography-computer tomography,PET-CT)等设备的广泛应用推动了整个临床医学的进步。

与此同时,影像组学(imagomics)、人工智能(artificial intelligence,AI)等计算机辅助诊断方法在医学影像中的融合不断推进影像医学的发展,使其成为推进医院快速发展的重要学科平台。

第一节·胸部X线成像

由于肺组织与周围软组织结构之间的良好自然对比,普通胸部X线摄片一直是胸部疾病诊断的常用检查方法。近年来随着计算机X线摄影(computed radiography,CR)和DR的发展,使得X线检查和研究在经历了数十年的增感屏-胶片系统成像方式后,迎来了数字化时代,进入了一个崭新的阶段。

一、数字X线摄影

DR技术是应用数字平板探测器(flat panel detector,FPD)接受穿过人体的X线信号,然后将这些信号直接转化为数字信号,传给图像处理系统进行处理。DR的优势之一在于取消了胶片管理、归档工作,并可为医院影像存储与传输系统(picture archiving and communication system,PACS)提供数字化的基础,从而实现了医学影像信息的共享。

DR的优势之二是在降低了患者所接受的X线照射剂量的同时,通过其强大的后处理功能,大大提高了成像质量,扩大了诊断范围。一次曝光后的DR成像,通过图像后处理即可完成对胸部各种组织结构的清晰显示,对与纵隔结构重叠的肺组织也能够显示,对肺纹理的数量及细微肺纹理的显示等优于传统X线片(图1-1-1)。DR还可以进行局部放大,显示窗的调试而不出现图像失真,使影像的清晰度明显提高。

尽管DR较传统的X线检查在技术上有了很大的进步,但是所拍摄的图像毕竟是胸部的重叠图像,对于胸部的一些隐蔽部位(如纵隔旁、心后、后肋膈角等)病变的诊断仍然存在盲区(图1-1-2)。所以当怀疑这些部位的病变时应该进行CT检查,以防止病变的漏诊[1]。同时,由于DR对肺内疾病细节的观察也不如CT,所以当怀疑肺内有细小病变,需要进一步观察病变的性质或早期弥漫性肺疾病时,应该进行高分辨率CT检查。

二、数字断层融合成像

数字断层融合成像(digital tomosynthesis,DTS)技术是在传统X线体层摄影基础上新发展起来的一项快速、低剂量体层成像技术,利用X线球管行一定角度(一般与中线夹角±8°～±40°角)范围内的直线运动,对被照体进行低剂量体层序列式脉冲曝光,采用数字平板探测器采集容积X线数据,依靠滤波反投影、移位叠加算法、矩阵反转等后处理重建函数,重建出被检部位任意冠状方向上较高空间分辨率的数字化影像。

DTS已被应用于胸部,尤其是肺部小结节的检出,能有效提高普通X线易漏诊的直径较小、密度较低或隐蔽部位结节的检出率(图1-1-3和图1-1-4)。但DTS不能显示接

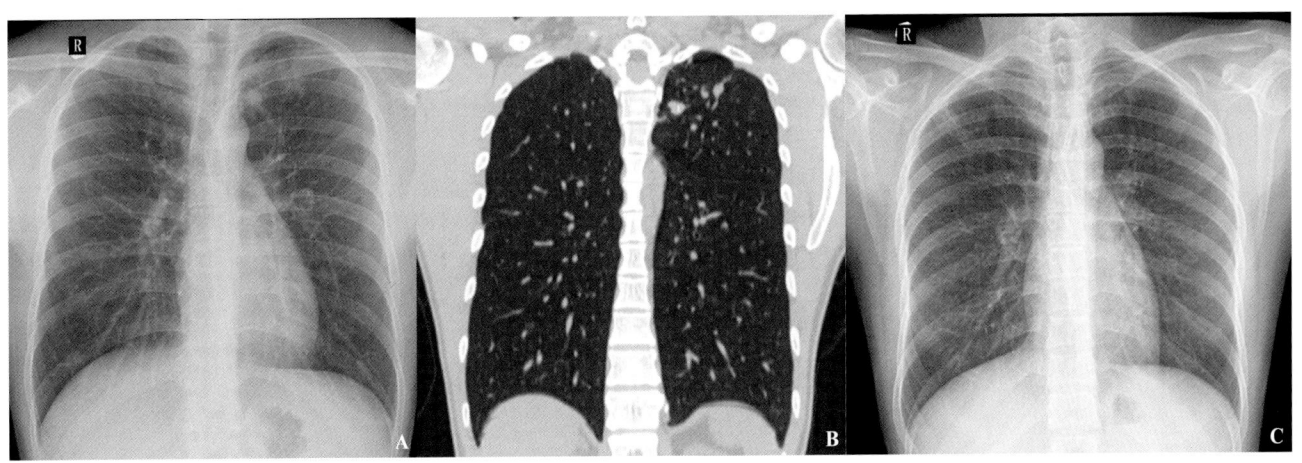

图 1-1-1　左肺上叶结节影 X 线平片与计算机断层扫描(CT)图像对比

X 线平片(A)发现左肺上野结节影；冠状位 CT(B)在同样位置证实该结节影；经过 6 个月 X 线平片复查(C)该结节消失。

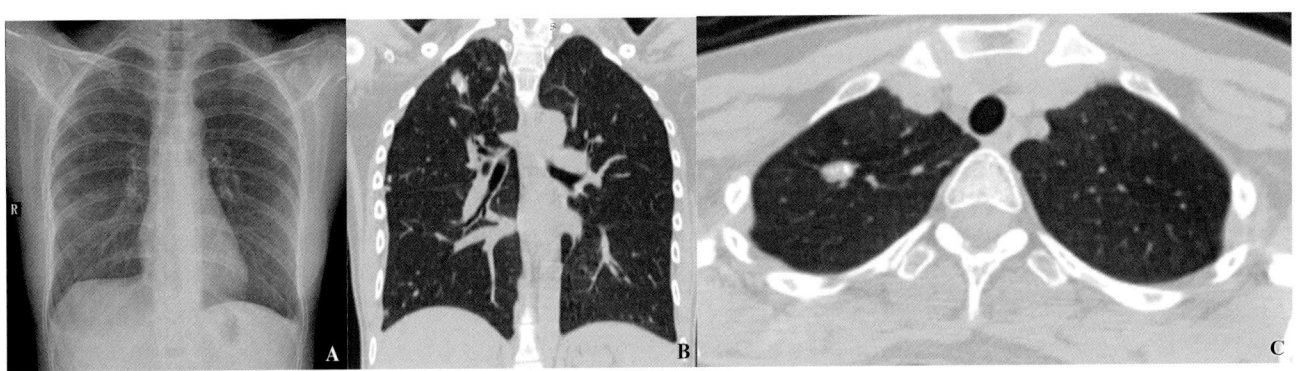

图 1-1-2　右肺上叶肺结节 X 线平片与 CT 对比

胸部正位片(A)发现右肺上野肺结节，与肋骨影重叠容易发生漏诊；CT 冠状位重建(B)在同一位置显示该结节，CT 轴位证实肺结节存在(C)。

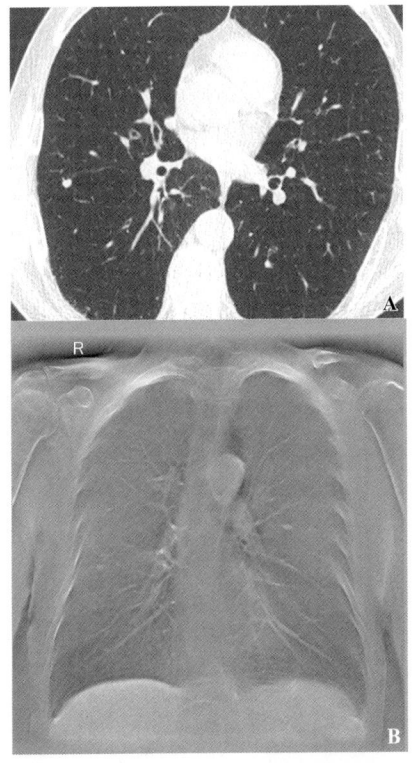

图 1-1-3　小结节的 DTS 与 CT 图像对比

轴位 CT(A)和 DTS 图像(B)均能显示右肺下叶小结节。

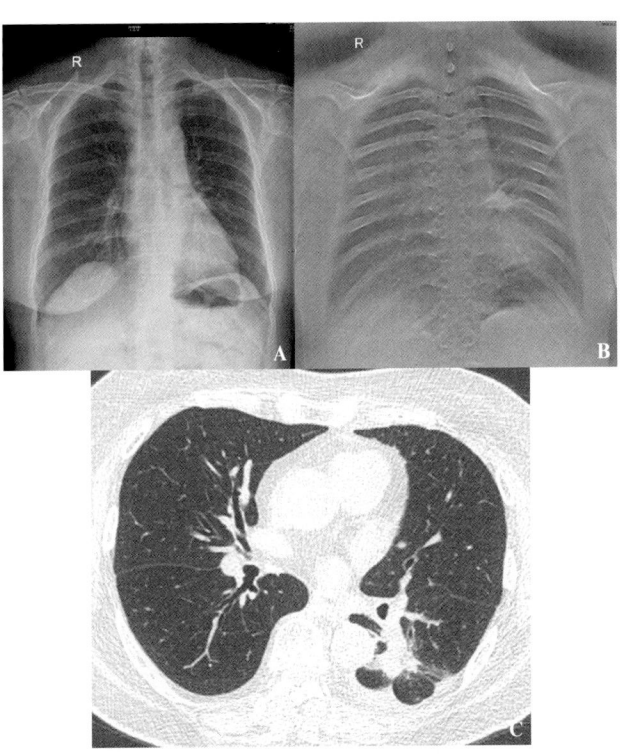

图 1-1-4　肺门结节 DTS 与 CT 图像对比

胸部 X 线平片(A)极容易漏诊；DTS 图像(B)可见左肺门结节影；轴位 CT(C)证实左肺门结节影，左肺下叶支气管截断。

近前、后胸壁处结节,对极低密度的磨玻璃结节(GGN)也易漏诊。对左心缘旁结节,常因搏动伪影影响观察。不同的后处理重建技术对肺结节的显示也有影响。目前,鉴于 DTS 国内装机不多,其应用经验有待于进一步积累[2,3]。

(于楠 郭佑民)

参考文献

[1] 钱兵.常规体检中 CT 低剂量薄层胸部扫描与 CR 胸部摄片对病变检出率对比分析[J].影像研究与医学应用,2018,2:73-74.
[2] 陈世沛,赵张平,朱文玲,等.数字化 X 线断层融合检查诊断肺部占位病变[J].中国医学影像学杂志,2013,21:88-91.
[3] 赵张平,陈世沛,李剑波,等.数字断层融合检查对肺内孤立性结节筛检的初步应用[J].临床放射学杂志,2011,30:1768-1771.

第二节·胸部 CT 成像

近年来,CT 设备发展和更新迅速,目前临床应用最广泛的是 MDCT,其次是双源 CT 和能谱 CT。

MDCT 是在螺旋 CT 的基础上发展起来的,与传统螺旋 CT 的区别在于,MDCT 的探测器为多排的,因此扫描速度越来越快,重建图像的质量越来越好,患者接受的辐射剂量越来越小,应用范围也越来越广阔[1]。MDCT 将分辨率(薄层厚)、覆盖面和速度有机地结合起来,根据临床需要,通过多排探测器阵列的不同组合,形成不同层厚的扫描,满足高分辨、高速或广覆盖的不同要求。

MDCT 具有两大突出优点:①一次扫描可得到重建不同层厚 CT 图像;②成像速度快,覆盖范围大,进行容积扫描,可进行任意位置和任意层厚高质量的三维成像及任意多平面重建。通过三维重建,可以更加清晰地显示相关的组织和器官,基本上可以反映肺部宏观的病理学变化。在支气管、肺血管、肺实质病变方面的应用广泛。这些进步,为呼吸系统疾病的临床诊疗决策直接提供了最具有说服力的依据。

双源 CT 是在同一台 CT 设备内配置两个 X 线管和两组探测器的 MDCT,两个 X 线管用不同的电压同时进行扫描[2]。这样既可以提高图像的时间分辨率,也可以进行 CT 能谱成像。能谱 CT 则是一种特殊的 MDCT,它可以在扫描过程中,实现一个 X 线管在 80 kVp 和 140 kVp 两种电压之间瞬间切变,获得两组 X 线吸收系数数据,经过复杂的公式,计算出不同物质空间分布的密度值[3]。下面围绕常用的影像学检查方法及其适应证进行阐述。

一、高分辨率 CT

高分辨率 CT(high resolution CT,HRCT)是指在短时间内取得良好的空间分辨率的 CT 图像扫描技术。具体技术就是通过采用薄层、小焦点、窄准直宽度和高空间分辨率重建算法得到最大空间分辨率。

这一技术的问世使得从宏观上观察肺部细微结构成为可能,有助于人们更好地了解肺疾病发生的病理学和病理生理学机制。与常规 CT 相比,HRCT 对正常和病变肺组织的显示达到了次级肺小叶水平,可以更好地显示肺实质和小气道细节,其表现更接近疾病的病理学过程。

获取 HRCT 的设备一般情况下应满足:①层厚要求非螺旋 CT≤2 mm,螺旋 CT≤1.5 mm;②单个层面的高辐射剂量(高管电压和高管电流);③采用高空间分辨率重建算法(如骨算法);④最大图像矩阵(至少 512×512 像素)。HRCT 是胸部检查常用的检查手段,主要应用于以下几个方面。

(一)早期肺癌的诊断和鉴别诊断

评估胸部 X 线片正常或常规 CT 模棱两可的肺部病变,如早期周围型肺癌的发现、诊断及鉴别诊断[4,5]。对肺内结节的分型准确(图 1-2-1),尤其是对于部分实性结节内部的实性成分显示清晰,有助于随访。HRCT 能够清晰显示各种类型结节形态、边缘、瘤-肺界面、内部密度特征及瘤周结构(图 1-2-2~图 1-2-4)。

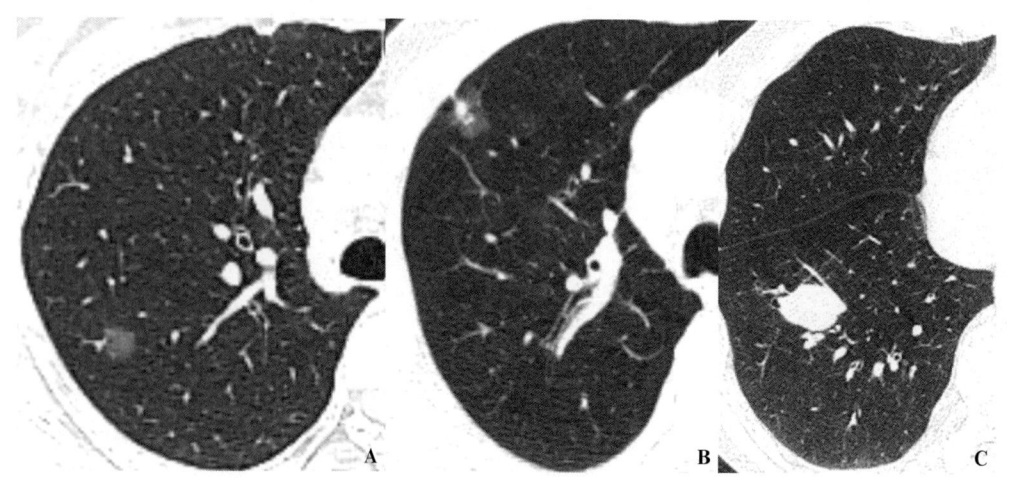

图 1-2-1 肺内不同类型结节
CT 肺窗分别显示磨玻璃结节(A)、部分实性结节(B)及实性结节(C),能够清晰显示结节与周围肺组织边界,结节内部有无实性成分。

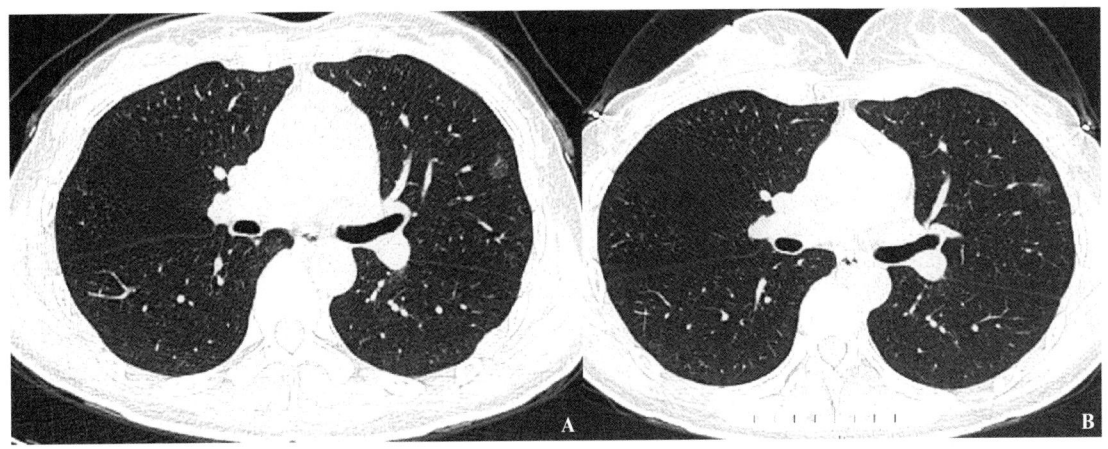

图 1-2-2 肺原位腺癌

HRCT 显示左肺上叶纯磨玻璃结节影边界清楚,可见其内血管通过,轻微增粗(A、B)。手术与病理:原位腺癌。

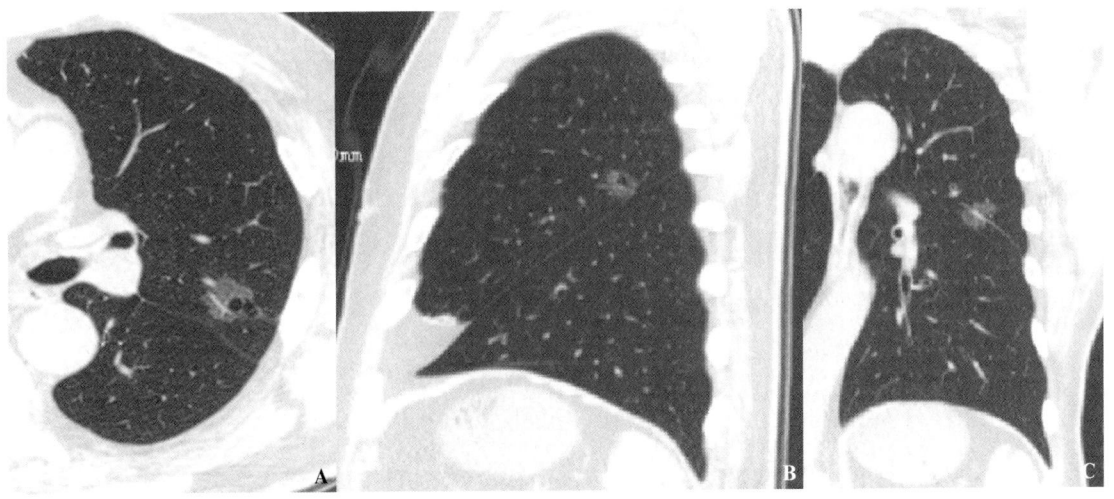

图 1-2-3 浸润性肺腺癌

CT 肺窗轴位(A)、矢状位(B)及冠状位(C)重建显示左肺上叶磨玻璃结节,密度不均,边缘可见囊状透亮区,病灶内穿行血管略增粗,瘤-肺界面清晰。手术与病理:浸润性肺腺癌。

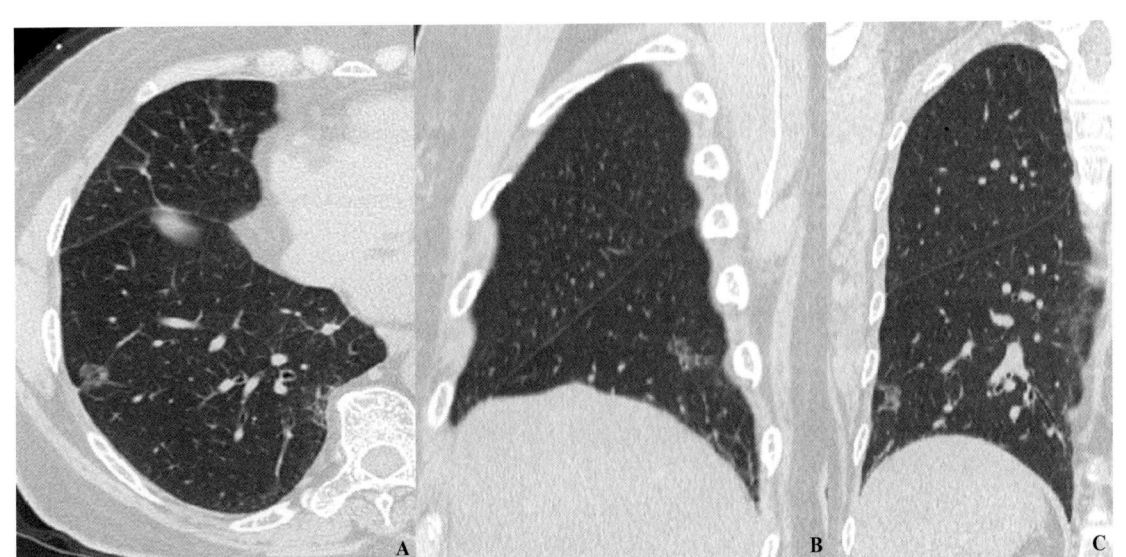

图 1-2-4 微浸润肺腺癌

CT 肺窗轴位(A)、矢状位(B)及冠状位(C)重建显示右肺下叶部分实性结节影,形态不整,可见胸膜凹陷征。手术与病理:微浸润肺腺癌。

(二)弥漫性肺疾病的评估

评估胸部 X 线片正常或胸部常规 CT 检查中发现的弥漫性肺疾病,协助确定弥漫性肺部疾病的范围与程度,评估治疗效果。HRCT 是目前诊断弥漫性肺疾病灵敏度和特异度最高的影像学检查方法[6,7],有助于提高弥漫性肺疾病的正确诊断率(图 1-2-5～图 1-2-7)。

《2018 年特发性肺纤维化专家共识》指出 HRCT 对特发性肺间质肺纤维化诊断的重要价值[8]。依据 HRCT 表现将特发性肺纤维化进行分类(图 1-2-8)。《中国肺结节病诊断和治疗专家共识》也提出了 HRCT 检查可以很好地反映包括

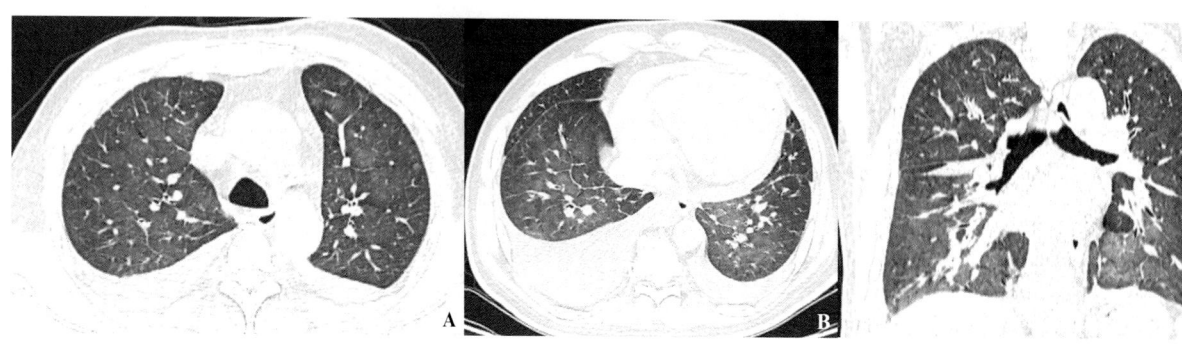

图 1-2-5 肾源性肺水肿

HRCT 轴位(A、B)及冠状位(C)重建显示两肺弥漫分布磨玻璃影,下肺野较重,并出现小叶间隔光滑增粗,双侧胸腔积液。

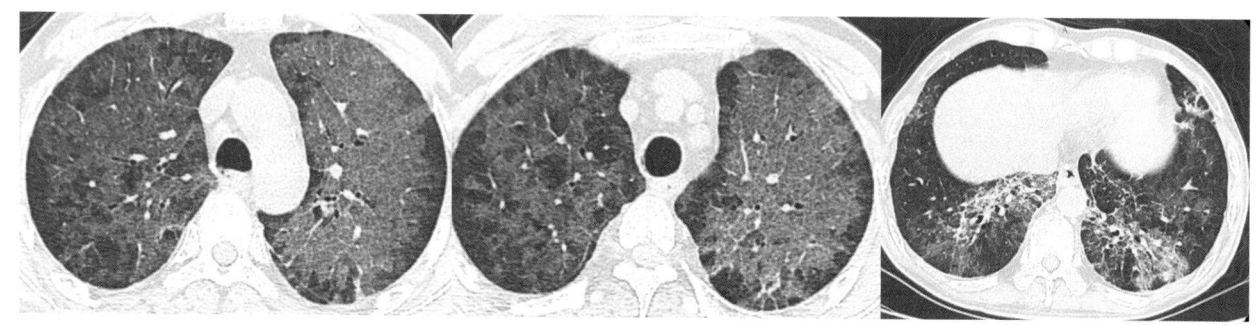

图 1-2-6 肺孢子虫肺炎

肝癌免疫治疗过程中出现发热、气短。HRCT 显示两肺弥漫性分布磨玻璃影,病变以中央对称分布为特点,胸膜下相对不受累及,两下肺有牵拉性细支气管扩张。

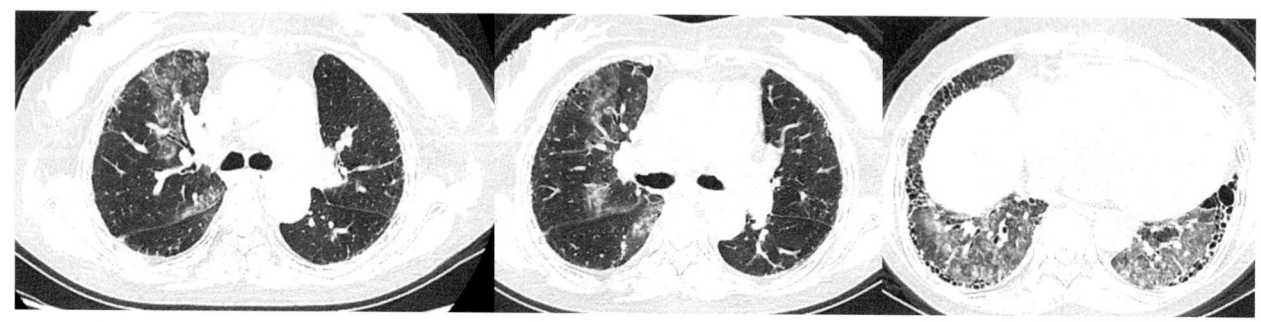

图 1-2-7 ANCA 相关性血管炎

HRCT 显示两肺多发磨玻璃影,以右肺和两下肺为著,两下肺胸膜下可见网格影及蜂窝肺改变。

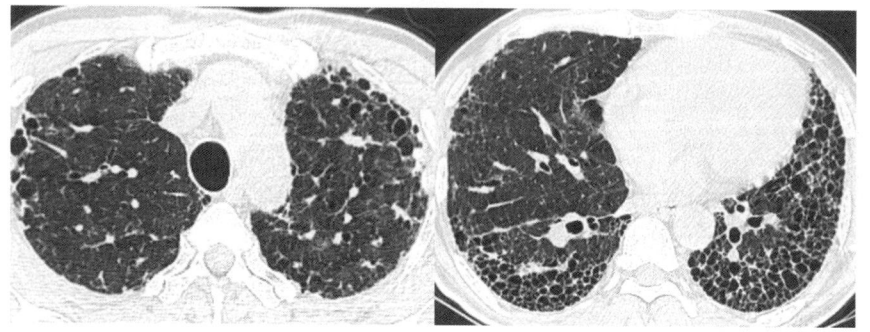

图 1-2-8 特发性间质性肺炎

患者气短 1 年余。HRCT 显示两肺胸膜下弥漫分布蜂窝影,符合普通型间质性肺炎改变。

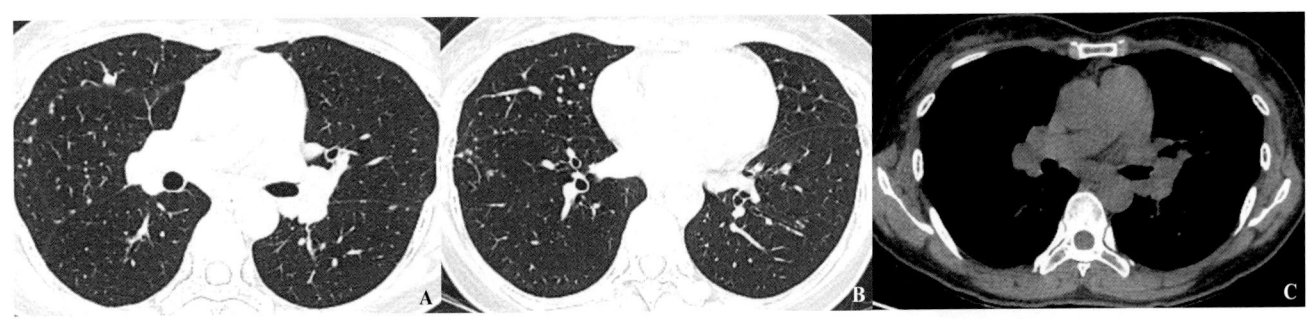

图 1-2-9 结节病

HRCT肺窗(A、B)显示两肺多发微结节,纵隔窗(C)显示纵隔和双侧肺门淋巴结肿大。

肺间质在内的肺部受累情况[9](图1-2-9)。建议对初诊、疑诊结节病患者进行胸部增强HRCT检查,以详细评估呼吸系统影像学表现(图1-2-9)。

(三) 对感染性肺疾病的诊断价值

HRCT能够区分感染性病变及非感染性病变,对感染性病变的范围、性质的确定有较高意义的参考[10](图1-2-10)。我国肺结核影像诊断标准中提出[11],HRCT在血行播散型肺结核诊断中可精确评估粟粒状结节的分布情况,证据级别为Ⅲ级(图1-2-11)。

(四) 对气道病变的诊断价值

HRCT是目前支气管扩张的确诊方法,可清晰地显示病变的部位、范围、分型及并发症情况。传统的支气管造影已被HRCT检查所替代。对于细支气管炎[12],结合临床资料与HRCT发现,可以准确识别细支气管炎的直接征象和间接征象,对其分类、分布做出特异性诊断(图1-2-12和图1-2-13)。

对于慢性阻塞性肺疾病及哮喘,HRCT能够观察气道重塑的相关改变,可表现为管壁增粗[13](图1-2-14)。

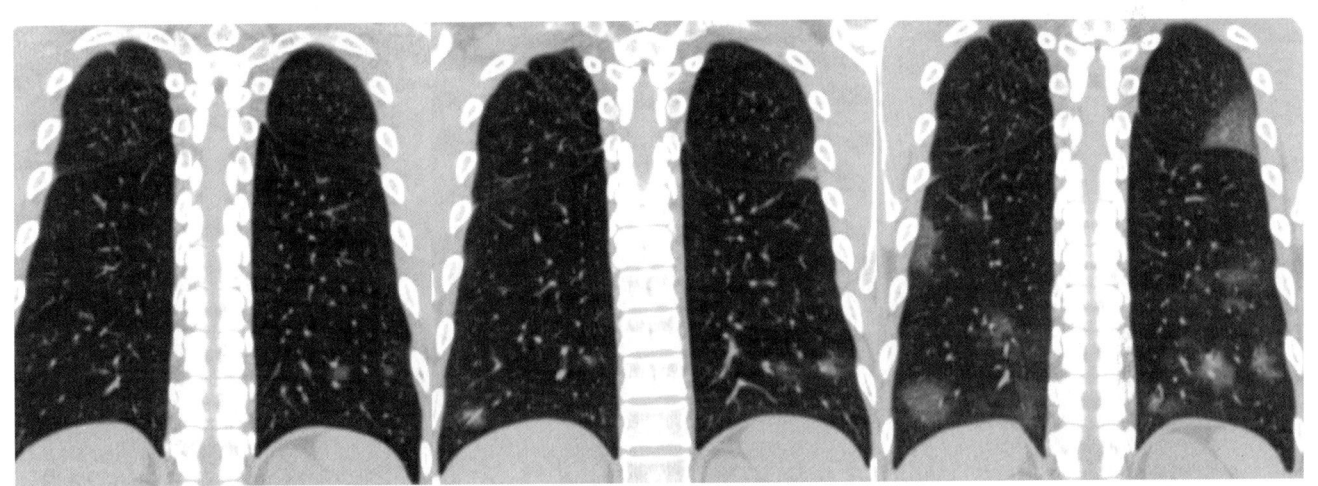

图 1-2-10 新型冠状病毒肺炎

患者在发热后第1天、第2天、第5天分别行HRCT冠状位重建,两肺散在磨玻璃影,其内可见细小网格影,复查过程中病变范围进展。

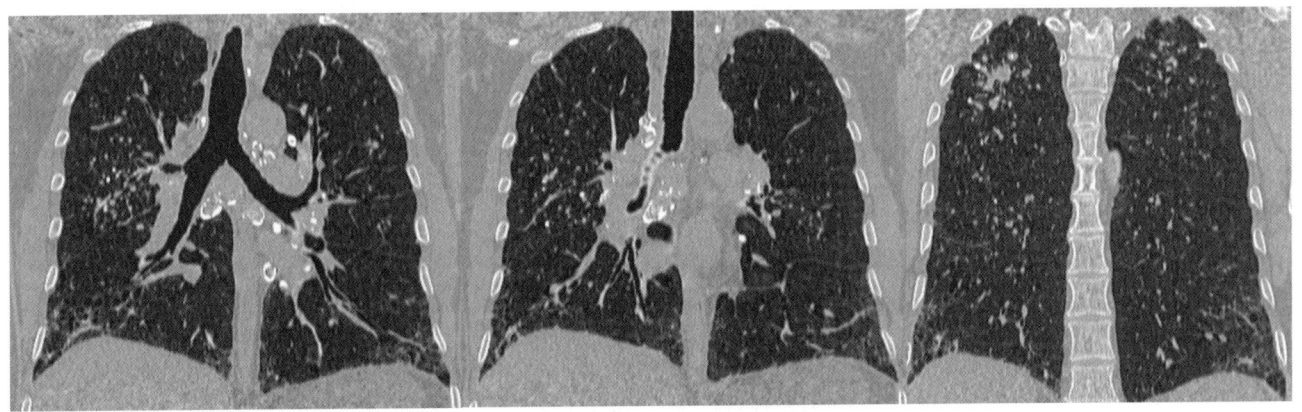

图 1-2-11 亚急性及慢性血行播散型肺结核

HRCT冠状位重建显示两肺多发微结节影,大小、分布及密度均不均匀,部分钙化。

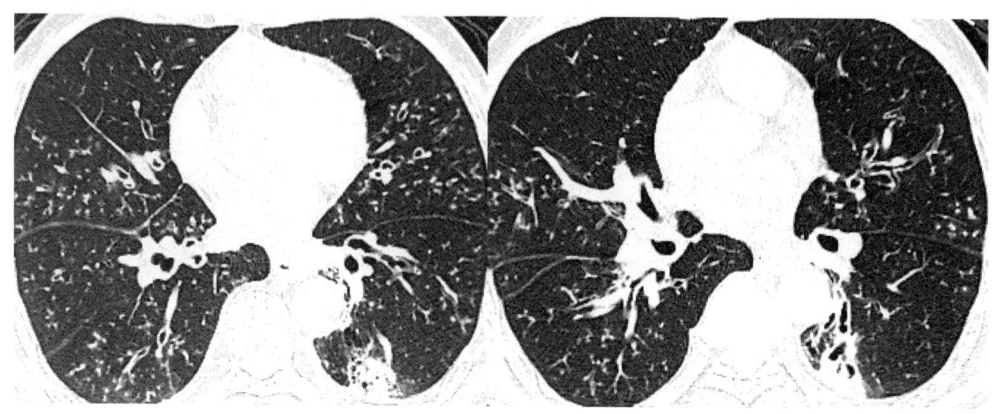

图 1-2-12 感染性细支气管炎

HRCT 显示两肺多发小叶中心结节及树芽征，支气管管壁增厚。

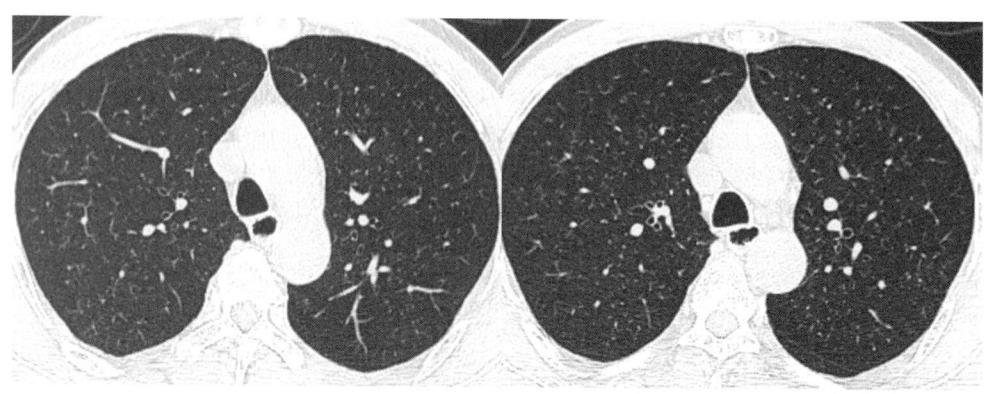

图 1-2-13 呼吸性细支气管炎

男性，长期吸烟，HRCT 显示两肺小叶中心型磨玻璃影，边界模糊。

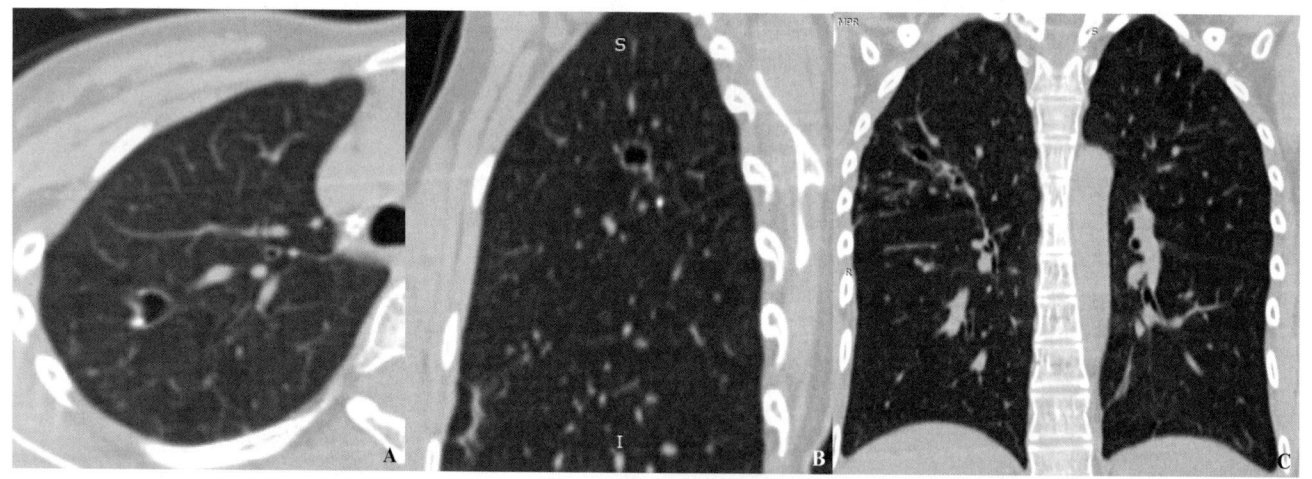

图 1-2-14 慢性阻塞性肺炎

轴位 CT(A)、矢状位(B)显示支气管管腔扩大，冠状位(C)显示扩张管腔呈柱状，管壁增厚，胸膜下可见小树芽征。

二、CT 重建技术

螺旋 CT 与多排 CT 为连续的容积扫描，利用计算机软件对扫描所获取的容积数据进行再加工、分析，获得新的图像显示形式、信息，这种利用原始数据获得新图像的方式称为图像重建技术(image reconstruction technology, IRT)或图像后处理技术(image post-processing technology, IPPT)。其目的是改善视觉效果，方便特征观察及提取。

常用的重建方法包括多平面重建(multi-planar reconstruction, MPR)及曲面重建(curved-planar reconstruction, CPR)、最大密度投影(maximum intensity projection, MIP)或最小密度投影(minimum density projection, MinIP)、表面遮盖(shaded-surface displays, SSD)和容积再现(volumetric rendering, VR)[14]。

上述方法中,前两种重建方式均属于二维重建,图像不能旋转。中间两种方式常镶嵌于其他技术内。后两种方法属于三维重建,图像可任意角度旋转。

(一) 多平面重建

多平面重建属于二维显示技术,利用这一技术可以从任意角度观察感兴趣区的形态及其毗邻关系,克服了单纯横断面对巨大占位病变来源不易判定、血管破口、微小骨折不易显示的缺陷[15,16];这一技术是目前临床工作中最常使用的一种方法,其图像的解剖形态无变形(图1-2-15)。

(二) 曲面重建

曲面重建也属于二维显示技术,利用这一技术可以将不在一个层面内的结构,经过变形构建在一个平面内,用于展现弯曲结构的全貌(图1-2-16和图1-2-17)。这种重建方式最常用于支气管、血管、脊柱、脊髓等走行路经长而扭曲的结构,这种重建图像的组织结构变形,与正常解剖图像可以相去甚远[17]。

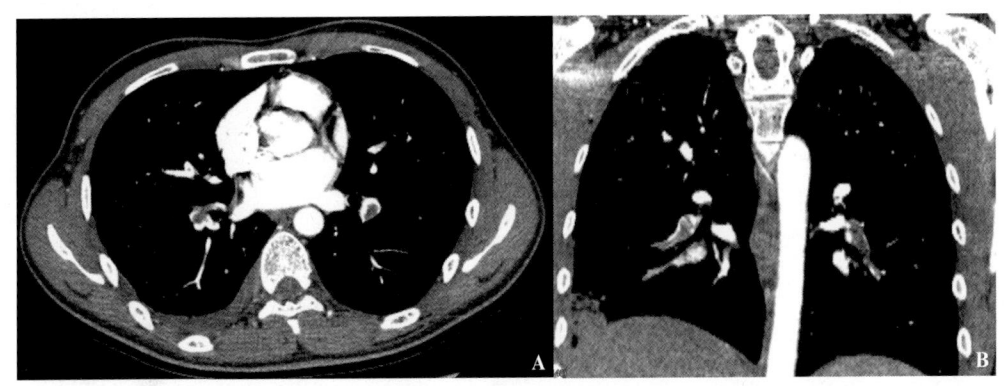

图1-2-15 肺栓塞
CT轴位(A)显示双肺多发肺血管内充盈缺损,冠状位重建(B)显示双肺下叶感兴趣栓子的位置与长度。

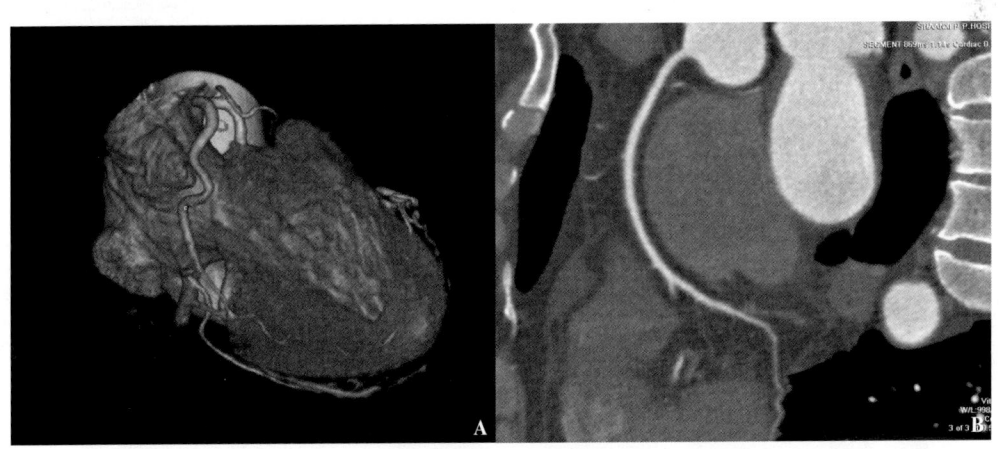

图1-2-16 男性,54岁。正常冠状动脉
表面遮盖(A)显示右侧冠状动脉扭曲走行,无论从哪个角度进行切割,整个冠状血管都无法同时显示;利用曲面重建技术(B)将右冠状动脉拉直展平,有助于血管形态的观察。

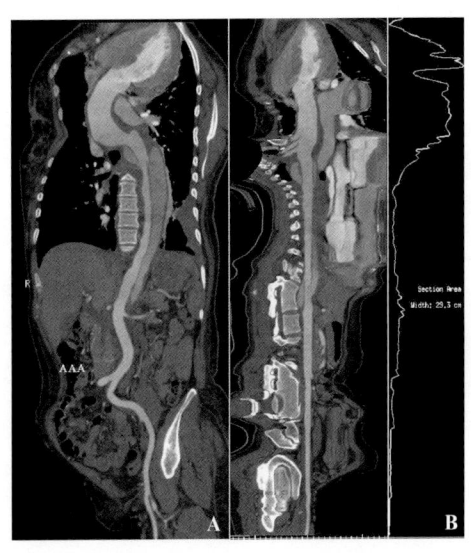

图1-2-17 女性,74岁。主动脉夹层破裂
曲面重建(A)将心脏翻向头侧,使左心室、胸腹主动脉在同一平面展示,图内骨性结构明显变形(B)。

(三) 表面遮盖

表面遮盖可以显示选定解剖结构的表面信息(图1-2-16A),同时去除其他部位的解剖信息,此方法对与周围结构存在较大对比度的结构显示最佳,如气道、血管或骨骼。

当确定待显示组织的相对密度值区间后,其他组织的影像学信息就被去除了,重建后的图像还可旋转、切割从而显示多维成像。因此,血管内的病变解剖可以直接显示,而这在肺血管造影是不能完成的。

(四) 容积再现

容积再现技术是用两种方法显示感兴趣区的结构:①MIP,强调显示高密度结构,如增强后的血管(图1-2-18)、钙化和骨骼;②MinIP,主要显示低密度结构,如支气管、肺气肿区域(图1-2-19)。容积再现技术也使得显示气道腔表面结构成为可能,其成像质量可以与支气管造影和支气管镜相比拟,分别被称为CT支气管造影和CT支气管镜。

(五) 仿真内镜

CT仿真内镜(CT virtual endoscopy, CTVE)技术是对容积数据进行处理,重建出器官内表面的立体图像,再利用计算机的模拟导航技术进行腔内透视,实时回放(图1-2-20和图1-2-21)。它常用于显示气管支气管内表面的图像。

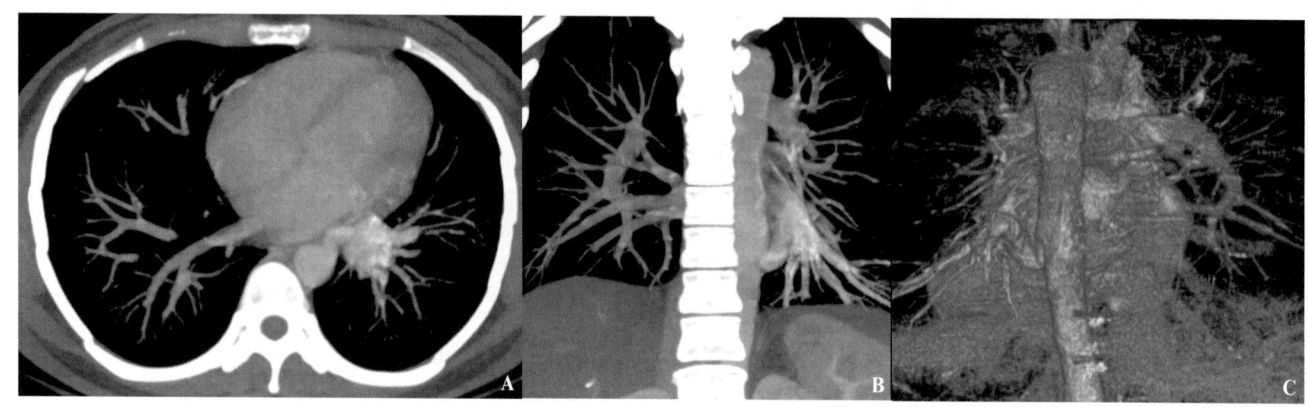

图1-2-18 降主动脉-肺静脉瘘
最大密度投影(A、B)及表面遮盖(C)显示左下肺紊乱的血管团,可见降主动脉与左下肺静脉交通。

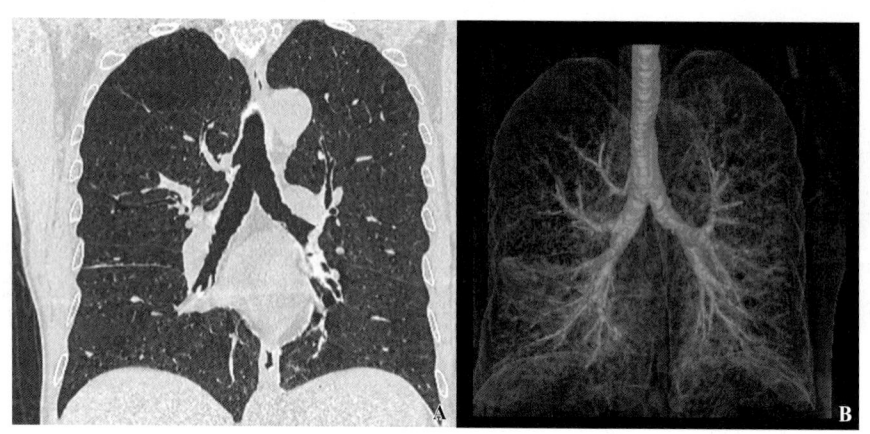

图1-2-19 男性,吸烟20余年。肺气肿
CT冠状位重建(A)及最小密度投影(B)显示患者肺体积,支气管树。

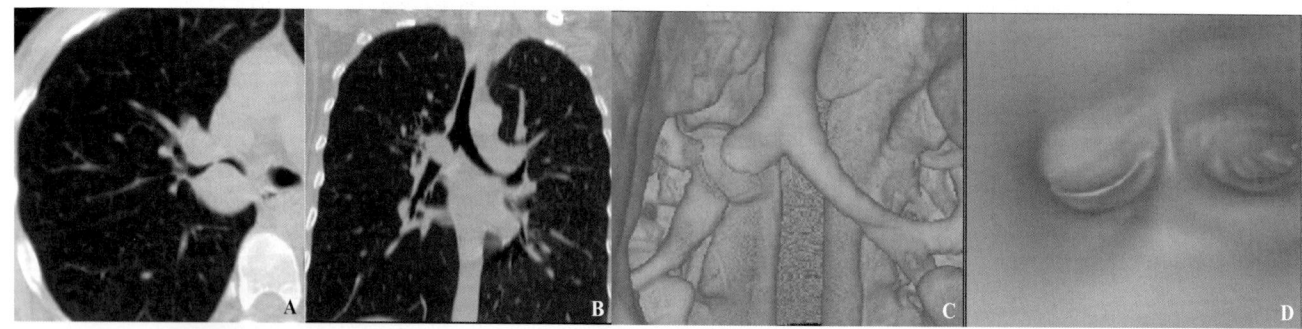

图1-2-20 女性,48岁。主支气管神经纤维瘤
CT肺窗(A)和冠状位重建(B)显示右主支气管内可见软组织结节;表面重建(C)显示主支气管截断;仿真内镜(D)显示左主支气管腔内呈裂隙状狭窄。

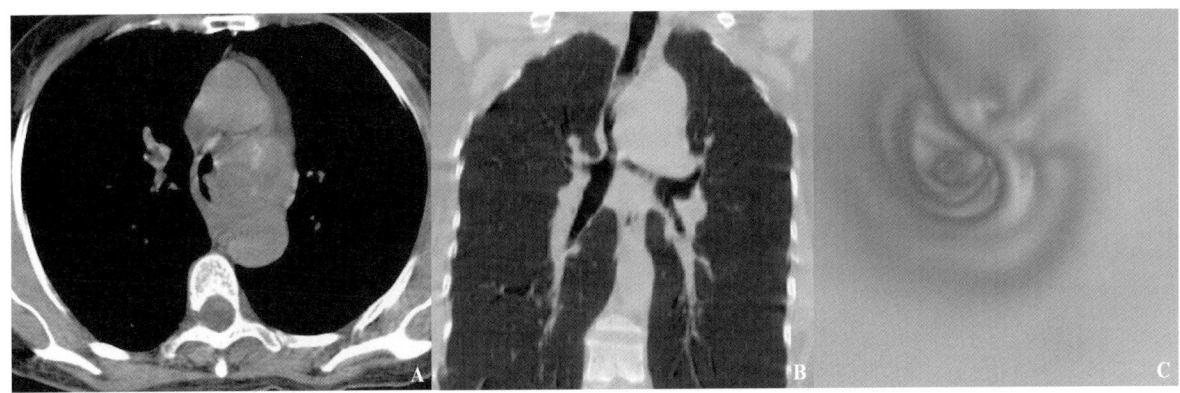

图 1-2-21　气管鳞状细胞癌

CT 纵隔窗(A)和冠状位重建(B)显示气管左侧壁软组织密度结节导致气管狭窄；仿真内镜(C)显示气管内腔受压变窄，表面欠光整。

CTVE 成像效果受运动、扫描参数的选择及阈值调节的影响，易于形成伪影，产生假阳性或假阴性。这种处理常采用表面遮盖、容积再现技术，表面遮盖技术的特点是只显示气道内表面，其他结构被删除，成像快，但可能产生人工伪影；容积再现可同时显示气道内外结构，但成像速度慢。

三、CT 增强扫描

(一) 普通增强扫描

普通增强扫描指静脉注射对比剂后进行的扫描。它主要用于鉴别：①血管性疾病和非血管性病变；②了解病变血供情况及病变内部血管的走行；③观察病变与大血管的关系；④指导 CT 引导下经皮肺穿刺的穿刺计划，避开病变中心不强化坏死区域及病变中走行的血管，避免血管损伤，减少术中和术后出血(图1-2-22)。

(二) CT 肺血管造影

CT 肺血管造影(CT pulmonary angiography, CTPA)为静脉内注射造影剂后，于肺动脉显影期进行扫描，可以直接显示肺动脉内的栓子，从而对肺栓塞作出直接诊断[18-20]。

目前，关于 CTPA 对肺栓塞诊断价值的主要疑虑在于小的肺动脉栓塞显示不佳，尤其是亚段以下水平的动脉。而多排 CT 应用于 CTPA 后，可以用更薄的层厚扫描相同的容积，从而使更小的血管得以显示(图1-2-23和图1-2-24)。

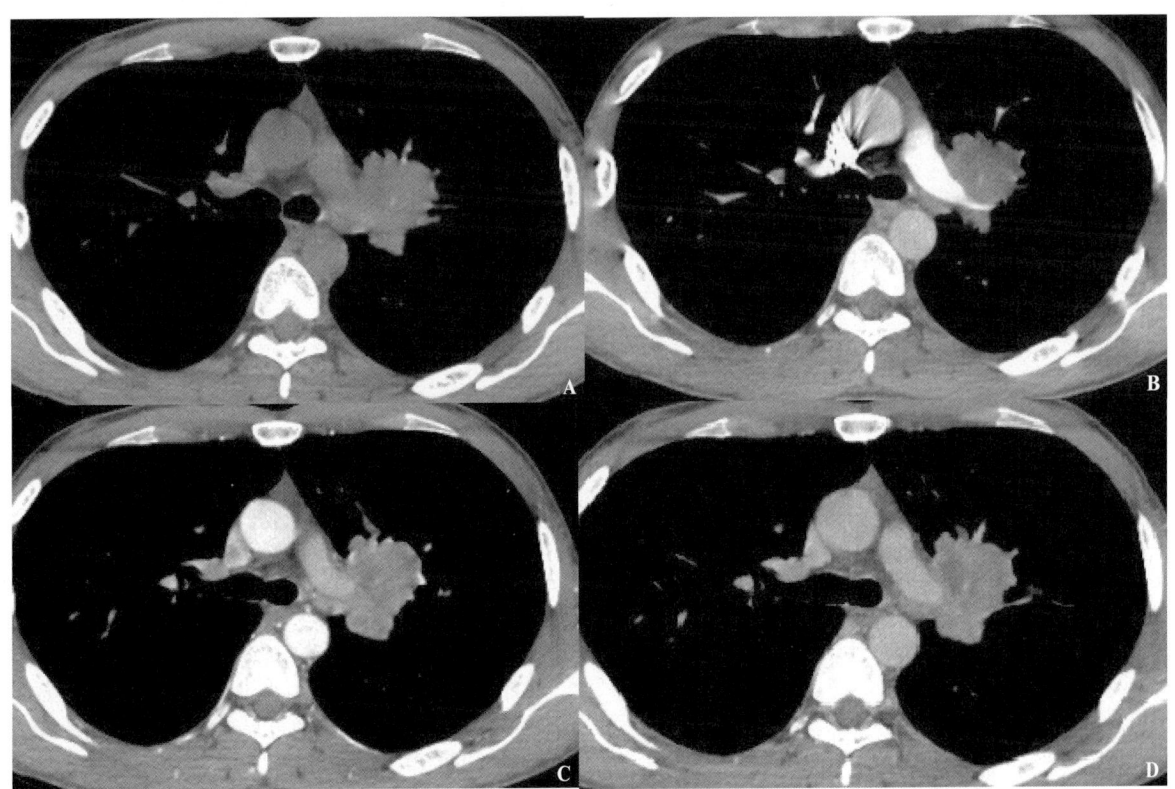

图 1-2-22　肺部三期增强扫描

小细胞肺癌患者。CT 纵隔窗平扫(A)显示左肺门肿块影；肺动脉期(B)可见病变包绕左肺动脉，主动脉期(C)显示病变内部存在低密度区域；静脉期(D)显示坏死区域与周围区域对比更加明显，提示病灶实行部分呈渐进性轻度强化。

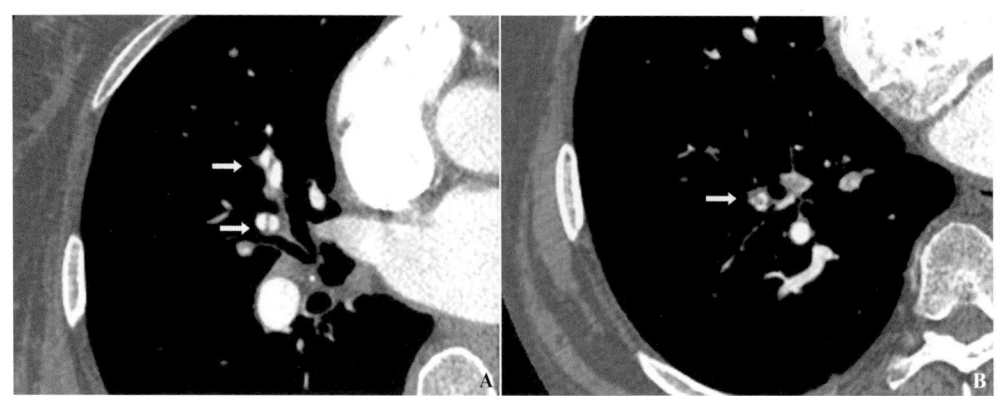

图1-2-23 女性,67岁。慢性血栓栓塞性肺动脉高压
CTPA显示右肺中叶内侧段、外侧段(A)及右肺下叶前基底段(B)肺动脉内不同程度充盈缺损。

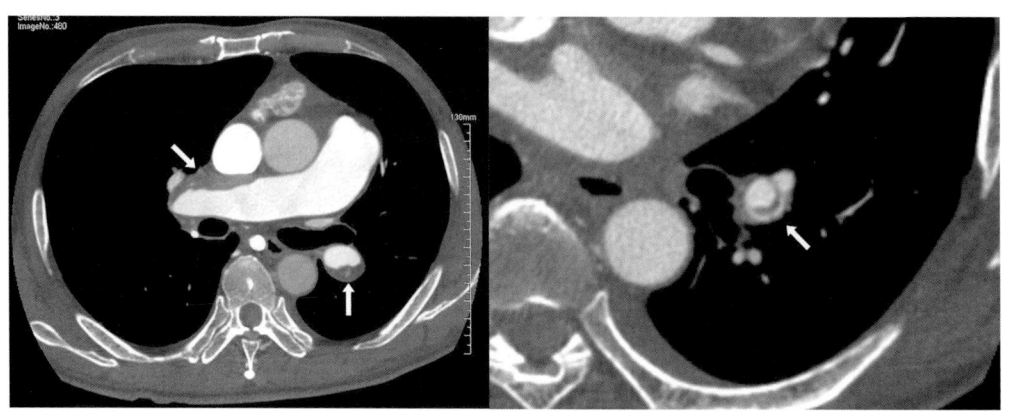

图1-2-24 男性,55岁。慢性血栓栓塞性肺动脉高压
CTPA显示右肺动脉及左肺下叶动脉附壁栓子,表现为偏心性充盈缺损,栓子与动脉壁成钝角。

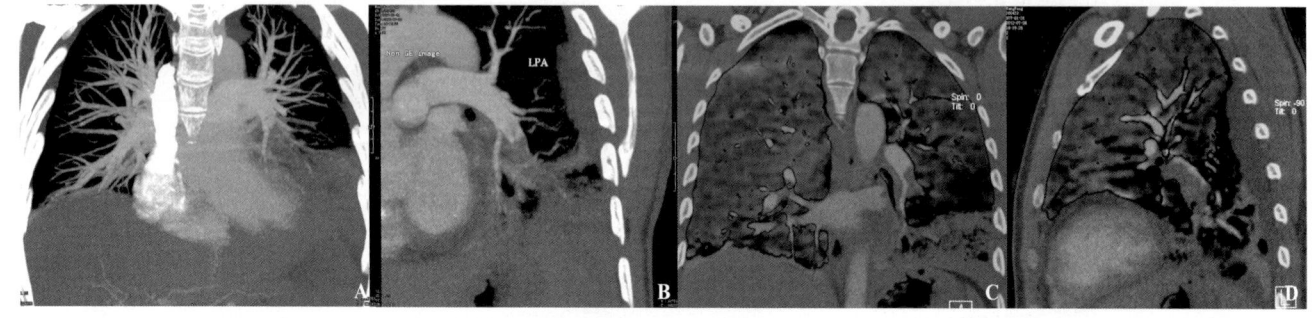

图1-2-25 肺梗死
MIP冠状位(A)和矢状位(B)重建显示左下肺动脉截断,左下肺实变,CT灌注伪彩处理后(C、D)显示左下肺灌注缺失,分布范围略大于肺实变区。

(三) CT灌注成像

CT灌注成像指静脉快速注射对比剂后连续进行快速CT扫描,获得肺组织或病变的血流灌注信息[21]。利用增强扫描后双肺的CT值差异,对双肺进行彩色编码,获得肺灌注图像(图1-2-25),有助于显示低灌注区,进一步对低灌注区进行图像处理可提高细小栓子的显示率。

四、能谱扫描

2009年出现的以瞬时双kVp为核心技术的能谱CT成像,改变了传统CT以单一CT值为标准的成像方式,达到物质分离的目的。能谱CT与常规CT相比,其最显著的特征是提供了多种定量分析方法与多种参数,如基础物质图像、单能量图像、能谱曲线等,是一种以成像为基础的综合诊断模式[22]。

能谱CT是通过使用两组不同能量的X线穿透人体,获得两组X线衰减数据,再通过复杂数学运算,取得101组不同X线能量下的单能图像,并计算出被扫描物体的能谱曲线(即物质对X线衰减的吸收曲线)(图1-2-26),以此方式区分物质的成像方式。

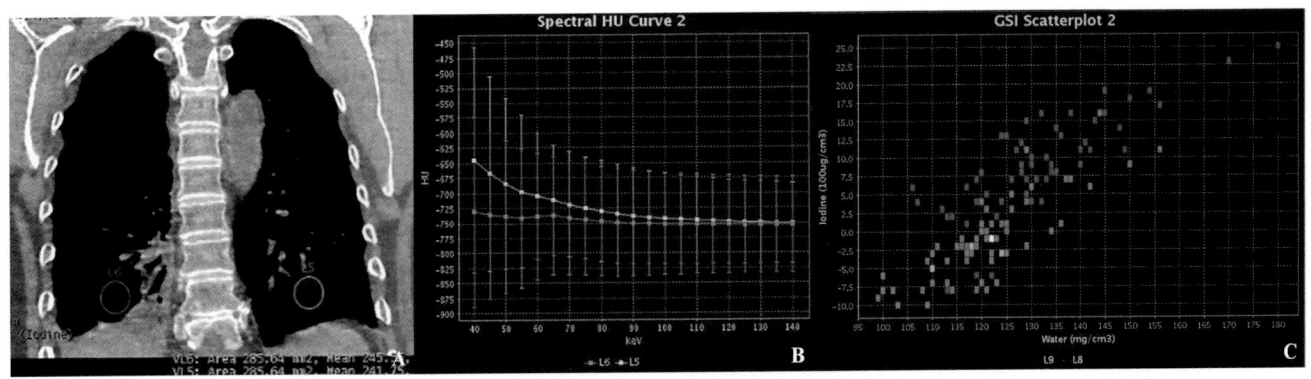

图 1-2-26 能谱曲线
对 CT 原始图(A)设置 ROI 区域,获得该区域的能谱曲线图(B)和散点图(C)。

其成像机制基于当 X 线束穿过特定物体时,其剩余 X 线量(即 CT 值)随着 X 线束能量的减增而发生规律性的变化,这种变化规律只和物质本身性质有关,因此具有特征性。

除了利用能谱曲线分析物质成分外,能谱 CT 还有两个突出优点。

1. 提高病变检出率·这是因为能谱 CT 能通过一次扫描得到 101 组不同能量的单能图像,针对特定病变,选取最佳观察图像,不但可以把病变细节观察得更清晰,还可以发现常规检查无法发现的病变。

2. 除硬化、金属伪影·特别适合体内有金属异物或骨与软组织交界面(如颅底、胸廓入口等)的成像。能谱 CT 是目前唯一能够同时显示高分辨率肺解剖图和功能图像的一项技术。

(一)肺栓塞

1. 急性肺栓塞

(1)通过选择合适的单能图像,提高肺动脉外周小栓子的显示率。

(2)通过碘基图获得对比剂在肺内分布的信息,推测肺的血流灌注状态,并将该灌注信息与肺动脉解剖的形态学相融合,提高肺栓塞检测的灵敏度和准确性,对其严重程度进行评估在肺栓塞时,由于梗死部位血供减少或消失,对比剂不能经血管进入该区域的肺组织,导致碘基图该部位密度降低,通过碘基图测量进行定量分析,确定肺实质的血流状态[23](图 1-2-27)。

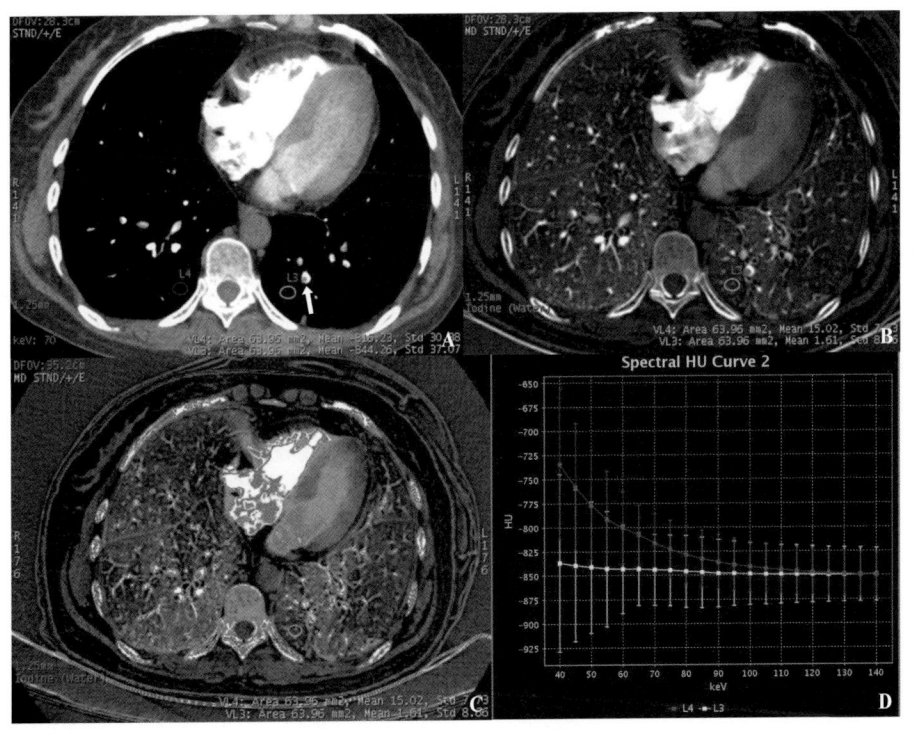

图 1-2-27 女性,52 岁。急性肺栓塞

骨折术后,突发胸闷、胸痛。CTPA 纵隔窗(A)显示左肺下叶亚段级小肺动脉内低密度充盈缺损(箭);碘基图(B)显示栓塞血管支配区肺组织(浅蓝色○)碘含量为 1.61,右肺对应位置肺组织(深蓝色○)碘含量为 15.02;伪彩图像(C)较原始黑白图对灌注异常显示更明了,对寻找小栓子的存在有提示作用;能谱曲线(D)显示低灌注区域(浅蓝色)曲线斜率低于对侧正常肺组织(深蓝色曲线)。(见书末彩色插页)

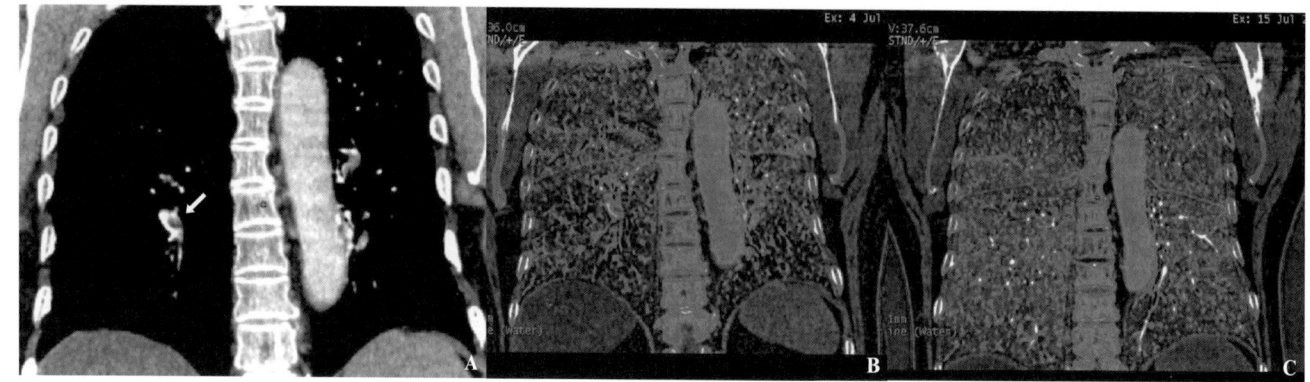

图 1-2-28 肺梗死治疗比较

CTPA 冠状位重建(A)显示右肺下叶亚段级小肺动脉内低密度充盈缺损(箭);碘基伪彩图(B)显示栓塞血管支配区肺组织色彩黯淡;治疗 11 天后复查(C),双肺色彩相似,原色彩黯淡现象消失。(见书末彩色插页)

2. 慢性肺栓塞·能谱 CT 除能显示灌注缺损和肺动脉栓子外,还可显示因血流重新分布引起的磨玻璃样改变、血栓内及血管壁的钙化,显示肺动脉闭塞程度、侧支循环形成的状态,提高对肺栓塞预后判断的准确性[24]。

3. 随访·如果发现肺动脉充盈缺损消失,肺灌注缺损消失,提示栓子完全溶解,如果观察不到栓子,而仍有肺灌注缺损,提示肺栓塞仍然存在(图 1-2-28)。

(二) 肺肿瘤

与传统 CT 相比,能谱 CT 对于肿瘤性病变的诊断主要应用到单能量成像和能谱分析。单能量图像可得到不同 keV 条件下准确的 CT 值,有利于病变的清晰显示。能谱分析通过计算能谱曲线斜率、碘含量、水含量等参数,分析结节的细胞组织成分及其强化特征,更有助于结节的性质判定[25-27]。

良性肺结节和淋巴结具有碘含量更高、曲线斜率更大的表现,而恶性肺结节和淋巴结碘含量相对偏低,曲线斜率较小。原发性肿瘤与转移结节具有相似的物质基础和组织成分,其能谱曲线形态具有高度的一致性。

(三) 胸膜疾病

渗出液与漏出液具有不同的能谱曲线和能谱特征物质含量[28],低能量图像中两组的 CT 值差别大,随着 keV 的增加,两组 CT 相差值逐渐变小,低能量 keV 图像在胸腔积液性质的鉴别诊断中起重要作用[29]。

在肺尘埃沉着病(尘肺)诊断方面,由于致病病因不同,其结节成分不同,利用特定物质基质图检测肺内及结节内的该物质沉积量,对尘肺病因诊断、定量诊断提供一种全新的工具[30]。

(于楠 郭佑民)

参考文献

[1] 吴国飘.多排螺旋 CT 的临床应用[J].影像研究与医学应用,2019,3:161-163.

[2] 胡奕,郭启勇.双源 CT 双能量扫描技术在腹部的应用[J].中国临床医学影像杂志,2011,22:108-111.

[3] 贾永军,贺太平.宝石能谱 CT 临床应用及研究进展[J].实用放射学杂志,2016,32:799-801.

[4] 时贻林.高分辨率 CT 扫描对周围型肺癌的诊断分析[J].临床医药实践,2014,23(7):503-505.

[5] Xiao J, Wu Y, Liang X, et al. Multiple focal pure ground-glass opacities on HRCT images: clinical significance in patients with lung cancer[J]. Chinese Journal of Lung Cancer, 2012,15:663-666.

[6] 邓华丽,马福贵,阮吉陆.高分辨率 CT 检查在诊断胸部弥漫性肺疾病中的应用效果[J].当代医药论丛,2020,18:159-160.

[7] 张德标,谭满源,黄心香.高分辨率 CT 对肺部弥漫性病变的诊断价值研究[J].右江民族医学院学报,2015,37:454-455.

[8] 韩茜,罗群.2018 年特发性肺纤维化诊断临床实践指南与 2018 年特发性肺纤维化诊断专家共识解读[J].中华结核和呼吸杂志,2018:923-925.

[9] 何玉麟,许传军.肺结核影像诊断标准[J].新发传染病电子杂志,2021,6:1-6.

[10] Lu X, Gong W, Wang L, et al. Clinical features and high resolution CT imaging findings of preliminary diagnosis novel coronavirus pneumonia[J]. Chinese Journal of Radiology, 2020,54:E006.

[11] 金征宇,李宏军,陆普选,等.肺结核影像学及分级诊断专家共识[J].新发传染病电子杂志,2018,3:118-127.

[12] 贺新朱,叶浩祥,林元锋.64 排螺旋 CT 平扫经网膜右静脉曲面重建、多平面重建及最大密度投影对大网膜扭转的诊断价值[J].影像研究与医学应用,2019,3:10-14.

[13] 韩晓彧,金霞云,曹丽华.慢性阻塞性肺疾病高分辨率 CT 分型与气道炎症之间的关系[J].大连医科大学学报,2020,42:27-31.

[14] 贺新朱,叶浩祥,林元锋.64 排螺旋 CT 平扫经网膜右静脉曲面重建、多平面重建及最大密度投影对大网膜扭转的诊断价值[J].影像研究与医学应用,2019,3:10-14.

[15] 刘芬,方向军,曾晔,等.肺硬化性血管瘤 MSCT 诊断及误诊分析[J].中国 CT 和 MRI 杂志,2015,13:37-39.

[16] 滕录爱,周庆春,陈雄钊,等.多排螺旋 CT 多平面重建技术在腰椎椎弓峡部裂诊断中的价值[J].中华实用诊断与治疗杂志,2014,28:915-916.

[17] 周占文.多层螺旋 CT 曲面重建技术在临床胆总管扩张诊断中的使用价值分析[J].肝胆外科杂志,2016,28:282-285.

[18] Zantonelli G, Cozzi D, Bindi A, et al. Acute Pulmonary Embolism: Prognostic Role of Computed Tomography Pulmonary Angiography (CTPA)[J]. Tomography, 2022,8:529-539.

[19] 王燕林,刘文亚,党军.CT 肺动脉造影对大面积肺栓塞严重程度的评估[J].中国医学影像学杂志,2016,24:8-11.

[20] 李文智,罗林,杨昆良,等.CT 肺动脉成像联合下肢静脉成像评估肺动脉栓塞与下肢深静脉血栓的相关性[J].中国医学影像技术,2016,32:521-525.

[21] 何洁,王新文,孙凯,等.多排螺旋 CT 肺灌注显像在肺气肿中的诊断价值[J].实用医学杂志,2018,25:481-484.

[22] 雷云昌,陈建宇.能谱 CT 的临床应用与研究进展[J].中国医学影像技术,2013,29:4.

[23] 岑人丽,倪志文,黄绥丹,等.能谱 CT 在急性肺动脉栓塞诊断及随访中的应用价值[J].临床放射学杂志,2020,39:1749-1753.

[24] 唐春香,赵艳娥,张龙江,等.慢性血栓栓塞性肺动脉高压双能量 CT 表现[J].放射学实践,2016,31:842-845.
[25] 李琦,罗天友,吕发金,等.能谱 CT 定量分析在确定非小细胞肺癌病理类型中的价值[J].中华放射学杂志,2017,51:257-261.
[26] 侯唯姝,殷焱,程杰军,等.能谱 CT 成像在鉴别周围型肺癌和肺炎性肿块中的价值[J].中华放射学杂志,2014,46:832-835.
[27] 王永丽,杨帆,刘文亚.能谱 CT 多参数定量分析预测原发性肺癌病理类型[J].中国医学影像技术,2021,37:899-903.
[28] 辛小燕,朱斌,陈君坤,等.CT 能谱成像在胸腔渗出液与漏出液定性鉴别中的作用[J].中华放射学杂志,2011,45:723-726.
[29] 马凤,张志远,贾永军,等.宝石能谱 CT 在结核性胸腔积液和癌性胸腔积液鉴别诊断中的应用[J].中国医学影像学杂志,2013,21:360-362.
[30] 陈步东,贺文,李剑颖,等.双能量 CT 定量检测尘肺 SiO_2[J].中国医学影像技术,2011,27:2393-2397.

第三节·磁共振成像

传统认为,肺部气体丰富缺乏氢质子而导致磁共振呈低信号,同时受呼吸、心脏搏动等运动伪影影响,肺部磁共振成像(MRI)应用受到限制。近年来,MRI 技术飞速发展,胸部 MRI 临床应用逐年增多。MRI 可多序列、多参数成像,如扩散加权成像、扩散张量成像、波谱技术等功能成像,可无创地观察活体组织代谢及病理变化。

另外,超短时间回波(UTE)和零时间回波(ZTE)肺部成像技术提高了 MRI 在胸部疾病的临床应用价值。此外,MRI 还可以用来评估肺功能。

一、适应证

碘造影剂过敏者可行 MRI 增强扫描,不适宜接受辐射的人群(如儿童、青少年、育龄期妇女、孕妇等),MRI 可用来显示儿童、青少年、孕妇肺炎、肿瘤等病变;另外,MRI 对肺栓塞、纵隔肿块、肺动脉瘤、肺血管畸形、肺脓肿、肺结节病等疾病的诊断均有很大帮助。

2020 发表在 Radiology 杂志的题为"扩大肺部 MRI 在临床中的应用,肺疾病的评估:Fleischner 协会立场文件"的文章指出[1],肺部 MRI 的临床应用现状见表 1-3-1:由于 MRI 软组织分辨率高,采用多序列可很好地显示肺炎、肺间质纤维化、肺条索灶及肺气肿等。

表 1-3-1 肺部 MRI 临床适应证

目前临床应用疾病（有数据支持）	具有应有前景的疾病（需要进一步验证或批准）	临床研究阶段
囊性纤维化	肺栓塞	慢性阻塞性肺疾病
肺癌分期	肺实质疾病	哮喘
肺结节特征	肺结节检出	间质性肺疾病
肺动脉高压		

二、肺部病变的评估

1. **肺结节的检出** · 近年来,三维梯度回波(GRE)序列与 UTE(回波时间小于 200 ms)使非实性结节、部分实性结节和直径为 4~29 mm 的实性结节的检出率超过 90%[2]。前期一项对 42 例共 258 个结节的研究表明,放射状叠加容积内插式屏气检查(radial stack of stars volume interpolated breath-hold examination, Star-VIBE)对直径≥6 mm 的实性肺结节的检出率达 100%;对 4~6 mm 结节的检出率约为 93.1%[3]。另外,MRI 亦可显示钙化结节。

一项使用 Star-VIBE 序列观察周围型实性肺占位的形态学征象发现,Star-VIBE 序列对分叶征、毛刺征、胸膜凹陷征、棘突征、空洞、空泡及纵隔淋巴结肿大各征象的显示效果较好。Star-VIBE 序列为自由呼吸触发,使用放射状 K 空间填充技术,对运动伪影不敏感,且其为自由呼吸状态下采集图像,获得了多相位的高分辨率图像,明显提高了图像质量[4](图 1-3-1)。而 UTE 序列对磨玻璃密度结节显示良好[5],弥补了 Star-VIBE 的不足。

对于胸膜下、心脏及膈肌处病变 UTE 序列较 Star-VIBE 显示更清楚(图 1-3-2),UTE 序列≥5 mm 的结节检出达到 100%的灵敏度。

2. **肺结节的鉴别诊断** · MRI 对孤立性肺结节/肿块(SPN)的良、恶性鉴别诊断有一定价值;MRI Star-VIBE 可较好地显示结节/肿块形态,DWI 序列可用来评估结节/肿块的内部功能信息,因此多模态 MRI 可用来鉴别孤立性肺结节/肿块的良、恶性[6,7](图 1-3-3~图 1-3-5)。

3. **肺癌肿块与肺不张的区分** · CT、MRI 对肺不张显示均相当准确,其中 MRI 的价值体现在:中央型肺癌时,MRI 的动态增强 DCE-MRI 及 DWI 均可更好地识别肺不张和肺癌肿块[8,9](图 1-3-6)。适用于支气管镜无法取到组织,且 CT 增强又不能很好区分肿瘤与肺不张的患者,提高穿刺成功率。

4. **肺癌的疗效评级** · 既往多采用肿瘤体积变化来确定治疗效果,MRI 不仅可以测量病灶大小,同时还可以根据 ADC 值对肿瘤的功能信息进行评估。因为有些肿瘤治疗后,虽然大小变化不明显,甚至因为坏死肿胀导致病灶外形增大,但活性明显减低,单纯使用体积进行评估不能显示肿瘤的真实情况,此时若使用 MRI-DWI 序列,可以对肿瘤活性进行评估,观察疗效。

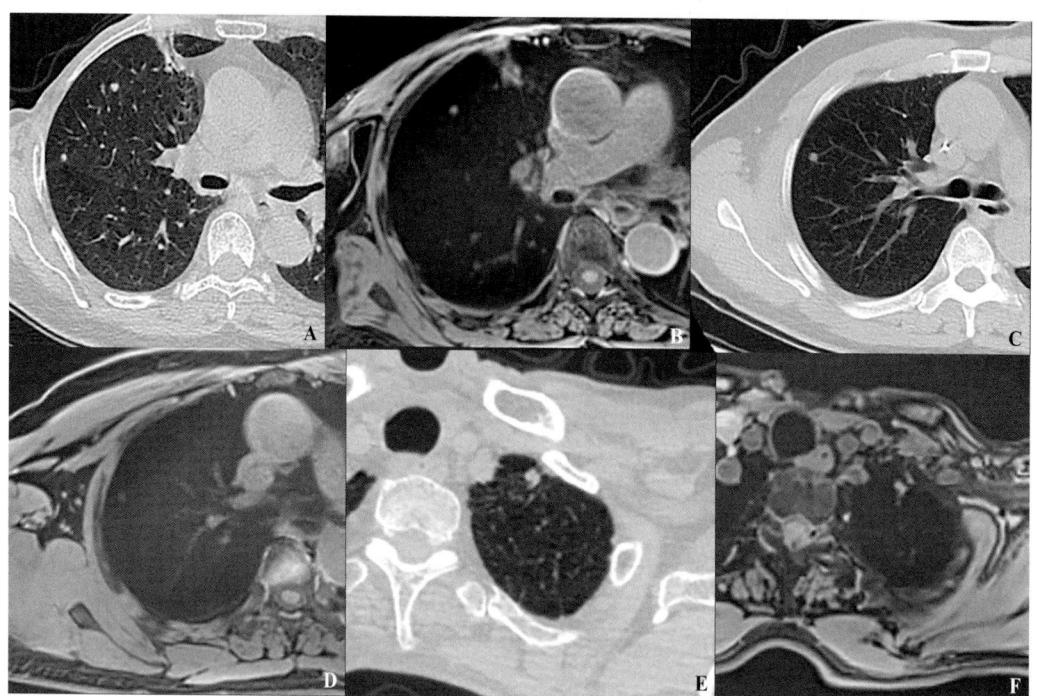

图1-3-1 肺结节在CT和Star-VIBE图像上的比较

CT肺窗发现两肺有大小不等、密度特点不同的小结节影,包括钙化结节(A)、实性结节(C)和混合磨玻璃结节(E),相应层面的MRI图像结节也可显示(B、D、F)。

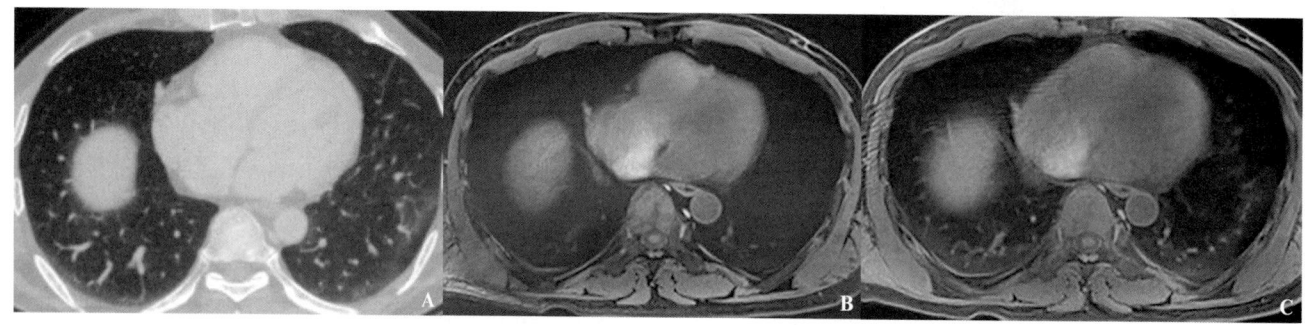

图1-3-2 胸部CT与MRI序列对比显示两下肺磨玻璃影

CT肺窗显示两下肺胸膜下少许磨玻璃密度影(A),Star-VIBE两下肺磨玻璃影无法显示(B),UTE两下肺磨玻璃影能够显示(C)。

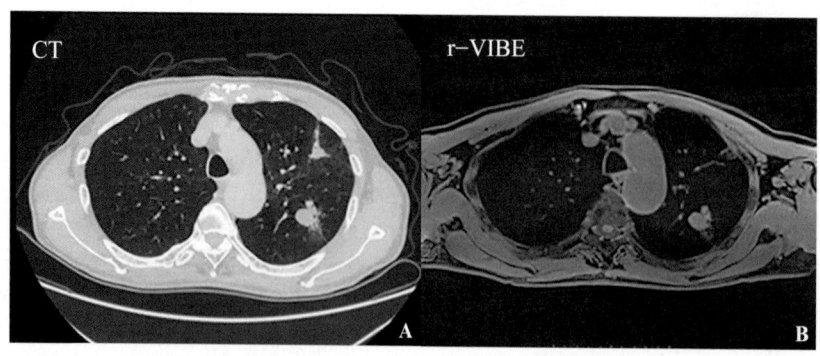

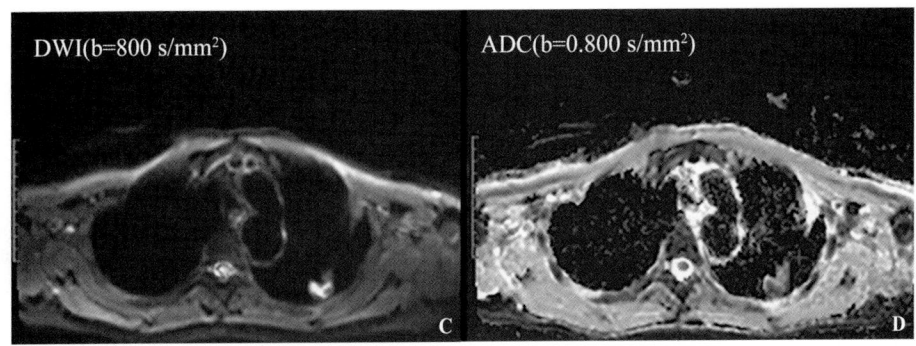

图1-3-3 男性,73岁。左肺上叶小细胞肺癌

左肺上叶尖后段有病灶大小2.3 cm×1.9 cm,CT肺窗(A)和Star-VIBE(B)均可见空泡征;DWI(C)及ADC图(D)显示病灶扩散受限,ADC=559.7×10^{-6} mm^2/s。

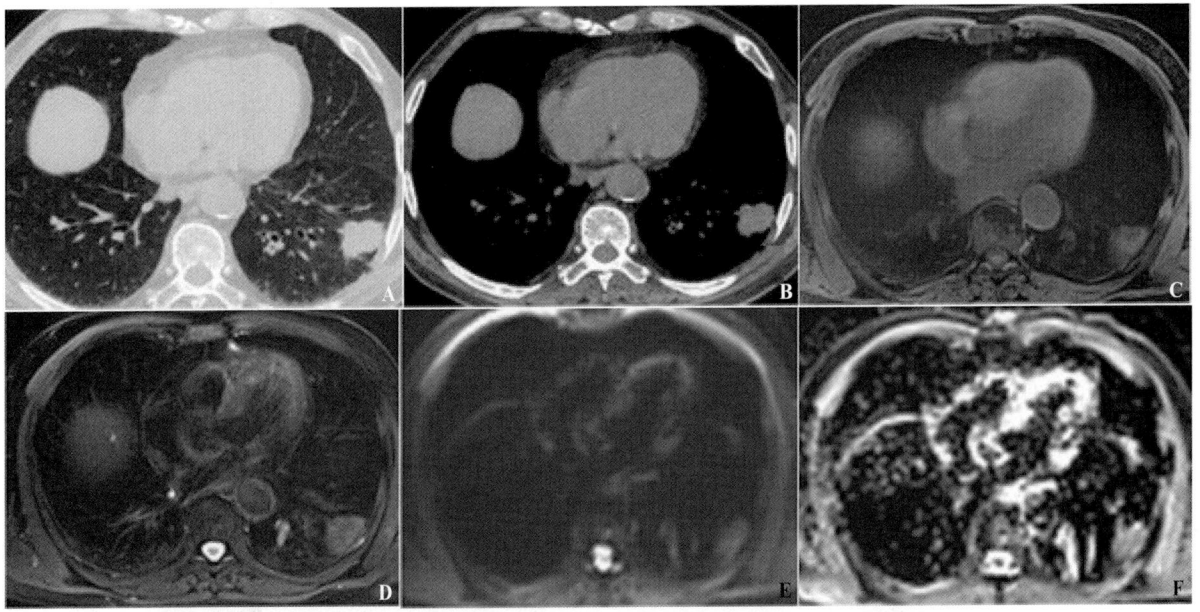

图1-3-4 女性,66岁。机化性肺炎

有颌下腺恶性肿瘤病史。CT肺窗(A)和纵隔窗(B)显示密度均匀的实性肿块;磁共振Star-VIBE序列(C)及T2刀锋伪影校正(BLADE)序列(D)显示病变信号均匀;DWI(E)显示信号稍高,ADC(F)显示与胸壁肌肉相似等信号,ADC值为1 620×10^{-6} mm^2/s。

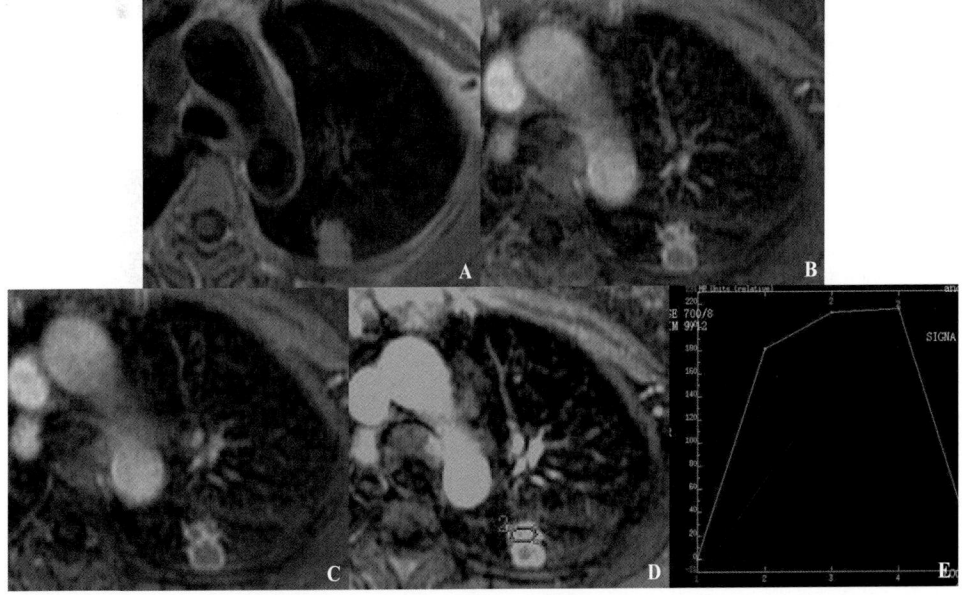

图1-3-5 结核球

MRI T1WI平扫(A)显示左肺胸膜下结节信号均匀;增强扫描动脉期(B)、静脉期(C)及平衡期(D)显示结节呈环形持续强化;时间信号曲线(E)显示结节前缘呈缓升型强化模式。

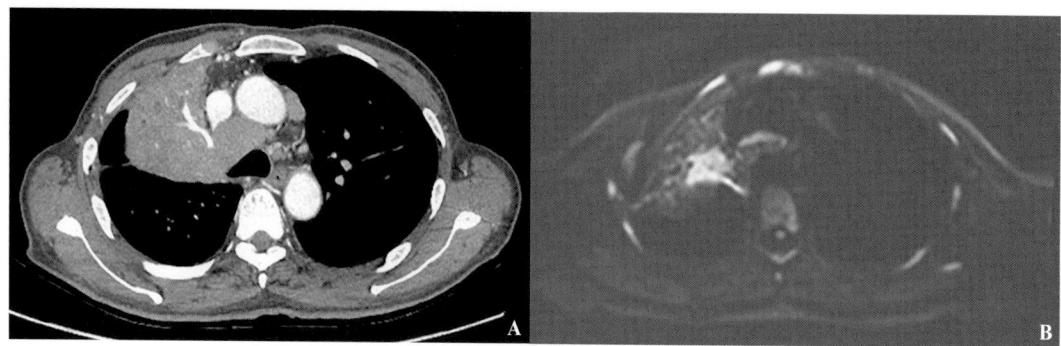

图1-3-6 中央型肺炎与周围阻塞性肺不张

CT增强扫描(A)不能很好地区分肿瘤与肺不张;DWI(B)可清晰地显示肿瘤与肺不张分界面。

三、心脏和大血管的评估

近年来,随着MRI设备和技术的发展,心脏MRI(CMRI)以其较高的时间、空间分辨率、最佳软组织对比度、大视野、无辐射、成像参数多、获得信息量大等优势,在心血管疾病的早期诊断、鉴别诊断及评估病情严重程度、风险和预后等方面均具有独特价值,具有"一站式"检查潜力,为心脏大血管结构测量和功能评估的金标准。

CMRI基础序列主要包括自旋回波(SE)序列和GRE序列,根据其不同功能再进一步划分为心脏形态、心脏电影、心肌灌注、心肌活性成像、心肌组织定量评估和心脏大血管、冠状动脉成像等序列(图1-3-7)。

冠心病是CMRI应用最广的领域,主要应用技术为心肌灌注成像和钆对比剂延迟强化扫描(late gadolinium enhancement,LGE)。大量研究证实CMRI在冠心病早期诊断、危险度分层方面具有重要价值[10]。

CMRI能显示先天性心脏病的心脏结构改变,如房室位置及大小、室壁厚度、大动脉位置及其与心室的关系等,且对室上嵴型室间隔缺损的诊断准确性较高。

胸部大血管成像可以显示动脉导管未闭和肺静脉畸形及主动脉弓分支。此外,CMRI也可用于评估非缺血性心肌病及心脏占位性疾病等[11]。

四、纵隔结构的评估

MRI可有效甄别肿瘤、脂肪、脉管组织等,对纵隔疾病的显示优于CT(图1-3-8和图1-3-9),如胸腺瘤、神经源性肿瘤、淋巴瘤、支气管囊肿、畸胎瘤等。MRI多序列、多参数成像及动态增强扫描不仅可提供纵隔病变的形态信息,同时可以显示病灶内信号特征,进而辨别病灶内成分,对病变鉴别诊断帮助很大;动态增强扫描可提供病灶的强化特征,有助于

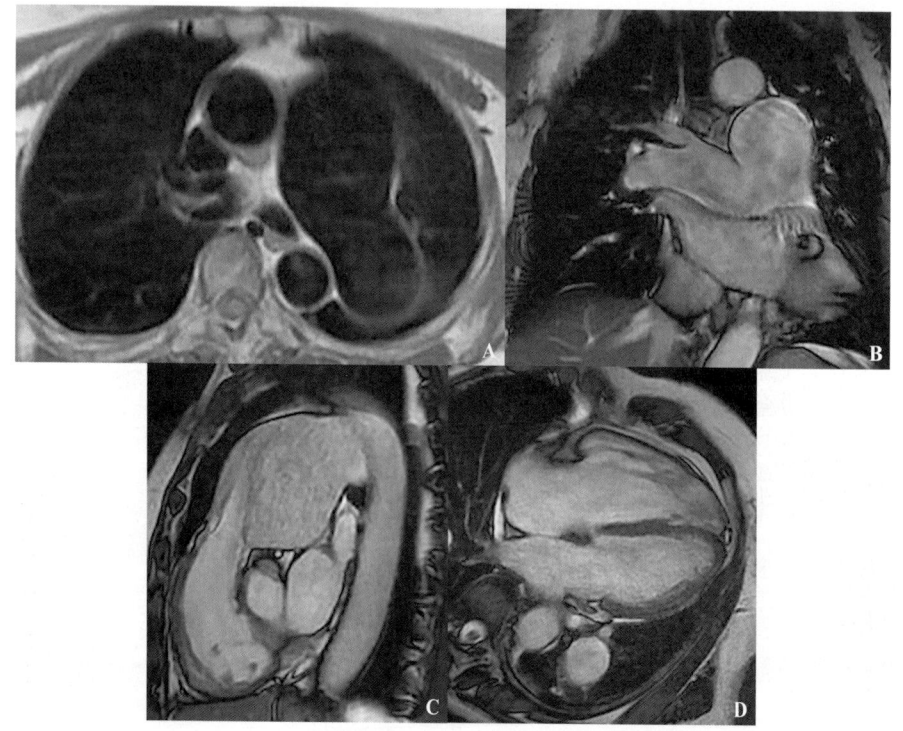

图1-3-7 肺动脉高压

轴位T1WI-SE(A)清晰显示黑色的肺动脉主干及左肺动脉异常扩张,血管壁光滑,厚度均匀,冠状位FIESTA真稳态进动梯度回波序列,TureFISP(B)显示肺动脉主干及右肺动脉异常扩张,矢状位FIESTA序列(C)显示肺动脉主干球形扩大,并见心脏收缩时血流进入肺动脉,心脏成像(D)显示右心房明显增大。

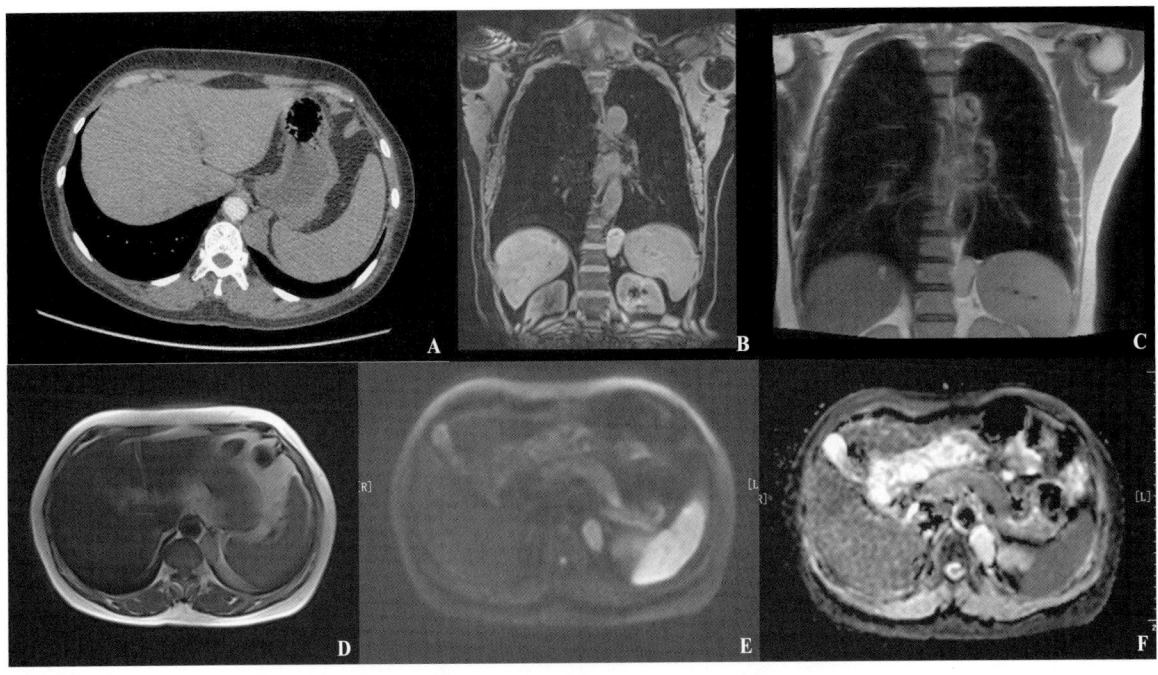

图 1-3-8 左侧膈肌旁支气管囊肿

CT 增强扫描动脉期轴位(A)、冠状位 T1WI(B)和 T2WI(C)、轴位 T2WI(D)、DWI($b=800\ s/mm^2$, E)、ADC(F)显示左侧膈肌旁病灶,边缘光滑,病灶增强扫描无强化,DWI 扩散不受限。

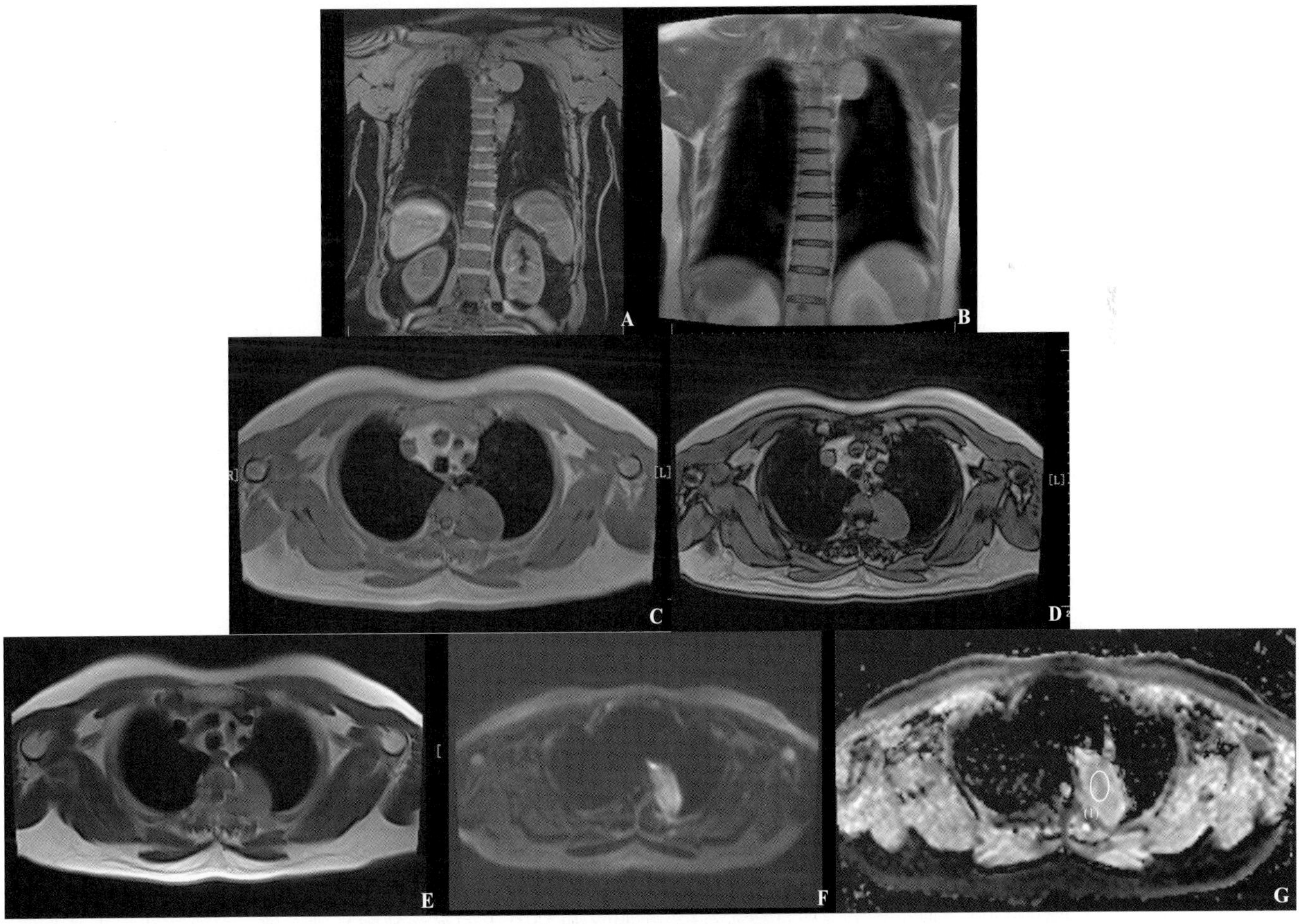

图 1-3-9 脊柱左旁神经鞘瘤

冠状位 T1WI(A)、T2WI(B)显示肿瘤为等信号,邻近椎间孔扩大;轴位 T1 振波感应水脂分离(Dixon)、反相位(C、D)病灶信号未见明显变化;轴位 T2WI(E)非脂肪抑制序列呈低信号,轴位 DWI($b=800\ s/mm^2$, F)高信号,但 ADC(G)信号未见下降,ADC 值 = $1\,421 \times 10^{-6}\ mm^2/s$。

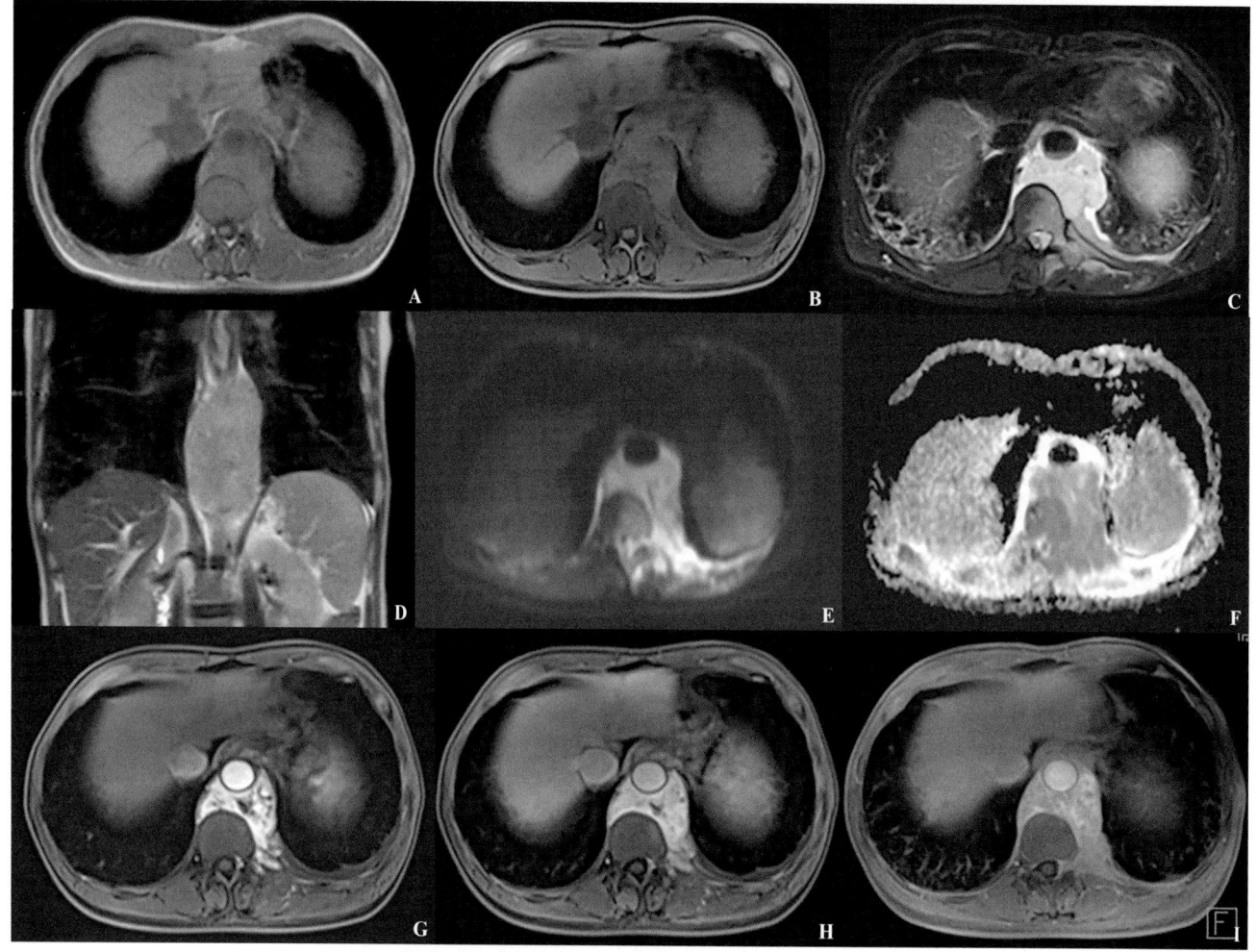

图 1-3-10 男性，53岁。胸椎旁浆细胞骨髓瘤

MRI 显示胸椎旁异常信号影，T1WI(A)呈等信号影，T1WI 脂肪抑制(B)呈等信号影；T2WI 脂肪抑制(C)呈高信号，T2WI(D)呈高信号，DWI(E)呈弥散受限高信号，ADC(F)呈低信号；增强扫描动脉期(G)病灶呈不均匀片状显著强化，静脉期(H)呈持续性强化，延迟期(I)呈填充式持续强化。

进一步鉴别病灶的良、恶性。

五、胸壁的评估

MRI 软组织分辨率高，可清晰地显示胸壁结构，如胸壁肿瘤、肋骨骨折等（图1-3-10）。

六、肺栓塞的评估

MDCT 目前已成为肺栓塞的首选检查手段。但是，近几年来随着 MRI 的发展，应用快速梯度序列多参数成像（HASTE 黑血序列、FLASH 亮血序列、心电门控电影技术等）可观察中心肺动脉的形态改变和血栓；应用钆对比剂缩短肺动脉血流的 T1 弛豫时间效应，对首次通过的高信号血流进行成像，可获得类似 DSA 的 MRI 肺血管图像。

在最近的一项研究中，磁共振血管造影（MRA）诊断肺动脉栓塞的敏感度为78%，特异度为99%，检出中心型 PE 的敏感度接近100%。磁共振肺动脉成像可作为因碘过敏或有辐射禁忌证不能行 CT 肺血管成像患者的替代检查技术[12]。

MRI 通过对血栓信号的分析还可了解血栓形成的时间，进而指导临床治疗。MRI 也可以无创地评估肺血流和灌注情况，量化分析肺动脉的顺应性，从而分析肺动脉高压的状况。MRI 肺灌注成像可以显示肺动脉栓塞形成的肺实质低灌注区。

七、肺功能的评估

MRI 在肺功能成像方面具有优势，可提供灌注、通气和呼吸动力学等方面的信息[13]。

MRI 已能完成更高空间分辨率和可进行多平面重组的三维容积灌注成像，并与放射性核素闪烁灌注成像有很好的相关性；MR 灌注成像具有较高的空间分辨率，能获得局部肺灌注缺损区准确的解剖学定位，从而可以在叶和段水平评估慢性阻塞性肺疾病。

研究表明，慢性阻塞性肺气肿患者 MRI 表现为广泛的灌注减低区，而与血管阻塞所致的灌注异常不同，栓塞性的血管阻塞表现为楔形灌注缺损区。重度肺气肿患者 CT 上的肺气肿区和 MRI 上的灌注缺损高度一致。但灌注缺损未必与实质破坏相匹配。

（于楠 郭佑民）

参考文献

[1] Hatabu H, Ohno Y, Gefter WB, et al. Expanding applications of pulmonary MRI in the clinical evaluation of lung disorders: fleischner society position paper [J]. Radiology, 2020, 297: 286-301.

[2] Ohno Y, Koyama H, Yoshikawa T, et al. Standard-, reduced-, and no-dose thin-section radiologic examinations: comparison of capability for nodule detection and nodule type assessment in patients suspected of having pulmonary nodules [J]. Radiology, 2017, 284: 562-573.

[3] Yu N, Yang C, Ma G, et al. Feasibility of pulmonary MRI for nodule detection in comparison to computed tomography [J]. BMC Med Imaging, 2020, 20: 53-59.

[4] Zhang Y, Kwon W, Lee HY, et al. Imaging assessment of visceral pleural surface invasion by lung cancer: comparison of CT and contrast-enhanced radial T1-weighted gradient echo 3-tesla MRI [J]. Korean J Radiol, 2021, 22: 829-839.

[5] Huang YS, Niisato E, Su MM, et al. Applying compressed sensing volumetric interpolated breath-hold examination and spiral ultrashort echo time sequences for lung nodule detection in MRI [J]. Diagnostics (Basel), 2021, 12: 93.

[6] Hekimoglu A, Ergun O, Turan A, et al. Role of magnetic resonance spectroscopy in differential diagnosis of solitary pulmonary lesions [J]. Diagn Interv Radiol, 2021, 27: 710-715.

[7] Usuda K, Ishikawa M, Iwai S, et al. Combination assessment of diffusion-weighted imaging and T2-weighted imaging is acceptable for the differential diagnosis of lung cancer from benign pulmonary nodules and masses [J]. Cancers (Basel), 2021, 13: 1551.

[8] 赵丹, 余荣, 胡俏俏, 等. 肺癌伴肺不张者放疗前 MRI 与 CT 模拟定位比较研究[J]. 中华放射肿瘤学杂志, 2016, 25: 158-163.

[9] 党保华, 赵鑫, 张小安. 动态增强 MRI 在区别中央型肺癌及阻塞性肺改变中的价值[J]. 磁共振成像, 2019, 10: 195-200.

[10] 杨旗. 心血管磁共振成像技术检查规范中国专家共识[J]. 中国医学影像技术, 2019, 35: 161-169.

[11] 田萍, 焦飞涵, 郑建民, 等. 心脏 MR 诊断心脏纤维瘤的价值[J]. 实用放射学杂志, 2021, 37: 395-398.

[12] 陈松, 杨如武, 郭佑民, 等. CT 和 MR 血管成像诊断急性肺栓塞的 Meta 分析[J]. 放射学实践, 2014, 29: 1409-1414.

[13] Freed BH, Collins JD, François CJ, et al. MR and CT imaging for the evaluation of pulmonary hypertension [J]. JACC Cardiovasc Imaging, 2016, 9: 715-732.

第四节 · 正电子发射体层成像

正电子发射体层成像(positron emission tomography, PET)是利用正电核素标记一些生理需要的化合物或代谢底物如葡萄糖、脂肪酸、氨基酸、受体的配体及水等(称为示踪剂),引入体内后,应用正电子扫描机获得的体内化学影像。其图像反映的是机体内脏器或组织的代谢活性及受体的功能与分布,从而为临床提供疾病的生物代谢信息,故又被称为"活体生化显像"。

使用同一个检查床、同一个图像工作站,将 PET 和 CT 有机地结合在一起,组成一个完整的显像系统,融合 CT 解剖影像和 PET 功能影像的优势,在恶性肿瘤诊断、分期、再分期、预后评估、疗效评价等方面具有重要价值[1]。

一、对肺部病变性质诊断的价值

^{18}F-氟脱氧葡萄糖(FDG)为葡萄糖类似物,是一种最常用的代谢类 PET 示踪剂,由于恶性肿瘤细胞葡萄糖利用率增加,对 ^{18}F-FDG 的摄取亦相应增加,从而使肿瘤部位呈现核素异常浓聚[2]。一般而言,如果肺部病变对 ^{18}F-FDG 的摄取显著增加,病变为恶性的可能性较大[3,4](图 1-4-1)。由于特异性较低,^{18}F-FDG PET-CT 易出现假阳性和假阴性,前者常见于炎症、感染或肉芽肿性病变(图 1-4-2)。

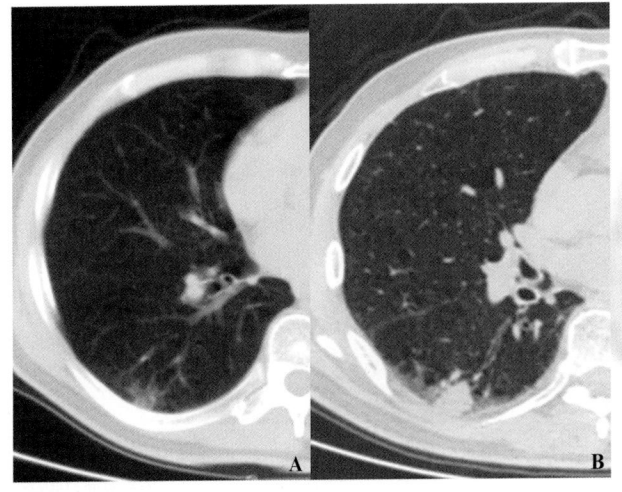
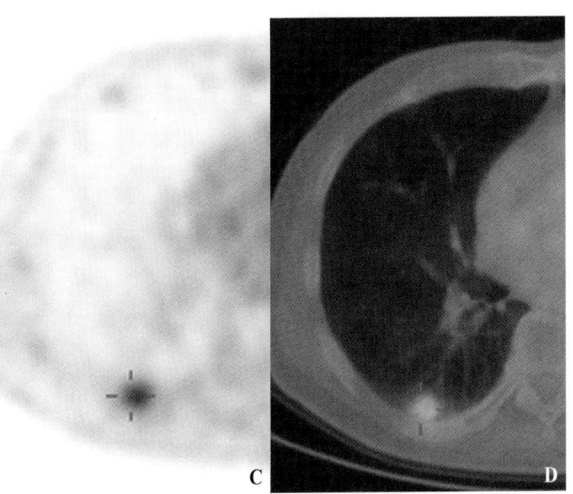

图 1-4-1　男性, 61 岁。右肺下叶鳞状细胞癌

酒精性肝硬化肝癌术后 1 年。手术前(A)CT 5 mm 层厚肺窗显示右肺下叶背段胸膜下有小斑片状磨玻璃样阴影;手术后 1 年 CT 肺窗(B)显示右肺下叶背段胸膜下有实性结节;PET(C)显示病变为高代谢, SUV_{max} 为 6.2;PET-CT 融合图(D)显示病变高代谢;CT 引导下肺穿刺活检证实为右肺下叶鳞状细胞癌。

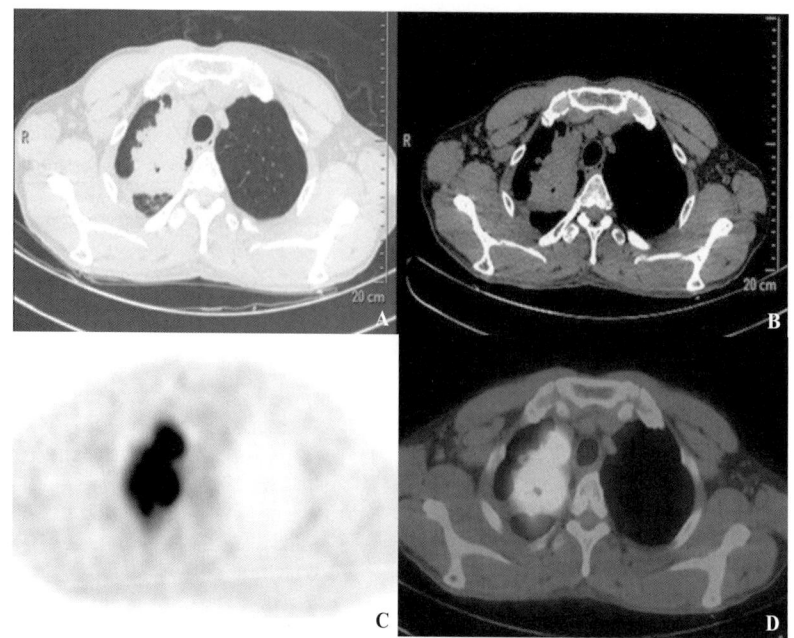

图1-4-2 肺结核

CT肺窗(A)和纵隔窗(B)显示右肺尖不规则软组织肿块,PET(C)及PET-CT融合图(D)显示病变部位核素异常浓聚,SUV_{max}为15.3。

假阴性多出现于病变较小(小于0.5cm)或呈淡薄磨玻璃影(图1-4-3)、肿瘤分化程度高及特殊类型肿瘤,此时建议加做胸部薄层CT扫描,观察病变及周围结构更加细微的改变,协助进一步诊断(图1-4-3)。^{18}F-FDG PET-CT结合薄层CT可有效减少假阳性与假阴性,同时对于肺内病变小而发生淋巴结转移的病例,进一步提高诊断的准确率[5](图1-4-4)。

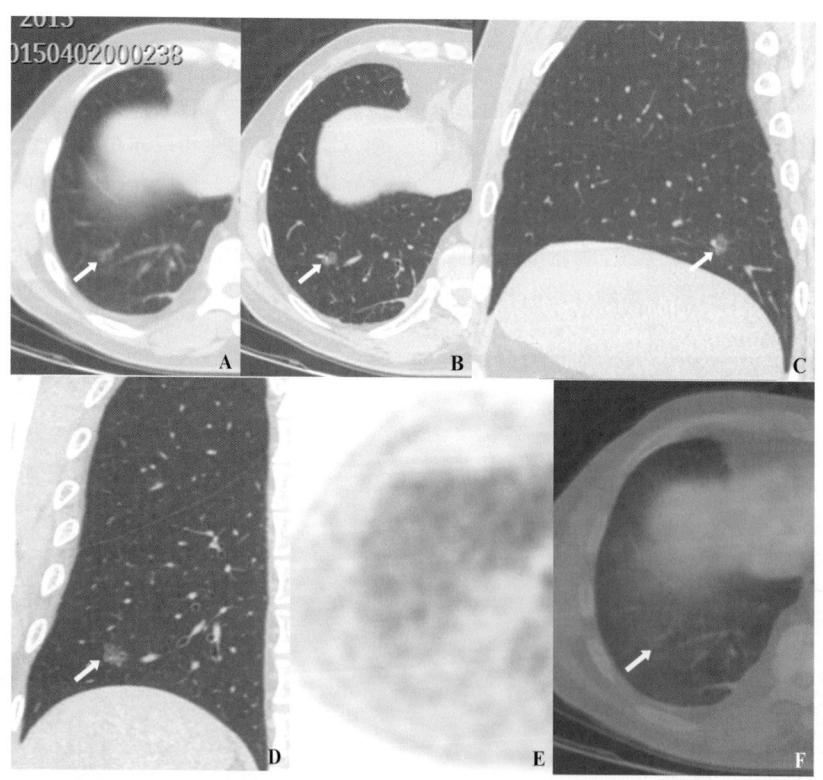

图1-4-3 男性,52岁。右肺下叶浸润性腺癌(T1N0M0)

原发性肝癌手术后4年。CT轴位肺窗8mm层厚(A,箭)显示右肺下叶后段有磨玻璃结节,1mm薄层(B~D)显示磨玻璃样结节约8mm大小,有轻分叶,其内有小血管增粗;PET(E)显示病变处无代谢,PET-CT融合图(F,箭)病变无代谢。

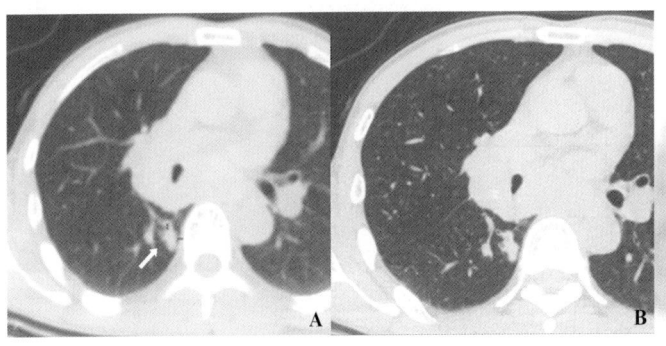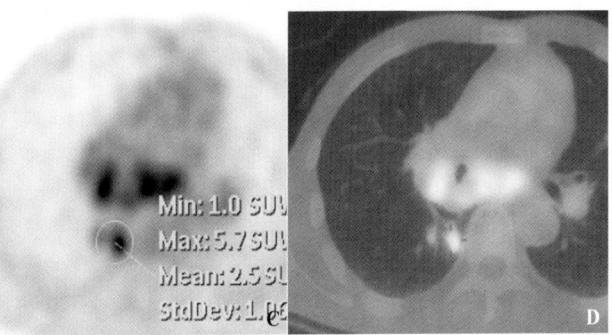

图1-4-4 男性,41岁。右肺下叶低分化腺癌

CT肺窗8mm层厚(A)显示右肺下叶背段形态不规则的类似于条状的分叶结节,右肺门大;1mm层厚(B)显示结节的边缘光滑,分叶较5mm层厚显示更为清晰;PET(C)和PET-CT融合图(D)显示病变为高代谢,SUV$_{max}$为6.2,右肺门、纵隔淋巴结增大,呈高代谢。

核酸类正电子示踪剂^{18}F-氟脱氧胸苷(FLT)能够反映细胞增殖状态[6],较^{18}F-FDG更具特异性,在肺结节良、恶性鉴别方面具有一定优势,缺陷是灵敏度偏低。

国内多中心研究显示,^{18}F-FLT诊断肺癌的灵敏度、特异度和准确率分别为69.2%、91.7%和76.3%,^{18}F-FDG与^{18}F-FLT联合应用可以进一步提高对肺结节的诊断效能。^{11}C标记胆碱与乙酸盐也是代谢类PET示踪剂,反映肿瘤细胞增殖活性,适用于部分^{18}F-FDG诊断有困难的肺部病变的诊断与鉴别诊断。

二、在原发性肺癌治疗中的价值

准确的分期对于肺癌患者治疗方案的选择意义重大[7]。影响肺癌分期的因素包括肿瘤本身的大小(T分期)、淋巴结转移的情况(N分期)及远处转移的状态(M分期)。

许多研究表明,PET-CT在肺癌T分期判断方面优于单独CT和PET[8],原因在于PET-CT可准确显示原发性肿瘤具有代谢活性的部分,很好地区分肿瘤与肺不张及阻塞性炎症,准确判断肿瘤与周围组织的关系,是否侵犯邻近胸膜及骨骼,是否侵犯周围血管、支气管[9]。PET-CT结合薄层CT扫描对肺癌T分期更有意义,准确性达82%,而单纯CT的准确性为75%(图1-4-5)。

^{18}F-FDG PET-CT可清晰显示肺门及纵隔淋巴结的转移状态,其诊断的灵敏度、特异度和准确率分别为83%、94%和91%,均显著高于CT平扫与增强扫描(图1-4-6)。但是应该注意,^{18}F-FDG PET-CT显像可产生假阳性结果,这些假阳性结果常见于炎性或反应性增生的淋巴结中,这是由于炎性反应时,葡萄糖代谢活跃。因此,在分析时需要结合临床进行综合分析。

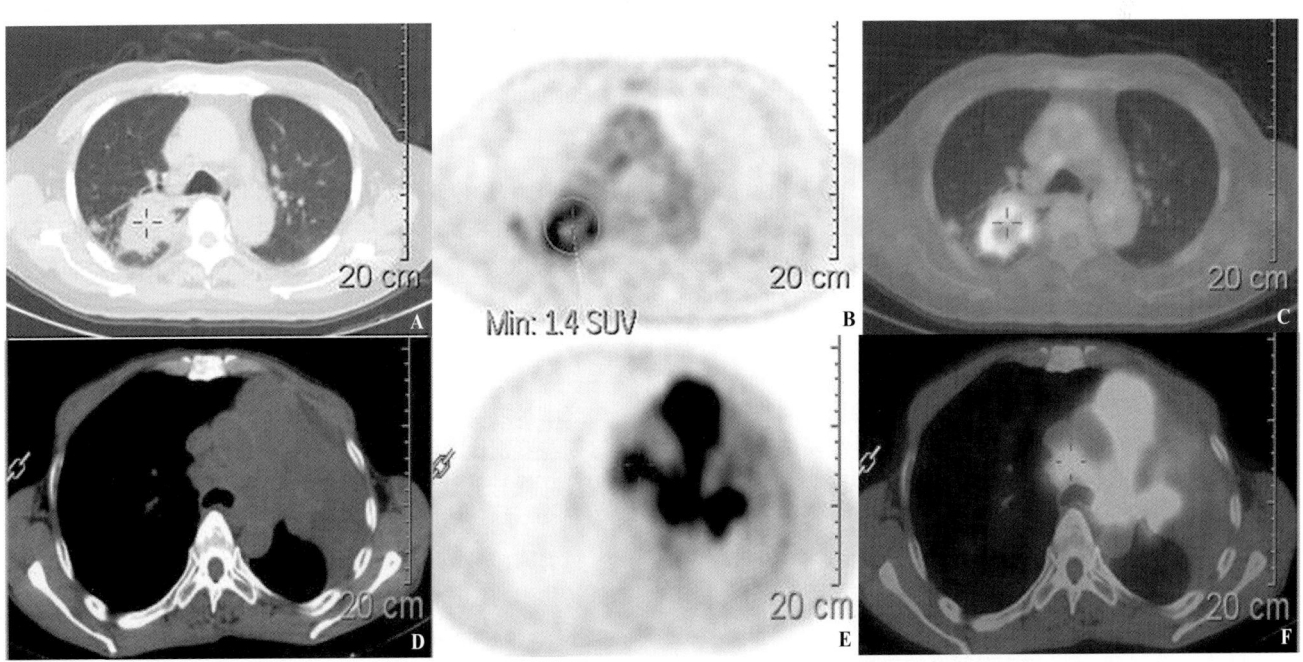

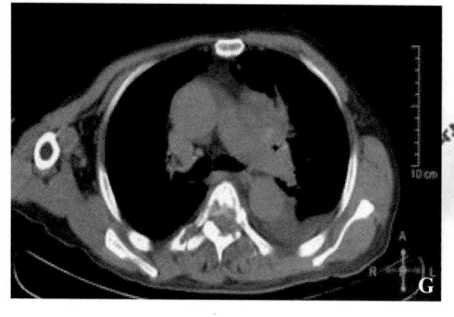
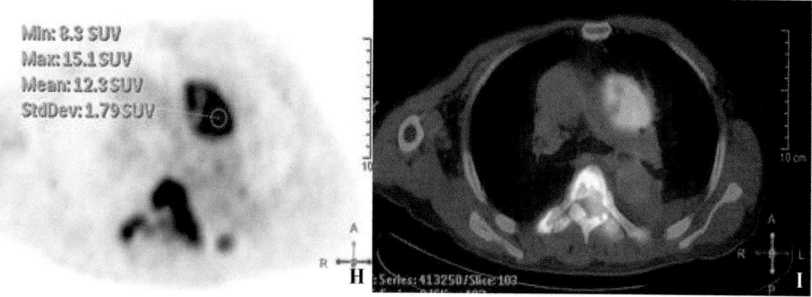

图1-4-5 非小细胞肺癌

CT肺窗(A)显示右肺肿块;PET(B)与PET-CT融合图(C)显示病变内核素分布不均匀。CT纵隔窗(D)显示右肺不规则肿块与周围组织区分不清,PET(E)与PET-CT融合图(F)显示肿瘤形态不规则,侵及纵隔,与主动脉管壁界限不清,外周可见肺不张并阻塞性炎症。CT纵隔窗(G)显示左肺门肿块,密度不均匀,边界不清,PET(H)与PET-CT融合图(I)显示肿瘤核素分布不均匀,与邻近左肺动脉管壁及气管壁分界不清,同时可见椎体转移。

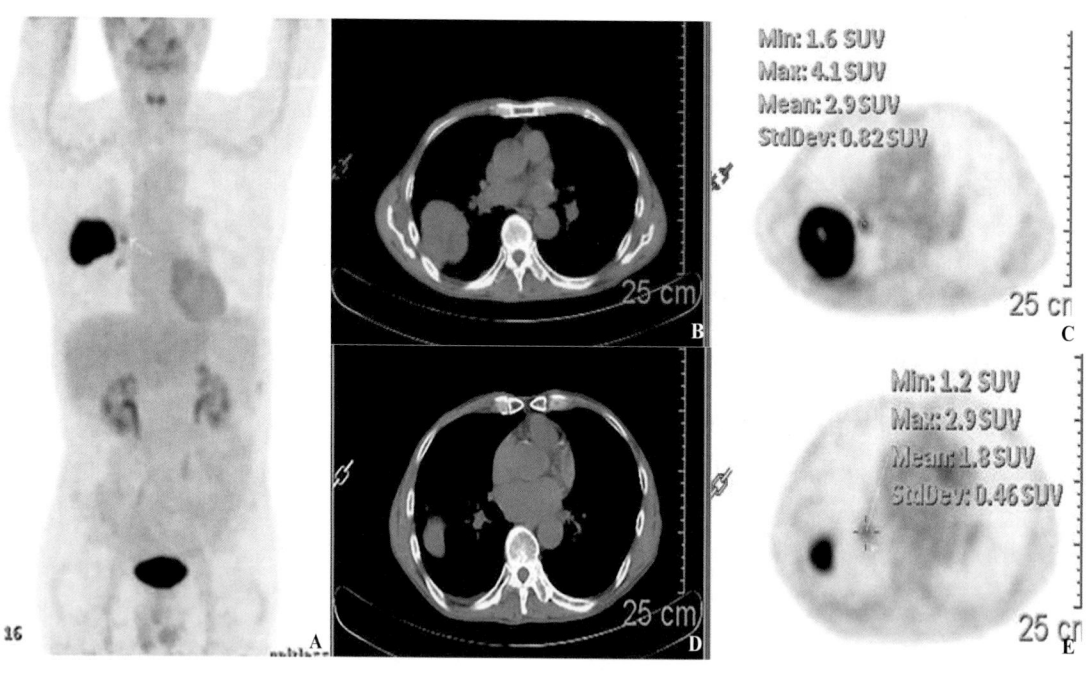

图1-4-6 肺低分化鳞状细胞癌

PET MIP图(A)显示右肺病变左旁可见两处核素摄取增高灶;PET图像(C、E)及同层面CT轴位纵隔窗(B、D)显示右肺门淋巴结转移,SUV_{max} 分别为4.1和2.9,同机CT未显示淋巴结异常。

对于远处转移的初期,患者通常不会出现特异性的临床表现及症状,在治疗前有可能因为遗漏而导致治疗方案选择错误。由于PET-CT通常为全身显像,转移瘤通常会与原发性肿瘤具有相似的代谢特点。因此,在肺部分期诊断的基础上,PET-CT可以发现远处转移灶,具有其他影像学方法无可比拟的优势(图1-4-7)。

此外,^{18}F-FDG PET-CT还可用于检测肿瘤残留或复发并与手术所致纤维化瘢痕、放疗所致放射性损伤进行鉴别(图1-4-8),但应在术后1个月或放疗结束3个月后进行检查才有意义(图1-4-9)。

欧洲癌症研究和治疗组织EORTC推荐首次化疗后 SUV_{max} 下降15%以上、多程化疗后 SUV_{max} 下降25%以上作为治疗有效的标准。

目前对于PET-CT复查时间窗的选择仍存在争议,多数研究建议在化疗结束后2~4周或放疗结束后3~6个月重复PET-CT,评价疗效较为准确。^{18}F-FDG PET-CT成像中肿瘤部位放射性浓聚程度(通常用半定量指标 SUV_{max} 表示)是评估NSCLC预后的独立因素[10],SUV_{max} 高的肿瘤恶性度高,预后差。

三、对肺转移瘤诊断的价值

文献报道显示PET-CT对肺转移瘤,尤其是单发转移瘤的诊断与鉴别诊断价值有限,肺转移瘤对FDG有无摄取及摄取程度高低与病灶大小有显著关系,随着病灶增大,PET阳性率和 SUV_{max} 均明显增高[11]。

目前胸部CT尤其是薄层CT扫描仍然是早期发现和诊断肺转移瘤的首选方法。尽管如此,对于某些类型的肿瘤如黑色素瘤、结肠癌、乳腺癌等利用PET-CT诊断肺转移仍然有较高价值(图1-4-10)。

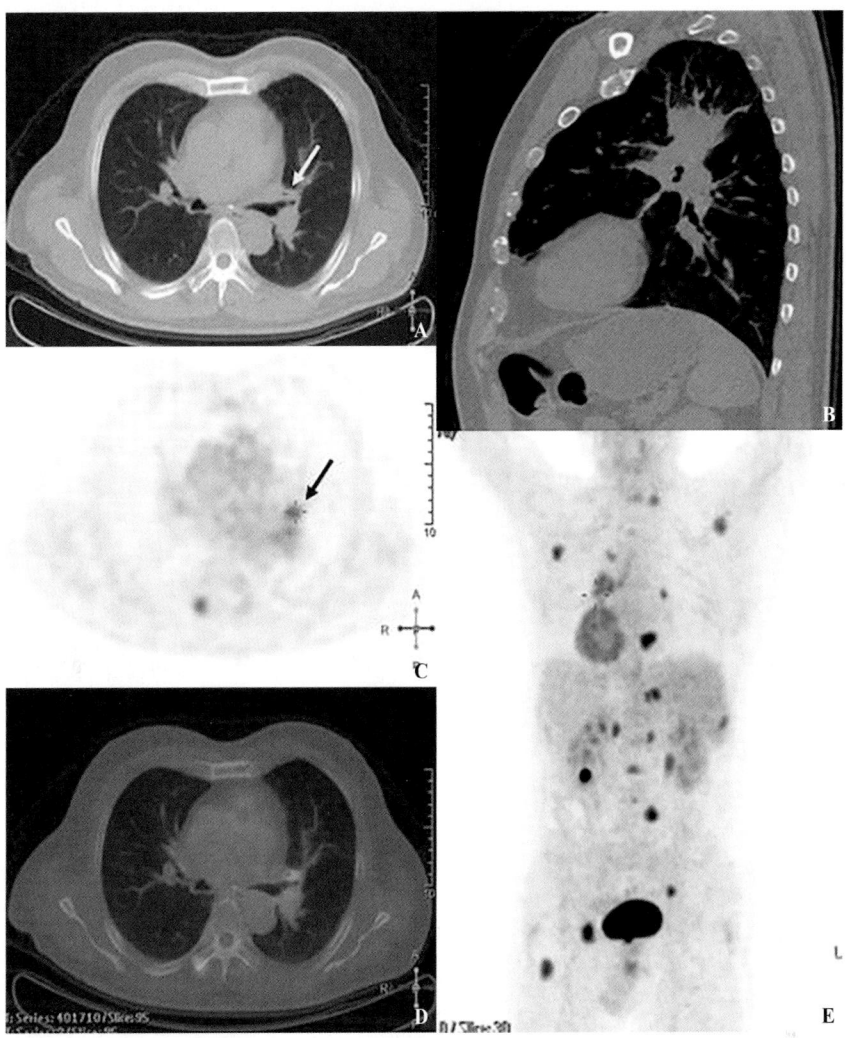

图1-4-7 肺低分化腺癌

CT肺窗(A)和矢状位纵隔窗(B)显示左肺上叶支气管开口处狭窄,可见一异常软组织结节;PET(C)和PET-CT融合图(D)显示结节部位核素摄取增高,SUV_{max}为2.7;MIP图(E)显示体部多处核素异常浓聚灶,为肺癌多发转移。

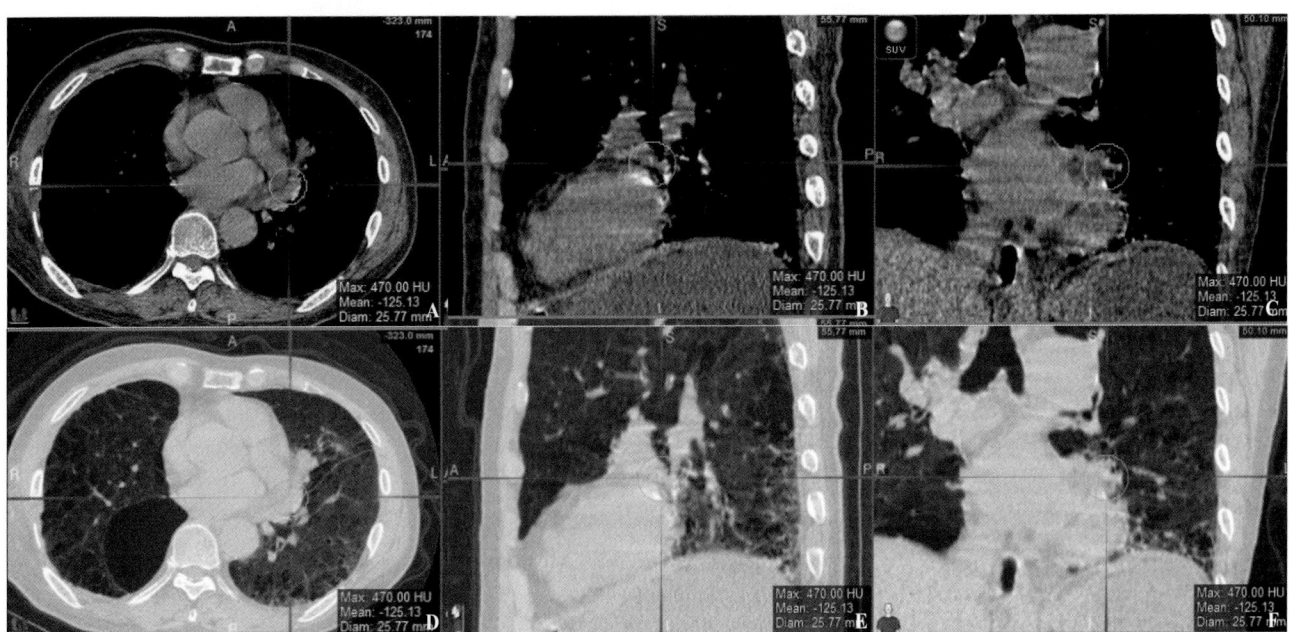

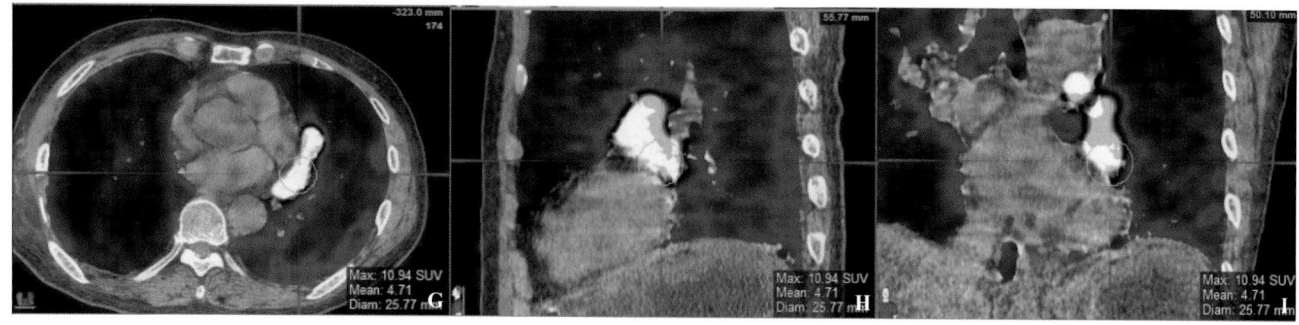

图 1-4-8 左肺癌术后 2 年,肿瘤复发

CT 纵隔窗(A~C)和肺窗(D~F)显示左肺术区高密度缝合线影,未见异常软组织密度结节或肿块影。PET-CT 融合图(G~I)显示术区核素异常浓聚灶,提示肿瘤复发。

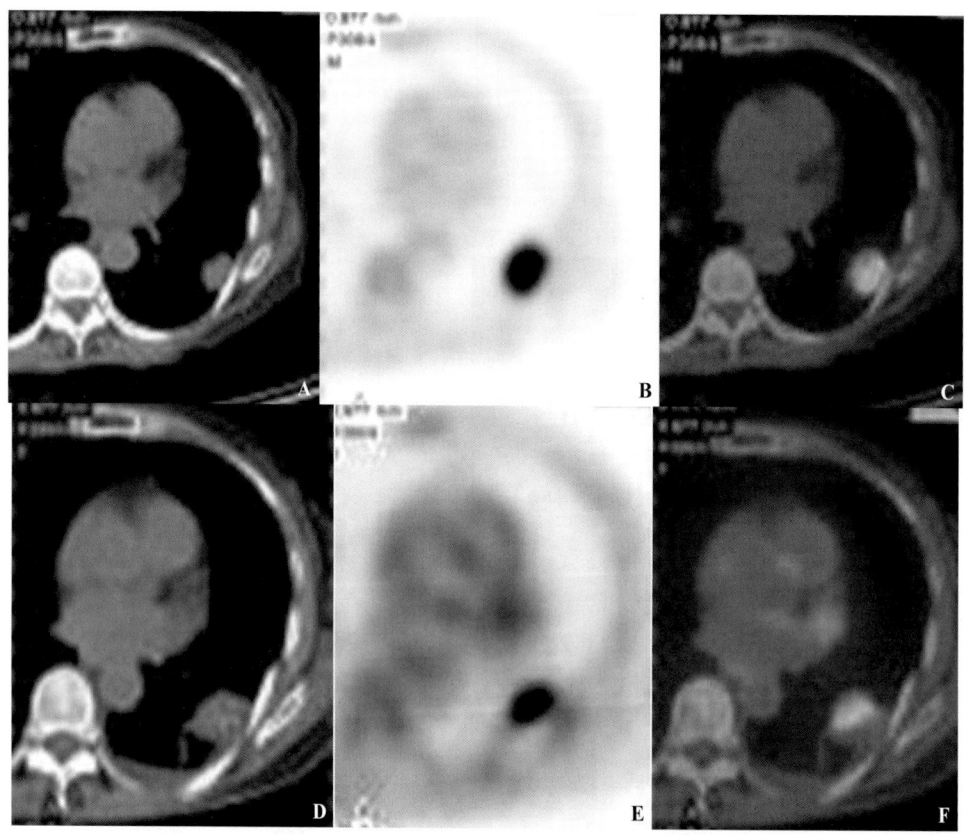

图 1-4-9 左肺小细胞癌 2 个周期化疗后 1 个月

上排(治疗前):CT 纵隔窗(A)显示左肺下叶结节,PET(B)及 PET-CT 融合图(C)显示结节核素异常浓聚,SUV_{max} 为 12.5。下排(治疗后):CT 纵隔窗(D)显示结节大小及形态未见明显变化,PET(E)及 PET-CT 融合图(F)显示结节核素浓聚程度下降,SUV_{max} 为 6.1。

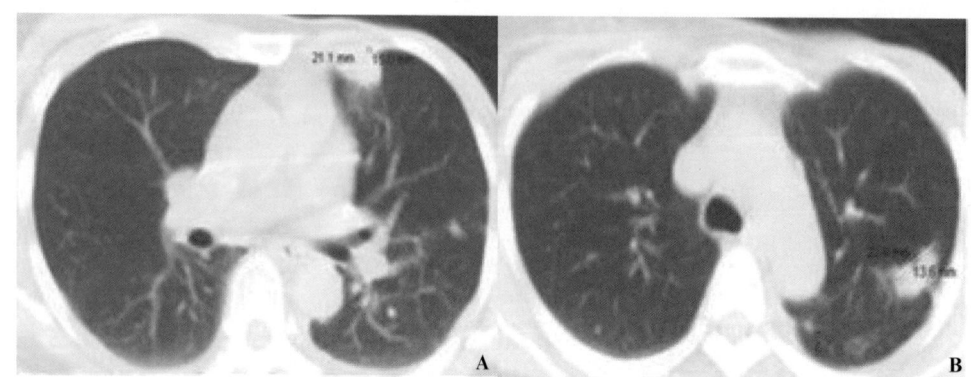

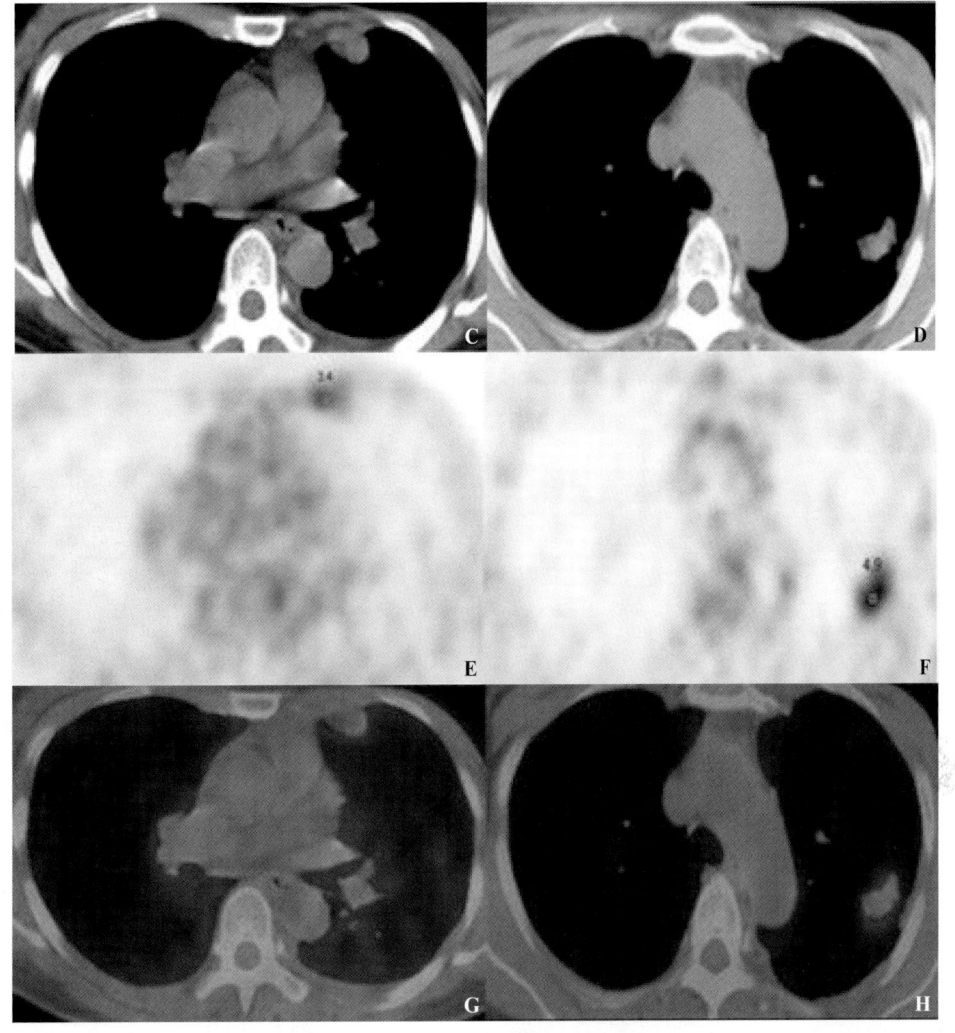

图1-4-10 左乳腺癌术后,左肺多发结节,穿刺活检证实为腺癌

CT肺窗(A、B)显示左肺胸膜下2个大结节,肺内数个微小结节,纵隔窗(C、D)显示大结节邻近胸膜增厚,小结节未显示;PET(E、F)和PET-CT融合图(G、H)显示大结节核素摄取增高,小结节未见核素摄取。

四、在放疗靶区勾画中的价值

三维适形与调强放射治疗是目前临床推崇的放疗技术,由于PET-CT可显示有代谢活性的肿瘤组织,从而很好地区分肿瘤与肺不张阻塞性肺炎,在肺癌放疗生物靶区勾画方面较单纯CT更具优势[12](图1-4-11)。

通过PET-CT成像有近1/3肺癌患者由于避开了CT上误判为肿瘤的阻塞性肺炎或肺不张组织使得大体肿瘤体积GTV缩小。此外,由于PET-CT在纵隔淋巴结检测方面具有较高灵敏度和特异度,能够检出新的纵隔淋巴结,从而使靶区扩大,同时也能排除CT误判为转移的或由于其他原因而导致增大的淋巴结,从而使靶区缩小[13]。

应用PET-CT勾画NSCLC靶区最常采用的是阈值法,即选择SUV_{max}的40%作为阈值勾画肿瘤边界,也有选择$SUV_{max}>2.5$阈值自动勾画靶区。为了减小呼吸运动对病变范围的影响,采用呼吸门控技术可进一步增强放疗靶区勾画的准确性。

此外,肿瘤所在部位、大小、内部放射性核素分布及图像采集条件等均可影响靶区范围,目前国内对此尚无统一标准或指导意见,因此在应用PET-CT勾画放疗靶区时需要综合各种因素,找出适合特定患者的靶区勾画方法。

五、在纵隔肿瘤诊断中的价值

胸腺瘤是最常见的前上纵隔原发性肿瘤,占原发性纵隔肿瘤的1/5~1/4,PET-CT对于胸腺肿瘤的早期诊断与良恶性鉴别有较高的准确性,恶性胸腺瘤多表现为病变呈分叶状,边缘模糊,与周围组织分界不清,PET显示病变部位放射性核素异常浓聚,而良性病灶多呈片状、块状、絮状、楔形或条状病灶,边界较清晰,不摄取FDG或FDG摄取较少。

对于恶性胸腺瘤,通过观察病变核素浓聚程度、有无包膜浸润、有无邻近组织侵犯与远处转移可判断病变的恶性程度,评估预后[14,15](图1-4-12)。

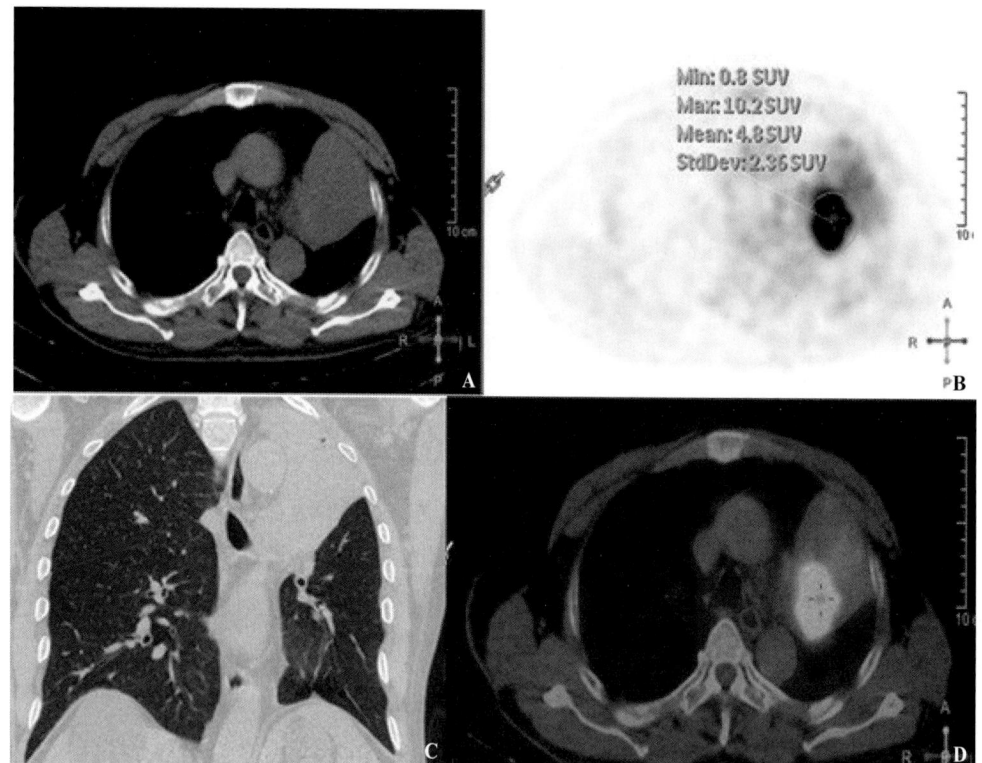

图1-4-11 肺癌并肺不张

CT纵隔窗(A)和冠状位肺窗(C)显示左肺上叶肿块;PET(B)和PET-CT融合图(D)显示病变内部分组织核素异常浓聚,为肿瘤组织,其外侧为不张的肺组织并阻塞性炎症。

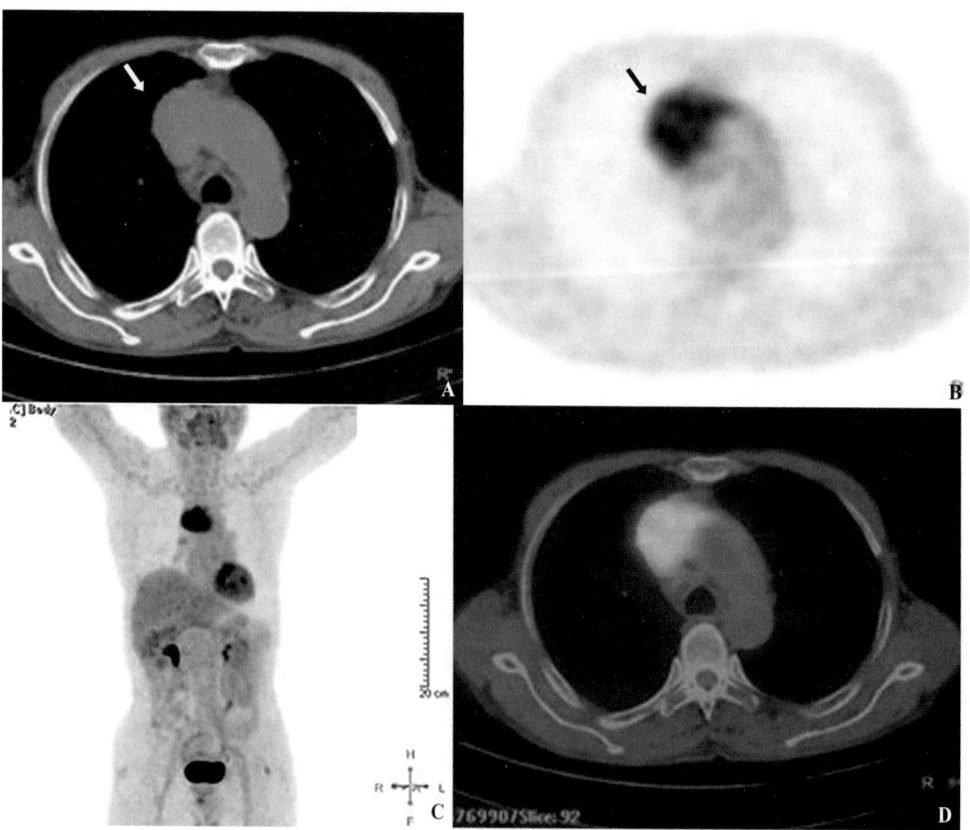

图1-4-12 胸腺低分化腺癌

CT轴位纵隔窗(A)显示前上纵隔不规则肿块,与邻近上腔静脉与主动脉分界不清;PET(B)及PET-CT融合图(D)显示病变核素异常浓聚,SUV_{max}为5.8;MIP图(C)未见远处转移。

PET-CT对于纵隔淋巴结病变检测的灵敏度高,但特异度低,除淋巴结转移瘤外,淋巴瘤、结核与结节病是引起纵隔淋巴结肿大的常见原因,病变淋巴结均呈现核素异常浓聚,此时需要结合CT进一步分析淋巴结特征,协助诊断。

淋巴瘤通常先从前纵隔或旁纵隔的淋巴结向四周淋巴结侵犯,极少累及后纵隔淋巴结,肿大淋巴结常融合呈团块状,坏死少见(图1-4-13);结节病多表现为肺门和/或纵隔淋巴结对称性肿大,呈马铃薯样,境界清楚,无融合趋势(图1-4-14);结核所致淋巴结肿大虽有融合,但坏死多见,部分伴钙化(图1-4-15)。虽然有以上特征性表现,但征象不典型时仍难以鉴别,需要结合临床、其他检查结果综合判断。

对于纵隔淋巴结病变,PET-CT的优势集中体现在显示病变全身累及范围、部位、大小及代谢活性,对疾病进行全面评估及疗效评估。

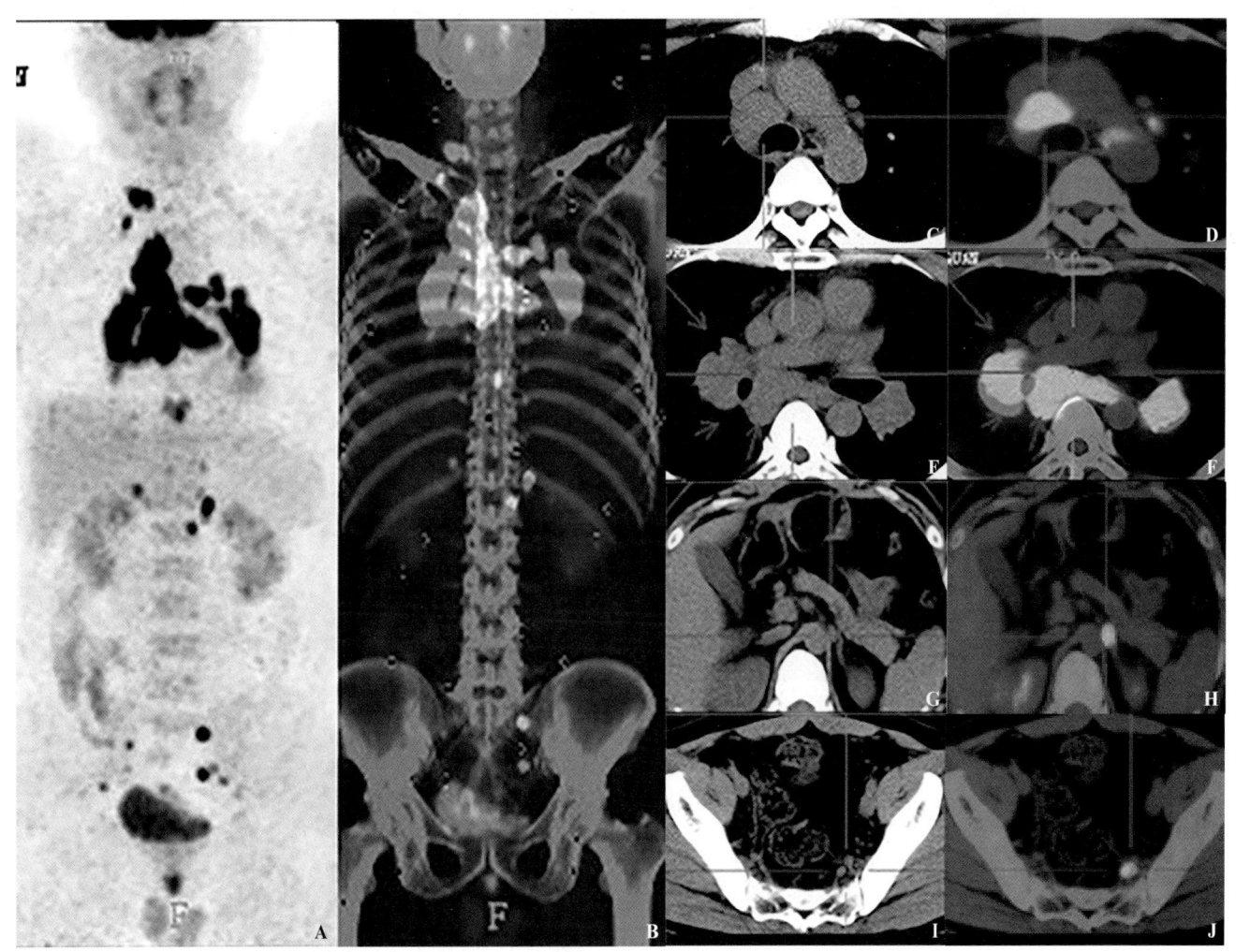

图1-4-13 霍奇金淋巴瘤

体部PET(A)和PET-CT融合图(B),以及纵隔(C、D)、两侧肺门(E、F)、腹膜后(G、H)、盆腔(I、J)的横断面CT纵隔窗及相应PET-CT融合图,核素浓聚处为肿大淋巴结。

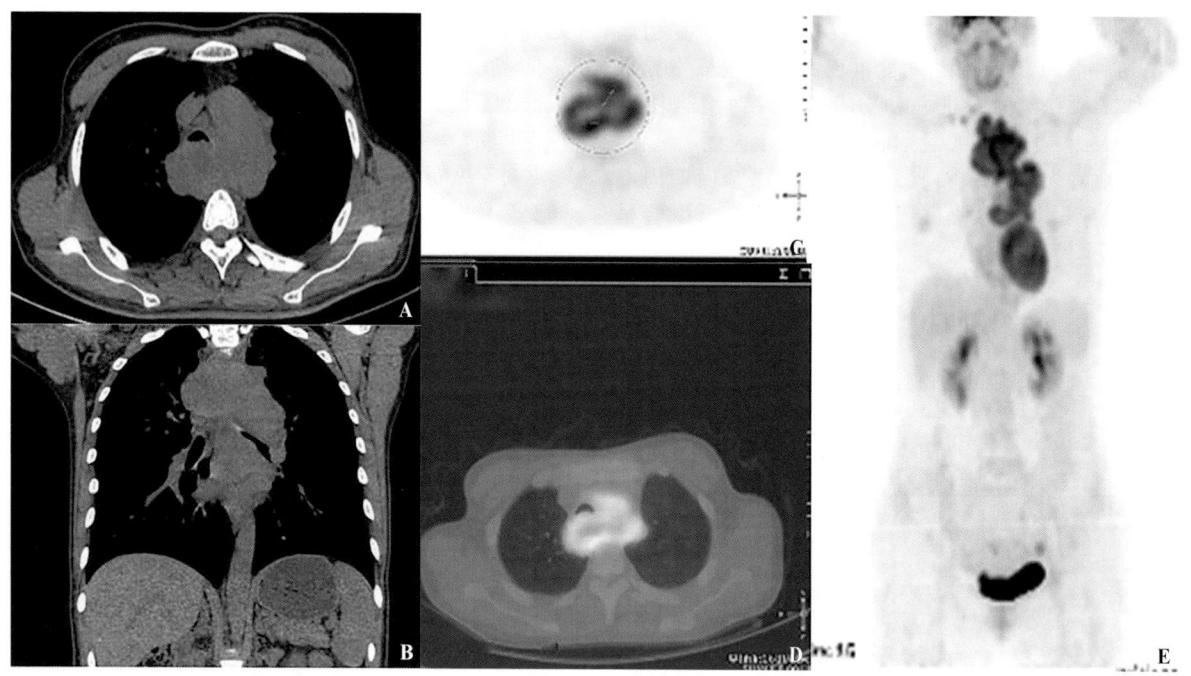

图 1-4-14 纵隔淋巴结结核

CT 纵隔窗(A)和冠状位纵隔窗(B)显示纵隔肿大并融合的淋巴结,中心为低密度坏死区;PET(C)及 PET-CT 融合图(D)显示病变核素异常浓聚,SUV_{max} 为 5.8;MIP 图(E)显示病变累及锁骨上、纵隔及肺门,非对称性分布。

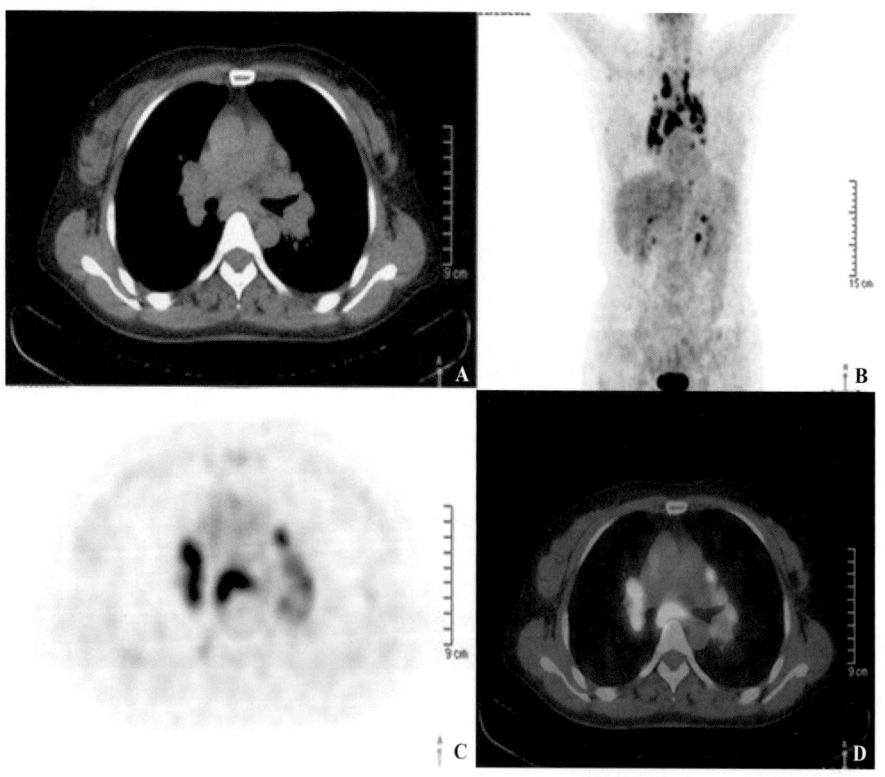

图 1-4-15 结节病

CT 纵隔窗(A)显示纵隔对称性淋巴结肿大,呈马铃薯样,未见明显融合趋势;PET(C)和 PET-CT 融合图(D)显示肿大淋巴结内核素不同程度浓聚;MIP 图(B)显示病变累及双侧锁骨上、肺门、纵隔及腹腔多发淋巴结。

(于楠 郭佑民)

参考文献

[1] Garg PK, Singh SK, Prakash G, et al. Role of positron emission tomography-computed tomography in non-small cell lung cancer [J]. World J Methodol, 2016, 6:105-111.
[2] 刘晓飞, 欧阳晓辉, 苏家贵, 等. 18F-FDG PET/CT 在孤立性肺癌与肺结核瘤中的诊断价值[J]. 中国医药导报, 2016, 13:60-63.
[3] 李慧敏, 刘举珍. 18F-FDG PET/CT 最大标准化摄取值及肿瘤标志物对可疑肺癌病灶病理类型的鉴别诊断价值[J]. 标记免疫分析与临床, 2019, 26:1997-2002.
[4] 骆柘瑱, 金爱芳, 彭瑛, 等. 18F-FDG PET/CT 显像在单发结核结节与临床Ⅰ期非小细胞肺癌鉴别诊断中的价值[J]. 新发传染病电子杂志, 2018, 3:160-163.
[5] 何海涛, 刘尚大, 周鹏程, 等. 肺癌性淋巴管炎的18F-FDG PET/CT 及同机 HRCT 研究[J]. 医学影像学杂志, 2018, 28:750-753.
[6] 曲宝林, 俞伟, 王卉, 等. 18F-FLT 和18F-FDG PET 显像评价肺腺癌放射治疗疗效研究[J]. 中国医学装备, 2015, 12:70-74.
[7] 肖永鑫, 于红, 刘士远, 等. PET/CT 在小细胞肺癌分期与治疗中的价值[J]. 中国医学影像技术, 2017, 33:1412-1416.
[8] 张玲, 刘姝邑, 董占飞, 等. 18F-FDG PET/CT 与诊断性 CT 在肺癌分期中的对照研究[J]. 临床医药文献电子杂志, 2020, 7:128-130.
[9] 宋颖秋, 王天禄, 党军, 等. PET/CT 下合并肺不张非小细胞肺癌的治疗结果和预后分析[J]. 中国肿瘤, 2017, 26:68-72.
[10] 陈学涛, 张毓艺, 姚稚明, 等. 术前18F-FDG PET/CT 显像对非小细胞肺癌患者中远期预后的预测价值[J]. 中华核医学与分子影像杂志, 2020, 40:219-223.
[11] 陈博, 解敬慧, 冯洪波, 等. 非小细胞肺癌18F-FDG PET/CT 显像原发灶代谢体积与转移的关系[J]. 中国医学影像技术, 2014, 30:1531-1535.
[12] 刘晴, 马彦丽, 朱绪臻. 依据 PET/CT、CT 图像勾画非小细胞肺癌肿瘤大体靶区对比观察[J]. 山东医药, 2014, 54:50-52.
[13] 倪冠英, 王雷, 刘洋, 等. PET-CT 对肺癌纵隔淋巴结转移的诊断效能及相关影响因素的研究[J]. 中国辐射卫生, 2021, 30:771-775.
[14] 赵飞, 杨明, 黄承明, 等. 前纵隔胸腺瘤和淋巴瘤的18F-FDG PET/CT 显像特征及鉴别诊断价值[J]. 医学影像学杂志, 2016, 26:634-636.
[15] 姜丽姣, 陈春雨, 关湘萍, 等. 18F-FDG PET/CT 在鉴别胸腺上皮肿瘤组织学分型中的应用[J]. 中华临床医师杂志(电子版), 2019, 13:259-265.

第五节·超声检查

由于脊柱、肋骨及肺部含有大量气体的生理因素,正常情况下超声难以观察肺内正常结构及病变,这限制了超声在肺部的应用。近年来,随着超声技术的发展,当肺泡及肺间质的损伤导致气液比例发生变化时,在超声图像上会产生相应的征象;当靠近胸膜的肺组织发生实变或占位时,肺内含气量明显减少;当肺实变的组织或含有大量胸腔积液时,水和不含气的肺组织成为观察肺内结构及占位性病变良好的声窗,超声在肺部疾病的诊断及监测方面具有一定的临床应用价值。

一、肺部病变

1. **肺实变的诊断** · 实变的肺通常为楔形,呈较均匀的等回声或强回声,后方可轻度增强。病灶内可出现支气管气相,超声表现为多发散在分布的不连续小等号状或短线状、星状强回声及彗星尾征,壁平整或稍厚,管腔细窄。

当管腔内含有液体时,管腔内呈无回声,称为支气管液相。肺实变内支气管相的显示较炎性瘤样病变更为丰富,分布弥漫,有较高的参考诊断价值(图1-5-1)。

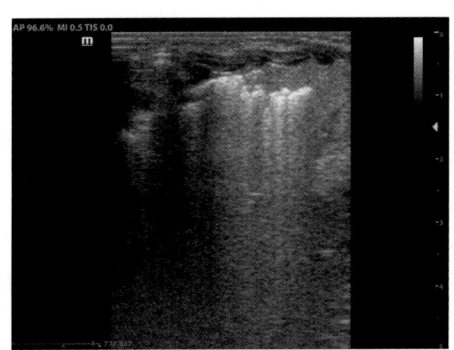

图1-5-1 右肺实变
超声见胸膜下局部等回声区,后方可见回声增强。

2. **肺水肿** · 肺部超声检查可作为诊断心源性肺水肿的可靠辅助方法之一,可用于心源性肺水肿患者的治疗监测和左心功能的评估。

肺水肿时肺组织中气液体间的声阻抗增大,超声波声束在反射体内来回往返,表现为弥漫性彗星尾征(B线)。正常肺组织也会出现B线,一般不超过3条,且多孤立存在。在危重患者肺水肿中,B线3条以上视为异常(图1-5-2),多条B线间隔≥7 mm为间质水肿,由增厚的小叶间隔引起。

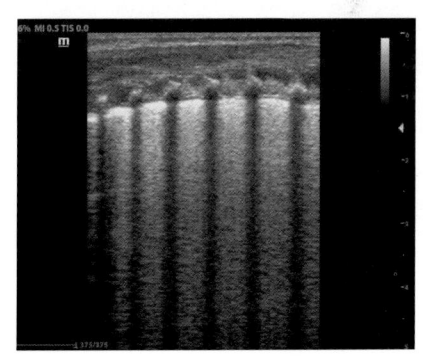

图1-5-2 新生儿肺水肿
弥漫性B线。

相反,当多条B线间隔≤3 mm,为肺泡水肿,由肺泡内液体反射形成,随着肺水肿的增加,B线数量增多,并可相互融合,呈现一片弥漫性白色状态,称为白肺[1,2]。

3. **气胸** · 发生气胸时,脏壁层胸膜分离,胸膜腔间隙内充满大量气体,阻碍超声波的传播。超声检查时当胸膜滑动征及彗星尾征(B线)消失,高度提示气胸可能。肺点的出现是诊断气胸的特异性征象,所谓肺点是指在气胸患者的胸壁存在特定部位,该部位气胸声像与正常肺部声像动态交替出现,表现为特定部位滑动征或B线随呼吸周期出现或消失。M型模式中,肺点表现为正常肺滑动的海滨征与肺滑动消失的平流层征或条码征之间的交替点,轻-中度气胸存在肺点,重症气胸则肺点消失,这是肺滑动完全消失的结果[3-6]。

4. 急性呼吸窘迫综合征·研究显示肺部超声评分对轻、中、重度急性呼吸窘迫综合征(acute respiratory distress syndrome,ARDS)的预测值分别为7.0、11.0、18.0,灵敏度为87.0%、89.0%、90.0%,其特异度为89.0%、87.0%、88.5%,表明随着病情的加重,肺部超声评分对病情的预测性增强,在判断疾病的严重程度上其特异度与灵敏度增高。

肺部超声评分为19.0分时,预测死亡率方面具有较高的灵敏度和特异度(84.0%和89.0%)[7]。肺部超声评分可用于评估ARDS患者通气面积的变化及病情的严重程度,能够对ARDS的死亡率进行预测,从而指导ARDS患者的治疗。

肖燕[8]等研究显示,新生儿呼吸窘迫综合征(neonatal respiratory distress syndrome,NRDS)患儿的肺部超声评分低于无呼吸系统疾病的新生儿,且是NRDS预后不良的独立影响因素,预测NRDS预后不良的灵敏度为89.47%,特异度为80.37%,准确率为82.76%。肺部超声对新生儿来说无辐射,损伤小。因此,它可作为一种指导NRDS患儿病情监测及预后评估的工具(图1-5-3)。

5. 周围型肺癌·对于X线或CT检查发现的贴近胸膜的肺部肿瘤,超声可用来对病灶进行定位及超声引导下穿刺活检。北京肿瘤医院统计,超声诊断肺恶性肿瘤的灵敏度较高,达95%(61/64例),诊断准确率达86%(75/87例);超声诊断肺周边良性肿瘤的灵敏度达61%(14/23例)[9]。

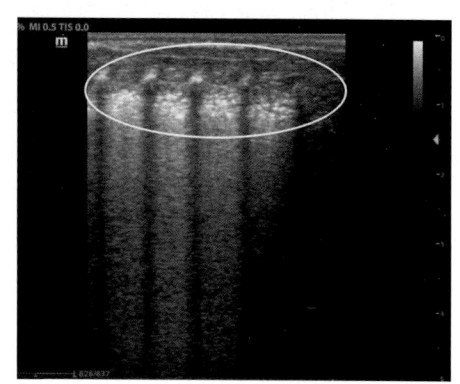

图1-5-3 新生儿呼吸窘迫综合征
胸膜下局部肺实变,可见空气支气管相,呈雪花状/斑点状。

近年来,随着超声技术的发展,在CT参考定位下,超声可敏感显示肺周围气体减少或无气体病灶内部分细微结构,甚至可观察到小支气管相,有助于局灶性炎性实变的检出。有文献指出,经皮肺穿刺前行超声造影检查,准确率均高达90%以上[10-12]。超声造影可对病灶内部结构进行有效评估及筛选适应证,并可显著提高病理诊断正确率,在经皮肺穿刺活检中具有重要临床指导价值。

二、胸腔病变

胸腔积液是临床常见的病症,任何原因只要能导致胸膜腔出现过多的液体都可形成胸腔积液。超声表现为胸膜腔内低/无回声区,患者取坐位,从肩胛线至腋后线肋探查,可判断有无胸腔积液,并估计积液量(图1-5-4)。

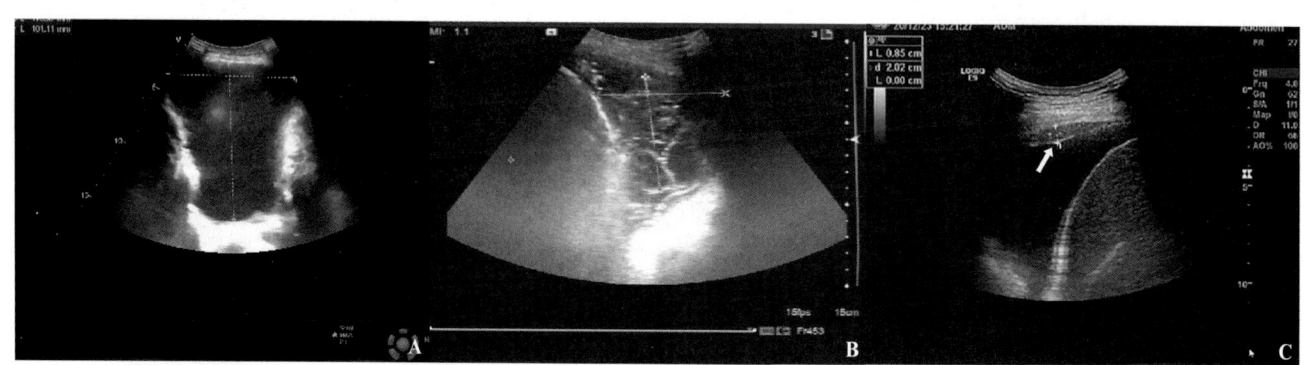

图1-5-4 胸腔积液
右侧胸腔大量积液(A);右侧胸腔中量积液(包裹性,B);右侧胸腔少量积液并局部胸膜增厚(箭,C)

诊断时需注意与腹水、膈下积液及膈胸膜增厚进行鉴别。超声在显示胸腔积液方面灵敏、准确,在估算积液量、确定积液位置、协助穿刺定位或置管引流方面具有较高的临床价值。

超声能够清晰显示胸膜脏壁层结构,为病变的来源、浸润范围的判断提供了较可靠的信息,在病变声像图不典型或来源判断困难时,超声引导下穿刺活检可明确病变的性质和组织类型。在X线、CT疑诊胸膜增厚或结节、胸膜病变与外周型肺占位不易鉴别、胸壁局限性隆起者均为超声检查适应证(图1-5-5和图1-5-6)。

超声在胸膜、肺部疾病的诊断中有一定的应用价值,超声引导下对肺部疾病的穿刺活检,操作简便,有利于避开支气管、血管等重要结构,准确刺入病灶中,使得穿刺活检更加安全有效,临床应用价值高。但这不代表超声能够替代X线,因其受气体、肋骨、脊柱、纵隔等的影响,使得超声在检查过程中存在盲区,故超声对胸膜、肺部疾病的诊断应该强调在X线检查的基础上进行。

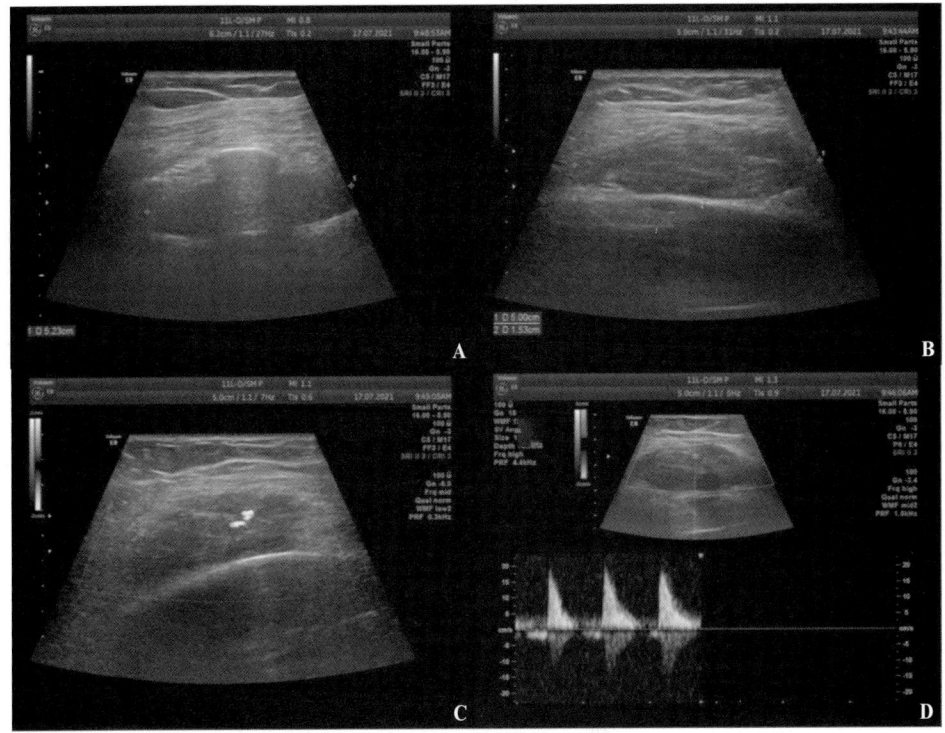

图 1-5-5 胸膜结核

二维超声(A、B)显示右侧胸膜延续至肋间的低回声包块,彩色多普勒血流成像(CDFI)(C)显示包块内可见血流信号,脉冲多普勒(PW)(D)可见高阻动脉频谱。

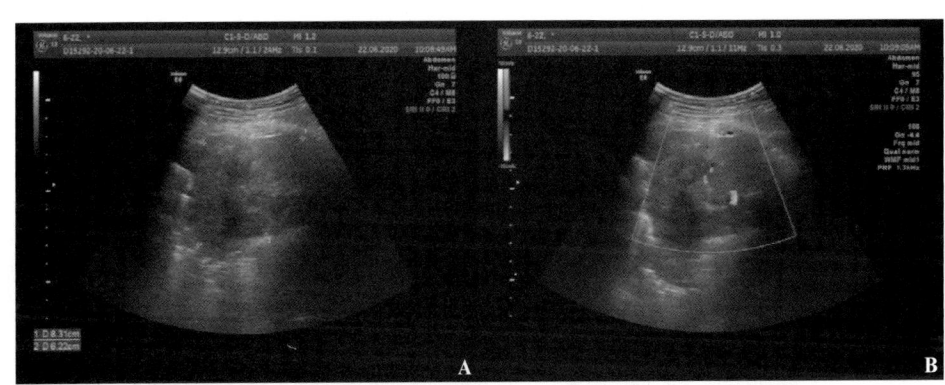

图 1-5-6 恶性胸膜间皮瘤

二维超声(A)显示右侧胸膜可见不规则低回声包块,范围约 83 mm×62 mm,边界欠清晰,内回声不均匀,CDFI(B)显示包块内可见血流信号。

(黄梦 于楠 郭佑民)

参考文献

[1] 郑清江,陈林丽,赖嘉伟,等. 不同类别肺水肿在肺部超声中 B 线的对比[J]. 中国医药指南,2017,15:7-8.

[2] Diana P, Zampieri D, Furlani E, et al. Lung ultrasound as amonitoring tool in lung transplantation in rodents: a feasibility study [J]. J Thorac Dis, 2018,10(7):4274-4282.

[3] Lichtenstein, Daniel. Lung ultrasound in the critically ill [J]. Curr OpinCrit Care, 2014,20:315-322.

[4] Volpicelli G, Elbarbary M, Blaivas M, et al. International evidencebased recommendations for point-of-care lung ultrasound [J]. Intensive Care Med, 2012,38:577-591.

[5] Hwang TS, Yoon YM, Jung DI, et al. Usefulness of transthoracic lung ultrasound for the diagnosis of mild pneumothorax [J]. J Vet Sci, 2018,19: 660-666.

[6] Liu J, Chi JH, Ren XL, et al. Lung ultrasonography to diagnose pneumothorax of the newborn [J]. Am J Emerg Med, 2017,35:1298-1302.

[7] 李莲花,杨倩,李黎明,等. 肺部超声评分评估急性呼吸窘迫综合征患者病情严重程度及预后的价值[J]. 中国危重急救医学,2015,27:579-584.

[8] 肖燕,闫媛媛,娄君鸽. 肺超声评分在新生儿呼吸窘迫综合征的诊断及预后评估应用[J]. 临床肺科杂志,2021,26:361-365.

[9] 吴恩惠,邓又斌,谢明星,等. 中华影像医学超声诊断学卷(第 2 版)[M]. 北京:人民卫生出版社,2011:442-443.

[10] 孙洋. 超声造影在肺周占位穿刺活检的临床应用价值分析[J]. 智慧健康,2019,5:3-4.

[11] 臧铁柱,江艳丽,付伟娟. 超声造影对肺周穿刺活检诊断准确率的影响[J]. 深圳中西医结合杂志,2019,29:72-73.

[12] 王淞,杨薇,张晖,等. 超声造影在肺周占位穿刺活检的应用价值[J]. 介入放射学杂志,2014,23:482-486.

第六节·计算机辅助诊断

计算机辅助诊断包括辅助检测(computer-aided detection,CAD)和辅助诊断(computer-aided tools for diagnosis,CTD)两方面。广义上讲,目前各种机器上的工作站所做的后处理都属于CAD的范畴。

CAD于2001年开始应用于胸部X线平片结节影的检测和诊断。随着低剂量螺旋CT在肺癌普查中的应用,肺癌的CAD已经成为一个积极开发的领域。由于肺微小病变易受肺血管的重叠和干扰,因此在日常工作中可能漏诊部分小结节及小肺癌,但采用CAD可明显提高显示率。

CAD对孤立性肺结节的检测和分析已成为一项十分有效的辅助诊断手段。通过CAD方法的辅助,明显减少了多排螺旋CT扫描获得的大量图像的阅读时间,可以明显降低对肺结节的漏诊率,并且能自动提供结节的大小、体积、密度和结节个数。

近年来,影像组学与人工智能技术在CAD中的研究探索已经在全身多系统广泛开展。其应用范围涉及病灶检测、病理诊断、放疗规划和术后预测等临床阶段。

一、影像组学

影像组学(radiomics)作为新兴的图像定量分析方法,是指从影像图像中高通量地提取大量特征,这些特征可以更客观、准确地定量表征病变的细微结构,再采用统计学或机器学习的方法建立模型,达到疾病诊断、肿瘤分级分期、疗效评估和预后预测等目的。

影像组学分析流程在各研究中心大同小异,主要包括数据采集与图像重建、病灶分割、特征提取、特征降维、模型构建及模型评估(图1-6-1)。

对于胸部病变,CT扫描是最常用的检查方法,一些CT征象可以对肺部病变的诊断提供有价值的信息,但当CT征象较少或不明显时,病变评估仍然存在相当的困难。以下主要围绕影像组学在肺结节中的应用进行阐述。

1. 影像组学在鉴别良恶性肺疾病中的应用·CT对肺部典型的良恶性疾病诊断并不困难,但对于不典型或低年资的影像诊断医师仍存在挑战。尤其在肺部小结节的良恶定性中,传统CT图像的影像诊断特异度仍较低。

Chen CH[1]等采用影像组学分析方法构建的分类器对于鉴别良恶性肺结节表现出的灵敏度为92.9%,特异度为72.7,准确率为84.0%。Peikert[2]等经LASSO回归后共筛选出7个影像组学参数,这些参数对于鉴别良恶性结节的曲线下面积为0.94左右,灵敏度为90.4%,特异度为85.5%。

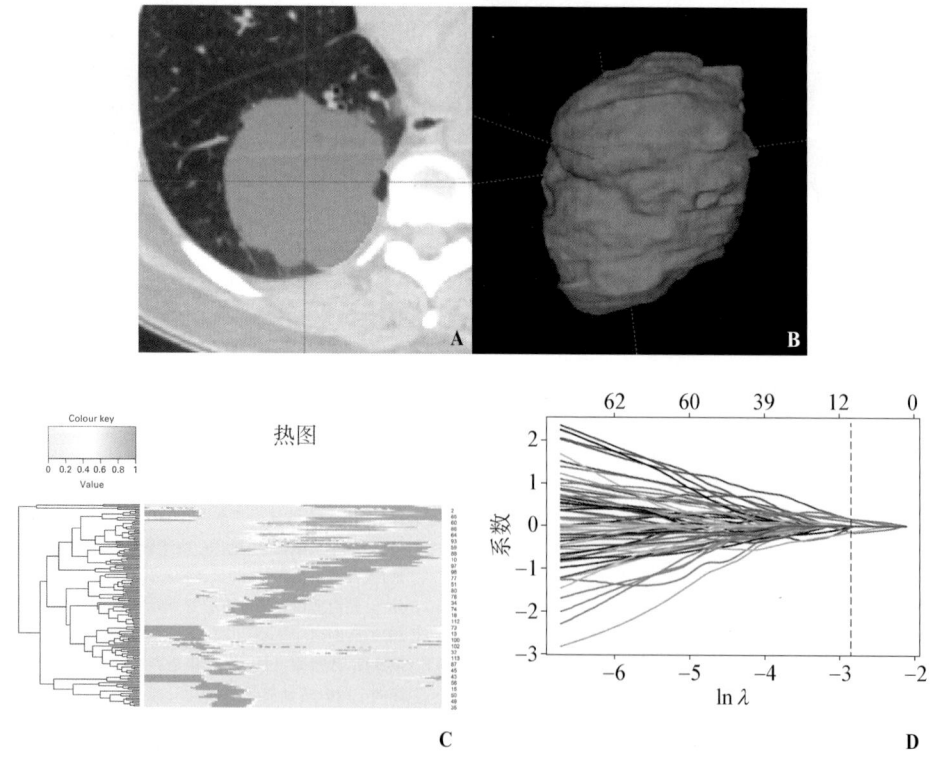

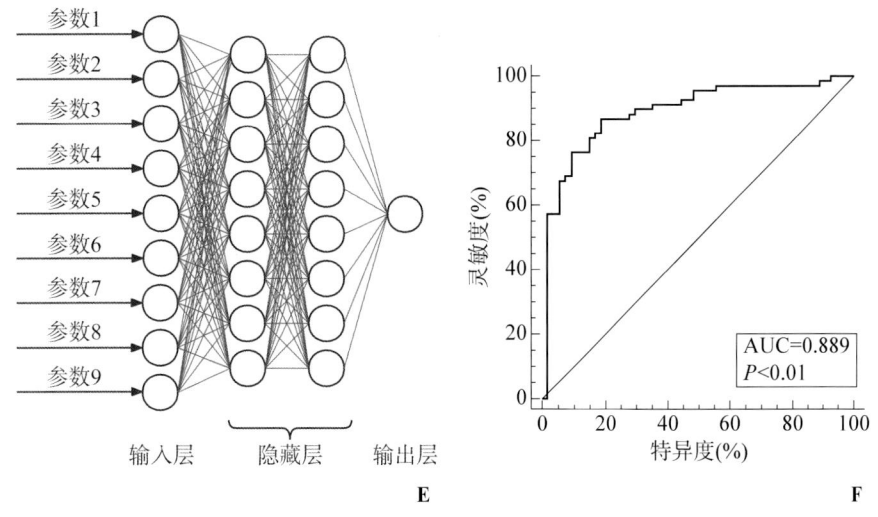

图 1-6-1　影像组学分析流程
获取影像图像(A)、病灶分割(B)、特征提取(C)、特征降维(D)、模型构建(E)及模型评估(F)。

Choi[3]等进一步在低剂量 CT 中采用支持向量机(SVM)联合 LASSO 回归建立的预测模型与 ACR 发布的 Lung-RADS 系统作了比较,结果表明影像组学 SVM-LASSO 模型的曲线下面积(AUC)、灵敏度、特异度及准确率均高于 Lung-RADS 系统。Wang[4]等亦利用支持向量机建模,发现在训练组影像组学特征预测肺恶性肿瘤的准确率为 86%,在测试组为 76.1%。也有研究表明,影像组学对肺结节的恶性程度有良好的预测性能。

以上研究均表明,无论采用何种方法建模,基于影像组学构建的分类器对肺结节或肿块的良恶性鉴别均有较高的诊断效能。

2. 影像组学在鉴别肺癌病理类型的应用·肺癌临床决策时会考虑其不同病理类型,对于肺癌的组织学亚型、临床治疗方案的选择及患者的预后均有所不同。采用多种分类器建模,Wu 等的研究结果表明朴素贝叶斯模型相对于随机森林和 K-NN 算法有最优的鉴别肺鳞状细胞癌和腺癌的诊断效能。

Chae[5]等早期的研究采用纹理特征联合人工神经网络鉴别浸润前病变和浸润性肺腺癌的 AUC 达到 0.981。崔效楠[6]等进一步采用影像组学对肺纯磨玻璃腺癌的侵袭性进行了评估,发现基于影像组学的预测模型鉴别腺癌侵袭性的 AUC 达到 0.951,灵敏度及特异度分别为 94.8% 及 96.7%,但该文章只是对建立的模型作了内部验证,并未设立验证组进行独立验证。

范丽[7]等的研究弥补了上述问题的不足:在训练组中鉴别磨玻璃肺腺癌的 AUC 为 0.917,在验证组为 0.956,具有较好的预测效能,与罗婷[8]等的研究有类似结果。进一步采用多种分类器,其中支持向量机、朴素贝叶斯及逻辑回归的 AUC 分别为 0.822、0.848 及 0.874,但笔者没有对 AUC 进一步进行统计比较。

3. 影像组学在肺癌分期中的应用·肺癌分期是评估患者预后的独立危险因素。朱静[9]等基于影像组学采用 LASSO-Logistics 建立预测纵隔淋巴结转移的模型,结果表明在训练组和验证组的 AUC 分别为 0.781 和 0.776,联合肿瘤标志物后 AUC 达到 0.836 及 0.821。

在一项肺腺癌的 M 分期研究中[10],研究人员发现影像组学标志对肺腺癌远处转移具有很强的预测能力。何兰[11]等将病理分期中 I 期及 II 期非小细胞肺癌定义为早期肺癌,III 期及 IV 期定义为晚期肺癌。结果表明基于术前 CT 影像组学构建的影像组学标签对于肺癌分期具较好的预测效能,训练组和验证组的 AUC 分别为 0.717 及 0.724,联合了临床和实验室特征后 AUC 进一步提高。

4. 影像组学在预测肺癌基因敏感突变中的应用·肺腺癌是肺癌最常见的组织类型,且预后差。亚裔人群腺癌表皮生长因子受体基因(EGFR)敏感突变阳性率约为 50%,尤其是以 EGFR-酪氨酸激酶抑制剂(TKI)为代表的分子靶向治疗应用取得良好的效果,其可提高 EGFR 敏感突变腺癌患者的生存期。但基因检测需要有创地获得肿瘤标本,检查费用昂贵,且对肿瘤组织标本要求较高。

以往针对肺癌的一些 CT 表现对与 EGFR 突变相关,但部分学者的研究结果表明采用 CT 表现预测 EFGR 突变尚存在挑战,同时 CT 图像的评估易受观察者的主观及其自身经验影响,存在不稳定性。影像组学分析在这方面表现出强劲的潜力,一些研究者对此也做出了努力。有学者发现灰度共生矩阵中的某些特征在 EGFR 外显子 19 突变、外显子 21 突变与野生型存在差别。Liu[12]等的研究表明在 CT 平扫图像中相对常规临床预测模型,增加影像组学特征,可以将预测 EGFR 突变模型的 AUC 从 0.667 增加到 0.709。

肖磊[13]等的研究结果表明,仅用影像组学预测 EGFR 敏感突变的 AUC 就达到 0.77,联合常规 CT 表现的预测模型 AUC 达到最高,为 0.83,均大于常规 CT 表现和影像组学的预测模型。Rios Velazquez[14]的结果表明影像组学可以预测肺腺癌 EGFR 和 K-ras 基因突变的状态。

5. 影像组学在预测肺癌治疗效果中的应用·对于肺癌的治疗效果评价,常规的 WHO 标准及实体瘤评价标准都是采用肿瘤的大小变化来评价,因肺癌治疗后在其形态发生变化前,肿瘤组织的代谢及增殖状况已有所改变,故基于形态学的标准均有滞后性和低敏感性。

有研究表明,在非小细胞肺癌放疗过程中,所有影像组学特征均发生了变化。某些影像组学特征可以为患者的总生存期和是否发生远处转移提供了额外的信息(图1-6-2)。

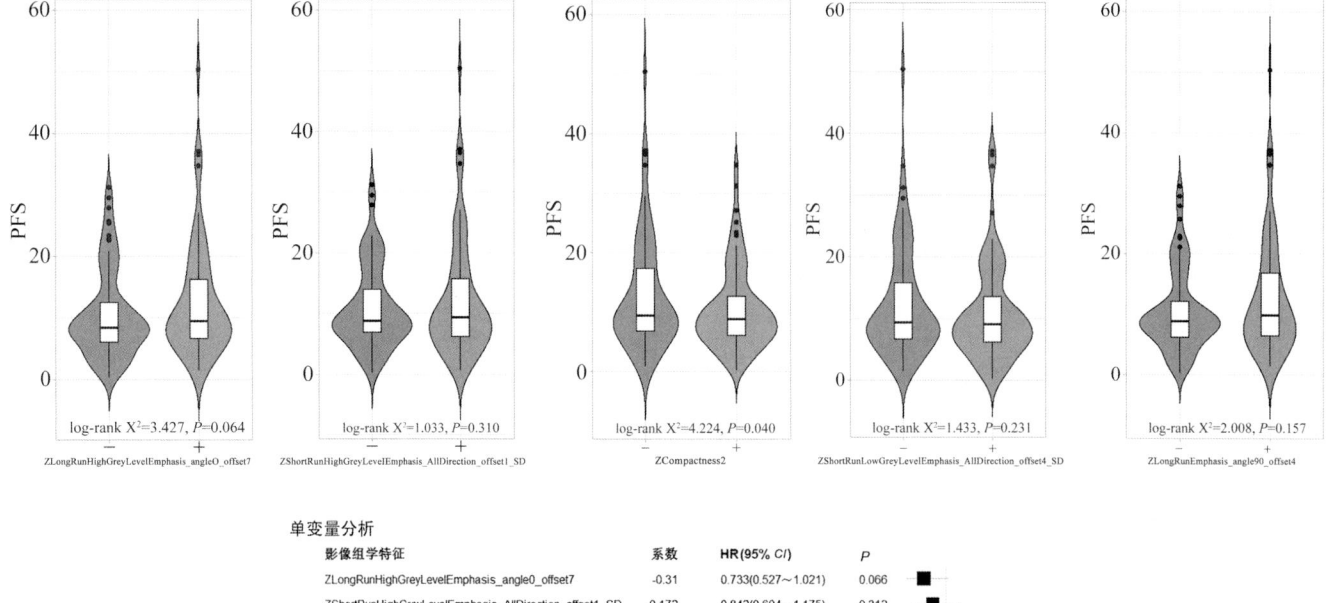

图1-6-2 影像组学特征提取及分析流程

研究人员提取了肺癌大量影像组学特征,结果表明有5个影像组学特征在不同结局患者的生存率差异有统计学意义;进一步分析结果表明Long Run High Grey Level Emphasis_angle0_offset7(长游程高灰度强调)及Compactness2(密实度2)是肺癌患者无进展生存期(PFS)的独立影响因素。

Huang[15]等的研究表明,对于早期的非小细胞癌患者,影像组学是评估此类患者无进展生存期的独立生物学指标。Song[16]等提取了Ⅳ期 *EGFR* 突变非小细胞肺癌治疗前的影像组学特征,发现影像组学可以较好地准确地预测EGFR-TKI治疗患者的无进展生存期。

综上所述,影像组学在肺癌诊断及治疗领域表现有极大的优势,对于医学影像图像分析提供了全新的视角,从而更精准地指导临床决策。但作为一门年轻的学科,尚存在许多关键科学问题和技术亟待进一步克服和探索。如图像预处理的标准化问题,影像组学特征的规范化问题;病灶分割方法的准确性问题等。

随深度学习和机器视觉的迅猛发展,医学影像数据的不断积累和标准化,各类图像分割、特征提取、特征选择和模式识别方法的逐步规范,相信影像组学将会对临床医学产生深远影响和巨大变革。广大研究者应辩证地看待影像组学,正确发挥其优势。

二、人工智能

在1956年首次提出了人工智能的概念(AI),研究开发用于模拟、延伸和扩展人的智能的理论、方法、技术及其应用系统。医学影像成像技术和计算机技术的进步,促使人工智能在各种医学影像任务如评估、检测、诊断、预后中的潜在应用价值迅速提升[17,18]。

人工智能方法包括机器学习、神经网络、深度学习(图1-6-3)。机器学习(machine learning)是数据驱动的自动学习算法,即使用计算机作为工具模拟或实现人类的学习行为,以获取新的知识或技能,重新组织已有的知识结构使之不断改善。

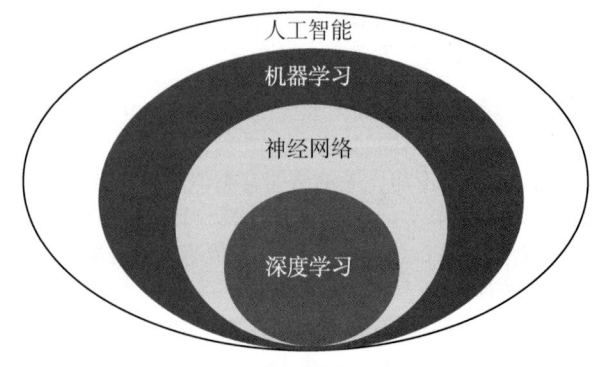

图1-6-3 人工智能方法之间的关系

神经网络（neural network）是有力的机器学习工具。深度学习（deeping learning）是包含多重感知层的神经网络，即通过组合低层特征形成更加抽象的高层表示属性类别或特征，以发现数据的分布式特征。

人工智能在胸部影像中的应用包括：肺结节或肿块的定位、定量、定性及定期，肺气肿分类的识别，纤维化特征的识别，以及肺炎的定量分析及动态评估等，并在上述方面成效斐然，促进了智能化和多尺度的诊疗模式。

近来如火如荼的深度学习技术中，卷积神经网络（CNN）尤其适合图像分析，目前在影像诊断中逐渐发挥重要作用。例如，一些成熟的深度学习产品可定量评估肺结节及肺炎（图1-6-4）。

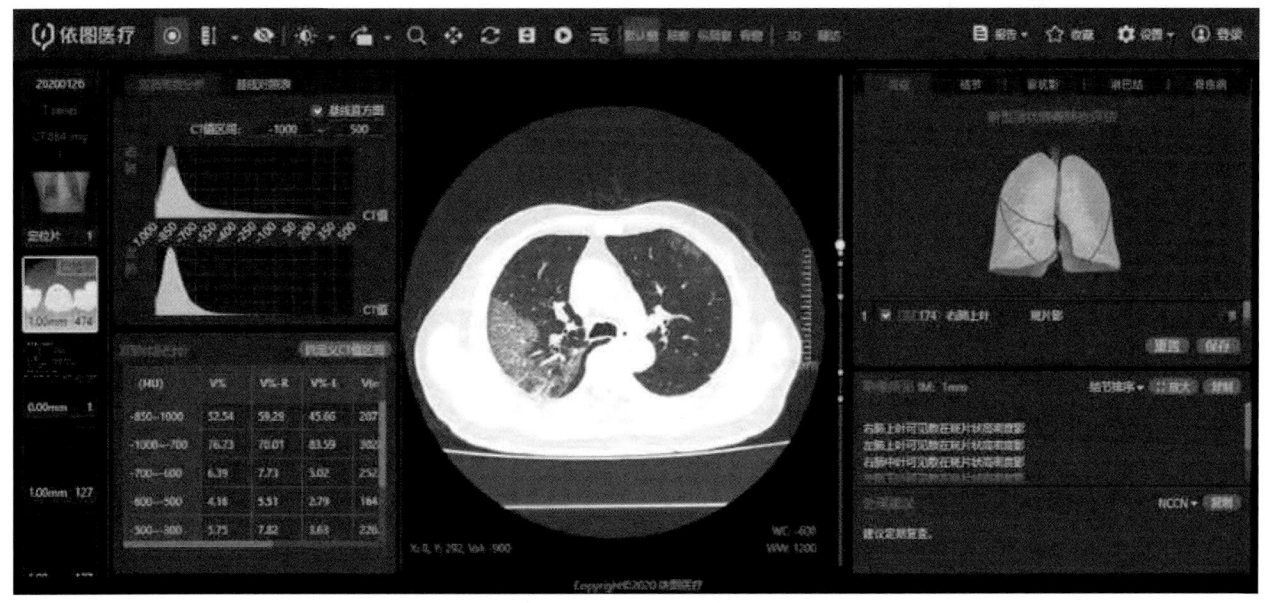

图1-6-4 人工智能肺炎分析
能够定量评估肺炎不同密度区间的分布情况。

再如研究人员在探索活动性肺结核和正常人群胸部X线片的研究中发现，深度学习中的卷积神经网络在该二分类任务中表现良好，AUC达0.9以上。但有研究人员提出单一的对照组训练出的模型在实际复杂临床工作环境中可能存在挑战，因为CNN随训练进行权重不断优化，可能学会的映射是鉴别正常胸部X线片和异常胸部X线片，而非鉴别活动性肺结核和健康人群。

因此，有研究者进一步增加了胸部X线片上与活动性肺结核相似的社区获得性肺炎组，结果表明卷积神经网络在正常人群、活动性肺结核与社区获得性肺炎胸部X线片的三分类任务中，依然表现出良好的分类性能（图1-6-5）。

计算机软硬件的进步对影像医学产生了很大影响，从最初的人工神经网络发展到目前的深度学习技术，已经渗透到医学影像领域的各个方面。医学影像的图像增强、图像重建、图像分割、图像描述、图像配准、模式识别及可视化等无不展现着深度学习技术的强大力量。这些为优化医疗决策制定提供了新视野，为解决临床问题提供了新思路，为患者和医师提供了更优化的诊断和治疗选择。

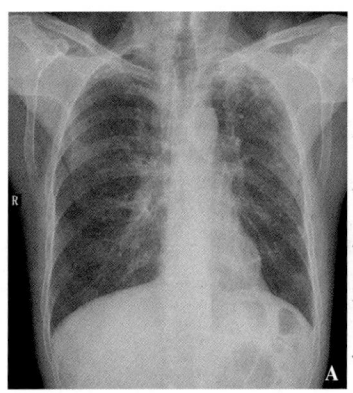
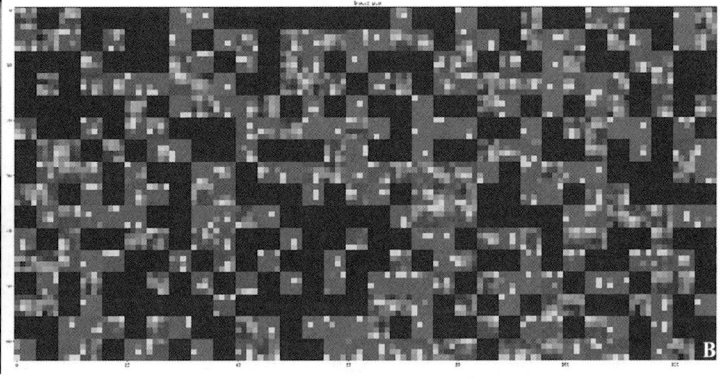

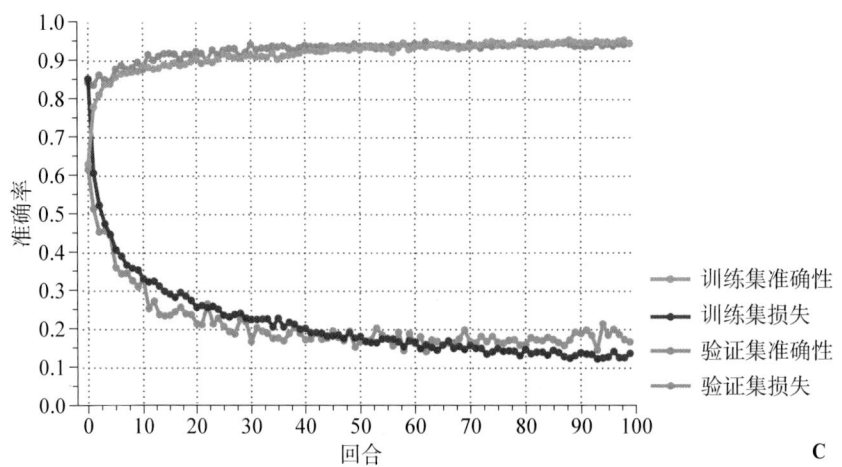

图 1-6-5　男性，47 岁。卷积神经网络对正常人群、活动性肺结核与社区获得性肺炎的诊断

午后低热，肺结核患者。A 为该患者胸部 X 线片；B 为采用预训练模型中 VGG16 架构最后最大池化层提取的特征（宽×高×通道：4×4×512）；C 为预训练模型在鉴别三类人群胸部 X 线片的训练过程。其中横坐标为训练回合数，纵坐标为准确性。结果表明卷积神经网络随着训练进行，卷积神经网络的准确性越来越高。

目前已经有多款医学影像相关的产品问世，相信人工智能在未来将发挥巨大作用。

（韩冬　于楠　郭佑民）

参考文献

［1］Chen CH, Chang CK, Tu CY, et al. Radiomic features analysis in computed tomography images of lung nodule classification［J］. PLoS One, 2018,13：e0192002.

［2］Peikert T, Duan F, Rajagopalan S, et al. Novel high-resolution computed tomography-based radiomic classifier for screen-identified pulmonary nodules in the National Lung Screening Trial［J］. PLoS One, 2018,13：e0196910.

［3］Choi W, Oh JH, Riyahi S, et al. Radiomics analysis of pulmonary nodules in low-dose CT for early detection of lung cancer［J］. Med Phys, 2018,45：1537-1549.

［4］Wang J, Liu X, dong D, et al. Prediction of malignant and benign of lung tumor using a quantitative radiomic method［J］. Conf Proc IEEE Eng Med Biol Soc, 2016,2016：1272-1275.

［5］Chae HD, Park CM, Park SJ, et al. Computerized texture analysis of persistent part-solid ground-glass nodules: differentiation of preinvasive lesions from invasive pulmonary adenocarcinomas［J］. Radiology, 2014, 273：285-293.

［6］崔效楠,刘颖,叶兆祥,等.影像组学特征对肺纯磨玻璃结节侵袭性腺癌与非侵袭性腺癌的鉴别价值［J］.国际医学放射学杂志,2018,41：375-378.

［7］范丽,方梦捷,董迪,等.影像组学对磨玻璃结节型肺腺癌病理亚型的预测效能［J］.中华放射学杂志,2017,51：912-917.

［8］罗婷,张峥,李昕,等.CT 图像纹理分析鉴别诊断磨玻璃密度肺腺癌的浸润性［J］.中国医学影像技术,2017,33：1788-1791.

［9］朱静,徐维国,肖欢,等.影像组学联合预测模型在预测非小细胞肺癌淋巴结转移中的建立和应用价值［J］.四川大学学报(医学版),2019,50：373-378.

［10］Coroller TP, Grossmann P, Hou Y, et al. CT-based radiomic signature predicts distant metastasis in lung adenocarcinoma［J］. Radiother Oncol, 2015,114：345-350.

［11］何兰,黄燕琪,马泽兰,等.CT 影像组学在非小细胞肺癌临床分期中的价值［J］.中华放射学杂志,2017,51：906-911.

［12］Liu Y, Kim J, Balagurunathan Y, et al. Radiomic features are associated with EGFR mutation status in lung adenocarcinomas［J］. Clinical Lung Cancer, 2016,17：441-448.e6.

［13］肖磊,顾潜彪,张堃,等.CT 影像组学标签预测肺腺癌表皮生长因子受体基因敏感突变［J］.中国介入影像与治疗学,2019,16：220-224.

［14］Rios Velazquez E, Parmar C, Liu Y, et al. Somatic mutations drive distinct imaging phenotypes in lung cancer［J］. Cancer Res, 2017,77：3922-3930.

［15］Huang Y, Liu Z, He L, et al. Radiomics signature: a potential biomarker for the prediction of disease-free survival in early-stage (I or II) non-small cell lung cancer［J］. Radiology, 2016, 281：947-957.

［16］Song J, Shi J, Dong D, et al. A new approach to predict progression-free survival in stage IV EGFR-mutant NSCLC patients with EGFR-TKI therapy［J］. Clin Cancer Res, 2018, 24：3583-3592.

［17］Kim TK, Yi PH, Hager GD, et al. Refining dataset curation methods for deep learning-based automated tuberculosis screening［J］. J Thorac Dis, 2020,12：5078-5085.

［18］Khan FA, Majidulla A, Tavaziva G, et al. Chest x-ray analysis with deep learning-based software as a triage test for pulmonary tuberculosis: a prospective study of diagnostic accuracy for culture-confirmed disease［J］. Lancet Digit Health, 2020, 2：e573-e581.

第七节·影像学诊断原则及合理应用

放射学检查包括 X 线、CT、MRI 等，这些检查方法已成为最重要的临床诊断工具。为了达到正确诊断，必须遵循一定的诊断原则和步骤，才能全面、客观地做出诊断结论。

一、影像学诊断原则

利用影像学检查诊断疾病时，应避免主观片面的思维方式,培养客观分析的习惯。一般应遵循全面观察、具体分析、结合临床、综合诊断的原则。

1. 全面观察·通过养成个人的观察习惯(如先从上向下观察肺野,而后观察纵隔、肺门,再观察膈肌胸膜,最后观察骨骼及胸壁),达到全面观察的目的,防止观片过程中遗漏微小或隐匿的病变。

当存在明确病变时,建议先观察所谓"正常"的部分,在观察病变,防止观片过程中遗漏微小或隐匿的病变。

2. 具体分析·运用已知的解剖、生理、病理生理学知识等方面知识,分析异常表现所代表的病理意义[1],分析时应格外注意下列各点。

(1) 病变的位置及分布:某些疾病有一定的好发部位,如神经源性肿瘤好发于后纵隔、肺结核好发于两肺上叶等。

(2) 病变的边缘及形态:肺内病变边缘清晰光滑者,多为良性肿瘤,病变形态呈分叶状、有细短小毛刺者多提示恶性肿瘤[2,3]。

(3) 病变的数目及大小:肺内多发结节应该首先排除肺部转移瘤、多发微结节应该鉴别粟粒型肺结核、尘肺等。而肺内孤立性肺结节大于3 cm者多为肿瘤性病变。

(4) 病变密度、信号和结构特点:肺内片状均匀的密度或高信号阴影多为炎性病变,内有空洞者提示病变内部有坏死。纵隔的水样密度或信号常常为囊肿。而侵袭性胸腺瘤常常为混杂密度或信号。

(5) 病变周围情况:纵隔恶性淋巴结增大常常表现为与邻近结构关系境界不清楚,而良性淋巴结增大常常表现为与邻近结构关系境界清楚。肺结核病灶周围常常可见卫星病灶。如果发现一侧肺野密度增高,此时若为胸腔积液,则纵隔向健侧移位;而肺不张或肺纤维化时,纵隔向患侧移位。

(6) 病变发展演变:肺内渗出性病灶,2~3天吸收多为肺水肿,15~30天吸收多为肺炎。

3. 结合临床·具体分析异常影像学表现所代表的病理性质后,还必须结合临床症状、体征、实验室检查和其他辅助检查进行分析,以明确该病理性质的影像学表现是代表何种疾病[4]。由于存在"同征异病,同病异征"的诊断问题,分析时必须应该注意以下几点。

(1) 现病史和既往史:影像学同样表现为两肺多发结节,如患者既往健康,病程短,近期出现发热及其他呼吸系统症状,多考虑炎性病变(图1-7-1)。而患者有肿瘤疾病史,近期出现气短、咳嗽,多考虑肺转移瘤(图1-7-2)。

(2) 年龄和性别:如肺门部肿块,儿童多考虑结核;老年人多考虑恶性肿瘤(图1-7-3)。

(3) 居住地区:某些地区存在流行病和地方病。如肺内边缘光滑的肿块,若患者来自牧区,则应该考虑有无包虫病,肺内既有渗出,又有空洞,若患者来自四川,有生食鱼、虾、蟹史,则应该考虑有无肺吸虫等[5](图1-7-4和图1-7-5)。

(4) 职业史:从事石匠、采矿、翻砂等工种者常发生尘肺,接触石棉者常发生石棉肺[6](图1-7-6)。

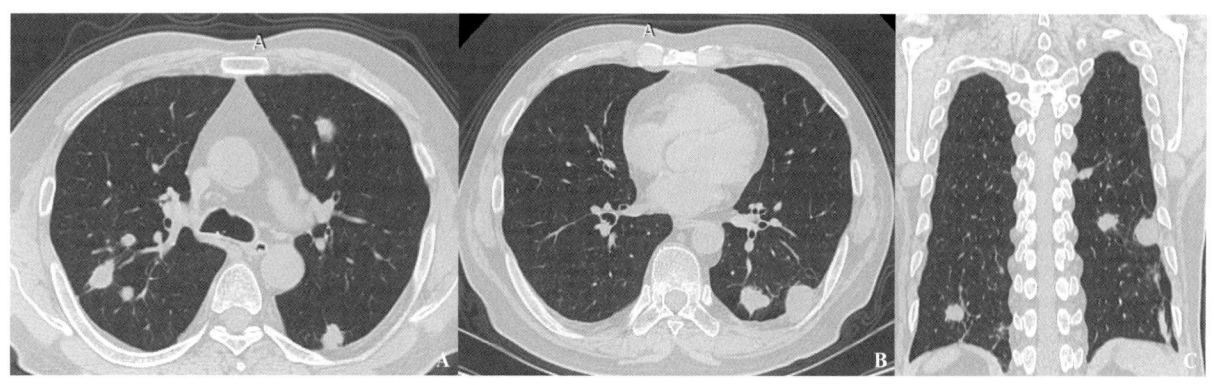

图1-7-1 两肺多发结节,肉芽肿性多血管炎

咳嗽、咯血。CT肺窗(A、B)和冠状位(C)显示肺多发大小不等结节,部分结节边缘有毛刺。追问病史,进行相关实验室检查后确诊。

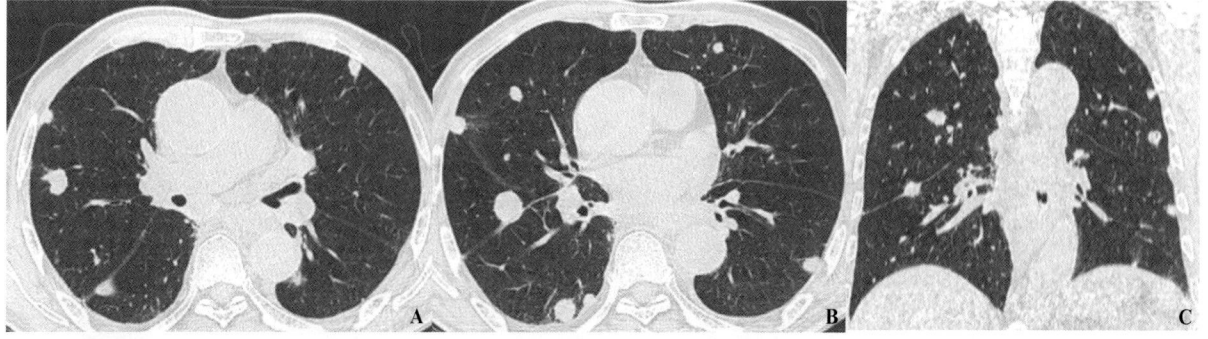

图1-7-2 两肺多发结节,转移瘤

有恶性肿瘤病史,CT肺窗(A、B)和冠状位(C)显示两肺多发结节。

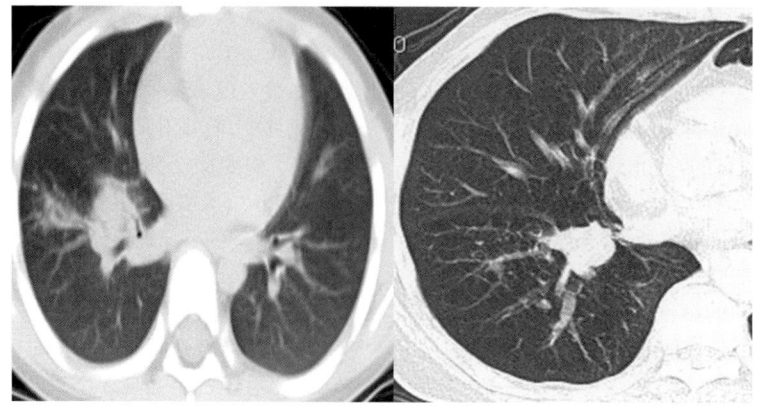

图 1-7-3 右肺门结节

A. 男性,6岁,发热、咳嗽就诊,发现右肺门肿块。痰菌培养证实肺结核。B. 男性,65岁,吸烟30余年。常规查体发现右肺门肿块,手术证实小细胞未分化癌。

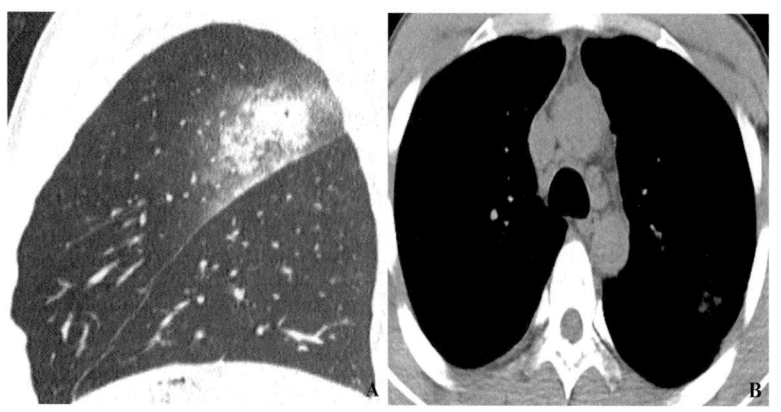

图 1-7-4 男性,13岁。空洞性病变,肺吸虫

患者为云南人,当地有患血吸虫病的患者,检查发现血清弓形虫体 IgG(+),血常规嗜酸性粒细胞增高。CT肺窗矢状位(A)和纵隔窗(B)显示左肺上叶渗出实变伴小空洞,纵隔内有稍大淋巴结。

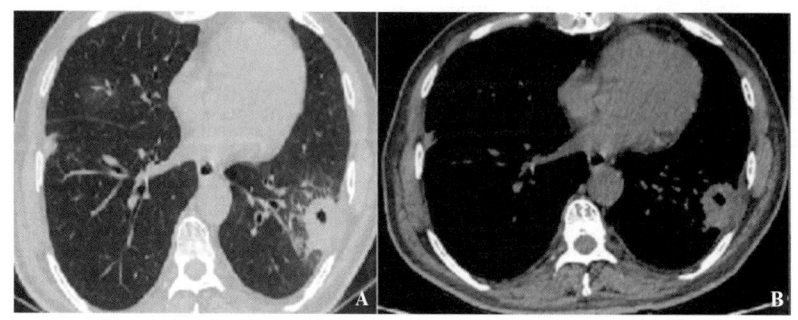

图 1-7-5 空洞性病变,机化性肺炎

咳嗽1个月余。CT肺窗(A)和纵隔窗(B)显示肺内结节伴空洞,周围晕征,相邻胸膜增厚。

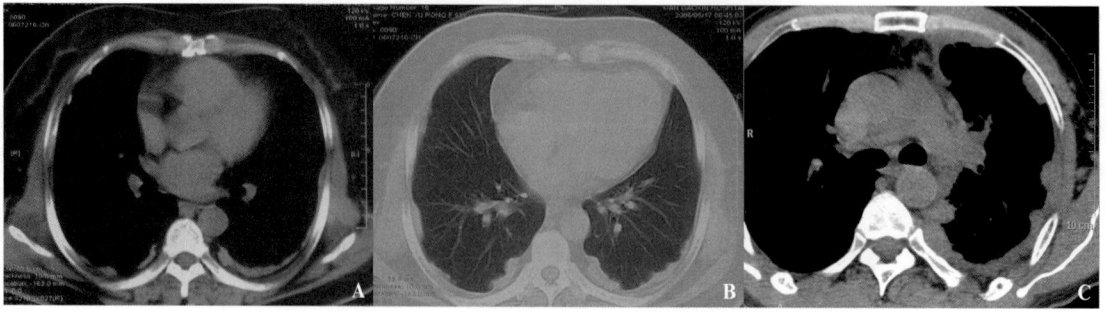

图 1-7-6 胸膜广泛不规则样、结节样增厚

A、B. 女性,53岁,翻砂工。CT显示铁金属粉尘导致胸膜多发结节。C. 40岁,男性,有石棉接触史。弥漫型胸膜间皮瘤致胸膜结节样增厚。

(5) 临床体征：哮鸣音对于支气管哮喘有诊断价值。午后低热、面色潮红、体形消瘦、手脚心发热，常常见于肺结核[7]。

(6) 其他实验室检查：如两肺多发渗出、硬结、空洞和支气管播散性病变，在痰中查到结核分枝杆菌，符合肺结核诊断。肺内表现为纤维化，风湿免疫系列检查有阳性发现，则应该考虑结缔组织病相关性间质性肺炎[8]。对于少量心包积液的诊断 B 超检查则优于胸部 X 线片等。

(7) 随访观察：肺内孤立性结节病变，治疗后吸收或在较长的时间内变化不大，多考虑良性病变（图 1-7-7），而结节逐渐增大，密度增高，呈现有分叶、短小毛刺和空泡征等则应该考虑恶性肿瘤（图 1-7-8）。

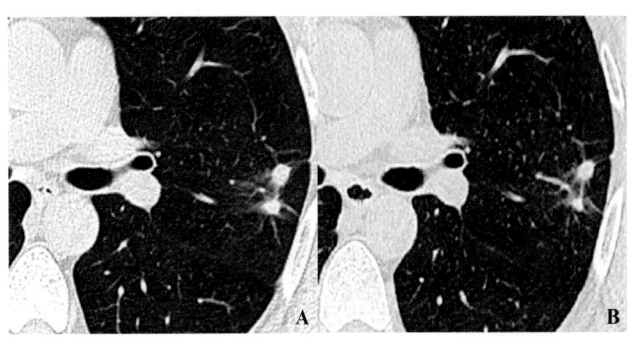

图 1-7-7　肺隐球菌病

首次 CT 检查（A）发现左肺外周带 2 个结节，与胸膜之间可见纤维索条影，1 个月后复查（B），前方结节大小变化不著，边界较前清楚，周围索条影较前明显，后方结节较前缩小，穿刺证实隐球菌感染。

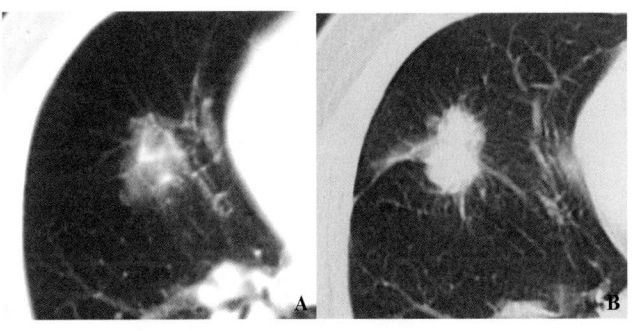

图 1-7-8　女性，57 岁。无吸烟史。右肺腺癌

查体 CT（A）发现右肺中叶局灶型混杂密度影，边缘模糊；3 个月后复查（B），混杂密度影变为软组织肿块，出现分叶和毛刺征。手术切除证实为腺癌。

4. 影像学诊断　影像学诊断的得出必须经过对图像的观察、分析、结合临床和相关的实验室检查，综合做出影像解释和诊断。

每一种影像医学检查方法都具有自身的独特性和完整性，尽管各种成像技术和原理有所不同，但都能够使人体内部结构和器官形成影像，其中每一种成像手段均以其独特的成像原理从不同角度直接或间接地反映人体疾病的本质。但是，每一种成像方法也都存在缺点，鉴于各种影像学方法之间存在互补性，在很多情况下常需要根据不同的检查方法所提供的诊断信息互相补充、互相参照、互相对比，从多方位、多角度考虑疾病的本质，从而得出正确的诊断结论。

影像学诊断结论通常存在以下几种类型，针对不同类型，临床应予以不同的处理方式。

(1) 肯定性诊断：影像学诊断在资料齐全，胸部疾病本身有特征性表现，且这一表现具有唯一性时，则可以确立诊断（图 1-7-9）。临床可据此制定治疗计划、评估预后。

(2) 符合性诊断：见于影像学表现特征符合临床诊断的疾病（图 1-7-10），这些特征又不具有唯一性，也可以存在于

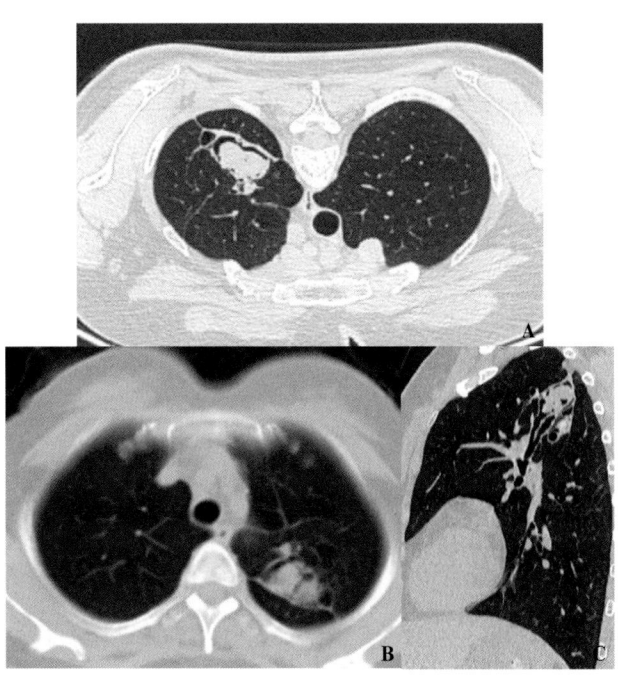

图 1-7-9　女性，50 岁。肺曲霉病

左肺上叶肺结核病史，可见原有空洞内出现软组织密度结节影，在俯卧位（A）、仰卧位（B）和仰卧位矢状位重建（C）均证实空洞内结节随着体位改变而改变；结合患者病史可确定诊断为肺曲霉菌球。

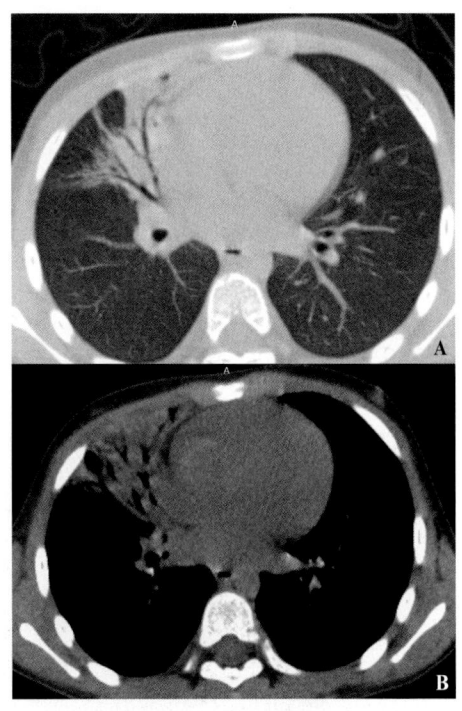

图 1-7-10　女性，49 岁。大叶性肺炎

患者以发热、咳嗽就诊。CT 肺窗（A）显示右肺中叶片状高密度影，边缘模糊，肺体积无缩小；纵隔窗（B）显示片状高密度影内有含气的分支状支气管影，走行自然。

其他疾病中。这一诊断结论常常需要进一步检查或治疗后复查来验证。

（3）可能性诊断：影像学已发现病变，但其表现缺乏特异性，此时的结论为：①提出几种病变的可能性，或者提出与之鉴别的疾病（图1-7-11）。②讨论式报告，提出诊断和排除诊断的依据。并在此基础上，提出建设性意见，如建议定期复查、或穿刺活检、或相关实验室检查等（图1-7-12）。

（4）否定性诊断：影像学表现不支持临床诊断。如外伤后胸痛患者，临床拟诊骨折，影像图未能显示时做出的诊断（图1-7-13）。针对这一结论，临床医师应审慎处理。

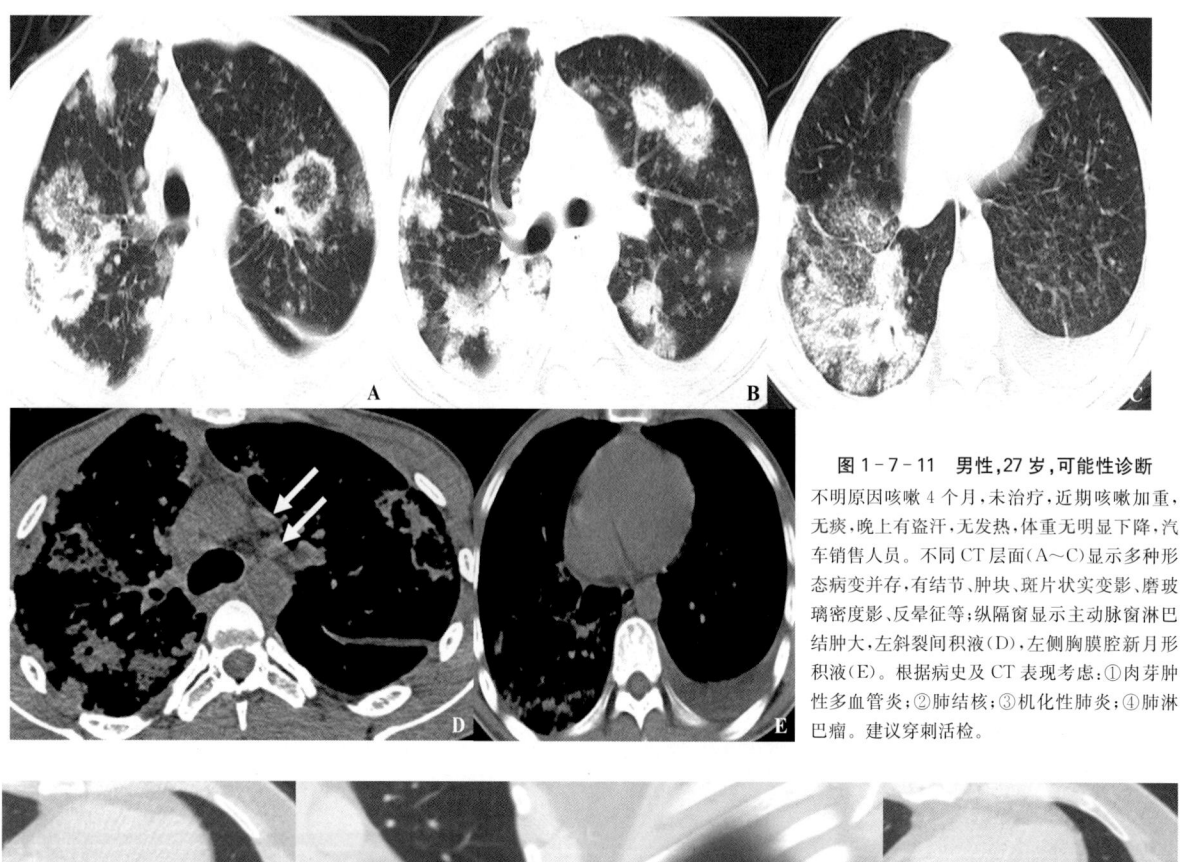

图1-7-11 男性，27岁，可能性诊断
不明原因咳嗽4个月，未治疗，近期咳嗽加重，无痰、晚上有盗汗，无发热，体重无明显下降，汽车销售人员。不同CT层面（A～C）显示多种形态病变并存，有结节、肿块、斑片状实变影、磨玻璃密度影、反晕征等；纵隔窗显示主动脉窗淋巴结肿大，左斜裂间积液（D），左侧胸膜腔新月形积液（E）。根据病史及CT表现考虑：①肉芽肿性多血管炎；②肺结核；③机化性肺炎；④肺淋巴瘤。建议穿刺活检。

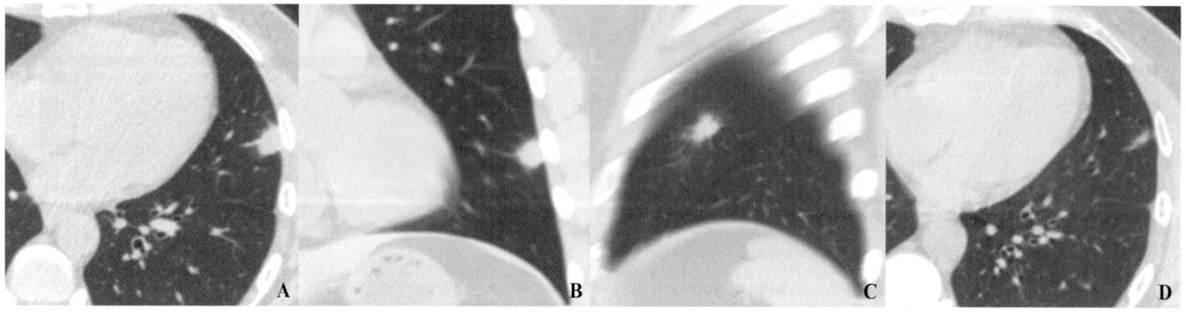

图1-7-12 男性，51岁。可能性诊断
查体发现左肺胸膜下结节，CT肺窗（A）、冠状位（B）和矢状位（C）显示结节外形不整，边缘欠锐利，有毛刺，相邻胸膜未见异常，其性质仅根据CT表现尚不能确定，建议随访；2个月后复查（D），结节明显缩小呈索条状，提示炎性病变。

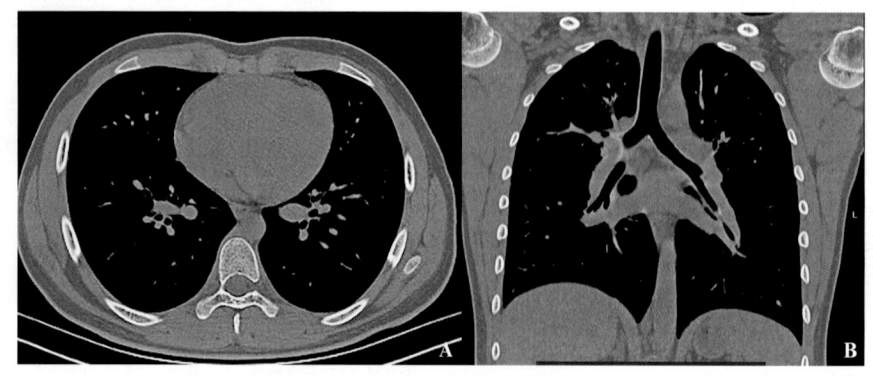

图1-7-13 男性，15岁。外伤
患者外伤后自述胸痛，临床疑似肋骨骨折，胸部CT骨窗轴位（A）和冠状位（B）显示肋骨骨皮质连续、完整，未见骨折征象。

二、影像学诊断顺序

对胸部征象进行分析、诊断和鉴别诊断时,要注重分析病变所产生每个征象的可能原因。首先要考虑常见疾病,在排除后方可以考虑为少见病或罕见病。诊断应该参照下顺序。

(1) 征象典型的常见疾病:是指发病部位和/或影像学表现具有一定特点的常见病(图1-7-14)。

(2) 征象不典型的常见疾病:是指虽然为常见病、多发病,但由于发病部位和/或影像学表现不具有特点,根据影像学难于给出肯定或较为肯定诊断的疾病(图1-7-15)。

(3) 征象典型的少见病或罕见病:是指发病部位和/或影像学表现具有一定特点的少见病或罕见病(图1-7-16)。

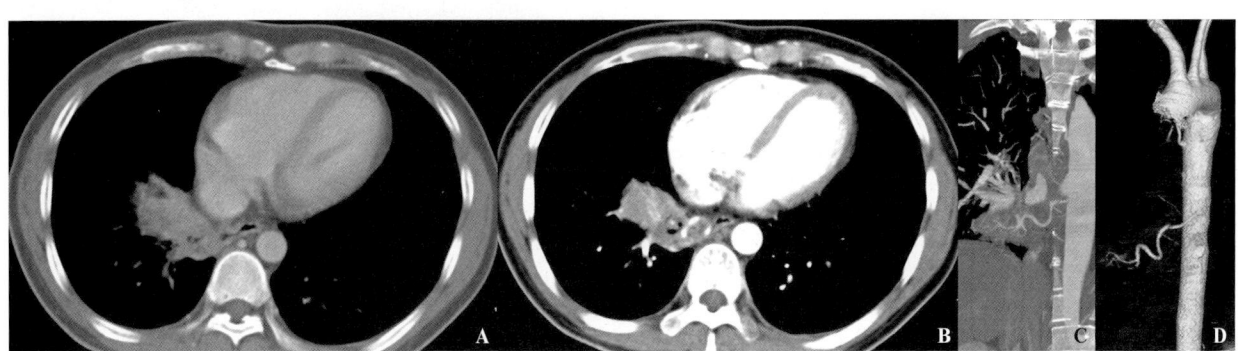

图1-7-14　男性,38岁。肺隔离症

CT纵隔窗(A)显示右肺下叶混杂密度影;增强扫描动脉期(B)显示病变内有扭曲的管状结构;MIP图(C)显示病变内具有分支结构的管状影微血管,表面重建(D)显示供血血管起源于降主动脉前壁。

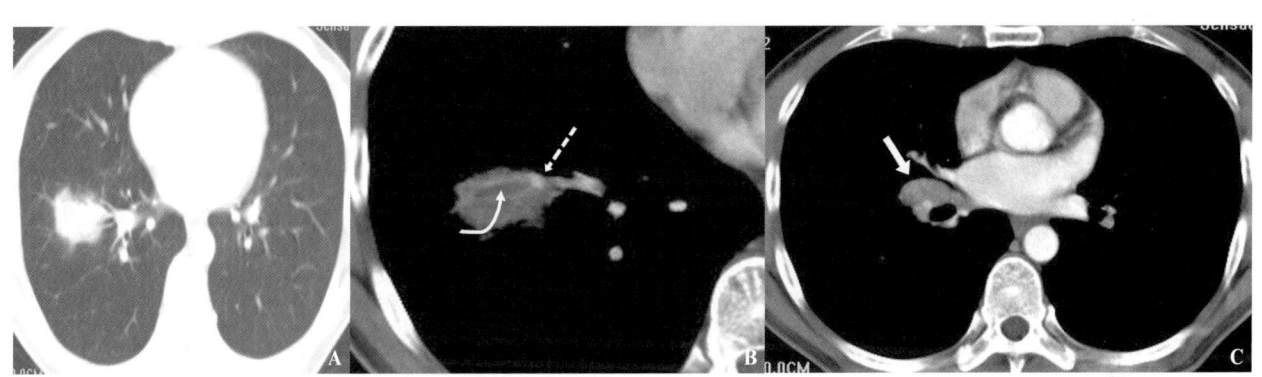

图1-7-15　男性,36岁。病理证实为结核瘤

右肺下叶前外基底段边界稍毛结节影,CT肺窗(A)显示病灶周围无卫星病灶,增强扫描(B、C)显示血管进入病灶(虚箭),相邻气管扩张(弯箭),右肺门淋巴结肿大(实箭),双侧胸膜腔无积液。

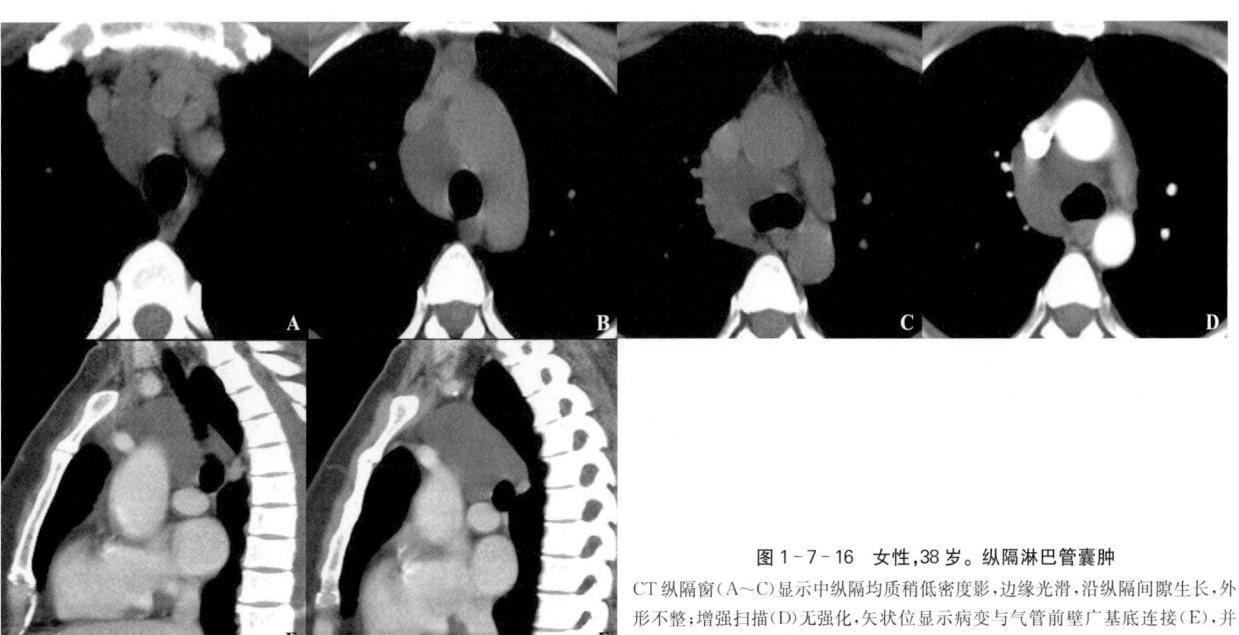

图1-7-16　女性,38岁。纵隔淋巴管囊肿

CT纵隔窗(A~C)显示中纵隔均质稍低密度影,边缘光滑,沿纵隔间隙生长,外形不整;增强扫描(D)无强化,矢状位显示病变与气管前壁广基底连接(E),并骑跨右主支气管上缘(F)。

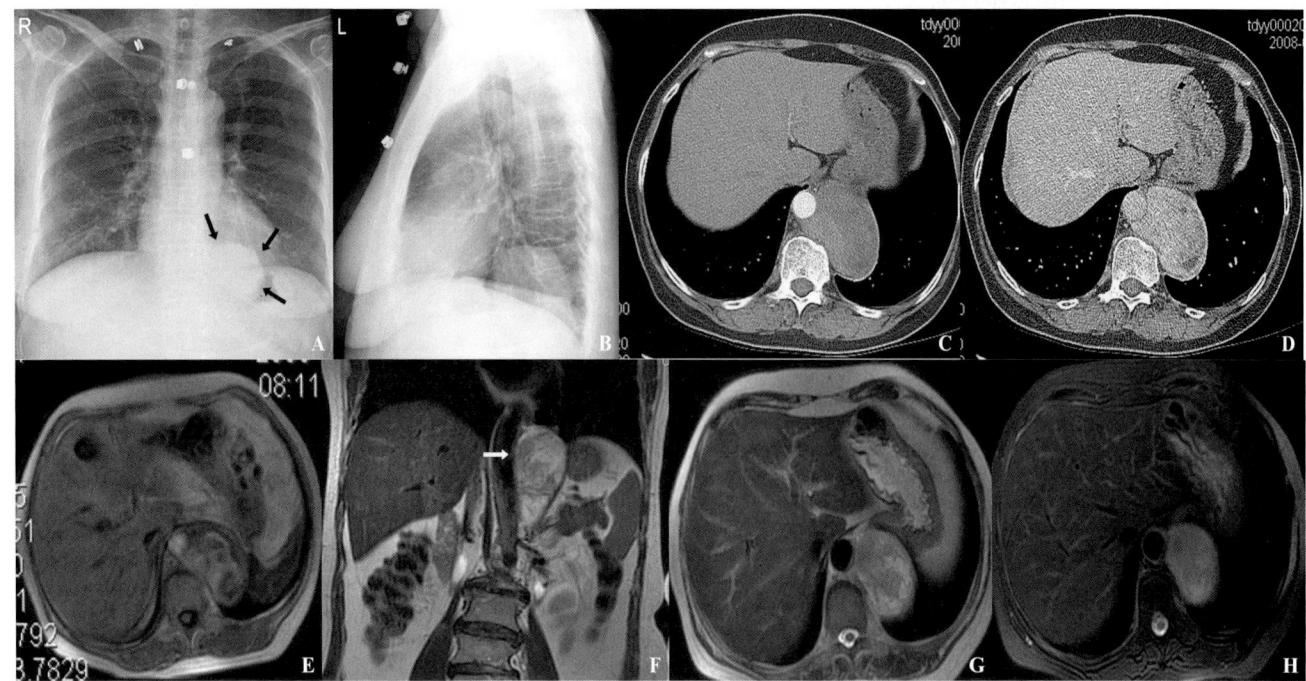

图 1-7-17　女性,56 岁。征象不典型的少(罕)见病

7 年前无明显诱因出现左下胸壁针刺样疼痛,近 4 个月加重。术后病理证实为左后纵隔类癌。胸部 X 线正侧位片(A、B)显示左下肺肿块,部分与脊柱重叠,CT 增强扫描显示病灶强化不均,静脉期(D)强化明显高于动脉期(C),有包绕降主动脉生长的趋势;MRI 病灶信号不均,呈混杂 T1(E)、混杂 T2(F)信号,脂肪抑制肿瘤内未见明确脂肪信号(G),冠状位(H)示病灶与降主动脉广基底相贴(箭)。

(4) 征象不典型的少见病或罕见病:是指发病部位和/或影像学表现不具有特点的少见病或罕见病,术前或活检前仅凭影像学表现较难获得准确的诊断(图 1-7-17)。

三、影像学诊断的分级

1. 不需要结合临床的诊断。病变具有特异性的影像学表现或特殊成分时,可以仅根据影像学表现进行诊断,如肺隔离症(图 1-7-14)、畸胎瘤(图 1-7-18)等。

2. 需要结合临床表现、体征和其他实验室检查结果的诊断。此类病变的影像学表现无特异性,常存在"同病异征,异病同征"的情况,年龄、性别、临床病史、体征和实验室指标有助于疾病的诊断(图 1-7-1～图 1-7-3)。

3. 术前/生前不能够确定的诊断。此类病变的影像学表现及临床表现均无特异性,病变的位置或大小又不适于活检、各种因素不适于长期观察的患者(图 1-7-19),常需要手术探查或穿刺活检进行确诊。

四、诊断信心的分级

对于影像学诊断而言,采用诊断信心分级有助于提高诊断的质量。

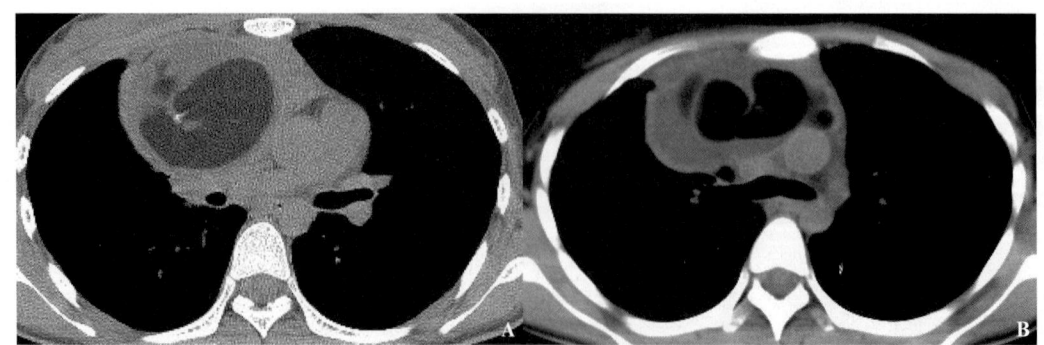

图 1-7-18　女性,18 岁。纵隔囊性畸胎瘤(成熟型)

右肩痛 1 个月,加重伴右胸痛、气短 2 周。CT 纵隔窗显示前纵隔混杂密度肿块,肿块内密度不均,内可见钙化和脂肪密度影[病灶内低密度在不同窗宽窗位(A、B)下均与皮下脂肪同等密度故可确定其为脂肪],可以仅根据影像学表现的特点诊断为纵隔畸胎瘤。

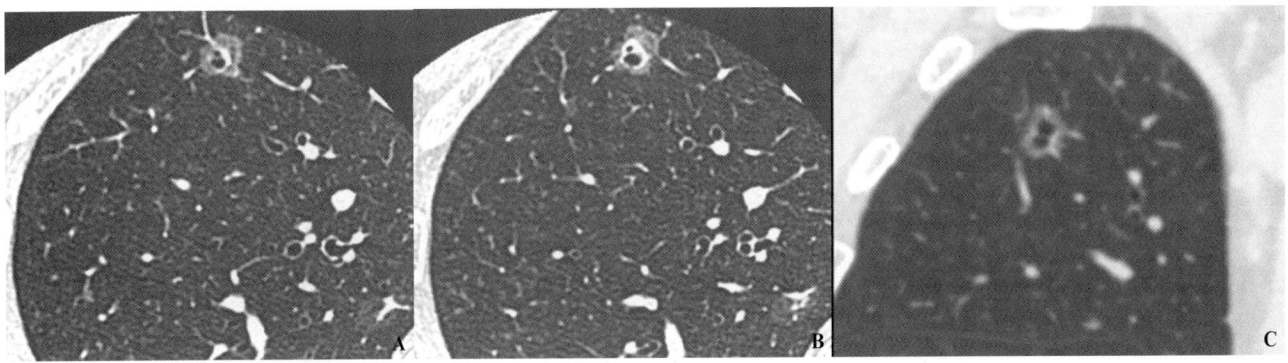

图1-7-19 男性,65岁。术前不能确诊病变

10年前左肺手术为高分化腺癌,常规体格检查发现肺结节。HRCT(A、B)显示右上肺混合性磨玻璃影(GGO)伴有空泡,病变境界清楚,有血管穿过病变,由于病变实性部分少,穿刺活检成功率很低,由于患者的肿瘤病史,仍考虑肺腺癌(多原发肺癌,若不结合病史,诊断为肺腺癌)。

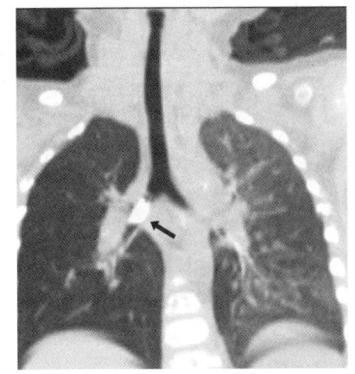

图1-7-20 女性,2岁。吞食异物后呛咳,气管镜取出异物
CT冠状位显示右主支气管内高密度异物阻塞管腔,右侧阻塞性肺气肿。

1. **肯定性诊断**·影像学诊断医师确定100%是某一疾病,常用于具有特异性征象,或根据病史及影像学表现不可能是其他病变的情况(图1-7-20)。

2. **可疑诊断**·影像学诊断医师虽不能100%确定是某一疾病,但根据病史及影像学表现推断可能是某一疾病的概率大于67%(图1-7-21)。

3. **不确定诊断**·病变及病史缺乏特点,影像学诊断医师无法判定病变的性质或无法确定是否为某一疾病(图1-7-22)。

4. **可能否定的诊断**·影像学诊断医师虽不能100%确定不是某一疾病,但根据病史及影像学表现推断可能不是该疾病(图1-7-23)。此类诊断用语常用于回答临床疑问或用于讨论式报告,进行鉴别诊断。

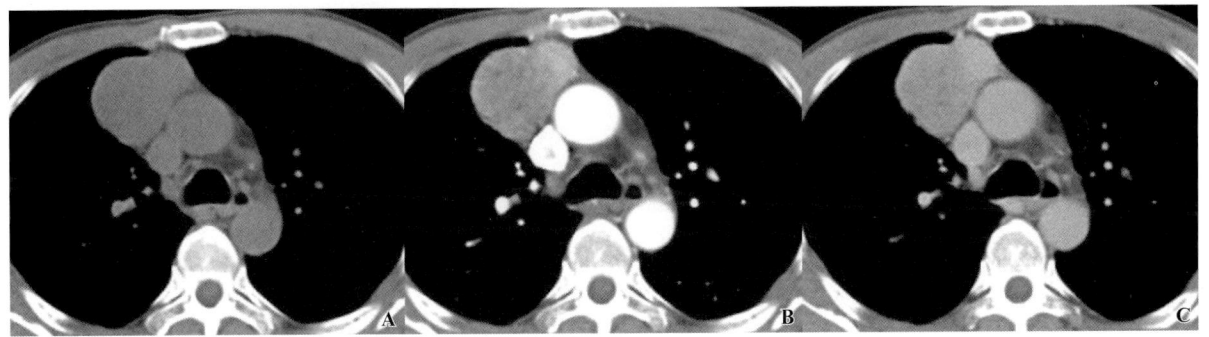

图1-7-21 右前上纵隔占位
CT纵隔窗(A)显示右前上纵隔胸腺区类圆形软组织密度影;增强扫描(B、C)显示结节部分均匀显著强化,与周围大血管分界清晰,考虑胸腺瘤。

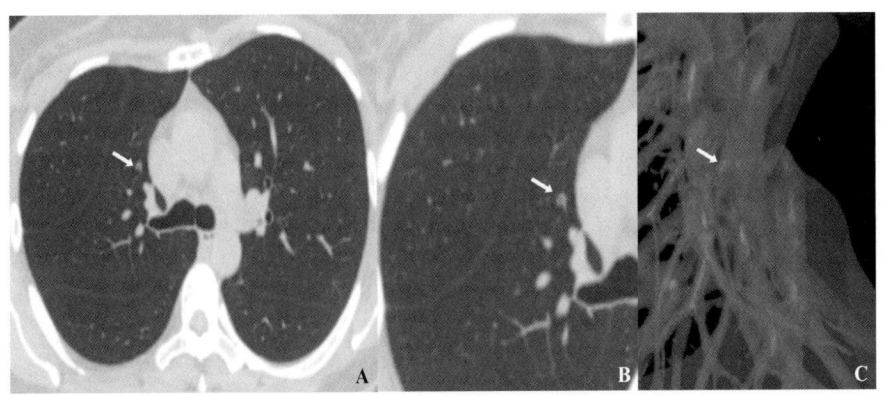

图1-7-22 女性,44岁。不确定诊断病变
体格检查发现右肺上叶前段磨结节,平均直径为3mm,边缘锐利,形状不整,性质不容易判定(A~C)。

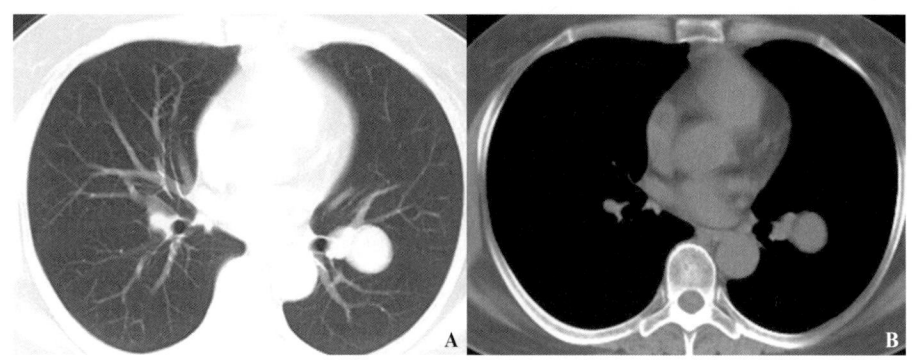

图1-7-23 女性,56岁。手术证实硬化性肺细胞瘤

CT肺窗(A)显示左肺下叶类圆形病变,边缘锐利,周围肺野未见异常;纵隔窗(B)显示病变内部密度均匀,影像学表现多考虑良性病变,暂不考虑周围型肺癌。

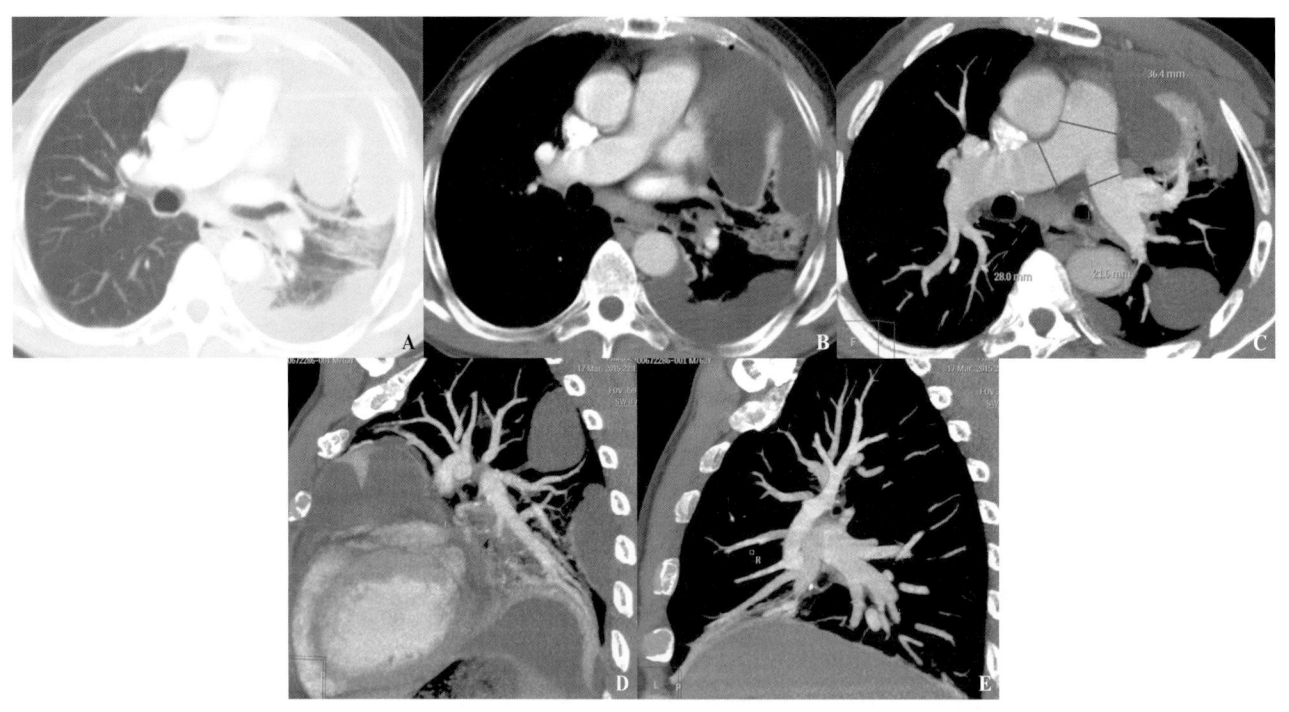

图1-7-24 男性,63岁。否定诊断

咳嗽、咳痰30年,剧烈胸痛3天,无发热、寒战,临床怀疑肺栓塞行CTPA检查。CT肺窗(A)和纵隔窗(B)显示左侧胸膜腔包裹性积液,叶间裂积液(C),左肺上叶舌段及下叶萎陷;血管造影显示左(D)、右(E)肺动脉及其分支未见肺动脉梗死征象。

5. 肯定否定的诊断 根据病史及影像学表现,影像学诊断医师100%确定不是某一疾病(图1-7-24),此类诊断用语常用于回答临床疑问。

五、胸部影像学检查的目的和要求

在开影像学检查申请单时,临床医师应该特别注意提供被检查者的一般人口学资料,提供现病史和既往史、家族史、出生地、居住地、相关的临床表现、体征、相关的实验室检查等内容。

明确提出期望达到的检查目的是什么,期望影像学检查协助解决什么样的临床诊断问题,期望进行何种影像学检查,对检查有什么具体的要求。

(于楠 郭佑民)

参考文献

[1] 张茜茜,杨会珍,李晓亮,等.磨玻璃密度肺结节的CT影像学特征及其与病理特征的相关性研究[J].中国CT和MRI杂志,2018,16:12-15.

[2] 黄越.肺良性肿瘤形态学征象的logistic回归分析[J].中国CT和MRI杂志,2015,13:39-41.

[3] 刘冬冬,武志峰,鄂林宁,等.CT的形态学征象联合影像组学特征诊断模型在肺结节诊断中的应用[J].医学影像学杂志,2021,31:229-233.

[4] 陶磊,崔文静,卢光明.肺炎性肌纤维母细胞瘤的CT影像表现及病理对照[J].临床放射学杂志,2017,36:1531-1534.

[5] 陈思霓,赵玉军,费雯,等.西藏地区1172例包虫病患者临床流行病学分析[J].解放军医学院学报,2022,43:247-252.

[6] 叶开友,陆辰汝.2002—2013年上海市青浦区尘肺发病工龄及疑似尘肺诊断结局研究[J].中华预防医学杂志,2015,49:654-655.

[7] 赵丽倩.中老年肺结核142例临床症状分析[J].河北北方学院学报:自然科学版,2016,32:46-47.

[8] 左艳华.KL-6与T细胞亚群在结缔组织病相关性间质性肺炎中的表达研究[J].临床研究,2019,27:42-43.

第二章

正常胸部影像解剖

胸部由胸壁和其内包含的内脏、神经、血管等组成。它是人体完成呼吸和循环功能的主要部分。胸壁和膈共同围成胸腔。从体表看,胸部上界从胸骨柄上缘开始,经锁骨上面、肩峰至第 7 颈椎棘突的连线;下界从剑突开始,经第 11、12 肋前端、肋弓至第 12 胸椎棘突的连线;胸腔上口借结缔组织及胸膜与颈部分开,下口借横膈与腹部分开。

第一节·胸壁与胸膜

一、胸壁软组织结构

胸壁主要包括胸壁软组织,由外至内主要包括皮肤、皮下及胸壁肌肉。胸壁浅层的肌肉为胸部上肢肌、项背肌和腹肌所覆盖。深层包括位于肋间肌和胸前壁内侧面的胸部固有肌肉及覆于其内面的筋膜,还包括走行于肋间隙内的血管、神经及胸廓内血管等[1,2]。

(一) X 线表现

正常胸部 X 线影像是胸腔内、外各种组织和器官重叠的总和投影,X 线显示的胸壁是胸壁皮肤、皮下组织、肌肉投影的总和[3,4]。

1. 皮肤·皮肤在 X 线表现为致密线条影,内方为低密度的皮下脂肪层,其内不应有钙化或金属影,也不应有低密度气体影。

2. 胸锁乳突肌及锁骨上皮肤皱褶·胸锁乳突肌在两肺尖内侧形成外缘锐利、密度均匀,自颈部向内下方行走的影像。锁骨上皮肤皱褶为与锁骨上缘平行的 3 mm 宽的软组织影,内侧与胸锁乳突肌影相连(图 2-1-1),称为锁骨伴随影。

3. 胸大肌及斜方肌·胸大肌于两侧肺野中外带形成扇形均匀致密影,下缘锐利,前缘与腋前皮肤连续。胸大肌可呈楔形片状致密影,在肌肉发达的男性可能被误认为肺内病变,只需观察其边缘,可追踪到胸外腋部,以此可加以鉴别(图 2-1-2 和图 2-1-3)。

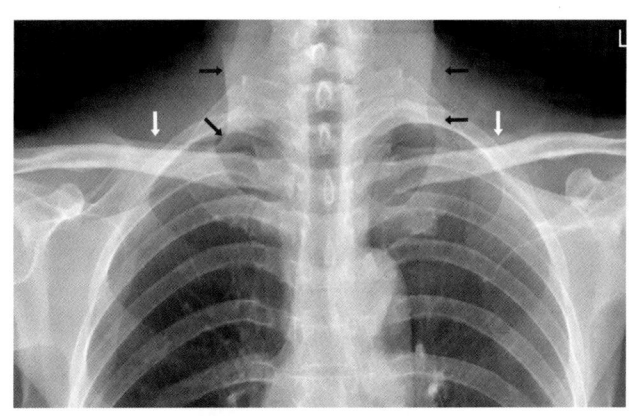

图 2-1-1 男性,75 岁。胸锁乳突肌及锁骨上皮肤皱褶

胸部正位 X 线片局部放大图显示胸锁乳突肌为自颈部向肺尖走行的软组织密度影,它与周围脂肪组织相交缘锐利(黑箭);锁骨上伴随影表现为锁骨上缘平行的带状软组织影(白箭)。

斜方肌为自颈部斜向外下走行的均匀致密影,外缘偶可见(图 2-1-3),它的上缘一般位于胸锁乳突肌的内侧,下缘走行在胸锁乳突肌的外侧。

4. 女性乳房及乳头·女性乳房可在两肺下野形成下缘清楚、上缘不清且密度逐渐变淡的半圆形致密影,下缘与腋部皮肤连续(图 2-1-4)。乳房阴影可重叠于侧位胸部 X 线片的肺野上,或投影于前纵隔部,易被误诊为肺实变或前纵隔肿瘤。乳头位于两肺下野相当于第 5 前肋间处,呈小圆形致密影,年龄较大妇女多见,有时亦见于男性。两侧对称为其特

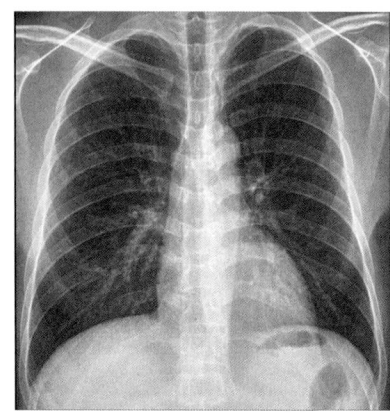 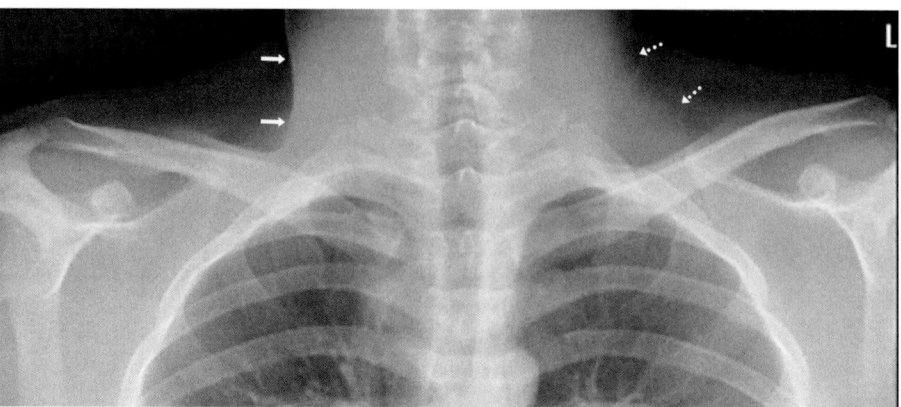

图 2-1-2　男性,35 岁。胸大肌
胸部正位 X 线片显示胸大肌于两侧肺野中外带,呈扇形的均匀致密影。

图 2-1-3　男性,20 岁。斜方肌和胸锁乳突肌
胸部正位 X 线片局部放大图显示斜方肌自头颈部斜向外下走行(虚箭),胸锁乳突肌自头颈部向肺尖走行(实箭)。

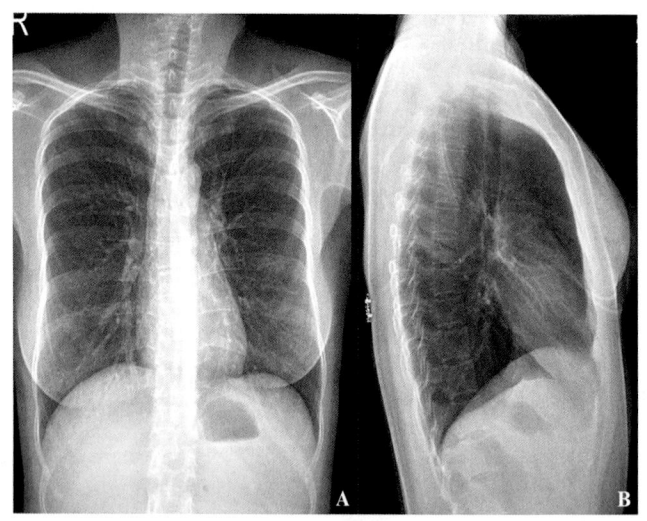

图 2-1-4　女性,27 岁。乳房
胸部正位 X 线片(A)显示女性乳房在两肺下野,形成下缘清楚、上缘不清且密度逐渐变淡的半圆形致密影;侧位 X 线片(B)显示女性乳房为局部向外突起的等密度影。

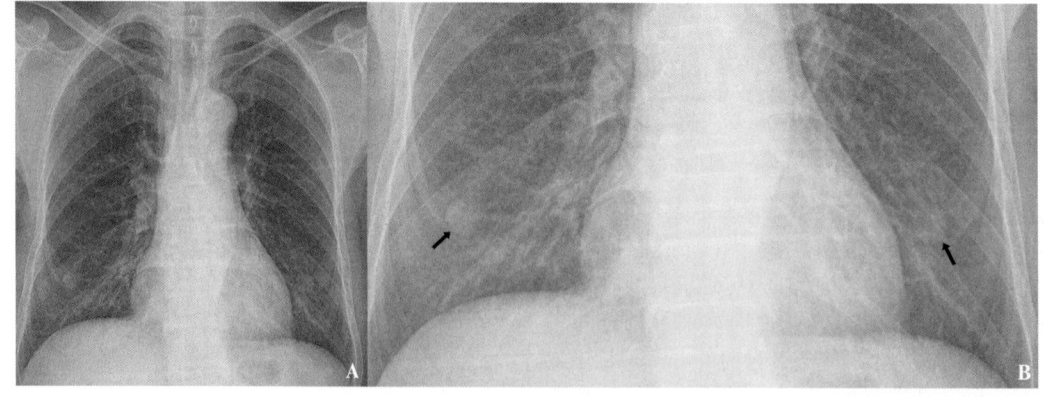

图 2-1-5　女性,65 岁。乳头
胸部正位(A)及其局部放大图(B)显示双侧乳头位于两肺下野相当于第 5 前肋间处,呈小圆形致密影,左右对称。

点。乳头影易和肺内结节混淆,借助呼吸运动可加以鉴别(图 2-1-5)。

（二）CT 表现

CT 是断层图像,由于各种组织结构不再被遮盖重叠,所以胸壁各层组织可在 CT 上得到辨认(图 2-1-6),自外向内依次为皮肤、皮下脂肪、胸壁肌群、肋骨及胸膜。

皮肤为胸壁外缘线状软组织密度影,厚薄均匀,连续无中断。皮下脂肪为皮肤内侧的低密度脂肪影,密度均匀。胸壁

肌群为软组织密度影,肌束之间有低密度脂肪相间。胸骨及肋骨在横断面图像上呈夹心饼样致密影,外层极高密度为皮质骨,中心略低密度为松质骨。胸膜菲薄,正常情况下不能显示。

胸壁肌肉及皮肤表现为中等信号强度(灰黑影)(图2-1-7)。

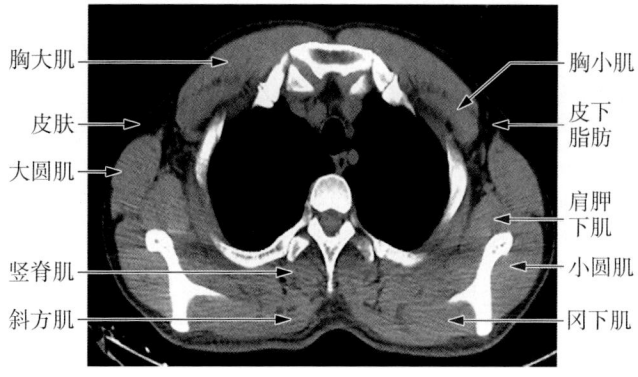

图2-1-6 CT纵隔窗显示胸壁软组织结构

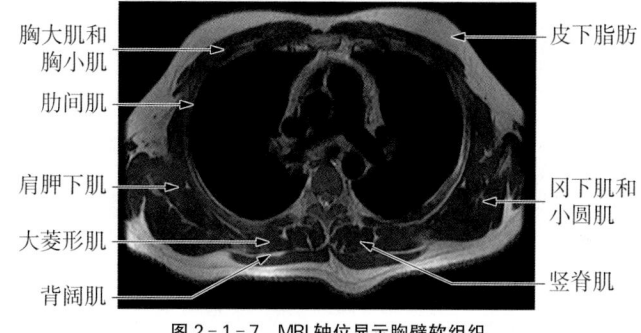

图2-1-7 MRI轴位显示胸壁软组织

(三) MRI表现

MRI对于软组织的显示具有优势,正常胸部MRI上,胸壁皮下脂肪在T1WI、T2WI上均表现为高信号强度(白影),

二、骨性胸廓

骨性胸廓由胸骨、12对肋骨和12个胸椎借关节和韧带连结而成。12对肋骨起于胸椎两侧,与相应胸椎构成车轴关节。第1~7对肋骨的前端直接与胸骨相连,第8~10对肋软骨依次连于上位肋软骨形成肋弓在中线相交,形成朝向下方的胸骨下角,第11、12对肋的前端游离,称为浮肋(图2-1-8)。

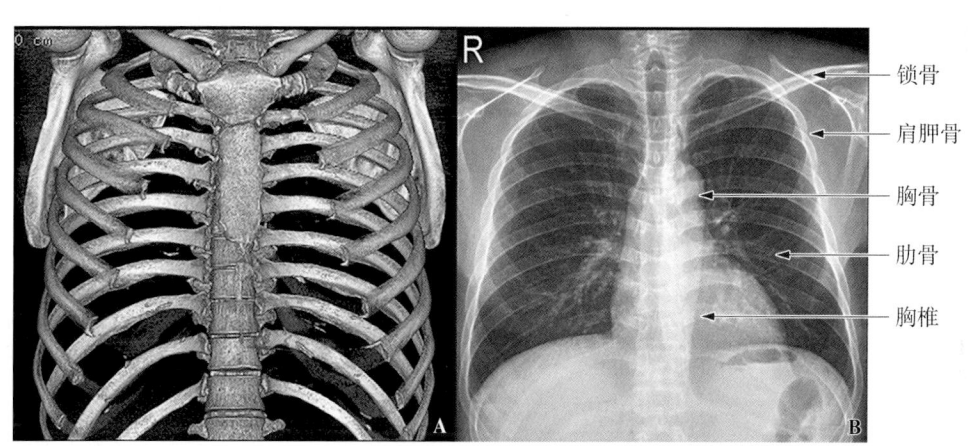

图2-1-8 骨性胸廓
A为CT表面重建图,B为胸部正位X线片。

胸骨位于胸前壁正中,从上至下分为胸骨柄、胸骨体和剑突三部分。胸骨柄上缘两侧有锁骨切迹与锁骨构成胸锁关节。胸骨柄体相连处为前突的胸骨角,其侧方与第2肋软骨相连,向后平第4胸椎体下缘。剑突向后平第9胸椎,恰与食管和主动脉交叉处相平,剑突两侧与第7肋相连(图2-1-9)。

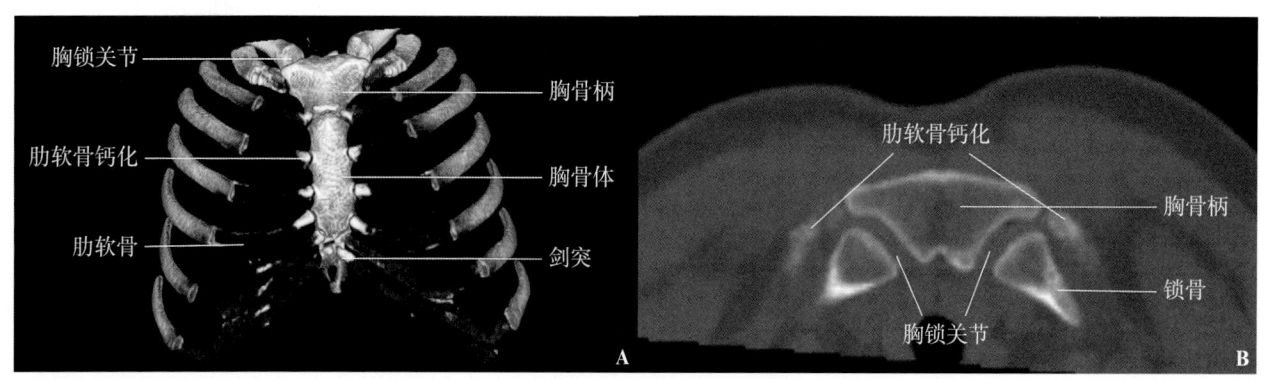

图2-1-9 胸骨
A为CT表面重建图,B为CT骨窗轴位片。

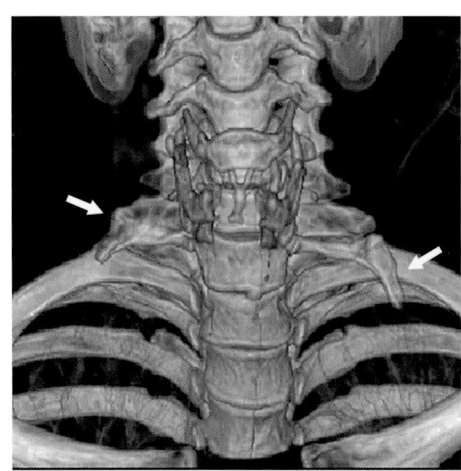
图 2-1-10　CT 重建显示双侧颈肋

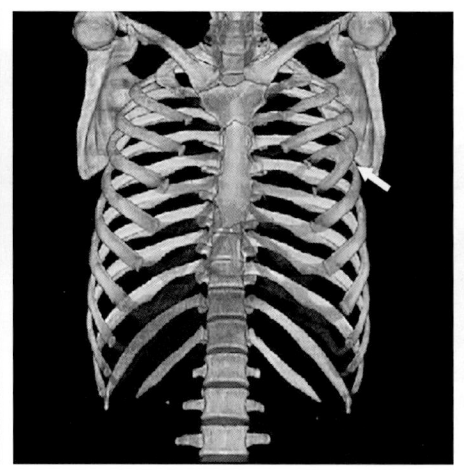
图 2-1-11　CT 重建显示左侧第 4 叉状肋

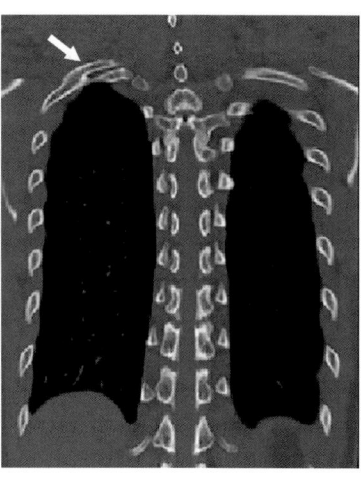
图 2-1-12　CT 冠状位显示右侧第 2、3 肋骨融合

颈肋、肋裂、肋骨融合是较常见的变异。颈肋（图 2-1-10）是一条与第 7 颈椎椎体向后连接的附属的或额外的肋骨，在女性中较为常见，可以是单侧或不对称的双侧，它可能与臂丛神经病变和血管压迫有关，如胸廓出口综合征和同侧锁骨下动脉动脉瘤。

肋裂也被称为卢氏叉状肋（图 2-1-11），肋裂是最常见的变异，第 4 肋骨常受累，它也与 Gorlin 综合征有关[5]。肋骨融合（2-1-12）可以是完全的或部分的，可累及肋骨的前部或后部。

三、胸膜

胸膜（pleura）是衬覆于胸壁内面、膈上面、纵隔两侧面和肺表面等部位的一层浆膜。依据衬覆部位不同，将胸膜分为壁胸膜和脏胸膜。脏、壁两层胸膜间密闭、狭窄、呈负压的腔隙，称为胸膜腔。脏、壁两层胸膜在肺根表面及其下方互相移行，两层胸膜的移行处在两肺根下方融合，形成三角形的皱襞，称为肺韧带（pulmonary ligament）。

（一）壁胸膜

壁胸膜（parietal pleura）是指覆盖胸壁内面、纵隔两侧面、膈肌上面及突至颈根部胸廓上口平面以上的胸膜，按其衬覆的部位不同分为肋胸膜、膈胸膜、纵隔胸膜及胸膜顶四部分。正常情况下，壁层胸膜在 X 线片、CT 及 MRI 通常不能显示。

肋胸膜（costal pleura）衬覆于肋骨、胸骨、肋间肌、胸横肌及胸内筋膜等结构的内面。前缘位于胸骨后方，后缘达脊柱两侧，下缘以锐角移行为膈胸膜，上部移行为胸膜顶。

膈胸膜（diaphragmatic pleura）覆盖于膈的上面，与膈紧密相贴，不易剥离。它向前外移行为肋胸膜，向内侧则沿心包膜附着线移行为纵隔胸膜。

纵隔胸膜（mediastinal pleura）衬覆于纵隔的两侧面，纵隔胸膜向上移行为胸膜顶，下缘与膈胸膜相移行，前、后缘连接肋胸膜，为纵隔的外侧界。在中部肺门处，纵隔胸膜转向外侧呈管状膜包绕肺根结构，再移行为脏胸膜，形成肺韧带。

胸膜顶（cupula of pleura）是肋胸膜和纵隔胸膜向上的延续，突至胸廓上口平面以上，与肺尖表面的脏胸膜相邻。在胸锁关节与锁骨中、内 1/3 交界处之间，胸膜顶高出锁骨上方约 2.5 cm。

（二）脏胸膜和肺裂

脏胸膜（visceral pleura）是覆盖于肺表面，并伸入至叶间裂内的一层浆膜。因其与肺实质连接紧密，故又称肺胸膜。只有在肺根往下行的一条线上缺少胸膜，此线是肺韧带附着处。

脏层胸膜背覆于肺表面，分割不同肺叶形成叶间裂，右肺被斜裂和水平裂分成上、中、下叶。左肺由斜裂分为上、下叶。

在 X 线片上，当投照方向与叶间裂走行方向平行时，叶间裂常表现为细线状等密度影，边缘锐利（图 2-1-13）。

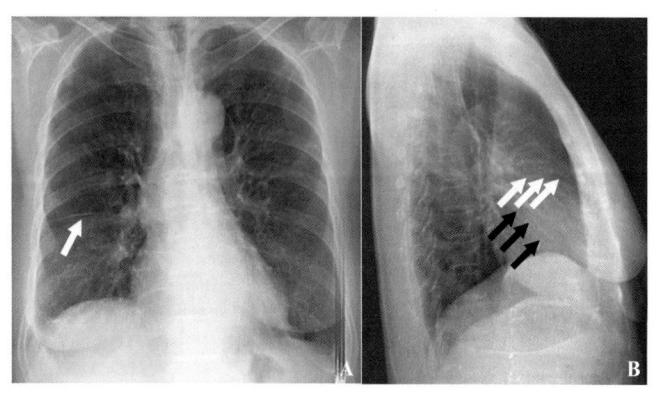
图 2-1-13　叶间裂
胸部正（A）、侧（B）位显示的水平叶间裂（白箭）和斜叶间裂（黑箭）。

在 CT 图像上叶间裂是识别肺叶的标志。由于叶间裂处实际上是两侧相邻肺叶的边缘部分。在常规 CT 上，叶间裂本身通常不能显示，位于缺乏肺纹理的区域。高分辨率 CT 图像上，叶间裂显示为细线状影。

斜裂见于第 4 胸椎平面以下层面，表现为从纵隔向侧胸壁的横行线影；横断面水平裂与扫描平面平行，表现为三角形或椭圆形无血管透明区。根据叶间裂可以识别各肺叶，左侧斜裂前方为上叶，后方为下叶。右侧在中间段支气管以上层面，斜裂前方为上叶，后方为下叶；中间段支气管以下层面，斜裂前方为中叶，后方为下叶（图 2-1-14）。

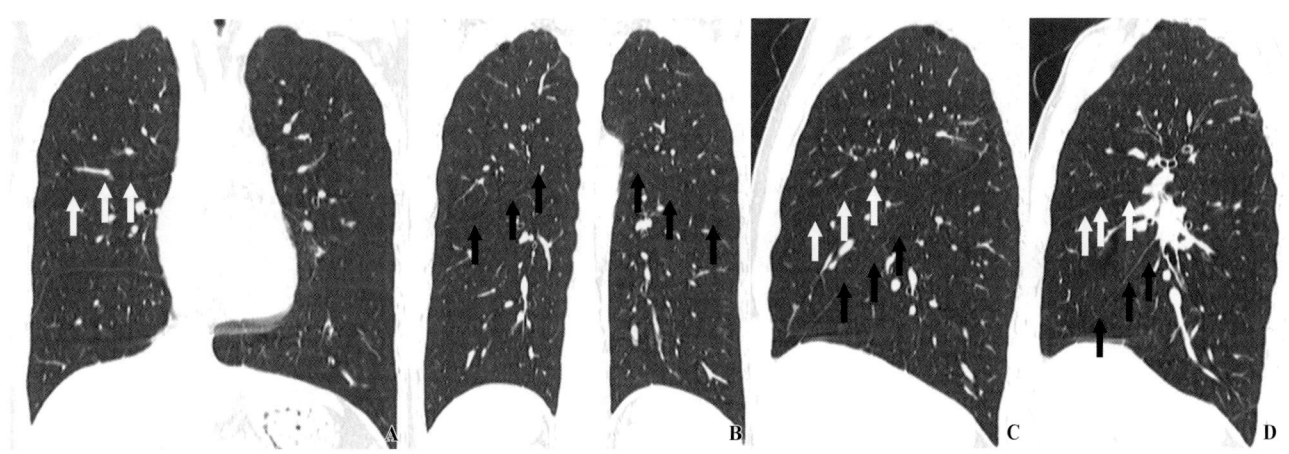

图 2-1-14 男性,29 岁。叶间裂
A、B 为 CT 冠状位重建;C、D 为矢状位重建。CT 多平面重建清楚显示细线状的水平裂(白箭)及斜裂(黑箭)胸膜。

(三) 肺韧带

肺韧带(pulmonary ligament)又称肺系膜,是人胚胎发育过程中的胸膜残留部分。它是由纵隔胸膜于肺门下方的双层胸膜向下延伸而成,是纵隔胸膜移行于肺胸膜的胸膜皱襞,包绕肺根。内侧位于下肺静脉下方,附着于下肺叶的内侧缘,右侧肺韧带附着于食管,左侧副韧带附着于食管或降主动脉。

根据其外缘是否与膈肌相连,分为不完全性肺韧带(图 2-1-15)和完全性肺韧带两种类型。前者游离,后者附着于膈肌。同一人体两侧的肺韧带的类型和长度可以不相同。

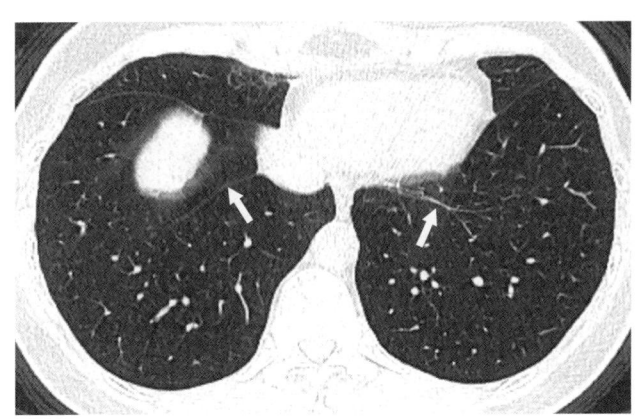

图 2-1-15 肺韧带(白箭)

(四) 胸膜腔

胸膜腔(pleural cavity)是指脏层、壁层胸膜在肺根处相互移行,两者之间围成的一个封闭的、潜在的腔隙,左、右各一,呈负压,互不相通。胸膜腔内仅有少量浆液,可减少呼吸时的摩擦。正常情况下,胸膜腔在 X 线片、CT 及 MRI 通常不能显示。

(五) 肺副裂

肺副裂(accessory fissures)是指分隔某部分肺组织的额外胸膜结构,可完整或不完整。肺副裂的定义是发生在支气管肺段之间的不同深度的脏胸膜裂,在 X 线上表现为不同长度和位置的细白线。肺副裂可分为节段面和亚节段面,代表原始肺段间隙的闭合失败。

最常见的副裂是下副裂(将右肺下叶内侧基底段与下叶的其余部分分开)、上副裂(将下叶背段与下叶基底部分开)、左水平裂(将左肺舌段与左上叶的其余部分分开)和右上叶奇静脉裂。其他不常见的变异包括右肺中叶内外侧段、左肺上叶上下舌段和右肺下叶前外侧基段。

副裂极其常见,解剖学上一般人群的出现率高达 50%,它们是一种正常的解剖变异[6,7]。虽然肺副裂本身无病理学意义,但影像学医师应认识这些副裂,以便更好地理解肺部病变的影像学征象。

1. 下副裂·肺的下副裂,又称 Twining 线,它把内侧基底段外侧,将其与肺的其余部分分开。它是最常见的副裂。通常它是不完整的,只能延伸 0.5~2cm(图 2-1-16)。

2. 上副裂·上副裂位于下叶背段与基底段之间,影像学上呈线状,走行高度相似于水平裂,它将肺下叶分成背段和基底段。裂缝可以表示为完全裂缝和不完全裂缝。右肺出现的比例较高,比下副裂少见,左肺下叶也可发生。

尸体解剖发现率为 6%,该裂位置偏后(图 2-1-17),与脊柱重叠或走行于脊柱旁。该裂分隔的肺组织称为 Nelson 背侧副叶。

3. 左侧水平裂·左侧水平裂分隔左舌段与左上叶其余部分,通常为不完全性分隔。尸检发现率为 8%~18%。影像学上表现为左肺上叶线样稍高密度影,将左肺上叶分隔为舌段和左上叶,走行向内倾斜(图 2-1-18)。

4. 奇静脉裂·胚胎发育时,异位的奇静脉被包入发育过程中的右肺芽内,在右上叶顶端形成深凹的胸膜裂,形成奇叶副裂。其内侧肺组织称为奇叶,胎儿发育过程中奇静脉和胸膜的内陷导致右上叶的正常解剖变异。

其实奇静脉叶裂不是一个真正的副叶,因为它没有自己的支气管。由于静脉的存在,奇静脉裂在常规影像学检查中容易发现。

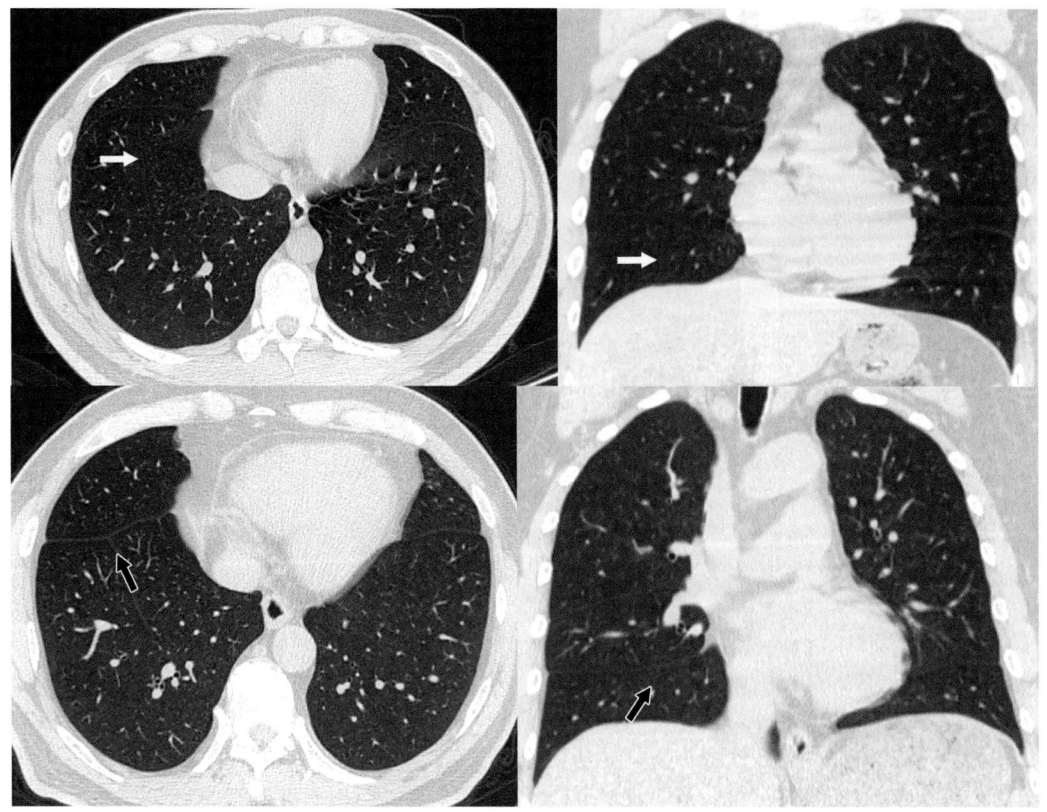

图2-1-16 下副裂(白箭和黑箭)

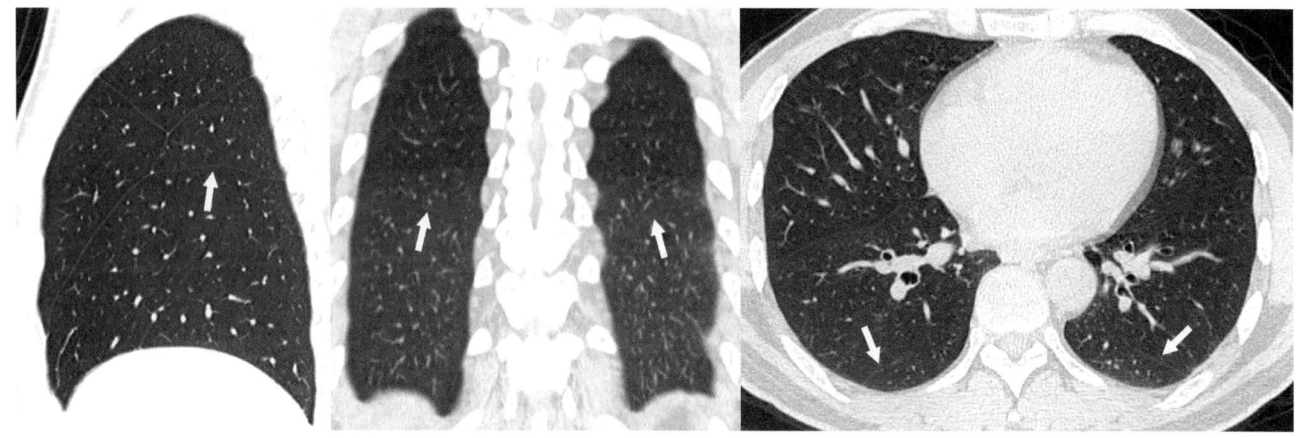

图2-1-17 双侧上副裂(白箭)

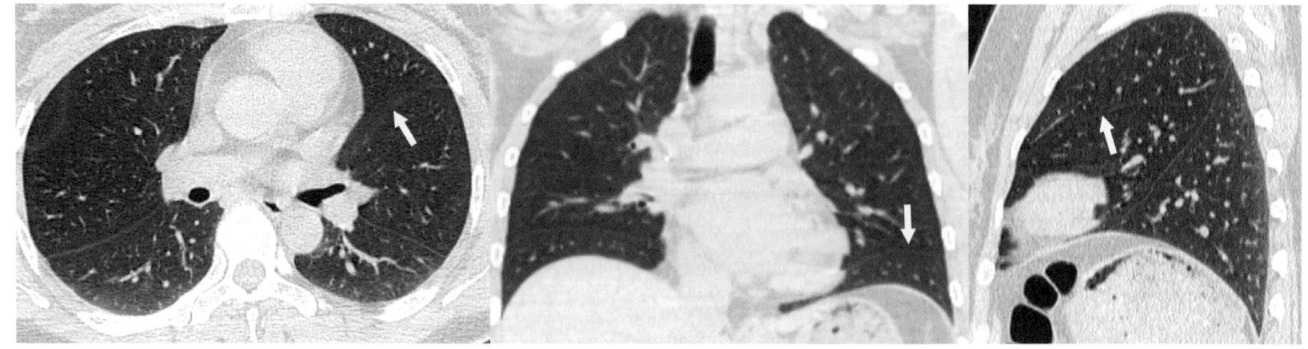

图2-1-18 左肺水平裂(白箭)

奇静脉瓣通常在胸部正位 X 线片上表现为右上肺野内带弧形线状或带状影,终止于右肺门上方的 2～4cm 处,终止处呈水滴状膨大。

CT 可直接显示副裂的全程,轴位图像上表现为右肺上叶内侧弧形高密度影,上部呈线状,下部为带状;矢状位或斜矢状位重建图像可显示奇静脉及其连接的右上肋间静脉、上腔静脉(图 2-1-19)。增强扫描奇裂内奇静脉强化。奇裂分隔的肺组织称为奇叶,奇叶大小不一。

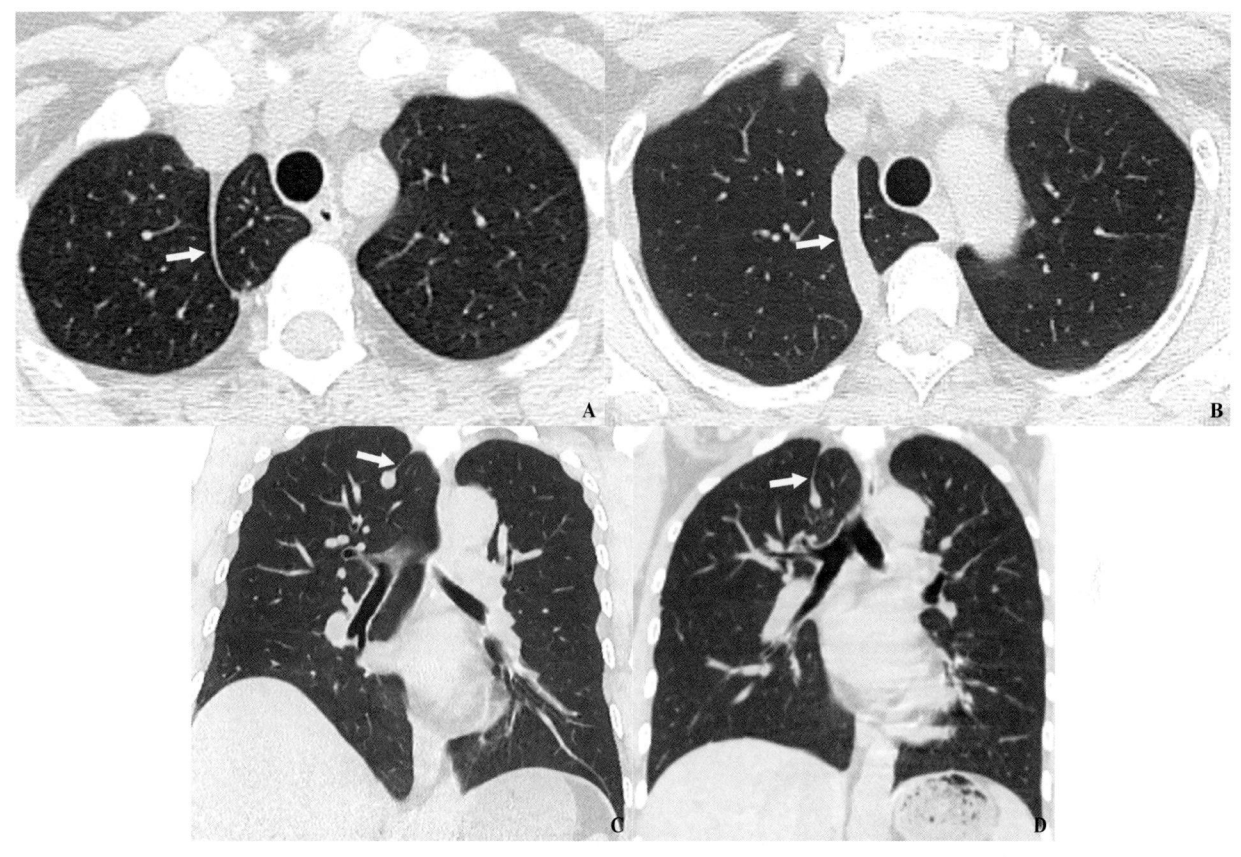

图 2-1-19 奇静脉裂及其静脉
CT 肺窗轴位(A、B)及冠状位(C、D)显示右上叶内侧弧形高密度影,上部线状,下部为带状(白箭),将正常的肺叶分隔。

(六)胸膜隐窝

胸膜隐窝(pleural recesses)是不同部分的壁胸膜返折并相互移行处的胸膜腔,即使在深吸气时,肺缘也达不到其内,故称胸膜隐窝。胸膜隐窝包括肋膈隐窝、肋纵隔隐窝和膈纵隔隐窝等。

肋膈隐窝(costodiaphragmatic recess)是肋胸膜与膈胸膜返折形成的一个半环形间隙,左、右各一,是诸胸膜隐窝中位置最低、容量最大的部位,其深度可达两个肋间隙。胸膜腔积液常先积存于肋膈隐窝。

肋纵隔隐窝(costomediastinal recess)是覆盖心包表面的纵隔胸膜与肋胸膜相互移行处,因左肺前缘有心切迹,故左侧肋纵隔隐窝较大。

膈纵隔隐窝(phrennicomediastinal recess)位于膈胸膜与纵隔胸膜之间,因该隐窝是心尖向左侧突出形成的,故膈纵隔隐窝仅存在于左侧胸膜腔。

(王健 刘晨)

参考文献

[1] 丁文龙,刘学政. 系统解剖学[M]. 9 版. 北京:人民卫生出版社,2018.
[2] Susan Standring. 格氏解剖学-临床实践的解剖学基础[M]. 41 版. 丁自海,刘树伟,主译. 济南:山东科学技术出版社,2017.
[3] 荣独山. X 线诊断学[M]. 上海:上海科学技术出版社,2002.
[4] 谢宝玠. 胸部 X 线诊断基础[M]. 北京:人民卫生出版社,2000.
[5] Defarias L, Cunhamenezes D, Schneiderfaé I, et al. Anatomical variations and congenital anomalies of the ribs revisited by multidetector computed tomography [J]. Radiologia Brasileira, 2020,53(6):413-418.
[6] Bayter PA, Lee GM, Grage RA, et al. Accessory and incomplete lung fissures: clinical and histopathologic implications [J]. Journal of Thoracic Imaging, 2021,36(4):197-207.
[7] Mukhia R, Pant P, Mukherjee A. Morphometric study and variations of the lobes and fissures of the lungs [J]. International Journal of Scientific Research, 2013,2(6):457-458.

第二节·气道与肺组织

一、气管与支气管

(一) 气管

1. 解剖·气管起于环状软骨下缘,约平第6颈椎水平,长11~13cm,宽1.5~2cm。以胸骨柄水平为界分为胸外气管和胸内气管两部分;胸腔外部分长2~4cm,胸腔内部分长6~9cm。气管的前壁和侧壁由16~22个马蹄形的透明软骨环支撑,后壁则由平滑肌和纤维组织构成的气管后纤维膜围成。

2. 影像学表现

(1) X线表现:胸部正位X线片,高千伏摄影能观察气管全段,常规摄影仅能显示第4胸椎以上气管,低电压摄影仅能观察颈段气管(图2-2-1A)。气管表现为管状低密度影,边缘光滑(图2-2-1C),随年龄增加,气管软骨钙化,可呈锯齿状(图2-2-1D)。

气管居中,有时在主动脉弓层面,气管左侧壁可见到轻微狭窄,气管轻度右偏(图2-2-1B),系主动脉压迹所致。

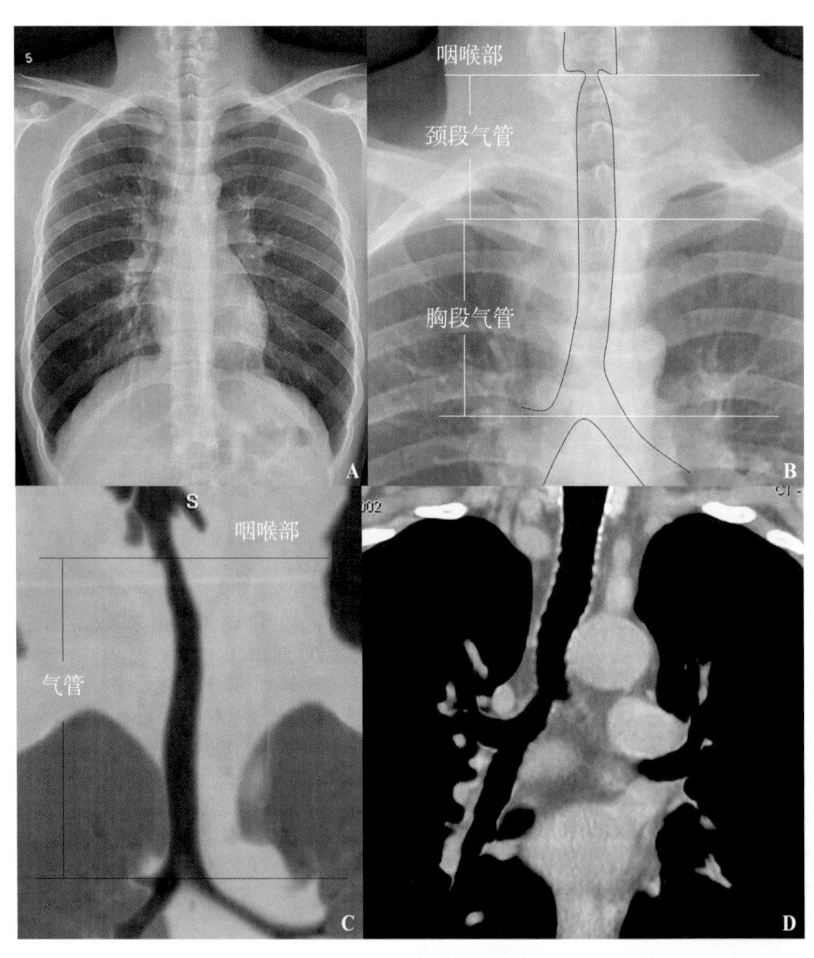

图2-2-1 气管正位观
A为20岁男性后前位X线片;B为该胸部X线片气管分段示意图;C为18个月男孩的最低密度CT气管曲面重建图;D为59岁男性的CT气管曲面重建图。

由于组织重叠,气管在胸部侧位X线片不能全段显示(图2-2-2A)。颈段、胸段气管为脊柱前方管状低密度影(图2-2-2B~D),由于气管后壁缺乏软骨,锯齿状影只能见于气管前壁及两侧壁[1,2](图2-2-2F)。

(2) CT表现:在CT层面上气管常常呈圆形或椭圆形(图2-2-3),但是在一些正常患者中也可以表现为马蹄形、三角

形或倒置的梨形。气管腔内充填的空气和管腔外包绕的纵隔脂肪衬托出气管管壁,其通常显示为厚度1~2mm的条形软组织密度阴影。

气管后壁的纤维薄膜较气管前壁及侧壁薄,因为缺乏软骨而形态各异,可以表现为凹、凸或平坦的(图2-2-4)。气管软骨表现为稍高于邻近软组织密度(图2-2-3A)或高密

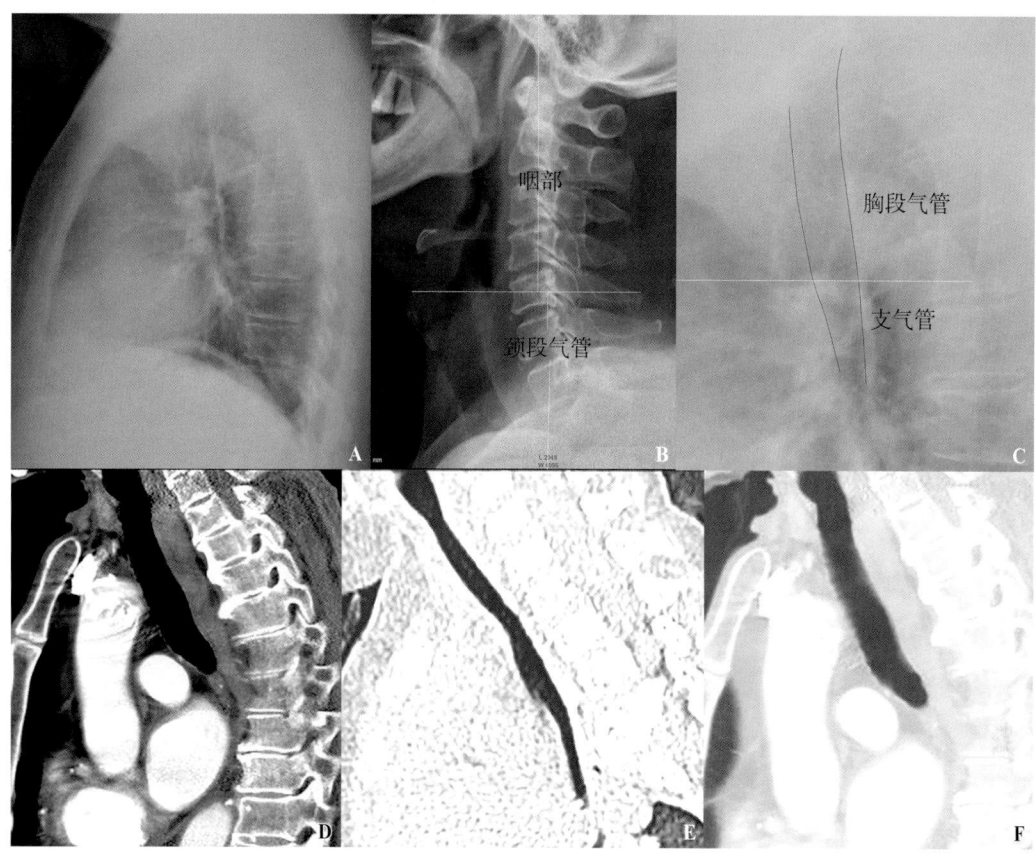

图 2-2-2 气管侧位观
A 为 59 岁男性侧位胸部 X 线片;B 为该患者的颈椎侧位 X 线片;C 为该患者侧位 X 线片的气管分段示意图;D 显示气管与脊柱的关系;E 为 18 个月男孩的 CT 气管曲面重建图,气管前后缘光滑;F 为 55 岁男性的 CT 气管曲面重建图,气管前缘锯齿状,后缘光滑。

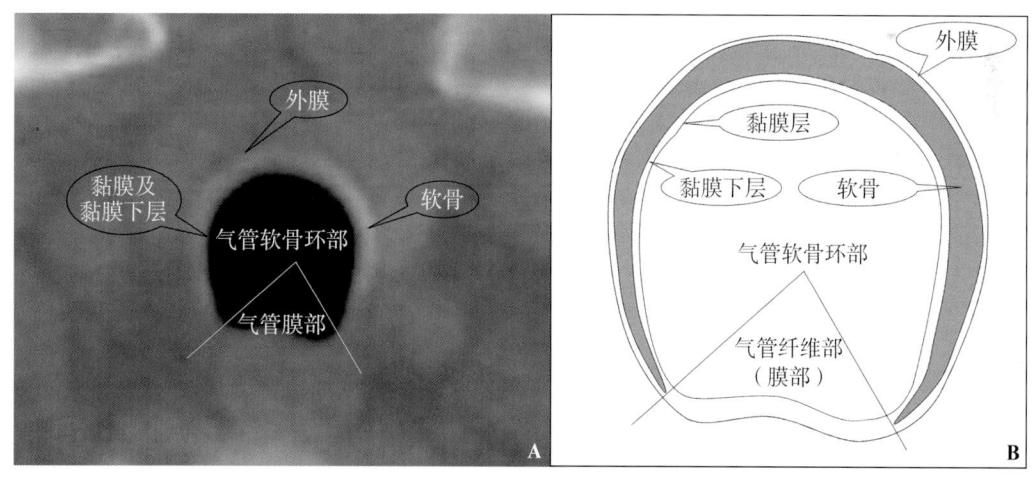

图 2-2-3 正常气管壁结构
A 为 CT 横断面;B 为图解形式表现的气管壁正常结构。

度的钙化影(图 2-2-4)。

气管软骨的钙化最常见于老年人,其中又以女性居多。软骨钙化的患者,其气管壁几乎看不到软组织影(图 2-2-4)。

气管的直径差异很大。正常男性气管直径平均约为 19.5 mm,在冠状面上横径范围为 13~25 mm,矢状面横径范围为 13~27 mm。女性则管径略小,平均约为 17.5 mm,冠状面范围为 10~21 mm,矢状面为 10~23 mm。

在用力呼气后或呼气时 CT 扫描,气管后纤维膜向前膨出使得管腔变窄(图 2-2-5),有些病例,气管管腔几乎闭塞。用力呼气时由于后纤维膜的向前膨隆使得气管前后径平均减少 30%~40%;横径减少 10%~20%。正常受试者用力呼气时气管横断面积减少 50% 以上[3]。

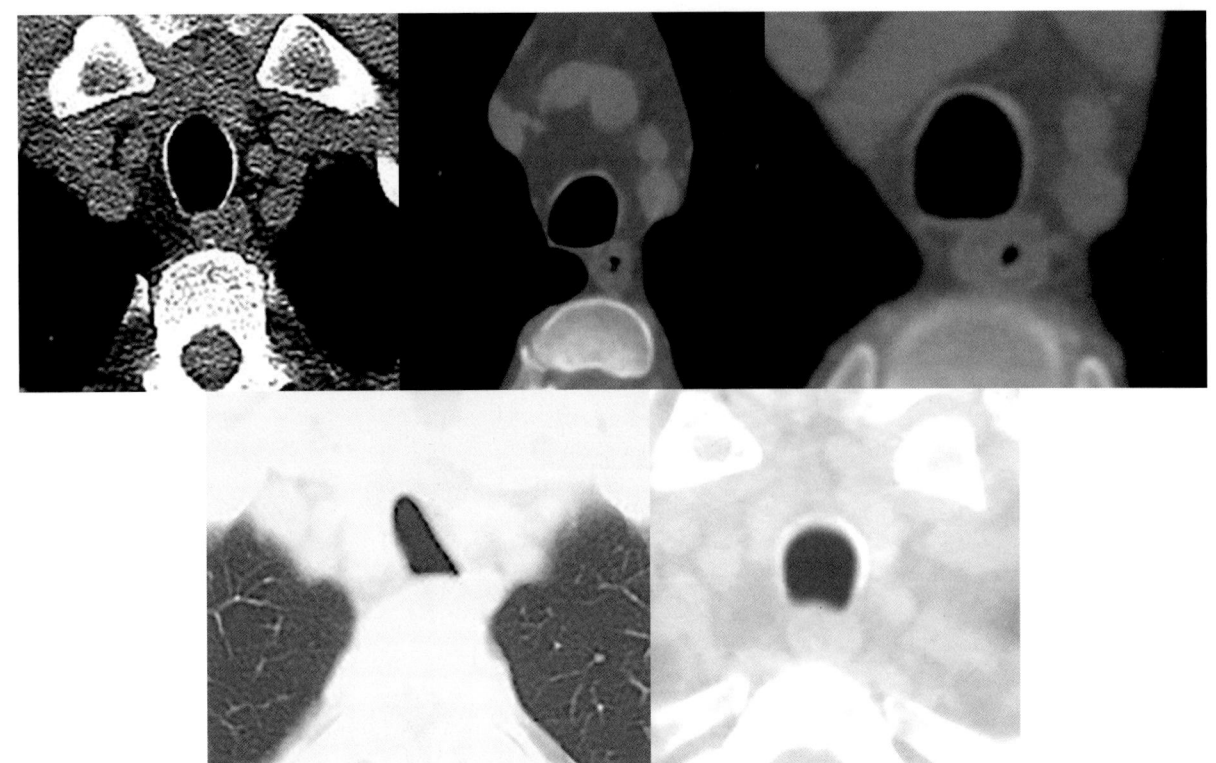

图 2-2-4　正常气管的各种形态

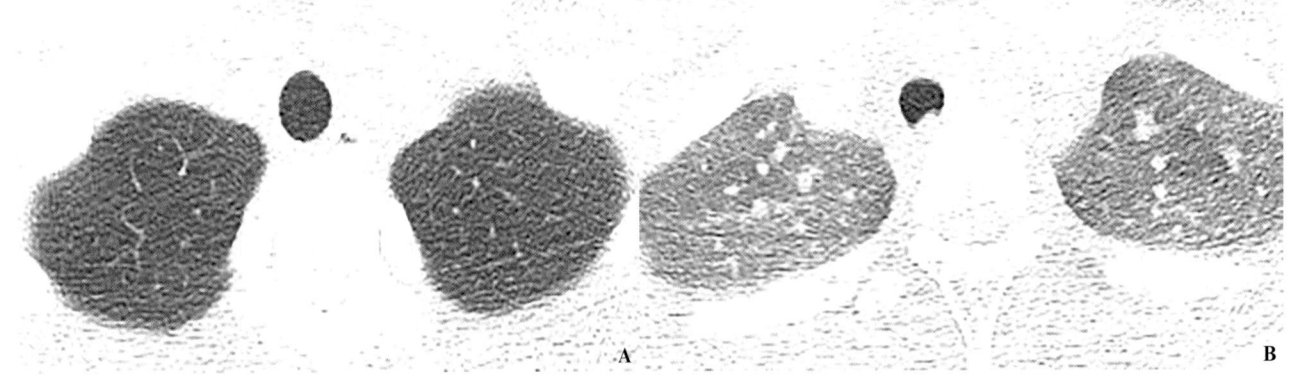

图 2-2-5　正常气管的生理性变化
A 为吸气扫描，B 为呼气扫描。

(二) 支气管

1. 解剖·气管分叉部下壁形成隆突，分叉角度为 60°~85°。两侧主支气管与气管长轴的角度不同，右侧为 20°~30°，左侧为 30°~45°。两侧主支气管、肺叶支气管、肺段支气管经多次分支，最后与肺泡相连。

目前国内对于支气管的命名多采用 Jackson-Huber 和 Boyden 的命名方法，以 B 代表支气管，S 代表肺段，A 代表肺动脉，V 代表肺静脉；用 1、2、3 代表肺段；用 a、b、c 表示亚肺段，支气管分支的名称见图 2-2-6。

(1) 右侧支气管分支：气管分为左右支气管，右支气管走行较左侧陡直，分为上下两支，上支为右肺上叶支气管，下支为中间段支气管，中间段支气管又分为中叶和下叶支气管两支(图 2-2-7)。

1) 右上叶支气管：在距隆突 1~4 cm 处近乎直角分出，向右上方进入右肺上叶。长 1~2 cm，宽 8~10 mm，分出尖段、后段及前段 3 个肺段支气管。尖段垂直向上，分为尖支和前支亚段。后段向后上方行走，再分为后支和水平支。前段支气管水平向前外方行走，分为 2 个分支，1 支向前，1 支向腋部。腋段指后段的水平支和前段外侧支分部的肺区。

2) 右肺中间段支气管：中间段气管为右主支气管的直接延续，无分支，长 2~3 cm，参与构成肺门。

3) 右肺中叶支气管：起于中间段支气管下部的前侧壁，向前外方走行，进入右肺中叶。分出外侧段和内侧段。外侧段向外下方走行，分为内、外侧支。内侧段支气管走向内下方，分出上、下支。

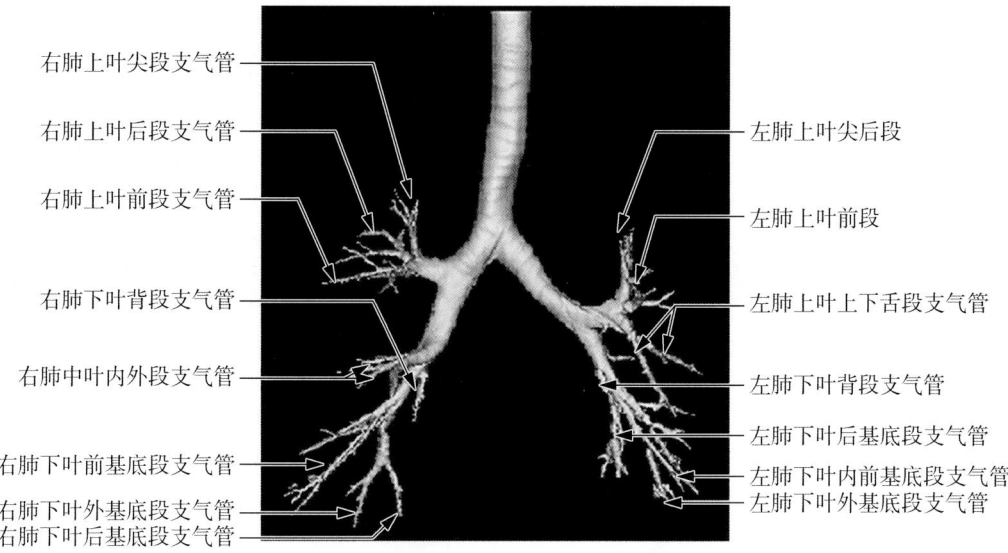

图 2-2-6　正常支气管分支图(正位)

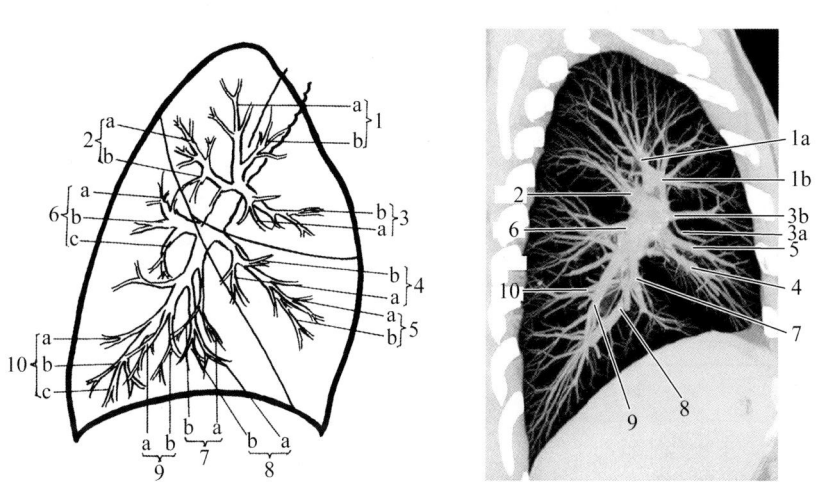

肺叶	肺段	亚肺段
上叶支气管	1. 尖段	a. 后或尖；b. 前
	2. 后段	a. 外；b. 前
	3. 前段	a. 外；b. 后或尖
中叶支气管	4. 外侧段	a. 外或后；b. 内或前
	5. 内侧段	a. 上；b. 下
下叶支气管	6. 背段	a. 内；b. 上；c. 外
	7. 内基底段	a. 外或前；b. 内或后
	8. 前基底段	a. 外；b. 基底
	9. 外基底段	a. 外；b. 基底
	10. 后基底段	a. 外侧；b. 内侧；c. 基底

图 2-2-7　右侧支气管分支线图及伴行血管 MIP 图

4) 右肺下叶支气管：右下叶支气管是中间段支气管的延续。它分出背段及前、外、后、内基底段。背段开口于中间段支气管的下端后侧壁，再分出上、内、外三个亚支。发出背段后的中间段支气管称为基底干支气管，其首先发出内基底段，走向内下方再分为前、后两支。再往下发出前基底段，向前下方走行，分出外侧支及底支。之后基底干发出外基底支，向外下方,分为外侧支及底支。后基底段可视为下叶支气管的延续,走向后下方,分出后支、外侧支和内侧支。

(2) 左侧支气管分支:左支气管走行较平,分为上下两支,上支为左肺上叶支气管,下支为左肺下叶支气管(图2-2-8)。

1) 左上叶支气管:从左主支气管远端外侧发出,走向外上方,分为上部和舌部。上部支气管长0.5~1.0 cm,分出尖后段和前段支气管。舌部走向外下方,长1~2 cm,分为上舌段和下舌段。

2) 左下叶支气管:左下支气管是左主支气管的延续,左侧没有中间支气管,但左主支气管较长。左下叶支气管共有4个分支,即背段、前内基底段、外基底段及后基底段。背段于左下叶支气管开口下方0.5~1.0 cm处发出,走向背侧方向。

左下叶支气管的分支与右下叶支气管不同,由于心脏大部分位于左侧胸腔内,左肺体积较右肺小,左下叶支气管的内基底支较小,它不直接开口于基底干支气管,而多开口于前基底支,成为前内基底支。外基底段及后基底段与右叶相同。

两侧肺叶及肺段支气管分支形式不完全相同,差异表现为:①右主支气管分为上、中、下三支肺叶支气管,左主支气管分为上、下两支肺叶支气管;②右上叶支气管直接分为肺段支气管,而左上叶支气管先分为上部及下(舌)部支气管,然后再分别分出肺段支气管;③右上叶支气管分为尖、后、前三支肺段支气管,左上叶支气管分为尖后支及前两支肺段支气管;④右侧主支气管分出上叶支气管后至中叶支气管开口前的一段称为中间支气管,左侧无中间支气管;⑤右下支气管共分为背、内、前、外、后五支肺段支气管,左下叶支气管则分为背、内前、外、后四支肺段支气管。

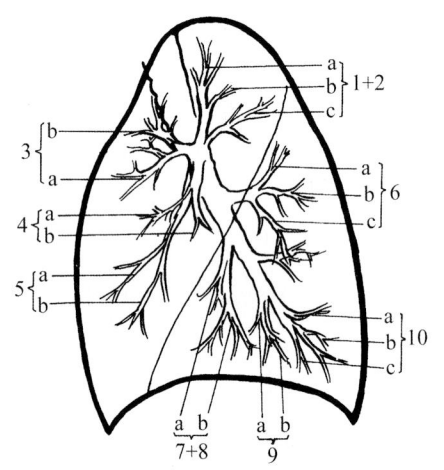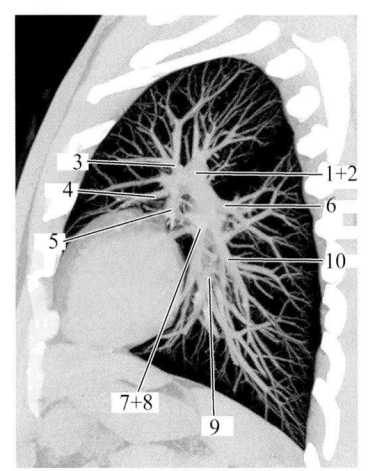

肺叶	肺段	亚肺段
上叶支气管	1+2.尖后段	a.后或尖;b.前;c.外
	3.前段	a.外;b.后或尖
舌部	4.上段	a.外或后;b.前
	5.下段	a.上;b.下
下叶支气管	6.背段	a.内;b.上;c.外
	7+8.内前基底段	a.外或前;b.内或后
	9.外基底段	a.外;b.基底
	10.后基底段	a.外侧;b.内侧;c.基底

图2-2-8 左侧支气管分支线图及伴行血管 MIP 图

2. 影像学表现

(1) X线表现:气管隆突可见于气管分杈为左、右侧主支气管处,常可见于主动脉弓下水平。左、右侧主支气管常都可见到,右侧主支气管比左侧更加陡直(图2-2-9)。主支气管下壁的夹角及隆突下角变化不一,为35°~90°[1,2]。

(2) 支气管造影表现:支气管碘油造影可以显示叶及段支气管,但是近年来该技术已被淘汰(图2-2-10),但是作为教学,通过支气管造影的图像显示,对支气管的影像解剖理解仍具有意义。

(3) CT 表现:CT 除了可以显示叶支气管、段支气管外,还可以显示亚段支气管。下面是几个典型轴位层面的图像。

1) 胸廓入口肺窗层面:胸内气管呈椭圆形或圆形,位置居中,40岁以上者可见气管软骨钙化,双肺尖最先出现的是右肺上叶尖段和左肺上叶尖后段(图2-2-11)。

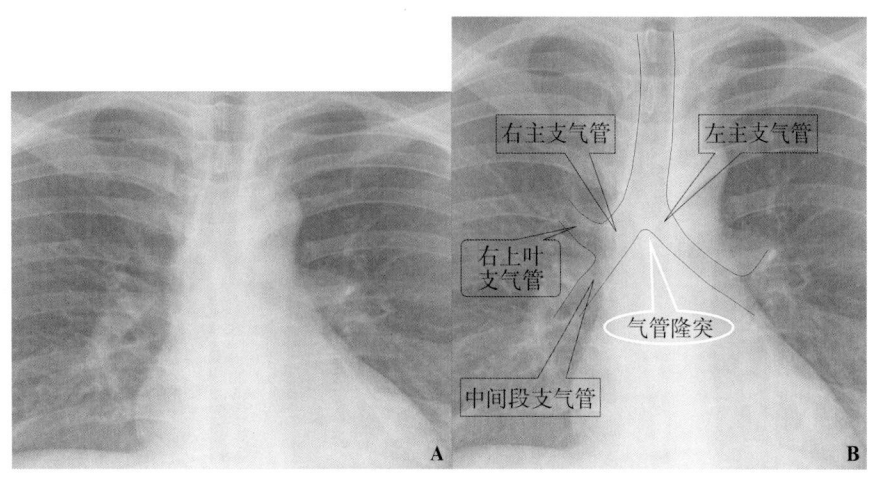

图 2-2-9 支气管树在胸部 X 线片上的表现
A 为高千伏摄影;B 为其线条示意图。

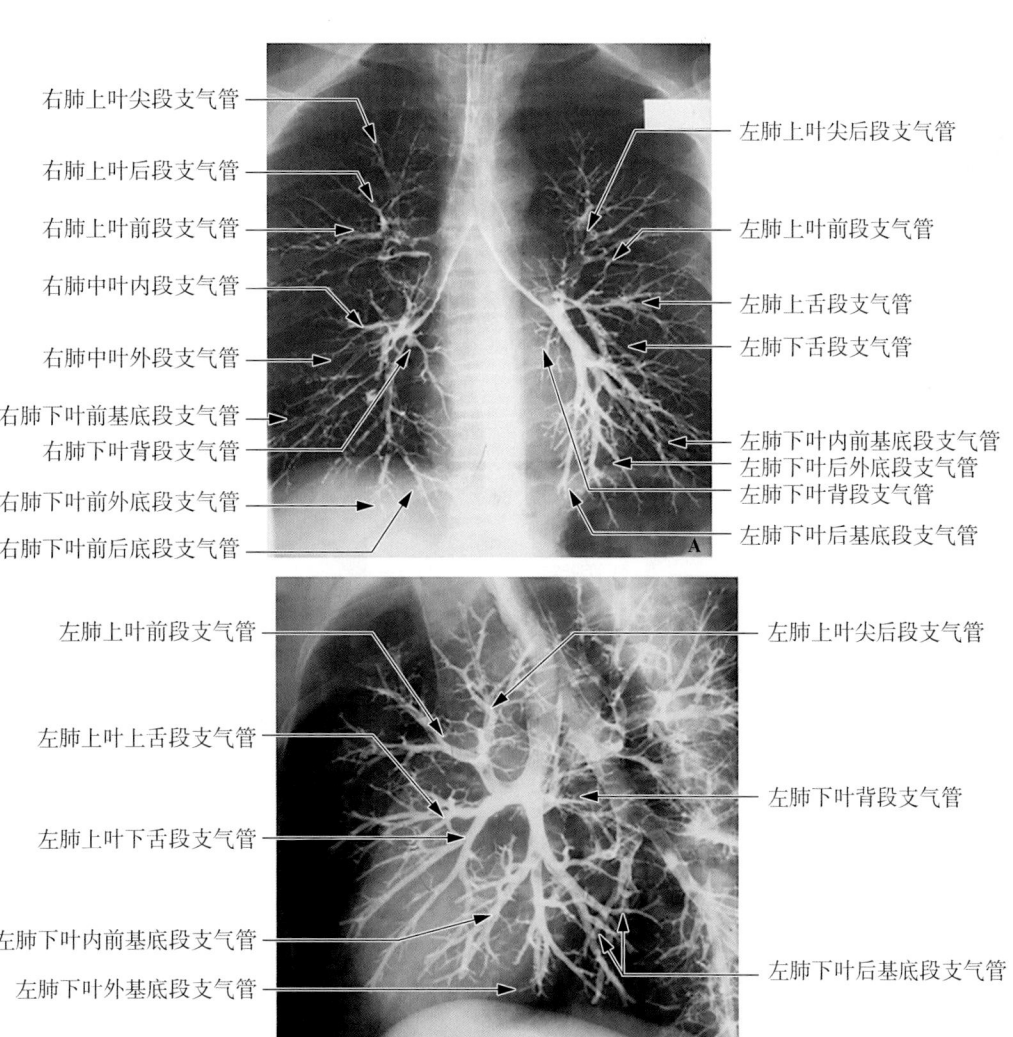

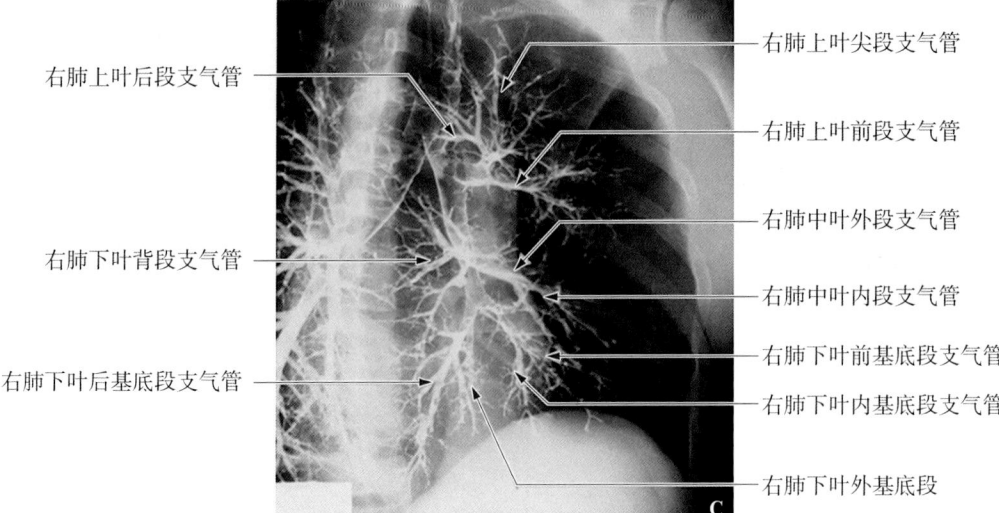

图 2-2-10 支气管碘油造影显示各叶及段支气管
A 为正位;B 为左前斜;C 为右前斜。

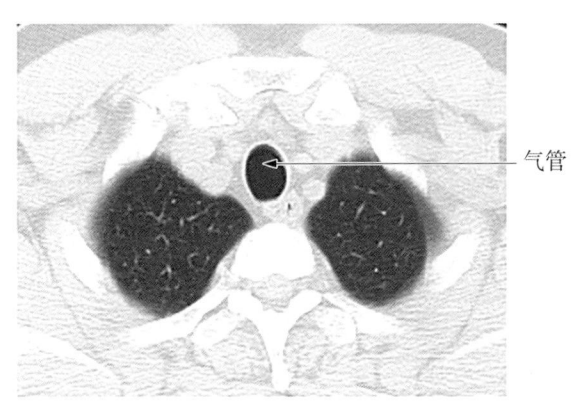

图 2-2-11 胸廓入口肺窗层面

2) 气管分叉肺窗层面:右主支气管较粗短,向外分出上叶支气管,一般前后支均可在一个平面上显示,向下为中间段支气管,尖段及尖后段支气管表现为小圆形低密度影,可见一侧或两侧斜裂(图 2-2-12)。

3) 中间段支气管肺窗层面:中间段支气管表现为上叶开口至中叶开口的圆形透亮影,后壁及内侧壁邻近肺组织。多在此水平面或稍下水平面见到右肺水平裂(图 2-2-13)。

4) 中叶支气管及舌叶支气管肺窗层面:一般中叶支气管较舌叶支气管开口水平稍高,向前发出中叶内外侧段支气管,其后方为下叶支气管及背段支气管,舌叶先后发出上下两段,其后方是下叶支气管。此平面还可见双侧斜裂构成的无肺纹理区(图 2-2-14)。

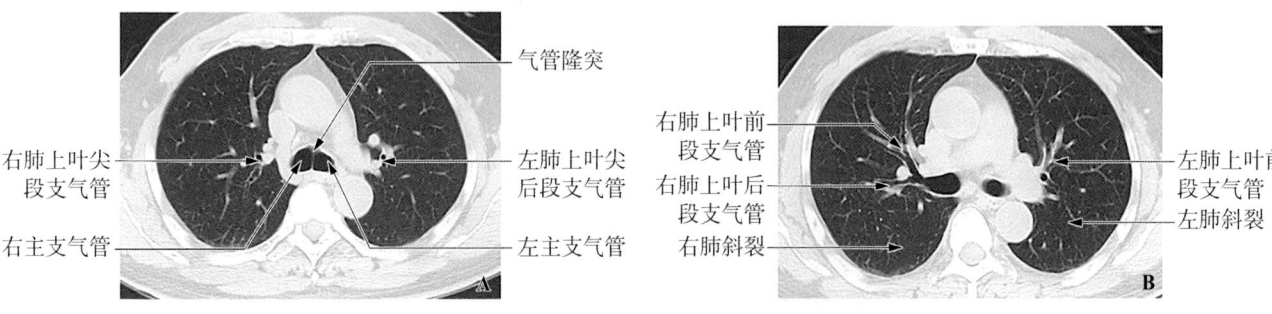

图 2-2-12 气管分叉肺窗层面
A 为左右主支气管分叉平面;B 为气管隆突平面。

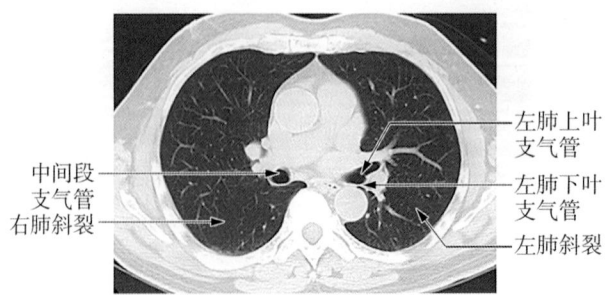

图 2-2-13 中间段支气管肺窗层面

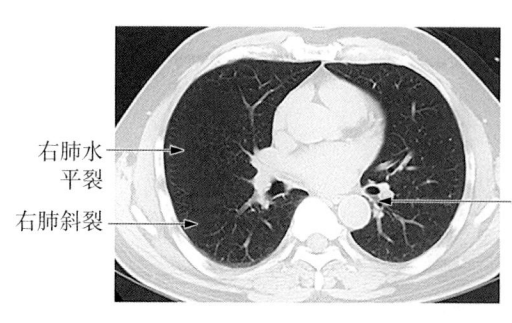 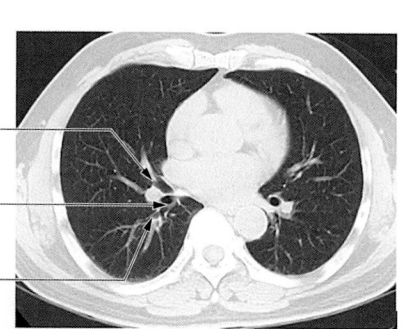

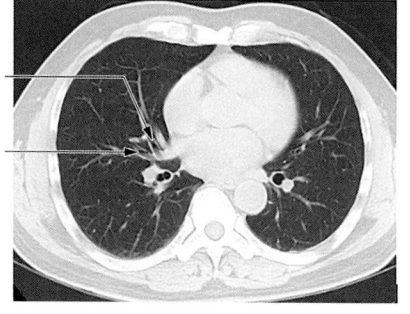

图 2-2-14　中叶支气管及舌叶支气管肺窗层面

5）两下叶基底段支气管肺窗层面：可见各下肺静脉进入纵隔，并可见前内后外段支气管。此平面还可见双侧斜裂下半部分，分割中叶与下叶（图 2-2-15）。

6）多排 CT 后处理技术

A. 多平面重建：肺门前缘及后缘水平冠状位，可见各段支气管呈圆形、椭圆形或管道状，壁菲薄，内含气体，其旁可见管径相近的血管伴随影，肺门中心层面支气管呈树枝状分布，边缘光滑（图 2-2-16）。

B. 曲面重建：气管支气管在标准投照体位上并不完全在一个平面上，为了能在一张图片上显示感兴趣区的气道，常常需要使用曲面重建技术，使扭曲的气管显示在同一平面，有助于病变大小、范围及深度的判断（图 2-2-17），消除由于扭曲造成的伪影（图 2-2-18）。

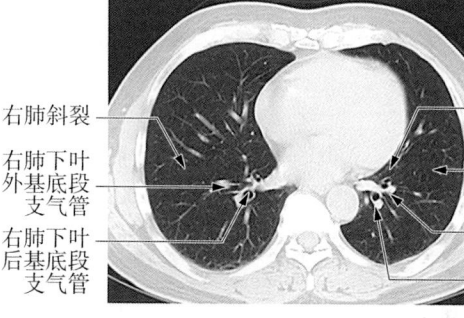

图 2-2-15　两下叶各基底段支气管肺窗层面

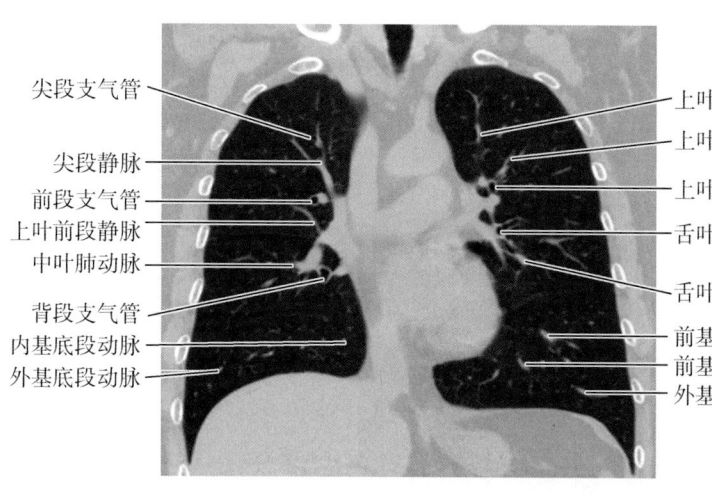

图2-2-16 从上到下依次为肺门前缘、肺门中心和肺门后缘层面冠状位

显示气管、支气管、叶及其主要分支支气管开口的肺窗支气管动脉与相应气管伴随，直径相等。

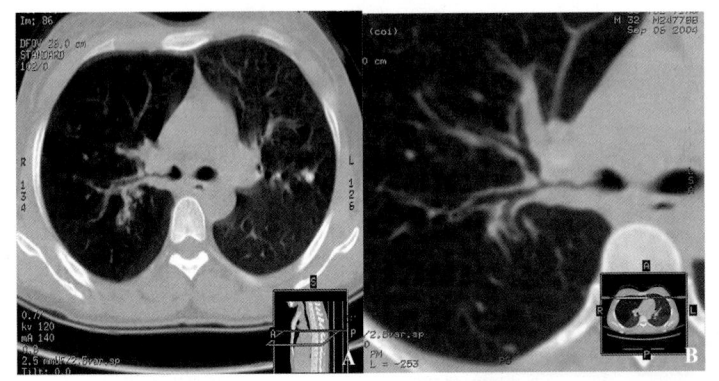

图2-2-17 男性，32岁。支气管内膜结核

A为常规CT轴位图，右肺上叶段支气管部分显示，不能确定亚段支气管是否受累；B为曲面重建图，同时显示段及亚段分支，显示病变仅侵犯短支气管开口尚未累及亚段支气管。

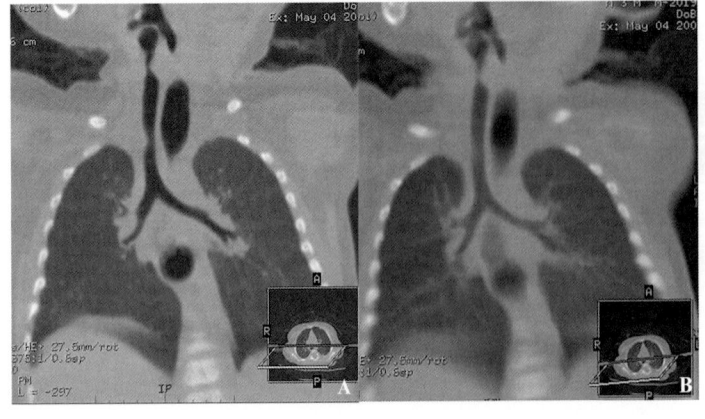

图2-2-18 男性，3个月。正常气管

A显示气管中段右侧壁局限性狭窄；B为曲面重建图，显示气管无狭窄，提示该区征象是由于气管不在一个层面所造成的假象。

C. 表面重建及支气管镜技术：随着计算机数据图像后处理技术的发展，涌现出了多种三维后处理技术。采用最小密度投影技术（minimum intensity projection，Min-IP）可以显示气管及支气管情况（图2-2-19）。利用表面重建可以显示气管外轮廓（图2-2-20）。利用仿真内镜技术可以显示气管及支气管内部情况（图2-2-21）。

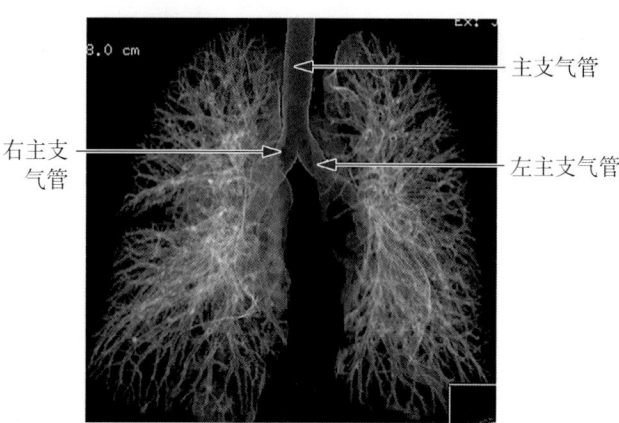

图2-2-19 采用最小密度投影技术的透明肺重建显示气管及支气管情况

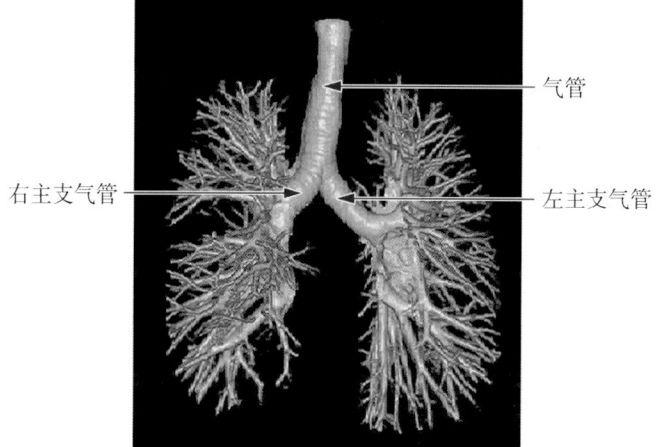

图2-2-20 表面遮盖技术显示气管及支气管情况

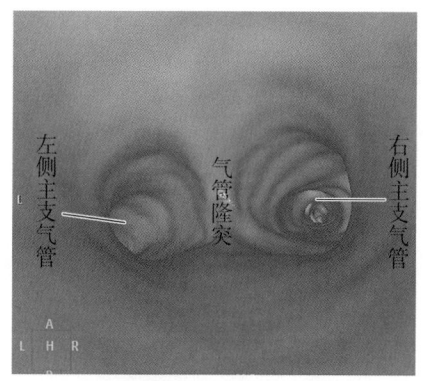

图2-2-21 支气管仿真内镜
仿真内镜技术可以显示气管及支气管内部情况。

3. 解剖变异·常见的气管支气管解剖变异包括气管性支气管、支气管桥、附属心段支气管、先天性支气管闭锁，内容详见第五章第三节气管支气管分支异常及第四节先天性支气管闭锁。

二、肺叶

肺位于胸膜腔内，借肺根和肺韧带固定于纵隔两侧，其表面包有胸膜脏层。每侧肺都分为上部的肺尖、下部的肺底（膈面）、外侧的肋面和内侧的纵隔面，以及三面交界处的前、后、下三个缘。

右肺前缘近乎垂直，左肺前缘的下半有心切迹。左肺由斜裂分为上、下两叶，右肺被斜裂和水平裂分为上、中、下三叶。

肺叶由2~5个肺段组成。每一肺段支气管及其分支和它所属的肺组织构成一个肺段。肺段呈圆锥形，尖部指向肺门，底位于肺表面。

肺动脉的分支与肺段支气管分支并行，肺静脉的段间支位于两肺段之间，是段间裂的标志[3]。

（一）X线表现

1. 肺野·肺野是含有空气的肺在胸部X线片上所显示的透明区域。两侧肺野透明度相同，深吸气时肺内气量多，透明度高，呼气时则透明度低，以两肺中下野表现明显。肺尖部含气量较少，故较不透明。

为了描述病变的大体位置，人为地将每侧肺野分为内带、中带和外带，以及上野、中野和下野，具体划分方法如下：将一侧肺野纵行三等分，即将肺野分为内带、中带和外带，以第2、4肋骨前端下缘画水平线，即将肺野分为上野、中野和下野（图2-2-22）。

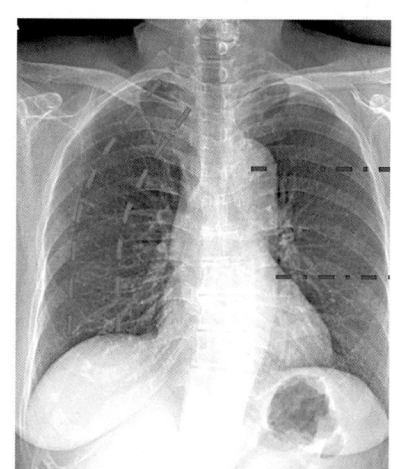

图2-2-22 胸部X线片的肺野分区
右侧显示内带、中带、外带的分割，左侧显示上野、中野、下野的划分。

2. 肺叶及肺段·在X线片上，根据叶间胸膜将双肺分隔成不同肺叶（图2-2-23）。右肺由水平裂和斜裂分为上叶、中叶和下叶，左肺由斜裂分为上、下两叶。

右肺上叶有5个面，即斜裂面、水平裂面、肋面、前纵隔面和肺尖，在后前位片，右肺上叶在横裂以上。若上叶实变，表现为横裂上方致密影。

右肺中叶也有5个面,即斜裂面、水平裂面、肋面、心面和膈面,在后前位片,右肺中叶位于横裂以下,内邻心右缘。若上中叶实变,表现为横裂下方致密影,右心缘模糊不清。右肺下叶有斜裂面、肋面、纵隔面和膈面,在后前位片,右肺下叶与右肺上叶和中叶重叠。右侧位片上,右肺上叶呈扇形,后缘和下缘分别为斜裂和水平裂;右肺中叶为倒置的梯形,上缘为水平裂,下缘为膈肌,后缘为斜裂。

右肺下叶位于斜裂后方,呈尖向上的三角形。左肺上叶与右肺上叶和右肺中叶之和相同,左肺下叶大致与右肺下叶等同。在X线片上不能直接显示肺段,若肺段发生病变时,该段密度出现变化,从而可以在邻近肺段的对比下识别出来。

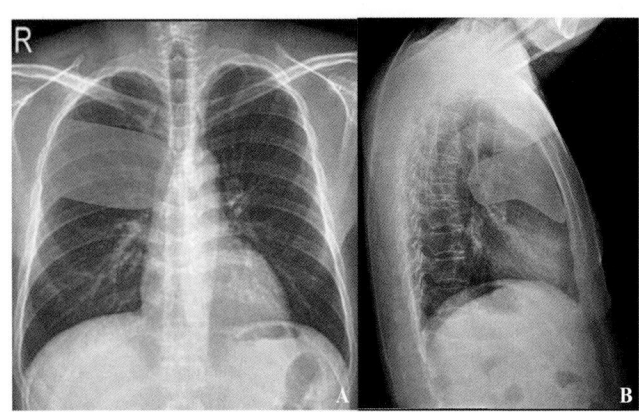

图2-2-25 胸部正(A)、侧(B)位X线片显示的右肺上叶前段

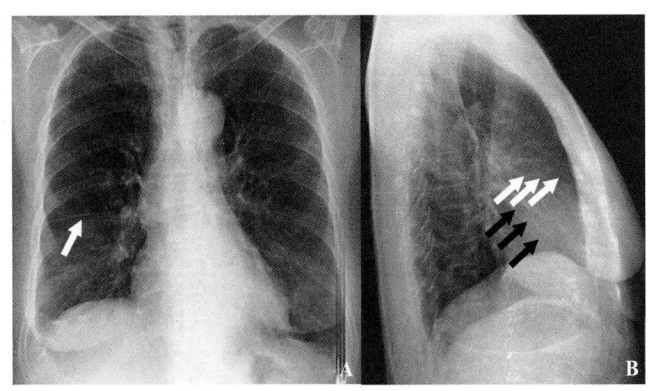

图2-2-23 叶间裂

胸部正(A)、侧(B)位X线片显示的水平叶间裂(白箭)、斜叶间裂(黑箭)。

(1)右肺上叶肺段:右肺上叶分为尖段、前段及后段3个段。

1)尖段:正位片上呈锥形,上界到肺尖胸膜顶部,下界沿第1前肋间走向右肺门。侧位X线片上呈楔形,尖向下指向肺门(图2-2-24)。

2)前段:位于上叶前部,正位X线片上,下缘为横裂,外缘为侧胸壁,内缘连于肺门。侧位X线片上,上缘邻尖段,下缘为横裂,前缘为前胸壁,后缘邻后段下部(图2-2-25)。

3)后段:位于上叶后部,正位X线片上,上为尖段外缘,下为横裂,内缘连于肺门,外缘是肋胸膜面。侧位X线片上,后缘为斜裂上段,前缘上部邻尖段后缘(图2-2-26)。

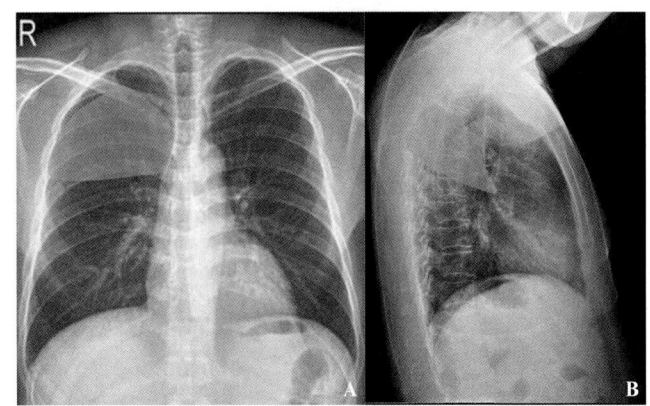

图2-2-26 胸部正(A)、侧(B)位X线片显示的右肺上叶后段

(2)右肺中叶肺段:右肺中叶分为外侧段和内侧段2个段。

1)外侧段:位于中叶后外侧部。正位片上,上缘为横裂,下缘不清,约在横裂至横膈的中部。侧位片上呈尖端指向肺门的三角形,上缘横裂为界,下缘以斜裂为界,前界不清,距前胸壁有一定距离(图2-2-27)。

2)内侧段:位于中叶前内侧部。正位近似长方形,内线紧贴右心缘,上缘为横裂的内侧部,下缘达心膈角,外缘不清。侧位呈四边形,前缘达前胸壁,上、下缘分别以横裂和斜裂为界,后缘接中叶外侧段前缘(图2-2-28)。

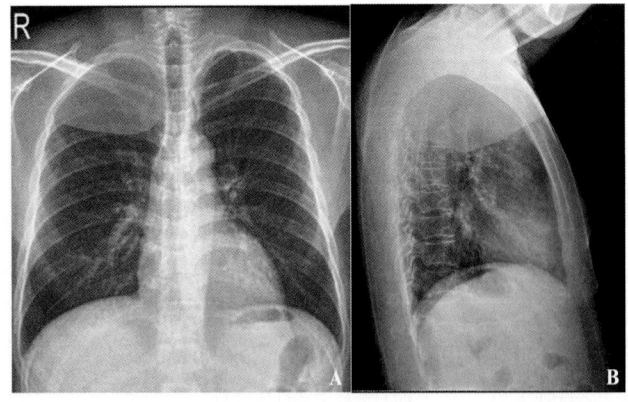

图2-2-24 胸部正(A)、侧(B)位X线片显示的右肺上叶尖段

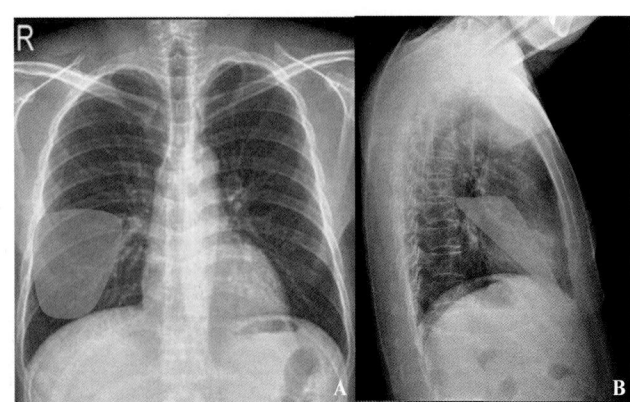

图2-2-27 胸部正(A)、侧(B)位X线片显示的右肺中叶外侧段

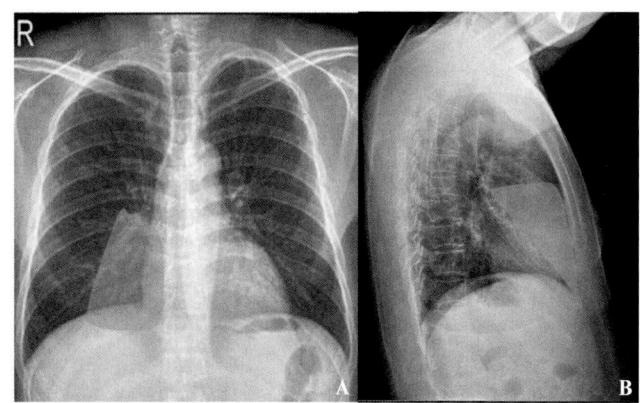

图 2-2-28　胸部正(A)、侧(B)位 X 线片显示的右肺中叶内侧段

(3) 右肺下叶肺段：右肺下叶分为背段、内基底段、前基底段、外基底段和后基底段 5 个段。

1) 背段：位于右下叶的上部。正位 X 线片呈卵圆形，位于右中肺野，跨越横裂上、下部，内侧达纵隔边缘，重叠于肺门区，上缘边界清楚，下缘模糊。右侧位 X 线片呈三角形，前缘以斜裂为界，后缘紧贴后胸壁，下缘模糊，在第 5~8 胸椎（图 2-2-29）。

2) 内基底段：为右下叶最靠内侧的肺段，正位 X 线片上，呈底边位于膈顶，尖端指向肺门的三角形，其内缘与心右缘重叠，外缘不清。侧位 X 线片呈小三角形，底在膈顶中部，尖朝肺门（图 2-2-30）。

3) 前基底段：位于下叶的前外侧部。正位 X 线片呈尖端指向肺门的菱形，底部位于右肋膈角区，上缘及内缘不清晰。侧位 X 线片呈三角形，自肺门向下至右膈的前部，前缘以斜裂为界（图 2-2-31）。

4) 外基底段：位于下叶的后外侧部。正位 X 线片呈三角形，位置与前基底段大致相仿。侧位 X 线片呈三角形，尖端指向肺门，位于前基底段之后，后基底段之前，大约在腋中线的部位（图 2-2-32）。

5) 后基底段：位于下叶的后内侧部。正位 X 线片呈尖朝肺门的三角形，基底贴于横膈，约占膈面的 2/3。内侧缘贴于纵隔边缘。其位置形态与内基底段近似，但较内基底段大。侧位 X 线片近似棱形，位于后肋膈角区，一端指向肺门，紧贴下后胸壁及横膈后部（图 2-2-33）。

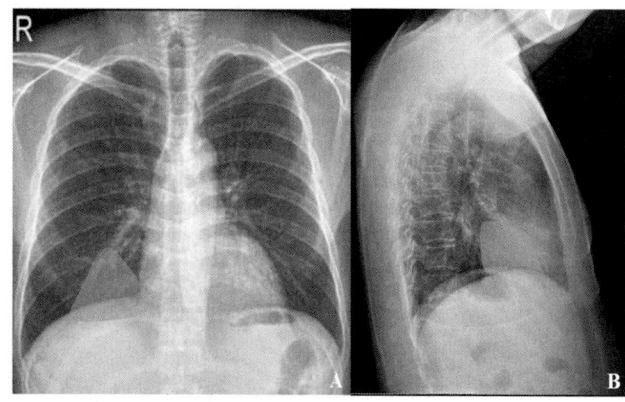

图 2-2-30　胸部正(A)、侧(B)位 X 线片显示的右肺下叶内基底段

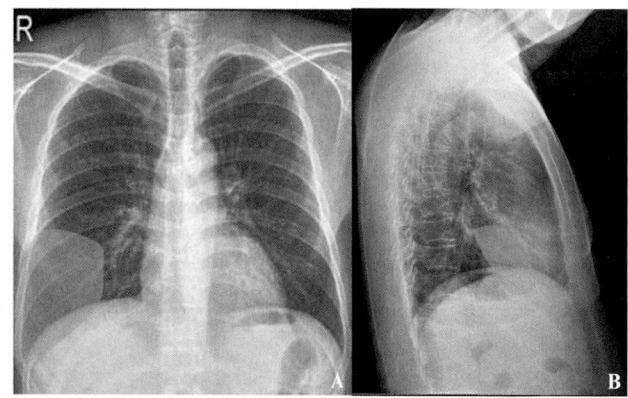

图 2-2-31　胸部正(A)、侧(B)位 X 线片显示的右肺下叶前基底段

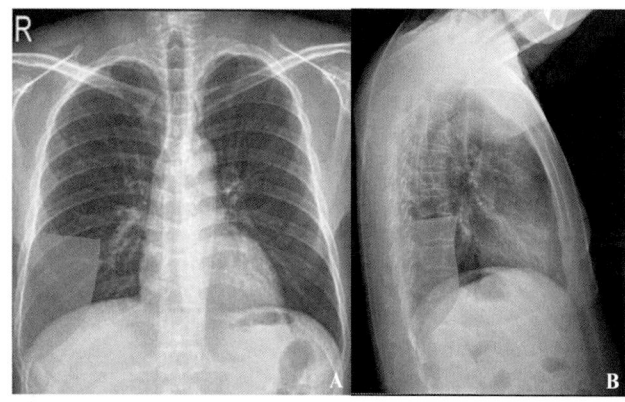

图 2-2-32　胸部正(A)、侧(B)位 X 线片显示的右肺下叶外基底段

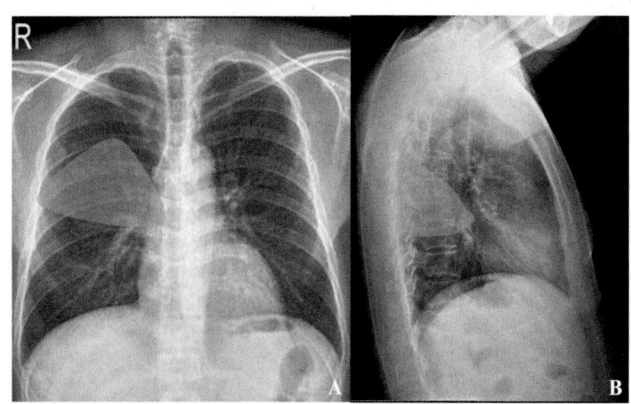

图 2-2-29　胸部正(A)、侧(B)位 X 线片显示的右肺下叶背段

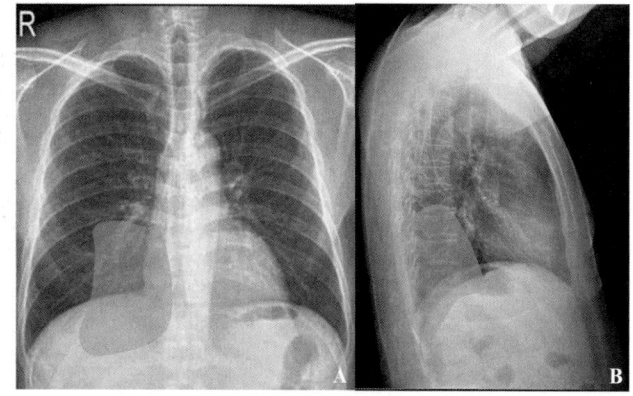

图 2-2-33　胸部正(A)、侧(B)位 X 线片显示的右肺下叶后基底段

(4) 左肺上叶肺段：左肺上叶分为尖后段、前段、舌部上段和舌部下段 4 个段。

1) 尖后段：相当于右上叶的尖段加后段。

2) 前段：左上叶前段较右上叶前段大。侧位片上，其下缘斜向前下方。

3) 舌部上段与下段：舌部（段）位于左上叶的前下部。正位片上，舌部从左肺门水平，向下沿左心缘至心膈角区，上缘邻前段，外缘上部达侧胸壁。上段与下段大体上分别占据舌部的上方与下方。侧位片上，舌部呈三角形，尖端指向肺门，位于斜裂下段的前方，上缘邻前段，前缘贴于前胸壁。

(5) 左肺下叶肺段：与右下叶肺段相仿，只是内基底段较小，并入于前基底段，形成前内基底段。

(二) CT 表现

在 CT 图像上，叶间裂是识别肺叶的标志，由于叶间裂处实际上是两侧相邻肺叶的边缘部分，常规厚层 CT 图像上其边缘部分的维系血管、支气管等结构已不能显示，所以在肺窗中表现为透明带。在 HRCT 上叶间裂表现为连续的细线状影，连接纵隔和侧胸壁。在横断面上，斜裂可见于第 4 胸椎平面以下层面，呈连续的弧线形。水平叶间裂与扫描平面平行，表现为三角形或椭圆形[4]。

根据叶间裂可以识别各肺叶，左侧斜裂前方为上叶，后方为下叶。右侧在中间段支气管以上层面，斜裂前方为上叶，后方为下叶；中间段支气管以下层面，斜裂前方为中叶，后方为下叶（图 2-2-34）。

CT 图像不能显示肺段间的界限，但根据肺段支气管及血管的走行可大致定位。肺段的基本形态为尖端指向肺门的锥状体（图 2-2-35～图 2-2-37）。

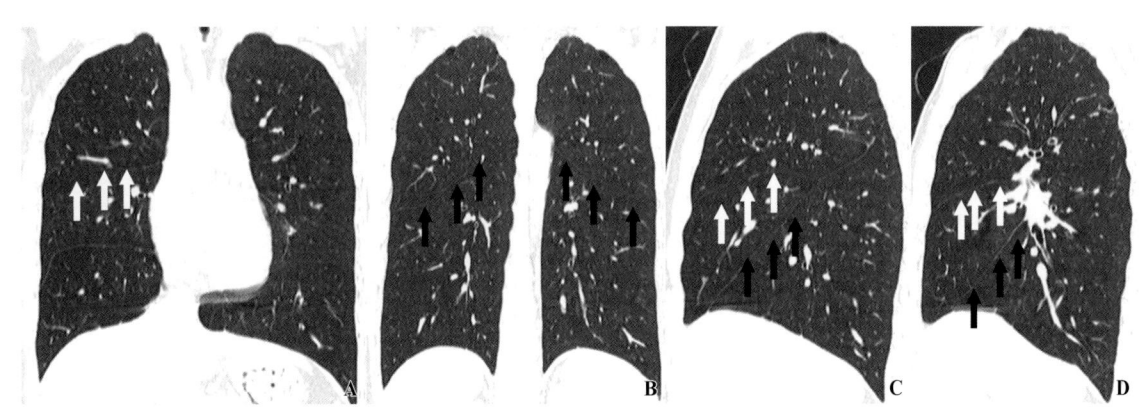

图 2-2-34　男性，29 岁。CT 显示叶间裂
A、B 为 CT 冠状位重建；C、D 为矢状位重建。CT 多平面重建清楚显示细线状的水平裂（白箭）及斜裂（黑箭）胸膜。

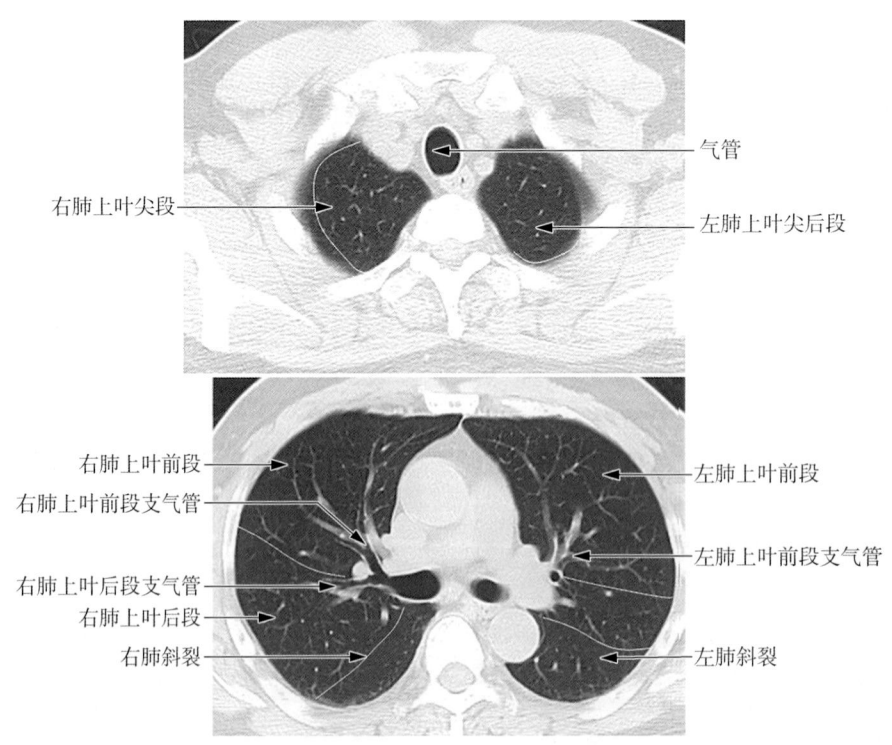

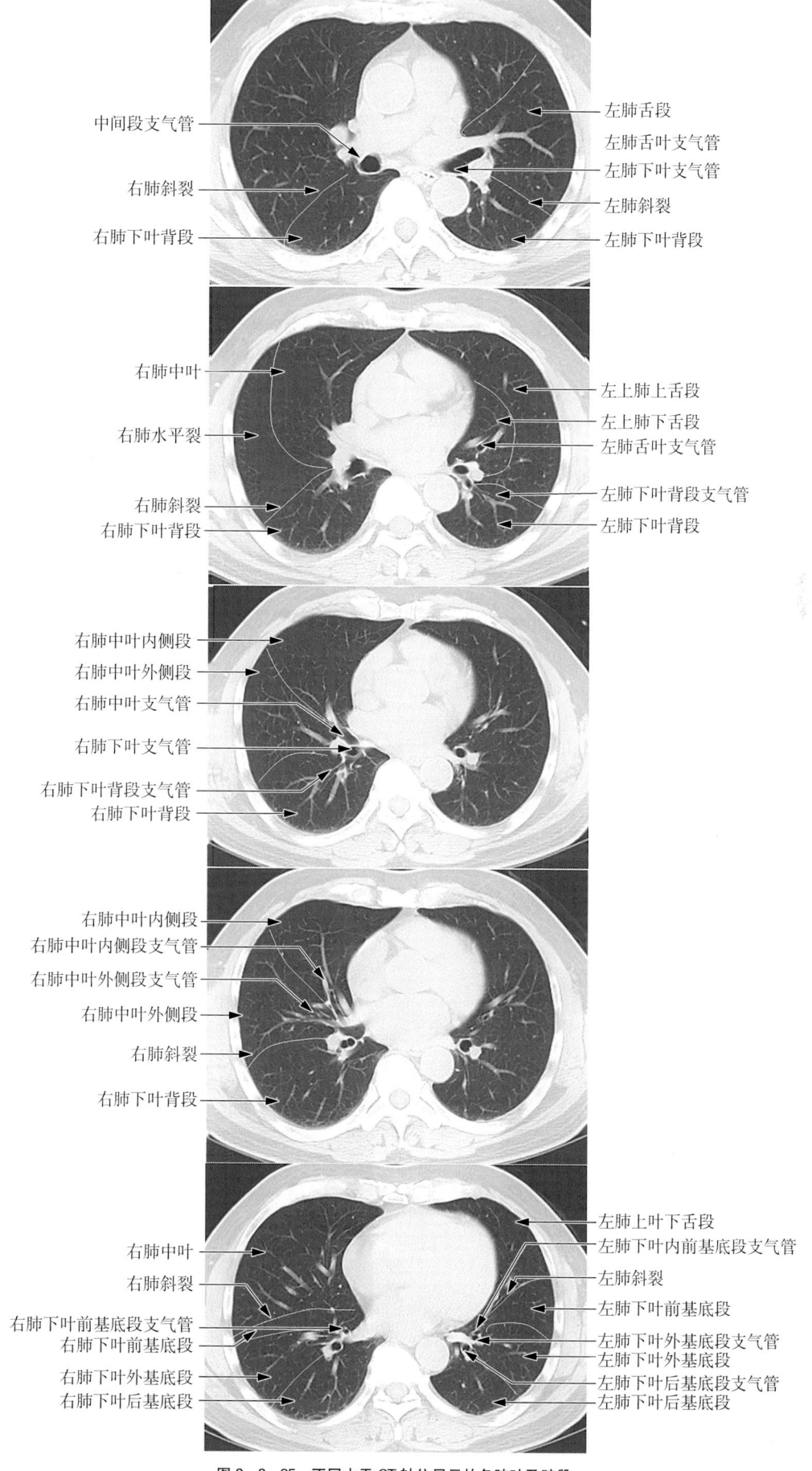

图 2-2-35 不同水平 CT 轴位显示的各肺叶及肺段

三、肺小叶

在正常情况下肺小叶间隔的显示不那么清晰，但异常情况下常可显示得较为完整。因此，研究其特点非常有必要。

人的气管自支气管至肺泡大约分为24级。其分支名称依次为主支气管（1级）、叶支气管（2级）、段支气管（3～4级）、小支气管（5～10级）、细支气管（10～13级）、终末细支气管（14～16级）、呼吸细支气管（17～19级）、肺泡管（20～22级）、肺泡囊（23级）、肺泡（24级）。其中，2～16级支气管为肺内导气部，17～24级支气管为肺内呼吸部。

肺小叶又称二次肺小叶，是目前肉眼可见的最小解剖学单位，直径为1～2.5cm。它是由细支气管（或3～5个终末细支气管）及其附属结构构成的肺单元。

肺小叶包括数个初级肺小叶，初级肺小叶是执行换气功能的基本单位。初级肺小叶是由1个终末细支气管及其附属结构构成的，它包含数个腺泡结构。

腺泡是由每一呼吸性细支气管及其附属的肺泡管、肺泡囊和肺泡组成的结构。

（一）解剖

肺小叶呈多边形或锥体形，直径为1～2.5cm，以小叶间隔的结缔组织为边界。它由小叶间隔、小叶核心和小叶实质构成（图2-2-36和图2-2-37）。

小叶间隔由来自胸膜的结缔组织构成，内含小静脉和淋巴管。肺小叶在胸膜下区发育较好，以上、中（舌）叶肋面和纵隔面最易看到，而肺下叶和各叶中心区发育较差，很少见到完整的小叶间隔。

小叶核心由小叶内细支气管及伴行动脉构成，共同被来自肺门的结缔组织包绕。应该指出的是，细支气管的直径约为1mm，其管壁厚度约为0.15mm，这样大小的支气管在HRCT上不能显示。在正常肺中看到的点状结构，或者在距离胸膜表面5～10mm处的分支状结构，是与细支气管伴行的细肺动脉。

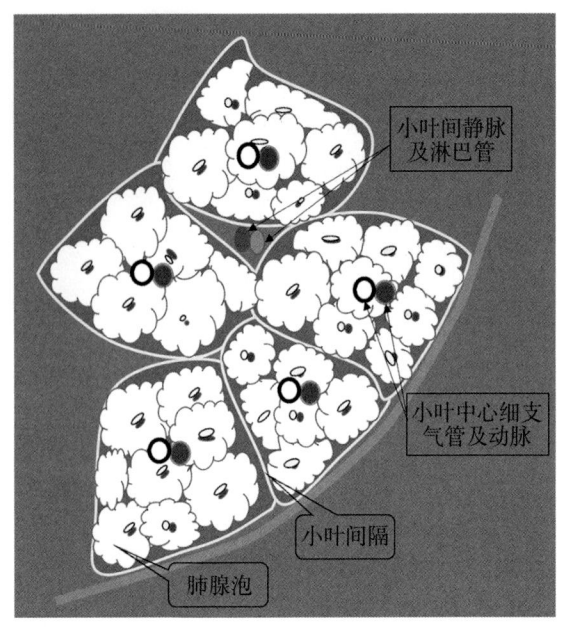

图2-2-37　肺小叶轴位断面示意图

小叶实质是位于小叶间隔与小叶核心之间的结构，主要包括肺泡管、肺泡囊、肺泡及其毛细血管床等结构。

（二）HRCT表现

肺小叶在HRCT上呈不规则多边形或截头锥体形，底朝向胸膜，尖段指向肺门的多边形结构，该结构在正常情况下仅见于胸膜下，而不见于肺中心区域[4]。

小叶间隔构成了肺小叶的边，表现为单一的线状或网状结构，在HRCT上呈厚约0.1mm，长10～25mm的均匀细线状或弧线状致密影，与胸膜相连或有伸向胸膜的倾向（图2-2-38和图2-2-39），密度略低于血管。

小叶间隔内的小静脉和淋巴管呈点状或线状高密度，直径约为0.5mm。小叶核心位于小叶中心，距小叶间隔3～5mm，距胸膜面5～10mm。在HRCT上呈圆点状或星芒状或分支状高密度，直径约为1mm，系小动脉构成，伴行的小叶内细支气管不能显示。

小叶实质为小叶间隔与小叶核心之间的低密度区，密度均匀或偶见小点状高密度影（初级肺小叶内的血管），小叶实

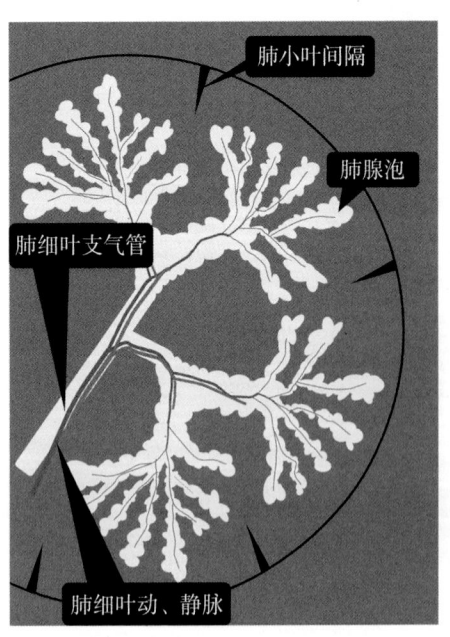

图2-3-36　肺小叶解剖示意图

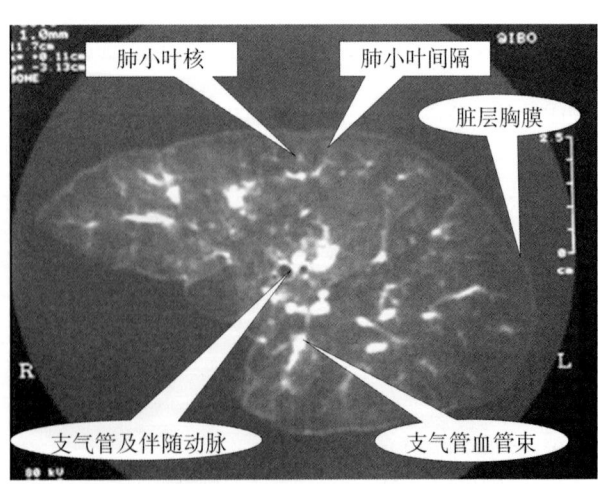

图2-2-38　肺标本HRCT显示肺小叶结构

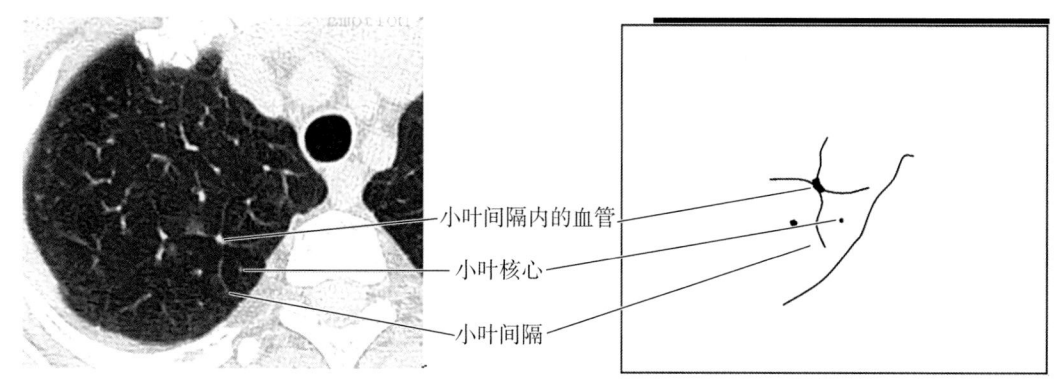

图2-2-39 女性,54岁。右肺尖胸膜下肺小叶的HRCT表现及其示意图

质密度略高于气管腔内空气的密度。

初级肺小叶又称肺腺泡,平均直径为7~8mm,是次级肺小叶内的小叶实质部分,其管壁内有肺泡的开口,因此它又是参与气体交换的最大的肺的功能单位。

由于初级肺小叶的间隔很薄,在HRCT上不能显示,但是其内的小动脉偶可显示。肺小叶通常由十几或更少的腺泡组成,大的肺小叶可能含有的腺泡数为上述的2倍。

(王健 刘晨)

参考文献

[1] 荣独山.X线诊断学[M].上海:上海科学技术出版社,2002.
[2] 谢宝玠.胸部X线诊断基础[M].北京:人民卫生出版社,2000.
[3] 潘纪戍,Webb WR.高分辨率肺部CT[M].3版.北京:人民军医出版社,2007.
[4] 王振宏,马大庆.肺小叶结构的CT研究进展[J].国外医学(临床放射学分册),2005(5):328-330.

第三节 · 循 环 系 统

血液由心室射出,经动脉、毛细血管和静脉返回心房,这种周而复始的循环流动称为血液循环。根据循环途径的不同可分为体循环(大循环)和肺循环(小循环)两种。

一、解剖

(一) 体循环

1. 动脉

(1) 主动脉:正常主动脉从左心室发出,分为升主动脉、主动脉弓和降主动脉。以膈肌主动脉裂孔为界,降主动脉又分为胸主动脉和腹主动脉。胸主动脉可以分为5段[1]:主动脉根部、升主动脉、主动脉弓和降主动脉。

主动脉根部是动脉弓较短的一段,从左心室上升至包括主动脉瓣及主动脉窦的部分。即主动脉瓣之后,可见3个扩张的部分,称为主动脉窦,根据冠状动脉起源,又将其分别称为左冠状窦、右冠状窦及无名窦。

升主动脉从窦管结合处延伸形成主动脉弓的第一个分支,长约5cm,与主动脉弓相延续,升主动脉没有分支,其被包裹在心包浆膜层的最上部分,在一些病例中,当出现心包积液的时候可以见到围绕着部分升主动脉的横向的心包凹陷。

主动脉弓是指起自右头臂动脉至动脉导管间的部分。与右侧第2胸肋关节后方起始,呈弓状向左后方弯曲至第4胸椎左侧延续为降主动脉。

主动脉弓前紧贴胸腺后,与胸骨柄相隔,后可见气管、气管分叉和食管,上面有左头臂静脉走行,通过主动脉弓的上面从右至左依次发出三大分支即头臂干,左颈总动脉和左锁骨下动脉。头臂干从主动脉弓右端向上斜行至胸锁关节后,分为右颈总动脉和右锁骨下动脉。降主动脉分为胸段和腹段。

胸段平第4胸椎体的左侧,接续主动脉弓,在心脏后方沿脊柱下降至第12胸椎平面穿过膈肌主动脉裂孔,移行为腹主动脉。胸动脉向远端逐渐变细,与食管的关系密切,起初在食管左侧,渐渐移行为后内(图2-3-1)。

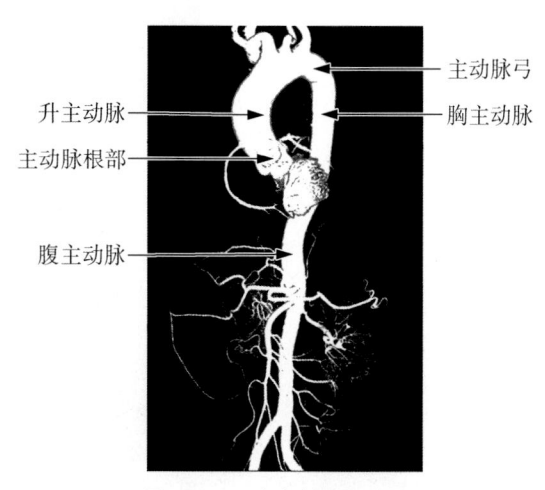

图2-3-1 主动脉解剖示意图

(2) 参与体循环的肺及胸壁血管：参与体循环的胸部动脉包括支气管动脉、胸廓内动脉（内乳动脉）及肋间动脉等[1]。

1) 支气管动脉：支气管动脉主要供应各级支气管，也供应部分气管和食管、纵隔淋巴结、肺动脉和主动脉弓动脉壁等。支气管动脉的起始部位变异很大，绝大多数支气管动脉开口于第5胸椎体上缘到第6胸椎体下缘范围内的主动脉腹侧壁。

有文献统计显示，右侧支气管动脉主要起源于右侧肋间动脉(44.9%)、主动脉降部(30.6%)、主动脉弓(14.3%)和右锁骨下动脉(10.2%)。左侧支气管动脉主要起源于主动脉降部(86.5%)和主动脉弓(10.9%)。

支气管动脉干直径为1～2 mm，一般为2～4支[1,2]。Cauldwell根据150例尸检资料，将支气管动脉分为9型。其前3位为：Ⅰ型，右1支，左2支(40.6%)；Ⅱ型，右1支，左1支(21.3%)；Ⅲ型，右2支，左2支(20.6%)。

临床上将Ⅰ型称为标准型，右支气管动脉常呈直角开口于降主动脉右侧壁，可与肋间动脉共干。左支气管动脉常呈锐角开口于降主动脉前壁，直径小于右支气管动脉（图2-3-2和图2-3-3）。右侧支气管动脉发出后，从奇静脉和椎体间穿越，向右达右支气管后上方。左支气管动脉在食管的左侧行一短段后到达左支气管。

支气管动脉在肺门分别走行在左右支气管的上缘和下缘，根据其走行部位可分为右上支、右下支、左上支和左下支四支，并有一定的规律性可循，即起于右侧肋间动脉和右锁骨下动脉的支气管动脉移行为右上支；起于左锁骨下动脉和主动脉弓的，在走行途中分别移行为右下支和左上支（但发自左锁骨下动脉的出现率仅占2%）；起于主动脉降部的大部分移行为左下支，部分移行为右下支和左上支气管动脉。

逐级分支的支气管动脉都沿支气管后壁行走，沿途发出小支绕行到支气管前壁，在管壁周围形成血管网，并向内发出穿支，在黏膜下形成网络结构，并与肺动脉末梢支在毛细血管前水平吻合。左侧支气管动脉可分支供应主动脉弓和降主动脉上段的滋养血管。

此外，支气管动脉还常有分支供应肺动脉和肺静脉的管壁、食管、气管肺门和纵隔淋巴结、心包等部分结构，并可与脊髓前动脉交通。

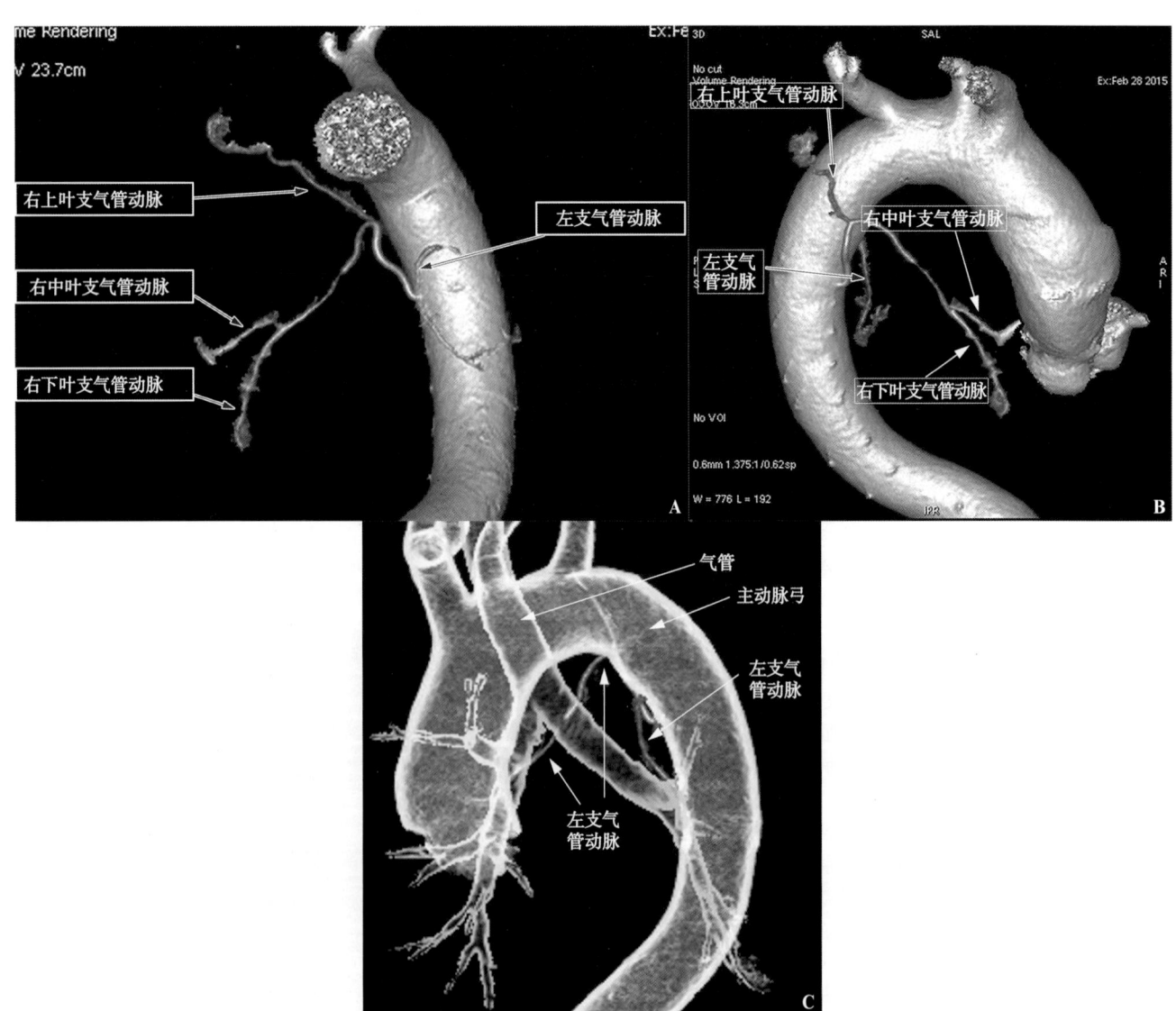

图2-3-2 多排CT表面重建显示正常支气管动脉及其分支

A为正位观；B为侧位观；C为支气管、支气管动脉及主动脉的关系图。

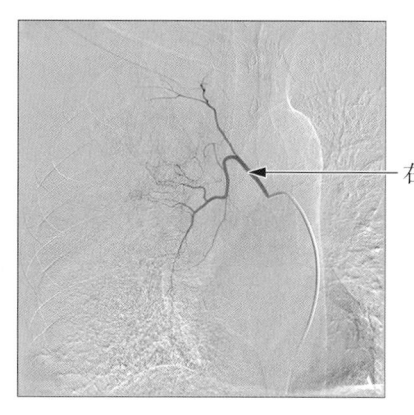
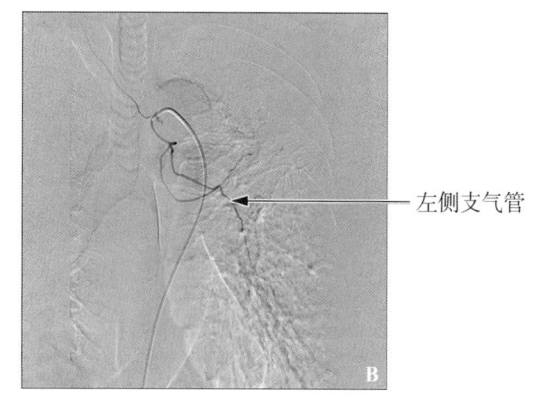

图 2-3-3　DSA 显示正常右支气管动脉及其分支

A 为右侧支气管动脉；B 为左侧支气管动脉。

2) 胸廓内动脉（内乳动脉）：胸廓内动脉起源于锁骨下动脉第一段下侧缘，常与椎动脉起始部相对应，沿前斜角肌内缘行向下内，过锁骨内侧端和锁骨下静脉后方，紧贴胸膜顶前面入胸腔，沿胸骨外侧缘，经第 1～6 肋软骨、肋间内肌和肋间外韧带的后面，以及胸横肌的前方垂直下行，达第 6 肋间隙分为肌膈动脉和腹壁上动脉两终支[1,3]。

胸廓内动脉分支包括以下分支（图 2-3-4 和图 2-3-5）。

心包膈动脉：自胸廓内动脉上部发出，伴膈神经经过心包与纵隔胸膜之间下行，分布于膈肌、心包和胸膜，并与膈肌动脉和膈下动脉交通。

纵隔前动脉：分布于前纵隔淋巴结、脂肪及胸腺。

穿支：穿支血管有 5～6 支，伴随肋间神经的前皮支穿越上位 5～6 个肋间隙，向前外分布于胸大肌和胸前部皮肤。在女性的第 2～4 穿支较大，并发出乳房支，分布于乳腺内侧。

肋间支：肋间血管有 5～6 支，起始后，各以上、下两支分布于上位 6 个肋间隙，分支营养肋间肌和乳房，并与肋间动脉的相应分支吻合。

支气管支：支气管支血管分布在支气管和气管下部。

心包支：心包支血管分布于心包前部。

肌膈动脉：肌膈动脉沿肋弓后面行向外下方，至第 8、9 肋软骨穿膈肌起始部，终于最下肋间隙，沿途发出肋间支，分布于下位 5 个肋间隙。其分布与肋间支相同，并与肋间动脉等吻合。此外，还发出分支至膈。

腹壁上动脉：腹壁上动脉为胸廓内动脉的直接延续，穿胸肋三角至腹直肌后叶的前面，沿腹直肌后面下降，至脐部与腹壁下动脉吻合，沿途分支至腹直肌、膈肌和腹膜。

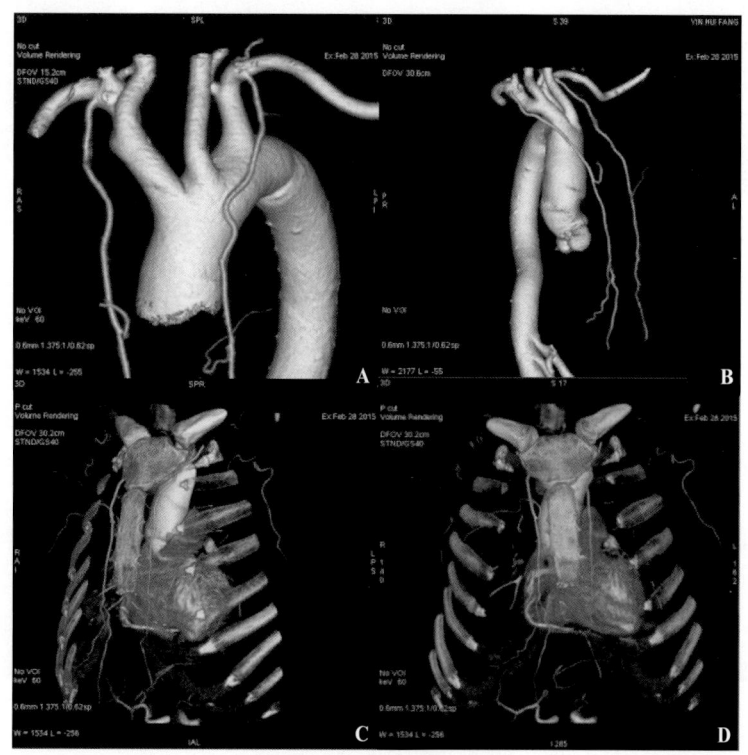

图 2-3-4　正常胸廓内动脉

CT 表面重建显示双侧胸廓内动脉起源于双侧锁骨下动脉（A），向前下走行（B），经锁骨内下（C），沿胸骨外侧缘下行（D）。

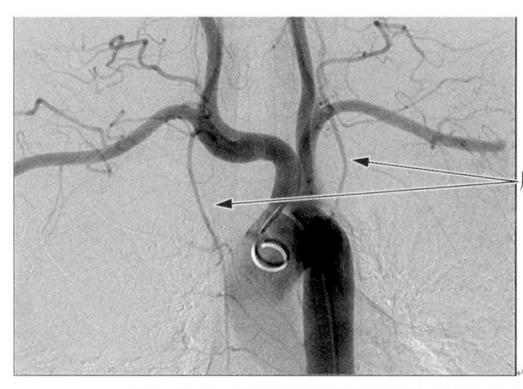

图2-3-5 DSA显示正常胸廓内动脉及其分支

(3) 肋间动脉:肋间动脉是胸主动脉的节段性对称的分支,共有8对[1,3,4],分布于第3~11肋间隙,所有的肋间动脉都自胸主动脉后壁发出。

右侧肋间动脉横过相应的胸椎体前面,食管上部、胸导管和奇静脉的后方进入右侧肋间隙。左侧肋间动脉经各椎体侧面外行,沿左肺和胸膜后方进入左侧肋间隙(图2-3-6)。

2. 静脉

(1) 腔静脉:腔静脉是胸部的两条最大的静脉,它们将系统血液直接送入右心房。上腔静脉输送大部分膈上组织的血液,而下腔静脉则回收膈下组织的血液。

上腔静脉位于上纵隔右前部,由左、右头臂静脉在右第1胸肋结合处后方合成,沿第1~2肋间隙前端后面下行,穿心包至第3胸肋关节高度注入右心房,长约7 cm[1]。它是收集上肢、头部和颈部血液回到心脏的主要途径,下部位于心包膜内(图2-3-7)。

下腔静脉是体内最大的静脉干,在第5腰椎平面,由左、右髂总静脉汇合而成,沿腹主动脉右侧上升,经肝的后方,穿膈的腔静脉孔入胸腔,进入右心房。它是收集下肢、盆腔和腹腔静脉血回到心脏的主要途径(图2-3-7)。

(2) 支气管静脉:支气管静脉分布区域的静脉血主要经两个途径回流,在肺外围部分,支气管壁内的静脉丛收集血液汇集成较大的静脉干,再进入肺静脉或直接回流入左心房;内侧中央部分的少量血液经较细小的支气管静脉回流到奇静脉、上腔静脉或半奇静脉、最上肋间静脉等部位。

(二) 肺循环

1. 肺动脉

(1) 主肺动脉:肺动脉由右心室发出,自肺动脉瓣以后,行走于左侧心腰部,称为肺动脉段,长约5 cm,在左侧支气管前分为左、右肺动脉[1,3](图2-3-8)。左、右肺动脉在肺门之后,其分支与相应的支气管伴行。

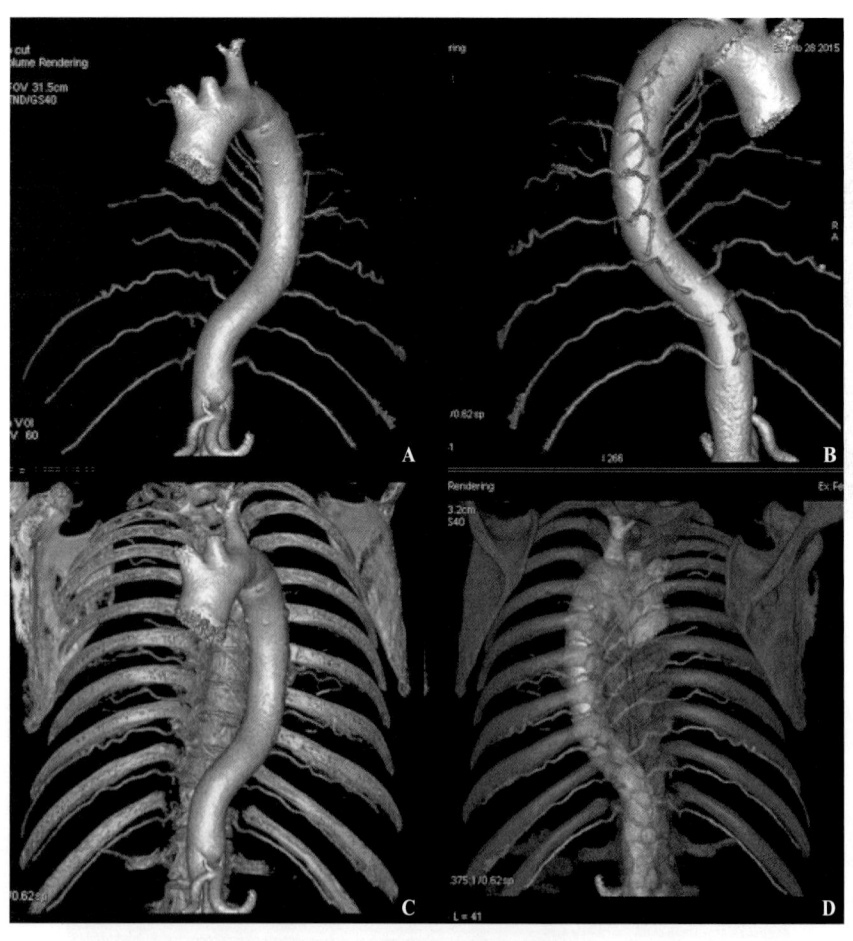

图2-3-6 CT显示的正常肋间动脉

A和C为正面观;B和D为背面观。肋间动脉自胸主动脉后壁发出(A、B),右侧肋间动脉横过相应的胸椎体前面外行(C),左侧肋间动脉经各椎体侧面外行,而后沿肋骨下缘走行(D)。

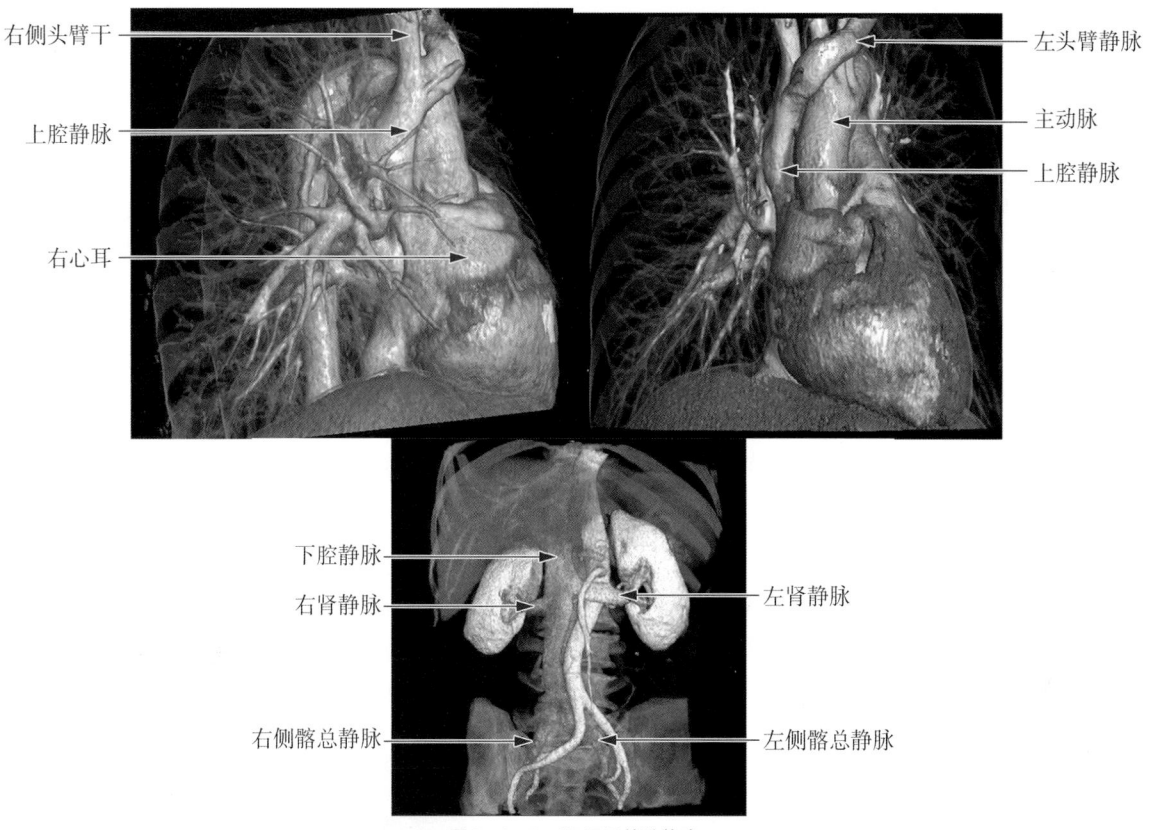

图 2-3-7 CT 显示的腔静脉

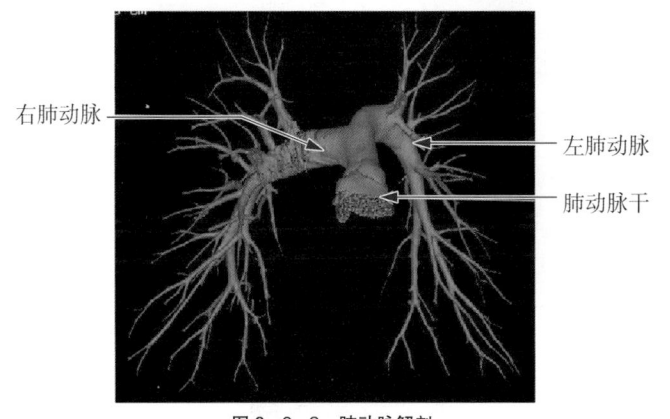

图 2-3-8 肺动脉解剖

横行向外进入相应肺段。

左肺动脉弓在左上叶支气管后方垂直下降,移行为舌段动脉和下叶动脉。舌段动脉位于左上叶支气管的后下,分为舌上、舌下段动脉,由后向前走行于同名支气管的外下缘。

左下叶肺动脉首先分出背支,伴行于背段支气管的上方。之后,下叶肺动脉在下叶支气管的后外侧部向下,分出各基底段动脉,多伴行于同名支气管的外侧部。

2. 肺静脉 肺静脉分为左、右两肺各有两根肺静脉干,即上、下肺静脉干,于肺根的前下部,从两侧穿过心包引流入左心房(图 2-3-9)。

(2) 右肺动脉:右肺动脉在主支气管前方水平向右行走,分为右上肺动脉和右下肺动脉。右上肺动脉在上叶支气管之前分为尖支和前支,伴行于相应支气管的内侧。

右下肺动脉首先向外后侧分出后回归动脉,走行于上叶后段。之后,右下肺动脉在中间段支气管的右侧,分出中叶肺动脉,走行于中叶支气管的外上方,分出外支和内支,与相应肺段支气管伴行。

右下肺动脉走行于右下叶支气管的外后方,分出下叶背段动脉,位于背段支气管的上方。最后,右下肺动脉分出各基底段动脉,伴行于各基底段支气管的外侧部。

(3) 左肺动脉:左肺动脉跨越左主支气管向后,行于上叶支气管的后方,该段称为左肺动脉弓。左肺动脉弓分出尖后支和前支,尖后支走行于同名支气管内侧,前支随相应支气管

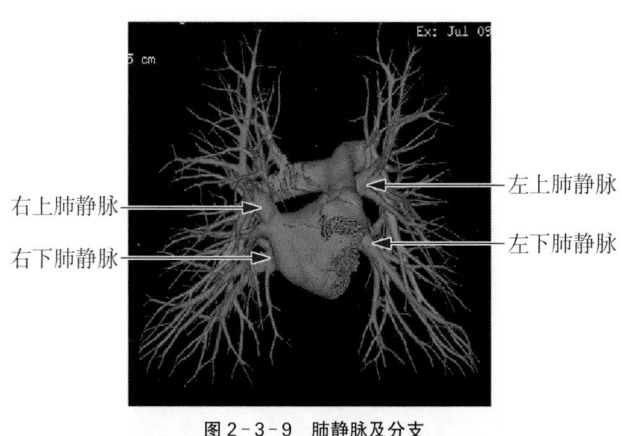

图 2-3-9 肺静脉及分支

(1) 右肺静脉

1) 右上肺静脉干:右上肺静脉干位于右下肺动脉的前

方,接受上叶和中叶的血液,向后下方行走进入左心房。它有三条属支:①尖前支,收集相应肺段及肺亚段的血液,于尖段支气管和动脉的内侧向下走行。②下支,在横裂的上方,平行于横裂向内行走,汇集上叶前段及横裂上方肺亚段的血液。③后支,汇集上叶尖后段的血液,从上叶的后上方向前、下、内走行,经过前段支气管的外下方,在右肺门外上方,与下支汇合成下后静脉干(下后干)。下后干和右下肺动脉外缘相交形成肺门角。

2) 右中叶肺静脉:右中叶肺静脉分为内、外两支,在中叶支气管的内下方汇合,走行于上内上方,与右上肺静脉干相连。

3) 右下肺静脉干:右肺下叶的前、外基底段静脉汇合成上基底静脉,内、后基底段静脉汇合成下基底静脉,上、下基底静脉走向内上方,汇合成总基底静脉。右下叶背段静脉位于背段支气管的下方,向前下方走行,与总基底静脉汇合成右下肺静脉干。右下肺静脉干的基底段各属支位于相应支气管的后方。

(2) 左肺静脉

1) 左上肺静脉干:由三支汇合而成:①尖后支,走行于肺段间隔,位于相应动脉的前外方。②前外支,在前段和舌段之间走行。③舌段肺静脉,由上、下两支汇合而成,走行于舌段支气管的内下方。

尖后段静脉和前外支静脉汇合后,在左主支气管前方入纵隔,而舌段静脉在左主支气管后方入纵隔,汇合入左上肺静脉干。

2) 左下肺静脉干:左下肺静脉干与右下肺静脉干类似,各基底段静脉汇合成上、下基底静脉,向内上方走行,与下叶背段静脉汇合成左下肺静脉干。

左下肺静脉干各属支走行于相应支气管的后方。

(三) 心脏

心脏是一个中空的肌性器官,形似倒置的圆锥体,前后扁平,上为心底,下为心尖,成人心脏的重量为 250~350 g[1,4]。心脏呈斜型,位于胸骨体和第 2~6 肋骨及肋软骨连接部的后方,外有心包包裹。

上界主要由左心房构成,下界由右心室构成,右界由右心房构成,左界由左心室构成,心尖指向左下方(图 2-3-10)。

1. 心脏的表面结构

(1) 心脏表面的分界:主要包括房间沟为左右心房的分界,前沟表面由主动脉及肺动脉覆盖,后沟显示不清;冠状沟为心房和心室的分界;室间沟为左右心室的分界,在心尖右侧形成的凹陷为心尖切迹。

(2) 心脏两缘:左心室斜向下至心尖,构成心脏左缘,较钝,称为钝缘;右缘较锐利,上部主要由右心房构成,下部由右心室构成,故称为锐缘。

(3) 心脏三面:前面即胸肋面朝向左前方,相当于第 2~6 肋软骨水平,大部分由右心室及右心房构成,小部分由左心室及左心房构成;后面朝向右后方,主要为左心房,相当于第 5~9 胸椎水平;下面朝向前下后方,即膈面,主要由左心室构成。

2. 心壁的结构 · 心壁由三层结构构成,由外至内为心外膜、心肌层和心内膜。心房壁肌层较心室壁薄,左心室壁厚度是右心室的 2~3 倍[1,2]。心肌内的血液循环途径为冠状动脉与冠状静脉间存在丰富的交通网,特别是毛细血管床与肌肉血窦间存在丰富的交通,从而形成心内膜下的微循环。

3. 心腔的结构 · 心腔由左右心房及左右心室 4 个心腔组成(图 2-3-11)。

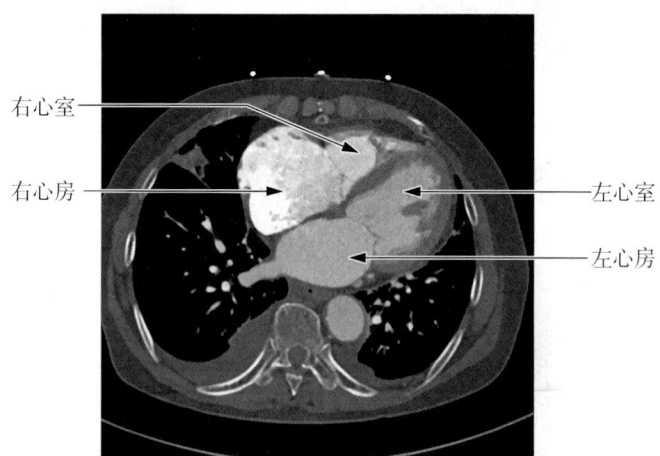

图 2-3-11 男性,46 岁。心腔构成

心脏 CT 成像轴位显示心脏的 4 个腔室分别为左心室、左心房、右心室及右心房。

(1) 左心房:左心房前方由肺动脉干和主动脉根部覆盖,后部构成心底的大部及心包斜窦的前壁,左心房平均厚度约为 3 mm[4]。

左心耳(图 2-3-12)自左心房左上角突向肺动脉干前,一般较狭长、弯曲,变异较多。肺静脉自左心房后上部汇入,入口无瓣膜。

(2) 右心房:右心房位于心的右上部,壁薄而腔大,其前上部呈锥形突出的盲囊部分,称为右心耳(图 2-3-13);内面有许多平行的隆起,称为梳状肌,遮盖升主动脉根部的右侧面;后部内面光滑,为腔静脉窦,由原始静脉窦右角发育而成,后上部有上腔静脉的入口,无瓣膜;下方有下腔静脉的入口,开口前缘有一个半月形瓣膜。

下腔静脉口的左前方为右心房室口,两口之间有冠状静脉窦的入口(图 2-3-14)。右心房的内侧壁为房中隔右侧

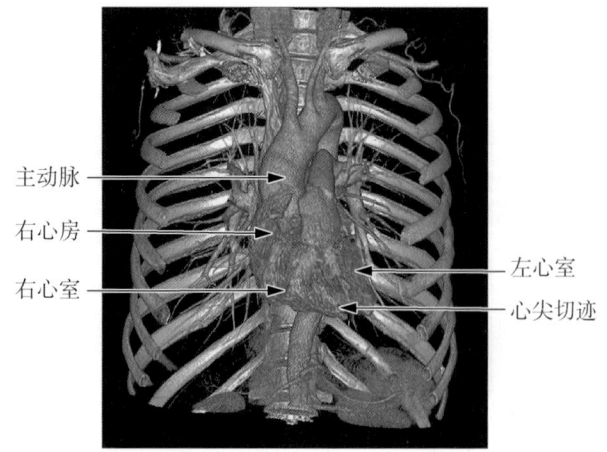

图 2-3-10 男性,56 岁。心脏正面观

心脏 2/3 位于胸正中线偏左侧的胸腔内,前面由右心房及右心室组成。

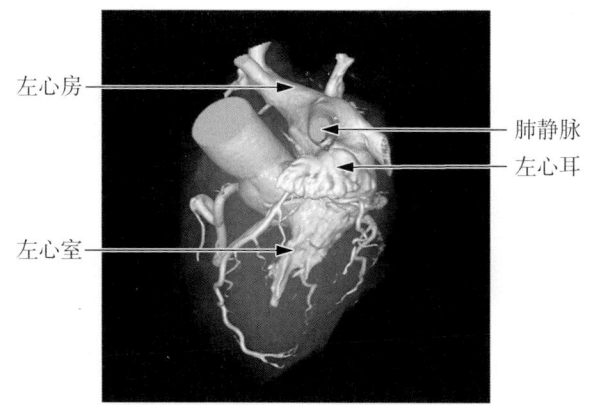

图 2-3-12 女性,39 岁。左心耳

冠状动脉 CTVR 显示左心耳狭长、弯曲,基底部较窄,耳缘有较深的锯齿状切迹。

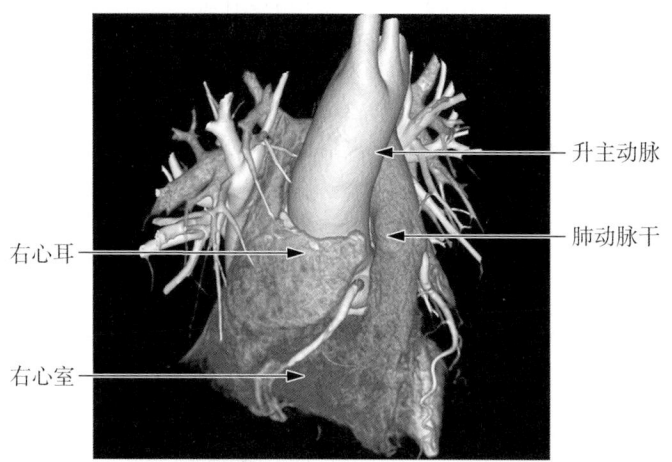

图 2-3-13 女性,39 岁。右心耳

冠状动脉 CTVR 显示右心耳遮盖升主动脉根部的右侧面,呈三角形,基底部宽大。

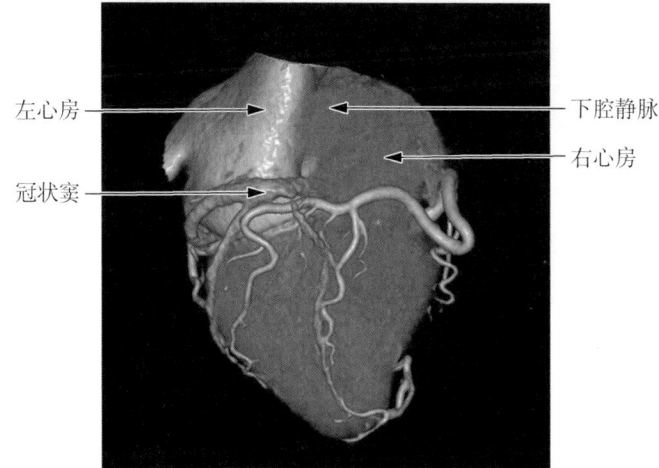

图 2-3-14 男性,45 岁。冠状窦

冠状动脉 CTVR 显示右心房室口与下腔静脉开口之间可见冠状窦开口。

面,其下部有一卵圆形的浅窝,称为卵圆窝,是胚胎时期使左、右心房相交通的卵圆孔闭合后留下的遗迹。若此孔由于发育上的原因而未闭合或闭合不全,即成为常见的先天性心脏病之一。

（3）左心室：左心室呈圆锥形,分为流入道和流出道两部分。流入道为左心房室口至心尖段的室腔,在左心房室口周围的纤维环上附有二尖瓣,流出道是由心尖至主动脉口的一段左心室腔,又称主动脉前庭（图 2-3-15）。

流出道的出口为主动脉口,口周围纤维环上附着 3 个半月形的瓣膜,称主动脉瓣,瓣膜与动脉壁之间的内腔称主动脉窦（图 2-3-16）。它可分为左、右、后 3 个窦。左、右窦的动脉壁上,分别有左、右冠状动脉的开口。

当心室收缩时,二尖瓣关闭,主动脉瓣开放,血液流入主动脉；心室舒张时,主动脉瓣关闭,阻止血液逆流入心室,同时二尖瓣开放,使左心房的血液流入左心室。左心室乳头肌分为两组,即前后乳头肌,分别由心尖区的前后壁发出。

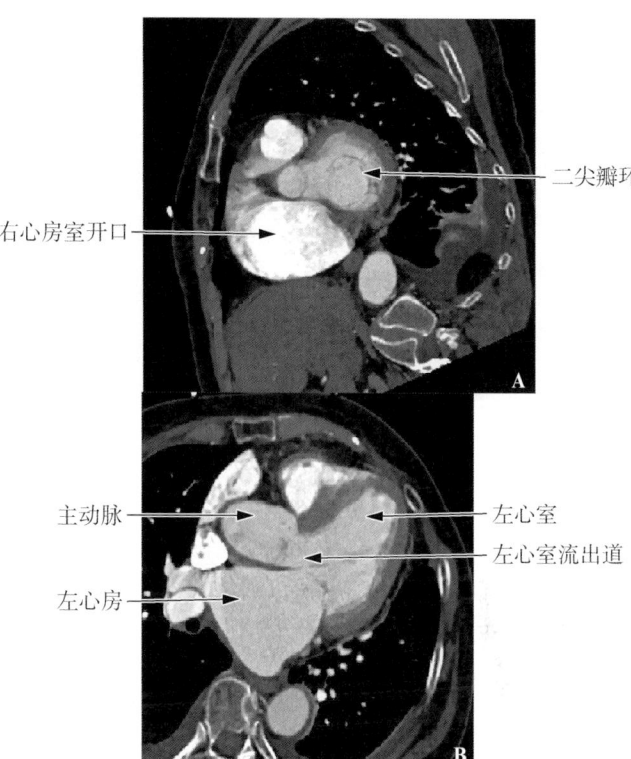

图 2-3-15 男性,48 岁。二尖瓣及左心室流出道

心脏成像短轴位（A）显示二尖瓣位于左心房左下方,两个瓣叶附着瓣环上；心脏 CT 成像 MPR（B）显示主动脉瓣下室间隔的光滑部与二尖瓣前瓣间的区域构成左心室流出道。

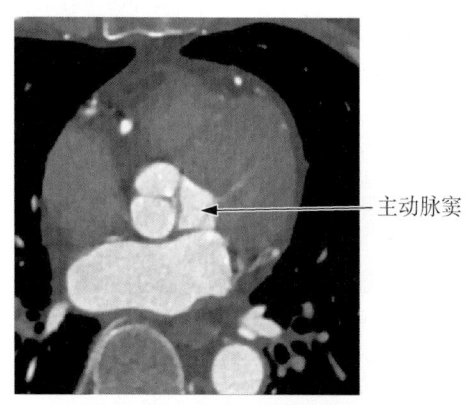

图 2-3-16 男性,48 岁。主动脉窦

心脏 CT 成像 MPR 显示主动脉瓣膜与动脉壁之间的内腔为主动脉窦。

(4) 右心室：右心室位于右心房的左前下方，为四个心腔中最靠前的部分，壁厚3～4mm[2,4]。它分为流入道和流出道两部分，流入道是右心室的主要部分，即从右心房室口至近心尖部的右心室体部，右心房室口周围有3个瓣膜称为三尖瓣，有腱索牵拉向下连于室壁上粗大乳头肌，在心室收缩时，三尖瓣关闭；心室舒张时，三尖瓣开放。

流出道即右心室上部呈下宽上窄的圆锥形部分，称为右心室圆锥部或漏斗部，其上界为肺动脉瓣口，下界为室上嵴（图2-3-17）。上方有肺动脉口，口周围有3个半月形瓣膜，称为肺动脉瓣。在心室收缩时，肺动脉瓣开放，使血液流入肺动脉；心室舒张时，瓣膜关闭阻止血液反流入心室。

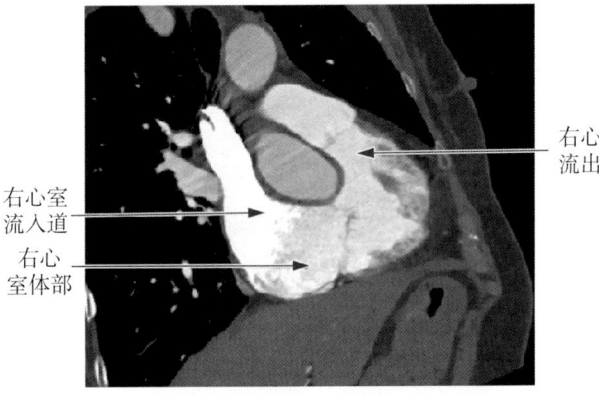

图2-3-17 男性，49岁。右心室流入道与流出道

心脏成像两腔心显示右心室分为两部分。流入道即从右心房室口至近心尖部的右心室体部，流出道即右心室上部呈下宽上窄的圆锥形部分。

4. 冠状动脉·冠状动脉是供给心脏血液的动脉，其分布在心外膜下和心肌壁内外，并将血液转运到心脏毛细血管，其主干环绕房室沟走行，几乎环绕心脏一周恰似一顶王冠，因此称为冠状动脉。一部分分布在心外膜下和心肌壁外，管径粗大，另一部分分布在心肌壁内，血管细小，分布稠密，起于主动脉根部主动脉窦内，分左右两支（图2-3-18）。

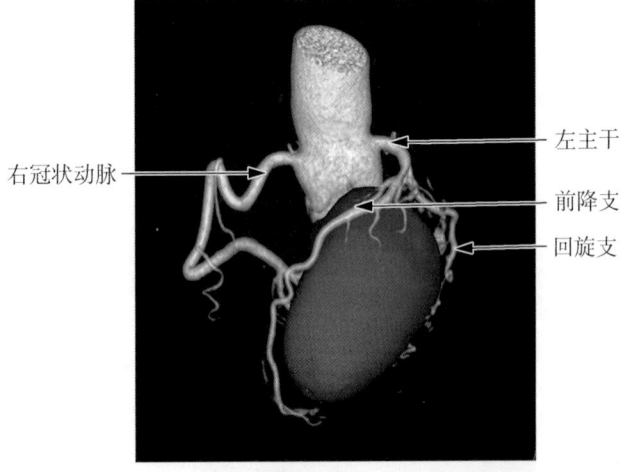

图2-3-18 心脏CTVR显示冠状动脉全貌

(1) 左冠状动脉：左冠状动脉主干即左主干，长0.5～2.0cm，发自左主动脉窦，经肺动脉起始部和左心耳之间，沿冠状沟向左前方走行，行至左冠状沟时分为前降支和回旋支，有时可见中间支从两者之间发出（图2-3-19）。

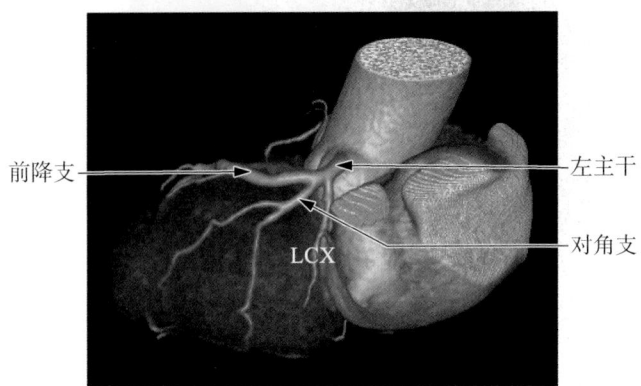

图2-3-19 男性，53岁。左冠状动脉

心脏CTVR显示左冠状动脉及分支结构，左主干发自左主动脉窦。

1) 前降支：为左冠状动脉的直接延续，紧靠肺动脉沿前室间沟向前下方走行，其起始段位于肺动脉始部的左后方，被肺动脉始部掩盖，其末梢多数绕过心尖切迹止于后室间沟下1/3处，部分止于中1/3或心尖切迹，可与后室间支末梢吻合。

主要供应左心室前壁、前乳头肌大部、心尖、右心室前壁一小部分、室间隔的前2/3和1/3区域，以及心传导系的右束支和左束支的前半部分。

主要分支包括对角支、左圆锥支、右心室前支和前间隔支。对角支分布于左心室游离壁的前外侧；圆锥支分布于肺动脉圆锥和右心室前壁；右心室前支分布于右心室前壁；前间隔支分布于室间隔的前2/3部分（图2-3-20）。

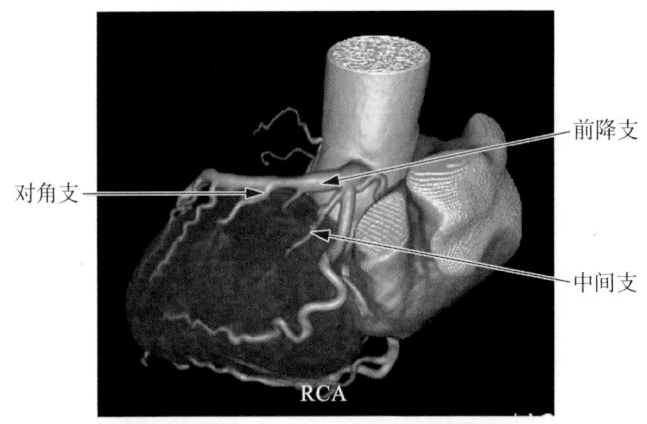

图2-3-20 男性，53岁。左冠状动脉

心脏CTVR显示前降支及分支结构，前降支为左冠状动脉的直接延续，左心室游离壁的前外侧发出多条对角支，中间支由前降支及回旋支中间发出。

2) 回旋支：近乎垂直从左主干发出，走行于左侧房室沟内，近心脏边缘处转向后面，多数终止于左室缘，部分可达心脏十字交叉处，并分出后降支，右冠状动脉发育细小，终止于右心缘，此时做冠状动脉全部供应左心室及室间隔的血液。

多数情况下，回旋支主要供应左心室外侧壁大部、左心室后乳头肌大部及部分前乳头肌、左心房壁。其主要分支包括（图2-3-21）：钝缘支、左心室前支、左心室后支、左心房支、房间隔前支。

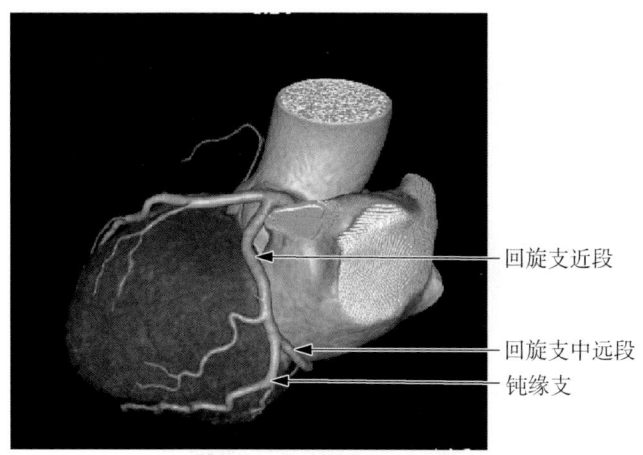

图 2-3-21 男性,38 岁。左冠状动脉

心脏 CTVR 显示回旋支近乎垂直从左主干发出,走行于左侧房室沟内,分为近段及中远段,钝缘支粗大,分布于钝缘及相邻的左心室侧部肌壁。

钝缘支分布于钝缘及相邻的左心室侧部肌壁;左心室前置分布于左心室前壁的上部;左心室后支分布于左心室的膈面,为回旋支的终末部分之一;左心房支供应左心房,部分供应窦房结;房间隔前支分布于房间隔内。

(2) 右冠状动脉:起于主动脉右冠状动脉窦(前窦),在肺动脉与右心耳之间入冠状沟向右下行,绕过右心缘至心脏膈面,沿冠状沟后部走行,向左到达房室交点处附近分为左心室后支和后降支,少数右冠状动脉只到达后十字交叉,极少数终止于右心室膈面而不到达后十字交叉处。

主要供应右心室、右心房大部、左室膈面或后壁的一部分、部分左心室后乳头肌、窦房结。主要分支包括(图 2-3-22):后降支、左室后支、右心室支、右心房支。后降支分布于左右心室后壁和室间隔的后下 1/3。左心室后支分布于左心室后壁的一部分或全部及部分左心房。

右心室支主要包括圆锥支,走行于右心室肺动脉圆锥部前方;锐缘支垂直于右冠状动脉主干发出,沿心右缘行向心尖,分布于右心室前面及部分膈面;右心室后支由右冠状动脉膈段发出,走行于右心室后壁。

右心房支供应右心房前壁、右心耳及窦房结;右心房中间支及右心房后支供应右心房侧壁和后壁。

(3) 冠状动脉分布类型

1) 右冠状动脉优势型:右冠状动脉越过十字交叉,在膈面发出后降支,并有分支分布于左室膈面的部分或全部,90% 正常人属于此类型(图 2-3-23)。

2) 左冠状动脉优势型:回旋支越过后十字交叉,延续为后降支,分布于左右心室膈面及室间隔。近 10% 属于此类型(图 2-3-24)。

3) 均衡型:左右冠状动脉各自发出一直血管管径大小相近的后降支,分布于本侧的心室膈面,在正常人中少见(图 2-3-25)。

(4) 冠状静脉:冠状静脉窦位于心包斜窦下缘的左侧房室沟内,长 2~3 cm,主要收集心脏浅静脉的血液,大多数冠状静脉的血液汇至冠状静脉窦后注入右心房。

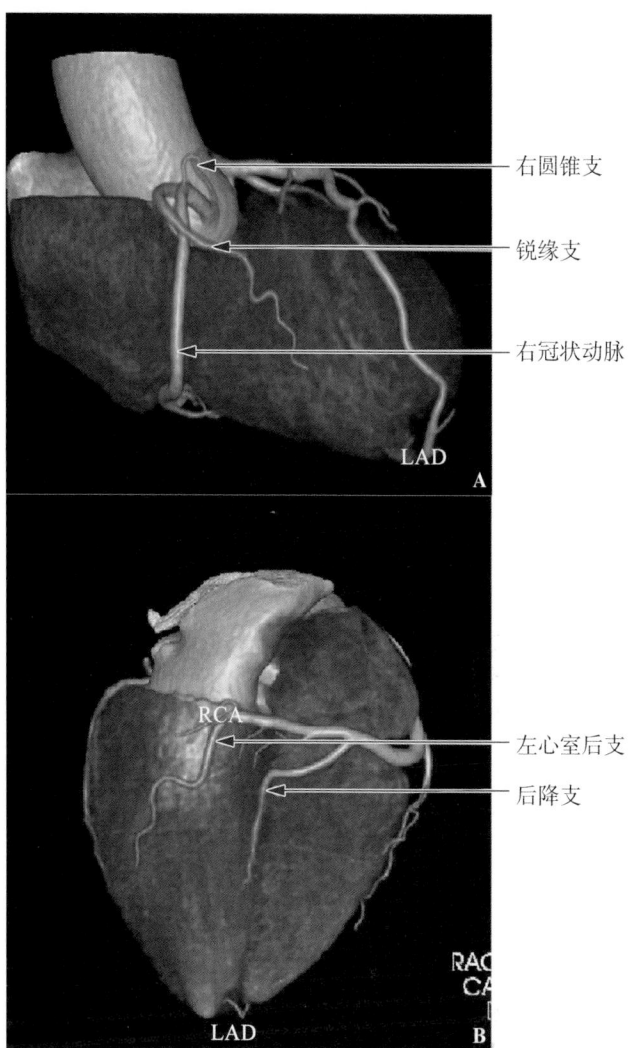

图 2-3-22 女性,65 岁。右冠状动脉

心脏 CTVR 显示右冠状动脉起于主动脉右冠状动脉窦(前窦),绕过右心缘至心脏膈面,沿冠状沟后部走行,右心室支主要包括圆锥支,走行于右心室肺动脉圆锥部前方;锐缘支垂直于右冠状动脉主干发出,沿心右缘行向心尖,分布于右心室前面及部分膈面(A);右心室后支由右冠状动脉膈段发出,走行于右心室后壁,后降支分布于左右心室后壁和室间隔的后下 1/3(B)。

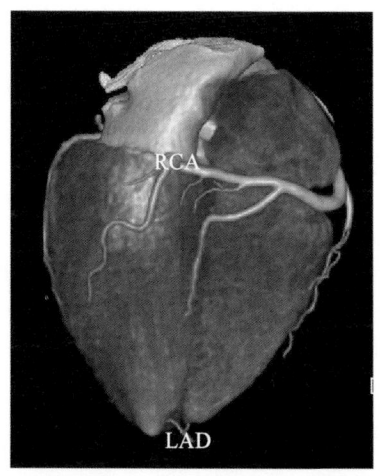

图 2-3-23 右冠状动脉优势型

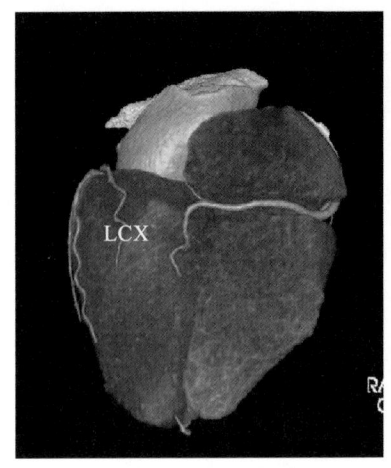

图2-3-24 左冠状动脉优势型　　　　图2-3-25 均衡型

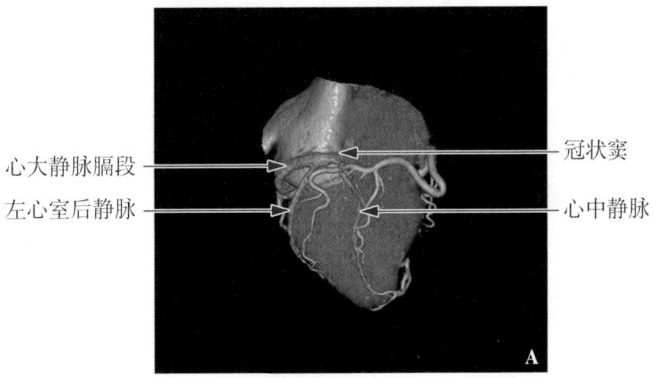

图2-3-26 女性,39岁。冠状静脉

心大静脉沿前室间沟伴左冠状动脉上行,在左冠状沟膈面延续为冠状窦,心中静脉伴右冠状动脉后室间支上行,注入冠状窦的末端(A、B);左缘静脉起自左心室左缘,汇入冠状静脉窦(B)。

当心房收缩时,肌束的收缩能阻止血液流入右心房,当心房舒张时,可使血液流入右心房。冠状窦主要分支(图2-3-26)如下。

1) 心大静脉:起自心尖部,沿前室间沟伴左冠状动脉上行,斜上左上进入左冠状沟,绕心左缘至心膈面,于左心房斜静脉注入处移行为冠状窦。

2) 心中静脉:起自心尖部,沿后室间沟上行汇至冠状静脉窦末端。

3) 左心室后静脉:起自左心室膈面,汇入冠状静脉窦。

4) 左心房斜静脉:走行于左心房后壁,沿左心房背面斜行汇入冠状静脉窦左端。

5) 心小静脉:走行于右侧房室沟,汇入冠状静脉窦末端,或可单独回流至右心房。

6) 左缘静脉:起自左心室左缘,汇入冠状静脉窦。

7) 右心壁小静脉:分布于右心室壁的多支小静脉直接注入右心房或右心室。

5. **心包** 心包为覆盖在心脏表面的膜性囊结构(图2-3-27),可分为纤维性心包和浆膜性心包。纤维性心包是一个坚韧的致密结缔组织囊,其上部在出入心脏的大血管根部与血管外膜相移行,底部附着于膈肌的中心腱上。

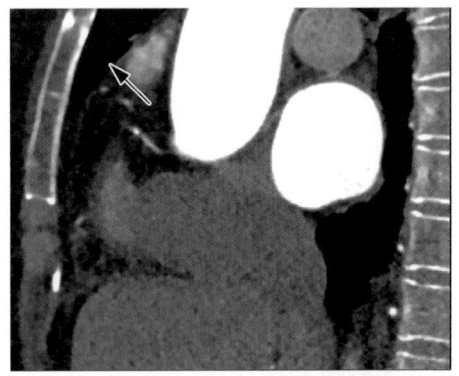

图2-3-27 女性,61岁。正常心包

矢状位MPR显示正常心包为线样软组织密度影(白箭)。

浆膜性心包由间皮和纤维结缔组织构成,分为脏、壁两层。壁层紧贴于纤维性心包的内面,共同构成心包膜的壁层;脏层紧贴于心肌的外面,两层之间形成一个密闭的腔隙,称为心包腔。

腔内含有少量液体(浆液),称为心包积液,是血清的滤出液,含有少量的蛋白质,通常含量为15~50 mL[1]。心包腔在某些部位扩大,称为心包窦。

除了4条肺静脉汇入左心房外,其余整个心脏及其发出的大血管均置于心包的包裹之内,心包对心脏具有保护作用,能防止心腔过度扩大,以保持血容量恒定。

二、X 线表现

(一) 肺血管

肺血管在 X 线片中主要表现为肺门及肺纹理[3]。

1. 肺门 · X 线片所见的肺门影主要由肺动脉、肺叶动脉、肺段动脉、伴行支气管及肺静脉构成(图 2-3-28)。

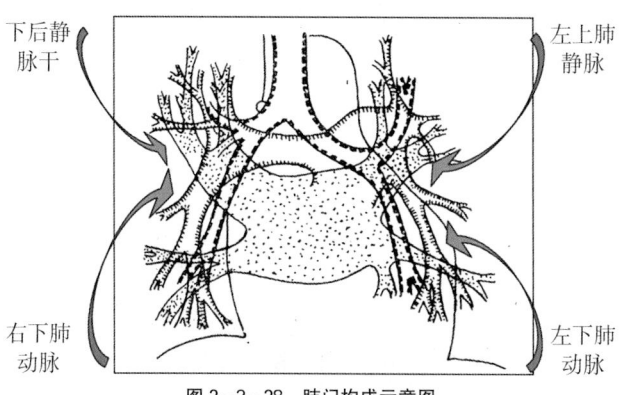

图 2-3-28 肺门构成示意图

(1) 后前位 X 线片:肺门位于两肺中野内带第 2~4 前肋间处,左侧比右侧高 1~2cm(图 2-3-29A)。右肺门分上下两部:上部由上肺静脉、上肺动脉及下肺动脉干后回归支组成,其外缘由上肺静脉的下后静脉干形成;下部由右下肺动脉干构成,其内缘因有含气的中间支气管衬托而轮廓清晰,正常成人宽度不超过 15 mm[4]。

上下部相交形成一较钝的夹角,称为肺门角(图 2-3-29B)。左肺门主要由左肺动脉及上肺静脉的分支构成。上部由左肺动脉弓形成,为边缘光滑的半圆形影,易被误认为肿块;下部由左下肺动脉及其分支构成,由于左心影的掩盖,只能见到一部分(图 2-3-29C)。

(2) 侧位 X 线片:两侧肺门大部重叠,右肺门略偏前。肺门表现似一尾巴拖长的"逗号",前缘为上肺静脉干,后上缘为左肺动脉弓,拖长的"逗号"尾巴由两下肺动脉干构成[3,4]。

侧位 X 线片上,肺门影位于心影的后上缘、气管分叉部,呈纵向椭圆形致密影,是两侧肺门的重叠影像,其前后径约为 2 cm(图 2-3-30)。

(3) 肺门的解读:肺门大小、位置和密度改变可见于多种原因。肺门增大见于肺门血管的扩张、肺门淋巴结的增大和支气管腔内或腔外的肿瘤等。

由于正常解剖差异大,无正常标准,因此除非增大明显,多较难判断。如果内凹的肺门角变成外凸,则多系肺门邻近肿物所致。

肺门缩小则见于肺门血管的变细。肺门移位多见于肺叶不张,上叶或下叶肺不张可使肺门上移或下移。肺门密度增高常与肺门增大同时存在。如果未见肺门肿块,则多因肺门血管及支气管周围间质内的病变,如炎症或水肿所致。

2. 肺纹理 · 为自肺门向肺野呈放射分布的干树枝状影。由肺动、静脉及淋巴管组成,主要成分是肺动脉分支。肺纹理自肺门向外围延伸,逐渐变细。

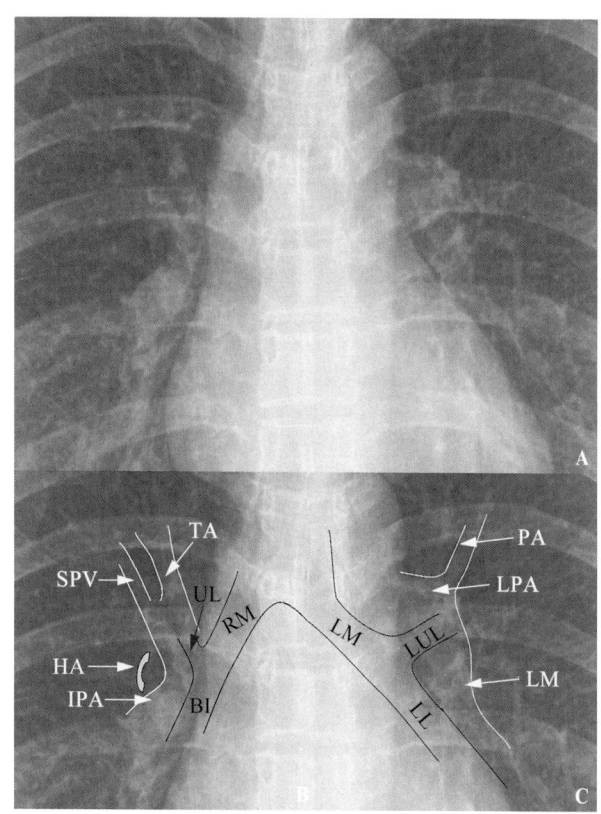

图 2-3-29 正常肺门

A 胸部前后位 X 线片显示双侧肺门的位置及形态;B 为该片右肺门示意图,肺门内侧为支气管分子影(RM:右主支气管;UL:右上叶支气管;BI:中间段支气管),右肺门上部内缘为尖段肺动脉(TA),其外侧为上肺静脉(SPV),右下肺动脉(IPA)位于右肺门下部的外缘,两者之间的夹角为肺门角(HA);C 为该片左肺门示意图,肺门内侧为支气管分子影(LM:左主支气管;LUL:左肺上叶支气管;LL:左肺下叶支气管),左肺门上部为左肺动脉(LPA),向上发出尖段肺动脉(PA),其外侧的上肺静脉显示不清,左下肺动脉(IPA)位于左肺门下部的外缘。

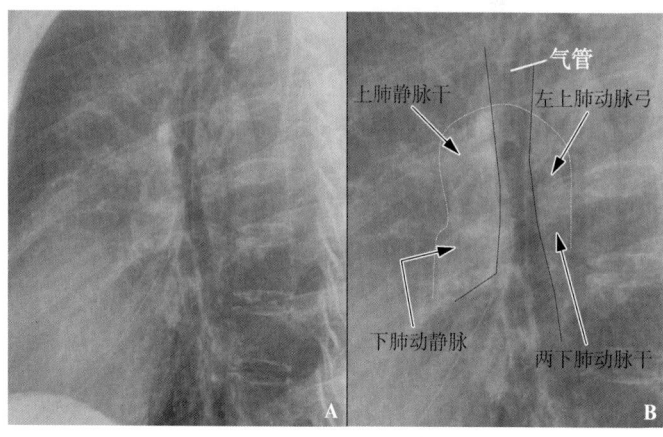

图 2-3-30 正常肺门

A 为侧位 X 线片显示的正常肺门;B 为图 A 的肺门结构示意图。

正常时肺下野纹理较肺上野粗,特别是右肺下野因无心影重叠更为明显,并可见略呈水平走行的肺静脉分支所形成的纹理。

肺纹理的多少、粗细、分布、有无扭曲变形的改变,受多种因素影响,应结合临床分析才有意义。

(二) 心脏及大血管

胸部正位 X 线片上,左心缘有三段构成,上段突出的为主动脉结,中段为肺动脉段,下段为左心室。右心缘由两段构成,上段为升主动脉和上腔静脉的复合投影,下段为右心房(图2-3-31),心胸比为X线平片上粗略评估心脏是否增大的测量方法,为心脏横径与最大胸廓横径之比,该比值的正常成人上限是0.5[3,4](图2-3-32)。

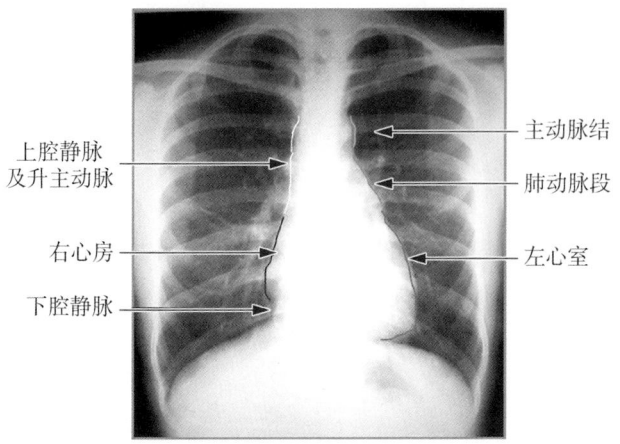

图2-3-31　男性,32岁。正常心脏X线表现(后前位)

左心缘分三段,自上向下依次分为主动脉结、肺动脉段和左心室。心右缘分两段,上段由升主动脉及上腔静脉构成,下段为右心房。膈肌位置低时,心右缘最下部可含有部分右心室或下腔静脉。

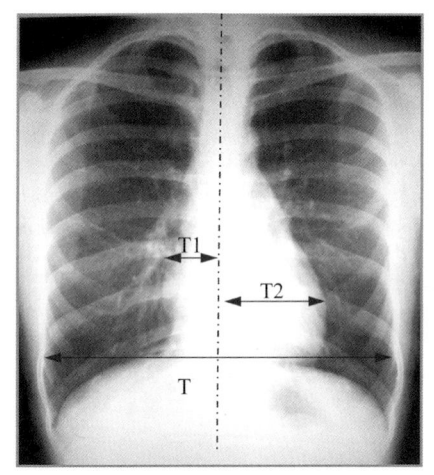

图2-3-32　心胸比测量图

胸廓最大横径(T)是在右膈顶平面胸廓两侧肋骨内缘间连线的长度,心影最大痕迹(T1+T2)是心影左右缘最突一点至胸廓垂直距离之和;心胸比=(T1+T2)/T。

三、CT表现

(一) CT平扫轴位

CT平扫轴位纵隔窗可以清晰地显示肺血管,下面是几个典型层面图像[3,4]。

1. **胸廓入口层面**·上方气管旁可见8个血管,左右对称,颈总动脉和锁骨下动脉及颈内静脉和锁骨下静脉。动脉靠后内侧,静脉在前外侧。而后进入胸廓后,颈内静脉与锁骨下静脉汇合成头臂静脉,气管居中,由前向后血管依次为头臂静脉、颈总动脉、锁骨下动脉(图2-3-33)。

2. **上纵隔层面**·在胸廓入口的主动脉弓之间,可以看见的血管有5根,双侧的头臂静脉干、主动脉弓上3根血管

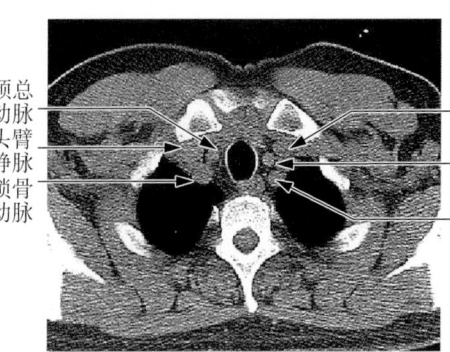

图2-3-33　胸廓入口纵隔窗层面的主要肺血管

(右侧颈总动脉和锁骨下动脉的共同起源——无名动脉,其后是左侧颈总动脉和左侧锁骨下动脉)(图2-3-34)。

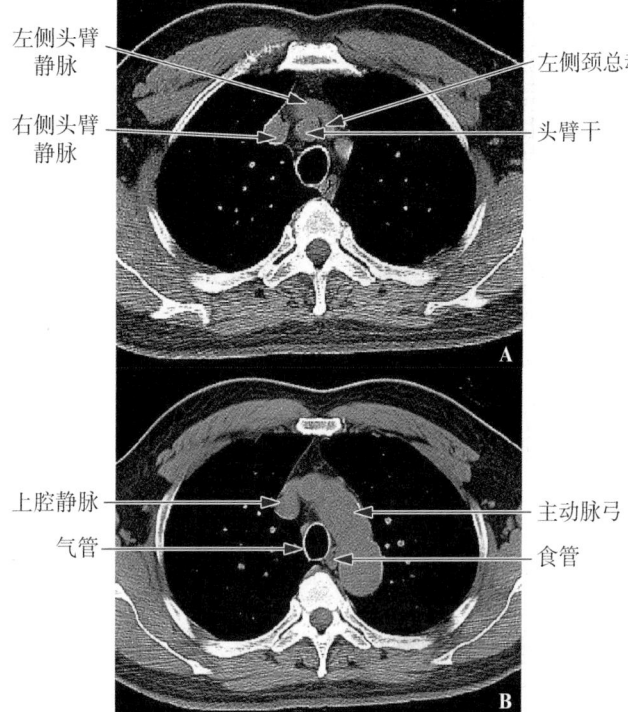

图2-3-34　上纵隔层面(A)及主动脉弓层面(B)的主要肺血管

3. **主动脉弓下平面**·可见位于气管前方的升主动脉和后方脊柱旁的降主动脉,以及两者之间的主肺动脉窗。后者正常时仅有50%的人可以显示,内含脂肪、淋巴结、动脉导管、喉返神经(图2-3-35)。

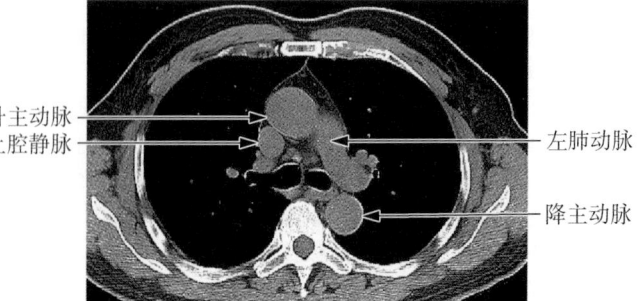

图2-3-35　主动脉弓下平面的主要肺血管

4. **中纵隔肺动脉层面** · 气管分叉水平首先可见左肺动脉,跨过左主支气管形成左肺门,左肺动脉直径为 21 mm±3.5 mm,稍向下层面可见主动脉和右肺动脉主干,主肺动脉直径不超过 28.4 mm,升主动脉直径为降主动脉直径的 1.5 倍[3,4]。

右肺动脉自主肺动脉发出后向右在升主动脉后方绕行过上腔静脉和中间段支气管后达到肺门(图 2-3-36)。

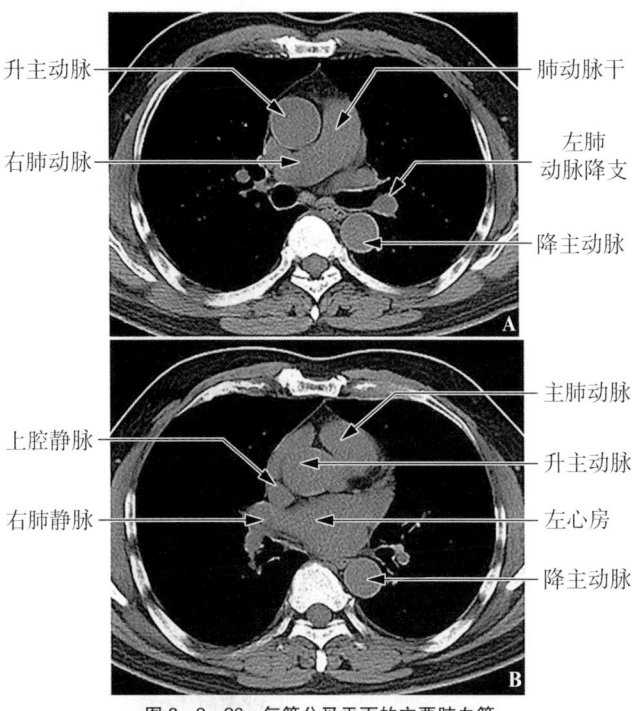

图 2-3-36 气管分叉平面的主要肺血管
A 为气管隆突平面;B 为中间段支气管分叉平面。

5. **下纵隔层面** · 主要由心脏及心包构成(图 2-3-37)。

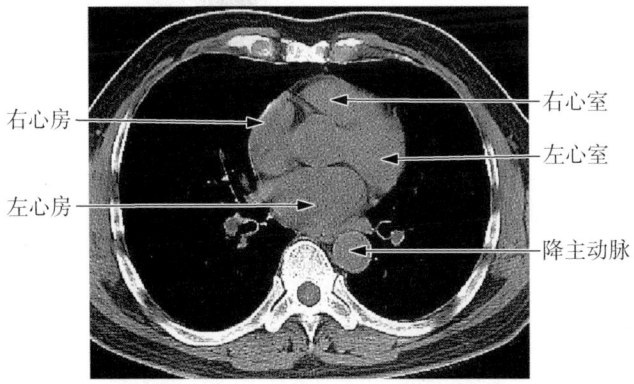

图 2-3-37 下纵隔层面的主要肺血管

(二) CT 后处理技术

多排 CT 可以进行冠状位重建,更好地观察肺部解剖结构,最大强度投影(maximum intensity projection,MIP)技术主要用来观察肺血管、主动脉等情况(图 2-3-38)。

多排 CT 可以利用容积再现(volume rendering,VR)技术做出血管的三维图像,应用于诊断肺血管畸形、肺栓塞、急性主动脉综合征及心脏发育畸形等疾病(图 2-3-39)。

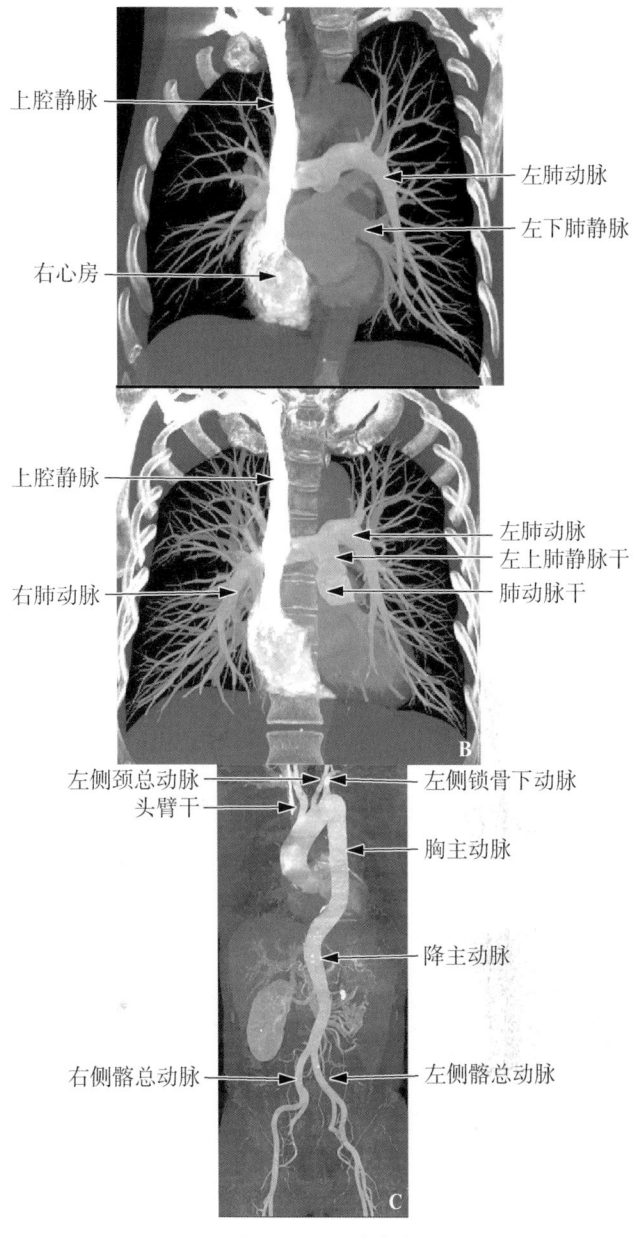

图 2-3-38 主动脉
MIP 冠状位重建显示双肺动脉(A)、双肺静脉(B)及其分支;MIP 显示主动脉全程(C)。

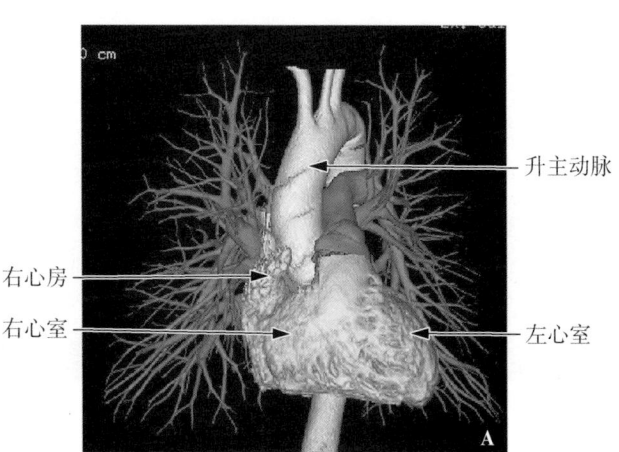

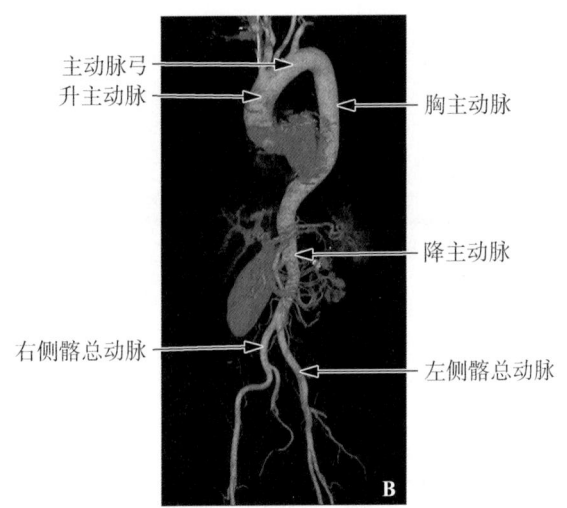

图 2-3-39 多排螺旋CT可以利用容积再现做出肺血管、主动脉及心脏
A为肺动脉、肺静脉与心脏融合的VR图；B为主动脉及主要分支VR图。

四、MRI 表现

常规黑血序列显示从胸廓入口至心底的大范围解剖结构，心腔及大血管在MRI图像表现为低信号强度及流空信号影，下面分别在横轴位、冠状位及矢状位上选择具有代表性的层面，对心腔及大血管的MRI表现加以说明[5]。

（一）横轴位

1. **胸锁关节层面**·胸锁关节层面可见到3对血管，分布于气管两侧，分别为锁骨下动脉、头臂静脉和颈总动脉。食管位于气管和脊柱之间（图2-3-40）。

2. **主动脉弓上（左头臂静脉）层面**·主动脉弓上（左头臂静脉）层面可见左头臂静脉由左向右横行，与右头臂静脉汇合成右上腔静脉（图2-3-41）。

3. **主动脉弓层面**·主动脉弓由右前向左后斜行，气管位于其右后方（图2-3-42）。

4. **主肺动脉窗层面**·主肺动脉窗上界为主动脉弓下缘，下界为左肺动脉，前方为升主动脉，后为气管。该平面可见淋巴结。奇静脉从椎体前方向前贴气管右侧壁走行，汇入上腔静脉。奇静脉与上腔静脉连接处内侧区域，可见数个淋巴结，称为奇静脉淋巴结（图2-3-43）。

5. **左肺动脉层面**·肺动脉向后延伸分出左肺动脉，走行于气管隆突或左主支气管的左外侧。右上叶支气管起始部也可见于该平面（图2-3-44）。

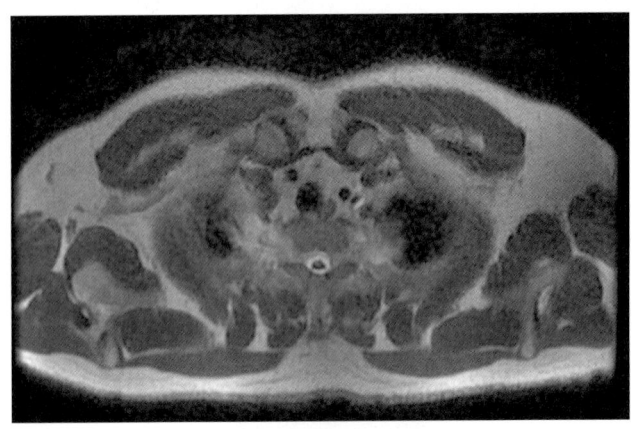

图 2-3-40 胸锁关节层面的主要血管

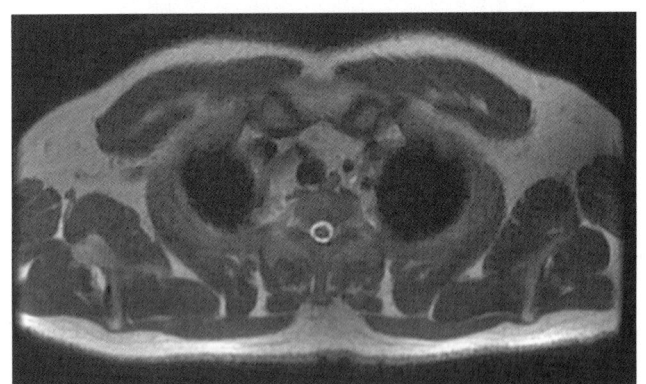

图 2-3-41 主动脉弓上（左头臂静脉）层面的主要血管

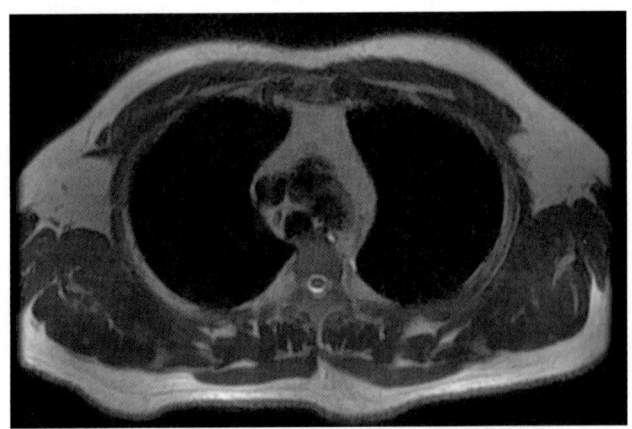

图 2-3-42 主动脉弓层面的主要血管

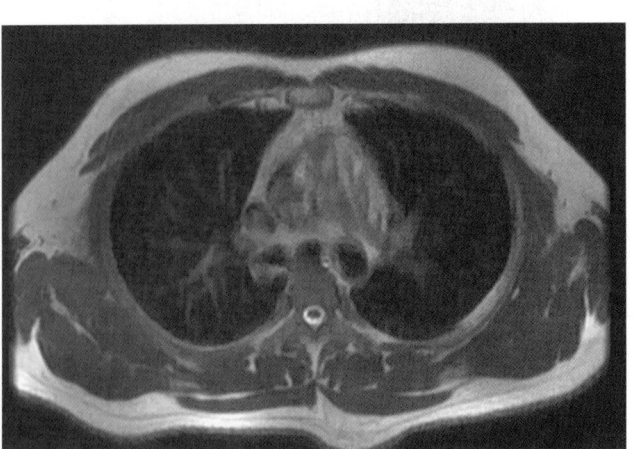

图 2-3-43 主肺动脉窗层面的主要血管

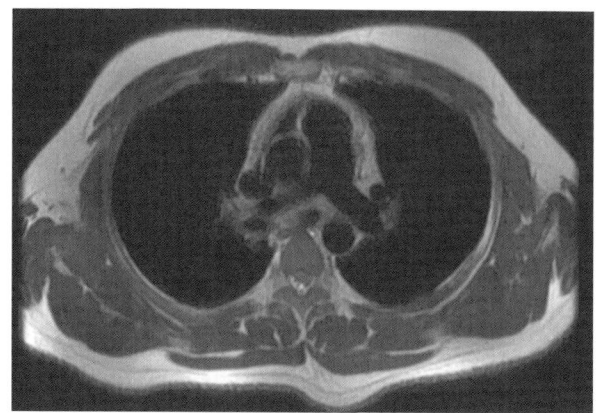

图 2-3-44　左肺动脉层面的主要血管

6. **主肺动脉与右肺动脉层面**·右肺动脉从主肺动脉分出,向后延伸至右侧,前方为腔静脉,后方为中间段支气管(图2-3-45)。

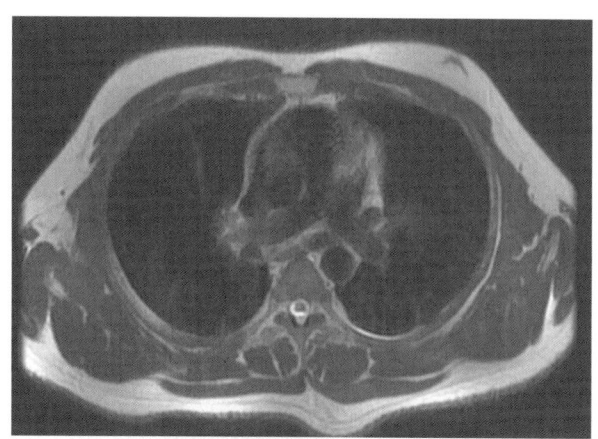

图 2-3-45　主肺动脉与右肺动脉层面的主要血管

7. **左心房层面**·左心房前方为主动脉根部和右心房,后方为奇静脉、食管和降主动脉。下肺静脉引流入左心房的后外侧面(图 2-3-46)。

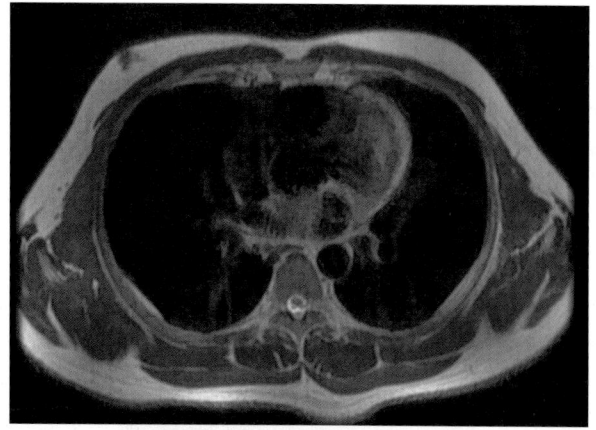

图 2-3-46　左心房层面的主要血管

8. **四腔心层面**·四腔心层面可见左、右心房与左、右心室,以及房室间隔(图 2-3-47)。

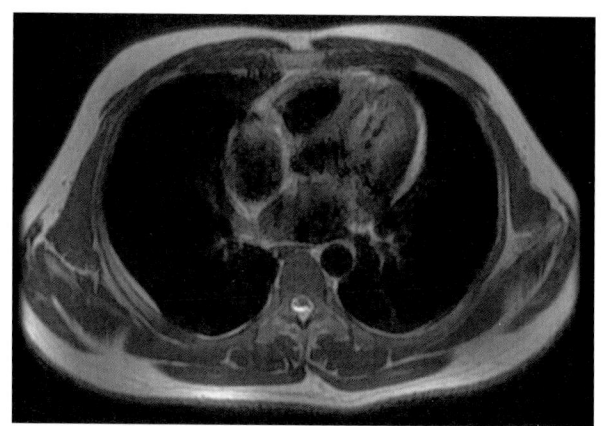

图 2-3-47　四腔心层面的主要血管

9. **心室层面**·此层面主要显示左、右心室及室间隔(图2-3-48)。

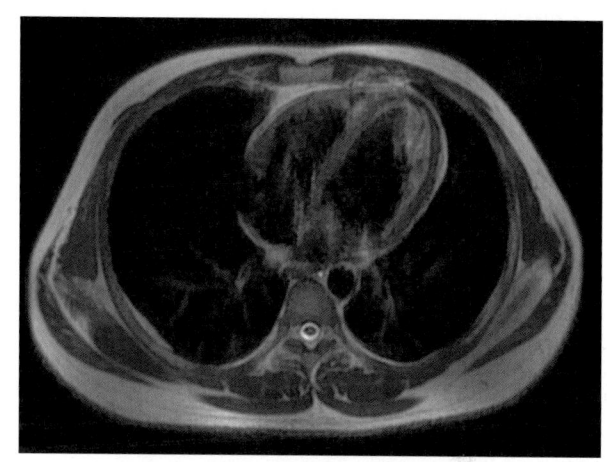

图 2-3-48　心室层面的主要血管

10. **膈肌脚后层面**·膈肌脚后层面由膈肌脚围成,为后纵隔向下的延续,其内主要有食管、降主动脉、奇静脉、半奇静脉、胸导管及淋巴结(图 2-3-49)。

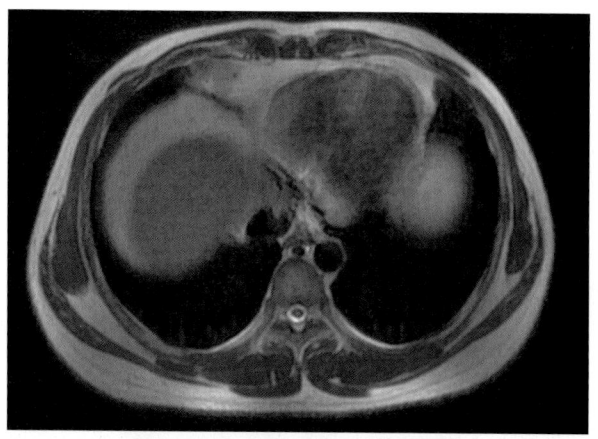

图 2-3-49　膈肌脚后层面的主要血管

(二) 冠状位

1. **上腔静脉层面**·上腔静脉层面可见上腔静脉、右心房、升主动脉、左心室、左颈总动脉、肺动脉干等（图2-3-50）。

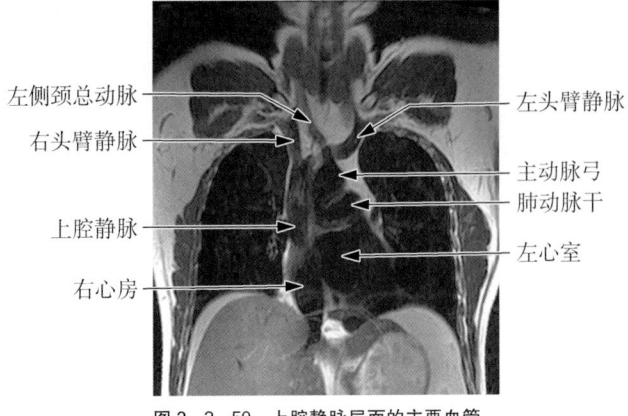

图2-3-50　上腔静脉层面的主要血管

2. 右肺动脉层面·右肺动脉层面可显示右肺动脉、左肺动脉、主动脉结、左锁骨下动脉、左心房和奇静脉等（图2-3-51）。

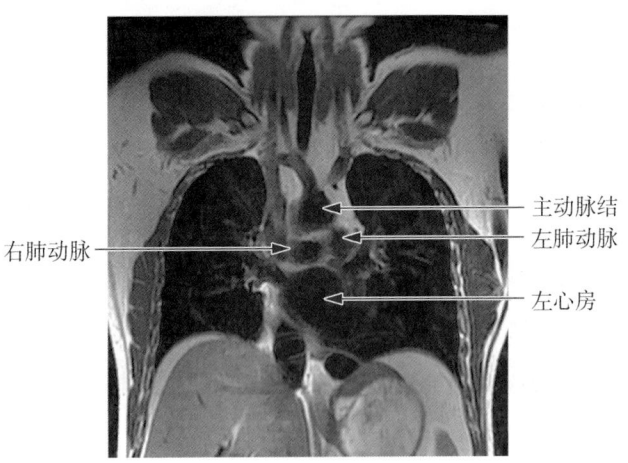

图2-3-51　右肺动脉层面的主要血管

3. 支气管分叉层面·支气管分叉层面可见气管、左右主支气管、左右心房、左右上肺静脉、下腔静脉、气管隆突下间隙（图2-3-52）。

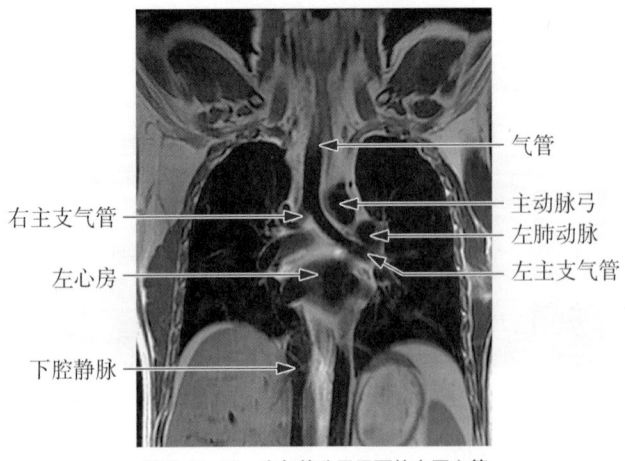

图2-3-52　支气管分叉层面的主要血管

4. 降主动脉层面·降主动脉层面可见降主动脉、奇静脉及脊柱等（图2-3-53）。

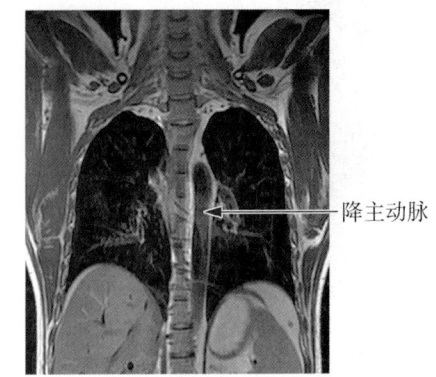

图2-3-53　降主动脉层面的主要血管

（三）矢状位

1. 上腔静脉层·上腔静脉层面可显示上腔静脉、下腔静脉、左右心房、右肺动脉断面、气管等（图2-3-54）。

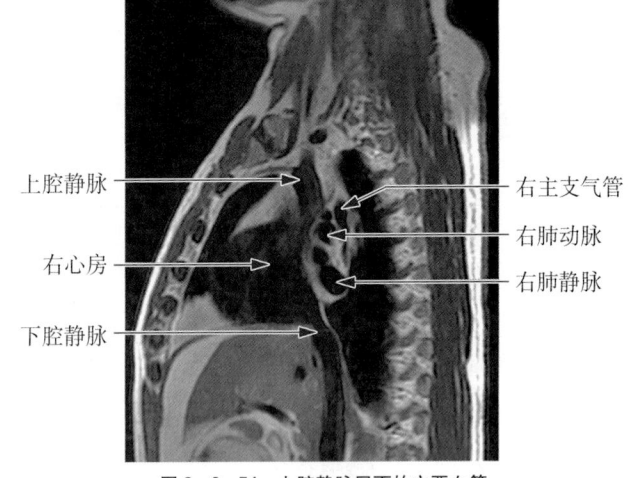

图2-3-54　上腔静脉层面的主要血管

2. 升主动脉层面·升主动脉层面可见升主动脉、无名动脉、左右心房、房间隔及右肺动脉等（图2-3-55）。

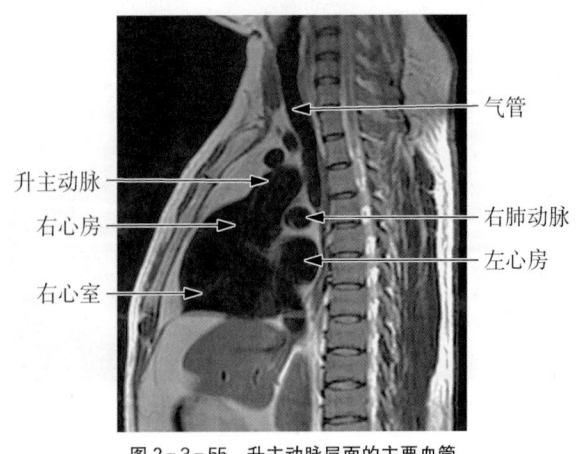

图2-3-55　升主动脉层面的主要血管

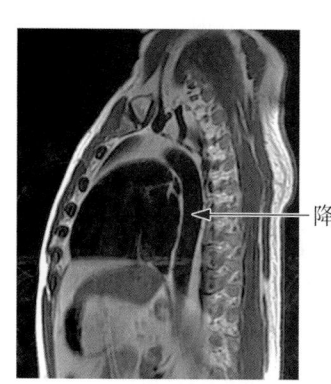

图 2-3-56 降主动脉层面的主要血管

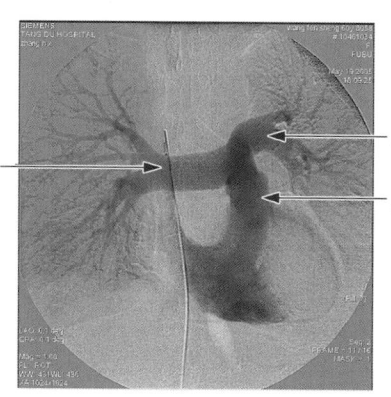

图 2-3-57 DSA 显示正常肺动脉及其分支

3. 降主动脉层面·降主动脉层面可见降主动脉、左右心室、肺动脉干、左锁骨下动脉及左主支气管等(图 2-3-56)。

五、DSA 表现

DSA 是将受检部位未注入对比剂和注入对比剂后的 X 线图像,经过一系列的数字化处理获得不同灰阶度的模拟减影图像,并予以显示(图 2-3-57)。

六、血管、心脏影像学检查方法的选择原则

胸部 X 线片只能观察到血管、心脏异常引发的显著外观改变,对早期病变及细微结构异常很难直观显示,因此对血管心脏疾病诊断的敏感性低、特异性差,但是由于其经济、设备普及,可用于一些疾病的随访。

容积 CT 扫描由于强大的后处理能力使其在临床上的应用越来越广泛,其优点在于一次扫描可以对不同兴趣血管或心脏分别提取,也可以将之融合在一张图片上(图 2-3-58),还可以将骨骼、气管、肺组织等组织按照要求融合或剔除,显示血管与周围结构的关系。

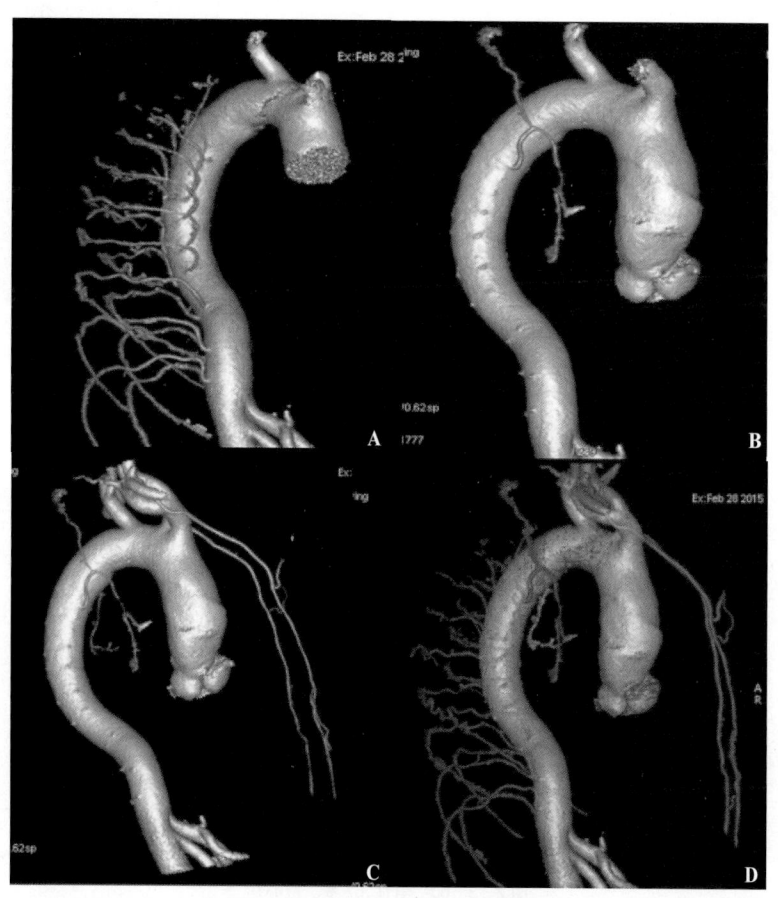

图 2-3-58 正常体循环肺及胸壁血管的侧面观

A 为肋间动脉;B 为右侧支气管动脉;C 为双侧支气管动脉和双侧胸廓内动脉;D 为肋间动脉双侧支气管动脉和双侧胸廓内动脉的融合图。

通过后处理技术可以任意角度旋转，有助于结构的显示，目前CTA检查已经成为肺栓塞、急性冠状动脉综合征、急性主动脉综合征等众多疾病检出的首选检查[6-9]。

但是应该指出，CTA对于直径3 mm以下血管的诊断准确性显示低于DSA[3,4]。DSA不仅能对大血管进行展示，还可通过超选择对微小血管进行成像，避免大血管的重叠，减少对比剂的使用量（图2-3-59）。

据统计DSA对肺血管疾病诊断的灵敏度约为94%，特异度高达94%，是目前血管疾病诊断的金标准，但是由于其有创，操作复杂，有约6.5%的并发症和0.5%的死亡率，使其广泛应用受到限制。但是，DSA检查兼具治疗作用，这也是DSA仍然被临床广泛应用的原因。

由于MRI的时间分辨率及空间分辨率低于CT，一般不适用细小血管疾病的诊断，可用于如动脉夹层、动脉瘤等疾病的随访。

值得一提的是，在心肌评估方面，心脏MRI发挥了明显优势，目前在心功能检测方面成为国际公认的金标准，其特有的延迟强化技术及后处理软件，在心肌梗死及心肌纤维化定量及定性检出中优势明显，对于心肌病的鉴别诊断起到明显的提示作用（图2-3-60）。

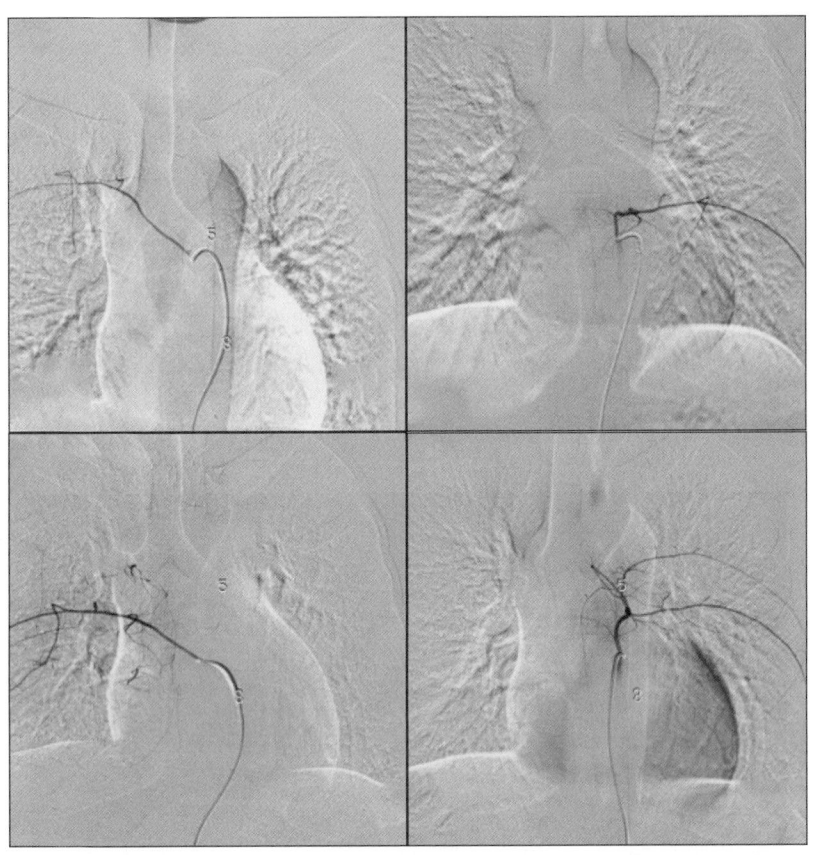

图2-3-59　超选择DSA显示不同肋间的正常肋间动脉

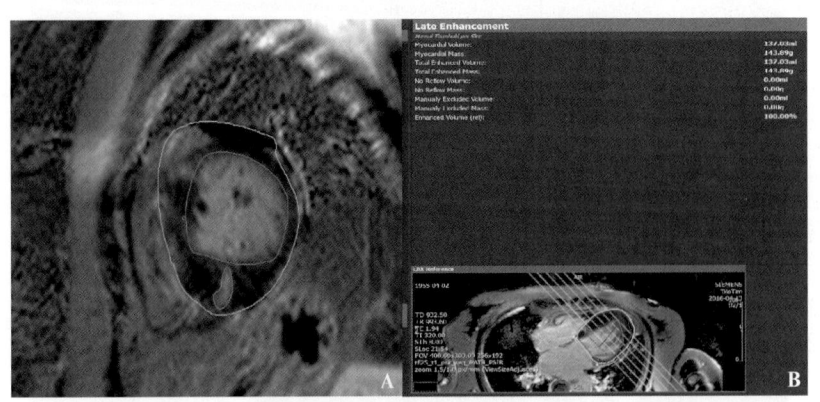

图2-3-60　男性，67岁。冠心病

心肌磁共振延迟强化显示左心室间隔壁肌层多发透壁性心肌梗死（A），可以通过勾画自动得出梗死心肌的体积及重量（B）。

（王健　刘晨）

参考文献

[1] 丁文龙,刘学政.系统解剖学[M].9版.北京:人民卫生出版社,2018.
[2] 王振宇,徐文坚.人体断面解剖学[M].4版.北京:人民卫生出版社,2018.
[3] 张兆琪.临床心血管病影像诊断学[M].北京:人民卫生出版社,2013.
[4] Schoenhagen P, Schultz CJ, Halliburton SS. Cardiac CT Made Easy-心脏CT一点通[M].马晓海,主译.北京:人民卫生出版社,2017.
[5] 徐克,龚启勇,韩萍.医学影像学[M].8版.北京:人民卫生出版社,2019.
[6] Addis KA, Hopper KD, Lyriboz TA, et al. CT angiography: in vitro comparison of five reconstruction methods [J]. American Journal of Roentgenology, 2001,177:1171-1176.
[7] 江安红,刘斌,余永强,等.64层螺旋CT血管造影三维重建在肺栓塞检查中的临床应用[J].中国医学影像技术,2006,22(10):1517-1520.
[8] Mayo J, Thakur Y. Pulmonary CT angiography as first-line imaging for PE: image quality and radiation dose considerations [J]. American Journal of Roentgenology, 2013,200(3):522-528.
[9] Kumamaru KK, Rybicki FJ, Madan R, et al. Incidental findings detection using low tube potential for CT pulmonary angiography [J]. International Journal of Cardiovascular Imaging, 2014,30(8):1579-1588.

第四节 · 纵隔与淋巴系统

一、纵隔划分

纵隔是两侧纵隔胸膜之间所有器官的总称,位于胸骨后,胸椎前,两肺之间。上起胸廓入口,下至横膈。其中有心、大血管、气管、食管、主支气管、淋巴组织、胸腺、神经及脂肪等器官和组织。

纵隔的划区有几种,现介绍简单而常用的六分区法[1],即在侧位X线片上将纵隔划分为前、中、后及上、下共六个区(图2-4-1~图2-4-4)。在侧位X线片上,自胸骨柄、体交界处至第4胸椎下缘连一水平线,其上为上纵隔,其下为下纵隔。

前纵隔系胸骨之后,心、升主动脉和气管之前的狭长三角区,其中有纵隔前淋巴结、胸廓内动脉的分支、由上纵隔向下延伸的胸腺及疏松结缔组织。

中纵隔相当于心、主动脉弓、气管及肺门所占据的区域。

食管前壁为中、后纵隔的分界线。食管和胸椎旁区为后纵隔。其包括食管、降主动脉、胸导管中下段、奇静脉、半奇静脉、交感神经链及后纵隔淋巴结。

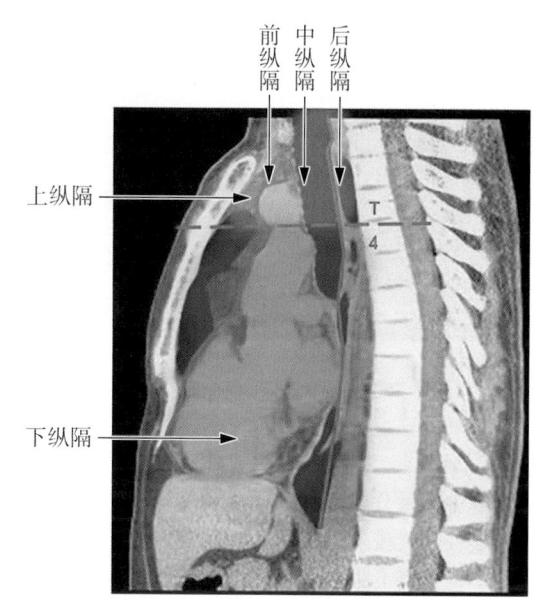

图2-4-1 矢状位纵隔分区

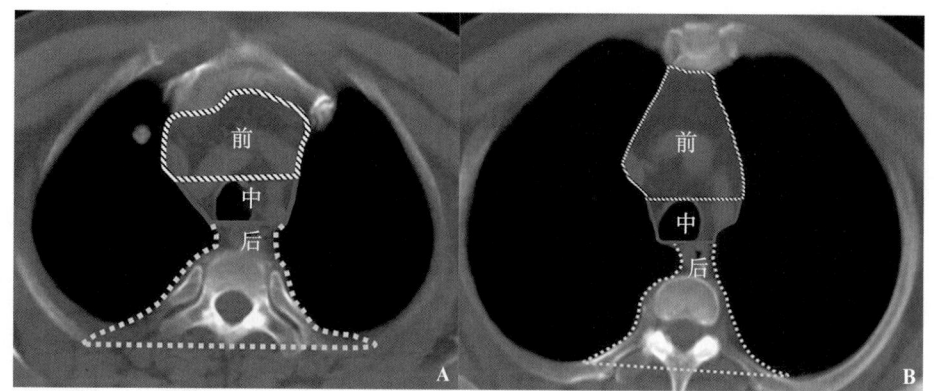

图2-4-2 上纵隔区域横断面纵隔分区

A为胸骨柄水平;B为无名静脉与气管交叉平面。

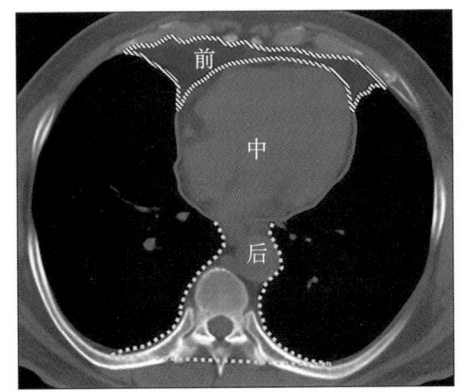

图 2-4-3 中纵隔区域横断面纵隔分区
A 为主动脉弓水平；B 为气管分叉水平。

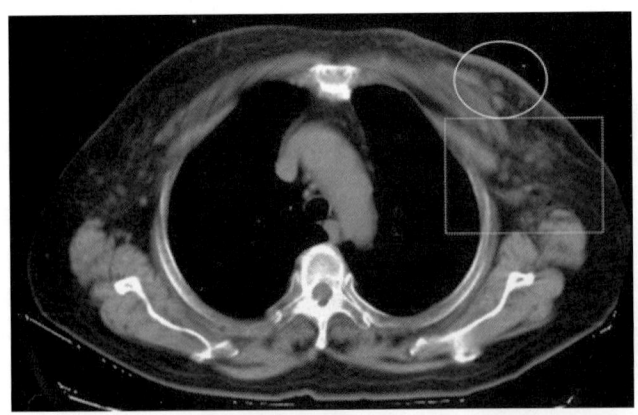

图 2-4-4 下纵隔区域横断面纵隔分区（心室平面）

二、胸部淋巴结

胸部淋巴结被分为表浅淋巴结和深部淋巴结，腋窝是胸部最具代表性的表浅现淋巴结群（图 2-4-5）。其他部位的浅表淋巴结位于皮下脂肪、肌间，正常情况下罕见。胸部深部淋巴结常分为胸壁淋巴结和内脏淋巴结。

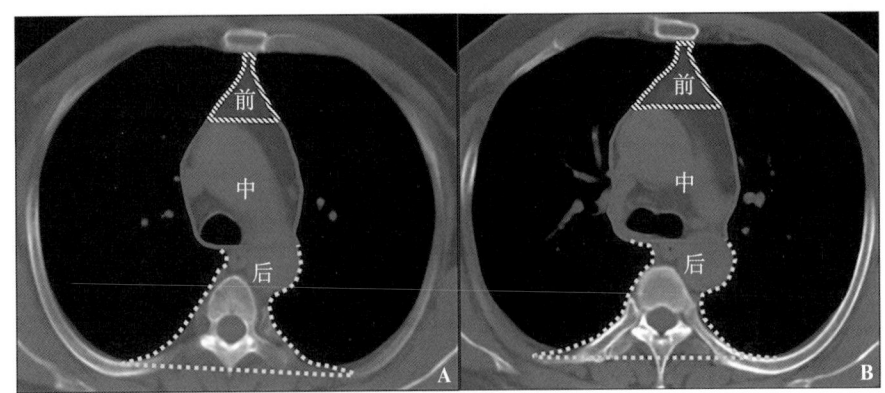

图 2-4-6 胸壁淋巴结示意图

1. 胸壁群组淋巴结 · 包括胸骨淋巴结和肋骨淋巴结。

（1）胸骨淋巴结：胸骨淋巴结又称内乳淋巴结，位于胸骨后第 1~6 肋间两侧，4~5 对，收集上腹部、横膈、前胸壁及乳房内侧的淋巴引流（图 2-4-7）。流入前上纵隔淋巴结、颈深淋巴结。

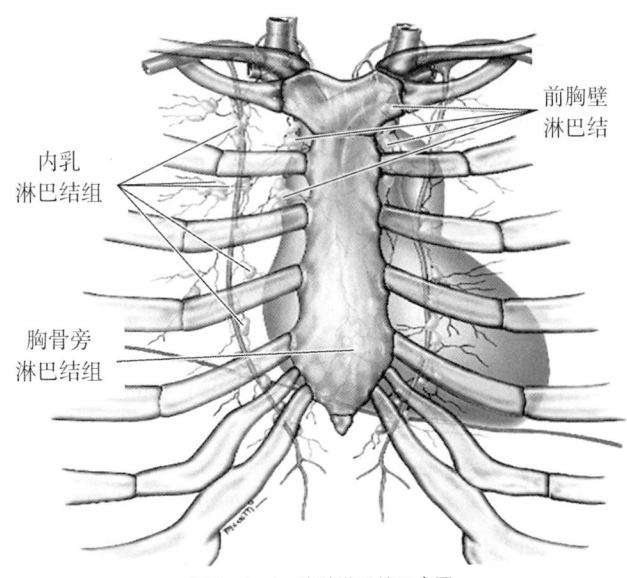

图 2-4-5 女性，79 岁。乳腺癌术后，左胸壁浅表淋巴结增大
CT 纵隔窗显示左前胸壁胸大肌前方 2 个淋巴结（圆圈内），左侧腋窝多发淋巴结簇状分布（方框内）。

（一）胸壁淋巴结

胸壁淋巴结位于胸腔外，包括胸壁群组、横膈群组，主要引流胸壁乳腺内、膈肌、心旁和肋间的淋巴液（图 2-4-6）。

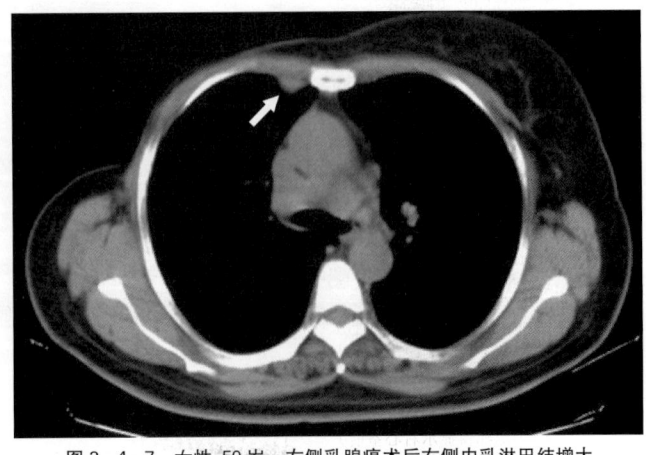

图 2-4-7 女性，50 岁。右侧乳腺癌术后右侧内乳淋巴结增大
CT 纵隔窗示胸骨右旁内乳淋巴结增大，并突向肺内。

(2) 肋骨淋巴结：肋间淋巴结分为前组、中组和后组，前组、中组可以缺如，后组比较恒定。前组位于肋骨头和肋软骨交界区，后组位于肋骨后端的肋角内侧肋间隙，中组位于两者之间。

肋间淋巴结收集肋骨部的淋巴引流。上部汇入上纵隔淋巴结或胸导管，下部经主动脉裂孔入乳糜池。

2. 横膈群组·分为前组、中组和后组。

(1) 前组：位于剑突后，接受肝的淋巴引流，汇入胸骨淋巴结。

(2) 中组：位于横膈内侧，接受横膈及肝的淋巴引流，汇入后纵隔淋巴结。

(3) 后组：位于脊柱旁的横膈上，连接腰椎和后纵隔淋巴结(图2-4-8)。

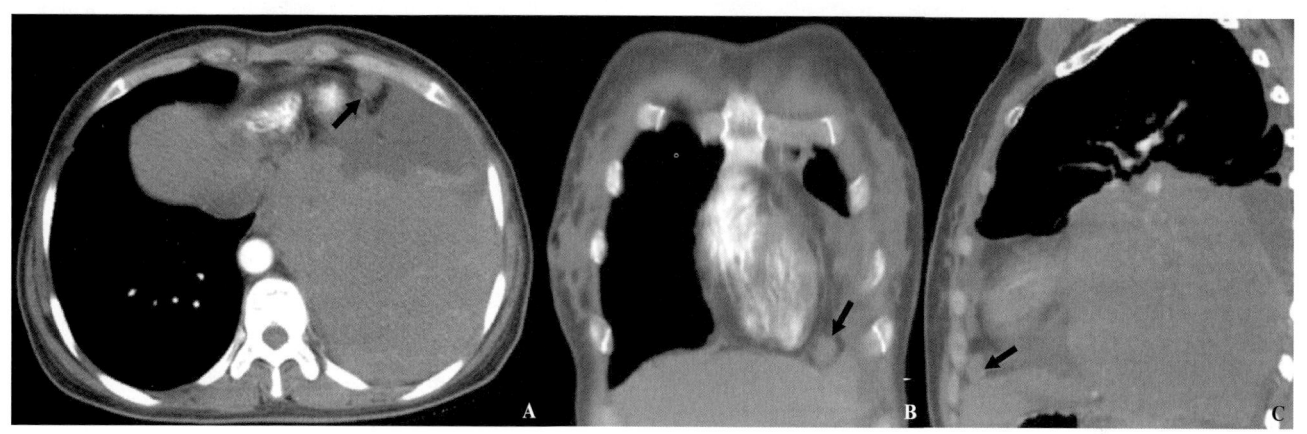

图2-4-8　女性，76岁。左侧膈上淋巴结增大(左肺下叶鳞状细胞癌)

CT轴位(A)、冠状位(B)及矢状位(C)显示左侧膈肌上方一枚肿大淋巴结，增强扫描静脉期轻度强化。

(二) 内脏淋巴结

内脏淋巴结位于纵隔内和肺，纵隔内的淋巴结按解剖部位分为前纵隔内淋巴结、中纵隔内淋巴结和后纵隔内淋巴结。肺淋巴结分为中央区淋巴结和周围区淋巴结。

1. 前纵隔内淋巴结·是指位于前纵隔的淋巴结，连接胸腺、心包及心脏等处的淋巴管，其输出管汇入支气管纵隔干，左侧汇入胸导管，右侧流入右淋巴导管。它分为心包前组淋巴结、静脉前组淋巴结和主动脉弓组淋巴结三组。

(1) 心包前组淋巴结：心包前组淋巴结位于心包前，1～4个，有时缺如(图2-4-9)。

(2) 静脉前组淋巴结：静脉前组淋巴结位于上腔静脉周围，有2～5个，多者可达10个。接收气管、心包和心脏右半淋巴引流，流入右支气管纵隔干(图2-4-10)。

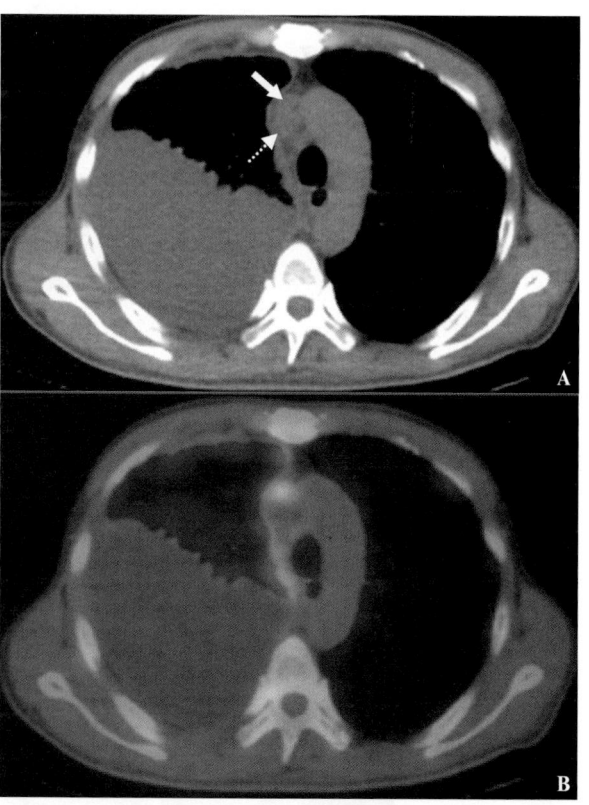

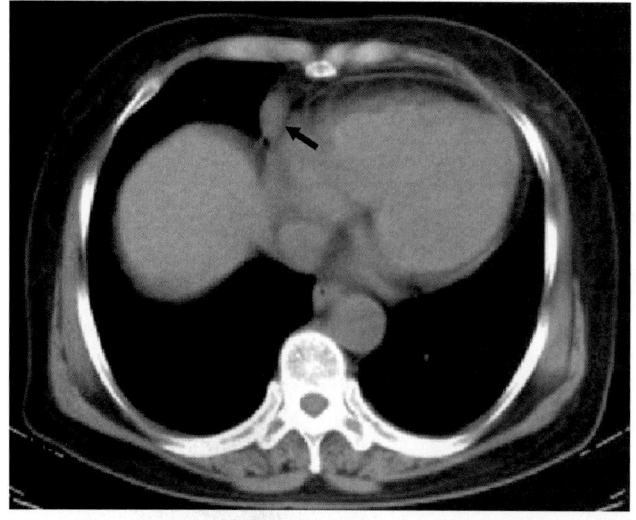

图2-4-9　女性，56岁。右侧心包前方淋巴结肿大(右肺癌)

CT纵隔窗显示右心室前方有一椭圆形增大淋巴结影。

图2-4-10　男性，51岁。上腔静脉前淋巴结增大(右肺中央型肺癌)

CT纵隔窗(A)显示上腔静脉(虚箭)前有一肿大淋巴结影(实箭)，在PET-CT融合图(B)上呈核素浓聚改变。

（3）主动脉弓组淋巴结：主动脉弓组淋巴结有3～6个，多者可超10个。主要位于主动脉弓及其大分支前面，少数位于主动脉弓前下壁，动脉导管（动脉韧带）旁。接收左肺上叶、气管、心包及心脏左半等的淋巴引流，汇入左支气管纵隔干（图2-4-11）。

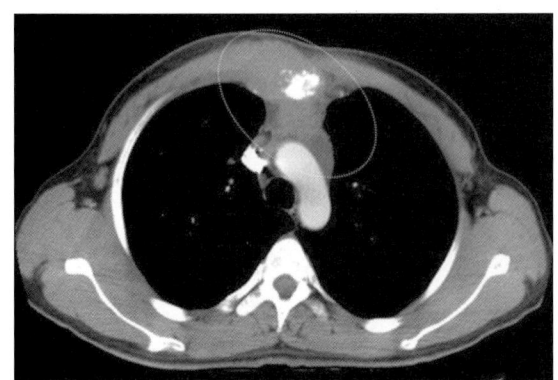

图2-4-11　女性，22岁。主动脉弓旁淋巴结增大（淋巴瘤）
CT纵隔窗显示胸骨后、主动脉弓前方多个肿大淋巴结影并融合成团状，右前胸壁软组织影增厚，胸骨呈溶骨性破坏（圆圈内）。

2. 中纵隔内淋巴结·气管旁、气管支气管、隆突下是其主要部分，其他还包括心包外侧淋巴结与肺韧带淋巴结。它们汇集两肺和纵隔的淋巴引流，右侧汇入右淋巴导管，左侧汇入胸导管（图2-4-12）。按淋巴引流顺序分为隆突下组淋巴结、气管、支气管组淋巴结、气管旁组淋巴结。

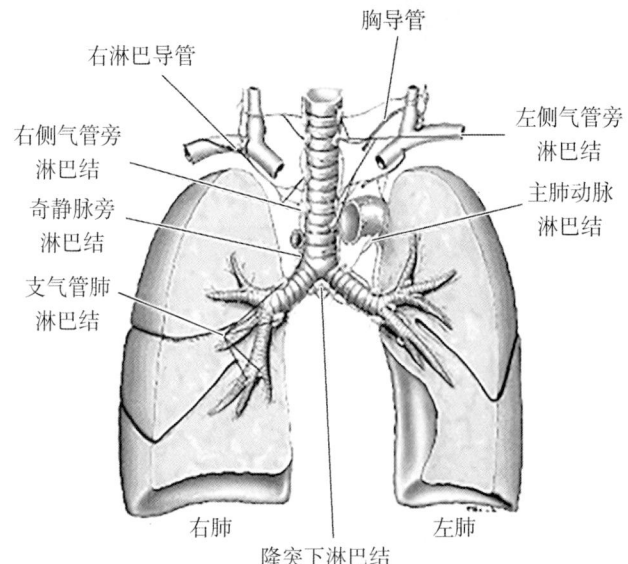

图2-4-12　中纵隔内淋巴结

（1）隆突下组淋巴结：隆突下组淋巴结分布于气管隆突，2～5个，多者可达10个，接受两侧支气管肺淋巴结、前后纵隔淋巴结、心脏、心包、食管等处淋巴引流。输出管汇入气管、支气管淋巴结（图2-4-13和图2-4-14）。

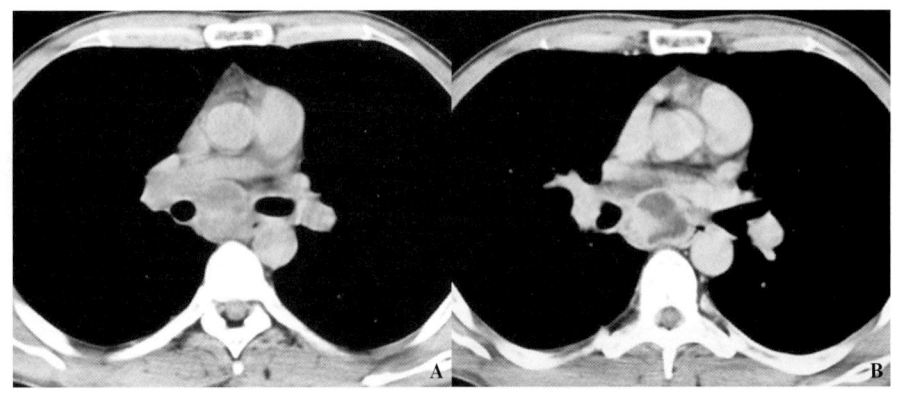

图2-4-13　男性，41岁。隆突下淋巴结核
CT纵隔窗（A）显示左右主支气管之间隆突部淋巴结肿大，增强扫描（B）淋巴结不均匀强化，内有坏死液化。

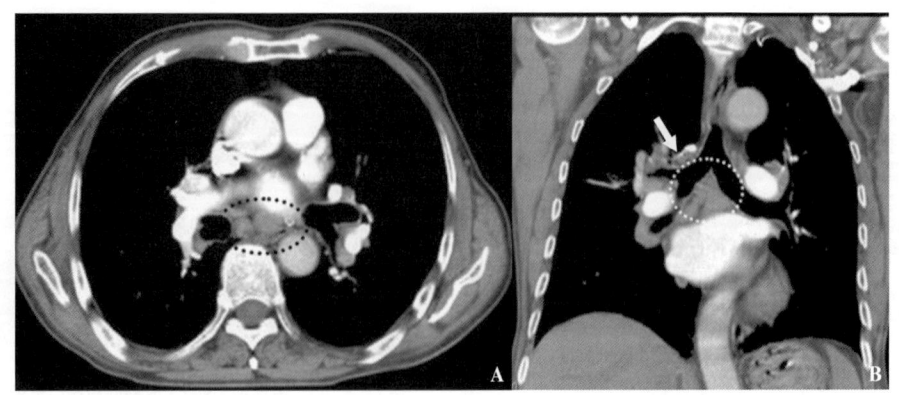

图2-4-14　男性，63岁。隆突下及右肺门淋巴结增大（右肺中央型肺癌）
CT强化扫描（A）及冠状位（B）显示双侧主支气管之间多发肿大淋巴结并相互融合（圆圈内），气管下端右侧、右主支气管上缘小结节（箭）为气管、支气管淋巴结。

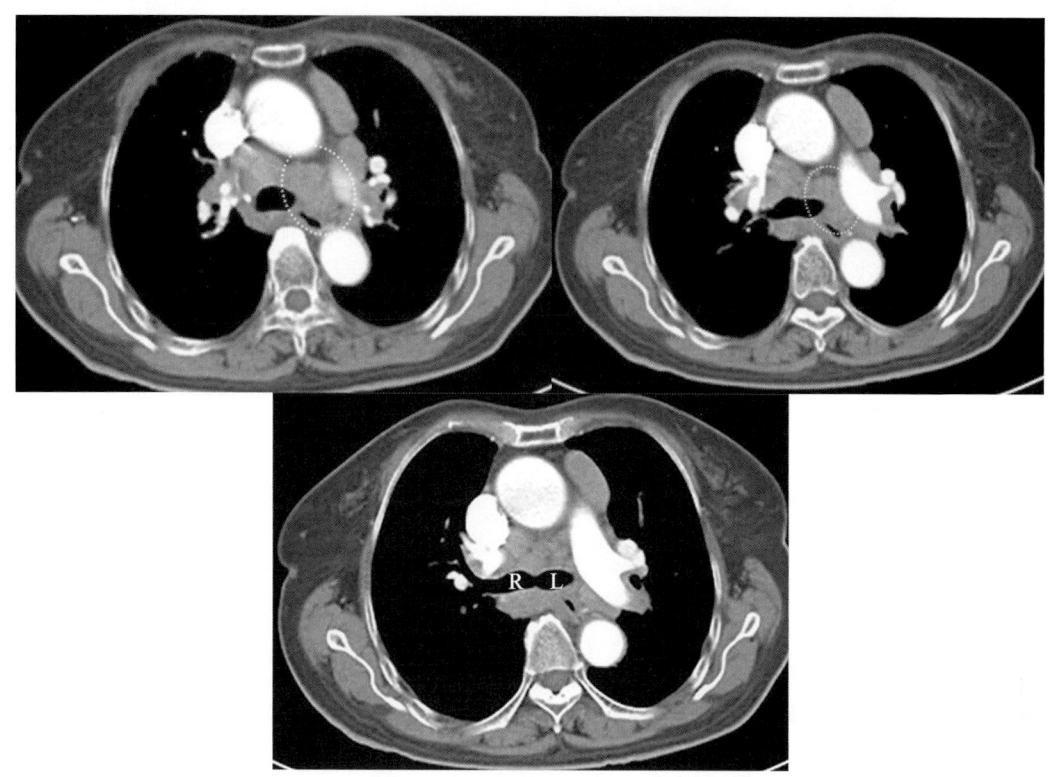

图 2-4-15 女性,69 岁。结节病,左侧气管、支气管淋巴结增大

气管分叉平面连续扫描显示气管下端气管左旁淋巴结肿大(圆圈内),其下缘为左主支气管。

（2）气管、支气管组淋巴结：气管、支气管淋巴结分布于气管和两侧主支气管夹角处。右侧气管、支气管淋巴结位于气管下端右前外侧部,奇静脉旁,右主支气管和右上叶支气管上方。左侧气管、支气管淋巴结分布于气管下端左外侧部,左主支气管和左上叶支气管上方,与左喉返神经关系密切。

气管、支气管淋巴结将支气管肺淋巴结、隆突下淋巴结与气管旁淋巴结连接起来(图 2-4-14 和图 2-4-15)。

（3）气管旁组淋巴结：气管旁淋巴结位于气管两侧,收集气管、支气管淋巴结的引流,分别汇入左、右支气管纵隔干,右侧注入右淋巴导管,左侧入胸导管(图 2-4-16)。

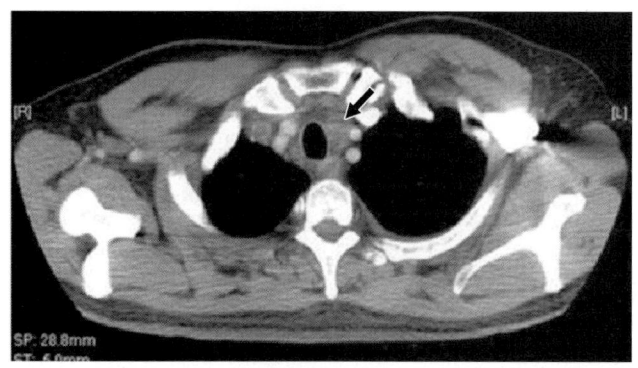

图 2-4-16 男性,67 岁。气管旁淋巴结增大(右肺中央型肺癌)

CT 增强扫描,气管左侧可见淋巴结增大。

（4）心包外侧淋巴结与肺韧带淋巴结：心包外侧淋巴结位于心包与纵隔胸膜之间,沿心包膈血管排列。肺韧带淋巴结位于下肺静脉下方,肺韧带两层胸膜之间,收集肺下叶底部淋巴管的引流。

（5）后纵隔内淋巴结：后纵隔淋巴结位于心包后方,8～12 个,沿降主动脉和食管分布,接受胸段食管、胸主动脉、心包、横膈后方和直接来自肺下叶的淋巴引流,汇入胸导管(图 2-4-17 和图 2-4-18)。

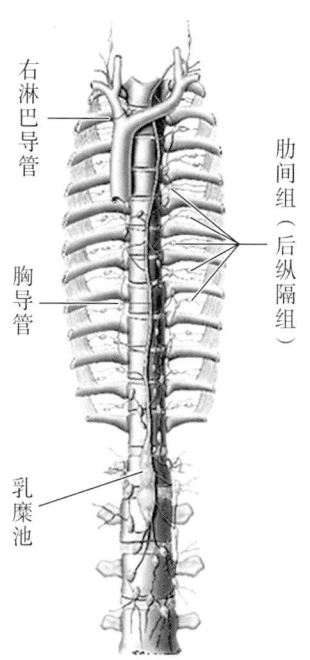

图 2-4-17 后纵隔淋巴结示意图

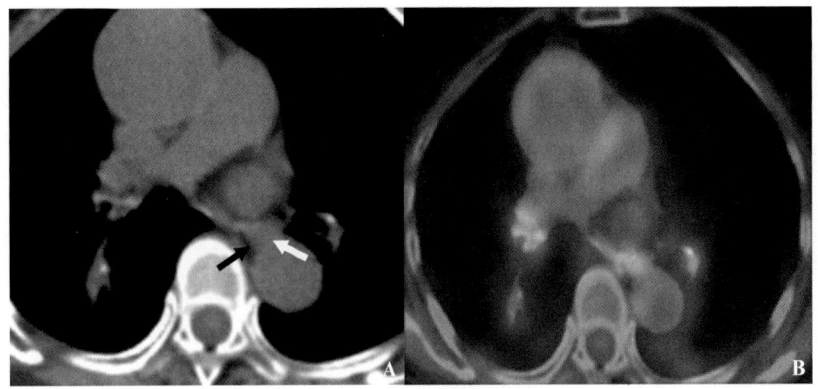

图 2-4-18 食管旁淋巴结肿大

CT 纵隔窗(A)显示食管(黑箭)左旁有 1 枚淋巴结(白箭),PET-CT 融合图(B)显示该淋巴结核素浓聚。

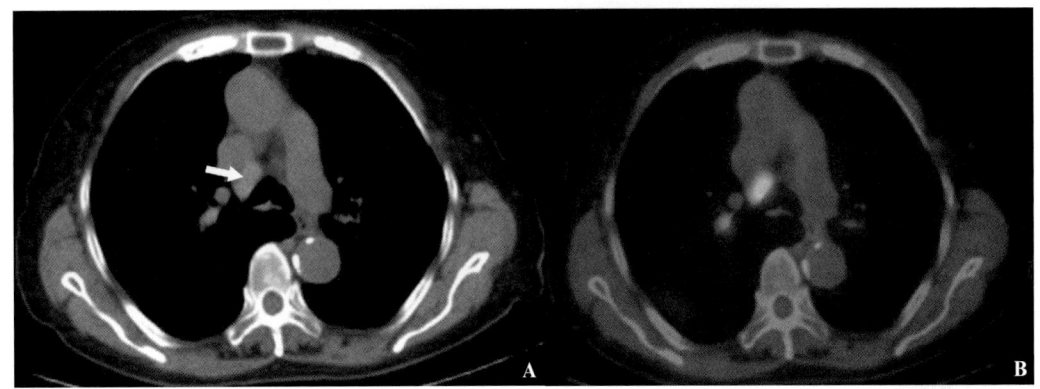

图 2-4-19 支气管肺组淋巴结肿大

CT 纵隔窗(A)显示气管分叉平面,气管右前有 1 枚肿大淋巴结,PET-CT 融合图(B)显示淋巴结核素浓聚。

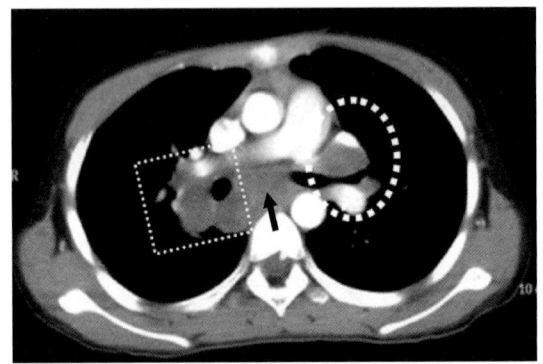

图 2-4-20 肺门淋巴结、隆突淋巴结肿大

CT 增强扫描显示右主支气管周围数枚肿大淋巴结(方框内),左主支气管前后壁均可见淋巴结,前方结节肿大(圆圈内),气管之间隆突淋巴结(箭)肿大,并与右肺门淋巴结融合。

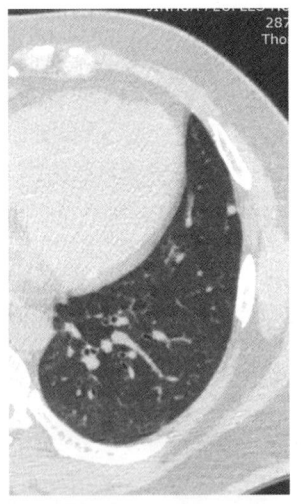

图 2-4-21 男性,34 岁。肺内淋巴结

CT 肺窗显示左肺舌叶胸膜下三角形实性结节。手术证实肺内淋巴结。

3. 肺淋巴结 · 肺淋巴结根据部位分为支气管肺组淋巴结、肺组淋巴结、肺内淋巴结。

(1) 支气管肺组淋巴结:支气管肺组淋巴结又称肺门组淋巴结,分布于两侧肺门,主支气管与叶支气管分叉处及肺动、静脉之间。收纳肺的深、浅淋巴管,注入气管、支气管和隆突下淋巴结(图 2-4-19 和图 2-4-20)。

(2) 肺组淋巴结:肺组淋巴结位于肺叶支气管和肺段支气管夹角处,连接肺内淋巴管,注入肺门淋巴结(支气管肺淋巴结)。

(3) 肺内淋巴结:是指发生在肺四级支气管平面以下、肺野内的淋巴结。淋巴结分布于肺间质系统,多见于胸膜、叶间裂及其附近(距胸膜≤1.0 cm)(图 2-4-21~图 2-4-24)。肺内淋巴液大部分经叶间和肺门淋巴结回流入气管隆突下及气管旁淋巴结。

肺内淋巴结的结节较小(直径多<1.0 cm),呈类圆形(图 2-4-22)、多角形,呈贴近叶裂的三角形或棱形(图 2-4-23),

或是条状的实性结节,密度均匀,边界清晰锐利,边缘光滑,或有一至多条细线影与胸膜、叶裂或邻近的肺血管相连,无卫星灶、血管集束征等(图2-4-24)。

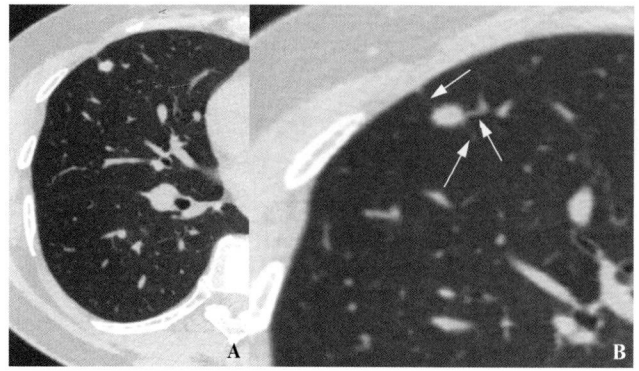

图2-4-22 女性,61岁。肺内淋巴结

CT肺窗(A)显示右肺中叶胸膜下椭圆形实性结节,局部放大CT(B)显示边缘有数根条索(箭),部分与胸膜、血管相连。手术证实肺内淋巴结。

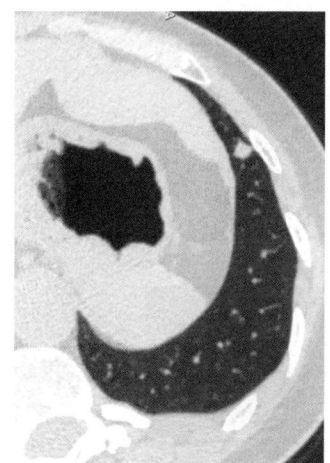

图2-4-23 女性,57岁。肺内淋巴结

CT肺窗显示左肺梭形实性结节,边缘锐利。手术证实肺内淋巴结。

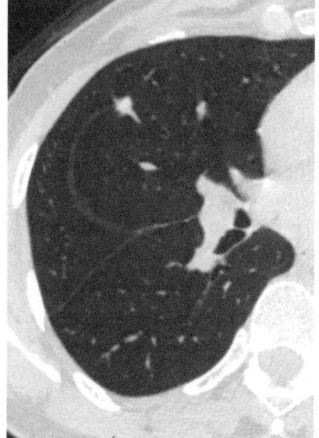

图2-4-24 女性,46岁。肺内淋巴结

CT肺窗显示右肺水平裂实性结节,密度均匀,边界清晰锐利,边缘光滑,有粗大条索与其相连。手术证实肺内淋巴结。

CT增强扫描上肺内淋巴结的强化方式与肺内恶性结节相似;在短时间反转恢复序列(short time inversion recovery,STIR)上,肺内淋巴结表现为高信号,钆喷酸葡胺增强扫描呈早期强化,与转移性结节难以鉴别。

(三)肺癌分期的淋巴结分组

在20世纪70年代,美国癌症联合委员会(AJCC)和国际抗癌联盟(UICC)为肺癌分期采用一种仿真模拟系统用于胸廓内淋巴结的定位。既往国际上通用的方法,是1979年美国癌症分期和结局报告联席委员会(American Joint Committee for Cancer Staging and End Results Reporting,AJC)制定的肺局部淋巴结分类和1983年美国胸科学会(ATS)肺局部淋巴结图。这两类分区图主要以手术中所见为根据,影像学分区有一定的难度。

2009年7月31日国际肺癌研究学会(International Association for the Study of Lung Cancer,IASLC)在第13届世界肺癌大会上正式公布第7版肺癌分期系统,并制定了一套新的淋巴结分布图谱,规范了纵隔及肺部淋巴结的分区及分组,对每一组淋巴结给予解剖学定义(表2-4-1),根据这些定义可以在影像学上比较容易划定区域(图2-4-25~图2-4-36)。

表2-4-1 IASLC纵隔及肺部淋巴结分区及分组

区	代号	名称
N2淋巴结		
锁骨上区	1	锁骨上淋巴结:上界为环状软骨下缘;下界为双侧锁骨,正中为胸骨切迹上缘,气管中线将此区域淋巴结分为1R和1L
上纵隔区	2R	右上气管旁淋巴结:气管左缘的右侧,前界为血管(上腔静脉、颈总动脉)前缘,后界为气管后壁,上界为肺尖和胸膜顶,中间为胸骨切迹上缘,下界为无名静脉下缘同气管的交点
	2L	左上气管旁淋巴结:气管左缘的左侧,前界为血管(上腔静脉、颈总动脉)前缘,后界为气管后壁,上界为肺尖和胸膜顶,中间为胸骨切迹上缘,下界为主动脉弓的顶
	3a	血管前组:前界为胸骨后缘,后界为血管(上腔静脉、颈总动脉)前缘之间,上界为肺尖和胸膜顶,下界为气管隆突水平的范围
	3p	气管后组:前界为气管后壁,上界为肺尖和胸膜顶,下界为气管隆突水平的范围
	4R	右下气管旁淋巴结:居气管左缘的右侧,包括右侧气管旁和气管前淋巴结,上界为无名静脉与气管交叉处下缘,下界为奇静脉下缘
	4L	左下气管旁淋巴结:居气管左缘的左侧,上界为主动脉弓上缘,下界为左肺动脉干上缘
主动脉区	5	主动脉弓下淋巴结:动脉韧带外侧,上界为主动脉弓下缘,下界为左肺动脉干上缘
	6	主动脉弓旁淋巴结:升主动脉和主动脉前外侧淋巴结,上界为主动脉弓上缘切线,下界为主动脉弓下缘
	7	隆突下淋巴结:上界为气管隆突,左侧下界为下叶支气管上缘,右侧下界为中间干支气管下缘
	8	食管旁淋巴结:位于食管表面,除外隆突下淋巴结,上界为左侧为下叶支气管上缘,右侧为中间干支气管下缘,下界为膈肌
	9	肺韧带淋巴结:上界为下肺静脉,下界为膈肌
N1淋巴结		
肺门区/叶间区	10	肺门淋巴结:紧邻主支气管和肺门血管(包括肺静脉和肺动脉干近端),上界右侧为奇静脉下缘,左侧为肺动脉上缘,下界为双侧叶间区域
	11	叶间淋巴结:叶支气管开口之间,11s位于右侧上叶和中间干支气管之间,11i位于右侧中叶和下叶支气管之间
周围区	12	肺叶淋巴结:紧邻叶支气管淋巴结
	13	肺段淋巴结:紧邻叶支气管
	14	亚段淋巴结:紧邻亚段支气管淋巴结

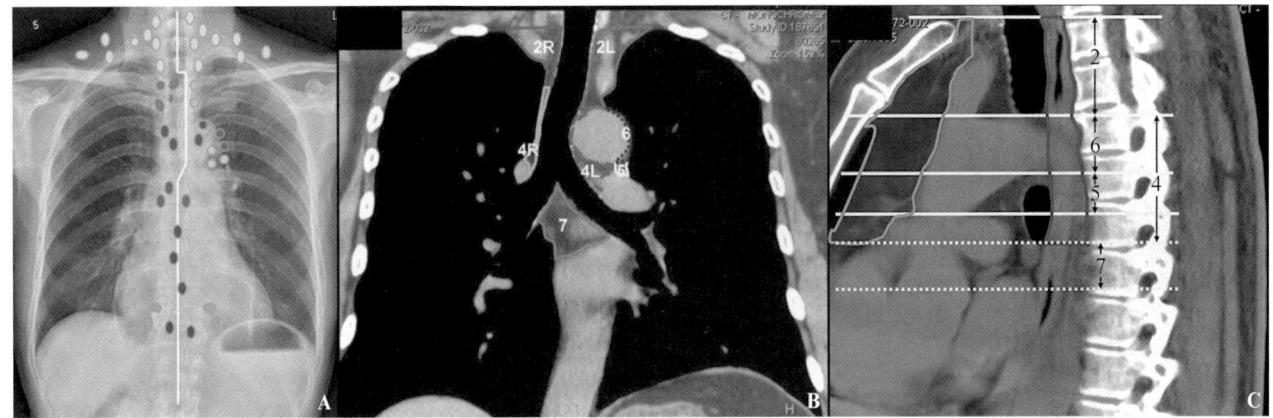

图 2-4-25 纵隔淋巴结分区示意图

A 为各组淋巴结在胸部 X 线片上投影位置示意图；B 为 CT 冠状位各组淋巴结所在位置示意图；C 为左旁矢状位各组淋巴结所在位置示意图。

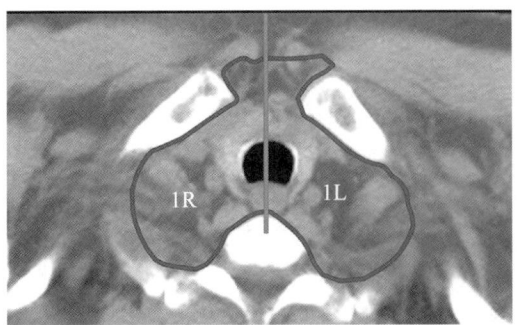

图 2-4-26 正常锁骨上区淋巴结分布区域示意图

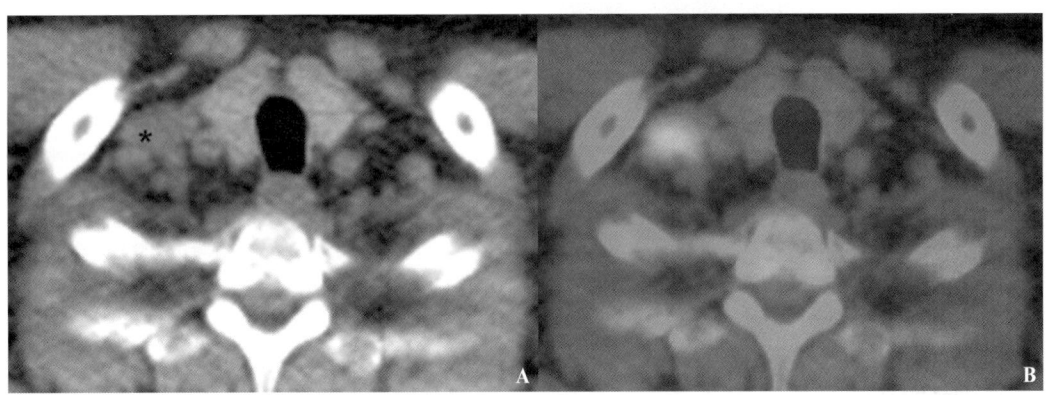

图 2-4-27 1R 组淋巴结肿大（*），伴葡萄糖浓聚

A 为 CT；B 为同层 PET-CT 融合图。

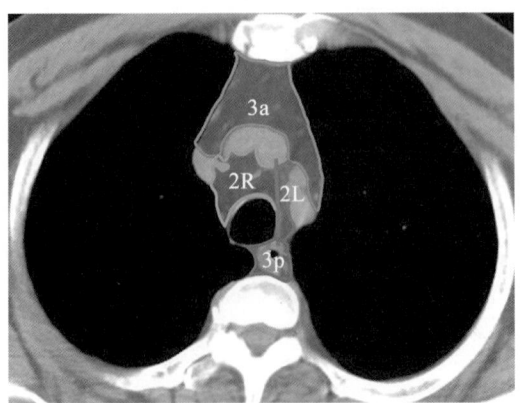

图 2-4-28 正常上纵隔区淋巴结分布分组示意图

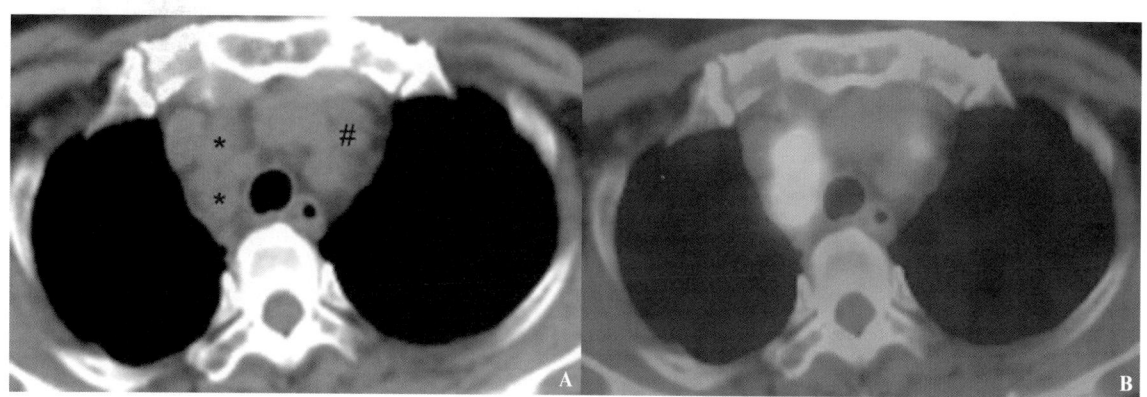

图 2-4-29 2 组淋巴结
CT 平扫(A)及同层 PET-CT 融合图(B)显示 2R 组淋巴结肿大(★),2L 组淋巴结可见(♯),外形不大。

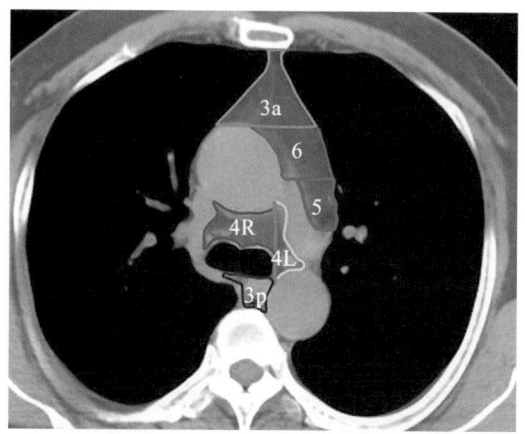

图 2-4-30 正常上纵隔区及主动脉区淋巴结分布分组示意图

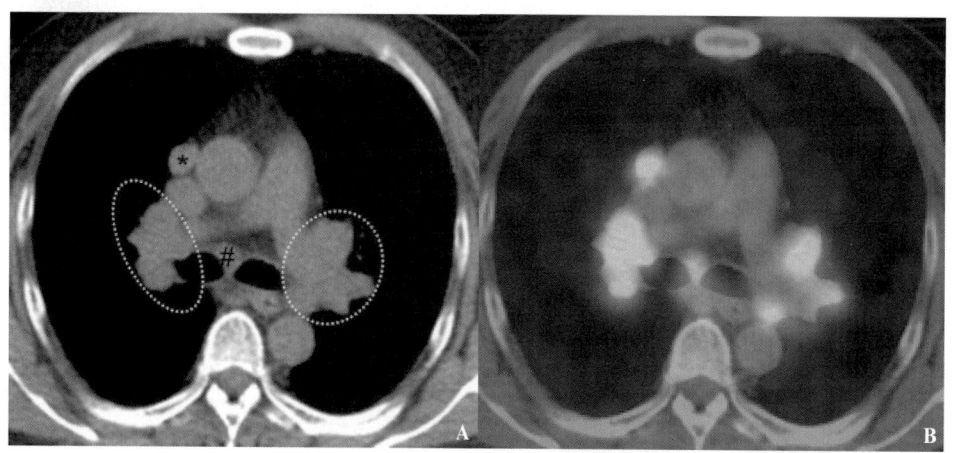

图 2-4-31 3 组、7 组及 10 组淋巴结
CT 平扫(A)及同层 PET-CT 融合图(B)显示上腔静脉前 3a 组淋巴结(★)、隆突下 7 组淋巴结(♯)及双肺门 10 组淋巴结(圆圈内)葡萄糖浓聚。

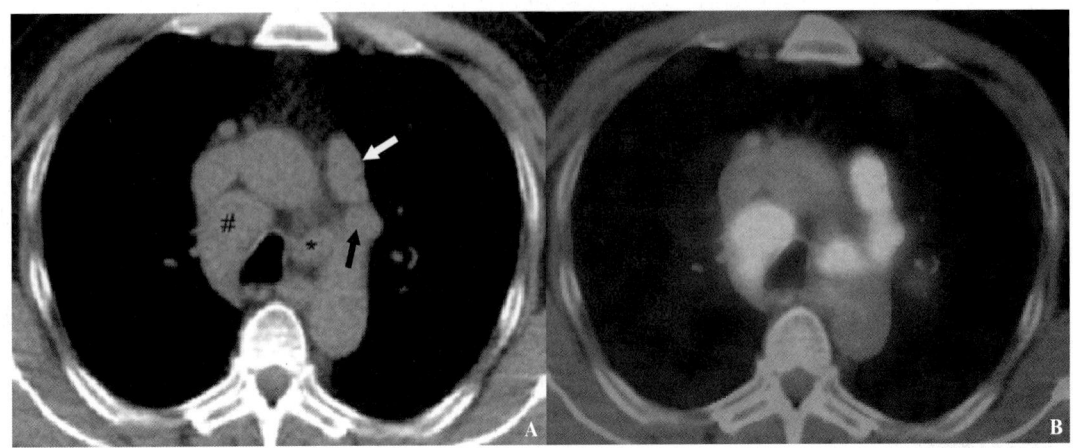

图 2-4-32　4组、5组及6组淋巴结

CT平扫(A)及同层PET-CT融合图(B)显示上腔静脉后4R组淋巴结(#)、气管左侧4L组淋巴结(*)、升主动脉左侧6组淋巴结(白箭)和其后的5组淋巴结(黑箭)增大,葡萄糖浓聚。

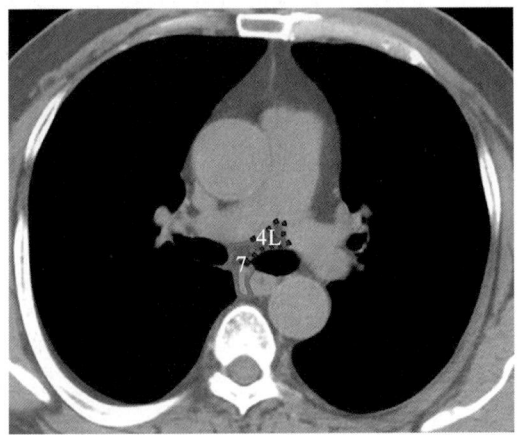

图 2-4-33　正常隆突下区淋巴结分布分组示意图

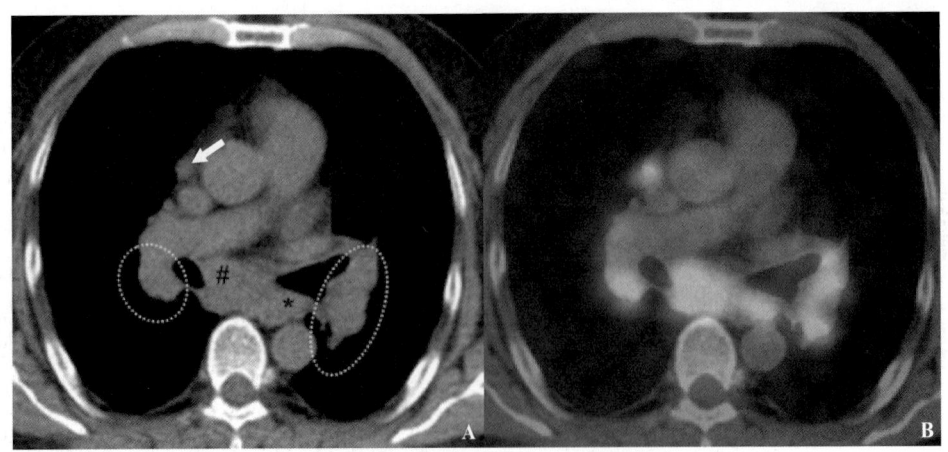

图 2-4-34　3组、7组、8组及11组淋巴结

CT平扫(A)及同层PET-CT融合图(B)显示上腔静脉前3a组淋巴结(白箭)、隆突下7组淋巴结(#)、食管左前8组淋巴结(*)及双侧叶支气管间11组淋巴结(圆圈内)增大,葡萄糖浓聚。

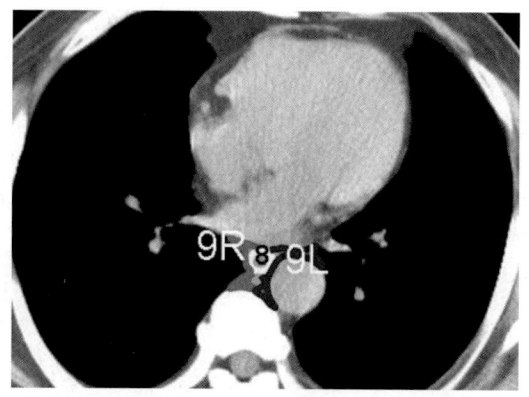

图2-4-35 正常下纵隔内的下区淋巴结分布分组示意图

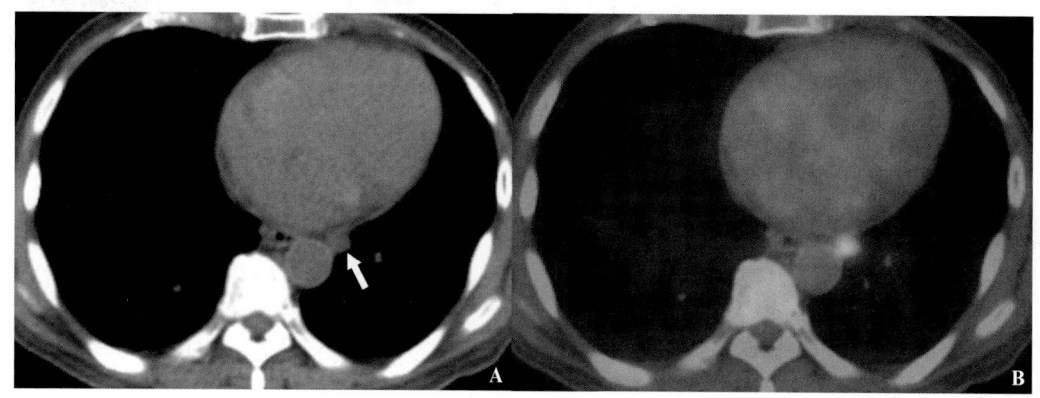

图2-4-36 9组淋巴结
CT平扫(A)及同层PET-CT融合图(B)显示左心缘后的9组淋巴结(白箭)葡萄糖浓聚。

2015年,国际肺癌研究学会对肺癌分期系统进行了更新,制定了第8版国际肺癌TNM分期标准[2],但是肺部淋巴结分区及分组没有进行大的调整。

(王健 刘晨)

参考文献

[1] 丁文龙,刘学政. 系统解剖学[M]. 9版. 北京:人民卫生出版社,2018.
[2] Detterbeck FC, Boffa DJ, Kim AW, et al. The eighth edition lung cancer stage classification [J]. Chest, 2017, 151:193-203.

第五节·膈 肌

膈肌为一向上隆起的薄肌,位于胸腔和腹腔之间,封闭胸廓下口(图2-5-1)。膈肌与胸壁间构成的腔隙是肋膈隐窝形成的基础。膈肌上面隔着胸膜与肺底相邻,中央部与心包融合。膈肌下面与肝、胃和脾相邻。

膈肌的周围为肌性部,按其起点分为胸骨部、肋部和腰部,各部的肌纤维在中央止于中心腱。

膈肌有3个裂孔,分别为在12胸椎水平的主动脉裂孔、第10胸椎水平的食管裂孔及第8胸椎水平的腔静脉裂孔。主动脉裂孔在膈肌左、右脚和脊柱之间,有主动脉降部和胸导管通过(图2-5-2);食管裂孔在主动脉裂孔左前方,有食管、迷走神经前后干,来自肝膈面、脏面后部和尾状叶的淋巴管、胃左血管的食管支通过,该裂孔是膈疝的好发部位之一(图

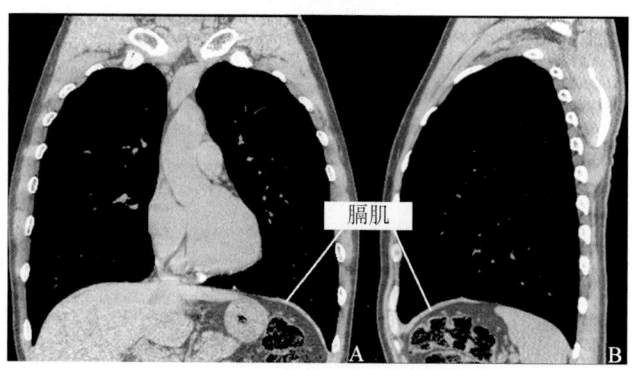

图2-5-1 正常膈肌
CT冠状位(A)及矢状位(B)重建显示膈肌呈细线状,光滑锐利,分隔胸腹腔。

2-5-3);腔静脉裂孔位于食管裂孔右后方,下腔静脉通过此裂孔(图2-5-4)[1]。

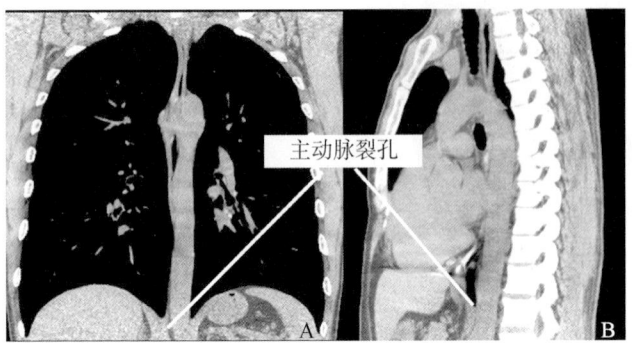

图2-5-2　主动脉裂孔

CT冠状位(A)及矢状位(B)重建显示脊柱前方中线区腹主动脉经膈肌裂孔贯穿胸腹腔。

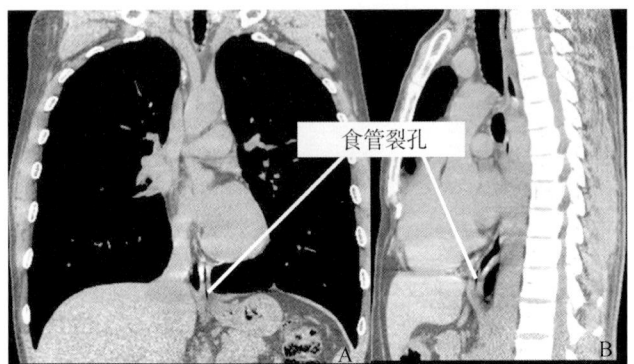

图2-5-3　食管裂孔

CT冠状位(A)及矢状位(B)重建显示脊柱前方中线区食管经膈肌裂孔贯穿胸腹腔。

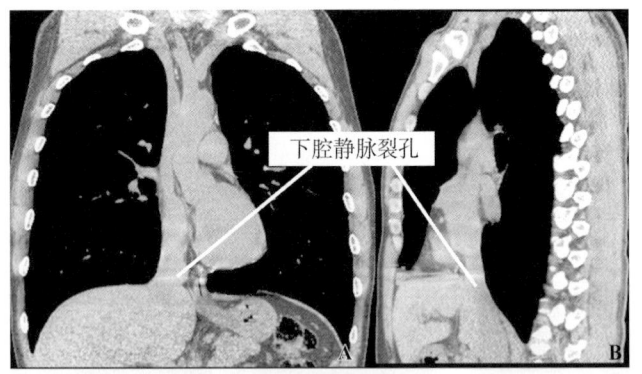

图2-5-4　下腔静脉裂孔

CT冠状位(A)及矢状位(B)重建显示中线区下腔静脉经膈肌裂孔贯穿胸腹腔。

膈肌在后前位X线片上呈圆顶状[2-4],分左、右两叶,分别为左膈和右膈,表现为清晰锐利向上凸的弧形影。左膈下常可见胃底或结肠脾曲的气体。

膈肌与胸壁相交形成肋膈角,内侧与心形成心膈角。膈肌的圆顶偏内前方,故外、后肋膈角深而锐。两膈肌最高点即膈顶,位于肺中线稍内侧。

右膈顶较左膈顶高1~2cm,一般位于第9或第10后肋水平,相当于第6前肋间隙(图2-5-5)。

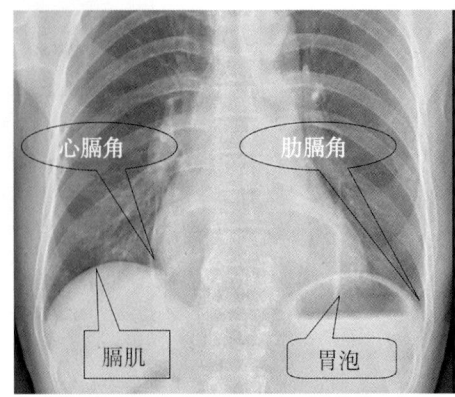

图2-5-5　胸部后前位X线片显示正常膈肌的形态及其毗邻关系

侧位X线片上,两侧膈肌常不在一个水平。左侧位X线片见右膈肌前部常高于左膈肌,而其后部和右后肋膈角则低于左膈肌;右侧位X线片上右膈肌自前向后均高于左膈肌(图2-5-6)。

透视下可见两膈肌随呼吸上下对称运动,运动范围为1~3cm,深呼吸时可达3~6cm。胸部正侧位X线片不能直观显示膈肌的裂孔。与此相比,CT及MRI能够清晰显示膈肌的形态、厚度及各种裂孔(图2-5-1~图2-5-4,图2-5-7)。

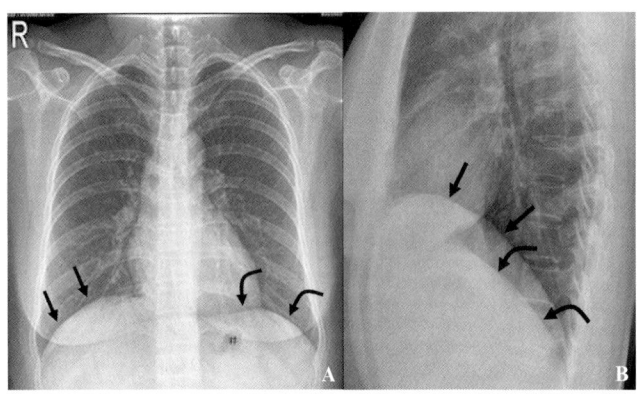

图2-5-6　正常膈肌

胸部正(A)、侧(B)位X线片示右膈肌(直箭)略高于左膈肌(弯箭),左膈下隐约可见肠管内低密度气体影(#)。

膈肌的局部可发育较薄,向上呈半圆形隆起,称为局限性膈膨升(图2-5-8),多发生于右侧,中老年多见,为正常变异。

有时深吸气时,膈顶可呈波浪状,称为波浪膈(图2-5-9),系因膈肌附着于各肋骨前端,在深吸气时受肋骨牵拉所致,勿误认为胸膜粘连。

胸腔及腹腔压力的改变可影响膈肌的位置。胸腔压力减低如肺不张、肺纤维性变;腹腔压力增高,如妊娠、腹水、腹部巨大肿块等均可使膈肌升高。反之,腹腔压力升高可使膈降低,如肺气肿、气胸及胸腔积液等。膈神经麻痹可致膈升高。

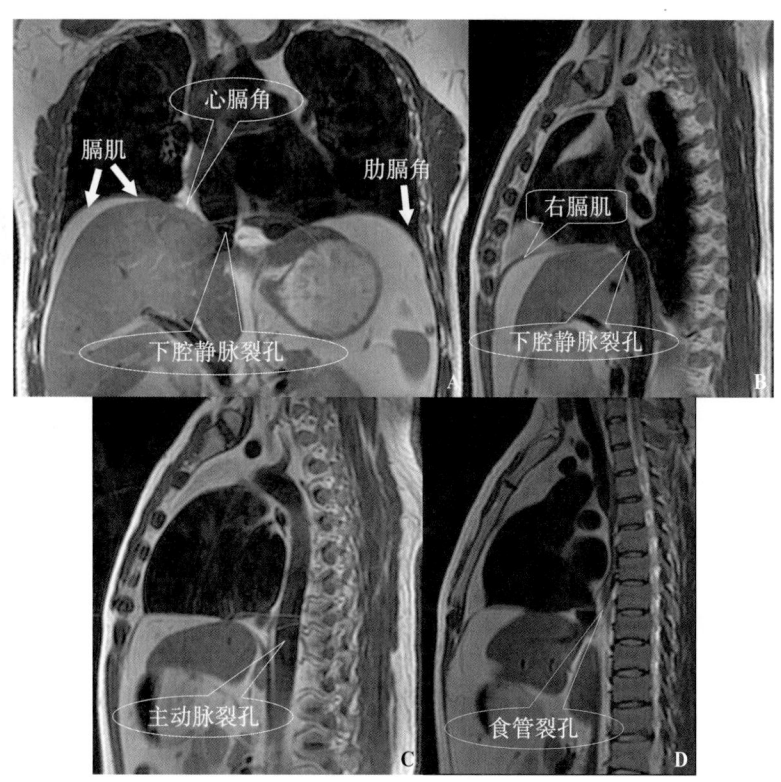

图 2-5-7　正常膈肌

MRI 冠状位（A）、矢状位（B~D）重建显示膈肌呈灰色等信号，细线状；下腔静脉、腹主动脉呈黑色低信号，食管呈灰色等信号，三者经各自的膈肌裂孔贯穿胸腹腔。

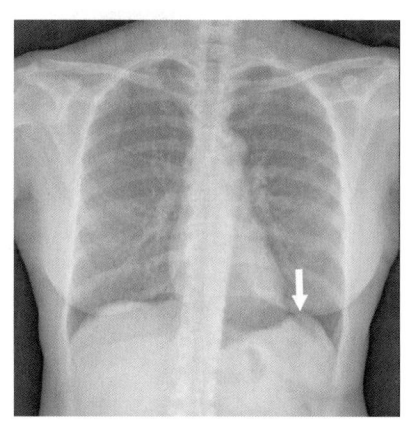

图 2-5-8　左侧局限性膈膨升

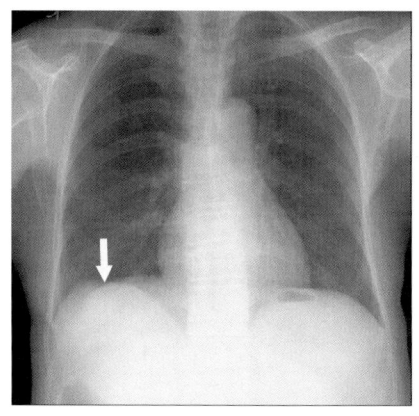

图 2-5-9　右侧波浪膈

上述引起膈肌位置改变的因素及胸、腹腔的炎症均可使膈肌运动减低。膈膨升及膈神经麻痹时，由于膈肌的运动功能减弱或丧失，可出现矛盾运动，即吸气时正常侧下降而患侧上升，呼气时反之。

（王　健　刘　晨）

参考文献

［1］丁文龙,刘学政. 系统解剖学［M］. 9 版. 北京：人民卫生出版社，2018.
［2］荣独山. X 线诊断学［M］. 上海：上海科学技术出版社，2002.
［3］谢宝玑. 胸部 X 线诊断基础［M］. 北京：人民卫生出版社，2002.
［4］崔志潭,严加和. X 线解剖学［M］. 北京：北京医科大学、北京协和医科大学联合出版社，1998.

第三章
呼吸生理及呼吸病理生理与影像学表现之间的联系

肺是进行气体交换的器官,肺的其他功能包括屏障防御、免疫、代谢分泌、储血等,但肺的主要功能是气体交换,使空气中的氧气(O_2)进入静脉血,同时排出其中的二氧化碳(CO_2)。

机体在新陈代谢过程中需要不断地从外界环境中摄取 O_2,并排出 CO_2,人的整个呼吸过程包括肺与外界的气体交换(肺通气)、肺泡与血液间的气体交换(肺换气)、气体在血液的运输、血液与组织细胞间的气体交换(组织换气)及组织呼吸等几个相互联系的环节(图 3-0-1)。

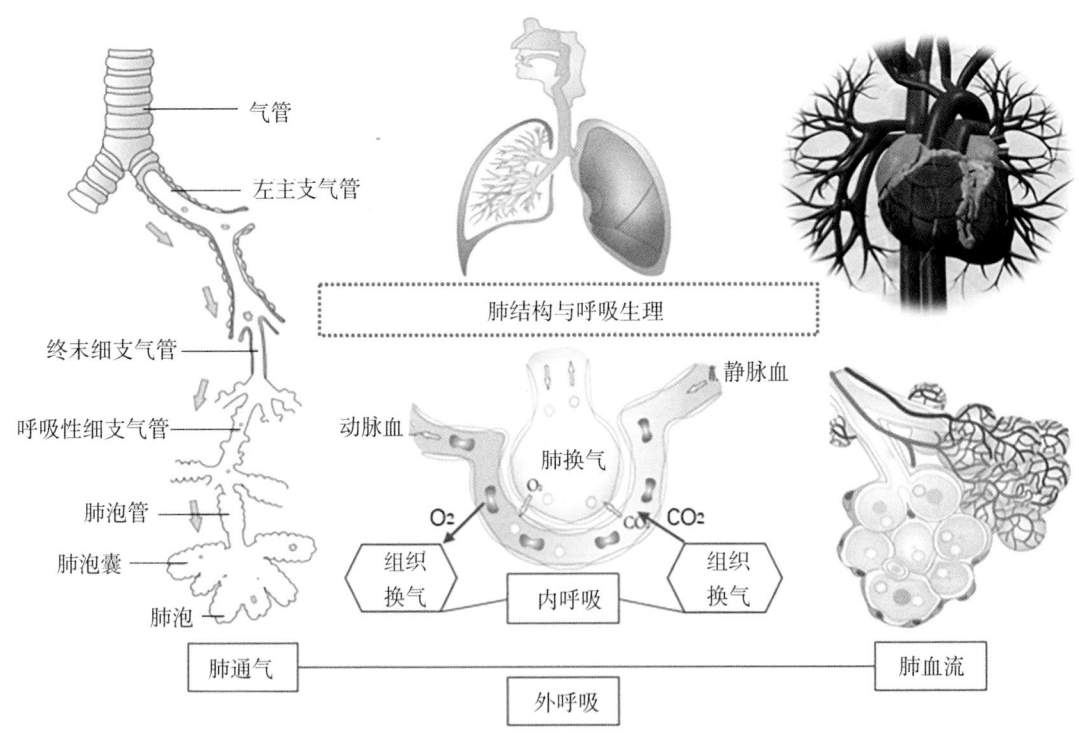

图 3-0-1　人体内呼吸全过程示意图

组织呼吸主要指细胞内进行的营养物质生物氧化中 O_2 的利用和 CO_2 的生成过程,也称内呼吸(internal respiration)。肺通气与肺换气合称为外呼吸(external respiration)。

通常所称的"呼吸",一般指外呼吸。呼吸的主要意义就是排出细胞新陈代谢过程中产生的过多的 CO_2,补充其消耗的 O_2,使细胞新陈代谢和其他生命活动能正常进行。

第一节·呼吸解剖与呼吸生理

一、呼吸解剖

呼吸系统由呼吸道、肺、胸膜腔、胸廓、呼吸肌组成,其中呼吸道包括上呼吸道、下呼吸道,肺组织由肺实质和肺间质组成,肺实质又包括肺内支气管及肺泡,肺间质又包括结缔组织、淋巴管、神经和血管(图3-1-1)。

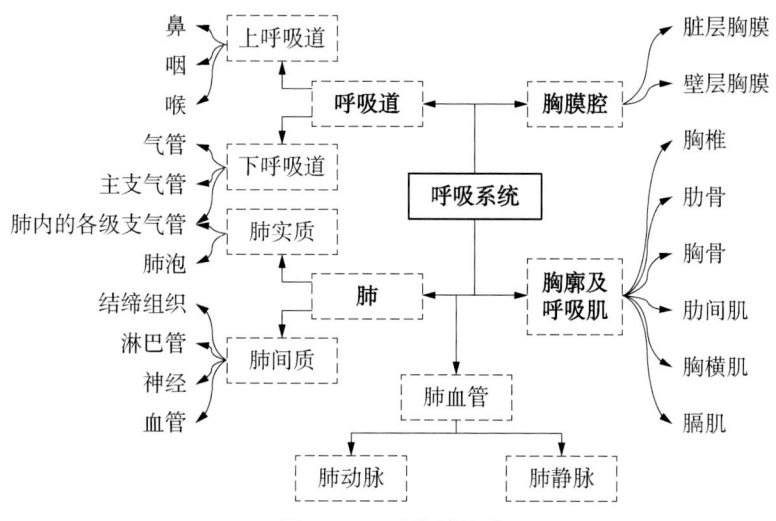

图3-1-1 呼吸系统组成

(一) 呼吸道与肺

临床上常将呼吸道分为上呼吸道和下呼吸道,鼻、咽、喉为上呼吸道,气管至终末细支气管为下呼吸道。呼吸道的主要功能是传递气体进出肺,并具有调节吸入气体的温度和湿度、净化吸入气体的作用,以及防御保护功能[1]。

气管分支进入肺内,经逐级分支,数目越来越多,管径越来越小,管壁越来越薄,管壁组织结构也发生移行性改变。气管有U形环状软骨支撑,所有肺内支气管也有软骨片,但其数量逐渐减少,逐渐变细,到直径1mm以下的细支气管时,软骨则完全消失。在细支气管以下水平,其管壁中的平滑肌相对增多,比例增大,结缔组织中含有更多的弹性纤维,又缺乏软骨的支持,其口径易受气道内、外的压力差和外力牵张、平滑肌舒张的影响,并容易发生塌陷(图3-1-2)。

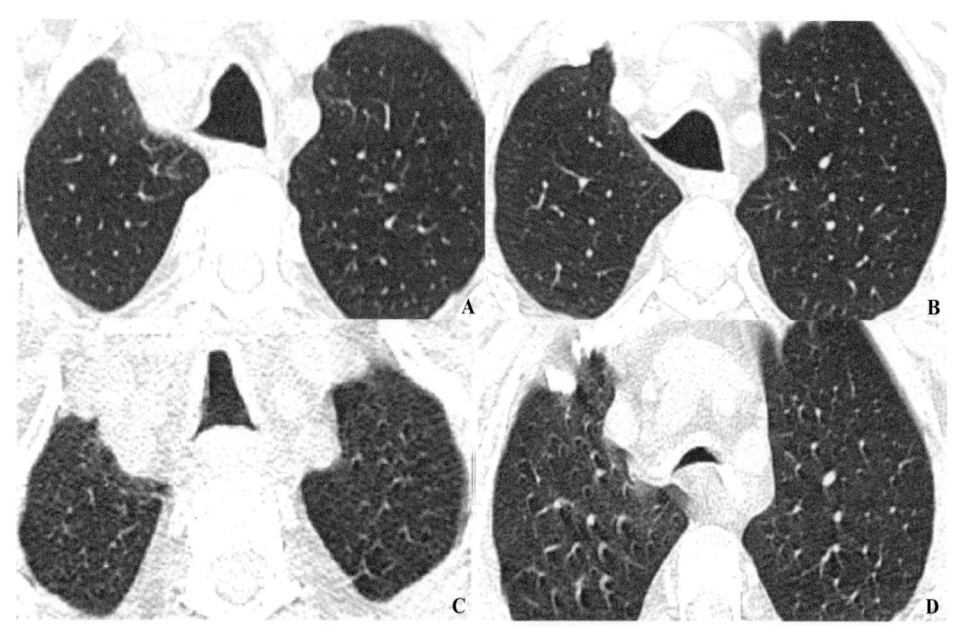

图3-1-2 男性,64岁。气管支气管软化症
吸气相末图像(A、B)显示气管管腔较粗,呼气相末图像(C、D)显示气管管腔横截面积变小。

肺的呼吸部位为肺泡(alveolus),它是气体进行交换的场所。相邻的肺泡间以肺泡隔相连,隔内有密集的毛细血管网和丰富的弹性纤维和胶原纤维,使肺有很好的扩张性(distensibility)和弹性(elasticity)。相邻肺泡间有肺泡孔,又称 Kohn 孔,起着沟通与均衡相邻肺泡内气体的作用。

(二) 胸廓和呼吸肌

胸廓(thorax)是一个具有弹性的中空结构,其扩大与缩小的运动称为呼吸运动(respiratory movement)。呼吸运动引起肺容积的扩大和缩小,改变肺内压,形成肺内压与大气压间的气压差,推动气体进出肺,实现肺通气[2]。因此,肺内压与大气压之间气压差是肺通气的直接动力,而呼吸运动是肺通气的原动力。

胸廓的运动是靠呼吸肌的收缩和舒张完成的,吸气肌的收缩使胸廓的前后径和左右径扩大,肺随着胸腔的扩大而扩张,肺内压下降。当肺内压下降至低于大气压时,外界气体进入肺内,引起吸气。主要的吸气肌为膈肌和肋间外肌(图3-1-3)。

浆液分子的内聚力作用,使壁层和脏层胸膜紧贴在一起,从而把肺和胸廓两个弹性结构耦连在一起(图3-1-4),当其中一个容积发生改变时,将引起另一个容积随之发生相应的变化。由于肺的弹性回缩和胸廓的弹性回位是两个相反方向的作用力,这就使胸膜腔内形成负压,即胸膜腔负压(negative pressure of pleural space)。在平静呼气末,肺回缩力和胸廓外扩力这两个相反方向的力处于平衡状态,这个位置既决定胸内负压的大小,也决定功能余气量的大小。

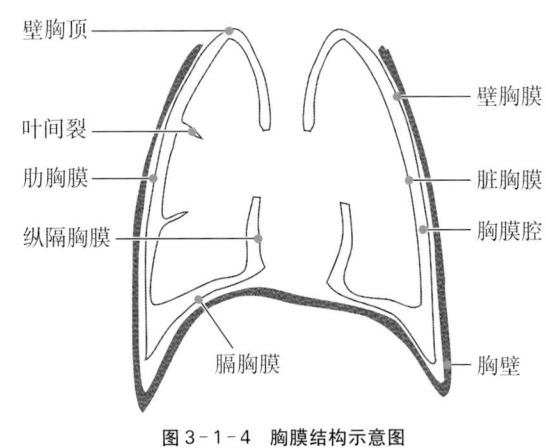

图 3-1-4　胸膜结构示意图

胸内负压在垂直方向上呈现梯度差异。健康人直立时,胸膜腔顶部的负压值最大,从顶部至底部,胸内压逐渐加大,即负压值逐渐减小。仰卧位时,胸膜腔从前向后胸内压负值逐渐减小。

二、呼吸生理

(一) 肺通气

肺通气(pulmonary ventilation)是肺与外界环境之间的气体交换过程。实现肺通气的器官包括呼吸道、肺泡和胸廓等。呼吸道是气体进出肺的通道,同时其具有加温、加湿、过滤、清洁吸入气体的作用和引起防御反射等保护功能;肺泡是肺泡气与血液气体进行交换的场所;而呼吸肌舒张引起胸廓的节律性运动则是实现肺通气的动力[4]。肺通气的实现取决于两个因素:推动气体流动的动力和阻止其流动的阻力,且动力必须大于阻力(图3-1-5)。

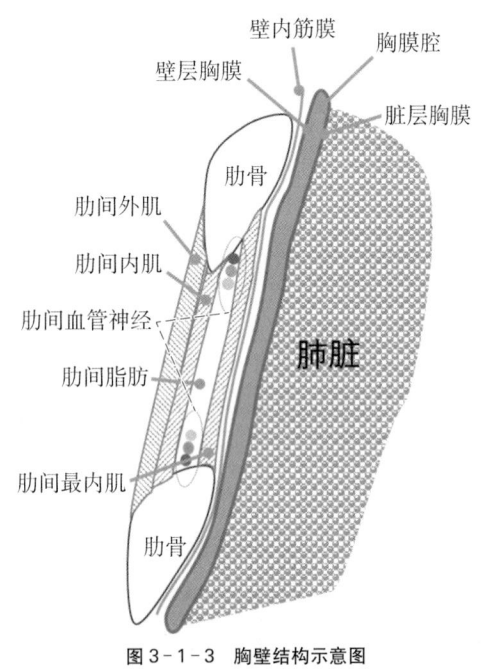

图 3-1-3　胸壁结构示意图

呼气肌使胸廓缩小引起呼气,它是由膈肌和肋间外肌舒张,胸廓和肺弹性回位,使肺内压升高至超过大气压,肺内气体被排出。平静呼吸时,吸气主要是由吸气肌收缩引起的主动过程,而呼气无需呼气肌参与,是一个被动过程,只有在用力呼吸或呼吸困难等情况下,呼气肌才参与呼气过程。重要的呼气肌是腹壁的肌肉和肋间内肌(图3-1-3)。

(三) 胸膜腔

胸膜(pulmonary pleurae)是一种薄而透明的两层膜状物,覆盖在肺表面(脏层胸膜)和衬贴于胸壁内面(壁层胸膜),两层胸膜间的腔隙称为胸膜腔。左右两侧胸腔完全独立,无相互沟通,可避免一侧胸膜腔的病变迅速累及另一侧。正常成人胸膜表面积约有 2 000 cm²,胸膜腔的宽度为 18～20 μm,基底部的宽度略增加[3]。正常的胸膜腔内没有气体,只有少量浆液起润滑作用,使胸膜腔成为一个密闭的潜在腔隙,加上

(二) 肺通气的动力

气体之所以能进出肺是由于大气和肺泡气之间存在着压力差,压力差产生于肺的张缩所引起的肺内压的变化[5]。肺本身没有主动张缩的能力,它是由胸廓运动引起的,而胸廓的运动又是通过呼吸肌的收缩和舒张引起的呼吸运动来实现的。所以,大气与肺泡气之间的压力差是肺通气的直接动力,呼吸运动是肺通气的原动力。

1. 呼吸运动　呼吸肌收缩舒张引起的胸廓扩大和缩小称为呼吸运动(respiratory movement),包括吸气运动和呼气运动。主要的吸气肌有膈肌和肋间外肌,主要的呼气肌有肋间内肌和腹肌。此外,还有一些辅助吸气肌,如斜角肌、胸锁乳突肌等。肺的呼吸动力由吸气肌的正常活动来维持。

在平静呼吸时,吸气运动主要由吸气肌-膈肌和肋间外肌

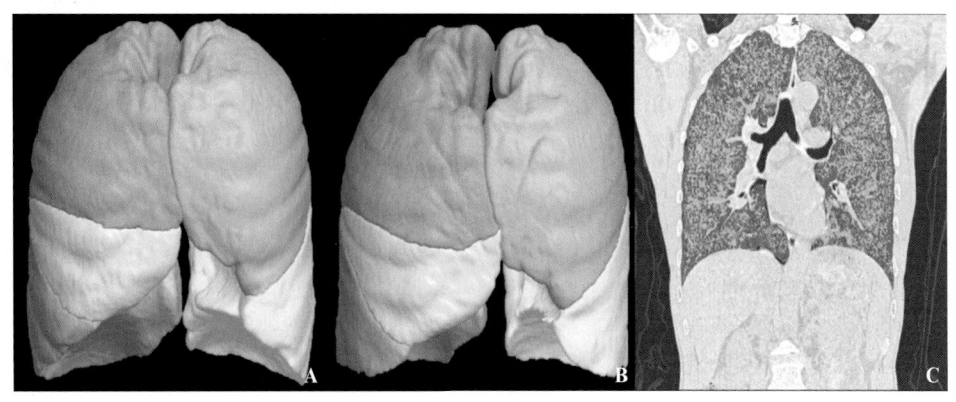

图 3-1-5　男性,53 岁。慢性阻塞性肺病,GOLD Ⅲ级

双气相 CT 扫描显示:吸气相肺容积三维图,全肺容积为 6 317.76 mL,平均肺密度为－903.88 HU(A);呼气相肺容积三维图,全肺容积为 4 675.14 mL,平均肺密度为 －862.9 HU(B),两者相差 1 642.62 mL。呼气相肺容积/吸气相肺容积=0.74;呼气相与吸气相配准后,肺内正常肺组织、空气潴留、肺气肿冠状位分布图。正常区域(绿色):18.46%,肺气肿区域(红色):33.29%,小气道区域(黄色):33.96%(C),其结果提示既有肺损害,也有小气道损害,肺弹性降低,肺通气阻力增大。(见书末彩色插页)

的收缩来完成。当吸气时,膈肌收缩,增大了胸腔的上下径;肋间外肌收缩,增大了胸腔的前后径和左右径。由此而引起胸腔和肺容积增大,肺内压低于大气压,外界气体进入肺内,完成吸气过程。

平静呼吸时,呼气运动不是由呼气肌收缩引起的,而是由膈肌和肋间外肌舒张所致。膈肌和肋间外肌舒张时,肺依靠其自身的回缩力而回位,并牵引胸廓,使之缩小,从而引起胸腔和肺容积减小。此时肺内压高于大气压,肺内气体被呼出,完成呼气过程。在平静呼吸中,肋间外肌所起的作用比膈肌的小。

在用力吸气时,除膈肌和肋间外肌收缩外,辅助吸气肌也参与收缩,使胸廓进一步扩大,吸气运动增强,吸入更多的气体。用力呼气时,除吸气肌舒张外,还有呼气肌参与收缩。肋间内肌的走行方向与肋间外肌相反,收缩时使胸腔的前后径、左右径进一步缩小,呼气运动增强,呼出更多的气体。腹肌收缩可压迫腹腔器官,推动膈肌上移,同时也牵拉下部肋骨向下向内移位,从而使胸腔容积缩小,协助呼气(图 3-1-6)。

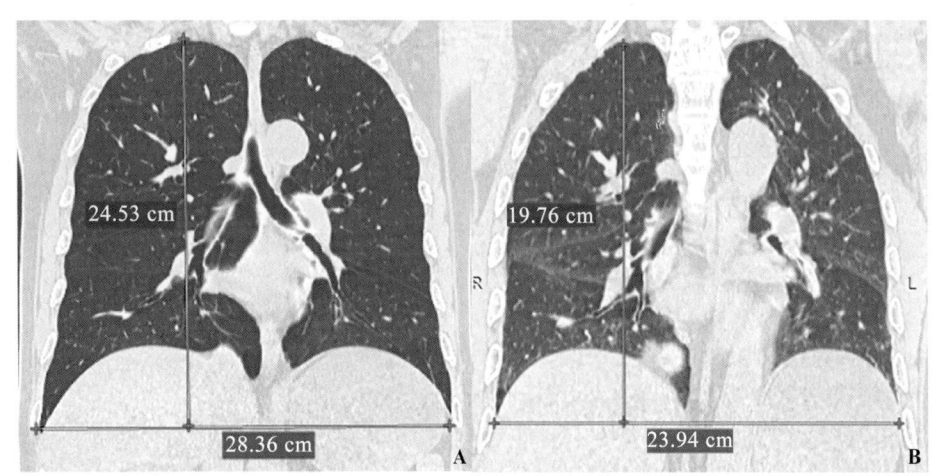

图 3-1-6　男性,66 岁。呼吸运动对肺容积的影响

冠状位深吸气相(A),上下径长 24.53 cm,宽 28.36 cm;深呼气相(B),上下径长 19.76 cm,宽 23.94 cm。深吸气相与深呼气相比较,肺的上下径深吸气像较深呼气相差 4.77 cm;肺的宽径深吸气相较深呼气相相差 4.42 cm。

根据参与活动的呼吸肌的主次、多少和用力程度的不同,可将呼吸运动分以下几种形式。

(1) 平静呼吸和用力呼吸:平静呼吸(eupnea)指安静状态下的呼吸运动,其特点是呼吸运动较为平稳均匀,每分钟呼吸频率为 12～18 次,吸气是主动的,呼气是被动的。用力呼吸(forced breathing)指机体活动时或吸入气中 CO_2 含量增加或 O_2 含量减少时,呼吸运动加深、加快。这时不仅有吸气肌参与收缩,而且呼气肌也主动参与收缩[6]。在缺 O_2 或 CO_2 增多较严重的情况下(如 COPD 急性加重期),会出现呼吸困难(dyspnea),这时不仅呼吸加深,而且出现鼻翼扇动等,同时主观上有不舒服的困压感。

(2) 腹式呼吸和胸式呼吸:腹式呼吸(abdominal breathing)是以膈肌收缩活动为主的呼吸运动,主要表现为腹部的起伏。胸式呼吸(thoracic breathing)是以肋间外肌舒缩活动为主的呼吸运动,主要表现为胸部的起伏。一般情况下为腹式和胸式混合式呼吸,只有当胸部(如胸膜炎)或腹部(如

腹膜炎)活动受限时才可能出现某种单一的呼吸型式。

2. 呼吸运动的调节·呼吸运动是一种节律性的活动,受意识控制,是一种随意运动。但同时又不受各种躯体活动的影响,也不因睡眠而中断,其深度和频率随体内外环境的改变而改变[7]。例如运动时,肌肉活动,代谢增强,机体耗O_2量增加,CO_2生成量增加。此时,机体通过加深、加快呼吸运动,相应地使肺通气量增大,摄取更多的O_2,排出更多的CO_2,以与运动时的代谢水平相适应。

(1) 呼吸中枢调节:中枢神经系统内产生和调节呼吸运动的神经细胞群称为呼吸中枢(respiratory center)。呼吸中枢分布于大脑皮质、间脑、脑桥、延髓和脊髓等各级部位,它们在呼吸节律的产生和调节中所起的作用不同,正常呼吸运动是在各级呼吸中枢的相互配合下实现的。

(2) 化学感受性反射:起源于脑的节律性呼吸运动除了受到中枢神经系统相关呼吸神经元的控制外,也受到来自呼吸器官本身及血液循环等其他器官系统感受器传入冲动的反射性调节,使呼吸运动的频率、深度、形式等发生相应的改变,化学因素主要是指动脉血或脑脊液中的O_2、CO_2和H^+。机体通过呼吸运动,调节血液中的O_2、CO_2和H^+水平。当动脉血中O_2、CO_2和H^+浓度发生变化时,通过化学感受性反射对呼吸运动进行调节,改变肺通气量,以维持血液中O_2、CO_2和H^+浓度的相对稳定。

(3) 机械感受性反射:包括肺扩张反射和肺萎陷反射,肺扩张反射是肺充气或扩张到一定程度时抑制吸气的反射,可避免吸气过长,加速吸气和呼气的交替,加快呼吸频率增加。肺萎陷反射是肺萎陷到一定程度时引起吸气的反射,对阻止呼气过深和肺不张等起一定的作用。

(4) 呼吸肌本体感受性反射:肌梭和腱器官是骨骼肌的本体感受器。当肌肉、肌腱和关节中的感受器受到牵张刺激时,可将冲动发送到延髓刺激呼吸中枢,增强吸气,使呼吸运动增强。

(三) 肺内压

肺内压(intrapulmonary pressure)是指肺泡内的压力。在呼吸暂停、声带开放、呼吸道畅通时,肺内压与大气压相等。在吸气之初,肺容积增大,肺内压下降,低于大气压,此时空气在此压差推动下进入肺泡;随着肺内气体逐渐增加,肺内压也逐渐升高,至吸气末,肺内压升高到与大气压相等,气流停止。反之,在呼气之初,肺容积减小,肺内压升高并超过大气压,肺内气体便流出肺,使肺内气体逐渐减少,肺内压逐渐下降,至呼气末,肺内压又降到与大气压相等。

呼吸过程中肺内压变化的程度,因呼吸运动的缓急、深浅和呼吸道是否通畅而不同。若呼吸浅慢,呼吸道通畅,则肺内压变化较小;若呼吸深快,呼吸道不通畅,则肺内压变化较大。平静呼吸时,呼吸运动缓和,肺容积的变化较小;用力呼吸时,肺内压变动的程度增大;当呼吸道不通畅时,肺内压变化较大。

由此可见,呼吸运动过程中的压力差,是推动气体进出肺的直接动力。根据这一原理,一旦呼吸停止,可用人为的方法——人工呼吸(artificial respiration)来改变肺内压,建立肺内压和大气压之间的压力差来维持肺通气。

(四) 胸膜腔内压

肺和胸廓之间存在一个密闭的潜在的胸膜腔,胸膜腔由紧贴于肺表面的脏层胸膜和紧贴于胸廓内壁的壁层胸膜构成。胸膜腔内有少量浆液,其作用是:①在呼吸运动过程中两层胸膜可以互相滑动,减小摩擦,起到润滑作用;②浆液分子的内聚力使两层胸膜贴附在一起,不易分开,使肺可以随胸廓的运动而运动。

胸膜腔内压不但作用于肺,也作用于胸腔内的其他器官,特别是腔静脉和胸导管,这有利于静脉血和淋巴液的回流。因此气胸时,不但肺通气功能受到影响,血液和淋巴液回流也将受阻,重者可危及生命,如张力性气胸、大量胸腔积液等(图3-1-7和图3-1-8)。

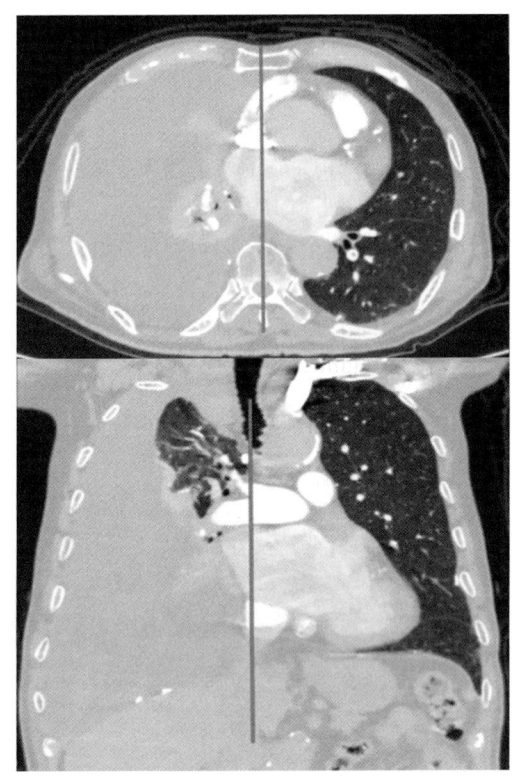

图3-1-7 男性,45岁。右侧大量胸腔积液
纵隔左移,肺组织被压缩至肺门。

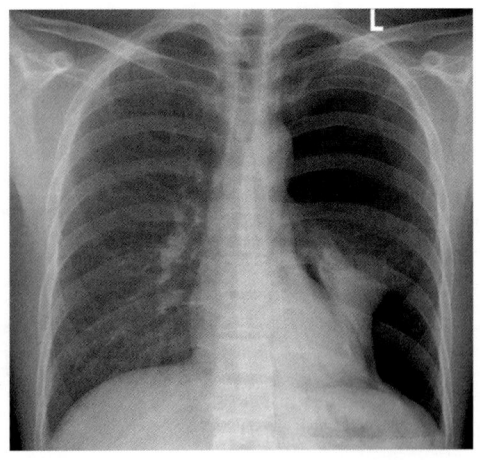

图3-1-8 男性,30岁。左侧大量气胸
肺组织被压缩至左心缘,纵隔有右移。

(五)肺通气的阻力

肺通气过程中,动力需克服阻力才能实现肺通气。阻力增大是临床上肺通气障碍最常见的原因。肺通气的阻力包括两种因素[8]:①弹性阻力,包括肺的弹性阻力和胸廓的弹性阻力,是平静呼吸时的主要阻力,约占总阻力的2/3;②非弹性阻力,包括气道阻力、惯性阻力和组织的黏滞阻力,约占总阻力的1/3,以气道阻力为主。

(六)顺应性和弹性阻力

顺应性(compliance)是指在外力作用下弹性组织的可扩张性,它代表了胸腔压力改变对肺容积的影响。弹性阻力(elastic resistance)是物体对抗外力作用所引起变形的力。弹性阻力大的物体不易变形,弹性阻力小者易变形。其大小一般用顺应性表示,顺应性越大,弹性阻力越小,物体越易变形。

1. **肺的顺应性和弹性阻力** · 肺顺应性(pulmonary compliance)是指单位压力改变时所引起的肺容积的改变(公式3-1-1),它代表了胸腔压力改变对肺容积的影响。

$$肺顺应性(CL) = \frac{肺容积的变化(\Delta V)}{跨肺压的变化(\Delta P)(L/cmH_2O)}$$

公式3-1-1

式中跨肺压是指肺内压与胸膜腔内压之差。肺顺应性包括静态顺应性和动态顺应性两者,前者反映了肺组织的弹性,后者受肺组织弹性和气道阻力的双重影响[9]。

肺的弹性阻力(pulmonary elastic resistance)是指平静呼吸时肺扩张变形产生的弹性回缩力。它包括肺组织本身的弹性回缩力和肺泡内侧的液体层同肺泡内气体之间的液气界面的表面张力所产生的回缩力。

2. **肺的比顺应性** · 肺的顺应性除了与局部肺组织的弹性有关外,还与肺总量有关[10]。肺总量大,其顺应性较大;反之,肺总量较小,则顺应性也较小。如果吸入同样容积的气体,在肺总量较大者,肺扩张程度较小,回缩力也较小,弹性阻力小,仅需较小的跨肺压变化即可完成,故顺应性大;而在肺总量较小者,肺扩张程度大,回缩力也大,弹性阻力大,需较大的跨肺压变化才能完成,故顺应性小。为了比较不同个体的肺顺应性时,又引入了比顺应性这一概念,所谓比顺应性,是指单位肺容量下的肺顺应性(公式3-1-2)。

$$比顺应性 = \frac{测得的肺顺应性(L/cmH_2O)}{肺总量(L)}$$

公式3-1-2

3. **肺顺应性曲线** · 指反映肺容积和压力变化的容积-压力(V-P)曲线(图3-1-9)。该曲线的斜率反映不同肺容量下顺应性或弹性阻力的大小。曲线斜率大,表示肺顺应性大,弹性阻力小;曲线斜率小,则肺顺应性小,弹性阻力大。正常成人在平静呼吸时,肺顺应性约为0.2 L/cmH_2O,位于斜率最大的曲线中段,表明平静呼吸时肺弹性阻力小,呼吸省力。

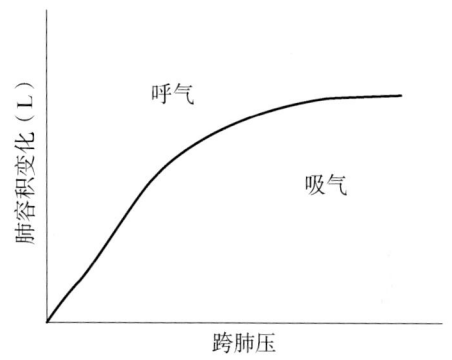

图3-1-9 肺顺应性曲线

4. **弹性阻力的来源** · 肺弹性阻力来自肺组织本身的弹性回缩力和肺泡表面张力。肺组织本身的弹性回缩力主要来自弹性纤维和胶原纤维等弹性成分,当肺扩张时,这些纤维被牵拉而倾向于回缩。肺扩张越大,其牵拉作用越强,肺的回缩力便越大;反之,就越小。当肺间质纤维化时,可以使肺的回缩力变小。在肺气肿时,肺弹性成分大量破坏,肺回缩力减小,弹性阻力减小,顺应性增大,患者则表现为呼气困难。

肺泡表面张力的大小与肺表面的活性物质的多少有关。当某些疾病发生时,如肺充血、肺炎、肺栓塞等情况发生时,由于肺表面活性物质减少,肺的弹性阻力增加,顺应性降低,患者表现为吸气困难(图3-1-10),甚至造成呼吸窘迫综合征。

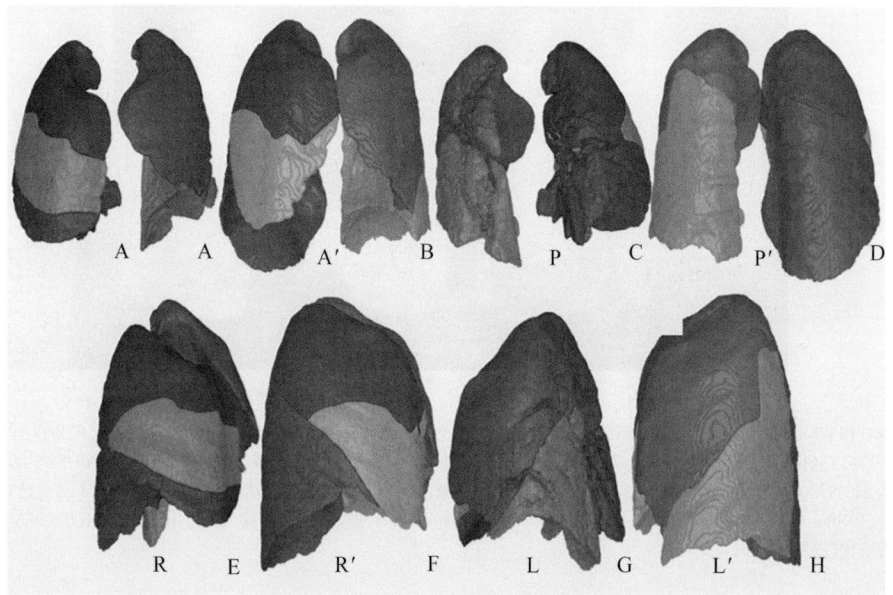

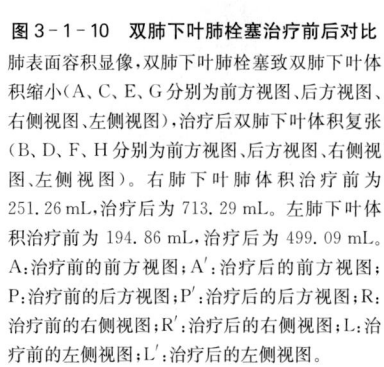

图3-1-10 双肺下叶肺栓塞治疗前后对比

肺表面容积显像,双肺下叶肺栓塞致双肺下叶体积缩小(A、C、E、G分别为前方视图、后方视图、右侧视图、左侧视图),治疗后双肺下叶体积复张(B、D、F、H分别为前方视图、后方视图、右侧视图、左侧视图)。右肺下叶体积治疗前为251.26 mL,治疗后为713.29 mL。左肺下叶体积治疗前为194.86 mL,治疗后为499.09 mL。A:治疗前的前方视图;A':治疗后的前方视图;P:治疗前的后方视图;P':治疗后的后方视图;R:治疗前的右侧视图;R':治疗后的右侧视图;L:治疗前的左侧视图;L':治疗后的左侧视图。

5. **胸廓的弹性阻力和顺应性**·胸廓的弹性阻力来自胸廓的弹性成分。胸廓处于自然位置时的肺容量，相当于肺总量的67%左右，此时胸廓无变形，不表现出弹性阻力。当肺容量小于肺总量的67%时，胸廓被牵引向内而缩小，其弹性阻力向外，构成吸气的动力，呼气的阻力；当肺容量大于肺总量的67%时，胸廓被牵引向外而扩大，其弹性阻力向内，成为吸气的阻力，呼气的动力。由此可见，胸廓的弹性阻力视胸廓的位置而定，既可能是吸气或呼气的阻力，也可能是动力[11]。胸廓顺应性可因肥胖、胸廓畸形、胸膜增厚等情况降低，但由此而引起肺通气障碍的情况较少，所以临床意义相对较小。

（七）非弹性阻力

非弹性阻力（non-elastic resistance）是指在气体流动时产生的，并随流速加快而增加，故为动态阻力。它包括惯性阻力、黏滞阻力和气道阻力，平静呼吸时占总阻力的30%[12]。惯性阻力是气流在发动、变速、换向时因气流和组织的惯性所产生的阻止肺通气的力。

在平静呼吸时，呼吸频率低、气流速度慢，惯性阻力小，可忽略不计。

黏滞阻力来自呼吸时组织相对位移所发生的摩擦，亦较小。气道阻力来自气体流经呼吸道时气体分子间和气体分子与气道壁之间的摩擦，是非弹性阻力的主要成分，占80%~90%。

健康人平静呼吸时，总气道阻力为1~3 $cmH_2O(s/L)$，主要发生在鼻（约占总阻力的50%）、声门（约占25%）及气管和支气管（约占15%）等部位，仅10%发生在口径小于2cm的细支气管，受气流速度、气流形式和管径大小的影响[13]。流速快，阻力大；流速慢，阻力小。气流形式有层流和湍流，层流阻力小，湍流阻力大。气流太快和管道不规则容易发生湍流。气道管径大小，尤其是小气道口径的变化是影响气道阻力的重要原因，主要有以下四方面的影响因素。

1. 跨壁压·指呼吸道内外的压力差。呼吸内压力高，跨壁压增大，管径被动扩大，阻力变小；反之则阻力增大。
2. 肺实质对气道壁的外向放射状牵引作用·小气道的弹性纤维和胶原纤维与肺泡壁的纤维彼此穿插，起牵引气道壁的作用，以保持那些没有软骨支持的细支气管的通畅。吸气时的牵引作用大于呼气时，故吸气时的口径大于呼气时的口径。
3. 自主神经系统对气道管壁平滑肌舒缩活动的调节·呼吸道平滑肌受交感神经、副交感神经双重支配。副交感神经节后纤维释放乙酰胆碱，使气道平滑肌收缩，管径变小，气道阻力增加；交感神经节后纤维释放去甲肾上腺素，使气道平滑肌舒张，管径变大，气道阻力降低。因此，临床上常用拟肾上腺素药物解除支气管痉挛，降低气道阻力，缓解呼吸困难。
4. 血管活性物质的影响·儿茶酚胺、前列腺素 E_2（PGE_2）可使气道平滑肌舒张；前列腺素 $F_{2α}$（$PGF_{2α}$）、内皮素、组胺和白三烯等物质及吸入气中 CO_2 含量的增加可使支气管收缩，气道阻力增加。血管活性物质代谢的异常往往与多种疾病的发生有关。例如，在支气管哮喘、肺栓塞时 $PGF_{2α}$、组胺释放增加[14]。

（八）呼吸功

呼吸功（work of breathing）是指在呼吸过程中，呼吸肌为克服呼吸阻力而实现肺通气所作的功，呼吸阻力包括弹性阻力和非弹性阻力。呼吸功的大小与呼吸频率和深度有关，深慢呼吸时弹性功增大而阻力功减小；浅快呼吸则使阻力功增大而弹性功减小。自然呼吸时的呼吸频率和潮气量均使呼吸功减到最小。顺应性降低者如弥漫性肺间质纤维化患者常呈浅快呼吸，而呼吸道阻塞的患者如慢性阻塞性肺气肿患者常表现为深慢呼吸，这样的呼吸调整有利于减少呼吸功。

（九）肺容积和肺容量

1. 肺容积

（1）肺容积（pulmonary volume）：指在不同状态下肺所能容纳的气体量（图3-1-11和图3-1-12）。

（2）潮气量（tidal volume，TV）：指每次呼吸时吸入或呼出的气量。平静呼吸时，潮气量为400~600 mL，平均约500 mL。运动时，潮气量增大，最大时可达肺活量的大小。

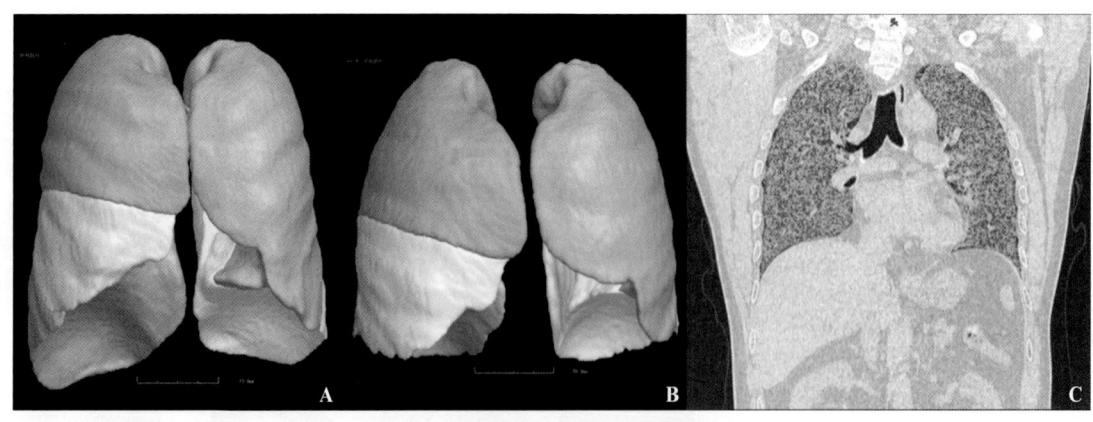

图3-1-11 男性，50岁。PRISm

双气相CT扫描吸气相肺容积三维图（A）显示全肺容积：7 798.69 mL，平均肺密度-888.04 HU；呼气相肺容积三维图（B）显示全肺容积4 932.69 mL，平均肺密度-780.51 HU；两者相差2 866 mL，呼气相肺容积/吸气相肺容积=0.63；呼气相与吸气相配准后冠状位重建（C）显示肺内正常肺组织、空气潴留、肺气肿分布图，正常区域占41.59%（绿色），肺气肿区占12.93%（红色），小气道区占21.75%（黄色），其结果提示患者大部分正常，并且已有小气道损害，而肺气肿损害较少。（见书末彩色插页）

注：PRISm，保存率肺功能受损（preserved ratio impaired spirometry），指第1秒用力呼气量与用力肺活量比值（FEV_1/FVC）≥70%，第1秒用力呼气量实测值与预测值百分比（FEV_1%pred）<80%。

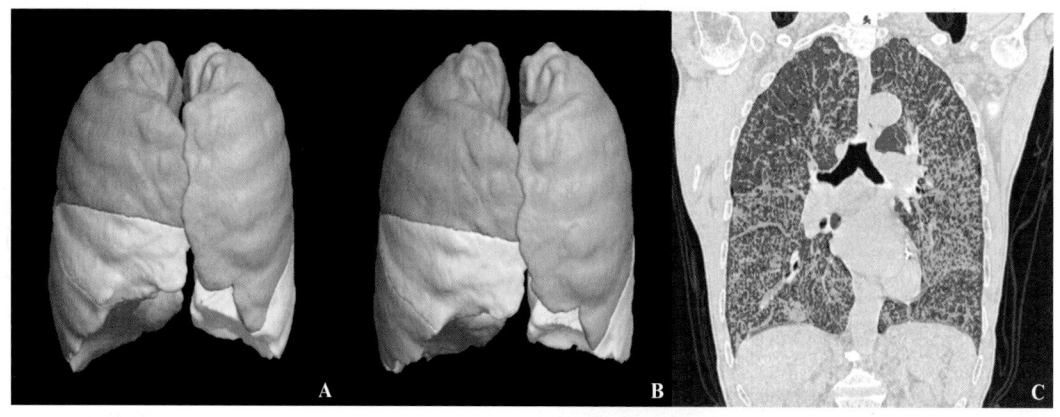

图 3-1-12　男性,53 岁。慢性阻塞性肺疾病,GOLD Ⅳ 级

双气相 CT 扫描显示:吸气相肺容积三维图,全肺容积:6 273.82 mL,平均肺密度-899.72 HU(A);呼气相肺容积三维图,全肺容积 4 845 mL,平均肺密度-870.73 HU(B),两者相差 1 428.82 mL,呼气相肺容积/吸气相肺容积=0.77,双气相扫描提示在深吸气和深呼气状态下,肺气肿容积扩大,肺弹性降低;呼气相与吸气相配准后,肺内正常肺组织、空气潴留、肺气肿在冠状位分布显示正常区域占 15.74%(绿色),肺气肿区域占 38.15%(红色),小气道病变区域占 29.74%(黄色),其结果提示肺损害以肺气肿亚型为主,小气道损害次之(C)。(见书末彩色插页)

(3) 补吸气量或吸气储备量(inspiratory reserve volume, ERV):指平静吸气末,再尽力吸气所能吸入的气量。正常成人补吸气量为 1 500~2 000 mL。

(4) 补呼气量或呼气储备量(expiratory reserve volume, ERV):指平静呼气末,再尽力呼气所能呼出的气量。正常成人补呼气量为 900~1 200 mL。

(5) 余气量(residual volume, RV):也称残气量,指最大呼气末仍存留在肺内不能被呼出的气量。正常成人为 1 000~1 500 mL。

2. 肺容量

(1) 肺容量(pulmonary capacity):肺容积中两项或两项以上的联合气量(图 3-1-13)。

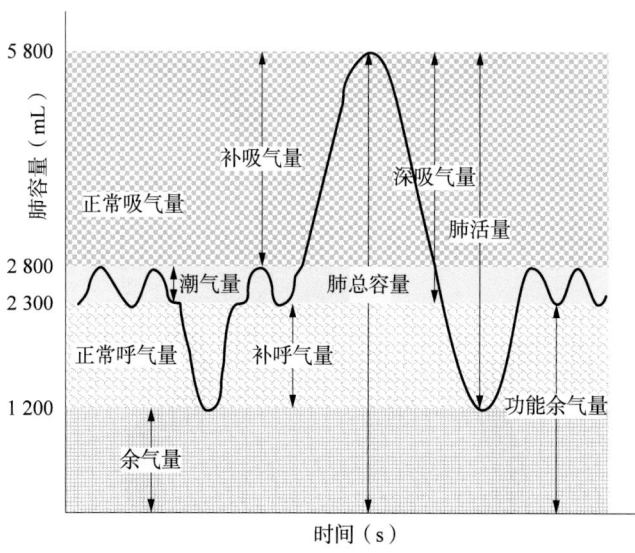

图 3-1-13　肺容积和肺容量图解

(2) 深吸气量(inspiratory capacity, IC):指在平静呼气末作最大吸气时所能吸入的气量。它是潮气量和补吸气量之和,是衡量最大通气潜力的一个重要指标。胸廓、胸膜、肺组织和呼吸肌等的病变,可使深吸气量减少,从而降低通气功能。

(3) 功能余气量(functional residual capacity, FRC):也称功能残气量,指平静呼气末存留于肺内的气量。它是余气量与补呼气量之和,正常成人约为 2 500 mL,肺气肿患者的功能余气量增加,肺实质性病变时减小。功能余气量的生理意义是吸气时,肺内 P_{O_2} 不致突然升得太高,P_{CO_2} 不致降得太低;呼气时,P_{O_2} 则不会降得太低,P_{CO_2} 不致升得太高。这样,肺泡气和动脉血液的 P_{O_2} 和 P_{CO_2} 就不会随呼吸而发生大幅度的波动,以利于肺换气[15]。

(4) 肺活量(vital capacity, VC):指用力吸气后,从肺内所能呼出的最大气量。肺活量是潮气量、补吸气量和补呼气量之和,正常成年男性平均约为 3 500 mL,女性约 2 500 mL[16]。肺活量的大小反映了一次通气肺所能达到的最大通气量,由于个体间身材大小、性别、年龄、体位、呼吸肌强弱等不同,其值有较大的个体差异,故肺活量适宜于作自身比较。

(5) 用力肺活量(forced vital capacity, FVC):指用力最大吸气后,以最快速度用力呼气所能呼出的最大气量。由于有呼气时间的限制,此指标比肺活量更能充分反映肺通气功能的状况。在气道阻力正常的人,肺活量和用力肺活量的值几乎相等,而有气道严重阻塞的患者,如阻塞性肺气肿患者,用力肺活量明显小于肺活量。

(6) 用力呼气量(forced expiratory volume, FEV):指最大吸气后以最快速度用力呼气时在一定时间内所能呼出的气量,通常以它所占用力肺活量的百分数来表示,即 FEV_1/FVC%。其中,第 1 秒内呼出的气量称为第 1 秒用力呼气量(the first second of a forced expiration, FEV_1),是临床上反映通气功能最为常用的指标,正常时 FEV_1/FVC% 约为 80%(图 3-1-14)。

(7) 肺总容量(total lung capacity, TLC):指用力作最大吸气后肺所能容纳的最大气量,等于潮气量、补吸气量、补呼气量、余气量之和。其值因性别、年龄、身材、运动锻炼情况和体位改变而异,成年男性平均约为 5 000 mL,女性约为 3 500 mL(图 3-1-15 和图 3-1-16)。

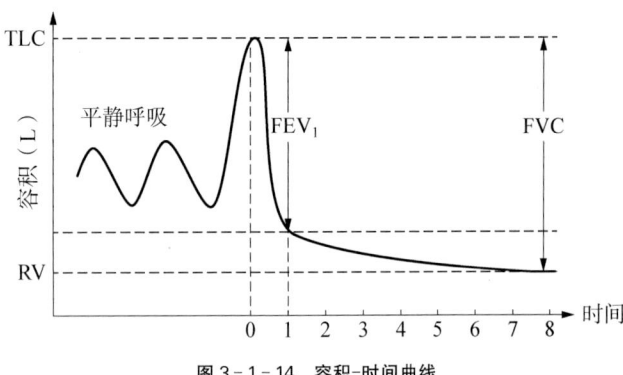

图 3-1-14 容积-时间曲线

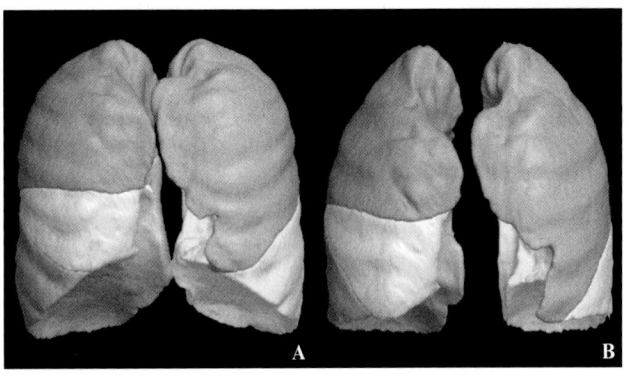

图 3-1-15 男性,49 岁。BMI 21.72,正常男性肺容积

双气相扫描显示:吸气相肺容积三维图,全肺容积为 6 705.36 mL,平均肺密度 -877.06 HU(A);呼气相肺容积三维图,全肺容积为 3 225.73 mL,平均肺密度 -678.78 HU(B);两者相差 3 479.62 mL,呼气相肺容积/吸气相肺容积=0.48,提示在吸气时和呼气时肺容积和肺容量均较大,肺弹性好。

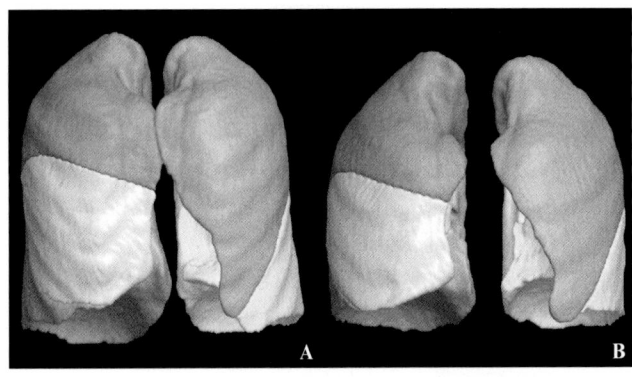

图 3-1-16 女性,27 岁。BMI 18。正常女性肺容积

双气相扫描显示:吸气相肺容积三维图,全肺容积为 4 017.49 mL,平均肺密度 -854.43 HU(A);呼气相肺容积三维图,全肺容积为 2 126.87 mL,平均肺密度 -735.91 HU(B);两者相差 1 890.62 mL,呼气相肺容积/吸气相肺容积=0.52,提示在深吸气时和深呼气时肺容积和肺容量均较大,肺弹性好。

(十) 肺通气量

1. **每分通气量** · 每分通气量(minute ventilation volume,V_E)是指每分钟进出肺的气体总量,等于潮气量乘呼吸频率。平静呼吸时,正常成人呼吸频率为 12~18 次/分,潮气量约为 500 mL,则每分通气量为 6~9 L[17]。每分通气量随性别、年龄、身材和活动量的不同而有差异。

2. **最大随意通气量** · 最大随意通气量(maximal voluntary ventilation,M_V)也称最大通气量,指以最快速度、最大力量作深快呼吸时,每分钟所能吸入或呼出的最大气量。一般测量 10 s 或 15 s 内的最深最快呼出或吸入气量,再乘以 6 或 4,即得每分钟的最大通气量,正常成人一般可达 70~120 L。它反映单位时间内发挥全部通气能力所能达到的通气量,从而反映机体能进行或胜任多大运动量的生理指标之一。

3. **无效腔和肺泡通气量** · 无效腔(dead space)是指有通气但不进行气体交换的区域。它包括解剖无效腔和肺泡无效腔。

(1) 解剖无效腔(anatomical dead space):指由鼻或口腔直至终末细支气管的整个气体通道,该段呼吸道内的气体不能直接与血液进行气体交换,而呼气时又先将气体排出体外,正常成人其容积约为 150 mL。这部分呼吸道对吸入气体有加温、加湿、净化等作用,并在调节呼吸阻力方面有重要作用。

(2) 肺泡无效腔(alveolar dead space):指无肺血流灌注的肺泡的容积。进入肺泡内的气体,因血流在肺内分布不均而未能都与血液进行气体交换,未能发生交换的这一部分肺泡容量称为肺泡无效腔,正常健康人肺泡无效腔接近于零。肺泡无效腔与解剖无效腔一起合称生理无效腔(physiological dead space)。

正常健康人平卧时,生理无效腔等于或接近于解剖无效腔。解剖无效腔量一般变化不大(除支气管扩张以外),故生理无效腔量变化主要反映肺泡无效腔量的变化。在病理情况下,如支气管扩张时解剖无效腔增大,肺动脉栓塞时,肺栓塞部位的肺组织血流量减少,肺泡无效腔增大(图 3-1-17)。

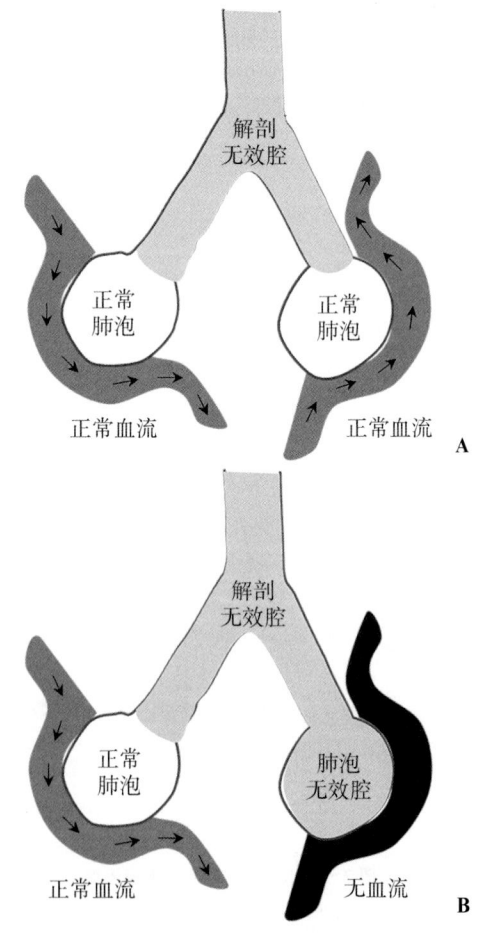

图 3-1-17 无效腔示意图

A 为正常状况,气管为解剖无效腔,连接到有适当通气灌流的肺泡;当支气管扩张时,解剖无效腔增大;B 右侧肺泡有通气,无血流灌注,无法进行气体交换,定义为无效腔。

无效腔通气已被证实在多种疾病中有重要的临床意义，由于个体差异使得潮气量变化大，在临床上多以无效腔通气量（VD）占潮气量的比例，即无效腔通气比进行分析（公式3-1-3）。公式中的VD指的是生理无效腔，可分为肺泡无效腔与解剖无效腔，临床上会造成肺泡无效腔上升的主要因素为肺部血流减少，包括休克、大面积肺栓塞等，而解剖无效腔上升的主要原因是肺部过度扩张，如呼吸机管理及人工鼻的使用等。

$$无效腔通气比 = \frac{无效腔通气量（VD）}{潮气量（VT）}$$

公式3-1-3

肺泡通气量（alveolar ventilation，V_A）是指每分钟吸入肺泡与血液进行气体交换的新鲜气体总量，为每分通气量的有效部分。由于无效腔的存在，每次吸入的新鲜空气不能都到达肺泡进行气体交换。

（十一）肺换气

新鲜空气经肺通气进入肺泡后与肺毛细血管血液之间进行气体交换，O_2 从肺泡弥散入血液，CO_2 从血液弥散入肺泡的过程，称为肺换气；而当血液流经组织细胞时，O_2 从血液弥散入组织细胞，CO_2 从组织细胞弥散入血液的过程，称为组织换气[18]。

肺换气和组织换气都是通过弥散（diffusion）方式实现的。气体弥散的方向取决于换气组织两侧该气体的分压差。在混合气体的总压力中，某种气体所占有的压力，称为该气体的分压（partial pressure）。气体与液体相遇时，气体分子可溶解于液体中，溶解于液体中的气体也可以从液体中逸出，溶解的气体分子从液体中逸出的力，称为张力（tension）。也可以说，气体的张力就是气体在液体中的分压。

临床上可见肺泡换气不足综合征，即肺泡的换气量不能满足组织代谢水平的需要，而导致肺泡中氧分压和动脉血氧分压降低，动脉血中二氧化碳分压升高的通气不足综合征。导致肺换气不足常见的病因有呼吸感受器疾病、脑干疾病、脊髓、周围神经和呼吸肌疾病、胸廓疾病等。

1. **气体交换的机制**·气体的弥散是指气体分子不停地进行着无定向的运动，其结果是气体分子从分压高处向分压低处发生净转移，这一过程称为气体弥散（图3-1-18）。单位时间内气体弥散的容积为气体弥散速率（diffusion rate，D），它受下列因素的影响。

（1）气体的分压差：在混合气体中，每种气体分子运动所产生的压力为该气体的分压，它不受其他气体或其分压的影响，在温度恒定时，每一气体的分压取决于它自身的浓度和总压力。混合气的总压力等于各气体分压之和。

（2）气体的分子量：分子量小的气体弥散较快。在相同条件下，气体弥散速率和气体分子量（MW）的平方根成反比。

（3）气体的溶解度：如果弥散发生于气相和液相之间，则弥散速率与气体在溶液中的溶解度成正比。溶解度（S）是单位分压下溶解于单位容积的溶液中的气体量。一般以1个大气压，38℃时，100 mL液体中溶解的气体的毫升数来表示。溶解度与分子量的平方根之比（$S/\sqrt{MW}$）为弥散系数（diffusion coefficient），它取决于气体分子本身的特性。CO_2 在血浆中的溶解度（51.5）约为 O_2 中（2.14）的24倍，CO_2 的分子量（44）略大于 O_2 的分子量（32），所以 CO_2 的弥散系数是 O_2 的20倍。

（4）弥散面积和距离：气体弥散速率与弥散面积（A）成正比，与弥散距离（d）成反比。

气体弥散速率与弥散面积成正比。正常成人的肺约有3亿个肺泡，总弥散面积约70 m^2。安静状态下，呼吸膜的弥散面积约40 m^2，故有相当大的储备面积。运动时，因肺毛细血管开放数量和开放程度增加，从而使弥散面积也大大增加，以适应 O_2 和 CO_2 弥散速度的加快。

呼吸膜虽然有6层结构，但却很薄，总厚度不到1 μm，有的部位只有0.2 μm，对气体分子的通透性很大。肺泡气通过呼吸膜（肺泡-毛细血管膜）与血液气体进行交换。气体弥散速率与呼吸膜厚度成反比关系，膜越厚，单位时间内交换的气体量就越少。此外，因为呼吸膜的面积极大，肺毛细血管总血量不多，只有60~140 mL，这样少的血液分布于这样大的面积，血液层因而很薄。肺毛细血管平均直径不足8 μm，红细胞膜通常能接触到毛细血管壁，所以 O_2、CO_2 可直接到达红细胞或进入肺泡而不必经过大量的血浆层，这样弥散距离就短，交换速度就快[19]。

当各种原因所致呼吸膜增厚时，可出现气体弥散功能障碍（图3-1-19），常同时有明显的通气血流比例失调，O_2 的弥散速度比 CO_2 要慢得多，这是因为 O_2 不易溶解在体液里。因此，当弥散功能发生异常时，O_2 的交换要比 CO_2 更易受影响，在临床上肺弥散功能的障碍常明显影响动脉血氧水平。

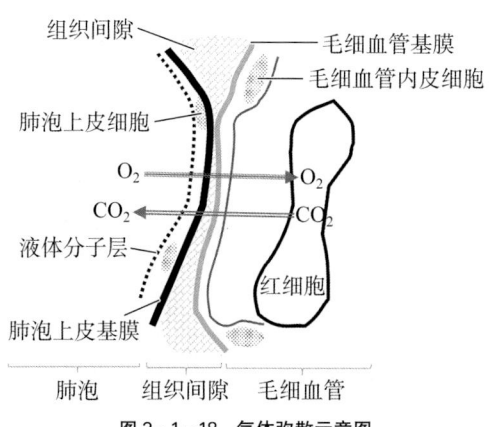

图3-1-18 气体弥散示意图

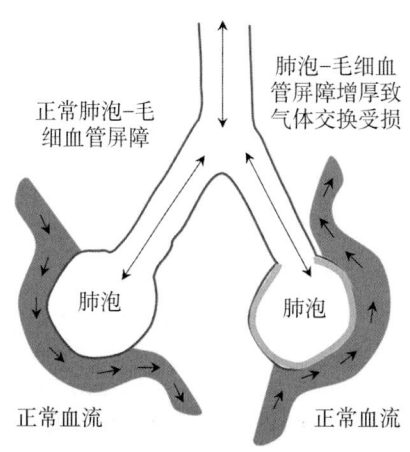

图3-1-19 气体弥散异常示意图

(5) 温度:气体弥散速率与温度(T)成正比。

弥散功能是换气功能中的一项测定指标,用于评估肺泡毛细血管膜进行气体交换的效率。对于早期检出肺、气道病变,评估疾病的病情严重程度及预后,评定药物或其他治疗方法的疗效,鉴别呼吸困难的原因,诊断病变部位,评估肺功能对手术的耐受力或劳动强度耐受力及对危重患者的监护等方面有重要的指导意义。

2. 气体的分压

(1) 呼吸气和肺泡气的成分和分压:人体吸入的气体是空气。空气中的主要成分为 O_2、CO_2 和 N_2,其中 O_2 和 CO_2 具有生理意义。不同地域空气中各气体的容积百分比一般差异不大,但分压却随总大气压的变动而改变。吸入的空气在呼吸道内被水蒸气所饱和,所以呼吸道内吸入气的成分已不同于大气,因此各种气体成分的分压也发生相应的改变。从肺内呼出的气体为呼出气,它是无效腔内的吸入气和部分肺泡气的混合气体。

(2) 血液气体和组织气体的分压:液体中的气体分压即张力,其数值与分压相同。不同组织的气体分压不同;在同一组织,它们还受组织活动水平的影响。

3. 肺换气。当混合静脉血流经肺毛细血管时,静脉血液中的 P_{O_2} 比肺泡气中的低,故肺泡气中 O_2 便向血液净弥散;而静脉血中的 P_{CO_2} 总是比肺泡气中的 P_{CO_2} 高,所以,CO_2 向相反的方向净弥散,即从血液到肺泡[20]。血液的 P_{O_2} 逐渐上升,P_{CO_2} 逐渐降低,最后接近肺泡气的 P_{O_2} 和 P_{CO_2}。O_2 和 CO_2 的弥散都极为迅速,仅需约 0.3 s 即可达到平衡。

通常情况下,血液流经肺毛细血管的时间约 0.7 s,所以当血液流经肺毛细血管全长约 1/3 时,已经基本上完成肺换气过程(图 3-1-20)。

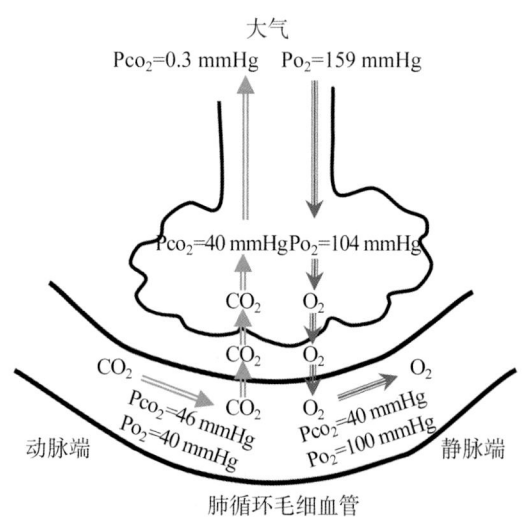

图 3-1-20 肺换气过程示意图

4. 肺弥散容量。气体在 0.133 kPa 分压差作用下,每分钟通过呼吸膜弥散的气体的总量(mL),称为肺弥散容量(diffusion capacity of lung, DL)。正常人安静时 O_2 的 DL 平均约为 20 mL/(min·0.133 kPa), CO_2 的 DL 为 O_2 的 20 倍[21]。运动时由于参与肺换气的肺泡膜面积和肺毛细血管血流量增加,以及通气血流不均匀分布得到改善,致使 DL 增加;在肺部病变情况下,DL 可因有效弥散面积减小或弥散距离增加而降低。

5. 组织换气。组织换气(gas exchange in the tissue)就是体循环的动脉血液流经组织毛细血管时,O_2 由血液向组织细胞弥散,CO_2 由组织细胞向血液内弥散的气体交换。在组织中,由于细胞有氧代谢,不断地消耗 O_2,并产生 CO_2,所以组织中 P_{O_2} 较低,P_{CO_2} 较高。当动脉血流经组织毛细血管时,O_2 便顺分压差由血液向组织细胞弥散,CO_2 则由组织细胞向血液弥散,形成组织换气,结果使动脉血因失去 O_2 得到 CO_2 而变成静脉血(图 3-1-21)。

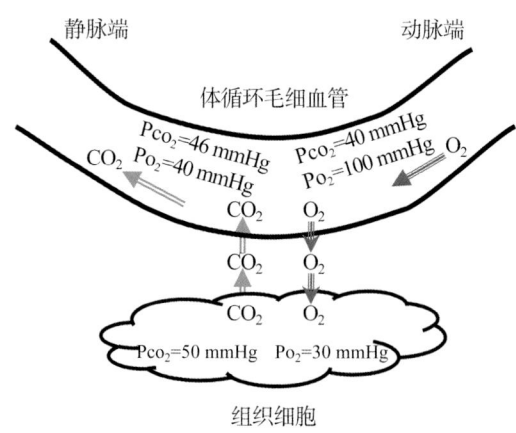

图 3-1-21 组织换气示意图

与肺换气发生机制和影响因素所不同的是,组织换气的气体交换发生于液相(血液、组织液、细胞内液)之间,而且弥散膜两侧的 O_2 和 CO_2 的分压差随细胞代谢的强度和毛细血管血流速度及组织和毛细血管的功能状态而异。血流速度不变时,代谢增强、耗 O_2 增多,组织液中 P_{O_2} 就低,P_{CO_2} 则高;代谢率不变时,血流速度快,则 P_{O_2} 就高,P_{CO_2} 就低。组织水肿时,气体弥散距离增大,换气量减少;如果水肿的组织压迫毛细血管时,气体交换就会进一步受到阻碍。

6. 气体在血液中的运输。肺换气进入血液的 O_2 必须经血液运输至各组织器官,组织换气进入血液的 CO_2 也必须经血液运输到肺才能排出体外。气体在血液中以物理溶解和化学结合两种形式存在。

气体在溶液中溶解的量与分压和溶解度成正比,与温度成反比。在温度 37℃时,1 个大气压(760 mmHg, 101.08 kPa)下,O_2 和 CO_2 在 100 mL 血液中溶解的量分别是 2.36 mL 和 48 mL。可见以溶解形式存在的 O_2、CO_2 的比例很小,而血液中的 O_2 和 CO_2 含量却很多。实际上除了物理溶解方式外,机体在进化过程中形成了对 O_2、CO_2 极为有效的化学结合的运输方式。尽管物理溶解的量很少,但进入血液的气体要先溶解后才能发生化学结合,化学结合的气体也先要转变成物理溶解的方式才能从血液中逸出。气体在血液中的物理溶解和化学结合两种方式之间处于动态平衡。

(1) O_2 的运输:正常情况下,进入血液的 O_2 只有约 1.5% 以物理溶解的方式进行运输,约 98.5% 的 O_2 与红细胞内的血红蛋白(hemoglobin, Hb)结合,形成氧合血红蛋白(oxyhemoglobin, HbO_2)进行运输。氧合血红蛋白是色蛋白,特征性的分子结构使之成为极好的运输 O_2 工具。以横坐

标表示 Po_2，以纵坐标表示 Hb 氧饱和度，所得到的反映 Po_2 与 Hb 氧饱和度关系的曲线，称为氧解离曲线（oxygen dissociation curve）。该曲线既表示不同 Po_2 下 O_2 与 Hb 的分离情况，同样也反映不同 Po_2 时 O_2 与 Hb 的结合情况（图 3-1-22）。

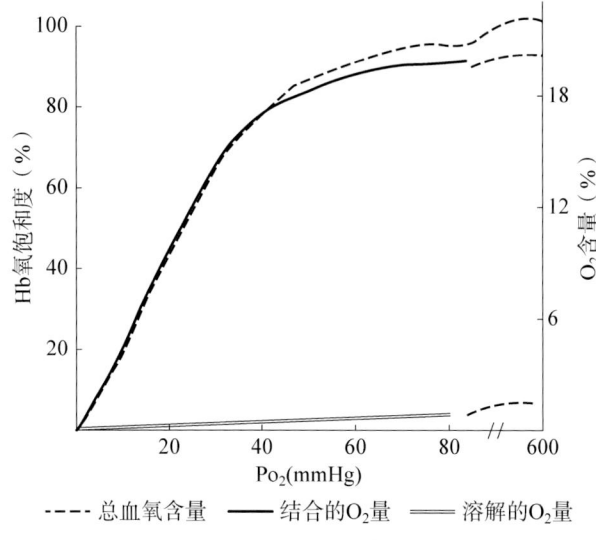

图 3-1-22　氧解离曲线

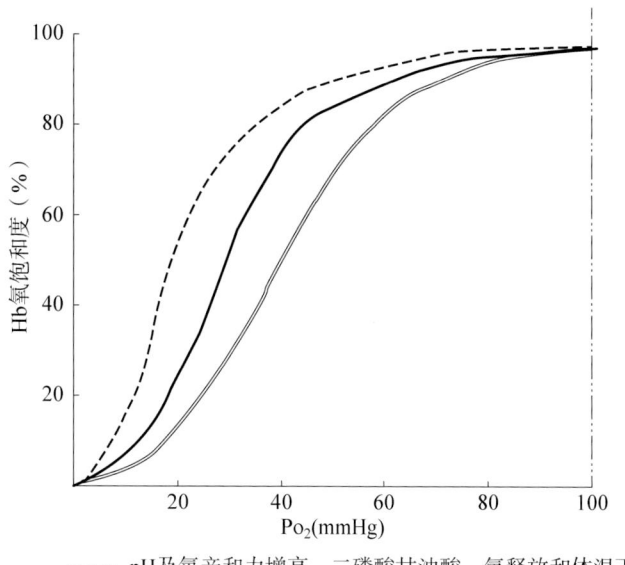

图 3-1-23　影响氧解离曲线位置的主要因素

Hb 氧解离曲线呈 S 形，且曲线的 S 形具有重要的生理意义。氧解离曲线的上段相当于血液 Po_2 在 60～100 mmHg 时的 Hb 氧饱和度，其特点是曲线较平坦，表明在此范围内 Po_2 对 Hb 氧饱和度或血氧含量影响不大；氧解离曲线的中段相当于血液 Po_2 在 40～60 mmHg 时的 Hb 氧饱和度，其特点是曲线较陡，这段曲线可以反映安静状态下血液对组织的供 O_2 情况；氧解离曲线的下段相当于血液 Po_2 在 15～40 mmHg 时的 Hb 氧饱和度，其特点是曲线最为陡直，表明血液 Po_2 发生较小变化即可导致 Hb 氧饱和度的明显改变，这段曲线可以反映血液供 O_2 的储备能力。

Hb 与 O_2 的结合和解离受多种因素影响，使相同 Po_2 下的 Hb 氧饱和度发生改变，即使 Hb 对 O_2 的亲和力发生变化，氧解离曲线的位置发生偏移。通常用 P_{50} 表示 Hb 对 O_2 的亲和力，P_{50} 是使 Hb 氧饱和度达 50% 时的 Po_2，正常情况下为 3.52 kPa（26.5 mmHg）。P_{50} 增大，曲线右移，表明 Hb 对 O_2 的亲和力降低，Hb 达到 50% 氧饱和度所需的 Po_2 升高；P_{50} 降低，曲线左移，表示 Hb 对 O_2 的亲和力增加，Hb 达到 50% 氧饱和度所需的 Po_2 降低。影响氧解离曲线的常见因素有：血液的 pH 和 Pco_2、温度、2,3-二磷酸甘油酸等（图 3-1-23）。影响因素升高则曲线右移有利于氧在周围组织的释放，影响因素降低则曲线左移不利于氧在周围组织的释放。

(2) CO_2 的运输：在安静状态下，细胞新陈代谢每分钟大约产生 200 mL CO_2 由血液运送到肺，并排出体外。CO_2 从组织进入毛细血管后，立即发生物理和化学反应，并以各种不同形式存在于血液中，相互之间处于动态平衡。血液中物理溶解的 CO_2 约占 CO_2 总运输量的 5%，95% 以化学结合的形式运输。化学结合中以碳酸氢盐形式结合的占 CO_2 总运输量的 88%，以氨基甲酸血红蛋白形式结合的占 7%[22]。

CO_2 解离曲线（carbon dioxide dissociation curve）是表示血液中 CO_2 含量与 Pco_2 关系的曲线（图 3-1-24）。与氧解离曲线不同的是，血液 CO_2 含量随 Pco_2 上升而增加，两者之间接近线性关系且没有饱和现象。因此，CO_2 解离曲线的纵坐标不用饱和度而用浓度表示。

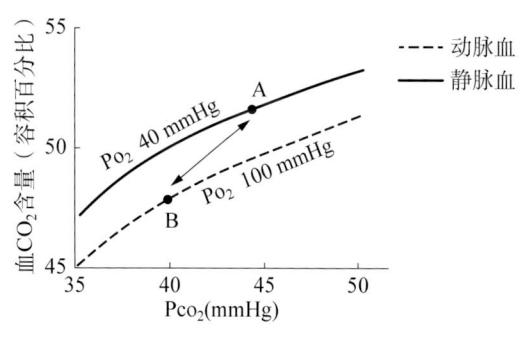

图 3-1-24　二氧化碳解离曲线

曲线的水平受血液 Po_2 的影响。血液 Po_2 升高，CO_2 解离曲线向下移位，在相同 Pco_2 下，血中 CO_2 含量降低；血液 Po_2 降低，CO_2 解离曲线向上移位，血中 CO_2 含量增加。因此，静脉血 CO_2 解离曲线的水平高于动脉血的 CO_2 解离曲线。Po_2 变化引起的 CO_2 解离曲线位置的变化，称为霍尔登效应（Haldane effect）。产生霍尔登效应的主要原因是去氧的 Hb 比氧合的 Hb 能结合更多的 H^+，还能形成氨基甲酸血红蛋白。由于这一效应，组织中静脉血能携带较多的 CO_2，而在肺部则释放 CO_2。

(十二) 肺循环

肺循环（pulmonary circulation）使血液在心肺之间运动，从而实现内呼吸。为了使所有血液进行血气交换，整个右心

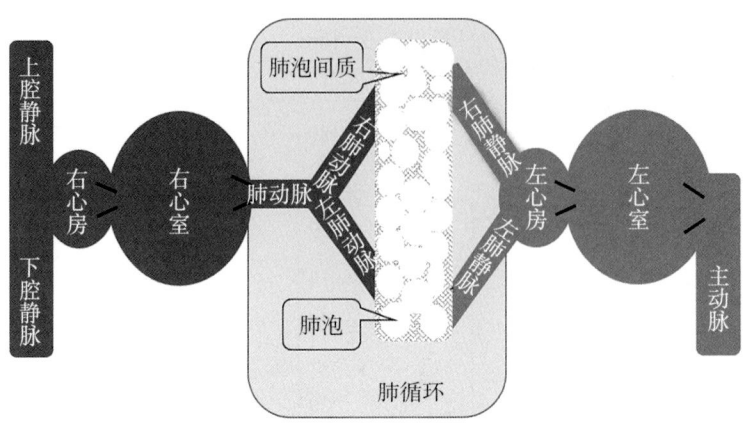

图 3-1-25 肺循环示意图

的血都会输出到肺,通过肺动脉运输到血-气界面,肺通气血流匹配是血气交换的重要保障。经过气体交换以后,氧合的血再通过肺静脉回到左心(图 3-1-25)。

1. 肺循环解剖

(1) 右心室:左右心室每分钟泵出的血液量相同,静息状态下约 5L/min,而与左心室不同的是,右心室壁较薄,厚度约为左心室壁的 1/3,整体呈月牙形,包绕在左心室周围[23]。右心室壁薄,顺应性好,对容量负荷的承受能力较好,但对压力负荷的承受能力差,尤其是难以承受突然升高的压力负荷。右心室将大量血液射入低阻力、低压力的肺动脉,即使心输出量增加,肺动脉压力也不会明显升高,且右心室从属于左心室,左心室收缩运动是推动右心室内血液进入肺动脉的主要动力,即使右心室完全没有收缩功能,血液仍然可从右心室流入肺动脉,故右心室只需较少的心肌组织即可完成泵血功能。

(2) 肺循环血管:肺循环血管(pulmonary vascular)由肺动脉、肺毛细血管、肺静脉组成,系低压力、低阻力系统,血管的总截面积大,并有高度的舒张功能,正常的肺动脉压力一般为 25/8 mmHg(平均 15 mmHg),只有体循环动脉压的 1/5,而血流速度与体循环相似。肺循环可容纳大量的血液,肺循环的血流量增加 2~3 倍时,肺动脉压可无明显变化,如剧烈运动状态下,肺血流量明显增加,但肺血管重新开放、扩张(图 3-1-26),使肺阻力降低,肺动脉压基本保持原水平。只有超过一定程度时,肺动脉压降随血流量增加而升高,甚至形成肺动脉高压。

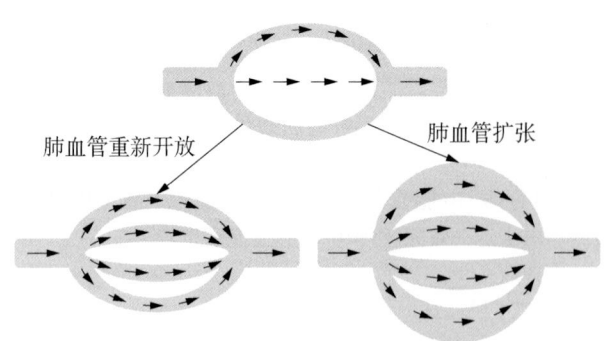

图 3-1-26 肺血管开放、扩张示意图

肺毛细血管的直径为 7~10 μm,刚好容许一个红细胞通过,密集的毛细血管网形成一层薄的覆盖于肺泡壁,形成高效的气血交换平台,但与此同时,肺毛细血管也易受肺泡内压力的影响。肺泡压力升高可压迫肺毛细血管,毛细血管阻力增加,导致血流量减少,从而影响肺内血流分布。

肺静脉是无瓣,其属支起自肺泡壁周围的毛细血管网,逐级汇合,最后汇集成左、右肺静脉各两条,出肺门后,向内行穿纤维性心包分别注入左心房的后上部,是唯一流有含氧血的静脉。由于肺动脉压力低,肺静脉压力常易影响肺动脉压力。

当肺血管数量减少时,其他血管代偿性扩张和开放,据研究肺血管数减少 75% 以上时,静息肺动脉压才可能上升,说明肺血管床储备能力很大。但在新生儿、婴儿肺血管床储备有限,这是由于新生儿、婴儿肺血管数目少,血管再开放是有限的,同时肺血管中层肥厚,限制血管的扩张,致使肺血管阻力增高,发生肺动脉高压。管腔内径减少是否造成肺动脉压增高,主要取决于受累血管的数目和程度,引起管腔内径减少的原因有血管外部受压或收缩、肺血管壁增厚及闭塞、肺血流增加。

(3) 支气管循环:除了肺循环外,肺部还有支气管循环(bronchial circulation),它是体循环的组成部分,是气道和胸膜等的营养血管。它由支气管动脉、毛细血管网和支气管静脉组成。支气管循环一部分血液(如深支气管静脉)汇入肺静脉,另一部分(如浅表支气管静脉/胸腔静脉)则进入体循环。支气管循环也是肺循环的一个分支,但在没有支气管循环的情况下,肺功能也基本不受影响,如肺移植术后。

2. 肺血管压力 肺动脉及其分支管壁菲薄,平滑肌组织较少,易与静脉混淆,故肺循环压力(pulmonary vascular pressor)非常低,肺动脉干平均压为 15 mmHg,收缩压为 25 mmHg,舒张压为 8 mmHg,且压力极易变化,为主动脉压力的 1/6,需持续接受全部心排血量,很少涉及将血液从一个区域转移到另一个区域,并能保障肺尖部血流,减少右心做功。肺毛细血管压力尚不清楚,有证据表明其压力介于肺动脉与肺静脉之间。

3. 肺血管周围压力(pressure around the blood vessels) 肺大血管与肺毛细血管截然不同,分别又被称为肺泡外血管和肺泡血管。肺泡血管包括肺毛细血管和途经肺泡壁之间的微血管,受肺泡压力影响大,管径的大小取决于肺泡内压和血管内压力(压差称为毛细血管跨壁压),易受到内外压力的变化而出现塌陷或扩张。肺泡外血管包括所有走行于肺实质的动脉、静脉,管径主要取决于肺容积,因肺容积决定作用于血管壁的肺实质牵拉程度,肺扩张时肺动脉、静脉的管径均增大。肺门附近的大血管主要受胸膜腔内压影响。

由于肺泡内压和血管内压力的影响,肺内血流分布不均一。根据动脉端毛细血管血压(P_a)、静脉端毛细血管血压(P_v)及肺泡内压(P_A),肺内血流分布可分为三个区域(图3-1-27和图3-1-28)。

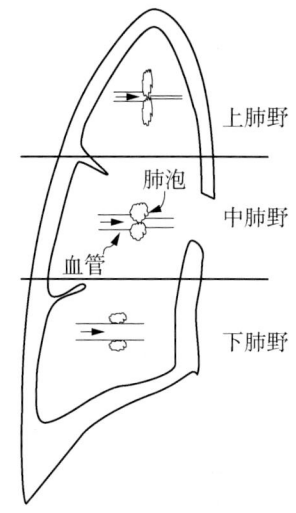

图3-1-27　肺血流分布区域示意图

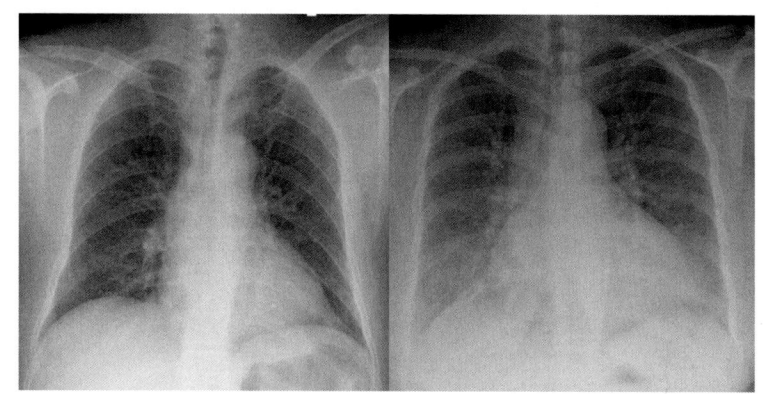

图3-1-28　左侧为54岁男性的正常胸部;右侧为27岁女性肾衰竭合并心力衰竭,两上肺淤血
肺静脉开放,两上肺静脉扩张,心脏外形增大,上腔静脉影脉增宽。

在区域一,肺泡内压力始终大于肺毛细血管内压力,毛细血管受压变扁,故区域一内的肺组织可能没有血流,正常情况下不会存在无血流现象,因为肺动脉压足以供血至肺尖,但当动脉压力减低(严重出血)或肺泡压力增加(正压通气)时可能出现有通气但无灌注的肺组织,为肺无效腔。

在区域二,肺泡内压低于动脉端毛细血管血压,但高于静脉端毛细血管血压,血流受肺泡内压和血管内压力的影响明显。

在区域三,毛细血管内压高于肺泡内压,血流不受肺泡压力的影响,只受血管内压力的影响。在正常人,大部分肺泡组织分布在区域三,故肺血流量不受肺泡内压力的影响。

一般情况下$P_a > P_v$,血液推动压为正值;而肺泡血管是否能保持通畅则决定于跨壁压($P_a - P_A$),$P_a > P_A$时血管通畅,$P_a < P_A$时则不通畅。在区域一,肺泡血管动脉端压力降低到低于肺泡压,故跨壁压为负值$P_a < P_A$,肺泡血管多被压迫闭合,血液通过很少。在区域二,在心脏收缩期P_a升高,$P_a > P_A$,毛细血管被动扩张,有血液通过;在心脏舒张期,P_a降低,$P_a < P_A$肺泡血管受压而闭合,血液停止通过,因此血液在肺中部呈间断性流动。在区域三,由于重力作用而产生的血液流体静力压效应,肺底部血管内液体静力压比肺尖部高3.1kPa(23mmHg),使$P_a > P_v > P_A$,跨壁压为正值,肺泡血管多被扩张,这是由重力作用引起的血液流体静力效应。

4. 肺血管阻力·肺血管阻力(pulmonary vascular resistance)是肺循环过程中的血流阻力,它来源于血液流动时和血管壁之间的摩擦阻力及血液内部的摩擦阻力。它与血流黏滞度、血管长度、弹性及血管半径等有关。肺血管阻力=80×(平均肺动脉压-肺动脉楔压)/心输出量,正常范围值为120~250 dynes·s/cm^5。

正常情况下,肺血管阻力极低,但仍可在血管内压力升高时进一步降低,可能机制包括:

(1)正常情况下,部分毛细血管处于闭合状态,当循环压力升高时,血管开始充盈,使肺血管阻力降低。

(2)血管压力增高时,毛细血管可以增粗扩张,肺毛细血管从扁平变圆。肺膨胀时肺泡外血管扩张,因此肺容积增大时肺血管阻力降低。

5. 通气血流比例·通气血流比例(ventilation/perfusion ratio,$\dot{V}_A/\dot{Q}$)每分肺泡通气量($\dot{V}_A$)和每分肺血流量($\dot{Q}$)之间的比值($\dot{V}_A/\dot{Q}$)[24]。要实现肺内正常的气体交换,除有足够的肺泡通气量和肺血流量外,还要求两者间必须匹配恰当。

健康成人安静时约为0.84(肺泡通气量每分钟约为4.2L,心输出量每分钟约为5.0L)。这说明当$\dot{V}_A/\dot{Q}$为0.84时,肺泡通气量与肺血流量的比值适宜,气体交换的效率最高(图3-1-29A)。

如果$\dot{V}_A/\dot{Q}$增大,表明肺泡通气量过度,肺血流量不足,使部分肺泡气未能与血液气体充分交换,形成无效通气,致使肺泡无效腔增大(alveolar dead space increases)。如果在肺动脉栓塞、肺动脉炎时,肺泡血流减少而通气过多,使肺泡通气不能充分被利用而导致呼吸衰竭(图3-1-29B);相反,$\dot{V}_A/\dot{Q}$减小,则表明肺泡通气量不足,肺血流量相对过剩,部分血液流经通气不良的肺泡,混合静脉血中的气体未得到充分更新,使得流经肺部后仍为混合静脉血,未能成为动脉血就流回了心脏,类似于出现了功能性动-静脉短路(functional arterial-venous shunt)。如在慢性阻塞性肺疾病、肺纤维化、肺水肿时肺泡通气不足,导致功能性分流,从而影响换气功能(图3-1-29C)。由此可见,无论$\dot{V}_A/\dot{Q}$增大或减小,都妨碍了有效的气体交换,可导致P_{O_2}降低[25]。

但是即使在正常生理情况下,肺泡通气量和肺毛细血管

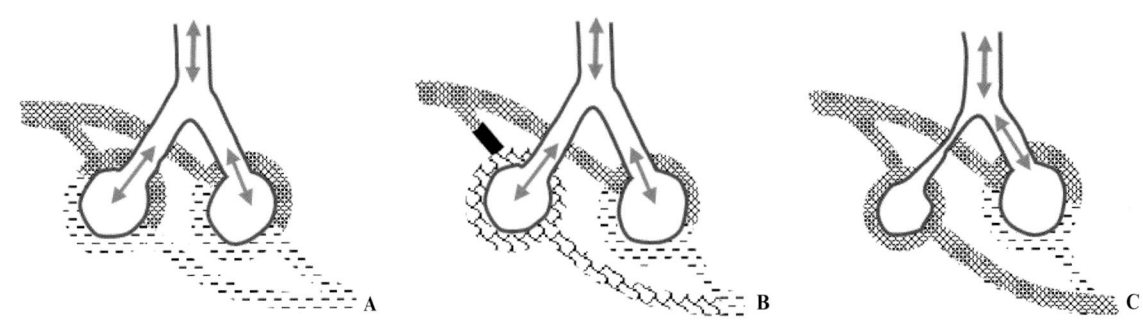

图3-1-29 通气血流比例及其变化示意图

A为正常情况下,通气血流比例正常的气体交换的状况;B为肺血管栓塞时,通气血流比例增大,导致部分肺泡不能进行气体交换;B为气道堵塞时,通气血流比例减小,导致虽经肺泡气体交换,但流回的血液仍未充分氧化,形成功能性动-静脉短路。

血流量的分布也是不均匀的,各个局部的通气血流比例也有区域性差异。人取直立位时,由于重力等因素的作用,从肺底部到肺尖部,肺泡通气量和肺血流量都逐渐减少,但以肺血流量的减少更为显著。从肺尖部到肺底部,通气量增加3倍,而肺血流量增加10倍。从肺底部到肺尖部$\dot{V}_A/\dot{Q}$逐渐增加,即在肺尖部肺泡通气量的减少小于肺血流量,通气血流比例较大,约为3.3;而在肺底部肺泡通气量的增加小于肺血流量,通气血流比例较小,可低至0.63左右(图3-1-30)。

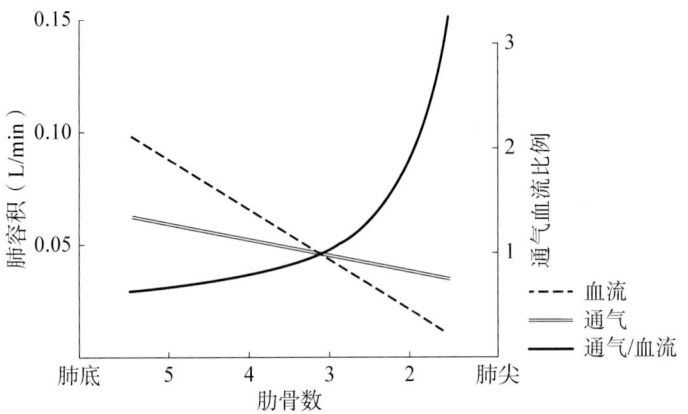

图3-1-30 正常人直立时肺通气和血流量的分布

虽然正常情况下存在着肺泡通气和血流的不均匀分布,但正常肺对$\dot{V}_A/\dot{Q}$区域性差异存在着生理性的自身调节,由于呼吸膜面积远远超过肺换气的实际需要,所以并不影响人体的正常气体交换。

6. 低氧性肺血管收缩·低氧性肺血管收缩(hypoxic pulmonary vasoconstriction)是调节肺部通气血流比例($\dot{V}_A/\dot{Q}$)的主要机制,在20世纪40年代末首次在动物和人体上得到证实。低氧性肺血管收缩能将肺通气不良区域的血液转移到通气良好的区域,从而降低其对气体交换的不良影响。在高海拔地区,会出现广泛的肺血管收缩,导致肺动脉压力升高。在胎儿时期,肺血管阻力非常高,仅15%的心排血量会进入肺循环,当首次吸入氧气至肺泡后,肺血管平滑肌舒张,血管阻力显著降低,使肺血流迅速增加。

7. 肺内液体平衡·在肺毛细血管与肺泡之间近隔0.3μm厚的组织,保持肺泡干燥至关重要。跨毛细血管内皮的液体交换遵循Starling定律:将体液推出毛细血管的驱动力等于毛细血管静水压与间质液体静水压之差,而将液体拉进毛细血管的力等于血浆蛋白胶体渗透压与间质蛋白胶体渗透压之差。液体离开毛细血管后可进入肺泡壁间隙,并通过间质间隙进入肺周围血管和支气管间隙,由于淋巴管走行于周围血管间隙,可将液体转运至肺门淋巴结。当间质引流液体速率达到饱和,压力上升可使液体透过肺泡上皮进入肺泡腔,肺泡将充满液体,无法进行血气交换。

(杨拴盈 王蕾 郭佑民)

参考文献

[1] 贺蓓. 呼吸系统疾病诊疗基础[M]. 北京:中国医药科技出版社,2018.
[2] 解立新. 呼吸内科临床路径[M]. 北京:人民军医出版社,2018.
[3] 瞿介明. 呼吸与危重症医学2019—2020[M]. 北京:中华医学电子音像出版社,2020.
[4] 姚泰. 人体生理学[M]. 3版. 北京:人民卫生出版社,2001.
[5] 姚泰. 生理学[M]. 北京:人民卫生出版社,2010.
[6] 张永祥. 实用呼吸疾病量化评估手册[M]. 北京:科学出版社,2021.
[7] 朱大年. 生理学[M]. 8版. 北京:人民卫生出版社,2013.
[8] 朱蕾. 临床呼吸生理学[M]. 2版. 上海:上海科学技术出版社,2020.
[9] 邱晨. 临床呼吸病学[M]. 4版. 北京:北京大学医学出版社,2017.
[10] 陈主初. 病理生理学[M]. 北京:人民卫生出版社,2009.
[11] 王建枝. 病理生理学[M]. 8版. 北京:人民卫生出版社,2013.
[12] 朱蕾. 临床肺功能[M]. 上海:上海科学技术出版社,2023.
[13] Guyton AC, Hall JE. Textbook of medical physiology [M]. 12th ed. Philadelphia: Saunders, 2011.
[14] Paul DS. 使用肺功能测定手册[M]. 中文翻译版. 北京:科学出版社,2022.
[15] 张嵩. 肺部疾病临床与影像解析[M]. 北京:科学出版社,2018.
[16] Smith JC, Ellenberger HH, Ballanyi K. Pre-Botzinger complex: a brainstem region that may generate respiratory rhythm in mammals [J]. Science, 1991, 254:726-729.
[17] West JB. Ventilation perfusion relationships [J]. Ann Rev Respir Dis, 1997, 116:919-943.
[18] Kirby M, Tanabe N, Tan WC, et al. Total airway count on computed tomography and the risk of chronic obstructive pulmonary disease progression. Findings from a population based study [J]. Am J Respir Crit Care Med, 2018, 197:56-65.
[19] Hackx M, Gyssels E, Severo GT, et al. Variability of CT airways measurements in COPD patients between morning and afternoon: Comparisons to variability of spirometric measurements [J]. Acad Radiol, 2018, 25:1533-1539.
[20] Barrett KE, Barman SM, Boitano S, et al. Ganong's review of medical physiology [M]. 23rd Ed. New York: McGraw-Hill, 2010.
[21] Baum GL. Textbook of pulmonary disease [M]. 6th ed. Philadelphia: Lippinoott-Raven, 1998.

[22] Hadeem SA, Jin D, Hoffman EA, et al. A novel iterative method for airway tree segmentation from CT imaging using multiscale leakage detection [C]// ACCV 2016. Switzerland: Springer International Publishing, 2017:46-60.

[23] Occhipinti M, Larici AR, Bonomo L, et al. Aging airways: between normal and disease. A multidimensional diagnostic approach by combining clinical, functional, and imaging data [J]. Aging Dis, 2017,8:471-485.

[24] Chibta H, Pattanajitvilai S, Mitsuzawa H. Pulmonary surfactant proteins A and D recognize lipid ligands on mycoplasma pneumoniae and markedly augment the innate immune response to the organism [J]. Chest, 2003, 123:426.

[25] Barrow A, Pandit JJ. Lung ventilation and the physiology of breathing [J]. Surgery, 2017,35:227e33.

第二节·呼吸病理生理与影像学表现之间的联系

呼吸系统疾病的发病过程会产生一定的病理解剖和病理生理方面的变化,这些变化在不同的影像学检查中会产生相应的影像学信息,明确呼吸系统影像-病理生理相关性,有助于深入理解胸部影像学特征。

一、肺小叶

肺部影像图像中的关键解剖结构识别对于肺部病灶的认知至关重要。初级肺小叶(primary pulmonary lobule)系终末呼吸性细支气管远端的所有肺泡管、肺泡囊及肺泡,无影像学意义。

次级肺小叶(secondary pulmonary lobule)是肺结构最小的独立单位,以结缔组织间隔为边缘,由小的小叶细支气管和肺动脉支配,是解释高分辨率CT(HRCT)表现的关键的解剖结构。肺腺泡(pulmonary acinus)比次级肺小叶小,是参与气体交换的最大肺单位。次级肺小叶和腺泡是肺野CT能见到的最小单位(图3-2-1)。

次级肺小叶由位于中央的小叶细支气管和肺小动脉供应,并通过位于外周的肺静脉引流。肺淋巴管可沿支气管血管束、小叶间隔和胸膜下肺组织外周分布,但不在肺泡区域内。次级肺小叶的解剖特征包括:

(1) 肺结构和功能的基本单位。

(2) 典型的包括12个或更少的肺腺泡(范围3~24个),直径为1~2.5cm,被小叶间隔包围。

(3) 形态相对一致,在肺周边呈立方形或锥形,在肺中央更小且更不规则(图3-2-2)。

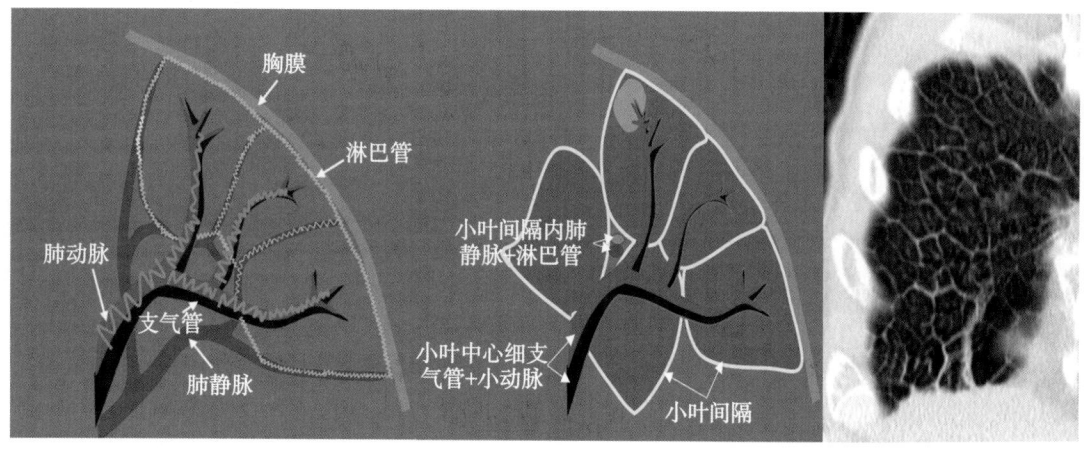

图3-2-1 次级肺小叶、肺腺泡结构示意图与CT图像

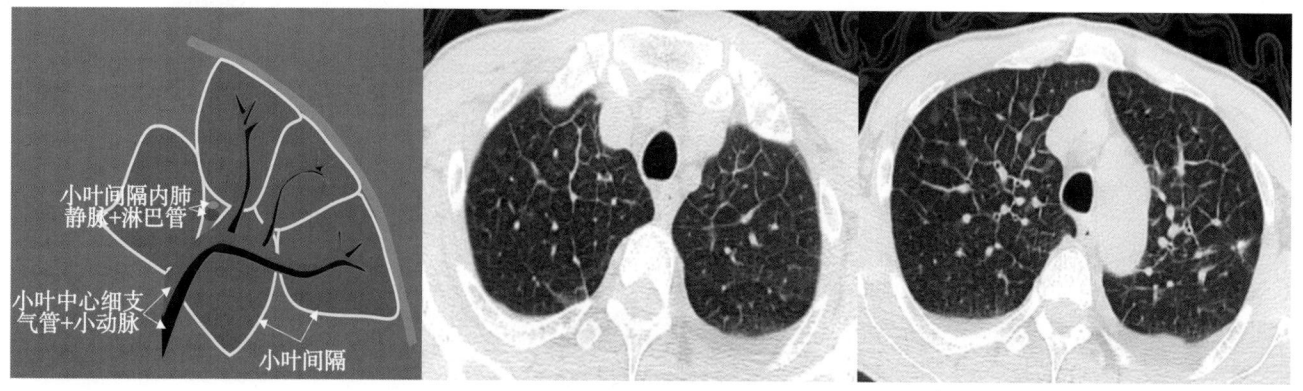

图3-2-2 次级肺小叶

52岁冠心病、心力衰竭男性。次级肺小叶结构的示意图和CT图像(显示两肺小叶间隔增厚,光滑,小叶核)。

正常情况下,肺小叶间隔通常不可见,小叶间隔内间质性细胞和肿瘤细胞的浸润、水肿、纤维化及一些特殊物质的沉积时,可引起小叶间隔增厚,影像学表现为间隔线,为一种非特异性的 HRCT 和 X 线征象。

二、气道疾病的病理生理基本过程与影像学

(一) 呼吸道

呼吸道是气体进出肺的通道,正常肺通气是实现肺换气的前提条件,如气道出现阻塞或梗阻,则会出现持续存在的气流受限,并产生相应的呼吸系统症状。烟草烟雾和其他有害物质刺激导致杯状细胞数量增加,黏膜下腺体增大,进而出现黏液高分泌,吸烟可使柱状上皮鳞状化生,纤毛变短而不规则,引起纤毛运动障碍,黏液高分泌及纤毛运动障碍、支气管扩张等可导致黏液栓(mucus plug)形成,从而阻塞支气管(图3-2-3)。由于气道壁炎性浸润、水肿也可导致气道狭窄。影像学中主要表现为慢性支气管炎(chronic bronchitis),主要特点是支气管管壁的增厚(图3-2-4)。

小叶细支气管炎时细支气管管壁增厚,管腔缩窄,分泌物排泄障碍,出现小叶中心结节(图3-2-5)。

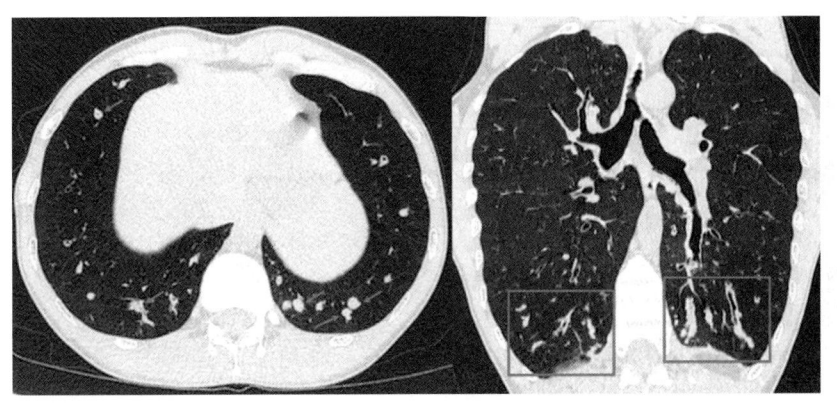

图3-2-3 男性,42岁。两下肺支气管扩张
CT 肺窗显示两下肺多发实性结节;冠状位均为扩张的支气管内有黏液栓充填。

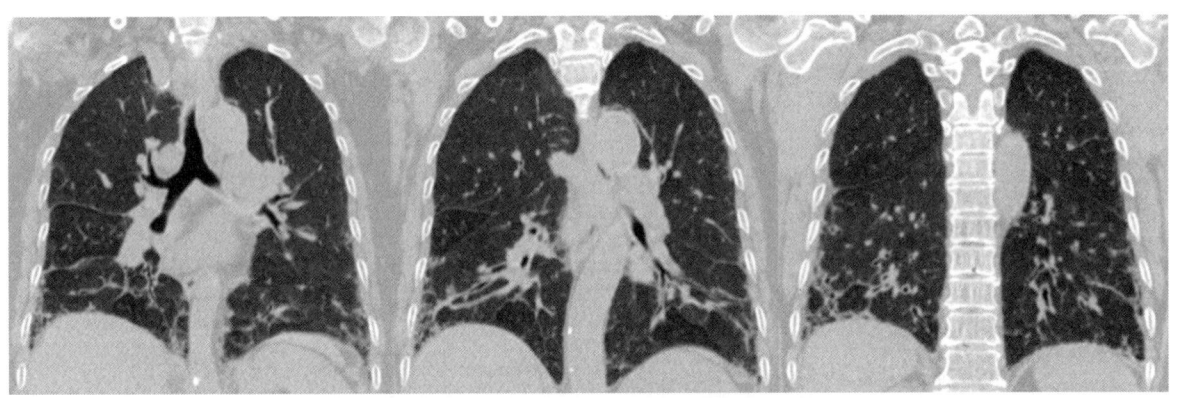

图3-2-4 男性,65岁。慢性支气管炎
CT 冠状位显示两肺支气管走行扭曲,管壁增厚,有少许纤维化形成。

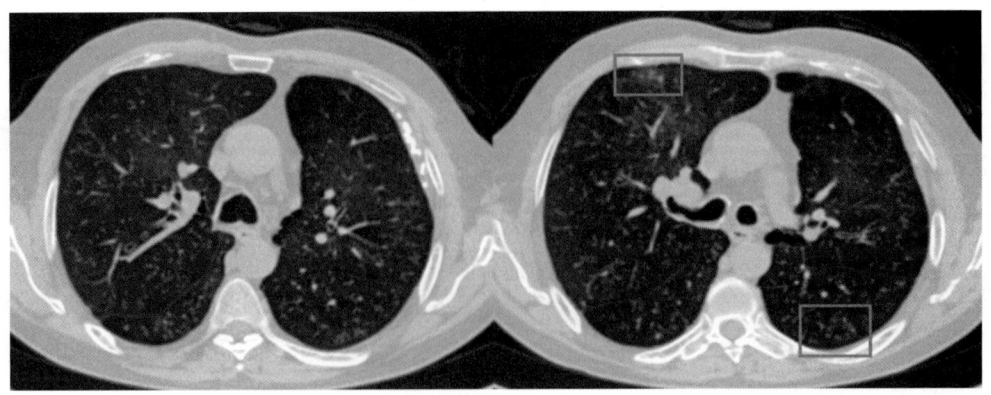

图3-2-5 男性,61岁。细支气管炎
CT 肺窗显示沿着支气管血管束分布的微结节,胸膜下区有树芽征,两肺上叶前段支气管血管束分布稀疏,透光度高,为小气道病变所致。

气道管径主要由支气管壁紧张度决定,后者取决于支气管平滑肌张力,支气管平滑肌张力异常可导致可逆性气流受限,主要见于支气管哮喘(bronchial asthma),为支气管平滑肌痉挛所致,并与气道高反应及气道炎症相关,哮喘急性发作时可有呼气峰流速、FEV_1/FVC 及 FEV_1 的下降。支气管哮喘早期气道狭窄由支气管平滑肌痉挛所致,后期由气道炎症反应所致,炎症反应可导致小气道阻塞。疾病早期出现局灶性通气缺陷,影像学可无异常,后期可出现支气管管壁增厚,小气道阻塞时胸部CT可出现肺密度减低,主要由空气潴留引起。超极化惰性气体MRI可显示哮喘患者的局灶性通气缺陷和异常的异质性通气模式,一些通气障碍在时空上都是持续性的,而另一些通气障碍是一过性的。

支气管阻塞后(异物、血块、腔外压迫、肺内瘢痕组织收缩等),肺泡内气体多在18~24h被吸收,相应的肺组织萎陷,影像学表现为肺不张,影像学特点与阻塞的部位和时间有关,也与不张的肺内有无已经存在的病变有关。

(二) 小气道

小气道发生病变时,小气道管壁增厚、管腔阻塞,导致局部缺氧,造成反应性肺血管收缩,使受累肺实质密度减低,管腔阻塞使阻塞局部出现局限性气体滞留,使局部肺血流再分布。正常肺实质血流量增多,导致正常肺实质密度增高,从而使肺实质密度像马赛克一样,黑白相间,形成马赛克征衰减征象(图3-2-6)。

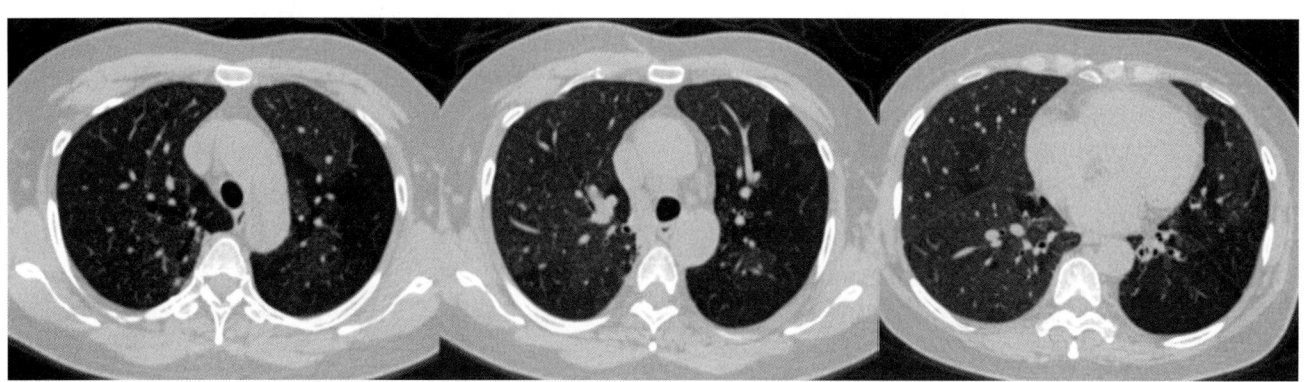

图3-2-6 女性,51岁。哮喘
由于小气道病变的存在,肺通气不均致肺内出现马赛克征。

不可逆的气流受限主要表现为 FEV_1/FVC 及 FEV_1 的降低,与小气道阻力增加和肺泡弹性回缩力下降相关[1]。气流受限使呼气时气体陷闭于肺内,致肺过度充气和胸内压增高,气道阻力增加使呼气过程中气道内压力下降幅度增加,等压点上移(移向肺泡端)(图3-2-7),当等压点移至无软骨支撑的膜性气道时,导致小气道动力性压缩而闭合,影像学表现为肺气肿(emphysema),肺气肿在影像学上表现为小叶中心肺气肿、全小叶肺气肿、间隔旁肺气肿和肺大疱四种表现形式(图3-2-8),肺容积下降将进一步加重气流受限。

径向牵引力是包绕在气道周围的结缔组织为保持气道开放而施加的力,肺气肿导致附着在小气道周围的肺泡间隔破坏,径向牵引力减弱,使维持小气道开放的力量减弱,气体陷闭进一步加重,最终形成肺大疱(bullae)[2]。

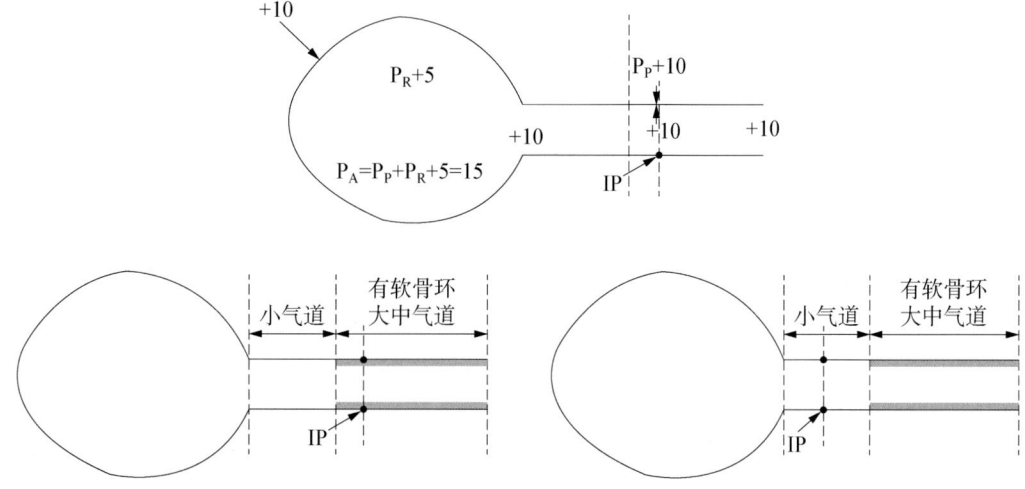

图3-2-7 呼气时等压点理论示意图
P_P 为胸膜腔内压力,P_A 为肺泡内压力,P_R 为肺泡弹性回缩力,IP为等压点。

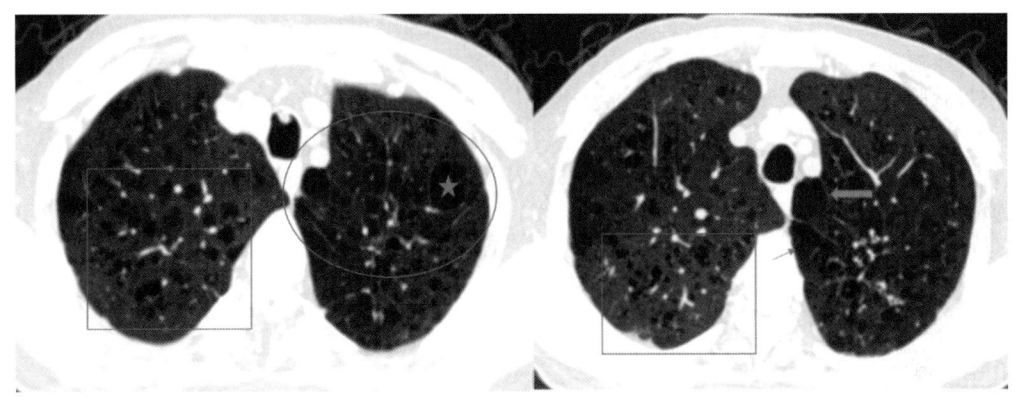

图 3-2-8 男性,66 岁。**慢性阻塞性肺疾病,肺气肿**
CT 显示小叶中心(方框内)、全小叶(圆圈内)、间隔旁肺气肿(星)及肺大疱(箭)。

随着 CT 肺功能成像的发展,参数响应映射可实现气体陷闭的早期识别及定量测量,从而反映小气道的狭窄、阻塞、闭塞情况。在早期肺功能下降时通过这种数字成像方式对功能性小气道疾病的定量评估(图 3-2-9),可以实现气道疾病的早期诊断、早期干预,最终改善疾病预后,同时可监测从小气道疾病发展至肺气肿的演变过程,加深对疾病发展的理解。

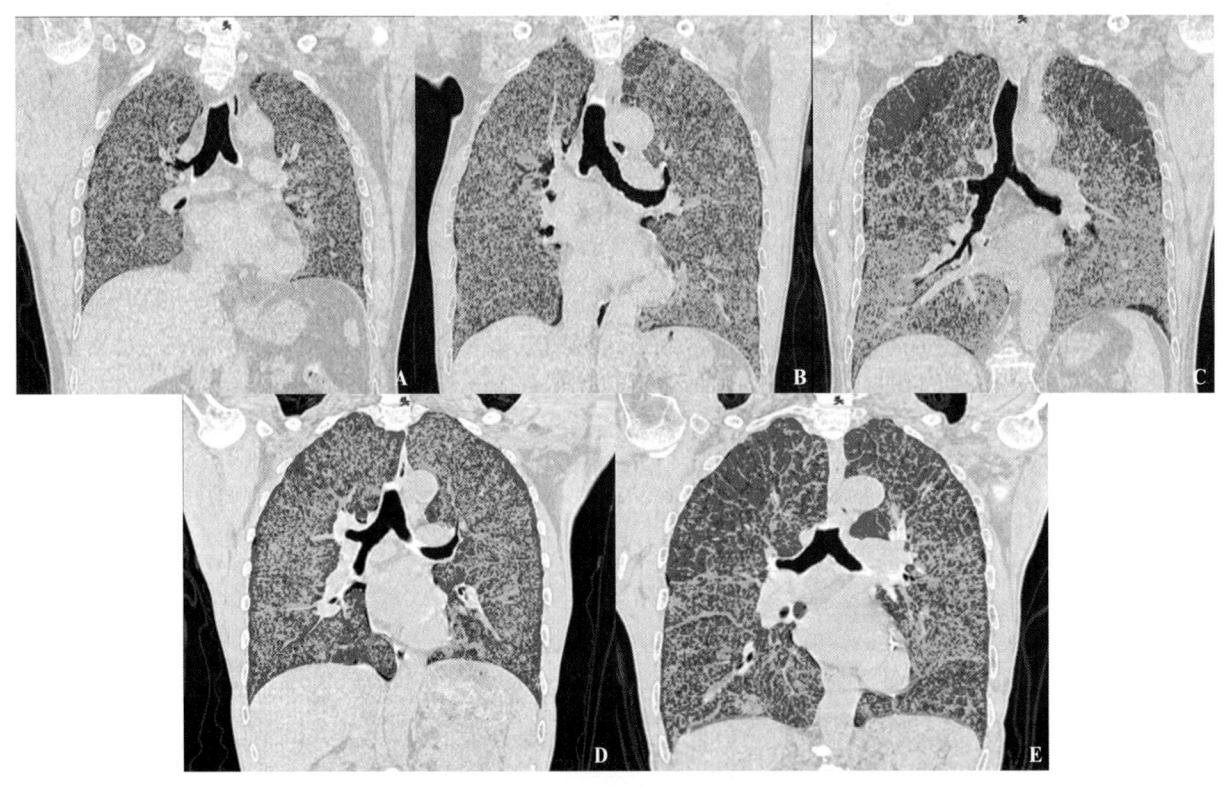

图序	疾病名称	肺气肿	小气道病变
A	PRISm	12.93%	21.75%
B	COPD GOLD Ⅰ级	15.61%	33.41%
C	COPD GOLD Ⅱ级	22.08%	28.46%
D	COPD GOLD Ⅲ级	33.29%	33.96%
E	COPD GOLD Ⅳ级	38.15%	29.74%

图 3-2-9 **慢性阻塞性肺疾病,肺气肿,GOLD Ⅰ~Ⅳ级肺气肿定量测量图(A~F)**
注:红色=肺气肿占比区域;黄色=小气道病变占比区域。(见书末彩色插页)

（三）肺实质

肺实质的广泛破坏，肺毛细血管床减少，使通气血流比例失调，气体交换进一步恶化，出现低氧血症，常同时伴有高碳酸血症，慢性缺氧导致肺小动脉缺氧性收缩，内皮细胞功能障碍及平滑肌肥大、增殖，共同参与缺氧性肺动脉高压的发生发展（图3-2-10），进而出现慢性肺源性心脏病（chronic cor pulmonale）[3]。

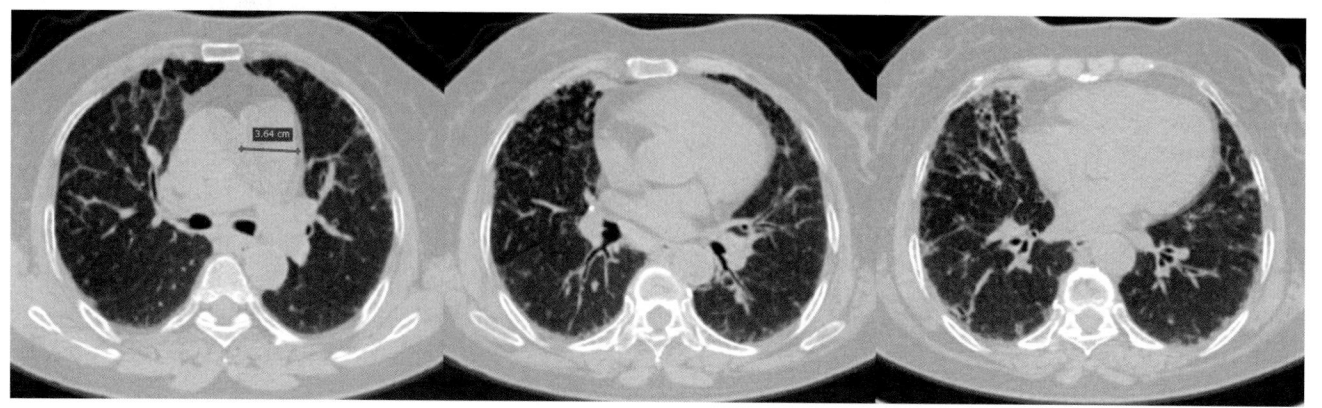

图3-2-10　男性，65岁。慢性支气管炎合并肺动脉高压

两肺支气管管壁增厚，主肺动脉增宽为3.64cm。

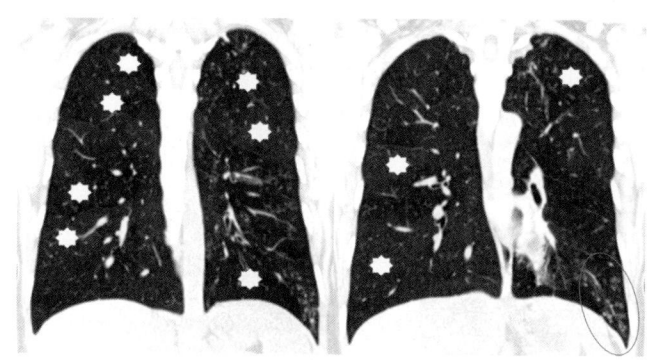

图3-2-11　女性，34岁。慢性支气管炎

由于小气道病变的存在，肺通气不均致肺内空气潴留而表现为马赛克征，左肺下叶有树芽征（多角符号）。

呼吸道感染如累及细支气管以下的小气道，由于小叶中心性的气道扩张和管腔内黏液、脓液等炎性物质的填充后表现为直径2~4mm的小叶中心软组织密度结节影和与之相连的分支线状影，形似春天树枝发芽的征象（图3-2-11），即树芽征（tree-in-bud）；肺泡炎症时，肺泡腔内渗出物增多，肺泡腔内的空气被取代，致使通气功能障碍，影像学可见肺实变（lung consolidation）；如有肺泡透明膜形成，可致使换气功能障碍。

当支气管被致密、实变的肺实质包围时，可能见支气管充满空气，影像学可见空气支气管征（图3-2-12）。当肺内病变组织发生坏死后经引流支气管排出后可形成空洞，洞壁厚度≥3mm时为厚壁空洞，洞壁厚度≤3mm时为薄壁空洞。

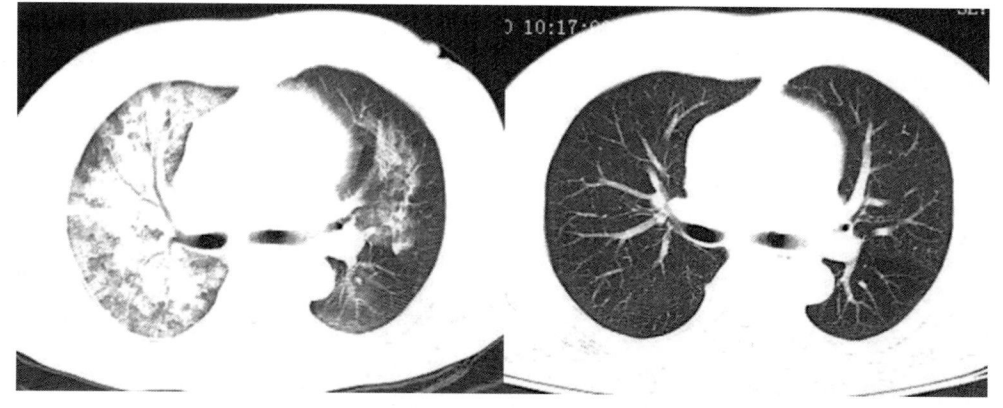

图3-2-12　女性，76岁。神经性肺水肿

发作性意识不清、四肢抽搐11个月余，癫痫持续状态，再急性起病1天。CT肺窗显示两肺广泛的渗出性病变，右肺渗出性病变内可见支气管气象；入院治疗6天后复查，病变吸收。

三、间质性肺疾病的病理生理基本过程与影像学

肺的主要作用是对动脉血氧合作用，该过程是在浓度差驱动下的被动弥散过程。弥散对于机体摄氧至关重要，称为肺弥散能力，肺弥散能力在很多疾病中下降，如肺纤维化、石棉肺、结节病、硅肺（矽肺）等间质性肺疾病。间质性肺疾病患者的呼吸膜显著增厚，可使肺弥散功能下降至正常人的1/6，从而使血气交换受损[4]。

气体分压（partial pressure）指的是当气体混合物中的某一种组分在相同的温度下占据气体混合物相同的体积时，该

组分所形成的压力。气体的分压与其在液体中的溶解度及气体反应的平衡常数等都有着密切的关系,分压差驱动气体的弥散。气体通过组织界面的弥散原理称为 Fick 定量(图3-2-13),弥散的气体量与界面的面积、气体溶解度成正比,与界面的厚度成反比。

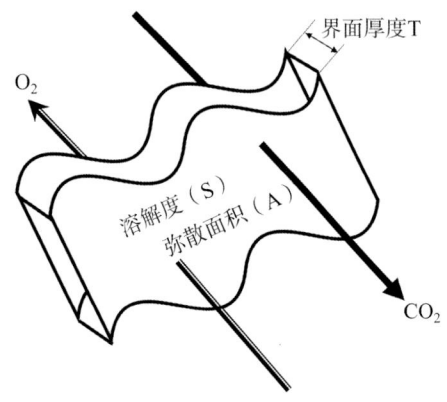

图3-2-13　气体通过组织界面弥散示意图

界面的面积与厚度即血气交换界面,血气交换界面的面积非常大(50～100 m²),大部分区域的厚度只有 0.3 μm,有利于气体弥散[5]。肺的弥散能力主要取决于血气交换界面的厚度,还取决于肺毛细血管内的血流量。

间质性肺疾病患者血气交换界面显著增厚,影像学可表现为小叶间隔增厚,导致肺弥散功能下降,当纤维化进程导致肺毛细血管破坏时,可致使肺弥散能力进一步下降。

正常情况下,因不完全弥散导致的肺泡气体与毛细血管血流中的氧分压差异是细微到不可检测到的,但当血气屏障明显增厚时,弥散功能下降显著,使得肺泡气体与毛细血管血流中的氧分压差变大。然而,因为红细胞在肺毛细血管中停留时间足够保证血气交换,即使存在肺部疾病,但在海平面静息状态下弥散功能下降也很少引起低氧血症,除非广泛的肺间质改变,或合并感染。

肺间质发生纤维化改变后,保持气道开放的径向牵引力增加,使维持小气道开放的力量增强,从而引起牵拉性支气管扩张及支气管静脉曲张样改变(图3-2-14),小支气管受累明显,较大的支气管可能会出现一定程度的扩张但没有典型的静脉曲张样的外观改变。支气管扩张沿肺纤维化走行,牵拉性及静脉曲张性支气管常见于蜂窝样及肺结构扭曲的区域(图3-2-15)。

间质性肺疾病中的肺间质改变常呈不均质性,在胸部 CT 上表现为马赛克征(图3-2-16 和图3-2-17),高低度区代表病变区域,低密度区域代表正常肺组织。

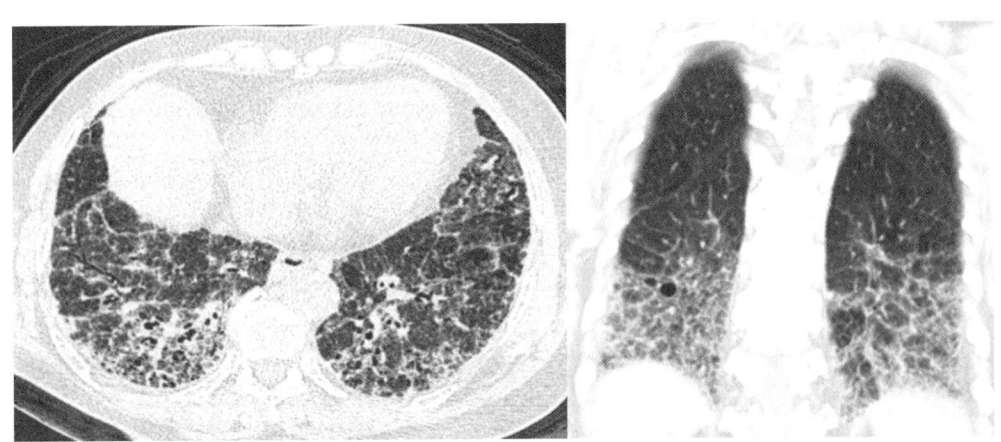

图3-2-14　女性,67 岁。临床-病理证实为普通型间质性肺炎

活动后气短 4 年余。肺部 HRCT 窗轴位和冠状位显示双肺下野支气管血管束紊乱、肺小叶间隔增厚,呈网格影改变,伴弥漫性磨玻璃密度影,其内多发细支气管牵拉扩张,以双侧胸膜下分布为主。

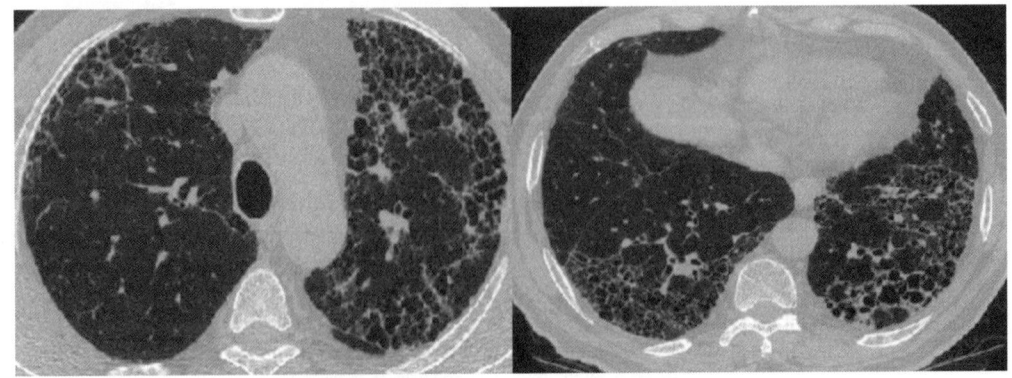

图3-2-15　男性,66 岁。特发性肺间质纤维化

双下肺外带不均匀分布的网状阴影和蜂窝状阴影,其内可见细支气管扩张。

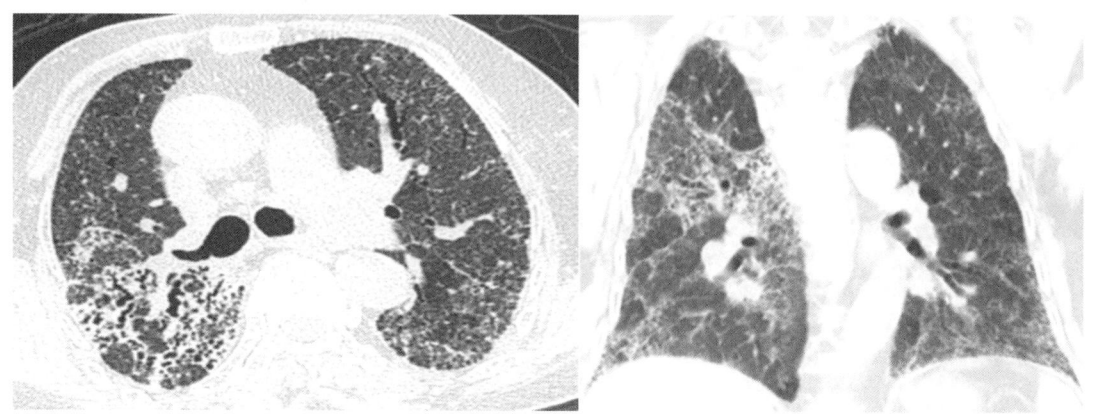

图 3-2-16　男性,63 岁。非特异性间质性肺炎(混合型)

咳嗽咳痰 5 年,加重伴活动后气短 7 个月。CT 肺部和冠状位 HRCT 显示双肺弥漫性磨玻璃密度影及以胸膜下、基底段分布为主的细网状影,可见广泛性牵拉性支气管扩张,多呈静脉曲张型,肺内多个区域有通气异常所致的马赛克征。

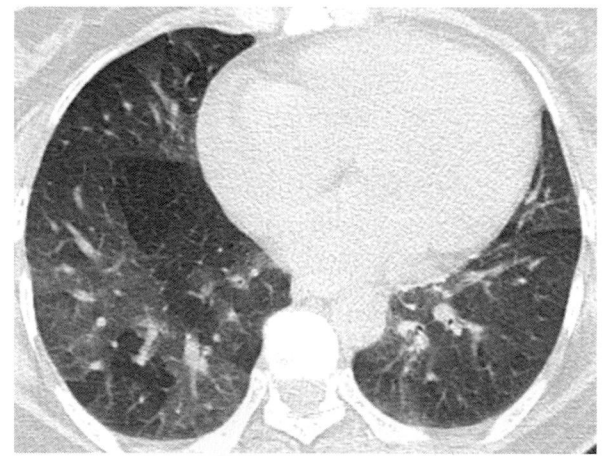

图 3-2-17　女性,43 岁。普通型间质性肺炎

发热待查,抗核抗体阳性及类风湿因子阳性。CT 肺窗显示右下肺显著的马赛克征。

间质性肺疾病不仅累及肺泡-毛细血管间的间隙,同时也累及细支气管、肺泡实质、血管、淋巴管、胸膜等。近年来研究显示,间质性肺疾病的起始病变位于肺泡上皮,其损伤可导致肺泡腔和肺泡壁炎症,随着病变发展,可累及邻近的肺间质和血管部分,最终造成间质纤维化。

还有一些间质性病变主要累及肺泡腔与肺泡壁,如隐源性机化性肺炎、弥漫性肺泡出血、肺水肿、肺泡蛋白沉积症等,胸部 CT 可见磨玻璃影(图 3-2-18),病变不掩蔽其内的血管或支气管边缘。

当肺纤维化形成时,肺弹性回缩力增加,使肺总量、功能残气量、残气量、用力肺活量降低,可出现呼气流量增加,一方面是由于在任何肺容积位,增加的肺弹性回缩力能驱动更大的呼气流量;另一方面僵硬的肺组织对支气管具有更大的外向牵拉力,从而使气道管径相对扩大(图 3-2-19),故气道阻力是正常的。

四、肺血管疾病的病理生理基本过程与影像学

肺血管包括肺动脉及各个分支直至肺毛细血管,最后到肺静脉。起初肺动静脉和支气管并行,当到达肺外周时,肺静脉即走行于小叶间,而肺动脉继续和支气管共同走行于小叶中心,肺动脉低压力、低阻力,可接收来自右心的全部血液,终末部分形成毛细血管床,密集的肺毛细血管网包绕肺泡壁,形成菲薄的血-气屏障,所有流经肺部血液在此进行血气交换[6]。

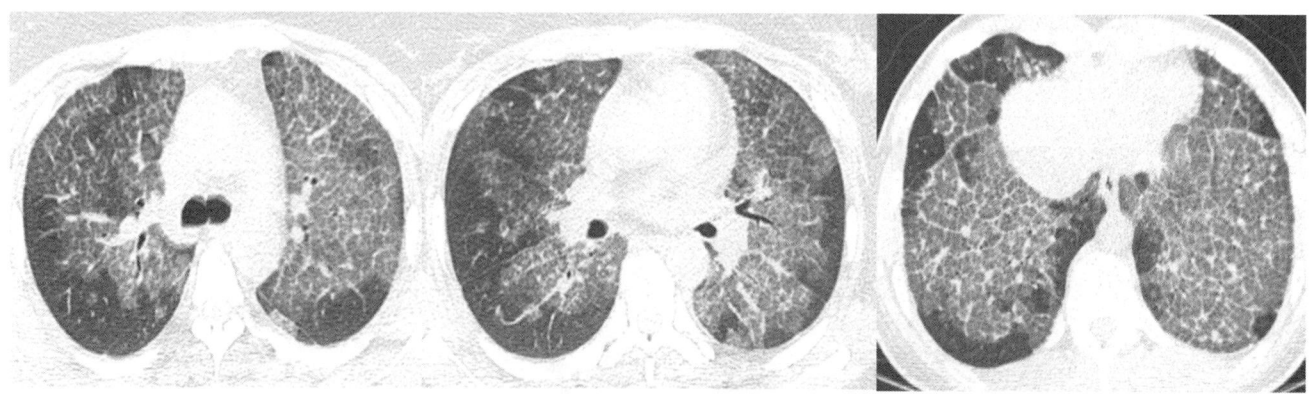

图 3-2-18　女性,16 岁。肺泡蛋白沉积症

CT 肺窗显示两肺广泛分布的磨玻璃影,其内有铺路石征。

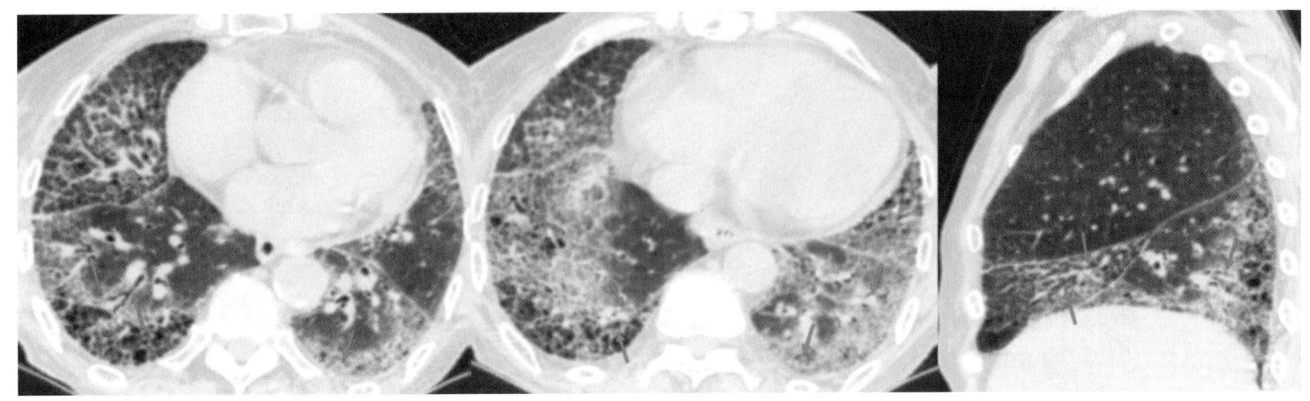

图3-2-19 女性,74岁。硬皮病,肺间质纤维化

CT肺窗显示两肺中下叶胸膜下可见广泛的纤维化,肺小叶间隔增粗、肺小叶变形,纤维化背景下有多发的细支气管扩张、扭曲。右肺通气不均所致的马赛克征,右肺中叶和下叶肺体积缩小。

菲薄的血气屏障使得毛细血管容易受损,当毛细血管内压增加或肺泡过度膨胀时,可导致毛细血管壁张力增加,产生超微结构的改变,渗出性增加,继而导致血浆甚至红细胞液渗漏至肺泡腔内。

(一) 肺栓塞

各种栓子阻塞肺动脉系统时为肺栓塞(pulmonary embolism),包括肺血栓栓塞、脂肪栓塞、羊水栓塞、空气栓塞,其中99%的栓子为血栓性质,血栓主要来自静脉系统或右心,以肺循环、呼吸功能障碍为其主要病理生理特征。

血栓栓塞可见于单一部位,也可见于多个部位,可累及双侧肺,右侧肺比左侧肺多见,下叶多于上叶,患者肺动脉内可见充盈缺损(图3-2-20)。肺有肺动脉、支气管动脉双重供血及广泛的侧支循环代偿,小栓子可自行溶解,故常不易引起肺梗死,但在严重的心肺疾病基础上,肺栓塞可引起肺梗死(pulmonary infarction),肺梗死灶多发生在肺外周组织,多为单发,也可多发。梗死灶与周围肺组织可有一出血带分隔,梗死灶压迫周围肺组织时也可导致肺不张(图3-2-21)。

肺小动脉堵塞后,导致相应肺区域血流灌注减少,其周围区域肺血流代偿性增多,形成由斑片状高、低密度影构成的CT表现,称为马赛克灌注(mosaic perfusion)(图3-2-22)。

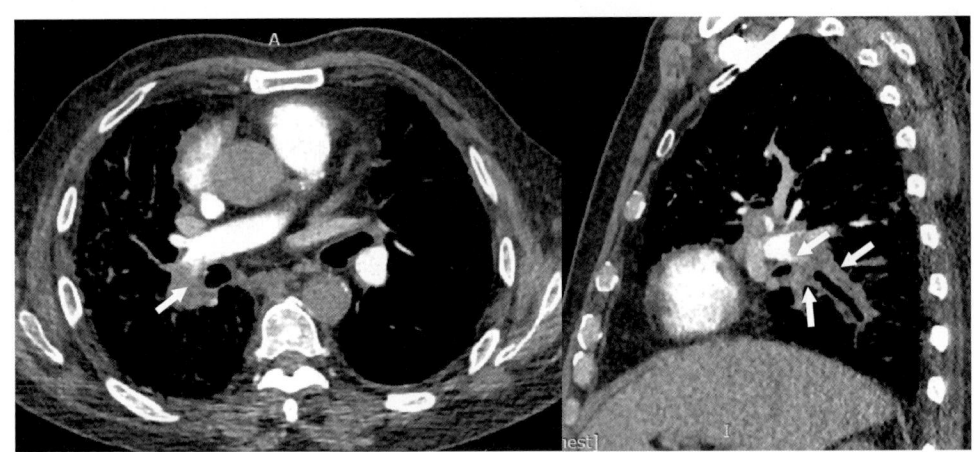

图3-2-20 男性,51岁。急性肺动脉栓塞

CTPA显示右下肺动脉干远端无对比剂充盈,右下肺动脉增粗。

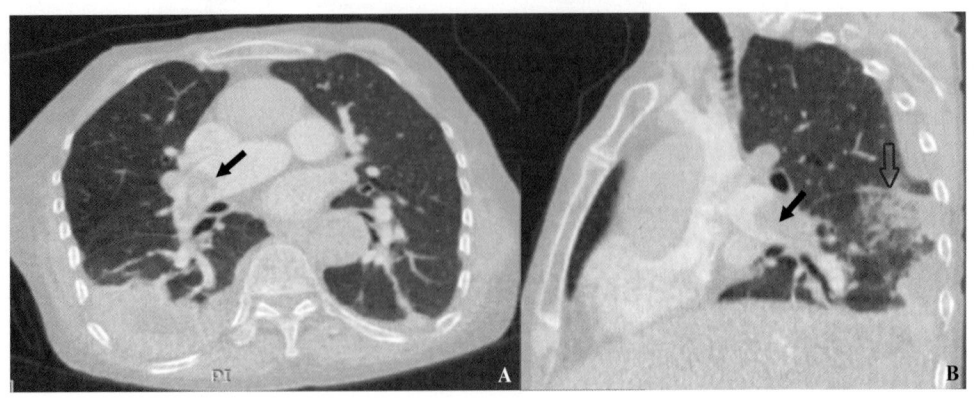

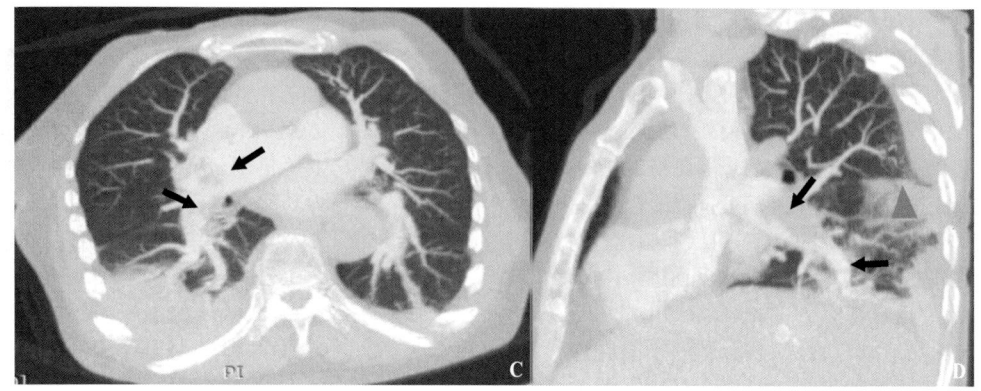

图3-2-21 女性,73岁。右下肺急性肺栓塞

CT肺窗显示右主肺动脉和右下肺动脉内无对比剂充盈(A),右下肺体积缩小,斜裂(空心箭,B)向下移位,右肺下叶体积缩小,胸膜下右实变阴影(肺不张,C),右下肺动脉远侧纤细;矢状位(C、D)显示右下肺动脉呈枯树枝征,右上肺血管扩张。

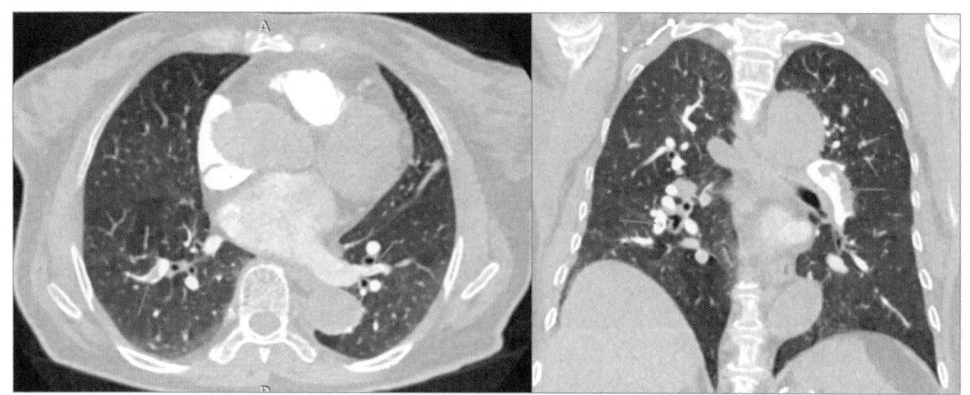

图3-2-22 女性,67岁。急性肺动脉栓塞

CTPA显示两下肺动脉多个分支无对比剂充盈(箭),两肺下叶有肺血流灌注不均所致的马赛克征。

栓子堵塞肺动脉后,受机械、神经反射和体液因素的影响,肺血管阻力和肺动脉压增高,其中最主要的是机械阻塞作用。如无心肺基础疾病,数目少和栓子小的栓塞不引起肺血流动力学改变,当肺血管床阻塞>30%时,平均肺动脉压开始升高;>35%时右心房压力升高;肺血管床丧失>50%时,可引起肺动脉压、肺血管阻力显著增加,心脏指数降低和急性肺心病;阻塞达85%时,出现所谓"断流"现象,可致猝死[7]。

反复肺栓塞产生持久性肺动脉高压和慢性肺源性心脏病。在原有心肺功能受损患者,肺栓塞的血流动力学影响较通常患者远为突出。需要注意的是,机械阻塞程度往往与血流动力学改变程度不相符,其中神经体液因素在栓塞早期起着相当重要的作用。

栓子堵塞肺动脉所致的肺动脉压增高,可导致右心室后负荷增加,心输出量下降,体循环瘀血,出现急性肺源性心脏病;肺循环阻塞,肺静脉回流减少,右心室充盈压升高,室间隔左移(图3-2-23),加之受到心包的限制,可引起左心室充盈下降,导致体循环压减低,严重时可出现休克。

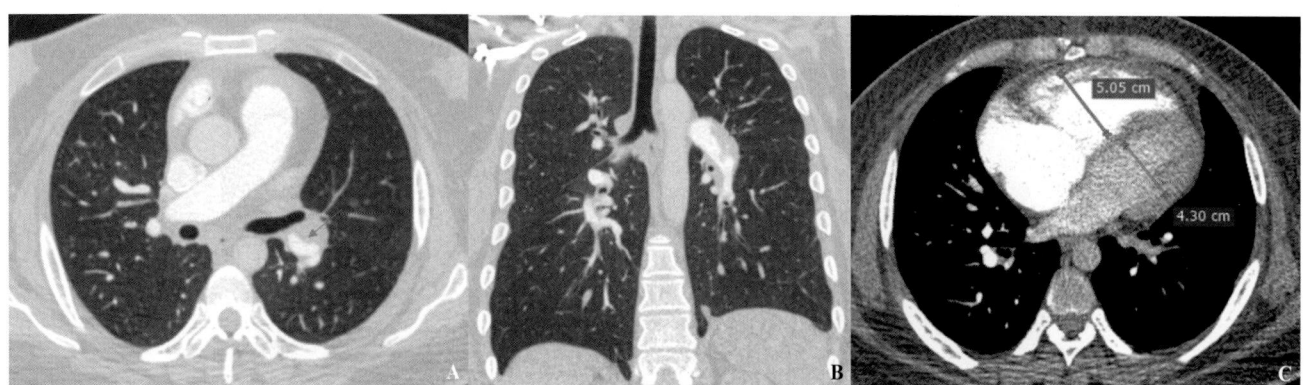

图3-2-23 男性,42岁。慢性肺动脉栓塞

A、B.CTPA显示左肺下叶肺动脉附壁栓子,表现为偏心性充盈缺损,栓子与动脉壁似成月牙形,左肺动脉呈枯树枝状,左侧肺血管较右侧稀少,肺透光度增高,膈肌左侧升高;C.右心室直径明显大于左心室。

右心室室壁张力增加,体循环低血压,可引起冠状动脉供血量下降,加之缺氧和心肌耗氧量增加等因素,促使右心功能进一步恶化;栓塞后肺血管内皮细胞释放的内皮素可介导冠状动脉痉挛;心肌缺血严重时,可出现心肌梗死,尤其是右心室梗死,原有冠状动脉阻塞或心肌肥厚性疾病患者更易出现;右室扩张引起三尖瓣反流,将进一步加速上述病理过程的恶化;右心房压力过高时,在生理性卵圆孔未闭的患者,可致卵圆孔右向左开放,出现心内右向左分流,部分栓子可因此而进入体循环,造成脑栓塞等,形成所谓"反常性栓塞"(paradoxical embolism)。

肺栓塞后栓塞区域有通气而无血流,肺泡不能进行有效的气体交换,引起生理无效腔增加,通气效率降低,但由于急性肺栓塞可刺激通气,增加呼吸频率和每分钟通气量,通常抵消了生理无效腔的增加,保持 $PaCO_2$ 不升高甚至降低[8]。

肺泡过度通气与低氧血症无关,不能由吸氧消除。虽然 $PaCO_2$ 通常降低,但因神经肌肉疾病、胸膜剧烈疼痛和肺栓塞严重患者不能相应增加通气代偿增加的生理无效腔时,可出现 CO_2 潴留。急性肺栓塞时常见 PaO_2 降低,通气血流比例失调可能是其主要机制,局部支气管收缩,肺不张和肺水肿(图 3-2-24)为其解剖基础。栓塞部位邻近胸膜时,可引起胸腔积液(图 3-2-25),积液多为渗出性,亦可为血性。

(二)肺动脉高压

肺动脉高压(pulmonary hypertension)的特征是肺动脉压升高,静息时平均肺动脉压≥25 mmHg,肺血管阻力(pulmonary vascular resistance,PVR)≥3 Wood 单位[9]。世界卫生组织(WHO)依病因将肺高压患者分为 5 型(图 3-2-26~图 3-2-30)。

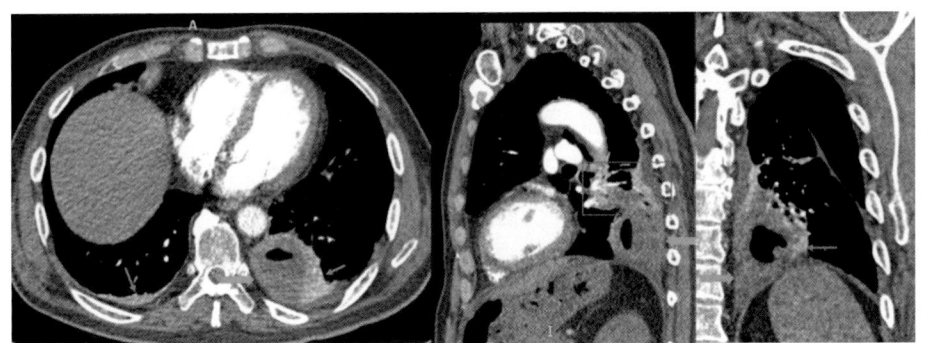

图 3-2-24 男性,56 岁。左下肺急性肺栓塞,肺梗死

左下肺有空洞性病变,周围无强化(与右侧胸膜下病变强化比较),病变外侧边缘有似三角形强化(不张的肺组织)。

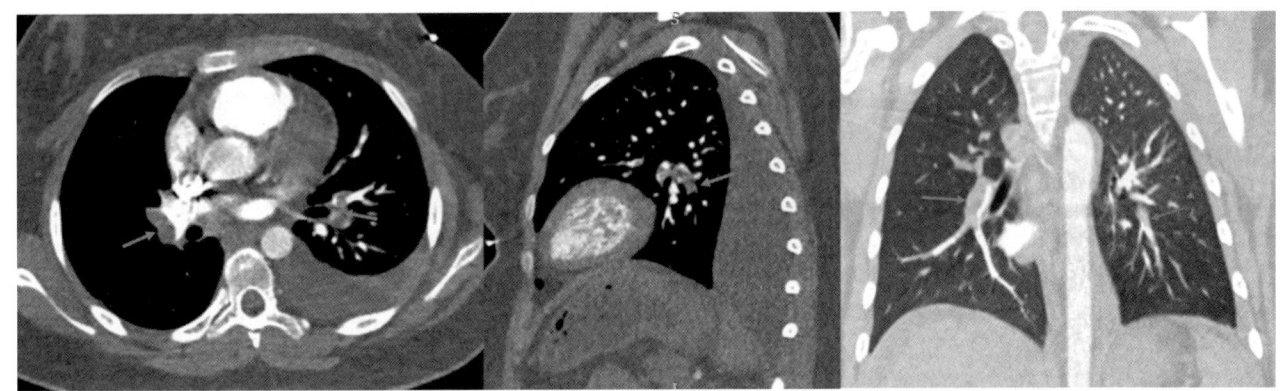

图 3-2-25 女性,15 岁。急性肺栓塞

CT 增强扫描显示两下肺动脉栓塞,左侧胸腔积液,右肺中叶、下叶,左肺下叶肺透光度增强,肺血管纹理稀疏。

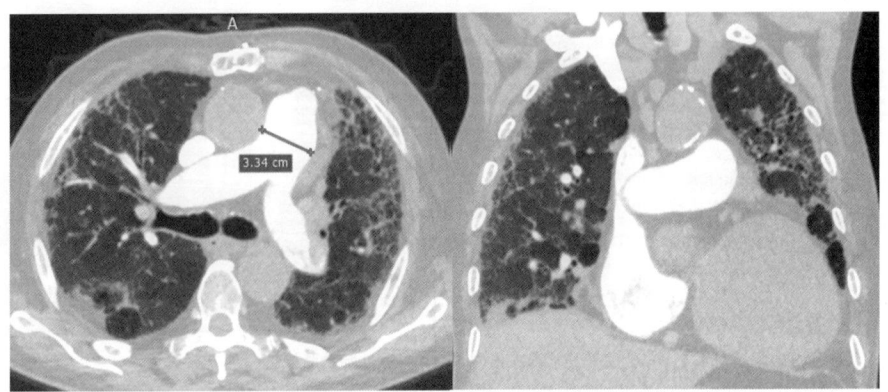

图 3-2-26 男性,74 岁。肺间质纤维化致肺动脉高压(1型),左心室增大

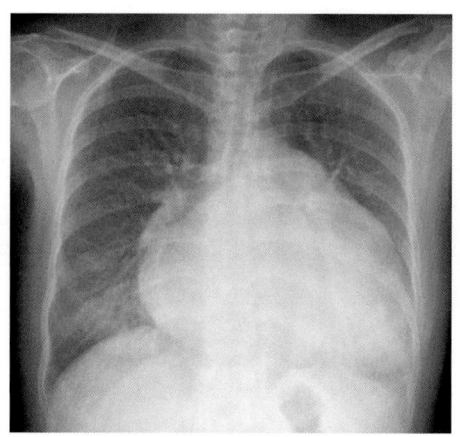

图3-2-27 女性,33岁。风湿性心脏病,二尖瓣双损、左心疾病导致的肺动脉高压(2型)

胸壁正位X线片显示两上肺静脉扩张,肺淤血,间质性肺水肿,二尖瓣型心脏,有双心房阴影,左右心室均增大。

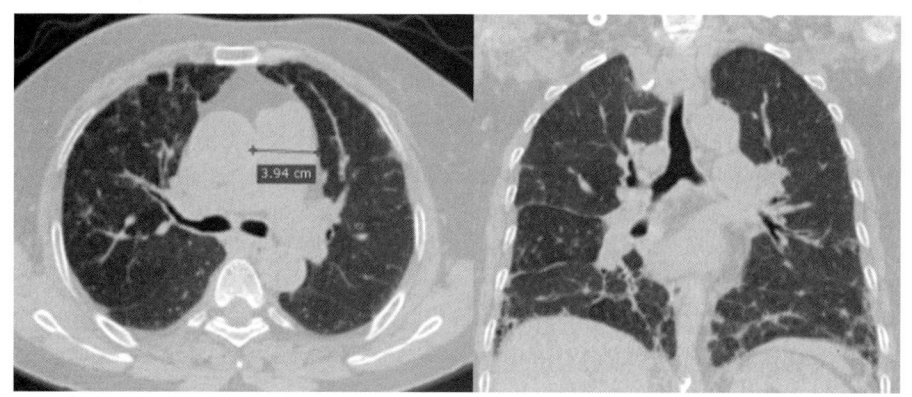

图3-2-28 男性,61岁。肺源性心脏病,肺动脉高压(3型)

CT肺窗和冠状位血栓两肺支气管管壁增厚,有细支气管扭曲,肺动脉明显增粗。

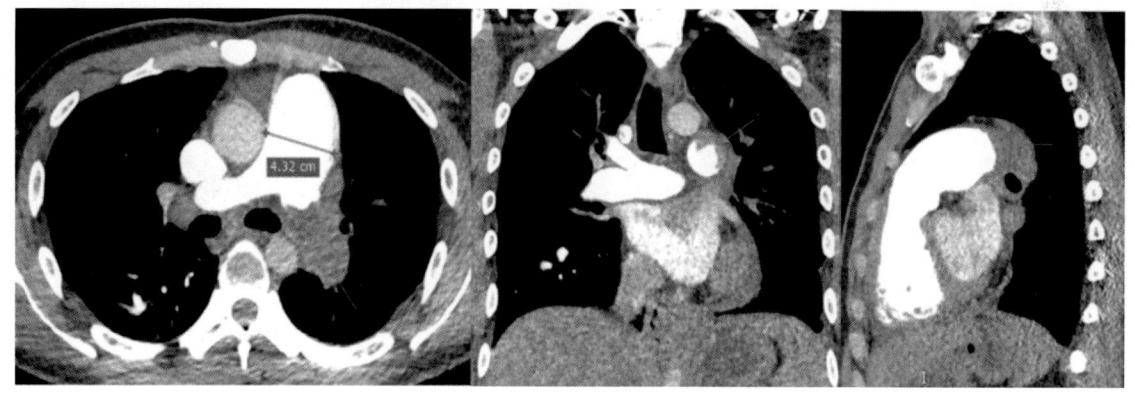

图3-2-29 男性,61岁。肺动脉栓塞,肺动脉高压(4型)

CTPA显示左主肺动脉远侧无对比剂显示,肺动脉主干明显增宽。

1型:肺动脉高压。
2型:左心疾病导致的肺动脉高压。
3型:慢性肺疾病和/或低氧血症导致的肺动脉高压。
4型:肺动脉阻塞导致的肺动脉高压。
5型:未明和/或多因素所致肺动脉高压。

肺动脉压力的高低取决于肺血流量和肺血管阻力(pulmonary vascular resistance, PVR)的综合效应。PVR主要由肺小动脉、肺毛细血管和肺静脉阻力构成。任何可导致肺血流量增加和/或肺血管阻力升高的结构和功能异常的因素均可引发肺动脉高压。肺动脉压力升高导致右心后负荷增加,从而引起右心室肥厚、扩张、功能不全,最终出现右心衰竭。心输出量增加、左心房压力或肺静脉压升高、肺动脉阻塞、肺微血管闭塞、肺血管收缩、肺血管重构等病因均可引起肺动脉高压。

肺动脉高压可增加肺通气,由于肺动脉高压可使血管壁张力加大,通过对管壁机械感受器的刺激反射性地增强呼吸运动,使肺通气量增加,动脉血二氧化碳分压降低;肺动脉高压可减少肺内生理无效腔样通气,肺泡通气血流比例以上肺

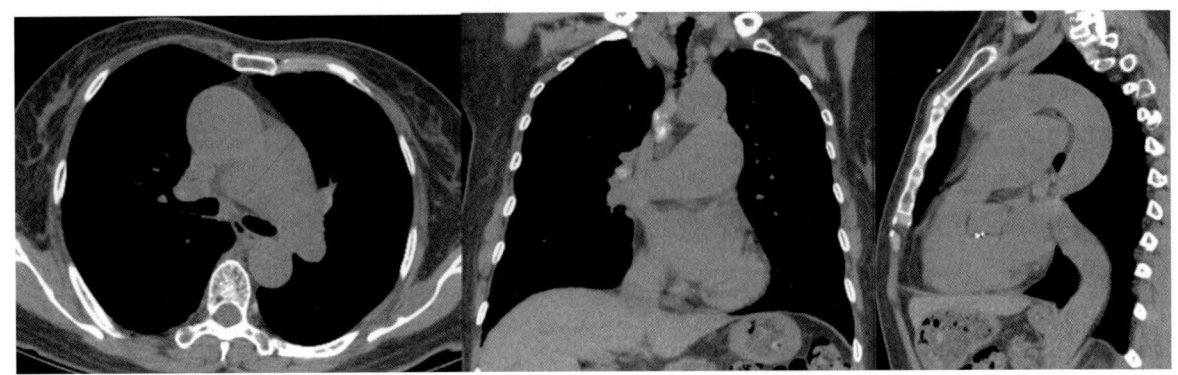

图 3-2-30　女性,76 岁。肺动脉高压,左肺瘤样扩张(5 型)
查体发现左肺动脉明显扩张,患者无不适。CT 肺窗显示左肺动脉局限性梭形扩张。

较大,健康人肺尖的比值可高达 3.0,呈过度通气,形成无效腔样通气,肺动脉高压可改变肺内血流分布,使肺尖部血流增加,通气血流比例降低,从而减少生理无效腔样通气,有利于提高动脉血氧分压[10]。

肺动脉高压增加病理性分流,肺动脉高压可使通常处于关闭状态的连接肺动脉和肺静脉的血管开放,形成肺内分流,或通过血管瘤样病变的血管分流,肺动脉压极度增高时,右心室压力可超过左心室,右心房的血液可经卵圆孔流入左心房。

肺动脉高压主要引起肺动脉干增宽、右心室肥大和衰竭,也可导致左心衰竭。右心室负荷增加可以很快引起心肌肥大,轻度心肌肥大在临床很难诊断,有人认为只要测出有慢性肺动脉高压,即可判断有右心室肥大;也有少数右心室肥大的患者并未测出肺动脉高压,这是由于间歇性肺动脉高压也可导致右心室肥大,如间歇性睡眠呼吸暂停的患者,睡眠时呼吸暂停动脉血氧分压降低、肺动脉收缩导致压力升高,白天测定肺动脉压可正常,右心室已经开始肥大。

(三) 肺水肿

肺内液体平衡失衡后,液体离开毛细血管,水肿液先在组织间隙中积聚,形成间质性肺水肿(interstitial edema),X 线可表现为间隔线(B 线),表现为两肺下野近肋膈角处的外带,垂直于胸膜的线状影,长约 2 cm,宽 1~2 mm。随着疾病发展,液体可能透过肺泡上皮进入肺泡腔,肺泡腔逐渐充满液体,然后发展为肺泡水肿(alveolar edema),将对肺组织的气体交换产生不利影响。因此,肺泡水肿(图 3-2-31)较肺间质水肿严重(图 3-2-32)。

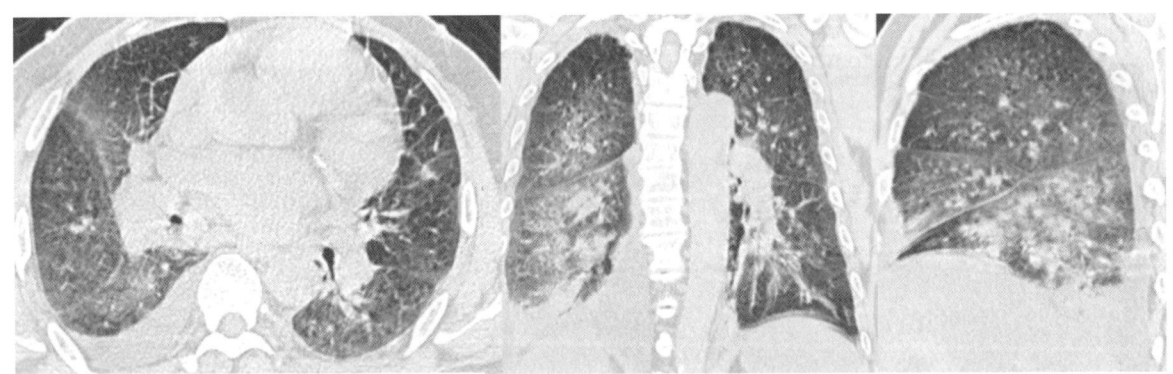

图 3-2-31　男性,61 岁。心肌梗死,肺水肿(肺实质)
CT 肺窗显示两肺广泛分布的磨玻璃样阴影,境界不清楚,左心旁肺实质内有肺小叶间隔增厚,右侧少量胸腔积液。

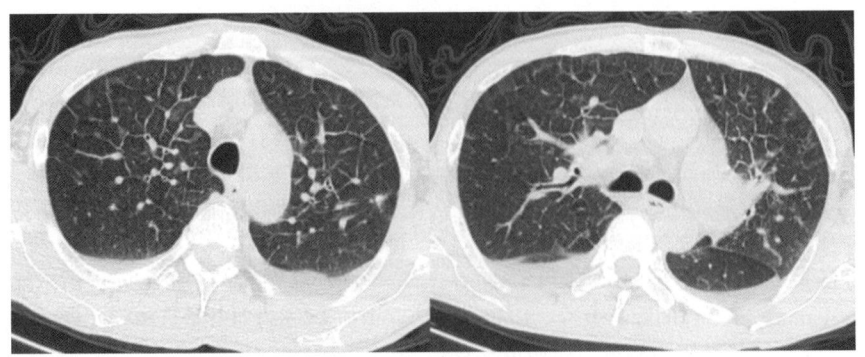

图 3-2-32　男性,52 岁。冠心病,心力衰竭,间质性肺水肿
CT 肺窗显示两肺小叶间隔增厚,光滑,双侧胸腔少量积液。

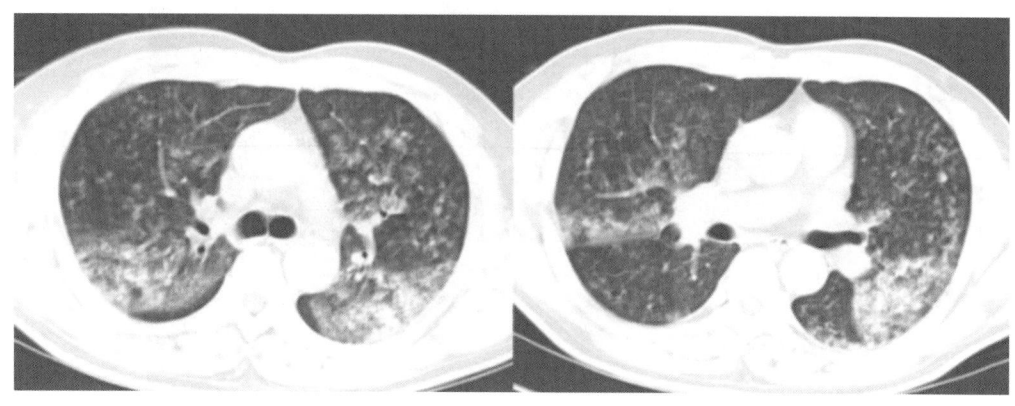

图 3-2-33 男性,39 岁。氯气吸入肺损伤,肺水肿
两肺实质内有广泛分布的渗出性病变,左肺下叶病变有融合。

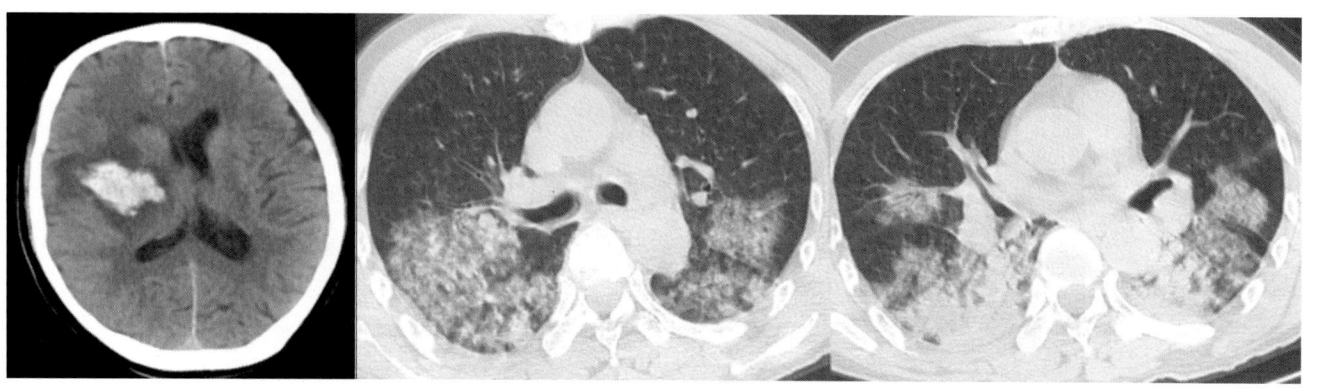

图 3-2-34 男性,73 岁。脑出血,神经源性肺水肿
头颅 CT 显示右侧底节区可见团片状脑出血,周围有水肿,中线有左移;胸部 CT 显示两肺有团片状渗出性病变,部分有实变,病变分布以背侧为主。

毛细血管流体静压增高所引起的肺水肿称为血流动力性肺水肿,又可分为心源性肺水肿和非心源性血液动力性肺水肿,前者见于左心衰竭或二尖瓣狭窄,后者见于肺静脉阻塞或狭窄、过量输液或体循环血转移致肺循环等[11]。

由肺泡上皮和/或微血管内皮通透性增高所引起肺水肿称为通透性肺水肿,可见于吸入毒气、细菌性病毒性肺炎、吸入性肺水肿、吸入火灾烟雾、成人呼吸窘迫综合征、免疫反应等(图 3-2-33);淋巴引流功能障碍可引起肺水肿,如硅肺、肺淋巴系统的原发性或转移瘤、疟疾、心肺移植术后。

还有一些肺水肿为混合性肺水肿,如神经源性肺水肿、高原性肺水肿、肺栓塞等引起的肺水肿(图 3-2-34)。不论何种原因引起的肺水肿,水肿液聚集的刺激基本相同,首先是肺微血管滤出液增大,肺淋巴流量增大;其次是肺间质组织液聚集;最后是肺泡腔水肿液集聚,气道中水肿液溢出。

间质性肺水肿主要影响肺机械力学和呼吸做功,肺水肿影响肺通气及换气功能。肺水肿时肺顺应性降低,主要与肺充血、肺泡水肿引起的肺容量减少、水肿液对肺表面活性物质的洗脱和灭活有关;肺水肿时气道阻力增加,肺水肿中水肿液首先集聚在细支气管和血管周围,从而压迫气道,且间质内弹性纤维发生肿胀,结构紊乱,使其对小气道的牵拉作用减弱,气道阻力增加。

肺泡水肿发生后,肺泡内水肿液内可产生大量气泡阻塞气道,可使气道阻力进一步增加,呼吸做功明显增加,可发生呼吸肌疲劳;肺水肿引起的换气功能障碍主要表现为通气血流比例失调,由于水肿液在肺内的聚集常呈不均一性分布,局部顺应性的降低、气道阻力的增加,引起该区域通气量的减少甚至发生局部肺泡群的萎陷,造成通气血流比例降低。

五、胸廓、胸膜疾病的病理生理基本过程与影像学

胸廓(thoracic cage)是由 12 个胸椎、12 对肋骨和肋软骨、1 块胸骨及关节和韧带装置构成,形状近似圆锥形,其主要特点是横径较长,前后径较短,上部狭小,下部宽阔。胸廓的形状有明显的个体差异,这与年龄、性别、健康状况及生活条件有关。

肺气肿患者常有胸廓外观的改变,其胸廓的前后径与横径都增大,两者几乎相等,且肋平举,肋间隙加宽,胸廓呈桶状(图 3-2-35),称桶状胸(barrel chest)。佝偻病患者,骨骼变形,胸骨显著前突,尤以下部明显,胸廓前后径增大形成畸形,称鸡胸(chicken breast)。

严重消耗性疾病患者、极度消瘦者或先天发育畸形,其胸廓前后径缩小,形成漏斗胸(pectus excavatum)(图 3-2-36)。肺不张、肺萎缩或胸腔积液、气胸、胸壁肿瘤、胸壁感染等疾病时,可出现两侧胸廓不对称。胸廓疾病主要引起限制性通气功能障碍,长期低氧可影响肺动脉系统,产生肺动脉高压、右心室重构。

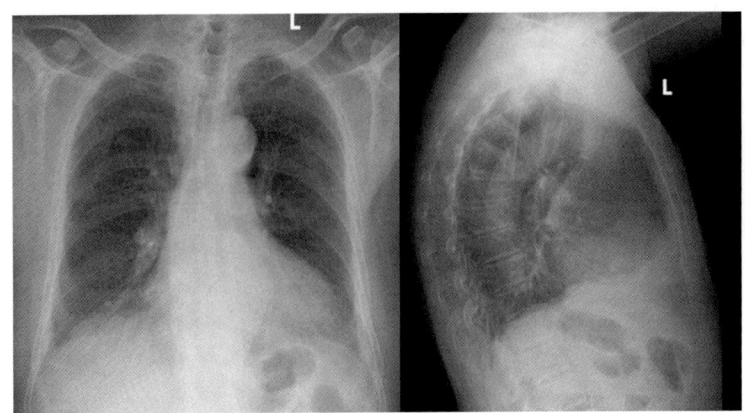

图 3-2-35　男性,76 岁。慢性支气管炎性肺气肿,桶状胸
胸壁正位 X 线片显示胸廓饱满,肋骨平举,膈肌低平;左侧位显示胸廓前后径增大。

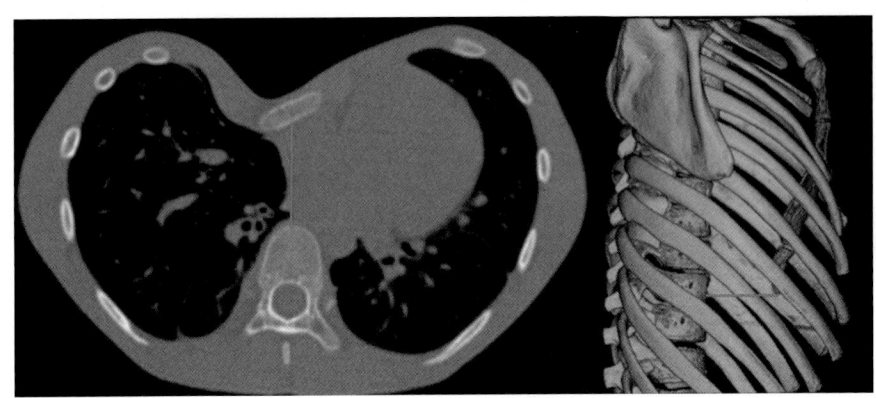

图 3-2-36　男性,26 岁。漏斗胸
CT 轴位及胸廓骨 VR 显示胸廓前后径在剑突下水平明显缩小。

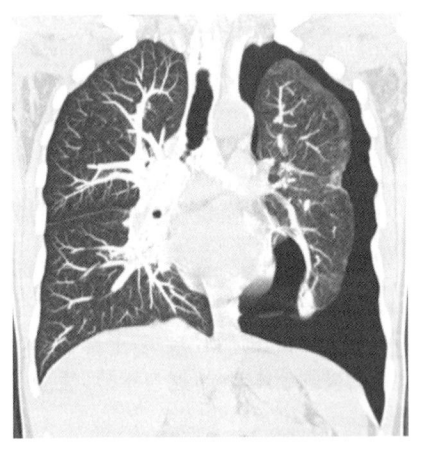

图 3-2-37　男性,34 岁。左侧大量气胸

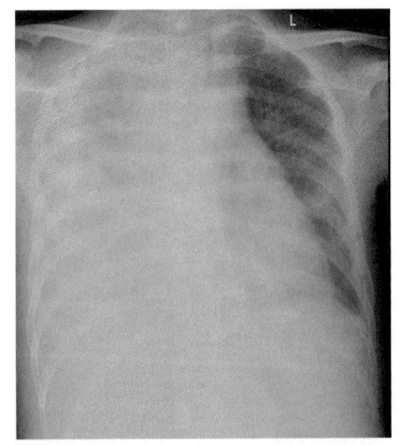

图 3-2-38　男性,24 岁。右侧大量胸腔积液
胸部 X 线片显示纵隔和心脏左移,右侧胸廓饱满,肋间较对侧增宽。

胸膜腔是一个密闭的潜在腔隙,加之浆液分子的内聚力作用,使壁层和脏层胸膜紧贴在一起,使得肺和胸廓两个弹性结构耦连在一起[12]。当气体进入胸膜腔时,将脏层和壁层胸膜分开,形成气胸(pneumothorax),此时,胸膜腔的密闭性丧失,胸膜腔内压等于大气压,肺将因弹性回缩而塌陷。胸膜腔的耦联作用解除,呼吸运动不能将肺扩张和缩小,因而不能实现肺通气功能。除此之外,血液和淋巴回流也将减少。严重气胸可因肺通气功能和血液循环功能障碍而危及生命,必须紧急处理。

胸膜腔内液体异常积聚时称为胸腔积液(pleural effusion),感染、肿瘤、损伤、心脏、肾脏或肝脏衰竭、肺栓塞和药物均可引起胸腔积液。气胸(图 3-2-37)及胸腔积液(图 3-2-38)的产生可对氧合、肺容量、呼吸力学、胸膜腔压力等生理参数产生影响。

正常情况下，胸膜为薄而有柔性、平滑光亮的半透膜，正常人壁层胸膜的厚度约为 20 μm，脏层胸膜约为 100 μm，影像学不能识别。胸膜表面排列单层间皮细胞，壁层间皮细胞间有许多微孔，与周围淋巴腔隙相接，为胸膜腔内液体、蛋白质、细胞成分的逸出孔道，间皮细胞之下是基底层，基底层之下为胸膜外壁层间质或肺间质。当胸膜发生炎性纤维素渗出、肉芽组织增生、外伤出血机化、肿瘤时，可引起胸膜肥厚、粘连及钙化。

了解呼吸生理与病理生理的目的在于更好地理解呼吸系统疾病的胸部影像学特征，从而为正确地诊断疾病奠定影像学基础。

（杨拴盈　王蕾　郭佑民）

参考文献

[1] Hopker JG, Jobson SA, Pandit JJ. Controversies in the physiological basis of the 'anaerobic threshold' and their implications for clinical exercise testing [J]. Anaesthesia, 2011, 66:111e23.

[2] Ganong WF. Review of Medical Physiology [M]. 22th ed. New York: McGraw-Hill, 2005.

[3] Lumb AB. Nunn's applied respiratory physiology [M]. 7th ed. New York: Churchill Livingstone, 2010.

[4] Guyenet PG, Stornetta RL, Bayliss DA. Central respiratory chemoreception [J]. J Comp N eurol, 2010, 518:3883-3906.

[5] 王辰, 伍燕兵. 肺血栓栓塞症的病理与病理生理[J]. 中华结核和呼吸杂志, 2001, 24:707-708.

[6] Talbot NP, Dorrington KL. Mechanics and control of ventilation [J]. Surgery (Oxford), 2003, 21:ⅲ-ⅵ.

[7] 金威璘, 张珍祥, 王迪浔. 实用呼吸系统病理生理学[M]. 武汉: 华中科技大学出版社, 2007.

[8] West JB. Respiratory physiology the essentials [M]. 9th ed. Lipincott: Williams and Wilkins, 2012.

[9] West JB, Luks AM. West 呼吸生理学精要[M]. 詹庆元主译. 北京: 北京大学医学出版社, 2017.

[10] Davies A, Moores C. The respiratory system: basic science and clinical conditions [M]. 2nd ed. New York: Churchill Livingstone, 2010.

[11] Ohno Y. Pulmonary functional imaging: part 1-state-of-the-art technical and physiologic underpinnings [J]. Radiology, 2021, 299:508-523.

[12] Gefter WB. Pulmonary functional imaging: part 2-state-of-the-art clinical applications and opportunities for improved patient care [J]. Radiology, 2021, 299:524-538.

第四章

呼吸系统基本病变

第一节·肺 不 张

肺不张（atelectasis）是指部分肺或全部叶段内气体吸收而导致的肺体积缩小。

引起肺不张的原因很多，常见的原因有近端气道阻塞、受压萎陷、肺泡表面活性物质减少、肺纤维化等。

【发病机制与病理】

1. 气道堵塞·包括气道内占位和气道外病变压迫导致的气道闭塞。气道内占位包括支气管异物、血块、痰栓、支气管肺癌、炎性肉芽肿、支气管内膜结核等情况。气道外病变压迫见于淋巴结肿大、邻近组织脏器病变压迫等情况。

支气管完全阻塞后 18~24 h，肺泡腔内的气体被循环流动的血液吸收，肺组织塌陷，密度增高，同时肺泡腔内可产生一定量的渗出液。阻塞远侧的肺组织可并发肺炎或支气管扩张。

根据肺不张的范围，可分为肺叶性、一侧肺不张等。这种气道阻塞引起的肺不张称为阻塞性肺不张，其特点是不张的肺呈楔形，呈肺段性分布（即与支气管分布一致），且气道阻塞一旦解除，多数情况下不张的肺会很快恢复正常密度。

2. 肺组织受压·常见于胸腔积液、气胸或胸腔肿块邻近的肺组织，此时肺组织所占空间减小，导致邻近肺组织受压，体积缩小，此时称为弛豫性肺不张（relaxation atelectasis）或被动性肺不张（passive atelectasis）。其特点是肺不张的部分位于肺的边缘，呈非肺段性分布，如果伴有肺血流灌注量减少，则不张的肺密度增高不会太明显。近乎一半的肺密度取决于肺血流量。一侧膈面抬高，致邻近肺受压呈扁平条状，称为盘状肺不张（disc atelectasis）。

3. 肺泡表面活性物质减少·常见于呼吸窘迫综合征、放射性肺炎、低氧血症和术后患者。在正常情况下，肺泡表面活性物质可降低肺泡表面张力，防止肺萎陷，当该物质减少时，则发生肺泡萎陷。这种肺不张称为粘连性肺不张（adhesive atelectasis）。

4. 肺纤维化·常见于慢性纤维空洞型肺结核、肺间质纤维化等情况下出现的肺体积缩小。这种肺不张称为瘢痕性肺不张（cicatricial atelectasis）。

【影像学表现】

1. 直接征象·就是反映肺体积缩小的征象，包括叶间裂移位和支气管血管束（即肺纹理）聚拢。

（1）叶间裂移位：叶间裂包括两肺的斜裂和右肺的水平裂。在胸部正位 X 线片上，只有水平裂可以显示，侧位则可同时显示双侧斜裂，75% 的正常人左斜裂起始点较右侧略高。正常情况下叶间裂呈粗细均匀的细线状结构。

斜裂在侧位 X 线片上后部始于主动脉弓下方水平，约第 4、5 胸椎平面，斜向前下，几乎平行于第 6 肋，止于前肋膈角后 2~3 cm 的膈面。左右叶间裂可通过观察其与左右膈肌或后肋的关系来分辨（图 4-1-1A）。

水平裂在正位 X 线片上始于右肺门的中点，水平走行至侧胸壁（图 4-1-2），侧位则始于斜裂的中间部，向前稍向下达前胸壁（图 4-1-1B）。应强调的是，在胸部 X 线平片上叶间裂不是总能显示的。

在 CT 上双侧斜裂表现为从纵隔斜向外走行的无血管区或细线影，其形态及走行方向两肺基本对称（图 4-1-3）。水平裂在 CT 轴位上表现为水平裂前方 1~2 cm 的无血管区或不连续的条状影。水平裂的形状取决于其走行方向。如果水平裂向前下走行，水平裂在 CT 轴位上与斜裂的表现相似，在一幅 CT 图片上可同时显示 3 个肺叶（图 4-1-4A），从前到后依次为上叶、中叶和下叶。如果水平裂呈弓形，水平裂在 CT 轴位上表现为弧形或环形线状影，弓背向上，环状影内侧为中叶，外侧为上叶；反之，弓背向下，环状影内侧为上叶，外侧为中叶。

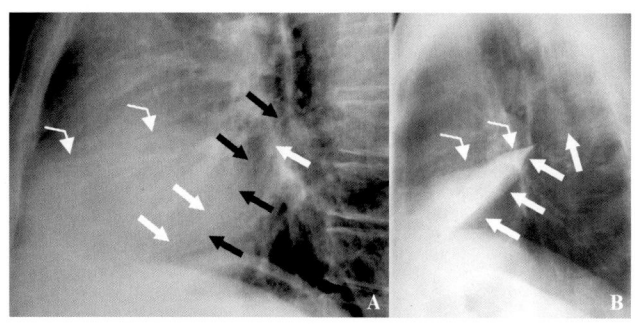

图 4-1-1 叶间裂移位

与正常胸部右侧位 X 线片(A)相比,右侧肺中叶不张侧位 X 线片(B)的水平裂(弯箭)向下(即患侧)移位,斜裂(白直箭)向前移位(注:黑箭所指为左侧斜裂)。

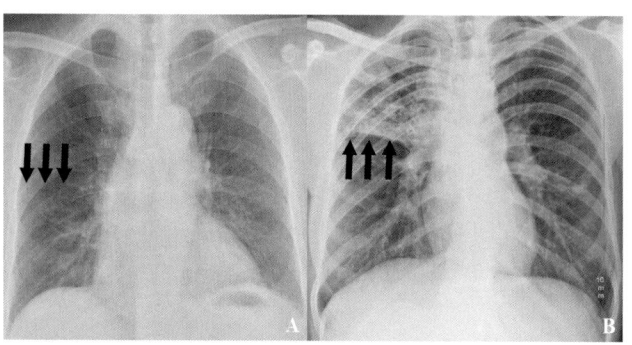

图 4-1-2 叶间裂移位

与正常胸部正位 X 线片(A)相比,结核(B)导致右肺上叶密度增高,水平裂(箭)向患侧移位,呈外高内低斜线。

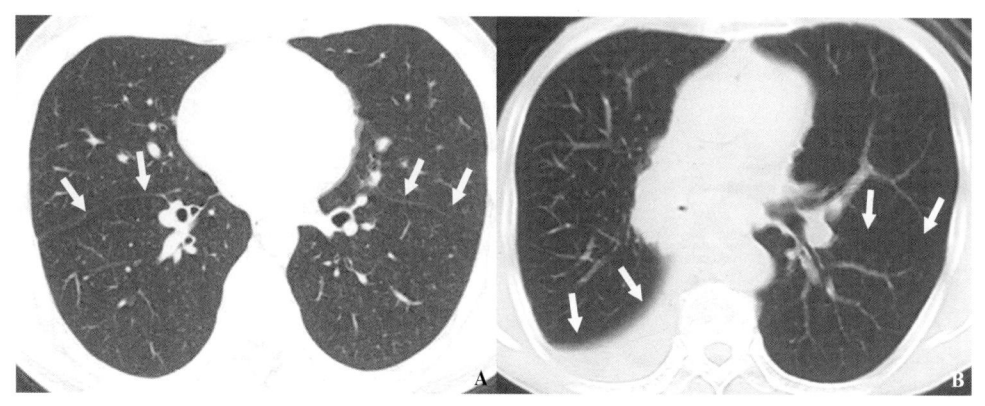

图 4-1-3 叶间裂移位

CT 肺窗显示正常斜裂(A)表现为从纵隔斜向外走行的细线影(箭),双侧形态基本对称;右侧中央型肺癌导致右下肺不张(B),不张肺呈均匀致密影,双侧斜裂形态不对称,右侧斜裂向后移位,并向后(患侧)凹陷。

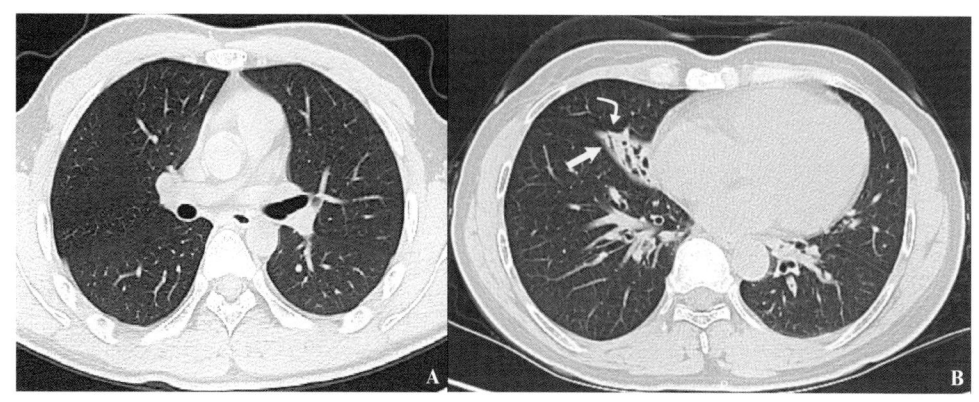

图 4-1-4 叶间裂移位

与正常 CT(A)比较,右中肺不张(B)导致双侧斜裂形态不对称,右侧斜裂(直箭)向前(患侧)移位,水平裂外形不光整(弯箭)。

邻近肺组织发生病变时,叶间裂的形态位置会发生相应的变化。肺不张时表现为叶间裂向患侧移位(图 4-1-4B),可以是局部凹陷,也可以是整体移位,边缘光滑整齐或凹凸不平。

(2) 支气管血管束聚拢:当肺不张伴渗出实变时,如果病变内可显示充气支气管,则通过观察支气管来反映支气管血管束的走行(图 4-1-5);如果肺不张明显,不能显示含气的支气管,X 线平片和 CT 平扫不能观察到支气管血管束的走行。

此时,CT 增强扫描显示的强化血管影就可以作为支气管血管束(图 4-1-6)。当只有肺体积减小而无渗出实变发生时,X 线平片和 CT 均可直接显示树枝状分布的肺纹理(即支气管血管束)(图 4-1-7 和图 4-1-8)。

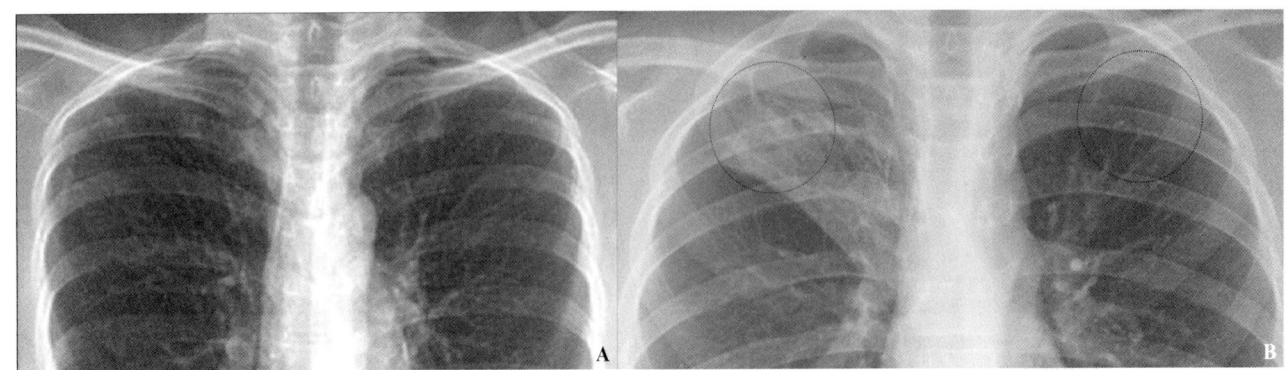

图4-1-5　支气管血管束聚拢

胸部X线平片显示正常情况下(A),双上肺纹理分布基本对称;右上肺不张(B)时,右上肺中外带含气的支气管比对侧密集。

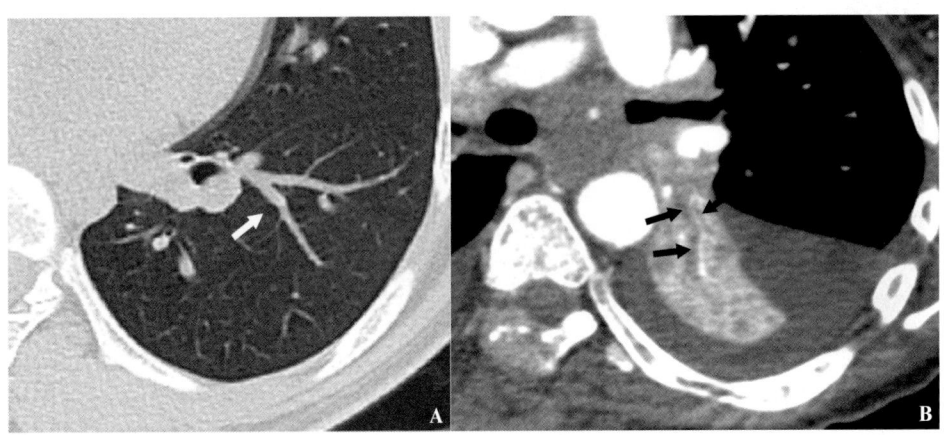

图4-1-6　支气管血管束聚拢

与正常CT片(A)相比,右下肺不张增强扫描(B)显示左下支气管血管束(黑箭)相互平行(其内亮白色线状影为肺血管,相伴随的低密度管道为含液体的支气管)、靠拢,提示有肺体积的缩小。

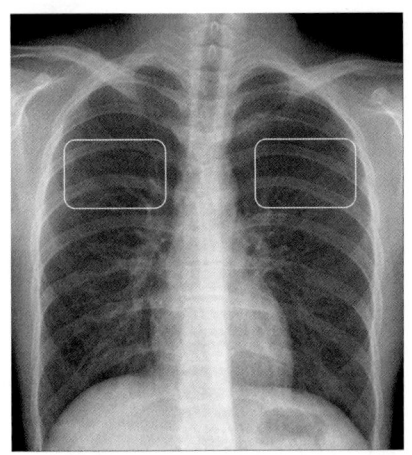

图4-1-7　男性,35岁。右侧气胸

胸部正位X线片显示右上肺纹理较对侧相应部位多,且密集,脏层胸膜向内下移位。

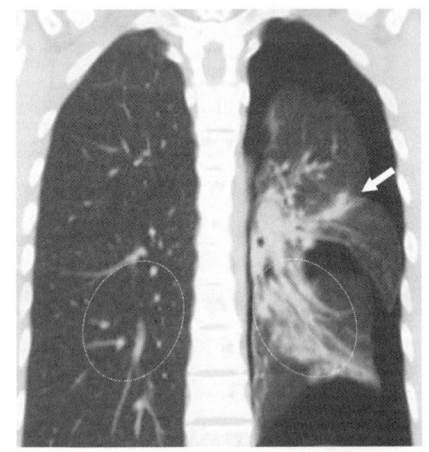

图4-1-8　女性,56岁。左侧大量气胸

CT冠状位显示左下肺支气管血管束间距变小,相互平行(其内亮白色线状影为肺血管,相伴随的低密度管道为含气的支气管)、靠拢,左肺外形皱缩呈花瓣状(箭)。

支气管血管束聚拢反映了肺体积缩小,可以在无明确叶间裂移位的情况下提示肺不张。

2. **间接征象**　指由于肺体积缩小所导致的继发性肺结构的改变。

(1) 纵隔移位:正位X线片上主动脉弓以上纵隔居中,主动脉至膈顶范围内纵隔结构双侧不对称,右侧小,左侧大。气管隐约可见,位于中线略偏右(图4-1-9A)。

在CT表现上,胸骨后可以见到前联合线(anterior junction line),由两肺前内侧面脏层、壁层胸膜汇合,并夹带少量纵隔脂肪形成,正常情况下该线居中(图4-1-10A)。后联合线(posterior junction line)由食管后及第3、4胸椎前两肺后部的脏、壁层胸膜汇合而成,胸部X线片上该线投影于胸骨上方的中线区域。这两条线可由于其内脂肪含量的不同表现为线状或条形影(图4-1-10A)。在发生全肺肺不张时,一侧正常肺组织越过中线到达对侧的情况称为肺疝 (pulmonary hernia)。

当双侧胸腔压力失去平衡,纵隔偏离其固有位置称为纵隔移位,包括纵隔向患侧移位和向健侧移位两类。其移位方向为多种因素综合作用的结果(图4-1-9C)。

纵隔向患侧移位常见于各种原因导致的肺不张、肺纤维化、部分肺缺如、胸膜肥厚粘连等情况(图4-1-9B和图4-1-10B、D)。

纵隔向健侧移位常见于大量气胸、大量胸腔积液、巨大胸腔内占位性病变等情况(图4-1-9D和图4-1-10C)。

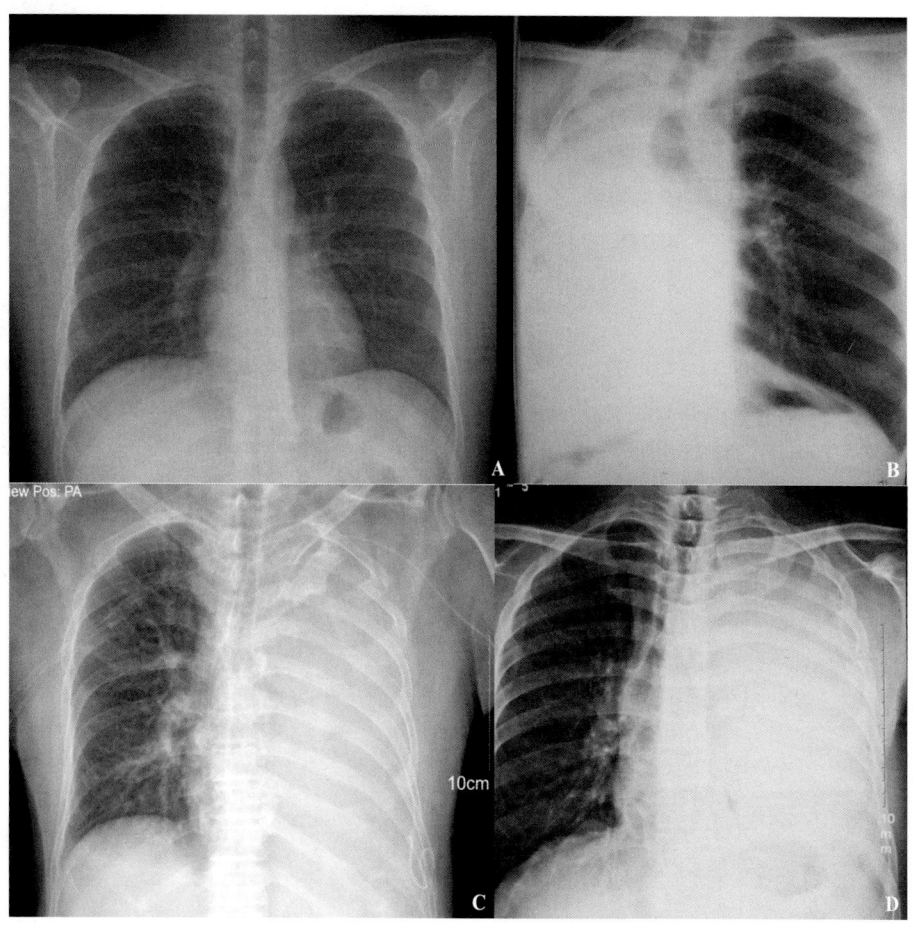

图4-1-9　纵隔移位

胸部正位X线片显示正常情况下(A)气管位于中线,脊柱左侧心影横径约是右侧的2倍;右肺全叶不张(B)显示气管及心影向患侧移位,脊柱左侧无心脏影像;左肺全叶不张伴少量胸腔积液(C)显示左侧胸腔致密,不张和积液推移力量抵消,导致心影和气管移位不明显;左侧大量胸腔积液(D)显示气管偏向右侧(健侧),心影略右移,左侧胸腔密实。

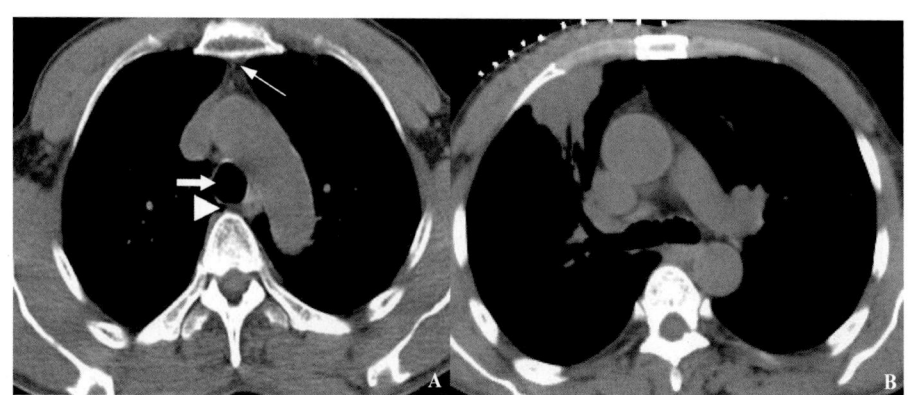

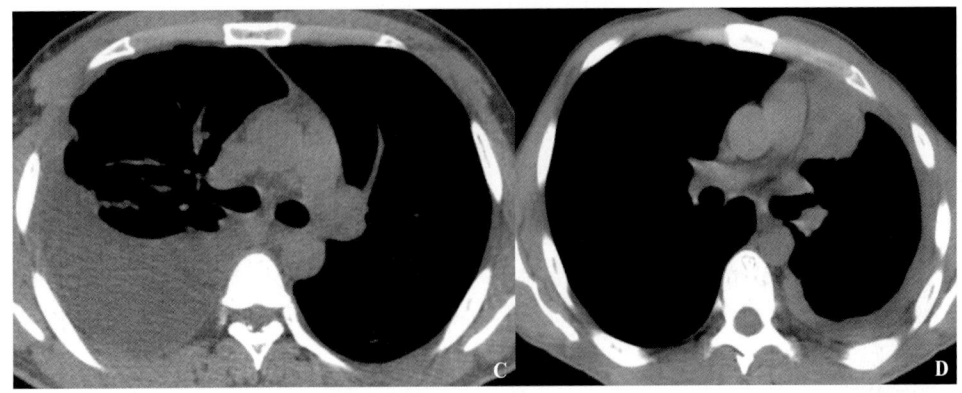

图 4-1-10 纵隔移位

正常纵隔(A)的前联合线(细箭)呈楔形脂肪密度,居中;后联合线(箭头)呈扁平状,居中;气管(粗箭)位于中线;右侧肺上叶不张(B),前联合线离开中线轻度向右侧(患侧)移位;中量胸腔积液(C),前联合线突向左侧(健侧);胸膜结核(D)显示左侧胸膜明显增厚,左侧胸廓缩小,纵隔左侧移位,前联合线及后联合线均离开中线向左侧(患侧)移位。

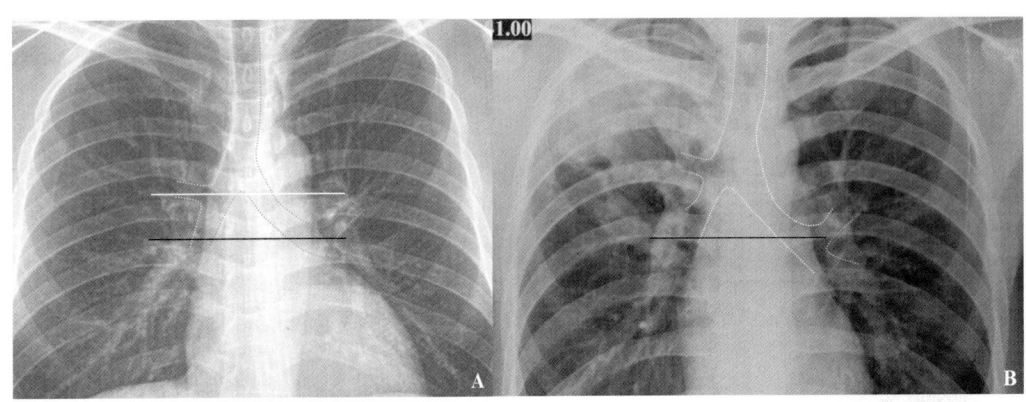

图 4-1-11 肺门旋转、移位

胸部正位X线片显示正常情况下(A)显示右肺门位于左肺上叶支气管开口中点的水平线(黑线),左侧肺门位于右肺上叶支气管开口中点的水平线(白线);右肺上叶不张(B)导致右肺门抬高,与(A)比较,以左肺上叶支气管开口中点,画一条水平线(黑线),右肺门角明显高于该水平线。

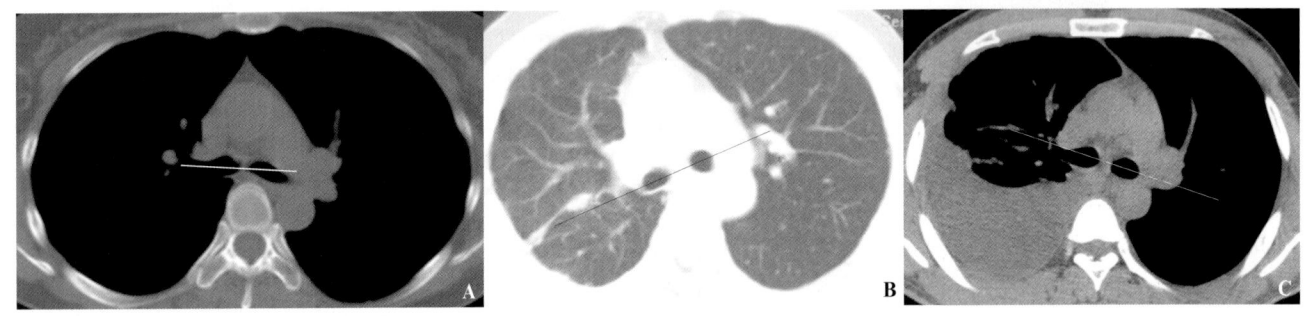

图 4-1-12 肺门疑移位、旋转

在CT轴位片上,正常情况下(A)显示双侧主气管基本在同一水平;右肺下叶中分化腺癌导致右下肺体积缩小(B),右主支气管明显向后(患侧)移位,前联合线右移;右侧胸腔积液(C)导致右主支气管明显向前(健侧)移位,前联合线左移。注:图中直线为双侧主气管中心连线。

(2)肺门移位、旋转:在胸部正位X线片上,双侧肺门位于第2~4前肋,左肺门较右肺门略高。正常情况下以右上叶支气管中间做水平线,即为肺门的位置;以左上叶支气管中间做水平线,即右肺门的位置(图4-1-11A)。在CT轴位上,在左右主支气管分叉及隆突平面,双侧主气管连线基本上与人体冠状位平行(图4-1-12A)。

当肺野或胸腔压力失去平衡,肺门的位置即可发生移位。常见原因分为牵拉和推挤两类。牵拉,导致肺门向患侧移位。推挤使肺门向远离患侧方向的方向移位。当多种因素重叠时,其移位方向为多种因素综合作用的结果。

肺体积缩小、肺纤维化、胸膜肥厚粘连等情况常导致肺门向患侧移位(图4-1-11和图4-1-12)。各种原因的占位性病变常导致肺门远离患侧,向健侧移位。

(3)膈肌抬高:正常情况下,双侧膈肌呈圆顶状,右侧通常较左侧高出1~2cm。一般情况下,右侧膈顶在右侧第5~6前肋间水平。仅根据此征象不能诊断肺不张,因为在其他许多情况下也可出现膈肌抬高的现象,与历史片对照比较有诊断意义。

当胸腔压力降低或腹腔压力增高时,如肺不张、胸膜增厚、大量腹水、肝顶肿瘤、先天变异、膈神经麻痹等情况下,膈肌抬高(图4-1-13)。反之,当胸腔压力升高时,如大量胸腔积液、肺气肿等情况下,膈肌位置下降,甚至可出现膈肌反转。但是如果肺下叶实变样密度增高时,膈肌难以显示,需要借助腹腔脏器如胃肠气体等结构来推断膈肌的位置(图4-1-13和图4-1-14)。

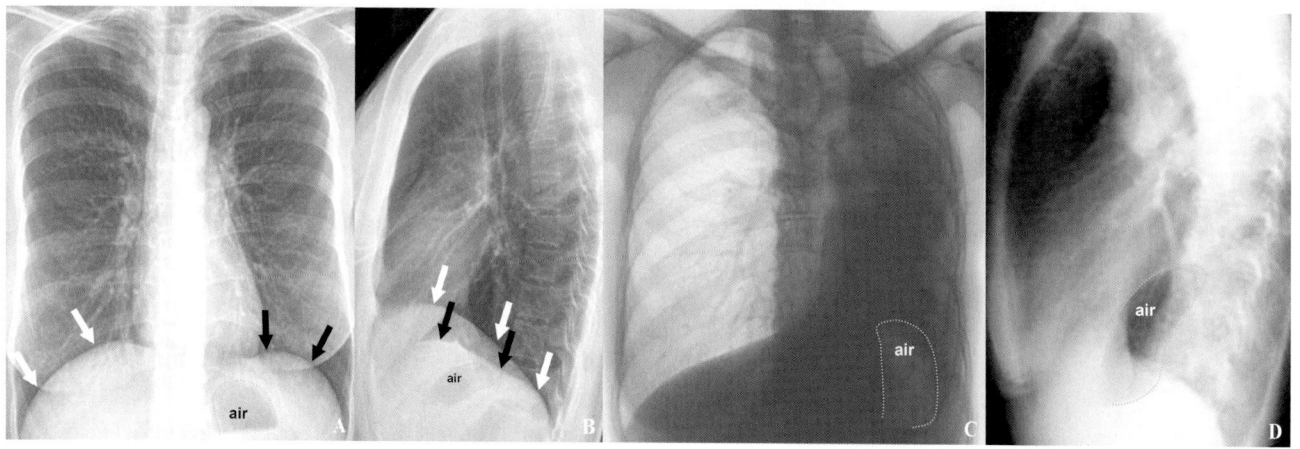

图4-1-13 膈肌移位

胸部正侧位X线片显示正常情况下(A、B),双侧膈顶呈圆顶状,最高点位于内前,左膈下可见含气的低密度胃肠道影(air);左肺不张时(C、D),左肺均匀密度增高,膈肌被遮盖不能显示,但低密度的胃肠道影(air)较右膈明显抬高,且最高点后移。注:图中白箭所指为右侧膈肌,黑箭为左侧所指膈肌,虚线为含气胃肠道的内壁。

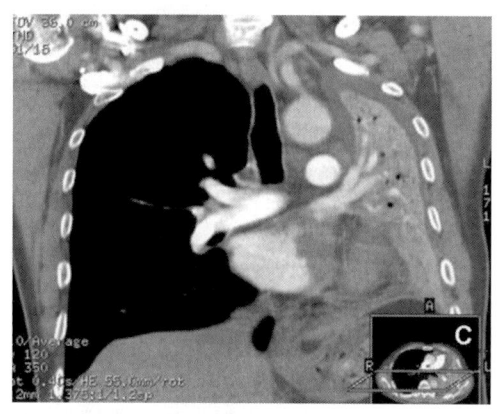

图4-1-14 膈肌向患侧移位

CT增强冠状位重建显示左肺明显强化,衬托出弱强化的膈肌及膈下脏器向上移至肺门水平。

(4)肋间隙缩小:正常情况下,肋骨之间的间隙(即肋间隙)左右、上下均等。当肺体积缩小引发胸廓缩小时,肋间隙受牵拉而缩小(图4-1-15)。在胸部X线片上表现为等距离范围内,患侧的肋骨数目多于健侧,肋骨之间间隙变小,在CT断面上表现为肋骨聚拢、间隙缩小、无间隙,甚至前后重叠,或同层面内患侧肋骨数量多于健侧。

仅根据此征象不能诊断肺不张,因为在投照体位不正、先天发育畸形等情况下也会出现类似改变。此外,胸腔积液或张力性气胸、巨大肺内肿块等情况可导致患侧肋间隙增大,在观察中应注意区分。

(5)肺透光度异常:肺体积缩小导致肺组织压缩,致肺密度增加,透光度降低。其下降程度差异较大,可以表现为无异常(图4-1-16),也可以呈磨玻璃样改变(图4-1-17)、混杂密度影(图4-1-18),甚至呈均匀的致密影(图4-1-15)。

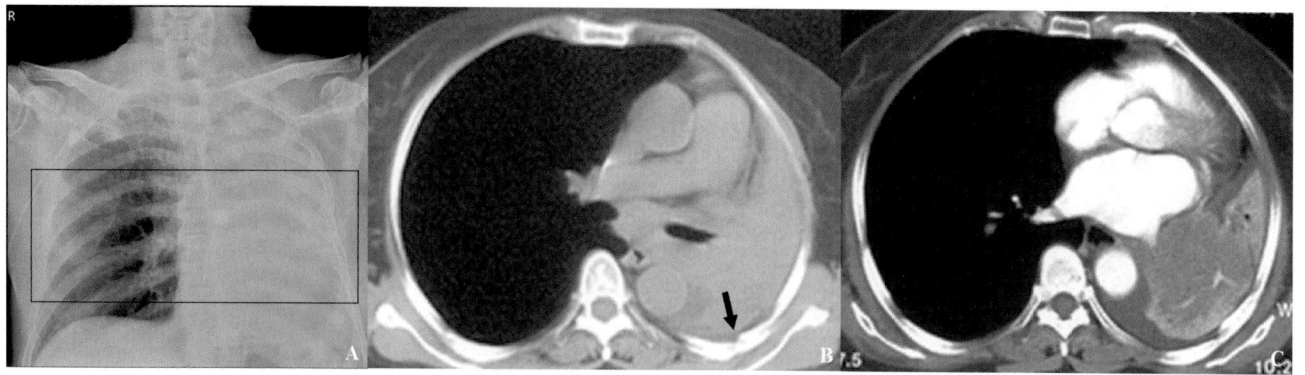

图4-1-15 左肺不张,肋间隙缩小

胸部正位X线片(A)显示左侧肋间隙缩小,在矩形框内胸壁左侧缘有5根肋骨,而右侧对应位置只有4根肋骨;CT纵隔窗(B)示左后肋骨相互重叠(箭),肋间隙消失,左心房平面,左侧同时显示5根肋骨,右侧只显示了4根肋骨;增强扫描(C)显示左肺体积缩小,近心缘侧低密度为占位性病变。

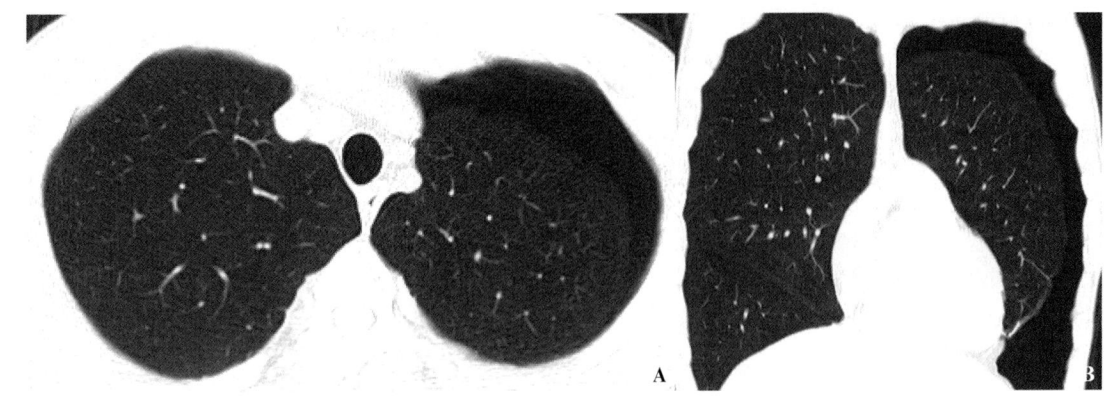

图 4-1-16　男性，28 岁。自发性气胸

CT 肺窗轴位(A)及冠状位(B)显示左肺脏层胸膜内移，肺体积缩小，两肺透光度无差异，与右肺相比，左肺纹理变细，提示肺灌注量减少补偿了肺体积缩小造成的密度异常。

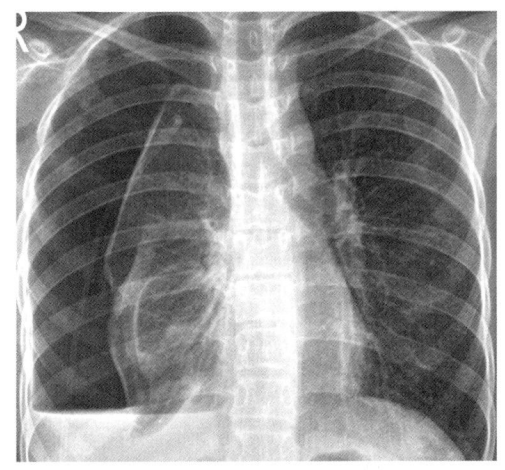

图 4-1-17　男性，32 岁。液气胸

胸部正位 X 线片显示右肺体积缩小，肺透光度轻度降低，呈磨玻璃样改变，其内肺纹理聚拢，但较左侧纤细。

肺体积缩小而肺透光度正常的情况常见于气胸，因为肺组织的透光度与肺血流灌注量有关，灌注量增加，透光度下降；反之透光度增强。发生气胸时，一部分患者会出现患侧肺反射性的灌注量下降，从而导致肺组织虽被压缩，但肺透光度正常(图 4-1-16)。

气管阻塞远端的支气管可发生扩张(图 4-1-18)。相邻肺组织或对侧肺组织代偿性气肿，肺体积增大，肺纹理稀疏，透光度下降。

肺透光度降低的常见原因包括肺泡内液体的充填，或极度压缩和无气体的肺组织，不能仅根据此征象诊断肺不张。

3. 各种常见肺不张的表现

(1) 肺叶不张：肺叶支气管完全阻塞所致，由于肺叶的形态、大小不同，不同的肺不张有不同的 X 线表现，但其共同的 X 线表现为：不张的肺叶体积缩小并移位，密度增高，肺门及纵隔不同程度地向患部移位，邻近肺叶可出现代偿性肺气肿，CT 可清晰地显示肺不张及不张的原因[1]。

1) 右肺上叶肺不张：胸部正位 X 线片表现为右上叶体积缩小，水平裂外侧部上移，呈折扇形密度增高影；当上叶体积明显缩小，气体消失时，表现为三角形高密度影位于纵隔旁，尖端指向肺门，基底位于肺尖。

右肺门向上移位，气管可向右侧移位。右中下叶呈代偿性肺气肿(图 4-1-19A)。侧位 X 线片，水平裂弓状向上，以肺门部为中心向上反转(图 4-1-19B)。斜裂上部以同样的方式弓状前移，随着体积的减小，不张肺叶呈现逐渐变细的楔形影。不张的上叶仍与前胸壁相连。上叶体积明显缩小时，可见非常细的致密楔形影，同时斜裂前移。

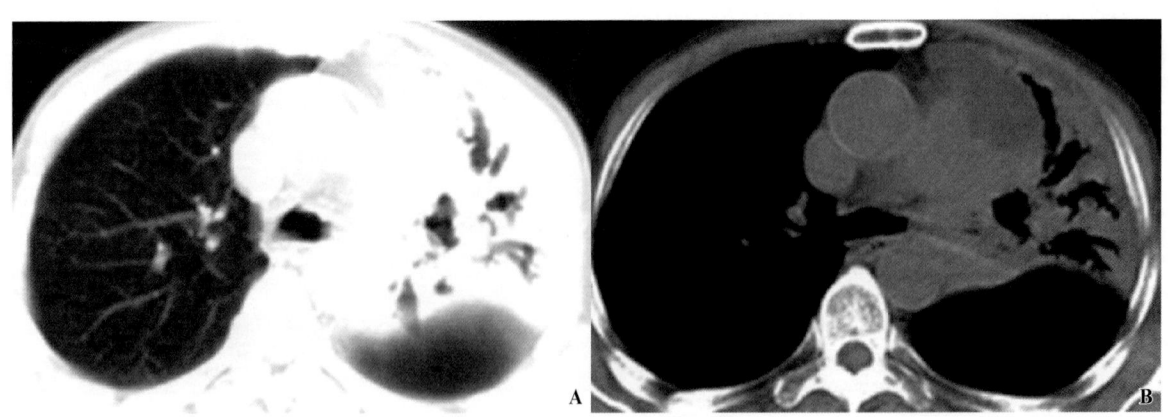

图 4-1-18　男性，60 岁。左上肺中央型肺癌伴阻塞性肺不张

CT 肺窗(A)及纵隔窗(B)显示左侧斜裂上移并向患侧凹陷，左肺上叶密度增高，阻塞支气管远测可见扩张的含气支气管分支。

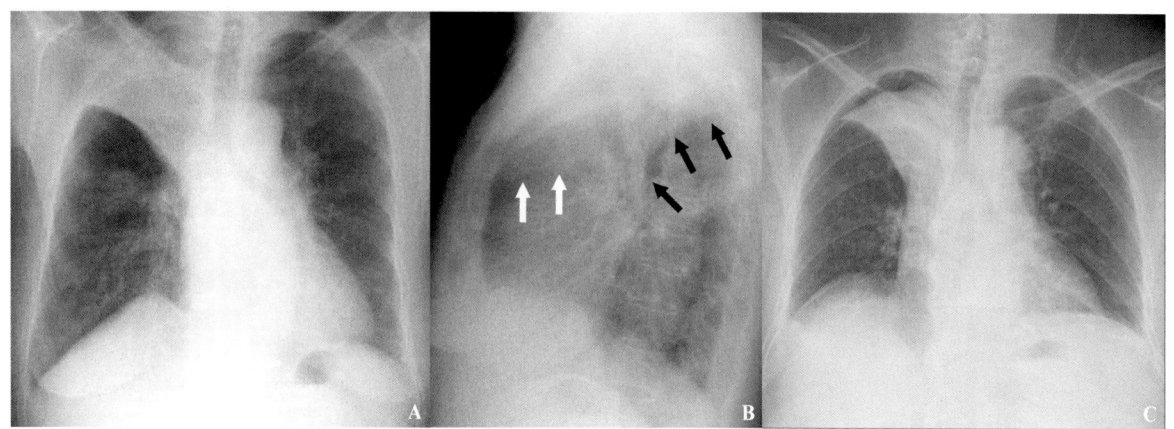

图 4-1-19　女性,20 岁。右肺上叶不张

胸壁正位 X 线片(A)显示水平裂上移,其下肺组织代偿性肺气肿,右侧膈肌上移,侧位(B)示水平裂(白箭)弓状向上,以肺门部为中心向上弯曲旋转,斜裂上部(黑箭)以同样的方式弓状前移,不张肺叶呈楔形影;含气的背段肺组织疝入不张的肺与胸壁之间,形成气镰征(C)。

　　CT 图像上,右肺上叶不张的肺组织逐渐向内贴近纵隔,水平裂向上移位(图 4-1-20)。靠近肺门侧不张的肺叶较远侧细薄,肺门有肿块时除外。横断面上肺叶常呈三角形。不张肺叶后缘为斜裂,可向前弯曲(图 4-1-21)。

　　肺门肿块存在时,形成反 S 征(Golden's S sign)。斜裂前移,左肺下叶背段膨胀延伸占据左肺尖,含气的背段肺组织位于高密度的不张肺和纵隔(或后胸壁)间,形成新月形(图 4-1-21B),类似于胸片的气镰征[2](图 4-1-19C)。

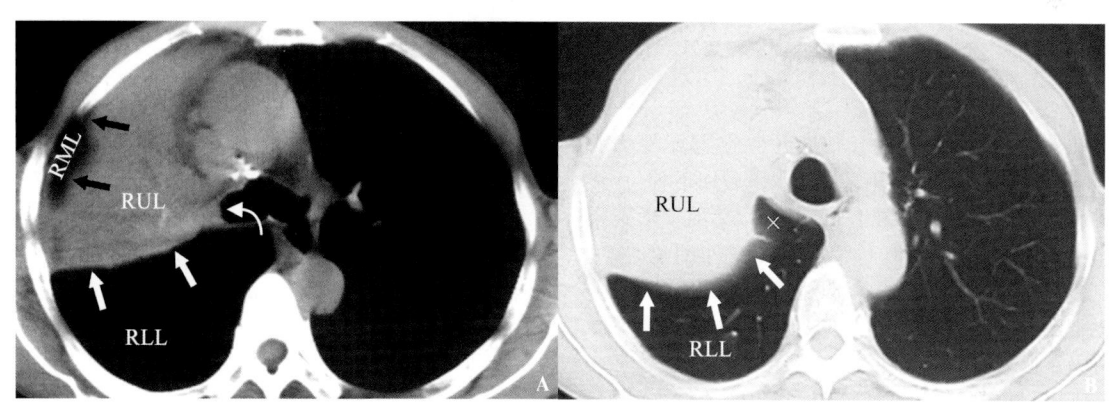

图 4-1-20　右肺上叶不张

CT 纵隔窗(A)显示右上叶密度均匀增高,外缘为向上旋转弯曲的水平裂(黑箭),后方为向前移位的斜裂(白箭),右上叶支气管截断(弯箭);更高层肺窗(B)显示右肺斜裂较左侧前移,下叶背段的一部分呈舌状向内延伸至不张肺叶的内侧部(×),形成 X 线平片上的气镰征(图 4-1-19C)。RML,右肺中叶;RUL,右肺上叶。

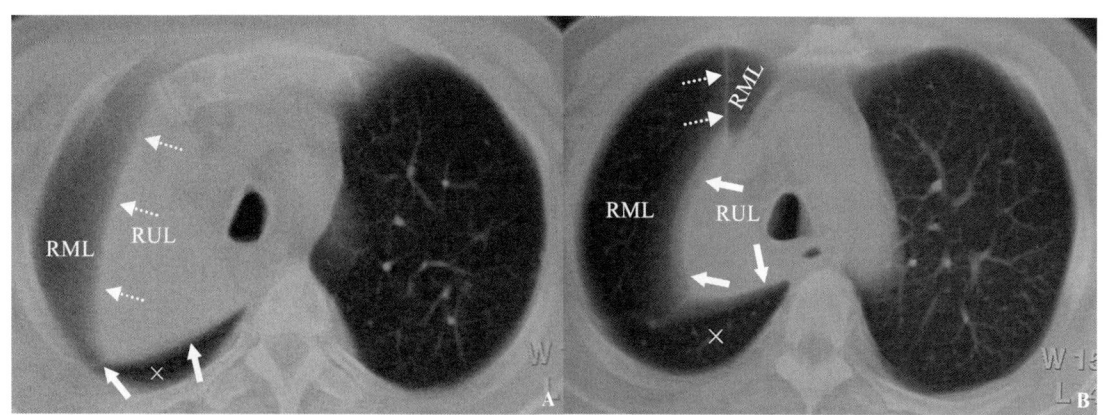

图 4-1-21　右肺上叶不张

胸锁关节平面 CT 肺窗(A)显示右上叶密度均匀增高,呈三角形,外缘为水平裂(虚箭),后方为上移位的斜裂(实箭)。下叶背段(×)的一部分向上延伸至不张肺叶的后方,形成新月形;主动脉弓平面(B)示右上叶面积更小,外缘及后缘为向前旋转弯曲的斜裂(实箭),前部细线为向上斜行的水平裂(虚箭)。RML,右肺中叶;RUL,右肺上叶。

2) 右肺中叶肺不张：在右肺中叶不张时，因水平裂向下弯曲(侧位 X 线片可显示)，走向不再与 X 线平行，正位 X 线片显示不清(图 4-1-22A)或不能显示(图 4-1-23A)。斜裂向上向前弯曲，有时候会清晰显示(图 4-1-24A)。因实变或体积缩小的程度不同，不张肺呈现不同密度并遮掩右心缘(图 4-1-22 和图 4-1-23)。但当右肺中叶肺体积极度减小时，不仅高密度影不能显示，右心缘又会显示清晰(图 4-1-24A)。

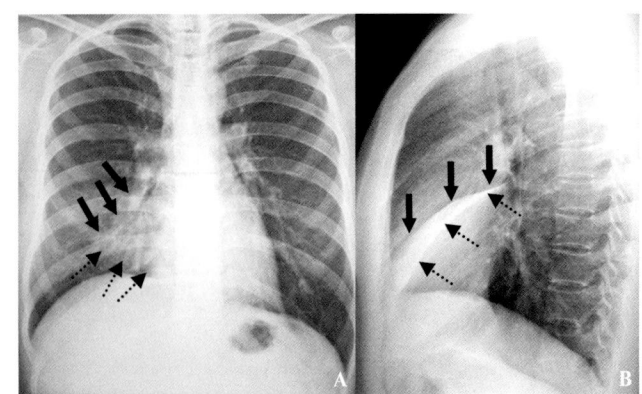

图 4-1-23 右肺中叶不张

胸部正位 X 线片(A)显示心影右缘旁模糊征，呈三角形高密度影，上缘水平裂(实箭)及下缘斜裂(虚箭)均模糊，右心缘显示不清楚；侧位 X 线片(B)显示右肺中叶密度均匀增高，呈尖端指向肺门的楔形影，水平裂(实箭)轻度下移，下缘斜裂(虚箭)明显前移并向患侧凹陷。

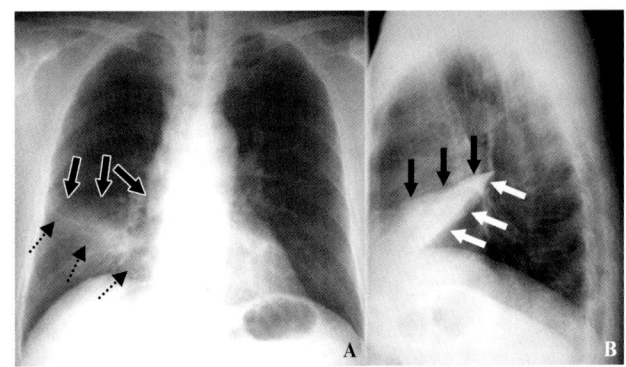

图 4-1-22 右肺中叶不张

胸部正位 X 线(A)显示心影右缘旁呈三角形高密度影，上缘水平裂(实箭)隐约可见，下缘斜裂(虚箭)模糊(右心缘模糊征)；侧位 X 线片(B)显示右肺中叶密度均匀增高，呈尖端指向肺门的三角形，水平裂(实箭)轻度下移，下缘斜裂(白箭)轻度前移。

前弓位摄影可使不张中叶的长轴接近水平，显示更为明显而典型，但在临床诊断中不常用。侧位水平裂向下移位，斜裂下部向前移位，形成三角形(图 4-1-22B)、薄的楔形致密影(图 4-1-23B)，尖端指向肺门。不张肺叶缩小明显时，可呈尖端与肺门相连的带状甚至线状影(图 4-1-24B)，与斜裂间积液容易混淆。其区别在于积液的边缘外凸，不张的外缘内凹。上叶及下叶可有代偿性肺气肿。

CT 表现为右肺中叶体积减小时，右肺中叶会向内收缩，导致水平裂向下向内移位。不张肺叶可呈楔形或三角形，一边贴近纵隔，固定于肺门(图 4-1-25)，尖端指向外侧。右肺上叶位于不张中叶的前外侧，右肺下叶位于其后外侧(中叶位于中间)。

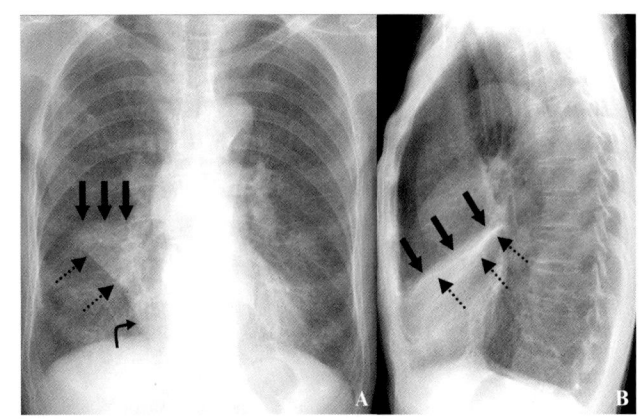

图 4-1-24 右肺中叶不张

胸部正位 X 线片(A)显示心影右缘旁模糊征，呈三角形高密度影，上缘水平裂(实箭)模糊，下缘斜裂(虚箭)清晰锐利，右心缘下部(弯箭)清楚，右心膈角锐利；侧位 X 线片(B)显示右肺中叶呈线状，水平裂(实箭)轻度下移，下缘斜裂(虚箭)明显向前上移位。

充气的上下叶在不张中叶外侧彼此相连，将中叶与侧胸壁分开。在远离肺门的层面，不张肺叶呈楔形，一边贴近纵隔(图 4-1-26)。在前胸壁与中叶接触的层面，不张肺叶呈三角形，前方贴近前胸壁，内侧贴近纵隔(图 4-1-27)。

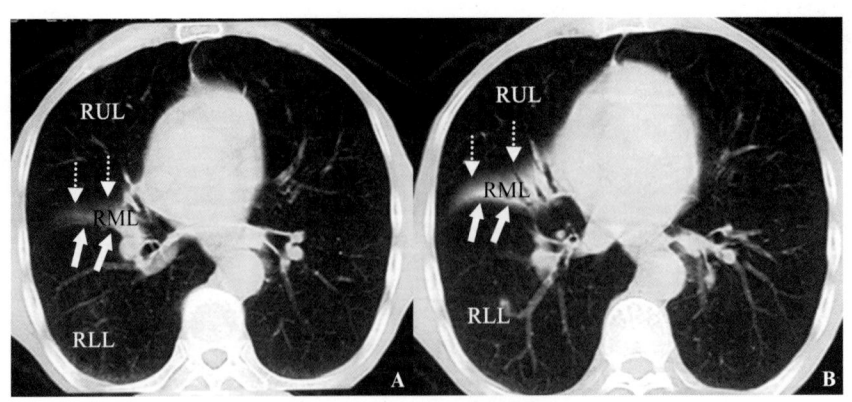

图 4-1-25 右肺中叶不张

CT 肺窗连续扫描显示右侧肺门及右心缘旁密度增高的肺中叶呈三角形，前缘为向下回缩的水平裂(虚箭)，后缘为向前移位的斜裂(实箭)，右肺上叶和中叶将中叶与胸壁隔开(A、B)。RLL，右肺下叶；RML，右肺中叶；RUL，右肺上叶。

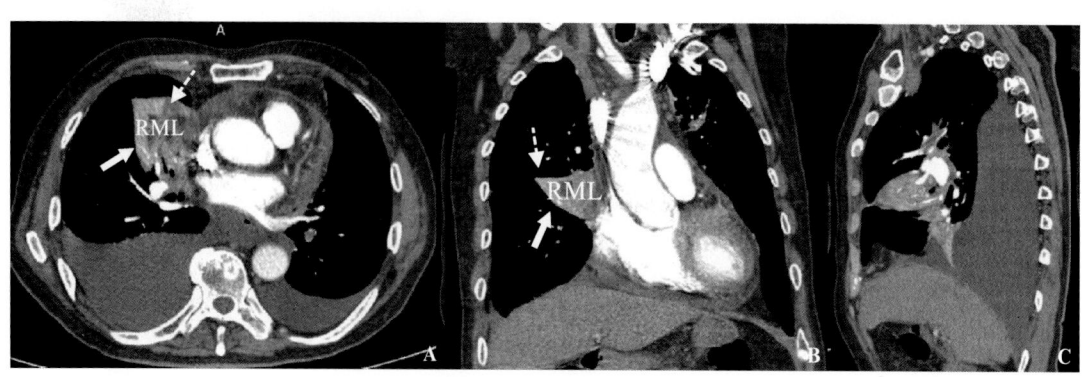

图 4-1-26　右肺中叶不张

CT 增强轴位(A)、冠状面(B)重建及矢状面(C)显示右心缘旁密度增高的右肺中叶(RML)呈楔形,前缘为向下回缩的水平裂(虚箭),后缘为向前移位的斜裂(实箭)。

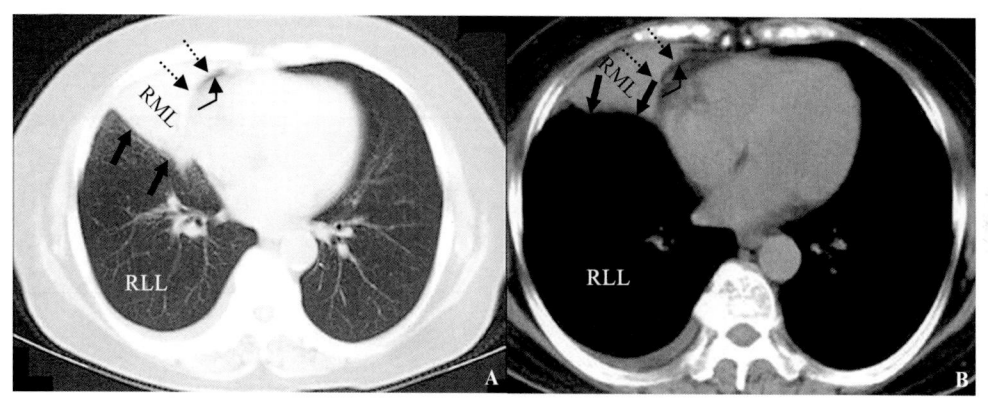

图 4-1-27　右肺中叶不张伴右侧少量胸腔积液

肺窗(A)及纵隔窗(B)显示右肺中叶(RML)呈类三角形等密度影,前缘贴于前胸壁,内缘贴于心右缘,右肺上叶(RLL)(弯箭)呈裂隙样延伸至右肺中叶与心脏之间。

3) 右肺下叶肺不张:右肺下叶不张时,不张的肺向脊柱、向肺门方向萎缩,斜裂向纵隔旋转。轻度肺不张时,正位 X 线表现为右心膈角消失(图 4-1-28A)。随着肺叶体积的进一步缩小,不张肺形成典型的三角形或楔形阴影(图 4-1-29)。

三角形的两边分别为膈面和纵隔,尖指向肺门,高电压摄影时,右心缘隐约可见。右肺门向下移位,右上、中叶出现代偿性肺气肿(图 4-1-28B)。

侧位 X 线片可显示斜裂向后下方移位。轻度移位时也可表现为尖指向肺门的三角形,容易与中叶肺不张混淆,此时应结合正位胸部 X 线片表现有助于两者的鉴别,在正位 X 线片上,右肺中叶不张时,不张肺的下缘上翘,远离膈肌,膈面光滑锐利(图 4-1-23 和图 4-1-24);而下叶不张时,不张肺的下缘紧贴膈肌,膈肌模糊或不能显示(图 4-1-28A)。

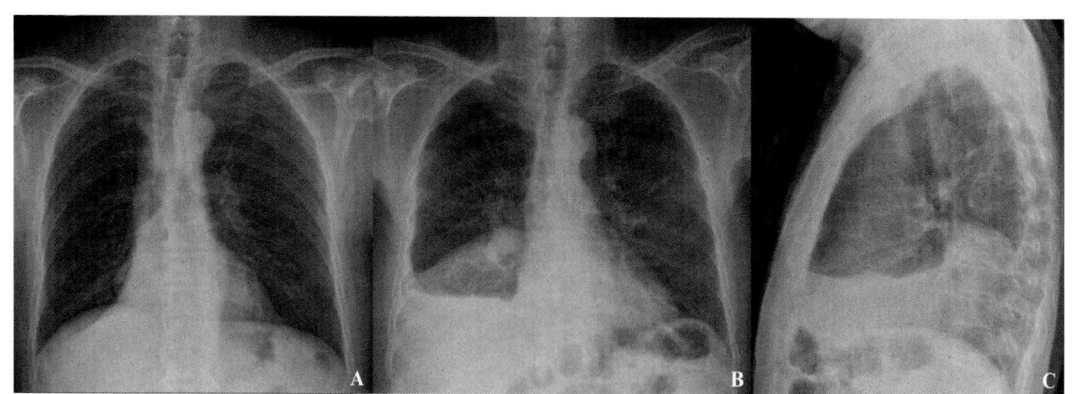

图 4-1-28　右下叶鳞状细胞癌伴右下叶不张

男性,61 岁,右侧心影内三角形高密度影紧贴膈面和纵隔(A)。男性,71 岁,右膈角消失,斜裂下移(B),右侧位(C)显示指向肺门的三角形高密度影。

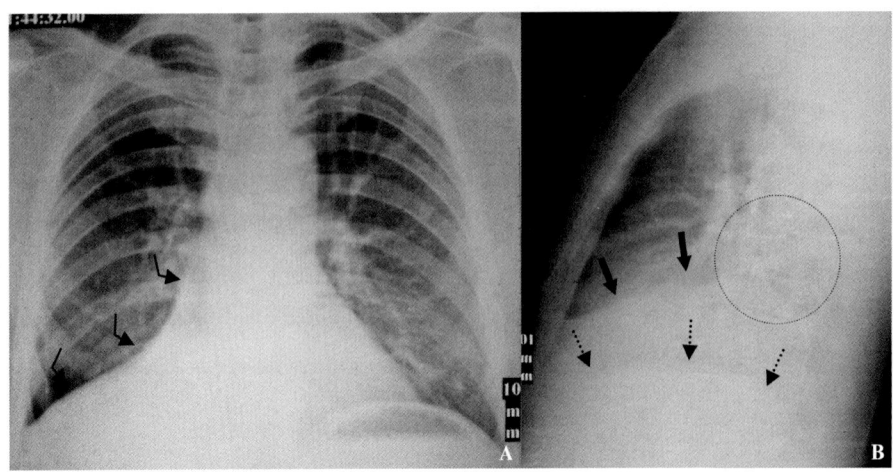

图 4-1-29 右肺下叶不张

胸部正位（A）显示右肺下野心缘旁三角形高密度影，下缘及内缘分别位于膈面和纵隔，外缘为旋转移位的斜裂（弯箭），尖指向肺门，正常右膈顶被遮盖，右心缘显示不清；侧位（B）显示右膈顶（直箭）明显高于左膈顶（虚箭），膈肌最高点后移，脊柱区（圆圈）密度增高。

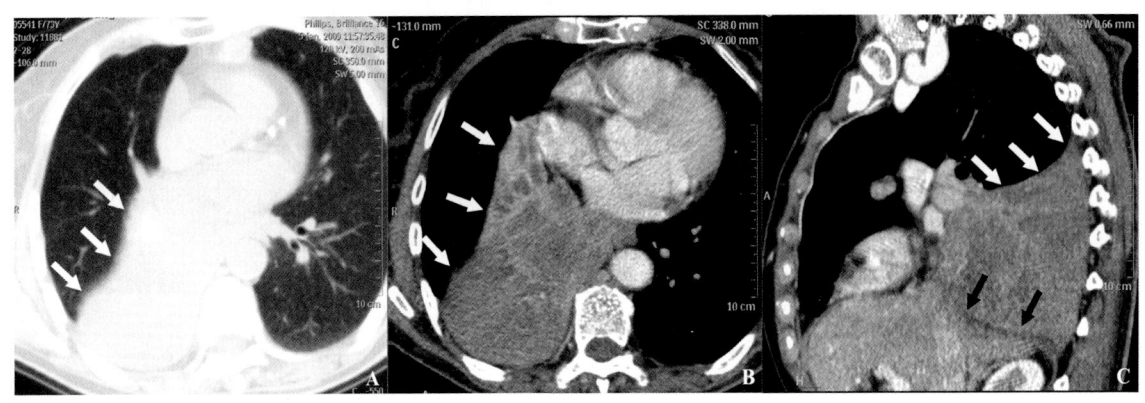

图 4-1-30 肺癌并右肺下叶不张

CT 肺窗（A）显示密度增高的右肺下叶前缘为斜裂（白箭），较左侧明显后移，纵隔窗（B）显示纵隔旁三角形明显强化组织为不张肺组织，其内充满扩张的含液体的支气管影，不张的肺组织后部为不均匀强化的肿瘤组织；矢状位重建（C）示斜裂下移，右肺肿块压迫膈肌（黑箭）变形。

当右肺下叶不张程度严重时，下胸椎旁重叠高密度影可能是唯一可见的异常影像（图 4-1-29B）。正常情况侧位 X 线片下位胸椎密度较上位胸椎密度低。

由于有下肺韧带固定，不张的肺下叶内侧面与后纵隔、后内侧胸壁及膈肌内侧相连。所以当下肺不张时，CT 图像上表现为斜裂自肺门随不张肺叶向后内侧移位，或向后移位，或两者均有（图 4-1-30）。完全性肺不张时，不张的肺呈细的楔形影贴于胸椎旁。

4）左肺上叶肺不张：在左上叶不张时，斜裂向前内旋转，胸部正位 X 线片表现为左上、中野内、中带大片状密度增高影，左上纵隔和左心缘模糊（图 4-1-31）；当严重不张时，左上叶体积变得非常细小，很难辨认出异常密度影。

侧位 X 线可见斜裂向前移位。上叶体积缩小不明显时，左肺尖为新月形的不张肺组织，类似于肺尖胸膜增厚或积液、肺上沟瘤或胸腔包裹性积液。这种征象被称为外围性左上叶不张。当萎缩明显时，左肺下叶背段可膨胀延伸占据左肺尖，当背段肺组织伸入不张的左上叶和纵隔间，在正位 X 线片上表现为纵隔旁或肺尖新月形透亮肺组织影，被称为气镰征（luftsichel sign），又称为镰刀征（luftsichel sign）

（图 4-1-32A）。虽然右肺上叶不张也可出现此征象，但并不常见。左肺上叶肺不张常伴有气管左移，斜裂牵拉可使膈肌呈尖嘴状耸起，称为膈上尖峰征（juxtaphrenic peak sign）（图 4-1-32C）[3]。

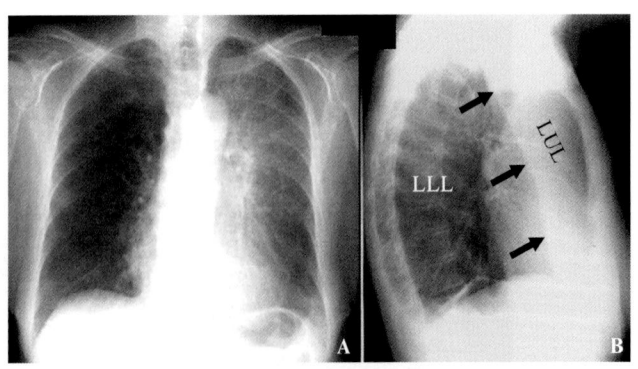

图 4-1-31 左肺上叶不张

胸部正位 X 线片（A）显示左侧肺野密度增高，边界模糊，主动脉弓旁见新月形透亮影（气镰征），右侧肺野代偿性肺气肿；左侧位 X 线片（B）显示左肺上叶呈带状高密度影，紧贴前胸壁，后缘（箭）光滑锐利，为前移的斜裂。LLL，左肺下叶；LUL，左肺上叶。

此外，左上叶不张时可伴有左肺门上移；左主支气管较正常抬高平直；上纵隔和气管左移等典型表现。左上叶不张时斜裂沿前胸壁平行前移，在侧位X线片上表现为沿前胸壁分布的带状致密影，致密影后缘（即斜裂）光滑锐利（图4-1-31B）。

CT图像上表现为左上叶不张表现为斜裂向前内旋转移位（图4-1-32C）。下叶背段凸入不张的肺叶内侧呈气镰征，不张肺叶后缘呈V形影[2]（图4-1-32A、B、D）。

5）左肺下叶肺不张：与右下叶肺不张相似，正位X线片表现为底向膈面尖指向肺门的三角形影，肺门向下移位。由于心影的重叠，左下叶肺不张显示不佳，斜位或过度曝光摄片可以显示。左下叶不张，心脏向左旋转移位，使纵隔左缘平直，包括左心缘，主动脉和肺动脉，被称为平腰征（flat waist sign）（图4-1-33A）。侧位X线可显示斜裂向后下方移位，下位胸椎区域密度增高（图4-1-33B）。左上叶出现代偿性肺气肿[2,4]。

CT图像上表现为斜裂自肺门随不张肺叶向后内侧、向后移位（图4-1-34）。完全性肺不张时，不张的肺呈细的楔形影贴于胸椎旁。

（2）一侧肺不张：为一侧主支气管完全性阻塞所致。X线片表现为患侧肺野呈均匀一致性密度增高影，胸廓塌陷，肋间隙变窄，纵隔向患侧移位，膈顶升高，心缘及膈面均显示不清楚，健侧肺呈代偿性肺气肿表现（图4-1-9B和图4-1-13A）。

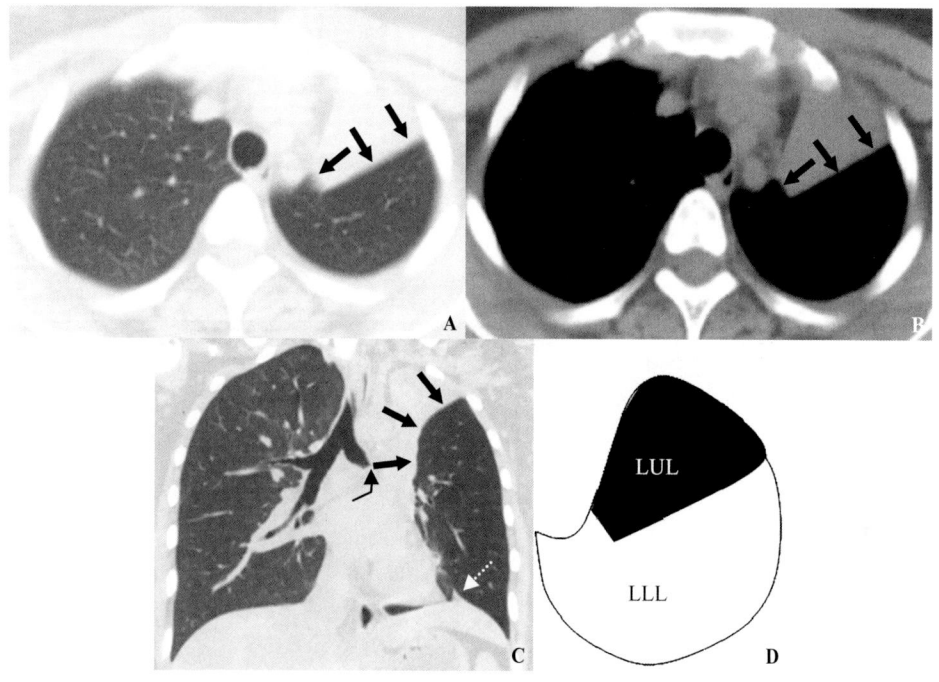

图4-1-32 左肺上叶不张

CT肺窗(A)显示密度增高的左肺上叶(LUL)后缘(箭)为向前移位的斜裂，边缘光滑锐利，外形呈V形，左肺下叶(LLL)背段肺组织凸入不张的肺叶和纵隔之间，形成镰刀征；纵隔窗(B)显示不张的肺密度均匀，呈楔形，前缘及内缘分别紧贴前胸壁及纵隔；冠状位重建(C)显示斜裂(箭)呈弓背向上的弧形，不张的肺紧贴尖及纵隔，并向下延伸至肺门，左胸顶可见膈上尖峰征（虚箭）；左主支气管截断（弯箭），左胸廓较右侧明显缩小；左上叶不张示意图(D)，黑色区域为不张的左上肺，白色区域为代偿扩张的左肺下叶，两者交界面呈V形，为斜裂胸膜。

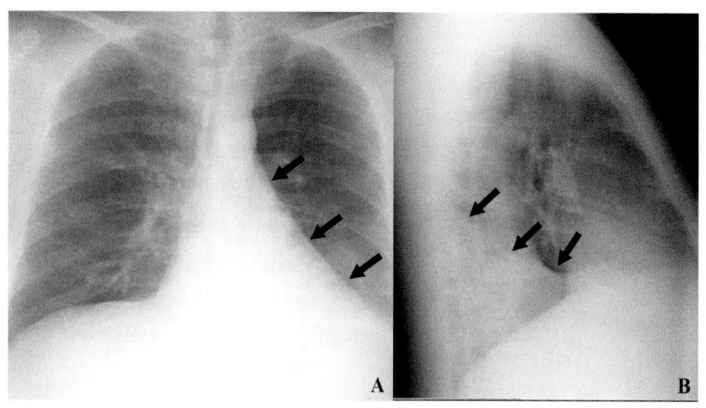

图4-1-33 左肺下叶不张

胸部正位X线片(A)显示左侧自肺门至左膈面的纵隔外缘平直（箭），左心缘、主动脉和肺动脉的弧度均消失，呈现典型的平腰征，左心膈角消失，左侧肺野上部透光度增高；左侧位(B)显示左肺下叶前缘（箭）为向后移位的斜裂，该区透光度下降。

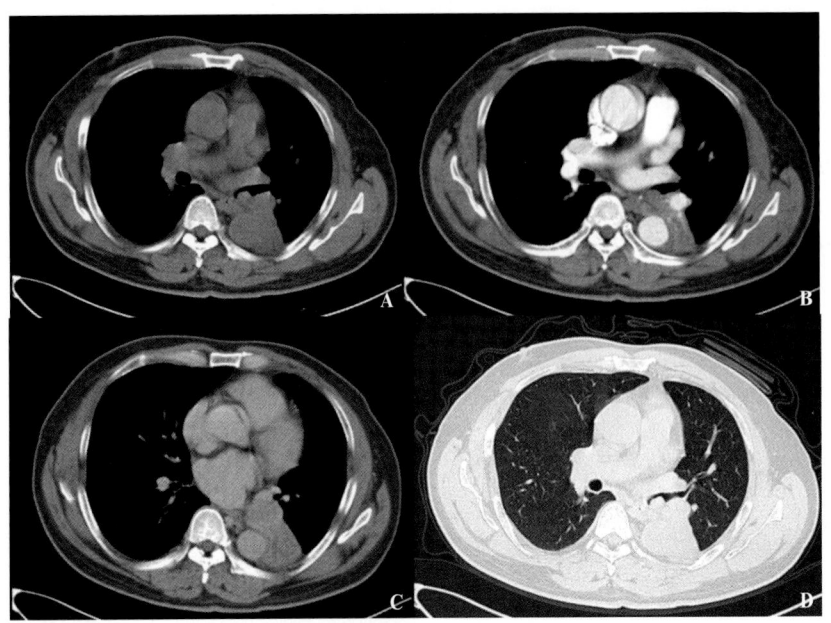

图 4-1-34　左肺下叶神经内分泌癌伴左下叶不张

CT 纵隔窗(A)、增强动脉期(B)、延迟期(C)显示左下叶支气管闭塞,肿瘤突向支气管腔,显示冰山征;CT 肺窗(D)显示左肺下叶体积缩小,左侧胸廓缩小,心影左移,叶裂向后移位。

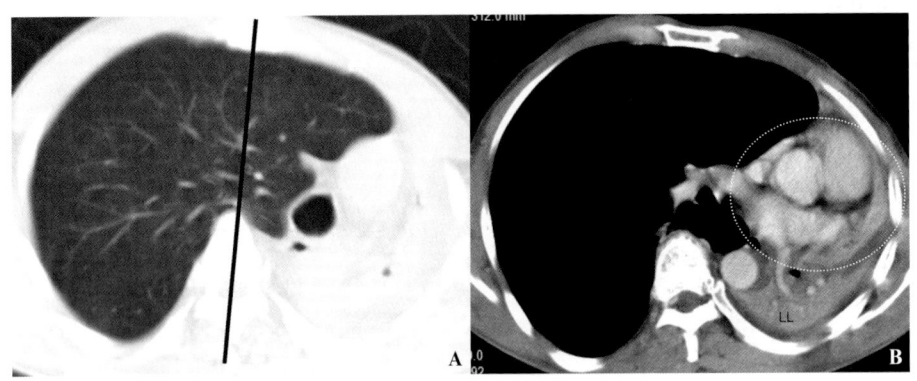

图 4-1-35　左侧全肺不张

CT 肺窗(A)显示前、后联合线偏离中线(黑线),气管及纵隔明显左移进入左侧胸腔,右侧肺野越过中线进入左侧胸腔;增强(B)显示不张的左肺呈弥漫性显著强化,紧贴于纵隔及后胸壁,心脏及大血管(圆圈内)位于不张的肺前方,左侧胸廓明显缩小。

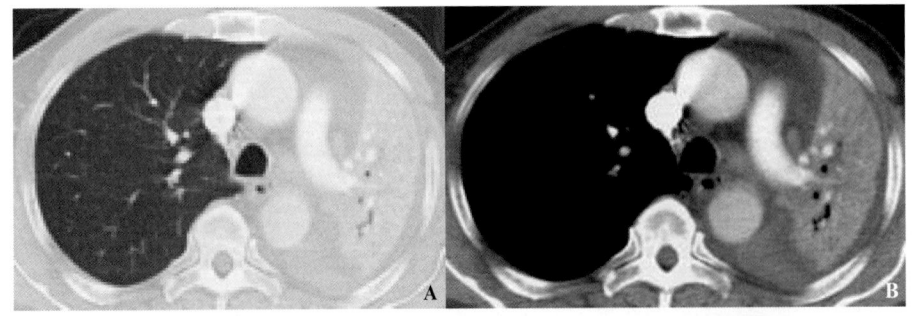

图 4-1-36　左侧肺不张

CT 肺窗(A)显示前、后联合线偏离中线,气管及纵隔明显左移,右侧肺前缘越过中线;增强(B)显示不张的左肺呈弥漫性显著强化,呈扇形紧贴左侧胸壁,胸腔后部显示少量胸腔积液。

CT 表现为患侧胸腔密度增高,胸廓缩小,心脏纵隔离开中线向患侧移位,健侧肺疝入患侧胸腔,不张的肺紧贴后胸壁(图 4-1-35),当合并胸腔积液时,不张的肺会被推离后胸壁(图 4-1-36)。

(3) 盘状肺不张:盘状肺不张(disc atelectasis)又称线状肺不张(linear atelectasis),属于亚肺段性不张。它是指由于呼吸运动障碍,横膈活动度减弱,使少量的分泌物阻塞于细小支气管,而引起膈面邻近的肺组织不张,在胸部X线平片及冠矢状位CT上表现为接近水平走行的长2~6 cm的扁平的条索状致密影(图4-1-37B),CT轴位呈圆形或椭圆形(图4-1-37A),增强扫描均匀显著强化。

造成膈面抬高的因素有膈肌本身的病变,如膈膨升、膈疝、膈肌肿瘤等,或者膈下病变使膈肌抬高。

(4) 压迫性肺不张:压迫性肺不张(compression atelectasis)是指由于肺组织受压导致的肺组织体积减小的情况。常见原因有胸腔积液、气胸等。表现为受压部位支气管血管结构拥挤和带状高密度影。轻微时,不张肺的密度不一定增加,增强后呈明显强化,其内可见肺血管(图4-1-38)。

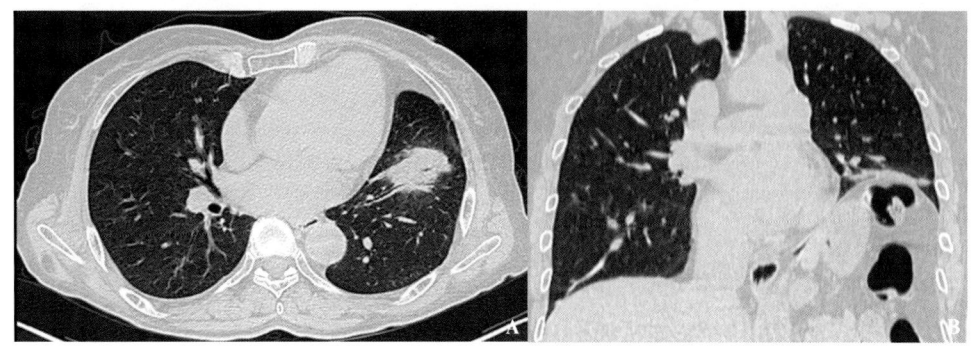

图4-1-37 女性,68岁。左膈膨升,盘状不张
CT肺窗(A)显示椭圆形致密影,冠状位(B)显示膈上条索状致密影。

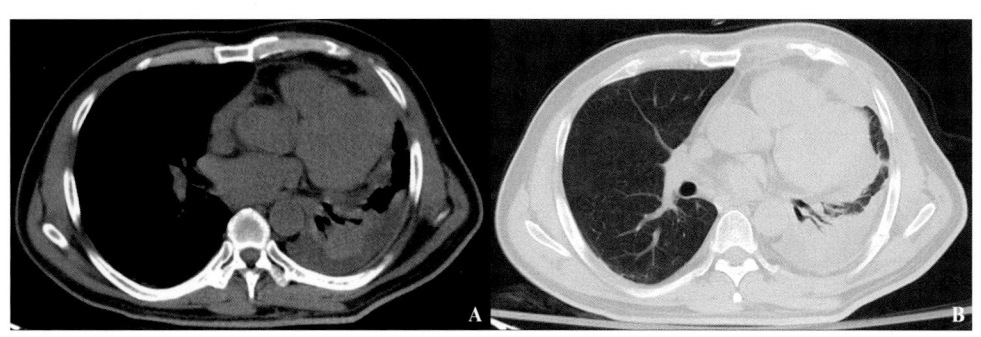

图4-1-38 男性,51岁。压迫性肺不张
外伤后骨盆多处骨折。CT纵隔窗(A)及肺窗(B)显示左下叶肺组织压迫性不张,左侧少量胸腔积液,支气管通畅。

(5) 球形肺不张及彗星尾征:球形肺不张(rounded atelectasis)又称圆形肺不张、折叠肺,属于局限性肺不张。一般认为,其与胸膜病变有关,当胸腔积液吸收后,有部分呈被动性不张状态的肺组织受周围增厚胸膜之固定不能复张。这种不张多呈2.5~5.0 cm的圆形、椭圆形块状影。

其诊断需满足以下5个条件:
(1) 邻近胸膜必须有异常。

(2) 致密影必须位于肺外周,并与胸膜相接触,且与胸膜呈锐角相交。

(3) 致密影必须是圆形或椭圆形。

(4) 受累肺叶必须有体积缩小。

(5) 靠近块状影的内下缘肺血管纹理和支气管聚拢成束呈弧形,先达肺底部,然后向上弯曲延伸,颇似彗星的尾部,故称彗尾征(comet-tail sign)[5-7](图4-1-39)。

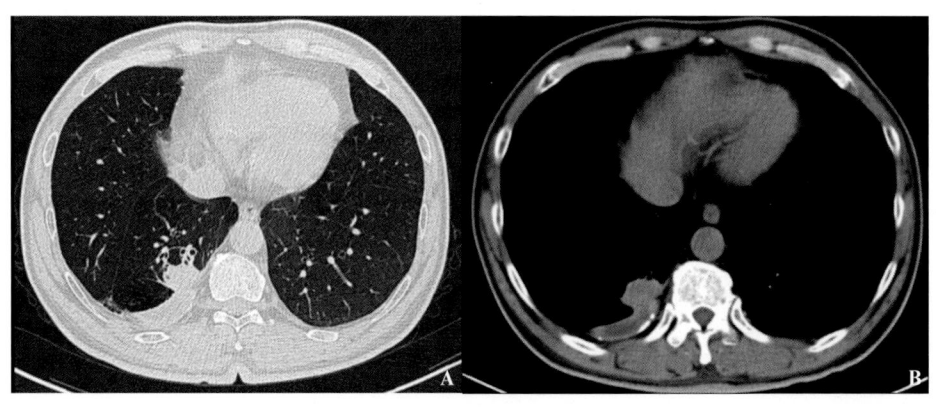

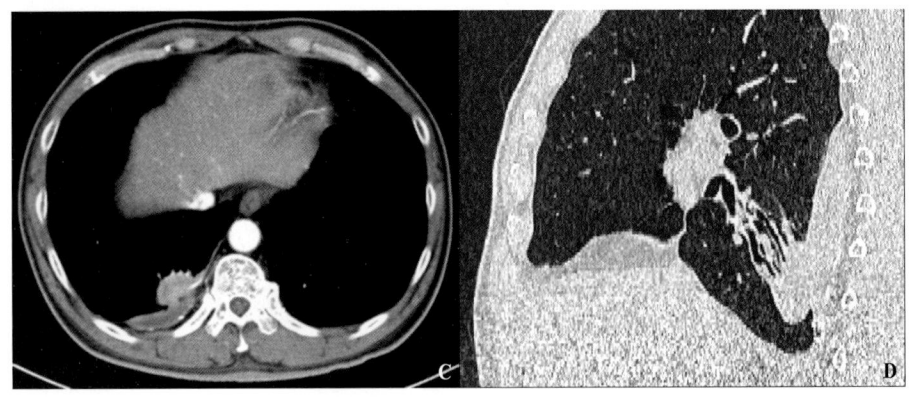

图 4-1-39　男性,57 岁。右侧胸膜结核伴包裹性积液及钙化,右下叶局部粘连伴球形不张

CT 肺窗(A)、纵隔窗平扫(B)及增强扫描(C)显示左侧新月形包裹性积液内侧椭圆形结节显著强化,结节内缘与增厚的脏层胸膜分界不清;矢状面重建(D)可见彗尾征。

小结

肺不张是一种结果或综合征,凡是能引起支气管阻塞、压迫肺组织或影响肺泡表面活性物质生成的因素都会引起肺不张。因此,肺不张是一种结果诊断而非病因诊断。应该强调的是,肺不张的诊断主要依据胸部影像学表现,而病因诊断则需要结合临床病史,寻找引起肺不张的原因(图 4-1-40)。

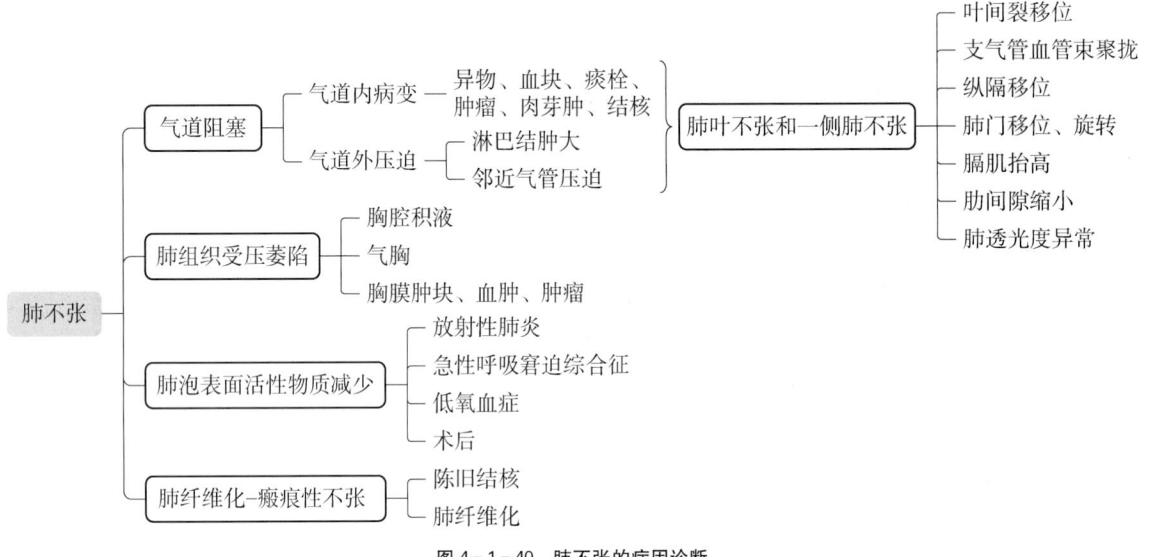

图 4-1-40　肺不张的病因诊断

（王丽华　郭佑民）

参考文献

[1] Andreas Adam. 格-艾放射诊断学[M]. 6 版. 张敏鸣,主译. 北京:人民军医出版社,2015.

[2] Azour L, Billah T, Mary MS, et al. Causative factors, imaging findings, and CT course of round atelectasis [J]. Clin Imaging, 2018,50:250-257.

[3] Riley JY, Naidoo P. Imaging assessment of rounded atelectasis: a pictorial essay [J]. J Med Imaging Radiat Oncology, 2018,62:211-216.

[4] Marini JJ. Acute Lobar Atelectasis [J]. Chest, 2019,155:1049-1058.

[5] Raju S, Ghosh S, Mehta AC. Chest CT signs in pulmonary disease: a pictorial review [J]. Chest, 2017,151:1356-1374.

[6] Chai R, Wang Q, Qin P, et al. Differentiating central lung tumors from atelectasis with contrast-enhanced CT-based radiomics features [J]. Biomed Res Int, 2021,2021:5522452.

[7] Gorospe L, Jover-Diaz R, Muñoz-Molina GM, et al. Round atelectasis: PET/CT findings [J]. Intern Emerg Med, 2018,13:1127-1128.

第二节·肺实变与磨玻璃影

一、肺实变

肺实变（consolidation）是指终末细支气管远侧的含气腔隙内的空气被病理性液体、细胞组织所代替,肺泡实变和肺实质实变是实变的同义词。病变累及的范围可包括腺泡、小叶、肺段及肺叶等。影像学特点是实变区致密,平扫肺内的血管阴影不能显示。

常见的病因为各种急性炎症、渗出性病变、肺出血及肺水肿。肺实变常见于大叶性肺炎、支气管肺炎及其他各种类型的肺炎；也可见于肺泡性肺水肿、肺挫伤、肺出血、肺梗死、肺结核、肺泡癌及真菌感染等。

【发病机制与病理】

肺实质急性炎症主要以渗出为主,肺泡内的气体被渗出的液体、蛋白质及细胞所代替,肺泡内的渗出液可通过肺泡孔向邻近肺泡蔓延,病变区与正常肺组织间无截然分界,呈逐渐移行改变。除了炎性渗出,水肿液、血液、组织增生、肉芽组织或肿瘤组织替代气体充填肺泡都可以发生肺实变。

在临床上注意区分是急性、亚急性还是慢性原因导致的肺实变。

【影像学表现】

1. X线表现·实变的范围、形状多样,其共同特点有：边界不清或边缘毛糙的密度增高影。多个相连肺泡发生渗出实变,可形成单一的片状致密影（图4-2-1）,多个不相连的实变,间以含气的肺组织,形成多灶性、边缘模糊致密影（图4-2-2）,这是由于在病理学上实变的边缘存在数量不等的含气肺泡和不含气肺泡,因而形成模糊的边缘。

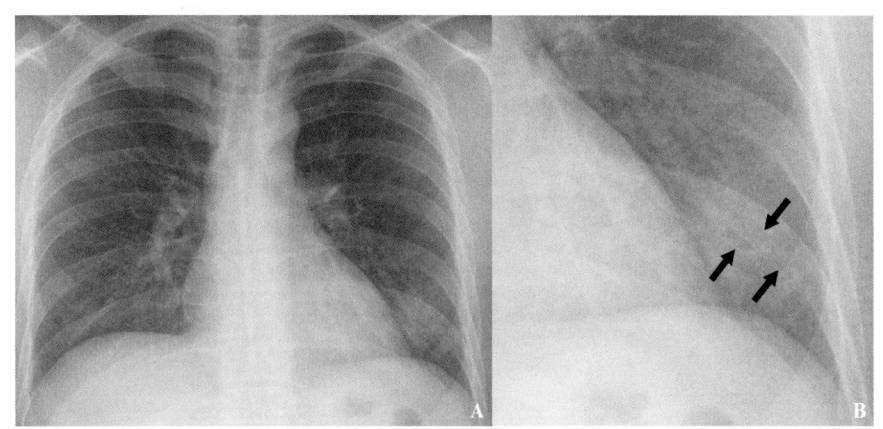

图4-2-1　左下肺炎

胸部X线正位片（A）显示左肺下叶心缘旁片状高密度阴影；局部放大图（B）显示病变边界不清,内可见条形低密度影（箭）。

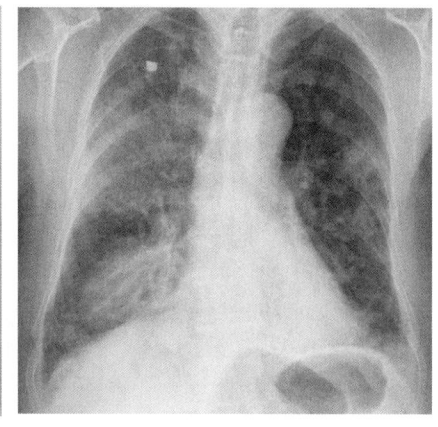

图4-2-2　男性,35岁。重症肺炎

胸部正位X线片显示两肺散在大小不等斑片状、大片状高密度阴影,边缘模糊,密度不均。

当实变累及整个肺段、肺小叶,则形成肺段或大叶性阴影（图4-2-3）,此时实变中心密度较高,边缘较淡,当病变边缘达叶间胸膜时,常常呈现整齐锐利的边缘（图4-2-4）。

当实变内存在含气的支气管时,在不透光的肺实变衬托下可见含气的分支状低密度影,称空气支气管征（air bronchogram）（图4-2-4）。为气腔实变的典型征象,但这一征象也可见于混合性间质性疾病。有些原因引起的肺实变,可能不显示空气支气管征（图4-2-3）。如中央型支气管阻塞早期（如肿瘤或黏液）,血液、痰液、脓液充满了支气管管腔,肺梗死等情况下导致的肺实变,可不伴有空气支气管征。

当肺实变不彻底,内部含有部分未发生肺实变的肺组织时,肺实变区密度不均匀,实变区域可间杂小的局灶性透亮区,这些透亮区被称为空泡征（Vacuole sign）（图4-2-5）,但这是一个"假称",因为肺泡太小,在X线片上并不可见。不过这些透亮区确实是不完全肺实变的表现。

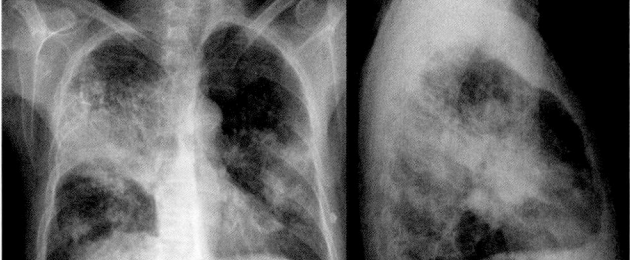

图4-2-3　男性,72岁。右下叶背段中央型肺癌伴社区获得性肺炎

胸部正位（A）、侧位（B）X线片显示右肺门肿块伴两肺多发渗出实变。

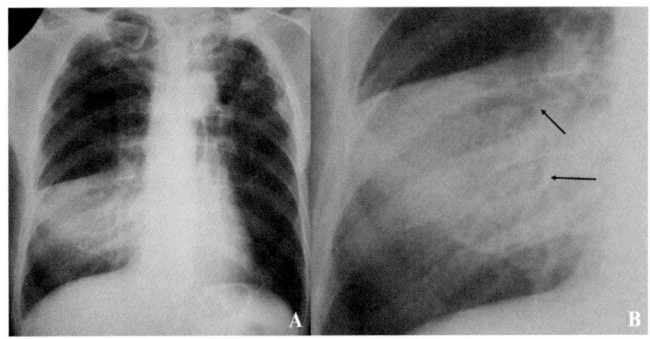

图 4-2-4 右肺中叶大叶性肺炎

胸部正位 X 线片（A）显示右肺中叶密度均匀增高，上缘（即水平裂）光滑锐利，无明显移位；局部放大片（B）高密度影内有分支状的低密度影/空气支气管征（箭）。

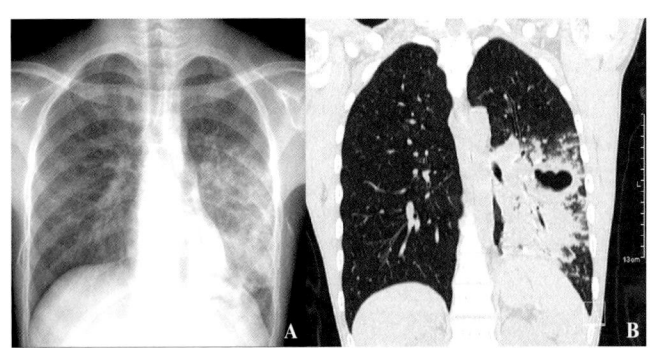

图 4-2-5 男性，35 岁。左下肺炎

胸部正位 X 线片（A）显示左肺下叶边界不清斑片状高密度阴影；CT 冠状位（B）显示左下叶实变伴空洞形成。

与肺不张不同，由于肺实变时肺泡气体被其他物质所替代（如液体），病变的肺叶体积保持不变或轻度缩小，甚至轻度增大，故大叶性肺炎时叶间裂的位置变动不大（图 4-2-4 和图 4-2-6）。大叶性肺炎会导致相邻的纵隔、肺门、膈肌等软组织界面消失或显示不清，称为轮廓消失征（Contour disappearance sign）（图 4-2-6），该征象并无特异性，还可见于肺不张、肺肿块等异常。

急性炎症常表现为均匀性高密度影，炎症早期和炎性实变经治疗后，可在 1～2 周消散，在吸收过程中，病变密度常失去均匀性（图 4-2-7）。肺出血或肺泡性水肿所形成的实变，其演变较炎性实变快，经适当治疗，可在数小时或 1～2 天消失。

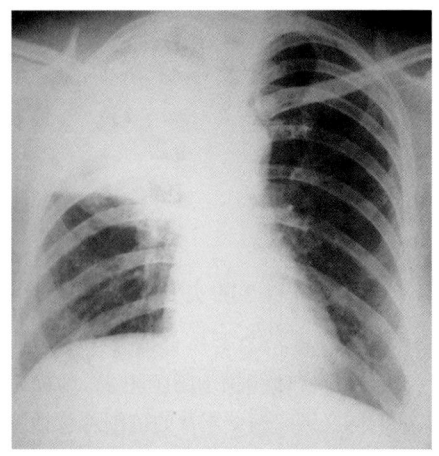

图 4-2-6 右肺上叶大叶性肺炎

胸部正位 X 线片显示右肺上叶密度均匀增高，下缘（及水平裂）光滑锐利，无明显移位，右肺门及右侧纵隔被遮盖显示不清（轮廓消失征）。

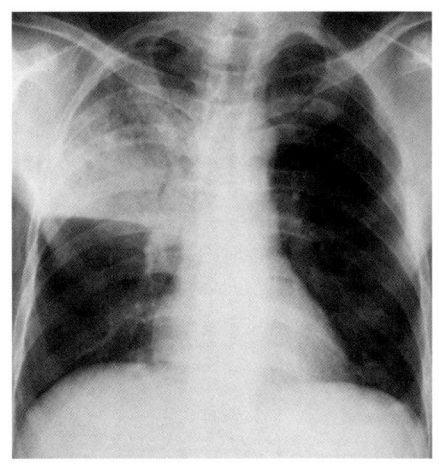

图 4-2-7 男性，22 岁。右肺上叶大叶性肺炎

胸部正位 X 线片显示右肺上叶密度增高，密度不均，可见空气支气管征，下缘为水平裂，光滑锐利，轻微上移。

2. CT 表现·在肺窗上肺实变表现为斑片状、片状，甚至整个肺叶的高密度阴影，肺容积不变，其内血管影模糊不清。小范围的肺实变密度较均匀（图 4-2-8），大范围的肺实变内常见空气支气管征（图 4-2-9）。实变的肺组织密度均匀或不均匀，边缘不清楚。

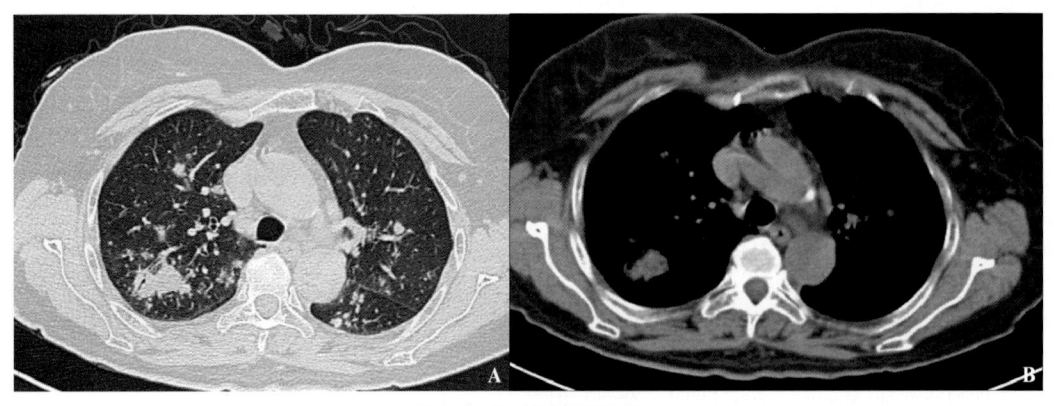

图 4-2-8 活动性肺结核

HRCT 肺窗（A）显示右肺上叶小片状高密度影，边缘模糊，形状不整，密度均匀；纵隔窗（B）显示病灶有"缩小"。

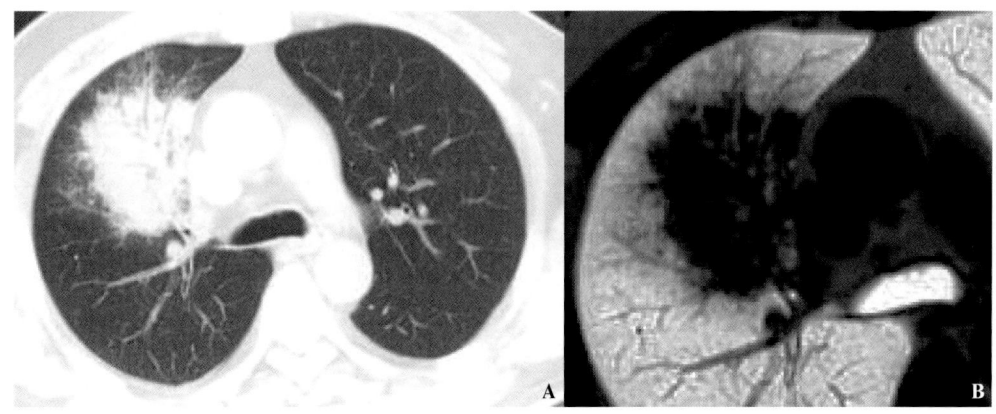

图 4-2-9　男性,32 岁。右肺上叶肺炎

CT 肺窗(A)显示右肺上叶大片状实变影,边界模糊;其反转片(B)清晰显示其内行走自然的支气管,外形无狭窄、扩张及扭曲。

在实变病变的早期或吸收阶段,由于渗出的逐渐出现和逐渐吸收,实变区可表现为较淡薄的磨玻璃影,其内常可见肺血管纹理(图 4-2-10)。

当实变小而局限于腺泡时,实变影则表现为数毫米至 1 cm 大小的结节状影,形似梅花瓣状,边缘常较清楚(图 4-2-11)。

实变在纵隔窗上的表现,急性的渗出性病变可完全不显示。慢性病程的肺实变密度多高于急性期病变,病灶的边缘也趋向于清楚,此时,纵隔窗可显示病变,但是较肺窗所显示的病变范围小(图 4-2-12 和图 4-2-13)。

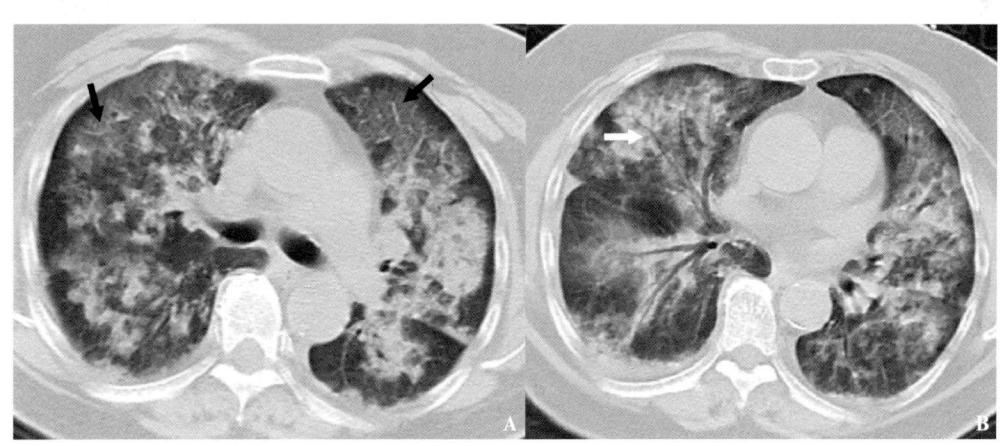

图 4-2-10　女性,64 岁。溺水

溺水半天,伴胸闷、气促不适,呼吸急促。CT 肺窗显示多发斑片状、大片状高密度影,边界模糊,腹侧密度淡薄处呈磨玻璃样,其内可见高密度的血管影(A,黑箭),右肺中叶斑片状实变影内可见含气支气管(B,白箭)。

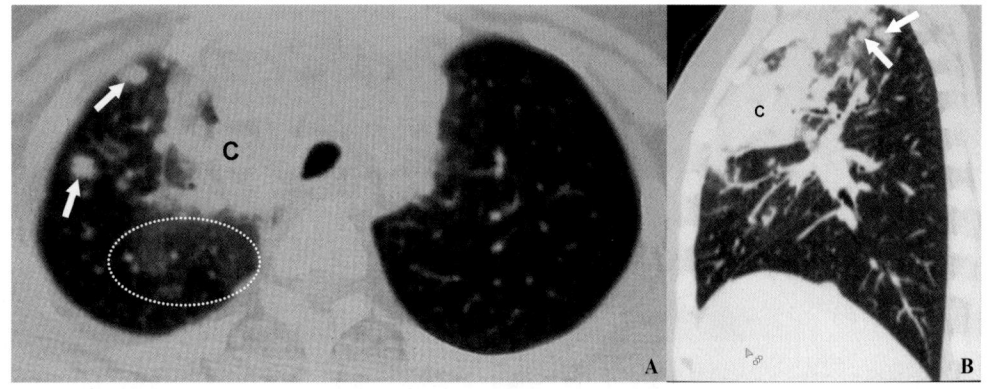

图 4-2-11　女性,32 岁。嗜酸性粒细胞性淋巴瘤样肉芽肿

CT 肺窗(A)和矢状位(B)显示右肺上叶大片高密度实变影,边界不清,病变后方可见磨玻璃样密度增高影(圆圈内),实变周围可见边界清楚的结节状腺泡实变影(箭)。

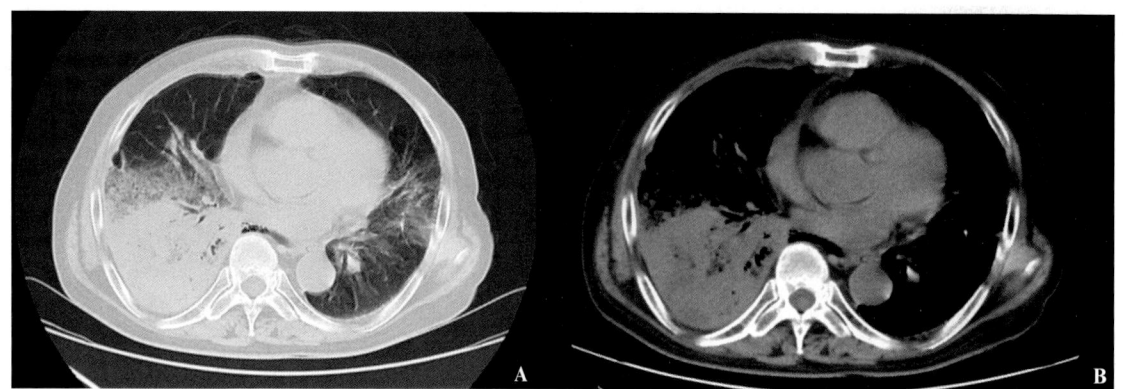

图4-2-12　男性,63岁。军团杆菌肺炎

反复发热1周。CT肺窗(A)显示右肺下叶大片实变伴边缘磨玻璃影,内夹杂斑片状点状低密度;纵隔窗(B)显示病变范围较肺窗小,且其内密度不均匀程度较肺窗明显,提示病灶发生坏死。

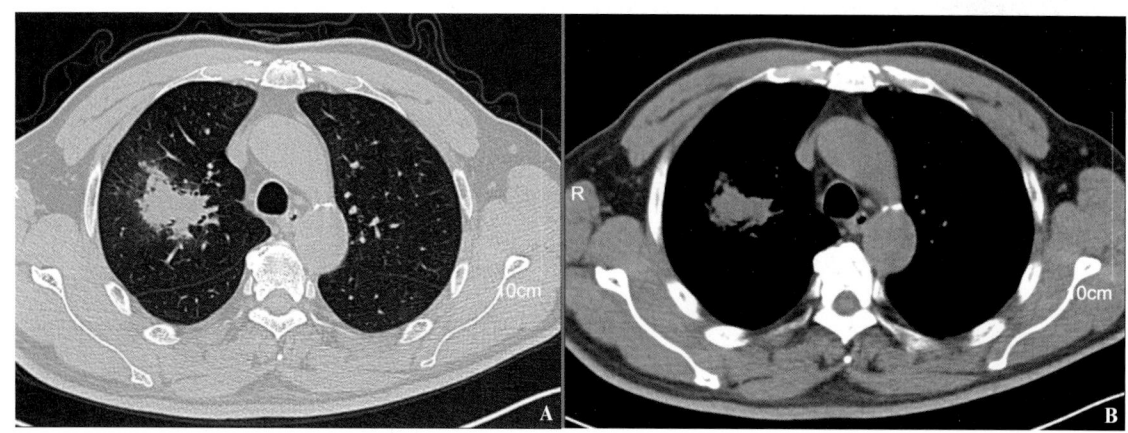

图4-2-13　男性,61岁。肺真菌感染

体检发现肺部阴影20余天,真菌半乳甘露聚糖抗原(GM)阳性。CT肺窗(A)显示右肺上叶后段有大片实变阴影,内部密度均匀,边界不整,边缘可见晕征及分支状的低密度气管支气管征;纵隔窗(B)显示病变范围较肺窗略小,提示病变较为密实,以增生性病变为主。

CT增强扫描时,实变内血管显影呈高密度,称为CT血管造影征(图4-2-14),该征象也可见于肺肿块中,其区别在于肺实变内,血管形态、走行正常,而肺肿块内的血管常出现扭曲、变形、聚拢、分离等征象。

3. MRI表现·由于MRI对液体的成像效果较好,因此对于显示肺泡的渗出性病变很有帮助。渗出性实变通常T1WI上显示为边缘不清的片状略高信号影,T2WI上显示为稍高信号影。有时在病变区内可见含气的支气管和血液流空的低信号影(图4-2-15)。

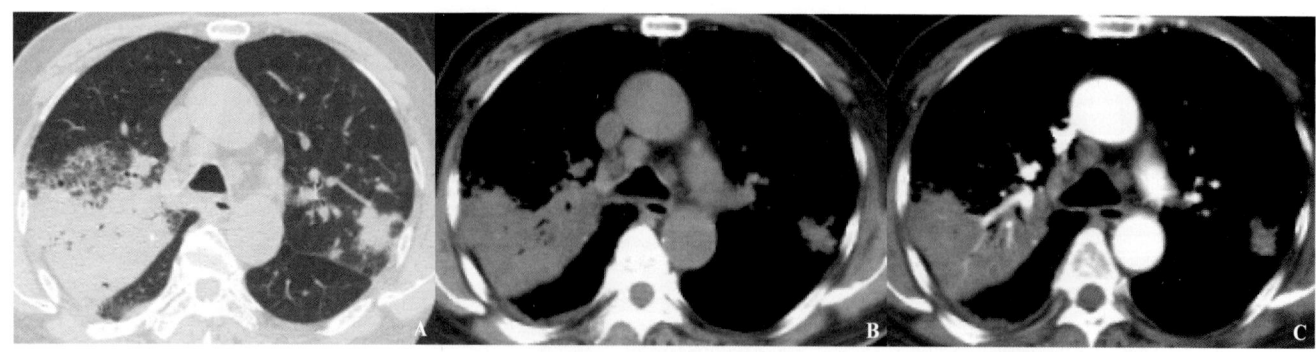

图4-2-14　与图4-2-2为同一患者

CT肺窗(A)显示右肺上叶后段密度增高,后缘被斜裂阻隔,边缘光滑锐利,前缘边界不整,正常肺与实变肺之间磨玻璃样密度增高,内可见增粗的网格状肺纹理;纵隔窗(B)显示高密度影范围较肺窗略小;增强扫描(C)肺实质内血管分布、走行自然。

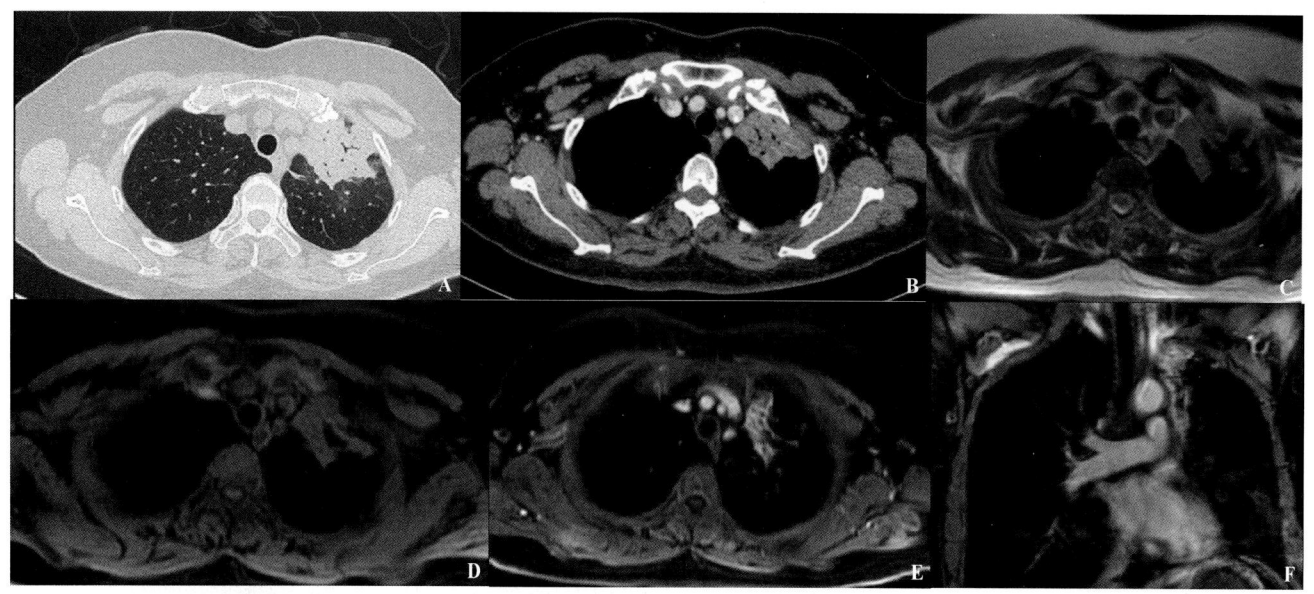

图 4-2-15 机化性肺炎

CT 肺窗显示左肺尖实变（A）；增强后（B）可见血管造影征；MRI 平扫显示病灶 T1（C）、T2（D）呈等信号；增强后（E）呈明显强化，冠状面显示病灶全貌（F）。

渗出物所含的蛋白质的量的不同，所表现的信号强度也各有不同，如肺泡蛋白沉积症是以蛋白质和脂质沉积于肺泡为特征，在 MRI 上可显示脂肪的信号特点。

小结

肺实变与肺不张都可以表现为肺密度的均匀增高，但肺实变时通常不伴有肺容积的缩小。因此，在影像学上没有邻近结构向病变方向的明显移位，气管血管束形态及走行自然是肺实变与肺不张鉴别的根本点。

引起肺实变的原因众多，根据其演变的时间特点，有助于缩小其鉴别诊断的范围（表 4-2-1 和图 4-2-16）。

表 4-2-1　肺实变的鉴别诊断（根据病变演变的时间）

进展迅速（按小时计算）	急性（按天计算）	慢性（按月计算）
肺淹没	感染	嗜酸细胞性肺炎
误吸	肺泡损伤	闭塞性细支气管伴机化性肺炎
肺水肿	过敏性肺炎	淋巴瘤（常为复发）
肺出血	肺梗死	类脂性肺炎
过敏性肺炎	过敏性肺炎	隐匿性肺炎，如真菌感染
快速进展的肺炎（免疫力低下患者）		过敏性肺炎
淋巴细胞增生性疾病		结节病 浸润性腺癌

注：支气管阻塞时，肺泡气体吸收的同时，液体从循环血液中迅速渗入到肺间质和肺泡（由于肺间质和肺泡压下降）。这时肺泡内气体吸收而演变为实变，因此肺体积只有轻微减小。这种不张伴实变的情况称为肺淹没。如果气道阻塞解除，多数情况下肺组织能很快恢复正常密度。ICU 监护患者黏液栓或分泌物潴留时，这种情况常常发生。

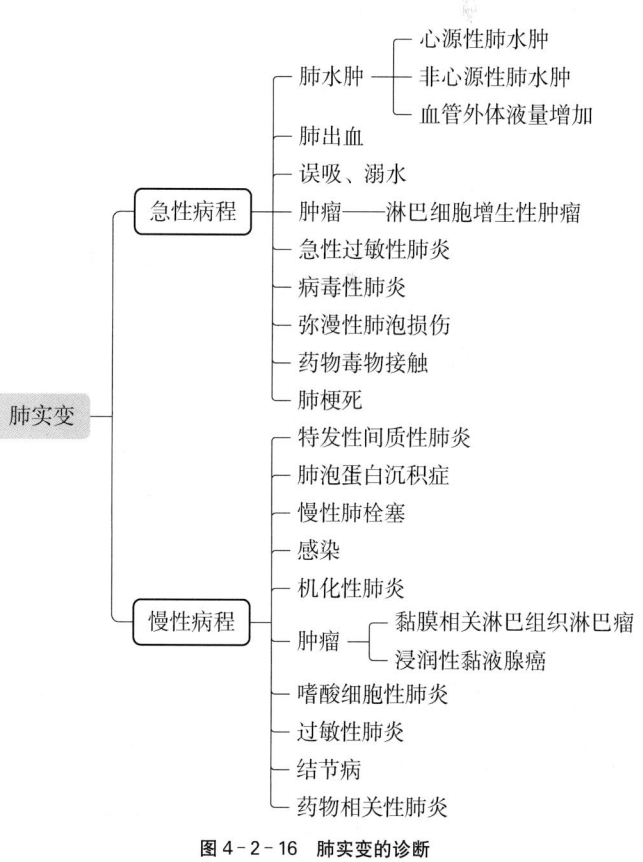

图 4-2-16　肺实变的诊断

二、磨玻璃影

磨玻璃影（ground-glass opacity，GGO）为肺内边界模糊或清楚的半透明密度区，其内仍可见血管纹理和支气管壁。根据其范围可分为弥漫性 GGO 和局灶性 GGO。若病变呈边界可辨识的类圆形，则称为磨玻璃结节（详见本章第四节肺结节与肺肿块)。GGO 的定性诊断仍然是一个需要重视的临床问题。

GGO 作为一种非特异性病变,产生的原因很多,包括炎症、肺出血、肺间质纤维化、肺水肿、肺泡蛋白沉着症、急性传染性非典型肺炎(SARS)。根据发病的症状特点,有助于缩小鉴别诊断的范围(表 4-2-2)。

表 4-2-2 弥漫性磨玻璃影的常见疾病

急性症状	慢性症状
肺水肿	非特异性间质性肺炎
出血	脱屑性间质性肺炎
感染/肺炎(如肺孢子菌肺炎、病毒性肺炎)	过敏性肺炎(亚急性或慢性)
弥漫性肺泡损伤/急性呼吸窘迫综合征	肺泡蛋白沉积症
急性间质性肺炎	结节病
过敏性肺炎(急性)	类脂性肺炎 浸润性黏液腺癌

【发病机制与病理】

根据范围大小可将 GGO 分为弥漫性 GGO 和局灶性 GGO。局灶性 GGO 又根据其是否伴有实性成分分为单纯性 GGO 和混合性 GGO。

肺密度是由肺内气腔的密度、固有肺组织密度、肺内血管外体液量及肺血容量四种成分构成的。因而任何疾病导致上述因素发生改变,都将造成肺密度的改变。

GGO 的病理基础是肺泡内气体减少,细胞密度增加,细胞间液体增多,肺泡壁增厚和末梢气腔内液体填充。混合性 GGO 的病理基础是肺泡间隔、肺小叶间隔等结构内纤维母细胞增生所致的纤维化,或者肺泡结构的塌陷。

【影像学表现】

大范围的 GGO 在 X 线片是可以发现的,也能做出较为明确的诊断,而对于小范围或磨玻璃结节在 X 线检查则是难以发现的。目前,CT 是显示 GGO 的最佳影像学检查方法。

主要表现为肺组织密度的轻度增加,而不掩盖其内的肺血管支气管结构,即肺呈半透明的密度改变(图 4-2-17 和图 4-2-18)。HRCT 也可显示散在分布的小叶中心磨玻璃结节及腺泡结节,通常不伴有肺间质增厚及纤维化[1-5](图 4-2-18)。

1. 肺内气腔的密度改变・是指呼吸性小气腔被渗液、血液等物质充填,导致密度增高的现象。这类磨玻璃密度通常不伴有肺间质增厚及纤维化。影像学表现在短期内变化较为明显,如果治疗及时且有效,则肺部透光度可完全恢复正常[6](图 4-2-19~图 4-2-23)。

ANCA 相关血管炎中嗜酸性肉芽肿性多血管炎可见类似过敏的细小结节灶(图 4-2-22)常见于过敏性肺炎早期、肺出血、血管炎等情况。

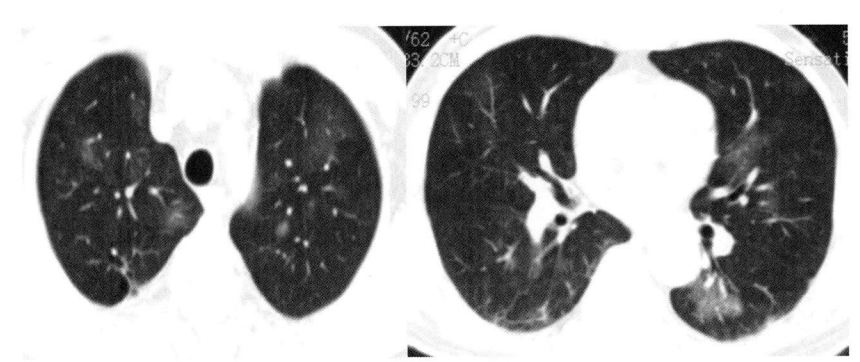

图 4-2-17　男性,66 岁。肺肾综合征肺出血
CT 肺窗显示两肺野透光度减低,可见斑片状磨玻璃影,其内可见肺血管支气管结构。

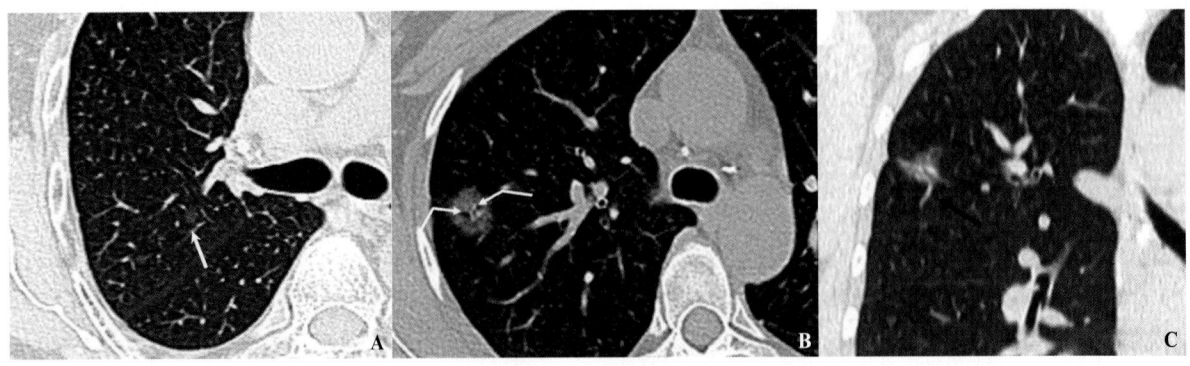

图 4-2-18　玻璃密度病变
HRCT 2mm 薄层层厚(A)显示右上叶后段 5mm 纯磨玻璃结节,病理证实为不典型腺瘤样增生(AAH)/腺体前驱病变;同一患者,HRCT 平扫 2mm 薄层横断面(B)显示右上叶前段 11mm 分叶状混合磨玻璃结节,内有空气支气管征(弯箭),冠状位重建(C)显示病灶内下缘血管扭曲,并进入病变(黑直箭),手术与病理:原位腺癌/腺体前驱病变。

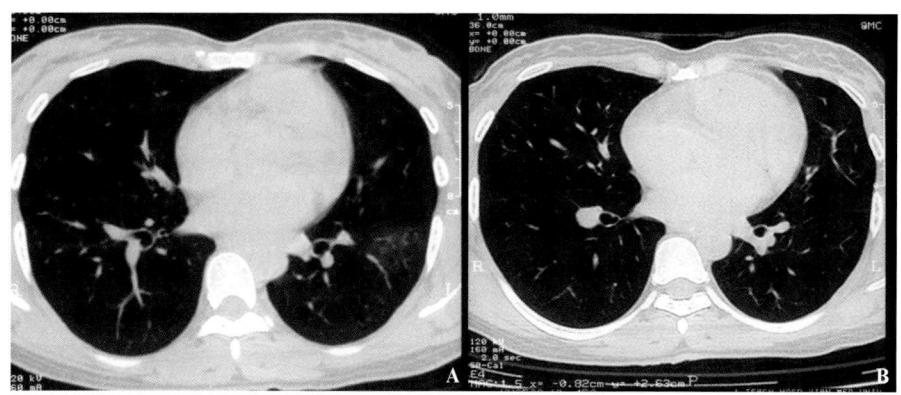

图4-2-19　女性,35岁。肺出血,子宫内膜异位症
CT肺窗(A)显示左肺下叶前段磨玻璃影;7天后复查(B)左下肺磨玻璃影吸收。

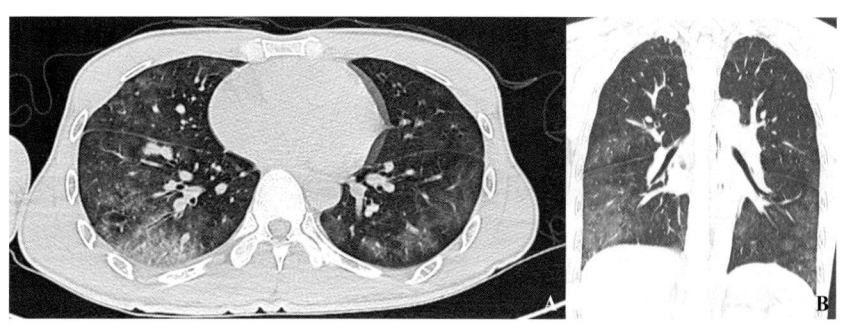

图4-2-20　男性,38岁。ANCA相关肉芽肿性血管炎
CT肺窗(A)和冠状位(B)显示两肺野透光度减低,可见云絮状磨玻璃影。

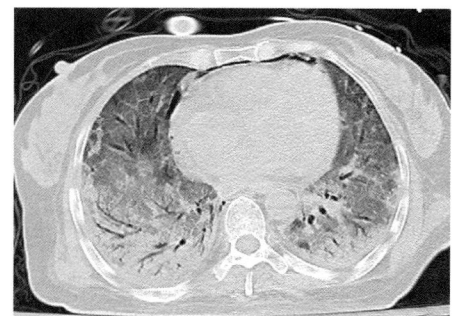

图4-2-21　女性,55岁。MDA5抗体阳性,无肌病性皮肌炎
HRCT显示两肺弥漫磨玻璃实变,其内可见空气支气管征,纵隔少许积气。

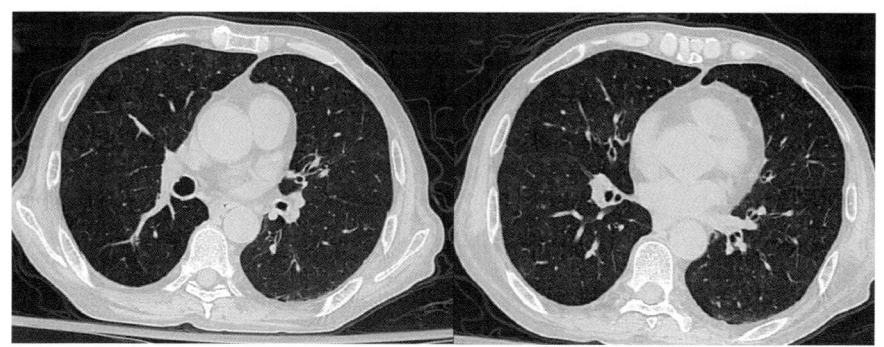

图4-2-22　嗜酸性肉芽肿性多血管炎
CT肺窗显示两肺弥漫性分布、类似亚急性过敏性肺泡炎的细小结节灶。

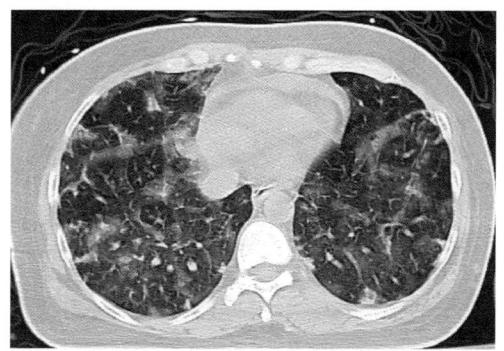

图4-2-23　女性,40岁。子宫低分化鳞状细胞癌伴骨盆转移,急性过敏性肺炎
CT肺窗显示两肺广泛分布的磨玻璃影、部分区域有实变,同时还可见由于通气不均所致的马赛克征。

2. 血管外体液量增加的肺内表现·当血管外体液增加造成钠水潴留时,肺泡及肺间质内液体增多,出现两肺广泛GGO,其特点是从上至下、从前至后逐渐增高,常伴有肺血管增粗、心影增大或大血管增粗表现(图4-2-24~图4-2-26)。

影像学表现可在短暂的几小时内发生骤变(图4-2-27~图4-2-29),常见于心肾功能不全或快速大量补液时。

3. 肺固有结构异常·当肺部疾病引起肺间质渗出、增生、纤维化时,渗液及细胞成分的增多会导致受累部位密度增高,而增生及纤维化使肺固有结构的变形、破坏。

这一类型的GGO常伴有不规则肺内纤维索条影、牵拉性支气管扩张、蜂窝肺等表现(图4-2-30~图4-2-32)。它常见于间质性肺炎、结缔组织病。

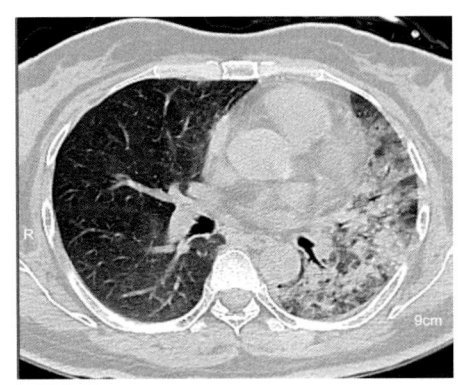

图4-2-24 女性,47岁。皮肌炎,小细胞癌,糖尿病,巨细胞病毒肺炎
CT肺窗显示两肺有磨玻璃影,左肺有实变伴有磨玻璃影。

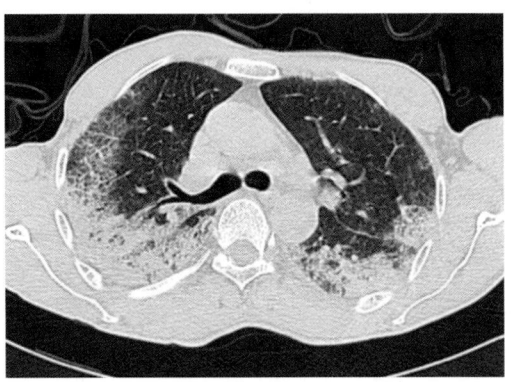

图4-2-25 男性,55岁。病毒性肺炎(EB病毒感染)
CT肺窗显示两肺胸膜下有网状影,伴有磨玻璃影和胸膜下的实变。

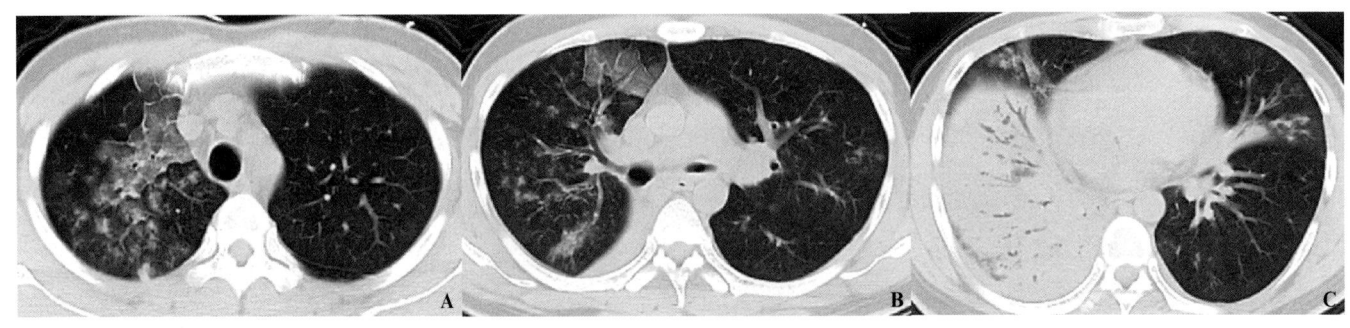

图4-2-26 男性,27岁。甲型流感病毒肺炎
发热4天,胸闷、气促2天。CT肺窗显示右肺尖磨玻璃呈铺路石征(A);细支气管炎所致性树芽征(B);右下叶实变伴支气管充气征(C)。

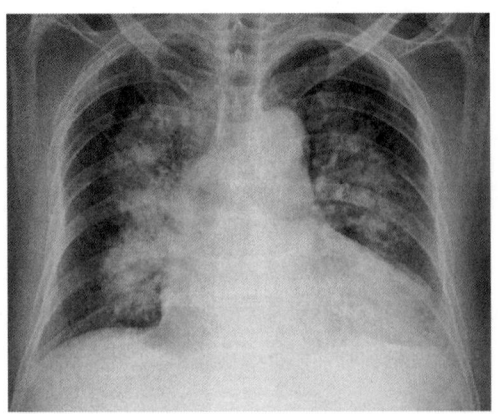

图4-2-27 男性,65岁。肾功能不全引发肺泡性肺水肿
胸部X线片显示两肺蝶翼状磨玻璃影,渗出主要分布于两肺野的内、中带。

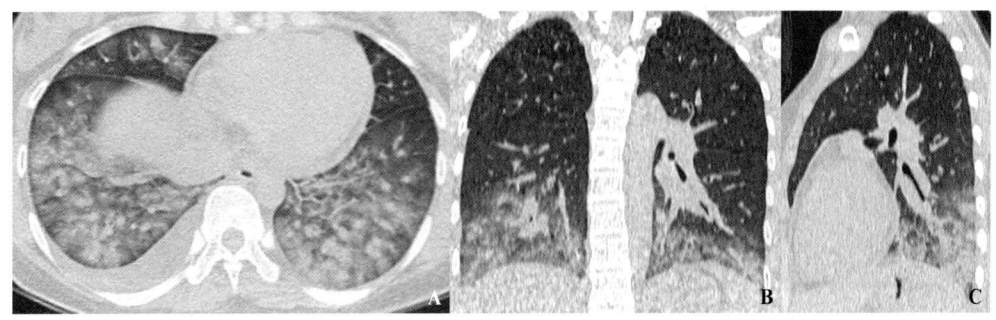

图 4-2-28　女性,25 岁。急性心力衰竭肺水肿

CT 肺窗显示两肺对称高密度影,高密度影局限于肺泡,小叶间隔未见增厚,渗出影腹侧轻背侧重(A);冠状位(B)和矢状位(C)显示渗出性病变上轻下重的特点。

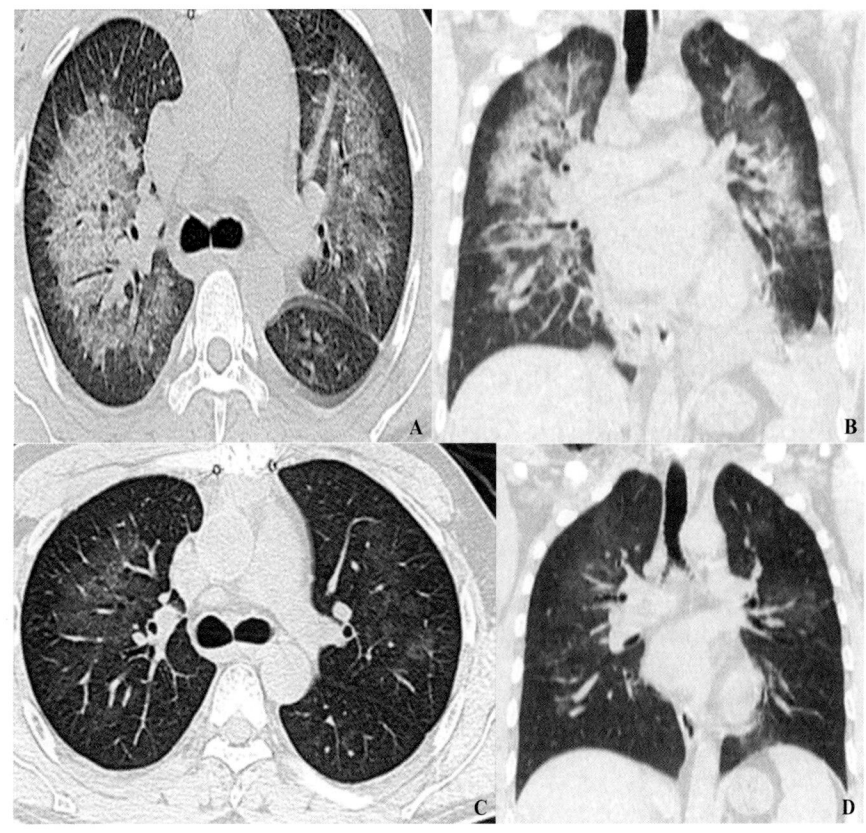

图 4-2-29　房间隔缺损术后肺水肿

CT 肺窗(A)和冠状面重建(B)显示两肺对称蝶翼状分布的磨玻璃影;利尿抗心力衰竭治疗后 1 周好转(C、D)。

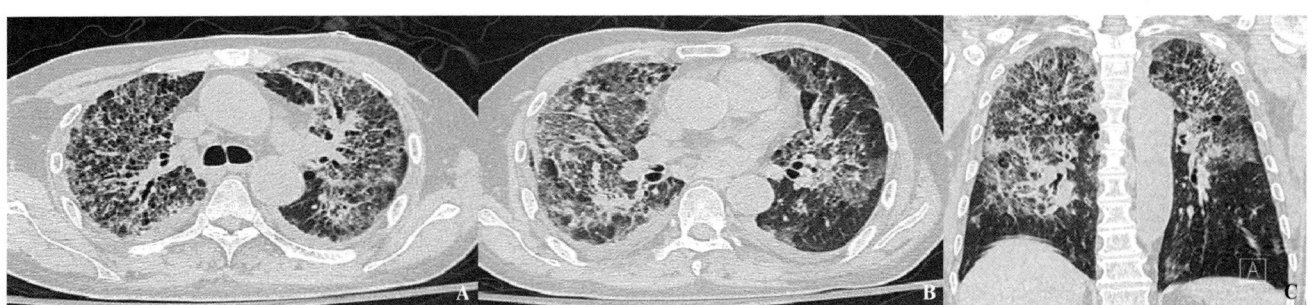

图 4-2-30　男性,68 岁。急性间质性肺炎(巨细胞病毒肺炎)

HRCT 轴位和矢状位(A~C)显示两肺呈蝶翼状分布的磨玻璃影和实变,纤维化。

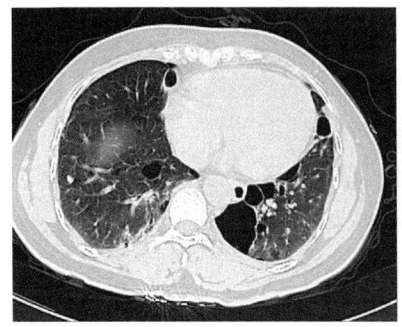

图4-2-31 男性,58岁。干燥综合征合并淋巴细胞间质性肺炎

CT肺窗显示两肺广泛磨玻璃样改变,胸膜下多发气囊。

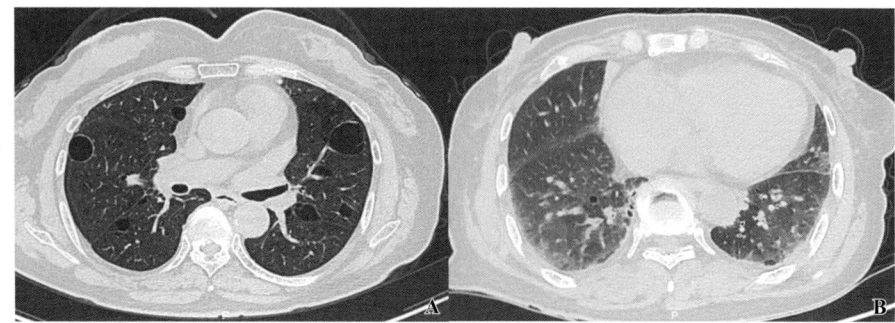

图4-2-32 干燥综合征合并淋巴细胞间质性肺炎

女性,45岁,CT肺窗显示两肺多发肺气囊及实性结节,提示合并淀粉样变性(A);女性,63岁,CT显示两肺下叶为主磨玻璃样改变,胸膜下多发小气囊(B)。

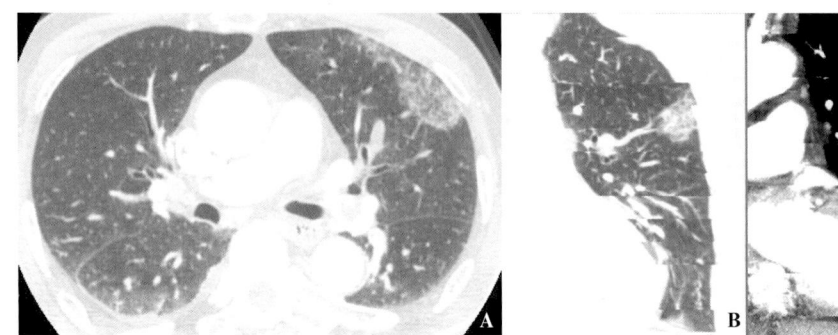

图4-2-33 急性肺栓塞

CT肺窗(A)和冠状位(B)显示左肺上叶斑片状磨玻璃影,楔形;增强扫描(C)显示供血肺动脉内血栓形成。

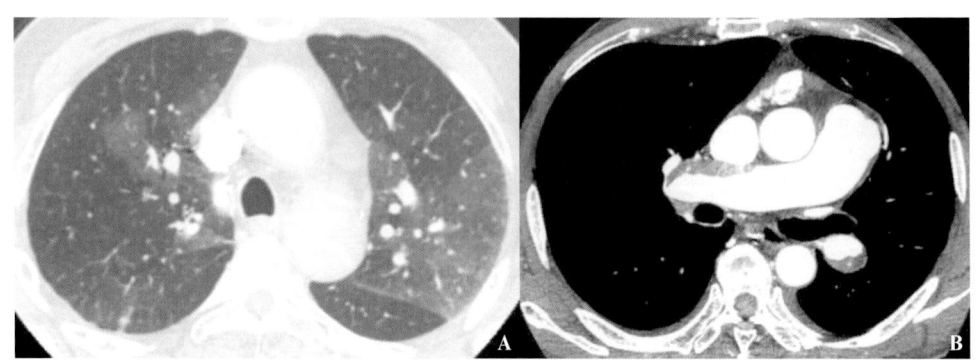

图4-2-34 慢性肺栓塞

CT肺窗显示(A)显示两肺有散在磨玻璃样渗出;增强扫描(B)显示双侧肺动脉内有宽基底的附壁血栓形成,管腔狭窄。

4. 血流灌注异常 当肺血流灌注不均匀时,高灌注区肺血容量增加,使该区肺密度轻度增高。这一类型的GGO的特征性表现是低灌注区与高灌注区镶嵌存在,形成典型的马赛克样改变(图4-2-33和图4-2-34)。它常见于肺动脉栓塞、中小动脉炎类疾病等。

小结

应该强调的是,上述GGO分类不是绝对的,一种疾病可能同时具有一种以上的异常因素。例如,肺泡蛋白沉积症的广泛性GGO呈地图样分布和铺路石样改变,是因为富含磷脂蛋白的表面活性物质沉积于间质及肺泡腔中,形成气腔的部分充填与间质增厚,气腔实变被增厚的间质所限制并与正常肺实质或代偿肺气肿并存,形成典型的GGO影像学改变[6-8](图4-2-35)。

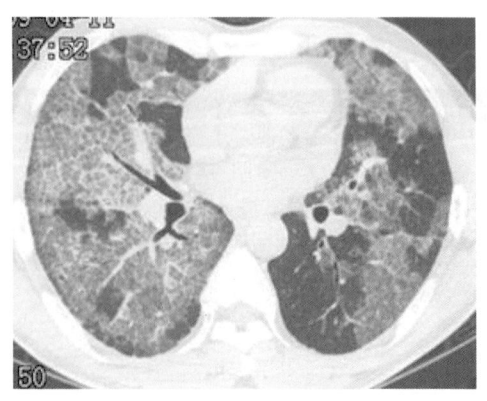

图4-2-35 男性,41岁。肺泡蛋白沉积症

两肺弥漫性肺小叶内磨玻璃样渗出,呈铺路石样改变,病变区和含气肺分界清晰,呈地图样,可见小叶内间隔和肺小叶间隔增粗形成的网格状表现。

诊断路径见图 4-2-36。

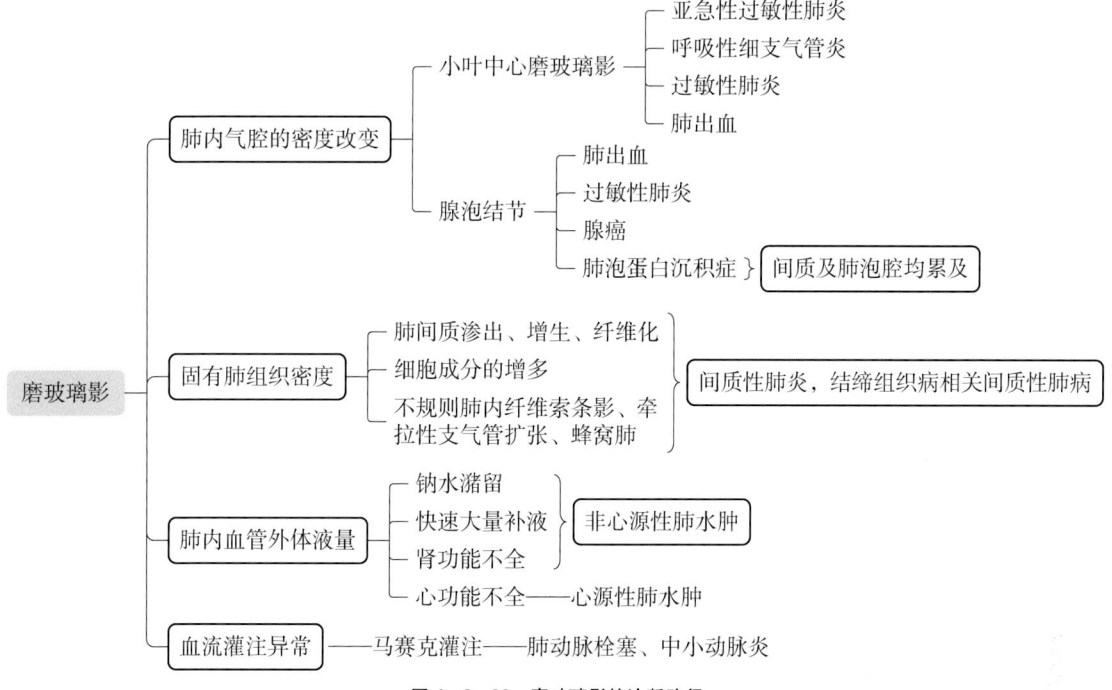

图 4-2-36　磨玻璃影的诊断路径

（王丽华　郭佑民）

参考文献

[1] Raghu G, Remy-Jardin M, Ryerson CJ. Diagnosis of hypersensitivity pneumonitis in adults: an offificial ATS/JRS/ALAT clinical practice guideline [J]. American Journal of Respiratory and Critical Care Medicine, 2020, 202:052032ST.

[2] Leung AN, Miller RR, Müller NL. Parenchymal opacification in chronic infiltrative lung diseases: CT-pathologic correlation [J]. Radiology, 1993, 188:209-214.

[3] Johkoh T, Itoh H, Mulle N, et al. Crazy-paving apperance at thin-section CT: spectrum of disease and pathologic findings [J]. Radiology, 1999, 211: 155-160.

[4] Dobbe L, Rahman R, Elmassry M, et al. Cardiogenic pulmonary edema [J]. Am J Med Sci, 2019, 358:389-397.

[5] Chahin A, Opal SM. Severe pneumonia caused by legionella pneumophila differential diagnosis and therapeutic considerations [J]. Infect Dis Clin N Am, 2017, 31:111-121.

[6] Pavord AD, Bel EH, Bourdin A, et al. From DREAM to REALITI-A and beyond: mepolizumab for the treatment of eosinophil-driven diseases [J]. Allergy, 2022, 77:778-797.

[7] Trapnell BC, Nakata K, Bonella F, et al. Pulmonary alveolar proteinosis [J]. Nat Rev Dis Primers, 2019, 5:16.

[8] Chakraborty RK, Basit H, Sharma S. Desquamative interstitial pneumonia [M]. StatPearls [Internet]. Treasure Island (FL): StatPearls Publishing, 2022.

第三节·小结节与微结节

结节样致密影是肺部常见的征象之一。一般把小于 10 mm 者称为小结节，小于 5 mm 者称为微结节。就数量而言，分单发和多发结节。单发的小结节与微结节是诊断中的难点之一。

小于 5 mm 的单发小结节或微结节定性诊断极为困难，多数趋于良性。因此，临床处理上多建议观察和定期的随访。而多发的小结节或微结节分布有一定的规律可循。

引起小结节和微结节的原因比较多，在病理学上以增生性病变为主。小结节与微结节在病理上根据来源和分布特点，分为气腔结节和间质性结节。

【发病机制与病理】

气腔结节定位于小叶中心，表现为直径数毫米至 10 mm 大小、边缘模糊、密度较均匀的软组织密度影。气腔结节可见于小叶性肺炎、经支气管播散的肺结核、闭塞性细支气管炎和肺水肿等。

间质性结节位于小叶间隔，大小不一，结节直径 1~2 mm 就可被 HRCT 检出。表现为边缘较清楚的密度增高影，当结节与血管或其他结构相邻时，边缘会变模糊。间质性结节可见于结节病、朗格汉斯细胞组织细胞增生症（Langerhans' cell histiocytosis, LCH）、硅肺、煤工尘肺及淀粉样变性等[1-3]。

实际上,这两种结节常常并存,要明确区分是间质性结节,还是气腔性结节实际上是比较困难的。

【影像学表现】

影像学上根据小结节和微结节与肺小叶中心、小叶间隔、胸膜及支气管血管束的关系把肺内小结节与微结节分为随机分布、淋巴管周围分布和小叶中心分布三类[4](图4-3-1和表4-3-1)。

表4-3-1 次级肺小叶小结节或微结节分布及诊断

小结节或者微结节分布特点	与次级肺小叶解剖结构的关系	常见疾病
随机分布	所有小叶结构	血源性播散的感染、恶性肿瘤转移
淋巴管周围分布	小叶间间隔、胸膜下间质、小叶中心动脉、细支气管及其分支	肉芽肿性病变、癌性淋巴炎、淀粉样变性
小叶中心分布	中央小叶动脉、支气管及其分支	感染性细支气管肺炎、肉芽肿性病变、弥漫性泛细支气管炎、过敏性肺炎、呼吸性细支气管炎、淋巴细胞间质性肺炎、肺水肿、脉管炎、转移瘤

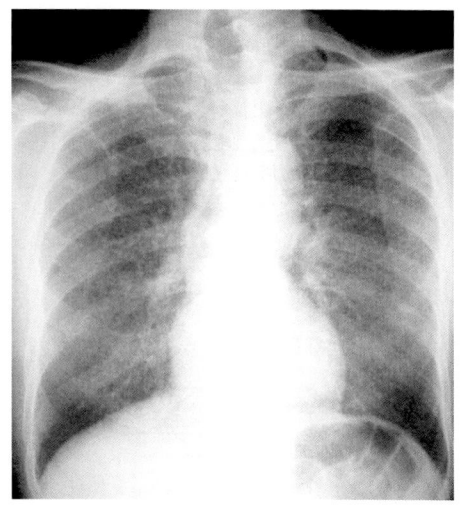

图4-3-2 男性,20岁。急性粟粒型肺结核

两肺可见弥漫分布的粟粒状结节影,密度、大小及分布均匀。有时仅凭X线平片不易确定结节与肺小叶之间的关系。

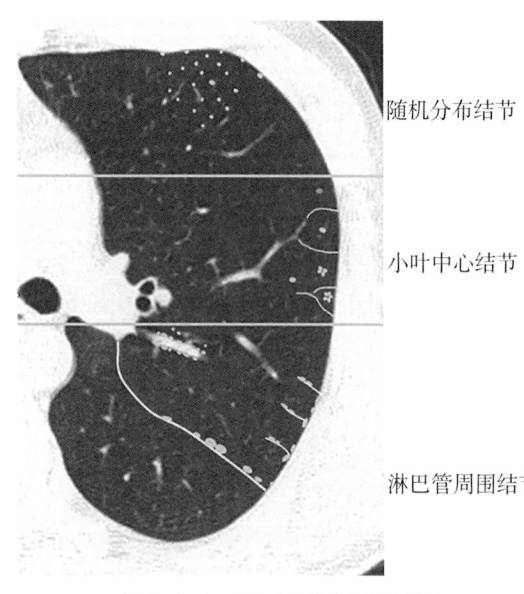

图4-3-1 肺内小结节的分布示意图

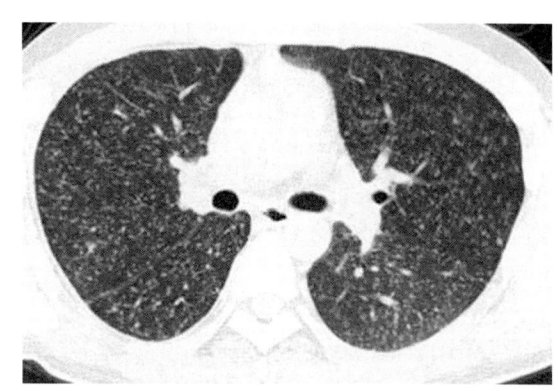

图4-3-3 男性,28岁。急性粟粒型肺结核

CT肺窗显示两肺弥漫分布的粟粒状结节影。结节分布与肺小叶间隔无明确的关系(气腔/肺实质内结节)。

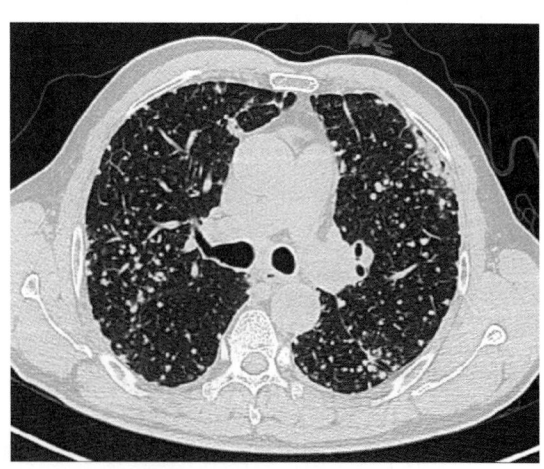

图4-3-4 男性,35岁。二期尘肺

CT肺窗显示两肺弥漫性随机分布的粟粒状结节影,密度较高。

1. 随机分布的小结节与微结节·随机分布的特点是结节均匀分布于肺的各个部位,与肺小叶结构无明确肯定的关系。结节常常大小不一,1mm至数毫米,位于小叶中心或支气管血管束周围,在HRCT上结节常分布较均匀,可与小血管、小叶间隔、胸膜相关。

随机分布的多发小结节和结节样致密影常见于粟粒型肺结核、粟粒型真菌感染、血行播散性转移瘤、硅肺及LCH等(图4-3-2~图4-3-8)。有时仅仅依据随机分布的特点要区分疾病的病因较为困难[1-4]。

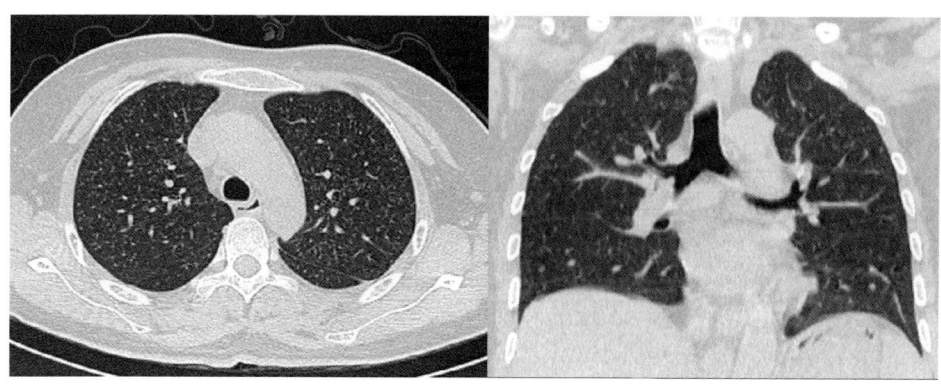

图 4-3-5　男性,23 岁。急性血行播散型肺结核
CT 肺窗显示两肺弥漫性随机分布的小结节阴影,大小、密度均匀、边界锐利清楚。

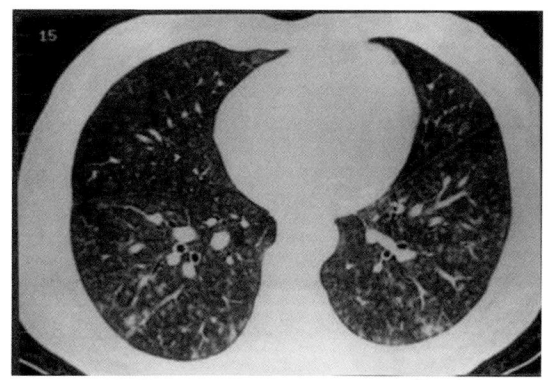

图 4-3-6　过敏性肺炎(养鸽者肺)
CT 肺窗显示两肺显示多发随机分布的粟粒样结节。

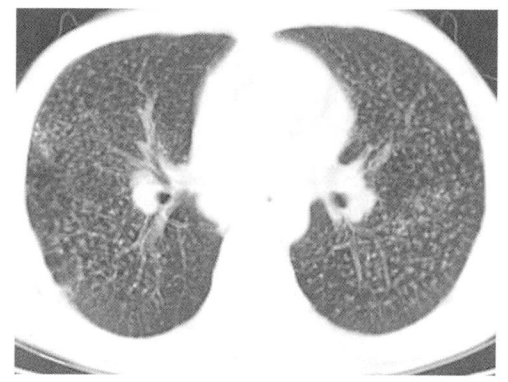

图 4-3-7　男性,50 岁。三期尘肺
CT 肺窗显示两肺弥漫性随机分布的小结节阴影,大小、密度均匀、边界锐利清楚,右侧胸膜下局部小叶间隔增厚。

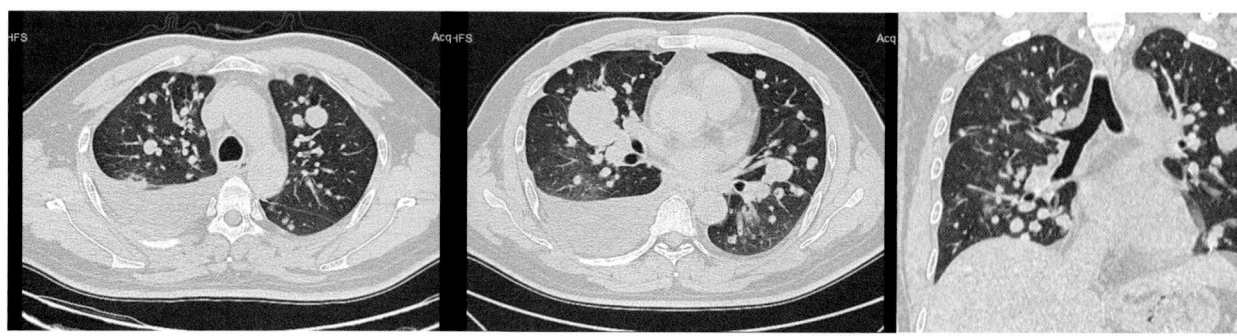

图 4-3-8　男性,55 岁。右肺中叶周围型腺癌伴两肺转移
CT 肺窗和冠状位显示两肺多发大小不一结节及微结节,随机分布。

2. 淋巴管周围分布・此类结节多位于支气管血管束周围,也可位于小叶中心,由淋巴管病变所致。这类结节边缘多较清楚,直径多为 1 mm 至数毫米,大于 7 mm 者较少见。如显示小叶间隔结节,基本可排除小叶中心分布类型,但不易与随机分布类型的结节区别。

肉芽肿性病变(如结节病)、淋巴样间质性肺炎、淋巴组织增生性疾病、硅肺、煤工尘肺、弥漫性淀粉样变性和淋巴道转移瘤等引起的小结节或微结节,则特征性呈肺门旁支气管血管束周围间质、小叶内间质、小叶间隔和胸膜下分布,而在组织学上以上结节也都和淋巴管的分布和走行相关[4,5](图 4-3-9～图 4-3-17)。

3. 小叶中心分布・小叶中心结节既可以是间质性,也可以是气腔性。间质性的结节可以累及小叶中心动脉和细支气管,其中以细支气受累较为多见。细支气管病变直接的 CT 表现是细支气管管壁增厚、细支气管扩张和管腔黏液嵌塞,间接表现为小叶性肺不张和呼气时的空气潴留。

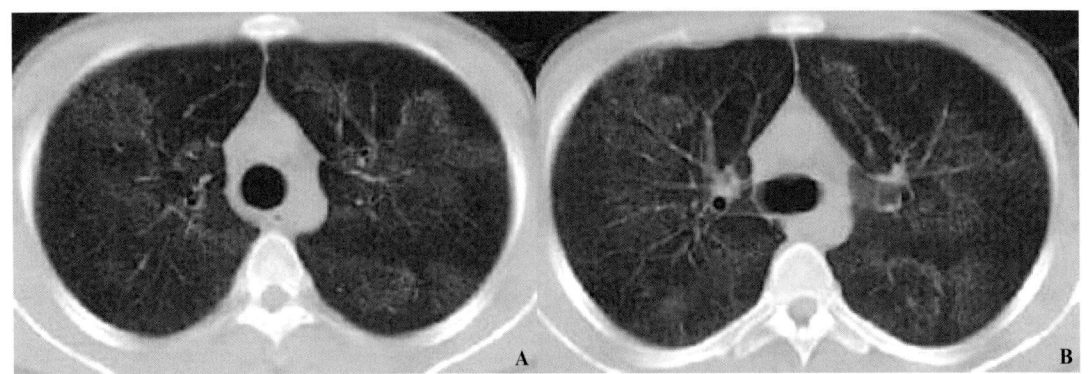

图 4-3-9 男性,82 岁。结节病
CT 肺窗(A、B)显示两肺多发的微结节,沿淋巴管分布,有反晕征。

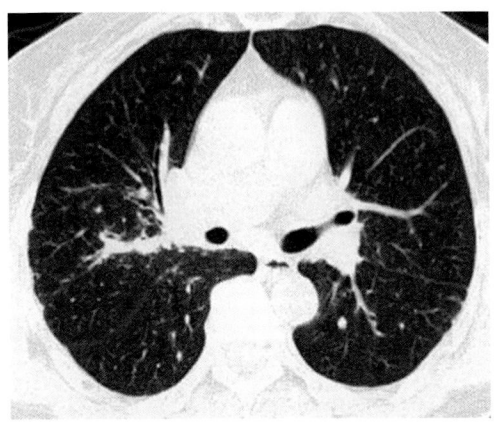

图 4-3-10 女性,36 岁。结节病
CT 肺窗显示两肺门增大,支气管血管束增粗,并可见沿淋巴管分布的小结节,胸膜下小叶间隔增厚。

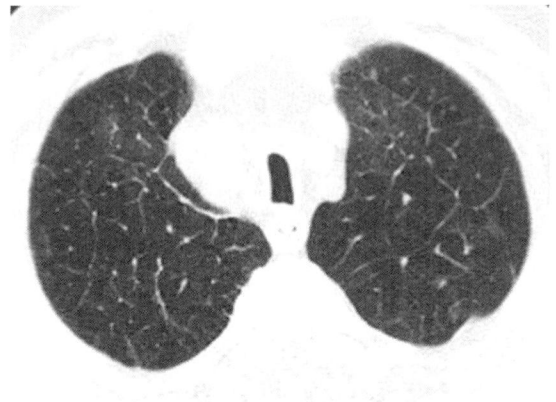

图 4-3-11 男性,74 岁。结节病
CT 肺窗显示纵隔淋巴结增大,两肺上叶小叶间隔增厚、扭曲,微结节沿小叶间隔分布,部分小叶内可见磨玻璃影。

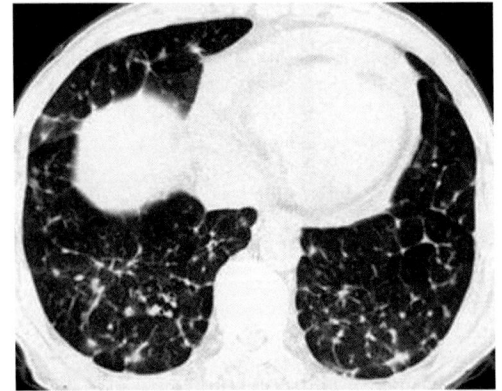

图 4-3-12 男性,52 岁。肺转移(肺腺癌)
CT 肺窗显示两下肺基底段粗网状影,小叶间隔增厚,呈串珠状,细支气管和小叶动脉增粗模糊,并可见胸膜下线。

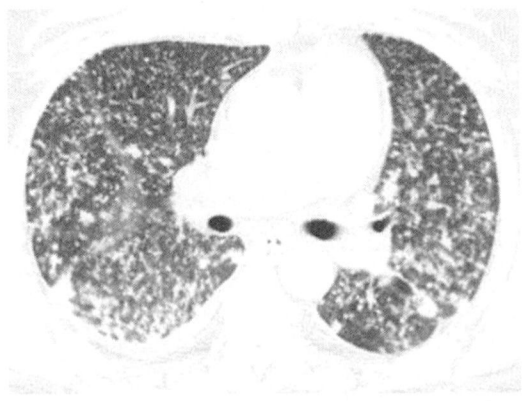

图 4-3-13 女性,37 岁。系统性红斑狼疮
CT 肺窗显示两肺可见磨玻璃影,支气管壁增厚,右侧胸膜增厚,小叶间隔增厚并看见弥漫性沿着支气管血管束周围分布的小结节。

小叶中心分布的小结节或微结节可单独存在,也可以与淋巴管周围分布结节共存(图 4-3-18~图 4-3-23)。在 CT 上,结节呈大小均匀的致密影或呈数毫米至 1cm 大的磨玻璃影,位于小叶中心小动脉或其分支周围,并使其边缘模糊。

小叶中心分布的结节一般都比较小,常不累及小叶间隔和胸膜面。小叶中心结节多分布于肺外带,距胸膜面 5~10mm,这是与随机分布小结节或微结节的重要鉴别点(图 4-3-24~图 4-3-33)。

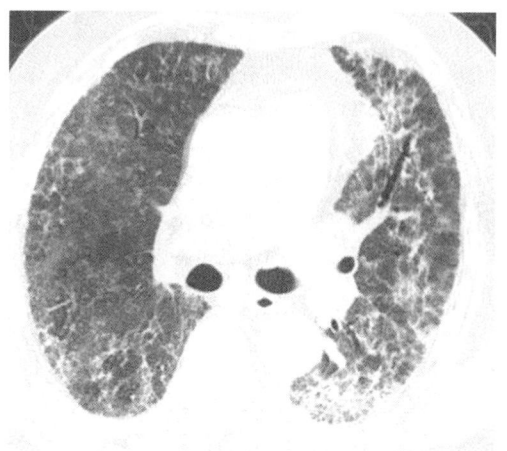

图4-3-14 男性,75岁。肺血管炎(GPA)
CT肺窗显示两肺沿着支气管血管束分布的微结节,胸膜肥厚,可见网状影,小叶间隔增厚,左肺上叶可见牵拉性支气管扩张。

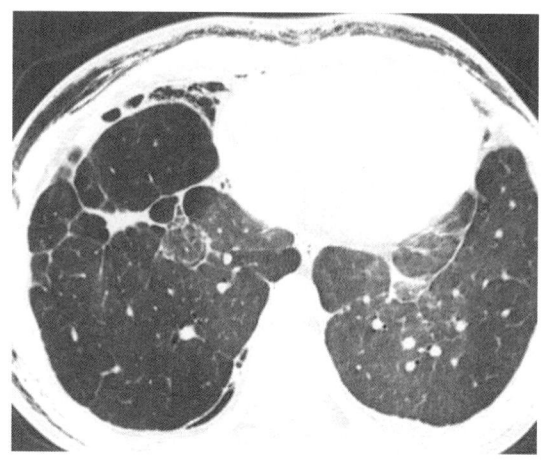

图4-3-15 男性,37岁。尘肺并右侧气胸,胸壁皮下气肿
CT肺窗显示两肺小叶间隔增厚,有串珠状增厚,以右肺为著,两肺可见磨玻璃影,局限性肺透光度增强。

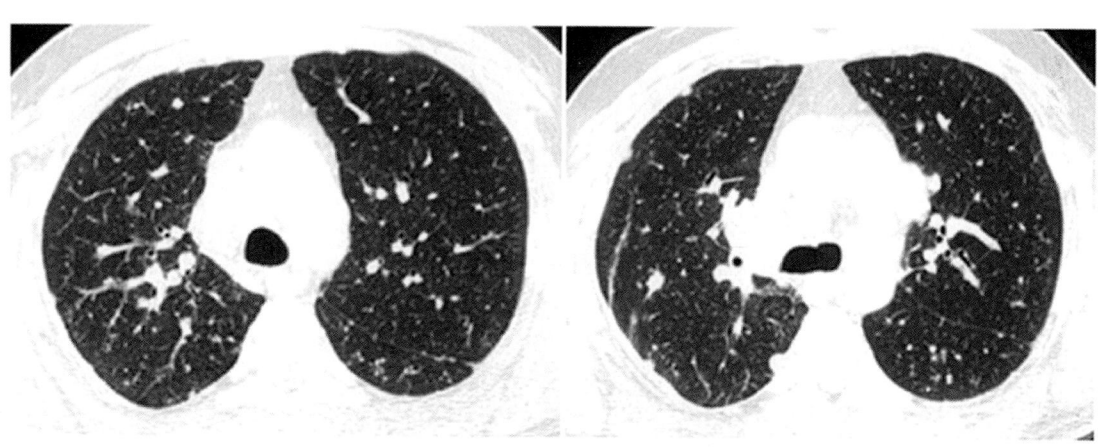

图4-3-16 男性,63岁。右肺上叶腺癌
CT肺窗显示两肺小叶间隔增厚,多发微结节,斜裂胸膜可见微结节分布。

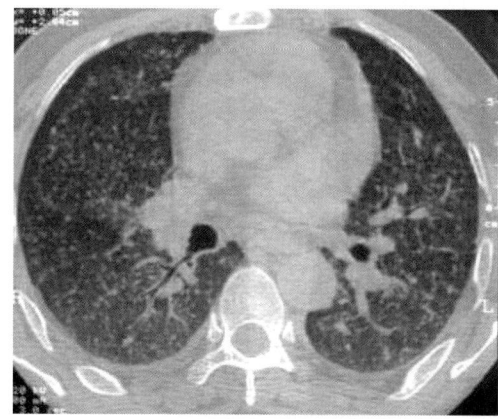

图4-3-17 结节病
HRCT显示两肺沿支气管血管束广泛分布的微结节阴影,肺小叶间隔不规则的增厚和串珠样表现;右侧斜裂胸膜结节状增厚,两肺下叶支气管旁肺门组淋巴结增大。

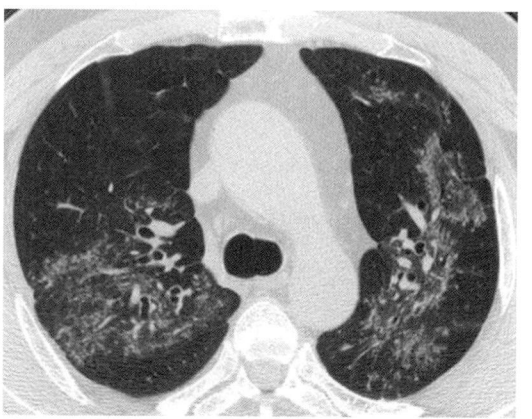

图4-3-18 肺结节病
HRCT显示肺实质和肺间质内成簇分布的微结节影,左肺有反晕征,支气管壁不规则增厚,伴扭曲、扩张;病变区小叶间隔增厚。

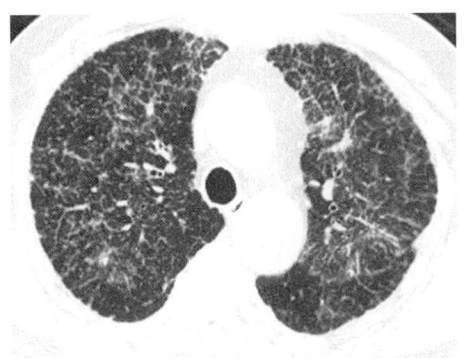

图 4-3-19　左肺腺癌肺转移
HRCT 扫描示肺野内有广泛分布微结节,分布于小叶中心和淋巴管周围,胸膜下肺小叶间隔呈串珠样改变。

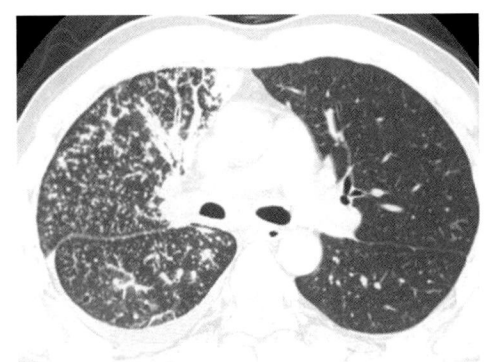

图 4-3-20　右肺中叶、下叶肺腺癌肺转移,右肺癌性淋巴管炎
HRCT 扫描显示右肺中叶、下叶肺实质内广泛分布的小结节和微结节阴影,结节样阴影形态不规则,肺小叶间隔和支气管血管束有不规则的增厚。

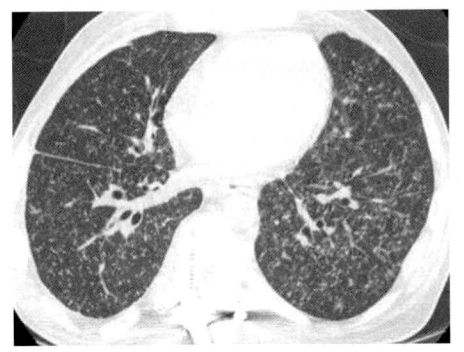

图 4-3-21　粟粒型肺结核
HRCT 扫描显示肺小叶中心分布的粟粒状结节,肺小叶间隔有串珠样表现。

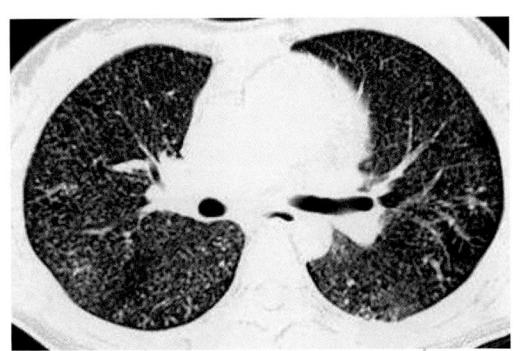

图 4-3-22　女性,28 岁。粟粒型肺结核
CT 肺窗显示两肺粟粒状结节影,分布于小叶中心和小叶间隔内。

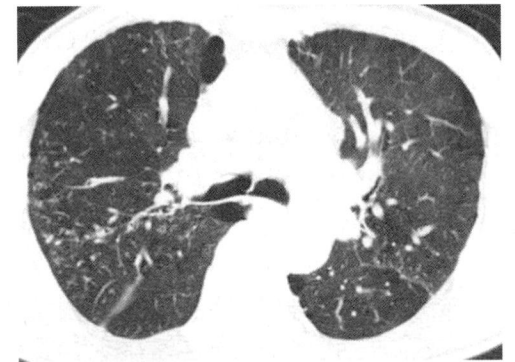

图 4-3-23　男性,70 岁。慢性支气管炎伴细支气管感染
CT 肺窗显示沿支气管血管束分布的小结节和肺外周小叶中心性结节,边缘模糊。胸膜下有多个肺大疱形成。

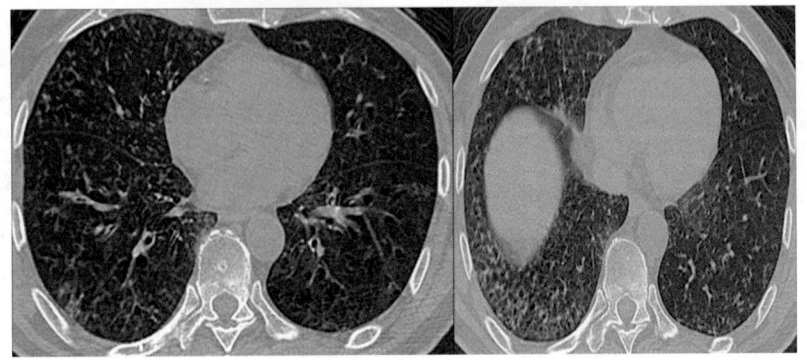

图 4-3-24　弥漫性泛细支气管炎
HRCT 显示沿细支气管分布的小结节影,可见胸膜下 2cm 内多发树芽状结节,病变区域内有纤维化和细支气管扩张,管壁有增厚。

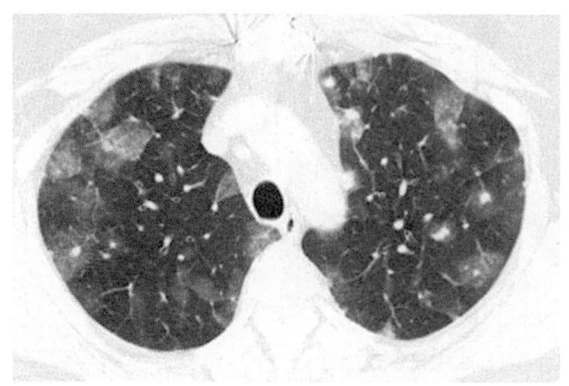

图4-3-25 女性,48岁。含铁血黄素颗粒沉着症
CT肺窗显示两上叶多发斑片状磨玻璃样影,呈全小叶范围地图样分布,小叶中心可见更高密度小结节影,小叶核增粗模糊。

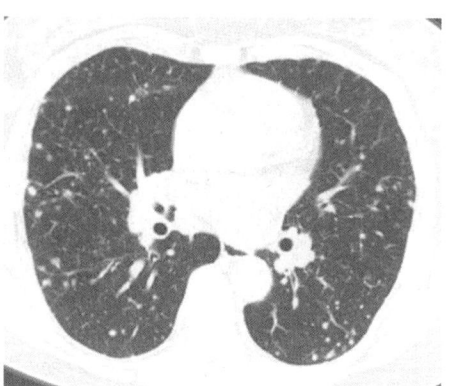

图4-3-26 女性,52岁。结节病
CT肺窗显示两肺以小叶中心分布为主的多发小结节和微结节。

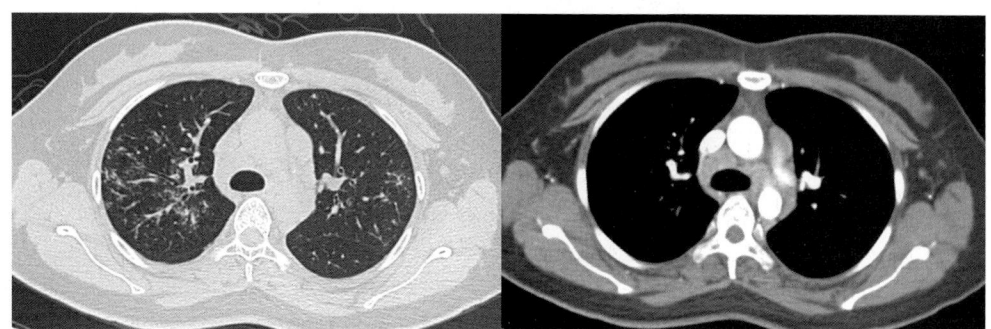

图4-3-27 女性,55岁。结节病
CT肺窗显示两肺弥漫支气管血管束增粗,两肺多发小叶中心及淋巴管周围分布结节;纵隔窗显示纵隔淋巴结增大。

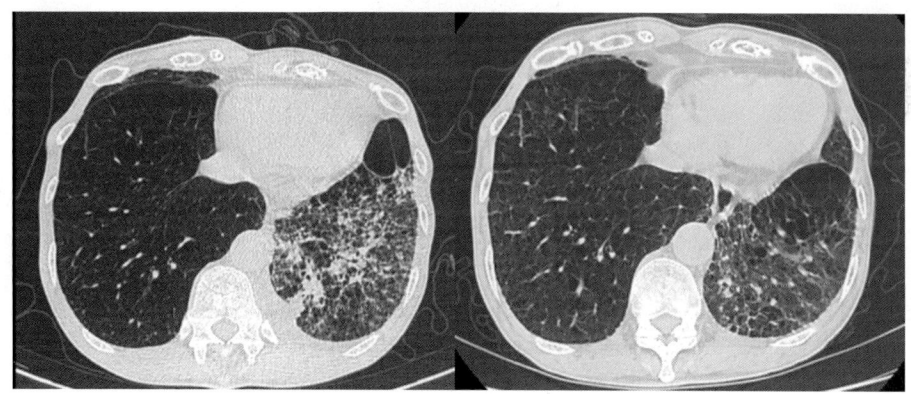

图4-3-28 男性,52岁。非纤维性过敏性肺炎
CT肺窗显示左下叶磨玻璃影伴小叶中心性微结节分布;激素治疗5天后,病灶明显好转,呈磨玻璃影,肺小叶间隔增厚。

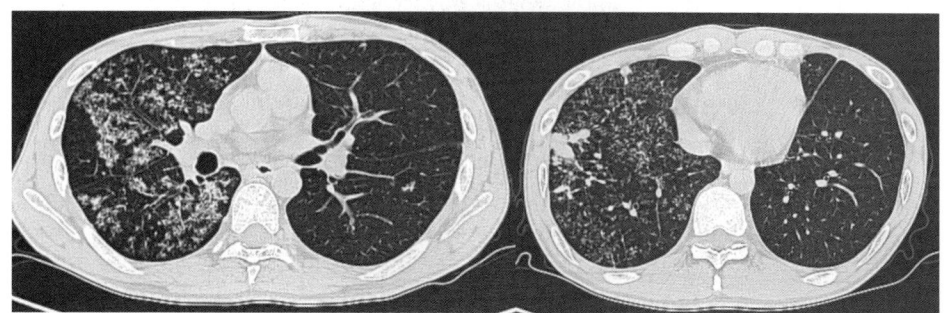

图4-3-29 男性,33岁。浸润型肺结核
低热3天。CT肺窗显示肺内多种性质病变并存,并可见腺泡内中心可见边界模糊的小结节影,有树芽征,病变沿着支气管分布。

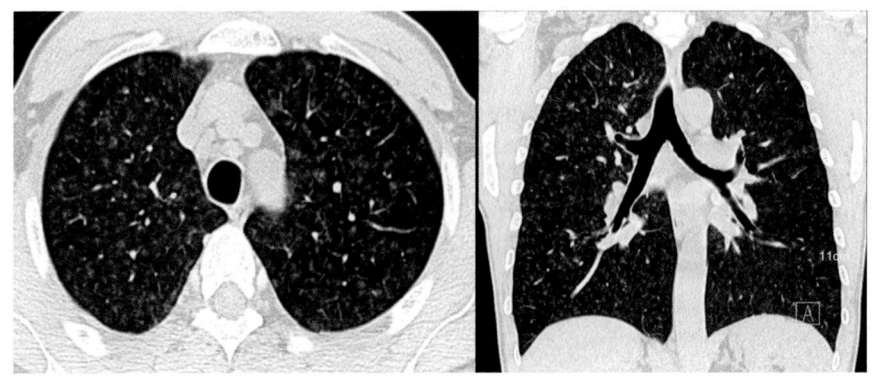

图 4-3-30 亚急性过敏性肺炎(蘑菇工人肺)
CT肺窗显示两肺野有广泛分布毛玻璃样结节,以肺泡为单位;在磨玻璃样渗出阴影内有弥漫分布有微结节,结节边界欠清晰。

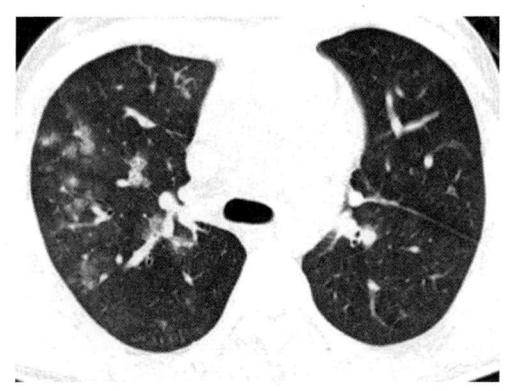

图 4-3-31 男性,21岁。扩张型心肌病,肺泡性肺水肿
CT肺窗显示右肺可见小叶中心性结节,病变边缘模糊,有气腔结节。

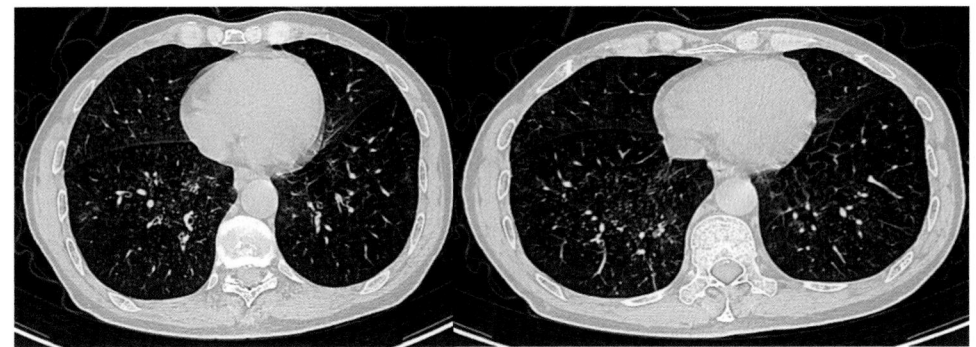

图 4-3-32 男性,34岁。弥漫性泛细支气管炎(Ⅰ期)
CT肺窗显示两下叶小叶内分布的磨玻璃样微结节,细支气管壁增厚。

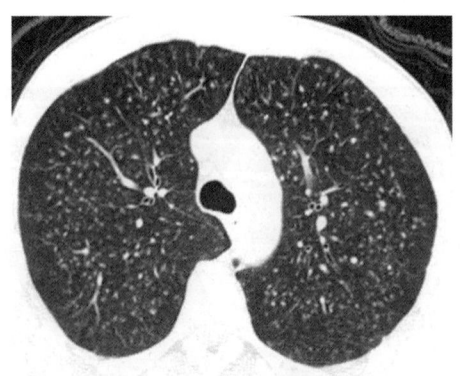

图 4-3-33 男性,37岁。尘肺
CT肺窗显示两肺弥漫性分布小叶中心性结节,较少累及胸膜面。

当细支气管管腔被分泌物或纤维物质嵌塞时,在 CT 上表现为距胸膜或小叶间隔 3~5 mm 处 2~4 mm 的小叶中心分支样致密影,被称为树芽征(tree-in-bud,TIB)。Akira 等分别在泛细支气管炎和经支气管播散的肺结核中发现了这种征象[5-7](图 4-3-34)。

此外,感染性细支气管肺炎、肉芽肿性病变、弥漫性泛细支气管炎、过敏性肺炎、呼吸性细支气管炎、淋巴细胞间质性肺炎、肺水肿、脉管炎及转移瘤等也可见到树芽征(图 4-3-34~图 4-3-38)。CT 和 HRCT 可以大致明确小结节或者微结节的分布特点,有助于鉴别诊断[4-9](图 4-3-39)。

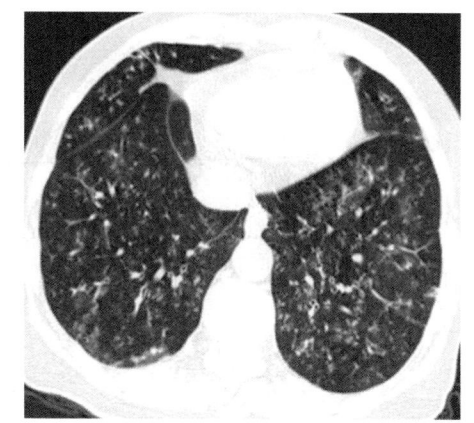

图 4-3-34　女性,72 岁。慢性支气管炎并细支气管肺炎
CT 肺窗显示两肺下叶弥漫分布小叶中心性结节,边缘模糊,并可见树芽征,细支气管管壁普遍增厚。

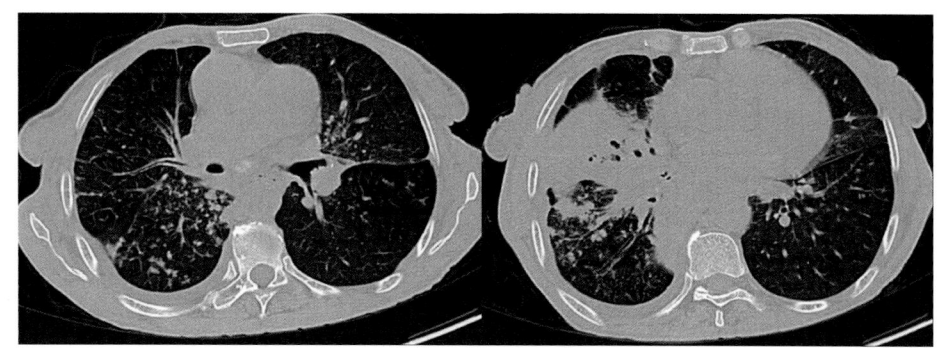

图 4-3-35　女性,61 岁。浸润性肺结核
CT 肺窗显示两肺多发簇状分布的小结节和微结节阴影,在细支气管远侧形成树芽征;右肺中叶大叶性干酪性肺炎,右下叶支气管播散灶形成微小结节及树芽状结节。

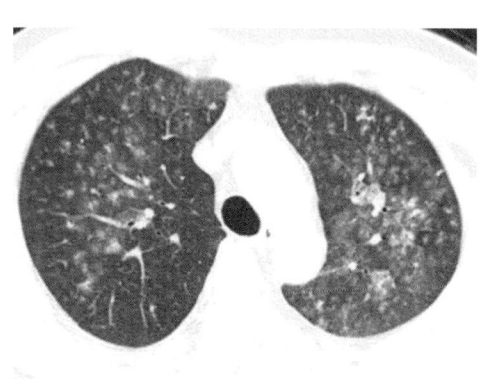

图 4-3-36　男性,37 岁。硝酸中毒性肺水肿
CT 肺窗显示两肺弥漫分布的边缘模糊的肺实质内结节、微结节,呈小叶中心性分布,可见树芽征。

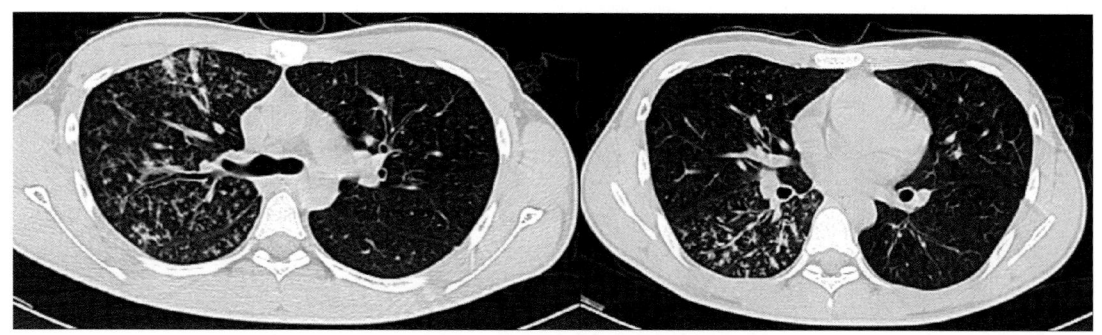

图 4-3-37　男性,15 岁。支原体肺炎
CT 肺窗显示右上叶及下叶可见多发树芽状结节,沿着支气管血管束分布。

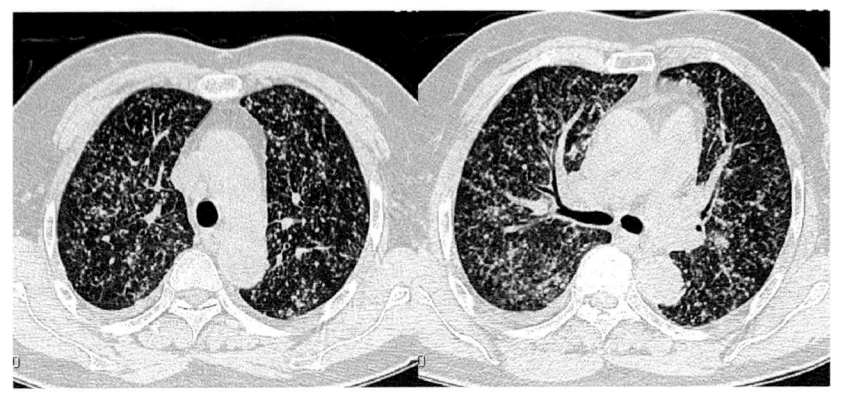

图4-3-38 女性,72岁。病理证实为浸润性黏液腺癌
CT肺窗显示两肺有弥漫性肺小叶间隔、肺小叶内和支气管血管束分布的微结节。

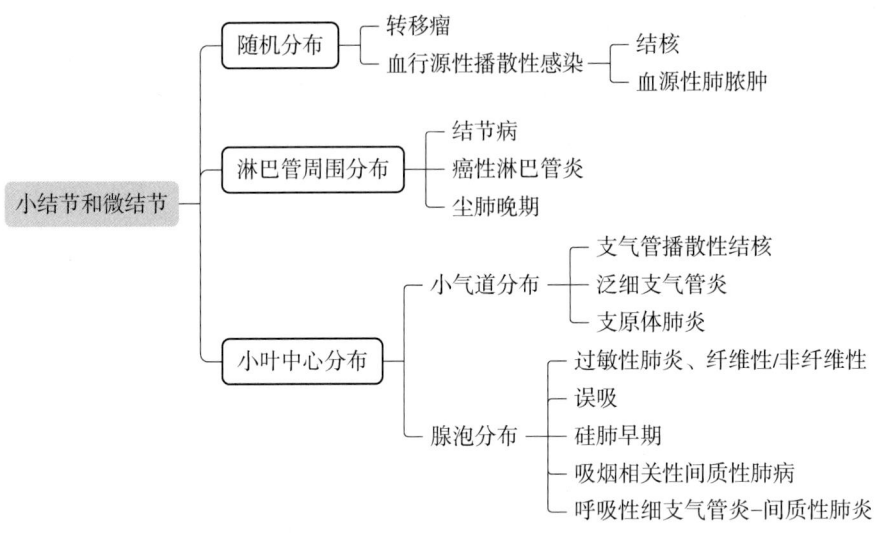

图4-3-39 小结节和微结节的诊断路径

（王丽华　郭佑民）

参考文献

[1] Rodriguez-Galindo C, Allen CE. Langerhans cell histiocytosis [J]. Blood, 2020,135:1319-1331.

[2] Salama HA, Jazieh AR, Alhejazi AY. Highlights of the management of adult histiocytic disorders: Langerhans cell histiocytosis, erdheim-chester disease, rosai-dorfman disease, and hemophagocytic lymphohistiocytosis [J]. Clin Lymphoma Myeloma Leuk, 2021,21:e66-e75.

[3] Remy-Jardin M, Degreef JM, Beuscart R, et al. Coal worker's pneumoconiosis: CT assessment in exposed workers and correlation with radiographic findings [J]. Radiology, 1990,177:363-371.

[4] Gruden JF, Webb WR, Warnock M. Centrilobular opacities in the lung on high-resolution CT: diagnostic considerations and pathologic correlation [J]. AJR, 1994,162:569-574.

[5] Trivieri MG, Spagnolo P, Birnie D, et al. Challenges in cardiac and pulmonary sarcoidosis: JACC State-of-the-Art review [J]. J Am Coll Cardiol, 2020, 76:1878-1901.

[6] 张敏鸣,周华,邹煜.动态增强CT对孤立性肺结节的定量研究[J].中华放射学杂志,2004,38:263-267.

[7] Raghu G, Remy-Jardin M, Ryerson CJ. Diagnosis of hypersensitivity pneumonitis in adults: an offificial ATS/JRS/ALAT clinical practice guideline [J]. American Journal of Respiratory and Critical Care Medicine, 2020,202:e36-e69.

[8] Kumar A, Cherian SV, Vassallo R, et al. Current concepts in pathogenesis, diagnosis, and management of smoking-related interstitial lung diseases [J]. Chest, 2018,154:394-408.

[9] Kristine EK, Jeffrey LM. A review of smoking-related interstitial fibrosis, respiratory bronchiolitis, and desquamative interstitial pneumonia [J]. Arch Pathol Lab Med, 2018,142:1177-1181.

第四节·肺结节与肺肿块

肺实质内局限性、非线性的致密影，按其平均直径的大小分为两类：①直径小于 3 cm，称为肺结节（lung nodule，pulmonary nodule）；②直径大于等于 3 cm 称为肺肿块（lung mass, pulmonary mass）[1]。

以肺结节及肺肿块为表现形式的疾病种类繁多，且很多病变的影像学表现有重叠之处，使得其定性诊断非常困难，加之恶性肺结节及肺肿块的治疗效果与确诊时的病变分期存在显著相关。因此，截至目前肺结节及肺肿块的良恶性鉴别仍然是临床医师面临的重大临床课题。

肺结节与肺肿块是胸部影像学检查中最为常见的征象。结节及肿块的大小、分布及多少与被检测人群的特点和检测设备的种类、检查条件（层厚与螺距等）等因素有关，随着年龄的增加肺结节及肺肿块的检出数量有增多的趋势。

研究统计每500张胸部X线片内可见1例肺结节或肺肿块患者，其中90%是偶然发现的。对一组吸烟人群进行的研究显示[2-5]，在首次胸部CT扫描（基线扫描）中，发现有51%（780/1520）的被检查者至少有1个非钙化结节或肿块，这组人群中共检出了1600个非钙化结节或肿块，平均每人1.1个，经过5年随访，73.5%（1118/1520）的受检者曾经至少有1个非钙化结节或肿块，5年中共检出3356个非钙化结节或肿块，平均每人2.2个。

一组从事核武器，45岁以上肺癌高危人群筛检的研究中，4401个参与者的基线扫描结果显示，22.3%（982/4401）的个体肺内有至少1个肺结节或肿块。肺结节及肿块在胸部CT上不仅非常常见，而且变化多样。

Bellomi等对CT检出的5 mm以下的结节进行了为期4年的观察，结果显示，基线扫描有15.9%（165/1035）的吸烟者有至少1个5 mm以下实性结节，共检出这样的结节238个；在随后的4年随访中，238个结节中的26%结节消失，43.3%无变化，10.1%长大并超过5 mm，3例切除证实为恶性（所有病变均为T1N0），其余继续随访；在随访第1年中，检测到79个新结节，其中11.4%在随后的3年随访中消失，79.7%无变化，2.5%长大并超过5 mm[3]。

影像学所检出肺结节绝大多数是良性病变，5%～40%是恶性的。由于肺内结构复杂，结节及肿块的形状、大小各不相同，加之其不断变化的阶段特征、影像学表现的重叠特性，导致仅凭肉眼和既往的经验直接判断其良恶性难度很大。

尽管如此，大量的临床研究显示，一些征象更倾向于出现在某类疾病中，如脂肪和爆米花样钙化多见于错构瘤，厚壁、偏在、内壁凹凸不平的空洞更多见于肺癌。充分认识及评估肺结节及肺肿块的影像学征象，不仅有助于及早识别并及时手术切除恶性病变，也可避免对良性病变实施的不必要手术。

以肺内结节与肿块为表现形式的病因很多，常见的包括肿瘤、感染、炎症、血管炎、创伤和先天疾病。其中良性疾病有结核瘤、炎性假瘤、肺良性肿瘤（错构瘤、硬化性肺泡细胞瘤）、寄生虫感染、动静脉瘘、风湿及类风湿结节、肺内良性淋巴增生性病变（结节样淋巴增生）、浆细胞瘤、淀粉样物质沉积、肉芽肿性多血管炎、结节病、肺含液囊肿、曲霉球等；恶性疾病包括支气管肺癌、肺淋巴瘤、肺肉瘤、肺母细胞瘤、转移瘤等[4-7]。

【X线与CT表现】

1. 病灶的大小及其倍增时间

（1）病灶的大小：研究显示良恶性肺结节与肺肿块的大小有差异，且病变的大小是非小细胞肺癌预后的独立影响因素。有资料表明，肿瘤大小与ⅠA期非小细胞肺癌经手术治疗患者的存活率有关[3-4]，直径2.1～3.0 cm的肿瘤患者5年生存率低于直径2 cm以下的肿瘤（55% $vs.$ 60%，$P<0.0001$）。ⅠA期非小细胞肺癌患者死亡的高危决定因子是直径>15 mm（相对危险度25.9，范围：2.3～292，$P=0.004$）。

在436个非小细胞肺癌中，结节直径≤15 mm未发生转移的占91%，直径16～25 mm未发生转移的为83%，直径26～35 mm未发生转移为68%，直径≥36 mm未发生转移为55%，其间有显著性显著（$P=0.02$）。对于28例小细胞癌，≤25 mm组和>25 mm组无转移的比例分别为67%和23%（$P=0.01$）。由此可见，肿瘤的直径越大，转移的可能性越大，预后越差[4-6]。

然而也有与此观点不同的看法，Patz等回顾了510例肺结节，发现<3 cm和<1 cm的结节患者之间生存率一样，两者无关联。Mcwilliams等用1.25 mm和1 mm的薄层扫描，系统观察所有的可探测结节，发现恶性肿瘤将近20%在首次CT上直径小于4 mm。这一结果表明，肿瘤大小并不能保证其良性的本质[3-5]。

（2）病灶的倍增时间：对于肺癌来讲，结节生长率是独立而重要的预后因素。缓慢生长的肿瘤有可能获得较长的存活时间。影像学上，结节的生长率用结节体积倍增时间表示。早期的研究认为倍增时间小于7天或大于465天的所有结节均为良性。后续的研究显示肺癌的倍增时间范围大，可从32天到时间不可测量。

许多研究者用胸部X线片研究不同类型肺癌的增长率，最常见肺癌体积倍增时间在1～18个月。长期以来普遍认为，如果一个肺结节连续2年以上体积不变就可认定该结节为良性，这种测量具有较佳的成本-效益。但这一观点需要谨慎应用于磨玻璃样密度灶。

Yankelevitz等用2年不增长作为判断良性结节的标准，计算良性结节的预测值、灵敏度、特异度分别只有65%（17/26）、40%（17/42）和72%（23/32）[4]。

结节倍增时间的确立，与体积测量的精度密切相关。根据结节的体积倍增时间（Td）的计算公式：Td＝Ti·log2/3·

log Di/Do(Ti 是间隔时间，Di 是初始直径，Do 是终末直径）。可知，结节直径每增大 26%，体积就相应增加 1 倍。这一特性显示，对于小结节特别是结节的直径与 CT 扫描的层厚接近的时候，结节直径的准确测量是极其困难的。

为了减少测量误差，在 CT 对肺结节的测量要求至少要在两个连续的层面上进行，取这两个层面的平均值。此外，尽量采用 1～3 mm 薄层高分辨率扫描[5-7]。

除此之外，结节或肿块周围的炎性改变、肺膨胀不良或纤维性瘢痕可能被包含到测量区，心血管的搏动和呼吸带来的运动伪影会影响体积的精确测量。磨玻璃区域或部分实性结节的结节-肺实质密度对比度低，导致其显影不足，给结节的测量带来困难。肿瘤内部发生的坏死、出血或空洞，也会改变其大小[8]。

近年来的研究显示，人工智能软件可准确测量结节的体积、密度及结节的增长率，为判断结节的演变规律提供了更多信息，对结节的定性和预测结节发展也有很大的帮助，是目前研究的热点[7-9]。

2. 病灶内部的密度特征·密度特征建议采用肺窗及纵隔窗同时观察，低密度病变以肺窗观察为主，软组织密度病变以纵隔窗观察为主。根据其密度的高低将肺结节及肿块分为软组织样密度型、磨玻璃密度型和混合密度型。根据病灶内是否存在肉眼可以分辨的密度差异，分为密度均匀和密度不均匀。

（1）结节与肿块的分类

1）实性结节（solid nodule）：最常见，占检出结节的 61.7%～81.1%。它是指肺野内局部密度增高影，透过病灶影不能看到其中的血管纹理（图 4-4-1）。

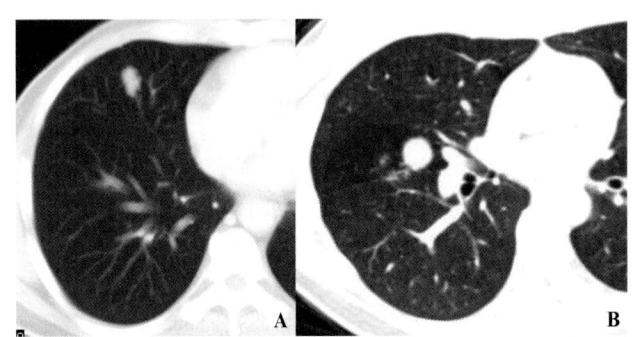

图 4-4-1 软组织样密度型肺结节
CT 肺窗显示中分化腺癌（A）和高分化表皮样腺癌（B）。

2）磨玻璃结节（ground glass nodules）：指肺野内局部淡薄密度增高影，透过病灶可以看到其中的血管纹理（图 4-4-2）。研究表明，磨玻璃性恶性结节常见于无症状的早期肺腺癌，反映肿瘤细胞沿肺泡壁生长并替代肺泡上皮，肺泡腔未被完全填充，基质弹力框架仍存在，血管背景依然存在。Suzuki 等研究了一组以磨玻璃密度为主的肺结节均是 I 期肺癌，经 35 个月的随访无 1 例发生复发或转移[10]。

3）部分实性结节（partial solid nodules）：是病变内部同时含有磨玻璃密度和软组织密度成分（图 4-4-3）。人们对肺癌与结节类型关系进行研究显示，部分实性结节的恶性率高于实性结节或磨玻璃结节。

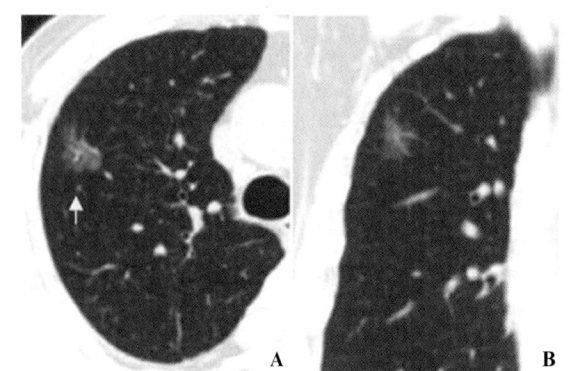

图 4-4-2 男性，67 岁。腺癌（磨玻璃结节）
CT 肺窗（A）和冠状位（B）显示右肺上叶 2.5 mm 左右结节，密度轻度增高，其内可见血管纹理通过。

Saito 等对部分实性结节进行的研究显示，如果以磨玻璃密度的范围占结节的 70%、结节与周围肺组织的密度比值 68% 作为阈值来鉴别良恶性肺结节，其灵敏度、特异度、阳性预测值分别为 96.6%、86.1% 和 94.1%。认为磨玻璃密度区的范围、结节与周围肺组织密度差异比有助于肺结节良恶性的评估。

Xu 等的研究显示，随访中，良性结节密度变化的中位数是 -0.1 HU，恶性 12.8 HU（$P<0.05$），提示动态观察中，如果发现结节的密度增加，预示恶性，要求短期随访或活检[11,12]。

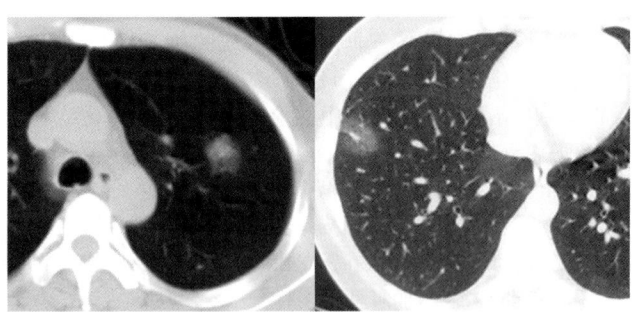

图 4-4-3 部分实性结节
CT 肺窗 10 mm 层厚（A）、1 mm 层厚（B）显示病变内部同时含有磨玻璃密度和软组织密度成分，导致病变密度不均匀。

（2）病灶的密度特点

1）密度均匀：是指病灶内密度均一，不存在肉眼能观察到的高或低密度影（图 4-4-4）。

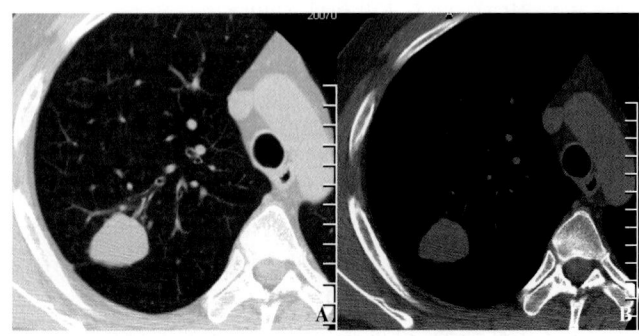

图 4-4-4 密度均匀型结节（肺结核瘤）
CT 肺窗（A）和纵隔窗（B）均显示病灶内部密度均匀一致。

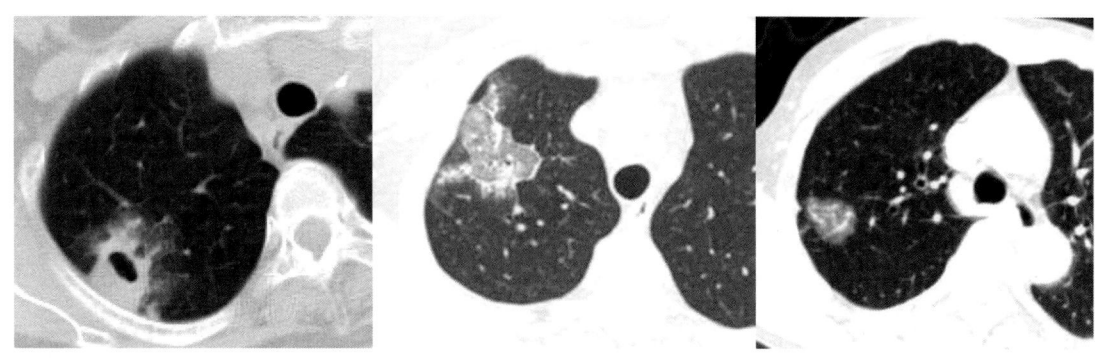

图 4-4-5　密度不均匀型结节
CT 肺窗显示多种性质病变同时并在,导致密度不均匀。

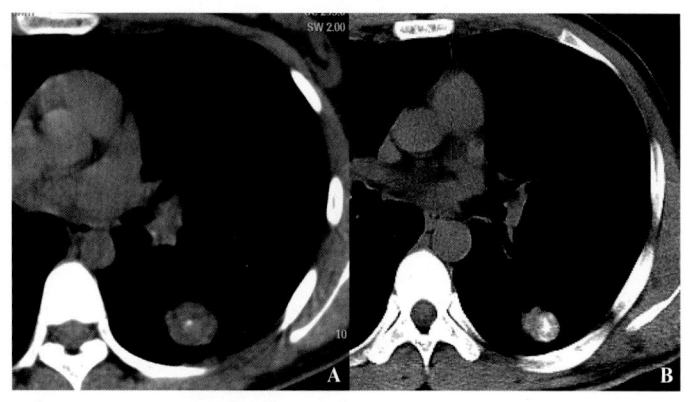

图 4-4-6　密度不均匀型结节
CT 纵隔窗显示软组织及钙化并存,导致密度高低不等;A 为畸胎瘤,B 为肺结核。

2) 密度不均匀:是指病灶内多种病理状态并存,导致密度不均一,存在肉眼能观察到的高或低密度影(图 4-4-5 和图 4-4-6)。

(3) 结节与肿块内的高密度影:结节及肿块内常见的高密度阴影主要为钙化和出血。CT 较 X 线片敏感且识别可重复性好。目前对于钙化出血的确认存在两种途径:一是传统的肉眼观察;二是利用计算机进行密度测量。肉眼观察直观,但检测比较主观,测量可重复性差。

计算机测量快捷,测量数据可重复性好,但由于临床工作中 CT 值受各种因素的影响,对钙化、出血 CT 阈值的确定尚不统一。对于难以确定的钙化和出血,常需要进行肺结节容积 HRCT 扫描,采用多窗技术观察,CT 值测量等综合方式进行[11-12]。

1) 钙化(calcification):最佳观察模式为纵隔窗。表现为钙盐沉积时,异常的高密度区,边缘锐利。一般认为 CT 值高于 90 HU,有可疑钙化存在;CT 值>120 HU,认为钙化灶存在。钙化既可出现在良性病变中,也可见于恶性肿瘤(表 4-4-1),分析其形态及位置特点有助于疾病的鉴别诊断。

A. 良性模式钙化:表现为中心结节样型、层状型、爆米花型和弥漫型钙化,而且钙化的范围较大,至少累及 90%的结节体积(图 4-4-7～图 4-4-12)。应该强调良性钙化要求:①在 CT 上至少有两个层面见到钙化;②对于位于病灶中心的钙化,其外形应呈结节状,如果呈沙粒状,不应归为良性钙化模式(图 4-4-13);③应排除类癌、转移瘤、骨肉瘤和软骨肉瘤病史。

表 4-4-1　孤立性肺结节与肿块中钙化样高密度影的病因及特点

疾病	钙化特点
淀粉样变	致密或斑点状
类癌	点状,偏心性
癌	点状,偏心性
硅肺融合性肿块	多灶
犬恶丝虫	多灶
肉芽肿	弥漫性,中心性,同心性
错构瘤或软骨瘤	爆米花样,中心性
过敏性支气管肺曲霉病或支气管闭锁的黏液嵌塞	条状,点状,分支
转移瘤	弥漫性,点状
滑石肺	弥漫性,细小点状

 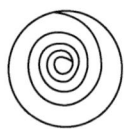 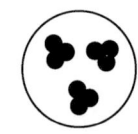

弥漫性　　　中心性　　　层状　　　爆米花样

图4-4-7　良性钙化模式示意图

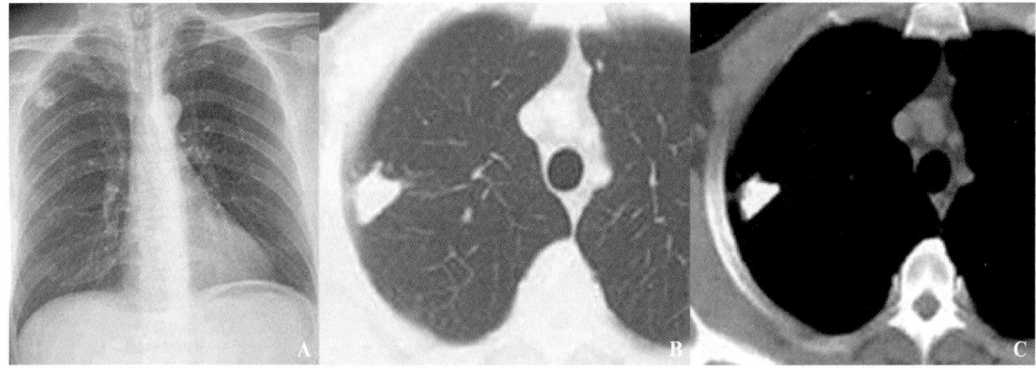

图4-4-8　良性模式钙化

男性,45岁。右肺上叶结核瘤。胸部正位X线片(A)显示右侧第2肋间可见一结节影;CT肺窗(B)和纵隔窗(C)显示病灶内绝大部分钙化,钙化呈结节状。

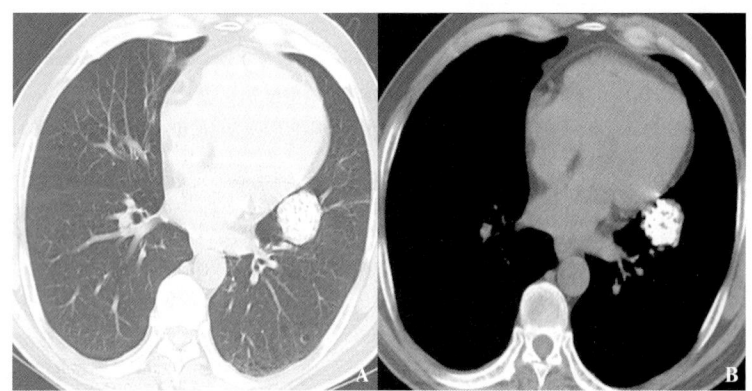

图4-4-9　良性模式钙化

CT肺窗(A)显示左肺下叶心缘旁类圆形结节,边缘光滑锐利;纵隔窗(B)显示其内"爆米花样"钙化,病理证实为错构瘤。

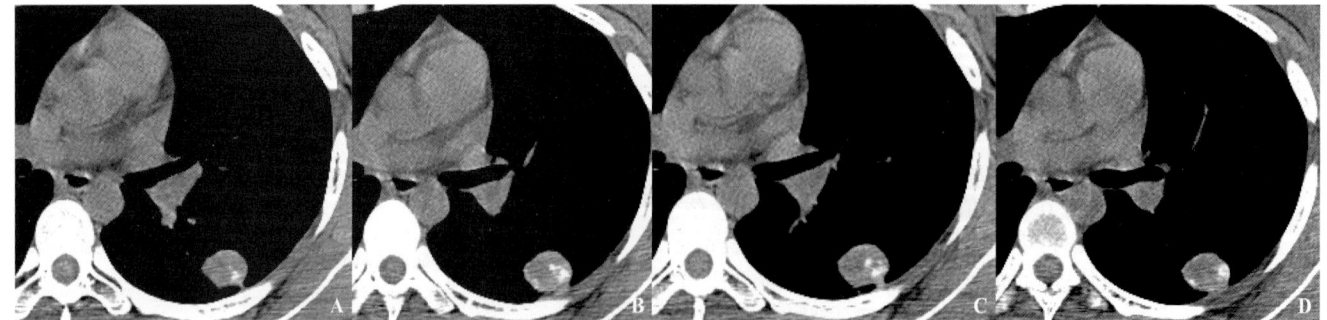

图4-4-10　良性模式钙化

女性,20岁。肺结核瘤。连续CT横断面(A~D)显示结节内较广泛的点状及结节状钙化。

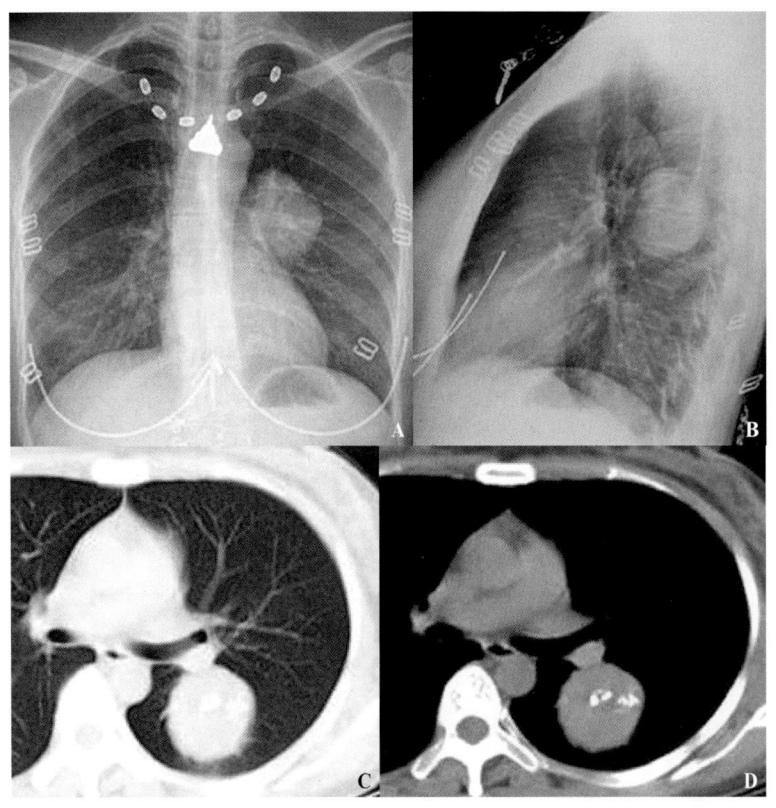

图 4-4-11 良性模式钙化

女性,40 岁。硬化性肺泡细胞瘤。胸部 X 线正、侧位(A、B)显示左肺下叶背段结节,密度均匀;CT 肺窗(C)显示肿块轮廓清晰、边缘光滑、锐利、有浅分叶;纵隔窗(D)显示瘤体内有结节样钙化。

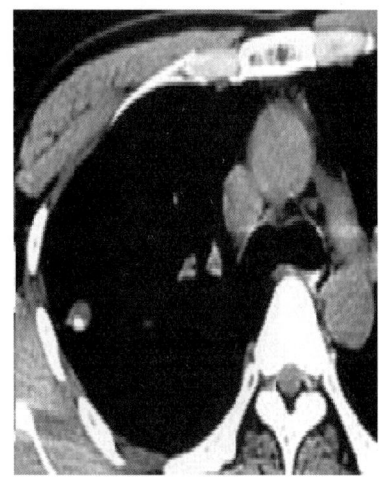

图 4-4-12 结节状钙化

CT 纵隔窗显示周边结节状钙化,病理证实为结核瘤。

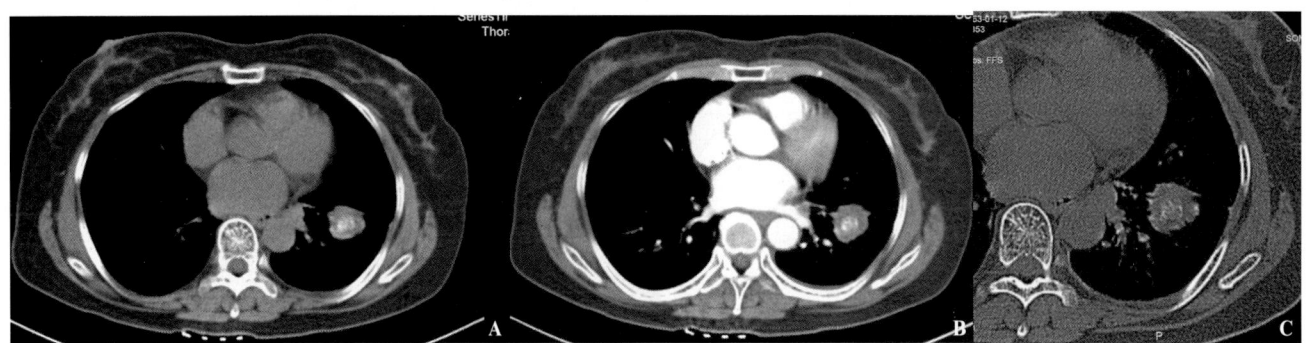

图 4-4-13 假良性钙化模式

女性,45 岁。鳞状细胞癌。CT 纵隔窗(A)和增强(B)显示左下叶结节伴中央模糊钙化,薄层 1.5mm 显示钙化呈模糊不定型,而非结节状钙化(C)。

B. 恶性钙化模式:表现为细小点状、细盐状、细砂砾状钙化,钙化少而分布弥散,或偏瘤体的一侧(图 4-4-13～图 4-4-15)。

应该指出,良性病变中也存在这种类型的钙化(图 4-4-15B)。

C. 其他模式:非以上表现者,归为此类。

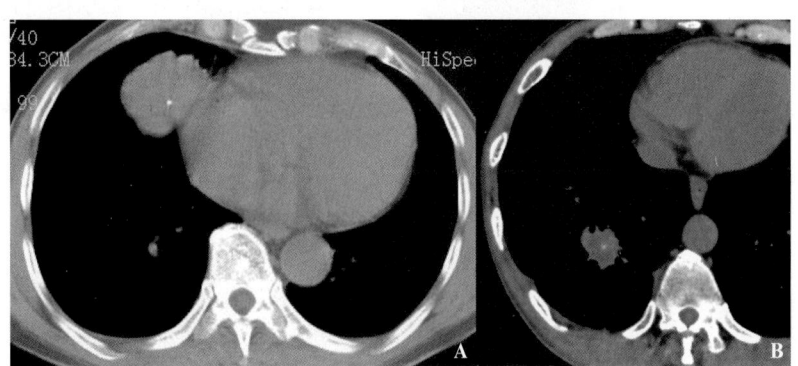

图 4-4-14 恶性钙化模式

A 为男性,65 岁,非小细胞肺癌;B 为男性,53 岁,低分化鳞状细胞癌。病灶中心砂砾样钙化。

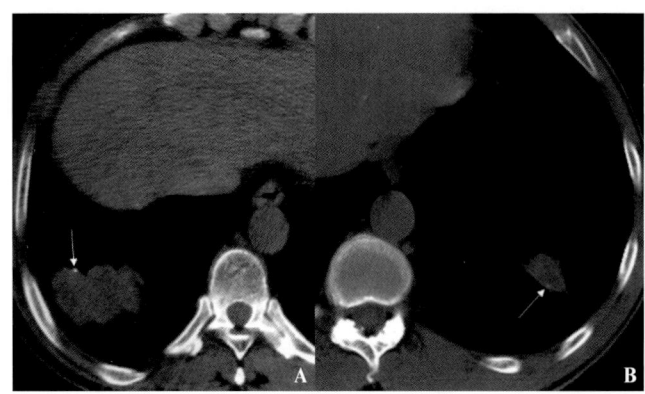

图 4-4-15　恶性钙化模式
A 为男性,61 岁,CT 纵隔窗显示腺癌;B 为男性,56 岁,CT 纵隔窗显示结核瘤。病灶边缘细点状钙化(箭)。

(4) 出血:肺结节内很少发生出血。出血区的 CT 值会因出血后时间不同而异,可表现为高密度、等密度或低密度。新鲜出血的密度一般为 70～100 HU。

1) 结节及肿块内的低密度影:结节及肿块内常见的低密度影主要包括坏死液化、脂肪、气体密度影(包括空气支气管征和空泡征等)[13]。

2) 液体密度:指结节内部出现的低密度影,其密度接近水,CT 值一般在 30～-30 HU,根据低密度周围的实性成分,结节被分为囊性病变(图 4-4-16)和肿块内坏死液化(图 4-4-17 和图 4-4-18)两类(表 4-4-2)。

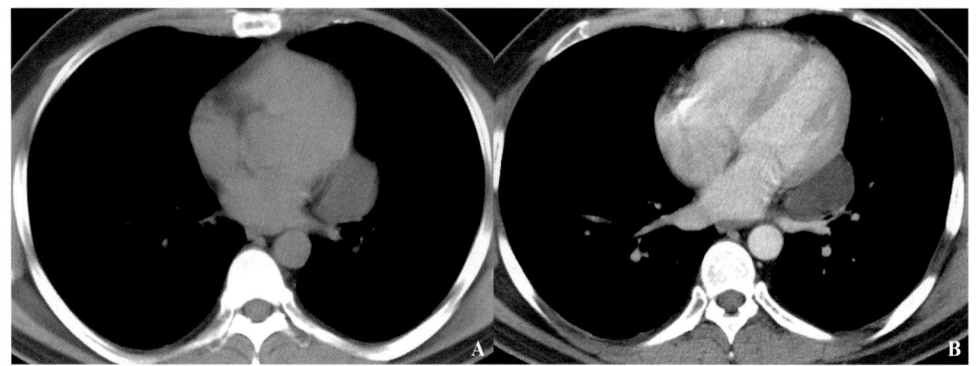

图 4-4-16　液体密度(支气管源性囊肿)
CT 纵隔窗(A)显示心缘旁均匀密度结节,其密度低于肌肉而高于皮下脂肪;增强扫描(B)无强化。

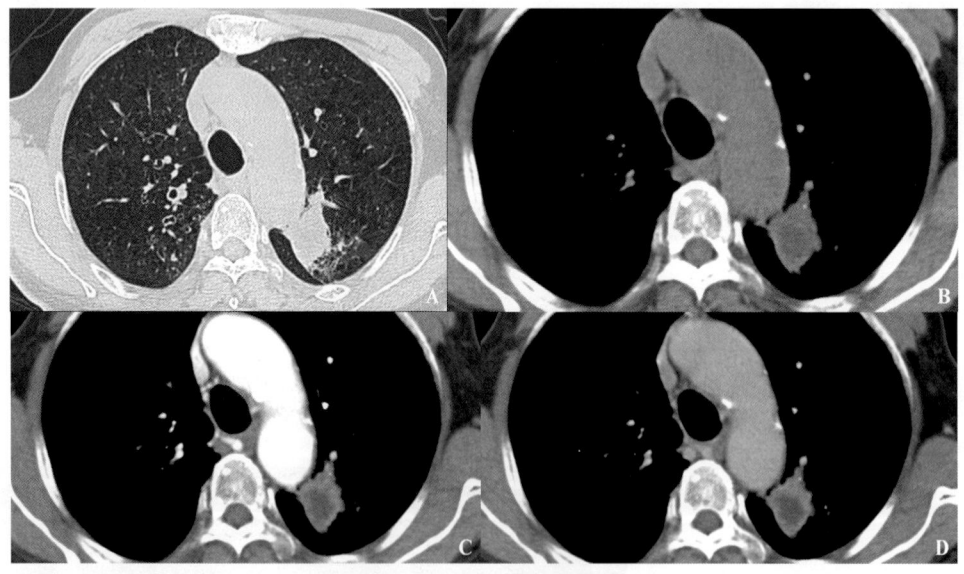

图 4-4-17　液体密度(坏死)
男性,71 岁。低分化鳞状细胞癌。发现肺部阴影 1 个月。CT 肺窗(A)显示病灶周围肺间质增多,伴少许渗出,提示癌性淋巴管炎;纵隔窗平扫(B)、增强动脉期(C)及延迟期(D)显示癌灶内不均匀坏死液化的低密度影,其密度介于肌肉与皮下脂肪之间。

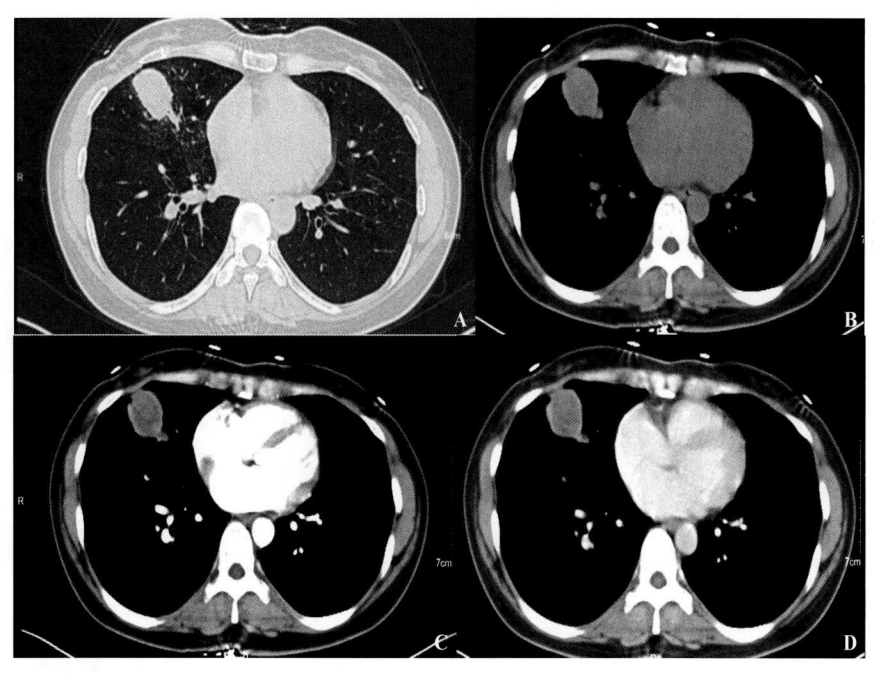

图 4-4-18　液体密度（坏死）

女性，45 岁。结核瘤。咳嗽，咳痰 20 余天，痰中带血 1 周余。CT 肺窗（A）显示右肺中叶肿块伴周围多发细小结节（卫星灶）；纵隔窗平扫（B）呈等密度；动脉期增强（C）显示结节环形强化，延迟期（D）更明显，提示坏死。

表 4-4-2　孤立性肺结节、肿块中低密度的特点及常见病因

结节特点	常见疾病
密度均匀，壁薄或无壁，增强扫描无强化	各种囊肿 先天性囊性腺瘤样畸形
低密度影呈树枝状分布，壁强化并与支气管相延续	黏液嵌塞
低密度影周围有较厚的壁，壁有不同程度强化	肺脓肿（细菌和真菌） 癌（坏死或感染） 多发肿块（坏死） 含液或被感染的囊肿、空洞或肺大疱 淋巴瘤（坏死） 转移性肿瘤（坏死） 肺隔离症

3）脂肪密度：脂肪是指结节内存在 CT 值为 -30～-120 HU 的组织成分。如无测量的具体值，可在纵隔窗上依据皮下脂肪、肌肉、血管等的肉眼密度大体推断（图 4-4-19）。此征象通常不能用肺窗观察，而要用纵隔窗观察，甚至需要变换多种窗宽窗位进行确认。

由于部分容积效应的干扰，小结节内脂肪显示很困难，然而只要有脂肪，就应该考虑到错构瘤、脂肪瘤、脂肪肉瘤或肾细胞癌转移病灶、类脂性肺炎、组织浆细胞瘤、畸胎瘤。如果没有肿瘤史，脂肪常是错构瘤的可靠诊断指标。据报道，薄层 CT 上 50% 以上的错构瘤可测及脂肪密度。

4）气体密度：根据含气结构的大小、形态将其分为空泡征、空气支气管征、空洞、空气新月征等，以缩小鉴别诊断的疾病谱。

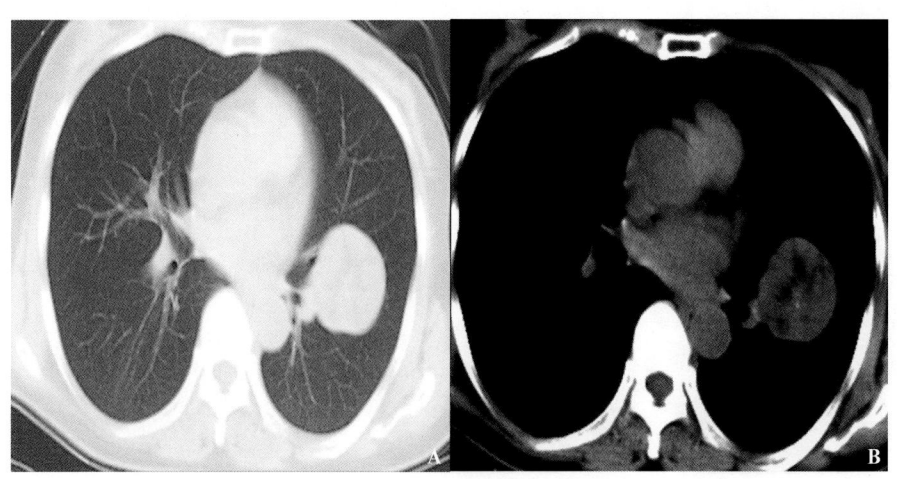

图 4-4-19　脂肪密度（错构瘤）

CT 肺窗（A）示左下肺类圆形肿块，密度均匀，纵隔窗（B）显示结节内有不规则低密度影，其内低密度区的密度与皮下脂肪类似。

A. 空泡征(pseudo-cavitation)：指病灶内 1～3 mm 的小点状或筛孔状低密度影透亮影，边界清楚。单个或多个，薄层扫描仅限于 1～2 个扫描层面见到。可单发，也可多发呈蜂房状(图 4-4-20 和图 4-4-21)。

空泡征不包括：①带有分支的低密度影；②连续多层出现的低密度影，如果图像连续相加，低密度影呈管状结构(图 4-4-22)，上述这两种情况属于空气支气管征[14-16]。

空泡征形成的原因一般认为是病变区域细胞呈附壁生长，部分肺泡腔和细支气管未被病变组织填充，再加上坏死组织少量排出或坏死组织脱水、体积缩小、病灶内的纤维组织或瘢痕组织的牵拉扩张形成的。

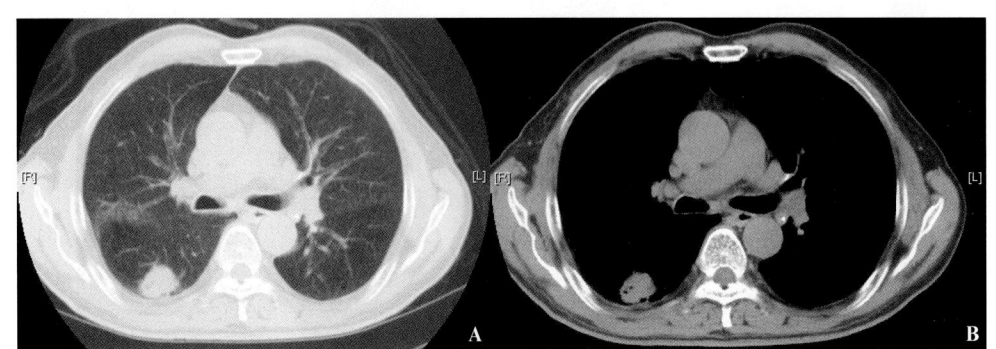

图 4-4-20　空泡征
男性，67 岁。右肺腺癌。CT 肺窗(A)显示右肺下叶背段分叶状结节；纵隔窗(B)显示结节内部密度不均匀，可见多个小的囊状透光区。

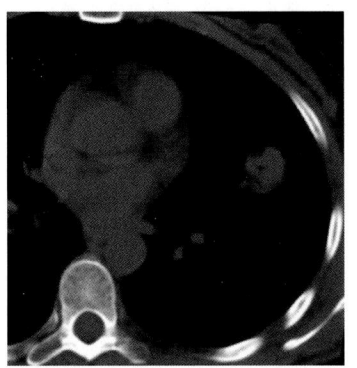

图 4-4-21　空泡征(腺癌)
CT 纵隔窗显示病灶内点状含气影，类圆形，无分支。

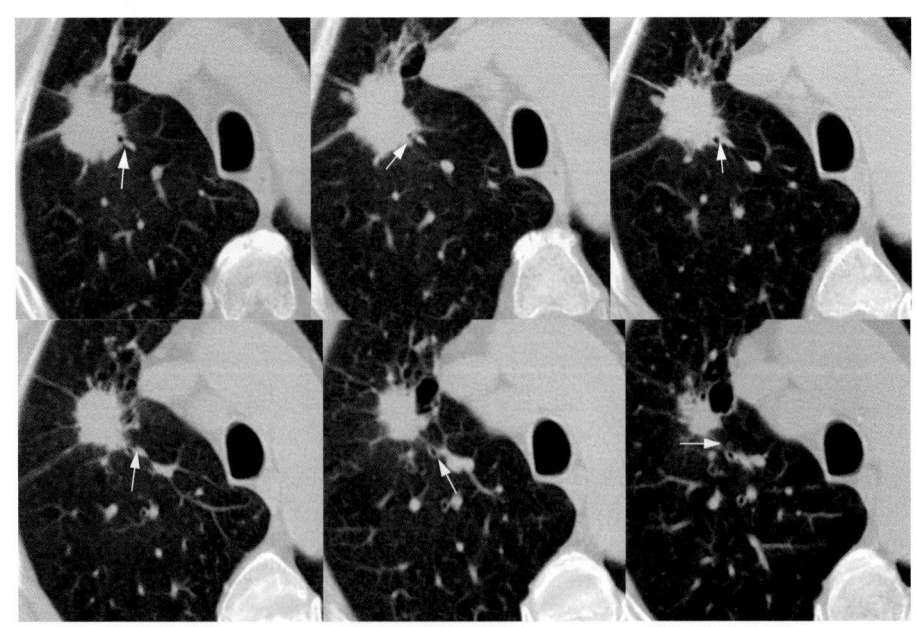

图 4-4-22　假空泡征(肺癌)
连续 CT 断面显示病灶边缘单发点状透亮影(箭)，边缘清晰锐利，很似空泡征，连续观察，系扩张支气管影，而非空泡征。

该征象最常见于起源于细支气管及肺泡的腺癌内,在影像与病理的对照研究中,人们发现,由于肿瘤起源于细支气管与肺泡上皮,细胞沿原有的肺泡壁匍匐生长,未破坏肺的支架结构,容易形成与正常肺组织相似的肺泡样结构。另据报道在肺癌中空泡征更多见于体积小的结节,结节直径≤2.0cm的空泡征出现率为60.4%,结节直径为2.1~3.0cm,空泡征出现率仅为9.8%[12]。

B. 空气支气管征(air bronchogram sign):也称支气管充气征,指结节内见到含气的支气管。表现为上下层连续存在的圆形或椭圆形、长条或分支状,或与血管伴行的小透亮影(图4-4-23~图4-4-27),直径<1mm,但是不包括结节内单个层面所见的筛孔或小点状低密度影(空泡征)及与支气管走行无关裂隙样或新月状空气影(空洞)[6,7]。

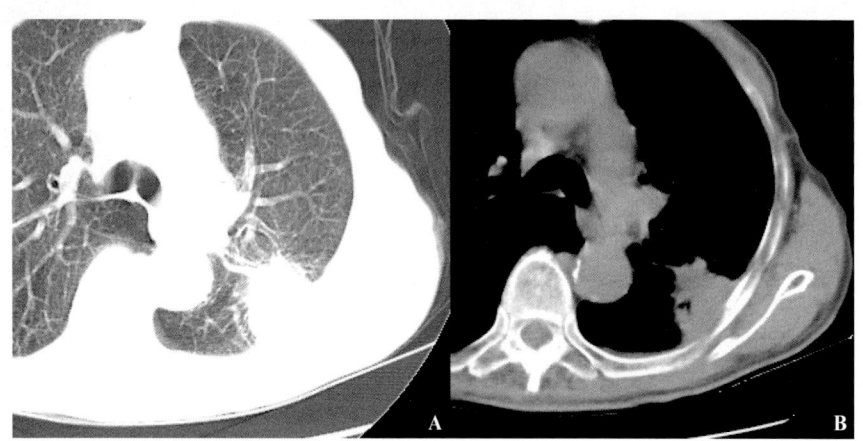

图4-4-23 空气支气管征
男性,70岁。左下肺炎性假瘤。肺窗(A)显示病变内的低密度影;在纵隔窗(B)上清晰显示病灶边缘V形分支的含气支气管。

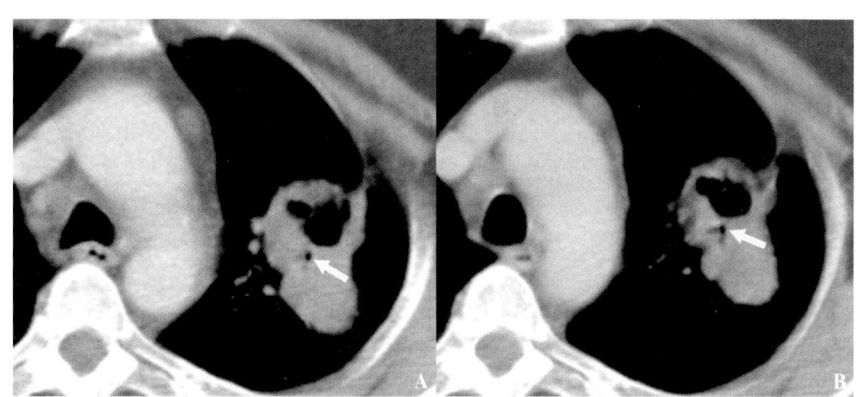

图4-4-24 空气支气管征
女性,58岁。腺癌。CT纵隔窗连续断面(A)显示左肺结节内空洞内后圆形气泡影(箭),向上层(B)延续出现分支(箭),该征象为空气支气管征,而非空泡征。

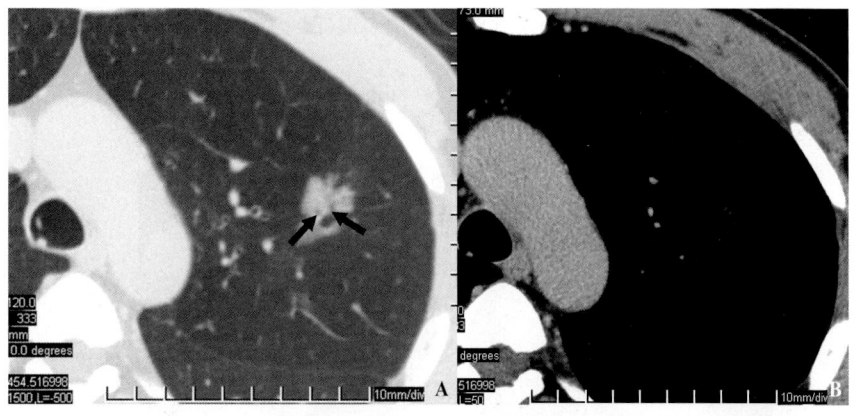

图4-4-25 空气支气管征(腺癌)
CT肺窗(A)显示左肺结节内可见椭圆形含气透光区,其前缘见分支呈兔耳状;由于病变密度低;纵隔窗(B)近乎观察不到病变。

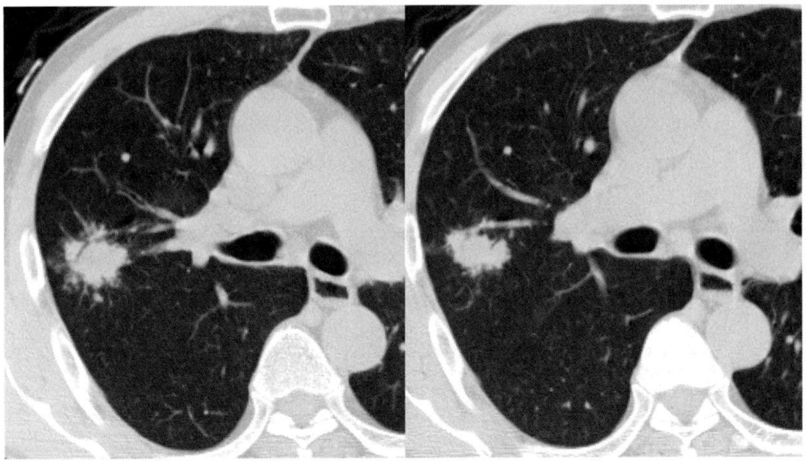

图 4-4-26 空气支气管征
CT 肺窗连续层面显示右肺结节内数条长条形透光影穿过病变,此乃空气支气管征。

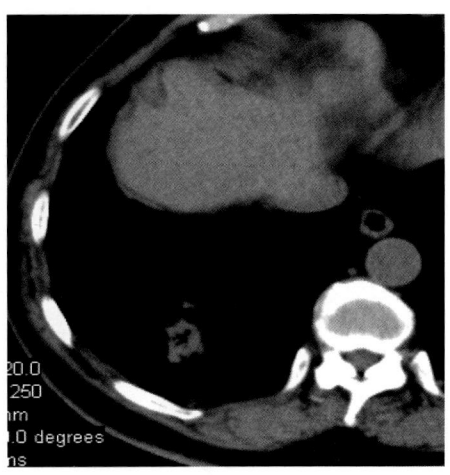

图 4-4-27 空气支气管征(右下肺机化性肺炎)
CT 纵隔窗显示结节内分支状含气影,系空气支气管征。

在肺结节与肿块 CT 征象与病理改变的对照研究中,人们发现空气支气管征是由于肿瘤的纤维成形性反应牵拉,导致气道扭曲所致。它更容易出现于起源于细支气管肺泡的腺癌内。据研究报道,空气支气管征在 55% 以上的腺癌内可以看到,恶性及良性肿块或结节中分别有 30% 和 6% 可出现空气支气管征[11,12](表 4-4-3)。

表 4-4-3 孤立性肺结节、肿块内出现空气支气管征的常见原因

腺癌
融合肿块(如硅肺、结节病)
局灶性肺炎
肺梗死
圆形肺不张
伴有机化性肺炎的闭塞性细支气管炎
淋巴瘤
淋巴增生性疾病
曲霉病

C. 空洞(cavity):指病灶内较大而无管状形态的透亮影,其直径大于相应支气管管径 2 倍,或大于 5mm 的圆形或类圆形,也可呈不规则的空气样密度影[11,12](图 4-4-28~图 4-4-31)。如果有液体,且与气管相通,则在空洞内部可以看到气液平面(图 4-4-32 和图 4-4-33)。

在良恶性肺结节或肿块内均可见到空洞。大体而言,良性肺结节或肿块的空洞的洞壁薄,内壁光滑;恶性肺结节或肿块的中央缺血坏死,坏死物经支气管排出形成空洞称癌性空洞(cancerous cavity)。在同一类型肿瘤内,恶性程度越高,其产生空洞的倾向越明显。

癌性空洞常为厚壁偏心空洞,洞壁厚薄不均,空洞的外缘保存肺癌肿块边缘的特征。少数肺癌的空洞较薄,但始终存在洞壁厚薄不均的特点,壁上有结节。各类型肺癌均可以产生空洞,其中鳞状细胞癌发生率最高,腺癌、大细胞癌、小细胞癌次之(详见本章第六节)。

Ⅰ. 内壁光滑:指内壁无突起,弧线如蛋壳样平滑锐利,无波浪状起伏(图 4-4-28)。

Ⅱ. 内壁不整:指内壁凹凸不平,有突起或分隔(图 4-4-29 和图 4-4-30)。

Ⅲ. 薄壁空洞:指洞壁最厚处厚度<3mm 者(图 4-4-28)。

Ⅳ. 厚壁空洞:指洞壁最厚处厚度≥3mm 者(图 4-4-29~图 4-4-31)。

Ⅴ. 偏心性空洞:指空洞的中心与结节的中心不重叠时的表现(图 4-4-30 和图 4-4-31)。

Ⅵ. 向心性空洞(或中央性空洞):指空洞的中心与结节的中心重叠时的表现(图 4-4-28 和图 4-4-29)。

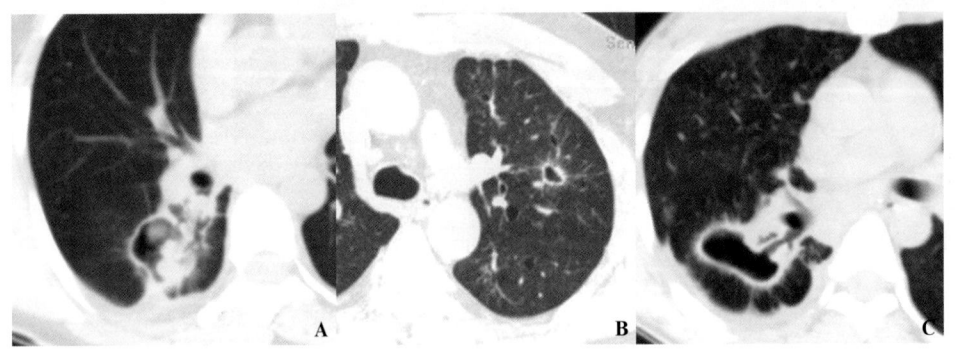

图 4-4-28 薄壁空洞
CT 肺窗显示结核空洞(A),右肺下叶背段薄壁空洞,周围有卫星病灶,有局限性胸膜牵拉和胸膜增厚;炎性空洞(B),右肺上叶有薄壁小空洞,边缘有较长的毛刺;结核空洞(C),右肺下叶背段薄壁空洞,下叶背段支气管与空洞相通。

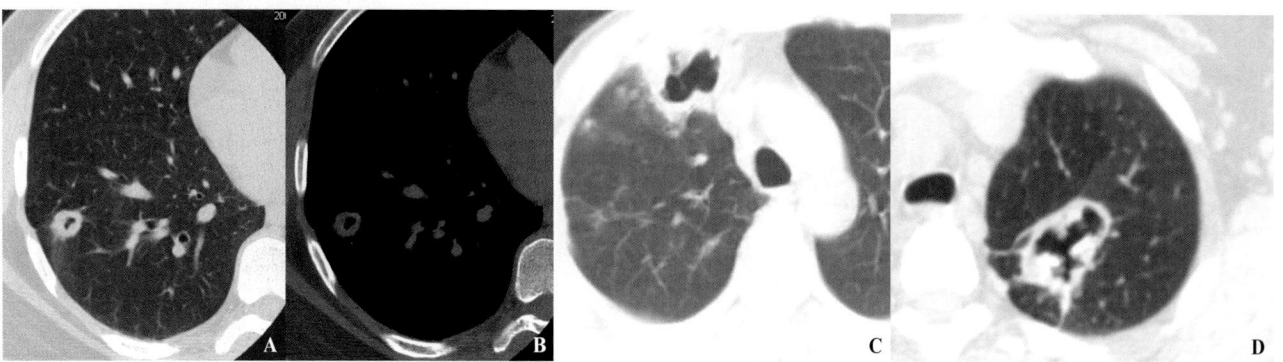

图 4-4-29　向心性厚壁空洞，内壁不整
CT 肺窗显示空洞的中心基本位于病变的中心。A、B 为女性，45 岁，炎症假瘤；C 为男性，49 岁，肺脓肿伴机化性肺炎；D 为女性，65 岁，肺结核。

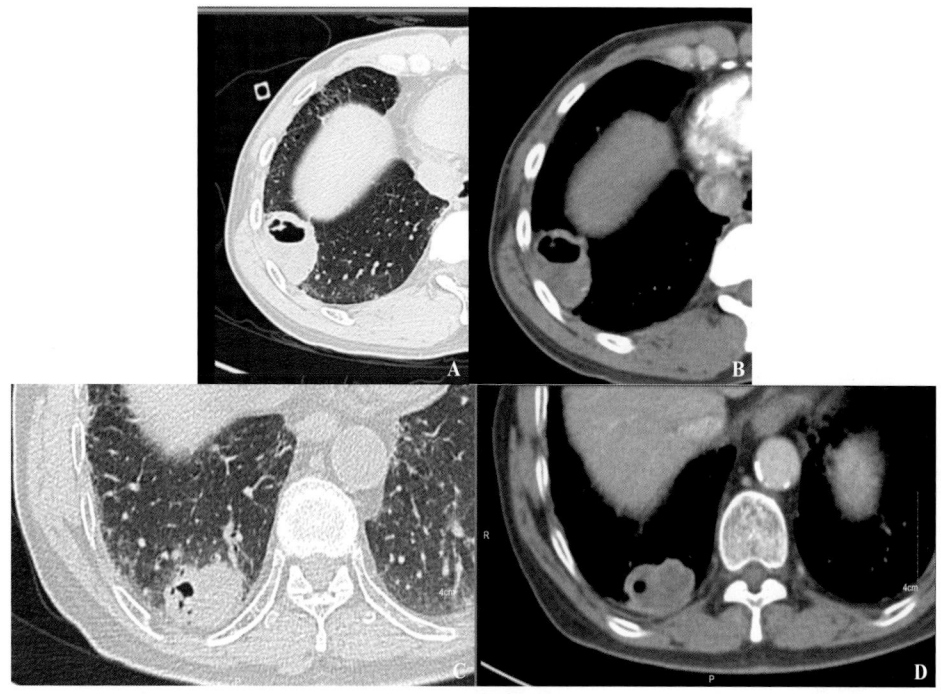

图 4-4-30　偏心性厚壁空洞
CT 肺窗(A、C)显示内壁欠光整，纵隔窗(B、D)显示内壁光滑。A、B 为男性，28 岁，腺癌；C、D 为男性，69 岁，低分化鳞状细胞癌。

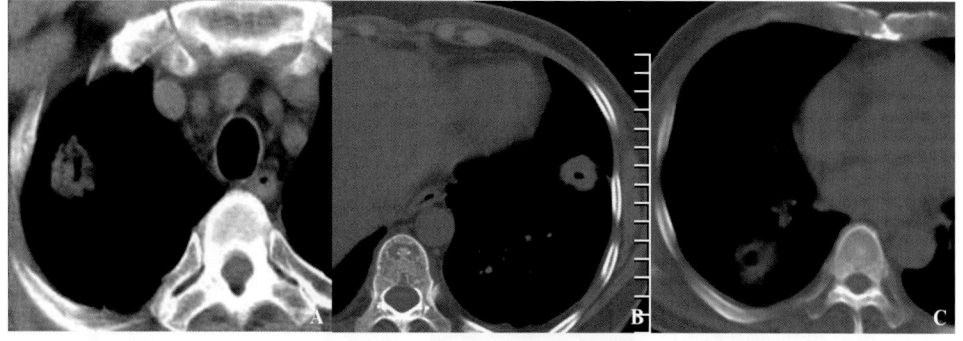

图 4-4-31　偏心性厚壁空洞，内壁光滑
A 为男性，49 岁，腺癌；B 为女性，45 岁，腺癌；C 为男性，67 岁，鳞状细胞癌。

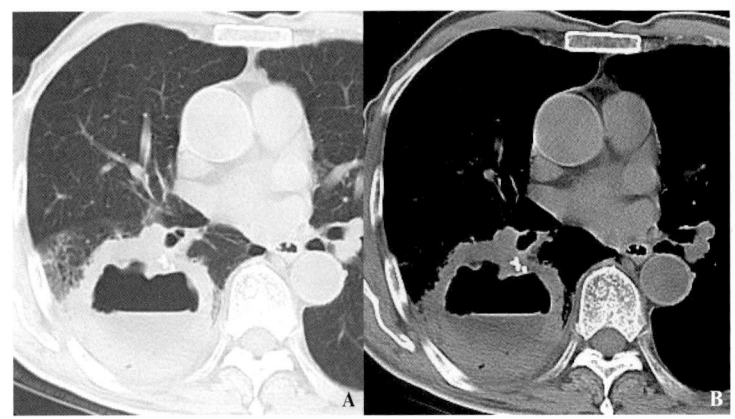

图4-4-32 男性，82岁。厚壁空洞，内壁不整（鳞状细胞癌）伴液平
CT肺窗（A）和纵隔窗（B）显示右肺下叶空洞形成，洞壁大于3mm，内壁和外壁均不光滑，可见结节状突起，其内可见液平。

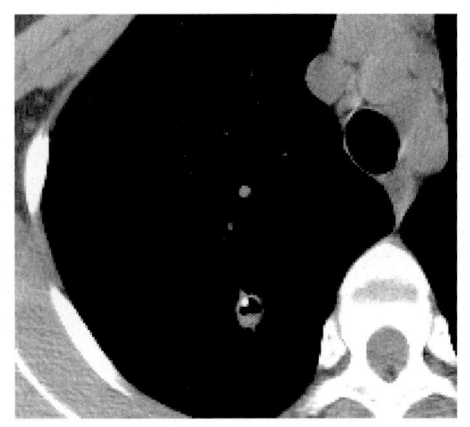

图4-4-33 女性，19岁。薄壁空洞，内壁不整（腺癌）伴液平
CT纵隔窗显示右下肺薄壁空洞，洞壁可见结节钙化，洞内可见液平。

D. 空气新月征（air crescent sign）：当空气充填于结节的一侧，形成新月形或帽状的透亮影，称空气新月征、新月征（crescent sign）或海蚌含珠征（图4-4-34和图4-4-35）。最初认为该征象是曲霉感染的特异性征象，后来发现此征象还可见于其他疾病（表4-4-4）。

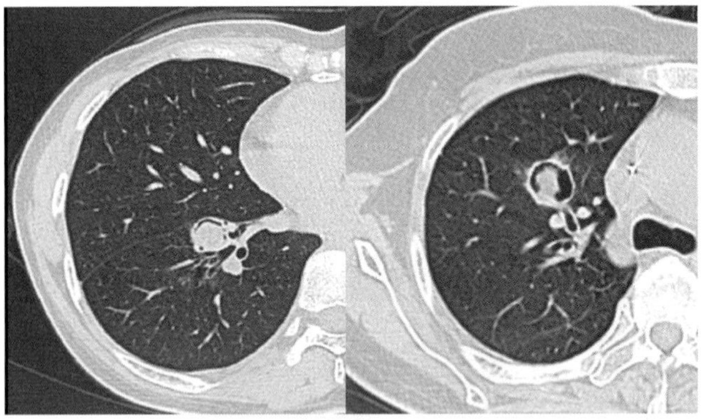

表4-4-4 孤立性肺结节、肿块内有空气新月征的原因

曲霉球（足分支菌）
伴感染性梗死的血管源性侵袭性曲霉病
气囊中癌形成
空洞型癌
囊肿或空洞内血块
包虫病
囊性支气管扩张中的黏液嵌塞
乳头状瘤
肺坏疽
Rasmussen动脉瘤（在结核性空洞中的真菌性肺动脉瘤）

图4-4-34 空气新月征（曲霉感染）
CT肺窗显示结节内缘新月形气体影。

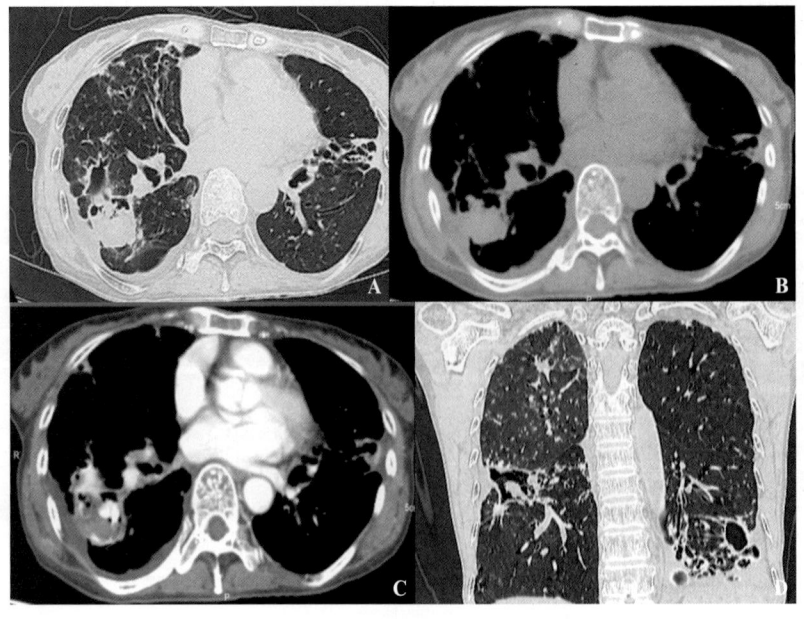

图4-4-35 空气新月征（Rasmussen动脉瘤）
反复咳嗽、咳痰伴咯血20余年。CT肺窗（A）和纵隔窗（B）显示右肺下叶空洞伴壁结节；增强动脉期（C）壁结节明显血管样强化；冠状位（D）显示结节内新月形气体环绕壁结节。

3. 病灶的边缘和轮廓
(1) 边缘：结节边缘的观察建议使用肺窗。
1) 边缘清晰(well-defined)：是指结节与肺组织交界面(瘤-肺界面)分界清楚、明确，轮廓如同铅笔所画(图4-4-36～图4-4-38)。密度高的病变、密度低的病变、形状规则的病变和形状不规则的病变都可以表现为边缘清楚。

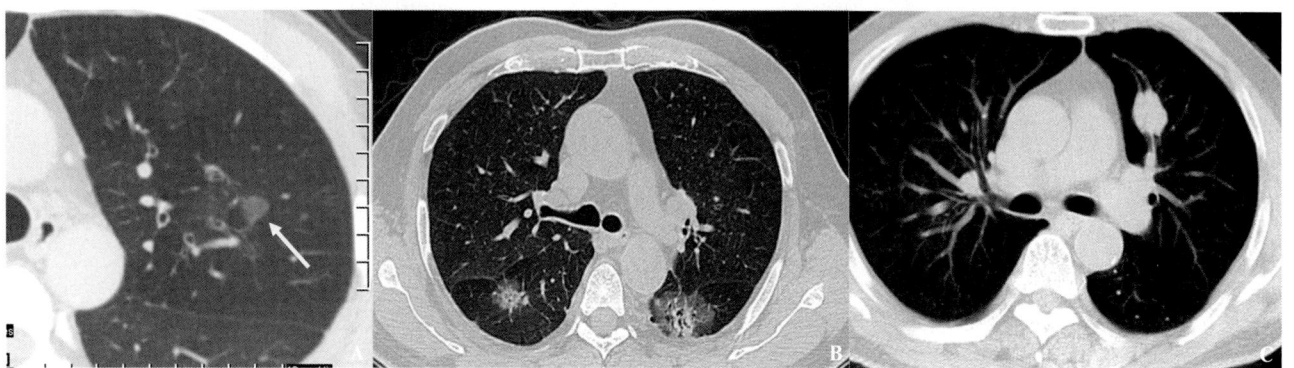

图4-4-36 瘤-肺界面清晰
磨玻璃结节(A)；混合磨玻璃结节(B)；软组织密度结节(C)。

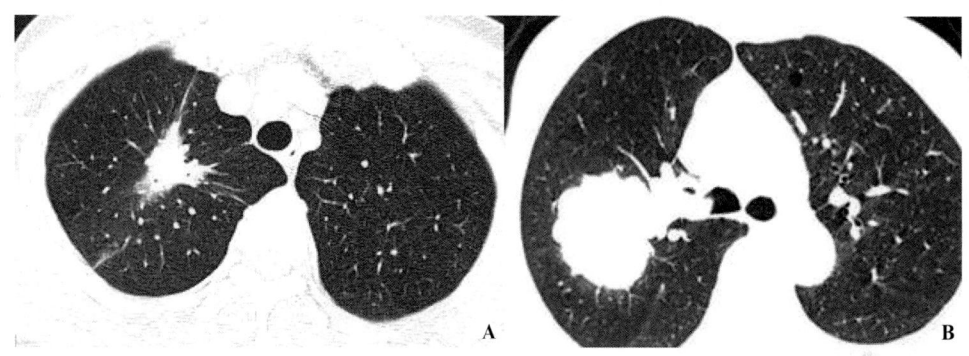

图4-4-37 瘤-肺界面清晰(腺癌)
CT肺窗显示外形不规则的实性肿块。A为女性，45岁，瘤结节外形不整，可见毛刺及胸膜粘连；B为男性，44岁，右肺上叶小细胞未分化癌，瘤结节呈分叶状。

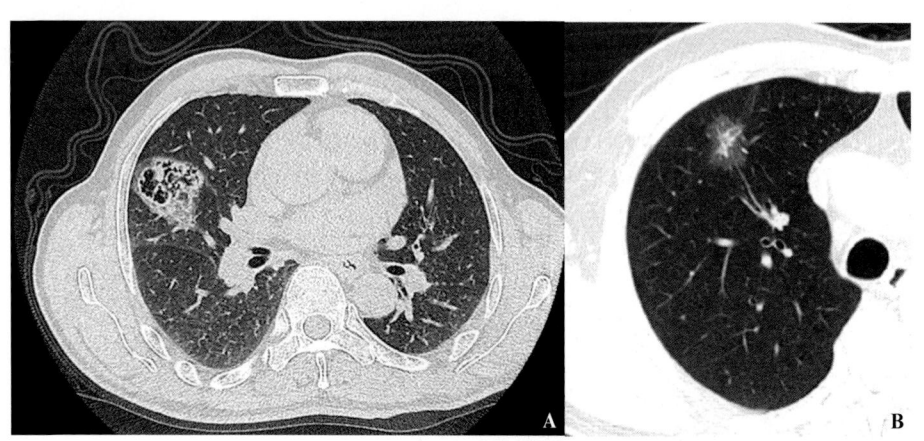

图4-4-38 瘤-肺界面清晰
CT肺窗显示混合密度结节的瘤-肺界面清楚。A为鳞状细胞癌；B为腺癌。

2) 边缘模糊(ill-defined)：指由于结节边缘常有多种病变互相交织，导致瘤-肺界面欠清晰或不清晰，不能将结节轮廓从肺野内用一条细线截然勾勒出来(图4-4-39～图4-4-41)。无论病变密度高低、形状是否整齐、均匀度是否均匀，都可以表现为边缘模糊。

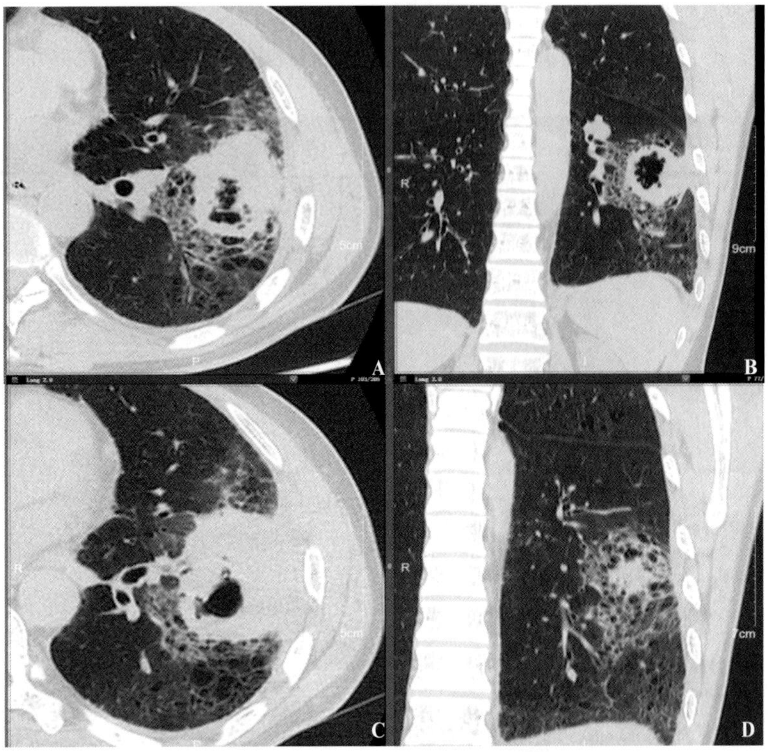

图 4-4-39 男性,76 岁。瘤-肺交界面模糊(肺鳞状细胞癌)

CT 肺窗(图 A、C)和冠状位(图 B、D)显示偏在厚壁空洞肿块,周围癌性淋巴管炎导致网状影边界模糊不清。

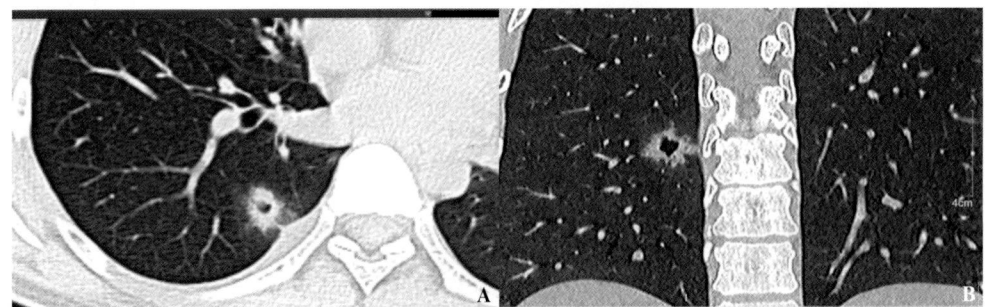

图 4-4-40 女性,42 岁。瘤-肺交界面模糊(胶样腺癌)

CT 肺窗(A)和冠状位重建(B)显示厚壁空洞,呈磨玻璃样密度与软组织密度混合结节,边界模糊。

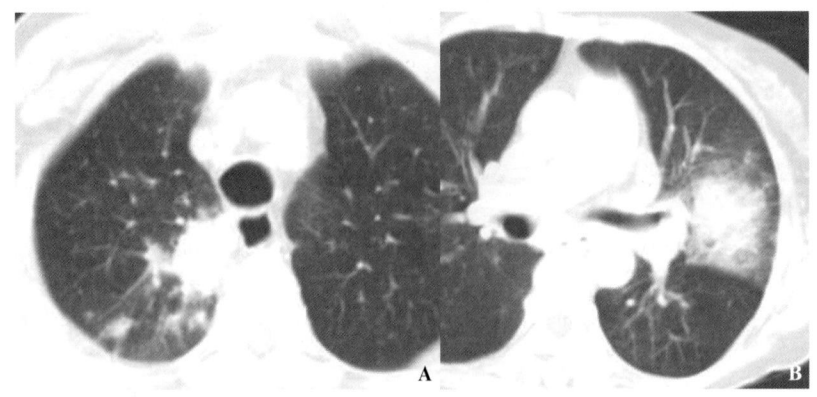

图 4-4-41 瘤-肺交界面模糊(机化性肺炎)

CT 肺窗显示实性结节,部分瘤-肺交界面模糊。A 为男性,74 岁。B 为女性,55 岁。

3) 晕征：又称晕轮征（Halo sign），是指肺结节周围类似光环的磨玻璃影，可见于多种病变[16]（表4-4-5）。在CT上表现为围绕在结节周围的淡薄的云絮状、磨玻璃影，晕轮内可见肺纹理及血管影（图4-4-42）。

表4-4-5 孤立性肺结节、肿块伴有晕征的常见疾病

种类	疾病
真菌感染	侵袭性曲霉病 念珠菌病 球孢子菌病
细菌感染	结核分枝杆菌感染 诺卡菌病 嗜肺军团菌感染
病毒感染	巨细胞病毒感染 疱疹病毒感染
肿瘤	转移性肿瘤 卡波西肉瘤 腺癌
其他	肺孢子菌肺炎 机化性肺炎 韦格纳肉芽肿 肺栓塞

其形成的病理机制因疾病不同而异。在侵袭性曲霉病患者中，晕轮征代表出血；在肺癌患者中，它常反映肿瘤存在有肺泡壁蔓延。

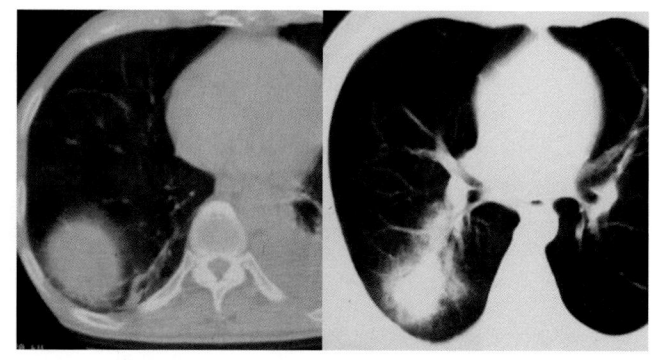

图4-4-42 晕征
CT肺窗显示病灶周围环绕薄层磨玻璃样淡薄密度影，呈光晕状。

4) 反晕征（reversed halo sign，RHS）：又称环珊瑚礁征或玫瑰花结征，是在高分辨率CT上发现的一种征象，具体表现为病灶中心呈磨玻璃影，周围是环状或新月形高密度条带（图4-4-43和图4-4-44），这一表现就像给病变"镶了一个边"[17]。由于这一表现与晕征的表现正好相反，故被称为反晕征。

其形成机制因病而异，韦格纳肉芽肿的致密晕为炎细胞浸润伴有坏死的血管组成；放疗后的晕征常提示组织坏死。

最初反晕征被认为是隐源性机化性肺炎的特异性征象，而后来，反晕征被发现与多种临床疾病有关。这些疾病包括感染性、非感染性和肿瘤性病变（表4-4-6），诊断路径见线图4-4-45。

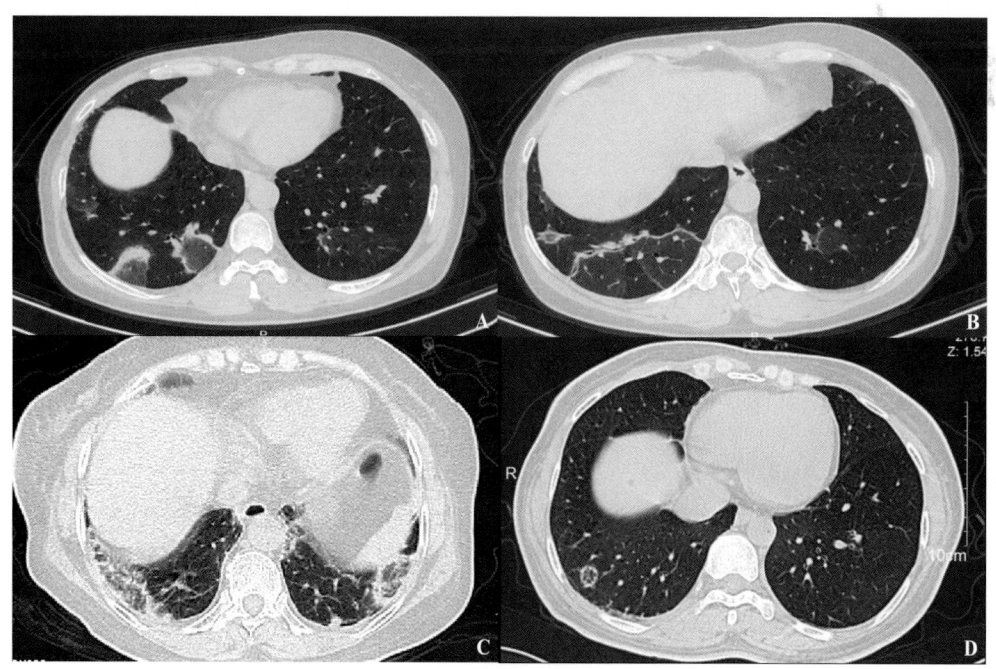

图4-4-43 反晕征
CT肺窗显示磨玻璃密度边缘为环状高密度影（即反晕征）。A、B为皮肌炎，C为皮肌炎，D为腺样囊性癌。

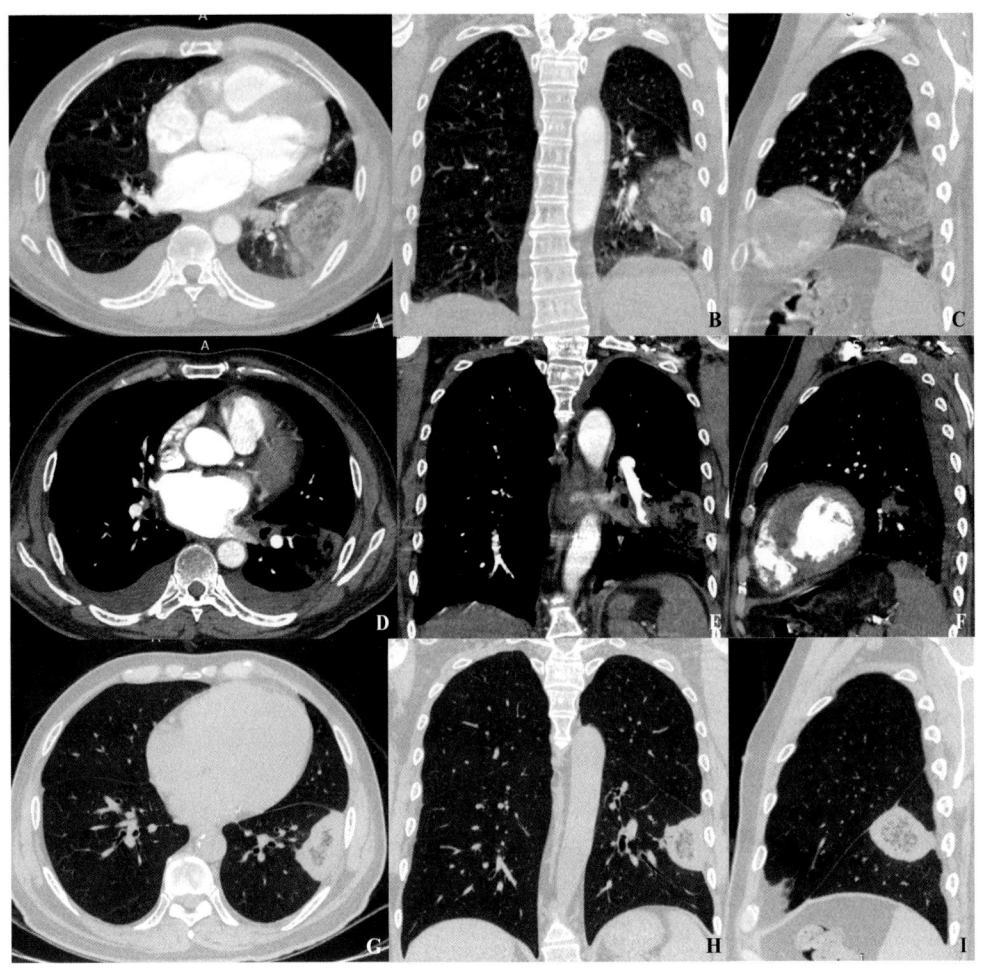

图 4-4-44 反晕征（肺栓塞）

男性，48岁。间歇性胸闷半年，咳嗽、咳痰2周，痰中带血3天。肺窗三维重建（A~C）显示右肺下叶外基底段片状实变伴周围渗出，内呈不均匀磨玻璃影，提示反晕征；CTPA（D~F）显示外基底段肺动脉内栓子形成。51天后复查（G~I），病灶体积缩小，呈典型的反晕征。

表 4-4-6 反晕征的常见病因

种类	常 见 病
感染性疾病	侵袭性真菌性肺炎 地方性真菌感染性疾病（副球孢子菌病） 肺孢子菌肺炎 结核 细菌感染（肺炎链球菌肺炎、鹦鹉热、军团菌肺炎）
非感染性疾病	机化性肺炎 非特异性间质性肺炎 结节病 类脂性肺炎 韦格纳肉芽肿 肺栓塞
肿瘤性疾病	淋巴瘤样肉芽肿 肺腺癌 转移癌
治疗后改变	射频消融术 放射治疗

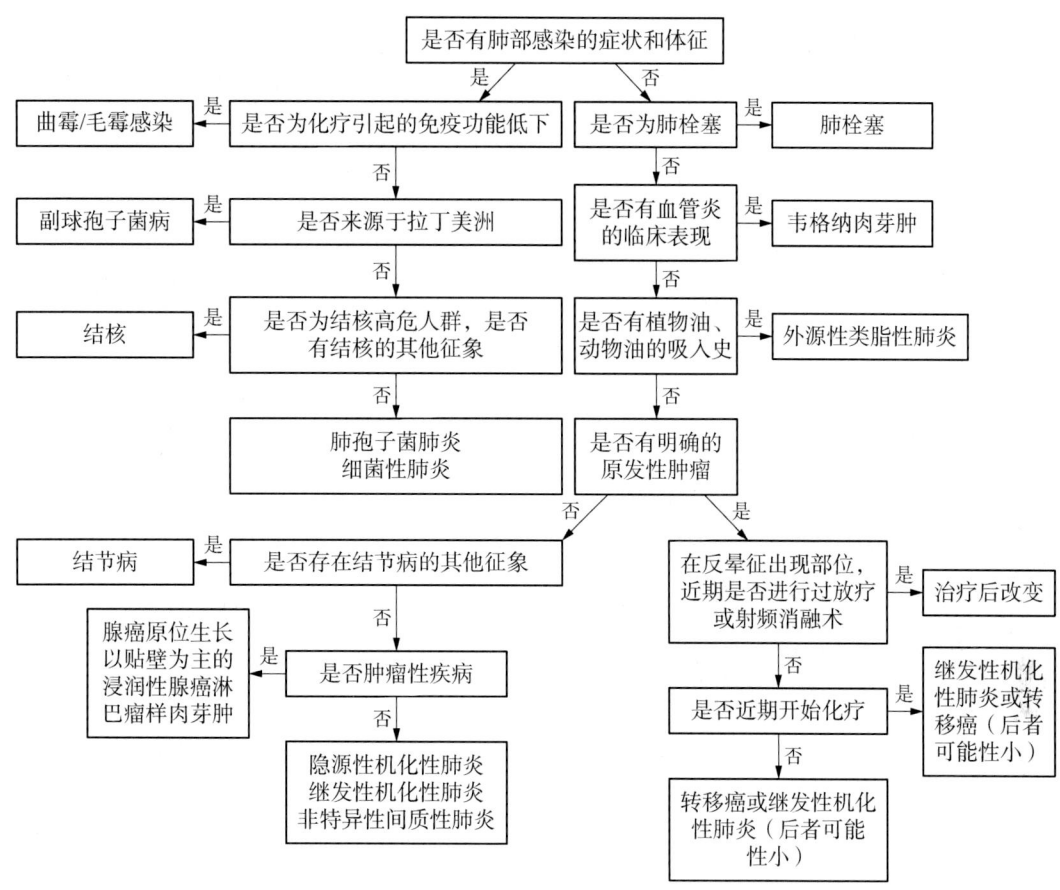

图 4-4-45 反晕征的诊断路径

(2) 病灶的轮廓：结节轮廓的观察建议使用肺窗及纵隔窗。国外有学者将肺结节的形状分为以下 4 种形态（图 4-4-46）。国内一般将其分为光滑和不光滑两种。

1) 轮廓光滑（smooth outline）：指结节或者肿块的边缘为平滑的弧线，无局限性切迹和突起，为平滑的圆形或椭圆形弧线影，如蛋壳样无异常突起及凹陷（图 4-4-47 和图 4-4-48）。

2) 轮廓不光整（contour is not smooth）：指结节或者肿块边缘起伏、分叶、尖角状突起、切迹、凹凸不平或肿块与肺组织交界面模糊、有渗出纤维化条索，不能用线条勾画其轮廓（图 4-4-49）。

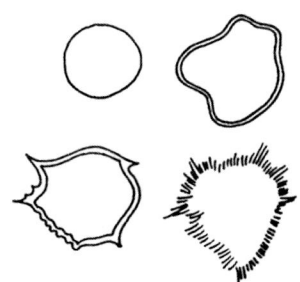

图 4-4-46 肺结节形状分类示意图

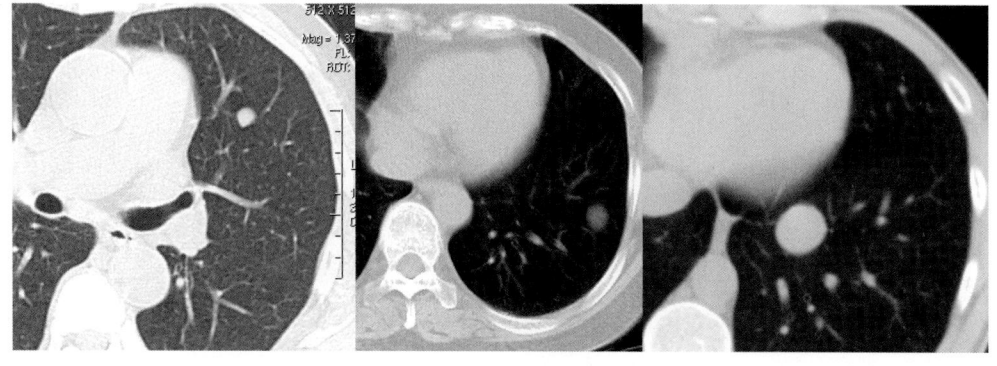

图 4-4-47 轮廓光滑

CT 肺窗显示肺内类圆形结节，轮廓圆滑如蛋壳样。

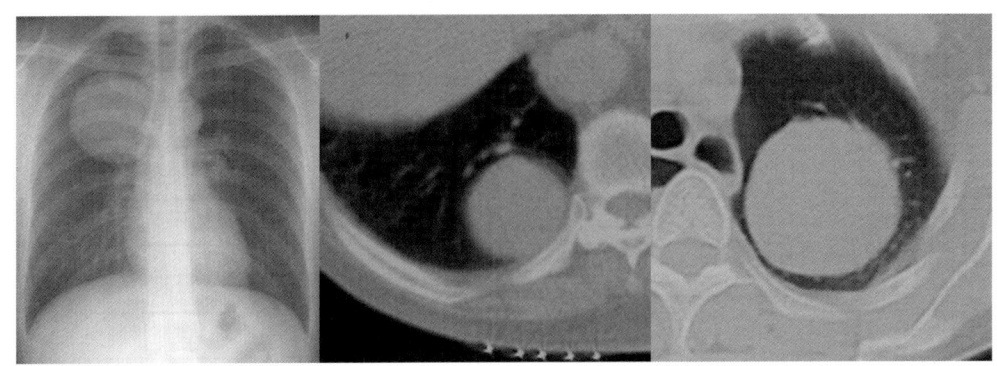

图 4-4-48　轮廓光滑

胸部 X 线片和 CT 扫描显示肺内球形肿块，轮廓平滑无突起及凹陷。

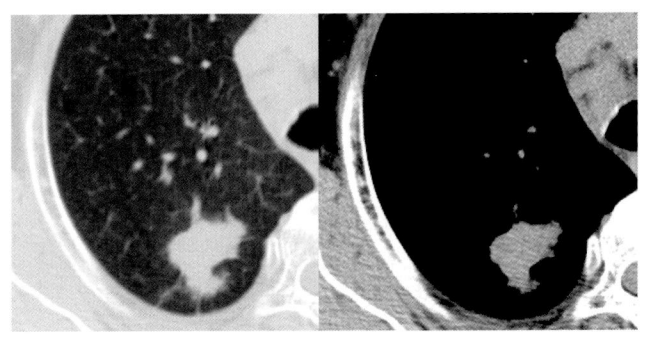

图 4-4-49　轮廓不光整

CT 肺窗和纵隔窗显示右下肺肿块，边缘有尖角状突起和切迹。

病变与肺交界面常见的征象有棘状突起、分叶征、毛刺征、支气管血管集束征。

3）棘状突起（spinous process）：又称棘突征，表现为结节或肿块边缘呈尖角状突起，如同小的三角形或锯齿状，呈近端宽远端窄的尖角样改变。宽约 6 mm，长数毫米到 1 cm 不等。

棘突征虽然在 CT 的肺窗、纵隔窗均可见，但由于毛刺、渗出等的影响，肺窗显示较模糊，不易与毛刺分界。在纵隔窗上，其边界、轮廓清楚，故一般用纵隔窗观察。传统的锯齿征应归属于棘状突起（图 4-4-50）。

棘状突起的病理基础是肿瘤发育先端的浸润性生长，是在分叶的基础上向外先行浸润的肿瘤组织，穿透支气管壁进入结缔组织鞘，在邻近支气管、肺动脉周围的结缔组织内浸润，或沿淋巴管蔓延，使邻近肺实质的癌巢或肿瘤浸润，使结缔组织水肿、纤维化、增厚等形成棘状突起。

癌巢或结缔组织之间为肺泡，受压变扁，肺泡腔变小。由于肿瘤突出部分与扫描层面部分相切也可形成尖角状改变。因此，部分学者认为棘状突起是分叶征的一部分。

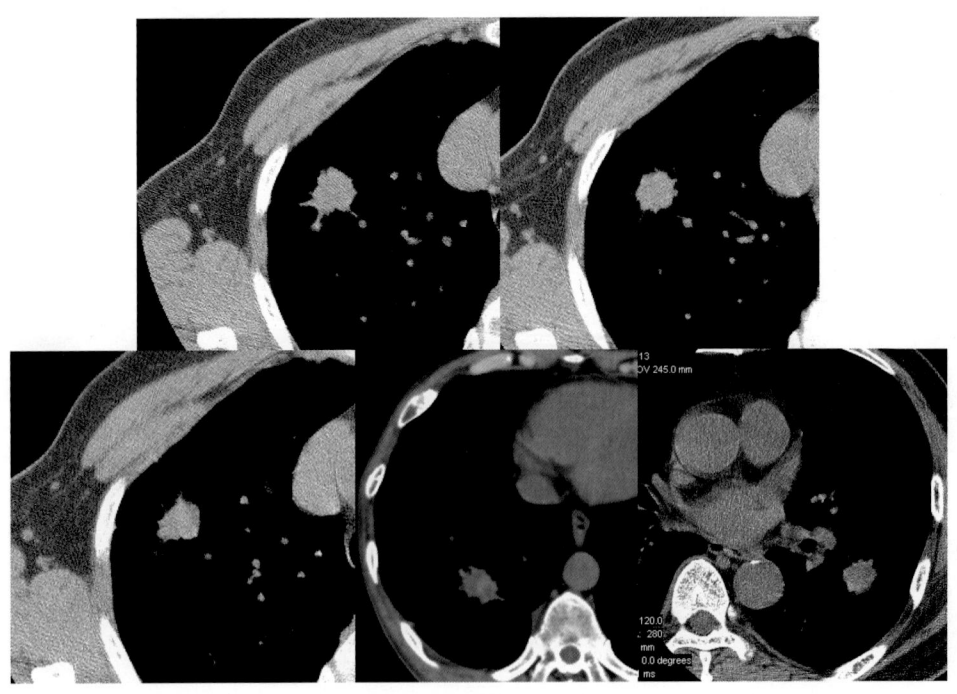

图 4-4-50　各种形态的棘状突起

4) 分叶征(lobulated sign)：病灶边缘清晰者，分叶征用肺窗观察；边缘不清晰者，分叶征用纵隔窗观察。这是因为纵隔窗会导致病灶低密度部分消失，肺窗受病灶周围其他病变的影响，导致结节的轮廓观察不清[16]。

分叶征是指结节的轮廓并非纯粹的圆形或椭圆形，表面轮廓呈多个弧形突起，弧形相交处局部较为凹陷的表现，即突出部分呈花瓣状，相邻两个突出之间为相对凹陷的切迹，致使结节表面凹凸不平(图4-4-51~图4-4-53)。

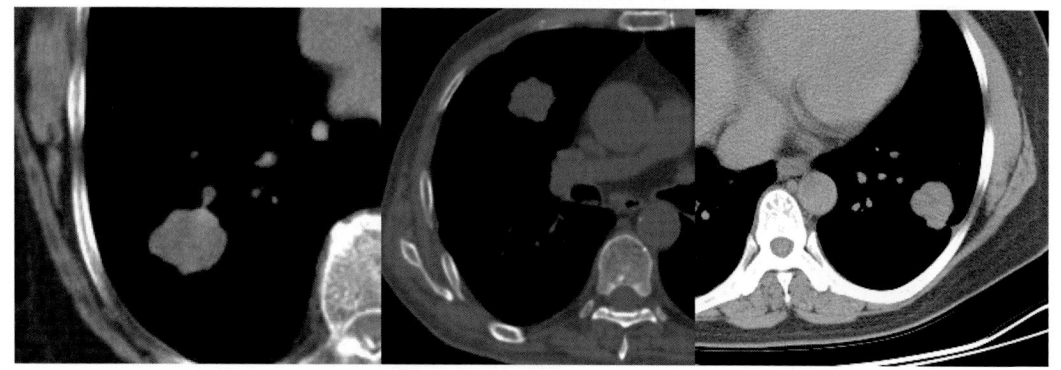

图4-4-51　分叶征(浅分叶)
CT纵隔窗显示肺内结节及肿块轮廓呈多弧形轻微突起，致使结节表面略微凹凸不平。

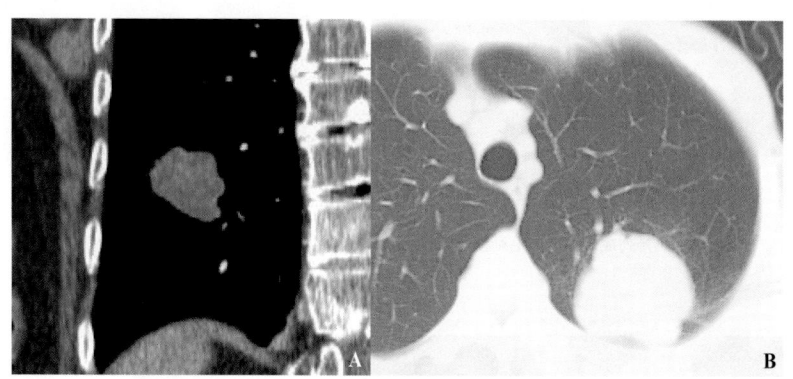

图4-4-52　分叶征(中分叶)
CT纵隔窗显示肺内肿块边缘形态不规则，轮廓呈花瓣状凹凸不平。A为黏液腺癌；B为腺鳞癌。

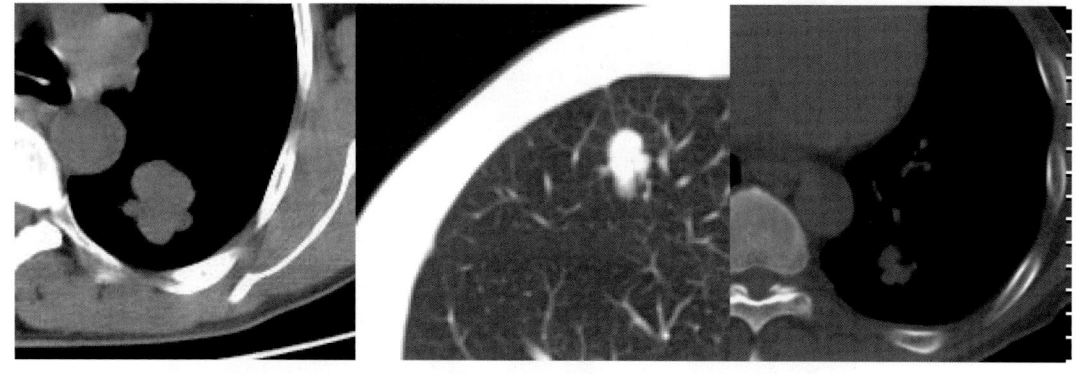

图4-4-53　分叶征(深分叶)
肺内肿块及结节边缘形态不规则多发弧形突起，相邻两个突出之间为相对凹陷的切迹。

以分叶部分的弧弦距与弦长的比值为标准将其分为深分叶和浅分叶两种(弦距与弦长之比≥0.4，或有2个以上弦距与弧长比值≥0.3时，分类为深分叶)，或深分叶、中分叶和浅分叶三种(分叶的弦距与弦长之比≥0.4为深分叶，≤0.2为浅分叶，居于两者之间为中分叶)。几种分叶同时并存时，以分叶程度深者为分叶标准(图4-4-54)。

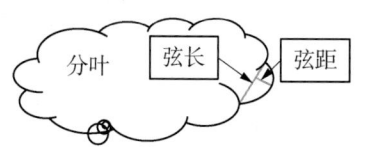

图4-4-54　分叶征及其分型计算示意图

肿瘤分叶的原因是肿瘤向各个方向生长的速度不均衡和受到肺框架结构制约,它代表肿瘤的生长方式为堆集式或膨胀性生长,一般鳞状细胞癌见到的分叶征象比较多。

5) 毛刺征(spiculate sign):建议采用肺窗观察。毛刺征是指结节或者肿块边缘有短线条状影,呈放射状或毛刺状改变。表现为自结节边缘(病变与肺实质交界面)向周围伸展呈放射状排列的、无分支的、直而有力的针刺样结构,近结节端略粗。

以宽度 2 mm 为界将毛刺分为细毛刺(图 4-4-55 和图 4-4-56)和粗毛刺(图 4-4-57 和图 4-4-58)两类,以毛刺突出于结节边缘长度 5 mm 为界分为长毛刺(图 4-4-56 和图 4-4-58)和短毛刺(图 4-4-55 和图 4-4-57)两类。纵隔窗观察发现在毛刺的根基部有棘状突起时,用肺窗毛刺的长度减去纵隔窗棘状突起的长度获得毛刺的长度[16](图 4-4-59)。

毛刺形成的病理基础是病灶周围组织不规则性反应性增生,其次是癌细胞侵袭引起肺间质出血、渗出、纤维化或瘤内瘢痕收缩使小叶间隔重排或引起的小片状阻塞性肺炎;在良性病变中,则为炎症或促结缔组织生成的反应。毛刺数量较多的肺癌病灶内常可见大量的瘢痕组织,其中肿瘤微血管数目较少。

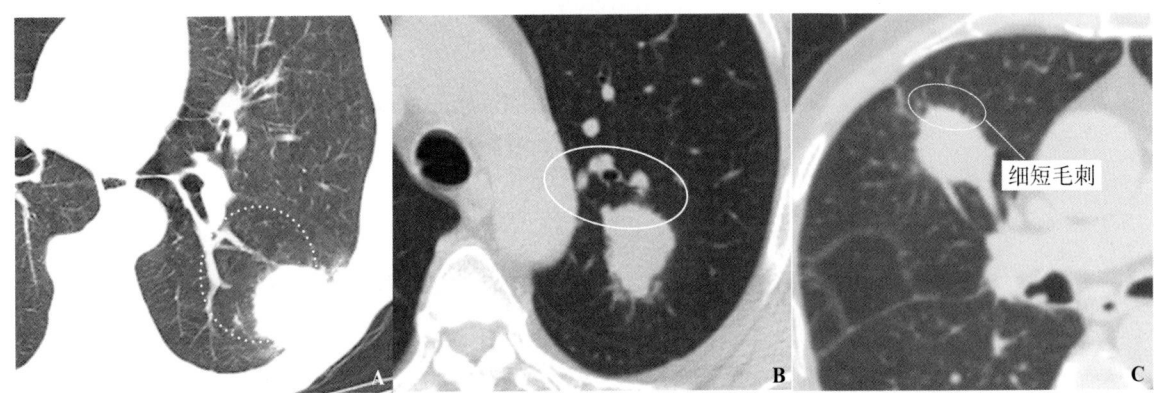

图 4-4-55 毛刺征

细短毛刺排列成毛刷状。毛刺极短,易被漏诊(A);毛刺密集(B);毛刺易于辨认(C)。

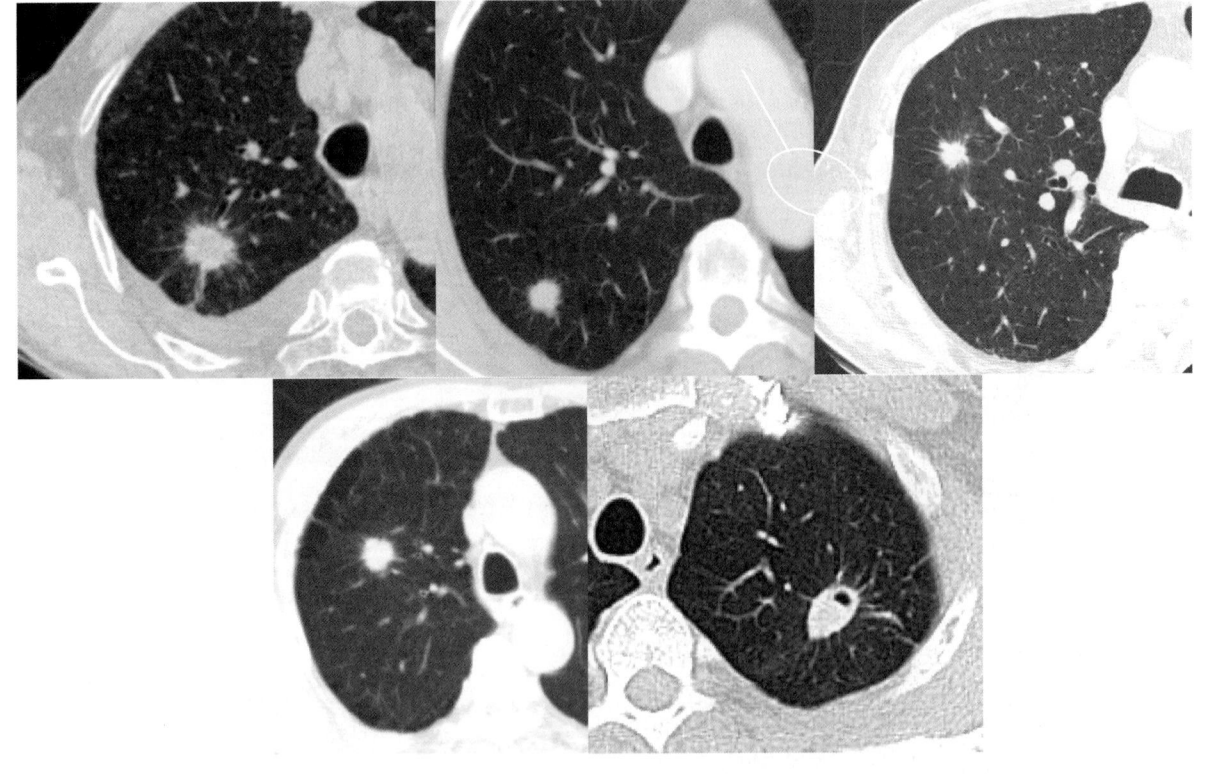

图 4-4-56 毛刺征

CT 肺窗显示各种式样细长毛刺排列如刺猬状,表现为自结节边缘向周围伸展呈放射状排列的、无分支的、直而有力的针刺样结构。

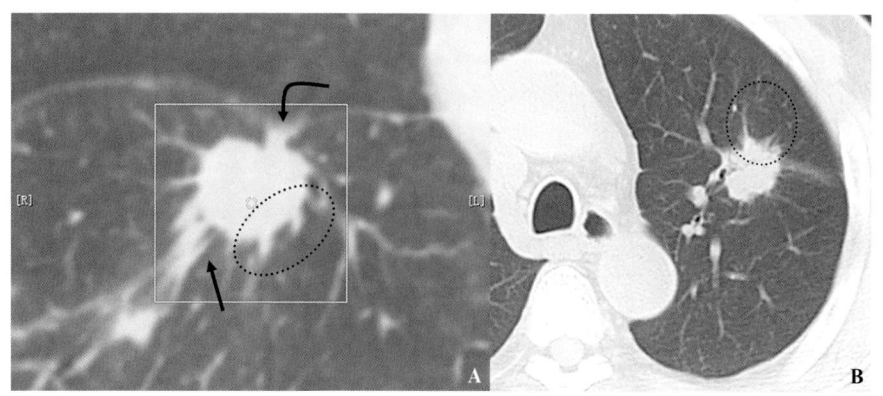
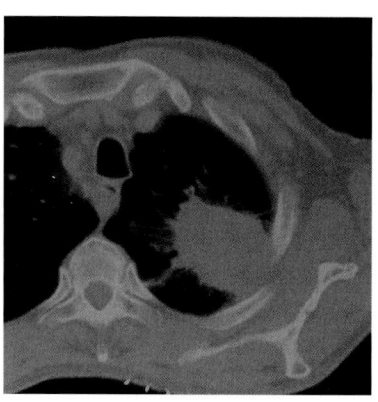

图 4-4-57 毛刺征　　　　　　　　　　　　　　　　　　　　图 4-4-58 毛刺征
A 为叶间裂下结节,结节周围多发线状影,圆圈内为粗短毛刺,弯箭所指为胸膜凹陷,直箭所指为血管集束;B 显示　　CT 肺窗显示左肺尖肿块轮廓上的粗长毛刺。
结节周围多样的毛刺,圆圈内为粗毛刺。

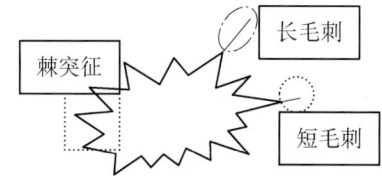

图 4-4-59　棘突征及毛刺征示意图

应该注意的是,毛刺为瘤旁受侵的肺支架结构,如小血管、小支气管及增厚的小叶间隔。纵隔窗毛刺不显示。毛刺征的准确定义包括以下方面:①不与胸膜相连,否则定义为胸膜凹陷征(胸膜线影、兔耳征等)。②放射状但无分支,借此与血管影区别。③传统习惯将细短毛刺称为毛刺征。④为边缘的条索或线状影,而不是尖角、三角形或锯齿状,后者称为棘突征。⑤结节旁弯曲的线样结构为瘤旁脉管,不属于毛刺征。

6) 血管集束征(vessel convergence):又称支气管血管集中征。表现为结节附近或周围的血管束向病灶集中,或直接与病灶相连,或受牵拉向病灶移位。

具体表现为:①在病灶邻近的血管从病灶区通过(图 4-4-60)。②病灶邻近的血管在病灶边缘截断(图 4-4-61)。③受病灶牵拉病灶邻近的血管向病灶方向移位(图 4-4-62)。④在病灶上下层面出现血管增多、增粗(图 4-4-63)[15-17]。

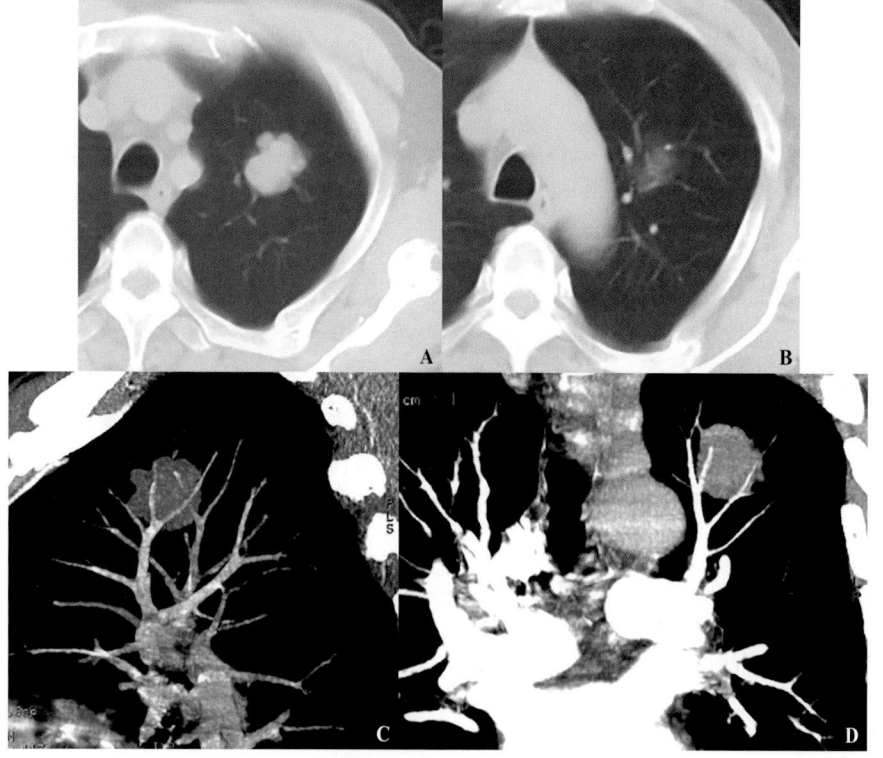

图 4-4-60　血管集束征Ⅲ度(低分化鳞状细胞癌)
CT 肺窗(A、B)未见血管集束征;增强扫描(C、D)显示数条血管穿过病灶,血管未见增粗,走行也较自然。

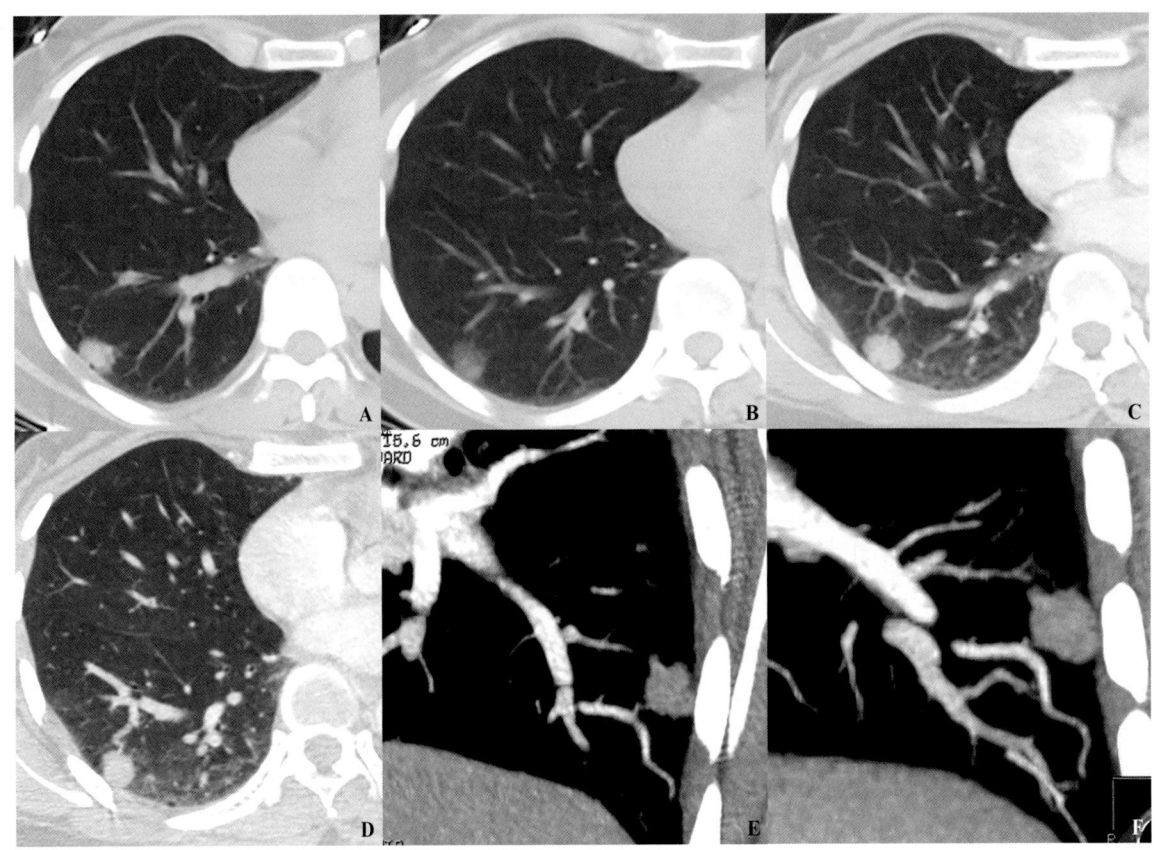

图 4-4-61 血管集束征Ⅰ度(右下肺腺癌)

CT 肺窗 10mm 层厚(A、B)未见血管集束征;增强 5mm 层厚(C)和 1.3mm 层厚(D)层厚可见 1 条扭曲的血管束进入结节;增强扫描(E、F)显示 1 条血管进入瘤体并在瘤体边缘中断,血管增粗、扭曲,上下方血管向瘤体靠拢。

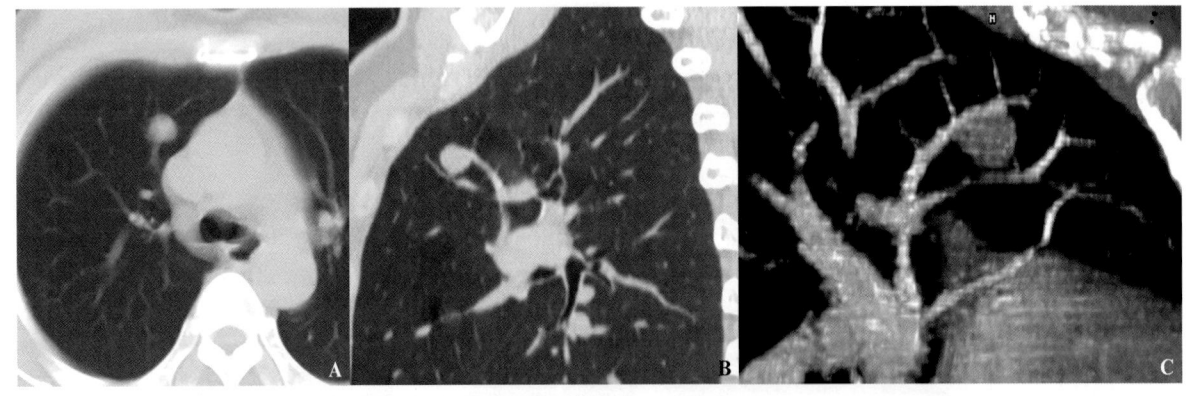

图 4-4-62 血管集束征 0 度(错构瘤)

CT 肺窗(A)显示有一条血管束穿过病灶,薄层重建(B)显示该血管走行方向改变,向结节弯曲;增强扫描重建(C)显示血管束从病灶边缘绕行,绕行的血管未见明显增粗征象及狭窄。

当病变位于肺门平面时,CT 可观察血管集束征(图 4-4-64),此时建议采用肺窗观察。当病变位于肺门的上方或下方层面时,由于血管支气管束是斜行向上或向下穿过病变,CT 表现为在结节的周围有明显的血管束增多、增粗,并向结节集中的改变,普通 CT 断层也可观察到该征象(图 4-4-63)。否则,厚层横断面 CT 对小结节的血管集束征诊断的可靠性受到质疑(图 4-4-60 和图 4-4-62),采用薄层、增强扫描,并进行多种后重建等技术有利于整体显示本征象,并进行分类等细致性研究(图 4-4-60、图 4-4-62 和图 4-4-65)。

有学者将血管集束征分为 4 度。

0 度:未见血管向肿瘤集中(图 4-4-62)。

Ⅰ度:1 条血管向肿瘤集中或进入瘤体内,并呈不规则狭窄和扭曲等改变(图 4-4-61 和图 4-4-64)。

Ⅱ度:2~3 条血管向肿瘤集中(图 4-4-65)。

Ⅲ度:向肿瘤集中的血管数目达 4 支以上(图 4-4-60)。

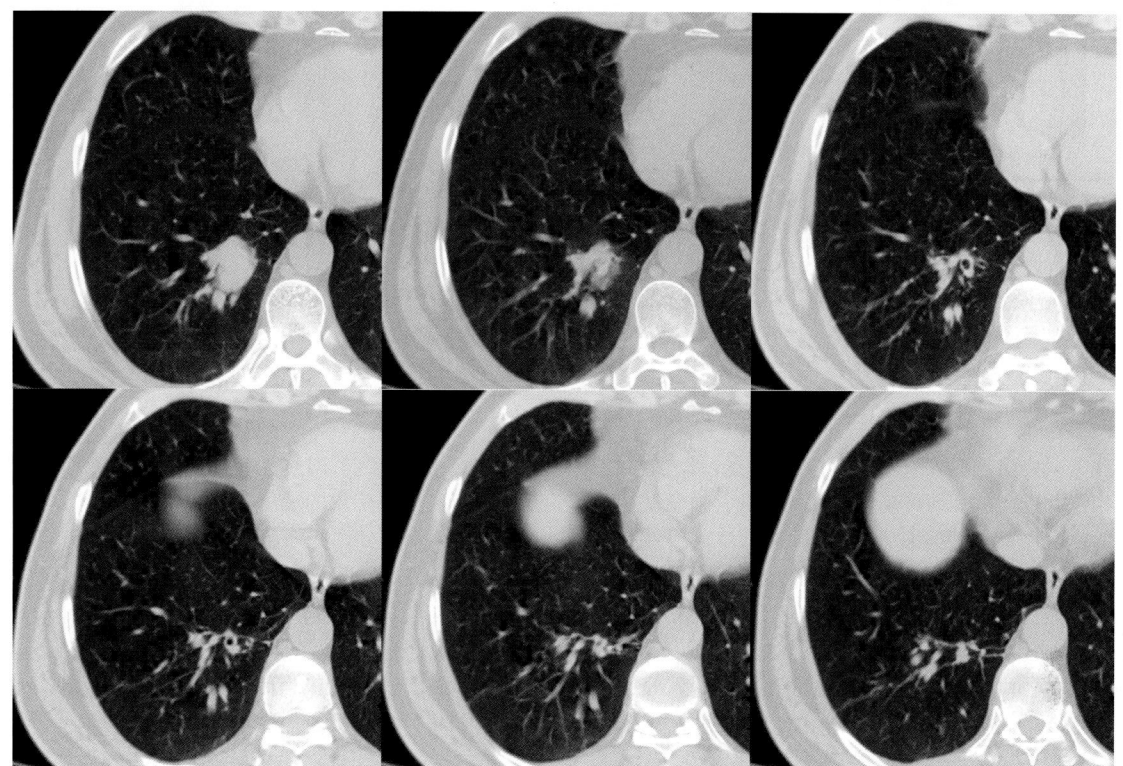

图 4-4-63　血管集束征
CT 肺窗显示右下肺连续层面扫描显示在病灶邻近层面出现血管增多增粗。

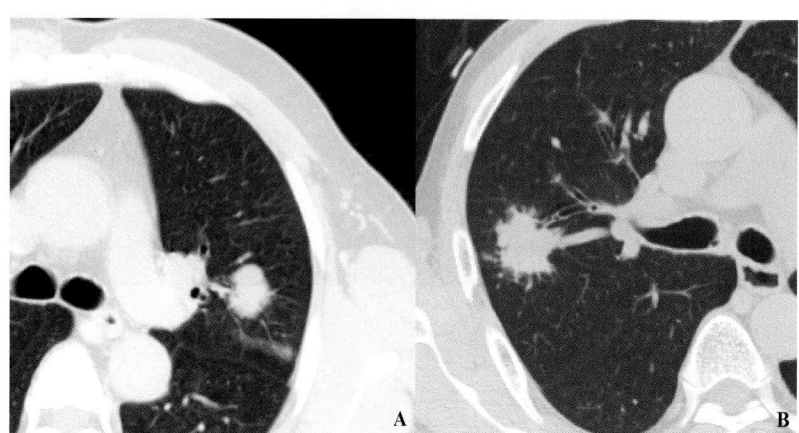

图 4-4-64　血管集束征
CT 肺窗显示位于肺门水平的肺内结节及肿块,其近肺门侧有一支血管进入病灶(A);进入病灶有支气管和血管各 1 条(B),并呈相互聚拢表现。

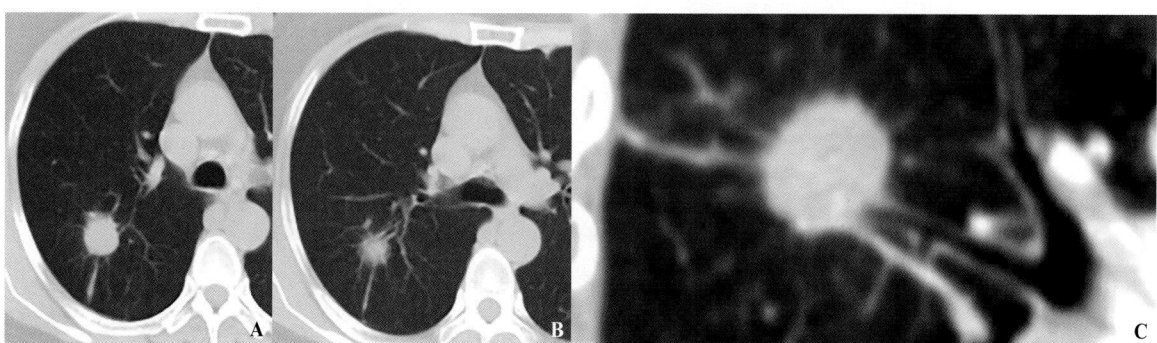

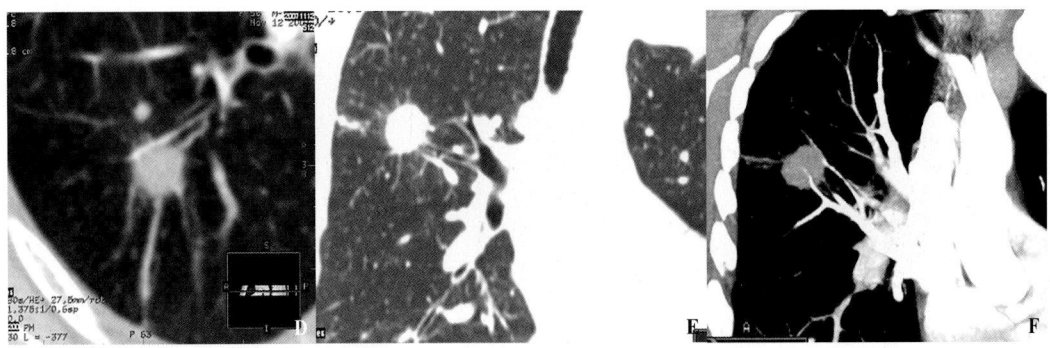

图4-4-65 血管集束征Ⅱ度(腺癌)

CT肺窗(A、B)仅见病灶下缘支气管影,曲面重建(C、D)和冠状位重建(E)显示病灶肺门侧1支血管气管束直达病灶;增强重建显示2~3条血管进入瘤体,血管向瘤体聚拢(F)。

研究认为只要出现血管束向病灶移位、聚拢,或血管束直接与病灶相连并进入病灶即可确定血管集束征。血管集束征并非肿瘤的供血血管或肿瘤血管,而是肿瘤瘤体内纤维化和肿瘤增殖破坏致使肺支架结构的塌陷皱缩对周围血管的牵拉,或肿瘤对穿过血管的包绕。

随着瘤体内纤维化的进展和面积的增加,对固有肺结构破坏的加重,支气管血管集束征的程度亦逐渐加重。也有研究显示不同组织学类型的肺癌,血管集束征的发生率不同,未分化癌和腺癌较多出现,鳞状细胞癌和大细胞癌较少。

7) 支气管征(bronchogram):支气管直接进入结节或在结节内包含有支气管时称为支气管征。曲面薄层重建及透明肺技术有利于该征象的展示。

参照Gaeta分型和强金伟分型方法,将支气管与孤立性肺结节的关系分4型。

Ⅰ型:支气管在结节边缘处截断(图4-4-66)。

Ⅱ型:支气管进入结节时变尖、变细、中断(图4-4-67)。

Ⅲ型:支气管穿过结节,管腔受压移位、变形、狭窄(图4-4-68和图4-4-69)。

Ⅳ型:支气管沿孤立性肺结节边缘走行而不中断,管腔正常或受压变扁(图4-4-70)。

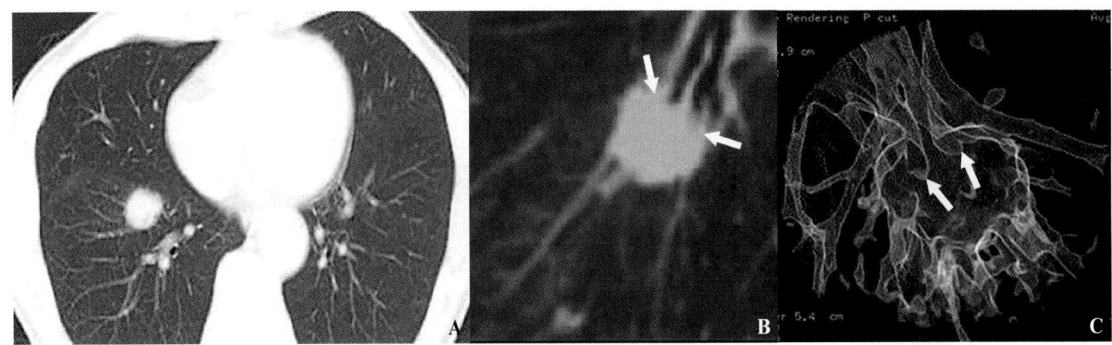

图4-4-66 女性,60岁。支气管征Ⅰ型(腺癌)

CT肺窗(A)显示右肺下叶前基底段结节性病灶;斜面重建(B)和透明支气管重建(C)显示支气管被结节截断,断端暴露于瘤体。

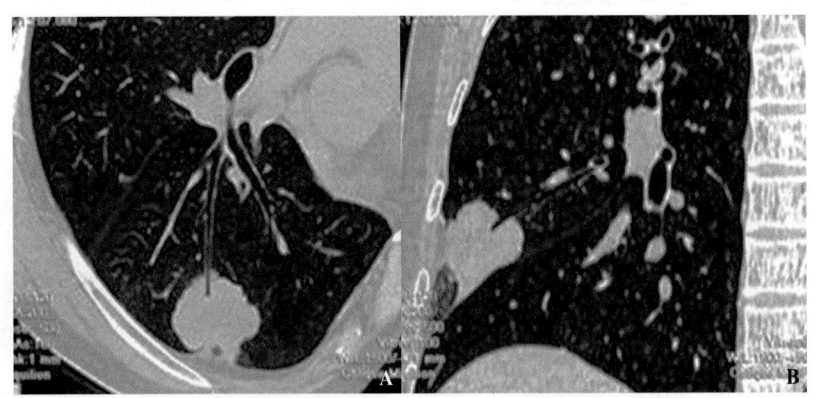

图4-4-67 男性,49岁。支气管征Ⅱ型(腺癌)

CT肺窗(A)和冠状位重建(B)显示右肺下叶外基底段分叶状肿块,有1支支气管进入肿块内并突然截断。

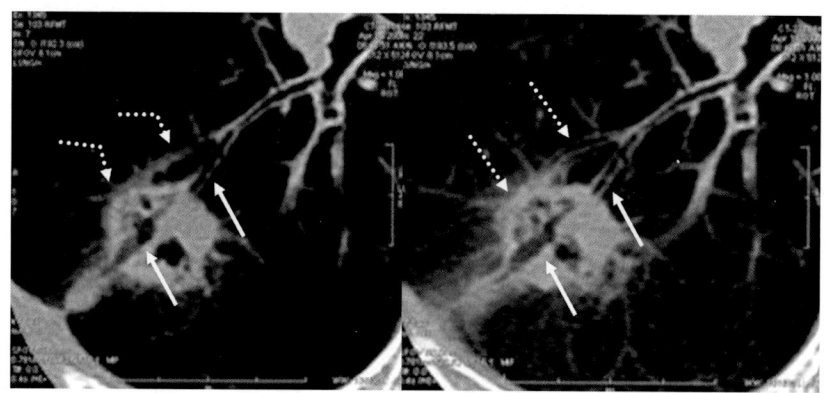

图 4-4-68　支气管征Ⅲ型（腺癌）
CT 多平面重建显示右肺外围结节，有 2 支支气管与肿块关系密切，边缘 1 支（虚直箭）向瘤结节聚拢，进入瘤结节后变细，其伴随血管（弯箭）边缘毛糙；中央 1 支（实箭）进入结节后外形不规整增宽，并穿过结节。

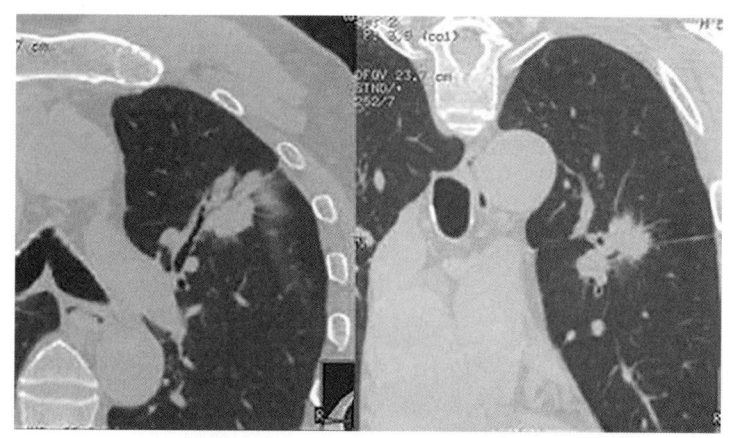

图 4-4-69　男性，58 岁。支气管征Ⅲ型（腺癌）
CT 曲面重建可显示支气管从瘤体中通过，轻度狭窄，但通畅，支气管表面尚光整。

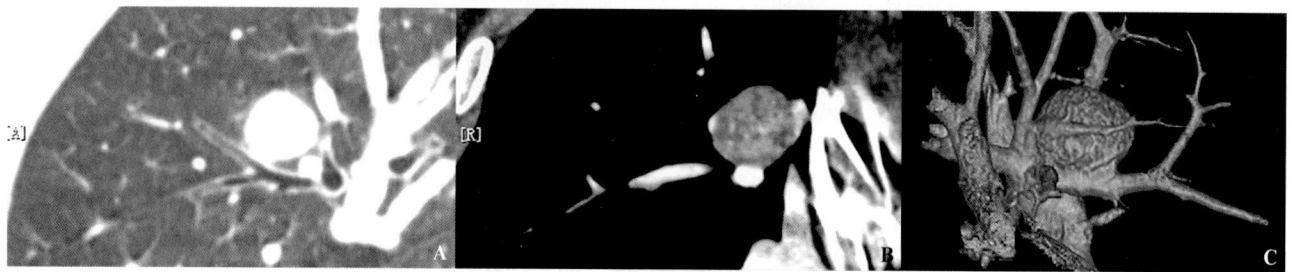

图 4-4-70　男性，38 岁。支气管征Ⅳ型（结核瘤）
CT 曲面重建（A）、增强扫描（B）及表面重建（C）显示支气管从瘤体边缘经过，气管无狭窄。

（3）病灶远端气道阻塞性改变：病灶阻塞气道，其相应区域的肺组织会发生阻塞性肺过度通气或阻塞性肺通气不良改变。

1）阻塞性肺过度通气：当病变压迫或侵犯小气道，气管的部分阻塞产生活塞作用时，空气只能进入而不能完全呼出，导致病灶远肺门侧肺泡过度充气，表现为局部密度减低，透光度增加，肺纹理稀疏（图 4-4-71）。

HRCT 可见小叶中央型肺气肿、全小叶型气肿、肺大疱等肺气肿征象（图 4-4-72）；该征象还可出现在支气管血管束纠集的周围，以及阻塞性肺炎的周围（图 4-4-73）。

2）阻塞性肺炎：当病变压迫或侵犯小气道造成阻塞，空气不能顺利进入和呼出时，会导致病灶远肺门侧肺泡体积缩小，并有一定量的渗液。表现为远肺门侧的肿瘤周围出现与病变相连的淡薄云絮样、条片状、网格样阴影。

CT 上则表现为病变远侧部的薄纱样阴影及其掩盖下的支气管血管束、片状实变影或与病变相连的蟹爪样网状影，典型时呈三角形（图 4-4-73～图 4-4-75）。

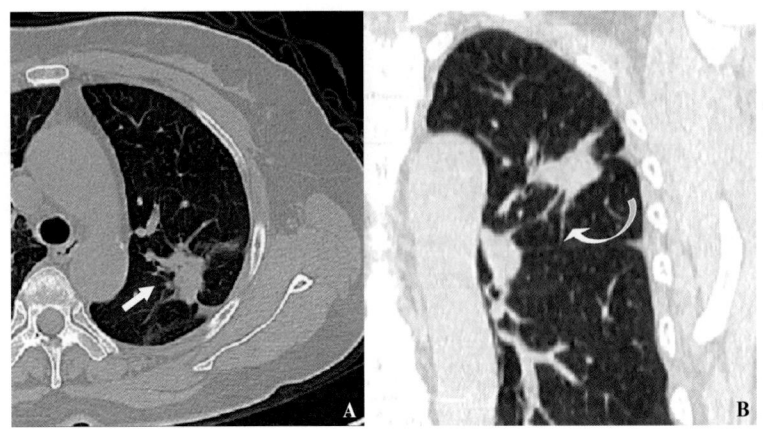

图4-4-71 阻塞性肺过度通气（腺泡型浸润性腺癌）

A 显示左上肺不规则结节，病灶近肺门侧纹理聚拢（白箭），外侧胸膜凹陷（弯箭），其下方层面（B）纹理聚拢。

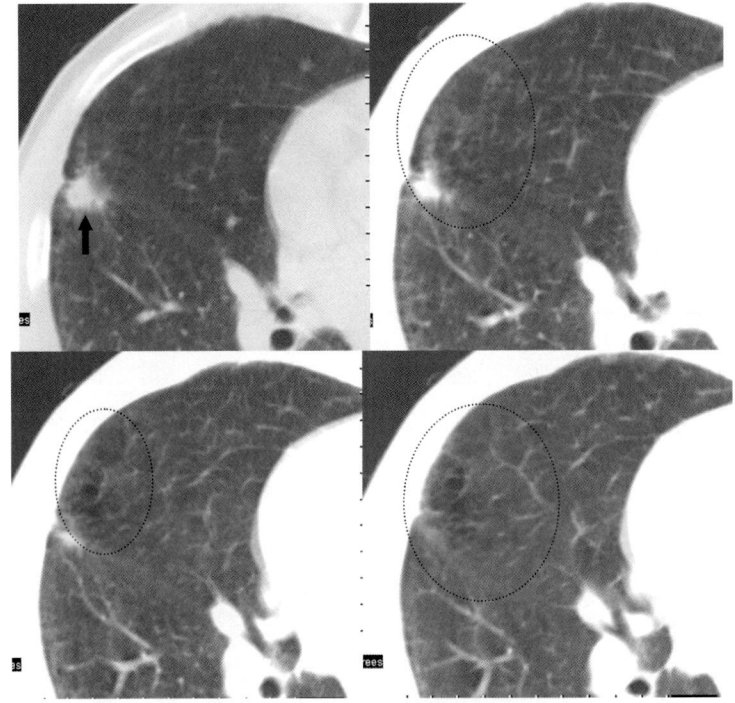

图4-4-72 阻塞性肺过度通气（肺癌）

HRCT 连续扫描显示右肺胸膜下外形不整结节（箭），其前下方透光度局限性下降，形成小叶中央型肺气肿（圆圈内）。

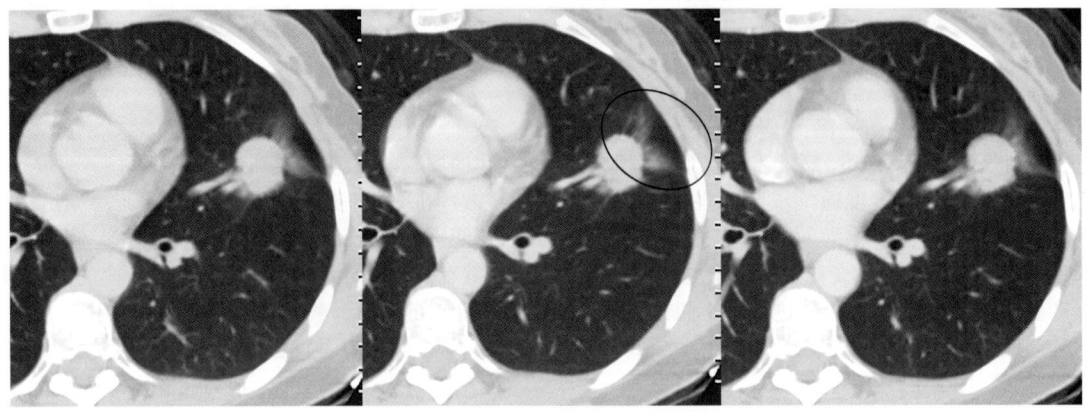

图4-4-73 女性，38岁。阻塞性肺炎及局限性肺气肿（腺癌）

CT 肺窗连续扫描显示病灶远肺门侧肺野内扇形分布的淡薄渗出性阴影（圆圈内），该阴影与胸壁之间肺野透光度增加，肺纹理稀少。

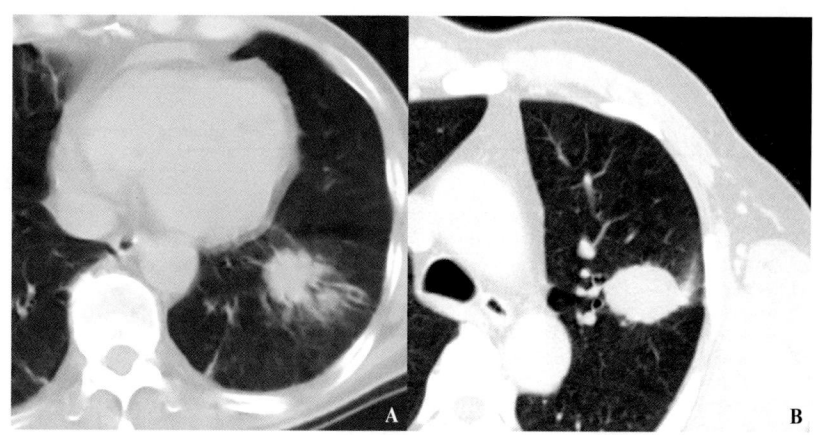

图 4-4-74 阻塞性肺炎
A 表现为病灶远端局部透光度下降,伴小片状阴影及肺纹理增;B 表现为病灶胸膜缘三角形分布的渗出、实变阴影。

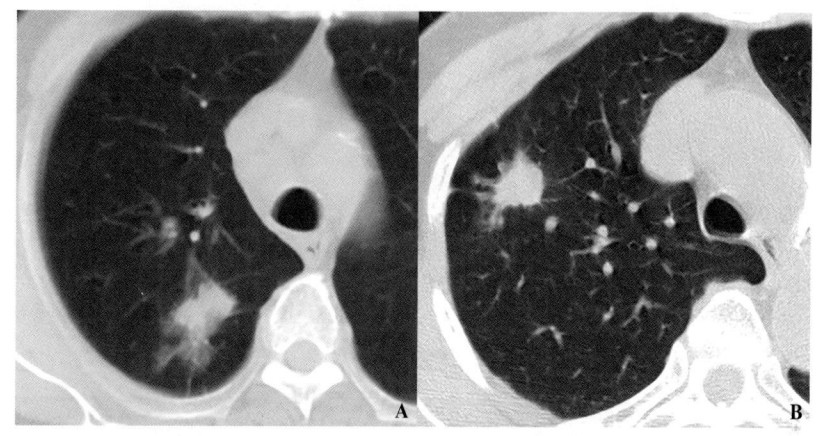

图 4-4-75 阻塞性肺炎
结节远端多发团片状磨玻璃影(A)、短条状、片状渗出影,形如蟹爪样(B)。

(4) 病灶的血供特征

1) 强化幅度:由于不同性质的肺肺部病变其血供特点不同,强化程度及强化模式与结节内血管构成特点直接相关,人们提出应用增强技术对肺结节与肺肿块的性质进行研究。研究表明,恶性结节与肿块强化幅度高于良性结节,以增强幅度>30 HU 作为恶性诊断的阈值,其灵敏度为99%,特异度为54%,阴性预测值为97%[6,11]。

Li 等的研究提出,当增强峰值>15 HU、增强峰值与主动脉增强峰值比在 6%~20%、CT 灌注值在 12~40 mL/(min·100 g)时,首先考虑恶性结节;当强化峰值>60 HU、增强峰值与主动脉增强峰值比>20%、CT 灌注值>40 mL/(min·100 g)时,首先考虑急性炎性结节;当强化峰值<15 HU、增强峰值与主动脉增强峰值比<6%、CT 灌注值<12 mL/(min·100 g)时,首先考虑良性结节。

结节强化的方式及时间-密度曲线(time-density curves, TDC)也是鉴别结节性质的重要指标,但是常常由于受到多种因素的影响,主要取决于技术因素,包括对比剂用量、注射速率、延迟时间等;另一方面也取决于结节自身因素,如病变种类、大小、在肺内的位置及其血供特点等。

结节的血供特性包括血管结构的类型、数量及代谢活性。首先是宿主血管,结节周围的宿主血管越多,与增强的关系越密切;结节离支气管动脉越近,往往强化越明显。其次是微血管密度,这是最直接、最重要的因素。Yamashita 的研究表明肺癌结节的强化与肺癌内部小血管(内径 0.02~0.10 mm)密度,以及肺癌间质内部胶原和弹性纤维相关。另外,还和不同个体差异相关(心搏量、肺动脉血流、体重、体表面积等),所以变化很大,目前还没有明确的诊断标准[13,14]。

为了最大限度地减少这些生理因素对结节强化峰值的影响,采用主动脉、肌肉或对侧正常肺组织作参照,将 SPN 强化值标准化,以强化峰值比进行研究,可以起到一定的矫正作用。一般认为,炎性结节多呈快升慢降或快升快降型,即 TDC 曲线达峰值后迅速下降,无平台期,下降速度慢或快(图 4-4-76);肺癌结节多呈慢升慢降型,即 TDC 曲线达峰值后变化较小,较平坦,有一个平台期(图 4-4-77~图 4-4-79);良性肿瘤多呈低平曲线,TDC 曲线变化较小,CT 值增加较小,无明显上升支(图 4-4-80)。

尽管增强扫描对恶性肺肿块(结节)的诊断敏感,但是由于活动性炎性病变过程中组织的血流、灌注和毛细血管通透性也增加,1/3 的良性结节强化幅度超过 20 HU(图 4-4-81),部分恶性肿瘤也可以表现为"快升快降"和低平曲线(图 4-4-80),导致增强扫描对于恶性肺肿块(结节)诊断的特异度不高。

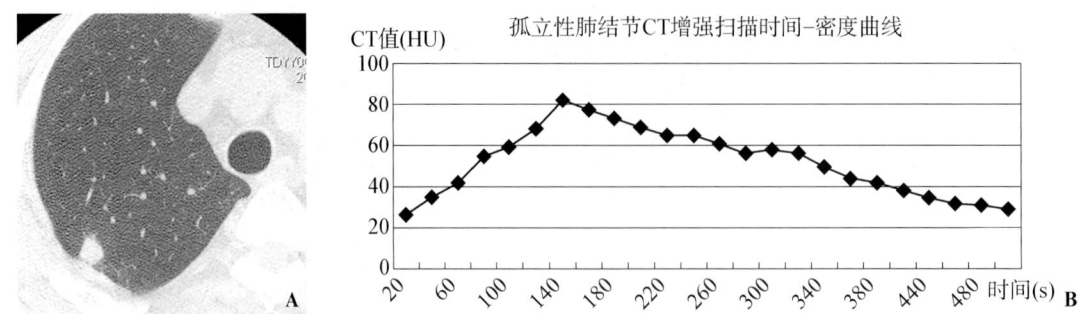

图 4-4-76　男性,39 岁。时间-密度曲线速升速降型(炎性肉芽肿)

CT 肺窗(A)显示右肺上叶孤立性结节;CT 增强扫描时间-密度曲线(B)显示结节强化幅度大于 50 HU,到达顶峰后立即下降,下降速度较为缓慢。

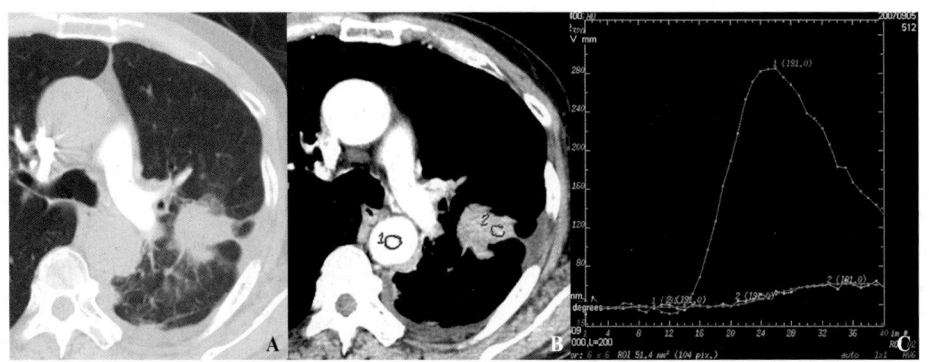

图 4-4-77　时间-密度曲线慢升慢降型(腺癌)

CT 肺窗(A)显示左肺不规则肿块影;动态增强扫描 TDC 的兴趣区部位(B),该图显示病变明显均匀强化;降主动脉及肿块的 TDC(C);曲线颜色及标号与 B 中的兴趣区选择一致,红色为肿块伽马函数拟合后的 TDC(以下图与此相同),该图显示肿块强化的最大幅度超过 20 HU,到达顶峰后并未立即下降,而是持续一段时间,其强化峰值时间略滞后于降主动脉。

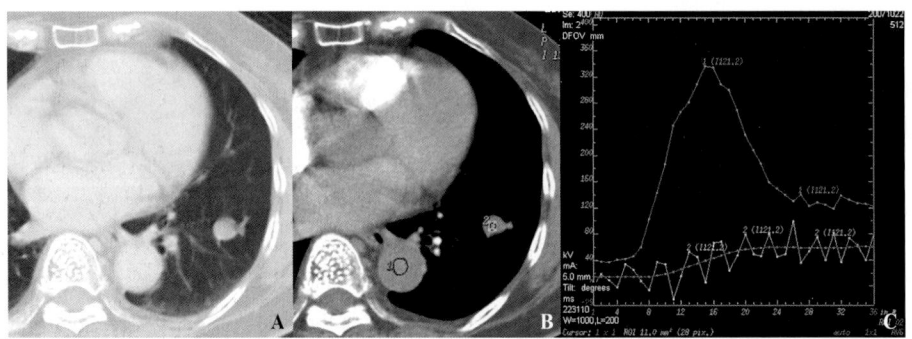

图 4-4-78　时间-密度曲线慢升慢降型(类癌)

CT 肺窗(A)显示左肺类圆形结节;动态增强扫描 TDC 的兴趣区部位(B);降主动脉及结节的 TDC 显示肿块强化的最大幅度超过 40 HU,到达顶峰后并未立即下降,而是持续一段时间,其强化峰值时间略滞后于降主动脉(C)。

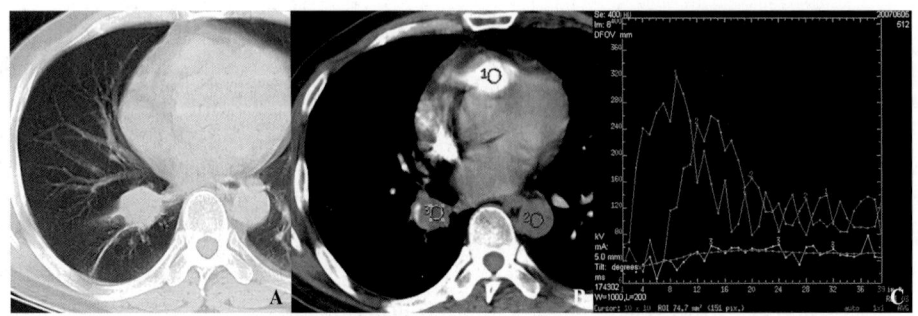

图 4-4-79　时间-密度曲线慢升慢降型(鳞状细胞癌)

CT 肺窗(A)显示右下肺不规则肿块;动态增强扫描 TDC 的兴趣区部位,兴趣区分别位于右心室、降主动脉和右下肺肿块(B);右心室、降主动脉及肿块的 TDC,显示肿块强化的最大幅度超过 20 HU,到达顶峰后并未立即下降,而是持续一段时间,其强化峰值时间与降主动脉基本同步(C)。

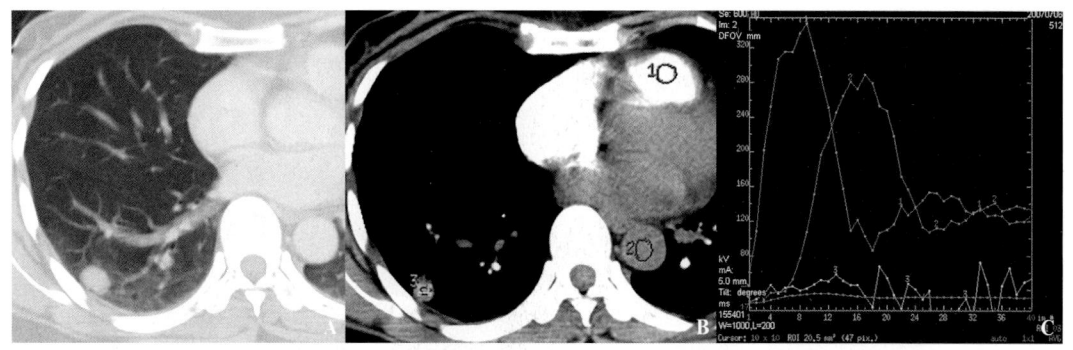

图4-4-80 时间-密度曲线低平曲线(中低分化腺癌)

CT肺窗(A)显示右下肺椭圆形结节;动态增强扫描TDC的兴趣区部位,兴趣区分别位于右心室、降主动脉和右下肺肿块(B);结节强化的最大幅度未超过20HU,到达顶峰后缓慢下降,其强化峰值时间与降主动脉基本同步(C)。

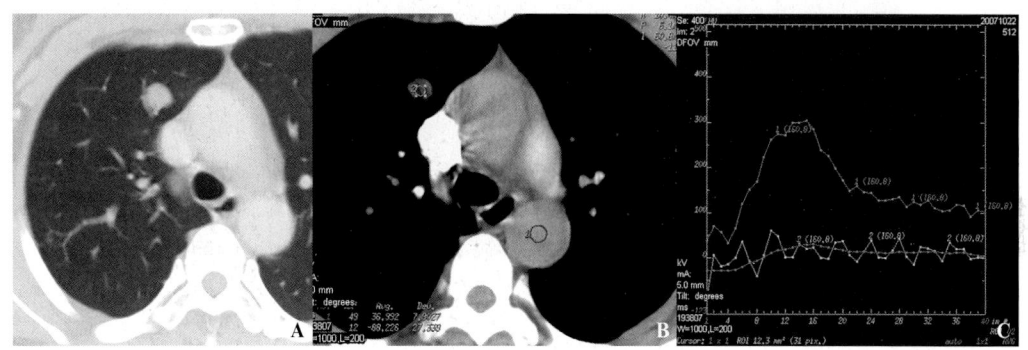

图4-4-81 时间-密度曲线速升速降(错构瘤)

CT肺窗(A)显示右上肺类圆形结节;动态增强扫描TDC的兴趣区部位,兴趣区分别位于降主动脉和右下肺肿块(B);结节强化的最大幅度大于50HU,在到达顶峰后随即缓慢下降,下降幅度小,其强化峰值时间基本与降主动脉同步(C)。

2) 对比剂样密度:一些孤立病变在增强扫描时,其密度变化与血管同步,且强度与血管内对比剂一致(图4-4-82～图4-4-84),提示为血管结构。这些病变包括动静脉畸形、肺静脉曲张、肺动脉瘤。其鉴别诊断要点见表4-4-7。

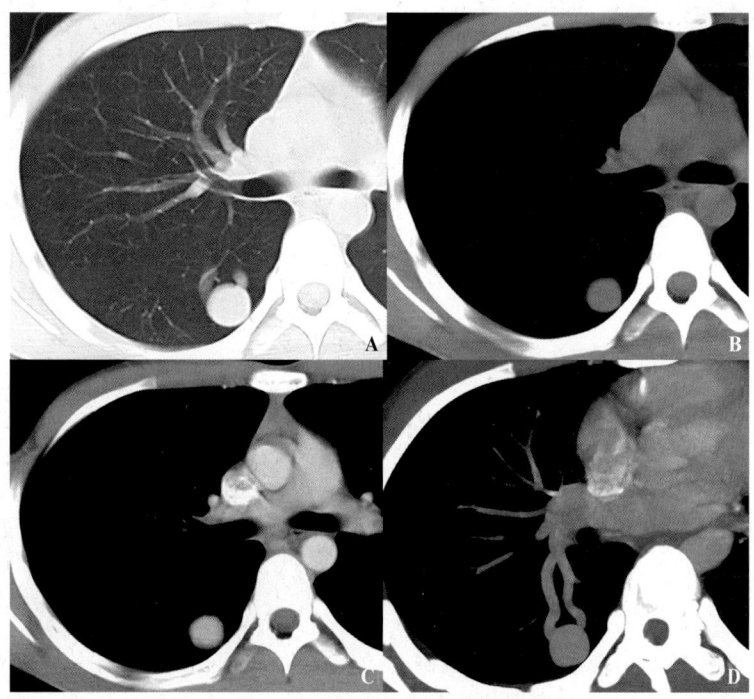

图4-4-82 男性,29岁。右肺动静脉畸形

CT肺窗(A)和纵隔窗(B)显示右肺上叶后段类圆形结节,其内缘迂曲的条状影;增强扫描动脉期(C)明显强化,其密度与肺动脉一致;静脉期MIP重建(D)显示病灶内侧有2条扭曲粗大的血管与右肺动脉、静脉相连。

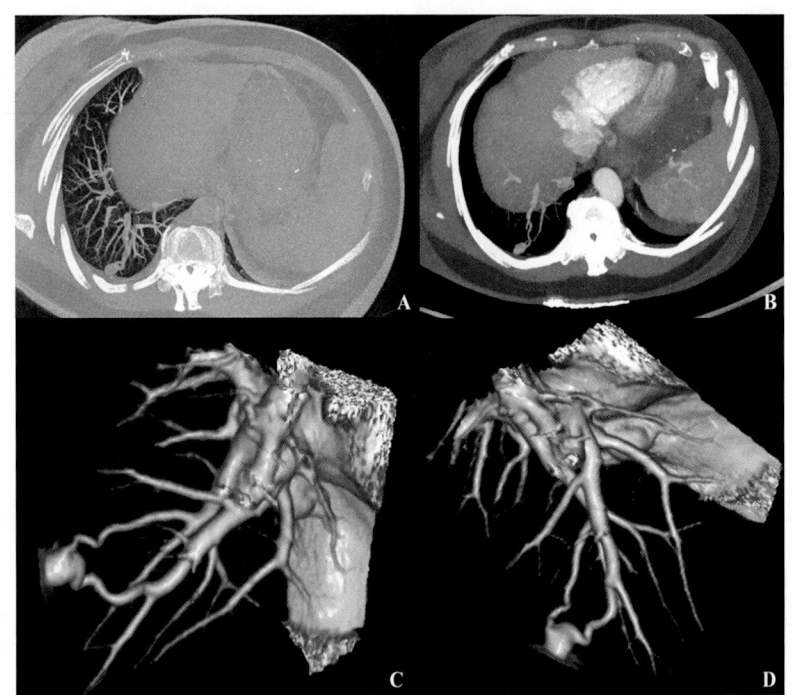

图 4-4-83　男性,29 岁。右肺动静脉畸形

MIP 重建肺窗(A)和对应纵隔窗(B)显示右下肺有一结节,其内缘有一处大条索与肺静脉相连,其密度与肺静脉一致,低于肺动脉,未见高密度的动脉与之相连;VR 图(C、D)从不同角度显示动脉瘤体及引流动静脉。

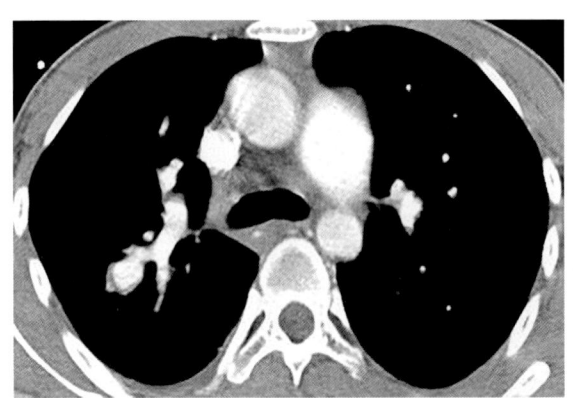

图 4-4-84　右肺上叶肺动脉瘤

CT 增强显示右上肺动脉尖段后壁球形结节,与动脉相连,其内密度与肺血管一致。

表 4-4-7　孤立性肺结节、肿块呈对比剂样强化的病因及特点

病因	特　点
动静脉畸形	有 1 支以上扩张的动脉及静脉与之相连
肺静脉曲张	为肺静脉的迂曲扩张,无肺动脉与之相连
肺动脉瘤	为肺动脉壁的局限扩大,无肺静脉与之相连

4. 胸膜凹陷征·胸膜凹陷需要同时观察肺窗和纵隔窗,因为如果病变邻近胸膜或周围有渗出物时,肺窗上往往无法显示胸膜的情况;此外,肺窗无法观察胸膜本身的改变(图 4-4-85)。小的胸膜凹陷由于密度淡薄,在纵隔窗上往往不能显示,导致假阴性结果[16](图 4-4-86)。

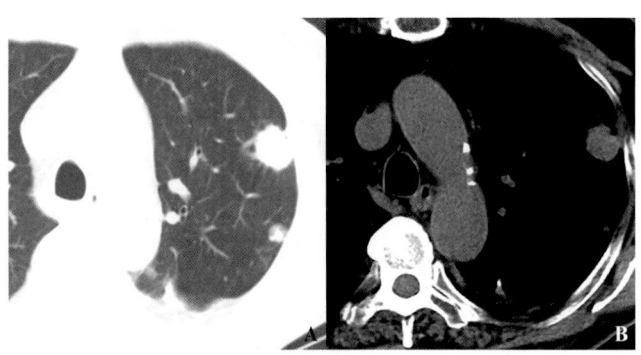

图 4-4-85　胸膜凹陷征阴性

肺窗(A)显示病变与胸膜关系紧密,胸膜情况观察不清,纵隔窗(B)显示病灶与胸膜窄基底相连,胸膜无增厚。

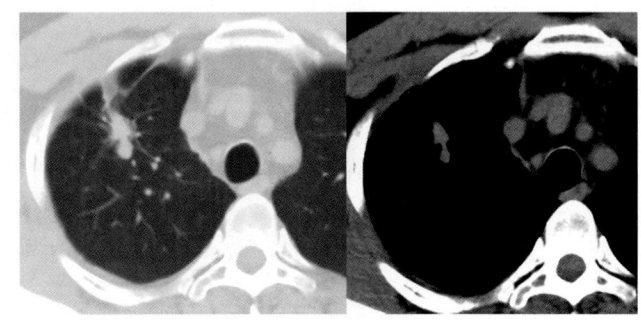

图 4-4-86　胸膜凹陷征阳性

肺窗显示病灶与胸壁之间可见胸膜凹陷征;纵隔窗显示胸膜未见异常。

胸膜凹陷征(pleural indentation)指自结节边缘达胸膜面的线状、索条状致密影,脏层胸膜面见小三角形或小喇叭状阴影,三角形的底部在胸壁,尖指向结节,结节与三角形影之间可为线状影相连。周围胸膜无增厚,也无粘连。三角影内的密度为水样密度。

叶间裂胸膜凹陷仅表现为局部胸膜向病灶侧移位,无喇叭状阴影形成。有学者根据其 CT 表现,将胸膜凹陷分为以下 5 型。

Ⅰ型:为典型表现,结节与脏层胸膜面间约 1 mm 粗细的 1 根或 1 组呈放射状排列指向病灶中心(或肺门)的线条状影尾征(Tail signs),伴或不伴脏层胸膜小三角形或喇叭状阴影,无胸膜增厚(图 4-4-87~图 4-4-89)。

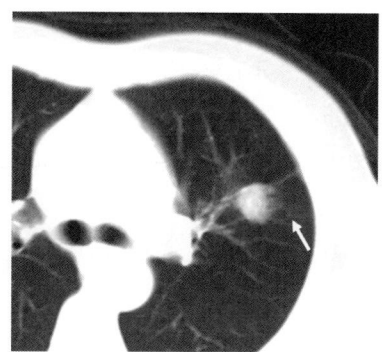

图 4-4-87　胸膜凹陷征Ⅰ型(肺癌)
CT 肺窗显示肺结节与胸壁之间线状影(箭),胸膜未见异常。

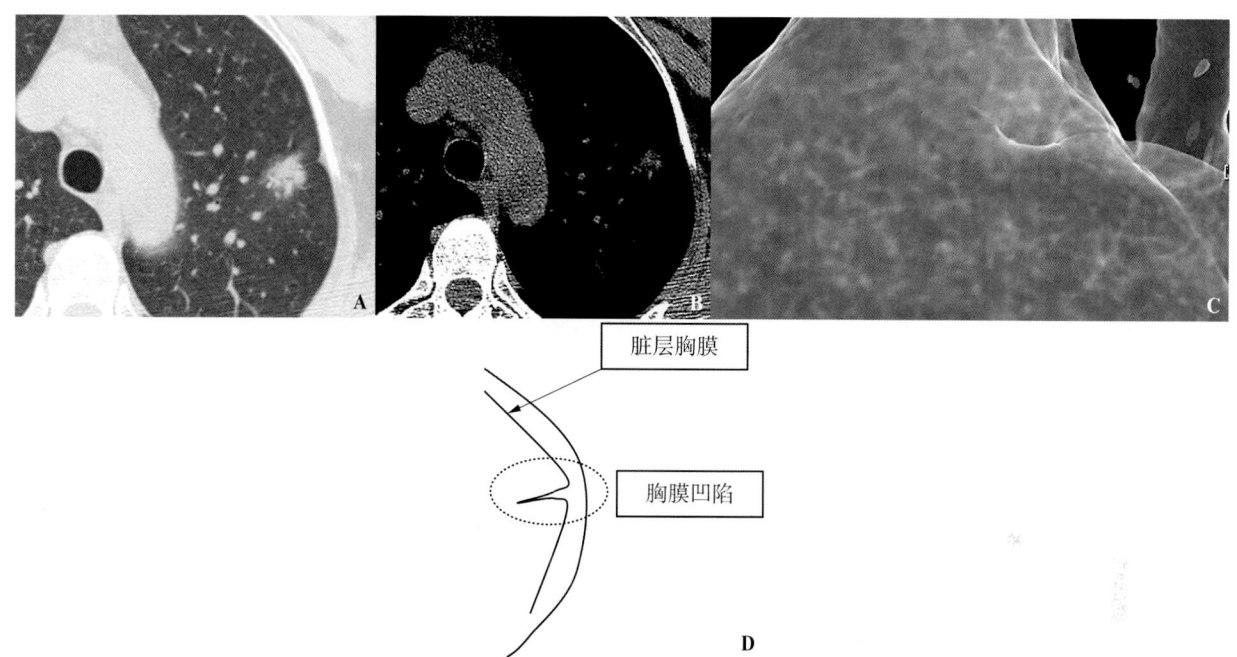

图 4-4-88　胸膜凹陷征Ⅰ型(肺癌)
CT 肺窗(A)显示左肺结节与胸壁之间尾征,相应脏层胸膜小三角形突起;纵隔窗(B)显示无胸膜增厚;VR(C)局部放大显示肺尖的胸膜凹陷征象;D 为胸膜改变示意图。

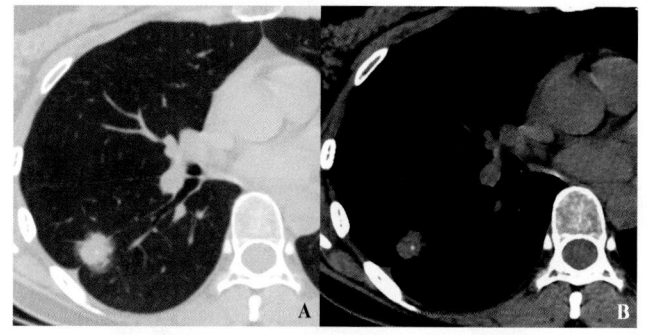

图 4-4-89　胸膜凹陷征Ⅰ型(腺癌)
CT 肺窗(A)及纵隔窗(B)显示尾征,胸膜凹陷处的脏层胸膜呈小三角形突起,未见胸膜增厚征象,胸膜凹陷处的病灶边缘未见凹陷。

Ⅱ型:有尾征,无或轻微脏层胸膜凹陷,有胸膜增厚(厚度<2 mm)(图 4-4-90)。

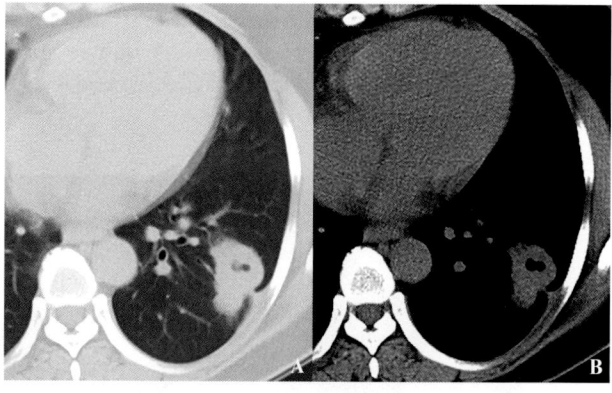

图 4-4-90　胸膜凹陷征Ⅱ型(鳞癌)
CT 肺窗(A)及纵隔窗(B)显示侧胸壁脏层胸膜面见小三角形影掀起,相邻胸膜轻微增厚,结节与三角形影之间可为线状影相连,三角影内的密度为水样密度,胸膜凹陷处病灶有凹陷切迹。

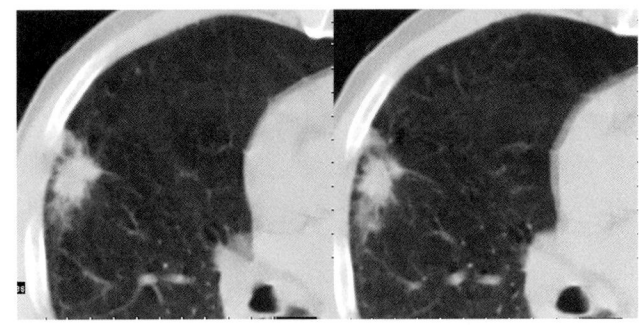

图 4-4-91　胸膜凹陷征Ⅲ型(肺癌)

连续 CT 断面显示病灶与脏层胸膜面间呈梳齿状排列的线状影。

Ⅲ型：结节与脏层胸膜面间呈梳齿状排列的线状影，常有胸膜增厚(图 4-4-91)。

Ⅳ型：病灶位置太高或太低，胸膜凹陷中心呈上下斜形走行，CT 横断像不能显示完整的胸膜凹陷，表现为多个层面显示结节与脏层胸膜间在肺门-结节中心连线方向上点状或线段影，脏层胸膜可见 U 形影(图 4-4-92 和图 4-4-93)。

Ⅴ型：为叶间胸膜凹陷，表现为叶间胸膜纤维牵拉向结节侧弧形移位或走行失去连续性(图 4-4-94 和图 4-4-95)。

胸膜凹陷征的病理基础是肿瘤方向的牵拉和局部胸膜无增厚粘连。肿瘤牵拉的动力来自瘤体内反应性纤维化、瘢痕形成，收缩力通过肺的纤维支架结构传导到游离的脏层胸膜而引起凹陷，凹陷内的密度为水样密度。由于肿瘤的牵拉，邻近脏层胸膜内凹，与壁层胸膜间形成负压空间，吸引生理性液体向该处积聚，但有研究发现手术开胸后未见其内有液体积聚，考虑可能是开胸后胸膜腔负压消失，液体流出。

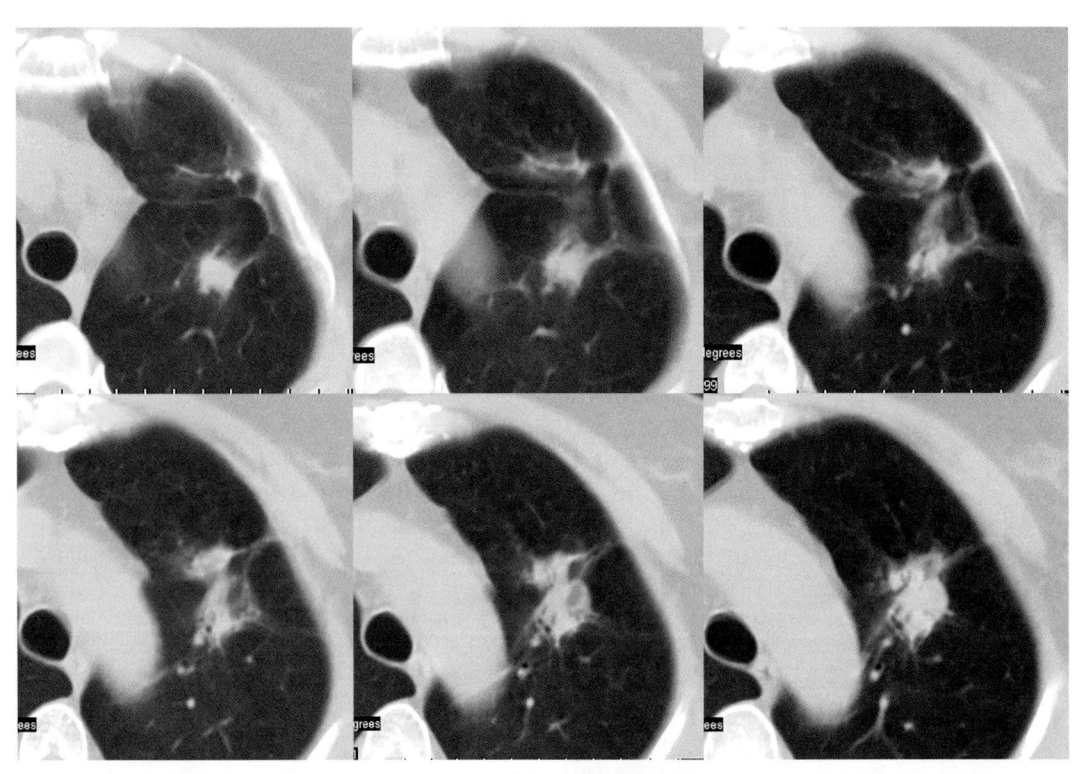

图 4-4-92　胸膜凹陷征Ⅳ型(肺癌)

同一患者连续 CT 断面图，显示结节与脏层胸膜间波浪状、点状或线段影，脏层胸膜可见 U 形胸膜凹陷影。

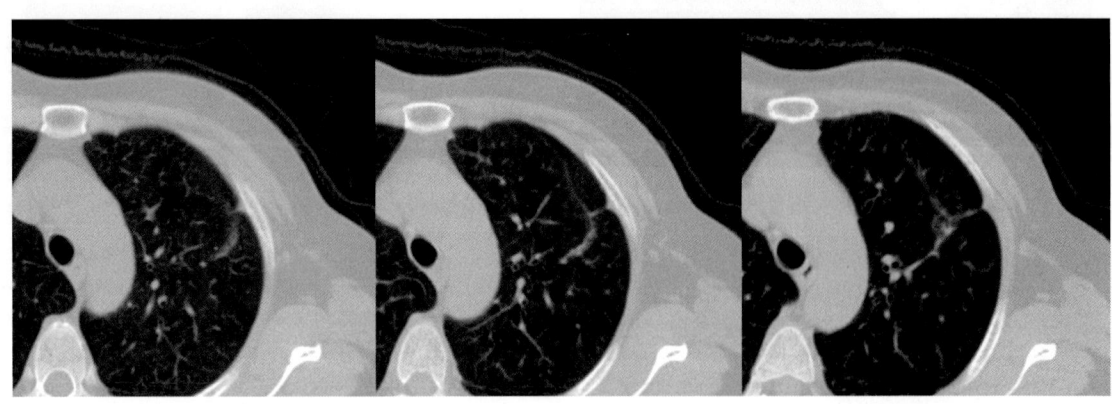

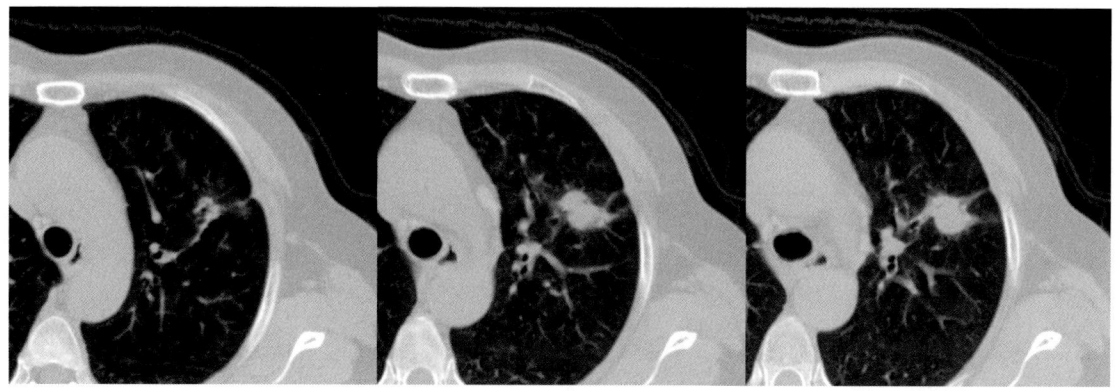

图4-4-93 胸膜凹陷征Ⅳ型
CT连续断面图显示结节与脏层胸膜间尾征胸膜凹陷与U形胸膜凹陷影的演变过程。

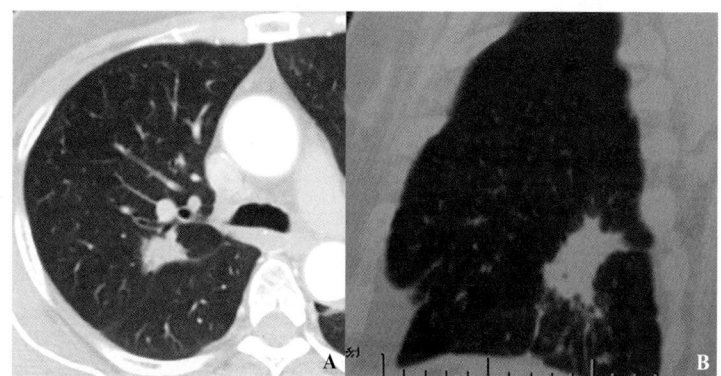

图4-4-94 胸膜凹陷征Ⅴ型
斜裂胸膜在病灶区走行不自然,向病灶侧弧形移位,与病灶之间可直接相连(A),也可与病灶之间以线条连接(B),凹陷的叶间胸膜外形仍光滑。

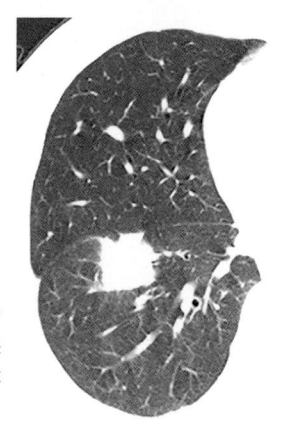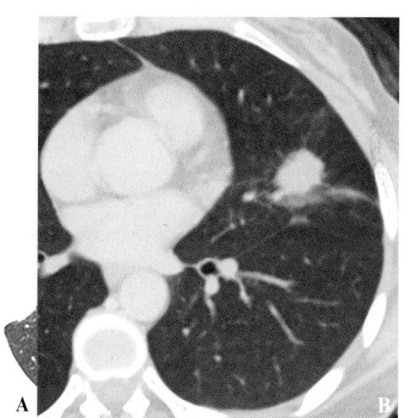

图4-4-95 胸膜凹陷征Ⅴ型
A显示右斜裂胸膜局限性向病灶移位,与病灶完全融合,外形欠光整;B显示左斜裂胸膜局限性向病灶移位、成角,局限性增厚。

【PET-CT表现】

正电子发射体层成像(positron emission tomography,PET)是一种用于探测体内放射性同位素分布的无创性检查方法,通过检测同位素标记的特殊示踪剂,获取反映代谢水平信息的体内分布情况。由于恶性肿瘤细胞的代谢水平明显高于正常细胞,比较不同组织的代谢水平即能鉴别病变的良、恶性,对早期恶性肺结节和肿块的检出具有较高的敏感性和特异性。

文献报道,^{18}F-脱氧葡萄糖(^{18}F-FDG)PET-CT显像对鉴别肺结节及肿块良恶性的灵敏度和特异度分别为95%～97%和78%～87%,明显高于CT。PET-CT融合图可同时显示肺结节及肿块的代谢状态及解剖定位,实现了PET和CT的优势互补,HRCT和PET-CT联合应用可以提高肺结节及肿块良恶性诊断的准确率。PET-CT能将PET图和CT图相融合,可同时显示PET图、CT图及PET-CT的融合图并可分别显示其三个方向的三维断层图像[19]。

标准摄取值(standardized uptake value,SUV)是临床上最常用的半定量分析方法,用来比较组织的FDG摄取程度。一般情况下将SUV值＞2.5的组织判断为恶性。肿瘤的葡萄糖代谢程度与细胞增殖能力和恶性程度有关,葡萄糖代谢在不同肿瘤中有很大的差异,不同的病理类型FDG代谢不同。因此,SUV也依肿瘤类型不同而有很大变化。双时相显像具有一定的临床实用价值,肺恶性病变延迟显像SUV值升高幅度高于良性病变;对SUV值为2.5的病灶进行双时相显像更有意义。如果延迟显像SUV值不变或下降,则支持良性病变。

1. 肺结节 ^{18}F-FDG PET-CT 影像分型·根据病灶的数量与 FDG 摄取程度将肺结节分为 4 种类型。

（1）Ⅰ型单发高代谢肺结节：指孤立性肺结节，$SUV_{max}>2.5$，根据肺结节以外病灶又分为 4 个亚型。

Ⅰa：肺结节 FDG 摄取增高外其他部位无 FDG 摄取增高灶（图 4-4-96）。

Ⅰb：肺结节伴有肺门、纵隔同侧淋巴结有较明显的 FDG 摄取增高（图 4-4-97）。

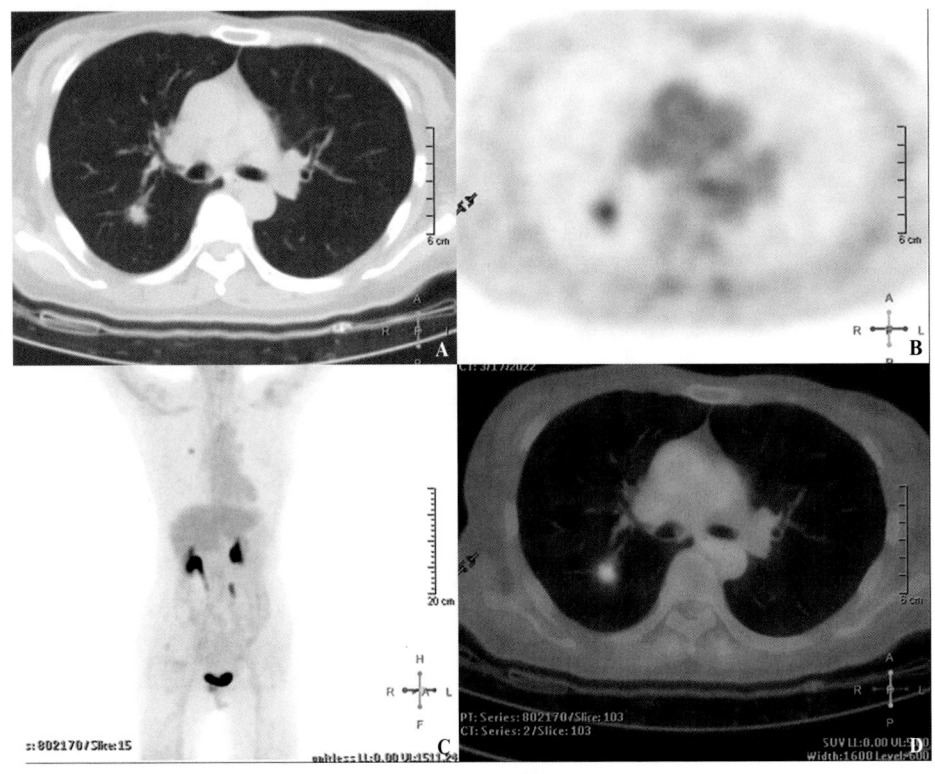

图 4-4-96　女性，62 岁。右肺中分化腺癌

^{18}F-FDG PET-CT 中 CT（A）显示右肺上叶后段小结节，形态不规则，可见分叶及毛刺；PET（B）及 PET-CT 融合图（D）显示结节核素摄取增高，SUV_{max} 3.2；MIP 图（C）显示处肺部病变外，全身其余部位未见异常核素浓聚灶。

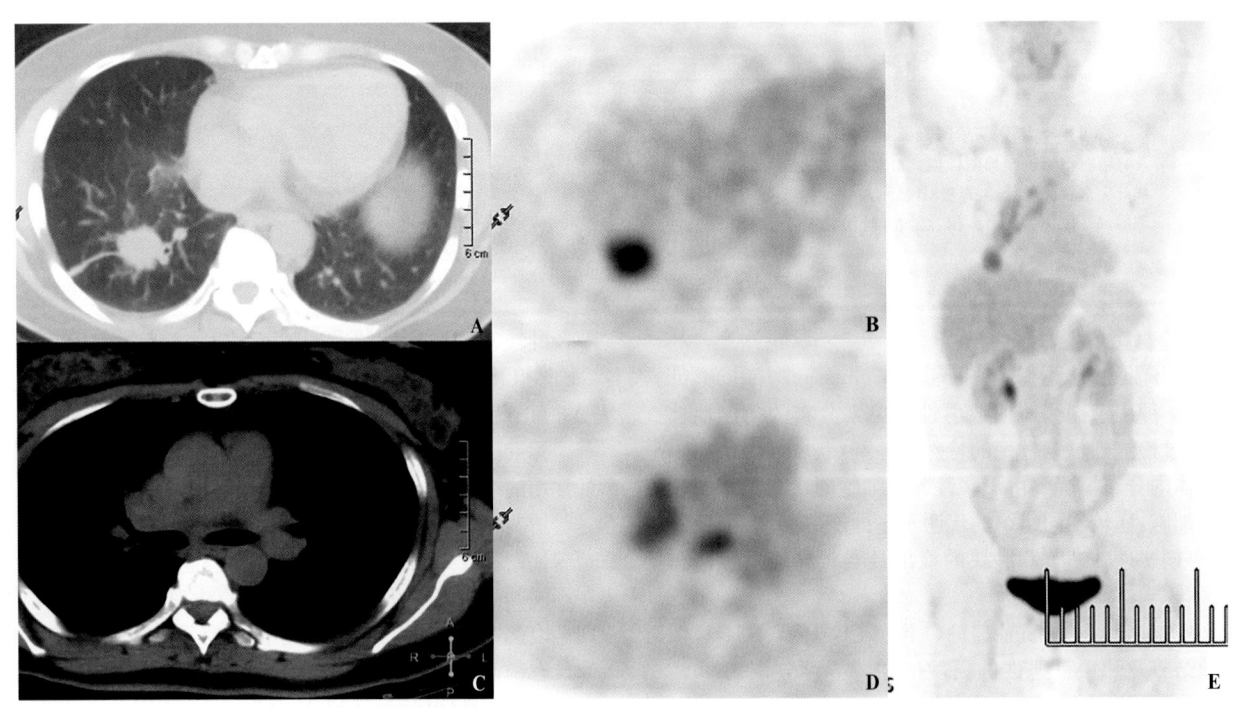

图 4-4-97　女性，52 岁。右肺低分化腺癌

^{18}F-FDG PET-CT 显示右肺下叶背段结节（A），核素摄取明显增高（B），SUV_{max} 6.6；C、D 显示右肺门纵隔肿大淋巴结，核素摄取增高，SUV_{max} 3.2～4.6，MIP 图（E）同时显示了右肺结节，同侧肺门及纵隔淋巴结核素摄取增高，全身其余部位未见异常核素浓聚灶。

Ⅰc:肺结节合并较大范围肺不张或同侧胸腔积液,伴或不伴有肺门、纵隔淋巴结FDG摄取增高(图4-4-98)。

Ⅰd:肺结节以外远隔部位有FDG摄取增高灶(图4-4-99)。

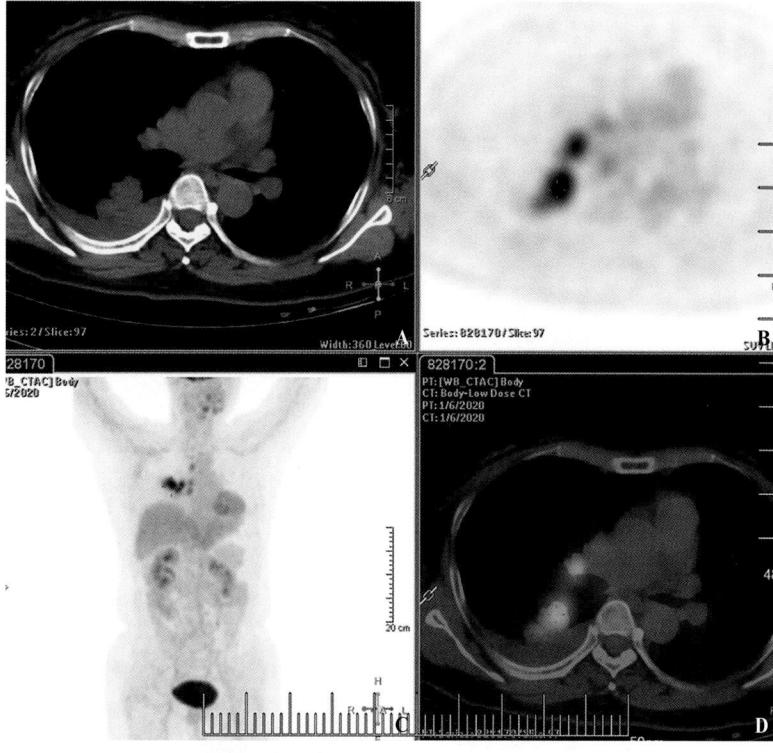

图4-4-98 男性,66岁。右肺低分化腺癌

^{18}F-FDG PET-CT显示右肺下叶背段结节伴右肺门淋巴结肿大,右侧胸腔积液(A),右肺结节及右肺门淋巴结摄取明显增高(B、C),SUV_{max} 8.6、7.2;MIP图(D)显示右肺结节、同侧肺门及纵隔淋巴结核素摄取增高,全身其余部位未见异常核素浓聚灶。

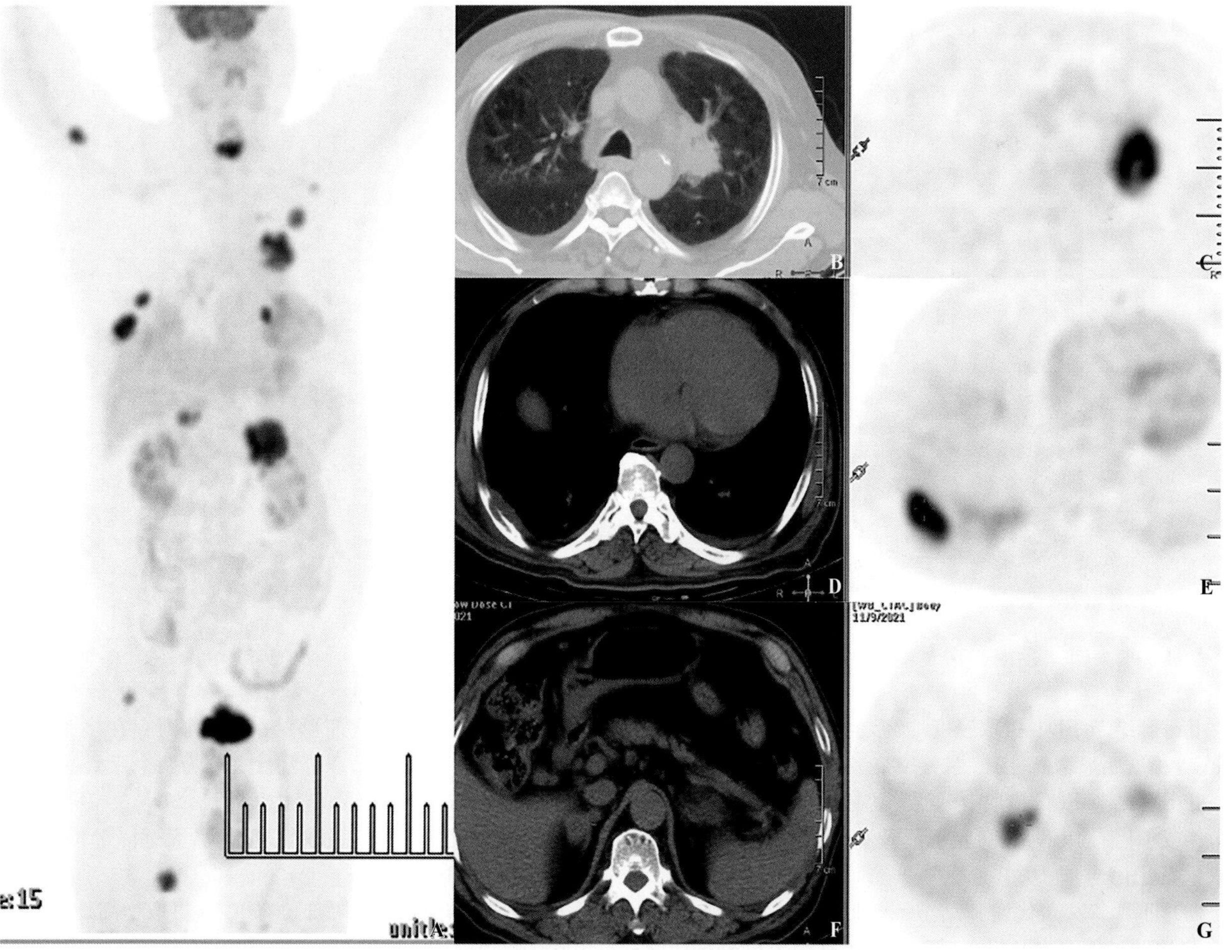

图4-4-99 男性,51岁。左肺低分化鳞状细胞癌多发转移

^{18}F-FDG PET-CT显示左肺上叶肿块核素浓聚(B、C),右侧肋骨骨质破坏(D),右侧肾上腺结节(F),核素摄取明显增高(E、G);MIP图(A)显示全身多发核素浓聚灶。

(2) Ⅱ型单发低代谢肺结节:指孤立性肺结节,$SUV_{max} \leqslant 2.5$,根据 SUV_{max} 及结节以外病灶范围又分为 4 个亚型。

Ⅱa:肺结节 FDG 轻度摄取,$SUV_{max} < 2.0$,结节以外无 FDG 摄取增高(图 4-4-100)。

Ⅱb:肺结节 FDG 摄取轻度增高,单侧或双侧肺门、纵隔淋巴结 FDG 摄取轻中度增高,$SUV_{max} < 2.0$(图 4-4-101)。

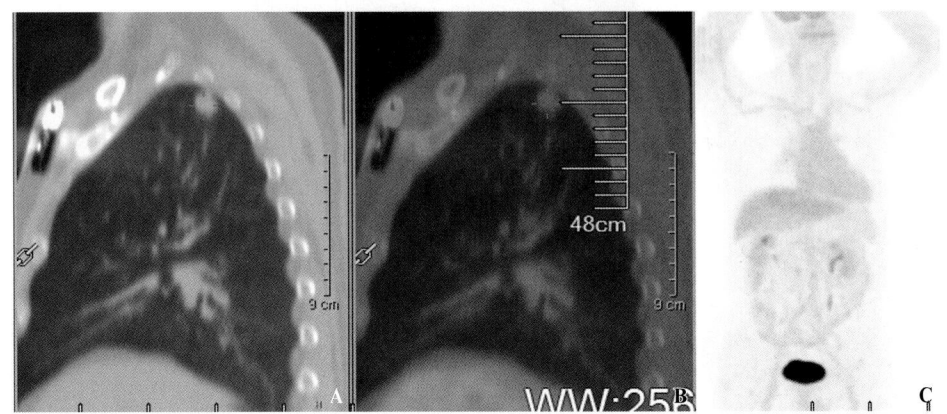

图 4-4-100　男性,63 岁。右肺尖慢性炎症

^{18}F-FDG PET-CT 显示右肺尖小结节影,核素摄取未见明显增高(A、B);MIP 图(C)显示结节以外未见核素浓聚灶。

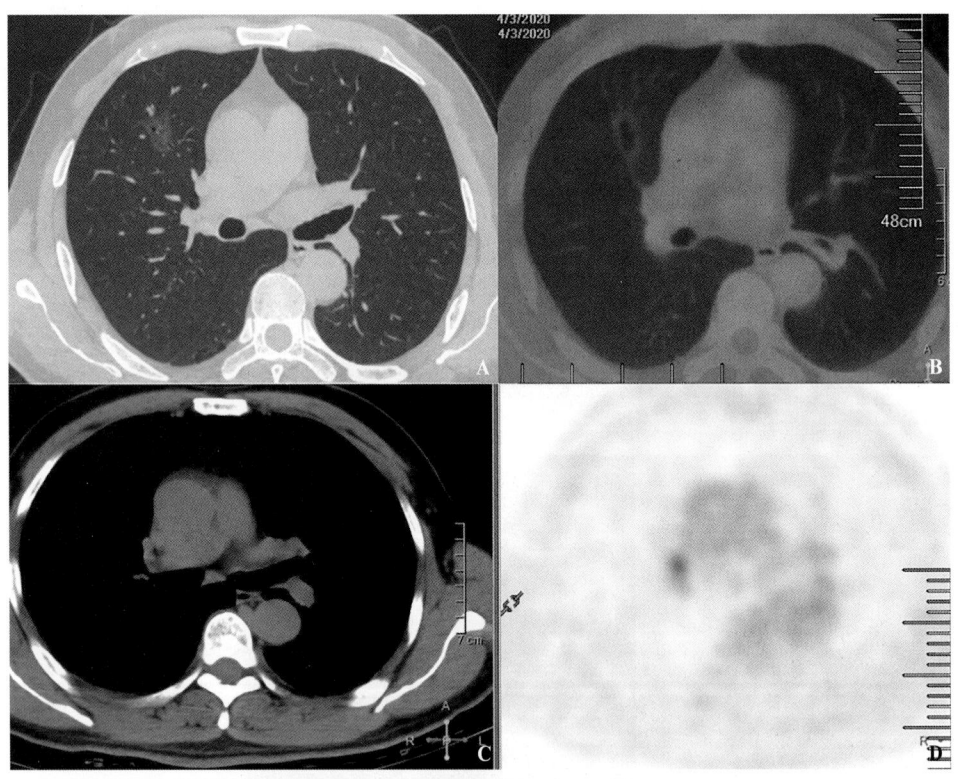

图 4-4-101　女性,42 岁。右肺上叶浸润性腺癌

^{18}F-FDG PET-CT 显示右肺上叶前段胸膜下磨玻璃结节,核素摄取略显增高(A、B),SUV_{max} 1.3;右肺门(C、D)1 枚淋巴结核素摄取轻度增高,SUV_{max} 2.0。

Ⅱc:肺结节 FDG 摄取轻度增高,但同侧肺门、纵隔淋巴结 FDG 摄取明显增高(图 4-4-102)。

Ⅱd:肺结节 FDG 摄取中-重度至明显增高,SUV_{max} 2.0~2.5,伴或不伴有肺不张、胸腔积液及肺门、纵隔淋巴结 FDG 摄取增高(图 4-4-103)。

(3) Ⅲ型多发高代谢肺结节:指肺内存在多个肺结节,FDG 摄取明显增高,$SUV_{max} > 2.5$,可伴有结节以外的 FDG 浓聚灶(图 4-4-104)。

(4) Ⅳ型多发低代谢肺结节:指肺内存在多个肺结节,$SUV_{max} \leqslant 2.5$,根据结节以外病灶又分为两个亚型。

Ⅳa:肺结节 FDG 摄取轻中度增高,$SUV_{max} < 2.0$,可伴有肺门、纵隔淋巴结 FDG 摄取轻度增高,无远隔部位核素浓聚灶(图 4-4-105)。

Ⅳb:肺结节以外远隔部位有 FDG 摄取增高灶(图 4-4-106)。

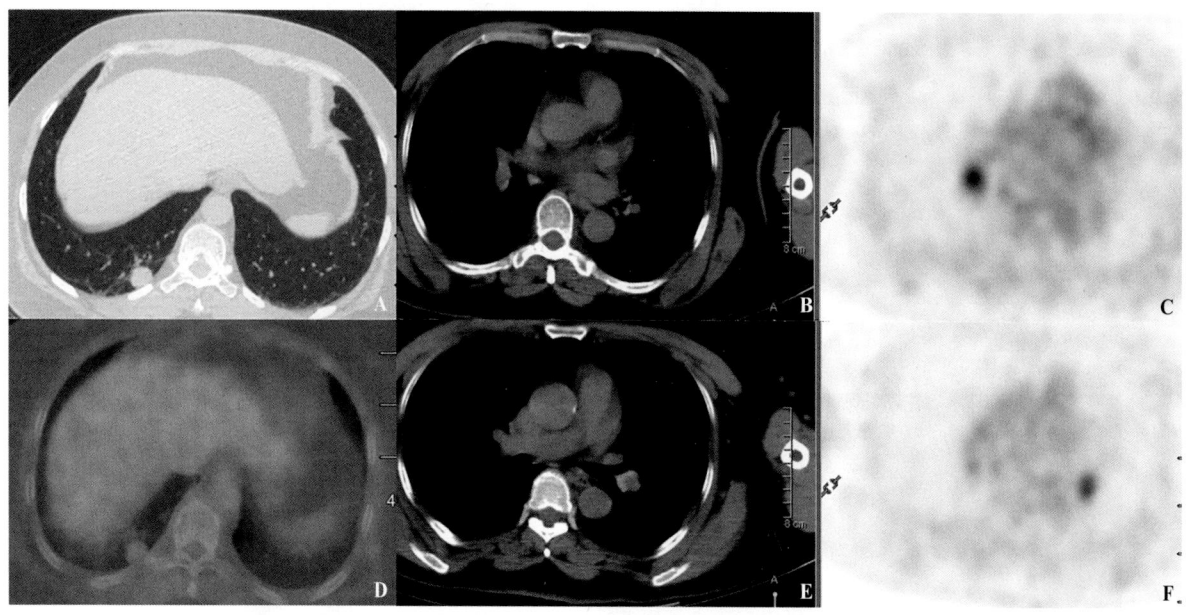

图 4-4-102 男性,68 岁。右肺下叶高分化腺癌

^{18}F-FDG PET-CT 显示右肺下叶后基底段胸膜下小结节影,核素摄取轻度增高(A、B),SUV_{max} 1.5;右肺门(C、D)、左肺门(E、F)淋巴结核素摄取增高,SUV_{max} 4.6、2.0。

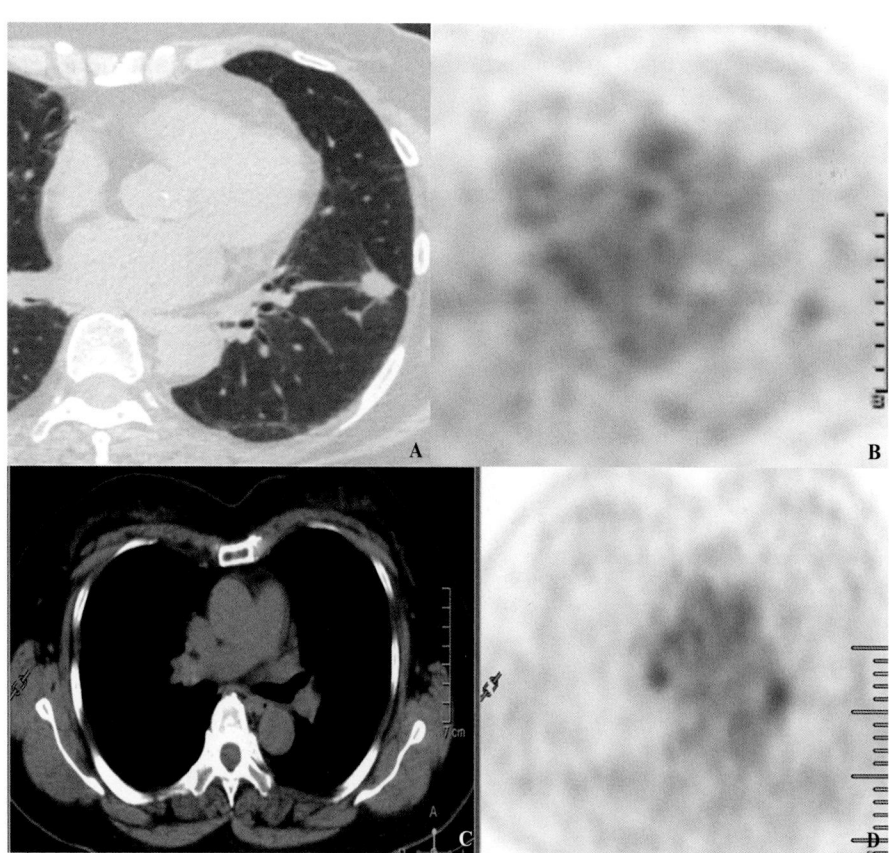

图 4-4-103 女性,50 岁。左肺下叶中分化腺癌

^{18}F-FDG PET-CT 显示左肺下叶结节,核素摄取轻度增高(A、B),SUV_{max} 2.0;两肺门(C、D)淋巴结核素摄取轻度增高,SUV_{max} 3.0。

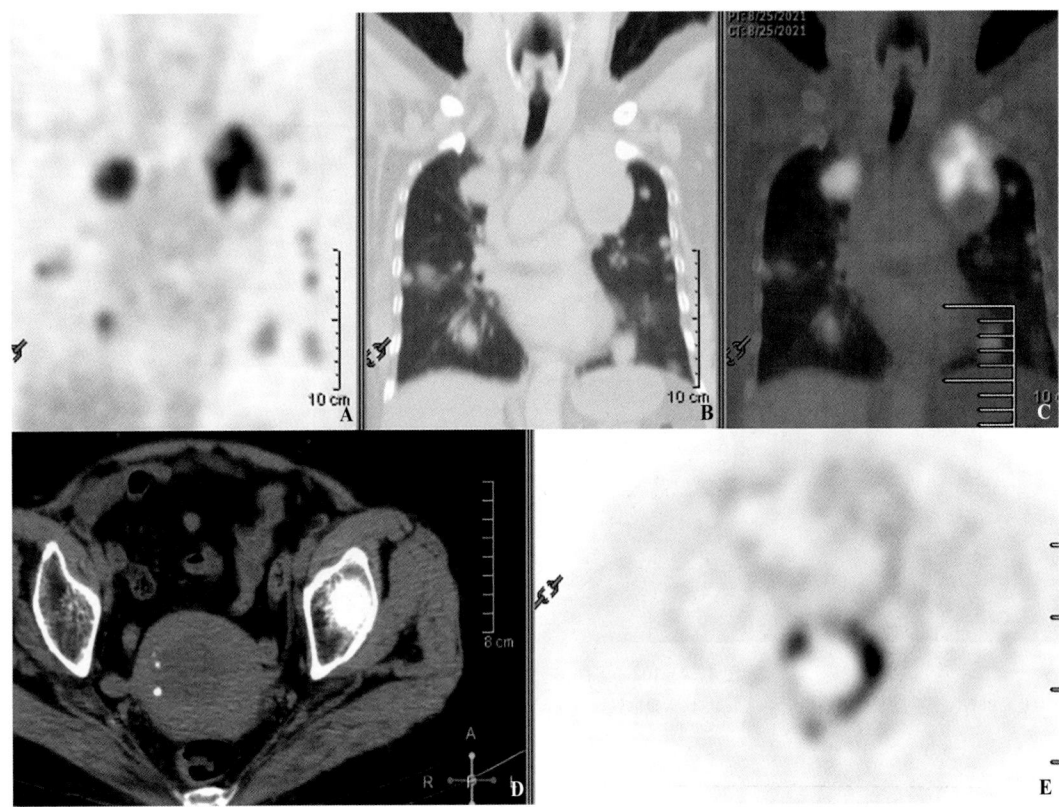

图4-4-104　女性,67岁。子宫癌,两肺转移

^{18}F-FDG PET-CT 显示两肺多发大小不等的结节及肿块,核素摄取明显增高(A~C),SUV_{max} 2.3~14.6;D、E 显示子宫壁增厚,核素摄取不均匀性轻度增高,SUV_{max} 2.6~9.8。

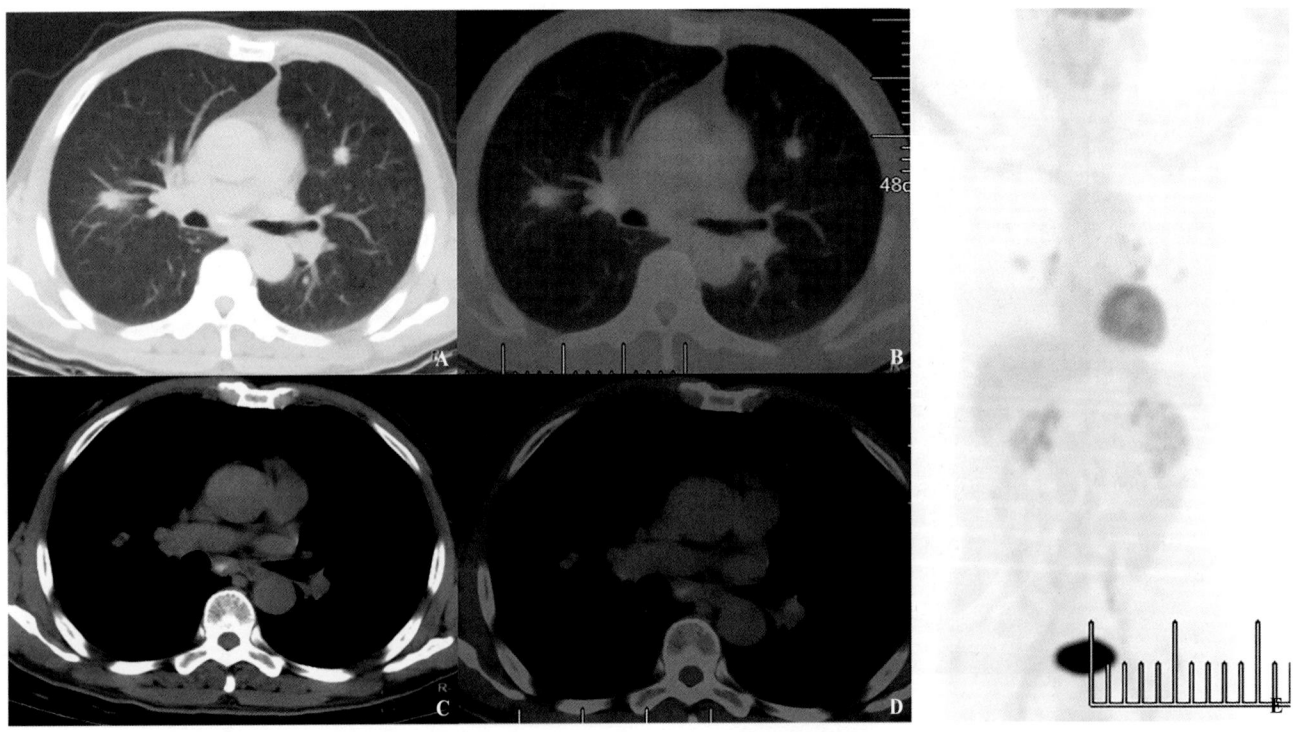

图4-4-105　男性,67岁。右肺癌肺内转移

^{18}F-FDG PET-CT 显示两肺多发小结节,核素摄取轻度增高(A、B),SUV_{max} 1.2~1.8;两肺门及纵隔稍大淋巴结,核素摄取略有增高(C、D);MIP 图(E)显示远隔部位无放射性核素浓聚。

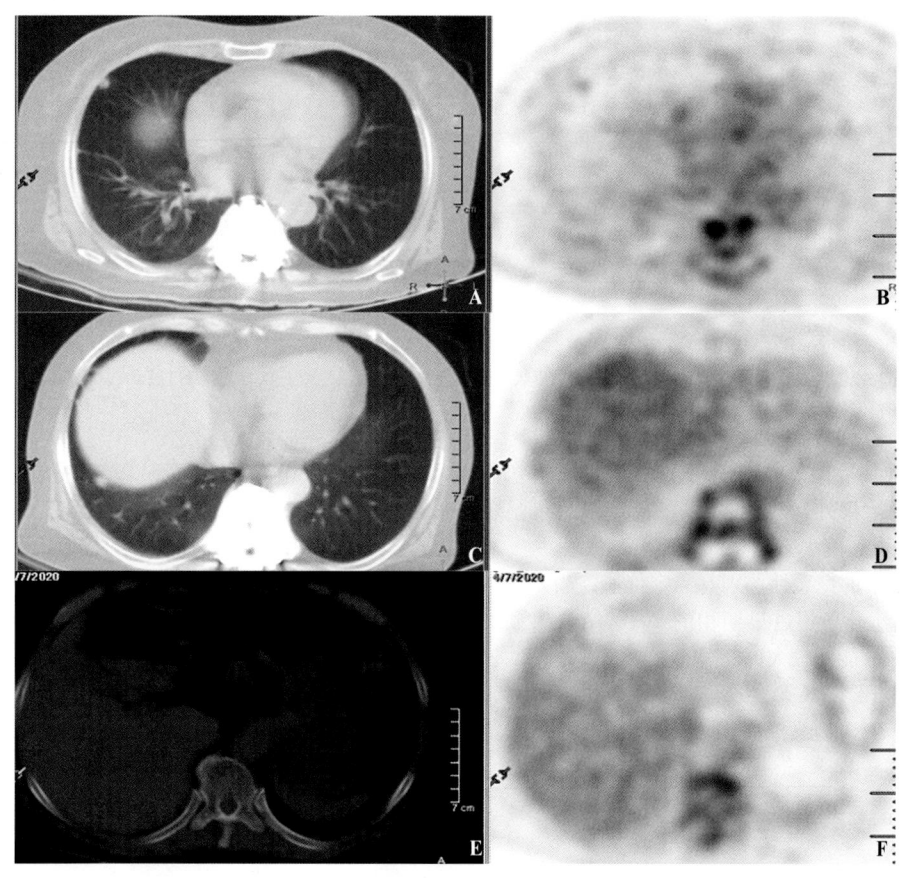

图 4-4-106　女性,53 岁。乳腺癌两肺转移

^{18}F-FDG PET-CT 显示两肺多发微、小结节影,较大结节核素摄取轻度增高(A~D);腰椎局部核素摄取增高(E、F),SUV_{max} 4.1。

PET-CT 影像判断原则,Ⅰ、Ⅲ型多为恶性;Ⅱ、Ⅳ型多为良性,但也有部分患者为恶性病变(图 4-4-107)。

2. 肺结节或肿块的^{18}F-FDG PET-CT 表现

(1) 肺部恶性病变 PET-CT 表现:病变呈肿块形或结节形核素浓集、$SUV_{max}\geqslant 2.5$,伴或不伴肺外核素浓聚灶。一般恶性病变 FDG 摄取显著增高,病灶边界清楚。直径>1cm 的结节或肿块,FDG 浓聚灶边缘可呈分叶状,较大的肿瘤中心可见空洞,表现为 FDG 摄取环形增高。直径<1cm 的结节核素分布界限欠清晰,部分呈圆晕样改变。

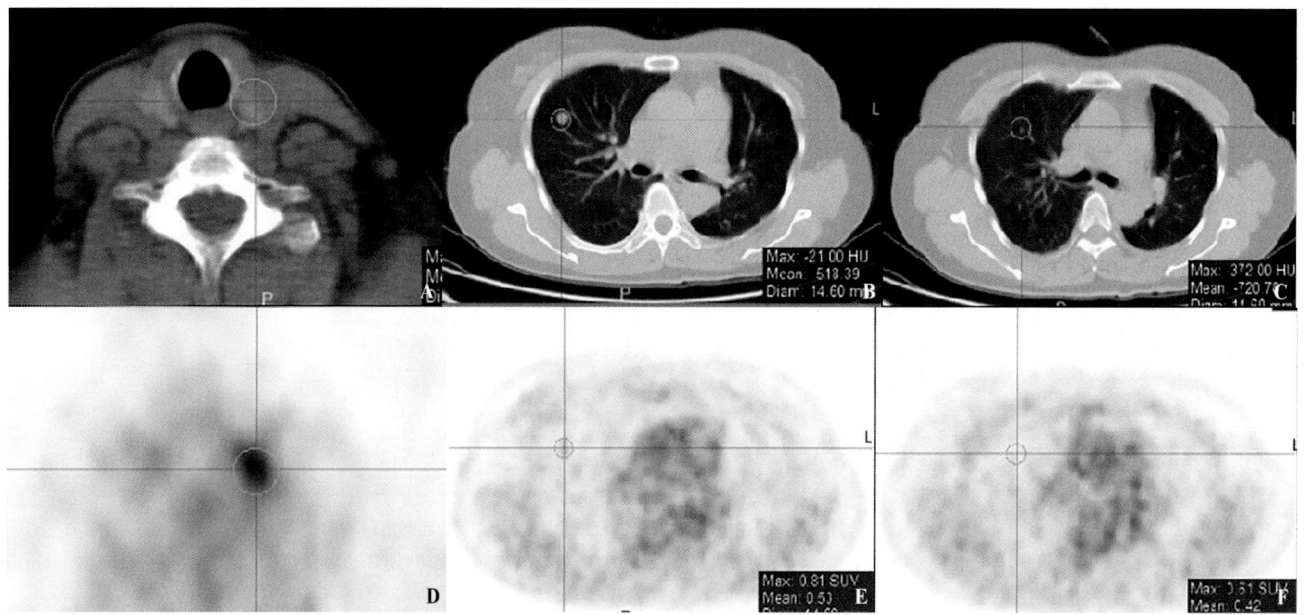

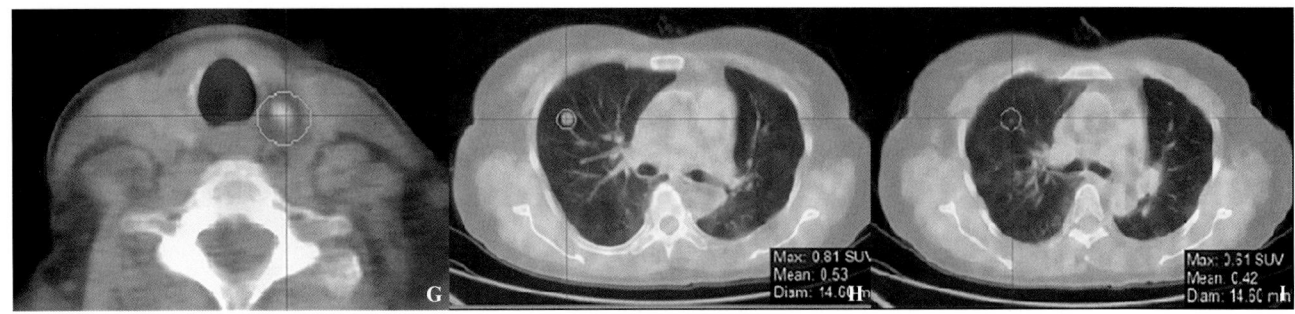

图4-4-107 女性,53岁。甲状腺癌肺转移

甲状腺左叶下极见低密度影,CT值53HU,FDG摄取轻度增高,SUV$_{max}$ 3.55;右肺上叶前段两枚圆形结节,直径分别为10mm、5mm,结节边缘光滑,密度均匀,CT值25.5HU,未见FDG摄取增高;纵隔、肺门淋巴结不大。A~C分别为甲状腺层面、支气管分叉及左肺下叶支气管开口层面的CT图,D~F分别为对应层面的^{18}F-FDG PET图,G~I为相应的PET-CT融合图。

位于肺门的较大病变阻塞支气管导致肺不张或阻塞性炎,除肿瘤部位FDG浓聚外,炎性或不张的肺组织也可呈现FDG摄取增高,但摄取程度大多明显低于肿瘤。

延迟扫描对肺结节的良恶性鉴别有一定价值。当延迟相肿块或结节的SUV$_{max}$升高超过早期相的10%,结合典型的CT形态学改变,恶性可能性较大(图4-4-108)。

(2)肺良性结节PET-CT表现:病灶FDG摄取程度较低,SUV$_{max}$一般小于2.5,边缘模糊,部分结节无FDG摄取增高(图4-4-107),延迟相SUV$_{max}$较前轻度升高或降低。结合CT形态学特征判定良性结节如下。

1)结节内出现中央致密的、同心圆形的或点彩状的钙化灶。

2)结节稳定2年以上无增大。PET-CT融合图显示结节的FDG摄取呈偏心性分布,摄取增高灶主要集中于结节边缘。临床上常见的良性肺结节有肺结核、炎性假瘤、结节病、组织胞浆菌病及曲霉病、胸膜间皮瘤等(图4-4-109)。

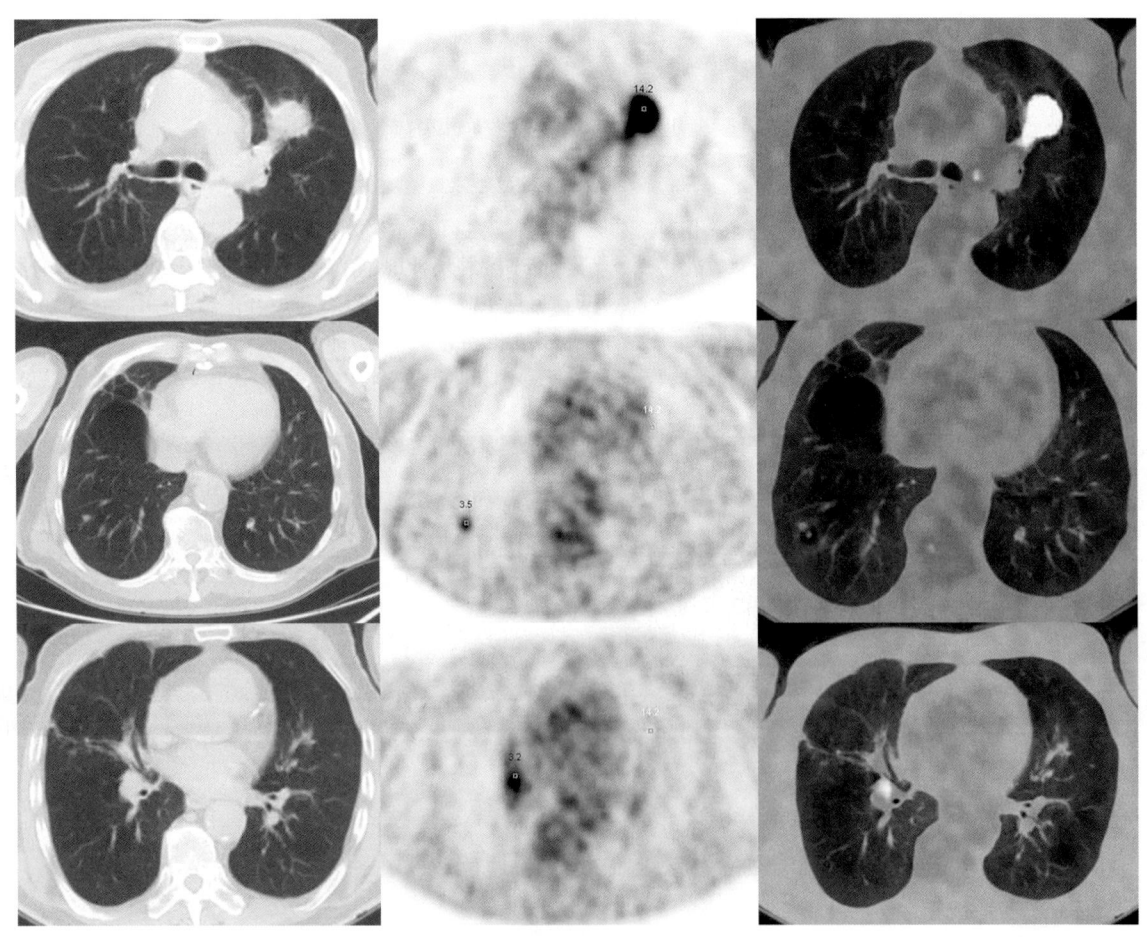

图4-4-108 男性,73岁。左肺上叶前段鳞状细胞癌伴右肺下叶后基底段转移

图中分别为CT平扫、^{18}F-FDG PET图像、PET-CT融合图像,显示右肺孤立性结节,直径约为3.0cm,密度欠均匀,CT值约为22HU,边缘毛糙,可见胸膜牵拉,FDG摄取明显增高,SUV$_{max}$ 14.2;右肺下叶后基底段1枚结节FDG高摄取,SUV$_{max}$ 3.5,两肺门淋巴结FDG摄取增高,SUV$_{max}$ 3.5~5.0,提示转移。

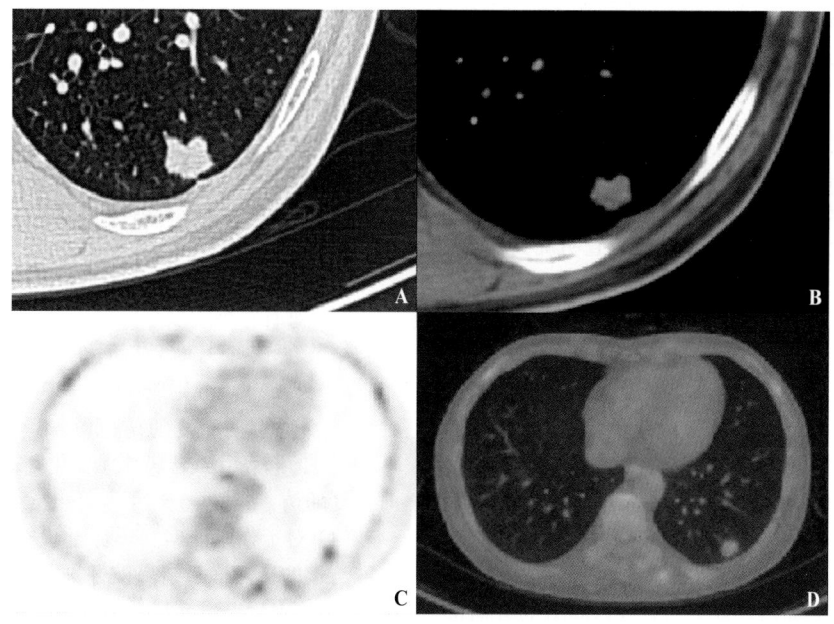

图 4-4-109 肺内肉芽肿性结节

CT肺窗和纵隔窗(A、B)显示左肺下叶分叶状软组织密度结节,PET及PET-CT融合图(C、D)显示结节FDG摄取增高,SUV_{max}约4.3,延迟相核素摄取较前轻度升高,SUV_{max} 5.2。手术与病理:肉芽肿病变。

肺结核与支气管肺癌鉴别有一定的困难,延迟显像对诊断有一定意义,结合CT形态学的表现如卫星灶、钙化、空洞等征象,可提高诊断的准确率(图4-4-110)。肺结核基础上发生的肺癌(肺瘢痕癌)易造成误诊。

3. 影响 ^{18}F-FDG PET-CT诊断肺结节准确性的因素

(1) 假阴性

1) 结节大小:受仪器分辨率影响,太小的结节可能显示不出肉眼可辨的FDG摄取情况。

2) 肿瘤病理类型及分化程度:类癌及某些分化程度较高的腺癌肿瘤细胞生长缓慢,FDG摄取较低,肉眼难以分辨,细支气管肺泡癌假阴性发生率较高。

3) 空腹血糖水平: ^{18}F-FDG与葡萄糖竞争性地与肿瘤

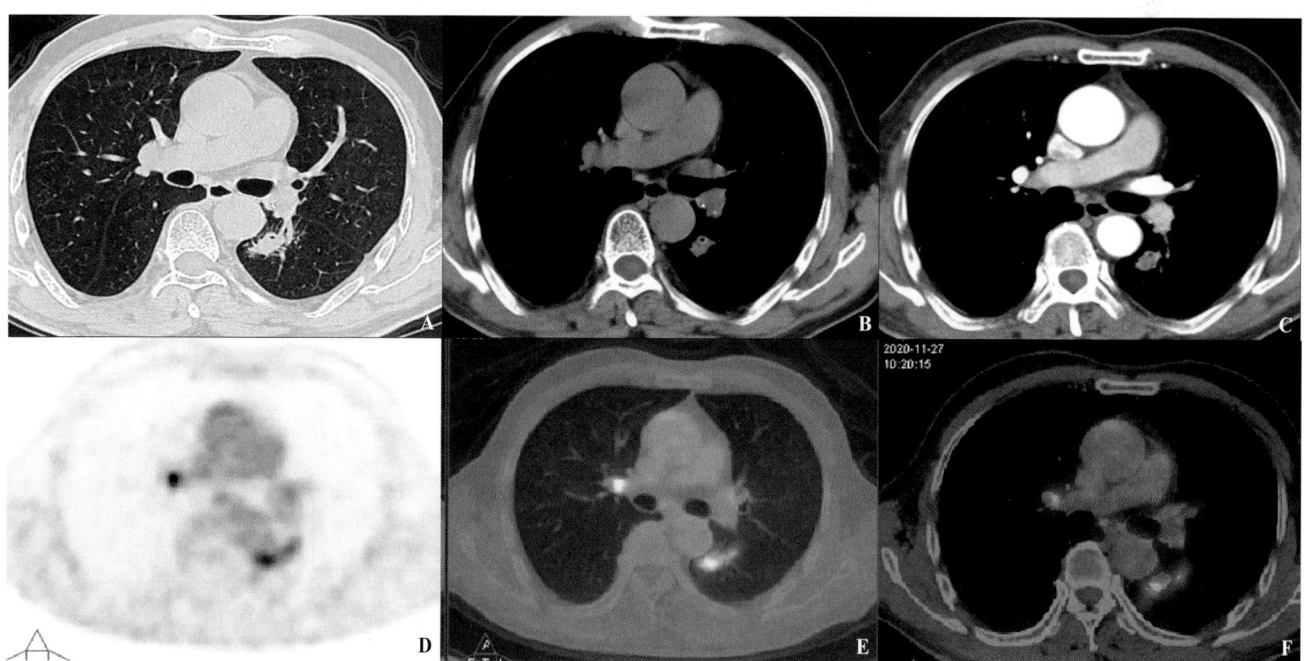

图 4-4-110 肺结核

CT(A、B)显示左下叶背段结核球伴卫星病灶,病灶内可见小空洞,增强扫描(C)显示病灶内低强化灶,边缘少许钙化;PET-CT融合图(D、E)显示结节FDG摄取明显增高;延迟期(F)仍保持核素高摄取。

细胞结合,随着血糖水平升高,病变FDG摄取下降,假阴性发生率升高。

4) 呼吸运动:位于膈顶、心膈角、肋膈角的小结节受呼吸运动影响可能显示不清,造成假阴性。

(2) 假阳性:^{18}F-FDG PET-CT诊断孤立性肺结节特异度较灵敏度低,凡是炎性病变均可造成假阳性表现,包括炎性肉芽肿、组织胞浆菌病、肺结核、肺脓肿、曲霉病等。所以,对于检查结果为阳性者,有必要进一步检查明确其病理,尤其对临床怀疑其恶性诊断结果者,更应该获取病理学依据。

【肺结节的处置流程】

随着胸部影像设备的进步,越来越多的无症状结节、小结节、微结节被检出,由于孤立性肺结节的定性常常很困难,临床上往往需要借助影像学随访、穿刺等方式进行良恶性的判断,甚至需要手术探查[18-21]。

由于肺结节极其常见,且多数为良性,其中一部分尤其是小于5mm的微结节可自行消失,肺结节的首选处理方式并不是手术切除。但是肺癌的治疗效果与病变诊断时的分期密切相关,如何进行处置已成为临床和影像医师面临的艰巨任务。对此国内外针对肺结节的管理做出了规范。

1. 美国胸科医师学会对肺结节的处置流程 · 经过反复的临床实践和研究,以David等为代表的研究显示,对于8mm以上的实性肺结节按照如图4-4-111所示的流程进行诊疗;而对于8mm以下的结节,美国胸科医师学会根据循证医学的结果提出以下方案。

(1) 影像学上显示实性的SPN稳定2年以上的患者,不推荐行进一步检查。

(2) 对无肺癌危险因素、可手术切除的直径≤4mm的肺结节无需随访,但需充分告知患者随访的风险和益处;直径为4~6mm的肺结节应在12个月后重新评估,若病灶无变化无需长期随访;直径为6~8mm的肺结节在6~12个月时随访,若病灶无变化则在18~24个月时重复随访。

(3) 对有一个或多个肺癌危险因素的结节,直径≤4mm的肺结节在12个月时重新评估,若病灶无变化无需长期随访;直径为4~6mm则应在6~12个月时随访;若病灶无变化在18~24个月时重复随访;直径为6~8mm的肺结节应在3~6个月开始随访;若病灶无变化则在9~12个月及24个月时重复随访。

(4) 对于临床证据和影像学检查结果相矛盾、需要接受特殊治疗的良性诊断结果被怀疑、患者术前希望得到明确诊断、有较高术后并发症风险者、性质不明的孤立性肺结节,推荐使用经胸针吸活检或支气管镜检查。

(5) 对于恶性可能性为中度至高度(>65%)、FDG PET检查结果或其他功能性成像结果为阳性、非手术活检提示可疑恶性肿瘤、患者被充分告知后仍希望得到明确诊断的性质不明确孤立性肺结节,情况许可建议手术诊断。

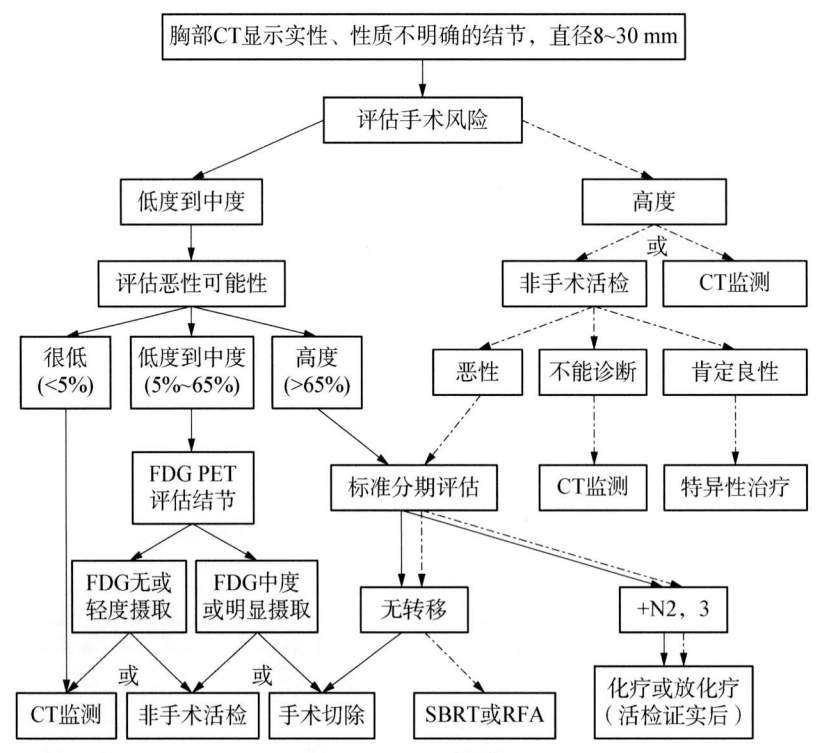

图4-4-111 影像学发现8mm以上肺结节后临床处置流程图
SBRT,立体定向放射治疗;RFA,射频消融治疗;N,淋巴结分期。

(6) 对于单纯磨玻璃结节:直径≤5mm的肺结节,鉴于我国的实际情况,可在6~12个月随访1次,随访中发现病变消失,则终止观察;如果病变变小或无变化,2年后随访;如果病变增大、增浓,则重新评估,按新评估标准处理。

(7) 直径5~10mm的非实性(纯磨玻璃)结节:鉴于我国的实际情况,可在第3个月随访(非增强薄层CT扫描技术),如果病变消失,则终止观察;如果病变变小或无变化,1年后随访,连续随访3年。随访过程中发现非实性结节如果增大或实性成分增多,则高度怀疑恶性,需要进一步评估和/或手术切除。

(8) 对于直径>10 mm 的非实性(纯磨玻璃)结节:若随访初始 3 个月,结节持续存在且无变化,则需进行非手术活检和/或手术切除。

(9) 混合密度结节处理流程

1) 直径<6 mm 的部分实性结节,可在第 3 个月随访 1 次,随访中发现病变消失,则终止观察;如果病变变小或无变化,12 个月后随访,重新评估,连续随访 3 年。

2) 直径≥6 mm 的部分实性结节,其实性成分<6 mm,或又发现新的直径<6 mm 的纯磨玻璃结节时,可在第 3 个月随访 1 次,以后每 6 个月复查 1 次,重新评估。

3) 直径≥6 mm 的部分实性结节,其实性成分为 6～8 mm,或实性部分增长<4 mm,或又发现的新结节内实性成分<4 mm 时,应在 3、6、12、24 个月时随访(采用非增强薄层 CT 扫描技术),之后每年检查 1 次,连续随访 1～3 年。如随访中,结节增大增浓,重新评估,如果实性部分≥8 mm,按下述方法解决,如果实性部分<8 mm,宜采用非手术活检明确诊断,不推荐使用 FDG - PET 对结节进行评估;可与肿瘤染色定位,组织内放射粒子植入相结合,从而为手术切除明确定位。

4) 直径≥6 mm 的部分实性结节,其实性成分为≥8 mm,或实性部分增长≥4 mm,或又发现的新结节内实性成分≥4 mm 时,则高度怀疑恶性,需要进一步评估和/或手术切除;如果采用观察的方法,在第 3 个月复查,复查时结节持续存在且无变化,则需进一步行 FDG PET 扫描,或非手术活检和/或手术切除。

2. 我国肺癌筛查与早诊早治指南对肺结节的处置

参照 2021 年《中国肺癌筛查与早诊早治指南》,对肺结节随访策略进行了更新[18-21]。

(1) 对基线筛查检出的结节的管理和随访

1) 无肺内非钙化结节检出(阴性),建议进入下年度筛查。

2) 检出的非实性结节平均直径<8.0 mm,或者实性结节/部分实性结节的实性成分平均直径<6.0 mm,建议进入下年度筛查。

3) 检出的实性结节或部分实性结节的实性成分平均直径≥6.0 mm 且<15.0 mm,或者非实性结节平均直径≥8.0 mm 且<15.0 mm,建议 3 个月后再复查;对其中的实性结节或部分实性结节,如影像科医师认为具有明确恶性特征,建议进行多学科会诊,根据会诊意见决定是否行临床干预。3 个月复查时,如果结节增大,建议进行多学科会诊,根据会诊意见决定是否行临床干预;如果结节无变化,建议进入下年度筛查。

4) 检出的实性结节、部分实性结节的实性成分或非实性结节平均直径≥15.0 mm,建议选择以下两种方案:

A. 抗炎治疗后 1 个月或无需抗炎治疗 1 个月后再复查。复查时,如果结节完全吸收,建议进入下年度筛查;如果结节部分吸收,建议 3 个月后再复查,复查时如果结节部分吸收后未再增大,建议进入下年度筛查;如果结节部分吸收后又增大,建议进行多学科会诊,根据会诊意见决定是否行临床干预;如果结节未缩小,建议进行多学科会诊,根据会诊意见决定是否行临床干预或 3～6 个月再复查。

B. 实性和部分实性结节进行活检或 PET - CT 检查。如果阳性,建议进行多学科会诊,根据会诊意见决定是否行临床干预;如果阴性或不确定性质,建议 3 个月后再复查,复查时如果结节不变或增大,建议进行多学科会诊,根据会诊意见决定是否行临床干预;如果结节缩小,建议进入下年度筛查。

5) 可疑气道病变,如管腔闭塞、管腔狭窄、管壁不规则、管壁增厚;与支气管关系密切的肺门异常软组织影;可疑阻塞性炎症、肺不张及支气管黏液栓等,建议进行痰细胞学或纤维支气管镜检查。如果阳性,建议进行多学科会诊,根据会诊意见决定是否行临床干预;如果阴性,建议进入下年度筛查。

定义:非实性结节指纯磨玻璃结节;结节增大指径线增大≥2.0 mm;PET - CT 检查阳性指代谢增高,放射性摄取高于肺本底;痰细胞学阳性指痰液中发现恶性或可疑恶性肿瘤细胞;纤维支气管镜检查阳性指支气管镜下见新生物、黏膜异常或取样结果怀疑或提示肿瘤(强推荐,证据分级:中)。

(2) 肺癌危险人群的判定标准:肺癌筛查建议在 50～74 岁的人群中开展。建议肺癌高风险人群应符合以下条件之一:

1) 吸烟:吸烟包年数≥30 包/年,包括曾经吸烟包年数≥30 包/年,但戒烟不足 15 年。

2) 被动吸烟:与吸烟者共同生活或同室工作≥20 年。

3) 患有 COPD。

4) 有职业暴露史(石棉、氡、铍、铬、镉、镍、硅、煤烟和煤烟尘)至少 1 年。

5) 有 FDR 确诊肺癌。

定义:吸烟包年数＝每天吸烟的包数(每包 20 支)×吸烟年数;FDR 指父母、子女及兄弟姐妹。

强推荐,证据分级:中。

(3) 年度筛查检出的结节的管理和随访规定

1) 无肺内非钙化结节检出(阴性)或结节未增长,建议进入下年度筛查。

2) 原有的结节增大或实性成分增多,建议考虑临床干预。

3) 新发现气道病变,建议进行痰细胞学或纤维支气管镜检查。如果阳性,建议进行多学科会诊,根据会诊意见决定是否行临床干预;如果阴性,建议进入下年度筛查。

4) 发现新的非钙化结节,且结节平均直径>3.0 mm,建议 3 个月后复查(如需要,可先进行抗炎治疗):①结节完全吸收,建议进入下年度筛查。②结节部分吸收,建议 6 个月后复查,复查时如果结节部分吸收后未再增大,建议进入下年度筛查;如果结节部分吸收后又增大,建议考虑临床干预。③如果结节增大,建议考虑临床干预。

5) 发现新的非钙化结节,且结节平均直径≤3.0 mm,建议 6 个月后复查:结节未增大,建议进入下年度筛查;结节增大,建议考虑临床干预。

强推荐,证据分级:中。

3. 我国肺癌年度筛查方案·参照《中国肺癌筛查与早诊

早治指南》，参考I-ELCAP肺癌筛查指南中对肺癌年度筛查结节的相关管理规定，基于我国肺癌特征和基线筛查情况，提出我国肺癌年度筛查方案如下。

（1）如果年度筛查没有检出新的结节或原有的结节未增长，建议下年度筛查。

（2）如果检出了新的或增长的非实性结节（任何大小），或者新出现的/增长的最大实性或部分实性结节的实性成分<3.0mm，建议下年度筛查。

（3）如果新发现的或增长的实性结节或部分实性结节的实性成分介于3.0～6.0mm，推荐在6个月后进行CT复查。如果结节呈现恶性增长，建议活检。

（4）如果新发现的或增长的实性结节或部分实性结节的实性成分≥6.0mm，建议1个月后行CT复查（如果需要，可先进行抗炎治疗）。复查时如果非钙化结节呈现恶性增长，建议活检。

（5）如果出现新的支气管腔内实性结节，建议1个月内行CT复查。

附：肺结节影像报告和数据管理系统

随着技术的进步，越来越多偶发性肺结节得以检出，为了规范肺结节，尤其是不确定性结节的分类和处理，美国放射学院（American College of Radiology，ACR）于2014年4月28日正式颁布了第一版肺脏影像报告和数据系统（Lung-RADS），即Lung-RADS 1.0版本，使肺结节CT筛查有一个相对明确的判断，并提示临床对不同类别的肺结节需要进行不同的检查方案。最新更新的2020年Lung-RADS 1.1版本见附表4-4-1[13-21]。

附表4-4-1　肺结节影像分级及处理原则（Lung-RADS1.1）

分类	分类描述	级别	影像发现	处理原则	恶性概率	预期群体累患率
不定类别	—	0	与先前胸部CT检查对比；部分或全肺无法评估	需增加肺癌CT筛查和/或与先前的胸部CT检查对比	不适用	1%
阴性	无结节和确定为良性结节	1	无结节；结节呈特征性钙化：完全的、中央的、爆米花样的、同心环的和含脂肪的结节	12个月内继续年度低剂量胸部CT筛查	<1%	90%
良性表现或良性生物学行为	大小或直径无增长，进展为临床上具有侵袭性肺癌结节的可能性低	2	实性结节<6mm；新发结节<4mm；部分实性结节：基线筛查总直径<6mm；非实性结节（磨玻璃样结节）<20mm或≥20mm且无变化或缓慢生，3或4级的肺结节≥3个月无变化			
良性可能性大	短期随访可能为良性的结节，包括侵袭性肺癌可能性低的结节	3	实性结节：基线测量≥6mm但<8mm或新发结节4～6mm；部分实性结节：总直径≥6mm其中实性成分<6mm或新发结节总直径<6mm；基线CT扫描非实性结节（磨玻璃样结节）≥20mm或新发	6个月低剂量胸部CT筛查	1%～2%	5%
可疑恶性	附加的诊断实验和/或组织标本提示	4A	实性结节：基线测量≥8mm但<15mm或增长<8mm或新发结节6～8mm；部分实性结节：≥6mm其中实性成分6mm但<8mm；新发或增长实性成分<4mm；支气管结节	3个月低剂量胸部CT筛查；存在≥8mm的实性成分时需PET-CT检查	5%～15%	2%
		4B	实性结节≥15mm或新发或增长≥8mm；部分实性结节伴以下情况：部分实质结节内部的实质部分≥8mm或新发或增长实质成分≥4mm	胸部CT增强或平扫；根据恶性的概率和并发症，选择性进行PET-CT和/或组织活检；存在≥8mm的实性成分时，需进行PET-CT检查	>15%	2%
		4X	具有额外特征的3或4级结节或影像发现增加恶性倾向的结节			
其他	具有临床意义或潜在临床意义的发现（非肺癌）	S	修正后可添加至0～4级	针对特别发现采取相应处理策略	不适用	10%

(续表)

分类	分类描述	级别	影像发现	处理原则	恶性概率	预期群体累患率
既往诊断肺癌	对回归筛查且既往诊断为肺癌患者的修正	C	修正后可添加至0～4级			

1. 阴性结果。并不是指该个体未患肺癌。
2. 大小。肺结节应在肺窗测量其大小,直径的平均值以整数来报告;类圆形结节给出一个测量直径即可。
3. 大小的界值。适用于首次检出的肺结节,并且观察大小的增长是否达到高一级别。
4. 增长。每次增长≥1.5mm。
5. 检查类别。每次检查结果应依据所判定的最高级别肺结节按0～4级分类。
6. 检查修正。S和C的修正可添加于0～4级。
7. 肺癌诊断。一旦患者被诊断为肺癌,进一步处理(包括其他影像学检查,如PET-CT)的目的是肺癌分期,对此患者不再实施筛查。
8. 定义。1和2级被定义为筛查阴性;3和4级被定义为筛查阳性。
9. 级别4B的处理。该类意味着恶性的可能性增大。当需要影像科医师作出建议时,应当鼓励采用McWilliams等的评估工具。
10. 4X定义。具有额外影像特征、增加恶性倾向的结节,如毛刺、磨玻璃结节(GGN)1年内增长1倍、肿大的淋巴结等。
11. 具有肺内淋巴结特点的结节。应按平均直径考量,纳入0～4级处置。
12. 3和4A级结节。CT复查无变化时应纳入2级,患者应回归12个月的筛查。
13. LDCT。低剂量胸部CT检查。

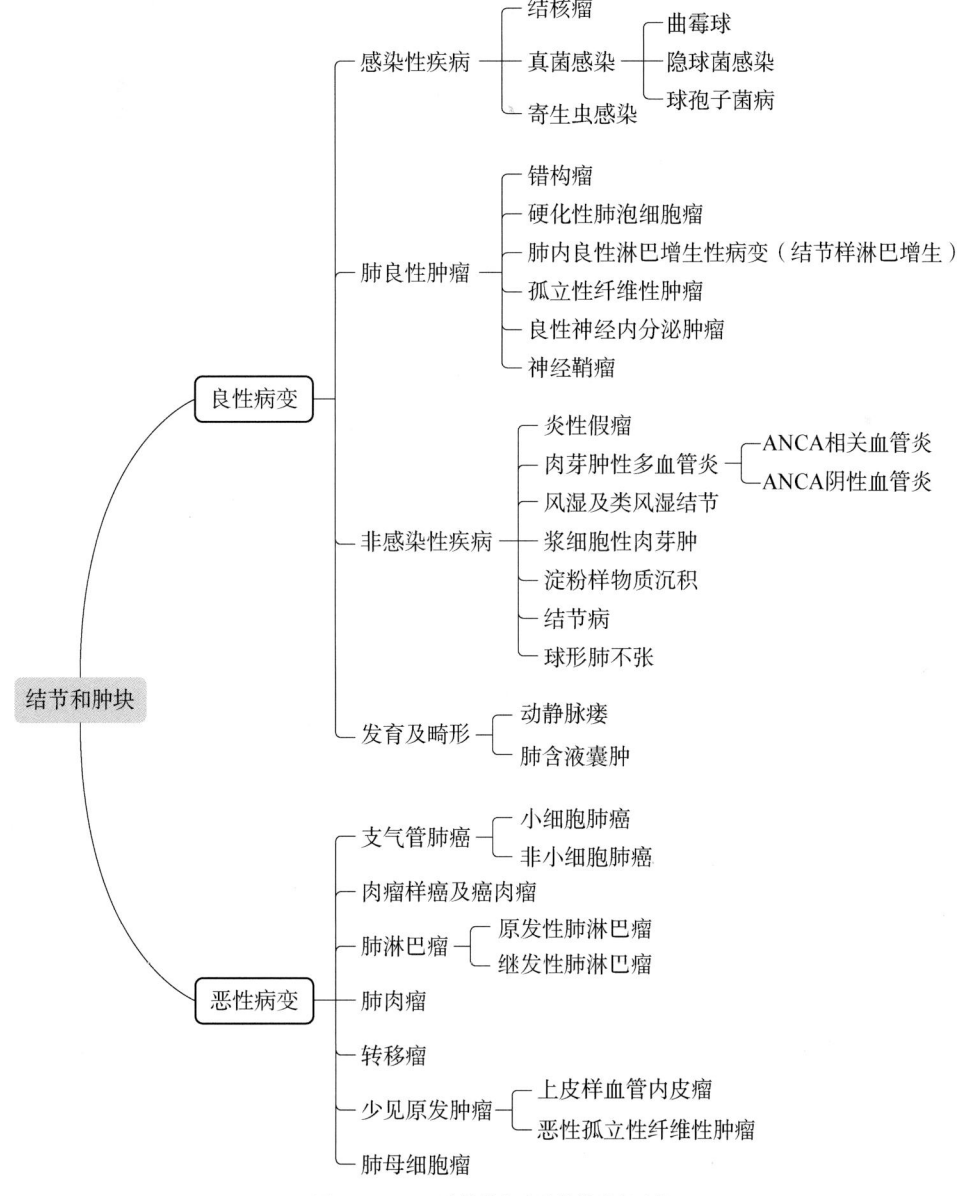

图4-4-112 肺结节和肺肿块的诊断路径

(王丽华 郭佑民)

参考文献

[1] Fraser RS, Pare PD. Diagnosis of diseases of the chest [M]. 4th ed. Philadelphia: Saunders, 1999.

[2] Horeweg N, van Rosmalen J, Heuvelmans MA, et al. Lung cancer probability in patients with CT-detected pulmonary nodules: a prespecified analysis of data from the NELSON trial of low-dose CT screening [J]. Lancet Oncol, 2014, 15:1332 - 1341.

[3] Young RP, Hopkins RJ. Increasing smokers' risk perception improves CT screening participation [J]. Thorax, 2012, 67:834 - 835.

[4] Bach PB, Mirkin JN, Oliver TK, et al. Benefits and harms of CT screening for lung cancer: a systematic review [J]. JAMA, 2012, 307:2418 - 2429.

[5] Tammemagi MC, Katki HA, Hocking WG, et al. Selection criteria for lung-cancer screening [J]. N Engl J Med, 2013, 368:728 - 736.

[6] 刘士远. 重视国内外专家共识, 提高早期肺癌诊治水平[J]. 中华放射学杂志, 2015, 49:241 - 243.

[7] Lachance CC, Walter M. Artificial intelligence for classification of lung nodules: A review of clinical utility, diagnostic accuracy, cost-effectiveness, and guidelines [Internet]. Ottawa (ON): Canadian Agency for Drugs and Technologies in Health; 2020 Jan 22. CADTH Rapid Response Reports.

[8] Sharma P, Suehling M, Flohr T, et al. Artificial intelligence in diagnostic imaging: status quo, challenges, and future opportunities [J]. J Thorac Imaging. 2020, 35 Suppl 1:S11 - S16.

[9] Martínez-Jiménez S, Rosado-de-Christenson ML, Walker CM, et al. Imaging features of thoracic metastases from gynecologic neoplasms [J]. Radiographics, 2014, 34:1742 - 1754.

[10] Inoue M, Okumura M, Sawabata N, et al. Clinicopathological characteristics and surgical results of lung cancer patients aged up to 50 years: the Japanese Lung Cancer Registry Study 2004[J]. Lung Cancer, 2014, 83:246 - 251.

[11] Bugalho A, Ferreira D, Barata R, et al. Endobronchial ultrasound-guided transbronchial needle aspiration for lung cancer diagnosis and staging in 179 patients [J]. Rev Port Pneumol, 2013, 19:192 - 199.

[12] VanderLaan PA, Wang HH, Majid A, et al. Endobronchial ultrasound-guided transbronchial needle aspiration (EBUS-TBNA): an overview and update for the cytopathologist [J]. Cancer Cytopathol, 2014, 122:561 - 176.

[13] 杨健, 曹盼, 郭佑民. 肺部影像报告和数据系统(Lung - RADS 1.0)解读[J]. 中华放射学杂志, 2015, 49:244 - 248.

[14] American College of Radiology. Lung CT Screening Reporting and DataSystem (Lung-RADS). Available at: http://www.acr.org/Quality-Safety/Resources/LungRADS.

[15] McWilliams A, Tammemagi MC, Mayo JR, et. al. Probability of cancer in pulmonary nodules detected on first screening CT [J]. N Engl J Med, 2013, 369:910 - 919.

[16] Alessandra C, Luca EU, Daniele F, et al. Chest imaging using signs, symbols, and naturalistic images: a practical guide for radiologists and non-radiologists [J]. Insights into Imaging. 2019, 10:114 - 134.

[17] Godoy MCB, Viswanathan C, Marchiri E, et al. The reversed halo sign: update and differential diagnosis [J]. The British Journal of Radiology, 2012, 85(1017):1226 - 1235.

[18] 赫捷, 李霓, 陈万青, 等. 中国肺癌筛查与早诊早治指南(2021, 北京)[J]. 中华肿瘤杂志, 2021, 43:243 - 268.

[19] Groheux D, Quere G, Blanc E, et al. FDG PET-CT for solitary pulmonary nodule and lung cancer: Literature review [J]. Diagnostic and Interventional Imaging, 2016, 97:1003 - 1017.

[20] Dyer SC, Bartholmai BJ, Koo CW. Implications of the updated lung CT screening reporting and data system (lung-RADS version 1.1) for lung cancer screening [J]. J Thorac Dis, 2020, 12:6966 - 6977.

[21] Silva M, Milanese G, Sestini S. Lung cancer screening by nodule volume in lung-RADS v1.1: negative baseline CT yields potential for increased screening interval [J]. Eur Radiol, 2021, 31:1956 - 1968.

第五节·肺内钙化与骨化

肺内钙化(calcification in the lungs)是指肺内正常或异常组织中由于钙质沉积,在胸部X线片或CT图像上呈现高密度影。

肺内骨化(ossification in the lungs)是指肺内正常或异常组织中出现成骨细胞,并形成骨组织,在胸部X线片或CT图像上同样表现为密度增高影,与钙化不同的是,骨化的结构内可出现骨髓。

病灶内的钙化多见于肉芽肿性病变,如结核、结节病、组织荚膜胞浆菌病、寄生虫感染等,也可见于肺癌、转移瘤等恶性肿瘤,是病灶液化坏死后愈合过程中钙盐沉着所致。在这些病变中,钙化灶的形态、位置可不相同。根据钙化灶的形态,将钙化分成层状、细粒状、结节状和无定形,根据钙化的位置可分为中心性钙化和偏心性钙化。

肺部组织内钙化常见于胸壁、胸膜、肺实质、肺门、纵隔淋巴结和肺动脉。其病因一般为慢性肾功能不全、透析、高维生素D血症、异体肝移植、佩吉特病、髓样癌、多发性骨髓瘤、淋巴瘤、白血病等[1,2]。

【发病机制与病理】

肺内钙化和骨化(伴或不伴骨髓形成)的发生机制目前尚不清楚,一般认为是多因素所致。例如,异位转移性钙化一般认为可能受血钙和磷浓度、碱性磷酸酶活性和局部生化状态如pH的影响;营养不良性钙化则是以受损伤的组织为基础发生的钙化;骨化可能与成血管因素、慢性静脉性充血、肺纤维化及各种生长因子的异常有关[1]。

肺内钙化和骨化的形成需要两个生理学条件:①释放过量的钙盐(源于骨和循环系统的转运);②碱性环境的作用。

【影像学表现】

1. **病灶内钙化**·研究显示肺内病灶中钙化呈层状排列者(图4-5-1和图4-5-2)提示病灶为良性病变,多见于肉芽肿性病变,典型者如结核瘤包膜下环状钙化。爆米花样钙化多为肿瘤,如软骨瘤、错构瘤、成纤维软骨脂肪瘤(图4-5-3)。

偏心性钙化或不规则钙化在良性和恶性病灶中均可出现(图4-5-4～图4-5-8),而钙化在结节病灶中所占的体积百分比越高,良性的可能性越大(图4-5-9)。文献报道原发性肺癌结节灶中有广泛钙化的甚为罕见[2]。

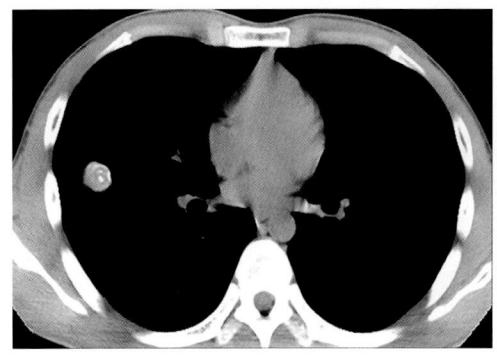

图 4-5-1 男性,22 岁。病灶内钙化(包虫病)
CT 纵隔窗显示右肺球形病灶,自边缘向病灶中心可见多条弧形钙化影,形成层状钙化。

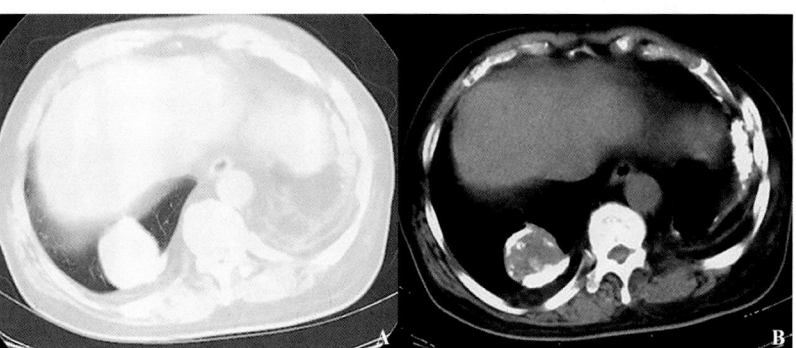

图 4-5-2 男性,70 岁。病灶内钙化(结核瘤)
CT 肺窗(A)显示右肺下叶后基底段类圆形肿块影,边缘锐利;纵隔窗(B)显示肿块包膜下粗弧线钙化,内部散在不定形钙化,局部胸膜增厚。

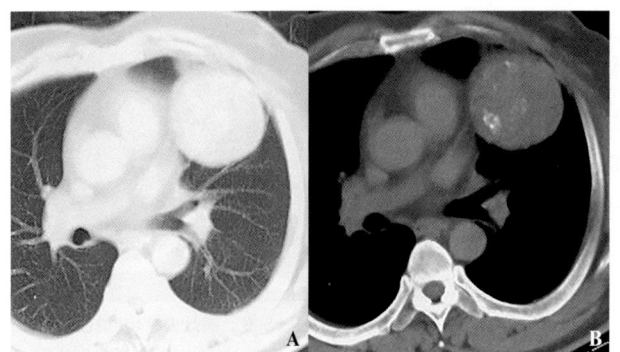

图 4-5-3 男性,34 岁。病灶内钙化(错构瘤)
CT 肺窗(A)显示左肺上叶舌段类圆形肿块,轮廓光滑;纵隔窗(B)显示内有簇状团块状钙化,内下的钙化呈典型爆米花样改变。

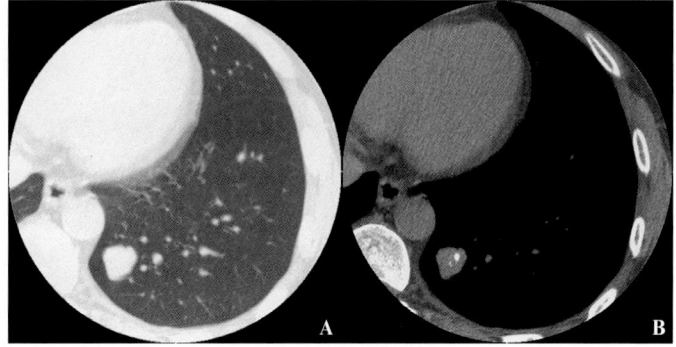

图 4-5-4 男性,48 岁。病灶内钙化(错构瘤)
CT 肺窗(A)显示左肺下叶结节,有浅分叶,边缘光滑;纵隔窗(B)显示结节内小结节及中心粗点状钙化。

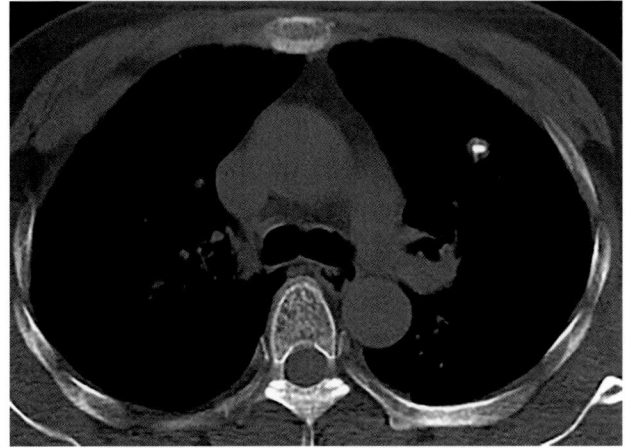

图 4-5-5 女性,28 岁。病灶内钙化(结核球)
CT 纵隔窗显示左肺上叶结节中心粗大结节状钙化。

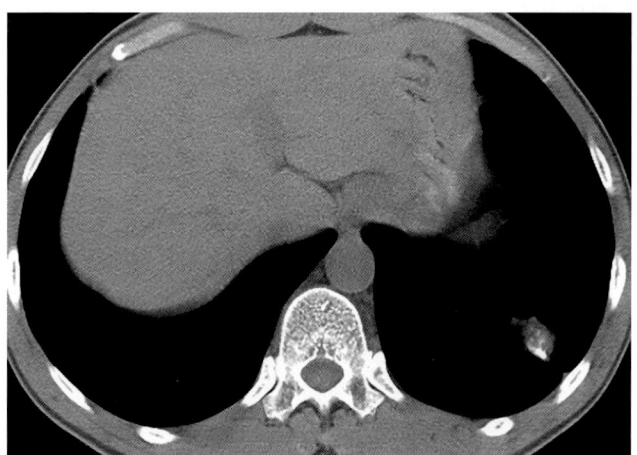

图 4-5-6 男性,56 岁。病灶内钙化(结核球)
CT 纵隔窗显示左肺下叶结节边缘可见偏在不定形点状钙化。

2. 组织内钙化·以钙化为主要影像学表现特征的疾病有钙磷代谢异常(如原发性或继发性甲状旁腺功能亢进症、摄入钙过多、维生素 D 中毒等)、肺泡微石症、含铁血黄素沉着症、硅肺和转移性钙化等[3-5]。

其中因各种疾病所致高血钙者,肺内钙化以肺上叶多见,常同时有软组织内钙化。肺泡微石症的钙化灶细小,直径一般不大于 1mm,其特点是同时伴有间质改变(图 4-5-10)。含铁血黄素沉着症多为继发性,硅肺者有职业史,常同时常伴有肺门淋巴结钙化(图 4-5-11)。

转移性钙化多见于肺叶的下部,多有恶性肿瘤病史(图

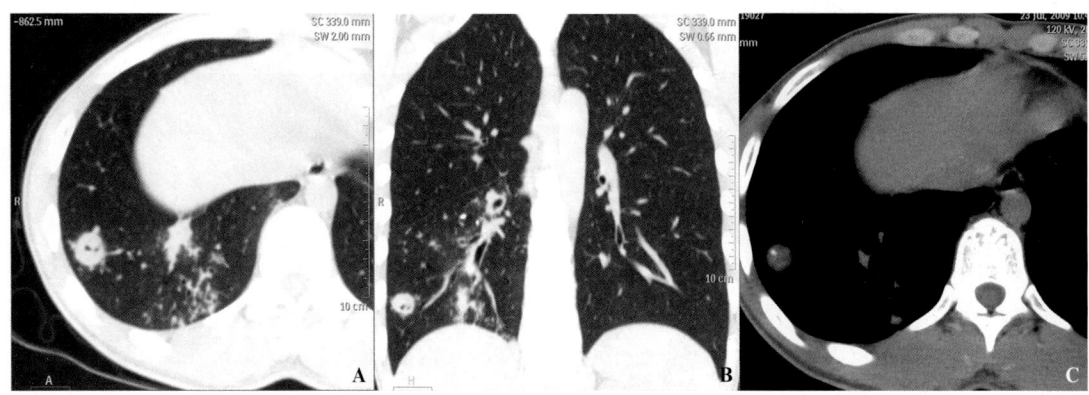

图 4-5-7　男性,25 岁。病灶内钙化(结核球)
CT肺窗(A)和冠状位(B)显示右肺下叶圆形结节,境界清楚,内部密度不均;纵隔窗(C)显示边缘点状钙化。

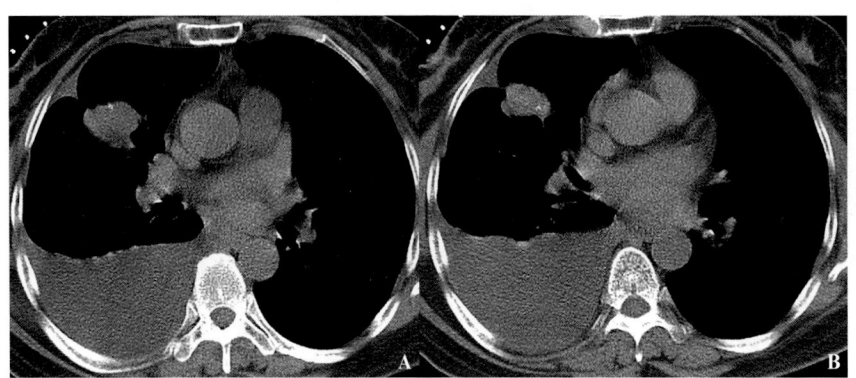

图 4-5-8　女性,47 岁。病灶内钙化(腺癌)
CT纵隔窗显示右肺中叶结节边缘点状钙化(A),偏在不定形钙化(B)。

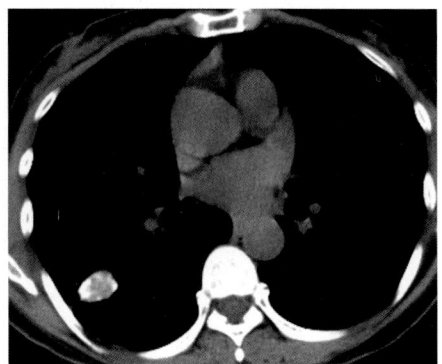

图 4-5-9　女性,55 岁。病灶内钙化(炎性肉芽肿)
CT纵隔窗显示右肺下叶结节内片状、结节状钙化,钙化总体积比例较大。

4-5-12)。抗心律失常药盐酸胺碘酮(乙胺碘呋酮)用药量大后肺内可出现钙化灶,此时肝、脾的密度也常增加,为药物中毒的表现,需及时停药。

胸部X线片对于检出胸膜钙化和肺门纵隔淋巴结钙化及肺结节钙化有一定敏感性,对于发现弥漫性钙化不敏感。胸部X线片上弥漫性钙化易被误认为肺水肿或肺充血,类似的局灶性肺钙化经常易与栓塞、肺炎或恶性病变混淆(图4-5-10)。

在易发生转移性钙化的患者中需要格外的注意。常规CT的分辨率虽然远高于胸部X线片,但是CT诊断异位钙化或骨化时仍存在两个问题。

(1) 在肺窗上表现出来的高密度病灶很难将其区分为钙化或非钙化(图4-5-2~图4-5-4)。

(2) 当使用10 mm的扫描层厚时,由于CT图像的密度平均化,在纵隔窗图像上很难发现内部具有较多软组织的病灶的细微的钙化或骨化。一般认为,HRCT对于钙化的显示具有更高的敏感性和特异性[1,2]。

由于MRI对于肺的空间分辨率很低,钙化或空气在肺内不能产生信号,因此MRI对于钙化不敏感,不推荐用于钙化的检查。

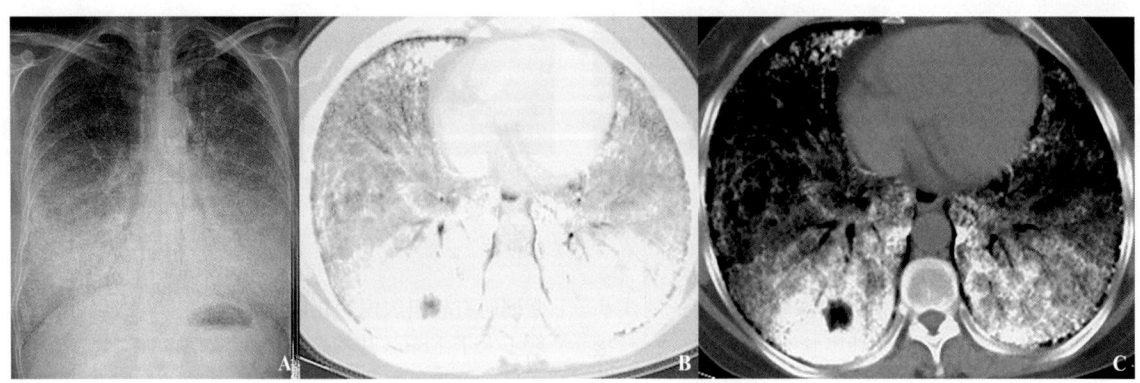

图 4-5-10　女性,56 岁。组织内钙化(肺泡微石症)
胸部正位X线片(A)显示两肺透光度减低,以下野为著,肺内网状高密度影;CT肺窗(B)显示两肺致密,以下叶背侧为著;纵隔窗(C)显示肺实质及间质内大量细密钙化,以胸膜下为重。

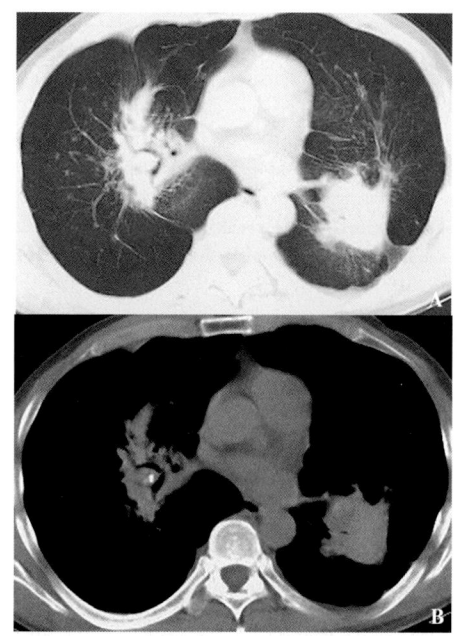

图 4-5-11 男性,51岁。组织内钙化(硅肺)

CT 肺窗(A)显示两肺门旁肿块,边缘不整,周围散在分布小结节;纵隔窗(B)显示右侧肿块内可见点状钙化。

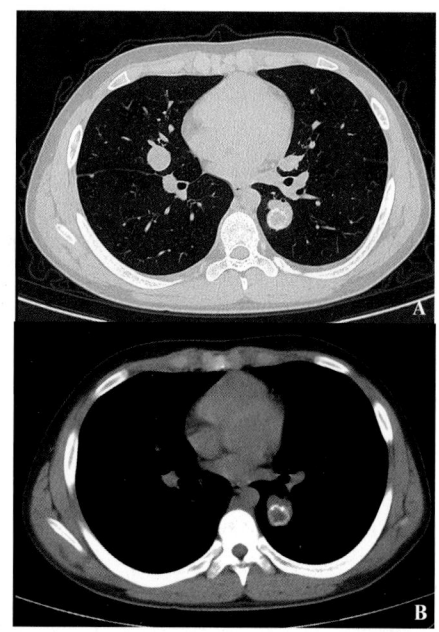

图 4-5-12 男性,15岁。组织内钙化(骨肉瘤肺转移)

CT 肺窗(A)显示两肺多发结节;纵隔窗(B)显示结节内不规则瘤骨形成。

由于核素骨扫描可以检出肺泡壁和肺血管上的钙化,对钙化及骨化具有更高的敏感度,因此 ^{99m}Tc-MDP 骨扫描有助于钙化的检出和分类,但是由于该结论的研究缺乏对照,结论尚不能确定。此外,由于 ^{99m}Tc-MDP 骨扫描不能对胸部和肺实质的细节进行评估,因而不能取代 CT 检查[6,7]。

小结

见图 4-5-13。

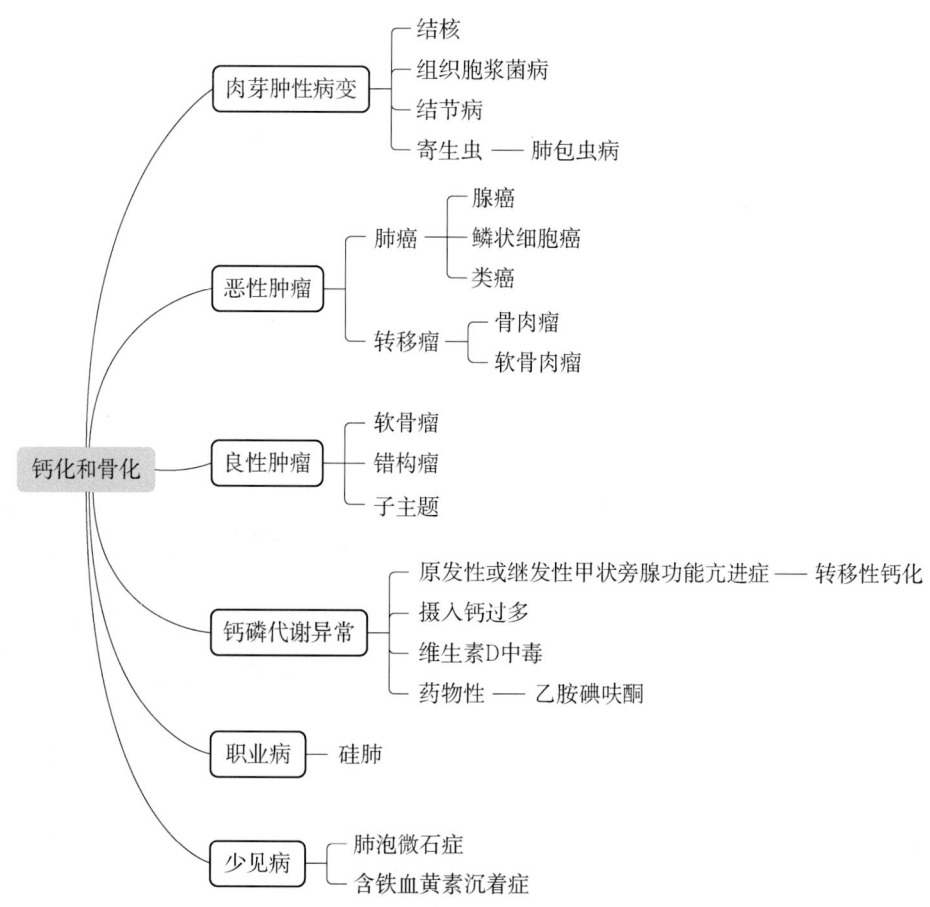

图 4-5-13 肺内钙化和骨化的病因

(王丽华　韩丹)

参考文献

[1] Andreas Adam. 格-艾放射诊断学[M]. 6版. 张敏鸣,主译. 北京:人民军医出版社,2015.
[2] Alessandra C, Luca EU, Daniele F, et al. Chest imaging using signs, symbols, and naturalistic images: a practical guide for radiologists and non-radiologists [J]. Insights into Imaging. 2019,10:114-134.
[3] Savic I, Farver C, Milovanovic P, et al. Pathogenesis of pulmonary calcification and homologies with biomineralization in other tissues [J]. Am J Pathol, 2022,192:1496-1505.
[4] Belém LC, Zanetti G, Souza Jr AS, et al. Metastatic pulmonary calcification: State-of-the-art review focused on imaging findings [J]. Respiratory Medicine, 2014,108:668-676.
[5] Saito A, McCormack FX. Pulmonary alveolar microlithiasis [J]. Clin Chest Med, 2016,37:441-448.
[6] Enemarka A, Jönssonb ÅLM, Kronborg-Whitec S, et al. Pulmonary alveolar microlithiasis-a review [J]. Yale J Biol Med, 2021,94:637-644.
[7] Groheux D, Querec G, Blan E, et al. FDG PET-CT for solitary pulmonary nodule and lung cancer: literature review [J]. Diagnostic and Interventional Imaging. 2016,97:1003-1017.

第六节 · 空洞与空腔

一、空洞

空洞(cavity)是指具有完整壁的含气腔隙,肺部空洞是在胸部影像学检查中常见的征象之一[1-3]。"空洞"一词通常是用来描述具有较厚或有不规则壁的病变,空洞形成的病理基础是:病变坏死后的液化成分经支气管排出并有气体进入,如果内部没有气体成分,此时的状态只能称为坏死液化,而不能称为空洞。

很多疾病在发展过程中都可以形成空洞,这些疾病包括:肺包虫病、支气管源性肺癌、组织胞浆菌病、克雷伯菌肺炎、类鼻疽、结核分枝杆菌感染、神经纤维瘤病Ⅰ型、肺吸虫病、肺孢子菌肺炎、肺栓塞、风湿类疾病等。

病变来源可能有支气管源性病变,包括吸入性肺脓肿、结核等;还有血源性病变,包括化脓性栓子、转移、肉芽肿性多血管炎等[2]。

【发病机制与病理】

空洞壁的成分随病变性质不同而异。一般来讲,肿瘤性病变的空洞壁是由肿瘤组织形成的,靠近空洞的内壁部分为液化坏死成分;结核性空洞的壁一般是增生的结核性肉芽组织、干酪样物质、纤维组织,纤维包膜成分靠近空洞的部分为干酪样坏死物质;脓肿的壁主要是炎性渗出,慢性期,脓肿壁主要是纤维成分。

根据空洞壁的厚度将空洞分为无壁、薄壁和厚壁。无壁空洞又称虫蚀样空洞,是发生于大片坏死组织中的空洞,空洞壁即为坏死组织,常多发。薄壁空洞是指洞壁最厚处的厚度小于3mm的一类空洞。厚壁空洞是指洞壁最厚处的厚度大于等于3mm的一类空洞。

【影像学表现】

CT检查尤其是HRCT在显示空洞性病变的数量、大小、形状、位置、密度、壁厚等细节方面明显优于普通胸部X线片,更有助于疾病的诊断和鉴别诊断[3]。

1. 空洞数量

(1)孤立性空洞性病变:形成空洞的肺内孤立性病变常见的病因有原发性和继发性肿瘤、感染性病变及肉芽肿性病变。洞壁的厚薄与病变性质有很大关系,研究表明在壁最厚部分超过15mm的空洞中,近85%是恶性的。如果壁最厚部分小于5mm,95%是良性的。壁厚在5~15mm的空洞,75%是良性的。如果空洞壁最厚部分为1mm或更小,则罕见恶性病变。需要注意的是,在细支气管肺泡癌或转移瘤中可能见到壁很薄的囊性病变[3]。

1)孤立性薄壁空洞:多见于肺结核、真菌感染等,也可见于肺癌。结核性薄壁空洞主要包括浸润干酪灶的空洞和纤维薄壁空洞,空洞特点为洞壁厚薄不均,洞腔形态不规则,空洞周围或其他肺野常伴有浸润、结节、纤维化病灶,在空洞与肺门之间可见可引流支气管,常伴有胸膜肥厚、胸腔积液、胸廓塌陷等改变(图4-6-1)。

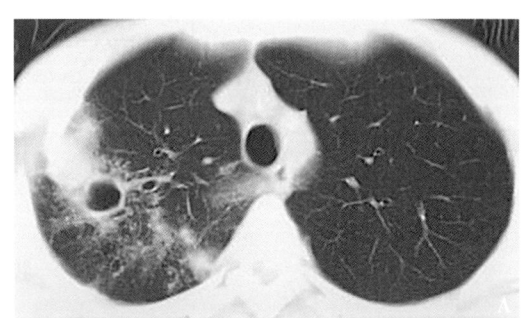
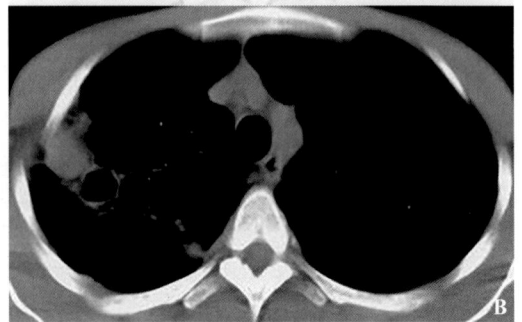

图4-6-1 男性,20岁。孤立性薄壁空洞(浸润型肺结核)

CT肺窗(A)和纵隔窗(B)显示右肺上叶尖段薄壁空洞,洞壁厚薄不均,洞内壁光滑,无明显凸起,洞腔形状不规则,周围可见片状实变影及粟粒状结节(卫星灶)。

薄壁癌性空洞的特点为洞壁厚薄不均,可见壁结节,结节突向腔内,外壁常可见分叶征、毛刺征,周围一般无卫星灶,病

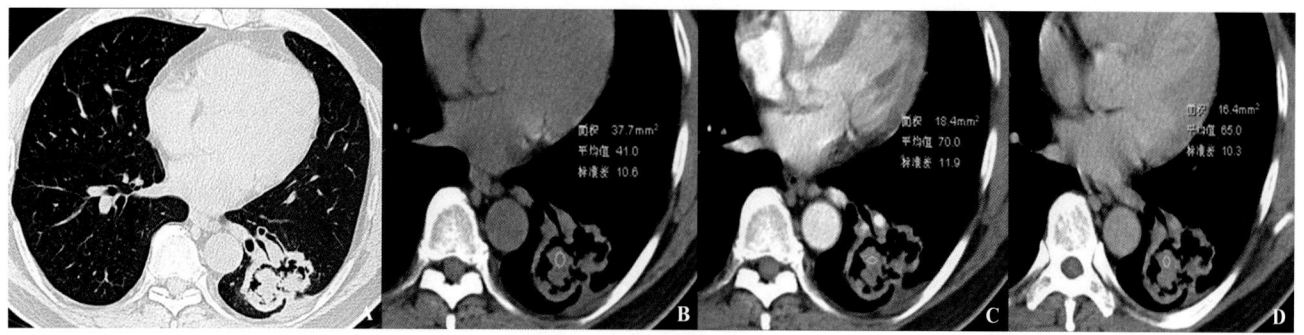

图 4-6-2 男性,48 岁。孤立性薄壁空洞(小细胞肺癌)

CT 肺窗(A)显示左肺下叶分叶状肿块伴空洞,壁结节向腔内生长形成腔内结节;纵隔窗(B)显示病灶与胸膜间可见胸膜凹陷征;增强扫描动脉期(C)及延迟期(D)可见空洞内结节呈明显持续强化,CT 值增加 20 HU 以上。

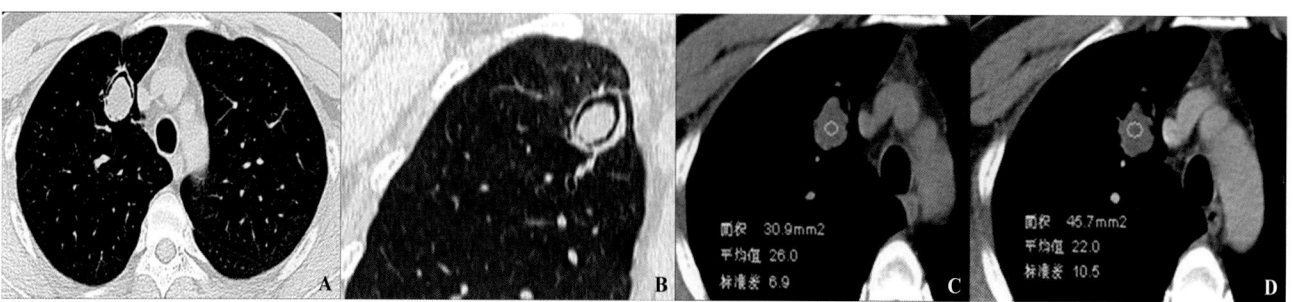

图 4-6-3 男性,30 岁。孤立性薄壁空洞(结核合并曲菌球)

CT 肺窗(A)显示右肺上叶前段薄壁空洞,内见软组织密度结节,与空洞内壁间可见空气新月征;冠状位(B)显示该征象更清晰,空洞周围少许渗出;CT 纵隔窗(C)显示空洞内软组织密度结节灶,增强后(D)无强化。

灶近肺门侧可出现血管集束征,远肺门侧可出现过度通气或阻塞性炎症(图 4-6-2)。

曲霉病易发生于薄壁空洞内,其内可见钟乳状软组织密度(即曲霉球),曲霉球与空洞壁之间呈现新月形透亮带,称海蚌含珠征(图 4-6-3)。

2)孤立性厚壁空洞:常见于肺结核、肺脓肿、肺癌,也可见于真菌感染。肺结核的厚壁空洞形态不规则,呈新月形或裂隙样,内壁不规则,空洞内一般无液平,常有引流支气管连向肺门(图 4-6-4)。

病灶内大面积钙化、周围卫星灶、同侧和/或对侧的渗出、实变、结节、纤维化等结核灶有助于结核的诊断(图 4-6-4 和图 4-6-5)。

急性肺脓肿空洞的特点为空洞内常有液平面,空洞周围多有致密的斑片状实变,边界模糊(图 4-6-6),近期复查空洞大小及其内液体量变化快。临床上有高热,咳大量脓痰。

慢性肺脓肿的空洞较大,洞壁增厚,空洞的内外缘清楚,空洞壁不规则但较为光滑,附近的支气管多发生扩张(图 4-6-7)。

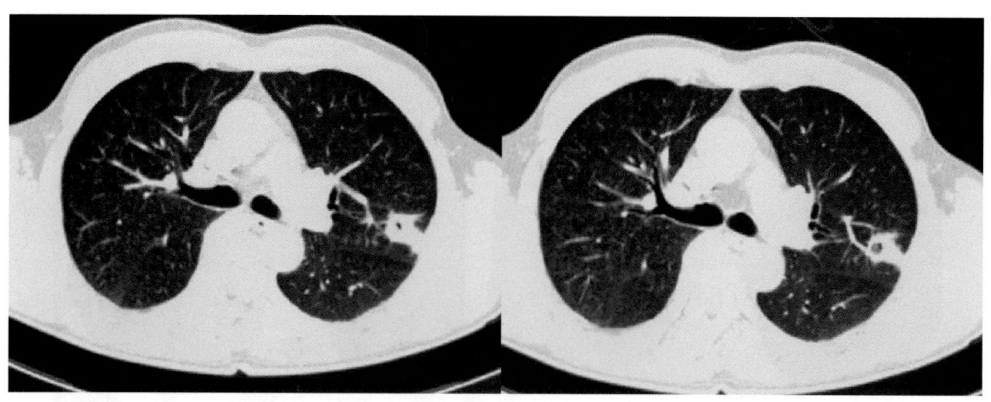

图 4-6-4 女性,25 岁。孤立性厚壁空洞(结核球)

CT 连续层面显示左上叶尖后段厚壁空洞,洞壁厚薄不均匀,洞内壁不规则,在空洞内侧与肺门之间可见血管集束,周围可见小片状渗出影。

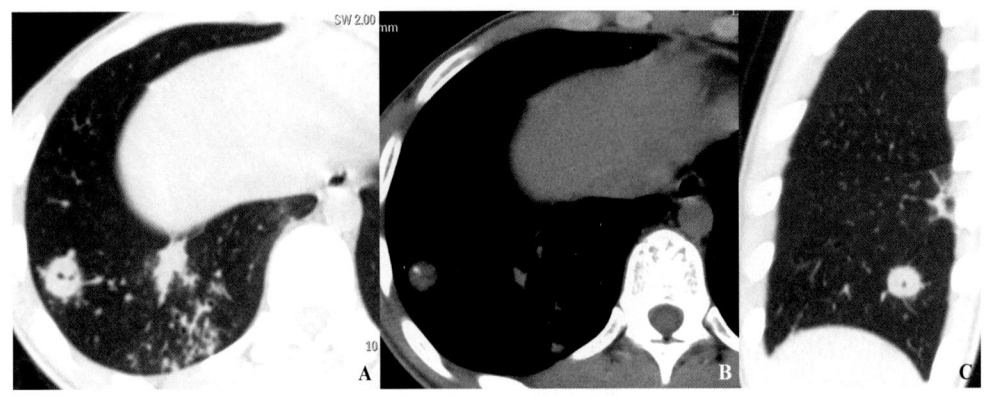

图 4-6-5　男性,25 岁。孤立性厚壁空洞(结核球)

CT 肺窗(A)显示右肺下叶外基底段结节灶,其内可见裂隙样空洞,后基底段可见片状实变影及支气管扩张,上一层纵隔窗(B)显示结节内小结节状钙化;矢状位肺窗(C)显示病灶边缘的细长毛刺。

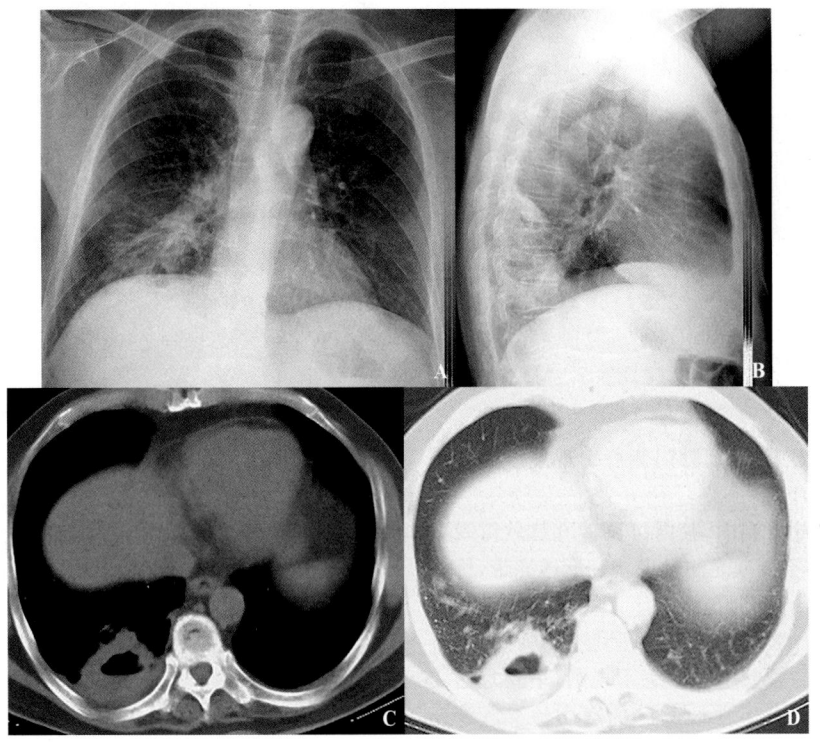

图 4-6-6　男性,60 岁。孤立性厚壁空洞(急性肺脓肿)

胸部正、侧位 X 线片(A、B)显示右肺下叶密度增高影,其内可见泡状透亮影及小液平,病变边缘不清;CT 纵隔窗(C)显示厚壁空洞紧贴于后胸壁,胸膜下间隙清楚,洞内有液平,洞壁较厚,内壁光滑,无结节样凸起;CT 肺窗(D)显示空洞外壁模糊,伴有少许渗出。

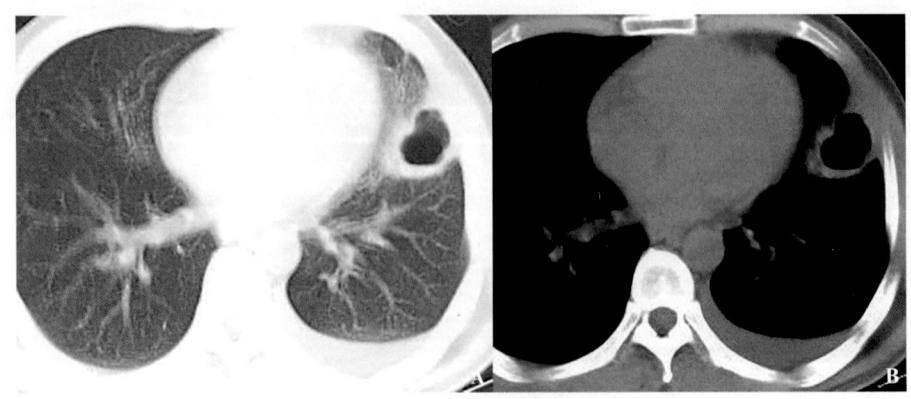

图 4-6-7　男性,32 岁。孤立性厚壁空洞(慢性肺脓肿)

CT 肺窗(A)显示左肺下舌叶厚壁空洞,空洞的内缘清楚,洞壁不平整但较光滑;纵隔窗(B)显示洞内无液平,左胸有少量胸腔积液。

肺癌空洞患者的年龄较大,洞壁常厚薄不均,内壁呈结节状凸凹不平,外缘分叶或有毛刺,病灶近肺门侧可出现血管集束征,远肺门侧可出现过度通气或阻塞性炎症,周围无卫星灶及支气管播散病灶(图4-6-8和图4-6-9)。

真菌感染引发的空洞形状常呈不规则状,洞壁可厚薄不均,周围或其他肺野有渗出、结节灶,但因内部存在的钟乳状软组织密度(即菌球,图4-6-9)可随体位变动而移动的菌球而较易诊断,病变邻近的胸膜常常增厚,胸腔积液(图4-6-10)。变换体位菌球位置发生改变是真菌空洞的特征性表现(图4-6-11和图4-6-12)。

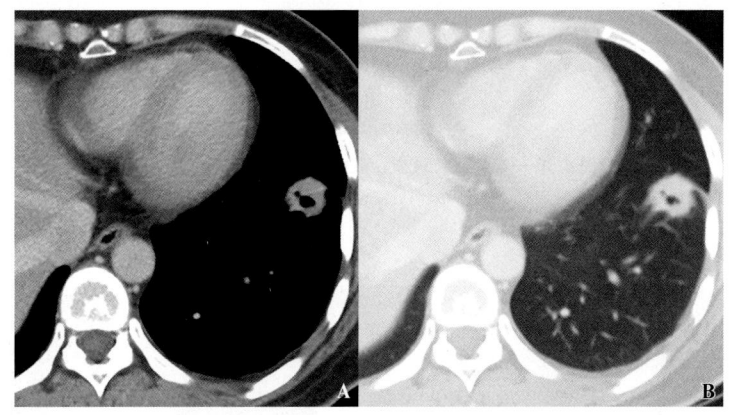

图4-6-8 女性,45岁。孤立性厚壁空洞(腺癌)

CT纵隔窗(A)显示左下肺不规则厚壁空洞,内无液平,洞壁最厚及最薄处厚度相差很大(洞壁厚薄不一),内壁有凸起,外壁有分叶及棘状突起;肺窗(B)显示周围无渗出及卫星灶。

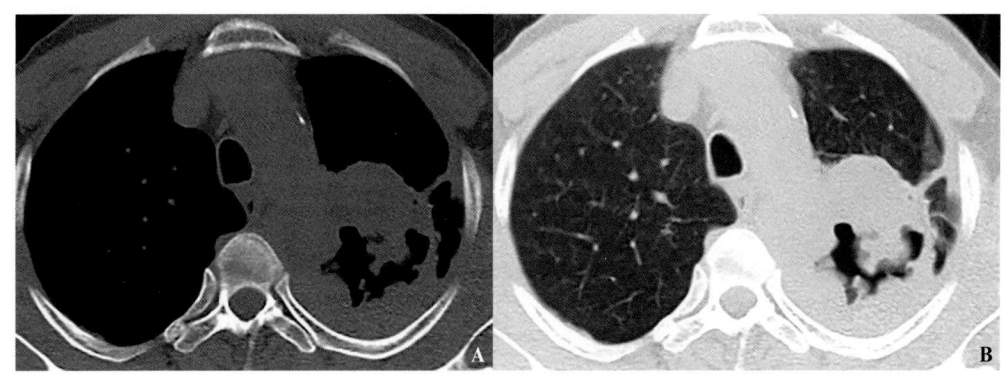

图4-6-9 男性,56岁。孤立性厚壁空洞(低分化鳞状细胞癌)

CT纵隔窗(A)显示左下肺厚壁空洞,其壁厚薄不均,内壁有结节状凸起,似钟乳状软组织密度,外壁光滑,洞内无液平;肺窗(B)显示胸膜缘透光度降低,与胸膜之间有纤维索条阴影,无卫星病灶。

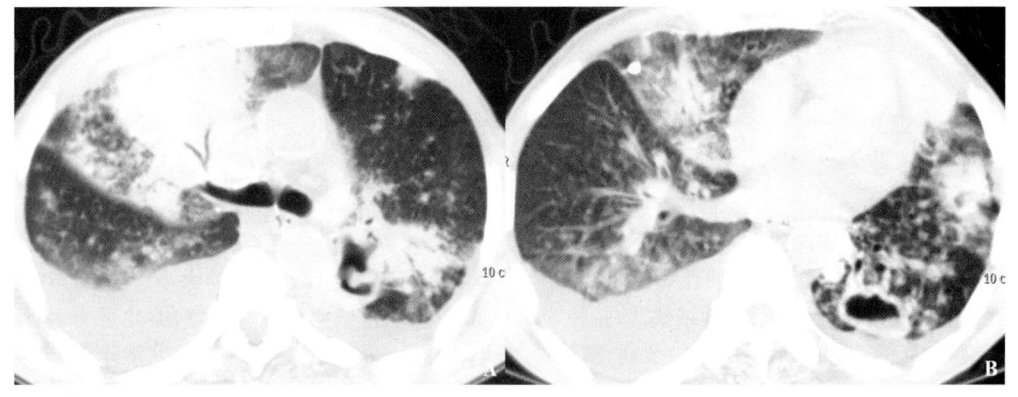

图4-6-10 男性,65岁。孤立性厚壁空洞(真菌感染)

CT肺窗显示左肺下叶背段空洞,其内有液平;两肺渗出、实变阴影,右侧中量胸腔积液,左侧少量胸腔积液(A、B)。

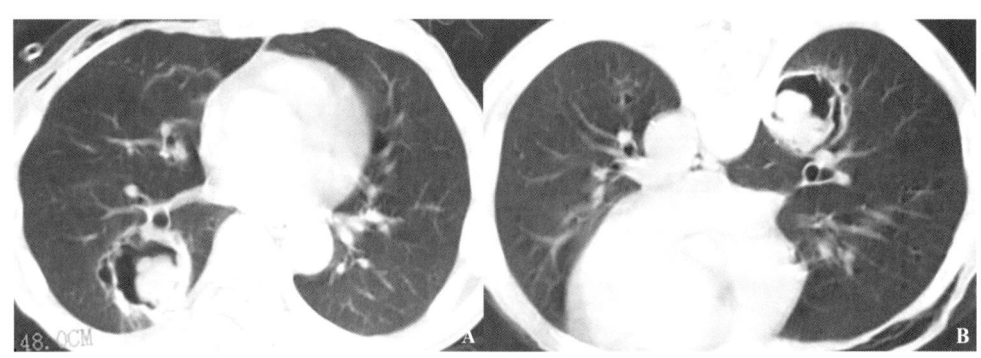

图 4-6-11 男性,54 岁。孤立性厚壁空洞(真菌感染)

CT 仰卧位(A)显示右肺下叶背段厚壁空洞,洞腔不规则状,洞壁不整,洞后壁有一分叶状软组织密度结节(菌球);CT 俯卧位扫描(B)显示结节至洞的前壁。

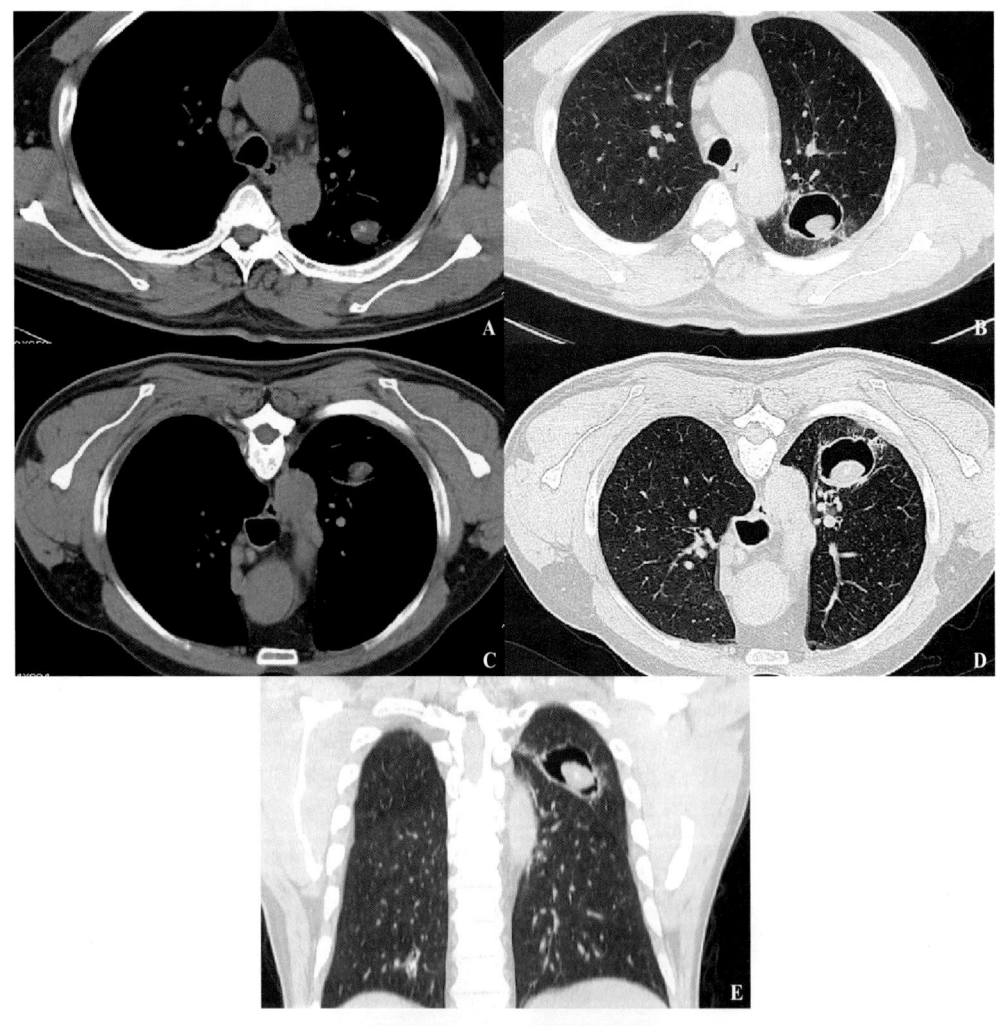

图 4-6-12 孤立性厚壁空洞(菌球)

仰卧位纵隔窗(A)及肺窗(B)显示结节位于空洞底部,俯卧位纵隔窗(C)和肺窗(D)显示结节位于空洞前部最低处,冠状位(E)显示新月征。

(2) 多发性空洞性病变:肺内多发空洞性病变多见于气道源性和血源性播散性疾病,如肺转移瘤、肺结核、肺脓肿等,还可见于特殊感染,如真菌、寄生虫、肉芽肿(结节病、嗜酸性肉芽肿、肉芽肿性多血管炎)等。

不同疾病中空洞的分布特点、部位、肺内的伴发病变与空洞的动态变化及临床表现各有差异,需仔细鉴别。

1) 肺结核空洞:空洞的大小及洞壁厚度差异较大,可为无壁空洞、薄壁空洞或厚壁空洞,也可为多种类型空洞并存(图 4-6-13 和图 4-6-14)。它常分布于两肺上叶尖后段、下叶背段,病灶周围或肺野其他部分常可见渗出、结节、纤维化、钙化灶。

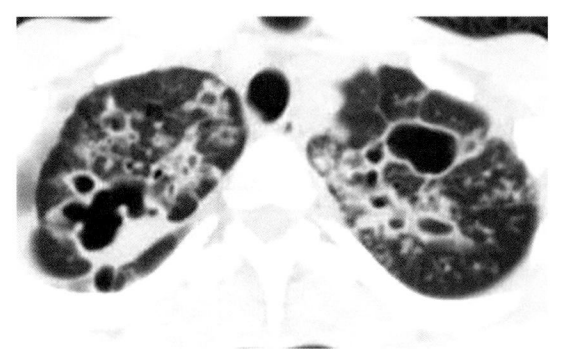

图 4-6-13　男性,24岁。多发薄壁空洞(肺结核)
CT 肺窗显示两肺尖多发薄壁空洞,空洞较大,洞腔形态不整,没有张力,洞壁多较光滑,周围可见卫星灶及支气管扩张,邻近的胸膜可见刺状突起。

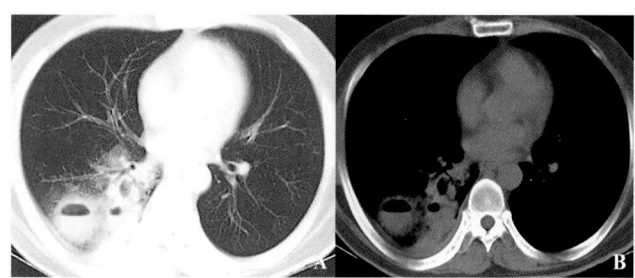

图 4-6-15　男性,47岁。多发空洞(急性肺脓肿)
CT 肺窗(A)显示右肺下叶两个球形病灶,可见长短不一液平,病灶外缘模糊,洞壁较薄,内壁光滑,病灶与肺门关系密切;纵隔窗(B)显示肺门未见明显移位,右侧胸膜腔少量积液。

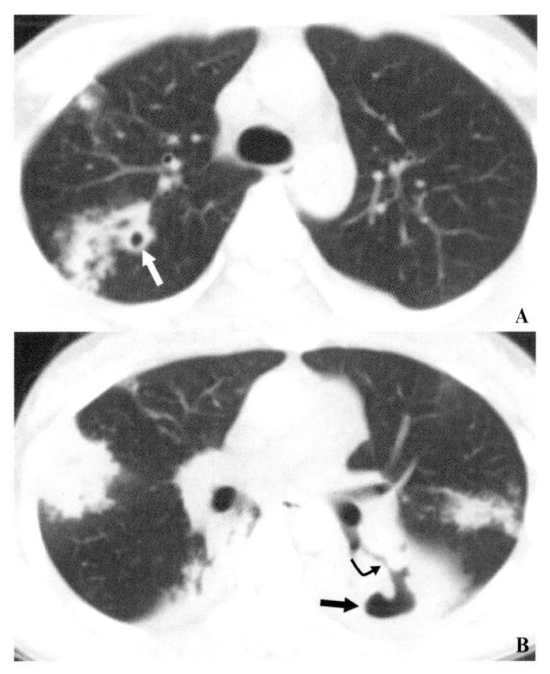

图 4-6-14　女性,19岁。多发空洞(肺结核)
CT 肺窗显示两肺多发斑片状高密度影,右肺上叶(A)有一厚壁空洞(白箭),洞壁厚薄欠均,内壁光滑,左肺下叶背段(B)有一个无壁空洞(黑直箭),洞腔形状不规则,内壁光滑,病灶边缘模糊,两肺门增大,两肺野散在分布边缘模糊的大片状密度增高阴影及多个边界清楚的结节,其内有空气支气管征,左肺空洞与肺门之间可见引流支气管影(弯箭)。

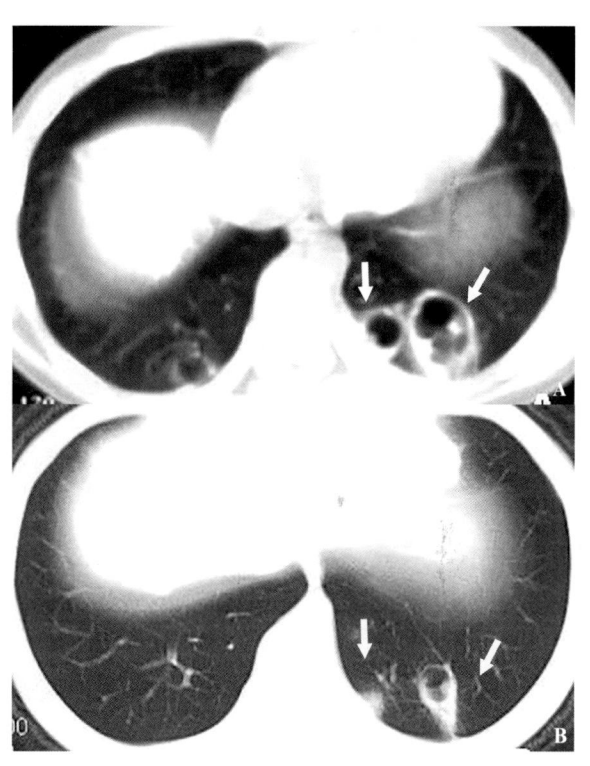

图 4-6-16　女性,12岁。多发空洞(慢性肺脓肿)
CT 肺窗(A)显示肺内多发大小不等空洞,壁不规则;抗炎治疗后复查(B),小病灶闭塞,大病灶缩小。

2) 血源性肺脓肿空洞:空洞与圆形实性结节并存,空洞内壁光滑或高低不平,内可见液平,病灶外缘模糊,周围有炎性浸润。近期复查,病变的多少、大小、空洞的形态、液体量等会发生明显变化(图 4-6-15 和图 4-6-16)。此外,呼吸系统感染症状有助于鉴别诊断。

3) 空洞性转移瘤:特点是多发空洞与多发实性结节并存,病灶的大小不一,壁厚薄不一,多分布于两肺下叶、胸膜下方,且空洞与结节分布随机(图 4-6-17)。其中鳞状细胞癌的空洞性转移多为薄壁空洞,且病灶较大;腺癌的空洞性转移多为厚壁空洞,且病灶较小。

转移性空洞内部一般无液平,边缘清楚,周围无卫星灶(图 4-6-17~图 4-6-19),肿瘤病史有助于诊断。

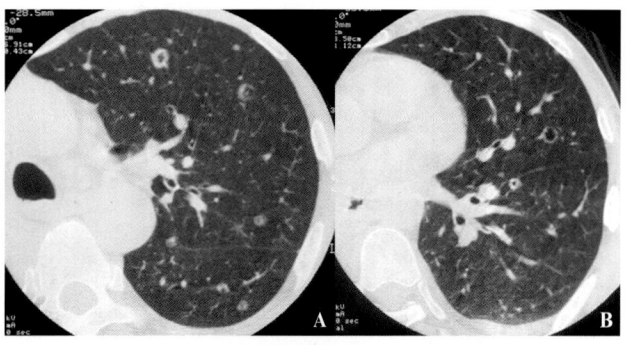

图 4-6-17　男性,52岁。多发空洞(肺转移瘤)
CT 肺窗(A、B)显示左肺多发空洞及实性结节,病变均较小,部分为壁薄空洞,部分为壁厚空洞,无论厚壁还是薄壁,洞壁厚薄不均匀。

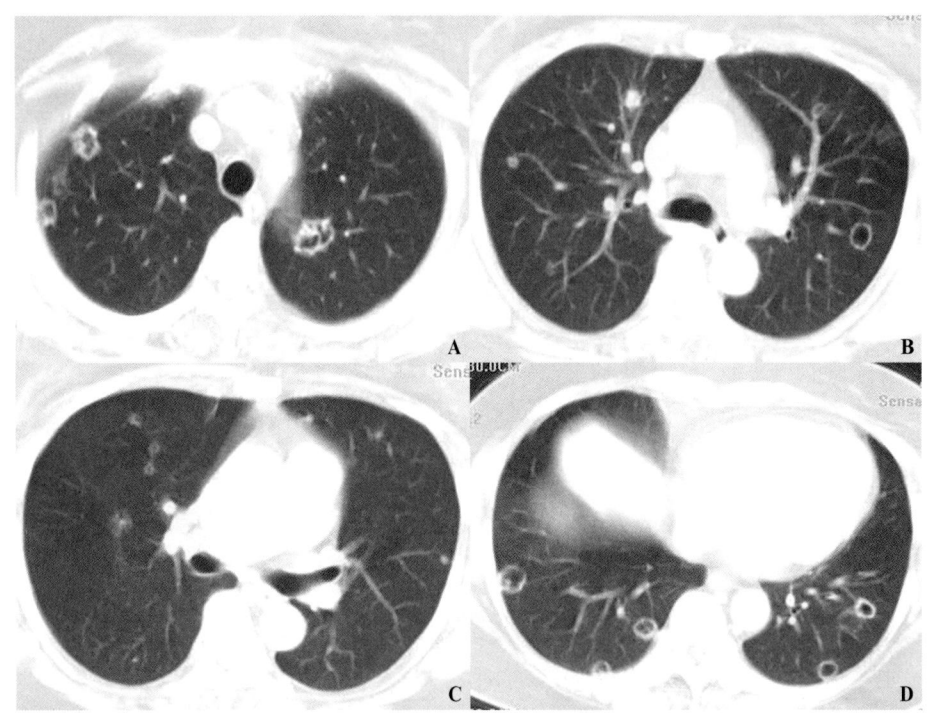

图 4-6-18　女性，28 岁。多发空洞（结肠腺癌肺转移）
CT 肺窗显示两下肺散在多发小空洞，病变形状各异（A、B）、大小不一（C、D），伴发多发实性结节（B），大部分空洞的洞壁薄厚不均。

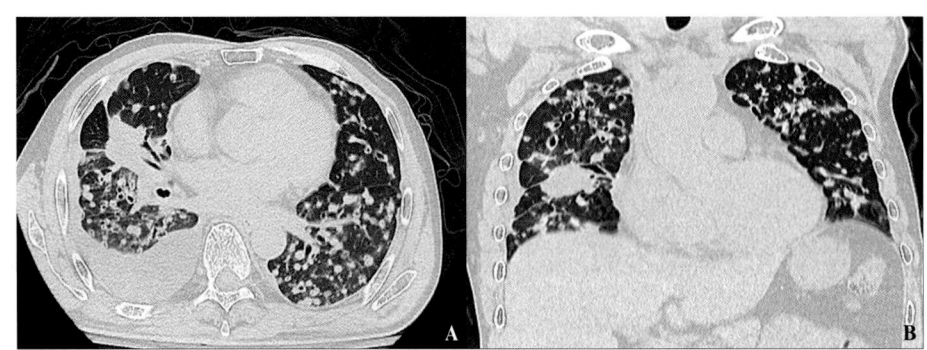

图 4-6-19　多发空洞（肺癌肺转移）
CT 轴位（A）和冠状位重建（B）显示肺内多发空洞样结节，空洞内可见壁结节。

4）肉芽肿性多血管炎：肉芽肿的空洞常与结节、渗出、实变等多样性病变并存，其空洞多为不规则的厚壁空洞，内壁不规则，其内有结节状或花瓣样阴影，或者类似于丝瓜瓤样改变，同时可伴有支气管管壁的增厚（图 4-6-20）。

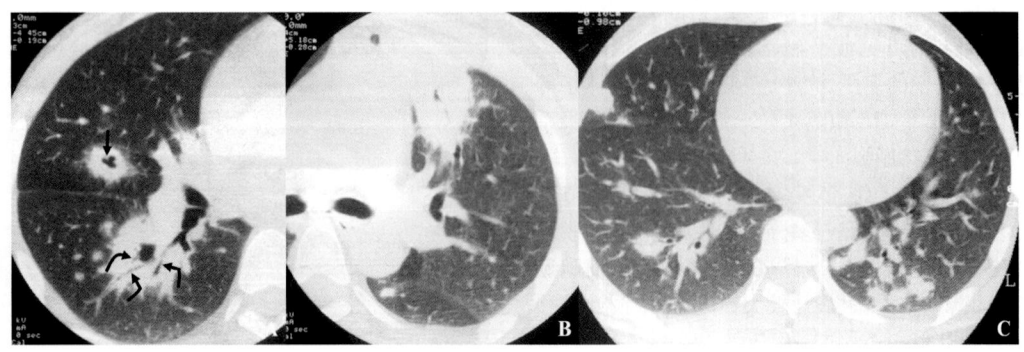

图 4-6-20　多发空洞（肉芽肿性多血管炎）
CT 肺窗（A）显示右肺两个大小不等厚壁空洞，内壁不规则，有结节状凸于腔内（直箭），导致空洞内壁不规则，空洞周围实变，可见空气支气管征（弯箭），其上方（B）及下方（C）层面可见两肺多发的肿块和结节，形态各异。

5) 真菌感染:多见于免疫功能低下者,空洞内壁光滑,壁厚薄不一,厚壁空洞的外缘多较模糊,薄壁空洞者外缘一般较清楚,病灶外形不整,空洞内找到可移动的结节对诊断的确定具有特异性(图4-6-21～图4-6-23)。同时肺内有渗出、实性结节或肿块并存。

6) 肺炎克雷伯菌肺炎:常表现为多发性小空洞,空洞内缘光滑、壁薄、无液平(图4-6-24),愈合过程慢,常可遗留广泛的纤维化。

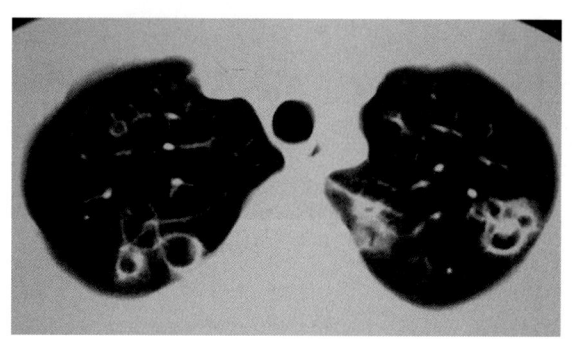

图4-6-21 男性,32岁。多发薄壁空洞(肺孢子菌肺炎)

CT显示两肺多个大小不等的空洞,洞壁厚薄不均,病变外形不规则,部分病灶外缘磨玻璃影,左肺上叶空洞内可见结节。

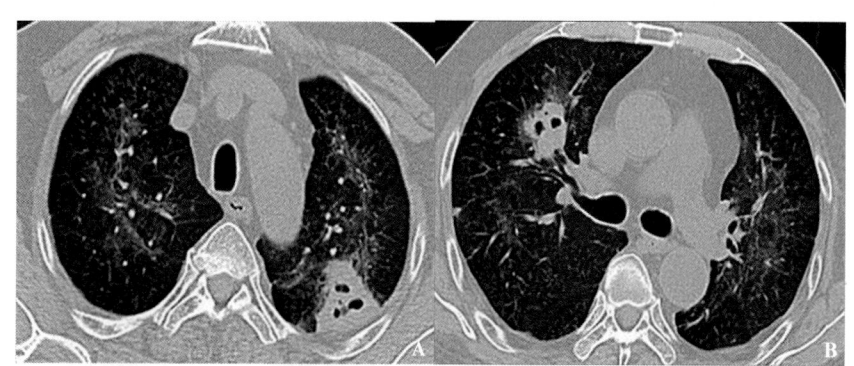

图4-6-22 男性,60岁。原发性肾病综合征,多发厚壁空洞(肺孢子菌肺炎)

CT肺窗显示左肺上叶尖后段胸膜下厚壁空洞(A),洞壁厚壁不均匀,周围可见晕征,同一患者右上叶前段可见类似空洞(B)。

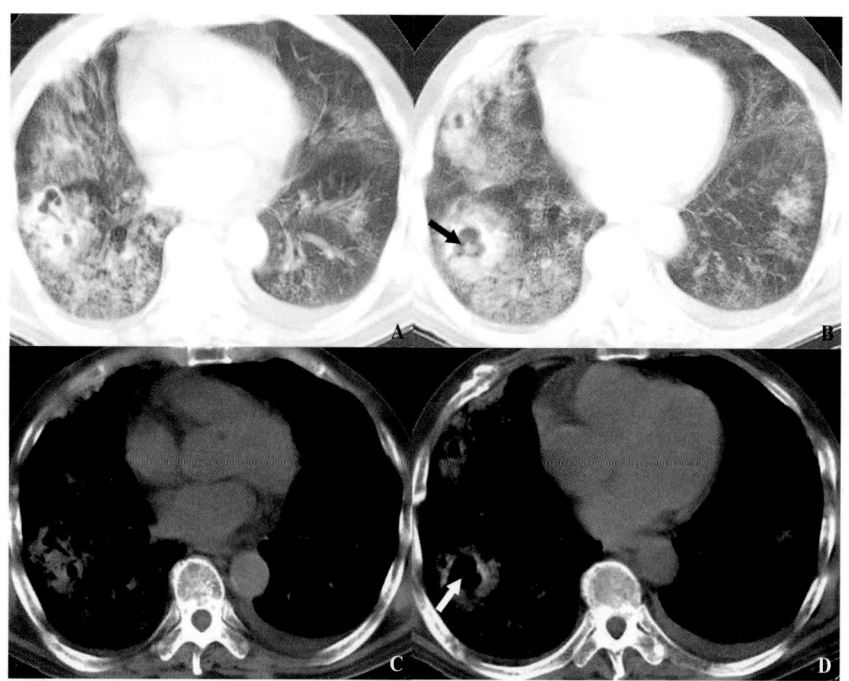

图4-6-23 多发性骨髓瘤化疗后肺毛霉感染

CT肺窗(A、B)显示两肺多发空洞,伴肺透光度下降,渗出、实变、结节、肿块多样病灶并存,病变边缘模糊;纵隔窗(C、D)显示空洞形状不规则,内壁基本光滑,洞壁厚度不均匀,洞内结节(箭)在纵隔窗似悬于洞的中央。

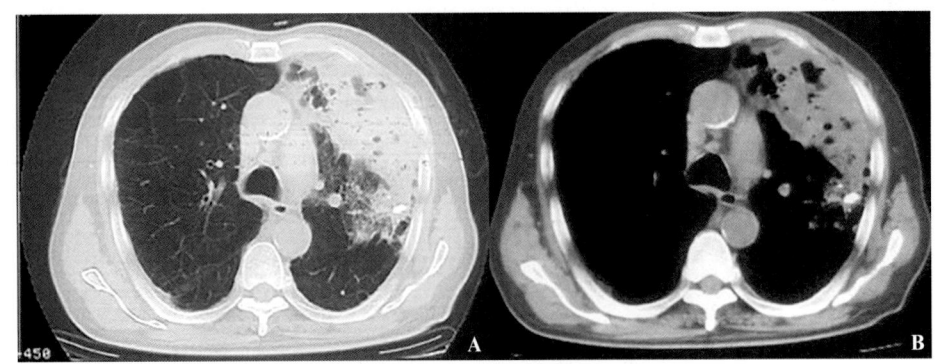

图 4-6-24 肺炎克雷伯菌肺炎
CT肺窗(A)及纵隔窗(B)显示左肺上叶实变影内多发无壁空洞,内缘光滑,无液平。

7) 非典型分枝杆菌:空洞性病变常位于上肺,多为薄壁空洞,渗出性病变及胸膜病变较少。肺通气功能损害较肺结核明显,与肺部病变范围不匹配,为本病的特点。

有些肺囊性病变,如肺含气囊肿感染、朗格汉斯细胞组织细胞增生症肉芽肿结节转变为肺囊气时,气囊壁较厚,易被误认为薄壁甚至是厚壁空洞[4](图4-6-25和图4-6-26)。无壁空洞常见于干酪性肺炎内的空洞,没有实体的结节、肿块,常多发,在影像学表现为实变肺野内的不定形透亮区,常见于结核的大叶性干酪性肺炎[2](图4-6-27)。

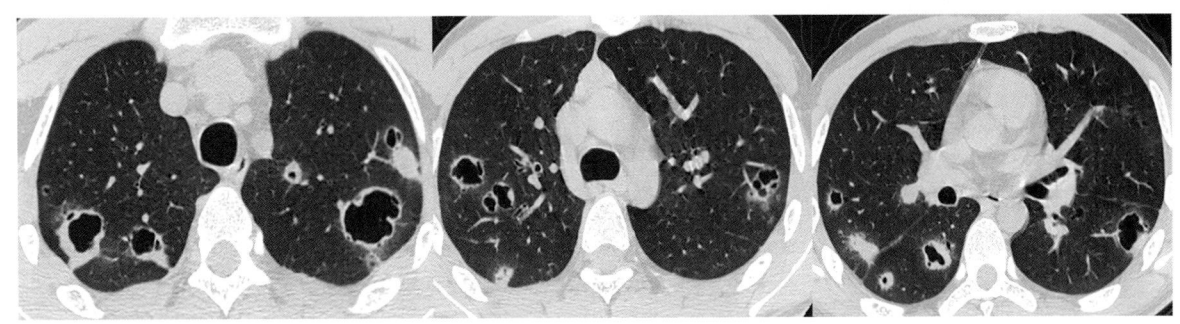

图 4-6-25 男性,23岁。假性空洞(朗格汉斯细胞组织细胞增生症)
CT肺窗显示两肺散在分布的多发空洞样结节灶,大小不等,形状不规则,壁厚薄不一。

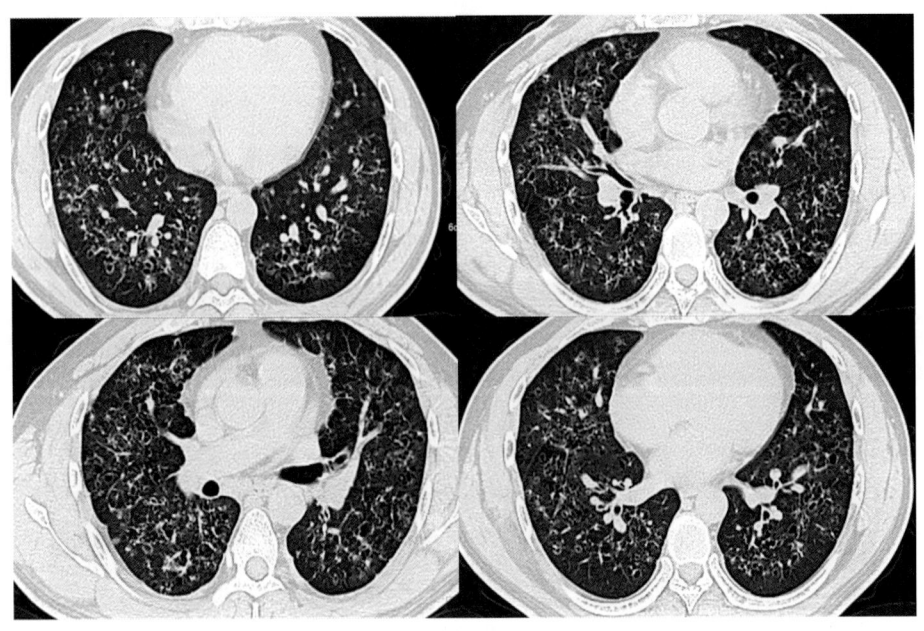

图 4-6-26 男性,28岁。假性空洞(朗格汉斯细胞组织细胞增生症)
CT肺窗显示两肺弥漫细小形态不规则气囊连成网状。

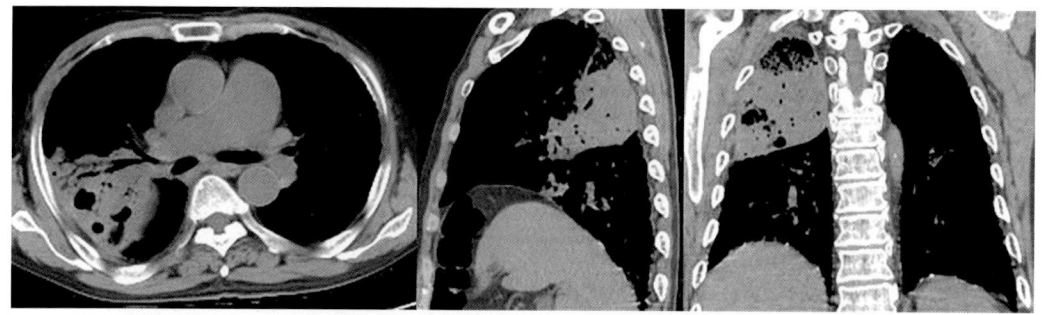

图 4-6-27　男性,55 岁。无壁空洞(结核)

右上叶小叶性干酪性肺炎,CT 纵隔窗显示右肺上叶大片状实变,内部密度不均,可见透亮影多发大小不一、形状各异的虫蚀样空洞影。

(3) 多房性空洞:指一个病变内见两个或两个以上含气透光区,呈多房状改变,伴有或不伴有液平,若伴发液平,则呈现平行排列的长短不一、高低不等的气液平面。

这种空洞常见于感染性病变,如肺脓肿(图 4-6-28 和图 4-6-29)、寄生虫感染(图 4-6-30 和图 4-6-31)等,也可见于梗死(图 4-6-32)、外伤后的坏死(图 4-6-33)。

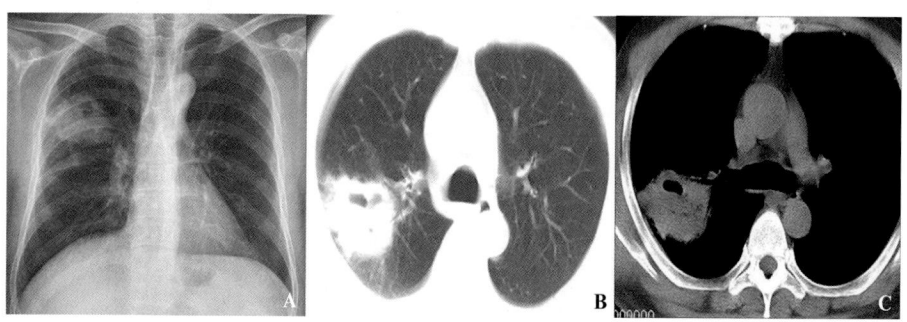

图 4-6-28　男性,55 岁。多房性空洞(急性肺脓肿)

胸部 X 线片(A)显示右肺上叶后段厚壁空洞内有 2 个腔;CT 肺窗及纵隔窗(B、C)显示病变内有大小不等 3 个含气腔隙,洞外壁模糊,有分叶。

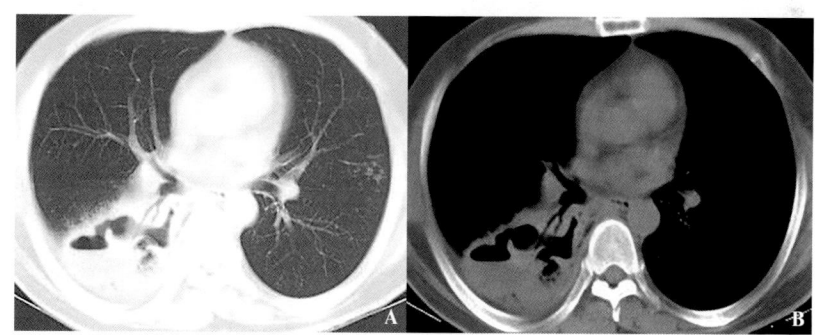

图 4-6-29　男性,47 岁。多房性空洞(肺脓肿)

高热 2 周,CT 肺窗(A)显示右肺下叶大片实变高密度区,边缘模糊,其内可见多个含气透亮影,形态不规则;纵隔窗(B)外侧空洞内有液平,内侧空洞内无液平,囊壁可见多发泡状及条状低密度影。

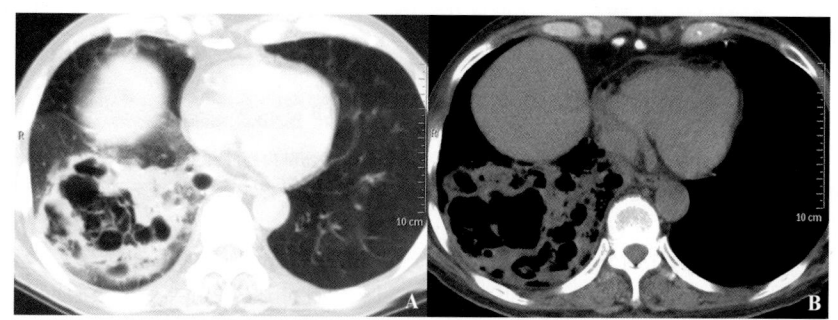

图 4-6-30　男性,75 岁。多房性空洞(阿米巴肺脓肿)

CT 肺窗(A)显示右肺多发皂泡状、蜂窝状低密度影,使病灶呈蜂房状,病灶内缘不能确定,外缘境界不清,周围肺透光度下降;纵隔窗(B)显示病变外形不整。

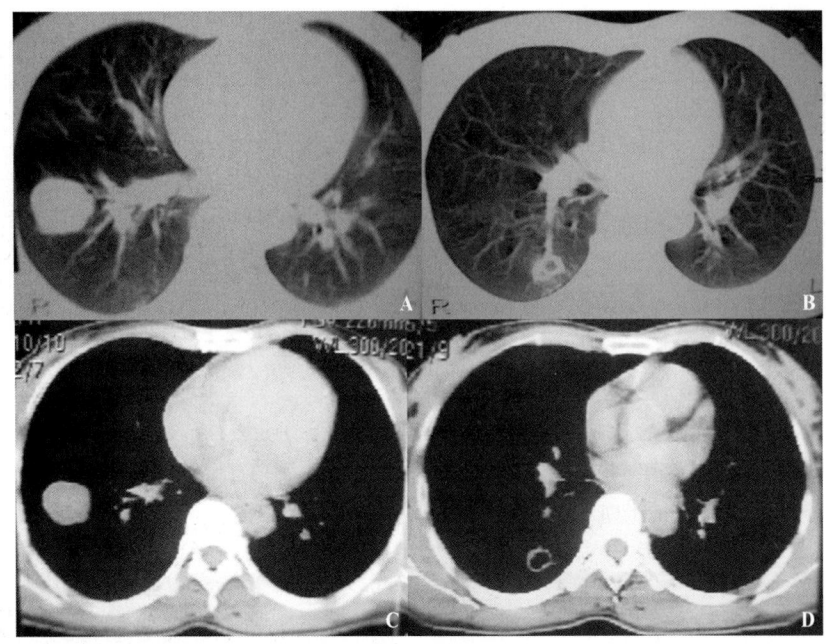

图 4-6-31　多房性空洞(肺包虫病)

CT肺窗(A、B)显示右肺两个外缘光整的病灶,分别为实性肿块和带分隔的薄壁空洞,两个病灶均可见血管集束征;纵隔窗(C、D)示空洞内壁光滑,洞壁及分隔粗细不十分均匀,实性结节密度均匀。

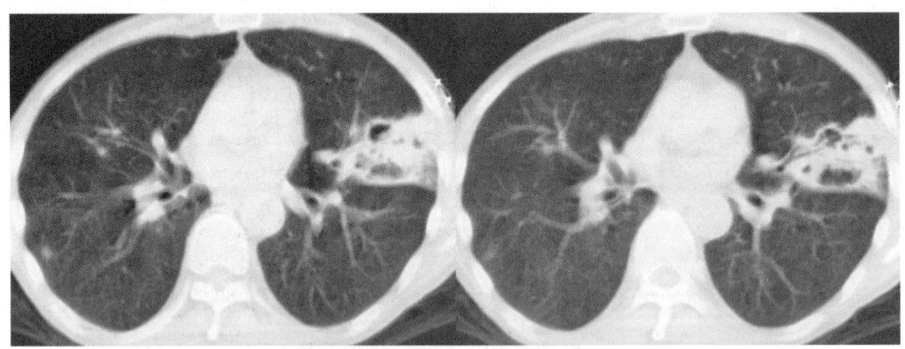

图 4-6-32　多房性空洞(白血病栓塞后空洞)

CT连续断面显示左肺上叶舌段楔形高密度影,病变外形不整齐,内部密度不均,可见长条形空气支气管征和多发大小不等、形状各异的不规则含气透亮区。

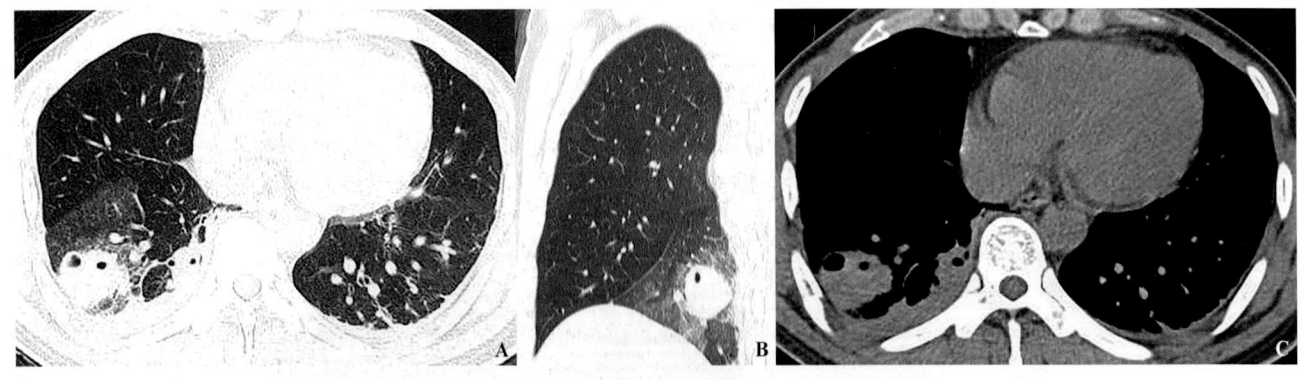

图 4-6-33　男性,33岁。多房性空洞(右肺撕裂伤肺内血肿并空洞形成)

CT肺窗(A)和矢状(B)显示右肺下叶类球形高密度影,周围可见渗出性改变,内部可见2个含气腔隙,外侧腔隙内有短小液平;纵隔窗(C)显示右下肺实变影,双侧胸腔积液。

2. 空洞性病变的周围改变·空洞性病变的周围肺实质结构可表现为渗出实变影(图4-6-10、图4-6-13和图4-6-27)、纤维索条影(图4-6-9)、血管集束征(图4-6-9和图4-6-31)、卫星病灶(图4-6-1,图4-6-4和图4-6-12)或未发生任何异常改变(图4-6-8和图4-6-9)。

空洞周围发生肺实变或空洞位于实变的肺组织内的情况常见于感染性病变,如葡萄球菌性坏死性肺炎、革兰阴性菌性肺炎、结核等。其次见于周围型肺癌,感染性病变的渗出实变等,与其他的不同之处在于,实变的肺组织常伴发肺体积缩小,叶间裂移位,邻近组织的过度通气。空洞周围伴发卫星灶的情况常见于结核空洞病灶,如钙化(图4-6-5)、纤维化、硬结灶等。

3. 空洞性病变的位置·肺脓肿最好发的部位是下叶背段及上叶前段腋下和后段(图4-6-1和图4-6-28);结核性空洞最常发生的部位是上叶尖段和下叶背段(图4-6-11、图4-6-13和图4-6-14);尽管肺癌可以发生于任何部位,但是由于肺内常见的空洞性病变,如结核和吸入性肺脓肿很少见于前段,所以发生于前段的空洞首先要怀疑肺癌性空洞[1-3]。嗜酸性肉芽肿性空洞发生于细支气管周围,上叶多见,多呈小叶中心分布。

4. 空洞壁的厚度·厚壁空洞常见于肺结核的慢纤洞期(图4-6-5)、急慢性肺脓肿(图4-6-6和图4-6-26)、周围型肺癌(图4-6-8和图4-6-9)、肉芽肿性多血管炎(图4-6-18)、腺癌转移灶(图4-6-16)等;薄壁空洞见于结核的干酪性肺炎期(图4-6-1和图4-6-11)、真菌感染(图4-6-20和图4-6-22)、转移瘤(图4-6-19)、坎沙西分枝杆菌感染、开放性结核、创伤后囊肿等。

真菌引起的空洞根据菌种类不同可以形成厚壁、薄壁或不规则壁的空洞(图4-6-10、图4-6-21~图4-6-24)。有研究显示,如果以空洞壁最厚的部位厚度为1 mm为界,小于1 mm的空洞都是良性病变,小于4 mm的92%是良性病变,5~15 mm的良恶性可能均为50%,大于15 mm的95%都是恶性病变。

5. 空洞内壁情况·空洞内壁不规则或呈结节状见于肺癌(图4-6-9),内壁毛糙见于肺脓肿(图4-6-15)。结核性纤维干酪样空洞壁也可见壁结节,主要成分是未液化的干酪样物质。

6. 空洞内部情况·空洞内部出现液气平面的情况最多见于急性肺脓肿(图4-6-6、图4-6-14和图4-6-29),肺癌空洞内少见液气平面。结核内的Rasmussen动脉瘤(肉芽组织造成的肺动脉内膜损伤)破裂可以导致空洞内出现液平面的情况,但是这种原因很少见。一般情况下,结核性空洞内出现液气平的概率仅为9%~21%。

空洞内部可见菌球的应该考虑曲霉病空洞,源于包括肺癌、结核及慢性肺脓肿空洞、支气管扩张、肺囊肿内的真菌球,具有可移动性,真菌球上方的新月形的含气空洞造成典型的新月征(图4-6-3)。

值得注意的是,空洞内血块或纤维蛋白球也可以表现为相同的影像学特点。此外,恶性病变可见伴随发生的偏侧性淋巴结肿大或溶骨性改变,真菌性病变可见相邻胸膜增厚征象。

7. 空洞的发展情况·有些病变空洞形态可在短期内发生很大的变化,如结核瘤一般在引流支气管开口侧的干酪病变先软化,所以早期空洞较小且最先出现于肺门侧,之后可发展至新月形和类圆形空洞;肺大疱感染、肺脓肿感染(图4-6-14)、曲霉感染、亚急性坏死性曲霉病、结核空洞的Rasmussen动脉瘤(Rasmussen动脉瘤是在空洞型肺结核时,结核性空洞内的动脉扩张,破裂后可引起大出血)的形态和密度在短期内发生变化[5,6]。

诊断路径见图4-6-34。

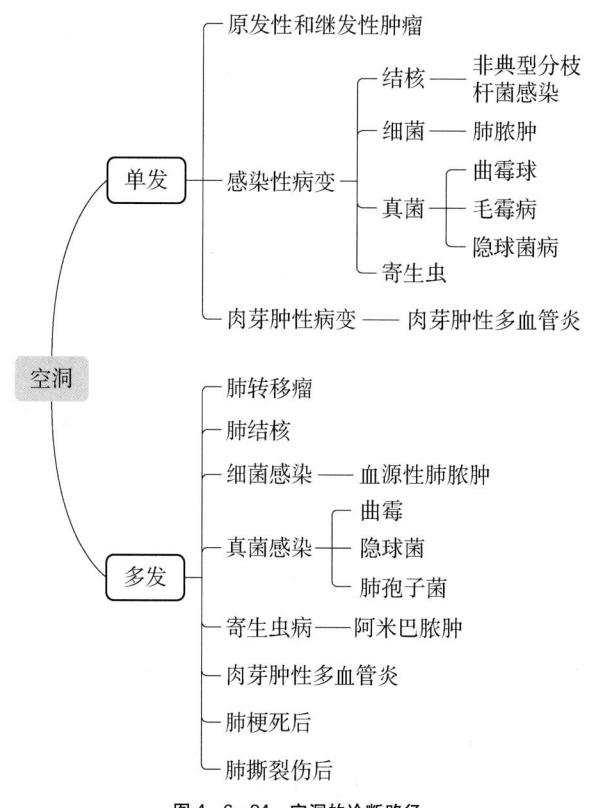

图4-6-34 空洞的诊断路径

二、空腔性病变

空腔(intrapulmonary air containing space)也表现为局限性的空气聚集,但其成机制与空洞不同,为肺内生理性腔隙的异常扩张,是由局部肺气肿、肺气囊和胸膜下大疱引起的,而不是由于肺组织液化坏死造成的。

空腔的常见病因分为先天性和获得性两类。肺囊肿、肺大疱及肺隔离症、肺囊性腺瘤样畸形等属于先天性空腔;肿瘤(如转移瘤、淋巴瘤等)、自身免疫性疾病(如淋巴样间质性肺炎)、原因不明性疾病(如结节病、淋巴管腺肌瘤病、朗格汉斯细胞组织细胞增生症等)、支气管扩张属于获得性病变[3,7,8]。

空腔可以为单侧肺或双侧肺分布,可为孤立性病灶或多发弥漫性病灶;大小相差悬殊,可为几毫米至几十厘米。成人最常见的先天性囊性肺疾病是支气管囊肿,获得性囊性疾病是肺包虫病;儿童最常见的先天性囊性肺疾病是肺囊性腺瘤样畸形,是一种罕见的发育性、非遗传性、原因不明的肺错构瘤异常,又称先天性肺气道畸形,常被误诊为肺囊肿、肺气肿气泡或气胸,CT典型表现为多房囊性病变,薄壁空腔被正常肺包围[2,3]。

【发病机制与病理】

空腔是由呼吸性细支气管和肺泡自身因素导致的肺内生理性腔隙的异常扩张。与空洞是由于组织坏死、排出后形成的含气结构不同,空腔是生理间隙的扩大、融合,而非组织坏死腾出的空间。其发病机制因疾病不同而异。

1. 先天性·胚胎发育时期,原肠发育障碍,如果发育停滞的索状部分远端尚未分支,形成单发性囊肿;如果已分支,则形成多发囊肿;如果远端的原始支气管组织与近端组织脱离,也可形成囊肿。

2. 气道活瓣阻塞·各种原因导致细支气管部分阻塞时,活瓣作用导致吸气容易,呼气困难,气体滞留于远端细支气管及肺泡,导致支气管管腔扩张,肺泡增大、破裂,形成支气管扩张、肺大疱、肺小疱(又称胸膜下肺大疱,是指肺泡破裂后,空气进入脏层胸膜与肺实质之间,为肺泡外气体)。

3. 肺实质坏死和气道活瓣阻塞的综合作用·由于支气管周围脓肿,导致终末细支气管、肺泡坏死,空气进入肺间质,在此基础上,气道的活瓣作用导致进多出少,气体滞留于肺间质内形成肺气囊。其最常见于金黄色葡萄球菌肺炎。

4. 其他·囊性转移癌大多源于鳞状细胞癌或腺癌。源于头颈部的鳞状细胞癌转移至肺而且较小时容易出现薄壁囊性化;源于膀胱或生殖腺的鳞状细胞癌的转移灶体积多较大,而且为厚壁型,镜下可见病灶是因转移灶中心鳞状上皮角化并通入小气道而形成。

【影像学表现】

1. 单发空腔病变·典型表现为圆形、类圆形或不规则形气体样低密度影,边界清楚,壁薄而均匀,一般壁厚为1mm左右(通常小于3mm),周围无实变或炎性变(图4-6-35)。增强扫描,囊壁一般不强化,合并感染时,囊壁可增厚,其内可出现液气平面,周围可见渗出性改变(图4-6-36)。当空腔

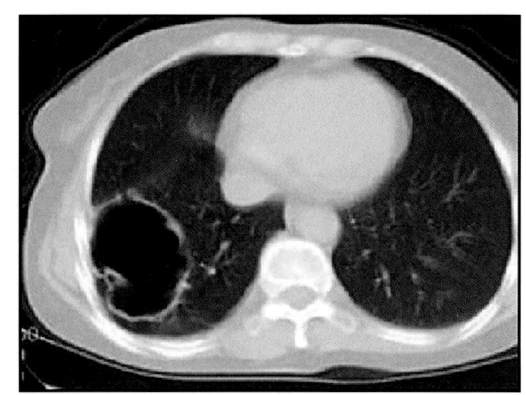

图4-6-37 女性,54岁。空腔(右肺支气管囊肿合并感染)

CT肺窗显示右下肺不规则形气体样低密度影,壁薄,厚薄不均匀,周围无实变或炎性变。

内压力下降时,囊腔塌陷,囊腔失去类圆形的外形,变得不规则,囊壁也变得不规则(图4-6-37)。单发空腔最常见于肺囊肿,其次是肺大疱、肺气囊。肺大疱可以单发,也可以多发,继发于肺炎或肺结核者常为单发,继发于肺气肿者常为多发。

2. 多发空腔病变·与单发孤立性空腔表现不同,多发空腔形态各异,大小异大,排列方式多样,内部可有分隔及血管穿行,囊壁可厚薄不均。现就常见空腔加以介绍。

(1) 气道活瓣阻塞:常见于与肺气肿相关的肺大疱、囊状支气管扩张。

肺大疱(bullae)是指直径≥1cm,壁厚≤1mm,边界锐利的含气腔隙。肺大疱可以是单房的,也可是多房的。大疱的壁可由胸膜、结缔组织间隔或压缩的肺实质构成。在X线片与CT上,肺大疱表现为薄壁、边缘锐利的无血管区。它好于肺尖和肺底胸膜下,多发者常合并有肺气肿。

依据发病部位和表现形式可将肺大疱分为三种类型。

1) Ⅰ型肺大疱:病变起源于胸膜下或肺实质内的瘢痕旁。每一肺大疱均有一个颈连于肺组织,腔内仅有气体,没有残留的肺泡或血管为其特征(图4-6-38)。

2) Ⅱ型肺大疱:发生部位较表浅,位于肺的表面,腔内常含有血管与部分被破坏肺的条带(图4-6-39)。

3) Ⅲ型肺大疱:位于肺内,腔内常含有血管与部分被破坏肺的条带与完整的血管。肺的上叶与下叶受累程度相同(图4-6-40)。

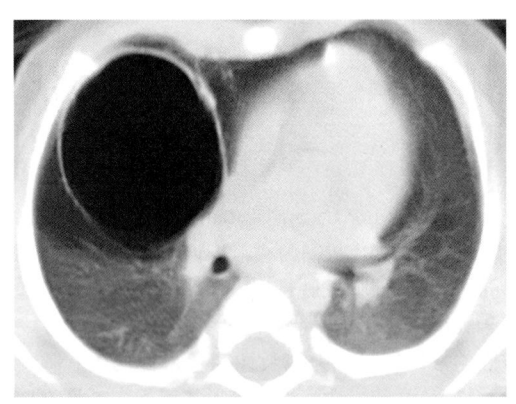

图4-6-35 男性,2个月。空腔(先天性肺囊肿)

CT肺窗显示右肺中叶圆形气体样低密度影,壁薄,周围无实变或炎性变,腔内无液体。

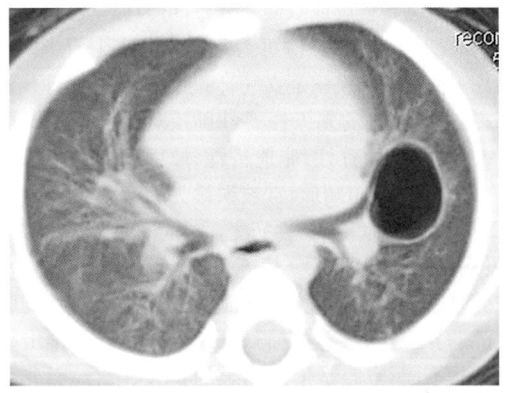

图4-6-36 男性,9个月。空腔(先天性肺囊肿)

因肺感染行CT检查。CT肺窗显示左肺类圆形气体样低密度影腔内无液体,壁薄而均匀,右肺野左上叶支气管轻度受,两下肺纹理增多、紊乱,边缘模糊,夹杂渗出性阴影,以右下肺为著。

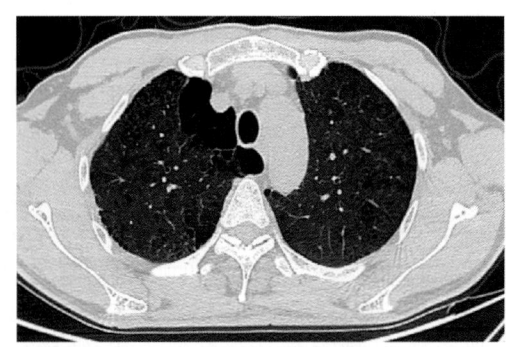

图4-6-38 男性,70岁。空腔(肺大疱Ⅰ型)

CT肺窗显示胸膜下及肺实质内的含气腔隙,其内密度均匀,没有残留的肺泡或血管。

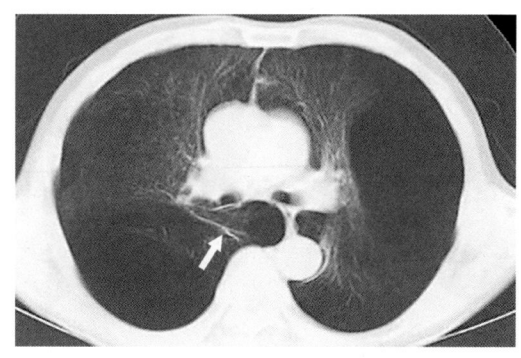

图4-6-39　男性，45岁。空腔（肺大疱Ⅱ型）

CT肺窗显示胸膜下表浅部位的含气腔隙（肺大疱），内可见残存的肺血管，呈条带状。

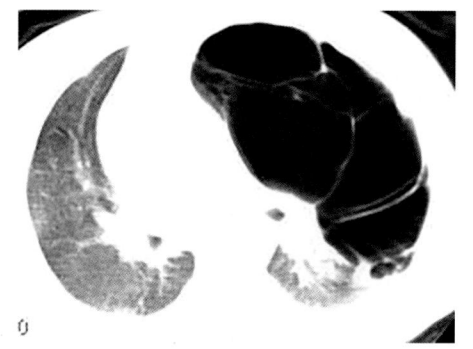

图4-6-40　男性，55岁。空腔（肺大疱Ⅱ型）

CT肺窗显示肺大疱位于肺质内，肺大疱内可见残存的肺血管，呈条带状。

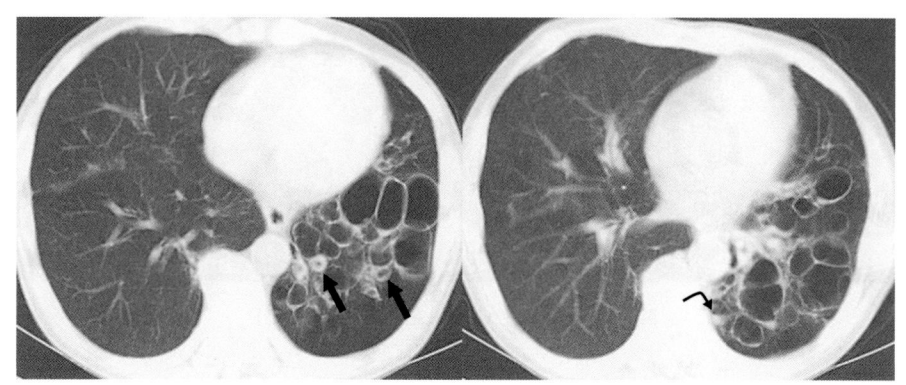

图4-6-41　男性，62岁。空腔（囊状扩张支气管）

CT肺窗显示左肺下叶及上叶舌段葡萄串状含气囊腔呈簇状分布，囊腔多数呈现光滑而均匀的薄壁，少数表现为厚壁（直箭），部分含液体，形成液气平面（弯箭）。

支气管扩张常多见于下肺，呈丛状分布，与肺动脉伴随，形成葡萄串状、印戒征等特征表现，周围多见纤维化、肺膨胀不全、胸膜增厚等表现（图4-6-41）。

（2）肺实质坏死和气道活瓣阻塞的综合作用：常见于伴有纤维化的蜂窝肺、肺气囊。

蜂窝肺好发于两肺下叶，总是与胸膜紧贴，囊呈簇状或多层状排列，囊之间共壁（图4-6-42）。肺气囊可见于创伤后，也可见于血源性金黄色葡萄球菌性肺炎（图4-6-43）。

肺孢子菌肺炎：弥漫实变中可以出现多发小肺气囊，提示小气道阻塞，可伴发气胸，尤其见于人类免疫缺陷病毒（HIV）感染患者（图4-6-44）。

（3）囊性疾病：常见于淋巴管肌瘤病、朗格汉斯细胞组织细胞增生症、结节性硬化等。

肺淋巴管肌瘤病表现为两肺弥漫分布，大小不等，囊壁薄而均一的空腔（图4-6-45），周围是正常的肺组织。

朗格汉斯细胞组织细胞增生症的病灶多分布于上肺，病灶囊壁不规则，病灶大小不一，可伴发蜂窝肺、肺动脉高压表现（图4-6-25、图4-6-26和图4-6-46）。

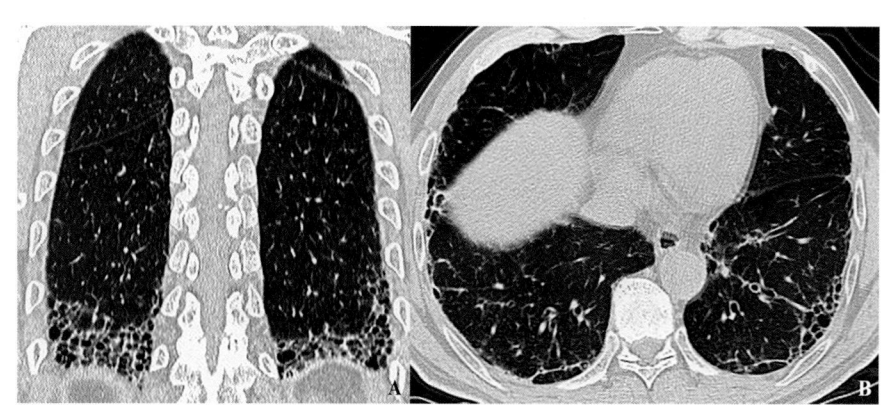

图4-6-42　空腔（UIP）

CT肺窗冠状位（A）显示两肺下叶膈上多发大小不等气囊，多层排列呈蜂窝状；轴位（B）显示两下肺多发走行不规则线状影。

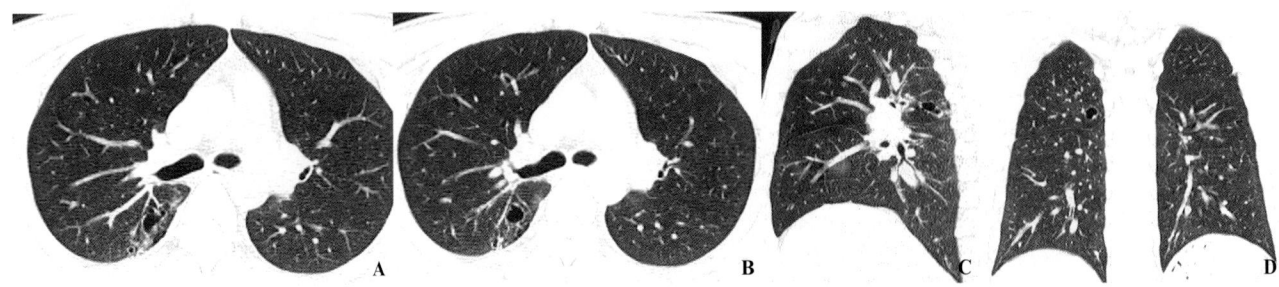

图4-6-43 男性,26岁。空腔(外伤后右肺上叶肺气囊形成)

连续2层CT肺窗的横断面(A、B)、矢状位(C)和冠状位(D)显示右肺上叶后段不规则形含气囊腔,壁菲薄但厚度不均,周围可见斑片状高密度影及多发小气囊。

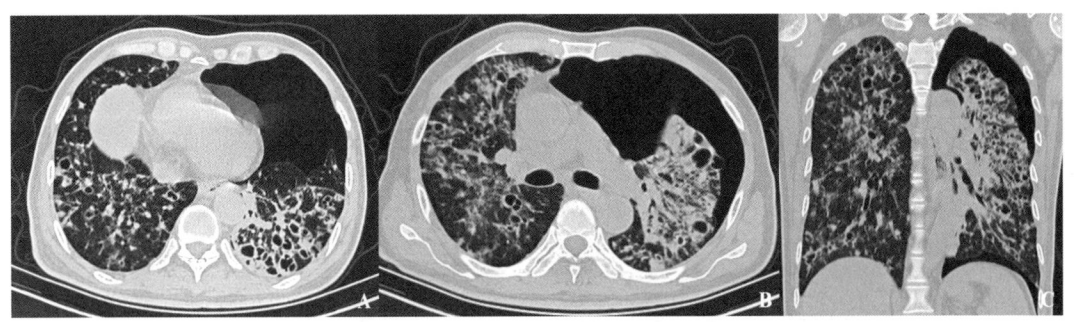

图4-6-44 男性,61岁。空腔(肺孢子菌感染)

发热,腹痛,HIV(+)。CT肺窗(A、B)和冠状面(C)显示两肺实变伴网状影,夹杂多发小肺气囊,左侧气胸。

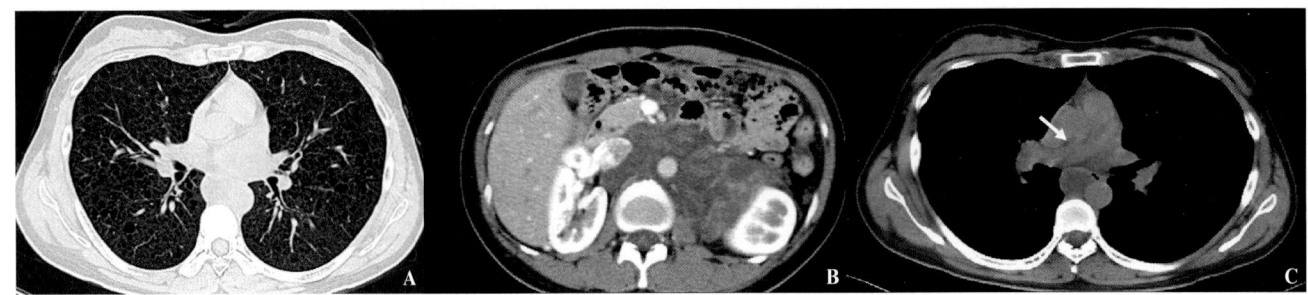

图4-6-45 女性,25岁。空腔(肺淋巴管腺肌瘤病)

胸闷1个月余,HRCT肺窗(A)显示两肺多发、大小各异薄壁含气囊状影,以圆形为主,囊壁厚薄均匀;腹部CT增强(B)显示后腹膜淋巴管扩张;纵隔窗(C)显示后纵隔胸导管扩张。

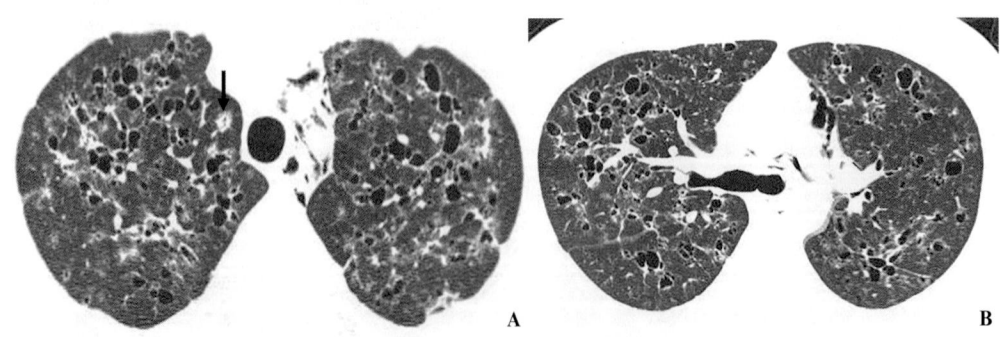

图4-6-46 男性,18岁。空腔(朗格汉斯细胞组织细胞增生症)

HRCT肺窗显示两肺多发、大小各异含气囊状影,形态呈奇异形,较少出现球形空腔,上肺(A)囊状影较下肺(B)多,夹杂少许厚壁空洞(箭),邻近胸膜下气囊破裂,可见少许纵隔内气肿。

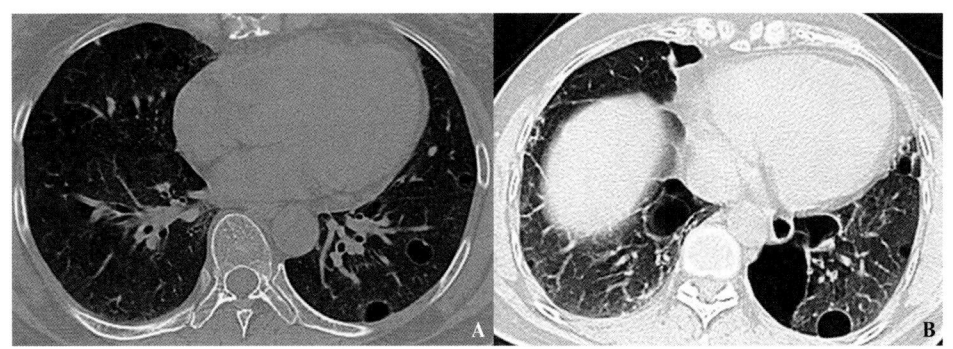

图 4-6-47　女性,56 岁。空腔(干燥综合征合并淋巴细胞间质性肺炎)

同一患者不同断面(A、B)CT 显示两肺多发、大小各异薄壁含气囊状影,类圆形,肺底多见(B),与蜂窝肺不同,其囊可不紧贴胸膜(A),可散在分布。

干燥综合征等结缔组织病也可出现多发性肺气囊,合并肺间质异常是此类疾病的特点(图 4-6-47)。

囊性转移瘤发生率低,囊性病灶和结节性转移灶并存、囊壁上可见小结节、囊壁的厚度不随病灶直径增加而改变是其特点[7,8]。

3. 含液平的空腔·在 X 线和 CT 图上,含液空腔表现为圆形或卵圆形,由于气液并存,所以内部可见液平面,边缘锐利,轮廓光滑,周围的肺组织可以正常或出现结节、小叶间隔增厚、磨玻璃样改变,相邻的血管结构可变形(图 4-6-48～图 4-6-50)。发生感染后,这类囊腔的大小在短期内可发生较大的变化,且囊腔形态可随呼吸运动而变化,当感染控制之后,则又恢复原来形态。

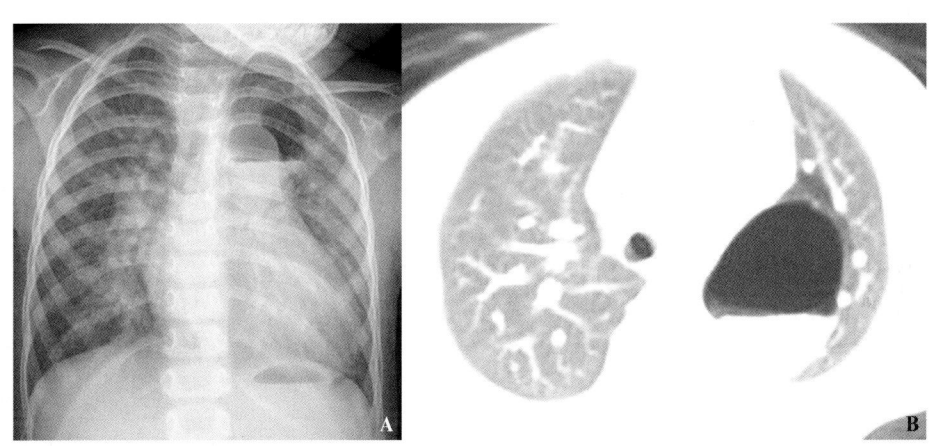

图 4-6-48　男性,3 岁。空腔(左侧支气管囊肿)

胸部 X 线片(A)显示左肺上叶类圆形透光区,壁薄,内可见液气平面;CT 横断面肺窗(B)显示后纵隔及脊柱左侧囊性肿块,以气体为主,可见液气平面。

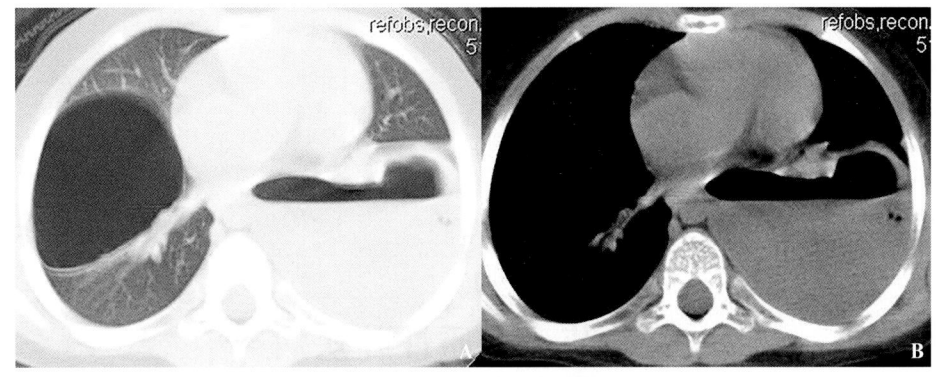

图 4-6-49　女性,4 岁。空腔(双侧先天性肺囊肿并感染)

CT 肺窗(A)显示右肺巨大类圆形含气腔隙,壁薄而光滑,周围可见支气管受压向后移位,左肺背侧巨大含气液囊腔,壁较厚,形状不规则,内可见较高液平面;纵隔窗(B)显示左肺囊性病变的液体区域靠近胸壁处可见气泡影,由于囊壁菲薄右肺病变在该窗未显示。

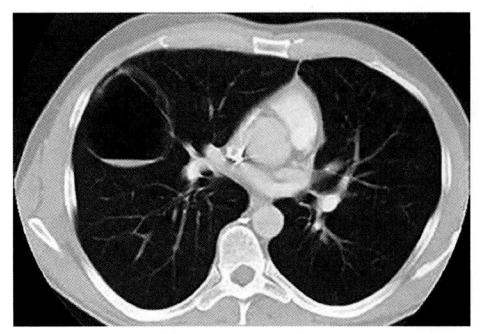

图4-6-50 男性,27岁。空腔(Ⅰ型先天性囊性腺瘤样畸形)
CT肺窗显示右肺中叶内含气大囊,囊壁极薄而不均匀,内有大量气体和少许液体。

HRCT对于显示比较小的病灶很有意义,MRI则可以显示囊性病灶中的非气体成分。液性成分在T2WI上可呈等于或高于脑脊液信号,T1WI上表现为低、等或高于肌肉信号;脓性成分T1WI、T2WI上均为中等信号;出血或富含蛋白质的液体在T1WI上为高信号。

目前对于先天性囊性肺疾病,如支气管囊肿、先天性囊性腺瘤样畸形、肺叶气肿、肺隔离症,可行胎儿超声、胸部MRI检查,这些方法可以帮助理解疾病发生的胚胎学基础,同时为疾病的治疗和处理提供帮助[9,10]。

诊断路径见图4-6-51。

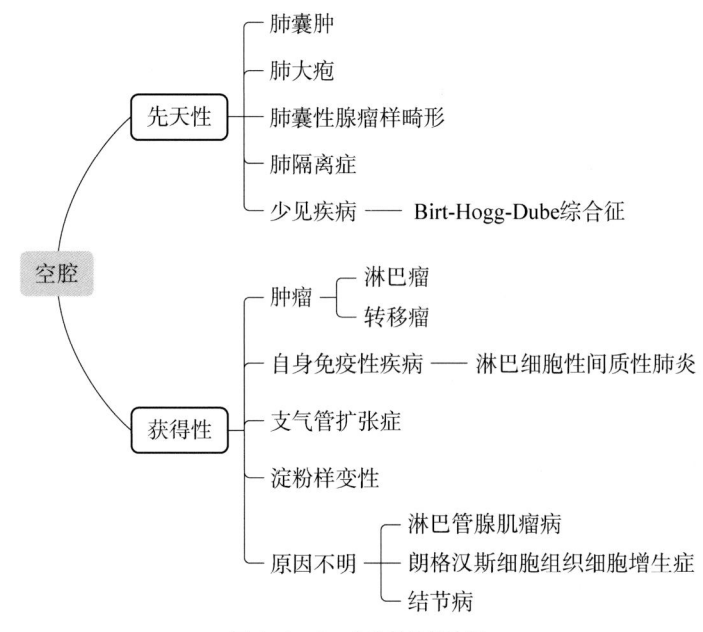

图4-6-51 空腔的诊断路径

(王丽华 韩丹)

参考文献

[1] 李传贵,李娇娇,李家开.韦格肉芽肿胸部损害的CT征象及误诊分析[J]. 中国医学影像技术,2014,30:1207-1210.

[2] Lee KC, Kang EY, Yong HS, et al. A stepwise diagnostic approach to cystic lung diseases for radiologists [J]. Korean J Radiol, 2019,20:1368-1380.

[3] Andreas Adam. 格-艾放射诊断学[M]. 6版. 张敏鸣,主译. 北京:人民军医出版社,2015.

[4] Allen CE, Merad M, McClain KL. Langerhans-cell histiocytosis [J]. N Engl J Med, 2018,379:856-868.

[5] Jaber JF, Innabi A, Patel DC. Rasmussen's aneurysm: a rare and potentially fatal cause of hemoptysis [J]. Adv Respir Med, 2021,89:581-584.

[6] Sahoo S, Panigrahi MK, Naik S. Rasmussen's aneurysm masquerading as mass lesion [J]. BMJ Case Rep, 2020,13:e232669.

[7] Theegarten D, Hager T. Pulmonary lymphangioleiomyomatosis [J]. Pathologe, 2021,42:35-39.

[8] O'Mahony AM, Lynn E, Murphy DJ, et al. Lymphangioleiomyomatosis: a clinical review [J]. Breathe (Sheff), 2020,16:200007.

[9] Williams HJ, Johnson KJ. Imaging of congenital cystic lung lesions [J]. Paediatric Respiratory Reviews, 2002,3:120-127.

[10] Badour M, Hammed A, Hammed A. A rare case of congenital cystic adenomatoid malformation: Mimics pneumonia manifestations [J]. Annals of Medicine and Surgery, 2021,66:102433.

第七节 · 间质性肺疾病

间质性肺疾病(interstitial lung disease, ILD)是一大类疾病,约有200种疾病可以引起肺间质的异常。尽管病因有所不同,但是在影像学上有一些相似的基本征象[1,2]。

【发病机制与病理】

根据 ILD 肺间质和肺实质受损情况分类，肺支架结构异常包括支气管血管束、小叶间隔、小叶内实质间隔、肺泡隔等的异常。肺实质异常包括肺泡腔内的渗出、实变、细胞的增生、肺泡支气管气腔的扩大等的异常。

肺间质性病变实际上是对不同原因所致肺损伤的过度反应，致使结缔组织增生，纤维细胞过度表达。由于肺内的支架系统基本上由结缔组织网络构成。因此，由于纤维组织异常增生，常常发生中轴和外围结缔组织增生，发生肺间质的病变。

早期的肺间质性病变主要是渗出性病变；随着病变进展，肺泡塌陷、肺泡间隔增厚，则会发生弥散障碍。小叶间隔内的结缔组织增生，则会导致间隔内的小动脉、小静脉和淋巴管闭塞，或者肿瘤沿着肺小叶间隔浸润，这些病变都会引起肺小叶间隔的增厚。支气管血管束本身就是被结缔组织包绕，因此当有肺间质损害时，早期常常表现为支气管血管束周围结缔组织鞘膜的水肿，晚期则表现为纤维化[3]。

2013 年美国胸科学会(ATS)及欧洲呼吸学会(ERS)对特发性间质性肺炎(idiopathic interstitial pneumonias，IIP)分类进行了修订（表 4-7-1 和表 4-7-2），且更强调结合临床而不是组织病理学特征。最新分类见表 4-7-3。有学者再次建议以多学科、动态的方法诊断特发性间质性肺炎，鼓励临床医师、放射科医师及病理医师之间的交流[3-5]。

表 4-7-1 特发性间质性肺炎临床影像学特征(2002)

临床-影像-病理学标准	组织学类型	HRCT 特征
特发性肺纤维化	寻常型间质性肺炎	网状影 蜂窝征 磨玻璃影伴牵拉性支气管扩张
非特异性间质性肺炎	非特异性间质性肺炎	磨玻璃影±牵拉性支气管扩张 极小的蜂窝征
隐源性机化性肺炎	机化性肺炎	外围或支气管周围实变 磨玻璃影 小叶周围分布（越来越多被认识）
急性间质性肺炎	弥漫性肺泡损伤	实变（受累肺组织） 磨玻璃影 牵拉性支气管扩张（机化期）
呼吸性细支气管炎-间质性肺疾病(RB-ILD)	RB-ILD	边界不清的小叶中心分布结节 磨玻璃影 细支气管壁增厚 局限性肺气肿
脱屑性间质性肺炎(DIP)	DIP	磨玻璃影 间质纤维化征象
淋巴样间质性肺炎(LIP)	LIP	磨玻璃影 小叶中心分布结节 小叶间隔增厚 薄壁气囊

表 4-7-2 ATS/ERS 特发性间质性肺炎(IIP)修订分类：多学科诊断(2018)[5]

分类	组织学分型
常见 IIP	特发性肺纤维化(IPF) 特发性非特异性间质性肺炎(INSIP) 呼吸性细支气管炎-间质性肺疾病(RB-ILD)
少见 IIP	脱屑性间质性肺炎(DIP) 隐源性机化性肺炎(COP) 急性间质性肺炎(AIP)
未分类的 IIP	特发性淋巴细胞性间质性肺炎(ILIP) 特发性肺实质弹力纤维增生症(IPPFE) 临床、影像及病理诊断依据不足，激素治疗后或不归属于已知的分类

表 4-7-3 ATS/ERS 常见 IIP 的分类(2018)

分类	临床-影像-病理诊断	相关的影像和/或病理形态类型
慢性纤维性	特发性肺纤维化 特发性非特异性间质性肺炎	寻常型间质性肺炎(UIP)
吸烟相关	呼吸性细支气管炎-间质性肺疾病(RB-ILD)	非特异性间质性肺炎(NSIP)
急性和亚急性	脱屑性间质性肺炎 隐源性机化性肺炎 急性间质性肺炎	呼吸性细支气管炎(RB) 脱屑性间质性肺炎(DIP) 机化性肺炎(OP) 弥漫性肺泡损伤(DAD)

【影像学表现】

1. 常见征象

(1) 肺小叶间隔增厚：正常的肺小叶间隔在常规 CT 片上不易辨认，当肺小叶间隔内积存液体或细胞浸润或纤维化时，就容易在 CT 片上显示出来。在肺外周，表现为胸膜下 1～2cm 长的细线，伸向胸膜面，勾画出全部或部分肺小叶的多边形轮廓，在肺中心区域，增厚的间隔线相互连接，组成直径 1～2.5cm 的多边形肺小叶，肺小叶中央可见到逗点状或分支状肺动脉。广泛的肺小叶间隔增厚常形成肺的网格状改变[6,7]。

增厚的肺小叶间隔在形态上大致可分为光滑、结节状及不规则 3 种类型。

1) 小叶间隔光滑增厚：可见于肺水肿、肿瘤淋巴管蔓延、淀粉样变（图 4-7-1），其中肺水肿的小叶间隔增厚是由于间隔内液体聚集所致，表现为两肺对称性改变。肿瘤淋巴管蔓延所致的间质增厚可呈轮廓光滑或结节样，并以前者更为常见，其特点是两肺表现多不对称。在极少数情况下淀粉样变也可表现为小叶间隔的均匀增厚。

2) 小叶间隔结节状增厚：反映了间隔内的淋巴管受累，结节代表有簇状肉芽肿或肿瘤结节形成，此类型常见于结节病和肿瘤的淋巴管浸润（图 4-7-2），也可见于煤尘肺或肺泡微石症患者[8,9]。

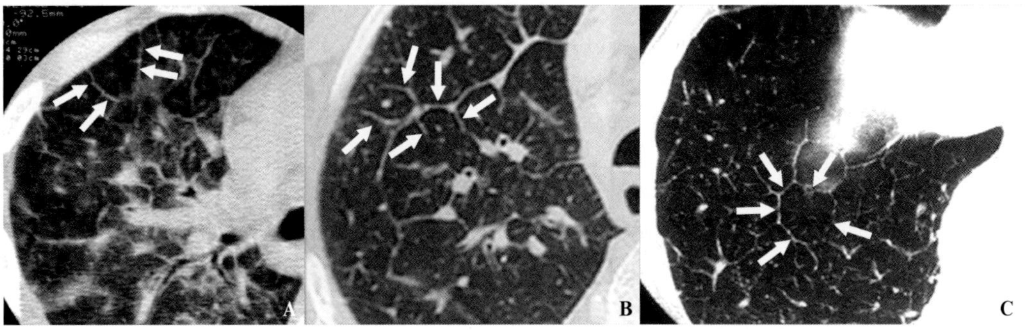

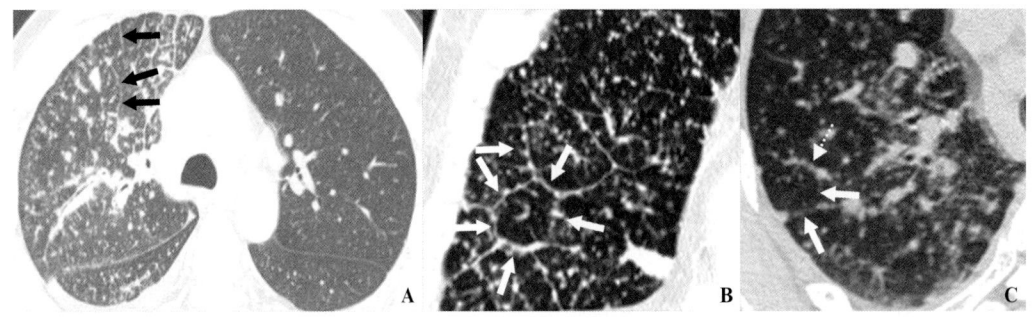

图4-7-1 肺小叶间隔均匀增厚

白血病肺浸润(A)，HRCT 显示肺外周的小叶间隔(箭)增厚、边缘光滑；混合型结缔组织病(B)，HRCT 显示远离胸膜的小叶间隔(箭)形成的不完整的多边形，线条较粗，光滑；慢性支气管炎(C)，HRCT 显示远离胸膜的肺小叶间隔(箭)形成完整的多边形，线条纤细，其内可见初级肺小叶(肺小叶内间质)呈短细线状表现。

图4-7-2 肺小叶间隔结节状增厚

肺腺鳞癌肺转移(A)，肺改变极不对称，右侧小叶间隔(箭)增厚伴多发大小不等小结节，部分小叶间隔呈串珠状改变；肺腺癌肺转移(B)，右肺小叶间隔普遍增厚，结节样突起位于间隔线的一侧(箭)；结节病(C)，小叶间隔(箭)增厚，部分呈典型的串珠状改变(虚箭)。

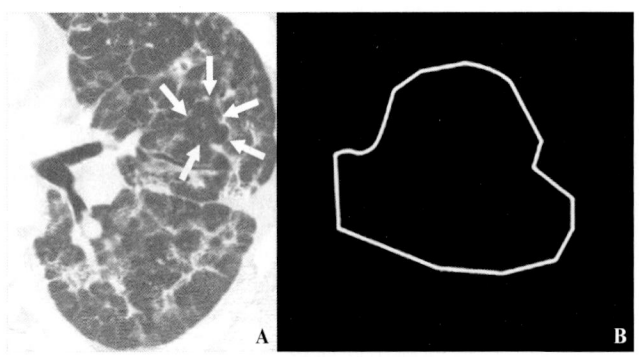

3) 小叶间隔不规则增厚：多见于间质纤维化，往往伴有肺小叶的扭曲变形，肺结构破坏，表现为肺小叶间隔呈锯齿状或成角的外观状(图4-7-3)。若合并出现蜂窝征、牵拉性支气管扩张等其他表现则有助于肺间质纤维化的鉴别诊断。

几个相连增厚的小叶间隔形成 2～5 cm 的线状影时称"长线影"，见于间质纤维化。

(2) 小叶内间质增厚：小叶内的网状结构称为小叶内间质。小叶内间质在正常情况下不可见，当肺小叶内的小动脉和小支气管周围发生间质增生时，小叶间质增厚，在 HRCT 上就会表现为小叶内不规则的网状影，其较肺小叶间隔增厚的网状阴影要细密(图4-7-4)。

图4-7-3 肺小叶间隔不规则增厚

男性，35 岁。NSIP。HRCT(A)及小叶形态异常；示意图(B)显示小叶间隔厚薄不均，成角、分叉，所围成的肺小叶呈不规则分叶状，失去多边形结构。

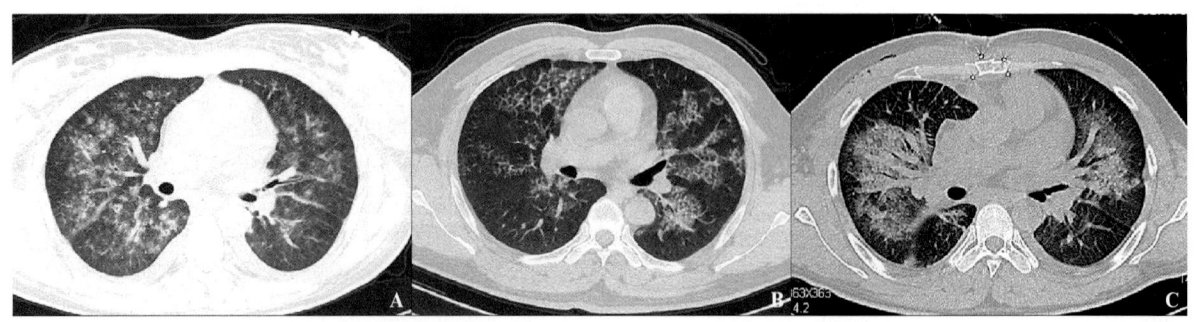

图4-7-4 小叶内间质增厚

红斑性狼疮肺出血(A)，HRCT 显示多发片状稍高密度影，其内可见细密的网状阴影；肺泡蛋白沉积症(B)，HRCT 显示磨玻璃密度内有细密的网格状影(铺路石征)；心源性肺水肿(C)，HRCT 显示两上叶蝶翼状分布磨玻璃状实变阴影，伴有网状阴影。

(3) 小叶核增粗：肺小叶中心动脉和伴随的细支气管及其管壁周围发生扩张、结缔组织增生、纤维化或细支气管炎时，肺小叶核心结构得以显示，表现为肺小叶中心较粗大的圆点状、短棒状或分支状阴影（图4-7-5）。

(4) 网格状影：以多发的交叉线阴影为特征，常表现不规则，轮廓呈圆形或不规则形，这种结构不能被确认为小叶间隔增厚或蜂窝征时称为网格状影或网状影。网状影的线条可粗可细、表面可光滑可粗糙，呈直线或弯曲状，伴或不伴有肺组织的扭曲或变形。网状阴影分为三类。

1) 细网格阴影（孔间距小于3mm，图4-7-6A）。
2) 中等网格阴影（孔间距为3~10mm，图4-7-6B）。
3) 大网格阴影（孔间距大于10mm，图4-7-6C）。

其中细网格影不常见，缺乏特异性。胸部X线片上见到的网格阴影的大小，不一定能反映病理上网格的存在或网格的大小。

网状影是非特异性的表现。当它与蜂窝肺、牵拉性支气管扩张并存时，常提示存在纤维化，而网状影伴有磨玻璃影，且无牵拉性支气管扩张，则最可能的诊断应该考虑浸润性病变或炎症性疾病。

单独出现的网状影无特异性，可能是UIP和IPF、NSIP、过敏性肺炎、结节病、其他纤维化性、浸润性或炎症性疾病。这时，需行肺组织活检以明确诊断[10]。

(5) 胸膜下曲线：是指胸膜下1cm以内，平行于胸膜的、厚1~5mm、2~10cm的曲线状致密影（图4-7-7）。它最多见于下叶后部，是细支气管周围间质增生及肺间质增生引起的，属于肺间质纤维化的改变。

(6) 蜂窝状阴影：是肺间质纤维化最具特异性的HRCT征象，它反映了伴有肺泡结构破坏，细支气管扩张，周围被增厚的纤维组织或肉芽肿包绕的肺组织纤维化，在HRCT上表现为胸膜下区域，直径为3mm至1cm（可更大或更小）的充气囊腔逐个排列，形如蜂窝，囊壁厚，相邻囊有囊壁共用的特点[7,8]（图4-7-8）。

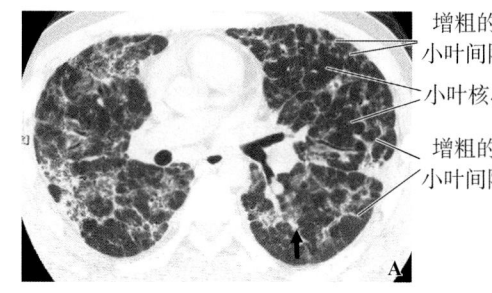
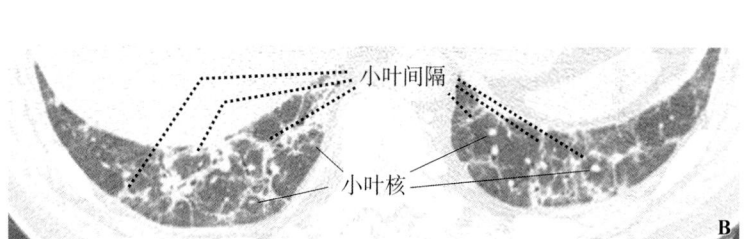

图4-7-5 小叶核增粗

非特异性间质性肺炎（A），HRCT显示广泛增粗的小叶间隔，小叶核未增粗；隐源性机化性肺炎（B），两下肺广泛的小叶间隔增厚，中央小叶核明显增粗。

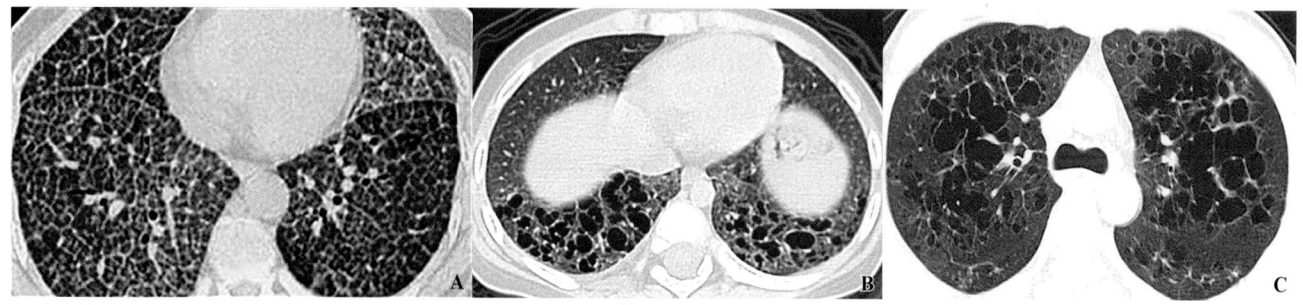

图4-7-6 网格状影

肺泡蛋白沉积症（A），HRCT显示广泛增粗的小叶间隔及小叶内间质交互成细网状影；朗格汉斯细胞组织细胞增生症（B），HRCT显示两下肺后肋膈角大小不等的囊泡结构所组成的中网格影；结节性硬化症（C），HRCT显示两肺弥漫分布的大小不等的囊泡构成的大网格影。

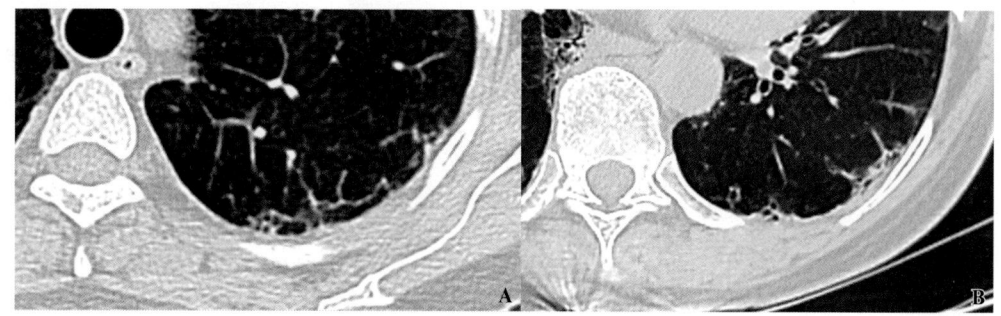

图4-7-7 胸膜下曲线

HRCT显示左侧胸膜下细线影，边缘光滑锐利，与胸膜平行（A）；胸膜下线状影与胸膜点状粘连（B）。

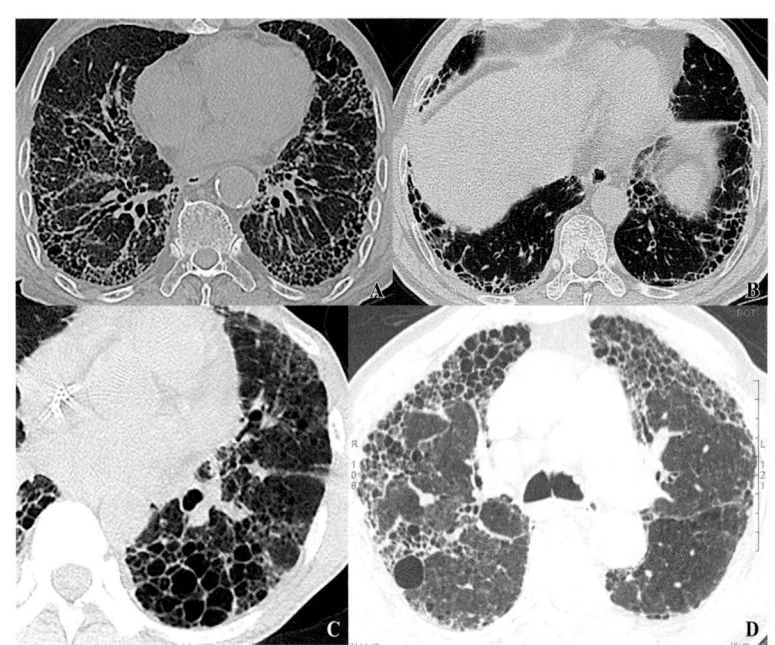

图4-7-8 蜂窝肺

HRCT显示胸膜下多发大小不等的含气囊多层状、簇状排列,囊壁厚,囊之间共壁。A. 特发性肺间质纤维化;B. 类风湿关节炎;C. 慢性肾衰竭伴肺间质纤维化;D. 肺间质纤维化。

蜂窝肺最多见于下肺叶。应该强调的是:

1) 只有位于胸膜下的蜂窝状囊腔可称为蜂窝肺,否则不能诊断为蜂窝征。

2) 单个胸膜下囊腔,不能称为蜂窝征。

3) 分布于肺叶间裂的肺间质也属于胸膜下区域。

4) 气囊腔内没有血管、支气管或间隔等任何"解剖"结构,呈均匀的空气密度。

5) 气囊内没有小血管、细支气管等肺结构,有时虽可见有分支的囊状结构,多是牵拉性支气管扩张所致。

当蜂窝肺出现时,正常的肺结构破坏、扭曲,很难或不可能辨认次级肺小叶结构。蜂窝周围常伴明显的正常结构扭曲变形、不规则网状影、支气管牵拉性扩张、小叶间隔增厚、小叶内条索影、叶间裂增厚等。

胸膜下蜂窝状囊腔见于几个相邻层面,此可与胸膜下肺气肿(间隔旁肺气肿)鉴别。早期轻微的蜂窝肺,常常表现为胸膜下散在簇状分布的单层小囊状阴影,而不是在多个层面上的囊状阴影簇集。严重时,它可向肺内扩展,并累及肺中内带[11]。间隔旁型肺气肿易被误认为蜂窝肺,其鉴别要点见表4-7-4。

表4-7-4 间隔旁型肺气肿与蜂窝征的特点比较

	间隔旁型肺气肿	蜂窝征
数量	单排	单或多排
壁厚	非常薄	厚
大小	数厘米	数毫米至10mm
好发部位	上叶	下叶
伴随征象	小叶中央型肺气肿	牵拉性支气管扩张、不规则网状影等纤维化征象
全肺体积	增大	减小

HRCT上识别蜂窝肺有重要的临床意义,原因如下:

A. 表明大多数患者处于疾病终末期,但一些蜂窝肺患者临床症状可能有所好转。

B. 表明通过肺活检可能不会获得明确诊断(除外UIP)。在有明显蜂窝的患者中,通常不进行肺活检。

C. 患者可能无相关疾病(如胶原血管疾病)或接触史(如石棉、药物、有机抗原),如IPF。

D. 提示IPF患者的预后较差(IPF患者5年生存率为20%)[12,13]。

(7) 马赛克征、马赛克灌注及空气潴留征

1) 马赛克征:是指吸气相CT所示不均匀密度影,可反映血管病变,气道异常及磨玻璃间质和气腔浸润,高低密度区域间杂,分为两种情况。

一种为磨玻璃(白影)区域和正常肺(黑影)区域间杂出现(图4-7-9),磨玻璃区域代表肺部浸润病变。

另一种为正常肺(白影)和密度减低(黑影)区域间杂出现(图4-7-10),密度减低区提示小气道阻塞形成的气肿或通气不良[14]。

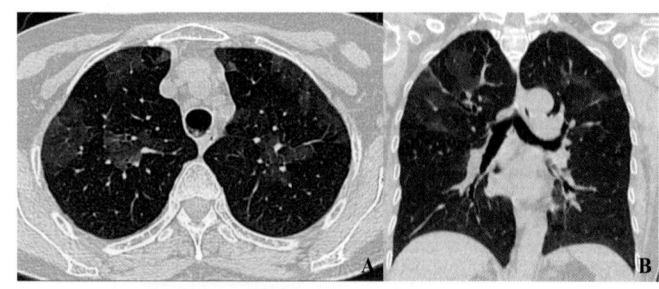

图4-7-9 马赛克征

女性,63岁。非纤维性过敏性肺炎。咳嗽,咳痰1个月余。HRCT轴位(A)及冠状位(B)显示两肺黑白相间的马赛克征,正常肺表现为黑影,磨玻璃间质浸润表现为白影。

2) 马赛克灌注：继发于局部灌注异常，可见于血管（仅灌注减低）和气道病变（因灌注减低导致通气减低）。鉴别两者需要进行双气相CT扫描。

在呼气相上，如因血管疾病导致的则密度高低分布不变，若是气道病变，则肺内的密度差异更加明显。在吸气相上肺密度不均匀，呈现补丁状的异常透光区与斑片状的磨玻璃密度影镶嵌存在，形似黑白相间的马赛克，故此得名（图4-7-11和图4-7-12）。

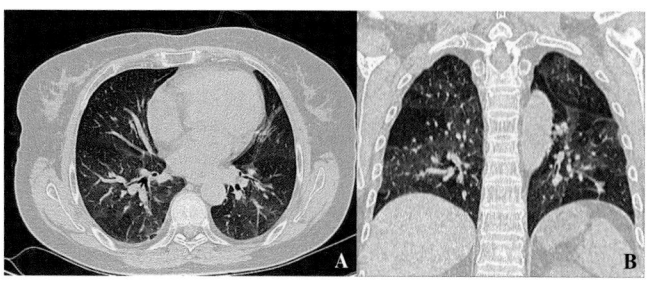

图4-7-10 马赛克征

女性，61岁。类风湿性关节炎，闭塞性细支气管炎。HRCT轴位（A）及冠状位（B）显示两肺黑白相间的马赛克征，正常肺表现为白影，肺气肿表现为黑影。

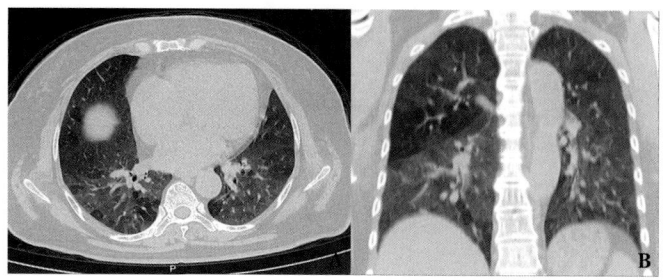

图4-7-11 马赛克灌注

女性，63岁。HRCT轴位（A）及冠状位（B）显示心影增大，肺淤血，两肺马赛克灌注，低密度区域血管变细。

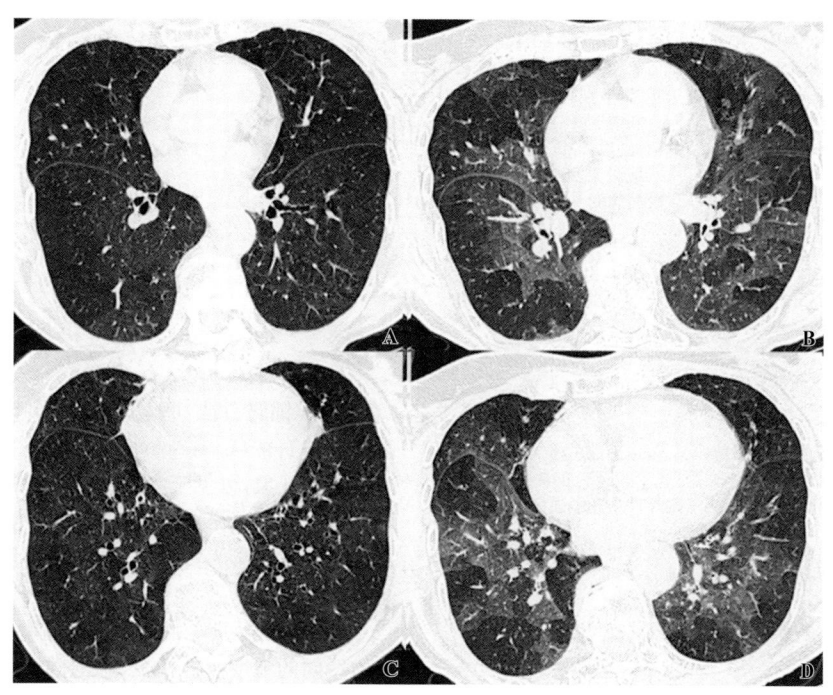

图4-7-12 马赛克灌注

女性，48岁。类风湿性关节炎。吸气相（A、C）显示马赛克征，呼气相（B、D）密度差异更明显，提示气道病变。

该征象直接反映了小气道或小血管病变的局灶性、不均匀性分布。小血管疾病引起肺密度改变的原因是约50%的肺组织密度来自血液。

马赛克灌注的诊断要点：

A. 低密度区内的血管通常较正常肺组织的血管细小，而高密度区为正常肺，或可能表现为磨玻璃样密度增高影。

B. 低密度区与高密度区分界清楚截然。

C. 其形状稳定，持续不变。

3）空气潴留征（air trapping）：是在呼气状态下的表现。通常情况下，呼气扫描时肺密度均匀增高（通常超过100 HU），然而肺坠积区比非肺坠积区增加得更多（图4-7-12B、D）。马赛克灌注是吸气扫描相征象，空气潴留是呼气扫描相征象。

(8) 三密度征（three density pattern）：2020年美国胸科学会（ATS）联合日本呼吸学会（JRS）及拉丁美洲胸科协会（ALAT）共同发布了《2020版成人过敏性肺炎诊断指南》，创造性地提出了"三密度征"，作为纤维化型典型过敏性肺炎的特征性影像表现，不再使用"肉皮冻征"（headcheese sign）这一术语[14]。

该征象可存在三种（或更多）密度，分别代表了正常肺组织、高密度肺组织（磨玻璃影）和低密度肺组织（马赛克灌注）。表现为阻塞和浸润混合存在。

阻塞性病变源自小气道病变，表现为肺密度减低和血管变细；浸润性病变表现为正常肺组织周围磨玻璃影。这种征象需要在吸气相CT中显示，可见肺内分界清晰的三种密度，正常肺，磨玻璃影和密度减低及血管变细区域（图4-7-13和表4-7-5）。

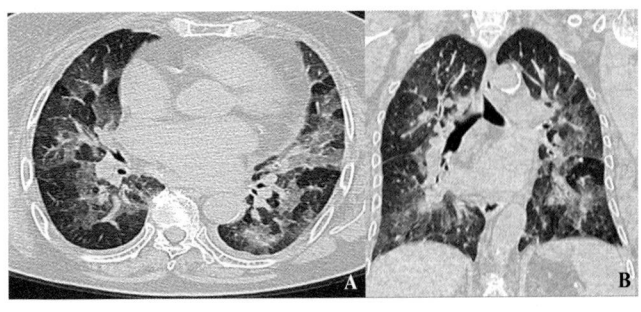

图 4-7-13 三密度征

女性,77岁。慢性非纤维性过敏性肺炎。HRCT 轴位(A)和冠状位(B)显示肺内病变显示三密度征,两肺除磨玻璃影之外,还有透光度减低和类似于实变的阴影夹杂其中。

(9) 树芽征(tree-in-bud, TIB):是指边缘清晰的簇状结节附着于小叶中央支气管分支或管状结构,有细支气管黏液嵌塞,伴或不伴邻近肺泡受累。它是由于病变累及细支气管时,炎性分泌物或渗出物填塞细支气管腔所形成的 HRCT 征象。

结节出现于小叶中心,2~4 mm,与细支气管相连形成分支结构,形状如挂满树枝的新芽(图 4-7-14)。这一征象的出现意味着应该通过检查或痰培养做出诊断。如果没有,可利用支气管肺泡灌洗来诊断。很多疾病可出现这一征象(表 4-7-6)。

表 4-7-5 马赛克征及三密度征的鉴别

术语	意义	表现
马赛克征	吸气相 CT 所示不均匀密度影 可反映血管病变、气道异常及磨玻璃间质和气腔浸润	仅用于描述吸气相 CT 高低密度区域间杂,分为两种情况 　磨玻璃(白影)区域和正常肺(黑影)区域 　正常肺(白影)和密度减低(黑影)区域 　磨玻璃区域代表肺部浸润病变
马赛克灌注	继发于局部灌注异常 可见于血管(仅灌注减低)和气道病变(因灌注减低导致通气减低) 鉴别需要呼气相 CT:血管疾病则密度高低分布不变,气道病变则差异增大	仅用于吸气相 CT 表现为相对于正常肺的血管灌注减低区域(低密度)
空气潴留	气道阻塞远端气体滞留 缺乏正常肺呼气相应有的体积减小和密度增高	仅用于描述呼气相 CT 表现为正常肺背景下局灶性透光增强区
三密度征	取代"肉皮冻征" 表现为阻塞和浸润混合存在 阻塞性病变:小气道病变:密度减低和血管变细,浸润性病变:正常肺组织周围高密度肺组织	吸气相 CT 中显示分界清晰的三种密度 　正常肺 　高密度肺组织 　密度减低和血管变细区域

表 4-7-6 树芽征常见病因

局灶性分布	病因
急性感染性细支气管炎	病毒或细菌感染
慢性感染	非结核性分枝杆菌病
免疫缺陷	获得性免疫缺陷综合征(AIDS)
滤泡性细支气管炎	类风湿性关节炎 干燥综合征
弥漫分布	病因
真菌感染	变态反应性支气管肺曲霉病
细菌感染	弥漫性泛细支气管炎
先天异常	原发性纤毛运动障碍、青少年喉气管支气管乳头状瘤病、囊性纤维化
吸入	弥漫性吸入性细支气管炎

(10) 铺路石征:磨玻璃影和小叶间隔增厚同时出现时,称为铺路石征(Craze-paving sign)(图 4-7-15)。此征象为非特异性征象,可见于多种急性肺疾病,如肺孢子菌肺炎或病毒性肺炎、水肿、出血、急性肺损伤。在慢性肺疾病患者中,可见于以磨玻璃影为特征的所有浸润性肺疾病,最常见于肺泡蛋白沉积症[15]。

(11) 肺界面征:由于小叶间隔增厚或小叶内线增厚引起肺泡壁间的毛细血管减少,肺泡间隙消失,末梢支气管扩张,胸膜增厚,导致充气的肺实质与支气管、血管或脏层胸膜之间的界面不规则称为界面征。CT 表现为支气管、血管、胸膜面的不规则或棘状突起(图 4-7-16)。

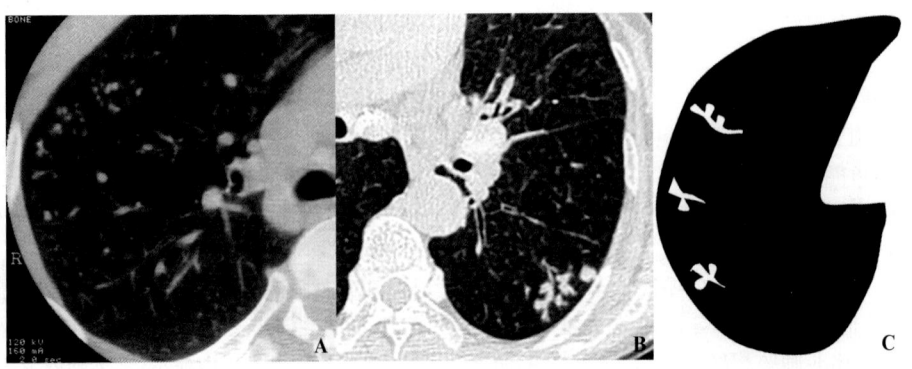

图 4-7-14 树芽征

肺结核(A),HRCT 显示右侧胸膜下结节状分支结构形如三叶草;肺炎(B),HRCT 显示左肺下叶胸膜下形状如挂满新芽的树枝;C 为各种形态的树芽征示意图。

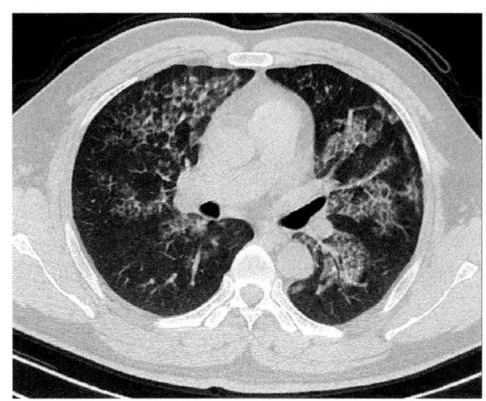

图 4-7-15 铺路石征（肺泡蛋白沉积症）
CT 显示两肺地图样的磨玻璃影,其内细网格状的小叶间隔及小叶内间质,状如铺路石。

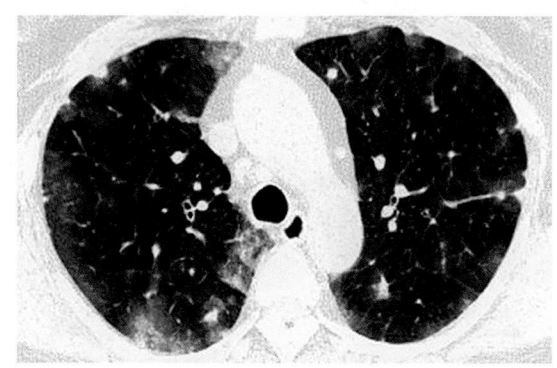

图 4-7-18 肺间质性病变（含铁血黄素沉着症）
HRCT 显示两肺散在腺泡内磨玻璃影,小叶中心结节,以及小叶内线影,小叶间隔增厚。

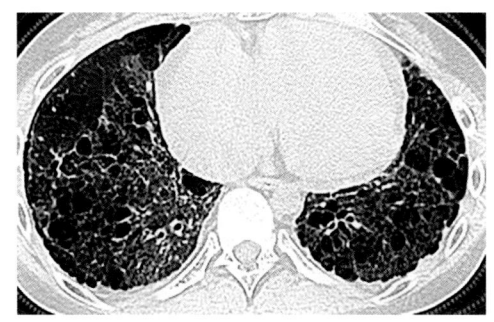

图 4-7-16 女性,28 岁。肺界面征（皮肌炎）
CT 肺窗显示两肺背侧胸膜面凹凸不平,有多发棘状突起。

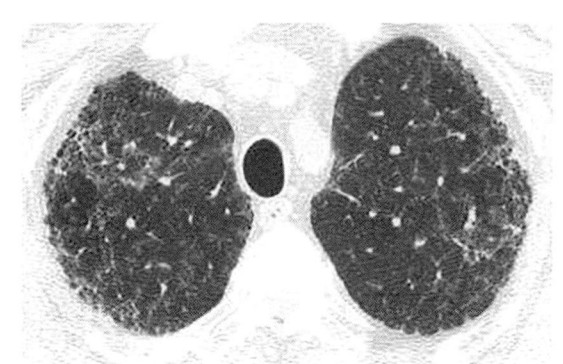

图 4-7-19 肺间质性病变（石棉肺）
HRCT 显示双上肺小叶中心的细小结节影,小叶核心增粗及小叶间隔增厚,以胸膜下明显。

2. 常见损害

（1）肺间质性病变:肺间质和肺实质受累在多数情况下是同时出现的。但是在 ILD 的早期 HRCT 表现中有时则仅以肺支架结构的异常为特征,在影像上 CT 值增高,以磨玻璃样渗出为主要的特点,伴有肺小叶间隔结构增厚,小叶核增粗,支气管血管束增粗,分布、走行基本自然（图 4-7-17～图 4-7-19）。认识和研究肺支架结构的异常有助于诊断早期的弥漫性肺间质性病变。

当出现肺小叶间隔结构扭曲、变形或不光滑,支气管血管束明显增粗、扭曲、僵直（图 4-7-20～图 4-7-25）,支气管管壁明显增厚（图 4-7-25 和图 4-7-26）,肺内出现实变、结节,出现网格状改变（图 4-7-25～图 4-7-27）、胸膜下曲线、蜂窝肺（图 4-7-28 和图 4-7-29）、CT 值动态观察呈持续性增高和胸膜增厚等征象时,预示着肺内已存在着较为广泛的结缔组织增生和纤维化,提示病例已处于 ILD 的中晚期。

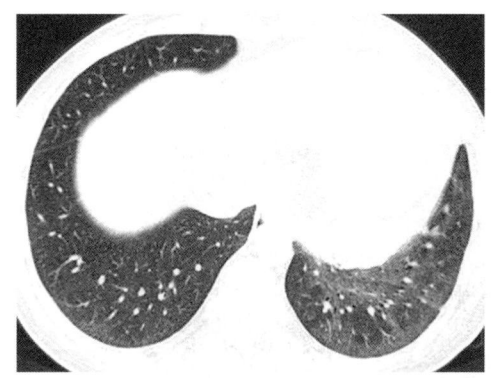

图 4-7-17 女性,45 岁。肺间质性病变（混合性结缔组织病）
HRCT 两下肺可见磨玻璃影,小叶间隔增厚。

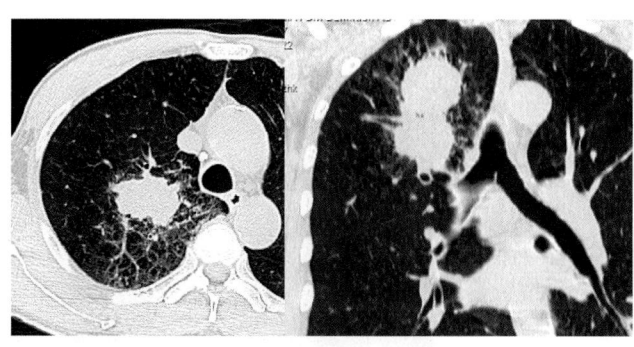

图 4-7-20 肺间质性病变（腺癌）
CT 肺窗和冠状位显示右上叶尖段伴周围小叶间隔增厚不规则,提示周围癌性淋巴管炎。

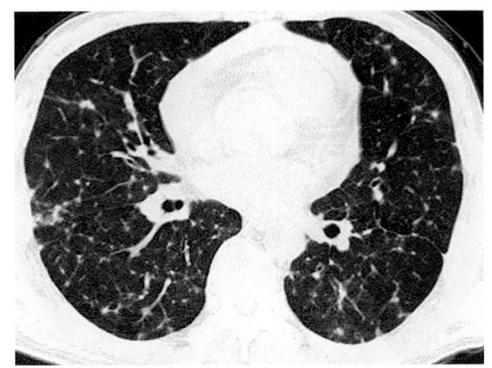

图 4-7-21　男性,52 岁。肺间质性病变(腺癌)

肺腺癌,肺转移。HRCT 显示两肺胸膜下肺小叶间隔增厚结节状,小叶中心结节增多,支气管血管束增粗、边缘模糊。

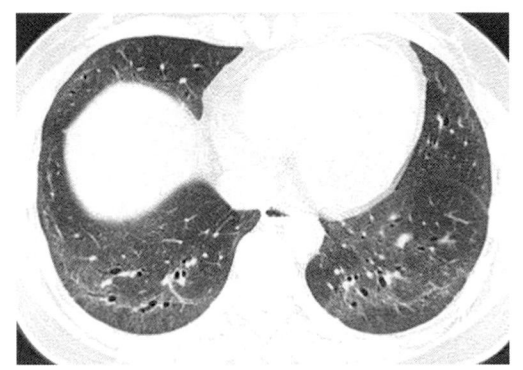

图 4-7-22　女性,38 岁。肺间质性病变(系统性硬化)

HRCT 显示双侧胸膜下胸膜下线,支气管壁增厚,管腔僵硬、扩张,小叶间隔增厚。

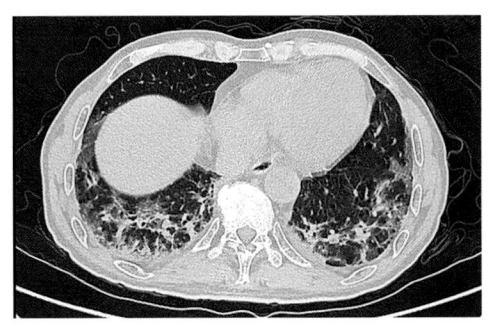

图 4-7-23　女性,45 岁。肺间质性病变(皮肌炎)

抗 MDA5 抗体阳性。HRCT 显示两肺下叶机化性肺炎改变,小叶核增粗,支气管血管束迂曲、僵直,小叶内磨玻璃影,肺内不规则线影。

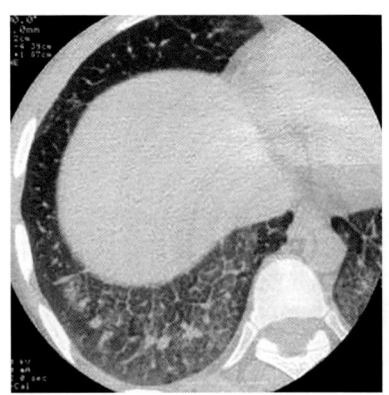

图 4-7-24　女性,15 岁。肺间质性病变(系统性红斑狼疮)

HRCT 显示右肺下叶磨玻璃影,肺小叶间隔增厚,小叶核增粗,支气管血管束增粗、边缘模糊。

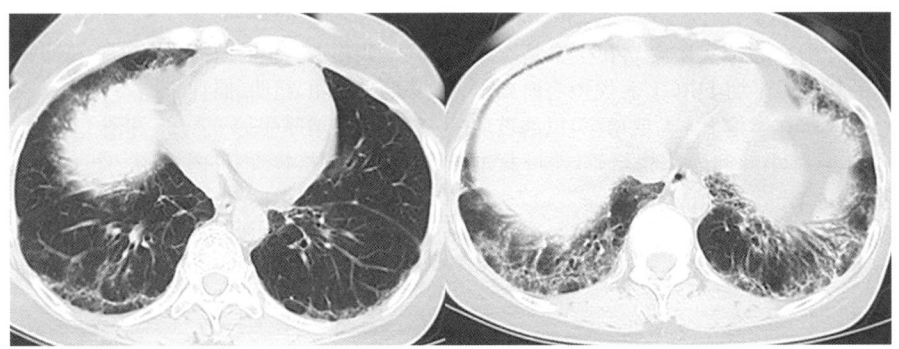

图 4-7-25　女性,51 岁。肺间质性病变(干燥综合征)

HRCT 显示双侧胸膜下扭曲的线状影,肺底层面支气管血管束僵直,支气管壁增厚,小叶间隔增厚,形成网状。

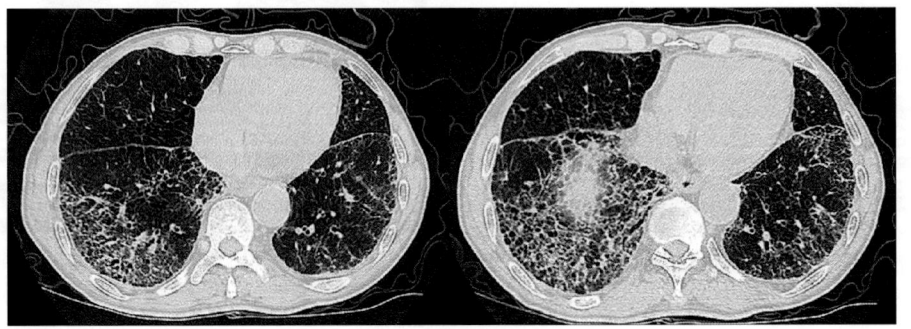

图 4-7-26　男性,78 岁。肺间质性病变(镜下肉芽肿性多血管炎)

HRCT 显示两肺下叶网状影伴磨玻璃影,内见牵拉性支气管扩张。

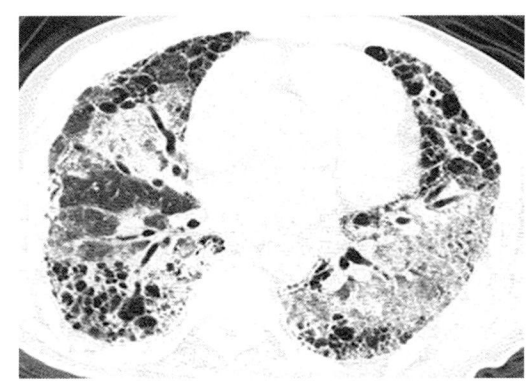

图 4-7-27　男性,68 岁。肺间质性病变(特发性肺间质纤维化终末期,蜂窝肺)

HRCT 显示两肺间质呈蜂窝状,支气管血管束增粗明显,肺透光度降低呈磨玻璃状。

ILD 的特点是以肺间质受累为主,多种性质病变并存的一类疾病,而不同疾病这些征象对诊断的贡献率有所不同。下面简述常见病变的特点。

1) 结缔组织相关性肺病:为全身性疾病,主要累及肺间质,多呈进行性加重,异常征象分布出现概率高低依次为肺的中叶(98%)、髓质和皮质(98%)、下叶(93%)和上叶(63%)。按出现概率在 50% 以上的异常征象排序,出现概率高的依次为肺小叶核增粗(100%)、小叶核模糊(100%)、肺小叶间隔增厚(100%)、支气管血管束增粗(98%)、磨玻璃样渗出(92.24%)、小叶间隔模糊(90%)、肺动脉直径大于支气管(73%)、小叶内结节(66%)和支气管血管束扭曲僵直(54%)。

这些特点基本上和多数文献描述一致。尤其是出现概率在 90% 以上的征象,结合我们的实验结果,可以认为是病变较早时期的改变,反映了上述结构的充血、水肿、渗出等改变。随着病程的延长,可以出现肺血管受累的征象如肺动脉直径大于支气管、支气管血管束扭曲僵直等肺血管损害的间接征象[17]。

2) 弥漫性肺转移瘤:病变分布出现概率高低依次为肺的皮质(98%)、髓质(88%)、下叶(84%)、中叶(84%)和上叶(80%)。按概率出现在 50% 以上的异常征象排序,出现概率高的依次为肺内结节(90%)、肺小叶间隔增粗(86%)、小叶内结节(82%)、肺门或纵隔淋巴结增大(80%)、肺小叶核增粗(60%)、胸膜增厚(58%)、小叶核模糊(56%)和胸腔积液(50%)。

弥漫性肺转移瘤主要包括以淋巴道转移为主的转移瘤。分布以皮质、髓质和上、中、下叶为主。肺内结节,肺小叶间异常,小叶内结节和肺门、纵隔淋巴结增大是其主要特点。多种征象的结合有利于区别弥漫性肺转移瘤和其他肺弥漫性病变(图 4-7-28)。

3) 慢性支气管炎肺气肿:病变分布出现概率高低依次为肺的上叶(98%)、皮质(98%)、髓质(93%)、中叶(88%)和下叶(43%)。按概率出现在 50% 以上的异常征象排序,出现概率高的依次为支气管管壁增厚(88%)、全小叶肺气肿(78%)、小叶中心肺气肿(75%)、肺小叶核增粗(75%)、肺大疱(65%)和支气管血管束变细(53%)。

该病突出的特点是分布于肺的上叶、中叶的皮质和髓质

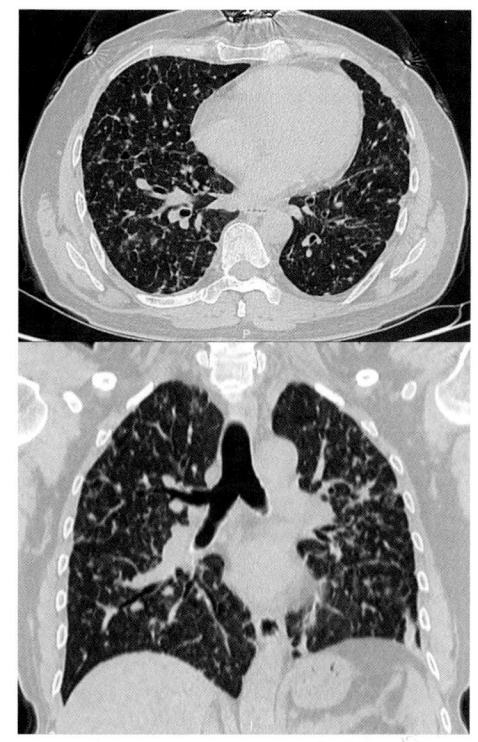

图 4-7-28　女性,56 岁。肺间质性病变(肺腺癌伴弥漫癌性淋巴管炎)

HRCT 显示两肺弥漫性分布的粟粒状结节,小叶间隔增厚。

的全小叶肺气肿、小叶中心肺气肿和肺大疱。这些特点与以往归纳的慢支肺气肿的特点一致。

4) 原因不明的肺纤维化:病变分布出现概率高低依次为肺的下叶(98%)、中叶(93%)、上叶(69%)、皮质(98%)和髓质(42%)。按概率出现在 50% 以上的异常征象排序,出现概率高的依次为肺小叶核增粗(91%)、支气管血管束迂曲僵直(60%)、小叶内结节(56%)、肺内不规则线影(53%)、两肺纤维化(53%)和肺小叶间隔迂曲僵直(51%)。

原因不明的肺纤维化,病变分布以肺的下叶和中叶的皮质为主,以支气管血管束迂曲僵直、小叶内结节、肺内不规则线影、两肺纤维化、肺小叶间隔迂曲僵直为特点。实际上这些征象代表着肺内病变已是一种不可逆转的状态。

上述疾病,病变分布的概率和异常征象的出现概率,基本上反映了病变发生特点,也总结了文献描述的以上疾病的常见 HRCT 表现。

(2) 肺间质性病变的肺血管损害:ILD 按病因分为病因已明的 ILD 和病因未明的 ILD 两大类。在原因未明的这一类疾病中,病变的发生和发展多数伴有肺内的血管损害。如何早期发现和诊断上述疾病引起的肺血管损害也是被引起关注的问题。

早在 1968 年 Heath 就报道了在蜂窝肺中的肺血管病变问题。Robert 等认为在类风湿疾病的肺血管病变中,弥漫性的肺间质纤维化常常伴随着 PAH 的发生。Kay 等也发现,个别病例有肺动脉高压(pulmonary artery hypertension,PAH)的发生,而缺乏肺内间质或实质的损害。因此,早期发现肺间质的异常是防治 ILD 继发引起 PAH 的关键问题[17]。

Koichi 在研究 ILD 时注意到肺血管鞘膜有明显的纤维结缔组织增生。ILD 引起的血管改变在 HRCT 上可观察到小

叶间隔结构增厚和支气管血管束增粗,其次是肺小叶间隔增厚和支气管血管束增粗、僵直、边缘不光滑或其边缘有渗出性改变,同时可合并肺内的渗出、实变、结节和结缔组织增生等。HRCT较CT能更早地发现病变,可较准确地为活检定位。此外,对肺血管的走行情况显示也更为清晰。

1) ILD 肺血管损害的主要异常征象,按照出现先后排序:

A. 肺小叶间隔结构增厚(图4-7-29和图4-7-30)。

B. 肺小叶核增粗(图4-7-29)。

C. 支气管血管束增粗(图4-7-31～图4-7-33)。

2) 次要征象

A. 肺小叶间隔结构的僵直、扭曲(图4-7-32)。

B. 支气管血管束的僵直、扭曲(图4-7-18～图4-7-33)。

C. 肺小叶间隔、支气管血管束边缘不光滑或其边缘有渗出性改变等(图4-7-18～图4-7-31)。

D. 支气管血管比例失调,同级别肺动脉直径大于支气管直径(图4-7-33)。

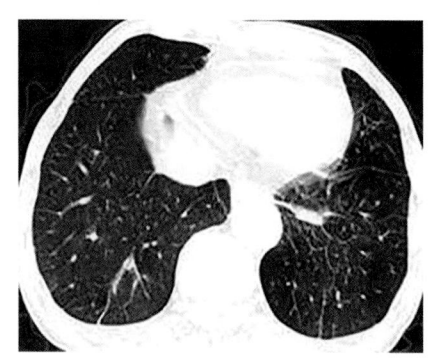

图4-7-29　男性,83岁。肺血管损害(特发性肺间质纤维化)
CT显示肺小叶间隔结构增粗、僵直、扭曲,小叶核增粗。

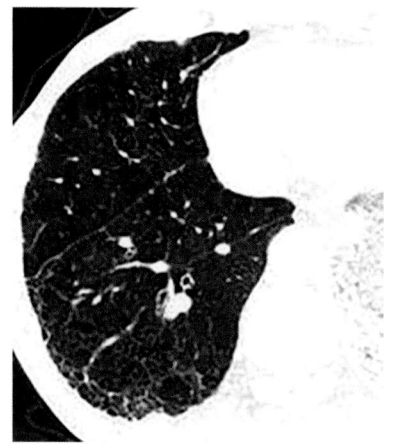

图4-7-30　男性,72岁。肺血管损害(慢性支气管炎)
HRCT显示肺小叶间隔增厚呈网状,内可见线状影,支气管血管束增粗。

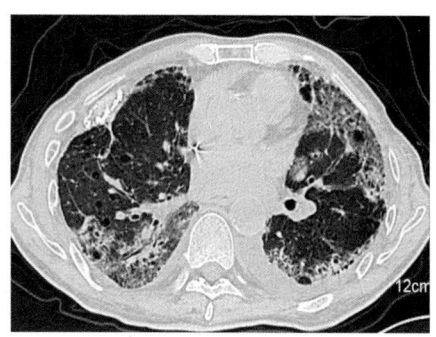

图4-7-31　男性,27岁。肺血管损害(混合结缔组织病)
HRCT显示支气管血管束增粗、僵直、扭曲,肺小叶间隔、支气管血管束边缘有渗出性改变。

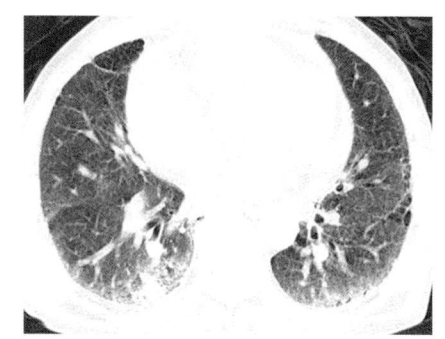

图4-7-32　男性,75岁。肺血管损害(慢性支气管炎、肺气肿并肺源性心脏病,肺动脉高压)
CT显示心影增大(有心包积液),支气管血管束增粗、扭曲、边缘不光滑。

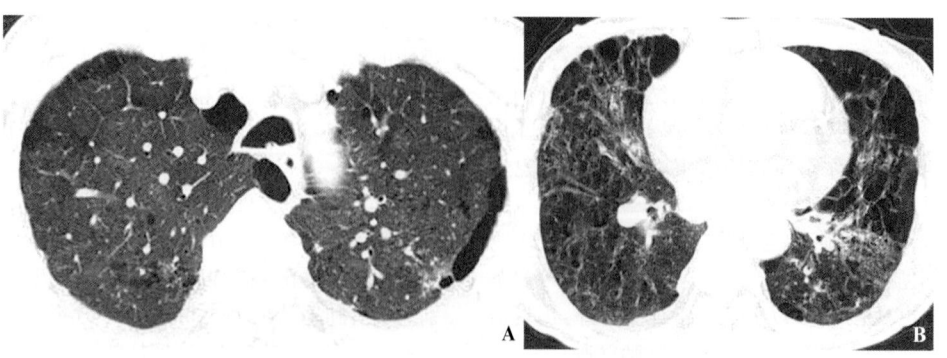

图4-7-33　男性,70岁。肺血管损害(慢性支气管炎伴胸膜下肺气肿及大疱)
支气管血管比例失调,肺动脉直径大于并行支气管直径(A);支气管血管束僵直、扭曲、模糊,小叶间隔增粗模糊(B)。

肺间质纤维化在病理学上反映了病变不同时期的病理变化。

病变早期肺间质结构的充血、水肿、渗出，支气管血管鞘膜结构的疏松和肺泡间隔的充血、水肿、渗出等，均可引起肺小叶间隔、小叶核、支气管血管束及周围和肺野密度的异常。

在病变的中、晚期，由于结缔组织的广泛增生、纤维化，加重了肺泡间隔、肺小叶间隔、支气管血管束等的异常。主要表现为不规则的迂曲、僵直，支气管血管比例失调等。

一旦肺内出现纤维化，此时，有理由认为该病变的进程已经发展为不可逆的状态。所以，及早发现和诊断肺血管的损害，对于ILD的治疗和预防发生PAH有极为重要的意义。

诊断路径见图4-7-34。

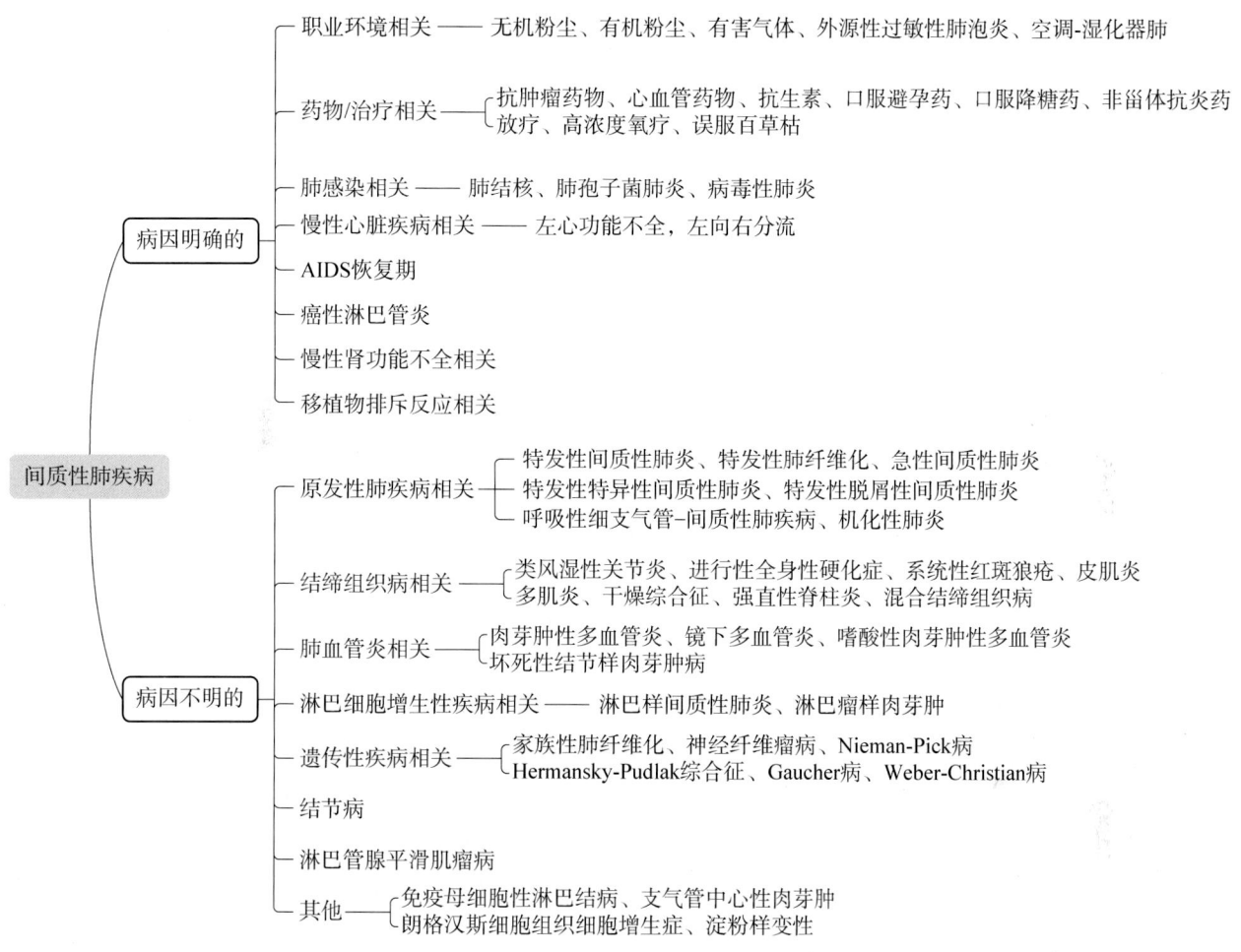

图4-7-34　间质性肺疾病的诊断路径

（王丽华　郭佑民）

参考文献

[1] Guler SA, Corte TJ. Interstitial lung disease in 2020: a history of progress [J]. Clin Chest Med, 2021, 42: 229-239.

[2] Andreas Adam. 格-艾放射诊断学[M]. 6版. 张敏鸣, 主译. 北京: 人民军医出版社, 2015.

[3] 蒋捍东, 陈碧. 间质性肺疾病的再认识[J]. 中华医学杂志, 2021, 101: 1453-1457.

[4] Teoh AKY, Corte TJ. Contemporary concise review 2020: interstitial lung disease [J]. Respirology, 2021, 26: 604-611.

[5] Raghu G, Remy-Jardin M, Myers JL, et al. Diagnosis of idiopathic pulmonary fibrosis. An official ATS/ERS/JRS/ALAT clinical practice guideline [J]. Am J Respir Crit Care Med, 2018, 198: e44-e68.

[6] Travis WD, Costabel U, Hansell DM, et al. An Official American Thoracic Society/European Respiratory Society Statement: update of the international multidisciplinary classification of the idiopathic interstitial pneumonias [J]. Am J Respir Crit Care Med, 2013, 188: 733-748.

[7] Raghu G, Remy-Jardin M, Ryerson CJ. Diagnosis of hypersensitivity pneumonitis in adults. an offificial ATS/JRS/ALAT clinical practice guideline [J]. American Journal of Respiratory and Critical Care Medicine, 2020, 202: 052032ST.

[8] Spagnolo P, Distler O, Ryerson CJ, et al. Mechanisms of progressive fibrosis in connective tissue disease (CTD)-associated interstitial lung diseases (ILDs) [J]. Ann Rheum Dis, 2021, 80: 143-150.

[9] Fisseler-Eckhoff A, Märker-Hermann E. Interstitial lung disease associated with connective tissue disease [J]. Pathologe, 2021, 42: 4-10.

[10] Kadura S, Raghu G. Antineutrophil cytoplasmic antibody-associated interstitial lung disease: a review [J]. Eur Respir Rev, 2021, 30: 210123.

[11] Benlala I, Albat A, Blanchard E, et al. Quantification of MRI T2 interstitial lung disease signal-intensity volume in idiopathic pulmonary fibrosis: a pilot study [J]. J Magn Reson Imaging, 2021, 53: 1500-1507.

[12] Hansell DM, Goldin JG, King TE, et al. CT staging and monitoring of fibrotic interstitial lung diseases in clinical practice and treatment trials: a position paper from the Fleischner Society [J]. Lancet Respir Med, 2015, 3:

[13] Spagnolo P, Ryerson CJ, Putman R, et al. Early diagnosis of fibrotic interstitial lung disease: challenges and opportunities [J]. Lancet Respir Med, 2021, 9:1065-1076.
[14] Dabiri M, Jehangir M, Khoshpouri P. Hypersensitivity pneumonitis: a pictorial review based on the new ATS/JRS/ALAT clinical practice guideline for radiologists and pulmonologists [J]. Diagnostics (Basel), 2022, 12:2874.
[15] Jouneau S, Ménard C, Lederlin M. Pulmonary alveolar proteinosis [J]. Respirology, 2020, 25:816-826.
[16] 李海兰,熊曾,刘进康,等.结缔组织病相关性肺间质病变的高分辨CT表现[J].中南大学学报(医学版),2017,42:934-939.
[17] Poch D, Mandel J. Pulmonary hypertension [J]. Ann Intern Med, 2021, 174:ITC49-ITC64.

第八节·支气管病变

支气管病变(bronchi diseases)可分为管腔狭窄、管腔增宽、管壁中断和管腔内异物。管腔狭窄又可分为局限性狭窄与弥漫性狭窄。

1. 气管、支气管管腔狭窄

(1) 局限性气管、支气管管腔狭窄:是指气管、支气管局部管腔的管径减小,绝大部分管腔的管径正常。X线上表现为局部环形或偏心性狭窄,伴或不伴软组织增厚,管腔内壁光滑或凹凸不平。

常见的病因有损伤后气管狭窄、邻近肿块压迫侵犯性狭窄、气管支气管的肉芽肿性病变或良恶性肿瘤等[1-4]。分析狭窄的形态、位置、范围有助于寻找病因。

1) 损伤后气管狭窄:一般情况下,损伤后气管缩窄最常见于气管插管,其起始位置是气管切开下缘远侧1~1.5 cm,范围多为1.5~2.5 cm长的气管壁,表现为一局部环形或偏心性狭窄,伴有节段性软组织增厚或薄膜组织(图4-8-1)。

2) 邻近肿块压迫侵犯性狭窄:多为偏心性狭窄,狭窄处与正常气管交角为钝角,常伴有气管的向健侧移位(图4-8-2)、良性肿瘤、气管支气管壁光滑;恶性肿瘤,气管壁受累时常伴有不规则增厚。

3) 气管支气管自身病变:包括炎性病变、良恶性肿瘤。肉芽肿性多血管炎常发生在声门下区与近侧气管,表现为对称性或不对称性狭窄,伴有管壁增厚。结核的狭窄范围较长,表现为环形的管壁增厚,管腔不规则狭窄[1,2](图4-8-3和图4-8-4)。

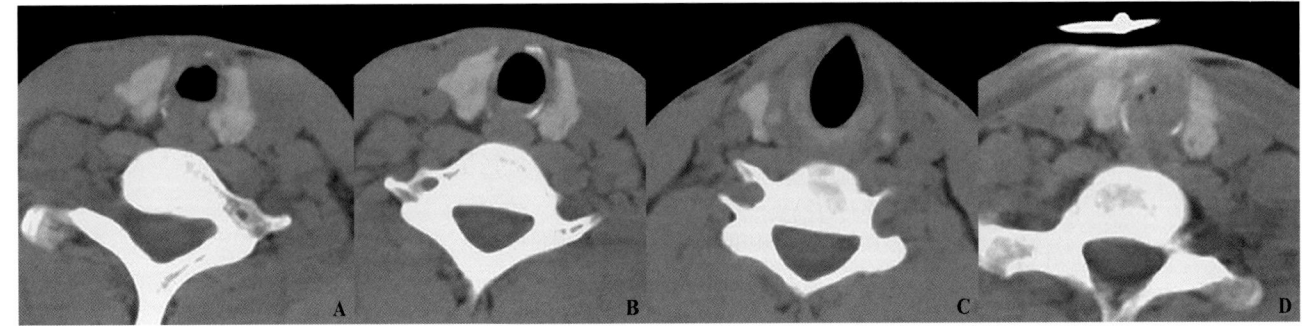

图4-8-1 男性,18岁。气管插管术后,气管狭窄
CT纵隔窗连续层面显示声门以上气管管径正常(A~C),声门下气管腔明显变窄,管壁增厚(D)。

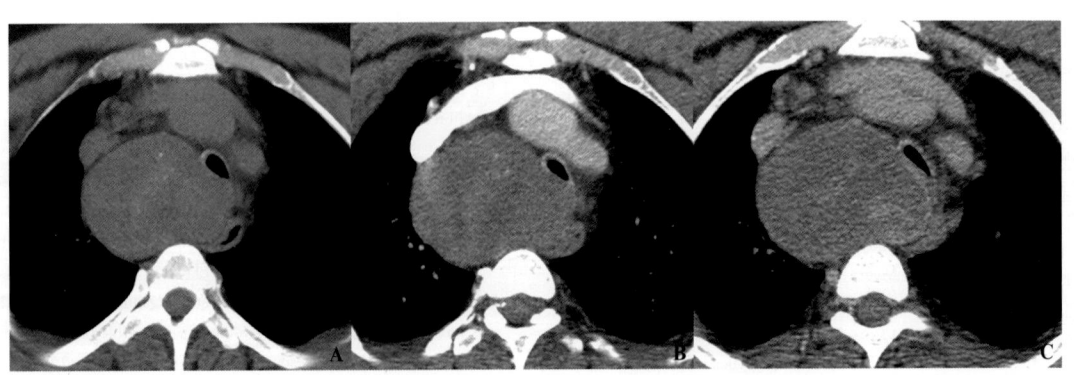

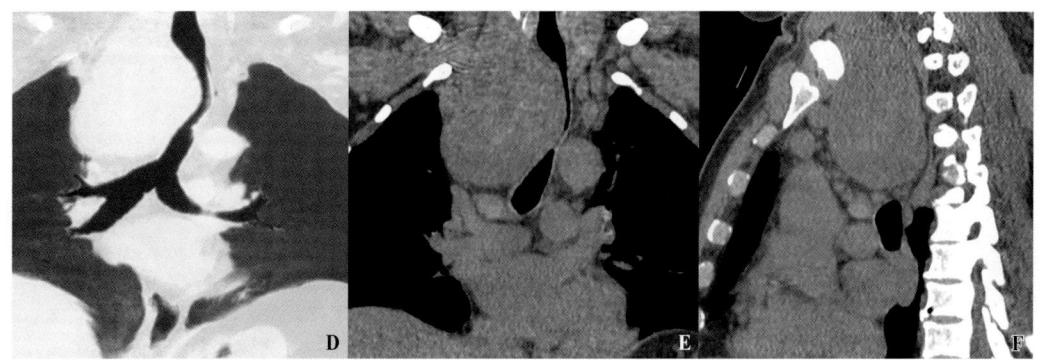

图 4-8-2　男性,51 岁。胸内甲状腺肿致气管狭窄

CT 纵隔窗(A)显示气管及食管左侧类圆形肿块,气管及食管受压左移;增强扫描(B、C)显示,管壁未见增厚,气管局限性狭窄(D),狭窄处与正常气管交角为钝角且伴有气管的移位;冠状位(E)和矢状位(F)显示肿块延续至颈部。

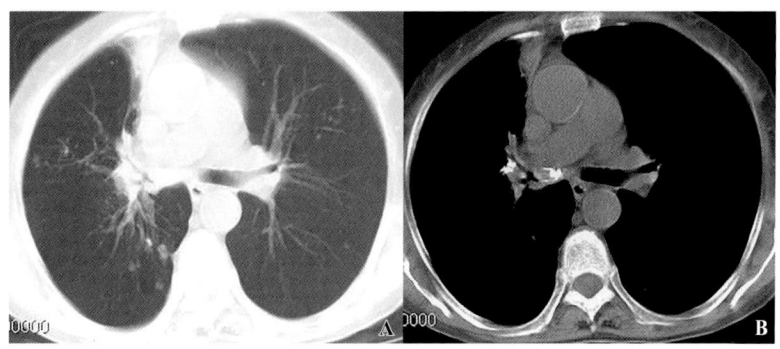

图 4-8-3　女性,70 岁。支气管内膜结核

CT 肺窗(A)显示右肺中叶支气管管径明显变窄,内侧段局部胸膜下实变,紧贴于纵隔,两肺散在树丫状结节,纵隔右移;纵隔窗(B)显示狭窄气管管壁不光整,肺门及隆突下淋巴结钙化。

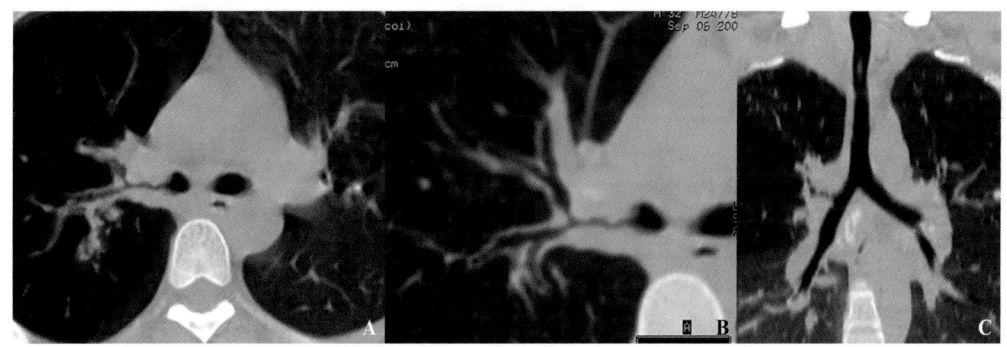

图 4-8-4　男性,36 岁。支气管内膜结核

CT 肺窗(A)显示右肺上叶支气管气管壁不光整,上叶后段可见小片状渗出影;横断面曲面重建(B)和冠状面曲面重建(C)显示狭窄段局限于上叶支气管主干。

乳头状瘤病典型的影像学表现包括气管壁单发或多发小结节,结节突入气道内或气道壁,部分结节可带蒂,管壁呈弥漫性结节样增厚(图 4-8-5)。同时当肺实质受累时,在肺内可见多发结节。

间叶组织良性肿瘤典型的影像学表现为腔内偏心性边缘光整的息肉样肿物或完全充填支气管导致肺不张,常不伴有气管壁的增厚(图 4-8-6 和图 4-8-7)。

原发性或继发性恶性气管肿瘤则多表现为偏心、宽基底软组织密度肿块,管腔不对称性狭窄,管壁增厚(图 4-8-8～图 4-8-11)。

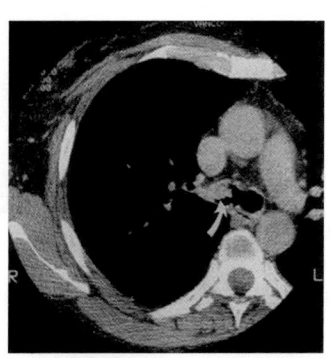

图 4-8-5　男性,45 岁。气管支气管乳头状瘤病

CT 纵隔窗显示右主支气管内多发乳头状软组织密度影充填,边界清楚,范围未超出气管壁。

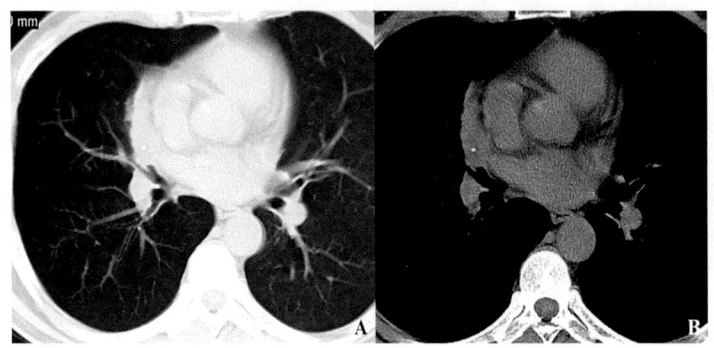

图4-8-6 男性,25岁。右肺中叶支气管错构瘤

CT肺窗(A)显示右肺中叶内侧段支气管突然截断,相应肺段不张,紧贴于心右缘;纵隔窗(B)显示支气管内被软组织阴影完全充填,其内可见砂砾样钙化。

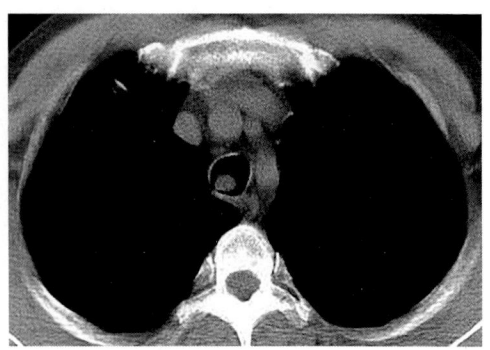

图4-8-7 男性,61岁。气管平滑肌瘤

CT纵隔窗显示气管右侧壁上境界清楚的软组织结节,表面光滑,凸向气管,管腔狭窄,气管软骨未见受累及。

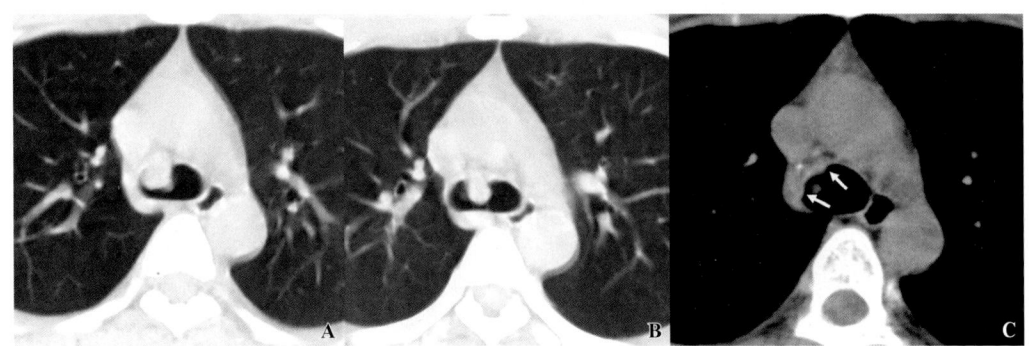

图4-8-8 气管黏液表皮样癌

CT肺窗连续断面(A、B)显示气管分叉平面前壁软组织结节,宽基底,轻度分叶,突入气管;纵隔窗(C)显示相邻气管壁增厚,内缘不整(箭)。

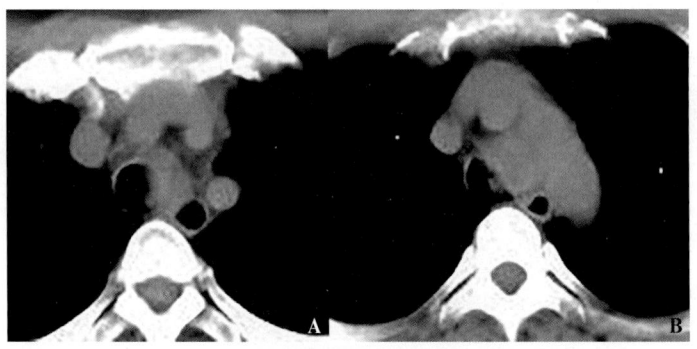

图4-8-9 男性,41岁。气管腺样囊腺癌

CT纵隔窗(A、B)连续断面显示气管左侧壁广基底软组织影部分凸向气管,导致气管偏在性狭窄,管壁明显增厚。

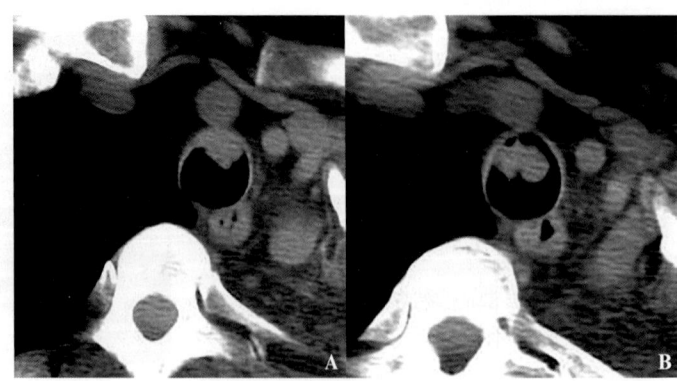

图4-8-10 男性,67岁。气管类癌

CT纵隔窗显示气管前壁增厚(A),右前壁可见不规则软组织结节影凸向管腔内,呈分叶状(B)。

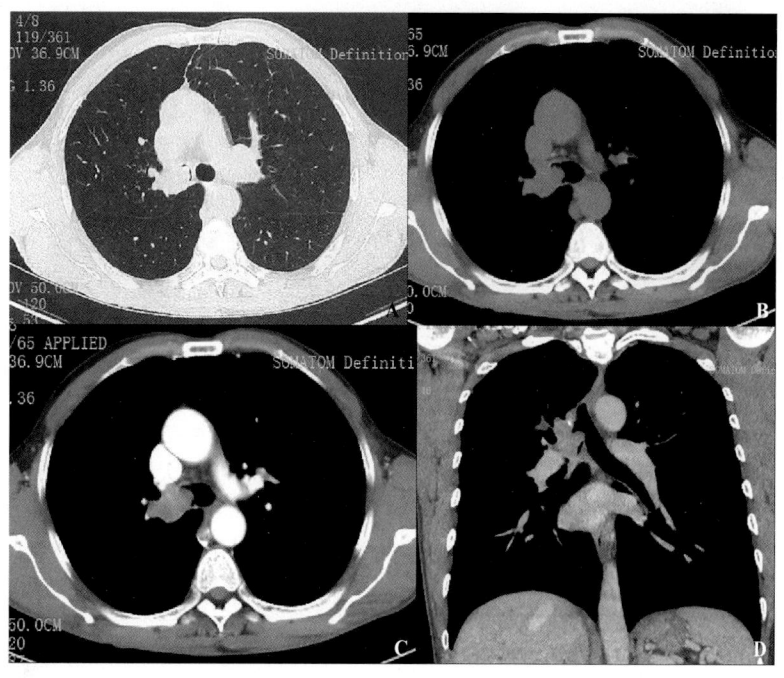

图 4-8-11　男性，50 岁。气管黑色素瘤

CT 肺窗显示右主支气管内结节（A、B）；增强后中度均匀强化（C、D）（本图像由浙江省余姚市人民医院放射科王鸿明医师提供）。

（2）弥漫性气管、支气管管腔狭窄：是指气管支气管管径的弥漫性减小（图 4-8-12～图 4-8-14）。它常见于复发性多软骨炎、气管支气管软化症、刀鞘状气管、淀粉样变性、支气管内膜结核、溃疡性结肠炎等[5-7]。

深呼气末气管管径较深吸气末缩窄的情况常见于气管支气管软化症、复发性多软骨炎、肉芽肿性多血管炎等。复发性多软骨炎的气管狭窄不仅出现在呼气相，而且在吸气相仍然存在，表现为喉、声门以下气管、支气管弥漫性的狭窄，且伴广泛管壁增厚（图 4-8-12）[5]。与此不同，气管支气管软化症的吸气相管腔正常，无管壁增厚，狭窄的气管内壁光整。

气管变形引发的气管狭窄常见于刀鞘状气管、较大的上纵隔肿瘤压迫等。刀鞘状气管的典型表现为自主动脉弓顶水平以上 1 cm 向下的气管、支气管横径缩小，前后径正常，胸腔入口以上的气管管腔正常或增宽，狭窄的气管内缘光滑或有小结节，气管软骨钙化明显（图 4-8-13）。而较大的上纵隔肿瘤的狭窄常仅累及局部气管狭窄偏在，常伴有气管的移位，且纵隔内有明确的肿块（图 4-8-2）。

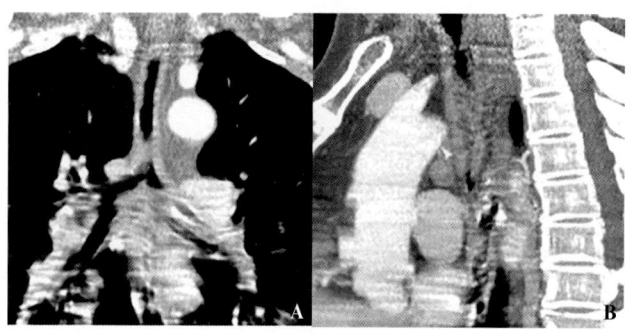

图 4-8-12　男性，60 岁。复发性多软骨炎

CT 纵隔窗冠状位（A）和矢状位（B）显示胸腔内气管壁广泛增厚，后壁较轻，管腔弥漫性狭窄，腔内壁不光整。

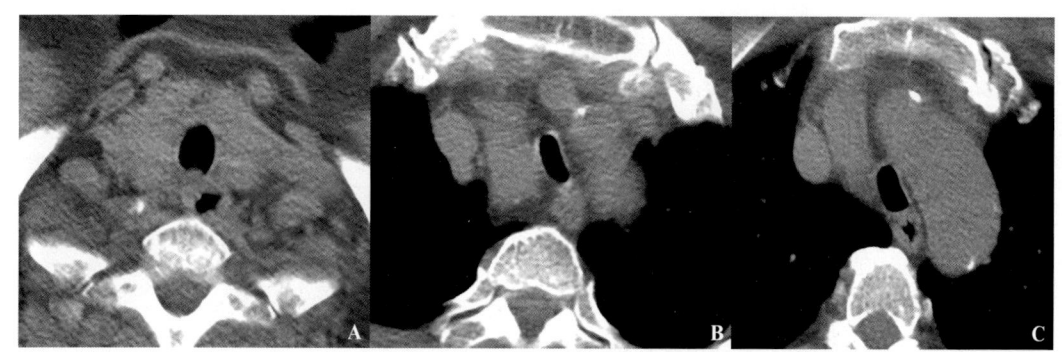

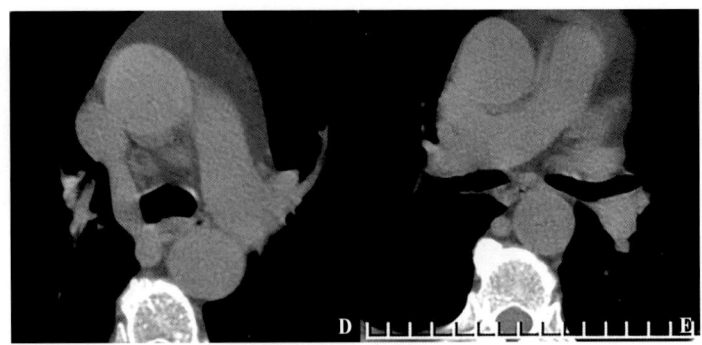

图 4-8-13　女性，66 岁。刀鞘状气管

CT 纵隔窗显示胸廓入口以上气管管径正常(A)，胸内气管冠状径小于其矢状径的 1/2(B、C)，主支气管未见狭窄(D、E)，气管壁可见点状钙化(B~D)。

以气管广泛性不规则狭窄为主要表现的疾病常见于淀粉样变性、支气管内膜结核、溃疡性结肠炎等。其中淀粉样变性的管壁呈波浪状不均匀弥漫性增厚或形成腔内肿块，病灶内可见弥漫性钙化或"骨岛"，管腔环形或不对称性狭窄，气管内壁凹凸不平，气管软骨环正常，无气管软化，肺内可见网状结节影或表现为单发或多发的圆形或椭圆形的结节阴影(图 4-8-14 和图 4-8-15)。

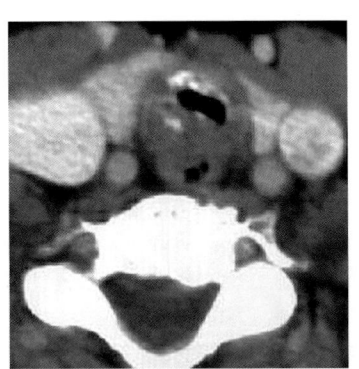

图 4-8-14　男性，33 岁。气管淀粉样变性

CT 纵隔窗示气管壁不均匀弥漫性增厚，左后壁形成结节状软组织密度影，气管管腔变形、狭窄，气管管壁及左后壁病灶内见点状及不规则钙化。

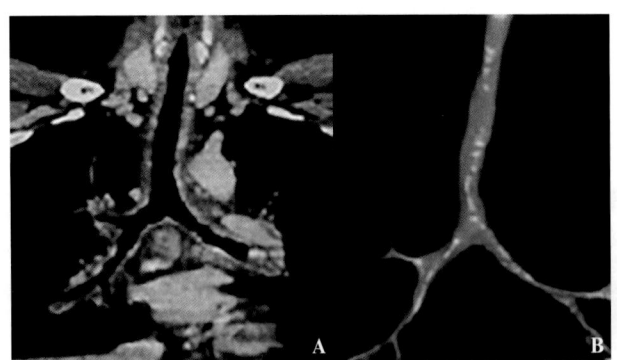

图 4-8-15　男性，35 岁。原发性气管支气管淀粉样变

CT 冠状重建(A)显示气管及主支气管管壁弥漫性不均匀增厚，VRT 气管重建图(B)显示管腔不规则变窄，管壁弥漫性钙化。

支气管内膜结核的钙化位于黏膜层，且肺内常有明显的支气管播散灶(图 4-8-3)。溃疡性结肠炎的管腔狭窄伴有气管、支气管壁的环状弥漫性增厚，肺实质正常。

2. 气管、支气管管腔增宽。表现为气管、支气管管径的局限性或弥漫性增大(气管管腔直径大于 3 cm，左右侧主支气管分别大于 2.4 cm 和 2.3 cm 时，即可诊断本病)。根据发病部位其分为外围型增宽和中心型增宽，其中外围型增宽主要见于支气管扩张症，中心型增宽主要见于气管、支气管巨大症。

(1) 支气管扩张症：是周围性支气管扩张，该症通常并非一个独立的疾病，而是一种后果，是支气管阻塞、支气管壁损伤和肺实质纤维化的一种继发表现。因此，当观察到支气管扩张时应进一步寻找其致病原因。

支气管扩张症的影像学诊断标准为支气管管腔的宽度大于伴行的肺动脉管径的宽度。通常表现为相对均一的气道扩张(柱状支气管扩张)(图 4-8-16 和图 4-8-17)、成簇或成

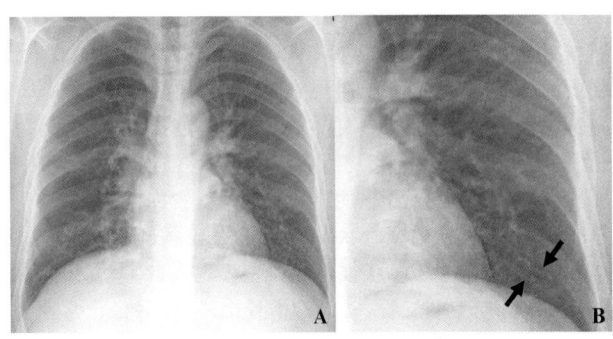

图 4-8-16　男性，8 岁。肺囊性纤维化

胸部正位 X 线片(A)和局部放大图(B)显示左肺下叶纹理紊乱，支气管管壁增厚呈轨道征(箭)。

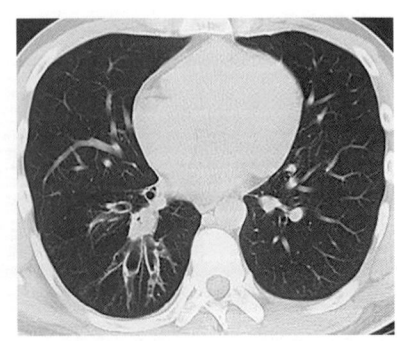

图 4-8-17　男性，46 岁。柱状支气管扩张

CT 肺窗显示右肺下叶后段支气管管口闭塞，可见卵圆形高密度影(黏液栓嵌塞)，其远端支气管呈相对均一柱状扩张。

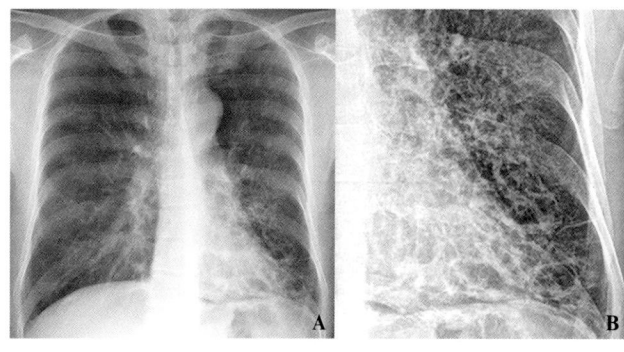

图 4-8-18　囊状支气管扩张

胸部正位 X 线片（A）和局部放大图（B）显示左中下肺野肺纹理增粗、紊乱，呈"卷发征"，内可见大小不等囊状改变，囊壁增厚模糊。

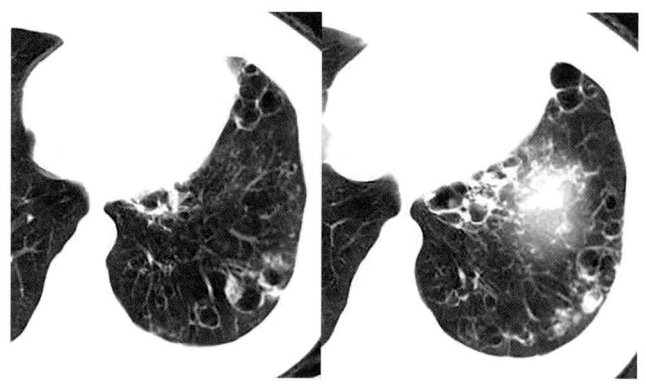

图 4-8-19　女性，67 岁。囊状支气管扩张

CT 肺窗显示左肺下野多处成簇或成串状排列的大小不等的囊腔，部分囊壁增厚，部分囊内可见小液平。

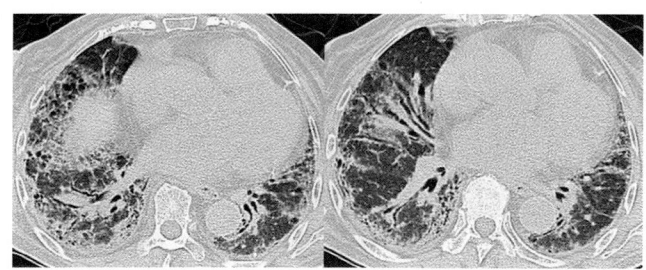

图 4-8-20　女性，45 岁。非特异性间质性肺炎并静脉曲张型支气管扩张

不同层面 CT 肺窗显示两肺胸膜下网状影伴磨玻璃影，其内可见支气管不规则扩张，形如串珠状。

串状排列的多发大小不等的囊腔（囊状支气管扩张）（图 4-8-18 和图 4-8-19）、不规则串珠状气道扩张（静脉曲张型支气管扩张）（图 4-8-20）等。

支气管黏液嵌塞常为支气管内黏液栓形成，表现为管状或卵圆形的高密度影，含气囊腔常不明显。支气管壁损伤导致的支气管扩张常为囊状支气管扩张和混合型支气管扩张，其扩张的支气管管壁通常较厚，也常形成管状或卵圆形的黏液栓塞影，肺内常有渗出、实变影。肺实质纤维化导致的牵拉性支气管扩张常为静脉曲张型支气管扩张或扭曲的柱状支气管扩张，通常位于纤维化的肺实质内，伴支气管扭曲。

（2）气管巨大症：分原发性与获得性两类。

1）原发性气管巨大症：主要特征为声门下区气管正常，胸内气管和主支气管扩张，并与周围正常的支气管有明显截断改变，不伴气管壁增厚。

2）获得性气管巨大症：常见于弥漫性肺纤维化、长期气管内插管患者，共同的表现为气管扩大，主支气管无扩大。弥漫性肺纤维化患者的两肺有明确的纤维化改变，气管内插管史有助于长期气管内插管患者的诊断。

3. **气管和支气管连续性中断**　气管和支气管连续性中断的原因分为外伤性和医源性两类。根据管壁缺损的范围，外伤性气管和支气管连续性中断分为气管破裂和气管断裂；医源性常见的原因为气管切开及气管手术。

气管管壁的部分或完全缺如是其直接征象，间接征象包括支气管成角或移位、肺坠落征、纵隔气肿、皮下气肿、气胸、气管或支气管周围透亮气体影。其中，气管管壁突然完全中断，肺坠落至胸腔最低位置是气管断裂的典型表现。

4. **气管、支气管管腔内异物**　根据异物的来源分为内源性和外源性。内源性异物是指经气管支气管壁排入气管腔的物体，如气管、支气管结石；外源性异物是指经声门进入气管的花生、钱币等物体，即传统意义上的支气管异物。

由于胸部 X 线片对气管，尤其是对支气管的显示差，故对异物的位置、形状及大小（除金属等高密度影外）均无法直观显示，而 CT 扫描，尤其是 CT 后重建技术则能很好地显示异物的形状、大小及与支气管壁的关系和支气管腔的狭窄程度，同时能避开支气管狭窄段，观察狭窄段远端的支气管腔情况。

（1）内源性异物：气管结石多数位于肺段支气管内，表现为高密度钙化影部分或全部位于支气管腔内，该处支气管被结石阻塞，引起远端相应肺不张或阻塞性肺炎，动态观察钙化沿支气管方向移动具有特征性意义。

（2）外源性异物：多数位于气管或右肺中叶支气管内，表现为支气管腔内被高密度影充填（图 4-8-21），其远端相应肺呈现过度通气或阻塞性肺炎（图 4-8-22 和图 4-8-23），透视下观察常可见纵隔摆动征象，即在深呼吸时，纵隔向患侧或健侧摆动，如异物没有完全阻塞支气管，而形成活瓣效应：①吸气活瓣阻塞时深吸气纵隔向患侧移位，呼气时纵隔回原位；②呼气活瓣阻塞时深呼气纵隔向健侧移位，吸气时纵隔居中。如异物完全阻塞支气管，则在 24 小时内形成肺不张。如果异物为非金属，肺窗观察有助于提高异物的检出（图 4-8-22 和图 4-8-24）。

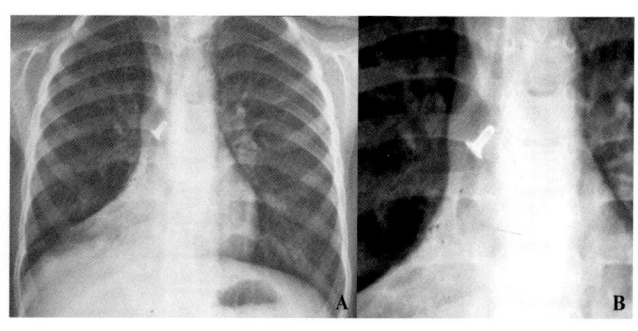

图 4-8-21　男性，8 岁。气管异物（螺钉）

胸部正位 X 线片（A）和局部放大图（B）显示右肺下叶支气管开口处可见金属影，形似螺钉，右心缘旁三角形实变影（肺不张），基底位于心缘及膈肌，纵隔向右轻度移位。

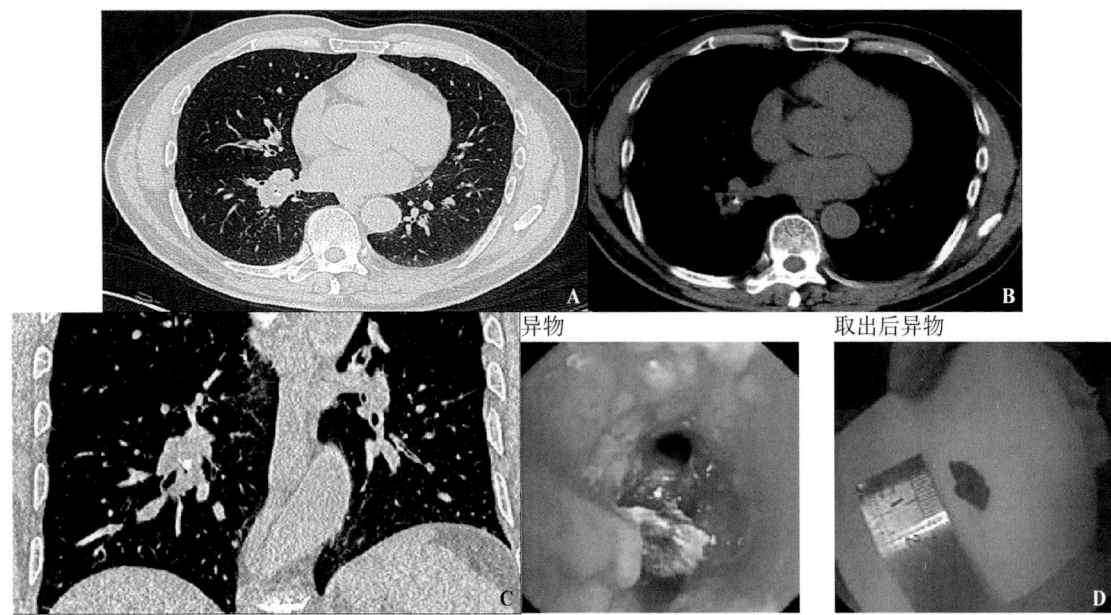

图4-8-22 男性,67岁。支气管异物(骨片,长径为1.8cm)

CT肺窗(A)和纵隔窗(B)显示右肺下叶气管内高密度影;冠状位(C)显示右肺下叶异物嵌顿;支气管镜检查(D)显示异物部分嵌入支气管壁内(支气管镜图由浙江大学医学院附属第二医院呼吸科张斌医师提供)。

气管异物应与向腔内生长的气管、支气管肿瘤鉴别,支气管肿瘤形成的气管腔内的肿块常呈游离状态,有蒂与管壁相连,而异物常常嵌在气管腔内,CT后重建技术有助于两者的鉴别(图4-8-24)。

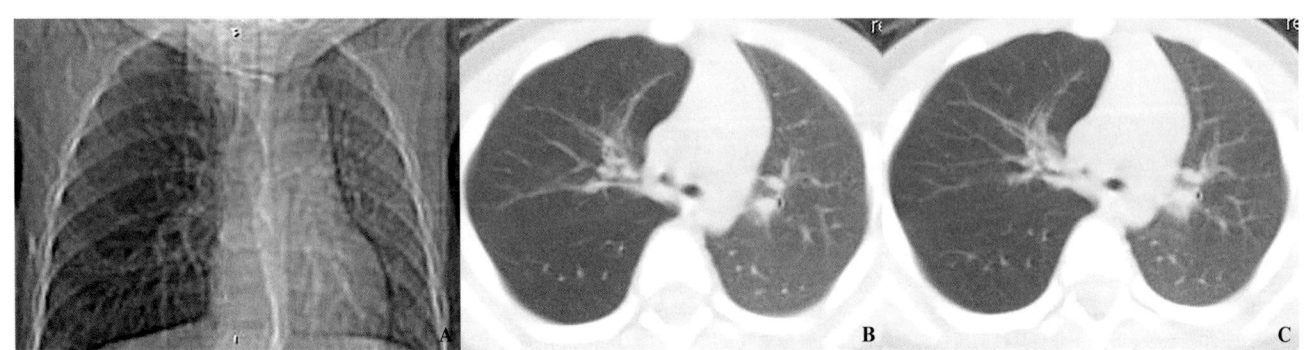

图4-8-23 女性,1岁。右主支气管异物(花生碎块)

胸部正位X线片(A)显示右肺透光度均匀增高,纵隔左移;CT横断位(B、C)显示右主支气管内高密度影,管腔不通畅,右肺透光度增加(阻塞性肺气肿),纵隔左移。

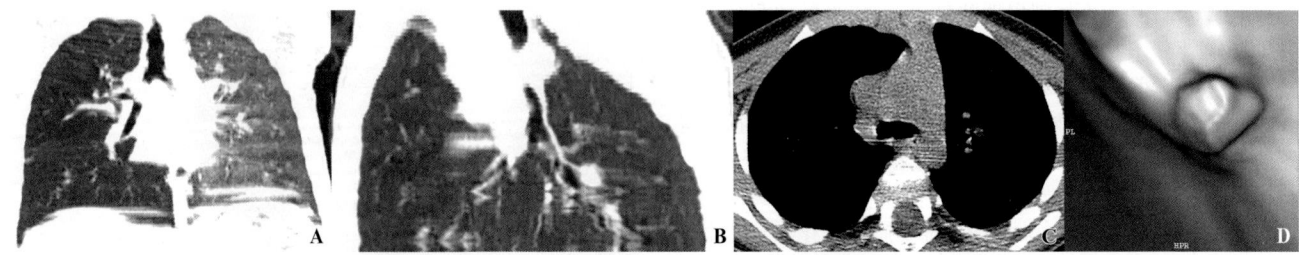

图4-8-24 男性,5岁。右主支气管异物(花生)

CT肺窗冠状位(A)和矢状位(B)重建显示右主支气管管腔内高密度影;纵隔窗(C)显示该影与气管壁无法区分;仿真内镜(D)显示高密度影外形不整,边缘有棱角,镶嵌于气管腔内,与气管壁之间有裂隙。

诊断路径见图 4-8-25。

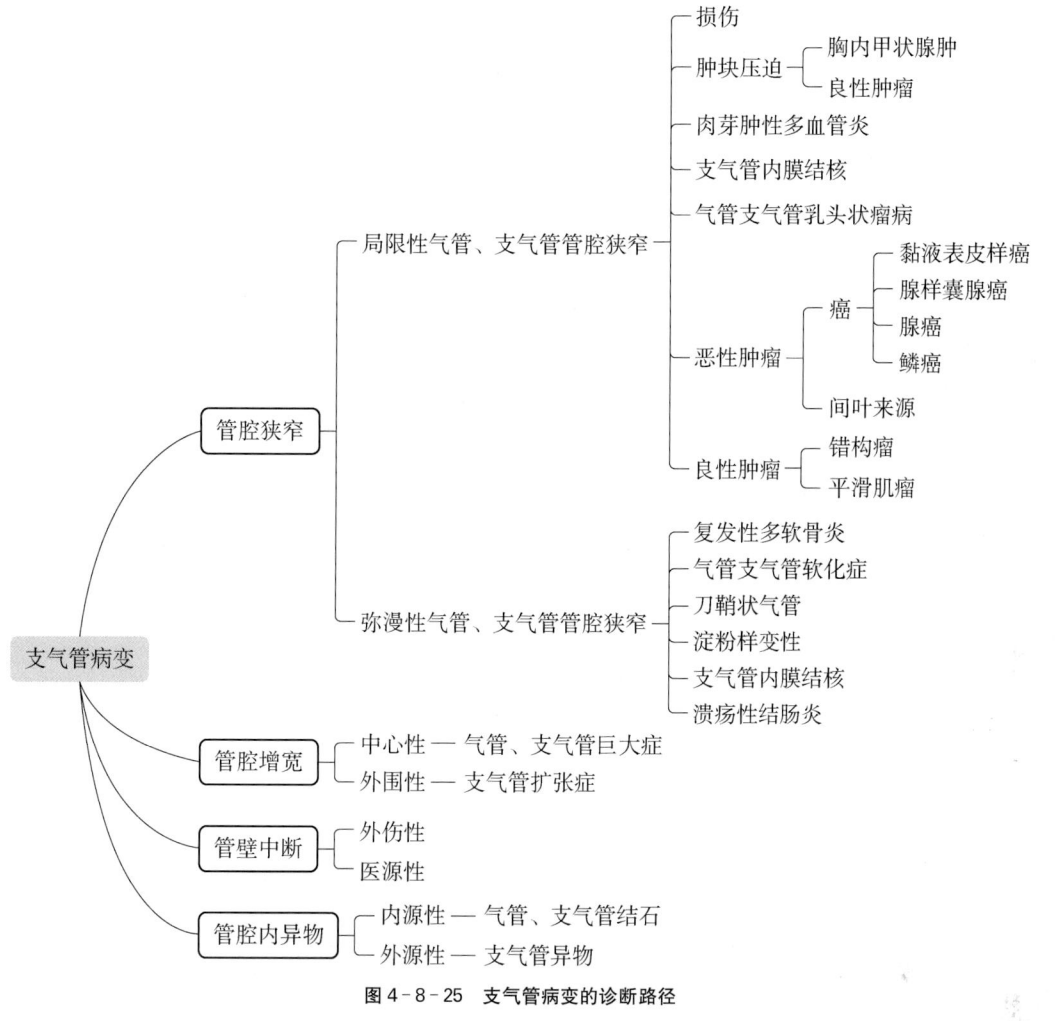

图 4-8-25　支气管病变的诊断路径

（王丽华　韩丹）

参考文献

[1] Siow WT, Lee P. Tracheobronchial tuberculosis: a clinical review [J]. J Thorac Dis, 2017, 9: E71-E77.

[2] Toyoshima H, Tanigawa M. Asymptomatic endobronchial tuberculosis represented as a solitary airway stenosis without tree-in-bud appearance on computed tomography [J]. Clin Case Rep, 2021, 24: e04742.

[3] Brandelik SC, Heussel CP, Kauczor HU, et al. CT features in amyloidosis of the respiratory system-Comprehensive analysis in a tertiary referral center cohort [J]. Eur J Radiol, 2020, 129: 109123.

[4] Chai R, Wang Q, Qin P, et al. Differentiating central lung tumors from atelectasis with contrast-enhanced CT-based radiomics features [J]. Biomed Res Int, 2021, 15: 5522452.

[5] Maciążek-Chyra B, Szmyrka M, Skoczyńska M. Relapsing polychondritis-analysis of symptoms and criteria [J]. Reumatologia, 2019, 57: 8-18.

[6] Borgia F, Giuffrida R, Guarneri F, et al. Relapsing polychondritis: an updated review [J]. Biomedicines, 2018, 6: 84.

[7] Crain MA, Lakhani DA, Balar AB, et al. Tracheobronchial amyloidosis: a case report and review of literature [J]. Radiol Case Rep, 2021, 16: 2399-2403.

第九节·肺门增大与缩小

肺门是影像学中的一个重要的解剖学结构，识别其大小的变化对疾病的正确诊断有很大的帮助。肺门形态变化的异常主要是肺门的增大与缩小。

一、肺门增大

胸部许多病变均可引起肺门增大（hilar enlargement）。

由于肺门大小的正常差异较大,且又无正常标准,因此除非明显增大,多较难判断。一般将肺门增大分为:①血管源性增大;②气道源性增大;③淋巴结源性增大。其中以肺门淋巴结源性增大最常见。

按照累及范围,肺门增大又可分为:①双侧性增大;②单侧性增大。血管源性增大多为双侧性。

【影像学表现】

在大部分正常人群中,正位X线片上双侧肺门位于第2~4前肋间,双侧大小相仿,边缘清楚。两侧肺门对比观察有助于对一侧肺门异常的诊断。X线片上如果发现以下情况,则提示肺门增大。①一侧肺门比另一侧大(图4-9-1);②肺门区域及血管边缘出现结节肿块(图4-9-2);③肺门密度增高(图4-9-3);④肺门分叶状改变(图4-9-4);⑤正常弧度及凹陷形状消失,或肺门角向外凸出(图4-9-5);⑥肺门结构模糊不清(图4-9-1);⑦右下肺动脉的横径超过15mm(图4-9-6);⑧右肺中间段支气管与纵隔之间的透亮间隙闭塞(图4-9-3);⑨肺门无移位,但肺门外形超过第2~4前肋间(图4-9-1)。

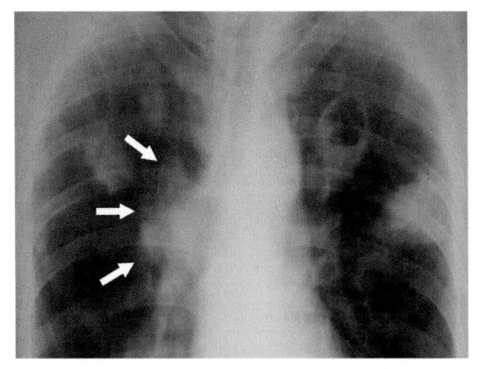

图4-9-1　右肺门阴影增大(AIDS-合并金黄色葡萄球菌感染)

胸部正位X线片显示右肺门影外形较对侧大,上下缘超过第2前肋缘,肺门边缘模糊,外缘分叶,另见两侧肺多发片状致密影及薄壁空洞。

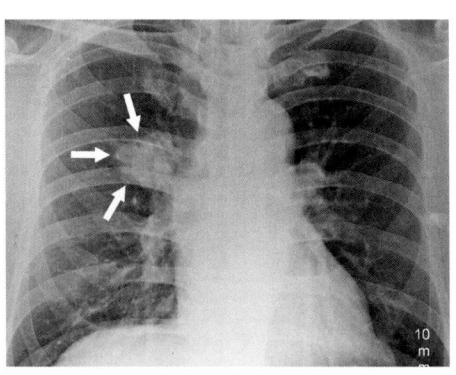

图4-9-2　右肺门阴影增大(淋巴结结核)

胸部正位X线片显示右肺门上部边缘锐利、分叶状肿块(箭),致肺门影不清。

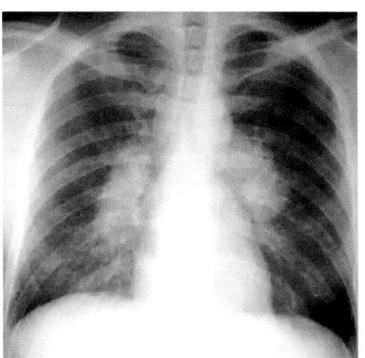

图4-9-3　两肺门增大(结节病)

胸部正位X线片显示双侧肺门外形膨大,密度明显增高,右下肺动脉内缘与纵隔之间透亮间隙消失。

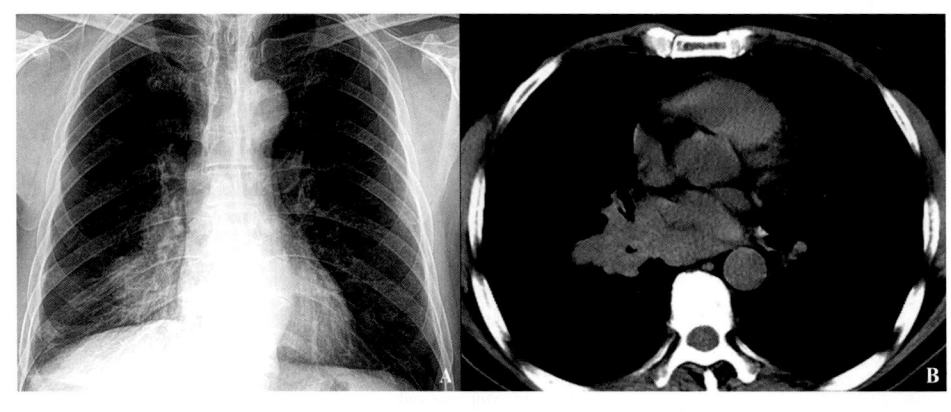

图4-9-4　右肺中央型肺癌。右肺门肿大

胸部正位X线片(A)显示右肺门肿大呈分叶状增大,肺门角尚在,下叶可见分叶状条状肿块;CT纵隔窗(B)显示右下叶支气管开口狭窄,周围分叶状软组织肿块并延伸至左心房后缘。

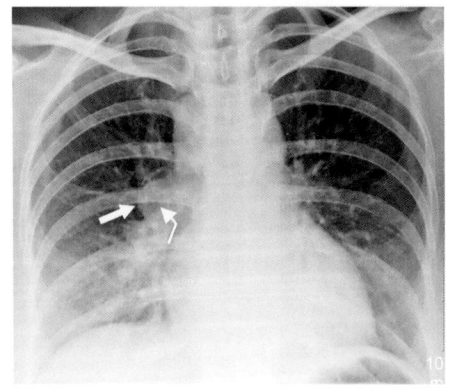

图4-9-5　右肺门淋巴结增大,肺门角外凸

胸部正位X线片示右肺门角(弯箭)处类圆形结节影(直箭),肺门角消失,呈外凸状改变。

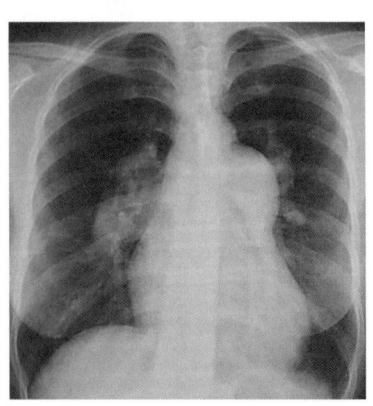

图4-9-6　肺门增大(肺动脉高压)

女性,57岁。继发孔型房间隔缺损。胸部正位X线片显示两侧肺门影增大,右肺门角存在,右下肺动脉段显著膨隆,外周纤细,心腰段外突。

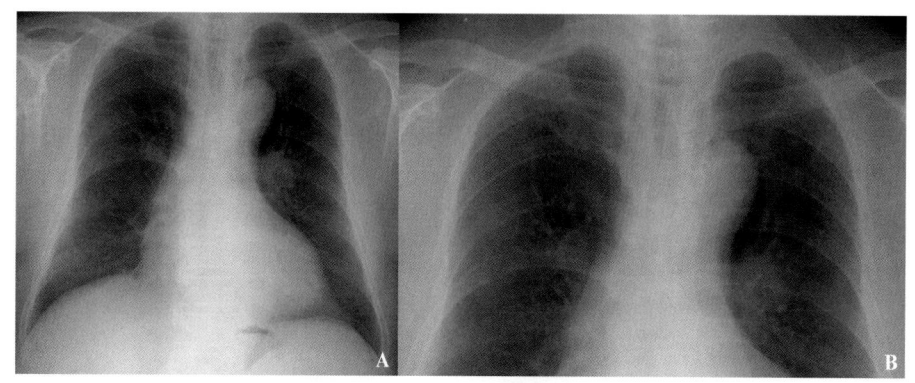

图 4-9-7　左肺小细胞癌(中央型)，左肺门增大

胸部正位 X 线片(A)显示左肺门结节影，左上肺密度较右侧低(B)，提示肺气肿存在。

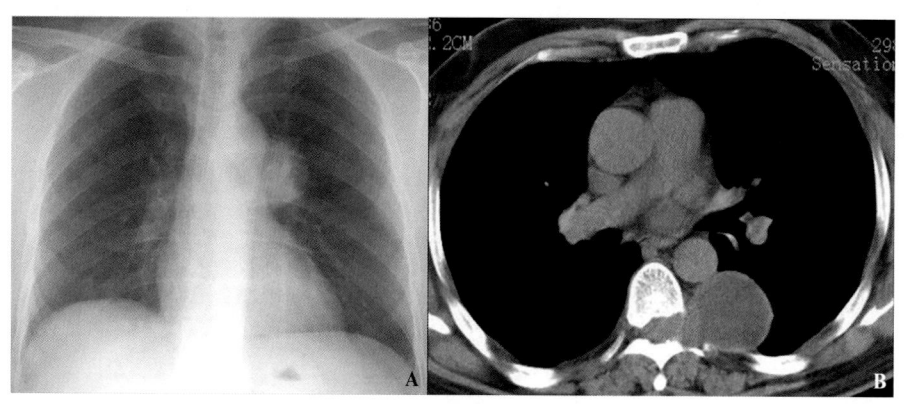

图 4-9-8　假性左侧肺门影增大

男性，50 岁。后纵隔神经鞘瘤。胸部正位 X 线片(A)显示左肺门影增大；CT 纵隔窗(B)显示左后纵隔脊柱旁椭圆形软组织肿块影，边缘清晰，邻近肋骨及椎板皮质压迫吸收，肿块与椎管内软组织影相连。

当肺门肿块压迫或侵犯气道，或肺门肿块来源于气道壁时，除肺门肿块外，还可观察到气道阻塞的一些间接征象，如阻塞性肺不张、阻塞性肺炎、阻塞性肺气肿的征象(图 4-9-7)。

应该强调，确定肺门增大常常需要结合胸部侧位 X 线片，如果仅根据胸部正位 X 线片，纵隔及纵隔旁肺内病变有时会被误诊为肺门增大(图 4-9-8)。

肺门是十分复杂的结构，每个肺门都是由支气管、肺动静脉、支气管动静脉、软组织、淋巴结组成的复合体。胸部 X 线片对这些结构的分辨能力有限。

CT 可以较准确地分辨这些结构，尤其是对于含气的气管辨识非常准确。但是，CT 平扫对肺门肿块和淋巴结的辨识存在一定的困难。CT 增强扫描及 MRI 检查可以准确地区分肺门部淋巴结及肺门部血管，明确淋巴结增大部位、范围、数量和邻近结构的关系。血管源的肺门增大，CT 和 MRI 检查也可以给出明确的诊断。

肺门增大分为单侧肺门增大和双侧肺门增大。引起肺门增大的常见原因见表 4-9-1。下面就几种常见疾病的肺门增大特点加以叙述。

(1) 血管源性肺门增大：在 X 线片上可见肺门结构增大，密度增高，其形态特点仍存，如肺门角的角度不变(图 4-9-9 和图 4-9-10)。

表 4-9-1　肺门增大类型及常见原因

肺门增大类型	影像特点	常见病
单侧肺门增大		
血管阴影增大	血管边缘通常光滑	肺动脉瘤或肺动脉狭窄后扩张、单侧中心性肺栓塞、肺动静脉瘘、先天性肺动脉缺如、Swyer-James 综合征
肺门淋巴结肿大	呈光滑的结节状或斑片状，可伴有纵隔、肺内病变	感染(如结核、组织胞浆菌、球孢子菌等细菌及病毒感染)、转移瘤、淋巴瘤、肉芽肿
中央支气管病变	肺门肿块与支气管关系密切，支气管狭窄、截断，可伴有阻塞性肺改变	良恶性支气管肿瘤、支气管囊肿
双侧肺门增大		
肺动脉高压	肺动脉分支与肿块延续；周围肺血管突然变细，形成残根征；肺门边界清楚；肺充血；心脏多呈二尖瓣	先天性左向右分流心脏病、阻塞性肺疾病、广泛的周围肺栓塞或双侧中心性肺栓塞
肺静脉高压	肺门边界模糊，肺淤血，可见克氏 B 线，左心室大，双侧胸腔积液	先天性右向左分流心脏病、左心衰竭、二尖瓣狭窄
肺门淋巴结肿大	肺门呈结节状，边缘清楚或模糊	结节病、感染(如结核)、原发性淋巴瘤、转移瘤、类风湿的淋巴结病变、铍中毒

若为肺动脉高压所致,还可见肺充血,二尖瓣心影表现(图4-9-9)。测量右下肺动脉的宽度(正常男性≤16mm,女性≤15mm)有一定的诊断价值。若为肺静脉高压,常伴有肺淤血改变,克氏B线阳性,左心室增大,胸腔积液(图4-9-10)。

血管源性肺门增大是导致双侧肺门增大的常见原因之一[1],两肺门长对称增大。当肺动脉受累不均匀时,则可引起两肺门不对称增大(图4-9-11),或仅有单侧肺门增大,甚至是一侧肺门局部增大(图4-9-12)。

(2)气管源性肺门肿大:是导致单侧肺门增大最常见的原因,表现为正常肺门结构消失,肺门角消失甚至形成外突影,肿块边缘光滑或毛糙,肿块与支气管管壁关系密切,常伴有气道壁增厚,管腔狭窄、中断,肺内可见气道阻塞性改变[2-5](图4-9-13)。

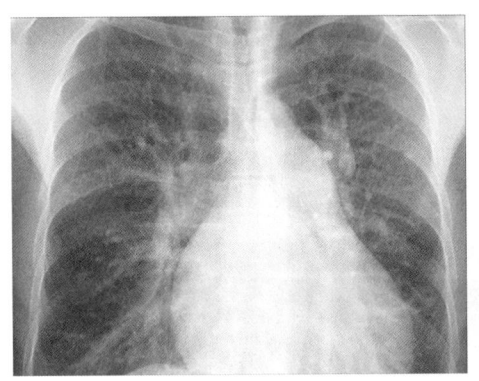

图4-9-9 肺动脉高压(左向右分流)

男性,26岁。继发孔型房间隔缺损。胸部正位X线片显示两肺门增大,肺充血,右心房室增大。

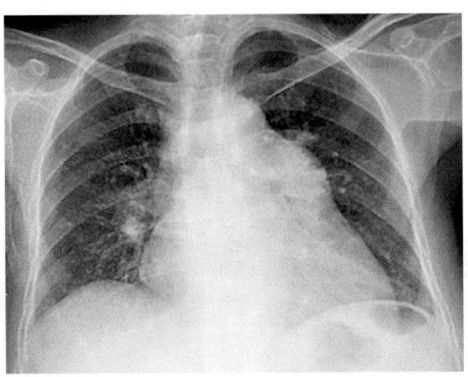

图4-9-10 女性,35岁。肺静脉高压(风湿性心瓣膜病)

胸壁正位X线片显示两侧肺门影增大,肺淤血,左心房、左心室、右心室增大,肺动脉段突出,左侧少量胸腔积液(本图片由中国医学科学院阜外医院放射科赵世华教授提供)。

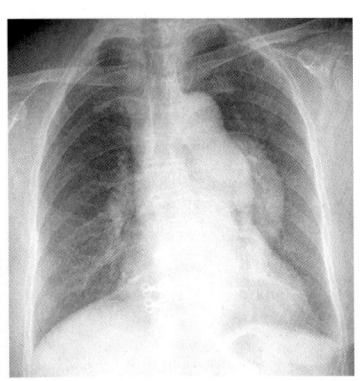

图4-9-11 男性,61岁。原发性肺动脉高压

胸部正位X线片显示双侧肺门增大,左肺动脉扩张明显,肺动脉段突出延长,右下肺动脉有枯树枝状改变。

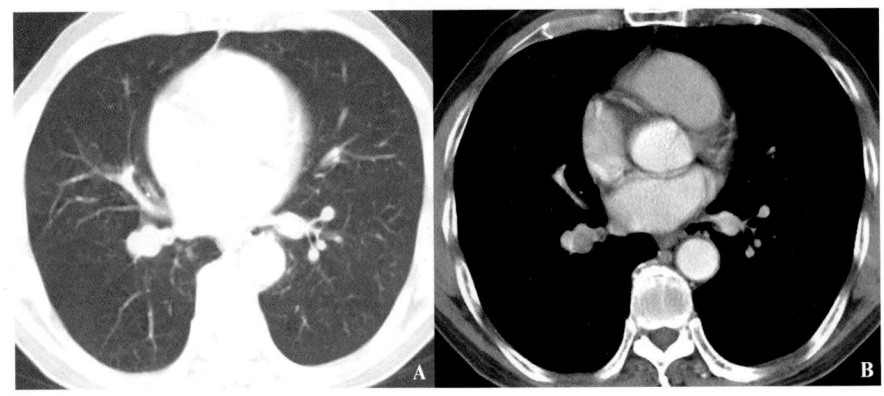

图4-9-12 右肺门增大(肺动脉栓塞)

CT肺窗(A)显示右下肺门增大;强化扫描(B)显示其增大原因为右下叶肺动脉主干内有充盈缺损(血栓),右下肺透光度增强,支气管血管束分布稀少。

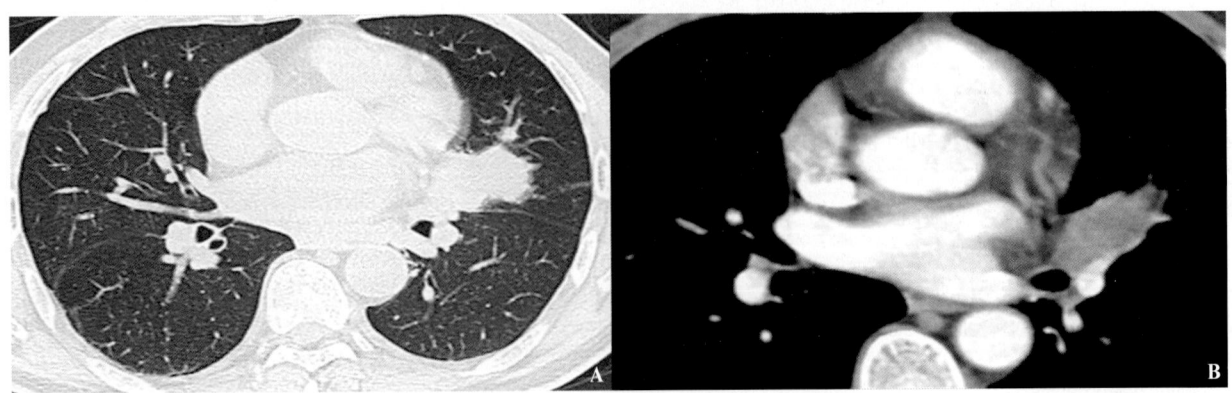

图4-9-13 左侧肺门增大

男性,53岁。腺鳞癌(中央型)。CT肺窗(A)显示左舌叶支气管闭塞伴肿块;增强(B)显示肿块明显均匀强化,左舌叶动脉受压包绕。

（3）淋巴结源性肺门增大：淋巴结肿大是肺门增大的最常见原因，常导致肺门分叶状肿块，边缘清晰或模糊。

感染相关性淋巴结肿大是单侧肺门肿大最常见的原因。肺内感染灶及感染的临床表现是诊断本病的重要线索，肺门边缘模糊，淋巴结延迟性环形强化是其重要的影像特点（图4-9-1）。

结节病的典型表现是对称性的肺门、纵隔淋巴结肿大（图4-9-14），少部分病例出现单侧肺门淋巴结肿大（图4-9-15）。半数患者可出现肺内结节，结节沿叶间裂、胸膜下和支气管血管束分布是其特点，25%～50%的患者淋巴结可出现蛋壳样弧形钙化（图4-9-14）。

淋巴瘤和转移性淋巴结肿大常导致单侧或双侧不对称性肺门增大（图4-9-16）。淋巴瘤的特点是常伴有多组纵隔淋巴结肿大，肿大的淋巴结可发生融合，甚至发生坏死，但在治疗前不会发生钙化。

此外，肿大的淋巴结常导致纵隔结构的推移，但很少侵犯这些结构。而转移性淋巴结则沿淋巴结链条分布，常侵犯周围结构（图4-9-17）。

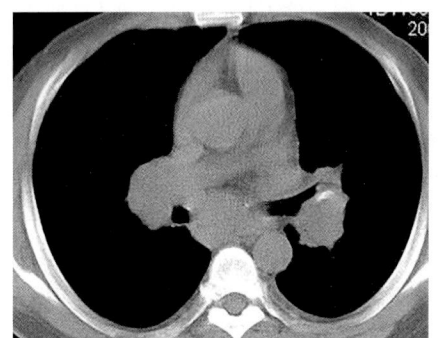

图4-9-14　双侧肺门影增大

男性，46岁。结节病。CT纵隔窗显示双侧肺门淋巴结对称性肿大，左侧淋巴结边缘可见弧形钙化。

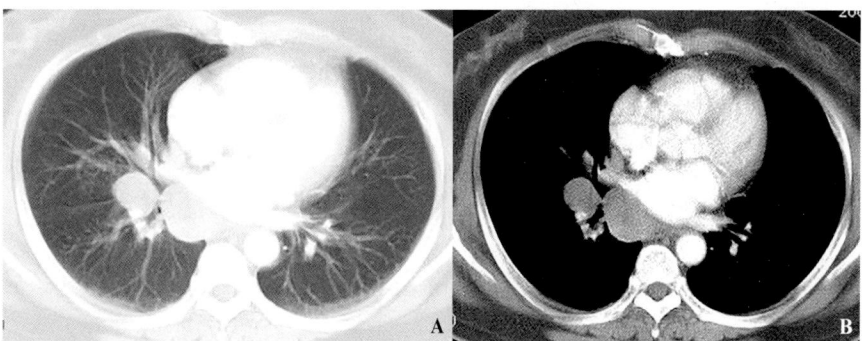

图4-9-15　右侧肺门影增大

女性，47岁。结节病。CT肺窗（A）显示右肺门增大；增强扫描（B）显示右肺门淋巴结增大，伴后纵隔淋巴结肿大。

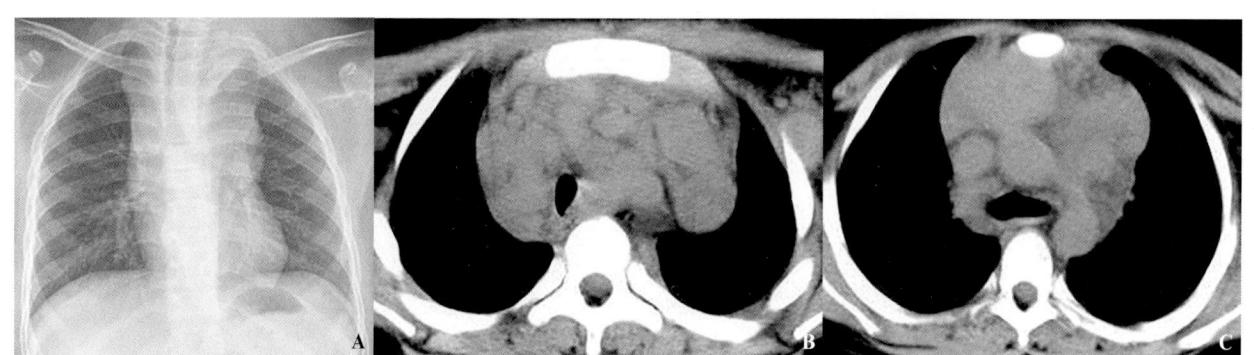

图4-9-16　两侧肺门影增大

男性，22岁。淋巴瘤。胸部正位X线片（A）显示两肺门区及上纵隔影增宽，左肺门增大明显；CT纵隔窗（B、C）显示前中纵隔、左腋窝多组淋巴结肿大。

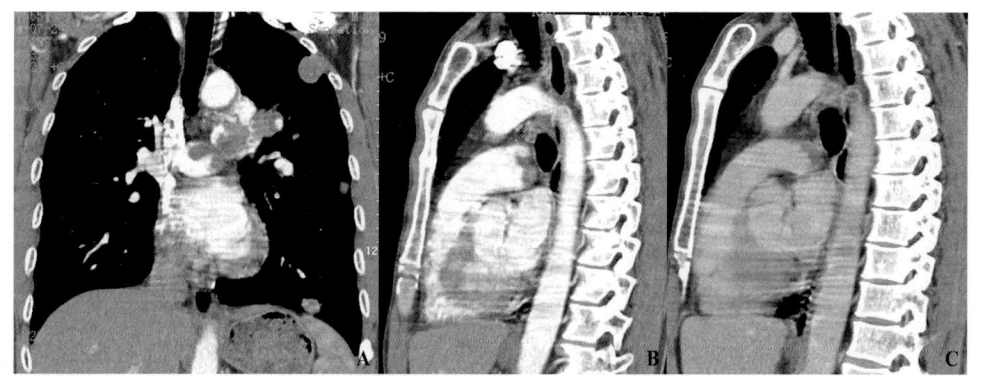

图4-9-17　男性，48岁。双侧肺门不对称增大（左上肺癌并肺动脉内瘤栓形成）

CT增强扫描（A）显示双侧肺门增大，主肺动脉、左肺动脉内可见充盈缺损，右肺动脉扩张；左肺上、中、下肺野胸膜下可见小结节阴影，其内有轻度的强化，并见有细小血管强化；矢状位（B）显示主肺动脉远侧可见充盈缺损，延迟期（C）显示血管内瘤栓仍呈低密度。

二、肺门缩小

肺门缩小(pulmonary hilar narrow)一般指肺动脉的血管变细,影像学上表现为肺门血管细小,肺野清亮。双侧肺门缩小以血管性疾病为主,常见于先天性心脏病肺血减少类,如法洛四联症、三尖瓣闭锁等。

单侧肺门缩小常见于单侧肺动脉不发育、肺动脉发育不全或肺动脉栓塞等(图4-9-18)。

双侧肺门缩小的X线为两侧肺门阴影缩小,肺纹理稀疏而纤细。单侧肺门缩小表现为患侧肺纹理细小,对侧血管肺纹理代偿增粗(图4-9-19和图4-9-20)。

诊断路径见图4-9-21。

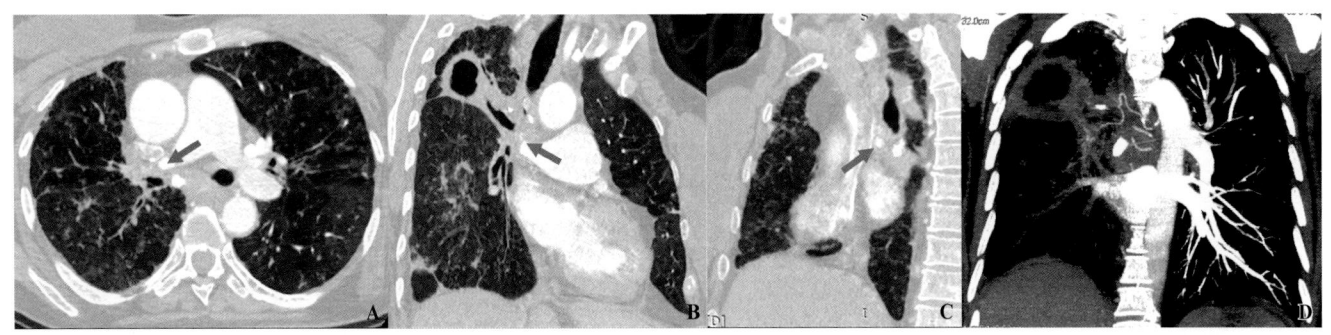

图4-9-18 右肺门缩小

女性,56岁。右肺动脉不发育。CT肺窗(A)、冠状位(B)和矢状位重建(C)显示右肺动脉变细消失,支气管动脉扩张(D),灌注异常(马赛克灌注)。注:右上空洞为鸟型分枝杆菌感染。

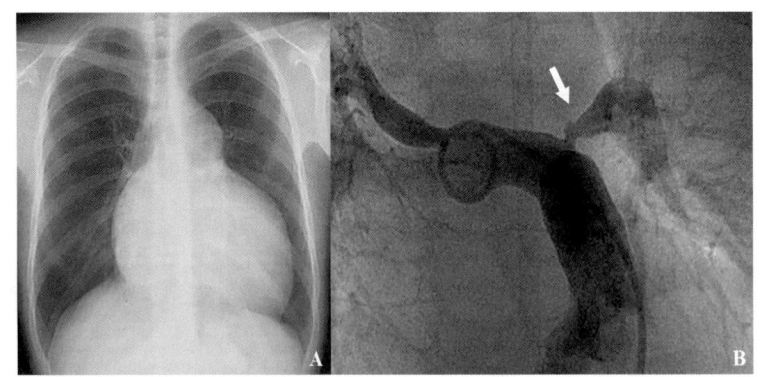

图4-9-19 肺门缩小

男性,15岁。肺动脉狭窄。胸部正位X线片(A)显示心腰凹陷,两肺清亮,透光度增加,DSA(B)显示左肺动脉管腔狭窄(本图片由中国医学科学院阜外医院放射科赵世华教授提供)。

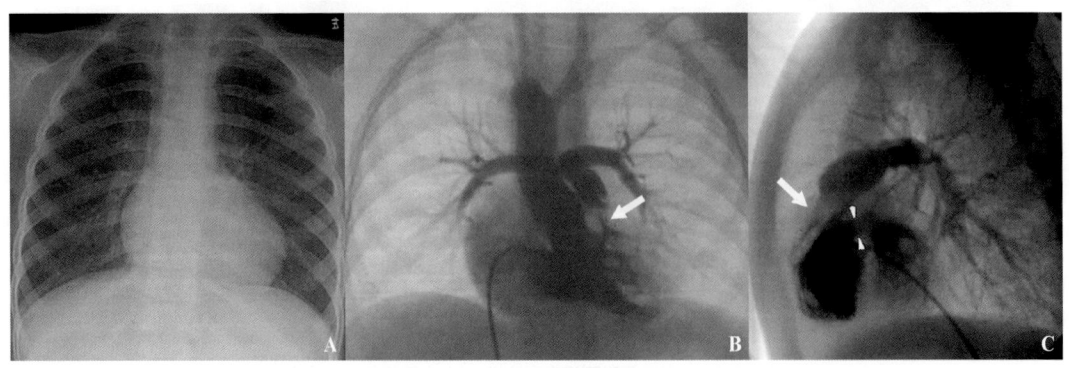

图4-9-20 肺门缩小

男性,6岁。法洛四联症。胸部正位X线片(A)显示心脏外形似靴形心,肺血减少,肺动脉段凹陷,心尖上翘,右心室肥厚;DSA标准正位(B)、斜位(C)示肺动脉管腔狭窄,主动脉提前显影,室间隔缺损(本图片由中国医学科学院阜外医院放射科赵世华教授提供)。

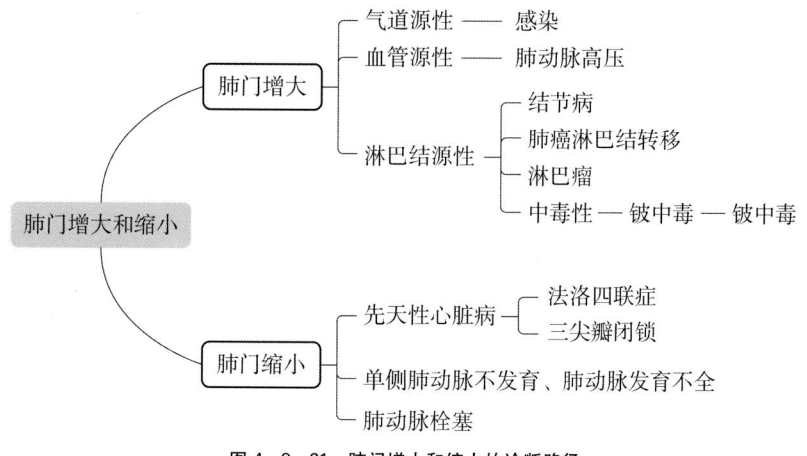

图 4-9-21　肺门增大和缩小的诊断路径

（王丽华　韩丹）

参考文献

[1] Swift AJ, Wilson F, Cogliano M, et al. Repeatability and sensitivity to change of non-invasive end points in PAH: the RESPIRE study [J]. Thorax, 2021, 76: 1032-1035.

[2] Keijsers RGM, Grutters JC. In Which patients with sarcoidosis is FDG PET/CT indicated? [J]. J Clin Med, 2020, 9: 890.

[3] Spagnolo P, Rossi G, Trisolini R, et al. Pulmonary sarcoidosis [J]. Lancet Respir Med, 2018, 6: 389-402.

[4] Tana C, Donatiello I, Coppola MG, et al. CT findings in pulmonary and abdominal sarcoidosis. implications for diagnosis and classification [J]. J Clin Med, 2020, 9: 3028.

[5] Ganeshan D, Menias CO, Lubner MG, et al. Sarcoidosis from head to toe: What the radiologist needs to know [J]. Radiographics, 2018, 38: 1180-1200.

第十节·纵 隔 增 宽

纵隔疾病的影像学与肺部疾病相比还是有些规律可循，相对而言疾病的种类也要少于肺部疾病。尽管引起纵隔增宽的原因较多，但是最常见的仍然是肿瘤、脓肿、炎症、出血及脂肪组织等，少见的原因也包括主动脉瘤和肺动脉瘤等。分析纵隔增宽的影像学特点需要依据疾病所在的部位、形态、密度（信号），从与邻近结构的关系入手[1-6]。

一般而言，不同的部位有不同的好发疾病。形态光滑一般提示良性，反之则提示恶性；对于纵隔的密度（信号），可以分为：①高密度（高信号）病变；②低密度（低信号）病变；③等密度（等信号）病变；④混杂密度（混杂信号）病变。混杂密度（混杂信号）提示病变内的组织结构和成分多样，是恶性病变的特点之一；与邻近结构关系清楚的多见于良性病变，反之则倾向于恶性病变。

一、纵隔肿块

纵隔内肿瘤、囊肿、淋巴结增大及腹腔组织或脏器疝入胸腔、脏器异位、动脉瘤均可表现为纵隔肿块（mediastinal mass）。

1. 纵隔内肿瘤·多发生于前纵隔和后纵隔[1,6]。在常见的肿瘤中，胸内甲状腺肿、胸腺瘤、畸胎类肿瘤、脂肪瘤等（图4-10-1～图4-10-4）常位于前纵隔。神经源性肿瘤多发生在后纵隔（图4-10-5）。

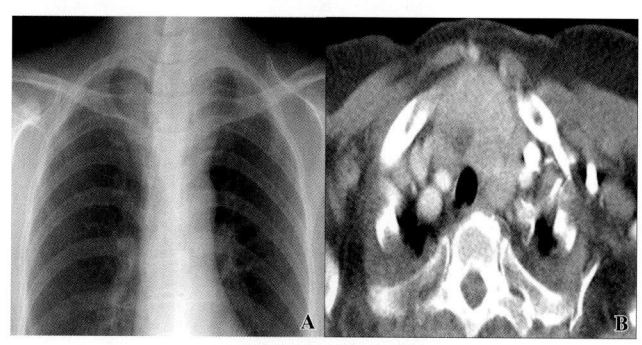

图 4-10-1　女性，18 岁。胸内甲状腺

胸部正位X线片（A）显示上纵隔肿块致气管右移，横径变窄；CT增强（B）显示胸廓入口高密度软组织团块，气管受压，血管影推移，内见小片状低强化区，提示腺瘤形成。

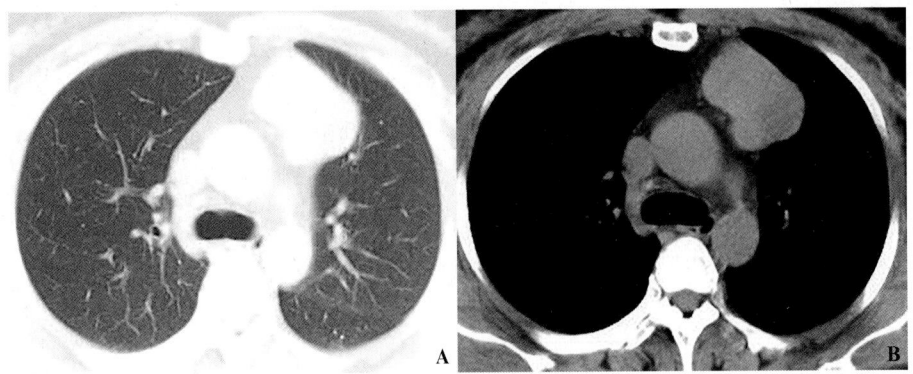

图4-10-2 女性,44岁。胸腺瘤

CT肺窗(A)显示左侧前中纵隔结节状增宽;纵隔窗(B)显示有一软组织肿块,内后缘轻度分叶,密度欠均匀,边缘光整,病变与纵隔大血管分界清晰。

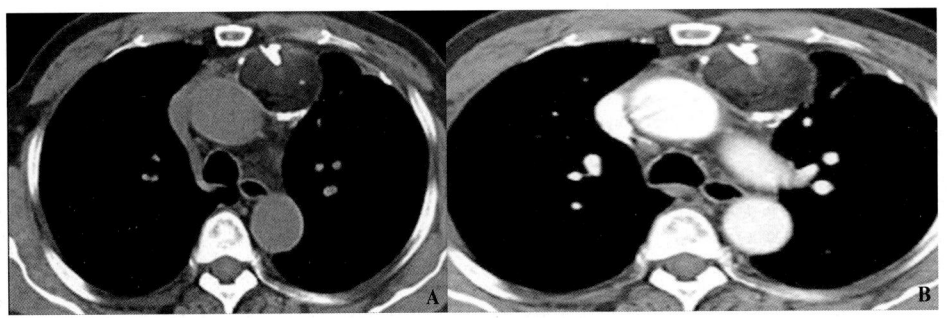

图4-10-3 男性,18岁。前纵隔畸胎瘤

CT纵隔窗(A)显示左前纵隔中部软组织肿块影,内含脂肪密度及斑点状高密度影,包膜完整,可见蛋壳样钙化;增强后(B)病灶未见明显强化。

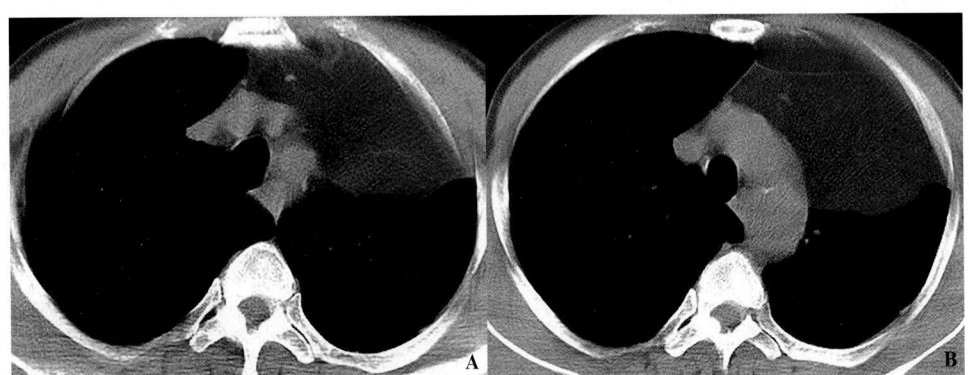

图4-10-4 男性,48岁。纵隔脂肪瘤

CT纵隔窗(A、B)显示前中纵隔增宽、外膨呈椭圆形,边缘光整,内呈脂肪密度(与皮下脂肪密度相似),有条状血管影穿行。

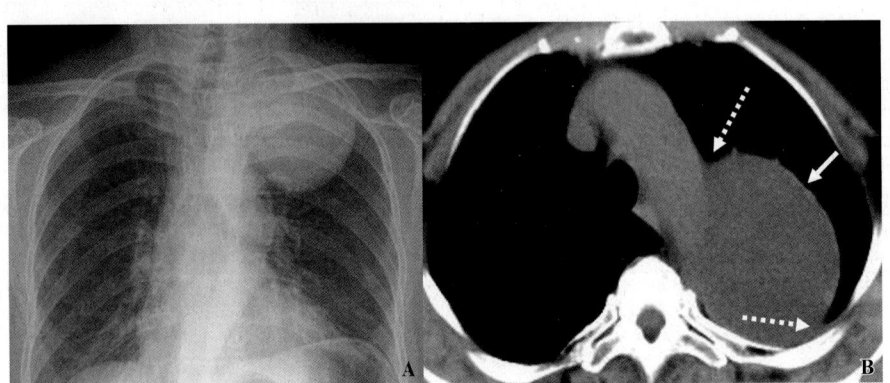

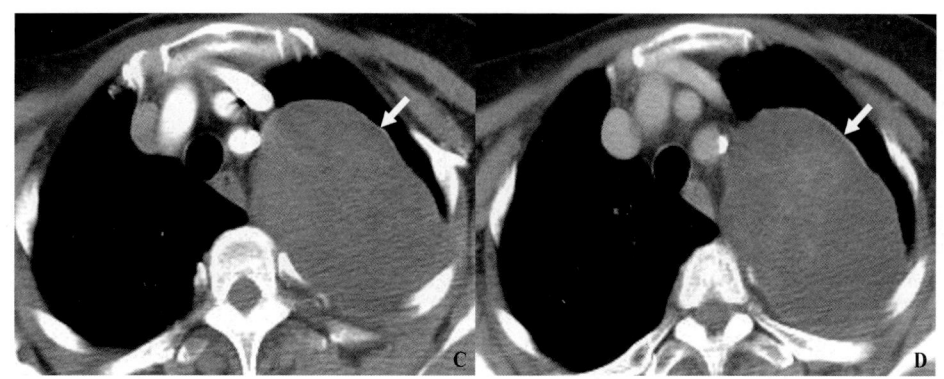

图4-10-5 女性,62岁。节细胞神经纤维瘤

胸部正位X线片(A)显示左上纵隔肿块,瘤-肺界面光整,邻近肺组织密度未见异常,气管右偏,无狭窄;CT纵隔窗(B)、增强扫描动脉期(C)和静脉期(D)显示脊柱旁沟椭圆形肿块,呈不均匀渐进性强化,肿块与相邻胸膜交角为钝角(虚箭),肿块肺缘可见细带状"假包膜"(实箭)。

2. 纵隔内囊肿·各种囊肿也有其好发部位,如胸腺囊肿、皮样囊肿及心包囊肿(图4-10-6)常发生于前纵隔。支气管囊肿及淋巴管囊肿(图4-10-7)多发生在中纵隔,如果病变很大,可突入后纵隔(图4-10-8)。食管囊肿多位于中后纵隔(图4-10-9)。

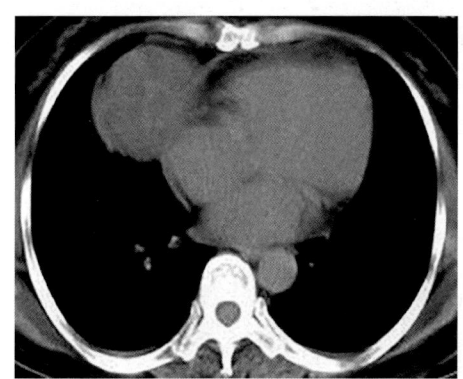

图4-10-6 男性,52岁。心包囊肿

CT纵隔窗显示右侧前下纵隔可见一类圆形囊性低密度影与心包分界不清,肺缘边界清晰。

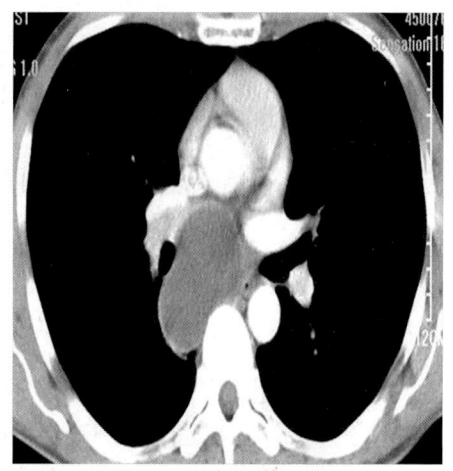

图4-10-8 男性,39岁。支气管源性囊肿

CT增强显示病灶位于气管隆突下,向右后方突出,邻近肺受压,增强后未见明显强化。

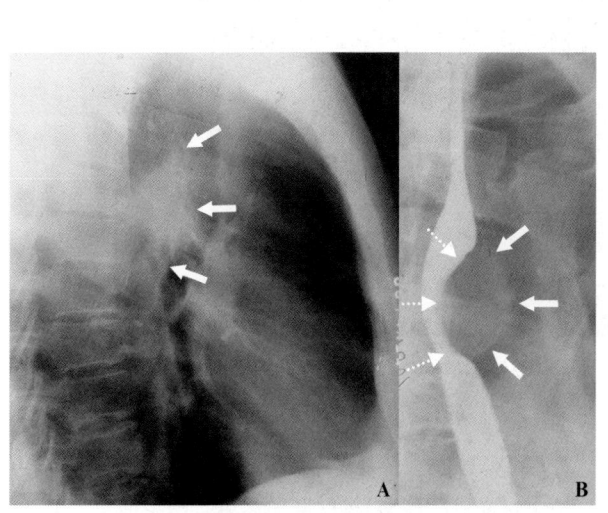

图4-10-7 气管囊肿

胸部侧位X线片(A)显示气管后壁密度增高(实箭),界限模糊,其后密度增高影;食管钡餐气管断层(B)显示气管后壁(实箭)和食管前壁(虚箭)弧形压迹,伴管腔缩窄,囊肿压迫两者致分离移位,提示病变位于中纵隔。

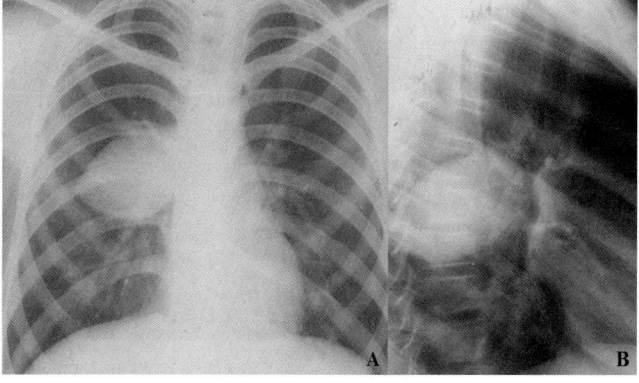

图4-10-9 食管囊肿

胸部正位X线片(A)显示右肺门椭圆形肿块,侧位(B)显示肿块轮廓光滑,密度均匀,肿块大部分与脊柱重叠,提示肿块位于后纵隔。

3. 淋巴结病变·淋巴瘤、转移瘤、结核、结节病及巨淋巴结增生症(图4-10-10~图4-10-13)是纵隔淋巴结增大的常见原因[7]。

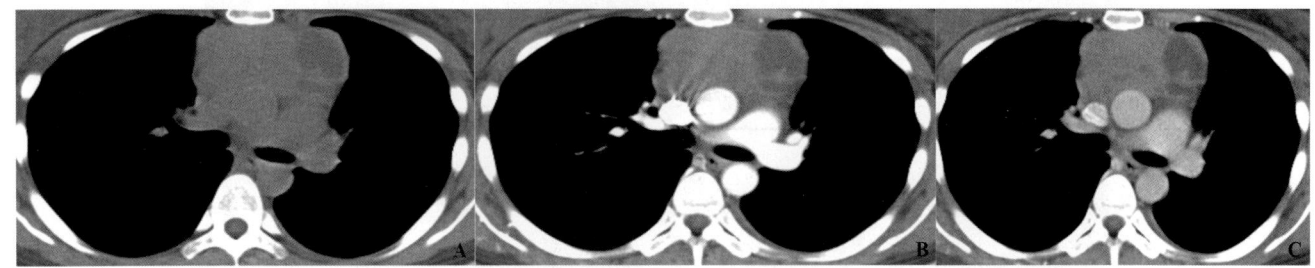

图4-10-10 女性,27岁。纵隔霍杰金淋巴瘤(结节硬化型)

CT纵隔窗(A)、动脉期(B)和延迟扫描(C)显示前上纵隔血管前间隙软组织团块影,内有团状低密度影,实体部分明显持续强化,低密度区未见明显强化,提示有囊变。

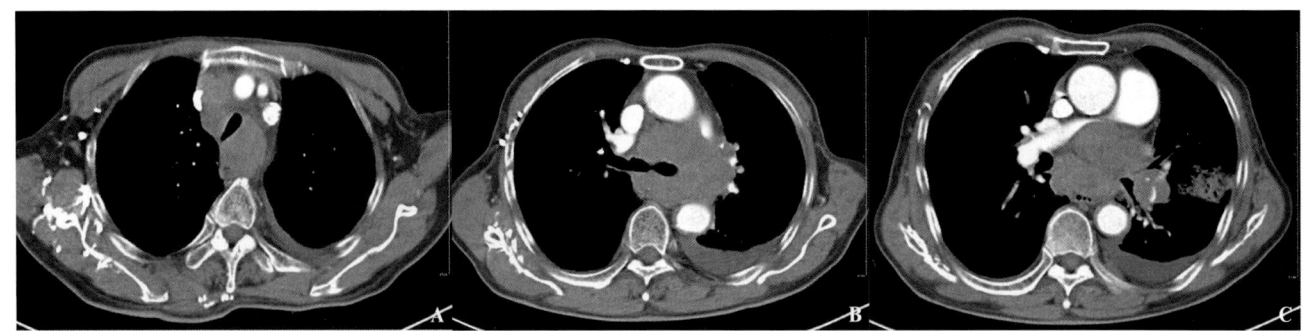

图4-10-11 男性,76岁。小细胞肺癌纵隔多发淋巴结转移

CT增强显示气管旁4R及4L组淋巴结肿大伴轻度不均匀强化,气管受压移位,上腔静脉推挤狭窄,右侧肩背部侧枝静脉显影(A);左主支气管周围淋巴结肿大融合,左肺动脉推挤(B);4组及7组,左肺门多发淋巴结肿大融合,左下叶动脉侵犯(C)。

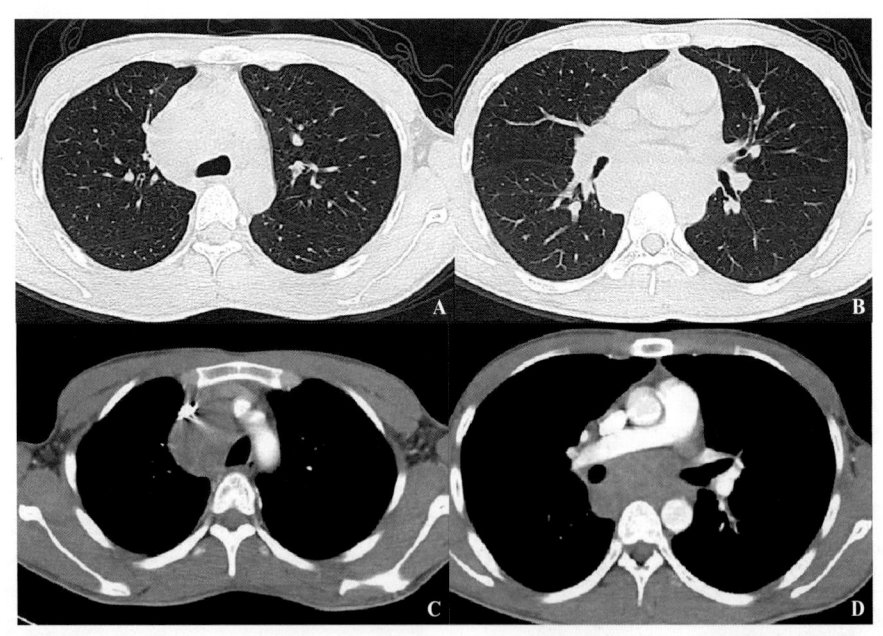

图4-10-12 男性,22岁。纵隔淋巴结结核

CT肺窗(A、B)显示两肺未见明显异常;增强扫描(C、D)显示纵隔4组及7组淋巴结肿大,部分融合成团块状,呈中度网格状强化,提示淋巴结不均匀坏死。

4. 其他原因·大网膜疝及脏器异位多位于下纵隔,其中大网膜疝好发于前下纵隔,食管裂孔疝位于中后纵隔,腰肋三角疝好发于后下纵隔(图4-10-14)。主动脉瘤、无名动脉瘤、肺动脉瘤、肺静脉瘤、奇静脉瘤及血管畸形的也可表现为纵隔肿块,增强扫描表现特殊,有助于定性诊断。

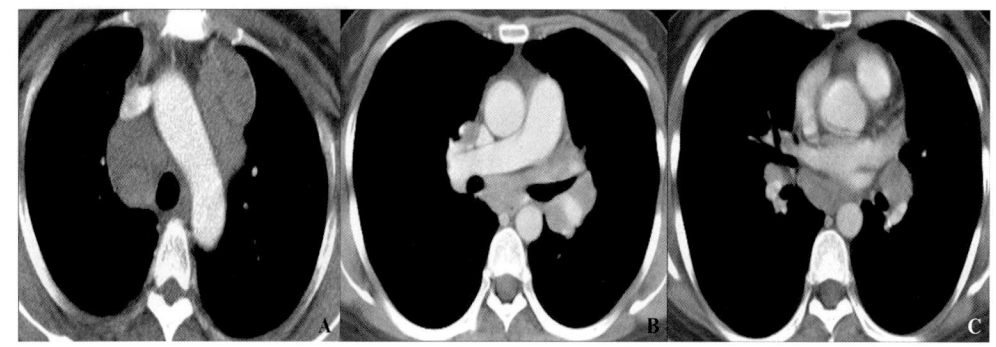

图4-10-13　女性，44岁。结节病

CT增强显示血管前间隙、气管右旁（A），双侧肺门、隆突下（B、C）有多个肿大淋巴结影，并部分融合成团块状。

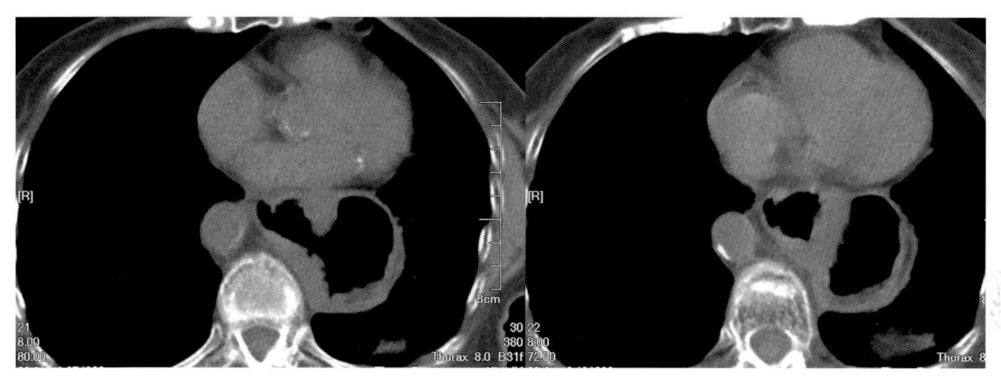

图4-10-14　食管胃底纵隔疝

CT纵隔显示后纵隔含气囊腔，外形不规则，系胃泡进入胸腔所致。

二、纵隔脓肿

颈部脓肿向下蔓延或食管穿孔是发生纵隔脓肿（abscess of mediastinum）最为常见的原因。影像学表现为上纵隔局限性增宽，偶见上纵隔向两侧增宽。牙源性纵隔脓肿可伴颈椎前间隙增宽；食管穿孔引起的纵隔脓肿多位于后纵隔（图4-10-15）；肺脓肿破溃引起的纵隔脓肿可位于前纵隔[8]。

三、纵隔血肿

冲击伤、挤压伤、胸壁穿通伤及手术后均可引起纵隔血肿（mediastinal hematoma），也可继发于颈根部大血管的撕裂伤。影像学常表现为上纵隔向两侧增宽，单侧增宽少见。增宽的上纵隔边缘多较平直，且清楚（图4-10-16）。

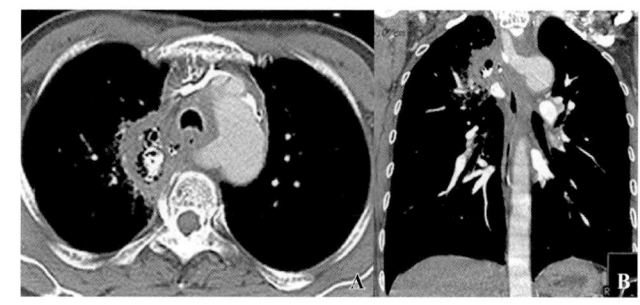

图4-10-15　男性，76岁。纵隔脓肿

食管癌术后1年余。强化扫描轴位（A）和冠状位重建（B）显示右上后纵隔增宽，其内可见多发不规则小泡样透亮区，病变与邻近结构的关系不清楚。

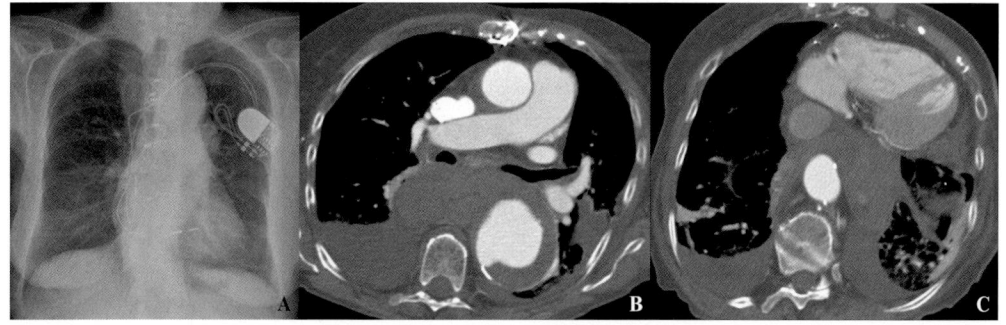

图4-10-16　纵隔血肿

女性，76岁。降主动脉动脉瘤破裂。胸部正位X线片（A）显示上纵隔影向两侧增宽，CT增强（B、C）显示纵隔内大血管周围可见灰色软组织密度影，以后纵隔增宽为著。

四、纵隔内脂肪沉积

激素治疗可造成纵隔内脂肪组织沉积（mediastinal fat deposition），纵隔内脂肪组织大量增加时，影像学表现为纵隔影向两侧增宽，边缘多较为清楚（图4-10-17）。

诊断路径见图4-10-18。

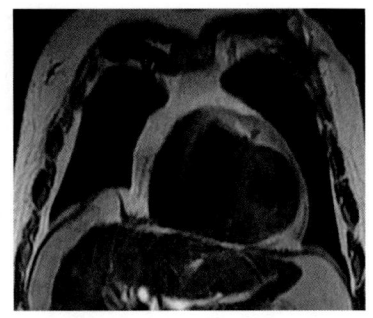

图4-10-17 男性，33岁。纵隔脂肪沉积

MRI冠状位扫描T1WI显示纵隔、心包及双侧膈下均匀高信号，其信号强度与皮下脂肪一致。

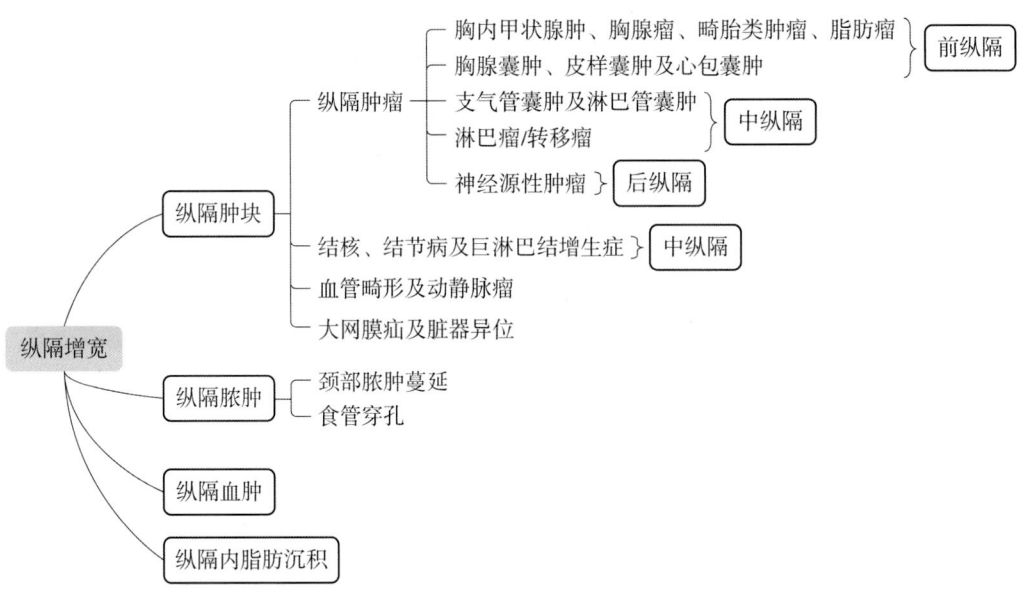

图4-10-18 纵隔增宽的诊断路径

（王丽华　韩丹）

参考文献

[1] Marx A, Chan JKC, Chalabreysse L, et al. The 2021 WHO classification of tumors of the thymus and mediastinum: what is new in thymic epithelial, germ cell, and mesenchymal tumors? [J]. J Thorac Oncol, 2022, 17: 200-213.

[2] Almeida PT, Heller D. Anterior mediastinal mass [M]. In: StatPearls [Internet]. Treasure Island (FL): StatPearls Publishing, 2021.

[3] Juanpere S, Cañete N, Ortuño P, et al. A diagnostic approach to the mediastinal masses [J]. Insights Imaging, 2013, 4: 29-52.

[4] Carter BW, Marom EM, Detterbeck FC. Approaching the patient with an anterior mediastinal mass: a guide for clinicians [J]. J Thorac Oncol, 2014, 9(9 Suppl-2): S102-9.

[5] Stoddard N, Heil JR, David R. Lowery anatomy, thorax, mediastinum [M]. In: StatPearls [Internet]. Treasure Island (FL): StatPearls Publishing, 2021.

[6] Strange CD, Ahuja J, Shroff GS, et al. Imaging evaluation of thymoma and thymic carcinoma [J]. Front Oncol, 2022, 11: 810419.

[7] Sève P, Pacheco Y, Durupt F, et al. Sarcoidosis: a clinical overview from symptoms to diagnosis [J]. Cells, 2021, 10: 766.

[8] Pastene B, Cassir N, Tankel J, et al. Mediastinitis in the intensive care unit patient: a narrative review [J]. Clin Microbiol Infect, 2020, 26: 26-34.

第十一节·胸膜病变

胸膜的脏、壁两层在肺根处相互反折延续，围成两个完全封闭的腔隙，称为胸膜腔。正常生理状态下，胸膜腔为负压，内有少量浆液。许多病变会导致胸膜及其间隙的异常。

常见的胸膜异常表现包括胸腔积液、气胸、液气胸、胸膜肥厚粘连、胸膜钙化、胸膜结节及胸膜肿块[1]。

一、胸腔积液

胸膜腔内蓄积的液体量(包括渗出液、漏出液、血液、脓液、乳糜液等)超过正常称为胸腔积液(pleural effusion),简称胸水。其常见原因有结核、炎症、肿瘤及外伤。它可以是一种病变,也可以是系统性疾病(如结缔组织病)的表现之一。

病因不同,胸腔积液的性质也不尽相同。一般情况下,结核性胸膜炎产生渗出液;化脓性炎症形成脓胸;心肝肾疾病、充血性心力衰竭或血浆蛋白过低可产生漏出液;恶性肿瘤引起血性或渗出性胸腔积液;外伤性胸腔积液为血液;颈胸部手术损伤淋巴引流通道或恶性肿瘤侵犯胸导管及左锁骨下静脉则导致乳糜性积液。X线平片只能确定积液的有无,而无法确定积液的性质。

【分类】

根据液体的流动性将胸腔积液分为游离性胸腔积液和局限性胸腔积液。游离性胸腔积液根据积液量的多少,人为划分为少量、中量和大量胸腔积液。局限性胸腔积液根据所在位置分为包裹性积液叶间积液、肺底积液、纵隔积液。

【影像学表现】

1. 游离性胸腔积液·积液可以在胸膜腔自由移动的状况称为游离性胸腔积液(free pleural effusion)。在立位时,由于后肋膈角最低,积液最先积存于该处,其次是侧肋膈角。由于胸腔的负压,液体的重力,肺组织的弹力及液体表面张力,液体上缘呈外高内低的弧线形,即曲液平面,呈反抛物线状。

(1) 少量胸腔积液:站立后前位胸部X线片显示,肋膈角变钝、消失,液体上缘可见反抛物线征,其最高处低于第4前肋上缘(图4-11-1和图4-11-2)。此时如果进行透视,会看到液体随呼吸上下移动,患者向一侧倾斜或转动体位时,可见液体面相应移动。患侧侧卧水平投照时,可见液体沿侧胸壁内缘形成窄带状均匀密度增高影。

CT及MRI仰卧位检查表现为后胸壁内侧与胸壁走行一致的弧形窄带状液体密度(信号)影,边缘光滑整齐(图4-11-1和图4-11-2)。

MRI不但可以敏感地检查出少量胸腔积液,而且常能对积液的性质进行判断。一般非出血性积液表现为T1WI低信号;而结核性胸膜炎或外伤引起的积液,因其内含有较多蛋白质和细胞成分而呈T1WI中到高信号。胸腔积液不论性质如何,T2WI多呈高信号,蛋白质或出血信号不同程度减低[1]。

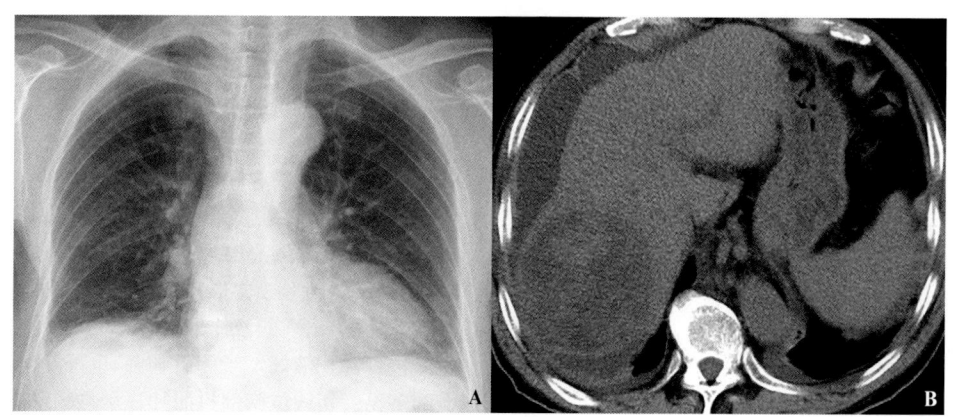

图4-11-1 男性,73岁。肝癌并少量胸腹腔积液

胸部正位X线片(A)显示双侧膈肌角变浅,右侧变钝、模糊;上腹部CT扫描(B)显示肝周及双侧胸腔后壁新月形液体密度影。注:膈肌内侧的为腹腔积液,外侧的为胸腔积液。

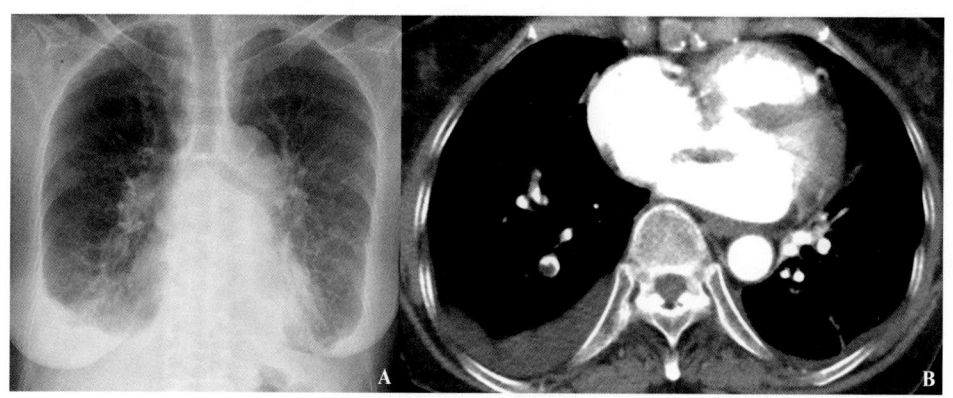

图4-11-2 女性,75岁。肺栓塞并双侧少量胸腔积液

胸部正位X线片(A)显示双肋膈角变钝、消失,上缘可见反抛物线征,其最高处位于第7前肋上缘;CT横断面扫描(B)显示后胸壁内侧与胸壁平行的新月形液体密度影,边缘光滑整齐,右肺动脉内可见充盈缺损。

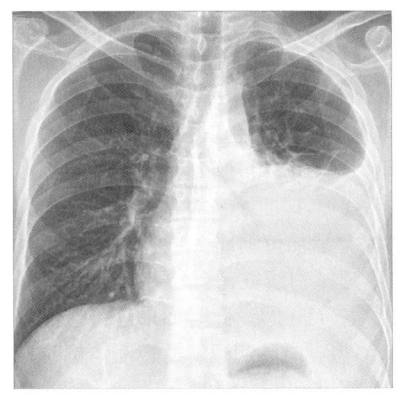

图4-11-3 男性,18岁。左侧中等量胸腔积液

胸部正位X线片显示左侧第3～4前肋间隙以下肺野密度均匀增高,上缘呈外高内低的反抛物线征。

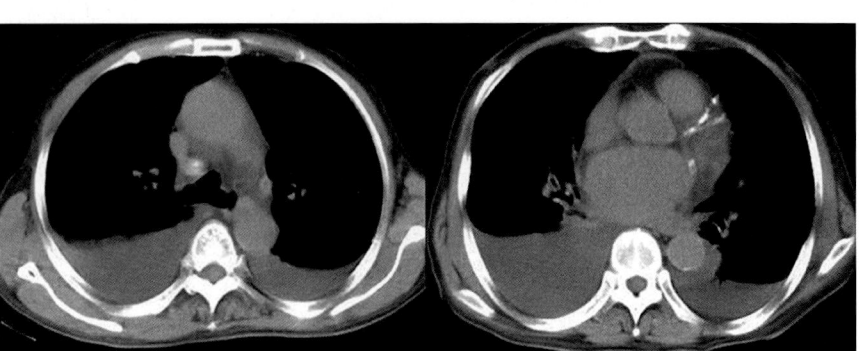

图4-11-4 男性,86岁。双侧中等量胸腔积液

CT纵隔窗显示双侧肺组织后方半月形和新月形液体密度影,边缘锐利整齐。

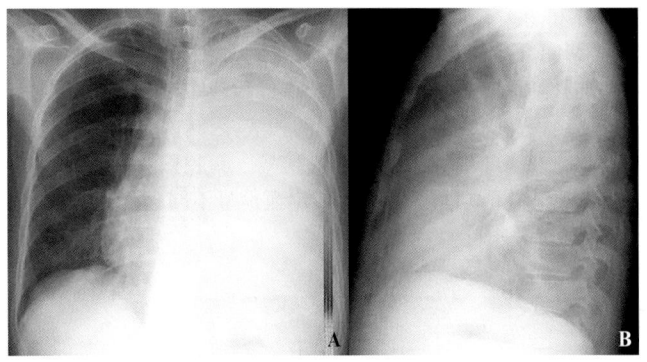

图4-11-5 男性,26岁。左侧大量胸腔积液

胸部正(A)位、侧(B)位X线片显示左侧胸廓扩大,左侧肺野呈弥漫高密度影,心影向右侧移位。

(2) 中量胸腔积液:胸部X线片显示肺下野密度均匀性增高,曲液平面位于第2～4前肋上缘之间,膈肌及肋膈角被遮盖(图4-11-3)。

CT及MRI表现为后胸壁新月形液体密度(信号)影,边缘整齐,局部肺组织轻度受压(图4-11-4)。T1WI信号因液体性质而变,T2WI信号为高信号。

(3) 大量胸腔积液:曲液平面高于第2前肋上缘水平,积液区域肺野呈均匀的致密影,同时可见肋间隙增宽,纵隔向健侧移位(图4-11-5)。

CT及MRI表现为半月形或整个胸腔为液体密度(信号)影占据,被压缩的肺向中心萎陷,甚至在肺门处形成软组织密度影,其内有时可见含气支气管影。纵隔向对侧移位,膈肌下移(图4-11-6)。

2. 局限性胸腔积液·胸腔积液积存于胸腔某一个局部称为局限性胸腔积液(localized pleural effusion)。它可分为包裹性积液、叶间积液、肺底积液、纵隔积液,其中以包裹性积液最多见。包裹性积液的原因以炎症常见,尤以结核更常见。叶间积液可由心功能不全或结核引起,少数肿瘤侵犯胸膜或发生胸膜转移也可表现为叶间积液。肺下积液与纵隔积液常见结核。

(1) 包裹性积液:脏、壁层胸膜由于各种原因产生粘连,使积液局限于胸膜腔的某一部位,称为包裹性积液(encapsulated effusion)。其影像学特点为:①非新月形或抛物线形(呈椭圆形或梭形);②非重力最低点位置(如前方、侧面或后外侧)出现的液体聚集。

包裹性积液好发于侧后胸壁,也可发生于前胸壁,下部比上部多见。切线位胸部投照片显示自胸壁向肺野内突出的半圆形或扁丘状阴影,其上下缘与胸壁的夹角为钝角,边缘清楚,密度均匀(图4-11-7)。

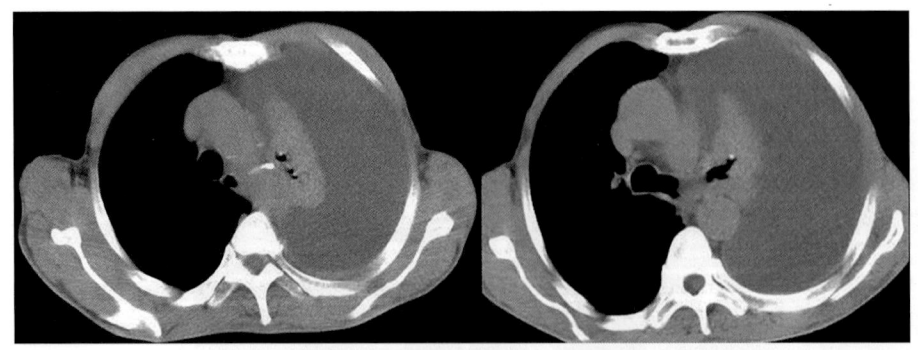

图4-11-6 男性,72岁。左侧大量胸腔积液

CT纵隔窗显示左侧胸腔为液体密度影充填,左肺被压缩至肺门,气管纵隔右移。

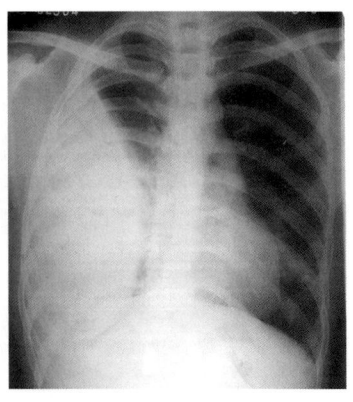

图4-11-7 右侧包裹性胸腔积液

胸部正位X线片显示右胸壁梭形软组织密度影,与胸壁广基底连接,其上下缘与胸壁的夹角为钝角,密度均匀,边缘锐利,肋间隙缩窄。

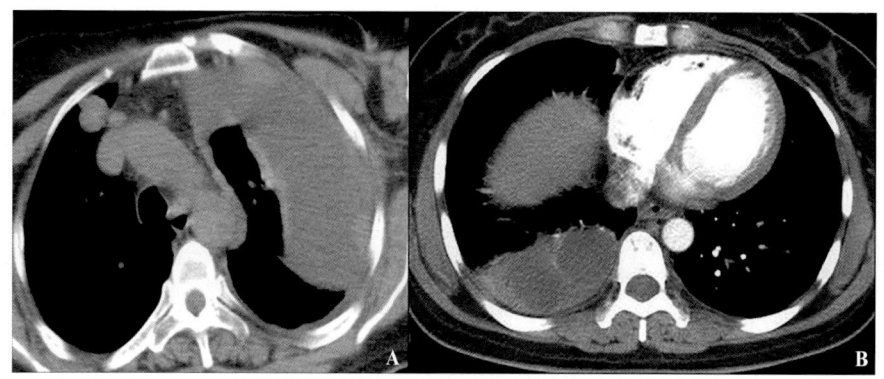

图 4-11-8　右侧胸腔包裹性积液

CT 纵隔窗(A)显示左前胸壁椭圆形均质肿块,肿块与侧胸壁及纵隔广基底相接,与纵隔胸膜相交成钝角;CT 增强扫描(B)显示右背侧胸壁内椭圆形稍低密度影,基底宽而紧贴胸壁,壁层胸膜不规则增厚,稍有强化,囊内有线状分隔。

CT 及 MRI 表现为自胸壁向肺野突出的椭圆状、凸镜样液体密度(信号)影,基底宽而紧贴胸壁,与胸壁夹角多为钝角,边缘光滑(图 4-11-8A),邻近胸膜多有增厚。增强扫描对胸膜改变显示最佳,表现为脏层胸膜及壁层胸膜强化,中间包裹聚集的液体不强化,则称为胸膜分裂征(图 4-11-8B)。

(2) 叶间积液:胸腔积液局限于水平裂或斜裂时称为叶间积液(interlobar effusion),叶间积液可单独存在,也可与胸腔游离积液并存。叶间积液的典型表现为圆形或透镜形液体密度影(图 4-11-9)。包裹性的胸腔液体的形态因其位置及 X 线摄影的投照方向而异。当包裹性胸腔积液影表面与 X 线平行时,其边缘较为清晰(图 4-11-9),而其表面与 X 线垂直时,则边缘较模糊(图 4-11-10A)。因此,仅根据后前位胸部 X 线片诊断叶间裂积液,尤其是斜裂积液较困难,侧位胸部 X 线片有助于诊断的确立(图 4-11-10B)。

当游离积液进入叶间裂时,可呈底向胸膜面的三角形影,三角形影逐渐变细与肺裂融合形成的鸟嘴征(图 4-11-11)。

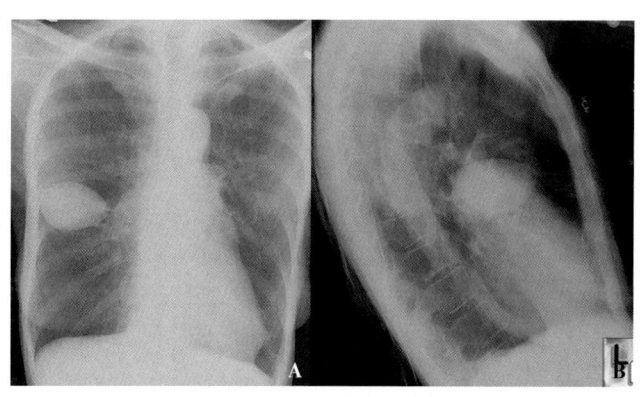

图 4-11-9　女性,50 岁。右侧叶间积液

胸部正位 X 线片(A)显示右肺中野水平裂处椭圆形软组织密度影,密度均匀,边缘光滑锐利,内外侧缘分别以细线与侧胸壁、肺门相连;侧位 X 线片(B)显示水平裂梭形高密度影,前后端变尖呈鸟嘴状。

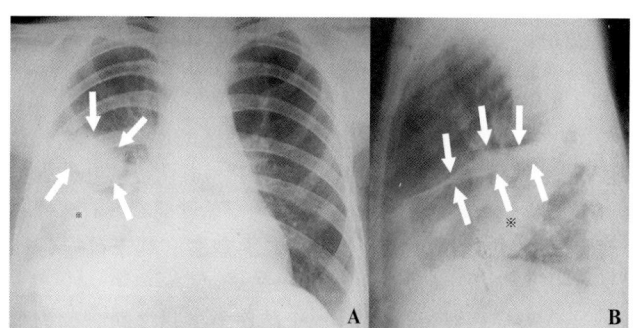

图 4-11-10　叶间裂积液

胸部正位 X 线片(A)显示右肺中下野密度增高,中野有一类圆形肿块(箭),下叶为片状高密度影(※),上缘不清,下方膈肌显示不清,无法与肺部渗出性病变区别,右侧位 X 线片(B)显示水平裂(箭)及斜裂(※)呈梭形,边缘锐利,密度均匀,膈肌光滑。

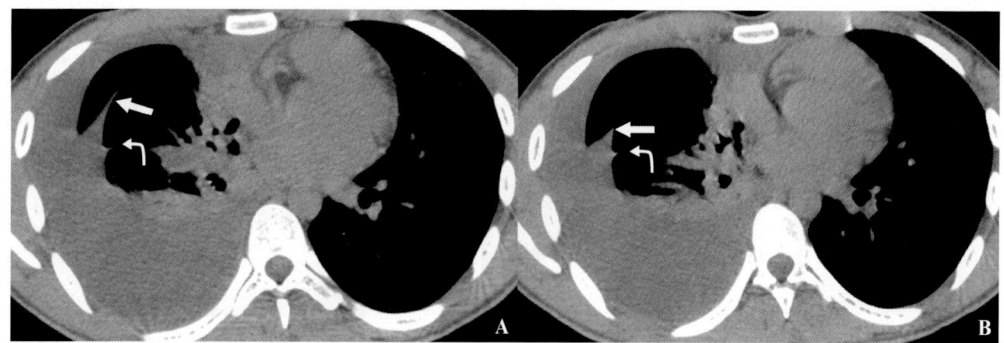

图 4-11-11　右侧胸腔积液

CT 纵隔窗连续断面(A、B)显示右侧胸膜腔新月形液体密度影,向肺内有一个三角形突起,突起处有两个尖角(为积液伸入叶间裂内),前方细长突起(直箭,斜裂)呈鸟嘴状,后方短小突起(弯箭,水平裂)呈尖角状。

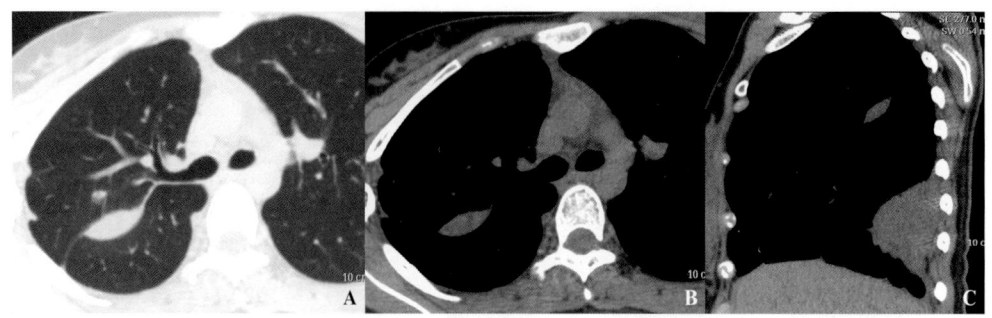

图4-11-12 女性，17岁。右侧胸腔背部包裹性积液并斜裂间积液

CT肺窗(A)显示右斜裂局限性梭形膨大，轮廓光滑，与对侧相比，两端斜裂胸膜增厚；CT纵隔窗(B)显示密度均匀，矢状位重建(C)显示该影仍为梭形，与斜裂走行一致，同层背部凸镜形液体样密度影，基底宽而紧贴胸壁，与胸壁夹角多为钝角，边缘光滑，邻近胸膜有增厚。

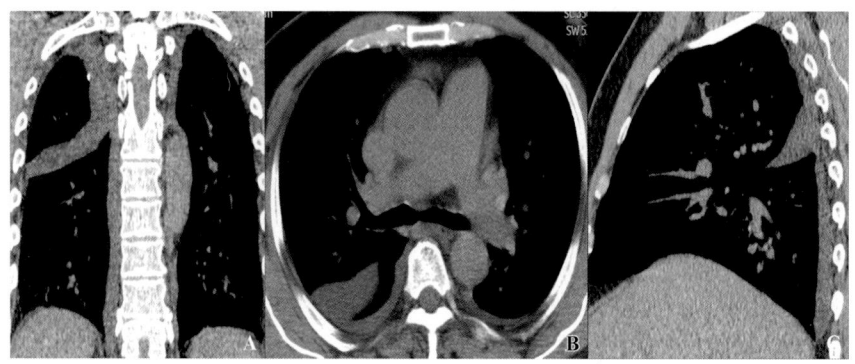

图4-11-13 双侧少量胸腔积液并右侧斜裂间积液

CT纵隔窗冠状位(A)显示右上肺野条形高密度影，与纵隔及肺尖胸膜病变相延续；轴位纵隔窗(B)显示该病变呈楔形，基底与侧胸壁相连，矢状位纵隔窗(C)呈典型三角形，尖端指向肺门，位于斜裂位置。

在CT及MRI上表现为叶间少血管区的片状、带状、梭形或球形液体密度(信号)影(图4-11-12)，其两端的叶间胸膜常有增厚，呈彗尾征。与正位X线片一样，叶间积液有时候易与肺实质肿块混淆，多方位、连续层面观察有利于确定诊断(图4-11-13)。

(3) 肺底积液：胸腔积液位于肺底与横膈之间时称为肺底积液(subpulmonary effusion)。右侧较多见。立位胸部X线片显示，被肺底积液向上推挤的肺下缘呈圆顶状，易被误诊为膈升高，仔细观察，此时的"膈影"圆顶最高点偏外，位于中外1/3交界点之外。如果发现上述征象，应变动体位观察，如果出现：①仰卧位X线片显示患侧肺野密度均匀增高，膈面位置恢复正常(图4-11-14)；②站立向患侧倾斜时透视或摄片，出现游离积液表现，可诊断为肺底积液。由于卧位时，肺底积液的液体流入背侧胸腔，故CT及MRI对此型胸腔积液无法诊断。

(4) 纵隔包裹性积液：当液体积聚在纵隔胸膜与脏层胸膜之间时，称为纵隔包裹性积液(mediastinal encapsulated effusion)。其胸部X线片表现为纵隔旁底向下三角形阴影，液体量较多时，三角形外缘向肺野内突出(图4-11-15)，因表现与纵隔肿瘤很相似，胸部X线片难以区分。CT表现为纵隔旁液体密度肿块，增强扫描无强化，常伴有纵隔胸膜增厚。

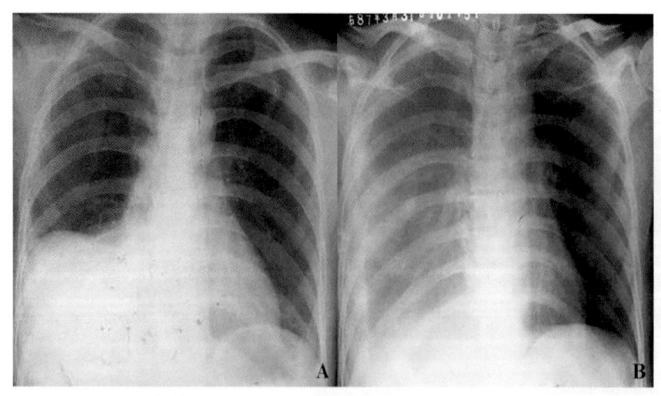

图4-11-14 右侧肺底积液

后前立位X线片(A)显示右侧膈肌抬高，膈肌最高点外移，卧位X线片(B)显示右肺透光度下降，膈面模糊，但位置较立位下降至左膈高度，沿右侧侧胸壁内缘可见条带状高密度影。

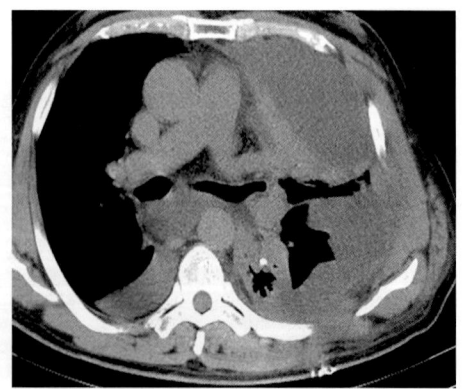

图4-11-15 女性，65岁。食管癌术后，胸腔及纵隔包裹性积液

左侧前胸腔可见凸透镜状液体密度影，邻近胸膜明显增厚呈带状；隆突下偏右后纵隔可见包裹性积液；左侧斜裂间积液内缘形态不规则，右侧背部胸膜腔游离积液。

二、气胸与液气胸

(一) 气胸

胸膜腔进入空气即为气胸(pneumothorax)。由于气体的进入改变了胸腔的负压状态,故肺呈现部分或完全压缩。空气可以来自壁层胸膜的破裂,也可来自脏层胸膜的破裂。

壁层胸膜破裂多见于外伤或医疗手段,如手术、穿刺等;脏层胸膜破裂则是由于肺表面的破损,如接近脏层胸膜的肺大疱、肺气肿破裂,肺结核或其他肺部感染引起肺组织坏死而合并脏层胸膜破溃。也有过去并无肺或支气管病变,而因突然用力如剧烈咳嗽、挤压、排便等引起胸腔压力突然升高,肺泡及脏层胸膜破裂而产生自发性气胸。

【影像学表现】

气胸时空气常蓄积在肺组织的外围,使肺组织向肺门处收缩移位。在胸部X线片及CT上形成胸壁与肺组织之间无肺纹理的低密度透亮带,外缘为胸壁,内侧为发丝状或细带状脏层胸膜影(图4-11-16~图4-11-19)。

当发生张力性气胸时,可见患侧肺被迅速压缩,完全缩至肺门区域,患侧胸廓饱满,肋间隙增宽,膈肌低平,纵隔向健侧移位(图4-11-20)。当发生开放性气胸时,除了患侧肺完全萎陷外,还可在透视下观察到纵隔摆动现象,即吸气时纵隔移向健侧,呼气时纵隔返回原位,甚至移向患侧。

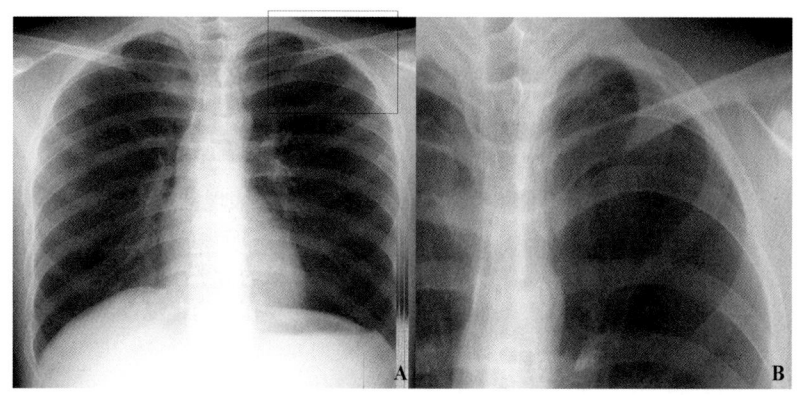

图4-11-16 男性,18岁。少量气胸
胸部正位X线片(A)和局部放大(B)显示左肺尖新月形无肺纹理区,外缘为胸壁,内侧为发丝状阴影。

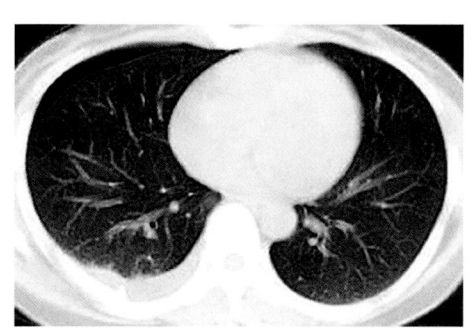

图4-11-17 女性,35岁。右侧少量气胸
CT肺窗显示右前胸壁下弧形无肺纹理低密度带,内缘为细丝状脏层胸膜阴影。

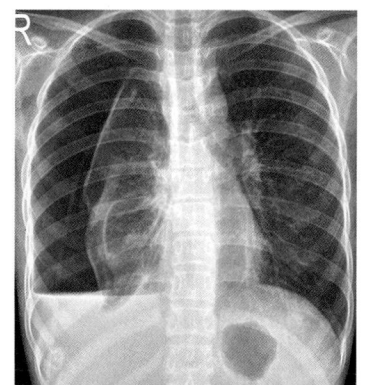

图4-11-18 男性,32岁。右侧大量液气胸引流管留置
右1/2肺野外肺纹理消失,内缘为细带状致密影,该影在水平裂处内陷,右肺被压向肺门,萎陷的肺下叶可见条状及小斑点状高密度影。

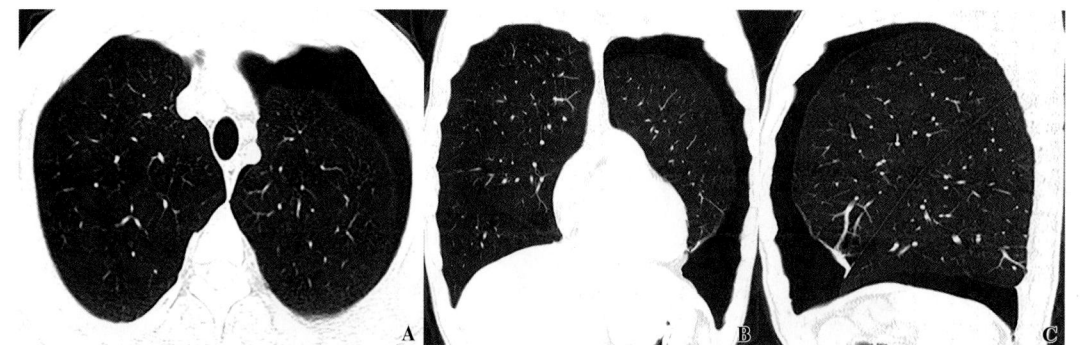

图4-11-19 男性,28岁。左侧气胸
CT肺窗(A)显示左前及外侧胸壁下可见新月形无肺纹理区,其内为气体密度,内缘为压缩的肺边缘;冠状位和矢状位重建(B、C)显示气体聚集在肺周的胸腔。

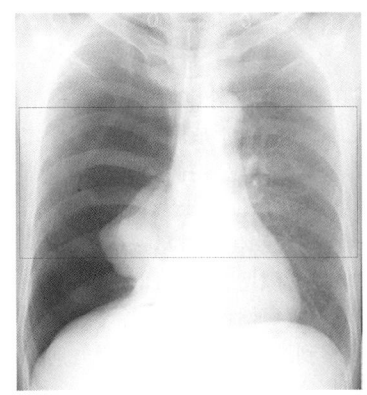

图4-11-20 男性,25岁。张力性气胸

胸部X线片显示右侧整个肺野肺纹理消失,右肺完全压缩呈团状高密度影紧贴于肺门区,患侧肋间隙较对侧增宽(矩形框内右侧胸壁包含4根肋骨,3个肋间隙;左侧包含4根肋骨,4个肋间隙),心脏向左侧(健侧)移位。

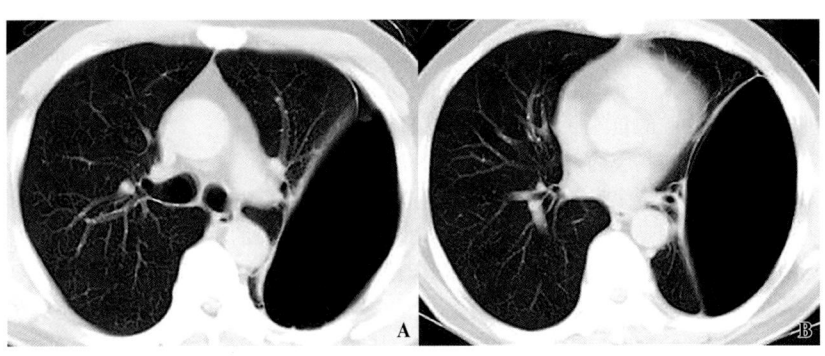

图4-11-21 男性,56岁。左侧包裹性气胸

不同层面CT肺窗显示左肺外侧大片无肺纹理区,呈双凸镜状,内缘为致密的细带状影,前缘可见小片(A)及细线状(B)阴影与胸壁相连。

当气体量较少或存在胸膜粘连时,胸部X线片容易漏诊,呼气末摄片有助于提高气胸的显示。与胸部X线片相比,CT不仅能够清晰显示少量气胸及局限性气胸,而且易于显示增厚的胸膜,检出可能存在的粘连带、皮下气肿和纵隔气肿(图4-11-21)。

(二) 液气胸

胸膜腔内同时有积液和积气时称液气胸(hydropneumothorax)。液气胸常见于胸部外伤、医疗操作后。液气胸可分布于游离胸膜腔,或因胸膜粘连而呈局限性液气胸或粘连性多房性液气胸。

【影像学表现】

液体分布于胸膜腔的近地侧,气体浮于胸膜腔的远地侧,两者相交处为液平面,无论体位如何,液平面始终保持和地面平行。肺受压缩的程度及液面的宽、窄、高、低视气体量及液体量而异(图4-11-22~图4-11-24)。如果存在胸膜粘连,在胸部X线片及CT上可见单一或多发的液平面,其长短、高低均可不同,但相互平行,各个液平面只能在一定范围内移动。

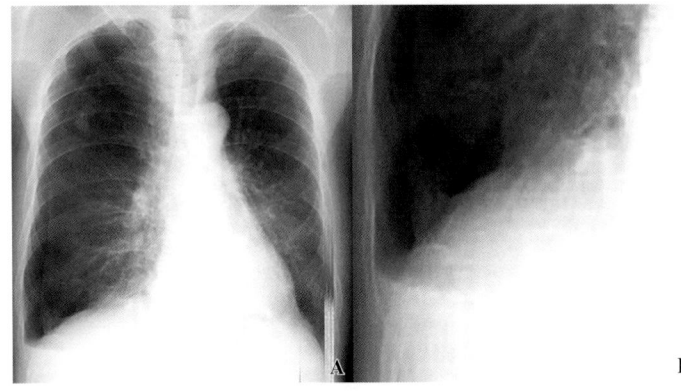

图4-11-22 男性,33岁。右侧液气胸

胸部正位X线片(A)和局部放大图(B)显示右侧肺野外弧形无肺纹理低密度带,内缘为发丝状阴影,右肋膈角处见短小的液平面。

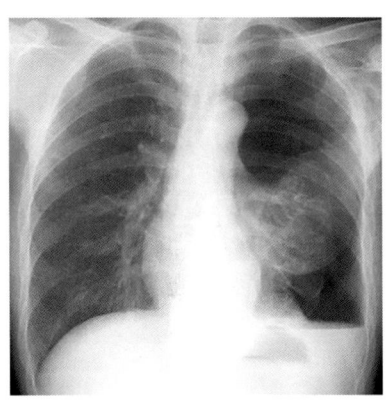

图4-11-23 男性,30岁。左侧液气胸伴皮下气肿

胸部正位X线片显示左肺野大部区域透光度增加,呈现无肺纹理区,中野可见压缩的左肺呈团状稍高密度影,左侧肋膈角处见较长气液平面,左侧肩胛及腋下软组织内可见不规则气体密度影。

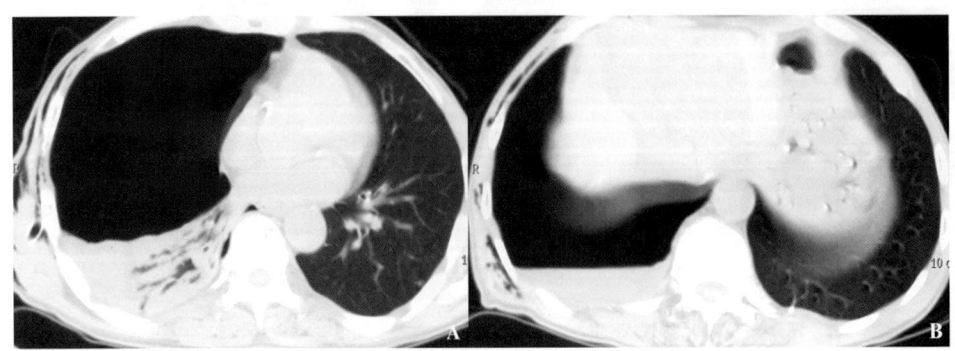

图4-11-24 男性,66岁。右侧液气胸并皮下气肿

CT肺窗显示右肺前胸壁下大片无肺纹理透光区,纵隔轻度左移,压缩的肺组织密度增高,靠贴后胸壁,其内可见空气支气管征(A),后下方可见液平面(B),右侧胸壁软组织内可见点、条状气体密度影。

三、胸膜肥厚、粘连及钙化

(一) 胸膜肥厚、粘连

由于纤维蛋白沉着于胸膜面上,或有肉芽组织增生等病变,可导致胸膜增厚(pleural thickening)。若有相对两层胸膜粘着就形成胸膜粘连。正常情况下胸膜在胸部X线片及CT图像上不显示,如果肉眼观察到胸膜就表示胸膜有增厚,有学者认为胸膜厚度大于1mm,称为胸膜增厚。

【影像学表现】

1. 直接征象 · 胸部X线片表现为沿胸壁内缘的带状软组织影(图4-11-25),与肺的交界面多可见小的幕状掀起(图4-11-26)。

CT表现为沿肺表面走行的线状、带状软组织密度影,厚薄不均,表面不光滑,可见波浪状或尖刺状改变(图4-11-27~图4-11-29)。叶间裂胸膜增厚时,表现为边缘不整的带状软组织密度影,走行方向与肺纹理不同(图4-11-30)。

2. 间接征象

(1) 胸部X线片显示膈肌平直,肋膈角变钝、变浅或变平(图4-11-30和图4-11-31),此时易与少量胸腔积液混淆,透视观察有助于两者的鉴别,如透视下横膈运动减弱,有助于胸膜粘连的诊断,反之则有助于胸腔积液的诊断。

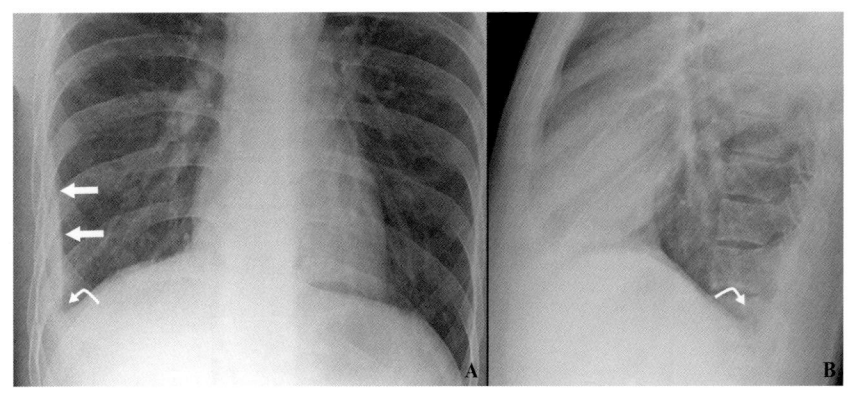

图4-11-25 男性,20岁。右侧胸膜增厚
胸部正位X线片(A)显示右侧侧胸壁下方内缘线状高密度影(直箭),肋膈角(弯箭)变浅,右下肺透光度降低;侧位X线片(B)显示后肋膈角(弯箭)模糊不清。

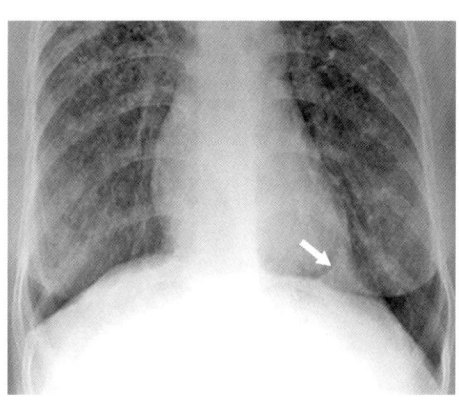

图4-11-26 胸膜粘连(粟粒型肺结核)
胸部正位X线片显示左侧膈顶呈幕状掀起(箭)。

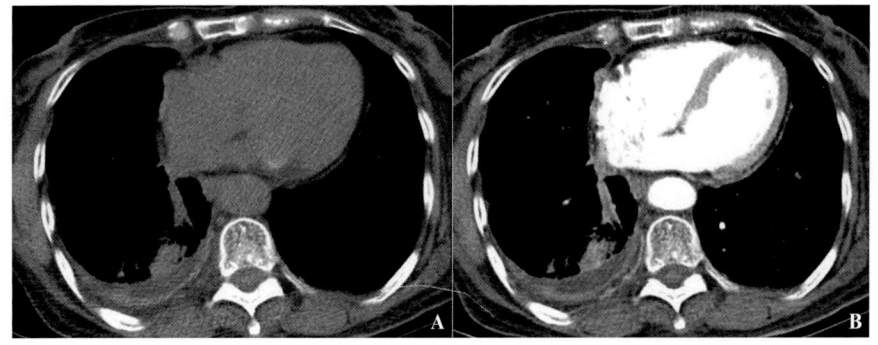

图4-11-27 男性,51岁。胸膜肥厚粘连并包裹性积液(肺癌化疗后)
CT纵隔窗(A)显示右侧胸膜肥厚,以壁层胸膜增厚为著,胸膜厚薄不均,脏壁层胸膜之间有新月形液体聚集,积液前方可见局部肺膨胀不全;增强后(B)增厚胸膜及膨胀不全肺组织强化明显。

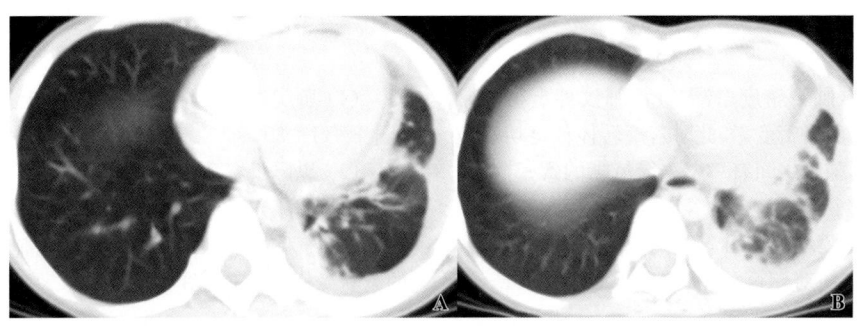

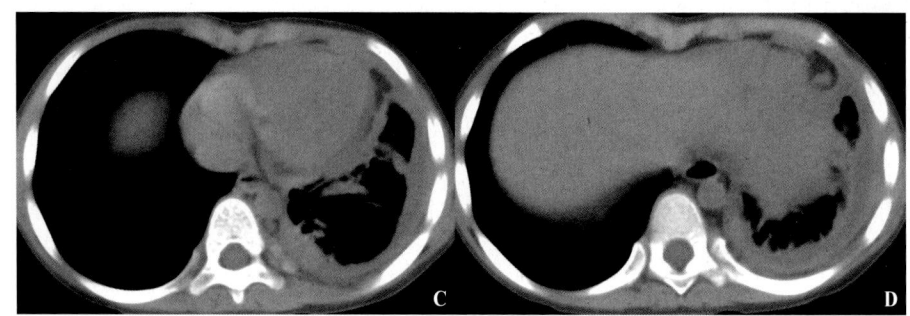

图 4-11-28　女性,4 岁。胸膜肥厚粘连并包裹性积液(结核性胸膜炎)

CT 肺窗(A、B)显示左下肺透光度下降,内可见不规则索条影与纵隔及胸壁胸膜相连,与右侧对比左胸廓缩小;纵隔窗(C、D)显示脏壁层胸膜增厚,脏层胸膜肺侧缘呈尖刺状改变。

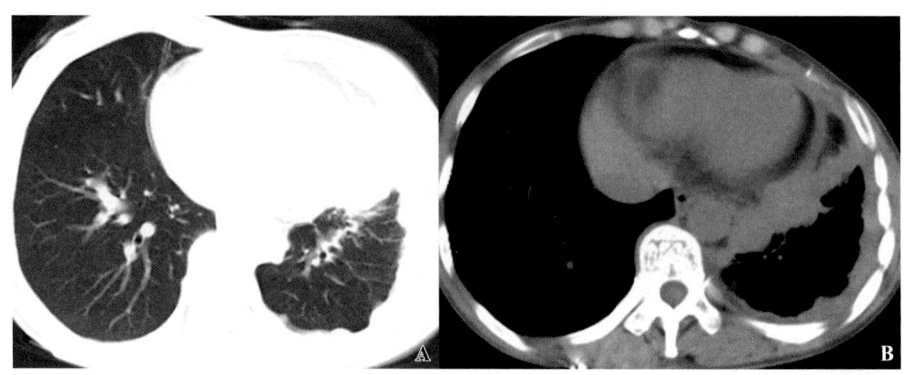

图 4-11-29　男性,38 岁。弥漫型胸膜间皮瘤

CT 肺窗(A)显示左侧胸廓明显缩小,纵隔左移;纵隔窗(B)显示沿左肺表面走行的带状软组织密度影,厚薄不均,表面不光滑,呈波浪状及尖刺状改变。

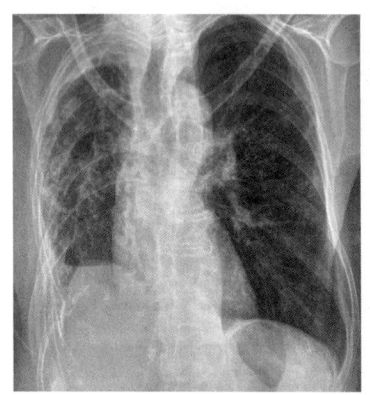

图 4-11-30　男性,59 岁。右侧胸膜增厚、钙化(肺结核)

常规胸部 X 线片显示右肺透光度下降,肋间隙缩小,右肺尖帽增厚,右肺内可见不规则线条状高密度影,右膈升高,膈顶平直,肋膈角消失。

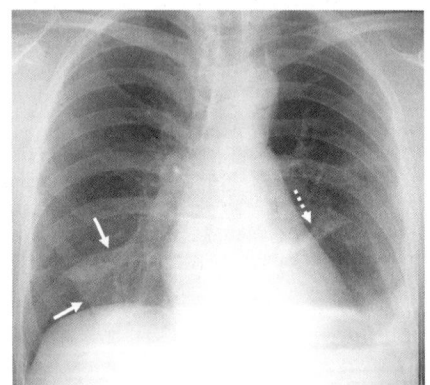

图 4-11-31　男性,47 岁。胸膜增厚

右肺下野片状密度增高影(实箭),边缘锐利,左下肺条状阴影(虚箭)延至心影后,左肋膈角消失,该区密度增高,边缘不整。

(2) 胸膜肥厚区域肺野密度增高,其内肺纹理走行正常或见不规则线条状、片状高密度影,此时若旋转体位至切线位时,可见在胸廓内缘和肺野之间有一层边缘清晰的致密阴影,贴附于胸壁上(图 4-11-32)。

(3) 广泛的脏层胸膜增厚可引起肋间隙变窄,胸廓缩小,纵隔向患侧移位,脊柱向对侧侧凸,横膈上升(图 4-11-30 和图 4-11-32)。

(4) 肺尖帽胸膜增厚,患侧肺门上提,下肺纹理呈垂柳状(图 4-11-30)。

(5) 纵隔毛糙不平,边缘有尖刺样、线状、条状阴影向胸腔内突起(图 4-11-31 和图 4-11-33)。

(6) 气胸肺受压萎陷时,胸壁与肺表面之间有边缘清晰的索状致密影相连(图 4-11-34)。

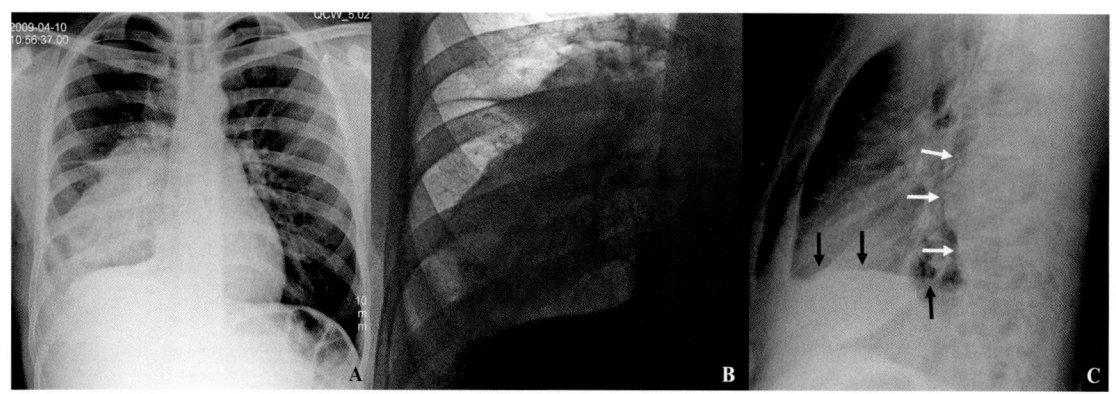

图 4-11-32　男性,20 岁。结核性胸膜炎

胸部正位 X 线片(A)显示右肺下野大片密度增高,边缘锐利,局部负片(B)隐约可见其内肺纹理走行正常,侧位 X 线片(C)显示右膈(黑箭)升高,后肋膈角消失,胸椎密度普遍增高,可见不规则锐利边缘(白箭)。

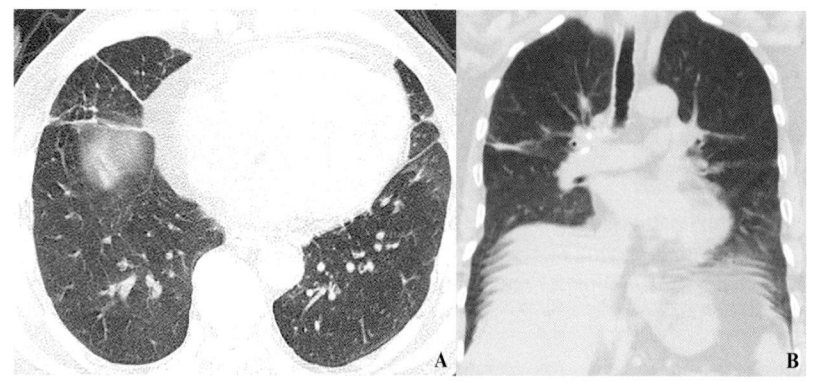

图 4-11-33　男性,72 岁。结核性胸膜炎

CT 肺窗(A)显示右侧斜裂不规则增厚,右肺中叶及左肺舌叶有粗细不均线条连接纵隔胸膜和肋胸膜,连接处胸膜呈小三角形;冠状位(B)显示右侧水平裂增厚。

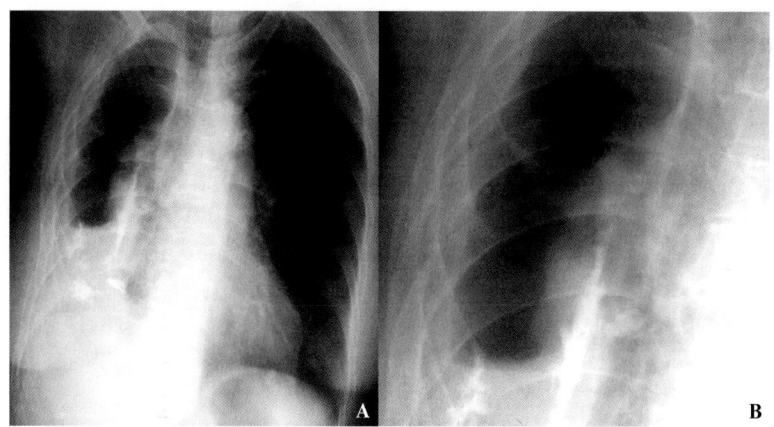

图 4-11-34　右侧胸膜肥厚、粘连、钙化并液气胸

胸部正位 X 线片(A)和局部放大图(B)显示右胸廓塌陷,右肺外带无肺纹理,侧胸壁下方内缘见条带状高密度影,下胸野见液平面及不规则骨样高密度影,肺受压萎陷呈团块状高密度影(A),胸壁与肺表面之间有边缘清晰的索状致密影相连(B)。

(二) 胸膜钙化

胸膜腔内有的血块或干酪样物质等存在时可有钙盐沉着,形成胸膜钙化(pleural calcification)。胸膜钙化常和胸膜增厚和粘连同时存在,所以广泛的胸膜钙化常引起肺功能的降低。

胸膜钙化多见于结核性胸膜炎、化脓性胸膜炎及外伤性血胸后。个别病例在胸壁损伤时检查可无气胸及胸腔积液征象,而在半年至 1 年后出现较广泛的胸膜钙化。某些尘肺,如滑石肺及石棉肺也可有胸膜钙化,而且常呈双侧性。

【影像学表现】

胸膜钙化可为点状、线状、条状、片状或多数钙化斑聚集成的斑块状。在大片增厚的胸膜影中钙盐都沉着在近脏层胸膜处,且成条状分布(图 4-11-34)。如在侧胸壁处有胸膜增厚并钙化,则在正位 X 线片上可见钙化阴影与胸壁之间有一层软组织影(增厚的胸膜)。

有的胸膜钙化成套壳样包绕在脏层胸膜的外面,与骨性胸廓间有一定的距离(图4-11-35)。

如钙化分布于前或后胸膜上,在正位X线片上这种斑块影钙化可投影于肺野,排列与肺纹不同,其方向有时与肺纹垂直相交而过或形成奇异的地图样图案。侧位或斜位检查可显示钙化在胸膜面上(图4-11-36)。

胸膜钙化CT上多表现为在增厚的胸膜内点状、带状或块状的极高密度影,其CT值接近骨骼(图4-11-37)。MRI对胸膜增厚、粘连与钙化的显示不如X线和CT[1]。

四、胸膜结节与肿块

胸膜局部增厚形成结节状、团块状软组织密度影时,根据其大小分别称为胸膜结节(图4-11-38)、胸膜肿块(图4-11-39)。胸膜肿块或结节状胸膜增厚可为原发性(如间皮瘤、局限性纤维瘤、石棉相关性胸膜斑块、良性或恶性间充质细胞瘤),也可以为继发性(如转移瘤、脾组织植入)甚至假性肿瘤(如机化或包裹性积液)[1-4]。

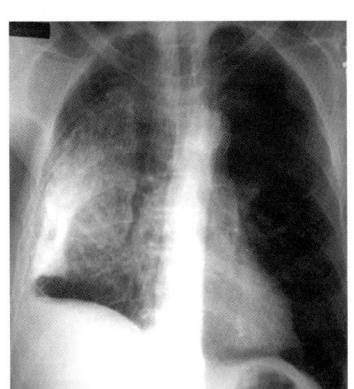

图4-11-35 男性,52岁。右侧胸膜增厚、钙化
胸部正位X线片显示右侧膈肌上移,肋膈角消失,右侧胸廓缩小,右肺野见片状不规则高密度影,边缘锐利,其外缘可见边界不清斑块状骨样密度影,形似肺脏,与骨性胸廓有一定距离。

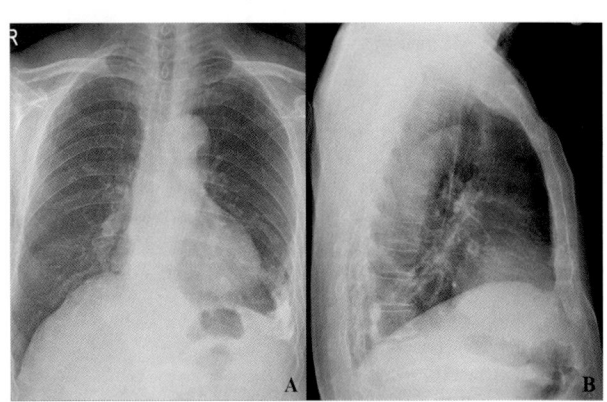

图4-11-36 男性,67岁。左侧胸膜增厚、钙化
胸部正位X线片(A)显示左侧肋膈角处小片状骨样密度影,肋膈角消失,左膈顶平直,侧位X线片(B)显示上述高密度影与脊柱重叠,在后胸膜上。

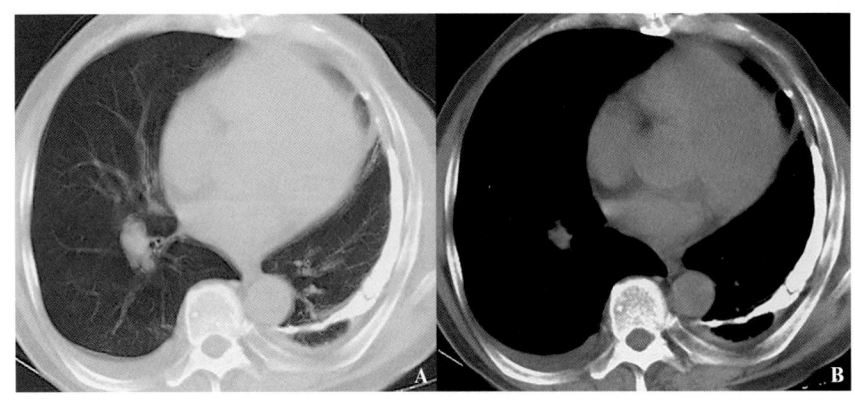

图4-11-37 男性,78岁。左侧胸膜增厚、钙化(肺结核)
CT肺窗(A)显示左胸廓塌陷,肺内未见异常;纵隔窗(B)显示左肺表面点状、弧形钙化影,右侧少量胸腔积液。

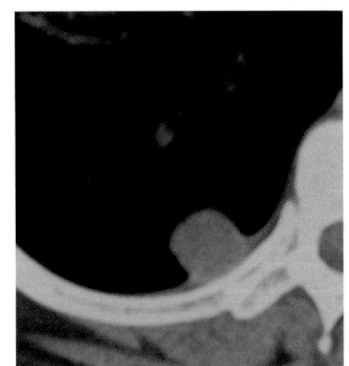

图4-11-38 胸膜结节
CT纵隔窗显示右后壁结节与胸膜呈广基底连接,密度均匀,边缘清楚,结节与胸壁相交成直角,相邻胸膜增厚。

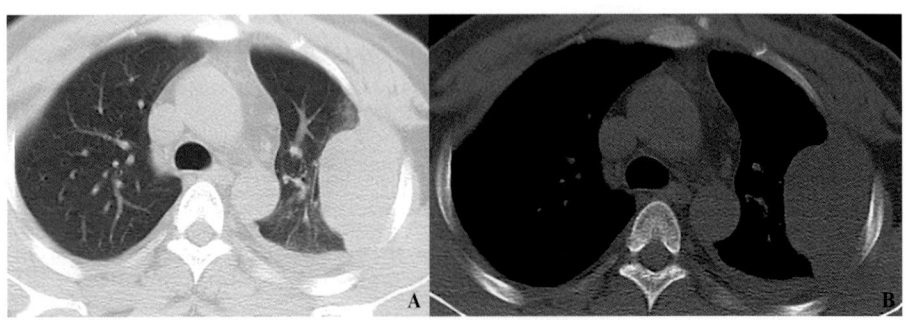

图4-11-39 男性,28岁。胸膜肿块
CT肺窗(A)显示左侧胸壁半球形高密度影,邻近肺野透光度稍差,胸廓略缩小;纵隔窗(B)显示该高密度影与胸膜广基底连接,与胸壁相交成钝角,密度均匀,边缘清楚,胸膜下脂肪线不清楚,少量胸腔积液,纵隔内可见多发淋巴结。

起源于脏层或壁层胸膜的胸膜肿块,在胸部 X 线片切线位表现为半球形、扁丘状或不规则软组织密度影,病变向肺野凸出,与胸膜呈广基底连接,与胸壁相交成钝角(图 4-11-40),较大的肿块在其与胸壁接触面上可表现为直角或锐角(图 4-11-38)。此时,若能观察到相邻胸膜掀起(图 4-11-41),也有助于排除肺起源病变。相邻胸膜不厚,也可以增厚(图 4-11-42)。

增强扫描有助于显示病变与胸膜的关系,有助于与肺外周病变的鉴别,胸膜肿块在增强扫描图像上表现为边界清晰,胸膜被掀起形成尾征(图 4-11-43),肺部血管向肺门方向移位。而起源于肺实质的肿块,其肺缘边界不清,不会出现胸膜被掀起的征象,肺部血管被包绕或肿块被血管包绕,而非向肺门侧推移(图 4-11-44)。

对膈肌的观察有助于胸腔与腹腔肿瘤的鉴别(图 4-11-45)。如果结节或肿块呈弥漫性分布时,在胸腔周边可形成高低不平的多结节状或波浪状改变(图 4-11-46)。

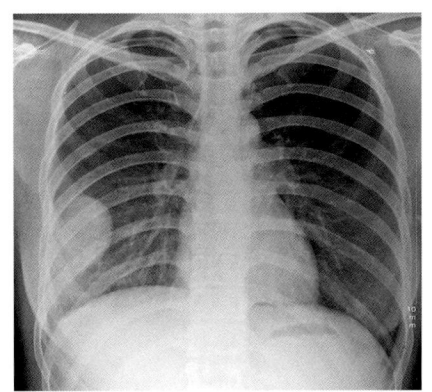

图 4-11-40　女性,30 岁。右胸膜肿块

胸部正位 X 线片显示右侧侧胸壁可见半球形软组织密度影向肺野凸出,下缘与胸壁相交成钝角,上缘与胸壁相交接近直角,其内密度均匀,边缘清楚。

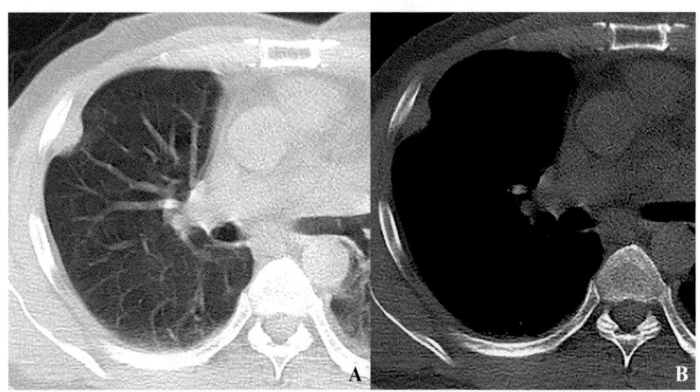

图 4-11-41　男性,44 岁。鳞状细胞癌胸膜转移

CT 横断面肺窗(A)和纵隔窗(B)显示右前胸壁扁丘状实性病变向肺野凸出,与胸膜呈广基底连接,与胸壁相交成钝角,密度均匀,边缘清楚,相邻胸膜被掀起形成尾征,胸膜呈细线状,无增厚。

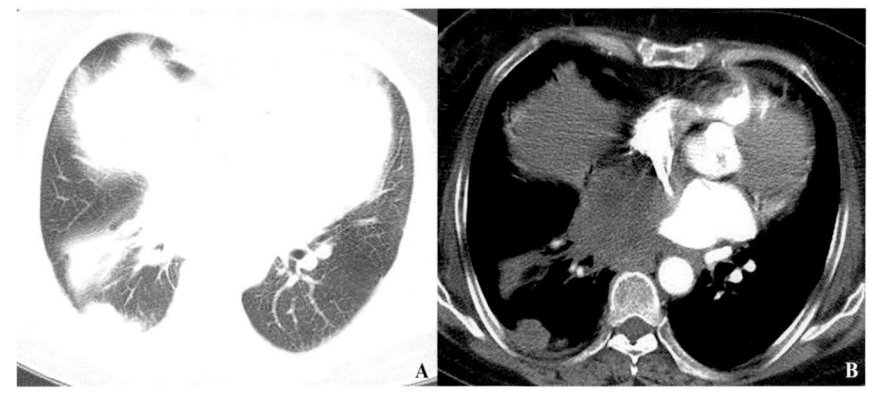

图 4-11-42　女性,59 岁。肺癌并纵隔淋巴结、胸膜转移

CT 肺窗(A)显示右肺多发高密度影,边缘不清,形状不规则;纵隔窗(B)显示右后壁结节与胸膜呈广基底连接,与胸壁相交成钝角,密度均匀,边缘清楚,相邻胸膜增厚,纵隔内巨大肿块及肺内肿块均呈均匀密度。

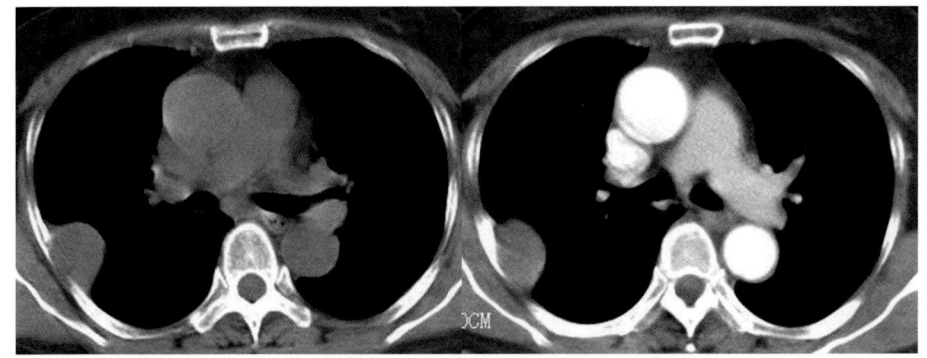

图 4-11-43　女性,51 岁。右侧胸壁神经鞘瘤

CT 纵隔窗(A)显示右侧胸膜半圆形肿块,边缘光滑,密度均匀,与胸壁相交成钝角,前缘脏层胸膜被掀起呈三角状;增强扫描(B)显示肿块明显均匀强化,相邻胸膜无增厚。

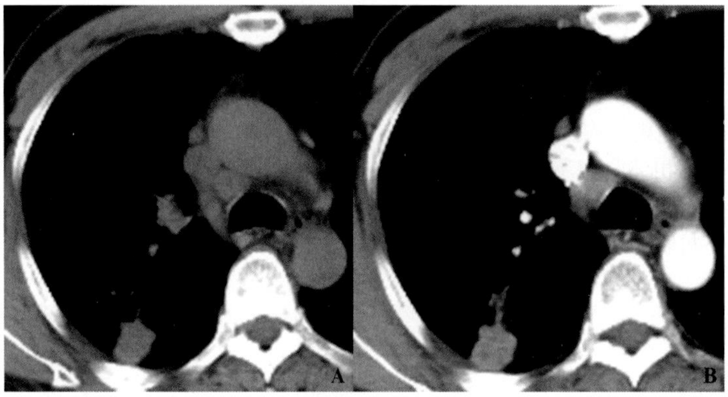

图 4-11-44　男性,28 岁。结核瘤

CT 纵隔窗(A)显示右侧肺外缘结节与胸壁紧贴,相邻胸膜未见掀起;增强扫描(B)显示结节内缘短线状影进入肿块,系支气管血管束影。

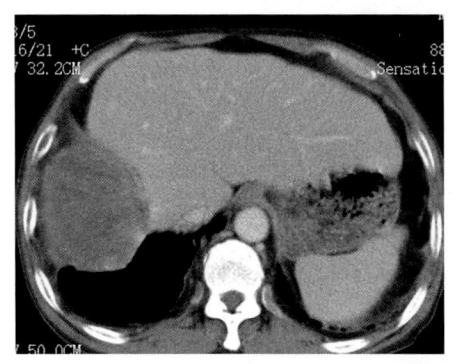

图 4-11-45　男性,61 岁。右膈胸膜肿块(胸膜间皮瘤)

CT 增强扫描显示肿块与肝之间强化的线状影(膈肌)向前延伸至胸壁,局部肝受压内陷,提示肿块来自胸腔而非肝。

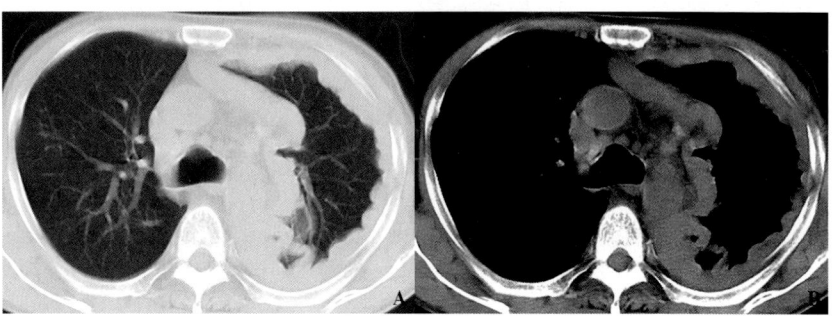

图 4-11-46　男性,63 岁。胸膜间皮瘤

CT 肺窗(A)显示左侧胸壁内缘凹凸不平,呈波浪状改变;纵隔窗(B)显示左侧胸膜增厚,呈弥漫结节样凸起,纵隔内可见多发肿大淋巴结。

诊断路径见图 4-11-47。

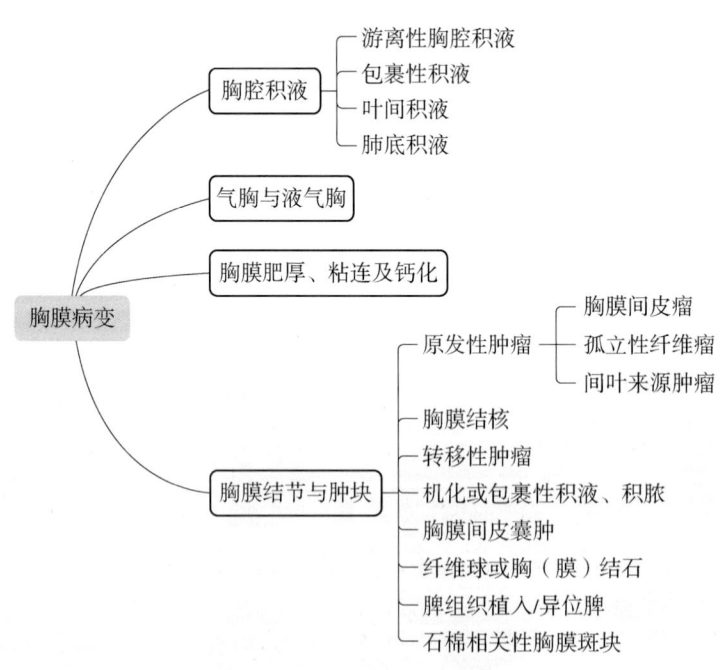

图 4-11-47　胸膜病变的诊断路径

(王丽华　郭佑民)

参考文献

[1] Andreas Adam. 格-艾放射诊断学[M]. 6版. 张敏鸣, 主译. 北京: 人民军医出版社, 2015.

[2] Beasley MB, Galateau-Salle F, Dacic S. Pleural mesothelioma classification update [J]. Virchows Arch, 2021, 478: 59-72.

[3] Strange CD, Shroff GS, Ahuja J, et al. Imaging of malignant pleuralmesothelioma: pearls and pitfalls [J]. Semin Ultrasound CT MR, 2021, 42: 542-551.

[4] Lococo F. Malignant pleural mesothelioma: time is running out [J]. J Clin Med, 2021, 10: 648.

第十二节·膈 肌 病 变

膈肌是一种膜状肌肉,厚约5 mm,上下缘覆盖胸膜及腹膜。正常情况下表现为突向胸膜腔的弧形细带,连续、光滑,最高点位于中内 1/3 交界处。膈肌本身,以及胸、腹腔的病变,均可引起膈肌的形态、位置及运动的改变[1,2]。

一、膈肌形态异常

当膈肌失去光滑的向上突出的半圆形称为膈肌形态异常。其包括膈肌凸起、膈肌平直凹陷、膈肌连续性中断。其病因可分为原发性异常和继发性异常。

(一) 膈肌凸起

膈肌凸起包括局限凸起和弥漫性凸起两类。病因包括先天发育异常、膈肌自身病变、胸膜及腹膜病变、邻近脏器病变等。其中局限性膈膨升最常见。

【影像学表现】

1. 局限性膈肌凸起

(1) 局限性膈膨升: 为膈肌局部薄弱上突,胸部正、侧位X线片表现为膈肌局部呈半球形向胸腔膨出(图4-12-1),其特点是膈肌局部无增厚,反而可变薄,密度均匀,边缘清晰锐利,透视下,突起的膈肌运动幅度下降,其他部位膈肌运动正常。

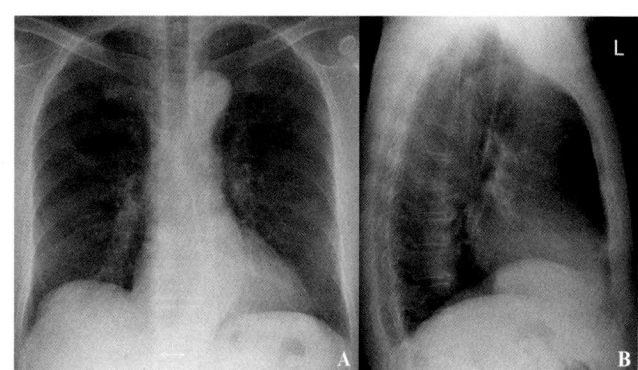

图4-12-1 男性,72岁。右侧局限性膈膨升

胸部正、侧位X线片(图A、B)显示右侧膈肌前部局限性凸起,造成紧邻的肋膈角变深。

(2) 膈肌病变: 由于胸腔常呈负压,故起源于膈肌自身的病变突向胸腔的部分较腹腔部分大,其特点是病变与膈肌呈广基底连接,与膈肌交角为钝角,并常向肋膈角延伸。膈肌病变包括原发肿瘤(图4-12-2)、转移瘤(图4-12-3)及种植性病变(图4-12-4)等。

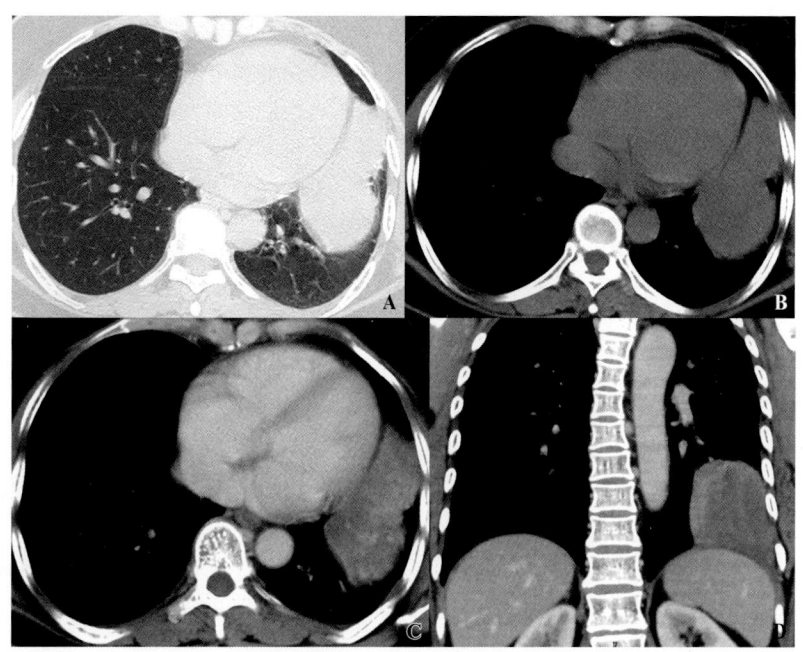

图4-12-2 女性,54岁。膈肌肉瘤

CT肺窗(A)显示左侧心缘旁葫芦状高密度影;纵隔窗(B)显示病灶密度均匀;增强扫描(C)显示病灶不均匀明显强化;冠状位(D)显示肿块与膈肌紧贴并进入肋膈角,向上突入肺内,膈下界面光整。

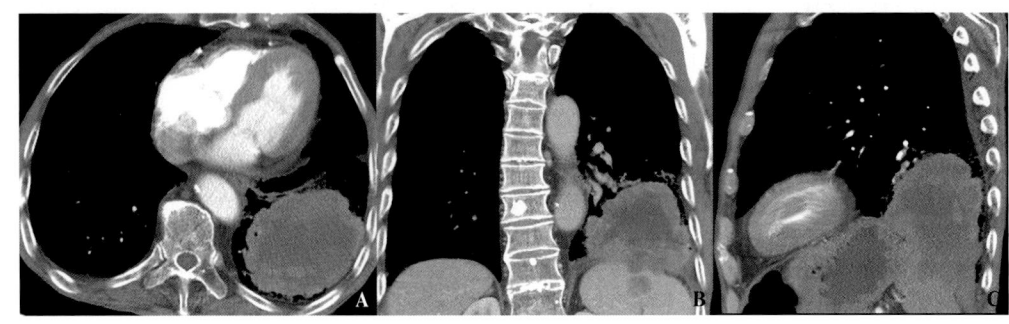

图4-12-3 男性,74岁。膈肌转移瘤

CT增强轴位(A)、冠状位(B)和矢状位(C)显示左下肺内分叶状肿块与膈肌广基底连接,同时腹腔生长,胸腔部分大于腹腔,肿块延伸进入后肋膈角,脾上缘有低密度病变。

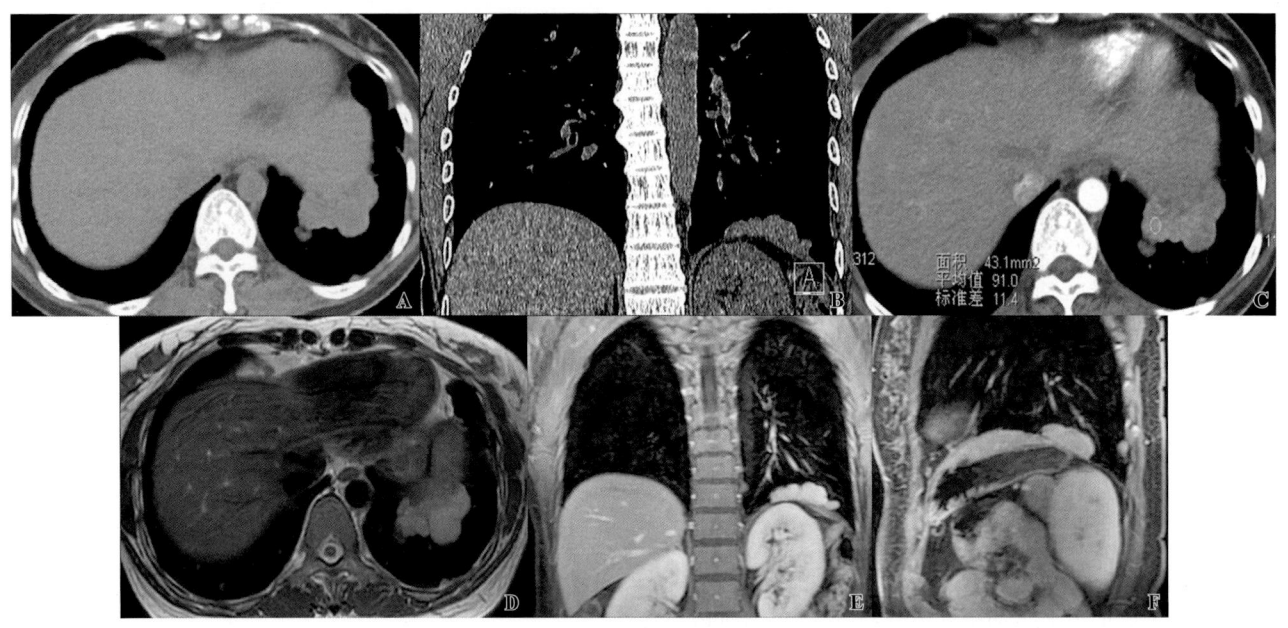

图4-12-4 女性,39岁。膈肌种植脾(有外伤史)

CT平扫轴位(A)及冠状位重建(B)显示沿左膈面分布的结节状软组织密度影突向胸腔,腹腔面光滑,膈肌显示不清;增强动脉期(C)结节轻度不均匀强化;MRI扫描T2WI轴位(D)显示结节呈均匀稍高信号;冠状位与矢状位增强(E、F)显示膈肌局部菲薄,结节沿膈面走行。手术证实为脾组织。

(3) 膈下病变:膈下脏器的发育畸形及占位性病变均可导致膈肌的局部凸起,脏器轮廓发育异常及膈下良性肿瘤的推压虽可造成膈肌形态改变,但膈肌的厚度、密度及运动幅度均未见异常是其特点(图4-12-5)。

膈下脓肿不仅导致膈肌上移,还会引发膈肌及相邻胸膜的炎症,导致膈肌轮廓模糊、毛糙,运动幅度减弱或消失;可并发患侧胸腔积液、下肺炎症、盘状肺不张(图4-12-6和图4-12-7)。

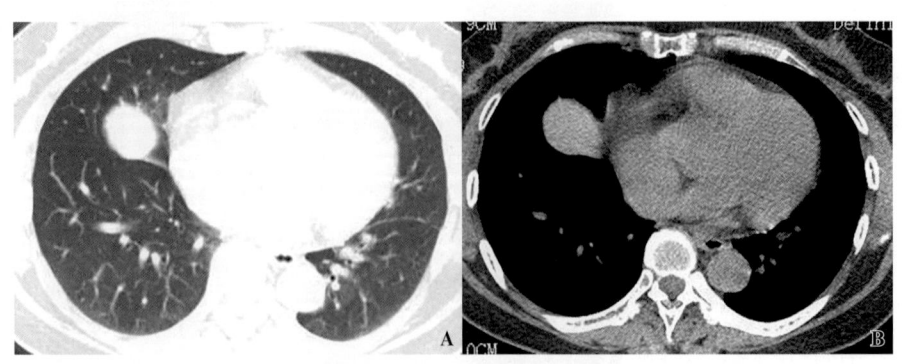

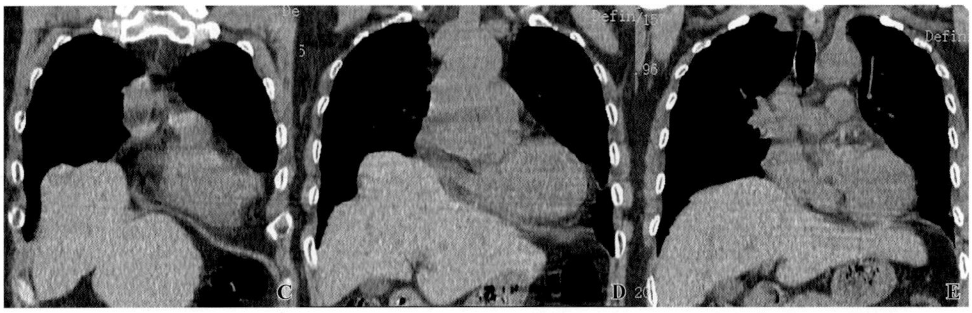

图4-12-5 女性,53岁。右侧膈膨局限性凸起

CT肺窗(A)显示右肺中叶紧贴膈肌处边缘光滑软组织密度肿块;纵隔窗(B)显示肿块密度均匀;冠状位重建(C、D)显示膈肌前部肝表面不光整,局部呈结节突向肺野,膈肌与肝紧贴不能显示,后部膈肌表面圆滑,未见异常凸起(E)。

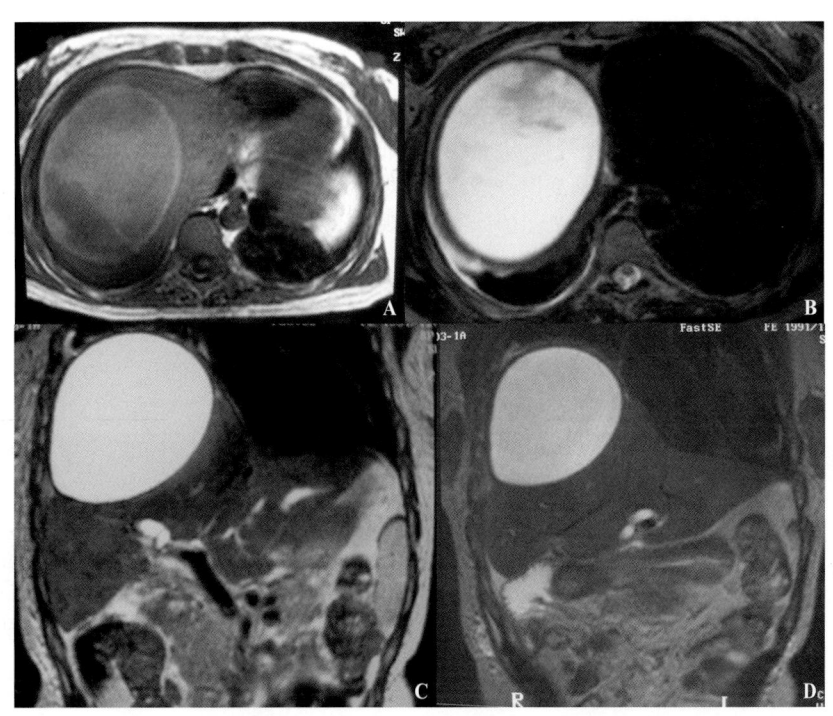

图4-12-6 女性,37岁。右膈肌局限性凸起(胆囊切除术后右膈下脓肿)

横断面MRI扫描T1WI(A)和T2WI(B)显示右侧膈肌下方类圆形不均质等T1长T2肿块;冠状位(C、D)显示右膈肌局限性向肺内凸起,膈肌表面不光整,肝局部也受压内陷。MRI信号提示囊内并非单纯的漏出液,其内液体成分较复杂。

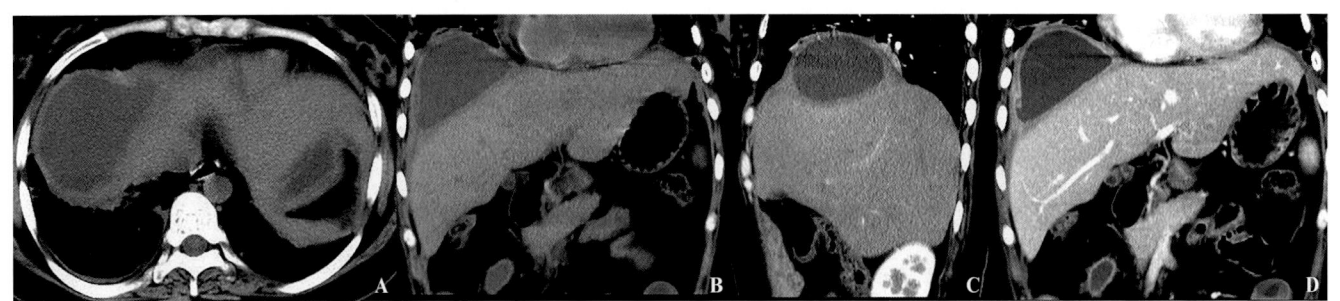

图4-12-7 女性,30岁。右膈肌局限性凸起(结肠破裂术后右膈下脓肿)

CT纵隔窗(A)和冠状位(B)显示右侧膈肌下方类圆形低密度肿块致膈顶局限性上突,下胸部有条索状影,膈肌肺面毛糙欠光滑;增强扫描矢状位动脉期(C)和冠状位门静脉期(D)显示囊内液体未强化,囊壁强化,膈上索条影强化,且随时间延长强化程度明显。

2. 弥漫性膈肌凸起 · 膈肌的弥漫性凸起常表现为波浪状和尖刺状,前者多见于波浪膈,出现在深吸气时,为一种正常变异(图4-12-8);后者多因膈肌胸膜粘连所致(图4-12-9)。

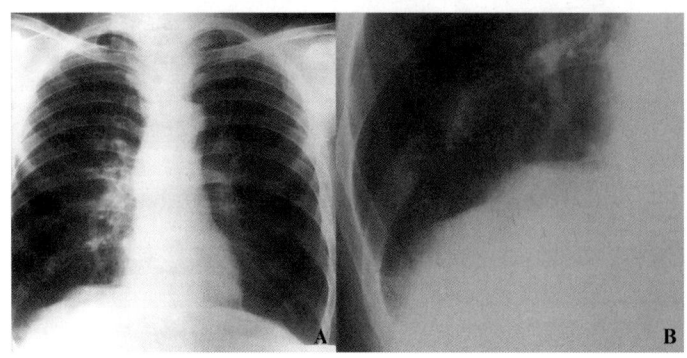

图4-12-8 肺过度通气致膈肌低位

胸部正位X线片(A)及局部放大图(B)显示双膈顶位于第12后肋水平,右膈面呈波浪状,两肺透光度增加,肺纹理稀疏,左下肺可见条索影,心脏呈垂位。

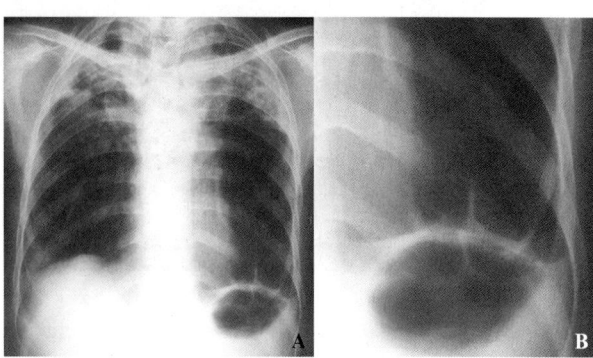

图4-12-9 膈肌表面不光整(肺结核)

胸部正位X线片(A)和局部放大图(B)显示双上肺混杂密度影,肺门上移,下肺肺纹理呈垂柳状,透光度增加,心脏呈垂位,左膈顶位于第12后肋水平,左膈面有多发尖刺状突起伸向肺野,肋膈角变浅、变钝。

(二)膈肌平直凹陷

它可出现在胸腔压力极度增大时,如张力性气胸、大量胸腔积液等情况下;也可出现在局部巨大占位性病变时。表现为膈肌向上凸起的弧度消失,并向下突出(图4-12-10)。

(三)膈肌连续性中断

它见于先天性膈肌缺损、外伤后膈肌破裂。膈肌不完整,使得腹腔的组织、脏器进入胸腔。影像学表现取决于疝入组织的多少,可以表现为胸腔下部或整个胸腔密度增高。

常规胸部X线片不能直观显示膈肌,无法对膈肌缺损的部位及大小进行判定,也不能很清晰地显示疝囊的内容物,常规CT横断面虽能清楚地显示膈肌及疝囊内容物,但不能直观显示膈肌不连续性,因此对膈肌缺损的大小、形状无法判断。

CT的三维重建不仅能显示膈肌缺损的大小、形状、疝囊内容物,而且可以多方位观察,对膈肌形态异常有重要的诊断价值(图4-12-11和图4-12-12)。

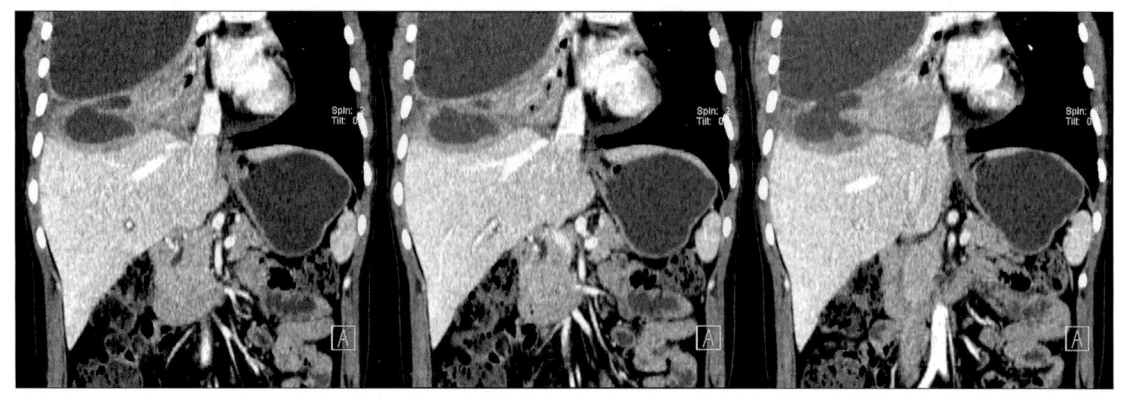

图4-12-10 女性,39岁。右侧胸腔巨大病变并发膈反转

CT冠状位重建纵隔窗显示右侧胸腔巨大多房囊性病变压迫右侧膈肌,使其向上凸起的弧度消失,反而向下突出,局部肝也可见压迹。

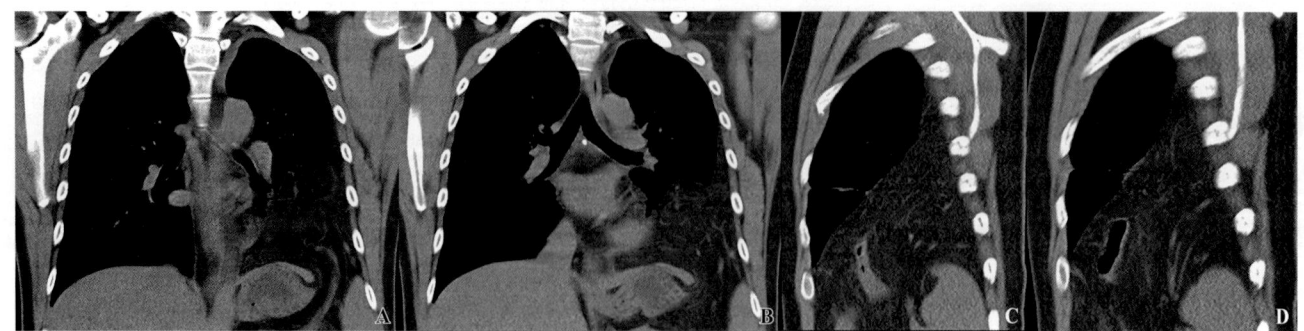

图4-12-11 男性,25岁。左侧膈肌缺损,肠系膜,肠管疝入胸腔

CT纵隔窗冠状位(A、B)显示左膈肌外1/3膈肌缺如,内2/3膈肌增厚,轮廓光整;矢状位(C、D)显示膈肌缺如前后径明显大于左右径,肠系膜及其血管、肠管经该缺口进入胸腔,疝入胸腔的组织上缘凹凸不平。

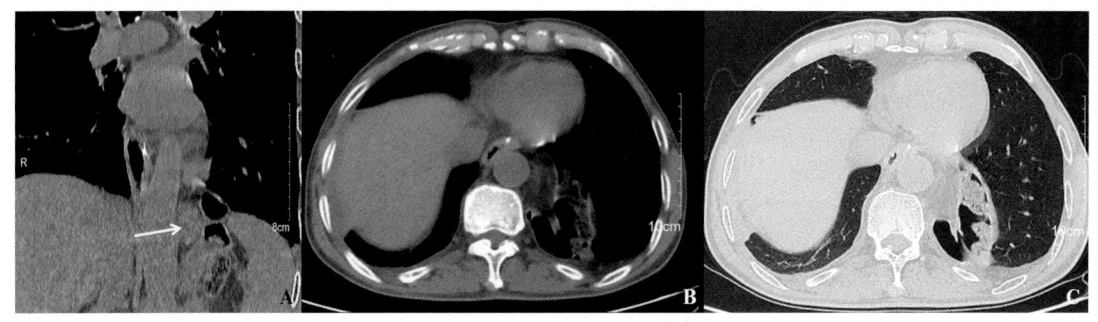

图 4-12-12　男性,45 岁。外伤性膈疝

食管癌弓上吻合手术后 6 个月。CT 纵隔窗冠状位(A)显示左侧膈肌断裂(箭),腹腔脏器经该缺口上移至胸腔;CT 纵隔窗(B)和肺窗(C)显示左侧后纵隔疝囊内有小肠及系膜。

二、膈肌位置异常

膈肌位置异常表现为膈肌升高和膈肌降低。胸腔压力减低、腹内压升高及膈肌本身原因均可导致膈肌升高。其中胸腔压力减低常见于先天性肺发育不全、肺不张、广泛胸膜粘连、肺纤维性病变;腹腔压力增高常见于妊娠、大量腹水、腹部巨大包块;膈肌本身原因包括膈麻痹、膈膨升、膈疝等。

胸腔压力减低和膈肌病变常导致患侧膈肌升高,而腹腔压力增高则常导致双侧膈肌升高。在立位深吸气状态的胸部 X 线片上,膈肌升高表现为膈肌最高点位于第 8 后肋以上,或双膈高度差＞4 cm(图 4-12-13)。下肺叶或全肺不张时,膈面被不张的肺遮盖,膈肌位置尤其是右侧位置较难判定,根据膈下肠气的影子或利用 CT 重建有助于对膈肌位置的判断(图 4-12-14)。

膈肌低位常常伴发膈顶平直,表现为膈肌最高点位于第 10 后肋以下,膈肌向上凸起的弧度下降(图 4-12-11 和图 4-12-15)。它常见于胸腔压力增大如严重肺气肿、大量胸腔积液、张力性气胸。

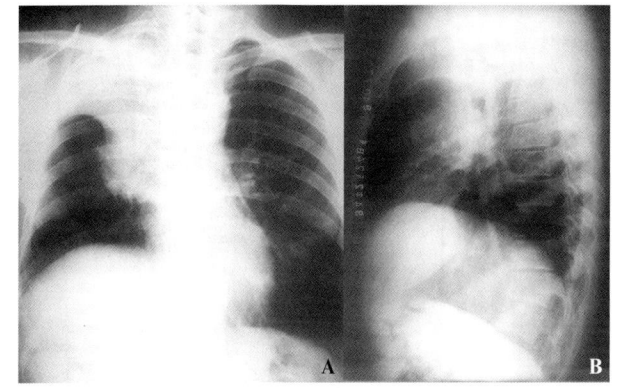

图 4-12-13　右肺上叶中心型肺癌并上叶不张

胸部正位 X 线片(A)、侧位 X 线片(B)显示右肺上叶三角形致密影,下缘光滑,与肺门肿块形成横 S 征,右膈肌高于左膈肌超过 4 cm。

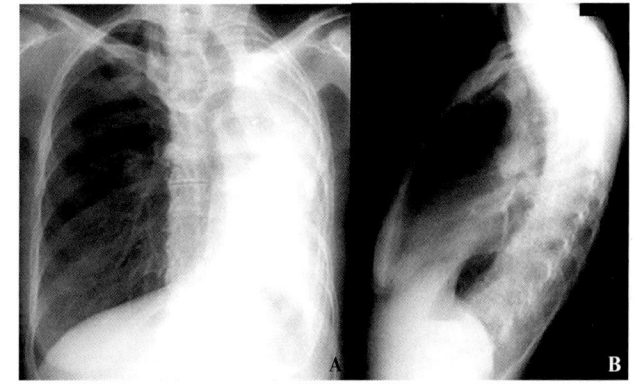

图 4-12-14　男性,54 岁。左肺不张

胸部正位 X 线片(A)显示左肺致密影,左侧肋间隙缩小,纵隔向左侧移位,左侧膈面未显示,但可见含气肠管位置高于右侧膈肌;侧位 X 线片(B)显示左膈肌显示不清,带有液平的肠管最高处高于右侧膈面约 2 个椎体高度。

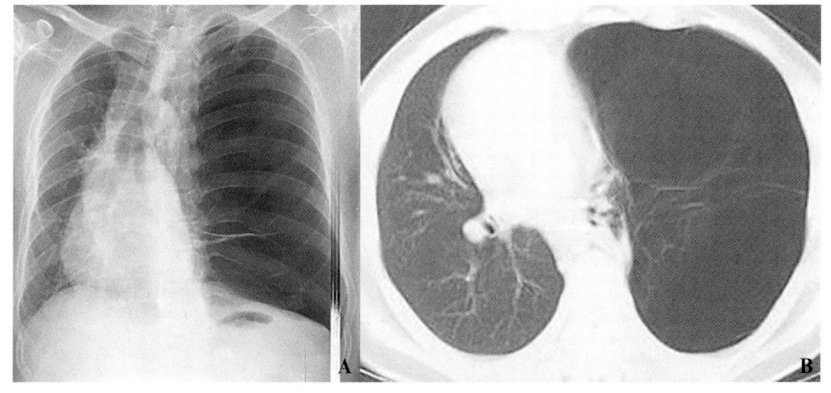

图 4-12-15　男性,62 岁。左膈肌下降(左侧肺气肿并肺大疱)

胸部正位 X 线片(A)显示左肺透光度增加,肺纹理稀少,可见少许索条影,左侧肋间隙增宽,纵隔向右侧移位,左膈肌低平,位于第 11 后肋水平;CT 肺窗(B)显示左下多发肺大疱,被压缩的左肺组织紧贴于纵隔旁。

三、膈肌运动异常

膈肌运动异常包括膈肌运动减弱、消失及反向运动[2,3]。

膈肌运动减弱表现为膈肌虽然跟随呼吸节律上下移动,但运动幅度弱小,或患侧较健侧移动幅度减小。它常见于弥漫型膈膨升、胸膜粘连、严重肺气肿、胸腹膜腔的炎症、大量胸腹水等情况,也见于多发性肌炎、系统性红斑狼疮导致的膈肌无力。

膈肌运动消失表现为膈肌不随呼吸运动而上下移动。它见于膈膨升、张力性气胸、膈麻痹等。

膈肌反向运动表现为吸气时膈肌升高,呼吸时膈肌下降,是膈肌麻痹的特征性表现。

诊断路径见图4-12-16。

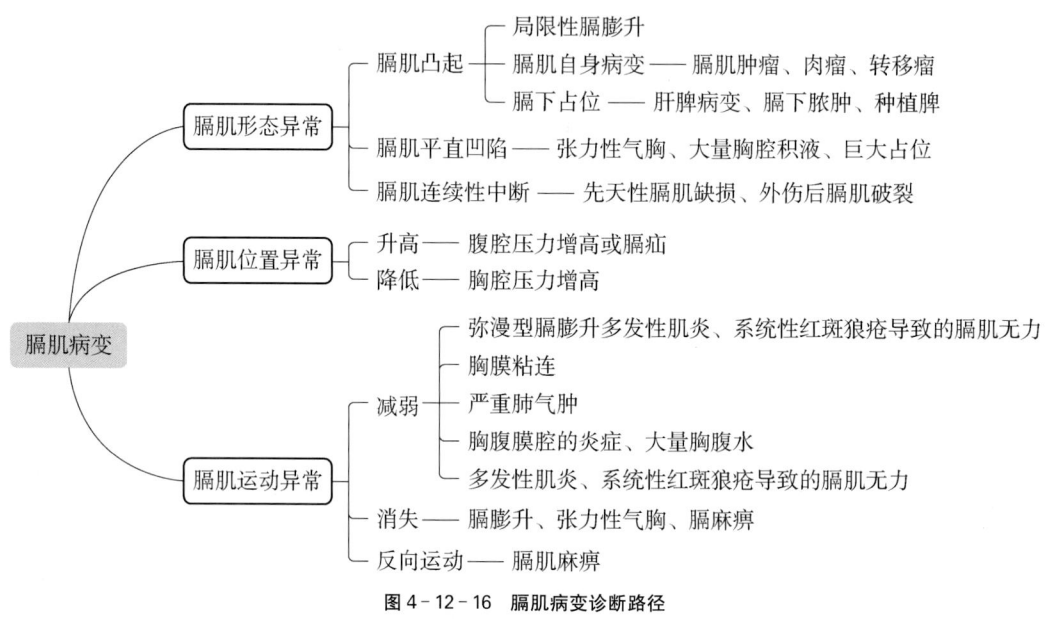

图4-12-16 膈肌病变诊断路径

(王丽华 郭佑民)

参考文献

[1] Chong WH, Saha B, Jones DM, et al. Respiratory failure secondary to diaphragmatic paralysis from acute exacerbation of dermatomyositis [J]. Am J Med Sci, 2021, 361: 659-665.

[2] Ricoy J, Rodríguez-Núñez N, Álvarez-Dobaño JM, et al. Diaphragmatic dysfunction [J]. Pulmonology, 2019, 25: 223-235.

第二篇

呼吸系统疾病篇

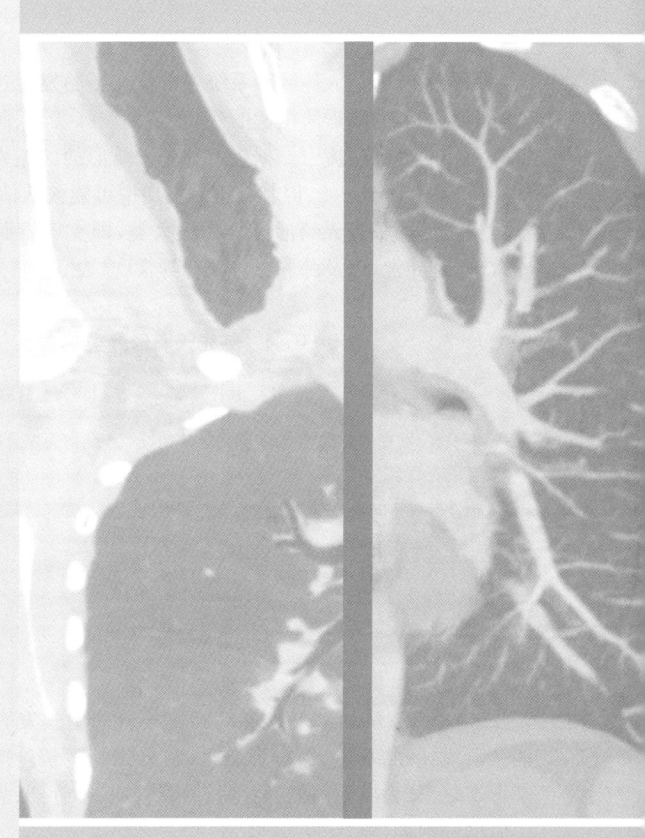

第五章
气道、肺及肺血管先天性异常

肺先天畸形是人体呼吸系统各部位在胚胎发育过程中发生解剖结构上的畸形所引起的疾病[1],影响肺实质、肺的动脉供应和肺的静脉引流[2]。据报道肺先天畸形的妊娠发病率为1/35 000~1.2/10 000,但其真正的发病率可能被低估。

最常见的肺先天畸形可分为三大类,即支气管肺(肺芽)异常、血管异常,以及肺和血管联合异常[3](表5-0-1)。

表5-0-1 肺先天畸形分类

支气管肺异常	血管异常	肺和血管联合异常
肺不发育-发育不良综合征	主肺动脉缺如	弯刀综合征
先天性肺气道畸形	肺动脉近端中断	支气管肺隔离症
先天性大叶性肺气肿	肺动脉吊带	
支气管闭锁	肺静脉异位引流	
支气管囊肿	肺动静脉畸形	

1. **呼吸系统的胚胎发育**·肺支气管的生长发育需经历四个阶段:胚胎发生、器官形态生成、分化与生长。按照组织学形态,可分为出生前的胚芽期、假腺管期、小管期、囊形期及生后的肺泡期(表5-0-2)。

表5-0-2 肺的胚胎及生后发育

发育阶段	胎龄	主要变化
胚芽期	3~6周	孕21~26日,肺芽生成
假腺管期	6~16周	最初的20级支气管不断发育分支,淋巴管和毛细血管与气道一起生长
小管期	16~26周	呼吸性细支气管开始发育,气道上皮细胞分化,肺泡型上皮细胞开始产生表面活性物质
囊形期	26~36周	原始未成熟肺泡的容积和表面积增加,为气体交换提供了解剖学基础
肺泡期	36周至生后3岁	呼吸道增大,肺泡数量和体积继续增加

胚胎第4周时,原始咽尾端底壁正中出现一纵行沟,称喉气管沟。逐渐加深形成一长形盲囊,称为喉气管憩室。喉气管憩室位于食管的腹侧,其上端发育为喉,中段发育为气管,末端膨大形成两个分支,称为肺芽,是主支气管和肺的原基。

胚胎第5周时,肺芽按遗传预定模式迅速生长成树枝状分支,左侧分为两支,右侧分为三支。第24周时达17级左右,分别形成肺叶支气管、段支气管,直至呼吸性细支气管、肺泡管和肺泡囊。第25周时,由毛细支气管盲端扩张形成原始气体交换单位"肺泡"。

胚胎第28周时,肺泡数量增多,肺泡上皮中除Ⅰ型肺泡细胞外,还分化出Ⅱ型肺泡细胞,并开始分泌表面活性物质。此时,肺内血液循环系统发育完善,早产的胎儿可进行正常的呼吸,能够存活。第37周时,胎肺基本发育成熟。

从出生到儿童期的整个阶段,支气管肺仍在不断发育成熟,呼吸道增大,肺泡体积增加,数量增多,至8~10岁达成人水平。

肺腺泡的直径在出生时为1.5~2.0 mm,1岁时约为2.5 mm,2岁时约为3.0 mm,4岁时为2.5~3.5 mm,14岁时约为6.0 mm。次级肺小叶3个月以下为2~3 mm,4岁时为5~9 mm,14岁时为1~2 cm。

2. **呼吸系统生理**·机体与外界环境间的气体交换过程,称为呼吸。通过呼吸,机体从外界环境摄取新陈代谢所需的O_2,排出体内产生的CO_2。因此,呼吸是维持机体新陈代谢和其他功能活动所必需的基本生理过程。

在高等动物和人体,呼吸过程由相互衔接并且同时进行的三个环节来完成:肺呼吸或外呼吸,包括肺通气和肺换气;气体在血液中运输;组织呼吸或内呼吸,即组织换气。肺通气是肺与外界环境之间的气体交换过程。

实现肺通气的器官组织包括呼吸道、肺泡和胸廓等。呼吸道是连通肺泡与外界环境的气体通道,同时还具有加温、加湿、过滤、清洁吸入气体的作用和引起防御反射等保护功能;而胸廓的节律性呼吸运动则是实现肺通气的动力。肺换气肺泡与肺毛细血管间气体交换过程;肺泡、呼吸性细支气管是肺内气体与血液气体进行交换的场所。

胎儿期肺内充满肺液,防止组织粘连,此时肺无通气及换气功能,O_2的运送和CO_2的排出由胎盘完成;而出生后,随着呼吸的建立,肺立即成为呼吸器官,开始承担通气及换气功能。娩出的胎儿,从宫内至宫外生活,肺由充满肺液"静止"的器官,转变为有节律呼吸运动的充气器官,且接受全部右心每搏输出量(出生前仅含每搏量的10%),肺血管明显充盈,有利于气体的交换。

小儿代谢旺盛,单位体积需氧量高,由于肺、胸廓尚未完全发育,限制每次呼吸量,通过增加呼吸频率来满足代谢需要。年龄愈小,呼吸频率愈快,新生儿可达40~50次/分。新生儿及婴儿由于肺泡发育尚未完全成熟、呼吸肌发育不全、胸廓活动范围小,故呼吸功能的储备能力差,患呼吸系统疾病时难以代偿,易发生呼吸功能不全,甚至发生呼吸衰竭。

3. **影响胎儿肺发育的因素** · 胎儿肺发育包括两个过程:肺生长和肺成熟,两者相互联系但又不同因素调控。肺生长是指细胞数量的增加,主要受某些物理因素影响,如胎儿胸廓容积、羊水量的平衡、肺内液体的容积和压力等。

肺成熟是指肺的顺应性,包括结构方面和生物化学(表面活性物质)方面的成熟。肺结构的成熟受物理因子的调控,而生化成熟则受一系列内分泌因子(如促肾上腺皮质激素、氢化可的松、甲状腺激素等)的调控。

若致畸因素出现在假腺泡期(妊娠16周以前),如先天性膈疝和胎儿水肿,主要影响支气管树和软骨的形成及肺腺泡发育和成熟,并有肺血管发育迟缓,肺动脉内径减小而血管平滑肌层增厚,同时外周血管减少、血-气屏障变薄;若致畸因素出现在假腺泡期以后,如单纯性羊水过少,则主要影响肺腺泡发育。

第一节 · 先天性肺未发生及未发育

肺不发育-发育不良综合征(pulmonary agenesis-hypoplasia complex)是一种肺组织、支气管、肺血管发育异常的先天畸形。

本病发生通常为单侧发生,无明显左右侧及性别差异,可分为肺未发生(pulmonary agenesis)、肺未发育(pulmonary aplasia)及肺发育不良(pulmonary hypoplasia)三型[2,5]。

肺未发生是指肺实质、支气管和肺血管完全缺失。肺未发育是指存在盲囊样残余主支气管,无肺实质和肺血管。肺未发生和肺未发育的胚胎学、临床表现及病理特征类似,故常将两种疾病联称。

病因学虽目前尚不清楚,但已有很多关于遗传因素、致畸因素及机械因素的假说与本病的形成有关。有人推测,妊娠4周(胚胎期)主动脉弓背侧血流异常会导致该病发生。

本病常合并骨骼、胸壁畸形和同侧面部畸形,常伴有主动脉弓的发育异常。

【发病机制与病理】

1. **双侧肺未发生** · 双侧肺未发生极为罕见。由于气管缺如或仅有部分气管残留故不能形成肺芽,故肺不能发育,孕儿因此也不能成活。

2. **单侧肺未发生** · 单侧肺未发生较罕见,呈一侧主支气管缺如,左侧比右侧多见。单侧肺缺如的患儿,约50%在婴幼儿期死亡,但也有活到老年。右侧肺缺如患儿出现症状早而严重,且存活期较短。此畸形常伴有骨骼、心脏或其他脏器畸形。

3. **肺叶未发生** · 肺叶未发生可为一叶,也可二叶肺缺如,多见于右上叶与右中叶。心脏向患侧移位,常可发生呼吸道感染。

4. **肺未发育** · 在胚胎期肺的胚芽已经发生,但以后肺即不发育。病理表现为具有支气管残迹而无肺实质或血管系统的痕迹。与肺未发生有时难区别。

【临床表现】

双侧肺未发生,胎儿虽然不是死胎,但出生后不能呼吸,因此不能生存。其常伴有其他多种先天性畸形,如无头畸胎、食管闭锁及心血管畸形等。

单侧肺未发生及未发育的患儿,以左侧多见,男性多于女性,约50%在婴幼儿期死亡。右侧肺缺如患儿,出现症状早而严重,且存活期较短。

肺叶未发生及未发育的患儿,心脏向患侧移位,易发生呼吸道感染并出现相应症状。

【实验室检查】

实验室检查无特殊,如合并感染有感染相关指标异常。

【影像学表现】

胸部X线片为初步筛查方法,但对本病的诊断有一定限度。临床怀疑肺未发育-发育不良综合征,首选多层胸部CT增强检查,可以通过重建技术全面评估支气管、肺血管及肺实质情况。支气管造影及血管造影为有创性检查,现已少用。

肺未发生及肺未发育在X线片上难以区别,都表现为患侧胸廓塌陷、胸腔致密、无肺纹理影,健侧肺组织代偿性气肿,纵隔心影向患侧移位并同侧膈肌升高,可同时伴有心脏、骨骼等的发育畸形(图5-1-1A)。

CT可以观察气管支气管、肺实质发育情况及伴发的其他畸形。肺未发生表现为患侧气管及其分支、肺血管、肺组织均完全缺如(图5-1-1和图5-1-2)。肺未发育可见患侧主支气管盲端显示,但肺血管及组织缺如(图5-1-3和图5-1-4)。

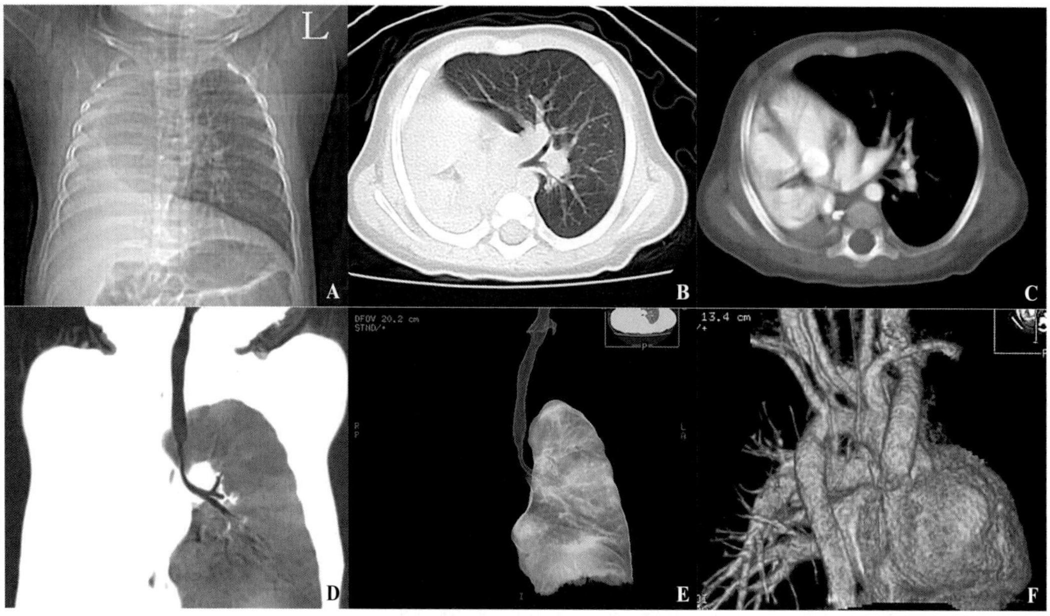

图 5-1-1 女性,8 个月。右肺未发生

感冒、发热 1 日。胸部 X 线正位片(A)显示右侧胸腔致密,未见含气肺组织影,右侧肋间间隙较对侧窄。CT 肺窗(B)和纵隔窗(C)显示右侧胸腔内未见含气肺组织影,心影位于右侧胸腔内,左肺血管纹理增粗,纵隔肺疝;Min IP 冠状位重建(D)和三维容积成像(VR,E)显示气道远段管径变窄,未见右肺主支气管及含气右肺组织影;三维血管重建图像(F)显示右侧肺动、静脉未见,左肺动、静脉相对增粗。

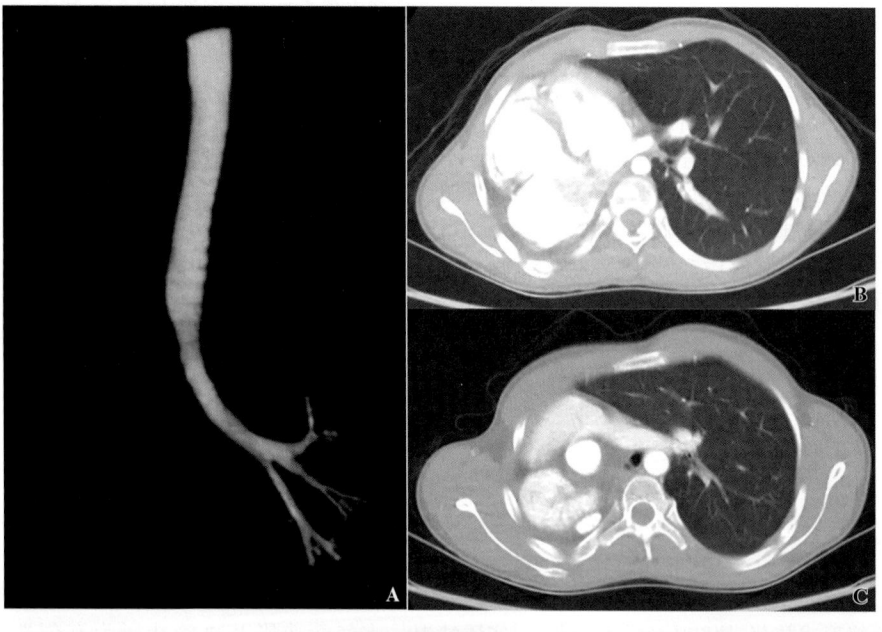

图 5-1-2 男性,15 岁。右肺未发生,胸壁畸形

气道三维重建(A)显示主气管向左延伸形成左主支气管及分支,未见右主支气管及分支;CT 增强轴位像(B、C)显示右肺未见,右肺动、静脉未见;纵隔心影大血管位于右侧胸腔内,右侧胸廓塌陷,左肺容积增大,左肺动静脉显示。

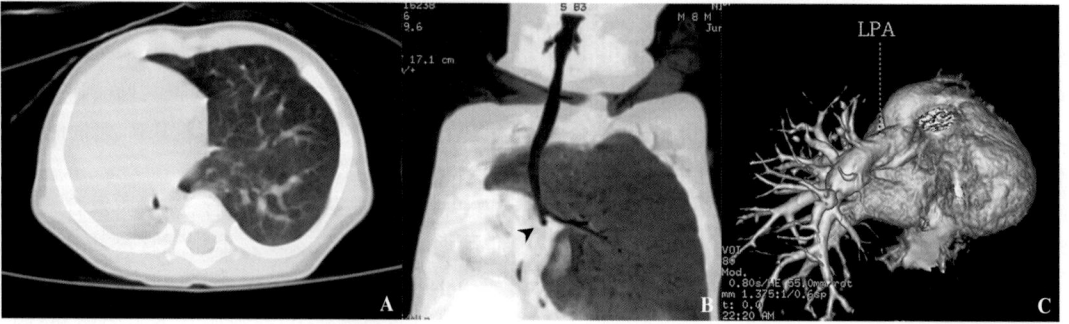

图 5-1-3 男性,4 个月。右肺未发育

外院诊断为右肺发育不良。胸部 CT 肺窗(A)显示右侧胸廓较对侧小,右侧胸腔内未见含气肺组织影,心影右移,左肺体积增大,纹理增粗,纵隔肺疝;Min IP 冠状位重建(B)显示右侧主支气管呈盲囊样由隆突下长出(黑箭头);三维血管重建(C)右侧肺动、静脉未见显示,左肺动、静脉增粗。

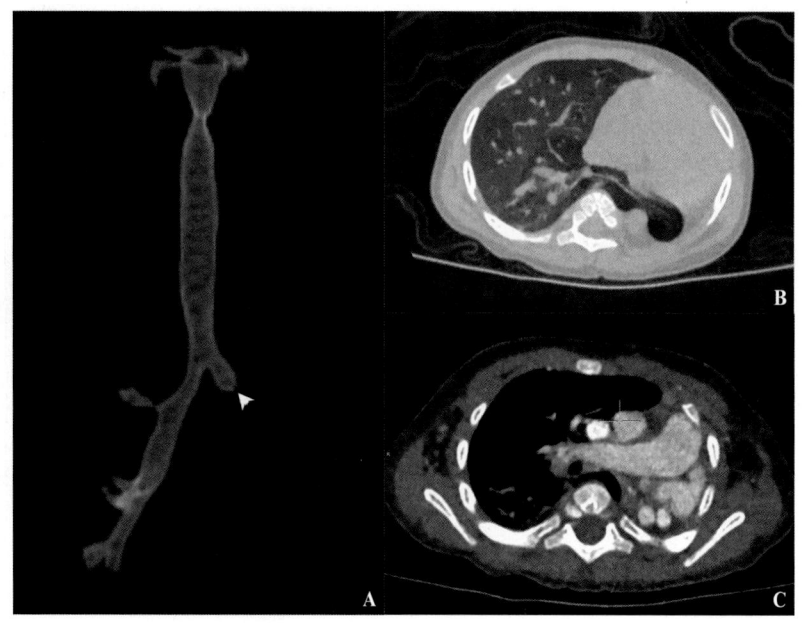

图 5-1-4 男性,7 个月。左肺未发育

出生后有反复发热、咳嗽、打呼噜。气道三维重建(A)显示左主支气仅近端含气,并呈盲囊状(白箭头);CT 肺窗(B)显示右肺体积增大,部分肺组织经后纵隔达左侧胸腔,右肺野透光度不均匀,左肺未见显示;增强扫描(C)显示未见左肺动脉。

CT 还可显示伴发的其他畸形性病变,如胸廓畸形、膈疝、先天性肺气道畸形、肺隔离症、心脏大血管畸形(如动脉导管未闭、肺静脉异位引流、房间隔缺损)等。

【诊断标准】

多排螺旋 CT(MSCT)检查可明确诊断,肺未发生时患侧支气管、肺血管、肺组织完全缺失;肺未发育时,患侧可见盲囊样主支气管影,患侧肺及肺血管完全缺如。

【鉴别诊断】

主要和肺不张进行鉴别,气道重建及 CT 增强扫描很容易将两者区分开。

(彭芸 韩丹)

参考文献

[1] Palla J, Sockrider MM. Congenital lung malformations [J]. Pediatr Ann, 2019, 48: e169 - e174.

[2] Lee EY, Dorkin H, Vargas SO. Congenital pulmonary malformations in pediatric patients: review and update on etiology, classification, and imaging findings [J]. Radiol Clin North Am, 2011, 49: 921 - 948.

[3] Zylak CJ, Eyler WR, Spizarny DL, et al. Developmental lung anomalies in the adult: radiologic-pathologic correlation [J]. Radiographics, 2002, 22: S25 - S43.

[4] Biyyam DR, Chapman T, Ferguson MR, et al. Congenital lung abnormalities: embryologic features, prenatal diagnosis, and postnatal radiologic-pathologic correlation [J]. Radiographics, 2010, 30: 1721 - 1738.

[5] Berrocal T, Madrid C, Novo S, et al. Congenital anomalies of the tracheobronchial tree, lung, and mediastinum: embryology, radiology, and pathology [J]. Radiographics, 2004, 24: e17.

第二节 · 肺发育不良

肺发育不良(pulmonary hypoplasia)是指肺的形态变化不大,支气管、肺及肺血管均存在,但气道、血管和肺泡的大小和数量均减少[1]。

肺发育不良的发生机制与前两者不同,原发性肺发育不良少见,继发性肺发育不良常继发于限制肺体积发育的疾病,如先天性膈疝、胸廓畸形(成骨不全、脊柱侧弯等)[2]。最常见的胸内原因是先天性膈疝,75%~90%的病例为左侧,10%为右侧,5%为双侧。最常见的胸外原因是严重羊水过少[3]。

胎儿肺发育不良的发生率为 9/10 000~14/10 000,占分娩活婴的 9/10 000~11/10 000,所有存活新生儿的 14/10 000。但这一数字必然低于真实发病率,胎儿尸体解剖证实其发生率更高,仅部分肺发育不良程度较轻的胎儿可以存活至新生儿期甚至幼儿期。

【发病机制与病理】

先天肺发育不良是发生于胚胎晚期的发育障碍(妊娠最后 2 个月内)。肺实质、气管及血管系统均已发生,只是各部分发育不良。它可发生于一侧全肺或一侧的一叶、多叶、一段或多段肺,左右皆可见。如支气管肺发育不良合并肺血管异常,称为肺发育不全综合征,较少见。肺发育不全常合并发生膈疝和先天性心脏病。

大部分胎儿肺发育不良常继发于先天性畸形或妊娠并发症。原发性肺发育不良少见,部分患者可无临床表现,仅在尸体解剖中发现,如先天性肺泡发育不良。肺发育不良的发病机制尚未完全阐明,但若出现影响肺容积和肺内外液体平衡的因素即可影响肺发育。因此,影响肺发育的先天性畸形可以分为以下几种情况。

1. 胸廓内占位性病变。先天性膈疝、CPAM、支气管囊肿、胸腔积液等。
2. 骨骼异常导致胸廓畸形。成骨不全、致死性侏儒症、脊柱侧凸等。
3. 肾或泌尿道异常所致羊水过少。双肾缺如或发育不良、泌尿系统流出道梗阻等。
4. 非肾性羊水过少。持续性胎膜早破。
5. 神经肌肉或中枢神经系统异常影响胎儿呼吸样运动。胎儿肌麻痹、无脑畸形等。
6. 心功能受损。左心或右心发育不全、肺动脉狭窄等。
7. 胸、腹壁缺损。脐膨出、腹裂等。
8. 与肺发育不良相关的综合征。13-三体综合征、18-三体综合征、21-三体综合征等。

【临床表现】

肺发育不良可有或无临床症状,体格检查偶然发现。最常见的表现为生后早期即发生呼吸窘迫和反复肺部感染等,可并发气胸和肺气肿等。

【实验室检查】

实验室检查无特殊,如合并感染,有感染相关指标异常。

【影像学表现】

胸部X线表现为肺发育不良患侧胸廓塌陷,肺体积小,可见含气肺组织,纵隔心影向患侧不同程度移位并同侧膈肌不同程度升高。如并发膈疝,可见膈面上升,患侧胸腔内可见含气胃肠道影(图5-2-1)。

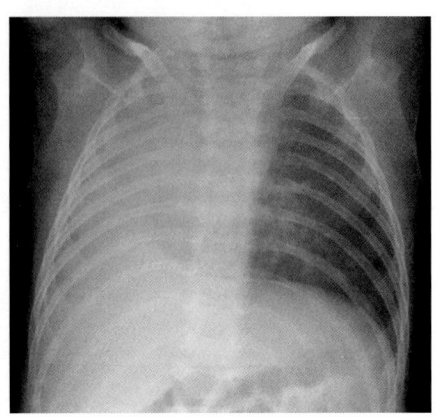

图5-2-1 女性,2个月。右肺发育不良

生后反复呼吸道感染。胸部正位X线片显示右肺致密,右下见少许含气肺组织,纵隔心影位于右侧胸腔内。

肺发育不良可见患侧支气管及肺组织结构均存在,CT表现为患侧体积减小,支气管血管束稀疏,支气管分支变少或管径变细,患侧肺血管及分支纤细狭窄(图5-2-2和图5-2-3)。

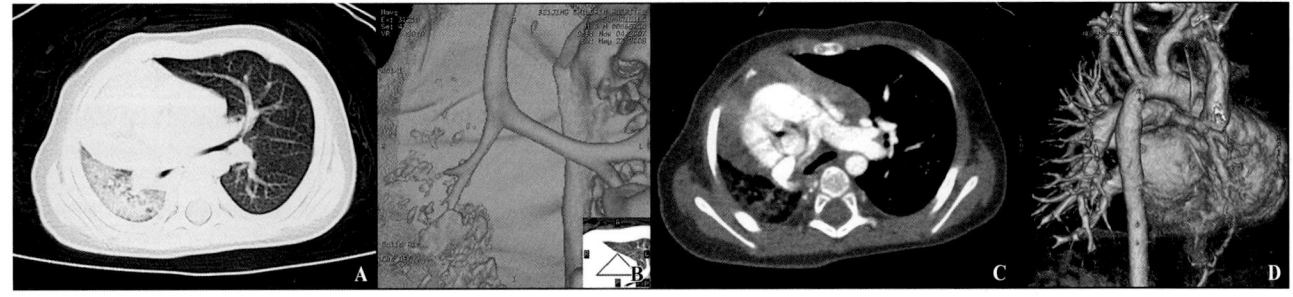

图5-2-2 男性,1岁。右肺发育不良

间歇性咳嗽、发热7个月。CT肺窗(A)显示右侧胸廓略缩小,右肺体积小,右肺实变,心影纵隔向右移位;气道三维重建(B)显示右侧主支气管管径较对侧明显变细;增强扫描(C)和三维血管重建(D)显示右侧肺动脉管较对侧明显细小,左肺动脉相对增粗增多。

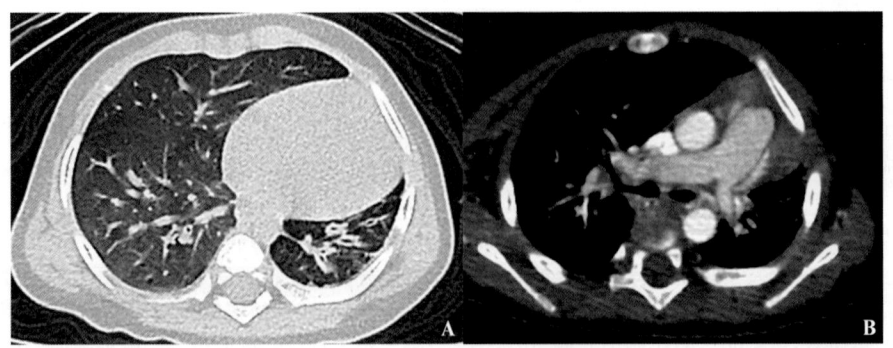

图5-2-3 男性,8个月。左肺发育不良

呼吸音粗,左肺湿啰音。CT肺窗(A)显示左肺容积小,左肺野内散在网条影,并支气管管腔略著,纵隔心影左移;增强扫描(B)显示肺动脉主干形态可,左肺动脉细。

【诊断标准】

MSCT 检查对诊断本病意义较大。肺发育不全时,患侧支气管血管束及肺组织结构均存在,但患肺体积小,肺动脉细小,数量减少,健侧肺动脉代偿性增粗。

【鉴别诊断】

本病需与单侧透明肺(Swyer-James 综合征)鉴别。单侧透明肺叶表现为单侧肺体积小,支气管血管束稀疏,肺野透亮度增高。不同点为单侧透明肺继发于下呼吸道病毒感染,而肺发育不良为先天性疾病,常伴发其他畸形存在。

(彭芸 韩丹)

参考文献

[1] Lee EY, Dorkin H, Vargas SO. Congenital pulmonary malformations in pediatric patients: review and update on etiology, classification, and imaging findings [J]. Radiol Clin North Am, 2011, 49: 921 - 948.

[2] Cotten CM. Pulmonary hypoplasia [J]. Semin Fetal Neonatal Med, 2017, 22: 250 - 255.

[3] Biyyam DR, Chapman T, Ferguson MR, et al. Congenital lung abnormalities: embryologic features, prenatal diagnosis, and postnatal radiologic-pathologic correlation [J]. Radiographics, 2010, 30: 1721 - 1738.

第三节 · 气管支气管分支异常

气管、支气管发育异常是发生在胚胎早期的肺芽形成、分支异常、前肠喉气管沟形成分隔不全等,可致各种畸形。患者通常无症状,但可能与呼吸困难、反复肺炎和咯血等肺部症状有关。为避免并发症,尤其是在进行胸腔镜手术时,必须在肺切除前识别这些异常。此外,在进行诊断性或治疗性支气管镜检查之前,支气管镜医师应了解这些异常[1]。

一、气管性支气管

气管性支气管(tracheal bronchus)是一种较常见的气管支气管分支异常,指叶、段支气管起源位置异常,直接起源于隆凸上 2 cm 以内的主气管管壁[2]。儿童人群气管支气管的发生率为 0.1%～5%。

气管支气管通常为单侧性,多为右肺上叶的叶支气管,段支气管或额外段支气管直接起自气管右侧壁。左侧气管性支气管及双侧气管性支气管罕见。

气管性支气管根据形态分为异位型和额外型两种,正常的叶支气管和/或段支气管起源异常,称为异位型;若正常叶、段支气管均存在的情况下,此时起源于气管壁的气管性支气管为额外型。异位型较额外型多。

气管性支气管通常伴有其他畸形,如气管食管瘘、各种先天性心脏病、脊柱畸形、肋骨畸形等。

【发病机制与病理】

发生机制尚不明确。在胚胎期第 4 周,气管、支气管和喉开始发育,当发生异常胚芽隆起时会导致肺段或肺叶的支气管直接开口于气管或形成额外的支气管异常。

【临床表现】

患者通常无症状,多为偶然发现。

当本病伴有气管软化、支气管狭窄、心脏病等异常时,在儿童期即可出现反复性、持续性、难治性喘息、咳嗽,支气管起始部狭窄及支气管扩张,也可导致同一部位的反复感染。

对于合并先天性心脏病患者,术前发现气管性支气管对气管插管有重要意义,可以指导插管深度以避免急性肺不张。

【实验室检查】

实验室检查无特殊,如合并感染有感染相关指标异常。

【影像学表现】

因气管性支气管管径太细且包绕在肺组织中,X 线片对诊断价值不大。由于支气管镜检查、支气管碘油造影均为侵入性检查,有一定的并发症,不易被患者接受。

胸部 CT 扫描是诊断此病的金标准,利用 CT 强大的后处理技术,从不同角度对病变进行观察,清楚直观地显示支气管树的结构、形态及毗邻关系,同时可观察到扫描范围内存在的其他畸形及双肺内病变,是本病检查的首选方法[3,4]。

胸部 CT 轴位像表现为气管隆嵴上方气管侧壁发出支气管影,因管径细小,需在 0.625 mm 薄层图像进行观察,以免遗漏。CT 三维重组包括最小密度投影、容积重建、仿真内镜技术可见气管隆嵴上方或气管隆嵴旁主气管壁上发出的向外走行的支气管影伸及肺内,通常气管支气管畸形发生在右肺上叶(图 5-3-1)。

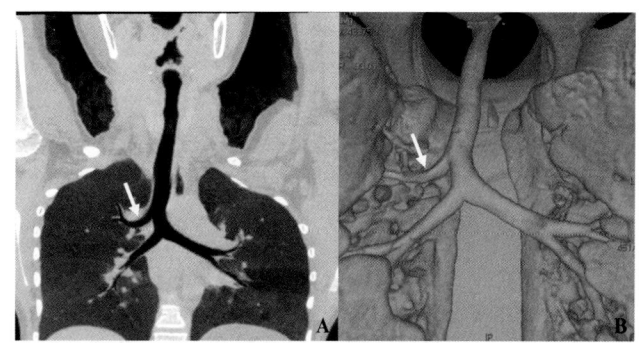

图 5-3-1 女性,10 岁。气管支气管

CT 冠状位最小密度投影(Min IP, A)和气道 VR 重建(B)显示右肺上叶支气管起始在气管右壁。

【诊断标准】

MSCT 是诊断此病的金标准,隆嵴水平以上主气管侧壁有异常起源的叶支气管、段支气管或额外段支气管。

【鉴别诊断】

鉴别诊断主要考虑支气管桥。关键点是观察气管分叉及位置,支气管桥具有两个"气管分叉",上方气管分叉位于第4胸椎水平,是真正的隆凸,下方"气管分叉"位于第5～6胸椎水平,是支气管桥起始处,分叉处位于左侧胸腔侧,分叉夹角比较大。

支气管桥细,管壁僵直,分支进入右肺中叶及下叶,气管性支气管管壁光滑,走行自然。

二、支气管桥

支气管桥(bridging bronchus)是一种罕见的气管分支异常,为叶支气管起源异常,以右侧多见。

起自隆嵴的右主支气管仅供右肺上叶通气或呈盲端,起自左主支气管的右肺支气管跨过纵隔向右侧延伸供右肺中下叶或整个右肺通气,两者之间的夹角称为假性隆嵴,与正常的气管隆嵴相比,假性隆嵴的分叉夹角比较大,位置比较低,多位于第5～6胸椎水平(正常隆嵴位于第4～5胸椎水平)[5]。

根据Wells法支气管桥分为两个主要亚型,其中Ⅰ型常见。

Ⅰ型:指右主支气管仅连接右上叶,右肺中叶和下叶异常起源于左主支气管的分支。

Ⅱ型:指右主支气管以憩室结束或缺失,整个右肺由左主支气管发出的分支供应。

支气管桥80%伴有肺动脉吊带,这些患者常有完全性气管软骨环和气管狭窄,也可伴发肛门闭锁、胆道缺如。

【发病机制与病理】

发生机制尚不明确。

【临床表现】

该病本身通常不引起临床症状,其症状往往是由伴发的气管狭窄和左肺动脉吊带等先天性心脏病所引起的。支气管狭窄,可引起喘息、呼吸困难、肺部反复感染、喂养困难、发育增长缓慢等。

【实验室检查】

实验室检查无特殊。

【影像学表现】

X线片对诊断的价值不大,确诊依赖于胸部CT重建技术。本病易与气管性支气管混淆,此时注意观察气管支气管的管径、位置、隆嵴角特点,有助于两者的鉴别。左主支气管管径与气管不同,多伴有狭窄,且向左下方斜行是其特点之一(图5-3-2),此段气管可合并完全性气管软骨环,导致气道向心性狭窄。

假性隆嵴位置低,分叉角大,一般为钝角是其另一个特点。假性隆嵴距离正常隆嵴距离较大,一般超过2cm。Ⅰ型表现为右主支气管仅进入右肺上叶,隆嵴位置正常,呈锐角,右肺中叶及下叶支气管起源于左主支气管中段。Ⅱ型表现为右主支气管缺如或呈盲带状,整个右肺由左主支气管发出。

支气管桥易伴心脏及大血管畸形、先天性气管环等异常,评估时应注意观察。

【诊断标准】

起自左主支气管的右肺支气管跨过纵隔向右侧延伸供右肺中下叶或整个右肺通气,右主支气管缺如,或仅供右肺上叶

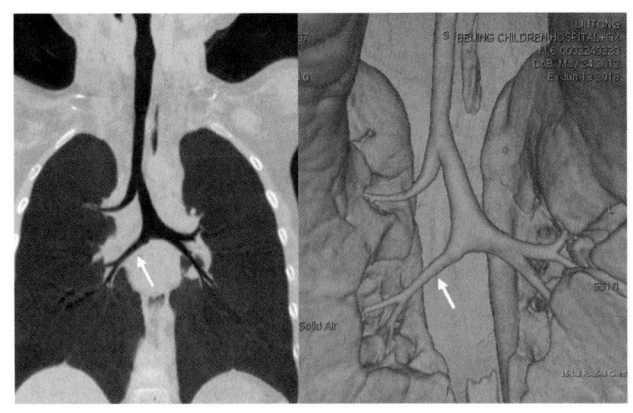

图5-3-2 男性,6岁。支气管桥

CT冠状位Min IP(A)和气道VR重建(B)显示右主支气管略细,进入右肺上叶,隆嵴角变小,左主支气管向左下方斜行,左主支气管中段发出一支气管(支气管桥,箭)跨过纵隔向右侧延伸,分布到右肺中叶和下叶。

通气,右主支气管起自正常隆嵴。

【鉴别诊断】

支气管桥需与气管性支气管鉴别,鉴别关键点在于观察异常支气管与隆嵴的位置关系,异常支气管起源于隆嵴水平以上的气管,为气管性支气管,起源于隆嵴以下左主气管者为支气管桥。另外,气管性支气管下方的气管管径及走行方向与上方相似,而发出支气管桥的左主支气管则斜向左下方行走,管腔径线常与气管不同。此外,假性隆嵴的夹角较大,也是两者鉴别的要点。

三、副心支气管

副心支气管(accessory cardiac bronchus)又称为向心性支气管、额外支气管、心段支气管等,是一支多余的支气管,发生率为0.07%～0.65%。

它起源于右主支气管,或肺中间段支气管或下叶支气管的内侧壁,向中线方向走行的额外支气管,可延伸至前纵隔或心脏[4]。

本病分为以下3型。

1. 短憩室型·通常只有一根短的支气管干,远端为盲端,没有肺泡组织与其相通。

2. 副叶型·为与未发育的肺泡组织(即原始肺组织)相连的较长的支气管。

3. 长憩室型·为一根细长的支气管干,没有肺泡组织与其相通。

【发病机制与病理】

发病机制尚不明确。它的壁有软骨和正常的支气管黏膜衬贴,大部分副心支气管呈盲端或其远端周围有未发育的肺组织。

【临床表现】

多数情况下无症状,也无明显临床意义,常为偶然发现;偶有继发性反复发作的肺部感染和/或咯血。

【实验室检查】

实验室检查无特殊。

【影像学表现】

由于分支位于纵隔区域,很少有并发症,因此胸部X线片

对本病的诊断基本上没有帮助。

CT扫描尤其是CT后重建技术对本病的诊断非常有价值。表现为起源于右主支气管，或肺中间段支气管或下叶支气管的内侧壁的管道，向中线方向走行（图5-3-3），管道周围有或没有肺组织，该肺组织与下叶之间由叶间裂隔离。

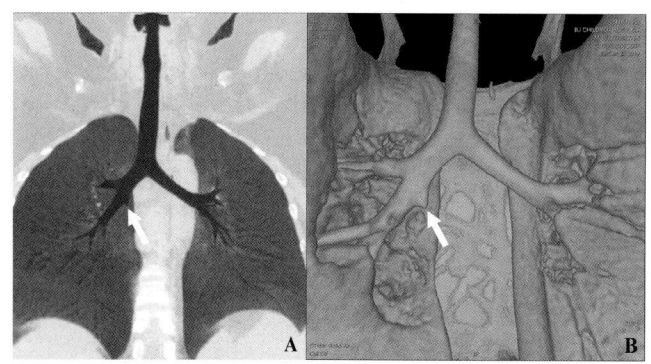

图5-3-3 男性，12岁。副心支气管

CT冠状位Min IP（A）和气道VR重建（B）显示右肺中间段支气管下壁可见小支气管分支（箭），远端细，似少许肺组织环绕。

【诊断标准】

起源于右肺主支气管或中间段支气管内侧壁的管道，向中线方向走行，管道周围有或没有肺组织，若有肺组织，则该组织与正常肺叶之间由叶间裂隔离。

【鉴别诊断】

主要的鉴别诊断是内侧基底支气管，它是一种解剖变异，其远端有发育正常的肺组织，而副心支气管远端无或有未发育的肺组织。

四、支气管异构

正常情况下，双肺的支气管分支是不对称的，右侧分三叶，左侧分两叶。支气管异构（bronchial isomerism）是指两侧支气管和相应肺叶解剖对称。它通常与其他异构同时发生，由于心脏、内脏异构对患儿的生长发育影响很大，对其诊断尤为重要。

气管异构诊断的意义就在于根据气道异常推断其他脏器，尤其是心脏异常的存在。右侧异构时双侧常为三叶肺，双侧主支气管为右主支气管的形态。左侧异构时双侧常为两叶肺，双侧多为左主支气管结构。

异构是一种侧向性紊乱。当没有区分左、右两个器官的正常偏侧特征时，就会发生这种情况。这种情况与ZIC3基因的突变有关，ZIC3基因是一种锌指转录调节因子，被认为决定了人类胚胎的左右对称。

【发病机制与病理】

支气管异构常与其他内脏异构同时发生，其特点是内脏发育倾向于对称性发生、发育。受累脏器包括心脏、肺、脾、肝、胃肠道、大血管等。

右侧支气管异构时，双侧发育成右侧内脏结构，称为右侧异构或无脾综合征，一般伴有右心室双出口、肺动脉狭窄或闭锁，脾不全患者中右支气管异构症的发生率为70%；左侧支气管异构时，双侧发育成左侧内脏结构，称为左侧异构或多脾综合征，常伴有多种类型的心内畸形，下腔静脉肝前段中断，肾以下静脉经奇静脉或半奇静脉回流。

多脾综合征患者左支气管异构的发生率为60%[1,4]。

【临床表现】

合并心脏异构者，如果是右侧异构，则男性多见，常会出现室间隔缺损、肺动脉狭窄或闭锁、单心室的临床表现及体征，如发绀、心脏杂音；如果是左侧异构，男女发病相仿，常会出现双左心房结构，导致完全性传导阻滞。

并发肠道旋转、连接异常时可出现肠梗阻症状和体征。即便存在多个脾，脾功能也可能不正常，表现为外周血涂片内出现Howell-Jolly小体。

【实验室检查】

实验室检查无特殊。

【影像学表现】

双肺支气管树对称分支及行走，叶间裂对称分布（图5-3-4和图5-3-5）。当合并其他脏器位置异常时，CT平扫多能显示。血管异常通常需要造影检查确定，当右侧异构时，常出现下腔静脉和腹主动脉同侧，动脉狭窄和全肺静脉异常连接。

心脏造影显示双侧右心房形态、房室间隔缺损、右心室双出口或大动脉转位（存在双侧动脉下或主动脉下圆锥）、肺动脉瓣下或瓣膜狭窄/闭锁。

左侧异构时，下腔静脉中断，合并单侧或双侧奇静脉异常连接至同侧上腔静脉；心脏造影显示双侧左心房形态、完全性或部分性肺静脉异常引流、完全性或部分性房室间隔缺损、右心室双出口或大血管位置正常（无主动脉下圆锥）。

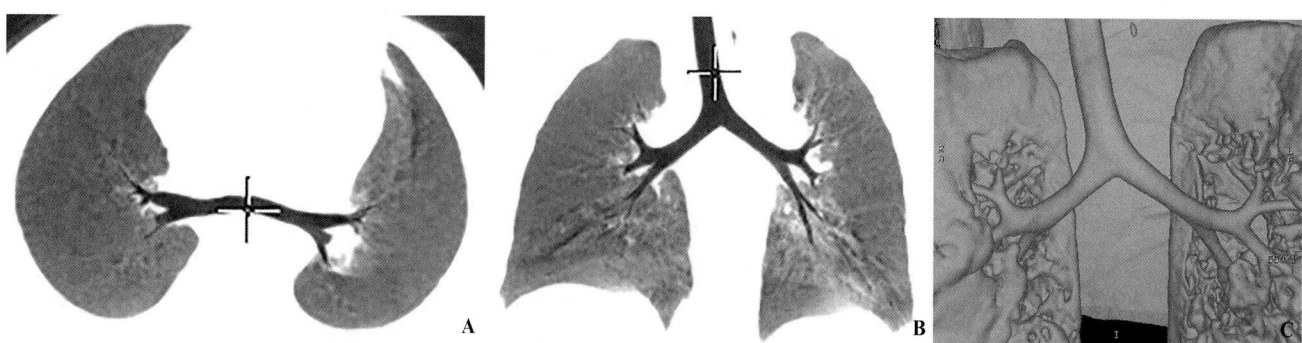

图5-3-4 女性，8个月。左侧支气管异构，伴复杂性心脏病，水平肝

Min IP轴位（A）、冠状位（B）和气道VR重建（C）显示双肺支气管树对称分支，均呈左肺支气管分支改变。

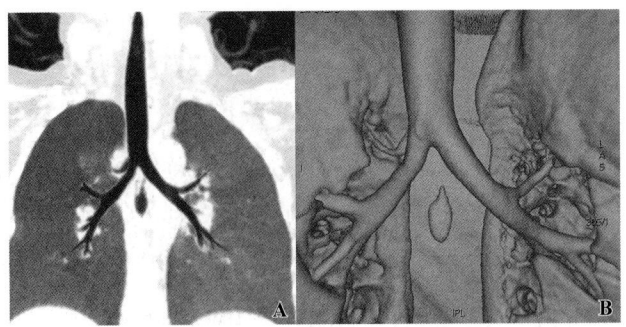

图 5-3-5 男性,2 岁。右侧支气管异构,伴气管支气管、脊柱侧弯、多发椎体及附件畸形、双侧肋骨多发畸形

CT 冠状位 Min IP(A)和气道 VR 重建(B)显示双肺支气管树对称分支,均呈右肺支气管分支改变,并可见气管支气管。

【诊断标准】

CT 后重建技术显示两侧支气管和相应肺叶解剖对称。

【鉴别诊断】

MSCT 及气道重建可以很容易进行诊断,无需鉴别诊断。

（彭芸　韩丹）

参考文献

[1] Chassagnon G, Morel B, Carpentier E, et al. Tracheobronchial branching abnormalities: lobe-based classification scheme [J]. Radiographics, 2016, 36:358-373.

[2] Berrocal T, Madrid C, Novo S, et al. Congenital anomalies of the tracheobronchial tree, lung, and mediastinum: embryology, radiology, and pathology [J]. Radiographics, 2004, 24:e17.

[3] Jamil A, Soos MP. Tracheal bronchus [M]. StatPearls: Treasure Island (FL), 2021.

[4] Wooten C, Patel S, Cassidy L, et al. Variations of the tracheobronchial tree: anatomical and clinical significance [J]. Clin Anat, 2014, 27:1223-1233.

[5] Henry BM, Cheruiyot I, Wong LM, et al. The bridging bronchus: a comprehensive review of a rare, potentially life-threatening congenital airway anomaly associated with cardiovascular defects [J]. Pediatr Pulmonol, 2019, 54:1895-1904.

第四节·先天性支气管闭锁

先天性支气管闭锁(congenital bronchial atresia, CBA)是一种以段、亚段或叶支气管闭锁为主的畸形,为胚胎第 5 周时肺段支气管发育异常或胚胎晚期支气管动脉血供阻断,致使支气管局部狭窄或闭塞,受累的支气管近段管腔闭塞,远段发育正常的支气管常扩张且被黏液充填,形成肺门区或外周的结节影[1-3]。

最常见的发病部位为左肺上叶尖后段支气管,其次是右上叶、中叶和下叶。支气管闭锁多见于男性,估计在人群中的患病率为 1.2/10 万[4]。支气管闭锁的病因尚未完全阐明。

【发病机制与病理】

支气管闭锁的发病机制有两种理论:①在正常的肺成熟过程中,增殖细胞失去了与发育中的呼吸芽的联系;②在胎儿发育早期,反复的血管损伤肺实质会导致已经完成的支气管消失。

在患儿出生时,由于闭锁支气管所在的肺段液体清除延缓,其典型表现为受累支气管所在的肺段密度增高。随着经由肺泡间孔(Kohn孔)及呼吸细支气管间的侧支通气形成,液体被吸收排出,局部肺野开始呈现过度充气,闭锁远端支气管扩张、充满黏液。

【临床表现】

大部分有症状者仅表现为轻微咳嗽、咳痰、呼吸困难或咯血等,少数患儿表现为出生后进行性呼吸困难。支气管闭锁常与支气管源性囊肿、肺叶内隔离症、先天性肺气道发育不良并发。

【实验室检查】

实验室检查无特殊,如合并感染,则有感染相关指标异常。

【影像学表现】

胸部 X 线片能显示肺门区肿块影及肺气肿改变,可作为筛选方法。CT 增强扫描是诊断支气管闭锁最有价值的影像学方法,并有利于清晰显示伴随的肺部病变及其他畸形,与其他疾病鉴别。MRI 可显示黏液栓的特征信号,但对于肺气肿及感染等其他表现显示较差。

胸部 X 线片可显示肺门区或肺野外带支气管黏液栓影,呈结节状、条状、分支状,其内可有气液平面,周边肺组织透光度增高,为空气潴留征象(图 5-4-1)。

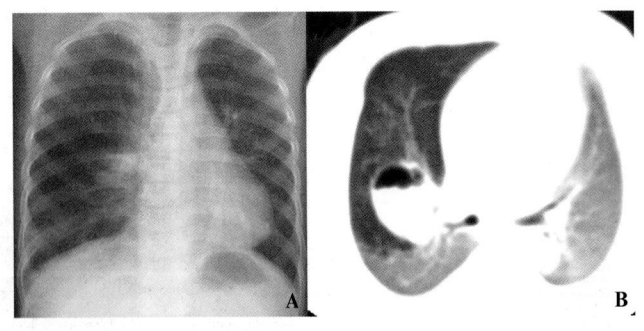

图 5-4-1 男性,4 岁。先天性支气管闭锁

反复肺炎。胸部正位 X 线片(A)显示右肺门肿块,邻近肺组织的过度充气;CT 平扫(B)显示右肺上叶囊性病变,内见气液平面。周围肺组织过度充气。

病变多发生在段支气管,叶支气管或亚段支气管少见。CT 多平面重建图像可见分支样或指状软组织影,即黏液栓(图 5-4-2),沿支气管树方向走行,增强后病变边缘支气管壁可强化,该阴影与肺动脉分支血管紧密伴行。

支气管管腔内黏液栓的 CT 值多在 10～35 HU,少数也可超过 35 HU,CT 值的高低与黏液的成分有关。增强后均无强化,病灶呈套袖样强化,CT 还可以观察病变支气管与支气管、血管的关系。闭锁支气管远端肺组织由于侧支通气,肺透过度增高、密度降低,出现局部肺气肿现象(图 5-4-1～图 5-4-3)。

MRI 可以显示黏液栓的特征性信号,在 T2WI 上呈高信号,表明其内容物为液体,T1WI 上呈高信号,提示黏液含有较高的蛋白质成分,有利于支气管闭锁的定性诊断。MRI 对气体显示较差,故对本病的肺气肿、感染和伴随的支气管扩张等改变显示较差。

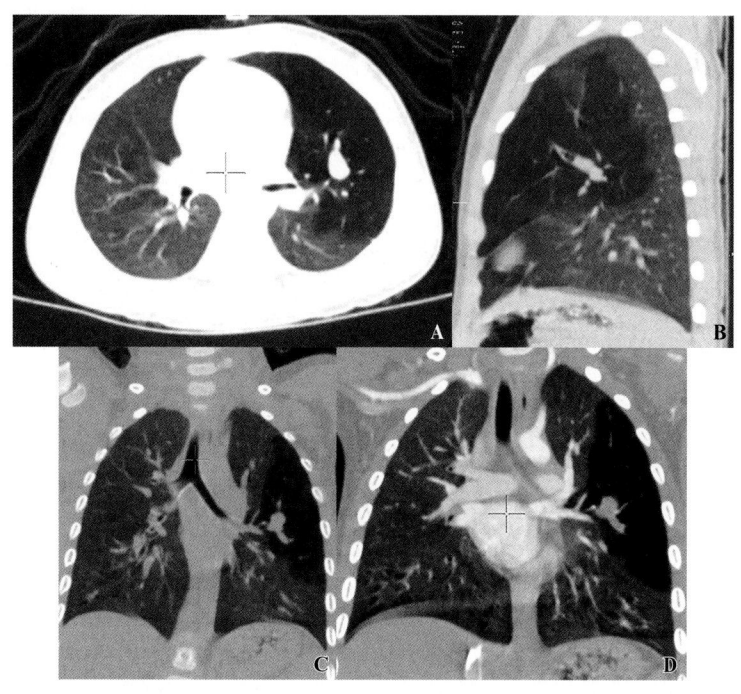

图 5-4-2　男性,2 岁。先天性支气管闭锁
CT 肺窗(A)、矢状位(B)显示左肺上叶节段性肺气肿改变,内可见条柱状软组织密度影;冠状位(C)显示该柱状影有分支状,同层 CT 增强(D)显示条柱影无强化。

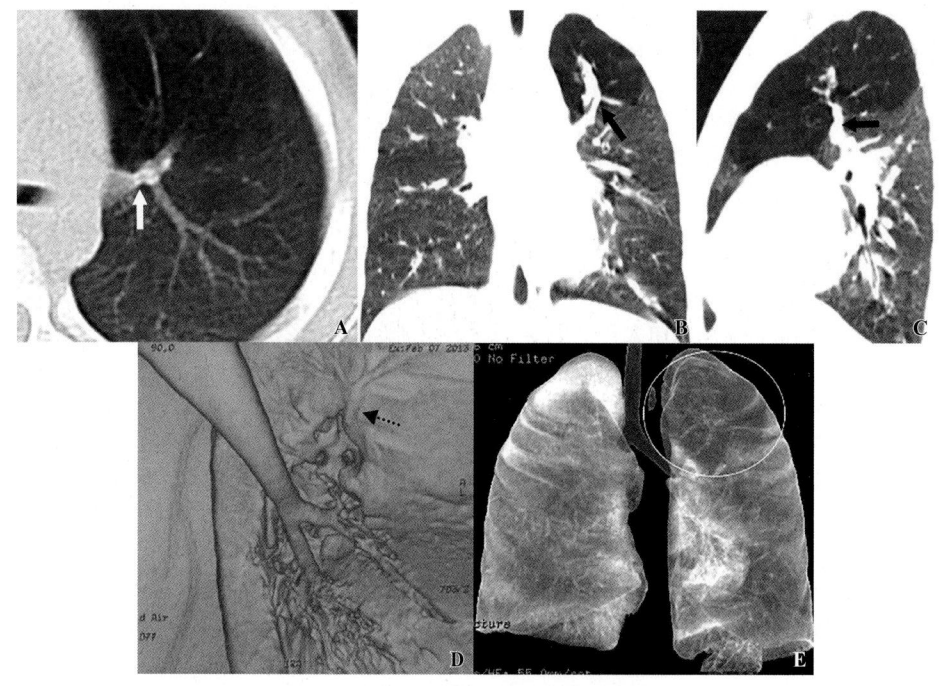

图 5-4-3　男性,6 岁。先天性支气管闭锁
CT 肺窗(A)显示左上叶支气管狭窄(白箭);冠状位(B)和矢状位(C)显示狭窄远端分支状不规则结节影(黑实箭),周围肺透光度增加;气管 VR 重建(D)显示左肺尖支气管及其分支(虚箭)显著增宽;透明肺重建(E)显示左上肺透光度明显增强。

【诊断标准】

MSCT 是诊断支气管闭锁最有价值的影像学方法，支气管闭锁的典型影像特征为支气管内无强化的黏液栓和周围肺气肿，闭锁段支气管表现为指状、多分支样条柱影或类圆形囊状结节影，大囊状改变时可有液平面。增强后仅边缘稍强化。闭锁段支气管所属肺野肺气肿样改变。

【鉴别诊断】

1. 先天性肺气肿·先天性肺气肿病变肺体积增大，其内肺纹理稀疏完整。其内未见指状（多分支样条柱状）软组织密度黏液栓为鉴别要点。

2. 肺隔离症·肺隔离症诊断的必要条件是病变区可见体动脉分支供血。

3. 先天性支气管肺发育不良·先天性支气管肺发育不良病变肺野多发囊泡影，病变区无条状或树枝状套袖样强化的软组织影。

4. 先天性肺囊肿·先天性肺囊肿可伴有气液平面，但其周围缺乏肺气肿征象可鉴别。

5. 过敏性支气管肺曲菌病·过敏性支气管肺曲霉病为一种肺内真菌感染性疾病，空腔内的球形阴影由曲霉等物质堆砌形成，并非囊肿，且变换体位时曲霉球可以在空腔内移动，而支气管闭锁在位置和形态上不会随意改变。

（彭芸　韩丹）

参考文献

［1］ Lee EY, Dorkin H, Vargas SO. Congenital pulmonary malformations in pediatric patients: review and update on etiology, classification, and imaging findings [J]. Radiol Clin North Am, 2011, 49: 921 - 948.

［2］ Biyyam DR, Chapman T, Ferguson MR, et al. Congenital lung abnormalities: embryologic features, prenatal diagnosis, and postnatal radiologic-pathologic correlation [J]. Radiographics, 2010, 30: 1721 - 1738.

［3］ Berrocal T, Madrid C, Novo S, et al. Congenital anomalies of the tracheobronchial tree, lung, and mediastinum: embryology, radiology, and pathology [J]. Radiographics, 2004, 24: e17.

［4］ Hutchison MJ, Winkler L. Bronchial atresia [M]. StatPearls: Treasure Island (FL), 2021.

第五节·特发性单侧透明肺

特发性单侧透明肺（unilateral hyperlucent lung）是一种少见的肺部疾病，其特征是肺血管减少和肺泡过度扩张，并伴有或不伴有支气管扩张。

Swyer、James 和 MacLeod 分别于 1953 年和 1954 年报道了 1 例和 9 例单侧肺气肿合并同侧肺动脉变细者的 X 线表现。主要特点包括：一侧性肺透亮度增高、肺容积缩小或正常、肺外周及肺门动脉细小和呼气时气体潴留这一系列表现，被称为 Swyer-James 综合征或 Swyer-James-MacLeod 综合征（SJMS），它被认为是儿童闭塞性毛细支气管炎的结果。大约 4% 的闭塞性毛细支气管炎患者会发生 SJMS。由于不明原因，大多数患者的左肺优先受累[1,2]。

最初，SJMS 被认为是先天性的，继发于先天性肺动脉发育不全。虽然其确切原因尚不清楚，但现在广泛认为该病是儿童呼吸道感染的罕见并发症，最常见的是闭塞性毛细支气管炎或肺炎。

反复肺部感染的病原体包括病毒（麻疹、呼吸道合胞病毒、甲型流感、副黏病毒，以及腺病毒 3 型、7 型和 21 型）和细菌（百日咳杆菌、结核分枝杆菌、肺炎支原体）[1,3]。

【发病机制与病理】

SJMS 病理表现主要呈闭塞性细支气管炎的慢性炎性改变，阻塞细支气管的远端气道和气腔扩张。闭塞性毛细支气管炎是由细支气管上皮和邻近肺泡的损伤引起的。这种损伤发生在儿童早期，会阻碍肺泡管的正常发育。这种损伤可能是由一系列因素造成的，其中呼吸道感染在 SJMS 中起着主要作用。

虽然完全恢复是可能的，但修复过程可能会导致肉芽组织过度增殖，导致小气道变窄或完全闭塞。发生在生命早期的单侧复发性小气道阻塞，累及终末支气管和细支气管，会引发炎症反应，导致黏膜下纤维化的发展。由此产生的管腔不规则进一步导致气道闭塞，变得更加持久。这反过来会导致肺泡空气滞留，最终导致肺气肿。

肺泡壁的破坏导致弹性反冲丧失，在呼气和空气滞留过程中导致气道塌陷。另外，肺泡间隔纤维化导致肺毛细血管床阻塞，减少了流向主要肺动脉分支的血流量。此外，肺过度膨胀，如肺气肿，对毛细血管床的血液流动产生额外的机械阻力。

如果这一过程发生在生命的早期，动脉发育受阻，导致肺血管发育不良。此外，病变肺或肺段的通气减少也会导致肺血管的代偿性收缩，导致动脉血流的功能限制。支气管血管的功能性发育不良可能会损害受影响肺的生长，导致肺变小。

【临床表现】

SJMS 多见于儿童，也可见于青少年和成人，以女性多见，左肺多于右肺。

临床表现为反复咳嗽、咯痰、喘息和咯血，部分患者自幼即有反复发作的肺部感染，少数无明显症状。

患者的症状主要与有无支气管扩张和扩张的类型有关。

【实验室检查】

实验室检查无特殊，如合并感染，则有感染相关指标异常。

【影像学表现】

胸部 X 线片上表现为一叶肺或一侧肺野透亮度增高，伴容积缩小或正常，其内血管纹理细小，同侧肺门缩小。在深吸气和深呼气胸部 X 线片上，病变肺透亮度无或无明显变化，同侧横膈活动幅度减小，位置一般正常。

呼吸时,纵隔出现矛盾运动,即深吸气时,纵隔向患侧移位,深呼气时纵隔恢复正常或向健侧移位。

CT扫描同X线片表现相似,但因CT的密度分辨率更高,且无前后重叠,可更好地显示肺叶透亮度的改变、肺血管异常。CT表现特点如下。

1. 肺气肿·表现为患肺透光度增大,纹理比例失常,中内带增多,外带稀疏,患侧胸廓不大,反而缩小。即患侧肺透光度强,但肋间隙变窄,胸廓塌陷,纵隔向患侧移位(图5-5-1)。

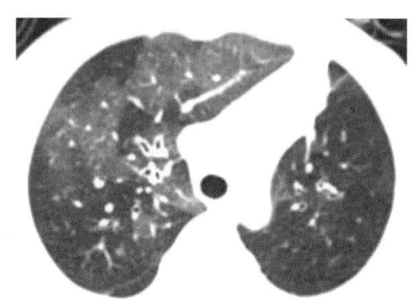

图5-5-1 男性,4岁。SJMS
支原体肺炎后喘息3个月,肺功能为小气道阻塞性障碍。胸部CT显示马赛克灌注征,支气管壁增厚。左肺体积减小,肺透光度增强,肺纹理稀少。

2. 支气管扩张·多为混合型支气管扩张,以左下肺内基底段多见。若合并感染,可形成液平或斑片状阴影。MSCT在诊断支气管扩张方面,其敏感性和特异性均超过90%。因此,CT检查可代替支气管造影,显示SJMS有无支气管扩张、扩张的范围和程度(图5-5-2)。

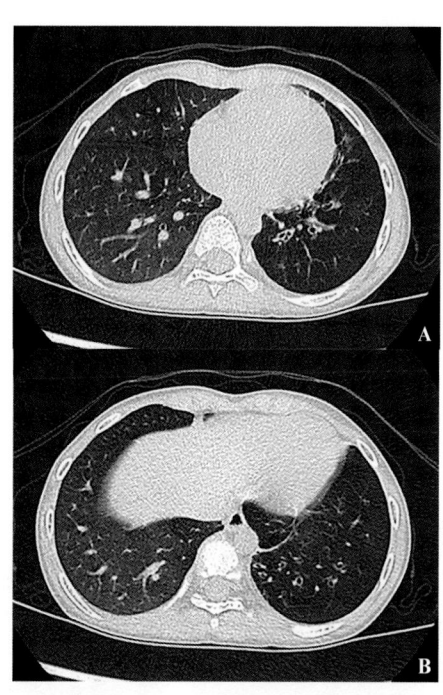

图5-5-2 男性,4岁。SJMS
腺病毒肺炎后喘息,肺功能为小气道阻塞性障碍。胸部CT显示左肺体积减小,肺透光度增强,肺纹理稀少(A),左下肺支气管扩张呈印戒征,支气管壁增厚(B)。

3. 患侧肺的肺动脉主干或叶动脉发育细小·表现为增强扫描时,患侧肺门缩小、中央肺动脉变细,患侧肺血管纤细稀疏。

^{99m}Tc-大颗粒聚合白蛋白(MAA)肺灌注显像显示单侧肺灌注消失。

【诊断标准】
诊断标准需符合下列之一。
(1) 一侧肺体积小,同时伴高透光性,中央支气管通畅,无气道管壁增厚。
(2) 肺体积缩小一侧的支气管及肺动脉细小、稀疏,伴远端肺泡气体潴留。
(3) 肺灌注显像显示肺体积缩小一侧的肺灌注丧失[1]。

【鉴别诊断】
特发性单侧透明肺须与下列引起一侧肺透光度增高的疾病鉴别。

1. 先天性大叶性肺气肿·又称婴儿大叶性肺气肿,常见于4~8周小儿,6个月以后发病少见,生后不久即出现进行性呼吸困难和发绀,其影像学表现为患侧肺野透光度异常增高,肺叶过度膨胀,患侧胸廓隆起,纵隔、心影向健侧移位,肋间隙增宽较明显,可见纵隔疝,邻近肺组织明显受压不张,密度增高,患侧肺纹理纤细且疏散分布,根据病史及影像学表现不难鉴别。

2. 先天性一侧肺动脉发育不全·影像学表现与单侧透明肺相似,也可见患侧肺透光度增高,容积缩小,肺血管纹理稀疏,无肺部反复感染史,缺乏细支气管炎改变及肺泡气体潴留征象,血管造影显示肺动脉发育不良或伴有心血管畸形,均与单侧透明肺不同,可资鉴别。

3. 肺未发生与肺未发育·当整侧肺未发生或未发育时,X线表现为患侧胸部一片致密,见不到血管纹理显示。纵隔、心影向患侧移位明显,患侧纵隔缘及膈面分辨不清,健侧肺代偿性过度充气,透光度增高,并越过中线疝至对侧。CT增强扫描可显示患侧肺动脉缺如,健侧肺血管增粗,利于鉴别。

4. 支气管异物·是小儿常见急诊,1~3岁多见。临床表现刺激性咳嗽、喘鸣、反复肺炎或咯血,多数有异物吸入史。

特发性单侧透明肺须与呼气活瓣性支气管异物鉴别,吸气时气体能经支气管狭窄区进入肺内,呼气时支气管收缩,肺内气体排出受阻,使患侧产生阻塞性肺气肿,患侧肺膨胀,肺野透光度增高,膈肌下移,纵隔、心影向健侧移位,有时可见纵隔疝。呼气时纵隔、心影向健侧摆动,吸气时恢复。多层CT扫描的重建图像可以见到支气管内的异物堵塞征象。

(彭芸 韩丹)

参考文献

[1] Behrendt A, Lee Y. Swyer-James-MacLeod syndrome [M]. StatPearls: Treasure Island (FL), 2021.
[2] Wasilewska E, Lee EY, Eisenberg RL. Unilateral hyperlucent lung in children [J]. AJR, 2012, 198: W400-W414.
[3] Omar M, Saeed MA, Patil A. Swyer-James-Macleod syndrome: case report and brief literature review [J]. S D Med, 2019, 72: 518-520.

第六节·肺隔离症

肺隔离症（pulmonary sequestration）是指在胚胎发育过程中，部分肺组织与正常肺组织隔离开来，单独发育的现象。

隔离出来的肺组织为发育不全、无呼吸功能的肺组织，该组织与支气管及其分支间无正常交通，接受体循环异常动脉供血，经体或肺静脉引流。

肺隔离症是最常见的先天性肺发育畸形，是一种先天性的原始前肠畸形。Pryce 在 1946 年第一次提出，并将其定义为一种先天性肺胚胎发育畸形，占肺先天性畸形的 0.15%~6.40%[1]。

根据与正常肺有无共同脏胸膜覆盖分为叶内型和叶外型[2]。叶内型者多见，出现症状较早，叶内型好发于双肺下叶，其中以左肺下叶基底段常见，占 60%~70%，叶外型亦称副肺叶，90% 见于左侧，与膈面关系密切，可位于下叶与膈肌之间，亦可在膈下或被包围在膈肌之中，偶见叶外型，位于腹腔。

偶见双肺同时存在隔离肺病灶，也有报道同一患儿同时罹患叶内型及叶外型隔离肺。

肺隔离症常伴有其他先天畸形，如膈肌缺损、肺萎缩、膈疝、右位心、房间隔缺损、动脉导管未闭[3]、肠源性囊肿、支气管囊肿、短弯刀综合征等，以叶外型病变合并畸形常见。

【发病机制与病理】

最合理的发病机制理论是在正常肺芽下方形成一个附属的多发肺芽。在叶外型隔离肺中，它继续随食管向尾部迁移，然后从前肠周围的原始内脏血管获得血液供应。如果肺芽在胸膜发育之前出现，就会导致叶内型隔离肺[4]。

病理学上，隔离肺由近端支气管芽、异常的动静脉、淋巴管和淋巴结组成。叶内型隔离肺组织与正常肺叶被同一脏层胸膜所包裹，供血动脉通常为单支血管，多数来自胸主动脉下部，少数可来自腹主动脉，静脉血通常回流至肺静脉。

叶外型有独立的脏层胸膜包裹，供血动脉为肺动脉或体动脉，体动脉来自降主动脉或其分支，也有的来自肋间动脉、胸廓内动脉等。静脉回流至下腔静脉、奇静脉、半奇静脉或门脉系统。

由于无呼吸功能，隔离肺组织内无碳末，或有极少量碳末沉着，镜下观，可见柱状纤毛上皮，不规则支气管样结构，囊内可见黏膜。

【临床表现】

叶内型表现为自幼反复呼吸道感染，少数咳脓痰，咯血者少见。

叶外型隔离肺多无症状，常偶然发现，易合并其他系统畸形。

【实验室检查】

实验室检查无特殊，如合并感染有感染相关指标异常。

【影像学表现】

确诊需要建立隔离肺组织的动脉供应和静脉引流。传统上，数字减影血管造影是显示病变和异常血管供应的首选方法。然而，三维重建的多平面 CT 已经成为一种更好的无创性诊断工具。磁共振血管造影也是一种合理的替代方法。影像学检查有两个主要目的：①排除其他胸部病变的存在。②显示动脉供血异常。

1. 胸部 X 线表现·为脊柱旁边缘清楚的结节或肿块，实性或囊性，X 线平片确诊困难，血管造影显示病变体动脉供血有助于本病诊断。

（1）肺叶内型：60% 发生在左下叶后基底段，常位于下叶脊柱旁沟（图 5-6-1）。其 X 线表现为囊性空腔病变，多房者多见，囊腔较小时似蜂窝状。囊壁薄且不规则，不具张力。继发感染时病灶内含有多个气液平面，也可表现为实性肿块样，为囊腔完全充满液体所致，囊腔容积可增大。同时病变周围肺有感染征象，表现为肺间质炎症、支气管扩张等。

（2）肺叶外型：病变位于膈肌附近，可紧贴膈的上下面或位于膈肌内，少见报道位于纵隔内或腹膜后。X 线所见病变形态似肿块样。病变位于脊柱旁沟或下肺野，呈肿物样阴影，可为圆形、椭圆形或分叶状，也可呈不规则形或三角形。有时仅见膈外形有所改变。

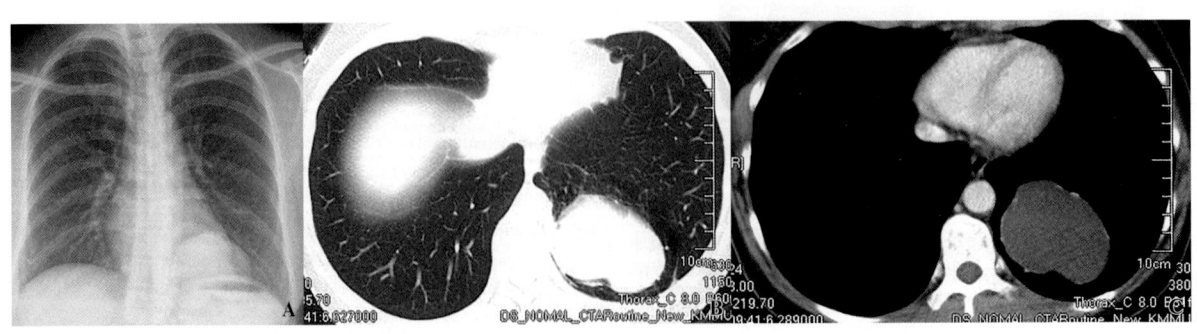

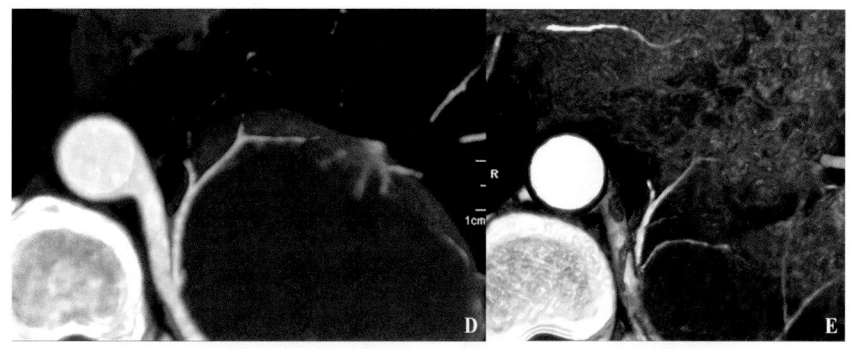

图 5-6-1　女性,39岁。肺隔离症(肺叶内型)

胸部X线片(A)显示左下肺心影后不规则软组织肿块,CT肺窗(B)显示肿块分叶,边缘锐利;增强扫描(C)肿块密度均匀,周边可见点状强化;多平面重建 MIP(D)和 VR(E)显示来自降主动脉的血管进入并包绕肿块,肿块内部未见强化。

2. CT 表现·分为以下类型。

(1)肺叶内型:病变多位于脊柱旁,呈囊性肿块(图5-6-1)、多房含气囊腔(图5-6-2)或囊实混杂性肿块(图5-6-3),少数为实性肿块伴周围肺组织低密度区,甚至仅表现为局部肺血管增多、增粗(图5-6-4)。

病灶边缘多数光整,清晰锐利。合并感染后,肿块周围可出现渗出、实变,导致病变边缘模糊,或形成脓肿样改变,见气液平面(图5-6-5)。

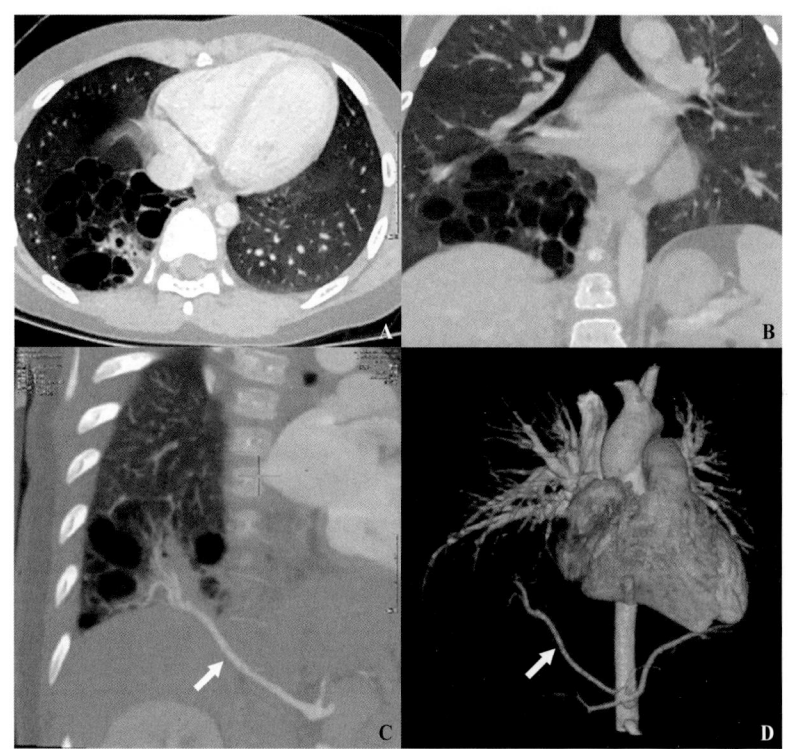

图 5-6-2　男性,7.5岁。肺隔离症(叶内型)

CT 增强轴位(A)和冠状位(B)显示右肺下叶多发囊性病变;CT 增强斜冠状位 MIP 图(C)及 VR(D)显示腹腔干及其分支血管穿膈肌伸入病变内(白箭)。

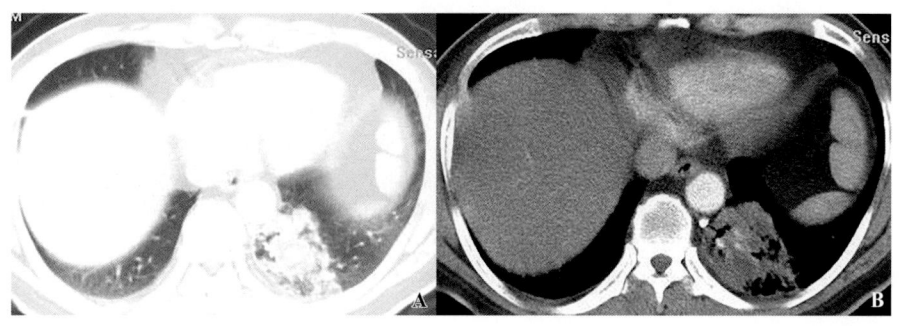

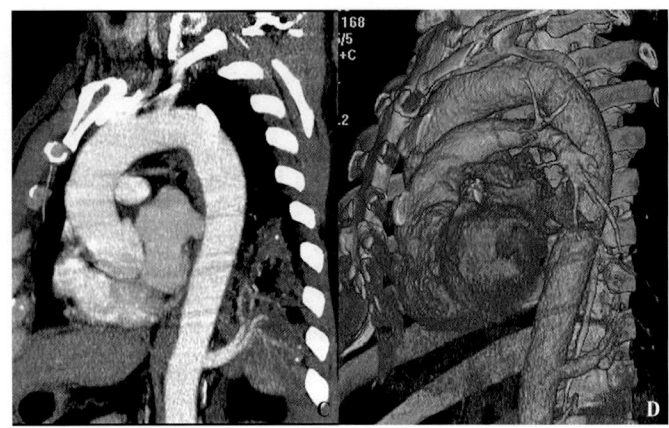

图5-6-3 男性,54岁。肺隔离症(叶内型)

CT肺窗(A)显示左下肺混杂密度肿块,边缘清晰,病灶周围有局限性肺气肿;增强扫描(B)示病灶内有粗大血管;多平面MIP(C)和VR(D)显示来自腹主动脉的血管进入病灶。

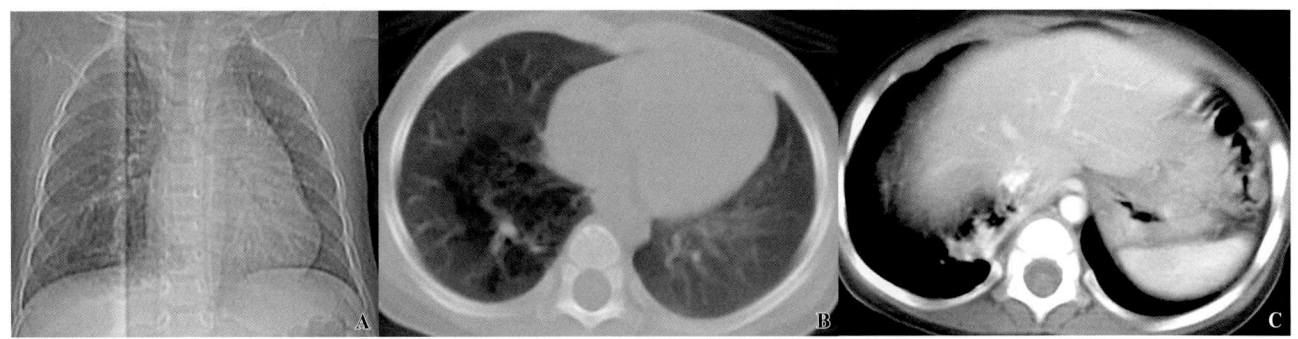

图5-6-4 男性,11个月。肺隔离症(叶内型)

胸部X线片(A)显示右肺下野中内带局限性透光度增高;CT肺窗(B)显示右肺下叶后基底段局限性透光度增高,中心可见高密度结节影;增强扫描(C)显示肿块明显强化,可见胸主动脉发出的供血动脉进入病灶。

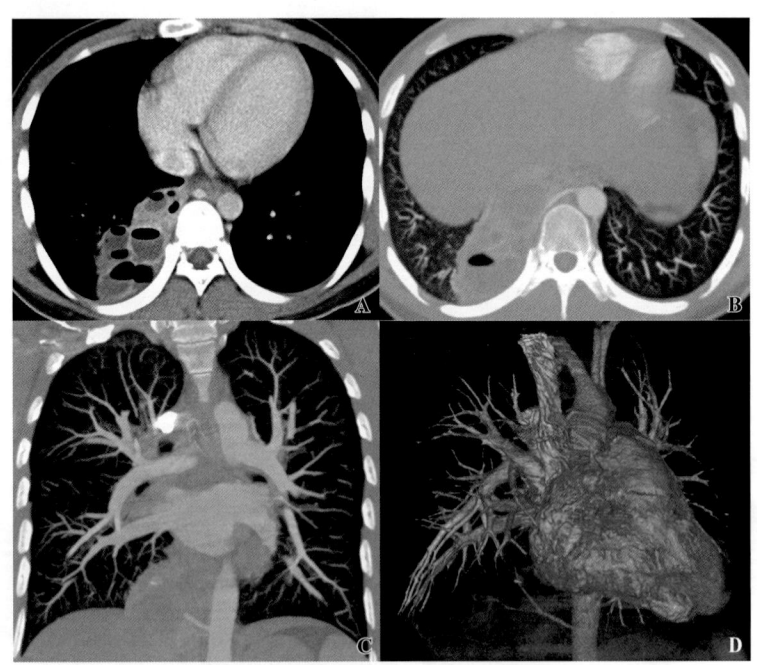

图5-6-5 男性,18岁。肺隔离症(叶内型)

CT纵隔窗(A)和肺窗(B)显示右下肺脊柱旁蜂房状小囊,囊内可见液平,蜂房状小囊壁强化,壁厚不均匀,病灶边缘清楚;冠状位多平面MIP(C)及VR(D)显示来自腹主动脉的血管进入病灶。

叶内性肺隔离症在病理学上发现在肺内合并有多发囊性病变,诊断为先天肺气道畸形。因此,在影像学上发现多发囊性病变,除了诊断肺隔离症之外,是否也需要同时指出有先天肺气道畸形?对此,需要进一步的研究和讨论。

(2) 肺叶外型:多位于膈肌附近的脊柱旁,因有单独胸膜包裹,多表现为边缘清晰的实性肿块,增强扫描均匀强化(图5-6-6)。CT增强可见异常体循环供血动脉供血,多起自降主动脉及其分支,也有起自肋间动脉,同时可显示回流静脉。

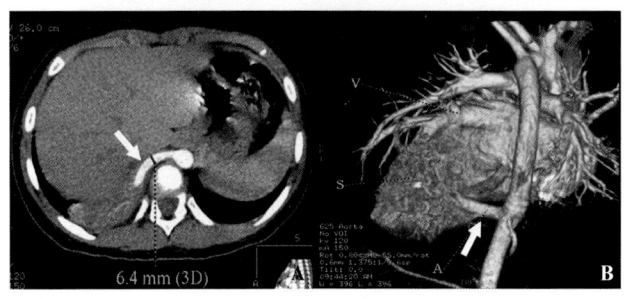

图5-6-6 男性,11个月。隔离肺(叶外型)
CT增强动脉期轴位(A)示右下叶后基底段新月形软组织密度阴影,胸主动脉分支供血(箭),心脏VR(B)背侧观,胸主动脉分支为病变供血(箭)。

本病MRI表现与CT基本相似,但对肺内病变的显示不如CT清晰,可在不使用对比剂的情况下显示病变的异常供血动脉。

【诊断标准】
由含气和/或含液、实性的肺组织形成的肿块,与正常支气管树无连接,病变肺组织的血液供应来源于体循环。

【鉴别诊断】
1. 肺囊肿 · 隔离肺单房囊腔少见,且大多见于左下肺基底段,此外隔离肺伴发肋骨和横膈畸形较多见。
2. 肺脓肿 · 小儿慢性肺脓肿少见,早期脓腔周围有大量肺实质炎症,病期较长者一般边缘光滑,可有单腔多房改变,但短期内随访变化较大,一般2~3个月吸收,最迟不超过半年。病变位于上叶较下叶多见,上叶尖后段较前段多见。此外,肺脓肿无体循环供血血管。
3. 支气管扩张 · 肺隔离症和支气管扩张症均好发于左下肺,需与本病鉴别,尤其是囊状支气管扩张。支气管扩张以囊柱状或蔓状者多见,且常合并肺不张,依据影像学表现结合临床症状与隔离肺鉴别无困难。
4. 横膈疝 · 本病还需与横膈疝鉴别,横膈疝时疝入胸部的胃及肠管呈囊泡样改变,有时可见黏膜样皱襞或向腹部延伸,较易区别。消化道造影检查即可明确诊断,右侧膈疝如为实性器官需与肿块样肺隔离症鉴别。
5. 肠源性囊肿 · 右下肺肿块样隔离肺需与肠源性囊肿鉴别,两者均位于脊柱旁,有占位效应并使食管移位,肠源性囊肿常伴脊柱畸形,可资鉴别。
6. 腹膜后肿瘤 · 腹内叶外型肺隔离症很难与腹膜后肿瘤鉴别。对于少数报告的成人病例,诊断几乎总是依靠手术标本的组织病理学检查。

(彭芸 韩丹)

参考文献

[1] Chakraborty RK, Modi P, Sharma S. Pulmonary sequestration [M]. StatPearls: Treasure Island (FL), 2021.
[2] Palla J, Sockrider MM. Congenital lung malformations [J]. Pediatr Ann, 2019, 48: e169-e174.
[3] Lee EY, Dorkin H, Vargas SO. Congenital pulmonary malformations in pediatric patients: review and update on etiology, classification, and imaging findings [J]. Radiol Clin North Am, 2011, 49: 921-948.
[4] Biyyam DR, Chapman T, Ferguson MR, et al. Congenital lung abnormalities: embryologic features, prenatal diagnosis, and postnatal radiologic-pathologic correlation [J]. Radiographics, 2010, 30: 1721-1738.

第七节 · 支气管源性囊肿

支气管源性囊肿(bronchogenic cyst)为肺芽分支发育异常,属支气管前肠畸形[1]。本病各年龄组均可发病。囊肿的囊壁具有支气管结构,内衬呼吸道上皮细胞,囊内含黏液和/或气体[2]。囊壁可继发横纹肌肉瘤、肺母细胞瘤等肿瘤,近40%合并肺发育不良。

支气管源性囊肿可发生于气管支气管树的任何部位,分为纵隔型和肺内型。纵隔型多见,可发生在纵隔任何部位,尤其是中纵隔。纵隔型生长在气管、支气管旁、隆嵴下或肺门区,有蒂与支气管相连或与之共壁,通常不与支气管相通。

肺内型经常位于肺中部1/3处,又称为先天性肺囊肿(congenital lung cyst),以单发薄壁多房者多见,通常不与支气管交通;发生感染时可相通,此时囊内可含气或脓液。目前,肺内型在病理上也被归类于先天性肺气道畸形。

【发病机制与病理】
支气管源性囊肿很可能是由于胎儿第26~40日气管支气管树的腹侧萌芽或分支有缺陷所致[3]。支气管囊肿是典型的单房单发囊肿,充满黏液或液体,内衬假复层纤毛柱状呼吸道上皮。

囊肿的壁上可能含有软骨、黏液腺和/或平滑肌。当病变与支气管相通时,液体排出,形成气囊或液气囊。

【临床表现】
临床表现多与囊肿的大小和位置有关,约2/3的患者出现症状。纵隔型支气管源性囊肿靠近压迫气道时,表现为咳嗽、喘鸣、呼吸困难、发绀等。肺内型因与支气管相通,常继发感染。

【实验室检查】

实验室检查无特殊,如合并感染,则有感染相关指标异常。

【影像学表现】

肺内型经常位于肺中部 1/3 处,纵隔型支气管源性囊肿常位于纵隔气管隆嵴旁。囊肿形态特点为边缘光滑,囊壁及囊内分隔光滑纤薄,可有钙化。肺内囊肿与支气管可有交通,纵隔型囊肿与支气管无交通。

1. 胸部 X 线表现

(1) 肺内型:依据其内容无分为以下几种。

1) 囊肿:表现为孤立的、边缘锐利的、圆形或椭圆形软组织密度肿块,偶见分叶状,囊肿密度均匀,囊肿壁薄而光滑,周围一般无浸润(图 5-7-1)。

2) 气囊:表现为孤立的、边缘锐利的、圆形或椭圆形空腔,内外缘光滑锐利,周围肺组织无异常(图 5-7-2)。

3) 液气囊:表现为孤立的、边缘锐利的、圆形或椭圆形空腔,内含单个或多个气液平面(图 5-7-3)。

当病变继发感染时(图 5-7-4),囊壁增厚、边缘毛糙不光滑,周围肺野可见炎性浸润的条片影,囊腔内液体增多或新发气-液平面。邻近胸膜粘连增厚。

感染治愈后,肺内炎症浸润灶吸收,囊壁结构恢复光滑,但囊腔持续存在,位置形态不变。囊肿压迫邻近气管、支气管,致使管腔变窄时,可见肺气肿或不张。

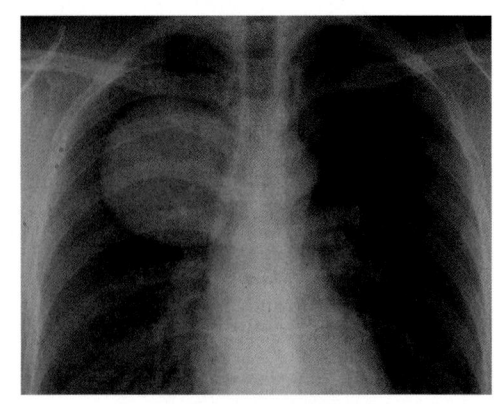

图 5-7-1 先天性肺囊肿

胸部 X 线片显示右肺上叶类圆形均匀密度肿块,边缘光滑,周围肺组织清晰,与纵隔夹角为锐角。

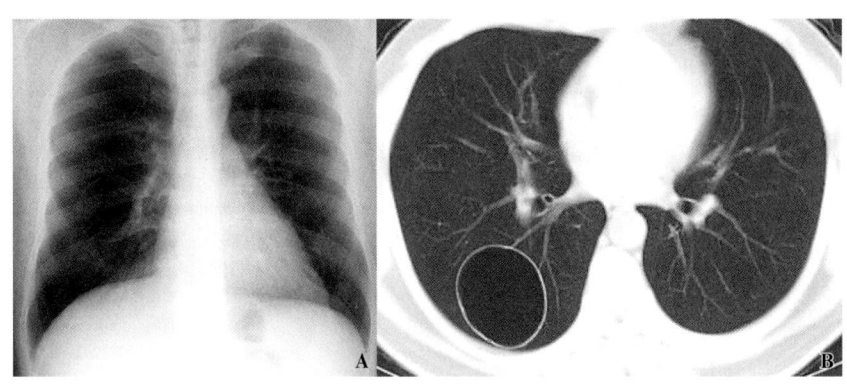

图 5-7-2 男性,41 岁。先天性肺囊肿

胸部 X 线片(A)显示右下肺环形薄壁空腔;CT(B)显示囊内为均匀气体密度,囊壁菲薄,内外缘锐利,厚薄均一,与肺门之间可见肺纹理相连。

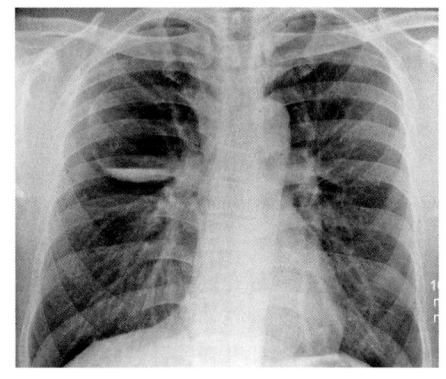

图 5-7-3 先天性肺囊肿

胸部正位 X 线片显示右上肺环形薄壁空腔,囊壁菲薄光滑,厚薄均一,囊内可见气液平面,周围肺透光度良好,纹理走行自然。

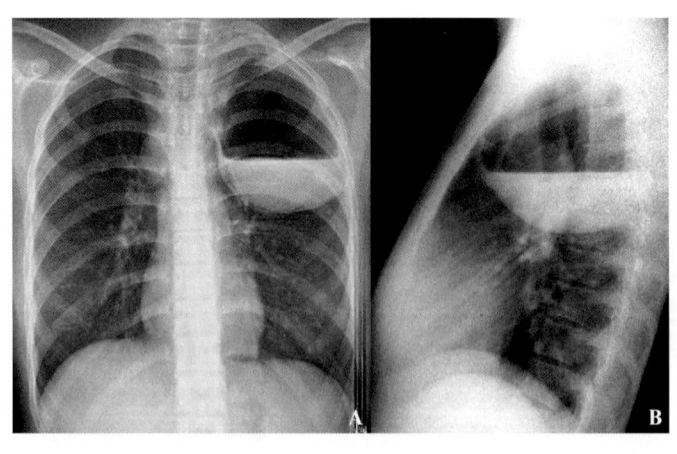

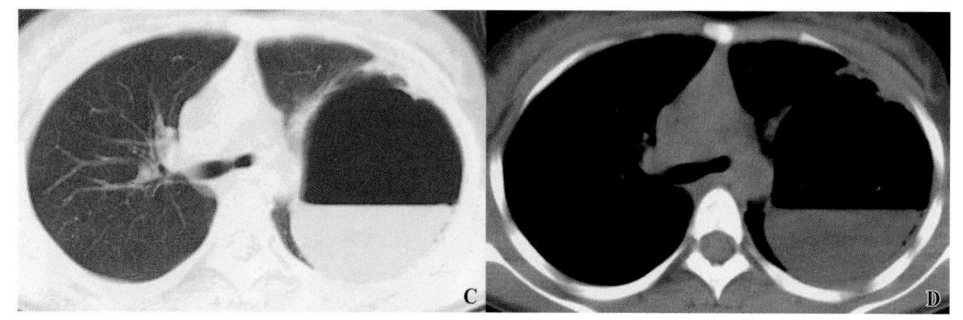

图 5-7-4 女性,59岁。先天性肺囊肿

胸部正、侧位X线片(A、B)显示左肺上叶巨大含气囊腔,其内有气液平面;CT扫描显示囊性病变巨大,与侧前胸壁及纵隔分界不清(C),囊壁厚薄不均,内壁欠光整(D)。

(2) 纵隔型囊肿:在纵隔及肺门区的软组织肿块,详见第四十章第一节。

2. CT 表现

(1) 肺内型

1) 囊肿:CT表现为肺野内圆形或椭圆形软组织密度肿物,偶见分叶状,囊内密度均匀,囊壁薄而光滑、锐利,可见钙化。周围肺组织通常无渗出,但肿块较大时可出现压缩性肺萎陷改变。囊内CT值可因含蛋白质含量不同而不同,黏液浓稠、蛋白质含量高时CT值可达50HU。病灶较小时其长轴与支气管走行方向较一致。

强化扫描时囊壁无强化或轻度强化,内容物无强化(图5-7-5)。囊壁明显强化时,提示合并感染可能。

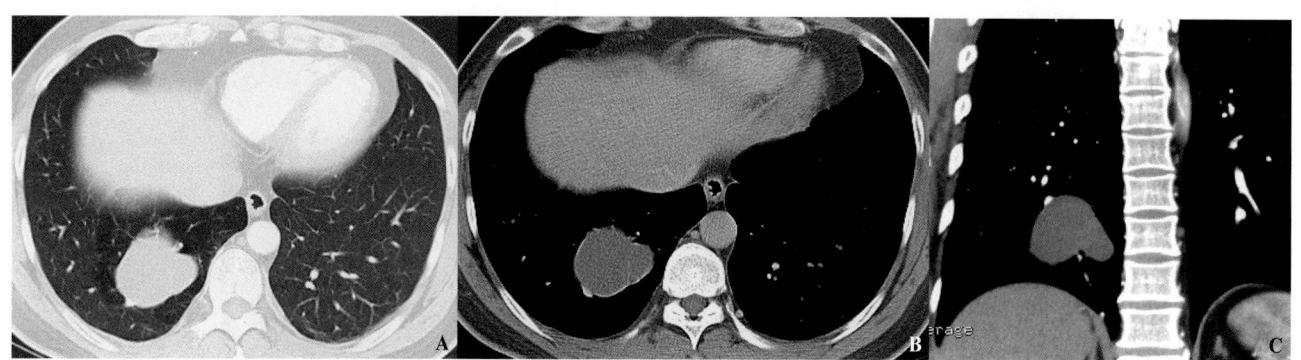

图 5-7-5 肺囊肿

CT肺窗(A)右下肺分叶状软组织结节,轮廓光滑,周围肺组织清晰,同层纵隔窗(B)显示结节内密度均匀,增强扫描(C)显示病灶无强化,下缘切迹处有一血管影。

2) 气囊:CT表现为孤立的、边缘锐利的类圆形空腔,病变大多为单发单房,少数多发分房,囊腔内无分隔或有细薄分隔(图5-7-6)。囊壁薄,厚度接近1mm,内外缘光滑。囊周肺清晰,无渗出实变,当囊肿较大时,周围可见压缩的肺带(图5-7-7)。

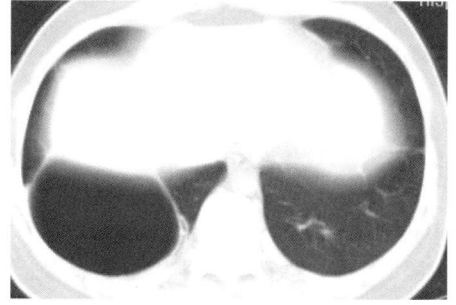

图 5-7-7 女性,31岁。肺囊肿

CT肺窗显示右下肺含气囊腔,囊内含气,囊壁内侧缘可见压缩的肺纹理。

强化扫描有助于压缩肺与囊肿壁的鉴别,前者强化明显。采用最低投影法,有利于显示囊肿与支气管的关系,形如枯树挂果,囊肿周围的血管被推压移位形成抱球状。

3) 液气囊:CT表现为含有气液平面的空腔,其他表现与气囊相似。本型易与合并感染的气囊型肺囊肿混淆。注意观察囊壁及周围肺组织的改变并动态观察,有助于两者的鉴别。

如果发现以下征象时应考虑合并感染。①囊壁内缘模糊

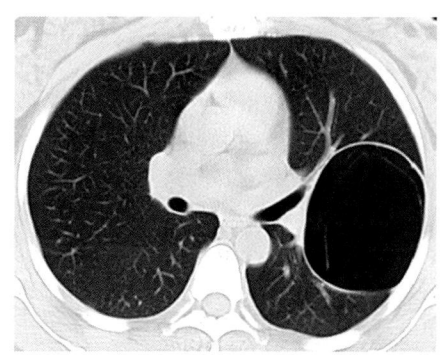

图 5-7-6 肺囊肿

CT肺窗显示左肺下叶类圆形含气囊腔,囊壁菲薄,内缘光滑,囊内有细薄分隔,囊周肺清晰,无渗出实变。

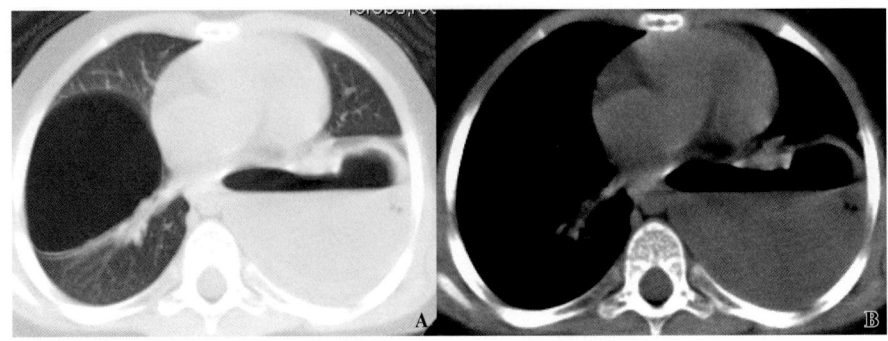

图5-7-8 女性,4岁。双侧先天性肺囊肿

CT肺窗(A)显示右肺下叶含气囊,囊壁菲薄,囊内壁光滑,囊后缘可见压缩的肺纹理,左肺巨大液气囊,囊壁较厚;纵隔窗(B)未显示右侧肺病变,左肺液气囊的囊内壁光滑,液体内散在气泡,提示感染。

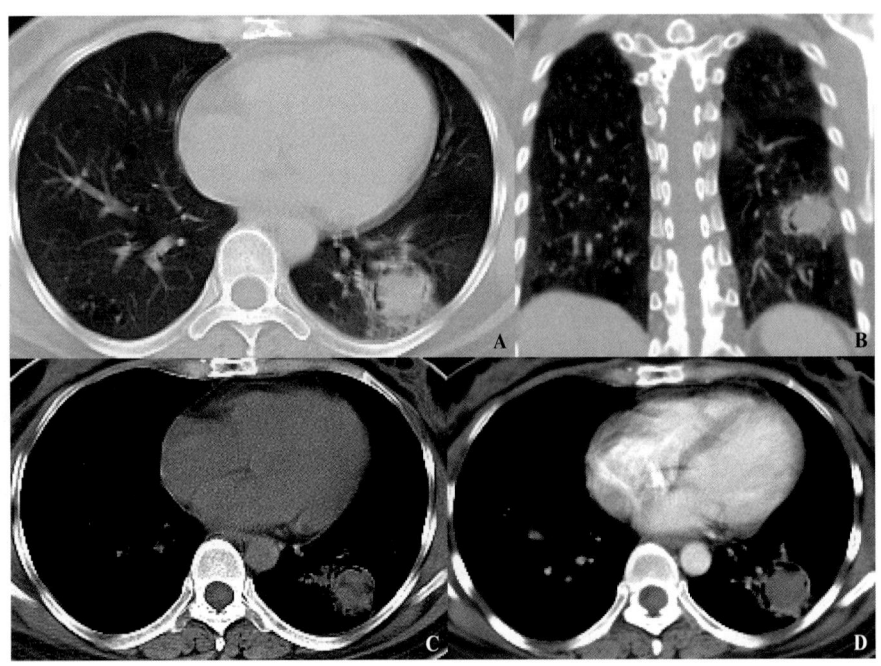

图5-7-9 左下肺支气管肺囊肿并曲霉感染

肺窗轴位(A)及冠状位(B)显示左下肺结节,内侧缘可见月牙形的空腔影,结节轮廓模糊,周围可见絮状渗出影。纵隔窗(C)显示囊内壁光滑,相邻胸膜不厚;增强扫描(D)显示病灶轻微强化。

(图5-7-4);②囊壁强化明显;③囊周围肺组织内渗出性病变;④相邻胸膜增厚,或伴发胸腔积液;⑤囊内出现多发小气泡(图5-7-8);⑥囊内出现可移动的球(曲霉球,图5-7-9);⑦短期内囊肿突然增大。

(2)纵隔型:纵隔型支气管囊肿,囊肿位置靠近纵隔或气管及隆嵴旁区域,详见第四十章第一节。

3. MRI表现·肺内型支气管源性囊肿一般不选择MRI检查。纵隔内支气管源性囊肿MRI可见病变与气管关系密切,但无沟通,病变边界清晰。继发感染少见。

MRI T1WI上信号取决于囊内容物成分,可为低或等信号,蛋白质含量高或囊肿出血时T1为高信号。T2WI上囊肿为高信号。增强扫描囊肿薄壁轻度强化或无强化,囊肿内部无强化。

【诊断标准】

肺内含气或含液的囊性肿块,密度均匀,囊壁菲薄(<1mm),薄厚均匀,内外缘光滑锐利,增强扫描囊内无强化,囊壁无强化或轻微强化,囊周肺组织无渗出,气道三维重建显示支气管局部受腔外肿物压迫变细。

【鉴别诊断】

1. 先天性肺气肿·纵隔型支气管囊肿压迫大气道时,也会造成相应肺叶气肿改变,与先天性肺气肿在X线片上均表现为肺叶容积增大,透亮度增高。CT有助于鉴别诊断,可显示X线平片不易发现的纵隔内囊性占位,支气管囊肿的气道三维重建显示支气管局部受腔外肿物压迫变细,而先天性肺气肿气道三维重建正常。

2. 肺脓肿·肺脓肿壁一般较厚,周围浸润明显,腔内壁不规则,消长较快,脓肿一般在2~6个月吸收消失。当肺囊肿感染严重时与肺脓肿较难鉴别。

(彭芸 韩丹)

参考文献

[1] Biyyam DR, Chapman T, Ferguson MR, et al. Congenital lung abnormalities: embryologic features, prenatal diagnosis, and postnatal radiologic-pathologic correlation [J]. Radiographics, 2010, 30:1721 - 1738.

[2] Palla J, Sockrider MM. Congenital lung malformations [J]. Pediatr Ann, 2019, 48:e169 - e174.

[3] Lee EY, Dorkin H, Vargas SO. Congenital pulmonary malformations in pediatric patients: review and update on etiology, classification, and imaging findings [J]. Radiol Clin North Am, 2011, 49:921 - 948.

第八节 · 先天性肺气道畸形

既往称为先天性囊性腺瘤样畸形（congenital cystic adenomatoid malformation，CCAM），后来又被称为先天性肺气道畸形（congenital pulmonary airway malformation，CPAM），[1]是最常见的先天性肺发育畸形。

该病通常发生在胚胎7~10周，由于细支气管的过度增生，形成错构瘤样畸形，并与支气管树相交通。大约95%的先天性囊性肺疾病是由CPAM引起的。据报道，CPAM的发病率为1/35 000~1/10 000，男性在婴幼儿早期比较多见[2-4]。通常只累及一个肺叶，也可多叶受累，罕见病变可侵及一侧全肺。

先天性肺气道畸形是由于胚胎发育不同阶段肺发育停止所致，参与这一过程的基因有多种，所有这些基因都在细胞增殖和凋亡中起作用，导致CPAM分类下的各种畸形[5]。CPAM能产生占位效应，一般采取手术治疗。CPAM的预后更多依赖于病变的范围而不是分型。

根据CPAM病灶内囊肿大小和胚胎起源水平，Stocker在影像学上将CPAM分为5型，每种类型都起源于支气管树的不同部分，随后导致不同的组织病理分化、临床特征、恶性潜能和预后。

0型：邻近中心支气管树起源的多叶腺泡发育异常，直径<0.5cm的微小囊肿，全肺叶可受累，常常致命。

Ⅰ型：最多见，约占所有CPAM的70%，为支气管细支气管起源的囊肿，直径>2cm。

Ⅱ型：第二常见的类型，亦为支气管细支气管起源的囊肿，但囊肿的直径为0.5~2.0cm。

Ⅲ型：唯一的腺瘤样畸形（先天性肺气道畸形），为细支气管肺泡来源，病变以实性为主，其内小囊肿直径<0.5cm。

Ⅳ型：少见，为远端肺泡来源的囊肿，通常累及单个肺叶，囊肿内含气或含液，这种类型的CPAM与1型胸膜肺母细胞瘤有很强的相关性[6,7]。

【发病机制与病理】

CPAM是影响气管支气管树各级分支及其远端气道的一组疾病，目前公认的发病机制是肺形态发生过程中气道及分支结构形成异常，导致不同程度囊性变的异常肺组织肿块，病变与气管支气管树相通。

组织学特点包括[8]：①终末呼吸性结构增殖形成囊腔，缺乏正常肺泡；②黏膜呈息肉样隆起；③囊壁中平滑肌和弹性组织增生；④囊壁缺乏软骨组织；⑤出现黏液分泌细胞；⑥非炎性特征。

【临床表现】

就CPAM的临床表现而言，差异很大。随着产前超声诊断CPAM的出现，产前诊断的数量有所增加，导致有症状性CPAM的比例总体下降。

1. 围产期·临床三大表现为羊水过多、胎儿水肿和肺部囊性或囊实性肿块。

2. 新生儿期·可能在出生时就有症状，表现为呼吸困难，甚至是急性进行性呼吸窘迫，症状的严重程度随病灶的增大而增加。

3. 儿童期·出现的症状多为呼吸道感染或恶性肿瘤，也可表现为生长迟缓。

不同类型的CPAM具有特殊的临床特征。0型致命，因为几乎没有发生气体交换。Ⅰ型表现为呼吸用力增加、呼吸急促和发绀。Ⅱ型表现为类似的呼吸窘迫，以及其他先天畸形（肾发育不全、心血管缺陷、膈疝）。Ⅲ型病变可扩大整个肺，并可导致肺发育不全所致胎儿水肿。Ⅳ型常表现为气胸，其表现与Ⅰ型相似，也有感染、恶性肿瘤、漏气或出血的小风险[9,10]。

【实验室检查】

实验室检查无特殊，如合并感染，则有感染相关指标异常。

【影像学表现】

影像学检查策略：CPAM是最常见的产前诊断肺畸形，通常在妊娠中期进行评估。产前筛查的检查方法是胎儿超声，存在疑问，采用MRI协助诊断，具体流程见图5-8-1[11]。由于

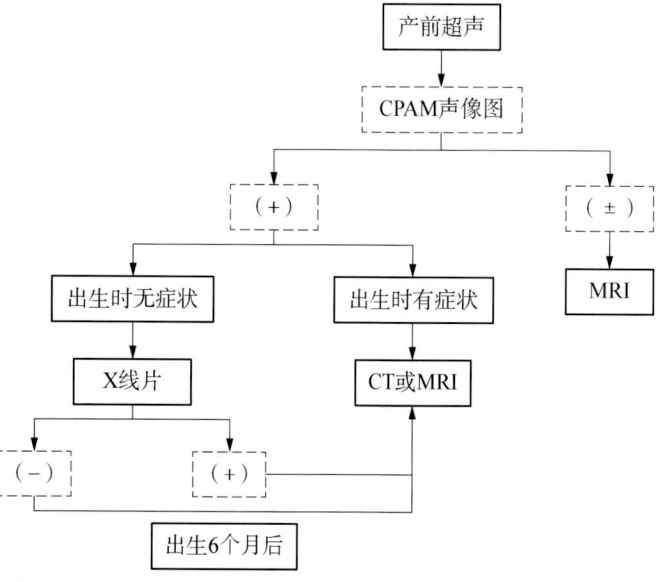

图5-8-1 先天性肺气道畸形检查流程

MRI检查的复杂性及对肺组织的分辨率,CT检查是出生后CPAM检查的首选方法。胎儿典型CPAM在超声上表现为多房囊性肺病变。

CT表现为肺内囊性病变或实性肿块。其中,囊性病变的囊腔大小在个体之间差异悬殊,囊内含气、含液或气液平面,病变之间常夹杂正常肺实质。病灶旁肺实质内常出现间质性改变、通气不良、渗出等改变(图5-8-2)。

CT增强显示囊壁及病变的实性部分轻度强化,可见肺动脉分支血管供血,肺静脉引流。囊壁增厚且明显强化提示病灶内感染。病变较大时,存在占位效应。

不同类型的CPAM具有不同的CT表现。

0型:病变累及全部肺叶,由于病变由直径<0.5 cm的微小囊肿组成,因而患肺体积小而密实。

Ⅰ型:病变位于中内带,常累及单个肺叶,病变由单个或数个内部贯通的囊泡组成,囊腔多发大小不等,较大的囊周围环以较小的囊,囊壁厚,光滑,大囊泡直径>2 cm,囊内含气(图5-8-2)和/或含液(图5-8-3),邻近肺野略有受压改变,支气管血管束走行略紊乱。

Ⅱ型:病变位于肺野外带,由数目众多、大小相近的蜂窝状低密度小囊构成,囊壁较薄,囊泡直径通常在0.5~2.0 cm(图5-8-4),邻近肺野略有受压改变,支气管血管束走行略紊乱,病变区胸膜可出现不均匀增厚。

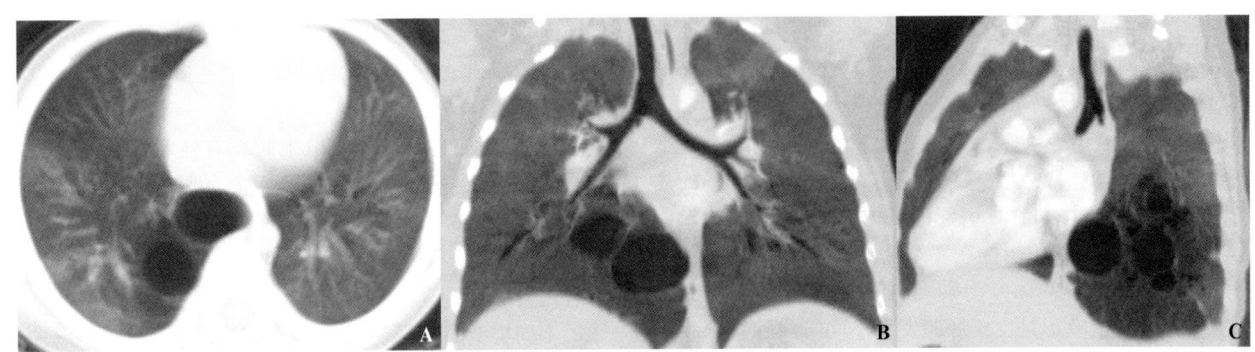

图5-8-2　男性,18个月。先天性肺气道畸形(Ⅰ型)
CT肺窗横断面(A)、冠状位(B)和矢状位(C)重建显示右肺下叶内基底段可见数个直径大于3 cm的囊状透光区,壁厚,光滑,大囊周围环绕一些塌陷的小囊,邻近肺野有斑片状渗出。

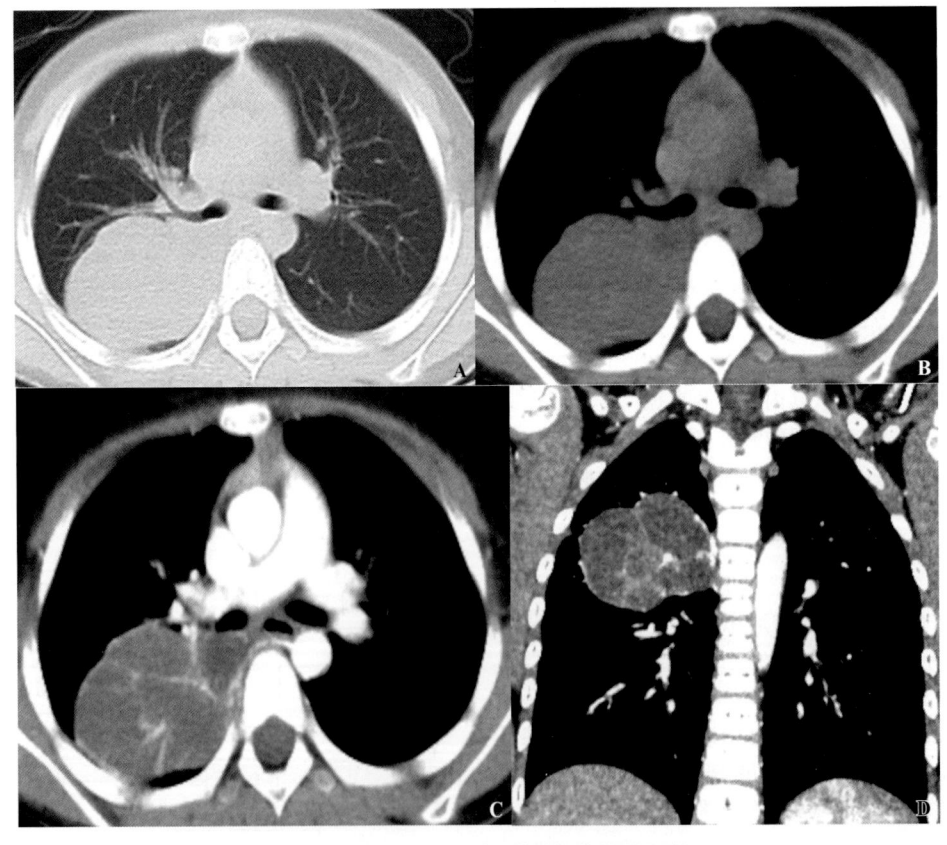

图5-8-3　男性,4岁。先天性肺气道畸形(Ⅰ型)
CT平扫肺窗(A)和纵隔窗(B)显示右上肺分叶状囊性病变;增强扫描轴位(C)和冠状位(D)显示右上肺囊性病变内囊液成分无强化,分隔影有强化。

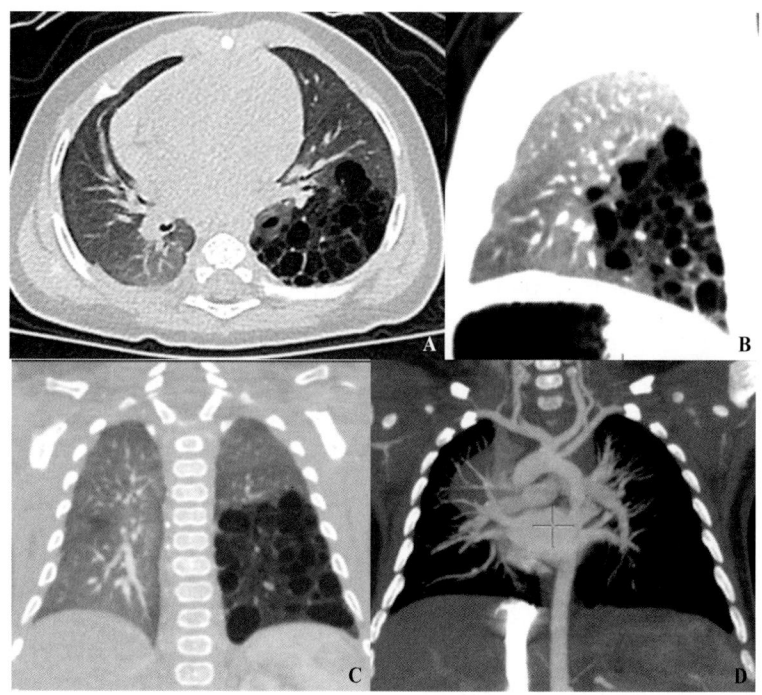

图 5-8-4　男性,5 个月。先天性肺气道畸形(Ⅱ型)

CT 平扫轴位(A)、矢状位(B)及冠状位(C)重建显示左下肺背侧肺外带结构紊乱,可见不规则薄壁含气囊,囊大小相仿,囊间夹杂正常肺组织,其周围可见少许线状影及透亮度增高区,冠状位 MIP 重建(D)左下肺未见异常体循环供血血管。

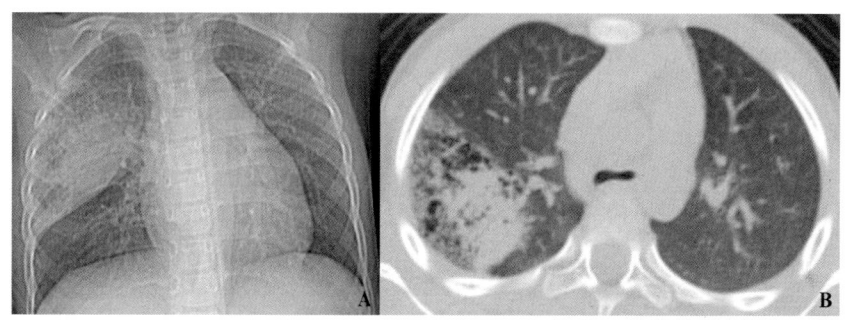

图 5-8-5　男性,6 岁。先天性肺气道畸形(Ⅲ型)

X 线平片(A)显示右肺中上野大片实变影,水平裂下移,CT 横断面平扫(B)显示实变影内有直径小于 0.5 cm 的小囊腔。

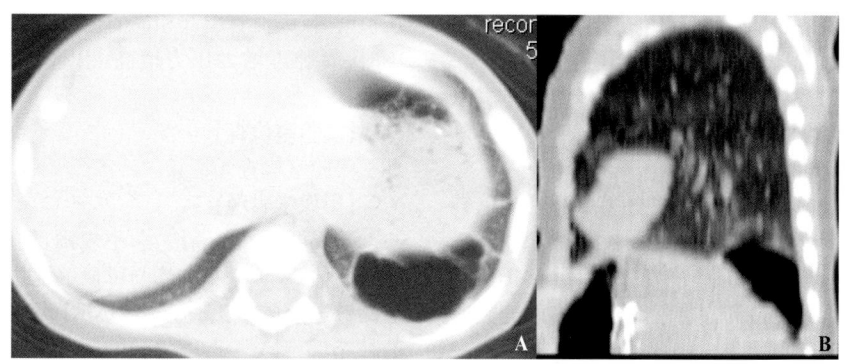

图 5-8-6　先天性肺气道畸形(Ⅳ型)

CT 肺窗(A)和矢状位(B)显示后肋膈角新月形含气囊腔,囊壁可见不全分隔。

Ⅲ型:病变累及肺叶或全肺,表现为较致密的实性肿块、肺不张、肺实变样改变(图 5-8-5)病变区亦可见微小囊泡影,囊肿直径<0.5 cm,增强后病变区可见肺动脉分支供血和肺静脉引流,实性病变轻度强化。

Ⅳ型:病变位于肺野外带,累及单个肺叶,表现为较大含气或含液囊肿,囊壁较薄,囊腔直径>5 cm(图 5-8-6)。这种类型的 CPAM 少见,与 1 型胸膜肺母细胞瘤有很强的相关性[6,7]。

【诊断标准】

确诊依赖组织病理学检查。

发现胎儿或新生儿、儿童肺内囊性病变或实性肿块,肿块内含多发囊腔,囊腔大小在个体之间差异悬殊,病变之间常夹杂正常肺实质,CT增强显示囊壁及病变的实性部分轻度强化。

病灶旁肺实质内常出现间质性改变、通气不良、渗出等改变。病变与支气管树间有交通,系肺动脉分支供血和肺静脉引流,可作出临床诊断。

【鉴别诊断】

1. 肺隔离症 肺隔离症肺内表现为多囊状或实性病变,但根据病变供血动脉来自体循环可以鉴别。

2. 膈疝 当CPAM发生于膈上基底段时,与膈疝在影像学上均可见局部多发不规则含气囊影,但膈疝多数看不到完整的壁,囊腔形态混杂呈圆形或半圆形,患侧横膈连续性中断。

3. 先天性肺囊肿 单房性或多房肺囊肿一般不易与Ⅳ型CPAM区别。CPAM边缘不规则并周围肺野结构紊乱,肺内型肺囊肿经常位于肺中部1/3处,边缘清晰,周围肺野结构正常。

4. 囊性胸膜肺母细胞瘤 Ⅳ型CPAM与囊性胸膜肺母在影像学上难以鉴别,只能通过术后病理进行确定。

(彭芸 韩丹)

参考文献

[1] Palla J, Sockrider MM. Congenital lung malformations [J]. Pediatr Ann, 2019,48:e169-e174.

[2] Mehta PA, Sharma G. Congenital pulmonary airway malformation [M]. StatPearls: Treasure Island (FL), 2021.

[3] Quercia M, Panza R, Calderoni G, et al. Lung ultrasound: a new tool in the management of congenital lung malformation [J]. Am J Perinatol, 2019,36(S02):S99-S105.

[4] De Santis M, Masini L, Noia G, et al. Congenital cystic adenomatoid malformation of the lung: antenatal ultrasound findings and fetal-neonatal outcome. Fifteen years of experience [J]. Fetal Diagn Ther, 2000,15:246-250.

[5] Wong KKY, Flake AW, Tibboel D. Congenital pulmonary airway malformation: advances and controversies [J]. Lancet Child Adolesc Health, 2018,2:290-297.

[6] Biyyam DR, Chapman T, Ferguson MR, et al. Congenital lung abnormalities: embryologic features, prenatal diagnosis, and postnatal radiologic-pathologic correlation [J]. Radiographics, 2010,30:1721-1738.

[7] Lee EY, Dorkin H, Vargas SO. Congenital pulmonary malformations in pediatric patients: review and update on etiology, classification, and imaging findings [J]. Radiol Clin North Am, 2011,49:921-948.

[8] 俞钢,蔡纯,何枚瑶.先天性肺气道畸形组织学特点及发病机制研究进展[J].中华围产医学杂志,2020,23:787-791.

[9] Maneenil G, Ruangnapa K, Thatrimontrichai A, et al. Clinical presentation and outcome in congenital pulmonary malformation: 25 year retrospective study in Thailand [J]. Pediatr Int, 2019,61:812-816.

[10] Parikh DH, Rasiah SV. Congenital lung lesions: postnatal management and outcome [J]. Semin Pediatr Surg, 2015,24:160-167.

[11] Baird R, Puligandla PS, Laberge JM. Congenital lung malformations: informing best practice [J]. Semin Pediatr Surg, 2014,23:270-277.

第九节·淋巴管瘤

淋巴管瘤(lymphangioma)并非真性肿瘤,而是先天性淋巴管发育畸形,为缓慢生长的良性病变,大约75%发生在颈部,20%在腋部,5%在纵隔和其他部位。其囊壁菲薄,内衬内皮细胞,含淋巴液,分隔内少数含血管瘤成分,又称淋巴血管瘤。

淋巴管瘤柔软无张力,可呈塑形生长。大多数在2岁以内,以颈部、腋部肿物就诊,常规胸部X线检查时发现纵隔病变。

传统上,淋巴管瘤根据其组织学形态分为单纯性淋巴管瘤、海绵状淋巴管瘤及囊性淋巴管瘤三型[1]。其中囊性淋巴管瘤又称囊性水瘤(cystic hygroma)。然而,这种分类正被基于形态学特征的大囊性、微囊性和混合性淋巴管瘤的分类所取代[2]。

纵隔淋巴管瘤绝大多数是囊状淋巴管瘤,为一种多房性囊肿,壁薄,腔较大,内含淋巴液,柔软,边界不清。它可以压迫气管,使气管受压移位,但一般不易引起呼吸困难。

【发病机制与病理】

在胚胎发育过程中,某些部位的原始淋巴囊与淋巴系统隔绝后,发生肿瘤样畸形。形态学上,淋巴管瘤由薄壁、囊状扩张的血管通道组成,内衬不明显的内皮细胞,充满蛋白质淋巴液。

【临床表现】

囊肿较小时,通常无临床症状。囊肿大且范围广泛时可压迫气管、大血管引起相应的症状,若囊内合并出血或囊肿感染时,囊肿可增大压力增高,引起患儿呼吸困难,甚至危及生命。

【实验室检查】

实验室检查无特殊。

【影像学表现】

X线可显示纵隔增宽、不规则,气管推移改变,但缺乏特异性评估。CT平扫和增强可显示囊肿大小及范围,是淋巴管瘤的首选影像学检查方法。MRI可作为淋巴管瘤影像检查的补充。

胸部X线片表现为肿物大多位于前中纵隔内。正位X线片示双侧或单侧纵隔呈弧形增宽,略分叶,境界锐利,密度均匀一致,偶见钙化,气管受压向健侧移位,胸廓稍饱满。

CT表现为肿物大多位于前中纵隔内,呈低密度液性囊肿,形态不规则,常沿组织间隙生长,具有"见缝就钻"的特点,可延伸入血管间隙,对大血管形成包绕,合并感染和出血时其内密度增高。

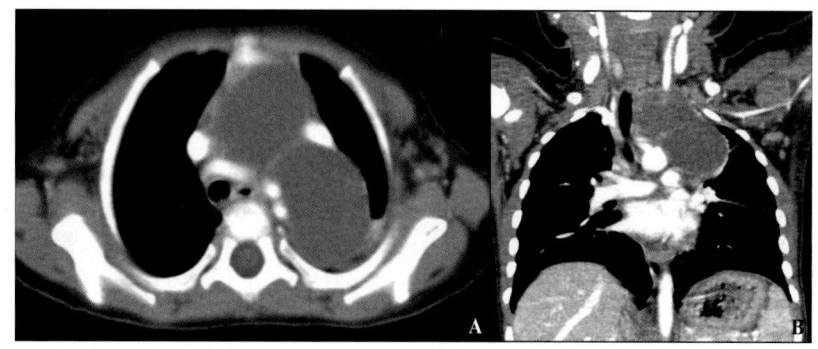

图5-9-1 男性,13个月。淋巴管瘤

外院发现纵隔占位。A为CT增强动脉期轴位图像,显示上纵隔大血管间囊性占位,囊壁菲薄,边界清楚,无明显强化;B为CT增强动脉期冠状位图像,显示上纵隔囊性占位,边缘清楚,其内条状分隔。

部分病变可向颈部延伸,或由颈部病变向下延伸所致。增强扫描一般不强化,若合并感染时,囊壁及分隔可有强化(图5-9-1)。

MRI具有多方位的显示病变与邻近结构的关系的优势,在T1WI呈低信号,T2WI呈明显高信号,形态不规则,边界清楚;若囊内合并出血时,T1WI上呈高信号影。

纵隔淋巴管瘤详见第四十一章第六节。

【诊断标准】

CT增强是淋巴管瘤的首选影像学检查方法,前中纵隔多房性低密度液性囊肿,壁薄,形态不规则,体积一般较大,呈分叶状或沿纵隔血管间隙弥漫生长,常由颈部肿块延伸而来,增强扫描多无强化。

【鉴别诊断】

1. 囊性畸胎瘤 · 淋巴管瘤的壁较菲薄,内分隔多见,形态不规则,沿组织间隙生长。而囊性畸胎瘤分隔少见。

2. 胸腺囊肿 · 胸腺囊肿形态规则,常为圆形或管形,缺乏"见缝就钻"的特点。

(彭芸 韩丹)

参考文献

[1] Biasotto M, Clozza E, Tirelli G. Facial cystic lymphangioma in adults [J]. J Craniofac Surg, 2012, 23: e331-334.

[2] Wiegand S, Eivazi B, Barth PJ, et al. Pathogenesis of lymphangiomas [J]. Virchows Arch, 2008, 453: 1-8.

第十节 · 肺动静脉瘘

肺动静脉瘘(pulmonary arteriovenous fistula, PAVF)又称肺动静脉畸形(pulmonary arteriovenous malformation, PAVM)是先天性血管发育畸形,可导致肺动脉和肺静脉直接沟通引起血液短路。大多数为先天性的,少数后天性者可继发于肝硬化、血吸虫病、甲状腺癌肺转移或由胸部创伤累及血管后。

在先天性者中40%～65%同时可伴有肺外其他部位的毛细血管扩张,包括呼吸道黏膜、消化道黏膜、皮肤和脑内等,称为遗传性出血性毛细血管扩张症(hereditary hemorrhagic telangiectasia或Rendu-Osler-Weber disease),为局部血管发育不全的显性遗传性疾病。最新研究结果表明为常染色体ENa基因异常。也有认为肺动静脉瘘仅是Osler-Weker-Rendeuce综合征的肺部表现之一[1]。

病变好发于双下肺,50%～75%为单发,仅8%～10%为双侧病变。本病虽为先天性,但往于青年或成年后出现症状或胸部X线表现。

【发病机制与病理】

先天性者多被认为是胚胎发育期中胚叶血管形成不全所致的肺动静脉之间的短路,之后短路的血管逐渐受动脉的作用扩张而形成,是一种进行性病变。其病理类型一般分为肺动静脉之间的直接交通及肺循环与体循环之间的直接交通。

肺动静脉之间直接交通的主要病理改变是肺毛细血管壁发育障碍引起的异常扩张或缺如,形成囊壁菲薄的血管囊或动脉瘤与肺循环沟通。此肺动静脉瘘的输入动脉和输出静脉都属于病变所在肺叶的动静脉,其血流动力学改变为心外右向左分流,致使体循环的动脉氧饱和度降低,肺循环与体循环之间的直接交通,如支气管动脉、肋间动脉、胸外侧动脉、肩胛下动脉或胸主动脉的异常分支和肺静脉形成直接交通,输出静脉可为同叶或另一叶静脉,可为完全异常静脉引流,呈蔓状曲张血管团。由于此交通是氧化血液的进入,故无氧饱和度的降低。

根据输入动脉和输出静脉的数量及病变分布,又将此型肺动静脉瘘分为3型。

1. 单纯型 · 最常见,为单个扩张血管囊,输入动脉与引流静脉均为单支,病变可单发或多发,约1/3的患者多发。

2. 复杂型 · 有多根供血动脉与引流静脉,分流量较大。

3. 弥漫型 · 为弥散分布的细小肺动静脉之间的桥状交通,无肉眼可见的动静脉瘘,或交通处局部呈囊状或梭形膨大。

【临床表现】

13%～56%的PAVM患者没有症状。仔细的体格检查可以在高危人群中发现75%的病例。症状的出现与PAVM的大小相关，而不是病变的数量。主要症状可能包括呼吸困难、肺内出血、神经症状/缺陷、心悸、咳嗽和胸痛。

体格检查时可能出现的体征包括杂音/震颤、杵状指、毛细血管扩张、红细胞增多症、发绀或收缩期杂音。

与PAVM相关的并发症通常由两种机制引起。①体动脉供氧分压和血氧饱和度下降。这种异常现象的后遗症可导致低氧血症、贫血、咯血、血胸和肺动脉高压。②涉及异常静脉引流。

这种异常的动静脉沟通可导致肺动脉高压，但更常见的是血管栓塞的并发症，如短暂性脑缺血事件或脑卒中、脑脓肿、心内膜炎或内脏或肢体缺血/梗死[2]。

【实验室检查】

血常规、外周血红细胞及血红蛋白均升高；血气分析，动脉氧饱和度降低。

【影像学表现】

胸部X线表现为肺动静脉瘘1/3多发，少数为双侧性，以双下肺最多见。畸形的血管块（湖）为圆形、椭圆形或略不规则形的软组织密度影，大小不等，境界清楚（图5-10-1）。分布于胸膜下肺的周缘部和肺门有条带状血管相连。

透视下块影大小密度随血管搏动改变。下肺野的病灶数较多且大，可能与重力有关。当多个病灶互相重叠时，甚似肺内实变。

病灶也可以逐渐增大，因此对早期正常或弥漫性血管纹理增多者（毛细血管扩张症）应进行随访观察。

MSCT已成为取代肺动脉造影的首选检查方法[1]。平扫显示肺内结节状或分叶状软组织密度影，并与肺门血管影相连，密度均匀（图5-10-2）。增强后，病灶与右心室、肺动脉同时强化，引流肺静脉及左心房提早显影，引流血管粗大（图5-10-3）。

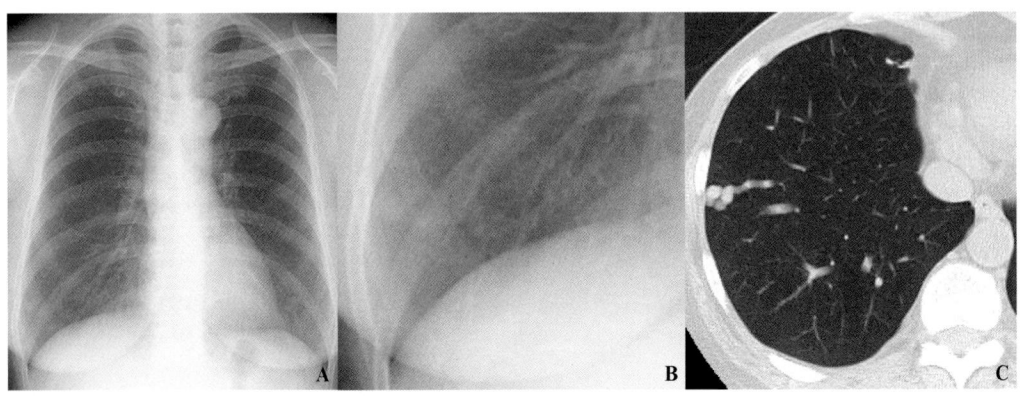

图5-10-1 女性，64岁。肺动静脉瘘
胸部X线片（A）和局部放大图（B）显示右下肺分叶状肿块，边缘光滑，境界清晰；CT（C）显示病变由迂曲的血管组成。

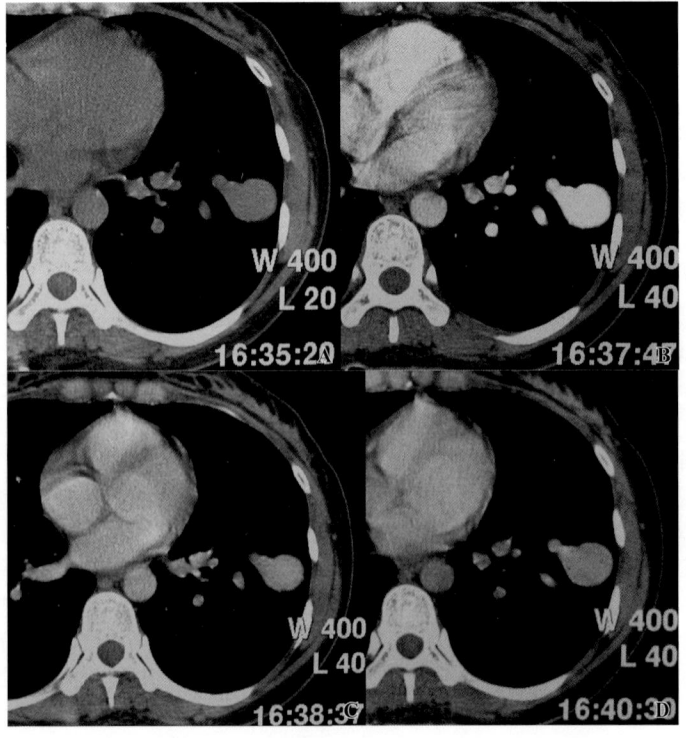

图5-10-2 女性，27岁。肺动静脉瘘
CT纵隔窗（A）显示左肺胸膜下葫芦形结节，轮廓光滑，密度均匀；增强扫描动脉期（B）、静脉期（C）和延迟期（D）显示病灶呈均质显著强化。

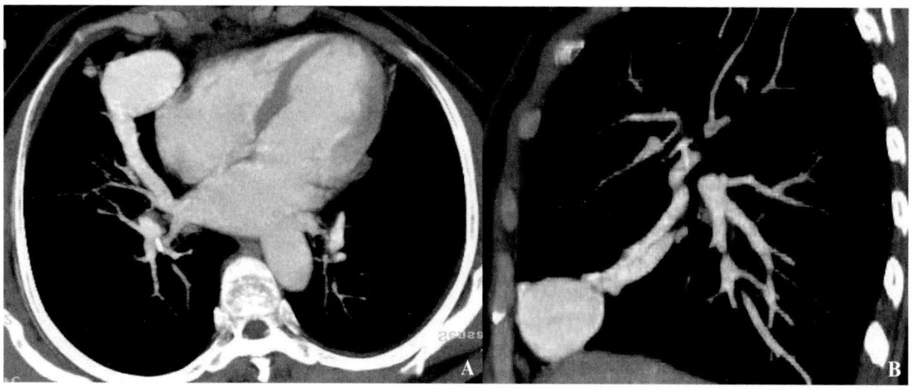

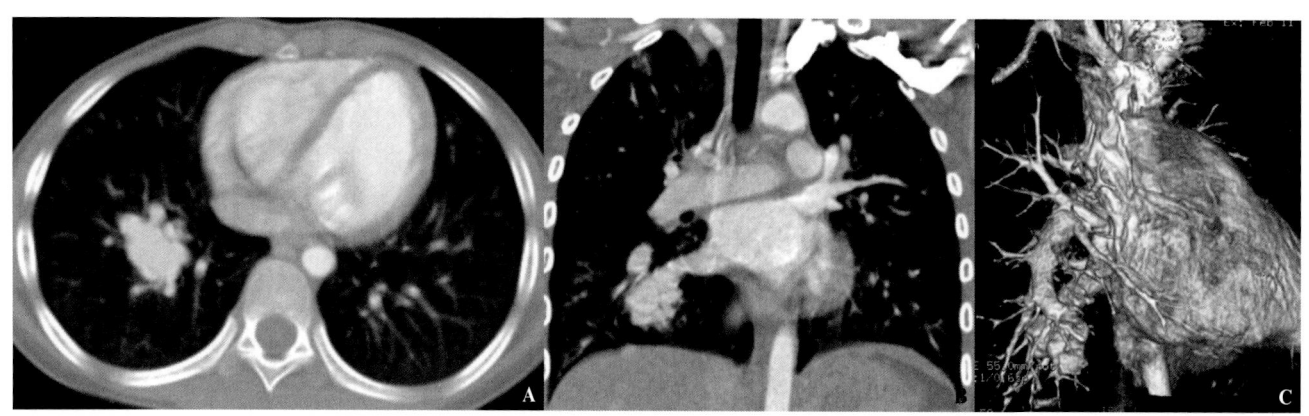

图 5-10-3　女性,57 岁。肺动静脉瘘
CT 多平面重建轴位(A)和冠状位(B)显示右肺中叶结节均质显著强化,其强化程度与相连接的血管一致,引流血管增粗显著。

图 5-10-4　女性,8 岁。肺动静脉瘘
视网膜母细胞瘤术后 6 年,查体发现肺部肿物 1 周。胸部 CT 增强(A)显示右下肺纹理增粗,可见结节样致密影;冠状位重建(B)显示右下肺不规则分叶状团块影,强化明显,其周围局部肺动静脉与之相延续。血管 VR 重建(C)显示右下肺动静脉主干及分支明显增粗。

重建图像可以显示 PAVM 的全貌(图 5-10-4)。虽然大多数 PAVM 表现为由单一供血动脉和引流静脉组成的简单血管结构,但约 20% 的病例可见有 2 个或更多供血动脉和/或引流静脉的复杂血管结构。

MRI 可以明确显示肺内血管性病变,在常规 SE 序列中,PAVM 因流空效应而呈无信号区。在梯度回波快速扫描时呈高信号。

DSA 可以发现畸形血管湖表现为单发、多发分散,或聚集的大小不同或相仿之结节,也可表现为弥漫性毛细血管扩张。典型的肺动静脉瘘,常见散在结节与单一粗大的肺动脉连接,相应之肺静脉常提前充盈,透视下可见明显血管搏动,即可确诊。少数患者由体动脉供血有人依此将本病分成两组。

静脉注射 99mTc -大颗粒聚合白蛋白(MAA)5 min 后行肺灌注显像。MAA 正常情况下可通过毛细血管前血管,但被阻拦在毛细血管中,不能到达体循环。PAVM 出现时,MAA 随肺动脉直接进入肺静脉,经左心房、左心室进入体循环,病变局部表现为放射性缺损,并可见肝、肾和脑显影。体循环显影程度与分流程度密切相关。肺灌注显像所显示的放射性缺损区和右向左分流都不是 PAVM 的特征性表现,需与其他肺部疾病鉴别。

【诊断标准】
肺内结节状或分叶状软组织密度影,粗大的肺动静脉直接与其连接。

【鉴别诊断】
根据特有的临床表现和强化特点、血管造影特点,表现特殊,一般无需与其他疾病鉴别。

(彭芸　韩丹)

参考文献

[1] Lee EY, Dorkin H, Vargas SO. Congenital pulmonary malformations in pediatric patients: review and update on etiology, classification, and imaging findings [J]. Radiol Clin North Am, 2011, 49:921-948.

[2] Tellapuri S, Park HS, Kalva SP. Pulmonary arteriovenous malformations [J]. Int J Cardiovasc Imaging, 2019, 35:1421-1428.

第十一节 · 单侧肺动脉缺如

先天性单侧肺动脉缺如（unilateral absence of pulmonary artery，UAPA）是一种罕见的肺血管畸形，由 Frentzel 于 1868 年首次报道。单独发生者少见，尤其左侧。

发病率约为 1/20 万。UAPA 多合并法洛四联症、室间隔缺损、动脉导管未闭等先天性心血管畸形，单纯性左肺动脉缺如极为罕见。

文献指出，所有报道的 UAPA 病例动脉导管或韧带均位于肺动脉缺如的同侧。因此，这种疾病也被称为肺动脉近端中断、非融合性肺动脉或肺动脉远端的导管起源[1]。

单发者存活期相对较长，合并有心血管畸形者则依并发畸形的严重性及治疗效果的不同而异。UAPA 患儿发病早期多无典型症状，多以咳嗽、反复肺部感染、咯血为首发症状就诊。

【发病机制与病理】

UAPA 的特点是主肺动脉与肺实质内肺血管之间的连接段单侧缺如，而缺如侧肺动脉的远端部分和肺内的血管正常存在。这可能是胚胎发育初期第6对主动脉弓的一侧发育缺陷或过早闭塞所致。

患侧肺的血供差，其供血动脉主要为支气管动脉和起源于升主动脉或降主动脉的迷走动脉。此外，还可来自无名动脉、肋间动脉、内乳动脉、锁骨下动脉、冠状动脉等，以保证肺的灌注。

在单纯左肺动脉缺如的患者，肺侧支循环的建立非常困难。由于肺内形成广泛的侧支循环，但侧支循环发育不好，血供较差，易导致咯血。由于一侧肺动脉缺如，供血来自主动脉的分支动脉及发育不好的侧支循环，故缺血缺氧，使血管收缩，管壁增生，血管腔狭窄、闭塞，肺血管阻力增加，则易导致肺动脉高压。

其他表现为肺通气下降，换气减少，通气血流比例失调，致呼吸功能下降。随着肺动脉压力的升高，肺循环阻力增加，右心发挥其代偿功能，克服肺动脉阻力而发生右心室肥厚。当肺动脉压升高超过右心室负荷时，右心失代偿，右心排血量下降，右心室收缩末期残留血量增加，舒张末压增高，促使右心室扩大和右心衰竭。

【临床表现】

该病常在儿童期确诊，亦有在出生前即可被诊断的报道。临床上常见的症状如下。

1. 反复肺部感染 · UAPA 患者肺内低通气使得纤毛清除能力下降和炎性细胞堆积，因此容易造成肺部感染。

2. 咯血 · UAPA 患者肺内形成广泛的侧支循环，但侧支循环发育不好，血供较差，故易出现咯血，严重的可出现大咯血。

3. 其他表现 · 活动后胸闷、气急。此症状常出现在肺动脉高压形成以后，随着肺动脉压力的升高，右心功能损害会加重活动耐量受限的程度。

【实验室检查】

实验室检查无特殊，如合并感染有感染相关指标异常。

【影像学表现】

UAPA 位于主动脉弓对侧，右侧最常见。左侧 UAPA 较少见，通常伴有先天性心脏病，尤其是法洛四联症及室间隔缺损[2]。

典型胸部X线表现是患侧肺纹理稀疏，容积缩小，膈肌上抬和纵隔向患侧移位（图 5-11-1A 和图 5-11-2A），X线检查作为筛查提示意义重大。

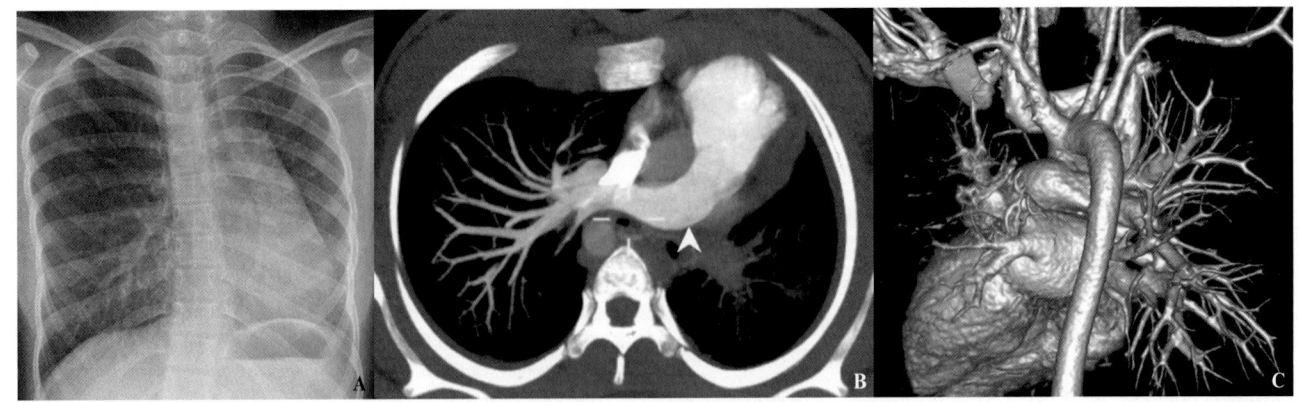

图 5-11-1　女性，12岁。左肺动脉缺如

胸部X线片(A)显示左肺肺纹理稀疏，容积缩小，膈肌上抬和纵隔左移；增强扫描 MIP(B)显示动脉主干直接延续为右肺动脉，未见左肺动脉显示（箭头）；三维血管重建(C)显示左肺动脉缺如伴主动脉右弓右降。

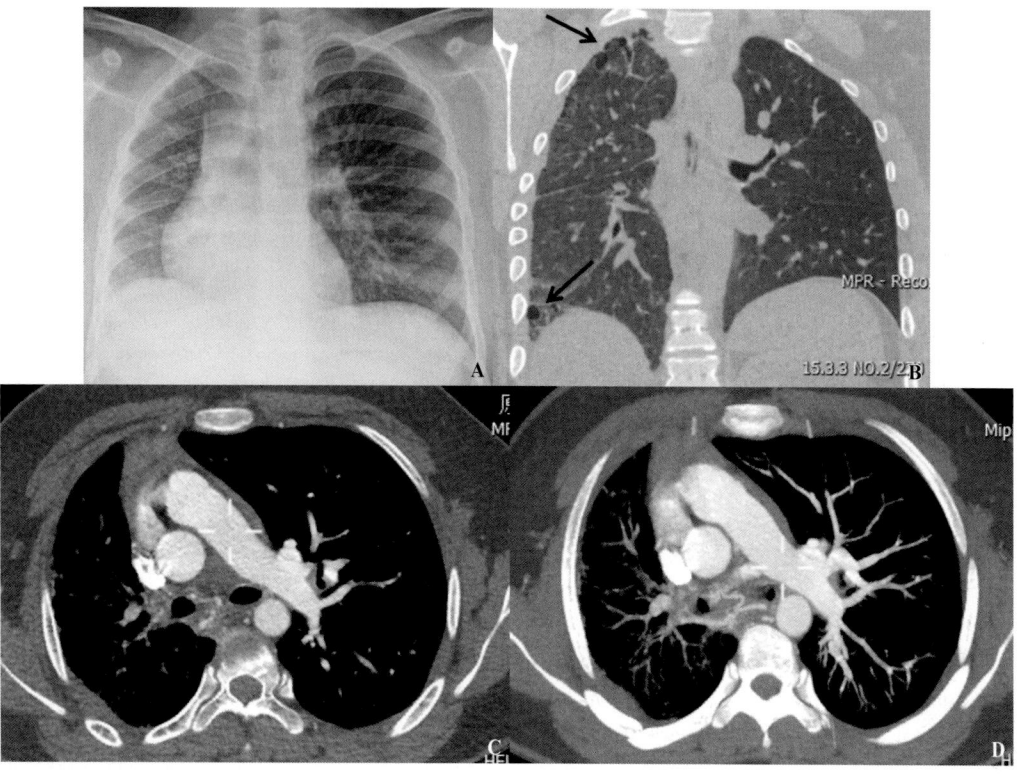

图 5-11-2 男性,13岁。右肺动脉缺如

胸部 X 线片(A)显示右肺肺纹理稀疏,容积缩小,膈肌上抬和纵隔右移。CT 肺窗冠状位(B)显示右肺弥漫密度增高呈磨玻璃状,胸膜下小囊泡影(黑箭);增强扫描(C)和 MIP 图(D)显示动脉主干直接延续为左肺动脉,未见右动脉显示,支气管动脉增多、增粗,多发小动脉侧支伸入右侧肺门。

MSCT 能够明确诊断,对于全面评估 UAPA 特别有价值[3]。肺动脉中断距离肺动脉干起始部 1cm 内,其直接征象为缺如侧肺动脉起始部或近端呈盲端,血管壁规则,断端光滑,肺动脉主干直接延续为健侧肺动脉(图 5-11-1 和图 5-11-2)。

肺动脉远端分支通常由肥厚的支气管、内乳、肋间、膈下或冠状动脉侧支供应,这些侧支很容易在 CT 增强上看到。间接征象在单发者多可合并不同程度的肺动脉高压,因此有右心房室大、主肺动脉及对侧肺动脉扩张等,可见同侧内乳或肋间动脉等侧支血管扩张征象。

高分辨率 CT 对受累肺实质的评估优于常规 CT。除显示血管异常外,还显示患侧肺存在不同程度的肺纹理细小稀疏、肺野透亮度增高、肺容积缩小,多反映同侧肺发育不良(图 5-11-1B)。此外尚伴有纤维化改变,包括支气管扩张、马赛克样灌注、实质内小囊泡、蜂窝状胸膜下小囊泡和外周网状间隔增厚(图 5-11-2B)。

扩张的血管网表现为细小的外周网状间隔增厚,这提示肺外周动脉与体循环胸膜穿支直接吻合形成侧支循环。胸膜下囊性变和支气管扩张也是反复感染所致和可能的缺血的后遗症。肋骨切迹和胸膜增厚也与侧支循环有关(图 5-11-2C、D)。

【诊断标准】

符合下述表现可诊断。肺动脉中断距离肺动脉干起始部 1cm 内,其直接征象为缺如侧肺动脉起始部或近端呈盲端,血管壁规则,断端光滑,肺动脉主干直接延续为健侧肺动脉,肺动脉远端分支通常由肥厚的支气管、内乳、肋间、膈下或冠状动脉侧支供应。

【鉴别诊断】

1. 肺不发育-发育不良综合征 · 肺未发生时患侧支气管、肺血管、肺组织完全缺失;肺未发育时,患侧可见盲囊样主支气管影,患侧肺及肺血管完全缺如;肺发育不良时,患侧支气管血管束及肺组织结构均存在,但患肺体积小,支气管血管束纤细、稀疏。

该病与许多其他的先天性畸形密切相关,包括脊椎缺损、肛门闭锁、心脏缺损、气管食管瘘、肾畸形和四肢畸形。持续的支气管和肺内血管发育是其与 UAPA 的主要鉴别点。

2. 弯刀综合征 · 其特征是右肺部分或全部异常肺静脉回流到下腔静脉。血流动力学上,这会导致左向右分流。右半胸小伴同侧纵隔移位、肺门不明显、肺透亮度高是其与 UAPA 重叠的几个影像特征。

典型的 X 线表现是引流的肺静脉沿右心边缘走行,被称为弯刀征,但结合其他影像特征,可诊断为弯刀综合征。

3. 特发性单侧透明肺 · 是一种继发于反复或严重的儿童期感染的闭塞性毛细支气管炎。单侧肺小或正常大小、血管纹理减少的高透光性肺与 UAPA 相似,但双侧受累并不少见。虽然两种疾病都可能存在继发于灌注差异的马赛克样灌注,但由于支气管发育正常,在 UAPA 中不存在呼气空气潴留。伴随的支气管扩张提示小气道阻塞,支持闭塞性毛细支气管炎的诊断。

此外,特发性单侧透明肺中,与UAPA相比,通气灌注扫描图像上的通气和灌注都减少了,在UAPA中,有保留的通气,但没有灌注。

4. 肺动脉分支狭窄·肺动脉分支狭窄是指从肺动脉干到节段动脉的瓣膜上狭窄。它可以是孤立性的,也可以是与先天性心脏病(室间隔缺损、房间隔缺损、动脉导管未闭和法洛四联症)或综合征(威廉姆斯综合征和阿拉日耶综合征)有关的孤立性病变,影像学特征因狭窄的位置和严重程度而异。右心室增大更常见于中央肺动脉狭窄。

单侧左或右肺动脉分支狭窄典型表现为局灶性狭窄并狭窄后扩张。这与UAPA所见的肺动脉分支近端完全缺失形成鲜明对比。此外,在肺动脉分支狭窄时,可以有狭窄后扩张,这会导致胸部X线片上出现一个突出的肺门,这在UAPA中是不存在的。

(彭芸 韩丹)

参考文献

[1] Kruzliak P, Syamasundar RP, Novak M, et al. Unilateral absence of pulmonary artery: pathophysiology, symptoms, diagnosis and current treatment [J]. Arch Cardiovasc Dis, 2013,106:448-454.

[2] Williams EA, Cox C, Chung JH, et al. Proximal Interruption of the pulmonary Artery [J]. J Thorac Imaging, 2019,34:56-64.

[3] Lee EY, Dorkin H, Vargas SO. Congenital pulmonary malformations in pediatric patients: review and update on etiology, classification, and imaging findings [J]. Radiol Clin North Am, 2011,49:921-948.

第十二节·肺动脉吊带

肺动脉吊带(pulmonary artery sling, PAS)又称先天性迷走左肺动脉(congenital aberrant left pulmonary artery),是指左肺动脉起自右肺动脉主干,自气管右侧绕过气管和/或主支气管,走行于食管与气管间,自左肺门伸入左肺。

"吊带"是指异常的左肺动脉在中央气道周围的环状外观,由于它的压迫,造成气管下段、隆突上方和/或右主支气管常有狭窄或发育不良。本病儿童多发,常合并其他先天性疾病,最常累及气管支气管树及心脏。

约90%可在生后不久即出现明显呼吸道症状。最常见表现是气促、喉鸣、三凹征及咳嗽、呼吸道感染、食物反流或误吸可使病情恶化,如无有效治疗,病死率达90%。

【发病机制与病理】

有猜测PAS的出现与胚胎左侧第6近端血管弓退化有关,通过胚胎气管旁原始间叶血管与右侧第6血管弓形成交通。

当合并有左动脉韧带与肺动脉主干、右肺动脉干或左降主动脉相通时,形成完整的血管环包绕气管,但未包绕食管。

【临床表现】

本病的临床特点是:①发病早,生后即可出现反复的呼吸道症状,如发作性气促、喉鸣、呼吸困难甚至窒息表现。②三凹征、支气管喘鸣音等呼吸道梗阻表现突出,心血管方面体征不典型甚至缺乏。③易漏诊,初诊多肺炎、哮喘、先天性喉喘鸣等。

【实验室检查】

实验室检查无特殊,如合并感染有感染相关指标异常。

【影像学表现】

PAS的影像表现取决于病变类型及伴随的先天性畸形病变[2]。

胸部X线表现Ⅰ型PAS表现为右肺过度充气或含气不良,这是由右主支气管部分或完全阻塞导致的。Ⅱ型PAS伴有长段气管狭窄,可见双肺过度充气表现。

无论哪一型,有时在胸部侧位X线片气管中部与食管间见到小圆形软组织密度影,即异常左肺动脉影像。

MSCT是诊断该病的首选手段,能清晰显示周围器官的压迫情况,并能显示肺部及气管、支气管的发育情况,尤其显示气管、支气管的压迫情况及狭窄范围,明确有无气管畸形等。

MSCT及二维和三维重建可清晰显示PAS和伴随的气管异常,不但能通过MIP方式重组清晰地显示左肺动脉的走行,通过Min IP方式重组显示气道形态,检出气管或支气管梗阻部位,通过VR可立体显示两者的关系,同时横断面能很好地显示两肺的情况,有无感染,有无肺气肿等间接征象。

此外,最近开发的成对吸气-呼气MSCT技术现在可以准确地评估经常与肺动脉吊带伴随的气管软化。

肺动脉主干直接延续为右肺动脉,左肺动脉异常起源,开口于右肺动脉的后壁,绕过气管右侧壁,在气管和食管之间向左行走进入左肺,异位起源的左肺动脉可异常变细或狭窄,其在肺门的位置低于正常肺动脉,左肺实质内血管纤细、稀疏。相邻气道受压变窄,甚至发生气管软化(图5-12-1和图5-12-2)。除此之外,Ⅰ型和Ⅱ型PAS的分型和特点如下。

1. Ⅰ型PAS·气管隆突位置正常,位于第4~5胸椎水平。此型气道本质无异常,或伴有气管支气管。迷走的左肺动脉嵌压远端气管后壁和/或压迫右主支气管外侧壁,导致右肺气体潴留。

2. Ⅱ型PAS·伴有气管隆突下移,位于第6胸椎水平。Ⅱ型PAS常伴有长段气管狭窄、完全性软骨环、支气管分支异常,包括T形隆突及右侧桥支气管。可与PAS并存其他畸形还包括心血管、胃肠道及右肺畸形(如肺发育低下、发育不良、未发育及弯刀综合征)[1]。

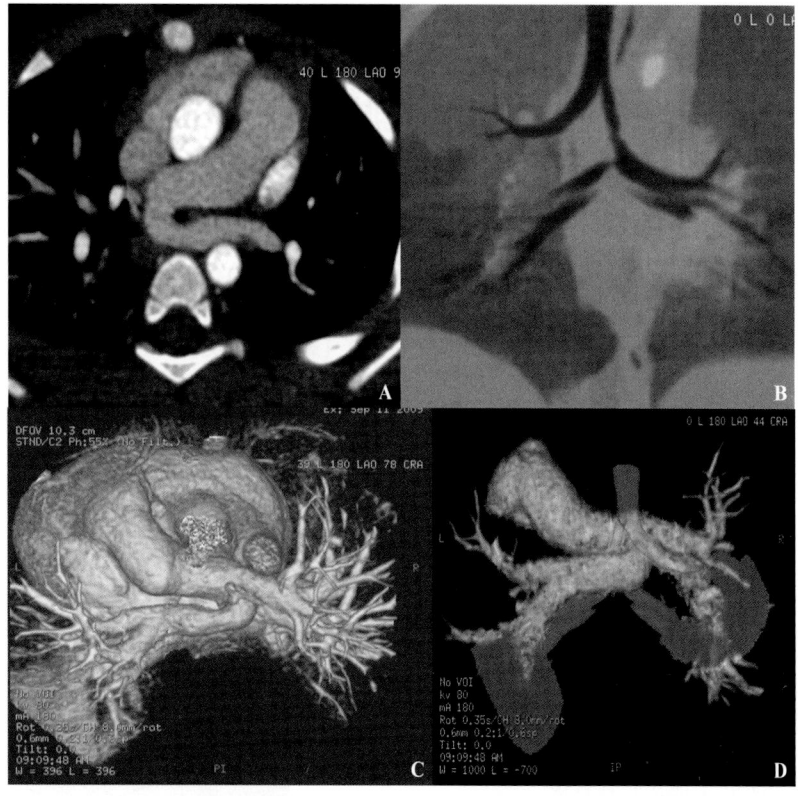

图 5-12-1　女性,1 岁。肺动脉吊带伴支气管桥

MIP(A)、Min IP(B)、血管 VR 图(C)、血管及气管(D)显示左肺动脉起自右肺动脉,自气管右侧绕过支气管桥向左行于气管后方自左肺门伸入左肺,支气管桥狭窄。(见书末彩色插页)

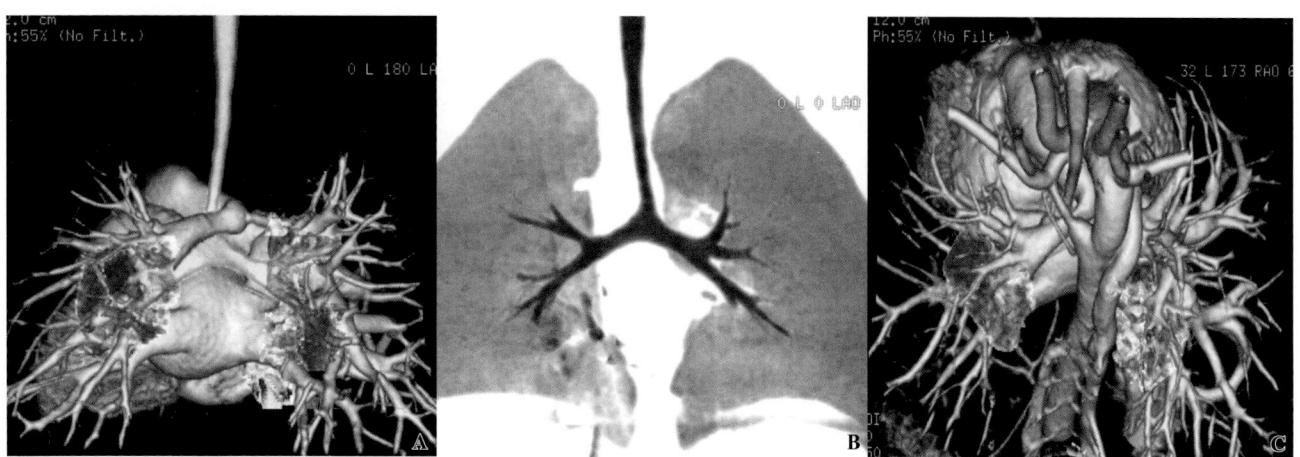

图 5-12-2　女性,7 个月。肺动脉吊带并双主动脉弓

气道 VR(A)、Min IP(B)显示先天性迷走左肺动脉,隆突角增大,左主支气管较短;VR(C)显示双主动脉弓,左弓细,右弓粗,下方为迷走左肺动脉,行于血管环内的气管受压变窄。(见书末彩色插页)

【诊断标准】

左肺动脉异常起源异常,起源于右肺动脉后壁,走行在气管与食管之间进入左肺门,血管管腔变细,左肺实质内血管纤细、稀疏。相邻气道可受压变窄。

【鉴别诊断】

MSCT 三维重建可以明确诊断,无需鉴别诊断。

参考文献

[1] Newman B, Cho Y. Left pulmonary artery sling — anatomy and imaging [J]. Semin Ultrasound CT MR, 2010, 31:158-170.

[2] Lee EY, Dorkin H, Vargas SO. Congenital pulmonary malformations in pediatric patients: review and update on etiology, classification, and imaging findings [J]. Radiol Clin North Am, 2011, 49:921-948.

(彭芸　韩丹)

第十三节·部分性肺静脉异常引流

部分性肺静脉异位引流（partial anomalous pulmonary venous return，PAPVR）是指一支或几支但不是全部肺静脉的体循环引流位置异常，肺静脉直接与右心房-腔静脉或其主要分支相连通。

PAPVR通常为单发性表现，且常见于右侧。PAPVR最常见的类型是右肺上叶静脉异位回流至上腔静脉，伴或不伴有静脉窦缺损。其他类型的PAPVR可伴有房间隔缺损或卵圆孔未闭。PAPVR第二常见类型是左肺上叶静脉异位回流至左无名静脉。

该交通随后通过异常交通的右肺静脉引流至下腔静脉，房间隔完整及伴支气管肺隔离症。与完全性肺静脉引流不同，罕有PAPVR异位引流通路阻塞的情况发生[1]。

弯刀综合征（scimitar syndrom）又称为发育不良肺综合征，是特殊的部分性肺静脉异位引流。它是指肺发育不全伴有同侧肺动脉异常和肺静脉异位引流及心脏右移。

弯刀综合征是一种罕见的先天性心脏缺陷，其肺静脉异常是指右肺静脉与下腔静脉畸形相通，导致右肺部分或全部的血流异位引流。

据估计，每100 000名活产儿中就有1~3人发病，但真实发病率可能更高。它以女性为主，男女之比为1∶2。在部分肺静脉异位引流的患者中，有3%~6%出现这种情况[2,3]。畸形静脉通常引流至肝静脉、门静脉、奇静脉、冠状窦或右心房。

畸形静脉多形似一种土耳其弯刀，故称弯刀综合征。弯刀综合征合并的其他畸形还包括支气管源性囊肿、马蹄肺、副膈、疝及右肺侧支循环供血动脉，血管多源自降主动脉。受累婴儿的临床症状与右心回流容量过载导致的充血性心力衰竭有关。

弯刀综合征在年长儿中多为偶然发现，或者仅表现为反复发作的右肺基底部肺炎[4]。

【发病机制与病理】

部分型肺静脉异位引流是由于在胚胎发育过程中，肺芽内脏静脉丛的肺静脉发育异常，与或不与左心房相连，而同时其与体循环相连的交通支没有闭合，而形成的血管畸形。

常见的引流部位有下腔静脉、右上腔静脉、右心房和左上腔、奇静脉或左侧无名静脉等。血流动力学改变如心房水平的少至中等量左向右分流。回流血量增多常导致右半心腔增大。单纯性PAPVR患者可发展为肺动脉高压与右心衰竭。

【临床表现】

患者临床症状的严重程度取决于肺静脉异位引流导致的左向右分流的程度，分流量小的患者可能终身没有任何临床症状。

而具有粗大异位引流静脉的患者，常常会出现胸痛、心悸、呼吸困难的症状，部分患者会出现严重的肺动脉高压。

【实验室检查】

实验室检查无特殊。

【影像学表现】

PAPVR的影像表现取决于异位静脉的部位及有无阻塞的发生。同少至中等量心房水平左向右分流的X线征象。

上肺静脉（或上、中叶静脉）引流至上腔静脉者，后者可见扩张并向外膨凸。有时可见沿上纵隔旁或右心房旁出现自上而下或水平方向的带状阴影，即异常血管影。上肺血管较下肺血管扩张略明显。

下肺静脉引流至下腔静脉时，可见自肺门下部（少数自其上部），沿右心缘旁且多与其平行，通向膈下的带状（血管）阴影，状似新月或弯刀，因常合并右肺和右肺动脉的发育不全，心脏右移或右旋，称为弯刀综合征（图5-13-1）。

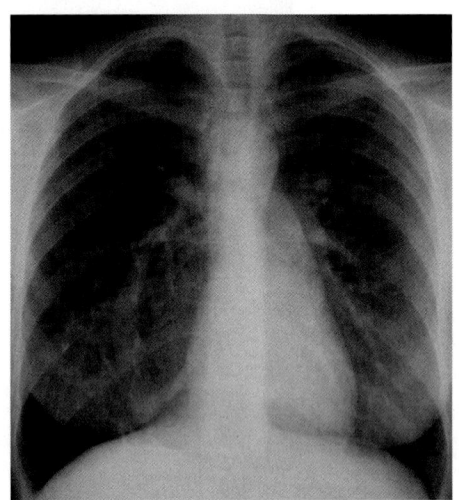

图5-13-1 女性，16岁。部分性肺静脉异位引流
（右下肺静脉引流至下腔静脉）

胸部X线片显示右肺门下部镰刀状阴影沿右心缘通向膈下形似弯刀，而被称为弯刀综合征。

同时见右胸较小，双肺血不对称，右肺血减少，左肺血增多。左肺血增多是因为左向右分流，以及右肺动脉发育不全所致血流分布异常。右膈肌升高而心脏向左移位。

当部分型肺静脉畸形引流合并Ⅱ孔型房间隔缺损时X线平片诊断受限。

CT可精确显示异位引流静脉。MSCT二维与三维图像对全程显示异常引流静脉非常有帮助，可用于术前评估。此外，也可无创性评估术后并发症，包括再植畸形静脉有无血栓形成或狭窄。同时还可用于观察患儿肺实质的异常改变、异常肺叶及支气管分支异常表现等。

1. 直接征象·部分肺静脉与体静脉相通（图5-13-2和图5-13-3）。

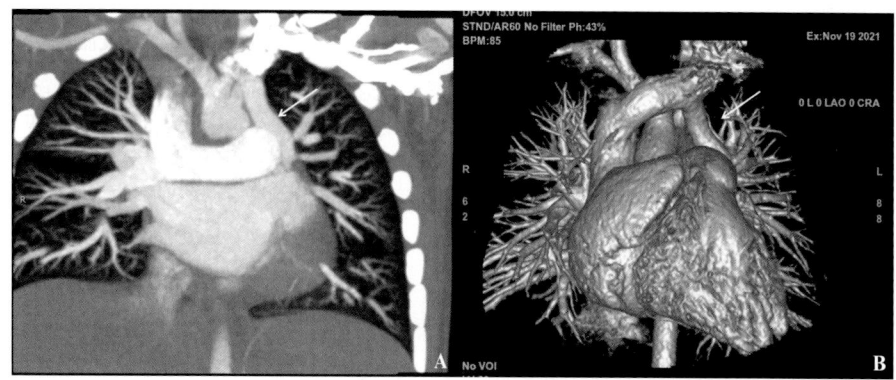

图 5-13-2　男性,2 岁。部分型肺静脉异位引流

心脏 CT 增强扫描 MIP(A)和三维血管重建(B)显示左上肺静脉通过宽约 7.0 mm 的垂直静脉(白箭)汇入无名静脉,经上腔静脉最终回流入右心房。

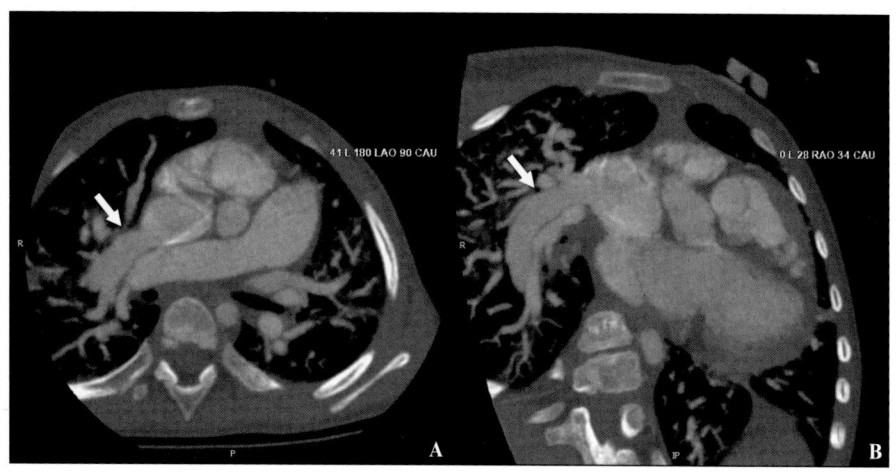

图 5-13-3　男性,18 个月。部分型肺静脉异位引流

心脏 CT 增强扫描轴位(A)和斜位(B)显示右肺静脉汇合成一支,回流至上腔静脉近端右侧壁(白箭)。

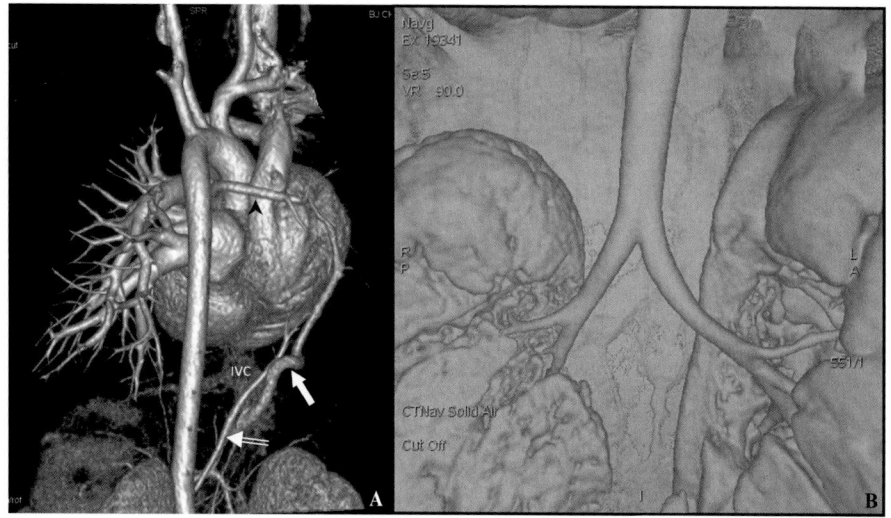

图 5-13-4　女性,2 岁。弯刀综合征

胸部 CT 增强三维血管重建(A)显示右肺动脉细小(黑箭头),分支少;右肺静脉粗大迂曲(白箭),汇入下腔静脉;自腹主动脉右侧壁(约腹腔干发出水平)发出一支动脉血管(空心白箭)伸入右肺下叶。气道 VR 重建(B)显示右侧支气管异构。

2. **继发性改变**·由于左向右分流,导致回心血量增多,导致右半心腔增大,肺血增多,肺动脉高压。

3. **其他异常**·CT 还可发现其他合并的异常(图 5-13-4),如当合并肺动脉发育不良时,患侧肺纹理稀疏;当合并肺发育不良时,患侧肺体积缩小,胸廓缩小;当合并房间隔缺损或室间隔未闭时,CTA 可见左右心房/左右心室之间有异常通道。

右心导管检查时导管如能自腔静脉或右心房经异常肺静脉进入肺内,取血测量血氧饱和度有助于诊断。当右心导管等检查疑有部分型肺静脉畸形引流,选择性左、右肺动脉或其叶、段的分支造影更有助于明确异常引流血管的解剖改变和引流部位。

超声心动图在肺静脉畸形引流无特异性征象。一般右心房室的容量负荷增加,合并房间隔缺损时可见房水平右向左分流。左心房一般较小,于心脏的后上方可探及异常的静脉回声。二维超声心动图尤其配合声学造影或彩色多普勒血流显像,诊断效果更佳。但对部分型肺静脉畸形引流,特别是单支静脉的异常引流,往往不易观察。

【诊断标准】

部分肺静脉与体循环相连而形成的血管畸形。

【鉴别诊断】

MSCT 三维重建可以明确诊断,无需鉴别诊断。

（彭芸　韩丹）

参考文献

[1] Hellinger JC, Daubert M, Lee EY, et al. Congenital thoracic vascular anomalies: evaluation with state-of-the-art MR imaging and MDCT [J]. Radiol Clin North Am, 2011, 49: 969-996.

[2] Cicek S, Arslan AH, Ugurlucan M, et al. Scimitar syndrome: the curved Turkish sabre [J]. Semin Thorac Cardiovasc Surg Pediatr Card Surg Annu, 2014, 17: 56-61.

[3] Diaz-Frias J, Widrich J. Scimitar syndrome [M]. StatPearls: Treasure Island (FL), 2021.

[4] Lee EY, Dorkin H, Vargas SO. Congenital pulmonary malformations in pediatric patients: review and update on etiology, classification, and imaging findings [J]. Radiol Clin North Am, 2011, 49: 921-948.

第六章
胸壁先天性畸形

胸壁先天性畸形是由胸壁生长异常引起的,导致胸骨凹陷或突出,或与脊柱、肋骨发育异常有关[1],可以是孤立性病变,也可以是某一种综合征的表现之一。大多数病变不会产生严重的生理学影响,但会引起外观缺陷。

严重的儿童胸壁先天性畸形表现为疼痛、呼吸窘迫或心血管病变。无论患儿有无症状,均可以通过整形手术治疗胸壁畸形或缺损。影像学检查能为外科医生提供解剖评估、可能影响手术的相关病变及手术的时间等方面的信息。本章就常见类型进行描述。

第一节·漏 斗 胸

漏斗胸(pectus excavatum)是儿童最常见的前胸壁先天性畸形[1],属于胸骨凹陷性畸形,占小儿胸廓畸形的90%以上。漏斗胸的总发病率为23/10 000,男性多见,然而由于乳房组织的掩盖,女性发病率可能会被低估。

研究表明,不对称漏斗胸的患侧肋骨较短。尽管大多数漏斗胸病例是孤立散发的,但也有近45%的病例有家族史。漏斗胸被认为是多因素遗传,但具体涉及的基因尚不清楚[2]。

本病可合并扁平胸、脊柱侧弯、先天性心脏病、先天性肺疾病和结缔组织疾病等。临床主要通过Haller指数评估凹陷程度,Haller指数越大,凹陷程度越重。手术矫正以缓解限制性气道疾病和美容修复。

【发病机制与病理】

漏斗胸的形成机制可能源于肋软骨区域不平衡的过度生长,将胸骨向后推,导致胸廓前后径短缩,心脏及大血管被挤压移位。

【临床表现】

临床主要表现为胸骨下部向内凹陷,两侧相应的肋软骨同时内陷,呈漏斗状,畸形可以是对称的或不对称的,不对称与胸骨向更凹陷的一侧旋转相关。

【实验室检查】

实验室检查无特殊。

当并发气道异常时,常出现限制性或阻塞性肺通气障碍。

心电图、超声心动图可显示不完全右束支阻滞、瓣膜脱垂。

【影像学表现】

胸部正侧位X线片为本病首选检查方法,能大体上评估患儿胸廓凹陷程度;CT三维重组技术能直观、准确地观察骨性胸廓的情况,对评估漏斗胸的严重性较好。MRI临床上一般不作为常用的检查方式。观察图像时,要避免对合并畸形的漏诊。

胸部侧位X线片显示胸骨下部内陷,使胸骨后缘至脊柱前距离不同程度变小,心影后移;严重者可压迫心脏、肺、膈及食管。

正位X线片上双侧肋骨前部的向下角度,它们几乎垂直,肋骨的后部水平或略微向上倾斜。心影受压左移,右下心缘模糊,还可有双下肺纹理增多表现(图6-1-1A、B)。

在CT横断位上下部分胸廓向内凹陷呈哑铃状改变,同时可伴有胸骨倾斜,部分与胸骨相连的肋软骨可呈不对称性膨大,使双侧胸腔的形态、大小不对称。

胸骨凹陷直接压迫心脏,同时引起心脏向左旋转和移位;旋转左移的心脏对左肺下叶也造成压迫,引起小气道改变,以小气道壁增厚及空气潴留征为主(图6-1-1)。漏斗胸还可合并其他肺部先天性发育不良,如CPAM、支气管源性囊肿等。

Haller指数(又称CT指数、胸廓指数)用于评估漏斗胸的严重程度。它是在胸骨凹陷最显著平面的轴位CT图像上

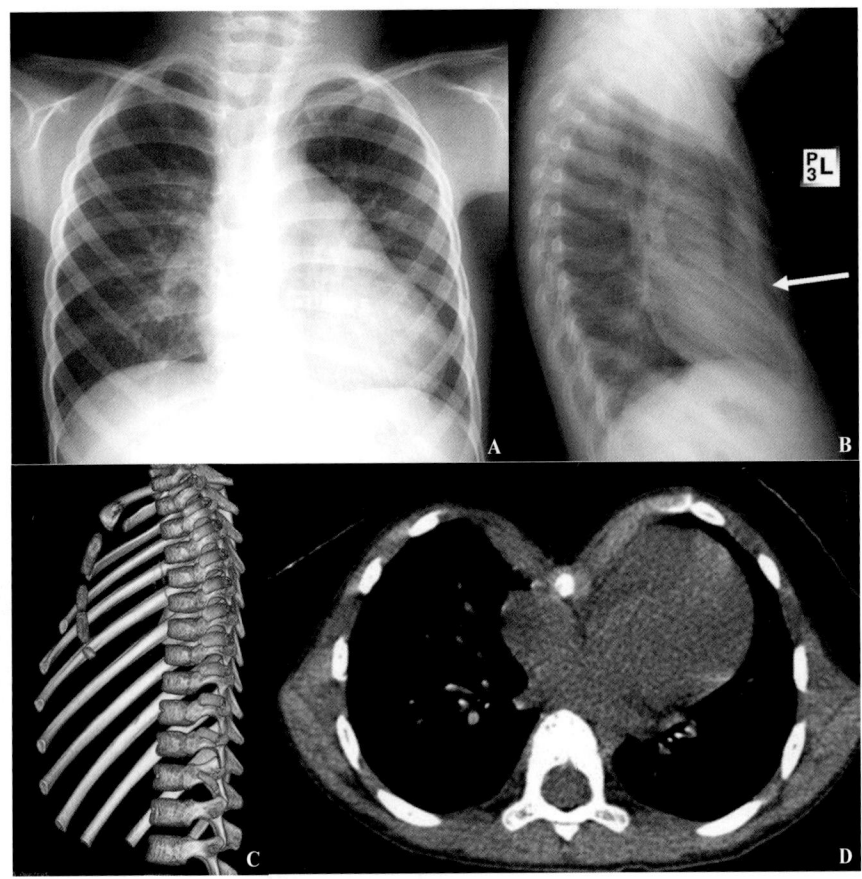

图6-1-1 男性,4岁。漏斗胸

胸部X线片(A)显示肋骨前部下行角度增大,心脏左移,伴右肺纹理增多模糊;侧位X线片(B)显示胸骨下端凹陷(箭);CT骨骼VR重建(C)和纵隔窗轴位(D)显示胸骨下端凹陷,心影受压左移。

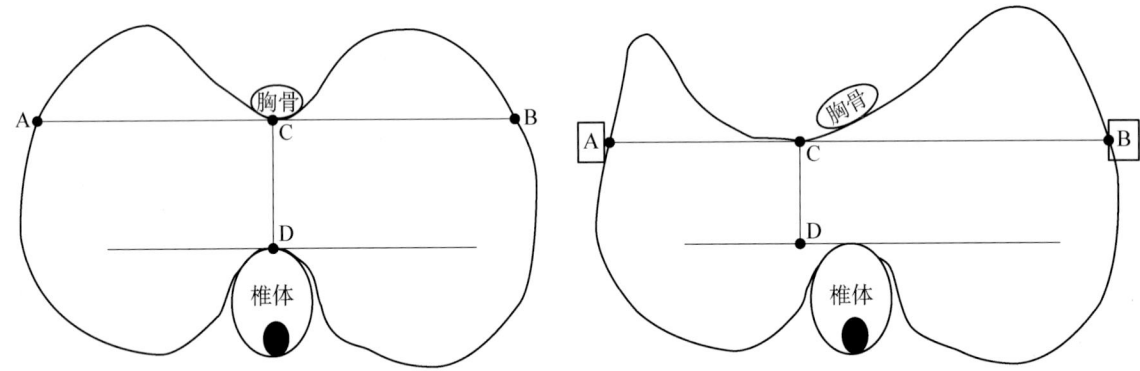

图6-1-2 漏斗胸Haller指数测量示意图

左图为胸廓对称,右图为胸廓不对称。AB为经过胸廓凹陷最低点后缘的胸廓横径;CD为胸廓凹陷最低点至胸椎前缘切线的垂直距离;Haller指数=AB/CD。

进行测量,Haller指数=凹陷最低点的胸廓横径/凹陷最低点到椎体前的距离(图6-1-2)。<3.2,轻度;3.2~3.5,中度;重度,≥3.5。对于有症状的患儿,胸廓指数>3.25应予以手术矫正,而正常人Haller指数为2.52。

MRI可以通过快速扫描获得胸部的横断面、矢状面和冠状面成像,准确测量漏斗胸的凹陷程度并判断心脏旋转移位,并能很好地观察纵隔内心脏周围软组织的情况,但是对显示肺内实变、肺气肿有限。

【诊断标准】

胸骨下部向内凹陷,且Haller指数≥2.56。

【鉴别诊断】

MSCT三维重建可以明确诊断,无需鉴别诊断。

(彭芸 韩丹)

参考文献

[1] Mak SM, Bhaludin BN, Naaseri S, et al. Imaging of congenital chest wall deformities [J]. Br J Radiol, 2016, 89: 20150595.

[2] Abid I, Ewais MM, Marranca J, et al. Pectus excavatum: a review of diagnosis and current treatment options [J]. J Am Osteopath Assoc, 2017, 117: 106-113.

第二节·鸡　　胸

鸡胸（pectus carinatum）是第二常见的先天性胸壁畸形[1]，是胸骨外突性畸形。在所有活产婴儿中的发病率高达0.06%，发病率约为1/1 000，多见于青少年。轻度鸡胸可能发生在高达5%的人群中，男性更多见，男女比例接近4∶1。鸡胸分为以下四型[2]。

Ⅰ型：表现为胸骨体弓状前突，两旁肋软骨对称性向后向下呈沟状塌陷。

Ⅱ型：鸽胸或弓状胸（pectus arcuatum），胸骨角及附近的肋骨凸起，胸骨体中下部逐渐下陷，其远端翻转向前，在侧位上，胸骨呈Z形，剑突位置基本正常，这种畸形被认为是鸡胸与漏斗胸的合并类型。

Ⅲ型：不对称鸡胸，表现为胸骨两旁肋软骨前突程度不对称，胸骨向高的一侧旋转。

Ⅳ型：马蹄形鸡胸，表现为胸骨本身平直，但远端抬举过高，两旁肋软骨对称性向中心靠拢内陷，对心肺造成一定的挤压。

【发病机制与病理】

鸡胸的确切病因尚不清楚，但大多数人认为它是由于肋软骨的有缺陷的细长生长所致。更多的研究表明胸骨生长和鸡胸之间存在联系。相当一部分有胸壁缺陷或畸形家族史的患者有遗传倾向，估计高达25%～33%。

【临床表现】

鸡胸通常无症状，但偶尔在突出处有压痛，肺耐力降低，或因劳累而呼吸急促[3,4]。

【实验室检查】

实验室检查无特殊。

【影像学表现】

胸部正侧位X线片为本病首选检查方法；CT扫描能更准确地评估鸡胸的突起程度、对称性、心肺情况和合并其他畸形。

胸部X线侧位片显示胸骨局部和/或相邻肋软骨前突或高举，导致胸廓前后径增大，胸骨后间隙扩张（图6-2-1A）。

在CT轴位图像上可观察到胸骨段及邻近肋软骨向腹侧突出，胸骨后缘至脊柱前缘间距增加（图6-2-1），三维图像可立体显示胸廓整体形态，并且CT可同时发现肺部病变、心脏病变等。

鸡胸的严重程度也用Haller指数来评估，当Haller指数<2.3，且伴有肺功能、心电图和超声心动检查提示限制性或阻塞性气道病变，或畸形进展或合并明显症状，或畸形外观使患儿不能忍受时，可进行手术治疗。

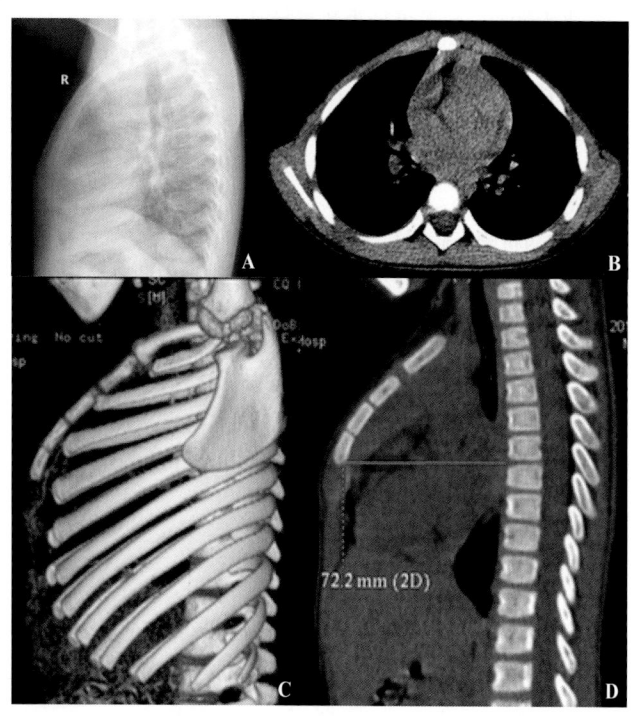

图6-2-1　男性，3岁。鸡胸

胸部X线侧位片（A）显示胸骨下部和相邻肋软骨前突，胸廓下部前后径增大；CT纵隔窗（B）、骨VR重建（C）和矢状位（D）显示胸骨段及邻近肋软骨向腹侧突出，胸骨后缘至脊柱前缘间距增加。

【诊断标准】

胸骨和肋软骨局限性突起，该处胸廓前后径膨大。

【鉴别诊断】

MSCT三维重建可以明确诊断，无需鉴别诊断。

（彭芸　韩丹）

参考文献

[1] Mak SM, Bhaludin BN, Naaseri S, et al. Imaging of congenital chest wall deformities [J]. Br J Radiol, 2016, 89:20150595.

[2] Yuksel M, Lacin T, Ermerak NO, et al. Minimally invasive repair of pectus carinatum [J]. Ann Thorac Surg, 2018, 105:915-923.

[3] Robicsek F, Watts LT. Pectus carinatum [J]. Thorac Surg Clin, 2010, 20:563-574.

[4] McHam B, Winkler L. Pectus carinatum [M]. StatPearls: Treasure Island (FL), 2021.

第三节·肋骨畸形

先天性肋骨畸形可分为数量异常和结构性异常,在总人口中约占2%[1]。常见的肋骨畸形有叉状肋、赘生肋、肋骨联合和肋骨缺如,同时可合并有肋软骨发育异常。

有些肋骨先天畸形还合并其他骨骼发育异常,如脊椎半椎体畸形等;肋骨缺如可合并软骨发育不全、窒息性胸廓发育不良等。

【发病机制与病理】

先天性肋骨畸形的发生与胚胎发育过程中肋骨发育的改变密切相关,有报道称其与 *Hox* 基因异常表达和 Mesp2 转录因子表达水平的降低有关[1]。

【临床表现】

肋骨畸形轻症者不引起任何临床症状,严重畸形者可引起胸廓变形,体格检查可发现患侧胸壁局限性隆起或凹陷,无压痛。

【实验室检查】

实验室检查无特殊。

【影像学表现】

与X线平片相比,CT三维重建技术可立体显示胸廓整体形态,能直观显示肋骨及肋软骨的畸形,帮助临床进行术前及术后评估。常见肋骨畸形如下,以下分型可重叠出现。

1. **叉状肋** · 最常见,属于结构异常。表现为肋骨前端膨大、分开呈树杈状(图6-3-1)。

2. **赘生肋** · 常见,属于数量异常。它可分为颈肋或腰肋,以颈肋常见,常发生在第7颈椎旁,可为一侧或两侧(图6-3-2)。

3. **肋骨联合** · 属于结构异常。它为相邻的两条肋骨局部骨性联合,相应的肋间隙变窄,最常见于第5~6肋后部(图6-3-2)。

4. **肋骨缺如** · 属于数量异常。表现为肋骨缺少1根或数根,或肋骨发育不全、短小(图6-3-3)。

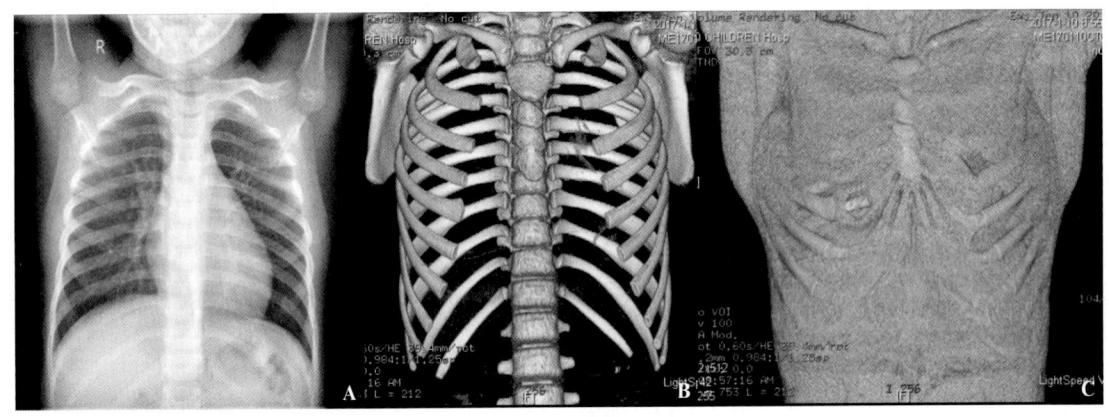

图6-3-1 男性,5岁。叉状肋

胸部X线片(A)显示右侧第5肋骨前端膨大;三维重建图像(B、C)显示右侧第5肋骨前端稍膨大,其对应肋软骨呈分叉状。

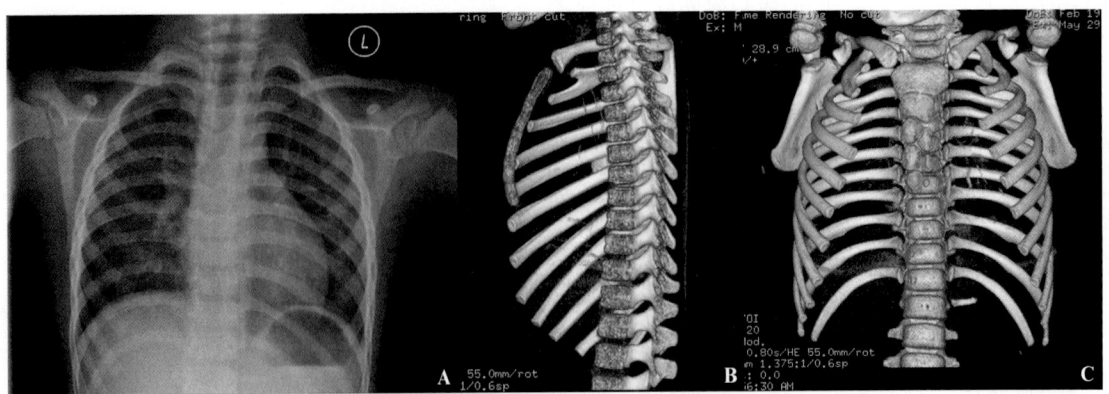

图6-3-2 男性,4岁。赘生肋及融合肋漏斗胸

胸部X线片(A)显示右侧第1~2肋骨融合畸形;三维重建矢状位(B)和冠状位(C)显示右侧第1~2肋骨融合畸形,左侧13肋,漏斗胸。

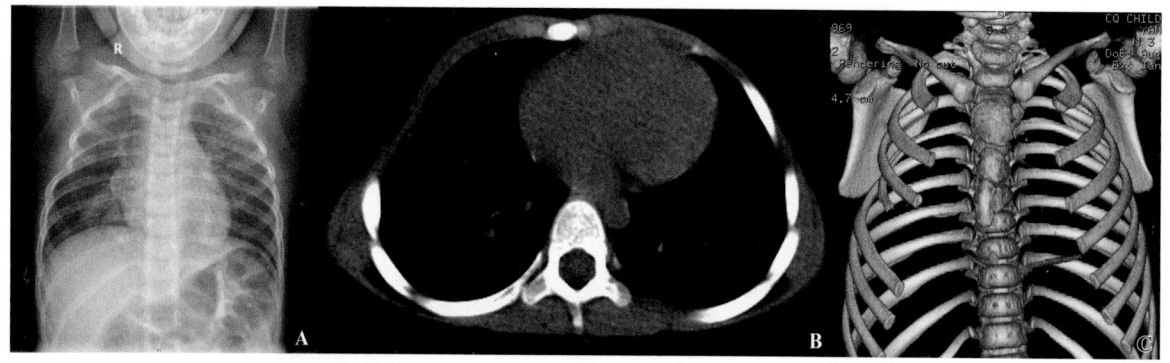

图6-3-3 男性,3岁。肋骨畸形

胸部X线片(A)显示右侧第4肋短小,伴胸廓塌陷,双侧仅11对肋骨;CT纵隔窗(B)显示双侧肋骨显示不对称,右侧胸廓稍塌陷;三维重建图像(C)显示右侧第4肋短小,第7颈椎椎体两侧见短小颈肋。

【诊断标准】

影像学检查显示肋骨的数量异常和结构异常。

【鉴别诊断】

MSCT三维重建可以明确诊断,无需鉴别诊断。

参考文献

[1] Aignatoaei AM, Moldoveanu CE, Caruntu ID, et al. Incidental imaging findings of congenital rib abnormalities — a case series and review of developmental concepts [J]. Folia Morphol (Warsz), 2018, 77:386-392.

(彭芸 韩丹)

第四节·窒息性胸廓发育不良

窒息性胸廓发育不良(asphyxiating thoracic dysplasia, ATD),即Jeune综合征,是一种罕见的常染色体隐性遗传性骨软骨发育不良,具有特征性骨骼异常,包括小而窄的胸部、短肋骨、短方形髂翼和肢体缩短[1]。

ATD的发病率为1/130 000~1/100 000[2]。短、宽的肋骨和异常的肋骨连接导致狭窄的钟状胸廓,肋软骨的异常会导致肋骨长度永久性缩短和胸腔变小僵硬。

在正常情况下,肺泡和肺组织在出生后的前8年里会继续生长和膨胀,而正常发育有赖于胸腔的持续生长,胸部僵硬会导致肺的扩张和生长受到抑制,最终导致儿童的肺活量无法充分维持身体的氧气需求。

【发病机制与病理】

ATD是一种罕见的常染色体隐性遗传性骨软骨发育不良,ATD的表现有很大的变异性,这是由与疾病相关的大量基因突变引起的。

【临床表现】

ATD患儿会出现不同程度的呼吸窘迫,继发于肺的生长和扩张受限程度[2]。临床主要表现为胸廓、骨盆、四肢及手足畸形,又叫胸廓-骨盆-指(趾)骨发育不良,同时有肺、心、肾、肝脏及胰腺等多脏器功能受累,伴有高血压。

患有此病的新生儿及婴儿常常由于胸廓畸形导致的反复的呼吸道感染和呼吸窘迫,最终呼吸衰竭而死亡。

【实验室检查】

肺功能测试显示限制性肺部疾病和哮喘,可伴有眼部病变、肝肾功能指标等异常。

【影像学表现】

X线平片能很好地显示胸廓及四肢骨骼形态异常,应作为首选的影像学检查手段;CT能更准确地显示诸骨骼边缘及内部结构,同时能准确判断支气管、肺发育情况;利用三维重建技术可以全方位、多角度立体直观显示胸廓骨质的改变。

胸部X线表现为胸廓狭长呈钟形,胸廓横径、前后径均明显减小。锁骨位于第1肋骨之上,相当于第6颈椎水平,呈车把状。肋骨较短,呈水平方向,肋软骨处呈球形膨大。心脏相对增大,横膈低位,肝界下移。随着年龄增长,胸廓由钟形变成桶形(图6-4-1)。

同时伴有骨盆畸形,四肢长骨短、干骺端增宽,手足短管状骨短粗、锥形骨骺及赘生指。

CT表现肋骨软骨端异常膨大,胸廓前后径较窄,肋骨与肋软骨交界处内凹,胸廓下部呈三叶草状,心脏相对大,位于"三叶草"的前叶内(图6-4-2),同时可有肾、肝等其他脏器病变表现。

【诊断标准】

ATD的诊断主要基于临床表现及影像学特点,其属于纤毛病变谱系,临床表现为胸廓窄、短肋、短肢、骨盆畸形,以及骨外表现(肺、肾、视网膜等疾病)。确诊需要进行基因检测。

【鉴别诊断】

1. 佝偻病·佝偻病两侧肋骨多骨质稀疏,肋骨头多膨大,边缘呈毛刷状。肋骨长度超过前后径的一半,胸廓无狭

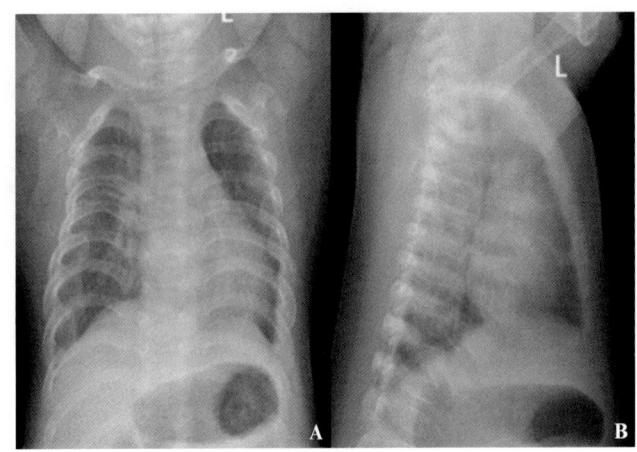

图 6-4-1　女性,2 岁。窒息性胸廓发育不良
胸部 X 线片(A)显示胸廓狭长,肋骨短,横膈低位;胸部侧位(B)显示胸廓前后径小,肋骨短。

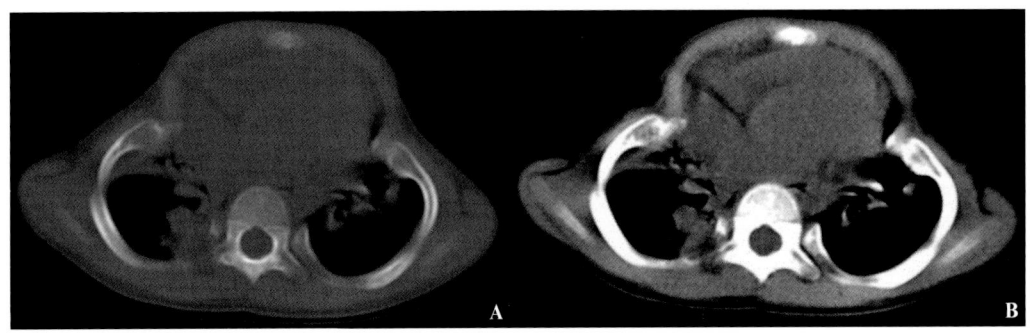

图 6-4-2　男性,2 岁。窒息性胸廓发育不良
CT 骨窗(A)和纵隔窗(B)显示肋骨软骨端异常膨大,肋骨与肋软骨交界处内凹,胸廓下部呈三叶草状,心脏位于前叶内。

窄,一般肺野正常。

2. 短肋-多指综合征(short rib-polydactyly, SRP)。表现为肋骨短,喉部狭窄,且多见多指(趾),常合并肛门闭锁、唇腭裂、先天性心脏病、会厌发育不良等,不伴发其他骨骼畸形可以鉴别。

3. 软骨外胚层发育不良(Ellis-van Creveld 综合征)。主要表现为四肢的改变,脊柱椎弓根间距自上而下变小,无胸廓狭窄,无呼吸困难。

4. 耳-腭-指综合征Ⅱ型(OPDⅡ)。少见,亦有肋骨、指(趾)骨粗短等骨骼发育异常表现,但常并存面部畸形(如腭裂)、脑水肿、隐睾等。它多于新生儿期即死亡,存活者智力发育明显落后。

5. 碱性磷酸酶过少症和致死性侏儒症。也存在肋骨和长骨干骺端的改变,但头颅增大等改变可以鉴别。

(彭芸　韩丹)

参考文献

[1] Keppler-Noreuil KM, Adam MP, Welch J, et al. Clinical insights gained from eight new cases and review of reported cases with Jeune syndrome (asphyxiating thoracic dystrophy)[J]. Am J Med Genet A, 2011, 155A: 1021-1032.

[2] Poyner SE, Bradshaw WT. Jeune syndrome: considerations for management of asphyxiating thoracic dystrophy [J]. Neonatal Netw, 2013, 32: 342-352.

第七章

新生儿肺疾病

新生儿肺重量约为成人的1/20,肺内支气管分支和肺泡数量约为成人的10%,肺泡直径约为成人的4%。气道管径小、阻力高、肺毛细血管丰富及肺泡弹力差,这些特点构成了新生儿肺结构功能的特点,即肺储备功能明显不足。

当发生肺部疾病时,新生儿肺顺应性较差。同时又常与围产期生理病理过程密切联系,临床发病危险因素较多,肺部疾病发生率较高,突出表现为呼吸困难、呼吸暂停等,缺乏特异性,且可继发于中枢神经系统、心血管系统、消化系统、泌尿系统等其他各系统疾病,若未及时救治将引发呼吸衰竭甚至死亡等严重情况。

因此,新生儿期肺部疾病的及时、正确诊断,对明确病情、鉴别病因、改善预后至关重要。目前,影像学检查在此过程中仍然起到关键性的作用。

第一节·新生儿肺部常用影像学检查方法

肺部疾病的影像学检查方法主要有X线平片、CT和超声等。每种影像学检查方法在探查肺部疾病时,都具有自己的优势和不足。对新生儿常见肺部疾病而言,如无特殊情况,X线片即可满足诊断要求。一般不必做CT,也不提倡用胸部X线透视帮助诊断。此时,超声检查及CT扫描仅为二线影像学检查手段。

新生儿肺部疾病发病早、变化快、病情危重,临床常需要进行气管插管,且往往因临床表现隐匿或病情变化迅速需短时复查。

1. **X线检查**·以其操作方便、易于复查、辐射剂量低且无需镇静的优势,仍然为新生儿期肺部疾病影像学检查的主要方法,且尤以床旁X线摄片最为常用[1,2]。

2. **CT扫描**·除可获得断面图像外,还可通过图形处理软件获得任意曲面图像,可增加对病变空间结构的认识,使临床医师对病变全貌有了更完整的认识。但由于辐射剂量较大,在新生儿肺部检查中应严格掌握适应证。

3. **超声检查**·是诊断新生儿胸腔积液的一种简便、快捷和准确的方法,其灵敏度和特异度较高,检出率几乎达100%,且能定量评估胸腔积液,是胸腔或心包积液穿刺引流的最佳引导方法。以往认为超声不可用于肺部疾病的诊断,近年来随着技术的进步,肺部超声已成为肺部疾病检查的一种重要检查手段[3-6]。

4. **MRI**·肺部充满气体,MRI信号较弱,难以显示肺的细微结构;同时心跳和呼吸运动伪影较多,影响图像的质量,给识别、观察及分析带来困难。因此,新生儿肺部疾病检查不推荐使用MRI。

5. **核医学表现**·核素检查在新生儿肺部疾病应用有限,只是在需要了解肺的通气功能时加以选择。

(张静 雷呖 彭芸)

参考文献

[1] 袁新宇,吴朔春.影像学技术在新生儿疾病诊断中的应用[J].中国小儿科实用杂志,2009,24:660-663.

[2] 孙国强,曾津津,彭芸,等.实用儿科放射诊断学[M].2版.北京:人民军医出版社,2011:302-304.

[3] Piastra M, Yousef N, Brat R, et al. Lung ultrasound findings in meconium aspiration syndrome [J]. Early Human Develop, 2014,90:41-43.

[4] Liu J, Chen SW, Liu F, et al. The diagnosis of neonatalpulmonary atelectasis using lung ultrasonography [J]. Chest, 2015,147:1013-1019.

[5] Liu J, Chen XX, Li XW, et al. Lung ultrasonography to diagnose transient tachypnea of the newborn [J]. Chest, 2016,149:1269-1275.

[6] Raimondi F, Fanjul JR, Aversa S, et al. Lung ultrasound for diagnosing pneumothorax in the critically ill neonate [J]. J Pediatr, 2016,175:74-78.

第二节·新生儿正常胸部 X 线表现

新生儿期 X 线检查是肺部疾病常用的检查方法，其中床旁 X 线摄片又占到相当大的比例。床边摄片通常为仰卧前后位摄片，表现和儿童期直立后前位片有所不同，加之新生儿期肺部独有的特殊生理状况，因此在新生儿胸部 X 线片中常会见到较多的变异；正确认识这些特有改变及新生儿期病变特点，是新生儿胸部正确读片的关键。此外，新生儿肺部疾病变化很快，胸部 X 线平片检查必须注意及时短期复查[1-4]。

新生儿胸部 X 线检查常规采用仰卧位，病情需要加拍摄水平侧位，摄片范围依据病情需要而定。新生儿期肺部病变与腹部病变常可能互为因果或互相影响，或者因治疗需要常常需进行胸腹联合投照摄片。

一、胸廓

出生时和肺充气不足时小儿胸廓呈钟形，肋骨倾斜度大。正常足月新生儿胸廓，后肋几乎呈水平状，胸廓前后径和左右径相等呈圆柱状。

（一）胸壁软组织

新生儿早期胸壁肌肉菲薄，皮下脂肪充填差，在胸部 X 线片上易形成纵行或斜行的线状阴影，此为皮肤皱褶，是新生儿胸部 X 线片中常见的阴影，需与气胸所致肺压缩边缘鉴别。

皮肤皱褶常超出肺野及胸廓界限，形态为较笔直的斜线（图 7-2-1），气胸肺压缩边缘为弧形线状影，且限于肺野之内，肺压缩边缘外无肺纹理，可鉴别。

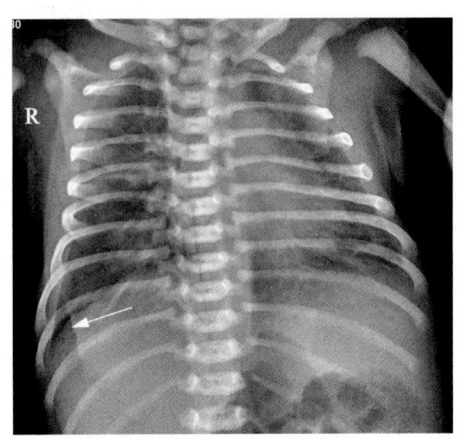

图 7-2-1 女性，足月儿，6 天。皮肤皱褶
床旁 X 线胸腹联合片显示右肺下野外带线状高密度阴影（皮肤皱褶，箭）达右上腹，超出肺野，其外侧透光度减低区内可见肺纹理。

（二）骨骼

胸部 X 线片上可较清晰地显示肋骨、脊柱、锁骨、肩胛骨、肱骨及胸骨，需注意观察各构成骨的形态、结构及密度是否存在异常。

新生儿期锁骨在胸部 X 线片上常呈扭曲改变，不可轻易误诊为新生儿锁骨骨折（图 7-2-2）。锁骨骨折在新生儿期相当常见，读片时应常规观察锁骨形态及骨皮质连续性中断，必要时加拍摄锁骨正位 X 线片，骨痂形成是新生儿锁骨骨折的诊断依据，新生儿锁骨骨折骨痂形成快（图 7-2-3），一般在 7～10 天形成骨痂。

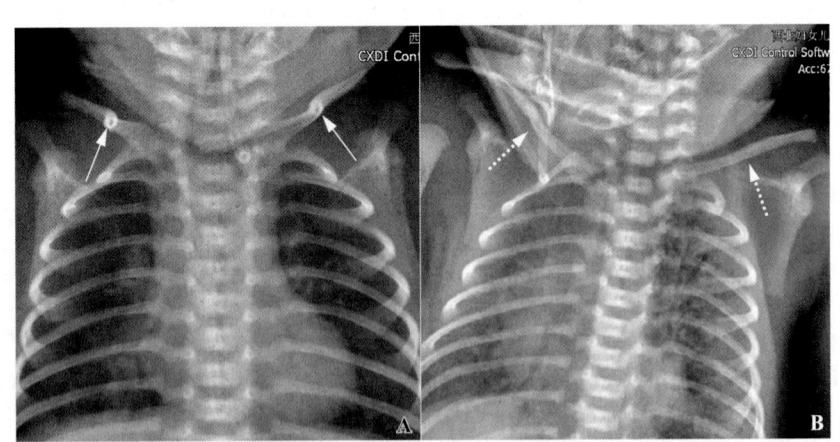

图 7-2-2 女性，生后 5h。正常锁骨
胸部 X 线片（A）显示双侧锁骨扭曲伴密度增高（白箭），数小时后复查（B）双侧锁骨骨质未见确切异常。

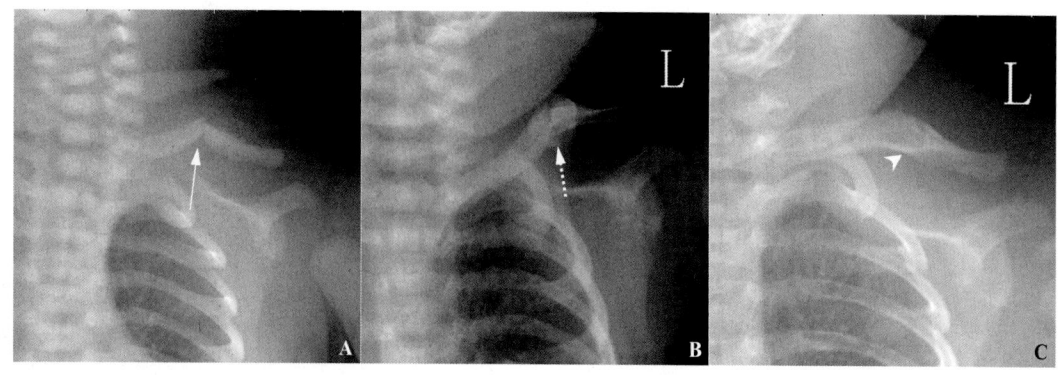

图7-2-3 男性,2天。锁骨骨折

胸部X线片(A)显示左侧锁骨中段,骨皮质连续性中断伴成角畸形(白箭);17天后复查(B)显示左侧锁骨中段骨折线稍模糊,骨痂形成(白虚箭);1个月后复查(C),左侧锁骨骨折已修复(白箭头)。

新生儿胸部X线片常见肩胛骨重叠于肺野内,不可将其误认为病变。新生儿期生理性骨硬化,需与大理石骨病鉴别,前者表现在新生儿后期消失。

(三) 肺

胎儿出生后呼吸器官由胎盘过渡为肺,这一过渡时间短暂,却伴随着显著的病理生理变化。传统观点将呼吸过渡分为呼吸运动的产生、肺内液体的清除及肺功能残气量的产生和维持三个方面。

最近 Hooper[2] 等将其分为3个不同的生理阶段:①肺内液体进入肺间质;②液体由肺间质进入淋巴组织或血液循环;③气体交换与组织能量代谢。

1. 肺门及肺纹理 · 新生儿肺门影(尤其是左肺门)多与纵隔中部阴影重叠而被遮挡(图7-2-4);婴儿期,双肺门影渐清晰。右下肺动脉干宽径为 3~5 mm,其宽度一般不超过气管内径。

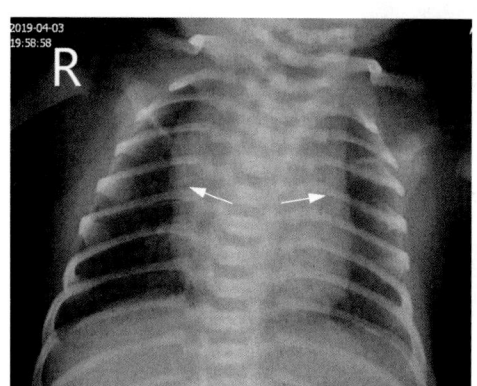

图7-2-4 男性,足月儿,出生当天。正常肺门

胸部X线片显示双侧肺门与纵隔中部阴影重叠而被遮挡(箭)。

生后 24~72 h,由于肺液的吸收过程、动脉导管的间断分流等因素,肺纹理增粗模糊。此后肺纹理自肺门向外延伸并分支逐渐变细,边缘光滑锐利。正常情况下肺外带看不到肺纹理。新生儿期正常上肺野内血管管径宽约 1 mm。

2. 肺野 · 正常胎儿出生前肺内含 80~110 mL 的液体,分布于肺泡内、肺间质和肺血管内。分娩时由于产道挤压,有 20~40 mL 肺泡液经支气管、气管由口鼻排出,剩余的液体移至间质组织,再由肺内淋巴及静脉转运。正常情况下,这种吸收剂转运在生后数分钟或数小时内即可完成。

正常足月新生儿于生后数分钟内肺泡已充气,生后 15 min 胸部 X 线片即可显示两肺充气完全,生后 3~4 h 肺液基本清除。

早产儿肺充气扩张较足月儿缓慢,两肺充气完全可延缓至 8 h。小月龄早产婴和产时镇静药的应用可使两肺充气不均,部分于生后第 1 天残存的肺泡液可在 X 线片上显示两肺弥漫性小颗粒影。

新生儿胸部 X 线片投照体位不正时,易造成两侧肺野透光度不等,不应轻易诊断为病变。右侧叶间胸膜出现率为 15%~70%,呈线条状高密度影,单独出现时不应轻易诊断为湿肺,识别其病理意义,必须注意厚度、动态变化及伴随征象。

(四) 纵隔

纵隔位于两侧纵隔胸膜之间,新生儿纵隔宽且柔软,易随呼吸和体位变化。

1. 胸腺 · 胸腺是人体的中枢免疫器官,也是重要的内分泌器官,具有调节人体免疫功能,增强人体抗肿瘤和抗感染的能力。同时胸腺也是一个易受损害的器官,急性疾病应激、大剂量照射或大剂量激素等均可导致胸腺的急剧退化,胸腺细胞大量死亡;但病愈或消除有害因子后,胸腺的结构可逐渐恢复[5]。

初生时胸腺重 10~15 g,是一生中相对体重最大的时期。正常新生儿于生后 24 h 胸腺影均可见,呈肥大的扁平状,富有延展性,大小、形态、位置变化很大,其大小与体重、营养呈正相关[6],因此足月儿较早产儿大。

正常胸腺在胸部 X 线片上位于前上纵隔,呈两侧四边形或三角形突起的均匀高密度影,边缘笔直光滑,以右侧为著。巨大胸腺多见于男婴,向下可延伸至第 4 肋软骨水平,一般不引起气管的压迫和推移,但高位胸腺例外。

有研究[6]将正常胸腺形态分为弧型、增宽型、锥型、帆型、不对称型、圆型及波浪型等 7 型(图7-2-5)。

由于新生儿生命力低下,胸腺对其免疫功能非常重要,且其对应激、感染、饥饿和营养状况敏感,尤其在承受严重疾病的打击下,更加容易发生胸腺意外性退化,表现为一过性萎缩,常出现于 48~72 h 后(图7-2-6)。

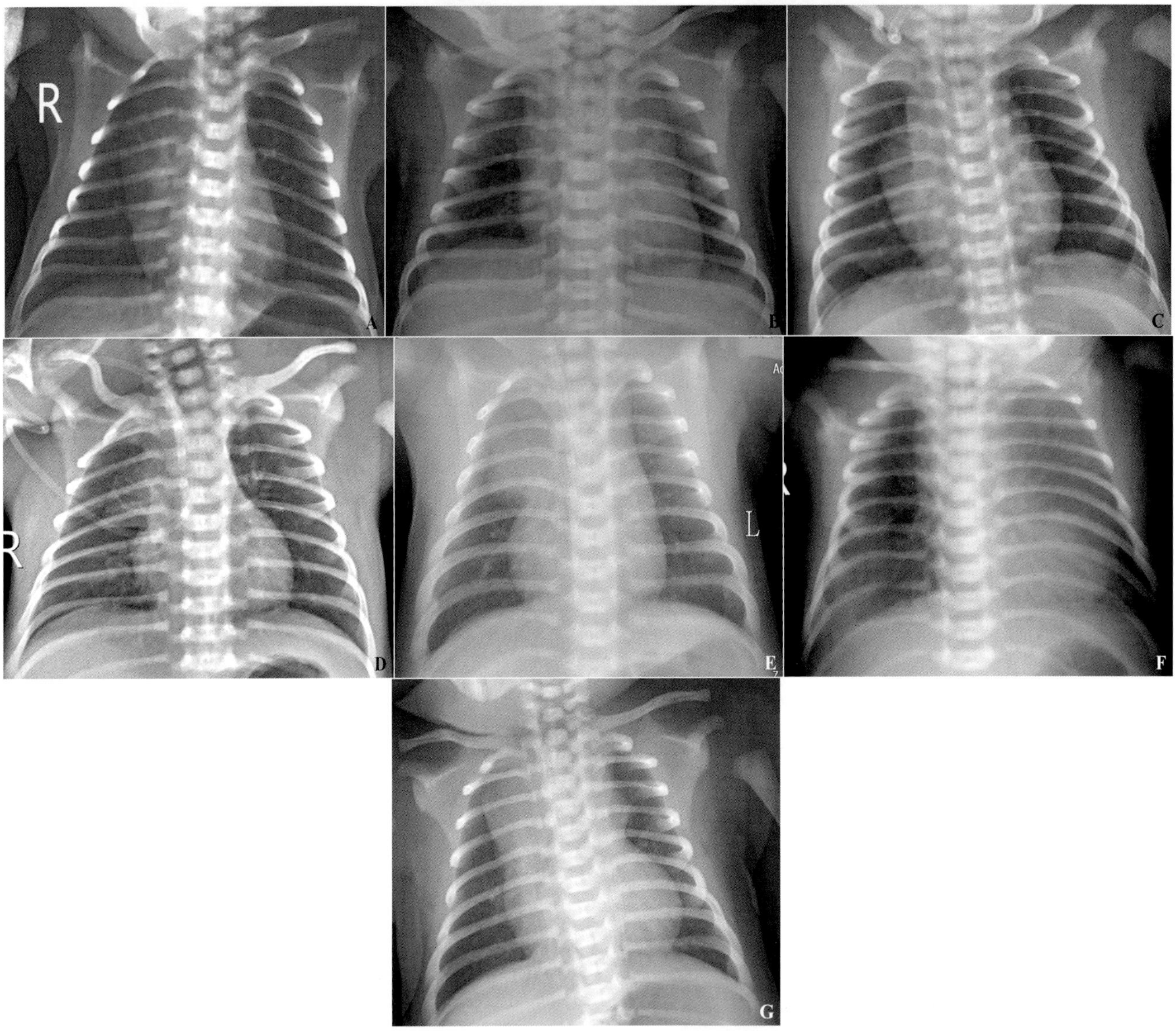

图 7-2-5 新生儿正常胸腺形态
胸部 X 线片显示正常胸腺可表现为弧型(A)、增宽型(B)、锥型(C)、帆型(D)、不对称型(E)、圆型(F)和波浪型(G)。

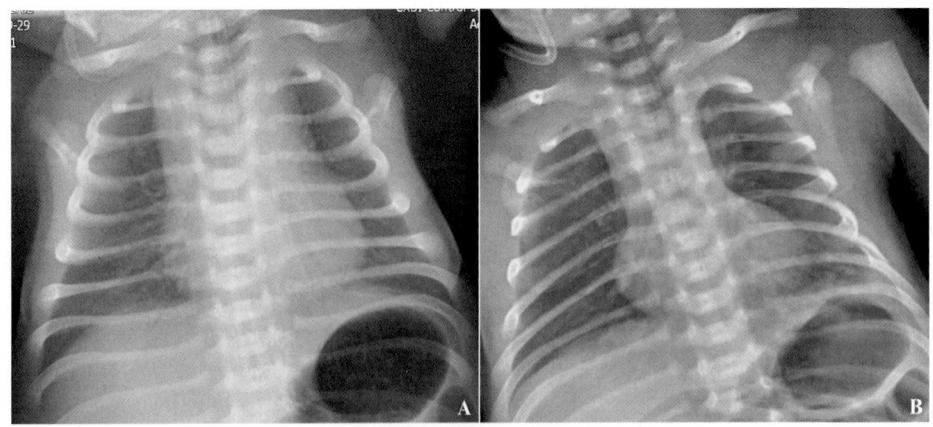

图 7-2-6 男性,胎龄 33 周+2 天。胸腺意外性退化
因妊娠期高血压、先兆子痫剖宫产娩出。出生后 8 h 床旁胸部 X 线片(A)显示上纵隔增宽,系胸腺影;24 h 复查(B),胸腺体积缩小。

由于分娩过程中应力的影响,新生儿在出生后 2～3 天可不同程度缩小或消失,这不同于胸腺缺如,常于应激期消失后 4～8 周再生,这种现象称为胸腺反跳征(rebound)。

2. **气管** · 新生儿气管分叉位于第 3～4 胸椎水平,内径为 4～5 mm。气管软骨发育不完全,壁柔软,管腔大小变化大,呼气时气管普遍均匀性变窄,可小于正常宽径的 1/2,此为生理现象。胸段气管相当于主动脉弓水平处可凸向右侧,与小儿颈部较短及头部偏斜等因素有关。

婴幼儿期气管于 CT 上呈圆形,10 岁以后为椭圆形或马鞍形。

3. **食管** · 由于新生儿正常吞咽气体或胃-食管反流可造成食管内暂时积气,常见于食管的上端及下端。

4. **心脏** · 随着出生后呼吸的建立及脐带血管结扎,胎儿期由胎盘进行气体交换的功能终止,胎儿向新生儿过渡,血液循环系统也发生显著的动力学变化,新生儿期血液循环介于胎儿和成人循环的中间状态。

新生儿 1～3 天心脏呈生理性增大,这与动脉导管关闭有关,心胸比例以 0.60 为正常上限。此期心脏多为球形,右心较左心大,至 2 岁时心胸比例为 0.50。

初生新生儿于第 3～4 胸椎水平纵隔左侧旁可见密度增高结节影,是新生儿期动脉导管功能性关闭后在主动脉端形成的局限性膨隆,称为导管结(ductus bump)(图 7-2-7),透视下见搏动,几天后缩小或消失,动脉导管闭合后形成导管韧带,可有钙化。

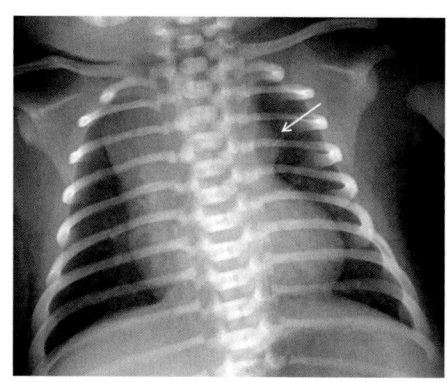

图 7-2-7　男性,出生当天。导管结

床旁胸部 X 线片显示上纵隔左侧缘类圆形局限性膨隆稍高密度影(导管结,箭)。

(张　静　雷　旸　彭　芸)

参考文献

[1] 袁新宇,吴朔春.影像学技术在新生儿疾病诊断中的应用[J].中国儿科实用杂志,2009,24:660-663.

[2] Hooper SB, Te Pas AB, Kitchen MJ. Respiratory transition in the newborn: a three-phase process [J]. Arch Dis Child Fetal Neonatal Ed, 2016,101:F266-271.

[3] 孙国强,曾津津,彭芸,等.实用儿科放射诊断学[M].2 版.北京:人民军医出版社,2011:302-304.

[4] Hines MH. Neonatal cardiovascular physiology [J]. Semin Pediatr Surg, 2013,22:174-178.

[5] 韩邦荣,张符光.我国胸腺研究现状与展望[J].微生物学免疫学进展,1997, 25:83-86.

[6] Wilson S, Mireille D, Licio AV, et al. The thymus is a common target in malnutrition and infection [J]. British Journal of Nutrition, 2007,98(S1): 11-16.

[7] 常贵和,常俊明.164 例婴幼儿正常胸腺 X 线分析[J].山西医学院学报, 1995,26:163-164.

第三节 · 早 产 婴 肺

早产婴肺(premature lung)又称早产儿未成熟肺(immature lung),是指胎龄 28～36 周的早产儿,尤其是体重≤1500 g 的极低体重儿。

由于其呼吸中枢及肺组织均未发育成熟,表现为呼吸浅而快,且呼吸常不规则,易致肺膨胀不全、肺透明膜病及吸入性肺炎等,可有呼吸暂停,一般需间歇性输氧[1,2]。

在我国早产儿包括小样儿的发生率占活产婴儿的 5% 左右,但在西方国家的发生率远高于我国,常在 10% 左右。

【发病机制与病理】

发生早产的原因是多方面的,母体因素可能起主要作用,多见于母体妊娠高血压综合征、严重贫血、溶血性疾病、慢性消耗性疾病、营养不良、多胎妊娠及急性感染等疾病,或在妊娠后期从事重体力劳动、腹部外伤、激烈的情感波动、过度劳累及急慢性中毒等[1-3]。

此外,子宫畸形、子宫肌瘤、胎盘及脐带病变、羊水过多等因素也是导致早产的因素。胎儿因素中以双胞胎或多胎妊娠为多,还有胎儿畸形也可促使早产。近来认为,50%～80% 的早产与绒毛膜炎有关[4]。

早产婴肺的病理基础主要基于以下三个方面。

1. **呼吸中枢发育不成熟** · 呼吸浅而快,且不规则,并易出现呼吸暂停。

2. **生化方面不成熟** · 导致肺泡表面活性物质缺乏,使肺泡表面张力增加,并影响肺泡壁的稳定性,肺泡液清除运转功能低下,易引发肺透明膜病。

3. **结构方面不成熟** · 由于肺组织未发育成熟,处于肺泡囊和早期肺泡形成期,毛细血管和淋巴管发育不良,肺泡数量及毛细血管均少,两者间距离较大,气体交换率低,同时呼吸肌发育不全,故易引起肺膨胀不全。早产儿因咳嗽反射弱,不易咳出气管-支气管内的黏液,而易产生肺不张或吸入性肺炎。

有文献[3]报道,在早产婴肺内还可出现间质性肺纤维化,这是因为未成熟的肺泡在出生后发育缓慢而不均匀,未成熟的部分因充气不良而萎陷,较成熟部分因肺泡过度通气呈囊性气肿。

【临床表现】

早产婴肺多见于低体重早产儿,患儿无喘憋,无呼吸困难,表现为呼吸音低、呼吸浅快、呻吟、呼吸频率不稳。部分患儿有呼吸暂停、心率缓慢或不齐、呼吸节律不整等现象。

早产婴肺并发新生儿肺透明膜病时,出现呼吸困难、呼气性呻吟和吸气性三凹征、青紫,两肺呼吸音减低,可闻及细湿啰音。胎龄越小并发透明膜病的可能性越高,死亡率也增加[5]。并发吸入性肺炎时可出现呼吸困难、气促和青紫,肺部听诊有粗湿啰音。

【实验室检查】

1. 一般检查·血常规一般无特殊。
2. 免疫学检查·体液免疫和细胞免疫均不成熟[6,7]。
3. 肺功能检查·早产儿各项肺功能参数均落后于足月儿,胎龄越小,呼吸道阻塞越明显,同时也存在不同程度的限制性通气功能障碍。潮气呼吸肺功能检测是早产儿呼吸系统监护的重要手段,能为早产儿肺部疾病的诊断和治疗提供指导[6,7]。

【影像学表现】

早产儿由于不便随意搬动,因此床旁X线检查尤为必要。不但能够及时了解早产婴肺的情况,而且病情常需短时复查,由于床旁X线检查简便易行,方便定期随访,对于儿科医生判断和治疗疾病有重要的影像指导意义。所以,早产婴肺的首选影像学检查手段为床旁X线摄片。其次由于儿童对电离辐射敏感,X线摄片基本满足新生儿期病变诊断及复查的需要,所以非必须则很少进行CT检查。

X线表现分为典型表现和常见并发症。

1. 典型表现

1) 双肺弥漫分布细颗粒影:胸部X线表现为轻度到中度弥漫性分布的细颗粒状影,边缘清晰,短时复查一般于48h内消失(图7-3-1),这与肺泡未发育成熟和肺间质增厚有关。

2) 下肺野淡片状影或肺门条索影:X线表现为两肺下野浅淡片絮状稍高密度影及肺内带自肺门向外放射状分布条索状影(图7-3-2),短期内迅速吸收消失,此表现与肺泡液清除运转功能低下、延迟清除及与两下肺叶扩张差、肺充气不均有关。

3) 两肺透亮度减低:X线表现为两肺透亮度不同程度减低,肺纹理结构模糊不清,无支气管充气征,这与呼吸中枢未发育成熟、呼吸暂停、肺充气不足有关。

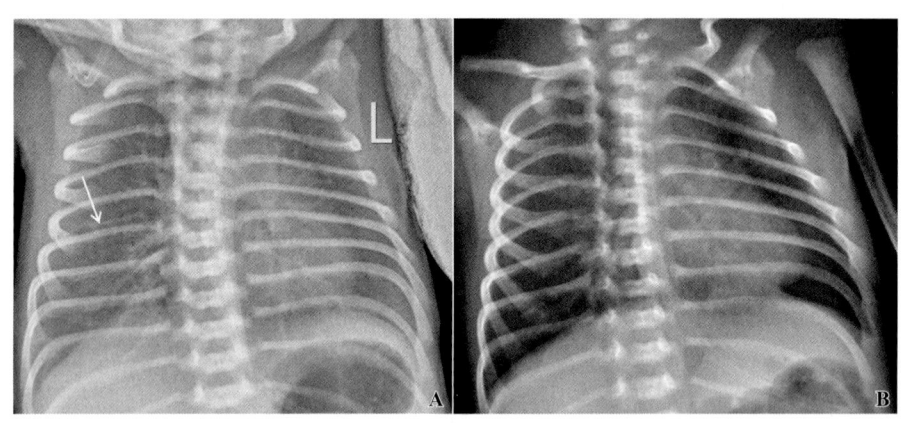

图7-3-1 女性,早产婴肺

胎龄34周,出生体重1810g,出生当天胸部X线片(A)显示双肺透光度减低,可见广泛磨玻璃样稍高密度影,水平叶间裂呈横行索条状高密度影(箭);隔天复查(B)显示双肺透光度改善,双肺弥漫分布细颗粒样影基本消失,肺纹理较前清晰。

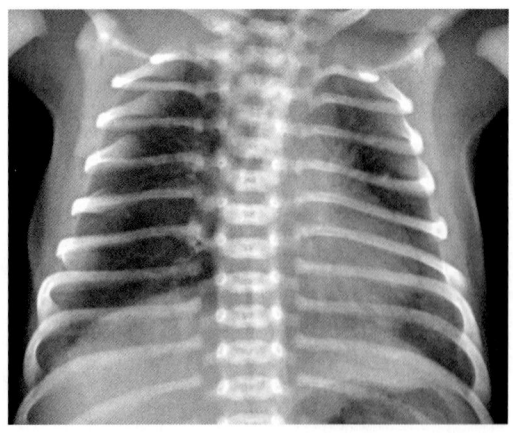

图7-3-2 男性,早产婴肺

胎龄35周,出生体重2110g,因完全性前置胎盘、胎儿生长受限、胎盘植入剖宫娩出,生后有呻吟,呼吸浅快且频率不稳。胸部X线片显示右肺下野外带及左下肺可见浅淡片状稍高密度影,双肺内带自肺门向外放射状分布条索状影。

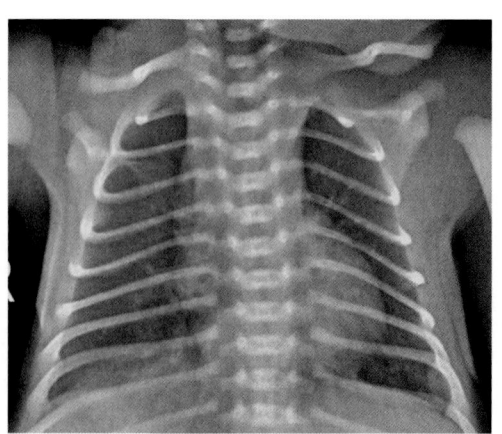

图7-3-3 男性,早产婴肺

胎龄34周,出生体重2150g。胸部X线片显示双肺透光度广泛减低,肺纹理模糊,无支气管充气征。

2. 常见并发症

1) 肺不张或吸入性肺炎：胸部 X 线片复查时，两肺内中带、肺底部出现密度较淡的斑片状或片状影，边缘模糊不清，出现肺不张时病灶边缘可清晰。

2) 肺透明膜病：X 线表现为两肺野普遍透亮度减低，可见均匀的细颗粒状和网状稍高密度影，呈磨玻璃样改变，内散在支气管充气征。与此不同，早产婴肺不伴支气管充气征，随着时间的延长，迅即肺野完全充气。

3) 动脉导管未闭（PDA）：X 线表现为肺血管增粗的分流型肺充血，肺野透光度减低，心影增大，心尖部下垂，超声心动图检查可明确。

4) 并发肺出血、肺水肿：X 线表现为肺野内网状及不定型分布斑片状影。

【诊断标准】

早产婴肺的诊断主要基于临床表现及 X 线表现即可确诊，无需组织学证实。多项研究显示符合下列几点，可诊断为早产婴肺。

(1) 胎龄 28～36 周早产儿、低体重儿，特别是体重低于 1500 g 者及双胞胎婴儿。

(2) 无围产期窘迫史及产时窒息史。

(3) 出生复苏后无呼吸困难症状，仅表现为呼吸音低、呼吸不规则或呼吸暂停。

(4) X 线表现为两肺透亮度不同程度减低，或两肺弥漫性细颗粒状影，或两下肺淡片状影，伴肺门区放射状分布索条状阴影。

(5) X 线随访始终无支气管充气征。

(6) 给予间歇性给氧，X 线随访于短期内上述异常密度影迅速吸收消散。

【鉴别诊断】

早产婴肺主要应与Ⅰ级肺透明膜病、单纯羊水吸入性肺炎鉴别。

1. Ⅰ级肺透明膜病（RDS）·两者均见于早产儿，尤以低体重儿更为常见。肺部均可表现为两肺普遍透亮度减低及弥漫性细颗粒状影。但肺透明膜病常有围产期缺氧窘迫史，临床有产后 2～6 h 出现呼吸困难症状，呈进行性加重，呼气性呻吟和吸气性三凹症是其特点，X 线片上有支气管充气征和肺不张等表现。

早产婴肺则无呼吸困难，一般为出生复苏后呼吸音低、呼吸不规则或呼吸暂停，X 线片上不伴有支气管充气征，且短时复查，肺野充气迅即完善。还有研究显示[8]，早产儿在出生后 2～4 h 第一次床旁摄片，只要出现叶间裂显影，即可诊断为早产婴肺，从而排除 RDS。

2. 单纯羊水吸入性肺炎·早产儿也可发生羊水吸入性肺炎，但羊水吸入性肺炎一般有产时窒息或呼吸窘迫史，有呼吸急促及口吐泡沫等症状，肺部听诊可有湿啰音。X 线表现因阻塞性肺气肿征象可见横膈低平/肋间肺膨出征等。早产婴肺无产时窒息或呼吸窘迫史，无呼吸急促及口吐泡沫症状。X 线表现无横膈低平/肋间肺膨出征等肺气肿征象。

（张静　雷旸　彭芸）

参考文献

[1] 潘恩源,陈丽英.儿科影像诊断学[M].北京:人民卫生出版社,2017:343.

[2] 孙国强,曾津津,彭芸,等.实用儿科放射诊断学[M].2 版.北京:人民军医出版社,2011:303.

[3] Agron G, Courtney SE, Stocker JT, et al. Lung disease in premature neonates: radiologic-pathologic correlation [J]. Radiographics, 2005, 25:1047.

[4] 金汉珍,黄德珉,官希吉.实用新生儿学[M].3 版.北京:人民卫生出版社,2002:188.

[5] Fidanovski D, Milev V, Sajkovski A, et al. Mortality risk factors in premature infants with respiratory distress syndrome treated by mechanical ventilataion [J]. Srp Arh Celok Lek, 2005,133:29.

[6] 邵肖梅,叶鸿瑁,丘小汕.实用新生儿学[M].5 版.北京:人民卫生出版社,2019.

[7] 中华医学会儿科学分会围产医学专业委员会,中国医师协会新生儿科医师分会超声专业委员会,中国医药教育协会超声医学专业委员会重症超声学组,等.新生儿肺脏疾病超声诊断指南[J].中国当代儿科杂志,2019,21:105 - 113.

[8] 王俊卓,王来友,张伟,等.叶间裂显影在新生儿呼吸窘迫综合征及早产婴肺鉴别诊断中的价值[J].中国辐射卫生,2017,26:378 - 380.

第四节·新生儿气漏

肺气漏（air leak）是指肺泡内气体外逸形成的综合征，包括肺间质气肿、纵隔积气、气胸、心包积气、皮下气肿、腹膜腔/腹膜后积气及空气栓塞等。

在新生儿呼吸困难的救治过程中，由于不恰当的正压通气或小儿过度换气，终末气道和肺泡过度扩张而破裂，导致气体逸出，移行至正常气道外发生自发性或医源性气漏[1,2]。

新生儿肺气漏患儿最易出现纵隔积气和气胸，同一患儿常有一个以上的气漏症，发生率占新生儿的 1%～2%，但具有临床症状者仅为 0.05%～0.07%[3]。一旦出现气漏，则病程变化快，进展凶险，是新生儿期的急症，易导致死亡，文献报道病死率达 38.6%[4]。

新生儿气漏的病因可分为病理性、医源性及自发性。它多见于早产儿、低体重儿、男婴、异常产及过期产儿。

临床常见的高危因素主要包括新生儿呼吸窘迫综合征、吸入性肺炎、肺发育不良、产时窒息复苏及不正确的辅助通气治疗。

【发病机制与病理】

新生儿肺气道细小、呼吸气流阻力高、肺顺应性较差；同时肺组织结构松散、肺泡间隔厚、肺泡组织弹性低及侧支通气尚未建立。在此基础上，任何原因引起的肺泡过度充气、肺泡压力增高、肺泡腔与间质间产生压力差及邻近组织压迫，均易造成终末气道压力升高和肺泡过度膨胀，导致气漏发生。

肺泡破裂后空气进入邻近血管和支气管周围结缔组织鞘内，积聚形成肺间质积气；气体进入胸膜腔后即形成气胸；当气体沿肺血管达肺门的纵隔腔后即形成纵隔气肿或心包积气；气体自纵隔沿大血管、食管间隙穿过膈肌进入腹膜后进入腹腔即形成气腹，腹腔内的气体经腹膜鞘进入阴囊后则出现阴囊积气；气体如进入肺部静脉后即形成血管内空气栓塞。

【临床表现】

新生儿肺气漏可出现气促、发绀、胸廓不对称、胸廓隆起、呼吸音低、心音偏移等临床症状。依据气漏类型的不同，临床表现又有所不同。

1. 气胸·气胸易发生在有基础肺疾病或以高吸气压力、不同步通气患儿，右侧较左侧多发发病率高，约 3∶1，双侧气胸占气胸的 15%～20%[5]。

气胸的症状取决于逸出气体量、肺压缩的程度及速度而异。多数发病隐匿，也可表现为突然出现的呼吸、心力衰竭和休克症状。体格检查，除气促、发绀外，可见胸廓不对称、患侧呼吸音降低、心尖搏动移位。

由于肺容量减少，纵隔移位气体压迫胸腔内大静脉等，可使中心静脉压（CVP）上升、心脏前负荷降低、心输出量减少、血压下降等。

2. 肺间质积气（PIE）·常发生于 HMD 机械通气的早产儿，仅局限于一个肺叶内，亦可扩散至双侧肺叶。一般发生于患儿出生后 48 h 内，临床除气促、呼吸困难外，常有低血压。体重<1500 g 者发生 PIE 时，病死率可达 67%[6]，存活者发生慢性肺疾病者较多。

3. 纵隔积气·肺泡漏出的气体沿支气管树和血管周围结缔组织鞘，到达纵隔形成纵隔积气，少量积气时症状不明显，大量积气时有呼吸困难、心音遥远等，新生儿较少产生颈部皮下积气，但纵隔积气有时同时合并气胸及心包积气。

4. 心包积气·为新生儿气漏中很少发生的一类，发生时常表现为血流动力学改变，有心动过速，脉搏微弱，并很快导致心动过缓、发绀、心音低钝、低血压等心脏压塞症状。

【实验室检查】

1. 一般检查·血氧饱和度下降，经高浓度给氧或加压给氧症状仍不能改善，可出现较为严重的人机对抗。气胸时血气分析可表现为低氧和高碳酸血症等。肺间质积气血气分析除出现低氧血症外，早期常出现高碳酸血症[1,7]。

2. 肺功能检查·肺间质积气可使肺顺应性下降，增加无效腔通气量，使通气灌注比例失调。

【影像学表现】

新生儿肺气漏的临床表现常无特异性，或被肺部基础疾病掩盖，主要依据 X 线检查检出[8]，CT 扫描可以更清晰地显示肺气漏和肺部的具体情况。新生儿肺气漏影像学表现依气体所在部位不同和气量多少而表现各异，可表现为气胸、肺间质气肿、纵隔积气和心包积气，且往往是多种表现并存。

1. X 线表现·有 5 种形式。

（1）气胸：气胸的影像表现与气体量、肺压缩度和体位密切相关。新生儿气胸多为内侧气胸，这是因为新生儿绝大部分时间处于仰卧体位，胸腔前部内侧位置最高。因此，发生气胸时气体多聚集在前内侧，此外气体还常聚集在膈上，使胸腺、膈肌、纵隔及心缘边缘轮廓异常清晰。正位 X 线片表现为患侧肺透亮度增高。

内侧气胸表现为肺野内带透亮度增高影，内可见重叠肺纹理，透亮影形态与纵隔心缘一致，纵隔心缘轮廓异常清晰（图 7-4-1）。少量气胸还可以表现为肺底-膈面之间线状弧形低密度透亮影，部分可见肋膈角深沟征（图 7-4-2）。

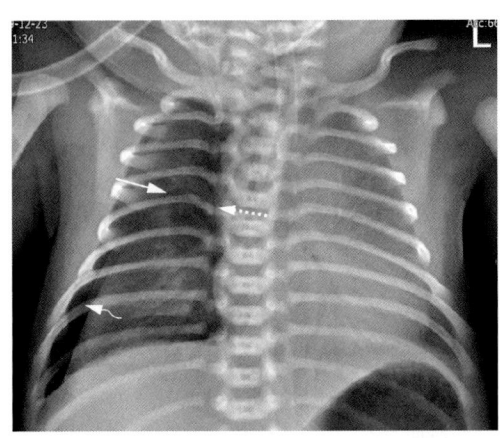

图 7-4-1 男性，11 天。NRDS 并右侧气胸

胎龄 34 周＋5 天早产儿。胸部 X 线片显示右肺内带边缘清晰透亮度增高影（直箭），内可见重叠肺纹理，透亮影内侧缘与纵隔心缘一致，纵隔右侧缘轮廓清晰（虚箭），右肺外带带状透亮影（弯箭），内侧可见肺压缩边缘线。

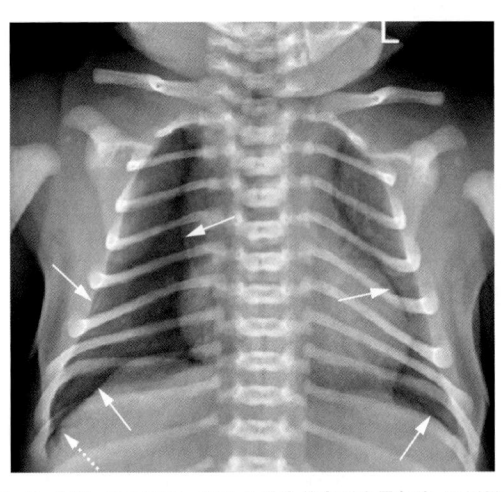

图 7-4-2 男性，出生当天。新生儿肺炎并右侧少量气胸，双侧纵隔积气

足月儿，胸部 X 线片显示双侧纵隔旁及膈面、右肺外带可见线状透亮影（实箭），纵隔及膈面轮廓异常清晰，相应位置可见肺边缘线，右侧肋膈角区可见深沟征（虚箭）。

气体量较多时 X 线片可见压缩的肺组织边缘线，即外侧气胸，表现为肺野外带呈无肺纹理的带状透亮区，肺组织被不同程度压缩向肺门，密度增高，压缩的肺组织边缘光滑锐利（图 7-4-3）。单侧大量气胸时纵隔向健侧移位，膈面低平甚至倒转，易出现纵隔疝。

（2）肺间质积气：常发生于 HMD 机械通气的早产儿，积聚于肺间质的气体可仅局限于一个肺叶内，亦可扩散至双侧肺叶。

7-4-6)。当心脏后纵隔积气时,可见心脏下方或后方气体,有时气体可将心脏与膈肌分离,呈横膈连续征[7]。

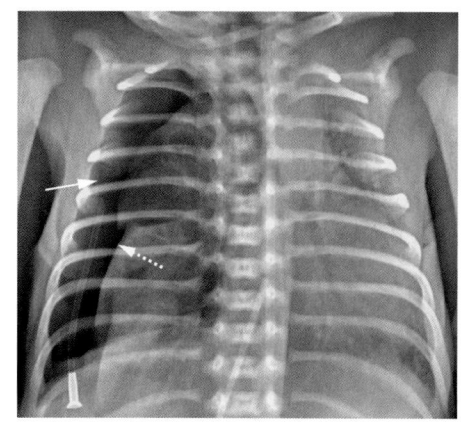

图7-4-3 女性,2天。右侧气胸

妊娠32周+6天早产儿,胸部X线片显示右肺野外带可见无肺纹理的带状透亮区(白箭),肺组织被不同程度向肺门压缩,肺野密度增高,可见右肺弧形光滑锐利的边缘线(白虚箭)。

主要X线表现为线条状及囊状透亮影,自肺门处向中、外带延伸(图7-4-4),并有横膈低平等。纵隔积气和气胸常由肺间质气肿发展而来。

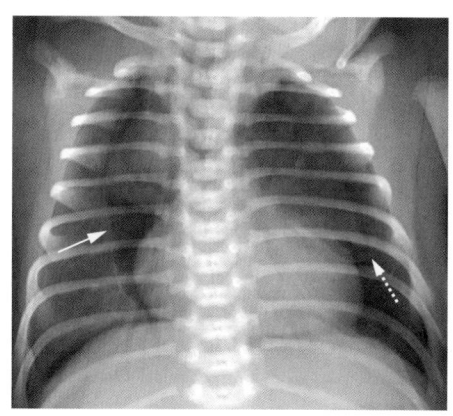

图7-4-5 男性,1天。纵隔积气

足月儿,胸部X线片显示纵隔右侧边缘线状致密影(实箭),在线状致密影内侧见条带状透亮影,左纵隔旁呈现椭圆形透亮影(虚箭),纵隔结构包括胸腺因气体围绕而异常清晰。

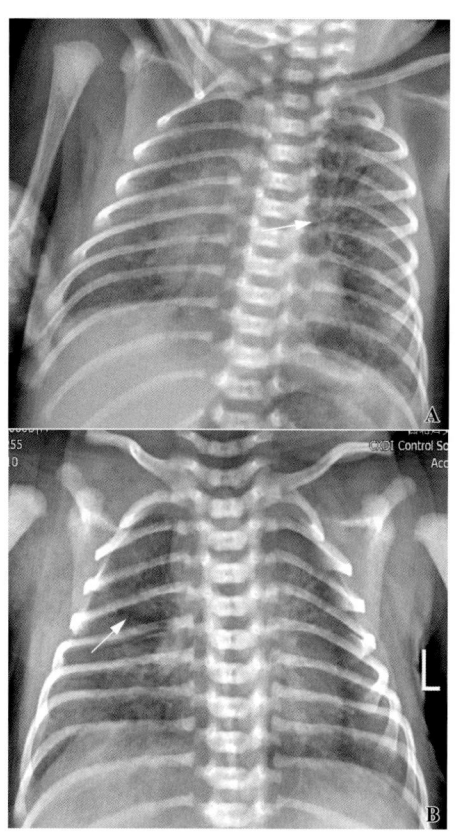

图7-4-4 间质气肿

A为双胎大女,胎龄33周+4天早产儿,NRDS;B为男性,足月儿,新生儿肺炎。胸部X线片显示沿肺门向外条状、囊柱状透亮带(箭)。

(3)纵隔积气:纵隔积气的影像学表现取决于积气量。积气量少时,纵隔一侧或两侧边缘线状致密影,在该致密影内侧见条带状透亮影。

积气较多时,纵隔旁呈椭圆形透亮影(图7-4-5)。纵隔结构因气体围绕而异常清晰,有时胸腺抬高,呈翼状阴影(图

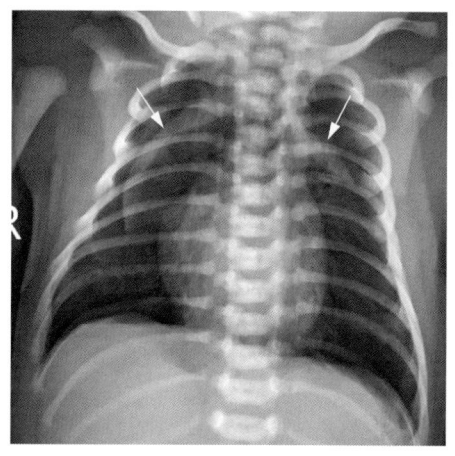

图7-4-6 男性,出生当天。纵隔积气

足月儿,胸部X线片显示纵隔区可见弧形带状透亮影,胸腺抬高,呈翼状阴影(白箭)。

(4)心包积气:X线胸部X线片可见带状透亮影围绕于心脏周围(图7-4-7)。

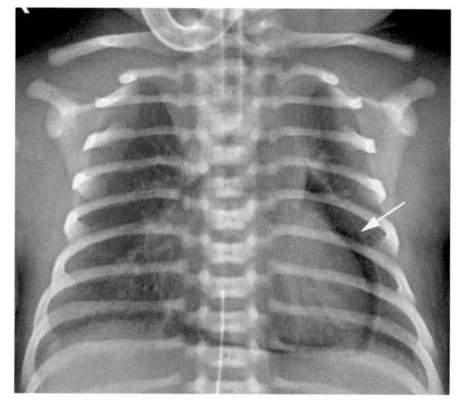

图7-4-7 男性,1天。NRDS并心包积气

胸部X线片显示心脏周围环绕带状透亮影(箭)。

(5) 皮下气肿：表现为沿皮下条状不规则透亮影(图7-4-8)。

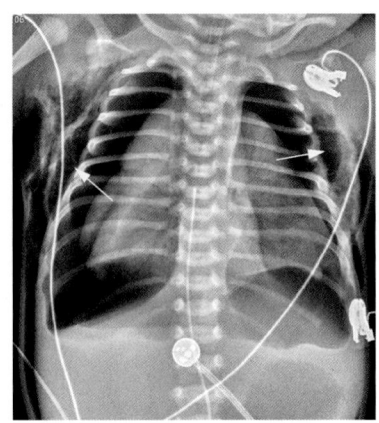

图7-4-8　男性,1天。气胸、皮下积气
NRDS并新生儿肺炎,X线表现为双侧胸壁及右侧腹壁沿皮下条状不规则透亮影(白箭)。

2. CT表现·有4种表现形式。

(1) 气胸：CT对气体显示更敏感,可清晰显示胸腔极少量积气,并可发现因胸膜粘连等因素造成的隐匿性气胸。内侧气胸CT表现为前心膈角区无肺组织的透亮影(图7-4-9)。

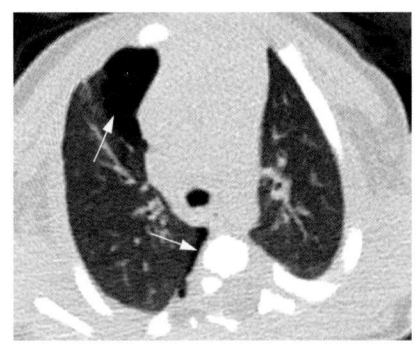

图7-4-9　男性,出生当天。少量气胸
CT表现为右肺内侧前后纵隔旁片状及线状气体样低密度影(箭)。

(2) 间质气肿：单纯肺间质气肿少见,CT扫描可显示早期轻微的肺间质气肿,表现为沿肺纹理边缘分布的细带状、线状透亮影,边缘光滑、锐利(图7-4-10)。

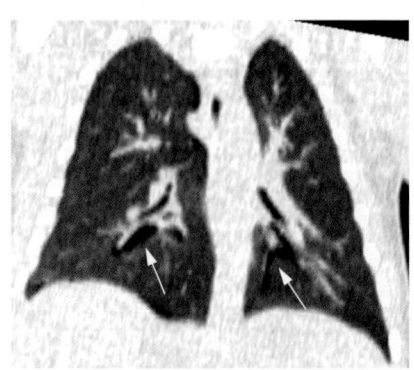

图7-4-10　男性,3天。肺间质气肿
CT冠状位重建显示双肺血管束周围少许线条状透亮影,自肺门处向外延伸(白箭)。

(3) 纵隔积气：CT扫描可清晰显示纵隔结构间的气体透亮影,可见典型的环绕动脉征,并能明确极少量积气。

(4) 心包积气：可见纵隔内心脏周围带状透亮影围绕。

【诊断标准】

由于新生儿肺气漏的临床表现常无特异性,或被肺部基础疾病掩盖,因此目前主要依据影像结合临床进行诊断。

(1) 以早产儿、低体重儿、男婴、异常产及过期产儿多见。

(2) 常具有新生儿呼吸窘迫综合征、吸入性肺炎、肺发育不良、产时窒息复苏及不正确的辅助通气治疗史。

(3) 胸部X线及CT显示气胸、肺间质积气、纵隔积气及心包积气,单独或合并存在,即可确诊。

【鉴别诊断】

应与皮肤皱褶影、支气管充气征、肺气肿、单发巨大张力性囊肿及单侧肺发育不全等鉴别。

1. 皮肤皱褶影·皮肤皱褶影呈边缘笔直、锐利的高密度影,与压缩的肺组织边缘线类似,但皮肤皱褶影通常延续至胸腔外,压缩的肺组织边缘线常呈弧形,且两侧肺野透亮度无明显差异,纵隔无移位。侧位X线片无胸骨后积气征象,侧位X线片与CT检查可鉴别。

2. 支气管充气征·间质气肿需与支气管充气征鉴别。支气管充气征为肺渗出实变影内的放射状低密度透亮影,其分布呈树枝状逐级分支变细。而肺间质气肿则为肺间质内线条状、小囊状气腔,可经肺门与纵隔内积气带相连,其分布是杂乱的、不规则的,且可见于肺野末梢外带。

3. 肺气肿·内侧气胸时肺野透亮度增高且可见肺纹理易被误诊为肺气肿。肺气肿表现为患侧肺野透亮度普遍均匀增高,而内侧气胸为肺野内带透亮度增高影,且心缘轮廓或膈面锐利光整。

4. 单发巨大张力性肺囊肿·与单侧大量气胸均表现为肺野异常透亮影,内无肺纹理,纵隔可向健侧移位,肺囊肿压缩肺组织呈条状与纵隔平行,而大量气胸时,肺组织从四周同时向肺门处萎陷,压缩的边缘为弧形。

5. 单侧肺发育不全·单侧肺发育不全表现为纵隔向患侧异位,心缘及膈面边缘不清,健侧肺透亮度代偿性增高。

(张静　彭芸)

参考文献

[1] 邵肖梅,叶鸿瑁,丘小汕,等.实用新生儿学[M].5版.北京:人民卫生出版社,2019:593-596.

[2] 孙国强,曾津津,彭芸,等.实用儿科放射诊断学[M].2版.北京:人民军医出版社,2011:309.

[3] Whittsett JA, Pryhuber GS, Rice WR. Acute respiratory disorders. In: Avery GB, Fletcher MA, MacDonald MG. Neonatology pathophysiology management of the newborn [M]. 5th ed. Philadelphia: WB Saunders, 1999:485.

[4] Ilce Z, Gundoqda G, Kara C, et al. Which patients are at risk? Evaluation of the morbidity and mortality in newborn pneumothorax [J]. Indian Pediatr, 2003, 40:325-328.

[5] 孙眉月.新生儿肺气漏早期诊断及治疗[J].中国实用儿科杂志,2003,11:646-647.

[6] 张家骧,魏克伦,薛辛东.新生儿急救学[M].北京:人民卫生出版社,2000:426.

[7] Gomella T, Cunningham M. Neonatology [M]. 7th ed. New York:

[8] 张洪标,吴炯松,曾晓春,等.新生儿肺气漏的影像分析[J].实用放射学杂志,2014,30:1176-1178.

第五节·新生儿湿肺

新生儿湿肺(transient tachypnea of the newborn,TTN)又称湿肺综合征(wet lung syndrome)或新生儿暂时性气急(transient tachypnea of the newborn),是新生儿呼吸窘迫常见的病因之一,可见于任何胎龄出生后不久的新生儿[1-3]。

国外报道发病率占活产婴儿的3.6%～11%,国内报道其发生率为13.2%。还有报道TTN中足月新生儿的发生率为4%～5.7%,早产儿为10%,占新生儿呼吸困难的33%～50%[4,5]。

一般认为,TTN是因肺内液体积聚和消除延迟,导致气体交换无效,引起的轻度自限性呼吸系统疾病,属于一过性生理功能紊乱,大多数情况下可在24～72h自然恢复,临床表现较轻,预后良好,死亡率低。但近年来重症TTN较前增多,有些也可引起严重的呼吸困难、低氧血症、气胸等,应高度重视。

本病多见于足月儿及足月剖宫产儿,亦可见于早产儿。其症状出现于生后数小时内,常为6h以内,10h左右为高峰,经治疗后24～36h逐渐减退,2～3天症状消失。亚临床型患儿,仅X线片有湿肺征象。

【发病机制与病理】

正常胎儿在出生前肺泡内充满由肺上皮细胞分泌的肺液,25～30mL/kg,以防止肺泡黏着,保持肺泡充盈和维持一定的张力。胎儿期肺液随着呼吸运动不断地由肺内进入口腔,部分进入消化道,部分排到羊膜腔内。

分娩时通过产道时胸廓受到挤压,1/3～1/2的肺泡内液体经口、鼻排出,剩余的肺液在出生后通过自主呼吸,由肺泡经肺淋巴管、肺毛细血管进入肺间质,再通过肺内淋巴及静脉系统吸收转运被清除,以维持正常呼吸[1,6]。

在正常情况下这种肺液的吸收和转运在出生后数分钟或数小时即可完成。当一些因素使肺液量过多或排出、运转功能受影响时,就会导致肺液的潴留,使肺顺应性下降,气体交换降低或无效。如剖宫产或出现分娩异常的孕妇,胎儿肺缺乏产道的挤压、缺乏应激反应或患儿出现呼吸道呼吸不畅,肺液排出不畅,使得肺液过多滞留在体内;或者是毛细血管及淋巴管组织的吸收和转运功能出现障碍,导致肺泡积液排出滞后,吸收和转运的速度缓慢,都会导致新生儿湿肺。

此外,其还与早产、胎儿窘迫、妊娠高血压疾病、妊娠合并糖尿病等因素有关。

【临床表现】

TTN一般症状较轻,临床表现无特异性。若有表现,主要为出生时正常,出生后即刻或数小时内出现呼吸急促、呻吟、发绀、三凹征阳性、呼吸音粗、青紫、鼻翼煽动、氧饱和度降低等,常在发病10h前后迎来疾病高峰,在24～36h渐消退,3～4天症状消失。多为自限性。

但有些重症TTN病例呼吸困难非常严重,表现为难以纠正的严重低氧血症,如果12h内未缓解,常继发RDS、持续肺动脉高压等,病死率高。近年来由于剖宫产增多,重症TTN病例较前增多。

【实验室检查】

1. 产前检查·羊水检测提示成熟的卵磷脂与鞘磷脂比值及磷脂酰甘油阳性可帮助排除呼吸窘迫综合征。

2. 分娩时羊水检测·羊水板层小体计数能帮助预测湿肺。对照组该值较低,呼吸窘迫综合征患儿中该值较高。

3. 产后检查

(1) 未氧疗下,动脉血气:呈轻中度的低氧血症,由于呼吸增快,部分二氧化碳正常。患者常出现低碳酸血症。如果存在高碳酸血症,通常是轻度的($PaCO_2 > 55$ mmHg)。它可见于轻度的呼吸性酸中毒,这是呼吸疲劳的表现,提示即将出现呼吸衰竭或是出现了并发症,如气胸[1,7]。

(2) 全血细胞计数及分类:通常全血细胞计数及分类正常,注意观察血细胞比容,以排除红细胞增多。

【影像学表现】

TTN的X线征象较多且变化快,诊断具有特定的表现。早期表现以肺泡积液为主,后期以肺泡积液、肺淤血及肺血管扩张为主要表现,而间质积液主要介于前两种表现之间,而胸腔积液和胸膜增厚则是由于肺部间质积液导致胸膜外渗形成的。

这些是一个连续的过程,是肺泡积液在不同阶段的吸收和转运产生的表现,因此常同时存在,且以某一具体特征表现为主。TTN的X线表现形式如下。

1. 肺泡积液征·随肺泡内积液量的多少表现各异。少量积液导致肺毛玻璃样透光度减低(图7-5-1),进而呈斑片状、颗粒状密度增高影,密度不均匀(图7-5-2和图7-5-3),积液严重时呈白肺(图7-5-4)。病变内可见支气管充气征,但其支气管充气征不如肺透明膜病显著。

病变可呈广泛性分布(图7-5-1),也可呈局限性分布(图7-5-2)。由于体位及肺泡内液重力的影响,病变以下肺野后基底段较重(图7-5-3),右侧较左侧明显,偶见单侧白肺或单侧偏重(图7-5-5)。

2. 间质积液征·由于间质积液征为肺液蓄积于肺间质及淋巴管内所致,因此在X线上表现为广泛分布的肺野透光度降低,边缘模糊的粗网格状及条纹状稍高密度影,呈自肺门向外放射状分布(图7-5-6)。液体外渗并积聚于胸膜腔则表现为叶间胸膜增厚、叶间积液和胸腔积液。

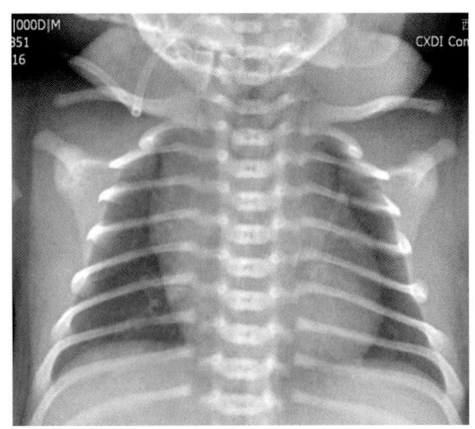

图 7-5-1　男性，出生当天。新生儿湿肺

胎龄 39 周 +2 天。胸部 X 线片显示双肺透光度广泛稍减低，两肺呈弥漫分布磨玻璃影。

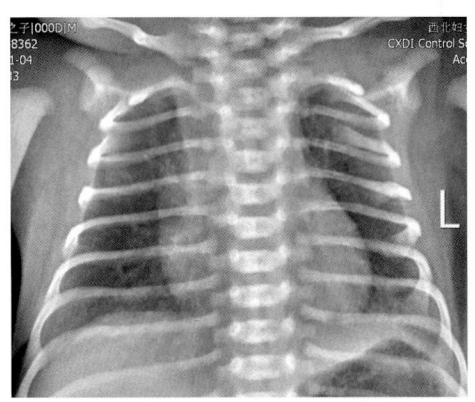

图 7-5-2　男性，2h。新生儿湿肺

胎龄 38 周 +4 天，生后渐出现呻吟 46 min。胸部 X 线片显示双肺透光度稍降低，两下肺及外带可见细颗粒样影，肺纹理粗重。

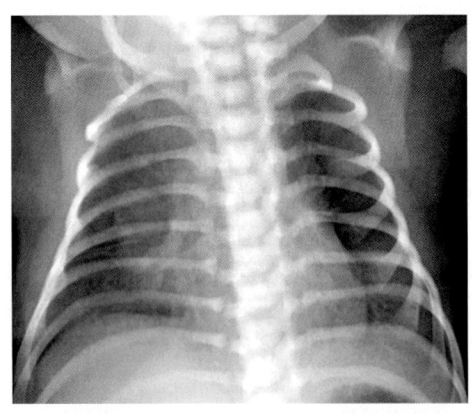

图 7-5-3　男性，出生当天。新生儿湿肺

胸部 X 线片显示双肺散在分布毛玻璃样细颗粒影，呈大小不等、密度不均的局限性分布，病变以下肺野较重，右侧水平叶间裂可见。

叶间胸膜增厚以右侧水平裂最为常见。X 线表现为水平叶间胸膜的带状增厚（图 7-5-7）和沿胸膜内缘的薄带状阴影，肋膈角浅钝（图 7-5-6）。胸腔积液量一般较少，可单侧或双侧，叶间及肋胸膜积液增厚较小叶间隔积液多见。网格状及条纹状影吸收时可呈现一过性的纹理增多毛糙。

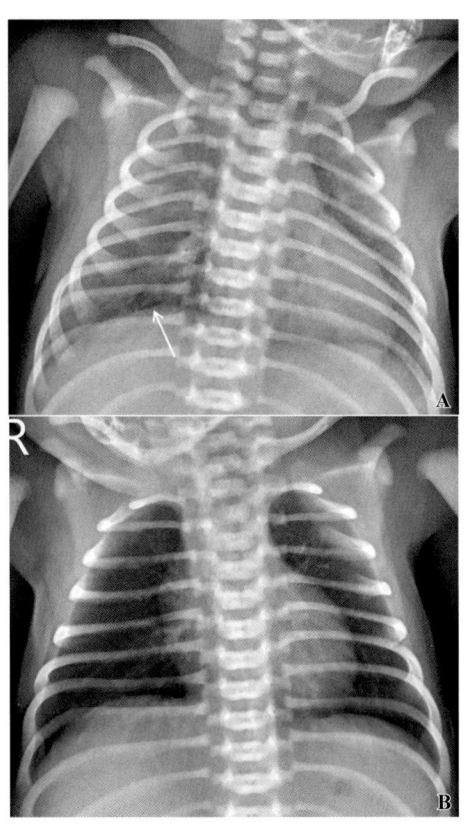

图 7-5-4　男性，4h。新生儿湿肺

胎龄 39 周，剖宫产。胸部正位 X 线片（A）显示双肺呈白肺，未见支气管充气征，右肺下野局部可见间质气肿（箭）。8 h 后复查（B），双肺高密度影消失，透光度正常，肺纹理清晰。

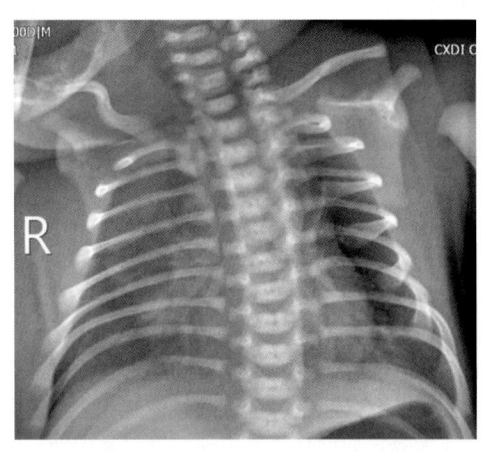

图 7-5-5　男性，6h。新生儿湿肺

胎龄 37 周 +3 天。胸部 X 线片显示右肺呈白肺，左下肺野可见磨玻璃样稍高密度影。

3. 肺血管扩张。肺液自肺泡经间质回流进入血管，使肺循环量一过性增加，表现为肺纹理增粗，呈自肺门向周围肺野放射状延伸，常为双侧对称（图 7-5-8）。

4. 其他。由于肺毛细血管扩张、肺泡扭曲变形及部分肺泡代偿性充气过度可引起广泛性或局限性肺气肿，X 线表现为肺野透光度不均，可见广泛或局部肺野透光度增加，膈顶低平。部分病例可见心脏普遍轻度增大，随肺液的吸收逐渐恢复正常（图 7-5-9）。

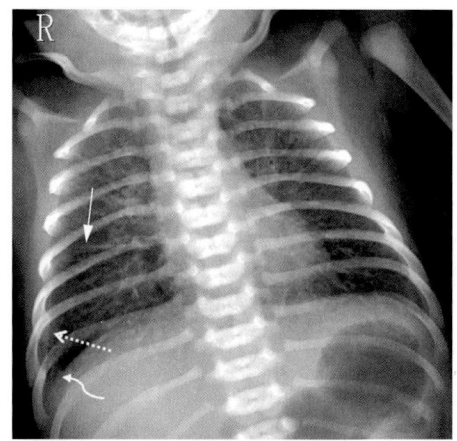

图 7-5-6　女性,出生当天。新生儿湿肺

胎龄 38 周+4 天,剖宫产。胸部 X 线片显示双肺广泛分布边缘模糊的粗网格状及条纹状稍高密度影,呈自肺门向外放射状分布。水平叶间胸膜的带状增厚(直箭),胸腔积液表现为沿胸膜内缘的薄带状阴影(虚箭),肋膈角浅钝(弯箭)。

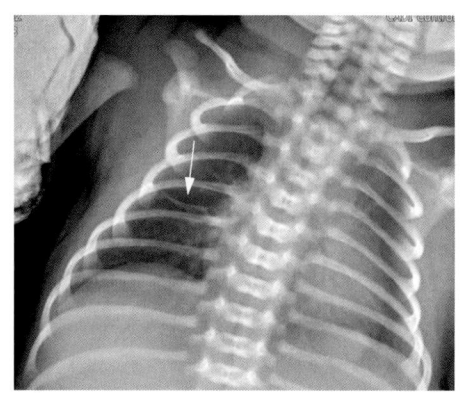

图 7-5-7　女性,出生当天。新生儿湿肺

胎龄 36 周+4 天。胸部 X 线片显示右肺下野中内带多发斑片状稍高密度影,右侧水平叶间裂增厚(箭),左肺透光度普遍降低,为体位因素所致。

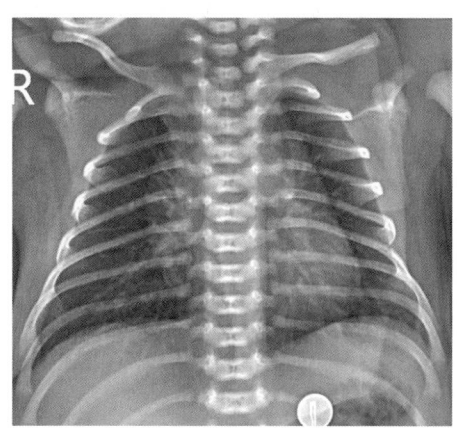

图 7-5-8　男性,出生当天。新生儿湿肺

胎龄 36 周+3 天。胸部 X 线片显示双肺透光度普遍降低,肺纹理增粗,呈自肺门向周围肺野放射状延伸,双侧对称。

上述征象常交替重叠同时存在,一般多于 2~3 天临床症状好转时吸收。通常肺泡液于最初 12~24 h 大部分吸收消散(图 7-5-10),上肺较下肺吸收早。

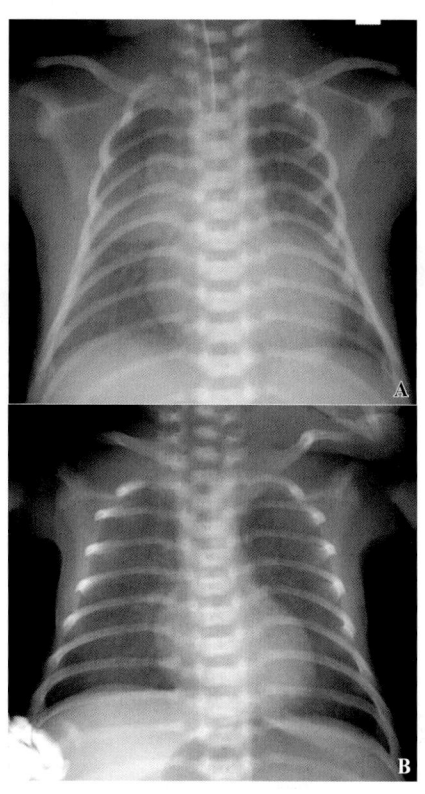

图 7-5-9　男性,4h。新生儿湿肺

胎龄 35 周+6 天,生后青紫,呻吟。胸部 X 线片(A)显示双肺野透光度不均,中下野透光度增加,可见磨玻璃样大片模糊影。心影普遍轻度大,膈顶低平。6 天后复查(B),双肺透光度增高,磨玻璃影大部分消失,心影恢复正常。

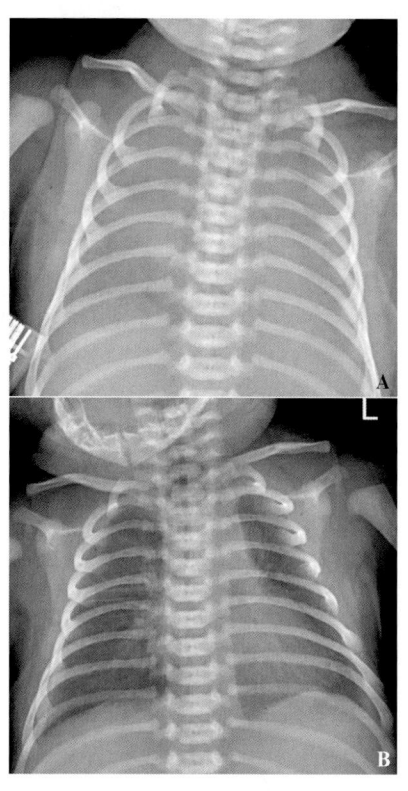

图 7-5-10　男性,30 min。新生儿湿肺

胎龄 41 周+4 天。胸部 X 线片(A)显示双肺呈密度均匀的白肺;3 h 后复查(B),肺野透光度较前明显好转,仍透光度普遍增高,肺纹理增粗模糊。

一般情况下新生儿X线检查已满足大多数患者的诊断需求,诊断有一定困难时,结合临床并短时复查,即可帮助明确诊断,但了解TTN的CT表现对特殊情况下需行CT检查或鉴别诊断是有帮助的。

新生儿湿肺的CT表现依据病理改变的不同而异,多为双肺弥漫性分布磨玻璃样稍高密度影,以双侧中下肺后部密度增高为著,部分可见叶间胸膜增厚积液(图7-5-11),以及少量胸腔积液;也可见双肺血管影增粗、模糊,伴小片状稍高密度灶(图7-5-12),严重者双肺密度普遍增高呈白肺。有研究发现,新生儿湿肺患儿的肺平均CT值水平与临床青紫、呼吸急促等呼吸功能不全的严重程度相对应。

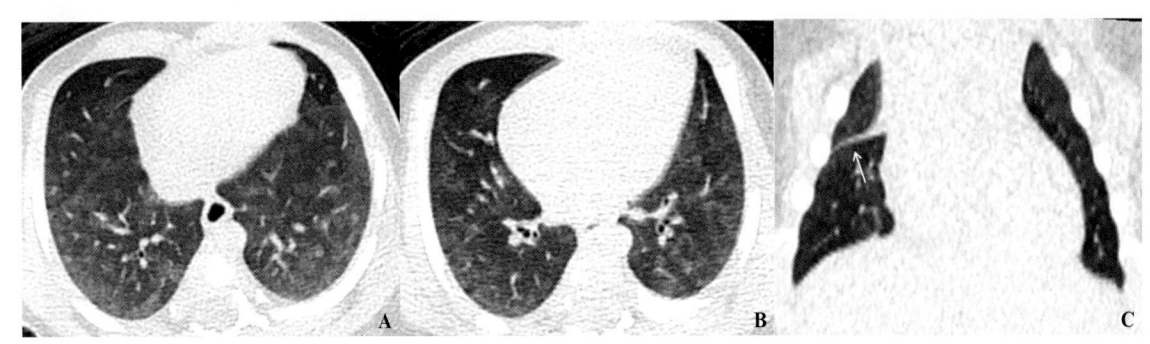

图7-5-11 男性,1天。新生儿湿肺
CT肺窗(A、B)显示双肺透光度不均匀降低,以双侧中下肺后部为著;冠状位重建(C)显示右肺水平叶间裂增厚(箭)。

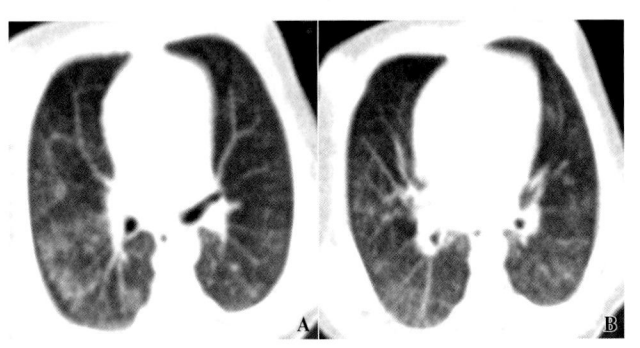

图7-5-12 女性,1天。新生儿湿肺
CT肺窗(A、B)显示双肺血管影增粗、模糊,伴双侧中下肺背部分布为著的小片状稍高密度影。

【诊断标准】

TTN的诊断主要依据病史、临床表现及肺影像学检查,其中X线片表现及复查具有重要的诊断价值。

(1)一般出生后即刻或数小时内出现呼吸困难。

(2)轻症者症状持续数小时逐渐减轻,重症病例呼吸困难严重,症状可持续数天。

(3)X线片可见双肺透亮度下降、夹杂斑片状渗出影、边缘模糊的粗网格状及条纹状稍高密度影、肺泡及间质积液、肺淤血、肺气肿及叶间胸膜增厚、胸腔积液等。

(4)短时复查X线,其病变较快吸收。

【鉴别诊断】

TTN非典型X线表现的病例应与新生儿吸入性肺炎、新生儿肺透明膜病、肺出血等鉴别。

1. 新生儿吸入性肺炎·吸入性肺炎是指新生儿期吸入羊水、胎粪或乳汁等引起的肺部病变,多见于足月儿和过期产儿,患儿一般有宫内窘迫或出生窒息史,羊水有2~3度的污染,多在出生后24 h内发病,一般不呈进行性发展。其X线表现为两侧肺野内、中带大小不等、密度不均粗颗粒样及斑片状稍高密度影,形态不规则,右下肺分布为著,密度较TTN高,边缘较TTN清楚;同时由于细支气管活瓣作用,多伴有重度肺气肿,常合并气胸或纵隔积气。X线动态观察亦助于两者的鉴别。

2. 新生儿肺透明膜病·肺透明膜病多见于早产低体重儿,患儿一般情况差。X线表现为肺野透亮度减低,肺野内广泛性网状及颗粒样稍高密度影,较TTN细小,且分布相对均匀,常伴下肺野小片状阴影,随病情进一步加重,颗粒阴影融合成片状,严重者呈白肺,其特征性表现是支气管充气征同时出现。且其病程长,至少持续3天。

3. 肺出血·临床症状更加明显,最早在生后12 h即可发生肺出血,气管插管可见出血。X线表现为肺容积增大,肺内大片状密度增高影,密度均匀,支气管充气征不多见,肺内阴影于2~3日大部分吸收,但完全吸收需10~12天。短期复查X线演变有助于鉴别。

(张静 彭芸)

参考文献

[1] 邵肖梅,叶鸿瑁,丘小汕,等. 实用新生儿学[M]. 5版. 北京:人民卫生出版社,2019:573-575.

[2] 孙国强,曾津津,彭芸,等. 实用儿科放射诊断学[M]. 2版. 北京:人民军医出版社,2011:304-305.

[3] Guglani L, Lakshminrusimha S, Ryan RM, et al. Transient tachypnea of the newborn [J]. Pediatrics in Review, 2008, 29:59-65.

[4] Abu-Shaweesh JM. Respiratory disorder in preteen and term infants. In: Martin RJ, Fanaroff AA, Walsh MC, editors. Fanaroff and Martin's neonatal-perinatal medicine [M]. 9th ed. Louis: Mosby, 2011: 1141-1170.

[5] Liu J, Cao HY, Sorantin E. Transient tachypnea of the newborn [J]. Neonatal Lung Ultrasonography, 2019, 5:41-60.

[6] Alhassen Z, Vali P, Guglani L, et al. Recent advances in pathophysiology and management of transient tachypnea of newborn [J]. J Perinatol, 2021, 41:6-16.

[7] Gomella T, Cunningham M. Neonatology [M]. 7th ed. New York: McGraw-Hill, 2013.

第六节·新生儿呼吸窘迫综合征

新生儿呼吸窘迫综合征（newborn respiratory distress syndrome，NRDS）又称肺透明膜病（hyaline membrane disease，HMD）或特发性呼吸窘迫综合征，是新生儿较为常见的一种呼吸系统疾病，主要由于肺表面活性物质（pulmonary surfactant，PS）缺乏所致，表现为新生儿出生后不久就出现的进行性呼吸困难及呼吸衰竭为特征的临床综合征[1-3]。

NRDS是新生儿尤其是早产儿常见的呼吸系统重症，也是主要的死亡原因之一，患儿死亡率甚至高达24%[4,5]。该病多见于早产儿[1,2,6]，发病率为5%~10%，尤其是胎龄＜34周的早产儿[6,7]，且胎龄越小发病率越高，病情越重，死亡率越高。胎龄≤25周的患儿发病率约为91%，胎龄26~28周发病率约为58%，胎龄29~31周发病率约为52%[8]。

早产儿、低出生体质量儿是NRDS发病常见的高危因素之一[1-3]，此外择期剖宫产、妊娠期糖尿病、妊娠高血压、出生窒息、低体温、前置胎盘、脐带绕颈、羊膜早破、多胎妊娠、吸入羊水及宫内窘迫均是NRDS发生的易感因素[6,9]。

以上各种因素均可使肺泡表面活性物质（pulmonary surfactant，PS）的合成数量、组成成分及其活性受到影响。

【发病机制与病理】

NRDS的发病机制目前尚未完全明确[8]。主要的机制为肺解剖结构不成熟和Ⅱ型肺泡上皮细胞缺乏。

Ⅱ型肺泡上皮细胞的主要作用是合成肺泡表面活性物质（pulmonary surfactant，PS），PS可以降低肺表面张力，维持肺泡的稳定性，同时PS可提升肺泡的顺应性，预防肺泡萎缩。PS在胚胎18~20周时出现，然后随着胎龄的增加逐渐增加，35周后才迅速升高，在胎龄35~36周达到肺成熟水平。

早产儿及低出生体质量儿肺发育不完善，Ⅱ型肺泡上皮细胞缺乏，产生和释放的PS不足，导致肺表面张力增大、顺应性下降，呼气时导致肺泡萎陷，功能残气量无法保留，患儿缺氧，损伤毛细血管内皮细胞，血浆外渗，肺泡腔内表面由渗出的血浆中的纤维蛋白沉着形成肺透明膜，进而阻碍了肺泡的气体交换，患儿出现以进行性呼吸困难为主的一系列临床症状。

足月儿NRDS的发病多是由于PS的继发性分泌不足导致[9-11]。可能的原因包括：①与感染相关，足月儿发生羊水污染的比例较高，增加了感染的风险，感染可以抑制PS合成与分泌，同时对外源性PS不敏感，其X线Ⅲ级比例较晚期早产儿多，症状较晚期早产儿重；②羊水污染者已发生宫内窘迫，将进一步加重足月儿病情；③出现症状较早产儿晚，病情容易被忽视，造成确诊和治疗时间的延迟。

此外，正常的子宫收缩可以促使肾上腺素分泌增多，促进PS的分泌增加，因此剖宫产患儿分娩相关的糖皮质激素促进肺成熟的作用降低，同时患儿未经过产道挤压，导致肺液排出延迟，当自主呼吸建立时，蓄积的肺液迅速蒸发，在肺及支气管壁上黏附残留的纤维蛋白类物质，明显降低肺成熟度，因此剖宫产也是NRDS发生的重要原因之一。

妊娠高血压会引起孕妇全身小动脉痉挛，一定程度上导致患儿血液灌注不足，使其处于缺血缺氧状态，从而影响PS的合成，妊娠期高血压同时还会增加患儿早产风险，进一步引起NRDS。

高血糖可通过胎盘不断刺激胎儿分泌胰岛素，使患儿形成高胰岛素血症，拮抗糖皮质激素对肺泡Ⅱ型上皮细胞的合成、分泌及释放，使肺成熟度降低。同时妊娠期糖尿病会进一步导致羊水过多及巨大儿，影响患儿肺部发育，增加NRDS发生的风险。

宫内窘迫是胎儿缺氧及酸中毒的表现，缺氧导致患儿肺部的血流减少，且酸中毒、缺氧等可损伤肺泡上皮细胞，造成急性肺损伤，炎症介质释放进一步增多，影响PS的合成和释放，减少PS分泌，从而导致NRDS的发生。

发生NRDS的肺呈暗红色，光镜下可见广泛的肺泡萎陷，肺泡壁附着一层嗜伊红的透明膜，气道上皮水肿、坏死、脱落及断裂。肺及肺外脏器组织广泛微血栓形成。

【临床表现】

NRDS主要的临床表现是患儿出生后立即或稍后出现进行性加重的呼吸困难，临床症状较重。其他表现包括发绀、吸气时三凹征、肺部湿啰音和呼吸衰竭，易合并肺部感染、肺动脉高压、肺出血等各种并发症，并继发多系统疾病，病程常发展快，死亡率高。

早产儿的NRDS症状于生后1~2h即可出现，也可延迟至8~12h出现，一般至生后6h症状已非常明显，生后24~48h病情最为严重，轻者症状于生后第3天逐渐减轻，重症病例于3天内死亡。

在并发症发生方面，晚期早产儿和足月儿肺部感染比例低于早期早产儿，足月儿肺部感染比例高于晚期早产儿，可能与机械通气使用率高有关。晚期早产儿和足月儿支气管肺发育不良、输血的比例低于早产儿，晚期早产儿败血症的比例低于早期早产儿，与早期早产儿肺部发育不完善相关。

【实验室检查】

1. 血气分析·动脉血气分析通常显示低氧血症，$PaCO_2$最初正常或略微升高，但通常会随病情加重而升高。

2. 感染监测·血常规多无特殊，但早发型败血症（如B组链球菌感染）和RDS，仅从临床上有时候难以有效鉴别；因此诊断为呼吸窘迫综合征的每个婴儿，都应进行感染相关检查，包括血常规和血培养[12-14]。

3. 血糖·生后初期，患儿既可以发生高血糖，也可以发生低血糖，因此需要进行密切监测，以评估葡萄糖输注速度。单纯低血糖也可以导致呼吸急促和呼吸窘迫[12-14]。

4. 电解质水平·随着病情的进展，患儿可能会发生低钠血症。其原因是水潴留,限制液体通常可改善。注意液体管理可防止低钠血症,故这一表现不太常见。低钙血症可导致更多的呼吸症状,多见于病情危重、禁食、早产或窒息婴儿[12-14]。

【影像学表现】

1. X 线检查·有特征性表现,多次床旁摄片可见动态观察病情的变化,有助于诊疗计划的及时修正。

X 线表现与临床病程进展相关。其典型的肺部表现主要包括:肺泡充气不良(低肺容量、弥漫性颗粒样稍高密度影)和各级支气管充气征。

(1) 肺透光度减低伴细小颗粒状稍高密度影:肺野透光度普遍、均匀性减低。由于肺泡性肺不张形成小颗粒状影,充气肺泡与毛细支气管形成网格状影,故两肺可见广泛的细小颗粒状密度增高影及纤细的网格状影,密度较淡,边缘清晰。由于肺上叶发育成熟早于肺下叶,两下肺病变较两上肺野重(图 7-6-1)。

(2) 充气支气管征:由于广泛的肺泡萎陷,肺含气量减少,细颗粒样影逐渐融合,肺的透光度均匀性降低似磨玻璃样。正常充气的支气管在透光度降低的肺野衬托下表现为自肺门向外周呈放射状分布的树枝状气体影(图 7-6-1)。以充气支气管达到心影轮廓之外为特点。

(3) 白肺:随病情的进一步发展,细颗粒样影融合成结节状、斑片状,最终形成不透光的白肺,此时肺野与心脏软组织密度之间对比度降低,甚至消失,呈弥漫性肺泡不张所致的两侧性白肺,其内可见清晰的支气管充气征(图 7-6-2A),也可无任何结构(图 7-6-2B),而胸腔容量基本正常。

(4) 不典型 X 线表现

1) 早产儿由于肺液潴留和淋巴管扩张明显,早期可掩盖 NRDS 的 X 线征象,而表现为磨玻璃影伴肺纹理增粗、模糊、粗大网格影等新生儿湿肺改变。

2) 肺透光度降低,肺纹理模糊不清,未见前期网结影,但存在支气管充气征。

3) 肺充气不良,伴少许颗粒影,支气管充气征不明显。

4) 使用人工合成的表面活性物质进行预防性治疗后,或某些足月儿 X 线征象较轻,出现晚(>24 h),肺部改变不明显,此时需依据临床表现进行诊断(图 7-6-3)。

5) 当并发湿肺、肺炎和肺出血时,以并发症的表现为主(图 7-6-4),NRDS 征象不典型。

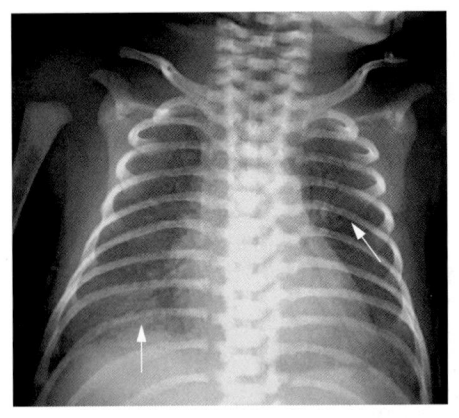

图 7-6-1 男性,出生当天。NRDS

胎龄 32 周+3 天早产儿。胸部 X 线片显示两肺透光度减低,可见广泛的细小颗粒状密度增高影,两下肺病变较重,双肺可见空气支气管征(箭)。

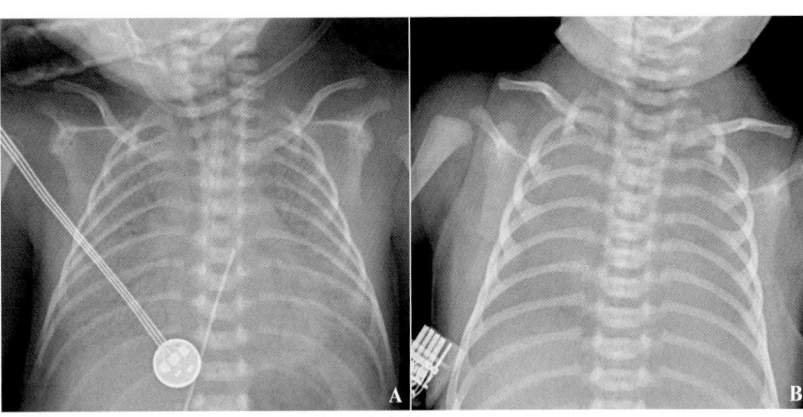

图 7-6-2 NRDS

A 为男性,出生当天。胎龄 29 周+1 天早产儿。胸部 X 线片显示两肺透光度普遍减低呈白肺,纵隔及膈面轮廓模糊,可见空气支气管征。胸腔容量基本正常。B 显示双肺密度均匀增高,纵隔、心缘、膈面及空气支气管征均消失,呈无结构的均质密度。

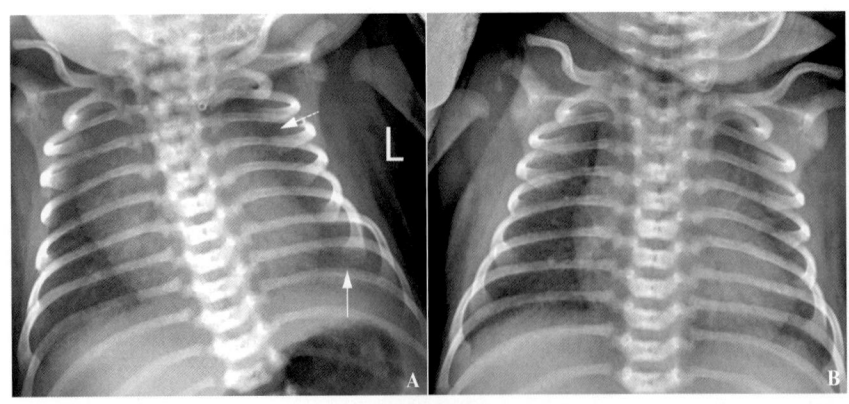

图 7-6-3 男性,出生当天。NRDS

足月儿。胸部 X 线片(A)显示左肺透光度降低,下肺为著,呈毛玻璃样细颗粒影(实箭),左上肺可见散在空气支气管征(虚箭)。因呼吸困难,面罩吸氧不能改善,2 天后复查(B)显示双肺透光度普遍稍降低,可见浅淡细颗粒样影及网结影。

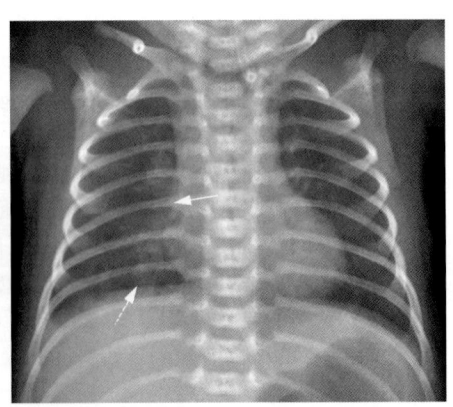

图 7-6-4 女性,1 天。NRDS 并新生儿肺炎

胎龄 34 周+3 天早产儿。胸部 X 线片显示双肺纹理模糊,右肺门影增浓(实箭),右下肺中内带片絮状稍高密度影(虚箭)。

(5) NRDS 的分级:根据病情程度及病变演变的过程可将 X 线表现分为 4 级。Ⅰ～Ⅱ级患儿存活率为 60%～75%,Ⅲ～Ⅳ期存活率明显下降。

X 线片复查对于 NRDS 的诊疗非常有意义。复查的目的是及时了解肺透明膜病的演变,主要观察肺野透光度的变化。

若 X 线片表现为肺野透光度逐步升高,网状细小颗粒影逐渐减少消失,支气管充气征逐步消失,则说明病变逐渐好转。若细小颗粒影逐渐融合成结节状,支气管充气征更明显,出现"白肺"伴广泛的支气管充气征,提示病情进展恶化。

1) Ⅰ级 NRDS:肺泡充气多于肺泡萎陷,两肺可见细小颗粒影和网状影,以下肺野容易识别(图 7-6-5)。病变早期 X 线缺乏特征性。

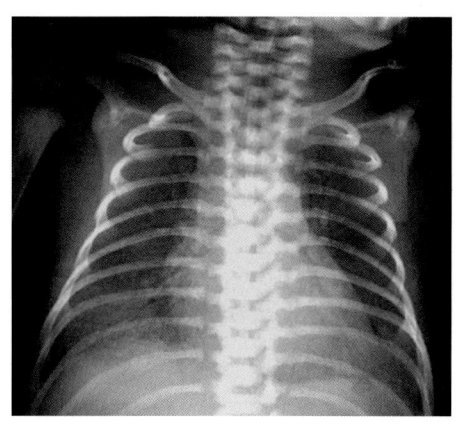

图 7-6-5　男性,出生当天。NRDS(Ⅰ级)

胎龄 33 周+4 天早产儿。胸部 X 线片显示双肺野细小颗粒阴影,下肺野较明显,心缘清晰,支气管充气征可见。

2) Ⅱ级 NRDS:萎陷肺泡数量增加,小颗粒影融合呈小斑片状模糊影。肺野透光度开始弥漫性降低,出现磨玻璃影+支气管充气征(图 7-6-6)。

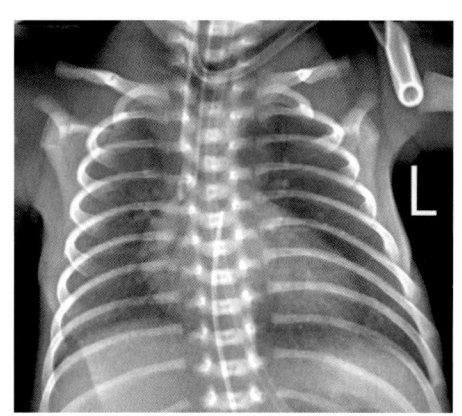

图 7-6-6　男性,出生当天。NRDS(Ⅱ级)

胎龄 29 周+4 天早产儿。胸部 X 线片显示双肺野透光度普遍降低,呈广泛磨玻璃影,小颗粒影融合呈斑片状模糊影,可见支气管充气征。

3) Ⅲ级 NRDS:萎陷肺泡多于充气肺泡,肺内颗粒影增大,边界模糊,可呈大片状高密度影及肺不张,肺野透光度明显降低,支气管充气征更广泛,并呈秃树枝状,心缘、膈缘模糊(图 7-6-7)。

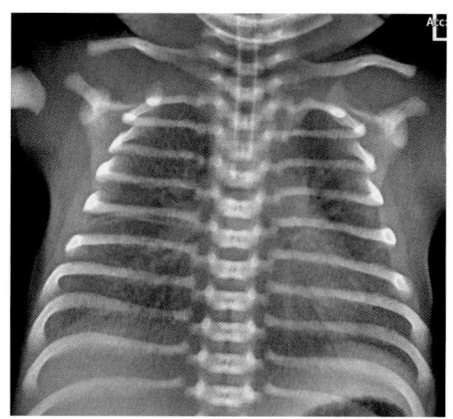

图 7-6-7　男性,出生当天。NRDS(Ⅲ级)

胎龄 37 周+1 天。胸部 X 线片显示肺野透光度明显降低,肺内颗粒影增大,边界模糊,部分呈大片状融合,可见广泛支气管充气征,心缘、膈缘模糊。

4) Ⅳ级 NRDS:肺泡广泛萎陷,血浆渗出,纤维蛋白沉积,同时可合并肺水肿、肺出血、气漏等(图 7-6-8),双肺透光度普遍减低,肺野内呈普遍均匀致密影,称为白肺,支气管充气征明显或消失,心影及横膈轮廓消失(图 7-6-9),而胸廓扩张良好,横膈位置正常。

2. CT 表现

(1) 肺野透光度降低伴小颗粒样阴影:以肺野透光度降低为主要表现,可见广泛分布的磨玻璃影及浅淡小颗粒稍高密度影,以双下肺及胸膜下改变明显;小颗粒样影密度较低,边界较清。

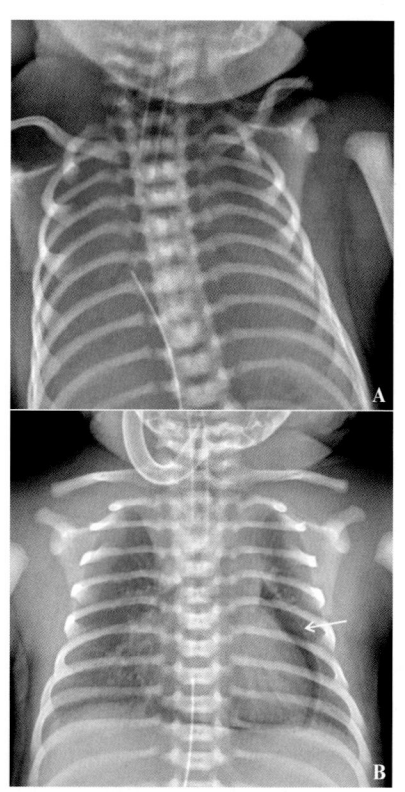

图 7-6-8　NRDS(Ⅳ级)

胸部 X 线片(A)显示双侧白肺,纵隔心缘影及膈面轮廓消失。14h 后复查(B),双肺透光度增高,心包积气(箭)。

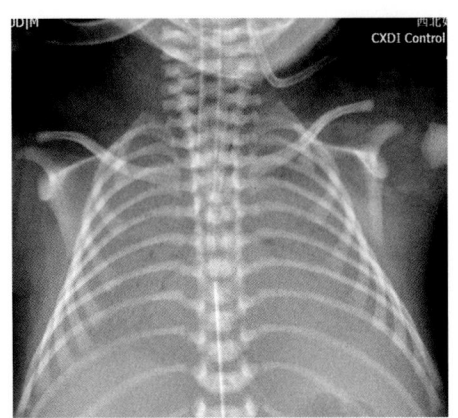

图7-6-9 男性,胎龄32周+3天早产儿。NRDS(Ⅳ级)

胸部X线片显示双肺透光度减低呈白肺,可见充气的支气管呈秃树枝样,心影及横膈轮廓消失。

(2)支气管充气征:由于肺泡萎陷致肺野透光度降低,而支气管未受侵犯,内部仍然含气,表现为充气支气管征阳性,该表现也是NRDS的特征性表现。

【诊断标准】

NRDS的诊断标准[2]:

(1)易患人群为早产儿 NRDS主要见于胎龄较小的早产儿,胎龄越小,发生率越高;剖宫产NRDS主要见于胎龄<39周足月儿或晚期早产儿;有严重缺氧或感染等病史的足月儿、早产儿。

(2)出生时或出生后4～6h出现呼吸急促(呼吸频率>60次/分),呻吟、鼻翼扇动、吸气时三凹征等,青紫、发绀,病情呈进行性加重,出现呼吸不规则、呼吸暂停,严重者出现呼吸衰竭等。

(3)生后24h胸部X线片表现具有特征性:

Ⅰ级:两肺透光度轻度降低,伴均匀散在细颗粒影和细支气管过度充气征。

Ⅱ级:两肺透光度进一步下降呈磨玻璃状,可见支气管充气征,甚至可延伸至肺野外带。

Ⅲ级:纵隔及膈肌轮廓模糊。

Ⅳ级:整个肺部呈白肺状态。

【鉴别诊断】

NRDS需要鉴别的最常见的疾病为湿肺和新生儿吸入综合征。

1. 新生儿湿肺·新生儿湿肺多见于足月儿和近足月儿,但早产儿亦可发生。其发病主要是肺液清除延迟,导致间质液体增多。湿肺病情一般比NRDS轻,X线表现为肺野透过度降低,肺门部血管影增多,且向周围放散,可见水平裂及侧胸壁胸膜增厚的少量积液征象。短时复查有显著改变。

2. 新生儿吸入综合征·本病绝大多数见于足月儿和过期产儿,X线表现因吸入物及吸入量的多少而不同,表现为肺野透过度不同程度降低,以肺门区及两下肺野为著的肺纹理增粗、模糊,且可见伴随的小斑片或融合斑片影,以及逐渐加重的肺气肿、间质气肿甚至气胸,无空气支气管征。

(张静 彭芸)

参考文献

[1] 邵肖梅,叶鸿瑁,丘小汕,等.实用新生儿学[M].5版.北京:人民卫生出版社,2019:575-578.

[2] 江载芳,申昆玲,沈颖.诸福棠实用儿科学(上册)[M].北京:人民卫生出版社,2015:453-456.

[3] 孙国强,曾津津,彭芸,等.实用儿科放射诊断学[M].2版.北京:人民军医出版社,2011:305-307.

[4] 徐凤丹,孔祥永,封志纯.480例住院新生儿的病死率及死亡原因分析[J].中国当代儿科杂志,2017,19:152-158.

[5] 张鸿,尚彪,谭琼,等.新生儿呼吸窘迫综合征发病危险因素分析及预防对策[J].中国妇幼保健,2019,34:2769-2773.

[6] 石永言,富建华.《2019年欧洲呼吸窘迫综合征管理指南》解读[J].中国实用儿科杂志,2019,34:461-466.

[7] Wang J, Liu X, Zhu T, et al. Analysis of neonatal respiratory distress syndrome among different gestational segments [J]. Int J Clin Exp Med, 2015, 8:16273-16279.

[8] Waitz M, Mense L, Kirpalani H, et al. Nasal intermittent positive pressure ventilation for preterm neonates: Synchronized or not? [J]. Clin Perinatol, 2016, 43:799-816.

[9] 殷剑秋,叶一帆,刘婷婷.新生儿急性呼吸窘迫综合征相关影响因素分析[J].重庆医学,2019,48(19):3318-3324.

[10] 刘凤,吴明赴,王飞.89例足月新生儿呼吸窘迫综合征危险因素分析[J].中国妇幼保健,2016,31:4449-4451.

[11] 刘春丽,梅花.44例足月新生儿呼吸窘迫综合征(RDS)临床分析[J].中国妇幼健康研究,2016,27(S1):201-202.

[12] Gomella T, Cunningham M. Neonatology [M]. 7th ed. New York: McGraw-Hill, 2013.

[13] Martin RM, Garcia-Prats JA. Pathophysiology, clinical manifestations, and diagnosis of respiratory distress syndrome in the newborn. Up To Date. https://www.uptodate (Accessed on Mar 31, 2020).

[14] 中华医学会儿科学分会围产医学专业委员会,中国医师协会新生儿科医师分会超声专业委员会,中国医药教育协会超声医学专业委员会重症超声学组,等.新生儿肺脏疾病超声诊断指南[J].中国当代儿科杂志,2019,21:105-113.

第七节·新生儿吸入性肺炎

新生儿吸入性肺炎(aspiration pneumonitis)是指新生儿吸入胎粪、大量羊水、血液或喂养不当吸入乳汁后,引起的呼吸系统机械性阻塞及肺组织化学性炎症为病理特征的疾病,随着疾病的进展可出现脑、肺、血液等多器官、多系统损害,是导致新生儿死亡的主要原因之一。

新生儿吸入性肺炎是新生儿呼吸系统常见的疾病。根据吸入发生的时间可分为产前、产时及产后吸入,其中产前或产时最为常见的是胎粪吸入(称为胎粪吸入综合征),其次是羊水吸入,产后最常见的是乳汁、分泌物或胃内容物吸入。一般羊水吸入只需支持疗法,临床预后相对较好[1-3]。胎粪吸入的症状与吸入含胎粪羊水的性质(混悬液或块状等)和量密切相关。如果患儿吸入少量胎粪或混合均匀的羊水,可无症状或症状轻微;如果患儿吸入大量或黏稠胎粪,可致死胎或生后不久即发生死亡。

胎粪吸入综合征(meconium aspiration syndrome, MAS)又称胎粪吸入性肺炎(meconium aspiration pneumonia),常发生于过期和足月产儿,胎粪污染羊水的新生儿约占所有活产儿的12%,其发生率随胎龄增加而增加。在>42周胎龄分娩者,羊水中含有胎粪的发生率超过30%,而<37周者发生率<2%;其中有4%~6%的新生儿发展为胎粪吸入性肺炎,病死率为18%~35%,占围生儿死亡的2%[4,5]。

羊水吸入性肺炎主要发生于出现宫内窘迫的围产期胎儿或有新生儿窒息史的患儿。产后吸入性肺炎常存在有腭裂、吞咽功能障碍、食管畸形、血管环压迫或高位胃肠道梗阻等诱因。

【发病机制与病理】

1. 产前及产时的MAS·胎粪排出的机制包括:①足月儿及过期儿的神经系统发育成熟,脐带的挤压可引起短暂的副交感刺激,诱发胎粪排出;②当胎儿在宫内或分娩过程中缺氧,发生肠壁痉挛,肛门括约肌松弛,使胎粪排出;③胎粪排出是胃肠道成熟的一种自然现象。

与此同时,缺氧刺激胎儿呼吸中枢,使胎儿产生喘息样呼吸运动,或在胎儿出生建立有效呼吸后,将被胎粪污染羊水吸入,胎粪吸入初期可阻塞气管,随后可随呼吸(包括宫内喘息样呼吸和生后呼吸)运动胎粪吸入至远端气道,甚至进入肺泡。

当胎粪吸入12~24h后:①在胎粪成分的刺激下,肺组织发生化学性炎症及间质性肺气肿。②胎粪有助于细菌生长,导致继发细菌性肺炎。③胎粪可导致肺表面活性物质的合成、分泌及活性严重受损,促使肺萎陷和肺透明膜形成,进一步加重肺损伤。④缺氧和酸中毒使患儿肺血管阻力不能适应生后环境的变化,呈持续性肺动脉高压(PPHN)。

肉眼观,肺充气不良,放在固定液中下沉,气管内有胎粪或黏液。切片表面有液体渗出。肺泡内有吸入的胎粪或羊水。由于MAS所致的肺动脉高压及患儿宫内窘迫,肺动脉可发育异常,表现为肺泡细小动脉出现血管平滑肌,造成管腔缩小,肺血管阻力增加。

2. 产后吸入性肺炎·吸入乳汁和胃内容物可产生油脂性肺炎。这些油脂类物质进入肺泡后,被肺脂酶分解而释放脂肪酸,造成严重的肺组织炎性反应,导致出血性支气管炎,脂肪颗粒被巨噬细胞吞噬后,引起肺间质性炎症,最后可致不同程度的肺纤维化和肺源性心脏病。吸入的胃内容物如果pH<4,可产生广泛的肺水肿和肺损伤。

【临床表现】

新生儿吸入性肺炎的临床表现复杂,根据吸入物的性质、吸入量、吸入频率及机体对吸入物的反应不同,严重程度不一[6-9]。

1. 胎粪吸入综合征

(1) 羊水被粪便污染的证据:MAS患儿出生后可见指(趾)甲、皮肤及脐带因胎粪污染羊水而严重黄染。口腔、鼻腔吸引物中含有胎粪,气管插管时声门处或气管内吸引物可见胎粪。

(2) 呼吸系统表现:表现为发绀、呻吟、鼻翼扇动、吸气性三凹征、气急及呼吸浅快。胸廓因过度充气而表现为前后径增大桶状胸,听诊可闻及啰音。症状和体征于生后12~24h随胎粪进入远端气道而显著。呼吸困难常持续至生后数天至数周。如果症状短时(24~48h)缓解,则可为胎儿肺液吸收延迟所致。

(3) 持续性肺动脉高压表现:肺动脉高压导致动脉导管或卵圆孔右向左分流,患儿表现为持续而严重的皮肤或黏膜青紫,吸氧不能改善。肺部体征轻,与青紫程度不平行。听诊胎心过快,部分患儿胸骨左缘第2肋间可闻及收缩期杂音。

2. 产后吸入性肺炎·常有原发疾病的各种征象,如呛奶、喂养困难、贫血等;因常继发细菌感染,而表现为难治性肺炎。

【实验室检查】

1. 血气分析·常显示有低氧血症。在轻症病例中,过度换气可表现为呼吸性碱中毒。重症患儿因为气道梗死、肺不张和肺炎表现为呼吸性酸中毒。围产期窒息患儿通常合并呼吸性和代谢性酸中毒[10]。脐动脉pH低。

2. 感染指标·难以区分肺炎与胎粪吸入综合征,需要进行血培养和(如果可能的话)气管吸出物培养。

【影像学表现】

胸部X线摄片是诊断新生儿吸入性肺炎既简单又必需的重要手段。新生儿吸入性肺炎X线的表现取决于吸入物的成分和吸入的量。

1. 胎粪吸入综合征

(1) 渗出实变:斑点状、斑片状密度增高影,病变大小不一,分布广泛但不均匀,可延及肺野外带。

(2) 阻塞性改变:肺气肿早期表现为散在小囊状间质气肿,严重时可造成过度充气,导致横膈平坦。肺不张范围大小随阻塞气道部位不同而异,末梢气道诱发的肺不张为小片状影,大气道诱发的肺不张为楔形分布大片状影。

(3) 继发性改变:缺氧及右向左分流可导致心影增大,肺血增多。继发性肺损伤或继发性PS缺乏可导致肺萎陷表现。

(4) 并发症:纵隔气肿、气胸,少数病例因严重并发症预后不良,甚至死亡。

上述改变在生后12~24h更为明显,且病程较长,一般约需2周时间方可吸收。但应该强调,部分患儿X线表现的严重程度与临床表现并非总呈正相关。

根据X线表现将新生儿吸入性肺炎按严重度分为轻、中、重三型。

轻型:主要表现为肺纹理增粗并轻度肺气肿,心影可正常。双肺可见斑点状及斑片状高密度渗出影(图7-7-1)。

中型:主要表现为肺气肿和肺泡渗出进一步加重。可见粗颗粒状或片絮状高密度影,部分病例可见节段性肺不张;以肺气肿为主者,肺透亮度明显增高,心影可增大或缩小(图7-7-2)。

重型:主要表现为双肺广泛分布的粗颗粒状、斑片状或团片影,常伴严重肺气肿,可见肺间质气肿、气胸、纵隔气肿等(图7-7-3和图7-7-4)。

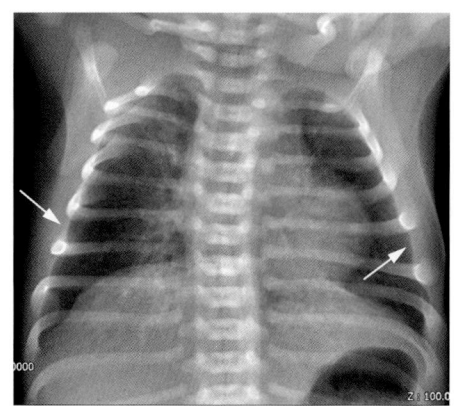

图 7-7-1　女性,1天。新生儿胎粪吸入性肺炎

足月顺产,羊水3度污染,生后呼吸费力,并呕吐黄绿色液体1次。胸部X线片显示肺纹理增粗呈放射状,双肺内带可见斑点状及斑片状高密度渗出影。双肺透光度降低,边缘呈波浪状(箭),提示肺气肿。

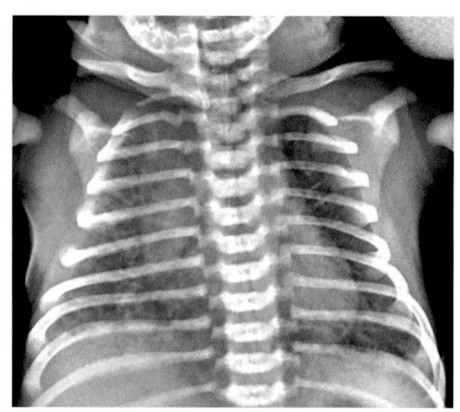

图 7-7-2　女性,出生当天。新生儿胎粪吸入性肺炎

足月顺产,羊水3度污染,生后呼吸费力 20 min。胸部X线片显示双肺广泛分布的粗颗粒状、斑片状或团片影,肺纹理粗重,走行紊乱,伴散在肺间质气肿(左肺为著)、膈面低平,并右侧少量胸腔积液。

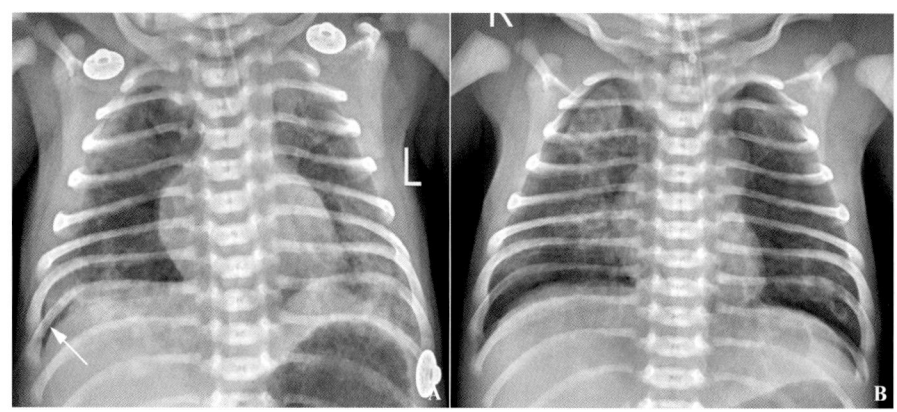

图 7-7-3　男性,出生当天。新生儿胎粪吸入性肺炎

足月顺产,羊水3度污染,复苏后呼吸费力,抽搐 5h 余;生后胃内洗出较多黄绿色胎粪。胸部X线片(A)显示双肺广泛分布斑片状或大片状致密影,以肺外带分布为著,肺纹理粗重,走行紊乱,伴散在肺间质气肿,右侧少量气胸(白箭)。隔天复查(B)显示双肺广泛片絮状影增多,双侧气胸并肺部分压缩,心影缩小。

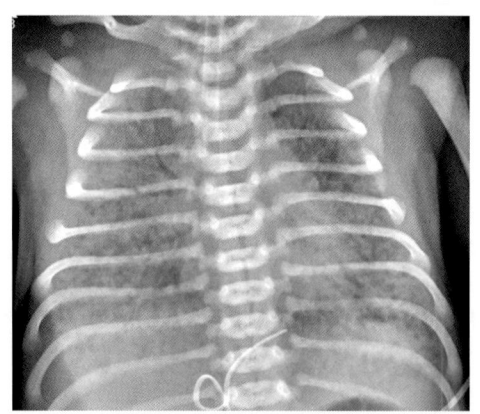

图 7-7-4　男性,出生当天。新生儿胎粪吸入综合征

胎龄 40 周+2 天足月儿,生活呼吸费力、呻吟 46 min,羊水3度污染。胸部X线片显示双肺透光度广泛减低,可见弥漫分布小团片状高密度影,部分融合,可见散在肺间质气肿,双侧纵隔缘及膈面轮廓部分模糊及消失。

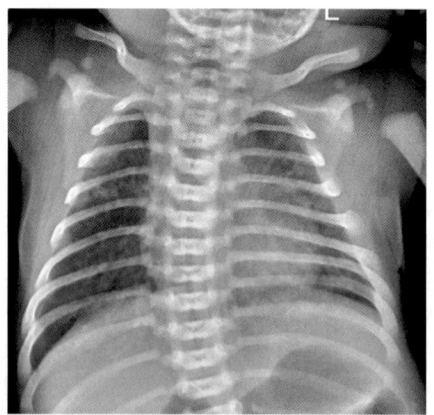

图 7-7-5　男性,1天。吸入性肺炎

足月儿,呛咳后呼吸不规则1h。胸部X线片显示两侧肺纹理明显增粗,自肺门呈放射状向周围肺野伸展,两肺可见斑片状及片絮状高密度影,部分融合,以两下肺野为著,右见散在轻度肺间质积气。

2. 产后吸入性肺炎　X线表现与吸入物的性质、量和方式有关,重力决定病变分布部位。急性者可表现为肺水肿,迅速出现的肺实变等,肺内阴影一般较肺水肿吸收慢。

（1）轻型:两侧肺纹理明显增粗,并自肺门呈放射状向周围肺野伸展,两下肺野病变最为严重,并可见轻度肺气肿现象(图 7-7-5)。

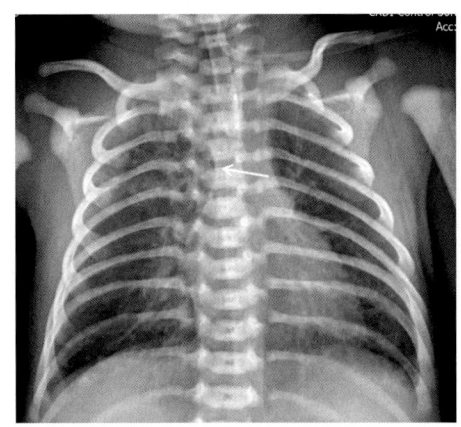

图7-7-6 男性,出生当天。吸入性肺炎

足月顺产,羊水3度污染,生后呼吸费力40 min余。胸部X线片显示两侧肺纹理明显增粗,并伴有肺间质气肿征象,肺野透光度增高,两侧膈顶低平,右侧纵隔气疝(箭);沿增粗肺纹理可见不均匀的斑片状高密度影,以两下肺野、肺门区分布为著。

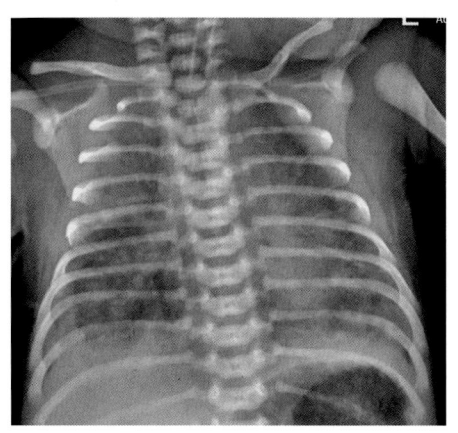

图7-7-7 女性,出生当天。吸入性肺炎

足月顺产。胸部X线片显示两肺不均匀分布的斑片状及结节状高密度影,肺纹理粗重并呈放射状分布,右上肺及左下肺大片实变影。右中下肺可疑前方气胸。

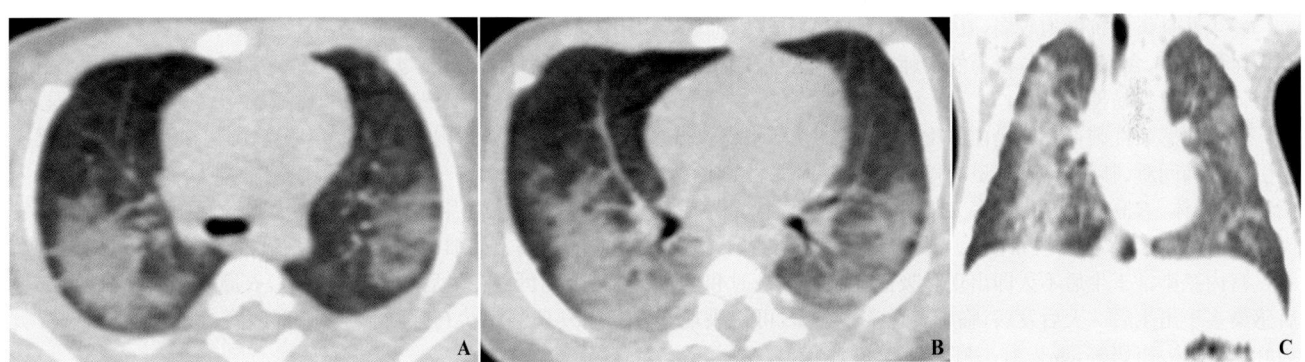

图7-7-8 女性,3天。吸入性肺炎

足月顺产。CT肺窗(A、B)显示双肺背侧广泛对称性分布高密度实变影、支气管血管束增厚;冠状位(C)显示双肺背侧广泛分布高密度影。

(2) 中型:两侧肺纹理明显增粗,并伴有明显肺气肿征象,肺野透光度明显增高,两侧膈顶低平;沿增粗肺纹理可见不均匀的斑片状高密度影,以两下肺野、肺门区分布为著(图7-7-6)。

(3) 重型:两肺不均匀分布斑片状及结节状高密度影,合并气胸、纵隔气肿等。多次反复吸入者可表现为右肺及左肺门区高密度影,伴右肺上叶不同程度的萎陷,这可能与婴儿体位有关(图7-7-7)。病程较长者可见间质增厚及肺纤维化。

新生儿吸入性肺炎的CT表现具有一定的特点,多为双侧对称性的肺部浸润性病变,以下肺背侧分布为主,具有重力依赖性的特征(图7-7-8)。肺部浸润性病变可表现为磨玻璃影、肺实变、支气管血管束增厚,也可出现胸腔积液及肺不张等。

【诊断标准】

(1) 足月儿或过期产儿有羊水胎粪污染的表现,如初生儿指(趾)甲、皮肤及脐带因胎粪污染而黄染。

(2) 生后早期出现呼吸困难,气管内吸出胎粪。

(3) 胸部X线表现为肺纹理增粗,伴广泛分布不对称斑片状影,合并肺气肿和/或肺不张,病变以下肺野和背侧分布为主。

【鉴别诊断】

1. 新生儿肺透明膜病·多为早产儿,生后4~12 h出现呼吸困难。两肺透亮度减低,可有支气管充气征,内有均匀分布的颗粒状阴影呈毛玻璃样改变。

2. 新生儿感染性肺炎·从影像学上鉴别困难,主要结合病史来区别。

(张静 彭芸)

参考文献

[1] 邵肖梅,叶鸿瑁,丘小汕,等.实用新生儿学[M].5版.北京:人民卫生出版社,2019:579-581.

[2] 江载芳,申昆玲,沈颖.诸福棠实用儿科学(上册)[M].北京:人民卫生出版社,2015:456-457.

[3] 孙国强,曾津津,彭芸,等.实用儿科放射诊断学[M].2版.北京:人民军医出版社,2011:307-308.

[4] Fidanovski D, Milev V, Sajkovsski A, et al. Mortality risk factors in premature infants with respiratory distress syndrome treated by mechanical ventilation [J]. Srp Arh Celok Lek, 2005,133:29.

[5] 韦雪兰.新生儿胎粪吸入性肺炎的X线诊断[J].影像研究与医学应用,2021,5:15-16.

[6] Mandell LA, Niederman MS. Aspiration pneumonia [J]. N Engl J Med, 2019,380:651-663.

[7] Marik PE. Aspiration pneumonitis and aspiration pneumonia [J]. N Engl J Med, 2001, 344:665-671.
[8] DiBardino DM, Wunderink RG. Aspiration pneumonia: a review of modern trends [J]. J Crit Care, 2015, 30:40-48.
[9] Lindenauer PK, Strait KM, Grady JN, et al. Variation in the diagnosis of aspiration pneumonia and association with hospital pneumonia outcomes [J]. Ann Am Thorac Soc, 2018, 15:562-569.
[10] Gomella T, Cunningham M. Neonatology [M]. 7th ed. New York: McGraw-Hill, 2013.

第八节·新生儿感染性肺炎

新生儿肺炎（neonatal pneumonia，NP）包括新生儿吸入性肺炎和新生儿感染性肺炎。新生儿感染性肺炎（neonatal pulmonary infection）是出生后 28 天内的新生儿常见的感染性疾病类型，也是引起新生儿死亡的重要原因。

统计显示，全球每年有 100 万～200 万新生儿死于此病[1-3]。它可以发生在妊娠期宫内、分娩时或生后，以出生后发病率为最高。

新生儿身体抵抗能力较弱，脏器功能尚未发育成熟，而肺部含血量较多、含气量较少，极易发生肺炎，尤其是早产儿、低出生体重儿更容易罹患肺炎。

新生儿感染性肺炎主要是由微生物、免疫损伤、过敏等因素引起的肺间质、肺泡、终末气道炎性反应；病原体可为细菌、病毒、支原体、衣原体、原虫等，多为细菌，如金黄色葡萄球菌、B 族溶血性链球菌、大肠埃希菌。

宫内感染常于生后不久即出现呼吸道症状。分娩时和生后感染多于出生后 3 天后发病，临床表现常不典型，可仅表现为吐沫、发热、拒奶等，或先有上呼吸道感染症状，1～2 天后出现呼吸急促、三凹征等。

【发病机制与病理】

1. 宫内感染性肺炎·妊娠期宫内感染性肺炎，又称先天性肺炎，是羊膜炎或胎盘细菌感染经过羊水或血行传播所致。引起宫内感染的途径包括：①妊娠期母体（细菌、病毒、原虫等）感染，在胎膜早破≥12 h 或早产、滞产、阴道指诊过多等诱因下上行感染羊膜造成绒毛膜羊膜炎，污染羊水并被胎儿吸入。②妊娠后期母体受到病毒、原虫、支原体及梅毒螺旋体等感染，病原体通过胎盘屏障，经血行传播到胎儿，引发胎儿脑、肝、脾及肺等多脏器感染。

该期肺部感染的病理改变为：广泛性肺泡炎性改变，渗出液含多核细胞、单核细胞和少量红细胞。镜检下可见含角化上皮细胞、胎儿皮脂及病原体等的羊水沉渣。

2. 分娩中感染性肺炎·是胎儿在分娩过程中吸入母体阴道内被病原体污染的分泌物，或因断脐不洁发生血行感染。致病微生物与宫内吸入污染羊水所致肺炎相仿，细菌感染以革兰阴性杆菌较多见。

3. 出生后感染性肺炎·出生后感染性肺炎发生率最高，如细菌、病毒等病原菌通过多种途径感染所致。①接触传播：密切接触呼吸道感染患者，病原以病毒为主，多继发细菌感染。以上呼吸道感染首发，后向下蔓延发生肺炎。②血行传播：新生儿脐炎、败血症、皮肤感染时，可经血行播散发生肺炎。③院内感染：吸引器、气管插管、面罩、暖箱等消毒不严、医护人员手卫生不合格、室内空气不流通、暖箱温度过高等可引起感染。

此期肺的病理改变为以支气管肺炎和间质性肺炎为主，可发生于一叶或多叶肺。它常易合并不张和肺气肿。镜检各病灶存在不同阶段的炎性反应，病原不同，病变也不同。

【临床表现】

宫内胎盘细菌感染所致的肺炎一般在出生 3 天内发病，出生时常有窒息史，复苏后反应较差，呼吸快，常伴呻吟、憋气、呼吸暂停等，无咳嗽。查体约半数可有啰音，呼吸音粗或减低。严重病例出现发绀及呼吸衰竭，可合并心力衰竭、心脏扩大；弥散性血管内凝血（DIC）、休克、肺出血及全身炎性反应综合征。

分娩时感染需经过一定的潜伏期发病，不同的病原菌发病时间不同。如细菌感染发病多在出生后 3～5 天，而疱疹病毒感染则可以在生后 5～10 天发病，衣原体肺炎常在生后 3～12 周发病。症状有呼吸暂停、肺部啰音等，严重者出现呼吸衰竭。

出生后的肺炎发病时间可早可晚。一般不咳嗽，肺部湿啰音不明显，体温可不升高，可有气促、腹胀、青紫，不典型者有体温偏低、呛奶、呕吐、口吐白沫等。

【实验室检查】

1. 病原学检查

（1）宫内感染性肺炎：周围血象白细胞大多正常，也可以减少或增高，多形核粒细胞不高，血 IgM 和 IgA 升高（早产儿可不增高）。脐血 IgM 在 200～300 mg/L 及以上或特异性 IgM 增高对产前感染有诊断意义。血培养阳性率不高，出生后 1 h 内检查胃液涂片可发现白细胞与孕母阴道相同的病原体。生后 8 h 内气管内分泌物涂片及培养可提示肺炎致病原[1,2,4]。

（2）分娩过程中肺炎：生后立即进行胃液涂片查找白细胞与病原或取血样、气管分泌物等进行涂片、培养、对流免疫电泳等检测，均有助于病原学诊断。

（3）出生后感染性肺炎：可酌情行鼻咽部分泌物细菌培养、病毒分离和荧光抗体检测，血清特异性抗体检查有助于病原学诊断。

2. 一般检查·血气分析判断有无呼吸衰竭；血液生化检查了解有无肝肾功能损伤、心肌酶谱异常及电解质紊乱。

【影像学表现】

X 线检查是诊断新生儿肺炎的重要依据之一，其 X 线表现多种多样，变化快而进展迅速。新生儿感染性肺炎 X 线多表现为沿支气管分布的斑片状模糊影，呈弥漫性肺部病变，各种表现可同时存在,或以其中一种为主要表现。

1. 新生儿肺炎

(1) 渗出性病变:表现为双肺沿肺纹理散在分布的多发点状和小片状阴影,以双下肺中野中内带分布较多,病灶可互相融合,表现为密度不均匀的多中心融合特征。

新生儿肺组织侧支交通发育不完善,所以形成局限性小片及斑点状阴影多见,融合成大片阴影相对少见(图7-8-1)。

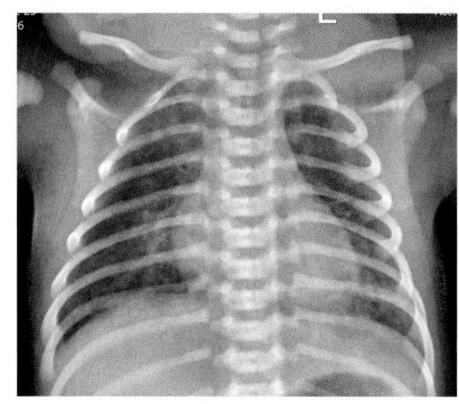

图7-8-1 女性,6天。新生儿肺炎

足月儿,接触感冒家人后出现咳嗽、吐沫1日。胸部X线片显示双肺沿肺纹理散在分布的多发点状和小片状阴影,以双下肺中内带分布为著,部分病灶相互融合,呈密度不均匀的多中心片状高密度影。

(2) 肺纹理:几乎所有的支气管肺炎都伴有肺纹理增多和/或肺门影模糊,其产生原因与肺充血、肺间质浸润及支气管炎有关(图7-8-2)。虽不具特征性,但在新生儿肺炎中是常见而重要的征象,在间质性肺炎中此征更是重要的,且有时单独肺纹理增多是新生儿肺炎早期诊断的唯一X线征象。

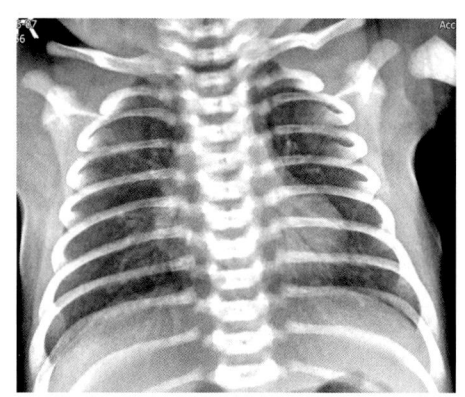

图7-8-2 女性,2天。新生儿肺炎

鼻塞1日,阵发性呼吸急促1h。胎龄39周+6天足月儿,母亲产前发热,出生羊水2度污染,有臭味。胸部X线片显示双肺纹理增多粗重,可见广泛分布纤细不规则条纹状密度增高影,部分呈网格状。

(3) 大叶性或节段性病灶:表现为大叶性或节段性肺实质浸润高密度影,可同时伴有小病灶的存在,这与成人大叶性肺炎明显不同(图7-8-3)。但新生儿易发生支气管痰栓阻塞,可出现部分肺不张和局限性肺气肿,有严重合并症者可并发脓胸,早期表现为肋膈角变钝,并发气胸者患侧胸膜可见气液平面。

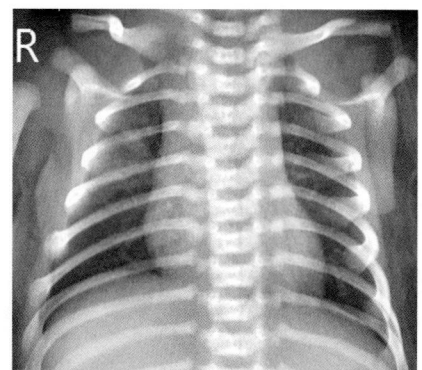

图7-8-3 女性,4天。新生儿肺炎

足月儿,咳嗽1天。胸部X线片显示右肺中野可见楔形高密度实变影,尖端指向肺门;双肺可见沿肺纹理散在小斑片状高密度影,以中内带为主。

(4) 间质条纹状阴影:表现为广泛或局限分布的纤细不规则条纹状密度增高影,边界清楚,部分交织成网格状(图7-8-2)。

(5) 支气管充气征:为本病的特征性X线表现之一,表现为支气管及其分支充气显影,呈管状透亮影(图7-8-4),产生此征的病理基础为支气管周围的间质浸润和邻近肺泡的实变对充气支气管的衬托。

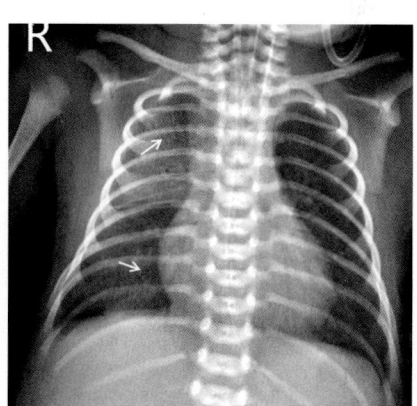

图7-8-4 男性,5天。新生儿肺炎

胎龄35周,拒乳、呻吟、吐沫6h。胸部X线片显示右肺透光度降低,见广泛大片稍高密度影,内可见散在支气管充气征(白箭)。

(6) 心后影征:肺泡实变致下叶肺炎表现为整个心影后的密度增高,肺血管纹理不显影,多见于左侧心影后方(图7-8-5)。

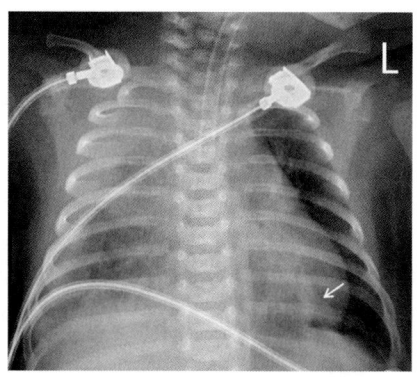

图7-8-5 女性,9天。重症肺炎

咳嗽4天,喉间痰响3天伴精神差1天。胸部X线片显示左下肺心影后方可见大片状不规则高密度影(白箭)。

(7) 纵隔缘、横膈轮廓模糊或消失：由于纵隔边缘及膈上肺实变导致纵隔及膈轮廓的模糊及消失(图7-8-6)。

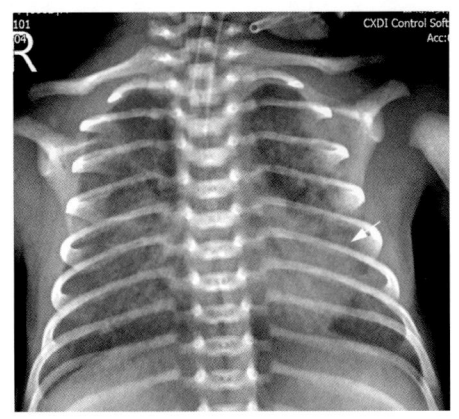

图7-8-6　男性,6天。新生儿重症肺炎

咳嗽2天,拒乳并精神差1天。胸部X线片显示双肺透光度降低,可见广泛大片状高密度影,双下肺中内带分布为著,内可见散在空气支气管征,局部心缘轮廓模糊(箭)。

(8) 局限性肺气肿：X线表现为局限的透亮度增高区,可伴有同侧横膈的压低及平坦(图7-8-7)。

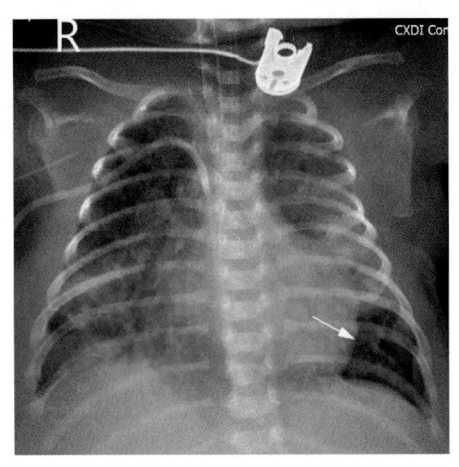

图7-8-7　男性,7天。新生儿肺炎

胸部X线片显示双肺大片状高密度影,左下肺可见局限的透亮度增高区(白箭),左侧横膈低平,位于第10后肋下方水平。

2. **感染性肺炎**·X线片表现可分为实质型、间质型和混合型3种。

(1) 实质型：炎症主要侵犯肺泡管、肺泡囊、肺泡,引起肺小叶的炎性渗出性实变,表现为中下肺野分布为主小斑片状模糊影,以心缘旁或心膈角区多见(图7-8-1和图7-8-8)。

(2) 间质型：病变始于肺小叶,炎症沿支气管蔓延至小支气管、血管周围结缔组织,导致间质充血、水肿、炎细胞浸润。X线片表现为间质改变为主,表现为双肺门影增浓、模糊,双中下肺纹理增多、增粗、模糊,呈网格状,其间夹杂小斑点状模糊影(图7-8-9),其中单独肺纹理增多可作为新生儿肺炎早期诊断的重要依据。

(3) 混合型：肺小叶病变沿支气管蔓延到周围的同时,引起肺泡及相邻组织的炎性实变,X线片表现为中下肺纹理增

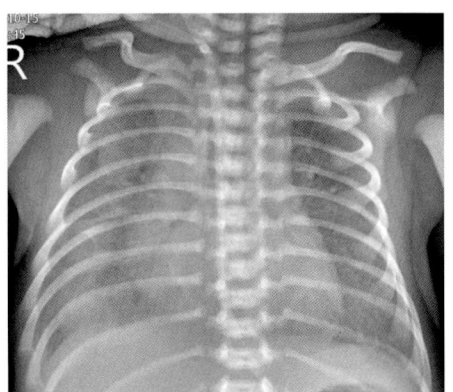

图7-8-8　男性,出生当天。新生儿肺炎

呼吸费力1h。胸部X线片显示双肺透光度不均匀降低,可见广泛大片状模糊及高密度影,中下肺野分布为主。

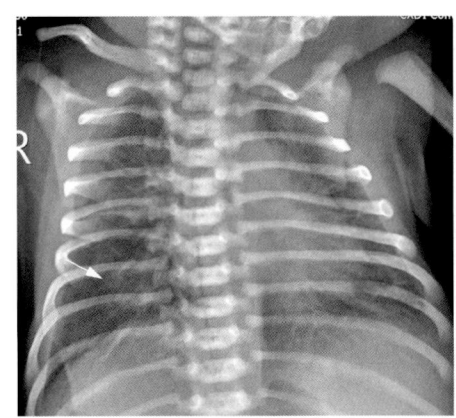

图7-8-9　女性,1天。新生儿肺炎

生后呼吸费力1h。胸部X线片显示双肺门影增浓、模糊,双肺纹理增多、增粗、模糊,呈放射状分布,走行僵硬,局部呈网格状,其间夹杂斑片状模糊影(箭),右侧胸腔少量积液。

强、模糊,沿支气管分布的小斑片状、云絮状模糊影,多呈弥漫性分布,病灶融合则呈大片状实变,常伴有肺门影增大、模糊及支气管充气征,可引起局限性肺气肿或小叶性肺不张,此型在临床上最为多见(图7-8-10)。

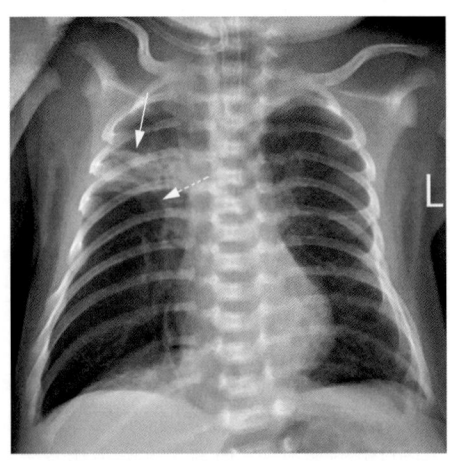

图7-8-10　男性,16天。新生儿肺炎

呼吸急促1天,拒乳1天。胸部X线片显示双肺肺纹理粗重,局部呈网格状分布;肺门影增浓;右肺中上野可见条片状高密度实变影(实箭);右肺中下野肺气肿,膈肌低平,中野局部类圆形低密度影,前侧气胸待排(虚箭)。

不同时期、不同病原菌感染 X 线表现特点如下。

文献报道产前感染合并局限性肺气肿的概率较高,当 X 线片出现局限性肺气肿时强烈提示为产前感染,X 线片示肺气肿所致肋间肺组织膨出,这种征象具有一定的诊断意义[5]。

不同病原菌感染,其 X 线表现虽有重叠,但也有一定的倾向性。如呼吸道合胞病毒是最主要的病毒源,常诱发间质性肺炎。其他病毒性肺炎多见双肺下叶弥漫性密度均匀的小结节状浸润阴影,边缘模糊,少数患者可见叶性浸润或弥漫性网状结节性浸润灶。

金黄色葡萄球菌肺炎,病灶分布以右肺多见,且病变进展迅速,脓肿、肺大疱、脓气胸等病灶出现早而发展快、X 线表现和临床症状轻重不一致的过程等特点。肺炎支原体肺炎的肺部病变形态多样,呈节段性分布,以肺下野多见,也有从肺门附近向外伸展者。

CT 表现较 X 线表现更为具体且清晰,主要表现为斑片状高密度影,且病灶中心密度高于周围,边缘模糊不清,同时伴有局限性肺气肿及肺不张,部分合并肺实变(图 7-8-11,图 7-8-12)。

【诊断标准】

新生儿肺炎的诊断标准如下。

(1) 有感染接触史。

(2) 出现咳嗽、呛奶、气促、发绀、肺部啰音等症状和体征。

(3) X 线片显示肺纹理模糊、增多、紊乱或片状影等。

(4) 除外先天性疾病、吸入性肺炎和湿肺。

具备 2 项以上者(其中 2 条或 3 条为必备条件之一)临床可诊断为新生儿感染性肺炎。

【鉴别诊断】

本病需与肺透明膜病、胎粪吸入综合征、新生儿湿肺及肺出血鉴别。

1. 新生儿肺透明膜病 · 由于缺乏肺表面活性物质,呼吸困难发生在出生后 12 h 以内,逐渐加重,病情进展较产前肺炎稍慢。NRDS 的 X 线表现为肺普遍的透光度减低,呈广泛细颗粒样高密度影并空气支气管征,肺纹理模糊,严重者表现为白肺。与新生儿肺炎表现不同,可鉴别。

2. 胎粪吸入综合征 · X 线表现有重叠,不易鉴别,有羊水污染胎粪史有助于两者的鉴别。

3. 新生儿湿肺 · 短时复查 X 线表现迅速好转,可鉴别。

4. 肺出血 · 在原发病基础上突然出现呼吸困难、鼻孔或口腔流出血性液体或血性分泌物。X 线表现为肺内不定型分布的斑片状模糊影。

(张静　彭芸)

参考文献

[1] 邵肖梅,叶鸿瑁,丘小汕,等.实用新生儿学[M].5 版.北京:人民卫生出版社,2019:582-583.

[2] 江载芳,申昆玲,沈颖.诸福棠实用儿科学(上册)[M].北京:人民卫生出版社,2015:456-457.

[3] Das A, Patgiri SJ, Saikia L, et al. Bacterial pathogens associated with community — acquired pneumonia in children aged below five years [J]. Indian pediatrics, 2016,53:225-227.

[4] Speer ME, Garcia-Prats JA, Neonatal pneumonia [EB/OL]. Up To Date. https://www.uptodate (Accessed on Jun 03,2021).

[5] 于红.产前和产后感染的新生儿肺炎 X 线表现分析[J].天津医科大学学报,2016,16:276-278.

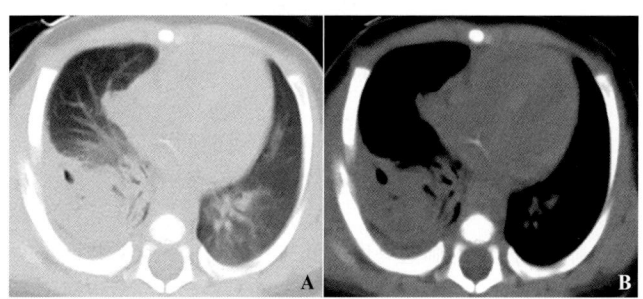

图 7-8-11　女性,16 天。重症肺炎

发热,体温最高达 38°。CT 肺窗(A)和纵隔窗(B)显示右下肺大片高密度实变影,内见空气支气管征,同侧可见少量胸腔积液。

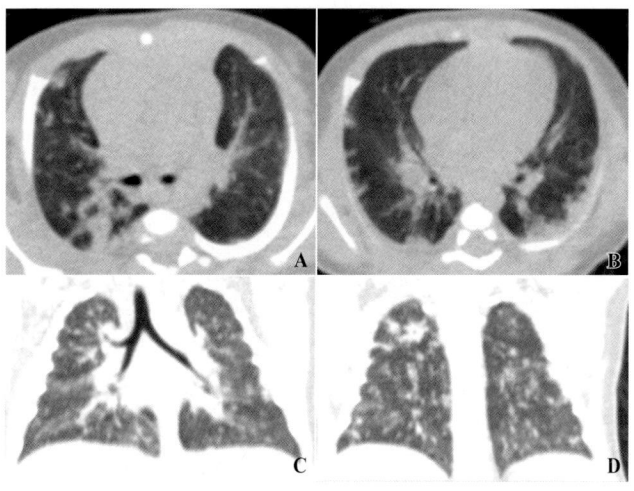

图 7-8-12　男性,10 天。新生儿肺炎

咳嗽 6 天,伴流涕及喉中痰鸣。CT 肺窗(A、B)和冠状位(C、D)显示双肺支气管血管束增粗,部分边缘模糊,肺内可见散在斑片状高密度影,且病灶中心密度高于周围,边缘模糊不清,局部伴有局限性肺气肿。

第九节·新生儿肺出血

新生儿肺出血(neonatal pulmonary hemorrhage, NPH)指新生儿肺内的大量出血,至少累及2个肺叶,是新生儿常见的一种严重的综合征,病因复杂、进展快且病死率高,其主要发生在围产期,以出生后第1~3天为发病高峰,也常发生在一些严重疾病的晚期。

男性发生率高于女性,尤其是超早产儿,临床症状缺乏特征性,当从气管里吸出血性分泌物或发生口鼻喷血时,多提示疾病已发展至肺出血的终末期,死亡率极高[1-4]。

肺出血是许多严重疾病的并发症,病因多种多样,但未完全明确,早产、低出生体重、缺氧、感染、新生儿寒冷损伤综合征、弥散性血管内出血、凝血功能障碍、机械通气压力过高、心力衰竭、输液过快过量、母亲病理妊娠等均是NPH发生的高危因素[1,2]。

其中缺氧主要指重度窒息、重度低氧缺血性脑病、呼吸窘迫综合征等。感染主要指重度败血症、感染性肺炎、坏死性小肠结肠炎等,严重的病毒感染也可以导致肺出血。

寒冷主要发生在寒冷损伤综合征、硬肿症、高黏滞度综合征,多见于早产儿。

【发病机制与病理】

早产儿肺发育不成熟,缺氧、感染、低体重时更易发生肺出血,胎龄越小肺出血发生率越高。其中缺氧导致的肺出血常发生在生后24~72h,感染导致的肺出血常发生在生后1周左右。

新生儿出血可以是肺泡出血、肺间质出血或两者同时存在。病理上血管改变以毛细血管为主,主要由出血性肺水肿引起,肺外观呈深红色,肿胀。镜检可见肺泡和间质出血,但以肺泡出血为主,肺泡结构破坏,毛细血管扩张充血。

NPH的病理类型可分为三类:点状肺出血、局灶性肺出血和弥漫性肺出血。NPH病理分期可分为水肿出血期、出血演变期、出血晚期。根据有无原发病分为单纯型NPH及复合型NPH。

【临床表现】

新生儿肺出血临床表现多样,包括原发疾病的表现和肺出血的表现,但两者并不能截然分开。当肺出血发生前1~2天原发病症状或体征突然加重,或出现不能用原发病解释的症状和体征,如突发呼吸困难或呼吸暂停,肺部细湿啰音出现或原肺部啰音增多,反应性突然降低,体温下降或不升,口鼻出血或气管插管抽出血性液体,酸中毒,呼吸衰竭,则对诊断有重要价值。

【实验室检查】

1. 血常规·白细胞一般明显增高,尤其是感染所致,但也可以正常或下降,部分可见血小板减少。检查血细胞比容可以确定是否存在血液丢失过多。

2. 凝血功能检查·包括凝血酶原时间、部分凝血酶原时间、凝血酶时间和纤维蛋白原含量,以发现是否存在凝血功能异常性疾病[1,5,6]。

3. 动脉血气分析·血气分析显示酸中毒,PaO_2下降,$PaCO_2$升高,BE负值增大。肺出血后氧合指数明显升高。

4. APT试验·怀疑存在母血吸入时(很少需要)。

5. 吸入物的HCT·可鉴别出血性肺水肿与真正的肺出血。

6. 血氨·可以评估是否存在尿素循环障碍。

【影像学表现】

新生儿肺出血以发病急、进展迅猛,数小时内X线征象可完全不同为特点,因此胸部X线的动态监测十分重要。如果发现在肺原发病变的基础上,或原无病变突发出现肺实变阴影,或双肺透亮度突然广泛均匀减低,但是肋间隙反而增宽并伴片絮状影,常提示早期肺出血,须引起重视。

1. X线基本征象

(1) 肺野透亮度减低伴小斑点影及肋间隙增宽,结合病理,此征象多由于肺水肿伴少量出血所致,是重要的早期X线表现之一。

肺出血所致的肺透亮度降低与其他疾病所致的肺透亮度降低有所不同,是一种急性突发、分布广泛、均匀无结构不定型的进行性降低,程度与出血肺泡的数目有关,出现局限性代偿性肺气肿,肋间隙增宽,表现为膈肌位于第9后肋水平及以下,是肺出血在演变过程中或合并HMD极为重要的X线征象,肋间隙增宽也具有重要的鉴别诊断价值(图7-9-1)。

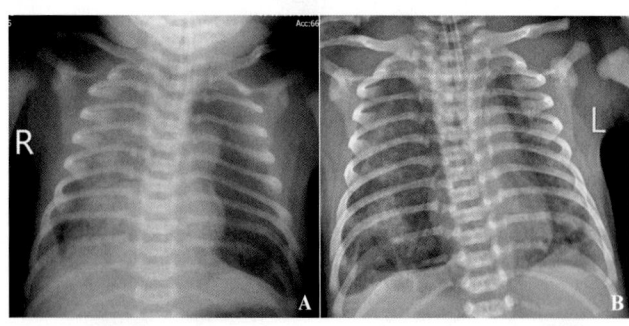

图7-9-1 男性,生后5h。新生儿吸入性肺炎,新生儿肺出血

胎龄40周,自然分娩,羊水3度污染。窒息复苏后4.5h,自主呼吸弱,皮肤苍白。胸部X线片(A)显示右肺透光度不均匀减低,呈大片均匀无结构高密度影,右膈及右心缘轮廓模糊消失,左侧面低平,位于约第10后肋,左下肺透光度减低。继而支气管插管呼吸机辅助通气,吸出暗红色血液确诊;7h后复查(B)显示双肺广泛分布斑片状及大片状高密度影,右肺代偿性肺气肿较前加重。

(2) 肺纹理改变:表现为纹理增多或减少。在肺出血演变期或合并HMD时表现为纹理减少,可出现空气支气管征;而在肺出血合并肺炎时表现为纹理增多。

(3) 片絮状影及大片实变影:结合病理,肺出血量增多,与肺水肿相互重叠时表现为进行性发展的片絮状高密度影,其密度较常见的炎性渗出病灶高,病灶范围多累及两侧肺野多个肺叶(图7-9-2)。

随着出血量进行性的增多、融合而表现为大片实变影,最终严重时发展为一侧或双肺呈白肺,表现为纵隔、膈肌轮廓消失,常为临终前的表现(图7-9-3)。此过程可伴空气支气管征。

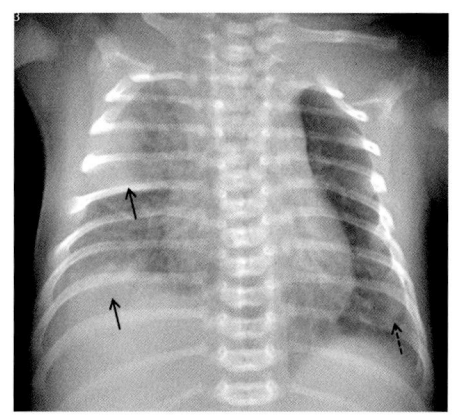

图7-9-2　男性,出生当天。肺出血

胎龄33周,剖宫产。生后出现呼吸困难30 min。胸部X线片显示右肺透光度不均匀减低,肺纹理粗重紊乱;右肺可见多发大片状致密影(实箭),左肺下野可见片絮状稍高密度影(虚箭)。

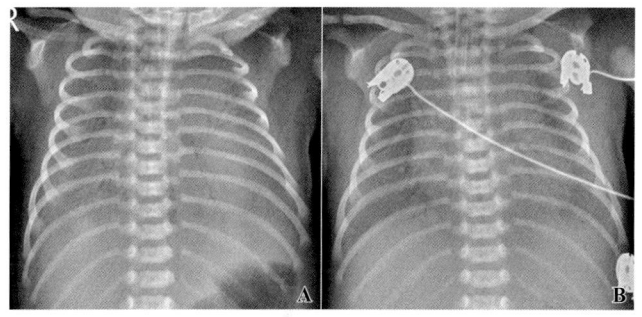

图7-9-3　女性,2h。新生儿肺出血

胎龄38周+4天,顺产,羊水清亮。生后2h出现呼吸困难,清理呼吸道可见大量血性液。胸部X线片(A)显示双肺呈白肺,内散在支气管充气征,心影及纵隔轮廓消失;9h后复查(B)显示双肺仍呈白肺,透光度略有增高,原广泛性细颗粒样影略减少,心缘轮廓较前稍清晰。

(4) 心影增大:心影进行性增大(心胸比>0.6)是新生儿肺出血的早期表现之一,对新生儿肺出血有诊断意义。

2. 分期·新生儿肺出血可以先出现在肺间质,随后发展到肺泡,也可首先出现在肺泡和间质肺泡同时受侵犯。根据病变的程度及X线征象演变的特点,结合临床病情变化,可分为3期。

(1) 早期:单纯型新生儿肺出血表现为透光度略降低,间质出血时两肺纹理增深、模糊或呈网状,而伴有肺泡出血时则表现为两肺或一侧肺斑片和/或大片状高密度影,可伴支气管充气征和两肺底局限型肺气肿(图7-9-4A)。

复合型NPH早期仍以原发病的X线征象为主,在原发病的基础上突然出现斑片状影或进行性增多,结合临床病情变化及表现,应及时提示新生儿肺出血的发生。

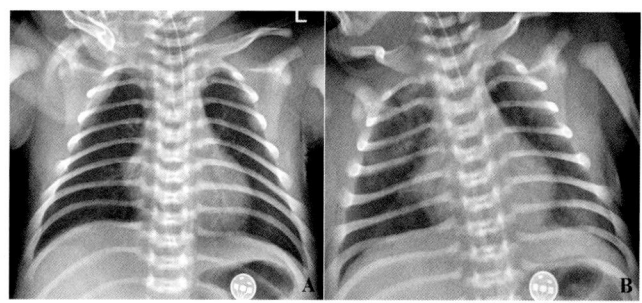

图7-9-4　男性,4天。肠旋转不良,肠坏死,新生儿肺出血

胎龄33周+1天,出生体重2400 g。胸部X线片(A,早期)显示双肺透光度略降低,两肺纹理增深、模糊,两肺底局限性透光度增高;3h后复查(B,演变期),两肺透光度较前进一步降低,新发多处均匀无结构的片状高密度影,局部可见支气管充气征。

(2) 演变期:表现为突发性、广泛均匀无结构的两肺透光度降低是肺出血演变过程中极为重要的X线征象(图7-9-4B)。心脏可进行性增大,肺容积增加,肋间隙增宽,同时伴随原发病变,与肺间质血管广泛性充血、淤血有关。部分病例在此发展过程中可伴空气支气管征,原有局限性肺气肿范围逐渐缩小。

(3) 终末期:原有双肺片絮状及大片高密度影进一步加重,直至两肺呈白肺,纵隔心影及横膈轮廓模糊消失,原有空气支气管征及局限性肺气肿逐渐模糊至消失(图7-9-5)。

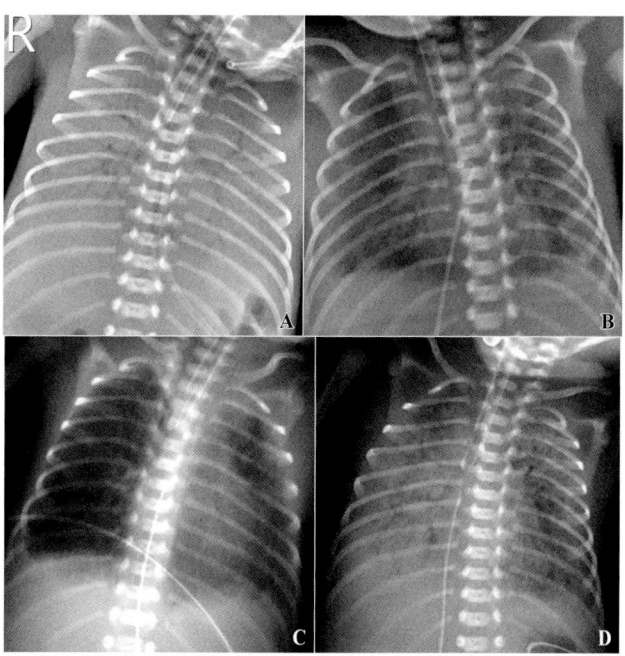

图7-9-5　女性,2h。NRDS,新生儿肺出血

胎龄26周+1天,出生体重800 g,双胎试管婴儿之小。生后出现呻吟、呼吸困难。胸部X线片(A)显示双肺密度增高呈白肺,内见支气管充气征,心影及纵隔轮廓消失;生后5h+19 min后经气管插管内注入猪肺磷脂注射液复查(B),双肺透光度较前增高,原广泛细颗粒样影略减少,心缘轮廓隐约可辨;生后约9 h复查(C),双肺透光度较前进一步增高,细颗粒样影减少;生后约11 h,患儿突发血氧饱和度下降至40%,心率下降,气管内吸出约1 mL新鲜血液;生后约19 h复查(D),双肺透光度普遍减低呈白肺,可见散在空气支气管征及间质气肿。

新生儿肺出血患儿由于病情危重且变化快,同时需多次动态观察,因此采用以床旁摄片为主的X线检查,而不宜采用

CT 及 MRI 检查。

【诊断标准】
（1）具有肺出血原发病和高危因素。
（2）休克状态或有皮肤出血倾向。
（3）呼吸障碍。
（4）口、鼻或气管内有血性液体流出（排除机械损伤）。
（5）肺部听诊呼吸音减低或有湿啰音。
（6）胸部 X 线片可见肺内突发的、无规律、广泛分布均匀无结构斑片状及大片状高密度影，甚至白肺、肺血管淤血影及进行性心影增大。

【鉴别诊断】
1. 新生儿肺透明膜病（NRDS）·NRDS 多见于早产儿，由于缺乏肺泡表面活性物质，患儿一般情况差。肺部 X 线征象也表现为肺野透亮度降低，但其病理改变为广泛性肺泡萎陷，所以其 X 线所表现的肺透亮度减低多为在颗粒状结构基础上的减低，并伴支气管充气征，而非均匀无结构减低。因其发生广泛性的肺泡萎陷，肺容积缩小，所以肋间隙多为变窄而非增宽。NRDS 病程长，至少持续 3 天以上；肺出血病程短，病情急，突发性。

2. 新生儿湿肺·新生儿湿肺多见于足月儿，常于生后 6h 内发病，X 线征象较多且变化快，表现为肺泡及肺间质积液，肺血管扩张，各种 X 线表现混合出现，胸腔积液是其最常见的 X 线征象。而肺出血早期 X 线表现为肺透亮度减低，继而发展为较突发的、均匀无结构的进行性肺野广泛或局限性片絮状阴影，病灶累及两侧肺野的多个肺叶，最终发展一侧或双侧白肺。

3. 新生儿吸入综合征·新生儿吸入综合征的肺透光度正常或增高，两肺纹理增重、模糊，可见斑点状、斑片状高密度影，多见于两下肺，偶有心脏增大。而 NPH 肺透光度多下降，斑片状病灶分布无规律且密度较高，肺气肿也为局限性，如有心脏增大优先考虑吸入综合征。

4. 新生儿肺炎·新生儿肺炎起病时间可早可晚，通常先有上呼吸道感染症状，1～2 天后出现气促、鼻翼扇动、体温上升。X 线多表现为肺纹理增多、增强、模糊，肺门影增大、增浓，两肺沿肺纹理分布大小不等片状影，以中下肺野明显，也可表现为大叶性或节段性实变，境界不清，动态观察肺部病灶于 5～7 天吸收。

而肺出血临床症状及体征表现为原发病症状或体征突然加重或出现不能用原发病解释、突发呼吸困难或暂停，肺部啰音出现或增多。X 线表现为病灶分布不规则并密度高而均匀，且变化迅速，有效治疗后，肺内阴影吸收快。结合临床并短期动态 X 线片观察有助于两者的鉴别。

（张静　彭芸）

参考文献

[1] 邵肖梅,叶鸿瑁,丘小汕,等.实用新生儿学[M].5 版.北京:人民卫生出版社,2019:588-590.

[2] 江载芳,申昆玲,沈颖.诸福棠实用儿科学（上册）[M].北京:人民卫生出版社,2015:459-460.

[3] Zahr RA, Ashfaq A, Marron-Corwin M. Neonatal pulmonary hemorrhage[J]. NeoReviews 2012,13:302-306.

[4] Shi Y, Zhao J, Tang S, et al. Effect of hemocoagulase for prevention of pulmonary hemorrhage in critical newborns on mechanical ventilation: a randomized controlled trial [J]. Indian Pediatr, 2008,45:199-202.

[5] Gomella T, Cunningham M. Neonatology [M]. 7th ed. New York: McGraw-Hill, 2013.

[6] Garcia-Prats JA, Martin RM. Meconium aspiration syndrome: pathophysiology, clinical manifestations, and diagnosis [EB/OL]. Up To Date. https://www.uptodate.cn/home (Accessed Jan 13,2021).

第十节·Wilson-Mikity 综合征

Wilson-Mikity 综合征（WMS）又称肺发育不成熟（pulmonary dysmaturity），由 Wilson 和 Mikity 在 1960 年首先报道，多见于体重<1 500 g 的早产儿，亦可见于足月儿，是少见的发生于新生儿未成熟肺的慢性肺部疾病。

该病导致死亡率高，达 25%～50%；完全治愈需数月至 2 年，存活患儿中，1/4～1/3 合并中枢神经系统障碍，可伴抽搐和智力低下，生存者临床和 X 线征象消失可长达 2 年之久，存活者 2 年左右可完全恢复。

WMS 病因迄今尚不明确。徐赛英[1]提出该病是空气中正常的氧浓度对早产儿不成熟肺的损害；有研究者认为是扩大化的早产儿肺功能不全，肺顺应性降低，支气管软骨较正常软，导致呼吸期小支气管萎缩[2]；还有学者提出该病的发病与宫内感染密切相关，并认为宫内巨细胞病毒感染可能是发病的原因之一[3]。有研究认为，感染可能是该病的一种继发疾病，而不是 WMS 的病因[4]。

【发病机制与病理】

WMS 的发病机制为胎儿生后肺泡发育不平衡，导致含气量不均，未成熟肺泡含气量不足而塌陷，成熟肺泡过度通气而呈囊性肺气肿，肺内气体不均，血流量减少，气体交换障碍，造成缺氧及 CO_2 潴留。

早期病理表现为肺泡发育不成熟，未成熟的肺泡迟缓而不均匀地发育，有成熟不良的灶性肺泡萎陷和较成熟的肺泡代偿性过度扩张共同存在，妨碍了气体交换，此后肺泡细胞发育成熟，但肺泡腔更加扩张。随着病程进展，成熟肺泡过度充气呈囊状肺气肿，肺间质纤维化，造成肺内气体分布不均，继而导致颗粒结节或模糊影、泡性肺气肿等一系列影像学改变[5]。

【临床表现】

以生后几天迅速发展的肺气肿为主要表现，而出生时可完全正常，生后 1～4 周才出现缺氧症状，表现为发绀、呼吸困难、高碳酸血症、呼吸三凹征和呼吸暂停等，这些症状呈间歇性、进行性或反复出现。本病的严重程度与胎肺未成熟密切相关。

【实验室检查】

1. 血常规检查·血白细胞计数分类正常。
2. 血气分析·$PaCO_2$ 可达 8.0～10.6 kPa(60～80 mmHg)，而 PaO_2 仅为 2.66～5.32 kPa(20～40 mmHg)[6]。
3. 肺功能·肺活量及功能残气量均降低。

【影像学表现】

1. X 线表现·生后几天内胸部 X 线表现两肺清晰，随呼吸困难出现相应的肺部影像学表现。早期，肺内可出现颗粒结节或弥漫性蜂窝状影和含气不均，掺杂泡性肺气肿，随着病情的进展可局限性出现较大囊性透光区伴间质增厚，及广泛分布条索影。

根据发病时间，Kendig 等[7] 将 X 线表现分为 2 期。

(1) Ⅰ期：病程＜6 周，双肺弥漫性间质浸润，纹理呈网状增多，部分呈片状浸润，可有小的囊状透亮区，这与早产儿幼稚肺泡萎陷、成熟肺泡过度充气及肺间质纤维化相符。

(2) Ⅱ期：病程 1～5 个月，双肺小囊状病变逐渐融合扩大，双下肺过度膨胀，呈肺气肿征，这与囊状肺气肿、肺间质纤维化所致泡性肺气肿相符(图 7 - 10 - 1)。

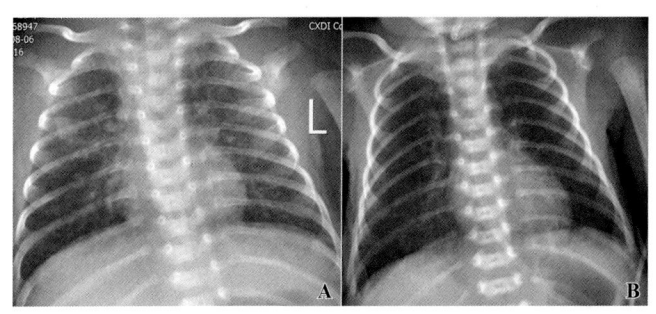

图 7 - 10 - 1　女性，1 个月。WMS

胎龄 30 周+4 天，出生体重 1200 g。无机械通气并持续吸氧史。胸部 X 线片(A)显示双肺充气过度，双侧肺纹理呈网格状增多，部分呈片状浸润，可见散在小的囊状透亮区影；13 个月后复查(B)，双肺过度膨胀，双膈位于约第 10 后肋水平，呈肺气肿征，内中带肺纹理呈网格状增多。

2. CT 表现·弥漫性分布的肺气肿、肺气囊及肺间质增生、肺萎陷。其中肺气肿多表现为无壁的透光影，代表了小叶性肺气肿。

肺气囊表现为蜂窝状小囊状气腔，壁厚，边缘清晰。间质增生表现为小叶间隔增厚及粗大网格影，合并肺萎陷，可表现为条索状瘢痕条带影。

【诊断标准】

WMS 确诊条件有以下 2 条。

(1) 无 HMD 及正压通气、高浓度氧吸入史。

(2) X 线片典型的弥漫性小圆形囊性气肿伴间质增厚，又称泡肺(bubbly-lung)改变。

【鉴别诊断】

1. 支气管肺发育不良·WMS 与支气管肺发育不良的鉴别点为生后几天甚至几周后出现缺氧表现，并进行性加重，发病前影像学可正常。支气管肺发育不良有长期机械通气和长时间吸入高浓度氧史。

2. 先天性肺囊肿·根据 X 线片有囊状改变需与先天性肺囊肿鉴别，一般情况下先天性肺囊肿不可能累及所有肺叶。

3. 肺透明膜病(HMD)·自然状态下未予以机械通气治疗的 HMD，其 X 线片是普遍密度增高，肺萎陷的表现，不出现气囊肿，故可除外。

(张　静　彭　芸)

参考文献

[1] 徐赛英. 实用儿科放射诊断学[M]. 北京：北京出版社，1999：268 - 269.

[2] 潘恩源. 儿科影像诊断学[M]. 北京：人民卫生出版社，2007：352.

[3] Takami T, Kumada A, Takei Y, et al. A case of Wilison-Mikity syndrome with high serum KL - 6 levels [J]. J Perinatol, 2003, 23：56 - 58.

[4] 赵如影, 吴慧莹, 曹亚先, 等. Wilson-Mikity 综合征的 X 线及 CT 诊断[J]. 放射学实践, 2012, 27：455 - 457.

[5] Hoepker A, Seear M, Petrocheilou A, et al. Wilison-Mikity syndrome: updated diagnostic criteria based on nine csses and a review of literature [J]. Pediatric pulmon01, 2008, 43：1004 - 1012.

[6] 张廷熹, 黄廉溪. Wilson-Mikity 综合征九例报告[J]. 中华儿科杂志, 1992, 30：144 - 145.

[7] Kendig EL, Chernick V. Disorders of the respiratory tract in children [M]. Philadelphia: Saunders, 1983：244 - 245.

第十一节·慢性支气管肺损害或发育不良

新生儿支气管肺发育不良(bronchopulmonary dysplasia, BPD)是下呼吸道发育障碍引起的疾病，指出生后不久需机械通气和高浓度氧治疗，并在生后 28 天仍依赖吸氧，并伴有肺功能异常。

近年来，BPD 发生率也因早产儿存活率的显著提高而呈增加趋势，尤其是出生体重 500～1500 g 的早产儿，BPD 发生率达 20%～30%，重症 BPD 病死率达 25%，已成为 NICU 最为棘手的问题之一。

数十年来，BPD 的概念一直存在不同观点。1967 年 Northway[1] 首次报道的病例名称为支气管肺发育不良(BPD)，属于"经典型"或"旧型"BPD，主要发生在较大的早产儿，日龄超过 28 天仍依赖氧疗，肺部病变较为严重。后来，经典型 BPD 越来越少见，而被称为新型 BPD 更为常见。

新型 BPD 主要发生在较小的早产儿，到纠正胎龄 36 周仍依赖氧疗，曾称为慢性肺疾病(chronic lung disease, CLD)。2000 年，美国国立儿童健康和发育研究所(NICHD)BPD 研讨会一致通过,仍使用BPD,而不再使用CLD[2]。

BPD的病因及相关危险因素非常复杂,国内外资料显示,以下因素可能与本病发生相关:

(1) 早产和低出生体重是新生儿BPD发生的重要危险因素[3,4]。胎龄每小1周,发生BPD的概率增加2～3倍。

(2) 遗传易感性和遗传倾向是本病发生的重要基础,有报道显示具有哮喘及反应性气道疾病家族史的早产儿更易患BPD。

(3) 感染可能影响肺发育[5-7],增加BPD发生的风险[8,9]。

(4) 高浓度或长期吸氧与肺损伤密切相关,吸氧浓度越高、时间越长,BPD发生率越高,这可能与不成熟肺对氧非常敏感相关。

(5) 机械通气既是BPD的治疗手段,又可能是BPD发展的促进因素。这可能是机械通气可引起炎性介质分泌增加、细胞周期阻滞、线粒体功能障碍所致[10]。许多证据显示,机械通气参数越高,时间约长,BPD发生率越高[11]。

【发病机制与病理】

发病机制尚未明确。BPD的严重程度是多种因素共同决定的,如肺发育不成熟、产前及出生后感染/炎症、反复机械通气和长期氧疗在BPD等诸多因素。产前感染和炎症可能使胎肺暴露于多种炎症因子和异常生长因子中,从而扰乱肺泡分隔和血管发育过程。

此外,在炎症损伤的修复期,调控正常肺生长和修复的一些生长因子及其他物质也会影响其后的肺结构,这些都将最终导致BPD的发生[1]。

BPD肺病理变化非常广泛,几乎累及各级支气管和肺泡,表现为较大的支气管黏液腺大量增生,广泛的或局灶性的支气管软化。小气道发生广泛的黏膜上皮细胞增生,平滑肌增生,管壁增厚,管腔狭窄。各级支气管可见广泛的炎性反应,炎性细胞浸润、水肿,气道上皮细胞坏死、脱落。

此后有间质细胞增生、纤维化。肺泡数量减少,肺泡总面积减少。常伴肺不张和肺气肿。毛细血管内皮细胞增生、通透性增高。

BPD分为经典型和新型两类。

1. 经典型BPD · 在最初仅靠补充氧气和机械通气支持的早产儿中被描述,它以严重新生儿呼吸窘迫综合征(NRDS)为原发疾病,以肺发育不成熟、急性肺损伤和损伤后异常修复为特点,气道损伤、炎症和实质纤维化是BPD的突出表现[12,13]。

尽管产科和新生儿科在护理极低出生体重婴儿方面取得了相当大进展,但仍有25%～30%的存活婴儿发生支气管肺发育不良(BPD)[14]。

随着肺泡表面活性剂等治疗方案的出现,BPD的特征发生了明显的变化,它似乎是肺发育停滞的结果,其特征是肺泡的分离异常和微血管成熟异常。

2. 新型BPD · 不再看到严重的慢性气道阻塞,出生时仅有轻度或无肺部疾病,之后以肺泡发育进程受阻为主,肺泡发育不良,表现为肺泡数目减少、体积增大、结构简单化及微血管形态异常,肺体积小是BPD婴儿的一个特征。

【临床表现】

BPD多见于早产儿,常因RDS、肺炎、吸入性综合征等疾病需要机械通气和高浓度吸氧,发生BPD后,虽然原发病已改善,但患儿仍需机械通气和吸氧,肺部感染反复发作,不易控制,气道分泌物增多,呼吸困难明显,可见三凹征,部分病例并发肺动脉高压和心力衰竭。

轻症者可3个月脱机,病情逐渐恢复正常。重症者常需要吸氧或机械通气数月甚至数年,病死率高,存活者生长发育受到严重影响。

1. 经典型BPD · 临床特点概括如下。

(1) 原发疾病均为严重的早产儿呼吸窘迫综合征(RDS)。

(2) 发生在较大的早产儿,平均胎龄34周,出生体重2.2 kg,胎龄、体重相对较大。

(3) 出生后即出现严重低氧血症及呼吸衰竭,常需机械通气,且需较高的氧浓度气道压力(氧浓度80%～100%,气道压力20～40 cmH$_2$O)。

(4) 需要机械通气和高浓度吸氧,持续用氧时间累计超过28天,肺部病变较为严重,病死率较高。

2. 新型BPD · 目前,随着NICU救治技术及早产儿管理水平逐步完善,经典型BPD患儿越来越少见。新型BPD更为常见[15],其主要的临床特点如下。

(1) 患儿多为极不成熟的早产儿,胎龄<26周,出生体重不足1 000 g。

(2) 肺部原发疾病较轻或无明确原发疾病,生后不需要高浓度氧疗,但数日或数周后逐渐发生进行性呼吸困难,需提高氧浓度甚至机械辅助通气才能维持正常血气及血氧,到纠正胎龄36周仍存在氧依赖。

(3) 少数为因伴有严重疾病(如先天性心肺畸形、膈疝、严重感染等),在生后数周内需机械通气且用氧浓度高的足月儿。

【实验室检查】

1. 动脉血气分析 · 低氧血症、高碳酸血症,严重者pH低于正常。

2. 电解质检查 · 慢性CO$_2$潴留、利尿剂应用可引起低钠血症、低钙血症和低钾血症。

3. 尿液分析 · 显微镜下可见红细胞,提示因长时间的利尿剂治疗可能导致肾钙化。

4. 血常规及分类 · 中性粒细胞减少或白细胞升高可协助败血症诊断。

5. 肺功能 · 呼吸道阻力增加和顺应性减低是其主要特征。生后第1年,婴儿肺功能试验仍表现为用力呼气流速减低,功能残气量和残气量增加,残气量/总肺容量和支气管扩张反应性增加,提示轻中度气流阻塞、气体滞留及气道反应性增加等特点[16,17]。

【影像学表现】

BPD是一个不断变化的病理生理过程,随着BPD不同病因及病理改变,可能会出现不同的影像学表现,影像学也有可能揭示其影响因素和疾病进展[18,19]。

经典型与新型BPD病理不同则影像学表现不同。

1. 经典型BPD · 经典型BPD的X线表现为肺充气过度、肺不张、囊泡形成及间质气肿影,严重病例伴肺动脉高压者可显示肺动脉干影(图7-11-1)。Northway等[1]依据BPD的病理改变将胸部X线分为4期(图7-11-2)。

Ⅰ期:起病1~3天,双肺野呈磨玻璃样改变,与RDS的X线改变相同(图7-11-2A)。

Ⅱ期:起病4~10天,双肺完全不透明,肺实变明显(图7-11-2B)。

Ⅲ期:起病11~30天,演变成慢性期。双肺野密度不均,透亮区扩大呈囊泡状,伴通气过度和肺不张,表现为线条状或斑片状致密影伴充气的透亮小囊腔(图7-11-2C)。

Ⅳ期:起病1个月后,双肺野呈蜂窝状透亮区,伴通气过度,表现为两肺广泛纤维化伴肺气肿(图7-11-1和图7-11-2D)。

原发病的X线表现常与BPD重叠,也可加速BPD变化的进程(图7-11-3),导致影像学表现不典型。因此,其分期与时间的相关性并非总是一一对应,应注意客观评价。

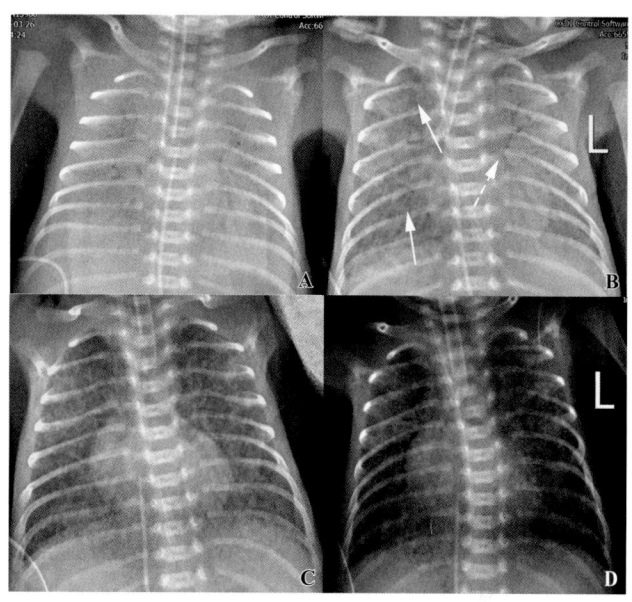

图7-11-3　男性,出生当天。新生儿呼吸窘迫综合征,支气管肺发育不良

胎龄29周,体重1250g,生后呼吸困难30min。胸部X线片(A)显示双肺白肺,内可见空气支气管征,心缘及膈面轮廓消失,NRDS(Ⅳ级);4天后复查(B),双肺透光度仍普遍降低,右肺可见多发小囊状及分支状低密度影,散在间质积气(白箭),左肺可见空气支气管征(白虚箭);10天后复查(C,Ⅲ期),双肺野密度不均,可见广泛网格状及斑片状高密度影并多发充气的透亮小囊腔;15天后复查(D,Ⅳ期),双肺野广泛网格状纤维化影及蜂窝状透亮区,双膈低平,位于第10后肋水平,为双肺通气过度致肺气肿。

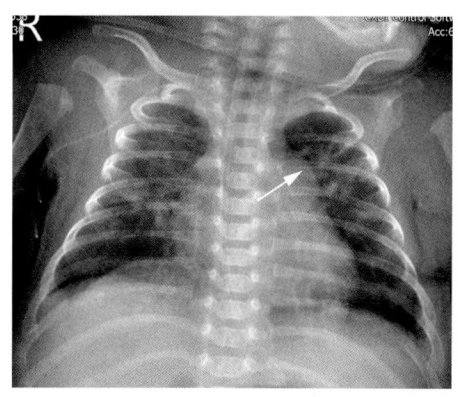

图7-11-1　女性,2个月。新生儿呼吸窘迫综合征,支气管肺发育不良

胎龄28周,出生体重910g,生后呼吸费力30min。机械通气并持续吸氧2个月。胸部X线片显示肺充气过度,双肺多发索条及网格状高密度影、囊泡形成及间质气肿,肺动脉段膨隆(箭)。

2. 新型BPD·与经典BPD相比,新型BPD患儿肺部X线改变不典型,缺乏特异性。

早期胸部X线常无改变或仅见磨玻璃状改变;或仅表现为肺野模糊,肺纹理增多、增粗、紊乱,反映了肺体积弥漫性减小或液体增多。有时表现为肺节段性或肺叶性不张,或者呈炎性浸润的斑片状阴影[5]。

一般认为,新型BPD不会有区域性肺严重过度膨胀、肺气肿等经典BPD表现(图7-11-4)。

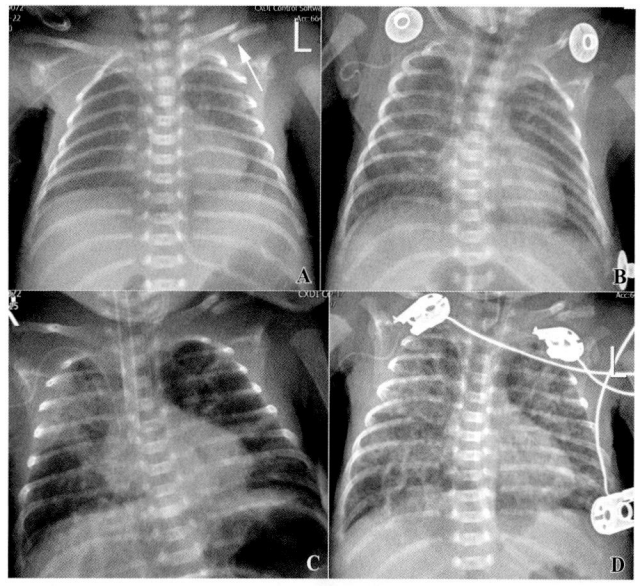

图7-11-2　男性,1天。新生儿呼吸窘迫综合征,支气管肺发育不良

胎龄27周,出生体重1000g,窒息复苏后入院。胸部X线片(A,Ⅰ期)显示双肺野呈广泛磨玻璃样改变,内可见散在空气支气管征;左侧锁骨骨折(箭);生后4天复查(B,Ⅱ期),双肺透光度进一步广泛降低,夹杂广泛片絮状高密度影;11天复查(C,Ⅲ期)双肺密度不均,右上肺线条状或斑片状致密影伴两肺充气的透亮小囊腔;1个月复查(D,Ⅳ期),双肺野呈广泛网格状及蜂窝状区,伴通气过度,双膈面位于第9后肋水平下,表现为两肺广泛纤维化伴肺气肿;左侧锁骨骨折愈合期,可见骨痂影。

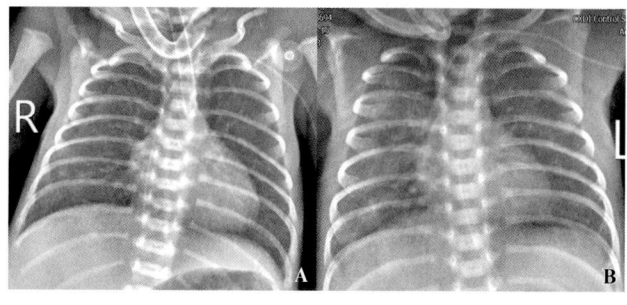

图7-11-4　女性,出生当天。支气管肺发育不良

胎龄28周+2天,体重800g,早产生后呼吸费力30min。持续吸氧超过28天。胸部X线片(A)显示双肺透光度广泛略减低呈磨玻璃样,肺纹理模糊,上纵隔区胸腺体积小;1个月后复查(B),双肺可见广泛片絮状炎性浸润的斑片状阴影,无区域性肺严重过度膨胀、肺气肿征象。

在2~4周时,肺部可出现小囊泡状透亮影,且随时间推移,囊状透亮影区逐渐增多,形成囊泡样蜂窝样改变,肺气肿明显[13],表现为膈肌变平、低于第9后肋水平(图7-11-5)。

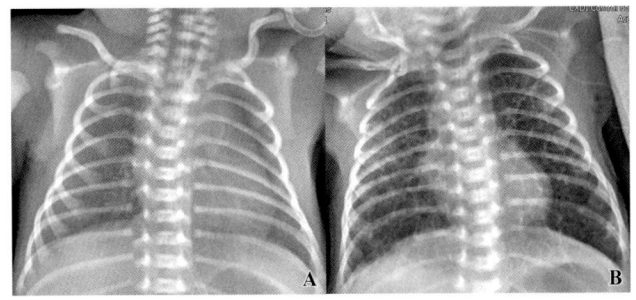

图7-11-5　男性,出生当天。支气管肺发育不良

胎龄29周余,体重1310g,生后呼吸费力20min。持续吸氧超过28天。胸部X线片(A)显示双肺广泛浅淡磨玻璃样影,肺纹理模糊;15天后复(B),双肺野广泛网格状,斑片状致密影及蜂窝状透亮区,双膈低平,位于第10后肋水平,为双肺通气过度致肺气肿。

有研究提出[20]有以下几种影像学特征的患儿,应考虑为BPD:①双肺透亮度下降,呈磨玻璃样。②以肺段、肺叶分布的实变影。③多发大小不一的囊泡影,呈蜂窝状,多见于中后期。④基础病好转后又出现肺纹理粗乱,双肺透沟度下降。⑤线状影和网格影为慢性BPD。⑥多为弥漫性分布的间质纤维化。

经典型CT表现包括网状高密度影、多灶性密度减低区和显著的支气管壁增厚。随围产期护理及诊疗水平的提高,临床上症状轻微、影像表现不典型的BPD越来越多,虽然目前尚缺乏系统性研究结果,但HRCT表现可概括为低密度病变和高密度病变2种改变。

(1)低密度灶/区:呈片状或小叶性分布,边界清,其内肺血管分布稀疏。当病变多发时,其大小不等,双肺分布不对称(图7-11-6)。在新型BPD定义之前,低密度病变被认为是因气道狭窄导致的阻塞性肺气肿和肺组织过度充气引起的代偿性肺气肿,为BPD后遗症期的主要表现之一。

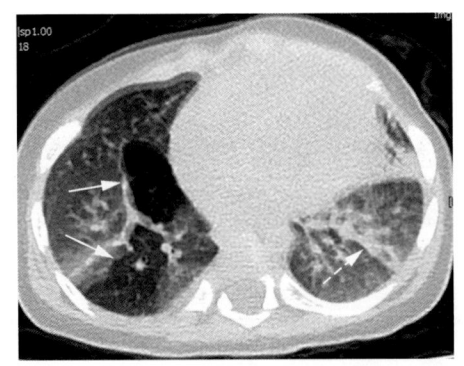

图7-11-6　男性,10个月。支气管肺发育不良

胎龄30周,出生体重1330g。CT肺窗显示右下肺片状低密度透亮影(实箭),边界清,内肺血管分布稀疏;双肺下叶条状及胸膜下斑片状高密度影(虚箭)。

新型BPD定义之后,多项[21,22]研究显示大部分低密度改变与肺气肿无关,推测其可能是由于肺泡数目减少,体积增大,结构简单化和肺泡基底膜血管发育不良造成,反映了肺气肿前肺的变化,并推测这种改变是进行性的。这类患儿需进一步随访,以确定其肺部改变能否改善或加剧。

囊泡征表现为散在、区域性或弥漫性分布,散在分布时多表现为大小不等的囊样改变(图7-11-7B、C),区域性弥漫性分布则表现为蜂窝状改变。囊泡征多见于中重度BPD慢性期或后遗症期。

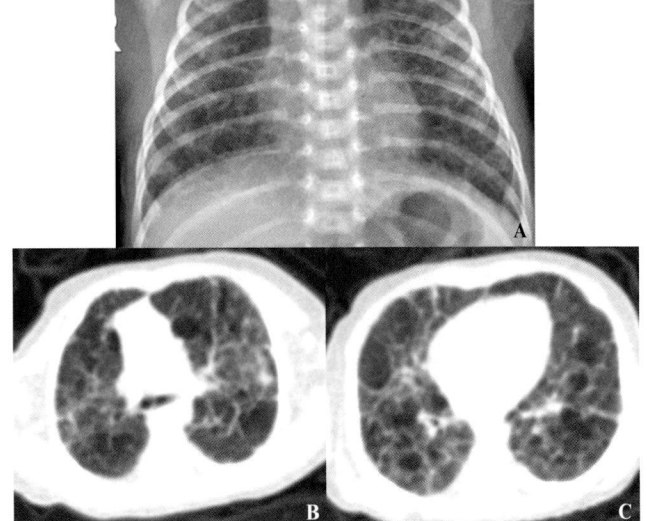

图7-11-7　男性,21天。支气管肺发育不良

胎龄29周,出生体重1270g,生后呼吸费力,机械通气治疗史并持续吸氧>28天。胸部X线片(A)显示双肺广泛网格状及斑片状高密度影,并蜂窝状囊性低密度影;33天后CT肺窗(B、C)显示双肺广泛网状高密度影,并多灶性囊片状密度减低区,部分支气管壁增厚。

(2)高密度病变

1)肺内线状、斑片状密度增高与胸膜下三角形密度增高:这些表现可以相互转换(图7-11-8),且数量均与机械通气时间长短及围产期护理水平相关,并与功能残气量呈负相关,提示肺泡受损萎陷、肺不张和肺纤维化的发生[9]。

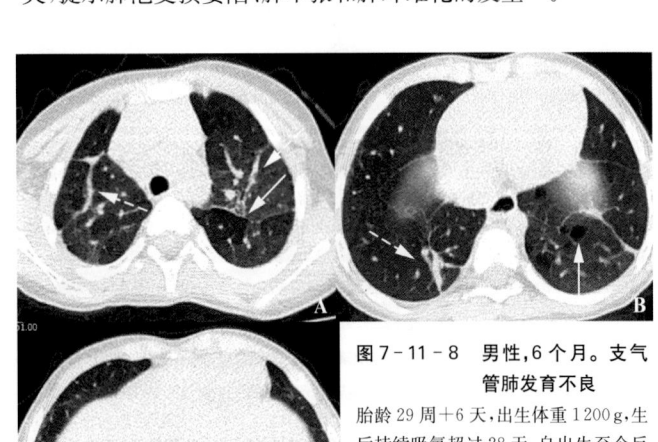

图7-11-8　男性,6个月。支气管肺发育不良

胎龄29周+6天,出生体重1200g,生后持续吸氧超过28天,自出生至今反复发作喘憋及肺部感染。CT肺窗显示双肺密度不均(A),可见散在分布的囊片状密度减低区(实箭,B),及走行僵硬线性及胸膜下三角形高密度影(虚箭,C)。

2) 磨玻璃密度：常提示早期肺内渗出性改变，可与低密度区相间分布，呈马赛克分布，亦可因后期肺间质异常修复增厚形成（图7-11-9）。

3) 支气管壁厚、管腔狭窄：常见于经典型BPD，随着围产期诊疗水平的提高在新型BPD中已不常见。

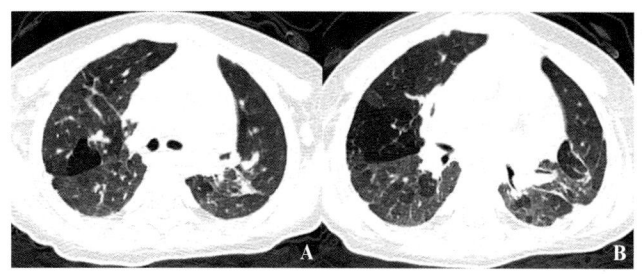

图7-11-9　男性，10个月。支气管肺发育不良

胎龄27周+5天，出生体重1070g。CT肺窗显示双肺密度不均呈马赛克样，磨玻璃样稍高密度与低密度区相间分布，其间散在条片状高密度影。

有研究显示，早产儿胸部CT如果出现不均匀低密度、线性或胸膜下三角形高密度，对BPD诊断具有提示意义（图7-11-8），而肺内网格、囊泡征对中重度或慢性期BPD具有影像学确诊意义（图7-11-7）。

（3）BPD严重程度的评估：随着对BPD认识的逐渐深入，其诊断标准在不断修订，对BPD严重程度的评估也在发生变化，且目前还存在着争议。

1994年，Weinstein等[23]则将BPD的肺部X线表现分为以下6级。

Ⅰ级：不清楚、不明确的混浊影，肺野模糊。

Ⅱ级：明确的线网状混浊影，主要分布于中内带。

Ⅲ级：粗大的线网状混浊影延伸至外带，与内带融合。

Ⅳ级：除Ⅲ级表现外，还有非常小但明确的囊状透亮影。

Ⅴ级：囊状透亮影大于Ⅳ级，不透亮区与囊状透亮区近似相等。

Ⅵ级：囊状透亮区大于不透亮区，肺呈囊泡状改变。

仅依据临床实验室检查评估BPD的严重程度有严重的局限性，如对于有症状的婴儿人群，FRC降低值不能用于预测出院后患儿呼吸道症状的严重程度。这是因为在没有明显气道疾病的情况下，功能残气量与CT上胸膜下三角形混浊或线性混浊数量之间的显著关联，可能与肺纤维化病变和/或因分隔停滞导致的绝对肺容积减小有关。

而过度透亮区、线状不透明影和胸膜下三角形高密度影是BPD最常见的影像学表现[21]。因此，将这些表现纳入研究非常有必要。

Ochiaic[24]通过CT与X线平片对BPD严重性的评估价值进行比较后认为，X线片非常有益于评估BPD急性期的弥漫性病理变化，而CT在预测BPD预后，特别是严重型和最终回家后仍需氧治疗的BPD非常有用。

【诊断标准】

经典BPD的诊断标准为：生后1周使用过机械通气，其后需要吸氧，以维持$PaO_2>6.67kPa$的时间持续28天以上，且胸部X线片有持续存在的致密阴影，并有不规则透亮区。

2000年6月美国国家儿童健康和人类发展研究所（NICHD）等机构对BPD的概念和机制进行研究并制定了新的定义和诊断标准[2]，即任何氧依赖超过28天的新生儿即可明确诊断，并根据出院时需氧分数值的高低分为轻度、中度和重度。

2018年NICHD研讨会对BPD进行了重新定义并达成了BPD诊断标准新共识[25]。

（1）早产儿（胎龄＜32周）伴持续性器质性肺病。

（2）经影像学证实存在肺实质病变。

（3）在矫正胎龄36周时超过连续3天需一定方式的呼吸支持或氧疗才能维持动脉氧饱和度在90%～95%及以上者，根据氧依赖程度分为Ⅰ、Ⅱ、Ⅲ度。

【鉴别诊断】

BPD在不同的时期有不同的病理变化，在病变初期或进展过程中需与其他呼吸系统疾病相鉴别。

1. 新生儿肺透明膜病（NRDS）·BPD初期影像学征象与NRDS类似，表现为肺野透光度降低，肺内广泛分布细颗粒影，严重者呈白肺表现，但NRDS患儿在临床应用肺表面活性物质后，肺部影像学表现改善迅速，而BPD肺部病变为持续性、进展性。

2. Wilson-Mikity综合征（WMS）·是一种少见的婴幼儿呼吸道疾病，亦多见于早产、低出生体质量儿，病程后期也可见囊泡影。但WMS无氧依赖史且预后较好。可根据病史和影像随访对WMS与BPD进行鉴别诊断。

3. 湿肺、肺出血·以磨玻璃密度的肺泡内渗出和网状、线样增厚的间质积液为特征，可见局限性肺气肿造成的透亮区，但病程短、影像学表现变化快，可与BPD进行鉴别诊断。

4. 先天性肺囊腺瘤样畸形（CPAM）·是指肺局部发育不全、终末细支气管过度生长形成的肺组织囊性改变和腺瘤样改变混合的一种先天性畸形，目前统一归入先天性肺气道畸形中，常于围产期发现，病变多局限于1个肺叶或肺段，呈大囊、小囊、囊实性等多种表现，可表现为薄壁或伴实性成分。多因继发肺部感染表现出临床征象，易与BPD鉴别。

（张静　彭芸）

参考文献

[1] Northway WH, Rosan RC, Porter DY. Pulmonary disease following respirator therapy of hyalinemembrane disease, bronchopulmonary dysplasia [J]. N Engl J Med, 1967, 276:357-368.

[2] Jobe AH, Bancalari E. Bronchopulmonary dysplasia [J]. Am J Respir Crit Care Med, 2001, 163:1723-1729.

[3] Zhang H, Fang J, Su H, et al. Risk factors for bronehopulmonary dysplasiain neonates born at ≤1500g (1999-2009) [J]. PediatrInt, 2011, 53:915-920.

[4] 早产儿支气管肺发育不良调查协作组.早产儿支气管肺发育不良发生率及高危因素的多中心回顾调查分析[J].中华儿科杂志,2011,49:655-662.

[5] 常立文,李文斌.关注早产儿支气管肺发育不良[J].中国新生儿科杂志,2011,26:2-4.

[6] Denney JM, Cuihane JF, Gogenberg RL. Prevention of preterm birth [J]. Womens Health (Lond En91), 2008, 4:625-638.

[7] Stoll BJ, Hansen N, Fanaroff AA, et al. Late-onset sepsis in very low birth weight neonates: the experience of the NICHD Neonatal Research Network [J]. Pediatrics, 2002, 110 (2 Pt 1):285-291.

[8] Reseh B, Gutmann C, Reiterer F, et al. Neonatal ureaplasnm urealytleum

colonization increases pulmonary and cerebral morbidity despite treatment with maerolide antibiotics [J]. Infection, 2016, 44:323-327.

[9] Nakanishi H, Uehiyama A, Kusuda S. Impact of pulmonary hypertension on neurodevelopmental outcome in preterm infants with bmnchopulmonary dysplasia: a cohort study [J]. J Perinatol, 2016, 36:890-896.

[10] Gibson AM, Reddington C, McBride L, et al. Lung function in adult survivors of very low birth weight. witll and without bmnehopuimonary dysplasia [J]. Pediatr Pulmonol, 2015, 50:987-994.

[11] Guimaraes H, Rocha G, Vasconeellos G, et al. Risk factors for bronchopulmonary dysplasia in five Portuguese neonatal intensive care units [J]. Rev Port Pneumol, 2010, 16:419-430.

[12] Fanaroff AA, Hack M, Walsh MC. The NICHD neonatal research network: changes in practice and outcomes during the first 15 years [J]. Semin Perinatol, 2003, 27:281-287.

[13] Chess PR, D'Angio CT, Pryhuber GS, et al. Pathogenesis of bronchopulmonary dysplasia [J]. Semin Perinatol, 2006, 30:171-178.

[14] Jobe AH, Bancalari E. Bronchopulmonary dysplasia [J]. Am J Respir Crit Care Med, 2001, 163:1723-1729.

[15] Roberts D, Brown J, Medley N, et al. Antenatal corticosteroids for accelerating fetal lung maturation for women at risk of preterm birth. Cochrane Database Syst Rev, 2017:CD004454.

[16] Gomella T, Cunningham M. Neonatology [M]. 7th ed. New York: McGraw-Hill, 2013.

[17] 邵肖梅,叶鸿瑁,丘小汕,等.实用新生儿学[M].5版.北京:人民卫生出版社,2019.

[18] Flors L, Mugler JP 3rd, Paget-Brown A, et al. Hyperpolarized helium-3 diffusion-weighted magnetic resonance imaging detects abnormalities of lung structure in children with bronchopulmonary dysplasia [J]. J Thorac Imaging, 2017, 32:323-332.

[19] Walkup LL, Tkach JA, Higano NS, et al. Quantitative magnetic resonance imaging of bronchopulmonary dysplasia in the neonatal intensive care unit environment [J]. Am J Respir Crit Care Med, 2015, 192:1215-1222.

[20] 陈勇.支气管肺发育不良的影像诊断探析[J].中国医学创新,2014,11:47-48.

[21] Mahut B, DeBlic J, Emond S, et al. Chest computed tomography findings in bronchopulmonary dysplasia and correlation with lung function [J]. Arch Dis Child Fetal Neonatal Ed, 2007, 92:459-464.

[22] Simpson SJ, Logie KM, O'Dea CA, et al. Altered lung structure and function in mid-childhood survivors of very preterm birth [J]. Thorax, 2017, 72:702-711.

[23] Weinstein MR, Peters ME, Sadek M, et al. A new radiographic scoring system for bronchopulmonary dysplasia [J]. Pediatr Pulmonol, 1994, 18:284-289.

[24] Palta M, Sadek M, Barnet JH, et al. Evaluation of criteria for chronic lung disease in suvifing very low birth weight infants [J]. J Pediatr, 1998, 132:157-163.

[25] Ochiai M, Hikino S, Yabuuchi H, et al. A new scoring system for computed tomography of the chest for assessing the clinical status of bronchopulmonary dysplasia [J]. J Pediatr, 2008, 152:90-95.

第八章
大气道病变

第一节·大气道良性肿瘤

气管肿瘤较为少见,气管良性肿瘤更为罕见,约占气管主支气管肿瘤的10%以下,90%见于儿童期。国内关于气管肿瘤的报道中,恶性占85%,良性仅占15%。但据Gilbert在1953年的报道,婴幼儿的气管肿瘤中93%为良性,成人中49.1%为恶性。

气管良性肿瘤的组织学上多为鳞状细胞乳头状瘤(squamous cell papilloma)、乳头状瘤病(papillomatosis)、血管瘤(hemangioma)。其他良性肿瘤罕见,包括颗粒细胞瘤(granular cell tumor, GCT)、错构瘤(hamartoma)、平滑肌瘤(leiomyoma)、神经鞘瘤(neurilemoma)、血管内皮细胞瘤(hemangioendothelioma)、脂肪瘤(lipoma)、组织细胞瘤(histocytoma)、血管球瘤(glomus tumor)、混合瘤(mixed tumor)、软骨瘤(chondroma)及软骨母细胞瘤(chondroblastoma)。

一、鳞状细胞乳头状瘤

鳞状细胞乳头状瘤是气管罕见肿瘤中最常见的一种,也是成人中最常见的一种大气道良性肿瘤。

1954年首次报道了单发的支气管鳞状细胞乳头状瘤,占所有肺肿瘤的0.38%。它好发于气管的下1/3区域,起源于鳞状上皮,以带蒂的结节或乳头状结节为特征。

大气道鳞状细胞乳头状瘤一般有两个主要的临床特征:①有沿着支气管树向远处扩散的趋势;②虽然乳头状瘤是良性的,但这种良性肿瘤具有恶性转化的潜能,约10%的成人病例发生恶变[1,2]。

大多数孤立性鳞状细胞乳头状瘤患者为60岁以上吸烟男性患者。吸烟与转化为浸润性癌有很强的相关性[3]。约10%的患者可以基本痊愈,部分患者因合并肺癌而死亡。

【发病机制与病理】

肿瘤是由纤维血管核心周围鳞状上皮的增殖引起的。肿瘤多发生于大气道,仅限于气管黏膜表面,向腔内生长阻塞管腔。肿瘤表面覆有上皮,为复层鳞状上皮或纤毛柱状上皮,肿瘤中央间质较少,中央见疏松的纤维血管轴心[4]。

【临床表现】

常表现为咳嗽、喘息及反复呼吸道感染、呼吸困难等症状。少数患者可有咯血[2,3]。

【实验室检查】

纤维支气管镜检查显示乳头状肿块或菜花状宽基肿瘤,导致气道阻塞和狭窄。

【影像学表现】

胸部X线表现为气管、支气管内单发或多发结节,结节边界清楚、局限于气管壁并突向管腔(图8-1-1),外形不规则,

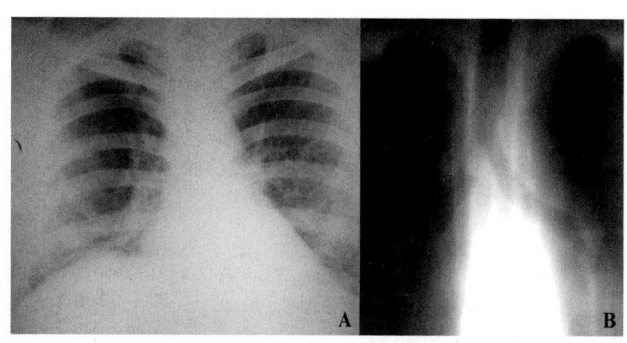

图8-1-1 男性,42岁。右主支气管乳头状瘤

胸部X线片吸气相正位片(A)双肺未见明显改变;体层摄影(B)示右主支气管起始部类圆形肿物影,边界清楚,表面不光。

呈分叶、乳头状或息肉状。带蒂，也可以无蒂，无蒂结节与气管壁夹角常为锐角。肿瘤附着处气管壁无增厚，气管软骨无受累，无腔外延伸或钙化[2,3]。增强扫描强化不显著。

CT检查还可表现为肺实质内的囊肿伴邻近结节，并伴有远端播散。由于病变及其周围常存在炎症，在PET-CT上存在较高的标准摄取值（SUV_{max}），难以与鳞状细胞癌鉴别[1,5]。

【诊断标准】

活检或手术切除病变标本行组织病理组织学检查，肿瘤呈乳头状生长，表面被覆鳞状上皮细胞是本病诊断的金标准[1]。

【鉴别诊断】

1. 气管鳞状细胞癌·鳞状细胞乳头状瘤可转化为鳞状细胞癌，两者临床特征上相似。影像学上，鳞状细胞癌呈现浸润性生长，在突入腔内的同时，还向气管壁内浸润，导致管壁增厚，甚至在管壁周围形成软组织肿块。肿块较大时，发生液化坏死会导致密度不均匀。

增强扫描，液化坏死区不强化，肿瘤实质呈中等强化。PET-CT高摄取改变。最终诊断依赖组织病理学检查。鳞状细胞癌在组织学上表现为肿瘤细胞分层排列，如同复层鳞状上皮一样，胞质丰富，癌巢中央可见角化珠，有异性核分裂，核深染。

2. 乳头状瘤病·鳞状细胞乳头状瘤多见于成年吸烟者，影像学表现为单发、边界清楚、局限于气管壁并突向管腔的瘤结节；乳头状瘤病则儿童多见，影像上病灶往往多发，典型的"瘤毯"样改变。

二、乳头状瘤病

乳头状瘤病又称多发性乳头状瘤、幼年型喉气管乳头状瘤。病灶往往多发，发生在喉部居多。

气管支气管乳头状瘤也同样有两个主要的临床特征：①有沿着支气管树向远处多个部位扩散的趋势，少数（约5%）可向远端蔓延到气管支气管甚至肺实质内；大气道内的肿瘤可以是少量局限性的，也可以数量众多，可形成较大面积的"瘤毯"；②具有恶性转化的潜力，在10%的成年患者中转化为鳞状细胞癌。

气管支气管乳头状瘤真实的发病率尚不清楚。它常见于儿童，儿童的发病年龄多为2~4岁；成人偶见，成人的发病高峰年龄在20~40岁，男性稍多见[6]。

根据乳头状瘤病的自然过程，又分为两种类型，即侵袭性和非侵袭性。侵袭性的定义是依据发生过10次以上的肿瘤清理手术史，一年3次以上的手术史，以及乳头状瘤累及声门下、气管或支气管[6]。

人乳头状瘤病毒（HPV）4型或6型感染与乳头状瘤病的发生有关，该病毒通常是在出生时由母亲传染给胎儿[7]。

【发病机制与病理】

病理上病毒引起上皮细胞的增生，造成乳头状肿物，突入气道腔内。肺实质内的感染细胞在肺泡内增生，形成结节。成熟细胞形成的角化碎屑可聚集于结节的中心，或通过气道排出，形成空洞。肿瘤由结缔组织核心和鳞状上皮组成。

【临床表现】

患者常首先表现为声音嘶哑，然而，多数患者不会因为声音嘶哑去看医生，这是造成发病和确诊时间差较长的原因。此外，还常出现支气管痉挛、呼吸困难甚至呼吸衰竭等症状。反复发作的肺部炎症也是就诊常见的现象[7,8]。

【实验室检查】

实验室检查可有白细胞升高。

纤维支气管镜检查可见典型的"瘤毯"样改变。

【影像学表现】

胸部X线片可以显示气管支气管内实性或空洞性肺结节，但是气管或支气管病变很难通过这种方法确定。

胸部CT表现，尤其CT多平面重建是识别气管支气管息肉样病变和播散期肺小结节的首选影像学方法[6,8]。典型表现包括自黏膜突入气道腔内的多发小结节突起或气道壁弥漫性结节样增厚，结节带蒂或广基底，表面光滑（图8-1-2）。

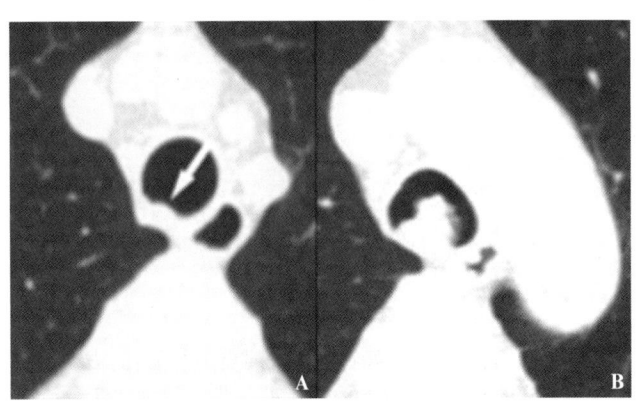

图8-1-2 男性，8岁。气管支气管乳头状瘤

CT肺窗显示胸廓入口平面气管右后壁广基底隆起（A），主动脉弓平面气管后壁广基底分叶状肿物突向气管腔，致气道狭窄（B）。

肿瘤较大者可阻塞支气管，引起阻塞性肺炎或肺不张。少数表现为向壁外浸润发展为恶性。蔓延至肺实质内的肿瘤表现为多发圆形结节，约数厘米直径。

随访可见结节数目及大小均有缓慢增加。大多数肺内结节最终将空洞化，机制不明，呈现为大小不等的薄壁空洞，通常不含液平。

FDG PET-CT显示气管内病变有较高的示踪剂摄取（SUV值），此点是气管良性肿瘤很少见的征象[8]。

【诊断标准】

病变诊断的金标准依赖于标本组织病理学检查[7]。

【鉴别诊断】

鳞状细胞乳头状瘤临床上多见于吸烟的成年男性，影像学上常表现为单发、边界清楚、局限于气管壁并突向管腔的瘤结节。乳头状瘤病临床上多见于儿童，影像学上病灶往往多发，典型的"瘤毯"样改变。

三、气管软骨瘤

气管软骨瘤（endobronchial chondromas）被认为是罕见的良性肿瘤。支气管内软骨瘤可能是Carney三联征的一部分。Carney三联征是一种罕见的非遗传性疾病，主要累及年轻女性，还包括胃肠道间质瘤（胃上皮样平滑肌肉瘤）和肾上腺外副神经节瘤。与Carney三联征无关的孤立性气管、支气管内软骨瘤极为罕见[9]。

至今文献报道大气道软骨瘤不足30例,表现为界限清楚、质硬、表面光滑的肿块,附着于软骨环上,覆盖正常上皮。

肿瘤可发生在气管的任何部位。有文献回顾了23例以往报道的支气管内软骨瘤(非Carney三联征),男女比例为3:2,平均发病年龄为46.29岁±7.83岁。23例中有22例(95.6%)无复发,仅有1例复发2次[9]。

【发病机制与病理】

软骨瘤是具有透明软骨组织学特征的良性肿瘤。它们往往是边界清楚的病变,内部有钙化。由于钙化的存在,软骨瘤常常需要与错构瘤进行区分。肺软骨瘤型错构瘤在软骨小叶间被覆着裂隙状的呼吸型上皮,而软骨瘤仅含有肿瘤性软骨小叶[10]。

气管软骨瘤常发生在气管的中上1/3区域,起源于气管软骨环,形成膨胀性肿块。早期为局部隆起,进一步生长可形成球形肿块突入气管腔,通常无蒂,肿块轮廓光整,表面灰白,中央可有钙化或骨化,气管壁增厚和气管壁外侵袭不是软骨瘤的特征。

镜下瘤组织为透明软骨,部分区域内细胞较分散,瘤内夹杂黏液纤维组织,并可见钙化或骨化。活检的组织学分析显示有特征性的软骨瘤组织,但也有例外,表现为黏液间质与软骨瘤组织混合[9]。

【临床表现】

临床主要症状为干咳,有继发感染时则有痰,肿瘤较大阻塞气道时,则发生呼吸困难与喘鸣等。气管下部肿瘤延伸入支气管时可造成阻塞性肺气肿、肺炎和肺不张。个别巨大肿瘤(主要是气管外部分)甚至可造成上腔静脉压迫及Horner综合征。

【影像学表现】

肿瘤起自软骨环,位于黏膜下,基底较宽,轮廓尚光整,腔内部分直径约数毫米至3cm,同时向气管腔内外生长,但不侵犯周围结构。

若发现软骨性基质的点状或不定形钙化,则可强烈提示本病。气管远端的软骨瘤有时可伸入到主支气管并造成气道阻塞,引发肺气肿或肺不张。

【诊断标准】

病变标本组织病理学检查[9]。

【鉴别诊断】

在影像学上常需要与支气管内错构瘤、气管淀粉样变性、大气道内黏液栓和肺癌鉴别。支气管内错构瘤可以通过胸部CT上的骨和脂肪组织的存在来区分。

分化良好的软骨肉瘤有时类似于软骨瘤,在鉴别诊断时,考虑到软骨肉瘤和其他转移瘤的风险,对肿瘤的组织浸润、转移病变或有丝分裂等恶性浸润征象需要进一步鉴别[9]。

四、气管血管类肿瘤

气管血管类肿瘤(tracheal hemangioma)是一种间叶性肿瘤,在成人中罕见,但可能是儿童中最常见的气管良性肿瘤。肿瘤多发生在上部气管或由颈部向下延伸到气管,即气管的上2/3区域,多位于声门下气管后方或后外侧,常位于黏膜下,肿块结节突入气管腔内引起气管狭窄并可伴有其他部位的血管瘤[11]。

气管血管类肿瘤的病因及发病机制尚不清楚,可能与外伤、感染、体内雌激素水平变化、血管生长因子及基因遗传等多因素相关[12,13]。

【发病机制与病理】

本病较少见,但种类较多,包括毛细胞型血管瘤、海绵状血管瘤、血管内皮细胞瘤和血管外皮细胞瘤等。

毛细血管型和海绵状血管瘤可伴有颈部软组织或纵隔血管瘤。血管内皮细胞瘤是以血管内皮细胞显著增生为特征,肿瘤多为实质性,周围边界不清。血管外皮细胞瘤来源于血管外皮细胞,瘤体大小不等,一般直径小于3cm,肿瘤边界清楚,包膜可有可无,质地坚韧如橡皮,切面灰白。

根据血运程度的不同,肿物可呈紫色或蓝色。组织学上多为海绵状血管瘤,少数为毛细血管瘤。

【临床表现】

气管血管类肿瘤患者缺乏特征性的症状及体征,最常见的临床表现为间歇性咯血,咯血量与瘤体大小和生长部位有关,多数患者咯血量较小。

当瘤体较大阻塞气管或支气管时患者会出现吸气性呼吸困难及喘息[12]。

【影像学表现】

胸部CT对气管内病变的检出及特点显示比标准X线片更敏感、准确。影像学表现为一结节状肿块,位于黏膜下,呈圆形或椭圆形;也可为不规则形,轮廓光整,密度均匀,偶伴发有静脉石(图8-1-3),并可发生自发性缩小,气管壁常无增厚(图8-1-4)。

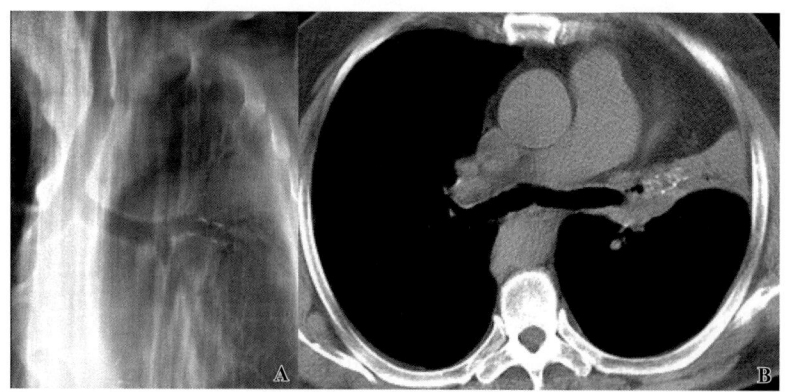

图8-1-3 男性,63岁。支气管黏膜下血管脂肪瘤

X线断层(A)显示左肺上叶支气管狭窄,舌叶支气管管壁斑点状钙化;CT纵隔窗(B)显示左肺上叶支气管远端狭窄、闭塞,外形不规则,内可见短线状、点状钙化,远端肺不张。

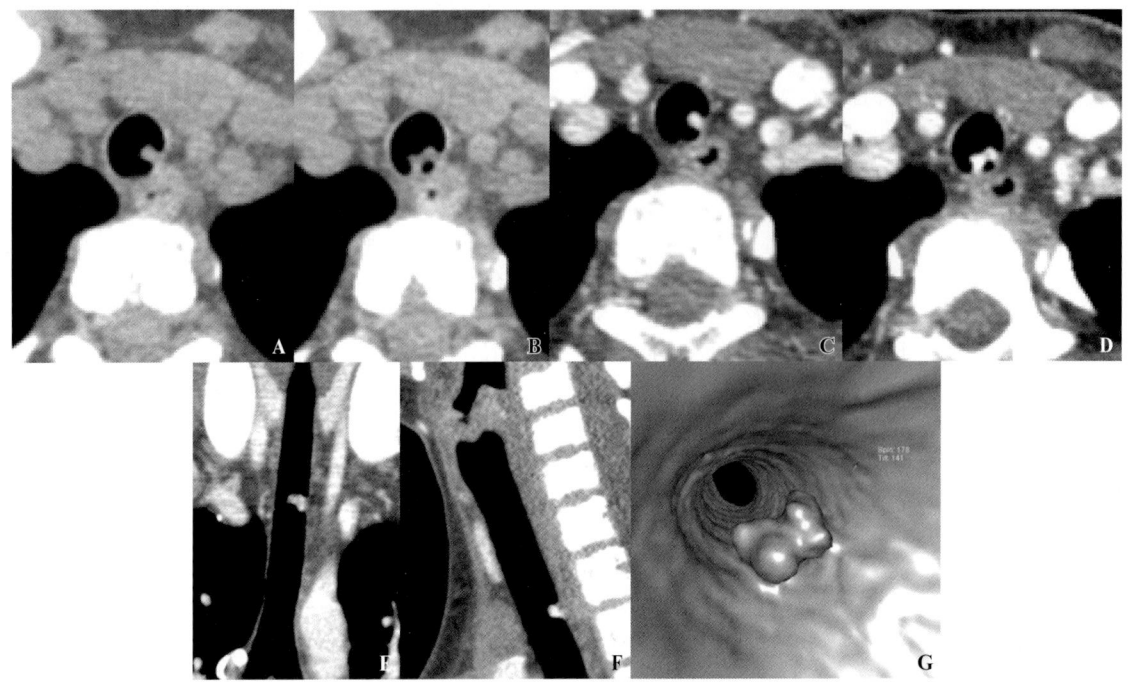

图 8-1-4 男性,13岁。气管上段毛细血管瘤

CT 纵隔窗(A、B)显示胸廓入口处气管后壁不规则软组织结节影向管腔内突起,边缘清楚;CT 增强扫描(C、D)显示病变显著强化,与气管相交处呈钝角;冠状位(E)及矢状位(F)显示气管后壁不规则软组织结节邻近气管壁未见增厚;气管 VR(G)显示气管腔内结节呈分叶状突起。

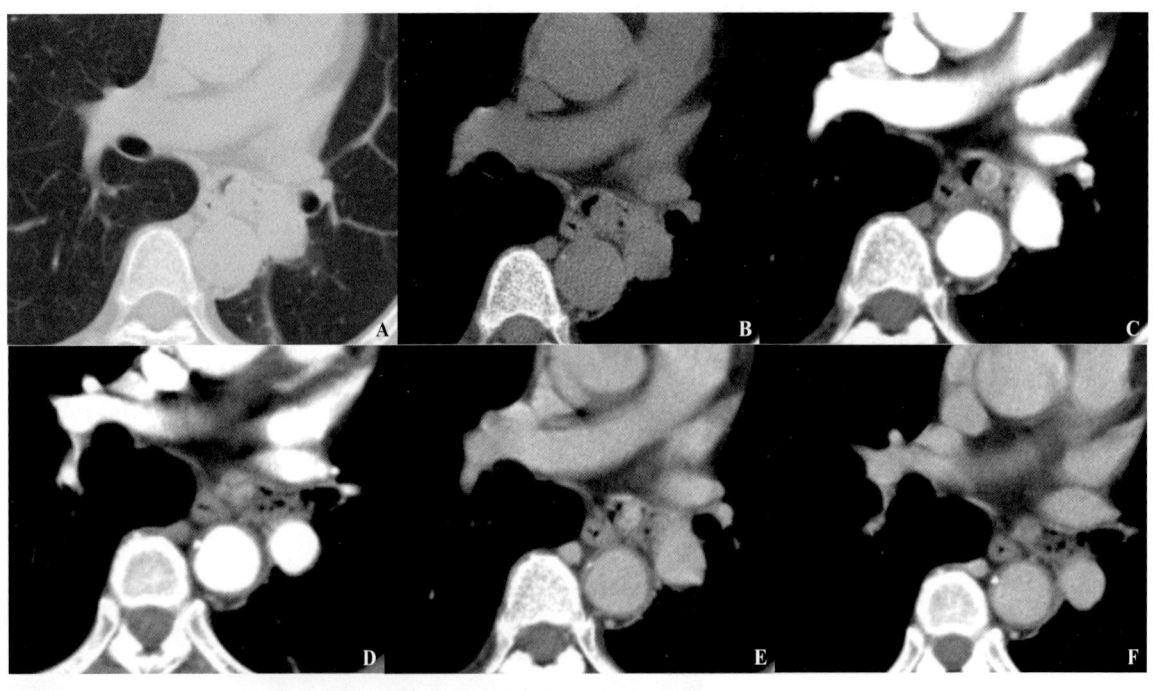

图 8-1-5 女性,64 岁。左主支气管血管瘤

CT 肺窗(A)显示左主支气管内类圆形结节,伴气管狭窄;CT 纵隔窗(B)显示结节密度均匀,与气管壁相贴;CT 增强扫描动脉期(C、D)、静脉期(E、F)显示结节明显强化。

增强扫描后常有明显强化,强化高峰出现在静脉期,并维持较长一段时间(图 8-1-5)。病变较大时可引起阻塞性肺炎、阻塞性肺不张或阻塞性肺气肿(图 8-1-3)。少数患者可同时显示纵隔或颈部其他血管性病变。MRI 扫描 T2 加权像血管瘤组织表现高信号,强化后常有明显强化。

【诊断标准】

该类疾病不适合有创性病理活检。常常在术前依据影像学表现,以及支气管镜下见气管壁两侧樱桃红肿块等血管瘤病变征象,进行初步判定[12]。术后将切除标本进行病理检查确诊[11]。

【鉴别诊断】

1. 气管或支气管的动静脉畸形。其临床表现与气管血管瘤相似，都会出现反复咯血。可以依靠血管造影检查予以鉴别。

2. 淋巴管瘤。血管瘤在组织病理学上的表现与淋巴管瘤相似，其鉴别主要依靠免疫组织化学染色，血管瘤呈现血管内皮细胞特异性的 CD34 及因子Ⅷ阳性，而淋巴管瘤内皮细胞特异性的 D2-40 呈阳性。CT 增强有助于两者的鉴别诊断，淋巴管瘤多为乏血供病变，气管血管类肿瘤则多为富血供病变[12]。

3. 气管腺瘤。是较常见的气管良性肿瘤，造影增强效果也比较显著，但与气管血管类肿瘤相比，增强速度较慢，幅度稍低。气管血管类肿瘤显著、快速、均匀增强（平均幅值往往大于 100 HU）[11]。

五、脂肪瘤

脂肪瘤起源于间叶脂肪组织，生长缓慢。较大的支气管在软骨环外常有脂肪组织存在，故在其他间叶性肿瘤中混有脂肪组织，如肿瘤主要由成熟的脂肪组织构成，即可诊断为脂肪瘤。

气管脂肪瘤男性多于女性，患者平均年龄为 60 岁左右，常发生于右侧支气管，大多数存在于前三个支气管分支。

【发病机制与病理】

大气道脂肪瘤可能为畸形性肿瘤，与肺错构瘤有关。肺错构瘤又称肺纤维软骨脂肪瘤，瘤组织由成熟的软骨、结缔组织、脂肪组织构成，各成分所占比例不同。而脂肪瘤均由分化成熟的脂肪组织构成，没有错构瘤中其他间叶组织成分。

位于大支气管内的脂肪瘤，常生长在黏膜下，突向腔内造成管腔狭窄，也可突向管壁外，形成哑铃状。

【临床表现】

由于生长缓慢的特点，患者逐渐出现气道阻塞的症状，与哮喘和慢性支气管炎相似，延误诊断是常见的[14]。但是，本病的体征主要是吸气性呼吸困难，与支气管哮喘、肺部感染性疾病引起的呼气性呼吸困难明显不同，仔细的体格检查有助于鉴别诊断[15]。本病也会常出现咳嗽或咯血等症状[14]。

【实验室检查】

常规实验室检查无特殊异常。支气管活检不易诊断支气管脂肪瘤，可能由于病变周围的炎性纤维包膜和鳞状化生所致[15]。

【影像学表现】

一般来说，常规 X 线片很难发现病变，因为气管被纵隔覆盖。螺旋 CT 检查多平面重建是诊断本病的首选检查方法。

CT 平扫，肿物呈圆形或分叶状，边缘光滑，密度均匀，密度与皮下脂肪一致，带蒂或广基底（图 8-1-6）。CT 测量到肿瘤内为脂肪密度是诊断的主要依据，增强扫描不强化。

MRI 扫描 T1、T2 加权，以及脂肪抑制序列成像也可以显示典型的脂肪信号。

【诊断标准】

影像学检出无强化的纯脂肪结节即可做出临床诊断，但与错构瘤的鉴别有时要依赖病理组织学检查。

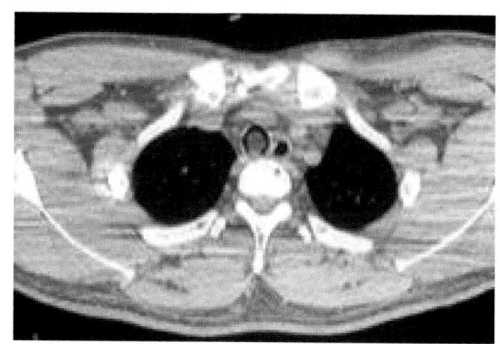

图 8-1-6 男性，35 岁。气管脂肪瘤

CT 显示自气管后壁突向腔内的均匀密度结节，其强度与皮下脂肪相似，CT 值约 -100 HU，边界清楚，轮廓光滑。

【鉴别诊断】

支气管错构瘤在影像上与脂肪瘤表现相似，CT 扫描见气管或支气管内圆形的软组织结节灶，通常表现为钙化和脂肪密度。但其结节内爆米花样软骨钙化是鉴别错构瘤的可靠指标。

六、神经源性肿瘤

神经源性肿瘤（neurogenic tumors）包括神经鞘瘤、副神经节瘤和神经纤维瘤，可发生在气管和主支气管。病变可仅发生在气管，或气管病变为全身神经纤维瘤病的一部分。气管的神经源性肿瘤相当罕见，目前仅见个案报道。气管神经鞘瘤于 1951 年首次被报道。

神经源性肿瘤可见于气管或支气管的任何部位和任何年龄。其中副神经节瘤则主要见于中老年（45～67 岁）的上部气管。神经鞘瘤是一种成人疾病，女性多见，它最常见于气管远端 1/3 处，其次是近端，然后是中间 1/3 处[16]。

【发病机制与病理】

大约 25% 的肺神经源性肿瘤是支气管内肿瘤，会引起梗阻症状。在组织学分析中，神经鞘瘤常有包膜，包膜内肿瘤组织表现有明显变异，存在两种细胞类型：Antoni 型 A 型（束状型，梭形细胞，紧密平行排列）和 Antoni 型 B 型（网状型，细胞少，疏松网状排列）。

副神经节瘤由排列成巢的上皮样主细胞构成，被丰富而扩张呈血窦状的纤维血管性间质所分隔。神经纤维瘤由不规则排列的梭形细胞、嗜酸性细胞质、胶原和混合性基质组成。神经鞘瘤、副神经节瘤和神经纤维瘤均为 S-100 蛋白免疫染色阳性。

【临床表现】

气管的神经源性肿瘤可单发或多发，可发生在气管或主支气管。其主要的临床表现往往取决于肿瘤产生梗阻的部位、大小和气道的狭窄程度。患者可无症状，或有咳嗽、咯血或气道阻塞症状；也可有声音嘶哑、喘鸣、呼吸困难或吞咽困难；有的因肿瘤的内分泌激素而产生相应的症状。

由于原发性气管神经源性肿瘤的罕见性和非特异性临床表现，有文献认为其诊断的平均延迟时间为初始发病后的 17 个月[17]。

副神经节瘤有潜在恶性的可能，病例上无可靠的良恶性标准，远处转移是诊断恶性的唯一可靠标准。

【影像学表现】

Kasahara 等回顾了日本报道的 50 例肺神经鞘瘤,并根据其定位分为中央型和外周型;其中 25 例为中央型(气管 13 例,支气管 12 例)。Kasahara 等还描述了两种类型的肿瘤扩展形式,一种是腔内生长;另一种是混合型,包括腔内和腔外[18]。

当气管内的肿块若位于上段气管,且较大时,X 线片能够显示,而病变位置偏下、较小时,X 线片通常不易显示气管内的异常(图 8-1-7)。CT 扫描,尤其是重建后可以从不同角度观察病变与气管壁的关系,展现病变的特点,显示肺内阻塞性改变,是本病首选的检查方法(图 8-1-7 和图 8-1-8)。

腔内型表现为气管内单发或多发的广基底的肿物,偶为带蒂肿物,肿物呈圆形或分叶状、边界清楚、表面光滑,起自黏膜下,突向管腔致管腔偏在性狭窄,肿块与气管相交呈钝角(图 8-1-7 和图 8-1-9)。增强扫描随肿瘤性质不同而异,其中神经鞘瘤呈中度或显著强化,副神经节瘤呈显著强化,神经纤维瘤呈轻度或中度强化。

混合型表现为向气管壁内外生长的软组织肿块,肿物较大时可压迫邻近的食管、腔静脉及其他的血管(图 8-1-8)。

MRI 具有良好的软组织对比度,有助于确定肿块与气管壁之间的关系,且对病变强化程度的敏感度高于 CT(图 8-1-10)。

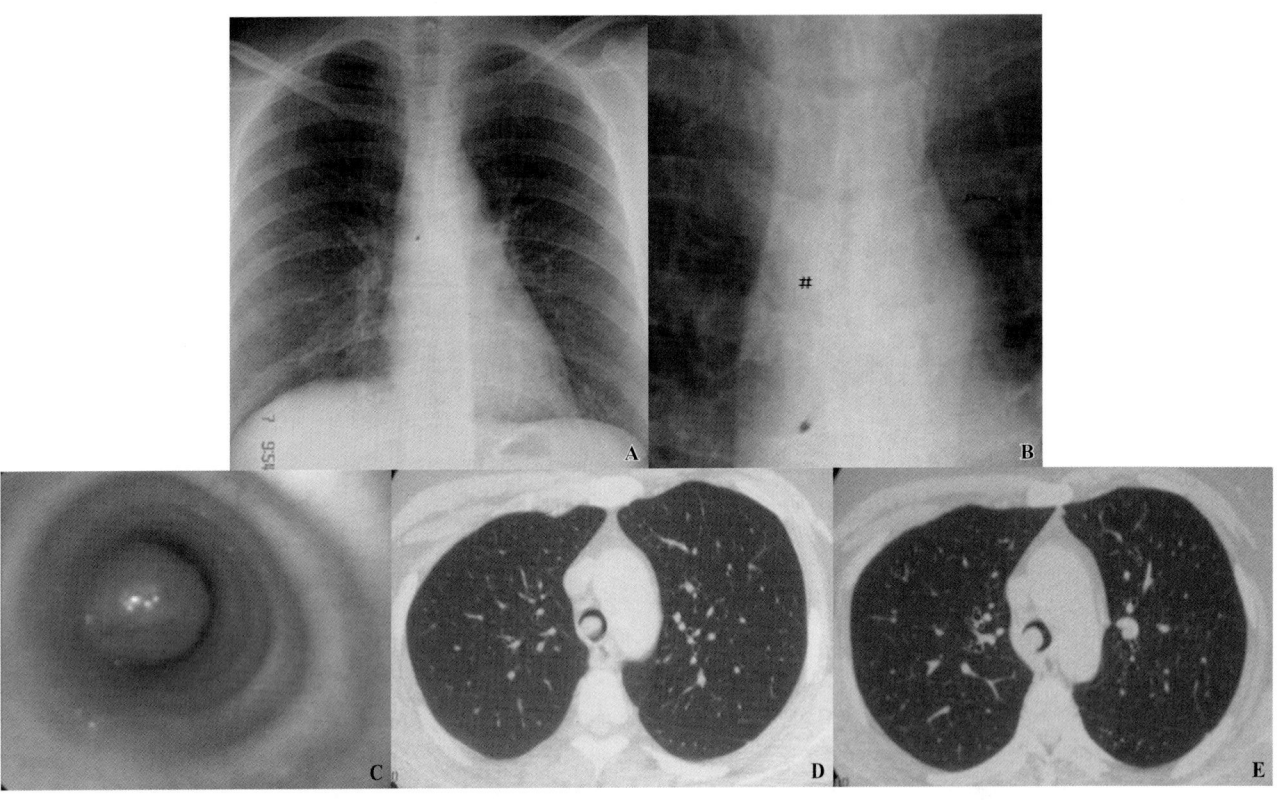

图 8-1-7　女性,39 岁。气管神经鞘瘤

咳嗽、喘憋 2 年。胸部 X 线片(A)和其局部放大图(B)显示双肺未见异常,气管未见明显异常。仿真内镜(C)显示气管右后壁光滑结节突至腔内,气管狭窄;CT 扫描肺窗(D、E)显示结节起自气管右后壁,轮廓光滑,气管呈新月形。

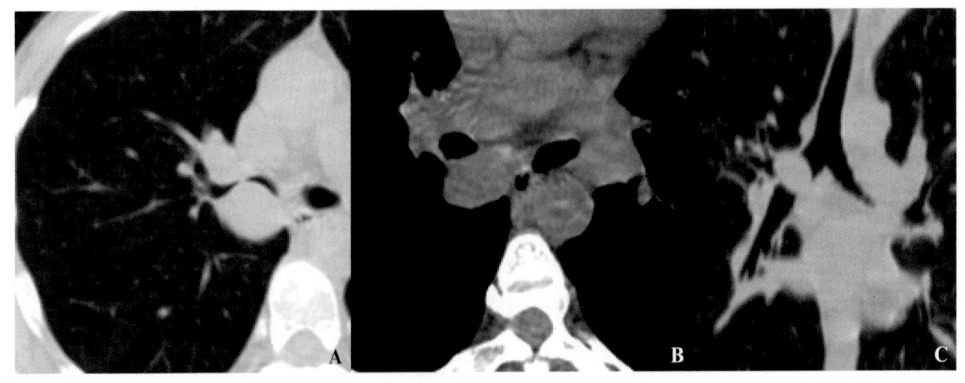

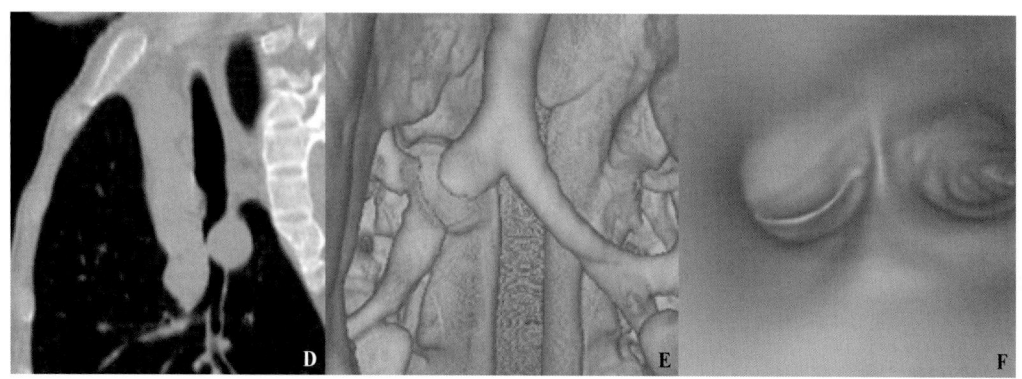

图8-1-8 女性,48岁。右主支气管神经纤维瘤

CT肺窗(A)、纵隔窗(B)、冠状面(C)和矢状面(D)显示右主支气管后壁类圆形软组织结节,向腔内外同时生长,气管管腔明显受压变窄呈细线状,结节内部密度均匀,轮廓光滑;VR(E)显示该段近乎截断,仿真内镜(F)显示广基底病变向腔内生长压迫气管呈新月形。

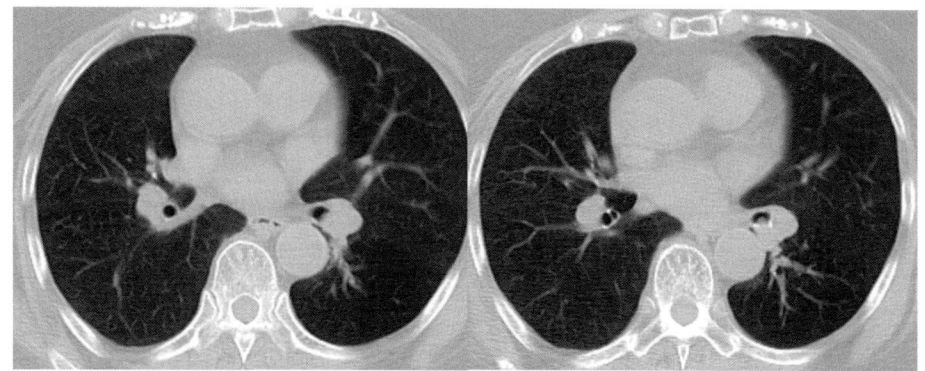

图8-1-9 女性,79岁。支气管内副神经节瘤

CT肺窗显示左下叶背段支气管内边界清楚、类圆形结节,宽基底与气管壁相贴,伴管腔狭窄。

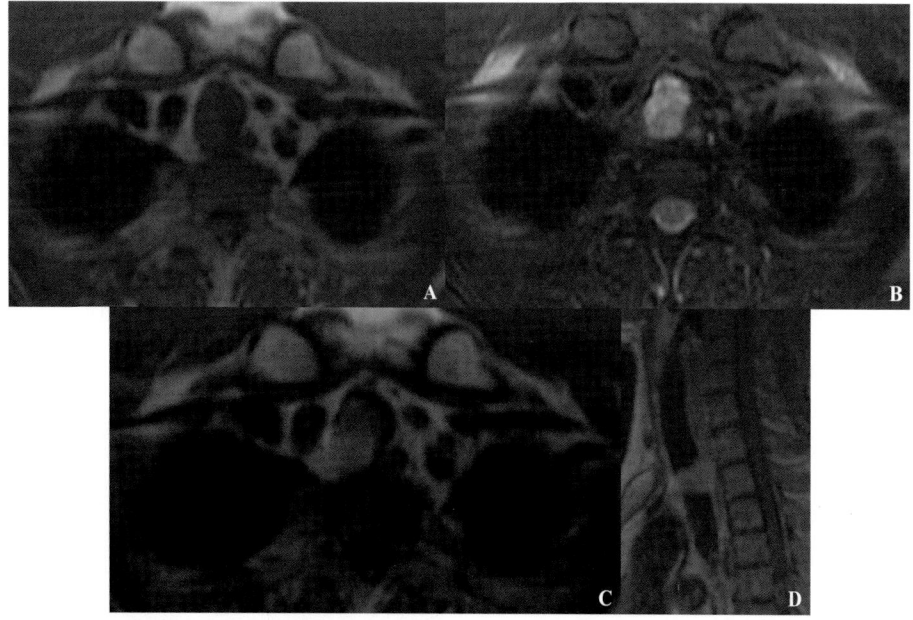

图8-1-10 男性,41岁。气管内神经鞘瘤

颈段气管内可见结节,在T1WI(A)上呈等信号,在T2WI(B)上呈高信号;增强扫描轴位(C)及矢状位(D)显示病变中度强化,信号均匀,与气管壁广基底连接,相应气管壁未见增厚。

PET-CT检查,Ferner等以SUV为2.5作为分界值,可以区分神经源性肿瘤的良恶性,而其他研究人员报道良恶性病变在FDG摄取方面可能存在重叠。Miyake等研究显示,神经鞘瘤和伴发的肿瘤周围淋巴套中FDG摄取是升高的,不能预测恶性肿瘤。因此,笔者不推荐对这些肿瘤进行常规PET-CT检查[19]。

【鉴别诊断】

病变没有明显的血管覆盖和丰富的血供，基本上排除了血管瘤的可能性。气管脂肪瘤可能含有或多或少的脂肪密度。软骨瘤更常伴有钙化。黏液表皮样癌是分叶状或椭圆形肿块，50%的病例伴有钙化。颗粒细胞瘤表现为卵圆形软组织肿块，CT表现为分叶状轮廓，钙化较少。气管内恶性神经源性肿瘤，鉴别关键点在于是否发生其他部位转移。

【诊断标准】

本病的确诊依赖于病变标本组织病理学检查[16]。

七、颗粒细胞瘤

颗粒细胞瘤又称颗粒细胞肌母细胞瘤（granular cell myoblastoma），为一少见的良性肿瘤。在1926年由Abrikossoff首先描述，原发于气管内的颗粒细胞瘤则由Kramer于1939年报道。它可见于人体的任何部位，如舌、皮肤、皮下组织、乳腺等。在胸部，食管和气管支气管树是最常见的受累部位。

大约2/3的报道病例发生在颈段气管，1/3发生在胸腔内。病变可局限于气管的GCT，或兼有其他器官/或部位的多发性GCT。

发病高峰年龄为30~50岁，女性好发。98%的GCT是良性的，只有1%~2%的GCT是恶性的[14]。

【发病机制与病理】

有关其组织发生有多种学说，如起源于施万细胞、神经周围纤维母细胞、原始的间充质细胞等[14]。

本病的病理特征是肿瘤的细胞质内有众多的嗜酸性颗粒，表面层有假性上皮瘤样增生。个别报道，极少数可自发性消失或为恶性，恶变率为1%~2%，但发生在喉和气管支气管树的尚无1例发生恶变，即使经不完全切除后长期随访，亦无肿瘤发展的证据。

组织学上，GCT的特点是肿瘤细胞胞质内有大量嗜酸性颗粒，这些颗粒对S-100染色和神经元特异性烯醇化酶免疫阳性[30]。Ki-67指数可能有助于区分恶性或非典型GCT与良性GCT。Fanburg-Smith等也报道了良性GCT的Ki-67指数<5%，非典型GCT为5%~10%，恶性GCT为10%~50%[14]。

【临床表现】

临床表现有咯血、咳嗽、呼吸困难等呼吸道症状；或表现为颈部肿块、吞咽困难等而无呼吸道症状。

【影像学表现】

病变多起于颈部气管管壁，特别是后壁，但或多发，呈广基带蒂突向管腔，2~3cm，表面光滑。当肿瘤很小且不伴有支气管梗阻时候，在X线片上常常难以发现。大多数病例导致支气管阻塞，表现为边界不清的肿块，伴有周围性浸润或持续性肺不张。

CT检查优于X线片，HRCT和多平面重建图像有助于评估支气管肿瘤的位置和范围。在CT图像上，GCT通常被描述为边界清晰的肿块，部分或完全阻塞支气管腔。这些肿瘤为无柄或有蒂多发型。较大的肿瘤可能通过支气管壁延伸至支气管周围组织。

CT增强上肿瘤一般不强化。肿瘤少见钙化。HRCT可显示肿瘤周边节段性实变和小叶中心分布的小结节，提示继发性肺不张或支气管炎。虽然有时会发现肿大的区域淋巴结，但由于继发性支气管梗阻改变，它们往往代表反应性增生，而不是转移[20]。

文献中还没有关于支气管GCT的PET表现的研究。然而，据报道，乳腺GCT的FDG PET-CT平均SUV为1.8，FDG PET似乎能够通过SUV识别GCT为良性[20]。

【诊断标准】

本病诊断依赖于病变标本组织病理学检查。

【鉴别诊断】

大气道颗粒细胞瘤的鉴别诊断包括肺癌、转移性肿瘤、类癌、支气管平滑肌瘤、支气管乳头状瘤和过敏性支气管肺曲霉病。然而，影像学通常不能确定明确的诊断。支气管镜活检通常有助于建立正确的诊断[20]。

八、组织细胞瘤

组织细胞瘤根据组织学上的成分又称纤维性组织细胞瘤（fibrous histiocytoma）、黄色瘤（xanthoma）或纤维性黄色瘤（fibrous xanthoma）及假性肿瘤（pseudotumor）等。

纤维性组织细胞瘤是由O'Brien和Stout首次描述的一种间充质肿瘤，主要发生在软组织和骨骼，气管纤维性组织细胞瘤非常罕见。良性纤维性组织细胞瘤中约20%的病例存在复发，但是转移较为罕见[20]。

【发病机制与病理】

纤维性组织细胞瘤由梭形细胞所构成，细胞核嗜碱性，胞质界限不清，瘤组织下方为软骨及腺体。当肿瘤由梭形细胞或梭形细胞及大单核细胞组成时，称为组织细胞瘤；若伴有脂肪细胞时称黄色瘤。早期病变往往伴炎性细胞浸润，到后期陈旧病变，典型结构发生退化，代之以纤维化。

【临床表现】

本病多见于骨，呼吸道的组织细胞瘤多见于支气管树及肺，罕见于气管和支气管，无特异性临床症状。

【影像学表现】

肿瘤起自气管壁突向气管腔，大小为2~3cm，呈圆形或分叶状，可浸润导致管壁增厚，亦可侵蚀表面黏膜，病变与气管夹角呈钝角。当病变堵塞气道时，可引发肺不张或肺气肿（图8-1-11）。

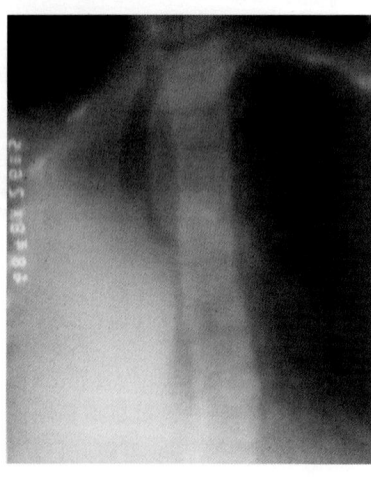

图8-1-11 女性，9岁。良性组织细胞瘤

右肺密度均匀增高，气管右移，右主支气管消失，气管下段狭窄，软组织与气管壁交角呈钝角。

【诊断标准】

本病诊断依赖于病变标本组织病理学检查。

【鉴别诊断】

组织细胞瘤常与气管内其他良性肿瘤进行鉴别,如气管平滑肌瘤、神经鞘瘤等,在影像学检查无特异性的情况下,仍然需要依靠病理学检查诊断。

九、血管球瘤

血管球瘤首先由 Masson 于 1924 年描述,为一少见的良性肿瘤。源自特殊部位动静脉吻合处的一些特殊细胞,即血管球结构,可能是错构瘤,也可能是真性肿瘤。

血管球瘤主要见于四肢,特别是青年的甲床及指尖等血管球结构丰富的区域,其他少见部位包括胃、纵隔、阴道、阴茎及肺,发生在气管则极罕见。1950 年 Hussarek 和 Reider 首次描述气管血管球瘤。

病因不明,可能与性别、年龄、创伤或遗传有关。有学者认为可能与外伤和血管球肥大有关。起源于皮肤者多为痛性结节,文献报道气管血管球瘤均为起源于气管后壁膜部的无痛性肿块。

气管血管球瘤发病时的平均年龄为 51 岁(范围为 10~83 岁),男性比女性更易受影响(60% 比 40%)。最常见的位置是气管远端(54%),其次是气管近端(24%),然后是气管中段(22%)。平均肿瘤大小为 2.0cm(范围为 1.2~3.0cm)。大多数为良性,5.0% 表现为恶性[21]。

血管球瘤可分为单发性和多发性两类。该病禁忌活检。

【发病机制与病理】

病理上肿瘤多较小,肿瘤由单一的球形细胞、血管、平滑肌组成。根据球形细胞、血管结构及平滑肌组织的不同比例,分为三种亚型:①实体性球瘤;②球血管瘤;③球血管平滑肌瘤[22]。

实体性球瘤,占 75%,边界清楚,由毛细血管小血管和生长在血管周围的肿瘤细胞构成;球血管瘤,占 20%,界限不清,肿瘤血管以海绵状血管扩张为主,血管周围细胞簇少且变薄,血管腔内可见血栓和血管石;球血管平滑肌瘤,不足 10%[23]。

免疫组化染色显示平滑肌肌动蛋白、肌肉特异性肌动蛋白和 H-钙蛋白阳性,并含有丰富的 IV 型胶原。分子遗传学上 BRAF 基因未出现 V600E 突变及蛋白质表达,BRAF 和 KRAS 基因出现了罕见位点的突变[24]。

气管血管球瘤在小活检及术中快速冷冻诊断中极易被误诊为类癌[24]。

【临床表现】

主要症状及体征为呼吸困难、咳嗽、咯血及哮喘,胸骨附近的哮鸣音。

【影像学表现】

由于气管被纵隔阴影和脊柱所重叠,X 线显示不满意,通常气管肿瘤的诊断依靠 CT 或 MRI。

肿瘤多位于气管下 1/3 气管分叉的上方。瘤体多较小,1~2.5cm,多数起源自气管后外侧壁的黏膜下而上皮仍保持完整,呈小结节状或息肉状圆形或类圆形软组织密度影,突出于管腔内,边缘清晰,多有蒂、基底窄(图 8-1-12),增强扫描强化明显(图 8-1-12C)。

MRI 呈 T1 中等信号,有别于恶性肿瘤的 T1 略低信号。

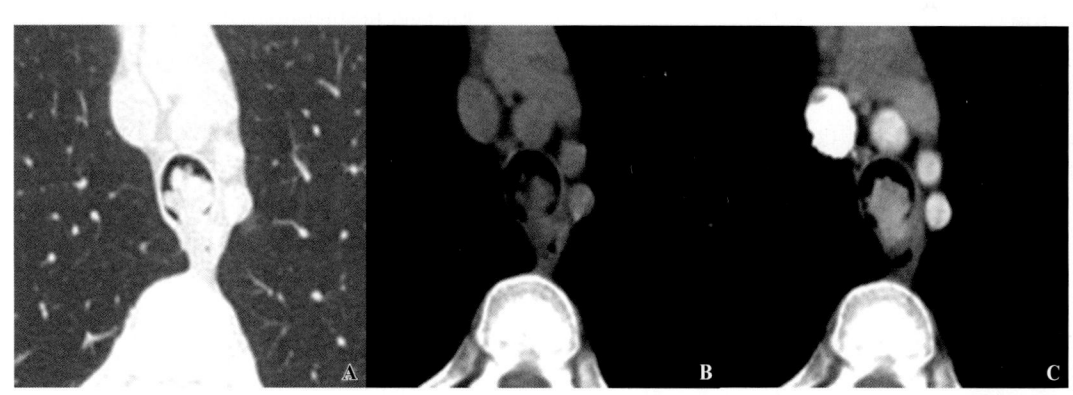

图 8-1-12 男性,15 岁。气管中段血管球瘤

CT 肺窗(A)显示气管中段一突向管腔的结节影,呈菜花状,最大截面积约 8.6mm×12mm;纵隔窗(B)显示结节密度均匀,与气管窄基底连接,CT 增强扫描(C)结节明显强化。

【诊断标准】

该病禁忌活检,影像学显著强化,或超声见血流丰富有提示作用,往往需要手术标本组织病理学检查获得最终诊断[21]。

【鉴别诊断】

1. 恶性血管球瘤·恶性血管球瘤与血管球瘤主要在病理检查上鉴别。恶性血管球瘤既可以含有类似于平滑肌肉瘤或纤维肉瘤的成分,也可以保留良性血管球瘤的整体结构,并具有更多的恶性特征。恶性肿瘤标准包括肿瘤体积较大(>2cm)、核分裂形态不典型或明显核不典型、核分裂活性增高(>5/50 HPF)[23]。

2. 其他气管内肿瘤·血管球瘤鉴别诊断包括类癌、副神经节瘤和血管瘤。由于都是富血供病变,影像学鉴别存在难度时,组织形态学和免疫组织化学染色可以可靠地区分这些病变。

十、气管内甲状腺

气管内甲状腺(异位甲状腺,intratracheal thyroid gland tissue,ITT)极为少见,约占气管肿瘤的 7%。组织学上它可以是正常的甲状腺组织,或为甲状腺肿或甲状腺恶性肿瘤(约占10%)。据报道,在甲状腺肿流行区域,如德国、瑞士及中国缺碘山区,本病较多见。

全世界报道的气管内甲状腺病例不到150例。男性较女性少见(男女比例为3:10)。最常发病年龄为30~40岁,但是上至85岁老人,下至新生儿,均有文献报道。恶变发生率为4.6%。37.2%的患者在气管内甲状腺诊断前有甲状腺手术史[25]。

【发病机制与病理】

错构畸形和长入是气管内甲状腺发生的两种组织学假设。错构畸形理论认为,在胚胎发育过程中,部分甲状腺组织从正常甲状腺进入气管;而长入理论认为,甲状腺组织在胎儿晚期或出生后阶段进入气管。也有学者推测 Berry 韧带过度发育和气管外侧裂开可能是气管内甲状腺的病因[25]。

气管腔内甲状腺可位于声门下到隆突间的任何区域内。最典型地附着处为第一、第二或第三气管环的后外侧或外侧气管壁。

患者常伴有颈部甲状腺增大,59.5%的患者可见气管内甲状腺与颈部甲状腺相连,或为起源于气管膜部的异位甲状腺。腔内甲状腺的形态与正常甲状腺相同。

【临床表现】

较小的良性肿瘤多无明显症状,多意外被发现。稍大者可引起咯血、气短、咳嗽、声哑、吞咽困难、消瘦、喘鸣、哮喘等症状。最新的文献报道,喘气(11.63%)、呼吸急促(18.60%)和呼吸困难(41.86%)是气管内甲状腺患者的主要主诉,大多数患者在确诊前多年就出现这些症状[25]。

原发性气管肿瘤缺乏症状,良恶性所造成的症状也完全相同,若不提高警惕,可贻误诊断。

【影像学表现】

影像学上气管内异位甲状腺常显示为起自气管壁的广基底、光滑圆形肿块,突向管腔(图8-1-13)。它可发生在喉部至气管分叉的任何部位,发生在颈段气管者常可见与正常甲状腺区域的甲状腺之间有舌样甲状腺组织相连。

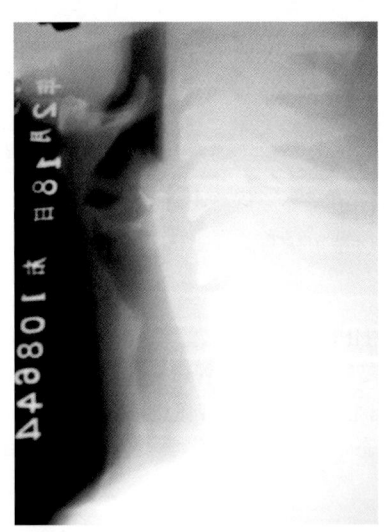

图8-1-13 男性,37岁。气管内迷走甲状腺
颈部侧位 X 线片示气管上段前壁可见广基底的软组织隆起性病变,局部气腔轻度变窄。

异位甲状腺如为正常甲状腺组织,则表现为圆形或椭圆形的气管腔内肿物,CT平扫与正常甲状腺密度一致,增强后有明显强化,且持续时间长。

强化的特点与颈部甲状腺一致。若同时可见颈部甲状腺向胸内延伸高度提示本病,肿块较大可压迫气管使之移位或狭窄。甲状腺癌则可有气管壁的侵犯。

【诊断标准】

CT平扫呈高密度,平扫及增强扫描密度及信号与甲状腺一致,有提示作用,最终诊断依赖于病变标本组织病理学检查[25]。

【鉴别诊断】

本病的良性肿瘤和恶性肿瘤要鉴别。鉴别要点包括:肿块的范围是否超过4cm直径,肿块相邻的气管壁厚度有否超过5mm,气管壁是否规则和邻近纵隔有否肿大的淋巴结等。除典型病例外,确诊均需经气管镜活检确诊。

十一、气管孤立性纤维瘤

气管孤立性纤维瘤(solitary fibrous tumor, SFT)是一种罕见的梭形细胞肿瘤,SFT首次于1931年由 Klemperer 描述为一种起源于胸膜的中度恶性肿瘤。

根据 WHO 的新分类,SFT 是一种拥有不同风险预后的间叶性肿瘤,被归类为成纤维细胞/肌成纤维细胞肿瘤[27]。SFT极少发生。在一组185例气管支气管树良性肿瘤的研究中,仅有2.2%(4例)的病变被确认为SFT。

支气管镜检查显示一个表面光滑的黏膜下肿瘤,有丰富的新生血管,可占气管横截面积的80%[27]。

【发病机制与病理】

England 和他的同事认为SFT起源于原始的间充质分化的多潜能细胞。SFT具有不一致的微观外观和不可预测的生物学行为。

病理上梭形细胞呈束状排列,向不同方向排列,在含有胶原纤维的间质中增殖[27]。这些肿瘤典型的表现为多细胞(肿瘤丰富)和少细胞(胶原丰富)区域的混合物。大多数肿瘤表现出明显的血管,有大量的小、中型血管,局部类似于血管周细胞的生长模式。

免疫组化显示 CD34 呈阳性表达,细胞角蛋白和 S-100 蛋白阴性的表达。此外,在 CD34 阴性的情况下,bcl-2 检测可以确认 SFT 的诊断。

【临床表现】

气管内 SFT 临床症状不明显,当肿瘤生长引起气道阻塞时,并可能导致持续性咳嗽、呼吸困难。有报道称,SFT 可出现内分泌症状,如非胰岛细胞肿瘤低血糖[27]。

【影像学表现】

胸部X线片上,SFT常位于气管中部,呈边界清楚的圆形肿块,表面光滑。

胸部CT平扫可见气管内有一个边界清晰、软组织密度均质肿块,肿块呈圆形(图8-1-14)。可出现侵袭性生长[27]。可利用影像后处理技术,如多平面重建和虚拟内镜技术观察肿瘤的范围及周边情况。增强胸部病变显著的、不均匀强化。

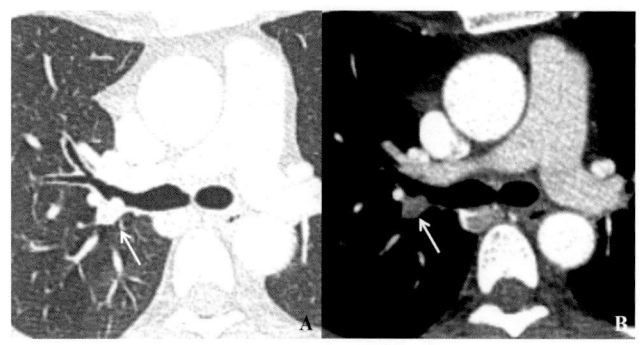

图8-1-14　女性,42岁。右肺上叶支气管孤立性纤维瘤
CT肺窗(A)及增强纵隔窗(B)显示右肺上叶支气管后壁壁广基底软组织密度结节,同时向气管腔内外生长,密度均匀,轮廓光滑,局部气腔轻度变窄。

气管SFT目前尚未见MRI检查的报道。其他部位SFT MRI图像中显示肿瘤在T1WI上呈等信号或稍低信号,坏死灶呈明显低信号,T2WI信号变化多样,以稍高信号为主,也可表现为低信号,这与肿瘤内组织成分相关。T2WI高信号反映肿瘤坏死区,略高信号反映肿瘤细胞密集区,低信号区反映致密胶原纤维。由于SFT以细胞密集区为主,故绝大多数SFT表现为稍高信号。

FDG PET-CT显示病灶FDG积聚[27]。

【诊断标准】

本病诊断依赖于病变标本组织病理学检查[27]。

【鉴别诊断】

气管SFT在影像上难以诊断,因为它的形态和增强模式类似于几种良性气管肿瘤,包括血管瘤、神经源性肿瘤、平滑肌瘤和血管球瘤。仍然需要病理活检和免疫组化加以区分。

十二、炎性肌纤维母细胞瘤

炎性肌纤维母细胞瘤(inflammatory myofibroblastic tumor,IMT)是一种少见的间叶性肿瘤,具有局部复发和远处转移等恶性转化的潜能[28]。

IMT多发于儿童、青少年,成人少见。发病率为0.04%～0.07%。1939年IMT首次在肺部被报道,气管和支气管受累占6.7%,仅气管受累极为罕见,仅占所有报道病例的2.7%[29]。ALK的表达被认为是IMT良好的预后指标。

【发病机制与病理】

IMT的确切病因和发病机制仍不清楚。它们被认为是继发于轻微创伤、手术后炎症[30]、自身免疫反应及间变淋巴瘤激酶基因(ALK)的异常表达和基因突变。表现为机体对炎症的一种异常或过度反应最终激活具有增殖潜能的肌纤维母细胞过度增生或失控增长而形成[29]。Applebaum[28]等提出COX2和VEGF作为血管生成的介导物,可能在IMT的发病和生长中发挥作用。

WHO认为IMT是一种特殊的病变,由肌纤维母细胞梭形细胞群组成,伴有浆细胞、淋巴细胞和嗜酸性粒细胞的炎性浸润[29]。通常有三种组织学模式:①黏液血管型,表现为明显的水肿和黏液样改变,伴增生丰富的血管,其间散在梭型细胞,并见浆细胞和组织细胞浸润;②梭形细胞密集型,浆细胞、淋巴细胞穿梭于梭型细胞之间,常聚集成团,排列成人形或螺旋状;③少细胞纤维型,呈大片板形胶原纤维夹杂少许瘤细胞改变,局部可存在钙化或骨化,好发于四肢软组织内[31]。

在免疫组织化中,IMT典型的肌肉特异性肌动蛋白、平滑肌肌动蛋白、波形蛋白和结蛋白呈阳性,而肌生成素、细胞角蛋白和S-100呈阴性[29]。

【临床表现】

IMT的症状通常是非特异性的,与病变位置有关,气管内IMT表现为慢性咳嗽、咯血、胸痛、喘鸣和梗阻后肺炎[29]。早期通常没有症状,所以常被误诊和漏诊。直到肿瘤堵塞管腔的50%～75%,可能会出现咯血、喘息和呼吸困难[30]。

【影像学表现】

气管内IMT由于纵隔遮挡,胸部X线片表现并不明显。

CT和MRI等横断面影像学检查有助于评估IMT病变的整体范围和气道受累程度。CT扫描显示气管内均匀的、边界清楚、息肉状的软组织肿块[30]。

病变通常导致明显的气管管腔闭塞。肿块内少见钙化和坏死(图8-1-15)。CT增强可显示病变的均匀或不均匀强化。

MRI扫描表现为管腔内单发结节,边界清晰,卵圆形,T1WI呈均匀低信号到等信号,T2WI呈低信号到高信号。T1WI和T2WI上的低信号可能反映了这些病变的纤维组织特点。

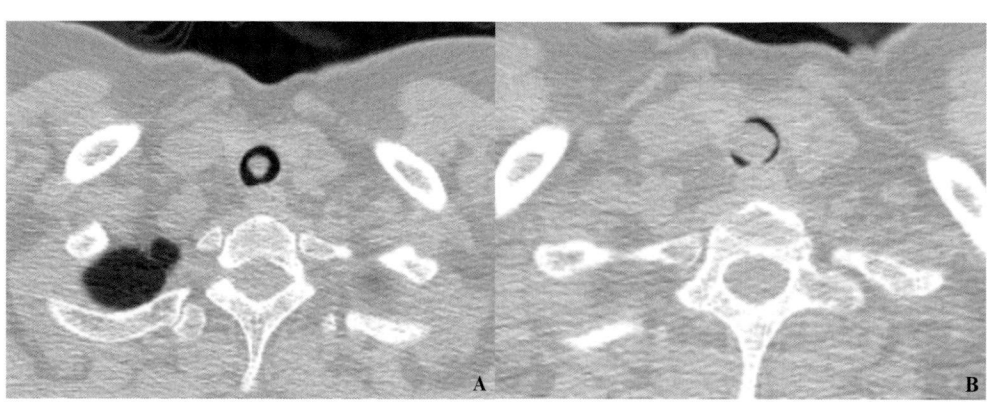

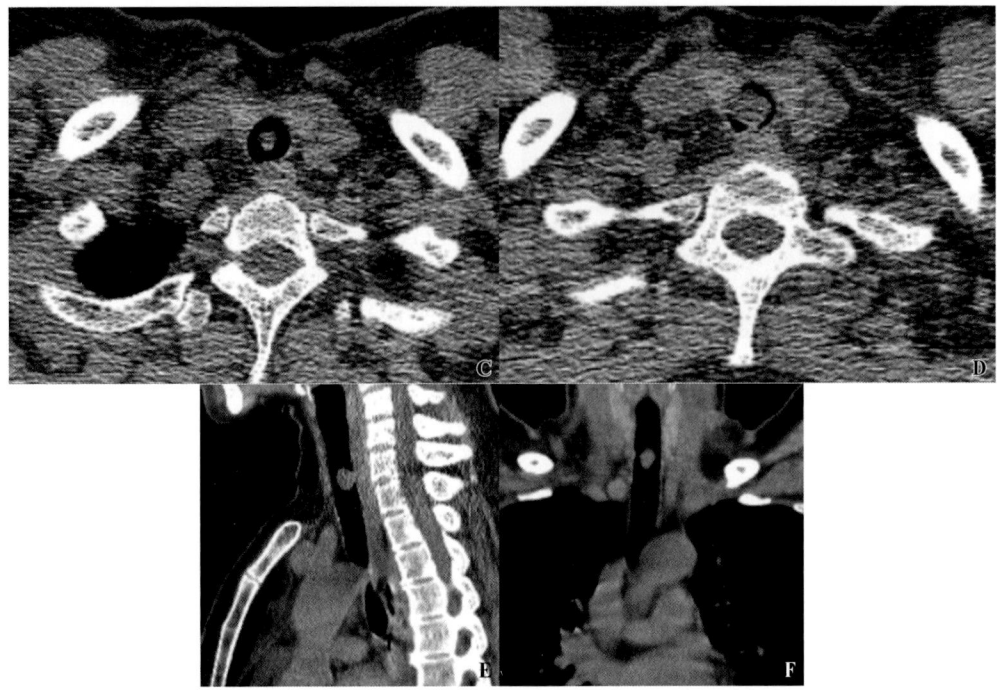

图 8-1-15　女性,45 岁。气管内炎性肌纤维母细胞瘤

CT 肺窗(A、B)和纵隔窗(C、D)显示气管内边界清楚的圆形软组织结节,伴局部管腔狭窄;矢状位(E)显示气管内息肉状、边界清楚的圆形软组织结节与气管后壁相连;冠状位(F)显示气管管腔内圆形的软组织结节。

在 T2WI 上,高信号出现在肿瘤细胞比例较高的部分。T2WI 上明亮的信号和显著强化部分与活动性成纤维细胞的生长和侵袭有关。T2WI 上的暗信号和较差的强化可能提示不活跃的纤维化和稳定的疾病[30]。矢状轴和冠状轴多平面图像显示其确切范围,远端气道正常。

这种高信号的软组织病变导致明显的气道狭窄。很少发现病变向气管外延伸[28]。炎性细胞和纤维组织的组成可能影响 MRI 序列的动态增强模式和信号强度。延迟图像增强通常由于结节内存在丰富的纤维组织,如肌成纤维细胞和成纤维细胞[30]。

【诊断标准】

病变标本组织病理学检查[29]。

(李智勇　郭佑民)

参考文献

[1] Himuro N, Niiya Y, Minakata T, et al. A solitary bronchial squamous cell papilloma with increased 18-fluorodeoxyglucose uptake and high serum levels of squamous cell carcinoma antigen [J]. J Thorac Dis, 2018, 10: E435-E437.

[2] Stevic R, Milenkovic B. Tracheobronchial tumors [J]. J Thorac Dis, 2016, 8(11): 3401-3413.

[3] Jamjoom L, Obusez EC, Kirsch J, et al. Computed tomography correlation of airway disease with bronchoscopy — part II: tracheal neoplasms [J]. CurrProbl Diagn Radiol, 2014, 43: 278-284.

[4] 鲁昌立,许霞,张尚福,等. 孤立性支气管乳头状瘤的临床病理特点[J]. 临床与实验病理学杂志, 2010, 26: 67-72.

[5] Saraya T, Fujiwara M, Kimura H, et al. A 17-year-old woman with a solitary, mixed squamous cell and glandular papilloma of the bronchus [J]. Respirol Case Rep, 2018, 7: e00393.

[6] Perdana RF. Management of two cases of tracheobronchial management of two cases of tracheobronchial papillomatosis at tertiary hospital in Indonesia: A case report [J]. Int J Surg Case Rep, 2021, 83: 106054.

[7] Kalanjeri S, Hoffman S, Farver C, et al. Diffuse tracheal papillomatosis [J]. Am J Respir Crit Care Med, 2017, 195: 134-135.

[8] Hasegawa Y, Sato N, Niikawa H, et al. Lung squamous cell carcinoma arising in a patient with adult-onset recurrent respiratory papillomatosis [J]. Jpn J Clin Oncol, 2013, 43: 78-82.

[9] Fernandez-Bussy S, Labarca G, Descalzi F, et al. Endobronchial chondromas [J]. Respir Care, 2014, 59: e193-6.

[10] Wu CC, Shepard JA. Tracheal and airway neoplasms [J]. Semin Roentgenol, 2013, 48: 354-364.

[11] Ruenwilai P, Liwsrisakun C, Limsukon A, et al. Tracheal capillary hemangioma successfully treated with combined bronchoscopic cryotherapy and argon-plasma coagulation [J]. Cureus, 2021, 13: e18547.

[12] 刘婷,王发平,王赓,等. 气管血管瘤一例并文献复习[J]. 中国呼吸与危重监护杂志, 2017, 16: 7.

[13] Wang RY, Quintanilla NM, Chumpitazi BP, et al. Pediatric tracheal lobular capillary hemangioma: a case report and review of the literature [J]. Laryngoscope, 2021, 131: 1729-1731.

[14] 郭佑民,陈起航,王玮. 呼吸系统影像学[M]. 2 版. 上海:上海科学技术出版社, 2016.

[15] Zhang X, Ji T, Yang L, et al. Surgical treatment of tracheal lipoma after multiple bronchoscopy interventions and placements of a tracheal stent [J]. Thorac Cardiovasc Surg Rep, 2019, 8: e20-e23.

[16] Hamouri S, Novotny NM. Primary tracheal schwannoma a review of a rare entity: current understanding of management and follow up [J]. J Cardiothorac Surg, 2017, 12: 105.

[17] Ge X, Han F, Guan W, et al. Optimal treatment for primary benign Intratracheal Schwannoma: a case report and review of the literature [J]. Oncol Lett, 2015, 10: 2273-2276.

[18] Kasahara K, Fukuoka K, Konishi M, et al. Two cases of endobronchial neurilemmoma and review of the literature in Japan [J]. Intern Med, 2003, 42: 1215-1218.

[19] Miyake KK, Nakamoto Y, Kataoka TR, et al. Clinical, morphologic, and pathologic features associated with increased FDG uptake in Schwannoma

[J]. AJR, 2016, 207:1288 - 1296.
[20] Kutuya N, Akiduki A. Radiologic appearance of a bronchial granular cell tumor with secondary obstructive changes [J]. Clin Imaging, 2010, 34: 148 - 151.
[21] Venegas O, Newton A, Vergara N, et al. Tracheal glomus tumor: a case report and review of the literature [J]. Rare Tumors, 2017, 9:6848.
[22] Norder E, Kynyk J, Schmitt AC, et al. Glomus tumor of the trachea [J]. J Bronchology Interv Pulmonol, 2012, 19:220 - 223.
[23] Wang H, Xie J, Tan Y, et al. Glomus tumor of the trachea: a rare case report [J]. Int J Clin Exp Pathol, 2015, 8:9723 - 9726.
[24] 秦积龙,魏建国,林喜娜,等.气管血管球瘤10例临床病理及分子遗传学特征分析[J].中华病理学杂志,2021,50:1051 - 1053.
[25] Ma H, Brooks JA, Iwata AJ, et al. Benign intratracheal thyroid: a systematic review of 43 cases with five new case reports [J]. Laryngoscope, 2021, 131:E2609 - E2617.
[26] Kitada M, Yasuda S, Abe M, et al. Solitary fibrous tumor of the trachea: a case report [J]. Gen Thorac Cardiovasc Surg, 2020, 68:1523 - 1527.
[27] Chauhan RS, Sodhi KS, Nada R, et al. Pediatric inflammatory myofibroblastic tumor of the trachea: imaging spectrum and review of literature [J]. Lung India, 2018, 35:516 - 519.
[28] Özgül MA, Toru Ü, Acat M, et al. A rare tumor of trachea: inflammatory myofibroblastic tumor diagnosis and endoscopic treatment [J]. Respir Med Case Rep, 2014, 13:57 - 60.
[29] Oguz B, Ozcan HN, Omay B, et al. Imaging of childhood inflammatory myofibroblastic tumor [J]. Pediatr Radiol, 2015, 45:1672 - 1681.
[30] Zhang N, Zeng Q, Chen C, et al. Clinical characteristics and prognosis of pulmonary inflammatory myofibroblastic tumor: an over 10-year retrospective analysis [J]. Pediatr Investig, 2020, 4:192 - 197.

第二节·大气道恶性肿瘤

气管原发性恶性肿瘤较为少见,仅占胸部恶性肿瘤的1%左右,气管恶性肿瘤约占所有恶性肿瘤的0.1%,包括原发恶性肿瘤和继发恶性肿瘤两种情况。但气管的恶性肿瘤较良性多见,占气管肿瘤的60%~80%,症状期也比良性者短。

发病原因可能与空气污染或吸烟有关,包括上皮来源的癌和中胚层来源的恶性肿瘤。恶性肿瘤中以鳞状细胞癌(squamous cell carcinoma, SCC)最多见,其次是腺样囊性癌(adenoid cystic carcinoma, ACC)和腺癌(adenocarcinoma)。前者以男性多见,后者以女性多见。

其他发生在气管支气管树的原发恶性肿瘤包括黏液表皮样癌、类癌、淋巴瘤、浆细胞瘤和肉瘤。最常见的转移性支气管恶性肿瘤为非小细胞肺癌。

气管的恶性肿瘤多发生在气管的下1/3,占33%~44%,特别是鳞状细胞癌,约50%位于距隆突4 cm范围内。颈段气管是鳞癌的第二个好发部位,但却是其他恶性肿瘤的最好发部位。

胸部X线片对气管肿瘤的诊断率仅为18%~28%。胸部X线片可显示气管或支气管腔内的局灶性结节影。有肺叶或整个肺塌陷的患者应怀疑有支气管内病变。在引起球瓣效应的支气管肿瘤中,可以看到空气滞留引起的过度充气。肺炎复发或未消退也可能与阻塞性支气管内肿瘤有关。对于慢性支气管梗阻,通常在惰性或良性支气管肿瘤的背景下,在胸部X线片上也可以看到受影响的部分或肺叶的支气管扩张和黏液堵塞[1]。

气管的恶性肿瘤在CT上表现为起自气管壁上的软组织密度肿块,常见部位是气管的后及外侧壁。肿瘤常呈广基底及偏心性,突入到管腔,造成气管腔的不规则,不对称狭窄。偶尔呈息肉状或几乎完全位于管腔内,约10%气管恶性肿瘤呈环绕性生长,而良性肿瘤则无此情况。30%~40%的恶性肿瘤可直接侵入到邻近纵隔。MDCT和仿真支气管镜联合检查对腔内恶性肿瘤的敏感性为90%,对阻塞性气道肿瘤的敏感性为100%[1]。

PET-CT扫描对原发性气管恶性肿瘤的诊断和分期具有重要意义,并可指导临床治疗[2]。大多数SCC显示FDG摄取增高。但是,ACC和黏液表皮样癌摄取FDG的能力稍差,类癌FDG摄取较低[1]。

一、鳞状细胞癌

鳞状细胞癌是最常见的气管原发性恶性肿瘤,占气管原发性恶性肿瘤的70%~80%。

肿瘤起自气管上皮,以气管远2/3段最好发,约占50%,其次为上1/3段气管。肿瘤主要见于中老年(37~75岁,平均52岁)男性。它与吸烟和其他呼吸道恶性肿瘤有很强的相关性,确诊时肿瘤预后很差,具有显著的快速进行性生长和纵隔或肺转移的特点[3],气管旁淋巴结通常是局部转移的部位。5年和10年生存率分别为40%~50%和20%~30%[4]。

气管鳞状细胞癌与吸烟密切相关,吸烟可能导致口咽部、喉部或肺部的异时性或同时性损害。同时,与其他呼吸道恶性肿瘤有很强的相关性,其中多发性气道乳头状瘤中,有10%可以进展为鳞状细胞癌。

【发病机制与病理】
病理上,气管鳞状细胞癌大多好发于气管的下2/3区域,少数可累及到左、右主支气管。肿瘤起源于黏膜,通常为向腔内突出的息肉状肿块或溃疡性;大小不等,表面高低不平,可伴有浅糜烂或小龛影形成,也可浸润气管壁使其增厚[5]。

组织学上表现为肿瘤细胞分层排列,如同复层鳞状上皮一样,胞质丰富,可有间桥形成,癌巢中央可见角化珠,可有异型性核分裂,核深染。

【临床表现】
主要症状为慢性咳嗽、咯血及声音嘶哑,少数出现呼吸困难、吞咽障碍及体重减轻等,个别肿瘤较小者可无症状。当管腔逐渐缩小时,患者会在安静时出现呼吸困难、喘息、喘鸣等气道阻塞症状。

喉返神经受累可引起声音嘶哑,大气道远端梗阻引起反复的肺部感染,食管侵犯可引起吞咽困难等症状。

值得注意的是,气管内鳞状细胞癌发现之前、同时或之后,约 1/3 以上的病例可发现身体其他部位的癌瘤,包括喉癌、肺癌、龈癌或膀胱癌等。而且,持续性或进展性局部疾病可引起致命出血、气管-食管瘘、气管坏死、气管狭窄等严重并发症。

【影像学表现】

影像学表现为气管腔缩窄,管壁增厚,部分病例可有表面侵蚀或溃疡,个别可发生气管-纵隔瘘[6]。根据肿块生长的方向分为腔内肿块型、腔外肿块型和管壁弥漫浸润型。

1. 腔内肿块型·表现为气管内广基底或息肉样肿块突入管腔,境界清晰,表面光滑或不规则,肿块基底部管壁侵犯少,气管外轮廓光滑整齐(图 8-2-1)。

2. 腔外肿块型·表现为气管外肿块,推移压迫气管移位变形,气管内壁光滑(图 8-2-2)。该型与纵隔内其他占位性病变容易混淆,肿块与气管壁广基底连接有助于本病的诊断(图 8-2-3)。

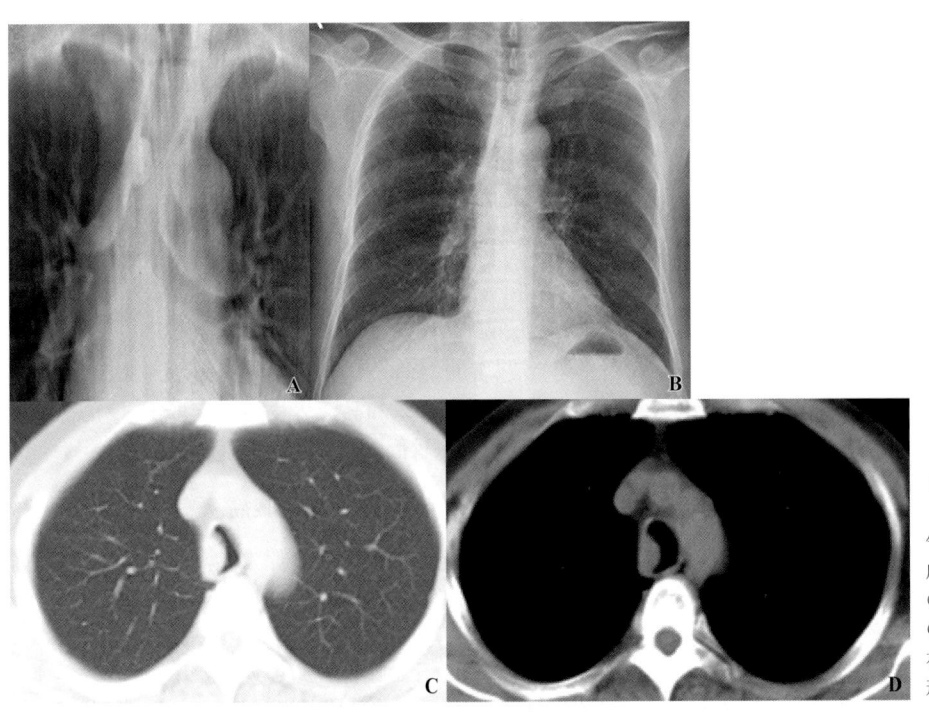

图 8-2-1 男性,64 岁。气管鳞状细胞癌(腔内肿块型)

气管断层(A)显示气管右侧壁软组织密度结节,广基底生长,相邻气管壁略增厚;胸部 X 线片(B)未能显示该结节,两肺未见异常;CT 肺窗(C)和纵隔窗(D)显示软组织结节起源于气管右壁,向管腔内生长,该处气管壁轮廓光滑,外形自然。

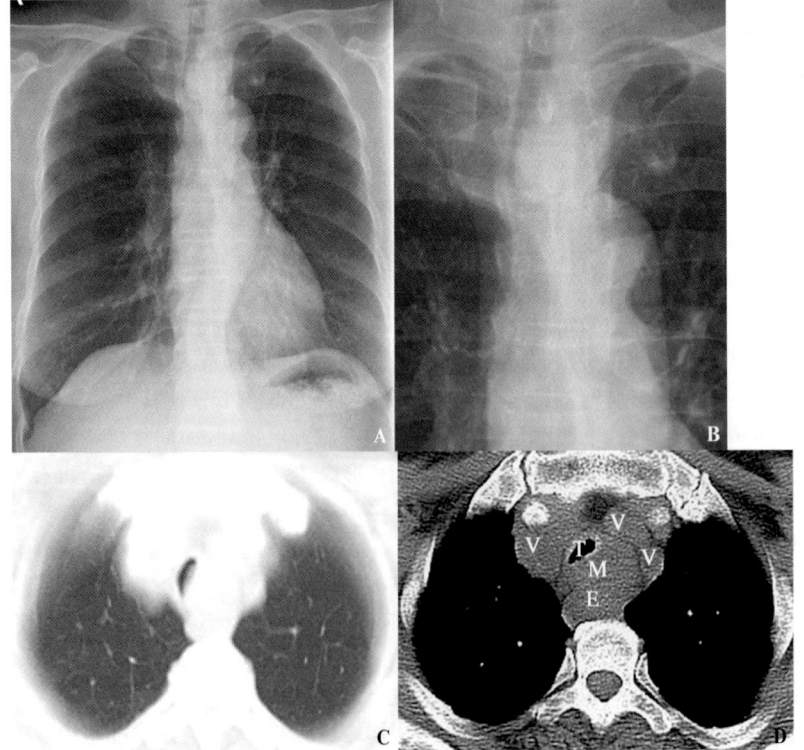

图 8-2-2 女性,57 岁。气管鳞状细胞癌(腔外肿块型)

胸部 X 线片(A)和局部放大片(B)显示两肺未见异常,主动脉弓上方气管偏在性狭窄,气管左侧壁边界不清;CT 肺窗(C)和纵隔窗(D)显示气管左后软组织肿块,肿块包绕气管生长,两者分界不清,接触面积超过气管 1/2 周,气管管腔受压变窄,内壁光滑,肿块与血管、食管分界清楚。T 为气管,M 为肿块,E 为食管,V 为血管。

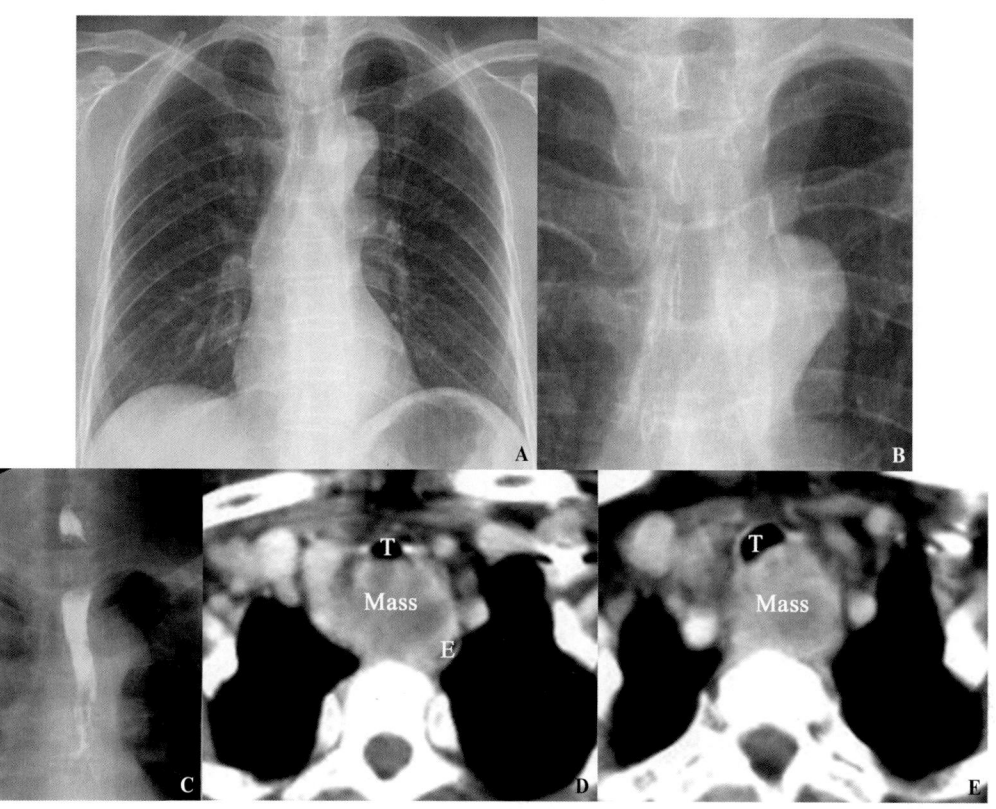

图8-2-3 女性,58岁。气管鳞状细胞癌(腔外肿块型)
胸部X线片(A)和局部放大片(B)显示两肺未见异常,胸锁关节上方气管边界不清,密度略增高;食管钡餐造影(C)显示该区食管充盈缺损;CT增强(D、E)显示肿块位于气管与食管之间,推压气管食管使之分离,肿块与气管接触面积超过气管1/2周,食管约1/2周,气管管腔受压变窄,内壁光滑,肿块强化不均匀,中央可见低密度区。T为气管,Mass为肿块,E为食管。

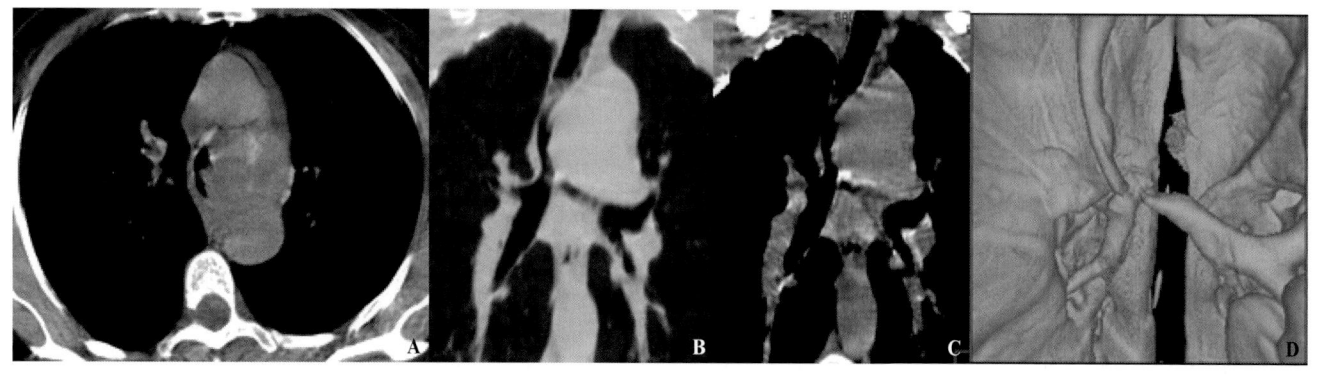

图8-2-4 女性,58岁。气管鳞状细胞癌(管壁弥漫浸润型)
CT纵隔窗(A)显示气管左侧壁巨大不规则的软组织肿块,内缘不规则,管腔狭窄,肿块与胸主动脉之间界限消失,左纵隔胸膜增厚;曲面重建肺窗(B)和纵隔窗(C)显示气管中下段左侧壁及左主支气管管壁明显增厚,部分呈结节状突向管腔,致气管变窄,相应气管受压移位;气管VR重建(D)显示气管下段局限性狭窄,左主支气管起始部中断。

3. **管壁弥漫浸润型** · 表现为气管壁的弥漫性广泛增厚,同时向腔内、腔外膨大,外形不整呈波浪状(图8-2-4)。

肿瘤起自气管黏膜,大小平均约为4cm,近半数小于2cm。肿瘤呈软组织密度,较小时密度均匀,较大时易发生液化坏死,导致肿块密度不均匀。

增强扫描,液化坏死区不强化,肿瘤实质呈中等强化(图8-2-3)。半数以上可见到气管壁的直接侵犯。肿瘤较大者可累及纵隔内的血管或食管(图8-2-4和图8-2-5)。偶尔见肿瘤可经支气管树种植到肺内。近2/3可见纵隔及颈部有淋巴结转移。经血流可转移至肺、骨、肝及脑。

与X线胸片相比,CT能清楚地分辨纵隔内脏器的轮廓,后重建技术从不同角度反映肿块与各组织器官的关系,对肿瘤的术前分期和疗效观察具有重要的指导作用(图8-2-5)。

鳞状细胞癌在PET-CT成像上通常有很高的FDG摄取[6]。PET-CT扫描SUV_{max}值越高,病程越恶性,生存率越低[2]。

【鉴别诊断】

1. **鳞状细胞乳头状瘤** · 是气管内常见的良性肿瘤,与鳞

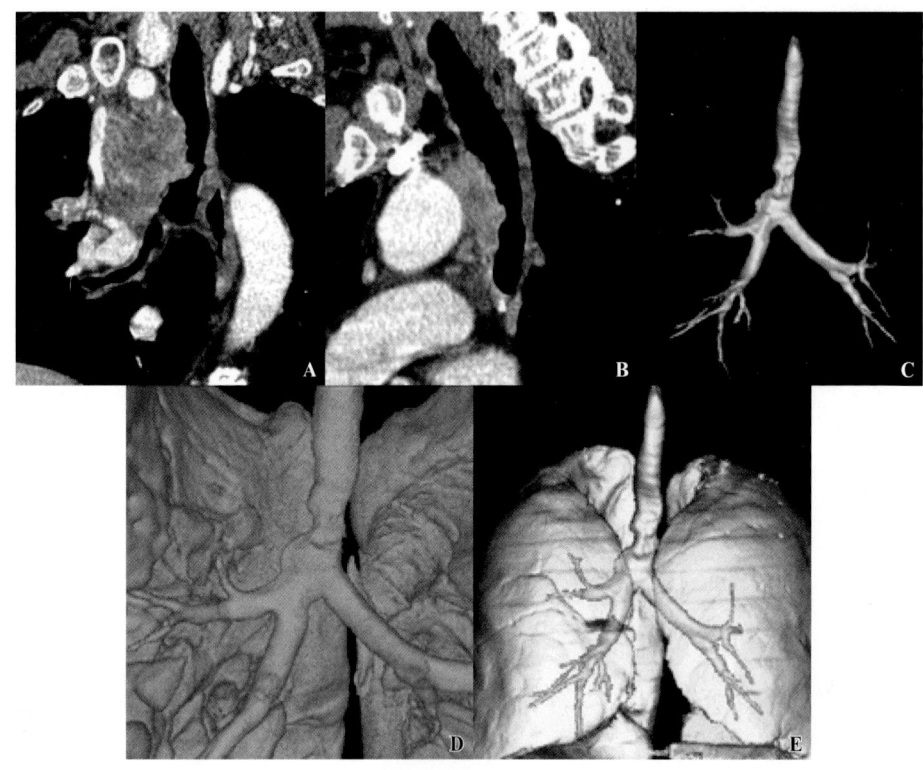

图 8-2-5　男性,69 岁。气管鳞状细胞癌

CT 增强曲面重建(A、B)显示气管中下段右前壁明显增厚,部分呈结节状突向管腔,致气管内壁凹凸不平,管腔狭窄,肿块与大血管分界不清;气管 VR(C)、气管肺 VR 重建(D、E)显示气管下段局限性狭窄,管腔内壁不光整。

状细胞癌有同样的发病部位,且均与吸烟有关。临床表现无特异性。影像学上,鳞状细胞乳头状瘤表现为大气道腔内单发或多发结节,边界清楚、局限,肿瘤附着处气管壁无增厚,气管软骨无受累,没有浸润性生长,强化不明显。

鳞状细胞癌则呈现浸润性生长,范围较大,且伴有管壁增厚,表面侵蚀或溃疡,导致其凹凸不平,肿瘤实质呈中等强化。

2. 气管腺样囊性癌　多见于非吸烟者,气管鳞状细胞癌多见于吸烟者。两者影像学特征相似,均表现为气管壁增厚或腔内肿块浸润气管,气管腺样囊性癌在 CT 矢状面图像上,长径多数大于横径,最终需要依靠病理组织证实。

【诊断标准】

影像学可作出气管恶性肿瘤的提示性结论,但细胞学类型仍需依赖病变标本组织病理学检查。

二、气管腺样囊性癌

气管腺样囊性癌是起源于气管黏液腺的低度恶性肿瘤,较气管鳞状细胞癌少见,是中央气道原发性恶性肿瘤的第二常见类型,两者占中央气道原发性恶性肿瘤的 85%。

本病常见于下段气管后外侧壁,也有文献报道,气管腺样囊性癌发生于气管上部的为 45.5%,中部的为 20.5%,下部的为 34%[7]。

肿瘤呈息肉样突起,或沿气管壁浸润性生长,伴或不伴有管腔狭窄。有向黏膜下和神经周围扩散的趋势。

本病的病理特征最早由 Billroth 于 1859 年报道。它常见于 40~50 岁左右女性,男女比例为 1:1.17[8]。就其生物学特性而言,气管腺样囊性癌起源于黏膜下腺,病程缓慢,生长速度缓慢,远处转移较晚,手术切除后有复发的倾向。文献报道的 5 年和 10 年生存率分别为 65%~85% 和 40%~55%[4]。

腺样囊性癌的病因尚不清楚,与鳞状细胞癌相比与吸烟无关。

【发病机制与病理】

腺样囊性癌是一种基底细胞样癌,由不同形态的腔上皮细胞和肌上皮细胞组成,包括管状、筛状和实性。细胞学显示多细胞涂片由松散的黏性薄片、三维簇和分散的细胞组成。细胞小而均匀,核圆,核仁小,胞质少。

涂片周围可见大小不一的脱细胞玻璃样物质,形成球状。在细胞块中可见具有管状结构和筛状结构的巢和链,其中含有嗜酸性物质[8]。局部沿着神经鞘生长是腺样囊性癌的一个特征[5]。筛状结构是诊断的关键形态学特征,局部筛状结构常可揭示腺样囊性癌的性质。

最常见的播散形式是直接蔓延,其次是血行转移。很难通过手术全部清除,且有许多局部复发[9]。

【临床表现】

症状通常是非特异性的,以呼吸困难(86.0%)最为常见,其次为咳嗽(58.0%)[10]。也有报道了各种其他症状,包括咯血、气喘、胸痛、喘鸣、颈部肿胀和声音嘶哑。病程数周到 1 年不等。易被误诊为哮喘[11]。

【影像学表现】

腺样囊性癌起源于黏膜下层,是气管或主支气管内的局灶性软组织肿块,边缘光滑[11]。宽基底,肿瘤沿管壁生长,长径大于横径,伴有受累管壁弥漫或全周增厚,伴或不伴有管腔狭窄(图8-2-6)。

肿瘤可只向腔内或腔外生长,更多情况下同时向腔内和腔外生长(图8-2-7)。肿瘤内的钙化很少见。增强扫描肿块不均匀强化[1],90.1%表现为轻度或中度强化(图8-2-7和图8-2-8)。在疾病获得诊断时,有高达10%的患者存在区域淋巴结受累。

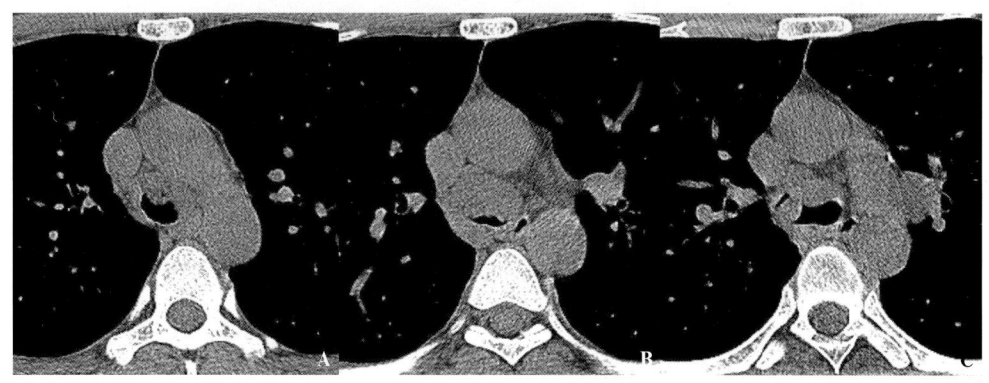

图8-2-6　男性,32岁。气管腺样囊性癌

CT纵隔窗显示自主动脉弓(A)至气管隆突(C)气管壁弥漫性增厚,前壁为著,管壁密度与胸壁肌肉相仿,密度均匀,病变下段突入右主支气管(C),气管管腔明显狭窄呈裂隙状(B)。

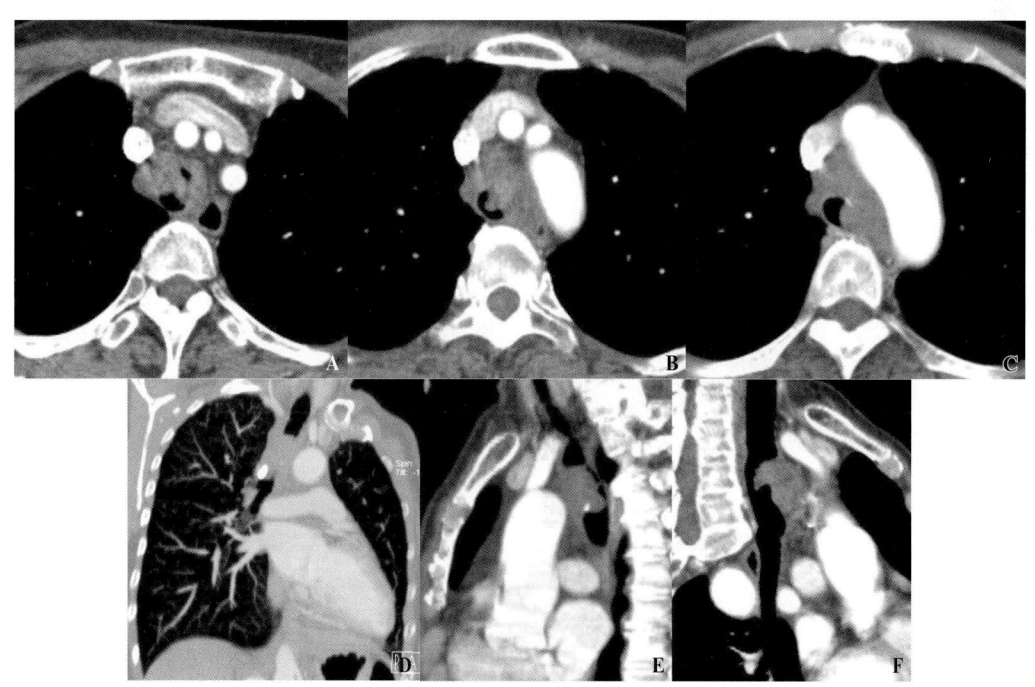

图8-2-7　女性,57岁。气管腺样囊性癌

CT增强扫描轴位(A～C)显示气管前壁及左侧壁广泛宽基底软组织结节影,呈均匀轻度强化,基底部与气管壁相贴,游离缘呈结节状突入管腔,管腔狭窄;冠状位(D)及矢状位(E)显示结节宽基底贴气管前壁,长径略大于横径;曲面重建(F)显示软组织结节同时向腔内外生长。

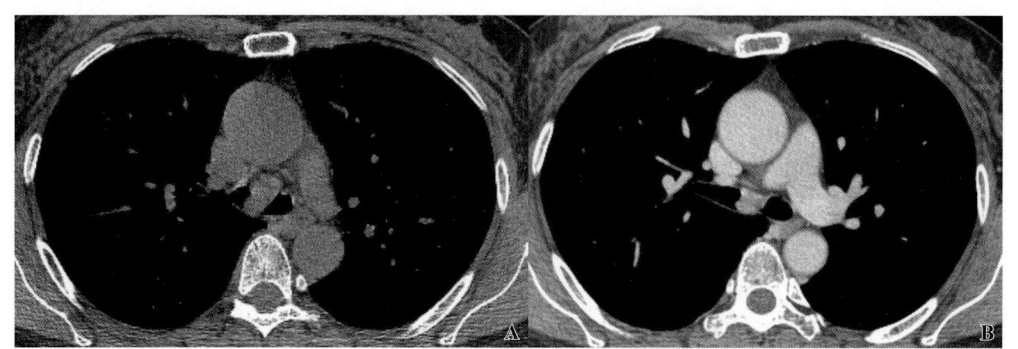

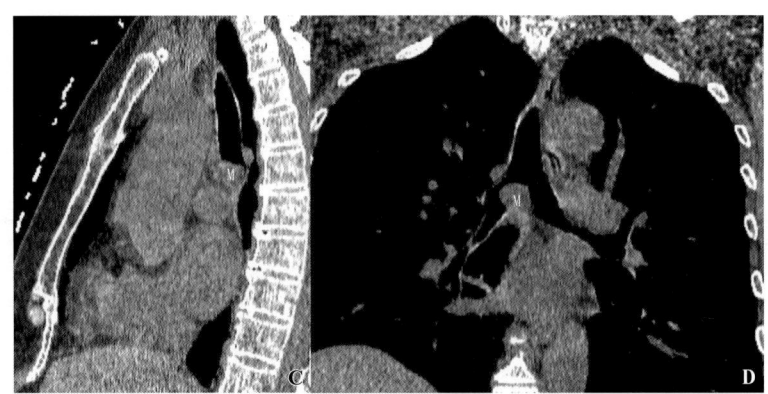

图8-2-8 女性,54岁。气管分叉处气管腺样囊性癌

CT纵隔窗(A)显示气管前壁宽基底软组织结节影,密度均匀,基底部与气管壁相贴,突入管腔,周围管壁增厚,管腔狭窄;增强扫描(B)显示肿瘤结节中度均匀强化;矢状位(C)及冠状位(D)显示结节位于气管隆突处,宽基底贴气管前壁,突出管腔。

CT不能准确预测局部结构(如食管)的浸润,且有可能低估肿瘤的纵向扩展。冠状位和矢状位多平面重建图像通常能在一定程度上改善评估的准确性。

与CT检查相比,MRI在评估气管肿瘤方面并没有明显的优势。

肿瘤生长缓慢,PET-CT上可以表现为摄取不同SUV值。在一项研究中,大多数ACC显示不均匀摄取,最大标准摄取值在3.7~8.3。高级别肿瘤往往有很高的FDG摄取率。PET-CT可能对放射治疗中残留肿瘤和靶区定位有一定的作用[1]。

【诊断标准】

确诊依赖于病变标本组织病理学检查[7]。

【鉴别诊断】

1. 气管良性肿瘤。临床症状表现不特异,与气管ACC难以区分。病理活检可作为金标准进行区分。在影像学上,ACC属于低度恶性肿瘤,肿瘤大部分位于气管腔内,可同时伴有腔内和腔外生长,多位于后侧壁,呈宽基底无蒂,表面不光滑,伴有管壁增厚。

增强扫描肿瘤呈不均匀强化。气管良性肿瘤的多窄基底或带蒂,表面光滑,密度均匀,管壁无明显增厚;增强扫描多无强化或轻度强化。

2. 气管鳞状细胞癌。为气管常发恶性肿瘤,其临床特征及影像学检查上与ACC相似。影像学上,ACC可在CT矢状面图像上可见多数肿瘤的长径大于横径,这一点可与鳞状细胞癌进行特异性鉴别。PET-CT检查中,两类肿瘤均表现为高摄取时,难以鉴别。

三、气管腺癌

气管腺癌较鳞状细胞癌和腺样囊性癌少见。肿瘤不仅在气管腔内形成巨大肿块,并向深层侵犯至邻近纵隔,肿瘤血运丰富,治疗效果差,短期内死于气管周围、纵隔及肺的广泛侵犯和肝、腹膜后的远处转移。

【发病机制与病理】

病灶呈结节状生长,突入到腔内,气管腺癌表现为分叶状、不规则、完全腔内肿块,气管轮廓不规则;肿块切面灰白,浅褐色。

组织学形态特征为腺体样结构,其中可见乳头状排列,腺体不规则,并衬以单层或复层柱状上皮,胞质苍白,核染色深且大。

【临床表现】

主要症状为吞咽困难及慢性咳嗽,病史数月。就诊时肿瘤多较大,直径超过4cm。

【影像学表现】

CT平扫可见气管内有不规则肿块影,体积较大,与气管壁分界不清,伴支气管管腔狭窄;CT增强扫描,动脉期结节均匀强化,延迟期扫描,肿块强化程度及均匀性较动脉期明显(图8-2-9)。肿瘤早期常侵犯管壁,甚至在早期就可发生纵隔淋巴结转移。

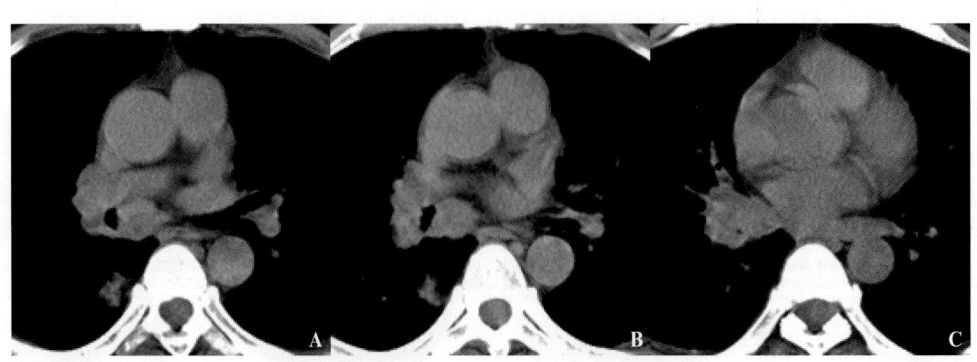

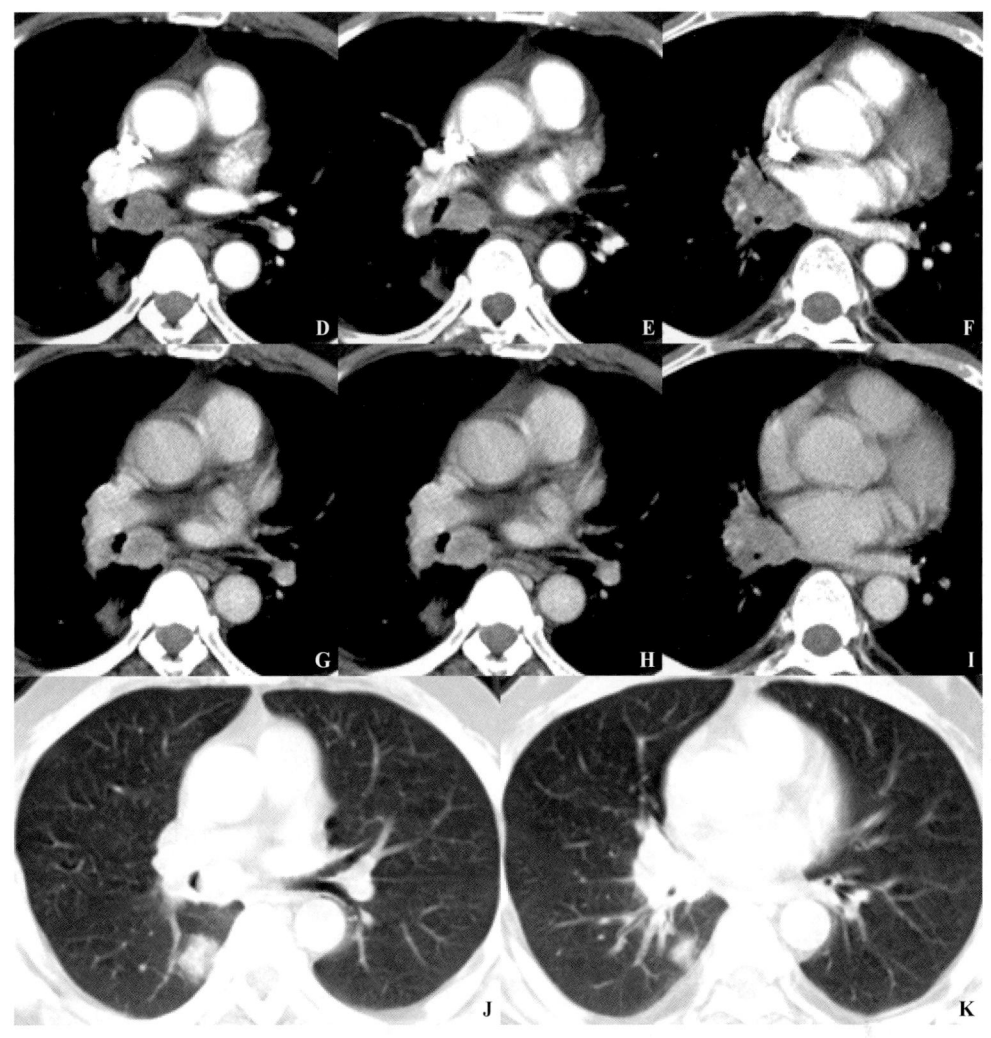

图8-2-9 右下叶气管腺癌

CT纵隔窗(A~C)显示右下叶支气管管腔不规则狭窄,周围可见不规则肿块影,隆突下可见球形软组织影;增强动脉期(D~F)及延迟期(G~D)显示支气管周围、隆突下软组织密度影均匀延迟性强化,肿块包绕肺动脉;肺窗(J、K)显示右下叶内基底段片状密度增高影,边缘模糊,密度欠均。

PET-CT检查中,腺癌显示不同量的FDG摄取。组织病理学检查显示,高代谢与低分化相关,低代谢与中高分化相关[2]。

【诊断标准】

确诊依赖于病变标本组织病理学检查[2]。

四、气管间叶组织来源的恶性肿瘤

气管间叶组织来源的恶性肿瘤非常罕见。可切除气管间叶组织来源的恶性肿瘤的5年生存率为78%,不可切除的肿瘤一律是致命的[12]。

此类肿瘤如平滑肌肉瘤、纤维肉瘤、血管肉瘤、滑膜肉瘤等都可形成息肉或结节状肿块,突入到气管腔内,这些肿瘤轮廓大多不规则,并可侵犯管壁,造成管壁不规则增厚,同时侵犯纵隔结构。组织结构同良性肿瘤相仿,差异仅在细胞形态不规则,核大小不一,染色深等。

平滑肌肉瘤与辐射照射、Ⅰ型神经纤维瘤、免疫缺陷、同一部位恶性肿瘤病史有关。炎症与纤维肉瘤发生相关[13]。滑膜肉瘤与SS18-SSX融合癌基因形成有关[14]。气管血管肉瘤通常是其他部位转移,原发性气管血管肉瘤罕见,可能与患者有毒物质接触史有关。

【发病机制与病理】

病理学上,不同的气管肉瘤组织学上相似,均可见梭形细胞具有高有丝分裂率、局灶性坏死区域和不同程度的核多形性[13]。气管纤维肉瘤还可见胶原沉积[14]。血管肉瘤可见形成的非典型内皮细胞数量超过了用简单内皮膜连接血管所需的数量,以及具有微妙的纤维网状的血管网的形成,以及管腔有明显的吻合倾向。

免疫组织化学是确诊的重要组成部分,不同的肉瘤各有不同,气管纤维肉瘤只对波形蛋白有免疫反应[12]。平滑肌肉瘤肿瘤通常对结蛋白、钙调节蛋白和平滑肌肌动蛋白染色呈阳性[13]。气管滑膜肉瘤细胞通常嗜铬粒蛋白、突触素、泛角蛋白、CEA、降钙素和p53免疫阳性,而TTF-1免疫阴性[14]。血管肉瘤非波形蛋白、CD31和CD34染色阳性。

【临床表现】

气管间叶组织来源的恶性肿瘤临床表现为非特异性症状。最常见的症状是咳嗽、喘息、呼吸困难、咯血、发热和声音嘶哑。气管肉瘤患者从出现症状到确诊的平均时间为7个月[12,13]。

【影像学表现】

气管平滑肌肉瘤、滑膜肉瘤呈类圆形，边缘光滑，密度均匀或不均匀，浅分叶状软组织密度团块，可伴气管管壁环形增厚，管腔狭窄；当肿瘤堵塞管腔，可见相关肺叶斑片状密度增高影[14,15]；气管平滑肌肉瘤CT增强扫描可见中等程度强化[16]。

PET-CT可见气管平滑肌肉瘤、滑膜肉瘤内FDG代谢活性增强[15,17]。

【诊断标准】

确诊依赖于病变标本组织病理学检查。

【鉴别诊断】

气管肉瘤多与气管其他良恶性肿瘤鉴别，CT对良恶性肿瘤的鉴别是有帮助的，但确定其组织类型还需通过纤维支气管镜活检。

五、气管类癌

类癌（carcinoid）是肺神经内分泌肿瘤（PNET）的一种类型。2021年WHO将PNET分为前驱病变、神经内分泌肿瘤（NET）和神经内分泌癌（NEC）三类。

其中前驱病变是指弥漫性特发性肺神经内分泌增生，NET又分为：①典型类癌（typical carcinoid，TC）；②不典型类癌（atypical carcinoid，AC）。NEC包括：①小细胞肺癌；②大细胞神经内分泌癌等。

类癌在支气管中比在气管中更常见。性别之间无差异，它是年轻人中最常见的支气管内膜肿瘤。TC一般与吸烟无关。AC与吸烟有一定关系。典型类癌的男女比例为1∶1；非典型类癌的男女比例为2∶1。类癌存在胸外转移的概率为15%左右。

【发病机制与病理】

类癌通常为圆形肿瘤，切割面呈黄褐色，TC/AC均表现为团块样生长并伴有统一的细胞学特征；胞质呈嗜酸性染色。肿瘤细胞可能发生基质骨化或钙化。AC很难与TC区分。

最常用的神经内分泌标志物包括嗜铬粒蛋白、突触素和CD56等。TTF-1表达主要为外周型而非中央型类癌。TC的Ki-67染色显示出较低的增殖率，通常小于5%；AC的Ki-67染色显示出较高的增殖率，为5%~30%；增殖率有助于小的活检组织区分TC和AC。

【临床表现】

最常见表现为反复发作的肺感染，可伴有咳嗽和咯血。尽管神经内分泌肿瘤有时会分泌促肾上腺皮质激素和5-羟色胺等神经肽，但出现副肿瘤综合征的患者并不多[11]。

【影像学表现】

典型类癌的影像学特征为中央型（约占85%），直径多在1~2cm，多位于受累气管、支气管腔内，管壁多柔软，30%以上可伴有钙化，纵隔及肺门淋巴结肿大少见。

该病进展缓慢，肿块边界光滑清晰，液化、坏死及囊变少见。一般存在两个比较特征性的征象：其一是冰山征；其二是显著均匀强化，近似于血管的强化程度[11]（图8-2-10）。

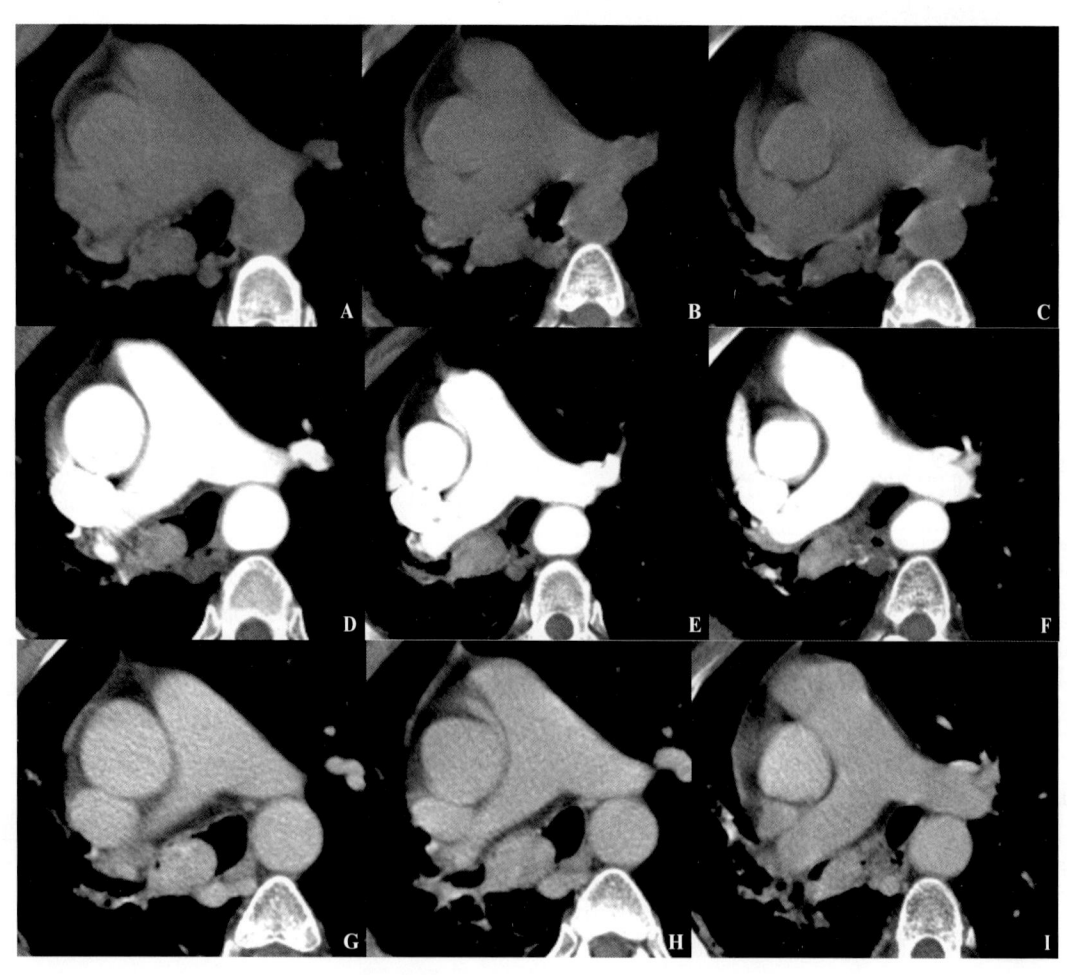

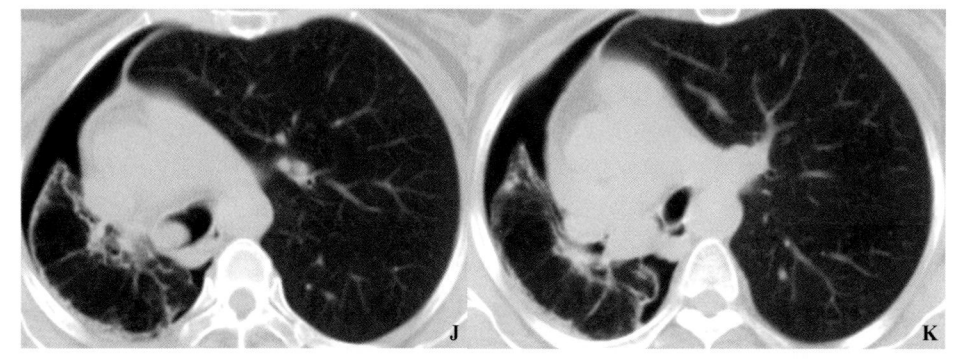

图 8-2-10 女性,52 岁。右主支气管类癌

CT 纵隔窗(A~C)显示右主支气管管腔不规则,其内见一类圆形软组织结节影,部分突出腔外;CT 增强动脉期(D~F)及静脉期(G~I)显示右主支气管内密度影明显均匀强化;CT 肺窗(J、K)显示右主支气管内类圆形密度增高影,密度均匀,边缘清楚,部分突出管腔,伴管腔狭窄。

不典型类癌的影像学特征与 TC 类同,鉴别比较困难,肿瘤较 TC 大,直径在 2~9 cm,出血及坏死具有特征性,且毛刺、分叶征出现率高于 TC,更易发生纵隔及肺门淋巴结转移,均匀显著强化(强化程度略低于 TC)。

神经内分泌癌在 PET-CT 上,不同个体的类癌对示踪剂摄取程度不同,其摄取程度多与有丝分裂活动程度有关。大多数的类癌摄取程度通常低于其他恶性肿瘤,甚至有一些类癌在纵隔背景下没有摄取或摄取微量。

新的 PET 示踪剂,如 ^{68}Ga 标记的类似物生长抑素与其相应受体结合,在支气管类癌的评估中显示出很好的应用前景。对于疑似异位促肾上腺皮质激素分泌肿瘤或疑以复发或转移的类癌患者,^{111}In-五核苷酸显像有助于初步定位和分期或再分期[13]。

【诊断标准】

确诊依赖于病变标本组织病理学检查[2]。

【鉴别诊断】

典型类癌、不典型类癌和神经内分泌癌需要相互鉴别。随着年龄增大,吸烟越多,CT 增强的幅度逐步减弱,坏死区域逐步增多。PET-CT 的 SUV 值逐步增高。总体上,TC 具有一定的典型特征。

六、软骨肉瘤

软骨肉瘤(chondrosarcomas)可发生在气管和支气管,起源于软骨环,但相当少见。气管软骨肉瘤的发病年龄多在 30~70 岁,就现有文献回顾倾向于男性,只有一个记录的患者是女性。

气管和支气管软骨肉瘤多发于气管下 1/3 段(43.8%),其次是上 1/3 段(37.5%)和中 1/3 段(18.8%)。肿瘤平均大小约为 3.0cm(范围为 2.0~6.5 cm)[18]。

据报道,气管软骨肉瘤往往是低级别和生长缓慢的,预后良好,在完全切除后往往不会复发,远处转移风险低[1]。

气管软骨肉瘤病因尚不清楚。目前,大多数学者提出了三种理论:①继发性先天性软骨残留;②软骨异常骨化;③慢性炎症继发性软骨发育不全。

【发病机制与病理】

在组织学检查中,软骨肉瘤的定义是一个典型的肿瘤性软骨细胞存在于黏液样、嗜碱性或异色基质中,总体上丧失了正常结构。

软骨肉瘤分为 3 级:1 级,肿瘤细胞密度轻微增加,细胞核小而深染;2~3 级,肿瘤细胞增多,伴有细胞聚集、核增大和深染、有丝分裂和多核(双核通常被认为不是软骨肉瘤的特异性)。

【临床表现】

气管软骨肉瘤患者通常无症状,直到肿瘤闭塞气管腔的 75% 以上才会出现显著的呼吸道症状。最常见的症状包括呼吸困难(几乎是 100% 发生)、干咳和喘息。仅在 12.5% 的病例中出现咯血,上述综合症状往往会导致将其误诊为哮喘或慢性阻塞性肺病的急性加重[18]。

【影像学表现】

CT 有助于确定肿瘤大小、位置、有无钙化、腔内梗阻程度、有无气管外延伸等。文献报道气管软骨肉瘤中 71.4% 出现钙化,78.6% 出现气管外延伸。MRI 可以更好地确定周围组织中的肿瘤浸润。

联合 PET/MRI 和 DWI 可能提示去分化软骨肉瘤,肿瘤在 DWI 上呈现高信号,低 ADC 值,PET 上 FDG 摄取高(高 SUV 值),均有助于提示肿瘤的恶性程度与组织学分化情况[19]。

【诊断标准】

确诊依赖于病变标本组织病理学检查[18]。

【鉴别诊断】

类癌、错构瘤和软骨瘤均可以含有内部钙化,并且比软骨肉瘤更常见。但类癌或软骨肉瘤比错构瘤更易发生肿瘤腔外扩展。软骨病变的钙化倾向于点状或无定形,低级别软骨瘤与软骨瘤很难鉴别。

七、黏液表皮样癌

气管支气管的原发性黏液表皮样癌(mucoepidermoid carcinoma, MEC)是一种罕见的涎腺肿瘤,仅占所有肺部恶性肿瘤的 0.1%~0.2%。Smetana 等和 Liebowet 等于 1952 年首次描述了该肿瘤。

原发性气管支气管 MEC 可见于任何年龄人群,超过一半的患者年龄在 30 岁以下,许多研究显示男性居多[20]。

大多数 MEC 位于肺叶或段支气管,发生于气管或主支气管的少见。淋巴结或远处转移并不常见。

【发病机制与病理】

MEC 与吸烟的相关性不显著。MEC 起源于近端气管支气管树的小唾液腺组织,由分泌黏液的柱状细胞和杯状细胞组成。

根据有丝分裂活性、坏死程度和核多形性,这些肿瘤可分为低级别和高级别。低级别 MEC 显示肿瘤内极少或没有核分裂、核多形性或坏死。高级别肿瘤表现为有丝分裂增多、核多形性、染色质增厚和细胞坏死[1]。

【临床表现】

气管 MEC 的症状取决于气管梗阻的程度。因此,肿瘤的大小和位置很重要。咳嗽、喘息、偶有咯血等症状常被误诊为支气管哮喘、COPD 等其他支气管疾病。

虽然阻塞性肺炎可能因气道阻塞而反复发生,但由于其他非特异性症状,正确诊断可能会延迟。

【影像学表现】

CT 表现为大气道腔内结节(图 8-2-11),与气道分支特征相适应,大部分 MEC 患者表现为明显强化(66.7%)(图 8-2-12)。在一项研究中,50% 的 MEC 显示内部点状钙化,瘤内钙化可能是由于黏液吸收不足引起的。这些 CT 特征在类癌中也可以看到,类癌比 MEC 更常见。当肿瘤位于段支气管时,可伴发阻塞性肺炎、肺不张和黏液阻塞是常见的相关表现。

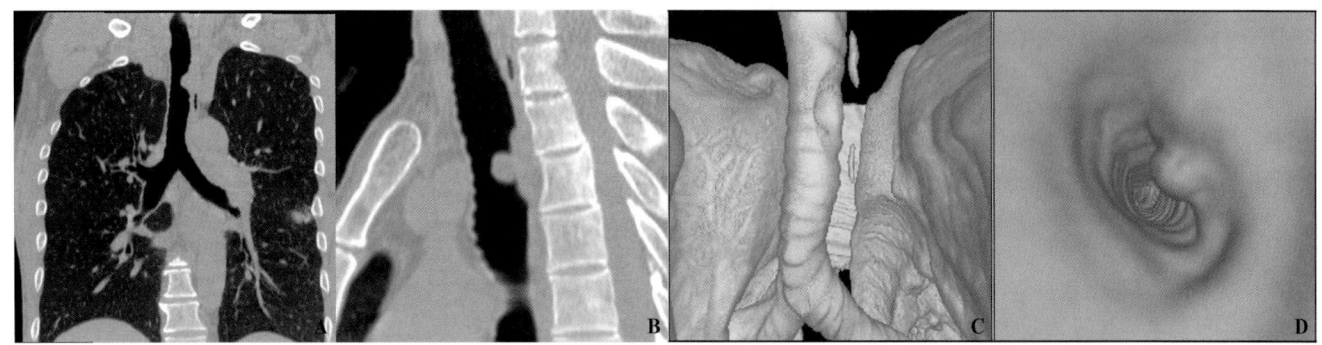

图 8-2-11 男性,63 岁。气管黏液表皮样癌
CT 冠状位(A)和矢状位(B)重建、气管 VR(C)及仿真内镜(D)显示气管左后壁宽基底肿块突入管腔内,气道狭窄。

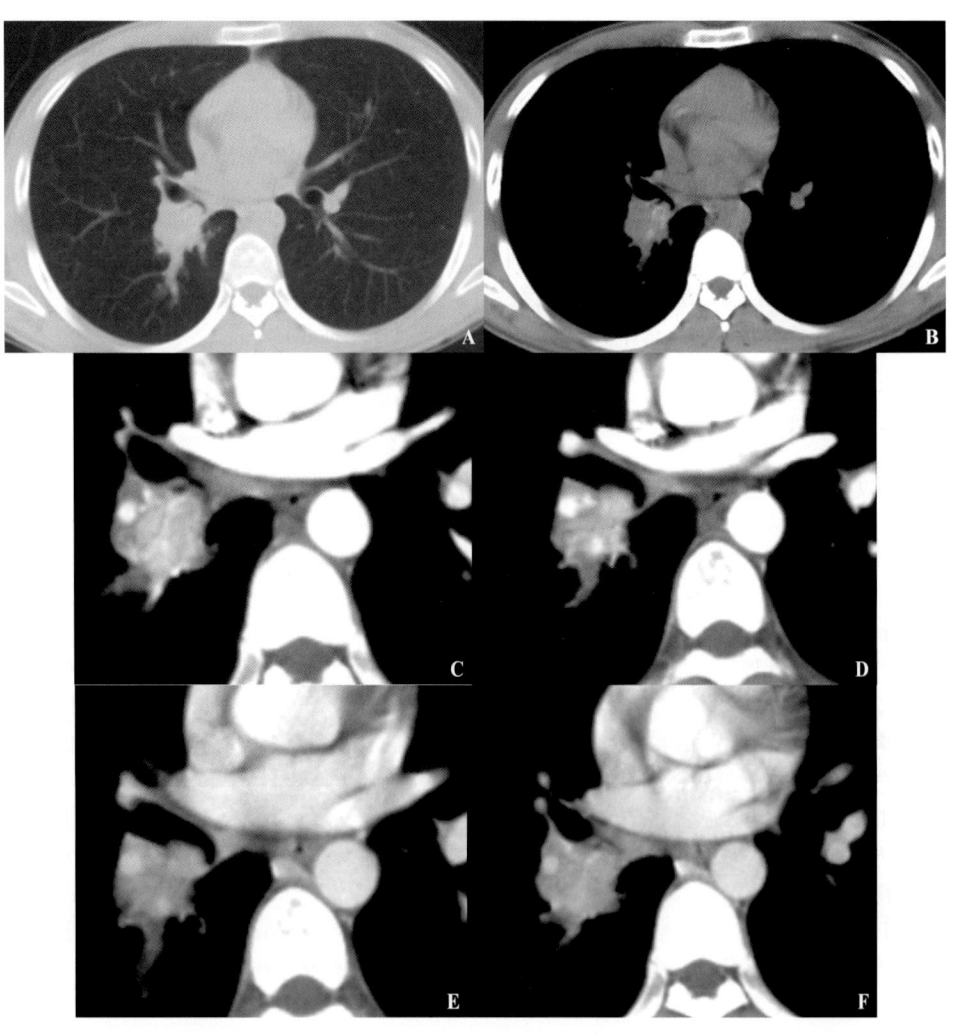

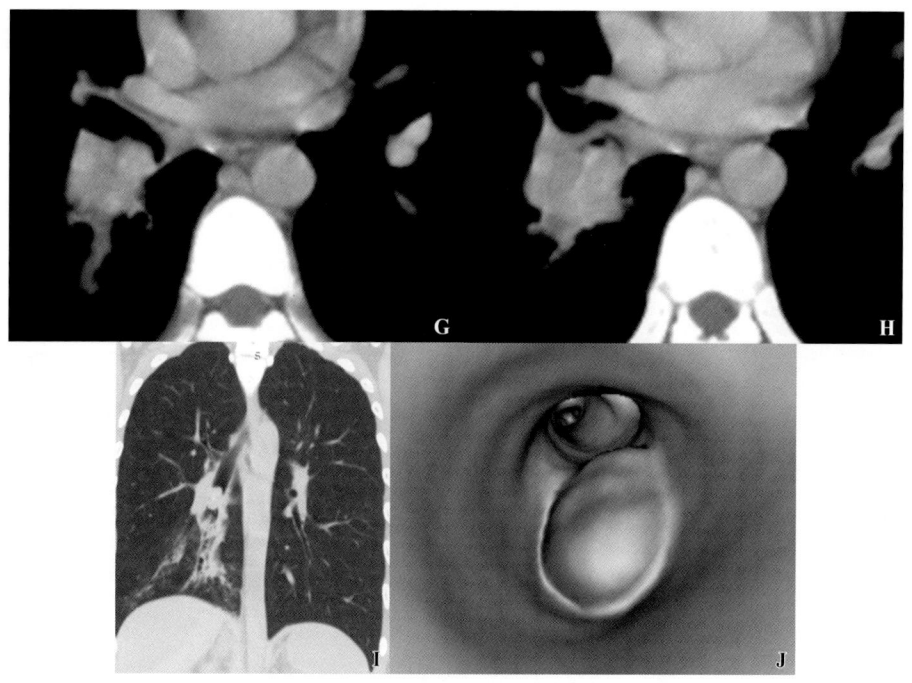

图 8-2-12 男性，22岁。右肺下叶支气管黏液表皮样癌

CT肺窗(A)和纵隔窗(B)显示右肺下叶支气管管腔内类圆形的软组织结节影，密度不均匀，结节以远肺组织内可见斑片状密度增高影；CT增强扫描动脉期(C、D)、静脉期(E、F)及延迟期(G、H)显示支气管内结节均匀强化，呈快进快出；肺窗冠状面重建(I)显示右肺下叶支气管管腔内类圆形密度增高影，阻塞管腔，右肺下叶可见斑片状密度增高影；虚拟内镜(J)见腔内结节紧贴管壁。

MRI在确定疾病程度和区分复发与放射线治疗后纤维化方面更有优势。高级别MEC呈现高而均匀的FDG摄取，低级别MEC呈现轻度FDG摄取。

【诊断标准】

确诊依赖于病变标本组织病理学检查[20]。

【鉴别诊断】

MEC应与气管腺样囊性癌(ACC)鉴别，前者的平均年龄低于ACC患者，50%的MEC患者年龄小于30岁。MEC表现为椭圆形或圆形、边缘光滑、界限分明的肿块。

相比之下，ACC表现为分叶状病变或浸润性生长导致的管壁周围增厚，侵袭性强于MEC。MEC多见钙化点，而ACC很少见。大部分MEC患者表现为明显强化，而ACC主要表现为轻度或中度强化(90.1%)。ACC对原发性肿瘤的FDG摄取大于MEC[21]。

八、多形性低级别腺癌

多形性低级别腺癌(polymorphous low-grade adenocarcinoma，PLGA)是一种低度恶性的小涎腺浸润性肿瘤。

最初于1983年被描述为小涎腺的小叶和末梢导管癌。Evans和Batsakis在1984年提出了PLGA。有学者报道截至2014年的以往英文文献中，PLGA累及左主支气管1例，右主支气管和上叶支气管1例，肺部1例，肺转移瘤3例，气管并转移至右中叶支气管1例。

该肿瘤是局部侵袭性肿瘤，复发或淋巴结转移的可能性很低。完全性手术切除是PLGA的首选治疗方法[22]。

【发病机制与病理】

气管PLGA起源于气管内膜下小涎腺，尤其是小唾液腺。组织学上，PLGA无包膜、浸润性边界，细胞核圆而均匀。肿瘤细胞呈多样式生长，包括实性、复合腺样体、乳头状、筛状、假腺样囊状、束状、单列和链状等不同的生长方式。

PLGA存在从细胞富集区到结构多样化区的过渡区。PLGA具有较低的侵袭性行为，总体生存率较高。然而，当PLGA在组织学上呈乳头状囊性生长时，其恶性程度更大，可能需要更积极的治疗。

免疫组织化学显示肿瘤细胞上皮标志物、上皮膜抗原(EMA)、S-100和Vimetin呈弥漫性中到强染色。平滑肌肌动蛋白染色通常为阴性或弱阳性，呈灶性。肿瘤的胶质纤维酸性蛋白和单克隆CEA通常为阴性[22]。

【临床表现】

临床表现无特异性，可出现慢性咳嗽，偶尔可见痰中带血；当气道堵塞时可出现呼吸急促、呼吸困难。

【影像学表现】

CT平扫显示气管内菜花状软组织肿块，伴管腔狭窄(图8-2-13)，相应肺叶可出现梗阻性肺炎，肺不张，在肺不张内可有扩张的、充满黏液的支气管；气管、支气管旁淋巴结和隆突下淋巴结可增大。PET-CT扫描可见气管内呈现高代谢病灶[22]。

【诊断标准】

确诊依赖于病变标本组织病理学检查[22]。

【鉴别诊断】

气管PLGA通常与气管其他类型的涎腺肿瘤，特别是多形性腺瘤、腺样囊性癌和黏液表皮样癌进行鉴别。在影像学上都呈现为阻塞管腔的软组织肿块，通常需要通过病理学检查加以鉴别。

1. **多形性腺瘤** · 是良性肿瘤，与PLGA不同，多形性腺瘤是一种非浸润性、边界清楚的肿瘤，由软骨黏液间质中的上

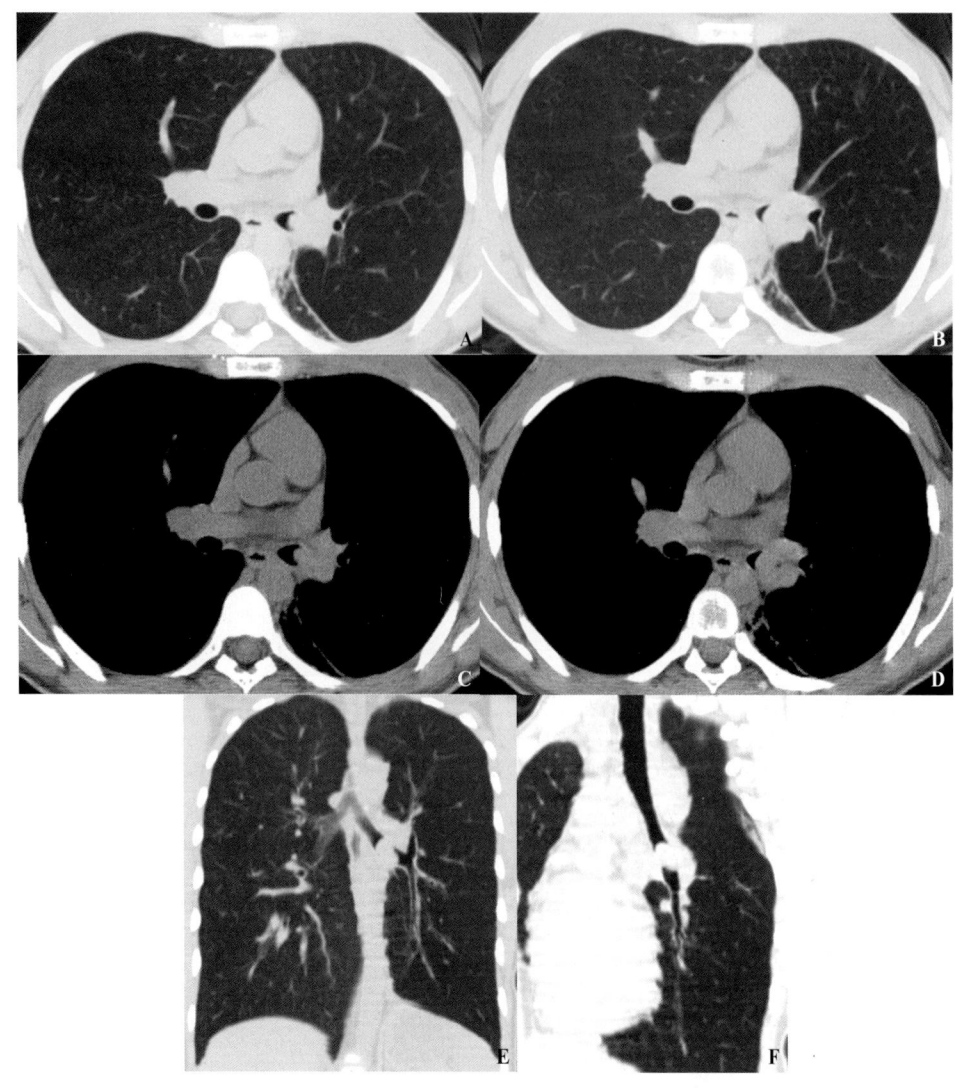

图 8-2-13 女性,21 岁。左主支气管多形性低级别腺癌
CT 肺窗(A、B)和纵隔窗(C、D)显示左主支气管软组织肿块,边界清楚,伴管腔狭窄;冠状面(E)及矢状面(F)见肿块堵塞左主支气管管腔。

皮细胞和肌上皮细胞组成。多形性腺瘤不显示浸润性生长模式或神经侵袭。

2. 腺样囊性癌。ACC 中的肿瘤细胞通常较小、角状、多形性细胞核,核质比高,细胞核深染,有更强的有丝分裂活性。与 ACC 相比,PLGA 细胞的细胞核稍大、更圆、更均匀。PLGA 细胞的胞质比 ACC 细胞的胞质嗜酸性更强。ACC 无软骨黏液样间质、鳞状细胞分化或筛状结构。ACC 呈 EMA 染色,局限于腺腔。相反,PLGA 的 EMA 染色更弥漫,S-100 蛋白染色更强。

3. 黏液表皮样癌。比 PLGA 有更强的侵袭性,通常表现为明确的鳞状或中间细胞。

九、大气道继发性恶性肿瘤

大气道继发性恶性肿瘤(secondary tracheal tumors)定义为发生于气管内而非气管来源的肿瘤,包括了较为宽泛的多种肿瘤组织学。Brailey 等最早于 1948 年报道过肾癌发生支气管转移。

继发性气管恶性肿瘤可因直接蔓延或经血源性播散所致。直接蔓延是指邻近脏器肿瘤直接侵犯气管,最常见继发于肺、喉、食管或甲状腺的原发性肿瘤,这些肿瘤可以压迫气管,使气管软骨向内移位,或侵入气管腔内。经血源性播散是指远处恶性肿瘤经血液循环转移到气管壁或气管黏膜下。

远处转移到气管的原发性肿瘤多为结肠癌、宫颈癌、乳腺癌、肾癌、淋巴瘤和黑色素瘤等。由于自然史和预后与原发性肿瘤有关,因此它们的治疗和预后可能与原发性气管肿瘤有很大的不同。

【发病机制与病理】

Kiryu 及其同事根据原发性肿瘤与气管的关系提出了一种实用而详细的气管支气管转移分类方法。

Ⅰ型,直接转移到支气管的肿瘤。
Ⅱ型,邻近实质病变的侵袭。
Ⅲ型,淋巴结的侵袭。
Ⅳ型,沿气道壁近端延伸的周围性病变。

有研究发现,从肺、食管、头颈部或其他癌症转移的邻近淋巴结是最常见的转移形式[23]。此外,2015 年 WHO 肺肿瘤组织认可肺肿瘤细胞还可沿气腔播散(spread through air spaces,STAS),肺癌肿块的癌细胞可通过肺泡和毛细支气管通道播散到支气管腔和肺癌周边部分肺实质内,STAS 的存在可导致术后总生存率降低,术后复发率增高[24]。

肺癌气管支气管转移(endotracheal and endobronchial metastases,EEM)在原发性肺癌中罕见,可发生在肺癌初诊时或手术切除后,多见于晚期中央型鳞状细胞癌患者,预后不良[24]。

【临床表现】

继发性恶性肿瘤绝大多数为邻近脏器的直接侵犯,临床上除了有气管阻塞产生的呼吸困难、喘鸣、刺激性咳嗽、咯血外,常有原发性肿瘤的症状,如食管癌有进行性吞咽困难,甲状腺癌可触及颈部不规则肿块,喉癌可有声音嘶哑等。

远处转移来的肿瘤在找到原发灶以前,与气管原发性恶性肿瘤鉴别困难。

【影像学表现】

邻近肿瘤直接侵犯气管时,表现为气管壁增厚,呈息肉样或不规则肿块,气管与附近脏器间的界限模糊消失(图8-2-14)。

不同来源肿瘤又有各自的特点。

1. 食管中上段肿瘤·向前可侵犯气管后壁,故在CT扫描图像上可见到气管后壁不规则;也可侵入到气管腔形成息肉状或结节状肿块,使气管腔不规则,增强扫描食管肿瘤有轻度强化。

2. 颈部甲状腺肿瘤·可侵及气管前壁及两侧壁,使气管腔狭窄,形态可为圆形或三角形,少数侵犯气管至气管腔内形成肿块,增强扫描颈部甲状腺可有明显强化,肿块可以强化明显也可不强化。

3. 喉癌·可累及声门下区,使气管成环形狭窄。

4. 邻近肿瘤直接侵犯气管·其最大特征是有原发肿瘤同时伴有气管的狭窄或气管腔内单发或多发息肉结节形成,伴或不伴指套征,或表现为偏心性壁厚,气管的病变常紧邻原发性肿瘤的部位(图8-2-15)。

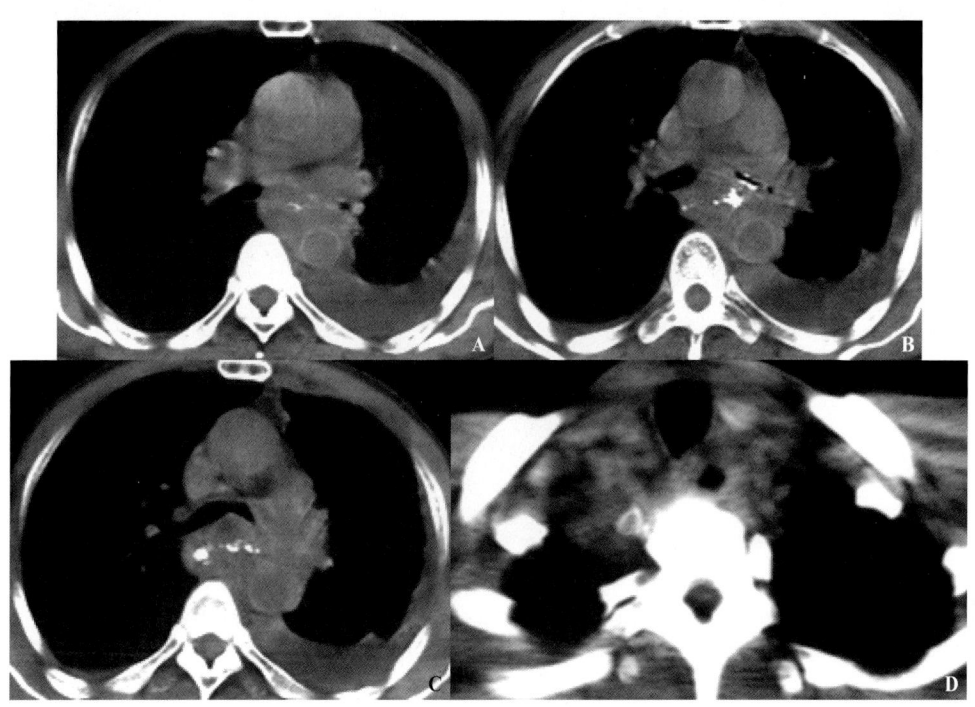

图8-2-14 食管癌,食管气管瘘形成

CT平扫自下向上横断面(A~C)显示气管隆突下后软组织肿块影包绕左主支气管及降主动脉,肿块中央可见不规则对比剂残留影,左主支气管狭窄,腔内也可见同样密度对比剂,肿块平面食管显示不清,左侧胸腔积液,胸廓入口平面(D)食管扩张积气。

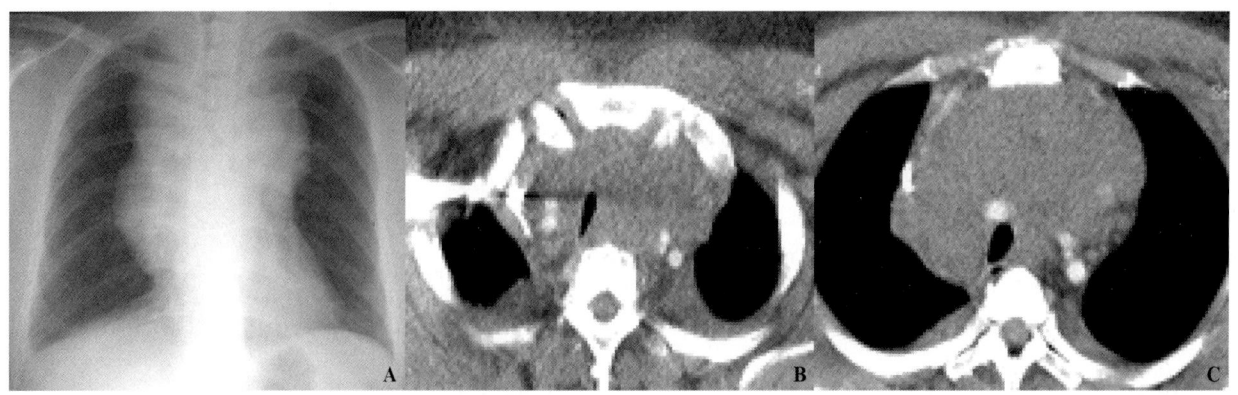

图8-2-15 男性,26岁。肺继发性淋巴瘤

胸壁正位X线片(A)显示中上纵隔明显增宽,边缘光滑锐利;CT增强扫描(B、C)显示纵隔均匀强化肿块影,肿块位于前纵隔,与血管、气管、食管分界模糊,气管及血管受压移位,气管管腔明显变窄,腔内壁光滑,双侧后胸壁可见少量胸腔积液。

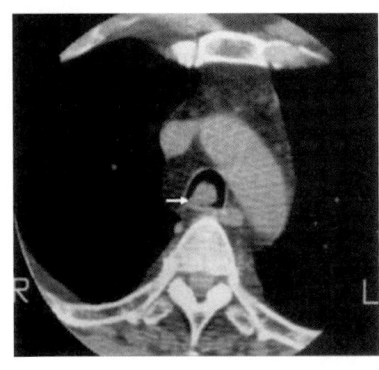

图 8-2-16 男性,58岁。确诊右足黑色素瘤半年,气管转移瘤

CT纵隔窗显示气管内孤立性结节,与气管壁之间有亚蒂相连(箭)。

血源性转移瘤性气管肿瘤可表现为单发或多发、无蒂或带蒂的气管内肿块影(图8-2-16),在无抗癌治疗情况下,病变常常进展迅速(图8-2-17)。

FDG的摄取程度在很大程度上取决于原发性肿瘤的代谢活性和分化程度。活性低或高分化的恶性肿瘤PET-CT可呈现低代谢。然而,大多数恶性肿瘤往往具有较高的代谢活性,因此FDG通常表现出高度摄取。

【诊断标准】

确诊依赖于原发灶及病变标本组织病理学检查[89]。

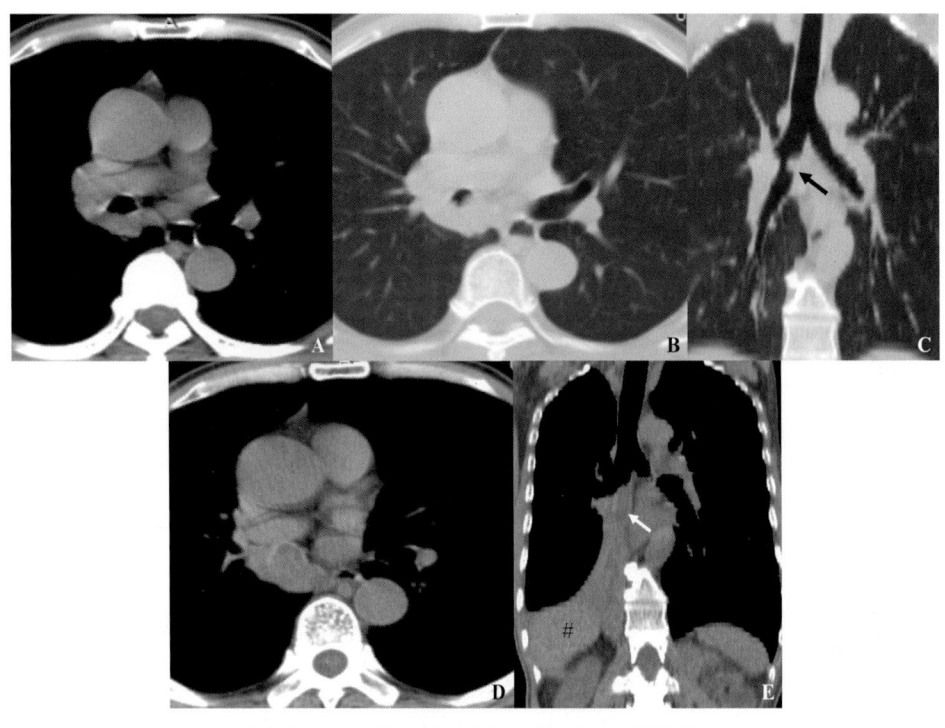

图 8-2-17 男性,58岁。左肾癌术后10年,气管转移瘤

CT平扫轴位纵隔窗(A)、肺窗(B)及冠状位重建(C)显示右中间段支气管后壁增厚,并向腔内突入(黑箭),远端肺野未见明显异常,56日后复查(D、E)显示中间段支气管被堵塞(白箭),远端肺组织不张(#)。

【鉴别诊断】

1. 局限于气道的原发性气管恶性肿瘤。继发于血源性的转移性气管肿瘤与原发性气管恶性肿瘤均可表现为气管内、气管壁肿块,仅依赖于影像学表现两者鉴别困难,如果发现患者有原发性恶性肿瘤病史,除气管病变外,其他部位也存在转移性病变,在发现气道病灶的同时,肿瘤标志物同时升高,有助于转移瘤的诊断。

2. 原发性气管恶性肿瘤侵犯周围组织器官。晚期食管癌向前侵犯气管与气管癌向后侵犯食管相似,两者都有气管腔内外肿块形成。鉴别要点是寻找肿块的中心点,中心点偏食管则肿瘤可能起源于食管,反之则起源于气管;另外仔细询问病史有帮助,食管癌侵犯气管先有吞咽困难,后有呼吸困难和喘鸣;而气管癌侵犯食管先有呼吸困难和喘鸣,后有吞咽困难。

甲状腺癌侵犯气管,常有颈部肿块。

(李智勇 郭佑民)

参考文献

[1] Wu CC, Shepard JA. Tracheal and airway neoplasms [J]. Semin Roentgenol, 2013, 48: 354-364.

[2] Wang SY, Wang SX, Liao JQ, et al. 18F-FDG PET/CT and contrast-enhanced CT of primary malignant tracheal tumor [J]. Clin Nucl Med, 2016, 41: 595-605.

[3] Little BP, Duong PT. Imaging of diseases of the large airways [J]. Radiol Clin North Am, 2016, 54: 1183-1203.

[4] Rea F, Zuin A. Tracheal resection and reconstruction for malignant disease [J]. J Thorac Dis, 2016, 8(Suppl 2): S148-52.

[5] Junker K. Pathology of tracheal tumors [J]. Thorac Surg Clin, 2014, 24: 7-11.

[6] Shepard JO, Flores EJ, Abbott GF. Imaging of the trachea [J]. Ann Cardiothorac Surg, 2018, 7: 197-209.

[7] Po-Yi Yang, Maw-Sen Liu, Chih-Hung Chen, et al. Adenoid cystic carcinoma of the trachea: a report of seven cases and literature review [J]. Chang Gung Med J, 2005, 28: 357-363.

[8] Mohammadnia M, Hosseinzadeh M, Kumar PV, et al. Tracheal adenoid cystic carcinoma presented with chronic asthma diagnosed by bronchial washing cytology [J]. Case Rep Med, 2020, 20: 6543097.

[9] Wang F, Xie X, Song M, et al. Tumor immune microenvironment and mutational analysis of tracheal adenoid cystic carcinoma [J]. Ann Transl Med, 2020, 8:750.
[10] Ran J, Qu G, Chen X, et al. Clinical features, treatment and outcomes in patients with tracheal adenoid cystic carcinoma: a systematic literature review [J]. Radiat Oncol, 2021, 16:38.
[11] Stevic R, Milenkovic B. Tracheobronchial tumors [J]. J Thorac Dis, 2016, 8(11):3401-3413.
[12] Massey C, Laver N, Bedi H, et al. Primary fibrosarcoma of the trachea presenting with acute airway loss [J]. Am J Otolaryngol, 2015, 36:287-289.
[13] Ajmal Z, Khan AM, McCarthy L, et al. Leiomyosarcoma of the tracheostomy site in a patient with history of laryngeal squamous Cell Carcinoma [J]. Case Rep Oncol, 2021, 14:912-917.
[14] Kumar N, Kaushal S, Kanaklata K, et al. Primary tracheal synovial sarcoma: a rare clinical entity with diagnostic challenges [J]. J Egypt Natl Canc Inst, 2020, 32:3-8.
[15] Ye C, Guo J, Liu X, et al. Surgery and proton beam therapy for tracheal synovial sarcoma [J]. Ann Thorac Surg, 2020, 110:e265-e267.
[16] 黄权生,刘华,杨鹏,等.多层螺旋CT及重建技术对气管主支气管肿瘤的诊断价值探讨[J].中国实用医药,2015,10:28-29.
[17] Kimura K, Ogawa H, Jimbo N, et al. A case of leiomyosarcoma originating from a bronchogenic cyst: A case report [J]. Mol Clin Oncol, 2020, 12:244-246.
[18] Kutzner EA, Park JS, Zaheer S, et al. Tracheal Chondrosarcoma: Systematic Review of Tumor Characteristics, Diagnosis, and Treatment Outcomes with Case Report [J]. Case Rep Oncol Med, 2017, 2017:4524910.
[19] Purohit BS, Dulguerov P, Burkhardt K, et al. Dedifferentiated laryngeal chondrosarcoma: combined morphologic and functional imaging with positron-emission tomography/magnetic resonance imaging [J]. Laryngoscope, 2014, 124:E274-E277.
[20] Al-Halawani M, Abdeen Y. Mucoepidermoid carcinoma of the trachea [J]. Quant Imaging Med Surg, 2018, 8:259-260.
[21] Han X, Zhang J, Fan J, et al. Radiological and Clinical Features and Outcomes of Patients with Primary Pulmonary Salivary Gland-Type Tumors [J]. Can Respir J, 2019, 2019:1475024.
[22] Zhang Y, Wang C, Zhang G, et al. Case report of polymorphous low-grade adenocarcinoma in the trachea with metastasis to the right middle lobe bronchus [J]. Thorac Cancer, 2015, 6:220-223.
[23] Madariaga ML, Gaissert HA. Secondary tracheal tumors: a systematic review [J]. Ann Cardiothorac Surg, 2018, 7:183-196.
[24] 路明,朱翔,曹宝山,等.原发性肺癌发生气管支气管转移的调查分析[J].中国肺癌杂志,2020,23:162-167.

第三节 · 大气道弥漫性狭窄性病变

一、气管支气管淀粉样变性

淀粉样变性(amyloidosis)是一组表现各异的临床综合征,其共同点为一种蛋白多糖组成的淀粉样物质沉积于细胞外,导致相应的器官或组织功能障碍。本病既可只累及单个器官,也可累及多个器官。

气管支气管淀粉样变性(tracheobronchial amyloidosis, TBA)表现为淀粉样物质沉积于气管和支气管的壁上,可作为全身性疾病的一部分,也可继发于慢性感染性疾病、家族性或老年性心脏淀粉样变等。

1857年Virchow首次描写了肺淀粉样变,同年Lesser根据尸检描写了第1例支气管淀粉样变。该病多发于50岁以上的成人,男女发病率比例为2∶1,与吸烟无关[1]。左、右肺叶受累频率相似。

呼吸系统淀粉样变性常可累及气管、支气管各部、肺实质、胸膜、纵隔、肺门淋巴结。其中胸膜和肺实质受累比例最大,可达50%~62%。根据其发病部位及影像学表现分为:①气管支气管型;②浸润性肺间质型;③肺内结节型[2]。

气管和支气管型分为原发性和继发性两类。
(1)原发性病变不发生在其他疾病基础上,常累及心脏大血管、平滑肌、淋巴结、脾、胃肠道和肺。原发性气管淀粉样变性十分罕见[3]。
(2)继发性淀粉样变性是指发生在患有感染性疾病(如结核类风湿关节炎)或恶性肿瘤(如骨髓瘤)的患者中,较为常见,大多并发于各种感染和退行性病变,主要侵及肝、脾、肾和肾上腺。

淀粉样物在支气管肺内过度沉积可能与以下因素有关。
(1)支气管相关淋巴组织发生异常免疫反应。
(2)由于肺局部的炎症病变使血管通透性增高。
(3)原发性系统性淀粉样变性或合并于多发性骨髓瘤。
(4)继发于慢性感染(结核病、化脓性骨髓炎、麻风病)。
(5)家族常染色体显性遗传性和老年性淀粉样变性[1]。

【发病机制与病理】
淀粉样变性形成机制尚不清楚。肺实质中淋巴细胞和浆细胞的直接浸润可能是此病的重要发病机制。

在原发性淀粉样变性中,骨髓细胞的单克隆群会产生能形成淀粉样变性的片段或整个长链。在光学显微镜下,淀粉样物质与刚果红染料有亲和性,在电子显微镜下,它由100 A (10 nm)线型无支纤维组成。在X线衍射下,它是交叉的β线。

目前认为本病是蛋白质的2级结构β片层构象发生改变,致其对蛋白水解酶的抵抗力增加。来源于浆细胞单克隆轻链组成的淀粉样蛋白沉积于组织器官间,从而造成组织器官的功能障碍。

气管支气管的淀粉样变性的淀粉样物质主要沉积于气管和支气管的黏膜下层、肌层和外层。淀粉样物质的沉积开始于黏膜内的支气管腺泡与小血管壁。随着沉积量的增加,腺体萎缩,淀粉样物质在黏膜内形成不规则的斑块或结节。

局限型者形成肿块向支气管腔内突出,病灶上方的黏膜通常完整,可阻塞管腔;广泛性者,引起支气管壁增厚。可有纵隔或肺门淋巴结肿大。组织学上常有营养不良性钙化或骨化。

镜下观淀粉样物质常浸润于细胞间或沉积于小血管的基底膜下,或沿网状纤维支架分布。病变结节由不规则的淀粉样物质构成,其间有纤维化区及炎细胞浸润,主要是淋巴细胞和浆细胞,尤以结节的边缘部为重。

结节内也可见巨细胞,有的其内含有淀粉样物质。电镜下为单纯蛋白质或蛋白质-多糖体复合物形成纤丝结构的聚合体。

【临床表现】

本病起病缓慢,在明确诊断前多有1~3年的症状,包括疲乏无力、体重下降、踝关节水肿、呼吸困难、感觉异常和头痛等。

肾脏受累,肾衰竭为常见死亡原因;心脏受累占1/3,肺也常受累。继发性淀粉样变性常并发于各种感染和退行性变,如炎症、肿瘤、类风湿关节炎等,肺较少受累[1]。

气管支气管广泛累及时,临床上可有咳嗽、咳痰、气短、气急、发热、呼吸困难、喘鸣或支气管哮喘表现,有时可有咯血[2]。咳嗽系淀粉样物质刺激呼吸道黏膜所致,咯血是由于淀粉样物质损害支气管黏膜或病灶处毛细血管,使其通透性增高或黏膜下血管破裂或凝血机制障碍。如果病变同时累及喉部则有声音嘶哑。

气管支气管病变局限者,临床症状取决于阻塞支气管的部位和程度,以及并发症产生的情况。若有继发感染可有发热、咳脓痰和气急等。气管支气管的淀粉样变性中,1/4的病例为局限性,3/4为弥漫性[3]。

本病可导致限制性通气障碍及O_2弥散量减少,发生低氧血症,从而引起肺功能异常。确诊有赖于支气管镜检查。

【实验室检查】

该病根据临床及影像学表现可进行初步诊断,诊断的金标准是活检后组织学检查。活检嗜伊红染色见到均匀性无其他结构的淀粉样物质,甲基紫染色呈红色或紫红色,刚果红染色呈粉红色或玫瑰红色,偏光镜下呈特征性黄绿二色性双折光体为该病的特征性表现[1]。50%的患者尿液中可查到本周蛋白及免疫电泳异常。

值得注意的是,尽管一般来说肺内的淀粉样变性全部属于免疫球蛋白轻链(AL)型,但临床诊断过程中必须明确诊断疾病的类型,才能制定合理的治疗方案。因此,综合评估非常重要,包括胸部CT扫描、血清淀粉P成分(SAP)扫描、血尿分析及高锰酸钾试验等。高锰酸钾试验即病变组织经高锰酸钾处理后,AL型刚果红染色依旧阳性。

SAP闪烁图是目前唯一可对淀粉样变性进行全身系统监测的方法,当体内存在一定数量的淀粉样物质时,放射标记能特异性地沉积于该部位,可对淀粉样变性进行定性和定量诊断。组织学检查与SAP闪烁图是两项互补技术,可提供无创宏观的诊断,对组织学不能肯定的淀粉样变性具有诊断价值[3]。

支气管镜检可见气管、双侧各级支气管通畅,软骨环清晰,整个气管或支气管壁可见弥漫性颗粒状突起物,黏膜充血,凹凸不平,表面光滑,其上覆盖完整苍白上皮,病灶易出血,伴或不伴管腔狭窄。

【影像学表现】

气管支气管型是以气管支气管改变为主要表现,沉积物多位于气管的黏膜下层。病变轻微,普通X线平片可无阳性表现,气管阻塞严重,普通X线平片可显示气道壁增厚、钙化、气管狭窄和气管阻塞改变,如阻塞性肺炎、肺气肿及肺不张。

由于淀粉样物质位于黏膜下,CT表现为结节样、斑块样或环形的气管壁增厚,形成局限(图8-3-1)或弥漫性壁突起(图8-3-2),也可形成单发或多发无蒂的广基底结节。其特点是病变密度较高,在CT平扫上其密度略高于食管平滑肌(图8-3-3),内部常可见颗粒状、层状、斑块状、结节状钙化灶或骨化岛形成(图8-3-1和图8-3-4)。

增强扫描多数轻度强化或无强化[3]。单发结节表面光滑(图8-3-3),多发结节或弥漫性增厚导致管壁内缘不平呈波浪状,管腔不规则狭窄,壁厚薄不均,其特点是气管膜部可受累(图8-3-3),气管软骨正常,不出现气管软化[3]。无腔外侵犯,少伴发肺门及纵隔淋巴结肿大、胸腔积液。

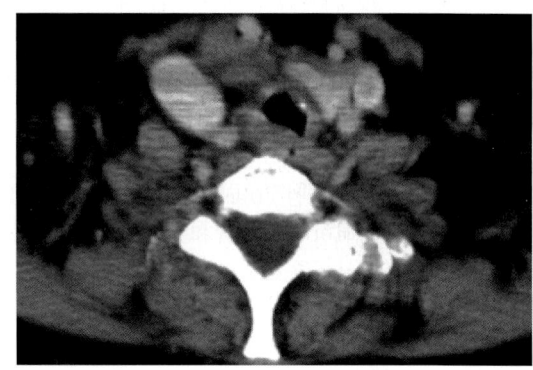

图8-3-1 男性,33岁。气管淀粉样变性

CT纵隔窗显示颈段气管左前壁及右后壁局限性向腔内突起,突起部管壁增厚,呈软组织密度影,内有点状钙化。

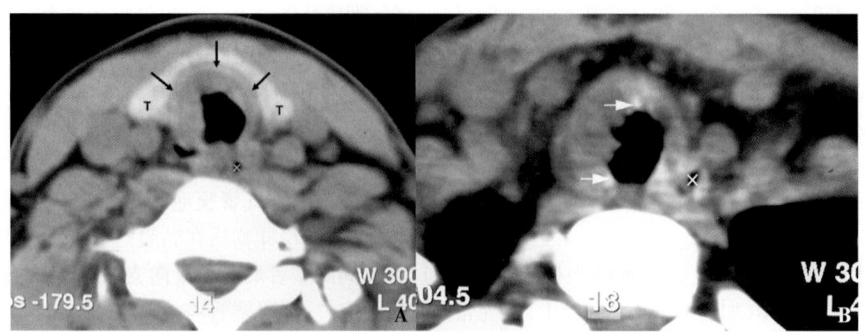

图8-3-2 女性,39岁。气管淀粉样变性

CT纵隔窗显示颈段气管管壁弥漫性不均匀增厚,内缘欠光整,气管软骨(A,黑箭)光滑,无增厚,其内侧增厚的软组织内有点状钙化(B,白箭)。T为甲状腺;×为食管。

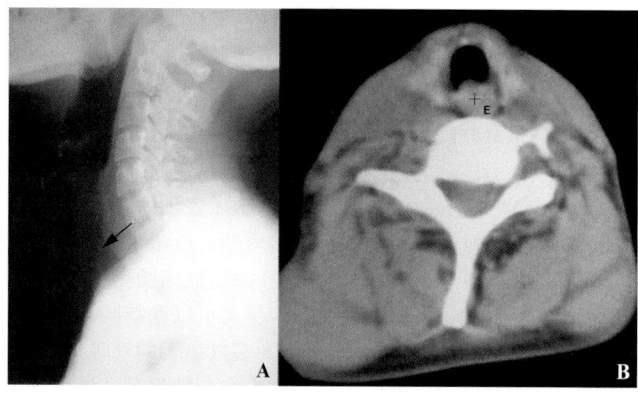

图8-3-3 女性,40岁。气管淀粉样变性

颈椎X线侧位(A)片显示颈段气管狭窄,后壁局限性向腔内突隆起,表面光滑;CT纵隔窗(B)显示气管膜部增厚,呈结节状突向气管腔内,增厚部分的密度较食管壁略高。E为食管;+为病变。

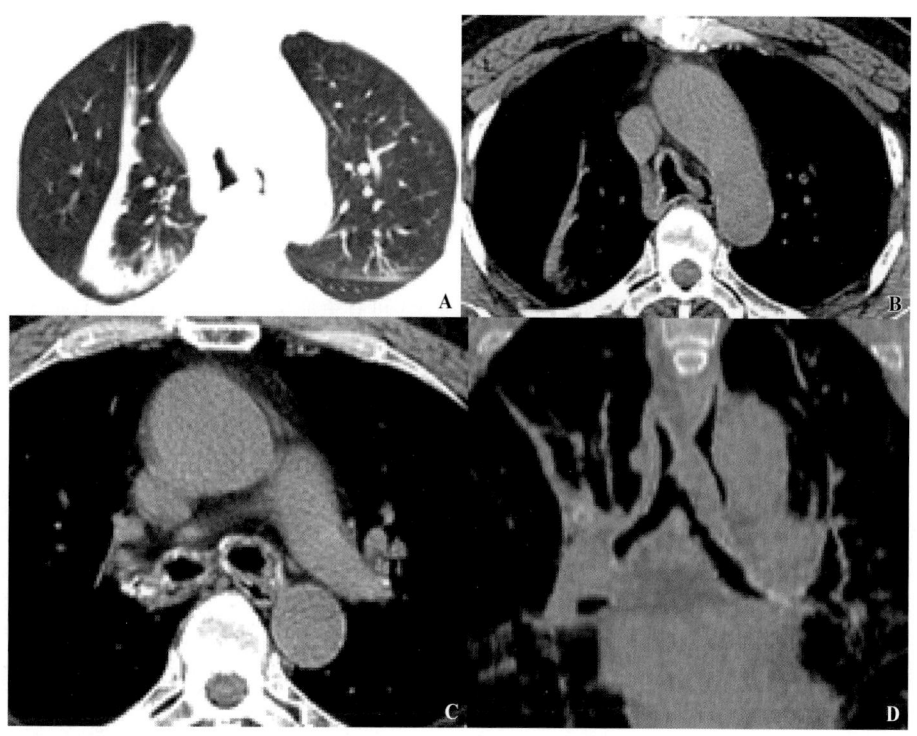

图8-3-4 男性,65岁。气管淀粉样变性

气管管腔狭窄如漏斗状,气管、左右支气管甚至段支气管管壁不规则增厚,其厚薄不均,内有广泛斑点状钙化,两肺散在渗出实变影(A~D)。

本病可伴有纵隔、肺门淋巴结的肿大,肺实质内的大小不等结节、网状结节影、渗出影(图8-3-4A),胸膜团块状、结节状软组织密度影。反复感染会导致支气管扩张。本病通常呈局限性,不发生全身扩散[4]。

气管支气管淀粉样变性的病理改变是一种不溶性纤维蛋白组成的淀粉样物质沉积在气管支气管壁、肺实质内、血管壁、淋巴结和胸膜,其主要成分是不溶性纤维蛋白。在MRI检查中T1信号较高,T2信号高于正常气管壁,低于水,有助于病变轮廓的勾画[3]。

【诊断标准】

(1) 原因不明的肺功能不全。

(2) 血和/或尿中有单克隆免疫球蛋白轻链存在。

(3) 活检及刚果红染色证实为淀粉样变性,并经免疫组化检查证实为λ链或κ链。

【鉴别诊断】

1. 支气管结石 · 气管及支气管的沉积物主要在黏膜下层以外,黏膜通常保持完整,纤维支气管镜检查可无阳性发现。当沉积物突向腔内而引起狭窄,则导致一系列阻塞性临床及影像学表现。当沉积物发生钙化和骨化,又伴有咯血时,首先可能想到支气管结石,若沿气管及支气管呈附壁不规则的条状钙化,而不是分散的砂粒状、小结节状钙化,就可诊断本病,建议活检物行特殊染色确诊。

2. 骨化性气管支气管病 · 淀粉样变性主要与骨化性气管支气管病鉴别。两者均可造成气管壁增厚,并都可有钙化出现。而骨化性气管支气管病的狭窄常表现为冠状径狭窄,而矢状径正常,最终诊断依赖纤维支气管镜。

3. 支气管内膜结核 · 应和支气管内膜结核、复发性多软骨炎、气管内肿瘤和气管软化症等区别。支气管内膜结核引起的支气管狭窄较广泛,也可见钙化,但不位于黏膜下,且肺内常有明显的支气管播散灶。

4. **复发性多软骨炎** · 常合并其他部位的软骨炎。气管内肿瘤则病变范围多为局限性,且钙化少见,常有肺门区肿块。

二、溃疡性结肠炎相关性气管支气管炎

溃疡性结肠炎相关性气管支气管炎(tracheobronchitis associated with ulcerative colitis)是炎症性肠病的少见并发症。这一疾病最早是由Kraft等在1976年报道的,其特点是炎症性肠病患者存在不能解释的肺病,口服和吸入皮质类固醇是主要的治疗方式[5]。出现肺部并发症的炎症性肠病多为溃疡性结肠炎(88%),其次为克罗恩病等。

在肺部并发症中,支气管及细支气管受累较常见,而大气道病变受累少见。在一组1 400例炎症性肠病的研究中,只有6例同时存在不能解释的肺病(0.4%)[5]。

Eade等研究发现肠道病变越广泛,患炎症性肠病时间越长,则伴呼吸道症状的患者弥散功能下降越明显。Dougals等还发现患者的功能残气量(FRV)和残气量(RV)与肠道病变的活动性有关。

【发病机制与病理】

溃疡性结肠炎合并肺损害的发生机制目前尚不清楚,炎症性肠病累及肺部主要与各种免疫反应有关。从胚胎发育角度来看,呼吸道与消化道胚胎来源相同,炎症性肠病时两者可能存在共同的免疫调节异常,有学者发现克罗恩病气道炎症性浸润病变与肺部组织学改变非常相似。

另外,在没有呼吸道症状的克罗恩病患者的支气管肺泡灌洗液中,发现淋巴细胞性肺泡炎的改变,主要是$CD4^+$ T淋巴细胞增加。特别是临床上发现将溃疡性结肠炎病变部位的肠管切除后,肺部炎症快速出现或加剧,这种炎症移位现象为"肠-肺同源"提供了一定的依据。

溃疡性结肠炎患者气道病变相对少见,但可有数种类型,包括溃疡性气管炎与支气管炎、支气管扩张与小气道疾病、肺血管炎、肺间质病变、肺间质纤维化及胸膜病变等,其中阻塞性细支气管炎及支气管扩张最为常见且比较严重。

综合现有的文献资料,溃疡性结肠炎可以累及呼吸道的各个部位,主要的病理改变为呼吸道的炎症细胞浸润。

气管支气管炎组织学特征为同心性黏膜和黏膜下纤维化及慢性炎症。溃疡和管腔的狭窄可明显。气管的膜部和软骨部均可受累。

【临床表现】

溃疡性结肠炎合并肺损害可发生于任何年龄,多见于女性,常与其他肠外症状如关节炎、皮肤病变或心包炎并存。

临床表现因累及部位和严重程度的不同而有很大的差异,对糖皮质激素和非甾体抗炎药的治疗反应也不同。

溃疡性结肠炎患者出现肺损害可以发生在疾病的任何阶段,早者可以在结肠炎症状后数天到数周内出现呼吸道症状,绝大多数患者的呼吸道症状出现在溃疡性结肠炎诊断数年以后,也有少数报道肺损害发生在结肠炎症状之前,以肺部受累为首发症状的溃疡性结肠炎十分罕见,国外也仅有个案报道。

溃疡性结肠炎可以累及呼吸道的各个部分,症状和体征没有特异性。大气道受累的主要表现概括如下。

1. **累及上气道** · 可以造成喉部和声门下狭窄,出现呼吸困难、声音嘶哑、喘鸣等症状。

2. **累及气管** · 可以造成气管的炎症、扩张、瘢痕狭窄或气管局部黏液嵌塞等,出现咳嗽、咯痰、喘息等症状。

有些情况下,声门下区的炎症可表现为假瘤样病变,可能会产生威胁生命的急性上气道阻塞,需紧急处理。

【实验室检查】

肺功能异常,表现在阻塞性通气功能障碍和弥散功能下降。

可有免疫功能异常,如出现抗核抗体阳性,抗平滑肌抗体阳性。

【影像学表现】

病变可累及气管、支气管及细支气管。

1. **累及中央气道** · 表现为气管黏膜、黏膜下层纤维化及慢性炎症,导致气管壁弥漫性增厚,管腔不规则狭窄,黏膜表面可发生溃疡,病变同时累及气管的膜部和软骨部。严重者可见不可逆的气道破坏和随后的气管狭窄(图8-3-5)[5]。当累及支气管引发狭窄时,可导致阻塞性肺炎、肺不张及肺气肿。

2. **累及小气道及肺实质** · 常出现支气管扩张和马赛克征,该病所引发的支气管扩张常伴有支气管管壁的增厚。

【诊断标准】

该病尚无相关临床指南或共识提出明确的诊断标准,目前大多数采用排他性诊断[6]。当确诊炎症性肠病患者出现无法解释的呼吸道症状时,应考虑溃疡性结肠炎相关性气管支气管炎。

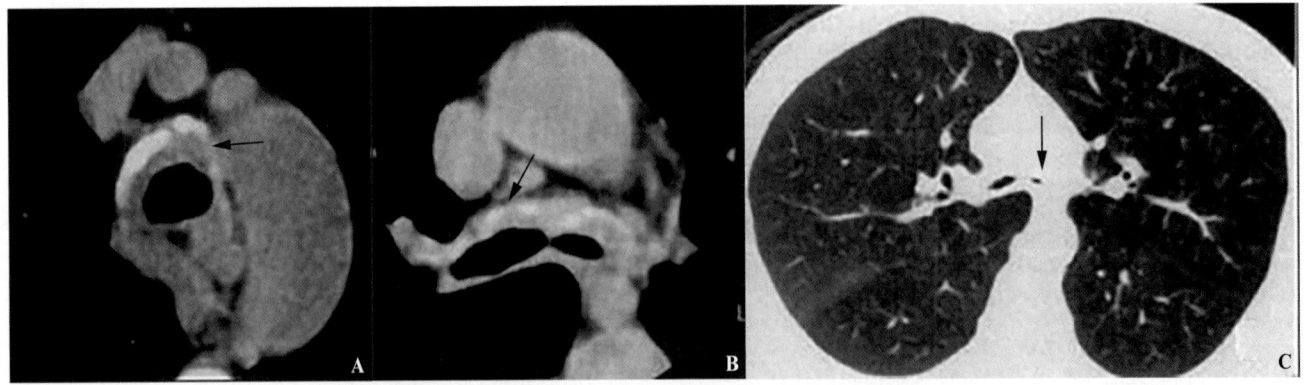

图8-3-5 男性,65岁。溃疡性结肠炎相关性气管支气管炎

CT纵隔窗显示气管(A)左右主支气管前壁及侧壁(B)气管软骨和软骨下软组织明显增厚;CT肺窗(C)显示管腔狭窄,左主支气管(直箭)为著,左肺透光度增强。

【鉴别诊断】

溃疡性结肠炎合并肺损害时应注意与普通细菌性肺炎、肺结核、肺癌、肺侵袭性真菌病等疾病鉴别。明确诊断一般需要病理学依据。

三、骨化性气管支气管病

骨化性气管支气管病（tracheobronchopathia osteochondroplastica，TO）又称骨化性气管支气管病和骨增生性气管病，是气管、支气管黏膜下有多发性骨性或软骨性结节增生，并突向腔内的良性病变。

目前病因仍不清楚，可能与慢性感染、退行性改变、氧和化学物质的刺激、代谢物质的分布、淀粉样变性、结核和梅毒等感染有关[7]。多发性黏膜下结节，代表骨、软骨或钙化的无细胞蛋白基质，可能与本病有关，导致上呼吸道管腔弥漫性狭窄。其特征为气管内侧表面有多发的骨软骨结节，气管后壁膜部无累及。典型的病变部位为气管下2/3，以及主、叶和段支气管。支气管镜检查的发病率约为0.7%。

男性较女性更易患，男女之比为3:1。多数患者为50岁以上。非甾体抗炎药和氨苯砜在内科治疗有效。除了对严重病例的症状进行内科治疗外，可能还需要几种治疗方案，如手术切除、机械去髓和激光消融[5]。

【发病机制与病理】

在多种因素下，气管黏膜下的弹力纤维层中未分化结缔组织化生，并发展为软骨细胞，钙盐沉积而骨化，是一种气管支气管粘膜下骨和软骨结节形成的退行性变。

肉眼观结节呈白色，质硬，由软骨和透明软骨组成。这种无柄的或息肉状结节可使气管和中央部支气管不规则狭窄，边缘呈念珠状，在有些病例中结节可融合呈斑片状。骨软骨结节发生在气道软骨邻近，因此多位于气管的前侧壁；病变局限于气管和支气管内正常有软骨的部分，不累及气管后膜部或仅在严重患者中偶尔累及[8]。气管黏膜多完整，有时可发生溃疡而产生咯血。在有的病例标本上有淀粉样变性的证据。

组织学上病变的特征为黏膜和黏膜下透明软骨灶，可钙化或含层状骨。黏膜表面完整，正常或轻度萎缩，部分可有轻度炎症。通常显示有骨软骨结节与气管支气管软骨板软骨膜间的连接。气管后壁保持完整。

【临床表现】

本病多见于老年人，75%为男性。常见的早期症状为气短、咳嗽、声嘶、咯血和反复肺部感染，病变进展缓慢。肺功能检查呈阻塞性改变[3]。

【辅助检查】

肺功能检查提示气道阻塞，弥散功能及气道阻力均正常。

支气管镜可见气管壁广泛、密集的不规则无蒂或息肉样结节状突起，部分钙化，部分融合成斑块，质硬，很难咬取，病变很少出现在气管后壁，呈白色或乳黄色，黏膜正常，支气管镜经过病变区产生粗糙的砂石摩擦声[8]。

【影像学表现】

CT表现为多发无蒂结节凸向气管腔内，使气管管腔狭窄，内壁不光滑呈波浪状，气管断层、CT矢状位及冠状位重建可以纵观气管壁的状况，更容易显示气管内壁的凹凸不平和管腔狭窄。

结节可以分布于气管前壁和侧壁黏膜下，并向气道腔内突起，与气管软骨环不连接，多不累及后膜部及声门和声门以上；结节小，直径通常小于5mm，常有钙化，钙化可明显也可不明显，其外形与正常软骨钙化比较，更为不规则[7]（图8-3-6）。病变累及段叶支气管时，可发生肺不张和阻塞性肺炎。

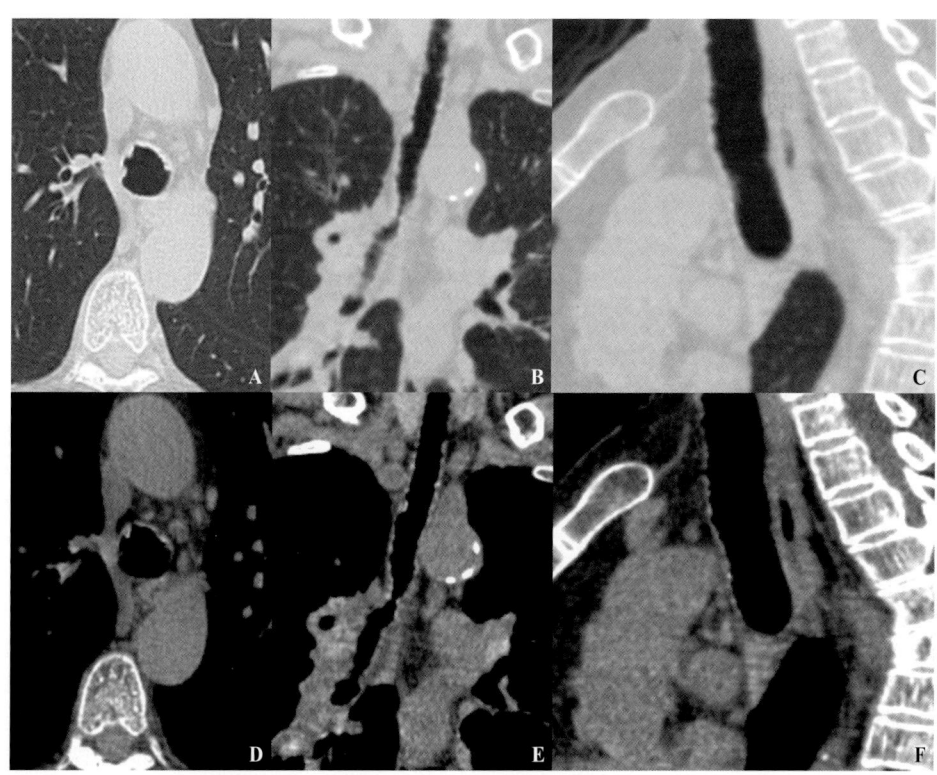

图8-3-6 女性，66岁。骨化性气管支气管病

CT肺窗轴位（A）显示气管前壁多小粟粒状结节突入气管腔内；冠状位（B、C）显示病变累及胸廓内气管全段，凸起的结节大小不一，矢状位显示气管前壁呈波浪状，而后壁光滑，相应纵隔窗（D~F）显示部分结节钙化，病变不向气管外蔓延。

【诊断标准】

目前支气管镜检查被认定为诊断骨化性气管支气管病的金标准[9]。CT 表现为气管及支气管前壁、侧壁多发散在黏膜下钙化小结节突入气道管腔，造成气管壁增厚和气道弥漫性不规则狭窄，且病变不累及后方膜部及声门和声门以上，诊断多能高度提示本病。

【鉴别诊断】

鉴别诊断包括复发性软骨炎、淀粉样沉着症、气管乳头状瘤等病。

伴有后壁累及者要考虑如淀粉样变性、支气管结核、Wegener 肉芽肿等疾病。

气管膜部不受累，气管前壁及侧壁以软骨增厚和变形为特点，内壁通常光滑，无结节状突起，伴有其他部位软骨炎时，要考虑复发性软骨炎。

气道壁结节无钙化而同时累及气管后壁时应考虑气管乳头状瘤或气管结节病[7]。

气道壁钙化，但不伴有气道壁增厚和狭窄时，可见于老年人生理性改变或华法林治疗人群。

四、复发性多软骨炎

复发性多软骨炎（relapsing polychondritis, RP）是一种少见的免疫介导的全身炎症性疾病，主要累及软骨及富含蛋白聚糖成分的组织，具有反复发作的软骨炎性改变特征，最常累及耳、鼻、关节、喉和气管的软骨。

复发性多软骨炎首次被 Jaksch-Wartenhorst 在 1923 年描述为"多软骨病"。但"复发性多软骨炎"一词是在 1960 年由 Person 等首次使用的。弥漫性气管受侵以密度增高的炎性渗出物聚集为特征。

病变可累及从喉部至支气管，甚至到肺组织结构，起病隐匿，早期仅表现为气道局限性增厚、软化，甲状软骨、环状软骨等可及压痛。后期约 50% 的患者最终发生喉-气管-支气管受累，炎症、水肿及瘢痕形成导致气道狭窄甚至塌陷，其中气管萎陷是本病死亡的主要原因，但它作为最初的表现并不常见[10]。

国外研究发现，RP 发病率为 0.35/100 万～9.0/100 万，总体男女发病比例没有区别，但在气道病变中，男女比例约为 3：7。各种族和年龄段均可发病，发病率在 40～60 岁达到顶峰。目前病因尚不明确，多数学者认为是在一定的遗传易感性的基础上，由多种诱发因素刺激导致的自身免疫性疾病。治疗常需要采用气管、支气管支架来维持气道的开放。

最近的一个大型病例系列报道称，只有 4% 和 3.5% 的患者最初的症状分别是咳嗽和呼吸困难[10]。Hazra 等报道，呼吸道症状与诊断延迟时间相关，平均延迟时间为 10.4 年，约 64% 的患者诊断延迟时间在 2 年以上[11]。

【发病机制与病理】

发病机制尚不清楚，目前主要假设是一种自身免疫反应，最初以软骨为靶点，随后影响非软骨组织，具有反复发作的软骨炎性改变特征。它会破坏耳、鼻、关节和上呼吸道的软骨，包括喉和声门下气管。弥漫性气管受侵以密度增高的炎性渗出物聚集为特征。

在疾病的后期，由于肉芽组织的增加和支气管周围纤维化，复发性多软骨炎可能会发展为气管软化和狭窄，导致气管壁增厚和软骨环破坏。然而，由于气管后部含有纤维肌膜，缺乏软骨，因此气管后膜得以保存。

肉眼观软骨溶解、软骨炎及软骨周围炎。

镜下观早期表现为软骨周围广泛炎性渗出，软骨组织嗜碱性消失，软骨细胞固缩、溶解碎裂，气管黏膜及黏膜下腺体正常，病变周围结缔组织增生取代溶解的软骨，晚期则表现为软骨变性、坏死、溶解、炎细胞浸润及软骨组织被肉芽组织替代、纤维化，甚至钙化或骨化。

免疫荧光染色可能显示免疫球蛋白和 C3 的沉积。急性发作期受累软骨的组织学检查可见软骨炎性浸润，CD4$^+$ 淋巴细胞、巨噬细胞、多形核白细胞及毛细血管浸润，从软骨表面贯穿到深层。

【临床表现】

最初症状为干咳、声音沙哑、发音困难、失音、喘鸣、窒息或颈前疼痛。当喉部受累引起喉软骨炎时，最初可表现为甲状腺上方疼痛、发音困难或失音。

病变呈进行性缓解与加重交替出现的特点，若持续的喉部炎症可导致不可逆的喉部狭窄和吸气困难，这可能需要紧急气管切开术。

当气管支气管受累时，炎症和软骨结构的破坏导致气管支气管壁纤维化，从而导致气管支气管树管腔狭窄。这代表固定的气管支气管狭窄，这是气道侵犯危及生命的开始。最终，软骨破坏导致气管支气管树的动态呼气塌陷，称为气管支气管软化。

【实验室检查】

血常规，急性活动期可出现白细胞轻度升高、正细胞正色素性贫血和血小板增多等非特异性异常。

目前尚无公认的特异性自身抗体，抗软骨和抗胶原（Ⅱ型）抗体敏感性和特异性较差，仅在有限的实验室进行检测。急性期反应物，红细胞沉降率（血沉）、C 反应蛋白在疾病活动期可明显升高。但是有超过 10% 的患者急性发作时是正常的，因此不常规检查[12]。

尿常规：少数患者可出现血尿、蛋白尿等。

如果存在气管支气管受累，肺功能测定（PFT）可表现为梗阻性、限制性或混合性通气缺损，最大强迫呼气流量低[13]。

心电图可发现心脏传导阻滞。支气管镜显示气道黏膜充血水肿、增厚及坏死，气道弥漫性狭窄，软骨环变形，管腔内肉芽肿样改变及黏膜苍白萎缩。但内镜有可能加重气道病变、加重出血感染等，不建议常规使用。

【影像学表现】

胸部 X 线片对气道病变敏感性差，无明显特异性征象。当病变严重时，可表现为胸外段、胸内段气管及主支气管柱状狭窄，管腔不规则。肺内可出现肺不张、阻塞性肺炎等继发性改变。薄层 CT 及 MPR 重建是诊断本病的最佳检查法。

1. **气道壁增厚**·气管及支气管管壁增厚、密度增高，增厚的管壁内外轮廓光滑，通常无结节状突起。管壁密度从轻度增高到泥沙样或布丁样钙化。其特点是病变仅累及有软骨的部分，后壁纤维膜厚度正常（图 8-3-7）。喉部受累表现为喉软骨、甲状腺软骨肿胀、破坏，边缘不清（图 8-3-8）。

2. **气道狭窄**·既可表现为局部狭窄，也可表现为弥漫性狭窄，其中局限性狭窄多位于声门以下，狭窄区气道边缘常不规则（图 8-3-9）。

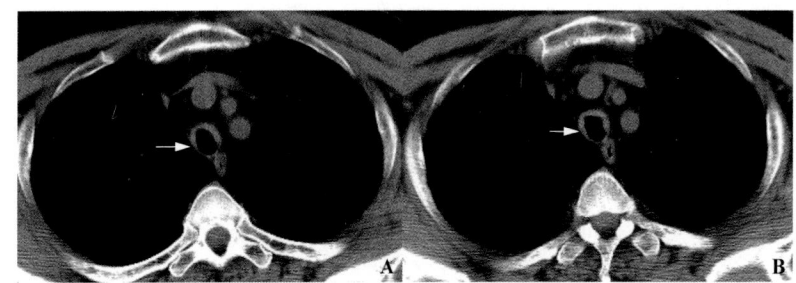

图 8-3-7 男性,59 岁。复发性多软骨炎
CT 纵隔窗可见气管前壁和侧壁增厚,后壁正常(A),气道内缘略不平整(B)。

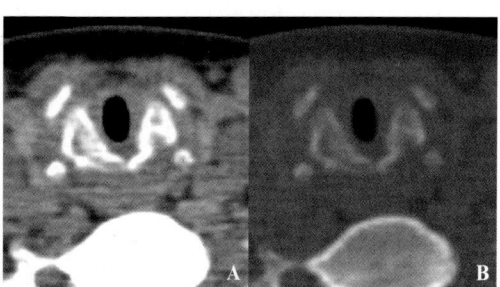

图 8-3-8 女性,48 岁。复发性多软骨炎
CT 纵隔窗(A)和骨窗(B)显示甲状腺软骨肿胀、破坏。

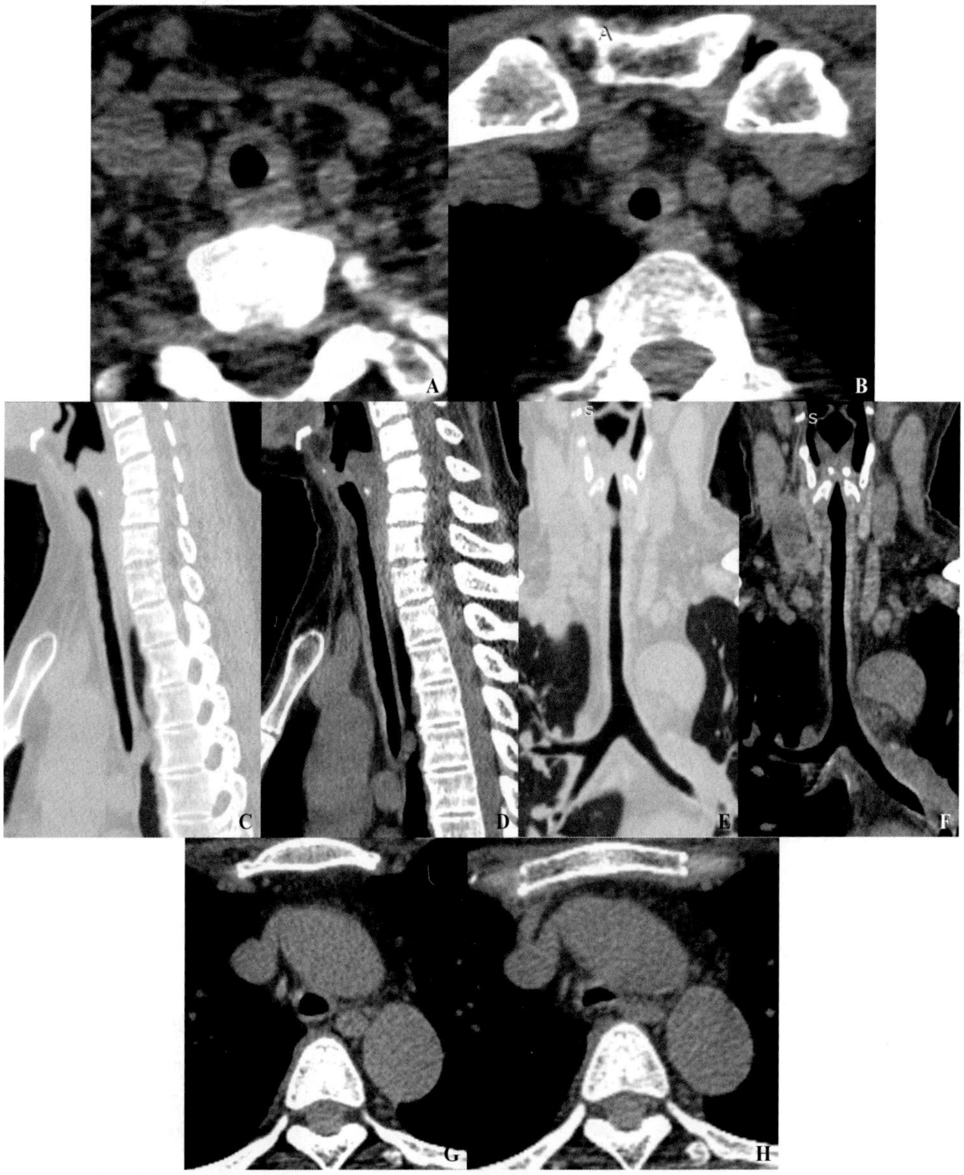

图 8-3-9 女性,48 岁。复发性多软骨炎

CT 轴位纵隔窗显示颈段(A)及胸内段(B)气管前壁和侧壁 U 形增厚,壁较光滑,后壁正常;矢状位肺窗(C)和纵隔窗(D)显示气管前壁增厚,内缘呈微小波浪状,后壁未见增厚,内缘光滑;冠状位肺窗(E)和纵隔窗(F)显示从颈段到双侧主支气管管壁广泛增厚,气管腔宽窄略不均匀;与吸气相(G)相比,呼气相(H)气管后壁向前凹陷,气道前后径变窄,提示气管软化症。

3. **气管软化**·软骨支持结构的丧失导致气管支气管软化,在呼气CT扫描上表现为气管支气管塌陷(图8-3-9G、H)。

4. **肺部合并症**·常见并发症表现为阻塞性肺气肿、肺小叶炎症、轻度支气管扩张。

MRI表现,复发性多软骨炎轻度病变无异常。中重度病变表现为气管和大支气管管壁增厚,管腔狭窄。增厚的管壁呈中等强度信号,钙化呈低信号。

WEI等提出[18]F-FDG PET-CT显示的两个或多个软骨上对称性分布的高摄取FDG病灶的存在可能是RP的诊断标准。另一方面,[18]F-FDG PET-CT可用于定位活检部位,可显著提高活检阳性率,为选择合适的活检部位提供了可能。

^{18}F-FDG PET-CT还有可能成为客观、全面评价RP治疗效果的影像学方法。因此,[18]F-FDG PET-CT对RP的诊断和疗效评价有重要价值[14]。

【诊断标准】

RP临床诊断最经典的为1976年McAdam诊断标准:

(1) 双耳软骨炎。
(2) 非侵蚀性多关节炎。
(3) 鼻软骨炎。
(4) 眼炎,包括结膜炎、角膜炎、巩膜炎、浅层巩膜炎及葡萄膜炎等。
(5) 喉和/或气管软骨炎。
(6) 耳蜗和/或前庭受损,表现为听力丧失、耳鸣和眩晕。

有上述标准3条或3条以上,并由活组织病理检查证实可确诊;如临床表现明显,无需每例患者均行软骨活检而可诊断。

【鉴别诊断】

1. **支气管结核**·管腔狭窄常表现为阶段性的,与扩张相间隔;管壁增厚多为中心性环状增厚,可累及膜部,肺部可发现结核病灶。

2. **气管支气管淀粉样变性**·管壁增厚不仅累及气管前壁及侧壁,还可累及气管后壁。

3. **骨化性气管支气管病**·虽然也只侵犯气管前壁及侧壁,引起气道广泛狭窄,但其特点是气道内壁不光滑,可见多发细小结节向腔内突起。

五、气管支气管软化症

气管支气管软化症(tracheomalacia)是呼吸道管腔纵行弹性纤维萎缩或气道软骨结构被破坏导致的管腔塌陷、狭窄的一种病理现象。其特点是呼气时气管和主支气管萎陷,吸气时扩张。它分为先天性和后天性两大类,后天性又分为气管支气管大疾病和气道周围病变压迫两类。

据报道,气管先天性疾病中大约50%伴有气管软化症。后天性最常见的原因包括气管插管后损伤、气管外包块或血管性病变压迫(如主动脉瘤)、慢性炎症、慢性阻塞性肺疾病、或剑鞘状气管、复发性多发软骨炎或气管支气管扩张。这些疾病可以呈弥漫性,也可仅累及一段气管。

气管支气管软化症患者的症状可能会随疾病自然过程自行消退,或可导致持续性呼吸窘迫。先天性气管支气管软化症,如果不与其他疾病相关,也不扩展到其他呼吸道,多在12~24个月后可自行消退。

【发病机制与病理】

先天性气管支气管软化症是一种先天发育异常,特点为气管支气管树软骨缺乏,气管支气管的异常软弱,导致呼气时缺乏气道支持,可累及气管、主支气管的全部或部分,可伴有其他先天性畸形,如腭裂、喉软化等。

后天性分为原发性与继发性。原发性主要见于一些结缔组织病,如多软骨炎、Larsen-Like综合征。另外,肉芽肿性多血管炎(GPA)也可引起气管软化。继发性可以由外源性肿块压迫、邻近血管压迫及气管-食管瘘等。

气管内插管、慢性阻塞性肺疾病、外伤、反复发作的感染与多软骨炎等可引起局限性气管软化。这些疾病的共同特征是软骨坏死并由相对软弱的纤维组织代替[15]。

【临床表现】

临床特征取决于病变的部位、范围及严重程度,症状可能是持续的,也可能是间歇的。气管壁的异常松弛可能导致无效咳嗽,而使分泌物潴留造成气道慢性感染和支气管扩张。

虽然哮喘、喘息、咳嗽、咳痰、呼吸困难等为非特异性表现,但如果出现呼气喘息,吸气正常,过度的伸颈呼吸和反射性的呼吸暂停,应考虑到本病。

【影像学表现】

气管狭窄的程度不恒定,随呼吸状态而变。通常情况下,表现为吸气时管腔不窄或轻度狭窄,而呼气时气管狭窄,或狭窄加重。其特点是狭窄的气管内壁光滑,气管壁无增厚,也无钙化显示。

不同呼吸时态扫描,如深吸气末或尽力呼气后屏气气管腔可有变化。吸气时,可在一部分患者中发现气管横径较长,呈月形结构,且与气管软化高度相关(图8-3-10);在严重的

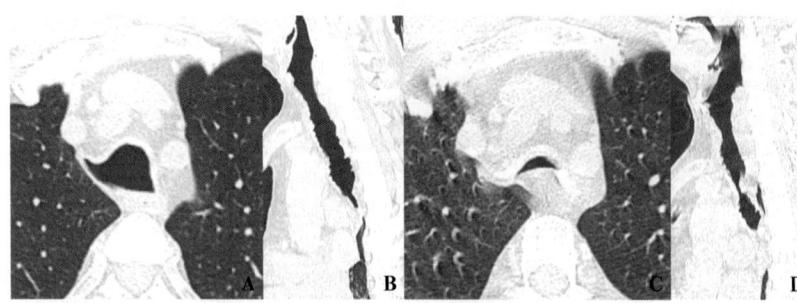

图8-3-10 男性,68岁。气管支气管软化症

吸气末时CT肺窗(A)和矢状位(B)显示气管管腔径线基本正常,形态失常,管腔宽窄不一,同层呼气末扫描(C、D)显示气管左右径及前后径均缩小,且气道不同部位缩小程度不均匀,狭窄处轴位气腔呈月形,图A、B相对应的纵隔窗(E、F)显示气管壁不厚。

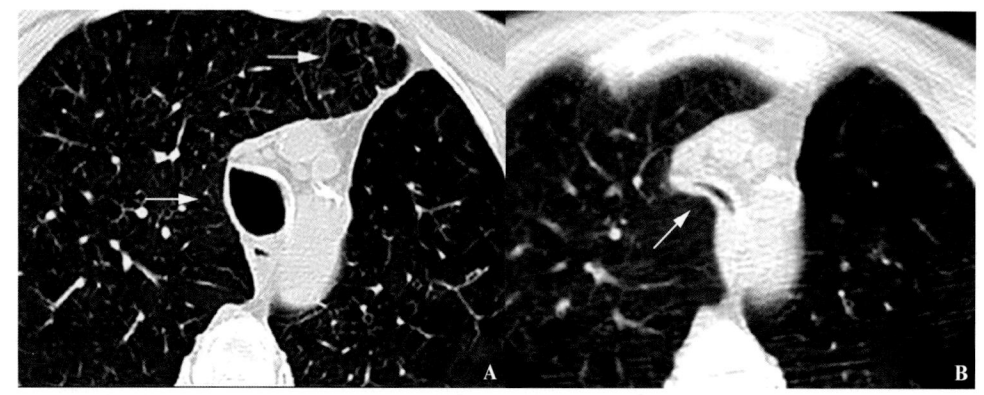

图 8-3-11　男性，62岁。气管支气管软化症

CT肺窗吸气末（A）气管的径线基本正常，形态略失常，气管内壁光滑；呼气末（B）显示气管腔显著狭窄呈皱眉征。

病例中，气管和主支气管腔在呼气时几乎完全消失，导致所谓的皱眉征（图8-3-11）。气管塌陷是由气管软化形成的，气管黏膜脱入管腔可以呈弥漫性，也可表现为左右横径的狭窄[16]。

与气管肿瘤等所致的固定性气管狭窄不同，气管软化的气道狭窄为非固定性，表现为在吸气末时检查，气管的径线和形态可以正常，只有在呼气末或动态扫描呼气检查才存在气管腔的狭窄，其横断面面积有异常的减小（图8-3-10）。

动态呼气CT对气管软化的诊断高度敏感，接近支气管镜检查的金标准。动态CT扫描包括在吸气末期扫描气管，然后在动态呼气期间进行几次采集。有研究者在呼气期间的8个时间点获取气管的图像[17]。气管最窄直径不一定在呼气末，所以动态呼气CT的诊断率较普通CT提高，且可用低剂量技术来尽量减少多次采集的辐射暴露[18]。

Frey等报道在一组儿童气管软化症的患者中，在呼气末时气管萎陷，其横断面面积缩小55%～100%。Newth等提出在儿童中若呼气末时气管横断面面积小于吸气末时的50%即可诊断为气管软化。Stern等则认为在成人中必须减少达70%时才能诊断为气管软化，因为在他们测量的10例正常人中有4例吸气末时气管横断面面积的减少均超过了50%。

潘纪戍等曾对25例正常中国成人的气管横断面面积的动态CT中的改变做了测量，结果发现气管横断面面积从吸气末至呼气末时减少了6%～45%，平均为15.5%，未见有减少50%以上者。因此，认为若在中国人的气管动态CT扫描中呼气末的气管横断面面积较吸气末时减少50%以上，即可诊断气管软化症（图8-3-12）。

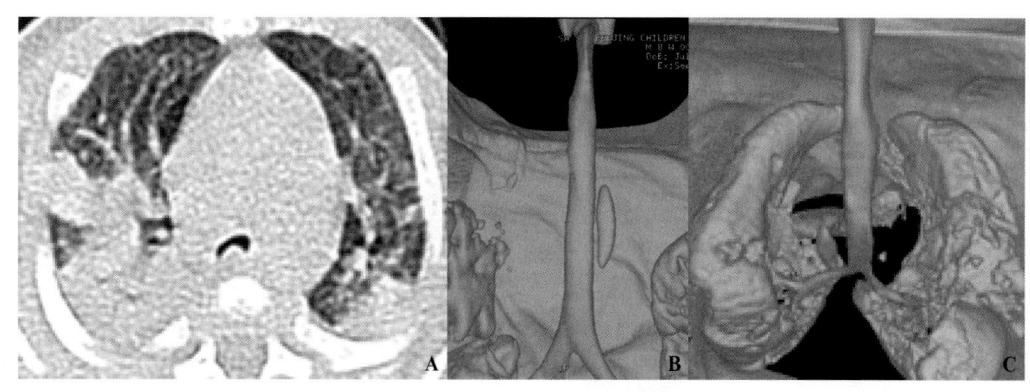

图 8-3-12　男性，1个月。肺炎，气管软化症

CT肺窗（A）显示气管后壁向气管腔内凹陷，使管腔呈新月形；气管VR重建（B、C）从不同角度显示与颈段气管相比，胸段气管呈扁平状，失去圆形形态（本例图片由北京儿童医院彭芸教授提供）。

动态MRI在无辐射的情况下提供了良好的解剖描述。由于技术的进步，电影MRI可以对气道进行动态评估。然而，这项技术耗时，因此在年幼的儿童中可能需要插管或镇静。

新的成像方法，如超短回波时间MRI（UTE-MRI），在没有呼吸门控的情况下对婴儿的气道进行成像中拥有发展前景[18]。

【诊断标准】

由于气管软化在X线或CT上吸气相时气管直径可以呈扩大或缩小的改变，所以气管软化的诊断标准是在呼气相气管直径显著减少或管壁塌陷。

气管塌陷可以呈弥漫性，也可表现为两侧横径的狭窄。呼气相气管直径或横断面面积减少50%时通常要考虑气管软化的可能，但有时在正常人也可能看到气管狭窄到这种程度。

一些正常受试者在用力呼气时，气管后纤维膜塌陷可能导致气管管腔近乎完全闭塞。所以对于无症状者或肺功能检查发现气道阻塞者应避免做出气管软化的诊断。

【鉴别诊断】

1. 刀鞘样气管。在 CT 图像上也表现为气管冠状径狭窄，而矢状径正常，但管壁可见弧形钙化，不同的呼吸时相上管腔的形态无变化。而气管软化症在不同呼吸时态扫描，深吸气末或尽力呼气后气管腔有变化。

2. 肿瘤压迫引起固定狭窄。气管肿瘤等所致的固定性气管狭窄在呼气相与吸气相其形态相似，气道面积变化不明显。而气管软化为非固定性狭窄，表现为在吸气末时检查，气管的径线和形态可以正常，只有在动态扫描的呼气末的检查才显示有气管腔的狭窄，其横断面面积有异常的减小[16]。

3. 声门下狭窄。声门下狭窄通常是由插管或高位气管切开术的反复创伤造成的。患者通常有双相喘鸣，通常不随体位改变。诊断可通过 CT 或内镜检查。

六、刀鞘状气管

刀鞘状气管(saber-sheath trachea)较为常见，又称为剑鞘状气管，并几乎总是和慢性阻塞性肺疾病相关。它由 Simmonds 在 1905 年的尸解发现后首先报道，Green 和 Lechner 在 20 世纪 70 年代首先报道了它的 X 线表现。它的特征为胸内段气管冠状径(即左右径)缩小，而矢状径(前后径)正常或扩大，但胸外段气管正常。

在影像学上诊断刀鞘状气管要求于主动脉弓上方 1 cm 处测量胸内气管的冠状径和矢状径，计算冠状径和矢状径的比值，即气管指数，若冠状径小于矢状径 2/3（气管指数在 0.67 以下）并伴有胸腔入口处以上胸外气管冠状径突然增宽者，即胸内剑鞘状气管[18]。

【发病机制与病理】

刀鞘状气管的发生原因还不完全清楚，但由于它从未见于新生儿和儿童，且 90% 以上都发生在 50 岁以上的人群中，说明它是在成年以后逐渐形成的。Greene 的报道中 95% 剑鞘状气管患有 COPD 的临床证据，100% 有吸烟，90% 有慢性支气管炎的症状。在呼吸道症状及无剑鞘状气管者中仅 18% 有 COPD。提示胸内剑鞘状气管的存在和慢性阻塞性肺疾病有密切关系。

潘纪成等发现，虽然剑鞘状气管的冠状径狭窄，但剑鞘气管组和非剑鞘状气管组的气管横截面积并无显著差异。因此，可以认为剑鞘状气管不过是肺过度充气的原因，因而剑鞘状气管患者胸腔入口处以上的胸外气管冠状径突然增大的事实，提示它很可能是纵隔两侧肺过度充气、压力增高的结果。

在某些胸内剑鞘状气管患者中发现的气管软骨环钙化，可能是继发于慢性咳嗽，反复损伤气管软骨环的后果，而受伤的软骨和骨一样，有随外来压力而变形的倾向。因此，在受到纵隔两侧已经存在的过高压力压迫的情况下，其冠状径便逐渐变窄，并最后形成胸内剑鞘状气管。

【临床表现】

大多伴有上呼吸道梗阻，主要表现为气促、喘息、呼吸困难和喘鸣。若伴有阻塞性肺炎可有发热、咳嗽等症状。

【影像学表现】

尽管气管狭窄可累及整个胸内段气管，但在疾病的早期该征象仅见于气管胸廓入口处，而主支气管口径正常。随着病变的进展，逐渐累及整个胸内段气管。

在胸部 X 线片上，气管腔横径狭窄的典型表现通常始于气管胸廓入口。右侧气管旁带主要表示气管壁，可显示正常或仅有轻度的增厚。在侧位 X 线片上气管直径正常或仅轻度增加。当侧位 X 线片上测量气管管径是正位 X 线片的 1.5 倍时，则考虑存在剑鞘状气管。

在 CT 上表现为狭窄段气管侧壁向内弯曲和移位，气管内缘光滑，偶有轮廓不规则，伴发小结节。通常气管狭窄不伴气管壁的增厚，常伴有气管软骨的明显钙化（图 8-3-13）。颈段气管形态正常，双肺常呈现肺纹理紊乱、稀疏、肺气肿、肺间质性改变等慢性肺疾病改变。

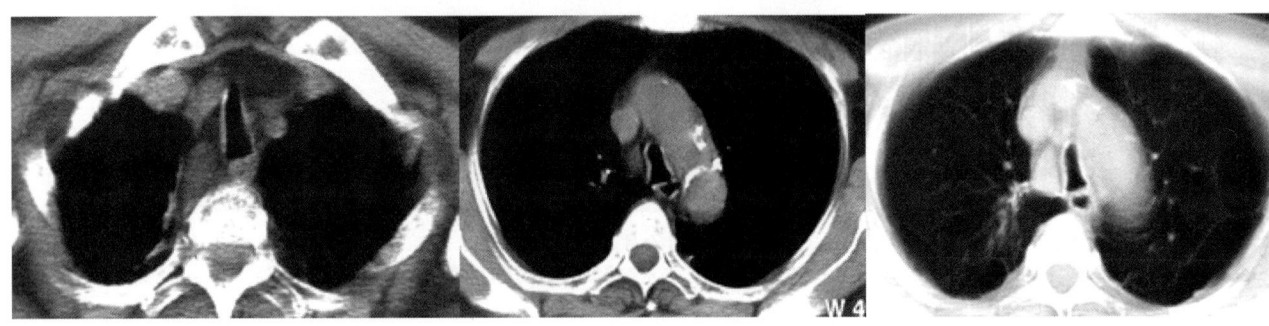

图 8-3-13 男性，72 岁。刀鞘状气管
CT 纵隔窗显示气管冠状径的狭窄而矢状径正常，气管侧壁的向内弯曲，气管内缘多光滑，气管软骨有钙化；肺窗显示气管呈刀鞘样，胸膜下有肺大疱形成。

在影像学上诊断剑鞘状气管要求：位于主动脉弓顶上方 1 cm 处测量胸内气管的冠状径和矢状径，计算冠状径/矢状径，即气管指数。若冠状径小于矢状径的 2/3（气管指数在 0.67 以下）并伴有胸腔入口处以上的胸外气管的冠状径突然增宽者即为剑鞘状胸内气管[18]。

【诊断标准】

诊断依赖影像学。其标准是位于主动脉弓顶上方 1 cm 处测量胸内气管的冠状径和矢状径，以及计算冠状径/矢状径，即气管指数。若冠状径小于矢状径的 2/3（气管指数在 0.67 以下）并伴有胸腔入口处以上的胸外气管的冠状径突然增宽者，即剑鞘状胸内气管[18]。

附：

疾病	表现	CT 表现示意图	图例	常见并发改变
正常	分软骨环部和膜部，其中软骨环占气管壁厚度的 2/3			气管壁由外到内有外膜、肌层、软骨、黏膜下层和黏膜层
淀粉样变性	管壁呈环形或结节状增厚			钙化常见，不出现软化
溃疡性结肠炎并发气管支气管炎	黏膜及黏膜下层环形增厚			常合并支气管扩张
骨化性气管支气管病	邻近气管软骨的黏膜下层钙化样结节，结节不累及气管后纤维膜			无软化
复发性多软骨炎	前壁及侧壁管壁增厚，后纤维膜厚度正常			关节炎，可出现软化
刀鞘状气管	两侧狭窄，矢状径正常或增大			COPD，长期咳嗽，可出现软化

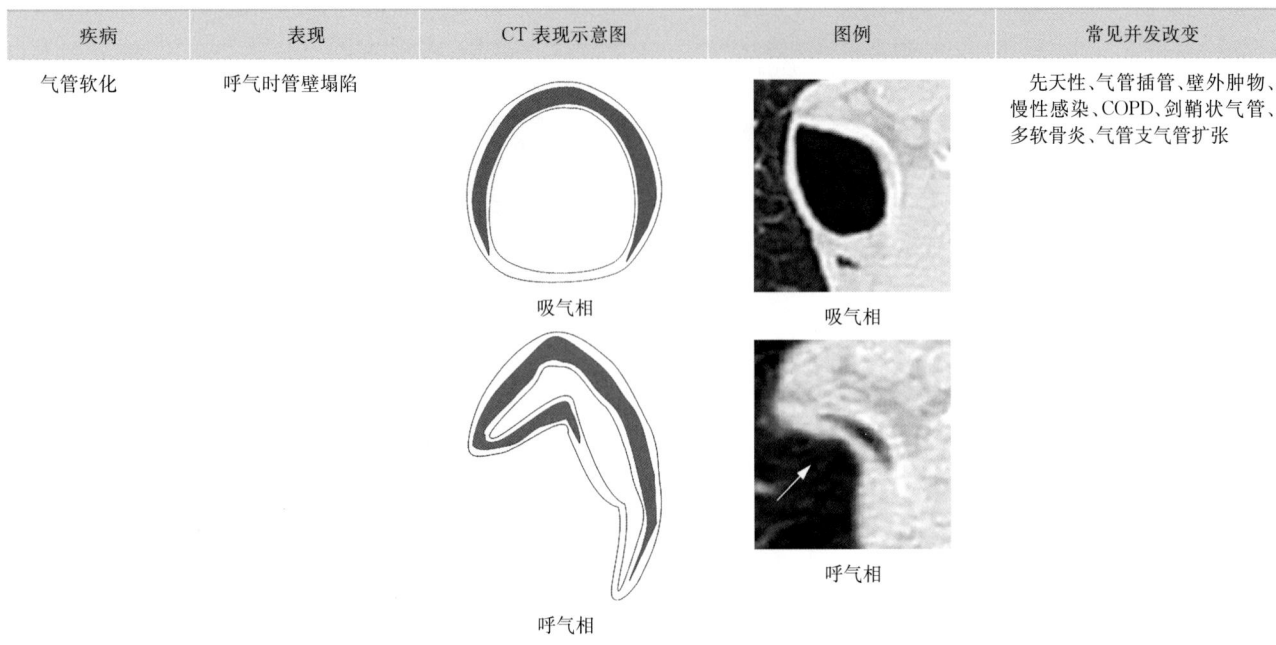

图 8-3-14 常见非瘤性中央气道弥漫性病变特点

【鉴别诊断】

1. 气管软化症·刀鞘状气管与气管软化症在 CT 图像上均可表现为冠状径缩窄,矢状径正常的表现。虽然两者都表现为狭窄段气管内壁光整,气管壁无增厚,但气管软化症在不同呼吸时态的扫描,如深吸气末或尽力呼气后屏息扫描,气管管腔可有变化。胸内刀鞘状气管则无此变化。

2. 骨化性气管支气管病·多可见气管内壁的结节状小突起,可伴钙化,气管内缘凹凸不平和管腔狭窄,结节分布于气管前壁和侧壁黏膜下,多不累及后膜部。刀鞘状气管无管壁增厚,钙化的软骨光滑整齐。

3. 复发性多软骨炎·伴有管壁,尤其是气管软骨的增厚。刀鞘状气管无管壁增厚。

4. 上纵隔肿瘤引起气管受压变形·往往可见上纵隔内明显的肿块影,在发现肿块影的同时,伴发挤压一侧或两侧气管管壁。

5. 肉芽肿性和硬化性纵隔炎·Fraser 曾提出肉芽肿性和硬化性纵隔炎,也可形成局限性或普遍性的气管狭窄,可与刀鞘状气管相似,但狭窄常仅累及主支气管。同时,纵隔炎时纵隔内脂肪层密度增高,结构异常。

(李智勇 郭佑民)

参考文献

[1] Birkeland AC, McHugh JB, Spector ME. Tracheobronchial amyloidosis: a case report and review of the literature [J]. J Case Rep Med, 2014,3:235859.

[2] Khoor A, Colby TV. Amyloidosis of the lung [J]. Arch Pathol Lab Med, 2017,141:247-254.

[3] 郭佑民,陈起航,王玮. 呼吸系统影像学[M]. 2版. 上海:上海科学技术出版社,2016.

[4] Crain MA, Lakhani DA, Balar AB, ea al. Tracheobronchial amyloidosis: a case report and review of literature [J]. Radiol Case Rep, 2021,16:2399-2403.

[5] Acar T, Bayraktaroglu S, Ceylan N, et al. Computed tomography findings of tracheobronchial system diseases: a pictorial essay [J]. Jpn J Radiol, 2015,33:51-58.

[6] 方晨,张景熙,董宇超,等. 溃疡性结肠炎合并肺部病变一例[J]. 上海医学,2020,43:498-500.

[7] Jindal S, Nath A, Neyaz Z, et al. Tracheobronchopathia osteochondroplastica: a rare or an overlooked entity? [J]. J Radiol Case Rep, 2013,7:16-25.

[8] Zack JR, Rozenshtein A. Tracheobronchopathia osteochondroplastica: report of three cases [J]. CAT, 2002,26:33-36.

[9] 李孟丽,吴文娟,普玲,等. 骨化性气管支气管病1例并文献分析[J]. 临床肺科杂志,2021,26:2.

[10] Dion J, Costedoat-Chalumeau N, Sène D, et al. Relapsing polychondritis can be characterized by three different clinical phenotypes: analysis of a recent series of 142 patients [J]. Arthritis Rheumatol, 2016, 68: 2992-3001.

[11] Hazra N, Dregan A, Charlton J, et al. Incidence and mortality of relapsing polychondritis in the UK: a population-based cohort study [J]. Rheumatology (Oxford), 2015,54:2181-2187.

[12] Mathian A, Miyara M, Cohen-Aubart F, et al. Relapsing polychondritis: a 2016 update on clinical features, diagnostic tools, treatment and biological drug use [J]. Best Pract Res Clin Rheumatol, 2016,30:316-333.

[13] Afridi F, Frosh S. Silent tracheobronchial chondritis in a patient with a delayed diagnosis of relapsing polychondritis [J]. BMJ Case Rep, 2017, 2017:bcr2017220172.

[14] Lei W, Zeng H, Zeng DX, et al. (18)F-FDG PET-CT: a powerful tool for the diagnosis and treatment of relapsing polychondritis [J]. Br J Radiol, 2016,89(1057):20150695.

[15] Yang D, Cascella M. Tracheomalacia [M]. In: StatPearls [Internet]. Treasure Island (FL): StatPearls Publishing; 2021 Jan.

[16] Little BP, Duong PT. Imaging of diseases of the large airways [J]. Radiol Clin North Am, 2016,54:1183-1203.

[17] Baroni RH, Feller-Kopman D, Nishino M, et al. Tracheobronchomalacia: comparison between end-expiratory and dynamic expiratory CT for evaluation of central airway collapse [J]. Radiology, 2005,235:635-641.

[18] Ciccarese F, Poerio A, Stagni S, et al. Saber-sheath trachea as a marker of severe airflow obstruction in chronic obstructive pulmonary disease [J]. Radiol Med, 2014,119:90-96.

第四节 · 大气道弥漫性扩张性疾病

一、气管支气管巨大症

气管支气管巨大症(tracheobronchomegaly/megatrachea)又称 Mounier-Kuhn 综合征,是伴有反复呼吸道感染的气管和大支气管的显著扩张,比较少见,但近 20 年来发病率有增加,可能与 CT 的普及有关。

Czyhlarz 在 1897 年首先报道该病,1932 年由 Mounier-Kuhn 论述其内镜和 X 线表现的关系。此病的主要特征为胸内气管和主支气管的扩张,并与周围正常的支气管有明显截断改变。但也有学者报道,病变可以一直延伸到周围支气管,并有支气管扩张的表现。

气管支气管巨大症最常见的呼吸系统并发症是支气管扩张、气管支气管软化和肺气肿;而最常见的非呼吸系统并发症是胃食管反流病[1,2]。

发病原因仍不清楚,已证明弹性组织的潜在缺陷是一种潜在的致病机制,常伴有 Ehlers-Danlos 综合征。有人认为,它与家族性的常染色体显性遗传有关,也有人认为可能与全身胶原性病变有关,属于气道结构的一种内部异常。多数学者认为本病为先天性气管和支气管发育不良所致。也有人认为至少 50%的患者在 30 岁前无症状,而认为是后天获得的。

【发病机制与病理】

气管的乏力可导致气管腔扩大,在两个软骨之间可以形成憩室样的突出,气管后壁膜部松弛,在呼气时可以向腔内突入。

气管支气管壁的异常无力,导致尽力呼气和咳嗽障碍,阻碍正常的纤毛运动,并且由于反复感染处产生的黏液物质不能被清除,最终导致支气管扩张,伴有憩室和肺内炎症。

肉眼观声门下区气管正常,但此后至隆突,气管呈特征性的球状膨胀,管腔异常柔软,管腔在相邻软骨环之间向外突出,呈囊袋状,管腔扩张可延伸至主支气管,整个气管与支气管隆突均受累,常有一到四级的支气管扩张,周围支气管管径通常正常。

镜下观气管主支气管的黏膜肌肉变薄,纵行弹性纤维显著萎缩,支气管壁内缺少麦氏神经丛。冗余的黏膜肌层组织可向软骨环之间凸起,导致憩室,大小从几毫米到几厘米不等。

【临床表现】

主要常见于 40~60 岁男性,女性占比为 10%,少数见于儿童及 50 岁以上者。多数患者在诊断本病时,至少已有 10 年以上的病史。它是一种具有临床多态性的疾病,症状从轻微的呼吸功能障碍到严重的危及生命的恶化,导致呼吸衰竭和过早死亡。

临床表现无特异性,主要症状表现为无效的慢性咳嗽和反复的支气管炎或肺炎、进行性呼吸困难和呼吸衰竭,但也有少数患者无症状。临床症状也可能包括杵状指、吸气性捻发音、肺源性心脏病及肺性骨关节病。肺功能测定有残气量增加。

【实验室检查】

呼气流速下降,无效腔增大,潮气量增加。

【影像学表现】

摄后前位胸部 X 线片是一种简单的诊断方法,对于肺部病变显示较好,而对胸内气管的显示较差。因胸内气管位于纵隔和胸椎之间,缺乏对比;侧位片对该病的显示较好。CT 扫描对气管支气管巨大症显示较为满意,不仅能显示病变范围,还可直接测量管径。Schwartz 将气管支气管巨大症分为三种放射学亚型。

Ⅰ型:气管和/或主支气管轻微对称扩张。

Ⅱ型:明显的扩张和憩室。

Ⅲ型:憩室和囊状结构延伸至支气管远端[3]。

胸部 X 线上可见气管柱明显扩大,正位片较侧位片更易看到,透视可见气管异常柔软,并易弯曲。但 X 线平片上的气管扩大常容易漏诊。当发现气管腔直径大于 3 cm,左右侧主支气管分别大于 2.4 cm 和 2.3 cm 时即可诊断本病。

本病的 CT 表现直接明了。由于本病常可累及双侧主支气管,因此扫描范围应包括主支气管。正常成人的气管冠状径(横径)平均为 17.5 mm,矢状径(前后径)平均为 19.5 mm。

目测管腔的径线若大于或等于同一层面上的椎体径线可认为有可能扩大,若冠状径大于 30 mm,矢状径大于 32 mm,即能诊断为本病(图 8-4-1)。

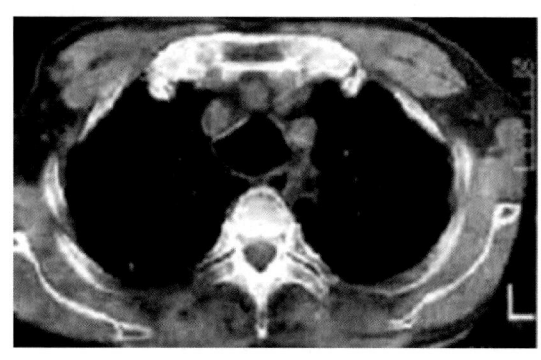

图 8-4-1 男性,28 岁。气管支气管巨大症
CT 平扫纵隔窗气管左右径约 4.6 cm,前后径约 3.7 cm,管壁光滑,壁不厚。

气管支气管巨大症在 CT 图上主要表现为胸内气管的异常扩大,有时在两个软骨环之间气管向两侧突出形成憩室样阴影,常见于支气管后壁,为黏膜层通过肌纤维突出,使得气道呈现不规则的"波纹"外观。其特点是气管内缘常较光整,气管壁无增厚。

MRI冠状位扫描,在同一层面显示气管、支气管明显扩张与叶支气管移行变化的方面优于CT。扩张的气管支气管壁变薄,内壁有皱褶,其信号强度较正常气管壁略低。

【诊断标准】

在无明显肺纤维化情况下,CT扫描显示气管和主支气管扩张,无论是否伴有其他支气管扩张都可做出气管支气管巨大症的诊断。

测量标准1:主动脉弓上2cm,冠状径大于30mm,矢状径大于32mm,右主支气管直径大于20mm;左主支气管直径大于18mm。

测量标准2:吸气状态下,男性气管横径和矢状径大于25mm和27mm,和/或左右主支气管直径增加超过18mm和21mm。女性分别为21mm、23mm、17.4mm和19.8mm。气管横截面积增加,男性超过371mm^2,女性超过299mm^2[3]。

【鉴别诊断】

1. 获得性气管巨大症・见于弥漫性肺纤维化患者,由于两侧肺的纤维化而增加肺的弹性回缩压,长期作用到气管两侧壁上呈相反的牵引力,导致气管扩大。此外,长期的气管内插管可引起获得性气管软化,它虽然多引起气管局限性狭窄,偶尔也可引起弥漫性气管扩大。获得性气管扩大症的气管扩大常随肺纤维化的进展加剧,且无主支气管的扩大,可与本病区别。

2. 威廉姆斯-坎贝尔综合征(Williams-Campbell syndrome, WCS)・是一种罕见的中段支气管软骨缺损,可导致4~6级亚段水平的支气管扩张,通常呈囊状形态。

与Mounier-Kuhn综合征不同,WCS保留了气管和中央支气管。与前者相似,患者通常有反复感染、阻塞性肺功能测试、咳嗽和喘息的病史。

虽然先天性软骨缺陷被广泛认为是大多数病例的原因,但中位支气管扩张的获得性原因包括感染,如腺病毒肺炎[4]。

二、获得性气管巨大症

获得性气管巨大症(acquired tracheobronchomegaly)是指由于气管外疾病的牵拉,导致气管管径扩张的情况,其特点是扩张的气道局限于气管,不累及主支气管。

本病多见于弥漫性肺纤维化患者,尤其是在并发慢性咳嗽和感染的患者中多见,也见于如肺结核后遗症。

【发病机制与病理】

其主要致病机制是肺弥漫性纤维化对气管壁的牵拉增强。肺重度纤维化时能通过两种途径对气管产生牵拉。

1. 肺回缩力增加・在弥漫性肺纤维化中,肺容积减小,肺实质内纤维组织数量异常,两肺回缩力可能极大增加。虽然气道没有受到疾病直接侵犯,但较大的回缩力持续作用在气管上,导致了巨大气管的发生。

2. 气管壁粘连・形成的同时增加了回缩力,可能加重弥漫性肺纤维化发展为巨气管的趋势[5]。

此外,长期的气管内插管可引起获得性气管软化,它虽然多引起气管局限性狭窄,偶尔也可引起弥漫性气管扩大。

【临床表现】

与气管支气管巨大症相似。通常无症状,或表现为原发疾病的症状。

【影像学表现】

气管改变虽然与气管支气管巨大症相仿,但无主支气管的扩大,且肺内存在弥漫性纤维化,肺结核后遗症等原发病变的证据。随访显示随肺纤维化的进展加剧,气管扩大程度增加。

【诊断标准】

肺纤维化基础上出现气管扩张,扩张气道不累及主气管[5]。

三、威廉姆斯-坎贝尔综合征

威廉姆斯-坎贝尔综合征(Williams-Campbell Syndrome, WCS)是一种罕见的先天性综合征,其特征是亚段支气管壁的软骨缺损或完全缺失,导致远端气道塌陷,产生机械性通气异常,导致4~6级亚段水平的支气管扩张,通常呈囊状形态。

WCS最早由Williams和Campbell等在1960年描述,为一种罕见的先天性支气管扩张症。WCS没有特定的治疗方法。预防恶化仍然是治疗的基础。

【发病机制与病理】

一些学者将WCS分为先天性和后天性两种形式。先天性畸形通常见于儿童,并伴有先天性异常,如多脾、腹腔脏器旋转不良、梨状胸、先天性心脏病和支气管异构性。

其他学者支持获得性假说,认为支气管扩张继发于腺病毒感染导致的支气管软化[6]。

【临床表现】

伴有复发性肺炎和支气管阻塞性症状,如咳嗽和喘息,但也有病例报道显示成人诊断较晚。体格检查可表现桶状胸和杵状指。

【实验室检查】

肺功能试验显示中度到重度阻塞性通气障碍。

支气管镜下显示从支气管壁软骨环缺失(环印缺失)。

【影像学表现】

吸气相扫描时,4~6级亚段水平的支气管扩张,通常呈囊状形态。气管和主支气管正常。呼气相扫描时,原扩张段的支气管萎陷,其远方肺过度充气或气肿性改变。这些表现在薄层CT,尤其是应用MinIP、仿真内镜技术表现更佳[7]。

【诊断标准】

确诊依赖于病理显示支气管壁软骨板缺失[6]。有适当的临床病史,CT显示4~6级亚段水平的支气管扩张伴塌陷,排除先天性和获得性气管扩张症的其他原因可作出临床诊断。

【鉴别诊断】

与Mounier-Kuhn综合征相似,患者通常有反复感染、阻塞性肺功能测试、咳嗽和喘息的病史。不同之处在于WCS的气管和主支气管管径正常。

支气管扩张的分布是诊断的重要线索。WCS的支气管扩张特征性地分布于4~6级亚段水平。主支气管及段支气管扩张常提示过敏性支气管肺曲菌病;扩张支气管以上叶分布为主,是囊性纤维化的特征;中、下叶分布的支气管扩张与原发性纤毛运动障碍一致;左上叶中叶及舌段受累为非结核分枝杆菌;下叶受累是特发性支气管扩张的典型表现。

(李智勇 郭佑民)

参考文献

[1] Krustins E, Kravale Z, Buls A. Mounier-Kuhn syndrome or congenital tracheobronchomegaly: a literature review [J]. Respir Med, 2013, 107: 1822-1828.

[2] Schmitt P, Dalar L, Jouneau S, et al. Respiratory conditions associated with tracheobronchomegaly (Mounier-Kuhn Syndrome): a study of seventeen cases [J]. Respiration, 2016, 91: 281-287.

[3] Rjimati M, Serraj M, Elbiaze M, et al. Mounier-Kuhn syndrome (tracheobronchomegaly): radiological diagnosis [J]. Radiol Case Rep, 2021, 16: 2546-2550.

[4] Little BP, Duong PT. Imaging of diseases of the large airways [J]. Radiol Clin North Am, 2016, 54: 1183-1203.

[5] 郭佑民,陈起航,王玮. 呼吸系统影像学[M]. 2版. 上海:上海科学技术出版社, 2016.

[6] Noriega Aldave AP, William Saliski D. The clinical manifestations, diagnosis and management of williams-campbell syndrome [J]. N Am J Med Sci, 2014, 6: 429-432.

[7] George J, Jain R, Tariq SM. CT bronchoscopy in the diagnosis of Williams-Campbell syndrome [J]. Respirology, 2006, 11: 117-119.

第五节·大气道瘘

大气道瘘是指气管或左右主支气管与周围器官(如食管、血管等)或组织发生联通形成瘘口瘘道。按相通组织器官分食管-气道瘘、支气管-血管瘘、支气管-胸膜瘘、支气管-纵隔瘘、支气管-淋巴结瘘等。

按病因分为先天性和继发性,后者较前者多见。继发性气管瘘常见的病因有肿瘤、创伤、感染及炎症。

一、食管-气道瘘

食管-气道瘘(esophago-airway fistulas, EAF)是食管与气管或主支气管之间的病理连接。EAF 包括气管食管瘘(TEF)和支气管食管瘘(BEF)。按病因分为先天性和后天性,先天性多合并食管其他畸形,后天性多见于成人,常见病因有恶性肿瘤、良性创伤、特异性感染。

常使用 CT 检查、支气管镜、食管镜、支气管造影(碘油)及食管造影(碘油、钡)有助于明确瘘管部位和形态。由于气道和消化道相通,消化道的内容物移动到呼吸道,造成反复肺部感染。患者若不积极治疗,多在数日至数月内死亡,死因 90% 以上为肺部感染。治疗主要依赖手术(包括微创),无法耐受外科手术者,可使用医用胶封闭治疗[1]。

【发病机制与病理】

先天性 EAF 是食管与气道的异常相通,常合并食管其他畸形,如食管闭锁。后天性 EAF 是由于病变导致气道或食管坏死、溃烂,管壁破坏、穿透[2]。两者的区别在于前者的瘘管有黏膜和肌层覆盖,瘘管周围无病变导致的组织增厚。

【临床表现】

特征性地表现为饮水或进食时剧烈呛咳,可咳出食物残渣。常伴有痰多或发热。痰呈唾液性状。

部分患者可表现为卧位烧灼样呛咳综合征,即平卧位出现烧灼样剧烈刺激性呛咳,或呛咳加重,坐立位呛咳消失或减轻。吞咽困难和呼吸困难进行性加重。

【影像学表现】

对比剂食管造影,通常使用钡剂,仍然是诊断 EAF 的主要检查手段,但存在对比剂渗入气道和/或纵隔的危险,目前更多地使用碘对比剂,禁用硫酸钡造影,以防钡剂通过瘘口进入肺部形成顽固性异物沉积性肺炎。但是,碘对比剂的滞留时间相对短暂,为获得理想诊断提高了门槛。

考虑到 CT 上发现的大多数瘘管含有空气或液体,空气可能成为一种有用的造影剂,以检测这些瘘管(图 8-5-1)。在临床允许和技术上可行的情况下,插管患者轻微的食管充气或过度通气可能增加消化道内的空气,从而更好地发现这些瘘管[1]。CT 经常用于成人疑似或确诊为瘘管的病例,以进一步确定瘘管的特征及食管和气道的解剖,评估包括纵隔和肺部感染在内的并发症,并作为不能吞咽或不能合作或耐受透视检查的患者的替代方案。CT 显示大多数患者(85%)的气道和食管之间存在直接联系。

MRI 相较于前两者拥有无电离辐射的优势,可更好地用于新生儿先天性食管闭锁合并食管支气管瘘的术前、术后检查。

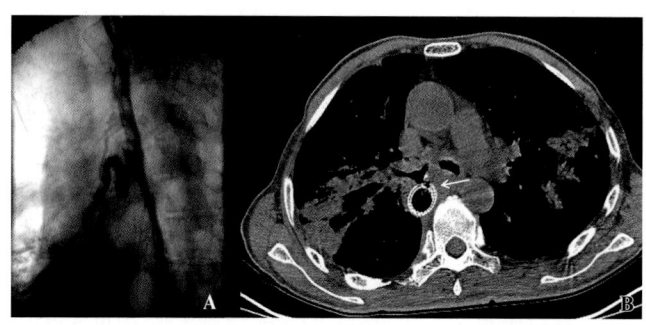

图 8-5-1 男性,60 岁。食管癌伴纵隔淋巴结转移,术后引起支气管食管瘘
食管造影(A)显示对比剂通过瘘管进入右侧主支气管,食管支架置入术后;CT 纵隔窗(B)显示食管内支架金属高密度影,右主支气管与食管之间瘘道被食管支架封堵,双肺多发斑片状炎症病变。

食管-气道瘘影像表现分为直接征象和间接征象。

1. 直接征象·当瘘口较大时,食管和/或气道管壁的连续性中断,口服对比剂后,对比剂经该缺损区流入气道,连接食管和气道的结构称为瘘管(图 8-5-1A)。记录瘘管连接的大小(宽度和长度)和位置,以及气管内容物(空气、液体或两者混合)。

在 CT 检查中，瘘管区通常可见气体（图 8-5-2）。先天性 EAF 的特点是气管食管之间的窦道短且光滑，气管与食管管壁无增厚，周围组织结构清晰。继发性 EAF 的窦道可长可短，食管及气管壁多有增厚，周围组织多有肿胀、增厚或肿块，患者常有手术、创伤、肿瘤等病史。

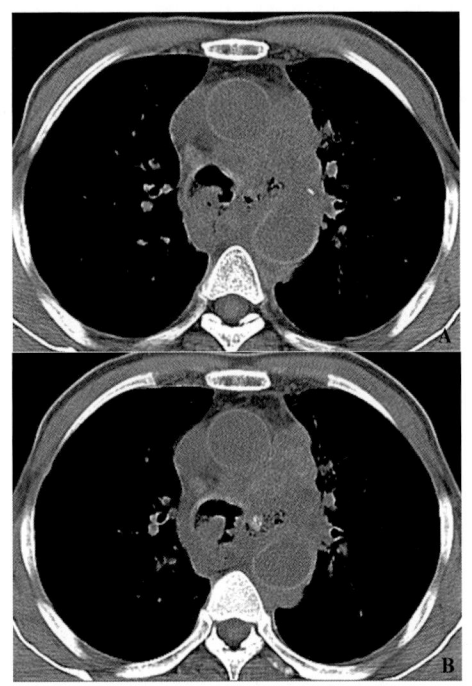

图 8-5-3　男性，69 岁。食管癌并气管食管瘘，纵隔内多发淋巴结转移
CT 纵隔窗显示气管右后壁不光整，壁厚，内可见小气泡及短线状略低密度（A），食管宽大，密度不均，增大的淋巴结融合成块与食管分界不清（B）。

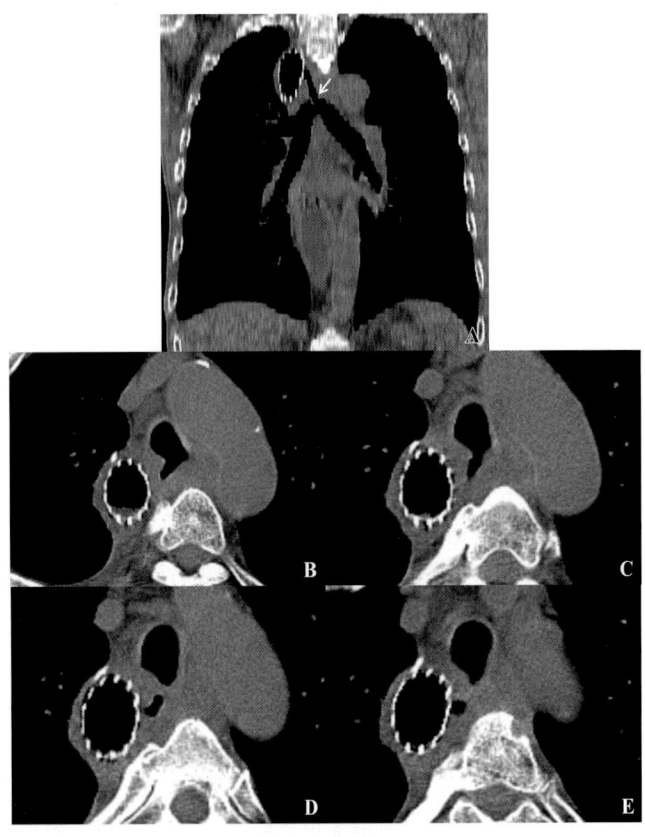

图 8-5-2　男性，55 岁。食管支架管术后气管食管瘘
CT 纵隔窗冠状面（A）和横断位连续层面上（B~E）显示食管内高密度支架管，食管左侧壁与气管后壁的连续性中断，两者之间可见含气的瘘管。

2. 间接征象

（1）当瘘口较小时，瘘管通常显示不清，口服对比剂后，气道内出现对比剂，在排除对比剂经会厌流入气管之后，结合呛咳等相关症状，可气管-食管瘘诊断虽可确立，但瘘管部位的判断困难，仔细观察食管气管壁，瘘口处的管壁通常欠光滑。

CT 平扫对这样的瘘管通常显示不清（图 8-5-3），但若在造影后进行 CT 扫描，纵隔内可见造影剂渗漏。

（2）气管和支气管壁增厚＞4 mm，气管扩张，中央气道内有碎片或液体。

（3）食管壁增厚＞4 mm，食管充气扩张。

（4）食管有窦道，但与气管的连接不明显，胃扩张。

3. 并发症　吸入性或其他肺炎，大多数呈现典型的双肺实变、磨玻璃影和支气管中心性结节（图 8-5-1B）。纵隔性炎症改变表现为脂肪模糊、腔外充气或积液、淋巴结肿大（淋巴结短轴＞1 cm）（图 8-5-3）。

【诊断标准】

影像学检查及支气管镜检查是本病的诊断手段。食管造影显示食管和/或气道管壁连续性中断，对比剂瘘管流入气道；或 CT 显示在食管与气管之间有含气管道相连[2]；或经食管腔内注入亚甲蓝，纤维支气管镜观察到气道内出现亚甲蓝可以确诊。

二、支气管-血管瘘

支气管血管瘘（bronchovascular fistulas）是一种非常罕见但严重且致命的并发症，多数由于支气管吻合口愈合改变所致，导致大量咯血和几乎所有的病例死亡。多有报道的支气管血管瘘包括肺动脉-支气管瘘（pulmonary artery-bronchus fistula，PABF）、主动脉-支气管瘘（aortobronchopulmonary fistulas，ABPF）等。

与瘘管形成相关的因素包括支气管内支架的放置和侵蚀，肺袖切除术后的吻合并发症，肺移植和肺切除术后受损的支气管残端。一些病例报道称，支气管血管瘘的发生率在 2.6%~13%[3]。然而，在没有肺部疾病的情况下，特别是在没有侵入性手术的情况下，这种瘘管的发生是极其罕见的。

主动脉-支气管瘘的并发症大多与普通胸外科手术有关，病因主要与手术引起气管残端缺血和感染有关。其次，术前高剂量的放化疗也引起肺动脉-支气管瘘的形成[4]。主动脉-支气管瘘与主动脉瘤、主动脉破裂、恶性肿瘤、感染性或炎症性过程，以及开放的或血管内的主动脉修复有关，特别是当合并移植物感染或吻合假性动脉瘤时[5]，尤其降主动脉假性动脉瘤术后最常见。

支气管血管瘘的治疗依赖于早期诊断和通过限制出血和避免低血容量休克来纠正支气管和血管联系。Davidson 等[4]报道了一例右上肺叶切除术后肺动脉到支气管残端瘘，并成功地在血管内置入有盖支架。

【发病机制与病理】

导管置入等器械的持续压迫导致管壁缺血;放疗及免疫抑制剂的使用可造成手术切口血管化不足,导致管壁缺血;持续炎症、肿瘤侵蚀管壁[3];病变导致气道壁及血管壁同时或先后出现坏死、溃烂,导致两者管壁穿透即形成支气管-血管瘘。

【临床表现】

血管-支气管瘘最常见的症状是咯血,血量不等,若治疗不当,会发生反复咯血。患者气道出血后会并发急性呼吸窘迫综合征。

其他症状和体征不具有特征性,常有呼吸困难和咳嗽、胸或背痛、肺部啰音、低氧血症、发音困难、声音嘶哑、呼吸急促、发热、败血症、呼吸性碱中毒、呼吸衰竭或停止。患者可因血流动力学不稳定,导致低血压、休克和心脏停搏。

【影像学表现】

胸部X线片不敏感,仅可显示纵隔肿块或肺实质内渗出实变等间接征象,故不用于本病的诊断及筛查。

常用影像学方法包括血管造影(DSA)、CT增强扫描、计算机断层血管造影(CTA)。其中DSA对本病诊断准确率最高,CTA不仅能显示气管-血管瘘,还可同时显示其周围结构,是本病诊断和筛查的首选方法。

CT增强可用于本病的筛查,仅偶然可见对比剂从肺动脉穿过瘘管进入支气管内[6]。磁共振成像和血管造影(MRI/MRA)在支气管-血管瘘中使用较少。

对比剂经血管穿过瘘管进入支气管内,此为最直接的诊断依据[6]。当瘘口较小时不易在CT横断面检查中发现瘘口位置,使用血管造影,动态观察有高密度造影剂漏出,根据漏出部位确定瘘口部位。血液进入肺实质,呈现肺实变征象。连接血管与支气管瘘口之间的组织密度增高,该处的血管壁及支气管壁增厚,外缘模糊不清。

【诊断标准】

影像学检查显示对比剂经血管穿过瘘管进入支气管内,即可确诊。当满足以下条件时,可做出临床诊断。①咯血等临床表现;②存在引起支气管-血管瘘的病因;③影像学检查提示胸部X线片上存在肺浸润、肺出血。

三、支气管-胸膜瘘

支气管-胸膜瘘(bronchopleural fistulas,BPF)的定义是主支气管、肺叶或肺叶下支气管与胸膜间隙之间的连通。肺叶切除术和肺叶下切除术中BPF的发生率≤1%,全肺切除术后BPF的发生率为4%~20%。

法国最近的一项BPF预测模型发现,男性肺切除术后发生BPF的概率比女性高2.63倍。其次,慢性感染也可引发支气管胸膜瘘,如脓胸、结核也会引起或促成支气管胸膜瘘。支气管-胸膜瘘也可以是类风湿性关节炎的罕见并发症[7]。

以往数据显示,与BPF相关的死亡率在20%~50%。近期数据显示,早期BPF的死亡率为11%~18%(手术30天内),晚期BPF(超过手术30天)为0~7%。肺切除术后BPF的死亡风险特别高,因为通常由于无法控制支气管残端漏引起并发脓胸,导致对侧剩余肺的肺炎。

75%以上的肺切除术后脓胸发生于支气管残端BPF。BPF引起的脓胸的原因是由黏膜、皮肤、呼吸道或消化道微生物直接污染胸膜腔。因此,这种主要见于全肺切除术患者的并发症必须及早识别和处理,以防止显著的发病率和死亡率[8]。

【发病机制与病理】

化疗或放疗、肿瘤术后阳性切缘、长支气管残端、右肺切除术和术后机械通气、过度剥离导致组织缺血、支气管缝合线张力增高、感染等诸多因素导致支气管裂开,气体经瘘管溢入胸膜腔。

【临床表现】

肺切除术后BPF的体征和症状具有多样性和非特异性,因此高度怀疑是重要的。脓胸的征象(白细胞增多、发热、影像学胸膜积液和胸腔穿刺脓液)应引起对潜在BPF的关注。

肺叶切除后几天或几周内出现较大的气胸是BPF的重要线索。脓胸患者出现咳嗽、咯大量浓痰时也应警惕。

支气管镜检查时注入生理盐水,可发现有气泡。

【影像学表现】

BPF的首选影像检查方法是CT检查。

瘘口较大时,在CT上可显示支气管断端与胸膜之间出现瘘管这一直接征象。此时,胸膜连续性中断,有小洞与支气管相通。

当瘘口较小时,CT检查可以观察不到瘘口及瘘道,可见皮下气肿,支气管下端气泡,有时可出现纵隔气肿、气胸、液气胸等间接征象(图8-5-4)。同时,也可能伴发局部肺炎征象、脓胸征象等。

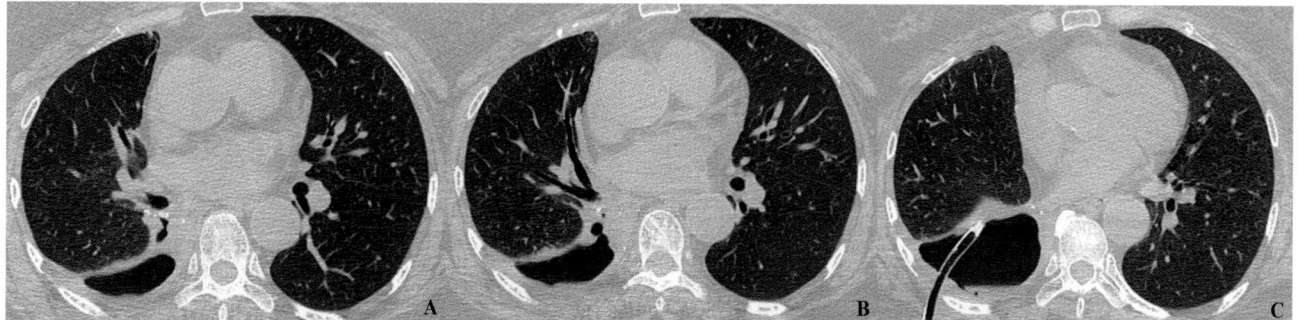

图8-5-4 女性,63岁。右肺术后,引发支气管胸膜瘘

CT连续断面显示右肺下叶局部缺如,右侧包裹性液气胸,下叶支气管向后下行并与胸膜腔相通。

【诊断标准】

影像学检查显示胸膜连续性中断,有小洞连接胸膜腔与支气管,经支气管镜向支气管内注射亚甲蓝,在胸腔引流液内发现亚甲蓝可以确诊。

当满足以下条件时,可做出临床诊断。①存在导致支气管-胸膜瘘的病因;②存在脓胸等临床表现;③影像学检查提示气胸、液气胸、皮下气肿、纵隔气肿、支气管下端气泡。

四、支气管-纵隔瘘

支气管-纵隔瘘(bronchomediastinal fistula,BMF)是一种位于支气管和纵隔之间的瘘管,由纵隔炎或纵隔恶性肿瘤等疾病引起的一种极为罕见的并发症。

在肺癌患者中,除了放疗后的并发症外,BMF 的形成很少有报道[9]。常使用支气管镜检查,支气管纵隔侧有瘘管,可抽吸出大量脓性分泌物和淋巴组织[10]。

【发病机制与病理】

BMF 常发生于手术创伤,感染(如淋巴结结核、肺曲霉病、毛霉感染)[11,12],以及肿瘤浸润纵隔淋巴结,晚期肿瘤放化疗治疗后。放疗或化疗引起的支气管坏死可在 3~7 个月发生[13]。

有文献报道,在低剂量放疗中,患者存在纵隔结节性淋巴结炎或坏死性转移性隆突下淋巴结时,BMF 可以通过支气管和淋巴结之间的淋巴腺-支气管瘘(adeno-bronchial fistula,ABF)形成[9]。

【临床表现】

除原发疾病的临床表现外,BMF 患者常出现呼吸困难、持续性咳嗽、胸痛[10]。

【影像学表现】

胸部 CT 扫描可见气管壁连续性中断,与纵隔之间有瘘管形成。当瘘口较小时,瘘管及气管壁的中断不易显示,此时可见支气管外轮廓模糊,纵隔脂肪密度增高,其内可见气泡或气体聚集,有时还可见支气管腔被黏液栓塞充填[10]。

CT 多平面重建、容积再现重建等后处理技术有助于瘘管的显示。

【诊断标准】

影像学检查显示气管壁连续性中断,有小洞连接支气管与纵隔;或行气管镜检查,经纵隔引流管注入亚甲蓝,支气管见亚甲蓝溢出;可明确纵隔气管瘘诊断。

当满足以下条件时,应怀疑存在纵隔-气管瘘。①存在导致支气管-纵隔瘘的病因;②存在纵隔炎、纵隔脓肿,其内出现气泡,相邻支气管腔被黏液栓塞充填。

五、结核性支气管-淋巴结瘘

结核性支气管-淋巴结瘘(tuberculous bronchonodal fistula)又称支气管-淋巴结瘘,是由淋巴结结核导致的气管瘘,是淋巴结结核的一个并发症,多见于儿童,在儿童原发性肺结核中,其发生率为 20.58%。作为成人淋巴结结核的并发症,鲜有报道[14]。

叶支气管-淋巴结瘘多累及右侧肺,左侧多发生主支气管-淋巴结瘘[15]。支气管镜检查,可见支气管黏膜改变及局灶性支气管瘘,渗出或坏死组织覆盖于支气管瘘部位[15,16]。

淋巴结结核、气管支气管结核易经纵隔或肺门淋巴结侵蚀和突入支气管,可形成淋巴结-支气管瘘。支气管局部受压和支气管腔狭窄,这也是继发性淋巴结瘘形成的主要原因。

【发病机制与病理】

淋巴结是肺外结核(TB)的首选部位。在胸部,结核分枝杆菌从实质病变进入淋巴系统,由于干酪性坏死和肉芽组织的形成而引起纵隔和肺门淋巴结病变,淋巴结干酪坏死,破溃,淋巴结其内的干酪炎症、坏死及结核菌侵蚀支气管管壁,使其破溃,这些物质流入气道,并刺激气道产生增生性肉芽堵塞气道造成气道狭窄,继发肺不张和阻塞性肺炎。

与溃疡坏死型支气管结核相比,其范围较局限,溃疡较深,形状较规则,与周围正常组织分界较清晰。

【临床表现】

临床常出现结核感染表现,如低热、盗汗、持续性咳嗽、咳痰;当瘘管形成时可出现胸闷、呼吸急促[15]。

【影像学表现】

1. 直接征象・肺门区域存在空洞,进行三维重建,图像上可见空洞与支气管壁相连[14]。受累支气管表现出不同程度的管壁增厚和管腔狭窄,伴或不伴局灶性扩张[15]。应该强调的是,瘘口及瘘管可以是多发的。

2. 间接征象・①肺门区淋巴结肿大并与气管壁分界不清,受累淋巴结边缘模糊、融合,呈低密度伴或不伴边缘强化,部分患者受累淋巴结可出现钙化(图 8-5-5)[14,15]。②肿大淋巴结相邻的支气管内可见软组织密度影,支气管局部受压、狭窄(图 8-5-6)[16]。③肺内常存在支气管播散灶等活动性肺结核征象,如实变影、边界不清、空洞和小叶中心结节呈树芽状(图 8-5-6B)[15]。

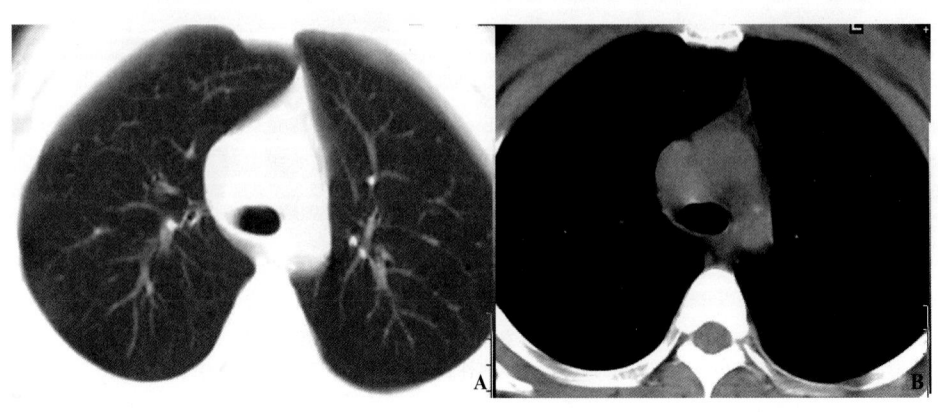

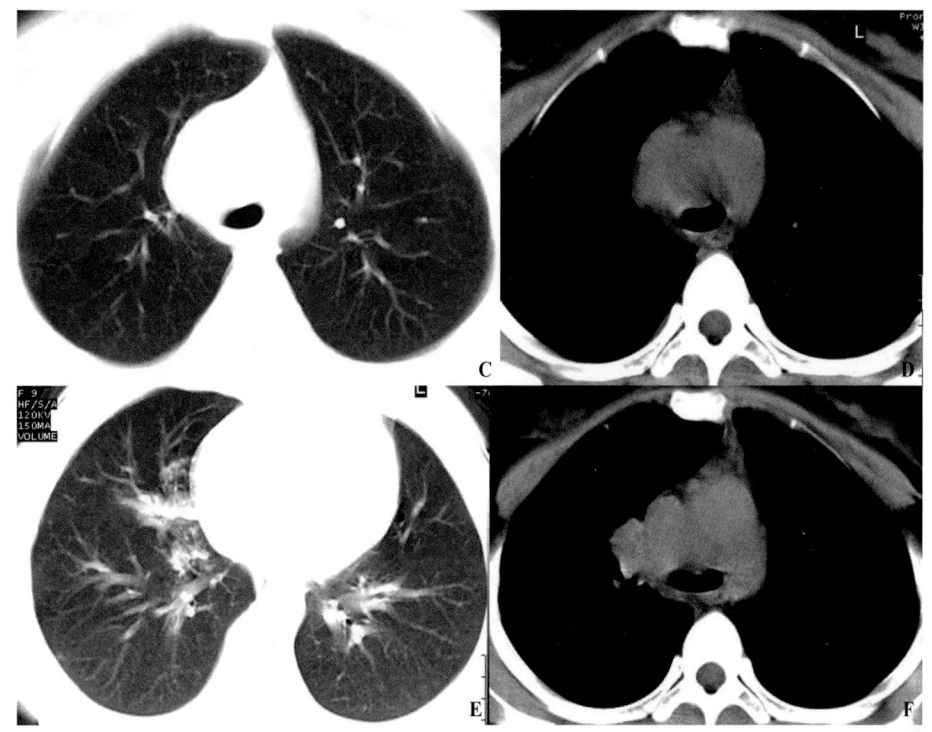

图 8-5-5　男性,25 岁。纵隔淋巴结结核伴支气管-淋巴结瘘

第一次 CT 肺窗(A)和纵隔窗(B)显示淋巴结增大,与血管及气管分界不清,病理证实为淋巴结结核;第 35 天随访(C、D)显示增大较前增大,气管前壁轻度凹陷,气管腔前后径变窄,肺实质未见明显异常;第 71 天复查(E、F)右肺门、纵隔淋巴结增大,气管前壁凹陷加重,肺实质出现斑片状、结节状阴影,支气管镜证实支气管淋巴结瘘,痰检肺结核菌素试验阳性(本例图片由大连市结核病医院放射科张国庆教授提供)。

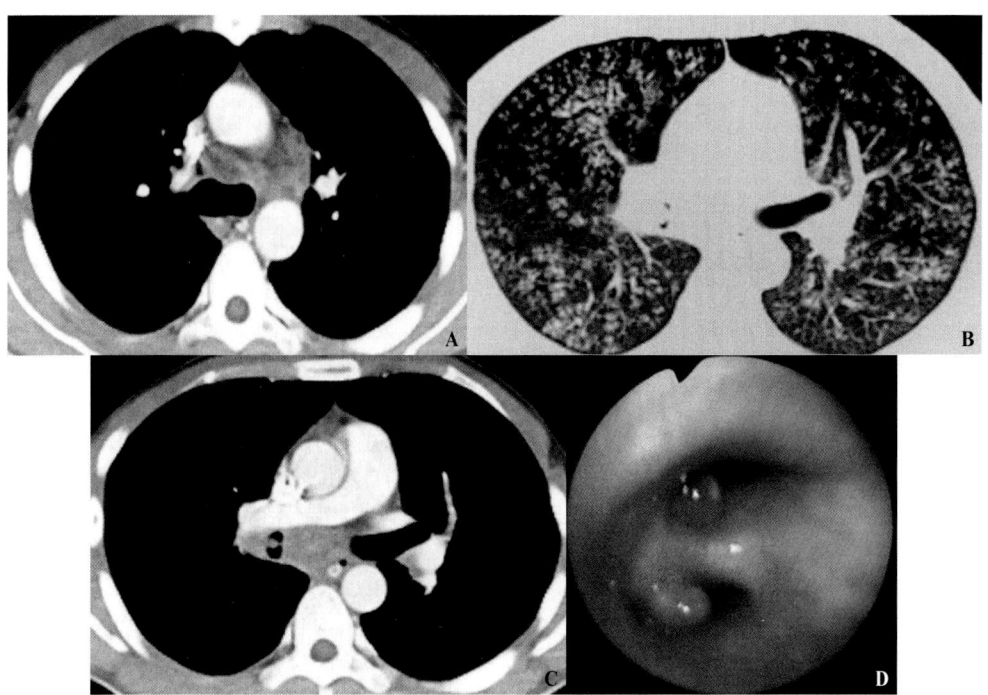

图 8-5-6　肺结核,纵隔淋巴结结核伴支气管-淋巴结瘘

CT 纵隔窗(A)显示纵隔淋巴结增大,边缘模糊,肺窗(B)显示双肺弥漫分布的结节及树芽征,夹杂斑片状磨玻璃影,右肺上叶支气管内可见软组织结节,伴管腔狭窄,图 B 同层纵隔窗(C)显示右肺上叶支气管管腔内软组织结节,隆突下淋巴结融合,支气管镜(D)显示右肺上叶、中间支气管管腔内边界清楚的息肉状赘生物,周围黏膜高度充血水肿,管口闭塞;支气管镜活检后组织破溃见白色坏死物及少量出血。证实支气管淋巴结瘘,痰液检查出结核分枝杆菌(本例图片由南京市第二医院结核三科曾谊教授提供)。

【诊断标准】

满足以下条件,可获得诊断。

(1) 结核病史。

(2) 影像学检查显示纵隔、肺门淋巴结增大、中央干酪坏死,边缘模糊,并与支气管壁分界不清,支气管壁增厚,支气管狭窄或腔内结节。

(3) 支气管镜检查支气管局限性肉芽肿、局部管壁溃烂,挤压溃烂管壁可见干酪物质流出。

(4) 病理学检查支气管开口处显示肉芽肿病变、凝固性坏死和多核巨细胞,提示结核样变[16]。

(李智勇　郭佑民)

参考文献

[1] Little BP, Mendoza DP, Fox A, et al. Direct and indirect CT imaging features of esophagoairway fistula in adults [J]. J Thorac Dis, 2020, 12: 3157-3166.

[2] Paraschiv M. Tracheoesophageal fistula — a complication of prolonged tracheal intubation [J]. J Med Life, 2014, 7: 516-521.

[3] Yee G, Hall JD, Hampton WR, et al. Massive hemoptysis resulting from a fistula between the bronchus intermedius and pulmonary artery: a novel clinical presentation [J]. J Surg Case Rep, 2020, 2020: rjaa209.

[4] Davison BD, Ring DH, Bueno R, et al. Endovascular stent-graft repair of a pulmonary artery-bronchial fistula [J]. J VascInterv Radiol, 2003, 14: 929-932.

[5] Weaver ML, Black JH. Aortobronchial and aortoenteric fistula [J]. Semin Vasc Surg, 2017, 30: 85-90.

[6] Woodhams R, Fujii K, Takigawa M, et al. Pulmonary artery-bronchus fistula treated with a combination of bare metal stent, metallic coil, and N-butyl cyanoacrylate [J]. J Vasc IntervRadiol, 2021, 32: 152-155.

[7] Sidhu HS, Bhatnagar G, Bhogal P, et al. Imaging features of the pleuropulmonary manifestations of rheumatoid arthritis: pearls and pitfalls [J]. J Clin Imaging Sci, 2011, 1: 32.

[8] Clark JM, Cooke DT, Brown LM. Management of complications after lung resection: prolonged air leak and bronchopleural fistula [J]. Thorac Surg Clin, 2020, 30: 347-358.

[9] Song SH, Oh YJ, Chae SM, et al. Bronchomediastinal fistula detected accidently during palliative radiation therapy [J]. Thorac Cancer, 2013, 4: 330-332.

[10] Piciucchi S, Gurioli C, Barone D, et al. Life-threatening bronchomediastinal fistula complicating a first cycle of chemotherapy in a stage IV NSCLC case [J]. J Thorac Oncol, 2015, 10: 717-718.

[11] Seifert S, Wiley J, Kirkham J, et al. Pulmonary mucormycosis with extensive bronchial necrosis and bronchomediastinal fistula: A case report and review [J]. Respir Med Case Rep, 2020, 30: 101082.

[12] Argento AC, Wolfe CR, Wahidi MM, et al. Bronchomediastinal fistula caused by endobronchial aspergilloma [J]. Ann Am Thorac Soc, 2015, 12: 91-95.

[13] Sumi T, Ikeda T, Kure K, et al. Bronchomediastinal Fistula During Durvalumab Therapy After Chemoradiotherapy in Stage III NSCLC [J]. J Thorac Oncol, 2019, 14: 1860-1861.

[14] Bae K, Jeon KN, Kim HC, et al. Tuberculosis presenting as isolated bronchonodal fistula in a patient with systemic lupus erythematosus: Case report [J]. Medicine (Baltimore), 2017, 96: e8764.

[15] Park SH, Jeon KN, Park MJ, et al. Tuberculous bronchonodal fistula in adult patients: CTfindings [J]. Jpn J Radiol, 2015, 33: 360-365.

[16] Liu J, Xie S, Yu L, et al. Multidrug resistant lymph node fistula tracheobronchial tuberculosis: A case report [J]. Medicine (Baltimore), 2019, 98: e18288.

第六节·其他大气道病变

一、肉芽肿性多血管炎

肉芽肿性多血管炎(granulomatosis with polyangiitis, GPA)是一种系统性中小血管坏死性血管炎,过去称 Wegener 肉芽肿(Wegener granuloma, WG)[1]。1931年由 Klinger 首次报道。1936年 Wegener 证实这是上下呼吸道坏死性肉芽肿、肾小球局灶及弥漫性肾炎、广泛坏死性血管炎三联征。

通常将无肾损害者称为局限型,反之称为弥漫型。局限型是肉芽肿病伴多血管炎症的独特亚型,最常累及鼻和鼻窦。弥漫型通常病情重,未予以治疗者可迅速死亡。

15%~25%的病例可以累及气管和支气管,可以是节段性的、单灶性的或多灶性的,但通常是局灶性的,累及气管的跨度多为2~4 cm,气管的声门下部分最常受到影响[2,3]。病情轻者预后良好。

GPA 呈散发性发病,病因未明,无任何固定的时间聚集性或遗传模式。男女发病率均等,发病年龄平均为 20~40岁(8~99岁)。在美国,其发病率估计为3/10万,我国目前尚无该病的流行病学资料。GPA 是一种致死性疾病,在免疫抑制剂应用之前,2年病死率达 90%;通过联合免疫抑制剂和激素对轻型及局限型病例的早期诊断与积极合理的治疗,预后已明显改善,生存率明显提高。

【发病机制与病理】

1. 发病机制·本病的确切发病机制尚不清楚。目前多数学者支持免疫介导损伤机制,认为 GPA 是一种自身免疫性疾病,支持的证据有:

(1) 患者有针对中性粒细胞嗜天青颗粒中蛋白酶3(PR3)的自身抗体[即抗中性粒细胞胞质自身抗体(ANCA)],抗体的滴度与疾病活动程度相关,并可预测疾病是否复发。

(2) 毛细血管壁中有免疫球蛋白沉积,肾小球基底膜中有 C3 和 IgG。

(3) 免疫抑制疗法特别有效。目前许多实验和动物模型研究显示,GPA 与 ANCA(主要是 cANCA)有极强而且特异的相关性,支持 ANCA 在 GPA 发病机制中的重要作用。

遗传因素中尚缺乏确切的证据,可能多个 HLA 抗原都有关联[4];环境因素中金黄色葡萄球菌较为重要,研究表明它仅是本病发生的促进因素,而不是始动因素。

2. 病理特点·包括以下三点。

(1) 呼吸道的坏死性肉芽肿:肉芽肿由中性粒细胞、淋巴细胞、浆细胞、单核细胞及少数嗜酸性粒细胞、纤维母细胞、上皮细胞、多核巨细胞构成。

(2) 坏死性肾小球炎，可呈局限性或节段性。

(3) 泛发性坏死性血管炎（含小动脉、小静脉）：全身器官及组织均可受累，但以上下呼吸道和皮肤为主。呼吸道病变中有鼻和面中部的皮肤、黏膜、软骨和骨（包括上颌窦、筛窦）的坏死，形成面部皮肤、齿龈、腭、咽部溃疡和鼻部变形；喉和气管形成坏死性肉芽肿。在肺内形成坏死性肉芽肿，在一侧或两侧肺野内形成单发或多发结节，可有空洞形成，有时可形成继发性肺脓肿。

59%的 GPA 患者在做气管镜检查时可见到气道异常，7%有气管狭窄。病变累及气管和大支气管，疾病早期黏膜和黏膜下可见典型的肉芽肿性炎与血管炎的改变，导致气管的黏膜和黏膜下层炎症和溃疡，其中环状软骨和气管软骨的黏膜溃疡和破坏少见。

进一步发展，出现气道壁的环形增厚和炎症，气管腔呈环形狭窄；较晚期可见纤维化并发生软骨碎坏。病变最易侵犯声门下气管，也可累及声带、远端气管及主支气管。

【临床表现】

临床表现多样，一般为肺、肾和头颈三联征表现。发病可为急性或隐匿性，上呼吸道最先受累，尤以鼻部症状为常见，占 64%～80%，表现为鼻塞、鼻窦疼痛、流涕、脓性或血性分泌物、嗅觉减退或缺失、咽痛、声嘶、咳嗽、喘鸣、吞咽困难。进而引起肺部病变，出现咳嗽、咯血、胸痛、呼吸急促、气胸或伴有大量胸腔积液及肺不张等改变。

全身症状有发热、体重减轻和贫血（正色素性正红细胞性贫血）、红细胞沉降率（ESR）加快等。肾脏病变可引起高蛋白血症、全身水肿，尿液检查有蛋白尿、血尿、管形尿等，甚至尿毒症。后期病变进展较快，未给予有效治疗往往死于肾衰竭或呼吸衰竭。依据患者的临床表现与病例改变，GPA 可分为广泛性和局限性两类。后者常无肾功能受损，确诊有赖于肺活检。

绝大部分气管病变不引起症状，偶尔气管狭窄也可为患者的首诊原因。

【实验室检查】

活检对 GPA 的诊断起着关键性的作用。自 20 世纪 80 年代早期发现 ANCA 以来，ANCA 与 GPA 的特异相关性及对 GPA 的诊断作用已经被确认，虽然如此，活检仍是诊断 GPA 的主要方式，起着不可替代的作用。

1997 年 Bajema 等对文献中 349 例 GPA 患者进行了分析研究，发现有 30% ANCA 阴性的患者是经病理学确诊的，进一步强调了活检的重要性。但活检并非总能观察到 GPA 的三个典型组织学特征，即坏死、肉芽肿炎症及血管炎，在一定程度上，缺乏诊断敏感性。1990 年 Devaney 等回顾分析了 70 例 GPA 患者的 126 次头颈部活检结果，发现三联征同时存在者仅有 16%。

实验室检查对于诊断 GPA 所起的作用不大。多数实验的目的是排除其他疾病。检查包括血尿常规分析、肝肾功能、ESR 和 C 反应蛋白（CRP）等。血清铁和铁蛋白水平下降表明失血。可能出现白细胞增多症。嗜酸性粒细胞增多症的存在，考虑诊断为丘尔施-特劳斯综合征。血清肌酐水平升高反映肾脏血管受累所致的肾衰竭。GPA 的 ESR 和 CRP 水平升高，这属于炎症的非特异性反应，可用于监测疾病的进展和治疗情况。Takwoingi 等研究认为 ESR 与疾病活动的相关性要好于人抗中性粒细胞胞质自身抗体，用于疾病活动性的监测，是一个有用的预后指标。

ANCA 是针对中性粒细胞和单核细胞胞质组分的自身抗体。ANCA 检测试验可呈现两种不同的免疫荧光图形，一种是荧光呈颗粒性着染于中性粒细胞胞质内，并于中性核核小叶皱褶处荧光最强，为颗粒状胞质染色型（C-ANCA），靶抗原主要是丝氨酸蛋白酶（PR3），GPA 患者人群中 C-ANCA（靶抗原为 PR3）占 75%～80%；另一种是荧光着染围绕着中性核核周边部分布，为核周染色型（P-ANCA），靶抗原主要是髓过氧化物酶（MPO），GPA 患者中 P-ANCA（靶抗原为 MPO）占 10%～15%[5]。

1988—1990 年连续三届召开了关于 ANCA 的国际性专题研讨会，Savige 等于 1999 年发表了《ANCA 的测试和报告的国际性共识》，以对 ANCA 的检测与解释加以规范。这些都表明 ANCA 对 GPA 的诊断作用已经被确认。

ANCA 并不是 GPA 所特有的抗体，还可见于显微镜下多血管炎和 EGPA（Churg-Strauss 综合征）等。C-ANCA 阳性也并非完全体现疾病的活动性，有少数 GPA 患者中 C-ANCA 不随病情波动变化。但无论如何，ANCA 作为一标志物，对 ANCA 相关性血管炎的诊断，尤其是 GPA 的诊断和疾病活动性的监测，具有积极的意义，可以说是诊断 GPA 最敏感、最特异的方法。

2019 年中国免疫学会临床免疫学分会发布的《抗中性粒细胞胞质抗体检测方法在诊断肉芽肿性多血管炎和显微镜下多血管炎中应用的专家共识》，建议 MPO-ANCA、PR3-ANCA 检测结果阳性，有助于诊断 GPA，但不能仅凭此结果进行确诊，需结合临床与相关实验室检查结果综合判断[5]。

【影像学表现】

早期 X 线片可无明显阳性发现。随病情进展，在正位片和侧位片上均显示气管狭窄，这些狭窄可呈局限性或弥漫性。肺野内可呈现多样性和多发性病变，X 线片随访呈现多样性，部分结节内可出现空洞。这些表现较具有诊断价值。

当病变累及气管时，CT 表现为弥漫性或局灶性环状气管壁增厚，长度为 2～4 cm，主要累及声门下区与近侧支气管，早期气管壁为局限性增厚，管径的增大或狭窄；晚期呈环形增厚，可累及气管前壁、侧壁及后膜部在内的任何部位，可累及黏膜、黏膜下层、软管环及其外侧的软组织，有 18% 的气道受累患者出现管腔狭窄（图 8-6-1）。管壁增厚和支气管扩张出现在远端气道受累，可能导致阻塞性肺不张或肺炎。

气管内壁的高低不平提示有溃疡形成，腔内可见息肉样或乳头状结节影，轮廓光滑，欠规则，气管软骨环可见钙化，气管管腔有不同长度的狭窄，狭窄可对称，也可不对称，并可继发肺不张。经适当治疗后，气道增厚通常会减轻，但持续性狭窄可能需要支架置入或手术。气管壁软化不典型，但可以出现[3]。肺内、纵隔及胸膜改变详见第三十二章第三节。

【诊断标准】

详见第三十二章第三节。

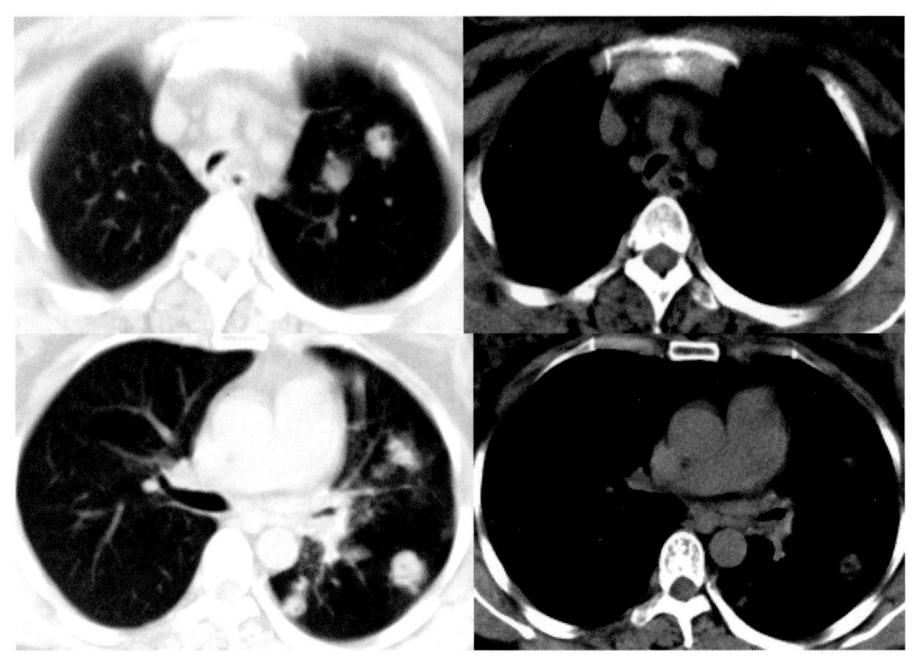

图 8-6-1 肉芽肿性多血管炎
CT肺窗纵隔窗显示气管及左主支气管环状增厚,管腔狭窄呈长圆形,左肺内斑片状、结节状影,部分病变边缘模糊,部分结节内可见空洞。

【鉴别诊断】

1. 复发性多软骨炎·常在CT上表现为软骨性气管和气管壁增厚,气管后壁保留,这一点与GPA不同。耳或鼻软骨异常,气管狭窄,管壁偶尔钙化也是复发性多软骨炎的特点。

2. 骨化性气管支气管骨病·CT上常表现为软骨束内钙化/骨化结节;几乎总是呈现结节状钙化/骨化气管壁,管壁增厚并保留气管后膜和上段气管,这可与GPA相鉴别。

3. 淀粉样变性·在CT上表现为钙化/骨化结节状向心性气管壁增厚;常见结节状同心性钙化/骨化壁,壁增厚,无后遗症,可能累及喉部和上段气管[3]。

二、气管支气管结核

气管支气管结核(tracheobronchial tuberculosis, TBTB)是结核杆菌侵犯气管支气管黏膜、黏膜下层引起的,或进一步深入破坏肌层及全软骨,最终瘢痕愈合导致支气管狭窄或完全闭塞的一种疾病。详见第十八章第六节。

三、气道结节病

结节病(sarcoidosis)是一种病因不明的多系统肉芽肿性疾病,1949年Lemoine首次描述了结节病的气管张力障碍(呼气时最明显的气管塌陷)[6]。

结节病主要累及肺部和胸部淋巴结(90%),被认为是间质性肺疾病的同时,也可累及呼吸道(从鼻到终末细支气管)造成阻塞性呼吸道疾病。但是,气道受累不常见,结节病影响喉的比例为1%~5%,主要发生在声门上区域,而声门和声门下受累(包括气管支气管受累)则较少见[2]。发病年龄一般在25~45岁,女性多见。

【发病机制与病理】

气道异常表现出黏膜水肿、红斑及颗粒样结节,组织活检可见黏膜和黏膜下非干酪性肉芽肿(后者有时表现为壁局灶性钙化),使气道壁内表面出现鹅卵石外观。

支气管扩张、变形和狭窄可能由壁肉芽肿、邻近淋巴结病变压迫或邻近肺纤维化引起[7]。

【临床表现】

有1%的患者,支气管阻塞可导致肺叶或节段性肺不张。气管和主干支气管壁的结节样病变通常会导致梗阻症状,如咳嗽、喘息、呼吸困难和复发性肺炎[2]。

【影像学表现】

胸部X线可见肺门和纵隔淋巴结病变伴淋巴管周围肺结节[7]。在胸部X线平片上看不到细微的气道受累。明显的支气管充气征可提示继发性牵拉性支气管扩张[8]。

气道受累的CT表现如下。

(1) 支气管管壁的结节状或光滑增厚(伴有向心性壁增厚):气管和主干支气管管腔不规则狭窄,在大约10%的病例中,支气管原发性结节受累在放射学上类似于肺癌[2]。

(2) 淋巴结增大对气道外在压迫:导致气道偏在性狭窄和移位,此时,气道壁可不增厚[7]。

(3) 支气管壁肉芽肿:邻近淋巴结病变压迫或邻近肺纤维化引起的共同作用下,支气管扭曲、成角和移位。

(4) 其他:多伴有胸部淋巴结和肺实质变化[8],详见第三十六章。

在PET-CT检查中,结节病气管病灶显示高FDG摄取表现为示踪剂高摄取[9]。

【诊断标准】

结节病气道受累未有明确诊断指南,参考美国胸科协会2020年4月发布的《结节病的诊断和检测指南》。

(1) 支持结节病诊断的临床特征。

(2) 至少1处受累部位的组织活检病理提示为非坏死性

肉芽肿性炎。

(3) 除外其他原因所致的肉芽肿性疾病[10]。

四、创伤后气管狭窄

损伤后气管狭窄(tracheal stenosis)是指外伤、手术、气管内插管或灼伤等原因导致的气管缩窄。

损伤性气管狭窄最常见于气管切开、带气囊的气管或支气管内插管的病例，其次是颈外伤。在应用高压(200 mmHg)、低容量 Rush 套管时气管损伤的发病率高达 20%，在应用高容量低压套管后其发病率已小于 1%。

【发病机制与病理】

气管插管造成的缩窄是因为气管气囊内高压，阻碍了局部的血液循环，造成黏膜缺血性坏死，并继发纤维化。气管最容易受累的部位是软骨环下的黏膜。

气管切开还可因压迫血管而导致气管软骨缺血性坏死，如合并外伤感染或外伤后继发感染，可进一步使软骨环遭受破坏，愈合期纤维结缔组织和肉芽组织的增生导致气管狭窄。

大体标本检查显示不同程度的管壁增厚与管腔狭窄。病程早期受累节段的活检示肉芽组织形成，随后出现致密的黏膜与黏膜下纤维化，可伴有软骨板的扭曲。

插管后引起的气管狭窄累及胸廓水平以上的气管，狭窄常为向心性，长度可为数厘米；气管切开后狭窄病例的病变起始位置位于气管切开下缘远侧 1～1.5 cm，累及 1.5～2.5 cm 长的气管壁，呈环形狭窄。

灼伤所致气管狭窄上段较下段显著。

【临床表现】

临床上均有气管创伤病史。临床症状与气管狭窄程度成正比，可出现气促、喘鸣、喘息等症状。少数患者有进行性呼吸困难及反复肺部感染。并发呼吸道感染时有气急和青紫，吸气时可闻及喘鸣音。

【影像学表现】

胸部正侧位 X 线片、高千伏或体层摄影可见狭窄为一局部环形或偏心性狭窄，伴有节段性软组织增厚或薄膜状组织，同时往往可见肺气肿。对颈段气管狭窄的显示颈部侧位 X 线片既方便，又价廉，但对于颈段下部的狭窄因组织重叠较多有时显示欠佳。

气管断层摄影对显示狭窄的范围较为理想，并且容易测量，同时能显示腔内由于肉芽组织增生而形成的不规则轮廓。但不能显示气管软骨结构和气管周围情况。

在急性气管插管后狭窄病例中，CT 表现为气管外壁正常，无畸形或狭窄；气管软骨内侧有偏心或向心性软组织增厚，而使管腔狭窄；狭窄多在气管的前壁或两侧壁。

在慢性狭窄病例中，CT 表现无气管薄膜和黏膜下层的增厚，或仅有轻度增厚(图 8-6-2)；狭窄多为固定的气管变形，少数软骨无力而出现非固定性的狭窄，即气管软化。此时，当呼气时胸腔内气压大于气管内压力时可见胸内软化段气管萎陷，吸气时气管呈类圆形，对于此类患者建议采用呼吸动态 CT 扫描。

对于此类患者的评估，仅用常规横断位观察容易漏诊(图 8-6-2)，采用螺旋 CT 进行诸如 MPR、VR、MinMIP、VE 等后处理技术，在特定情况下可替代支气管镜检查(图 8-6-3)。

MRI 检查气管在矢状面或冠面上可显示其全长，较 CT 横断面成像更易观察病变。气管的形态在 MRI 上可清楚显示，气管黏膜在 T2WI 像上呈高信号，而平滑肌和软骨环仍呈低信号，气管周围有高信号的脂肪软组织包绕，病变在 T1WI 像上呈中等信号。

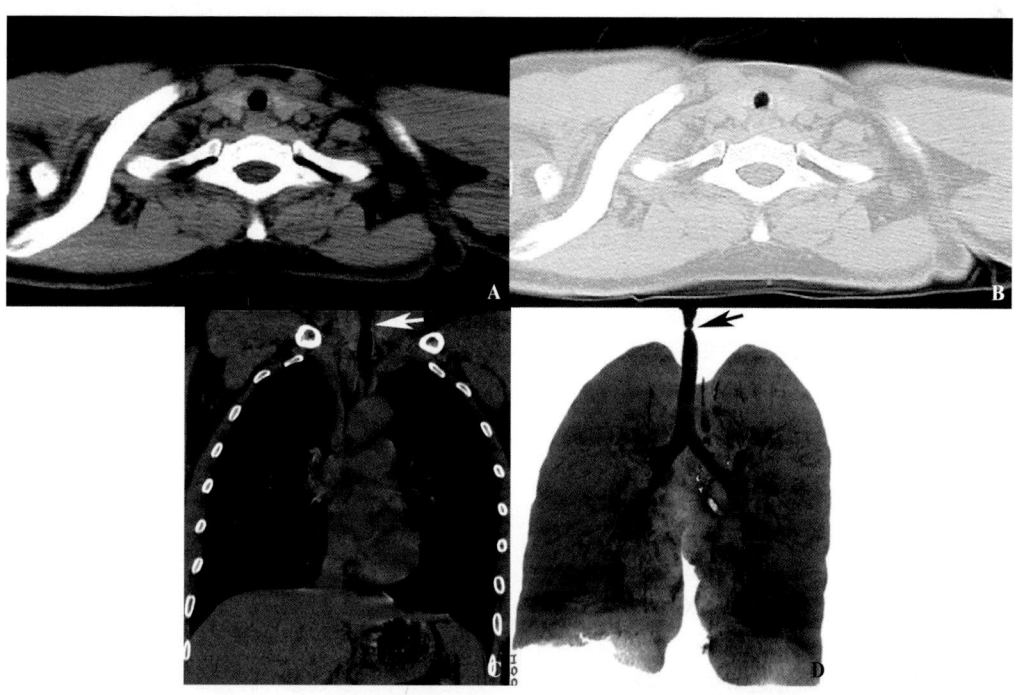

图 8-6-2 男性，24 岁。因呼吸心搏骤停行气管插管术后，气管上段瘢痕性缩窄

CT 纵隔窗(A)和肺窗(B)显示颈段气管上段缩窄，表面光滑；冠状位重建(C)及最低密度曲面重建(D)显示狭窄段局限、对称。

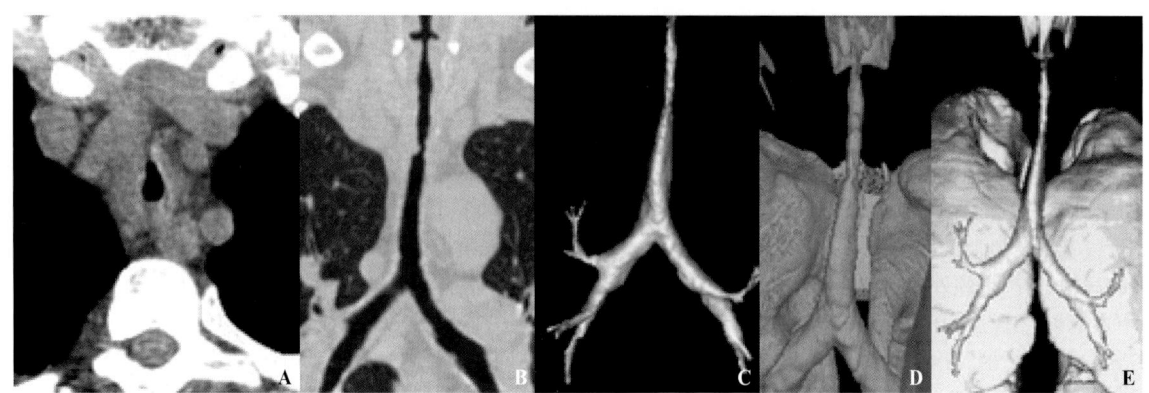

图 8-6-3 男性,32 岁。烧伤后气管狭窄

CT 纵隔窗(A)显示管腔狭窄,管壁增厚,右侧壁为著;冠状位(B)和不同方式表面重建(C~E)均显示气管上段狭窄,管腔内壁凹凸不平。

MRI 检查能准确判断先天性气管狭窄的范围、形态、类型,尤其是对气管腔内隔膜的检出,是其他影像检查方法无法比拟的。

【诊断标准】

临床高度怀疑、CT 成像和支气管镜检查,依次可以帮助诊断气管损伤所致气管狭窄。支气管镜检查仍然是诊断损伤后气管狭窄的金标准。

【鉴别诊断】

1. 气道肿瘤·外伤或气管切开后狭窄常有明确的病史,病变部位一般位于颈段气管,与其他病变造成的气管狭窄较易鉴别。若本病仅从影像学上观察还需与气管肿瘤鉴别。气管肿瘤造成的气管狭窄常为偏心性,肿瘤一侧的管壁可以增厚,且气管腔内可见软组织肿块。位于声门下区的管腔狭窄有时要与喉癌的侵犯鉴别。

2. 气道外压性狭窄·食管扩张可以引起气管狭窄,CT 可见食管扩张征象,若食管造影则可以进一步证实诊断。血管异常引起的气管狭窄有气管环畸形,如双主动脉弓、右位主动脉弓合并迷走左锁骨下动脉或左动脉导管韧带等,CT 增强或 MRI 可显示血管异常,血管造影是确诊的方法。颈部肿大的淋巴结压迫气管所致的狭窄,CT 增强或 MRI 检查可显示病变。

五、气管结石

气管结石(broncholithiasis)被定义为气管支气管树内存在钙化或骨化的物质。气管结石是少见的疾病,早在 16 世纪末 Aristotle 首先描述肺石症,此后有不少报道。

过去对气管支气管结石的诊断仅限于咯出结石,或经尸体解剖、内镜取石或手术证实者。Arrigoni 等于 1971 年将此定义扩大到支气管周围钙化物质压迫引起气管扭曲者。气管结石发病年龄分布广泛,高峰年龄在 40~60 岁,男女发病率相仿。

气管支气管腔内钙化物质,在常规胸部 X 线片及 CT 检查中常能显示,但并不是所有的钙化都是结石。钙化灶本身不具有运动能力,但可借呼吸、咳嗽等运动对邻近的支气管结构产生压迫、侵蚀。当其突入支气管壁甚至突入管腔时,才称为支气管结石,此为影像学诊断的依据。然而,气管结石经常出现在气道中时,没有任何侵蚀的迹象[11]。

支气管结石形成的原因有:①支气管软骨钙化后与支气管分离进入管腔内。②支气管异物或炎性分泌物为核心发展而成钙化。③肺门、气管旁钙化的淋巴结压迫、侵蚀支气管壁而后穿过支气管腔,肺叶或肺段支气管腔内形成支气管结石。在国内多为结核,在美洲则多为组织胞浆菌病引起。④吸入钙化物质。⑤肺实质的钙化影。⑥支气管黏膜的一部分。⑦极少数可由尘肺、骨瘤、寄生虫、真菌等引起。多数为碳酸钙结石,少数为磷酸钙结石。

支气管结石的并发症包括:①瘘管形成,包括支气管-血管瘘和支气管-食道瘘,前者罕见,但是致命。②复发性节段性或大叶性肺炎。③支气管扩张,发生率为 20%~30%。④其他罕见的并发症,包括脓胸、纵隔脓肿、急性气道阻塞、慢性肺脓肿、支气管囊肿和中叶综合征[11]。

【发病机制与病理】

钙化物质(气管结石)进入支气管树内的确切机制尚不清楚。据推测,由于呼吸或心脏搏动的重复运动,钙化组织在气道中逐渐侵蚀、松动。当其突入支气管壁甚至突入管腔时,才称为支气管结石。

由于右侧肺门及支气管淋巴结较左侧多,所以右侧结石较多。有日本学者认为,支气管结石的好发部位在右中叶及右下叶的支气管分叉部、左上叶的前段及舌段的分叉部因成锐角,钙化的淋巴结呈嵌入状态,并且这些部位的支气管壁未受气管软骨的防护,结石亦易于穿孔。

这些钙化起初位于支气管周围的淋巴结内,基础病变通常为结核分枝杆菌或真菌,如荚膜组织胞浆菌引起肉芽肿型淋巴结炎。病变开始与炎症相关的坏死灶内出现营养不良性钙化。一段时间以后,上方的支气管壁与淋巴结的摩擦造成钙化灶侵蚀进管腔内。支气管镜活检标本中发现急性炎症渗出或肉芽组织内有钙化,提示支气管结石的诊断。大体标本上可见支气管纤维化与阻塞性肺炎。

【临床表现】

气管支气管结石可发生于任何年龄,以 40~60 岁多见,无性别差异。诊断前症状的持续时间变化很大,范围在 1 个月至 35 年。多数患者有肺部及支气管结核、慢性炎症及吸入粉尘异物的既往史。

支气管结石可以表现出广泛的症状和体征,也可以在一部分患者中无症状。最常见的症状是阵发性咳嗽和咯血。一些不常见但严重的表现如大咯血和急性气道阻塞。"咯石"是支气管结石的独特症状,但并不常见;仅在6%~26%的患者中可以看到。

体格检查也是非特异性的,咯石前于肺门区可听到喘鸣音及支气管开瓣音,前者称为"结石性哮喘"[12],后者常在结石未完全堵塞支气管腔时听到,具有诊断价值。在阻塞性肺炎或肺叶塌陷的情况下,患者也可能有肺实变现象[11]。

【影像学表现】

气管结石可多发也可单发,多位于右中叶及右下叶的支气管分叉部、左上叶的前段及舌段的分叉部,支气管结石右侧多于左侧,结石的大小多为数毫米到数厘米,边缘较光整。

1. X线表现

（1）大气道区域及肺门区域单发或多发骨样致密结节:结节密度均匀或不均匀,单纯此征象无法与其他疾病状态鉴别,如环绕结石有一圈薄层密度减低的气体影,对结石位于支气管腔内有一定的提示作用。

（2）肺部阻塞性改变:当结石阻塞支气管时可引起肺叶、肺段或亚段炎症或不张,甚至脓肿,少数可致纵隔气肿。若同时在阴影的肺门端显示钙化灶,则应警惕气管结石。

（3）其他:若有多次胸部X线片,对比发现结石沿支气管方向移动,可提示气管结石。

2. CT表现·CT比胸部X线平片能更准确地确定结石与气管的关系,尤其是HRCT及多平面重建等后处理技术更有助于显示结石与扭曲气管的关系。

（1）直接征象:支气管腔内高密度钙化影,CT值在200HU以上,边缘清楚锐利,大小不等,多数位于肺段支气管内,也可在肺叶支气管内(图8-6-4)。位于气管管壁内的结石有一个重要的诊断特征,那就是没有软组织肿块。

另一个特征表现,由于支气管结石在气道内移动而导致的先前看到的钙化点消失或钙化点位置的改变。

（2）气道阻塞性改变:结石部分阻塞支气管可导致远端肺组织空气潴留、阻塞性肺炎(图8-6-4C和图8-6-5),甚至肺不张。长期的气道阻塞可能导致支气管扩张、支气管黏液栓形成[11]。

（3）支管结石并发大咯血:由于血液淤积,血凝块堵塞支气管,形成较高致密影,往往掩盖支气管结石影,HRCT可见到更高密度的钙化灶。血凝块在管腔内为稍高密度,支气管壁为相对低密度影。

【诊断标准】

支气管镜及影像学显示气管支气管内骨样致密影,不伴软组织肿块时,或多次随访,随时间迁移,气管支气管管壁内骨样致密影消失或沿支气管方向移动时可以确诊。

【鉴别诊断】

当出现气道腔内有骨密度结节或随时间迁移骨样致密影消失或沿支气管方向移动时,表现典型,无需鉴别诊断;否则,鉴别困难需结合临床综合分析,支气管镜检查可资区别[12]。

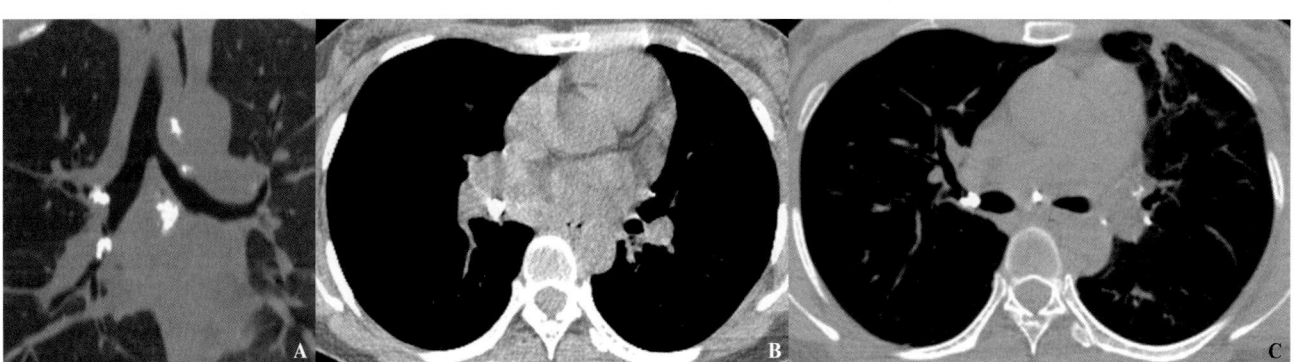

图8-6-4 女性,27岁。支气管结石

CT肺窗(A)显示纵隔、气管区域多发大小不等、形状不规则骨密度影;纵隔窗(B)显示右下叶支气管开口处骨密度影位于气管腔中央;肺窗(C)显示右肺上叶阻塞性肺气肿,左肺舌段片絮状、索条状渗出灶。

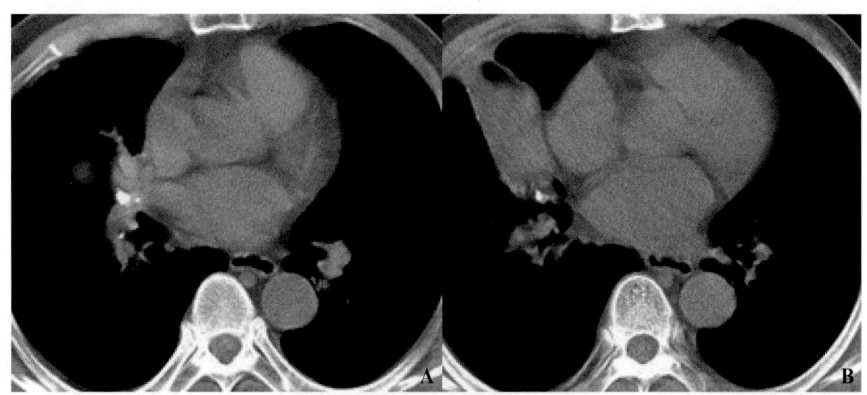

图8-6-5 男性,57岁。气管结石

CT纵隔窗(A)显示右肺中叶外段支气管腔区域高密度钙化影,相应肺段(中叶)肺体积缩小(B)。

六、气管、支气管异物

异物(foreign body,FB)根据来源分为内源性和外源性。内源性异物是指经气管支气管壁排入气管腔的物体,如气管、支气管结石;外源性异物是指经声门进入气管的花生、钱币等物体,即传统意义上的支气管异物。此处仅就外源性异物进行阐述。

根据成分,异物可分为3类:植物性异物、动物性异物和矿物性异物。花生、瓜子、豆类是最常见的植物性异物,其受潮后膨大,化学成分刺激气管支气管黏膜充血、水肿,加重阻塞。异牙、骨块是最常见的动物性异物,气道常部分堵塞。螺钉、螺帽、纽扣、弹球是最常见的矿物性异物,黏膜反应最轻。较大或有钩、角的异物易停留于喉,小而光滑的异物易停留于下呼吸道。

气管、支气管异物可见于任何年龄,以 5 岁以下儿童多见。气管 FB 组男女比例为 1.21∶1;支气管 FB 组男女比例为 2.29∶1。大多数异物位于支气管树,其余异物在喉或气管内。由于右主支气管较左侧更陡直,异物易停留于右中间段支气管或右肺中叶支气管内。与气管异物相比,支气管异物患者初诊时误诊、转诊及延误诊断的比例明显高于气管异物。

【发病机制与病理】

口腔或鼻腔内有物体时突然吸气,导致异物进入气道。除异物的物理堵塞外,气管支气管黏膜充血、水肿,分泌物增多均会影响气管管腔的狭窄程度,影响其气体交换的能力。支气管黏膜的炎性反应在异物吸入 12~48 h 最为严重。

异物中空或有棱角、黏膜反应轻时,气管与异物之间空隙较大,不会影响气体通过,仅引起局部气管支气管黏膜的刺激反应。当气道阻塞面积较大,气体仅可部分通过,吸气量和呼气量就会不均衡。此时,除局部气管支气管黏膜的刺激反应外,还会出现相应肺叶的通气不良或过度通气。当气道完全阻塞后,阻塞以远气道无气体,相应肺叶不张。

【临床表现】

异物吸入当时会出现剧烈的呛咳,阻塞部分气道时出现胸痛、气促、呼吸困难、发绀,当气道完全阻塞时,会出现窒息死亡。如果异物在气管内停留一段时间,会出现咳嗽、发热等感染性表现。吞咽、喘息和呼吸困难是吸入有机异物最常见的三种症状[13]。

【影像学表现】

1. X 线表现

(1) 直接征象:表现为气管支气管腔内的低密度气体影被高密度异物影充填,异物长轴与该段支气管长轴一致。当异物为不透 X 线的致密物体时,正侧位 X 线片可显示其形态,并准确定位(图 8-6-6)。否则,无法对异物的位置、形状及大小直观显示(图 8-6-7)。断层 X 线片显示含气的透亮影中断。

(2) 气道阻塞后肺部异常:异物阻塞气道可引起相应肺组织过度通气(图 8-6-7)、通气不良和肺不张。X 线片可显示这些异常,但特异度不高。当气管支气管内分泌物排泄不畅时,可导致肺炎、肺脓肿征象,并发胸腔积液、脓胸。

(3) 纵隔及膈肌异常:异物位于气管时,如果气体吸气量减少,胸腔负压增高,导致回心血量增大,心影增大,膈肌上升,呼气量减少时,肺内气体不能排除,胸腔压力增高,使心影缩小,膈肌下移,这些改变与正常呼吸改变相反。当异物位于一侧主支气管时,患侧肺的胸腔压力与健侧肺不平衡,导致吸气相和吸气相纵隔的左右摆动(纵隔摆动),膈肌运动方向相反(膈肌矛盾运动),这一现象在透视下易于观察,对诊断意义较大。

2. CT 表现 · CT 的分辨率明显高于 X 线片的气管断层,尤其是 CT 后重建技术能从各个方向进行观测,能很好地显示异物的形状、大小及与支气管壁的关系及支气管腔的狭窄程度,同时能显示狭窄段远端的支气管腔情况(图 8-6-8 和图 8-6-9)。但是,单期 CT 扫描对纵隔及膈肌异常表现不如透视观察,对于纵隔摆动和膈肌矛盾运动也无法确定,如果进行呼吸双期扫描则有助于其特点的显示。CT 表现形式如下。

(1) 直接征象:如果异物为金属,纵隔窗有助于病灶的显示(图 8-6-8);如果异物为非金属,采用肺窗有助于提高异物的检出(图 8-6-9)。密度相对较低且不透射线的异物可直接显示在气道或间接显示为气柱缺陷。然而,气道中的黏液塞类似气道异物,导致假阳性结果。

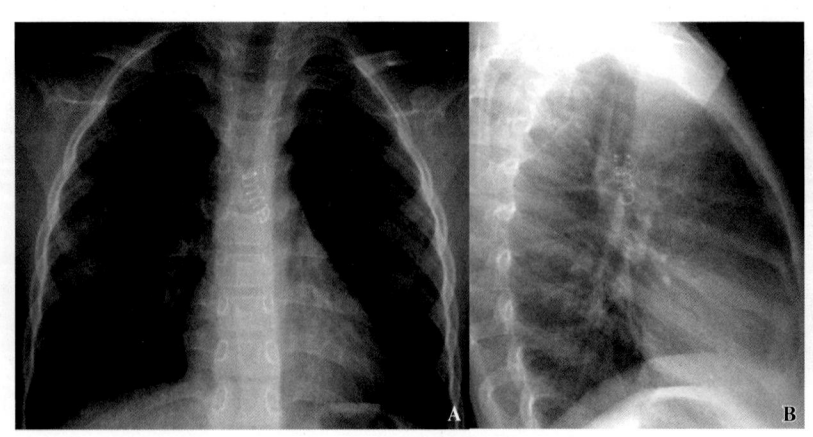

图 8-6-6 气管异物(弹簧)
胸部 X 线正位片(A)、侧位片(B)显示左主支气管起始部螺旋状金属丝影,双肺密度无异常。

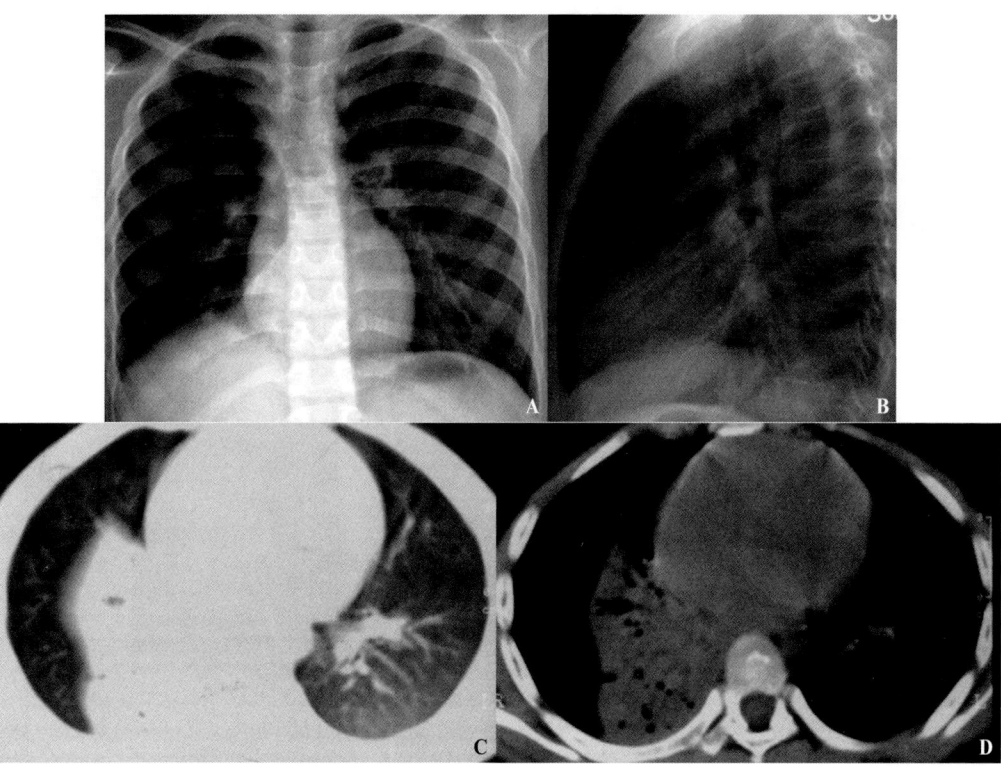

图 8-6-7　男性,9 岁。右肺下叶支气管异物(塑料帽)

胸部正位 X 线片(A)显示右肺透光度增强,右肺门下移,右心影后可见三角形密度增高影(下叶肺不张),气管及支气管走行区未见异常密度影;胸部侧位片(B)显示斜裂后移,下叶肺密度影增高,后肋膈角变钝;3 周前 CT 肺窗(C)和纵隔窗(D)显示右肺下叶实变并体积缩小,邻近肺野透光度增强。手术证实右肺下叶气管末端塑料帽并肺不张。

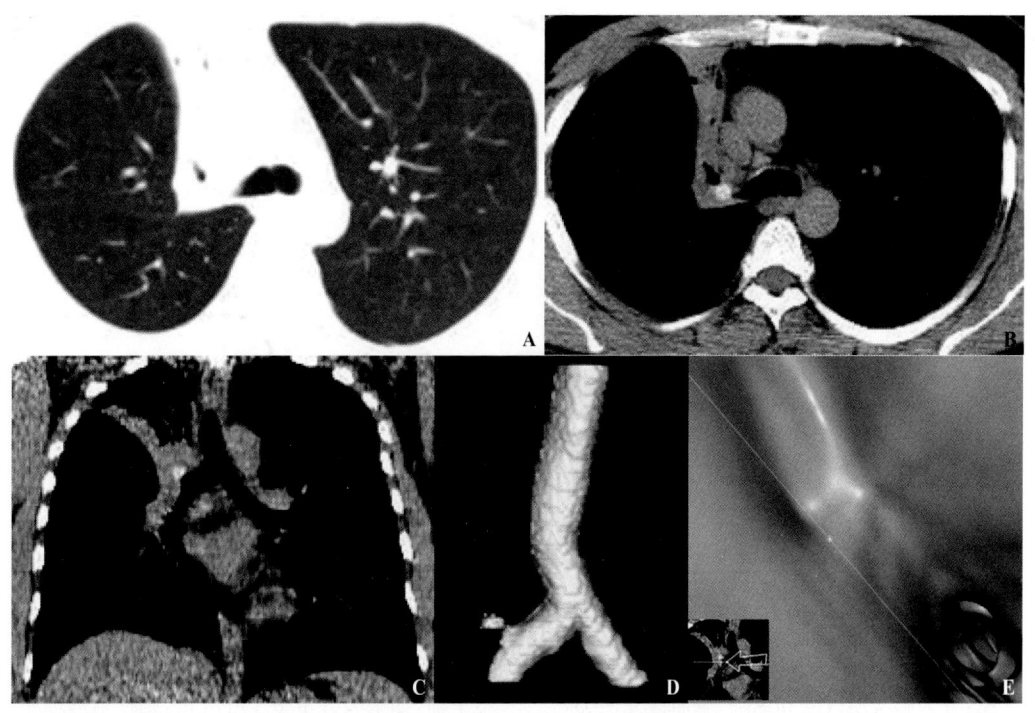

图 8-6-8　男性,7 岁。气管异物

CT 肺窗(A)、纵隔窗(B)和冠状位重建(C)显示右肺上叶开口处高密度影充填,远端肺密实,体积缩小,相邻纵隔及水平裂向患处移位;表面重建(D)显示异物完全位于右肺上叶支气管近端,远端闭塞,为完全梗阻;仿真内镜(E)显示致密影位于腔内。

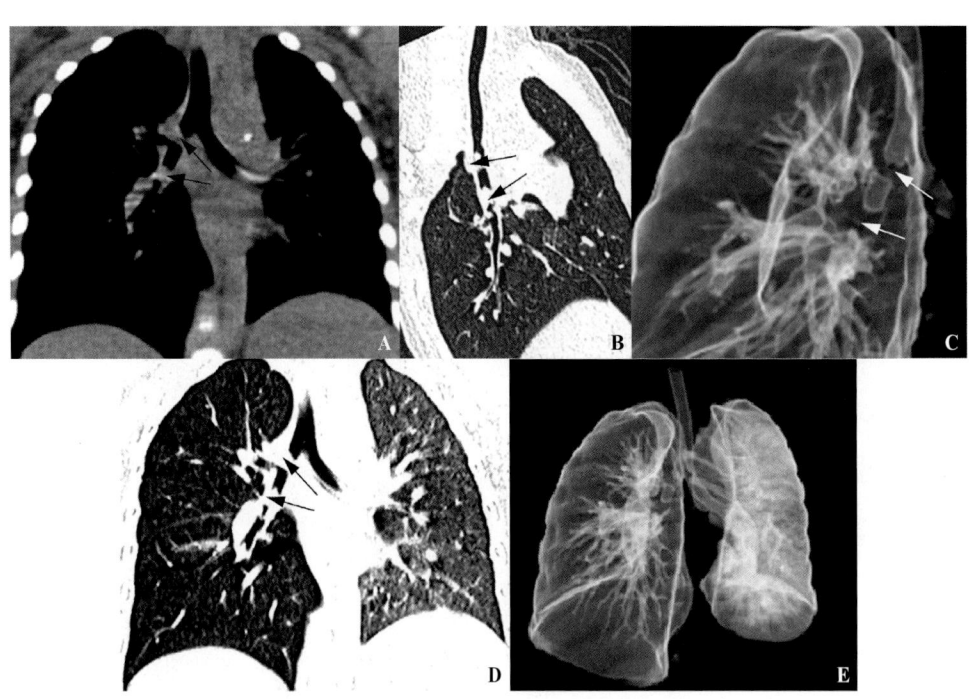

图8-6-9 气管异物(花生豆)

CT纵隔窗冠状位重建(A)和气管曲面重建(B)显示右主支气管及其分支内等密度充盈缺损(箭);局部透明肺重建(C)显示右主支气管、下叶支气管气体密度影中断;冠状位肺窗(D)和透明重建(E)显示右肺体积增大,透光度增强。

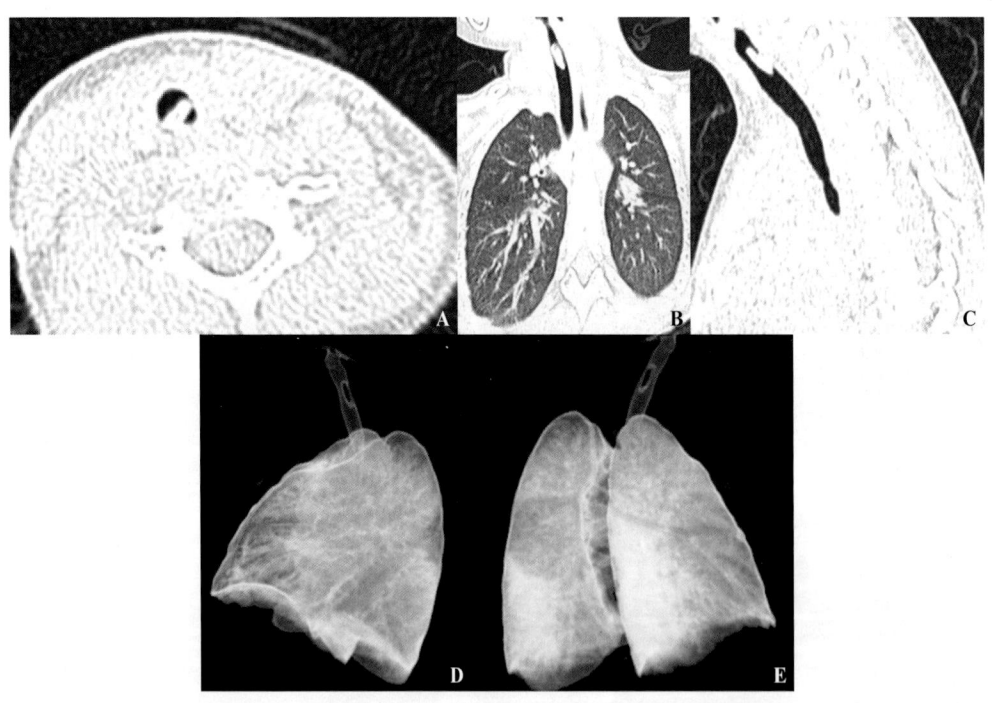

图8-6-10 女性,4岁。气管异物(瓜子皮)

CT肺窗(A)、冠状位(B)和矢状位(C)显示颈段气管内长条状异常密度影,与气管右后壁关系密切,周围气道通畅;透明肺重建(D、E)显示双肺透光度对称,异物偏在,异物所在段气管轻度变窄(水肿所致)。

(2)间接征象:分为肺实质改变和纵隔、膈肌改变两类。

当气管内异物与气管之前有足够的空间时,不影响肺通气,此时除气管局部表现外,肺内通常无异常表现(图8-6-6和图8-6-10)。气道不完全阻塞常导致吸气量和呼气量的不平衡,如果吸气量多于呼气量,则梗阻远端相应肺透光度增加,肺体积增大,肺纹理稀疏,呈现过度通气表现(图8-6-9、图8-6-11和图8-6-12)。

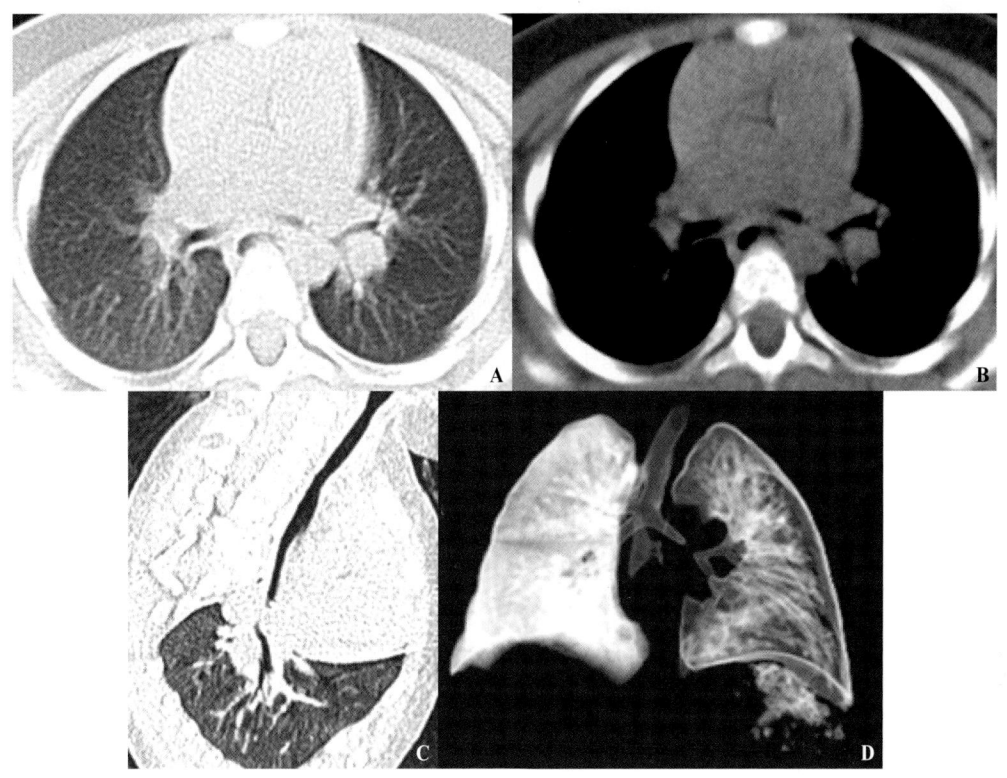

图 8-6-11　男性，2岁。支气管异物

CT肺窗(A)显示左肺透光度略增强；纵隔窗(B)和气管曲面重建(B、C)显示左主支气管内充盈缺损；透明肺重建(D)左主支气管内气体影中断，左肺体积略增大，透光度增强。

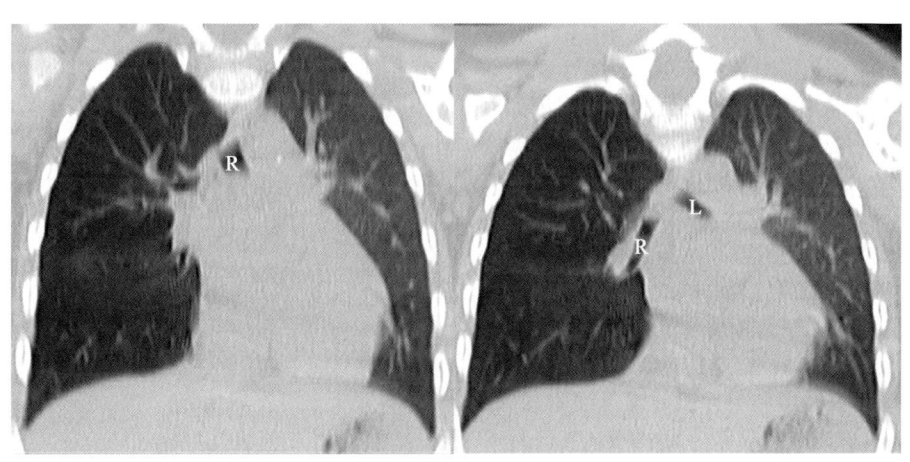

图 8-6-12　女性，1岁。右主支气管异物（杏仁）

CT肺窗冠状位显示右主支气管内充盈缺损，右肺透光度增强，肺纹理稀疏（R为右侧支气管，L为左侧支气管）。

如果吸气量少于呼气量，则梗阻远端相应肺透光度下降，肺体积缩小，肺纹理增多，呈现通气不良表现，长期发展可导致肺不张（图8-6-7）。气道完全阻塞导致梗阻远端相应肺密实，体积缩小，呈现肺不张改变（图8-6-8）。

心影大小的变化、纵隔摆动及膈肌矛盾运动通过呼吸双相扫描可以清晰显示。

（3）并发症：当气管支气管内分泌物排泄不畅时，相应肺内出现肺纹理增多、增粗、边缘模糊、肺实质内斑片状阴影等肺炎征象，并发感染时可形成肺脓肿（图8-6-13）、胸腔积液、脓胸。剧烈咳嗽可导致肺泡破裂、气体外溢，轻微时呈间质性气肿改变。严重时，可引起气胸、纵隔气肿。

气胸是异物吸入的一种相对罕见的并发症。在一项对749名异物吸入儿童的研究中，1.9%的病例出现气胸。吸入异物时可能会发生气胸。吸入异物1~3天后也可发生自发性气胸和纵隔气肿。

文献报道的发病率为1%的气胸是由于异物阻塞继发于肺内压力升高而发生的。纵隔气肿可能是气管支气管树穿孔所致。然而，更常见的是继发于肺泡破裂，空气沿肺间质夹层进入纵隔。皮下气肿通常是由于空气从纵隔进入皮下软组织[14]。

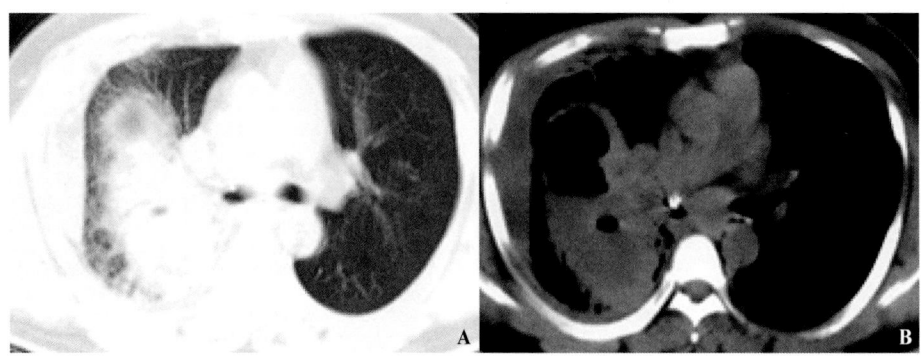

图8-6-13 男性,32岁。右中间段支气管异物(金属)

CT肺窗(A)显示右侧中间段支气管管腔缩小,右下肺中央区密度增高,周围透光度下降,伴斑片状密度增高影;CT纵隔窗(B)显示肺内高密度影为含有气体和液体的囊,相邻胸膜增厚伴包裹性积液,右侧中间段支气管管腔内见高密度影,伴放射伪影。

【诊断标准】

支气管镜检查是气管异物诊断的金标准。影像学检查可辅助诊断。影像学检查的目的在于明确异物的部位及其并发症。

【鉴别诊断】

1. **食管异物**·首先患者都有异物吸入史,在X线平片上异物水平长轴为前后方向,多考虑为气管异物;反之若为左右方向则为食管异物。CT可更好地显示气管周围解剖结构,更易区分。

2. **黏液栓塞**·是气道内分泌物浓缩的结果,最常发生在支气管和细支气管。黏液栓子可以引起突发性呼吸窘迫与异物阻塞类似的慢性症状,且肺不张、肺不张和肺炎相关。可以通过易感因素与吸入性异物区分;有气管内或气管切开导管通气病史,以及囊性纤维化和哮喘的患者更容易发生黏液堵塞。CT扫描等影像学技术并不能对黏液栓子做出明确的诊断。但是CT扫描提示黏液栓子的一些特征是,黏液堵塞密度相对较低,衰减值为0~10 HU,形状似线性分支,可能没有空气滞留。

3. **支气管肿瘤**·持续性症状合并肺不张加重或同一部位反复肺炎可由阻塞性病变引起,如异物或腔内生长支气管内肿瘤。首先,支气管内肿瘤少见于儿童,但可模拟吸入异物。儿童良性支气管内肿瘤包括错构瘤、血管瘤、乳头状瘤、平滑肌瘤、黏液腺瘤和炎性肌纤维母细胞瘤,恶性肿瘤包括类癌、黏液表皮样瘤和腺样囊性癌。支气管内淋巴瘤在儿童中很少见[13]。其次,支气管肿瘤时管腔内的肿块常常呈游离状态,有蒂与管壁相连,而异物常常嵌在气管腔内。

4. **气道狭窄**·多种病因如大气道感染病变、气管软化症、韦格纳肉芽肿、长时间气管插管等均可导致气道狭窄,与异物吸入的临床症状以及部分并发症相似。通过是否有吸入史,以及影像学上能否查见吸入性异物的直接征象可以进行鉴别。

(李智勇 郭佑民)

参考文献

[1] Shepard JO, Flores EJ, Abbott GF. Imaging of the trachea [J]. Ann Cardiothorac Surg, 2018,7:197-209.

[2] Moroni C, Bindi A, Cavigli E, et al. CT findings of non-neoplastic central airways diseases [J]. Jpn J Radiol, 2021,16:1-13.

[3] Martinez F, Chung JH, Digumarthy SR, et al. Common and uncommon manifestations of Wegener granulomatosis at chest CT: radiologic-pathologic correlation [J]. Radiographics, 2012,32:51-69.

[4] Pathak V, Shepherd RW, Shojaee S. Tracheobronchial tuberculosis [J]. J Thorac Dis, 2016,8:3818-3825.

[5] 中国免疫学会临床免疫学分会.抗中性粒细胞胞浆抗体检测方法在诊断肉芽肿性多血管炎和显微镜下多血管炎中应用的专家共识[J].中华医学杂志,2019,99:2971-2975.

[6] Ellefsen P. Tracheal dystonia and sarcoidosis. Acta Otolaryngol, 1970,70:438-442.

[7] Obusez EC, Jamjoom L, Kirsch J, et al. Computed tomography correlation of airway disease with bronchoscopy: part I — nonneoplastic large airway diseases [J]. CurrProbl Diagn Radiol, 2014,43:268-277.

[8] Polychronopoulos VS, Prakash UBS. Airway involvement in sarcoidosis [J]. Chest, 2009,136:1371-1380.

[9] Shimamura Y, Taniguchi Y, Yoshimatsu R, et al. Granulomatous periostitis and tracheal involvement in sarcoidosis [J]. Rheumatology (Oxford), 2016,55:102.

[10] Crouser ED, Maier LA, Wilson KC, et al. Diagnosis and detection of sarcoidosis. An Official American Thoracic Society Clinical Practice Guideline [J]. Am J Respir Crit Care Med, 2020,201:e26-e51.

[11] Alshabani K, Ghosh S, Arrossi AV, et al. Broncholithiasis: a review [J]. Chest, 2019,156:445-455.

[12] Aldana GL, Grosu HB, Adrianza AM, et al. Broncholithiasis mimicking malignancy [J]. Am J Respir Crit Care Med, 2019,199:e28-e29.

[13] Hegde SV, Hui PK, Lee EY. Tracheobronchial foreign bodies in children: imaging assessment [J]. Semin Ultrasound CT MR, 2015,36:8-20.

[14] 王俊峰,张英豪,夏务学,等.支气管结石的诊治分析[J].中国呼吸与危重监护杂志,2012,11:498-499.

第九章
支气管扩张与支气管哮喘

小气道包括段以远的支气管,分为有软骨的小气道和无软骨的小气道[1]。其中细支气管是没有软骨的气道。最大的细支气管直径大约为 3 mm,壁厚约 0.3 mm。终末细支气管是气道传输管道的末端,不参与换气,它的直径约为 0.7 mm。支气管扩张及支气管哮喘是常见的小气道病变。

第一节 · 支气管扩张症

支气管扩张症(bronchiectasis)是各种原因引起的支气管树的病理性、永久性扩张,是导致反复发生化脓性感染的气道慢性炎症。临床表现为持续或反复性咳嗽、咳痰,有时伴有咯血,可导致呼吸功能障碍及慢性肺源性心脏病[2]。

广义上的支气管扩张是一种病理解剖学状态,很多疾病影像学也表现为支气管扩张,如肺间质纤维化所致的牵拉性支气管扩张,类似的单纯影像学表现的支气管扩张不在本节讨论范围内。

支气管扩张症并非一种独立的疾病,多由于支气管壁的弹性和肌肉组织破坏而导致局部支气管不可复性异常扩张,常伴有支气管壁的增厚,代表了多种病理过程的终末结果。多种直接或间接影响支气管壁防御功能的疾病均可导致支气管扩张。

因此,支气管扩张症的发病因素较多,寻找原发病因,有助于采取针对性的诊疗措施。各种原因引起的支气管扩张症发病率,文献报道不一致,但总体看来,多数为儿童和成人支气管扩张症或其他呼吸道感染(如结核),其余原因均属于罕见。

支气管扩张症的主要病因如下。

1. 既往下呼吸道感染 · 特别是细菌性肺炎、百日咳、支原体及病毒感染。

2. 结核和肺结核分枝杆菌 · 为我国支气管扩张症的常见原因。

3. 异物和误吸 · 儿童下气道异物吸入是最常见的气道阻塞的原因,成人也可因为吸入异物或气道内肿瘤阻塞导致支气管扩张,但相对少见。

4. 大气道先天性异常 · 可见于先天性支气管软骨发育不全、巨大气管-支气管症、马方综合征及食管气管瘘。

引起支气管扩张的原因见表 9-1-1。

表 9-1-1 支气管扩张症的病因

病因	分布	影像表现
感染或吸入		
反复误吸	双肺下部,外周	支气管管壁增厚、支气管内吸入物、食管裂孔疝
过敏性支气管肺曲菌病	双肺上部,中央部	高密度黏液栓
结核	双肺上部,局限性或单侧	不对称性上叶受累、芽结节
慢性非典型分枝杆菌感染	中叶,舌段	常见于男性 COPD 患者或瘦弱老年女性,症状轻微
先天性疾病		
囊性纤维化	双肺上部,中央部	广泛囊柱状支气管扩张
Kartagener 综合征/鼻窦炎-支气管扩张-内脏反位综合征	中叶,舌段	内脏转位、慢性鼻窦炎、支气管扩张

(续表)

病因	分布	影像表现
芒伊尔-库恩综合征/(Mounier-Kuhn syndrome, MKS)	中央部	先天性心脏病、筛窦炎、支气管扩张/气管、支气管管壁弹性纤维和平滑肌的缺失或萎缩
威廉姆斯-坎贝尔综合征/(WCS)	亚段支气管	亚段支气管软骨缺乏导致远端气道塌陷和支气管扩张或支气管和细支气管不可逆扩张
支气管闭锁	局限性或单侧	最常见部位
弥漫纤维性化肺疾病		
结节病	双肺上部,中央部	双肺门淋巴结增大,淋巴管周结节
肺纤维化	双肺下部,外周	静脉曲张样支气管扩张,结构扭曲,普通型间质性肺炎的蜂窝征
急性呼吸窘迫综合征	中叶,舌段	静脉曲张样支气管扩张,弥漫性磨玻璃影
支气管内及周围病变		
支气管内肿瘤	局限性或单侧	常伴有阻塞性肺炎或肺不张,可伴发肺门肿块,阻塞端可见伴强化的软组织肿物
异物	局限性或单制	常伴有阻塞性肺气肿,也可伴发阻塞性肺炎及肺不张,近端支气管内可见无强化的异物
狭窄	局限性或单侧	常伴有阻塞性肺气肿
其他		
闭塞性毛细支气管炎	弥漫性	移植后发病和死亡的重要病因,弥漫性空气潴留

【发病机制与病理】

支气管扩张症有先天性和继发性两种。

先天性支气管扩张症较少见,主要包括:①支气管软骨发育不全(Williams-Campbell综合征),患者先天性支气管发育不良,表现为有家族倾向的弥漫性支气管扩张;②先天性巨大气管-支气管症,是一种常染色体隐性遗传病,其特征是先天性结缔组织异常、气管和主支气管显著扩张;③马方综合征(Marfan's syndrome),为常染色体显性遗传,表现为结缔组织变性,可出现支气管扩张,常有眼球症状、蜘蛛指(趾)和心脏瓣膜病变。

继发性支气管扩张症发病机制中的关键环节为支气管感染和支气管阻塞,两者相互影响,形成恶性循环。

根据支气管镜和病理解剖形态不同,支气管扩张症可分为3种类型。

1. 柱状支气管扩张 · 是轻度支气管扩大的特征性表现。扩大的支气管管径均匀,壁的增粗呈平行状态。通常较小的支气管被脓性分泌物充填。从气管隆突到末梢支气管分支的数量略微减少。

2. 囊柱型支气管扩张 · 支气管扩大不均匀,表现为不规则、串珠样或球形的管道,类似曲张的静脉。末梢支气管常由于组织纤维化而闭塞。支气管分支的数量减少。

3. 囊状支气管扩张 · 气道呈现球形或囊状,直径常常超过2cm。在支气管扩张区域很难看到典型的树枝状支气管。从隆突到末梢支气管分支的数量显著减少。

此三型改变中柱状支气管扩张异常改变最小,而囊状支气管扩张解剖异常改变最为严重。

随着气道扩张的范围与程度的增加,受累气道远侧的肺实质萎陷与纤维化增加,因而扩张段的气道末端较相同直径的正常气道更接近胸膜。

由于单核炎性细胞的渗出与纤维组织的增加,气管壁通常有增厚,也可见到中性粒细胞,位于气道壁内与气道腔;囊状纤维化的患者,气道腔内的中性粒细胞尤为丰富。

随着病变范围的进展,黏膜的弹性与肌肉丧失,并可有软骨破坏,支气管炎症常见,常伴有纤维化与管腔的扭曲[3]。

支气管扩张症患者存在阻塞性动脉内膜炎,造成肺动脉血流减少,在支气管动脉和肺动脉之间存在着广泛的血管吻合,支气管循环血流量增加。除此之外,多数支气管扩张症患者肺功能检查提示不同程度气流阻塞,表现为阻塞性通气功能受损[4]。

随着病情加重,支气管和周围肺组织纤维化,可引起限制性通气功能障碍,伴有弥散功能减低。由于通气不足,弥散障碍,通气-血流失衡和肺内分流存在,导致部分患者出现低氧血症,引起肺动脉收缩,同时存在肺部小动脉炎症和血管床毁损,导致肺循环横截面积减少并导致肺动脉高压,少数患者会发展为肺源性心脏病。

【临床表现】

支气管扩张症多发生于青年和儿童,男性多于女性,是常见的慢性支气管化脓性疾病。咳嗽、咯痰、咯血为支气管扩张的三大主要症状。在较多患者中往往是大量臭味脓痰。咯血量可自少量的痰中带血到大量成百毫升不等。呼吸道感染反复发作,咳嗽、咯痰加重,发热、胸痛也是常见症状。

有些患者幼时曾患百日咳、麻疹,或肺炎后经常呼吸道感染史。极少数患者无咳嗽或咯痰,只有反复咯血,临床上称为干性支气管扩张症[5]。

体格检查,在实变区可有肺实变的体征,有广泛支气管扩张及反复感染者,可有呼吸困难、发绀及杵状指。

【影像学表现】

尽管传统认为支气管造影术是诊断支气管扩张的金标准,但随着计算机技术的进步,现已被HRCT所取代。

轻度患者X线片可无特征性发现。严重者可见两肺纹理增粗、模糊(图9-1-1),支气管壁增厚明显,呈平行的线状、

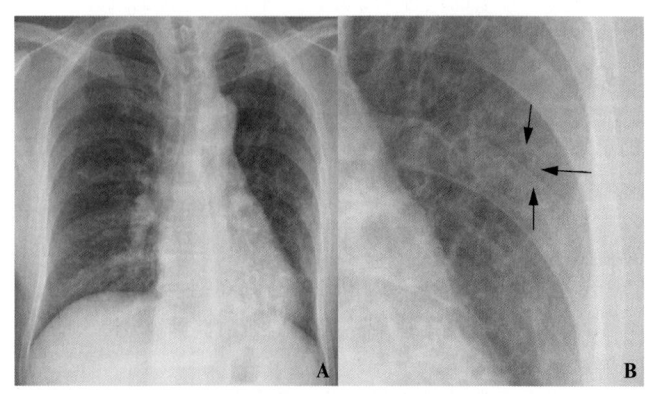

图9-1-1 男性,54岁。支气管扩张症

胸部X线片(A)显示左下肺纹理增多、增粗、排列紊乱呈卷发样改变,直达外带,纵隔左移;局部放大(B)见多发囊相互重叠呈蜂窝状,仅个别囊可清晰显示(箭)。

于其近端 2 cm 以上范围的气管管径(图 9-1-6)。③距肋胸膜 1 cm 内可见支气管,间接征象包括支气管管壁增厚、黏液嵌塞和肺叶或肺段萎缩。④肺叶或肺段空气潴留[6]。

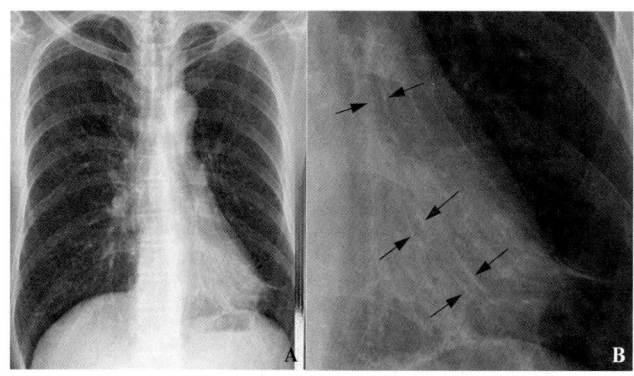

图 9-1-2　男性,65 岁。柱状支气管扩张

胸部 X 线片(A)显示左下肺心缘旁索条影,纵隔胸膜幕状掀起,局部(B)显示心影后多条支气管扩张,管壁增厚呈平行的轨道征(箭)。

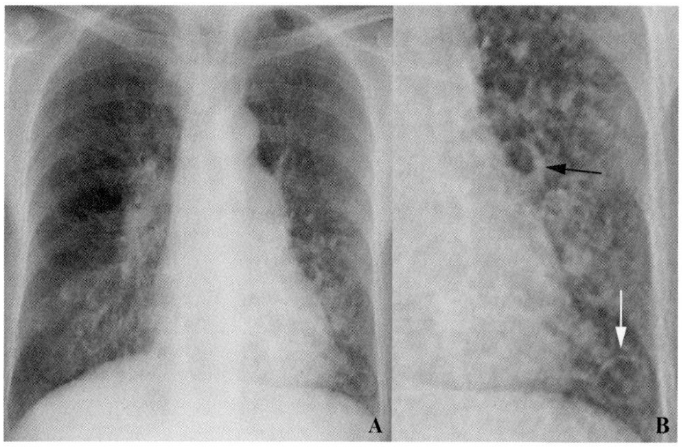

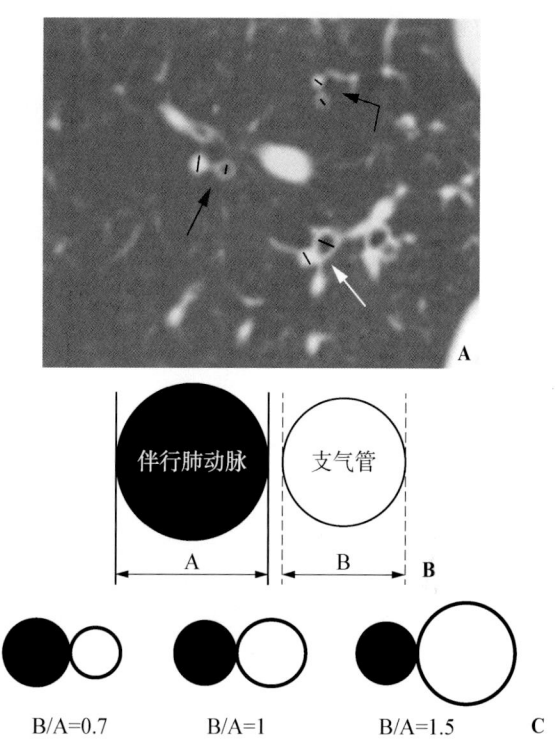

图 9-1-5　支气管-伴行肺动脉管径比

CT 肺窗(A)显示支气管与伴行肺动脉管径比小于 1(黑箭)、约等于 1(弯箭)和大于 1(白箭)的支气管;B 为支气管-伴行肺动脉管径比测量方法;C 为支气管-伴行肺动脉管径比正常及异常的示意图,其中该比例等于 1 的情况可见于部分正常人群,但比例大于 1.5 几乎不能见于正常人群。

图 9-1-3　囊状支气管扩张

胸部 X 线片(A)显示左下肺心缘旁多发圆形低密度影,囊壁厚,右肺门影增大,心腰隆起,心尖圆钝;局部片(B)显示弥漫分布的囊大小不一,壁厚薄不一,部分呈印戒征(黑箭),部分呈薄壁空洞(白箭)。

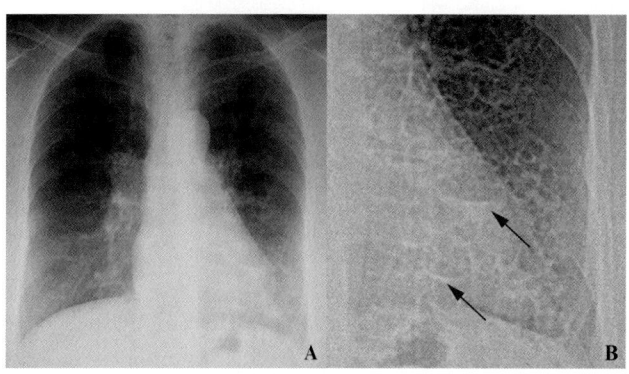

图 9-1-4　囊状支气管扩张,合并感染

胸部 X 线片(A)显示左下肺透光度降低,心缘旁纹理紊乱呈卷曲状,局部片(B)显示大小不等的囊前后重叠形成卷发征,部分大囊内有较浅的液平(箭)。

即轨道征(图 9-1-2)。它多见于两肺下野。囊状支气管扩张时则表现为多发薄壁环形影,可见液平(图 9-1-3 和图 9-1-4)。

根据我国 2021 年《成人支气管扩张症诊治专家共识》,HRCT 是诊断支气管扩张症的主要手段,其直接征象包括:①支气管内径大于相邻肺动脉管径(图 9-1-5)。②正常支气管管径逐渐变细的征象消失,即远端支气管管径等于或大

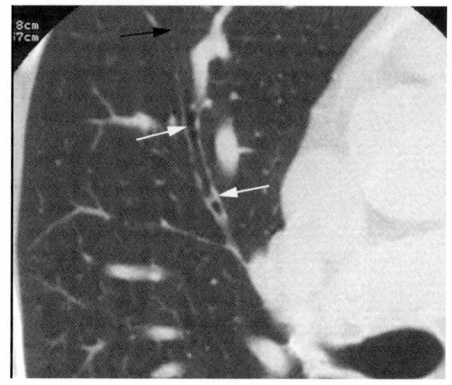

图 9-1-6　柱状支气管扩张

HRCT 显示支气管呈柱状,较大范围内管径宽度不变(白箭,称轨道征),且缺少分支,失去正常支气管树的形态,支气管管壁增厚。

根据 HRCT 形态,支气管扩张可分为三种类型:柱状支气管扩张、囊状支气管扩张和曲张型支气管扩张[7]。

1. 柱状支气管扩张·表现为支气管两侧壁平行的线状影,称轨道征(图 9-1-6)。当支气管走行方向垂直或斜行于扫描层面时,扩张支气管形成圆形或椭圆形环状影,内径大于相邻肺动脉,明显扩张的支气管环形影与相伴较小的肺动脉形成特征性印戒征(图 9-1-7)。

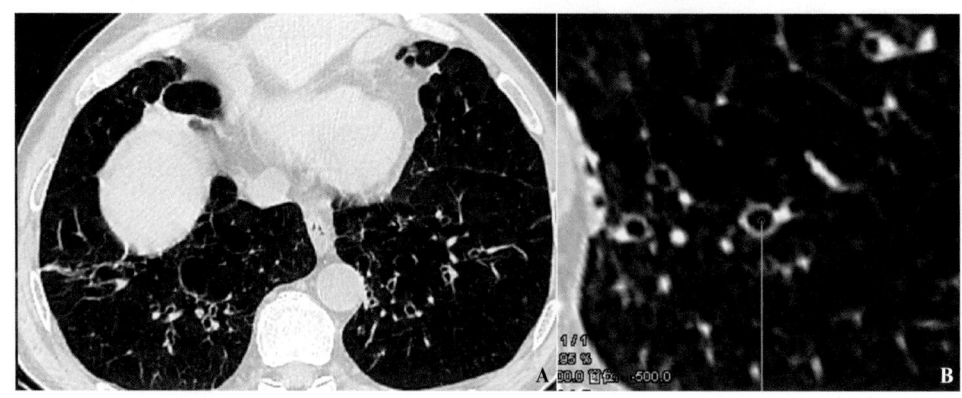

图9-1-7　柱状支气管扩张
HRCT(A)和局部放大图(B)显示两下肺多发扩张支气管,支气管管腔大于伴随的肺动脉,为印戒征。

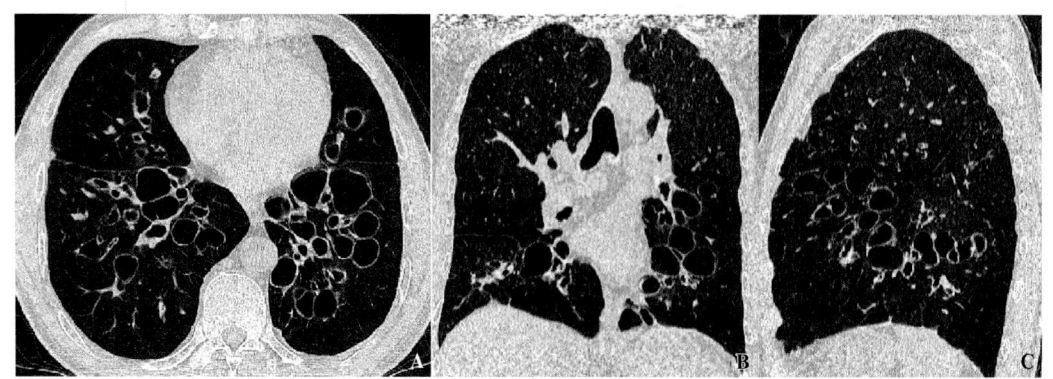

图9-1-8　囊状支气管扩张
CT肺窗(A)、冠状位(B)和矢状位(C)显示沿肺段分布大小不等气囊,排列呈葡萄串状。

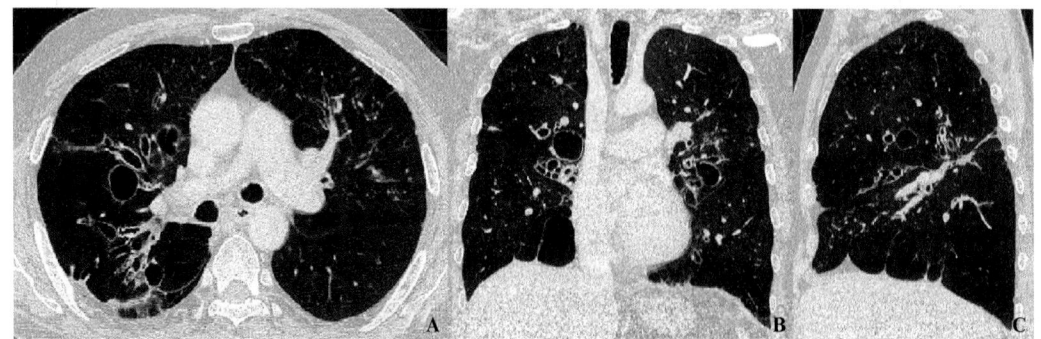

图9-1-9　曲张型支气管扩张
CT肺窗(A)、冠状位(B)和矢状位(C)显示肺内成簇分布的大小不等气囊,夹杂宽窄均匀的柱状气腔,部分气囊与管状气腔相通。

2. **囊状支气管扩张**·表现为成簇的含气囊肿,扩张支气管远端直径大于近端,呈囊状,可见液平(图9-1-8)。

3. **曲张样支气管扩张**·通常支气管的管径比柱状支气管扩张更明显,表现为支气管扩张与缩窄交替出现。管壁不规则增厚,呈串珠样改变(图9-1-9)。

支气管扩张症的常见并发症:当支气管扩张内黏液潴留或黏液嵌塞发生时,可见黏液充满扩张支气管,形成支气管走行区管状、分支状、结节状阴影,称为指套征(图9-1-10和图9-1-11)。小的黏液嵌塞的支气管可表现为树芽征(图9-1-12)。

当支气管扩张小气道内有黏液潴留时,即可出现空气滞留征、马赛克灌注(图9-1-13)。支气管扩张可伴发肺体积缩小和支气管动脉增粗。

CT在诊断支气管扩张症时应注意以下几点:①支气管走行与扫描断面的角度会影响其显示率,对于可疑患者进行高分辨率多平面重建有助于提高支气管扩张症的诊断准确性;②心缘旁的搏动伪影,闭气不良的运动伪影,会导致假轨道征;③在肺萎陷、实变等情况下,应考虑到肺血管灌注量及支气管的应激反应,慎重诊断为支气管扩张症。

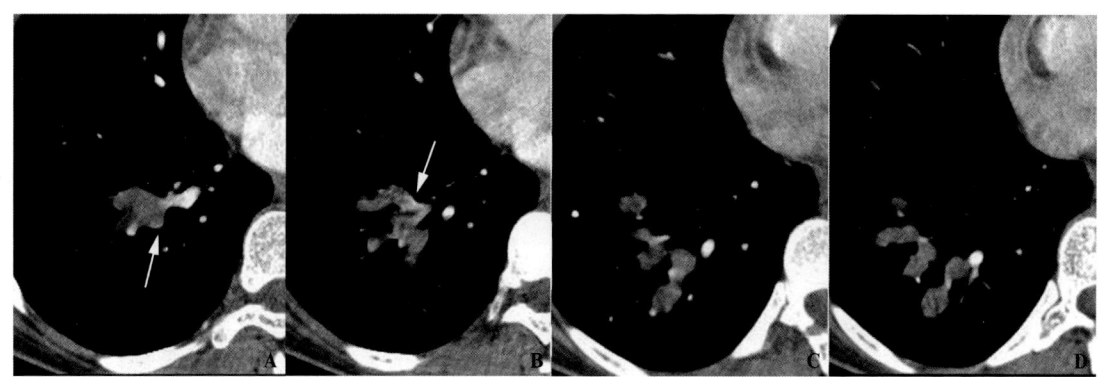

图 9-1-10　支气管扩张症,支气管黏液嵌塞

CT增强连续断面(A~D)显示右下肺(A)柱状、分支状结构,与肺动脉伴行,肺门端边缘线状强化(箭),远端无强化。

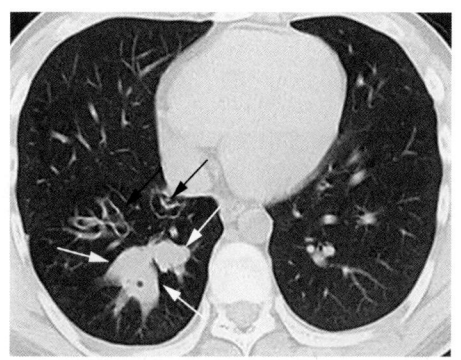

图 9-1-11　支气管扩张症,支气管黏液嵌塞

CT肺窗显示右肺下叶伴有分支的不规则高密度结节,边缘光滑锐利,呈指套征(黏液嵌塞,白箭),其前方及心缘旁柱状支气管扩张(黑箭)。

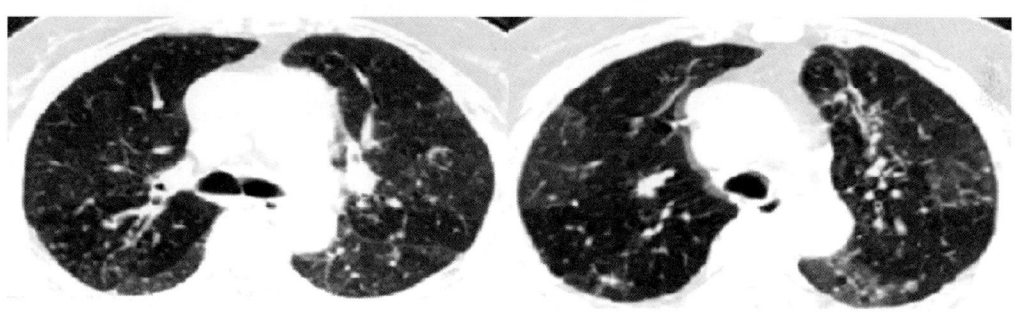

图 9-1-12　支气管扩张并空气潴留

CT显示两肺多发扩张支气管,相应区域密度不均匀。

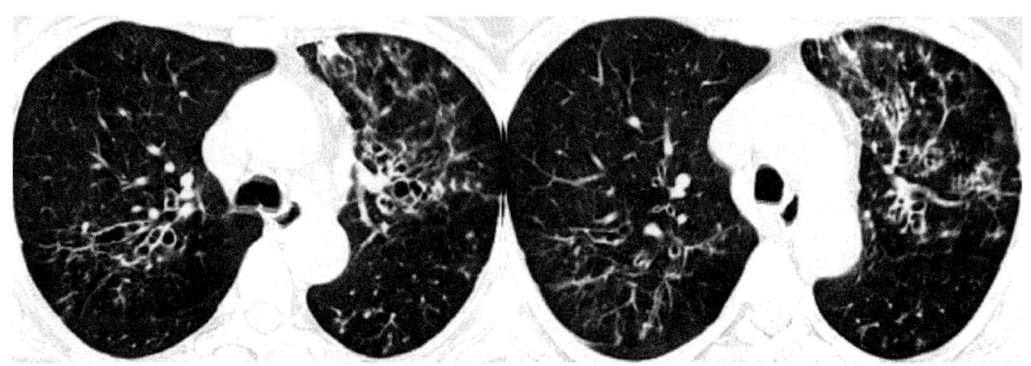

图 9-1-13　细支气管炎,支气管扩张

HRCT显示两肺多发支气管不规则扩张,管壁增厚,扩张支气管周围可见树芽征。

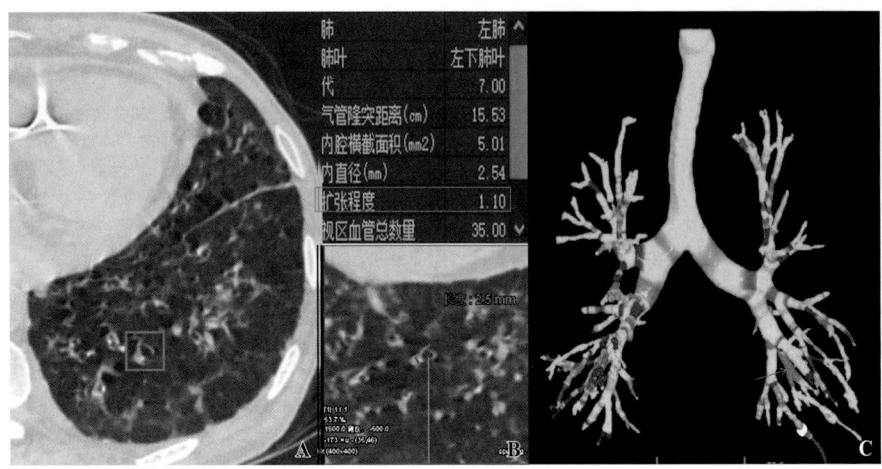

图9-1-14 支气管扩张症的定量测量

CT肺窗显示左下支气管扩张(A),支气管与血管直径比例在正常情况下为1:1,定量测量支气管扩张值为1:1.10,提示测量位置支气管管径大于上一级支气管管径平均值1倍(B);支气管扩张的可视化展示(C)。

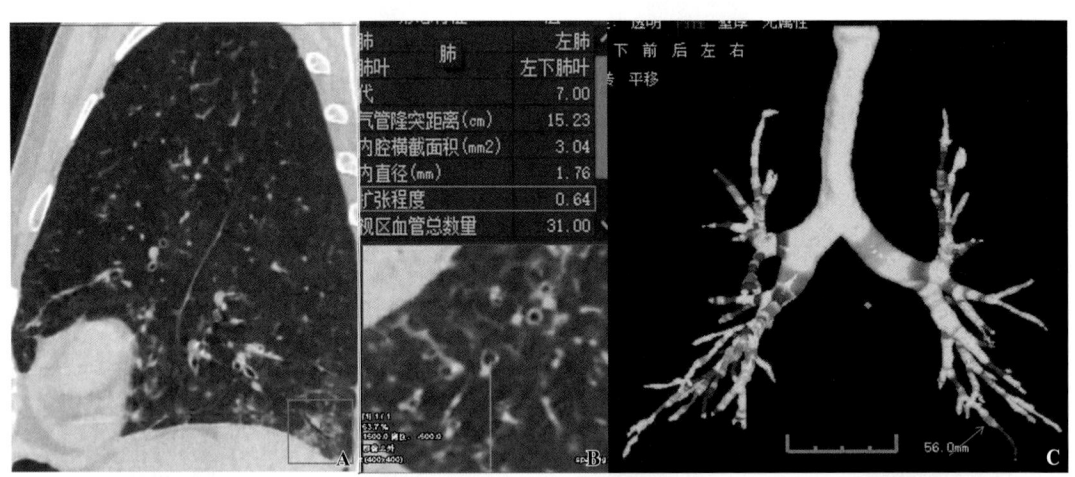

图9-1-15 支气管扩张症的定量测量

CT肺窗(A)显示左下肺后段小支气管扩张,支气管与血管直径的比例为0.6时,扩张程度为0.64,提示测量位置支气管管径大于上一级支气管平均值0.6倍(B),支气管扩张的可视化展示(C)。

基于"数字肺"支气管测量平台可以定量测量支气管扩张症的部位、多少、扩张程度、支气管血管比例等参数(图9-1-14),对远侧的细小支气管的定量测量也有很好的显示(图9-1-15),为临床诊疗决策提供依据。

在MRI SE序列三维T1WI和T2WI图像上,可以发现较为典型的支气管扩张,由于管腔内为含气结构,在T1WI、T2WI像均可见管状、柱状、串珠状或呈簇排列的葡萄串状极低信号,若合并感染则在T2WI上呈高信号改变。但由于MRI的空间分辨率不及CT,故MRI诊断支气管扩张的特异性和敏感性不如CT。

【诊断标准】

支气管扩张症患者必须存在影像学上支气管扩张的表现(详见上文CT表现),应行胸部CT检查,HRCT对诊断更具敏感度和特异度。

【鉴别诊断】

支气管扩张症诊断标准包含典型的临床表现和影像学特征,需进行鉴别的疾病如慢性支气管炎、肺脓肿、肺结核、肺癌等。

(于楠 郭佑民)

参考文献

[1] Su ZQ, Guan WJ, Li SY, et al. Evaluation of the normal airway morphology using optical coherence tomography [J]. Chest, 2019, 156: 915-925.

[2] 揭梓晨,朱汉平,谭伟璐,等.基于"肺与大肠相表里"理论探讨支气管扩张症的病机及治疗[J].中医临床研究,2021,13:142-145.

[3] Flume PA, Chalmers JD, Olivier KN. Advances in bronchiectasis: endotyping, genetics, microbiome, and disease heterogeneity [J]. Lancet, 2018, 392: 880-890.

[4] 蔡仁萍,潘倩倩,吕红霞,等.支气管扩张症合并不可逆流阻塞患者的临床特征[J].临床内科杂志,2019,36:700-703.

[5] 王依澜,周飘,陈韵,等.从热论治干性支气管扩张症急性加重期[J].世界最新医学信息文摘,2019,19:88-89.

[6] 支气管扩张症专家共识撰写协作组,中华医学会呼吸病学分会感染学组.中国成人支气管扩张症诊断与治疗专家共识[J].中华结核和呼吸杂志,2021,44:311-321.

[7] 吴凤娟,亓倩,胡青,等.支气管扩张症患者肺部CT影像学特征与临床表现的相关性[J].中华医学杂志,2019,99:2982-2988.

附：Kartagener 综合征

Kartagener综合征（Kartagener's syndrome，KS）又称鼻窦炎-支气管扩张-内脏反位综合征，是一种罕见的常染色体隐性遗传病，最先由瑞士内科医生Kartagener提出故得名。

【发病机制与病理】

目前认为KS属于原发性纤毛运动障碍（PCD）中最常见的一种类型，约占50%。KS的致病基因为轴动力蛋白中间链基因1（*DNAI1*），该基因定位于染色体9p13-21，包含20个外显子，19个内含子，编码含有699个氨基酸的轴动力蛋白中间链。轴动力蛋白存在于纤毛和鞭毛轴突中，轴突的超微结构在进化过程中高度保守，由外部9个微管紧紧包绕一对中心微管构成，每个外部微管均有两种动力蛋白臂——外动力蛋白臂和内动力蛋白臂，这些动力蛋白臂对纤毛和鞭毛的运动至关重要。

动力蛋白臂由重链、中间链和轻链构成，*DNAI1*突变引起轴动力蛋白功能异常，从而使纤毛的结构和功能缺陷，导致其清除功能下降，分泌物和细菌蓄积，引起长期慢性感染。

气道纤毛功能缺陷引起慢性支气管炎、支气管扩张，胚胎淋巴结纤毛功能缺陷导致内脏转位，咽鼓管中纤毛功能异常多表现为中耳炎，鼻窦或副鼻窦纤毛异常常表现为鼻窦炎，精子的纤毛功能缺陷则会引起不育。

【临床表现】

KS临床表现多样，症状复杂，涉及人体多个系统、器官，其主要症状为鼻窦炎、支气管扩张及内脏转位等。

根据临床症状的复杂程度，KS一般分为两型，其中内脏转位、支气管扩张、鼻窦炎三联者为完全型；不合并鼻窦炎者为不完全型。纤毛及鞭毛分布在气道、鼻窦、副鼻窦、中耳、生殖道及胚胎发生时期的腹侧淋巴结。

因此，当其功能缺陷时临床上常表现为不能解释的新生儿呼吸系统疾病、反复出现下呼吸道感染、支气管扩张、鼻塞、鼻窦炎、中耳炎、不孕不育及内脏转位等。

内脏转位一般不引起明显不适，多在体格检查时被发现。

【影像学表现】

Kartagener综合征是一种遗传性疾病，主要影像学表现包括支气管扩张、内脏转位及副鼻窦炎。早期阶段可表现为弥漫性细支气管炎，随着疾病的发展会出现支气管壁增厚、扩张，以柱状或囊柱状多见。

CT表现有印戒征、轨道征、蜂窝征等，并可见黏液栓，常伴感染，表现为支气管扩张周围斑片状高密度影，边缘模糊（图9-1-16和图9-1-17）。

副鼻窦炎表现为副鼻窦窦腔内的炎性渗出，黏膜广泛的增厚，鼻腔、鼻甲软组织息肉的增生。

内脏转位表现为全内脏反位，胃及脾、主动脉弓、胸主动脉、左心室均位于右侧，上腔静脉、右心房、肝位于左侧，也将其称为"镜面人"。

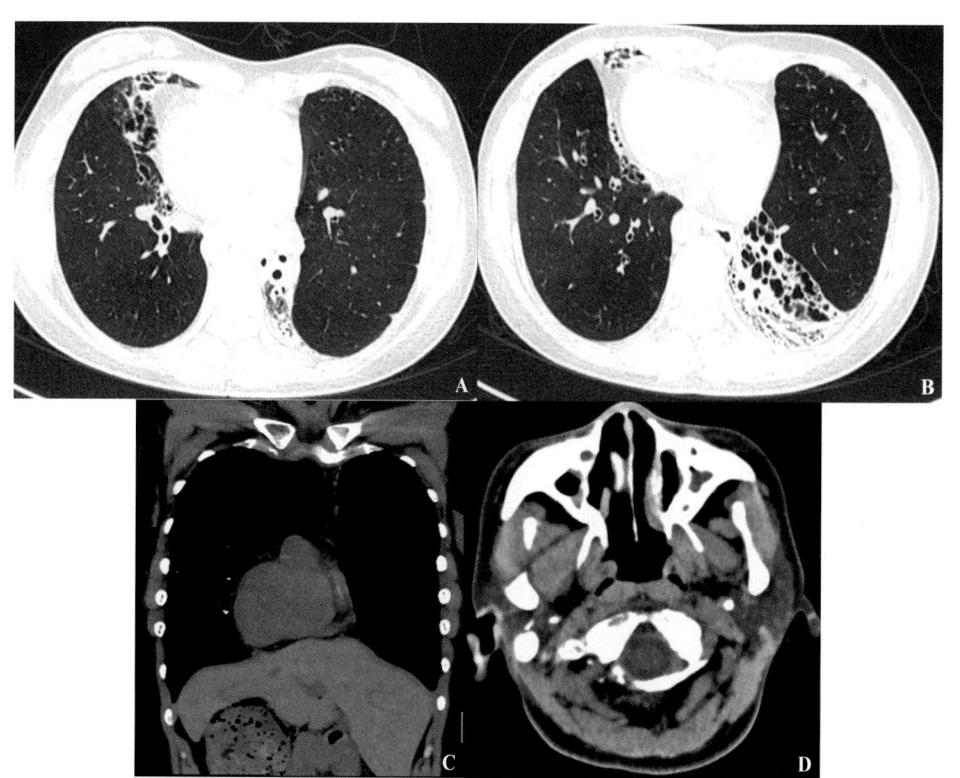

图9-1-16　女性，38岁。Kartagener综合征

反复咳嗽、咳痰30余年。CT肺窗（A、B）显示左肺下叶及右肺中叶可见大小不等的囊状透亮影，周围可见斑片状密度增高影；纵隔窗（C）显示右位心，内脏反转；副鼻窦CT（D）显示双侧上颌窦黏膜增厚。

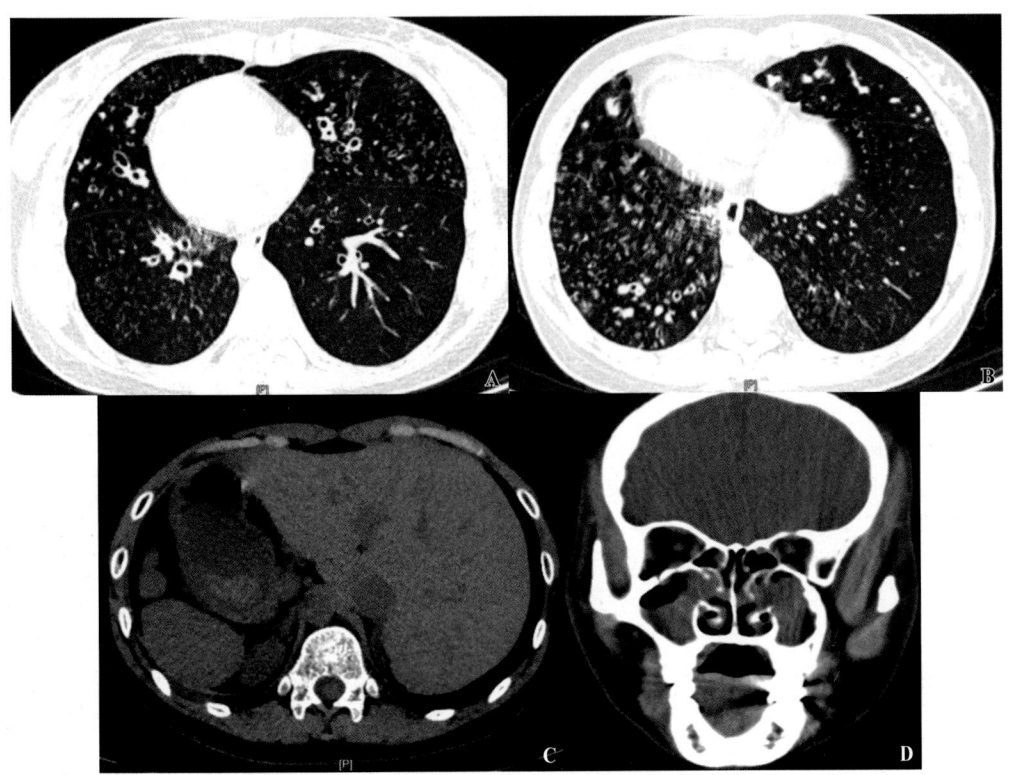

图9-1-17 女性,27岁。Kartagener 综合征

反复咳嗽、咳痰25年。CT肺窗(A、B)显示左肺上叶及右肺中下叶支气管轻度扩张,支气管管壁增厚,周围多发微结节,边缘模糊,右位心;腹部扫描(C)显示内脏完全反转;副鼻窦CT(D)显示双侧上颌窦黏膜增厚。

【诊断标准】

目前诊断主要依靠临床表现及影像学检查。

临床诊断标准为典型的三联征:全内脏转位、支气管扩张、慢性鼻窦炎或鼻息肉。

影像学检查是临床诊断KS的重要依据。对于发病年龄轻,呈家族聚集倾向,有长期反复咳嗽、咳痰的支气管扩张或慢性鼻窦炎患者,若胸部CT显示内脏转位,应高度怀疑该病。

纤毛的电镜超微结构缺陷是确定纤毛运动障碍并诊断KS的金标准。但对于患病初期纤毛超微结构正常的KS患者,可用高速显微摄像分析直接观察纤毛的运动模式和运动频率,以了解纤毛的功能改变。此外,免疫荧光显微镜、致病基因检测及鼻道一氧化氮测定等也是确诊的依据。

【鉴别诊断】

由于认识不足及检测手段的限制,KS在临床常被误诊为支气管扩张症、慢性支气管炎、鼻窦炎等,需要与支气管扩张症、慢性支气管炎、鼻窦炎及其他先天性右位心等疾病鉴别。

(沈聪 郭佑民)

参考文献

[1] Guichard C, Harricane MC, Lafitte JJ, et al. Axonemal dynein intermediate-chain gene DNAIl (mutations result in situs inversus and primary ciliary dyskinesia Kartagener syndrome) [J]. Am J Hum Genet, 2001, 68:1030-1035.

[2] Zariwala MA, Leigh MW, Ceppa F, et al. Mutations of DNAIl in primary ciliary dyskinesia: evidence of founder effect in a common mutation [J]. Am J Respir Crit Care Med, 2006, 174:858-866.

[3] Knowles MR, Daniels LA, Davis SD, et al. Primary ciliary dyskinesia. Recent advances in diagnostics, genetics, and characterization of clinical disease [J]. Am J Respir Crit Care Med, 2013, 188:913-922.

[4] 李周强,董养珍,王生海,等. Kartagener 综合征的高分辨率CT诊断(附3例报告及118例文献回顾)[J]. 实用放射学杂志, 2012, 28: 1538-1540, 1564.

[5] Knowles MR, Boucher RC. Mucus clearance as a primary innate defense mechanism for mammalian airways [J]. Clin Invest, 2002, 109:571-577.

[6] 孙照. 以呼吸道症状为首发表现的2例完全性Kartagener综合征临床诊治分析[D]. 大连:大连医科大学, 2015.

[7] Leigh MW, Pittman JE, Carson JL, et al., Clinical and genetic aspects of primary ciliary dyskinesia/Kartagener syndrome [J]. Genet Med, 2009, 11: 473-487.

[8] Leigh MW, Hazucha MJ, Chawla KK, et al. Standardizing nasal nitric oxide measurement as a test for primary ciliary dyskinesia [J]. Ann Am Thorac Soc, 2013, 10:574-581.

表 12-1-1　社区获得性肺炎与特殊病原菌感染相关的流行病学情况和危险因素

患者情况	常见病原体
酗酒	肺炎链球菌、口腔厌氧菌、肺炎克雷伯菌、不动杆菌属、结核分枝杆菌
COPD伴/或吸烟	流感嗜血杆菌、铜绿假单胞菌、军团菌属、肺炎链球菌、卡他莫拉菌、肺炎衣原体
误吸	革兰阴性肠道病原菌、口腔厌氧菌
肺脓肿	CA-MRSA、口腔厌氧菌、地方性真菌性肺炎、结核分枝杆菌、非典型分枝杆菌
病前2周有住宿宾馆或游船史	军团菌属
居住地流行流感	流感、肺炎链球菌、金黄色葡萄球菌、流感嗜血杆菌
结构性肺病(如支气管扩张)	铜绿假单胞菌、洋葱伯克霍尔德菌、金色葡萄球菌
静脉吸毒	金黄色葡萄球菌、厌氧菌、结核分枝杆菌、肺炎链球菌
支气管内阻塞	厌氧菌、肺炎链球菌、流感嗜血杆菌、金黄色葡萄球菌

注：CA-MRSA，社区获得耐甲氧西林金葡菌。

肺炎是病原体入侵肺实质并在肺实质中过度生长超出宿主的防御能力导致肺泡腔内出现渗出物。罹患肺炎表明宿主防御功能出现缺陷、接触到微生物毒性较强或者数量较大。广谱抗生素的使用改变了上呼吸道微生物群、免疫应答受损（如HIV感染或高龄）或防御机制出现功能障碍（如吸烟或被动吸烟、COPD或误吸）等多种因素均会导致患者呼吸道感染的易感性大大提高（图12-1-1），而病原体的毒力、菌量及人体先天性和获得性免疫反应之间的相互作用决定了肺炎的发展[2,8]。

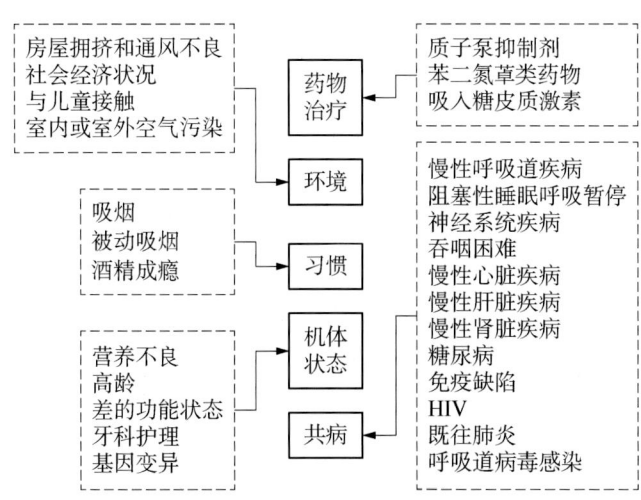

图 12-1-1　CAP 的易感因素[2]

病原体可以通过下列途径引起CAP：①口咽分泌物误吸到气管内是主要途径；②气溶胶吸入是年轻健康者患病毒性肺炎和非典型肺炎的常见途径；③肺外感染部位的血行传播（如右心感染性心内膜炎、肝脓肿等）；④极少情况下为邻近部位感染病灶的直接蔓延[8]。

病理上肺炎分为以下几种[8]。

1. **大叶性肺炎**·组织学上主要表现为肺泡内的纤维素性渗出性炎症，典型炎症过程分为4期，即充血期、红色肝样变期、灰色肝样变期和消散期。①充血期，发病后12～24 h为充血期，此时肺部毛细血管扩张、充血，肺泡内有浆液性渗出。渗出液中细胞不多，肺泡内仍有残留气体。炎性渗出及细菌可经细支气管及肺泡壁上的肺泡孔扩散到邻近肺泡而使炎症区扩大，扩散性病变中心部位的炎症比边缘更为严重。②红色肝样变期，2～3天后肺泡内充满大量纤维蛋白及红细胞等渗出物，使肺组织变硬，切面呈红色肝样。③灰色肝样变期，再经过2～3天，肺泡内红细胞减少而代之以大量的白细胞，肺组织切面呈灰色肝样。④消散期，发病1周后，在存在抗体的情况下，肺泡内的纤维素性渗出物开始溶解而被吸收、消失，肺泡重新充气。由于抗生素的广泛使用，上述典型的病理过程已很少见。

2. **小叶性肺炎**·又称支气管肺炎。组织学上主要表现为以细支气管为中心的肺组织化脓性炎症，含有中性粒细胞的化脓性渗出物充满支气管、细支气管和毗邻肺泡，表现为一个或多个肺小叶实变。因为渗出物的重力作用，病变通常分布在肺底部或背侧。病变呈现较干的颗粒状，灰红色或黄色，界限不清。支气管炎性充血、水肿，可导致细支气管不同程度的阻塞，形成小叶性肺气肿或肺不张。

3. **间质性肺炎**·病灶呈斑片状或弥漫性，单侧或双侧性分布。肉眼观病变肺组织因充血而呈红色，很少出现胸膜炎或胸腔渗液。镜下炎症主要累及肺间质，包括支气管血管周围的结缔组织、小叶间隔和肺泡间隔，可见单核细胞（淋巴细胞、浆细胞、组织细胞）浸润，肺泡腔一般无渗出或仅有少量浆液。部分病例肺泡腔内渗出物浓缩凝结成红染的膜样物贴附于肺泡内表面，形成肺透明膜。

【临床表现】

1. **起病情况**·CAP大多呈急性病程，可因年龄、病原体、宿主免疫状态和并发症等不同而异。

2. **胸部症状**·咳嗽是最常见的症状，可伴或不伴有咳痰。细菌感染者常伴有咳痰，不同的痰色对病原学有一定的提示作用（表12-1-2）。肺炎支原体、肺炎衣原体、嗜肺军团菌等非典型致病病原体感染常表现为干咳、少痰。

表 12-1-2　特殊病原体的痰色情况

痰色	铁锈色	砖红色	金黄色	黄绿色
病原体	肺炎链球菌	肺炎克雷伯菌	金黄色葡萄球菌	铜绿假单胞菌

肺炎累及胸膜时可出现胸痛，多为持续性隐痛，深吸气时加重。胸闷、气短和呼吸困难多提示病变范围较广、病情较重、合并大量胸腔积液或心功能不全等。咯血并不少见，多为痰中带血或血痰，较少出现大咯血[1,6,8]。

3. **全身症状和肺外症状**·发热是最常见的全身症状，可伴有寒战或畏寒。部分危重患者可表现为低体温，需要特别注意。其他伴随的非特异症状包括头痛、乏力、食欲减退、腹泻、呕吐、全身不适、肌肉酸痛等。某些特殊病原体感染除发热和呼吸道症状外,全身多脏器受累的情况较为突出。当肺炎患者伴有显著的精神或者神经症状(如头痛、谵妄、嗜睡、昏迷等)、多脏器功能损害、腹泻、低钠血症、低磷血症时,应警惕军团菌肺炎可能。

高龄 CAP 患者往往缺乏肺炎的典型临床表现,可无发热和咳嗽,全身症状较突出,常表现为精神不振、神志改变、食欲下降、活动能力减退等,需引起警惕[6]。

4. **体征** · 发热患者常呈急性面容。胸部体征随病变范围、实变程度、是否合并胸腔积液等情况而异。病变范围局限或无明显实变时可无肺部阳性体征,有明显实变时病变部位可出现语颤增强。叩诊浊音提示实变和/或胸腔积液。

听诊可闻及支气管样呼吸音和干、湿啰音,合并中等量以上胸腔积液时可出现叩诊浊音或实音、语颤减弱、呼吸音减弱或消失等体征。老年人心动过速比较常见。军团菌肺炎可出现相对心动过缓[1,6,8]。

5. **儿童 CAP 临床表现特点** · 发热、咳嗽、喘息是儿童 CAP 最常见的症状。病毒性肺炎常出现喘息。小于 2 月龄的婴儿可无发热,表现为吐沫、屏气(呼吸暂停)或呛咳。婴幼儿可表现为呼吸增快,伴或不伴湿啰音。随着病情加重,出现呼吸浅快、鼻扇、三凹征阳性(锁骨上窝、胸骨上窝和肋间隙在吸气时出现凹陷的现象)、呻吟和发绀,可有烦躁、萎靡、嗜睡、拒食等[9]。

【实验室检查】

1. **血常规** · 细菌感染患者外周血白细胞计数和/或中性粒细胞比例增加,出现显著的外周血白细胞减少是病情危重、预后不良的征象。病毒、支原体和衣原体所导致的肺炎,白细胞很少升高。血细胞比容可用作严重程度的评分因子。

2. **C 反应蛋白(CRP)** · 是一种机体对感染或非感染性炎症刺激产生应答的急性期蛋白,是细菌性感染较敏感的指标,在病毒性感染时通常较低。CRP 特异性差,需排除各种非感染性炎症导致其升高的可能。CRP 是肺炎进展的敏感标志物之一,持续高水平或继续升高提示抗菌治疗失败或出现并发症(如脓胸、脓毒血症)。

3. **生化检查** · 血清钠和尿素氮可用于严重程度评分。肝、肾功能是使用抗感染药物的需要考虑的基本因素。低钠血症、低磷血症是军团菌肺炎诊断的重要参考[8]。

4. **氧合评估和动脉血气分析** · 对老年 CAP、有基础疾病,特别是慢性心肺疾病、呼吸频率增快的患者需要进行外周血氧饱和度检查,必要时行动脉血气分析,了解氧合和酸碱平衡状态。

【影像学表现】

X 线摄影仍然是对怀疑 CAP 患者进行评估的重要检查方法。美国胸科学会指南推荐对所有怀疑 CAP 的患者首先进行胸部后前位和侧位 X 线摄影,以明确有无肺炎、评估病变范围和有无并发症(如空洞、脓肿形成、气胸、胸腔积液)[5]。

研究表明,肥胖者常常仅在 CT 上能发现病变,多见于病毒感染,X 线摄影结合实验室检查也不能检出所有的细菌性肺炎[10]。此外,胸部 X 线摄影在预测病原体方面价值有限,在鉴别左心衰竭、肺栓塞等疾病时有一定的困难[5]。

CT 在发现早期及轻型肺炎方面优于胸部 X 线片,特别是能发现更隐匿的病灶和特征性改变,对感染和非感染性疾病的鉴别、特殊感染的诊断较胸部 X 线检查具有好的敏感性和特异性,可以减少肺炎的过度诊断和过度治疗[11]。

作为常规胸部 X 线检查重要的辅助手段,可用于以下情况:①如临床怀疑肺部感染但胸部 X 线检查正常或仅有非特异性表现;②肺炎并发症的评估;③怀疑存在潜在病变(如肺癌);④持续存在或反复出现肺部阴影的肺炎[11,12]。

CAP 的影像学表现可因病原体的不同、机体对病原体反应的不同而不同,主要有以下三种模式。

1. **大叶性肺炎**

(1) X 线表现:X 线表现与病理分期有关。充血期往往无异常 X 线征象,随着渗出加重,表现为云雾状不均匀密度增高影(图 12-1-2)。当病变进展到实变期,表现为密度均匀的致密影,累及肺段呈片状或三角形,叶间胸膜侧的边缘光滑锐利(图 12-1-3);累及肺叶大部或全部呈大片状,形态与肺叶的轮廓相符合;累及部分肺叶则密度不均匀,远离胸膜侧的边缘不清,累及全部肺叶则呈均匀高密度影,病变不超过叶间裂(图 12-1-4)。

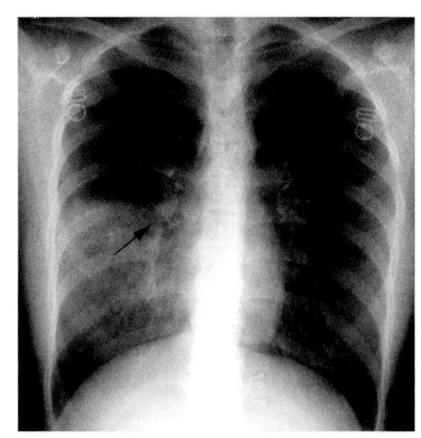

图 12-1-2 女性,28 岁。大叶性肺炎

胸部 X 线片显示右肺中野云雾状高密度影,不掩盖走行其内的肺纹理,病变上缘以水平裂为界,内带空气支气管征(箭)。

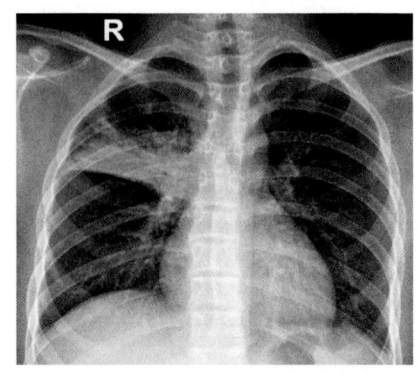

图 12-1-3 男性,14 岁。大叶性肺炎

胸部 X 线片显示右肺上野片状致密实变影,下缘以水平裂为界,边缘光滑锐利,上缘边缘不清,其内空气支气管征。

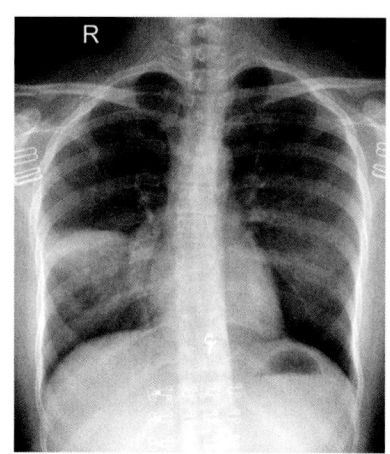

图 12-1-4 大叶性肺炎

胸部 X 线片显示右肺中野密度不均匀,病变上部呈致密实变影,上缘以水平裂为界,边界清晰;下部为云雾状高密度影,边缘不清。

在高密度实变肺组织的衬托下,其内可见透亮的、走行正常的含气支气管影,称为空气支气管征。因早期抗生素的应用,典型表现已不常见。

(2) CT 表现:病变起初发生于紧靠胸膜的肺叶的边缘部分,然后向肺叶中央扩展,累及肺段或肺叶,不超过叶间胸膜。

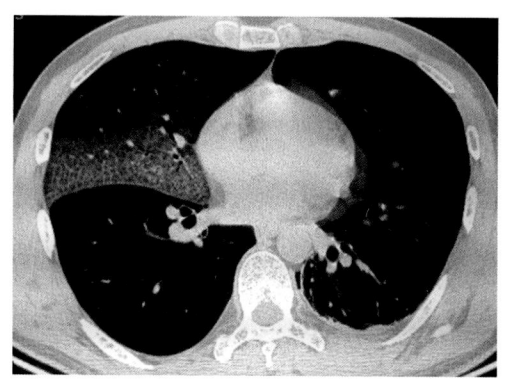

图 12-1-5 右肺中叶大叶性肺炎

CT 肺窗显示右肺中叶部分片状磨玻璃影,其内网格影,后缘为斜裂胸膜,边界清晰。

早期可以表现为磨玻璃密度,其内可见小叶内间隔增厚交织成网格影,称为铺路石征(图 12-1-5)。

随着病变进展,实变期表现为肺叶或肺段内全部或大部分实变,实变内可见空气支气管征(图 12-1-6 和图 12-1-7)。肺叶体积通常与正常相等,也可略小或略大(图 12-1-8)。常见病原体为肺炎链球菌(图 12-1-9)、肺炎支原体(图 12-1-10)和军团菌(图 12-1-11)等。

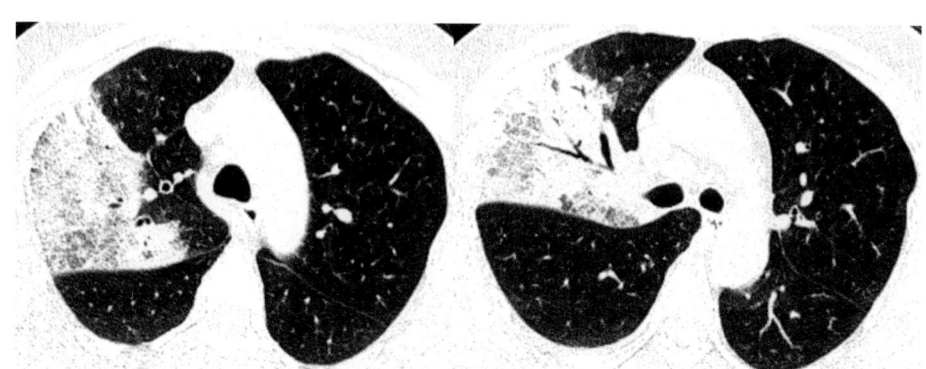

图 12-1-6 女性,54 岁。右肺中叶大叶性肺炎

CT 肺窗显示右肺中叶部分实变,密度不均匀,磨玻璃影和实变混杂,磨玻璃影内铺路石征,病变后缘为斜裂胸膜,边界清晰,病变内空气支气管征。

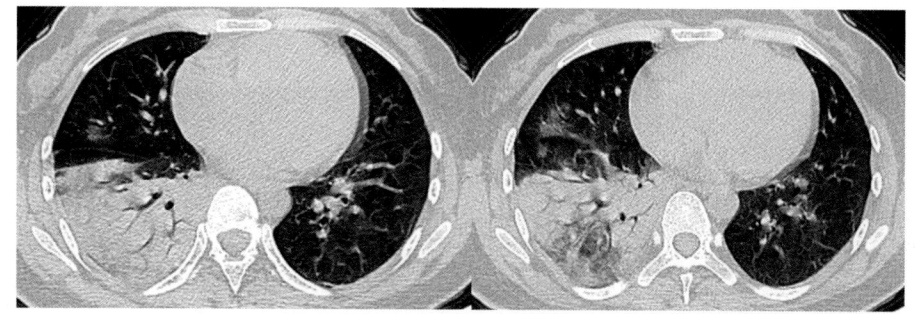

图 12-1-7 女性,25 岁。右肺下叶大叶性肺炎

CT 肺窗显示右肺下叶大片状实变,病变内密度欠均匀,可见空气支气管征,病变前缘为斜裂,与左肺下叶相比,右肺下叶体积相似,斜裂未明显移位。右肺中叶还有少许斑片状磨玻璃影。

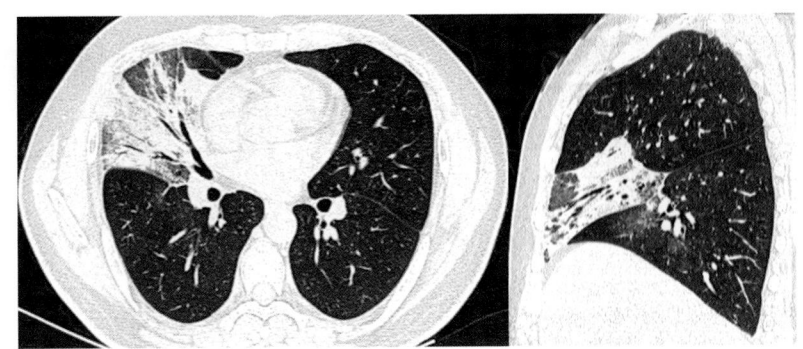

图 12-1-8　男性，38 岁。右肺中叶大叶性肺炎

CT 肺窗和矢状位显示右肺中叶大叶性肺炎，病变内密度欠均匀，可见空气支气管征，右肺中叶体积略小，斜裂较对侧前移。

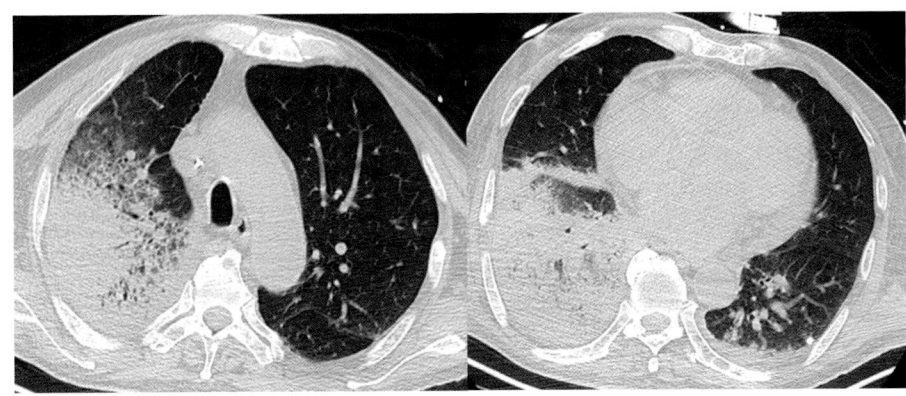

图 12-1-9　男性，42 岁。右肺多叶大叶性肺炎（肺炎链球菌肺炎）

CT 肺窗显示右肺上叶及下叶多发大片状实变，密度欠均匀，其内部分区域空气支气管征阳性，病变肺叶体积略增大，合并左侧胸腔积液。

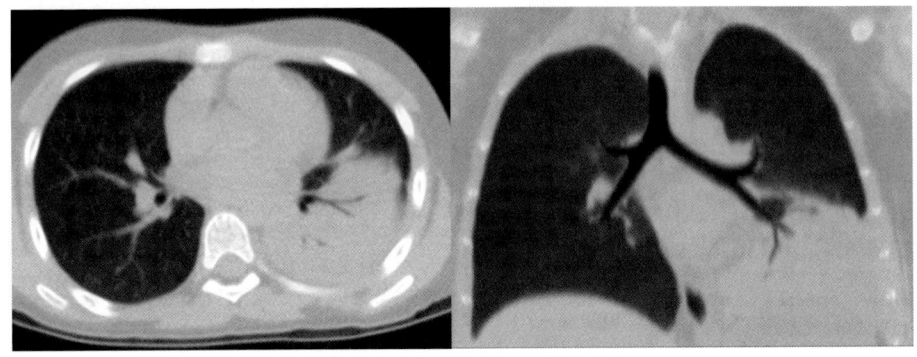

图 12-1-10　男性，7 岁。左肺下叶大叶性肺炎（肺炎支原体肺炎）

CT 肺窗和冠状位显示左肺下叶大片状实变，呈均匀高密度影，其内空气支气管征阳性。

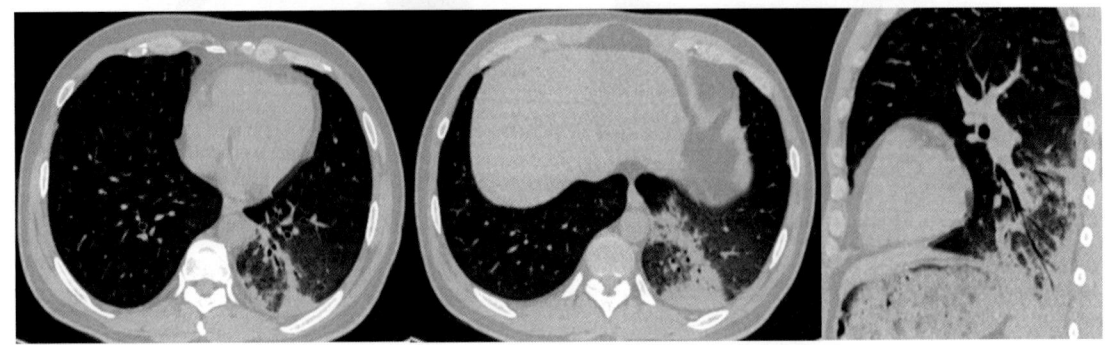

图 12-1-11　男性，48 岁。左肺下叶大叶性肺炎（军团菌肺炎）

CT 肺窗显示左肺下叶后基底段条片状实变，夹杂小斑片状实变和磨玻璃影；冠状位显示病变呈三角形分布，密度不均匀，其内空气支气管征。

2. 小叶性肺炎/支气管肺炎

(1) X线表现：主要表现为两肺中下野的内、中带肺纹理增多、增粗，边缘模糊；沿肺纹理分布的多发小斑片状影，密度不均，边缘模糊；有时可见肺气囊（图12-1-12）。

(2) CT表现：两肺支气管血管束增粗，沿支气管血管束分布的多发大小不等、边缘模糊的斑片影或团块影，通常位于肺底部或背侧（图12-1-13和图12-1-14）。有时小叶实变内发生坏死可形成空洞（图12-1-15）。部分小叶实变可以融合，类似大叶性改变。

部分病例可出现同侧肺门或纵隔淋巴结肿大。常见病原体为金黄色葡萄球菌、流感嗜血杆菌[4]。

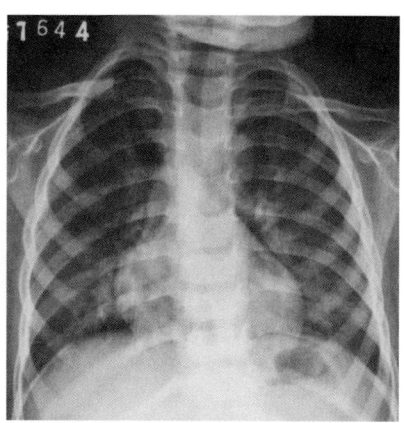

图12-1-12　女性，3岁。小叶性肺炎

胸部X线片显示两肺中下野肺内、中带纹理增多增粗，沿肺纹理分布的多发小斑片状阴影，边缘模糊。

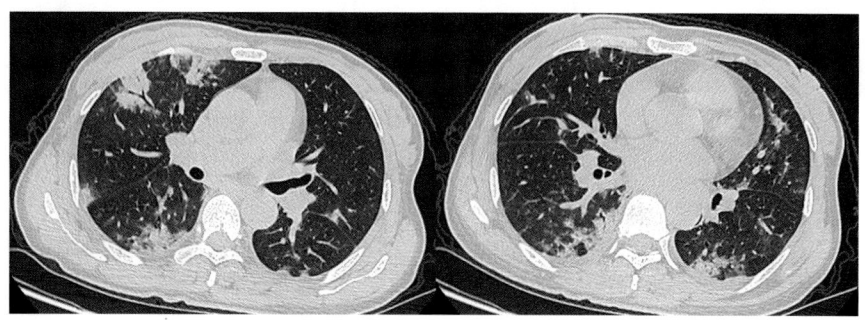

图12-1-13　男性，33岁。小叶性肺炎

CT肺窗显示两肺多发斑片状实变，边缘模糊，主要分布于两肺背侧及外周胸膜下，部分病灶内有空气支气管征。

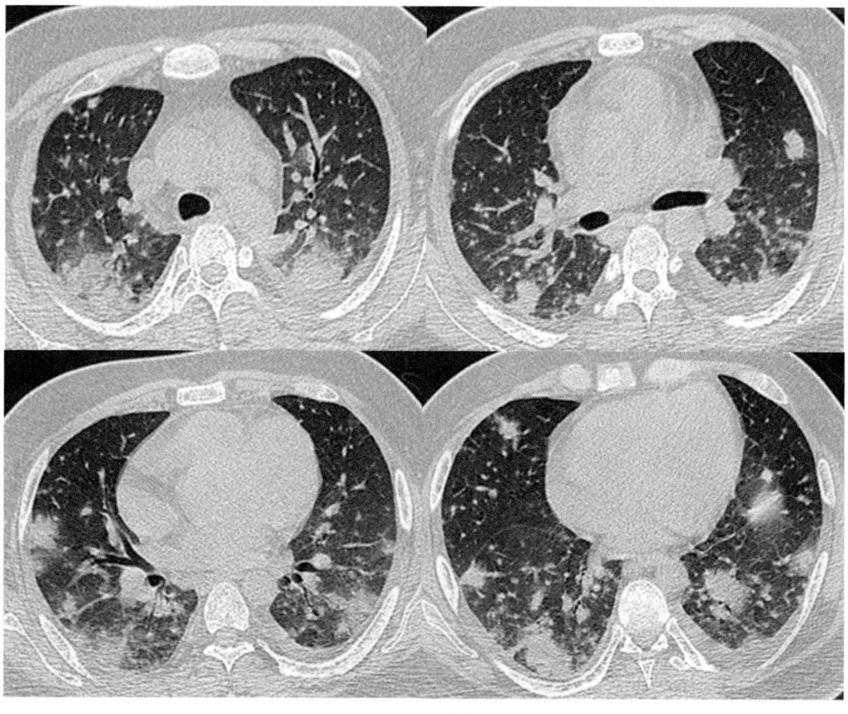

图12-1-14　男性，65岁。小叶性肺炎（金黄色葡萄球菌肺炎）

CT肺窗显示两肺多发大小不等团块状实变，边缘模糊，主要分布于两肺背侧及外周胸膜下，部分病灶伴晕征，合并双侧胸腔积液。

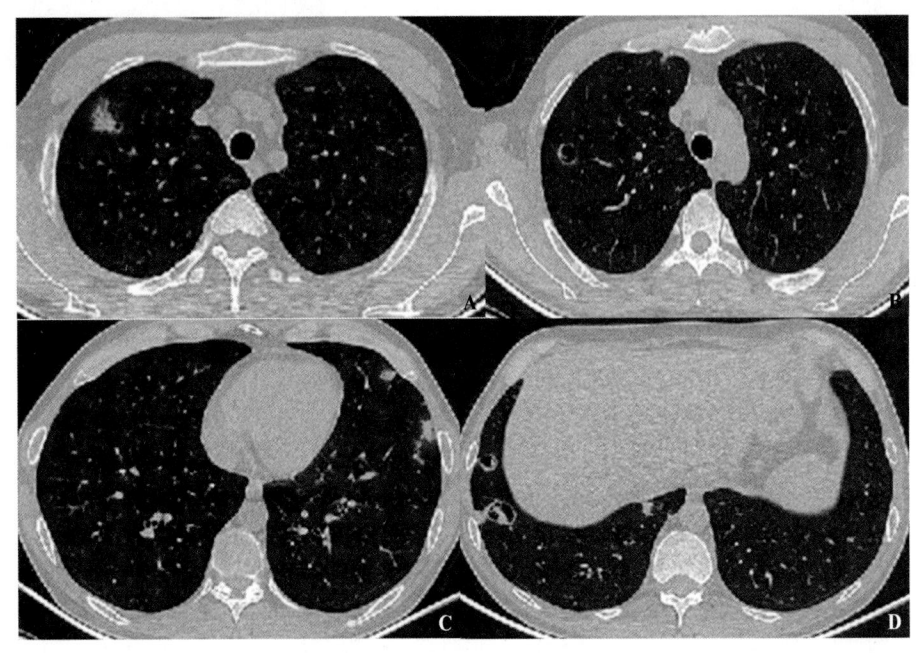

图 12-1-15 男性,40 岁。小叶性肺炎伴空洞形成(金黄色葡萄球菌肺炎)

CT 肺窗(A～D)显示两肺多发斑片实变,部分边界清晰,部分边界模糊,右肺上叶(B)及下叶基底部(D)多发类圆形空洞,洞壁较薄,内外壁较光滑,部分空洞内有残留斑片影。

3. 间质性肺炎

(1) X 线表现:病变分布较广泛,多累及双肺。病变累及支气管、血管周围间质表现为肺纹理增粗、紊乱,边缘模糊。累及呼吸性细支气管以下的肺间质表现为边缘不清的网状、小点状及云雾状稍高密度影(图 12-1-16)。

累及肺门周围及肺门淋巴结的炎症表现为肺门影增大,密度增高,肺门边缘轮廓模糊。常见病原体为病毒,肺炎支原体和肺孢子菌。

(2) CT 表现:局部肺密度轻度增高呈磨玻璃影,不掩盖走行其内的血管影。其内常可见小叶间隔增厚,小叶内间隔增厚呈铺路石征。可伴有支气管和细支气管管壁增厚。病变可单发也可多发,多为多发,以两肺下叶、胸膜下分布为著,也可沿支气管血管束分布,仅中心分布少见。主要见于肺孢子菌肺炎(图 12-1-17)、病毒肺炎(图 12-1-18 和图 12-1-19)、支原体肺炎早期(图 12-1-20)等。

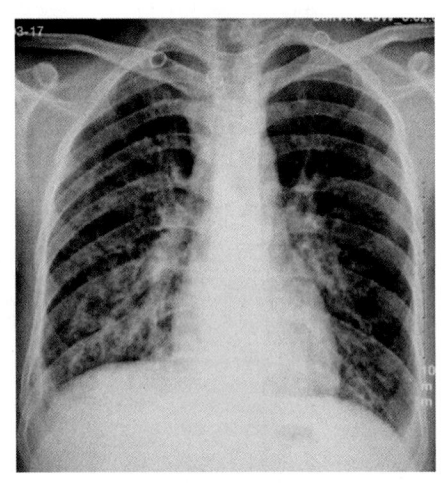

图 12-1-16 间质性肺炎

胸部 X 线片显示两肺纹理增多、增粗,边缘模糊;肺野内弥漫小结节影,边缘模糊;上述以两肺中、下野分布为著。两肺门轮廓不清,边缘模糊。

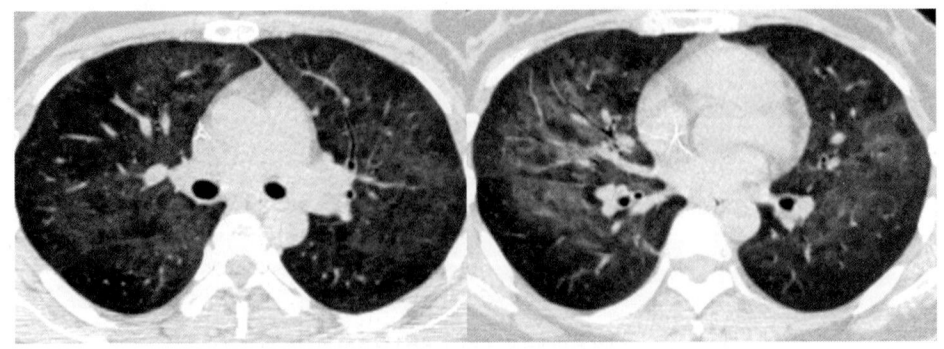

图 12-1-17 女性,35 岁。间质性肺炎(肺孢子菌肺炎)

CT 肺窗显示两肺广泛分布磨玻璃影,边缘模糊,病变内支气管管壁增厚。

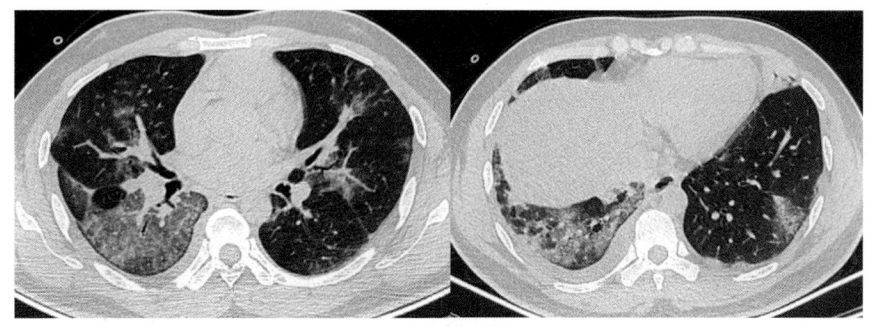

图 12-1-18　女性,31 岁。间质性肺炎(乙型流感病毒肺炎)

CT 肺窗显示两肺多发大片状及斑片状磨玻璃影,密度欠均匀,边缘不清,其内小叶间隔及小叶内间隔增厚呈铺路石征,右肺下叶病灶内支气管管壁增厚,血管影增粗。

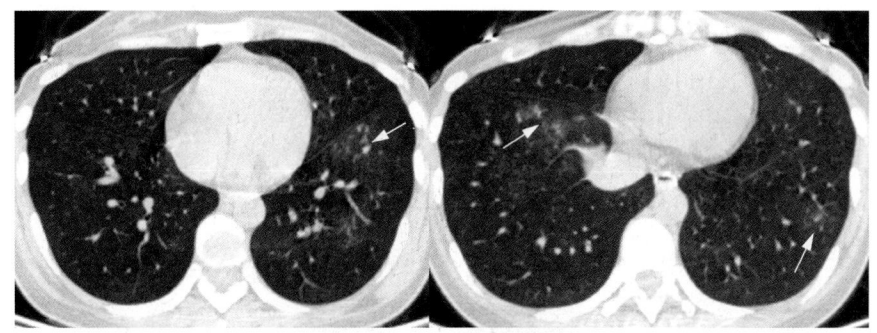

图 12-1-19　女性,46 岁。间质性肺炎(巨细胞病毒肺炎)

CT 肺窗显示两肺下叶多发斑片状淡薄密度的磨玻璃影,边缘不清,其内小叶中心分布的边缘模糊的结节影(白箭)。

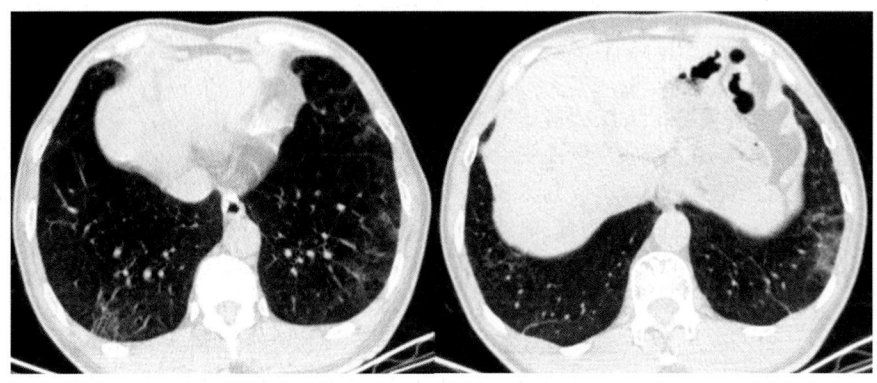

图 12-1-20　男性,49 岁。间质性肺炎(支原体肺炎)

CT 肺窗显示两肺下叶及左肺上叶下舌段多发斑片状磨玻璃影,边缘不清,分布以胸膜下为著;部分病变边缘有增多、略增粗的血管影及小叶间隔增厚。

4. 其他表现

(1) 腺泡结节:直径 6～10 mm 的小结节,小叶中心分布,反映了细支气管肺泡周围实变。有时结节周围可伴晕征,反映了结节周围出血(图 12-1-21 和图 12-1-22)。

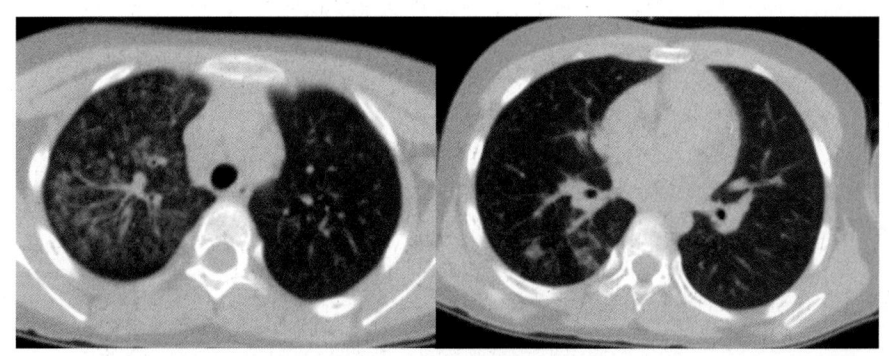

图 12-1-21　女性,7 岁。腺泡结节(支原体肺炎)

CT 肺窗显示右肺上叶可见弥漫的、小叶中心分布的磨玻璃和实性结节,大小不等,大小在 5～10 mm,边缘模糊,部分实性结节边缘伴晕征。

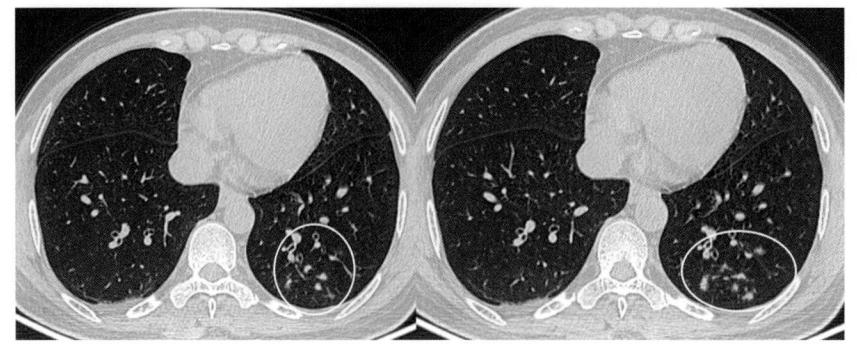

图 12-1-22　女性,27 岁。树芽征(柯萨奇病毒感染)
CT 肺窗显示左肺下叶后基底段支气管血管束旁小叶中心分布的多发实性小结节,边缘不光整(圈内)。

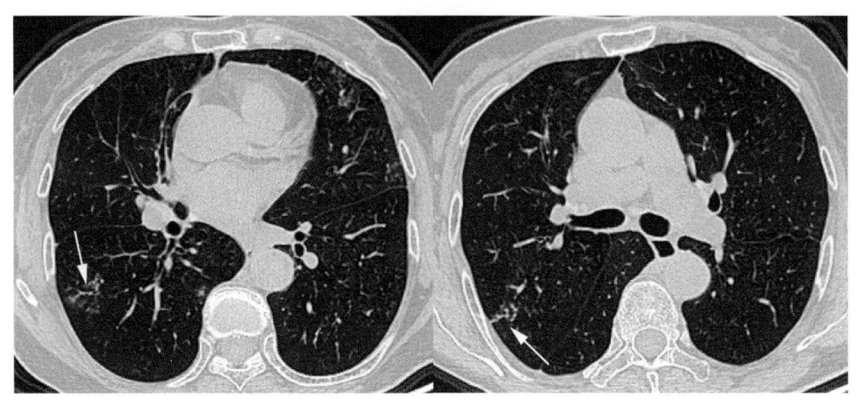

图 12-1-23　树芽征(病毒性肺炎)
CT 肺窗显示右肺下叶前基底段多发小叶中心分布的微小结节(箭),与支气管血管束相连。

(2) 树芽征:小叶中心细支气管被黏液、脓液或液体等填充并扩张,形成类似树芽般的阴影,表现为与支气管血管束相连的、直径 3～5 mm 的小叶核心结节影、短线影或分叉状结构,表示细支气管内及其周围的病变,见于各种细菌、非结核分枝杆菌感染、真菌、病毒等(图 12-1-23)。

【诊断依据】

1. 临床诊断标准

(1) 社区发病。

(2) 肺炎相关临床表现:①新近出现的咳嗽、咳痰或原有呼吸道疾病症状加重,伴或不伴脓痰、胸痛、呼吸困难及咯血。②发热。③肺实变体征和/或闻及湿啰音。④外周血白细胞 $>10\times10^9$/L 或 $<4\times10^9$/L,伴或不伴细胞核左移。

(3) 胸部影像学检查显示新出现的斑片状浸润影、叶或段实变影、磨玻璃影或间质性改变,伴或不伴胸腔积液。

符合(1)、(3)及(2)中任何 1 项,并除外肺结核、肺部肿瘤、非感染性肺间质性疾病、肺水肿、肺不张、肺栓塞、肺嗜酸粒细胞浸润症及肺血管炎等后,可建立临床诊断[1]。

2. 病原学诊断

(1) 除群聚性发病或初始经验性治疗无效外,在门诊接受治疗的轻症 CAP 患者不必常规进行病原学检查。

(2) 住院 CAP 患者(包括需要急诊留观的患者)通常需要进行病原学检查,病原学检查项目的选择应综合考虑患者的年龄、基础疾病、免疫状态、临床特点、病情严重程度,以及先期的抗感染治疗情况等。当经验性抗感染疗效不佳,需要对治疗方案进行调整时,合理的病原学检查尤为重要。

(3) 侵入性病原学标本采集技术仅选择性适用于以下患者。

1) 肺炎合并胸腔积液,尤其是与肺部感染病灶同侧的胸腔积液,可通过胸腔穿刺抽液行胸腔积液病原学检查。

2) 接受机械通气治疗的患者,可经支气管镜留取下呼吸道标本[包括气管内吸出物、经支气管肺泡灌洗液(BALF)、防污染毛刷(PSB)等]进行病原学检查。

3) 经验性治疗无效、怀疑特殊病原体感染的 CAP 患者,采用常规方法获得的呼吸道标本无法明确致病原体时,可经支气管镜留取下呼吸道标本(包括 ETA、BALF、PSB 等)或通过经皮肺穿刺活检留取肺组织标本进行病原学检查。

4) 积极抗感染治疗后病情无好转,需要与非感染性肺部病变(如肿瘤、血管炎、间质病等)鉴别诊断者。

(陈欣　郭佑民)

参考文献

[1] 中华医学会呼吸病学分会. 中国成人社区获得性肺炎诊断和治疗指南(2016 年版)[J]. 中华结核和呼吸杂志,2016,39:253-279.

[2] Prina E, Ranzani OT, Torres A. Community-acquired pneumonia [J]. Lancet, 2015,386:1097-1108.

[3] Sun Y, Li H, Pei Z, et al. Incidence of community-acquired pneumonia in urban China: a national population-based study [J]. Vaccine, 2020,38:8362-8370.

[4] 周飞,曹彬. 2019 年肺部感染临床及研究进展[J]. 中华医学信息导报,2020,35:14-15.

[5] Franquet T. Imaging of community-acquired pneumonia [J]. J Thorac Imaging, 2018,33:282-294.

[6] Cao B, Huang Y, She DY, et al. Diagnosis and treatment of community-acquired pneumonia in adults: 2016 clinical practice guidelines by the Chinese Thoracic Society, Chinese Medical Association [J]. Clin Respir J, 2018,12:1320 - 1360.
[7] 彭春红,叶贤伟,张湘燕.社区获得性肺炎病原谱的构成及病原菌快速检测方法的进展[J].中华结核和呼吸杂志,2016,39:311 - 312.
[8] 中华医学会,中华医学会杂志社,中华医学会全科医学分会,等.成人社区获得性肺炎基层诊疗指南(2018年)[J].中华全科医师杂志,2019,18:117 - 126.
[9] 中华人民共和国国家健康委员会,国家中医药局.儿童社区获得性肺炎诊疗规范(2019年版)[J].中华临床感染病杂志,2019,12:6 - 13.
[10] Upchurch CP, Grijalva CG, Wunderink RG, et al. Community-acquired pneumonia visualized on CT scans but not chest radiographs: pathogens, severity, and clinical outcomes [J]. Chest, 2018,153:601 - 610.
[11] Garin N, Marti C, Scheffler M, et al. Computed tomography scan contribution to the diagnosis of community-acquired pneumonia [J]. Curr Opin Pulm Med, 2019,25:242 - 248.
[12] Andronikou S, Goussard P, Sorantin E. Computed tomography in children with community-acquired pneumonia [J]. Pediatr Radiol, 2017,47:1431 - 1440.

第二节·医院获得性肺炎与呼吸机相关性肺炎

医院获得性肺炎(hospital-acquired pneumonia, HAP)是指住院期间没有接受有创机械通气,也没有处于病原感染的潜伏期,而于入院48 h后在医院内新发生的肺炎。呼吸机相关性肺炎(ventilator-associated pneumonia, VAP)是指气管插管或气管切开患者接受机械通气48 h后发生的肺炎,对于机械通气撤机、拔管后48 h内出现的肺炎也属于VAP范畴[1,2]。

HAP和VAP是最常见的医院获得性感染,在病原学、流行病学和临床诊治上与CAP有显著不同,且诊断和治疗较为困难,病死率高。目前国际上对于HAP和VAP的定义和范畴存在争议,虽然HAP和VAP在经验性治疗和临床预后方面均有明显不同,我国最新指南中把VAP列为HAP的特殊类型[3]。

【发病机制与病理】

1. 发病危险因素·HAP/VAP的发生与患者自身和医疗环境多种因素相关,往往多种因素同时存在或混杂,改善基础疾病,加强预防和控制危险因素十分重要。与HAP/VAP发生的相关危险因素见表12-2-1[3]。

表12-2-1 医院获得性肺炎/呼吸机相关性肺炎发生的危险因素[3]

分类	危险因素
宿主自身因素	高龄 误吸 基础疾病(慢性肺部疾病、糖尿病、恶性肿瘤、心功能不全) 免疫功能受损 意识障碍、精神状态失常 颅脑等严重创伤 电解质紊乱、贫血、营养不良或低蛋白血症 长期卧床、肥胖、吸烟、酗酒等
医疗环境因素	ICU滞留时间、有创机械通气时间 侵袭性操作,特别是呼吸道侵袭性操作 应用提高胃液pH的药物(H_2受体阻滞剂、质子泵抑制剂) 应用镇静剂、麻醉药物 头颈部、胸部或上腹部手术 留置胃管 平卧位 交叉感染(呼吸器械或手污染)

2. 病原学·非免疫缺陷患者的HAP/VAP通常由细菌感染引起,特别是革兰阴性菌,由病毒或真菌引起者较少。常见的病原菌包括鲍曼不动杆菌、铜绿假单胞菌、肺炎克雷伯菌、金黄色葡萄球菌及大肠埃希菌等。其中,我国HAP病原谱中,鲍曼不动杆菌最多,其次依次为铜绿假单胞菌、金黄色葡萄球菌和肺炎克雷伯菌。

VAP患者中,鲍曼不动杆菌分离率比非VAP的HAP比例更高。≥65岁的患者中铜绿假单胞菌的分离率高于其他人群,鲍曼不动杆菌比例稍低。晚发VAP(机械通气≥5天)患者中,耐药细菌,包括产超广谱β-内酰胺酶的肠杆菌科细菌、碳青霉烯类耐药的鲍曼不动杆菌、铜绿假单胞菌、肠杆菌科细菌,甲氧西林耐药的金黄色葡萄球菌等感染,给HAP/VAP的治疗带来了严峻的挑战[4-6]。

免疫功能抑制的患者罹患HAP/VAP与非免疫功能抑制患者的致病病原体构成有较大差别。按照免疫机制受损环节的不同,免疫功能抑制可分为粒细胞减少或功能障碍、体液免疫缺陷和细胞免疫缺陷三种类型,某些患者可同时存在联合免疫抑制。

严重的粒细胞减少或功能障碍、严重的细胞免疫缺陷或联合免疫缺陷患者继发HAP/VAP时,除常见的HAP/VAP致病病原体外,真菌、病毒、军团菌、诺卡菌等机会性感染较为常见。

单纯体液免疫缺陷患者中,金黄色葡萄球菌、肺炎克雷伯菌、流感嗜血杆菌和铜绿假单胞菌等引起的化脓性感染较为常见。

细胞免疫缺陷患者中,结核分枝杆菌、非结核分枝杆菌、诺卡菌、曲霉或隐球菌感染多见,但多见于CAP,在HAP/VAP中相对少见[7,8]。

HAP和VAP的发病机制如下。

(1) HAP:病原体主要通过两种途径进入下呼吸道而引起HAP。①误吸,因抗菌药物暴露、抑酸剂使用或在胃管留置等危险因素的作用下,口腔正常菌群发生改变,含定植菌的口咽分泌物通过会厌或气管插管进入下呼吸道,此为主要途径。②外源性病原体以气溶胶或凝胶微粒的形式通过吸入进入下呼吸道[3]。

(2) VAP

1) 气管插管使得原来相对无菌的下呼吸道直接暴露于

外界,增加了口腔清洁困难,口咽部定植菌大量繁殖,含有大量定植菌的口腔分泌物通过气囊与支气管壁的缝隙进入下呼吸道。同时,气管插管使患者无法进行有效咳嗽,干扰了纤毛清除功能,降低了气道的保护能力。

2) 气管插管内外表面容易形成生物被膜,吸痰等原因导致生物被膜脱落,引起小气道阻塞。

3) 使用镇痛镇静剂以缓解患者气管插管的不耐受,使患者咳嗽能力受到抑制,增加了 VAP 的发生风险。

部分 HAP/VAP 也可以是胃肠道细菌经淋巴系统移行到肺,远处部位感染的血行播散、邻近组织感染的直接侵犯或接触污染器械等途径[3,9,10]。

【临床表现】

HAP/VAP 的临床表现及病情严重程度不同,从单一的典型肺炎到快速进展的重症肺炎伴脓毒症、感染性休克均可发生。住院患者出现发热、脓性气道分泌物、白细胞计数增高或减低时要考虑 HAP/VAP 的可能。

免疫功能受损患者常继发机会性感染,临床上往往具有以下特点:起病隐匿但发展迅速,预后差,病死率高;呼吸困难和呼吸衰竭出现早、发生率高;肺内多发病变、弥漫性病变多见;肺外突破性感染发生率高。单纯体液免疫缺陷患者中化脓性感染较为常见,临床上具有反复发作的特点[3]。

【实验室检查】

1. 生物标志物[11-14]

(1) C 反应蛋白(CRP):机体感染时可升高,但特异性较差,可作为辅助诊断的参考。

(2) 降钙素原(procalcitonin,PCT):对细菌感染和脓毒症反应迅速,是较 CRP 更特异的细菌感染指标。其数值越高,提示细菌感染越严重,存在细菌性 VAP 及脓毒症的可能性越大,是患者死亡的重要预测因素。其诊断效能受先前抗菌药物暴露的影响,但不受疾病类型及 VAP 发生时间的影响。

需要强调的是,任何感染相关的生物指标均需与临床表现相结合综合判断,其动态变化比绝对值的参考价值更大。

2. 微生物学检查

(1) 标本的采集:包括呼吸道、血液及胸腔积液的采集。①呼吸道标本主要包括痰(气道吸引物)、BALF 和肺组织。采集方式包括非侵入性方法,如经咳痰、鼻咽拭子、鼻咽吸引物或气管导管内吸引(endotracheal aspiration,ETA)。侵入性方法包括经支气管镜留取下呼吸道标本、经支气管或经皮穿刺活检留取组织标本等。②血液采集应在寒战或发热初起、抗菌药物应用之前采集最佳。③HAP/VAP 合并胸腔积液时,可行胸膜腔穿刺抽液送常规、生化、涂片(革兰染色、抗酸染色等)、培养等检测。

(2) 病原学检查:病原学检查方法包括涂片镜检、微生物培养、病原体抗原检测及高通量测序等分子生物学技术。

对于 VAP 患者,经 ETA 分泌物涂片革兰染色对病原学诊断有一定的参考价值,可作为初始经验性抗感染治疗的依据。

一般认为,痰定量培养的细菌浓度 $\geq 10^7$ cfu/mL、经 ETA 细菌培养浓度 $\geq 10^5$ cfu/mL、经 BALF 培养细菌浓度 $\geq 10^4$ cfu/mL 或经气管镜防污染毛刷所取样本培养的细菌浓度 $\geq 10^3$ cfu/mL 为致病菌的可能性较大。

机械通气患者的气道和/或人工气道易有不动杆菌属、假单胞菌属或念珠菌属定植,培养到这些微生物时需综合评估。如果患者无与肺炎相关的临床表现及实验室依据,气道分泌物检出的细菌很可能为定植或污染。

呼吸道病毒培养阳性可作为确诊病毒感染的依据。虽然血培养是诊断菌血症的金标准,但血培养阳性不能判定细菌来自肺内[3]。

肺炎链球菌和嗜肺军团菌尿抗原检测及血清隐球菌荚膜多糖抗原检测的敏感度和特异度均很高。血清 1,3-β-D 葡聚糖检测(G 试验)、血清或 BALF 半乳甘露聚糖抗原检测(GM 试验)连续 2 次(BALF 仅需 1 次)阳性,具有辅助诊断价值。

基于测序技术的临床宏基因组学,通过分析临床标本中微生物的 DNA 或 RNA 含量与丰度判断致病菌,可以显著提高病原检测的敏感度,缩短检测时间,对罕见病原菌感染的诊断具有优势,但检测结果需结合流行病学和临床特征综合评估是否为致病菌,临床结果的判读还面临一定的挑战[15,16]。

【影像学表现】

影像学检查是诊断 HAP/VAP 的重要的基本手段,应常规行胸部 X 线摄影,尽可能行胸部 CT 检查。对于危重症或无法行胸部 CT 检查的患者,有条件的单位可行床旁肺超声检查。肺超声检查有助于早期诊断 VAP,判别肺组织通气改变情况[17-19],联合其他感染相关生物标志物可提高肺超声诊断 VAP 的特异度[20]。

X 线或 CT 显示新出现或进展性的浸润影、实变影或磨玻璃影,两肺下叶或背侧分布为主(图 12-2-1 和图 12-2-2),可合并气管支气管炎,表现为气管或支气管管壁增厚,支气管轻度扩张并黏液嵌塞(图 12-1-3),部分患者可表现为肺脓肿(图 12-2-4)。

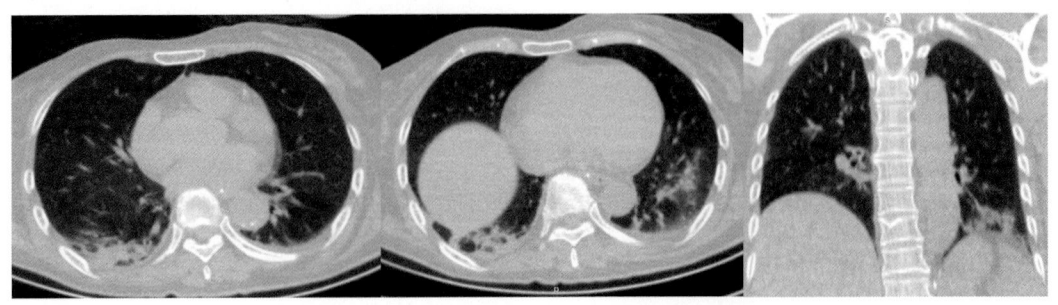

图 12-2-1　女性,59 岁。脑出血术后医院获得性肺炎

CT 肺窗和冠状位显示两肺下叶及右肺上叶后段斑片状阴影,伴双侧胸腔积液。

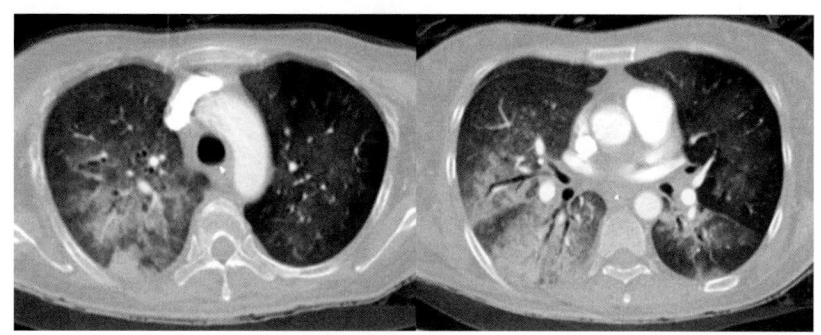

图12-2-2 女性,48岁。医院获得性肺炎,鲍曼不动杆菌肺炎

CT增强扫描肺窗显示两肺弥漫性的磨玻璃影,渗出实变影,右肺中叶、下叶病有大片状实变,可见支气管气像,肺外周病变分布较少。

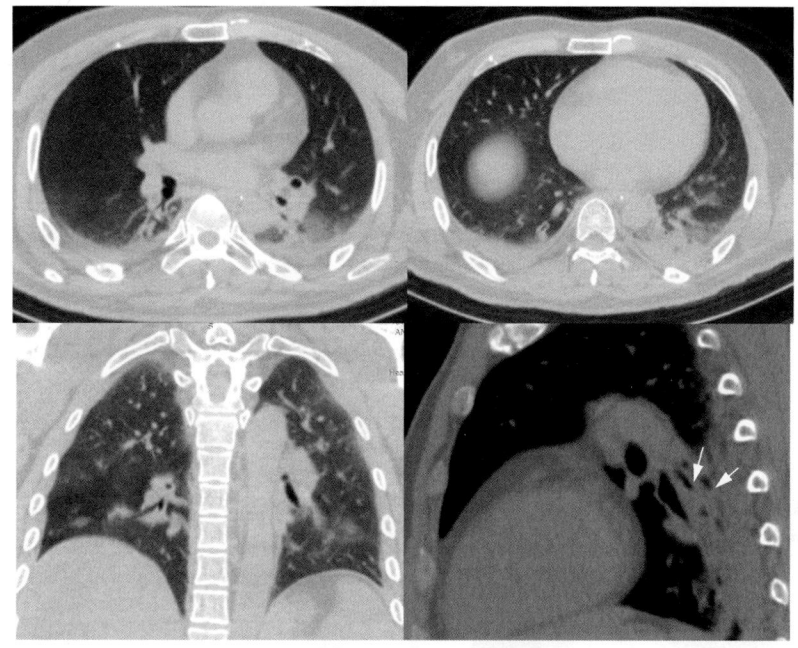

图12-2-3 男性,34岁。颅脑外伤气管切开术后,呼吸机相关性肺炎

CT肺窗显示两肺下叶多发斑片状及磨玻璃影,沿支气管血管束分布,伴支气管管壁增厚,管腔内黏液嵌塞(箭),双侧胸腔积液。

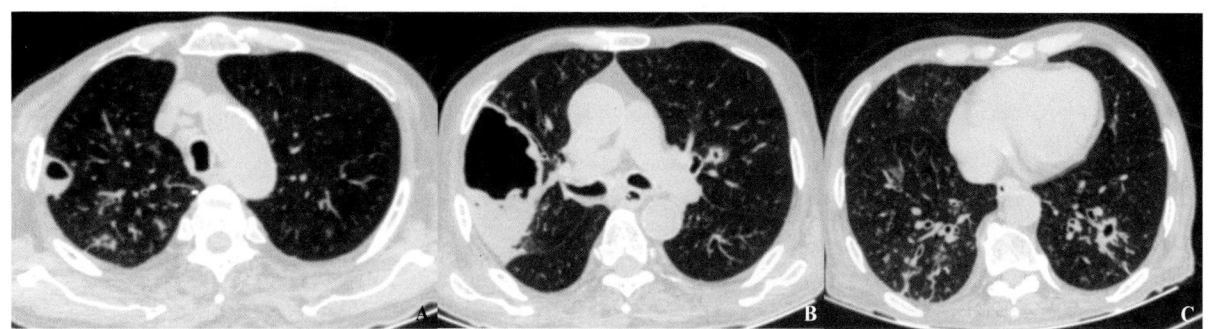

图12-2-4 男性,38岁。股骨头关节置换术后,医院相关性肺炎,肺脓肿形成

CT肺窗显示右肺上叶含气空洞,壁较薄,外壁较光整,内壁突出的小结节,空洞内可见气液平面(A、B);左肺上叶肺门旁小的含气空洞,内壁较光滑,外壁周围可见磨玻璃影(B);左肺下叶基底段含气空洞,洞壁较厚,内壁光滑,外壁边缘清晰,两肺下叶支气管管壁增厚,远端小支气管管腔黏液嵌塞(C)。

感染还可以表现为多发结节状,或团块状,或可以伴有伴晕征(图12-2-5和图12-2-6),还可以表现为大片状的磨玻璃影、多发微结节、实变等(图12-2-7和图12-2-8)。

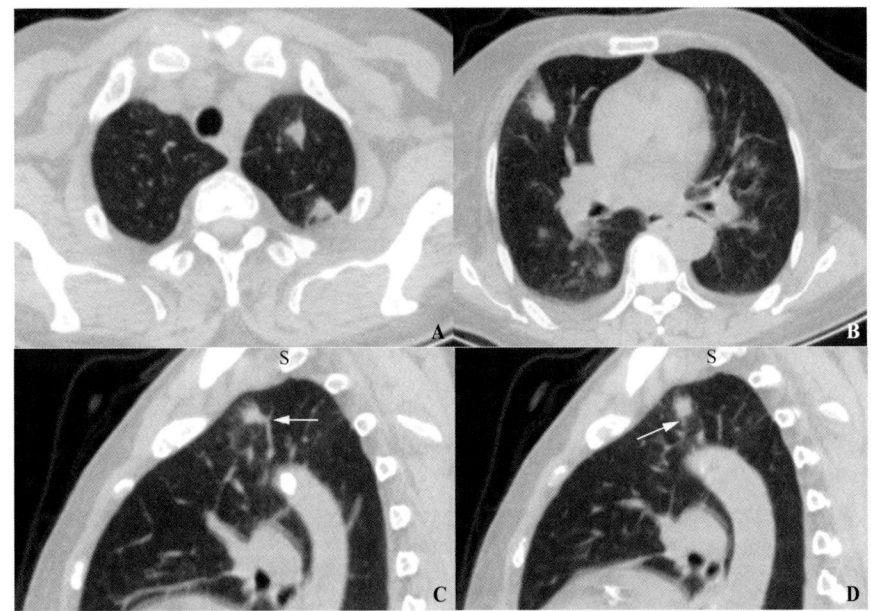

图12-2-5 急性白血病化疗后,医院获得性肺炎,真菌感染

CT肺窗(A、B)和矢状位(左肺,C、D)显示左肺上叶及右肺中、下叶多发大小不等结节影,较大结节形态不规整,小结节边缘模糊,部分病灶周围可见磨玻璃影环绕呈晕征。

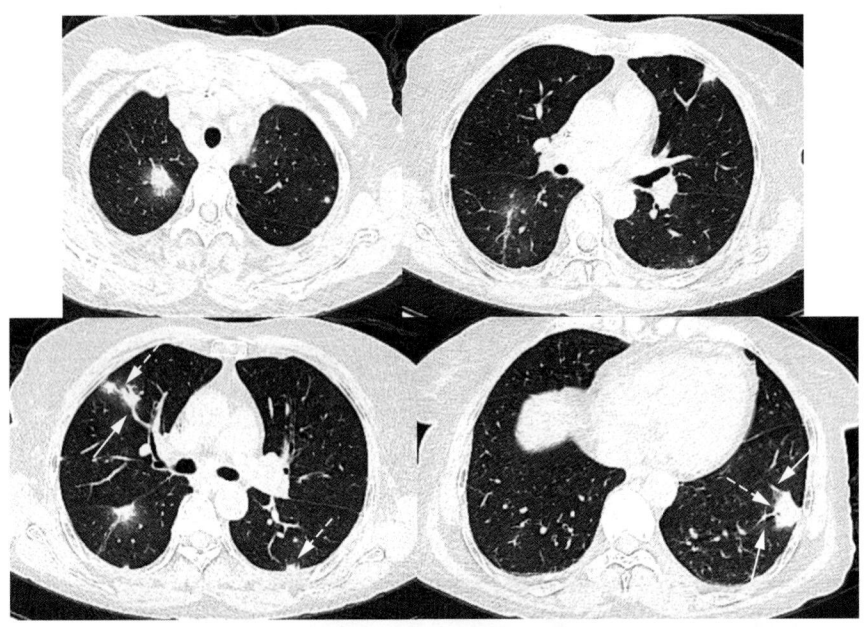

图12-2-6 白血病住院化疗,医院获得性肺炎,烟曲菌感染

CT肺窗显示两肺多发大小不等结节影,沿支气管血管束或胸膜下分布,病灶形态多不规整,边缘模糊,周围环绕磨玻璃影,部分病灶肺门侧见滋养血管(实箭),部分病灶内可见空气支气管征(虚箭)。

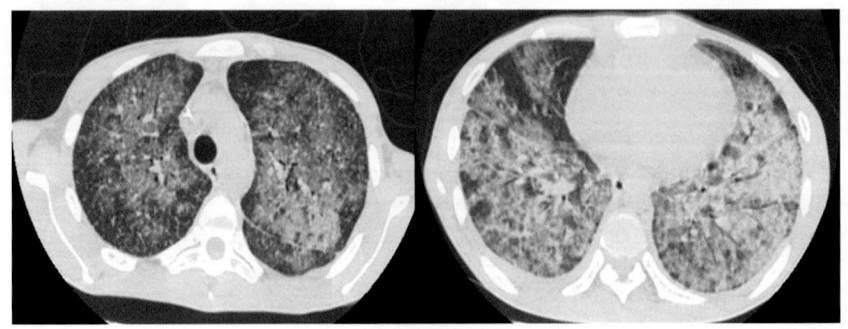

图12-2-7 男性,23岁。医院获得性肺炎,肺炎克雷伯菌肺炎

CT肺窗显示两肺多发大片状边缘模糊磨玻璃影及实变,磨玻璃影内有很多的微结节,两下肺的实变内有支气管气像。

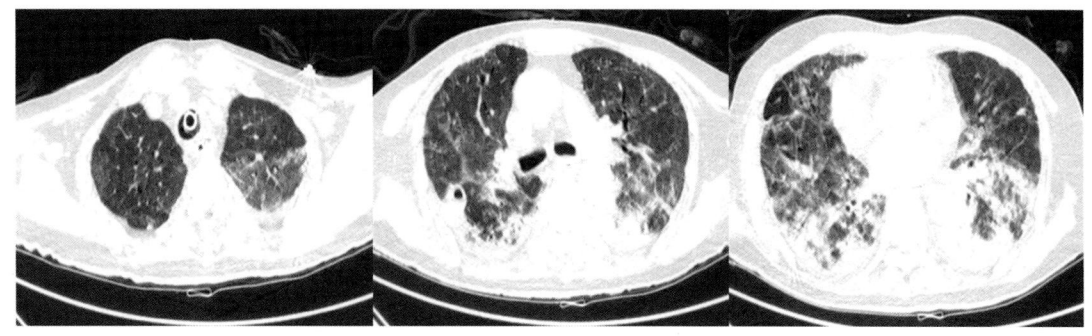

图 12-2-8　男性,69 岁。气管插管术后,呼吸机支持,医院获得性肺炎,铜绿假单胞菌肺炎
CT 肺窗显示肺内主要以磨玻璃样渗出阴影为主,两下肺背侧以实变为主、相互有融合,右肺下叶前段有结节性空洞。

【鉴别诊断】

1. **右心感染性心内膜炎伴脓毒症**·右心感染性心内膜炎(right-sided infective endocarditis,RSIE)伴脓毒症相对少见,多见于先天性心脏病、心脏起搏器、留置深静脉置管、口腔科手术、内镜、创伤性检查、免疫缺陷或长期使用免疫抑制剂、吸毒及静脉药物滥用等。

右心内存在含细菌或真菌病原体的赘生物,其碎片脱落后随血流进入肺动脉系统而导致脓毒性肺栓塞。

临床表现常见发热、咳嗽、呼吸困难、胸痛、咯血等。胸部 CT 主要表现为结节、楔形或不规则实变影,其内可有空洞形成,病变呈多发、散在分布,以胸膜下分布为主,可见滋养血管征。因感染性栓子反复脱落进入肺动脉系统,病灶具有多发性、迁延性、游走性等特点。

对于具有上述危险因素的患者,出现不明原因发热并伴有肺部症状,尤其是合并反复肺损害、贫血,应高度警惕 RSIE 致脓毒性肺栓塞可能,超声心动图检查有助于诊断[21,22]。

2. **急性肺血栓栓塞症并肺梗死**·急性肺血栓栓塞症临床表现多种多样,缺乏特异性,容易被忽视或误诊,其严重程度亦有很大差别,从轻者无症状到重者出现血流动力学不稳定,甚至猝死。常见表现为呼吸困难及气促(80%~90%)、胸痛(40%~70%)和咳嗽(20%~56%)等。部分患者可有发热(24%~43%),多为低热,少数患者可有中度以上的发热(11%)。

在急性肺血栓栓塞症的诊断过程中,要注意是否存在深静脉血栓,特别是下肢的深静脉血栓形成。手术、创伤、急性内科疾病(如心力衰竭、呼吸衰竭、感染等)、某些慢性疾病(如抗磷脂综合征、肾病综合征、炎性肠病、骨髓增殖性疾病等)及恶性肿瘤是深静脉血栓形成的重要风险因素。

影像学表现为栓塞区域肺野透亮度增加,肺血管纹理变细、稀疏或消失,梗死形成表现为肺野局部浸润性阴影,尖端指向肺门的楔形阴影。考虑到急性肺血栓栓塞症并肺梗死时确诊首选方法为 CT 肺动脉造影,可直观显示肺动脉内血栓形态、部位及血管堵塞程度[23,24]。

3. **药物相关性肺炎**(drug-related pneumonitis,DRP)·癌症药物(如博来霉素)是 DRP 最常见的原因,其次是治疗自身免疫性疾病的药物(如甲氨蝶呤)、胺碘酮和抗生素(如呋喃妥因)。近年来,分子靶向药物和免疫检查点抑制剂的使用,特别是在癌症患者中也可以引起 DRP。DRP 严重程度可以由无或轻微到危及生命,甚至迅速发展到死亡,需要与 HAP 鉴别。

临床症状一般无特异性,包括呼吸困难、咳嗽、不适或低热,有些患者在肺部出现阴影的情况下也可无症状。肺功能检查、血清学检测和微生物培养等实验室检查有助于鉴别肺部阴影的感染性或其他病因,无助于 DRP 的诊断。在接受可能引起肺毒性药物的患者中,疑诊 DRP 时,尽早进行 CT 检查,可能有助于早期发现 DRP 或与 HAP 鉴别。

DRP 的 CT 表现形式多样,可以是急性间质性肺炎(弥漫性肺泡损伤模式)和一过性肺部病变(单纯性肺嗜酸性粒细胞增多模式)、亚急性间质性疾病(机化性肺炎和过敏性肺炎模式)和慢性间质性疾病(非特异性间质性肺炎模式)。其诊断标准需结合影像学上新发的肺实质斑片影和全身性药物治疗的相关表现,并排除其他可能的原因[25,26]。

4. **肺水肿**·临床主要表现为呼吸困难,呼吸急促,特别是夜间阵发性呼吸困难或端坐呼吸,阵发性咳嗽伴大量白色或粉红色泡沫痰,很少伴有高热。影像学上间质性肺水肿主要表现为支气管血管束周围间质增粗、小叶间隔增厚,边缘光滑,走行自然;肺泡型肺水肿主要表现为两肺斑片、大片甚至弥漫性阴影;常伴叶间裂或胸膜腔积液。

典型表现为两肺对称性、以肺门为中心呈蝶翼状分布,不少也可为局灶性或不对称性分布。肺上叶肺血管增粗提示肺静脉高压的存在。经积极治疗肺水肿,影像学表现可快速(几个小时内)改善也是与肺部感染性病变鉴别的一个特点。

5. **急性呼吸窘迫综合征**·是肺内、肺外的严重疾病导致继发性急性渗透型肺水肿和进行性缺氧性呼吸衰竭。临床上在原有疾病的基础上,突然出现呼吸频率加快,气促逐渐加重,很快出现呼吸窘迫、吸气费力、发绀,常伴有烦躁、焦虑、不安且呼吸窘迫不能被通常的氧疗纠正。

CT 主要表现为磨玻璃影和肺实变,急性期有两个主要特征有助于诊断。

第一,重力依赖性密度梯度,CT 表现为从腹侧到背侧,肺部阴影从无到有,从磨玻璃影到致密实变影,即从非重力依赖区正常或过度膨胀的肺过渡为弥漫性磨玻璃影,直至重力依赖区的致密实变影[3,4]。早期出现实变影可能提示存在肺部感染,既可能是先前有肺部感染,发生 ARDS 后进一步加重,也可以是 VAP。

第二,磨玻璃阴影内可见支气管扩张,即牵拉性支气管扩张,这可能是肺脏纤维化的早期信号[27-29]。

(陈欣　郭佑民)

参考文献

[1] American Thoracic Society, infectious diseases society of America. Guidelines for the management of adults with hospital-acquired, ventilator-associated, and healthcare-associated pneumonia [J]. Am J Respir Crit Care Med, 2005, 171:388-416.

[2] 中华医学会重症医学分会. 呼吸机相关性肺炎诊断、预防和治疗指南(2013)[J]. 中华内科杂志, 2013, 52:524-543.

[3] 中华医学会呼吸病学分会感染学组. 中国成人医院获得性肺炎与呼吸机相关性肺炎诊断和治疗指南(2018年版)[J]. 中华结核和呼吸杂志, 2018, 41:255-280.

[4] 谭善娟, 毕俏洁, 李玲, 等. 成人社区及医院获得性肺炎病原菌及耐药性差异[J]. 中国感染控制杂志, 2020, 19:835-842.

[5] 国家卫生和计划生育委员会. 中国抗菌药物管理和细菌耐药现状报告(2017)[M]. 北京:中国协和医科大学出版社, 2017, 12:1-26.

[6] Hu FP, Guo Y, Zhu DM, et al. Resistance trends among clinical isolates in China reported from CHINET surveillance of bacterial resistance, 2005-2014 [J]. Clin Microbiol Infect, 2016, 22:S9-S14.

[7] Letourneau AR, Issa NC, Baden LR. Pneumonia in the immunocompromised host [J]. Curr Opin Pulm Med, 2014, 20:272-279.

[8] 徐婷, 童朝辉. 免疫抑制宿主肺炎的病原学构成特点[J]. 国际呼吸杂志, 2014, 34:1218-1221.

[9] Chastre J, Fagon JY. Ventilator-associated pneumonia [J]. Am J Respor Crot Care Med, 2002, 165:867-903.

[10] 席寅, 黎毅敏. 呼吸机相关性肺炎的发病机制及处理对策[J]. 中华结核和呼吸杂志, 2014, 37:798-799.

[11] 中国医药教育协会感染疾病专业委员会. 感染相关生物标志物临床意义解读专家共识[J]. 中华结核和呼吸杂志, 2017, 40:243-257.

[12] Simen L, Gauvin F, Amre DK, et al. Serum procalcitonin and C-reactive protein levels as markers of bacterial infection: a systematic review and meta-analysis [J]. Clin Infect Dis, 2004, 39:206-217.

[13] Sotillo-Dfaz JC, Bermejo-Lopez, Garcfa-Olivares P, et al. Role of plasma procalcitonin in the diagnosis of ventilator-associated pneumonia: systematic review and meta-analysis [J]. Med Intensiva, 2014, 38:337-346.

[14] Liu D, Su LX, Guan W, et al. Prognostic value of procalcitonin in pneumonia: systematic review and meta-analysis [J]. Respirology, 2016, 21:280-288.

[15] 范帅华, 杜鹏程, 郭军. 纳米孔测序技术在呼吸系统感染病原学诊断中的应用价值与展望[J]. 中华医学杂志, 2021, 101:2013-2015.

[16] 刘孝荣, 马东礼, 姜含芳, 等. 高通量测序方法在重症肺炎病原体检测的应用[J]. 中华检验医学杂志, 2017, 40:609-613.

[17] Mongodi S, Via G, Girard M, et al. Lung ultrasound for early diagnosis of ventilator-as-sociated pneumonia [J]. Chest, 2016, 149:969-980.

[18] 李婕, 朱金源, 刘勤富, 等. 肺部超声在VAP诊断与病情评估中的应用价值研究[J]. 中华危重病急救医学, 2021, 33:702-707.

[19] Wang GY, Ji XY, Xu YS, et al. Lung ultrasound: a promising tool to monitor ventilator-associated pneumonia in critically ill patients [J]. Crit Care, 2016, 20:320.

[20] Zhou JD, Song J, Gong SJ, et al. Lung ultrasound combined with procalcitonin for a diagnosis of ventilator-associated pneumonia [J]. Respir Care, 2019, 64:519-527.

[21] Chahoud J, Yakan SA, Saad H, et al. Right-sided infective endocarditis and pulmonary infiltrates: an update [J]. Cardiol Rev, 2016, 24:230-237.

[22] 武静, 张庆宪, 邢丽华. 感染性心内膜炎伴脓毒性肺栓塞的临床特征分析[J]. 中华医学杂志, 2019, 99:775-777.

[23] 中华医学会呼吸病学分会肺栓塞与肺血管病学组, 中国医师协会呼吸医师分会肺栓塞与肺血管病工作委员会, 全国肺栓塞与肺血管病防治协作组. 肺血栓栓塞症诊治与预防指南[J]. 中华医学杂志, 2018, 98:1060-1087.

[24] 中华医学会放射学分会心胸学组. 急性肺血栓栓塞放射学检查技术方案与诊断共识[J]. 中华放射学杂志, 2012, 46:1066-1070.

[25] Johkoh T, Lee KS, Nishino M, et al. Chest CT diagnosis and clinical management of drug-related pneumonitis in patients receiving molecular targeting agents and immune checkpoint inhibitors: a position paper from the Fleischner Society [J]. Chest, 2021, 159:1107-1125.

[26] Johkoh T, Lee KS, Nishino M, et al. Chest CT diagnosis and clinical management of drug-related pneumonitis in patients receiving molecular targeting agents and immune checkpoint inhibitors: a position paper from the Fleischner Society [J]. Radiology, 2021, 298:550-566.

[27] ARDS Definition Task Force, Ranieri VM, Rubenfeld GD, et al. Acute respiratory distress syndrome: the Berlin Definition [J]. JAMA, 2012, 307:2526-2533.

[28] Thompson BT, Chambers RC, Liu KD. Acute respiratory distress syndrome [J]. N Engl J Med, 2017, 377:562-572.

[29] 黄鹤, 黎檀实. 肺部CT在急性呼吸窘迫综合征诊断与评估中的作用[J]. 中华全科医师杂志, 2014, 13:47-49.

第十三章 细菌性肺炎

第一节 · 概 述

细菌性肺炎(bacterial pneumonia)是指由于肺部感染细菌而引起的肺实质性急性炎症,是感染性肺炎中最常见的类型。常见的病原体有肺炎链球菌、金黄色葡萄球菌、肺炎克雷伯菌、铜绿假单胞菌等致病菌。

细菌性肺炎好发于冬春季,任何年龄段均可发病,多见于儿童和老年人。患者的临床表现变化较大,可轻可重,取决于病原体类型和宿主的状态,常见表现为发热、咳嗽、咳痰、呼吸困难等,或原有呼吸道症状加重,并出现脓性痰或血痰,伴或不伴胸痛。

大多数细菌性肺炎经过及时、正确的治疗可以痊愈,老年、免疫功能低下、基础疾病较多的患者预后较差。

细菌性肺炎按解剖学可分为大叶性肺炎、小叶性肺炎和间质性肺炎。按发病地点可分为社区获得性肺炎和医院获得性肺炎。

细菌性肺炎的诊断主要依靠患者的临床症状和体征,结合相关体格检查、实验室检查和影像学检查,但在临床中寻找肺炎的致病菌并不是一件容易的事情。影像学检查在细菌性肺炎诊断中发挥重要作用,胸部 X 线检查是诊断肺炎的首选影像学检查,而胸部 CT 检查不但可以更早期检出病灶,还能对其影像学特征进行细致深入分析和归类,结合患者的流行病学史及临床和实验室检查资料,有助于进一步缩小病原学鉴别的范围,为临床诊疗提供有价值的参考信息。

本章主要涉及多种致病细菌引起的肺炎,重点介绍各种常见类型细菌性肺炎的影像学表现,特别是其 CT 特征,为诊断及鉴别诊断提供线索。

(褚志刚 杨志刚)

第二节 · 急性支气管炎

急性支气管炎(acute bronchitis)是指在没有慢性阻塞性肺疾病的情况下,发生累及大气道(支气管)但无肺炎证据的下呼吸道感染[1],是支气管黏膜的急性炎症。该病一般与气管炎并发,常由气管延及支气管,称为急性气管-支气管炎(acute tracheitis bronchitis)。发病常见于寒冷季节,或气候突变如初春或秋冬之交。

急性支气管炎的病因可为感染、物理、化学因素或过敏反应,而以感染为最常见因素,可以由病毒、细菌直接感染,也可因急性上呼吸道感染的病毒或细菌蔓延引起。

引起急性支气管炎的各种病原体中以病毒为主,在识别出病原体的病例中约 60% 为病毒感染[2],其中最常见的病毒病原体包括甲型和乙型流感病毒、副流感病毒、1~3 型冠状病毒、鼻病毒、呼吸道合胞病毒和人类偏肺病毒,而细菌感染引起的急性支气管炎比较少见[2],成人急性支气管炎住院患者中仅6%为细菌感染[4],其中以百日咳杆菌、肺炎支原体和肺炎衣原体较常见[2]。

此外,来自呼吸道的分泌物吸入也可导致本病,物理与化学刺激,如冷空气、刺激性气体等,对细菌、蛋白质过敏也可发病,寄生虫在肺部移行也可发生。本病可以发生于任何年龄,通常为自限性,可在1~3周消退[3]。

【发病机制与病理】

气管、支气管黏膜充血、水肿,黏膜增厚,黏膜上皮细胞脱落和基底膜剥蚀,黏液腺体肥大,黏膜下层白细胞浸润和黏液性分泌增多。早期支气管黏膜充血、水肿及浆液性渗出,抑制了肺泡吞噬细胞的吞噬和纤毛上皮细胞的活力,增加了机会感染的可能。

【临床表现】

急性支气管炎发作前可先出现上呼吸道感染,如头痛、鼻充血和咽痛等[4]。

咳嗽是急性支气管炎患者的主要症状,大多数患者的咳嗽持续1~3周,中位持续时间为18天[5],一般先为干咳或少量黏液性痰,随后可转为黏液脓性或脓性、痰量增多、咳嗽加剧,偶可痰中带血。若同时还存在发热或全身症状时,应考虑流感或肺炎。

体格检查,两肺听到散在干、湿啰音,若发现肺实变体征(如叩诊浊音、支气管呼吸音减弱、啰音、羊鸣音)或胸膜炎体征(如胸膜摩擦音),提示病变范围超出支气管。

【实验室检查】

急性支气管炎的评估通常不需要实验室检查,周围血中白细胞计数和分类多无明显改变。细菌感染较重时,白细胞计数和中性粒细胞增高。

大多数患者都无需检测具体的病原体,因为检测结果不会改变疗法。急性支气管炎很少由细菌感染引起,所以不推荐用咳出的痰液进行革兰染色和细菌培养[6]。

【影像学表现】

在有急性支气管炎症状的患者中,影像学检查的主要目的是排除肺炎。当患者只有单纯的急性支气管炎症状时,一般不需要接受影像学检查,但老年患者例外。因此,决定进行胸部X线片或其他胸部影像学检查时,应考虑到患者的整体临床特征。

急性支气管炎在胸部X线片上一般显示正常,或仅有支气管壁增厚造成的肺纹理增粗表现,对诊断并无确切的意义。

胸部X线片有时是为了观察肺部有无并发肺炎,或由黏痰所引起的气道阻塞改变,如局限性肺气肿或肺不张。

与X线平片表现类似,急性支气管炎在CT上可以显示正常或气管、支气管束的改变,可以有增粗和模糊。在HRCT上可见由于支气管壁水肿增厚而导致的支气管壁增厚、模糊,周围可见少许小结节影(图13-2-1)。

PET-CT可见支气管树的高摄取,可能对支气管炎性病变的诊断有潜在价值[7]。

【诊断标准】

急性支气管炎大多数情况下都可根据病史和体格检查做出诊断。若患者有急性发作但持续较久的咳嗽(通常持续1~3周),不伴提示肺炎的临床表现(如发热、呼吸过速、啰音、肺实变体征),也无慢性阻塞性肺疾病,应怀疑急性支气管炎。

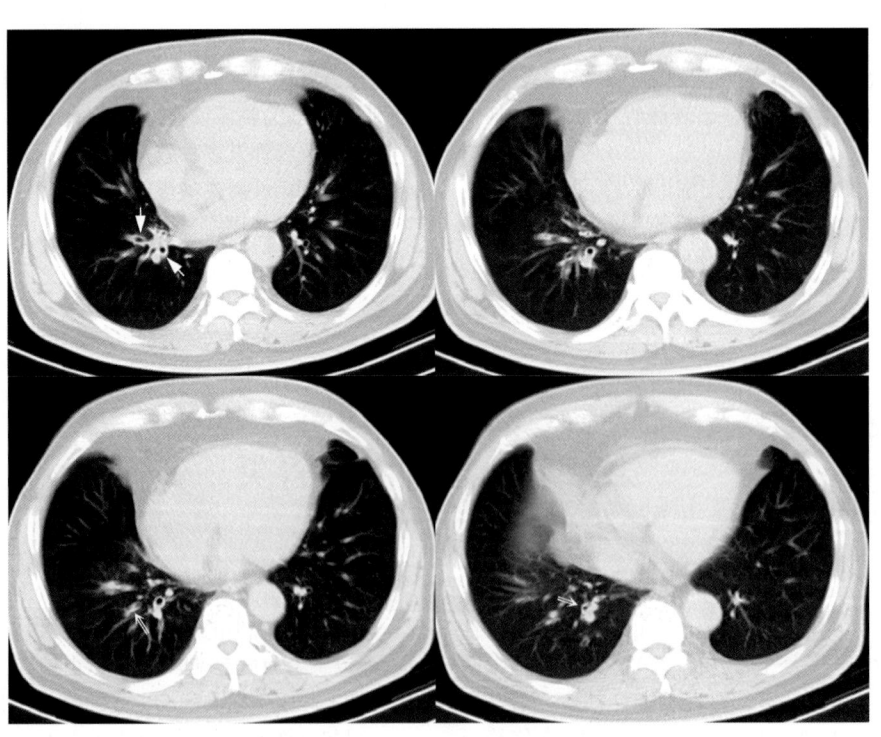

图13-2-1 男性,55岁。急性支气管炎

咳嗽,咳痰1周。CT肺窗显示右肺下叶支气管壁明显增厚,管腔略变窄(实箭),部分层面支气管腔不通畅,内有少量黏液影(空心箭),外周肺实质可见少许模糊结节影。

如果系肺炎支原体或衣原体感染,测定血清的相关抗体,对诊断有帮助。

【鉴别诊断】

在 CT 图像上,急性支气管炎需要与毛细支气管(<2 mm 的细支气管)炎鉴别,后者的 CT 表现主要包括小叶中心微小结节(树芽征)、支气管壁增厚、细支气管扩张和马赛克衰减或空气滞留[8]。

(褚志刚 杨志刚)

参考文献

[1] hen KC, Yu HR, Chen WS, et al. Diagnosis of common pulmonary diseases in children by X-ray images and deep learning [J]. Sci Rep, 2020, 10: 17374.

[2] Albert RH. Diagnosis and treatment of acute bronchitis [J]. Am Fam Physician, 2010, 82: 1345-1350.

[3] Clark TW, Medina MJ, Batham S, et al. Adults hospitalized with acute respiratory illness rarely have detectable bacteria in the absence of COPD or pneumonia; viral infection predominates in a large prospective UK sample [J]. J Infect, 2014, 69: 507-515.

[4] Kinkade S, Long NA. Acute bronchitis [J]. Am Fam Physician, 2016, 94: 560-565.

[5] Ebell MH, Lundgren J, Youngpairoj S. How long does a cough last? Comparing patients' expectations with data from a systematic review of the literature [J]. Ann Fam Med, 2013, 11: 5-13.

[6] Llor C, Bjerrum L. Antibiotic prescribing for acute bronchitis [J]. Expert Rev Anti Infect Ther, 2016, 14: 633-642.

[7] Kicska G, Zhuang H, Alavi A. Acute bronchitis imaged with F-18 FDG positron emission tomography [J]. Clin Nucl Med, 2003, 28: 511-512.

[8] Winningham PJ, Martínez-Jiménez S, Rosado-de-Christenson ML, et al. Bronchiolitis: a practical approach for the general radiologist [J]. Radiographics, 2017, 37: 777-794.

第三节·肺炎链球菌肺炎

肺炎链球菌肺炎(pneumococcus pneumonia, streptococcus pneumonia)是由肺炎链球菌引起的急性肺部感染,无论是在儿童还是成人中,其均是最常见的社区获得性肺炎类型[1,2]。本病常好发于春冬季节,随年龄增大,其发病率呈不断增高趋势。

肺炎链球菌肺炎缺乏确切的发病率,在有抗生素以前,超过75%的肺炎病例是由肺炎链球菌引起的,接种肺炎球菌疫苗及减少吸烟可能会降低这一比例。门诊、住院及ICU治疗的社区获得性肺炎者中,链球菌感染者比例分别高达38%、27%和28%[3]。

肺炎链球菌肺炎患者的死亡率从10%到36%不等,且在过去几十年里变化很小,死亡率高低主要与宿主因素、微生物因素和与抗生素治疗相关的因素三个方面有关[4]。

肺炎链球菌肺炎常见的危险因素有低龄(<2 岁)或高龄(>65 岁)、吸烟、酗酒、各种潜在的共存疾病(如COPD、糖尿病、慢性心血管病及肾脏疾病等),以及各种先天性或获得性免疫缺陷(如HIV、先天性免疫缺陷及多发性骨髓瘤等)[5]。

部分研究显示,吸烟及酗酒与链球菌球肺炎患者的病变严重性、住院死亡率、住院时间和费用增加有关[6,7]。此外,病毒感染,特别是流感病毒,与链球菌肺炎之间也被证实存在一定的关联性和相互作用[8]。

【发病机制与病理】

肺炎链球菌在自然界广泛分布,主要通过气溶胶吸入而进入人体,在鼻咽部定植[9,10]。40%~50%的健康成人有肺炎球菌定植,且持续4~6周[11]。与成人相比,肺炎链球菌定植在儿童中更为常见。一次定植可能会涉及不止1种血清型,疾病最常发生于与已定植菌株的血清型不同的菌株进入人体时,潜伏期通常为1~3日。

肺炎链球菌仅少数有致病力,主要引起大叶性肺炎[12]。肺炎链球菌是否致病主要取决于病原体和宿主应答两方面因素。肺炎链球菌不产生内毒素和外毒素,其致病力主要是荚膜的侵袭作用[10],其产生的其他产物,如肺炎链球菌溶素、神经氨酸酶等,在肺炎链球菌肺炎的发病机制和毒力方面也发挥了一定的作用[10]。

宿主上皮细胞的完整性对于抵御肺炎链球菌的入侵非常重要,血液循环中的荚膜特异性抗体是一种保护性抗体,在体外具有很强的杀灭链球菌的活性。但这种抗体的保护作用并不完全,因此各个年龄段的患者对于肺炎链球菌普遍易感。脾对于清除抗体包被的链球菌有很大作用[9],因此对于某种原因脾被切除的患者,患肺炎链球菌的危险性增大。

大叶性肺炎的病变主要表现为肺泡内的纤维素渗出性炎症,一般发生在单侧肺,多见于左肺或右肺下叶,也可同时或先后发生于两个以上肺叶[13]。典型的发病过程大致可分充血期、红色肝样变期、灰色肝样变期和消散期四期(详见第十二章第一节)。

近年来,由于抗生素的广泛使用,此种典型的病理改变已很少见。因为链球菌感染过程中几乎没有组织破坏或坏死,且渗出物的吸收非常充分,病变消散后几乎不会出现机化或永久瘢痕。极个别患者肺泡内纤维蛋白吸收不完全,甚至有成纤维细胞形成,发展为机化性肺炎。

【临床表现】

患者病前常有受凉、淋雨、疲劳、酗酒或病毒感染史[8,14],大多有数日上呼吸道感染的前驱症状。

骤然起病,表现为发热、寒战、咳嗽、咳铁锈色痰和患侧胸部疼痛,且疼痛常导致患者呼吸运动受限。这种典型表现通常发生于较年轻的患者,年龄较大者出现的症状相对较少或不典型,有些首发表现可能是意识模糊或谵妄。初始症状发作后,患者会出现呼吸过速和全身性中毒加重。

体格检查，早期肺部体征无明显异常，仅有胸廓呼吸运动幅度减少，轻度叩浊，呼吸音减低及胸膜摩擦音。肺实变时有叩诊呈浊音、触觉语颤增强及支气管呼吸音等典型体征。消散期可闻及湿啰音，重症患者有肠充气，上腹部压痛，多与炎症累及膈胸膜有关。

【实验室检查】

1. 实验室检查·外周血白细胞计数大多升高，一般在$(10\sim30)\times10^9/L$，甚至$40\times10^9/L$以上，中性粒细胞增至80%以上，核左移或胞质内可见中毒颗粒[11]。年老体弱的严重感染和脓毒血症患者，白细胞计数可减低，伴中性粒细胞增加和核左移。血清胆红素水平可轻度增高，可能与低氧血症、肝炎症和肺内红细胞破裂有关。

2. 动脉血气分析·可表现为低氧血症和轻度呼吸性碱中毒。

3. 微生物学检查·痰液内革兰染色发现成对或短链状排列的阳性球菌[15]，并有大量的中性粒细胞，可初步诊断。痰培养分离出肺炎链球菌，可证实诊断。血培养阳性率不高，只有在发病早期的短暂菌血症期或并发脓毒血症时血培养才会发现阳性[15,16]。

肺炎球菌尿抗原检测诊断链球菌肺炎的敏感性较低，但特异性较强，对于无菌血症的患者，其结果阳性有助于调整治疗。

【影像学表现】

1. X线表现·与病理分期密切相关，通常X线征象较临床症状出现晚。其基本X线表现为不同形状及范围的渗出与实变。肺炎链球菌肺炎X线表现分为三期。

（1）充血期：由于肺泡尚充气，往往无异常X线征象，即便有，也仅表现为病变区局限性肺纹理增粗、增多，随着渗出加重，表现为云雾状不均匀密度增高影（图13-3-1）。

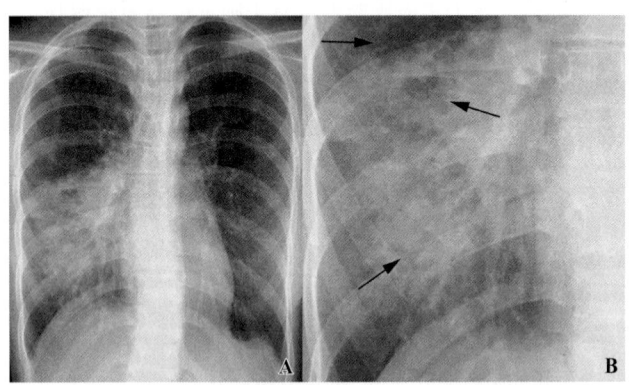

图13-3-1　女性，22岁。肺炎链球菌肺炎
胸部X线片(A)显示右下肺不均匀密度增高影，以水平裂为界，局部放大(B)显示其内肺纹理增多、增重，夹杂不规则低密度影。

（2）实变期：包括红色肝样变期及灰色肝样变期，表现为密度均匀的致密阴影，病变的叶间裂的一侧显示有鲜明平直的界限，而在其他部分则表现为模糊不清，外围阴影逐渐变淡。病变区的肺血管影通常被遮盖而难以显示，但由于实变肺组织与含气的支气管相衬托，其内有时可见透亮的支气管影，称空气支气管征或支气管气相（图13-3-2）[17]。

若病变累及肺段，呈片状、三角形或圆锥形致密影（图13-3-3）。如累及肺叶的大部或全部，则呈大片状致密影，形态与肺叶的轮廓相符合（图13-3-2）。不同部位大叶阴影形状不同。

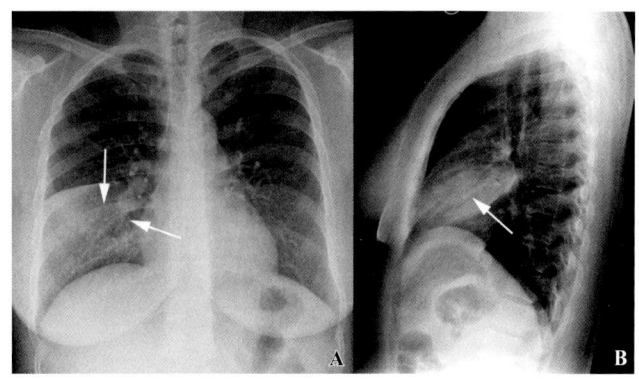

图13-3-2　女性，34岁。肺炎链球菌肺炎
咳嗽，发热4天。胸部正位(A)、侧(B)位X线片显示右肺中叶密度增高，密度较均匀，其内可见充气支气管影(箭)。

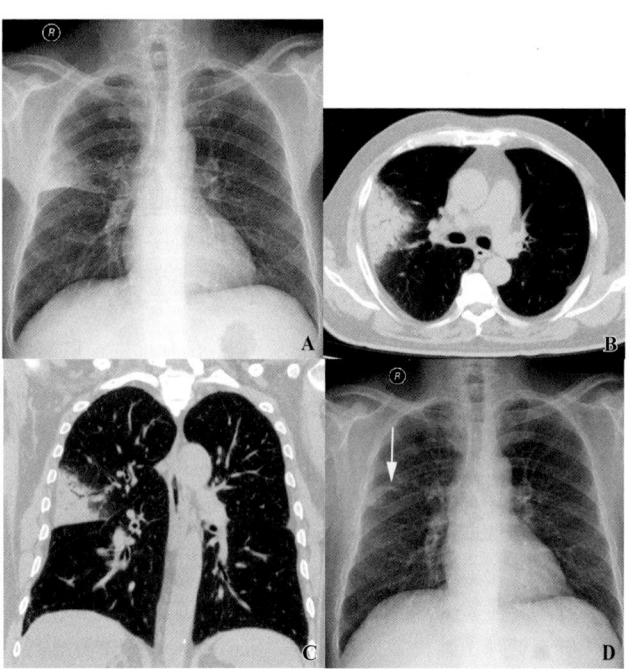

图13-3-3　男性，57岁。肺炎链球菌肺炎
咳嗽、胸痛3天。胸部X线片(A)显示右上肺片状密度增高影，病变呈三角形，基底指向外周，下缘光滑锐利，内上缘模糊不清。CT肺窗(B)和冠状位(C)显示病变与上叶后段相吻合，下缘为水平裂，病变内可见充气支气管影；治疗后40天复查胸部正位X线片(D)，右上肺原病灶区残留少许条索影(箭)。

炎性实变的肺叶体积一般与正常时相等，由于肺泡内有渗出液及红细胞、白细胞的存在，有时体积可略大于正常，使相应的叶间裂稍凸起。若病变区内的细支气管因黏稠分泌物的阻塞而致不张，则实变肺叶的体积可略小，相应的叶间裂稍凹（图13-3-4）。

近年来，由于抗生素的广泛应用，往往使大叶性肺炎的发展被抑制，因而失去其典型的临床及X线表现，病变多局限在肺叶的一部分或某一肺段，少数球形实变似肺部肿块（球形肺炎）（图13-3-5）。空洞和肺气囊肿等并发症少见，胸腔积液较为常见（可高达50%）[11,17]。

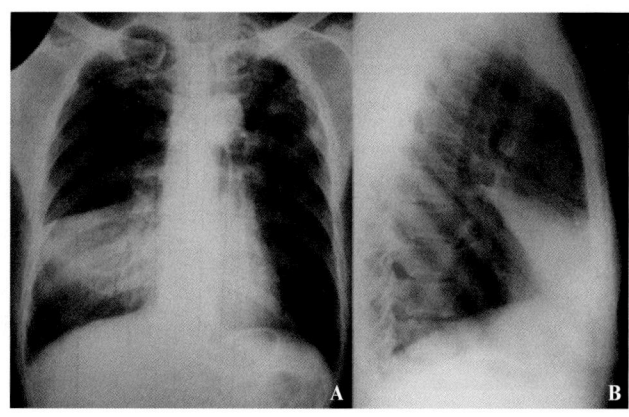

图 13-3-4 肺炎链球菌肺炎

胸部正、侧位 X 线片显示右中叶实变影,水平裂轻度下移,正位 X 线片(A)病变呈三角形,基底指向外周,右心缘不清,上缘水平裂为界,外缘模糊不清;侧位 X 线片(B)病变后下缘以斜裂为界。

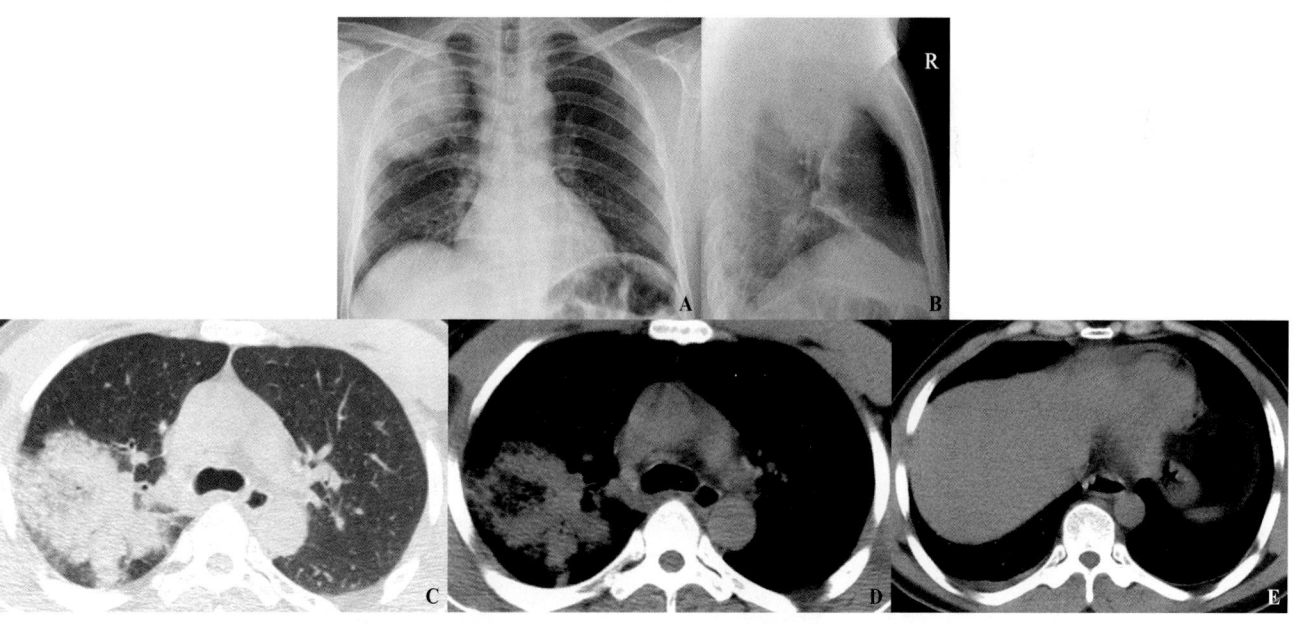

图 13-3-5 男性,35 岁。肺炎链球菌肺炎

胸部正位(A)、侧位(B)X 线片显示右肺尖后段类圆形肿块;CT 肺窗(C)显示病变密度不均、边界不清、形状不整;纵隔窗(D)显示病灶内可见气泡及含气支气管,右侧胸膜腔少量积液(E)。

(3) 吸收消散期:表现为实变影密度逐渐降低。吸收可以从边缘开始,但多数为普遍吸收,使病变呈散在、大小不一和分布不规则的斑片状阴影。进一步吸收后病变区出现条索状阴影(图 13-3-3D),再吸收,仅见增重的肺纹理,逐渐恢复正常。

消散的时间受治疗和体质等因素的影响很大。在与病变邻接的叶间裂处可遗留有增厚的叶间胸膜影。少数病例可因长期不吸收而演变为机化性肺炎。

2. CT 表现

(1) 发现液化坏死和空洞:对于临床及 X 线已确诊的大叶性肺炎,CT 检查可以明确病变中是否有肺脓肿形成(图 13-3-5)。

(2) 鉴别诊断:有些吸收较慢的大叶性肺炎需与肺癌合并肺炎或肺癌合并肺不张鉴别,通常应用 CT 检查进一步了解病变的内部和病变的周边部改变,为鉴别诊断提供更多的信息。

肺炎链球菌典型 CT 征象包括如下[13,17,18]。

1) 病变呈大叶性或肺段性分布的磨玻璃和/或实变影。

2) 病变内可见空气支气管征,支气管走行自然,管壁增厚少见。

3) 病变密度均匀,边缘被胸膜局限且平直。

4) 实变的肺叶体积通常与正常时相等(图 13-3-6),也可略大或略小(图 13-3-7)。

5) 患侧胸腔积液[17]。

6) 消散期病变呈散在的、大小不一的斑片状阴影(图 13-3-8),进一步吸收仅见条索状阴影或完全消失(图 13-3-9)。

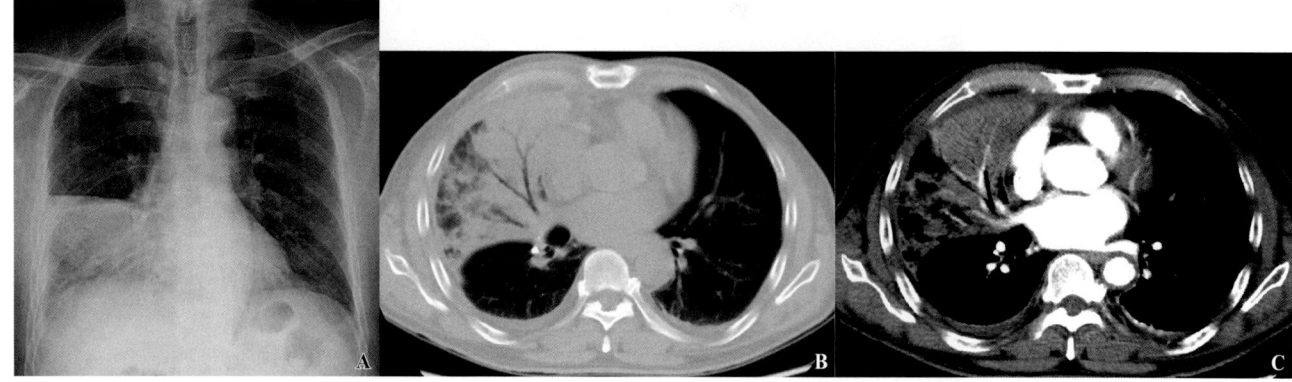

图13-3-6 男性,72岁。肺炎链球菌肺炎

咳嗽、咳黄色黏痰伴发热、寒战、胸痛7天。胸部X线片(A)显示右下肺以水平裂为界密度增高,内部密度不均;CT肺窗(B)显示右肺中叶大片状实变影及磨玻璃影,实变影内可见充气支气管征,双侧斜裂对称;增强扫描(C)显示实变区均匀强化,其内支气管分支走行自然,管壁光滑,右侧胸腔少量积液。

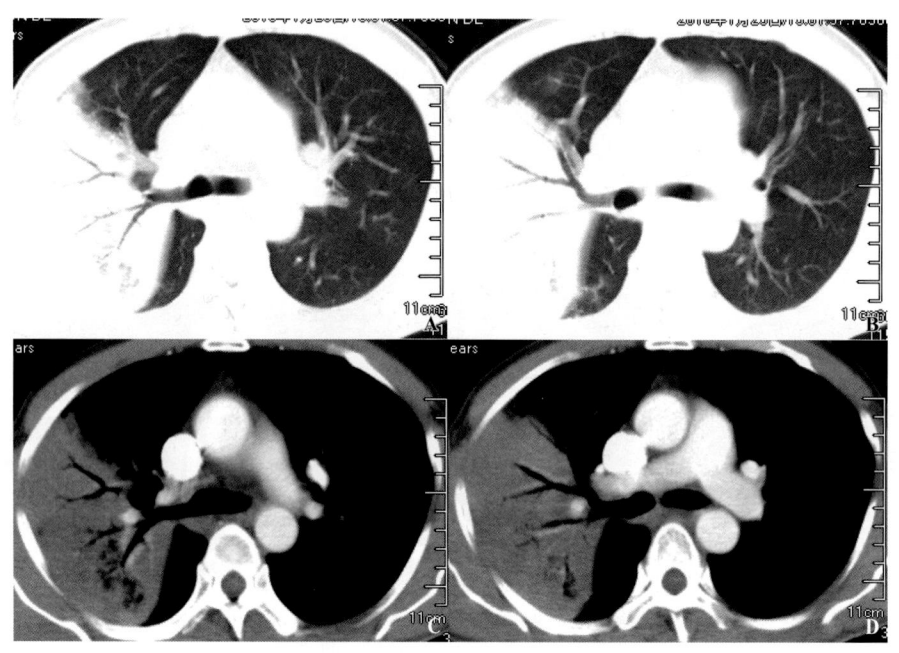

图13-3-7 男性,48岁。肺炎链球菌肺炎

CT肺窗(A、B)显示右肺上叶段性分布密度增高影,后缘为斜裂胸膜,边缘光滑,与左肺相比,病灶体积略有增大;纵隔窗(C、D)显示右主支气管及其分支走行自然,管壁光滑。

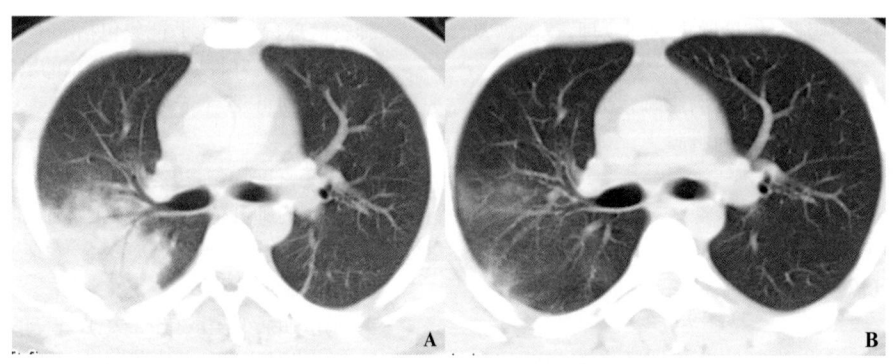

图13-3-8 男性,24岁。肺炎链球菌肺炎

CT肺窗(A)显示右上叶大片实变影,边缘模糊,内含充气支气管征;治疗后8天CT复查(B)原大片实变影大部吸收,呈散在的小斑片状阴影。

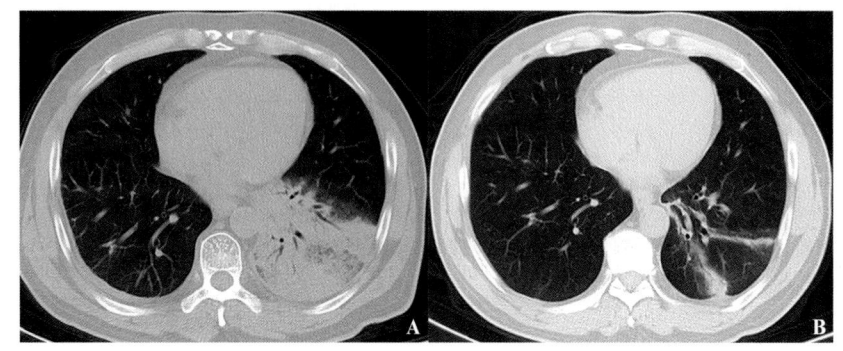

图 13-3-9 男性，53 岁。肺炎链球菌肺炎

发热 3 天，恶心、纳差 2 天。CT 肺窗（A）显示左肺下叶大片状实变影，边缘模糊，其内可见充气支气管影；治疗后 10 天 CT 复查（B）原大片实变影基本吸收，残留少许条片影。

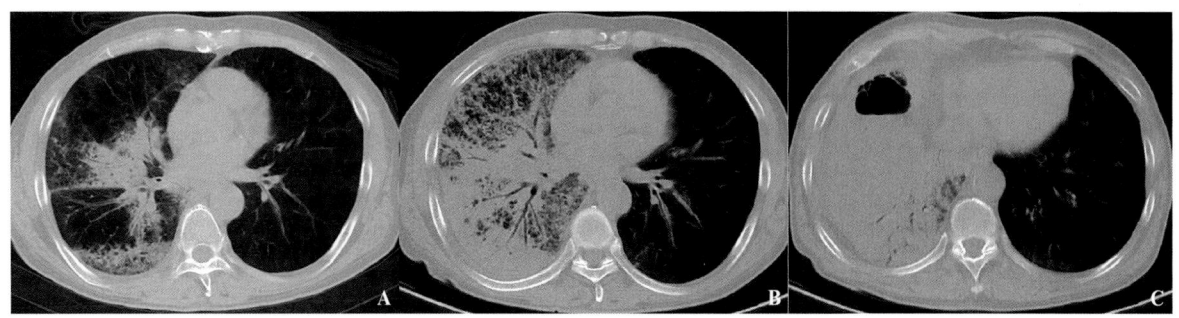

图 13-3-10 男性，73 岁。肺炎链球菌肺炎

反复咳嗽、咳痰 30 余年，4 天前受凉后出现畏寒、发热、咳嗽、喘累加重。CT 肺窗（A）显示右肺中叶及下叶片状实变影及磨玻璃影；治疗 10 天后复查（B、C）显示右肺中叶及下叶病灶范围明显增大，密度不均匀，中叶实变影内可见空洞影，其内可见气液平。

通常情况下，肺炎链球菌所致的肺炎以大叶性肺炎最为典型，但严重者可引起坏死性肺炎。坏死性肺炎以肺液化坏死和空洞形成为特征，病变初期表现为双肺或单侧肺大叶性高密度影，1 周左右大叶实变内可见圆形或椭圆形单一或多发性低密度病灶，伴随或之后出现多发囊泡影或空腔（图 13-3-10），后期可出现肺大疱，部分合并包裹性液气胸。

当肺炎链球菌肺炎患者的胸部 CT 图像上可见小叶中心结节、支气管壁增厚、空洞或双侧胸腔积液时，应考虑合并其他感染可能，如流感嗜血杆菌、铜绿假单胞菌或对甲氧西林敏感的金黄色葡萄球菌（MSSA）感染等[13]。

【诊断标准】

(1) 有受凉、淋雨、醉酒或疲劳等一定诱因。

(2) 发热急骤，寒战、高热、咳嗽、胸痛或痰中带血。

(3) 胸部 X 线表现为叶、段或亚段分布的均匀密度增高影或浸润影。

(4) 痰涂片革兰染色可见成对或呈短链状排列的阳性球菌，痰培养分离出肺炎链球菌。

(5) 血培养分离出肺炎链球菌。

凡具有 1~3 项加 4~5 项中的任何一项可诊断肺炎链球菌肺炎。

【鉴别诊断】

1. 肺不张·典型肺不张表现为肺叶、肺段的高密度影，其体积缩小较明显，范围较大时，除叶间裂移位外，常伴有纵隔、肺门移位，严重者引发患侧胸廓缩小。高密度肺野较少出现典型充气支气管征，不张肺组织强化均匀。肺不张常伴有近端支气管腔内或腔外病变，导致支气管管腔缩小、截断。大叶性肺炎的体积通常无变化，即便缩小，也仅表现为叶间裂的移位，很少波及纵隔、肺门及胸廓改变。大叶性肺炎的病变位于肺泡，支气管通畅，不伴近端气管腔内外病变。

2. 干酪性肺炎·当虫蚀性空洞较小时，大叶性干酪性肺炎在 X 线片上易与大叶性肺炎混淆，其他肺野存在播散灶时，倾向于结核的诊断，当鉴别困难时，CT 有助于两者的鉴别。干酪性肺炎密度不均，其内的含气支气管走行扭曲，管腔常扩张，增强扫描强化不均匀，干酪组织不强化。

3. 小叶性肺炎·如在消散期开始进行检查而不了解患者以前的病情，大叶性肺炎易被误诊为支气管性肺炎。多灶性小叶实变、小叶中心结节和分枝状线状影，通常不伴胸腔积液或空气支气管征[18]者，倾向于支气管性肺炎。

（褚志刚　杨志刚）

参考文献

[1] Thadchanamoorthy V, Dayasiri K. Review on pneumococcal infection in children [J]. Cureus, 2021, 13:e14913.

[2] Rozenbaum MH, Pechlivanoglou P, van der Werf TS, et al. The role of Streptococcus pneumoniae in community-acquired pneumonia among adults in Europe: a meta-analysis [J]. Eur J Clin Microbiol Infect Dis, 2013, 32: 305-316.

[3] Welte T, Torres A, Nathwani D. Clinical and economic burden of community-acquired pneumonia among adults in Europe [J]. Thorax, 2012, 67:71-79.

[4] Ludwig E, Bonanni P, Rohde G, et al. The remaining challenges of pneumococcal disease in adults [J]. Eur Respir Rev, 2012, 21:57-65.

[5] Vila-Corcoles A, Ochoa-Gondar O, Vila-Rovira A, et al. Incidence and risk of pneumococcal pneumonia in adults with distinct underlying medical conditions: a population-based study [J]. Lung, 2020, 198:481-489.

[6] Bello S, Menéndez R, Torres A, et al. Tobacco smoking increases the risk for death from pneumococcal pneumonia [J]. Chest, 2014, 146: 1029-1037.

[7] Gili-Miner M, López-Méndez J, Béjar-Prado L, et al. Alcohol use disorders and community-acquired pneumococcal pneumonia: associated mortality, prolonged hospital stay and increased hospital spending [J]. Arch Bronconeumol, 2015, 51: 564-570.

[8] Feldman C, Anderson R. The Role of Streptococcus pneumoniae in community-acquired pneumonia [J]. Semin Respir Crit Care Med, 2016, 37: 806-818.

[9] Subramanian K, Henriques-Normark B, Normark S. Emerging concepts in the pathogenesis of the Streptococcus pneumoniae: from nasopharyngeal colonizer to intracellular pathogen [J]. Cell Microbiol, 2019, 21:e13077.

[10] 中华预防医学会,中华预防医学会疫苗与免疫分会.肺炎球菌性疾病免疫预防专家共识(2020版)[J].中华流行病学杂志,2020,41:1945-1979.

[11] 刘金荣,徐保平,李惠民,等.肺炎链球菌坏死性肺炎20例诊治分析[J].中华儿科杂志,2012,50:431-434.

[12] Driver C. Pneumonia part 1: pathology, presentation and prevention [J]. Br J Nurs. 2012, 21:103-106.

[13] Okada F, Ando Y, Matsushita S, et al. Thin-section CT findings of patients with acute Streptococcus pneumoniae pneumonia with and without concurrent infection [J]. Br J Radiol, 2012, 85: e357-e364.

[14] Dietl B, Henares D, Boix-Palop L, et al. Related Factors to Streptococcus pneumoniae invasive infection and clinical manifestations: the potential role of nasopharyngeal microbiome [J]. Front Med (Lausanne), 2021, 8:650271.

[15] Song JY, Eun BW, Nahm MH. Diagnosis of pneumococcal pneumonia: current pitfalls and the way forward [J]. Infect Chemother, 2013, 45:351-366.

[16] Kuroda H, Ikenouchi T, Hara T. Streptococcus pneumoniae on a peripheral blood smear [J]. Intern Med, 2015, 54:997.

[17] 郭佑民,陈起航,王玮.呼吸系统影像学[M].2版.上海:上海科学技术出版社,2016.

[18] Haroon A, Higa F, Fujita J, et al. Pulmonary computed tomography findings in 39 cases of Streptococcus pneumoniae pneumonia [J]. Intern Med, 2012, 51:3343-3349.

第四节 · 金黄色葡萄球菌肺炎

葡萄球菌为革兰染色阳性球菌,可分为凝固酶阳性的黄色葡萄球菌(主要为金黄色葡萄球菌,简称金葡菌)及凝固酶阴性的葡萄球菌(如表皮葡萄球菌等)。金黄色葡萄球菌肺炎(staphylococcus aureus pneumonia),简称金葡菌肺炎,是由金葡菌所致的急性化脓性肺炎,是肺部化脓性感染的主要原因之一,临床上分为原发性和继发性两类。

在社区获得性肺炎中,金葡菌肺炎并不常见,占所有病例的1.6%～3%[1]。本病可发生于任何年龄,其中以5～15岁的儿童和50～80岁的老年人多见,常年均可发病,但以冬季、春季最多。

金葡菌肺炎的危险因素主要包括低体重指数、吸烟、糖尿病、肝病、肾病或慢性肺疾病者(甲氧西林敏感金葡菌,MSSA)、艾滋病、静脉吸毒、住院史、手术史、长期护理居住史等(耐甲氧西林金葡菌,MRSA)也是易感人群[2-4]。此外,流感感染也是金葡菌肺炎的一个公认危险因素,两者常伴随发生[5]。

金葡菌肺炎与医院获得性肺炎(HAP)、呼吸机相关肺炎(VAP)和医疗相关肺炎(HCAP)紧密相关。目前一般主张采用耐抗青霉素酶的青霉素、头孢菌素治疗。如治疗不及时或不当,金葡菌肺炎患者病死率较高,为30%～40%。

【发病机制与病理】

金葡菌的致病物质主要是外毒素、激活宿主酶原的辅助因子和细胞外酶,具有溶血、坏死、杀白细胞等作用[6]。金葡菌所致的原发性支气管肺炎,以广泛的出血性坏死、多发性小脓肿为其特点。肺的胸膜表面覆盖着一层较厚的纤维素性脓性分泌物。脓肿中有金葡菌、白细胞、红细胞及坏死的组织碎片。

胸膜下小脓肿破裂,则形成脓胸或脓气胸。有时可侵蚀支气管形成支气管胸膜瘘。若继发于败血症之后,则除肺脓肿外,其他器官,如皮下组织、骨髓、心、肾、肾上腺及脑都可发生脓肿。

1. 吸入性感染 · 金葡菌主要定植在鼻前庭,据统计大约80%以上的金葡菌感染是源于鼻腔定植的金葡菌[7]。当人体的免疫力下降,吸入含有大量的定植于鼻咽部或气道的葡萄球菌,使细菌在肺部繁殖,产生化脓性病变。吸入性葡萄球菌肺炎常呈大叶性分布或广泛的、融合性的细支气管肺炎。

张力性肺气囊肿多见儿童、青少年。位于表浅的肺气囊肿若张力过高,可破入胸膜腔形成气胸、脓气胸。成人患者有20%～30%呈单发或多发性脓肿,内含大量的葡萄球菌、红细胞、白细胞及坏死组织。

2. 血源性感染 · 血源性金葡菌肺炎常继发于金葡菌肺炎菌血症或败血症,由细菌栓子经血循环至肺而引起,病变以多发性、周围性肺浸润为特征。原发性感染常为皮肤疖痈、毛囊炎、骨髓炎、蜂窝炎、伤口等。脓毒栓子经血液循环至肺,菌栓引起多发性肺小动脉栓,随后金葡菌通过释放毒素及侵袭性酶引起肺组织坏死[8],在疾病早期阶段主要表现为以胸膜下分布为主的结节影及团块状影。

随着疾病发展,病灶逐渐坏死液化,坏死组织如果与支气管相通,坏死物质逐渐排出,便形成大小不等的空洞;如果坏死组织较黏稠不易排出,导致小支气管阻塞并形成单向活瓣,导致空洞内含气量明显增加并形成气囊[9]。当病变累及胸膜时,产生胸腔积液、脓胸或脓气胸,少数病例直接由血行播散引起脓胸。

【临床表现】

支气管源性和血源性金葡菌肺炎的感染途径不同,其临床症状亦不尽相同。

支气管源性金葡菌肺炎患者初期主要表现为咳嗽、咳痰等呼吸道症状,无明显败血症症状,血培养多为阴性。咳嗽于初期时多较轻微,以后咳黄色黏稠痰,随即转为脓性痰或脓血性痰。

血源性金葡菌肺炎患者通常先有原发病灶和败血症症状,而后出现呼吸道症状。通常起病急骤,病情发展迅速,患者常出现寒战、高热,体温高达 39～40℃,呈稽留热型,大汗淋漓,并可现胸痛、呼吸困难和发绀[2]。同时,患者常出现显著的毒血症状,表现为全身肌肉、关节酸痛、体质衰弱、精神萎靡,甚至神志模糊,呼吸、脉搏增快,常并发循环衰竭。

老年患者、患慢性疾病的患者及某些不典型病例,一般呈亚急性经过,起病较缓慢,症状较轻,低热、咳少量脓性痰,有时甚至无临床症状。早期可无特殊体征,常与严重的中毒症状和呼吸道症状不平行,随后可出现双肺散在湿啰音。病变融合则呈肺实变体征,叩诊闻及浊音,听诊呼吸音减弱或消失。脓胸时可出现胸腔积液的体征。

此外,杀白细胞素阳性的金黄色葡萄球菌导致的肺炎最常发生于免疫正常的年轻患者中,与杀白细胞素阴性者所致肺炎相反,患者通常先有流感样症状,其特征是大咯血、胸腔积液迅速增多,以及早期出现急性呼吸窘迫和白细胞减少。

【实验室检查】

1. 一般实验室检查・白细胞计数一般在 $(15\sim30)\times10^9/L$ 或以下,中性粒细胞计数增高,白细胞内可出现中毒颗粒。半数幼婴可减低到 $5\times10^9/L$ 以下,而中性粒细胞百分比仍较高。白细胞计数降低多示预后严重。C 反应蛋白增高。

2. 痰和血培养・对气管咳出或吸出物及胸腔穿刺抽出液进行细菌培养阳性者有诊断意义。气管分泌物、支气管肺泡灌洗液培养阳性率常不高且可为假阳性。

【影像学表现】

金葡菌肺炎的影像学表现与金葡菌毒力、机体的免疫状态有关。

胸部 X 线特征表现是支气管肺炎(小叶性肺炎),表现为一个或多个肺叶内的直径 5～10 mm 的结节状、斑片状实变影,边界不清。病变进展迅速,可很快形成大片状实变影,由于炎性渗出物填塞气道,实变区很少能见到含气支气管影。

双侧肺炎见于 40% 的患者,当病变破坏细支气管时,可形成含气空腔,腔内常见气液平面(图 13-4-1)。金葡菌肺炎进展迅速,其特点是形态多样性、多变性、易变性和多种病变并存[10]。

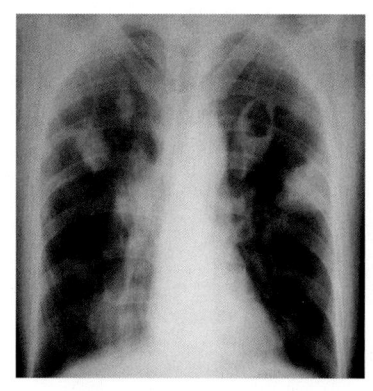

图 13-4-1 金葡菌肺炎
胸部正位 X 线片显示双肺上野、右肺中下野多发斑片状影,左上肺可见含气空腔。

1. 临床症状与 X 线检查所见不一致・当肺炎初起时临床症状已很重,而 X 线征象却很少,仅表现为肺纹理增多,一侧或双侧出现小片状浸润影;而当临床症状已趋明显好转时,在 X 线片上却可见明显病变,如肺脓肿和肺大疱等表现。

2. 肺部病灶表现形式多样・支气管源性感染主要表现为肺部斑点、斑片或云絮状密度增高影,其内可出现单个或多个肺气囊。血源性感染可表现为两肺散在的点状模糊影,双下肺多见;大小不等的片状影,边缘模糊,少数可融合成大片状;或边缘欠清晰的单发或多发、大小不等的球形致密影(图 13-4-2)。

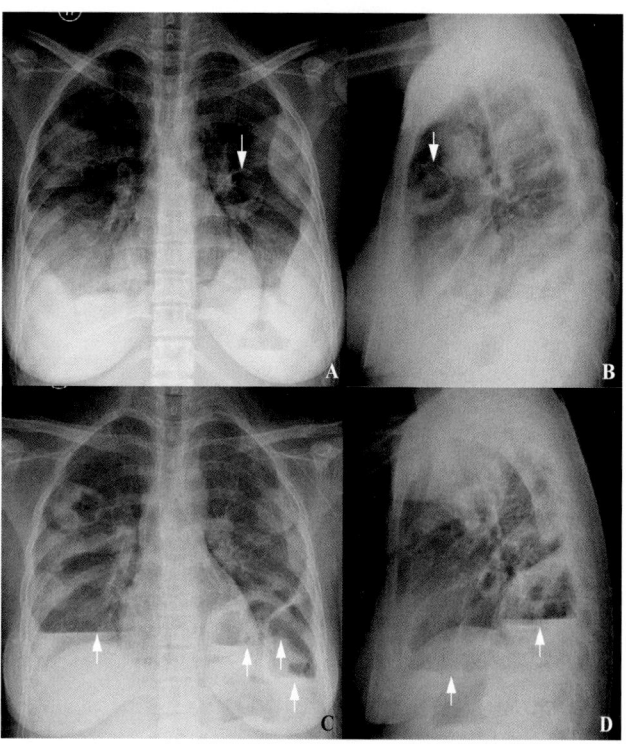

图 13-4-2 女性,19 岁。金葡菌肺炎
皮肤巩膜黄染伴有上腹隐痛、纳差、发热、咳嗽、气促及寒战 14 天。胸部正位(A)、侧位(B)X 线片显示双上肺多发片团影,左肺门旁肺气囊影(白箭),双下肺透亮度减低,双侧胸腔积液,部分呈包裹性;治疗 10 天后复查(C、D)显示双肺多发片团影,边界清楚,部分可见空洞形成,双下肺病灶内可见多发气液平显示(白箭)。

3. 病变形态易变・病灶进展快,变化大,在数小时内小片状浸润影就可发展成脓肿。

4. 病程中多合并空洞、肺气囊、脓气胸等・儿童患者中较为多见,严重的还并发纵隔积气、皮下气肿及支气管胸膜瘘。

5. 病灶存续时间长・与一般细菌性肺炎相比,病变吸收慢,通常肺部阴影不能在 2 个月左右完全消失。

疾病早期的 CT 改变不明显,或无明显特征性,仅可见小片状肺部浸润影、小叶中心结节和分支状模糊影(树芽征)。但该病病变发展极快,可于数小时发展为小叶、段性或亚段实变影,甚至出现肺脓肿、肺气囊肿、脓胸,并可产生张力性气胸、纵隔气肿。病变常累及两个或两个以上肺叶(图 13-4-3)。

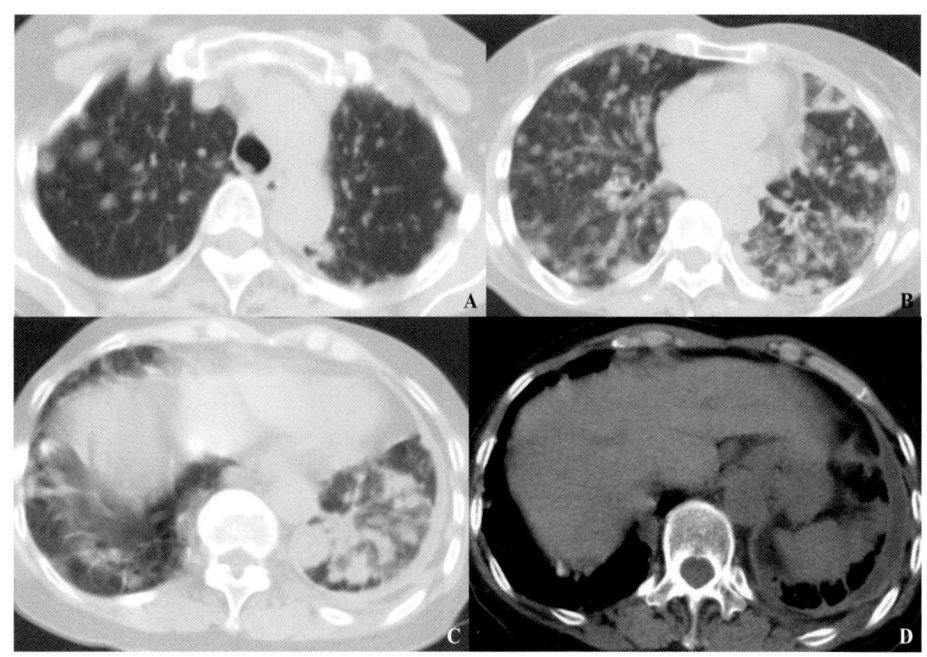

图13-4-3　女性,60岁。金葡菌肺炎

胸闷,气短2~3个月,无咳嗽,无发热,白细胞1.1×10^9/L。胸部上、中、下肺野CT肺窗(A~C)显示双肺多发大小不等结节及斑片状影,双下肺病变大而多;纵隔窗(D)显示左侧包裹性胸腔积液。

肺浸润、肺脓肿、肺气囊肿和脓胸或脓气胸为金葡菌肺炎的四大影像学征象。在不同类型、不同病程中以不同的组合出现(图13-4-4)。多发性小脓肿、肺气囊肿和脓胸或脓气胸为婴幼儿金葡菌肺炎的特征。金葡菌肺炎的另一特征呈迁延性,当临床表现已明显缓解时肺气囊肿仍可存在数月,最后可自然痊愈。

吸入性金葡菌肺炎以肺叶或多发性肺段实变影多见,实变内可见空洞,脓胸发生率较高(图13-4-5)。

血源性金葡菌肺炎早期在双肺的周边部出现大小不一的斑片状或团块状阴影,边缘模糊,直径为1~3cm,下肺野多,有时类似于转移性肺癌,随病变发展,病灶周围出现肺气囊肿,并迅速发展成肺脓肿(图13-4-4、图13-4-6和图13-4-7)。

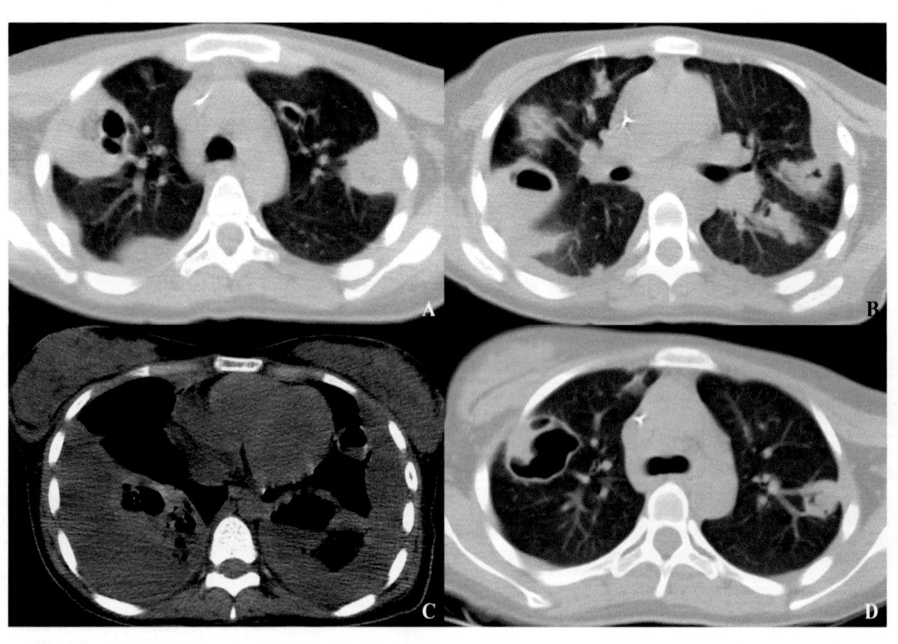

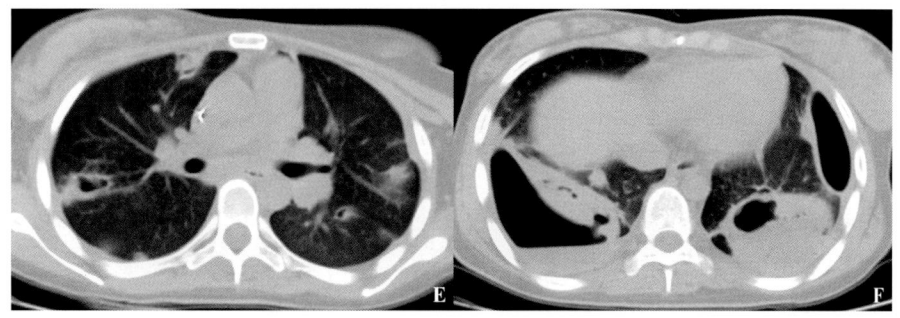

图 13-4-4　女性,19 岁。金葡菌肺炎(与图 13-4-2 为同一患者)

CT 肺窗(A、B)显示双肺多发大小不等结节及团片影,其内可见空洞形成,部分病灶内可见气液平;纵隔窗(C)显示双侧胸腔中量积液;治疗 13 天后复查(D~F),双肺病灶吸收减少、缩小,空洞壁变薄,双侧胸腔积液减少,可见包裹性气胸及液气胸。

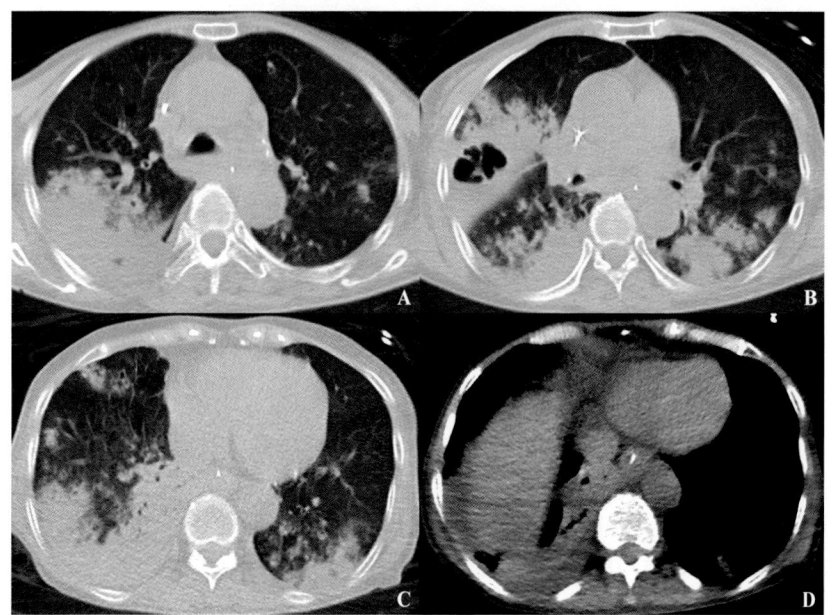

图 13-4-5　女性,72 岁。金葡菌肺炎

双下肢麻木 4 天,加重伴肢体无力 1 天,入院 10 天后出现发热、咳痰。CT 肺窗(A~C)显示双肺多发实变及模糊结节影,实变影边缘模糊,右肺上叶实变影内可见空洞形成(B);纵隔窗(D)显示右侧胸腔少量积液。

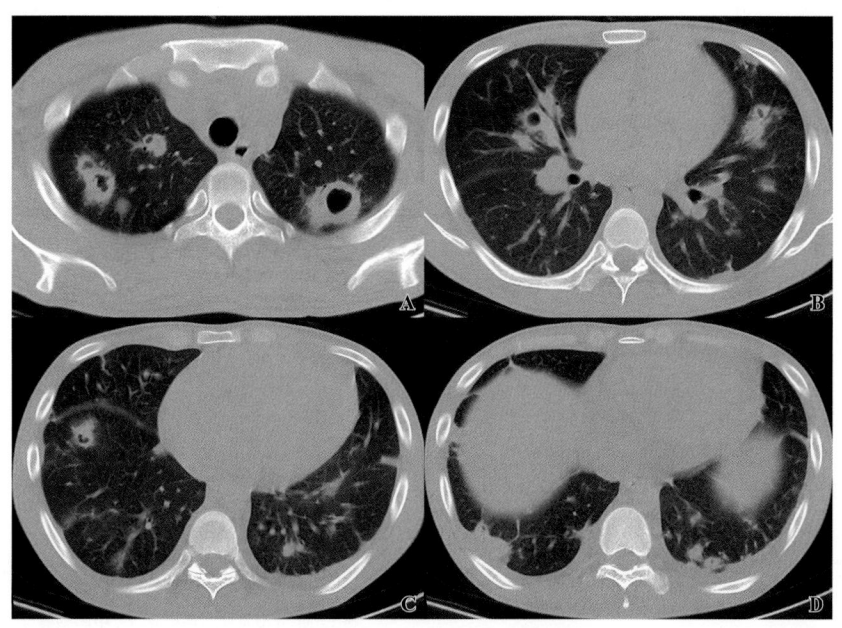

图 13-4-6　男性,27 岁。金葡菌肺炎

咳嗽伴发热、气促、胸痛 1 周。CT 肺窗(A~D)显示双肺多发结节及斑片影,边缘模糊,其内可见多发厚壁空洞形成,双侧胸腔少量积液。

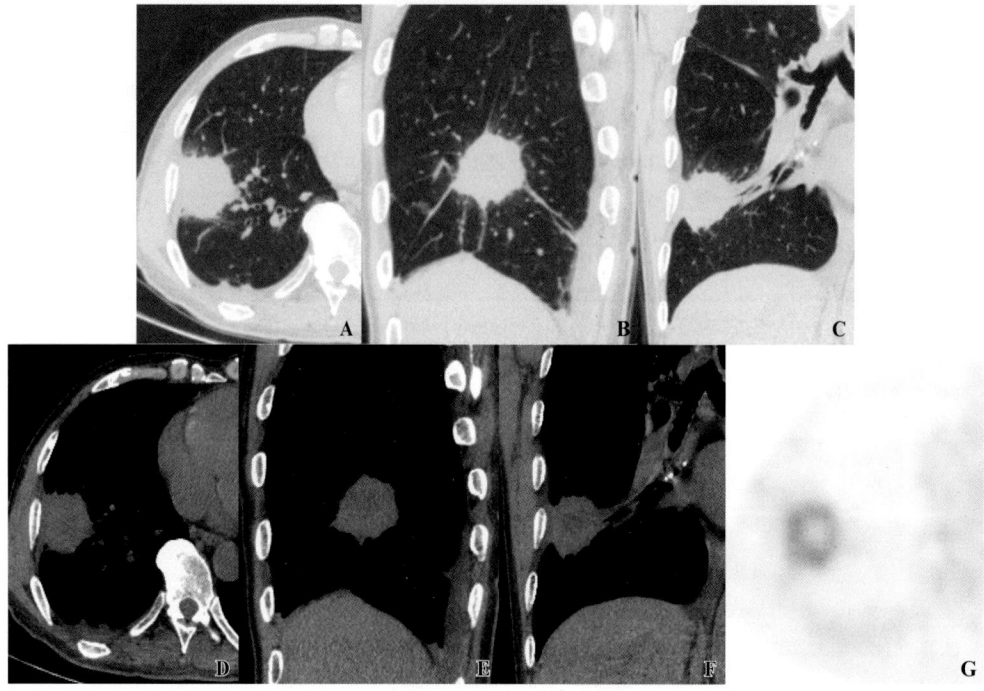

图 13-4-7 男性，56 岁。肺脓肿（金葡菌感染）

发热半个月，经抗生素治疗后症状缓解，但仍有咳嗽，胸部不适。CT肺窗(A~C)显示右肺下叶有一肿块，边缘有长毛刺，与右肺下叶支气管相连；纵隔窗(D、E)显示病变密度较为均匀，在冠状位病变中心密度低(F)；PET(G)病变周边有高代谢，病变中心无代谢。CT引导下肺穿刺活检和培养证实为葡萄球菌感染。

增强扫描多平面重建和最大密度投影显示多数结节有一支引流静脉穿入结节，肺动脉绕过结节。当肺动脉被脓毒栓子或血栓栓塞后，会引起出血和/或梗死，表现为边界清晰的楔形病灶，楔形病灶内常有坏死和空洞。

与吸入性金葡菌肺炎相比，血源性金葡菌肺炎具有一些下列临床和影像学特征[9]。

（1）起病急，临床症状重。

（2）表现多样，多种影像学表现可同时出现，如斑片状影、小点状影、结节影、肺气囊等同时见到。

（3）病灶比较广泛，多个肺叶同时受累。

（4）容易在短期内出现散在的肺气囊或多发的脓肿病灶。

（5）病灶易变，短期内复查CT可见病灶的形态、部位、大小发生变化。

【诊断标准】

（1）起病急，病情重，有寒战、高热、脓血痰、全身毒血症状。

（2）肺部湿啰音及肺实变体征。

（3）白细胞计数增高、中性粒细胞比例增高、核左移并有中毒颗粒。

（4）胸部X线显示肺段或肺叶实变，可以形成空洞，或呈小叶状浸润，其中有单个或多发的液气囊肿；一处是炎性浸润消失，而在另一处又出现新的病灶，或很小的单一病灶发展为大片阴影。

（5）呼吸道分泌物、胸腔积液或血培养金葡菌阳性。

符合第1~4项可拟诊，加第5项确诊金葡菌肺炎。

【鉴别诊断】

1. 肺脓肿 · 金葡菌肺炎肺气囊发病早期即可出现，壁相对薄，其大小、位置及数目变化较大，而肺脓肿空洞出现时间相对较长，壁较厚，位置变化不大，周围常有明显炎性浸润病灶[11]。

2. 克雷伯菌肺炎 · 患者咳黏稠红褐色胶冻样痰，X线有叶间裂下坠征象。

3. 肺炎链球菌肺炎 · 肺叶或肺段性实变，其内可见支气管充气征，肺脓肿形成少见。

4. 继发性肺结核伴空洞形成 · 双肺上叶尖后段及下叶背段受累为主，多种类型病灶共存，短期随访变化不大。

（褚志刚　杨志刚）

参考文献

[1] Self WH, Wunderink RG, Williams DJ, et al. Staphylococcus aureus community-acquired pneumonia: prevalence, clinical characteristics, and outcomes [J]. Clin Infect Dis, 2016, 63:300-309.

[2] 缪明,苗立云,裴素莉,等.静脉吸毒所致重症金黄色葡萄球菌肺炎临床特征：3例并文献复习[J].临床荟萃,2011,26:372-375.

[3] Tong SY, Davis JS, Eichenberger E, et al. Staphylococcus aureus infections: epidemiology, pathophysiology, clinical manifestations, and management [J]. Clin Microbiol Rev, 2015, 28:603-661.

[4] Wooten DA, Winston LG. Risk factors for methicillin-resistant Staphylococcus aureus in patients with community-onset and hospital-onset pneumonia [J]. Respir Med, 2013, 107:1266-1270.

[5] Chertow DS, Memoli MJ. Bacterial coinfection in influenza: a grand rounds review [J]. JAMA, 2013, 309:275-282.

[6] He H, Wunderink RG. Staphylococcus aureus pneumonia in the community [J]. Semin Respir Crit Care Med, 2020, 41:470-479.

[7] 马晓波,侯舒毅,徐和平,等.医院感染甲氧西林耐药金黄色葡萄球菌的SCCmec分型及同源性研究[J].中国感染与化疗杂志,2014,14:182-185.

[8] 徐晓群,王欢,吕火烊.金黄色葡萄球菌溶血素的研究进展[J].中国微生态学杂志,2017,29:720-724.

[9] 冼新源,林益良,吴婧.血源性金黄色葡萄球菌肺炎影像学分析研究[J].影像研究与医学应用,2018,2:33-34.
[10] Franquet T. Imaging of community-acquired pneumonia [J]. J Thorac Imaging, 2018,33:282-294.
[11] 林斯文,裴会荣.金黄色葡萄球菌性肺炎15例X线及CT表现[J].内科,2014,9:568-569.

第五节·肺炎克雷伯菌肺炎

肺炎克雷伯菌(Klebsiella pneumoniae)是肠杆菌科克雷伯菌属(Klebsiella)的一种细菌,属于人类口腔和肠道的正常菌群。在致病性克雷伯菌种中,肺炎克雷伯菌感染最为多见且最具临床意义。

肺炎克雷伯菌感染通常为医院获得性感染,多见于免疫力低下的患者,如糖尿病、酗酒、恶性肿瘤、肝胆疾病、慢性阻塞性肺疾病、接受糖皮质激素治疗及肾衰竭的患者[1]。

肺炎克雷伯菌肺部感染包括:医院获得性肺炎、社区获得性肺炎、慢性阻塞性肺疾病患者的继发感染、肺脓肿及脓胸。

在机械通气和非机械通气的患者中,肺炎克雷伯菌均为院内肺部感染病原体中相对常见的一个[2],但如果住院患者没有肺炎的其他体征和症状,痰液中分离出克雷伯菌不一定提示感染。

肺炎克雷伯菌引起社区获得性肺炎的发生率因地而异(亚洲国家较高),尽管它不常引起社区获得性肺炎,但如果引起感染,病情一般较严重且常需要住院,即使早期采取适当的抗生素治疗,患者死亡率仍然较高,尤其是在并发菌血症的情况下[3,4]。

在中国大陆和台湾地区,克雷伯菌和其他革兰阴性杆菌是慢性阻塞性肺疾病急性发作时相对常见的分离株[5]。相对于肺脓肿,肺炎克雷伯菌引起脓胸较常见。

【发病机制与病理】

克雷伯菌在自然界普遍存在,其在人类皮肤、咽部或胃肠道形成菌落,也可在无菌的伤口和尿液中形成菌落。不同研究中克雷伯菌菌落的存在率不同。克雷伯菌被认为是大部分结肠、小肠和胆道中的正常菌群[6]。

肺炎克雷伯菌口咽部的寄生与气管插管、宿主防御机制减退和抗生素应用有关,当机体抵抗力降低时,经呼吸道进入肺内引起病变。病变为化脓性,呈大叶或节段性分布,好发于上叶和下叶背段,也有呈小叶性病变者。

肺标本切面见患区呈砖红色。急性期可见胸膜表面有纤维素性渗出,镜下见肺泡壁充血、肿胀,肺泡渗出液黏稠,内有多核细胞或单核细胞,细胞内外都可见到肺炎克雷伯菌,还可见到肺泡壁坏死,有实质破坏或脓肿形成。在慢性病例中,患肺有多发肺脓肿伴肺实质显著纤维化、胸膜增厚、粘连等。

【临床表现】

本病多见于中年以上男性,起病急,高热、咳嗽、痰多及胸痛,可有发绀、气急、心悸,约半数患者有畏寒,早期可出现休克[7,8]。肺炎克雷伯菌所致医院内肺炎的临床表现与总体医院内肺炎或呼吸机相关肺炎的典型表现相似,即新发肺部浸润病灶伴发热、咳嗽、痰量增加及白细胞增多。

肺炎克雷伯菌肺炎所致社区获得性肺炎的临床表现与其他细菌性肺炎类似,如咳嗽、发热、胸痛、呼吸困难、呼吸过速、咳痰。由于肺炎克雷伯菌肺炎也可引起明显炎症及坏死,导致痰黏稠,呈淡血色(称为"醋栗冻")。

体格检查,可闻及湿啰音。

【实验室检查】

1. **一般实验室检查**·外周血中白细胞和中性粒细胞增多,核左移,有化脓性并发症者白细胞可达$(25～30)×10^9/L$;白细胞降低者预后差[9]。

2. **痰和血培养**·痰培养可有肺炎克雷伯菌生长,但一般正常人口咽部也可有较高的肺炎克雷伯菌携带率。因此,须连续多次培养,注意区分肺炎的病原菌还是口咽部定植菌。

血培养肺炎克雷伯菌的阳性率为20%～60%[10]。

3. **肝功能检查**·肝功能异常和黄疸可见,可能与慢性酒精性肝病有关。

【影像学表现】

1. **X线表现**·依据病变时期、范围、表现形式的不同,本病的胸部X线表现分为以下几种类型[11,12]。

(1) 肺纹理增多型:病变早期阶段仅表现为局部肺纹理增多、模糊,无其他阳性发现。

(2) 小叶性实变型:呈斑片状不规则密度,常散在分布累及多个肺段。有些患者密集于一处的小叶病变可融合成大片状,甚至出现空洞。

(3) 大叶性实变型:有累及多叶及两肺的倾向。病变多为大叶实变,呈肺段或大叶性分布,轻度膨胀性改变(图13-5-1和图13-5-2)。病变区密度高,边缘相对比较清楚,以

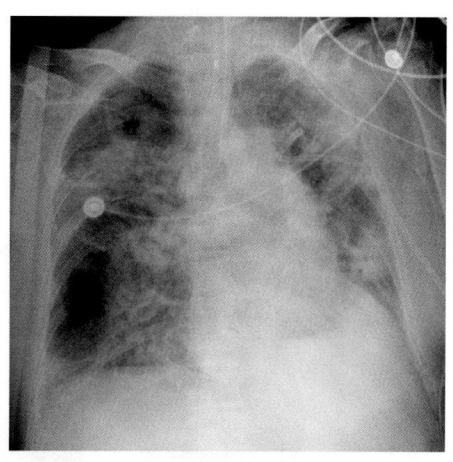

图13-5-1 女性,65岁。肺炎克雷伯菌肺炎
发热、咳嗽、咳痰、呼吸困难5天。胸部X线片显示双肺多发大片状密度增高影,密度不均匀,边界不清。

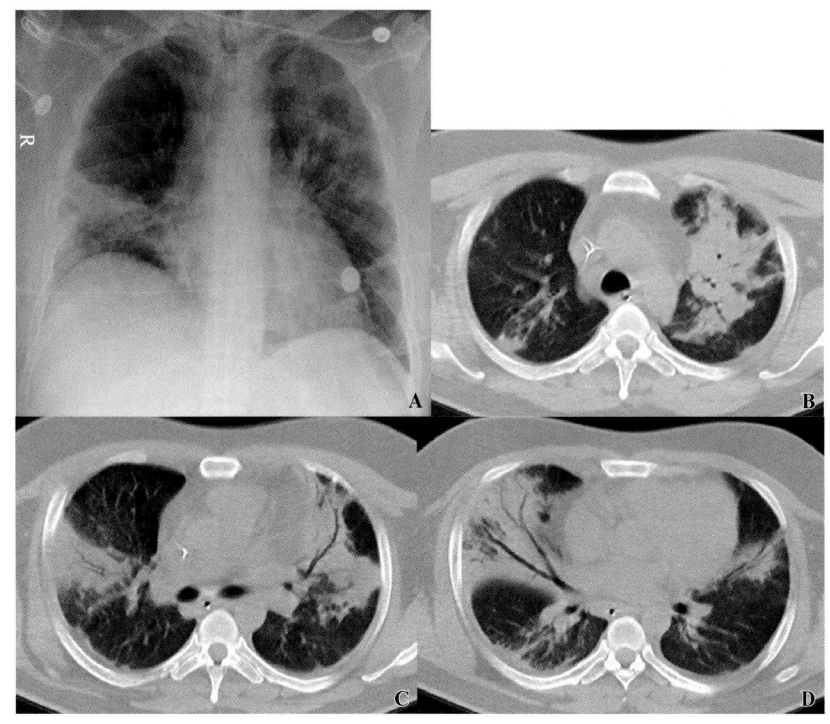

图 13-5-2 男性,27 岁。肺炎克雷伯菌肺炎

颅内出血术后昏迷,气管插管后,发热。胸部 X 线片(A)显示左肺及右下肺多发大片状密度增高影;CT 肺窗(B～D)显示双肺多发大小不等片状实变影,其内可见充气支气管影。

右上叶多见,以叶间裂下坠为其特征性表现。常早期出现空洞,再发展融合成大空洞,空洞内壁常较光整。

(4) 肺脓肿型:若急性炎症空洞未及时治疗,则演变成慢性炎症,空洞型肿块。它多见于上叶,肺部有明显的纤维空洞及大疱,患肺收缩,叶间裂及肺门向患处移位。

(5) 其他:还有一些非特异性的表现,如为脓毒败血症,则可出现双肺多发结节(图 13-5-3),此时与结核鉴别困难,但其影像学演变迅速有助于与结核的鉴别,此外还可出现叶间裂及胸腔积液,呈"叶间裂下坠",有时可见肺门淋巴结增大。

2. CT 表现 • 病变多位于胸膜下,表现为大小不等的渗出实变影,边缘锐利,影像学演变迅速(图 13-5-4),在病变早期就易形成空洞,易合并胸腔积液、液气胸、胸膜增厚粘连、

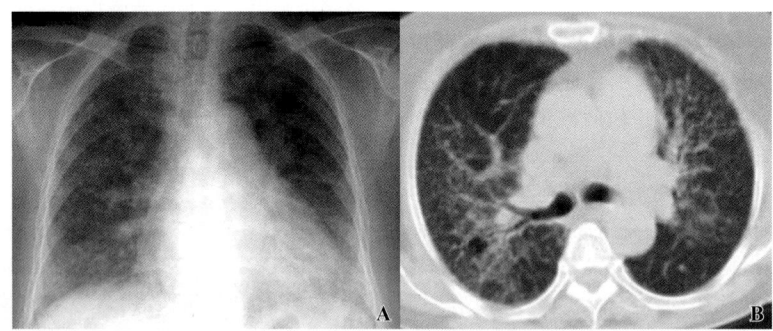

图 13-5-3 女性,70 岁。肺炎克雷伯菌肺炎(血培养)

突发高热、咳嗽,胸部 X 线平片(A)显示双肺模糊的密度增高影;CT 肺窗(B)显示双肺透光度下降呈磨玻璃状,纹理紊乱,交织成网格状,其内夹杂结节影。

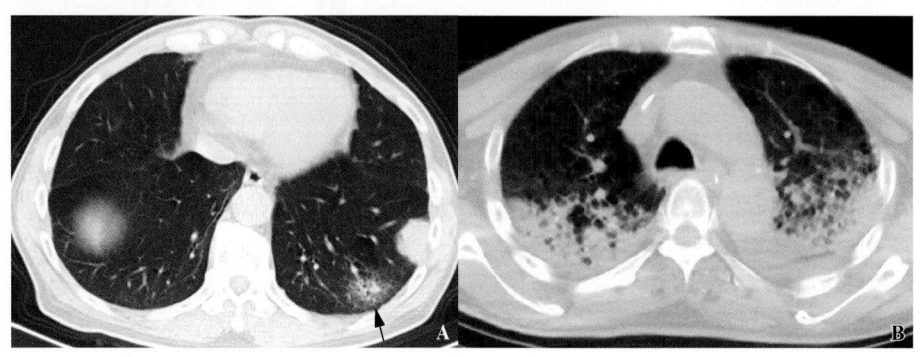

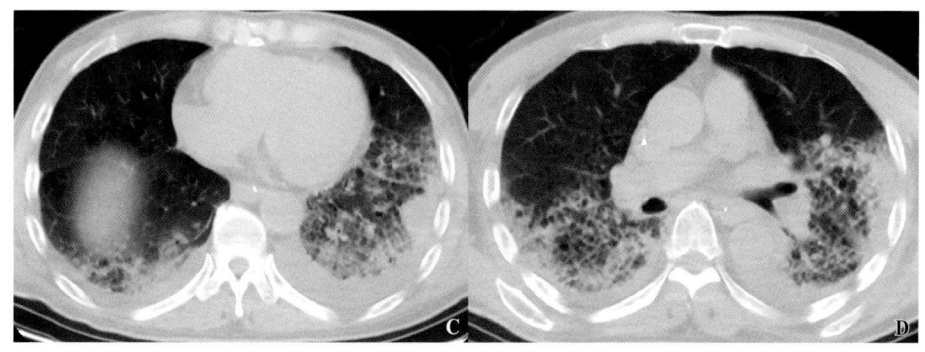

图 13-5-4　男性，72 岁。肺炎克雷伯菌肺炎

反复咳嗽、咳痰 11 天，痰中带血伴呼吸困难 6 天。CT 肺窗（A）显示左肺下叶胸膜下小斑片影（黑箭），边界不清；3 天后复查，CT 肺窗（B～D）显示双肺多发大片状实变影，密度不均匀，边界较清楚，双侧胸腔少量积液。

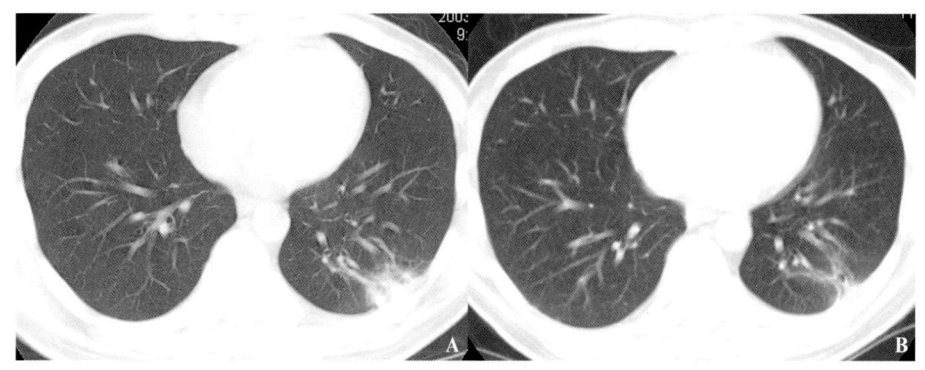

图 13-5-5　左下叶肺炎克雷伯菌肺炎

CT 肺窗（A）显示左下叶小斑片状实变影，边缘模糊；经抗炎治疗 20 天后复查（B），原实变影基本吸收，残留少许条索影及胸膜粘连。

支气管扩张、静脉性肺梗死。愈合过程慢，常遗留纤维化（图 13-5-5）、未闭合空洞、肺体积缩小。

（1）医院获得性肺炎克雷伯菌肺炎：通常表现支气管肺炎形态，最常见的 CT 表现为磨玻璃影（100%），其次为肺泡实变（91%），肺叶内网状影（86%）和胸腔积液（53%）[14]。

（2）社区获得性肺炎克雷伯菌肺炎：常导致大叶性肺炎，影像学表现与肺炎链球菌所致大叶性肺炎相似，早期呈小叶性渗出改变，但很快可以由小叶互相融合呈大片状肺实变，这种实变始于肺外带，通过肺泡间孔和小气道蔓延，导致其跨肺段蔓延，即呈非段性分布（图 13-5-4）。由于痰液黏稠不易排出，导致病变区体积增大，叶间裂外突，形成典型的钟乳石征[14]，严重的实变使得肺裂向下弓形突出，从而导致叶间裂膨隆（图 13-5-6）[11]。

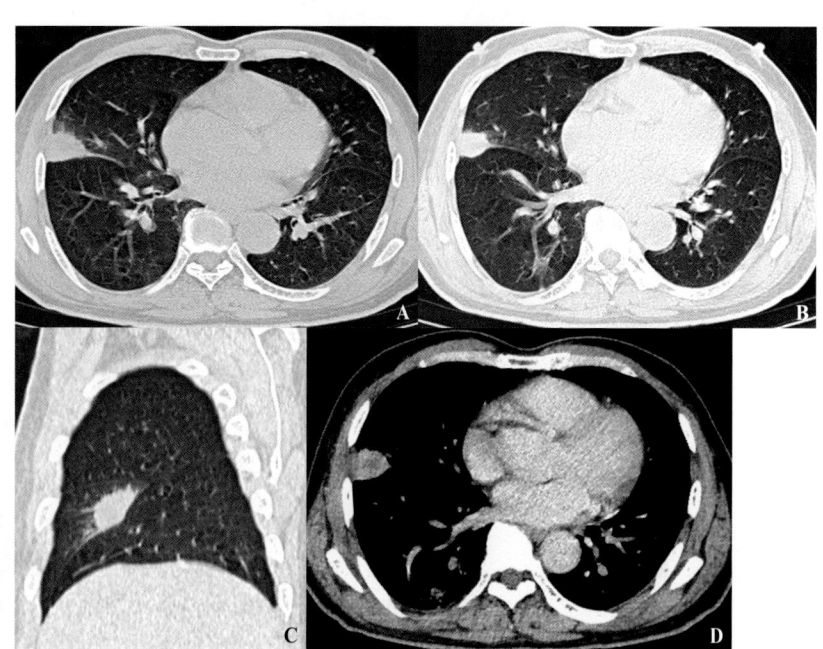

图 13-5-6　男性，68 岁。肺炎克雷伯菌肺炎

右侧胸痛、咳嗽、咳痰时疼痛加重 3 天。CT 肺窗轴位和矢状位（A～C）显示右肺中叶外侧段斑片影，周围少许磨玻璃影，邻近斜裂局部后突；增强扫描（D）显示右肺中叶病灶不均匀强化，其内可见小片状低强化影，边界不清，病变邻近胸膜增厚较明显。

(3) 肺脓肿:肺炎克雷伯菌肺炎的病变极容易发生坏死,形成脓腔,其特点包括:①脓肿形成早;②空洞小而多发,直径一般不超过 2 cm(图 13-5-7),偶尔也会因融合形成大空洞;③空洞内缘光滑、壁薄、无液面(图 13-5-8);④由于坏死组织和痰液黏稠不易咳出,脓肿在平扫不易显示,增强扫描表现为实变区没有边缘的大小不等的无强化区(图 13-5-9 和图 13-5-6D)。

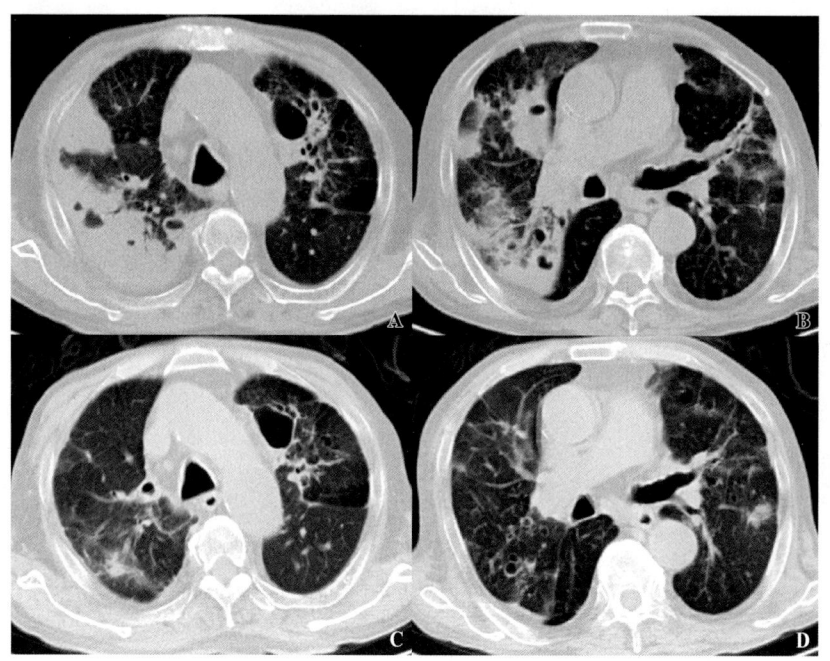

图 13-5-7 男性,59 岁。肺炎克雷伯菌肺炎

糖尿病 12 年。反复咳嗽,咳痰 20 余年,加重 5 天余。CT 肺窗(A、B)显示双肺多发斑片、条索及实变影,部分病变内可见空洞形成,右肺斜裂后突呈钟乳石征(B);治疗后 2 个月复查(C、D),原病灶明显吸收,残留少量斑片及条索影,双肺部分支气管囊状扩张。

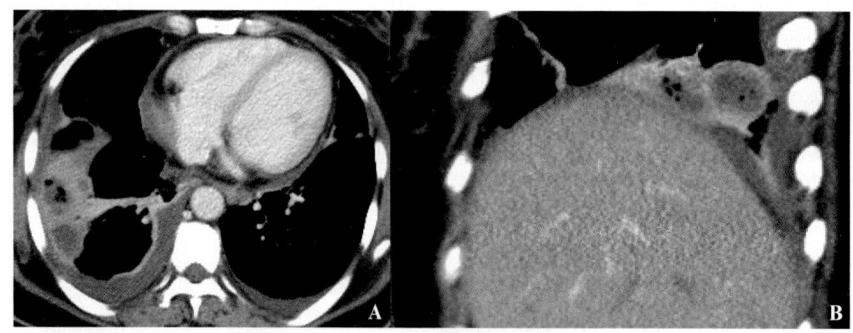

图 13-5-8 克雷伯菌性脓毒血症

CT 增强轴位(A)和矢状位(B)显示右下肺多个空洞结节堆积,分界不清,空洞内可见多发小气泡及不强化的脓液,但无液平形成。洞壁薄,内缘光滑,伴少量心包积液及胸腔积液。

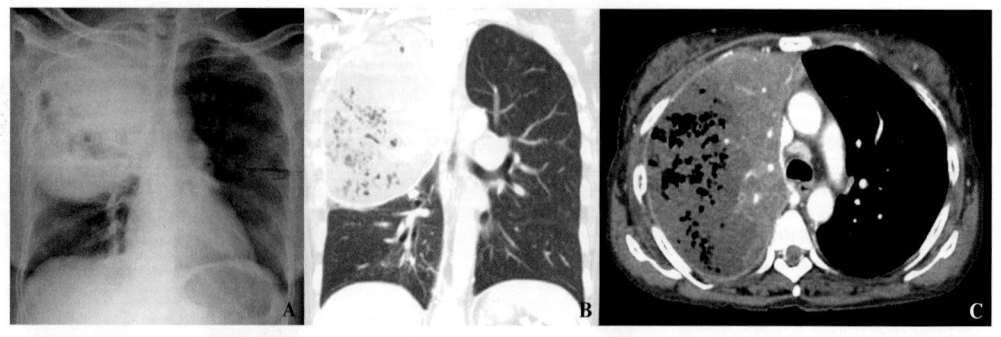

图 13-5-9 女,50 岁。肺炎克雷伯菌肺炎(肺脓肿)

胸部 X 线片(A)显示右肺上叶大片状实变阴影,其内密度不均匀,水平有叶裂下坠;CT 增强扫描肺窗(B)显示病变似椭圆形,其内有多发的低密度区,水平叶裂有下坠,病变边缘有强化;CT 增强扫描纵隔窗(C)显示病变内强化不均匀,有多发脓肿,部分有融合,有大片无强化区。痰培养肺炎证实:肺炎克雷伯菌。

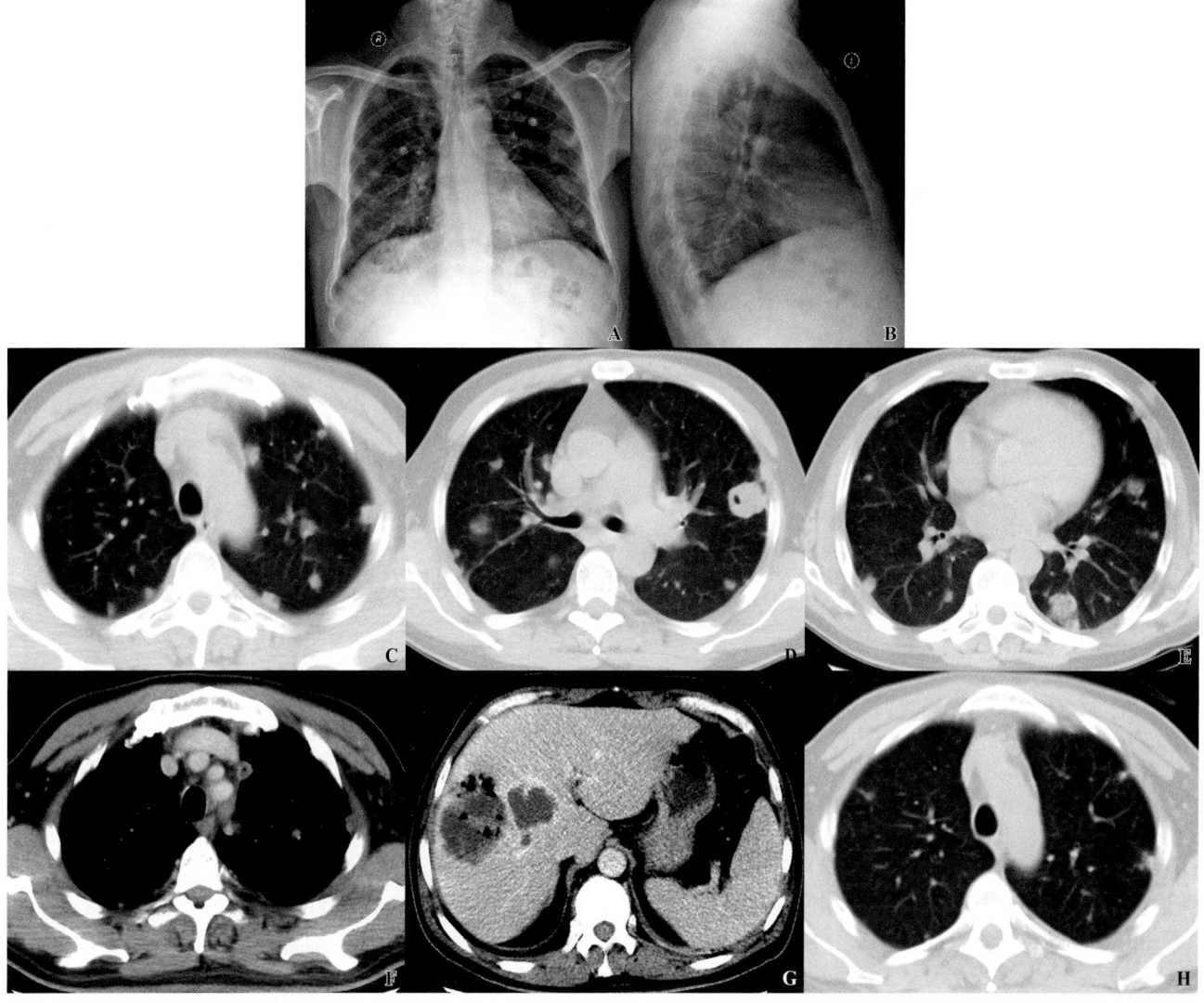

图13-5-10 男性,46岁。侵袭性肝脓肿综合征(肺炎克雷伯菌感染)

反复发热伴寒战6天余。胸部正位、侧位X线片(A、B)显示双肺多发大小不等结节影,以肺野外带分布为主,边界清楚;CT肺窗(C～E)显示双肺多发大小不等结节,以胸膜下区分布为主,部分结节伴空洞;CT增强扫描(F)显示左肺上叶纵隔旁病灶呈边缘环状强化;上腹部CT增强扫描(G)显示肝病灶内积气,病灶边缘及分隔强化较明显,其内低密度未见强化;治疗20天后复查(H)示双肺病灶明显缩小。

(4) 侵袭性肝脓肿综合征:肺炎克雷伯菌肺脓肿除了可以是原发性肺感染外,也可以是社区获得性侵袭性肝脓肿综合征[15],其肺部病变主要表现为近胸膜处结节,部分结节伴空洞,结节内部或边缘可见血管穿行,但无增粗,病灶增强后呈内部低密度、边缘环状规则强化改变(图13-5-10)[16,17]。

【诊断标准】

(1) 多有慢性基础疾病或免疫功能低下。
(2) 有肺炎临床表现,特别有棕红色胶冻状黏痰。
(3) X线胸部表现为肺叶实变,叶间裂下坠。
(4) 痰培养肺炎克雷伯菌阳性。

符合第1～3项可拟诊,加第4项确诊肺炎克雷伯菌肺炎。

【鉴别诊断】

1. 金黄色葡萄球菌肺炎·特征性X线表现可见肺气囊形成,囊壁薄,同时病变范围可出现游走性。

2. 真菌性肺炎·亦可见空洞形成,并空洞内出现结节影或空气半月征,空气半月征的结节状真菌球存在,且真菌球随着体位的改变而移动。患者多有长期使用广谱抗生素、免疫抑制剂、抗癌药物和大剂量糖皮质等病史。

3. 肺结核·病灶多呈斑片状、多发结节影、梅花瓣状或树芽征的影像学改变,发生大叶浸润时其病理上为干酪性坏死,所形成的空洞均有不同厚度的纤维化壁,常为单发或多发薄壁或厚壁空洞,壁内外缘较光滑,空洞内多有液平,周围常有不同性质的卫星灶。结核病灶在吸收好转时常存留钙化灶、纤维化、肺叶体积缩小,肺门影上提,肺纹理呈垂柳状。

(褚志刚 杨志刚)

参考文献

[1] Paczosa MK, Silver RJ, McCabe AL, et al. Transposon mutagenesis screen of Klebsiella pneumoniae identifies multiple genes important for resisting antimicrobial activities of neutrophils in mice[J]. Infect Immun, 2020, 88: e00034-20.

[2] 程环.145例医院获得性肺炎患者下呼吸道分泌物细菌培养、菌种鉴定及耐

药情况研究[J].现代诊断与治疗,2020,31:1774-1776.
[3] Lin YT, Wang YP, Wang FD, et al. Community-onset Klebsiella pneumoniae pneumonia in Taiwan: clinical features of the disease and associated microbiological characteristics of isolates from pneumonia and nasopharynx [J]. Front Microbiol, 2015,9:122.
[4] Lin YT, Jeng YY, Chen TL, et al. Bacteremic community-acquired pneumonia due to Klebsiella pneumoniae: clinical and microbiological characteristics in Taiwan, 2001-2008 [J]. BMC Infect Dis, 2010,10:307.
[5] Li XJ, Li Q, Si LY, et al. Bacteriological differences between COPD exacerbation and community-acquired pneumonia [J]. Respir Care, 2011, 56:1818-1824.
[6] Wu T, Xu F, Su C, et al. Alterations in the Gut Microbiome and Cecal Metabolome During Klebsiella pneumoniae-Induced Pneumosepsis [J]. Front Immunol, 2020,11:1331.
[7] 王永.老年克雷伯菌肺炎临床分析[J].临床肺科杂志,2011,16:670-671.
[8] 王球.克雷伯菌肺炎278例的临床分析[J].临床肺科杂志,2012,17:67-69.
[9] 周卉芬,邹启明,池锐彬.社区获得性非产超广谱β-内酰胺酶肺炎克雷伯菌肺炎更易发生呼吸衰竭及脓毒性休克[J].内科急危重症杂志,2021,27:401-404.
[10] 周蓉,朱卫民,黄文祥,等.855株肺炎克雷伯菌感染的临床分布及耐药性分析[J].中国抗生素杂志,2013,38:363-369.
[11] 王秋萍,王玮,郭佑民.胸部疾病疑难病例影像解析[M].上海:上海科学技术出版社,2019.
[12] 张春生,李学军,邰韩珍,等.克雷伯菌肺炎的影像探讨(附89例分析)[J].影像诊断与介入放射学,2007,16:261-263.
[13] Okada F, Ando Y, Honda K, et al. Clinical and pulmonary thin-section CT findings in acute Klebsiella pneumoniae pneumonia [J]. Eur Radiol, 2009, 19:809-815.
[14] 方明,孔繁荣.肺炎克雷伯菌肺炎的CT诊断[J].青岛大学医学院学报, 2013,49:83-84.
[15] Zhang CG, Wang Y, Duan M, et al. Klebsiella pneumoniae invasion syndrome: a case of liver abscess combined with lung abscess, endophthalmitis, and brain abscess [J]. J Int Med Res, 2022,50:03000605221084881.
[16] 王军大,杨华,赵建宁,等.糖尿病患者肺炎克雷伯菌肝脓肿并发血源性肺部感染CT征象回归分析[J].中国CT和MRI杂志,2020,18:69-72.
[17] 罗俐苹,张英.肺炎克雷伯菌脓毒血症的CT表[J].甘肃医药,2020,39:626-627.

第六节·流感嗜血杆菌肺炎

流感嗜血杆菌(haemophilus influenzae)是多形性革兰阴性杆菌,常定植于人类呼吸道,并可引起呼吸道感染。该菌分为可分型(有荚膜)和不可分型(无荚膜)两类菌株[1]。在可分型菌株中,b型流感嗜血杆菌(H. influenzae serotype b, Hib)的毒力最强。在未广泛接种Hib疫苗的地区,Hib是导致儿童脑膜炎和会厌炎及成人肺炎的主要原因。

相比之下,不可分型流感嗜血杆菌(nontypeable H. influenzae,NTHi)菌株的毒力不如Hib,最常导致呼吸道黏膜感染,包括急性支气管炎、慢性阻塞性肺疾病急性发作和肺炎。

人群中流感嗜血杆菌的带菌率很高。据估计,鼻腔带菌率为25%,喉部带菌率为45%,大多为无荚膜型菌株,Hib菌株携带率为3%~15%。由于流感嗜血杆菌,特别是未定型菌株,是人体鼻咽部共生菌群的一部分[2,3],以前一直未将其看作是重要的肺部侵袭性病原体。

近年来研究发现,流感嗜血杆菌肺炎的发生率明显增加,占社区获得性肺炎的8%~20%,仅次于肺炎链球菌肺炎,居第2位[4]。引起肺炎的流感嗜血杆菌主要为Hib菌株和未定型菌株[3,5]。

本病具有两个高发年龄组,即6个月至5岁的婴幼儿和具有基础疾病的成人[6]。秋冬季为发病高峰季节,常发生于上呼吸道感染之后[7]。

流感嗜血杆菌肺炎的传染源为本病患者、恢复期患者及带菌者,主要通过空气飞沫或直接接触感染者(或细菌定植者)的呼吸道分泌物而实现人际传播[3]。

若孕妇患流感嗜血杆菌性宫颈炎、阴道炎或子宫内膜炎等,新生儿接触生殖道分泌物或吸入羊水也可导致感染[9]。流感嗜血杆菌除引起肺炎外,尚可引起脑膜炎、中耳炎、会厌炎、关节炎、脓胸及其他部位的化脓性感染[8]。

【发病机制与病理】

人类是流感嗜血杆菌唯一的已知宿主,属于条件致病菌,最常见的长期定植部位是鼻咽部,偶尔定植于下生殖道,通常并不致病[9]。流感嗜血杆菌导致呼吸道感染的机制尚不完全清楚,对于可分型流感嗜血杆菌和NTHi导致的大多数感染,呼吸道黏膜定植是第一步,细胞壁脂蛋白可损害纤毛功能,阻碍呼吸道对该菌的清除,还可诱导局部炎症反应。

流感嗜血杆菌不产生外毒素,荚膜及内毒素在致病过程中起重要作用[5]。荚膜多糖可抑制吞噬和杀菌作用,是致病的主要因素。此外,流感嗜血杆菌还能产生组胺和IgA蛋白酶,使支气管平滑肌收缩,分泌黏液,增加上皮细胞的渗透性,破坏纤毛运动,裂解呼吸道黏膜的分泌型IgA铰链区,进一步促发黏膜表面感染[1]。

本病在婴幼儿患者中开始常为气管-支气管感染,逐渐发展成化脓性支气管炎,支气管黏膜上皮细胞坏死,部分黏膜与基底膜分离,细支气管及其周围可见淋巴细胞和中性粒细胞浸润,引起细支气管炎,细菌侵犯肺泡并在肺泡内生长繁殖,引起肺毛细血管扩张、充血,肺泡壁水肿、渗出,中性粒细胞趋化吞噬活性增强,伴随炎性渗出物的产生而导致肺实变。

成人患者病变多呈支气管肺炎表现,大叶性分布亦不少见,甚至可见两叶或两叶以上肺受累。病变可发生于双肺任何部位,以下叶多见,病变融合引起肺组织坏死,甚至出现空洞,形成肺脓肿,延及胸膜则形成胸腔积液和脓胸。

【临床表现】

本病大多发生于3岁以下的儿童,而成人病例常有慢性呼吸道感染,起病前常有上呼吸道感染症状。

婴幼儿发病多急骤,寒战,高热,咽痛,咳脓痰,呼吸急促,发绀,迅速出现呼吸衰竭和末梢循环衰竭[10,11]。50%左右的病例早期出现胸腔积液,患者出现胸痛和呼吸困难。婴幼儿患者常并发流感嗜血杆菌菌血症,尤以并发脑膜炎著称。患儿出现脑膜刺激征,严重者出现谵妄、神志不清。体格检查时呈肺实变体征,叩诊呈浊音,听诊可闻及支气管呼吸音、湿啰音。

成年患者多发生于慢性肺部疾病者,起病常较缓慢,产生类似其他细菌性肺炎的支气管肺炎症状,主要表现为发热、咳嗽加剧、咳脓性痰或痰中带血,严重者出现气急、发绀、呼吸衰竭[12]。免疫功能低下患者多数起病急,临床表现与肺炎链球菌肺炎相似,但本病并发脓胸者较肺炎链球菌肺炎为多。

【实验室检查】

1. 一般实验室检查。外周血白细胞总数大多增高,一般为$(10\sim30)\times10^9/L$,重症患者白细胞计数可减低。同其他类型细菌性肺炎类相同,流感嗜血杆菌肺炎患者血清腺苷脱氨酶(ADA)也增高,而病毒性感染者则正常。

2. 病原学检查。患者的痰、胸腔积液或血液培养有流感嗜血杆菌生长。对于单纯性非侵袭性呼吸道感染,经验性抗生素治疗通常覆盖了流感嗜血杆菌,并且从呼吸道标本中分离出的流感嗜血杆菌并不能区分定植与感染,因此一般不寻求病原学诊断。

【影像学表现】

成人流感嗜血杆菌肺炎患者胸部X线检查多表现为支气管肺炎改变,呈两肺下叶浸润,少数患者呈一叶或多叶节段性肺炎及大叶性肺炎改变。

Hib引起的感染以儿童多见,绝大部分表现为大叶性或节段性肺炎[13],且肺脓肿多见。少数婴幼儿胸部X线片可表现为弥漫性支气管肺炎或细支气管炎改变,间质水肿明显,呈绒毛状改变。早期可见局限性胸膜炎改变或少量胸腔积液。

在CT图像上,流感嗜血杆菌肺炎病变常累及多叶,以节段性分布为主,也可呈肺叶分布,病变多位于肺外带。主要表现为磨玻璃影和实变影、小叶中心结节、树芽征和支气管管壁增厚(图13-6-1和图13-6-2),常伴有胸腔积液、积脓,肺叶体积增大;叶间裂增厚和空洞形成少见[14]。偶见纵隔淋巴结增大[15,16]。不同的患者治疗后的影像学表现不同,但通常是滞后于临床症状的改善。

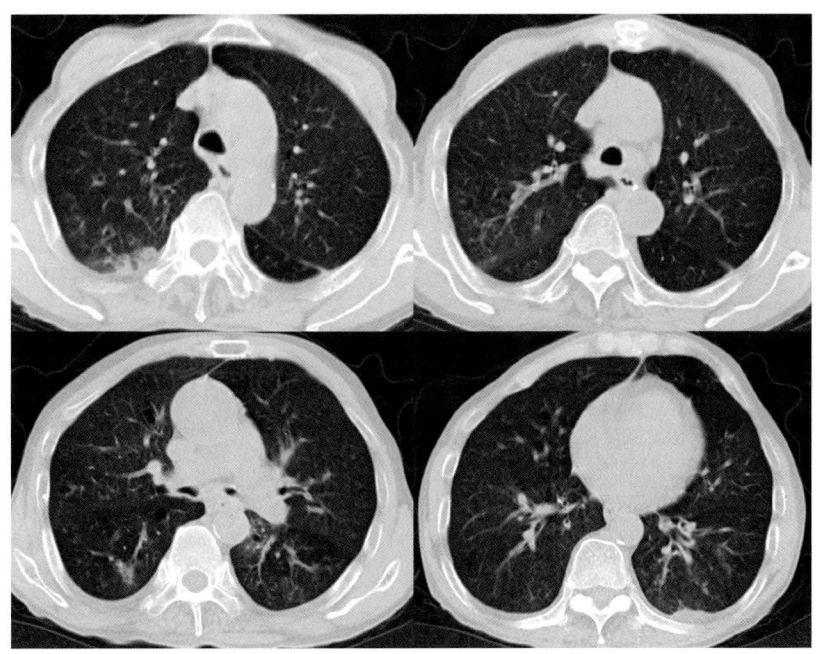

图13-6-1 男性,65岁。流感嗜血杆菌肺炎
腰椎压缩骨折术后,发热,咳嗽,咳黄色脓痰。CT肺窗显示右肺上叶及双肺下叶少许小斑片状实变影及模糊结节影,部分结节表现为树芽征。

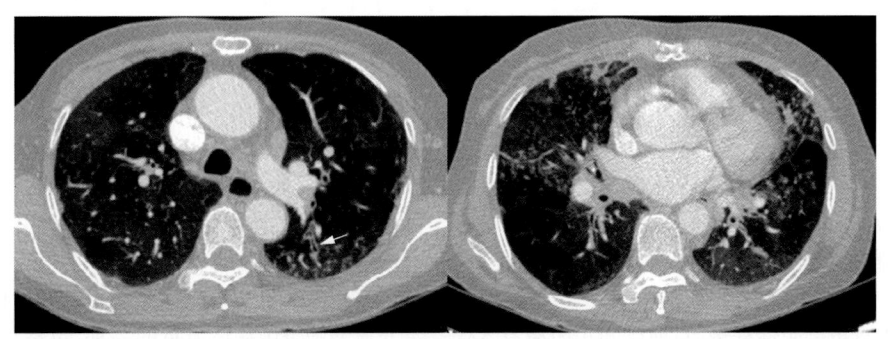

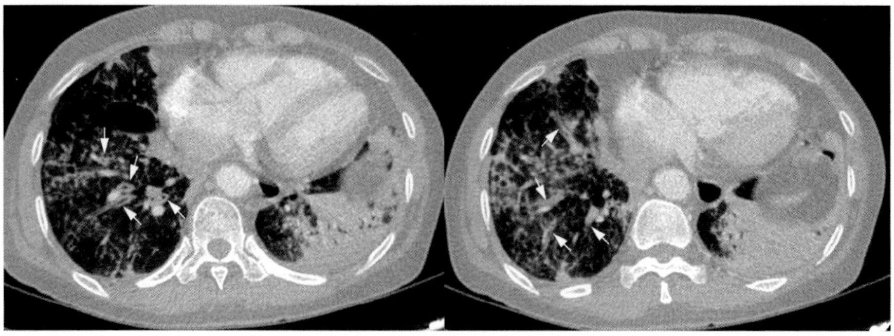

图13-6-2 女性,69岁。流感嗜血杆菌肺炎

活动后喘累,伴咳嗽、咳痰。CT肺窗显示双肺多发结节及少许磨玻璃影,左肺下叶实变影,受累肺叶部分支气管增厚较明显,管腔变窄(箭),左侧少量胸腔积液。

【诊断标准】

(1) 有慢性支气管肺病史。
(2) 有呼吸系统临床表现。
(3) 血中白细胞增高,中性粒细胞比例增高。
(4) 胸部X线表现呈支气管肺炎或大片实变影。
(5) 痰、支气管吸出物培养流感嗜血杆菌阳性。
(6) 胸腔积液涂片及血培养流感嗜血杆菌阳性。

符合第1~5项可拟诊,加第6项确诊流感嗜血杆菌肺炎。

【鉴别诊断】

本病的鉴别诊断主要是与其他各种病原体所致的肺炎,特别是常见的肺炎球菌肺炎、军团菌肺炎及衣原体肺炎等[17]。主要依据仍然是病原体检查,血清学检测对于排除军团菌、衣原体感染等有帮助。

(褚志刚 杨志刚)

参考文献

[1] Murphy TF. Haemophilus species, including H. influenzae and H. ducreyi (chancroid). In: Mandell, Douglas, and Bennett's principles and practice of infectious diseases [M]. 8th ed. Bennett JE, Dolin R, Blaser MJ (Eds), Philadelphia: Elsevier, 2015, 2575.

[2] King P. Haemophilus influenzae and the lung (Haemophilus and the lung) [J]. Clin Transl Med, 2012, 1:10.

[3] Slack MPE. A review of the role of Haemophilus influenzae in community-acquired pneumonia [J]. Pneumonia (Nathan), 2015, 6:26-43.

[4] Shoar S, Musher DM. Etiology of community-acquired pneumonia in adults: a systematic review [J]. Pneumonia (Nathan), 2020, 12:11.

[5] Ulanova M, Tsang RSW. Haemophilus influenzae serotype as a cause of serious invasive infections [J]. Lancet Infect Dis, 2014, 14:70-82.

[6] 汪倩钰,李从荣,郭静,等.2016~2018年儿童呼吸道感染病原菌谱与耐药监测[J].中国当代儿科杂志,2019,21:1182-1187.

[7] Ahearn CP, Gallo MC, Murphy TF. Insights on persistent airway infection by non-typeable Haemophilus influenzae in chronic obstructive pulmonary disease [J]. Pathog Dis, 2017, 75:ftx042.

[8] Butler DF, Myers AL. Changing epidemiology of haemophilus influenzae in Children [J]. Infect Dis Clin North Am, 2018, 32:119-128.

[9] Duell BL, Su YC, Riesbeck K. Host-pathogen interactions of nontypeable Haemophilus influenzae: from commensal to pathogen [J]. FEBS Lett, 2016, 590:3840-3853.

[10] 姜英红.小儿流感嗜血杆菌肺炎的临床治疗分析[J].世界最新医学信息文摘,2015,15:47.

[11] 何忠民,薛国平,叶明仪.60例婴儿喘息性肺炎痰培养流感嗜血杆菌阳性的临床分析[J].世界最新医学信息文摘,2019,19:167-168.

[12] 吴敏,徐浩.流感嗜血杆菌致老年社区获得性肺炎的危险因素与耐药状况分析[J].中国卫生检验杂志,2016,26:3636-3638.

[13] 胡俊,王晓蕾,许峰,等.流感嗜血杆菌阳性住院患儿回顾性流行病学调查[J].中国当代儿科杂志,2015,17:596-601.

[14] Franco J. Community-acquired pneumonia [J]. Radiol Technol, 2017, 88:621-636.

[15] Okada F, Ando Y, Tanoue S, et al. Radiological findings in acute Haemophilus influenzae pulmonary infection [J]. Br J Radiol, 2012, 85:121-126.

[16] Tufvesson E, Markstad H, Bozovic G, et al. Inflammation and chronic colonization of Haemophilus influenzae in sputum in COPD patients related to the degree of emphysema and bronchiectasis in high-resolution computed tomography [J]. Int J Chron Obstruct Pulmon Dis, 2017, 12:3211-3219.

[17] Haroon A, Higa F, Fujita J, et al. Pulmonary computed tomography findings in 39 cases of Streptococcus pneumoniae pneumonia [J]. Intern Med, 2012, 51:3343-3349.

第七节 · 军团菌肺炎

军团菌肺炎(legionella pneumonia)是由军团菌引起的以肺炎为主要表现并涉及全身多种器官受损的感染性疾病,是军团菌病(legionnaires' disease, LD)的一种临床类型。国内资料显示,军团菌肺炎在社区获得性肺炎中所占比例为5%[1]。

军团菌是一种需氧革兰阴性杆菌,目前已知军团菌有52个种,3个亚群,70个血清型,与人类疾病相关的有24种,如嗜肺军团菌、博兹曼军团菌、米克戴德军团菌、杜莫夫军团菌、高曼军团菌、长滩军团菌、左丹军团菌和瓦茨魏斯军团菌等,其中嗜肺军团菌最常见,占82%~90%[2,3]。

军团菌肺炎是引起社区获得性肺炎的主要致病菌之一,是非典型肺炎中病情最重的一种,也是重症社区获得性肺炎中最普遍被误诊的病原体之一[4,5]。病变发展迅猛,在7天内就可导致患者呼吸衰竭、休克和急性肾衰竭,导致死亡。

本病未经有效治疗的病死率高达45%,予以积极治疗后,肺部阴影可在2周至数月内吸收。夏末秋初是本病好发季节,男性发病多于女性(约2∶1),孕妇、中老年人及有慢性心脏病、肺病、肾病、糖尿病、血液病、恶性肿瘤、AIDS或接受抑制剂者易发本病。

军团菌存在于水和土壤中,在温水及潮热的地方生存蔓延,在25～43℃繁殖,最适宜生长温度是35℃。供水系统、空调、淋浴器、温泉和雾化等都是它生长繁殖的温床。细菌以气溶胶形式被吸入[3],引起呼吸道感染,散发病例多见,暴发流行多见于医院、旅馆、建筑工地等公共场所。

【发病机制与病理】

军团菌是一种胞内寄生菌,在自然环境类似于水中的生物膜,水分子被雾化后,含有军团菌的气溶胶进入呼吸道,通过细菌的黏附素和侵袭素侵入肺泡内的巨噬细胞,在胞内生长繁殖,形成吞噬小体、毒素和毒力因子,引发肺泡和终末细支气管的炎症反应。

镜下肺泡内有巨噬细胞和中性粒细胞浸润,其病理特征为急性化脓性、浆液化脓性或纤维素性化脓性支气管炎和肺炎。肺部炎症呈大叶或小叶性分布,有出血、坏死及脓肿形成。胸膜可有炎症改变,为浆液性、浆液纤维素性或化脓性纤维素性炎症,最后发生纤维性肥厚。

除肺部病变外,还可发生心肌炎、心包炎、肌炎、中毒性中枢神经损伤、肾小管坏死、肾小球肾炎,或并发休克、DIC等。

【临床表现】

军团菌感染临床上有肺炎型和流感样型两种类型。

1. 肺炎型·包括呼吸道症状和肺外症状。其潜伏期通常是2～10天,亚急性起病。前驱症状有全身不适、食欲不振、乏力、嗜睡、畏寒、发热等;1～2天后,症状加重,寒战,持续高热超过38.9℃,头痛,胸痛;大多数患者咳嗽,初为干咳,后有脓痰或黏液痰,少数痰中带血或血痰;部分患者呼吸困难,重者可发生呼吸衰竭[6,7]。

肺外症状主要包括腹痛、腹泻、水样便或黏液便等消化道症状,以及焦虑、神志不清,甚至谵妄、昏迷等中枢神经系统症状。

2. 流感样型·又称为庞蒂亚克热(Pontiac fever),主要表现为急性发热,症状比较轻,不出现肺部炎症,病程约1周,可自愈。

体格检查,听诊有湿啰音,并有肺实变体征。在病变侵及胸膜时,可有胸膜摩擦音,少数有胸腔积液体征。

【实验室检查】

1. 一般实验室检查·末梢血白细胞总数增高,一般为$(10～20)×10^9/L$,中性粒细胞核左移。红细胞沉降率增快。但严重者也有白细胞及血小板减少。约50%病例尿蛋白阳性或有红细胞。

一部分病例血清钠和/或钾下降。可有血清AST、ALT、磷酸肌酸激酶、乳酸脱氢酶、碱性磷酸酶升高,胆红素增高,肝、肾功能、血电解质异常对军团菌肺炎诊断有一定意义。

2. 病原学检查·军团菌肺炎的特异性实验室诊断方法包括军团菌的分离培养、细菌及其抗原成分检测、血清特异性抗体检查等。细菌培养和抗原检测所用的标本主要是气管分泌物,如痰、支气管肺泡灌洗液,其次是血或胸腔积液、尿液。

军团菌血清抗体滴度检测对流行病学调查及回顾性分析是有一定价值的,但对于早期诊断应用价值不高。这是因为多数军团菌感染患者在感染后第3周左右才产生抗体,免疫抑制患者可能永久不会产生血清抗体。

某些革兰阴性菌、葡萄球菌等细菌感染时,可存在与军团菌交叉抗体,引起假阴性。

【影像学表现】

军团菌导致的肺炎在影像学上的表现与其他类型的肺炎相似,早期最常见的表现是斑片状磨玻璃影,继而发展为实变[2]。磨玻璃影中混杂着边缘相对清晰的实变影是其特点之一。

临床表现与影像学表现不一致是其第二个特点[8],即在临床症状改善的情况下,影像学表现在短时间内仍有进展(1周内)。肺部病变吸收消散缓慢(几周甚至几个月)也是军团菌肺炎的影像学特点[9]。

对于军团菌肺炎患者,胸部X线检查的主要目的是监测疾病进展而非疾病诊断。胸部X线图像上,病变主要表现为肺段、肺叶实质性浸润阴影,少数为肺间质浸润影,多见于下叶,单侧或双侧,可伴有胸腔积液,免疫功能低下的严重患者可出现空洞或肺脓肿。

军团菌肺炎胸部CT表现多样,大多同其他细菌引起的肺炎无法区别。军团菌肺炎常呈双肺、多节段受累,肺外带的磨玻璃影内混杂有边界相对清晰的实变影是军团菌肺炎相对特异的表现(图13-7-1)[2,10]。

病变常累及多个肺段,早期病变多呈肺段性分布,随着病变的融合,多表现为以非肺段性分布为主[10]。肺门淋巴结肿大、空洞或脓肿很少,易发生在发病前接受激素治疗免疫力减弱的患者。35%～60%的患者可出现胸腔积液。

【诊断标准】

1. 确诊标准

(1) 细菌培养:军团菌阳性是诊断军团菌感染的金标准,但阳性率低,先期的抗感药物使用可能造成假阴性,采用支气管肺泡灌洗(BALF)和肺活检标本可提高阳性率。

(2) 抗原检测:肺军团菌1型尿抗原检测可用于早期快速诊断,结果不受先期抗感染治疗影响。合格下呼吸道标本抗原检测敏感性、特异性较差。

2. 拟诊标准·Cunha教授在1988年首先提出了WUH评分系统,2017年对其进行了更新,如有大于其中3项,且对β-内酰胺类抗菌药物无反应时,则高度怀疑军团菌肺炎。

(1) 体温>38.9℃(伴有相对缓脉)。

(2) 红细胞沉降率>90 mm/h或C反应蛋白>180 mg/L。

(3) 铁蛋白高于正常值2倍。

(4) 低磷血症。

(5) 磷酸激酶升高>2倍。

(6) 入院时镜下血尿。

《中国成人社区获得性肺炎诊断和治疗指南(2016年版)》提出[11]:①发病,初始经验性治疗无效;重症社区获得性

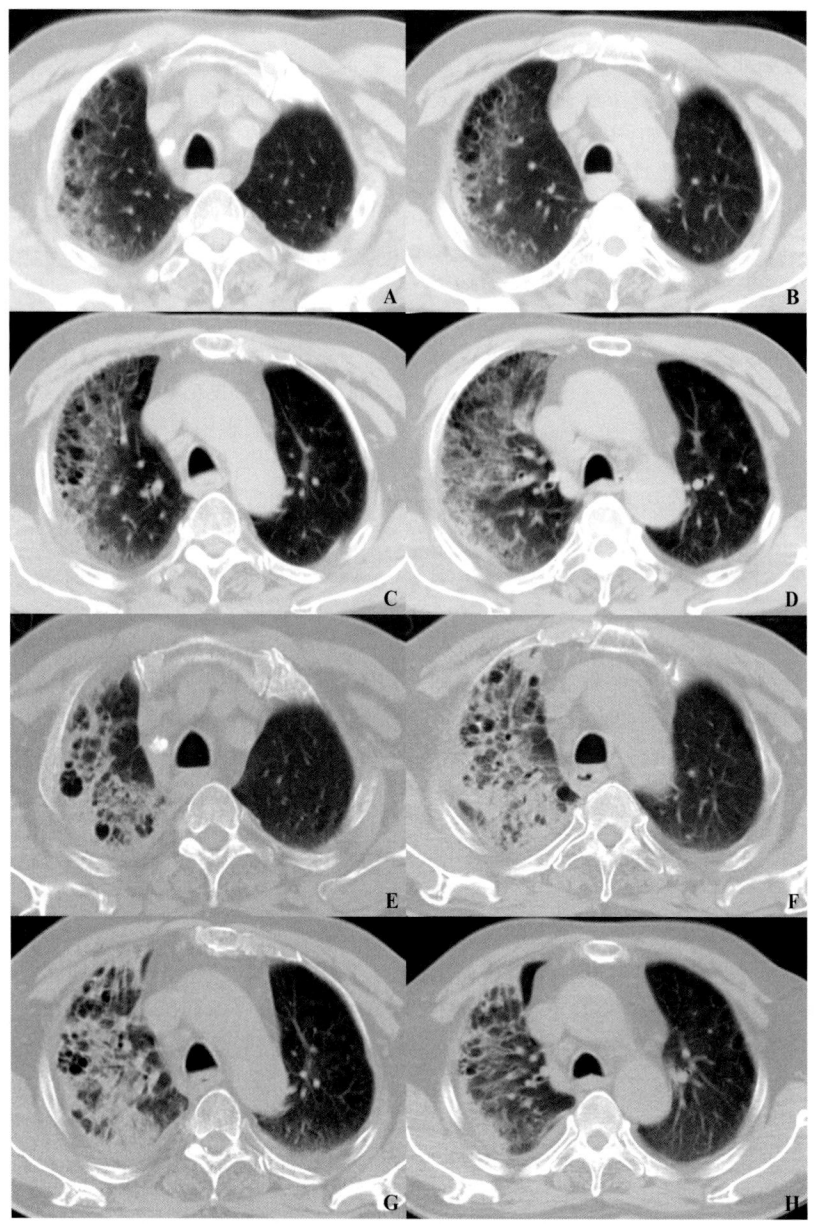

图 13-7-1　男性，79 岁。痰高通量测序技术(NGS)检测证实军团菌肺炎

发热、咳嗽、头晕、乏力、纳差 3 天。CT 肺窗(A~D)显示右肺上叶大片状磨玻璃影，肺外带为著；治疗 7 天后复查(E~G)，右肺上叶病灶范围扩大，密度不均匀，磨玻璃影内可见多发边缘清晰实变影，双侧胸腔少量积液；治疗 14 天后复查(H)，右肺上叶病变吸收，密度降低。

肺炎(CAP)；影像学提示双侧胸腔积液、双肺多叶病灶；免疫缺陷患者；发病前 2 周内有外出旅行史。②症状，出现伴相对缓脉的发热、急性发作性头痛、非药物引发的意识障碍或嗜睡、非药物引起的腹泻、休克。③实验室检查，急性肝肾功能损伤、低钠血症、低磷血症。④治疗史，对 β-内酰胺类抗菌药物无应答时，要考虑到军团菌肺炎的可能。

【鉴别诊断】

本病的鉴别诊断主要是与其他各种病原体所致的肺炎，特别是常见的肺炎球菌肺炎、衣原体肺炎等鉴别。鉴别的主要依据仍然是病原体检查，血清学检测对于排除军团菌、衣原体感染等有帮助。

（褚志刚　杨志刚）

参考文献

[1] 刘又宁, 陈民钧, 赵铁梅, 等. 中国城市成人社区获得性肺炎 665 例病原学多中心调查[J]. 中华结核和呼吸杂志, 2006, 29: 3-8.

[2] Poirier R, Rodrigue J, Villeneuve J, et al. Early radiographic and tomographic manifestations of Legionnaires' disease [J]. Can Assoc Radiol J, 2017, 68: 328-333.

[3] 梁思聪, 陈愉. 军团菌肺炎的诊治策略[J]. 中国实用内科杂志, 2020, 40: 357-361.

[4] Chahin A, Opal SM. Severe pneumonia caused by Legionella pneumophila: differential diagnosis and therapeutic considerations [J]. Infect Dis Clin North Am, 2017, 31: 111-121.

[5] Ishida T, Tachibana H, Ito A, et al. Clinical characteristics of severe community-acquired pneumonia among younger patients: an analysis of 18 years at a community hospital [J]. J Infect Chemother, 2014, 20: 471-476.

[6] Isenman HL, Chambers ST, Pithie AD, et al. Legionnaires' disease caused by Legionella longbeachae: clinical features and outcomes of 107 cases from an endemic area [J]. Respirology, 2016, 21: 1292-1299.

[7] Amodeo MR, Murdoch DR, Pithie AD. Legionnaires' disease caused by Legionella longbeachae and Legionella pneumophila: comparison of clinical features, host-related risk factors, and outcomes [J]. Clin Microbiol Infect, 2010, 16: 1405-1407.

[8] Kim J, Park S, Yang E, et al. Clinical features of patients with Legionnaires disease showing initial clinical improvement but radiological deterioration, a retrospective single-center analysis [J]. Medicine (Baltimore), 2021, 100: e28402.

[9] 庞莉, 张杜超, 秦崇, 等. 社区获得性军团菌肺炎39例临床分析[J]. 标记免疫分析与临床, 2021, 28: 748-752.

[10] Yu H, Higa F, Hibiya K, et al. Computed tomographic features of 23 sporadic cases with Legionella pneumophila pneumonia [J]. Eur J Radiol, 2010, 74: e73-e78.

[11] 中华医学会呼吸病学分会. 中国成人社区获得性肺炎诊断和治疗指南(2016年版)[J]. 中华结核和呼吸杂志, 2016, 39: 253-279.

第八节 · 肺诺卡菌病

肺诺卡菌病(pulmonary nocardiosis, PN)又称肺奴卡菌病(pulmonary nocardiosis), 是指由诺卡菌感染引起的肺组织急性或慢性化脓性肉芽肿性病变。它可以是诺卡菌病的首发部位, 也可以是全身疾病的局部表现。报道显示超过2/3的病例中, 肺部是诺卡菌感染的原发部位[1]。诺卡菌病分为局限型和播散型。

诺卡菌(nocardia)是一种罕见的革兰阳性细菌, 呈弱抗酸特性的需氧、丝状细菌, 属于放线菌属。诺卡菌广泛存在于世界各地的土壤、腐烂蔬菜和水生环境中, 可通过空气, 尤其是通过尘埃颗粒播散。诺卡菌不属于人体正常菌群, 但可在支气管扩张、COPD等结构性肺病内定植。

诺卡菌属包括80多种细菌, 其中对人致病的至少有33种, 不同地区的种属流行程度不同, 国内一项研究发现鼻疽诺卡菌是最常见的菌种[2]。该菌侵入人体的方式包括吸入、随食物摄入、通过皮肤创口感染和经过静脉通路播散, 其中吸入是最常见的侵入途径[3]。它可造成肺炎、肺脓肿和肺空洞等[4]。

诺卡菌病在全球各地均有散发, 无季节性。成人较儿童多见, 男性居多, 男女比例为(2~3):1。虽然本病可见于正常人群, 但主要发生在免疫功能低下的患者(如AIDS、白血病、淋巴瘤病、结节病、结核病、器官移植及激素治疗后等), 尤其那些细胞免疫缺陷的患者[4-6]。近年来发现, 慢性呼吸道疾病如结构性肺病、COPD也是肺诺卡菌感染的危险因素。

诺卡菌病具有两个特征, 一是病变能够播散至机体几乎所有的器官, 尤其是中枢神经系统; 二是尽管经过适当的治疗, 其仍然有复发或进展的趋势。

诺卡菌病的预后与感染的范围、发病部位、治疗及合并感染相关。局限型预后较好, 播散型预后差; 颅内感染死亡率高达60%~100%, 肺部感染为41%; 未治疗的诺卡菌病病死率为100%, 经治疗的病死率为30%~50%。合并感染是造成诺卡菌病死亡的主要原因。

【发病机制与病理】

目前对该病的详细病因机制还尚不清楚。细菌由呼吸道或皮肤伤口侵入人体[7], 引起局部感染, 并可经血循环播散到机体几乎所有的器官。

该病的感染与致病菌的数量、患者的巨噬细胞及淋巴细胞的吞噬和溶解功能, 以及细胞介导的免疫功能有关。激活的巨噬细胞和T淋巴细胞对控制和杀灭细菌具有重要的价值。由于AIDS患者上述功能较差甚至缺失, 所以AIDS患者常为该病的好发人群。

特征性病理改变为具有广泛白细胞浸润和明显坏死的脓肿形成, 病变周围可见肉芽组织包绕, 但是纤维化及包裹情况少见, 常以伴有窦道形成的化脓性炎症为特点。在感染灶组织中, 脓汁和渗出物中可见菌丝, 菌丝聚集形成灰白色颗粒, 这与放线菌病的硫磺样颗粒不同。

肺主要病理改变为肺组织的急性、亚急性或慢性化脓性改变, 表现为融合性支气管肺炎肺实变、肺脓肿、胸膜炎等。

【临床表现】

肺诺卡菌病好发于20~60岁的患者, 常为亚急性或慢性起病, 但在免疫抑制患者中则多急性起病。患者症状常不明显, 无特异性, 类似于结核病和肺真菌病, 主要表现为咳嗽, 可以是干咳, 也可伴少量黏稠无臭脓痰, 常伴有发热、气短、纳差、盗汗、胸痛、咯血、体重减轻和进行性乏力等[7,8], 症状持续数天至数周不等。

肺诺卡菌病还可类似于或表现为已知或潜在肺部疾病的加重, 主要见于慢性阻塞性肺疾病和肺结节病患者[9,10], 可能会延误该病的诊断。在所有肺诺卡菌病病例中, 高达50%有肺外部位播散[11], 最常播散至脑部[6], 患者出现头痛、脑膜刺激征、抽搐和/或局灶性神经功能障碍等中枢神经系统症状。

此外, 肺部感染向邻近部位播散后可出现并发症, 如脓胸、纵隔炎、心包炎、上腔静脉综合征和肝脓肿等。

【实验室检查】

肺诺卡菌病的诊断关键是从痰液、脓液或脑脊液等标本中分离出肺诺卡菌。即对患者的脓汁、脑脊液、痰液或渗出物染色镜检发现革兰染色阳性和抗酸染色阳性的丝状菌。检查的方法有如下几种。

1. **直接涂片** · 菌体革兰染色阳性, 呈集团样和/或分枝状菌、长短不一, 直径约为1 μm[7]。菌丝易断裂, 抗酸着色浅红。

2. **培养及生化反应** · 诺卡菌为需氧菌, 可采用葡萄糖-新蛋白胨琼脂培养基和血琼脂平皿培养基(35~37℃)进行培养,培养 2~7 天开始生长,有时需 4~6 周[3]。痰培养的阳性率为 46.0%,皮下脓肿液为 75.0%,胸腔积液为 84.6%。其培养容易,但阳性率不高,这可能与培养时间短或标本中杂菌过度生长有关。该病菌菌落光滑,呈不规则折叠或颗粒状,黄色或橙色[12]。

3. 动物试验 · 由于肺诺卡菌对豚鼠和小白鼠也有致病性,将病菌培养液注入鼠体内可使鼠感染,可从患鼠的炎症组织和渗出液中发现纤细分枝的革兰阳性的耐酸性菌丝。

【影像学表现】

1. X 线表现 · 与肺结核相似,缺乏特征性表现。最常见表现为小片状(图 13-8-1A)或节段性的浸润影,可合并实变、网状结节性浸润、间质浸润、肺部肿块、空洞和多发肺脓肿等多种表现,也可见弥漫结节和粟粒样改变[4]。

有时也可有孤立或多发结节影,如侵犯胸膜可出现胸腔积液、液气胸、支气管胸膜瘘等表现,部分病例还可见肺门淋巴结增大等。

2. CT 表现 · 呈多样性、非特异性,以结节影、斑片、实变影多见,其次为空洞、团块影,常合并胸腔积液。

(1) 渗出实变:渗出实变位于胸膜下肺组织,多灶性,非肺段分布,多肺叶受累。其内密度均匀或不均匀(图 13-8-2)[8,13]。也可以表现为小的斑片状阴影(图 13-8-3)。CT 增强扫描显示病变内出现不强化区提示脓肿形成。

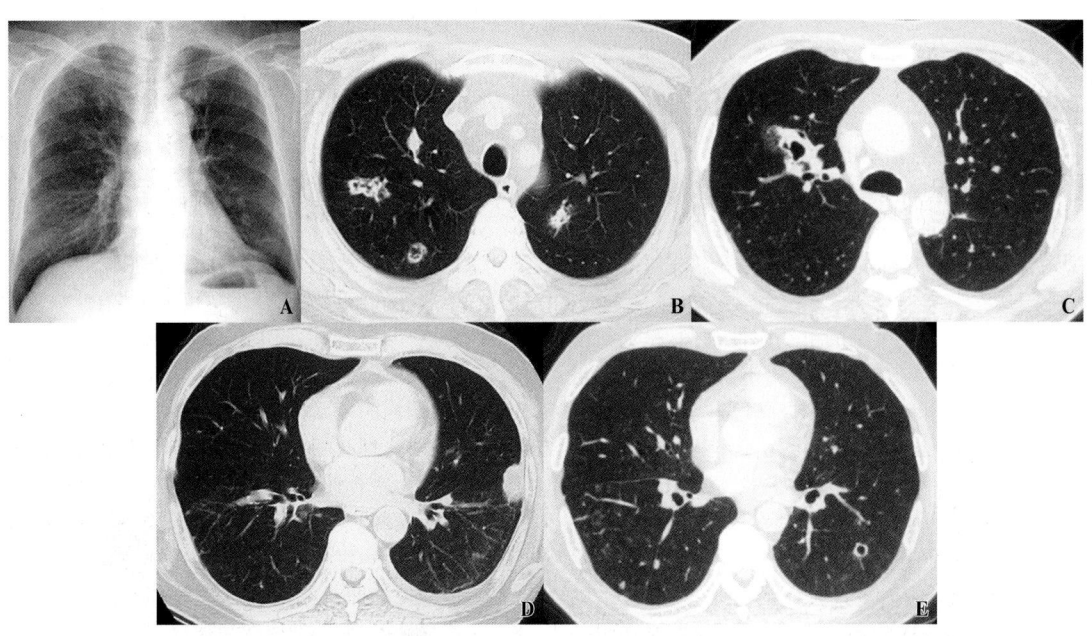

图 13-8-1 男性,58 岁。肺诺卡菌病

肾病综合征激素治疗 1 个月后,发热。胸部 X 线片(A)显示两肺多发小致密影,可疑小空洞形成;CT 肺窗(B~E)显示两肺多发小空洞影,圆形或不规则形,也可见大小不等结节影,散在分布。

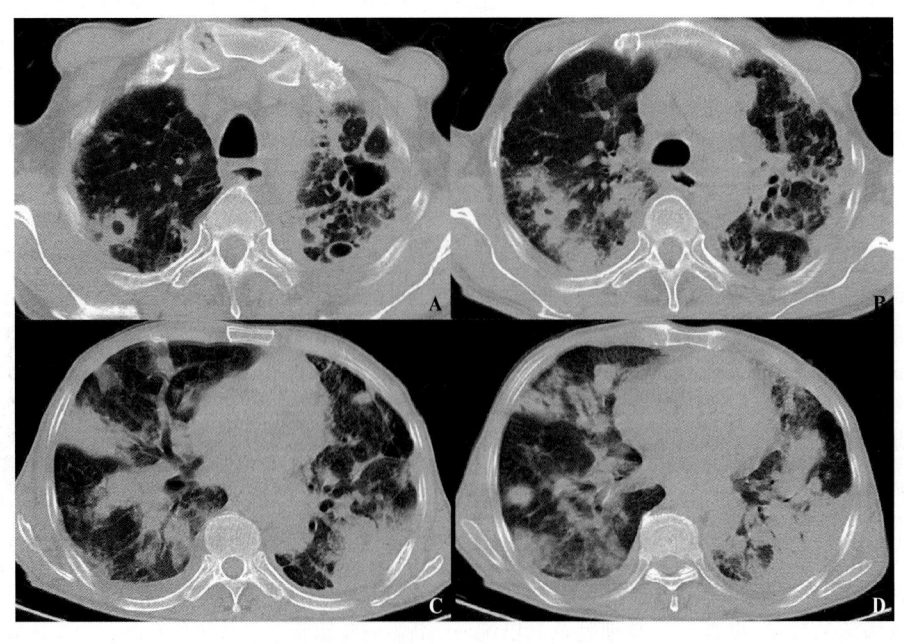

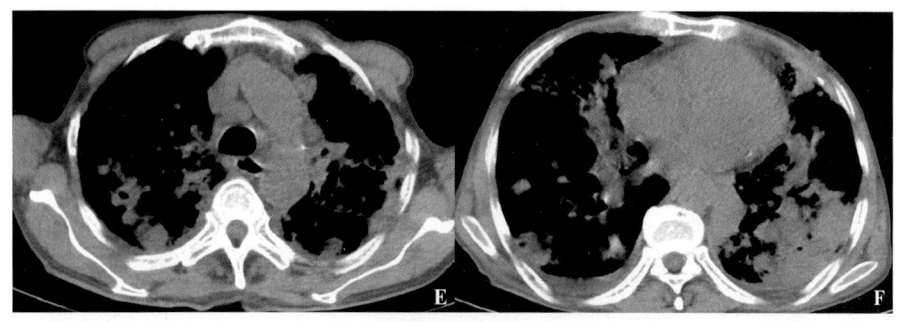

图 13-8-2　男性,72 岁。肺诺卡菌病

慢性阻塞性肺疾病多年,发热、咳嗽、喘累 10 余天,加重伴双下肢水肿 1 周。CT 肺窗(A~D)显示双肺多发实变影、磨玻璃影及结节影,双肺上叶部分病灶内可见空洞形成;纵隔窗(E~F)显示气管前腔静脉后淋巴结增大,右侧胸腔少量积液。

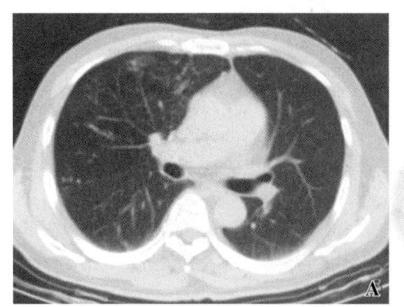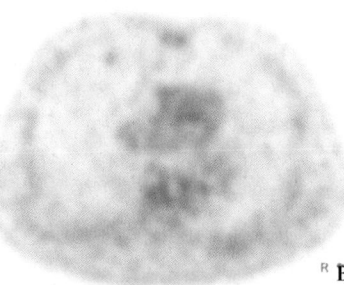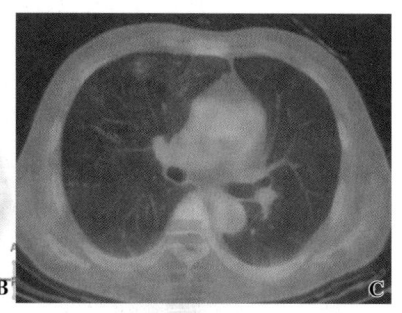

图 13-8-3　男性,62 岁。肺诺卡菌病

CT 肺窗显示(A)右肺上叶前段斑片状渗出性病变;PET 图有轻度的高代谢(B);PET-CT 融合图显示病变区轻度高代谢(C)。

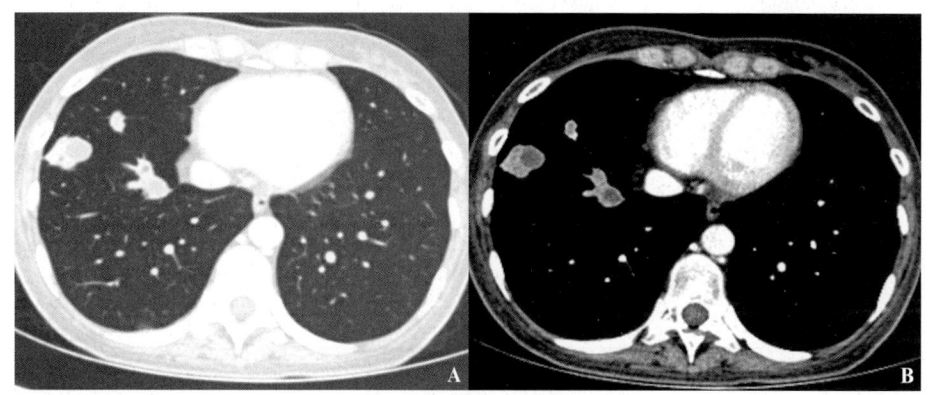

图 13-8-4　女性,36 岁。肺诺卡菌病

CT 肺窗显示(A)右肺下叶有多发结节;增强扫描显示病变有环状强化,中心病变无强化(B)。

(2) 结节肿块:免疫缺陷患者更易于形成肺内结节影。当病变沿支气管播散时,表现为支气管壁增厚,管腔内渗出物及多发小叶中心结节影。当病变为血行播散时,结节随机分布。结节的大小通常不均等,早期可见粟粒样结节,一般为较大结节影。

结节外形可不规则,慢性者边缘通常光滑锐利,急性者边缘模糊,或周围有晕征(图 13-8-1 和图 13-8-3)[8,13]。脓肿形成后,其中心密度下降,增强扫描脓液不强化(图 13-8-4)。

(3) 空洞:诺卡菌病属于化脓性感染,空洞是其常见的影像征象。多个文献认为,空洞性病变常在发病后 2 周内出现,出现较早,空洞性病变较多出现在免疫功能低下者。空洞可发生于实变、结节肿块内,单发或多发,形态圆形或不规则(图 13-8-1 和图 13-8-5)。空洞形成初期,洞壁较厚,病变好转时,洞壁变薄(图 13-8-5)。

(4) 胸膜及胸壁侵犯:肺内病变常直接侵袭胸膜,导致胸腔积液及脓胸(图 13-8-2 和图 13-8-3)[14]。胸腔积液的发生率高达 80%,可包裹形成脓胸,脓胸大小不一,慢性的胸膜炎症也可导致胸膜增厚。

胸壁受累可形成胸壁肿块、胸壁脓肿、蜂窝织炎及胸壁瘘管(图 13-8-4C);也可侵犯脊椎,引起压缩性、溶骨性变化。

(5) 其他

1) 直接侵犯:肺内病变直接侵犯心包、纵隔引起心包炎和纵隔炎,形成心包积液、纵隔肿块、纵隔脓肿和上腔静脉综合征等。

2) 血行播散:半数以上肺诺卡菌病患者合并肺外疾病,最常见的受累部位为中枢神经系统和皮肤,形成脑炎或脓肿、皮下脓肿、蜂窝织炎等(图 13-8-4),CT 增强扫描或 MRI 检查有助于诊断。

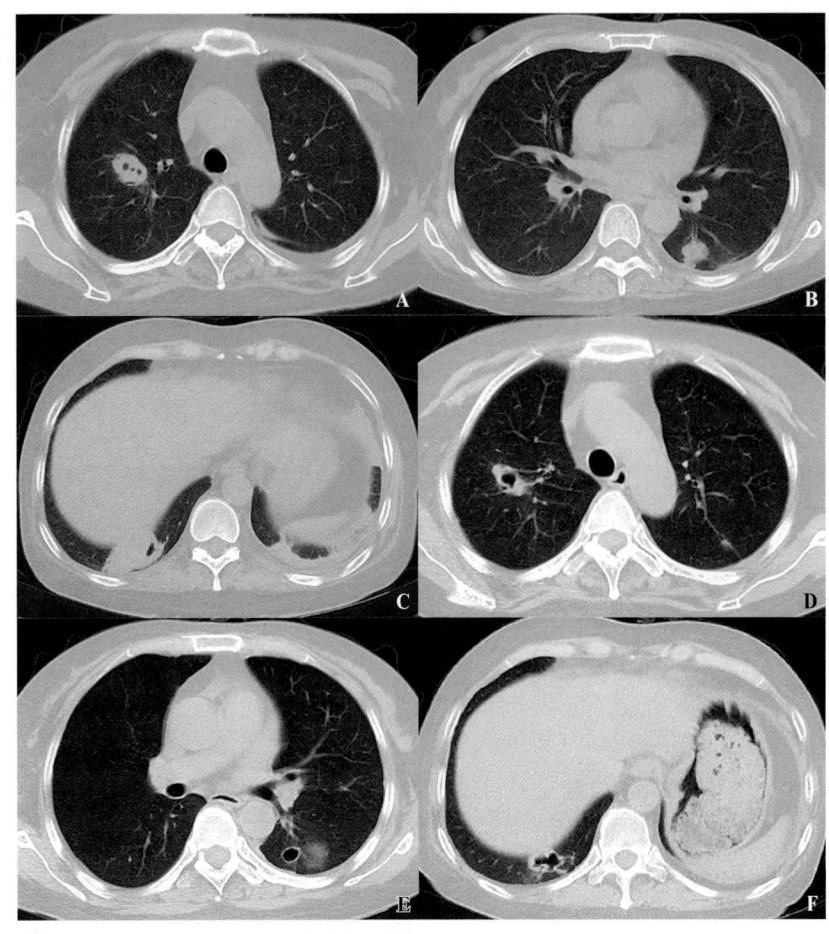

图13-8-5 女性,47岁。肺诺卡菌病

因患系统性红斑狼疮长期服用激素,间歇性咳嗽、咳痰4天。CT肺窗(A~C)显示双肺多发大小不等结节,部分结节内可见空洞形成,左侧胸腔少量积液;治疗22天后复查(D~F),双肺结节缩小,空洞壁明显变薄。

3) 淋巴结侵犯:常伴有纵隔及肺门淋巴结增大(图13-8-2和图13-8-3)[14,15]。

4) 肺其他少见表现:可见支气管扩张、铺路石征[7](该征象是肺及中枢神经系统同时受累的危险因素)、肺间质性增生及网结节影(图13-8-6)。支气管扩张和支气管管壁增厚较其他感染性病变明显。

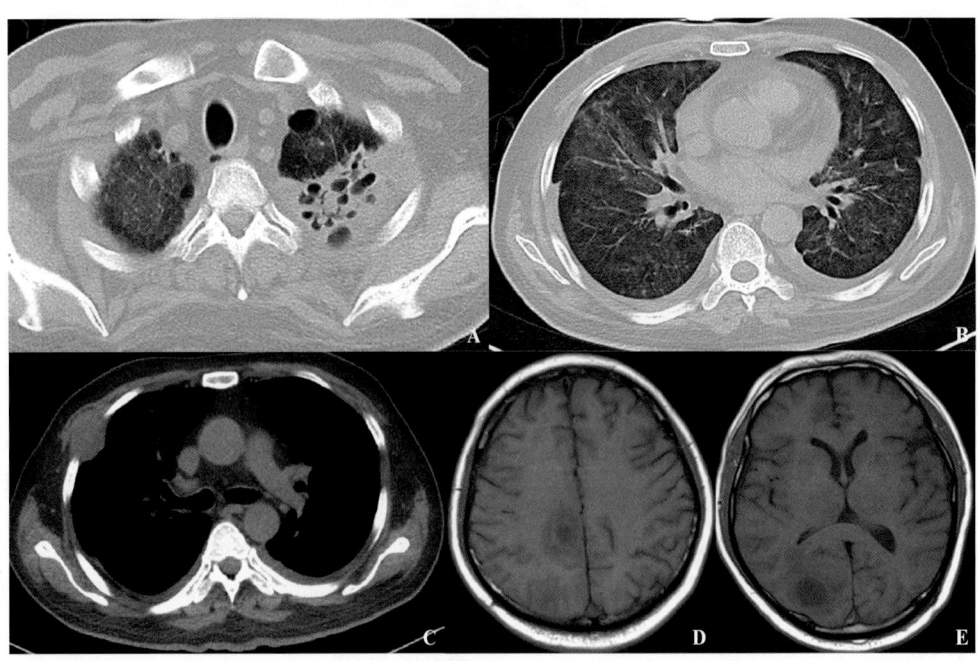

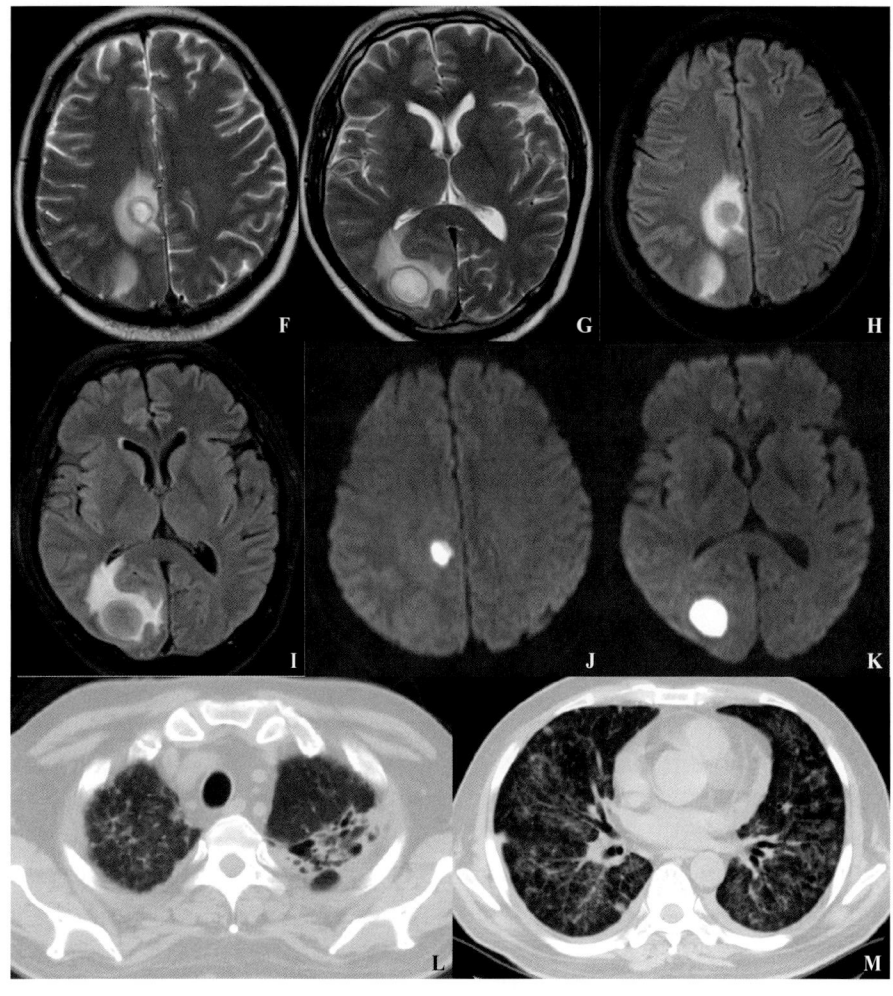

图13-8-6 男性,43岁。播散型诺卡菌病

因过敏性紫癜长期服用激素,反复咳嗽、咳痰、发热2个月余,加重伴呼吸困难、胸痛半个月。CT肺窗(A、B)显示双肺弥漫磨玻璃影,左肺上叶尖后段片状实变影,其内可见多发空洞形成;纵隔窗(C)显示双侧胸腔少量积液,右前胸壁稍低密度团块影,结合超声符合软组织脓肿表现;头颅MRI平扫(D~G)显示右侧顶、枕叶类圆形异常信号影,T1WI呈低信号(D、E),T2WI呈高信号(F、G),FLAIR呈等信号,周围可见较明显水肿(H、I),DWI呈明显高信号(J、K),符合脑脓肿表现;治疗10天后复查,CT肺窗(L、M)显示左肺上叶尖后段病灶吸收减少,空洞缩小,双肺磨玻璃影减少,肺纹理增多紊乱,交织成网格状,其内夹杂结节影。

【诊断标准】

病原学检查是本病诊断的金标准。

由于常规痰培养阳性率低,出现下列情况应考虑到本病:

(1) 有结缔组织病、肾脏疾病、血液疾病、器官移植、恶性肿瘤等免疫功能低下的基础疾病的患者,在接受激素或免疫抑制剂治疗过程中出现肺脓肿或皮下脓肿。

(2) 有土壤和家畜接触史,又有原因不明的肺部感染,常规抗炎及抗结核治疗无效者。

(3) 肺脓肿患者迅速出现脑脓肿、皮下脓肿及心包积液。

(4) HIV阳性患者肺部多发结节或空洞,常规治疗无效者。

【鉴别诊断】

1. 普通肺炎和肺脓肿 · 无论是从临床表现、实验室检查,还是从影像学表现上看,两者都颇为相似,只是诺卡菌病更容易迅速波及其他系统,如形成脑脓肿、皮下脓肿。当两者鉴别困难时,需借助痰液、肺泡灌洗液、脓液等标本的细菌培养。

2. 肺结核 · 胸腔积液外观常为淡黄色透明液体,而诺卡菌病的胸腔积液多为脓性或巧克力色。肺结核的病变以上肺野多见,而本病的以下肺野多见。诺卡菌病淋巴结受累概率明显低于结核病。肺结核较少出现皮下脓肿。

3. 肺放线菌病 · 诺卡菌病胸部的影像学表现与肺放线菌病类似[16],鉴别困难。但是放线菌病相对较少播散至中枢神经系统,且通常发生在口腔卫生不良的患者,它们通常因吸入带菌的口咽分泌物所致。

4. 肺癌 · 肺癌起病隐匿,在不合并感染的情况下,白细胞计数及中性粒细胞百分比无明显增高,病灶边界较诺卡菌病清楚。当两者鉴别困难时,可行活检或细菌培养进行鉴别。

(褚志刚)

参考文献

[1] Paige EK, Spelman D. Nocardiosis: 7-year experience at an Australian tertiary hospital [J]. Intern Med J, 2019, 49:373-379.

[2] Huang L, Chen X, Xu H, et al. Clinical features, identification, antimicrobial resistance patterns of Nocardia species in China: 2009-2017 [J]. Diagn Microbiol Infect Dis, 2019, 94:165-172.

[3] Duggal SD, Chugh TD. Nocardiosis: a neglected disease [J]. Med Princ Pract, 2020, 29:514-523.

[4] Ott SR, Meier N, Kolditz M, et al. Pulmonary nocardiosis in Western Europe-Clinical evaluation of 43 patients and population-based estimates of hospitalization rates [J]. Int J Infect Dis, 2019, 81:140-148.

[5] Williams E, Jenney AW, Spelman DW. Nocardia bacteremia: a single-center retrospective review and a systematic review of the literature [J]. Int J Infect Dis, 2020, 92:197-207.

[6] Lu SH, Qian ZW, Mou PP, et al. Clinical Nocardia species: identification, clinical characteristics, and antimicrobial susceptibility in Shandong, China [J]. Bosn J Basic Med Sci, 2020, 20:531-538.

[7] Wilson JW. Nocardiosis: updates and clinical overview [J]. Mayo Clin Proc, 2012, 87:403-407.

[8] Chen J, Zhou H, Xu P, et al. Clinical and radiographic characteristics of pulmonary nocardiosis: clues to earlier diagnosis [J]. PLoS One, 2014, 9:e90724.

[9] Khare V, Gupta P, Himanshu D, et al. Emergence of co-trimoxazole resistant Nocardia brasiliensis causing fatal pneumonia [J]. BMJ Case Rep, 2013, 2013:bcr2013009069.

[10] Zuk J, Bazan-Socha S, Zarychta J, et al. Disseminated nocardiosis mimicking exacerbation of pulmonary sarcoidosis [J]. Sarcoidosis Vasc Diffuse Lung Dis, 2013, 30:65-69.

[11] Coussement J, Lebeaux D, van Delden C, et al. Nocardia infection in solid organ transplant recipients: a multicenter european case-control study [J]. Clin Infect Dis, 2016, 63:338-345.

[12] 夏玉朝, 杨萱, 班立芳, 等. 10 例奴卡菌感染病例的临床特点及治疗 [J]. 中国感染控制杂志, 2017, 16:453-457.

[13] Mehrian P, Esfandiari E, Karimi MA, et al. Computed tomography features of pulmonary nocardiosis in immunocompromised and immunocompetent patients [J]. Pol J Radiol, 2015, 80:13-17.

[14] 毛雅云, 陈磊, 翁恒. 肺诺卡菌病 25 例临床特征分析 [J]. 中国感染与化疗杂志, 2020, 20:613-617.

[15] 徐凯, 杜瑶, 王沄, 等. 肺部诺卡菌感染的胸部 CT 特点 [J]. 中华放射学杂志, 2013, 47:808-810.

[16] Castellana G, Grimaldi A, Castellana M, et al. Pulmonary nocardiosis in chronic obstructive pulmonary disease: a new clinical challenge [J]. Respir Med Case Rep, 2016, 18:14-21.

第九节·铜绿假单胞菌肺炎

铜绿假单胞菌肺炎（pseudomonas aeruginosa pneumonia, PAP），是指由铜绿假单胞菌（pseudomonas aeruginosa, PA）所致的肺部感染。铜绿假单胞菌又称绿脓杆菌，属于假单胞菌属，为革兰阴性杆菌，无芽孢，需氧，分布于人的肠道、呼吸道以及皮肤，属于正常菌群，也是条件致病菌。

临床上该菌是革兰阴性菌感染的鉴别诊断中最重要且最需要考虑到的病原体之一。铜绿假单胞菌引起的社区获得性肺炎很少见，其中大部分患者有基础疾病存在，包括恶性肿瘤、囊性纤维化、再生障碍性贫血、COPD 和支气管扩张症等。

铜绿假单胞菌是引起住院患者特别是 ICU 患者肺炎的主要院内病原菌，是医院获得性肺炎的首要病因，其导致的医院获得性肺炎常见且严重，且常对抗生素耐药，使得治疗更为复杂，死亡率较高[1]。

随着我国人口逐步进入老龄化，加之老年人多数有基础疾病、机体抵抗力下降、各脏器功能减退等危险因素，老年铜绿假单胞菌肺炎的发病率和病死率远高于青年患者。美国一项研究显示，呼吸机相关性肺炎（VAP）中铜绿假单胞菌在所有分离菌中占排名第二（16.6%）[2]。Meta 分析显示，我国呼吸机相关性肺炎 VAP 中铜绿假单胞菌占所有分离菌的 19.4%，在医院获得性肺炎中占 17.8%，而在社区获得性肺炎中仅占 7.7%[3]。

与铜绿假单胞菌所致医院获得性肺炎高发相关的一些危险因素包括：年龄较大、机械通气时间较长、入院时使用抗生素、转自高级护理病房或 ICU，以及被收入铜绿假单胞菌感染率较高的病房等[4]。

铜绿假单胞菌的感染途径有内源性吸入、外源性吸入或肺外感染灶由菌血症播散到肺。吸入内源性口腔菌群，或者吸入呼吸机管道或其他医疗设备中含有病原体的污染物，可使铜绿假单胞菌直接进入下呼吸道，是导致医院获得性肺炎的主要途径[5]。

铜绿假单胞菌为条件致病菌，正常人铜绿假单胞菌肺炎罕见。虽然偶尔也有健康的宿主发生社区获得性铜绿假单胞菌肺炎，但大多数患者都有明确的危险因素[6,7]。主要包括：免疫系统受损，如 HIV 感染者、实体器官或造血干细胞移植受者、中性粒细胞减少者，以及接受 TNF-α 抑制剂等免疫抑制或免疫调节药物治疗的患者；近期使用过抗生素；结构性肺部异常，如囊性纤维化或支气管扩张症者；慢性阻塞性肺疾病反复加重，需要频繁使用糖皮质激素和/或抗生素者。

【发病机制与病理】

人体有足量健全的粒细胞是防御铜绿假单胞菌感染的决定因素，故宿主在发病条件中起主要作用。在正常人呼吸道防御机制受到破坏后，铜绿假单胞菌借助于鞭毛、菌毛、脂蛋白、脂多糖和位于外膜的Ⅲ型分泌系统直接与宿主细胞相互作用，损坏呼吸道黏膜[8]。

宿主全身状态亦可改变上皮细胞受体和气道内环境，如老年人、吸烟、营养不良、氮质血症、酸中毒、低血压、糖尿病、昏迷、肺部基础疾病、手术等均可增加呼吸道铜绿假单胞菌的黏附。铜绿假单胞菌的多种代谢产物具有致病性，其内毒素则在发病上无重要意义。铜绿假单胞菌可直接引起组织损伤和坏死，通常是外毒素 A 产生的结果[5]。

铜绿假单胞菌肺炎的病理特征一般表现为迅速形成的肺叶实变或支气管肺炎，组织坏死引起多发性小脓肿，绝大多数病变在下叶，半数以上为双侧性，常累及胸膜。镜检见肺泡内炎性渗出物包含多核粒细胞和单核细胞，肺泡腔内充满深色嗜碱性颗粒物质与大量革兰阴性杆菌密集菌群。突出的改变是肺泡壁坏死形成微脓肿，以及局部出血。

在肺部感染的早期，大量的多形核中性粒细胞聚集通过产生氧化迸发和促炎症反应微环境造成组织水肿和损伤。中性粒细胞失调和过度激活可导致肺泡毛细血管屏障破坏和急性呼吸窘迫综合征[8]。

大多数铜绿假单胞菌菌株分泌绿脓菌素,发挥促炎作用,破坏支气管上皮细胞,损害纤毛功能,还干扰肺的抗氧化防御,并通过抑制过氧化氢酶活性促进对肺上皮的氧化损伤[5]。

【临床表现】

铜绿假单胞菌肺炎起病或急或缓。症状和体征类似于其他化脓性细菌或军团菌所致的肺炎。

急性铜绿假单胞菌肺炎的特征通常为咳脓痰、呼吸困难、发热、寒战、意识模糊和重度全身性中毒反应[9]。患者咳痰一般呈黄白色或黄绿色,有时痰中带血。

原发病为肺心病者发绀往往加重,可出现贫血、低蛋白血症,呼吸衰竭发生率较高,易致酸碱平衡失调,偶可发生胸腔积液,严重病例特别是有粒细胞缺乏和免疫功能低下者可并发败血症,甚至出现脓毒性休克。检查可见相对性缓脉、双峰热。本病病程较长,可达2~3个月,最长4个半月。

呼吸机相关铜绿假单胞菌肺炎患者还可能突然,或逐渐出现气管支气管分泌物增加和呼吸机效能下降。

【实验室检查】

1. 一般实验室检查·血白细胞可中等升高或正常,中性粒细胞大多增高,红细胞沉降率增快。电解质紊乱及酸碱平衡失调,可出现低钾血症、低钠血症和低氧血症;也可有贫血、低蛋白血症,肝肾功能损害[10]。

2. 病原学检查·痰培养是目前病原体诊断的主要方法,应先做痰涂片,筛选合格的痰标本进一步培养。有血行感染引起的铜绿假单胞菌肺炎,血培养阳性率高。有胸腔积液者胸腔积液离心沉淀后行病原体培养,有时也能分离到铜绿假单胞菌。

3. 免疫学检查·血清铜绿假单胞菌外毒素A抗体和免疫型特异性脂多糖可作为鉴别铜绿假单胞菌的寄居或感染及其预后的标志。有报道用免疫荧光抗体染色法诊断铜绿假单胞菌的准确率达86.1%。

【影像学表现】

1. X线表现·吸入性和败血症性铜绿假单胞菌肺炎的胸部X线表现无显著差异,多表现为两肺广泛性斑片或结节状实变阴影(支气管肺炎),以下肺为主,边缘不清楚[11,12]。

病变常常快速发展融合成节段性或大叶性实变,在病灶中间可见许多小的透亮区,为小叶性肺气肿。部分实变病灶中可见大小不等空洞形成(图13-9-1)。

弥漫性支气管肺炎并多发结节影,Winer-Muram等[13]认为支气管气像见于97%的人工通气相关性PAP患者。Shah[2]等报道的医院获得性PAP主要表现为多发含有支气管气像的实变影(100%)并结节灶(50%),病变常为双侧、随机分布(48%~91%)。

2. CT表现

(1) 单侧或双侧肺部实变影和磨玻璃影:常见,以多肺叶受累为主,上肺、下肺或随机分布,常呈节段性或大叶性分布(图13-9-2)[11],其次为支气管壁增厚[14,15]。

(2) 肺部结节影:大多呈小叶中心分布,类似于支气管肺炎样改变,部分结节较大、随机分布(图13-9-3)。

(3) 胸腔积液:单侧或双侧,以双侧较多见。

(4) 其他:部分患者于肺部病灶内可见空洞形成(图13-9-1),在铜绿假单胞菌肺炎高危患者中,短期内肺部出现空洞性病变高度提示铜绿假单胞菌感染[16]。

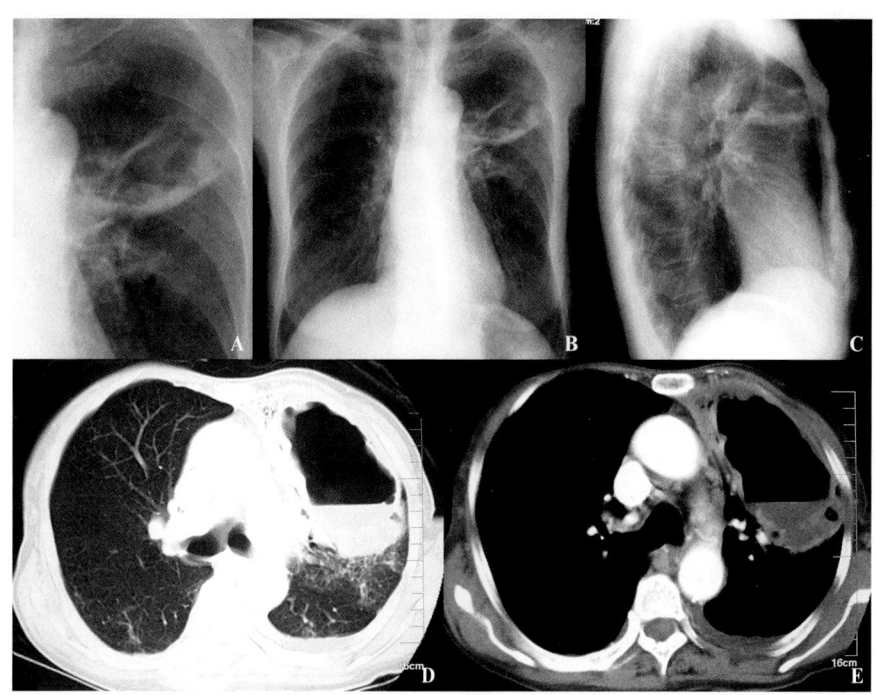

图13-9-1 左上肺铜绿假单胞菌肺炎

胸部X线正、侧位片(A~C)显示左上叶空洞影,内壁不规则;CT肺窗(D)和增强扫描(E)显示左上肺大空洞影,内壁不规则,可见气液平面,周围可见边界不清磨玻璃密度影,与胸部X线片比较,治疗后空洞影明显缩小。

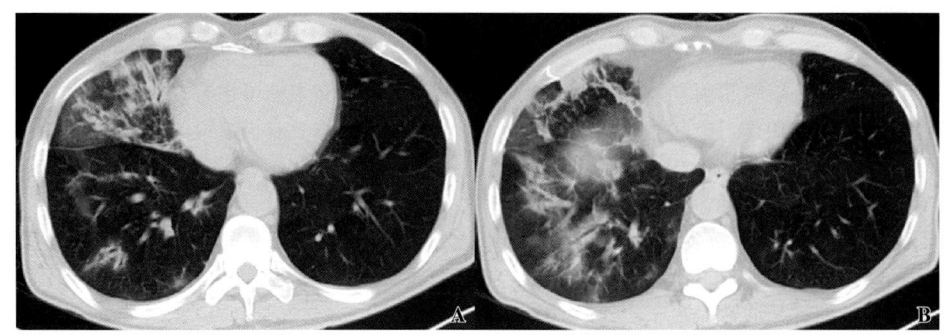

图 13-9-2　男性,56 岁。铜绿假单胞菌肺炎

呼吸困难伴胸闷、咳嗽、咳痰 5 天。CT 肺窗(A、B)显示右肺中叶及下叶支气管血管束周围多发斑片状实变影及磨玻璃影,局部支气管壁增厚。

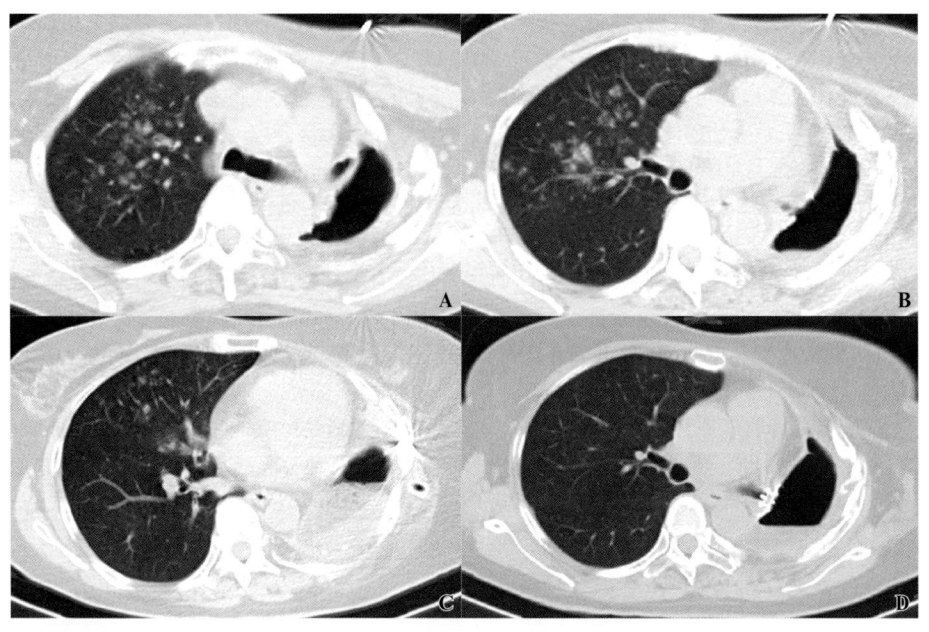

图 13-9-3　女性,56 岁。铜绿假单胞菌肺炎

左肺切除术后支气管胸膜瘘,发热,咳嗽。CT 肺窗(A～C)显示右肺上叶及中叶多发大小不等模糊结节影;治疗 1 周后复查,CT 肺窗(D)显示右肺病灶完全吸收。

【诊断标准】

(1) 有基础疾病或免疫功能低下者。

(2) 寒战,高热,咳嗽,咳大量黄脓痰,典型者咳翠绿色痰;气急,严重者呼吸和循环衰竭。

(3) 胸部 X 线表现为片状实变影,可有多发性小脓肿或胸腔积液。

(4) 痰培养连续 3 次阳性或细菌计数大于 $10 \times 10^6/mL$。

(5) 胸腔积液或血培养铜绿假单胞菌阳性。

符合第 1～3 项加第 4、5 项任一项可确诊铜绿假单胞菌肺炎。

在老年人、体弱、慢性阻塞性肺疾病、糖尿病、心力衰竭、气管切开等多种损及防御功能的疾病患者中,出现发热、咳脓性痰、X 线片呈现支气管肺炎改变者,特别是病情较重,应用一般抗菌药物治疗无效者,应想到铜绿假单胞菌感染。

【鉴别诊断】

本病的多样性 X 线改变,对某些病例来说可能是同一疾病在不同时期的表现。与之鉴别的疾病有以下几种。

1. 金黄色葡萄球菌肺炎　病变发展迅速,常常在几小时或 1 天内病变由单一或很少的炎性浸润灶发展为广泛浸润的炎性阴影;可见特征性的"肺气囊"形成;胸膜常常受累,出现脓胸;病变此起彼伏,交替进展。

2. 老年播散性肺结核　呈弥漫结节状改变者需与老年播散性肺结核鉴别,结节中心有细小钙盐沉着有助于结合的诊断。

3. 结核性空洞和肺脓肿　单发空洞脓肿应与结核性空洞和肺脓肿鉴别,结核空洞早期多薄壁,一般无液平。肺脓肿空洞则大多见于下叶背段。对斑片状肺浸润而缺乏特异改变者,结合临床多为重症住院患者,且肺部感染多发生在基础疾病极期或后期的特点,适时提示临床上多次做病原学检查是必要的。

4. 巨细胞病毒肺炎　铜绿假单胞菌肺炎患者肺部实变、支气管壁增厚、空洞和胸腔积液较巨细胞病毒肺炎患者常见。巨细胞病毒肺炎患者肺部小叶中心结节、铺路石征和结节明显高于铜绿假单胞菌肺炎患者。其中,支气管壁增厚、铺路石征和结节对两者鉴别意义较大。

(褚志刚　杨志刚)

参考文献

[1] Sun HY, Fujitani S, Quintiliani R, et al. Pneumonia due to pseudomonas aeruginosa: part II: antimicrobial resistance, pharmacodynamic concepts, and antibiotic therapy [J]. Chest, 2011, 139: 1172-1185.

[2] Sievert DM, Ricks P, Edwards JR, et al. Antimicrobial-resistant pathogens associated with healthcare-associated infections: summary of data reported to the National Healthcare Safety Network at the Centers for Disease Control and Prevention, 2009-2010 [J]. Infect Control Hosp Epidemiol, 2013, 34: 1-14.

[3] Ding C, Yang Z, Wang J, et al. Prevalence of pseudomonas aeruginosa and antimicrobial-resistant pseudomonas aeruginosa in patients with pneumonia in mainland China: a systematic review and meta-analysis [J]. Int J Infect Dis, 2016, 49: 119-128.

[4] Venier AG, Gruson D, Lavigne T, et al. Identifying new risk factors for Pseudomonas aeruginosa pneumonia in intensive care units: experience of the French national surveillance, REA-RAISIN [J]. J Hosp Infect, 2011, 79: 44-48.

[5] Morin CD, Déziel E, Gauthier J, et al. An organ system-based synopsis of pseudomonas aeruginosa virulence [J]. Virulence, 2021, 12: 1469-1507.

[6] Restrepo MI, Babu BL, Reyes LF, et al. Burden and risk factors for pseudomonas aeruginosa community-acquired pneumonia: a multinational point prevalence study of hospitalised patients [J]. Eur Respir J, 2018, 52: 1701190.

[7] Sanders DB, Fink AK. Background and epidemiology [J]. Pediatr Clin North Am, 2016, 63: 567-584.

[8] Curranolleen CS, Bolig T, Torabi-Parizi P. Mechanisms and targeted therapies for pseudomonas aeruginosa lung infection [J]. Am J Respir Crit Care Med [J]. 2018, 15, 197: 708-727.

[9] 刘策, 刘艳瑾, 王同德, 等. 健康成人社区获得性铜绿假单胞菌肺炎1例并文献复习 [J]. 国际呼吸杂志, 2018, 38: 1567-1573.

[10] 刘茗, 郭红荣, 俞小卫. 铜绿假单胞菌肺炎27例临床分析 [J]. 检验医学与临床, 2012, 9: 2924-2925.

[11] 王方文, 曹国强. 社区获得性重症铜绿假单胞菌肺炎1例并文献复习 [J]. 重庆医学, 2013, 42: 3461-3463.

[12] 刘志东. 铜绿假单胞菌肺炎20例的临床特点分析 [J]. 海峡药学, 2015, 27: 130-131.

[13] Weber DJ, Rutala WA, Sickbert-Bennett EE, et al. Microbiology of ventilator-associated pneumonia compared with that of hospital-acquired pneumonia [J]. Infect Control Hosp Epidemiol, 2007, 28: 825-831.

[14] Omeri AK, Okada F, Takata S, et al. Comparison of high-resolution computed tomography findings between pseudomonas aeruginosa pneumonia and cytomegalovirus pneumonia [J]. Eur Radiol, 2014, 24: 3251-3259.

[15] Okada F, Ono A, Ando Y, et al. Thin-section CT findings in pseudomonas aeruginosa pulmonary infection [J]. Br J Radiol, 2012, 85: 1533-1538.

[16] Kawakami N, Ohara S, Namkoong H. Cavitary lesions emerged rapidly in pseudomonas aeruginosa pneumonia [J]. Clin Case Rep, 2020, 8: 576-577.

第十节 · 肺放线菌病

肺放线菌病(pulmonary actinomycosis)是由厌氧的以色列放线菌感染肺部引起的慢性化脓性肉芽肿性疾病。该菌为正常人口腔、龋齿、扁桃体隐窝中的常存菌。多数由于口腔卫生不良, 吸入含有放线菌颗粒的分泌物而发病; 也可来自血行播散或腹部病灶的直接蔓延[1]。

肺放线菌病是一种较为罕见的、惰性的、进展缓慢疾病, 死亡率非常低, 可发生于所有年龄段, 其中两个发病高峰年龄分别是11~20岁和40~50岁。男性的感染率是女性的2~4倍[2,3], 这种差异可能与男性口腔卫生较差和/或面部创伤发生率较高, 由此导致的牙齿和面部疾病更常见有关。

病原体亦可由食管病变向纵隔蔓延, 或腹部感染穿过膈肌波及胸膜和肺, 在肺部引起化脓性肺炎。在有呼吸系统基础疾病的患者中, 如肺气肿、慢性支气管炎和支气管扩张症, 以及酗酒者中, 肺放线菌病相对高发。目前, 没有证据显示肺放线菌病可在人与人之间传播, 或其发病有种族、季节或职业偏好。

【发病机制与病理】

放线菌常寄生于人体口腔黏膜、牙龈、扁桃体、结肠等处。当机体抵抗力下降, 可因口腔分泌物吸入而侵入呼吸道, 首先在支气管内引起病变, 再侵入肺实质, 引起肺不张和肺炎病变, 具有穿透胸壁相邻软组织的倾向[4]。

最初的急性炎症随后转入特征性的慢性隐匿进展期, 造成局部坏死性肺炎和纤维化, 常形成空洞。病变进展缓慢, 几乎不受解剖边界限制, 可跨越肺叶裂生长, 目前尚不清楚这种生长方式在多大程度上与细菌的蛋白水解酶有关。

如果此时病变不被发现, 疾病继续进展, 侵犯胸膜、胸壁、软组织和骨结构, 窦道可自发形成、开放和闭合, 也可侵入血循环, 引起全身播散[4]。

放线菌病引起的组织学反应多样, 有微脓肿、淋巴细胞、组织细胞、浆细胞、巨细胞和纤维化的多形浸润。镜下可见亮黄色斑点样的硫磺样颗粒, 为革兰阳性、GMS阳性、珠状丝状杆菌的菌落。

【临床表现】

肺放线菌病无特征性临床表现, 患者多为缓慢起病, 开始有低热或不规则发热、咳嗽、咳少量黏液痰[5]。随着病变的进展, 肺部形成多发性脓肿时, 则症状加重, 可出现高热、剧咳、大量黏液脓性痰, 且痰中带血或大咯血, 伴乏力、盗汗、贫血及体重减轻, 常被误诊为肺结核、肺脓肿、肺癌等[2]。

病变累及胸膜时可引起剧烈胸痛, 侵入胸壁时可见皮下脓肿及瘘管形成, 经常排出混有菌块的脓液, 瘘管周围组织有色素沉着, 瘘管口愈合后在其附近可出现新的瘘管[6]。如纵隔受累, 可致呼吸或吞咽困难, 严重者可导致死亡[7]。在已知患有肺放线菌病的患者中, 如果出现明显的体重减轻、身体不适和高热常常提示疾病播散。

患者的各种体征无特异性, 少部分患者可有肺脓肿及胸腔积液等相关体征[8]。

【实验室检查】

1. 血液检查 · 血白细胞计数升高, 红细胞沉降率增快[3,7,9]。

2. 病原学检查·从痰、脓液或窦道分泌物中可见直径为0.25~3 mm的黄色颗粒。低倍镜下观察呈圆形，中央颜色较淡，排列成放射状，类似孢子。将颗粒压碎行革兰染色，油镜下可见革兰阳性Y形分支细菌丝。

将含有硫磺样颗粒标本在厌氧条件下，置于无抗生素的培养基上，可见病原菌生长，结合生化反应和菌种鉴定[3,10]。将培养的菌株注入小白鼠腹腔，4~6周后可见腹腔内有许多小脓肿，切片可见硫磺样颗粒，镜检可见革兰阳性分支菌丝。

【影像学表现】

1. X线表现·肺纹理的增粗紊乱，大片状的模糊影、肺实变、肿块及薄壁空洞等多种形态，不具特异性，病变多位于肺下叶，可从肺外带向肺内带发展。

肺实质的病变可出现穿过叶间裂，跨叶分布。若经血行播散，则表现为肺内粟粒性病变。病变累及肺间质可出现肺间质纤维化，累及胸膜可出现胸膜增厚、胸腔积液，累及纵隔可出现纵隔炎或纵隔肿块等征象。胸壁受累可导致胸壁肿块及肋骨异常。

2. CT表现·多累及下叶，可能与吸入有关[8]，双侧肺、多部位感染较少见，病变以团块状为主，多伴有内部低密度区、小空洞或空泡影，可伴有节段性实变，易累及胸膜（图13-10-1）[11,12]。支气管内发现异物伴肺内占位时，应想到肺放线菌病的可能性，可通过肺穿刺活检或支气管镜检查确诊，避免误诊和误治[11]。

国外有学者将胸部放线菌病分为肺实质型、支气管扩张型、支气管内型、纵隔或胸壁累及型。

1. 肺实质型·早期CT表现为胸膜下或肺实质内多发、分布的不规则小结节（图13-10-2），周围见磨玻璃影环绕（晕征），伴或不伴小叶间隔增厚[13]。病变中晚期呈团块影和/或节段性实变，病灶内可见多发斑片状无强化低密度坏死灶（脓肿），并可见散在分布的气体密度影，增强CT显示病灶呈边缘强化（图13-10-1）。

病变晚期可呈大范围的肺实变并跨越叶间裂延伸至邻近肺叶，侵犯胸膜、胸壁或纵隔，引起脓胸、软组织肿胀、骨质破坏、瘘管等。

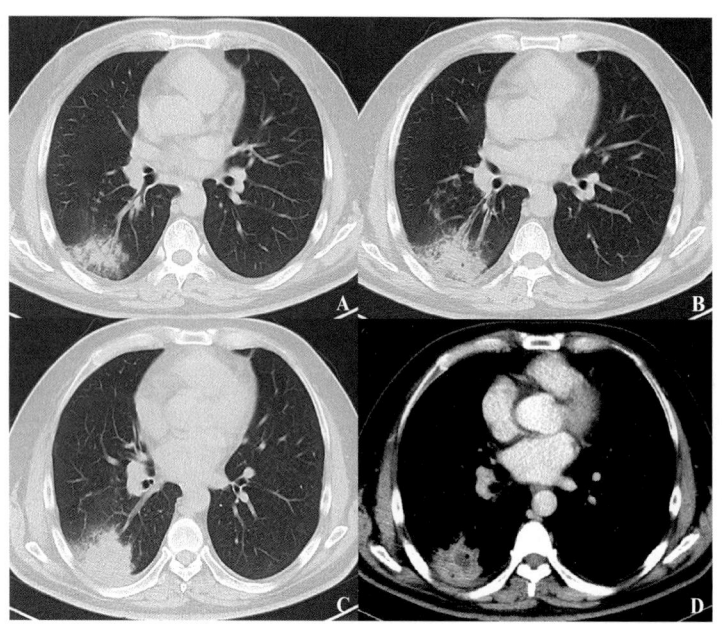

图13-10-1 男性，46岁。龋齿放线菌肺炎

糖尿病史10年。咳嗽20余天、咳黄色脓痰、咯血5天。CT肺窗（A~C）显示右肺下叶胸膜下片团状密度增高影，边缘模糊；增强扫描（D）显示右肺下叶病灶不均匀明显强化，其内可见斑片状无强化坏死灶及少许积气，邻近胸膜增厚。

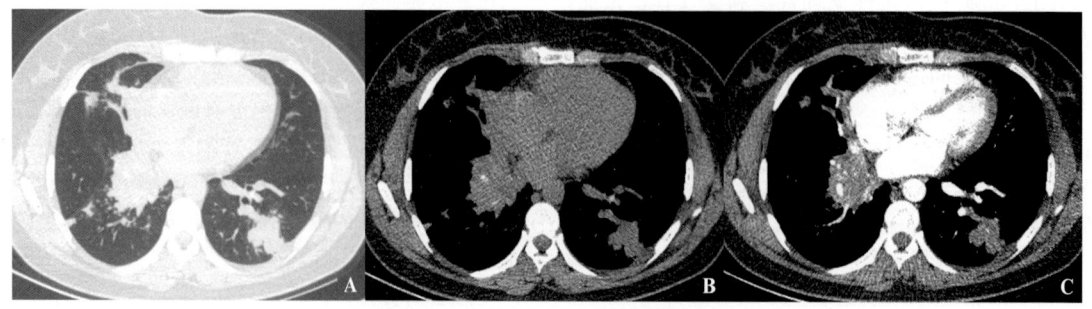

图13-10-2 女性，36岁。放线菌肺炎

CT肺窗（A）显示两肺多发形态不规则的大小不等的结节，边缘不光滑，有分叶；纵隔窗（B）显示病变密度较为均匀；增强扫描显示肺内结节有增强，大结节内有血管影；CT引导下肺穿刺证实为放线菌。

2. **支气管扩张型** · 表现为局部支气管扩张伴支气管壁不规则增厚,支气管周围可见脓肿形成。

3. **支气管内型** · 表现为支气管内异物或结石伴远端阻塞性肺炎。

4. **纵隔或胸壁累及型** · 胸壁受累时可见胸壁软组织肿块,伴或不伴中央低密度、脓胸、沿肋骨的骨膜增生,以及肋骨或椎体的破坏;纵隔放线菌病极为罕见,可表现为心包积液,伴或不伴胸腔积液、心包肿块或纵隔肿块[14]。

【诊断标准】

肺放线菌病诊断困难,准确诊断需要综合多种因素,包括感染组织内脓性物质中是否可见硫磺样颗粒及培养结果,与临床和放射学特征的相关性,以及对抗生素治疗的反应。

(1) 患者近期有拔牙外科手术操作、面部创伤或反复病毒感染、细菌感染的病史。

(2) 患者有咳嗽、咳痰、咯血、发热、胸痛、盗汗、体重减轻、乏力等临床症状。

(3) 胸部影像学提示肺部病灶位于肺周边及下叶,呈跨肺段、跨肺叶生长,伴或不伴脓胸、胸壁软组织肿胀、骨质破坏、瘘管等。

(4) 患者痰液、脓液、瘘管壁或病变组织内发现硫磺样颗粒。

(5) CT引导下经皮活检或经手术切除获得的标本组织学检查和细菌培养证实放线菌。

符合上述1~4点需怀疑肺放线菌病,第5点是诊断肺放线菌病的金标准。

【鉴别诊断】

本病较易与肺结核、真菌感染、周围型肺癌及诺卡菌病混淆[15]。

1. **周围型肺癌** · CT表现为形态规则或不规则实性结节、肿块,常呈分叶状,边缘细短毛刺,可见胸膜凹陷征及血管集束征,癌性空洞内壁常不光整,并可见壁结节。

2. **肺真菌感染** · 常形成真菌球,典型表现为有空气半月征的偏心性空洞性结节,病灶周围多伴晕征。

3. **浸润性肺结核** · 多发于上叶尖后段及下叶背段,结节周围可有卫星灶,空洞壁较薄、可有钙化,周边可见纤维化。

4. **肺诺卡菌病** · 两者在临床、X线表现及致病菌的形态方面颇相似,但诺卡菌常侵犯中枢神经系统,很少形成胸壁瘘管,痰内无硫磺样颗粒,属需氧菌[15]。

(褚志刚 杨志刚)

参考文献

[1] Heo SH, Shin SS, Kim JW, et al. Imaging of actinomycosis in various organs: a comprehensive review [J]. Radiographics, 2014, 34:19 - 33.

[2] Valour F, Sénéchal A, Dupieux C, et al. Actinomycosis: etiology, clinical features, diagnosis, treatment, and management [J]. Infect Drug Resist, 2014, 7:183 - 197.

[3] Bonnefond S, Catroux M, Melenotte C, et al. Clinical features of actinomycosis: a retrospective, multicenter study of 28 cases of miscellaneous presentations [J]. Medicine (Baltimore), 2016, 95:e3923.

[4] Kradin RL, Mark EJ. Pathology of pulmonary infection [M]. Diagnostic Pathology of Infectious Disease(Second Edition), 2018:143 - 206.

[5] Wong VK, Turmezei TD, Weston VC. Actinomycosis [J]. BMJ, 2011, 343:d6099.

[6] Brook I. Actinomycosis: diagnosis and management [J]. South Med J, 2008, 101:1019 - 1023.

[7] Kim SR, Jung LY, Oh IJ, et al. Pulmonary actinomycosis during the first decade of 21st century: cases of 94 patients [J]. BMC Infect Dis, 2013, 13:216.

[8] Sun XF, Wang P, Liu HR, et al. A retrospective study of pulmonary actinomycosis in a single institution in China [J]. Chin Med J (Engl), 2015, 128:1607 - 1610.

[9] Moniruddin ABM, Begum H, Nahar K. Actinomycosis: an update [J]. Medicine Today, 2010, 22:43 - 47.

[10] Boyanova L, Kolarov R, Mateva L, et al. Actinomycosis: a frequently forgotten disease [J]. Future Microbiol, 2015, 10:613 - 628.

[11] 郝小军,翟建. 肺放线菌病5例CT表现并文献复习[J]. 齐齐哈尔医学院学报,2021,42:411 - 414.

[12] 岳莉,闫国梁. 胸部放线菌病的X线平片和CT影像特点研究[J]. 中国CT和MRI杂志,2015,13:4 - 6.

[13] 柴晓明,杨秀荣. 肺放线菌病的CT诊断及误诊分析[J]. 中华放射学杂志,2013,47:509 - 512.

[14] Han JY, Lee KN, Lee JK, et al. An overview of thoracic actinomycosis: CT features [J]. Insights Imaging, 2013, 4:245 - 252.

[15] 王露萍,贺文广,王小丽,等. 肺放线菌病的临床和CT表现特征分析[J]. 浙江中西医结合杂志,2021,31:156 - 159.

第十一节 · 肺 鼠 疫

鼠疫(plague)是鼠疫耶尔森菌(Yersinia pestis)以鼠蚤传播为主的、危害人类最严重的烈性传染病之一,在我国属于甲类传染病。

鼠疫耶尔森菌是一种革兰阴性杆菌。鼠疫属于人畜共患病,最主要的传播方式便是鼠→蚤→人。人类容易感染鼠疫,被认为是不参与自然疾病循环的偶然宿主,各个年龄段的男女均可成为其高发人群,可对患者的免疫力造成严重损害。当前,人类鼠疫发病率相对较低,但死亡率仍较高[1]。

我国在新中国成立前也曾多次发生流行,近几年在青海和西藏偶有发生,病死率极高[2]。该病仍流行于亚洲、美洲和非洲多个地区,对人类构成严重威胁。

鼠疫有三种主要的临床综合征:腺鼠疫、败血症鼠疫和肺鼠疫[3]。以往的流行病史显示腺鼠疫最为常见,肺鼠疫较少见,但2017年马达加斯加发生的鼠疫则是以肺鼠疫为主(约75%)[4]。腺鼠疫患者的临床症状主要是持续性发热、疼痛性淋巴结肿大及毒血症等,并伴有明显的出血倾向。

肺鼠疫病例的特点是突然发热、咳嗽和下呼吸道感染症状,随着疾病的进展通常伴有咯血[4]。总体而言,未经治疗的鼠疫患者死亡率为60%~100%,而经治疗者死亡率不到10%~40%[3]。肺鼠疫死亡多发生在临床症状出现8天内[4]。

人类通常是通过啮齿动物跳蚤的叮咬、受感染家猫的抓伤或咬伤、直接处理受感染动物组织、吸入受感染动物的呼吸道分泌物、吸入受感染人的雾化液滴、食用受污染食物或通过实验室接触等途径感染鼠疫[5]。

肺鼠疫可以分为原发性和继发性。原发性肺鼠疫可通过吸入受感染动物或人类的呼吸道分泌物或飞沫，或通过实验室暴露获得[6]。继发性肺鼠疫更为常见，是由腺鼠疫或败血症型鼠疫杆菌经血行播散至肺而引起的。

【发病机制与病理】

鼠疫杆菌产生两种毒素，第一种是毒性蛋白质，即外毒素或鼠毒素，其毒性较强；第二种便是脂多糖，即内毒素，与其他种类的革兰阴性菌内毒素相比，其毒性明显较强，可导致多种临床症状，如持续发热、施瓦茨曼反应及溶血性或者中毒性休克等。

肺鼠疫综合征根据宿主免疫应答与疾病病理表现可分为两个阶段[7]：最初36h为疾病的早期阶段，此时无明显症状，缺乏可检查的宿主免疫反应。第二阶段为炎症阶段：感染36～48h为炎症前期，此时进入关键转折点，若不及时治疗则会死亡。进入这个阶段，促炎细胞因子IL-6、IL-17、肿瘤坏死因子（TNF-α）、干扰素（IFN-γ）、趋化因子CXCL1和CCL2上调[7,8]。

在这些细胞因子和趋化因子表达增加的同时伴随大量中性粒细胞流入肺泡腔，在感染过程中持续形成密集的炎症点。感染72h是严重的炎症反应和坏死期，此时患者肺组织严重破坏伴发水肿和出血，最终死亡。

肺鼠疫是一种宿主反应介导的疾病，包括免疫应答不足的早期阶段和免疫反应损害肺功能而不是消除感染的超敏阶段。尸检发现，肺鼠疫患者双肺充血呈紫褐色或黑紫色，可见出血和坏死病灶，肺切面有大量暗红色渗出液，胸腔内有多少不等血性积液。组织学检查可见肺组织实变，气管腔内有血性渗液，肺泡壁充血、水肿、断裂，肺泡腔内有大量渗液，肺间质水肿并可见散在炎症细胞浸润[9]。

【临床表现】

原发性肺鼠疫的潜伏期很短，从几小时到几天不等，作为各型鼠疫中最致命的一种，其具有病程短、起病急、传染性强、死亡率高等特点，除非在发病第一天内开始使用适当的抗生素，否则肺鼠疫会很快致命[4]。

肺鼠疫患者起病急，往往伴有严重的中毒症状，患者通常会突然出现高热、寒战、头痛、胸背痛、咳嗽等，并伴有特征性的血痰，病情可迅速恶化，继而出现心慌、气短、呼吸困难等症状。患者肺部体征少，查体双肺呼吸音低，可闻及湿啰音及痰鸣音，心率加快[10]。

体征与病情严重程度不一致为本病的特征，如抢救不及时，可出现意识障碍，多死于休克及呼吸衰竭。肺鼠疫患者除具备肺部症状外，还可出现缺氧，表现为呼吸急促，口唇、颜面及四肢皮肤发绀，甚至全身发绀，因此肺鼠疫也有"黑死病"之称[11,12]。此外，脑膜炎可与肺鼠疫同时发生，症状与其他细菌性脑膜炎类似。

【实验室检查】

1. 外周血象·白细胞计数和中性粒细胞明显升高，甚至呈类白血病反应，白细胞计数可能介于3 000～100 000/μL，约半数患者白细胞计数>20 000/μL，伴血小板减少。

2. 细菌学检查·是确诊本病的依据，可取淋巴结穿刺液、痰、血或脑脊液，压片或印片染色镜检，也可做培养和动物接种。

3. 血清学检查·基于抗原的快速诊断检测方法仍是鼠疫流行地区及流行条件下诊断鼠疫散发病例不可或缺的预警工具[3]。鼠疫病的凝集试验为常用的诊断方法，反向血凝试验检测抗体急性期及恢复期抗体效价增长4倍以上，或效价≥1:100有诊断价值。

【影像学表现】

肺鼠疫属于非常严重的烈性传染病，为防止疫情蔓延，发病时对患者进行隔离治疗，采用胸部X线平片检查的病例报道少见，而采用CT检查的报道罕见。

肺鼠疫患者胸部X线表现多样，可表现为局部肺野密度增高或边缘模糊的肺实变，可累及多个肺叶或肺段，表现为团块样或融合成大片状，甚至一侧肺野呈白肺改变，还可合并肺水肿、肺大疱及胸腔积液等。与其他更常见的细菌性肺炎不同，鼠疫肺炎患者有时会出现肺门或纵隔淋巴结增大，这一发现可能有助于本病的诊断。

相对于患者的临床症状改善，X线平片显示肺部病灶吸收较慢[10]。虽然肺鼠疫的X线表现不具有特异性，但对于评估肺鼠疫的严重程度、观察疾病的进展与转归具有重要意义。

肺鼠疫患者胸部CT表现与X线表现相似，个案报道中肺鼠疫患者的CT表现为双肺多发大片状磨玻璃影、实变影及条索影（图13-11-1），磨玻璃影内可见小叶间隔增厚（图13-11-2），实变影内可见支气管气相，还可见胸腔积液[13]、肺门（图13-11-2D～F）或纵隔淋巴结增大；若病变进展可以出现大量胸腔积液、纵隔移位、肺内出现无壁空洞等（图13-11-3）。

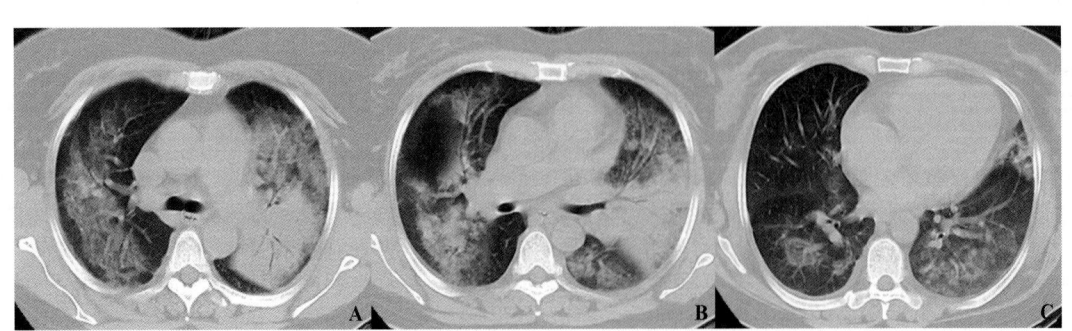

图13-11-1　女性，46岁。肺鼠疫

CT肺窗显示肺内大片磨玻璃样渗出，左肺上叶实变，其内有支气管气像，两下肺磨玻璃样渗出（A、B），右下肺有反晕征（C）。

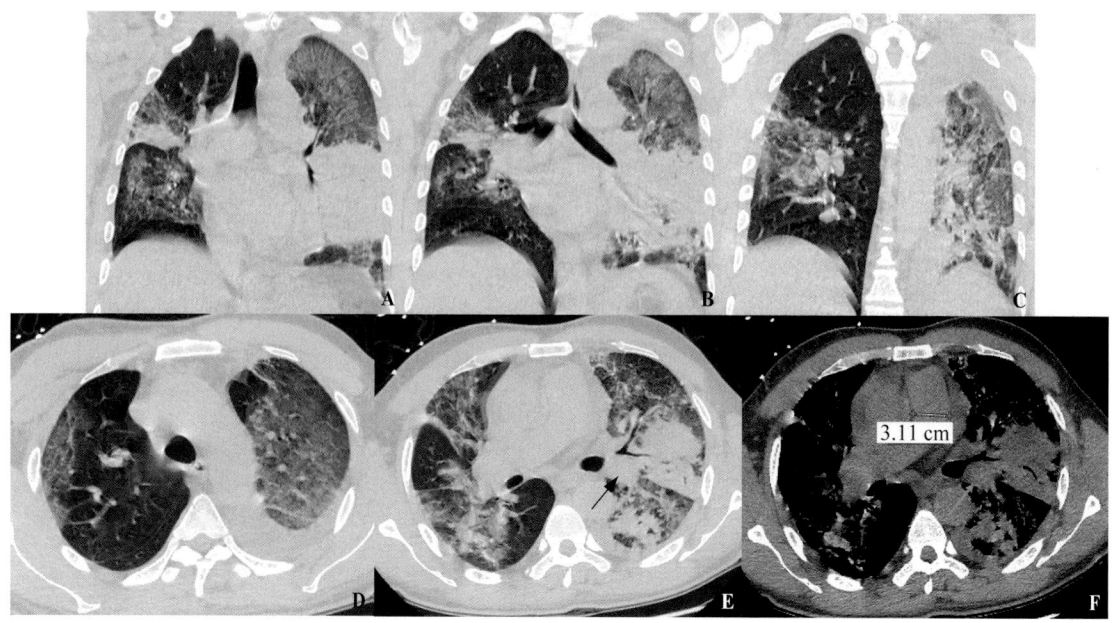

图13-11-2 男性,43岁。肺鼠疫

首次CT检查肺窗显示肺内大片磨玻璃样渗出,胸膜下有小叶间隔增厚,右肺上叶、左肺下叶实变,左侧少量胸腔积液(A~D),其内有支气管气像,左下肺门增大,主肺动脉增宽(E、F)。

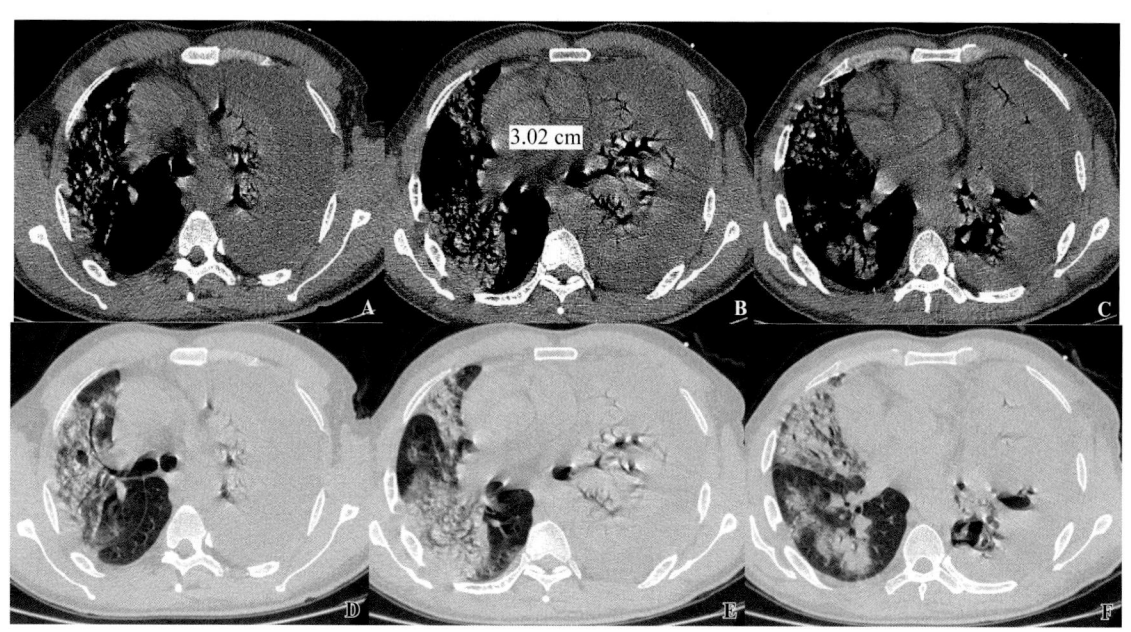

图13-11-3 男性,43岁。肺鼠疫,与上为同一患者

4天后CT纵隔窗显示左侧胸腔积液较前增多,纵隔有移位,主肺动脉增宽(A~C);两肺病变较前加重,左肺实变较前明显,并左下肺出现空洞(C、D),右肺内渗出性较前增多,左肺有无壁空洞(C~F)。

【诊断标准】

1. 必备条件

(1) 流行病学线索:患者发病前10天到过鼠疫动物病流行区或接触过鼠疫疫区内的疫源动物、动物制品及鼠疫患者,或居住在已知鼠疫流行疫源地或曾前往该疫源地旅行,或进入过鼠疫实验室或接触过鼠疫实验用品。

(2) 突然发病:高热,白细胞剧增,在未用抗菌药物(青霉素无效)情况下,病情在24h内迅速恶化。

2. 备选条件[14]

(1) 急性淋巴结炎,肿胀,剧烈疼痛并出现强迫体位。

(2) 出现重度毒血症、休克症候群而无明显淋巴结肿胀。

(3) 咳嗽、胸痛、咯痰带血或咯血。

(4) 重症结膜炎并有严重的上下眼睑水肿。

(5) 血性腹泻并有重症腹痛、高热及休克综合征。

(6) 皮肤出现剧痛性红色丘疹,其后逐渐隆起,形成血性水疱,周边呈灰黑色,基底坚硬。水疱破溃,创面也呈灰黑色。

(7) 剧烈头痛、昏睡、颈部强直、谵语妄动、颅内压高、脑脊液混浊。

3. 实验室检测

(1) 患者的淋巴结穿刺液、血液、痰液、咽部和眼分泌物,以及尸体脏器或管状骨骨髓取材标本,分离到鼠疫菌,并至少通过以下两种方法确认:①在 20～25 ℃噬菌体裂解;②生化图谱;③抗原检测。

(2) 抗体阳转或间隔 2 周以上采集血清 F1 抗体呈 4 倍升高。

(3) 临床样本或培养物的种特异性聚合酶链反应(PCR)检测鼠疫菌 DNA 阳性。

具备必备条件两项,备选条件任一项者为临床鼠疫疑似病例。具备必备条件两项,备选条件任一项和实验室检测任一项者可以确诊鼠疫,若伴有备选条件第三条可确诊为肺鼠疫。

疑似病例且具备以下实验室检测阳性之一,为临床诊断病例:①F1 抗原快速诊断试验或直接荧光分析腹股沟淋巴结、痰、血或病例死亡组织中 F1 抗原阳性。②血清学试验单一抗 F1 抗体阳性,无既往鼠疫菌感染或疫苗接种证据。③临床样本直接镜检,Wayson 染色或 Giemsa 染色,革兰阴性球菌阳性[14,15]。

【鉴别诊断】

肺鼠疫须与大叶性肺炎、支原体肺炎、肺型炭疽、肺水肿等鉴别。主要依据临床表现及痰的病原学检查鉴别。

(褚志刚　郭晓娟)

参考文献

[1] Qian Q, Zhao J, Fang L, et al. Mapping risk of plague in Qinghai-Tibetan Plateau, China [J]. BMC Infect Dis, 2014, 14:382.

[2] 向锁玉,孙希,吴忠道. 中国鼠疫的疫情及防治进展[J]. 中国热带医学, 2020, 20:5.

[3] Bertherat E. Plague around the world, 2010 - 2015 [J]. Wkly Epidemiol Rec, 2016, 91:89 - 93.

[4] Randremanana R, Andrianaivoarimanana V, Nikolay B, et al. Epidemiological characteristics of an urban plague epidemic in Madagascar, August-November, 2017: an outbreak report [J]. Lancet Infect Dis, 2019, 19:537 - 545.

[5] Centers for Disease Control and Prevention (CDC). Fatal laboratory-acquired infection with an attenuated Yersinia pestis Strain-Chicago, Illinois, 2009 [J]. MMWR Morb Mortal Wkly Rep, 2011, 60:201 - 205.

[6] Wang H, Cui Y, Wang Z, et al. A dog-associated primary pneumonic plague in Qinghai Province, China [J]. Clin Infect Dis, 2011, 52:185 - 190.

[7] Pechous RD, Sivaraman V, Stasulli NM, et al. Pneumonic plague: the darker side of Yersinia pestis [J]. Trends Microbiol, 2016, 24:190 - 197.

[8] Agar SL, Sha J, Foltz SM, et al. Characterization of a mouse model of plague after aerosolization of Yersinia pestis CO92 [J]. Microbiology (Reading), 2008, 154:1939 - 1948.

[9] 王国钧,田富彰,李积成,等. 2 例重症鼠疫死亡病例肺部组织学分析[J]. 中国地方病学杂志, 2011, 30:585.

[10] 达娃旺杰,潘文君,顾锡英,等. 原发性肺鼠疫五例患者的临床特点及诊治经验[J]. 中华结核和呼吸杂志, 2011, 34:404 - 408.

[11] 李晓光,王明琼,李树臣. 中国鼠疫的历史、现状与防控措施[J]. 国外医学(医学地理分册), 2009, 30:125 - 128.

[12] 王磊,杜幼芹. 鼠疫的临床分类及治疗预防措施[J]. 医学信息, 2015, 28:265 - 266.

[13] Zhou H, Guo S. Two cases of imported pneumonic plague in Beijing, China [J]. Medicine (Baltimore), 2020, 99:e22932.

[14] 中华人民共和国卫生部. 鼠疫诊断标准:WS 279 - 2008[S]. 北京:中国标准出版社, 2008.

[15] 龚震宇. WHO 修订鼠疫病例国际定义[J]. 疾病监测, 2022, 37:1 - 2.

第十二节·肺类鼻疽病

类鼻疽病(melioidosis)是由类鼻疽杆菌(Burkholderia pseudomallei,全称为类鼻疽伯克霍尔德菌)所引起的一种人兽共患传染病。

类鼻疽杆菌是一种革兰阴性需氧细菌,是一种腐物寄生菌,主要生在稻田的水和土壤之中,疫源地主要分布在南北纬度 20°之间的热带雨林地区,多在雨季易流行。我国疫源地为海南、广东、广西、福建等地,国外疫源地为东南亚、澳大利亚、南美、美国等地,患者多在疫区有接触污染的土壤、水接触,常常经皮肤、呼吸道或消化道感染。

该疾病可通过呼吸道、消化道、皮肤传播,主要侵犯人体肺部,可造成肺炎、肺脓肿及肺部空洞,还可引起皮肤、肝、脾等多器官脓肿,严重者可快速发展为败血症[1]。

【发病机制与病理】

吸入感染可能导致严重且迅速致命的肺炎。急性感染痊愈后可能会发展为慢性感染,需要抗生素长期治疗。

类鼻疽杆菌可以生存于环境中,但在宿主中是细胞内生物,感染会导致免疫反应。类鼻疽杆菌可以感染单核吞噬细胞和一些非吞噬细胞,一旦进入巨噬细胞,可以逃离内吞囊泡,并在细胞内自由生活。

细菌可以在血液中传播到肝、脾或大脑,也可以产生脓毒症。早期有效的免疫反应对于控制感染至关重要,免疫信号因子如 TLR、NOD、MyD88 和促炎细胞因子如 IFN - γ 和 TNF - α 在调节感染控制中起关键作用。中性粒细胞和单核细胞是早期感染的关键细胞[2]。

【临床表现】

患者以青壮年为主,大多数职业为农民,多数有外伤、泥土、污染水的接触史(如游泳或发生的呛水)。发病集中在 7—10 月份,与洪涝灾害相关。最常见的基础疾病是 2 型糖尿病,可能与糖尿病患者免疫力降低、类鼻疽杆菌易在血液代谢中度酸性的环境中生存有关。

临床表现复杂多样,缺乏特异性,极易被误诊为肺结核、肺部感染、伤寒、疟疾、普通细菌败血症等。

本病多以畏寒、体热为首发症状,体温多成弛张热,伴贫血、消瘦、乏力,或出现肺部空洞样脓疡形成。类鼻疽杆菌可感染机体任何组织器官,表现为隐匿性感染、急性肺部感染、败血症、脏器脓肿、慢性化脓性感染和复发性感染等类型[3]。

按病程可以分为急性型(或暴发型)、亚急性型、慢性型和亚临床型。

1. 急性型（或暴发型）·表现为败血症，病程平均约为2周，病死率可达90%以上。
2. 亚急性型·表现为具有呼吸道或泌尿生殖道感染，或呈现多发性脓肿、骨髓炎、前列腺炎等局部感染症状，病程一般为3～15个月。
3. 慢性型·病菌可在体内长期潜伏，当宿主抵抗力下降时突然发病。
4. 亚临床型·为流行区人群受类鼻疽杆菌感染后，临床症状不明显，血清中可检测出特异性抗体。

【实验室检查】

1. 实验室检查·白细胞、中性粒细胞升高；血红蛋白降低，贫血；淋巴细胞及血小板水平可正常。红细胞沉降率明显增快，C反应蛋白明显增高。
2. 骨髓检测·细胞学检查提示反应性增生性骨髓象，有空泡及中毒颗粒。

【影像学表现】

胸部X线和CT表现，病变可以累及多个肺叶，肺内病变呈叶段的渗出性病变，包括磨玻璃样阴影、实变（图13-12-1）、部分有大小不等的结节影，病变以两肺上叶分布为主，内、中、外肺野均可累及（图13-12-2），结节可以单发或融合。

病变进展可以发生脓肿，常常伴有肺门、纵隔淋巴结增大，也可以发生少量胸腔积液。CT增强扫描可见强化，密度均匀，或者不均匀。

【诊断标准】

1. 诊断依据·连续3次血培养，类鼻疽杆菌阳性，必要时加做骨髓、脓液或其他体液细菌培养。
2. 疗效评定·临床痊愈：体征消失，体温正常2周以上且血培养转阴，影像学病灶基本吸收；好转：症状体征明显改善，体温正常1周以上和/或血培养转阴，影像学病灶大部分吸收；未愈：症状体征改善不明显，体温正常<1周，血培养未转阴，影像学病灶不吸收；无效：无体温，未恢复正常或病情恶化，病灶扩大；住院死亡。

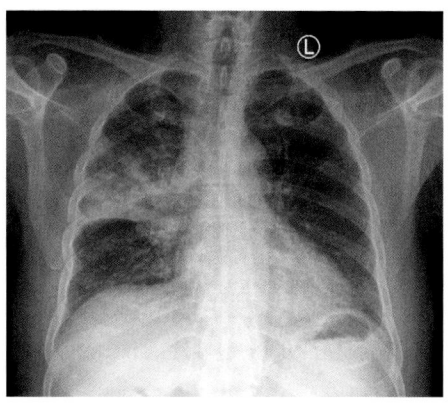

图13-12-1　男性，67岁。肺类鼻疽杆菌感染

反复发热、咳嗽、咳痰14个月，咯血1周。既往3年内有多次广西、缅甸、泰国旅游史，其间游泳有多次游泳、呛水。胸部X线片显示可见右肺中上叶大片模糊的高密度影，右侧肺门增大、结构不清。

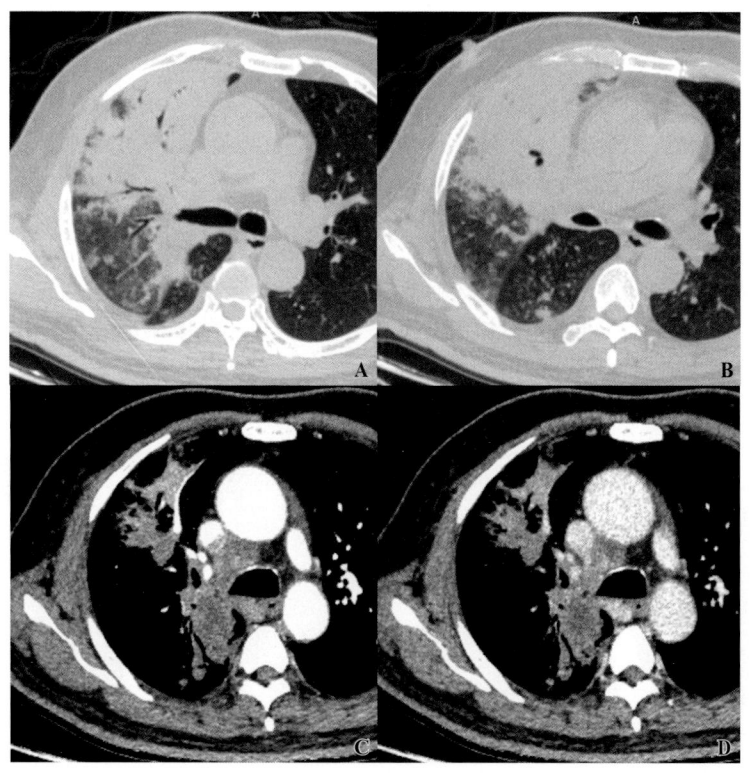

图13-12-2　与前为同一患者

CT肺窗（A、B）显示右肺上、右肺中叶可见大片边缘模糊的高密度影，小结节影，病变内有支气管气像，右肺中叶支气管管腔狭窄，肺门增大；增强扫描显示动脉期（C）病变区有斑片状强化，密度较为均匀，纵隔有淋巴结增大；延迟期（D）显示上叶后段病变中心密度稍低，病变边缘似有环形强化。结合有缅甸旅游和肺泡灌洗液NGS检查，诊断为类鼻疽杆菌。

【鉴别诊断】

需要同其他常见的肺炎进行鉴别,如肺结核、肺部感染、伤寒、疟疾、普通细菌败血症等。

(沈聪 郭佑民)

参考文献

[1] Mariappan V, Vellasamy KM, Barathan M, et al. Hijacking of the Host's immune surveillance radars by Burkholderia pseudomallei [J]. Front Immunol, 2021, 11:718719.

[2] Klaus JR, Coulon PML, Koirala P, et al. Secondary metabolites from the Burkholderia pseudomallei complex: structure, ecology, and evolution [J]. J Ind Microbiol Biotechnol. 2020, 47:877-887.

[3] Hemarajata P, Baghdadi JD, Hoffman R, et al. Burkholderia pseudomallei: challenges for the clinical microbiology laboratory [J]. J Clin Microbiol, 2016, 54:2866-2873.

第十三节·肺布鲁氏菌病

布鲁氏菌病(Brucellosis)是一种以长期发热、多汗、关节疼痛、肝脾大和慢性化为特征的人畜共患的传染性疾病,又称为波状热。

在我国主要发生在牧区,与养殖或从事牛、羊、猪等加工行业等有关,发病具有明显的地域性,如西北地区、内蒙古、陕西、甘肃、宁夏等。

随着人员流动的频繁,需要提高对本病的认识,避免误诊的发生。

【发病机制与病理】

布鲁氏菌属于革兰阴性菌,兼性需氧,短小杆菌,无运动,不产生芽孢,广泛分布于世界各地。布鲁氏菌是一种胞内寄生菌,主要致病机制是:细菌释放多种毒力因子侵入宿主细胞并躲避宿主机体的免疫清除[1]。

人主要通过食用感染布鲁氏菌的牛、羊、猪等动物,以及服用未经消毒的牛奶,也可在接触病畜流产的死胎、羊水或分泌物时经受损的皮肤黏膜、呼吸道或消化道而感染,在极少数情况下,可通过性接触在人与人之间传播。

布鲁氏菌进入人体后,被吞噬细胞吞噬进入淋巴结,可在其中存活并生长繁殖形成感染灶,到一定程度后可进入血液循环,产生菌血症,继而在网状内皮系统如肝、脾、骨髓内生长形成感染灶,并可反复多次冲破细胞进入血液循环,形成波状热。布鲁氏菌内毒素和破碎菌体可作为特异性抗原使人致敏,引起各种变态反应性病变[2]。

【临床表现】

我国2014—2016年布鲁氏菌病发病率平均为36.01/10万,男性多于女性,与男性接触机会多有关。年龄为22～55岁,职业均为农民(牧民),或者有感染动物及其产品的接触史。

布鲁氏菌病的潜伏期为5～21天,部分可长达数月,可以侵犯全身各个系统[3,4]。

临床常表现为发热、出汗、乏力、关节痛或肝脾大等非特异性症状,累及睾丸可出现睾丸炎。

肺部受累是布鲁氏菌病一种罕见并发症。

【实验室检查】

实验室检查白细胞多数正常或略低,淋巴细胞比例相对增高。红细胞沉降率可加快,C反应蛋白升高,部分肝功能指标异常。

血清布鲁氏菌凝集试验阳性,血培养阳性。

【影像学表现】

CT常见表现包括肺实变或大叶性肺炎(约占68%,图13-13-1)、支气管炎、肺部结节(图13-13-2和图13-13-3)、胸腔积液等(图13-13-4)。

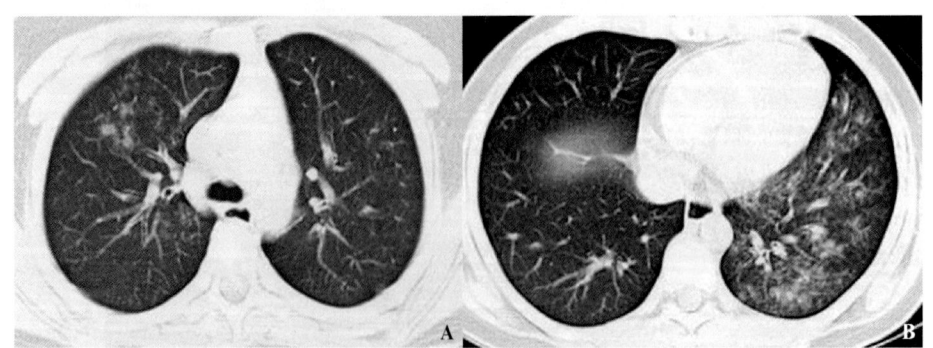

图13-13-1 男性,54岁。肺布鲁氏菌病

咳嗽、发热3个月余,布鲁氏菌抗体(+)。CT肺窗显示右肺上叶少许斑片状磨玻璃影(A),左肺下叶斑片状渗出,分布较为广泛,范围较大(B)(本病例由内蒙古自治区医院张晓琴教授提供)。

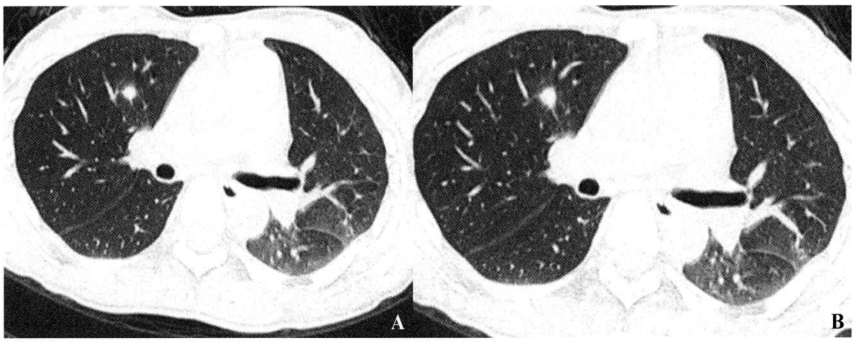

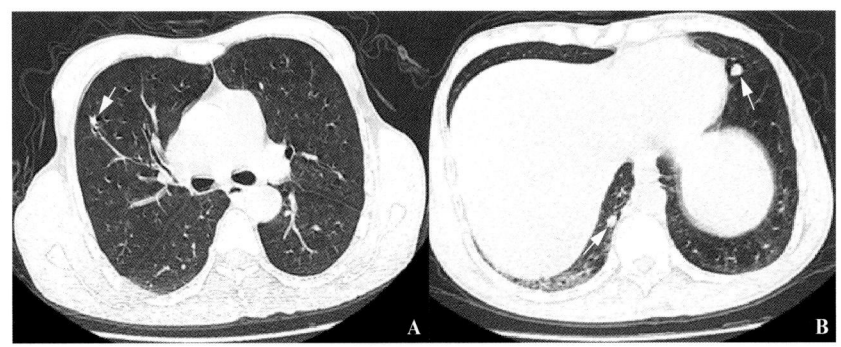

图 13-13-2　女性,37 岁。布鲁氏菌实性结节

发热 10 天,布鲁氏菌抗体(+)。CT 肺窗显示右肺上叶前段肺实质内有单发的实性结节,边缘模糊,有毛刺(A、B)(本病例由内蒙古自治区医院张晓琴教授提供)。

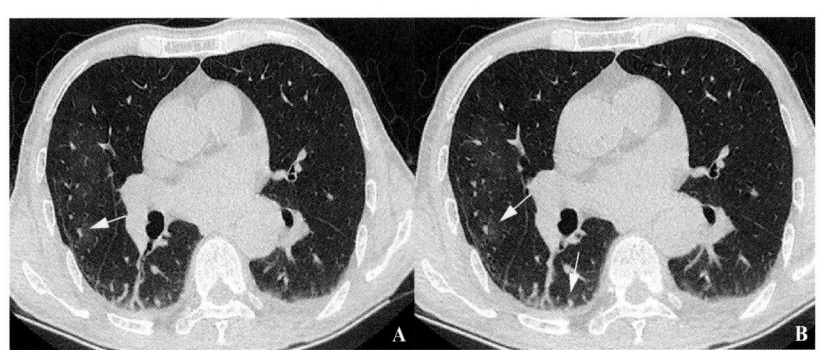

图 13-13-3　男性,50 岁。布鲁氏菌结节

贫血并肝脾大 3 个月,布鲁氏菌抗体(+)。CT 肺窗显示两肺内有多发小实性结节(A、B)(本病例由内蒙古自治区医院张晓琴教授提供)。

图 13-13-4　男性,66 岁。脑脊液,布鲁氏菌抗体(+)。

CT 肺窗显示肺内右肺中叶有边缘不清的斑片状磨玻璃影,右中叶有微结节(A),结节周边有磨玻璃影(A、B)(本病例由内蒙古自治区医院张晓琴教授提供)。

【诊断标准】

根据我国疾病预防与控制中心诊断标准:

(1) 流行病学接触史,有密切接触家畜、野生动物、畜产品、布鲁氏菌培养物等。

(2) 临床症状和体征应排除其他疑似疾病。

(3) 实验室检查,病原分离试管凝集试验、补体结合试验、抗人球蛋白试验阳性。

【鉴别诊断】

布鲁氏菌病累及的组织器官广泛,可引起肝损害、关节炎、睾丸炎、神经炎等病变。因此,因此易被误诊为风湿热、肺结核、支气管炎,甚至肝炎等。

应提高对布鲁氏菌病的认识,详细询问病史及生活史,如果有牛、羊接触史,有加工牛、羊皮革史,结合患者有多汗、淋巴结肿大、关节疼痛、肝脾大等特点,及时做相关实验室检查,不难做出诊断[5]。

(沈聪　郭佑民)

参考文献

[1] 刘艳玲.布氏杆菌病 1 例[J].内蒙古中医药,2014,33:84.

[2] Abu-Ekteish F, Kakish K. Pneumonia as the sole presentation of brucellosis [J]. Respir Med, 2001,95:766-767.

[3] Erdem H, Inan A, Elaldi N, et al. Respiratory system involvement in brucellosis: the results of the Kardelen study [J]. Chest, 2014,145:87-94.

[4] appas G, Bosilkovski M, Akritidis N, et al. Brucellosis and the respiratory system [J]. P Clin Infect Dis, 2003,37:95-99.

[5] 张秋梅,张道远.布氏杆菌病 45 例临床分析[J].现代中西医结合杂志,2006,15:2247.

#　第十四章

病毒性肺炎

第一节·概　　述

病毒性肺炎（viral pneumonia）是指由病毒引起的上呼吸道感染，并向下蔓延所致的肺部炎症，是儿童和老年人中最常见的呼吸系统疾病，占免疫功能正常的社区获得性肺炎住院患者的15%~56%（含合并细菌感染）。

许多风险因素都可能导致病毒性呼吸道感染的发生，如免疫系统疾病、儿童营养不良及成人吸烟和COPD等。其中免疫功能低下的患者由于抵抗力和对病毒的反应降低，发生病毒感染的风险更高。与病毒感染严重程度相关的危险因素包括婴幼儿、老年人、营养不良及免疫功能紊乱。

根据患者的免疫状态将病毒性肺炎分为免疫功能正常和免疫功能低下两大类。对两类人群均易感的常见呼吸道病毒为流感病毒、人副流感（HPIV）病毒、腺病毒和呼吸道合胞病毒（RSV）。在免疫功能低下的人群中，巨细胞病毒（CMV）、单纯疱疹病毒（HSV）和Epstein-Barr病毒（EB病毒）和水痘-带状疱疹病毒更为多见[1]。

呼吸道病毒可通过飞沫和/或直接接触传播，传播迅速，传播面广。季节性是病毒性呼吸道感染的特征之一。各种流行病学研究表明，北半球温带地区呼吸道感染率在秋季迅速增加，整个冬季保持高位，春季降低。在热带地区，大多数病毒感染发生在雨季。多种因素的综合作用似乎是季节性发病的原因，如环境湿度和温度低导致病毒存活率增加，日光减少和维生素D缺乏导致人体相对免疫抑制，人群拥挤导致飞沫及直接接触的概率增大。

【临床特点】

病毒性肺炎的临床表现因病原体的种类、宿主的免疫状态和合并症而异。病毒性肺炎通常具有与细菌性肺炎相似的临床症状（咳嗽、呼吸急促、痰增多、胸痛）和体征（发热、心动过速、呼吸急促、缺氧）。然而，一些临床特征在病毒感染中更常见，如咳嗽、肌痛、鼻炎、结膜炎和咽炎等。

与细菌性肺炎相比，病毒性肺炎患者的白细胞增多较少见，降钙素原水平较低。病毒性肺炎的临床诊断依据包括：少痰、白细胞计数正常或仅轻度升高，胸部影像提示支气管肺炎或间质性炎症，未能培养出致病菌和/或抗生素治疗无效。

【诊断】

确诊需要特异性病原体的检测，包括对呼吸道分泌物和/或血液的培养，血清学检测病毒相关分子，并观察病毒诱导的细胞学或组织学改变。与病毒感染严重程度相关的危险因素包括婴幼儿、老年人、营养不良及免疫功能紊乱。需要注意的是，病毒性肺炎常常并发细菌性多重感染，这通常与预后恶化有关，因此鉴别诊断更具挑战性。

尽管最近在培养、快速抗原检测、聚合酶链反应（PCR）检测和血清学分析等诊断方法方面取得了进展，但特异性病毒诊断通常仍然很困难。尽管仅放射影像学不足以进行诊断，但影像学与临床和实验室检查常密切相关。胸部X线片因敏感性受限，有可能显示假阴性的放射学表现。胸部CT更有助于评估病毒性肺炎病变的存在、并发症尤其是与交叉感染相关的脓肿或脓胸[2]，显示病变的不同模式细节，有时也可展示一些非特异性影像学表现。

（张立娜）

参考文献

[1] Cozzi D, Bicci E, Bindi A, et al. Role of chest imaging in viral lung diseases [J]. Int J Environ Res Public Health, 2021, 18(12): 6434.

[2] Stefanidis K, Konstantelou E, Yusuf GT, et al. Radiological, epidemiological and clinical patterns of pulmonary viral infections [J]. Eur J Radiol, 2021, 136: 109548.

第二节·免疫功能正常人群的病毒性肺炎

一、流感病毒肺炎

流行性感冒（influenza）简称流感，是指由流感病毒引起的一种急性呼吸道传染病，常引起季节性上呼吸道感染，包括气管和大的支气管感染。据统计，每年有20%的儿童和5%的青少年患病后出现相应症状。流感是世界范围内的重要传染病，具有季节性、周期性的特点，可引起地方性或世界范围内的大流行。流感暴发在温带气候区通常发生在冬季；在热带和亚热带地区通常发生在雨季或贯穿全年。

流感病毒肺炎（influenza virus pneumonia）并不常见，但它是流感较严重的并发症，常见于患有慢性疾病的人群、老年人和婴儿。大多在流行期被确诊，包括出血性支气管炎或暴发性肺炎（原发性病毒感染或继发性细菌感染）[1]，当病情发展迅速时，可导致死亡。

在老年人和患有肺部基础疾病的患者中，常继发细菌感染，病原多为肺炎链球菌、金黄色葡萄球菌、流感嗜血杆菌等。

【发病机制与病理】

流感病毒属于单链核糖核酸（RNA）病毒的正粘病毒家族，根据内膜和核蛋白抗原分为三组（A、B和C）。其中甲型流感病毒的毒性最强，且易发生变异，变异型拥有与其前体祖细胞不同的毒力。甲型流感病毒根据病毒的两种表面蛋白，即血凝素和神经氨酸酶（H和N）又可分为若干亚型，如H1N1、H5N1、H7N9等。目前感染人的主要是甲型流感病毒中的H1N1、H3N2亚型及乙型流感病毒中的Victoria和Yamagata系。

病毒一般通过空气飞沫在人与人之间传播，潜伏期为24～48 h。猪、马、鸟类也可感染并偶尔传播人类。有人认为这些动物可以引起基因重组，从而产生能使人致病的多种毒株。

流感病毒可以引起鼻炎、咽炎、喉炎、气管支气管炎、细支气管炎、支气管肺炎。组织病理学研究表明，疾病的早期阶段通常表现为气管支气管炎和中性粒细胞性支气管肺炎[2]。气道壁充血，可见单核细胞浸润和上皮细胞变性。严重流感的特征是坏死性支气管炎、毛细血管和小血管血栓形成、间质水肿、炎症浸润、透明膜形成、出血及弥漫性肺泡损伤[2]。

【临床表现】

流感起病急，常表现为高热（超过38℃）、寒战、肌肉疼痛、头痛及干咳等。

流感病毒肺炎，流感起病后2～4天病情进一步加重，出现严重咳嗽、进展性加重的呼吸困难、发绀、低氧血症。

继发细菌感染，常发生于发病2周内，表现为高热或症状一度减轻，而后又加重，痰转为脓性，出现肺部湿啰音及肺实变体征。

【实验室检查】

白细胞计数变化较大，早期可正常或偏低，以后可轻度增多，淋巴细胞比例常增高。在重度感染时可发生严重的白细胞数减少。当白细胞计数过高时，常提示存在继发细菌感染。

【影像学表现】

影像学表现变化很快。发病早期，肺纹理增多，沿支气管或胸膜下分布的类圆形磨玻璃影[3]（图14-2-1），进一步发

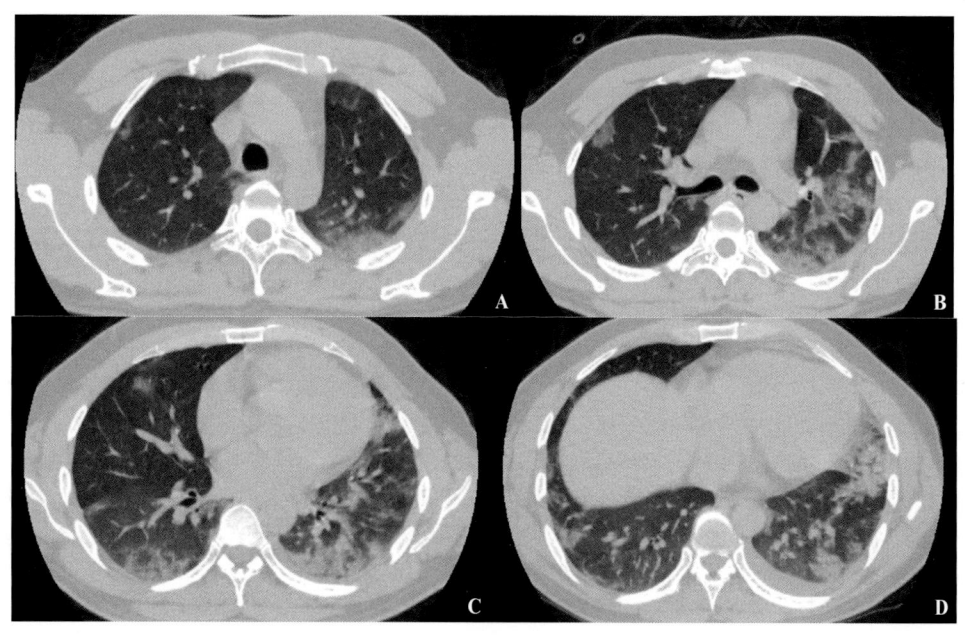

图14-2-1 男性，33岁。甲型流感
CT肺窗显示双肺多发磨玻璃斑片影和实变影，分布以支气管血管周围和胸膜下区域为主（A～D）。

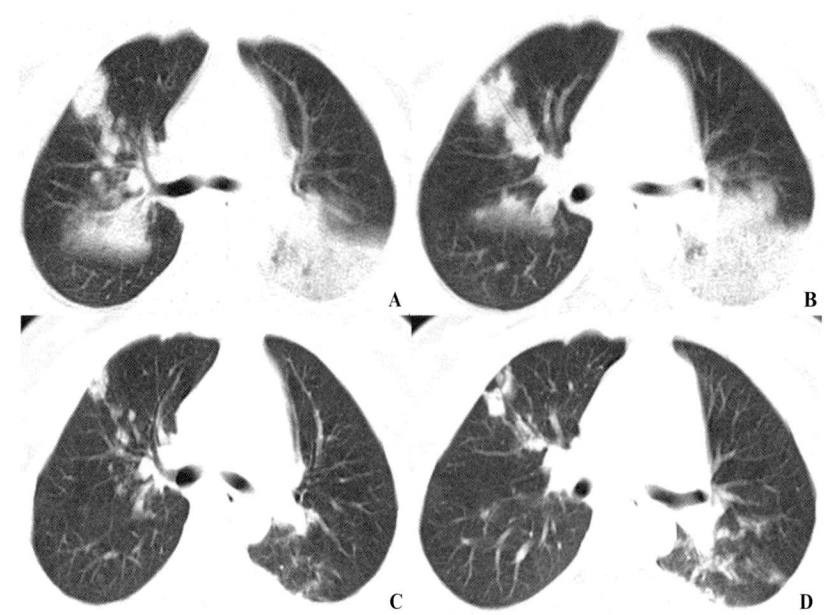

图 14-2-2 女性,24岁。甲型流感

治疗前CT肺窗(A、B)显示双肺多发片状、结节状高密度影,散在分布,片絮状病变边缘模糊,结节状阴影边缘清晰;治疗11天后复查(C、D),大部分病变吸收。

展,在磨玻璃影内出现斑片状或结节状致密影,病变常迅速融合。病情严重者呈双肺弥漫性结节性致密影,边缘模糊(图14-2-2A、B)。随着纤维组织增生,可出现小叶间隔增厚、纤维索条影[4]。病变很少形成空洞,也很少形成胸腔积液,即便形成胸腔积液,也只有少量。若出现中大量胸腔积液时,应考虑合并其他疾病。

治疗过程中可见病变逐渐消退(图14-2-2C、D),胸部异常表现通常在约3周后消失,也可残留磨玻璃影及条索影。继发性细菌性肺炎者,表现与支气管炎相同,包括一侧或双侧的肺小叶、亚段及段的炎症。有研究表明,H1N1流感患者最初胸部X线显示为多区和双侧外周致密影时可能与后期呼吸衰竭和不良的临床结果相关[5]。

【诊断标准】

流感病毒肺炎诊断主要结合流行病学史(发病前7天内在无有效个人防护的情况下与疑似或确诊流感患者有密切接触,或属于流感样病例聚集发病者之一,或有明确传染他人的证据)、临床表现,具有以下一种或以上病原学检测结果阳性:

(1) 流感病毒核酸检测阳性。

(2) 流感抗原检测阳性。

(3) 流感病毒培养分离阳性。

(4) 急性期和恢复期双份血清的流感病毒特异性IgG抗体水平呈4倍或以上升高。

【鉴别诊断】

1. 其他肺炎·流感病毒肺炎需要与其他病原体(其他病毒、支原体、衣原体、细菌、真菌、结核分枝杆菌等)导致的肺炎鉴别。流感病毒肺炎的临床及影像学表现没有特异性,鉴别诊断主要根据流行病史、临床特征、实验室检查(少痰、白细胞计数正常或仅轻度升高,胸部影像提示支气管肺炎或间质性炎症,未能培养出致病菌和/或抗生素治疗无效)可作出初步判断,病原学检查可进一步确诊。

2. 新型冠状病毒肺炎(COVID-19)·轻型、普通型可表现为发热、干咳、咽痛等症状,与流感不易区别;重型、危重型表现为重症肺炎ARDS和多器官功能障碍,与重症、危重症流感临床表现类似。影像学研究提示,流感病毒肺炎病变主要位于下叶,而COVID-19的外周和非特异性分布频率明显更高,大多数病灶表现出平衡的肺叶定位;COVID-19病灶边缘清晰,轮廓缩小,多呈片状或混合GGO,而在流感肺炎中更常见的是簇状模式和支气管壁增厚($P<0.05$)。最终鉴别诊断应依靠流行病学史和病原学。

二、呼吸道合胞病毒肺炎

呼吸道合胞病毒肺炎(respiratory syncytial virus pneumonia, RSVP)简称合胞病毒肺炎,是婴儿、小儿病毒性肺炎最常见的病原体,多发生于婴幼儿。由于母传抗体不能预防感染的发生,因而出生不久的小婴儿即可发病。近年来,呼吸道合胞病毒也被认为是免疫功能低下成人的重要病原体,导致患有血液学或自身免疫性疾病的患者发病率和死亡率上升[6]。呼吸道合胞病毒主要通过空气飞沫或用手接触传播,在相对密闭的空间,呼吸道合胞病毒具有很强的传染性和感染率,可在晚秋、冬季或春季引起呼吸道疾病的暴发[7]。

【发病机制与病理】

呼吸道合胞病毒(RSV)简称合胞病毒,属副黏病毒科,只有一个血清型和两个亚型(A型和B型)。

呼吸道合胞病毒感染主要累及呼吸道和肺实质,常引起细支气管炎和肺炎。当主要累及气道时,细支气管气道管腔被脱落坏死的上皮堵塞或闭塞,并伴有细支气管周围浸润和黏膜下水肿。肺实质受累引起间质性肺炎或弥漫性肺泡损伤。

【临床表现】

本病多见于婴幼儿,半数以上为1岁内的婴儿。潜伏期为4~5天,初期可见咳嗽、鼻堵塞。2/3患儿高热,1/3患儿中度发热,多持续1~4天,少数为5~8天。中、重症者有较

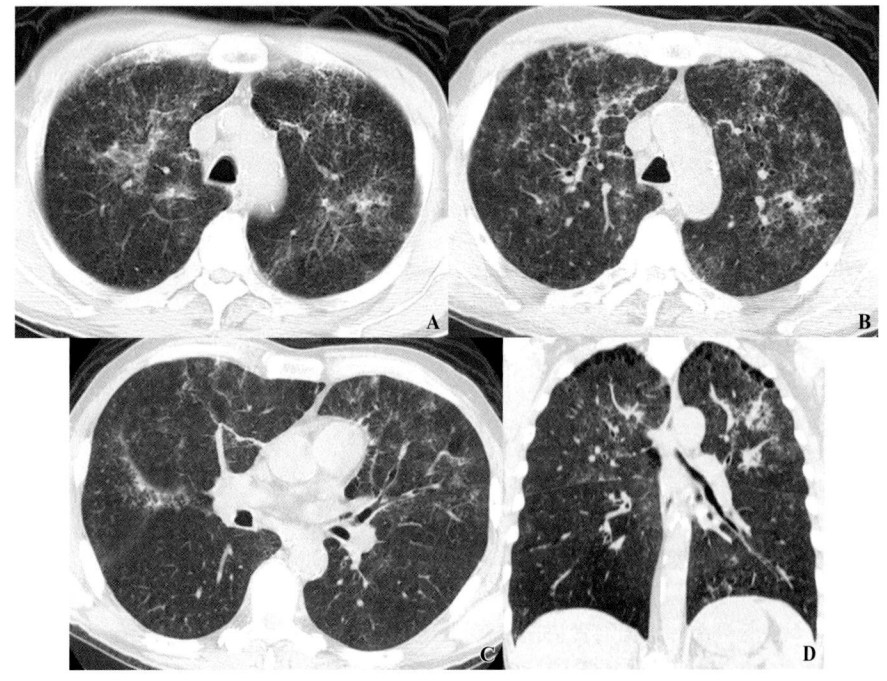

图 14-2-3 男性,61 岁。呼吸道合胞病毒肺炎
CT 肺窗(A~C)显示两肺广泛磨玻璃影,沿支气管血管束分布的小结节影及小片状实变影,小支气管管壁增厚(C);冠状位(D)显示双侧肺尖胸膜下分布的间隔旁型肺气肿。

明显的呼吸困难、喘憋、口唇青紫及三凹征,少数重症病例也可并发心力衰竭、呼吸衰竭。

成人呼吸道合胞病毒感染的症状通常类似感冒的症状,如鼻炎、咽炎、结膜炎等,累及下呼吸道感染多表现为咳嗽。

【实验室检查】

白细胞总数一般在$(5\sim15)\times10^9/L$,多数在$10\times10^9/L$以下,中性粒细胞多在 70% 以下。淋巴细胞比例常升高,C反应蛋白常在正常范围内。

【影像学表现】

婴幼儿患者胸部 X 线片表现为细支气管壁增厚,支气管周围小点片影。过度通气和双肺斑片状阴影也较常见。

成人患者胸部 X 线片表现为斑片状影,少数患者出现网格状结节影,通常无法与细菌感染区分开来[6]。极少数患者发展为急性肺炎,快速进展为急性呼吸窘迫综合征(ARDS)。

HRCT 上,细支气管炎的特征性表现是小叶中心型结节和分支样结节影(树芽征),特别是结节周围晕征很常见(70%),可能有助于缩小鉴别诊断的范围[6]。支气管肺炎表现为以气道为中心的多发磨玻璃影、结节影、小的实变影和支气管壁增厚(图 14-2-3)。呼气相 CT 可见空气潴留征。

【诊断标准】

确诊呼吸道合胞病毒感染必须有病原学诊断。病毒分离是确诊金标准,但耗时费力。临床常用诊断方法主要是抗原检测及核酸检测。核酸检测具有较好的灵敏性和特异性,抗原检测敏感性低于核酸检测。抗体检测不能单独作为临床诊断的实验室指标。

【鉴别诊断】

1. **腺病毒性肺炎** · 腺病毒是小儿呼吸道感染的重要病原[8],占小儿呼吸道感染的 5%~10%,多见于 6 个月至 2 岁婴幼儿。起病急,高热持续,中毒症状重,呼吸道症状重,并发症多。腺病毒肺炎影像上多表现为沿肺叶或节段性分布大片融合病灶及间质性炎症,易发生肺实变、肺不张和肺气肿,与呼吸道合胞病毒肺炎可资鉴别。

2. **肺炎链球菌肺炎** · 肺炎链球菌是生后 20 天至儿童期各年龄段社区获得性肺炎最常见的病原,也是重症肺炎和坏死性肺炎的最常见病原。肺炎链球菌感染婴幼儿,多为重症肺炎或坏死性肺炎,感染病死率较高。鉴别诊断主要根据感染人群特征、临床特征、实验室检查等作出初步判断,病原学检查可进一步确诊。

3. **非典型微生物肺炎** · 肺炎支原体不仅是学龄前期和学龄期儿童 CAP 的常见病原,近年来在 1~3 岁婴幼儿亦不少见。临床上以与百日咳相似的顽固性咳嗽为特点,体温多数在 37.8~39℃。呼吸道合胞病毒肺炎则以喘憋为主要表现,体温多数在 39℃以上。

沙眼衣原体多感染 6 个月尤其是 3 个月以内的婴儿,起病慢,一般无发热,常伴发结膜炎,出现眼分泌物。白细胞不高,嗜酸性粒细胞升高。

三、人偏肺病毒肺炎

人偏肺病毒(human metapneumovirus, hMPV)于 2001 年首次被发现,是一种副黏病毒,已成为全球范围内引起下呼吸道感染的重要原因[9]。它在分子结构上与呼吸道合胞病毒和副流感病毒相似,并且在冬季和春季的暴发具有相似的季节性。

最常导致儿童上呼吸道和下呼吸道感染,占急性呼吸道感染儿童住院治疗的 5%~10%。hMPV 感染可引起儿童严重的细支气管炎和肺炎,其症状与人呼吸道合胞病毒引起的症状相似。hMPV也可能导致成人肺炎,尤其是患有心肺疾病的老年人,以及免疫功能低下的人群。在成人中,hMPV通常占社区获得性肺炎的2%~5%,在暴发较大的年份这比例可更高。

hMPV感染可导致儿童和成人哮喘发作。COPD患者更容易感染hMPV。一些报道还表明,儿童hMPV感染可能与从高热惊厥到严重脑炎的一系列中枢神经系统疾病有关。hMPV是导致同种异体造血干细胞移植患者致命感染的唯一病原体,在造血干细胞移植后第1周内感染可能导致更高的死亡率。hMPV也可导致肺移植患者出现从轻度上呼吸道感染到严重下呼吸道感染的一系列疾病。

【发病机制与病理】

hMPV是一种有包膜的单链RNA病毒,含8个基因,9个开放读码框,被分类为偏肺病毒属、肺病毒亚科、副黏病毒科家族。目前已经确定hMPV有A、B两种基因型[9]。虽然两种基因型可同时共同传播,但在流行期间,一般以一种基因型占主导地位。

hMPV病毒可导致肺组织血管周围和细支气管周围浸润和炎症[10]。在免疫学和组织病理学研究中可以看到肺泡内泡沫状和含铁血黄素巨噬细胞的形成、肺泡损伤和透明膜病、表现为坏死性细支气管炎,演变为慢性细支气管炎、急性或机化性弥漫性肺泡损伤和肺泡出血。

【临床表现】

hMPV感染的临床表现与RSV感染无法区分,尤其是在幼儿中。hMPV患者通常被诊断为细支气管炎、支气管炎和肺炎。

常见的症状有发热、咳嗽、缺氧、上呼吸道感染、下呼吸道感染和喘息。

【实验室检查】

外周血淋巴细胞减少,单核细胞比例升高,C反应蛋白(CRP)水平低度至中度增高。

【影像学表现】

影像学表现与病理改变一致,主要表现为细支气管炎(图14-2-4),演变为慢性细支气管炎、急性或机化性弥漫性肺泡损伤和肺泡出血。在一项大样本的回顾性研究中,支气管壁增厚、磨玻璃影和边界不清的小叶中心结节是hMPV肺炎最常见的CT表现[11]。在<50%的患者中可观察到大结节和实变。

【诊断标准】

hMPV感染的诊断可通过多种技术进行,包括培养、核酸扩增试验(NAAT)、抗原检测和血清学试验。

病毒培养相对困难,检测病毒RNA如逆转录酶PCR(RT-PCR)分析是诊断hMPV感染最敏感的方法。检测hMPV抗原如直接免疫荧光抗体(IFA)试验可用于诊断暴发中的hMPV感染,但灵敏度低于RT-PCR。血清学试验检测仅用于流行病学研究。血清学和RT-PCR相结合的方法增加了诊断hMPV感染的诊断价值。

【鉴别诊断】

1. **腺病毒肺炎** · 腺病毒是小儿呼吸道感染的重要病原,与hMPV一样可以引起儿童喘息。影像学上hMPV多表现为毛细支气管炎,而腺病毒影像学更多表现为支气管肺炎,

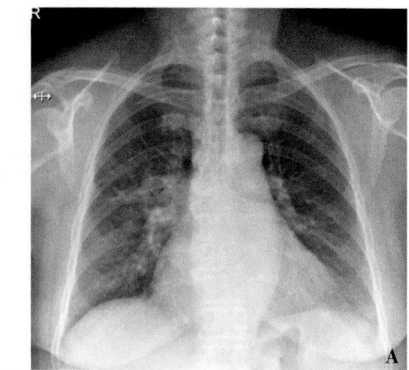

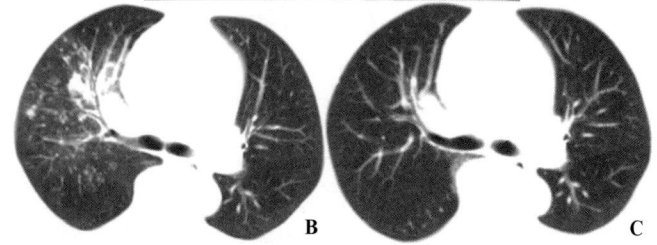

图14-2-4 女性,65岁。人偏肺病毒肺炎

胸部X线片(A)显示右肺门旁片状模糊影;CT肺窗(B)显示右肺上叶沿支气管分布的多发小结节影,治疗后复查CT(C),病变基本吸收(该病例由上海交通大学医学院附属瑞金医院呼吸科时国朝教授提供)。

与细菌性肺炎的局灶性或大叶实变类似。最终诊断依靠病原学。

2. **肺炎支原体肺炎** · 两者影像学均多呈支气管或细支气管炎表现,鉴别困难。肺炎支原体肺炎小叶中心结节更多见,小叶性分布的磨玻璃影更多见。最终诊断需依靠病原学。

四、水痘病毒肺炎

水痘病毒肺炎(chickenpox virus pneumonia, varicella virus pneumonia)简称水痘肺炎,是指由水痘病毒引起的肺部感染。水痘病毒(chickenpox virus, varicella virus)在儿童初次感染引起水痘,恢复后病毒潜伏在神经节内,少数患者在成人后病毒再发而引起带状疱疹,故被又称为水痘-带状疱疹病毒(varicella-zoster virus, VZV)。

水痘病毒在全球范围内流行,水痘病毒均可引起地方性的流行和暴发,通常发生在冬末和早春月份。病毒传染性较强,人是唯一传染源,主要通过直接接触水疱疱液和空气飞沫传播,也可通过污染的用具传播。病变通常呈自限性。

水痘肺炎最常见于成人,尤其是大量使用糖皮质激素、广谱抗生素治疗等导致免疫功能低下的宿主,以及孕妇。在小儿中,水痘肺炎主要发生在免疫缺陷儿和新生儿中。男性患病率高于女性。在带状疱疹患者中,水痘肺炎的发生率约为16.3%。老年患者由于严重肺炎常可产生呼吸衰竭,甚至导致死亡。严重感染的妊娠妇女病死率可高达45%[1]。

【发病机制与病理】

水痘病毒是一种双链DNA病毒,属于疱疹病毒科。水痘病变主要发生在皮肤和黏膜,偶尔也会波及肺、肝、脾、胰、肾、肠等器官。

在肺部可引起肺组织充血水肿,单核细胞炎性浸润,局灶

性坏死；肺泡内聚集蛋白质渗出物，肺泡出血，透明膜形成和Ⅱ型上皮细胞增生。出现肺实质内随机分布的结节，结节中心为透明的胶原或坏死组织，周围为层状纤维包膜。

【临床表现】

临床表现范围广泛，从无症状到轻度疾病状态，再到死亡。

前驱症状是皮肤丘疹、水疱疹，几天后出现发热、咳嗽、咳痰、呼吸困难、胸膜炎性胸痛、咯血和呼吸急促肺炎症状等，严重者可演变为严重的呼吸衰竭。

【实验室检查】

周围白细胞计数常低下，但也可能正常或中等度升高；当合并细菌感染时，常明显升高。CRP 升高。

【影像学表现】

肺水肿及炎性细胞浸润导致肺实质内出现弥漫分布的、边界模糊的渗出实变及结节影。最初，结节直径为 2~5mm，结节周围常伴有晕征（又称煎蛋征），肺周围区域多见。随着疾病的进展，结节扩大并融合，形成广泛的浸润（图 14-2-5），尤其是在肺门附近和肺底（图 14-2-6）。间质受累表现为网结影或网状密度增高影。较少出现纵隔淋巴结肿大及胸膜腔积液。

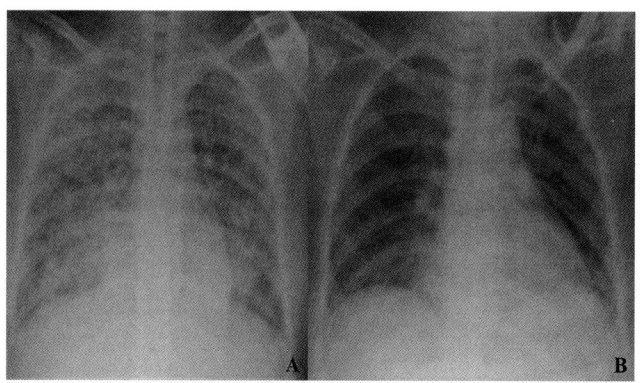

图 14-2-5　水痘病毒肺炎

胸部 X 线片（A）显示双肺多发结节状、片状模糊影，治疗后复查（B），肺野内模糊影明显吸收（本病例由北京佑安医院放射科李宏军教授提供）。

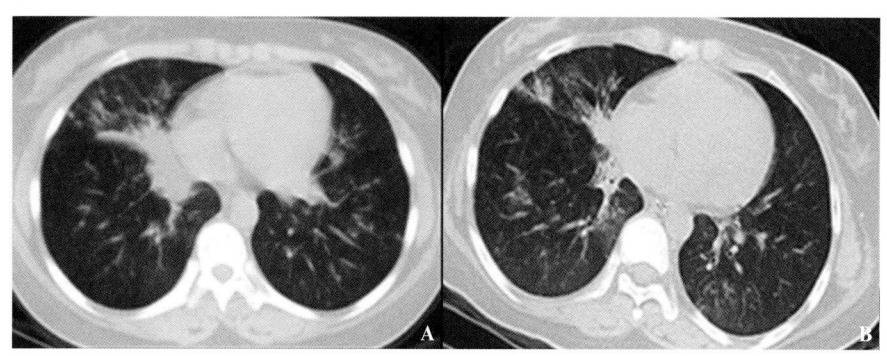

图 14-2-6　水痘病毒肺炎

CT 平扫（A）显示右肺中叶、双肺下叶多发结节、斑片影，右肺中叶内侧段及下叶内基底段肺组织实变，抗炎后复查（B），病变缩小，密度变淡（本病例由北京佑安医院放射科李宏军教授提供）。

转归通常良好。肺内结节通常在皮疹消失后 1 周内消退，但严重病例可能持续数月，部分病变可出现钙化，钙化随机分布，直径为 2~3mm，边界清晰。

【诊断标准】

水痘感染的诊断根据临床表现（皮疹、肺部症状和与水痘相关流行病学病史）来确定。新鲜疱疹内液体行电镜检查见疱疹病毒颗粒，或取疱疹内液体作病毒分离可确诊。

抗原检测或基因检测更为快速、敏感。抗体检测 IgG 4 倍以上升高或 IgM 特异抗体阳性可提示近期感染。

【鉴别诊断】

水痘感染史、皮肤疱疹的出现是本病诊断的关键，肺部呈现弥散分布的结节，结节周围晕征的出现对本病诊断有意义，典型者一般无需与其他疾病鉴别。

五、汉坦病毒肺综合征

汉坦病毒肺综合征（hantavirus pulmonary syndrome, HPS）传染源是汉坦病毒的宿主动物，主要为鼠类啮齿动物。携带病毒的鼠尿、粪、唾液等污染环境，可形成尘埃或气溶胶被易感者吸入，这是传播的主要方式；还可通过消化道、接触传播，也可能存在虫媒传播；孕妇感染后，病毒可经胎盘感染胎儿。

患者以青壮年为主，男女比例约为 3∶1，职业以农民占多见。近年来，HFRS 的发病率在年龄<15 岁和年龄>60 岁的人群中有增加趋势。

HPS 的表现始于非特异性症状，如皮肤瘀点、腿部水肿和轻度呼吸困难，随后出现轻度、干性咳嗽和进行性呼吸困难，最后发展为因高蛋白液体渗漏到肺泡、心功能不全和休克而导致的肺水肿[6]。

【发病机制与病理】

发病机制尚不清楚。肺是汉坦病毒及其相关病毒感染的主要靶器官，肺毛细血管内皮细胞被感染，受染细胞的免疫反应导致肺毛细血管通透性增高，引起大量血浆外渗并进入肺间质和肺泡内，造成肺泡内水肿和低氧血症，迅速发展为肺水肿和心肌抑制、低血容量，进而出现呼吸窘迫综合征等。

在组织学上汉坦病毒肺炎由弥漫性肺泡损伤的渗出期和增殖期组成。其中渗出期表现为肺间质和气泡腔水肿，轻度至中度的淋巴细胞间质浸润，上皮坏死，血管血栓形成和透明膜形成。病理可见广泛的细胞碎片、Ⅰ型细胞破坏、Ⅱ型细胞突起、中性粒细胞浸润和纤维性肺泡炎。

【临床表现】

该病潜伏期一般为4~45天,多为7~14天。典型病例病程分为5期,包括:①发热期;②低血压休克期;③少尿期;④多尿期;⑤恢复期。病情重者,前3期可重叠,轻型病例可缺少低血压休克期或少尿期。

按病情轻重程度临床分为以下4型。

1. 轻型·体温39℃以下,有皮肤黏膜出血点,尿蛋白为"＋"至"＋＋",无少尿和低血压休克。

2. 中型·体温39~40℃,球结膜水肿明显,皮肤、黏膜有明显瘀斑,病程中出现过收缩压低于90 mmHg(1 mmHg＝0.133 kPa),或脉压小于30 mmHg,少尿,尿蛋白"＋＋"至"＋＋＋"。

3. 重型·体温40℃以上,有神经系统症状,休克,少尿达5天或无尿2天以内。

4. 危重型·在重型基础上出现下列情况之一者,难治性休克,重要脏器出血,无尿2天以上,其他严重合并症如心力衰竭、肺水肿、呼吸衰竭、昏迷、继发严重感染。

【实验室检查】

白细胞计数升高,中性粒细胞明显升高,核左移,可以出现免疫母细胞型淋巴细胞、晚幼粒细胞和/或中幼粒细胞,异型淋巴细胞亦常见,血小板明显减少。

有肾损害的患者可出现尿蛋白和显微镜血尿;血液生化检查ALT和AST升高,以及低蛋白症;可以出现全血部分凝血活酶时间(WBPTT)和凝血酶原时间延长。

【影像学表现】

影像学表现参照临床分型,分以下几型。

1. 轻型·影像学表现基本正常。

2. 中、重型和危重型·呈现间质性水肿的特征[6],肺门模糊,支气管-血管鞘膜增厚,广泛的双侧磨玻璃影、实变(图14-2-7),中下区占优势,支气管壁增厚,小叶间隔增厚,边界不清的小结节,少量胸腔积液(图14-2-8),心脏增大[6]。

若影像上有快速进展的肺泡肺水肿、气腔实变和胸腔积液,患者死亡率迅速升高,可高达46%;若影像学上轻度间质水肿和微的气腔水肿,发展缓慢,则预后良好。

3. 恢复期·随着治疗肺内和胸腔积液吸收(图14-2-8),基本上不遗留后遗症。

【诊断标准】

根据《2021肾综合征出血热防治专家共识》结合流行病学史、临床表现及实验室检查,可分为疑似病例、临床诊断病例和确诊病例。

1. 疑似病例标准

(1) 发病前2个月内有疫区旅居史,或有鼠类或其排泄物、分泌物等的接触史。

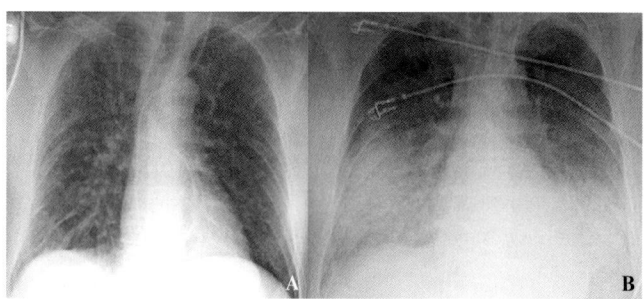

图14-2-7 汉坦病毒肺炎多尿期

胸部X线片(A)显示双肺纹理增多,紊乱,夹杂小点状结节;6 h后复查(B),双肺非对称性蝶翼状高密度影,为肺水肿表现(该病例由浙江大学医学院附属第一医院张敏鸣教授提供)。

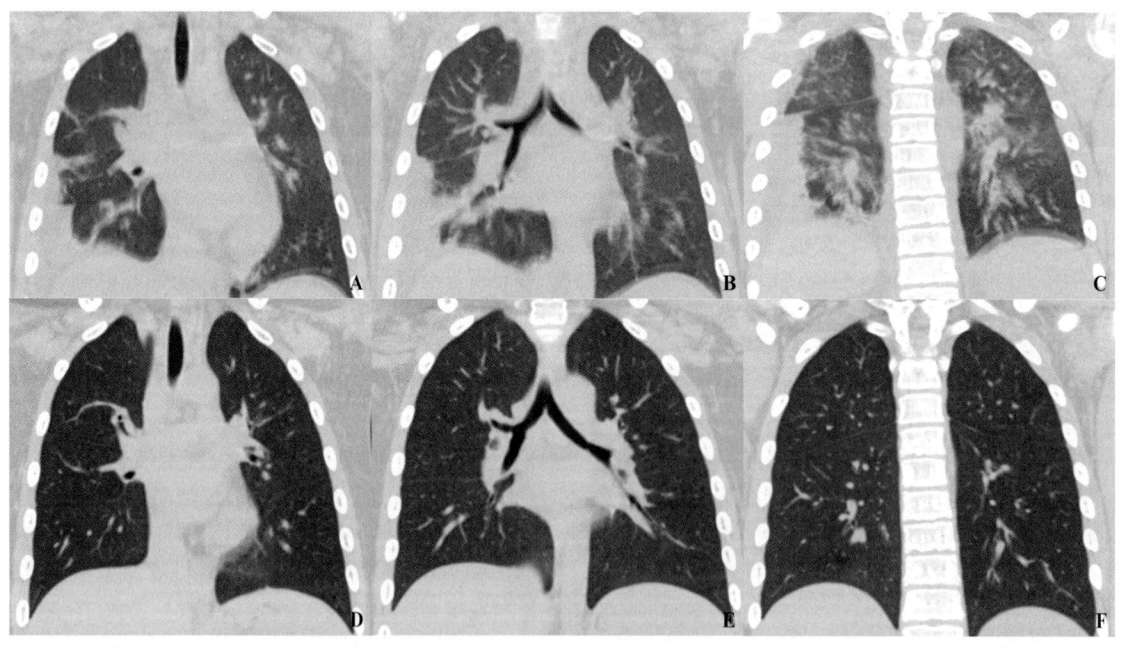

图14-2-8 男性,12岁。汉坦病毒感染(多尿期和恢复期)

发热4天,最高达40℃(发热期)。CT肺窗显示两肺上叶有肺血管增粗、磨玻璃样渗出、右下肺实变、渗出性病变(B、C),两上肺有微结节阴影,右侧少量胸腔积液(A~C);治疗9天后(恢复期)肺内病变和胸腔积液吸收(D~F)。

(2) 有发热、乏力、恶心等消化道症状。

(3) 颜面、颈部胸部皮肤潮红，有头痛、腰痛和眼眶痛等症状，球结膜充血、水肿，皮肤黏膜出血点，有肾区叩击痛等体征。

(4) 不支持其他发热性疾病诊断者。

2. 临床诊断病例标准

(1) 血常规白细胞计数增高和血小板计数减低，出现异型淋巴细胞，血液浓缩。

(2) 有尿蛋白、尿中膜状物、血尿、血肌酐升高、少尿或多尿等肾损伤表现。

(3) 低血压休克。

(4) 典型病程有发热期、低血压休克期、少尿期、多尿期和恢复期等5期经过。

3. 确诊病例准·需在疑似或临床诊断基础上，血清特异性IgM抗体阳性，或从患者标本中检出汉坦病毒RNA，或恢复期血清特异性IgG抗体滴度比急性期有4倍以上增高，或从患者标本中分离到汉坦病毒。

【鉴别诊断】

1. 心源性肺水肿·是肺静脉充血所致，因此肺动脉楔状压增高，肺水肿越靠近心缘越重，多有心脏疾病，没有血小板减少的表现。汉坦病毒肺综合征是血管渗透性增高所致的肺水肿，因此肺动脉楔状压是低的，肺水肿常出现在肺外周，胸腔积液出现概率及程度低于心源性肺水肿。

2. 流感病毒肺炎·与汉坦病毒肺炎前驱症状相仿，但气短、呼吸困难、缺氧程度流感明显低于汉坦病毒肺炎患者，影像学上流感病毒肺炎的典型表现为多发斑片状实变影，而汉坦病毒肺炎以间质性肺炎为主要表现。

(沈聪 郭佑民)

六、麻疹病毒肺炎

麻疹病毒肺炎(measles virus pneumonia)是由麻疹病毒引起的肺炎，属于麻疹(measles, rubeola, morbilli)的严重并发症之一。麻疹病毒属于副黏病毒科的RNA病毒，为急性呼吸道传染病，传染性极强，在人口密集而未普种疫苗的地区易发生流行。

在全球范围内，2～3年发生一次大流行，每年导致200万～300万人死亡。我国自1965年开始普种麻疹减毒活疫苗后，已控制了大流行，死亡率也大幅度降低，但它的免疫力不持久，仍然是导致严重并发症的感染原因，尤其是在免疫功能低下的患者和孕妇中[12]。

麻疹患者是唯一的传染源，从接触麻疹后7天至出疹后5天均有传染性，病毒存在于眼结膜、鼻、口、咽和气管等分泌物中，通过飞沫传播。人群普遍易感，接种疫苗后，未接受疫苗的学龄前儿童、免疫失败的十几岁儿童和青年人为易感人群，多见于5岁以下儿童。本病一年四季均可发病，而以冬春季为多见。患病后免疫力持久，二次感染者罕见。

麻疹是全身性疾病，病毒可侵犯全身各个系统，其中以网状内皮系统和呼吸系统最为明显。麻疹肺炎的发生率为3%～57%。营养不良、体弱、免疫力低下者，易合并细菌性感染，病情较重，常为麻疹病毒肺炎导致患者死亡的重要原因。

【发病机制与病理】

麻疹病毒为单股负链RNA病毒，衣壳外有囊膜，囊膜有血凝素(HL)，有溶血作用。麻疹病毒有6种结构蛋白，但只有一个血清型，抗原性稳定。此病毒对干燥、日光、高温均敏感，但在低温中能长期存活。

病毒吸入后，在局部黏膜繁殖，而后病毒侵入血液，被单核-巨噬细胞系统吞噬，繁殖，随血液循环到达远处组织器官，在其内的单核巨噬细胞系统中复制，引发迟发型变态反应，造成细胞损害及局部炎症。

在肺部主要表现为：①支气管、细支气管的上皮细胞急性炎症，黏膜水肿、充血、坏死，并可形成溃疡，此时可伴纤毛脱落；②病变累及细支气管周围，发生以淋巴细胞为主的单核细胞浸润性间质性肺炎；③病变侵犯网状内皮系统，引起淋巴结肿大；④病变累及肺泡，在肺泡壁出现上皮多核巨细胞，其核和细胞质内含有嗜酸性包涵体称为巨细胞肺炎；⑤分泌物及脱落细胞可使气道阻塞。

【临床表现】

1. 潜伏期·一般为10天±2天(6～21天)，接受过免疫者，病程可延长。

2. 前驱期·一般持续3～5天，接受过免疫者，病程可缩短。有高热、干咳、流鼻涕、流眼泪、畏光等症状。可伴消化道、神经系统等肺外症状。体格检查可见口及咽部黏膜充血，颊黏膜上出现柯氏斑是麻疹前驱期的特征性体征，胸腹部出现皮疹。

3. 出疹期·发热第3～4天出现皮疹，皮疹从耳后及发际开始出现，然后波及额、面、颈部，再发展到躯干及四肢，最后是手掌、足底。其间仍持续高热。此期肺部可闻干湿啰音，常伴有浅表淋巴结肿大及肝脾大。T细胞缺陷者，可能无皮疹。

4. 恢复期·出诊3～5天后，体温下降，症状减轻，皮疹按出疹顺序消退。

出现肺炎时呼吸道症状明显加重，常高热持续不退、咳嗽加剧、呼吸急促、鼻翼扇动、发绀。肺部能闻及干湿啰音。若发疹期和疹后期体温居高不退，或热退后又发热，呼吸道症状加重，白细胞计数增高，则提示并发细菌性肺炎可能，并发脓胸的机会亦较多。

接种麻疹灭活疫苗后抗体减退时感染麻疹病毒，可产生非典型麻疹综合征(AMS)。症状不典型，往往中毒症状重而卡他症状少，典型的黏膜斑极少见到。常并发肺炎，可产生胸腔积液，肺内病变可持续数月后才逐渐吸收。

【实验室检查】

白细胞减少，出疹期内淋巴细胞相对增多。

【影像学表现】

双肺纹理增粗、模糊(图14-2-9A)，支气管壁增厚，可见小叶间隔及小叶内间隔增厚形成的网格影(图14-2-9B)；可伴发肺实质内有大片磨玻璃影，病变内有支气管气像(图14-2-10)，磨玻璃影常与网格影伴发，片絮状影外形小，多发，密度不均(边缘较淡)，常累及双肺多个肺叶(图14-2-11)。大片实变影(图14-2-12)常提示病情重或合并细菌性肺炎[13]。除肺部表现外，可出现胸腔积液和淋巴结肿大[14]。

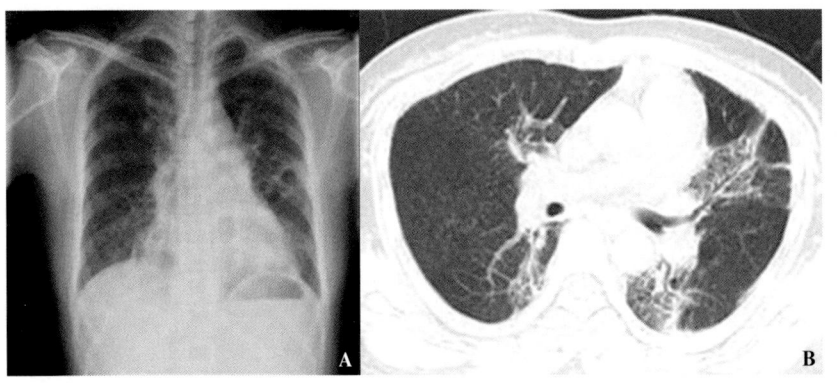

图 14-2-9 麻疹病毒肺炎
胸部 X 线片(A)显示双肺中内带纹理增多,模糊;CT 肺窗(B)显示双肺多发斑片状网格影,部分支气管壁增厚(该病例由北京佑安医院放射科李宏军教授提供)。

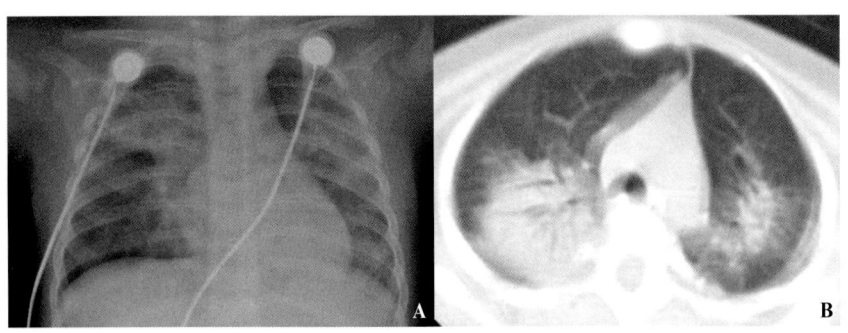

图 14-2-10 麻疹病毒肺炎
胸部 X 线片(A)显示双肺多发片状影;CT 肺窗(B)显示双肺上叶见片状高密度影,右肺上叶为著,内见支气管充气像(该病例由北京佑安医院放射科李宏军教授提供)。

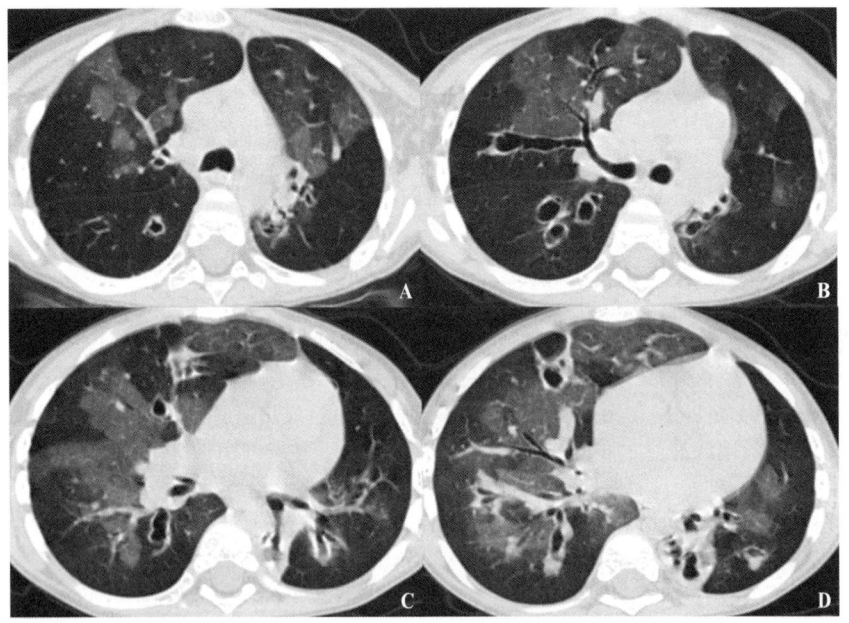

图 14-2-11 男性,5 岁。麻疹病毒肺炎
CT 肺窗(A~D)显示沿支气管血管束分布的多发斑片状、大片状磨玻璃影,内有增粗的小血管、空气支气管征,胸膜下分布较少,两肺可见多发囊状支气管扩张。

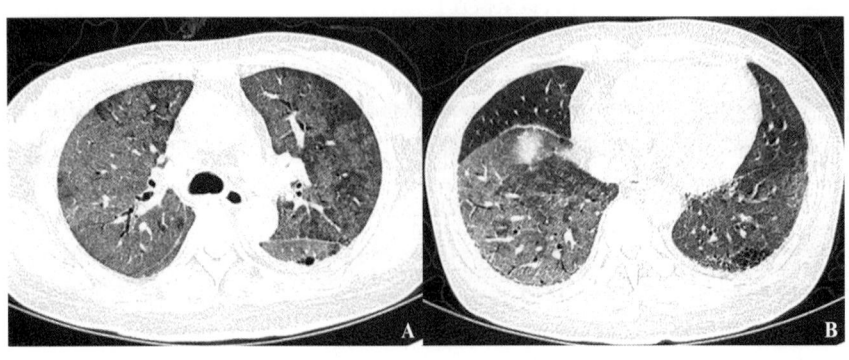

图 14-2-12 男性,36 岁。麻疹病毒肺炎
CT 肺窗(A、B)显示肺实质内大片状的磨玻璃影,其内有纤细的间质增生呈细网格阴影和支气管气像。

【诊断标准】

麻疹病毒肺炎影像学特异性不强,主要依靠典型临床症状、体征帮助诊断。实验室确诊需符合以下任意一项。

(1) 采血前8～56天未接种过含麻疹成分减毒活疫苗,而出疹后28天内血标本中麻疹IgM阳性。

(2) 咽拭子或尿液标本中麻疹病毒核酸阳性或分离到麻疹病毒。

(3) 恢复期血标本麻疹IgG抗体滴度比急性期升高4倍或以上,或急性期抗体阴性而恢复期抗体阳转。

【鉴别诊断】

麻疹病毒肺炎的诊断通常依靠典型临床症状、体征(发热、典型的斑丘疹皮疹、结膜炎、柯氏斑)来帮助确定,并与其他疾病鉴别。

七、EB病毒肺炎

EB病毒(Epstein-Barr virus, EBV)又称人类疱疹病毒4型,是疱疹病毒科、γ亚科嗜淋巴细胞病毒属的成员,基因组为DNA。EB病毒仅能在B淋巴细胞中增殖,并可长期潜伏在淋巴细胞内。它主要感染人类口咽部的上皮细胞和B淋巴细胞。病毒携带者和患者是本病的传染源。主要通过唾液传播,也可经输血传染[16]。一次得病后可获较持久的免疫力。

人是EB病毒感染的宿主,无症状感染多发生在幼儿,3～5岁幼儿90%以上曾感染EB病毒,90%以上的成人都有病毒抗体。EB病毒是传染性单核细胞增多症(infectious mononucleosis, IM)的病原体,也与鼻咽癌、儿童淋巴瘤的发生有密切相关性,被列为可能致癌的人类肿瘤病毒之一。

EB病毒感染分为原发性EBV感染和EBV再激活两类。前者为患者第一次感染EB病毒,其典型临床表现为IM,后者是指机体免疫功能受到抑制和某些因素触发下,潜伏感染的EB病毒被激活而产生病毒复制,引起病毒血症。

如果血清学证实为原发性EB病毒感染,其临床表现不符合典型IM的临床特征,而以某一脏器受累为主,在排除其他病原所致后,则可诊断为相应脏器炎症,如肝炎、间质性肺炎或脑炎。

【发病机制与病理】

EB病毒在口咽部上皮细胞内增殖,然后感染B淋巴细胞,这些细胞进入血液循环而造成全身性感染。EB病毒作为感染性病原体在肺部疾病发展中的作用是有争议的[15]。

传染性单核细胞增多症患者出现快速进展的呼吸系统疾病的报道很少。病理检查时,沿支气管血管束和小叶间隔可见单核炎性细胞,也可见于肺泡渗出液中[16]。脾大很常见。

【临床表现】

临床上有发热、咳嗽(以干咳为主)、皮疹,常规抗炎治疗无效。

听诊肺部可闻及湿啰音。

【实验室检查】

外周血异型淋巴细胞比例≥0.10;6岁以上儿童外周血淋巴细胞比例>0.50或淋巴细胞绝对值>$5.0×10^9$/L。

【影像学表现】

(1) 间质性肺炎,早期表现为肺纹理增多、紊乱(图14-2-13A),进一步发展,肺小叶间隔增厚,形成网格影、网结节影、斑片状影及广泛的磨玻璃影、粟粒状结节[6](图14-2-13和图14-2-14)。

(2) 肺门、纵隔淋巴结肿大,或者腋窝淋巴结增大[17](图14-2-13B和图14-2-15)。

(3) 胸腔积液一般为双侧[17](图14-2-14C、D)。

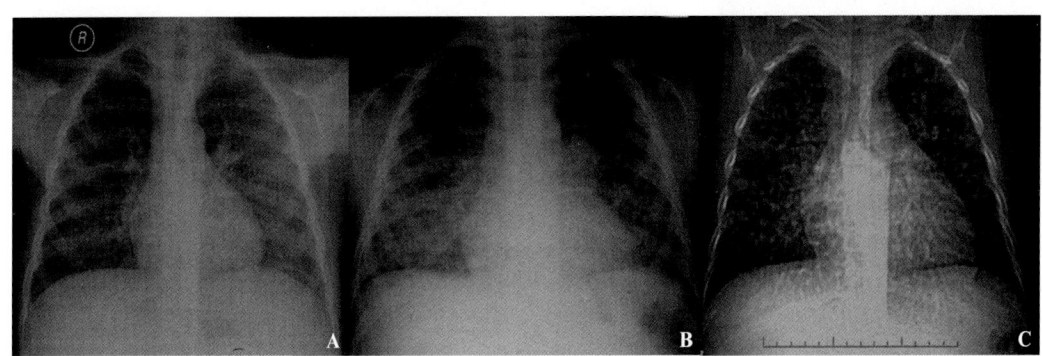

图14-2-13 男性,9岁。EB病毒感染

胸部X线片(A)显示两下肺纹理增多,相交成细网状;64天后复查(B),双肺中下野中内带片絮状密度增高影,边缘模糊,密度不均;87天后复查(C),双肺广泛分布的细小结节影,大小接近,分布均匀,肺门结构不清。

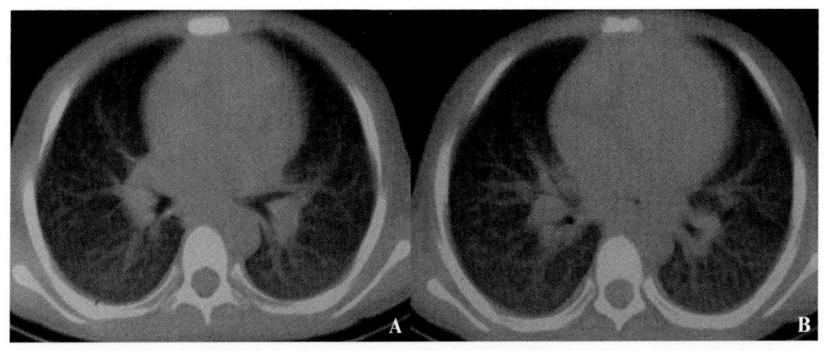

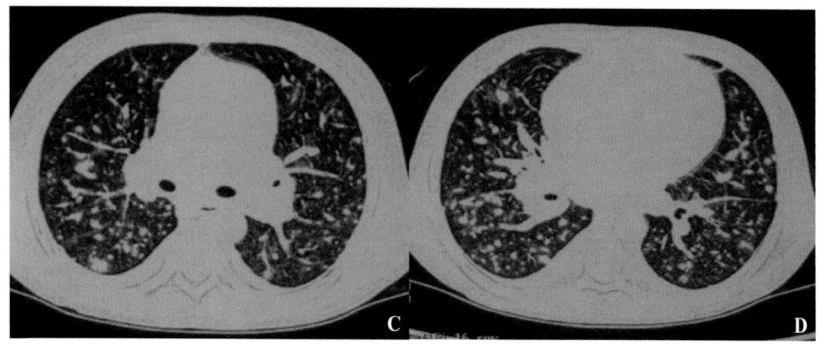

图 14-2-14　男性,9 岁。EB 病毒感染

CT 肺窗(A、B)显示双肺透光度下降呈磨玻璃样变,纹理增粗,边缘模糊,夹杂小点状渗出影;治疗 36 天后复查(C、D),双肺弥散小叶中心分布的磨砂玻璃影、粟粒影、小片状实变影,小叶间隔增厚。

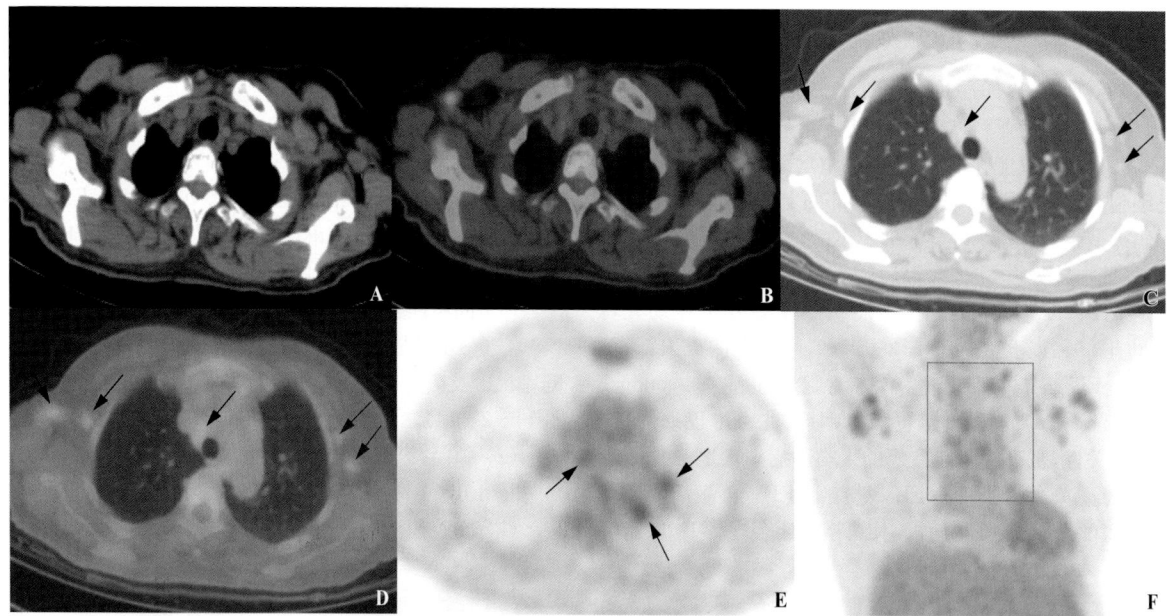

图 14-2-15　女性,58 岁。EB 病毒感染

CT 纵隔窗(A)、PET-CT 融合图(B、D)和 PET(E、F)显示双侧腋窝、锁骨上、纵隔、肺门淋巴结增大,呈高代谢。

【诊断标准】

临床表现符合间质性肺炎诊断、EB 病毒血清学检测提示原发性 EB 病毒感染且肺泡灌洗液中 EBV-DNA 检测阳性或 EBV 编码的小 RNA(EBER)原位杂交检测阳性,并除外其他感染,可以确诊为 EBV 感染间质性肺炎;若没有肺泡灌洗液中 EB 病毒检测结果,诊断要谨慎[16]。

【鉴别诊断】

EB 病毒间质性肺炎罕见,一般不作为鉴别诊断病因。

(张立娜　郭佑民)

参考文献

[1] Koo HJ, Lim S, Choe J, et al. Radiographic and CT features of viral pneumonia [J]. Radiographics, 2018, 38:719-739.

[2] 国家卫生和计划生育委员会,国家中医药管理局. 流行性感冒诊疗方案(2018 年版)[J]. 中国感染控制杂志, 2018, 17:181-184.

[3] Ajlan AM, Quiney B, Nicolaou S, et al. Swine-origin influenza A (H1N1) viral infection: radiographic and CT findings [J]. AJR, 2009, 193:1494-1499.

[4] Oikonomou A, Müller NL, Nantel S. Radiographic and high-resolution CT findings of influenza virus pneumonia in patients with hematologic malignancies [J]. AJR, 2003, 181:507-511.

[5] Aviram G, Bar-Shai A, Sosna J, et al. H1N1 influenza: initial chest radiographic findings in helping predict patient outcome [J]. Radiology, 2010, 255:252-259.

[6] Stefanidis K, Konstantelou E, Yusuf GT, et al. Radiological, epidemiological and clinical patterns of pulmonary viral infections [J]. Eur J Radiol, 2021, 136:109548.

[7] Price RHM, Graham C, Ramalingam S. Association between viral seasonality and meteorological factors [J]. Sci Rep, 2019, 9:929.

[8] 国家卫生健康委办公厅. 儿童社区获得性肺炎诊疗规范(2019 年版)(Z), 2019-2-1.

[9] 王宇清,季伟,陈正荣,等. 2006—2007 年苏州地区儿童呼吸道人类偏肺病毒感染的流行和临床特征[J]. 中华儿科杂志, 2010, 47:617-620.

[10] van den Hoogen BG, Osterhaus DM, et al. Clinical impact and diagnosis of human metapneumovirus infection [J]. J Pediatr Infect Dis, 2004, 23(1 Suppl):S25-S32.

[11] Koo HJ, Lee HN, Choi SH, et al. Clinical and radiologic characteristics of human metapneumovirus infections in adults [J]. South Korea Emerg Infect Dis, 2019, 25(1):15-24.

[12] Moss WJ. Measles [J]. Lancet, 2017, 390:2490-2502.

[13] 余小花.儿童麻疹肺炎的临床及影像学表现研究分析[D].重庆医科大学,2013.
[14] Cozzi D, Bicci E, Bindi A, et al. Role of chest imaging in viral lung diseases [J]. Int J Environ Res Public Health, 2021,18:6434.
[15] Cunha BA, Herrarte Fornos S. Unexplained dyspnea in a young adult with Epstein-Barr virus infectious mononucleosis: pulmonary involvement or co-infection with mycoplasma pneumoniae pneumonia? [J]. J Clin Med, 2017, 6:83.
[16] 中华医学会儿科学分会感染学组,全国儿童EB病毒感染协作组.儿童EB病毒感染相关疾病的诊断和治疗原则专家共识[J].中华儿科杂志,2021, 59:905-911.
[17] Joo EJ, Ha YE, Jung DS, et al. An adult case of chronic active Epstein-Barr virus infection with interstitial pneumonitis [J]. Korean J Intern Med, 2011,26:466-469.

第三节 · 免疫功能减低人群的病毒性肺炎

一、巨细胞病毒肺炎

巨细胞病毒肺炎（cytomegalovirus pneumonia）是指由巨细胞病毒感染引起的,以受感染细胞形成巨大的A型嗜酸性核内及胞质内包涵体为特征的病毒性肺炎。巨细胞病毒（cytomegalovirus,CMV）属于疱疹病毒的伽马疱疹病毒亚科,DNA病毒。CMV是引起巨细胞包涵体病的病原体。人类只受人CMV感染。未见CMV感染季节性模式的相关报道。

人群普遍易感,感染后绝大多数人并不会发病,呈隐性感染状态。但在先天感染、免疫缺陷、器官和骨髓移植人群中可引起严重感染,如果不及时治疗,死亡率很高。在同种异体骨髓移植受者中,CMV是间质性肺炎最常见的感染原因,尤其是骨髓移植后30~90天,CMV肺炎的风险最大[1]。

患者或无症状感染者是CMV的传染源。由于CMV广泛存在于唾液、尿液、宫颈分泌液、阴道分泌物、精液和乳汁等各种体液中,故传染途径广泛,分为垂直传播和水平传播两大类。

人CMV具有增殖缓慢、潜伏-活化的生物学特性,一旦感染,将伴人终生。人巨细胞病毒的细胞核症状嗜性非常广泛,任何器官均可受到攻击。但在不同状态下,组织易感性有差异。如在小儿和新生儿期,神经细胞和唾液腺最为敏感,免疫抑制人群肺部最敏感,并常造成广泛组织器官的播散性感染。

【发病机制与病理】

同种异体移植受者的CMV肺炎是由T细胞对病毒诱导抗原反应介导的免疫机制引起的。在AIDS患者中,肺损伤则可能直接由CMV的致细胞病变作用引起,与病毒复制的活跃程度有关。

肺CMV感染致病机制的差异导致AIDS患者和移植受者之间不同的组织病理学特征:在患有CMV肺炎的移植患者中,坏死性炎症占主导地位,组织病理学检查中CMV感染的细胞相对较少;而在患有CMV肺炎的AIDS患者中,存在高密度的CMV包涵体,它们是导致严重肺炎的原因。CMV的致细胞病变作用可能在AIDS患者中更多引起弥漫性肺泡损伤[2]。

CMV肺炎的组织学特征包括急性间质性肺炎、弥漫性肺泡损伤和出血区域。肺损伤区域内可见巨细胞,肺泡内可见出血、中性粒细胞和纤维蛋白渗出物,以及透明膜充填,间质浸润主要由淋巴细胞组成,导致肺泡壁或小叶间隔增厚。并可见炎性或出血性结节或机化性肺炎区域[3]。AIDS患者中肿块和肿块样浸润更常见。

【临床表现】

CMV肺炎多表现为发热、咳嗽、不适、呼吸困难、活动力下降、缺氧和呼吸衰竭,移植后存在急进型和缓进型两种临床表现,分别在移植后1~2个月、3~4个月发生,两者症状相似,但前者病情进展快,可迅速恶化和死亡,后者进展缓慢,症状较轻,死亡率低。

AIDS患者CMV肺炎无特异性,常合并全身CMV感染,如胆管炎和食管炎。

【实验室检查】

周围血白细胞减少。

【影像学表现】

移植后急进型患者肺部X线主要表现为两肺多发粟粒样结节,直径为2~4mm;缓进型X线表现为弥漫性间质性肺炎、纤维化。

CMV肺炎的CT表现多种多样,并且在描述时没有区分AIDS患者和非AIDS患者。常见病变为混合性肺泡及间质浸润,如磨玻璃密度、实变、结节、边界不清的小叶中心结节、支气管扩张和增厚的小叶间隔[1,2]等(图14-3-1和图14-3-2)。

【诊断标准】

培养基中可分离到CMV。活检标本内发现嗜酸性核内包涵体巨细胞即能确诊。测定血清的CMV抗体,双份血清抗体呈4倍或以上增长时,有助于诊断。

PCR技术和核酸杂交可以对各种不同亚型的病毒进行区分。

【鉴别诊断】

1. 肺孢子菌肺炎 · 两者均常见于免疫功能低下患者,尤其是AIDS患者,因此鉴别诊断具有重要意义。但两者的病变模式有很大程度的重叠,尤其是在疾病早期阶段,鉴别诊断困难。在Vogel等的研究中,实变和GGO区小叶中心结节更倾向于CMV,而上部为主的分布形式和马赛克征更能提示PCP[4]。最终鉴别依赖病原学依据。

2. 流感病毒肺炎及COVID-19 · CMV肺炎和流感病毒肺炎均为影像学最易误诊为COVID-19的病变之一。尽管相关影像研究提示COVID-19更常见的模式包括胸膜下

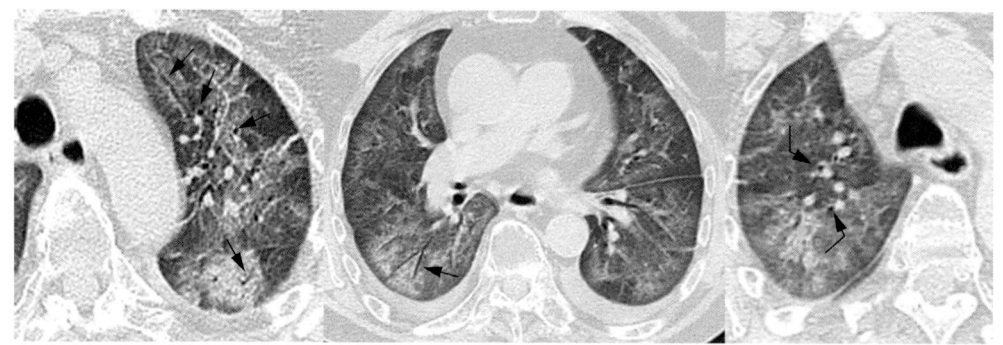

图 14-3-1 CMV 感染

CT 肺窗显示双侧斑片状磨玻璃影,小叶间隔变形,肺内紊乱的条纹影,支气管扩张(箭),支气管管壁增厚(弯箭)。

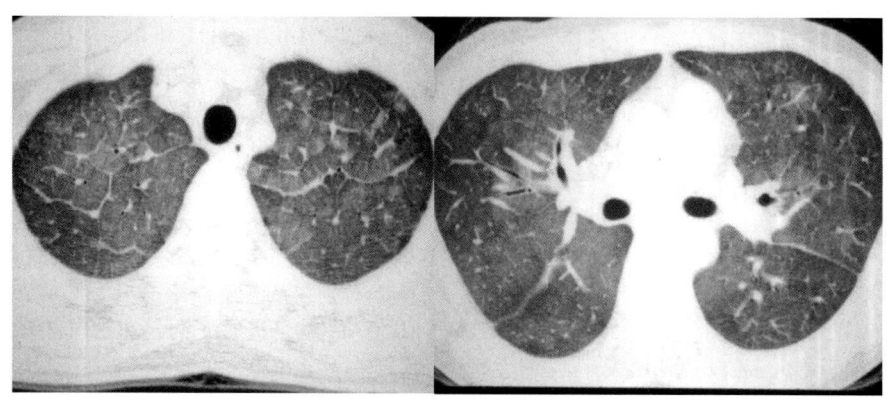

图 14-3-2 CMV 肺炎,免疫抑制患者

CT 肺窗显示两肺广泛磨玻璃样渗出影,边缘模糊,并可见小叶间隔增厚(该病例由韩国首尔大学医院放射科 Jung-Ji Im 教授提供)。

线状影、胸膜下条带影、小血管扩张等,三者在影像学上有明显的重叠之处,难以鉴别。最终鉴别依赖病原学依据。

二、人腺病毒肺炎

人腺病毒肺炎(human adenovirus pneumonia,HAdVP)简称腺病毒肺炎(adenovirus pneumonia),是指由于人腺病毒(human adenovirus,HAdV)感染肺部而引起的炎症,属于呼吸道传染病。

HAdV 是一种双链 DNA 病毒,是患慢性基础疾病和免疫功能受损者(如器官移植、HIV 感染、原发性免疫缺陷等)发生重症肺炎的重要病原体。HAdVP 是儿童社区获得性肺炎中较为严重的类型之一,多发于 6 个月至 5 岁儿童,尤其是 2 岁以下儿童。部分患儿临床表现重,肺外并发症多,重症病例易遗留慢性气道和肺疾病,是目前造成婴幼儿肺炎死亡和致残的重要原因之一[5]。

HAdVP 占社区获得性肺炎的 4%~10%[5],可全年发生,易在冬末、春季和初夏暴发。HAdV 感染潜伏期一般为 2~21 天,平均为 3~8 天,潜伏期末至发病急性期传染性最强。有症状的感染者和无症状的隐性感染者均为传染源。传播途径包括飞沫传播、接触传播和粪口传播。

【发病机制与病理】

HAdV 属于哺乳动物腺病毒属,为无包膜的双链 DNA 病毒,目前已发现至少 90 个基因型,分为 A~G 7 个亚属,与呼吸道感染相关的 HAdV 主要有 B、C 和 E 亚属。重症肺炎以 3 型及 7 型多见,HAdV-7B 型是 2019 年我国南方发病地区主要流行株。

目前发病机制尚未完全阐明,普遍认为与 HAdV 本身及其诱发的机体炎症反应有关,与其他病毒性肺炎相比,HAdVP 更重,可发展为多器官功能衰竭。腺病毒也可能参与支气管扩张的发病机制。

肉眼观患肺大而重,呈片状出血实变,混有过度充气或肺不张区。在气道内可以看到分泌物增多,内含黏液、脓性或出血性物质;气道壁充血、水肿、坏死。

在轻度病例中,主要表现为肺间质的炎性浸润,在重度肺炎中,出血和弥漫性肺泡损伤、坏死是主要的病理改变模式。

【临床表现】

起病急,突发 39℃ 以上的高热,可伴有咳嗽、喘息、呼吸困难。

重症者可伴有肺外症状,如精神萎靡、烦躁、抽搐、肌张力异常等神经系统症状和体征,腹泻、呕吐、腹胀、肝大等消化道症状体征。

可并发呼吸衰竭、急性呼吸窘迫综合征(ARDS)、纵隔气肿或皮下积气、胃肠功能障碍、中毒性脑病或脑炎、脓毒症、噬血细胞性淋巴组织细胞增多症(HLH)等。

【实验室检查】

一般轻型腺病毒肺炎的炎症反应不突出,白细胞计数正常或降低,以淋巴细胞分类为主,CRP 正常。

重症腺病毒肺炎的炎症反应强烈,在病程中常见白细胞计数升高并以中性粒细胞为主,CRP 和 PCT 升高,但起病初期 3 天内,一般白细胞计数和 CRP 正常,而 PCT 可升高。

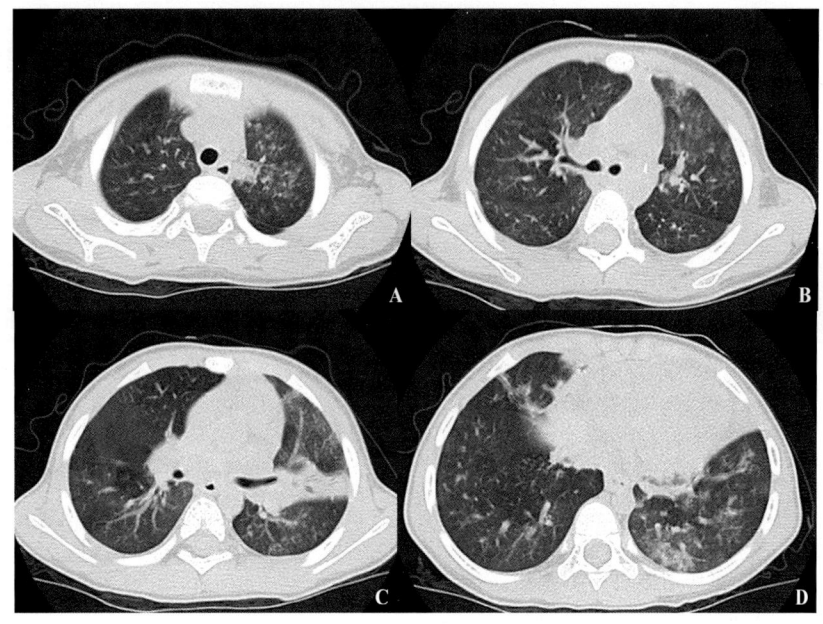

图 14-3-3 女性,1 岁。腺病毒肺炎

CT 肺窗显示双肺纹理增多、毛糙,多发片状实变影及磨玻璃密度改变(A、D),左侧胸廓缩小,纵隔左移(B、C),左肺上叶舌段不张(D),双侧肺门增大(C)(该病例由广州市妇女儿童医疗中心医学影像部放射科刘鸿圣教授提供)。

【影像学表现】

1. 支气管炎和毛细支气管炎表现·包括:①两肺纹理增多、毛糙,双肺中内带明显(图 14-3-3A、D);②毛细支气管炎常导致磨玻璃影、肺充气不均匀(如马赛克征)、小叶中心结节、树芽征(图 14-3-3);③支气管壁增厚、支气管扩张、支气管分支增多等。

2. 支气管肺炎表现·腺病毒是唯一已知可引起类似于细菌性肺炎的局灶性或大叶实变的病毒[1]。表现为双肺散在分布的多发斑片状实变影,向心性分布,实变密度较高,多数实变影中可见支气管充气征,增强后强化较均匀。实变影易发生融合,形成大小不等、密度不均等大片状融合灶,甚至大叶状病变(图 14-3-4),严重者表现为白肺(图 14-3-5)。

3. 支气管、细支气管阻塞、损伤表现·①肺气肿,严重且常见;②闭塞性细支气管炎;③单侧高透明肺;④Swyer-James-Macleod 综合征[6];⑤大叶性肺不张(图 14-3-3D)。右上叶肺不张最常见于婴儿,而左下叶肺不张多见于年龄较大的儿童。

4. 肺门改变·肺门增大(图 14-3-3C),密度增高,多为双侧,若为单侧,多位于肺实变较重侧。

5. 纵隔及胸膜腔改变·部分合并少量胸腔积液(图 14-3-5B)、气胸、纵隔气肿和皮下气肿。心影正常或轻度增大。

6. 其他·免疫功能正常的腺病毒肺炎患者也可能出现不常见的间隔增厚和结节(图 14-3-4)[7,8]。

【诊断标准】

传统的病毒分离和血清分型方法虽是诊断腺病毒的金标准,但不适于临床早期诊断。PCR 检测比传统的病毒培养和病毒抗原检测敏感性更高,还可对病毒进行定量分析,有助于预测病情严重程度。

宏基因测序在诊断腺病毒感染及分型方面具有优势,可用于需尽早明确病原的患者,结果判断必须结合临床。

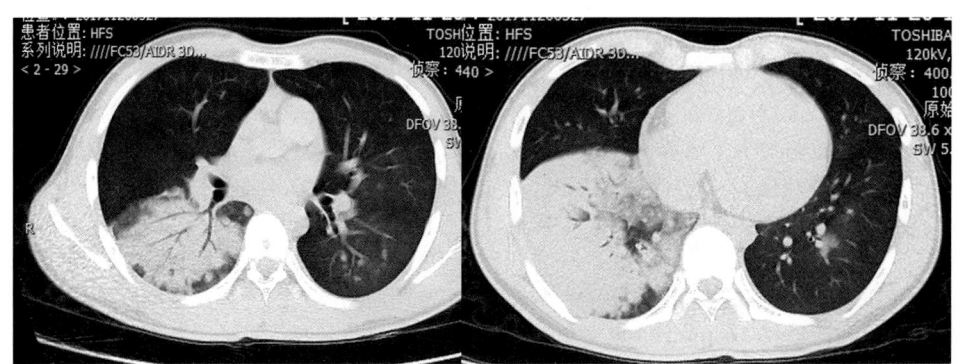

图 14-3-4 男性,21 岁。腺病毒肺炎

CT 肺窗显示右肺下叶大片状实变,其内有支气管气像,左肺下叶有沿着支气管分布的边缘不清楚的磨玻璃样小结节。

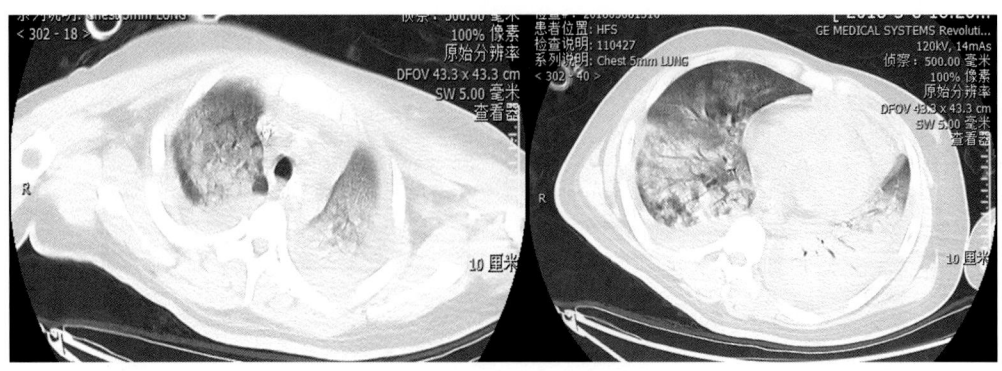

图 14-3-5　男性,19 岁。腺病毒肺炎
CT 肺窗显示两肺表现为白肺,病变内有支气管气像,双侧有少量胸腔积液(B)。

【鉴别诊断】

腺病毒影像学表现与细菌性肺炎的局灶性或大叶实变类似,注意与相关疾病鉴别。

1. 细菌性肺炎。喘息少见,影像学多合并胸膜积液和脓胸,一般病初 3 天内外周血白细胞和中性粒细胞明显升高,血、胸腔积液和痰液细菌培养可阳性。

2. 肺炎支原体肺炎。年龄多在 3 岁以上,一般无面色差、精神萎靡和肝大表现,多无双肺啰音,病初 PCT 常不升高。

(张立娜　郭佑民)

参考文献

[1] Stefanidis K, Konstantelou E, Yusuf GT, et al. Radiological, epidemiological and clinical patterns of pulmonary viral infections [J]. Eur J Radiol, 2021, 136:109548.

[2] Cozzi D, Bicci E, Bindi A, et al. Role of chest imaging in viral lung diseases [J]. Int J Environ Res Public Health, 2021, 18:6434.

[3] Kim EA, Lee KS, Primack SL, et al. Viral pneumonias in adults: radiologic and pathologic findings [J]. Radiographics, 2002, 22:S137-S149.

[4] Vogel MN, Brodoefel H, Hierl T, et al. Differences and similarities of cytomegalovirus and pneumocystis pneumonia in HIV-negative immunocompromised patients — Thin section CT morphology in the early phase of the disease [J]. Br J Radiol, 2007, 80:516-523.

[5] 国家卫生健康委办公厅. 儿童腺病毒肺炎诊疗规范(Z). 2019-6-25.

[6] Choi SH, Hong SB, Kim T, et al. Clinical and molecular characterization of rhinoviruses A, B, and C in adult patients with pneumonia [J]. J Clin Virol, 2015, 63:70-75.

[7] Park CK, Kwon H, Park JY. Thin-section computed tomography findings in 104 immunocompetent patients with adenovirus pneumonia [J]. Acta Radiol, 2017, 58:937-943.

[8] Tan D, Fu Y, Xu J, et al. Severe adenovirus community-acquired pneumonia in immunocompetent adults: chest radiographic and CT findings [J]. J Thorac Dis, 2016, 8:848-854.

第四节·冠状病毒肺炎

一、严重急性呼吸综合征

严重急性呼吸综合征(severe acute respiratory syndrome, SARS)是由 WHO 命名的、由 SARS 冠状病毒(SARS-Coronavirus, SARS-CoV)引起的一种具有明显传染性,可累及多个器官和系统,以肺炎为主要临床表现的急性呼吸道传染病。该病具有传染性强、人群普遍易感、病情进展快、预后较差和危害大的特点,国内称为传染性非典型肺炎。

2002 年 11 月首例 SARS 在中国广东出现,2003 年开始在多个国家和地区暴发[1]。2003 年 4 月,WHO 根据包括中国内地和香港地区,加拿大、美国在内的 11 个国家和地区的 13 个实验室通力合作的研究结果,宣布其致病原为一种新的冠状病毒,并将其命名为 SARS 冠状病毒(SARS-CoV)。

现有资料表明,SARS 患者是最主要的传染源。尚未发现潜伏期内患者及治愈出院者有传染他人的证据。一般认为人群普遍易感,但儿童感染率较低,原因尚不清楚。通过飞沫传播和接触传染,感染高峰在秋冬和早春。

【发病机制与病理】

SARS-CoV 属冠状病毒科,冠状病毒属,为有包膜病毒,直径多为 60~120 nm,包膜上有放射状排列的花瓣样或纤毛状突起,长约 20 nm 或更长,基底窄,形似王冠,与经典冠状病毒相似。

组织学上可见弥漫性肺泡损伤、肺水肿和透明膜,部分可见间质增厚。一些患者在胸膜下区域小气道可见肺泡内渗出物机化和肉芽组织。大多数患者可见多核巨细胞或含大而不典型细胞核的细胞。血管内纤维素性血栓常见,常伴肺梗死。

可并发细菌、真菌或病毒的重复感染。特征性表现为肺泡细胞内查见病毒包涵体,电镜下查见冠状病毒样颗粒。另外,可见免疫器官、血管及其他器官的病理改变[2]。

【临床表现】

SARS的潜伏期通常限于2周之内,一般为2~10天。急性起病,发病后2~3周病情可持续进展。常以发热为首发和主要症状,呈持续性高热,可伴有畏寒、肌肉关节酸痛、头痛、乏力等,常无上呼吸道卡他症状。

起病1~7天后可出现干咳,少痰,少数患者出现咽痛。8~14天达到高峰,发热、乏力等感染中毒症状加重,并出现频繁咳嗽、气促和呼吸困难,易发生呼吸道的继发感染[3]。2~3周后发热渐退,其他症状与体征减轻乃至消失。肺部炎症改变的吸收和恢复则较为缓慢,体温正常后仍需2周左右才能完全吸收恢复正常。

轻型患者临床症状轻,重症患者则易出现呼吸窘迫综合征。儿童患者的病情似较成人轻。有少数患者不以发热为首发症状,尤其是有近期手术史或有基础疾病的患者。

【实验室检查】

多数患者白细胞在正常范围内,部分患者白细胞计数减低。大部分患者淋巴细胞计数绝对值减少,随病程进展逐步减低,并有细胞形态学变化。后期可合并细菌感染,白细胞计数明显升高,中性粒细胞比例升高。

病原学检查可应用逆转录聚合酶链反应(reverse transcription polymerase chain reaction,RT-PCR)方法检测SARS-CoV的RNA,或以ELISA检测血清或血浆标本中SARS-CoV核衣壳(N)蛋白抗原阳性,以上阳性者均需重复检验。

【影像学表现】

X线表现为单发或多发的小片状阴影,密度低,早期以单发多见,有时病变处出现肺纹理增多、增粗(图14-4-1)。

CT表现为小片状磨玻璃影,多数为类圆形,有时为肺小叶形态。病变内可见密度稍高的血管影,增厚的小叶间隔构成病变的边缘,病变中心可见小叶核。病变多位于两肺下叶及肺边缘部位。病变单发占82.1%。少数情况下表现为磨玻璃样密度伴实变影(图14-4-2A)、小片状或较大的片状实变影,单发或多发,较大病灶可达肺段范围,但较少见。

病变进展快(图14-4-2),初起时呈单发小病灶,在3~7天演变为大片、多发或弥漫性病变。病变由单侧肺发展到双侧,由单个肺段进展到多个肺段。严重者在发病1~2天即可发生明显变化。发病后14天内病变进展,在第4周达到峰值。第4周后,55%的患者出现早期纤维化的特征表现,包括网格状阴影,伴或不伴磨玻璃影,有时可见牵拉性支气管扩张(图14-4-2D)。出院2个月的HRCT显示,相当一部分恢复期患者仍有磨玻璃密度影和网格影存留。

【诊断标准】

1. 医学观察病例。有流行病学接触史,1周内出现流感样临床表现者[1]。

2. 疑似病例。有流行病学接触史和临床表现,呼吸道分泌物或相关组织标本甲型流感病毒M1或NP抗原检测阳性或编码它们的核酸检测阳性者[1]。

3. 临床诊断病例。被诊断为疑似病例,但无法进一步取得临床检验标本或实验室检查证据,而与其有共同接触史的人被诊断为确诊病例,并能够排除其他诊断者[1]。

4. 确诊病例。有流行病学接触史和临床表现,从患者呼吸道分泌物标本或相关组织标本中分离出特定病毒,或采用其他方法,禽流感病毒亚型特异抗原或核酸检测阳性,或发病初期和恢复期双份血清禽流感病毒亚型毒株抗体滴度4倍或以上升高者[1]。

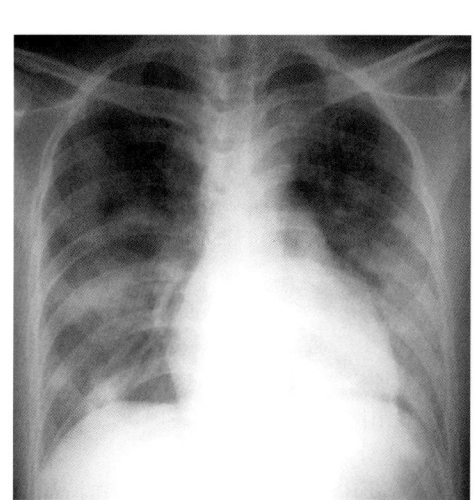

图14-4-1 女性,24岁。SARS
胸部X线片显示两肺广泛密度增高影,以中下肺为主。

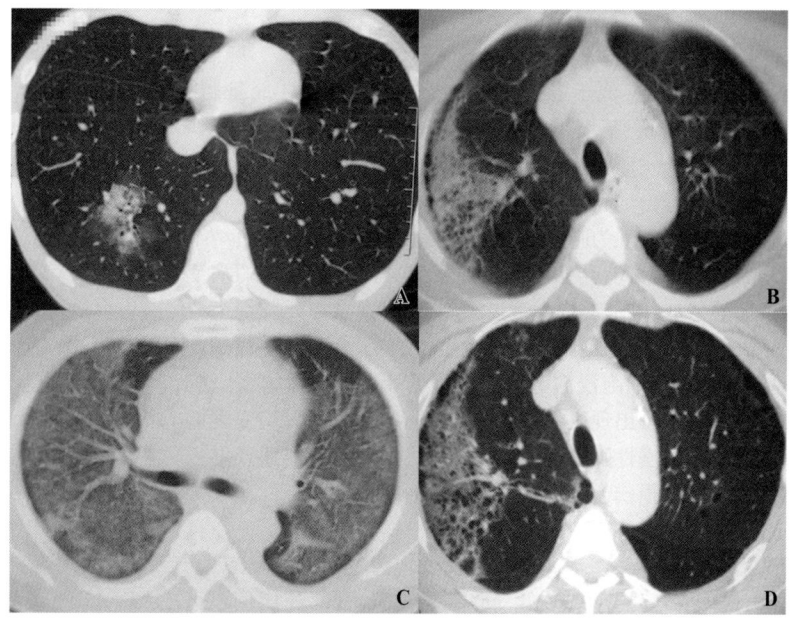

图14-4-2 SARS
病程第3天CT检查。CT肺窗(A)显示右肺下叶实变团片影伴周围磨玻璃影,边界模糊;病程第7天复查(B),右肺上叶病变范围增大、实变伴粗大网格影形成;病程第9天复查(C),病变快速进展,双肺呈弥漫大片状磨玻璃影,内可见小叶间隔增厚,伴小片实变影;病程第11天复查(D),病变吸收,右肺上叶见片状磨玻璃影,内见多发透光影,部分小叶间隔增厚(该病例由北京佑安医院放射科李宏军教授提供)。

流行病学史不详的情况下,根据临床表现、辅助检查和实验室检查结果,特别是从患者呼吸道分泌物或相关组织标本中分离出特定病毒,或采用其他方法,禽流感病毒亚型特异抗原或核酸检查阳性,或发病初期和恢复期双份血清禽流感病毒亚型毒株抗体滴度4倍或以上升高,可以诊断确诊病例[1]。

【鉴别诊断】

1. COVID-19及MERS·这三种冠状病毒性肺炎均显示相似的基本病变模式,包括磨玻璃影和实变,双侧分布,主要累及胸膜下区和下叶。早期纤维化变化仅出现在 SARS 中。MERS 有更严重的炎症变化,包括空洞和胸腔积液。最终鉴别应结合流行病学史和病原学结果。

2. 其他病毒性肺炎·特别是流感病毒肺炎。两者临床特征、影像学上有较多重叠之处。流感病毒肺炎中更常见簇状模式和支气管壁增厚,早期纤维化变化仅出现在 SARS 中。最终鉴别应结合流行病学史和病原学结果。

二、中东呼吸综合征

中东呼吸综合征(Middle East respiratory syndrome,MERS)是由一种新型冠状病毒(MERS-CoV)引起的病毒性呼吸道传染病,2012年9月沙特阿拉伯首次报道了2例临床表现类似于 SARS 的冠状病毒感染病例。

2013年5月23日,WHO 将这种冠状病毒感染疾病命名为中东呼吸综合征。随后该病蔓延到26个国家,其中80%的病例发生在沙特阿拉伯。2015年,沙特阿拉伯以外最大的一次疫情发生在韩国。

感染的动物和人为本病重要的传染源,经密切接触传播,患有糖尿病、慢性肺部疾病、肾衰竭或免疫抑制的人群是罹患 MERS 的高风险人群。截至2019年11月,WHO 共报告了2494例实验室确诊的 MERS-CoV 病例,858例死亡,其病死率(CFR)高达34.4%[4]。

【发病机制与病理】

MERS-CoV 属于冠状病毒科,β类冠状病毒的2c亚群,是一种具有包膜、基因组为线性非节段单股正链的 RNA 病毒。MERS 的发病机制可能与 SARS 有相似之处,可发生急性呼吸窘迫综合征和急性肾衰竭等多器官功能衰竭。

病理主要表现为肺充血和炎性渗出、双侧散在分布结节和间质性肺炎,可能存在过度炎症反应。比较特征性的病变为透明膜形成,肺泡腔内大量炎细胞、纤维素及坏死肺泡上皮充填并导致实变,Ⅱ型肺泡上皮增生及病变,合胞体多核细胞形成,间质淋巴细胞浸润等。部分可见灶性肺出血、梗死、胸腔积液。晚期可出现机化性肺炎和间质纤维化。尸检发现的常见病变为弥漫性肺泡损伤。病理可见肝、肾、骨骼肌及淋巴结等肺外器官损伤[5]。

【临床表现】

潜伏期为2~14天。早期主要表现为发热、畏寒、乏力、头痛、肌痛等,随后出现咳嗽、胸痛、呼吸困难,部分病例还可出现呕吐、腹痛、腹泻等症状。重症病例多在1周内进展为重症肺炎,可发生急性呼吸窘迫综合征、急性肾衰竭甚至多脏器功能衰竭。

年龄大于65岁,肥胖,患有其他疾病(如肺部疾病、心脏病、肾病、糖尿病、免疫功能缺陷等),为重症高危因素。

部分病例可无临床症状或仅表现为轻微的呼吸道症状,无发热、腹泻和肺炎。

【实验室检查】

白细胞总数一般不高,可伴有淋巴细胞减少。部分患者肌酸激酶、天门冬氨酸氨基转移酶、丙氨酸氨基转移酶、乳酸脱氢酶、肌酐等升高。

病原学检查主要包括病毒分离、病毒核酸检测。病毒分离为实验室检测的金标准,但一般在细胞中分离培养较为困难;病毒核酸检测(PCR)可以用于早期诊断。其中以下呼吸道标本阳性检出率更高。

【影像学表现】

胸部X线片显示感染早期胸部不明显的病变及较小的磨玻璃密度病变具有局限性。CT 比胸部 X 线片敏感,并显示疾病不同阶段的特征成像模式。

但是其在 CT 上的征象不具有特异性,单纯依靠 CT 检查很难将 MERS 与支原体、衣原体肺炎、SARS、甲型 H1N1 流感及其他病毒性肺炎鉴别,而最终诊断需要结合实验室检查。

可表现为单侧至双侧的肺部影像学改变,主要特点为胸膜下和基底部分布,以磨玻璃影为主,可出现实变影。部分病例可有不同程度的胸腔积液。在胸部 X 线片上,主要表现为磨玻璃样密度影,随后进展为斑片状或结节状实变。单灶受累(69%)比多灶受累(30%)更常见。

MERS 肺炎在 CT 图像上表现为胸膜下和下部病变,具有广泛的磨玻璃影和实变。孤立的实变、小叶间隔增厚和胸腔积液也不少见。胸腔积液是 MERS 的重要征象,被认为与不良预后有关。

【诊断标准】

1. 疑似病例·患者符合流行病学史和临床表现,但尚无实验室确认依据[5]。

(1)流行病学史:发病前14天内有中东地区和疫情暴发的地区旅游或居住史;或与疑似/临床诊断/确诊病例有密切接触史。

(2)临床表现:难以用其他病原感染解释的发热,伴呼吸道症状。

2. 临床诊断病例·满足疑似病例标准,且满足下列条件之一[5]。

(1)仅有实验室阳性筛查结果(如仅呈单靶标 PCR 或单份血清抗体阳性)。

(2)因仅有单份采集或处理不当的标本而导致实验室检测结果阴性或无法判断结果者。

3. 确诊病例·具备下述4项之一,可确诊为 MERS 实验室确诊病例[5]。

(1)至少双靶标 PCR 检测阳性。

(2)单个靶标 PCR 阳性产物,经基因测序确认。

(3)从呼吸道标本中分离出 MERS-CoV。

(4)恢复期血清中 MERS-CoV 抗体较急性期血清抗体水平阳转或呈4倍以上升高。

【鉴别诊断】

1. COVID-19及 SARS·详见本节 SARS 的鉴别诊断。

2. 流感病毒肺炎·两者临床特征、影像学上有较多重叠之处,鉴别应结合流行病学史和病原学结果。

三、新型冠状病毒肺炎

2019年12月31日中国首先报道了原因不明的肺炎病例,后来病原体被确认为新型冠状病毒(WHO 2020年1月的命名为2019-nCoV,2020年2月11日国际病毒分类委员会将其命名为SARS-CoV-2)。

2020年1月21日,中国国家卫生健康委员会将新型冠状病毒肺炎(2020年2月11日,WHO将其命名为COVID-19)纳入新发乙类传染病管理,采取甲类传染病预防和控制措施,各省市也陆续启动突发公共卫生事件一级响应。

2020年3月11日,WHO宣布COVID-19全球大流行。

传染源主要是COVID-19的患者和无症状感染者,在潜伏期即有传染性,发病后5天内传染性较强。其主要的传播方式是直接传播、接触传播和气溶胶传播。人群普遍易感。感染后或接种新型冠状病毒疫苗后可获得一定的免疫力,但持续时间尚不明确。

【发病机制与病理】

新型冠状病毒属于β属的冠状病毒,有包膜,颗粒呈圆形或椭圆形,直径为60~140 nm。

肺病理主要呈不同程度的实变,实变区主要呈弥漫性肺泡损伤和渗出性肺泡炎。不同区域肺病变复杂多样,新旧交错。它可分为渗出期(急性期)和增生期(机化期)。肺泡腔内见浆液、纤维蛋白性渗出物及透明膜形成;渗出细胞主要为单核和巨噬细胞,可见多核巨细胞。Ⅱ型肺泡上皮细胞增生,部分细胞脱落。Ⅱ型肺泡上皮细胞和巨噬细胞内偶见包涵体。肺泡隔可见充血、水肿,单核和淋巴细胞浸润。少数肺泡过度充气、肺泡隔断裂或囊腔形成。

肺内各级支气管部分粘膜上皮脱落,腔内可见渗出物和黏液。小支气管和细支气管易见黏液栓形成。可见肺血管炎、血栓形成(混合血栓、透明血栓)和血栓栓塞。肺组织易见灶性出血,可见出血性梗死、细菌和/或真菌感染。病程较长的病例,可见肺泡腔渗出物机化(肉质变)和肺间质纤维化。其他脏器也可见不同程度的损伤[8]。

电镜下支气管黏膜上皮和Ⅱ型肺泡上皮细胞胞质内可见冠状病毒颗粒。免疫组化染色显示部分支气管黏膜上皮、肺泡上皮细胞和巨噬细胞呈新型冠状病毒抗原免疫染色和核酸检测阳性。

【临床表现】

潜伏期为1~14天,多为3~7天。发病期以发热、干咳、乏力为主要表现。

轻型患者可表现为低热、轻微乏力、嗅觉及味觉障碍等,无肺炎表现。少数患者在感染新型冠状病毒后可无明显临床症状。

重症患者多在发病1周后出现呼吸困难和/或低氧血症,严重者可快速进展为急性呼吸窘迫综合征、脓毒症休克、难以纠正的代谢性酸中毒和出凝血功能障碍,以及多器官功能衰竭等。极少数患者还可有中枢神经系统受累及肢端缺血性坏死等表现。值得注意的是,重型、危重型患者病程中可为中低热,甚至无明显发热。

危重型多见于老年人、有性基础疾病者、晚期妊娠和围产期女性、肥胖人群。儿童病例症状相对较轻,部分儿童及新生儿病例症状可不典型,表现为呕吐、腹泻等消化道症状或仅表现为反应差、呼吸急促。

极少数儿童可有多系统炎症综合征(MIS-C),出现类似川崎病或不典型川崎病表现、中毒性休克综合征或巨噬细胞活化综合征等,多发生于恢复期。主要表现为发热伴皮疹、非化脓性结膜炎、黏膜炎症、低血压或休克、凝血功能障碍、急性消化道症状等。一旦发生,病情可在短期内急剧恶化。

【实验室检查】

发病早期外周血白细胞总数正常或减少,可见淋巴细胞计数减少,部分患者可出现肝酶、乳酸脱氢酶、肌酶、肌红蛋白、肌钙蛋白和铁蛋白增高。多数患者C反应蛋白和红细胞沉降率升高,降钙素原正常。重型、危重型患者可见D-二聚体升高、外周血淋巴细胞进行性减少,炎症因子升高。

RT-PCR、NGS等方法可检测新型冠状病毒核酸,检测下呼吸道标本(痰或气道抽取物)更加准确。血清学可见新型冠状病毒特异性IgM抗体、IgG抗体阳性,但发病1周内阳性率均较低。

【影像学表现】

1. X线表现。胸部X线检查通常是一线成像方式,但敏感性有限(图14-4-3),主要用于疾病的随访,监测疾病的进展或消退。

(1) 早期:胸部X线摄影多无异常发现。

(2) 临床普通型:常表现为两肺多发小斑片影或间质性改变,以肺野中外带分布为主(图14-4-3)。

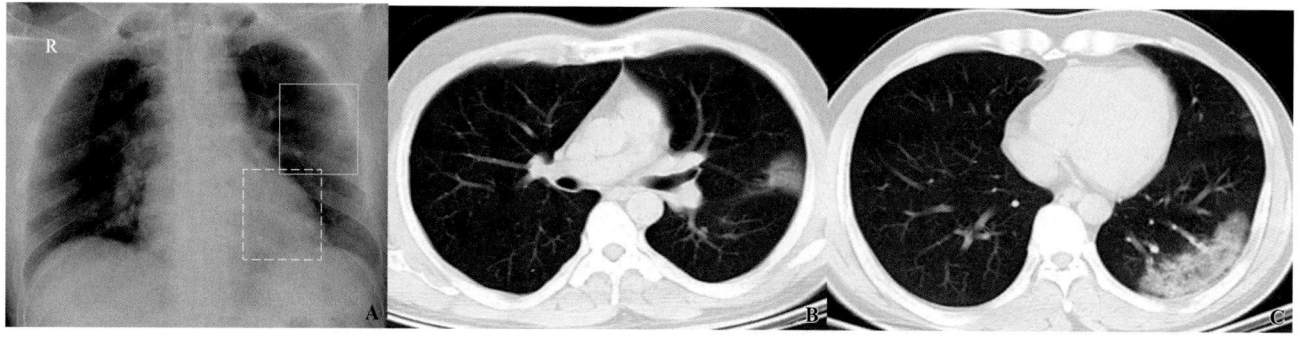

图14-4-3 男性,38岁。COVID-19

胸部X线片(A)显示左肺中野中外带斑片状淡薄稍高密度影,边缘不清,局部可见网格影(实线框),左肺下野内中带心影重叠区似可见片状高密度影(A,虚线框);CT肺窗显示左肺上叶(B)及下叶(C)胸膜下斑片状磨玻璃影及实变。

(3) 重型：患者病变范围广泛，可伴有叶间裂增厚及少量胸腔积液。病变进展至危重型时，表现为两肺弥漫性实变阴影，呈白肺表现（图14-4-4），可伴有少量胸腔积液[9]。

束分布可能会提示诊断（图14-4-5），磨玻璃影区域局部扩张的小血管对COVID-19具有潜在的诊断作用（图14-4-6）。此外，还可见到小叶间隔增粗、小支气管壁增厚等征象（图14-4-6）。

(2) 进展期（5～8天，影像学分为普通型）：典型的CT表现（图14-4-7）是磨玻璃影范围扩大，常伴有小叶间隔和小叶内间质增厚（铺路石征）。

(3) 高峰期（9～13天，影像学分为重型）：呈两肺弥漫分布的大片实变和大片状磨玻璃影，其内可见空气支气管征（图14-4-8）。疾病的严重程度与病变范围呈正相关，当两肺大部分受累时呈白肺表现，此时可伴膈面升高（图14-4-9）。其中实变是最常见的表现。非典型表现包括纵隔淋巴结肿大和胸腔积液。

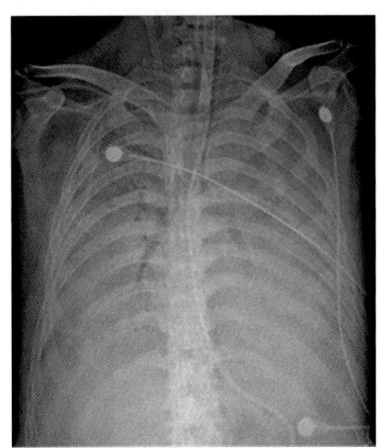

图14-4-4　男性，44岁。COVID-19
胸部X线片显示两肺弥漫性实变，呈白肺表现，肺野内带可见空气支气管征。

2. CT表现·CT对病变的显示敏感，并显示疾病不同阶段的特征成像模式，也在特定病例（如临床-影像学表现不一致）、预测疾病严重程度、确定急性并发症（如肺栓塞或严重呼吸衰竭）等方面具有重要使用价值[10,11]。

(1) 早期（0～4天，影像学分型为轻型）：可能正常，或显示磨玻璃影，分布通常是多灶性，位于双肺外周带和背部。典型的结节状（圆形或椭圆形）磨玻璃影、胸膜下及支气管血管

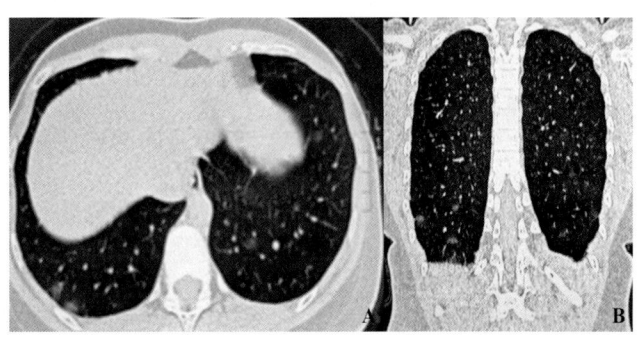

图14-4-5　女性，21岁。COVID-19早期（轻型）
CT肺窗（A）和冠状位（B）显示两肺多发结节状磨玻璃影，沿胸膜下及支气管血管束分布。

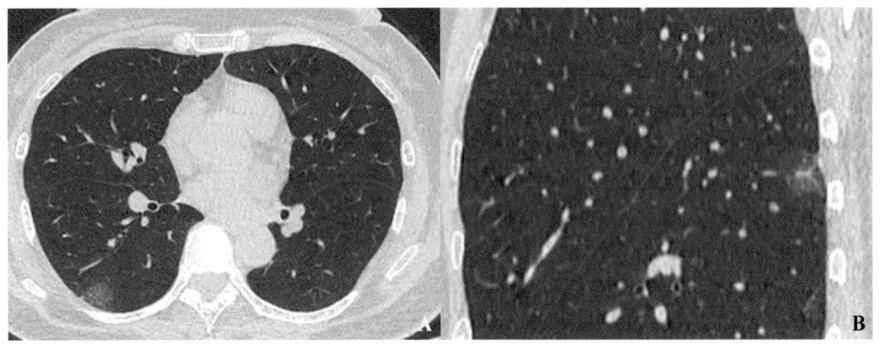

图14-4-6　女性，51岁。COVID-19早期（轻型）
CT肺窗（A）和矢状位（B）显示右肺下叶背段孤立性磨玻璃结节，边缘较清楚，内见增粗的小血管。

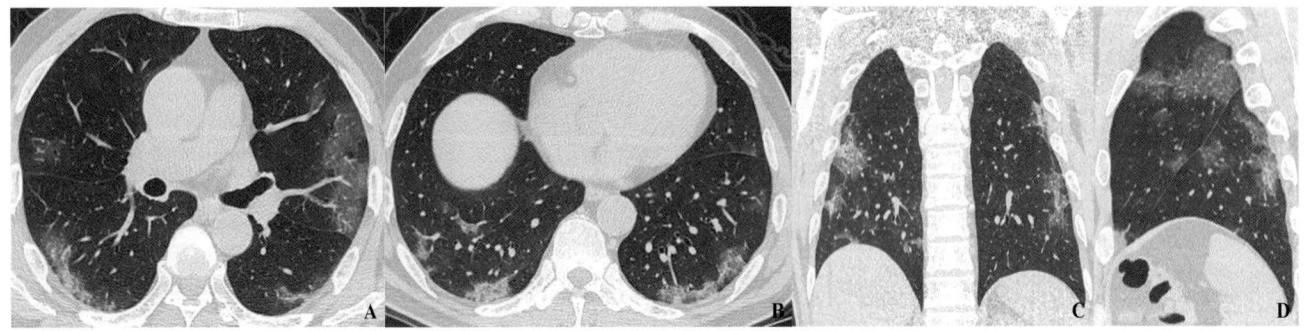

图14-4-7　男性，66岁。COVID-19进展期（普通型）
CT肺窗显示两肺多发斑片状磨玻璃影，左肺病灶呈融合灶改变，右肺灶内见小实变影（A），两肺下叶病灶内见铺路石征（B）；CT冠状位（C）和矢状位（D）显示病变以两肺胸膜下分布为主。

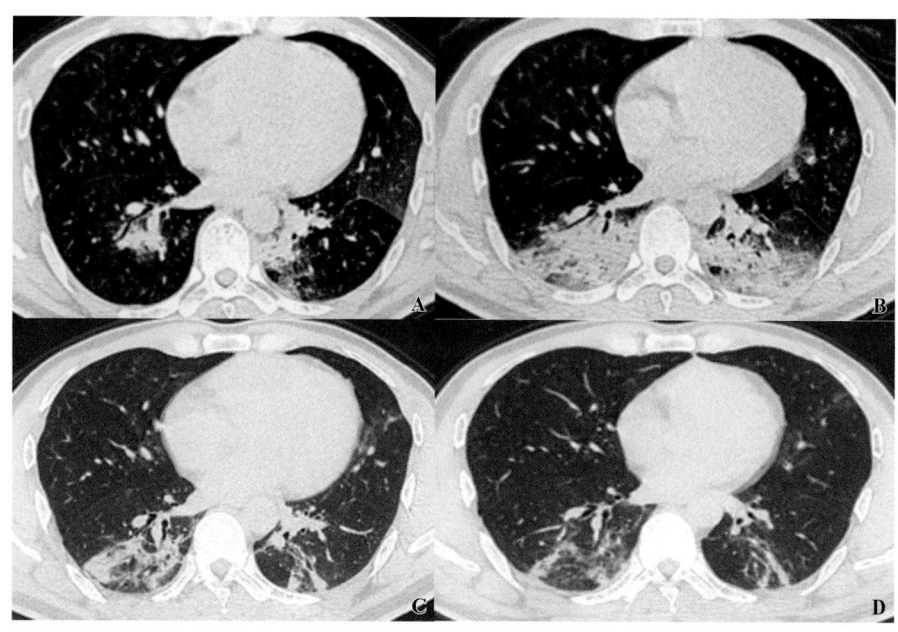

图 14-4-8　男性,40 岁。COVID-19(重型)

发病第 5 天 CT 肺窗(A)显示,两肺下叶斑片状实变影,周围少许片状磨玻璃影改变,边界模糊;发病第 8 天复查(B),两肺下叶病变范围增大,多发实变影,内可见含气支气管;发病第 10 天复查(C),两肺下叶病变范围减小,两肺下叶呈斑片状、条片状高密度影,部分小支气管扩张,小叶间隔增厚,伴小片实变影;发病第 10 天复查(D),病变进一步吸收,两肺下叶见条片状高密度影,周围片状磨玻璃密度改变,部分小叶间隔增厚。

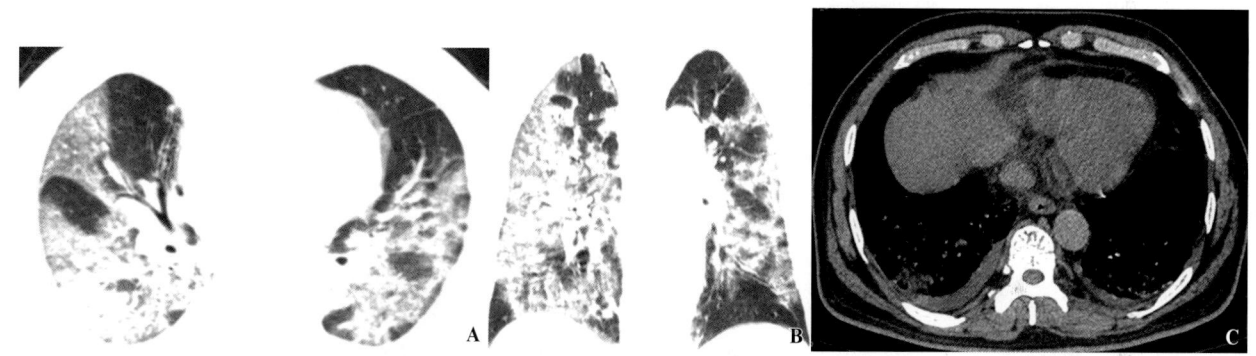

图 14-4-9　男性,65 岁。COVID-19,Ⅰ型呼吸衰竭(重型)

发热 12 天。CT 肺窗(A)和冠状位重建(B)显示两肺弥漫分布的磨玻璃影及实变,其内见空气支气管征;纵隔窗(C)显示双侧少量胸腔积液。

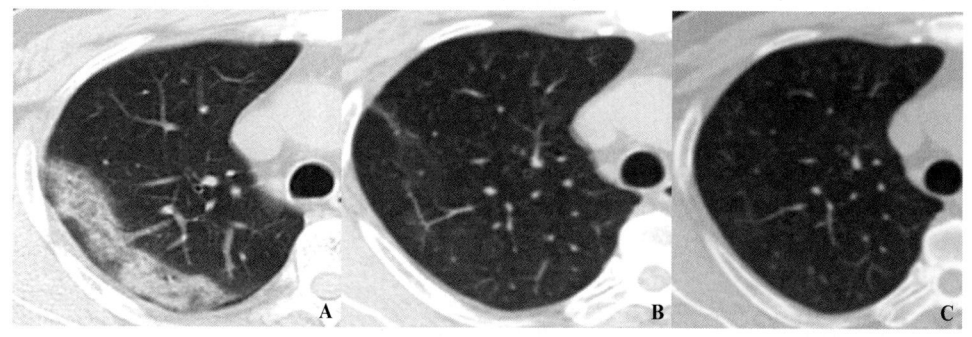

图 14-4-10　男性,47 岁。COVID-19

发热、咳嗽、咳痰 5 天。CT 肺窗(A)显示右肺上叶后段磨玻璃密度及实变影;治疗后 6 天复查,病灶大部吸收(B),残留少许索条影;治疗后 10 天复查(C),病变几乎消失。

(4) 吸收阶段(>14 天):可以看到牵拉性支气管扩张和纤维化,可在 1 个月或更长时间内完全或几乎消失[12](图 14-4-10)。

利用 AI 技术可以定量分析肺内病变的部位、分布和大小,为客观定量评估肺内病变,对临床处理决策提供依据(图 14-4-11~图 14-4-13)。

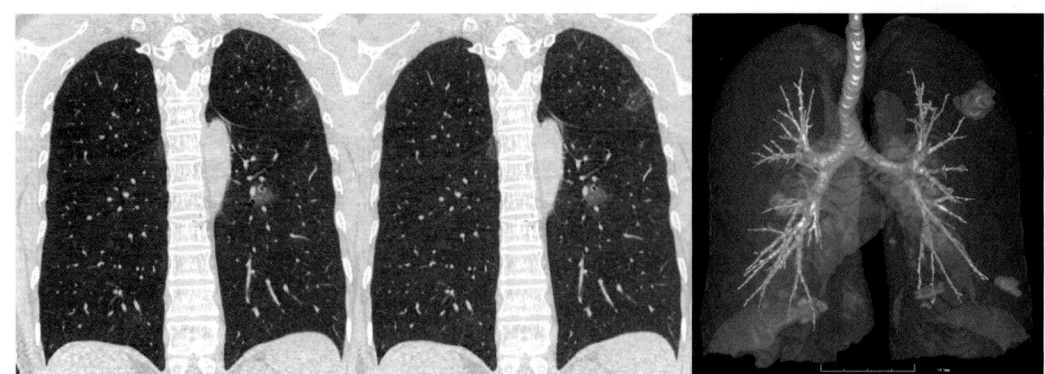

图14-4-11 女性,60岁。COVID-19(轻型)

CT肺窗显示两肺散在多发淡薄的磨玻璃影。智能诊断报告提示,病变累及5个肺叶。其中非实性成分比例59.52%。两肺容积:5 216.99 mL,病变总体积:31.28 mL,占全肺体积的0.60%。

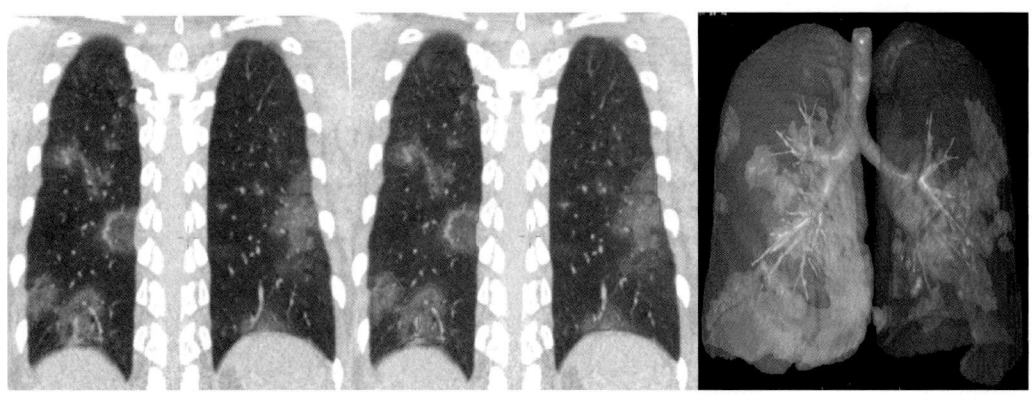

图14-4-12 女性,38岁。COVID-19(普通型)

CT肺窗显示两肺散在多发斑片状磨玻璃样渗出性阴影,可视化智能诊断报告提示,病变累及5个肺叶。其中非实性成分比例13.75%。两肺容积:3507.03 mL,病变总体积:156.91 mL,占全肺体积的4.47%。

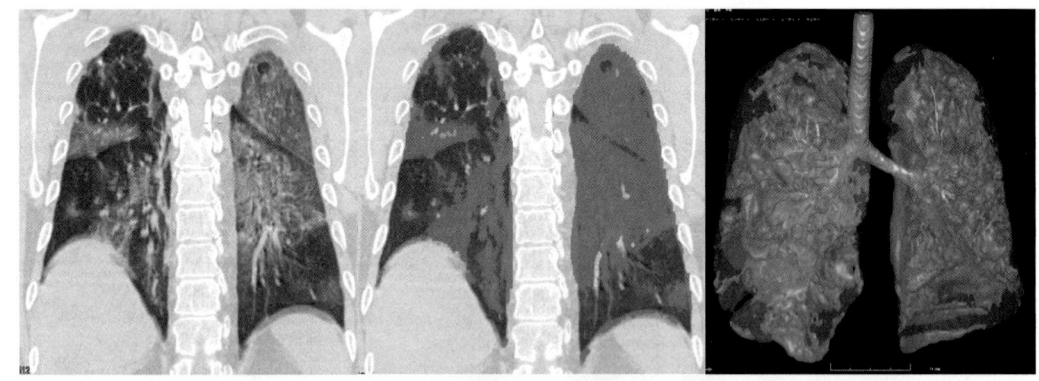

图14-4-13 男性,50岁。COVID-19(重型)

CT肺窗显示两肺内有大片大片状磨玻璃样渗出性阴影,可视化智能诊断报告提示,病变累及5个肺叶。其中非实性成分比例5.27%。两肺容积:4 320.06 mL,病变总体积:1 559.78 mL,占全肺体积的36.11%。

既往病毒性肺炎从来没有像COVID-19有如此多的动态研究,COVID-19的表现形式多样,不同时期表现有所不同。从肺内多发磨玻璃样渗出、实变、磨玻璃样结节、实性结节,晕征、反晕征(图14-4-14)、铺路石征、少许纤维化、局限性肺不张(图14-4-15);也可以多种性质病变共存(图14-4-16)。

【诊断标准】

1. 疑似病例·有下述流行病学史中的任何1条,且符合临床表现中任意2条;或无明确流行病学史的,符合临床表现中的3条;或符合临床表现中任意2条,同时新型冠状病毒特异性IgM抗体阳性(近期接种过新型冠状病毒疫苗者不作为参考指标)者[9]。

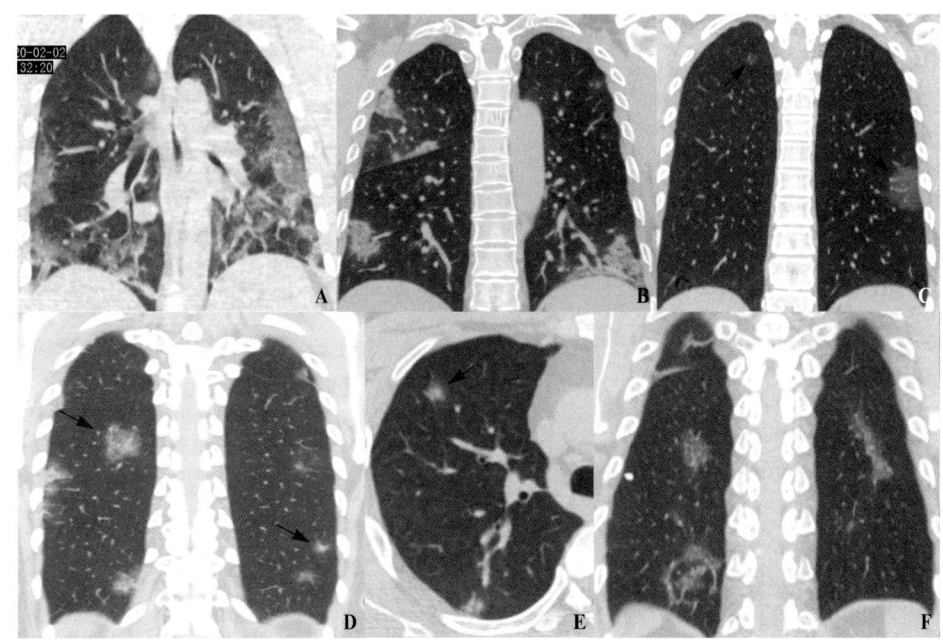

图 14-4-14 COVID-19 的不同表现形式

CT 肺窗显示两肺多发的磨玻璃样渗出性病变(A),两肺多发实变(B),肺内多发磨玻璃样结节(C),肺内多发亚实性结节、实性结节(D)、晕征(E)和反晕征(F)。

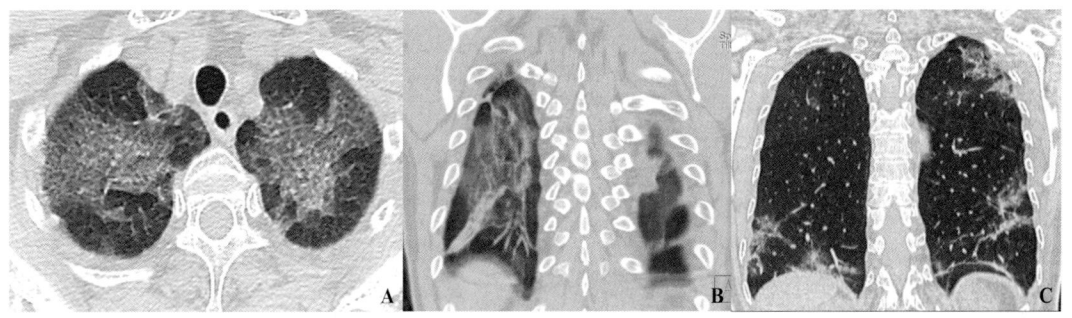

图 14-4-15 COVID-19 的不同表现形式

肺窗显示两上肺有大片渗出性病变,其内有增多的小叶间隔增厚,类似于铺路石征(A),右肺底大片状磨玻璃样阴影,可见局限性肺不张,其内有细支气管气像(B),两下肺有纤维索条状阴影,右下肺胸膜下有细支气管扩张(C)。

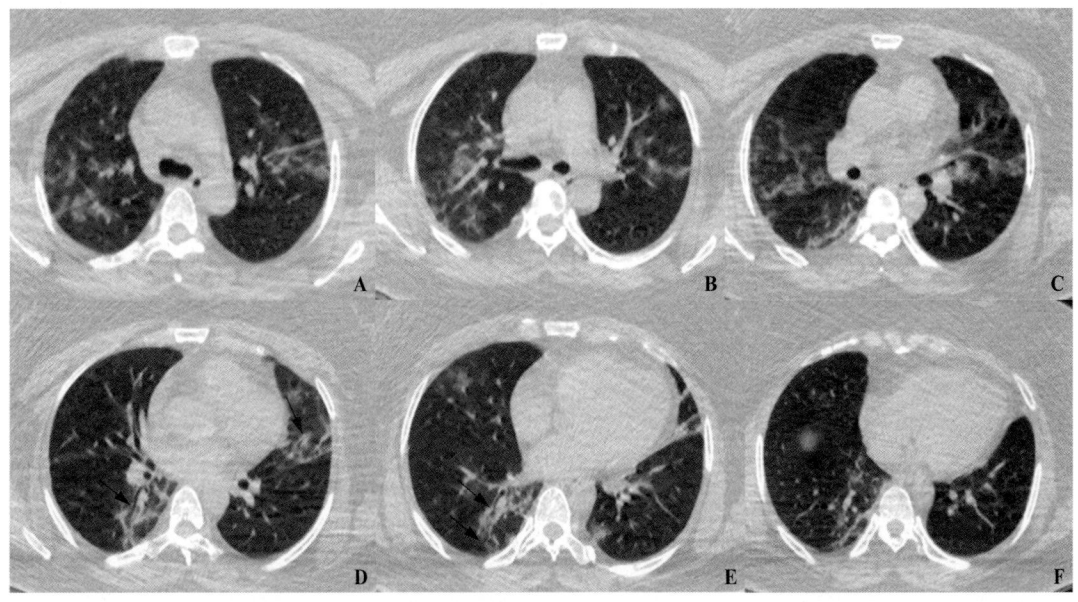

图 14-4-16 37 岁。COVID-19

CT 肺窗显示两肺多发病变,两肺多个肺叶,病灶内出现大小、程度不等的磨玻璃样渗出、小血管增粗、实变(A~C),纤维化(D、E)等多种性质病灶并存,可伴有牵拉性支气管或细支气管扩张(C、D),有局限性叶间胸膜局限性增厚(F)。

(1) 流行病学史：①发病前14天内有病例报告社区的旅行史或居住史；②发病前14天内与新型冠状病毒感染的患者和无症状感染者有接触史；③发病前14天内曾接触过来自有病例报告社区的发热或有呼吸道症状的患者；④聚集性发病(14天内在小范围如家庭、办公室、学校班级等场所，出现2例及以上发热和/或呼吸道症状的病例)。

(2) 临床表现：①发热和/或呼吸道症状等COVID-19相关临床表现；②具有上述COVID-19影像学特征；③发病早期白细胞总数正常或降低，淋巴细胞计数正常或减少。

2. 确诊病例·疑似病例具备以下病原学或血清学证据之一者[9]。

(1) 新型冠状病毒核酸检测阳性。

(2) 未接种新型冠状病毒疫苗者新型冠状病毒特异性IgM抗体和IgG抗体均为阳性。

【鉴别诊断】

1. 其他病毒性肺炎·特别是流感病毒肺炎。流感病毒肺炎是最常见的病毒性肺炎之一，流感季节与COVID-19一致，两者临床特征、影像学上有较多重叠之处。有研究提示：流感肺炎病变主要位于下叶，而COVID-19的外周和非特异性分布频率明显更高，大多数病灶表现出平衡的肺叶定位；COVID-19病灶边缘清晰，轮廓缩小，多呈片状或混合GGO，而在流感肺炎中更常见的是簇状模式和支气管壁增厚。其他容易混淆的病毒性肺炎还包括呼吸道合胞病毒(RSV)、巨细胞病毒(CMV)、1型单纯疱疹病毒(HSV1)等。最终鉴别应结合流行病学史和病原学结果。

2. 其他不典型肺炎·特别是肺炎支原体感染。相关影像研究提示COVID-19更常见的模式包括胸膜下伴行线状影、胸膜下条带影、小血管扩张等，而其他不典型肺炎更常见气道疾病的表现，如支气管壁增厚、小叶中心结节等。最终鉴别应结合流行病学史和病原学结果。

(张立娜　郭佑民)

参考文献

[1] 中华人民共和国国家卫生和计划生育委员会.人禽流感诊疗方案(2005版修订版)(Z)，2005-11-23.

[2] Cleri DJ, Ricketti AJ, Vernaleo JR. Severe acute respiratory syndrome (SARS) [J]. Infect Dis Clin North Am, 2010, 24: 175-202.

[3] 中华人民共和国卫生部.WS286—2008 传染性非典型肺炎诊断标准(S).北京：人民卫生出版社,2008.

[4] Arabi YM, Balkhy HH, Hayden FG, et al. Middle East respiratory syndrome [J]. N Engl J Med, 2017, 376: 584-594.

[5] Das KM, Lee EY, Jawder SEA, et al. Acute Middle East respiratory syndrome coronavirus: temporal lung changes observed on the chest radiographs of 55 patients [J]. Am J Roentgenol, 2015, 205: W267-S274.

[6] Stefanidis K, Konstantelou E, Yusuf GT, et al. Radiological, epidemiological and clinical patterns of pulmonary viral infections [J]. Eur J Radiol, 2021, 136: 109548.

[7] Das KM, Lee EY, Enani MA, et al. CT correlation with out-comes in 15 patients with acute Middle East respiratory syndrome coronavirus [J]. AJR, 2015, 204: 736-742.

[8] 国家卫生健康委办公厅.新型冠状病毒肺炎诊疗方案(试行第八版修订版)[Z].2021-4-14.

[9] 郭佑民,陈欣,牛刚.新型冠状病毒肺炎影像诊断学[M].西安：西安交通大学出版社,2020.

[10] Li Y, Xia L. Coronavirus disease 2019 (COVID-19): role of chest CT in diagnosis and management [J]. AJR, 2020, 214: 1280-1286.

[11] Yang W, Cao Q, Qin L, et al. Clinical characteristics and imaging manifestations of the 2019 novel coronavirus disease (COVID-19): a multi-center study in Wenzhou city, Zhejiang, China [J]. J Infect, 2020, 80: 388-393.

[12] 中华医学会放射学分会.新型冠状病毒感染的肺炎的放射学诊断：中华医学会放射学分会专家推荐意见第一版[J].中华放射学杂志,2020,54: 279-285.

第五节·手足口病

手足口病(hand-foot-and-mouth disease, HFMD)是临床上常见的由肠道病毒引起的一种传染性疾病。

【发病机制与病理】

主要致病菌包括肠道病毒71型(enterovirus type A 71, EV-A71)及柯萨奇病毒A组16型(coxsackievirus type A 16, CV-A16)，近年来柯萨奇病毒A组6型流行趋势逐渐增加，也成为手足口病的主要致病菌之一。其中EV71型嗜神经性较强，神经系统发病率较高，最常累及脑干。

肠道病毒感染人体后，主要与咽部和肠道上皮细胞表面相应的病毒受体结合，其中EV-A71和CV-A16的主要病毒受体为人类清道夫受体B2(Human scavenger receptor class B2, SCARB2)和P选择素糖蛋白配体1(P-selectin glycoprotein ligand-1, PSGL-1)等[1]。

病毒和受体结合后经细胞内吞作用进入细胞，病毒基因组在细胞浆内脱衣壳、转录、组装成病毒颗粒。肠道病毒主要在扁桃体、咽部和肠道的淋巴结大量复制后释放入血液，可进一步播散到皮肤及黏膜、神经系统、呼吸系统、心脏、肝、胰、肾上腺等，引起相应组织和器官发生一系列炎症反应，导致相应的临床表现。少数病例因神经系统受累导致血管舒缩功能紊乱及IL-10、IL-13、IFN-γ等炎性介质大量释放引起心肺衰竭。

神经源性肺水肿及循环衰竭是重症手足口病患儿的主要死因，病理生理过程复杂，是中枢神经系统受损后神经、体液和生物活性因子等多因素综合作用的结果。

死亡病例尸检和组织病理检查发现：淋巴细胞变性坏死，以胃肠道和肠系膜淋巴结病变为主；神经组织病理变化主要表现为脑干和脊髓上段有不同程度的炎性反应、嗜神经现象、神经细胞凋亡坏死、单核细胞及小胶质细胞结节状增生、血管套形成、脑水肿、小脑扁桃体疝；肺部主要表现为肺水肿、肺淤血、肺出血伴少量的炎细胞浸润；还可出现心肌断裂和水肿，坏死性肠炎,肾脏、肾上腺、脾和肝严重的变性坏死等。

【临床表现】

手足口病是全球性疾病,我国各地全年均有发生,发病率为 37.01/10 万～205.06/10 万,近年报告病死率在 6.46/10 万～51.00/10 万[1]。

高发群体为新生儿或 5 岁以内儿童,男性多于女性。四季均可发病,4—9 月多发,呈夏秋季节高发的季节性特征,高温、高湿会增加 HFMD 的发病率[2]。

传染源主要是患儿和隐性感染者,手足口病隐性感染率高。肠道病毒适合在湿、热的环境下生存,可通过感染者的粪便、咽喉分泌物、唾液和疱疹液等广泛传播。密切接触是手足口病重要的传播方式,通过接触被病毒污染的手、毛巾、手绢、牙杯、玩具、食具、奶具,以及床上用品、内衣等引起感染;还可通过呼吸道飞沫传播;饮用或食入被病毒污染的水和食物亦可感染[1]。

常见的损害部位是皮肤及黏膜,主要表现为持续性高热,以及手、足、口腔等部位出现皮疹或小溃疡;其次是神经系统,包括中枢神经系统和周围神经系统,累及脑干和脊髓表现为不同程度的精神萎靡、肢体抖动和嗜睡,患儿会出现脾气暴躁易怒,少部分会出现抽搐和急性迟缓性麻痹。

大部分患儿可自愈,部分患儿因为治疗不及时或疫苗未接种可导致病情加重,并发症包括脑膜炎、脑炎、脑脊髓炎、肺水肿、循环障碍等,严重者可能导致死亡。

【实验室检查】

1. 血常规及 C 反应蛋白(CRP)·多数病例白细胞计数正常,部分病例白细胞计数、中性粒细胞比例及 CRP 可升高。

2. 血生化·部分病例丙氨酸氨基转移酶(ALT)、天门冬氨酸氨基转移酶(AST)、肌酸激酶同工酶(CK-MB)轻度升高,病情危重者肌钙蛋白、血糖、乳酸升高。

3. 脑脊液·神经系统受累时,脑脊液符合病毒性脑膜炎和/或脑炎改变,表现为外观清亮,压力增高,白细胞计数增多,以单核细胞为主(早期以多核细胞升高为主),蛋白质正常或轻度增多,糖和氯化物正常。

4. 血气分析·呼吸系统受累时或重症病例可有动脉血氧分压降低、血氧饱和度下降、二氧化碳分压升高、酸中毒等。

5. 病原学及血清学·临床样本(咽拭子、粪便或肛拭子、血液等标本)肠道病毒特异性核酸检测阳性或分离到肠道病毒。急性期血清相关病毒 IgM 抗体阳性。恢复期血清 CV-A16、EV-A71 或其他可引起手足口病的肠道病毒中和抗体比急性期有 4 倍及以上升高。目前缺乏特异性实验室指标,累及神经系统时,脑脊液白细胞计数增多,大于 $15×10^6$/L,脑脊液压力增高。

【影像学表现】

病毒可侵犯肺部、心肌及脑部,出现相应的临床症状及肺部、脑部相应的影像学改变。胸部主要为肺炎和神经源性水肿。胸部 X 线检查是首选的影像学检查方法。根据肺部病变的不同表现,将其分为单纯间质性、单纯实质型和混合型[3]。

1. 单纯间质型·一侧肺或双肺纹理增粗、紊乱,肺野透亮度减低呈磨玻璃样改变(图 14-5-1);单侧或双侧肺门影增大。

2. 单纯实质型·表现为肺内斑片状阴影、肺叶或肺段实变、肺不张,也可表现为肺水肿(图 14-5-2～图 14-5-4)。

3. 混合型·表现为肺纹理模糊,片状影和网点状影混杂存在,实变影密度不均。

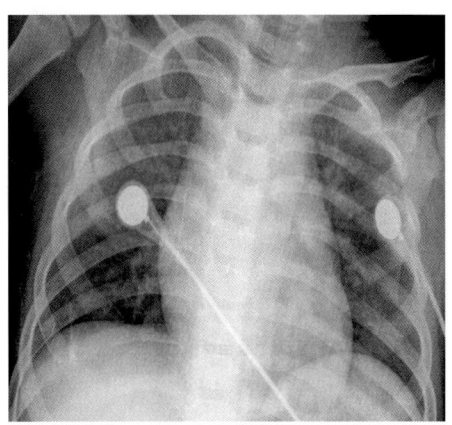

图 14-5-1　男,4 岁。手足口病肺炎(单纯间质型)

胸部 X 线片显示两肺上叶多发小斑片状磨玻璃样阴影。

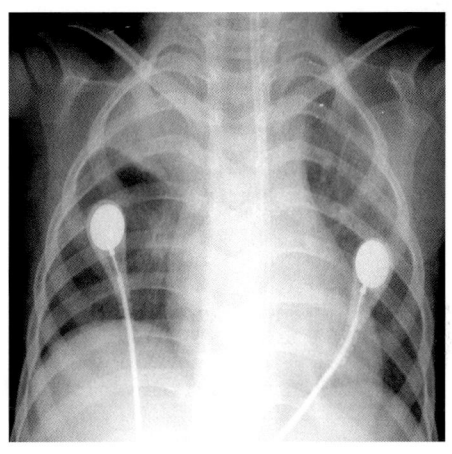

图 14-5-2　男,6 岁。手足口病肺炎(单纯实质型)

胸部 X 线片示两肺上叶片状高密度影,右上肺叶实变,水平叶裂上移,左肺中上肺野有大片状磨玻璃影。

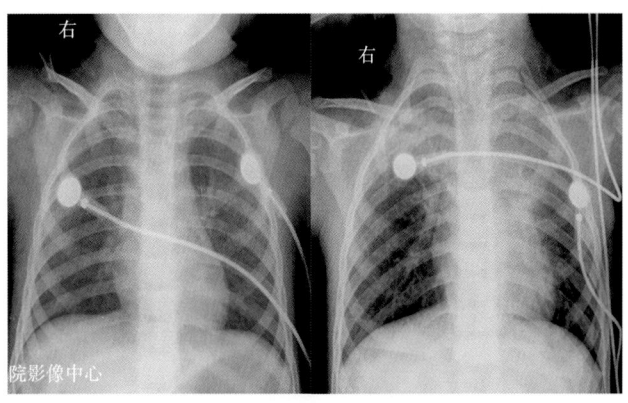

图 14-5-3　男,3 岁。手足口病肺炎

胸部 X 线片显示首次检查发现两上肺透光度较中下肺野差,肺纹理增粗(单纯间质型);3 天后检查,两上肺野为大片状实变,水平叶裂上叶,上纵隔边缘不清楚(单纯肺实质型)。

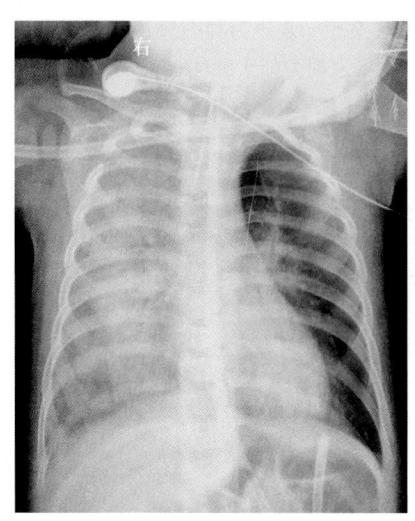

图 14-5-4　男,3 岁,手足口病肺炎(单纯肺实质型)
胸部 X 线片显示右肺实变,左上肺门增大,模糊。

CT 可显示肺间质性改变、局限性肺气肿、伴有磨玻璃样改变的密实影及空气支气管征。

【诊断标准】

结合流行病学史、临床表现和病原学检查作出诊断[4]。

1. 临床诊断病例

（1）流行病学史:常见于学龄前儿童,婴幼儿多见。流行季节,当地托幼机构及周围人群有手足口病流行,发病前与手足口病患儿有直接或间接接触史。

（2）临床表现:符合上述临床表现。极少数病例皮疹不典型,部分病例仅表现为脑炎或脑膜炎等,诊断需结合病原学或血清学检查结果。

2. 确诊病例。在临床诊断病例基础上,具有下列之一者即可确诊。

（1）肠道病毒（CV-A16、EV-A71 等）特异性核酸检查阳性。

（2）分离出肠道病毒,并鉴定为 CV-A16、EV-A71 或其他可引起手足口病的肠道病毒。

（3）急性期血清相关病毒 IgM 抗体阳性。

（4）恢复期血清相关肠道病毒的中和抗体比急性期有 4 倍及以上升高。

【鉴别诊断】

1. 其他儿童出疹性疾病。手足口病普通病例需与儿童出疹性疾病,如丘疹性荨麻疹、沙土皮疹、水痘、不典型麻疹、幼儿急疹、带状疱疹、风疹及川崎病等鉴别;CV-A6 或 CV-A10 所致大疱性皮疹需与水痘鉴别;口周出现皮疹时需与单纯疱疹鉴别。可依据病原学检查和血清学检查进行鉴别。

2. 其他病毒所致脑炎或脑膜炎。由其他病毒引起的脑炎或脑膜炎如单纯疱疹病毒、巨细胞病毒、EB 病毒等,临床表现与手足口病合并中枢神经系统损害的重症病例表现相似。对皮疹不典型者,应当结合流行病学史并尽快留取标本,进行肠道病毒尤其是 EV-A71 的病毒学检查,结合病原学或血清学检查结果作出诊断。

3. 肺炎。重症病例可发生神经源性肺水肿,应与肺炎鉴别。肺炎患儿一般无皮疹,胸部 X 线片可见肺实变病灶、肺不张及胸腔积液等,病情加重或减轻呈逐渐演变的过程。

（沈聪　郭佑民）

参考文献

[1] 中华人民共和国国家卫生健康委员会. 手足口病诊疗指南（2018 年版）[J]. 中华临床感染病杂志,2018,11:161-166.

[2] 王平兴,周信云,刘丽,等. 2013—2020 年吉安市手足口病病原学流行病学特征分析[J]. 中华实验和临床病毒学杂志,2023,37:67-70.

[3] 胡海赟,蔡明毅,葛玮,等. 2016—2018 年上海某医院手足口病流行病学特征及病原学监测结果研究[J]. 检验医学与临床,2023,20:4-8.

[4] 马杰,刘素红,张伟宏. 2012—2021 年银川市手足口病流行病学特征及病原学监测分析[J]. 宁夏医学杂志,2023,45:89-91.

第十五章
支原体、衣原体和立克次体肺炎

第一节·支原体肺炎

支原体肺炎(mycoplasma pneumonia)是由支原体所引起的急性肺部感染性疾病,常同时伴有咽炎、支气管炎,以肺间质改变为主。

支原体肺炎是5~20岁儿童和青少年最常见的社区获得性肺炎,占成人肺炎的15%~20%,占各种原因引起肺炎的10%。本病好发于冬春及夏秋之交,在温热地带,感染常年持续发生。

支原体大量存在于支原体患者及病菌携带者的口鼻分泌物内,主要经飞沫传播,本病的潜伏期为1~3周,潜伏期至症状缓解数周内均有传染性。由于本病通过呼吸道传染,因此常发生于人群密集的地区,如学校、军队及疗养院等。

支原体肺炎病程一般为3~4周,有时长达数月,甚至遗留肺纤维化,并有反复发作。肺外并发症发生率为36%~46.7%,多在病程7~14天出现,以年长儿居多。大多数支原体肺炎预后良好,患者可痊愈,死亡率为0.1%~1%。

常见的肺外并发症有鼓膜炎、脑膜脑炎、血小板减少性紫癜、溶血性贫血、心包炎、心肌炎和皮疹,同时伴随着高热、口腔炎和眼炎等。

肺外并发症常随支原体肺炎感染的好转而好转,但神经系统、心血管系统及肾脏的损害则持续时间较长。尽管绝大部分患者会完全康复,但也有很少的患者,尤其是儿童,会发展成为支气管扩张和闭塞性细支气管炎,有时会出现一侧肺透亮度增加。

【发病机制与病理】

支原体是最小的独立生物体,体积小、无细胞壁,可以在人工介质中培养,被认为是一种独立的微生物,其大小介于细菌和病毒之间。

肺炎支原体肺炎的发病机制仍不十分清楚,目前基本倾向于呼吸道上皮吸附及免疫学两种学说。肺部最主要的改变为细支气管炎,表现为细支气管壁炎性浸润和嗜酸性粒细胞渗出。邻近肺实质浸润时,同时出现支气管血管炎、小叶和节段性炎症。不典型表现包括弥漫性肺泡损伤、机化性肺炎、闭塞性细支气管炎和支气管扩张。

【临床表现】

起病缓慢,病初有发热、全身不适、流涕、咽痛、头痛、肌痛、食欲不振等。体温多数在37.8~39℃,少数可达39℃以上,可持续1~2周。

干咳在发热2~3天后开始出现,以后可出现白色黏痰、脓痰。顽固性咳嗽有时与百日咳相似,咳嗽在发热和其他症状消失后还能持续2周。

【实验室检查】

周围血白细胞总数正常或略增高,以中性粒细胞为主。

急性期和恢复期双份血清特异性IgG抗体检测4倍以上升高是肺炎支原体感染的确诊依据,但无早期诊断价值。血清特异性IgM抗体检测,IgM>1∶160有诊断价值。肺炎支原体DNA或RNA(PCR)检测。可采集咽拭子或支气管肺泡灌洗液标本进行早期诊断[1]。

【影像学表现】

1. X线表现·肺炎支原体肺炎胸部X线片无异常发现,或胸部X线表现缺乏特异性,常见表现如下[2,3]。

(1) 单侧节段或大叶型肺实变:密度较高或不均匀,右肺多于左肺,下叶多于上叶,以右肺下叶最多见(图15-1-1)。

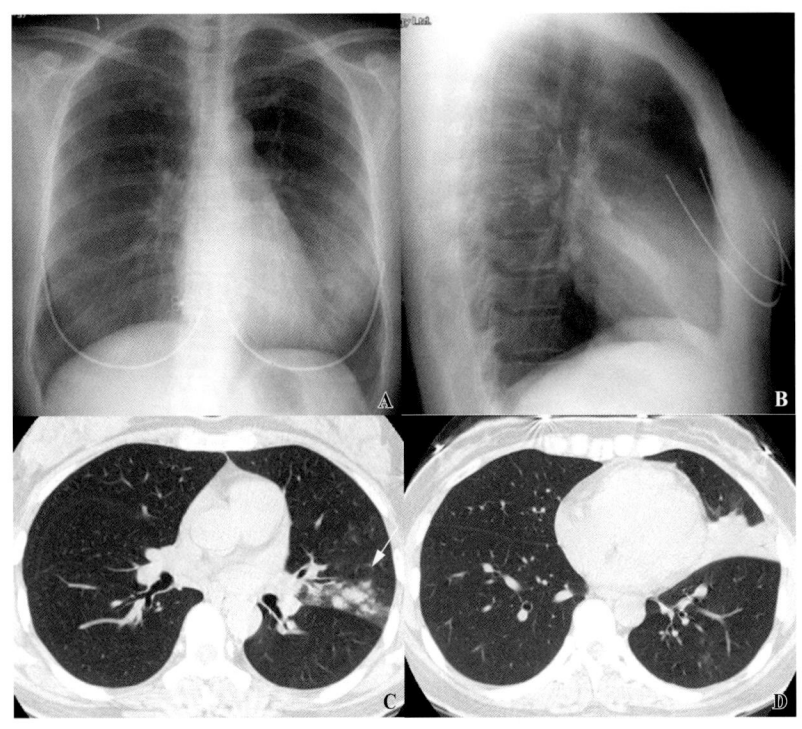

图 15-1-1 女性,43 岁。支原体肺炎

胸部正位(A)、侧(B)位 X 线片显示左肺上叶下舌段渗出实变影,下缘清晰;CT 平扫(C、D)显示左肺上叶下舌段片状磨玻璃密度增高影及实变影,以斜裂为界,磨玻璃病灶内可见小结节样实性密度影(箭)。

(2) 两肺下野小斑片状或扇形浸润阴影:表现为心旁区大小不等薄片状阴影,密度不均匀,边缘模糊,为支气管炎表现(图 15-1-2 和图 15-1-3)。

(3) 肺门周围间质浸润及淋巴结增大:单侧多见。

(4) 肺间质浸润阴影:下肺野多见,表现为肺纹理增粗、增多(图 15-1-4),局部肺野透光度降低,肺野模糊,呈网状及结节状影。

(5) 合并症:①在大片状阴影病变吸收过程中,可见肺不张;②少数伴发单侧、少量胸腔积液。

肺炎支原体肺炎病变以肺小叶或段样分布为特点,可以

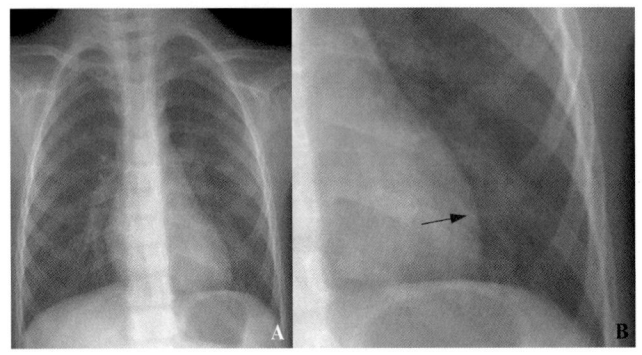

图 15-1-2 男性,5 岁。支原体肺炎

胸部正位片(A)显示双下肺纹理模糊,局部放大片(B)显示左下肺小斑片状模糊影(箭)。

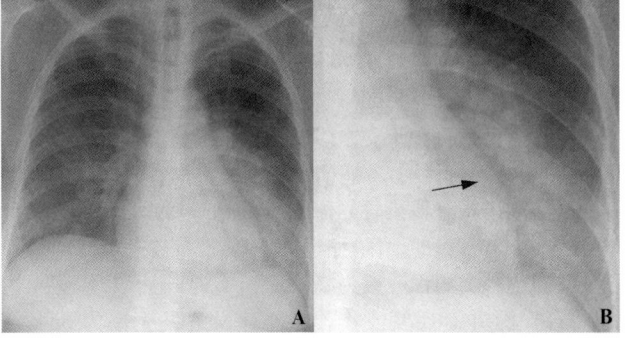

图 15-1-3 支原体肺炎

胸部正位片(A)显示双下肺透光度下降,肺纹理模糊,局部放大片(B)显示左下肺心缘旁片状密度增高影,边缘模糊(箭)。

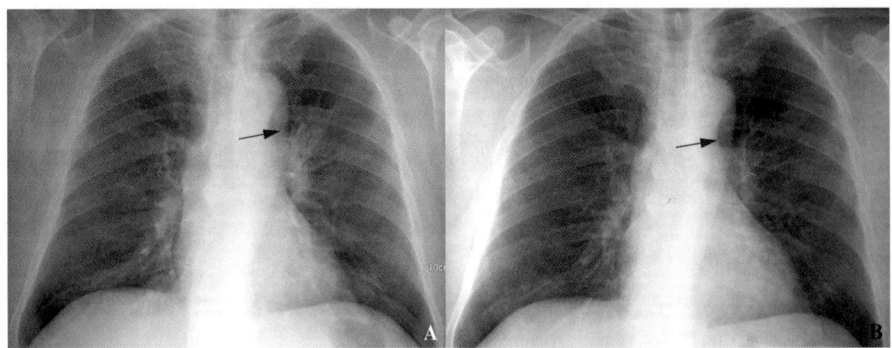

图 15-1-4 男性,64 岁。支原体肺炎

胸部正位片(A)显示左肺门旁纹理增粗模糊,支气管壁增厚(箭),1 个月前查体片(B)显示左肺门纹理清楚(箭)。

同时累及小叶中心结构和肺间质。其最常见的肺部表现[4,5]包括支气管管壁增厚、沿支气管血管束走行的小叶中心结节和/或树芽征、小叶或段样分布的磨玻璃样密度影和实变(图15-1-1C、D和图15-1-5)。

其次是网状影、索条状影、胸腔积液和淋巴结肿大。疾病的特点是渗出实变影边缘模糊,密度不均,即使在较严重、范围较大的病变中,密度仍不均匀,留有小叶分布的痕迹(图15-1-6),这也是本病与细菌性肺炎的重要区别之一。并互相重叠的病理过程(图15-1-7和图15-1-8)。在使用氟喹诺酮类抗菌药物治疗后,大多数病灶在3～5天明显吸收(图15-1-9),9天左右基本完全吸收;少数重型病例3～5天病灶增多增大,2周左右病灶明显吸收好转[6]。

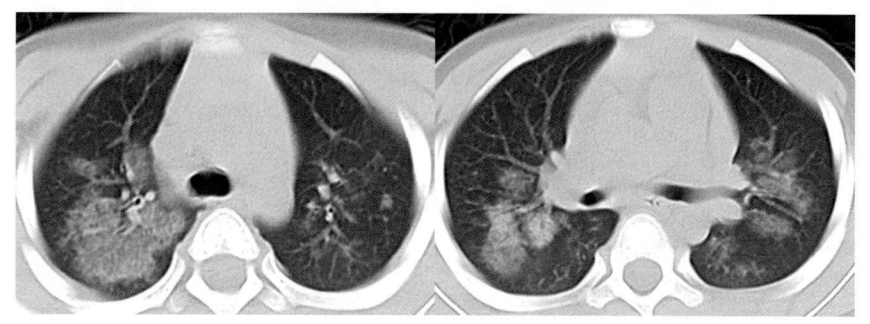

图15-1-5　男性,22岁。支原体肺炎
CT平扫肺窗显示双肺散在磨玻璃影,密度不一。

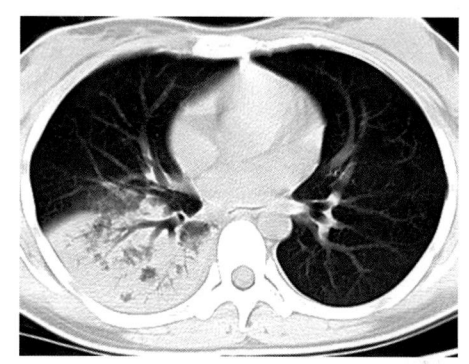

图15-1-6　支原体肺炎
CT肺窗显示右下叶大片实变影,以斜裂为界,病变密度不均,夹杂未实变肺小叶,内可见支气管充气征。

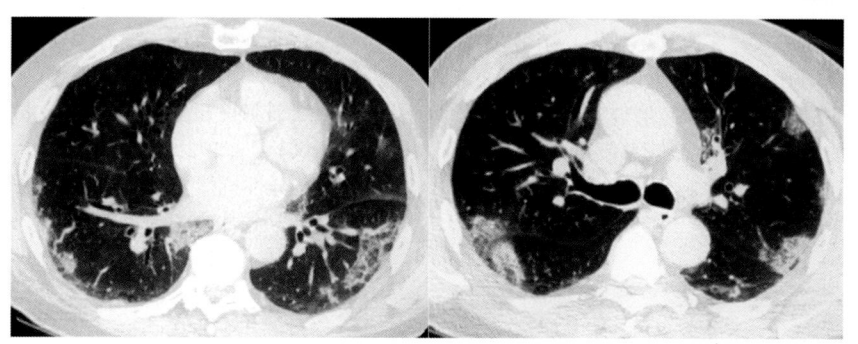

图15-1-7　男性,65岁。支原体肺炎
HRCT显示两肺多发斑片状磨玻璃影、实变影,胸膜下分布为主,可见小叶间隔增厚。

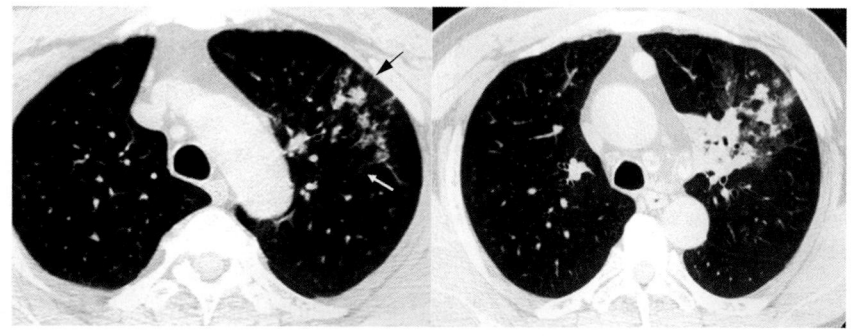

图15-1-8　男性,64岁。支原体肺炎
HRCT平扫显示左上叶小斑片实变影及小叶间隔增厚;左上肺门旁片状实变影,外周可见小斑片状实变影及磨玻璃影。

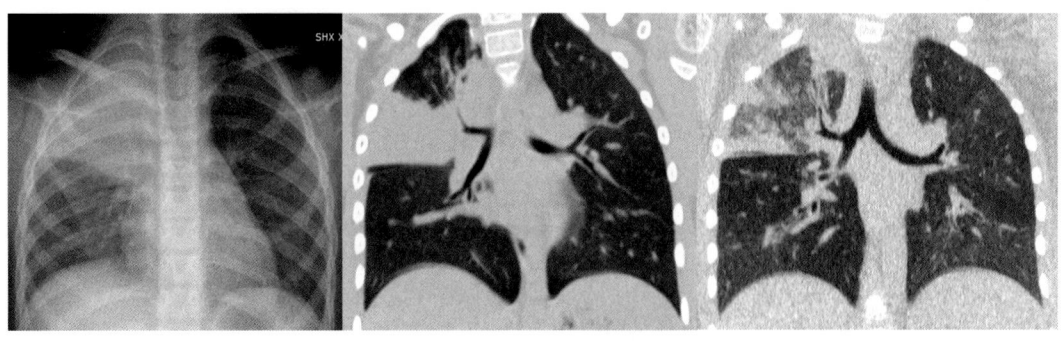

图 15-1-9 女性,5 岁。支原体肺炎

胸部 X 线片显示右肺上叶实变;HRCT 显示右肺上叶前段、后段实变,尖段有小斑片状阴影;5 天后低剂量 HRCT 复查,病变已有明显吸收。

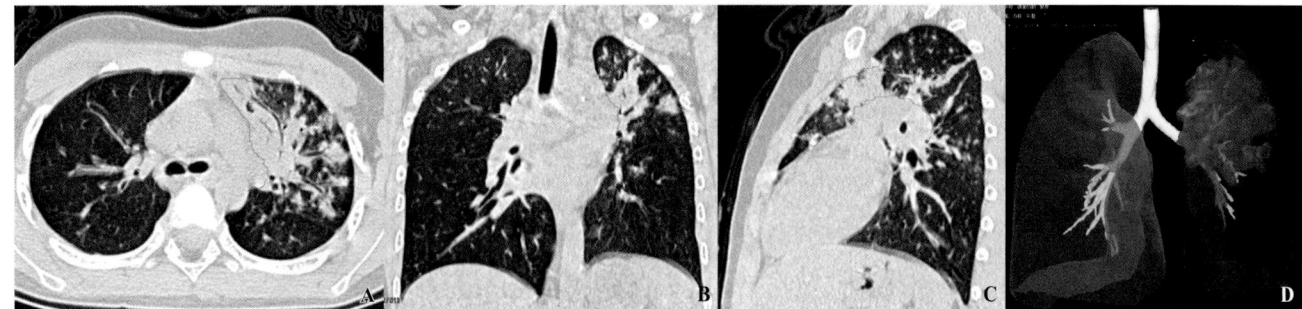

图 15-1-10 男性,9 岁。支原体肺炎

CT 肺窗(A~C)显示左肺上叶可见斑片状实变和磨玻璃影,AI 自动勾画病变区(红线内);AI 分析显示病变体积占左肺上叶 75% 以上,左肺下叶＜5%,病变体积评分分别为 4 分、1 分,病变密度评分分别为 2 分、1 分,病变严重程度评分为 11 分;AI 检测病变比例 7.11%,病变平均密度 −365.78 HU,磨玻璃比例 0.56,病变质量 83.94 g (D)。(见书末彩色插页)

2. **CT 表现** · 依据不同年龄阶段及肺炎严重程度的差别,其 CT 特点有所不同[6,7]。儿童支原体肺炎的最常见 CT 影像为肺叶和/或肺段分布的大片实变及小叶中心结节,常伴有肺不张、细支气管扩张、肺门淋巴结肿大及胸腔积液。而成人患者多表现为小叶分布的小斑片状影、磨玻璃影及树芽征。

普通支原体肺炎的肺部表现以单侧单发病变为主(图 15-1-10),而婴幼儿和重型支原体肺炎以双侧或多发为主(图 15-1-11)。

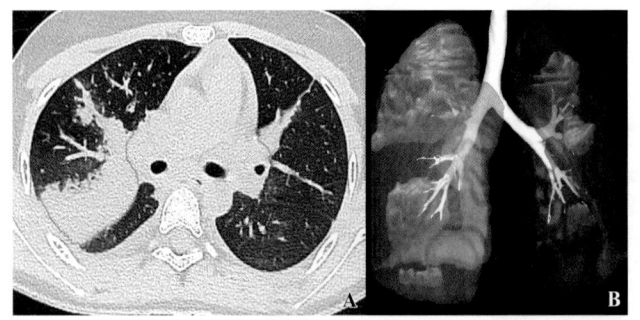

图 15-1-11 女性,11 岁。重症支原体肺炎

肺窗(A)显示两肺有大片状实变影,AI 自动勾画病变范围(病变位于红线内),应用计算机透明视觉技术可清晰显示病变在两肺的空间分布情况(B)。(见书末彩色插页)

【诊断标准】

(1) 流行病学资料及接触史。

(2) 一般起病缓慢,呼吸道症状较轻,体征较少。

(3) 血白细胞计数正常或增高。

(4) 胸部 X 线表现为形态多样化的浸润影,斑点状、片状或均匀模糊影。

(5) 红细胞冷凝集试验滴定效价 1∶32 以上。链球菌 MG 凝集试验 1∶40 以上,或 4 倍以上增大。

(6) 特异性抗体 IgM(＋)或总抗体滴度≥1∶160。

(7) PCR 检测支原体 DNA 阳性。

(8) 痰、鼻咽拭子培养分离出肺炎支原体。

符合第 1~4 项加 5 项可拟诊,第 1~4 项加第 6~8 三项中任一项可确诊支原体肺炎。

【鉴别诊断】

1. **细菌性肺炎** · 多数肺炎支原体肺炎病灶呈支气管肺炎表现,而少数患者临床症状较明显,有发热、胸痛、咳嗽或白细胞计数在 $10×10^9$/L 以上,需与细菌性肺炎鉴别。支原体肺炎实变影较淡,冷凝集试验比值升高或培养得到病原体均有助于鉴别。

2. **过敏性肺炎** · 支原体肺炎有病灶多发或病灶迁移现象者需与过敏性肺炎鉴别。多数支原体肺炎患者周围血象中嗜酸性粒细胞计数不高,可资鉴别。

3. **继发性肺结核** · 病灶局限于上肺野者有时需与渗出浸润为主的继发性肺结核鉴别。支原体肺炎一般在无特殊药物治疗下 1~2 周明显或全部吸收,而结核则吸收缓慢,抗感染治疗 2 周后随访复查可以鉴别。

4. **病毒性肺炎** · 两者临床及影像学表现相似，鉴别主要依靠冷凝集试验或支原体培养。

（张立娜　郭佑民）

参考文献

[1] 国家卫生健康委办公厅.儿童社区获得性肺炎诊疗规范(2019年版)(Z). 2019-2-1.
[2] John SD, Ramanathan J, Swischuk LE. Spectrum of clinical and radiographic findings in pediatric mycoplasma pneumonia [J]. Radiographics, 2001, 21: 121-131.
[3] Cho YJ, Han MS, Kim WS, et al. Correlation between chest radiographic findings and clinical features in hospitalized children with Mycoplasma pneumoniae pneumonia [J]. PLoS One, 2019, 14: e0219463.
[4] 孙占国,王正通,陈月芹,等.胸部CT在普通型新型冠状病毒肺炎与支原体肺炎鉴别诊断中的价值[J].中华放射学杂志,2020,54:683-687.
[5] Sharma L, Losier A, Tolbert T, et al. Atypical pneumonia: updates on legionella, chlamydophila, and mycoplasma pneumonia [J]. Clin Chest Med, 2017, 38:45-58.
[6] 付华,谢安明,魏志鹏.成人群发性支原体肺炎的高分辨率CT影像及临床特点分析[J].军事医学,2021,45:479-480.
[7] 何洪浩.儿童与成人支原体肺炎的CT表现对比[J].广东医学,2012,33:1301-1303.

第二节 · 衣原体肺炎

衣原体分为4种，即肺炎衣原体、鹦鹉热衣原体、沙眼衣原体和牛衣原体。前三者对人类致病，其中肺炎衣原体是最常见的人类感染类型。

一、肺炎衣原体肺炎

肺炎衣原体肺炎(chlamydia pneumoniae pneumonia)是由微生物肺炎衣原体(也称为肺炎衣原体)引发的肺部炎症，是继肺炎链球菌和支原体肺炎之后的第三大常见社区获得性肺炎，也是常见的不典型社区获得性肺炎之一，占社区获得性肺炎的12%~20%，最常见于儿童和患有慢性阻塞性肺疾病的成人。

与支原体肺炎类似，肺炎衣原体也通过呼吸道飞沫传播，常发生于人群密集的地区，如学校、军队及疗养院等。

【发病机制与病理】

衣原体是专性细胞内细菌，需要寄生在动物细胞内并依靠宿主细胞提供能量。衣原体具有独特的双相性发展周期，即发育成熟、位于细胞外具有感染性的原体和幼稚阶段；在宿主细胞内不具感染性的始体。

肺炎衣原体的电子显微镜显示特征性的梨形病毒包涵体，主要感染呼吸道上皮和其他细胞，肺泡膜在衣原体感染中作为靶细胞发挥重要作用，并引发对生物体感染的显著炎症反应，导致对肺组织的局部破坏作用[1]。

在肺炎衣原体致大鼠肺部感染的相关研究中发现[2]，大鼠组织病理学特征主要为伴有细支气管炎的间质性肺炎，并有轻度血管炎，表现为肺实变、细支气管和小血管周围小灶性淋巴细胞及单个核细胞聚集，肺泡腔内炎性因子渗出，支气管周围中性粒细胞浸润，以及肺泡隔增宽和促进纤维母细胞增生等病理反应。

【临床表现】

肺炎潜伏为3~4周，起病通常始于非特异性流感样症状，如咽炎、喉炎或鼻窦炎，在此期间患者会出现发热、声音嘶哑、咽喉痛和头痛等症状。咽喉炎表现被认为是与支原体或军团菌肺炎的区别特征。在接下来的1~4周出现轻度肺炎，持续几周到几个月的干咳是其重要的临床特征。

其他症状包括胸部肌肉疼痛、消化系统症状(如厌食、恶心、胃肠道紊乱等)和神经系统症状(如嗜睡、感觉异常、头痛、颈部僵硬等)[1]。

【实验室检查】

白细胞计数和分类结果常正常，但多数红细胞沉降率增快。

【影像学表现】

发病部位：发病初期为单叶受累(约占80%)，好发于下叶，病变进一步发展，可出现一侧或双侧多叶受累(约占15%)，偶见大叶实变(约占5%)。

病变特点表现为肺间质性肺炎及细支气管炎，前者表现为在磨玻璃影和实变影的基础上，可伴发小叶中心结节和边缘模糊的网格影；后者表现为支气管壁增厚，斑片状实变影，常孤立存在、边界清楚。在感染病程中，可以见到从以模糊网状影为主到网格影和片状实变影并存的发展过程(图15-2-1)。约25%的患者可见胸腔积液。

【诊断标准】

呼吸道标本培养确定病原菌为诊断金标准，但耗时长且不易获得。

微量免疫荧光试验(MIF)是目前最常用的血清学标准诊断方法。目前国内普遍认可的急性感染判定标准为：双份血清抗体效价升高4倍以上，单份血清IgM≥1∶16，或IgG≥1∶512，继发感染判定标准为：单份血清1∶16≤IgG≤1∶512。PCR等分子生物学方法简便快速，检测灵敏度较高，但是其特异性仍须不断改善。

【鉴别诊断】

肺炎衣原体肺炎患者影像学表现没有特异性，相关研究报道也未发现其可与其他肺炎鉴别的特征性表现。鉴别诊断最终依赖病原菌的分离培养鉴定和血清学的诊断。

1. **肺炎链球菌肺炎** · 胸部X线片不能鉴别肺炎衣原体肺炎和肺炎链球菌肺炎。HRCT中两者的影像学表现有很多重叠之处[3]，包括实变、结节、支气管血管束增粗、模糊网状或条状阴影、磨玻璃影及胸腔积液等。其中支气管血管束增粗在肺炎衣原体肺炎中更常见，但无特异性。两者临床相差较

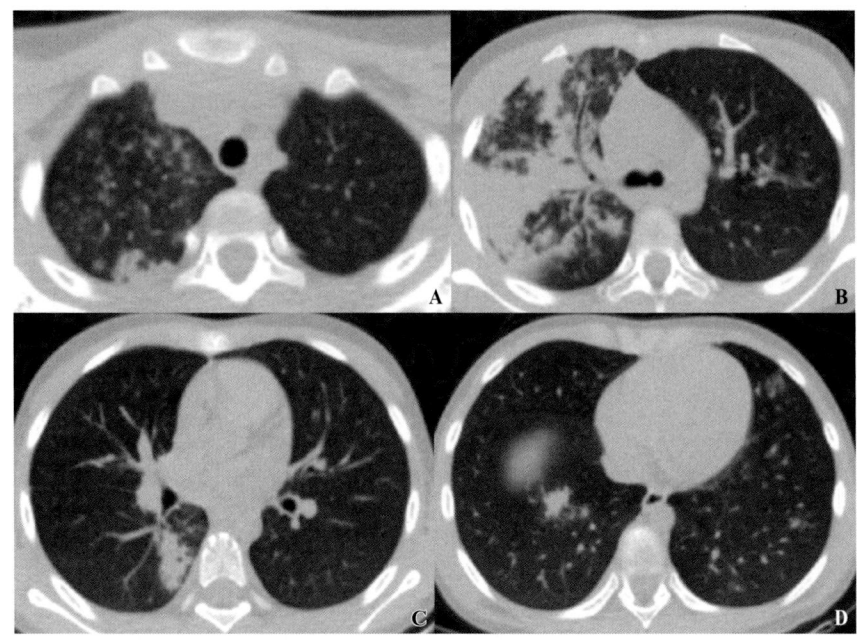

图 15-2-1 女性,8岁。肺炎衣原体肺炎

CT 平扫显示右肺上叶尖段多发斑点状磨玻璃影、斑片状实变影(A);右肺上叶前段及后段沿支气管血管束走行的多发实变影,左肺上叶见少许斑点状磨玻璃影,周围支气管壁增厚(B);右肺下叶多发斑片状实变影(C、D),左肺上叶下舌段多发斑点状磨玻璃影(D)。

大,肺炎链球菌肺炎起病急,常伴有高热,咯脓血痰;肺炎衣原体肺炎起病慢,少有高热,一般无痰。

2. 支原体肺炎 支原体肺炎与肺炎衣原体肺炎的临床和 CT 表现相似[4],主要包括磨玻璃影、实变影和胸腔积液等。支原体肺炎影像学表现中,小叶中心结节影和支气管壁增厚更多见,网状或条状模糊影、实变影与胸腔积液较少见,同样因为重叠太多,不具有诊断特异性。临床表现中肺炎衣原体常见的咽喉炎、支原体肺炎基本不出现头痛等神经系统症状,或可用于两者的鉴别。

二、鹦鹉热衣原体肺炎

鹦鹉热衣原体肺炎(chlamydia psittaci pneumonia)是在 17 世纪末发现的肺疾病,鹦鹉热衣原体是一种革兰阴性需氧细胞内寄生的病原菌,可在环境中存活数月,鸟类是主要宿主[1]。人类通过接触受感染鸟类的尿液、粪便及其他排泄物而感染。最主要的感染途径是呼吸道吸入,密切接触也可患病,偶尔会出现人传人的情况。

鹦鹉热衣原体肺炎的潜伏期通常为 5～14 天,甚至更长。本病属于人畜共患疾病,多见于家禽工作者[5]。

鹦鹉热衣原体可同时影响全身多个系统和器官,肺部受累是最常见的部位,一般预后较好,但肺部病灶吸收较慢,平均 6 周,长者可达 20 周,治疗后的复发率可高达 21%。因此,抗菌药物的疗程应不少于 10 天。

【发病机制与病理】

衣原体病菌也可经破损的皮肤、黏膜及消化道等多种途径感染机体。

衣原体经吸入进入呼吸道,然后附着在黏膜表面,被吞入细胞,在包涵体中分化为网状体(RB)。RB 能够改变宿主细胞通路,并在感染后 24h 内复制。48～72h 后,病原体随着细胞裂解排出到细胞外,感染邻近细胞。

在肺部,感染过程引起肺泡内炎性细胞因子的释放,导致肺泡腔充满液体,偶见出血及大量纤维蛋白渗出。多形核细胞和单核细胞的聚集,导致肺泡壁和肺间质组织明显增厚,出现水肿及坏死。小叶性及间质性炎症。

【临床表现】

接触过鸟类是本病诊断的重要线索,临床表现形式多样,包括呼吸系统、中枢神经系统、心血管系统、肾及消化系统等表现。

急性起病者多见,常表现为高热,寒战相对少见,相对缓脉是其特点之一。嗜睡、剧烈的头痛和全身肌肉疼痛常见,可出现肌肉痉挛和僵直,甚至不能站立。部分伴畏光、鼻出血、斑疹、耳鸣或消化道症状。肺部常见表现为干咳、气短、胸痛,肺部病变进展迅速,偶见急性呼吸窘迫综合征(ARDS)。

缓慢起病者表现为体温逐渐升高。轻症者仅见咽充血和肺部局限性细小湿啰音,重者可有肺实变体征,肝、脾和浅表淋巴结可肿大。

其他少见表现还有肝炎、肾炎、心肌炎、溶血性贫血、弥散性血管内凝血、反应性关节炎及 Horder 斑、肢端紫癜、结节性红斑等。

【实验室检查】

白细胞计数正常或稍有增减,淋巴细胞始终正常,嗜酸细胞减少,多数患者呈核左移或出现中毒颗粒。红细胞沉降率加快,C反应蛋白增高。

【影像学表现】

影像学表现缺乏特异性,早期最常见的表现为磨玻璃影或网状影,代表肺间质受累,继而出现实变影,病理表现为肺泡内炎症(图 15-2-2)。病变从肺门向外周放射状分布,沿肺段小叶性分布,以下叶、肺底受累为主。病变早期,病灶局限于单侧肺单发,治疗不及时则可迅速进展为双肺多个肺叶分布(图 15-2-3)。病变消失较慢(图 15-2-4),从发现异

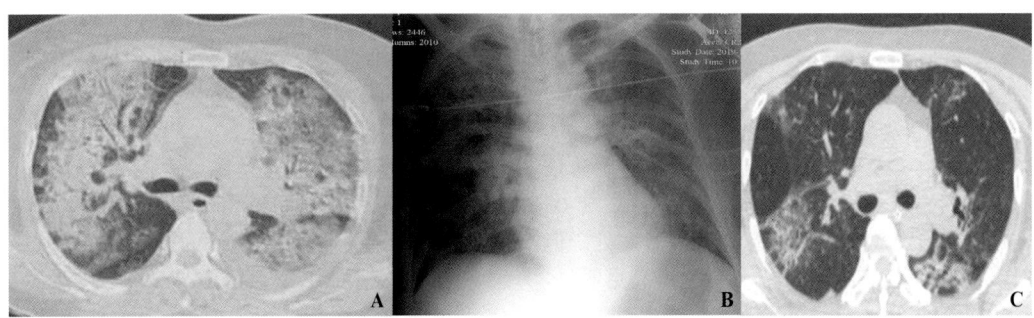

图 15-2-2　女性,56 岁。鹦鹉热衣原体肺炎

入院当天胸部 CT(A)显示双肺片状磨玻璃影及实变影,局灶为结节样改变,左侧少量胸腔积液,第 7 天床旁 CR(B)显示病变从肺门向外周放射状分布,第 11 天胸部 CT(C)显示双肺病灶明显缩小、变淡,呈网格状、条索状影,小叶间隔增厚(C)(图片由安徽省铜陵市人民医院重症医学科鲁厚清教授提供)。

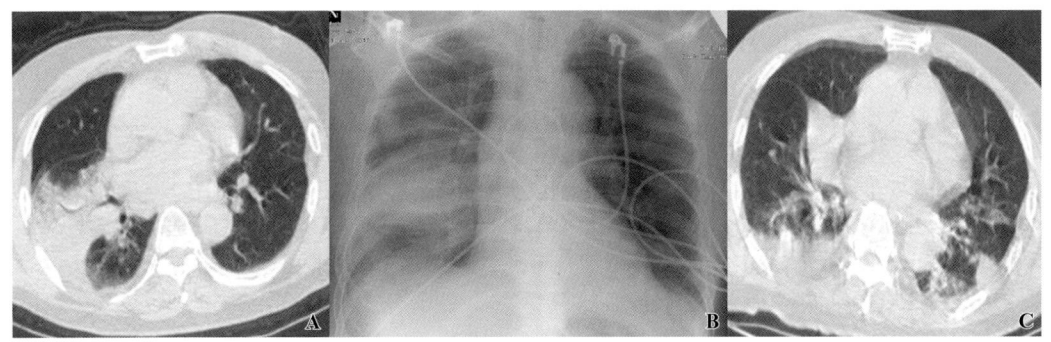

图 15-2-3　男性,81 岁。鹦鹉热衣原体肺炎

入院当天胸部 CT(A)显示右肺下叶大片实变影,斜裂处密度较淡薄,第 7 天床旁 CR(B)显示右中下肺野大片状致密影,第 11 天胸部 CT(C)显示病灶较前增多,分布于双肺(图片由安徽省铜陵市人民医院重症医学科鲁厚清教授提供)。

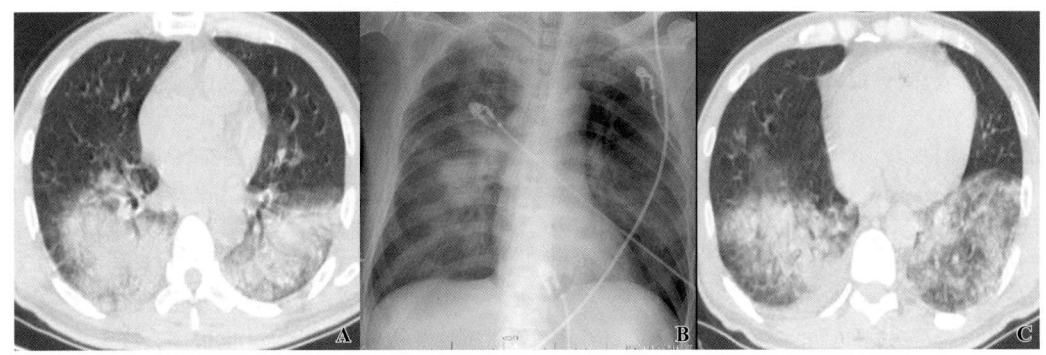

图 15-2-4　男性,57 岁。鹦鹉热衣原体肺炎

入院当天胸部 CT(A)显示双肺下叶大片实变影,斜裂处密度较淡薄,第 7 天床旁 CR(B)显示右中下肺野大片状致密影,第 11 天胸部 CT(C)显示病灶范围变化不著,密度较前下降,密度不均匀,右侧胸腔积液(图片由安徽省铜陵市人民医院重症医学科鲁厚清教授提供)。

常到征象完全消退需要 1~20 周,平均为 6 周。随着机体修复,可出现纤维条索及支气管轻度扩张。

胸腔积液的发生率为 66%,早期为单侧(图 15-2-2A)。可伴有肺门淋巴结增大。30% 患者出现脾增大,这与病原体胞内寄生,易影响人体网状内皮系统。

【诊断标准】

当存在高热,实验室检查正常,干咳无痰,影像学检查发现肺部渗出实变,经验性抗生素治疗下,肺部病变仍明显进展,难以用普通细菌性肺部感染解释,要想到衣原体肺炎的可能。

诊断鹦鹉热须有暴露于鹦鹉等鸟类的病史,确诊有赖于实验室诊断。

(1) 呼吸道分泌物培养阳性可确诊(培养过程困难且具有传播风险,需要三级生物安全设施,培养周期为 5~21 天)。

(2) 补体结合试验(CF)或微量免疫荧光(MIF)检测双份血清抗体滴度增加 4 倍或以上可确诊(血清样品的采集需间隔 2 周以上)。

(3) 微量免疫荧光(MIF)检测单一 IgM 抗体滴度≥1∶16,具有诊断价值。

分子生物学方法多重实时 PCR 可以快速、特异地鉴定病原体,同时行基因分型,尤其适用于急性期。宏基因组学测序技术(mNGS)对鹦鹉热衣原体早期快速诊断具有重要意义[6]。

【鉴别诊断】

鹦鹉热衣原体肺炎影像学表现无特征性,诊断依靠临床症状、实验室检查和鹦鹉类鸟类(鹦鹉和长尾鹦鹉)接触史。确诊有赖于实验室诊断。

1. SARS·症状与鹦鹉热衣原体肺炎相似,但 SARS 起病急,有高度传染性,症状及影像学变化更快。鹦鹉热衣原体肺炎患者大多有禽类、鸟类及野生动物接触史。最终确诊依赖实验室检查。

2. 军团菌肺炎·与鹦鹉热衣原体肺炎有相似之处。但军团菌肺炎影像学表现滞后于临床表现,白细胞增高更明显,其特征性的抗利尿激素分泌异常综合征(低钠血症)可资鉴别。

三、沙眼衣原体肺炎

沙眼衣原体肺炎(chlamydia trachomatis pneumonia)是由沙眼衣原体引起的肺部炎症,是 3 个月以下婴儿无热性呼吸道感染的常见类型,在极少数情况下,可引起免疫缺陷成人患者的呼吸道感染。沙眼衣原体主要存在于女性生殖道中,婴儿沙眼衣原体感染主要通过阴道分娩时母婴垂直传播获得[7],其中 20%~50% 可发生结膜炎,10%~20% 可发生肺炎。本病的潜伏期为 2~12 周。婴儿期的沙眼衣原体感染与后期的呼吸系统功能障碍,如哮喘等有关。

沙眼衣原体是一种性病病原体,有细胞壁成分,有核糖体,无三磷酸腺苷(ATP)酶,不能合成 ATP,只能利用宿主的能量来合成代谢,是一类专性细胞内寄生的微生物。它可引起长期的亚临床感染,且由于宿主不产生永久免疫力,导致患者出现反复或持续性沙眼衣原体感染。

如果无并发症,即使不治疗,数周后也可逐渐自愈。但若继发细菌感染,则可导致心内膜炎、心肌炎等,可出现患儿突然死亡的现象。红霉素、阿奇霉素等大环内酯类抗生素能抑制其生长。

【发病机制与病理】

婴儿感染存在两种学说,一种认为在生产时沙眼衣原体直接感染患儿鼻咽部,然后下行至肺部引起肺炎;另一种认为沙眼衣原体直接感染患儿眼部,经鼻泪管下行到鼻咽部,再到下呼吸道。

沙眼衣原体的发育分为胞外感染期和胞内寄生期。沙眼衣原体以原体感染宿主细胞,首先黏附于细胞壁外,被吞入细胞内后转化为网状体,并以网状体的形式进行分裂繁殖。当感染细胞破裂时,网状体又转化为原体,并被释放到细胞外,再感染新的宿主细胞。

【临床表现】

临床可先有上呼吸道感染表现,如鼻阻、流涕,随后出现特征性咳嗽(间隔时间短、断续性阵咳),且日渐加重,如无适当处理,咳嗽可延续长达 2 个月。通常不伴发热。

重症感染可出现气促、喘息、发绀、呼吸困难等表现。年龄是发生重症感染的危险因素,<3 个月更易发生重症肺炎。

婴儿单纯沙眼衣原体感染一般症状较轻,若出现重症病例,需警惕有无合并感染或患儿本身有无潜在的基础疾病。成人免疫抑制患者可见咽炎、支气管炎和肺炎等呼吸道感染症状。

听诊,呼吸音多正常,偶尔可闻及爆破音。50% 伴有包涵体性结膜炎及中耳炎。

【实验室检查】

白细胞不高或轻度增高,多有嗜酸性粒细胞增高,外周血嗜酸粒细胞计数 $\geqslant 300/mm^3$;C 反应蛋白及降钙素原一般不高。血清总 IgM、IgG、免疫球蛋白 A 指数升高。

【影像学表现】

沙眼衣原体肺炎影像学相关报道较少,且均为非常早期的报道。

炎症首先累及支气管和血管周围等中轴间质,表现为双肺广泛纹理增粗、紊乱,支气管血管束增粗,支气管壁增厚。当炎症逐渐蔓延至周围间质时,表现为网格影、网结节影、小结节影,或粟粒状结节,结节大小、密度及分布不甚均匀,以胸膜下结节影及融合结节[8]。

当炎症累及肺泡间隔和肺泡壁时,多表现为双肺广泛间实质病变、磨玻璃影、节段性实变(图 15-2-5)、充气不均及马赛克征等,常伴双肺过度充气,部分伴支气管扩张或肺不张。胸腔积液及纵隔淋巴结肿大罕见。

【诊断标准】

确诊有赖于实验室诊断,最可靠的确定病原体方法是进行沙眼衣原体的培养。荧光定量 PCR 法检测沙眼衣原体的敏感性及特异性均很高。也可用直接荧光抗体试验(DFA)、酶免疫试验(EIA)检测鼻咽标本。

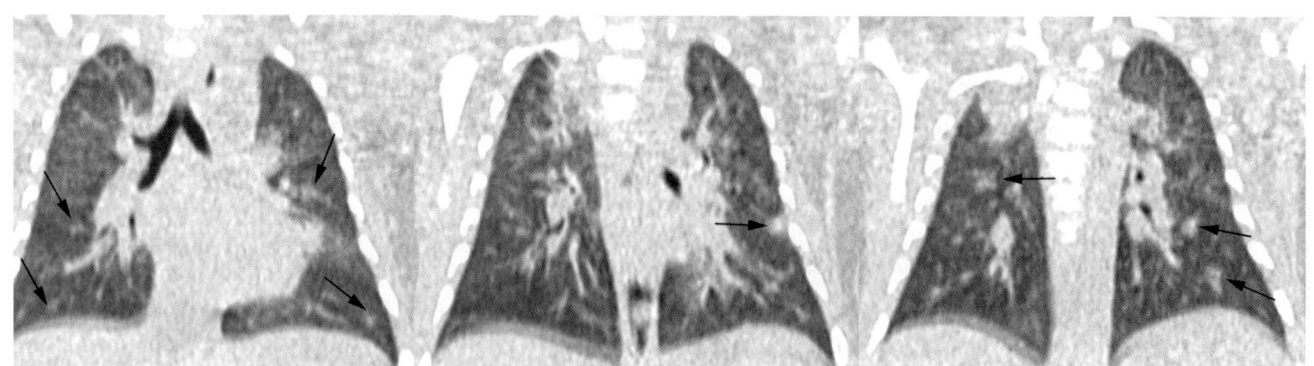

图 15-2-5 男性,1 个月。沙眼衣原体肺炎
低剂量 CT 肺窗显示两肺有大片状磨玻璃样边缘不清的阴影,两上肺后段有实变阴影,两肺有多发的微结节和小结节阴影。

血清学检查特异性抗体诊断标准为双分血清抗体滴度 4 倍以上升高,或 IgM>1:32,IgG>1:512。

【鉴别诊断】

1. 新生儿支原体肺炎。同样好发于生后 2 周以上的新生儿,但更易出现发热,而沙眼衣原体肺炎病程迁延,无热或低热为主,伴眼部分泌物。嗜酸粒细胞升高是其特点。最终确诊依靠实验室诊断。

2. 肺炎链球菌肺炎。肺炎链球菌是生后 20 天至儿童期各年龄段社区获得性肺炎最常见的病原,但多为重症肺炎或坏死性肺炎,感染病死率较高。其起病急,常伴有高热、寒战、腹痛、腹泻表现,而沙眼衣原体肺炎以无热或低热为主,常伴眼部分泌物。

(张立娜 郭佑民)

参考文献

[1] Gautam J, Krawiec C. Chlamydia pneumonia [M]. Treasure Island (FL): StatPearls Publishing; 2021.

[2] 李红芬,汤由之,张智弘,等.经肺炎衣原体感染的 SD 大鼠的病理学特征变化分析研究[J].现代生物医学进展,2020,20:4270-4273.

[3] Nambu A, Saito A, Araki T, et al. Chlamydia pneumoniae: comparison with findings of Mycoplasma pneumoniae and Streptococcus pneumoniae at thin-section CT [J]. Radiology, 2006, 238:330-338.

[4] Okada F, Ando Y, Wakisaka M, et al. Chlamydia pneumoniae pneumonia and Mycoplasma pneumoniae pneumonia: comparison of clinical findings and CT findings [J]. Journal of Computer Assisted Tomography, 2005, 29:626-632.

[5] 文文,谷雷,赵立维,等.鹦鹉热衣原体肺炎八例临床特征分析及其诊治[J].中华结核和呼吸杂志,2021,44:531-536.

[6] 汪洋,鲁厚清,邵仁德,等.鹦鹉热衣原体感染肺炎患者的临床特征分析[J].中华危重病急救医学,2020,32:1388-1390.

[7] Centers for Disease Control and Prevention. Sexually transmitted diseases treatment guidelines 2002[J]. MMWR Recomm Rep, 2002,51:1-78.

[8] 曹永丽,彭芸,孙国强.新生儿衣原体肺炎的临床及影像表现特点分析[J].中华放射学杂志,2012,46:512-515.

第三节 · 立克次体肺炎

立克次体病是一组由立克次体感染引起的急性传染病,是一类严重威胁人类健康的人畜共患自然疫源性疾病[1]。立克次体(rickettsia)是一类以节肢动物为传播媒介、严格细胞内寄生的原核细胞型微生物,这些传播媒介的地理分布及活动季节决定了人类的发病地区与时间。对人类致病的立克次体主要包括普氏立克次体、莫氏立克次体、恙虫病东方体及立氏立克次体等,此外还有多种新发蜱传立克次体病,如西伯利亚立克次体、虎林立克次体、雷氏立克次体、黑龙江立克次体、蒙纳克立克次体等十余种斑点热种群立克次体(spotted fever group rickettsia, SFGR)等。

【发病机制与病理】

立克次体与宿主细胞上的受体结合进入后,在局部单核组织或血管内表皮组织内繁殖,经由淋巴液和血液扩散至心、肝、肺等全身各脏器血管系统内,导致大量细胞破损、出血,血管通透性增强。立克次体致病物质是脂多糖和磷脂酶,前者可引起血管内皮细胞病变,后者可破坏红细胞膜引起溶血,随着机体主要脏器内皮细胞受到感染,免疫活性细胞产生 IL-1、IFN-γ、肿瘤坏死因子(TNF),产生宿主免疫应答,可引起发热、皮疹为主的临床症状。

血管病理改变主要是内皮细胞肿胀、血栓形成;心脏病理改变为心肌炎、心内膜炎、心包炎,并能侵犯瓣膜形成赘生物等;肝病理改变有广泛的肉芽肿样浸润;肺部病理改变与病毒或支原体感染性肺炎相似,小支气管肺泡中有纤维蛋白、淋巴细胞和大单核细胞组成的渗出液。

【临床表现】

潜伏期为 1~20 天,急性病程一般为 14~42 天,慢性病程可持续数月或 1 年以上。临床表现多样,主要症状包括发热,体温迅速升高,呈张弛形,常伴有乏力、畏寒、头痛、肌痛。头痛可表现为持续性和剧烈头痛,起初主要集中于额部和枕部,后发展为弥漫性头痛。累及肺部可出现上呼吸道症状,表现为喉痛、咽部充血、咳嗽、胸痛等,以及肝脾大、少尿。严重者可出现多系统损害,包括急性肾损伤、中枢神经系统改变、胃肠炎、胰腺炎,甚至出现多器官衰竭[2,3]。

【实验室检查】

一般检查中,白细胞总数多正常,部分升高;红细胞沉降率增快;出现溶血性贫血,血小板减少;炎症指标 C 反应蛋白和降钙素原升高;肝功能障碍,血清转氨酶升高;可检出自身抗体和抗磷脂酶抗体;脑脊液淋巴细胞增多;发热中期尿中可出现蛋白质、脓细胞。

通过间接免疫荧光技术、酶联免疫吸附试验、补体结合试验、凝聚试验或方法检测特异性抗体,但一般在发病数天至数周才可以在血清学中检测到。

通过 DNA 探针技术、PCR 技术或 mNGS 探测立克次体的特异性 DNA,特异度较强,敏感度高。

【影像学表现】

累及肺部时,X 线表现为双肺多发、边界不清的模糊阴影,两肺下叶多见。

CT 表现为两肺多发边缘模糊的片状磨玻璃影、实变影,也常表现为间质性肺炎(图 15-3-1)。

【诊断标准】

诊断需要依靠流行病学、临床表现和实验室检查相结合做出[4]。

(1) 流行病学资料,如发病季节、当地流行情况、被蜱虫叮咬史、职业等。

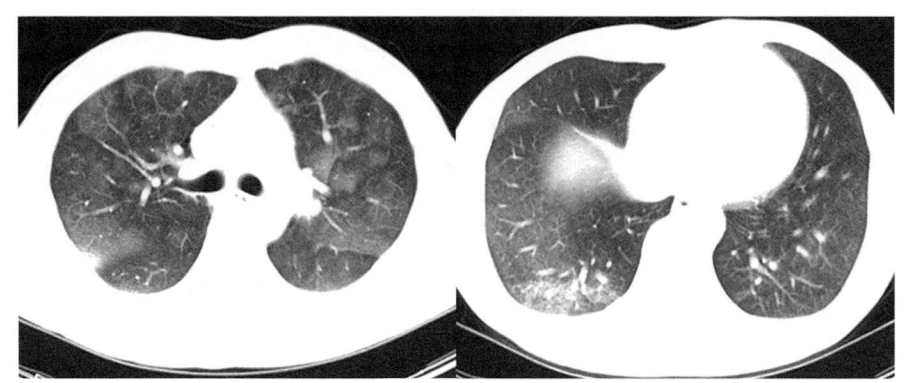

图 15-3-1 男性,39 岁。立克次体肺炎(Q 热)

气促 2 周,咯血 1 周,追问病史是养牛专业户。CT 肺窗显示两肺广泛分布的磨玻璃影,渗出性病变内有肺小血管增粗,渗出性病变的分布特点是不按叶段分布。

(2) 临床主要表现为发热、皮疹、乏力、头痛等。

(3) 多西环素治疗 48~72 h 退热。

(4) 胸部 X 线表现为肺内渗出或间质性改变。

(5) 经血液 mNGS 检测出立克次体,至少 2 次发热伴血小板减少综合征布尼亚病毒(severe fever with thrombocytopenia syndrome bunyavirus,SFTSV)核酸阴性,并排除其他病原体所致的感染。

【鉴别诊断】

鉴别诊断与普通上呼吸道感染、流行性感冒、非典型肺炎、支原体肺炎、结核病等鉴别。

(沈聪 郭佑民)

参考文献

[1] 韩玲,张云飞,滕中秋,等.1950—2021 年中国斑疹伤寒流行特征分析[J].中华流行病学杂志,2023,44:430-437.

[2] 张文香,王棋,张爱勤,等.Q 热临床防治研究进展[J].临床误诊误治,2023,36:149-152.

[3] 金堤,宋志英,吴玉婵,等.江西地区恙虫病 74 例临床特征及预后分析[J].中国感染与化疗杂志,2023,23:34-39.

[4] 王颖,韩毅,许艳子,等.2011—2021 年深圳市南山区恙虫病流行特征分析[J].热带病与寄生虫学,2023,21:108-111.

第十六章
肺部真菌病

第一节·肺曲霉病

肺曲霉病(pulmonary aspergillosis)是一种由曲霉引起的肺部感染疾病。曲霉广泛分布于自然界中,虽然人体通过吸入的方式接触到曲霉分生孢子的概率非常大,但只有一小部分接触到的人会发展成肺曲霉病。通常这些患者伴有免疫系统功能障碍或合并有肺的基础性结构损伤。

肺曲霉病目前主要分为三大类[1]:①变应性支气管肺曲霉病;②慢性肺曲霉病;③侵袭性肺曲霉病。其中CPA又包括五大类,分别是曲霉结节、单纯肺曲霉球、慢性空洞性肺曲霉病、慢性纤维性肺曲霉病和亚急性侵袭性肺曲霉病(图16-1-1)。

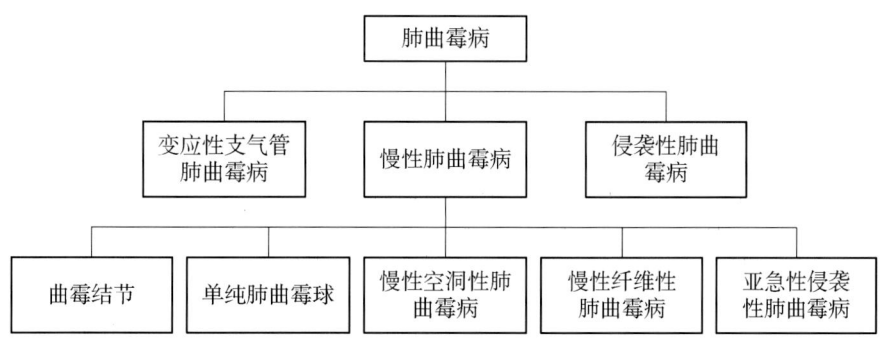

图16-1-1 肺曲霉病的分类

曲霉感染后肺内改变,取决于宿主的状况及真菌与宿主之间的相互作用,随着化疗药物和免疫抑制剂的广泛使用,这些类别之间的重叠越来越普遍,呈现出肺曲霉病不同类型之间既可相互演变,也可独立存在的复杂性。因此,肺曲霉病现在又被描述为过敏性、非侵袭性和侵袭性疾病的半连续谱系列疾病。

一、变应性支气管肺曲霉病

变应性支气管肺曲霉病(allergic bronchopulmonary aspergillosis,ABPA)是由真菌导致的过敏性支气管肺疾病中最常见的一种类型,几乎仅见于哮喘和肺囊性纤维化(cystic fibrosis,CF)患者,在慢性阻塞性肺疾病、肺结核或肺移植患者存在极少数报道。

成人哮喘中ABPA的全球发病率估计为2.5%,这和国内报道数据一致[2,3],而在呼吸专科或哮喘门诊就诊的患者中比例更高,可达12.9%[2]。在欧美国家,肺囊性纤维化并发ABPA相对多见,病例汇总后所得患病率为8.9%[4],并且在不同CF基因突变的患者中有所不同。

【发病机制与病理】

在先天易感个体(主要指哮喘或CF)中,因清除缺陷,被困在气道黏液中的烟曲霉分生孢子得以发芽成菌丝。萌发的分生孢子脱落小棒层,暴露出真菌蛋白,包括β-D-葡聚糖、半乳甘露聚糖等。吞噬细胞通过其模式识别受体识别这些蛋白质，并部分清除真菌。真菌生长导致一些蛋白质的胞吐，继而趋化因子和细胞因子的释放，以及 Th 细胞免疫反应激活[5]。

通常宿主的常见反应是 Th1 型免疫反应，通过活化巨噬细胞和中性粒细胞对真菌进行吞噬消化。相反，ABPA 中主要是 Th2 型免疫反应，释放 IL-4、IL-5、IL-13、CCL17、IL-9 和其他因子。Th2 型反应不能根除真菌，但会产生强烈的炎症反应，其特征是肥大细胞脱颗粒、大量嗜酸性粒细胞和中性粒细胞浸润[5,6]。这导致 ABPA 的特征性免疫学（血清总 IgE 和烟曲霉特异性 IgE，以及烟曲霉特异性 IgG 合成）和病理学（黏液堵塞、嗜酸性肺炎和其他改变）。持续的炎症会导致支气管扩张，如果未被抑制，可能导致肺纤维化和终末期呼吸系统疾病。

ABPA 的诊断一般不需要进行肺组织活检，活检主要用于不典型病例的鉴别。其病理学特征包括[3]：①支气管腔内黏液栓堵塞，嗜酸性粒细胞等炎症细胞浸润，可见夏科-莱登结晶；②富含嗜酸性粒细胞的非干酪性肉芽肿，主要累及支气管和细支气管；③嗜酸性粒细胞性肺炎；④支气管扩张。ABPA 病程中合并侵袭性或慢性肺曲霉病相对少见。

【临床表现】

ABPA 临床表现往往非特异性，在哮喘控制患者并发 ABPA 时，多达 1/3 患者可相对无症状，仅在常规例行检查中诊断。

常见症状为慢性咳嗽和喘息，其他症状包括发热、胸痛、咯血、盗汗和体重减轻。咳褐色黏冻样痰是 ABPA 的特征性改变[3,7]，可见于约 50% 的患者。40%～60% 患者血象呈现外周血嗜酸性粒细胞增多，痰培养曲霉阳性[3]。

体检时肺部可闻及湿啰音或哮鸣音。晚期患者可出现杵状指和发绀。由于黏液嵌塞可引起肺不张甚至肺萎缩，体格检查可发现呼吸音减弱或闻及管状呼吸音。肺部浸润累及肺外周时，可发生胸膜炎，吸气时可伴胸壁活动受限和胸膜摩擦音。

【实验室检查】

1. 皮肤试验 皮肤试验是检测变应原简单、快速的方法，包括点刺试验和皮内试验。因为有的患者可能仅在皮内试验时出现变态反应，建议首选皮肤点刺试验，若结果阴性，可继续进行皮内试验。针对烟曲霉的阳性速发型皮肤反应是诊断 ABPA 的必备条件之一[3]。

2. 血清学检查

(1) 血清总免疫球蛋白 E 测定：血清总免疫球蛋白 E (total immunoglobulin E, tIgE) 水平是 ABPA 诊断及随访中最重要的免疫学指标之一，数值 >1 000 U/mL (1 U/mL = 2.4 ng/mL) 具有诊断价值[8,9]。

健康人、过敏性哮喘及 ABPA 患者血清 tIgE 水平均存在较大波动。就诊前接受治疗，尤其是全身激素治疗，可导致血清 tIgE 的下降。动态监测 tIgE 变化可指导用药，其升高与复发及活动性有关。

(2) 特异性免疫球蛋白 E 测定：曲霉特异性免疫球蛋白 E (specific immunoglobulin E, sIgE) 是 ABPA 特征性的诊断指标，用于诊断 ABPA 的界值为 >0.35 kUA/L (A 指的是变应原)[8]。在诊断 ABPA 的过程中，建议进行曲霉变应原皮试和烟曲霉特异性 IgE 水平联合检测（后者更加灵敏）。

(3) 烟曲霉血清沉淀素或 sIgG 测定：采用琼脂凝胶双扩散法、酶联免疫法、荧光免疫法等均可检测血清特异性沉淀抗体。69%～90% 的 ABPA 患者可出现曲霉血清沉淀素阳性，但对于 ABPA 的诊断特异性不高[8]。如果 ABPA 患者出现高滴度的曲霉特异性 IgG 抗体，同时伴有胸膜纤维化或持续性肺部空洞形成，则提示为慢性肺曲霉病。

【影像学表现】

HRCT 能够很好地评估支气管扩张的形态与分布，已成为真菌过敏性肺部疾病的首选检查方法[10]。

1. 发病部位及常见表现 ABPA 发病部位不定，可累及单侧或双侧，上、中、下肺均可见，但通常以累及上肺和肺中心区域多见（图 16-1-2）。表现为一过性、反复性、游走性特点[3,5,6]。

最常见的表现为斑片模糊影或实变影、与支气管扩张伴黏液栓塞相关影像学改变，以及小叶中心性结节（图 16-1-3），偶见单个肺叶或节段性肺不张（图 16-1-4）。

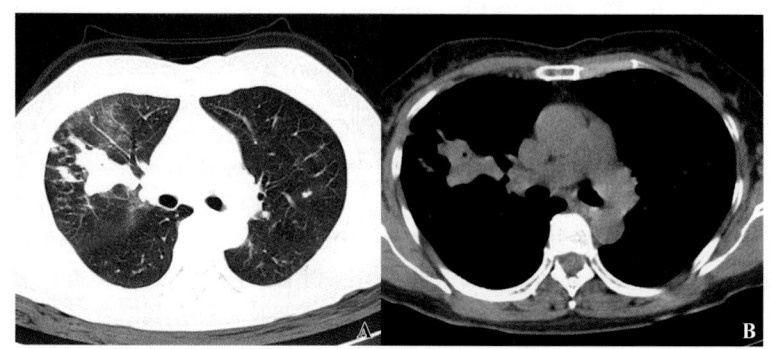

图 16-1-2 女性，50 岁。ABPA

有支气管扩张病史，实验室检查提示 G 试验阳性，总 IgE 和嗜酸性粒细胞增高；支气管镜病理见大量菌丝。CT 肺窗 (A) 和纵隔窗 (B) 显示右肺上叶前段黏液栓，呈指套征，伴周边磨玻璃影。

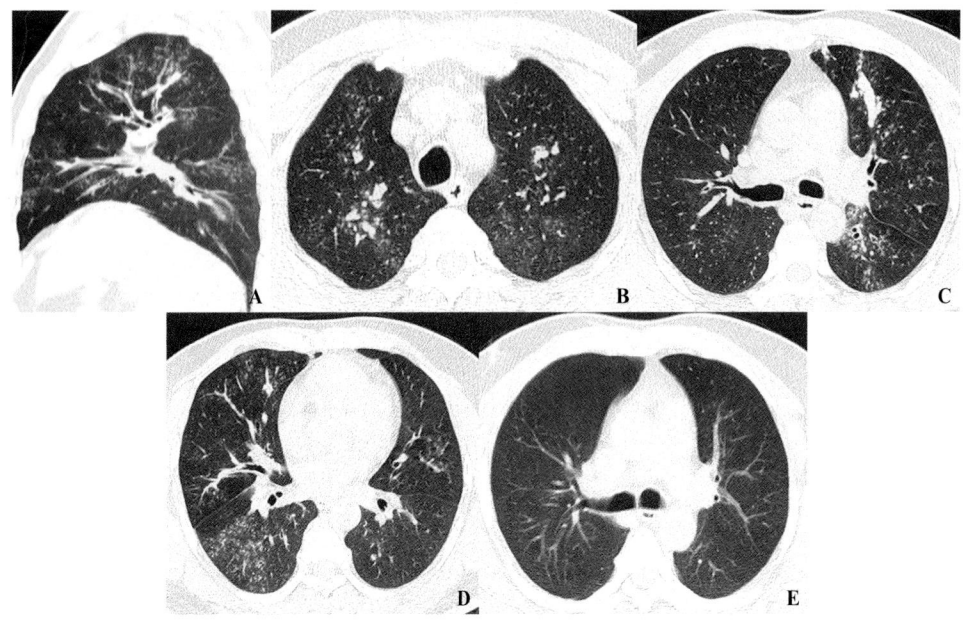

图 16-1-3 男性,49 岁。ABPA

外周嗜酸性粒细胞明显升高;支气管镜提示右肺上叶及中叶支气管可见黏液栓,病理提示肺泡间隔内间质纤维组织略增生,部分肺泡腔内较多嗜酸性粒细胞浸润。CT 矢状位(A)和轴位肺窗(B~D)显示双肺各叶均分布的小叶中心结节,右肺上中下叶支气管血管束增厚,以及支气管周围气腔结节;激素加抗真菌治疗治疗 2 个月后复查(E),肺内病变基本吸收。

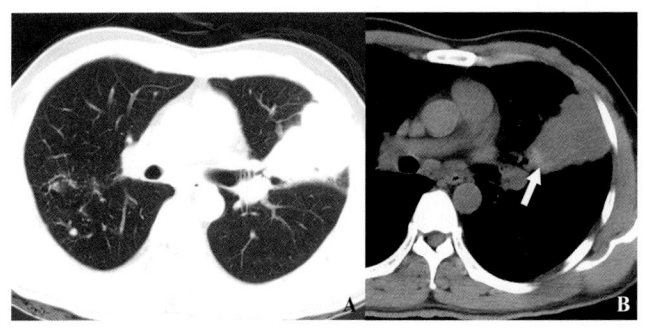

图 16-1-4 男性,52 岁。ABPA

肺泡灌洗液 GM 试验阳性,总 IgE>5 000 kU/L,特异性 IgE 烟曲菌 65.60 kUA/L,嗜酸性粒细胞数 $2.97×10^9$/L,百分比 28.2%。CT 肺窗(A)显示左肺上叶舌段类三角形肺不张;纵隔窗(B)显示左肺上叶支气管口高密度黏液栓(箭)。

2. **典型表现** · 相应的 CT 表现为中心性支气管囊状、柱状或静脉曲张样扩张(图 16-1-2、图 16-1-5 和图 16-1-6)、树芽征(外周细支气管黏液阻塞)(图 16-1-3、图 16-1-5 和图 16-1-6)、支气管壁增厚(图 16-1-3)和以中心或近端上叶为主的空气潴留(图 16-1-6)。

当中心柱状或分支状扩张支气管腔内填充满黏液后,如同戴了手套的手指样密度影,故称为指套征,当黏液栓密度高于脊柱旁肌肉(70~100 HU 及以上)密度时,则被认为是 ABPA 的特征性表现[11](图 16-1-5)。此时,支气管腔内物质代表含有铁和锰的真菌碎片,故呈高密度。中心性支气管扩张曾是 ABPA 的诊断标准之一,但诊断 ABPA 的敏感度仅约为 37%;而 30% 左右的 ABPA 只有周围性支气管扩张[12]。因此,目前认为支气管扩张只是 ABPA 的表现之一,而非诊断所必需。

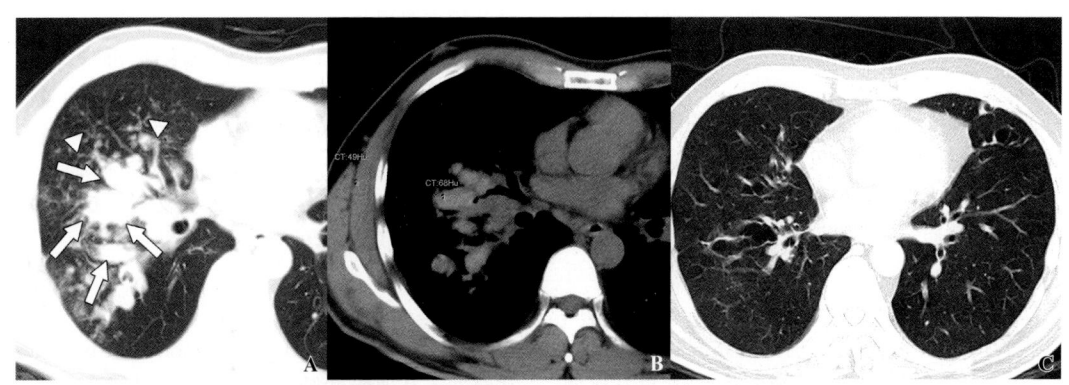

图 16-1-5 男性,52 岁。ABPA(与图 16-1-4 为同一病例)

CT 肺窗(A)显示黏液栓呈高密度改变,测 CT 值为 68 HU,同层胸壁肌肉 CT 值为 49 HU;纵隔窗(B)显示黏液栓形成的指套征改变(箭),周围见呈 Y 形的树芽征(箭头);治疗后复查(C),大部分病变吸收,仅残留支气管囊柱状扩张。

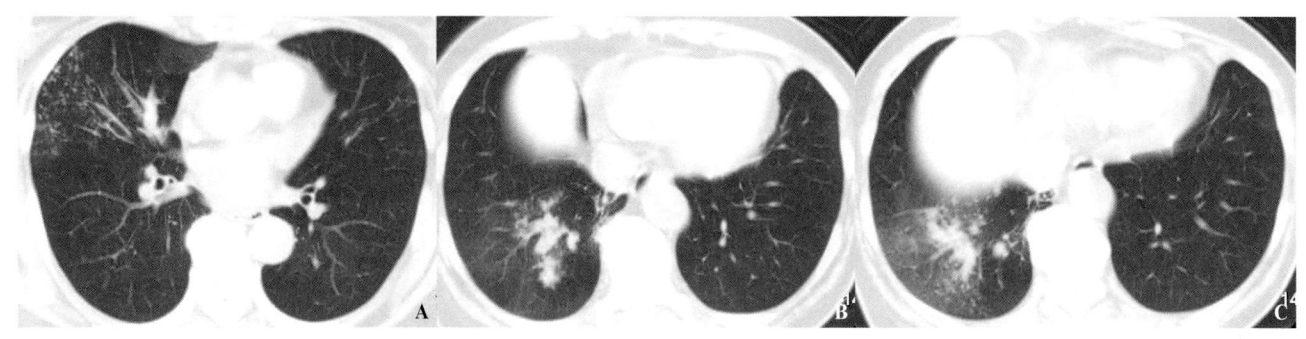

图 16-1-6　女性,74 岁。变应性支气管肺曲霉病
CT 肺窗显示右肺中叶外侧段多发树芽征(A),右肺下叶黏液栓,呈指套征(B),其远端肺组织空气潴留(C)。

3. 其他·部分患者在疾病后期可出现肺部空腔/空洞、曲霉球及上肺纤维化,提示并发慢性肺曲霉病。

【诊断标准】

2013 年国际人类和动物真菌学会(International Society for Human and Animal Mycology,ISHAM)专家组提出最新的 ABPA 诊断标准[12]。结合国内情况 2017 年《变应性支气管肺曲霉病诊治专家共识》[3]提出了以下标准,诊断 ABPA 须具备第 1 项、第 2 项和第 3 项中的至少 2 条(表 16-1-1)。

表 16-1-1　变应性支气管肺曲霉病(ABPA)诊断标准

诊断标准(须具备第 1 项、第 2 项和第 3 项中的至少 2 条)
(1) 相关疾病
1) 哮喘
2) 其他:支气管扩张症、慢性阻塞性肺疾病、肺囊性纤维化等
(2) 必需条件
1) 烟曲霉特异性 IgE 水平升高,或烟曲霉皮试速发反应阳性
2) 血清总 IgE 水平升高(>1 000 U/mL)
(3) 其他条件
1) 血嗜酸粒细胞计数>$0.5×10^9$/L
2) 影像学与 ABPA 一致的肺部阴影
3) 血清烟曲霉特异 IgG 抗体或沉淀素阳性

以往依据 ABPA 是否存在支气管扩张,对其进一步分类,分为存在支气管扩张的 ABPA-B(ABPA type bronchiectasis,支气管扩张型)及不存在支气管扩张的 ABPA-S(ABPA type serum,血清型),弱化了影像学的诊断价值,而使更多仅以血清学作为诊断依据的临床疑似病例得以确诊,提高了 ABPA 的确诊比例。

【鉴别诊断】

ABPA 特征性影像学改变为上肺分布为主的中心性支气管扩张影,需要鉴别的主要疾病[13]包括先天性疾病中的节段性支气管闭锁和囊性纤维化、感染性疾病中的肺结核、弥漫性肺纤维化疾病中的结节病、支气管肺癌等。

1. 先天性段支气管闭锁·由于胚胎发育时,段和亚段近端发生短段性闭塞,但远端气道和气腔发育正常,最终闭锁段远端的中央支气管扩张和黏液聚积(也称为黏液囊肿或支气管囊肿)。好发于左肺上叶尖后段及右肺上叶各段,男女比例为 2:1,平均诊断年龄约 17 岁,大多数病例无症状,约 20% 病例可出现反复肺部感染。

常见 CT 表现为肺门周围肿块,呈小叶状、卵圆形、圆形或分支状,周围肺实质因空气潴留及肺血灌注减少而呈现区域性低密度影,类似肺气肿。先天性支气管闭锁指套征常见,和 ABPA 影像表现重叠,需要结合临床病史及血象进行分析。

2. CF·CF[13]是一种常染色体隐性遗传病,北美洲白种人最常见,主要表现为外分泌腺的功能紊乱、黏液腺增生、分泌液黏稠等。经典诊断三联征包括汗液中电解质 Na^+ 和 Cl^- 含量增高,肺部和胰腺疾病。CF 在肺部以累及上叶占优势,但弥漫分布亦常见;相较于其他导致支气管扩张的疾病,CF 的支气管扩张更广泛。

CT 上显示为广泛的囊状和圆柱形支气管扩张,支气管壁增厚和周围间质增厚,但弥漫结节影及树芽征亦可见。这些与 CF 伴发 ABPA 难以鉴别,通常 CF 的诊断会在 ABPA 之前,CF 中指套征不常见,而伴发 ABPA 时临床病史及实验室指标有提示作用。

3. 肺结核合并支气管扩张·支气管扩张[13]常常发生于继发性肺结核,往往非对称性,累及上叶为主,常伴有肺门淋巴结钙化,肺内钙化的肉芽肿性结节及上叶体积的缩小。造成肺结核继发性支气管扩张原因多种,包括邻近瘢痕牵引、分泌物阻塞支气管刺激咳嗽致支气管腔内压力增高,以及肉芽肿直接导致的气道损伤。树芽征和空洞可提示结核活动性感染。

4. 结节病·严重的支气管扩张通常与Ⅳ期的终末纤维化相关。然而在Ⅱ期淋巴病变期和Ⅲ期肺实质病变期中,CT 上显示的中心性支气管扩张可作为轻度纤维化的标志。结节病主要累及肺上叶和中叶,支气管扩张往往呈对称性,而且常伴有支气管血管束的增厚及结构扭曲,从而导致中心区域支气管的聚拢,这在其他支气管扩张中并不多见,较为特征。此外,在一些病例中可见间质性肺小结节分布。

5. 中央型支气管肺癌合并支气管扩张·中央型支气管肺癌阻塞气道后可导致中央区域支气管扩张、黏液栓塞及树芽征,近端见肿块影可资鉴别。

二、慢性肺曲霉病

慢性肺曲霉病(chronic pulmonary aspergillosis,CPA)往往继发于其他慢性肺部疾病,如空洞型肺结核、支气管扩张症、慢性阻塞性肺疾病、间质性肺病和结节病等。2015 年欧洲临床微生物与感染性疾病学会(ECCMID)和欧洲呼吸学会(ERS)联合发布首个《慢性肺曲霉病:理论基础和临床诊治指南》[14],将亚急性肺曲霉病纳入慢性肺曲霉病范畴,共分为5种类型。

1. 曲霉结节(aspergillus nodule,AN)·定义为肺内1个或多个结节(<3 cm),通常不出现空洞。

2. 单纯性曲霉球(single/simple aspergilloma,SA)·定义为在单个肺空洞/空腔中含有1个单发真菌球,随访至少3个月影像学没有任何进展。

3. 慢性空洞性肺曲霉病(chronic cavitary pulmonary aspergillosis,CCPA)·定义为在至少3个月的观察期内形成1个或多个肺空洞/空腔(通常表现为多个肺空洞/空腔),可能包含或不包含曲菌球,伴有肺部和全身症状,且炎症标志物升高。

4. 慢性纤维化肺曲霉病(chronic fibrosing pulmonary aspergillosis,CFPA)·定义为至少2个肺叶存在严重纤维化破坏,导致肺功能严重丧失。

5. 亚急性侵袭性肺曲霉病(subacute insivase aspergillosis,SAIA)·SAIA与CCPA具有相似的临床和影像学特征,但进展相对更快,病程通常在1~3个月,并且在1~3个月时表现出进行性特征,以及可变的影像学特征,包括空洞、结节。

CCPA是CPA中最常见类型,其未治疗将最终发展成为CFPA,AN和SA是相对少见的类型,这4种类型均发生于免疫相对正常但存在肺结构损坏者,而SAIA(以往被称为慢性坏死性肺曲霉病)常见于轻中度免疫抑制患者。

【发病机制与病理】

AN是CPA的一种特殊类型[15],组织病理学上常表现为肉芽肿性炎,可伴有或不伴坏死,病灶内见曲霉菌丝。

SA是CPA中最常见且最易辨认的一种表现形式[14,16],除AN外其他类型中均可见。它是由曲霉菌丝、炎性细胞、纤维蛋白、黏液和组织碎屑等组成的球形物,可发生于肺或胸膜空洞/空腔,以及扩张支气管管腔内。

CCPA以往被称为复杂性曲霉球[17],通常为多个空洞,可包含曲霉球,亦可不包含。CFPA由CCPA进展而来,纤维化一般呈实质肿块样外观,但大小不等空洞伴周围纤维化亦可见。

SAIA以往称为慢性坏死性或半侵袭性肺曲霉病[14,17]。与CCPA相似,但病程进展快。该病变主要侵犯邻近的肺实质,组织学显示肺实质中存在菌丝,并伴有急性炎症或坏死组织;常无原始空洞或空腔型病变存在。偶有曲霉球侵犯空洞壁,引起局部的肺实质破坏而演变而来。

【临床表现】

CPA的临床表现取决于真菌与宿主之间的相互作用。CPA常见的肺基础疾病为慢性阻塞性肺疾病、肺结核、结节病、哮喘、支气管扩张症、间质性肺疾病等,其中以分枝杆菌(结核/非结核性)肺部感染最为常见。

慢性阻塞性肺疾病、哮喘、间质性肺疾病患者常因糖皮质激素及广谱抗生素使用导致一定程度的免疫抑制,分枝杆菌感染、支气管扩张等患者常因肺结构改变导致对曲霉清除能力下降,恶性肿瘤患者机体抵抗力下降和化疗过程中免疫抑制状态也易发生CPA[16]。

最常见的临床症状为呼吸急促、慢性咳嗽、咳痰、咯血、胸部不适、体重减轻和疲劳等。疲劳往往直接导致生活质量下降,这与长期慢性炎症及既往肺基础疾病致肺功能损伤相关。AN和SA一般无症状或症状轻微,其他亚型往往会出现肺部和/或全身症状;CPA患者可出现严重且危及生命的咯血(>150 mL/d),这是该病死亡的主要原因。

【实验室指标】

对所有疑似患有CPA或SAIA的患者,指南[1]推荐都应进行烟曲霉特异性IgG抗体或沉淀素检测。烟曲霉特异性IgG可区分曲霉感染还是定植。抗体滴度在曲霉感染者中往往很高,但其高低与疾病严重程度并不呈正相关。随着治疗起效,抗体滴度会缓慢下降,除非连续治疗多年,否则该抗体将持续存在。而抗体滴度急剧上升意味着治疗的失败和疾病复发。

CPA在血清或支气管肺泡灌洗液(BALF)样本中,半乳甘露聚糖曲霉抗原(GM)检测呈阳性,BALF中的敏感性和特异性均高于血清检测,提倡采用BALF而非血清GM诊断CPA[18]。

与传统病原微生物的直接镜检法及培养法相比,近年来被广泛研究的基于PCR的检测方法可以对真菌的DNA进行快速检测,并且该方法可对微生物靶标进行精准的种属鉴定,以及耐药基因的检测。

白细胞、C反应蛋白、红细胞沉降率水平在CPA中几乎没有诊断价值,但它们可能有助于区分SAIA和其他CPA亚型[19]。

【影像学表现】

胸部X线片仍是CPA诊断首选的检查方法,但胸部CT检查将提供更多信息,更好地显示病灶形态、分布及累及范围。一般建议首次CT检查需要增强扫描,作为基线对照,并观察血管情况,随访过程中可采用低剂量CT扫描。

1. CPA的共性·CPA的影像学表现通常是由曲霉感染及原有肺基础疾病共同叠加而成[1,15,20]。CT上与CPA相关的特征性表现为空洞、曲霉球、胸膜改变等。

(1) 空洞/空腔:可新发或原有,洞/腔壁可以厚也可以菲薄,常见于上肺叶,可伴有曲霉球。当实变中心坏死便形成新发空洞;空洞周围肺实质有浸润改变,相邻支气管管腔扩张,邻近胸膜增厚及胸腔积液。通常CCPA中为厚壁空洞,而SA和SAIA中为薄壁空洞。

(2) 曲霉球:是CPA的一种晚期表现,通常位于上叶,呈实性、圆形或卵圆形空洞/空腔内软组织结节或肿块影,空洞或空腔与曲霉球之间可见裂隙样透光/低密度区,该透亮影/低密度区可环绕曲霉球一周,也可存在于曲霉球的一侧,边缘可以光滑,也可以凹凸不平。

当透亮影环绕曲霉球一周时,称气环征(图16-1-7A),当透亮影位于曲霉球一侧时,称为空气新月征(图16-1-7B),曲霉球在空洞内可随体位改变而移动(图16-1-8)。曲霉球也可固定不动,如同一块不规则的海绵填充空腔,同时将空腔内空气包裹进球体内(图16-1-9)。

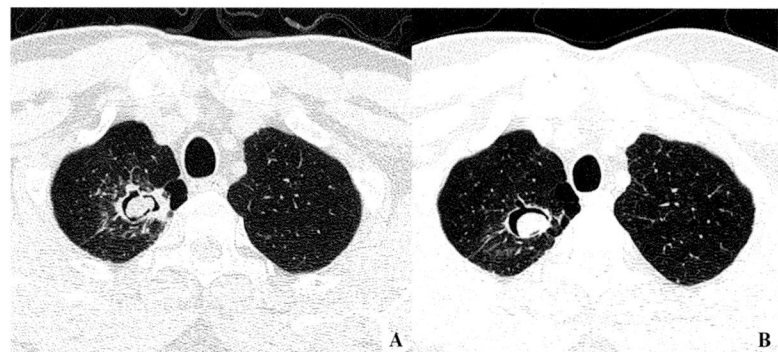

图 16-1-7　男性,48 岁。肺结核并肺曲霉球

CT 肺窗显示右肺上叶尖段一空腔内实性结节(A),与囊壁之间见一环形低密度影,称为气环征;当球体与囊壁之间形成月牙形低密度影,称为空气新月征(B)。

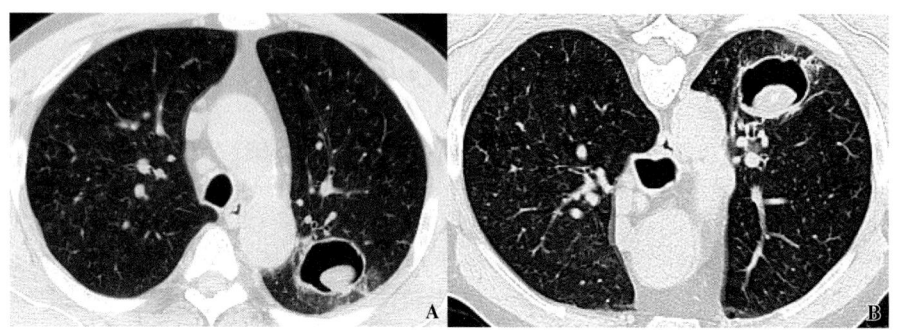

图 16-1-8　男性,65 岁。曲霉球

CT 仰卧位肺窗(A)显示左上肺内空洞性结节,结节边缘锐利,结节与空洞壁之间的气腔呈新月形;俯卧位肺窗(B)显示结节具备活动性,自空洞后壁移动至空洞前壁。

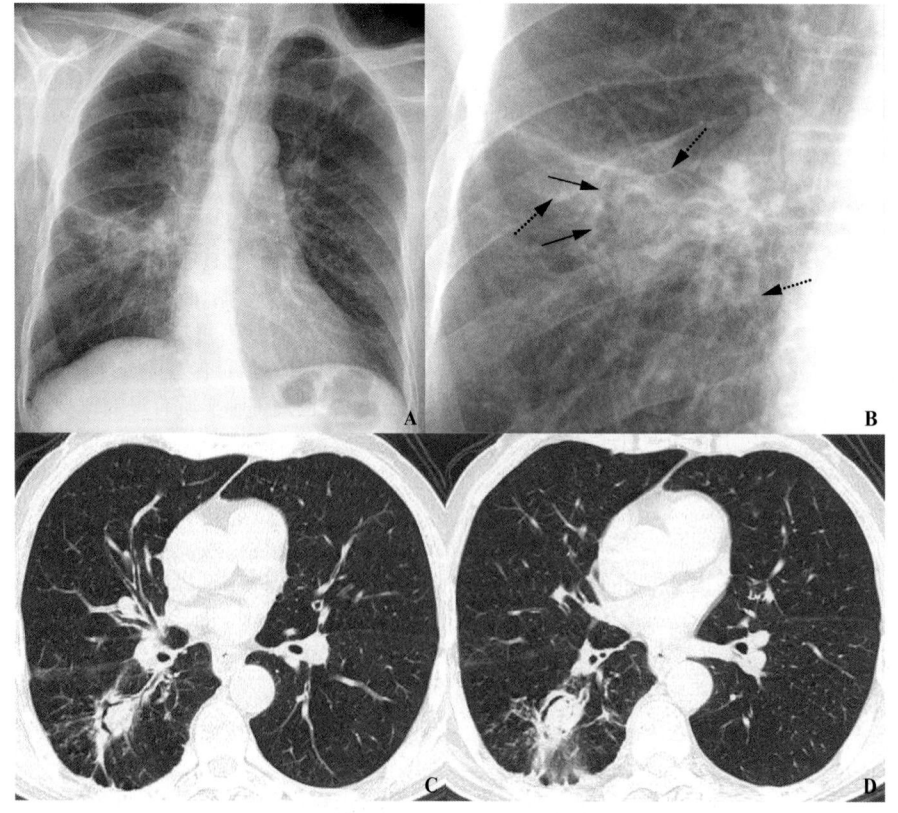

图 16-1-9　男性,67 岁。曲霉球

胸部 X 线片(A、B)显示右肺中下野不均匀片状高密度影,边缘模糊,其内隐约可见球形病灶,球形病灶外侧隐约见宽窄不一细线状低密度影(直箭),周围多发长短不一索条影(虚箭);CT 肺窗(C、D)显示结节内裂隙样透光区,周围走行紊乱的支气管血管束,近胸膜面渗出性病灶及胸膜增厚粘连。

从空洞或扩张支气管腔内壁分离的真菌生长垫,在生长过程中会形成粗糙且不规则网状间隙,在 CT 上表现为非完全致密伴有裂隙样改变的肿块(图 16-1-10)。曲霉球内还可见钙化(图 16-1-11C),表现为斑点样、结节样或广泛分布整个球体。由于曲霉球内无血管结构,故 CT 增强扫描病灶不强化(图 16-1-11A、B)。

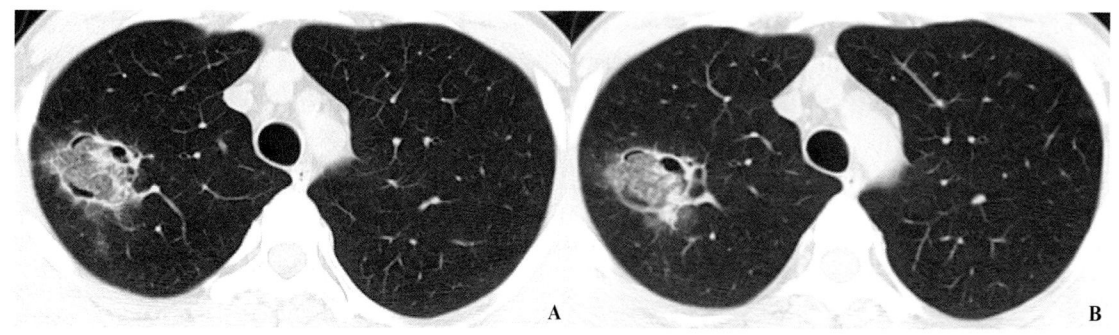

图 16-1-10　男性,28 岁。曲霉感染
CT 肺窗(A、B)显示右肺上叶薄壁空洞,内见不均质结节,密度不均,呈不规则低密度网状间隙,周边可见宽窄不一的气环征。

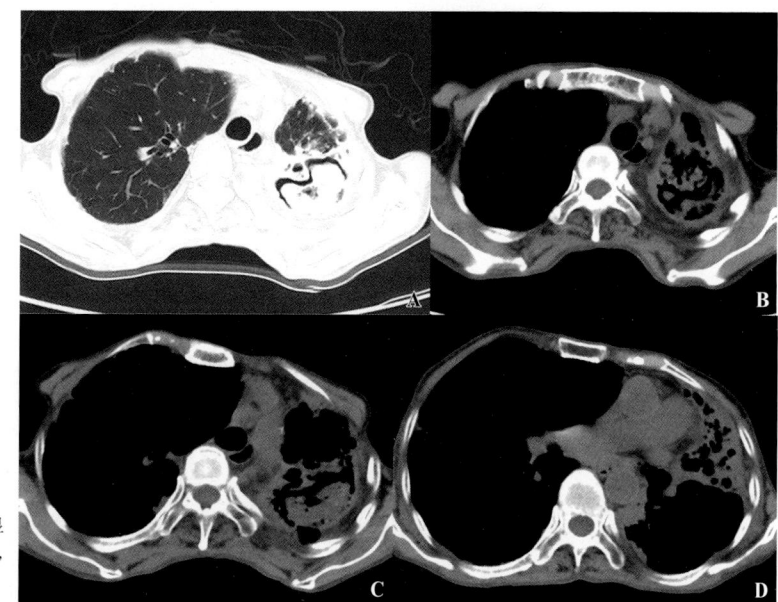

图 16-1-11　女性,66 岁。非结核分枝杆菌感染并左肺曲霉病 2 年
CT 肺窗(A)和纵隔窗(B~D)显示左上肺呈毁损样改变,胸膜明显广泛增厚,厚壁空洞内见曲霉球改变(A、C),球体内见斑点小钙化,左肺舌段支气管牵拉扩张呈静脉曲张样改变(D)。

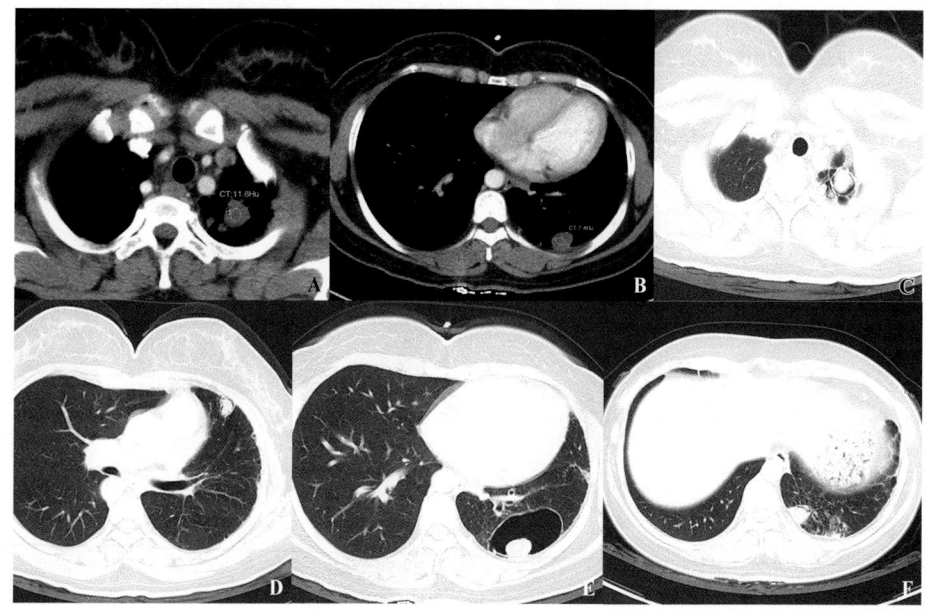

图 16-1-12　女性,35 岁。间质性肺病并发肺曲霉病 4 个月
GM 试验阳性。CT 纵隔窗(A、B)和肺窗(C~F)显示左肺上、下叶多发曲霉球形成,增强扫描曲霉球密度仍很低(A、B)无强化,部分邻近胸膜增厚(F)。

2. 各亚型的影像特点

(1) CCPA：典型表现包括单侧或双侧实变区，伴有单个/多个空洞/空腔，壁可厚可薄，空洞/空腔内可见单个或多个曲霉球(图 16-1-12)，邻近胸膜不同程度增厚。这些改变常非对称性，与先前肺部基础疾病所致病变区域相一致(图 16-1-13)。影像学变化较 SAIA 缓慢，通常几年时间变化都不明显，但不进行治疗，这些空洞会扩大融合，发展成 CFPA。

(2) CFPA：以实变、空洞、实质纤维化、牵拉性支气管扩张及胸膜纤维化为特征改变(图 16-1-11 和图 16-1-14)。CFPA 累及上叶为主，也可累及整个半胸。

(3) AN：与肺内恶性结节、非分枝杆菌感染、放线菌病及类风湿结节均相似，表现为肺内单发或多发圆形结节，可伴有中心低密度或空洞。

(4) SAIA：通常缺乏先前的空洞病变，而是在病程中由实变影迅速发展而来(图 16-1-15)，通常只需几天或几周时间。有时 SAIA 主要表现为 1～3 个月发展成的薄壁空洞(图 16-1-16)。此外，胸膜增厚、曲霉球和气胸、胸腔积液均可见(图 16-1-15C)。SAIA 可出现空气新月征，多为病灶坏死形成所致，因此提示疾病恶化。

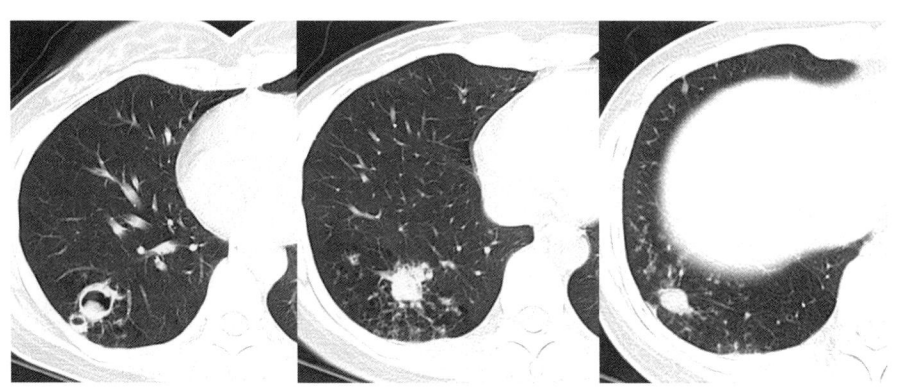

图 16-1-13　女性，38 岁。右肺下叶曲霉病 3 个月

乙肝大三阳及肺气肿病史，曲霉三联试验阳性。CT 肺窗显示右肺下叶多发结节伴曲霉球形成及小空洞病变，同时见右肺下叶局灶性肺气肿。

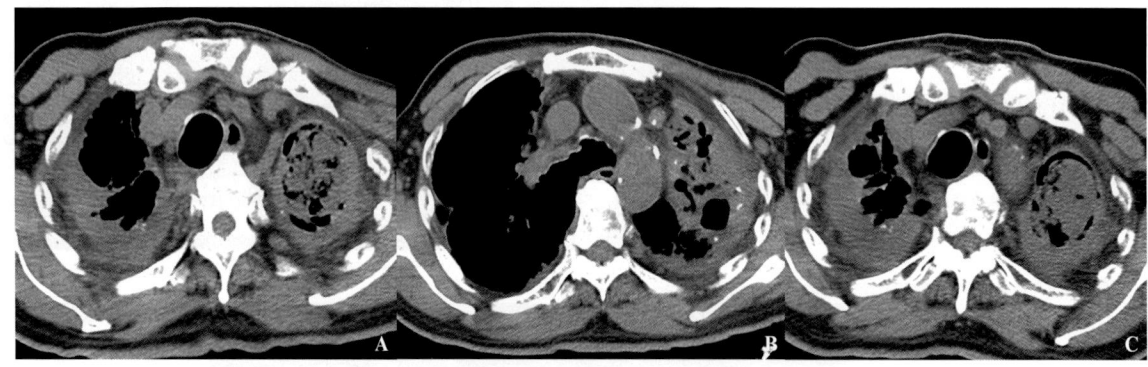

图 16-1-14　男性，85 岁。肺曲霉病 3 年(有支气管扩张症病史)

CT 纵隔窗显示两上肺纤维灶伴广泛胸膜增厚，伴散在小钙化，肺体积缩小，左肺尖呈海绵状曲霉球样改变(A，B)；随访 3 年病灶变化不明显，纤维化程度增加(C)。

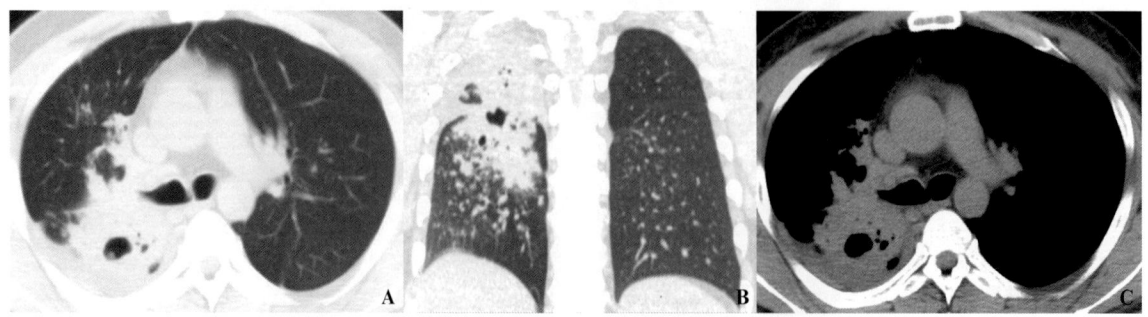

图 16-1-15　肺结核合并曲霉病

CT 肺窗(A)和冠状位(B)显示右肺下叶背段大片实变影伴厚壁空洞，病变边缘不清晰，内见支气管充气征，空洞内可见微结节，邻近肺内多发树芽征；纵隔窗(C)显示胸膜增厚及胸腔积液。

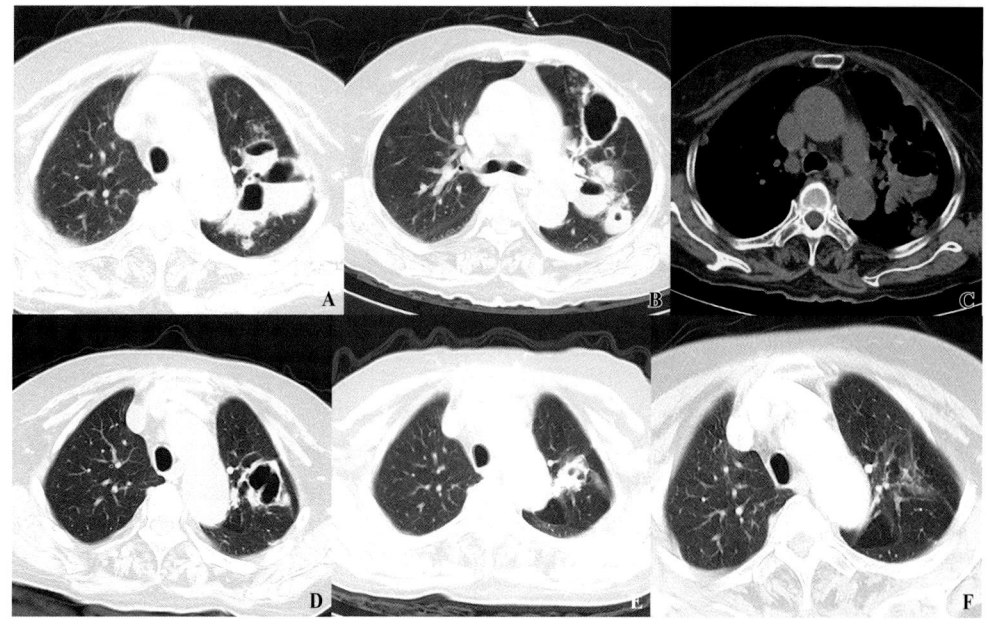

图16-1-16 女性,72岁。曲霉病

甲状腺眼病大量激素冲击治疗后,咳嗽10天,加重伴咳痰5天。病理显示左肺上叶前段及舌叶开口支气管肺泡组织符合慢性炎症性病变,其间散在少量大小不等的孢子样及菌丝样结构,六胺银(+),GM试验(+)。CT肺窗(A、B)显示左肺上叶多发空洞性病变,以薄壁为主,伴液平,邻近胸膜增厚(C);伏立康唑治疗后9天复查(D),薄壁空洞形成;1个月后(E)病灶缩小,空洞皱缩;1年后(F)肺内病灶明显吸收残留部分纤维增生。

【诊断标准】

CPA诊断主要基于特征性症状和放射学表现,病程至少持续3个月,并具备曲霉菌株的微生物学证据而确诊[1]。CT上表现为空洞、曲霉球及结节浸润的有症状患者,需进一步查烟曲霉特异性IgG抗体,阳性者高度提示曲真菌感染,反之则需要进一步做痰培养或GM试验,最好采用肺泡灌洗液行GM检测。组织活检显示肺实质内菌丝侵及,是区分SAIA与其他亚型的关键[19]。

【鉴别诊断】

SA及CCPA主要与肺结核球和空洞型周围型肺癌鉴别。

1. **肺结核球**·肺结核球常发生于上叶尖后段或下叶背段,呈圆形或椭圆形,可形成空洞,空洞内球形内容物可为干酪样坏死团块,密度不均,边缘不规则,无移动性,周围常有卫星灶。痰中找到结核菌有助于该病的确诊。

2. **周围型肺癌**·周围型肺癌空洞壁薄厚不均,外缘呈分叶状,洞壁结节形态不规则,不能移动。痰中找到癌细胞有助于本病的确诊。

临床实际工作中往往是肺结核、结节病、间质性肺病等与曲菌病同时伴发的情况,单纯从影像学上鉴别困难,多需要借鉴实验室血清IgG抗体及GM试验等来鉴别。

三、侵袭性肺曲霉病

侵袭性肺曲霉病(invasive pulmonary aspergillosis,IPA)的发病率呈逐年上升趋势[21,22],主要见于免疫功能抑制的患者群体中,急性髓性白血病(AML)和造血干细胞移植(HSCT)患者(中性粒细胞缺乏类型)是IPA的最高危人群;其具有患病高、预后差,病死率高的特点。虽然长期中性粒细胞减少一直被认为是IPA的主要危险因素,但最近,在非中性粒细胞缺乏的宿主中,IPA的诊断却越来越多。

此类患者与激素或免疫抑制剂治疗史,接受实体器官移植(特别是肺部和心脏与肺部联合移植)、AIDS、COPD、ICU治疗状态、慢性肉芽肿性疾病、肝功能衰竭及糖尿病等危险因素有关[23]。

相对于中性粒细胞缺乏者起病急骤、病情凶险,此类患者起病多隐匿,临床病程呈惰性发展,往往可持续数月以上,并且与疾病相关的临床表现通常直到后期才出现,而影像学上尚缺乏特异性改变。

【发病机制与病理】

当曲霉进入呼吸道后,患者的临床表现很大程度上取决于机体免疫抑制水平,特别是中性粒细胞减少的程度。IPA病变可能起初局限于呼吸道,导致支气管、细支气管炎或局灶性肺炎,累及血管后可迅速发展为浸润性病灶,可导致血管内血栓形成和出血性肺梗死,并发生血源性传播至其他器官,中枢神经系统、肝和肾是最常受累器官。

当中性粒细胞计数回升后,IPA病灶会出现空洞化,形成含有曲霉的薄壁病灶,这些患者具有IPA复发的高风险。曲霉菌丝侵袭血管导致的血管破裂,可能会引起致命性的大咯血导致死亡。病理改变主要为局部肺血管被菌丝堵塞,造成局部肺梗死,导致肺实质受累,发生梗死、坏死,形成空洞。

IPA侵袭血管常见,也可侵袭气道,相对少见但严重,称为气道侵袭性IPA,当大量吸入曲菌孢子体后,菌丝在支气管黏膜上生长,引起急性气管-支气管炎,若突破支气管基底膜侵入肺实质可发生坏死性炎症,病理主要表现为急性坏死出血性肺炎。

气管支气管曲霉(aspergillus tracheobronchitis,AT),可以认为是IPA的一种特殊类型,局限于或主要发生于气管支气管,一般不累及肺实质,占整个IPA的7%~20%,但也见于免疫功能正常宿主,故称为原发性AT。气管镜下表现为支气管黏膜充血、水肿,黏膜表面粗糙、溃疡、出血,管腔内有大量褐色、黄绿色分泌物,气管表面可见白苔、黄绿苔附着,支气管狭窄。部分表现为黏膜结节样和息肉状增生,阻塞管腔。病理上可分为伪膜型、阻塞型和溃疡型,病理组织检查可见组织肉芽肿样增生,见大量曲霉孢子、菌丝和坏死组织。

【临床表现】

IPA 患者通常表现为咳嗽和呼吸急促。由于存在免疫功能抑制,患者常无法正常产生相应的炎症反应,故发热并不常见。然而,使用抗生素后发热却持续存在,需考虑 IPA 侵袭的可能。

侵犯肺血管后会出现胸膜炎性胸痛和咯血,较为特征性。通常咯血比较轻微,但随着中性粒细胞减少症恢复,却可能会出现危及生命的咯血[24]。快速免疫恢复后患者出现的这种自相矛盾的恶化现象称为免疫重建炎症综合征(immune reconstitution inflammatory syndrome, IRIS), IRIS 预后良好,中性粒细胞减少症者伴发 IPA 经真菌治疗中大概约 25% 会出现 IRIS。

其他临床表现包括心动过速、呼吸困难、缺氧、关节痛及体重减轻等,胸部听诊可见湿啰音或胸膜摩擦音。IPA 的诊断比较困难,除了具备高危因素外,经多途径多次痰培养分离出同一种菌种,结合临床表现后才可作出诊断。对于手术切除或活检组织做病理检查发现曲霉时,可以做出肯定的诊断。

【实验室指标】

1. GM 试验 · 目前指南推荐半乳甘露聚糖试验(GM 试验)用于 IPA 的诊断[1],可作为早期识别 IPA 的金标准。对于有血管侵袭的 IPA 患者,推荐使用血液样本作为检测对象,而对于感染可能只局限于肺部的 IPA 患者,指南则建议使用肺泡灌洗液(BALF)进行 GM 检测[25]。但针对接受抗真菌治疗或预防的患者,不建议采用 GM 的常规血液筛查,而可采用支气管镜标本;而实体器官移植(SOT)或慢性肉芽肿性疾病不建议采用 GM 试验诊断[1]。

2. G 试验 · (1,3)-β-D-甘露聚糖试验(G 试验)在高危患者(如 HSCT)中可采用,但因 G 试验不具有真菌种属特异性,所以其检测阳性结果往往提示可能出现侵袭性真菌感染,但并不能明确具体类型。PCR 检测总体来说,在一些样本类型中对相关病原体的检测效力要好于传统培养方法,其结果结合其他检查方法(如 GM 试验)结果一起判读可以增加对 IPA 早期诊断的可能性。

3. 基于侧向流动装置(LFD)的检测 · 该可在 15 min 内得到结果,可用于早期检测非中性粒细胞减少症患者的 IPA,也适用于 SOT 或 ICU 病房危重患者的检测,已有文献显示其诊断效能不逊于 GM 试验,为未来疑似 IPA 患者的床旁即时检测带来新希望[1,25]。

【影像学表现】

针对疑似 IPA 患者无论胸部 X 线片结果如何,均应行胸部 CT 检查。CT 增强并不作为常规要求,主要针对靠近大血管旁病变可以考虑。胸部 CT 推荐作为 IPA 治疗随访的影像学评估方法(治疗后至少 2 周后)。

1. 常见表现 · IPA 会在免疫抑制触发(中性粒细胞减少症)后 10～14 天出现,这是一个非常关键的线索[26]。IPA 在 CT 上常被描述为境界清楚的实质病变(图 16-1-17 和图 16-1-18),伴或不伴有晕征、空气新月征和空洞。

Greene 等报道[27] 94% 的 IPA 表现为单个或多个小结节(最常见早期表现)(图 16-1-19),晕征见于 61% 病例,其他包括实变影(30%)、梗死样结节(27%)、空洞病变(20%)、空气新月征(10%)。

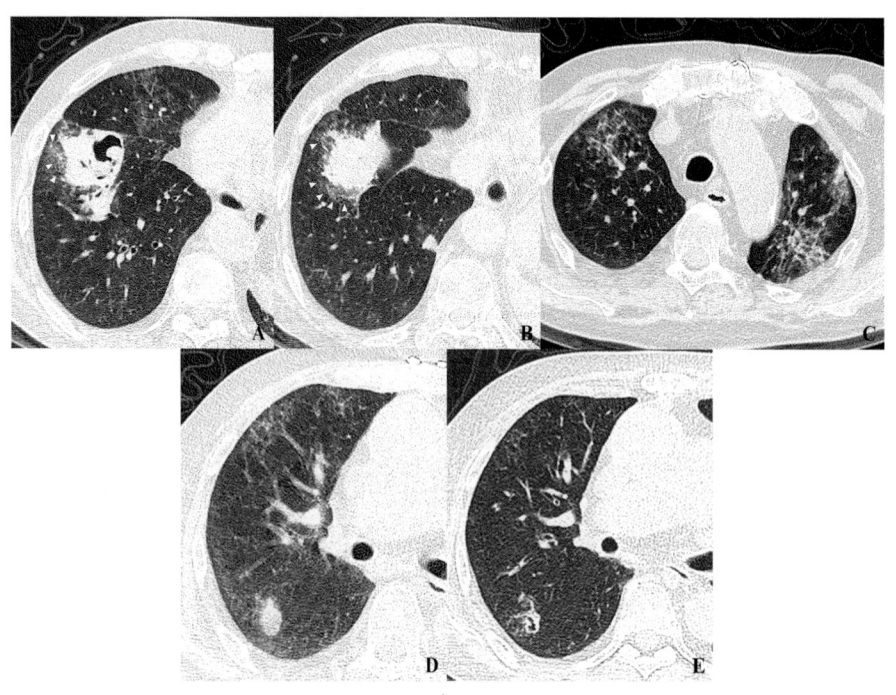

图 16-1-17 男性,44 岁。IPA

心脏移植 9 个月后,长期免疫抑制治疗,G 试验(+),痰培养:烟曲霉、肺孢子菌生长。CT 肺窗显示右肺多发结节团块影,大病灶周边见磨玻璃影,即晕征(A、B),因伴有巨细胞病毒及肺孢子菌肺炎,两肺见磨玻璃影及网格状影(C),右肺上叶后段实性小结节(D)在抗真菌治疗 2 周后(E)出现空气新月征改变。

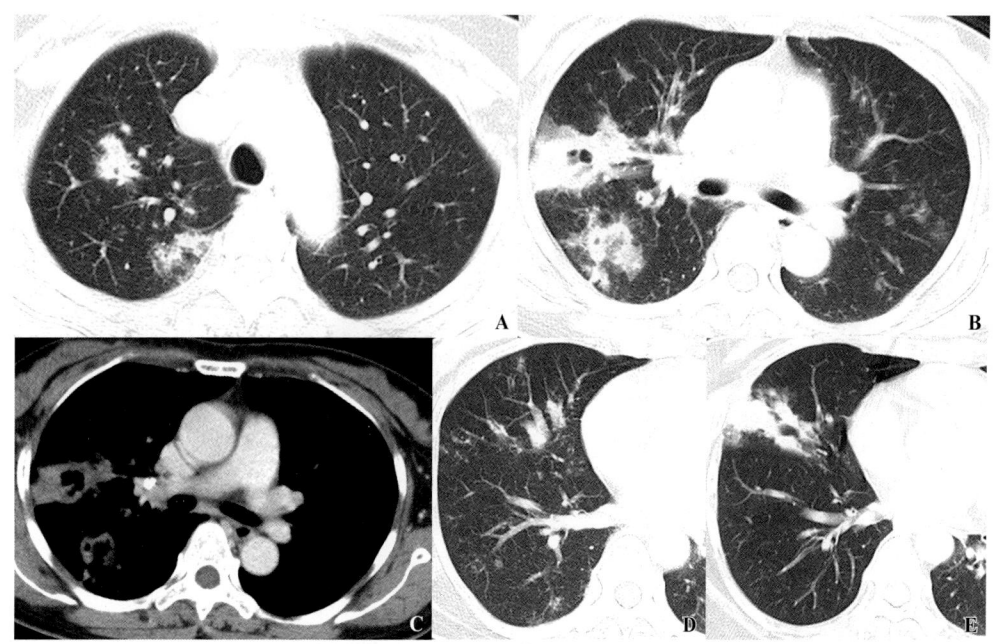

图16-1-18 女性，53岁。IPA

低蛋白血症，咳嗽20余天，支气管镜病理检查发现大量菌丝。CT肺窗显示两肺多发实变及结节影，部分病灶内见空洞形成（B）及晕征（A、B）；增强后（C）病灶实性成分有强化；抗真菌治疗2个月后复查，上叶病灶明显吸收（D），但右肺中叶外侧段出现新发病灶（E），呈现游走性，再次行支气管镜检查证实右肺中叶外侧支气管内存在菌丝。

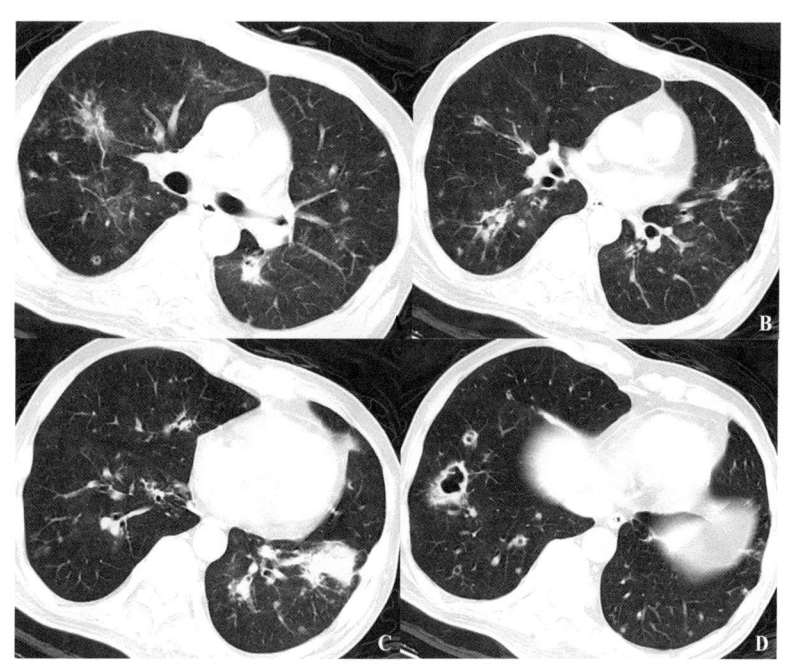

图16-1-19 男性，67岁。IPA

急性B细胞淋巴母细胞白血病/淋巴瘤，G/GM试验均（+）。CT肺窗显示两肺多发空洞性病灶，以小结节为主（A、B、D），同时伴有节段实变影（C）和支气管周围实变影（A～C）。

晕征是指围绕肺内结节周围的略低于结节密度而又高于肺实质密度环行带状区，该密度类似于磨玻璃样（图16-1-17A、B，图16-1-8A、B，图16-1-20A～C）。其病理基础是结节边缘的肺泡出血。该征象短暂、一过性，仅见于病菌侵袭血管后10天内，因此早期的CT检查尤为迫切[26,27]。

空气新月征在IPA中的表现与前面CPA中所提有所不同，在这指结节伴梗死肺收缩形成结节内的新月形或环形空洞。它可见于50%病例，通常发生于病程2周后（图16-1-17E和图16-1-20D），往往是宿主免疫应答恢复时出现，表明宿主的免疫力改善，意味着存活率更高。

低密度征表现为在纵隔窗上结节内的相对低密度影，是空气新月征的前兆，敏感性不高但特异性较高。

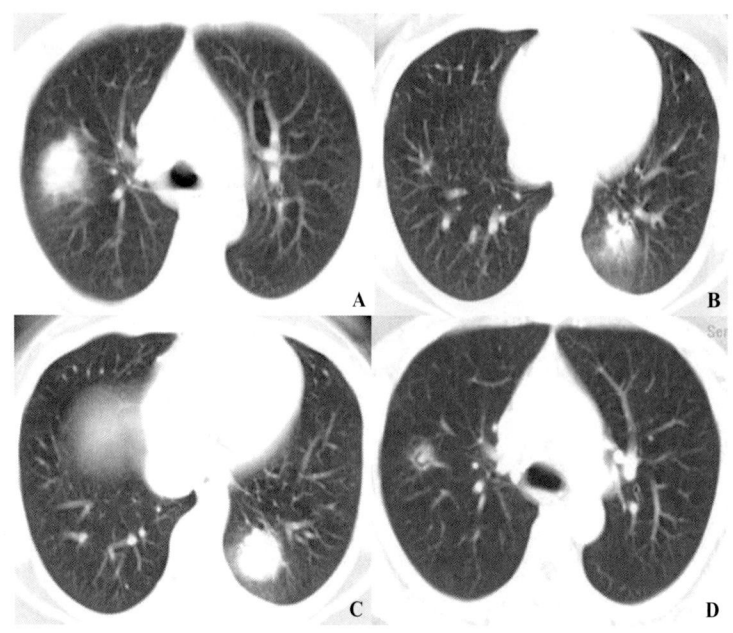

图 16-1-20　女性，18 岁。白血病肺曲霉感染

CT 肺窗（A～C）显示两肺多发结节影，边缘模糊，围绕磨玻璃影的晕环，即晕征；治疗 1 个月后复查（D），病变明显缩小，但可见空洞内曲霉球形成新月征。

2. **各亚型影像特点**　以上为血管侵袭 IPA 常见表现，当气道侵袭时，依据累及部位可分为气管-支气管炎型、细支气管炎型和支气管肺炎型 3 种类型。

（1）气管-支气管炎型：在影像学上常表现为正常或出现支气管壁增厚伴管腔狭窄[28]。当出现细支气管炎时，CT 上可出现树芽征，即表现为分支线样影的支气管血管树周围出现多个 2～4 mm 的小叶中心结节[29]。当嵌塞的黏液被排出，可以表现为细支气管扩张，管壁增厚。

（2）细支气管炎型：随着曲霉菌丝侵及细支气管基底膜，引起中性粒细胞反应性聚集伴菌丝聚集，从而受累气道旁出现出血或机化性肺炎，多表现为沿支气管分布的结节影，结节内可见含气支气管影（图 16-1-19A、B 和图 16-1-21）。

（3）支气管肺炎型：若当曲霉菌丝侵及支气管全层，并累及邻近肺实质时，可出现支气管肺炎，此时支气管周围出现斑片状实变影（图 16-1-22）。CT 上呈多种形态病灶共存，而小/细支气管壁增厚、树芽征及结节影发生率高，其中树芽征为早期征象，而支气管周围实变影为进展期征象[29]。

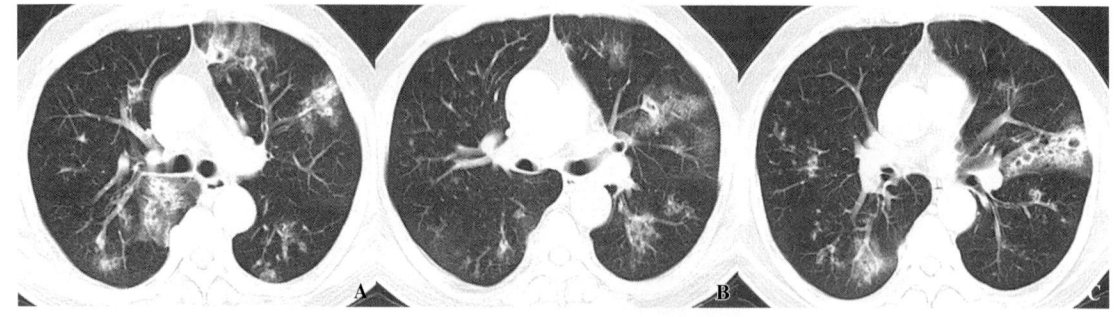

图 16-1-21　男性，61 岁。侵袭性曲霉病

CT 肺窗显示两肺多发大小不一楔形斑片状阴影，沿支气管走行，边缘模糊，密度不均，有融合趋势，部分病灶周边见树芽征（A～C）。

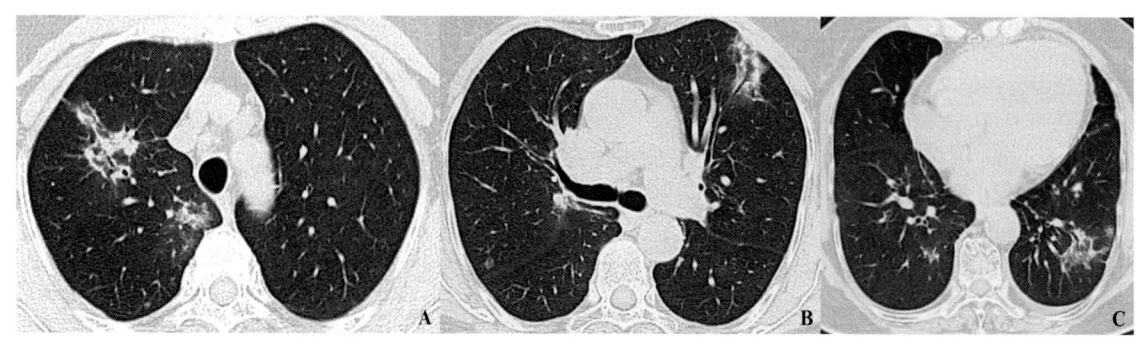

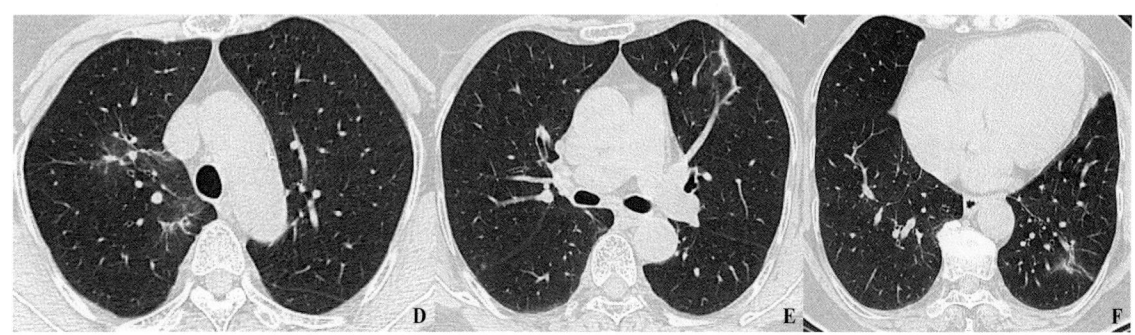

图 16-1-22 女性,67 岁。肺曲霉病

CT 肺窗(A~C)显示两肺散在斑片状实变、实变伴磨玻璃密度影,沿支气管分布;治疗 1 个月后(D~F)病变明显吸收,仍存在小斑片状磨玻璃密度影及走行僵硬的线条影。

另一种前面提到的气管支气管曲霉 AT 常常在影像上没有异常改变,三种分型中伪膜型无影像学改变最常见(比例分别为 59.0% 和 37.5%)[30]。仅有大约 1/4 的病例可被认为具有 AT 的特异性表现,如气管支气管壁增厚(14.3%)、肺不张(8.2%)或支气管内肿块(2.1%)。约 1/3 以上患者入院时胸部影像正常的病例会在随后出现额外表现。

【诊断标准】

通过胸腔镜或开放式肺活检获得的肺组织病理学检查仍是 IPA 诊断的金标准。但并非疑似 IPA 的患者均有条件进行肺活检操作,因此提出了疑诊(probable)和拟诊(possible)[7]。

疑诊需满足以下三条。

1. 宿主条件·至少存在一项 IPA 的危险因素,如长期中性粒细胞减少($<500/mm^3$,>10 天)、SOT、HSCT、长期高剂量激素治疗(>3 周)、血液系统恶性肿瘤、化疗、AIDS、慢性肉芽肿性疾病。

2. 临床特点·CT 上新出现的伴或不伴晕征、空气新月征或空洞的实质病变,支气管镜提示气管支气管炎,或具有特定肺部症状或体征的非特征性新浸润性病变,如胸膜摩擦、胸膜痛、咯血等,至少存在一种 CT 表现提示 IPA。

3. 微生物学标准·痰或 BALF 染色或培养物显示与曲霉属一致的真菌成分,或在血浆、血清或 BALF 中检测到半乳甘露聚糖抗原。

拟诊是具备宿主条件和临床特征,但缺乏曲霉微生物学诊断的患者。

【鉴别诊断】

以上提到的各种征象可见于多种疾病[26],如晕征并非 IPA 特有,还可见于肉芽肿性多血管炎、念珠菌病、巨细胞病毒肺炎、毛霉感染和转移性血管肉瘤、局限性肺损伤等,但最常见于 IPA 早期,且随着病程发展该征象出现概率逐渐降低。而反晕征更多见于毛霉感染。空气新月征可见于细菌性肺炎、空洞型肿瘤或转移、局灶性肺损伤、间质性肺病及肉芽肿性多血管炎等。当然结合临床病史综合分析,该征象诊断 IPA 仍具典型性。

气道侵袭 IPA 中的结节影、树芽征也常见于结核感染,但是结核感染有相对独特的好发部位,好发于上叶尖后段及下叶背段,病灶新旧不一,并且结核感染不易出现支气管周围斑片状实变影[29]。

(张志勇 杨姗)

参考文献

[1] Patterson TF, Thompson GR 3rd, Denning DW, et al. Practice guidelines for the diagnosis and management of aspergillosis: 2016 update by the infectious diseases society of America [J]. Clin Infect Dis, 2016, 63: e1-e60.

[2] Denning DW, Pleuvry A, Cole DC. Global burden of allergic bronchopulmonary aspergillosis with asthma and its complication chronic pulmonary aspergillosis in adults [J]. Med Mycol, 2013, 51: 361-370.

[3] 中华医学会呼吸病学分会哮喘学组. 变应性支气管肺曲霉病诊治专家共识 [J]. 中华医学杂志, 2017, 97: 2650-2656.

[4] Mastella G, Rainisio M, Harms HK, et al. Allergic bronchopulmonary aspergillosis in cystic fibrosis. A European epidemiological study, Epidemiologic Registry of Cystic Fibrosis [J]. Eur Respir J, 2000, 16: 464-471.

[5] Agarwal R, Sehgal IS, Dhooria S, et al. Allergic bronchopulmonary aspergillosis [J]. Indian J Med Res, 2020, 151: 529-549.

[6] Tracy MC, Okorie CUA, Foley EA, et al. Allergic bronchopulmonary aspergillosis [J]. J Fungi (Basel), 2016, 2: 17.

[7] Kanj A, Abdallah N, Soubani AO. The spectrum of pulmonary aspergillosis [J]. Respir Med, 2018, 141: 121-131.

[8] Agarwa lR, Chakrabarti A, Shah A, et al. Allergic bronchopulmonary aspergillosis: review of literature and proposal of new diagnostic and classification criteria [J]. Clin Exp Allergy, 2013, 43: 850-873.

[9] Greenberger PA, Bush RK, Demain JG, et al. Allergic bronchopulmonary aspergillosis [J]. J Allergy Clin Immunol Pract, 2014, 2: 703-708.

[10] Agarwal R, Khan A, Garg M, et al, Chest radiographic and computed tomography manifestations in allergic bronchopulmonary aspergillosis [J]. Wold J Radiol, 2012, 4: 141-150.

[11] Milliron B, Henry TS, Veeraraghavan S, et al. Bronchiectasis: mechanisms and imaging clues of associated common and uncommon diseases [J]. RadioGraphics, 2015, 35: 1011-1030.

[12] Denning DW, Cadranel J, Beigelman-Aubry C, et al. Chronic pulmonary aspergillosis: rationale and clinical guidelines for diagnosis and management [J]. Eur Respir, 2016, 47: 45-68.

[13] Muldoon EG, Sharman A, Page I, et al. Aspergillus nodules; another presentation of chronic pulmonary aspergillosis [J]. BMC Pulm Med, 2016, 18; 16: 123.

[14] Maghrabi F, Denning DW. The management of chronic pulmonary Aspergillosis: The UK National aspergillosis centre approach [J]. Curr Fungal Infect Rep, 2017, 11: 242-251.

[15] Godet C, Philippe B, Laurent F, et al. Chronic pulmonary aspergillosis: an update on diagnosis and treatment [J]. Respiration, 2014, 88: 162-174.

[16] Lai G, Zeng C, Mo J, et al. Diagnostic value of galactomannan in bronchoalveolar lavage fluid for chronic respiratory disease with pulmonary aspergillosis [J]. J Clin Microbiol, 2020, 58: e1308-e1319.

[17] 康伟芳. 慢性肺曲霉菌病 55 例临床分析[J]. 中国真菌学杂志, 2019, 14:

[18] Godet C, Laurent F, Bergeron A, et al. CT imaging assessment of response to treatment in chronic pulmonary Aspergillosis [J]. Chest, 2016, 150: 139-147.

[19] 张亚楠,宋泽庆. 侵袭性肺曲霉病的诊断研究进展[J]. 现代医院,2012,12: 12-14.

[20] Heo ST, Tatara AM, Jiménez-Ortigosa C, et al. Changes in in vitro susceptibility patterns of aspergillus to triazoles and correlation with aspergillosis outcome in a tertiary care cancer center, 1999-2015 [J]. Clin Infect Dis, 2017, 65:216-225.

[21] Kanj A, Abdallah N, Soubani AO. The spectrum of pulmonary aspergillosis [J]. Respir Med, 2018, 141:121-131.

[22] Jung J, Hong HL, Lee SO, et al. Immune reconstitution inflammatory syndrome in neutropenic patients with invasive pulmonary aspergillosis [J]. J Infect, 2015, 70:659-667.

[23] Ullmann AJ, Aguado JM, Arikan-Akdagli S, et al. Diagnosis and management of aspergillus diseases: executive summary of the 2017 ESCMID-ECMM-ERS guideline [J]. Clin Microbiol Infect, 2018, 24:e1-e38.

[24] Prasad A, Agarwal K, Deepak D, et al. Pulmonary aspergillosis: what CT can offer before it is too late! [J]. J Clin Diagn Res, 2016, 10:TE01-5.

[25] Greene RE, Schlamm HT, Oestmann JW, et al. Imaging findings in acute invasive pulmonary aspergillosis: clinical significance of the halo sign [J]. Clin Infect Dis, 2007, 44:373-379.

[26] 朱亚茜,马淑萍,杜岩,等. 气道侵袭性曲霉病一例[J]. 中华结核和呼吸杂志,2017,40:948-950.

[27] 倪晓琼,侯金鹏,余蕊,等. MSCT 诊断气道侵袭性肺曲菌病 16 例分析及文献复习[J]. 中国临床医学影像杂志,2019,30:514-516.

[28] Fernández-Ruiz M, Silva JT, San-Juan R, et al. Aspergillus tracheobronchitis: report of 8 cases and review of the literature [J]. Medicine (Baltimore), 2012, 91:261-273.

第二节·肺隐球菌病

隐球菌属于真菌中的一种。真菌广泛存在于自然界中,并可寄生于健康人体内,一般情况下并不致病,大部分属于条件致病菌。肺隐球菌病是通过吸入隐球菌孢子引起的亚急性或慢性肺真菌病。近年来发病率逐年上升,已成为仅次于白念珠菌、曲霉的第三大类肺真菌病[1]。

造成人体感染的隐球菌大多数为新型隐球菌(cryptococcus neoformans),新型隐球菌又称溶组织酵母菌(torulla histolytica),广泛存在土壤中,是土壤、瓜果的腐生菌,尤其易存留在饲鸽环境的鸽粪尘埃和腐败的水果中,家畜也可携带该菌,而成为重要的传染源。

该病呈世界性分布,常见于免疫功能低下的患者[2],尤其多见于器官移植术后及 AIDS 患者。随着广谱抗生素、激素、抗癌药和免疫抑制剂的广泛应用,以及慢性消耗性疾病患者的增多,该病发病率有逐年增多的趋势。患霍奇金病、其他淋巴瘤、类肉瘤或长期接受皮质类固醇治疗的患者为本病的高危人群。

但近年来在免疫功能正常人群肺隐球菌病的发病率逐渐增加[3]。尤其是中青年男性人群本病症状较轻,并有自愈倾向,其肺部病灶往往在体检时偶然被发现。偶尔也会发生进行性播散性隐球菌病。

造成人体感染的隐球菌几乎均为新型隐球菌,该菌经呼吸道、消化道等进入人体,可引起隐球菌病。肺部感染的症状类似肺结核。它可为自限性,也可播散到脑膜、皮肤、骨骼、内脏或其他部位。

肺隐球菌病在 1924 年由 Sheppe 首次报道,我国首例报道于 1981 年。据统计,肺隐球菌病的患病率有逐年上升的趋势。其上升原因可能与下列因素有关。

(1) 慢性消耗性疾病患者增多,如糖尿病、肺结核、恶性肿瘤、AIDS、器官移植者等导致细胞免疫功能降低者易伴发本病,近一半患者合并有基础疾患。

(2) 免疫抑制剂、肾上腺皮质激素、抗癌药、广谱抗生素的广泛应用引起机体防御系统的破坏及功能失调,易诱发隐球菌感染。

(3) 近几年发病原因不明者有增多趋势,且以中年男性尤其是≥40 岁的男性为主。

(4) 随着文献报道的增加,医务人员对该病的认识和警惕性提高,早期诊断率提高。

(5) 确诊手段多样化,如血清学检查,痰、胸腔积液、肺泡灌洗液中抗原滴定度检查,经支气管镜肺组织活检,CT 引导下经皮肺穿刺活检及胸腔镜或开胸活检行组织学检查等的普及推广,改变了以往痰培养的单一检查方法,使该病确诊率增加。

隐球菌感染途径有内源性、外源性、继发性等。在大部分病例中,隐球菌性肺部疾病被认为是潜伏感染再次激活的结果,这种人体内潜伏感染在隐球菌病诊断之前很早就已获得。然而,肺部疾病也可由近期吸入感染性病原体所致,从而发生急性症状。该病 75% 以上继发于严重疾病,尚无人与人之间互相传染的报道。男女之间的发病率约为 2:1,发病年龄多为 20～65 岁,婴幼儿及老年人中报道较少。本病无明显职业倾向性。新型隐球菌可分为 A、B、C 和 D 四个血清型,临床上以 A 型和 D 型居多。

【发病机制与病理】

隐球菌病主要通过吸入空气中的新型隐球菌孢子而感染。因此,呼吸系统是其进入体内的主要途径。该菌对中枢神经系统的亲和力较高,其次为皮肤和肺。容易引起隐球菌病的因素包括慢性消耗性疾病,如糖尿病、结节病、白血病、晚期肿瘤、AIDS 及器官移植者等。

在 HIV 感染者中,肺隐球菌病的发生率为 5%～10%。国外报道免疫功能正常人群的每年发病率为 0.2%,AIDS 患者发病率为 80%～90%。无任何肺原发病和肺结构异常而形成的肺隐球菌感染称为原发性隐球菌型肺炎,约 50% 发生在免疫功能正常的患者中,大多数患者肺为单一受累器官。隐球菌进入肺部后有 3 种表现形式。

1. 隐球菌定植·可以定植在气道或肺泡,不产生症状,也无影像学改变,在有慢性肺部疾病患者中常见。

2. 隐球菌聚集·指菌体在肺泡内生长但不引起机体的炎症反应。

3. 肉芽肿形成

肺隐球菌病常见的病理类型包括3种类型。①孤立性肉芽肿型;②粟粒性肉芽肿型;③肺炎型。后两型主要见于免疫功能低下或长期应用免疫抑制剂者,可累及多个肺叶。

病变类型与患者的免疫状态及病程有关。早期或免疫力低下者常形成胶样病变,肉眼可见黄白色或粉红色胶状半透明物质;晚期或免疫力正常者常形成非干酪样大小不等肉芽肿性病变,病灶内可见非干酪样坏死和空洞,不形成钙化,周围无明显包膜。

显微镜下,初期病灶内可见聚集成堆的大量隐球菌菌体,并见出芽繁殖,病灶内有较多的炎症细胞浸润,主要为单核、淋巴和浆细胞,由于荚膜对中性粒细胞有抑制作用,故中性粒细胞少见。肉芽肿主要由巨大的泡沫状巨噬细胞、多核巨细胞和淋巴细胞等构成,巨噬细胞内吞噬有隐球菌菌体,游离于组织中的隐球菌甚少。

肉芽肿病灶内的细胞弥漫性分布,很少形成结节,且坏死不彻底,网状纤维支架存在,可与增殖性肺结核鉴别。其病理诊断必须查见隐球菌病原体才能确定。

【临床表现】

肺隐球菌病常见症状主要表现为咳嗽、咳痰(干咳或带有少量痰)、低热、头痛、胸痛等,罕有咳血,少见的症状还包括气促、盗汗、食欲不振、恶心、呕吐、体重下降。这些非特异性症状与肺癌、肺炎及肺结核等呼吸系统其他疾病的表现相似,临床极易被误诊[4,5]。

多数隐球菌感染是一个自限性、亚急性或慢性过程。肺部原发性病变通常无症状,呈自限性。具有正常免疫功能的患者,临床上典型而单一的肺部病变有时可自愈而不发生播散,甚至不需要进行抗真菌治疗。AIDS患者感染隐球菌可表现为严重的进行性肺炎,伴有急性呼吸困难。

播散性皮肤受累可发生于任何被感染者,引起脓疱丘疹样小结,或溃疡形成,有时像痤疮、传染性软疣或基底细胞癌。播散病灶也可发生在皮下、长骨末端、关节、肝、脾、肾、前列腺及其他组织。

除皮肤病变外,骨、腹部脏器或其他组织局限性病变几乎无任何临床症状。隐球菌对中枢神经系统亲和力高,约1/3的肺隐球菌病患者并发脑膜炎。

【实验室检查】

1. 血清学检查·可采用Eiken试验,即利用蛋白酶对血清预处理,可明显地提高检测的敏感性。除血清外,还可检测痰液、胸腔积液、BALF中的抗原滴定度。检测隐球菌荚膜抗原的乳胶凝集试验是隐球菌病最快速和最有诊断价值的诊断方法,其敏感性可达99%。

2. 病原学和组织学检查·隐球菌属于无菌丝的单细胞芽生酵母型真菌,孢子无子囊。它包括17个种和7个变种,其中仅新型隐球菌及其变种具有致病性。新型隐球菌在组织中呈圆形或卵圆形,直径一般为$5\sim10\,\mu m$,少数为$3\sim20\,\mu m$。菌体为宽阔透明的荚膜所包裹,荚膜可比菌体大1~3倍,印度墨汁染色能清晰显示荚膜,但周围组织不能辨认,有可能出现假阳性。隐球菌荚膜的主要成分荚膜多糖(糖醛酸木露聚糖)是确定血清型特异性的抗原基础,并与其毒力、致病性及其免疫性密切相关。非致病性隐球菌无荚膜。

3. PAS和GMS检查·隐球菌的常用染色方法是PAS和GMS染色法。黏液和胞质在PAS染色法中呈相对"纯净"的粉红色背景,有利于隐球菌的寻找;GMS-Masson(Groeott六胺银)染色菌体呈黑色。HE染色菌体呈圆形小空泡状。

4. 电镜检查·电镜下隐球菌有明显的细胞壁,有比菌体大1~3倍的荚膜,荚膜与胞体之间有明显透明带。壁内可见质膜、胞质内可见双层膜的内质网、线粒体嵴少、糖原和大小不等的空泡等细胞器,但结构皆较简单,无高尔基体。细胞核为单核,不易看到。在寄生的宿主细胞内常常留下低电子密度腔隙(隐球菌噬斑)。可见到生芽繁殖的菌体,能准确地与其他真菌孢子和真菌鉴别。

【影像学表现】

本病的病理类型通常分3型:孤立肉芽肿型、粟粒肉芽肿型和肺炎型。其中,孤立肉芽肿型最常见[6]。

在影像学上多表现为单发或多发大小不等结节或肿块;结节型肺隐球菌病临床和CT表现均缺少特异性且复杂多变,极易被误诊为周围型肺癌、肺结核、炎性假瘤[7]。

粟粒肉芽肿型和肺炎型多见于急性早期和免疫缺陷患者,粟粒肉芽肿型表现为两肺多发粟粒状结节。肺炎型则表现为团片状、斑片状、大叶性渗出实变影。

上述征象可单发,也可并存。免疫功能正常宿主以单发结节及肿块影多见,免疫功能缺陷者的病灶周围易发生炎性反应、肺泡实变、多发结节、肿块及空洞影[8,9],提示为肺内播散病灶[10]。

1. 肉芽肿型·又称结节型、肿块型,根据肉芽肿的数量,又分为孤立型和多发型,其中孤立性结节或肿块多见。

结节边界较清楚,形态多不规则,少数可呈分叶状,一般无毛刺、无血管集束征(图16-2-1)。通常结节密度较均匀,但也可有钙化、空洞或小泡征。肺隐球菌病空洞少见,常发生于免疫缺陷患者,洞壁厚而光整(图16-2-1)。

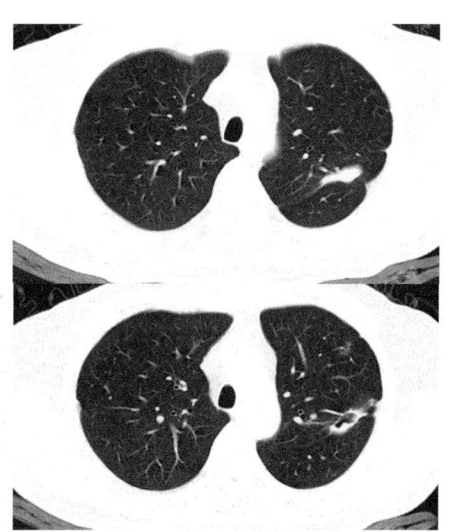

图16-2-1 男性,54岁。肺隐球菌病

CT肺窗显示左肺上叶尖后段病灶,边缘清晰,邻近叶间裂稍牵拉,肋胸膜见胸膜凹陷征,内伴偏在性厚壁空洞。

增强扫描，肿块呈轻中度持续强化，CT值增加20～30HU（图16-2-2和图16-2-3）。以多发结节为主要表现的病灶有融合成团的趋势，绝大多数病灶位于肺外带及胸膜下（图16-2-4）。

40%病灶周边或邻近肺有磨玻璃样模糊影，称为晕征（图16-2-2和图16-2-4），代表肺组织的出血或炎性浸润。文献报道这种晕征的病理基础是出血或出血性梗死。个别病灶可有毛刺及胸膜凹陷征，不易与肺癌鉴别（图16-2-5）。本型一般无胸腔积液。

纤维化、钙化及肺门纵隔淋巴结肿大少见。周围多发索条影，内部多发气泡征，结节与胸壁见磨玻璃密度增高影。既往研究发现免疫功能正常宿主以单发结节及肿块影多见，HIV感染等免疫抑制宿主易出现多发结节、肿块及空洞影[8,9]。

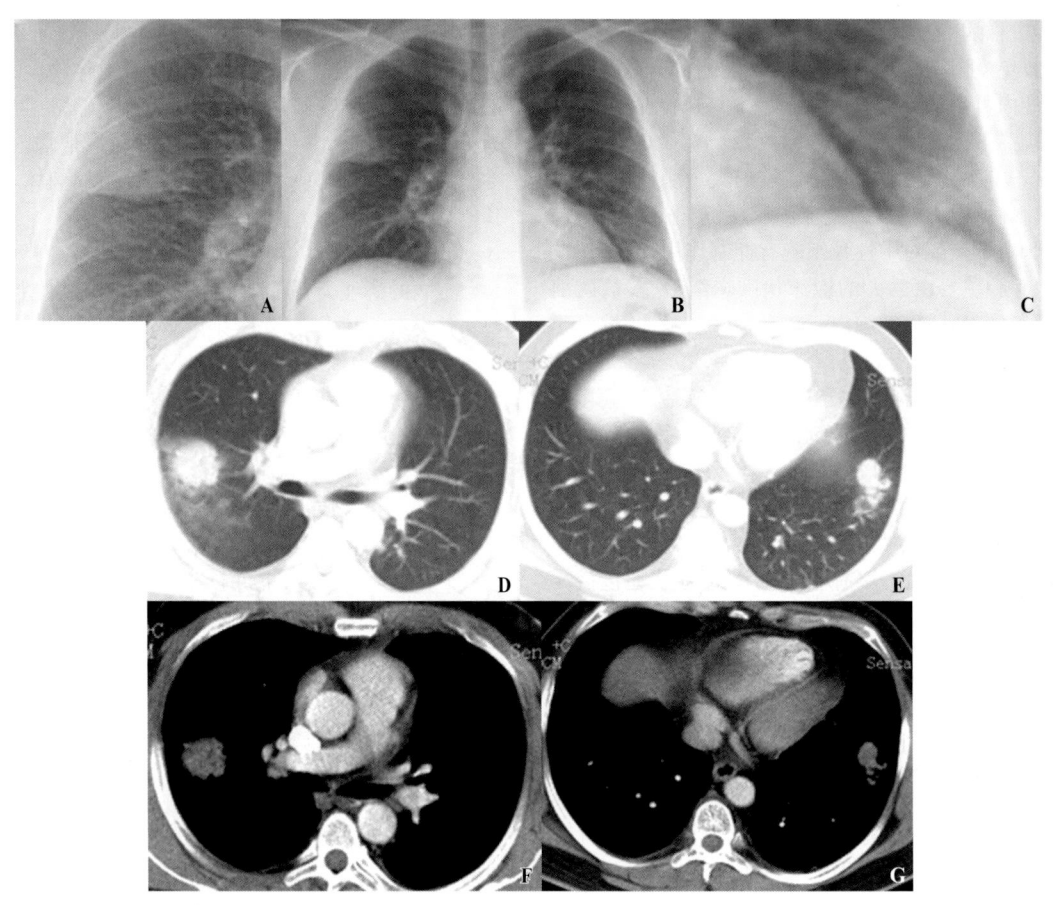

图16-2-2 男性,55岁。肺隐球菌病
胸部X线片和局部放大图（A～C）显示右肺上叶片状致密影，下缘平直，上缘模糊不清，左肺下叶小片絮状淡薄密度增高影；CT肺窗显示右肺病变周围磨玻璃影及晕征(D)，左肺病变多发聚集(E)；纵隔窗(F、G)显示所有病灶均匀，病变强化不明显。

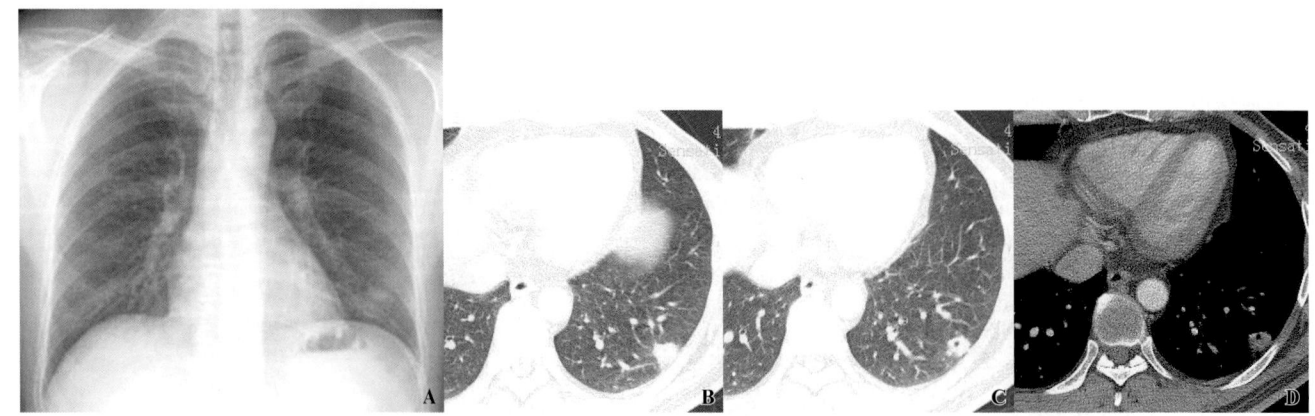

图16-2-3 男性,46岁。肺隐球菌病
胸部X线片(A)显示左肺下叶类结节，边缘稍模糊；CT肺窗显示结节外形不规则(B)，内可见内壁光滑的偏心性空洞影(C)，洞壁较厚；纵隔窗(D)显示结节邻近少量胸腔积液。

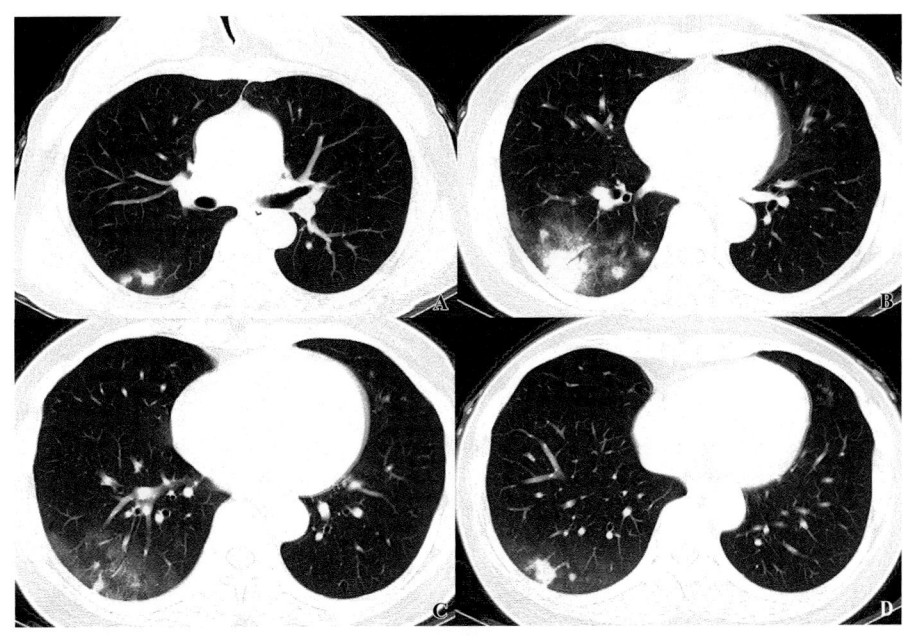

图 16-2-4　男性,27 岁。肺隐球菌病

CT 肺窗显示(B、C)右肺下叶多发斑片磨玻璃影,实变,结节影周围有晕征,大小不一,部分融合,小病灶较圆,大病灶外形不整,周围可见晕征。

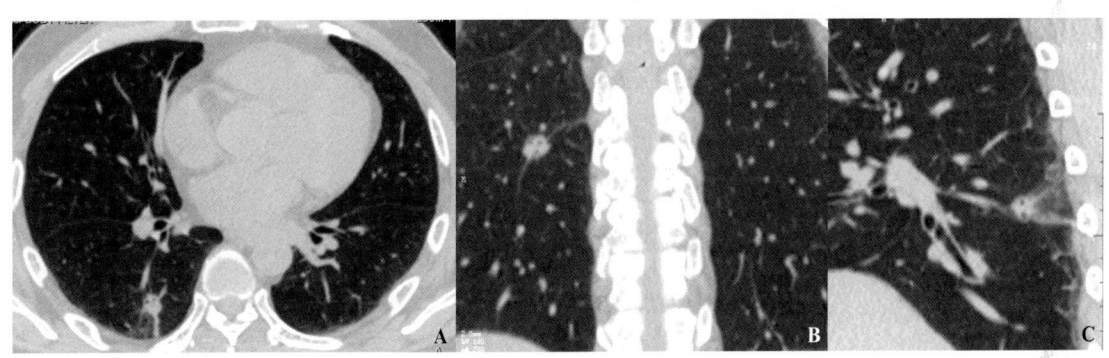

图 16-2-5　男性,58 岁。肺隐球菌病

CT 肺窗(A)、冠状位(B)、矢状位(C)显示右肺下叶微小结节,周围多发索条影,内部多发小泡征,结节与胸壁间见磨玻璃影。

2. 弥漫性粟粒型·胸部 X 线片表现为肺实质内弥漫性/局灶性粟粒状结节影或肺间质网状结节影。CT 表现为两肺多发粟粒状结节,直径为 3~5 mm,边缘清晰/模糊,肺尖多不受累,短期内变化快,可以融合成片状。

与肺结核不同的地方在于,粟粒性结节常有聚集性分布的特点,该型很少单独存在,常与其他类型病变并存(图 16-2-6)。

3. 肺炎型·本病引起的浸润性实变多为局限性,常表现为小条片状、团片状或单肺叶、多肺叶病变,X 线片为渗出实变影(图 16-2-7A),CT 表现为磨玻璃影或实变影,实变影外形类似于肿块,但其内可见充气支气管征(图 16-2-7B、C)。轮廓比较清楚,也可伴有晕征或周围稍模糊[11]。增强扫描病灶内显示血管造影征,病灶中等度强化(图 16-2-7)。

病变多位于胸膜下,下肺野,右侧居多。有"此起彼伏"的特点,提示炎性浸润与吸收同时存在。部分病灶内可见空泡征或坏死空洞(图 16-2-8)。相邻胸膜呈局限性、均匀增厚,可伴纤维化、钙化、胸腔积液及肺门淋巴结肿大等(图 16-2-9)。

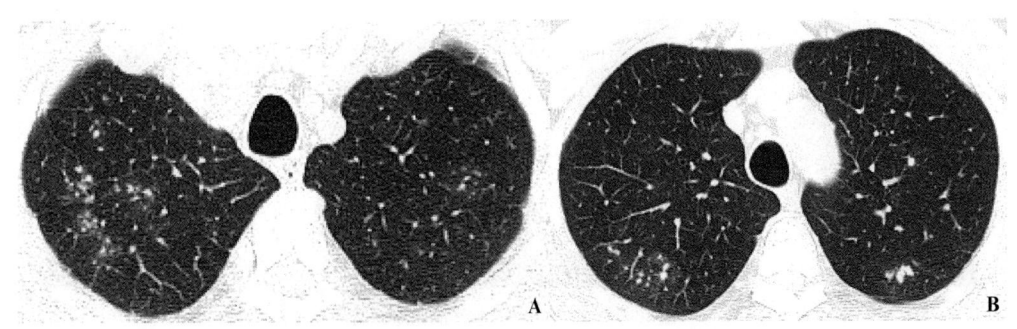

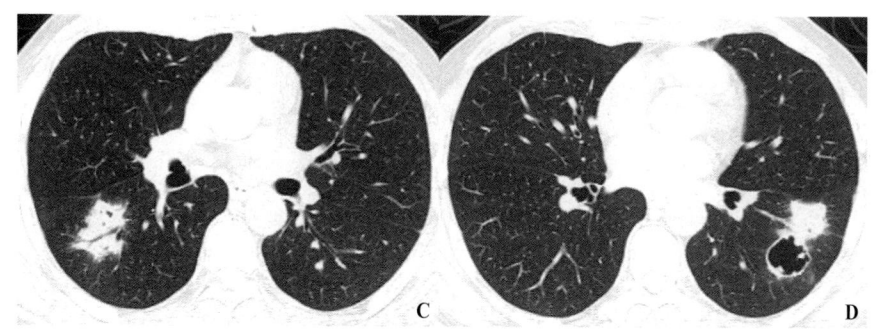

图 16-2-6　男性,66 岁。肺隐球菌病

CT 轴位显示双肺上叶粟粒性结节,结节边缘清楚,周围伴磨玻璃影(A),也可无周围渗出(B),右肺下叶渗出实变影(C),左肺下叶结节及空洞(D)。

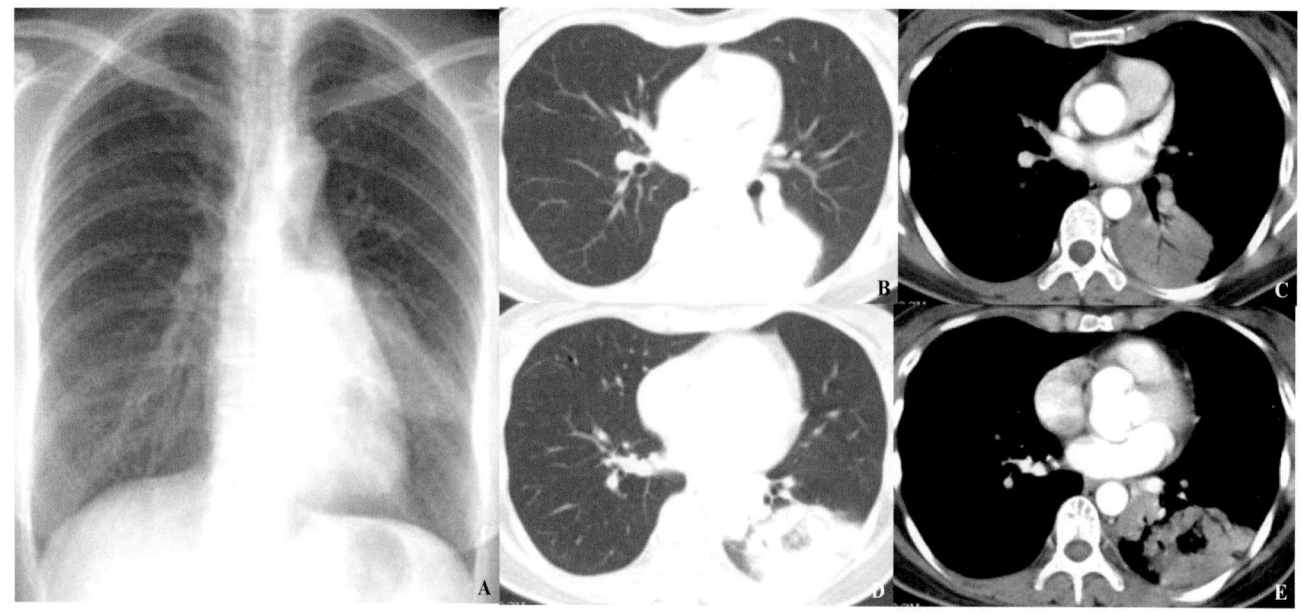

图 16-2-7　女性,40 岁。肺隐球菌病

胸部 X 线片(A)显示中下肺野片状密度增高影,边缘清楚,其内隐约可见不规则低密度区;CT 肺窗和纵隔窗显示左下肺片状致密影,其内可见空洞(D、E),洞壁较厚,洞壁密度不均,可见支气管充气征(B、C)。

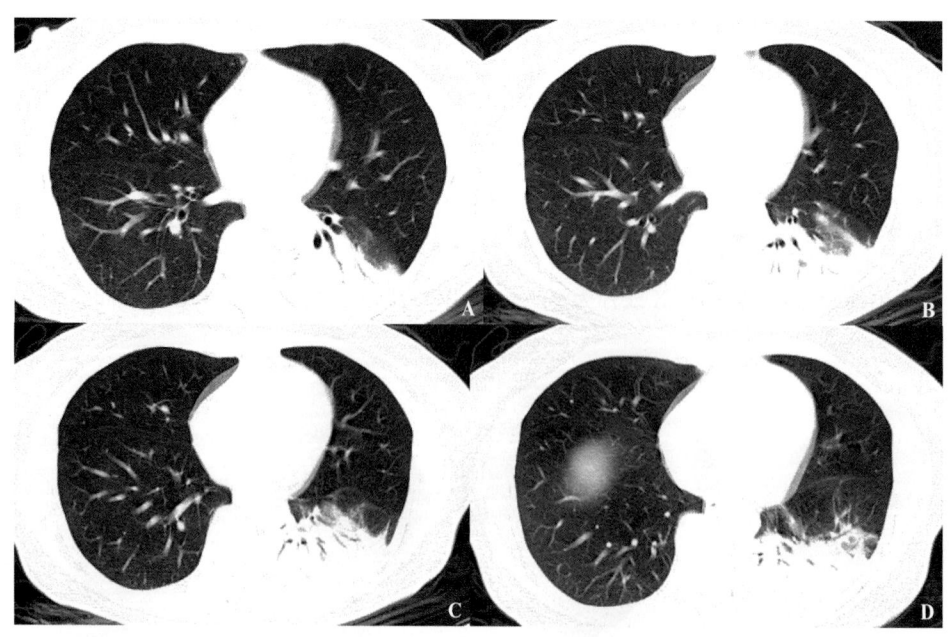

图 16-2-8　女性,55 岁。肺隐球菌病

CT 肺窗(A~D)显示左肺下叶大片状实变影,阴影形态不规则,轮廓较清晰,内有支气管充气征。

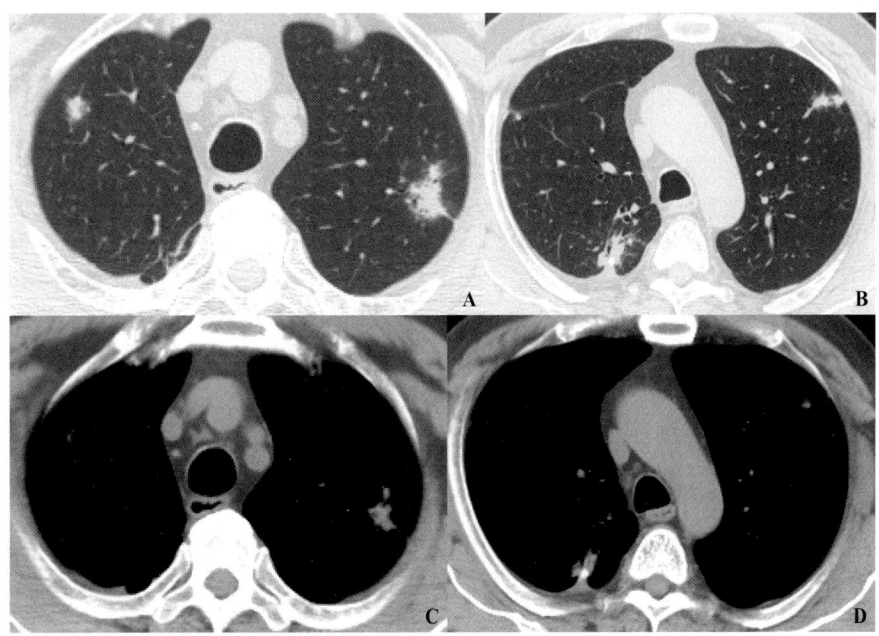

图 16-2-9 男性，65岁。肺隐球菌病

CT肺窗显示两肺胸膜下多发斑片状阴影，阴影形态不规则，轮廓较清晰，内有支气管充气征及空泡征，右侧胸膜下可见纤维索条影(A)及胸膜局限性增厚(B)；纵隔窗示双侧胸膜局限性增厚(C)，可见三角形胸膜增厚，病灶内可见钙化(D)。

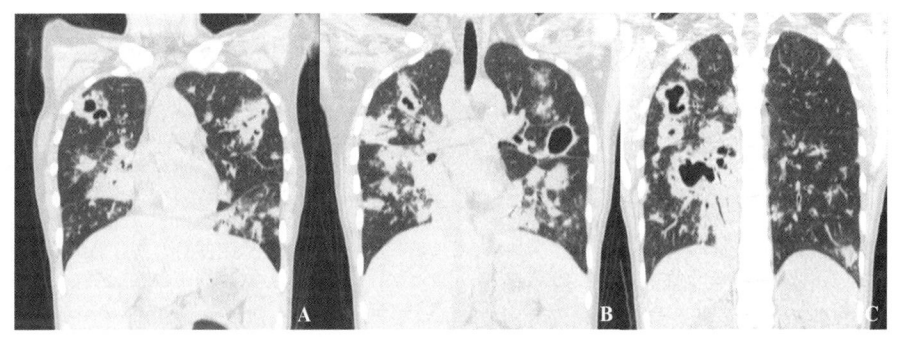

图 16-2-10 女性，35岁。肺隐球菌病

CT肺窗显示两肺多发结节，斑片状磨玻璃影和实变影，多发厚壁不规则空洞(A～C)，左上肺有壁薄光滑的空洞(B)，实变阴影内有支气管气像(C)。

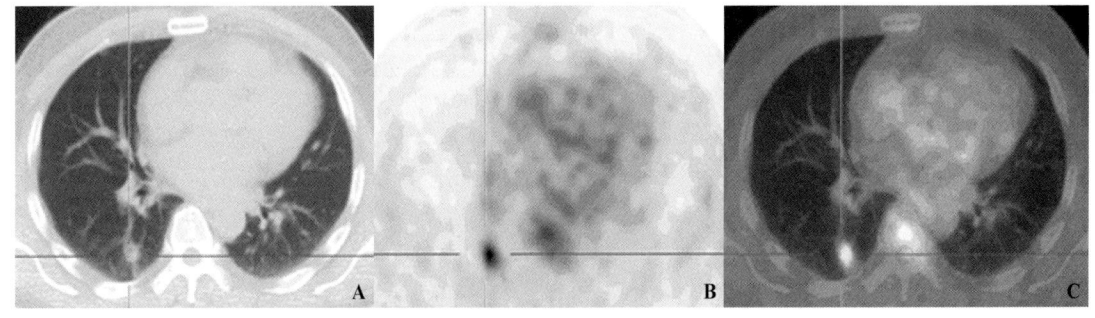

图 16-2-11 男性，58岁。肺隐球菌(与图12-4-5为同一患者)

CT肺窗(A)所示小结节在 ^{18}F-FDG核素图(B)及融合图(C)均表现为核素浓集现象。

4. 混合型病变 • 上述各种类型的多种征象混合存在，主要表现形式为斑片、大叶实变、结节、肿块、空洞等等多样化病灶共存(图16-2-6和图16-2-10)。

与胸部X线片相比，胸部CT扫描对结节、实变、渗出性病变的分布、病变数目、内部结构，如有无空洞形成、边缘、周边情况及肺门纵隔淋巴结、胸膜改变的显示良好，对肺隐球菌病的诊断与鉴别诊断更有意义。

PET-CT表现，当隐球菌内含有由单核巨噬细胞及多核组织细胞组成的肉芽组织时，可导致FDG的异常摄取(图16-2-11)，文献研究其对FDG的摄取值与结核、炎性假瘤无统计学差异，与肺癌存在很大程度的重叠，提示PET-CT不能作为肺隐球菌病与肺恶性肿瘤的鉴别诊断方法。

有研究显示胆碱的代谢途径是参与膜磷脂的合成,[11]C-胆碱有助于良恶性病变的鉴别,但是仍有部分隐球菌呈阳性反应,这可能是巨噬细胞暴露于病菌环境时,其自身迅速增殖,对胆碱的需求量明显增加所致。

因此,在应用PET-CT对肺结节进行鉴别的时候,必须根据临床病史、实验室检查及影像学资料结合全面判断,必要时行有创性检查甚至开胸手术明确诊断。

【诊断标准】

目前的诊断标准如下。

(1) 有肺部感染的症状与体征。

(2) 胸部X线或CT检查肺部有炎症和/或结节影。

(3) 采用生理盐水漱口后采集痰标本,连续3次以上痰或气管抽吸物培养有隐球菌生长。

(4) 有胸腔积液者,其胸腔积液培养亦有隐球菌生长。

(5) 如在获得的病变组织中能发现隐球菌则为最可靠的确诊依据。

【鉴别诊断】

1. 周围型肺癌。CT常表现为单发肺部结节和/或肿块,可有小泡征、分叶征、毛刺征、血管集束征、内壁不光整的偏心性空洞、胸膜凹陷征、细砂粒样钙化等表现,周边浸润阴影多位于胸膜侧。晚期可有肺门、纵隔淋巴结肿大、胸腔积液,这些与肺隐球菌病表现存在差异。

2. 肺结核。影像学上也可表现为结节、肿块及渗出浸润影。临床上,一般有结核中毒症状,如午后低热、盗汗、消瘦等,痰菌多阳性,多发生在特定部位(上叶尖后段、下叶背段),病灶易发生纤维化、钙化及空洞,以上叶为著,纵隔、肺门淋巴结肿大多见。

肺隐球菌病表现为弥漫粟粒影时,需与急性粟粒型肺结核鉴别。急性粟粒型肺结核多有典型的临床症状,痰菌多呈阳性。HRCT扫描可能有助于鉴别诊断。结核常表现为沿支气管播散的小叶中心结节、树芽征、单发或多发空洞,空洞通常为新月形和裂隙样,内壁不规则。肺隐球菌病中未见有树芽征,小叶中心结节少见,坏死及空洞也十分少见,钙化和肺门淋巴结肿大极为罕见。

3. 大叶性肺炎。与大叶性肺炎相比,肺隐球菌病患者的大片实变影具有中心较密实,周边明显变淡的特点。另外,肺隐球菌病气道征仅限于实变肺的近端,与大叶性肺炎支气管充气征贯穿于实变肺有明显不同。大叶性肺炎多呈急性起病,临床症状较明显,有发热,与肺部改变相一致,若患者肺部实变影明显,而呼吸道症状及发热等临床表现相对较轻,且抗生素治疗无效时,需要警惕肺隐球菌病发生的可能。

4. 转移瘤。以多发结节为表现形式的肺隐球菌病需要与转移瘤鉴别。肺隐球菌病结节大小不一,多位于胸膜下区,边缘不光滑,有小毛刺或绒毛状,病灶形态不一,小病灶呈类圆形。当病灶大于3 cm时,结节多为不规则状,内有坏死区或空洞。而转移瘤多数边缘光滑,呈类圆形,大小较一致,或差别不是很大,大小病灶的形态基本相同,多数密度均匀。

(张志勇 张昊凌)

参考文献

[1] Gullo FP, Rossi SA, Sardi J de CO, et al. Cryptococcosis: epidemiology, fungal resistance, and new alternatives for treatment [J]. Eur J Clin Microbiol Infect Dis, 2013, 32:1377 - 1391.

[2] Yamakawa H, Yoshida M, Yabe M, et al. Correlation between clinical characteristics and chest computed tomography findings of pulmonary cryptococcosis [J]. Pulm Med, 2015, 2015:703407.

[3] 邱小青,甘思远,叶瑞芳,等.肺原发性隐球菌病患者临床病理及影像学特征分析[J].中国病原生物学杂志,2019,14:639 - 642.

[4] Liu K, Ding H, Xu B, et al. Clinical analysis of non-AIDS patients pathologically diagnosed with pulmonary cryptococcosis [J]. J Thorac Dis, 2016, 8:2813 - 2821.

[5] Guimaraes MD, Marchiori E, Meirelles GS, et al. Fungal infection mimicking pulmonary malignancy: clinical and radiological characteristics [J]. Lung, 2013, 191:655 - 662.

[6] 李红艳,兰长青,翁恒,等.结节型肺隐球菌病合并肺癌九例 临床特征及影像学分析[J].中华结核和呼吸杂志,2017,40:854.

[7] Secombe CJ, Lester GD, Krockenberger MB. Equine pulmonary cryptococcosis: a comparative literature review and evaluation of fluconazole monotherapy [J]. Mycopathologia, 2016, 182:413 - 423.

[8] Hu Z, Chen J, Wang J, et al. Radiological characteristics of pulmonary cryptococcosis in HIV-infected patients [J]. PLoS ONE, 2017, 12: e0173858.

[9] 梁春晓,陶阳,郑伊能,等.不同类型肺隐球菌病的CT征象分析及文献复习[J].临床放射学杂志,2019,38:1404 - 1408.

[10] Xiao Y, Jing S, Qu Y, et al. Radiological features of AIDS complicated by pulmonary cryptococcosis: Literature review and a report of 10 cases [J]. Radiol Infect is, 2016, 3:9 - 14.

[11] Deng H, Zhang J, Li J, et al. Clinical features and radiological characteristics of pulmonary cryptococcosis [J]. Int Med Res, 2018, 46: 2687 - 2695.

第三节 · 肺毛霉病

毛霉病(mucormycisis)又称藻菌病、接合菌病,由毛霉目下的根霉属、毛霉属、根黏菌属、犁头霉属、被孢霉属及丝状真菌属引起,2016年最新的真菌分类将其归为毛霉菌亚门,取消了原来的接合菌亚门。

肺毛霉病(pulmonary mucormycosis)为罕见的机会菌感染。当机体免疫功能降低时,该菌可侵入支气管和肺,产生急性炎症,并血行播散至脑和全身各脏器,也可通过吸入孢子而致病。近10年来肺毛霉病发病增加。

毛霉为有机物质的腐生菌,广泛存在于土壤及食物中,其生长迅速,能够形成大量的孢子,很容易进入呼吸道,也存在于正常人口腔和鼻咽部,一般情况下不致病。毛霉毒力很弱,机体对这些真菌有很强的免疫力。当机体抵抗力低下时可致病,病程短,发展快,病死率高约为46%,播散型常见。

合并的基础疾病有糖尿病、恶性血液病、器官移植等。其中糖尿病最常见,约占40%,合并酮症酸中毒者占20%。其他易感因素有大量使用激素、中性粒细胞减少症、创伤及免疫抑制剂的使用[1]。而器官移植和中性粒细胞减少症合并的肺毛霉感染致死率达51%[2]。

毛霉病为机会性感染,多数呈急性发病,少数为慢性感染,按发病部位可分为鼻脑型、肺型、播散型、胃肠道型、皮肤型及中枢系统型。鼻脑型毛霉病最常见,它始于鼻旁窦,可播散至眼眶、面部及脑。其病死率为50%~90%,平均病程为7~10天[3]。

肺毛霉病仅次于脑型为第二常见的毛霉病,但一项关于2010—2017年的统计研究发现,皮肤型毛霉病占22%,肺型约占20%[1]。

【发病机制与病理】

患者吸入毛霉孢子后,菌丝可穿透支气管壁侵袭血管壁和血管腔(主要侵犯大、小动脉),形成血栓和栓塞,导致组织缺血、出血性梗死和坏死炎症。毛霉孢子在健康人呼吸道被肺巨噬细胞清除。当白细胞缺乏、吞噬细胞功能受损和酸中毒时,毛霉孢子的清除受到影响,从而导致机体容易受到该菌的侵犯而发病。

大剂量糖皮质激素的应用降低了白细胞的趋化和吞噬能力,影响淋巴细胞结构和功能,抑制了干扰素形成和利用,因而增加真菌感染的机会。

毛霉感染以侵犯血管生长、形成血栓和炎性组织坏死为特征[4]。镜下显示病变呈急性炎症反应,组织呈不同程度的水肿、充血、大片出血、坏死,伴中性粒细胞、巨噬细胞等浸润,病变坏死区、血管腔及血栓内可见大量菌丝,很少形成肉芽肿。传统的革兰染色难以显示毛霉,几丁质染色剂(chitin-binding stains)结合免疫荧光显色可以很好地对真菌菌丝细胞壁染色[5]。

【临床表现】

该病的临床表现因病变类型和病程不同而异。肺毛霉病常见症状有发热、胸闷、气急、呼吸困难和胸痛、咯痰、痰中带血等,两肺有广泛湿啰音及胸膜摩擦音。

侵犯气管支气管可有声嘶症状,侵犯肺小血管可有血栓形成造成肺梗死,表现为胸痛,当累及肺动脉时,可引起致命性大咯血[6]。

【实验室检查】

痰液直接涂片或培养找到毛霉,或病理组织切片中发现血管壁内菌丝即可确诊。临床上怀疑毛霉感染时,应将标本送培养。由于其为腐生菌,若从坏死组织、痰、支气管肺泡灌洗液等中培养分离出该菌,则应该慎重考虑。

但若为糖尿病患者或免疫抑制患者,如培养为阳性很有意义[7]。毛霉菌丝特点为:6~25 μm的粗大菌丝,无隔或极少分隔,呈带状伴直角或钝角分支[7]。

目前获取毛霉的手段有多种,痰培养是较简便的方法,但需连续3次以上培养阳性才能确诊。而在无菌条件下经由纤维支气管镜、外科手术、开胸活检、经胸壁针吸和支气管肺泡灌洗液等手段获取的标本分离出毛霉即可确诊。

而上述手段对取材样本要求较高,结果不一定可靠,很多情况下依靠尸检确诊。近年来分子生物学检测方法的开展,可为临床提供快速、明确的诊断,值得研究推广[8]。

【影像学表现】

胸部X线片上的特点是发展迅速的进行性肺浸润影或肺梗塞影,表现为斑片状渗出性阴影和软组织密度的结节、肿块影(图16-3-1A),形态不一,后者与肺部肿瘤有时难以鉴别,少数呈小结节状阴影。可见空洞形成,各叶均可受累,类似普通肺炎,可伴胸腔积液。

X线片未见异常者占19%。文献上亦有少数慢性局限性肺毛霉病例报道,如在支气管扩张或慢性肺空洞性疾病手术切除的肺标本中,偶尔发现毛霉球。

肺毛霉病的CT表现具有多样性。常见表现为单发或多发斑片影(图16-3-2)和/或软组织结节、肿块(图16-3-3和图16-3-4),形态各异。

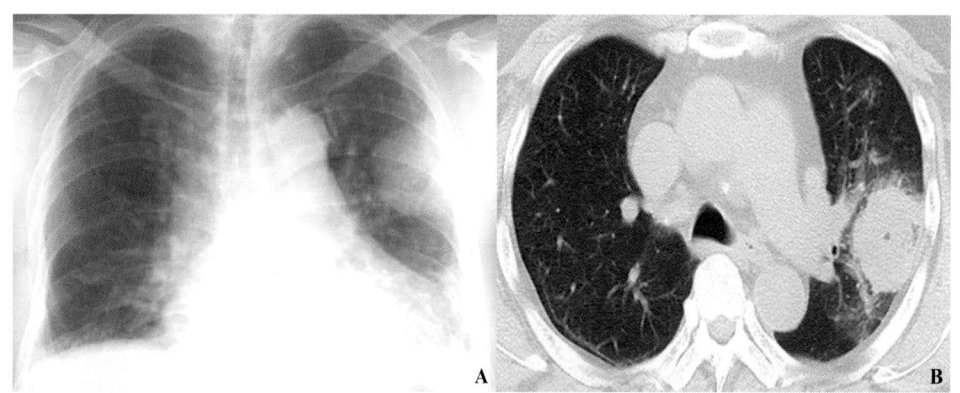

图16-3-1 白血病治疗后毛霉感染

胸部X线片(A)显示左上中肺野中外带致密肿块影,密度均匀,边缘光滑,与侧胸壁基底相连,左侧肋膈角消失;CT(B)显示肿块位于肺内,内部可见点状低密度影,边界不清,周围渗出形成晕征,右侧可见胸膜下线影。

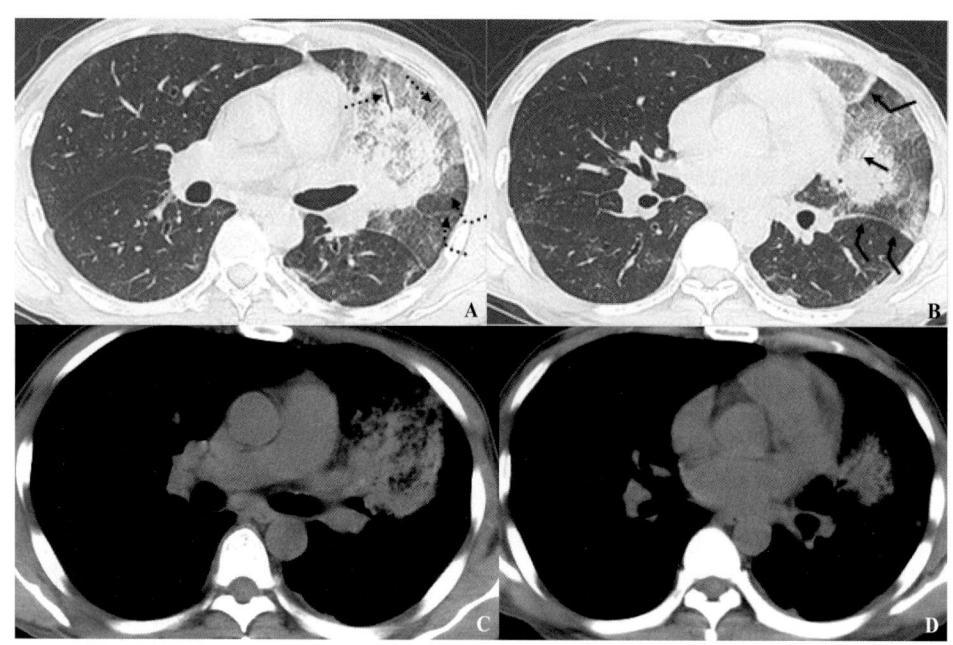

图 16-3-2　男性,42 岁。急性非淋巴细胞白血病合并毛霉感染
CT 肺窗(A、B)显示左肺上叶广泛磨玻璃影伴斑片状实变影,实变影内有细线状支气管充气征(直实箭),磨玻璃影内支气管扩张(直虚箭),叶间裂增厚(弯实箭),小叶间隔增粗(弯虚箭);纵隔窗示密度极不均匀,左侧脊柱旁胸膜增厚。

1. 斑片影·多呈叶段性分布,内可见充气支气管影,与大叶性肺炎不同,其内支气管可扭曲、扩张(图 16-3-2)。

2. 结节肿块·发病初期肿块周围常伴磨玻璃影,称为晕征(图 16-3-1 和图 16-3-3),周围的晕即肺小血管损伤造成的出血。随病情好转,病灶周围渗出吸收,边缘可光滑锐利(图 16-3-4)。另外,反晕征也是肺毛霉病初期的一个特征表现,中央的相对低密度区提示正常肺泡的残留[9,10]。肿块密度均匀,可形成空洞,注射对比剂后病灶呈轻中度强化(图 16-3-5)。在 AIDS 患者中以双肺多发粟粒样结节影为特点。

3. 其他肺部表现·可见肺小叶间隔增厚、支气管血管束周围间隔增粗、胸膜下线等纤维化征象(图 16-3-2)。粒细胞减少症患者中,毛霉侵犯肺动脉容易造成弥漫性肺损伤。

4. 胸部肺外表现·肺毛霉病还可以累及胸膜及纵隔,导致胸腔积液、胸膜肥厚、心包积液等改变(图 16-3-2、图 16-3-4 和图 16-3-5)。纵隔淋巴结可肿大、钙化。

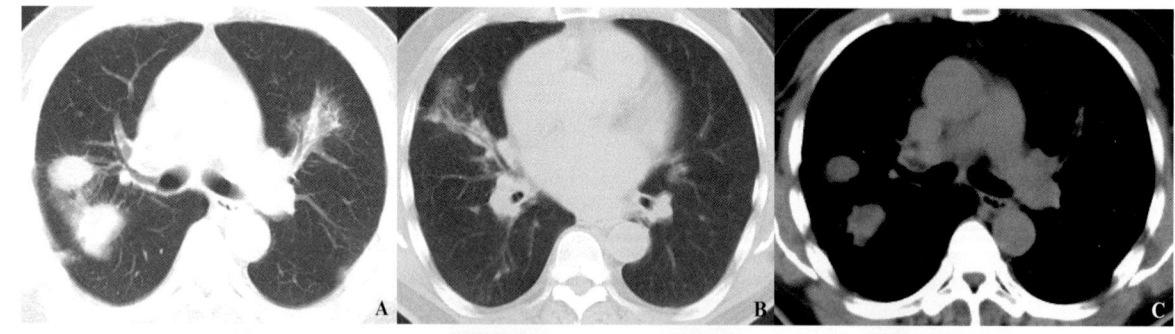

图 16-3-3　男性,64 岁。毛霉感染
CT 肺窗(A、B)和纵隔窗(C)显示右肺中叶及左肺上叶渗出性阴影,引流支气管增粗、扭曲,右肺上叶软组织肿块影,密度均匀,周围可见少量渗出。

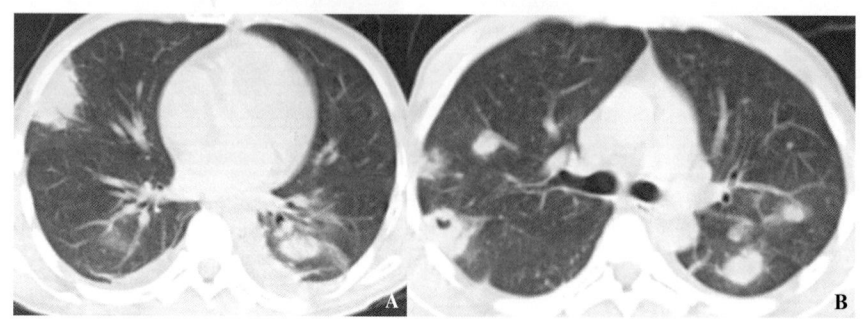

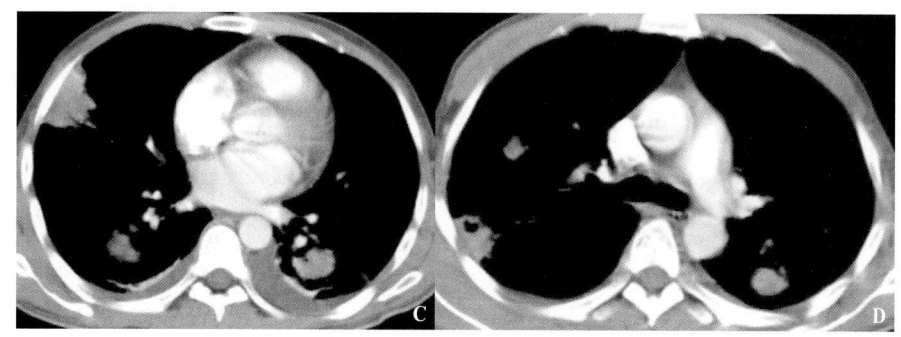

图 16-3-4 毛霉感染

CT 肺窗显示右肺中叶外侧段实变影,内可见支气管充气征(A),两肺多发大小不等结节,多数边缘光滑,右肺下叶胸膜下结节内有空洞形成(B);增强扫描(C、D)显示除空洞外,结节密度较均匀,双侧少量胸腔积液。

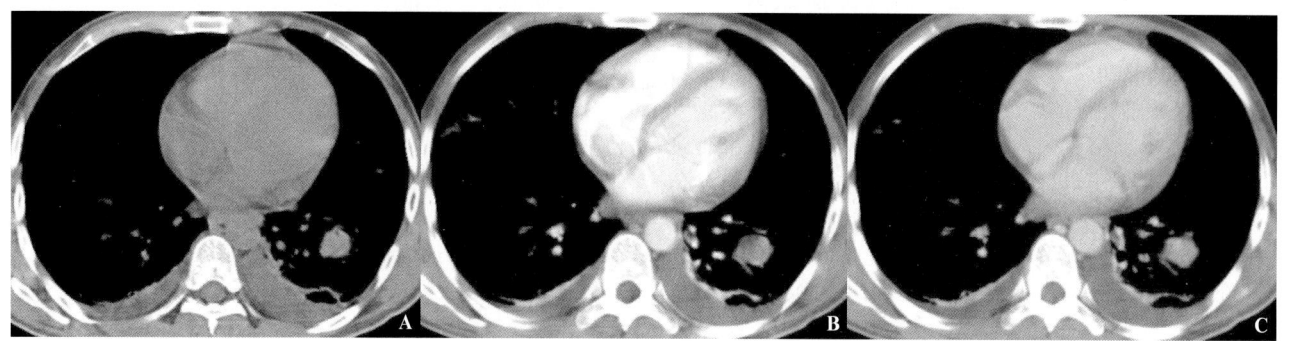

图 16-3-5 毛霉感染(与图 16-3-4 为同一患者)

CT 肺窗(A)、增强扫描动脉期(B)及静脉期(C)显示左肺下叶病灶持续渐进强化,强化程度与肌肉类似,低于压缩的肺实质,双侧少量胸腔积液。

【诊断标准】

毛霉病的临床症状不特异,诊断需要发现特征性菌丝,痰培养需连续 3 次以上培养阳性才能确诊。

因此,在无菌条件下经由纤维支气管镜、外科手术、开胸活检、经胸壁细针穿刺和支气管肺泡灌洗液等手段获取的标本中分离出毛霉即可确诊,如果同时有病理学证据更有意义。

因为该病进展快、致死率高,在培养结果出来前,若临床高度怀疑毛霉感染,可以提前应用两性霉素 B 进行治疗。

【鉴别诊断】

毛霉病需要与暴发性细菌性肺炎、病毒性肺炎、肺肿瘤及其他霉菌尤其是曲霉感染鉴别。如果合并有鼻窦炎、多发结节和胸腔积液多支持毛霉病诊断。

(张志勇 王青乐)

参考文献

[1] Jeong W, Keighley C, Wolfe R, et al. The epidemiology and clinical manifestations of mucormycosis: a systematic review and meta-analysis of case reports [J]. Clin Microbiol Infect, 2019, 25:26-34.

[2] Donnelly JP, Chen SC, Kauffman CA, et al. Revision and update of the consensus definitions of invasive fungal disease from the European Organization for research and treatment of cancer and the mycoses study group education and research consortium [J]. Clin Infect Dis, 2020, 71: 1367-1376.

[3] 刘景艳, 刘清敏. 鼻脑型毛霉菌病 1 例报道[J]. 中国医师杂志, 2003, 5:563-564.

[4] Walsh TJ, Anaissie EJ, Denning DW et al. Treatment of aspergillosis: clinical practice guidelines of the infectious diseasessociety of America [J]. Clin Infect Dis, 2008, 46:327-360.

[5] Monheit JE, Cowan DF, Moore DG. Rapid detection of fungi in tissues using calcofluor white and fluorescence microscopy [J]. Arch Pathol Lab Med, 1984, 108:616-618.

[6] Erica L, Teng M, Andrew HL. Pulmonary mucormycosis: clinical features and outcomes [J]. Infection, 2017, 45:443-448.

[7] Kelly BT, Pennington KM, Limper AH. Advances in the diagnosis of fungal pneumonias [J]. Expert Rev Respir Med, 2020, 14:703-714.

[8] Walsh TJ, Gamaletsou MN, McGinnis MR, et al. Early clinical and laboratory diagnosis of invasive pulmonary, extrapulmonary, and disseminated mucormycosis (zygomycosis) [J]. Clin Infect Dis, 2012, 54: 55-60.

[9] Choo JY, Park CM, Lee HJ, et al. Sequential morphological changes in follow-up CT of pulmonary mucormycosis [J]. Diagn Interv Radiol, 2014, 20:42-46.

[10] Nam BD, Kim TJ, Lee KS, et al. Pulmonary mucormycosis: serial morphologic changes on computed tomography correlate with clinical and pathologic findings [J]. Eur Radiol, 2018, 28:788-795.

第四节 · 支气管、肺念珠菌病

念珠菌属(candidas pecies)是机会真菌或条件致病真菌中常见者,其所致疾病在侵袭性真菌病(invasive fungal disease, IFD)中占前位。念珠菌属广泛存在于人体和环境中,是人体正常菌群之一。

定植于人体与外界相通的各个器官,包括口咽部、鼻咽部、胃肠道、前尿道和阴道等。正常人口咽部常有念珠菌的存在,酵母型的念珠菌一般不会致病。但是,由于免疫功能受损,宿主增加,长期广泛广谱抗生素、肾上腺皮质激素、细胞毒性药物和免疫抑制剂的广泛应用,以及侵入性诊疗技术的开展,导致机体内部菌群失调,机体免疫功能下降,诱发和促进白念珠菌(白假丝酵母菌)在体内生长繁殖,导致肺白念珠菌病的发病率有较明显的上升趋势。本病临床症状及影像学表现缺乏特异性,易造成误诊。

在念珠菌属中引起人类感染者至少有15种,但可导致侵袭性真菌病的主要为白念珠菌、光滑念珠菌、热带念珠菌、近平滑念珠菌和克柔念珠菌。在一些地方,一种被称为耳念珠菌的新菌种,已成为一种主要的病原体。

内源性感染是念珠菌主要的感染途径,也存在人与人之间的传播。它可引起甲床炎、甲沟炎、鹅口疮、支气管炎、肺炎、阴道炎、膀胱炎、心内膜炎及脑膜炎等。

支气管-肺念珠菌病(bronchopulmonary candidiasis)是念珠菌属引起的肺部感染性疾病,如支气管炎、支气管肺炎、肺炎、肺脓肿,以及过敏性肺病变等,不包括真菌定植;可分为原发性和继发性,前者多属外源性,病灶呈局限性,由致病力强的白念珠菌引起,常无明显诱因;而后者常为内源性,可播散或局限,常伴机体抵抗力低下,预后差,两者中以继发性多见。主要致病菌为白念珠菌。

近年来,非白念珠菌比例增加,尤其是光滑念珠菌。来自ICU和某些免疫缺陷人群中的资料显示非白念珠菌检出率上升明显。中国医院侵袭性真菌病监测网(CHIF-NET)一项65所医院5年8829株念珠菌临床分离株数据显示,4种最常见念珠菌依次为白念珠菌(44.9%)、近平滑念珠菌复合群(20.0%)、热带念珠菌(17.2%)和光滑念珠菌复合群(10.8%)[1]。

近年报道的多重耐药耳念珠菌所致新发念珠菌病,因其传播快、耐药广、鉴定难、病死率高而引起全球范围极大关注。我国也已有耳念珠菌病报道,应予以高度重视[2]。

【发病机制与病理】

念珠菌是人体正常菌群,在健康人群痰液中有20%~55%的分离率,在机械通气患者的下呼吸道分泌物中的分离率更高。支气管镜检查可发现气道黏膜除充血、水肿,还存在较多黏膜白斑,严重者可出现糜烂、溃疡、出血,甚至可以引起气道阻塞,病灶组织病理可见黏膜炎、沿气道分布的多发脓肿和念珠菌菌丝,无明显血管受侵。

肺念珠菌感染的基本病理变化为肺实质的化脓性炎症。病变特点为,初期呈现以多核白细胞为主的炎细胞浸润,后期则以巨噬细胞反应为主,病灶内常见组织坏死、液化。

病原菌的扩散和繁殖常受限于肺小叶的限制,但可同时累及多个小叶,使其呈现支气管周围斑片状肺炎的特点。部分免疫力极度低下者,由于白细胞的吞噬及游走功能受到抑制,肺内念珠菌生长旺盛,炎症反应轻微,而肺组织破坏严重。

【临床表现】

肺念珠菌病的易感人群包括:①长期反复发作的老年慢性病患者。这样的患者具有机体防御功能低下的特点。②长期应用多种抗生素的患者。这是因为长期应用多种抗生素会致使机体正常菌群失调,促使念珠菌繁殖。另外,抗生素对脏器有一定的损伤,这也有利于真菌感染。③长期使用糖皮质激素的患者。糖皮质激素会导致机体免疫能力降低。④反复应用细胞毒性药物的癌症、白血病患者。

全身表现:主要为原因不明的发热,抗菌治疗无效或症状好转后再次出现发热。可有鹅口疮、皮疹、肌肉酸痛,伴有念珠菌血症时可出现肝、脾多发性小脓肿、脉络膜视网膜炎、肝功能异常、不明原因的神志障碍,以及低血压、休克等。

根据发病部位将肺念珠菌病分为支气管型与肺炎型。

1. 支气管型 · 症状轻微,主要表现为剧咳,咳少量白黏痰,口腔、咽部被覆散在点状白膜。

2. 肺炎型 · 一般发生于免疫抑制或全身情况极度衰弱患者。根据发病时间将肺念珠菌病分为急性期和慢性期两种。

(1) 急性期:患者起病急、临床症状严重,有发热,呼吸与脉搏增快、咳嗽、咳痰、呼吸困难、胸痛、食欲减退、消瘦等症状。一般以呼吸道症状为主,或伴脓毒症表现。痰少而黏稠或呈黏液胶质样或痰中带血,不易咳出,此点对本病的诊断有一定的参考价值。

(2) 慢性期:慢性患者一般由急性期迁延而来,也可一开始即表现为慢性过程。临床上起病慢、症状不典型。末梢血白细胞、中性粒细胞不增加及红细胞沉降率不增快是肺念珠菌病的一重要临床特点。

【实验室检查】

1. 培养诊断方法 · 肺念珠菌病临床表现无特异性,痰培养是诊断该病的关键依据。实验室常规诊断方法主要依靠形态学方法来寻找病原体,包括组织病理学检查、显微镜涂片检查和真菌培养检查等。在组织中证实真菌成分的存在是深部真菌感染诊断的金标准。收集患者深部组织标本十分必要;建议行纤支镜或经皮肺穿刺活检,这样既可以获得组织学证据,又可以进行病原学培养。

从无菌部位如血液或脑脊液中分离出条件致病菌常提示肯定的感染,但对脓、痰、尿、便等标本则应谨慎解释,一次培养阳性往往不能确定诊断。念珠菌诊断需连续3次痰或深部支气管分泌物中培养出念珠菌或查到孢子和菌丝方可明确诊断。在念珠菌病组织中可以同时发现酵母细胞和假菌丝。目前已研发出针对念珠菌、隐球菌、曲霉的特异抗体用于免疫组织化学诊断。

2. 非培养诊断方法· 主要包括血清学和分子生物学方法。血清学试验主要包括抗体检测及抗原、代谢产物检测两大类。其中真菌抗原和代谢物成分的检测敏感性高、特异性好，能够反映病情的变化，对于免疫功能受损的患者更有价值，已被应用于隐球菌病、曲霉病、念珠菌病及组织胞浆菌病的诊断。

3. 念珠菌表面甘露聚糖(mannan)抗原检查· 系统性念珠菌病可通过检测念珠菌表面甘露聚糖抗原来诊断。此外，还有检测念珠菌胞质蛋白抗原烯醇化酶和热不稳定抗原进行快速诊断的方法。

欧洲诊疗指南中已提及PCR方法可以结合实验室情况应用。该法对侵袭性真菌感染诊断的优势在于灵敏度高，可以同时对真菌进行种属鉴定。巢式PCR的灵敏度高于常规方法，可以快速、灵敏、定量地诊断深部条件性真菌感染，并实施疗效监控。

【影像学表现】

肺念珠菌病可单独存在，也可在结核、肺源性心脏病或AIDS等免疫力低下的基础上并发。

1. 支气管炎型· 病变主要累及支气管及其周围组织，未侵犯肺实质，病变以两下肺较明显，表现为肺纹理增多、增粗、模糊，夹杂斑点状阴影。此外，尚有念珠菌形成黏液栓阻塞支气管的报道。

2. 肺炎型· 通常表现为肺叶、肺段的实变，即大片状单发病灶，病变边缘模糊，密度欠均匀，周围可见晕征(图16-4-1和图16-4-2)[3]，形态不规则，以两下肺野多见。病变内可见空洞，壁厚，局部厚薄不均，无明显壁结节。早期多不伴发肺间质改变，晚期可见到肺小叶间隔增厚和支气管血管束增厚(图16-4-3)；可见少量胸腔积液或胸膜肥厚。

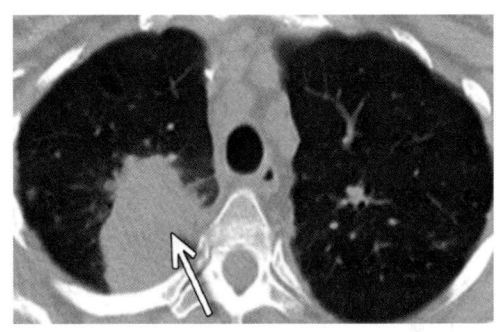

图16-4-1 男性，39岁。白念珠菌感染

CT肺窗显示右肺上叶肿块伴少许磨玻璃影，周围可见粟粒样结节影。

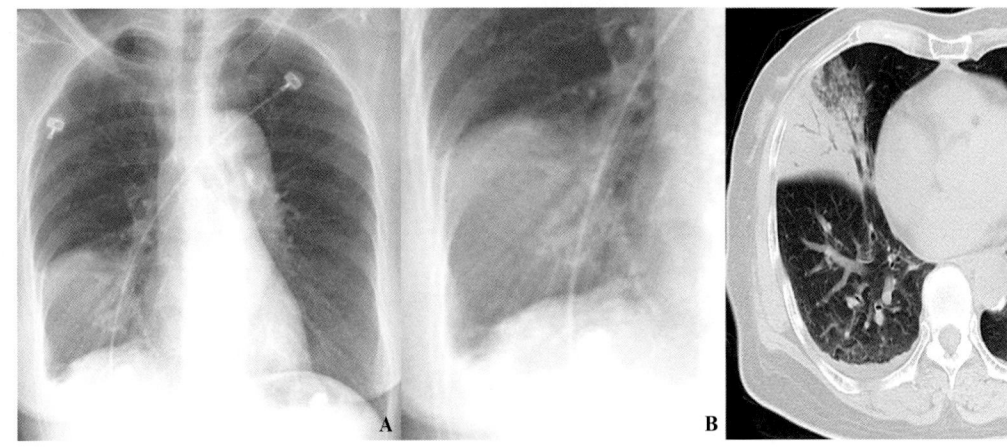

图16-4-2 免疫抑制剂治疗后白念珠菌病

胸部X线片(A)显示右肺大片密度增高影，上缘整齐，光滑，其内可见含气的支气管(B)，右膈顶欠光整，肋膈角变钝；CT肺窗(C)显示右肺中叶渗出实变影，病变被斜裂阻挡致边缘清楚锐利，内前缘模糊，其内密度不均匀，可见支气管充气征，右侧胸腔少量积液。

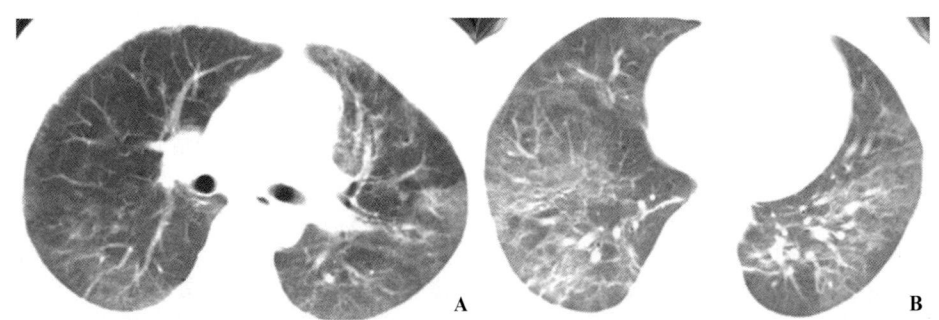

图16-4-3 女性，34岁。白念珠菌病

CT肺窗(A、B)显示双肺广泛不均匀磨玻璃影，支气管血管束增厚，肺小叶间隔增厚。

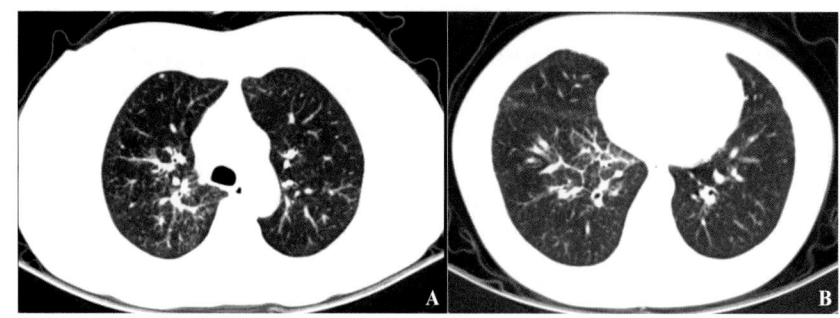

图 16-4-4　女性,55 岁。白念珠菌病
CT 肺窗显示两肺散在粟粒状结节(A),伴右肺下叶小叶间隔增厚(B)。

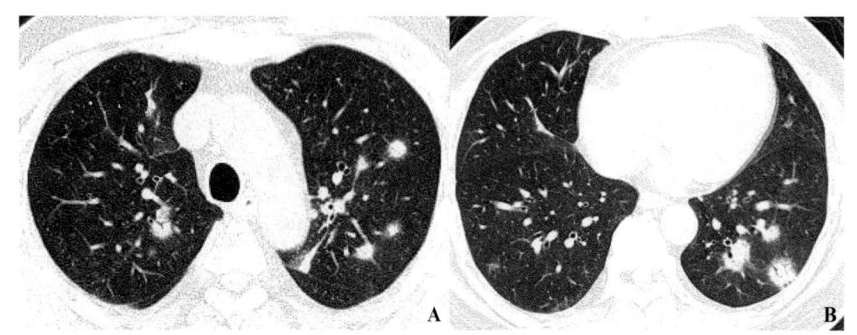

图 16-4-5　肺白珠菌病
HRCT 肺窗(A、B)显示两肺大小不等结节状、斑片状阴影,结节形态欠规整,边缘不光,有毛刺,可见支气管充气征。

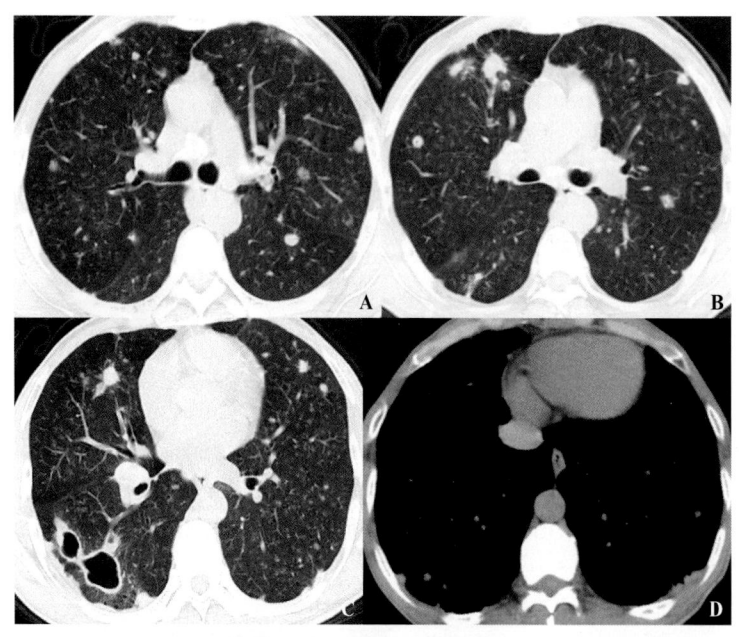

图 16-4-6　肺白念珠菌病
两肺散在大小不等实性结节(A)、空洞结节,有厚壁空洞(B)和薄壁空洞(C),部分结节位于胸膜下及小叶间隔上,纵隔窗(D)示背侧胸膜增厚。

3. 播散型·当真菌经血液播散时,常表现为两肺弥漫分布粟粒状(图 16-4-4)、斑片状、结节状影(图 16-4-5),以两下肺叶多见。实性结节、空洞结节及囊样病灶混杂存在,可伴发胸膜增厚和少量胸腔积液(图 16-4-6)。

此外,尚可见基础病变,如肺气肿、肺动脉高压和右心室增大等。CT 和 HRCT 扫描上肺实质结节常位于肺小叶间隔和胸膜上(图 16-4-6),呈随机分布型,边缘模糊,大小为 3～5 mm,较粟粒型肺结核的结节粗大且稀少,多不累及肺尖。

【诊断标准】

对于侵袭性念珠菌病的高危患者,原有肺部细菌感染经恰当抗菌药物治疗无效、下呼吸道标本多次念珠菌培养或直接镜检阳性,应考虑念珠菌气管-支气管炎或肺炎可能。

支气管镜检查和气道分泌物或支气管肺泡灌洗液真菌 G 试验阳性,对其诊断有一定的参考价值,组织病理检查发现假菌丝与出芽酵母(芽孢)并存是念珠菌属的特征时(应注意,念珠菌属需鉴定至种),有助于确诊。

但许多病例由于病情危重常难以接受各种侵袭性检查,专家建议应从宿主因素、临床表现、微生物学三方面综合考虑其诊断。满足1项宿主因素,并满足临床症状及体征、微生物学时,可作出临床诊断。

1. 宿主因素·①念珠菌定植、接受广谱抗菌药治疗;②机械通气的患者;③使用中心静脉导管、全胃肠外营养;④住院时间延长;⑤入住ICU;⑥烧伤;⑦早产;⑧全身应用糖皮质激素;⑨有免疫功能受损的基础疾病,如中性粒细胞减少、HIV感染、糖尿病。

2. 临床症状及体征·有感染性肺炎的临床表现,影像学检查有新出现的局灶性或弥漫性支气管肺炎(口咽部或支气管树下行感染),也可出现细小结节状或弥漫性浸润影(血行播散);可排除细菌等其他病原微生物所致肺炎。

3. 微生物学·合格的痰或支气管分泌物标本2次显微镜检酵母假菌丝或菌丝阳性,以及真菌培养有念珠菌生长,且2次培养为同一菌种(血行播散者除外);G试验连续2次阳性。

【鉴别诊断】

1. 粟粒状肺结核·弥漫粟粒状病变需与粟粒状肺结核鉴别,前者结节较后者粗大稀少,不累及肺尖。由于激素具有非特异性抑制炎症作用,故本病使用后症状可以改善,但影像学上病灶不但不吸收,还可能继续发展。

2. 细菌性肺炎·肺白念珠菌病的影像学表现与细菌性肺炎、肺脓疡均有相似之处。细菌性肺炎抗感染治疗通常有效,而念珠菌不仅不减轻,且会加重病情。除此之外,两者常合并感染,如果发现在原有疾病基础上,临床症状加重和/或肺部影像由轻变重的典型变化,应考虑到本病的可能。

(张志勇 杨舒一)

参考文献

[1] Xiao M, Sun ZY, Kang M, et al. Five-year national surveillance of invasive candidiasis: species distribution and azole susceptibility from the China Hospital Invasive Fungal Surveillance Net (CHIF-NET) Study [J]. J Clin Microbiol, 2018, 56: e00577-18.

[2] Wang X, Bing J, Zheng Q, et al. The first isolate of Candida auris in China: clinical and biological aspects [J]. Emerg Microbes Infect, 2018, 7: 93.

[3] Orlowski HLP, McWilliams S, Mellnick VM, et al. Imaging spectrum of invasive fungal and fungal-like infections [J]. Radiographics, 2017, 37: 1119-1134.

第五节·肺孢子菌肺炎

肺孢子菌肺炎(pneumocystis jiroveci pneumonia, PJP)曾称为卡氏肺囊虫炎(pneumocystosis carinii pneumonia, PCP)、卡氏肺孢子菌肺炎、肺孢子虫肺炎。PJP是由肺孢子菌(pneumocystosis jiroveci, PJ)引起的间质性浆细胞性肺炎。

肺孢子菌于1902年首次于动物中发现,被命名为肺孢子虫(pneumocystosis carinii, PC)。1942年,Van der Meer 和 Brug 在浆细胞性肺炎婴儿的肺切片中观测到,并首次提出了肺孢子虫感染与疾病之间的关系。经研究发现,肺孢子虫被证实为非特异性真菌,并将其命名为肺孢子菌。

肺孢子菌是非典型真菌微生物:①它们不能在真菌培养基中体外生长;②它们对抗寄生虫药如戊脒和复方磺胺甲噁唑(新诺明)有反应;③它们的细胞壁含有胆固醇而不是麦角甾醇[1]。肺孢子菌对肺有独特的倾向性,肺外极其罕见。正常人群通过细胞免疫将其清除。

肺孢子菌生命周期研究主要基于肺内病灶的镜下分析(包括光镜和电镜)及短期培养。现有研究认为,肺孢子菌的生命周期包括两个阶段:滋养体和包囊。滋养体经结合发育形成成熟的包囊,成熟的包囊破裂可形成滋养体。滋养体较小,$1\sim4\,\mu m$,是感染期的主要形式。

肺孢子菌包囊形成有三个阶段,分别是早期、中期和晚期前包囊。成熟的包囊直径为$8\sim10\,\mu m$,含有8个囊内小体,少数包囊囊内小体缺失,特别是AIDS患者在经磺胺甲噁唑类药物治疗后,肺孢子菌囊壁破裂或囊壁不完整甚至消失肺孢子菌可呈现复杂形态。成熟包囊寄生于肺泡表面使肺泡腔内出现大量泡沫状渗出物,这些渗出物阻塞肺泡腔和细支气管造成肺换气功能障碍,严重时可导致呼吸衰竭而死亡。

肺孢子菌可定植于$0\sim20\%$的正常人体,待人体免疫低下时致病(潜伏激活),最常侵袭的脏器是肺,常引起间质性肺炎。肺孢子菌常见于HIV感染、器官移植术后、恶性肿瘤、结缔组织病等。

目前,作为机会性感染病原体的PJP是免疫功能缺乏或受损患者常见的机会性感染之一,是未接受或未对高效抗逆转录病毒治疗作出反应的HIV感染者的主要机会性感染。HIV患者中肺孢子菌定植率为$31\%\sim68\%$。PJP患者及携带者(医护人员、患其他病的患者、正常人)都可以成为传染源,经空气传播,也可暴发流行。与HIV感染患者相比,有证据表明,非HIV患者的起病更为急迫,疾病进展更快,预后更差,死亡率更高[2-4]。

本病经特效治疗可迅速恢复,若并发急性呼吸衰竭则预后差,争取早期确诊及治疗是提高生存率的关键。

【发病机制与病理】

在受感染的宿主中,肺孢子菌几乎只存在于肺泡内。滋养体通过细胞膜黏附在宿主肺上皮细胞的细胞膜上。超微结构分析表明,黏附形式为细胞表面紧密并置,膜未融合,包内颗粒内无变化。肺孢子菌单纯黏附并不会破坏肺泡上皮细胞结构或屏障功能。肺孢子菌在肺泡内细胞外存在,可能从肺泡液或活细胞中获得必需营养素[5]。

肺孢子菌作为机会性感染病原体，通过内源性或外源性感染途径侵入肺部，停留在肺泡腔内或肺泡间质内并大量繁殖，释放氧自由基及炎性介质，引起弥漫性肺泡内炎性渗出、肺泡上皮增生和淋巴细胞、浆细胞、巨噬细胞浸润，使肺泡间质纤维组织增生、间隔增厚，肺泡间隙增宽或肺组织实变[6]。

肺广泛受侵较重，质地及颜色如肝。肺泡内及细支气管内充满泡沫样物质，是坏死菌体和免疫球蛋白的混合物。典型病变为细胞间隔的细胞浸润，儿童或成年患者淋巴细胞浸润为主，可见巨噬细胞和嗜酸性粒细胞。肺泡间隔上皮增生，达正常的5～20倍，占据整个肺容积的3/4，导致肺泡-毛细血管阻滞。病程长久者可发生肺毛细血管阻塞和肺纤维化，导致弥散障碍，引起低氧血症和呼吸困难[7,8]。

【临床表现】

临床表现缺乏特异性，通常缓慢起病，初起时低热、干咳、腹泻、食欲不振、体重减轻等，但缺乏呼吸道体征，极少数可闻及肺底散在湿啰音。

随病情进展可有高热、呼吸急促、呼吸困难、发绀，近半数患者肺部可闻及呼吸音变粗或干、湿啰音。有学者认为肺孢子菌可引起视网膜棉絮状斑点(cotton-wool spots)改变，这一表现可能是PJP的重要体征。

1. AIDS患者·典型的PJP症状包括：①亚急性发作的劳累性呼吸困难；②干咳、无痰；③发热或低热。病程多为几天至几周，表现为亚急性，区别于细菌性肺炎的急性炎症表现。患者可伴有口腔鹅口疮和体重下降。虽然多为亚急性起病，仍可迅速进展。

动脉血气分析提示呼吸功能不全具有临床诊断价值。乳酸脱氢酶(LDH)通常升高，具有一定诊断价值。LDH升高可能与PJP的严重程度相关。如果没有其他合并感染，C反应蛋白可以无异常。

2. 非AIDS患者·多具有不同的原因免疫抑制，因此，部分非AIDS患者在合并PJP时，临床症状可有所差异。大型回顾性队列研究中，非AIDS患者的临床症状少于AIDS患者。与AIDS患者相比，非AIDS患者的PJP进展似乎更快，死亡率更高，这可能与特异性治疗的延迟有关。

【实验室检查】

1. 外周血·外周血白细胞计数可正常或稍高，多数在$(15～20)\times 10^9/L$，很少超过$20\times 10^9/L$，分类正常或核左移，嗜酸性粒细胞轻度增加。

2. 血气分析肺功能及动脉血气测定·PJP患者典型的肺功能改变为潮气量、肺总量和弥散量下降，据报道有89%～100% PJP患者出现一氧化碳弥散量(DLco)下降，且该变化早于X线片改变，是一敏感指标，可帮助确定是否需进一步诊断性检查。肺功能检查呈限制性通气功能障碍，肺弥散功能减退。

3. 呼吸道分泌物·从肺组织或呼吸道分泌物中找到肺孢子菌可确诊本病，普通患者咳痰量少，检出率低，采用3%～5%高渗盐水雾化吸入诱导痰液咳出，可明显提高检出率。

4. 支气管镜刷片、灌洗·近来多采用经纤支镜肺活检、支气管刷检或支气管肺泡灌洗等检查手段，可使检出率提高至90%以上。用PCR法检测痰液、BALF、活检标本或血清，敏感性均高于纤支镜检，但特异性稍低，有待于进一步完善。

检测PJP对该病的诊断治疗起着至关重要的作用。其中涂片染色是最基础而重要的方法之一。尤其是六亚甲基四胺银染色(GMS)法。

5. 血清抗体·血清学研究显示约2/3的2～4岁正常儿童PJ抗体阳性，接触PJP患者的医务工作人员中7%～16%抗体效价升高。总体人群中肺孢子菌抗体滴度高，相反，PJP患者常处于高度免疫抑制状态而常常无免疫反应，因而普通抗体滴度测定不能作为临床上有效的诊断方法。

有学者认为它是一项非常敏感和特异的检测方法。但对用放射免疫标志探针及多聚酶联反应诊断PJP急性反应阶段尚未得到肯定。

随着敏感性高的PCR方法的采用，肺孢子菌检出率也有了提高，越来越多的人接受非损伤性检测方法，外周血、血清等是较易取得的标本，甚至有人采用口咽部分泌物、漱口液等操作简便的标本进行检测。

【影像学表现】

1. X线表现·10%～39%的PJP的早期患者胸部X线片显示正常或接近正常。病变持续进展，逐渐出现磨玻璃影、网格影、肺实变、肺气囊、肺结节等一系列改变，这些改变常相互交错存在，下面分别叙述。

(1) 肺间质型：为肺间质水肿、渗出，甚至纤维增生的改变。单纯水肿、渗出表现为两肺透光度下降或磨玻璃影，类似于肺水肿的蝶翼状改变，为急性期表现。经3～5天后可融合成结节，半数以上可见支气管充气征(图16-5-1)。

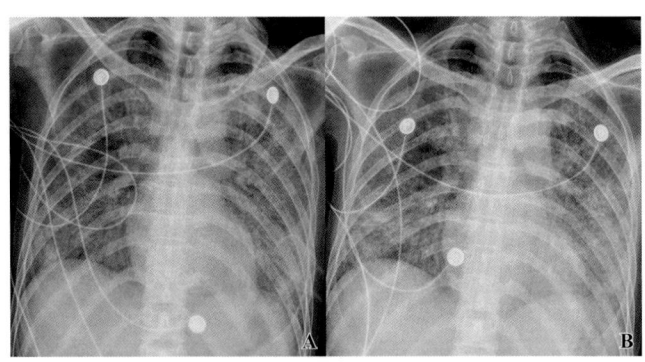

图16-5-1 肺孢子菌肺炎

胸部X线片(A)显示两肺弥漫性透光度下降，肺尖未受累，4天后(B)复查，肺密度进一步增高，其内夹杂粟粒状结节状及含气的支气管影。

当渗出继续加重或发生纤维组织增生后，表现为网状、结节样或网结状病变(图16-5-2和图16-5-3)。其特点是病变由肺门向外扩展，弥漫性分布，两肺对称，以肺门周围及两肺中下部为主，肺尖及肺底很少累及。HIV感染患者更容易累及肺上叶，非HIV感染患者磨玻璃影的范围更广泛。

(2) 肺泡型：为肺泡实变的表现，腺泡浸润形成斑片状、絮状渗出性改变(图16-5-4)，继而病变融合形成大片状实变，其间可有支气管含气征。非HIV感染者病变进展迅速，实变影迅速融合，提示存在免疫造成的肺实质损伤。肺泡和肺间质同时受累是疾病进展的重要表现。

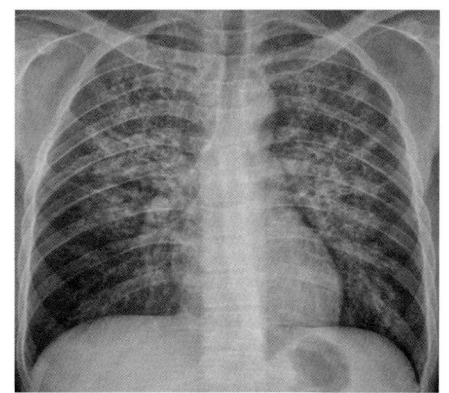

图 16-5-2　男性,26 岁。肺孢子菌肺炎

胸部 X 线片显示两肺蝶翼状分布的网格状影,边缘模糊,病变由肺门向外扩展,肺外周及肺底未见受累。

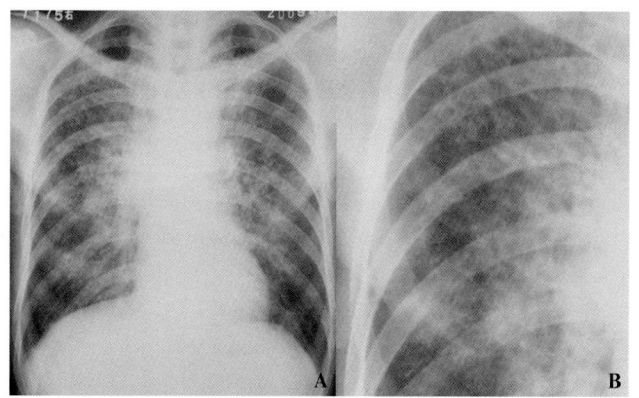

图 16-5-3　肺孢子菌肺炎

胸部 X 线片(A)及局部放大图(B)显示两肺云雾状密度增高影由肺门向外扩展,肺尖及肺底未累及,呈磨玻璃状改变,其内可见多发大小不一囊样改变及粟粒样结节影。

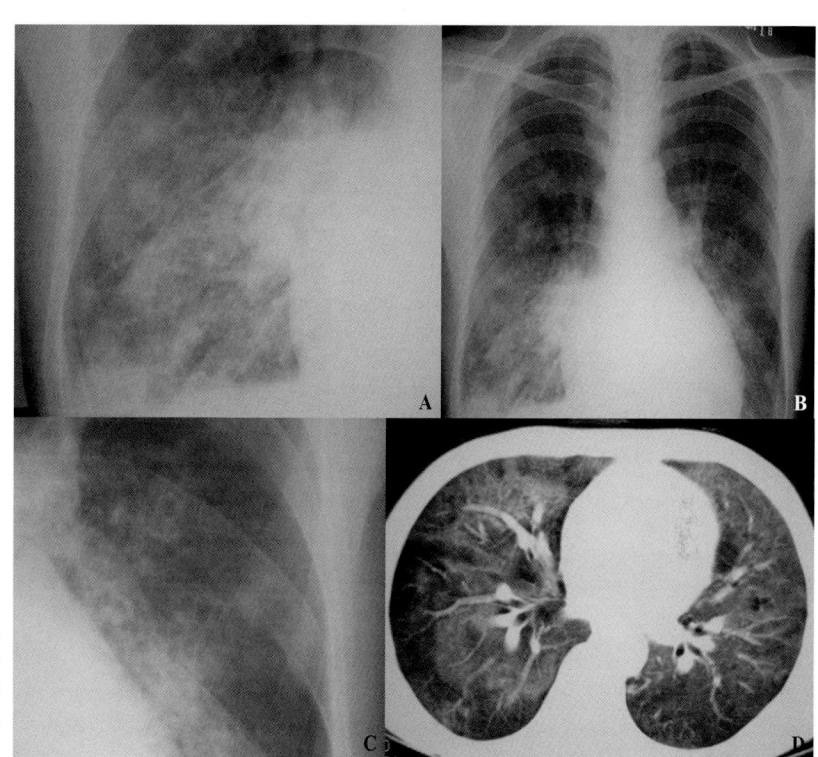

图 16-5-4　肺孢子菌肺炎

胸部 X 线片(B)和局部放大图(A、C)显示两中下肺弥漫分布的云雾状渗出实变影,其内可见多发大小不一囊样改变及粟粒样结节影;CT(D)显示两肺靠近中心部位的渗出影,边界不清,内部夹杂片状无渗出的低密度区域,形成马赛克征。

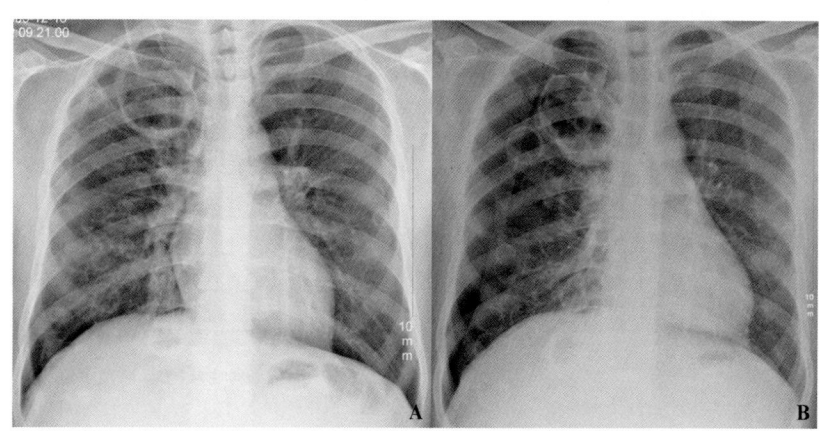

图 16-5-5　男性,33 岁。肺孢子菌肺炎

胸部 X 线片(A)显示右肺多发大小不等类圆形气囊;4 个月后复查(B)气囊数量增多,出现右侧气胸。

(3) 气囊型：表现为大小不等的含气囊腔，其特点是气囊大小及形态各异，好发于胸膜近处，HIV 感染患者发生率高于非 HIV 感染患者。气囊破裂可导致气胸（图 16-5-5）、纵隔气肿或皮下气肿，气胸为自发性，偶为双侧。

上述表现常混合出现（图 16-5-6），一般不出现大量胸腔积液或肺门及纵隔内淋巴结肿大。其中弥漫性双侧肺泡及肺间质浸润性阴影是本病典型的 X 线表现。

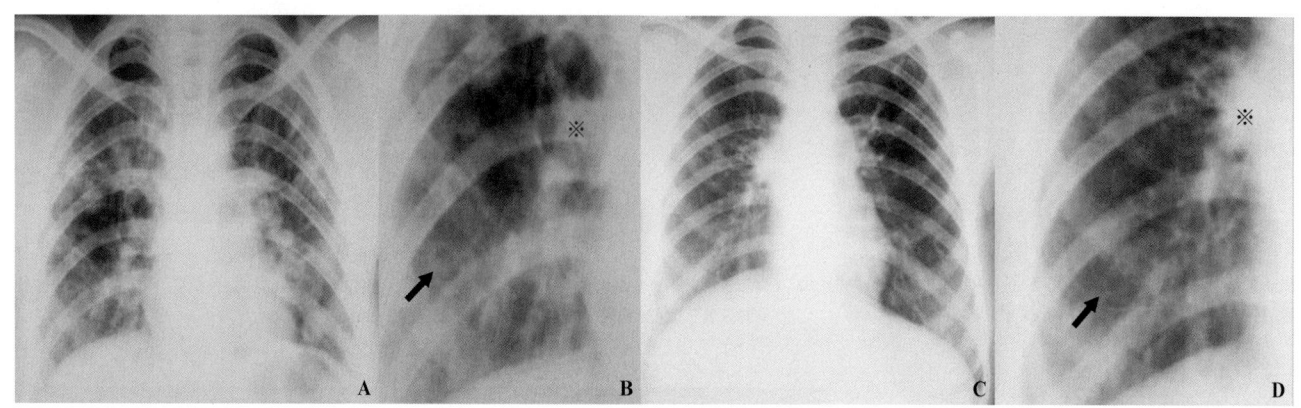

图 16-5-6　肺孢子菌肺炎

胸部 X 线片（A）及局部放大图（B）显示两肺散在片状、结节及空腔影（箭），肺尖清亮，治疗后复查（C、D），两肺野病变吸收明显，右肺门区域仍见斑片状（※）及空腔样病变（箭）。

2. CT 表现·本病诊断的影像学方法首选 CT 检查。主要表现为向心性分布的磨玻璃影，可见呈马赛克表现。伴有小叶间隔增厚，可见呈铺路石征。其他表现包括结节、实变或薄壁囊性病变，而非 AIDS 患者通常表现为广泛的磨玻璃影[9]。

(1) 渗出性改变：两肺磨玻璃影，为肺泡水肿及肺泡间质炎的改变，进一步发展，在磨玻璃影内出现边缘模糊、形状不规则的斑片状影，以肺门为中心向外扩展，未经治疗进行性发展，最后形成白肺，可合并胸腔积液。

经治疗后其影像表现可短期消失（图 16-5-7）。月弓征是本病的特点之一。所谓月弓征是指病变早期或进展期，在胸膜下正常组织形成的新月形或弓形区，代表尚未受累的肺外周组织。

(2) 间质性改变：两肺索条状、网状阴影，其间伴有磨玻璃影，HRCT 示小叶间隔增厚（图 16-5-8），可伴有支气管血管束增粗，部分支气管扩张。它是肺孢子菌在肺间质内繁殖，引发的反应性改变，治愈后磨玻璃影及网状影消失，纤维索条残留，反复发作可导致肺间质纤维化。

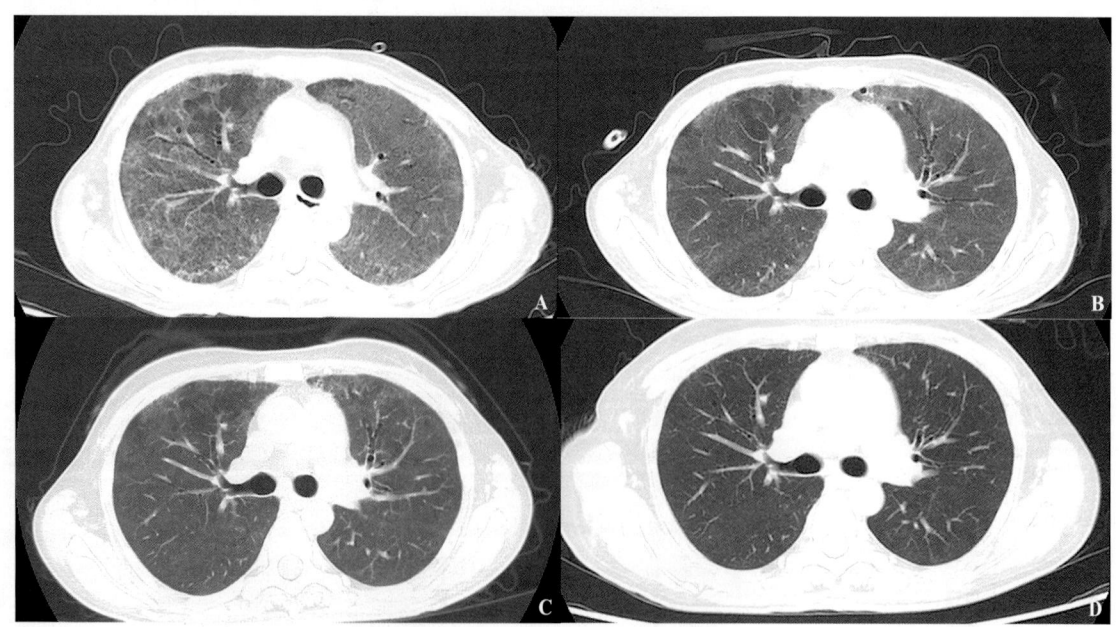

图 16-5-7　男性，44 岁。肺孢子菌肺炎

CT（A）显示两肺弥漫性磨玻璃影伴多发囊性薄壁气囊形成，经治疗后 16 天（B）及 37 天（C）复查，肺内病变显著好转（B、C），16 个月后复查（D），病变基本吸收（D）。

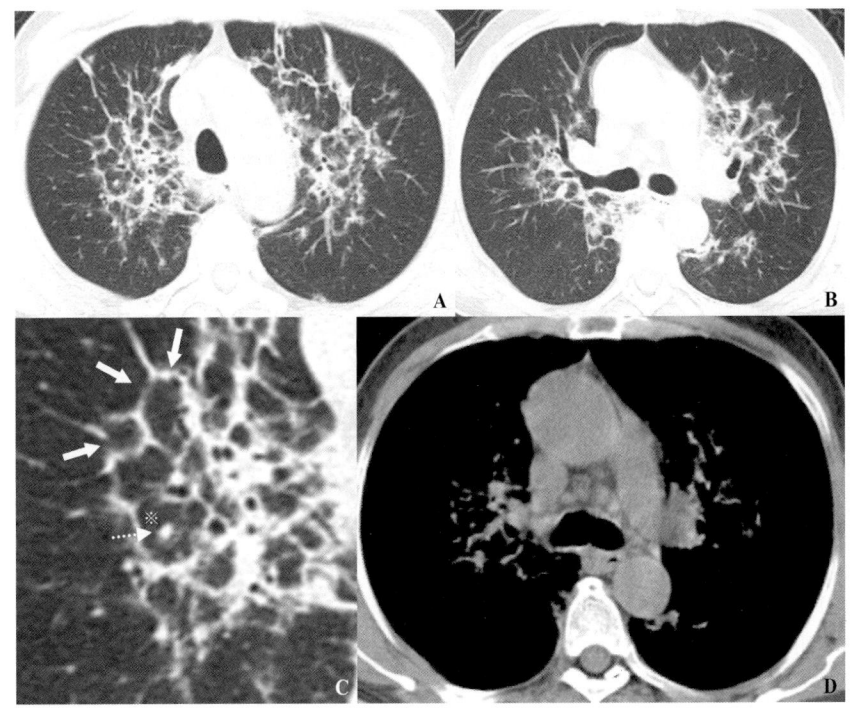

图 16-5-8 男性,66 岁。肺孢子菌肺炎

CT 肺窗显示上(A)中(B)肺中内带透光度下降,中内带可见网格影,上肺野可见粗大纤维索条影,局部放大图(C)显示网格为增厚的小叶间隔(直实箭),小叶核增粗(直虚箭),小叶内间质密度增高(※),纵隔窗(D)显示气管前多发淋巴结。

（3）气囊型改变:表现为多发薄壁囊状影,多为类圆形,直径为 1.5～8.5 cm,囊内外壁光滑,囊内为气体(图 16-5-9),由肺泡破裂相互融合而成,气囊可相互融合。气囊好发于两肺上叶或肺周边(图 16-5-10),也可发展至整个肺实质。

肺气囊可出现在感染的任何阶段,常与斑片状磨玻璃影、实变同时存在,经治疗,磨玻璃影消散,气囊逐渐缩小、消失,可残留纤维条索影。肺气囊可导致自发性气胸和/或纵隔、颈胸部皮下气肿。HIV 感染患者发生率高于非 HIV 感染患者。

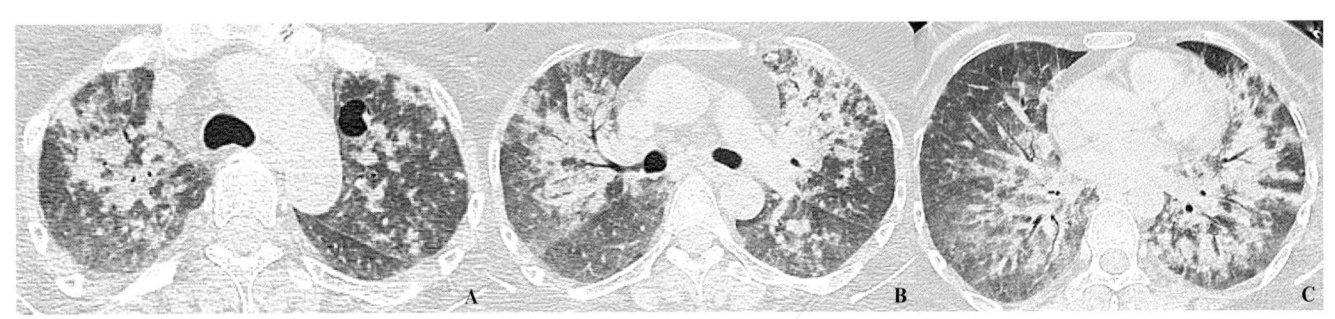

图 16-5-9 女性,40 岁。肺孢子菌肺炎

CT 肺窗(A～C)显示两肺沿气管束分布的斑片状渗出及结节影,以肺门为中心向外扩展,肺外周最轻,左肺上叶气囊形成(A),左侧胸腔少量积液(C)。

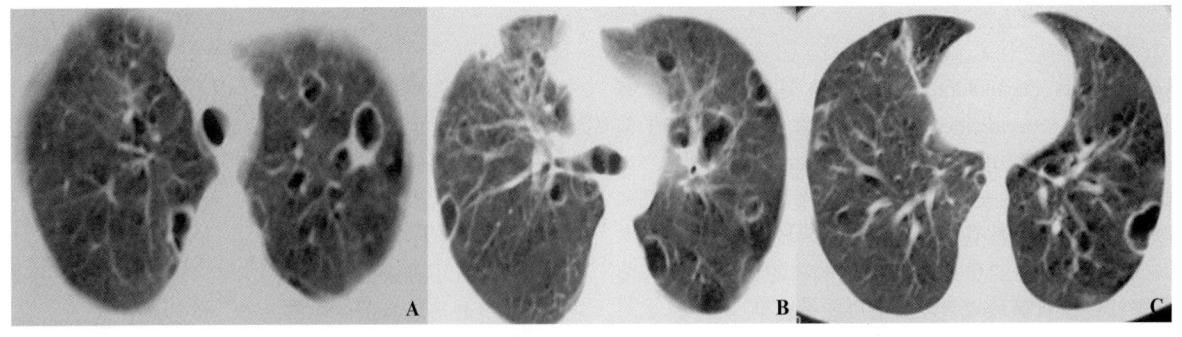

图 16-5-10 肺孢子菌肺炎

CT 肺窗显示两肺上(A)、中(B)、下(C)肺野密度减低,中下肺为著,两肺散在多发大小不等薄壁气囊影,壁内外缘光滑。

(4) 结节肿块：少见，常表现为随机分布的多发结节，罕有树芽征。结节的大小可以从几毫米到超过 1 cm。结节可在数天内发展为空洞。

(5) 肺外病变：较少出现胸腔积液及淋巴结肿大。即使合并胸腔积液，一般也不出现大量胸腔积液。

镓-67（^{67}Ga）扫描的敏感性高，有 96%～98% PJP 患者可出现异常扫描，尤其适用于鉴别新发病灶与残留病灶。但单纯用 ^{67}Ga 扫描其诊断的特异性差，不能对 PJP 和其他肺部感染、肺部弥漫性病变作出鉴别。

近来有学者用 ^{67}Ga 扫描附加 1～4 级评分来判断 PJP，据称通过评分可将原单纯 ^{67}Ga 扫描的特异性从 20% 提高到 90%。^{67}Ga 扫描方法费时长、操作复杂、价格昂贵，临床推广受到限制。

【诊断标准】

诊断的金标准为合格的下呼吸道标本中检出肺孢子菌和/或核酸检查阳性。下呼吸道标本包括诱导痰、BALF、经支气管镜刷检、肺活检获得的肺组织等标本。

在高危地区或高危人群中，出现气促、干咳、发热时，X 线片示正常或两肺弥漫性磨玻璃影和/或网状阴影，血气分析低氧血症伴呼吸性碱中毒，抗真菌治疗无效，经使用复方磺胺甲噁唑治疗后效果满意，可作出临床诊断。白血病、淋巴瘤等高危人群的基础 LDH 高，如果在其缓解期，出现 LDH 较前明显升高，则提示 PJP 感染的可能。

补体结合试验和间接免疫荧光试验检测抗体有辅助诊断价值。单克隆抗体检测特异性及敏感性较好，有应用前景。DNA PCR 探针的应用价值正在研究中。

【鉴别诊断】

1. 肺泡蛋白沉积症·也表现为小叶内间隔和小叶间隔增厚，形成铺路石征，其铺路石征呈地图样分布，边界清晰，很少出现空洞。但呼吸困难是最为突出的临床表现。磨玻璃影呈对称的斑片状。

2. 病毒性肺炎·常以磨玻璃伴或不伴网格影为特点，与 PJP 自肺门向外周放射状分布不同，病毒性肺炎的磨玻璃影从下向上、从外向内发展。此外，病毒性肺炎常伴有边缘模糊的小叶中心结节，以小叶分布为主，不伴发气囊样病变和马赛克征。

3. 肺水肿·患者除有呼吸困难的表现外，常伴有胸闷、心悸等表现，多有心力衰竭、肾病等病史。除蝶翼状分布的磨玻璃影外，多合并有胸腔积液、心包及心脏增大等改变，一般不伴有肺气囊形成。

（张志勇　詹艺）

参考文献

[1] Thomas, C, Limper, A. Current insights into the biology and pathogenesis of pneumocystis pneumonia [J]. Nat Rev Microbiol, 2007, 5: 298-308.

[2] McKinnell JA, Cannella AP, Kunz DF, et al. Pneumocystis pneumonia in hospitalized patients: a detailed examination of symptoms, management, and outcomes in human immunodeficiency virus (HIV)-infected and HIV-uninfected persons [J]. Transpl Infect Dis, 2012, 14: 510-518.

[3] Bienvenu AL, Traore K, Plekhanova I, et al. Pneumocystis pneumonia suspected cases in 604 non-HIV and HIV patients [J]. Int J Infect Dis, 2016, 46: 11-17.

[4] Avino LJ, Naylor SM, Roecker AM. Pneumocystis jirovecii pneumonia in the non-HIV-infected population [J]. Ann Pharmaco ther, 2016, 50: 673-679.

[5] Walzer PD, Smulian AG. Pneumocystis species [M]// Linvingstone C. Principles and practice of infectious disease [J]. Philadelphia: Elsevier, 2004: 3080-3094.

[6] Koziel H, Eichbaum Q, Kruskal BA, et al. Reduced binding and phagocytosis of Pneumocystis carinii by alveolar macrophages from persons infected with HIV-1 correlates with mannose receptor downregulation [J]. J Clin Invest, 1998, 102: 332-344.

[7] Koziel H, Li X, Armstrong MY, et al. Alveolar macrophages from human immunodeficiency virus-infected persons demonstrate impaired oxidative burst response to Pneumocystis carinii in vitro [J]. Am J Respir Cell Mol Biol, 2000, 23: 452-459.

[8] Bhagwat SP, Gigliotti F, Xu H, et al. Contribution of T cell subsets to the pathophysiology of Pneumocystis-related immunorestitution disease [J]. Am J Physiol Lung Cell Mol Physiol, 2006, 291: L1256-66.

[9] Hidalgo A, Falco V, Mauleon S, et al. Accuracy of high-resolution CT in distinguishing between Pneumocystis carinii pneumonia and non-Pneumocystis carinii pneumonia in AIDS patients [J]. Eur Radiol, 2003, 13: 1179-1184.

第六节·肺球孢子菌病

球孢子菌病（coccidioidomycosis）又称裂谷热，是由二态真菌粗球孢子菌（coccidioides immitis）和波萨达斯球孢子菌（coccidioides posadasii）引起的系统性真菌病。

本病的流行区域主要是北纬 40°至南纬 40°之间的干旱和半干旱地区，属于地方性真菌病。在流行区域，该病的发生率为 2%～5%。对感染的免疫力减低是本病的诱因。该真菌毒力强，即使在流行区域短暂停留也可能被感染[1-3]。

肺球孢子菌病由 Wenicke 和 Posadas 于 1892 年首次报道。该菌在土壤中繁殖，有两种生长时期，土壤中的分节孢子的菌丝体相和感染组织中的孢子内小球相。土壤较干燥时分支状的菌丝发展为分节孢子，随时可脱落为单个孢子并在风力和土壤挖掘时进入空气中传播。分节孢子长 3～5 μm，可长期存活。吸入人体后，转化为充满孢子的厚壁小球，一旦孢子释放，每个孢子可形成一个新的小球并使感染扩散。在肺内，该真菌干扰了肺表面活性蛋白 A 和 D 及磷脂的作用，从而使疾病进展并造成真菌的播散。

粗球孢子菌可引起人和动物的皮肤感染，继而引起肺、脑膜、脾、骨骼、肌肉、肾上腺、肾脏和生殖器等的继发感染。肺球孢子菌病在干燥的夏季发病率最高,其次为晚秋季,暴露或挖掘尘土时,感染的危险性最大。其危险因素包括:男性、非洲或菲律宾人种、妊娠、糖尿病、细胞免疫功能低下等。

本病分为原发性、继发性和播散性三种类型。其中60%的原发性肺球孢子菌病会在30~60天自愈,而没有临床或影像学表现。约5%会出现肺部残留病变(通常为孤立结节),5%会残留薄壁空洞,大约2年内自行吸收。

在免疫功能低下的患者中,急性肺病不易吸收,它发展为慢性病变,其特征是形成空洞。继发性肺球孢子菌病通常呈慢性经过,易与肺结核混淆。播散性肺球孢子菌病一般起病急,进展快,常引起全身多脏器受累,死亡率高。

【发病机制与病理】

本病的平均潜伏期为10~16天。孢子吸入后至成熟可诱发机体IgM,产生IgG抗体,由T细胞介导的细胞免疫对孢子进行包围及清除。Th1细胞免疫反应降低,使该病的易感性增加。针对该菌的疫苗着重于开发重组T细胞反应抗原,在小鼠的肺部感染中它可以引发持久的保护性免疫反应。

孢子侵入机体后,首先引发化脓性炎症,之后形成肉芽肿。该肉芽肿由多种细胞成分增生构成,可发生干酪样坏死,钙化少见,这一特征有别于肺癌,镜下可见大量球孢子菌(圆形大小不等,直径为10~80μm)、单核细胞、多核巨细胞、淋巴细胞、浆细胞及中性粒细胞浸润,形成巨细胞肉芽肿病灶[4,5]。

【临床表现】

因患者免疫力不同该病的临床表现各异。

原发性肺球孢子菌病多无症状。最常见的症状为急性呼吸道疾病的症状,类似于流感,伴有发热、盗汗和咳嗽或胸膜炎性胸痛,或两者兼而有之。症状在接触真菌后10~15天出现,症状的强度直接取决于感染负荷。

继发性肺球孢子菌病表现为低热、体重减轻、咳嗽、胸痛和咯血,此时易与结核混淆。

播散性肺球孢子菌病,最常见的播散部位有皮肤、骨、关节、脑膜、脑髓、心肌和肾脏。若病灶多发常提示预后不良。约26%的患者体格检查可见皮肤结节样红斑,它可能是预后良好的表现。

【实验室检查】

肺球孢子菌病的实验室检查包括痰培养和血清球孢子菌抗体检测。

痰中检出小球体也可诊断,但其敏感性不如痰培养。该菌在常规培养基上可生存5天,培养阴性不能排除该病。此外,临床标本中分离出典型的球孢子菌即可确诊。支气管镜检适用于空洞或实变病灶,结节可通过细针穿刺取得组织标本。

血清学检查可由沉淀素试验和补体结合试验来监测IgG抗体,补体结合试验(CF)多用于样本(尤其是脑脊液)的检测。原发性球孢子菌病免疫扩散沉淀素试验阳性更多。大多数患者血培养阳性。在有球孢子菌病的HIV-1感染者,球孢子菌的血清学检查常阳性,补体结合试验可反映感染的严重程度,当补体滴度>1:32时应考虑感染扩散的可能,此时应行骨扫描和骨髓穿刺等检查。

【影像学表现】

1. 原发性肺球孢子菌病

(1) 肺实质异常:①正常或肺纹理增多(非特异性)。②两肺小叶性肺泡和间质浸润,呈磨玻璃影和/或不规则网状或网结节状影。结节常位于网状影或磨玻璃影内,多发,边界模糊,直径为0.5~3cm,以肺门和下肺野多见,结节常与肺实变、小叶间隔增厚、淋巴结肿大。网结节病变沿小叶中心分布(图16-6-1)。③支气管肺炎样实变影,呈孤立或多发的斑片状实变影,按肺段或肺叶分布,边缘清晰(图16-6-2),可见于肺的任何区域,但以肺外周为主。病变内密度均匀,或形成薄壁、厚壁空洞。④支气管受累可导致管壁增厚,也可导致支气管扩张(图16-6-1E)。

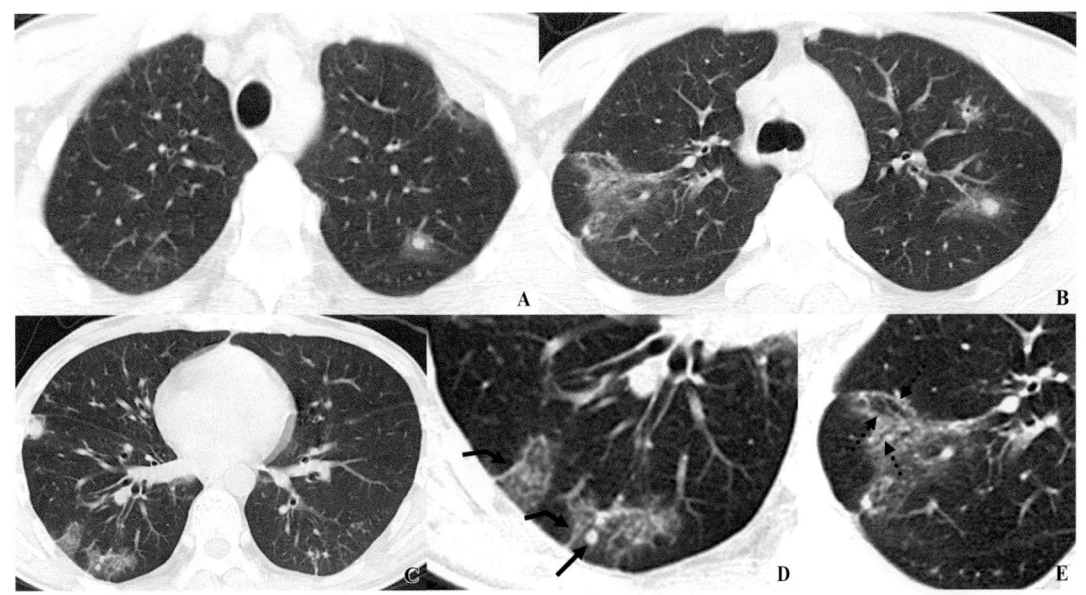

图16-6-1 肺球孢子菌病

CT肺窗(A~C)显示两肺散在斑片状磨玻璃影,形态不规则,以增粗的小叶间隔(弯箭)为界,其内扭曲线状影使病灶呈不规则网状(D),小结节边缘锐利,位于磨玻璃影内,沿小叶中心分布(直箭),右肺上叶磨玻璃影内可见扭曲扩张的支气管(虚箭)(E)。

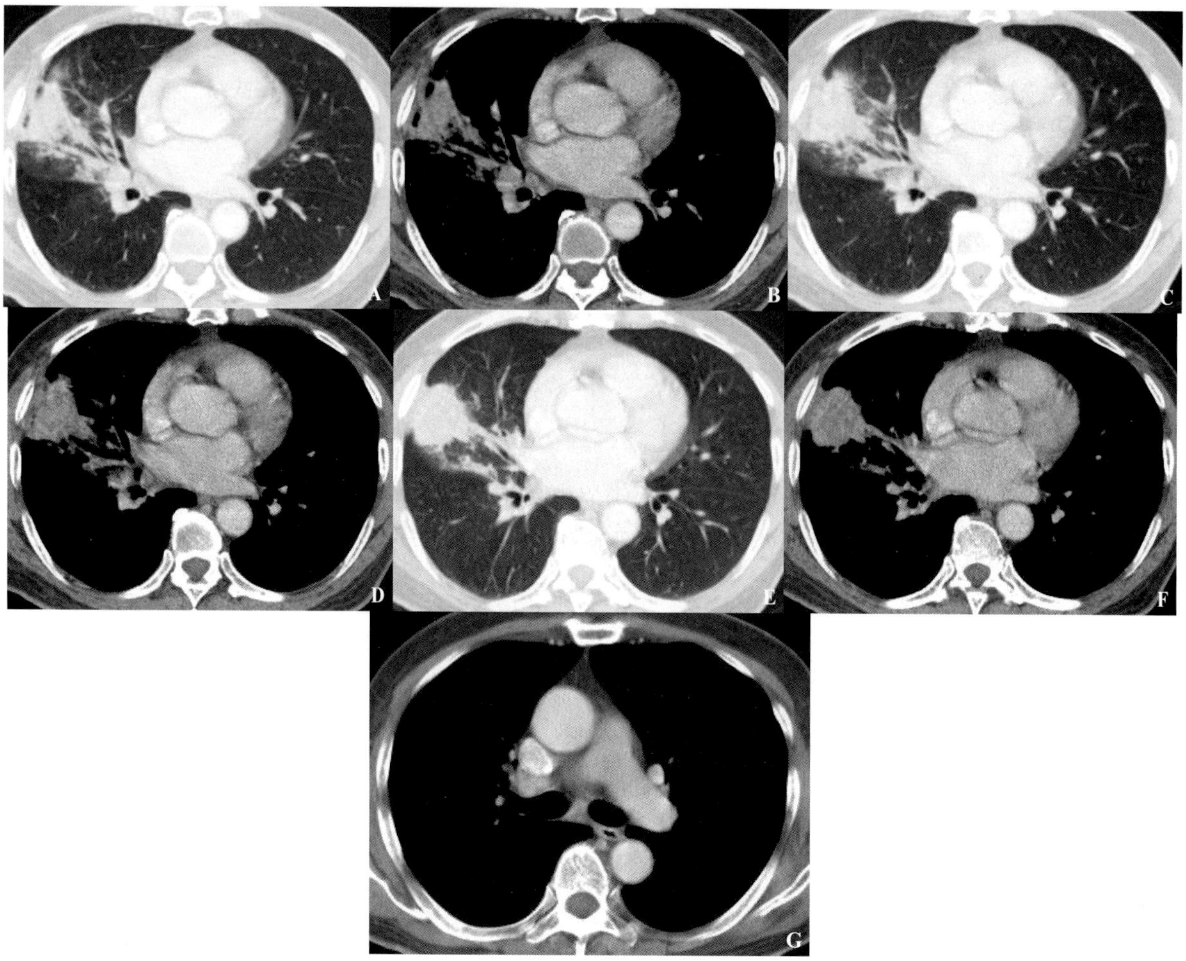

图16-6-2 男性,72岁。肺球孢子菌病

CT肺窗(A、C、E)及纵隔窗(B、D、F)显示右肺中叶片状及结节状密度增高影,与侧胸壁关系密切,病变中心部分密实,周围较淡薄,其内可见支气管充气征,病灶与肺门之间可见淡薄渗出影,相邻胸膜增厚;增强扫描(G)显示右支气管前淋巴结肿大。

(2)淋巴结:肺门纵隔淋巴结肿大可见于20%的患者,多为单侧(图16-6-2),位于肺内有病的一侧,为肺内病变向肺门或纵隔淋巴结传播所致。淋巴结病变消失较肺实质病变慢,甚至可长期存在。

(3)胸膜异常:表现为病变邻近胸膜增厚(图16-6-3)。少数情况下可出现漏出性或渗出性胸腔积液,常为单侧、少量,多在1~8周吸收。在儿童,胸腔积液量与疾病严重程度相关,胸腔积液的进展是抗真菌治疗的指征。

2. 继发性(慢性)肺球孢子菌病

(1)结节:发生率为5%~7%,肺结节通常位于先前实变区,在感染6周后出现,孤立,边缘较清晰,内无钙化(图16-6-3)。另一种情况是球孢子菌瘤充填空洞,形成由慢性肉芽肿性炎和真菌孢子组成的结节。

(2)空洞:分为薄壁空洞、厚壁空洞和慢性纤维空洞(图16-6-4)。前两种空洞通常无钙化,无症状,50%在2年后吸收。即使没有吸收,也基本不发生胸外播散。后者持续存在,需要抗真菌治疗。薄壁空洞常在先前实变的区域中形成,呈葡萄皮样,多发,周围无明显渗出,空洞的大小可以迅速变化,提示空洞与支气管树活瓣沟通,此点较为特征。厚壁空洞常在先前的结节内形成,周围性分布。空洞破裂可导致气胸。

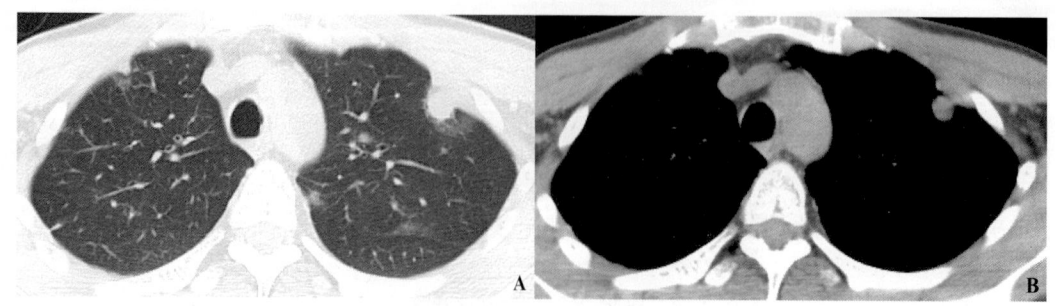

图16-6-3 肺球孢子菌病

CT肺窗(A)显示两肺上叶前段胸膜下结节,边缘较清晰,纵隔窗(B)显示结节为肺内病灶,邻近胸膜局限性增厚,未见胸腔积液。

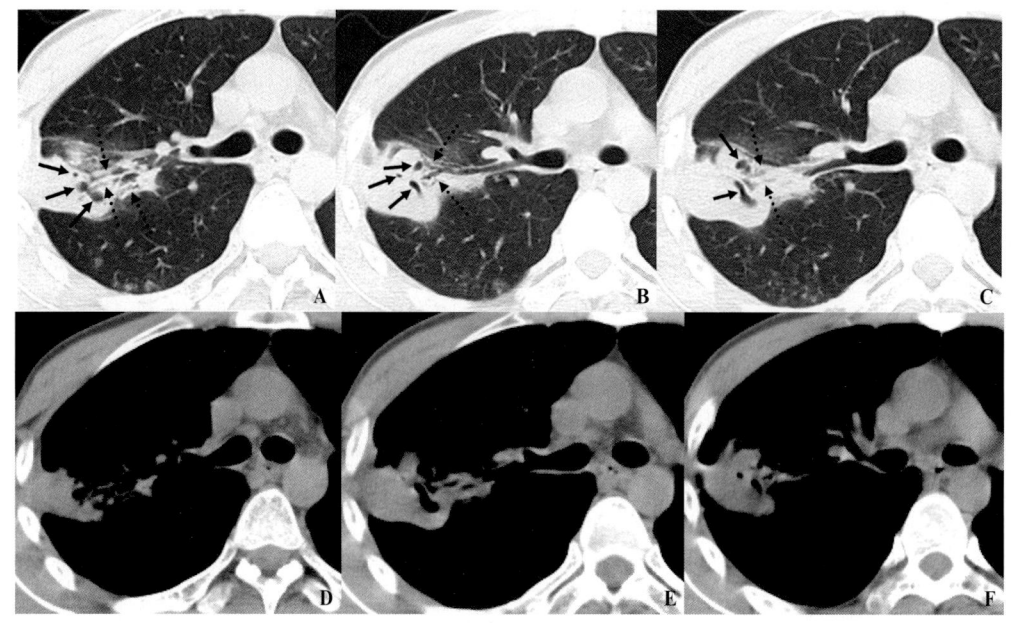

图 16-6-4 肺球孢子菌病

CT肺窗(A~C)显示右肺上叶后段结节,胸壁缘密度均匀,肺门缘密度不均,有不规则含气腔隙(直实箭),结节与肺门之间渗出实变影,内可见支气管充气征(直虚箭),整个病变成段性分布,纵隔窗(D~F)显示病变与胸壁紧贴,相邻胸膜增厚,未见胸腔积液。

(3) 慢性进展性肺炎:常发生于原病灶较重的部位,由多发空洞、结节、钙化和纤维化组织构成,这种病灶可以持续存在,且需要较长时间的抗真菌治疗。

3. 播散性肺球孢子菌病 · 此型罕见。表现为血行播散性粟粒状结节,直径为5~10mm,结节相互融合可形成实变影。可伴有皮肤、淋巴结、骨关节及神经系统的侵犯。原发灶多位于肺门、纵隔淋巴结,此时,病变可累及心包,导致心包积液、心脏压塞或缩窄性心包炎。病变进程多样,既可发展成慢性、潜伏下来,也可以迅速进展,导致死亡。后者通常发生在患者免疫功能不全的。

【诊断标准】

本病临床标本的微生物培养或受累组织的组织病理检查,查到典型的球孢子菌确诊。球孢子菌的血清学试验阳性有助于诊断。

【鉴别诊断】

1. 肺芽生菌病 · 可表现为局灶性或弥漫性渗出性改变,还可形成斑片状支气管炎,特点是可在肺门呈扇形分布。

2. 肺孢子丝菌病 · 影像学表现不一,可呈局灶性斑片状、结节状分布,也可两肺弥漫浸润;病灶可形成薄壁空洞,当出现支气管阻塞性病变时,可出现局限性肺气肿或局限性肺不张。

3. 韦格纳肉芽肿病 · 最常见的影像学表现是肺内多发结节和肿块,表现为两肺散在分布、大小不等的类圆形结节或肿块影,以两肺下叶为主,结节或肿块内可见厚壁空洞,空洞常呈边缘强化。

(张志勇 卓瑶瑶)

参考文献

[1] Donovan FM, Shubitz L, Powell D, et al. Early events in coccidioidomycosis [J]. Clin Microbiol Rev, 2019,33:e00112-19.

[2] Stockamp NW, Thompsom GR. Coccidioidomycosis [J]. Infect Dis Clin North Am, 2016,30:229-246.

[3] Laniado-Laborin R, Arathoon EG, Canteros C, et al. Coccidioidomycosis in Latin America [J]. Med Mycol, 2019,57:S46-S55.

[4] Kirkland TN, Fierer J. Coccidioides immitis and posadasii: a review of their biology, genomics, pathogenesis, and host immunity [J]. Virulence, 2018, 9:1426-1435.

[5] Kollath DR, Miller KJ, Barker BM. The mysterious desert dwellers: coccidioides immitis and Coccidioides posadasii, causative fungal agents of coccidioidomycosis [J]. Virulence, 2019,10:222-233.

第七节 · 组织胞浆菌病

组织胞浆菌病(histoplasmosis)是由荚膜组织胞浆菌(histoplasma capsulatum,又称美洲型组织胞浆菌)感染所致的疾病。该病流行于北美,我国报道较少。主要侵犯网状内皮系统,如肝、脾、淋巴结和骨髓、肺、皮肤、鼻咽黏膜及全身各脏器。

除此之外,组织胞浆菌还有腊肠组织胞浆菌(H.

farciminosum)、鼠组织胞浆菌(*H. maris*)、杜波组织胞浆菌(*H. duboisii*)三种,前两个菌种是动物致病菌,后者是人类致病菌,是由荚膜组织胞浆菌的杜波变种引起的,原发于皮肤、皮下组织、骨组织的肉芽肿性及化脓性损害,很少侵犯肺[1]。

1905年巴拿马病理学家Samnel Durling首先发现组织胞浆菌,1934年正式命名。该菌在鸟类或蝙蝠粪便污染的土壤中生长,环境不利时,形成孢子悬浮在空气中,被人体吸入到肺泡,形成寄生性酵母菌,在细胞内发芽繁殖而致病,潜伏期为14天。

组织胞浆菌病的传播方式通常被分为局限性(原发性)和播散性两类。前者多发生于成人,预后较好。后者主要见于儿童,症状较重,病变分布广泛。根据组织胞浆菌病的发病部位又将其分为原发肺组织和原发皮肤黏膜两类。

在我国鸡舍、鸟巢及蝙蝠聚集的洞穴是组织胞浆菌的重要传染源,潮湿的土壤含有大量该菌并可以经呼吸道传染给人类。我国病例主要分布于长江流域,南京地区、湖南、湖北、四川均有分布,多数被误诊,并被怀疑与病犬传播有关。

当人体吸入含有本菌的孢子后,就会引发肺部感染,对于健康人群,该感染常常不治自愈;对于免疫功能低下者,如恶性病患者、大量使用皮质激素和免疫抑制剂者,肺部感染不仅不能自愈,而且肺部病灶还会通过淋巴或血行播散到全身,在肺及其他组织器官内形成上皮样肉芽肿、结核样结节、干酪样坏死及钙化,其中部分病变可形成空洞,但很少化脓。

【发病机制与病理】

肺组织胞浆菌感染可表现为慢性非特异性肉芽肿及坏死灶,其中肉芽肿主要由组织细胞组成,其他还有多形核巨细胞、淋巴细胞。在巨细胞和吞噬细胞内可查到病原菌。病变的愈合方式为纤维化和钙化。

肉眼观察病变肺叶内可见多发蚕豆或核桃大小的结节,结节无包膜,剖面灰白色。镜下观察,肺组织病灶中央有大片坏死,代以大量巨细胞性肉芽肿,并见灶性化脓性坏死与小脓肿形成,其内混杂浆细胞、嗜酸性粒细胞等炎细胞浸润,坏死周边可见大量弥漫组织细胞、多核巨噬细胞,少量不典型的朗格汉斯细胞增生,间质纤维结缔组织增生[1-3]。

【临床表现】

绝大多数的人没有症状,10%~50%的人会发生急性或慢性的肺组织胞浆菌病,而患有免疫缺陷的人群,除肺部感染外,还常伴有全身播散所致的表现及体征[4,5]。

临床表现通常分为以下四型。

1. **无症状型**·无症状型占感染本病的90%~95%。在流行区人群中,其组织胞浆菌素皮肤试验通常呈阳性反应,肺部可见许多钙化灶,但追问患者病史,却无明显症状。

2. **急性肺型**·本病的潜伏期视感染病原体的多少、首次抑或二次感染而有所不同,一般为3~21天。临床表现为非特异性,如咽痒、干咳、胸痛、气急、声嘶、畏寒、发热、肌肉痛等上呼吸道感染症状,严重者可出现咯血、发绀、体重减轻,甚至发生呼吸衰竭。

3. **播散型**·病情较为严重,多见于婴幼儿或免疫功能障碍患者,偶尔也可发生于免疫功能正常者。随着世界范围内HIV感染者和AIDS患者的日益增多,组织胞浆菌病播散性感染已成为一个较为突出的世界性问题。成年患者中约0.05%发展为播散性组织胞浆菌病,婴幼儿及免疫功能低下人群中有高达4%~27%的发生率。

播散性感染可发生于首次暴露后或既往感染的潜伏性病灶重新活动时。一般将其分为三种临床综合征,即慢性、亚急性和急性。

(1)慢性患者常无明显临床症状,常常以持续性疲倦和体重下降多见。另外,尚有50%~60%患者可出现口腔溃疡,约30%患者可有发热和肝脾大。

(2)亚急性患者常表现为发热、体重下降、全身不适和肝脾大,罕有伴发肺病变的证据。

(3)急性播散性感染的患者通常表现为发热、体重下降、咳嗽和气短,患者常在发病数天或数周内出现急性感染症状,约10%出现感染性休克并多器官衰竭。此型多见于婴幼儿、霍奇金病、淋巴细胞白血病及接受免疫抑制剂治疗的患者,目前最常见于AIDS患者。

在各种类型的播散性感染中均可见肾上腺功能不全,因而在临床上应对所有患者进行肾上腺功能评估。

(4)慢性肺型:该型最常见于老年人,患者一般都有慢性阻塞性肺疾病。其中约20%的患者无任何症状。部分患者表现为咳嗽、咳痰、发热、胸痛、咯血、呼吸困难、盗汗、消瘦等,在临床上难以与活动性肺结核或其他肉芽肿病区别。

【实验室检查】

确诊要依靠血、体液或骨髓查出胞浆菌。

1. **培养或涂片**·通过镜检取得组织或分泌物,发现组织胞浆菌,同时行PAS染色,阳性具确诊意义。痰培养阳性率各型不同。病原菌呈卵圆形,直径为2~4μm,镜检可见大小分生孢子及细长、分枝、分隔的菌丝,在试管或活体内有时呈菌丝状。空洞形成者痰及胃液中阳性率可达100%。急性肺组织胞浆菌病的患者,病原体培养极少出现阳性。

2. **血清学检查**·血清学试验阳性对诊断有帮助。菌丝型抗原测定为1:4,酵母型抗原测定为1:16是疾病活动的有力证据。组织胞浆菌素皮内试验阳性表示过去或现在有感染,适用于普查。若在患者的尿中检测出抗原(约75%的患者阳性)或通过免疫扩散法检测出补体结合抗体(约95%的患者阳性),则强烈地支持组织胞浆菌病的诊断。抗体的出现通常在发病后4~6周达到高峰,持续数年。

3. **皮肤试验**·组织胞浆菌的皮肤试验阳性常有助于诊断,但是应该引起注意的是,在高度流行地区,皮试阳性率可达50%~80%。故皮试阳性,仍然需要结合其他指标方可确诊。在各种试验中,琼脂凝胶双相扩散试验比补体结合试验更具有特异性,但它与芽生菌和球孢子菌有交叉反应,因此必须同时做组织胞浆菌素、芽生菌素及球孢子菌素皮肤试验,以便鉴别。

4. **组织胞浆菌rRNA靶的DNA特异性探针检测**·近年有研究人员使用组织胞浆菌rRNA靶DNA特异性探针进行本病的诊断,研究结果显示,该方法只需培养几小时即可做出准确鉴定。据国外文献报道,从患者血清、尿液、胸腔积液和脑脊液中检测组织胞浆菌多糖抗原,其诊断准确率高,尤其是对免疫缺陷者具有较高的诊断价值,可以为早期诊断及治疗提供依据。

5. **其他检测**·马尔尼菲青霉病与荚膜组织胞浆菌病的

临床症状酷似,前者菌丝相生长快,2~3天可产生红色色素并渗入培养基中,并有帚状枝及孢子链;后者菌丝相生长慢,在SDA、CMA上需2周左右,无色素产生,具有特征性的齿轮状大分生孢子。

【影像学表现】

影像学检查的目的是排除并协助诊断、分型,了解病变侵犯的程度和范围、评估治疗效果。组织胞浆菌病的活动期和愈合期均可在影像学上反映出来。

肺部病变的胸部X线片及CT表现由肉芽组织形成肺实质与肺间质的炎性改变,表现为多发散在肺部浸润和肺门淋巴结肿大。肺内病灶形态多种多样,可呈条索状、斑片状、大片状和结节状。具体表现为以下几种类型。

1. 活动期

(1) 肺炎型:多见于病变早期,表现为间质性肺炎、细支气管炎(图16-7-1)、小叶或大叶性肺炎(图16-7-2)。病变为两肺散在分布,边缘模糊,常呈小叶性或节段性肺炎改变,以胸膜下为多见,范围可波及整个肺叶或肺段,内部可出现空洞。当波及整个肺叶时与大叶性肺炎难以区分。

病灶在双上肺野时,类似肺结核,在中下肺野时与支气管肺炎相仿,如有空洞形成则颇似肺脓肿,内壁光滑,壁外有渗出(图16-7-3)。增强扫描病变轻度强化,强化幅度20~30HU。

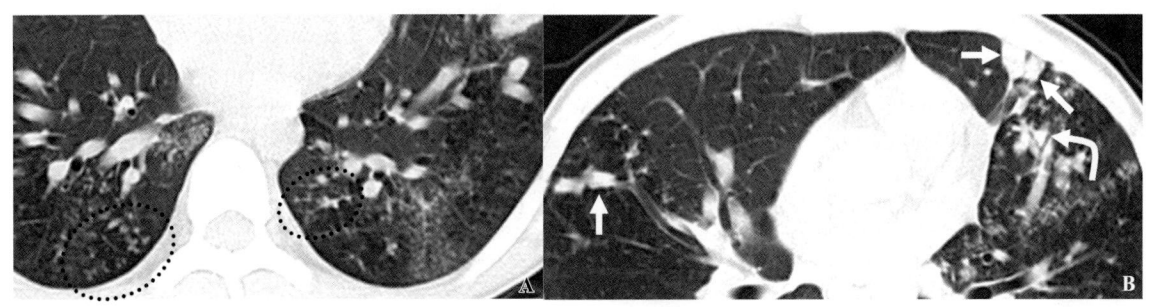

图16-7-1 组织胞浆菌病
HRCT显示两肺下叶网格状影,细支气管增粗呈树芽征(A,圆圈内),右肺中叶、左肺舌叶实变影沿支气管走行(直箭),支气管内壁光滑(B,弯箭)。

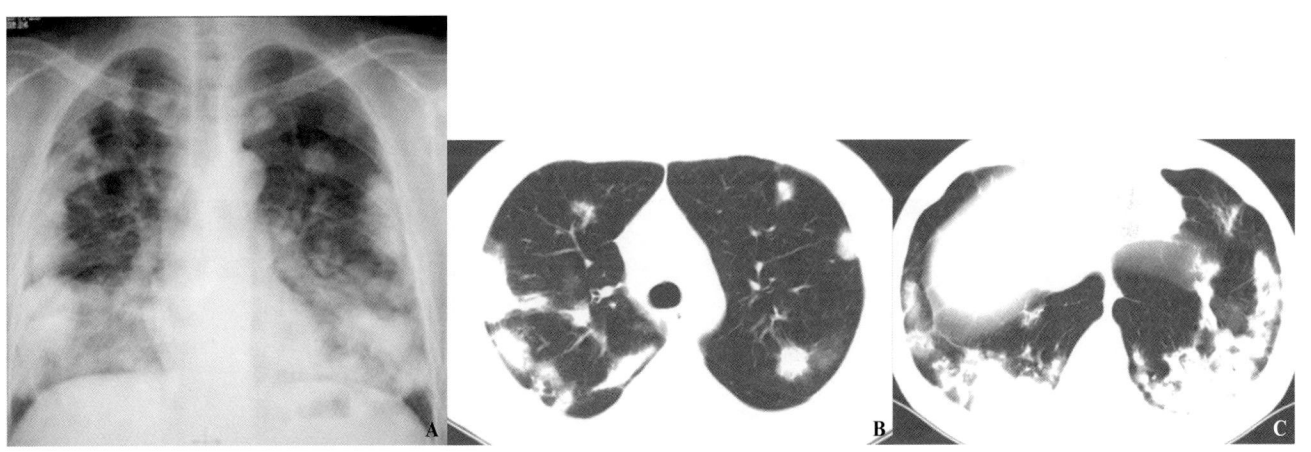

图16-7-2 男性,44岁。组织胞浆菌病
胸部X线片(A)显示两肺外周带散在大小不等结节、肿块,两下肺斑片状及大片状渗出实变影,CT肺窗显示结节多位于胸膜下,形状各异,边缘可见毛刺(B),两下肺病灶融合成大片实变影。

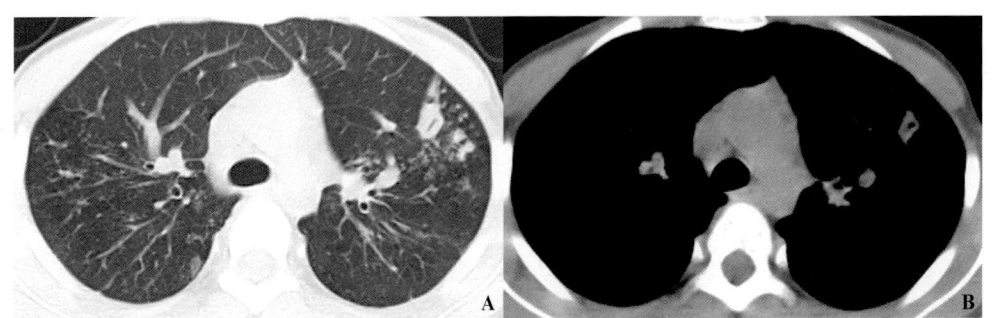

图16-7-3 组织胞浆菌病
CT肺窗(A)及纵隔窗(B)显示两肺上叶大小不等结节及条索影,以左肺上叶显著,结节内可见空洞形成。

(2) 结节型：病变进一步进展，逐渐形成单发或多发圆形或卵圆形结节影，大小通常为 0.5~2 cm，密度均匀，边界清楚，边缘可出现毛刺及晕征（图 16-7-2B 和图 16-7-4）。

体积较大的结节可呈单个或多发的肺内球形影，散布于两肺中央及内侧区域，类似原发性或转移性肺肿瘤，可形成空洞，亦可有斑点状、环形钙化。增强扫描轻度强化。组织胞浆菌侵及胸膜可引起胸膜炎，形成胸腔积液或胸膜增厚、粘连（图 16-7-5），甚至累及肋骨。

(3) 粟粒播散型：两肺弥漫散在粟粒样结节，以中下肺野内中带分布为主，密度均匀，圆形，1~4mm 不等，体积较大者分布稀疏，较小者分布密集（图 16-7-6），但极少发生融合。病灶间肺组织正常，数年后肺组织可发生纤维化或钙化。

(4) 淋巴结肿大型：淋巴结肿大可与肺内病变并存或单独出现（图 16-7-7）。

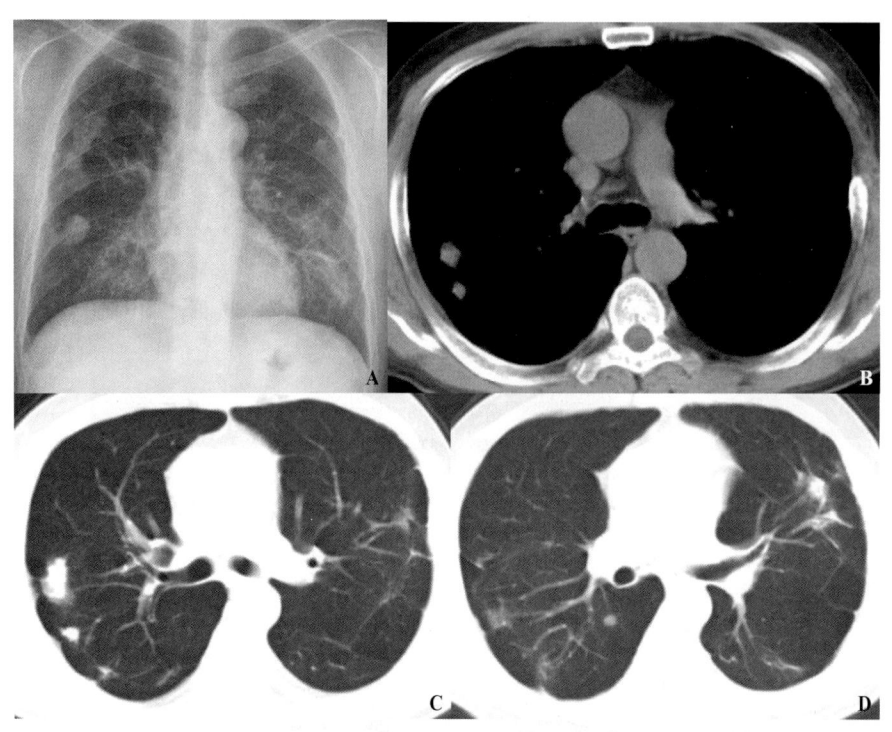

图 16-7-4　男性，46 岁。组织胞浆菌病

胸部 X 线片（A）显示两肺多发散在大小不等结节、纤维条索影及片状影，病灶边缘清楚；CT 纵隔窗（B）及肺窗（C、D）显示病变外形不规则，大小不一，边缘清楚，周围支气管血管束向病变聚拢，邻近胸膜局限性增厚粘连。

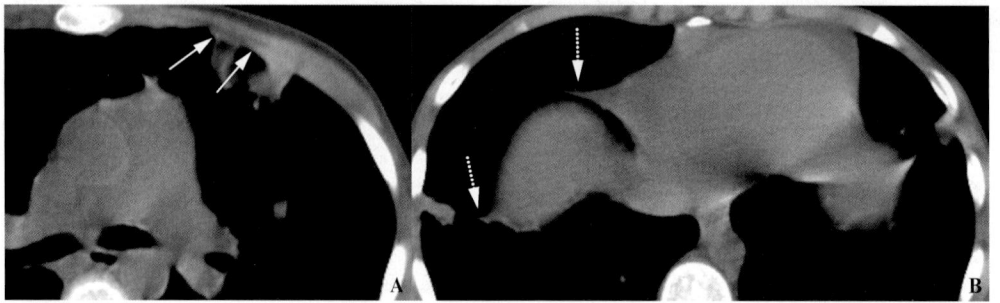

图 16-7-5　组织胞浆菌病

CT 纵隔窗（A）显示病变侵及胸膜，局部胸膜增厚（直实箭），胸膜下脂肪间隙清晰；B 显示纵隔胸膜、膈胸膜三角形突起（直虚箭）。

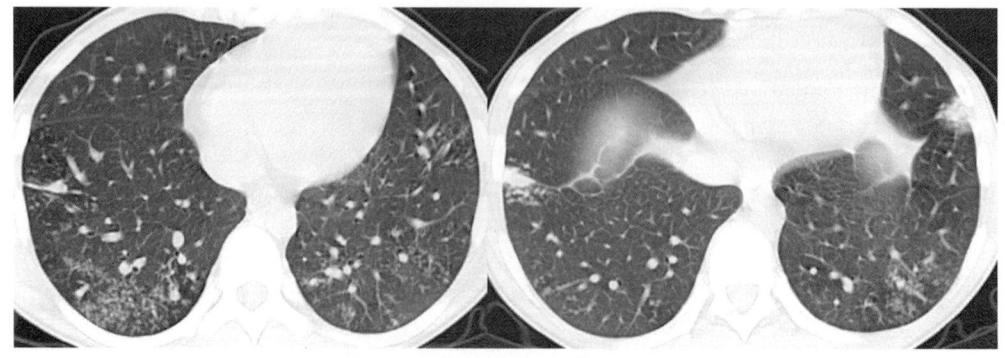

图 16-7-6　组织胞浆菌病

CT 肺窗显示两肺粟粒结节位于两肺下叶胸膜下，簇状聚集。

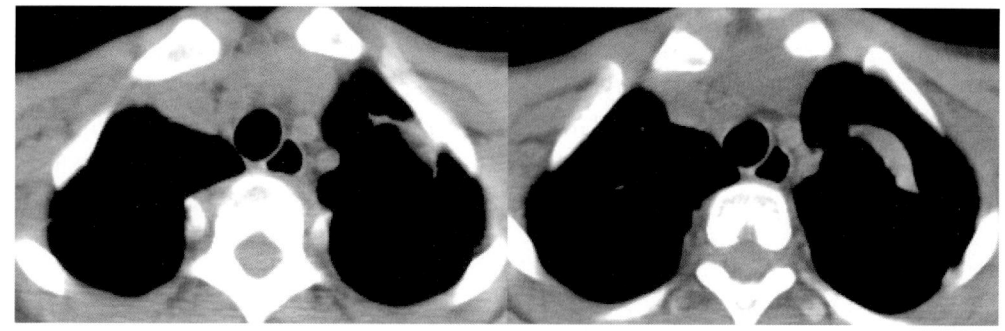

图 16-7-7 组织胞浆菌病
CT 纵隔窗显示左侧锁骨上窝淋巴结肿大,边界模糊不清,血管受压移位。

2. 愈合期·肺炎型的改变一般均能逐渐被吸收而不留痕迹,而结节型、粟粒播散型及淋巴结肿大型的愈合常表现为纤维化和钙化。钙化的结节大都呈圆形或椭圆形,边缘光滑、致密呈高密度影。

(1) 肺内改变:通常为致密的圆形钙化灶,密度很高,颇似支气管造影后碘油存留,边缘锐利,周围可有条索影。根据其表现形式分为高密度结节型钙化和粟粒播散型的钙化。结节型钙化表现为两肺散在分布的圆形致密影,其大小不等,小的如针尖,大的如豆粒(0.1~4 cm),边界清楚。粟粒播散型的钙化结节,常表现为两肺弥漫分布的大小相近的结节,其大小通常在 0.2~0.5 mm,密度均匀,边缘光滑锐利,中下肺野分布均匀,肺尖较稀少,颇似支气管造影后碘油存留。

(2) 肺门改变:肺门阴影增大、增宽、增浓,并有淋巴结蛋壳样钙化。

(3) 胸膜改变:本病可引发少量胸腔积液及胸膜增厚(图 16-7-8)。

与 X 线片相比,CT 可以发现病灶内的小空洞、钙化、周围的晕征等改变,对纵隔淋巴结的显示清晰准确,有助于本病的分期。值得注意的是,各种类型的病变常常同时存在于一个患者的肺内,只是以某一种表现为主。

由于组织胞浆菌病的肺内病变是由肉芽组织形成的,内包含炎细胞、巨噬细胞,因此与结核一样在 ^{18}F-FDG 检测中可呈阳性反应(图 16-7-8),应注意与良性肉芽肿性病变和肺癌的区别。

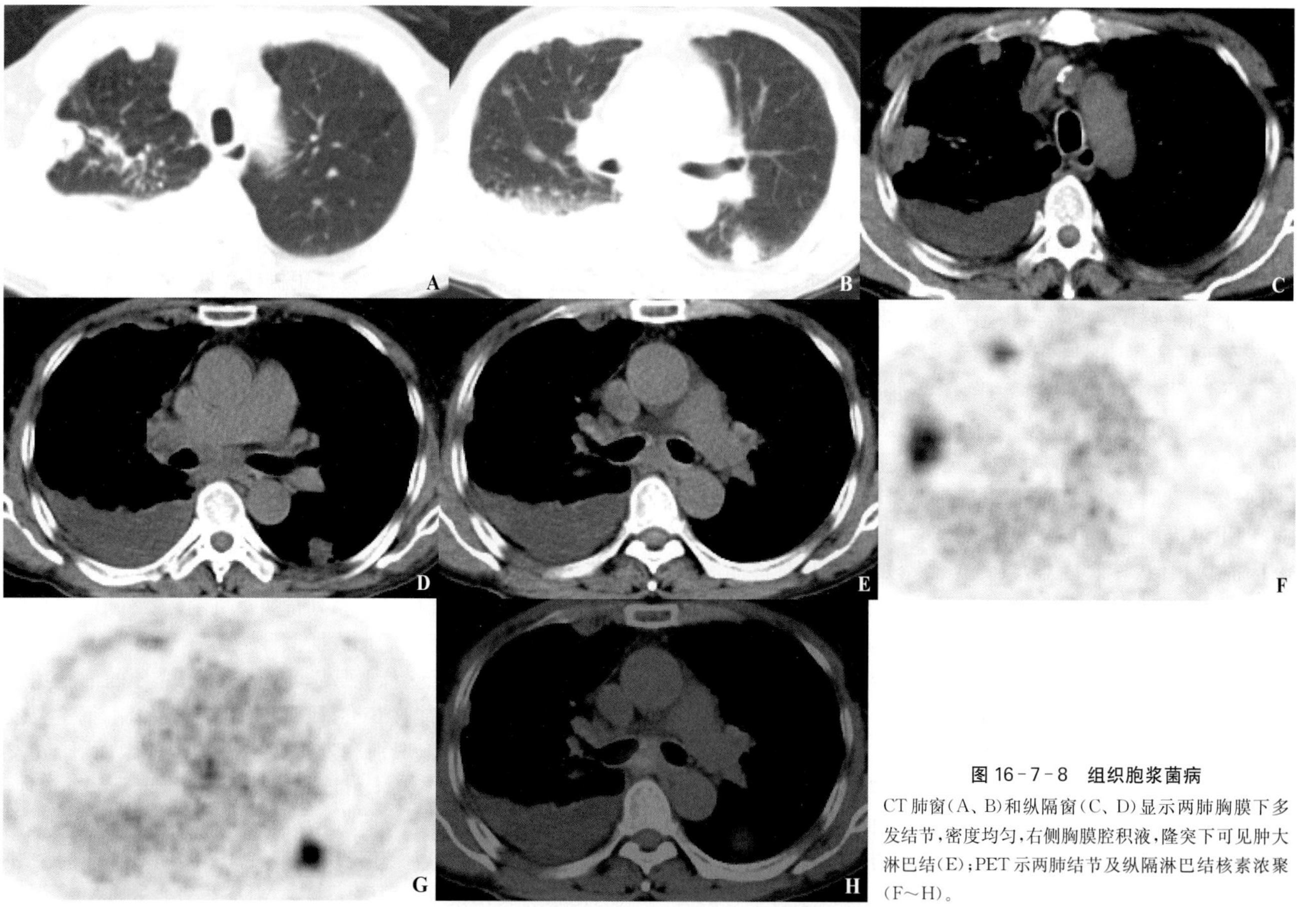

图 16-7-8 组织胞浆菌病
CT 肺窗(A、B)和纵隔窗(C、D)显示两肺胸膜下多发结节,密度均匀,右侧胸膜腔积液,隆突下可见肿大淋巴结(E);PET 示两肺结节及纵隔淋巴结核素浓聚(F~H)。

【诊断标准】

真菌培养是诊断组织胞浆菌的金标准。组织胞浆菌培养时间较长，一般需要 2~3 周，临床上高度怀疑组织胞浆菌感染时，需要延长培养时间，降低培养的假阴性可能。有临床表现及接触史的患者，组织胞浆菌多糖抗原检测阳性，可作出临床诊断，这一方法时间短，准确率高。

【鉴别诊断】

本病临床诊断较难，易与结核病混淆，孤立性结节阴影需与肺癌鉴别。表现为肿块者进展快，分叶征、毛刺征不典型，无胸膜受侵征象，周围有小结节是本病的特点。本病常需要与以下疾病鉴别。

1. 急性粟粒型肺结核·粟粒结节均可分布于全肺，增殖性病灶边界清楚，渗出性结节边界模糊且有融合倾向。结节钙化后呈不规则状，与该病的分布不均匀、圆形、边缘光滑整齐的结节完全不同。

2. 支气管结石·临床表现多为反复咯血，伴发咳出豆粒大结石，结石形态不规则，大小不一，多沿支气管分布，以下肺野多见。

3. 肺泡微石症·患者常有家族史，高度密集的鱼子样的白点状结石影分布于全肺野，以中下肺野内带最密集，心外缘和肺纹理不显示，形似火焰，且多伴有胸膜和心包膜钙化，膈肌影不清。

4. 肺实质钙化·风湿性心脏病患者，其肺内可出现钙化结节影，散在分布于下肺野，体积较大，密度不高，形状不规则，与组织胞浆菌病圆形边缘光滑的钙化不同。

5. 硅肺结节钙化·分布特点为两肺中下肺野多见，常伴有肺门淋巴结蛋壳样钙化，钙化形态不规则，结合有粉尘接触的职业病史，诊断并不难区别。

（张志勇　卓瑶瑶）

参考文献

[1] Garfoot AL, Rappleye CA. Histoplasma capsulatum surmounts obstacles to intracellular pathogenesis [J]. FEBS J, 2016, 283:619-633.
[2] Mittal J, Ponce MG, Gendlina I, et al. Histoplasma capsulatum: mechanisms for pathogenesis [J]. Curr Top Microbiol Immunol, 2019, 422: 157-191.
[3] Woods JP. Histoplasma capsulatum molecular genetics, pathogenesis, and responsiveness to its environment [J]. Fungal Genet Biol, 2002, 35:81-97.
[4] Holbrook ED, Rappleye CA. Histoplasma capsulatum pathogenesis: making a lifestyle switch [J]. Curr Opin Microbiol, 2008, 11:318-324.
[5] Woods JP. Revisiting old friends: Developments in understanding histoplasma capsulatum pathogenesis [J]. J Microbiol, 2016, 54:265-276.

第八节·其他少见肺部真菌

一、马尔尼菲青霉感染

马尔尼菲青霉（penicillium marneffei）又称马尔尼菲蓝状菌（talaromyces marneffei, TM），是一种罕见的致病真菌。该病原菌引起的感染是一种机会性感染，免疫力低下者为易感人群，特别是 AIDS 患者。我国病例主要分布于广东、广西、云南等亚热带、潮湿地区[1]。

TM 寄生在宿主的免疫细胞中，随后传播并引起疾病。在 AIDS 患者中，TM 感染在东南亚是继结核分枝杆菌感染和新型隐球菌感染之后的第三常见的机会性感染[2]。通常，AIDS 感染 TM 患者 $CD4^+$ T 淋巴细胞计数极低，大多数患者 $CD4^+$ T 淋巴细胞计数低于 $50/\mu L$。由于与其他真菌感染的临床症状相似，诊断困难，误诊率高。如果未及时诊断和治疗，死亡率高达 91.3%，早期确诊及治疗可提高生存率[3]。

美国于 1973 年首次报道了淋巴瘤患者感染 TM，东南亚则在 1988 年第 1 次报道了 AIDS 合并 TM 感染，我国在 1984 年首次报道了 8 例 TM 感染。

TM 是一种双相菌，其菌体在 25℃及 37℃培养温度下可表现为两种不同形态，分别为真菌相和酵母相。真菌相在沙氏培养基中肉眼观呈典型的丝状菌落，表面丝绒状，可形成放射状皱褶，颜色从淡绿渐变为灰色；而酵母相为单细胞或双细胞的形态，TM 在 25℃时生长快，一般 3 天即产生特征性的可溶性葡萄酒红色素，并逐渐向菌落周围扩展。显微镜检查表现为圆形或椭圆形酵母孢子，有时与活组织检查见到的酵母样细胞相同。

【发病机制与病理】

吸入真菌孢子被认为是最常见的感染途径。TM 为胞内感染菌，在感染宿主后，主要侵犯机体单核巨噬细胞系统，但是具体致病机制仍不完全清楚。巨噬细胞以固定细胞或游离细胞的形式对病原体进行吞噬、消化，其在抵御 TM 入侵中起了重要作用，但同时也是 TM 体内播散的载体[4]。TM 孢子吸入肺内后，黏附于支气管肺泡上皮细胞的层粘连蛋白上，继而被巨噬细胞识别并吞噬。

巨噬细胞吞噬 TM 后将其抗原提呈给 T 淋巴细胞，T 淋巴细胞释放细胞因子，激活巨噬细胞从而杀灭 TM。同时，TM 被吞噬后，能够利用巨噬细胞内的乙酰 CoA 等作为能量来源在胞内存活，并启动一系列抗凋亡机制，最终随巨噬细胞在体内游走，并在释放后形成播散性感染。

TM 为胞内感染菌，主要靠 T 淋巴细胞介导的细胞免疫清除。该病原菌不能被 $CD8^+$ T 淋巴细胞有效控制，而主要依靠 $CD4^+$ T 淋巴细胞识别和发挥免疫效应[4]。因而，研究发现，当 AIDS 患者 $CD4^+$ T 淋巴细胞较低，尤其低于 $50/\mu L$ 时，极易感染 TM。

在病理上，TM 感染表现为三种组织学形式，即肉芽肿型、化脓型及无反应性（坏死型）。AIDS 患者合并 TM 多为无反应性（坏死型），免疫功能基本正常者以肉芽肿型为主。HE

染色下,肉芽肿型表现为大量泡沫状单核巨噬细胞、多核巨细胞及中性粒细胞、淋巴细胞等多种炎症细胞浸润,大量圆形、类圆形酵母样病原体聚集于单核巨噬细胞、组织细胞胞质内,排列如桑葚样,偶可见腊肠样带横隔的增殖状态病原体。无反应性(坏死型)仅有少量炎症细胞浸润,表皮、真皮、结缔组织结构破坏明显,镜下可见大量游离的病原体。

【临床表现】

TM 感染的临床表现复杂多样,容易误诊。根据发病部位和特征,临床表现分成局限型和播散型[5]。局限型发病比较隐匿,病原体局限于体内不同器官,出现不同的临床表现。

局限型常常发生皮肤及皮下组织的感染,表现为局部皮下结节、皮下脓肿。若聚集于肺部,临床表现极似肺结核并易被误诊。病原体聚集于淋巴结导致淋巴结肿大。

播散型出现严重的全身症状,包括不规则且长时间高热、体重减轻、贫血和肝脾大等,并可出现皮肤、口腔、肺部、消化道、骨骼等多个系统损害。呼吸系统临床症状为咳嗽、咳痰、咯血、胸痛、气喘,听诊呼吸音减弱,可闻及湿啰音。消化系统临床症状为腹痛、腹胀、腹泻或脓血便。皮肤损害时出现传染性软疣样中心坏死的脐窝样损害,且为播散病例中首要的注意迹象。皮损在面部、躯干和上肢较为常见,包括丘疹、结节、坏死性丘疹、痤疮样病变、毛囊炎和溃疡。

临床表现与患者机体免疫功能水平密切相关,非 HIV 感染者及免疫功能尚在正常水平的患者全身症状轻微,临床症状多为局限型,HIV 感染后免疫功能不全者,全身症状较严重,临床症状多为播散型。

【实验室检查】

根据患者的病情,采集多个部位标本进行真菌涂片,组织活检的培养或病理检查。

1. 真菌培养。目前诊断 TM 感染的金标准是真菌培养[6],TM 菌落周围可出现特征性的可溶性葡萄酒红色素。莫让辉等对所有 TM 感染者同时行骨髓培养和血培养,前者的阳性率(96.5%)高于后者阳性率(73.7%)。肺泡灌洗液、关节腔液、皮损分泌物培养的阳性率均不低于 50%,但腹水培养(22.22%)、痰培养(1.49%)的阳性率较低。

2. 涂片检查。患者的血液、骨髓涂片、分泌物和脓液等标本通过染色,可以直接进行镜检。常用的染色方法有:瑞氏染色、吉姆萨染色、过碘酸希夫染色(Periodic Acid-Schiff stain, PAS)及六胺银染色等。涂片显示了与其他真菌不同的特点,即涂片中发现的病原体大多存在于巨噬细胞内,只有少数分布于巨噬细胞外,呈圆形、类圆形或带横隔的腊肠形。

3. 组织病理学检查。由于真菌培养耗时较长,组织病理学检查对确诊 PM 有优势。常用的染色方法主要有 HE、PAS 和六胺银染色。由于 TM 大多被巨噬细胞所吞噬,在病原体较少时,HE 染色不良。当病原体较多的情况下,巨噬细胞胞质可见淡蓝色颗粒。特殊染色对 TM 有良好的显色效果,PAS 联合六胺银染色可清晰显示组织中 TM 的特征性结构和形态。

4. 血清学检查。血浆 G 试验和 GM 试验均与病原学金标准诊断结果有较好的一致性,是对传统病原检测方法的有益补充。

5. 分子生物学检查。目前用于 TM 的分子生物学检查包括荧光定量 PCR、巢式 PCR 等[7],具有快速、敏感性高、特异性高等优势,具有未来早期诊断的发展趋势。

【影像学表现】

TM 感染通常呈多发散在或弥漫性病变,累及双侧肺,累及多个肺叶和肺段,病灶常为多形态并存。胸部 X 线平片及 CT 主要有以下表现。

1. 肺间质性纤维化。为常见表现。X 线上表现肺纹理增多或网织结节影;CT 上以小叶间隔增厚及支气管血管束增粗为主,可伴粟粒样结节[8,9](图 16-8-1),结节多分布在肺后基底段,与 TM 的分布与体位和血液灌注有关。粟粒样结节大小不等,呈两肺弥漫性分布,可能为 TM 短期内多次侵入血液循环所致。

2. 渗出实变影。表现为磨玻璃影及实变影,两肺多发,对称或不对称分布[8,9](图 16-8-2);肿块少见[10]。

3. 空洞。主要存在于单侧肺部;好发于两肺下叶背段、右肺上叶尖段,左肺上叶尖后段,发病部位与结核相似。空洞多表现为规则或不规则的厚壁空洞,洞壁未见钙化,内壁多光整,外壁多模糊,呈渗出性改变[11]。空洞直径一般较小,多小于 1.0 cm,当表现为聚集性空洞时,空洞直径通常大于 1.0 cm(图 16-8-3)。

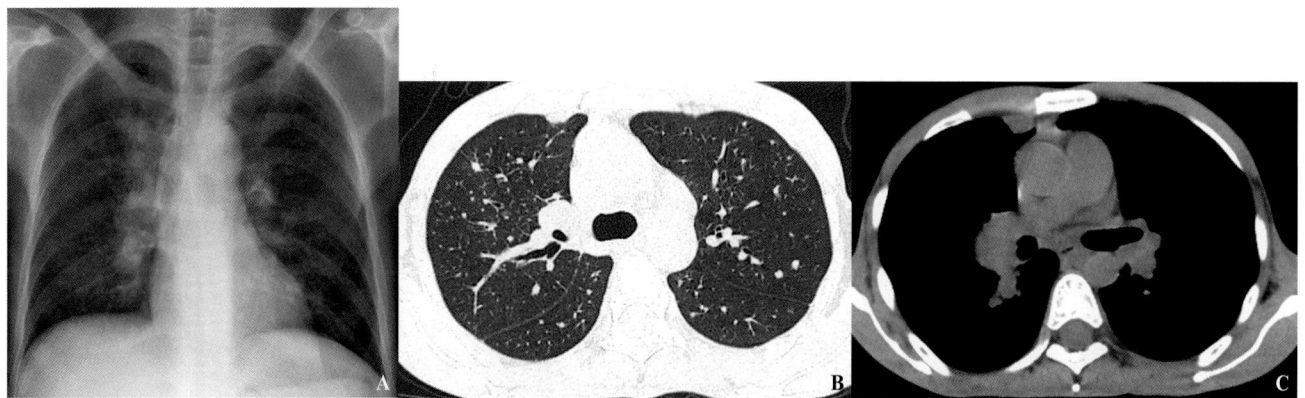

图 16-8-1 男性,31 岁。AIDS 伴马尔尼菲青霉感染

胸部 X 线片(A)显示肺纹理增多、网织结节影及右侧肺门增大;CT 肺窗(B)示小叶间隔增厚(直箭)和粟粒性肺结节(虚箭);纵隔窗(C)显示双侧肺门及纵隔淋巴结肿大。

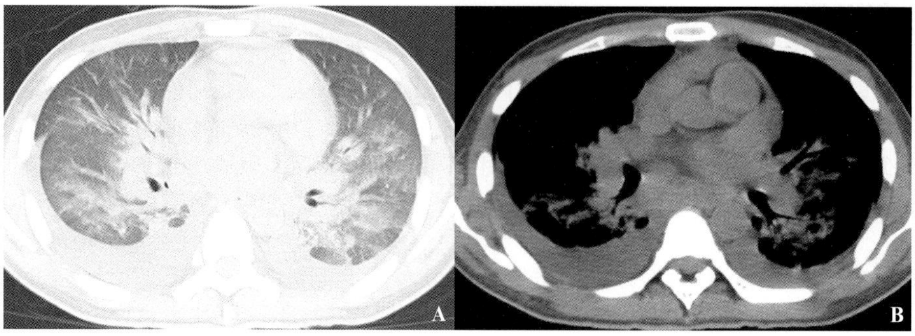

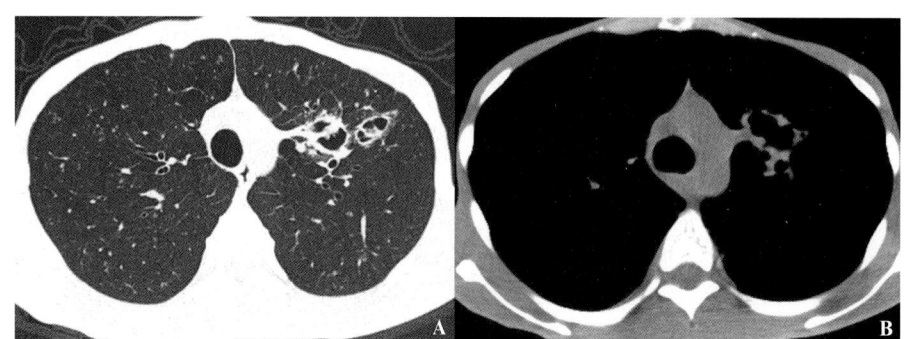

图 16-8-2　男性,23 岁。AIDS 伴马尔尼菲青霉感染
CT 肺窗(A)显示两肺多发浸润性肺实变及磨玻璃影;纵隔窗(B)显示双侧肺门及纵隔淋巴结肿大,伴有双侧少量胸腔积液。

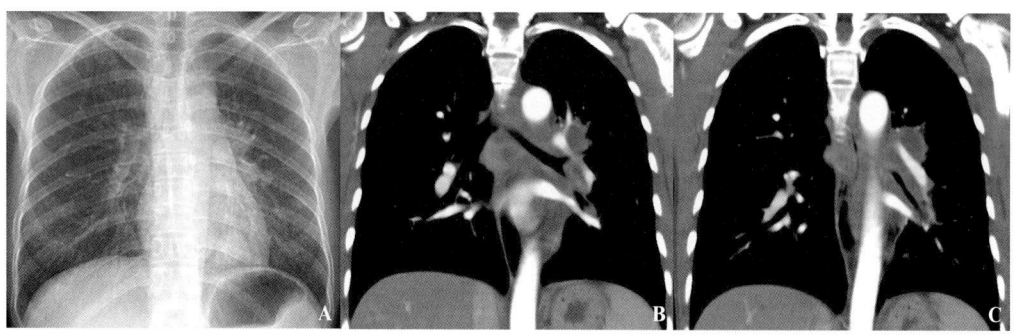

图 16-8-3　男性,26 岁。AIDS 伴马尔尼菲青霉感染
CT 肺窗(A)显示左肺上叶聚集性空洞;纵隔窗(B)显示洞壁周围未见钙化。

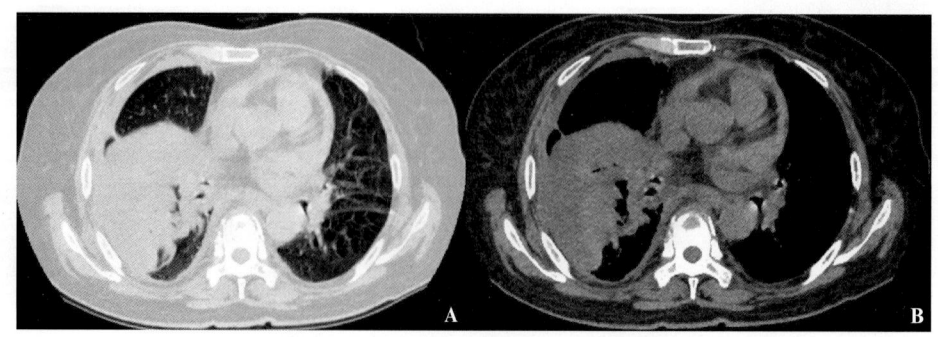

图 16-8-4　女性,38 岁。AIDS 伴马尔尼菲青霉感染
咳嗽、咯痰伴间歇性夜间发热 20 余天,曾有输血史。HIV(+)。胸部 X 线片(A)显示左侧肺门增大。CT 增强扫描冠状位(B、C)显示纵隔、左侧肺门有多发淋巴结增大,增大的淋巴结有环状强化。

图 16-8-5　女性,57 岁。播散性马尔尼菲青霉病
CT 肺窗右肺下叶渗出实变影(A)、右侧少量胸腔积液、心包积液(B)。

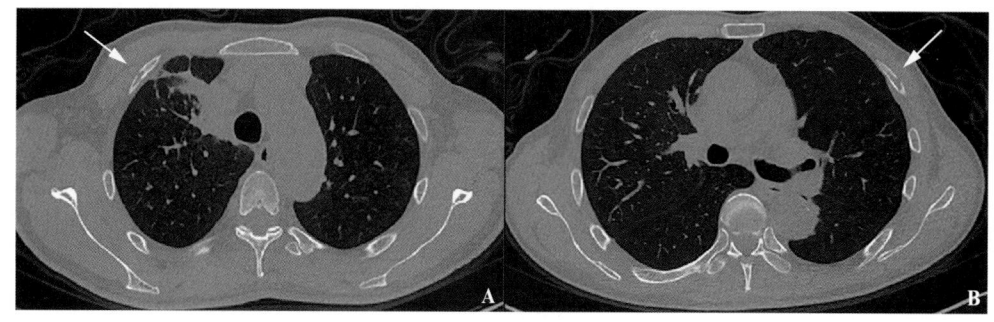

图16-8-6 男性,65岁,肺马尔尼菲青霉病。
反复咳嗽1年余,加重伴腰背部疼痛7天。CT肺窗右侧第2前肋(A)、左侧第2前肋(B)骨质破坏。

4. **淋巴结肿大** 两肺门、纵隔及锁骨上窝淋巴结肿大常见[9],纵隔淋巴结分布以气管隆突下为主,增强扫描显示肿大淋巴结大多密度均匀(图16-8-4)、无坏死。少数病例淋巴结呈中心坏死的厚壁环形强化,边缘模糊,部分融合,坏死区可相互交通。

5. **浆膜腔积液** 多见,包括胸腔积液及心包积液,或者胸膜增厚(图16-8-5)[9],而研究显示AIDS合并TM感染出现胸腔积液少见,提示侵犯浆膜更多见于免疫功能正常者。

6. **骨质破坏** 多见,多为溶骨性破坏伴周围软组织肿胀(图16-8-6)[9],为免疫功能正常者全身化脓性反应之一,最常见的部位是脊椎、股骨和肋骨。

【诊断标准】

免疫力低下者,特别是AIDS患者,出现不规则发热、皮肤损伤、肝、脾、淋巴结肿大、X线片及CT示肺内多发的浸润性病灶或局限性肺实变及磨玻璃影、小叶间隔增厚、粟粒样结节、群聚性空洞、肺门或纵隔淋巴结肿大、胸腔积液或心包积液,$CD4^+$ T淋巴细胞极低(尤其低于$<50/\mu L$),需考虑TM感染的可能。

本病的确诊有赖于真菌培养。涂片检查、组织病理学检查对诊断亦有帮助。血清学检查是对传统病原检测方法的有益补充。分子生物学检查是未来早期诊断的发展趋势。

【鉴别诊断】

TM感染胸部病变着重需与其他机会性感染鉴别[8-12]。

1. **急性血行播散型肺结核** 呈"三均匀"的分布特点,近肺尖区病灶较多;而TM感染的弥漫性粟粒结节的大小、分布相对欠均匀,且结节相对较大,背侧胸膜下可见结节融合影。

2. **肺孢子菌肺炎** 以广泛发布的磨玻璃影及或弥漫性网格、网结节状间质性病变为主要特点,与TM感染相比,较少出现胸腔积液或心包积液,纵隔淋巴结肿大亦不常见。

3. **新型隐球菌感染** 隐球菌的胸部表现以结节或肿块多见,多位于肺组织外带近胸膜处,结节周围可见特征性晕征表现,结节伴空洞者相对多见。

二、副球孢子菌病

副球孢子菌病(paracoccidioidomycosis,PCM)是副球孢子菌引起的皮肤黏膜、淋巴结和内脏器官的进行性真菌病。本病仅在中南美洲散在流行,以20~50岁男性常见,尤其多见于哥伦比亚、委内瑞拉及巴西的咖啡工人。

副球孢子菌病副球孢子菌又名巴西副球孢子菌,或巴西芽生菌,培养为双相型,在37℃培养为酵母样菌落,在温室培养则为丝球状菌落。近来认为本菌的多发芽生孢子很像球孢子菌破裂后的内生孢子,故一般均称为副球孢子菌。

副球孢子菌病并非常见的机会性感染,但有时也发生于免疫受损患者,如AIDS患者。巴西副球孢子菌在自然界的特定场所还不清楚,推测是以真菌形式存在于泥土中,通过呼吸道传播,经口腔或鼻黏膜破损入侵,免疫功能低下为致病的诱发因素。实验室工作者可通过皮肤接种感染。氟康唑比较理想,其他药物疗效较差。患者大多预后良好,只有少数病例发展成播散性感染。

【发病机制与病理】

副球孢子菌仅感染人类。孢子通过呼吸道或破损的皮肤、黏膜进入人体,在肺泡中繁殖产生大量的孢子。孢子在肺内37℃时转变成侵袭型酵母菌,可经血流及淋巴向其他部位播散。

疾病早期引起中性粒细胞为主的急性炎症反应,在孢子的发生发育和形成内生孢子的过程中,组织反应逐渐由急性化脓性的炎症,过渡到慢性肉芽肿。其主要病理变化为化脓性肉芽肿,在微脓肿及巨细胞内可见厚壁的多芽孢子,在脓肿周围可有中性粒、淋巴、浆细胞浸润及成纤维细胞。

【临床表现】

1. **慢性肺副球孢子菌病** 肺是最常见的感染初发部位,但大部分正常人肺感染后不产生任何症状和体征,部分患者发展成慢性肺部感染或急性播散性感染,慢性肺球孢子菌病多数起病隐匿。症状有发热、盗汗、不适、咳痰、消瘦和咯血等。

2. **皮肤黏膜副球孢子菌病** 口腔和鼻黏膜是最常见的累及部位,包括齿龈、舌、唇和腭部出现疼痛性溃疡,可影响进食。腭和鼻中隔可因溃疡而穿孔,喉部可因溃疡和瘢痕形成而嘶哑。皮肤累及多见于口周和鼻周。

开始为丘疹和结节,数周或数月后形成边缘隆起的斑块,表面可呈疣状或溃疡。淋巴结肿大,尤以颈部淋巴结肿大常见,可破溃形成瘘管并排出脓液。

3. **播散性副球孢子菌病** 病原菌经血液循环和淋巴播散可导致全身广泛的感染,包括大肠和小肠的结节溃疡性损害。肝、脾、肾上腺受累或出现骨髓炎、关节炎、脑膜炎和脑灶性损害等。患者可有高热等全身症状。

【实验室检查】

1. 真菌检查

(1)脓液、痰、皮肤黏膜损害刮取物、淋巴结抽吸物等加

10% KOH，镜下可见单芽或多芽孢子。以子细胞与母细胞大小相差悬殊、母细胞呈球形、多个子细胞附于其上呈水手轮状为典型，具诊断意义。

(2) 培养，培养成双相型，25℃时见白色羊毛状菌落。37℃血琼脂为酵母样菌落。外抗原试验可快速鉴定。

2. 血清学试验·补体结合试验绝大多数患者呈阳性，注意与芽生菌病、孢子丝菌病和组织胞浆菌病有交叉反应。免疫扩散试验绝大多数患者为阳性，偶与组织胞浆菌病有交叉反应。

【影像学表现】

CT是本病评估的首选方法。病变常呈两肺、对称分布，可累及肺的任何部位，但以肺外带为著。常见表现包括毛玻璃密度、实变、结节/肿块、空洞、小叶间隔增厚、肺气肿和纤维化病变[13-15]。

1. 渗出实变·表现为磨玻璃影和/或肺实变。磨玻璃影对应于肺泡间隔炎性浸润及肺泡间纤维化，可伴反晕征。肺实变系肺泡内渗出物填充所致。病变内易发生坏死，引发空洞。

2. 结节肿块·结节大小范围很大，小者为粟粒状，表现为随机分布或小叶中心性肺结节。与粟粒性结核的类圆形结节相比，本病的结节外形呈椭圆形、长形或不规则形，趋于融合。大结节及肿块常发生空洞。

3. 间质性改变·小叶间隔增厚散在分布，边缘光滑或不规则；在疾病的所有阶段都发现间质纤维化的表现，如沿支气管血管周围纤维间质增厚、牵拉性支气管扩张、肺气囊（甚至蜂窝肺）、瘢痕性肺气肿。

【诊断标准】

本病为地方真菌病，患者常有流行区的居留史。肺部感染者，伴有经久不愈的皮肤溃疡和淋巴结肿大，或多系统受累时需考虑本病的可能。皮肤副球孢子菌病的诊断比较容易，主要是找到病原菌。虽然在标本中发现形成特征性多芽体的大型（>15μm）酵母菌可提供强有力的拟诊依据，但需经真菌培养才能确诊。

（史维雅　叶雯　张志勇）

参考文献

[1] Li HR, Cai SX, Chen YS, et al. Comparison of talaromyces marneffei infection in human immunodeficiency virus-positive and human immunodeficiency virus-negative patients from Fujian, China [J]. 中华医学杂志（英文版），2016,129:1059-1065.

[2] Le T, Wolbers M, Chi NH, et al. Epidemiology, seasonality, and predictors of outcome of AIDS-associated Penicillium marneffei infection in Ho Chi Minh City, Viet Nam [J]. Clin Infect Dis, 2011,52:945-952.

[3] Qin L, Zhao L, Tan C, et al. A novel method of combining periodic acid schiff staining with Wright-Giemsa staining to identify the pathogens penicillium marneffei, histoplasma capsulatum, mucor and leishmania donovani in bone marrow smears [J]. Exp Ther Med, 2015,9:1950-1954.

[4] 李腾雁，李玉.宿主对马尔尼菲青霉菌的免疫机制研究进展[J].皮肤病与性病，2017,39(2):99-102.

[5] Lau SKP, Xing F, Tsang CC, et al. Clinical characteristics, rapid identification, molecular epidemiology and antifungal susceptibilities of talaromyces marneffei infections in Shenzhen, China [J]. Mycoses, 2019, 62:450-457.

[6] Andrianopoulos A. Laboratory maintenance and growth of talaromyces marneffei [J]. Curr Protoc Microbiol, 2020,56:e97.

[7] Thwaites G, Le T. Development and evaluation of a real-time polymerase chain reaction assay for the rapid detection of talaromyces marneffei MP1 gene in human plasma [J]. Mycoses, 2016,59:773-780.

[8] Shi X, Yan Q, Zhan Y, et al. Effect of combination antiretroviral therapy on the clinical manifestations, radiological characteristics, and disease severity of HIV-associated talaromyces marneffei infection [J]. Int J STD AIDS, 2020,31:747-752.

[9] Yu X, Miao K, Zhou C, et al. T. marneffei infection complications in an HIV-negative patient with pre-existing pulmonary sarcoidosis: a rare case report [J]. BMC Infect Dis, 2018,18:390.

[10] Nishikubo M, Doi A, Takegawa H, et al. Asymptomatic pulmonary penicilliosis with a lung mass in an HIV-infected patient [J]. J Gen Fam Med, 2020,21:152-154.

[11] Jung JY, Jo GH, Kim HS, et al. Disseminated penicilliosis in a Korean human immunodeficiency virus infected patient from Laos [J]. J Korean Med Sci, 2012,27:697-700.

[12] 袁明娟，李四海，黄彦，等.艾滋病合并马尔尼菲篮状菌感染者临床影像学分析和疗效评价[J].中华传染病杂志，2019,37:41-43.

[13] Barreto MM, Marchiori E, Amorim VB, et al. Thoracic paracoccidioidomycosis: radiographic and CT findings [J]. Radio Graphics, 2021,32:71-84.

[14] Souza AS, Jr, Gasparetto EL, Davaus T, et al. High-resolution CT findings of 77 patients with untreated pulmonary paracoccidioidomycosis [J]. AJR, 2006,187:1248-1252.

[15] Marchiori E, Valiante PM, Mano CM, et al. Paracoccidioidomycosis: high-resolution computed tomography-pathologic correlation [J]. Eur J Radiol, 2011,77:80-84.

第十七章

肺寄生虫病

第一节 · 肺包虫病

包虫病（hydatidosis）是一种人畜共患的寄生虫病，是世界上羊、牛畜牧区常见的地方性寄生虫病，在澳大利亚、新西兰、南非、北美、欧洲的地中海国家，以及亚洲和非洲一些地区常可见到。它在我国主要流行于畜牧业发达的新疆、青海、甘肃、宁夏、内蒙古及西藏等省区。

包虫病是人感染棘球绦虫的幼虫（棘球蚴）所致的慢性寄生虫病，又称棘球蚴病[1,2]。其致病菌棘球绦虫主要有以下4种：①细粒棘球绦虫；②多房棘球绦虫；③少节棘球绦虫；④福氏棘球绦虫。其中以细粒棘球绦虫和多房棘球绦虫对人体危害最大[3]。

大多数病例是由细粒棘球绦虫侵入人体所致。细粒棘球绦虫、多房棘球绦虫的成虫寿命不长，但棘球蚴和泡球蚴在宿主体内可以生存很久，20～30年并不少见，常以囊肿或囊泡及子囊、孙囊的形态在肺、肝等组织中存活。

【发病机制与病理】

犬类动物是犬绦虫的终宿主，人、牛、羊、猪和鹿是中间宿主。人吃了被犬绦虫虫卵污染的食物后，虫卵在胃、十二指肠内孵化成六钩蚴，并穿透肠黏膜，进入肠系膜小静脉，然后经门静脉系统进入肝血窦，65%～75%在肝发病，其余经肝静脉、下腔静脉回流入右心，经肺动脉游弋到肺寄生，逐渐发育成肺包虫囊肿[3]。

虫卵还可直接通过肠系膜淋巴系统，通过胸导管到达肺部而不通过肝。干燥多风地区的虫卵可随风漂浮，吸入后直接发展为肺包虫囊肿。在极少数情况下，虫卵可以通过肺循环侵入其他器官和组织，在大脑、骨或眼睛中生长成囊肿[3,4]。肺包虫囊肿占全身包虫病的15%～30%[3]。

细粒棘球蚴在肺内以膨胀方式生长，多呈球形或椭圆形。囊壁分为内、外两层，内层中的层状膜和胚层属于虫体本身，外层（囊外围层或外膜）属于宿主组织，厚度很少超过几毫米。宿主对囊肿发生反应，在其周围的肺组织逐渐形成一层纤维结缔组织，成为一层薄的外囊。外囊具有弹性，比较坚韧，从功能上讲，它起到了机械性的保护和营养虫体的作用，亦可退化并钙化。

细粒棘球蚴的层状膜厚1～3 mm，呈白色、胶状、透明、有弹性，具保护、渗透作用。胚层又称生发层，除分泌澄清的液体外，还能产生无数的子囊，头节突出于壁上，子囊结构与母囊相同，位于母囊中。

囊内的每个头节均可发育成子囊。肺包虫含子囊者较少，占6%～10%。有时包虫衰亡，但囊肿并未穿破，囊液可逐渐凝固呈干酪状，可有钙化。随着囊肿体积增大，机械性压迫可使周围肺萎缩，久之肺泡萎缩并纤维化。由于包虫囊肿的壁比较脆弱，逐渐长大时，可自发破裂，或因咳嗽、打喷嚏、胸部外伤或任何其他增加胸内压力的因素，或因诊断性穿刺损伤而破裂。破口如与支气管沟通，则囊内容物可咳出而有空气进入囊腔。

但有时仅外囊有小破口与支气管沟通，则气体仅能进入外囊与内囊之间。如果囊内容物完全咳出，该囊肿可成为空腔或逐渐缩小消失。囊肿亦可破入胸膜腔，产生液气胸、气胸或继发胸膜细粒棘球蚴病。

包虫的六钩蚴经过肺毛细血管后，可通过左心循环种植于全身任何组织，在胸部偶见胸膜、纵隔、膈肌及心包包虫囊肿。肺包虫多为单囊，右肺多于左肺，下叶多于上叶，但也可多发。

【临床表现】

包虫囊肿生长缓慢，早期患者一般无明显症状，多于常规体检时发现。多数患者由于包虫囊肿长大到一定程度对周围组织、脏器产生压迫症状，可出现咳嗽、咳痰、胸痛、咯血、气急等症状[4]。

囊肿破入支气管时，患者先有阵发性咳嗽，继而突然咯出大量透明咸味黏液，甚至有粉皮样物，具有特征性。继发感染者，则出现发热、咳脓痰和咯血等。包虫囊肿破入胸膜腔则形成液气胸，继而成为脓胸。

有些病例可出现过敏反应，如有荨麻疹、哮喘、恶心、呕吐、休克等症状。

巨大囊肿或囊肿位于肺门附近时，则引起呼吸困难。

肺尖部囊肿可压迫臂丛和颈交感神经而引起患侧肩臂疼痛等症状。

部分患者有全身中毒和过敏症状，包括发热、乏力、食欲不振、荨麻疹、哮喘等。患者多数无明显阳性体征。

较大囊肿可引起胸廓畸形，这种情况多见于儿童；也可有呼吸运动减弱和呼吸音降低；部分患者可因较大的包虫囊肿压迫上腔静脉和锁骨下静脉，导致相应部位的浅表静脉怒张和上臂水肿等。少数病例有杵状指、肺功能损害、肝大、黄疸。

【实验室检查】

血中嗜酸性粒细胞增高，但一般不超过10%，也有偶达70%者。肺棘球蚴囊肿破裂后，血中嗜酸性粒细胞可有显著增高现象。如有囊肿破裂，应行痰液、胃液或胸腔积液的抽取、沉淀、涂片、显微镜检查，如发现棘球蚴的子囊、囊砂(原头蚴节)或粉皮样囊壁碎片，即可确诊。

免疫学检查中常用包虫皮内试验，以囊液抗原注射人前臂内侧，15～20 min 后观察反应，红晕达 1 cm 者为弱阳性，2 cm 以上者或出现伪足者为强阳性。少数病例于 6～24 h 出现阳性的延迟反应，也作为阳性。皮内试验敏感性高，但假阳性率高达 10.7%。血清免疫学检查有十余种，大多与其他非棘球蚴寄生虫病存在交叉免疫现象，造成诊断上的困难。在诊断时，常以皮内试验结合 2～3 种血清学检查，以提高诊断的准确性。

【影像学表现】

根据其影像学特点将肺包虫囊肿分为无并发症单纯性肺包虫囊肿、肺包虫囊肿破裂、肺包虫囊肿合并感染三种类型。单纯性肺包虫囊肿又被分为单房型肺包虫囊肿和多子囊型肺包虫囊肿，绝大多数情况下 X 线片无法区分这两种囊肿。此外，肺包虫并不仅限于肺部感染，它还常伴随其他部位的感染。

与 X 线片相比，CT 对胸部包虫病的定性诊断和定位诊断准确率均显著提高，可达 95% 左右。此外，CT 对破裂、感染的肺包虫囊肿和胸部少见部位包虫病的诊断价值也很高。肺包虫病的 CT 表现颇具特点，但变化亦是多样的，有时很难与肺部其他疾病的肿块鉴别。肺包虫病多发生于肺下叶，且以后基底段多见。

1. 无并发症的单纯性肺包虫囊肿

(1) 囊肿早期：当病灶直径在 1 cm 以下时，在 X 线平片上常表现为边缘模糊的类圆形炎性阴影，数目不定(图 17-1-1A)，当直径大于 2 cm 时出现轮廓清晰的类圆形阴影(图 17-1-1B)，病灶密度均匀、稍淡，一般低于心影或实质性肿瘤的密度，周围极少炎性反应(图 17-1-1)。CT 上无论大小病灶均呈边缘锐利的类圆形结节，内部呈水样密度，周围肺野清亮，纹理走行自然，无渗出性改变，囊肿多分布在肺中下野的外围部分。增强扫描囊液无强化，囊壁无强化或轻度强化，一般来讲，强化部分多出现在囊肿的肺缘面，而纵隔面和胸膜面则无强化，因此强化部分被认为是压缩的肺带(图 17-1-2)。

(2) 单房型包虫囊肿：囊肿典型征象为圆形或椭圆形单房结构，数目及大小不定，可单发也可多发，右肺多于左肺，囊肿多分布在肺中下野的外围部分，边缘清晰锐利，X 线片示囊肿密度均匀而稍淡，一般低于心影或实质性肿瘤的密度(图 17-1-3)。

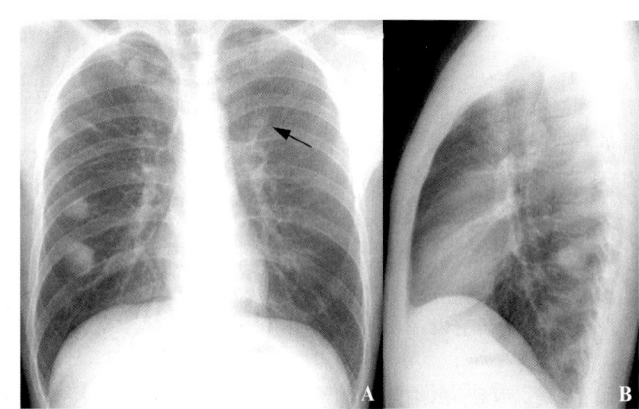

图 17-1-1 男性，21 岁。肺包虫病

胸部正、侧位 X 线片(A、B)显示右肺各肺野外带多发结节影，大小不等，密度均匀，密度略低于心脏及膈下组织；左肺门上缘小病灶边缘模糊不清(箭)。

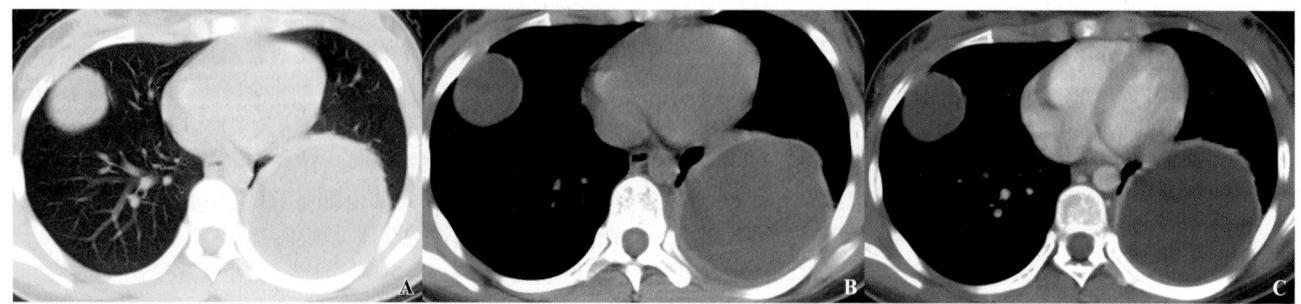

图 17-1-2 男性，13 岁。肺包虫病

CT 肺窗(A)显示右肺中叶、左肺下叶圆形结节影，边缘光滑锐利；纵隔窗(B)显示结节内呈均匀水样密度，囊壁厚薄均匀；增强扫描(C)示囊内无强化，右肺中叶囊壁无强化，左侧邻近胸膜缘囊壁无强化，肺缘轻度均匀强化(考虑强化部分考虑为压缩的肺组织)。

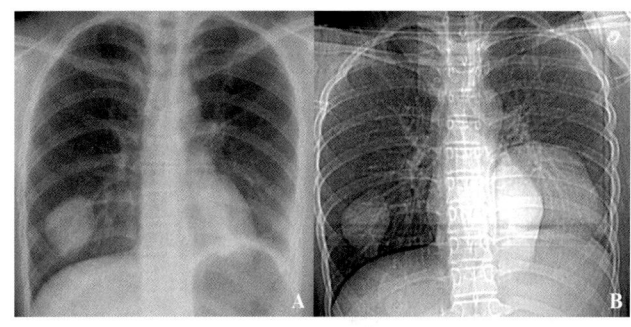

图 17-1-3 男性,13 岁。肺包虫病
胸部 X 线片(A)显示右肺中下叶类圆形肿块影,边缘光滑,境界清楚;卧位 CT 定位图(B)显示左肺心影后类似密度肿块,横径明显大于立位,其密度低于邻近心脏。

胸部透视观察随深呼吸囊肿有纵径和横径的变化,即包虫囊肿呼吸征,此征象在立卧位变动体位时也可出现(图 17-1-3)。

CT 表现为圆形或椭圆形均匀水样密度的囊性阴影,CT 值为 20 HU 以下,注射造影剂后密度无变化,囊壁薄,无强化(图 17-1-2)。当囊较大时,囊壁可呈分叶状或呈不规则形态,囊肿周围的肺血管纹理可受推压而呈抱球征。CT 示囊外壁较厚,轻度强化,可能是囊肿周围的肺组织受压迫不张所致(图 17-1-4)。

囊肿巨大者可充满一侧胸腔而导致纵隔向健侧移位,横膈下移。少数病例胸膜缘可见条带影、索条影与胸膜相连,可出现少量胸腔积液(图 17-1-5)。当病灶压迫支气管时,可合并肺不张。

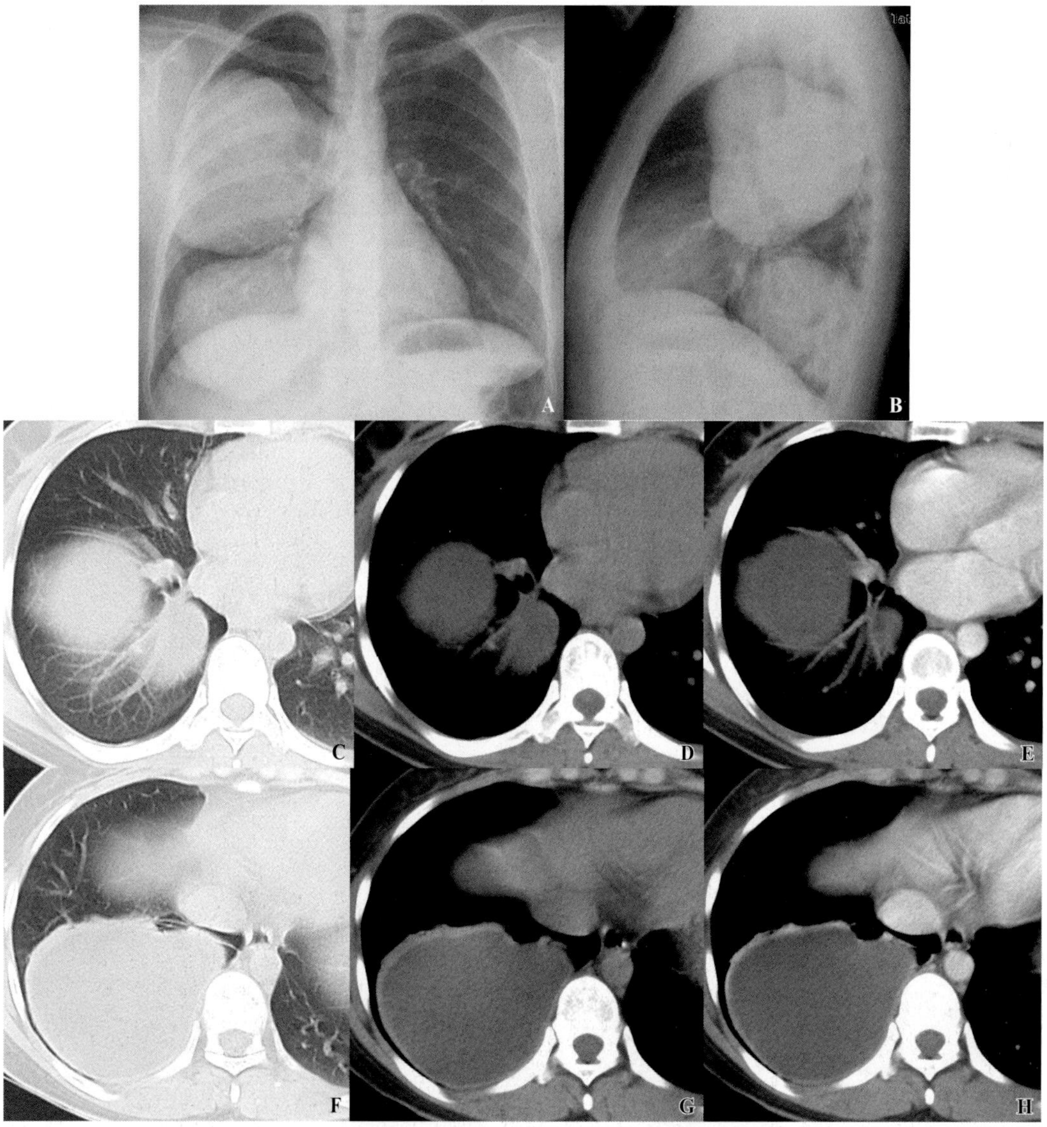

图 17-1-4 女性,34 岁。右肺多发巨大肺包虫囊肿
胸部正、侧位 X 线片(A、B)相似右侧肺野两个巨大类圆形高密度影,密度均匀,右上囊轻度分叶,囊密度低于相邻心脏密度;CT 肺窗(C、F)示囊肿周围无渗出;纵隔窗(D、G)示病灶边缘较光滑,其内密度均匀,呈水样密度,纹理受压分离包绕病灶,增强后(E、H)病灶内低密度未见强化,囊壁显示更清楚,有强化。

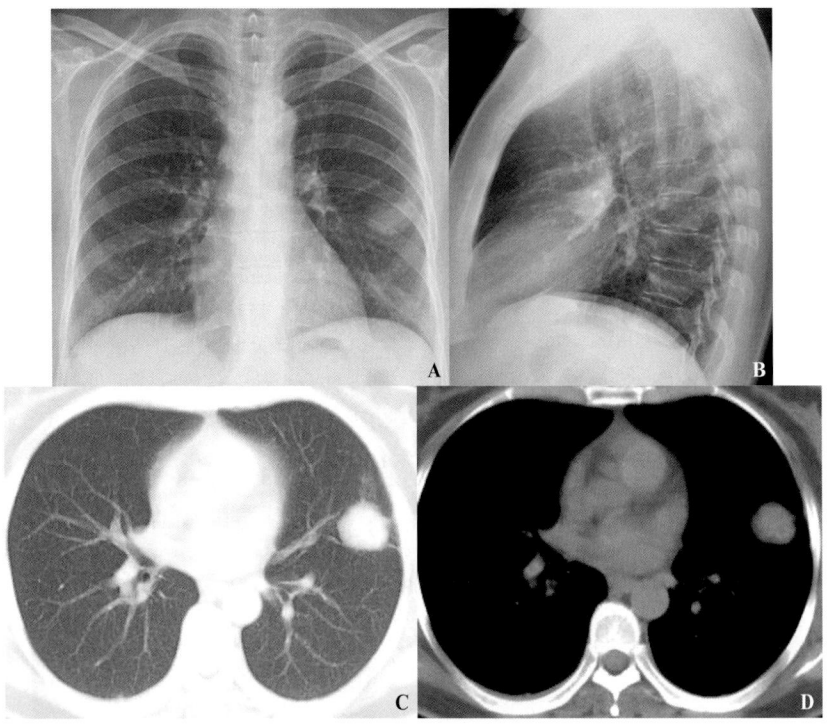

图 17-1-5 女性,50岁。单发肺包虫囊肿

胸部正、侧位 X 线片(A、B)显示左肺上叶孤立性结节,边缘欠锐利;CT 肺窗(C)显示结节的胸膜缘少许渗出及索条影;纵隔窗(D)显示右侧少量胸腔积液。

(3) 多子囊型包虫囊肿:通常情况下,X线片无法区分单房和多房囊肿(图 17-1-6)。CT 上,多子囊包虫囊肿表现为囊腔内有花瓣状或蜂窝状分隔,或大囊套小囊,各囊之间密度可相同(图 17-1-6),也可不相同,当不相同的时候。通常子囊的密度总是低于母囊,这是多子囊包虫囊肿的特征(图 17-1-7)。

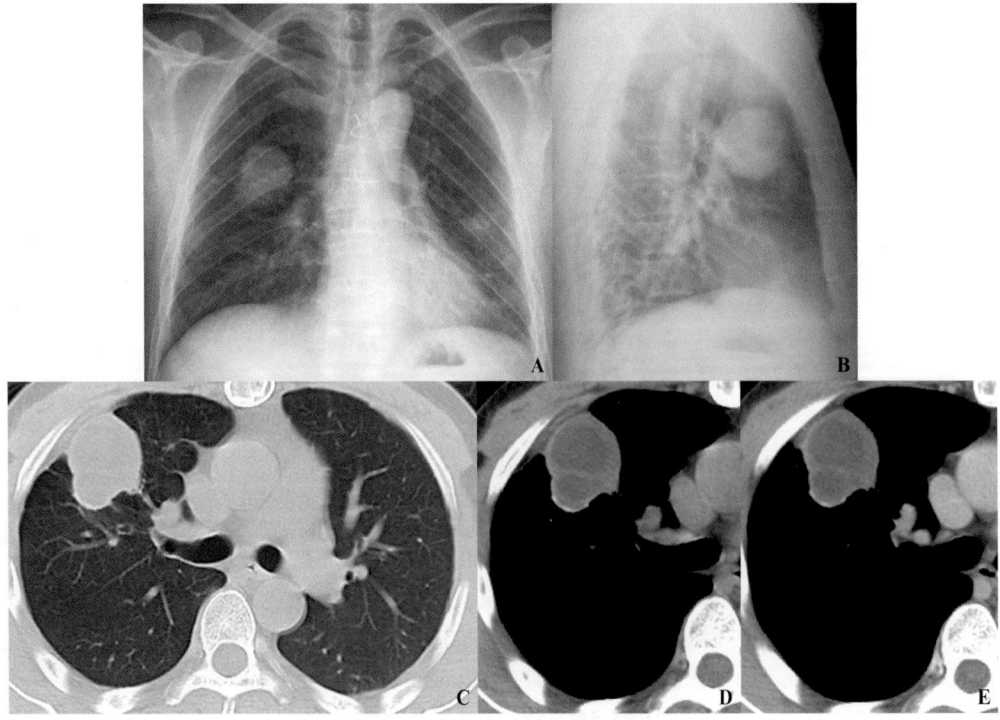

图 17-1-6 44岁。肺包虫囊肿

胸部正、侧位 X 线片(A、B)显示右肺上叶前段孤立性结节,边缘锐利;CT 肺窗(C)示结节轻度分叶,相邻胸膜轻度增厚;纵隔窗(D)显示病灶呈水样密度,内有线状分隔;增强扫描(E)显示囊内容物、囊壁及分隔均未见明确强化。

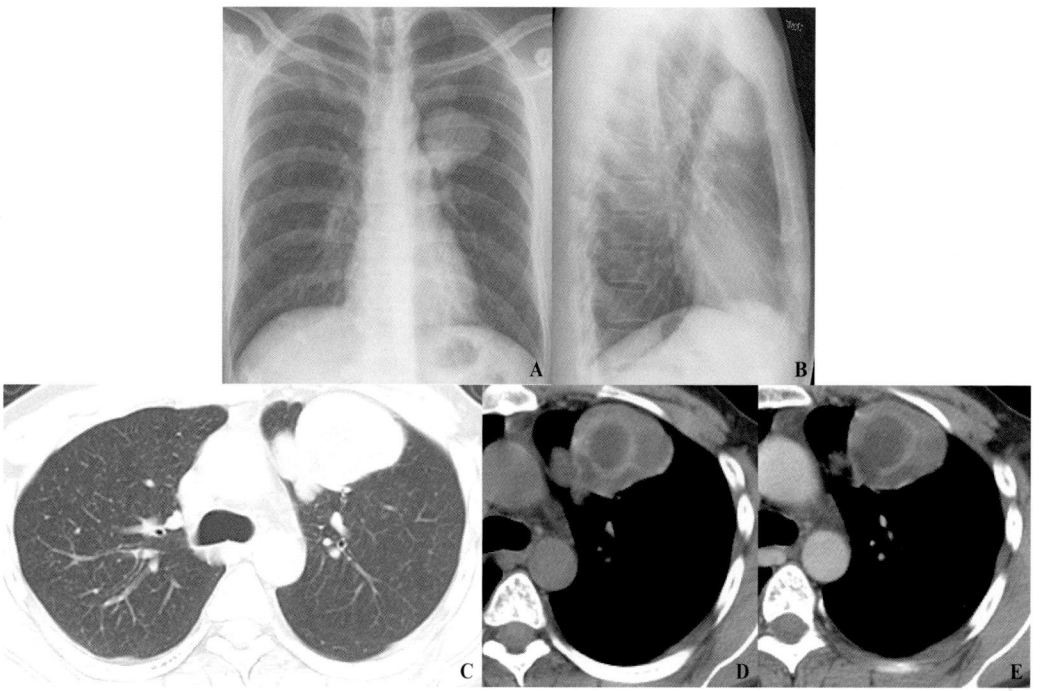

图 17-1-7　男性，37 岁。肺包虫囊肿

胸部正、侧位 X 线片（A、B）显示左肺上叶前段孤立性肿块，边缘锐利；CT 肺窗（C）显示肿块轻度分叶；纵隔窗（D）示病灶各房间密度不一，囊内密度均匀，内有线状分隔及小囊；增强扫描（E）囊内容物、囊壁及分隔均未见明确强化。

（4）其他：部分肺包虫囊肿壁或病灶内可见钙化，钙化可呈点状、线状、结节状等（图 17-1-8 和图 17-1-9）。CT 检查对钙化的检出率明显高于 X 线平片，并可分辨囊壁的厚度。

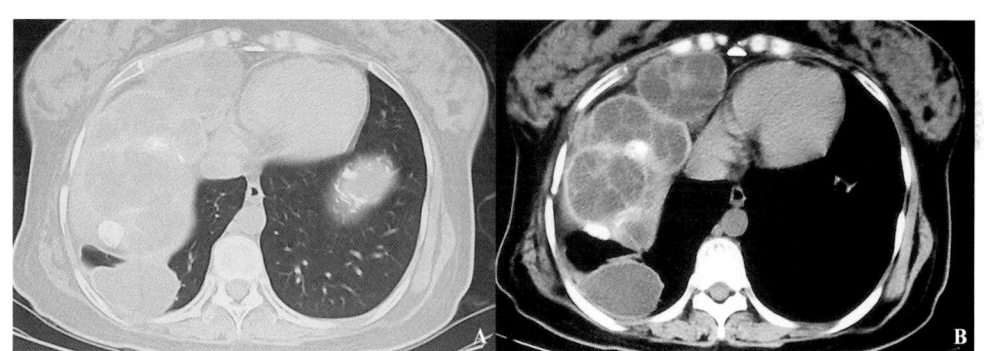

图 17-1-8　男性，42 岁。肺包虫囊肿

CT 肺窗（A）显示右肺多发囊肿，边缘光滑锐利；纵隔窗（B）显示后壁为单房型包虫囊肿，囊内为均匀水密度，前方为多个多子囊型包虫囊肿，病灶内有线状分隔，囊壁有结节状钙化。

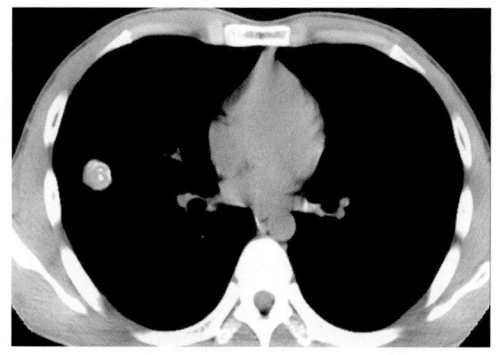

图 17-1-9　男性，22 岁。肺包虫病

CT 纵隔窗显示右肺上叶球形病灶，边界清楚，包膜及病灶内点条状钙化。

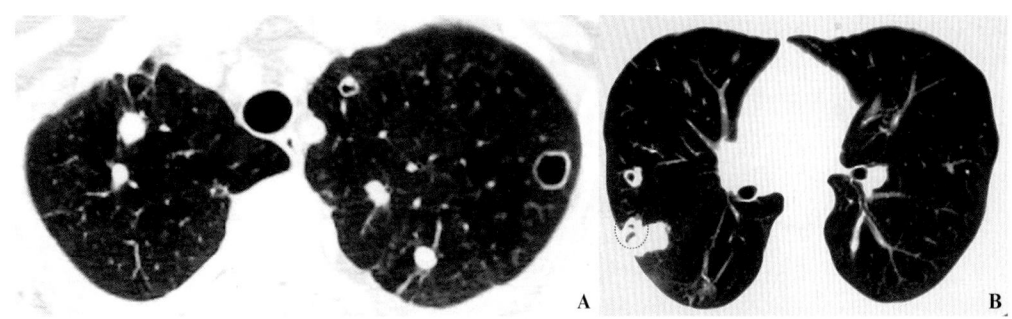

图 17-1-10　女性,38岁。肺包虫病

CT 肺窗显示左肺上叶尖段椭圆形薄壁空洞,左肺上叶前段偏在性空洞(呈印戒征),两者边界清晰,内外壁光滑(A);右肺下叶前基底段不规则肿块,内可见两个新月形气腔影(B,圆圈内)。

2. **肺包虫囊肿与破裂**·当单房性囊肿发生破裂时,囊肿内进入气体,如囊液未排空,形成含有液平的囊性病变,如囊液排空,则形成薄壁空洞。如果未合并感染,囊内外壁光滑锐利(图 17-1-10)。多发单房性囊肿可聚集生长,有时与多子囊型囊肿不易区分。

对于多子囊型包虫囊肿来讲,其改变形式多样。大囊套小囊时,如果外囊壁破裂,而内囊壁保持完整,气体进入外囊与内囊壁之间,形成环状、新月形、空气影或间断性气带影,即所谓的空气新月征或镰刀征(图 17-1-11)。气体影多分布于病灶的上方,但也可位于侧方或下方,如果未合并感染,囊外壁边缘光滑,无结节状突起,可伴有气液平面,液平可随体位而变。

如果内外囊均破裂,内囊未塌陷,空气同时进入内囊和外囊,出现双顶征,囊内可伴有液平;如果内外囊均破裂,内囊塌陷,内容物浮于液面上,则液面凹凸不平,呈水上浮莲征或飘带征(图 17-1-12),由于内囊的折叠,囊液内可见散在斑点状、线状、不规则状气体影(图 17-1-12)。

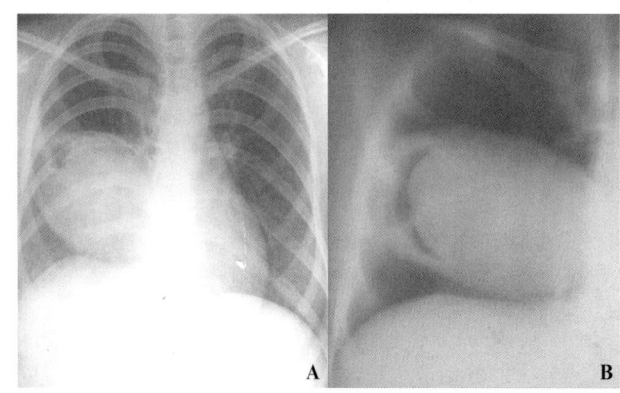

图 17-1-11　女性,16岁。肺包虫病

胸部 X 线片(A)显示右肺中叶巨大类圆形高密度阴影遮盖右心缘,病灶边界清晰,内部密度不均,外上缘可见气体影,体层摄影(B)显示病灶外侧缘新月形空气影,边缘光滑。

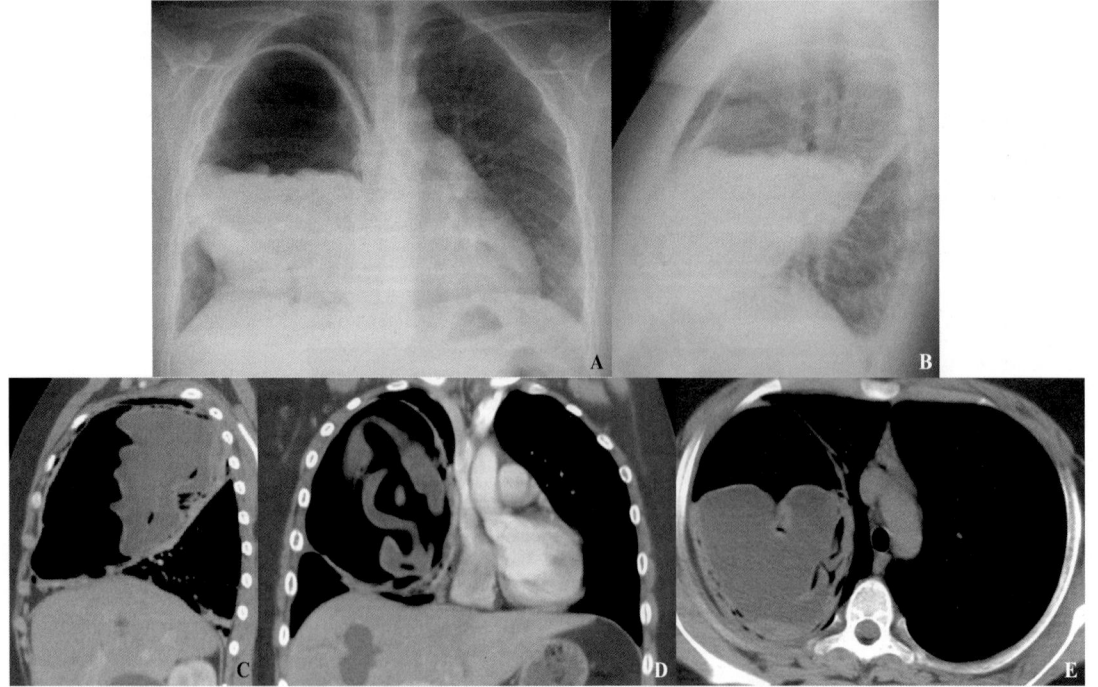

图 17-1-12　男性,10岁。右肺包虫病(内外囊破裂)

胸部正(A)、侧(B)位 X 线片显示右肺巨大空洞型囊肿,囊内外壁光滑,囊内液面不光整(即水上浮莲征);卧位 CT 矢状位(C)显示液体从囊下壁游走至囊后壁(即内囊滚动征);冠状位(D)显示漂浮的内囊呈扭曲的带状(即飘带征);CT 纵隔窗(E)显示子囊外后缘内间断性气带影,囊内散在不规则气体影。

囊液完全排空，内囊壁皱缩附于外囊壁上，称为腔内蛇影征、日环食征或水落石出征；该内囊在外囊内的位置可随体位不同而改变，称为内囊滚动征。当内囊全部咳出时呈薄壁空洞（图 17-1-13）。

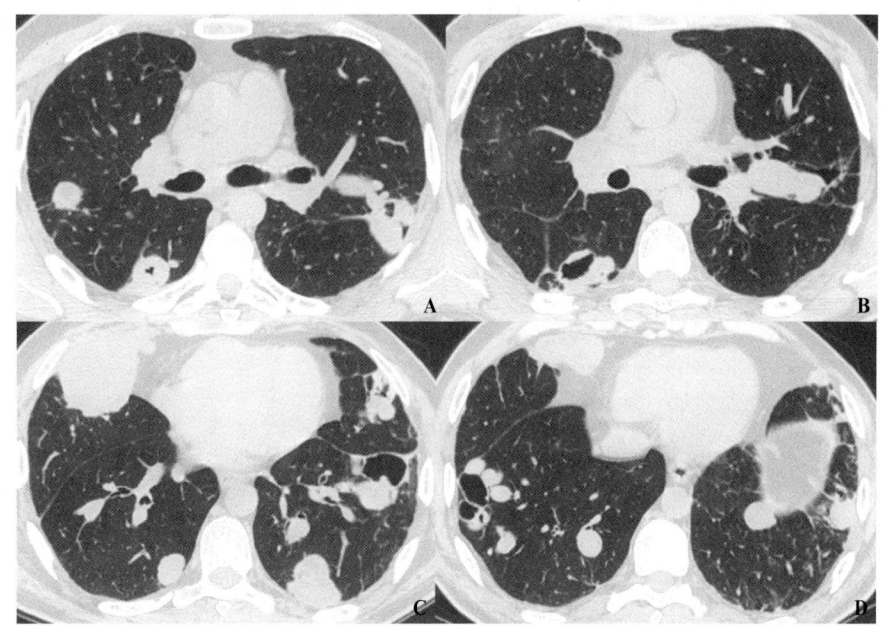

图 17-1-13　37 岁。肺包虫病
CT 肺窗显示双肺多发大小不等结节，部分聚集，部分空洞形成，其中右肺下叶背段胸膜下呈厚壁空洞（A），其下方为一偏心性厚壁空洞（B），左肺下叶前基底段斜裂下空洞后壁可见一结节样突起（C），右肺下叶前基底段斜裂下两个薄壁空洞（D）

多子囊型包虫囊肿的各囊呈辐射状分布或呈多囊状时，破裂可只发生于其中一个或数个子囊，其他子囊不受影响，含气子囊可呈球形，也可部分受压塌陷呈不规则含气影。当单个子囊破裂并居于囊肿的一边时，囊肿呈偏心型空洞或呈印戒征（图 17-1-11）；破裂子囊位于囊肿内部时，囊肿呈厚壁空洞（图 17-1-13A、B），此时应注意与癌性空洞鉴别。

当多个子囊破裂时，表现为多发气囊影（图 17-1-10B）或不规则含气腔隙（图 17-1-14）的肿块，或多房状气囊影（图 17-1-15），如果其内液体未完全咳出，应注意与肺脓肿鉴别。

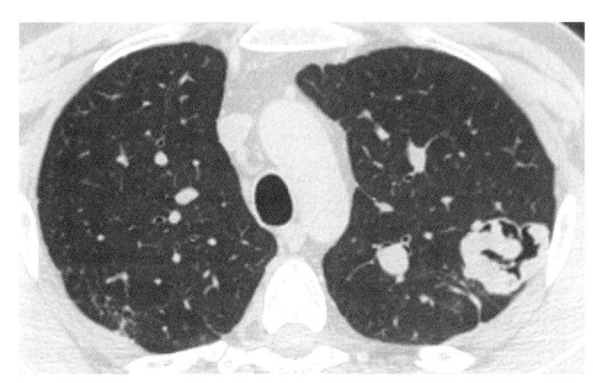

图 17-1-14　肺包虫病
CT 肺窗显示左肺上叶尖后段胸膜下不规则肿块，内气腔形态不规则，气腔内可见细带状分隔。

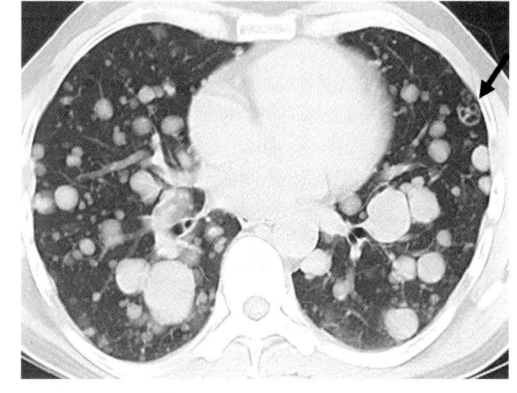

图 17-1-15　男性，39 岁。肺包虫病
CT 肺窗显示双肺多发大小不等类圆形结节，左肺下叶前基底段多房气囊，囊壁及囊内分隔光滑，厚薄均匀。

包虫囊肿若破入胸膜腔，可引起胸腔积液；如有支气管胸膜瘘存在，则可引起液气胸，也可因感染而形成脓胸或脓气胸。如囊肿破裂，内容物咳净，又未发生感染，囊腔可逐渐缩小、消失，仅留有一些纤维化阴影。

3. **肺包虫囊肿并发感染**·未破裂或破裂后的肺包虫囊肿均可合并感染，表现为囊肿周围浸润性片状影。常见的影像学表现如下。

（1）囊肿周围出现磨玻璃样密度增高影、渗出和/或实变影，边缘模糊，如果周围有条索影，常使囊肿形状变得不规则。
（2）囊内容物密度增高。
（3）无囊破裂征象的囊内出现气泡影及多房影，其密度不均匀酷似肺脓肿，但周围炎性反应较肺脓肿轻。
（4）囊壁增厚（图 17-1-16 和图 17-1-17）。

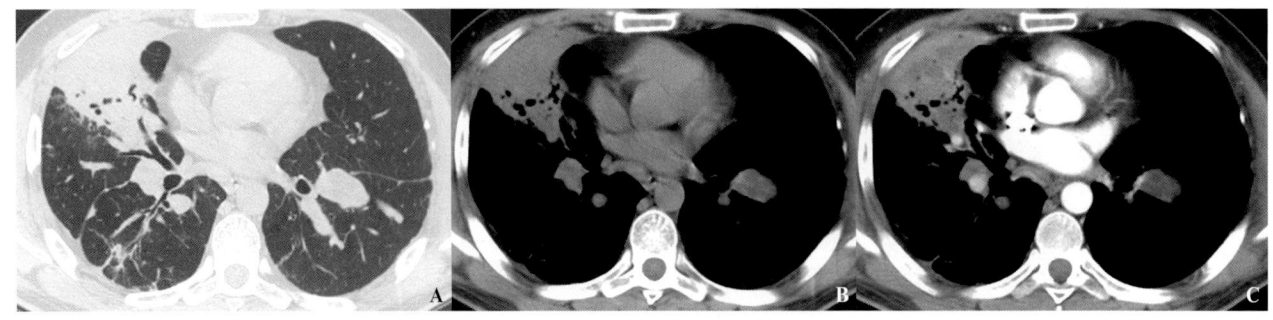

图 17-1-16　肺包虫病并感染(右肺中叶)

CT 肺窗(A)显示右肺中叶内侧段楔形高密度影,边缘不光,有粗大毛刺,内部密度不均,肺门侧有多发气泡影,左肺下叶斜裂胸膜下边缘光滑锐利结节,周围无渗出影;纵隔窗(B)显示右肺病灶密度高于左肺病灶;增强扫描(C)显示右肺病灶呈不均匀强化,病灶内可见不规则液化区,胸膜缘囊壁厚,左肺病灶无强化。

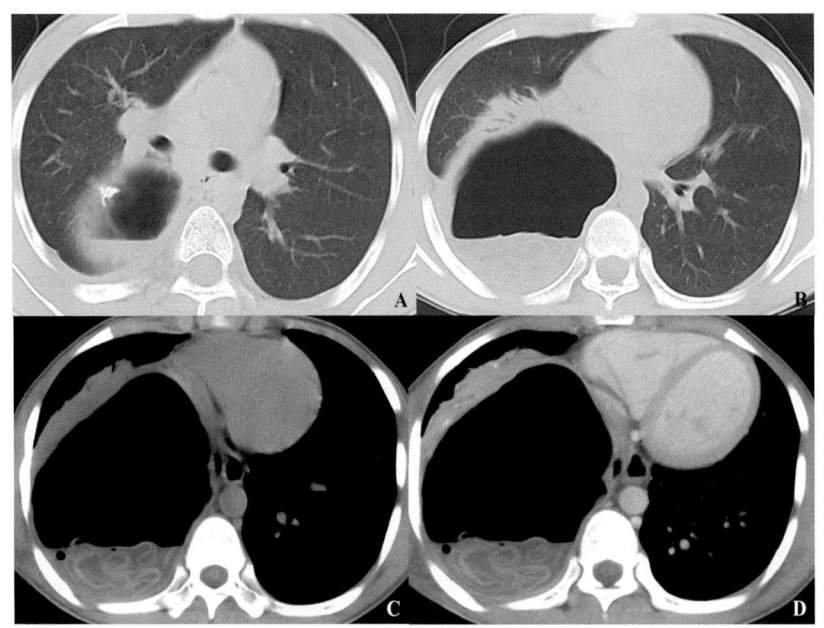

图 17-1-17　右肺中下叶巨大肺包虫并破裂感染

CT 肺窗及纵隔窗显示右肺中下叶巨大的囊性低密度区,内壁光整,外壁前缘略毛糙(B),病灶内囊液大部分排除,内囊塌陷皱缩漂在囊液中,呈水上浮莲征,并见多个低密度积气影(C),病灶壁厚薄不均匀,伴钙化(A),囊壁有强化,可见病灶右前方压缩不张的肺组织影(D)。

4. 其他 · 胸部包虫还包括胸膜包虫囊肿、纵隔包虫囊肿和膈肌包虫囊肿,其可单独发生,也可与肺包虫囊肿并发,其表现如下。

(1) 胸膜包虫囊肿:CT 表现为沿胸壁或纵隔面的半圆形阴影,边缘清晰,与胸壁或纵隔成钝角,其密度与肺包虫相同,亦可见内囊破裂。

(2) 纵隔包虫囊肿:纵隔内圆形、椭圆形或分叶状囊肿,呈单房或多房,其影像学特点与肺内包虫囊肿相同,亦可见内囊破裂引发纵隔积液、心包积液(图 17-1-18)。

(3) 膈肌包虫囊肿:在临床上非常少见,CT 检查易被误诊为肝包虫,鉴别较困难。病灶部位薄层扫描,尤其是矢状位或冠状位重建,对病灶定位有一定帮助(图 17-1-19)。

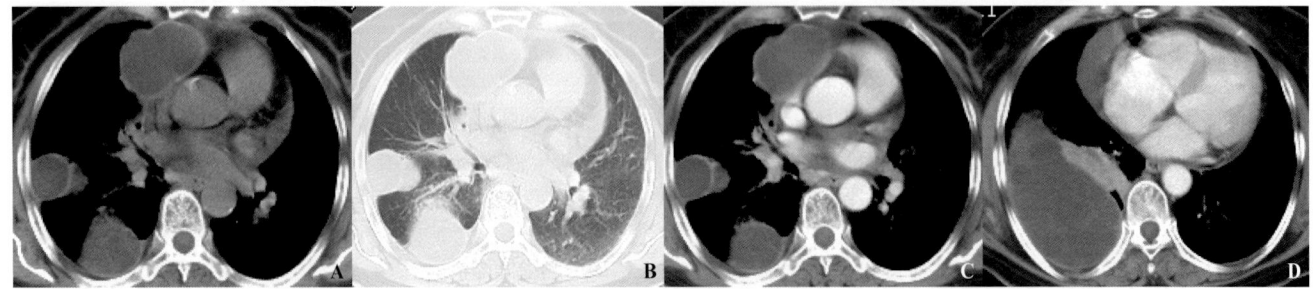

图 17-1-18　肺包虫病并纵隔包虫囊肿

CT 纵隔窗(A)显示右肺及右中下纵隔内水样密度囊性病灶;肺窗(B)显示肺支气管血管束走行自然,囊边缘光滑;增强扫描(C)囊肿无强化,心包局限性积液(D)。

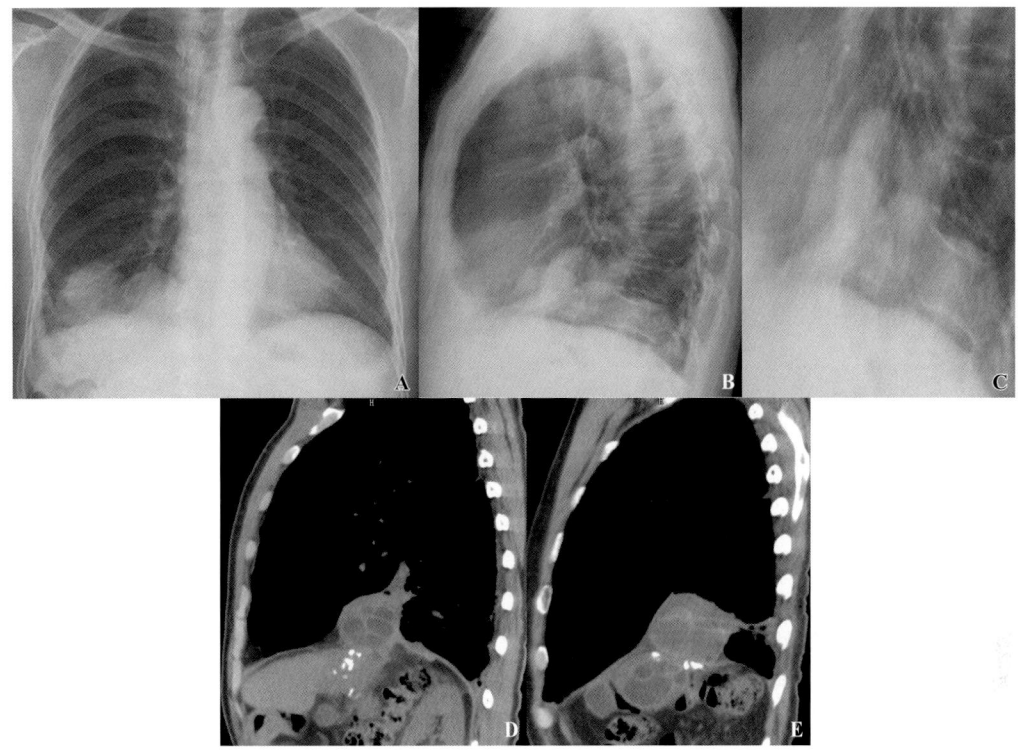

图 17-1-19　男性,77 岁。肝包虫病术后复发突入胸腔,右肺下叶多发包虫囊肿

胸部正、侧位 X 线片(A、B)及侧位片局部放大图(C)显示右肺下叶两个类圆形状高密度影,边界尚清,密度尚均匀,右侧膈肌欠光滑,右侧肋膈角变钝。CT 矢状位重建(D、E)显示膈肌上下多发囊性病灶,内见花瓣状或蜂窝状分隔,膈下病灶边缘可见钙化,相邻后壁胸膜增厚。

5. 超声表现

(1) 单囊型:病灶常贴近胸膜、肺表面或肺内,表现为边界整齐、圆形或椭圆形无回声区,壁光滑,呈双层、外厚内薄。有时受肺内气体影响侧壁可显示不清楚,后壁见回声增强效应,变动体位可见原头节显示为稀光点回声在暗区内游动。偶见内囊层有不同程度的分离,呈小百合花征。

(2) 多子囊:在大囊内呈现大小不等,形态相似,回声相同的无回声区,呈"囊中之囊"表现,形似蜂窝样超声图像,或类圆形暗区内显示厚薄不均匀分隔状强光带。活动时可见其在囊液中漂浮呈落雪片状。

(3) 继发型:包虫合并感染者双层壁的界线模糊不清,囊内则显示较多的细小光点,片状光斑,甚至强光团,在大的类圆形液性暗区内显示多数类圆形小囊。囊肿破裂,内囊脱落卷曲或破碎成片,超声下显示絮状或网状回声。

外囊破裂与支气管相通,破碎的内囊混杂在含气的囊液中卷曲浮动呈云絮征。囊肿机化,超声显示实质样占位,与肿瘤不易区分。包虫头节衰亡,囊壁溶解变性,并混杂在黏稠的囊液中形成反射界面,使病灶显示为强回声。随着囊液逐渐吸收,声学反射差降低,病灶显示为类均质等回声光团,为肺包虫囊肿自愈的特征性改变。

【诊断标准】

(1) 患者生活在牧区或到过牧区,与犬、羊有密切接触史。

(2) 除胸痛、咳嗽等一般症状外,如有咳出带咸味的液体或白色粉皮样物时有重要诊断意义。

(3) 痰内找到棘球蚴碎片,包虫皮内过敏试验阳性或血清免疫学检查阳性。

(4) 血细胞检查嗜酸性粒细胞明显增高。

(5) 结合影像学表现。

【鉴别诊断】

1. 肺结核　较小的包虫囊肿应与结核球鉴别,肺结核瘤多见于上叶后段和下叶背段,球形病灶边缘虽较整齐,但密度较包虫囊肿高,周围可有散在的卫星灶,CT 能较好显示结核瘤钙化的形态,可与肺包虫囊肿鉴别。

2. 肺癌　包虫囊肿未穿破前,边缘清楚锐利;周围型肺癌多是致密的块状阴影,密度不均,外形不整,边缘不如包虫囊肿锐利,且无明显的呼吸变形,常有肺门淋巴结肿大。肿块常有分叶、毛刺、胸膜凹陷征等,均有助于鉴别。囊肿穿破后并发感染呈片状渗出影,与肺癌的边缘模糊亦不同。

(单飞　杨舒一)

参考文献

[1] Rawat S, Kumar R, Raja J, et al. Pulmonary hydatid cyst: review of literature [J]. J Family Med Prim Care, 2019, 8: 2774-2778.

[2] Xiao N, Qiu J, Nakao M, et al. Echinococcus shiquicus n. sp., a taeniid cestode from Tibetan fox and plateau pika in China [J]. Int J Parasitol, 2005, 35: 693-701.

[3] Mao T, Chungda D, Phuntsok L, et al. Pulmonary echinococcosis in China [J]. J Thorac Dis, 2019, 11: 3146-3155.

第二节·肺吸虫病

肺吸虫病(pulmonary distomiasis)又称肺并殖吸虫病(paragommlasls)或肺蛭病,是由于生食或食入未煮熟含有肺吸虫囊蚴的螃蟹或蝲蛄,引起肺吸虫在体内寄生繁殖所致的急性或慢性寄生虫病。

目前世界公认的肺吸虫有20余种,其中对人体致病者约有10种。我国主要有卫氏肺吸虫和斯氏肺吸虫(又称四川肺吸虫)两种。肺吸虫主要寄生于人或哺乳动物的肺部,也常至脑、脊髓、腹腔和皮下组织,造成相应损害。虫卵随痰液或粪便(患者将含有虫卵的痰液咽下)排出,虫卵在水中发育为毛蚴并侵入第一中间宿主(川卷螺),经过发育形成尾蚴,尾蚴侵入第二中间宿主(蝲蛄或溪蟹)体内,尾部脱落形成囊蚴。

人因生吃、腌吃、醉吃溪蟹及蝲蛄而感染,也可因饮用含有囊蚴的生水而感染。除人类外,其他多种肉食动物,包括野生动物亦能感染。因此,本病是一种重要的自然疫源性疾病[1]。

患者和带虫宿主是本病的传染源,传播需通过中间宿主,不同年龄、性别的人群均为易感人群。肺吸虫病在全球分布较广,主要分布于东南亚一带。我国主要分布于江、河中下游途经的省市地区,有20多个省、市、自治区存在吸虫病流行,报告病例累计超过500万例,每年有6.8万新发病例[2]。

【发病机制与病理】

囊蚴被吞入人体后,经消化液作用,囊壁破裂,幼虫逸出,穿过肠壁进腹腔,游走于各内脏之间或侵入组织,主要是肝。经1~3周窜扰后穿过横膈、胸膜腔进入肺,自感染约2个月后发育为成虫,在肺内形成囊肿,通常一个囊肿内有2个成虫。有的幼虫在移行过程中侵入其他组织器官,或由于宿主抵抗力因素的影响而在未发育为成虫时即死亡。

寄生于人体的成虫数量一般为20条以内,常固定在某一部位,有时可游走移动,波及较多脏器,最严重的是虫体沿颈动脉周围软组织上行而进入颅内。这些异位寄生的虫体成熟需要更长的时间,有些不能发育至成熟阶段。

成虫在体内一般可活5~6年,有时可长达20年。另外,由于人不是斯氏肺吸虫的适宜终宿主,虫体不能适应人体环境而发育成熟产卵,也极少进入肺形成囊肿,绝大多数虫体只能到处窜扰,形成游走性皮下包块、渗出性胸膜炎、气胸、肺脓肿或肺囊肿[3]。

肺吸虫的致病作用主要由幼虫和成虫虫体所引起,主要包括两方面。

1. 肺吸虫病的分期·虫体在组织内游走或定居,对脏器造成机械性损害,以及虫体代谢产物等抗原物质引起的免疫病理反应,病变的发展可分三期。

(1) 脓肿期:虫体移行穿破组织引起局部组织出血和坏死,虫体周围有单核细胞、嗜酸性粒细胞浸润,最终形成脓肿,由于虫体移行,大多为多房脓肿。

(2) 囊肿期:形成脓肿的炎性细胞死亡崩解发展为囊肿,其壁由肉芽组织和纤维性囊壁构成,囊腔内含有特殊的棕红色果酱状黏稠液体。镜检可见坏死组织,夏科-莱登结晶和大量虫卵,有时可见幼虫或成虫。囊壁因大量肉芽组织增殖而肥厚,肉眼观察呈边界清楚的结节或球囊。由于虫体的移行,囊肿与囊肿之间可见"隧道"或"窟穴"相互沟通,切面呈多房性囊肿。如与支气管相通,囊肿内容物可从痰中咳出。

(3) 纤维瘢痕期:当囊内虫体死亡或移行其他组织,或囊肿与支气管相通使囊肿内容物逐渐排出或吸收,囊壁塌陷吸收,最后留下纤维组织瘢痕。以上三期病变可同时见于同一脏器。

2. 虫卵对人体组织仅产生机械性和异物刺激作用·在疏松结缔组织内,虫卵可聚集而引起周围结缔组织增生和嗜酸性粒细胞及单核细胞浸润,形成粟粒大小的假结节,最后逐渐纤维化。由斯氏肺吸虫引起的各种损害中,均未见有虫卵。

【临床表现】

肺吸虫病是以肺部病变为主的全身性疾病,其临床表现与入侵虫种、受累器官、感染程度、免疫状态、机体反应等多种因素有关,临床表现多变而复杂。潜伏期长短差异较大,可自数天至十余年,大多数在1年内。

起病多缓慢,有轻度发热、盗汗、乏力、纳差、咳嗽、咳棕红色果酱样痰及胸痛等,也可伴有腹痛、腹泻或荨麻疹等其他系统表现。急性肺吸虫病起病较急骤,高热、毒血症状较为严重。根据受累脏器特点结合临床症状主要分为四型[4]。

1. 胸肺型·肺为卫氏肺吸虫最常寄生部位,常以咳嗽、咳痰、胸痛为首发症状。以后可出现棕红色果酱样痰,约90%患者可有反复咯血。虫体进入胸膜腔可引起渗出性胸膜炎、胸腔积液,单侧或双侧,或左右交替出现,胸腔积液呈草黄色或血色,可呈包裹性积液或胸膜增厚。虫体破坏胸膜可产生气胸、液气胸。少数患者可有荨麻疹或哮喘发作。

2. 腹型·以腹痛、腹泻为主要表现。虫体穿过肠壁进入腹腔,损伤肠黏膜,发生出血、溃疡,出现腹痛、腹泻、粪便带血或有恶心、呕吐。腹痛部位不固定,多局限于中下腹,一般为隐痛。并发腹膜炎或肠梗阻时腹痛转为剧烈。

腹腔内脓肿或囊肿偶尔向肠腔破溃,出现棕褐色黏稠脓血便,其中可找到成虫和虫卵。斯氏肺吸虫常侵及肝,形成片状或带状出血性坏死区及嗜酸性脓肿,引起肝大,严重者可致死亡。

3. 神经系统型·可再分为脑型和脊髓型,以脑型多见。脑型多见于儿童与青壮年,感染较为严重者。临床表现随侵犯部位与范围而异,常见症状有阵发性剧烈头痛、癫痫、肢瘫痪、感觉异常或神志改变等。脊髓型较少见,主要表现为下肢感觉、运动障碍,甚至截瘫、小便潴留等。脑脊液检查可正常或有细胞、蛋白质增多。

4. **皮肤肌肉型** 以游走性皮下或肌肉结节为主要表现。本型多见斯氏肺吸虫感染,发生率可达50.7%～80.7%。皮下结节最多见于上腹部、胸部和背部,大小不等,自黄豆大小至鸡蛋大小,最大可达9 cm×10 cm。初起时边界不清,有显著水肿,以后逐渐缩小实变。皮下结节常呈游走状态,形成多发性结节或索条状纤维块,虫体有时可从皮下自行钻出。

卫氏肺吸虫病约20%引起皮下结节,多见于下腹部至大腿间,或在皮下深部肌肉内,游走性较少,直径为1～6 cm,大者较软,小者较硬,可连成串,略有压痛或痒感。

【实验室检查】

1. **血常规** 视病程早晚及病变活动程度而异。白细胞总数可正常或增高,嗜酸性粒细胞普遍增高,一般为5%～10%,在急性期可达80%以上。斯氏肺吸虫病的血象变化较卫氏肺吸虫病显著。半数以上病例中等度或高度增快。

2. **痰液** 卫氏肺吸虫病患者肺部病变较显著,痰检重要。每日痰量、痰色变化与虫卵排出数有关。24 h痰集卵计数在10 000以上者,其棕红色痰均为蛤肉样或蚯蚓样条状,日痰量50～100 mL。虫卵在100以下者,其痰量少且痰色不典型,镜检痰内可见嗜酸性粒细胞、夏科-莱登结晶与肺吸虫卵。

斯氏肺吸虫病患者痰内可见较少的嗜酸粒细胞与夏科-莱登结晶,且极少能找到虫卵。

3. **粪便** 在卫氏肺吸虫病的粪便内,15%～40%可找到虫卵。粪便中的虫卵常系痰液咽下所致。斯氏肺吸虫病患者痰内虫卵少,粪便中亦难找到虫卵。

4. **脑脊液、胸腹腔积液** 脑脊液可正常或轻度异常。胸腹腔中可找到夏科-莱登结晶、胆固醇结晶和虫卵。

5. **免疫学检查**

(1) 皮内试验:常用于普查,阳性符合率可高达95%以上,但常有假阳性和假阴性。

(2) 酶联免疫吸附试验:敏感性高,阳性率可达90%～100%。

(3) 循环抗原检测。

近期应用酶联免疫吸附抗原斑点试验(AST-ELISA)直接检测血清中循环抗原,阳性率在98%以上,且可作为疗效评价。

此外,补体结合试验、后尾蚴膜试验、纸片固相放射免疫吸附试验、免疫电泳和琼脂双向扩散、间接血凝试验、间接炭粒凝集试验都曾用于并殖吸虫病的诊断。最近发展的杂交瘤技术、免疫印渍技术、生物素-亲和素系统等技术也开始试用。

【影像学表现】

病变以中下肺野和内侧带较多,可广泛分布于全肺,也可单独存在。早期为1～2 cm大小云絮状、边缘模糊、密度不均匀、圆形或椭圆形浸润阴影(图17-2-1),肺吸虫病病灶,两肺野均可分布,其中以两侧下肺野最多,中肺野次之,上肺野最少,右侧多于左侧。根据文献报道,综合肺吸虫病胸部X线,单侧(较多)或双侧。

病灶位置变迁较多,反映肺吸虫在肺部不断移行所引起的过敏性炎症反应和肺组织的出血性病灶囊肿期表现为在片状或结节状阴影中见数个蜂窝状小透明区,单房或多房,大小不等的实质或空泡性阴影,这是肺吸虫在肺内移行形成隧道所致,在诊断上具有特征性。

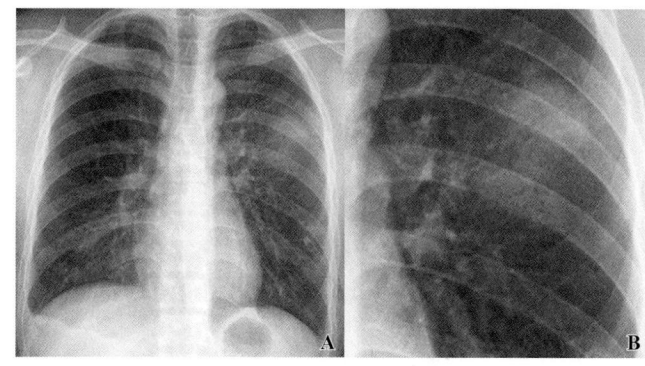

图 17-2-1 男性,13岁。肺吸虫病

胸部X线片(A)和局部放大图(B)显示左肺中野透光度下降,可见一边缘模糊的类圆形结节影,密度欠均匀,内有数个蜂窝状小透明区,结节上方有2个小结节,右侧肋膈角变钝。

虫体引起的纤维增殖性改变在X线片上也具有特征性表现,为均匀、边缘光滑锐利的类圆形阴影(图17-2-2),亦有带小泡的囊性阴影(肺吸虫慢性脓肿与支气管沟通所致),大小不一,数量不等。纤维瘢痕期表现为与肺纹理平行走向的增粗、增多的条索状或大小不等的致密斑点状阴影或均质钙化灶,也可呈不规则桑葚样钙化灶[5-8]。

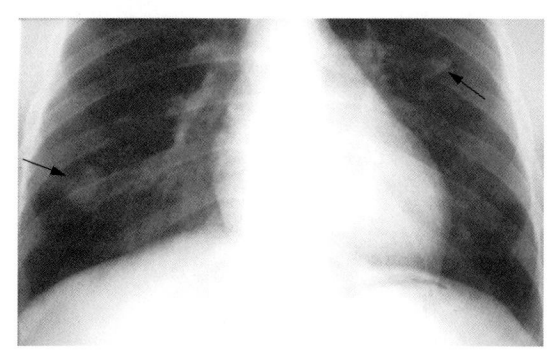

图 17-2-2 男性,31岁。肺吸虫病

胸部X线片显示左肺中野中带及右肺下野外带类圆形结节影(箭)(该病例由韩国首尔大学医院放射科Jung-Gi Im教授提供)。

肺吸虫病所致的肺门、纵隔淋巴结肿大可以表现为结节影,大小为10～15 mm(图17-2-3)。肺吸虫病引起的胸膜炎性反应,导致胸腔积液,甚至可诱发气胸、液气胸、肺萎陷,或者可以引起致胸膜粘连与增厚(图17-2-1)、心包积液等(图17-2-3B)。

当肺吸虫病累及心包时,表现为心影增大或心脏边缘的不规则有成角现象或呈天幕状,有时失去其正常的弧形而成直线状,偶见心包积液,此外还可有肺源性心脏病的表现。

胸部CT扫描,尤其是HRCT扫描具有极其重要的检查意义。当囊内出现不规则条状影时,对定性诊断有价值[9-13]。肺吸虫病最常见的肺部征象为炎性浸润,而炎性灶内不规则囊状空洞影为肺吸虫病的特征性征象(图17-2-4)。

由于肺吸虫虫体穿过横膈进入胸膜腔,在胸腔内往往易引起胸膜病变,以在膈面及纵隔面尤为多见。部分伴有少量胸腔积液,且常局限于肺底部,CT表现为沿胸腔侧后壁分布的新月状水样密度影或呈包裹性积液(图17-2-5)。可引起胸膜与心包膜增厚粘连,甚至可引起缩窄性心包炎。

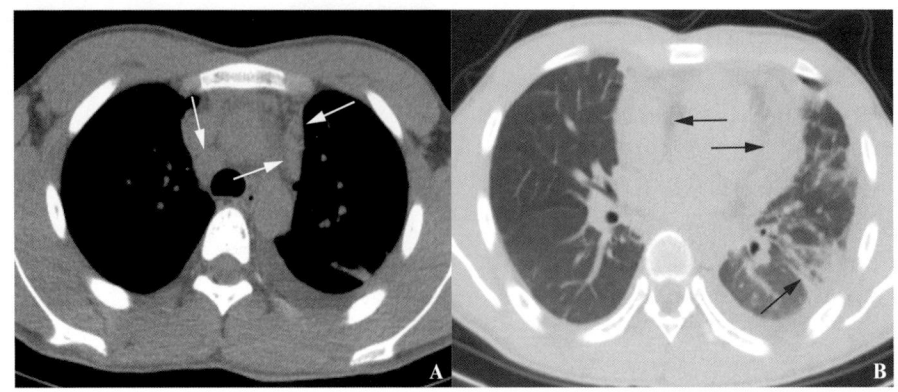

图 17-2-3　男性，17 岁。肺吸虫病

CT 纵隔窗(A)显示纵隔来不及增大(A)；肺窗(B)显示左下肺有渗出，局限性肺不张，心包积液，胸膜腔少量积液。

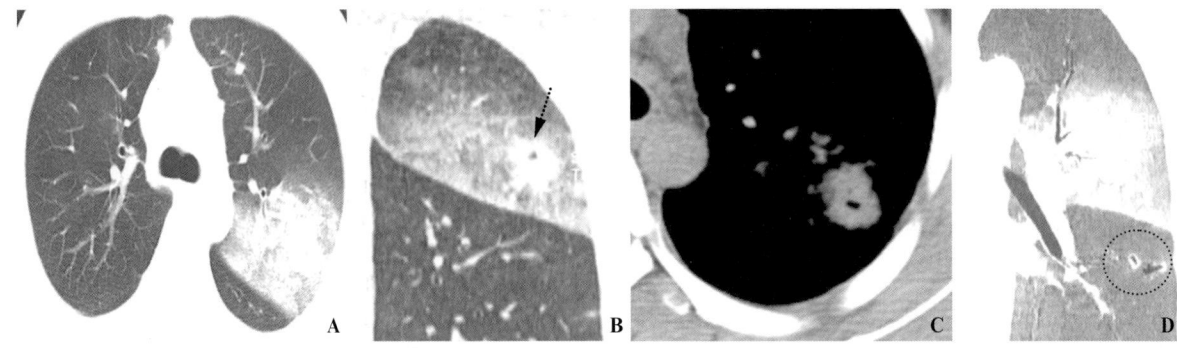

图 17-2-4　男性，13 岁。肺吸虫病

CT 肺窗轴位(A)显示左肺上叶尖后段大片状边缘模糊高密度影，密度不均，矢状位(B)显示高密度影内有不规则结节，纵隔窗(C)显示结节内有一边缘光滑的椭圆形小空洞，最小密度冠状位图像重组(D)示高密度影内支气管充气征阳性，下肺叶胸膜下可见厚壁的管状影。

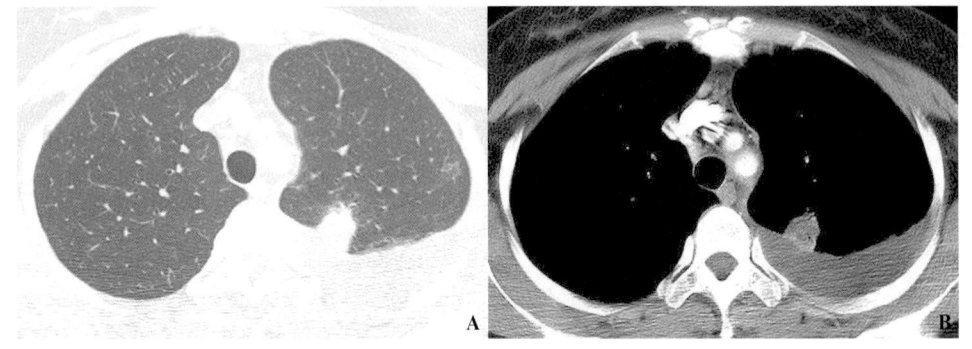

图 17-2-5　肺吸虫病

CT 肺窗(A)显示左肺上叶胸膜下结节影，增强纵隔窗(B)结节无强化，沿胸腔侧后壁新月形水样密度影，液体进入纵隔。

少数伴有多量胸腔积液或出现脓胸，病程较长者可出现胸膜包壳样钙化，脏层与壁层之间尚见空气带。极少数患者可并发自发性气胸、液气胸。

肺吸虫所致的肺内浸润性病灶和支气管周围炎样改变，在病理上此两种改变属于肺部较早期病变，国内报道 80.8% 和 54.4% 的早期患者可见这两种表现形式。①支气管周围炎样阴影，表现为沿肺纹理周围分布较淡薄近似磨玻璃影或斑片状影；②浸润性阴影(图 17-2-3)，为边界模糊的小片絮状阴影，以中下肺野内侧多见，病变可广泛分布于全肺，也可单独存在，常于炎症病灶中隐约可见多个小囊泡样改变。虫体游走的通道可表现为 2~4 mm 宽、2~7 cm 长的条索状阴影。

采用纵隔窗分析，部分可在片状炎性病灶中见到与一般肺炎性实变的支气管充气征不同的隧道征(图 17-2-3D)，其特点为：走行与支气管充气征的树状不一致，不沿支气管血管束分布，远端不是支气管的逐渐变细，而是呈管状。这种征象是肺吸虫在肺内穿凿游动所造成的。这种征象在 X 线平片上不易认识，被描述为蜂窝状或空泡改变。

胡之同等曾在犬肺吸虫动物实验中提及，即使采用离体标本充气后摄取 X 线平片也不能见到此种征象，而病理检查时可见到与囊肿相连的肺吸虫穿凿的窦道。因此隧道征可能对诊断具有一定的意义。

肺吸虫囊肿是本病最具特征性的表现。囊肿期的病理基础也是炎性病灶中的液化坏死,因此无论 CT 平扫或增强表现都与肺脓肿的表现酷似,表现为大片浸润影内囊状、蜂窝状透亮区,囊内缘光整,囊壁与周围炎性病灶在肺窗上融合成片,纵隔窗上可见囊壁较厚,病变的边缘与正常的肺之间没有清楚的分界。

当囊内含有液体时表现为实性结节状阴影,当囊内液体经支气管排出则表现为空泡状阴影,囊腔常数个聚集在一起(图 17-2-6)。新形成的囊肿较大,周围可有炎性渗出,陈旧的囊肿较小,壁厚周围渗出少(图 17-2-7)。

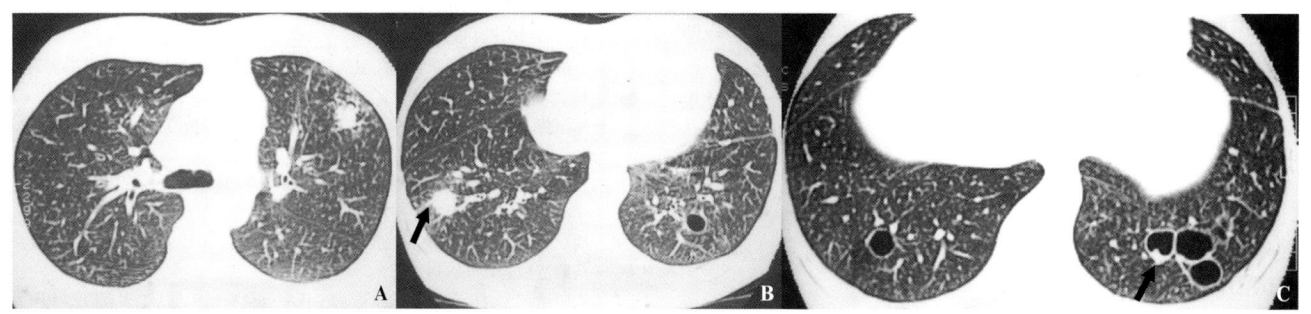

图 17-2-6 男性,31 岁。肺吸虫病
CT 扫描显示左肺上叶前段(A)及右肺下叶前基底段(B)结节影,边缘模糊,周围可见条索影,两肺下叶可见多发薄壁囊状影,左肺下叶囊腔聚集,囊内可见附壁结节(箭)(该病例为韩国首尔大学医院放射科 Jung-Gi Im 教授提供)。

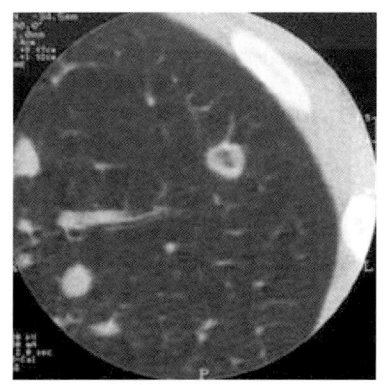

图 17-2-7 肺吸虫
HRCT 显示左肺上叶空洞性结节影,壁较厚,边缘锐利,无渗出。

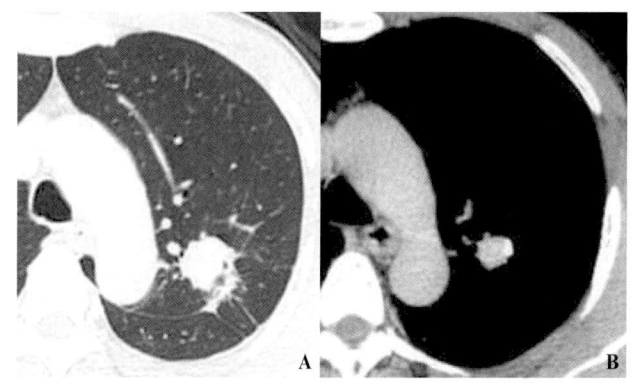

图 17-2-8 男性,45 岁。肺吸虫病
CT 肺窗显示(A)左肺上叶后段结节,左侧斜裂胸膜有牵拉移位,纵隔窗(B)显示结节内有斑片状钙化。

CT 增强扫描可清晰显示囊肿,在其周围可有自囊肿向肺野延伸的不规则通道表现为不定形的管状阴影或为 2~4mm 宽的索条状阴影。

在肺吸虫囊肿后期由于大量肉芽组织增生在肺内形成边缘比较锐利的结节状阴影,大小不一,数量不定,也有小空泡状囊状阴影(图 17-2-5)。

肺吸虫的硬结期为病变的愈合期,肺内可见大小不等的斑条状阴影及钙化灶(图 17-2-8)。有文献报道,根据肺吸虫囊肿是否与支气管沟通分为开放性与闭合性两种,附壁结节空腔是肺吸虫囊肿与支气管沟通排空后的表现,系开放性肺吸虫囊肿。可以表现为孤立性含气空腔,壁较薄,周围炎性病灶基本消退,但可见境界清晰的索条状阴影。

比较有特征的征象是可见腔内附壁结节影,形状像瓜子,贴附于空腔内侧壁上(图 17-2-5C),与肺空腔内的曲霉团相似,但附壁结节往往较曲霉团小,而曲霉团常占据空腔大部分,仅留弧线样空隙的征象。

肺吸虫的附壁结节系肺吸虫或卵团或肉芽增生组织所致。由于其他原因导致的肺内空腔较少有这种表现。因此,这种附壁结节的空腔对诊断有一定的提示性作用。

其他非特异性表现可有肺纹理增强,肺门阴影增大,由于虫体的游走特性,可在肺的不同部位陆续发生病灶,因而可同时存在不同时期的表现(图 17-2-4)。

【诊断标准】

肺吸虫病可以侵犯多个器官,症状多样,虫卵检查可阴性。临床医师可误诊或漏诊,应注意以下诊断要点。

(1)有食生或半熟的溪蟹、蝲蛄或饮用沟溪生水史。
(2)肺吸虫抗原皮内试验或补体结合试验阳性。
(3)血液检查白细胞及嗜酸性粒细胞增高。
(4)有反复咯血或咳果酱样痰,痰内可查到虫卵及夏科-莱雷登结晶。
(5)有皮下结节包块,活检证实为肺吸虫所致。
(6)结合胸部影像学检查有典型表现。

【鉴别诊断】

由于肺吸虫病临床表现多样性,X 线及 CT 表现无特异性,其肺部病变类似肺结核,与肺结核鉴别较困难。此外,肺吸虫病还需与支气管扩张症、肺炎、肺部肿瘤等鉴别[14]。

1. **肺结核** 病变多分布在两肺尖及上部,而肺吸虫病变多分布在肺的中下部。前者有中心密度较深,外缘逐渐变淡阴影,且有主灶与子灶之分;后者所致炎症浸润影多为密度较均匀、中心反而较淡薄,其中隐约可见多个小囊泡样改变。

结核空洞较肺吸虫的囊肿大,灶周无星形放射线影。肺吸虫的囊肿含有多个空泡,周围有星形放射线影。

肺吸虫常有胸膜改变,位于肺底,而结核并不常见类似空间分布特征。

但肺结核无咳果酱样痰的症状,痰内可查到结核杆菌,而肺吸虫病咳果酱样痰,痰内可找到虫卵。

2. 支气管肺炎。患者多为幼儿、年老或体弱者,肺吸虫不受年龄影响,常在近期有感染史。前者多为不规则小片状及斑点状,边缘模糊致密阴影,沿肺纹理分布,常有局限性气肿;后者大部分为较淡薄磨玻璃样密度改变,且临床多伴支气管哮喘样发作或皮疹样过敏反应、嗜酸性细胞增高。肺吸虫皮试阳性可作鉴别。

3. 肺肿瘤。肺吸虫囊肿与肺肿瘤的区别是前者的密度较低,多为液性,后者的密度较高,进展期多为实性;前者大多较稳定,可具有游走性,后者进展快且易发生肺内、肺外转移,淋巴结肿大等;前者有周围隧道征,后者则没有。

4. 支气管扩张症。在肺吸虫患者下肺野浸润影中常发现蜂窝状透光区,与支气管扩张难鉴别,但肺吸虫病在其他部位亦有浸润或结节阴影存在,可行 HRCT 检查判断。

(单飞 万雷)

参考文献

[1] Yoshida A, Doanh PN, Maruyama H. Paragonimus and paragonimiasis in Asia: an update [J]. Acta Tropica, 2019, 199:105074.

[2] Gong Z, Miao R, Shu M, et al. Paragonimiasis in children in Southwest China: a retrospective case reports review from 2005 to 2016[J]. Medicine (Baltimore), 2017, 96:e7265.

[3] Rocha MO, Rocha RL, Pedroso ER, et al. Pulmonary manifestation in the initial phase of schistosomiasis mansoni [J]. Rev InstMed Trop Sao Paulo, 1995, 37:311-318.

[4] 李黎, 王荣科, 蒋朝东, 等. 肺吸虫病 62 例临床分析[J]. 寄生虫病与感染性疾病, 2010, 8:166-168.

[5] 肖勤选, 胡荷珍, 蒋永安, 等. 卫氏肺吸虫感染 102 例 X 影像[J]. 中国实用内科杂志, 1994, 14:210-211.

[6] 陈绍佐. 8 例肺吸虫病胸部典型钙化灶 X 线征象分析[J]. 中华放射学杂志, 1984, 8:128-130.

[7] 文德福, 董载星. 乐山地区小儿吸虫的几种少见 X 线表现[J]. 临床放射学杂志, 1992, 11:130-131.

[8] 周斌, 周玉娥. 92 例晚期血吸虫病所致肺部损害 X 线表现[J]. 中国血吸虫病防治杂志, 2002, 14:282-284.

[9] 刘明达, 王文林, 洪嘉林, 等. 31 例卫氏肺吸虫病临床与 CT 表现[J]. 中国人兽共患病杂志, 2000, 16:113-114.

[10] 苏金亮, 徐兆龙, 吕桂荣, 等. 胸部肺吸虫病的 CT 诊断(附 68 例分析)[J]. 临床医学影像杂志, 1997, 8:128-129.

[11] 王文林, 陈伟建. 32 例卫氏肺吸虫病的胸部 CT 分析[J]. 放射学实践, 2003, 18:489-490.

[12] Henry TS, Lane MA, Weil GJ, et al. Chest CT features of North American paragonimiasis [J]. AJR, 2012, 198:1076-1083.

[13] Seon HJ, Kim YI, Lee JH, et al. Differential chest computed tomography findings of pulmonary parasite infestation between the paragonimiasis and nonparagonimiatic parasite infestation [J]. Journal of Computer Assisted Tomography, 2015, 39:956-961.

[14] 刘雪艳, 严晓峰, 吕圣秀, 等. 14 例肺吸虫病误诊为结核的原因及胸部 CT 表现分析[J]. 临床肺科杂志, 2018, 23:119-122.

第三节·肺弓形虫病

肺弓形虫病(pulmonary toxoplasmosis, PT)系由刚地弓形虫(Toxoplasma gondii)所致的肺部炎症。免疫功能正常的人群感染弓形虫(又称弓浆虫)后多呈慢性感染,无明显临床症状,感染的弓形虫可在脑等部位形成包囊并持续终身。

在免疫功能缺陷的人群如 AIDS 患者、接受免疫抑制治疗的患者等,体内潜伏的弓形虫可重新活化,包囊破裂后释放出缓殖子,常引起严重的中枢神经系统感染,亦可造成全身其他器官的感染[1]。脑外弓形虫病中,肺弓形虫病的发生率排在第二或第三位[2,3]。

弓形虫累及肺部虽早有报道,但直至在细胞免疫功能缺损的宿主中经常发现该原虫时才引起人们的重视。近十几年来,肺弓形虫病已成为免疫功能抑制尤其是 AIDS 患者中重要的机会感染性疾病之一。

刚地弓形虫属孢子纲、球虫目,是由 Nille 等首先于 1908 年在突尼斯的一种叫刚地梳趾鼠体内发现。其终末宿主为猫或某些猫科动物,中间宿主很广泛,包括哺乳动物(猪、羊、犬、牛、鼠、兔)、禽类(以鸡、鸭、鸽为主)和人。

播散性弓形虫病累及肺部者最早由 Pinkerton 等 1940 年报道。Ludlam 于 1963 年首次提出肺弓形虫病的概念,认为弓形虫可引起不典型肺炎。在其报道的 9 例肺部感染伴弓形虫抗体效价升高者中, 6 例确定为弓形虫性。此后,弓形虫性肺炎、肺弓形虫病及播散性弓形虫病累及肺部的病变时有报道。文献报道称,间质性或不典型肺炎型为弓形虫性肺炎的常见或主要表现,亦有人认为此为本病的早期表现。

坏死性肺炎病变往往呈多灶性散在或广泛分布,病灶中心可有嗜酸性或凝固性坏死。肺组织结构破坏,坏死灶内及其周围可有典型弓形虫,数量较多。这种病变亦称为坏死性结节,最有特征性。

Nash 描述 2 例坏死性肺炎,呈大片凝固性坏死,伴肺泡壁破坏,肺泡腔内充满纤维素性渗出物、影细胞(Ghost cell,指细胞坏死,仍可见其轮廓)、核碎片、中性粒细胞、巨噬细胞或嗜酸性粒细胞。周围可有间质性肺炎,弥漫性肺泡损伤(diffuse alveolar damage, DAD)、透明膜形成或 II 型肺泡上皮增生。有时病变可累及胸膜下肺组织,推想此型为间质性肺炎进一步发展恶化的结果。偶尔病变可累及肺部较大范围。

【发病机制与病理】

肺弓形虫病为人畜共患疾病。猫是最主要的传染源,其次为猪和绵羊。随猫粪排出的囊合子,可在外界存活较长时间。猪、羊等动物的肉或内脏含有包囊,人食用了被猫粪污染的水或食物或未经煮熟的肉类而感染。

肺弓形虫病的感染方式按感染顺序的先后分为先天性感染和后天性感染两种。孕妇感染后通过胎盘感染胎儿称为先天性弓形虫病。经母体胎盘途径将速殖子传给胎儿,常导致胎儿严重的畸形和眼部损伤。后天感染主要通过食入含有弓形虫包囊的肉类或被卵囊污染的食物或水而感染,也可通过器官移植和输血途径感染[4]。

肺弓形虫病常见于免疫功能缺陷的患者,两大高发人群分别是 AIDS 患者和器官移植患者。肿瘤患者常接受放疗和化疗,可造成机体免疫系统不同程度的损害,临床亦有此类患者。偶有免疫功能正常人群发该病的报道[5],可能与非典型基因型虫株的感染有关[6-7]。

若机体被感染后,囊合子中的子孢子或包囊中的囊殖体溢出,并穿过肠壁黏膜,随血液或淋巴播散至全身组织,其中脑、心、淋巴结、肺是最易受侵犯的组织和器官。

初次感染,因宿主尚未建立免疫反应,弓形虫很快到达器官组织细胞内,迅速繁殖成为速殖体,使细胞破裂,速殖体从细胞内逸出再进入新的细胞。而宿主具有免疫力时,弓形虫在细胞内增殖变慢成为缓殖体,包囊可以长期存活而不为机体所消灭。若机体免疫功能下降时,则包囊破裂,虫体再次逸出,即可形成新的播散,故包囊是宿主体内潜在的感染来源。

宿主的防御机制主要通过:①特异性抗体来促进溶酶体融合、破坏弓形虫;②氧介导的呼吸暴发作用来杀伤弓形虫;③干扰素通过增强巨噬细胞内的杀伤作用来破坏或消灭弓形虫;④单核细胞产生氮氧化物调节或促进氧介导的杀伤机制。一旦宿主由于不同环节的防御机制异常而导致清除弓形虫的功能下降,则最终可导致全身和肺部感染。

肉眼观,受累的肺坚实、充血,切面是棕红色,胸膜有出血点,支气管旁淋巴结中度肿大。光镜下,肺泡腔内浆液渗出,偶有透明膜形成或纤维蛋白脓性渗出物,少量中性粒细胞浸润,肺泡壁细胞增生和脱落,上皮细胞和巨噬细胞内可见弓形虫滋养体。肺间质可有淋巴细胞、浆细胞浸润,并可见成纤维细胞和巨噬细胞。肺组织内亦可见肉芽肿改变,其中心为带状或局部性坏死,周围有淋巴细胞和少量多核巨细胞。肉芽肿内很难发现弓形虫,边缘及附近正常组织内却可见到游离的弓形虫。

【临床表现】

后天获得性肺弓形虫病的临床表现可呈急性发病或慢性经过。急性发病时,多数初始有类似上感症状,如头痛、肌痛、干咳等,咳嗽为阵发性,少数咳多量黏痰液或黏液血痰。慢性经过可有类似慢性支气管炎、喘息性支气管炎或支气管哮喘发作的临床表现。

AIDS 合并肺弓形虫病,几乎均是由于播散性弓形虫病累及肺部所致,常为弥漫性肺部炎症,症状严重,可有高热、咳嗽、发绀和呼吸困难,或出现皮疹、淋巴结肿大、脑膜炎症状。弓形虫常混合肺孢子菌、巨细胞病毒感染,使其临床表现更为复杂和严重。

先天性肺弓形虫病多由于母体妊娠晚期急性感染所致。新生儿出生时可出现视网膜脉络膜炎、脑积水或小脑畸形、大脑畸形、抽搐、精神运动障碍、肝脾大。若出生后呈带虫状态,则经过数周至数月逐渐出现症状,以神经系统异常为主,表现为视网膜脉络膜炎、斜视、失眠、癫痫、精神运动、智力迟钝或伴发肺炎。因此,对于出生数周内的新生儿,如表现出不明原因的严重病情,有必要排除先天性弓形虫病的可能性。

肺弓形虫病在先天性弓形虫感染中很少见,常见于有全身多个器官受侵犯且病情极其严重的病例。由于该病致死率高,一旦确诊,需及时给予抗弓形虫治疗。

【实验室检查】

1. 病原学检测

(1) 直接光镜检查:血液、脑脊液、骨髓、前房水、痰液、尿液、唾液、其他渗液,以及淋巴结、肌组织或其他活组织等标本可采用直接涂片或印片。痰涂片检查弓形虫速殖子是比较传统的方法,简单、快速且价廉,对诊断肺弓形虫病及评估其轻重程度具有一定的价值,特别是当侵入性操作不允许的情况下,但该法假阴性率高[8]。

血浆检测抗弓形虫抗体有助于判断弓形虫在机体内的活动状态,以及机体的免疫状况,但对肺弓形虫病或其他器官的弓形虫病的诊断帮助不大。因为患者常常是免疫功能缺陷的患者,不同患者免疫状况差异大,血浆中的抗体滴度变化也大,某些患者甚至表现为特异性抗体阴性[9]。

(2) 吉姆萨染色或瑞特染色:吉姆萨染色查找弓形虫速殖子或免疫荧光检测弓形虫抗原是传统的检测方法,简单、快速且价廉,不足之处是假阴性率高。于细胞内外可见到典型新月形的弓形虫滋养体。在组织细胞内弓形虫亦可呈梨形或卵圆形。

(3) 动物接种:标本接种于大鼠、棉鼠或金地鼠腹腔内和/或脑内。潜伏期为 4 天左右,动物出现不活泼、闭目、弓背、腹部膨大、呼吸窘迫症状,解剖取肺、腹水、脑等组织行涂片染色检查可见弓形虫滋养体和包囊。

(4) 原虫培养:有鸡胚培养和组织培养法。前者标本接种于 10~12 天的鸡胚绒毛尿囊膜上,孵育 6~7 天(35 ℃),若阳性则尿囊膜水肿混浊,有黄白色坏死灶。

2. 免疫学检查

(1) 染色试验:Sabin 于 1948 年根据新鲜弓形虫与正常血清混合后碱性亚甲蓝染色虫体很深,而与免疫血清混合后染色很浅或不着色,提示本试验敏感性与特异性高。

(2) 其他检测:包括间接荧光抗体、间接血凝、补体结合试验,均具有一定的诊断参考价值。皮内试验亦具有很高的特异性,对慢性病例有筛选作用,在流行病学调查上有诊断价值。

Roth 等用 BALF 进行 PCR 检测 47 例免疫损伤者,发现 3 例阳性(6.4%),认为 PCR 在发现不典型肺炎的病原体方面有潜在的价值。PCR 检测弓形虫特异性基因如 *GRA6*、*B1* 和 *P30* 等,特异性强并且准确度高[10];PCR 检测支气管肺泡灌洗液中的弓形虫 DNA 含量,既可作为肺弓形虫病的诊断,同时对评估其轻重程度有一定的参考价值[11]。

Contini 等[12]对 14 例疑似脑弓形虫感染或其他器官弓形虫感染的 AIDS 患者分别采用染色法、免疫荧光法和细胞培养法检测其相应的脑脊液、支气管肺泡灌洗液和痰标本,结果显示染色法仅检测出4例阳性,免疫荧光法仅检测出4例阳性,但对血标本进行细胞培养48 h后则检测出11例阳性;脑脊液培养8例阳性;支气管肺泡灌洗液和痰标本培养6例阳性,且该6例均有相应的呼吸系统症状。

因此,相对染色法和免疫荧光法,细胞培养法检测敏感性更高,对于辅助诊断肺弓形虫病具有非常重要的参考价值。总之,多数学者认为,与传统检测方法相比,用PCR检测和细胞培养法诊断肺弓形虫病,其敏感性更高,值得推广。然而,Lavrard等[13]认为肺弓形虫病的发病率非常低,即便染色法的假阴性率相对高,但总体上发生假阴性的概率仍很小,而且染色法还具有可同时检测其他多种病原体的优势。因此,虽然PCR检测的敏感性更好,但只能作为传统染色法的补充,作为主要检测方法的意义并不大。

尽管如此,由于PCR检测弓形虫特异性基因片段其特异性强、准确性好等优势,仍可作为肺弓形虫病检测的首选方法,在本方法检测阴性的情况下,建议使用细胞培养法进一步确认。痰涂片法和染色法等传统方法因其简单、快速和价廉等优点仍然是临床上不可或缺的检测方法。

【影像学表现】

弓形虫随血液和淋巴回流进入肺内,首先在间质系统引起反应,形成肺间质改变,支气管周围改变,继而引发肺实变、坏死性肺炎,当病变累及胸膜、心包,则导致胸膜炎、心包炎等相应改变。

1. 肺间质肺炎·肺内斑片状磨玻璃影,边缘模糊或清晰,HRCT可见肺小叶间隔增厚(图17-3-1),常见于中、下肺野。病变进一步发展,可形成网状影、纤维索条影。

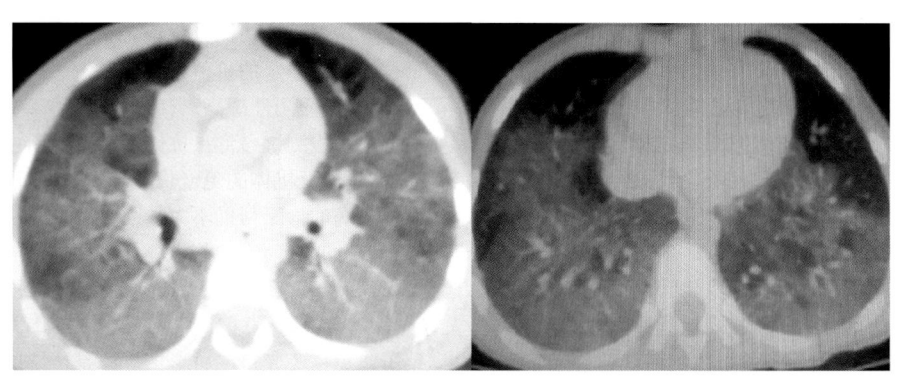

图17-3-1 男性,4岁。高IgM免疫缺陷病并弓形虫病
CT显示两肺广泛磨玻璃样改变,外形不整,边界较清晰。

2. 支气管肺炎·支气管周围淋巴管受累,导致肺纹理支气管血管束增粗,边缘模糊,周边出现边界不清的斑片状高密度影,此外由于肺泡分泌物可形成透明膜或纤维蛋白脓性渗出物,可形成支气管黏液嵌塞,表现为沿肺纹理支气管血管束分布的分支状、结节状高密度影[14](图17-3-2A、B、D、J)。病变好发于两肺中、下野,常伴有肺门淋巴结肿大。此型多见于儿童和老年患者。

当肺门淋巴结肿大压迫气道,或黏液嵌塞阻塞气道,可出现阻塞性肺炎。

3. 肉芽肿或坏死性肺炎·表现为肺内球形病灶,可单发也可多发,多发病灶呈散在或广泛分布,位于胸膜下的结节,可与胸膜夹角为钝角,提示病变可累及胸膜下肺组织。病灶中心发生嗜酸性或凝固性坏死,可形成空洞[15](图17-3-2C、E、G~I)。

4. 胸膜及心血管改变·胸膜受累表现为胸膜增厚,胸腔积液(图17-3-2F、G)。部分患者可以合并有心力衰竭(急性肺水肿)、心包积液甚至出现心脏压塞[16]的征象。

【诊断标准】

肺弓形虫临床表现缺乏特异性,诊断较为困难。诊断应结合病史、临床表现、染色试验、免疫学检查及皮内试验等结果予以判断。痰液、胸腔积液、脑脊液及其他体液,或活组织病理检查找到弓形虫虫体,可以确诊。染色试验、补体结合试验、皮内试验或血清抗体测试阳性,均有诊断参考价值。

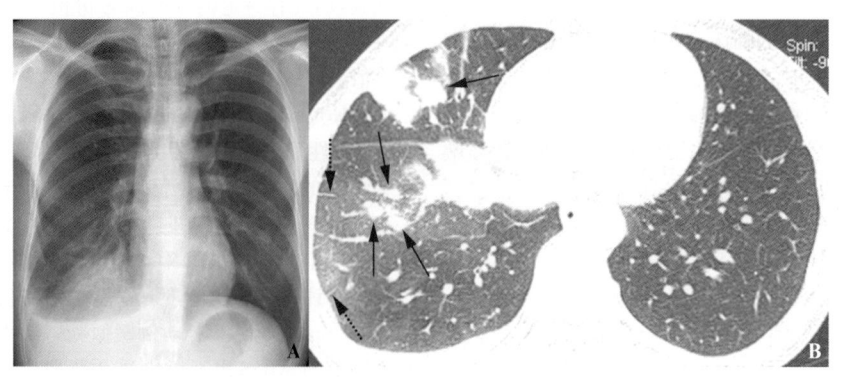

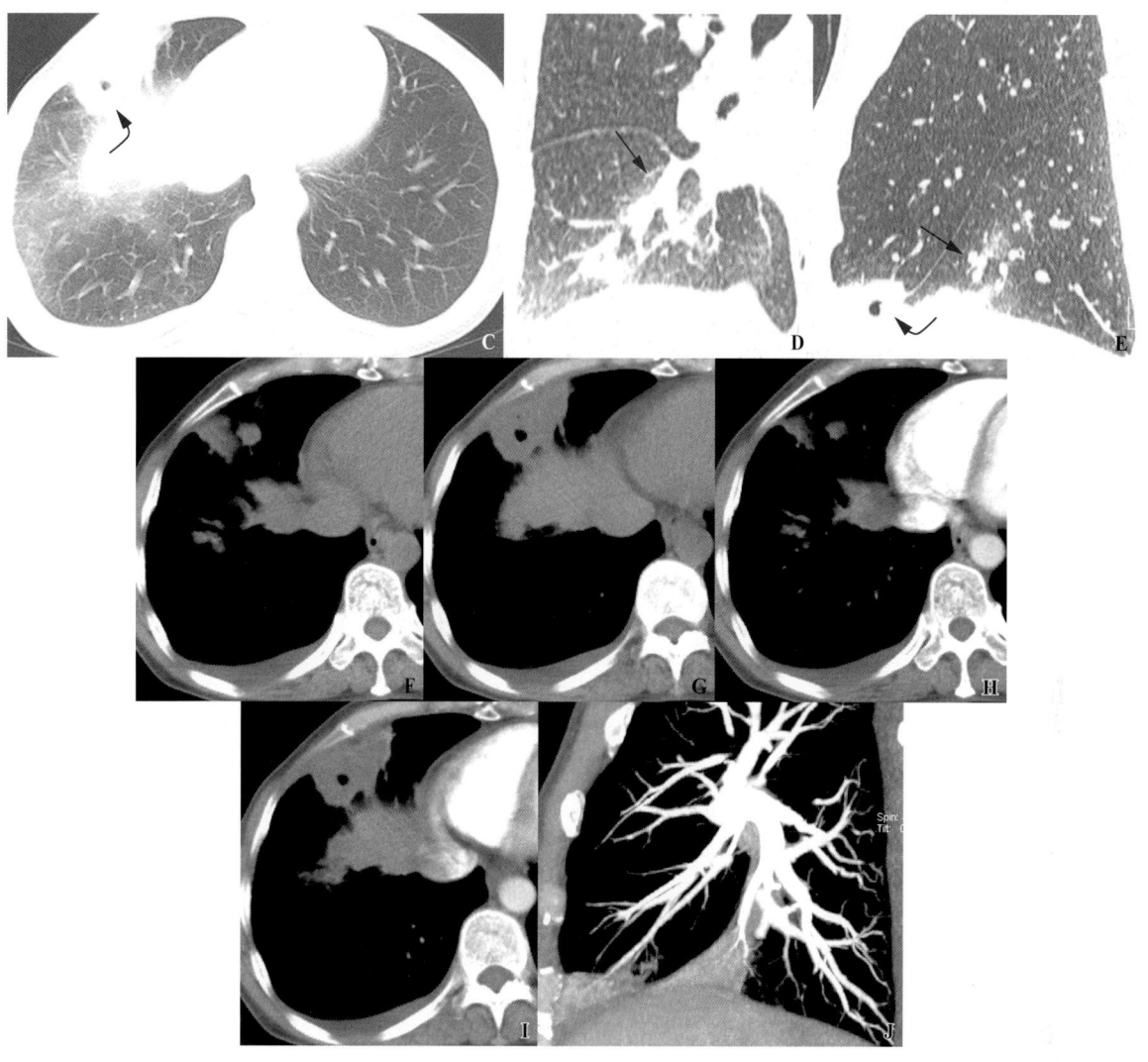

图 17-3-2 女性,50岁。肺弓形虫病

胸部 X 线片(A)显示右下肺边界不清团片状高密度影,膈肌被遮盖,右侧少量胸腔积液;CT 肺窗(B)显示右下肺胸膜下小叶间隔增粗(虚箭),肺透光度降低,内有多发不规则条状及结节状高密度影(实箭),密度均匀(F)矢状位(D)显示该影为分支状的增粗支气管影,支气管影周围有小点状渗出影;其下方层面(C)前肋膈角处有一结节(弯箭),含一内壁光滑的小空洞(G),该结节上缘可见毛刺(E);增强扫描(H、D)显示上述病变均无明确强化,最大密度矢状位重建(J)显示病灶呈肺段性分布。

【鉴别诊断】

本病肺内病变多样,容易与应与肺结核混淆,以下几点有助于两者的鉴别:①肺弓形虫病患者有接触家畜家禽史,家中养猫者更应注意。发热无定时,多有全身肌痛伴多处淋巴结肿大。部分患者肝脾大。肺结核患者多为午后发热、盗汗、淋巴结肿大,多见于儿童。结核菌素试验多为强阳性或一般阳性。②胸部影像:肺弓形虫病的阴影多分布于两肺的中下叶。双肺上叶特别是肺尖部甚少。呈点状斑点状磨玻璃影,两下肺可有网状影。肺结核多见于两肺上叶、肺尖多见,病变密度稍高。③病情发展变化过程,肺弓形虫病抗结核治疗无效。病灶可融合成片伴有间质浸润的网状影。肺结核抗结核治疗疗效显著、中毒症状减轻。肺部病变逐步吸收、消散。④病原学、血清学,肺弓形虫病病原学检查阳性率不高。血清学检查灵敏性、特异性高。抗弓形虫抗体于感染后 1～2 周即开始阳性,第 3～5 周达高峰并持续数月或数年[17,18]。

(单飞 施纯子)

参考文献

[1] 刘晋锋,吕芳丽. 肺弓形虫病研究进展[J]. 热带医学杂志,2014,14:541-544.

[2] Hofman P, Bernard E, Michiels JF, et al. Extracerebral toxoplasmosis in the acquired immunodeficiency syndrome (AIDS)[J]. Pathol Res Pract, 1993,189:894-901.

[3] May T, Rabaud C, Katlama C, et al. Toxoplasmose extracérébrale au cours du SIDA: résultats d'une enquête nationale[J]. Med Mal Inf, 1993,23:190-200.

[4] van Helden PD, van Helden LS. Hoal EG. et al. One world, one health. Humans, animals and the environment are inextricably linked — a fact that needs to be remembered and exploited in our modern approach to health[J]. EMBO Rep, 2013,14:497-501.

[5] Herold MA, Kühne R, Vosberg M, et al. Disseminated toxoplasmosis in a patient with non-Hodgkin lymphoma[J]. Infection, 2009,37:551-554.

[6] Demar M, Hommel D, Djossou F, et al. Acute toxoplasmoses in immunocompetent patients hospitalized in an intensive care unit in French Guiana[J]. Clin Microbiol Infect, 2012,18:E221-E231.

[7] De Salvador-Guillout F, Ajzenberg D, Chaillou-Opitz S, et al. Severe pneumonia during primary infection with an atypical strain of Toxoplasma

[8] Laibe S, Ranque S, Curtillet C, et al. Timely diagnosis of disseminated toxoplasmosis by sputum examination [J]. J Clin Microbiol, 2006, 44:646-648.
[9] Rabaud C, May T, Amiel C, et al. Extracerebral toxoplasmosis in patients infected with HIV. A French National Survey [J]. Medicine (Baltimore), 1994,73:306-314.
[10] Petersen E, Edvinsson B, Lundgren B, et al. Diagnosis of pulmonary infection with Toxoplasma gondii in immunocompr-omised HIV-positive patients by real-time PCR [J]. Eur J Clin Microbiol Infect Dis, 2006, 25:401-404.
[11] Ripa C, Cojocaru I, Luca M, et al. Pulmonary toxoplasmosis in immunosuppressed patient [J]. Rev Med Chir Soc Med Nat Iasi, 2012, 116:30-33.
[12] Contini C, Romani R, Magno S, et al. Diagnosis of Toxoplasma gondii infection in AIDS patients by a tissue-culture technique [J]. Eur J Clin Microbiol Infect Dis, 1995, 14:434-440.
[13] Lavrard I, Chouaid C, Roux P, et al. Pulmonary toxoplasmosis in HIV-infected patients: usefulness of polymerase chain reaction and cell culture [J]. Eur Respir J, 1995, 8:697-700.
[14] De Souza Giassi K, Costa AN, Apanavicius A, et al. Tomographic findings of acute pulmonary toxoplasmosis in immunocompetent patients [J]. BMC Pulm Med, 2014, 14:185.
[15] Maticorena Agramonte VF, Ormeño Julca AJ, Coveñas Coronado CDP, et al. Pulmonary paragonimiasis. Pediatric case report [J]. Arch Argent Pediatr, 2019, 117:e659-e663.
[16] Sah R, Gupta N, Chatterji P, et al. Case report: paragonimiasis presenting with pericardial tamponade [J]. Am J Trop Med Hyg, 2019, 101:62-64.
[17] 马永昌,马海英,杜庆霞.肺弓形虫病误诊为肺结核四例分析[J].中华结核和呼吸杂志,2001,24:640.
[18] Bottone EJ. Diagnosis of acute pulmonary toxoplasmosis by visualization of invasive and intracellular tachyzoites in Giemsa-stained smears of bronchoalveolar lavage fluid [J]. J Clin Microbiol, 1991; 29:2626-2627.

第四节·肺血吸虫病

肺血吸虫病(pulmonary schistosomiasis)是因血吸虫的幼虫或成虫在肺内移行、发育、寄生,或其虫卵在肺组织内沉着,引起的以肺内炎症、脓肿、肉芽肿、假结核等为主要表现的病变,也是最常见的异位血吸虫病。

随着改革开放的发展,人口迁移的频度在不断增加,一些原来具有区域性疾病的特点,现在可以随时发生在不同的地区。因此,有必要对肺血吸虫病进行介绍,以提高不同区域医生,尤其是非疫区医生的警惕性,及早对该病做出诊断并使患者获得及时正确的治疗。

血吸虫病在我国的流行区域主要是在长江流域及其以南的12个省、市、自治区。该病是人畜共患疾病,人、耕牛、猪均是重要的传染源。按照钉螺滋生地的地理环境和流行病学特点,我国血吸虫病流行区分为:①平原水网型;②丘陵沟渠型;③湖沼型。

钉螺存在和接触疫水是本病传播的重要途径。人对血吸虫普遍易感。患者以渔民、农民多见。感染率随年龄增长而增高,以15～30岁青壮年感染率最高,夏秋季多发。感染后可以有部分的免疫力,但重复性感染是经常发生的[1]。

肺血吸虫病多见于急性血吸虫病患者,是最主要的异位血吸虫病。虫卵肉芽肿是造成肺组织损害的主要原因。在肺部虫卵沉积的部位,有间质性病变、灶性血管周围炎表现。

临床呼吸道症状多轻微,常被全身症状所掩盖。这点在疫区诊断该病时要给予特别的注意。在非疫区,对于疫区来的流动人口或外出在疫区打工者,也应该详细询问相关的病史[2]。

【发病机制与病理】

感染人体的血吸虫种类目前公认的有6种,流行于我国的为日本血吸虫病。血吸虫患者的粪、尿、痰等排泄物含有活卵,尤其是粪便中的活卵为主要传染源,这些含有活卵的排泄物可以污染水源、沟塘,在水中孵化成毛蚴,毛蚴感染钉螺后形成尾蚴。传播媒介主要是钉螺,钉螺体内的尾蚴可陆续逸出至少1年半以上。

传播途径主要是通过皮肤与疫水接触,如游泳、洗衣、捕鱼等,亦可在饮用生水时从口腔黏膜侵入体内。任何性别、年龄、职业的人群均为易感人群,在流行病区因有重复感染,故感染程度随年龄而增高。

血吸虫尾蚴从皮肤或黏膜进入体内,经静脉到达肺毛细血管,再经体循环最终达门静脉发育为成虫,并在此产卵。部分虫卵经下腔静脉、右心进入肺血管。肺部感染血吸虫病可分为两个阶段,尾蚴在毛细血管内移动,可引起肺组织充血、出血和嗜酸性粒细胞浸润等过敏性肺炎的病理变化,这些病变常于感染后1～2周出现,很快消失。

在感染后1个月,当虫卵进入肺后,引起肺小动脉栓塞、产生血管内膜炎及组织坏死;虫卵内毛蚴的毒素也可引起组织坏死、炎症浸润、嗜酸性脓肿及肉芽肿结节。

虫卵沉积肺部所引起的反应因其发育成熟程度而异。成熟的虫卵可引起组织坏死与急性渗出性炎症,虫卵沉积处常有血管内膜炎、嗜酸性肉芽肿,感染严重时可形成急性脓肿。

随着虫卵的死亡,脓肿渐被吸收形成肉芽肿,该肉芽肿含有大量类上皮细胞并杂有异物巨细胞,与结核结节很相像,被称为假结核,小的肉芽肿可逐渐纤维化,虫卵死亡后偶可钙化。

未成熟的虫卵所引起的组织反应较轻,虽也有假结核形成,但嗜酸性粒细胞和中性粒细胞浸润不多。最后假结核结节逐渐吸收、纤维化引起肺纤维化、肺动脉高压、肺源性心脏病。

肺慢性血吸虫病主要是由于沉积在肺内的血吸虫卵的机械性或化学性刺激,引起肺间质、支气管黏膜下层充血、水肿、溃疡形成,支气管、细支气管管腔狭窄,黏膜上皮和纤维组织增生、细胞浸润等改变[3]。

【临床表现】

临床表现根据侵入病原体的多寡和肺部病变范围而异。在急性感染后1~2周,由于幼虫在体内移行过程中所产生的机械性损害和人体对幼虫代谢产物的反应,有不同程度的症状。如弛张热或低热(少数有高热)、咳嗽、咳痰、痰中带血、胸痛或哮喘,也可有腹痛、瘙痒、荨麻疹等过敏症状。

当成虫在体内大量产卵时,相当于初次感染1个月后,最短10余天,最长达2个月,多数急性起病,严重程度不等。

临床表现主要有发热,以间歇热、弛张热为多见,早晚波动幅度较大。另外,患者可有干咳、气急、胸痛、心悸。

肺部听诊可闻及干湿啰音。严重的可引起弥漫性、闭塞性肺小动脉炎,少数可引起肺动脉高压和心力衰竭。亦可引起严重过敏反应,有荨麻疹、支气管哮喘、血管神经性水肿、淋巴结肿大等。虫卵周围可有急性脓肿形成,此时以气急、哮喘、胸痛、咳血痰或脓血痰为其临床特点。

此外,伴随有恶心、呕吐、腹痛、腹泻等腹部症状在早期相当多见,可以是过敏反应的一部分,但持久的腹泻则都是由于虫卵对肠黏膜刺激所致。

肺血吸虫病慢性期可表现为血吸虫性慢性支气管炎、反复发作的过敏性肺炎、支气管扩张症、胸膜炎等。

【实验室检查】

急性期,白细胞总数和嗜酸性粒细胞计数增高,嗜酸性粒细胞一般占15%~20%,偶可达70%,嗜酸性粒细胞的增多程度与感染程度不成比例,重症患者可不增多,或反见减少,或代以中性粒细胞增多,为病情凶险之兆。

慢性血吸虫病患者的嗜酸性粒细胞一般不超过20%。而晚期病例则增多不明显。亦可伴有血红蛋白降低、肝功能异常。

粪便检查直接涂片的阳性率不高,故一般采用沉淀和孵化法。痰检也可通过直接涂片法或沉淀和孵化法找到虫卵或毛蚴。直肠黏膜活检或压片可找到虫卵。

免疫学检查如血吸虫抗原皮内试验、环卵沉淀试验、尾蚴膜试验及免疫电泳检测抗原等方法可以提供辅助诊断,但免疫学方法存在假阳性和假阴性,与其他吸虫病存在交叉反应的缺点。环卵沉淀试验阳性率大于95%,为本病的特异性的免疫学诊断[3]。

【影像学表现】

1. X线表现

(1) 急性肺血吸虫病:大多有明确的肺实质性改变,可见肺纹理增加、双肺网状结节浸润、片状阴影、粟粒状改变、肺门阴影增大等(图17-4-1)。其X线片表现主要是虫卵所致的嗜酸性脓肿和假结核结节。一般在感染后2~4个月X线征象明显。可分为初期和后期。

1) 初期改变:是由于尾蚴进入人体肺组织机械性的损伤或尾蚴本身及代谢产物引起的过敏反应。此期病变出现早,消失快,可以出现一过性的肺部微小结节影,边缘较模糊,常沿肺纹理分布(图17-4-1)。

也可表现为双肺弥散的点状或粟粒状阴影,大小不等,有些则可融合成小片状,边缘欠光整,密度较淡、沿着肺纹理分布的渗出性病变,形似支气管肺炎。病变分布特点以两肺中下叶,内中带多见。

2) 感染后2~3个月:则进入后期表现。此时是因为虫卵沉着在肺间质,以形成假结节为主要表现。当虫卵死亡,周围组织反应消失,病变逐渐吸收缩小,边缘转为清晰整齐,遗留点状阴影,与粟粒状肺结核的表现近似,有时结节可见钙化现象(图17-4-2)。

胸部X线片显示两肺内散在分布的密度不均、大小不等、边缘较模糊的粟粒样阴影,直径在2~5mm,病变多分布在中下肺野,部分可融合成片状,病灶中心密度较高,周围较淡,类似肺泡性水肿。亦可融合成雪花状,直径为7~8mm[4-8]。

(2) 慢性肺血吸虫病:胸部X线片所示肺部损害无特异性,主要是肺间质的改变,其主要表现分为以下几点。

1) 肺间质改变:表现为两中、下肺纹理模糊,内带多见,外带较少,且有斑点状阴影或网状结节致密影。沿肺纹理方向分布小点状阴影,密度较淡薄。

2) 肺部感染:表现为肺部大片状致密影,内可见液平面,边缘模糊。亦可呈斑片状或云絮状阴影,边缘不清。可合并脓胸,但多为脾切除术后者。慢性肺血吸虫病亦可有肺内片状阴影,边缘较清晰,类似炎性假瘤的征象。

3) 肺不张:常位于肺野底部,靠近膈面显示为长2~5cm、宽1~2cm的条状或盘状的增密影,并随呼吸而运动,以腹水型患者居多。

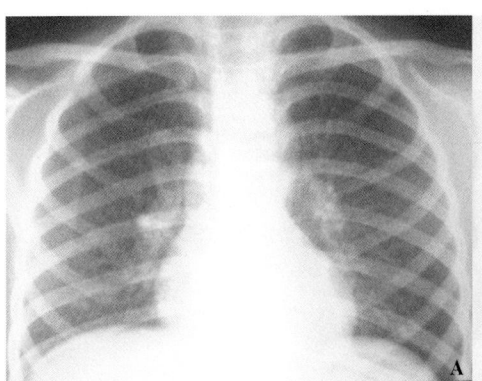

图17-4-1 肺血吸虫病
胸部X线片显示双肺门增大(A),右肺下野多发边界不清点状影(B)。

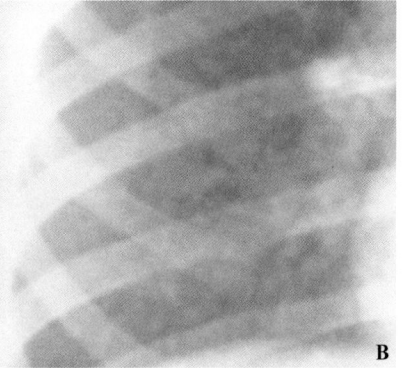

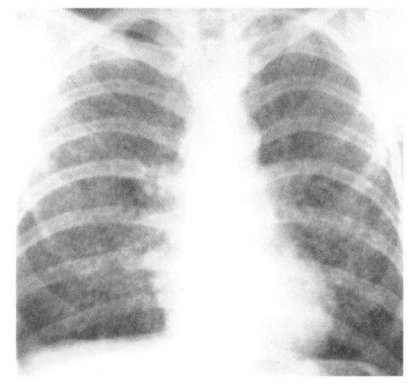

图17-4-2 肺血吸虫病
胸部X线片显示双肺弥漫粟粒性结节。

4) 胸腔积液:肋膈角变钝,肺底积液。局限的包裹性积液,有时可以是胸部 X 线片检查的唯一征象。

5) 新旧病灶并存:如有多次疫水接触史而反复感染,肺野可有新旧不一,密度不等且大小不均的粟粒状阴影。

6) 心血管改变:典型 X 线病变逐渐消失后,少数病例由于肺小动脉广泛闭塞,可引起肺动脉高压及右心肥厚表现。

2. CT 表现 • 与肺血吸虫病的组织病理学特征相关。急性肺血吸虫病 HRCT 扫描显示磨玻璃样变的斑片状区域、不规则小叶间隔增厚、小叶内间质增厚和小融合结节。可见一过性的微结节影出现,肺泡实变比较少见。

(1) 典型的结节或微结节影:结节多分布于肺内中下叶,胸膜下或支气管分叉处,部分结节中心部分密度较高,边缘不清晰,周围可以表现磨玻璃样的渗出影,呈现晕征,部分结节呈现反晕征(磨玻璃影的局灶性圆形区域,周围有或多或少完整的实变环)(图 17-4-3)[4-8]。Rocha 等研究表明,此期还可以见到病变处的支气管壁增厚征象[9]。

慢性肺血吸虫病的 CT 扫描可见肺野内裂隙状的渗出影,肺内有多发纤维条索影。

有文献报道,此期也可出现类似急性肺结核和肺恶性肿瘤的征象。Waldman 等认为,7%~23%的慢性肺血吸虫患者由于长期的动脉内膜炎性肉芽肿病变,引起肺动脉和毛细血管进行性的损害,导致肺实质的纤维化;随着病程的延长,CT 表现还可见肺动脉高压等征象[10]。

(2) 典型的肺部改变

1) 支气管血管束增粗:两肺支气管血管束增粗。两肺门阴影增大模糊,肺门结构不清(图 17-4-4)。

2) 结节影像:一般在感染 2 个月后发现,为虫卵所引起的嗜酸性脓肿和假结核结节所致。呈 1~3 mm 大小粟粒结节,也可达 5 mm 左右。结节在两肺中、下部和中心区域较密集,并沿支气管血管束分布,肺尖部病灶较少。病灶较多时可有融合,结节的形态、大小及密度不一。有的病灶密度较淡,呈比较模糊的斑点状或云絮状,为急性嗜酸性脓肿伴有周围渗出性浸润所致(图 17-4-3)。有的表现为比较清晰的点状或小结节状阴影,多为虫卵结节所致(图 17-4-4 和图 17-4-5)。

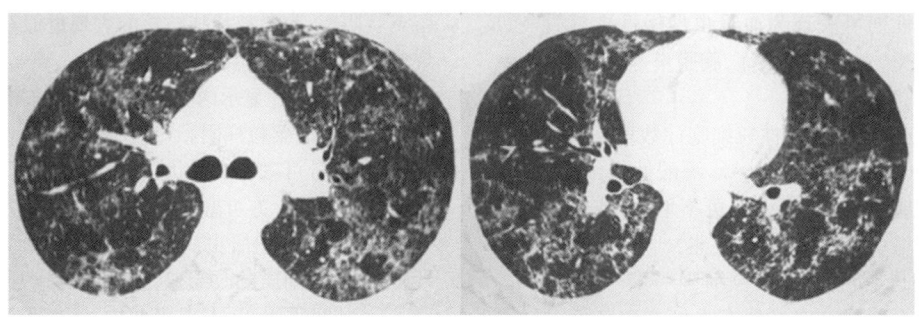

图 17-4-3 男性,35 岁。肺血吸虫病
CT 肺窗显示双肺小叶间隔增厚,多发网状结节,部分呈晕征或反晕征。

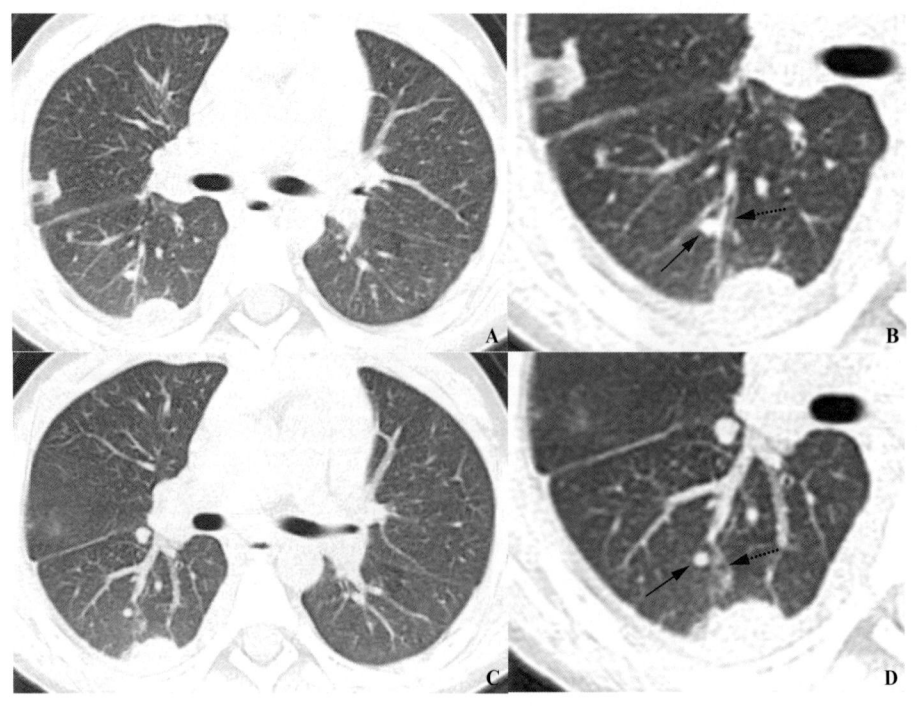

图 17-4-4 男性,8 岁。肺血吸虫病
CT 肺窗显示肺门层面显示双肺门增大(A、C),肺门包围多发结节,结影位于支气管分叉处(实箭),相邻气管(虚箭)增粗(C),扭曲(D)。

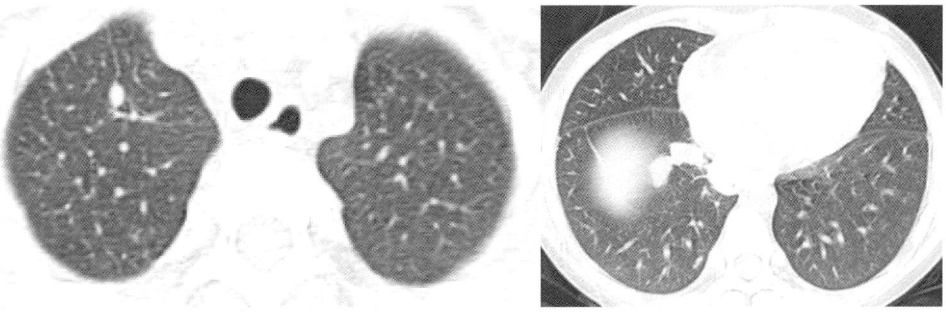

图 17-4-5 男性,8 岁。肺血吸虫病
CT 肺窗显示右肺尖及肺底可见大小不等结节,边界清楚锐利。

(3) 不典型的肺部改变

1) 片絮状或大片状不规则影像:少数患者可出现此种改变。片絮状阴影的直径为 1~3 cm,密度较低,边缘模糊,呈对称分布,多见于中、下肺。大片状不规则阴影极少见,偶有单发,多见于中、下肺,密度甚淡。这些病灶一般吸收较快,1 个月即消散。其病理基础可能由于继发感染或严重血吸虫感染,在肺段内有大量虫卵病变集结而形成。

2) 肿块状:可能为血吸虫肉芽肿所致。该影像学表现极为少见。肺部病灶逐渐由少增多,发病后 1~2 天最多,此后病灶开始逐渐吸收消退,平均在 80 天左右可以完全吸收,且不留痕迹。

3) 胸膜病变:少数患者有少量胸腔积液,心包积液,胸膜或叶间胸膜增厚(图 17-4-6)。

4) 肺动脉高压:长期反复感染使肺动脉分支被血吸虫卵长时间栓塞,引起肺动脉高压。表现为左、右肺动脉及主肺动脉扩张。严重者肺动脉可呈瘤样扩张[10-13]。

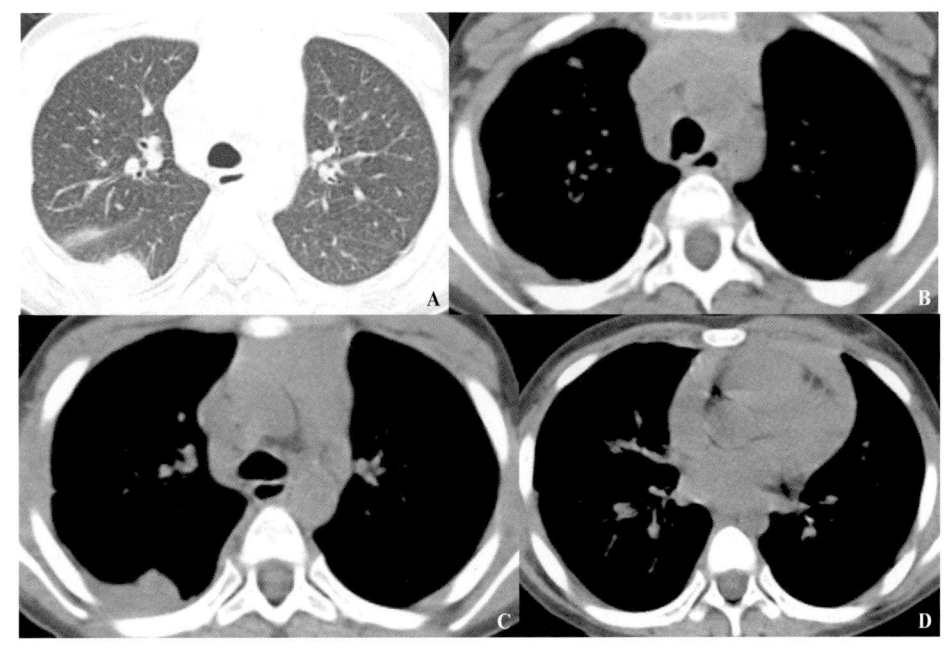

图 17-4-6 男性,8 岁。肺血吸虫病
CT 肺窗(A)显示右侧斜裂胸膜外侧段增厚;纵隔窗显示侧胸膜局限性增厚(B);右肺下叶胸膜下结节,相邻胸腔(C)及心包(D)积液。

【诊断标准】

本病的诊断依据包括以下几点。

(1) 有疫区污染水接触史。

(2) 嗜酸性粒细胞计数增高。

(3) 粪便镜检及虫卵孵化阳性,免疫学检查阳性。

(4) 影像学表现为肺部出现粟粒性结节或小片絮状影,病变的出现与消散具有一定的规律性。

【鉴别诊断】

本病应与其他粟粒性病灶鉴别,如粟粒型肺结核、肺转移瘤等。

1. 粟粒型肺结核 临床症状明显,肺内结节在胸部 X 线片上呈大小一致,密度相等且分布均匀。肺血吸虫病的点状或粟粒状阴影,大小不一致,有些融合成小片,边缘不甚光洁,沿肺纹理分布,但分布亦不均匀,以两肺中下野、内中带较多。结合疫水接触史、嗜酸性粒细胞明显增高及免疫检查等可以鉴别。

2. 肺部继发感染 急性肺血吸虫病可同时伴细菌性感染而出现片絮状阴影。但肺部继发感染临床多有明显的呼吸道症状,血白细胞计数增高。

3. 肺转移瘤 在 CT 上为血行分布的特点,肺转移瘤多有肺内或肺外原发性肿瘤。

（单飞　赵芳）

参考文献

［1］赵志刚.寄生虫疾病及其防治［M］.北京:化学工业出版社,2003.
［2］杜纯忠,强永乾.肺血吸虫病的临床与影像学表现［J］.实用放射学杂志,2006,22:1410-1412.
［3］沈继龙.临床寄生虫学和寄生虫检验［M］.北京:人民卫生出版社,2005.
［4］黄灿,彭杏娥.急性血吸虫感染肺部损害分析［J］.中国血吸虫病防治杂志,2004,16:252.
［5］Baharoon S, Al-Jahdali H, Bamefleh H, et al. Acute pulmonary schistosomiasis［J］. J Glob Infect Dis, 2011,3:293-295.
［6］Bastos AL, Brito IL. Acute pulmonary schistosomiasis: HRCT findings and clinical presentation［J］. J Bras Pneumol, 2011,37:823-825.
［7］Nguyen LQ, Estrella J, Jett EA, et al. Acute schistosomiasis in nonimmune travelers: chest CT findings in 10 patients［J］. AJR, 2006,186:1300-1303.
［8］Souza AS Jr, Souza AS, Soares-Souza L, et al. Reversed halo sign in acute schistosomiasis［J］. J Bras Pneumol, 2015,41:286-288.
［9］Rocha MO, Rocha RL, Pedroso ER, et al. Pulmonary manifestation in the initial phase of schistosomiasis mansoni［J］. Rev InstMed Trop Sao Paulo, 1995,37:311-318.
［10］Waldman AD, Day JH, Shaw P, et al. Subacute pulmonary granulomatous schistosomiasis: high resolution CT appearances-another cause of the halo sign［J］. Br J Radiol, 2001,74:1052-1055.
［11］Schaberg T, Rahn W, Racz P, et al. Pulmonary schistosomiasis resembling acute pulmonary tuberculosis［J］. EurRespir J, 1991,4:1023-1026.
［12］Bethlem EP, Schettino GP, Carvalho CR. Pulmonary schistosomiasis［J］. CurrOpin Pulm Med, 1997,3:361-365.
［13］Butrous G. Saudi guidelines on the diagnosis and treatment of pulmonary hypertension: schistosomiasis and pulmonary arterial hypertension［J］. Ann Thorac Med, 2014,9:38-41.

第五节·肺丝虫病

丝虫病是一种人畜共患蠕虫病，由丝虫寄生于人体淋巴组织、皮下组织或浆膜腔所引起的寄生虫病，主要通过食血性节肢动物传播。目前已知的寄生于人体的丝虫有8种：班氏丝虫（wuchereria bancrofi）、马来丝虫（brugia malayi）、帝汶丝虫（brugia timori），寄生于人体的淋巴系统；盘尾丝虫（onchocerca tolulus）、罗阿丝虫（loaloa）、链尾丝虫（mansonella srepocera），寄生于人体皮下组织；常现曼森丝虫（mansonella perstans）、奥氏丝虫（mansonella ozardi），寄生于人体腔。

丝虫流行面广，在我国流行的有班氏丝虫及马来丝虫。丝虫感染可导致多发人类疾病，包括视力障碍、皮炎、淋巴水肿和鞘膜积液、热带嗜酸性粒细胞增多症（tropical pulmonary eosinophilia，TPE）等。

【发病机制与病理】

班氏丝虫、马来丝虫等主要寄生于人体的淋巴系统，成虫可释放微丝蚴，在肺循环中被清除，在肺循环中被降解的微丝蚴释放抗原成分，引起局灶性炎性反应。肺组织病理反应如下。

（1）间质、支气管周及血管周的组织细胞渗出物。

（2）间质、支气管周及血管周急性嗜酸性粒细胞渗出。

（3）包含组织细胞、嗜酸性粒细胞及淋巴结细胞的混合渗出物，伴肺间质显著的纤维化，若治疗不及时，则发展为晚期纤维化伴蜂窝肺改变。

接受柠檬酸二乙基卡马嗪治疗后，尽管症状消失，外周血嗜酸性粒细胞恢复正常，但肺组织学改变不可逆[1]。丝虫亦可聚集于肺动脉致肺栓塞，最终形成肺结节或硬币样病变。

肺组织观察显示结节包有一层较厚的纤维性外壁，核心大部分坏死，伴中性粒细胞浸润，残余肺泡间质内充满纤维蛋白和坏死物，以及各种急、慢性炎症细胞，血管内壁坏死并有血栓形成物阻塞，线虫可钻入细支气管腔内引起支气管壁破坏，周围出现由酸性粒细胞形成的非特异性炎症反应和灶性纤维化[2]。

【临床表现】

班氏丝虫和马来丝虫可引起TPE[3,4]，出现气道高反应和哮喘样症状。男性患病多于女性，男女比例约为4∶1，多见于大龄儿童及15～40岁的青年人[5]，寄生虫流行病区旅游史对疾病的诊断及其重要。

全身临床表现包括发热、体重减低、乏力；呼吸系统表现包括阵发性咳嗽、气促、喘息和胸痛。痰少，为黏痰或黏液样痰，多含嗜酸性粒细胞团块，夏科-莱登晶体罕见[1]，临床症状在夜间加重。听诊呼吸音增粗，可闻及双肺散在干啰音和水泡音。

肺外表现包括淋巴结增大、肝脾大、心包炎、心包积液、肺源性心脏病等[6]。

【实验室检查】

血常规改变，外周血嗜酸性粒细胞绝对值计数增加，多超过$3000/mm^3$；嗜酸性粒细胞绝对值计数可出现昼夜波动。其中，夜间计数最低，在病变早期，可仅表现为淋巴细胞计数总数增加，而嗜酸性粒细胞计数不增加，在长期病史、复发或同时合并急性化脓性感染的患者，嗜酸性粒细胞绝对值计数可低于$2000/mm^3$。

分为病原诊断、免疫诊断和肺泡灌洗液诊断。前者包括从外周血液、乳糜尿、抽出液中查微丝蚴和成虫；后者为检测血清中的丝虫抗体和抗原。

1. 病原诊断

（1）血检微丝蚴：由于微丝蚴具有夜现周期性，取血时间以晚上21:00至次晨2:00为宜。

1）厚血膜法：取末梢血3大滴涂成厚片，干后溶血镜检。如经染色可减少遗漏并可鉴别虫种。

2）新鲜血滴法：取末梢血1大滴于载玻片上的生理盐水中，加盖片后立即镜检，观察微丝蚴的活动情况。本法适用于教学及卫生宣传活动。

3) 浓集法：取静脉血 1～2 mL，经溶血后离心沉淀，取沉渣镜检。此法可提高检出率，但需取静脉血，且手续较复杂。

4) 海群生白天诱出法：白天给被检者口服海群生 2～6 mg/kg，于服后 30～60 min 采血检查。此法可用于夜间取血不方便者，但对低度感染者易漏诊。

(2) 体液和尿液检查微丝蚴：微丝蚴亦可见于各种体液和尿液，故可于鞘膜积液、淋巴液、腹水、乳糜尿和尿液等查到微丝蚴。可取上列体液直接涂片，染色镜检；或采用离心浓集法、薄膜过滤浓集法等检查。含乳糜的液体可加乙醚使脂肪充分溶解，去除上面的脂肪层，加水稀释 10 倍后，以 1 500～2 000 转/分离心 3～5 min，取沉渣镜检。

(3) 成虫检查法

1) 直接查虫法：对淋巴系统炎症正在发作的患者，或在治疗后出现淋巴结节的患者，可用注射器从可疑的结节中抽取成虫，或切除可疑结节，在解剖镜下或肉眼下剥离组织检查成虫。取得的虫体，按常规线虫成虫标本制作技术，杀死固定，然后置线虫透明液中，镜检、定种。

2) 病理切片检查：将取下的可疑结节，按常规法制成病理切片镜检。若为丝虫性结节，可见结节中心有成虫，其周围为典型的丝虫性病变。

2. 免疫学辅助诊断

(1) 皮内试验：不能用作确诊患者的依据，可用于流行病学调查。

(2) 检测抗体：试验方法很多，目前以丝虫成虫冰冻切片间接荧光抗体试验(IFAT)、成虫冰冻切片免疫酶染色试验(IEST)及马来丝虫成虫或微丝蚴的可溶性抗原酶联免疫吸附试验(ELISA)的敏感性和特异性均较高。

(3) 检测抗原：近年来国内制备抗丝虫抗原的单克隆抗体进行 ELISA 双抗体法和斑点 ELISA 法分别检测班氏和马来丝虫循环抗原的实验研究已获初步进展。

3. 支气管肺泡灌洗辅助诊断 支气管肺泡灌洗液(BALF)提示下呼吸道高浓度的嗜酸性粒细胞。外周血及肺内衬液(epithelial lining fluid，ELF)中丝虫特异性抗体 IgG、IgM 和 IgE 明显升高。抗人的 IgG 诊断肺丝虫病的诊断效价为 IHA 为 1：128；ELISA 为 1：16[7]。

【影像学表现】

20% 的患者胸部 X 线片表现正常。胸部 X 线片异常表现为以双肺中下叶分布为主的网格影、1～3 mm 粟粒状结节影，通常与粟粒型肺结核难以鉴别[8]。合并肺动脉栓塞时，可形成硬币样结节影[9]。其他表现如肺空洞、实变、气胸、胸腔积液及心脏肥大较为少见[10]。

与胸部 X 线片相比，CT 能提示更多肺内微小病变，主要包括[11]：①边界不清的小叶中心性结节；②支气管周增厚；③支气管周磨玻璃斑片影；④小叶间间隔光滑增厚。

【疾病诊断】

肺丝虫病诊断要点[6]：①丝虫流行地区暴露史（如蚊虫叮咬）；②出现阵发性夜间咳嗽和呼吸困难；③胸部 X 线片提示肺渗出改变；④血白细胞增多症；⑤外周血嗜酸性粒细胞超过 3 000/mm^3；⑥血清 IgE 水平升高；⑦血清抗丝虫病抗体 IgG 和/或 IgE 水平升高；⑧对柠檬酸二乙基卡马嗪治疗有反应。

【鉴别诊断】

肺结核：肺丝虫病经常容易被误诊为肺结核，表现为双肺弥漫分布粟粒结节。肺丝虫病通常有流行地区暴露史，外周血嗜酸性粒细胞明显增高，血清丝虫相关抗体 IgG 和/或 IgE 水平升高。肺结核患者通常存在夜间盗汗、低热等临床表现，外周血查 γ-干扰素水平明显升高，结核相关检查，如痰涂片、结核分枝杆菌培养及结核菌素实验室检查阳性。

（单飞　严琴琴）

参考文献

[1] Udwadia FE. Tropical eosinophilia [M]//Herzog H. Pulmonary eosinophilia: progress in respiration research. Basel: S. Karger, 1975.

[2] 张述义. 意大利一例人体肺型恶丝虫病病例及有关文献的回顾[J]. 国外医学(寄生虫病分册)，1995，22(5)：226.

[3] Ottesen EA, Nutman TB. Tropical pulmonary eosinophilia [J]. Annual Review of Medicine, 1992, 43: 417-424.

[4] Vijayan VK. Tropical pulmonary eosinophilia [J]. The Indian Journal of Chest Diseases & Allied Sciences, 1996, 38: 169-180.

[5] Vijayan VK. Immunopathogenesis and treatment of eosinophilic lung diseases in the tropics [M]//Sharma OP. Lung biology in health and disease: tropical lung disease. 2nd ed. New York: Taylor & Francis, 2006.

[6] Vijayan VK. Tropical pulmonary eosinophilia: pathogenesis, diagnosis and management [J]. Current Opinion in Pulmonary Medicine, 2007, 13: 428-433.

[7] Nutman TB, Vijayan VK, Pinkston P, et al. Tropical pulmonary eosinophilia: analysis of antifilarial antibody localized to the lung [J]. J Infect Dis, 1989, 160: 1042-1050.

[8] Ray S, Kundu S, Goswami M, et al. Tropical pulmonary eosinophilia misdiagnosed as miliary tuberculosis: a case report and literature review [J]. Parasitol Int, 2012, 61: 381-384.

[9] Tsung SH, Liu CC. Human pulmonary dirofilariasis in Taiwan [J]. J Formos Med Assoc, 2003, 102: 42-45.

[10] Saurabh K, RS Beri. A rare presentation of hydropneumothorax in tropical pulmonary eosinophilia: cavitation and pneumonic consolidation in a child [J]. Trop Doct, 2016, 46: 105-108.

[11] Bhoomi A, Bhavin J, Parang S. The role of HRCT in tropical pulmonary eosinophilia [J]. Eur J Radiol, 2020, 131: 109207.

第六节·肺螨症

肺螨症(pulmonary acariasis)是由嗜肺螨类经空气、水和食物侵入呼吸道并寄生在支气管或肺组织内而引起的一种寄生虫病。肺螨症与职业密切相关，从事粮仓、面粉加工、中药材加工等职业人群具有较高的发病率。

临床上常表现为咳嗽、咳痰、胸闷、气喘等症状，由于肺螨症尚未引起足够的重视，常被误诊为慢性支气管炎、哮喘或肺结核等其他呼吸系统疾病。

螨类隶属于蛛形纲、蜂螨亚纲，已发现螨类的种类约30000多种。螨类可在粮食、食品、中药材等储藏物中大量繁殖，不仅严重污染食品、药品安全，而且也危害人类的健康[1]。一般雌螨产卵期约为1个月，产卵总数为40～100粒。螨类易在25～30℃环境中生存繁殖，超过45℃或低于10℃均不能存活。雄螨生存周期为60～80天，雌螨生存周期为100～150天。

螨类引起人体螨病大致可分为三大类：接触性皮炎、体内螨病和螨性过敏[2]。嗜肺螨能在人和动物体内或体表寄生、发育、繁殖，导致宿主器官损害。

肺螨症最初发现于猴类，常见于猕猴和狒狒，其病原为肺刺螨属。人类肺螨症于1944年在锡兰首先报道，随后在日本、西班牙和朝鲜相继有个案报道[3]。

人肺螨病的种类主要为粉螨类和跌线螨类，本病与职业有密切相关，从事粮食、面粉及中药材储存、加工工人患病率较高，一般报道为5.3%～17.9%[4]。

【发病机制与病理】

嗜肺螨类通过空气、水或食物侵入机体，并寄生于支气管和肺泡内，其虫体、虫卵及代谢产物可引起变态反应，导致过敏性鼻炎、急慢性支气管炎、细支气管周围炎和肺间质损伤。

主要病理改变是支气管黏膜上皮细胞变性、坏死、杯状细胞增多、基底膜增厚，支气管黏液腺增生、肥大，增厚的支气管壁大部分被平滑肌增生所取代，腔内常因寄生虫阻塞引起支气管扩张[5]。原发性肺螨症病灶周围可见肺泡性肺气肿和肺不张，肺泡导管通常扩张，肺泡内和肺泡间有巨噬细胞、淋巴细胞和嗜酸性粒细胞浸润。

细支气管周围和肺泡区有嗜酸性粒细胞浸润，肉芽组织形成和结缔组织增生，表现为细支气管炎和肺炎伴轻微到明显的纤维化[6]。

两肺小结节和肺纤维化是主要的影像学表现，大部分病灶为灰黄色隆起结节，直径为2～5mm，多分布在脏层胸膜下，这些灰黄色结节易与其他肉芽肿性结节鉴别，如结核病和真菌感染引起的肺结节[7]。

螨在肺细支气管内繁殖形成病灶，引起炎症反应，部分可导致邻近的肺组织实变。偶亦可见广泛的肺实变及局部胸膜粘连。目前广泛认为雌性螨代谢物的肺螨色素可能是引起上述病理改变的主要原因。

【临床表现】

本病起病较缓慢，临床表现不一，主要症状为咳嗽、咳痰、胸闷、气急或哮喘等，多为白色泡沫痰，偶有痰中带血，合并细菌感染时可有脓性痰。

体格检查，肺部可听到干啰音，少数有湿啰音或哮鸣音。当螨侵害皮肤或消化道，可有皮肤瘙痒、皮疹或腹痛、腹泻、体重减轻等。

【实验室检查】

1. 血象·视病程早晚及病变活动程度而异。白细胞正常或轻度增加，嗜酸性粒细胞普遍增高，占10%～50%。血清IgE明显增高，可达正常人的5～6倍，IgG和IgA也增高，IgM在疾病早期虽有不同程度增高，但与对照组比较无明显差异。

2. 痰液·痰涂片镜检找到螨成虫、幼虫或虫卵可确诊。镜检痰液可见较多的嗜酸粒细胞，偶见夏科-莱登结晶。

3. 免疫学检查

(1) 皮试：多用螨变应原点刺试验(SPT)，其总阳性率达80%。

(2) 间接荧光抗体试验(IFA)：方法简便，敏感性及特异性均较好，阳性率在90%以上。

(3) 间接血凝试验(IHA)：阳性率较IFA稍低，约85%，其特异性也较好，诊断肺螨症时其滴度宜≥1：16。

(4) 生物素-亲和素酶联免疫吸附(ABC-ELISA)：试验方法简便、快捷、易推广，其阳性率在80%左右。

(5) 酶联免疫吸附试验(ELISA)：采用对患者血清抗体检测的一种方法，若以吸光度值OD≥3为阳性，则肺螨症患者阳性符合率为83%，非肺螨症呼吸系统疾病患者的阴性符合率为90%，健康人的阴性符合率为95%。由于它具有敏感性高、特异性强的优点，故可用于肺螨症的诊断和重点人群的流行病学调查。但此等试验必须与临床结合，才能正确诊断。

【影像学表现】

本病影像学表现文献报道较少，主要描述X线表现：两纹理增粗紊乱，两肺门影增大，两肺中下野可见云雾状阴影，两肺内及肺门区可见散在、大小不等(2～5mm)的结节状或斑点状阴影，以脏层胸膜下为著。

当螨在肺细支气管内繁殖形成病灶时，引起炎症反应，部分可导致邻近的肺组织实变。偶亦可见局部胸膜粘连。

【诊断标准】

本病的诊断依据包括以下几点：

(1) 痰螨检查阳性。

(2) 从事与肺螨症发病有关的职业。

(3) 有肺部感染症状，其临床症状不消失或时轻时重。

(4) 血清IgE及螨特异性IgE水平均显著增高。

(5) 嗜酸性粒细胞计数增高

(6) 胸部X线片示肺门增大密度增高，肺纹理增粗，可见结节状阴影。

【鉴别诊断】

本病应与慢性支气管炎、支气管哮喘、肺结核、结节病、肺血吸虫病等病鉴别，特别是长期干咳、X线片有间质性改变者易被误诊为弥漫性肺病，应仔细区别，从事粮仓、面粉加工、服装厂、图书馆及中药材加工、仓储等职业特定人群发病率较高，呼吸困难非进行性加重，胸部听诊无爆裂音，无杵状指，甲硝唑治疗有效等可鉴别。

（单飞　张九龙）

参考文献

[1] 王洪慧,赵福河,王德泉,等.不同行业人群中肺螨病流行情况的调查研究[J].中国寄生虫病防治杂志,2003,16:238-240.

[2] Danilova LN, Morozova V. Acariasis[J]. Med Sestra, 1978,37:23-24.

[3] 陈兴保,孙新,胡守锋.肺螨病病原和流行情况的调查研究[J].中国病原生物学杂志,1989,2:85-87.

[4] 赵玉强,王海防,刘丽娟,等.山东省肺螨病病原及流行状况调查[J].中国病

原生物学杂志,2009,4:43-45.
[5] Kim JC, Kim MK. A histologic demonstration of siliceous materials in simian lung mite infected lung tissues by microincineration [J]. J Vet Sci, 2003,4:117-123.
[6] Andrade MC, Marchevsky RS. Histopathologic findings of pulmonary acariasis in a rhesus monkeys breeding unit [J]. Rev Bras Parasitol Vet, 2007,16:229-234.
[7] Kim JC, Kalter SS. Pathology of pulmonary acariasis in Baboons (Papio sp.) [J]. J Med Primatol, 1975,4:70-82.

第七节·肺阿米巴病

阿米巴病是寄生虫感染中仅次于疟疾的常见致死原因。据估计,全世界约1%的人口被感染,每年有4万~11万相关死亡报告。阿米巴病虽然分布在世界各地,但在热带和亚热带气候的社会经济地位较低的人群中最常见。

近年,随着AIDS发病率的升高,阿米巴病的发病率也有提高,且男-男性交者成为阿米巴病的好发群体[1,2]。

在人体中寄生的阿米巴原虫主要有溶组织内阿米巴(entamoeba histolytica schaudinn, 1903)、迪斯帕内阿米巴(E. dispar)、结肠内阿米巴(E. coli)、哈门氏内阿米巴(E. hartmanni)和齿龈内阿米巴(E. gingivalis)。目前只有溶组织内阿米巴被证实可以引起人类的疾病。

此外,致病的自由生活阿米巴(free living ameba)中,棘阿米巴(acanthamoeba)与狒狒巴拉姆希阿米巴(balamuthia mandrillaris)罕见可致肺内病变[3-5]。

肺阿米巴病(pulmonary amebiasis)是指由肠道、肝内的溶组织内阿米巴原虫侵入肺、支气管、胸膜所引起的阿米巴性肺炎、肺脓肿、胸膜支气管瘘、胸膜炎及脓胸等疾病。在肠外阿米巴病中发生概率仅次于阿米巴肝脓肿[6,7]。

治疗肠内、肠外阿米巴病灶的首选药物为甲硝唑,治疗包囊携带者一般使用副作用较小的巴龙霉素。由于阿米巴的凝集素有刺激HIV复制的作用,不论是否有症状,AIDS患者均应使用甲硝唑进行治疗。

溶组织内阿米巴的生活史包括能增殖、致病滋养体和具有感染性包囊两个阶段。人是溶组织内阿米巴的适宜宿主。传染源是被带虫者粪便所污染过的水源、食物等,主要经粪口传播。

【发病机制与病理】

溶组织内阿米巴的致病机制比较复杂,研究证实有三种因子起到作用:①分子量为260 kDa的半乳糖/乙酰氨基半乳糖凝集素(Gal/GalNac lectin)介导吸附于宿主细胞(没有半乳糖/乙酰氨基半乳糖末端的哺乳动物则可以抵抗溶组织内阿米巴);②阿米巴穿孔素(amoebic pores)在宿主细胞形成孔状破坏;③半胱氨酸蛋白酶(Cysteine proteinase)溶解宿主组织,造成组织破坏。

肠阿米巴病多发于回盲部,也可累及升结肠、乙状结肠、阑尾等,有时会累及回肠。肠外阿米巴病主要累及肝、肺、脑等部位。

肺阿米巴病的感染途径以直接感染最为常见,即阿米巴肝脓肿穿破膈肌至胸腔或肺。其次是血源性感染:①肠道中的阿米巴原虫经中、下痔静脉入下腔静脉,再经右心至肺;②是肝中的阿米巴原虫经肝静脉入下腔静脉,再经右心而入肺。

脓肿产生的脓液黏稠呈半流质,因合并出血而形似巧克力酱。在脓肿和正常肺组织交界处可发现阿米巴滋养体。

【临床表现】

(1) 患者常有吃生食或饮生水史,或有流行区的生活史。

(2) 起病时常诉右上腹痛,伴发热、畏寒、胸痛、干咳等症状。

(3) 病程后期可有咳巧克力色痰或血性脓痰的症状,部分可有血痰或大咯血。

(4) 肝脓肿破入胸膜腔,常伴剧痛及呼吸困难。

(5) 在罕见情况下,脓肿可以破入心包,出现胸痛、心包摩擦、呼吸困难、心动过速等心包炎的体征与症状。

【实验室检查】

1. 病原学检查·粪便、脓液及活组织可以进行生理盐水涂片或切片镜检。染色剂如亚甲基蓝、吉氏染色剂、赖特染色剂和三色碘染色剂均可用于染色。但在常规使用时,推荐使用改良苏木精铁和Wheathley三色染色剂。

滋养体内见红细胞是与其他肠道内共栖阿米巴的鉴别点。包囊检查可取慢性带虫者成形粪便行碘染色,观察包囊核,便于与肠道共栖结肠内阿米巴包囊进行鉴别。

2. 免疫学检查·90%的患者血清可以用ELISA、IHA、琼脂扩散法(AGD)等检测到不同滴度的抗阿米巴抗体。

在欧美等国家已经有以溶组织内阿米巴Gal/GalNAc凝集素为抗体的试剂盒(灵敏度80%~94%,特异度94%~100%)。

ELISA抗体的滴度在患病的几个月后可逐渐转阴,因此一旦检出患者抗体阳性,则提示急性感染。

3. 分子检查·分子诊断试验在检测阿米巴病中有很大的优势。目前认为溶组织内阿米巴编码29 kDa/30 kDa的半胱氨酸抗原、96 kDa/125 kDa的阿米巴表面抗原等具有良好的特异性和敏感性。

已有不同的DNA扩增技术用于区分和检测粪便、组织和肝病变吸引物中的内阿米巴物种。它们包括常规PCR、巢式PCR、实时PCR、多重PCR及环介导等温扩增(loop-mediated isothermal amplification assay, LAMP)[8]。

4. 快速检测·目前有诊断肠阿米巴病的快速诊断试验(敏感度96%~100%,特异度99.1%~100%),但尚无商业的快速诊断试验用于诊断肠外阿米巴病。

一种用于快速检测阿米巴肝脓肿的横向流动试纸试验的已经被提出。本试验是在感染患者中检测抗ppdk IgG4抗体的基础上进行的。诊断灵敏度为87%,特异度为100%(初步试验)。

最近,还一种使用荧光二氧化硅纳米颗粒包覆溶组织大肠杆菌Gal/GalNAc凝集素蛋白中间亚基C端区域的免疫层析试验。该试剂盒在健康对照和其他感染性疾病患者血清中检测,灵敏度为100%,特异度为97.6%[6]。

上述两种检测方法在快速诊断阿米巴肝脓肿方面具有良好的潜力,有待更大的样本量进行进一步的多中心验证。

【影像学表现】

常见的肺阿米巴病多为肝脓肿破入胸腔所致的直接感染,多表现为右下肺实变、肺脓肿常伴膈肌上抬[7]。与X线片相比,CT除了能够显示更加微小的病变外,通常被用于证实肝脓肿是否与胸腔或心包连续,心包囊内有液体,有无瘘管。此外,溶组织内阿米巴可随血液回流进入肺内,引起肺的间质及实质病变。根据其影像特点分为三型。

1. **支气管炎型** · 多见于血行感染早期。在影像学上早期表现为肺间质及支气管周围改变,如肺纹理增粗、肺门周围可有点状、斑片状、絮状阴影,肺门周围磨玻璃影。

2. **肺炎型** · 多见于由溶血阿米巴直接感染引起的阿米巴肺炎,表现为片状或大片状高密度肺实变影,与常见的大叶性肺炎常局限于单个肺段或肺叶不同,阿米巴肺炎常累及多个肺段、肺叶,可伴有肺不张。

3. **肺脓肿型** · 肝源性阿米巴肺脓肿均在右下肺,病变一般为单发,多为阿米巴肝脓肿突破膈肌所致。血源性肺脓肿常继发于坏死性肺炎,可发生在肺的任何部位。表现为厚壁或偏心空洞,内可伴气液平面,周围可见炎性浸润阴影。亦可表现为一个较大的融合空洞或多房空洞(图17-7-1)。若脓肿破入胸腔则可导致胸膜炎、胸腔积液或脓气胸等。

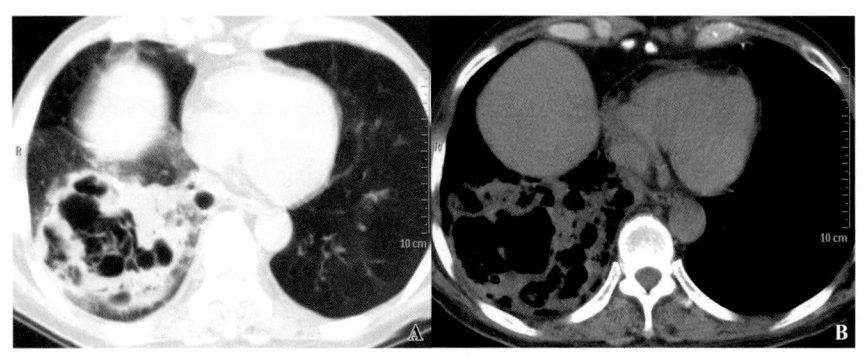

图17-7-1 男性,75岁。多房性空洞(阿米巴肺脓肿)

CT肺窗(A)显示右肺多发皂泡状、蜂窝状低密度影,使病灶呈蜂房状,病灶内缘不能确定,外缘境界不清,渗出性病变,周围肺透光度下降;纵隔窗(B)显示病变外形不整。

【诊断标准】

根据阿米巴病的临床症状和流行病史,可对阿米巴病进行初步诊断。确诊依据病原学诊断。

(1) 肠阿米巴病诊断主要依靠粪便检查,检获包囊或滋养体即可确诊。

(2) 肠外阿米巴病可通过影像学诊断并结合必要的活组织检查、生化检查、分子检查诊断。

【鉴别诊断】

阿米巴肺脓肿空洞需要与肺结核与肺癌空洞鉴别。阿米巴肺脓肿空洞一般外缘模糊,且常伴有肝脓肿,以及腹泻等相应的临床病史,查血清抗阿米巴抗体常升高,必要时可行粪涂片、穿刺液PCR等检查予以鉴别。

(单飞 张建伟)

参考文献

[1] 司炎辉,刘保池.艾滋病合并阿米巴肝脓肿及阿米巴肺脓肿1例[J].中华实验和临床感染病杂志,2015,9:116-117.

[2] 汤林华.中国寄生虫防治与研究[M].北京:北京科学技术出版社,2012.

[3] Król-Turmińska K, Olender A. Human infections caused by free-living amoebae [J]. Annals of Agricultural and Environmental Medicine, 2017, 24:254-260.

[4] Bursle E, Jennifer R. Free living amoebae and human disease [J]. Microbiology Australia, 2016,37:20.

[5] Visvesvara GS. Free-living amebae as opportunistic agents of human disease [J]. Journal of Neuroparasitology, 2010,1:1-13.

[6] Shamsuzzaman SM, Hashguchi Y. Thoracic amebiasis [J]. Clinics in Chest Medicine, 2002,23:479-492.

[7] Lyche KD, Jensen WA. Pleuropulmonary amebiasis [J]. Semin Respir Infect, 1997,12:106-112.

[8] Saidin S, Nurulhasanah O, Rahmah N. Update on laboratory diagnosis of amoebiasis [J]. European Journal of Clinical Microbiology & Infectious Diseases, 2019,38:115-138.

第八节·疟疾性肺炎

疟疾性肺炎(malaria pneumonia)临床上又称肺炎型疟疾或疟疾肺,是一种由各种疟原虫感染所引起的以呼吸系统症状及肺部炎症改变为突出表现的临床综合征。

疟疾是由疟原虫感染所致的一种虫媒传染病。我国曾是疟疾高发区,20世纪60—70年代曾暴发过两次大规模的疟疾流行,经过政府和医务人员的共同努力,疟疾发病率得到了有效控制,于2017年首次实现无本地病例发生。

据WHO报道[1],至2018年,全球仍有90多个国家和地区有疟疾的流行,约有2.28亿例感染者,其中40.5万死亡。随着我国国际交流、劳务输出、旅游、经贸往来等活动日益频繁,从其他国家或地区进入我国的输入性疟疾时有发生,年报道病例数约3000例[2]。

疟原虫主要分为恶性疟原虫、间日疟原虫、三日疟原虫和卵型疟原虫,最常见的是恶性疟原虫和间日疟原虫[3]。疟疾性肺炎是人体被各种疟原虫感染后引起的以肺部症状为突出表现的一类炎性变化。发生疟疾时可同时伴发疟疾性肺部炎性变化,也可在疟疾发生几天后才伴发疟疾性肺炎,疟疾也可不伴发肺部炎性变化。

【发病机制与病理】

研究[4]认为系疟原虫在红细胞内摄噬血红蛋白产生代谢产物及疟色素,当裂殖体成熟后胀破红细胞,随同裂殖子一起进入血流,作用于体温调节中枢引起发热及其他有关症状。不同的原虫裂休增殖时间不一致,因而临床发作周期也不一致。一般间日疟和卵形疟为隔日1次;三日疟隔2天1次;恶性疟由于原虫发育不统一,因而发作不规律,且恶性疟原虫的红细胞内期在内脏微血管内裂体增多,易致内脏损害。

疟疾的发作还与原虫的数量有关,导致发热所需每立方毫米血内最低原虫数目(即发热阈值)不同。间日疟为10~500/μL;恶性疟为500~1300/μL;三口疟140/μL。变化幅度与个体的耐受力与免疫力有关。

机体为清除疟原虫,体液免疫和细胞免疫均参与其过程[5]。巨噬细胞在疟原虫诱导下产生肿瘤坏死因子(tumor necrosis factor,TNF),后者增强巨噬细胞活性,吞噬过程中又促进释放活性氧,活性氧再杀灭疟原虫。另一方面,TNF及活性氧又引起机体组织器官的损伤和典型的临床症状。近年来的深入研究认为,寄生疟原虫的红细胞与宿主、内脏血管内皮细胞特异黏附导致微血管床阻塞、组织缺氧,以及免疫活性细胞释放的TNF等细胞活素、活性氧共同作用,导致组织器官严重的病理损害。

疟疾的病理变化主要由单核巨噬细胞增生所致[6]。巨噬细胞在脾内大量吞噬含有原虫的红细胞、被原虫破坏的红细胞碎片与疟色素,肿大的脾质硬、包膜增厚,切面充血,马氏小体不明显。

显微镜下可见大量含疟原虫的红细胞及疟色素,反复发作者网状组织纤维化,因而病愈后脾大不能缩小。肝轻度肿大,肝细胞混浊肿胀变性,小叶中心区为著。库普弗细胞大量增生,内含疟原虫及疟色素。

高疟区患者脾巨大,血清IgM及疟疾抗体升高,但其疟原虫数不多,抗疟治疗有效,称为热带巨脾综合征(tropical splenomegaly syndrome),可能是与遗传有关的异常免疫反应。

【临床表现】

疟疾典型的临床表现为周期性的全身寒战、高热、退热伴大汗[7],但恶性疟由于发作周期不规则,导致临床症状不典型,且恶性疟是我国输入性疟疾的主要类型,加上我国大部分地区处于非疟疾流行区,临床医生缺乏警惕性而导致误诊和误治[8]。

不典型症状主要是热型不规则,伴随症状非特异,可以低热、高热甚至无发热,可伴有头痛、腰痛、肌肉关节痛、恶心、呕吐、咽痛、腹痛、腹泻,甚至呼吸窘迫综合征,易被误诊为上呼吸道感染、肾病综合征出血热、败血症、流行性脑脊髓膜炎型、肠道感染、急性黄疸型肝炎,部分患者因有黄疸伴昏迷被误诊为肝性脑病[8]。

重症疟疾往往伴有昏迷、重度贫血、急性肾衰竭、急性呼吸窘迫综合征、低血糖症、循环衰竭或休克、代谢性酸中毒等中的一项或多项,病死率高,其中恶性疟死亡率最高[8]。

疟疾性肺炎则以肺部症状突出,出现咳嗽、咳痰,若出现急性肺水肿,类似急性呼吸窘迫综合征。

【实验室检查】

1. 血象·常见血小板下降,恶性疟者下降更低,至$(20\sim50)\times10^9/L$,甚至更低,且血小板下降程度与疾病严重程度相关[9]。

2. 免疫学检查·疟原虫代谢产物、红细胞碎片等刺激机体炎症介质增加,C反应蛋白和降钙素原(procalcitonin, PCT)会升高[10]。疟原虫本身、红细胞碎片及代谢产物会诱导机体产生一系列促炎因子、抗炎因子及趋化因子,疟疾患者TNF、IL-1α、IL-1β、IL-17、IL-10等水平升高,转化生长因子-β1(transforming growth factor-β1,TGF-β1)水平下降,且随恶性疟严重程度的增加而降低[11]。

3. 血清生化学检查·患者的血清胆固醇、高密度脂蛋白和低密度脂蛋白水平可降低。

4. 病原学检查·目前疟原虫的检测有镜检、疟原虫抗原快速检测(RDT)和疟原虫核酸聚合酶链反应(PCR)、宏基因二代测序等[8],疟原虫镜检仍是临床诊断的金标准,对仪器要求简单、价格低廉,可以鉴别虫种、原虫密度,长期保存,但结果受检测者技术水平的影响,在原虫密度低的情况下易漏诊、误诊。

RDT胶体金法灵敏度、特异度均高,灵敏度甚至高于镜检,且不需要特别的仪器,技术要求低,携带方便,与镜检结合起来是基层检测和诊断的重要手段。PCR对疟疾诊断的特异度和灵敏度较镜检和RDT方法都要高,但需要特殊设备和场所,且耗时长,操作过程中易受污染而出现假阳性结果。

宏基因二代测序可用于疟原虫的检测和虫株鉴定,但其成本高、技术要求高,未能在基层医疗机构开展。

【影像学表现】

疟疾的肺部X线和CT表现多样化[12],包括肺纹理增粗、粟粒样结节、小片状影、大片状影(图17-8-1),少数表现为多发球形病灶等,病灶大多分布在两肺中下野。肺部X线征象随着疟疾症状的控制很快消失,1个月后随访,X线片或CT可未见异常。

恶性疟疾性肺炎可并发肺水肿,表现为两肺中下野和肺门旁的絮状渗出,密度较均匀,且心影未见增大[13],类似急性呼吸窘迫综合征。与心源性肺水肿可作鉴别,但易被误诊为肺部炎症。

异性，与其他病原菌引起的肺部改变非常相似，容易被误诊为支气管炎或其他类型肺部炎症，如小叶性或大叶性细菌性肺炎，以及支原体肺炎等，鉴别诊断较困难，但疟疾性肺炎病程短、吸收快，使用抗疟药有特效。

（单飞　施维雅）

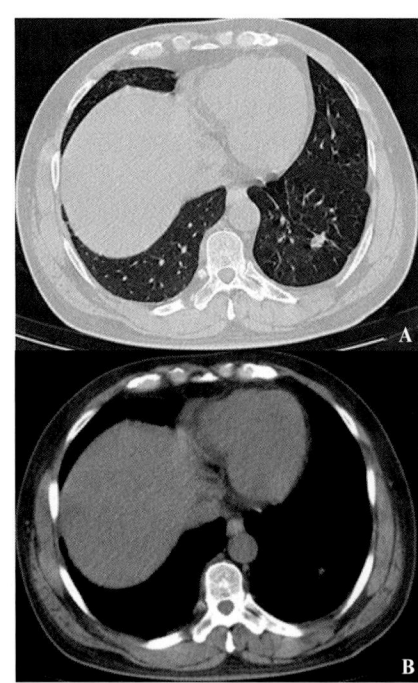

图 17-8-1　疟疾性肺炎
CT 肺窗（A）及纵隔窗（B）显示左肺下叶小片状实变影。

疟原虫引起的胸膜炎性反应，导致单侧或双侧少量胸腔积液。偶可见少量心包积液。

【诊断标准】

疟疾性肺炎的 X 线表现和 CT 表现呈多样性，典型表现是中下肺野内的模糊斑片状和/或肺纹理增多，结合此类患者疟疾高发区旅居史，就诊时有周期性寒战、高热、大汗等典型疟疾症状，血小板下降，使用抗生素治疗无效及在使用抗疟药后短期内炎症有明显吸收好转，应考虑到疟疾性肺炎的可能性，应尽快多次做血涂片检查看外围血中是否有疟原虫存在。

【鉴别诊断】

由于疟疾性肺炎临床表现多样性，X 线及 CT 表现无特

参考文献

[1] World Health Organization. World Malaria Report 2019 [R]. Geneva: WHO, 2020.

[2] 张丽,丰俊,张少森,等.2017 年全国消除疟疾进展及疫情特征分析[J].中国寄生虫病学与寄生虫病杂志,2018,36:201-209.

[3] Sato S. Plasmodium-a brief introduction to the parasites causing human malaria and their basic biology [J]. J Physiol Anthropol, 2021,40:1.

[4] Moxon CA, Gibbins MP, McGuinness D, et al. New insights into malaria pathogenesis [J]. Annu Rev Pathol, 2020,15:315-343.

[5] Milner DA Jr. Malaria pathogenesis [J]. Cold Spring Harb Perspect Med, 2018,8:a025569.

[6] White NJ, Pukrittayakamee S, Hien TT, et al. Malaria [J]. Lance, 2014, 383:723-735.

[7] Chaparro-Narváez PE, Lopez-Perez M, Rengifo LM, et al. Clinical and epidemiological aspects of complicated malaria in Colombia, 2007-2013 [J]. Malar J, 2016,15:269.

[8] 谢琴秀,徐楠,郜玉峰.中国输入性疟疾的临床特点[J].中国实用内科杂志,2021,41:949-953.

[9] 蒋旭华,黄玉仙,凌云,等.上海市输入性疟疾临床流行病学特征分析[J].中国寄生虫学与寄生虫病杂志,2017,35:150-155.

[10] Carannante N, Rossi M, Fraganza F, et al. A high PCT level correlates with disease severity in Plasmodium falciparum malaria in children [J]. New Microbiol, 2017,40:72-74.

[11] Hanisch BR, Bangirana P, Opoka RO, et al. Thrombocytopeniamay mediate disease severity in plasmodium falciparum malaria through reduced transforming growth factor beta-1 regulation of proinflammatory and anti-inflammatory cytokines [J]. PediatrInfect Dis J, 2015,34:783-788.

[12] 宋晓彬,景晓红,柏春梅.恶性疟疾肺部 X 线征象[J].实用放射学杂志,2004,20:602-604.

[13] Safdar A, Hartman BJ, Connor BA, et al. Pulmonary edema in malaria [J]. Int J Infect Dis, 1999,3:217-219.

第十八章

结核病

第一节 · 概 述

结核病(tuberculosis)是由结核分枝杆菌引起的慢性传染性疾病,是一种伴随人类历史最长、造成人类死亡最多的单病原体传染病,在 2020 年,低于新冠肺炎屈居第二位。WHO 报道 2020 年全球新发结核病患者 987 万,全球 HIV 阴性人群的结核病死亡人数从 2019 年的 121 万增加到 2020 年的 128 万,2020 年全球结核病病死率为 15%,高于 2019 年的 14%。在所有结核病新发病例中,合并 HIV 感染者占 8%,成年男性患者占 56%,成年女性占 33%,儿童占 11%。

我国结核病患者总人数居全世界第二位(占世界结核病患者总人数的 8.5%),耐药结核病患者居全世界第二位。在我国,约 3/4 的肺结核患者为最具有劳动能力的青壮年,其中 1/4 的患者具有传染性。结核病仍是制约农村地区特别是贫困地区经济和社会发展的重大疾病之一。同时,我国结核病防治工作还面临着流动人口结核病、耐多药肺结核(MDR-TB)和结核杆菌(TB)/HIV 双重感染等新的挑战。因此,中国结核病的防控形势依然严峻,需要政府、医务人员及民众的共同努力。

肺结核病(pulmonary tuberculosis)是我国法定的乙类传染病之一,是人体结核病中最常见的一种,占所有结核病发病的 90%~95%。由于其临床症状和影像学表现复杂、多样,有时在临床上与其他肺部疾病鉴别诊断较为困难,有研究显示肺结核病的误诊率可达 14.2%~20%。因此,正确认识肺结核的影像学表现特点对于肺结核的临床诊断及治疗有重要意义。

【致病菌】

人类结核病的致病菌为结核分枝杆菌(mycobacterium tuberculosis, MTB),简称结核杆菌。它包括人结核分枝杆菌(M. tuberculosis complex, MTC)、牛分枝杆菌(M. bovis)、非洲分枝杆菌(M. africanium)和田鼠分枝杆菌(M. microti)等,其中前三者对人类致病,人结核分枝杆菌感染的发病率最高。

结核分枝杆菌的形态及在培养基上的生长方式随着生长环境、营养条件、抗结核药物的作用和机体免疫功能的不同而异。研究显示结核杆菌具有耐药性变异(drug resistance variation)和毒力变异(virulence variation),前者是结核杆菌通过改变细胞壁结构及酶特性,导致药物不容易或不能进入细胞,或细胞内的药物排出增多,或靶标基因及酶基因突变,导致药物治疗困难。毒力变异则是在特殊培养基中,结核分枝杆菌经过移种传代,获得减毒活菌株卡介苗,用于人类结核病的预防。

结核分枝杆菌为兼性需氧菌,最适生长温度为 35~37℃,最适 pH 为 6.5~6.8。触酶活性弱,68℃加热后活性丧失,借此与非结核杆菌相鉴别。生长缓慢是结核分枝杆菌的遗传属性,其在人工固体培养基内繁殖一代大概需要 15~20h,一般需 2~4 周或更长时间始见菌落生长,目前这种现状还难以改变。

结核杆菌所处状态不同,其灭活和杀死的时间相差悬殊,尤其是痰液可增强结核分枝杆菌的抵抗力。结核杆菌最简单的器皿消毒方法是煮沸消毒,物体表面及空气的最佳消毒方法是紫外线。

结核分枝杆菌不产生内毒素和外毒素。其致病性可能与病原菌在细胞内大量繁殖引起的炎症,菌体成分和代谢产物诱导的机体免疫性损伤有关。脂质是结核分枝杆菌的重要组成成分,其含量越高,细菌毒力越高。

【流行病学】

1. **传染源** · 痰里存在结核分枝杆菌的肺结核患者才具有传染性,这样的患者是肺结核发病的主要传染源。

2. **传播途径** · 经呼吸道传播是肺结核最主要的传播途

径。主要通过咳嗽、喷嚏、大笑、大声谈话等方式把含有结核杆菌的微滴排到空气中传播。

3. **易感人群**。人类对结核杆菌普遍易感，但仅有少数人发病。结核病的感染主要取决于结核杆菌的毒力、数量和人体的免疫状况。婴幼儿、老年人、HIV 感染者、免疫抑制剂使用者、慢性疾病患者、过度劳累者等都属于易感人群。

由结核分枝杆菌感染率低的山区或从农村移居到城市的农村居民，也可成为结核病的易感人群。

【结核病分类】

2017 年 11 月 19 日新版的《WS 196—2017 结核病分类》[1]和《WS 288—2017 肺结核诊断》发布[2]，并于 2018 年 5 月 1 日起正式施行。

结核病分为结核分枝杆菌潜伏感染者、活动性结核病和非活动性结核病三大类。其中，结核分枝杆菌潜伏感染者，是指细菌侵入机体内，没有导致患者发病的现象，临床无症状，细菌学或影像学无活动性肺结核的证据，因此不在此讲述范围。非活动性肺结核是指患者在感染结核分枝杆菌后，细菌在体内繁殖，经药物治疗后治愈或者自愈的现象。活动性结核病按照发病部位分为肺结核和肺外结核两类（图 18-1-1）。

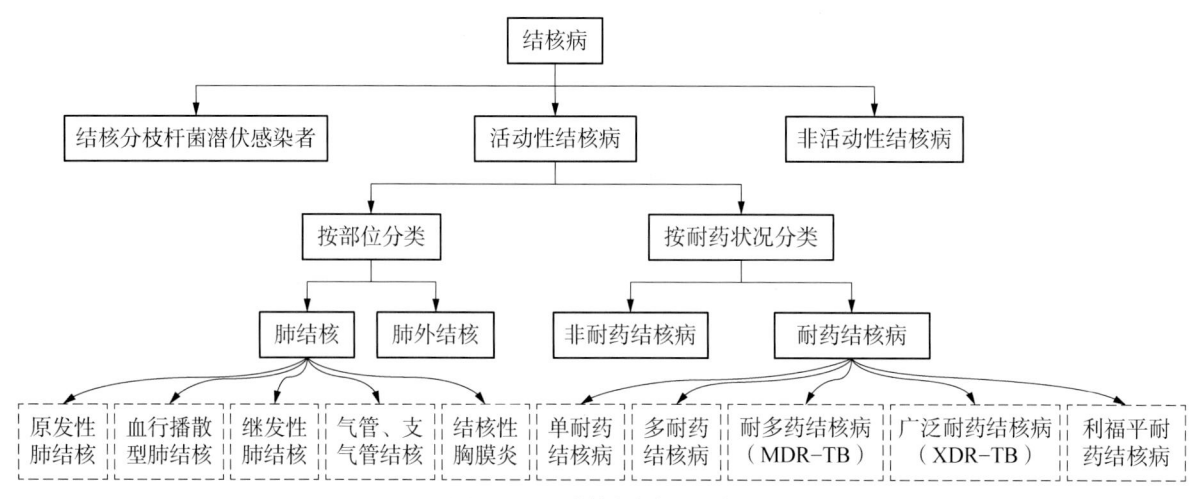

图 18-1-1　结核病分类（2018 年）

【病理变化及转归】

1. **基本病理变化**。结核病灶属于慢性炎症，典型病理改变有三种基本类型：渗出性病变、增殖性病变和干酪坏死性病变。结核病的病程特点是破坏和修复常同时进行（图 18-1-2）。故上述三种病理变化多同时存在，也可以其中一种类型为主，也可相互转化。这取决于结核分枝杆菌的感染量、毒力及机体的抵抗力和变态反应状态。

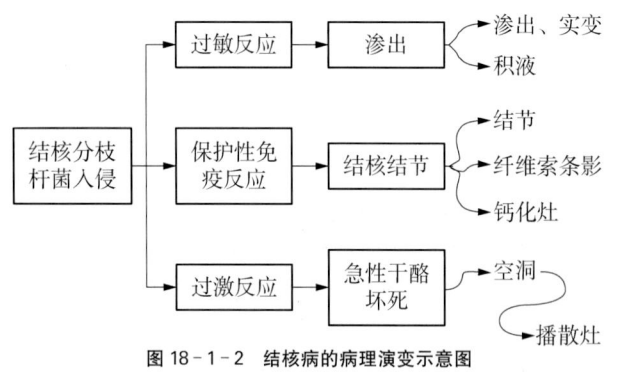

图 18-1-2　结核病的病理演变示意图

2. **肺结核转归**

（1）愈合：指机体被结核杆菌侵犯后，肺内出现渗出、实变、结节、肿块、空洞等征象，在药物或自身免疫的作用下，原病灶出现：①病变完全吸收，不残留任何痕迹；②形成完全钙化病灶；③形成边缘锐利、密度较高的纤维条索；④硬结性病灶；⑤净化空洞；⑥胸膜增厚、粘连或伴钙化。上述表现大小、形态、密度连续半年无变化。同时，结核相关的临床症状和体征消失，结核分枝杆菌病原学、病理学阴性[2]。

（2）好转：指机体被结核杆菌侵犯后，肺内或肺外无新发的活动性病变，且出现：①原渗出实变病变边缘逐渐清晰，体积逐渐变小，密度逐渐增高，支气管气相消失、空洞消失；②原结节肿块体积缩小或消失，结节的密度逐渐增高；③空洞洞壁逐渐变薄、变光，空洞腔逐渐缩小、闭合，洞外壁逐渐清晰、锐利，周围渗出逐渐吸收；④增厚的支气管管壁逐渐变薄，管腔逐渐变光；⑤淋巴结边缘逐渐清晰，外形缩小或分裂，密度增高且内部不强化区域逐渐缩小，周围脂肪层清晰；⑥胸腔积液逐渐减少、消失，胸膜肺缘逐渐清晰、变薄。

应该注意：治疗疗程结束当时，肺部病灶仍可能存在，常在停药后 12~15 个月病变继续缩小或消失。因此，残留的活动性病灶不能预测活动性结核的持续存在和早期复发。

3. **恶化进展**。凡具备以下一项者为影像学进展

（1）出现新发的活动性病变。

（2）肺内原有病灶边缘变模糊，病灶融合、增大。

（3）肺内原有病灶新发空洞，或空洞增大，或洞壁逐渐增厚。

（4）支气管管壁逐渐模糊、增厚、不光整。

（5）淋巴结增大、增多、融合，边缘模糊，内部出现液化。

（6）新发胸腔积液、原有胸腔积液量增多和/或胸膜逐渐增厚，边缘逐渐模糊，向胸膜以外组织发展，或出现自发性液平或气泡（支气管胸膜瘘）。

在治疗过程中，如果出现临床症状轻微，或缓解、减轻，而

影像学检查病变进展的现象,应警惕假性进展,即类赫反应。如果发现肺内病灶好转与恶化征象并存时,应考虑类赫反应可能。

（王秋萍　栾立）

参考文献

[1] 中华人民共和国国家卫生和计划生育委员会.WS 196—2017 结核病分类.北京:中华人民共和国国家卫生和计划生育委员会,2017.

[2] 中华人民共和国国家卫生和计划生育委员会.WS 288—2017 肺结核诊断.北京:中华人民共和国国家卫生和计划生育委员会,2017.

第二节·非活动性肺结核

非活动性肺结核(inactive tuberculosis)是指机体感染结核后,经过抗结核杆菌药物治疗治愈或自愈后,病变在肺内留下来的痕迹,无需治疗,也没有传染性。应该指出的是,在非活动性肺结核患者的病灶内,结核杆菌并不一定被完全杀死和清除,没被杀死的细菌处于休眠状态,不发生复制。因此,当机体免疫力低下时,潜伏在体内的结核杆菌可能会再次活动,导致结核复发[1]。

此类患者不存在活动性肺结核的临床症状和体征,结核分枝杆菌病原学、病理学阴性,影像学等检查符合非活动性病灶,并除外其他原因所致的肺部影像改变。

【发病机制与病理】

结核病灶在吸收的过程中,病灶内出现纤维增多并快速发生胶原纤维化,形成非特异性条状或星状瘢痕,即纤维性病变。

当结核结节或整个病灶被纤维组织包裹,其内的干酪灶失水、钙盐沉积形成钙化灶,在钙化基础上可发生骨化[2]。

肺结核纤维硬结灶为慢性炎症形成的肉芽组织,其主要成分为成纤维细胞,血管内皮细胞和组织细胞增生。其特点是结节质硬,多发结节即便堆积也不融合。

净化型空洞是肺结核空洞愈合的一种表现,是指经过正规化学治疗后,空洞不闭合,连续 6 个月查痰阴性,空洞壁由纤维组织或上皮细胞覆盖,属于薄壁、纤维空洞。

【临床表现】

结核中毒症状消失,临床症状明显改善或消失,体重增加。

【实验室检查】

实验室证据:细菌学检查阴性。

病理学证据:活检未检出干酪坏死结核结节,浆液渗出,淋巴细胞浸润少见。

【影像学表现】

1. 钙化(calcification)·是指整个病灶密度与骨质相似,其内不存在或几乎不存在软组织密度,肺窗和纵隔窗其形状、大小几乎没有变化(图 18-2-1)。

2. 纤维性病变(fibrotic lesion)·与支气管血管束走行方向无关,外形僵硬不规则,不自然,排列紊乱,粗细不一,边缘清楚锐利的线状、索条状或星芒状病灶(图 18-2-2)。增强扫描,轻度均匀延迟性强化。纤维性病变广泛时,其周围结构(如肺门、纵隔、叶间裂等)向纤维索条方向移位。当纤维化发生在支气管周围,可引起支气管扩张或结构变形。

3. 硬结性病灶(induration)·在影像学上表现为病灶密度较高,边缘清楚锐利,相邻病变不融合,动态观察长期(至少 6 个月)不变(图 18-2-3)。与其他几型非活动性肺结核相比,本型病变与复燃结核关联性最强[3]。

4. 净化空洞(purification cavity)·表现为类圆形或不规则形薄壁空洞,洞壁厚 0.1～0.2 mm,洞壁厚薄均匀,内壁光滑整齐,外壁清晰锐利,周围肺组织无渗出实变,且经过 2 年复查,空洞大小及形态无改变(图 18-2-4),经过 3～6 次痰病原学检查阴性。

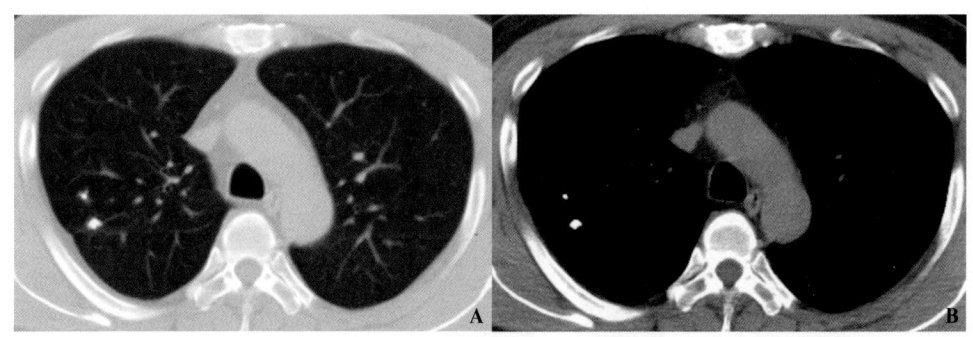

图 18-2-1　男性,52 岁。陈旧型结核

CT 肺窗(A)显示右肺上叶两个边缘锐利结节,相邻胸膜增厚,结节与侧胸膜间可见细线影;纵隔窗(B)结节外形大小变化不大,密度与骨皮质相仿。

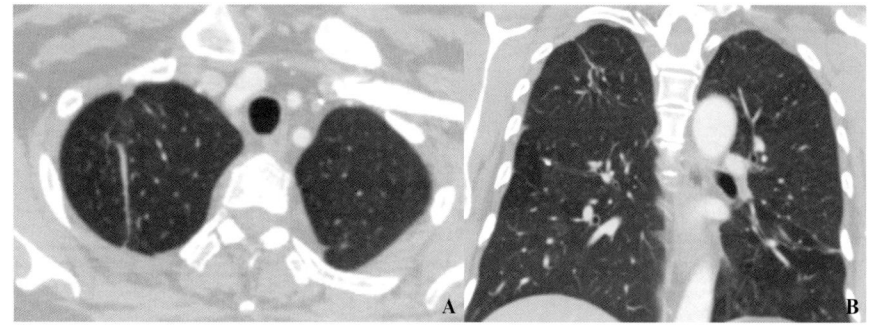

图18-2-2 女性,47岁。陈旧型结核
CT肺窗(A)和冠状位(B)显示右肺上叶尖段索条影,边缘锐利,与肺纹理走向方向不同,外形僵直。

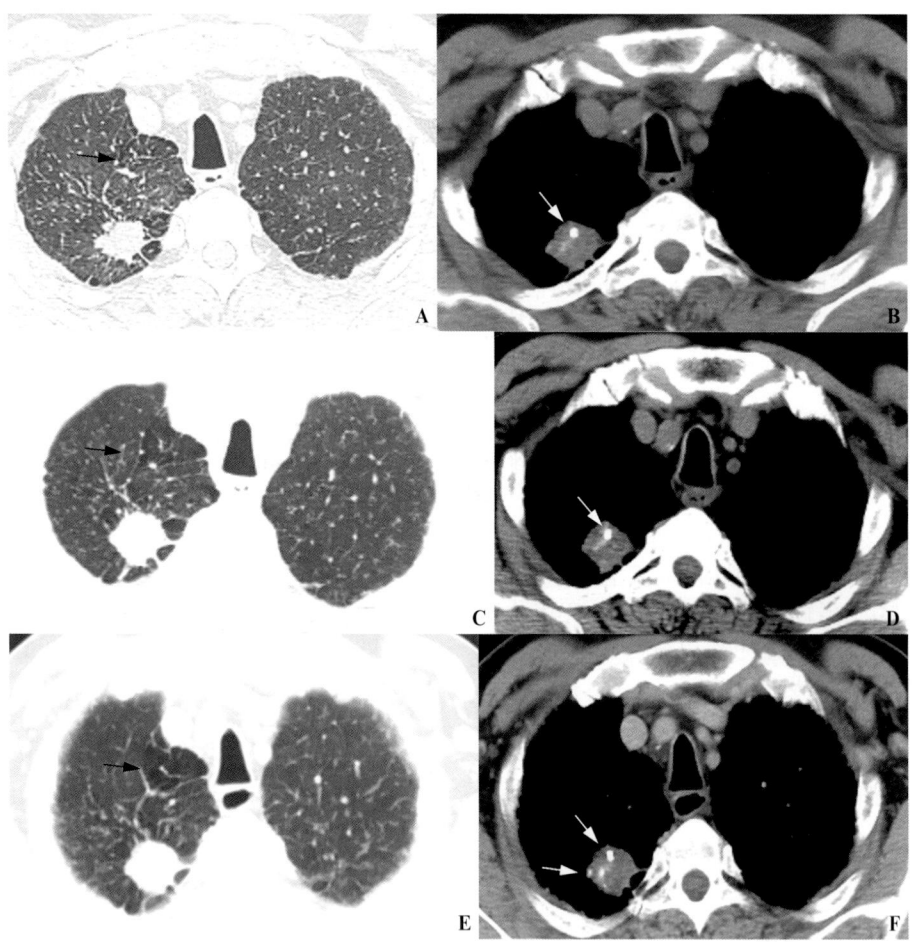

图18-2-3 男性,59岁。结核硬结
CT肺窗(A)和纵隔窗(B)显示右肺上叶尖段结节,边缘锐利,纵隔窗与肺窗相比病灶大小变化不著,病灶内可见点状钙化;2个月后复查(C、D)及28个月后复查(E、F)显示结节大小、形态变化不著,病灶内钙化点增多,周围肺组织肺气肿加重。

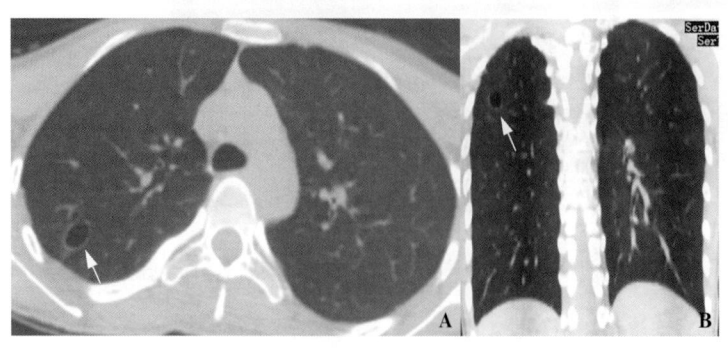

图18-2-4 女性,21岁。结核净化空洞,随访1年无变化
CT肺窗(A)和冠状位(B)显示右肺上叶后段薄壁空洞,内壁光滑,外缘锐利,与胸膜间可见索条影。

5. **胸膜增厚、粘连或伴钙化**(pleural thickening, adhesion and calcification)·陈旧性胸膜肥厚表现为沿胸壁的带状软组织密度影,边缘锐利,厚薄均匀或不均匀,表面光滑或不光滑,与肺交界面可见小突起,相邻肺组织清晰锐利,无渗出实变。

胸膜钙化表现为胸膜点状、线状、条状、片状骨样高密度影(图18-2-5)。胸膜钙化常和胸膜增厚和粘连同时存在。胸膜肥厚粘连可导致肋膈角变钝、消失,膈顶平直,胸膜肥厚广泛时,可导致患侧胸廓缩小。

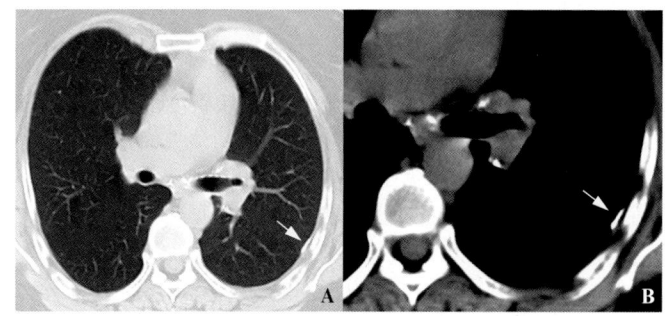

图18-2-5 女性,50岁。胸膜钙化
CT肺窗轴位(A)显示左下肺胸膜局限性增厚(箭),肺缘光滑锐利;纵隔窗(B)显示胸膜完全钙化。

【诊断标准】
同时满足以下条件可诊断为非活动性肺结核。
(1)临床证据:不存在活动性肺结核的临床症状和体征。
(2)实验室证据:细菌学(如痰涂片、细菌培养、分子诊断技术)均为阴性;完成规定疗程结束时,涂阳非耐药患者连续两次细菌学复查阴性,耐药患者连续5次细菌学复查阴性(每次间隔至少30天)或连续3次细菌学复查阴性伴症状消失。
(3)影像学证据:影像学符合以下一项或多项表现,并排除其他原因所致的肺部影像改变。①孤立或多发钙化病灶;②纤维性病变;③硬结性病灶;④净化空洞;⑤胸膜增厚、粘连或伴钙化。

【鉴别诊断】
1. **结核球**·呈类圆形,变化缓慢,应与纤维硬结灶鉴别。结核球内含有干酪样物质,周围由上皮样组织细胞、多核巨细胞及不等量的胶原纤维包膜包裹,因此在增强扫描时,多数结核球无明显强化,或周边薄环形强化。纤维硬结灶内部为实性,为纤维细胞增生集聚,因此在增强扫描时,呈均匀延迟性轻-中度均匀强化。结核球内可发生小空洞或小裂隙,纤维硬结灶内无空洞形成。

2. **薄壁空洞型肺结核**·结核的薄壁空洞病灶属于活动性肺结核,其周围的肺组织有渗出,洞壁边缘模糊,痰菌涂片常为阳性,其他肺野常伴有播散灶。净化空洞内外缘光滑锐利,病灶周围肺组织通常无异常,连续3~6次痰菌涂片均为阴性。

3. **囊性支气管扩张**·不并发感染时也表现为薄壁含气腔隙,边缘锐利。其特征性表现是在薄壁的一侧可见伴行肺动脉形成的结节——印戒征。

4. **干性胸膜炎**·为活动性结核,其增厚的胸膜边缘模糊,相邻肺组织内常见炎性渗出。

(王秋萍 栾立)

参考文献

[1] 王秋萍,哈晓吾,郭佑民.结核病影像诊断学教程[M].西安:西安交通大学出版社,2018.
[2] 中华医学会结核病学分会.结核病理学诊断专家共识编写组.中国结核病病理学诊断专家共识[J].中华结核和呼吸杂志,2017,40:419-425.
[3] Nachiappan AC, Rahbar K, Xiao S, et al. pulmonary tuberculosis: role of radiology in diagnosis and management radiographics [J]. RadioGraphics, 2017, 37: 52-72.

第三节·原发性肺结核

结核杆菌初次侵入人体肺,引起病理改变,且有临床症状者称为原发性肺结核(primary tuberculosis)。本病包括原发综合征(primary syndrome)和胸内淋巴结结核(tuberculosis of intrathoracic lymph nodes)。本病多见于儿童或青少年。

近年来,由于卡介苗接种儿童增多,成人患结核易感性疾病(如糖尿病、肾上腺皮质功能低下、AIDS等)增多等因素的影响,该病的发病年龄后移,成人原发性肺结核呈增多趋势[1]。

【发病机制与病理】
结核杆菌初次侵入人体称为原发性感染,人体感染结核杆菌后4~10周产生细胞介导、迟发性变态反应,此时结核菌素试验可呈阳性反应。初感染者中90%以上不经过治疗可自然痊愈,对儿童生长发育不产生影响,仅5%~10%的初感染者可能发展成为结核病。发病与否取决于结核杆菌的数量、毒力及被感染者的免疫功能状态。原发性结核病主要发生在肺部,其次为肠道,亦可发生在结膜、鼻腔、生殖器、皮肤、胃肠道等,但较少见[2,3]。

结核杆菌初次经呼吸道吸入至肺泡,在肺实质内产生急性渗出性病变,病灶中央可形成淡黄色干酪样物质,周边有炎性反应。镜检可见肺泡腔内含有淋巴细胞、白细胞及纤维蛋白渗出物,病灶周围炎性反应为肺组织过敏表现,为非特异性炎症。这种局限性炎性实变称为原发病灶(即Ghon灶),原发病灶多位于胸膜下、肺上叶底部和下叶的上部,右侧多见。同时,原发灶内的结核杆菌很快经淋巴管向局部淋巴结蔓延,引起结核性淋巴管炎和淋巴结炎。

肺部原发病灶、局部淋巴管炎和所属淋巴结炎三者结合起来称为原发综合征。原发综合征虽为原发性肺结核的典型表现,但原发病灶的病理反应一般较轻,易被吸收或掩盖,而由于淋巴结内干酪样坏死较严重,其吸收愈合的速度较原发病灶缓慢,有时只见到增大的淋巴结[4]。当原发病灶完全吸收时,肺门和/或纵隔淋巴结肿大则成为原发性肺结核的重要表现,此称为胸内淋巴结结核。

原发性肺结核多数情况下是无症状的早期浸润,预后良好。少数患者因侵入机体的结核杆菌数量多、毒力强、免疫功能低下而形成菌血症,导致血行播散型肺结核,引起其他器官结核。原发病灶及淋巴结中的干酪样物质可液化而形成空洞[4],导致支气管播散或血行播散,或者保留形成原发性肉芽肿和纤维干酪性疾病。肿大的淋巴结压迫气管、支气管,可使气管黏膜充血、水肿,管腔狭窄,造成气管内膜结核或穿透支气管形成支气管淋巴瘘,是形成支气管播散及干酪样肺炎的重要原因。当肿大的淋巴结压迫气管、支气管时可形成肺不张。

【临床表现】

原发性肺结核多见于儿童和青少年,多有结核病家族接触史。从农村到城市且结核菌素试验反应阴性者也是易感人群。在肺结核不流行的地区,成人原发性肺结核占成人肺结核的25%。感染初期常无症状或症状轻微,多数只属于细菌发病和病理学发病,病变进展可有明显的临床症状。

发热是本病的主要症状,以午后潮热或晚上发热者较多,少部分患者有高热。多见盗汗、乏力、食欲减退。咳嗽是常见的症状之一,咳痰少许,白色黏液痰。亦可出现气短、周身不适,类似流感或肺炎症状。当全身反应不重时可无明显阳性体征,当病灶范围扩大,长期不愈时,可出现发育延迟、消瘦、营养不良,颈部触及肿大淋巴结,部分患者淋巴结发生干酪样坏死,形成寒性脓肿,穿破皮肤形成瘘管或溃疡,经久不愈。

【实验室检查】

疾病进展时红细胞沉降率可增高。痰中可找到抗酸杆菌,但阳性率低。结核菌素试验多为强阳性。血清抗结核抗体及结核试验的检测多为阳性。

【影像学表现】

原发病灶表现为肺内云絮状或小片状密度增高影,也可表现为肺叶或肺段的大片状密度增高影,边缘模糊不清,可发生于肺内任何部位,多见于胸膜下。淋巴管炎表现为自原发病灶向肺门方向走行的粗条索状阴影,较难见到。

(1) 结核性淋巴结炎:表现为肺门或纵隔淋巴结肿大。典型的原发综合征显示原发病灶、淋巴管炎及肿大的肺门淋巴结,三者相连在一起,形成哑铃状,称为原发综合征双极期(图18-3-1),但这种征象临床上少见。当原发病灶较大时可掩盖淋巴管炎及淋巴结炎(图18-3-2)。可见病变邻近胸膜增厚。

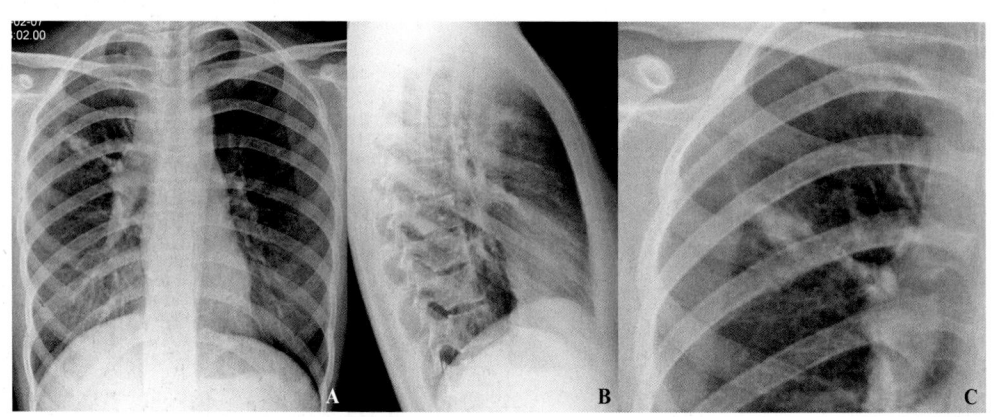

图18-3-1 女性,21岁。原发综合征型肺结核

胸部X线正位、(A)侧位片(B)显示右肺野内不规则结节,边缘锐利,形状不规则,右肺门肿大,肺门角消失,肺门内可见更高密度结节,两者之间可见粗条索状阴影,三者相连形成所谓的原发综合征双极期(C)。

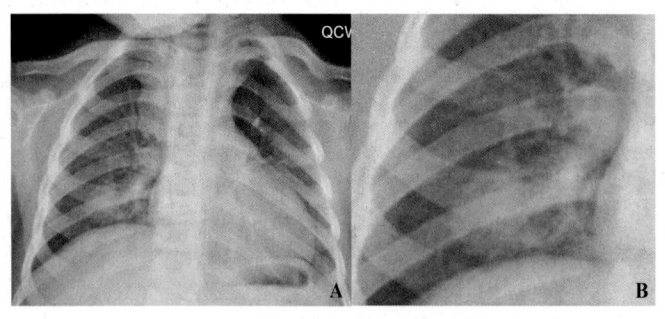

图18-3-2 原发综合征型肺结核

胸部X线片显示(A)右肺下野类圆形结节,边缘锐利,右肺门下部肿大,边缘模糊,两者之间透光度下降,未见明显索条影(B)。

(2) 胸内淋巴结结核:当原发病灶减小或吸收后,影像学检查仅显示肺门、纵隔淋巴结的增大。胸内淋巴结结核是小儿原发性肺结核在X线片上最常见的表现,分三种类型。

1) 炎症型:肿大的淋巴结周围肺组织内有渗出性炎症浸润,呈现由肺门向外扩展的高密度阴影,边缘模糊,此为肺门部肿大淋巴结阴影(图18-3-3)。

2) 结节型:淋巴结周围有一层结缔组织包绕,表现为肺门区域圆形或卵圆形致密阴影,边缘清楚,突向肺野(图18-3-4)。

3) 微小型:是应予以重视的一型,其特点是肺纹理紊乱,肺门形态异常,肺门周围呈小结节状及小点片状模糊阴影,应结合病史、临床表现及其他检查分析,以免漏诊(图18-3-5)。

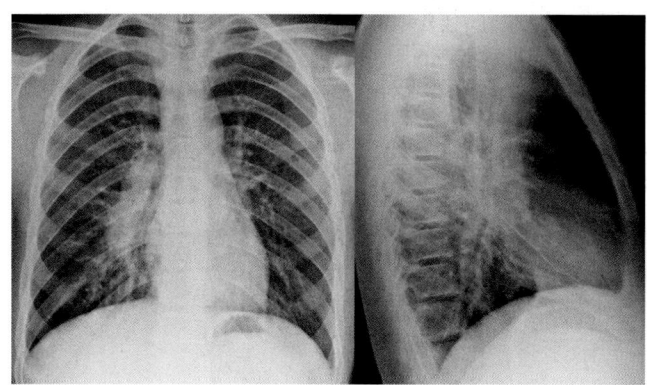

图 18-3-3　男性,15岁。肺结核

胸部 X 线片显示右肺门下部增大,边缘模糊,肺门周围肺组织内有渗出性改变。

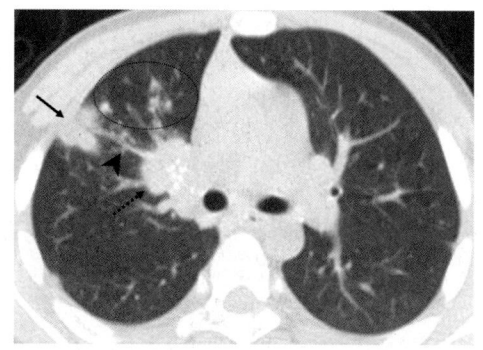

图 18-3-6　男性,13岁。右肺原发性肺结核

CT 肺窗显示右肺上叶前段胸膜下斑片状影(实箭),右肺门淋巴结肿大伴钙化(虚箭),两者之间的条索影为发炎的淋巴管(箭头),这三种病灶合成一个哑铃状阴影(原发综合征);在原发灶内侧可见多发斑片状播散灶(圆圈内)。

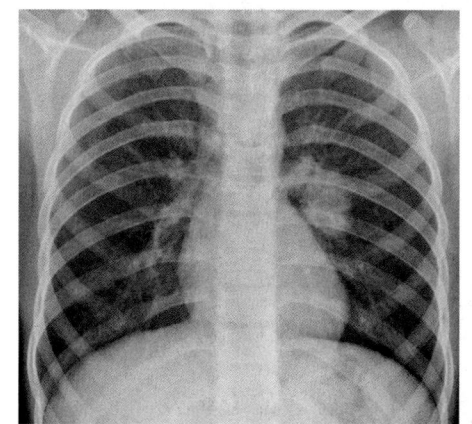

图 18-3-4　女性,10岁。左侧肺门淋巴结结核,结节型

胸部 X 线片显示左侧肺门增大,边缘光滑,左肺野内未见异常高密度影。

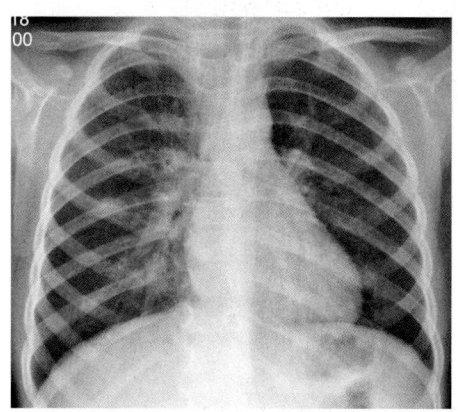

图 18-3-5　男性,5岁。左侧肺门淋巴结结核

胸部 X 线片显示右肺门形态异常,肺门周围肺纹理紊乱,呈小结节状及小点片状模糊阴影。

　　CT 扫描能够详细地显示原发病灶、引流的淋巴管炎及肿大的肺门淋巴结(图 18-3-6)。原发灶表现为小叶性或小叶融合性高密度影,中心密度高而周围密度较淡。肿大的淋巴结多为一侧性,可同时累及肺门及纵隔。若淋巴结内发生干酪样坏死,则肿大淋巴结内部密度降低,CT 值为 20 HU 左右,增强后淋巴结环形强化(图 18-3-7)。肺内病灶与肺门之间的条状影为引流的淋巴管炎,当病灶与肺门不在同一平面时,常需要重建技术来显示。

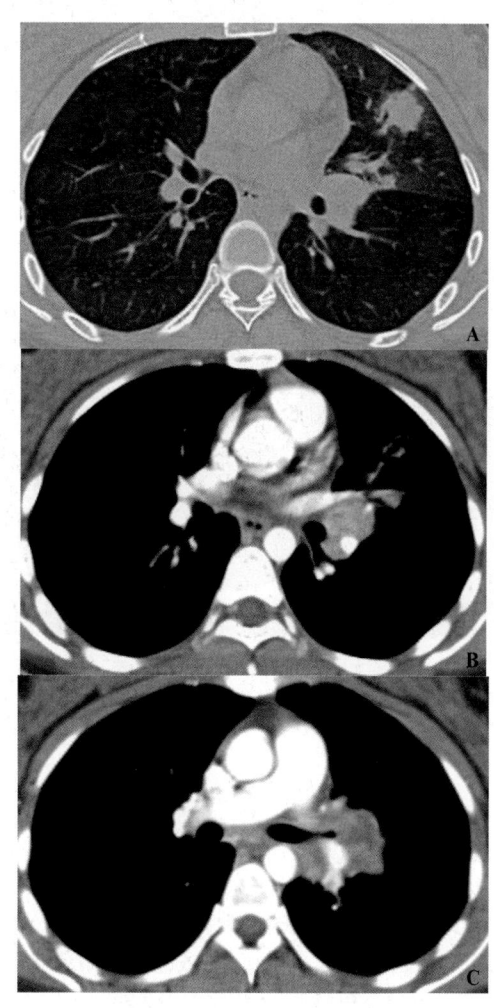

图 18-3-7　女性,20岁。原发性肺结核

CT 肺窗(A)显示左肺外带结节状高密度影,边缘模糊,左肺门略大;CT 增强扫描(B、C)示左肺动脉周围环形强化淋巴结,引流淋巴管也见强化。

　　肺内原发灶内可出现空洞、干酪性肺炎,严重时可出现淋巴漏,导致的支气管结核。CT 也易于显示肿大淋巴结压迫支气管所引起的肺叶或肺段的不张,并能敏感显示原发病灶邻近胸膜的增厚、胸腔积液等改变。在原发性肺结核中,胸腔积液既可以是单侧,也可以是双侧,表现为胸腔低垂部位液性密度影。

CT诊断胸内淋巴结结核明显优于X线平片,能显示肿大淋巴结的部位、分布及内部结构,且不受纵隔、心脏、脊柱及胸骨的影响。单侧或双侧肺门受累,纵隔淋巴以右侧气管旁、气管支气管淋巴结最常受累。根据病理学特点将淋巴结结核分为:淋巴组织样增生期、干酪样坏死期、淋巴结融合期、瘘及窦道形成期、钙化期[5]。

1) 淋巴组织样增生期:平扫时淋巴结呈均匀软组织密度,肿大淋巴结边缘较模糊,密度较均匀,增强扫描呈均匀强化。此种强化淋巴结直径一般在2.0cm以下(图18-3-8)、淋巴结独立存在,呈卵圆形或圆形,不发生融合。

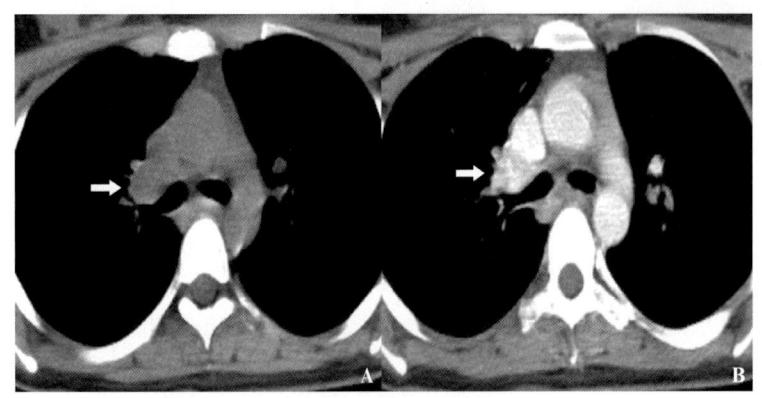

图18-3-8 女性,22岁。胸内淋巴结结核
CT纵隔窗(A)显示右肺门淋巴结增大,呈均匀等密度;增强同层(B)显示结节呈较均匀显著强化。

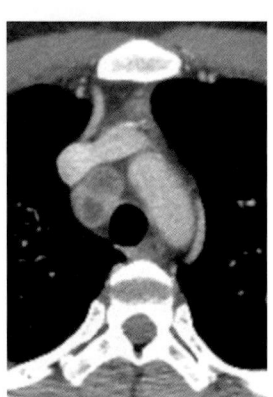

图18-3-9 男性,20岁。胸内淋巴结结核
CT增强显示上腔静脉与气管之间两个结节,右侧结节呈环形强化,左侧结节密度略不均匀。

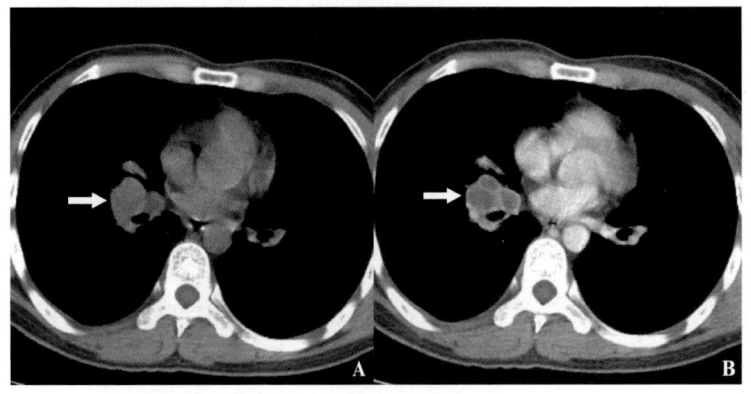

图18-3-10 男性,31岁,胸内淋巴结结核
CT纵隔窗(A)显示右肺门等密度分叶状肿块,增强同层(B)显示肿块由多个环形强化结节组成,环内密度均匀,环壁厚薄均匀。

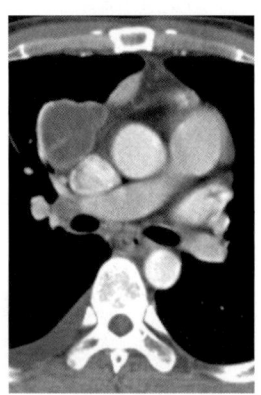

图18-3-11 男性,50岁。胸内淋巴结结核
CT增强显示上腔静脉前方分叶状结节环形强化,环内见线状分隔。

2) 干酪样坏死期:坏死初期,坏死灶呈多发散在的细点状,平扫呈均匀软组织密度,边缘清晰。增强扫描淋巴结强化不均匀,内可见多个细点状低密度影(图18-3-9)。干酪样坏死进一步发展,坏死灶逐渐增大、融合,平扫均匀或不甚均匀软组织密度,边缘大多清晰。增强扫描由于干酪坏死区不强化,淋巴结呈不均质强化,随干酪区的大小和多少不同,强化表现多样,可以呈环形(图18-3-10)、分隔样强化(图18-3-11)。最后形成结核球时,平扫呈均匀的稍低或等密度结节,增强呈薄壁环形强化甚至无强化,中心局限性密度减低区,此为淋巴结结核特征性表现。

3) 淋巴结融合期:干酪样坏死突破淋巴包膜,造成多个淋巴结粘连,平扫淋巴结呈分叶状肿块,内部密度不均,可见液化坏死区,边缘清晰或模糊。由于融合的淋巴结并非齐步走,所以肿块的各个部分强化程度及形态并非完全一致,可呈分隔样环形强化、环形强化、或均匀强化、不均匀强化等多种强化形式并存的情况。肿大淋巴结直径一般在3~5cm。此种表现也为淋巴结结核的特征性表现(图18-3-12)。

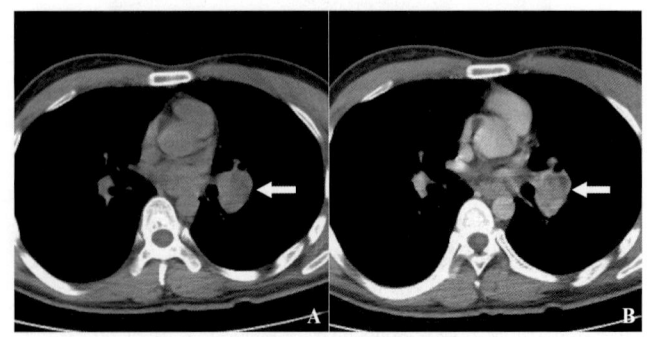

图18-3-12 男性,31岁。胸内淋巴结结核
CT纵隔窗(A)显示左肺门密度不均匀结节,结节前缘边缘模糊稍低密度影;增强同层(B)显示结节强化不均匀,平扫低密度区无强化,边界虽较平扫清晰,但部分边缘仍模糊不清。

4) 瘘及窦道形成期:干酪样物质突破邻近器官,如食管、气管、血管等,将坏死物经这些器官排出,使淋巴结与相邻器官相通,导致受累脏器管壁增厚、狭窄、甚至闭塞。此期较少见,肿大淋巴结直径可达 5 cm 以上。

5) 钙化期:淋巴结周边弧形或整个淋巴结的结节状钙化。

当肿大的淋巴结压迫支气管时,同样可引起的肺叶或肺段的不张,表现为肺体积缩小、密度增高、叶间裂移位(图 18-3-13)。此时应与其他支气管病变鉴别。如果发现其他肺野存在播散灶,合并胸腔积液及环形强化的淋巴结或发现淋巴结内钙化时,有助于结核的诊断。

与 CT 相比,MRI 平扫就能区分淋巴结和血管、支气管,适用于不适合增强扫描人群[6]。肺内原发病灶呈等 T1、等或稍长 T2 信号,淋巴结信号在 T2WI 上常见表现依据淋巴结内部组织有以下几类:①增殖期,呈均匀略高于胸壁肌肉的灰色信号(图 18-3-14);②干酪期,呈中央等外周高或混杂信号;③液化坏死期,表现为水样高信号[7]。增强时亦可出现均匀性或不均匀性周边环形强化,干酪坏死及液化部分不强化。

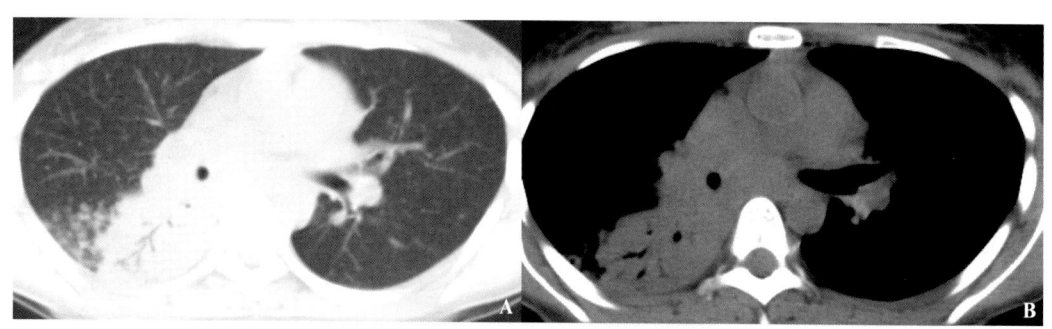

图 18-3-13 女性,25 岁。右肺门淋巴结结核
CT 肺窗和纵隔窗(A、B)显示右侧肺门、隆突下淋巴结增大,融合呈块状,密度均匀,包绕右侧支气管,导致右肺下叶大片渗出实变影,边缘模糊,内可见支气管充气征。

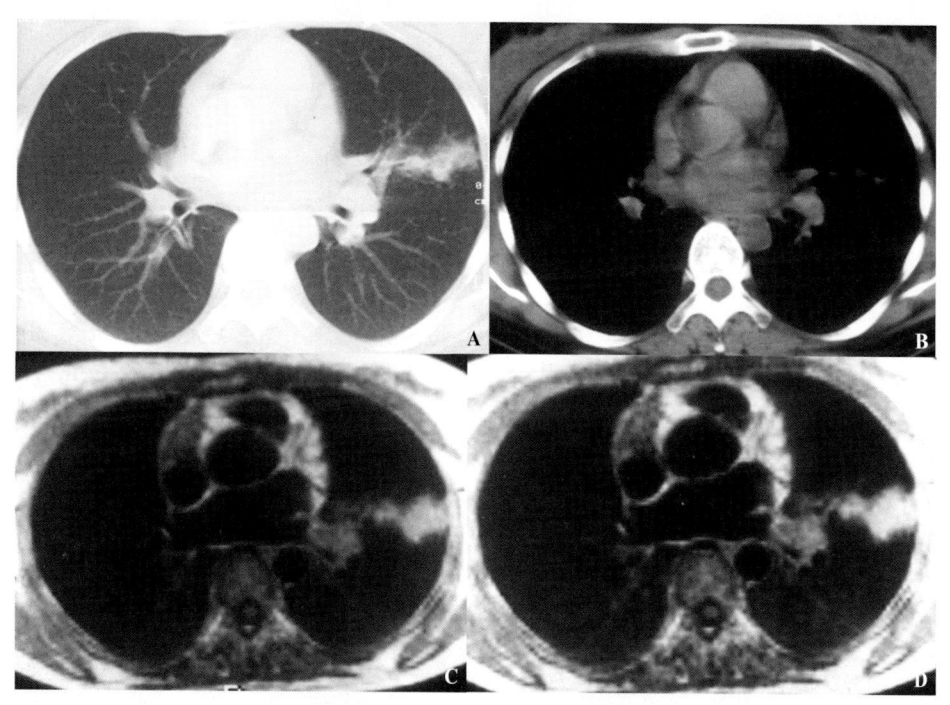

图 18-3-14 女性,37 岁。原发性肺结核
CT 肺窗和纵隔窗(A、B)显示左肺片絮状、结节状高密度影,边缘模糊,左肺门略大,但 CT 平扫不能确定左下叶支气管前方的软组织密度影是左肺动脉还是肿大淋巴结,MRI 平扫(C、D)显示肺内及肺门肿大淋巴结均表现为等或稍高信号,血管为流空信号。

^{18}F-FDG PET-CT 代谢显像能显示活动性结核灶的部位、大小,以及肺门、纵隔淋巴结肿大的情况(图 18-3-15)。活动性结核病灶、肿大淋巴结^{18}F-FDG 核素摄取增加(图 18-3-16),延迟显像核素进一步升高,若淋巴结内发生干酪样坏死,淋巴结核素摄取减低[8,9]。陈旧性结核灶或结核活性受到药物抑制时,病灶不摄取或轻度摄取核素。

因此,动态观察结核灶内 FDG 的摄取程度对判定抗结核活动与否、治疗有效与否有指导价值,在治疗过程中病灶的 FDG 摄取程度减低提示治疗有效(图 18-3-15),病灶内无 FDG 摄取为结核治愈的征象。研究显示以 $SUV_{max} \geqslant 4.5$ 为淋巴结结核治疗有效的阈值,其灵敏度和特异度分别为 95% 和 85%,以 $SUV_{max} \geqslant 4.0$ 为淋巴结结核治疗有效的阈值,其灵敏度和特异度分别为 100% 和 91.5%。

第四节·血行播散型肺结核

血行播散型肺结核（hematogenous disseminated pulmonary tuberculosis）是结核杆菌进入血液后,广泛散布到肺而引起的肺结核。根据结核杆菌的数量、毒力及机体的反应,可分为急性血行播散型肺结核（急性粟粒型肺结核）、亚急性和慢性血行播散型肺结核。

一、急性血行播散型肺结核

急性血行播散型肺结核（acute hematogenous disseminated pulmonary tuberculosis）又称为急性粟粒型肺结核（acute military tuberculosis)由大量结核杆菌一次或短时间内进入血液循环引起。其发病率低,但预后差,约13%的患者有发生ARDS的风险。

急性血行播散型肺结核可发生于任何年龄,但是多见于婴幼儿、青少年,特别是未接种过卡介苗、营养不良、患传染病和长期服用免疫抑制剂的儿童,多由原发性肺结核发展而来。成人多见于免疫功能低下或服用免疫抑制剂人群,如AIDS、糖尿病、器官移植等患者[2]。

【发病机制与病理】

原发病灶、气管支气管及纵隔淋巴结结核的破溃,或其他脏器结核病灶如肠、骨关节结核等恶化都可使结核杆菌进入血液,引发血行播散,以原发病灶来源多见。此时,患者的变态反应过高及免疫力低下。

早期主要病理学表现是肺间质充血、炎症浸润,导致肺泡间隔、小叶间隔增厚,继而肺间质中形成大量的结核结节,特征性的病理学表现是肺泡壁内和小叶间隔内结核结节形成,结节发生干酪坏死。此时,肺泡内很少见到结核病变,故痰菌检查为阴性。

病变进一步发展,肺泡及肺间质同时受累,导致换气功能障碍和肺活量减少。当原发灶内空洞形成,肺内可见支气管播散灶,表现为小结节病灶呈分支状,提示病灶位于小气道中心[3]。

【临床表现】

本型结核多起病急骤,临床上常有较严重的中毒症状[4]。患儿常伴精神萎靡、食欲不振、体重减轻、腹胀、腹泻、便秘等。体温较其他类型肺结核高,体温常高达39℃以上,呈稽留热或弛张热型。由于自主神经功能紊乱,患者常出现盗汗、出冷汗,出汗多见于颈部、前胸、后背、手心、脚心。患者常常伴有咳嗽,咳少量白色黏液痰。

成人少有呼吸困难,儿童可出现呼吸困难、发绀。若病变波及胸膜或引起胸膜反应时,可出现胸痛。胸部检查常无明显阳性体征,听诊呼吸音减弱或粗糙,晚期可闻及湿啰音。约一半以上的小儿和成人合并有脑膜炎的症状。全身浅表淋巴结肿大,肝、脾增大。

值得注意的是,少数急性血行播散型肺结核的临床特征有时表现并不明显,而且有的经一段抗结核治疗还没有明显的效果,这部分患者极其容易被误诊为其他疾病。

【实验室检查】

痰结核杆菌的阳性率低。结核菌素试验,约半数人呈阳性,但重症患者及老年人多呈阴性或弱阳性,治疗后转阳性。行血液结核分枝杆菌PCR检测时,阳性率为80%左右,特异性可达90%以上。约80%以上患者的红细胞沉降率加快。

本型肺结核有不同程度的贫血。部分患者白细胞总数和中性粒细胞增加,有时也可见到白细胞总数减少或出现类白血病反应。

【影像学表现】

在发病初期,X线片不易显示。粟粒阴影一般在发病6周后才出现,由肺尖至肺底分布。病变早期多在肺间质,X线片见肺纹理增多、增强,形成网状阴影。

当病变进展侵入肺泡腔,则表现为两肺透亮度降低,呈毛玻璃样,肺纹理模糊不清,似云雾状。当病变发展到一定大小时,即可见由肺尖至肺底分布的粟粒状阴影。

粟粒状阴影直径多为1~2mm大小,呈小圆点,边缘清晰或模糊,病灶也可逐渐增大,直径达3~5mm,并有相互融合倾向,在较大的融合病灶内可出现空洞。典型的粟粒型肺结核表现为"三均匀",即由肺尖至肺底布满大小、密度、分布均匀一致的粟粒状阴影,此为本病的特征性X线表现（图18-4-1~图18-4-3）。

CT密度分辨率明显高于X线片,对早期粟粒阴影的显示优于普通X线片。当X线片上表现不明显时,CT可清晰显示肺野内分布均匀、大小均匀、密度均匀的粟粒状阴影,沿血管走行。阴影大小及稠密程度不定,可小如粉尘,使肺野透光度明显下降,而结节本身显示不清[4]（图18-4-4）,也可清晰显示每个结节（图18-4-5）。

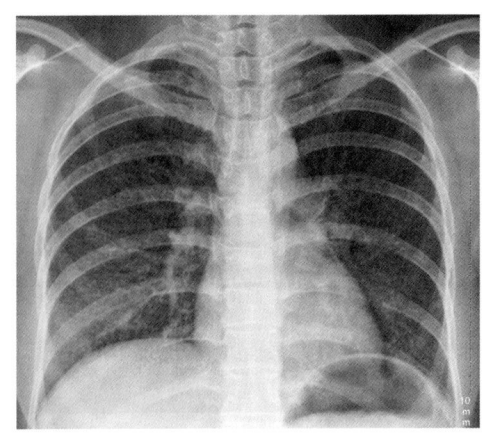

图18-4-1 女性,20岁。急性血行播散型肺结核

胸部X线片显示由肺尖至肺底均匀分布的肺纹理增多、增强,形成网状阴影。

4) 瘘及窦道形成期：干酪样物质突破邻近器官，如食管、气管、血管等，将坏死物经这些器官排出，使淋巴结与相邻器官相通，导致受累脏器管壁增厚、狭窄、甚至闭塞。此期较少见，肿大淋巴结直径可达5cm以上。

5) 钙化期：淋巴结周边弧形或整个淋巴结的结节状钙化。

当肿大的淋巴结压迫支气管时，同样可引起的肺叶或肺段的不张，表现为肺体积缩小、密度增高、叶间裂移位（图18-3-13）。此时应与其他支气管病变鉴别。如果发现其他肺野存在播散灶，合并胸腔积液及环形强化的淋巴结或发现淋巴结内钙化时，有助于结核的诊断。

与CT相比，MRI平扫就能区分淋巴结和血管、支气管，适用于不适合增强扫描人群[6]。肺内原发病灶呈等T1、等或稍长T2信号，淋巴结信号在T2WI上常见表现依据淋巴结内部组织有以下几类：①增殖期，呈均匀略高于胸壁肌肉的灰色信号（图18-3-14）；②干酪期，呈中央等外周高或混杂信号；③液化坏死期，表现为水样高信号[7]。增强时亦可出现均匀性或不均匀性周边环形强化，干酪坏死及液化部分不强化。

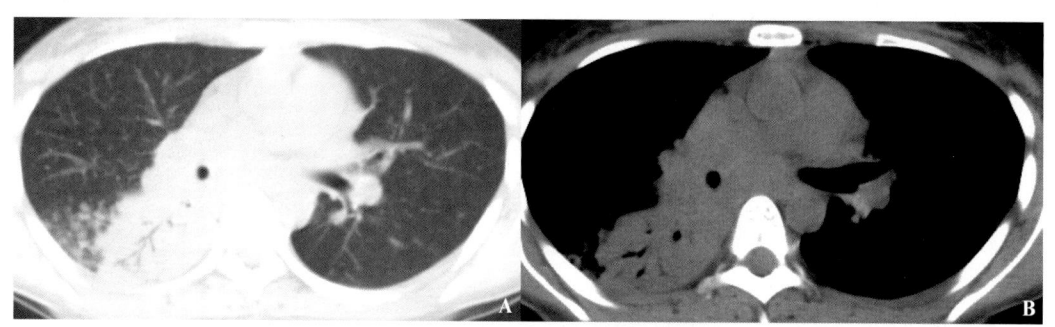

图18-3-13　女性，25岁。右肺门淋巴结结核

CT肺窗和纵隔窗（A、B）显示右侧肺门、隆突下淋巴结增大，融合呈块状，密度均匀，包绕右侧支气管，导致右肺下叶大片渗出实变影，边缘模糊，内可见支气管充气征。

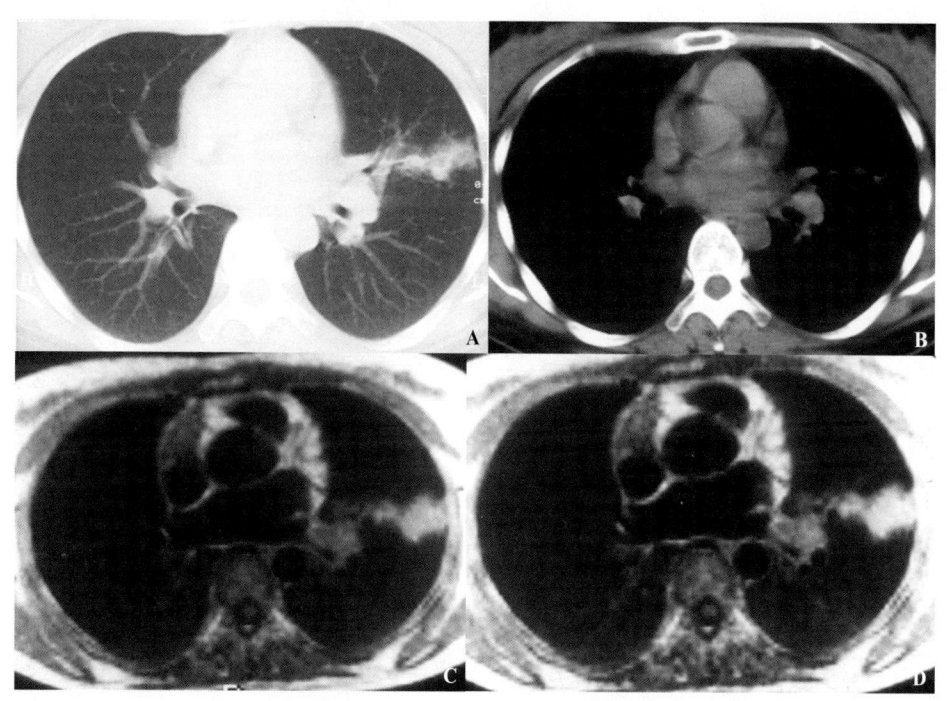

图18-3-14　女性，37岁。原发性肺结核

CT肺窗和纵隔窗（A、B）显示左肺片絮状、结节状高密度影，边缘模糊，左肺门略大，但CT平扫不能确定左下叶支气管前方的软组织密度影是左肺动脉还是肿大淋巴结，MRI平扫（C、D）显示肺内及肺门肿大淋巴结均表现为等或稍高信号，血管为流空信号。

^{18}F-FDG PET-CT代谢显像能显示活动性结核灶的部位、大小，以及肺门、纵隔淋巴结肿大的情况（图18-3-15）。活动性结核病灶、肿大淋巴结^{18}F-FDG核素摄取增加（图18-3-16），延迟显像核素进一步升高，若淋巴结内发生干酪样坏死，淋巴结核素摄取减低[8,9]。陈旧性结核灶或结核活性受到药物抑制时，病灶不摄取或轻度摄取核素。

因此，动态观察结核灶内FDG的摄取程度对判定抗结核活动与否、治疗有效与否有指导价值，在治疗过程中病灶的FDG摄取程度减低提示治疗有效（图18-3-15），病灶内无FDG摄取为结核治愈的征象。研究显示以$SUV_{max}\geq 4.5$为淋巴结结核治疗有效的阈值，其灵敏度和特异度分别为95%和85%，以$SUV_{max}\geq 4.0$为淋巴结结核治疗有效的阈值，其灵敏度和特异度分别为100%和91.5%。

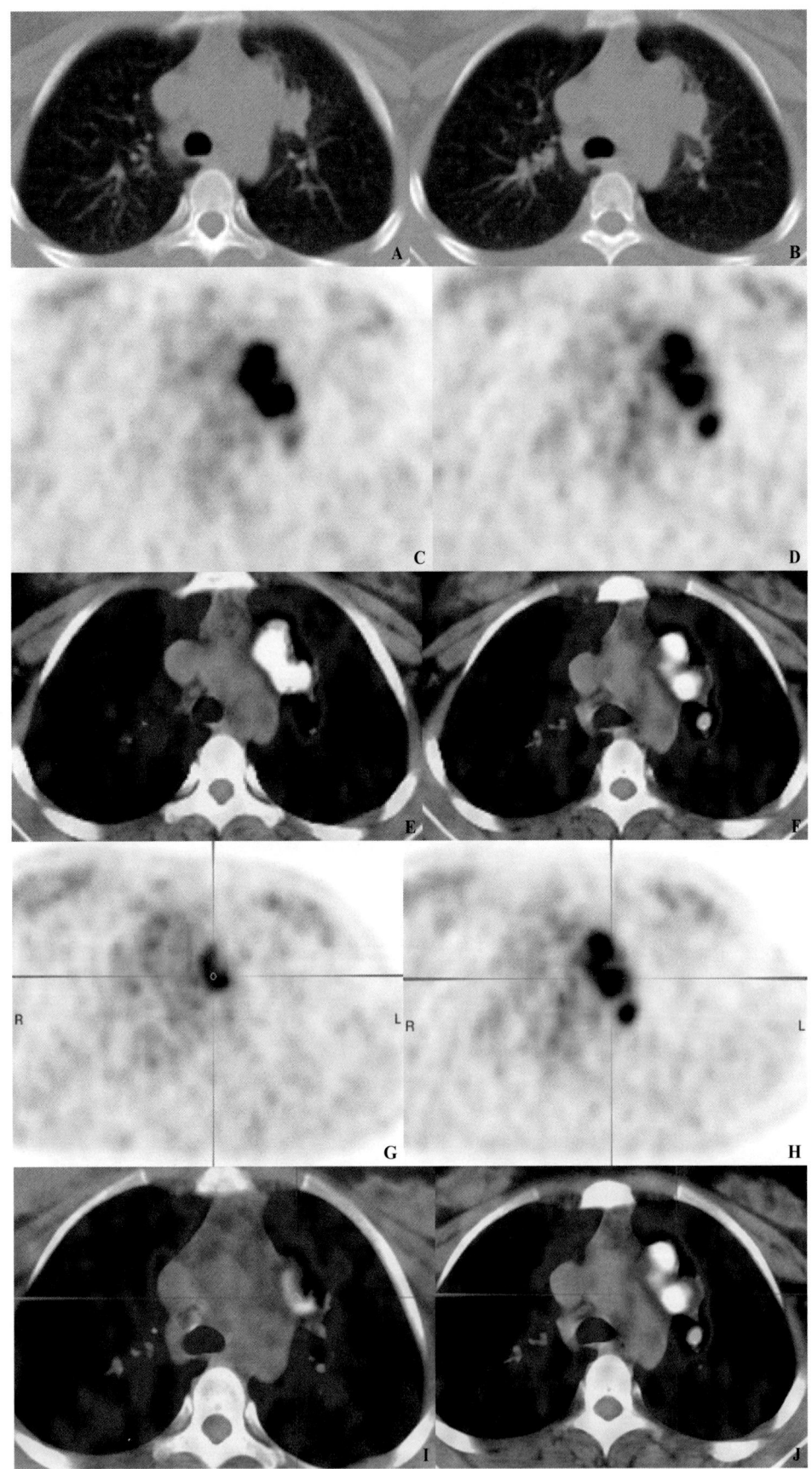

图 18-3-15　女性，21 岁。原发性肺结核

CT 肺窗(A、B)显示左肺上叶近肺门上方可见一不规则软组织影，密度尚均匀，病灶与主动脉弓左侧壁相粘连，界限不清，左肺上叶支气管受压分离但未见狭窄；PET-CT(C~F)显示病灶放射性核素异常浓集 SUV 8.4，延迟扫描 SUV 升高至 11.1，气管前间隙见一短径约 8 mm 大小淋巴结影，核素浓集 SUV 5.6，延迟扫描核素代谢升高 SUV 7.3。抗结核治疗治疗 1 个月后复查显示(G~J)病灶核素代谢明显降低 SUV 3.9，气管前间隙淋巴结大小无变化，核素浓集 SUV 5.5。

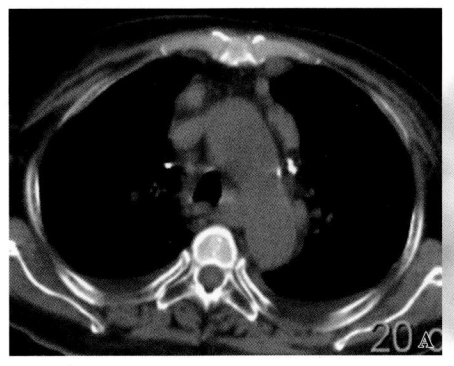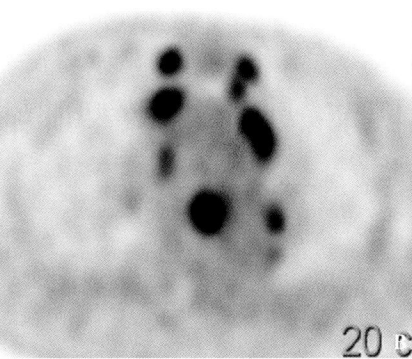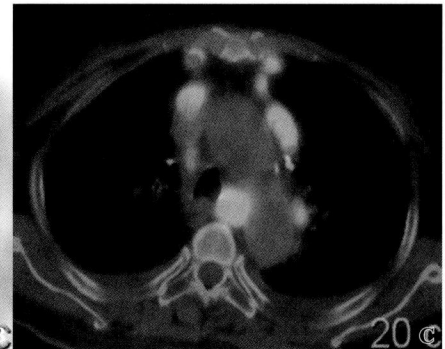

图18-3-16 女性,61岁。纵隔、内乳淋巴结结核

间歇性发热2年,再发1周。CT纵隔窗(A)显示纵隔内多发淋巴结增大,内乳淋巴结增大;PET和PET-CT融合图(B、C)显示纵隔内、内乳增大的淋巴结呈高代谢。

【诊断标准】

1. 确诊病例·影像学显示原发综合征或单纯胸内淋巴结肿大,且满足以下任一标准可确诊[10]。

(1) 肺组织病理学检查符合结核病病理改变者。

(2) 痰涂片显微镜检查阳性,或分枝杆菌培养阳性,菌种鉴定为结核分枝杆菌复合群。

(3) 结核分枝杆菌核酸检测阳性。

2. 临床诊断病例·影像学显示原发综合征或单纯胸内淋巴结肿大,且满足以下任一标准可作为临床诊断病例[11]。

(1) 典型结核中毒症状及表现。

(2) 结核菌素皮肤试验中度或强阳性。

(3) γ干扰素释放试验阳性。

(4) 结核分枝杆菌核酸检测阳性。

(5) 肺外组织病理检查证实为结核病变。

【鉴别诊断】

1. 婴幼儿肺炎·临床表现多较重,有高热、咳嗽、咳泡沫样痰或脓痰,并伴有呼吸困难、发绀及胸痛等。多发生在两肺中下野内带,肺纹理增多、增粗且较模糊,可见边缘模糊的斑点状或小斑片状阴影,沿支气管分布,可融合呈片状或大片状;常合并阻塞性肺气肿或小叶不张,表现为肺野透亮度增高或病区内三角形致密阴影。病变在2～3周可以吸收或明显变化,抗炎治疗有效。

2. 胸内结节病·起病较为缓慢、可有皮下结节及多发性关节痛。结核菌素试验为阴性。胸内结节病主要表现为双侧肺门、纵隔淋巴结对称性增大,而结核性的淋巴结肿大多为单侧或以单侧为主。结节病肿大的淋巴结可相互分离或融合呈块状,边缘一般较清晰,在6～12个月可自行消退,或当肺部病变出现的时候开始缩小或消退,偶尔也会继续增大。肺内病变多表现为弥漫性网织结节,以上叶为主,或仅表现为结节,直径数毫米。结节病为非干酪性肉芽肿性疾病,增大的淋巴结在CT增强上常为均匀强化,而非环状强化,且无钙化。

3. 淋巴瘤·是全身性恶性肿瘤,出现不对称性双侧或单侧淋巴结肿大,肿大淋巴结以前纵隔和支气管旁组最常见,肺门较少,胸骨后淋巴结肿大较常见。肿大淋巴结可融合呈块状,CT增强检查可见肿大的淋巴结轻度强化。

4. 中央型肺癌·好发于中老年人,临床可表现为刺激性干咳、咯血。X线显示肿块位于一侧肺门,突向肺野,边缘清楚,可有分叶。常伴发阻塞性肺气肿或阻塞性肺不张。当肿块压迫右上肺支气管致右上肺不张时,肺叶体积缩小并向上移位,其凹面向下的下缘与肺门肿块下凸的下缘相连,形成反置或横置的S状,称为反S或横S征,较具有特征性。痰检或活检查出癌细胞可明确诊断。

(王秋萍 栾立)

参考文献

[1] 王秋萍,哈晓吾,郭佑民.结核病影像诊断学教程[M].西安:西安交通大学出版社,2018.

[2] 刘鹏,万黎,周环.原发性鼻结核一例[J].中国防痨杂志,2019,41:3.

[3] 梁琳.原发性乳腺结核MRI表现1例[J].中国医学影像技术,2019,35:822.

[4] Hunter RL. The pathogenesis of tuberculosis: the early infiltrate of post-primary (adult pulmonary) tuberculosis: a distinct disease entity [J]. Frontiers in Immunology, 2018,9:2108.

[5] 罗明月,陈世林,赖丽莎,等.成人胸内淋巴结结核的多层CT表现及与病理临床的关系[J].临床放射学杂志,2009,28:338-342.

[6] Mta B, Herta H, Coman MM, et al. MRI as indicator of pulmonary tuberculosis activity: from morphological to molecular level assessment-a case report [J]. Rom J Morphol Embryol, 2017,58:193-196.

[7] Rizzi EB, Schinina V, Cristofaro M, et al. Detection of Pulmonary tuberculosis: comparing MR imaging with HRCT [J]. BMC Infect Dis, 2011,11:243.

[8] 张雨涵,冉淑平,罗为,等.(18)F-FDG PET/CT在淋巴瘤及淋巴结结核诊断中的价值[J].第三军医大学学报,2018,40:1599-1604.

[9] Rayamajhi SJ, Mittal BR, Maturu VN, et al. (18)F-FDG and (18)F-FLT PET/CT imaging in the characterization of mediastinal lymph nodes [J]. Ann Nucl Med, 2016,30:207-216.

[10] 中华人民共和国国家卫生和计划生育委员会.WS 288—2017 肺结核诊断.北京:中华人民共和国国家卫生和计划生育委员会,2017.

第四节 · 血行播散型肺结核

血行播散型肺结核(hematogenous disseminated pulmonary tuberculosis)是结核杆菌进入血液后,广泛散布到肺而引起的肺结核。根据结核杆菌的数量、毒力及机体的反应,可分为急性血行播散型肺结核(急性粟粒型肺结核)、亚急性和慢性血行播散型肺结核。

一、急性血行播散型肺结核

急性血行播散型肺结核(acute hematogenous disseminated pulmonary tuberculosis)又称为急性粟粒型肺结核(acute military tuberculosis)由大量结核杆菌一次或短时间内进入血液循环引起。其发病率低,但预后差,约13%的患者有发生ARDS的风险。

急性血行播散型肺结核可发生于任何年龄,但是多见于婴幼儿、青少年,特别是未接种过卡介苗、营养不良、患传染病和长期服用免疫抑制剂的儿童,多由原发性肺结核发展而来。成人多见于免疫功能低下或服用免疫抑制剂人群,如 AIDS、糖尿病、器官移植等患者[2]。

【发病机制与病理】

原发病灶、气管支气管及纵隔淋巴结结核的破溃,或其他脏器结核病灶如肠、骨关节结核等恶化都可使结核杆菌进入血液,引发血行播散,以原发病灶来源多见。此时,患者的变态反应过高及免疫力低下。

早期主要病理学表现是肺间质充血、炎症浸润,导致肺泡间隔、小叶间隔增厚,继而肺间质中形成大量的结核结节,特征性的病理学表现是肺泡壁内和小叶间隔内结核结节形成,结节发生干酪坏死。此时,肺泡内很少见到结核病变,故痰菌检查为阴性。

病变进一步发展,肺泡及肺间质同时受累,导致换气功能障碍和肺活量减少。当原发灶内空洞形成,肺内可见支气管播散灶,表现为小结节病灶呈分支状,提示病灶位于小气道中心[3]。

【临床表现】

本型结核多起病急骤,临床上常有较严重的中毒症状[4]。患儿常伴精神萎靡、食欲不振、体重减轻、腹胀、腹泻、便秘等。体温较其他类型肺结核高,体温常高达39℃以上,呈稽留热或弛张热型。由于自主神经功能紊乱,患者常出现盗汗、出冷汗,出汗多见于颈部、前胸、后背、手心、脚心。患者常常伴有咳嗽、咳少量白色黏液痰。

成人少有呼吸困难,儿童可出现呼吸困难、发绀。若病变波及胸膜或引起胸膜反应时,可出现胸痛。胸部检查常无明显阳性体征,听诊呼吸音减弱或粗糙,晚期可闻及湿啰音。约一半以上的小儿和成人合并有脑膜炎的症状。全身浅表淋巴结肿大,肝、脾肿大。

值得注意的是,少数急性血行播散型肺结核的临床特征有时表现并不明显,而且有的经一段抗结核治疗还没有明显的效果,这部分患者极其容易被误诊为其他疾病。

【实验室检查】

痰结核杆菌的阳性率低。结核菌素试验,约半数人呈阳性,但重症患者及老年人多呈阴性或弱阳性,治疗后转阳性。行血液结核分枝杆菌 PCR 检测时,阳性率为80%左右,特异性可达90%以上。约80%以上患者的红细胞沉降率加快。

本型肺结核有不同程度的贫血。部分患者白细胞总数和中性粒细胞增加,有时也可见到白细胞总数减少或出现类白血病反应。

【影像学表现】

在发病初期,X 线片不易显示。粟粒阴影一般在发病6周后才出现,由肺尖至肺底分布。病变早期多在肺间质,X 线片见肺纹理增多、增强,形成网状阴影。

当病变进展侵入肺泡腔,则表现为两肺透亮度降低,呈毛玻璃样,肺纹理模糊不清,似云雾状。当病变发展到一定大小时,即可见由肺尖至肺底分布的粟粒状阴影。

粟粒状阴影直径多为 1~2 mm 大小,呈小圆点,边缘清晰或模糊,病灶也可逐渐增大,直径达 3~5 mm,并有相互融合倾向,在较大的融合病灶内可出现空洞。典型的粟粒型肺结核表现为"三均匀",即由肺尖至肺底布满大小、密度、分布均匀一致的粟粒状阴影,此为本病的特征性 X 线表现(图 18-4-1~图 18-4-3)。

CT 密度分辨率明显高于 X 线片,对早期粟粒阴影的显示优于普通 X 线片。当 X 线片上表现不明显时,CT 可清晰显示肺野内分布均匀、大小均匀、密度均匀的粟粒状阴影,沿血管走行。阴影大小及稠密程度不定,可小如粉尘,使肺野透光度明显下降,而结节本身显示不清[4](图 18-4-4),也可清晰显示每个结节(图 18-4-5)。

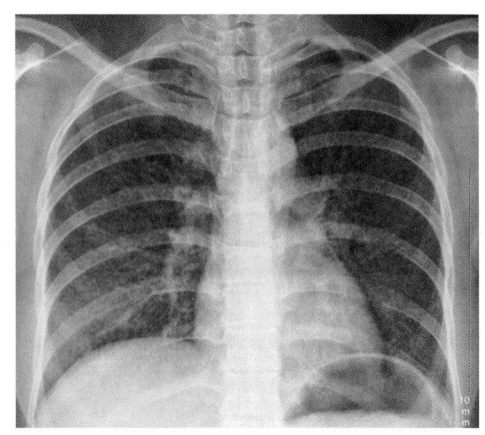

图 18-4-1 女性,20 岁。急性血行播散型肺结核

胸部 X 线片显示由肺尖至肺底均匀分布的肺纹理增多、增强,形成网状阴影。

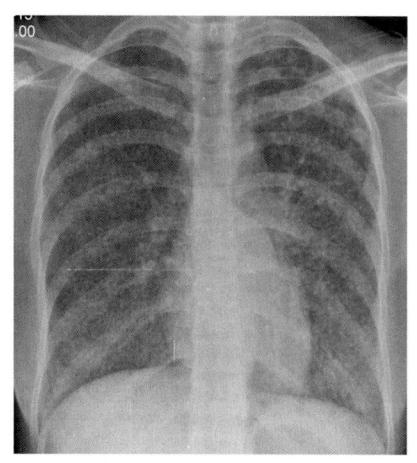

图 18-4-2 女性,21岁。急性血行播散型肺结核
胸部X线片显示两肺透光度下降,呈毛玻璃状,肺纹理模糊不清,由肺尖至肺底分布的粟粒状阴影,其大小、密度、分布均匀一致。

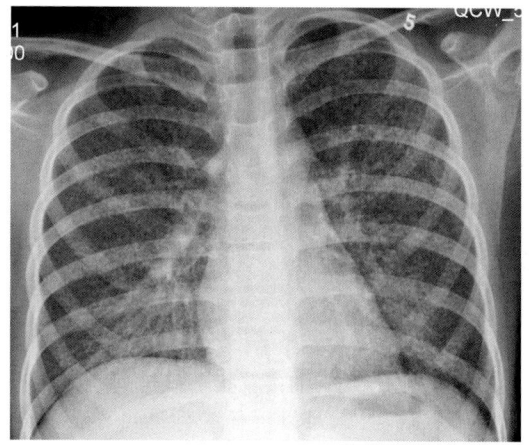

图 18-4-3 女性,12岁。急性血行播散型肺结核
胸部X线片显示双下肺肺纹理增多,边缘模糊不清,由肺尖至肺底分布的粟粒状阴影,大小略有不同,有融合倾向。

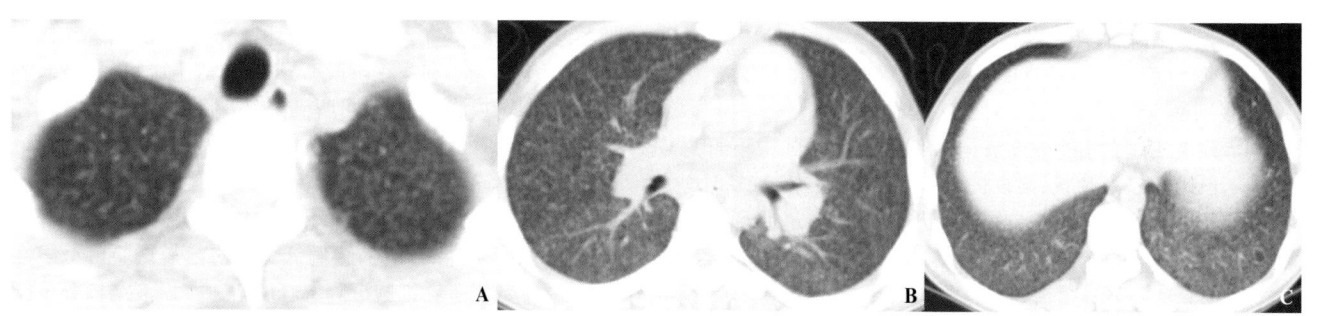

图 18-4-4 男性,19岁。急性血行播散型肺结核
CT肺窗显示两肺上(A)、中(B)、下(C)肺野散在大小、密度、分布一致的粉尘样粟粒状阴影,两肺透光度下降呈磨玻璃样,左肺门增大。

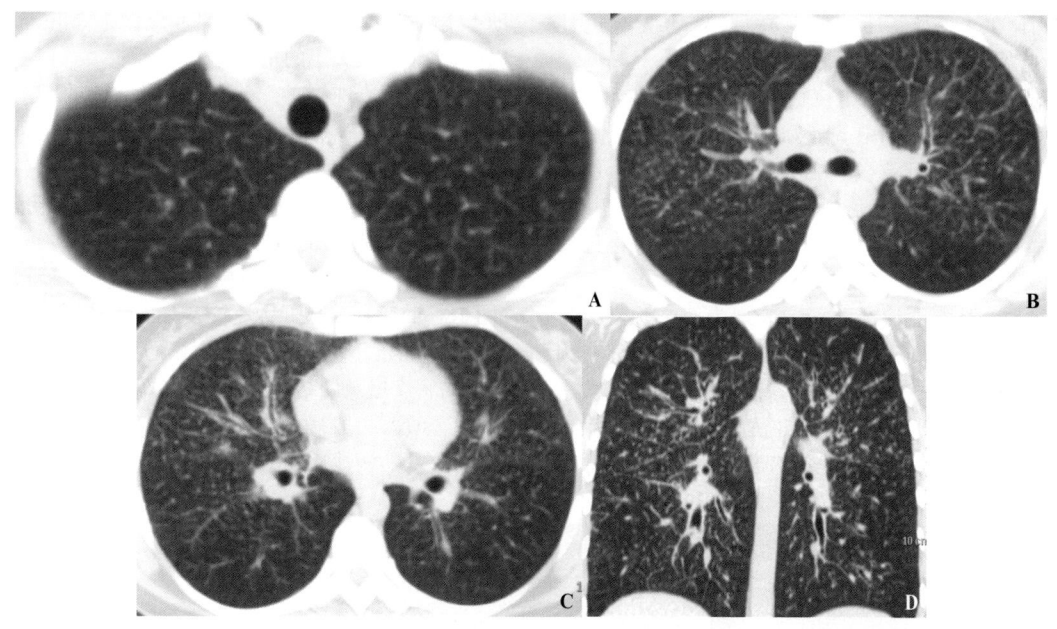

图 18-4-5 女性,32岁。急性血行播散型肺结核
CT轴位肺窗(A~C)及冠状位(D)显示两肺肺野散在大小、密度、分布一致的粟粒状阴影,结节清晰可辨。

当粟粒状结节直径小于2mm,边缘模糊,且结节分布区域＜肺野25%时,粟粒型肺结核容易漏诊[5]。

血行播散进展迅速,或合并弥漫性肺泡损伤时,表现为弥漫性磨玻璃影,或磨玻璃影内夹杂粟粒性结节,此时应警惕ARDS发生[6]。这种弥漫性磨玻璃影的特点是两肺下叶略重,两肺分布不对称。

在血行播散型肺结核的婴幼儿中,约83.9%[7]合并纵隔淋巴结肿大,72.4%合并肺实变,46.7%合并支气管狭窄,胸膜病变与空洞少见。

【诊断标准】

1. 确诊病例。影像学检查见两肺上中下野有分布均匀、大小均匀、密度均匀的粟粒状阴影,且满足以下任一标准可确诊[4]。

(1) 肺组织病理学检查符合结核病病理改变者。

(2) 痰涂片显微镜检查阳性,或痰、血分枝杆菌培养阳性,菌种鉴定为结核分枝杆菌复合群。

(3) 结核分枝杆菌核酸检测阳性。

2. 临床诊断病例。影像学检查见两肺上中下野有分布均匀、大小均匀、密度均匀的粟粒状阴影,经鉴别诊断排除其他肺部疾病所致,且满足以下任一标准可作为临床诊断病例[4]。

(1) 典型结核中毒症状及表现。

(2) 结核菌素皮肤试验中度或强阳性。

(3) γ干扰素释放试验阳性。

(4) 结核分枝杆菌核酸检测阳性。

(5) 肺外组织病理检查证实为结核病变。

【鉴别诊断】

1. 弥漫型细支气管肺泡癌。X线表现为两肺中下野为主的广泛小斑点、斑片状、粟粒状结节,结节较大,密度多不均匀,边缘不规则,进展迅速。临床症状严重,以咳透明稀薄黏液痰为其特征。

2. 粟粒状肺转移瘤。肺转移瘤患者多有原发肿瘤病史,存在消瘦,但多无持续高热症状。其中发生粟粒状肺转移的肿瘤以乳腺癌、甲状腺癌转移多见。肺内病变分布相对疏散,主要分布在中下肺野,大小不一,边缘清晰,如果不进行抗肿瘤治疗,在1~2个月随访观察,可见病变渐进性增大。

3. 尘肺。患者有长期与粉尘接触史,病变初期多无明显呼吸道症状,病变分布以两肺中下野为主,小结节多位于肺小叶中心或胸膜下,也可位于支气管血管束淋巴管周围。结节斑点影不规则、密度较高、边缘清晰锐利。病变内可见斑块状钙化,周围见纤维灶及肺气肿。96%可有肺门和纵隔淋巴结增大及钙化,典型钙化为蛋壳样。

4. 特发性肺含铁血黄素沉着症。表现为两肺弥漫性小结节、小片状实变影及磨玻璃影,其分布以中下肺野分布为主。血行播散型肺结核的肺纹理模糊,特发性肺含铁血黄素沉着症患者的肺纹理增强。特发性肺含铁血黄素沉着症患者无明显中毒症状,但多有心脏病病史,有长期反复咯血、呼吸困难和不明原因的缺铁性贫血,痰和肺泡灌洗液可查见含铁血黄素巨噬细胞。

二、亚急性和慢性血行播散型肺结核

亚急性和慢性血行播散型肺结核(subacute or chronic hematogenous disseminated tuberculosis)是由结核杆菌在较长时间内少量、多次进入血液循环引起。其发病机制及细菌来源与急性粟粒型肺结核类似。

【发病机制与病理】

发病较急性者缓慢,发病机制与急性粟粒型肺结核基本类似。可合并其他部位的结核。病理改变少部分为渗出性,以增殖性为主,可相互融合、大小不一,亦可形成空洞。病变之间常有肺气肿、纤维增生、胸膜增厚粘连。慢性血行播散型肺结核由于病程较长,部分可见钙化。

【临床表现】

起病缓和,症状相对较轻,可有反复的、阶段性发热、盗汗、乏力、咳嗽、少量痰及食欲不振、消瘦、气短、胸痛等。体征随病灶范围的大小和病程阶段而异,叩诊双上肺可呈浊音,听诊呼吸音粗糙或降低,有时可听到湿啰音。肝脾大,伴有肺外结核时,有相应的症状和体征。

【实验室检查】

与急性血行播散型肺结核相比,本型结核的痰结核杆菌的阳性率虽有所升高,但仍然偏低。结核菌素试验可呈阳性或阴性。多数患者红细胞沉降率轻度增速。血液结核分枝杆菌PCR检测效能仍然较高,本型肺结核有不同程度的贫血[4]。

眼底检查发现脉络膜双侧苍白、灰白色或淡黄色结节有助于本病的早期诊断[8]。脉络膜结节通常位于视神经2cm以内,小于视盘大小的1/4。

【影像学表现】

X线表现特点为"三不均匀",即病变分布不均匀、大小不均匀、密度不均匀。

(1) 分布不均匀:病变多累及两肺上、中野,有时可累及两肺全野,上肺野结节数量比下肺野多(图18-4-6)。

(2) 大小不均匀:从粟粒状病灶至直径1cm左右的病灶(图18-4-7),上肺野病灶较大。

(3) 密度不均匀:从边缘模糊的稍高密度渗出,到边缘清晰的高密度增殖硬结、纤维条索影,甚至可见致密钙化影(图18-4-6)。一般病灶自肺尖向下蔓延,肺尖的病灶比较陈旧,而下部的病灶比较新鲜。

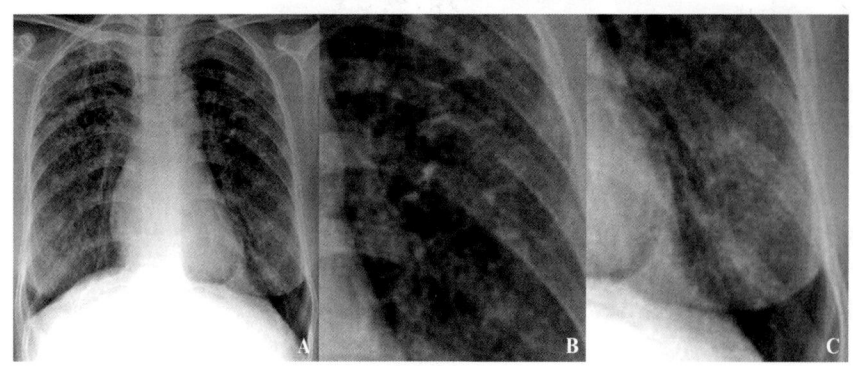

图18-4-6 女性,62岁。亚急性血行播散型肺结核

胸部X线片和局部放大片显示两肺散在粟粒状阴影,中上肺野显著,两肺门轻度上移(A),左肺上野(B)粟粒状结节较左肺下野(C)密集,左肺上野结节密度不一致,部分密度增高与皮质骨相似,左肺下野结节边界不清,左膈顶胸膜幕状粘连。

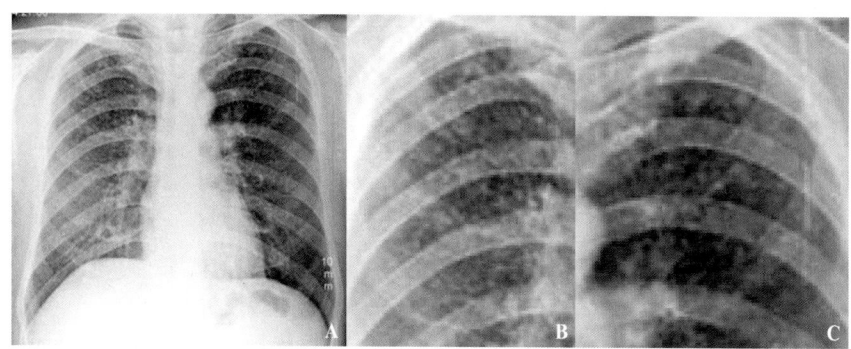

图 18-4-7 男性，40岁。亚急性血行播散型肺结核

胸部X线片和局部放大片显示两肺散在粟粒状阴影，中上肺野为著(A)，右肺上野较左肺上野密集(B、C)，结节大小不一致。

除了上述结节的特点，可伴有中下肺野代偿性肺气肿，胸膜增厚、粘连(图 18-4-6C)。当机体抵抗力差或治疗不彻底，病变恶化，出现病灶周围炎，结节增大、模糊、融合，发生干酪样坏死，形成空洞影，诱发渗出性胸膜炎，以及支气管播散，使X线表现更为复杂。此时，X线表现与浸润型结核伴支气管播散难以鉴别。病变反复发作与破坏者，最后可发展为慢性纤维空洞型肺结核。

在CT表现上，以粟粒性病变为主要病灶，可夹杂斑片状、结节状、索条状阴影。与急性血行播散型肺结核的"三均一不同"，本型粟粒性病灶主要分布于两肺中、上野，大小不同，形态不同，新鲜渗出病灶与陈旧硬结、钙化灶并存(图 18-4-8)。

部分病灶可融合呈斑片状或结节状(图 18-4-9)。结节内发生干酪样坏死，可形成空洞影(图 18-4-10)。CT在显示病变的数量、内部结构、形态方面较X线检查优越，HRCT对于结节与小叶间隔之间的关系显示更佳[9]。

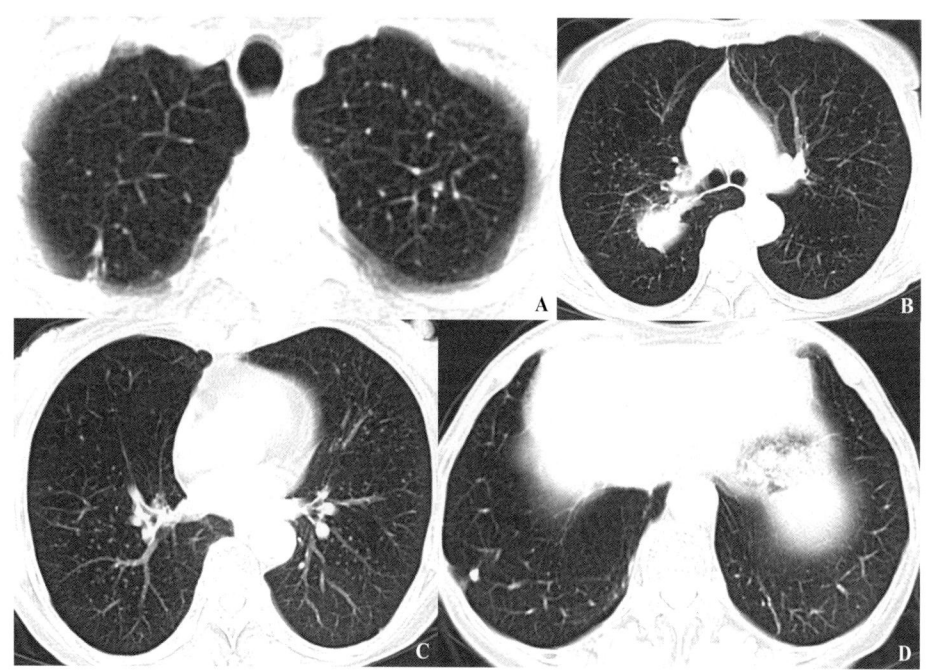

图 18-4-8 女性，70岁。亚急性血行播散型肺结核

CT肺窗(A~D)显示两肺散在粟粒状病灶，以肺中野分布为主(B、C)，右肺尖结节及纤维条索影(A)，右肺门结节影(B)，右下肺钙化灶(D)。

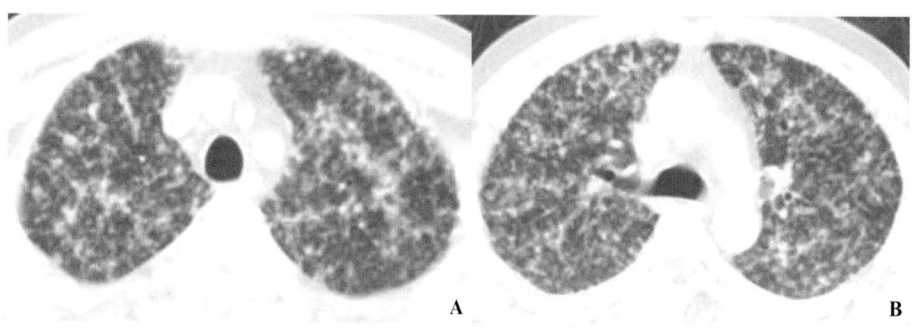

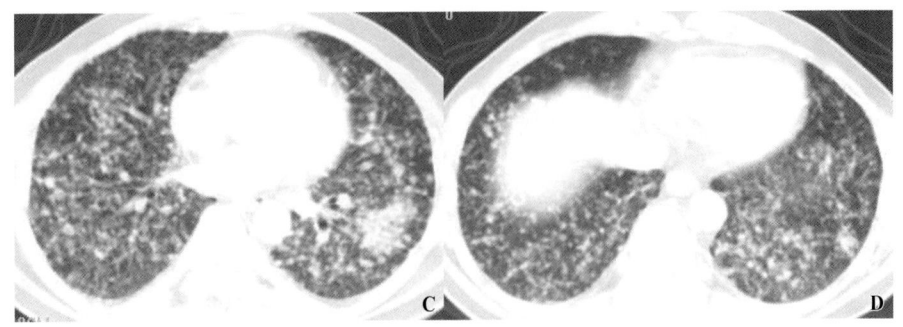

图 18-4-9　男性,44 岁。亚急性血行播散型肺结核
CT 肺窗(A~D)显示两肺广泛分布的粟粒状、小结节状病变,病变大小差异较大,部分病变融合呈小斑片状。

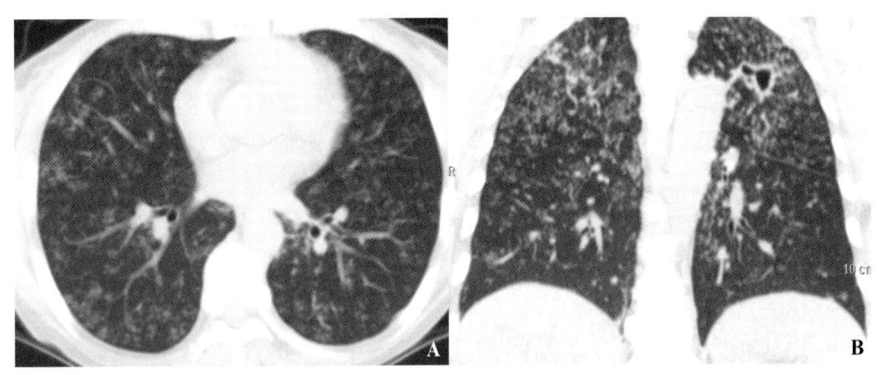

图 18-4-10　女性,58 岁。亚急性血行播散型肺结核
CT 肺窗轴位(A)及冠状位(B)示两肺弥漫性粟粒状病灶,上肺野较下肺野密集,病变大小不等,形态不一,密度不一,左肺上野可见薄壁空洞,右上肺部分病灶密度偏高,边缘锐利。

【诊断标准】

1. 确诊病例·影像学检查见两肺中上野有分布不均匀,大小不均匀,密度不均匀的粟粒状或结节状阴影,且满足以下任一标准可确诊[4]。

(1) 肺组织病理学检查符合结核病病理改变者。

(2) 痰涂片显微镜检查阳性,或痰、血分枝杆菌培养阳性,菌种鉴定为结核分枝杆菌复合群。

(3) 结核分枝杆菌核酸检测阳性。

2. 临床诊断病例·影像学检查见两肺中上野有分布不均匀,大小不均匀,密度不均匀的粟粒状或结节状阴影,经鉴别诊断排除其他肺部疾病所致,且满足以下任一标准可作为临床诊断病例[4]。

(1) 典型结核中毒症状及表现。

(2) 结核菌素皮肤试验中度或强阳性。

(3) γ 干扰素释放试验阳性。

(4) 结核分枝杆菌核酸检测阳性。

(5) 肺外组织病理检查证实为结核病变。

【鉴别诊断】

1. 结节病·是一种累及全身多系统非干酪性肉芽肿性病变,其两肺粟粒状结节的特点是结节以中下肺野和肺门处密集,边界清晰,有沿支气管血管束、脏层胸膜下及叶间裂分布趋势,除结节外,常伴有磨玻璃样变、不规则线和增厚的小叶间隔混合。如果此时发现肺门及纵隔淋巴结的对称性肿大,对结节病的诊断有帮助。临床上结节病起病缓慢,呼吸道症状较轻,干咳多见,常呈现症征不符特点,即临床症状轻、影像学表现重的不对称现象。

2. 肺孢子菌肺炎·肺孢子菌肺炎多发生于原发性或继发性免疫缺陷者,其影像学上除结节外,常伴有网格状间质改变,病变自肺门向肺外周播散,肺尖和肺底较少累及,实验室检查痰、气管内分泌物或肺活检可找到耶氏肺孢子虫包囊或滋养体。PCR 可(+)(肺孢子菌的线粒体 5s rDNA 和 16s rDNA)。肺功能为限制性通气障碍。

(王秋萍　栾立)

参考文献

[1] Wakamatsu K, Nagata N, Kumazoe H, et al. Prognostic factors in patients with miliary tuberculosis [J]. J Clin Tuberc Other Mycobact Dis, 2018,12: 66-72.

[2] Nachiappan AC, Rahbar K, Xiao S, et al. pulmonary tuberculosis: role of radiology in diagnosis and management radiographics [J]. RadioGraphics, 2017,37:52-72.

[3] 刘士远,郭佑民. 中华影像医学·呼吸系统卷[M]. 3 版. 北京:人民卫生出版社,2019.

[4] 中华人民共和国国家卫生和计划生育委员会. WS 288—2017 肺结核诊断. 北京:中华人民共和国国家卫生和计划生育委员会,2017.

[5] Choe J, Jung KH, Park JHa, et al. Clinical and radiologic characteristics of radiologically missed miliary tuberculosis [J]. Medicine (Baltimore), 2021, 100:e23833.

[6] Zeng Y, Zhai XL, Xiang Y, et al. Illustration of a number of atypical computed tomography manifestations of active pulmonary tuberculosis [J]. Quant Imaging Med Surg, 2021,11:1651-1667.

[7] 姚景江,贺亚琼,张亚林. 婴幼儿血行播散型肺结核临床与 CT 表现[J]. 临

[8] Sharma SK, Mohan A, Sharma A. Miliary tuberculosis: a new look at an old foe [J]. J Clin Tuberc Other Mycobact Dis, 2016, 3:13 - 27.

[9] Voloudaki AE, Tritou IN, Magkanas EG, et al. HRCT in miliary lung disease [J]. Acta Radiologica, 1999, 40:451 - 456.

第五节·继发性肺结核

继发性肺结核(secondary pulmonary tuberculosis)是肺结核中最常见的类型。它是指发生于原发性肺结核后任何时期的肺结核病。它多见于青年人及部分免疫力低下的老年人,病程长,易反复。研究显示,结核病复发概率随首次结核发生年龄的增加而升高[1]。

本型结核痰结核分枝杆菌检查常为阳性,但是痰阴性患者并非不具有传染性,研究显示痰涂片阴性患者的传染力约为22%[2]。因此,检出活动性结核事关重要。本型结核的感染多是由于免疫反应及治疗等因素的影响,导致原发感染后体内潜伏结核杆菌的再次活跃致病,或因再次感染结核杆菌所致。

根据其影像学特点分为浸润性肺结核、干酪性肺炎、结核球、纤维空洞型及毁损肺等。典型的病变好发于肺尖、锁骨下区及下叶背段。由于继发性肺结核病理变化多样,导致影像学表现也很复杂。

一、浸润性肺结核

浸润性肺结核(infiltrative pulmonary tuberculosis)是成人最常见的继发性肺结核。由于机体抵抗力低,使得体内潜伏病灶结核杆菌再度活动,或外源性结核分枝杆菌再感染而形成的肺结核病。一般以内源性复发为多。

【发病机制与病理】

本型病因有内源性复发和外源性感染两种。

1. 内源性复发·一般以内源性复发常见。原发性肺结核多数可以完全吸收,治愈。但也有部分患者所存在的残留病灶,或经血行播散、淋巴管播散形成潜伏病灶。这些潜伏病灶在某些导致机体免疫力降低的情况下或机体变态反应增强时,可再度活跃,繁殖生长,导致原来静止的病灶重新恶化,发生渗出性改变,即内源性病灶复燃。

2. 外源性感染·即原已受过结核杆菌的感染,发病或未发病,其后再次从外界吸入结核杆菌,在肺内产生病变。

坏死性肉芽肿性炎是该病的组织学特征。常见的病理表现为细支气管和其周围渗出性肺泡炎性改变。干酪样物质占据细支气管腔和肺泡管。病变中央部位可有干酪样坏死。病变好转可以逐渐吸收、纤维化、增殖硬结,最后形成钙化。

当病变进展可导致小叶或大叶性实变,是由干酪样坏死和周围非特异性炎症组成的肉芽肿所致。恶化时产生变质性干酪病变,液化溶解区形成,产生各种空洞。排出的坏死物常经支气管播散到肺的其他部位。此外,常可见并发的支气管血管扭曲、肺气肿、支气管扩张。

【临床表现】

多数起病缓慢。在疾病早期,若病变轻微或患者状态良好,患者可无症状或症状轻微,仅在体格检查或胸部X线检查时才发现。随着炎性浸润,由于结核中毒或自主神经功能紊乱,可出现程度轻重不一的全身症状,如盗汗、乏力、食欲不振、消瘦、心悸及月经不调等。

在病变的早期,患者有轻微干咳或咳少量白色黏液痰,痰中带血或少量咯血、胸痛等。在病变进展,特别是合并继发感染时,咳嗽加重,可出现刺激性咳嗽、咳黄色黏液脓痰,出现气短、呼吸困难等表现。叩诊两肺可叩浊,听诊可闻及呼吸音减弱,大小不等水泡音,散在湿啰音。

【实验室检查】

多数患者红细胞沉降率加快。痰结核杆菌的阳性率高。结核菌素试验多为阳性。

Xpert MTB/RIF测试的灵敏度为62%~69%,特异度为98%~99%[3]。

【影像学表现】

病变好发于上叶尖、后段及下叶背段。往往呈现三多征象,即表现形式多样(如斑片状影,结节状影,空洞等)、病变性质多样(如渗出、实变、钙化、纤维化)、多发病灶。多种病灶中以渗出性病变为主。

胸部X线片上,渗出性病变多表现为斑点状、斑片状或云絮状阴影,常沿肺段、肺叶分布。病变密度不均匀,中心密度高,边缘模糊(图18-5-1),当病程迁延时,病灶边缘趋向清晰(图18-5-2)。

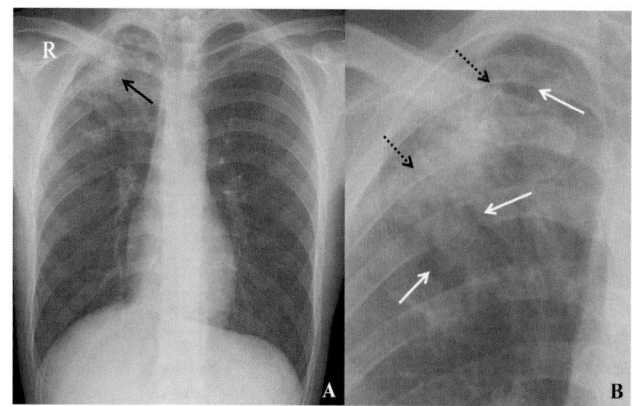

图18-5-1 男性,21岁。继发性肺结核(浸润性)

胸部X线片(A)显示右肺锁骨下区片絮状高密度影(黑实箭),病灶中心密度略高,边缘模糊不清,无法确定病灶的边界。局部放大图(B)显示大片阴影周围有多发小斑片状影,不规则低密度影(白实箭)。

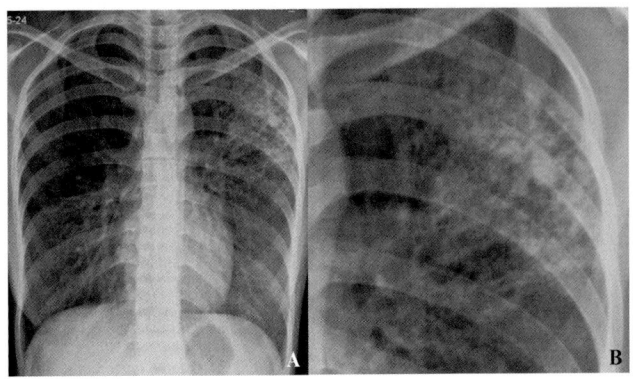

图 18-5-2　浸润性肺结核
胸部 X 线片和局部放大片显示左锁骨下区透光度下降(A),其内有大小不等结节样、斑片状及条索状阴影,病变自肺门向外带呈扇形分布,边缘欠锐利(B图)。

结节状阴影大小差异较大,直径从几毫米至数厘米,边缘模糊或清楚(图 18-5-3)。空洞可存在于实变影内,也可发生于结节肿块内,囊壁厚薄不一,可表现为斑片阴影中的无壁空洞;也可为边缘清楚的薄壁或厚壁空洞,以薄壁空洞多见(图 18-5-4)。空洞周围有结节影及条索状的卫星灶。索条影邻近胸膜常被牵拉内陷。空洞性病灶可伴有支气管播散灶,表现为沿肺纹理分布的结节。

浸润病灶还可与血行播散的肺内粟粒状病灶、胸腔积液、胸膜增厚与粘连并存(图 18-5-5)。然而 X 线检查对于判断痰涂片检查阴性的肺结核有无活动性一般认为用处不大。

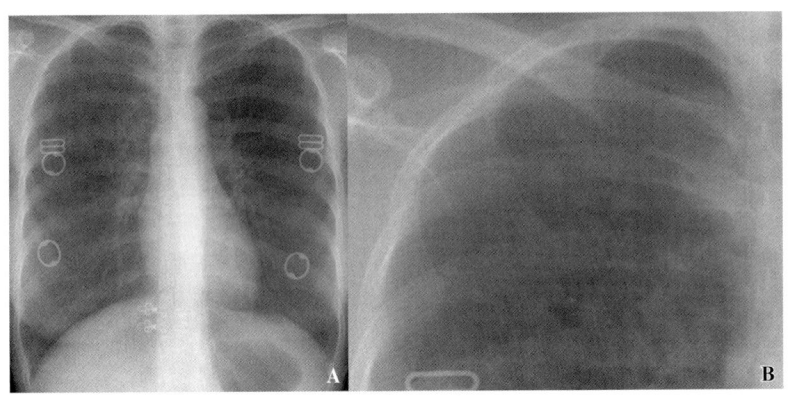

图 18-5-3　浸润性肺结核
胸部 X 线片(A)及局部放大图(B)示右上肺透光度下降,其内纹理增多紊乱,夹杂边界不清小结节影,右肺门上部边界模糊不清。

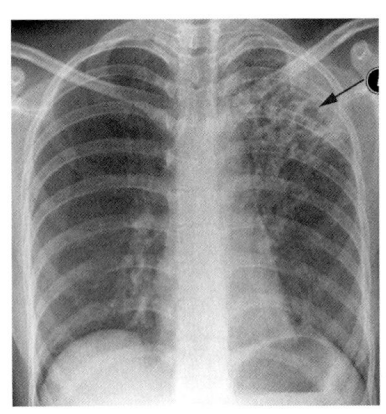

图 18-5-4　女性,14 岁。继发性肺结核(浸润性)
胸部 X 线片显示左侧锁骨下区可见大片状密度增高阴影,形态不规则,边缘欠清晰,内可见不规则虫蚀样空洞(黑实箭)。

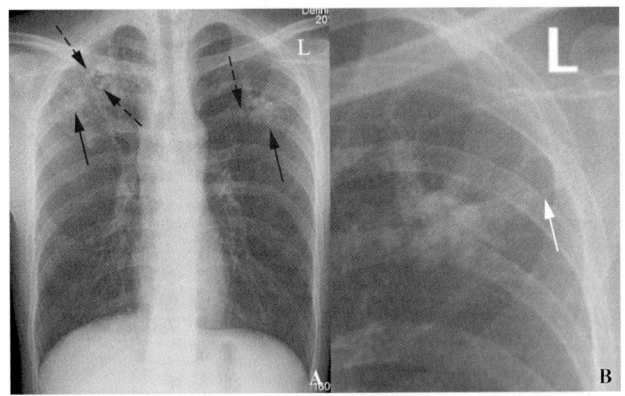

图 18-5-5　男性,28 岁。继发性肺结核(浸润性)
胸部 X 线片和局部放大片显示两肺上野可见边缘模糊斑片状影(黑实箭),病灶中心密度略高,周围有大小不一、浓淡不同结节(A,黑虚箭);左肺上叶病灶外缘与胸膜之间有线状条索状阴影(B,白实箭)。

与胸部 X 线片相比,CT 无结构重叠,可显示 X 线检查未能发现的病灶,并能进一步了解病灶内部及周围的细微改变。对结节、实变、空洞病变、磨玻璃影和粟粒状结节的显示优良(图 18-5-6 和图 18-5-7)。

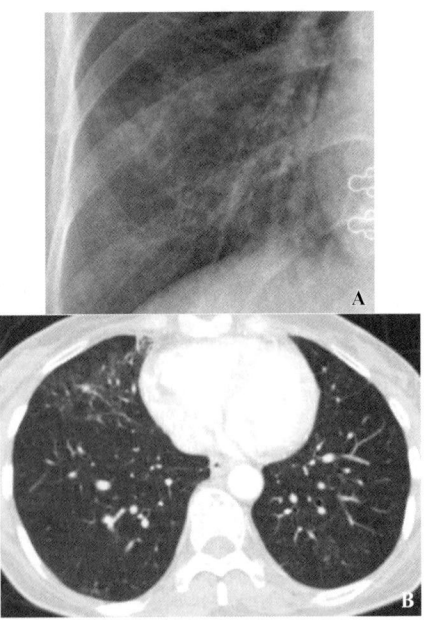

图 18-5-6　女性,60 岁。穿刺证实为肺结核
胸部 X 线片(A)显示右肺中叶透光度下降,呈磨玻璃状,密度不均匀,边缘模糊;CT 肺窗(B)显示病变无明确界限,呈磨玻璃状淡薄渗出改变,磨玻璃状病变内夹杂小结节,可见局限性肺过度通气征象,邻近的斜裂胸膜扭曲变形。

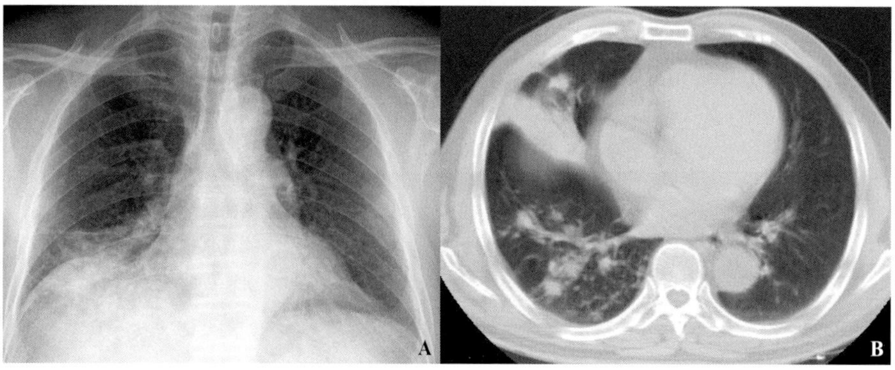

图 18-5-7 男性,71 岁。穿刺证实肺结核

胸部 X 线片(A)显示右肺下野片絮状密度增高影,内部密度不均,边缘模糊;CT 肺窗(B)显示中叶渗出实变影内存在含气支气管,肺下叶散在斑片状及紊乱的条索影。

与常规 CT 相比,HRCT 还可清晰地显示肺组织的细微结构,如肺小叶的气道、血管及小叶间隔、肺间质等,几乎能显示与大体标本相似的形态学改变,对代表实质受累的小叶中心结节和代表支气管内扩散的分枝状线状结构、树芽征显示更佳,可较好预示结核有无活动性[4],是检测肺炎实变和致密结节病变中细微空洞变化的首选方式[5],是痰阴性肺结核患者肺结核活动性诊断的有用工具[6]。

病变初期,炎症局限于细支气管及其周围的肺泡,在 CT 上表现为沿着支气管分布的小结节状阴影,支气管管壁增厚(图 18-5-8)。当干酪样物质充填细支气管后,在常规 CT 上形成粗细不均、边缘模糊的分枝状、线状、网格状阴影(图 18-5-9)。

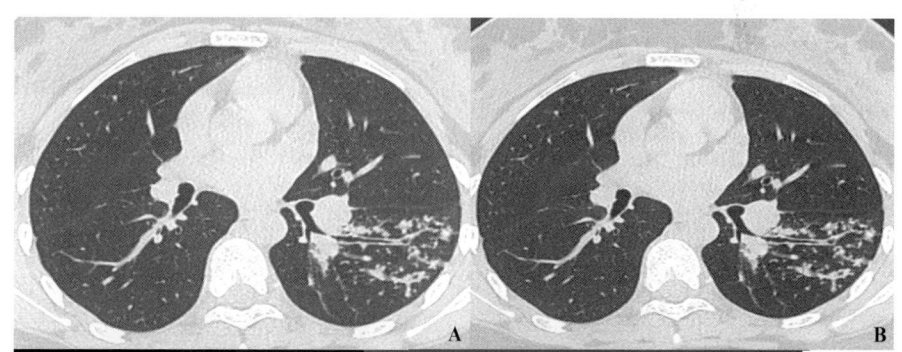

图 18-5-8 女性,17 岁。浸润性肺结核

CT 肺窗(A、B)显示左肺下叶前段沿着在支气管分布的多发结节状阴影,左肺下叶前段支气管管壁增厚,管腔狭窄(提示有细支气管内膜结核),远端支气管未见显示(箭);C)AI 智能分析(D)两肺支气管总数为 111 支,支气管体积为 45.24 mL,支气管总长度为 171.48 cm,支气管级数为 10 代;两肺容积为 3 858.57 mL,左肺下叶前段病变总体积为 34.2 mL,病变体积占全肺体积的 0.89%。

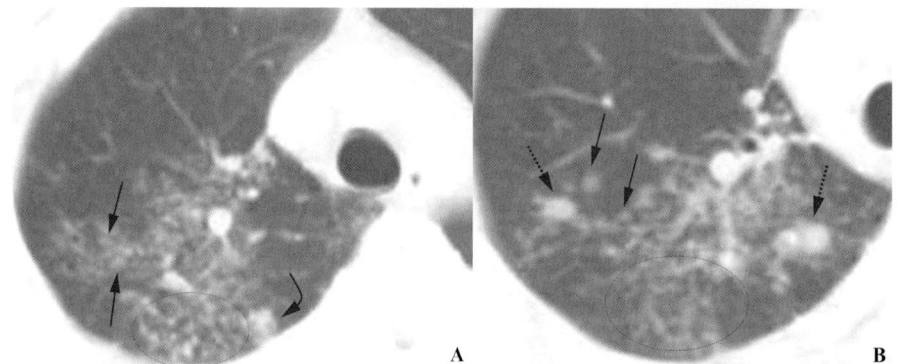

图 18-5-9 浸润性肺结核

CT 肺窗(A、B)显示右肺上叶尖段多发斑点状、边缘模糊稍高密度影(直实箭),后段网格状影(圆圈内),胸膜下小片状影(弯箭)及结节影(直虚箭)。

病变继续发展,肺泡实变并相互融合成大片状实变影,形成亚段性肺炎,实变区密度不均匀,边界不确定(图18-5-10),但如果受到叶间裂的阻挡,边界则光滑锐利(图18-5-10)。实变内可见含气支气管,初始,支气管形态尚自然,随病程进展,支气管走行僵直、扭曲、增宽(图18-5-11)。

病变可发生于肺的任何部位,但更好发于上叶尖、后段及下叶背段。周围可有纤维索条影,病变累及胸膜时,可出现胸腔积液、胸膜肥厚粘连(图18-5-12)。

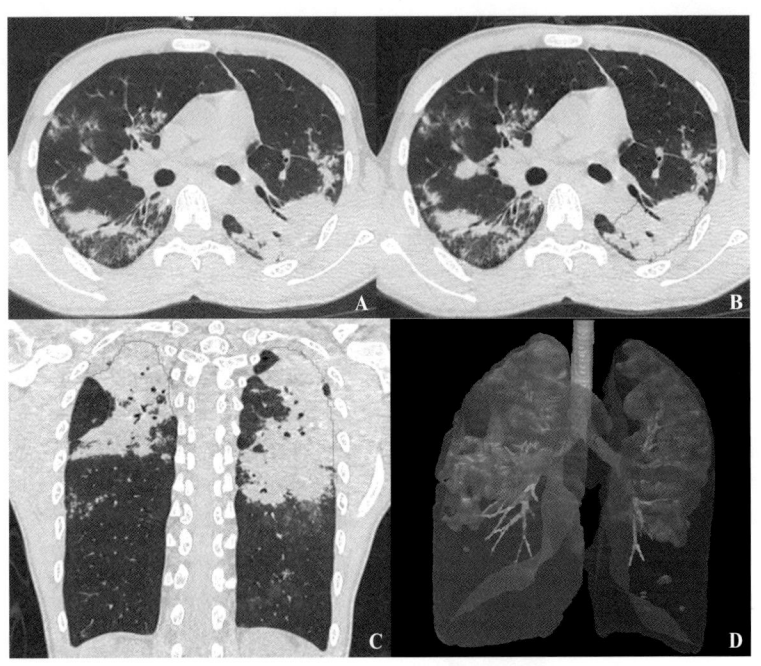

图18-5-10　男性,18岁。浸润性肺结核

CT肺窗横切位和冠状位(A~C)显示两肺上叶多发不规则斑片状实变阴影,结节,支气管壁增厚;AI智能分析(D)显示两肺肺容积为4 374.54 mL,肺内病变总体积为574.45 mL,病变体积占全肺总体积的13.15%。

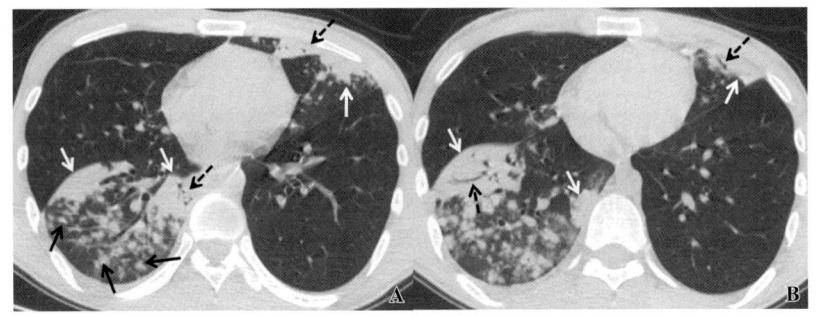

图18-5-11　男性,30岁。继发性肺结核(浸润性)

CT肺窗(A、B)显示右肺下叶及左肺上叶下舌段透光度下降,其内可见多发片状(白实箭)、斑片状及结节状密度增高影(黑实箭),非胸膜缘边缘不清,病灶内可见低密度类圆形、长条形含气支气管影,管腔宽大(黑虚箭)。

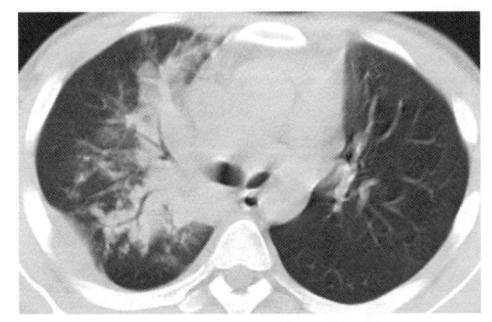

图18-5-12　男性,24岁。浸润性肺结核

CT肺窗显示右肺上叶沿支气管分布的实变影,边界模糊,伴右侧胸膜肥厚。

在HRCT上常见到的提示活动性肺结核的征象包括:①在小叶中心见到直径为2~4 mm的结节(图18-5-13)或分枝线状条状结构(图18-5-14);②细支气管管壁增厚(图18-5-15);③树芽征(图18-5-16);④直径5~8 mm、边缘模糊的结节(图18-5-17);⑤空洞或肺实变(图18-5-18);⑥小叶间隔增厚。Raghuvanshi[6]等对痰涂片阴性患者的研究显示,存在以下条件中至少2项时,HRCT诊断活动性肺结核的灵敏度及特异度分别为82.9%和96.4%;存在以下条件至少3项时,其诊断的灵敏度及特异度分别为53.6%和100%。

(1) 主病灶位于两肺上叶或下叶背段。

(2) 树芽征。

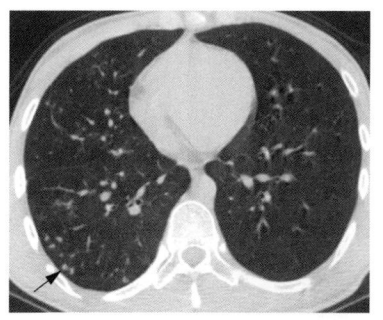

图 18-5-13 男性,20岁。继发性肺结核(浸润性)
CT肺窗显示右肺下叶后基底段小叶中心结节影(箭),边缘清晰。

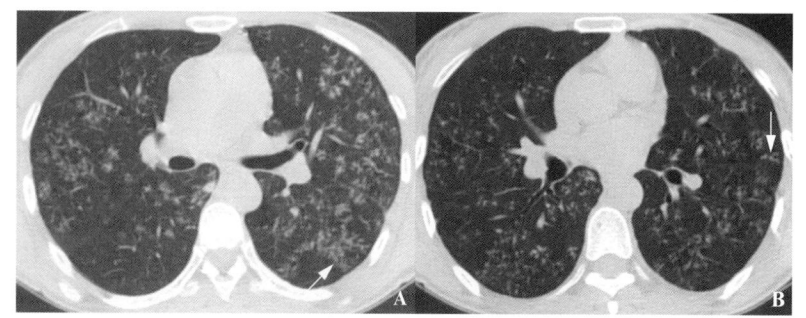

图 18-5-14 女性,39岁。继发性肺结核(浸润性)
CT肺窗显示中肺野(A)、下肺野(B)两肺弥漫分布多发分支线阴影(箭)沿支气管分布,边缘较模糊,线状影未达小叶间隔。

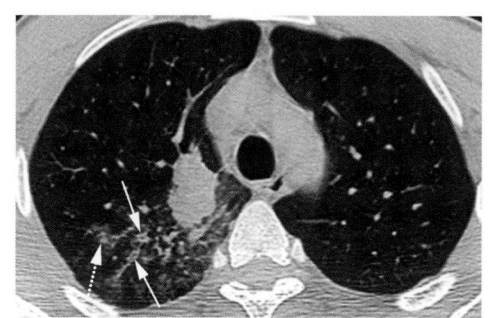

图 18-5-15 浸润性肺结核
CT肺窗显示右肺上叶小叶中心结节(直虚箭),细小支气管扩张,管壁增厚(直实箭)。

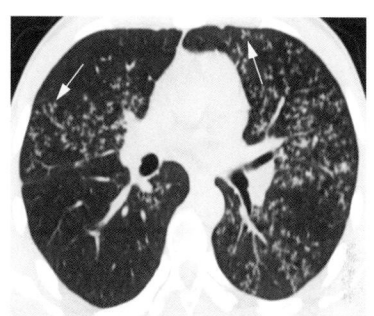

图 18-5-16 男性,23岁。浸润性肺结核
两肺多发斑点状、边缘模糊小结节,胸膜下可见树芽征(箭)。

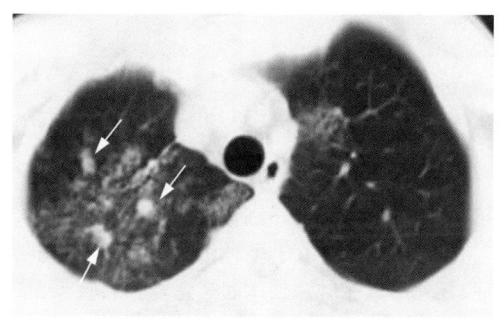

图 18-5-17 浸润性肺结核
CT平扫显示右侧胸廓稍塌陷,两肺上叶可见磨玻璃样渗出影,边界模糊,其间夹杂线状影及更高密度结节(箭),结节不规则,边界欠清。

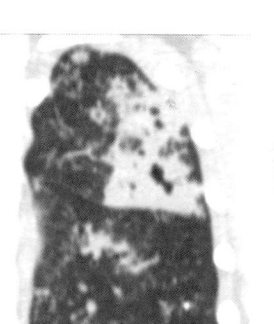

图 18-5-18 女性,13岁,继发性肺结核(浸润性)
冠状位显示左肺上叶多发片状致密影,形状不规则,密度不均匀,内可见含气支气管及空洞,肺尖可见结节。

(3) 小叶实变影。
(4) 结节或小叶中心结节。

PET-CT检查,肺内病灶的表现多样,多为斑片状、边缘较模糊阴影,其周边核素浓聚,中心区稀疏,病变可累及胸膜。当伴有肺门、纵隔淋巴结肿大时,其表现方式与纵隔淋巴结结核表现类似,葡萄糖代谢是否增高与结核的活动性相关,即结核活动期为高摄取(图18-5-19),而结核痊愈,葡萄糖呈无摄取表现。

【诊断标准】

1. 确诊病例。影像学检查显示两肺上叶尖后段,下叶背段斑片状密度增高影,中心密度高于外周,边缘模糊,病变可伴发空洞、钙化、支气管播散灶、胸腔积液等表现。在此基础上满足以下任一标准可确诊[7]。

(1) 肺组织病理学检查符合结核病病理改变者。
(2) 痰涂片显微镜检查阳性,或痰、血分枝杆菌培养阳性,菌种鉴定为结核分枝杆菌复合群。
(3) 结核分枝杆菌核酸检测阳性。

2. 临床诊断病例。影像学检查显示两肺上叶尖后段,下叶背段斑片状密度增高影,中心密度高于外周,边缘模糊,病变可伴发空洞、钙化、支气管播散灶、胸腔积液等表现。经鉴别诊断排除其他肺部疾病所致,且满足以下任一标准可作为临床诊断病例[7]。

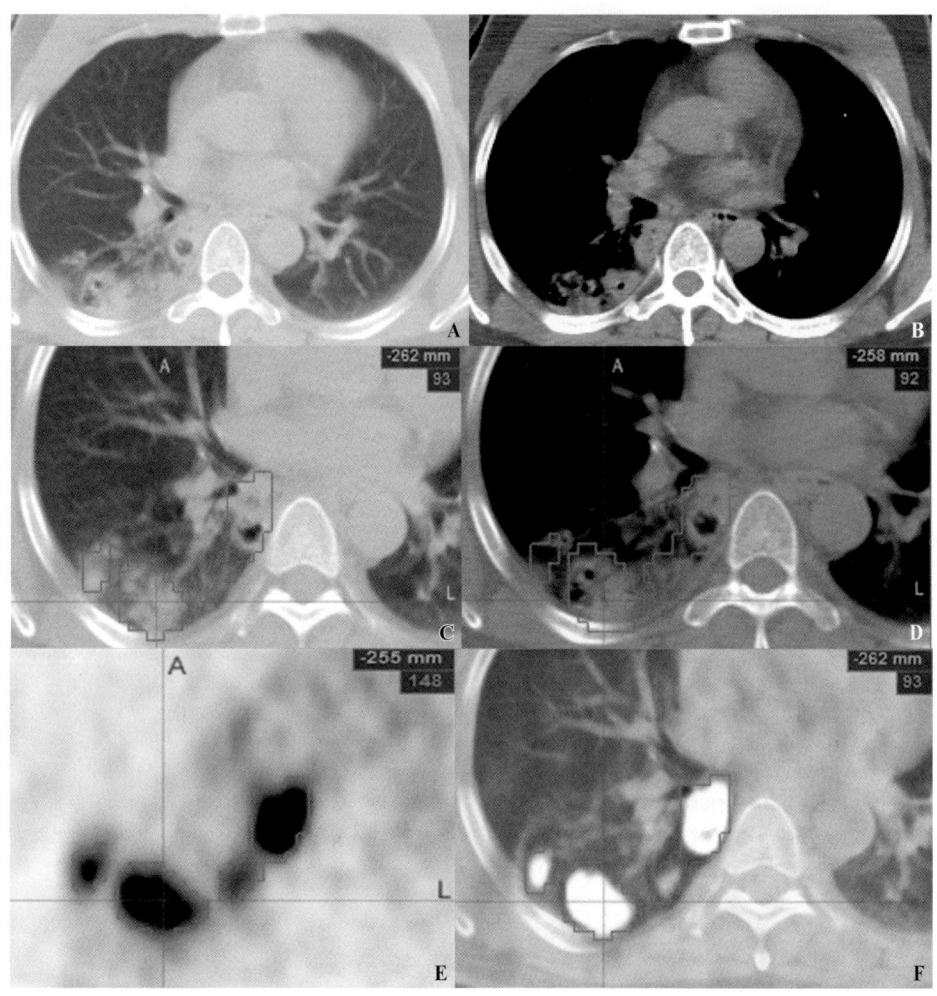

图 18-5-19 男性,48 岁。浸润性肺结核

CT 肺窗显示右肺下叶背段团状软组织影,边界模糊不清,与后壁胸膜相粘连(A),其内见多个大小不等的空洞影(B);PET-CT 显示结节状异常放射性核素浓集 SUV 11.5~12.5,3 小时延迟扫描浓聚程度变化不大(C~F)。

(1) 典型结核中毒症状及表现。
(2) 结核菌素皮肤试验中度或强阳性。
(3) γ干扰素释放试验阳性。
(4) 结核分枝杆菌核酸检测阳性。
(5) 肺外组织病理检查证实为结核病变。

【鉴别诊断】

1. 支气管肺炎 多发生于幼儿及老年人,发热、咳嗽较明显,咳黄脓痰,听诊在肺部可闻及细湿啰音。X 线表现以双下肺多见,可见小斑点状、斑片状模糊阴影,沿着肺纹理分布,部分病灶融合呈大片边缘模糊阴影。浸润性肺结核病变多位于两肺上叶,往往多种形态同时存在。

2. 肺炎支原体肺炎 为支原体所引起,好发于青壮年,其病理变化为间质性或肺叶炎症。X 线表现为节段性斑片影,似结核浸润,但该病多发生在中下肺野,密度相对较均匀,多在 1~2 周变化,4 周内可完全吸收,常呈游走性。短期内摄片复查可见阴影变化。痰分离培养可见病原体。

3. 肺真菌病 多与大量抗生素或免疫抑制剂应用有关。X 线表现病灶多在中下部,斑片状影,若为曲霉球,可见其随体位的不同,形态、位置发生改变。有时与结核病难以鉴别,

痰培养和/或手术切除,经病理检查可获得诊断。

4. 肺脓肿 是由于多种细菌感染所引起的肺部化脓性炎症、坏死形成脓肿。临床起病急,高热、咳嗽、脓性痰。血白细胞显著升高。影像学特点是病变好发于上叶后段或下叶背段,早期呈大片状阴影,边缘模糊,阴影变化快,在短时间内形成厚壁空洞影像,洞内常有气液平面,洞周多有浓密的斑片状炎性渗出,渗出较结核性空洞更广泛,空洞大小变化快,有时可为多房性。多数情况下可见多支引流气管与之相通。

5. 支气管扩张症 支气管扩张合并感染时,肺内出现局限性的片状或较分散的模糊阴影,密度不均匀,与肺结核表现相似,应与之鉴别。本病 X 线表现为肺纹理增多、增粗,排列紊乱。扩张而含气的支气管可表现为粗细不均的管状透明影。在增多、紊乱的肺纹理中可见斑片状稍高密度影。CT 检查对鉴别诊断有很大帮助。可见支气管扩张呈囊状、柱状、轨道征、印戒征等表现,具有特征性。

二、干酪性肺炎

干酪性肺炎(caseous pneumonia)是以干酪性肺结核为主型的继发性肺结核,是继发性肺结核中最为急重的一型结核,

多见于机体抵抗力差、对结核杆菌高度过敏的患者。目前比较少见。

在机体免疫功能低下、变态反应较高的情况下,大量毒力较强的结核杆菌进入肺部,产生渗出性病灶并很快发生干酪样坏死而形成干酪样肺炎。这种患者的痰菌检出率比较高,是最容易被金标准证实的一种类型。

【发病机制与病理】

主要是由于支气管、纵隔或肺门淋巴结结核破溃,大量的结核分枝杆菌及干酪样物质经支气管进入肺内所致,形成肺叶、肺段或小叶范围的干酪样肺炎。部分干酪样肺炎是肺内渗出性病变迅速干酪样坏死,病灶互相融合而成。

【临床表现】

起病急骤,患者消瘦,多有寒战、高热,剧烈咳嗽,咳大量脓痰,有时咳出干酪样物质,也可有咯血、发绀、呼吸困难等。叩诊浊音,听诊可闻及散在湿啰音。

【实验室检查】

多数患者红细胞沉降率加快。痰结核杆菌的阳性率高。结核菌素试验多为阳性。

【影像学表现】

干酪样肺炎可分为小叶性和大叶性两种,胸部X线表现如下。

1. **小叶性干酪样肺炎** 可见多发散在的斑片状稍高密度影,或絮状高密度影,边缘较模糊,亦可融合成片状,絮状影内可出现不规则透亮影(图18-5-20)。

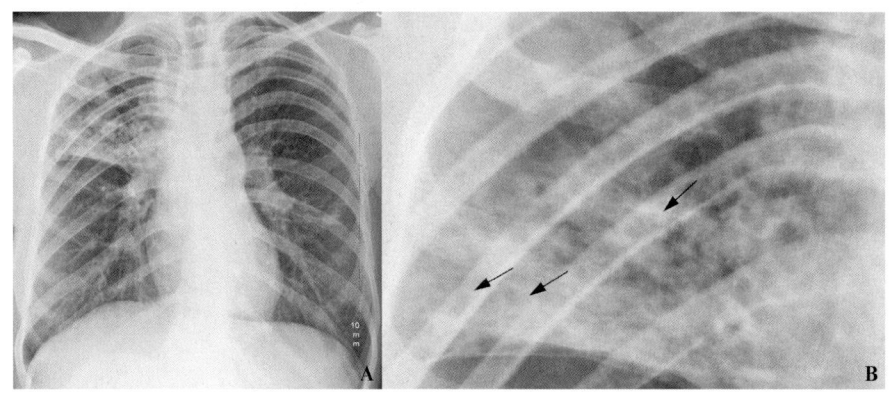

图18-5-20 女性,52岁。干酪性肺炎患者

胸部X线片(A)和放大片显示右上肺透光度下降,密度不均匀增高,下缘平直,上界不确定;局部放大片(B)示上肺片絮状阴影内散在小空洞(箭)。

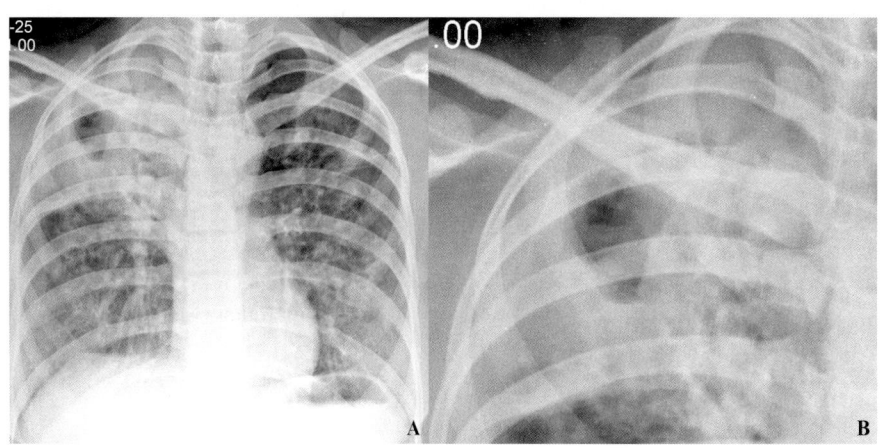

图18-5-21 女性,46岁。干酪性肺炎患者

胸部X线片(A)和放大片显示两肺纹理紊乱,散在小斑片状致密阴影,右上肺密实,其内密度不均;局部放大图(B)示低密度区内多发不规则透亮影,隐约可见小液平。

2. **大叶性干酪样肺炎** 为肺段或肺叶的实变,轮廓模糊,与大叶性肺炎相似,以上叶多见。其内可见大小不等的不规则透亮影,为急性无壁空洞形成表现,内可出现液平。有时在同侧或对侧肺内可见经支气管播散的斑片状边缘模糊影,以下肺居多,肺叶体积也常因广泛破坏而缩小(图18-5-21)。

CT显示斑片状或大片状阴影,密度中心高而周边低,边界较清晰,常以肺段或某一个肺叶为解剖单位,在叶间裂胸膜处,病变被阻挡,导致病灶边缘整齐(图18-5-22)。病变好发于肺上叶,实变影范围差异大,可小到只侵犯一个亚段(图18-5-23),也可累及数个肺叶(图18-5-24),甚至一侧肺野(图18-5-25)。其影像学上很像大叶性肺炎,区别在于,干酪性肺炎内的含气支气管形态欠自然,可扩张、扭曲,走行僵硬(图18-5-22C)。

此外,在干酪坏死灶中可见单发或多个蜂窝状小空洞(虫蚀样空洞),此为干酪样肺炎的特点(图18-5-23～图18-5-25)。干酪样坏死灶的CT值在20~40 HU,下肺常见沿支气管分布的小斑点状、斑片状播散病灶。由于肺泡广泛破坏,

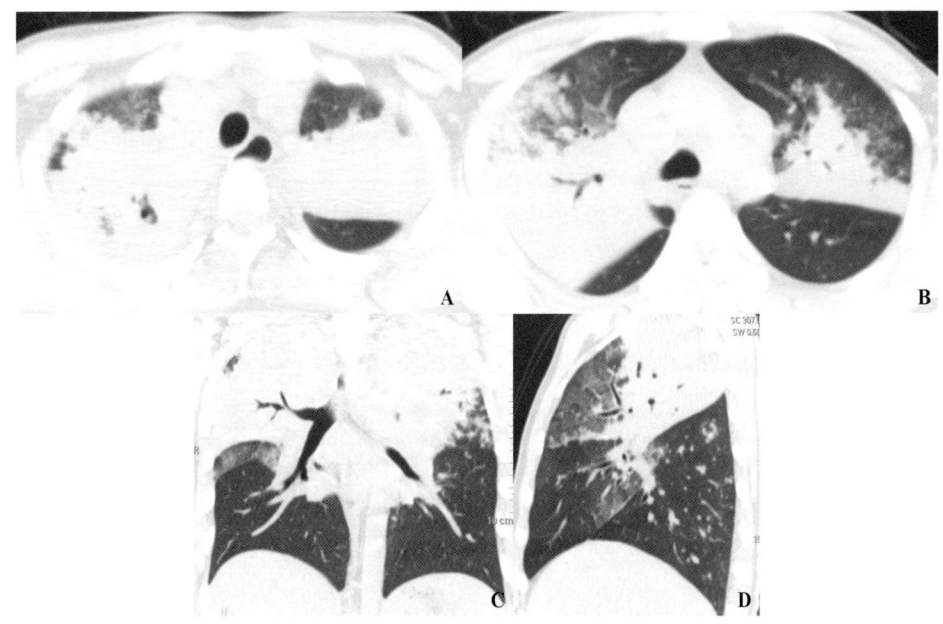

图 18-5-22 男性,27 岁。干酪型肺结核

CT 肺窗轴位(A、B)、冠状位(C)及矢状位(D)显示两肺上叶大片状渗出、实变影,紧贴叶间裂的边缘光滑锐利,其余部分边界不清晰,病变其内含支气管粗细欠均匀(C)。

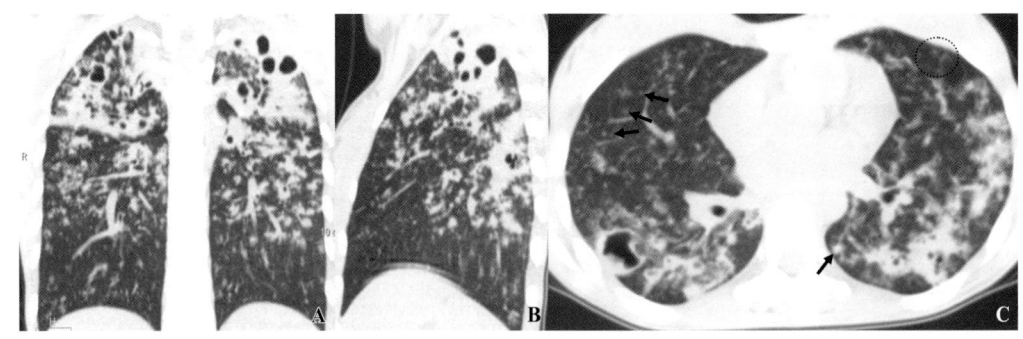

图 18-5-23 女性,25 岁,肺结核

CT 肺窗冠状位(A)、矢状位(B)和轴位显示左上肺尖后段斑片状致密影,内含多发大小不等、形状不一气腔;两肺中上野斑片状影,边缘模糊,相互融合形成片状高密度影,病变内包含小叶中心结节(C,箭)、树芽征(圆圈内)及多发薄壁空洞。

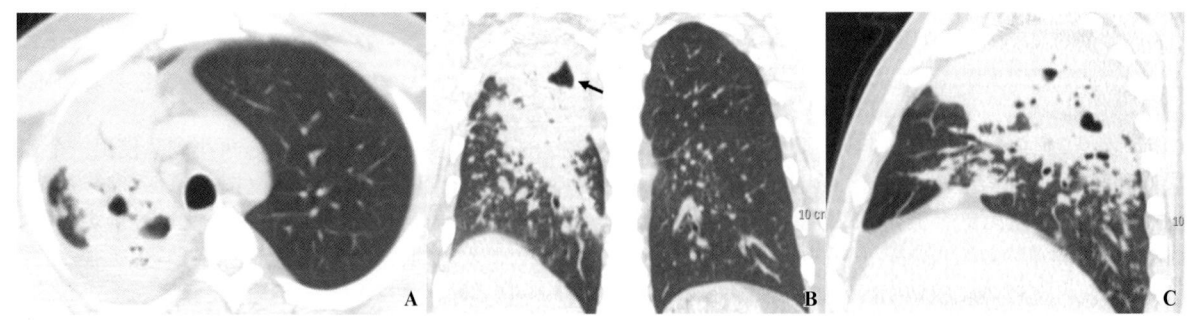

图 18-5-24 男性,37 岁。继发性肺结核(干酪型)

CT 肺窗轴位(A)、冠状位(B)和矢状位(C)显示纵隔右移,右肺大片状密度增高影,密度不均匀,其内可见不规则无壁空洞(箭)及支气管充气征。病变边缘不整,周围可见多发形态不一卫星病灶。

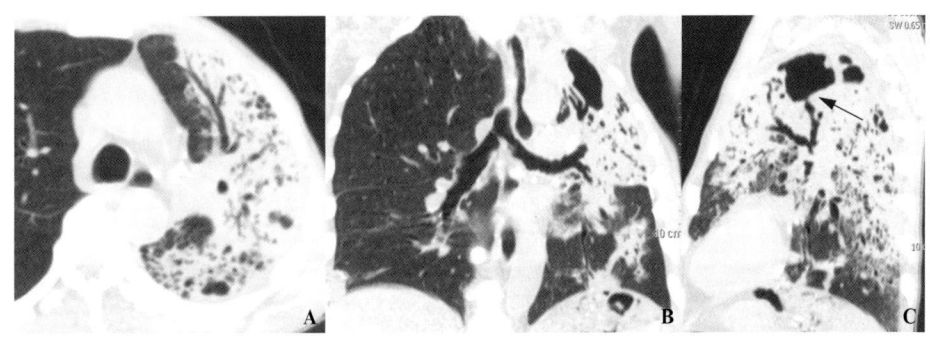

图18-5-25 男性,65岁。继发性肺结核(干酪型)

CT肺窗轴位(A)、冠状位(B)和矢状位(C)显示左肺大中上野片状渗出实变影,其内可见蜂房样、泡状气囊,支气管充气征阳性,在肺尖的实变影中可见形状不规则的气腔,即无壁空洞,显示空洞与支气管相通(箭)。

常伴有肺体积缩小。

在 MRI 上,干酪样坏死病灶在 T1WI 上呈中等或略低信号,T2WI 上呈不均匀高信号,虫蚀样空洞在各序列均呈低信号,纤维组织呈等 T1 低 T2 信号,肉芽肿在 T1WI 上呈中等信号,T2WI 上呈信号略高。增强扫描纤维或肉芽组织可出现强化,而干酪样坏死物无强化。

【诊断标准】

1. 确诊病例。影像学检查显示肺叶、肺段、亚段肺组织内大片状致密阴影,其内可见多发的虫蚀样空洞及枯枝状空气支气管征,其他肺野可见支气管播散病灶,可伴有胸腔积液。且满足以下任一标准可确诊[7]。

（1）肺组织病理学检查符合结核病病理改变者。

（2）痰涂片显微镜检查阳性,或痰、血分枝杆菌培养阳性,菌种鉴定为结核分枝杆菌复合群。

（3）结核分枝杆菌核酸检测阳性。

2. 临床诊断病例。影像学检查显示肺叶、肺段、亚段肺组织内大片状致密阴影,其内可见多发的虫蚀样空洞及枯枝状空气支气管征,其他肺野可见支气管播散病灶,可伴有胸腔积液。经鉴别诊断排除其他肺部疾病所致,且满足以下任一标准可作为临床诊断病例[7]。

（1）典型结核中毒症状及表现。

（2）结核菌素皮肤试验中度或强阳性。

（3）γ干扰素释放试验阳性。

（4）结核分枝杆菌核酸检测阳性。

（5）肺外组织病理检查证实为结核病变。

【鉴别诊断】

1. 大叶性肺炎。患者常常伴有高热、寒战、气急、胸痛。起病较干酪样肺炎更急,咳铁锈色痰。白细胞数常较高。病变局限于一叶,密度均匀,边缘以叶间裂为界,肺叶体积增大,可使水平裂向下突出。

而肺结核常不局限于一叶,由于支气管播散,常同时累及其他肺叶,肺体积缩小,叶间裂向患侧移位,病变密度不均匀。大叶性肺炎阴影中的含气支气管走行自然,无扩张,结核病内的支气管常扭曲、异常扩大。此外,大叶性肺炎变化较快,抗炎治疗有效,随着有效治疗,肺内渗出性病变多在2周内能快速吸收。

2. 肺癌引起的阻塞性肺炎。当支气管肿瘤压迫或阻塞支气管时,可造成阻塞性肺炎。患者常有恶性肿瘤相应的临床症状。影像学上可见肺门肿块,阻塞性肺不张内密度均匀,肺体积缩小若发生肺内转移,转移灶呈结节状。干酪性肺结核一般不伴肺门肿块,由于干酪物质的存在,肺炎内部密度不均匀,在增强时更明确。其他肺野的病灶除结节外,还有斑片状、条索状病灶。

三、结核球

结核球(tuberculoma)是一种特殊形态的继发性结核。它具有典型的病理学特征,即核心为干酪样坏死物质,周围由上皮组织细胞、多核巨细胞和不等量的胶原组成的纤维组织包膜。这型肺结核占继发性肺结核的3%~6%。它常以孤立性肺结节的表现形式出现在肺内。在我国,结核瘤是孤立性肺结节中最为常见的一种良性病变。常需要与肺肿瘤鉴别。

【发病机制与病理】

结核球多起源于继发性的结核病灶,少数由原发结核病灶发展而来。当结核菌数量少,毒力弱且机体的免疫力强,变态反应低时,结核病灶很快局限,其内发生干酪样坏死,周围纤维组织增生,形成一层较薄的纤维包膜包裹而形成球形结核病灶。

结核球形成的主要原因有：①干酪性肺炎治疗过程中局限、被吸收,周围形成纤维包裹；②结核空洞的引流支气管发生阻塞,空洞被干酪样组织所充填,形成阻塞性愈合；③原发性肺结核未愈合,病变扩大,其后中央发生干酪样坏死,周围纤维组织形成并包裹,形成结核球。

结核球以干酪样物质为主,中心为干酪样物质,周边为上皮样组织细胞、多核巨细胞及不等量的胶原。病理学上呈圆形或卵圆形,直径多为 2～3 cm,也有达 5 cm 以上的。好发于上叶尖后段及下叶背段。多数为单发,少数为多发。

【临床表现】

大多发生在青壮年,20～30 岁多见。起病缓慢、病程长。由于结核球的病灶被包裹、局限,因此临床上结核中毒症状少见。当患者肺部有其他性质结核病灶时,可伴或不伴有咳嗽、咯血、胸痛等。不少患者通过体检发现。

【实验室检查】

红细胞沉降率增速或正常。痰结核杆菌的阳性率低。结核菌素试验多为阳性。

【影像学表现】

结核球好发于上叶尖后段及下叶背段。在胸部 X 线上,多表现为直径多为 2～3 cm。以圆形、类圆形多见(图18-5-

26),也可呈长椭圆形(图18-5-27)、浅分叶状(图18-5-28)。结核球轮廓多较光滑(图18-5-26和图18-5-29),也可见毛刺,一般毛刺较粗、较长(图18-5-30)。多为中等或较高密度,当密度不均匀时,可见钙化及空洞,有时可见引流支气管与结核空洞相连。钙化呈斑点状、不规则块状、环状、层状或同心层状(图18-5-21)。形成的空洞形态不一,以厚壁空洞多见(图18-5-27和图18-5-29)。

结核球周围可见散在的斑点状、小结节状、片状、条索状结核病灶,称为卫星灶,为增殖性或纤维性病灶(图18-5-28)。邻近胸膜的结核球,在病灶与胸膜间可见条索影相连(图18-5-30)。钙化及周围卫星灶对结核球的诊断及鉴别诊断有重要意义。

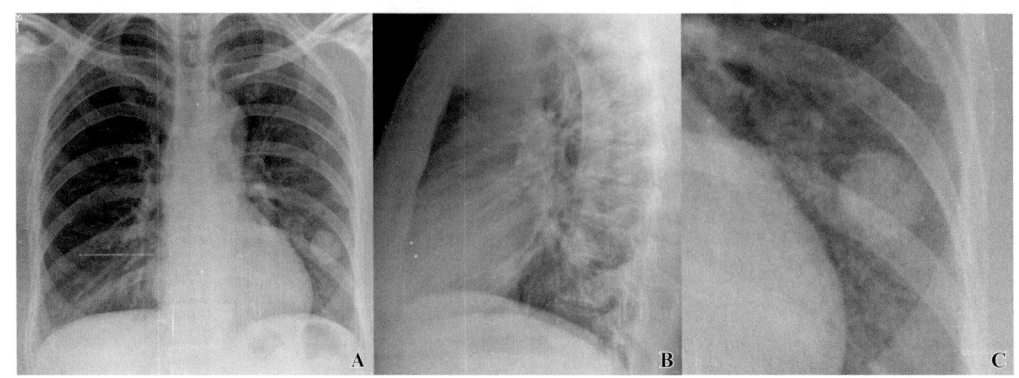

图18-5-26 女性,52岁。结核球
胸部X线片(A)、侧位(B)位和局部大图(C)显示左下叶后基底段结节轮廓光滑,边缘锐利,内部密度均匀。

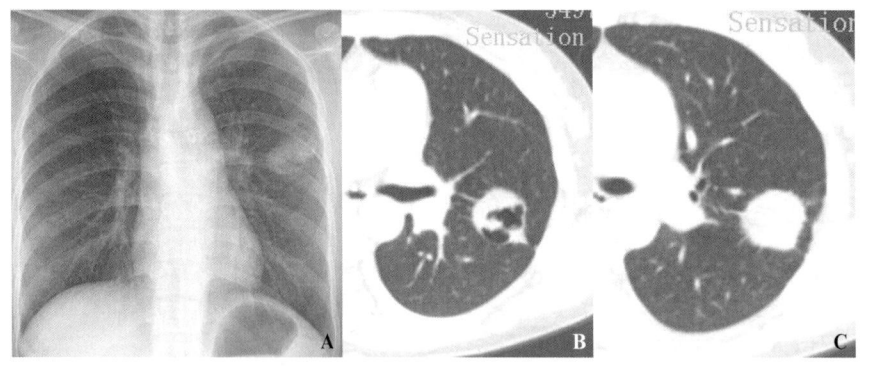 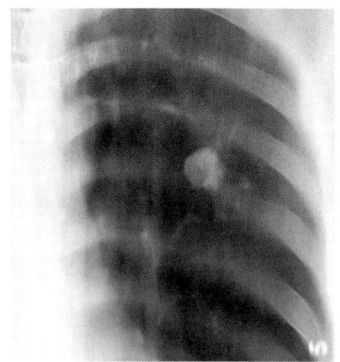

图18-5-27 女性,27岁。结核球
胸部X线片(A)显示左肺外带结节灶,内部密度不均匀,下缘可见不规则透亮影;CT肺窗(B)显示结节内空洞形成,壁厚薄不均,结节边缘清楚,有短毛刺(C),结节与胸膜及肺门之间可见条索影相连(B)。

图18-5-28 男性,59岁。结核球
胸部X线断层显示左肺轻度分叶状类圆形结节,密度不均匀,病变外侧部斑点状钙化影,周围可见斑点状、索条状卫星病灶。

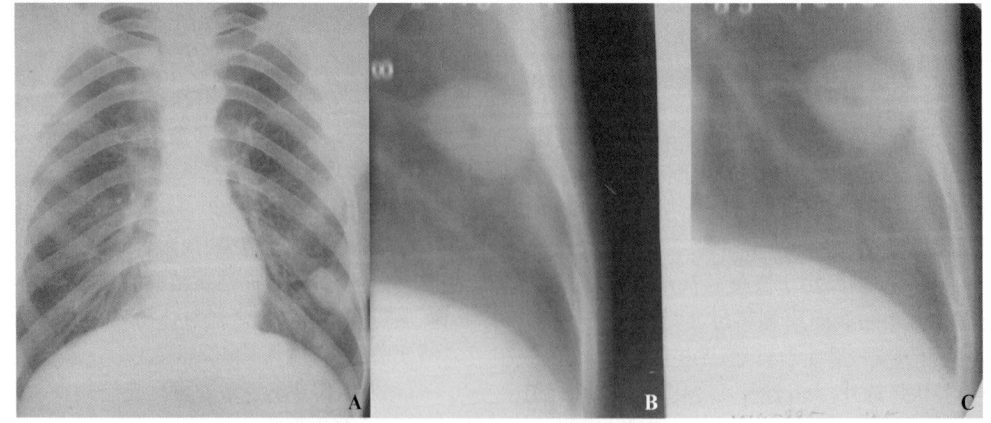

图18-5-29 左下肺结核球伴空洞形成
胸部X线片(A)显示左下肺类圆形结节,轮廓光滑,密度不均匀,中心可见低密度影;X线断层(B、C)显示病变中心可见细小空洞,内壁光滑,洞壁厚而均匀,轮廓光整无分叶。

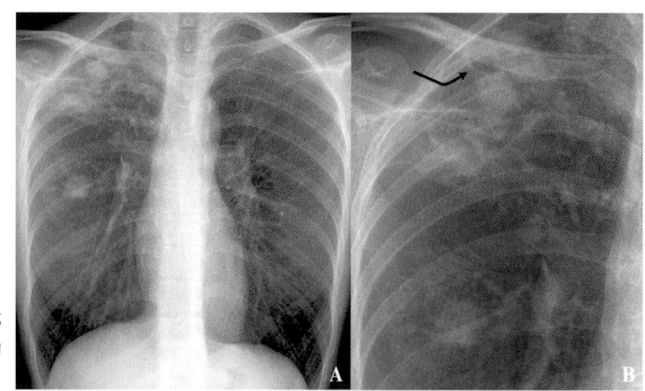

图 18-5-30　结核球
胸部 X 线片(A)显示右肺中野、上野结节,结节密度均匀;局部放大图(B)示中野结节外侧缘粗毛刺(圆圈内),上野结节与胸膜之间可见索条影,胸膜受牵拉内移呈喇叭状(箭)。

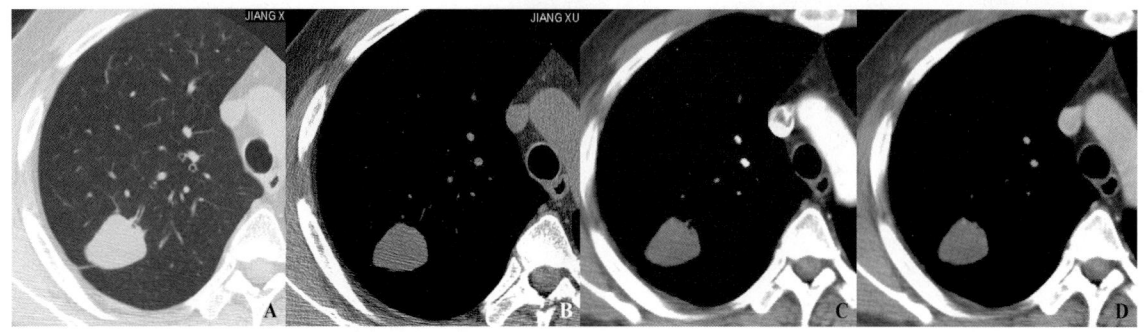

图 18-5-31　结核球
CT 肺窗(A)及纵隔窗(B)显示右肺上叶类圆形结节,密度均匀,边缘光滑,邻近胸膜轻度增厚,增强动脉期(C)和静脉期(D)显示病灶无强化。

CT 表现多表现为圆形、类圆形结节,直径多为 2~3cm,类似软组织密度,密度均匀或不均匀,边缘光滑锐利,可呈浅分叶状,少数病灶可见较粗长的毛刺影。多数情况下结核球增强扫描无强化或仅有包膜强化(图 18-5-31),极少数情况下可出现广泛不均匀或分隔状强化、边缘强化。

与胸部 X 线片相比,CT 更容易显示结核球内部的密度差异和周围的改变(图 18-5-27)。CT 对钙化的显示率高。各种良性钙化均可见于结核球(图 18-5-32~图 18-5-36),尤以层状钙化最有特征性。当病灶内发生液化坏死时,常形成低密度区,气体进入、液化坏死物排出后形成空洞,结核空洞的形态多样(图 18-5-37~图 18-5-39),可以是干酪样坏死物溶解形成虫蚀样空洞,也可是周围伴有浸润病变的厚壁空洞,其中薄壁空洞最常见。

当引流支气管壁出现炎症伴堵塞时,因活瓣形成,而出现迅速扩大的张力性空洞。引流支气管表现为与空洞相通的粗大含气条索影,管壁平行,称为轨道征。由于结核侵犯,管壁厚而扭曲(图 18-5-38 和图 18-5-39)。

结核球周围多可见斑点状、小结节状、片状及条索状卫星灶(图 18-5-37 和图 18-5-38)。病变邻近胸膜粘连增厚,呈线状、条状或幕状,在胸膜与结核球之间可见纤维条索相连(图 18-5-32 和图 18-5-35)。骆科进等[8]使用 HRCT 对结核球及周围型肺癌研究显示,在结核球周围 1cm 范围内发现支气管扩张,有助于肺结核的诊断。

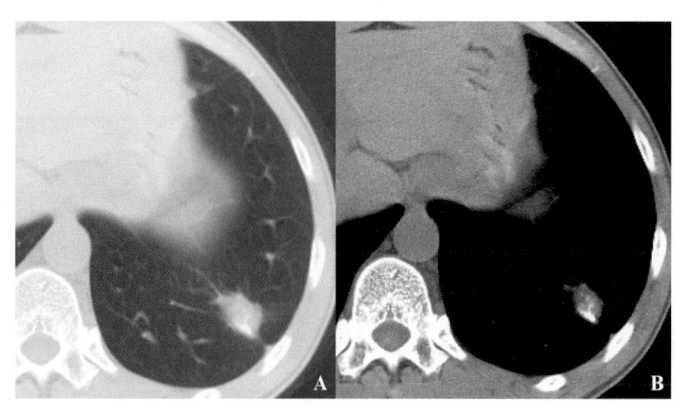

图 18-5-32　结核球
CT 肺窗(A)和纵隔窗(B)显示左肺下叶结节,形态欠规则,边缘锐利,密度不均匀,可见弥漫性钙化,邻近胸膜呈三角形突向结节。

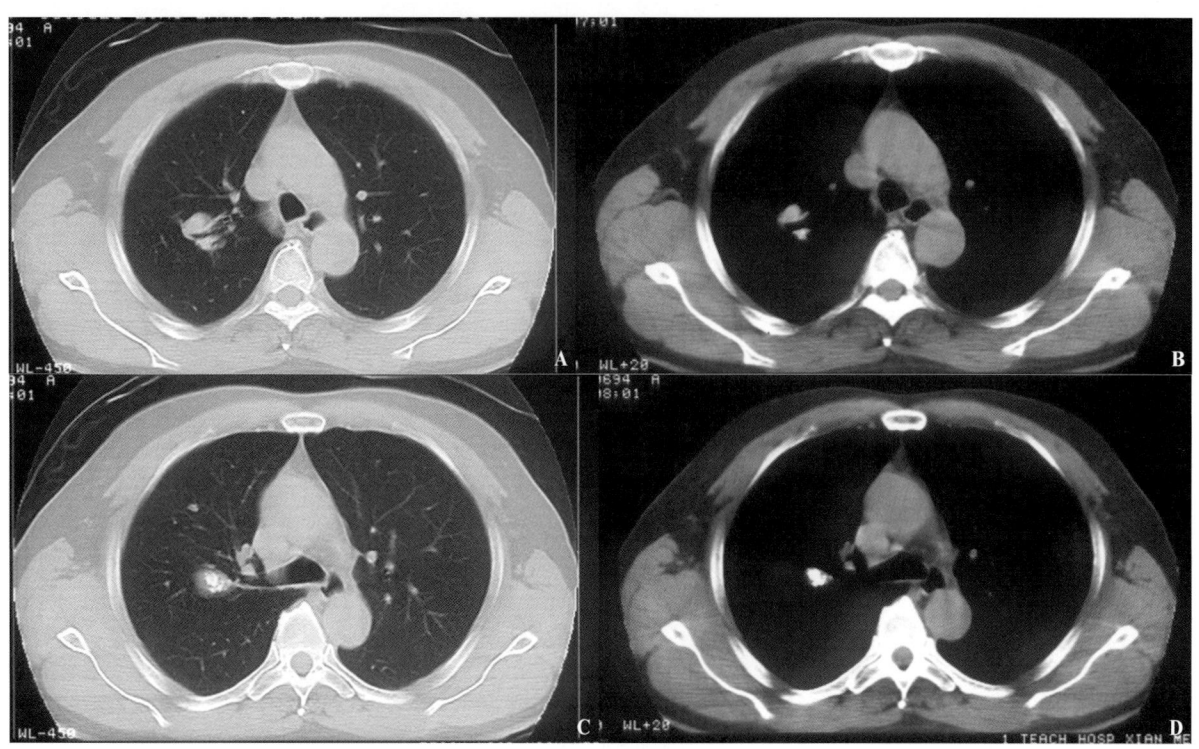

图 18-5-33 结核球

CT肺窗（A、C）和纵隔窗（B、D）显示右肺门结节，内部呈结节状钙化。

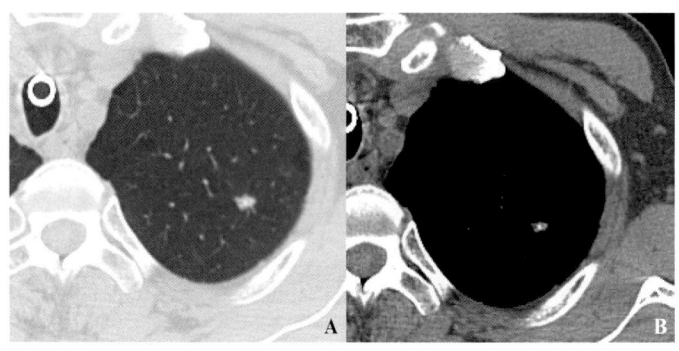

图 18-5-34 结核球

CT肺窗（A）和纵隔窗（B）显示左肺上叶结节，形态不规则，中心有点状钙化。

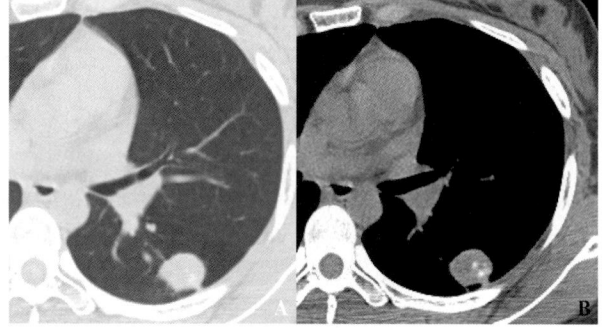

图 18-5-35 结核球

CT肺窗（A）和纵隔窗（B）显示胸膜下结节，边缘光滑锐利，内部多发点状钙化，邻近胸膜凹陷。

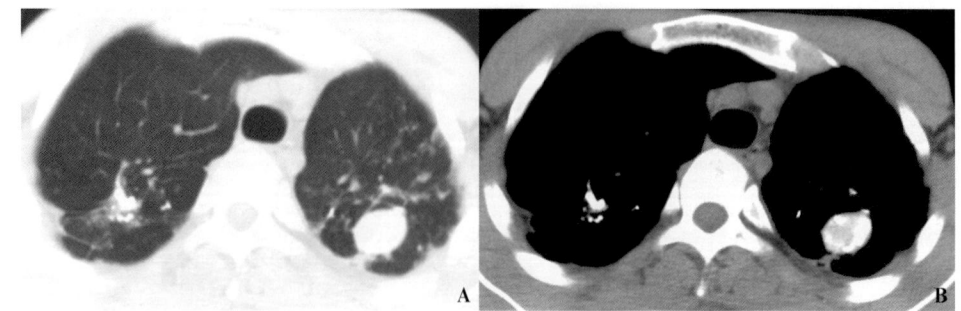

图 18-5-36 男性，31岁。结核球

CT肺窗（A）和纵隔窗（B）显示双上肺结节，形态欠规则，边缘锐利，密度不均匀，可见弥漫性钙化及胸膜凹陷，病灶周围可见卫星灶。

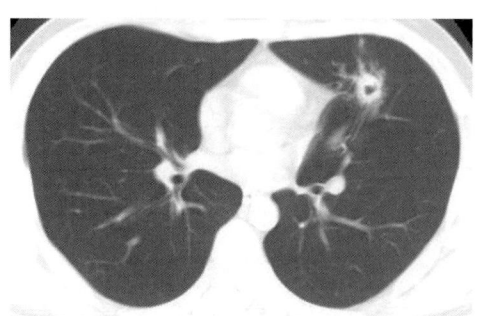

图 18-5-37 男性,25 岁。结核球
CT 肺窗示左肺上叶空洞性结节,厚壁,内壁不光整,结节轮廓模糊,与肺门之间有条索影,周围可见卫星灶。

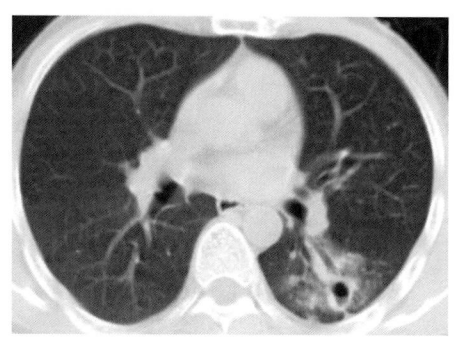

图 18-5-38 男性,53 岁。结核球
CT 肺窗示左肺下叶薄壁空洞,洞内可见气液平面,洞壁厚薄不均,周围可见渗出,夹杂点状、短条状阴影,病灶与肺门之间可见血管及支气管增宽,呈轨道征。

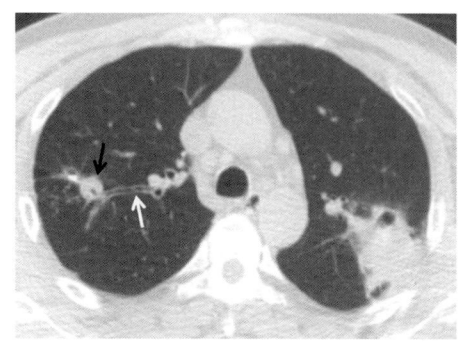

图 18-5-39 男性,50 岁。继发性肺结核(球形空洞)
CT 肺窗显示右肺上叶后段类圆形结节(黑实箭),内见小圆形空洞,空洞偏于肺门侧,结节与肺门之间可见管壁厚、粗细略不均匀的引流支气管影(白实箭),周围伴斑点状播散灶,左肺可见楔形实变灶。

MRI 检查,干酪组织 T1WI 信号强度等于或略高于肌肉信号,呈淡灰色;T2WI 呈等或稍高信号。周围纤维化病灶呈低信号,钙化呈低信号。增强扫描呈环形强化(图 18-5-40),强化最佳时间在注射对比剂后 30 min[9](图 18-5-41),干酪组织不强化。

MRI 对于钙化的显示情况不如 CT。但是在显示肺门、纵隔淋巴结有无肿大及胸膜病变时却较 CT 检查优越。此外,分析 T1、T2 值的变化,有助于与肺癌鉴别,肺癌一般多表现为长 T1、长 T2 信号。

PET-CT 检查是全身显像,可全面了解疾病的发展、转归等。^{18}F-FDG PET 代谢显像异常的良性病变中,结核球居首,其表现形式多样,可表现为无核素摄取(图 18-5-42),摄取轻度增高,环形摄取(图 18-5-43)。无 FDG 摄取的病变为陈旧性。

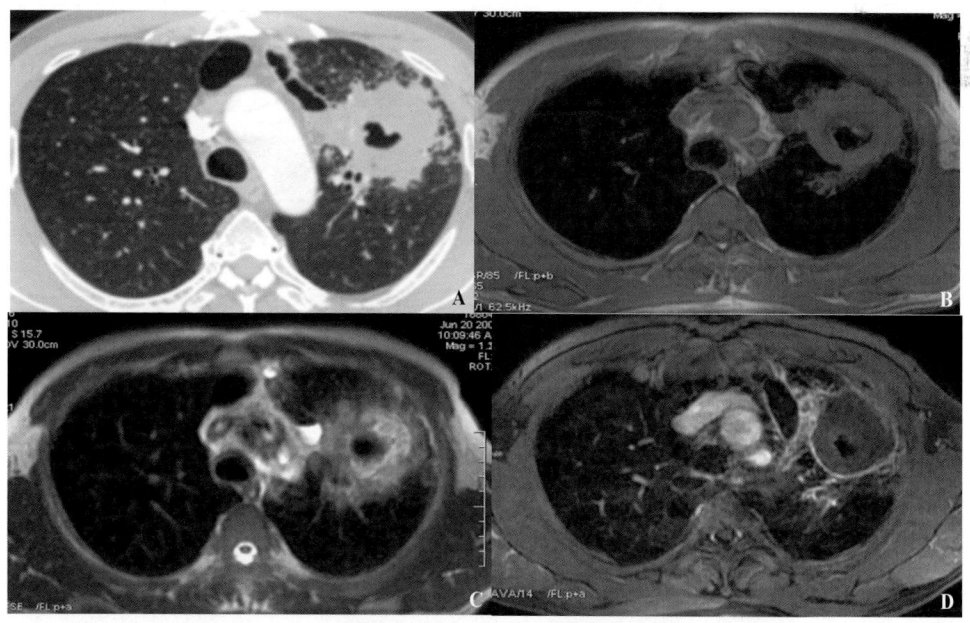

图 18-5-40 男性,46 岁。结核球
CT(A)肺窗显示左肺上叶厚壁空洞,分叶状,周围可见渗出影,T1WI(B)显示洞壁信号强度与肌肉相似,T2WI(C)显示洞壁呈稍高信号,增强扫描(D)显示洞壁大部分无强化(干酪区),结节边缘见线状环形强化。

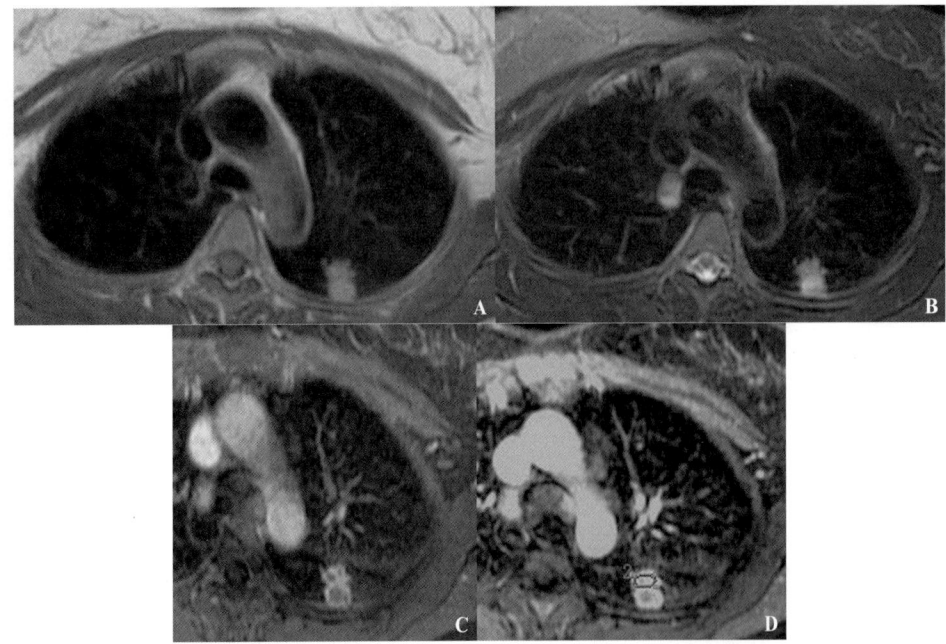

图 18-5-41　女性,46 岁。结核球
T1WI(A)显示病灶信号强度较肌肉信号高,T2WI(B)显示病灶呈稍信号,增强扫描动脉期(C)、平衡期(D)示结节呈环形持续强化。

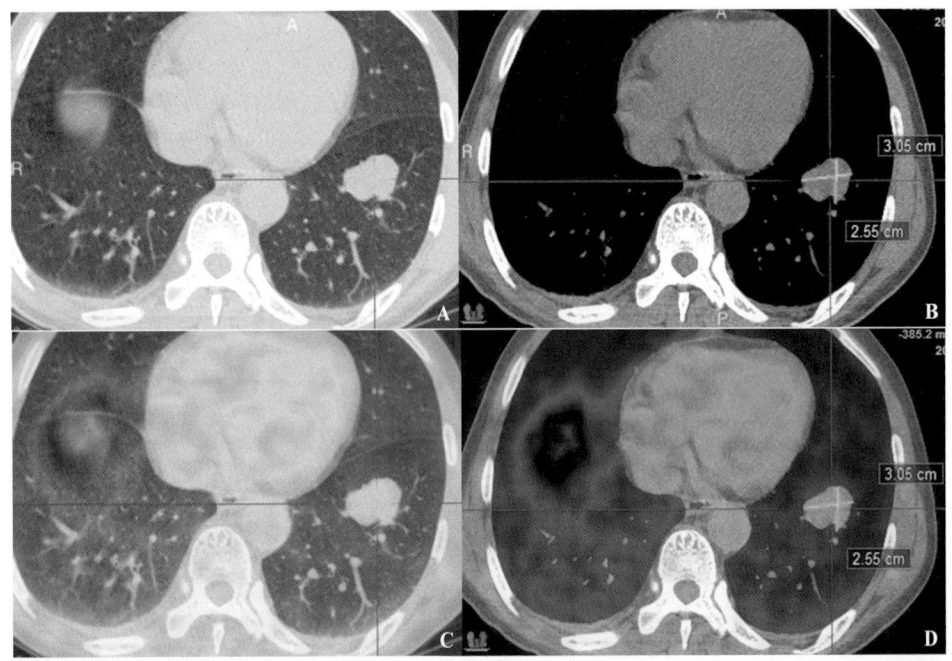

图 18-5-42　男性,54 岁。肺结核
左肺下叶前基底段不规则软组织块影,边缘清晰,呈分叶状(A),密度均匀(B),核素代谢无浓集表现(C),延迟扫描仍未浓集(D)。

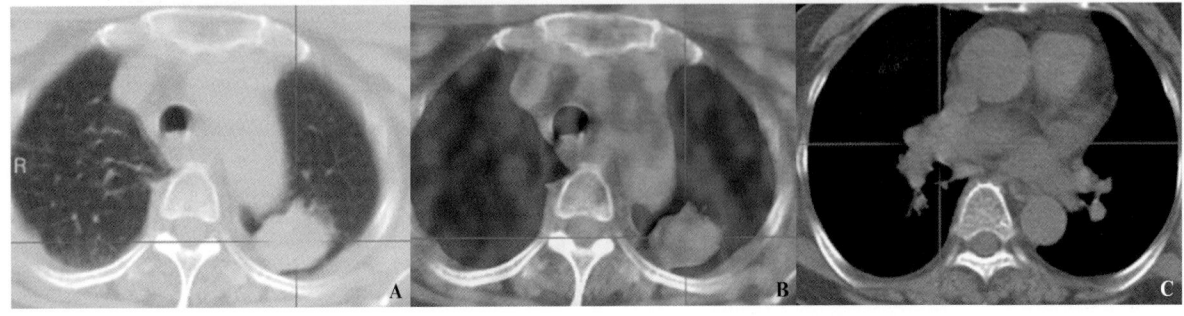

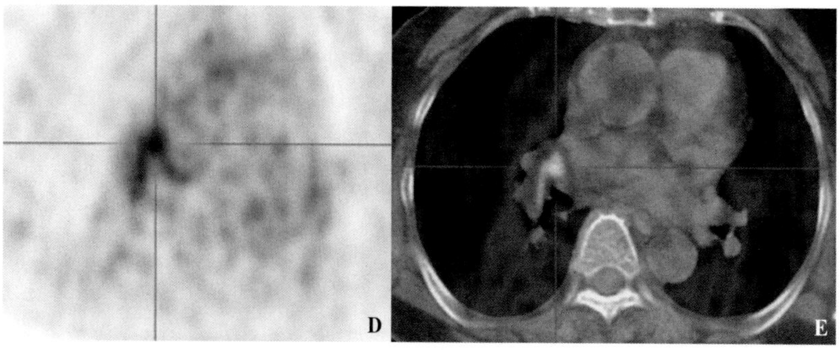

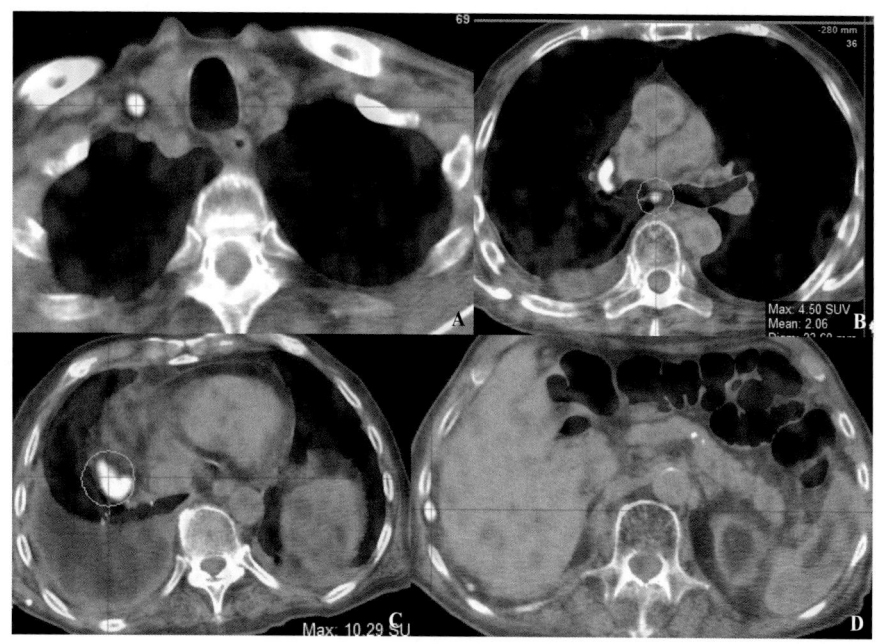

图18-5-43 女性,69岁。结核球

PET-CT显示左肺上叶类圆形软组织肿块影,边缘有浅分叶及毛刺(A),肿块周边局部核素代谢增高,核素准摄取值SUV值为4.1(B),右肺门淋巴结肿大(C),核素摄取增高,SUV值为4.4(D、E)。

图18-5-44 男性,87岁。结核性胸腔积液

PET-CT显示右锁骨上区(A)、右肺门及隆突下(B)淋巴结素高摄取;右侧中量胸腔积液,心包局限性增厚,核素异常浓聚(C),右侧胸膜肥厚,胸膜上见数枚结节影,向下延伸至肝周腹膜(D),结节放射性核素浓聚,SUV值为3.5~5.8。

双时相^{18}F-FDG PET-CT显示,肺结核病灶的早期PET显像(45 min)显示,SUV_{max}值明显高于其他良性病变,与恶性肿瘤相似,结核病与恶性病变的延迟显像SUV_{max}增加值也无差别。但^{18}F-FDG和^{11}C-胆碱PET显像结果显示,肺癌的FDG和^{11}C-胆碱摄取均增高,结核病的FDG摄取增高,而^{11}C-胆碱摄取值较低,尤其是在结节>1.5 cm时诊断明确。

此外,PET不仅可了解胸部病变的累及范围,也能够提供其他部位有无病变的证据,为活检部位的确定提供依据,为全面评估患者的病情提供帮助(图18-5-44)。

【诊断标准】

影像学显示类圆形结节,界限清晰,少见分叶及短毛刺征,多见钙化与卫星灶;多数无强化,少数可出现薄环状强化。活检或手术标本病理学检查符合结核病病理改变者可确诊[7]。

仅有上述影像学表现,经鉴别诊断排除其他肺部疾病所致,且满足以下任一标准可作为临床诊断病例[7]:

(1)结核菌素皮肤试验中度或强阳性。
(2)γ干扰素释放试验阳性。
(3)结核分枝杆菌核酸检测阳性。
(4)肺外组织病理检查证实为结核病变。

【鉴别诊断】

1. 周围型肺癌·与肺结核球均可表现为肺野外周孤立球形阴影,形态相似,需要鉴别。周围型肺癌呈圆形或不规则型,边缘分叶及短小毛刺多见,分叶可为浅分叶、深分叶。肿瘤内密度相对较低、且较均匀,钙化少见。

肿瘤肺门端可见肺动脉或静脉分枝向肿瘤集中并穿入病灶(血管纠集征或称血管集束征),肿瘤远端端常出现云雾状磨玻璃阴影,而很少或无卫星病灶。CT增强后肺癌的密度平均增加20 HU以上,动态扫描肿瘤强化快,强化峰值多在2~3 min,峰值以后下降慢。

2. 肺炎性假瘤·本病是由肺部的某些非特异性慢性炎症病变中的多种细胞形成局限性的肉芽肿,其本质是增生性炎症,成分复杂,根据细胞成分,可以分为组织细胞增生型、乳

头状增生型、硬化血管瘤型、淋巴细胞型四型,因此其影像学表现多样。多数表现为圆形或椭圆形中等密度结节,一般无分叶,部分边缘平直,与胸膜垂直。增强扫描呈均匀或不均匀轻度至中度强化,甚至明显强化。临床上 1/3～1/2 患者无症状,如有症状多为慢性支气管炎等非特异性症状,很少出现消瘦、乏力等消耗症状。

3. 结核性肉芽肿。也可以表现为肺内孤立性结节,在临床工作中常被误称为结核球。在病理上,结核性肉芽肿是增殖性病灶,其病灶内有类上皮样细胞、朗格汉斯巨噬细胞、淋巴细胞、浆细胞、颗粒细胞、毛细血管、淋巴管、网状纤维,其内可有少许干酪坏死区,因此病灶在增强扫描呈均匀强化或不均匀强化,但少有典型环形强化,PET 呈弥漫高摄取。

四、慢性纤维空洞型肺结核

慢性纤维空洞型肺结核(chronic fibro cavernous pulmonary tuberculosis)是继发性肺结核的晚期表现形式。以肺组织受结核病灶的破坏,形成慢性纤维空洞为特点。多数为久治未愈的老年结核患者。病程长,反复进展、恶化,肺组织破坏重,肺功能受损。结核分枝杆菌检查长期阳性而且是多耐药。这种患者是结核病的主要传染源之一,已成为结核病防控和临床上较难处理的问题。

【发病机制与病理】

慢性纤维空洞型肺结核由浸润型肺结核、干酪性肺炎、亚急性或慢性血行播散型肺结核及少数原发性肺结核未经彻底治疗,病变恶化、好转反复演变而来。随着机体免疫力高低起伏,治疗时间的长短,病灶吸收、修复及恶化、进展反复交替发生,肺内多种性质的病变同时存在,如渗出、增殖、干酪样坏死、厚壁空洞、胸膜增厚、纤维化、支气管播散病灶等。

本型结核以纤维厚壁空洞、广泛的纤维性变及支气管播散病灶为主体。空洞常位于两肺上叶尖后段。空洞直径较大,形状不规则,空洞周围常有纤维化、干酪样病变、渗出病变、钙化等多种混杂病变,其他肺野可见支气管播散病灶。

由于肺纤维化及支气管慢性炎症改变,可见支气管扩张及肺不张。由于肺组织长期修复与破坏交替,大量纤维组织增生及胸膜增厚粘连,使肺组织顺应性降低,出现部分肺组织萎缩,部分肺组织代偿性肺气肿。最终可导致肺动脉高压及肺源性心脏病。

【临床表现】

临床症状随病变范围、病程长短及代偿功能等情况不同而异。随着病情的进展,可反复出现咳嗽、咳痰、咯血、胸痛、发热、盗汗、消瘦、贫血、乏力、食欲不振及月经不调等,以咳嗽、咳痰为常见症状。

当结核空洞或继发性支气管扩张并发感染时,症状可明显加重,痰量增加,咳黄色脓痰。当病变好转时,症状可减轻或表现不明显。此外,咯血也是本病的一个常见症状,也是引起病灶播散、病情恶化甚至致死的一个重要原因,通常由于大咯血而危及生命。

望诊可见一侧胸廓塌陷或桶状胸,呼吸运动受限,叩诊浊音或过清音,听诊呼吸音减弱,继发感染时可闻及湿啰音。

【实验室检查】

红细胞沉降率增快,痰结核杆菌的阳性率高。由于不正规抗结核治疗,菌株多为耐药。结核菌素试验多为阳性。

【影像学表现】

胸部 X 线表现为渗出、干酪、纤维化、空洞、钙化、胸膜增厚等多种病理改变多同时存在,因此影像学表现复杂多样。

肺透光度不均匀下降,以肺中、上野为著,累及一侧或两侧肺野,常表现为病变区密度不均匀,可见边界较清的斑片状、结节状影,其内可见空洞形成,空洞壁较厚,内壁光整,周围见走行不自然的纤维条索、结节、斑片状渗出和钙化。纤维化导致患侧肺体积缩小,后前位片表现为患侧肺门上提,中下肺野血管分枝牵拉向上似垂柳状,膈肌上提;患侧肋间隙变窄,纵隔向患侧移位;无病变区的肺野呈代偿性肺气肿,心影狭长,呈水滴状,膈肌多不光整。此型结核常伴有胸膜的增厚、粘连、钙化,并常见支气管播散灶(图 18-5-45 和图 18-5-46)。

在 CT 检查上,病变主要由渗出性、纤维空洞、增殖、纤维化、钙化(图 18-5-47 和图 18-5-48)组成。这些病变比例不一,混杂存在,导致病变区密度混杂不均,结构紊乱。与胸部 X 线片相比,CT 更容易分别各种病变形态,有助于病变类型的判定。

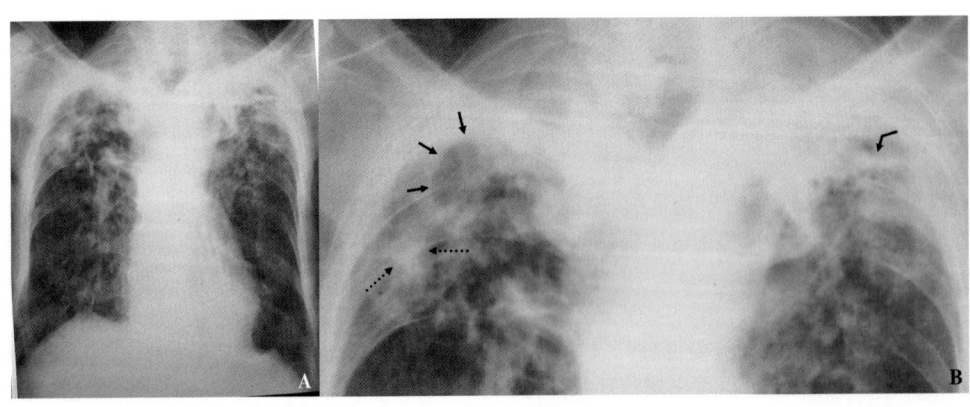

图 18-5-45 男性,70 岁。慢性纤维空洞型肺结核

胸部 X 线片(A)显示两肺上叶不均匀密度增高,双侧肺门上移,中下肺野纹理呈垂柳状,气管右移;局部放大图(B)示两肺尖透光度降低,内见边界较为清楚的斑片状(直虚箭)、条索状影(弯箭),右上肺有边缘光滑的空洞影(直实箭)。

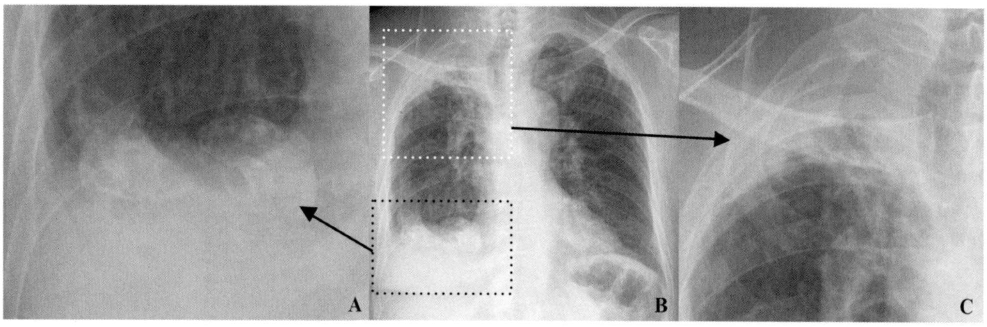

图 18-5-46 男性,81岁。慢性纤维空洞型肺结核

胸部X线片显示肺尖及膈顶胸膜增厚,右下胸膜不规则钙化(A);右上肋间隙缩窄,气管右移,肺门上抬,右下肺纹理呈垂柳状改变(B);右上纹理扭曲、紊乱,可变小空洞(C)。

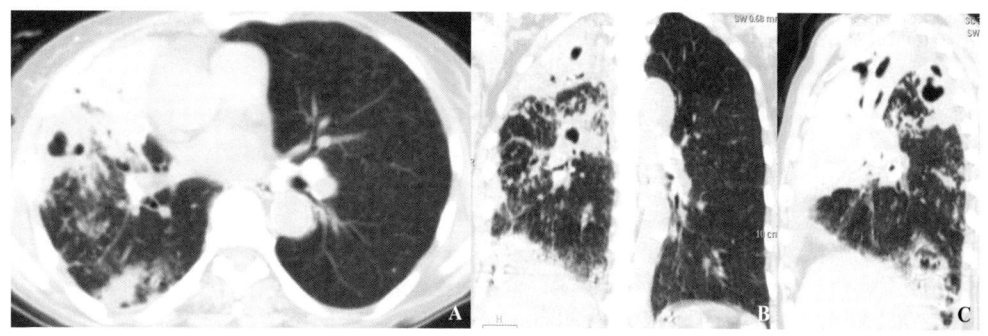

图 18-5-47 女性,72岁。右肺慢性纤维空洞型肺结核

CT轴位(A)示右侧胸廓塌陷,纵隔右移,右肺肺纹理粗乱扭曲,内见走行异常的线状影,冠状位(B)及矢状位(C)示右肺大片实变影,实变影内多发大小不等空洞形成,左肺代偿性肺气肿。

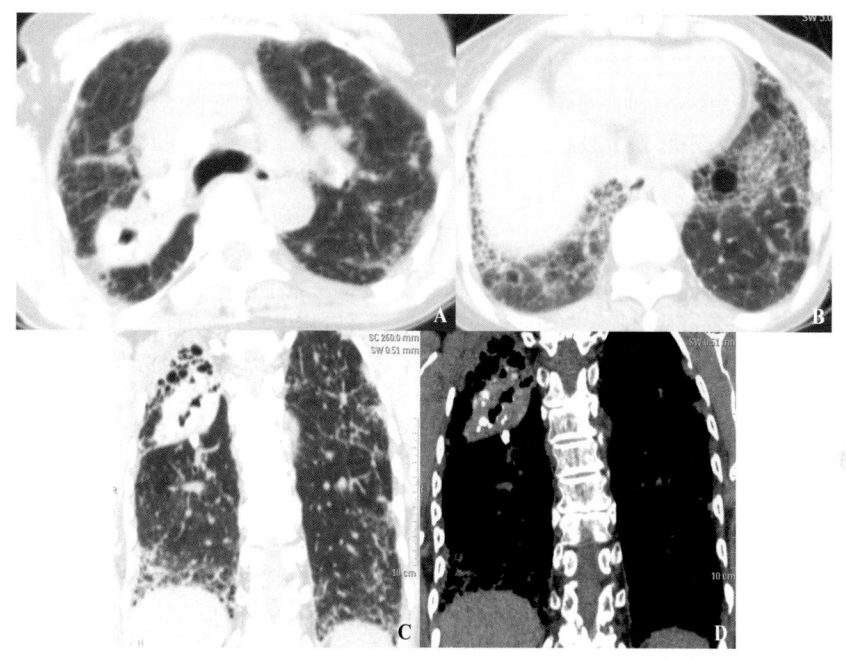

图 18-5-48 女性,61岁。慢性纤维空洞型肺结核

CT轴位(A)示右上肺厚壁空洞,右上肺胸廓略缩小,纵隔右移,两肺纹理粗乱扭曲,两肺下叶(B)弥漫性磨玻璃样密度增高,间质多发网格状改变,小叶间隔增厚,冠状位肺窗(C)及纵隔窗(D)显示空洞内外缘清晰锐利,洞腔不规则,壁厚且有结节状突起,洞壁多发点状、结节状钙化。

渗出性病变表现为边缘模糊的斑点状、小片状、线状阴影。纤维空洞的特点是空洞形状怪异,内外壁清晰,可见结节状突起,洞壁较厚,周围的卫星灶多为增殖、条索、钙化等。增殖性病变为边界清楚锐利的斑片状、索条状影。纤维化主要体现在肺叶体积缩小、多发外形不自然的条索影及支气管纹理的扭曲、扩张。患侧胸膜常发生增厚、粘连、钙化。非病变区易出现肺气肿。气管阻塞可导致肺不张。

^{18}F-FDG PET研究显示,高摄取的病灶为活动性病灶,非活动性病灶无核素浓聚现象,因此PET检查可为肺结核治疗与否提供客观依据(图18-5-49)。

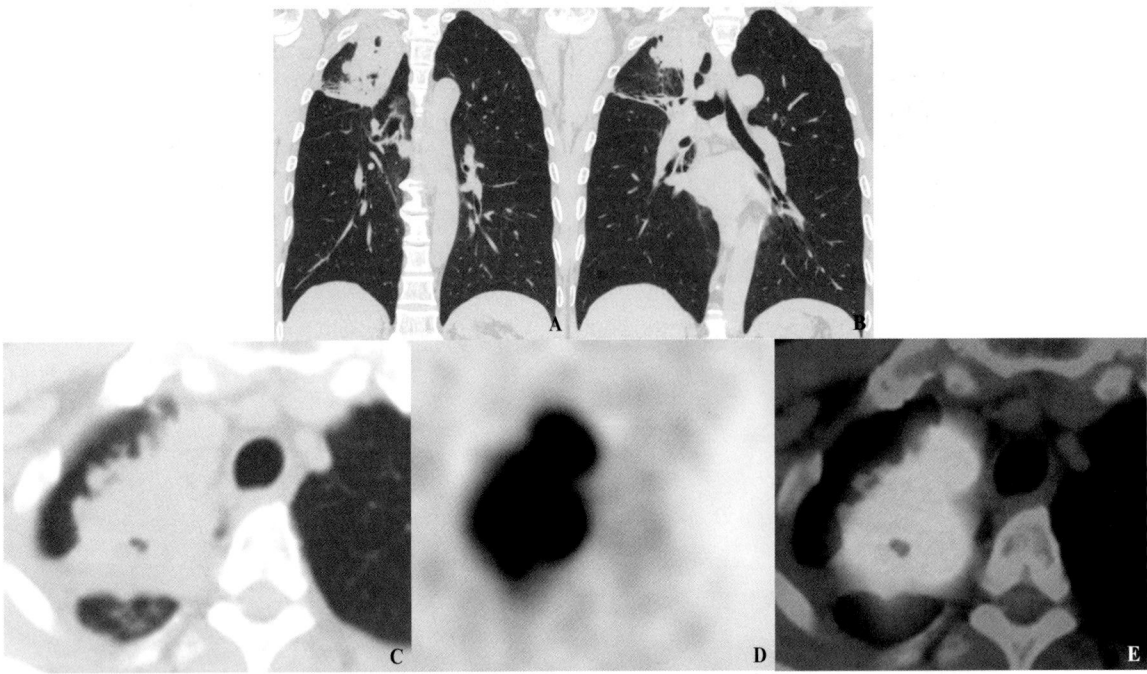

图 18-5-49　慢性纤维空洞型肺结核

CT 肺窗冠状位显示右侧水平裂成角上移(A),上肺可见纤维索条及支气管扩张,隆突角增大;右肺门上移(B);右肺尖团块状阴影,内可见空洞(C);团块影核素浓聚(D),范围较 CT 片范围小,且凹陷的胸膜无核素浓聚(E)。

【诊断标准】

1. 确诊病例·影像学显示两肺不同性质的结核病变,以纤维空洞及其广泛纤维化为特征,并满足以下任一标准可确诊[7]。

(1) 肺组织病理学检查符合结核病病理改变者。

(2) 痰涂片显微镜检查阳性,或痰、血分枝杆菌培养阳性,菌种鉴定为结核分枝杆菌复合群。

(3) 结核分枝杆菌核酸检测阳性。

2. 临床诊断病例·影像学显示两肺不同性质的结核病变,以纤维空洞及其广泛纤维化为特征,经鉴别诊断排除其他肺部疾病所致,且满足以下任一标准可作为临床诊断病例[7]。

(1) 典型结核中毒症状及表现。

(2) 结核菌素皮肤试验中度或强阳性。

(3) γ干扰素释放试验阳性。

(4) 结核分枝杆菌核酸检测阳性。

(5) 肺外组织病理检查证实为结核病变。

【鉴别诊断】

1. 慢性肺脓肿·急性肺脓肿治疗后未愈,转为慢性。多发生于中下肺野,空洞较大,壁不规则,厚 3~5 mm,周围可见斑片影及条索影,无支气管播散病灶及钙化。

2. 非典型分枝杆菌感染·是除人型、牛型结核杆菌、麻风分枝杆菌以外的非典型分枝杆菌所致感染。发病部位位于上肺,空洞出现率高,且多为薄壁空洞,渗出性病变及胸膜病变较少。鉴别困难,常需要活检或细菌培养等方法进行鉴别。

附:拉斯穆森动脉瘤

拉斯穆森动脉瘤(Rasmussen's aneurysm,RA)又称肺结核假性动脉瘤[10],是 1868 年由 Rasmussen 首次发现的,狭义的 RA 特指发生在肺结核空洞的炎性假性动脉瘤。广义的 RA 还包括空洞型肺癌、细菌性肺脓肿、真菌感染等导致的假性动脉瘤。

RA 少见,在慢性结核空洞患者的发生率约为 5%,多见于男性患者。肿瘤破裂时,可导致致命性大咯血。手术及血管栓塞是控制大出血的重要手段,但这些治疗也存在动脉瘤破裂的潜在风险。经有效的抗结核治疗,血管瘤可缩小、吸收。目前普遍认为 CTA 是最佳的检查方法,是 DSA 治疗前重要的决策手段[11]。

【发病机制与病理】

在结核病灶内,随着结核肉芽组织侵蚀、取代动脉外膜和中膜,血管壁弹力纤维逐渐被破坏,并被胶原纤维蛋白取代,导致血管壁逐渐变薄、破裂,血管腔逐渐膨大而成[12]。此类动脉瘤属于假性动脉瘤,血管壁缺乏正常血管壁的内膜、中层和外膜三层结构。

【临床表现】

在肺结核表现的基础上,突发胸痛、咯血。

【影像学表现】

在肺结核病灶中,RA 多位于结核空洞壁内、干酪坏死区域,常累及中小肺动脉,这些肿瘤通常分布于肺动脉的外周和旁边。表现为空洞病变的边缘(图 18-5-50)或干酪组织内实性结节(图 18-5-51),边缘清晰,增强扫描结节呈血管样显著强化(图 18-5-50 和图 18-5-51),质地均匀或不均匀。多平面重建显示瘤体位于血管一侧,呈圆形、椭圆形或不规则形,瘤体与主血管之间可见破口(图 18-5-52)。

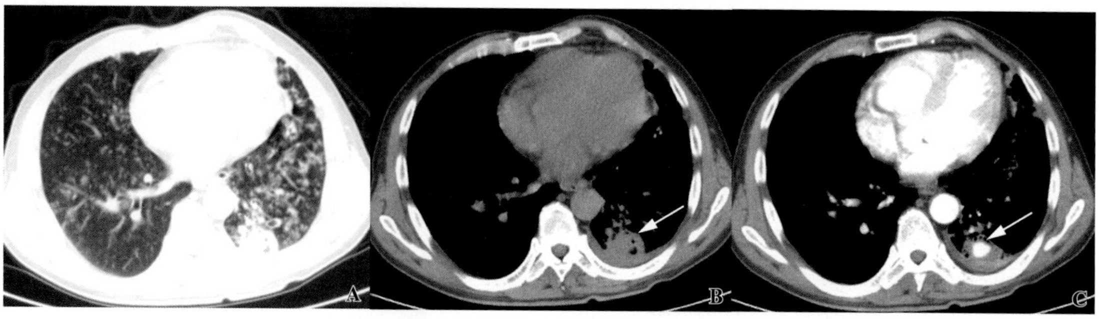

图18-5-50 男性,48岁。肺结核并RA

CT肺窗(A)和纵隔窗(B)显示左肺下叶后基底段,内侧呈均匀软组织密度,外侧可见气体,两肺可见支气管播散灶,增强扫描轴位(C)显示血管样强化结节(箭)位于结节边缘,相邻胸膜腔积液。

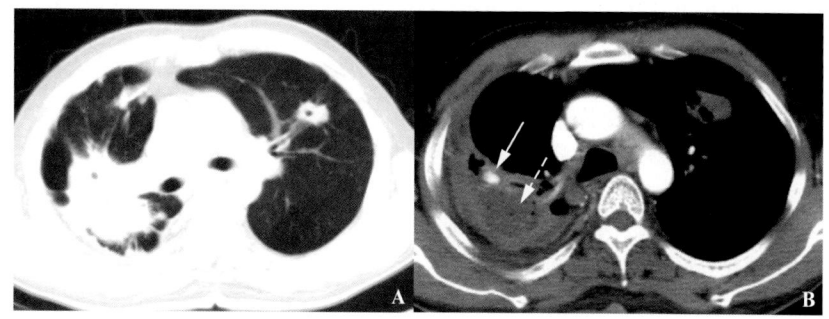

图18-5-51 男性,44岁。肺结核并RA

CT肺窗(A)显示两肺结节肿块,两肺病变内可见空洞;增强扫描(B)显示病灶内血管样强化结节(白实箭)位于未强化的干酪组织(白虚箭)旁。

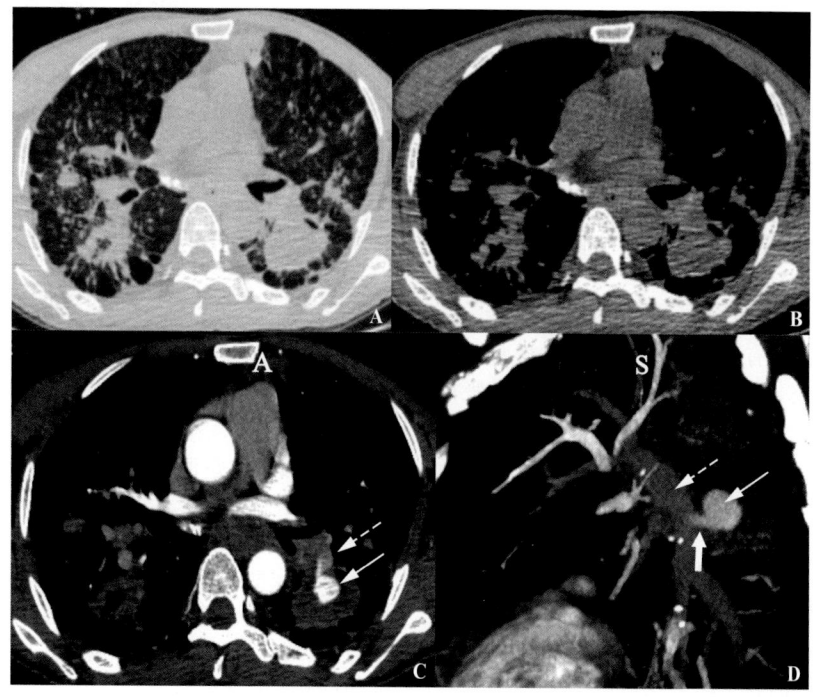

图18-5-52 男性,46岁。肺结核并RA

CT轴位肺窗(A)和纵隔窗(B)显示两肺大小不等结节,左下肺结节边缘可见空气新月征;增强扫描轴位(C)及矢状位(D)重建显示血管样强化结节(白实箭),轮廓光滑,与右下肺动脉(白虚箭)之间可见细蒂状破口(粗箭)。

五、结核性损毁肺

毁损肺(destroyed lung)是指一叶或一侧正常肺组织破坏严重或消失,被空洞、干酪样病变、纤维组织、钙化等病理组织充填,伴肺组织硬化、不可逆的支气管扩张和支气管壁增厚,气体交换功能丧失的情况[13]。

本病是疾病发展到某个阶段的结果,而非一种疾病,导致这一结果的病因众多,结核病是其最常见的病因。由于药物难以到达病变区域,导致反复结核性及混合感染、排菌,是结核病重要的传染源。毁损肺内病菌可经气道传播至健侧肺,可引起健侧肺的持续感染。

此外,病变初期支气管动脉受损,可导致支气管动脉与肺静脉相通,形成右向左分流,随着肺静脉血流减少,支气管动脉与肺动脉发生吻合,使肺动脉逆流,特别是当一侧全肺受到病变破坏时,可见患侧支气管动脉血逆流入健侧肺动脉的现象,导致肺动脉高压,甚至发展成肺源性心脏病[14]。

长期、反复的抗结核治疗,耐药结核分枝杆菌的感染等因素易致结核性毁损肺,结核性毁损肺属于不可逆病变[15]。由于药物治疗效果差,反复感染、复发,导致毁损肺组织逐渐扩大,导致患者呼吸困难、呼吸衰竭、咯血、运动耐量下降,影响患者生活质量;同时,反复住院,加重患者及政府的经济负担。

【病理改变】

结核病变使肺组织严重破坏,治疗、修复使肺组织内肺泡塌陷,气体交换功能消失。破坏和修复反复交替进行,使无功能肺组织逐渐增大,造成肉眼可见的肺毁损。病理学特点如下。

肺结核病灶干酪形成过程中,肺泡细胞、小叶间隔及邻近的血管和支气管一起被破坏、液化,导致毁损部位肺泡大部消失,仅剩少数残余的萎缩肺泡,肺毛细血管减少。当液化组织从气管排出,气体进入即形成空洞。长期肺组织损伤,导致大量结缔组织增生,纤维修复、瘢痕化导致肺体积缩小、坚硬,组织纤维化牵缩导致肺组织扭曲变形。

毁损肺内常见不可逆的支气管扩张和支气管壁增厚。这是由于:①支气管壁的弹性和肌肉成分被破坏,管壁及其周围纤维组织增生,导致管壁呈持久性增厚、管腔外形固定;②与此同时,进入支气管的干酪样坏死,以及由于咳嗽引起的管腔压力升高,导致管腔扩张;③周围肺组织结构的扭曲牵引导致支气管走行不自然,外形不整。

损毁肺内可有结核性肉芽组织,常伴有胸膜肥厚、粘连及纤维化。

【临床表现】

长期慢性肺结核患者,有反复治的病史。伴常年反复发作的咳嗽、咳脓性痰、间歇性咯血、反复发热、呼吸困难等。

体格检查可见患侧胸廓塌陷、呼吸运动减弱、肺泡呼吸音消失、可闻及干湿啰音及管状呼吸音。

【影像学表现】

毁损肺在胸部X线片上表现为密度弥漫性增高,胸廓塌陷,肋间隙缩小,肺门、纵隔向患侧移位,患侧膈肌升高、平直,肋膈角消失,或心脏、膈肌被病变掩埋"消失"。毁损肺密度不均,可见不规则气囊、杂乱的软组织影及钙化,主支气管及叶支气管扭曲变形(图18-5-53和图18-5-54)。其他肺野可见新旧程度不一支气管播散灶(图18-5-53)。

CT与胸部X线检查比较,CT具有更多的优势。

1. 毁损肺密度增高。其内密度不均匀,有大量的、形态各异的含气囊泡和杂乱的软组织影,可伴有大小不一的钙化。这些含气囊泡包括外形不规则的空洞、异常扩张的支气管、肺大疱。

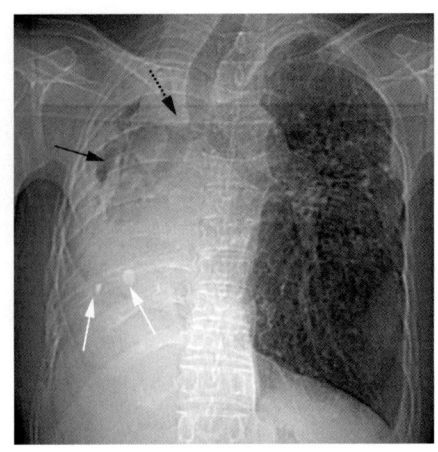

图18-5-53 女性,51岁。继发性肺结核,右肺毁损

胸部卧位X线片显示右侧肺透光度减低,呈片状致密影,内可见囊状密度降低区(黑实箭)及钙化灶(白实箭),气管右移,右肺门影上提(黑虚箭),心脏及横膈被掩埋于右肺病变内;左肺内见多发小结节、条索状影,左肺下野可见蜂窝状影,左侧肋膈角变钝。

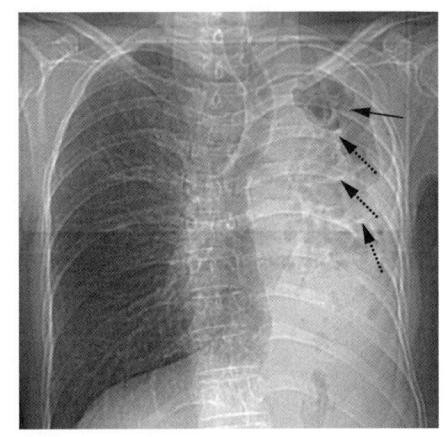

图18-5-54 女性,47岁。继发性肺结核,左肺毁损

胸部X线显示双侧胸廓欠对称,左侧肋间隙稍狭窄。左侧肺透光度降低,呈混杂高密度,内可见囊状密度降低区(黑实箭),夹杂短线状致密影(黑虚箭),气管、纵隔左移(白实箭),心脏及左侧横膈被左肺病变所掩盖。

空洞的特点是无张力,可以多发(图18-5-55),也可以融合成隧道样(图18-5-56),空洞外壁与肺实质界限不清(图18-5-57),空洞内壁常可见短线状突起(图18-5-55)。当合并感染时,空洞内可见气液平面(图18-5-55和图18-5-56)。

支气管相互聚拢[16],管腔扩大,扩张的支气管多为囊型或静脉曲张型,这些囊腔位于萎陷不张的肺实质,有时与空洞不易鉴别,后重建技术有助于鉴别(图18-5-57)。钙化多为细点状、结节状,可位于空洞壁(图18-5-57),也可以位于肺实质(图18-5-58)。

2. 毁损肺体积缩小征象。患侧胸廓塌陷,肋骨聚拢,肺门、纵隔、叶间裂、膈肌向患侧移位,胸膜增厚粘连(图38-5-55)。

3. 其他。肺组织内常出现代偿性肺气肿(图18-5-55)和/或形态各样、新旧不一的支气管播散病灶等(图18-5-55～图18-5-58)。

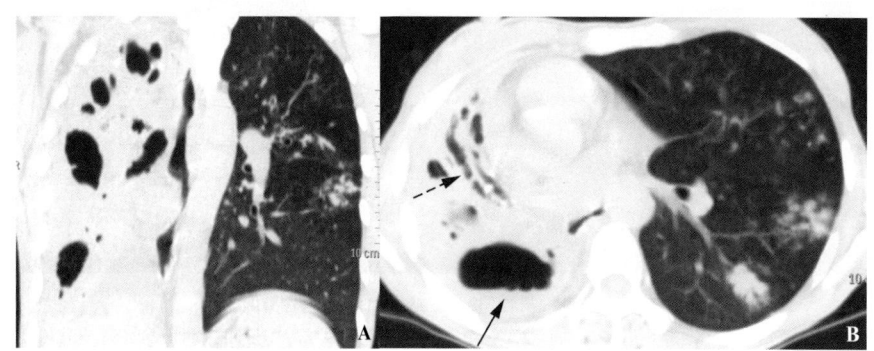

图 18-5-55　女性，40岁。肺结核，右肺毁损

CT冠状位重建（A）显示右侧肺弥漫性密度增高，其内可见多发大小不等空洞，形态多样；轴位（B）显示右肺下叶空洞内有气液平面（实箭），右肺中叶可见扭曲扩张的含气支气管（虚箭），左肺可见大小不等结节，结节呈簇状分布于支气管周围。

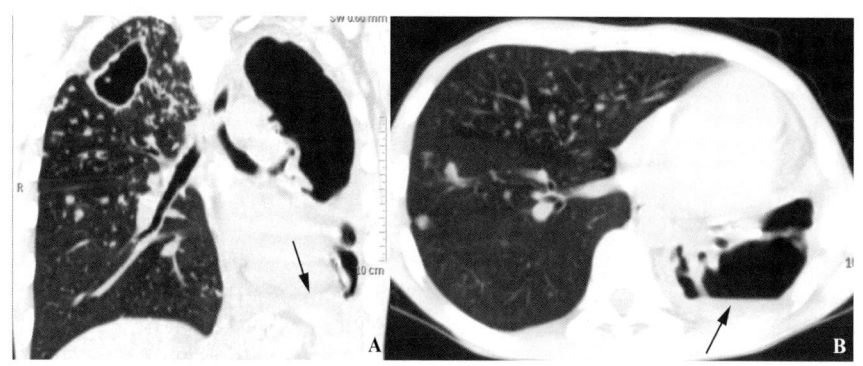

图 18-5-56　男性，35岁。肺结核，左肺毁损

CT冠状位重建（A）显示左侧肺弥漫性密度增高，左上肺可见隧道样空洞，右肺上叶可见薄壁空洞及散在粟粒状结节，轴位（B）显示左肺下叶空洞内有气液平面（箭）。

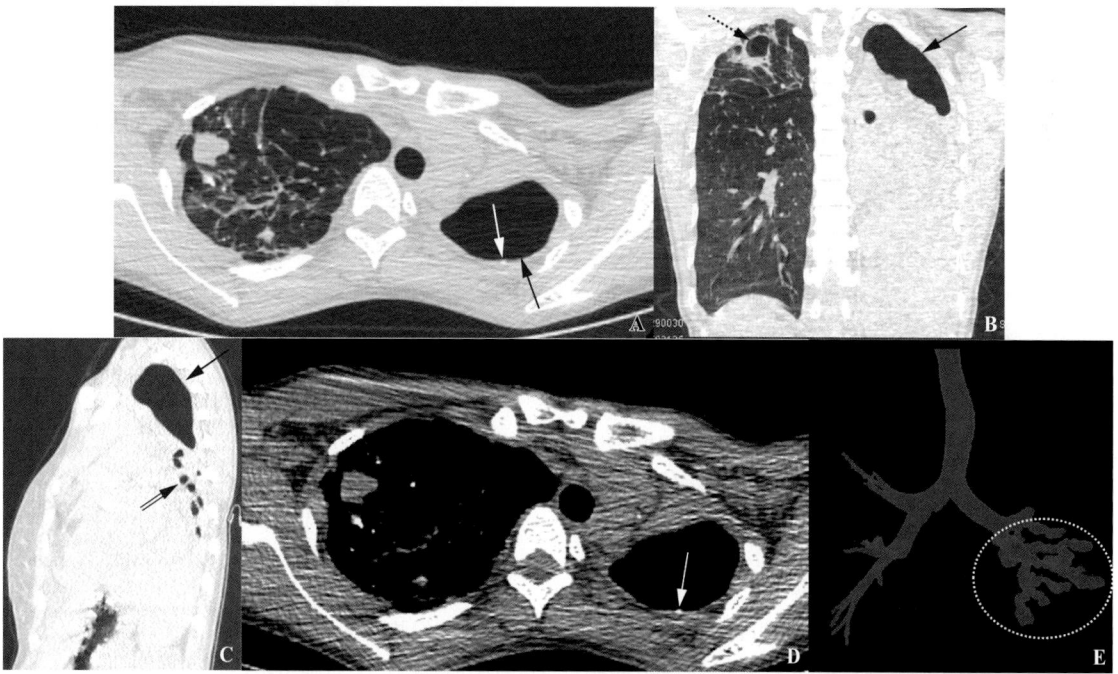

图 18-5-57　女性，25岁。继发性肺结核，左肺毁损

CT肺窗轴位（A）、冠状位（B）和矢状位（C）显示左肺密度普遍增高，肺尖可见巨大不规则空洞（黑实箭），空洞下方可见多发泡状气囊（黑虚箭）。右肺尖可见薄壁空洞、结节、钙化灶及索条影，下叶背段透光度增强。与A同层纵隔窗（D）示左肺尖空洞后壁可见一点状钙化。最小密度重建（E）显示左肺内泡状气腔为串珠状扩张的支气管（圆圈内）。

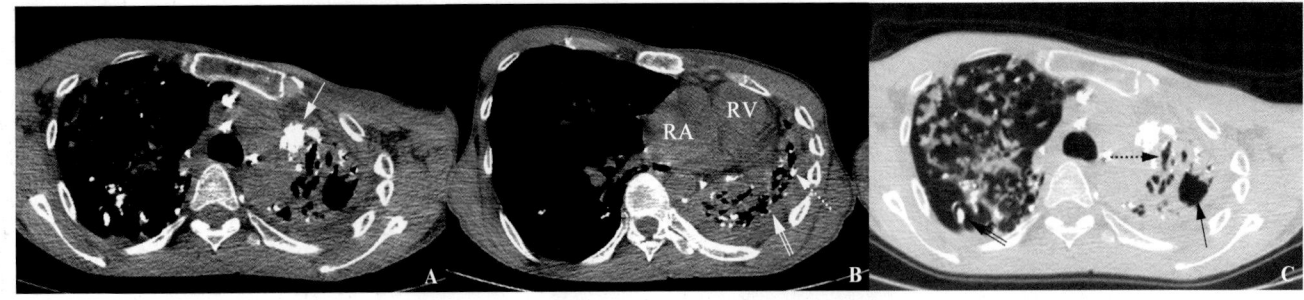

图18-5-58 男性,32岁。继发性肺结核,左肺毁损

CT纵隔窗主动脉弓平面(A)及右心房平面(B)显示左侧胸廓塌陷,肋间隙变窄,气管心脏左移,肺组织区密度不均匀,可见较多的钙化,其形状大小差异较大,呈不规则结节状(白实箭)、沙粒状(白虚箭)、细点状(空心箭)钙化,右心房及右心室增大。图A同层肺窗(C)显示左肺密实,内见不规则空洞(黑实箭)及支气管扩张影(黑箭),右肺多发结节状、小斑片高密度影及钙化影(黑空心箭)。RA为右心房;RV为右心室。

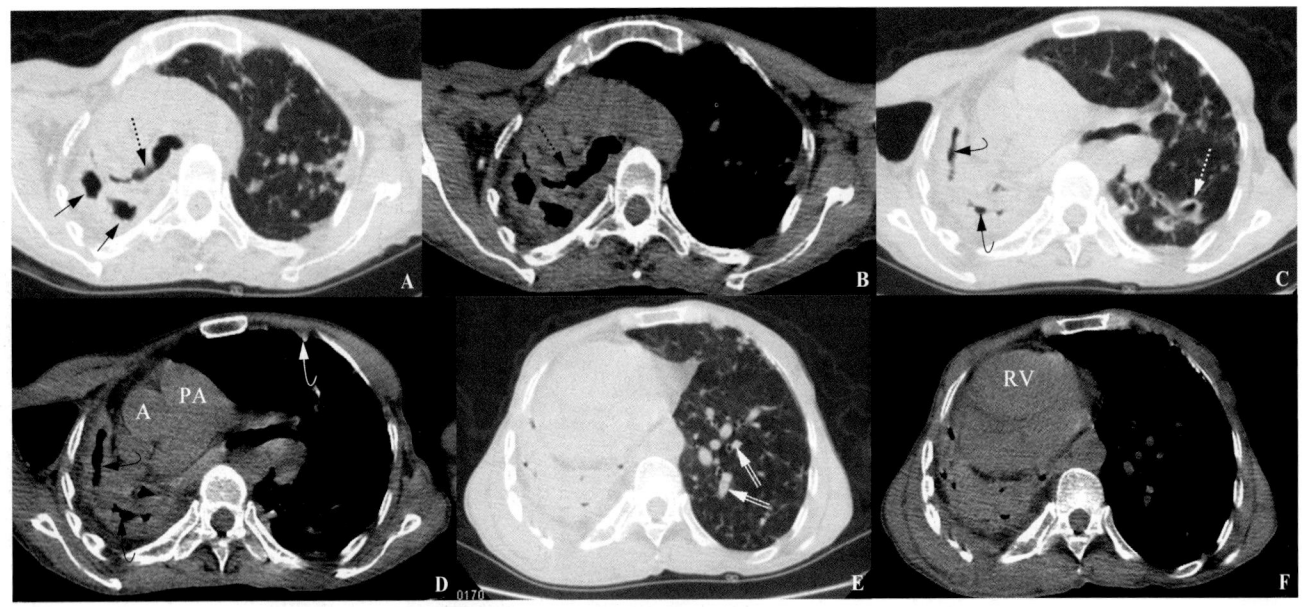

图18-5-59 女性,51岁。继发性肺结核,右肺毁损

CT肺窗(A)及纵隔窗(B)显示主动脉弓平面,左肺前缘达右侧胸锁关节平面,右主支气管及其分支(黑虚箭)粗细不均,周围未见明确肿块,其后方可见多发不规则空洞(白实箭)。右肺动脉平面肺窗(C)显示右肺密实,内可见不规则长条形、小囊状透亮影(黑弯箭),左肺见多发结节及空洞(白虚箭)病变;同层纵隔窗(D)示右侧肋骨聚拢,胸膜下脂肪密度增高,左侧前胸壁及后胸壁胸膜增厚伴点状钙化(白弯箭),肺动脉干直径宽于相邻主动脉。右心室平面肺窗(E)显示左下肺动脉较伴行支气管管径粗大;同层纵隔窗(F)示右心室外形增大。A为升主动脉;PA为肺动脉主干;RV为右心室。

4. 毁损肺肺动脉高压,形成肺源性心脏病。在X线及CT上表现为肺动脉干增宽,右心室肥大。肺组织内与支气管伴随的肺动脉直径大于伴随支气管的直径(图18-5-59)。

【诊断标准】

1. 确诊病例。影像学显示患肺密度增高,肺体积缩小征象,其内含多发或单发巨大空洞,最低密度重建显示较显著的囊状或静脉曲张型支气管扩张,伴或伴有多发钙化,其他肺组织出现代偿性气肿和新旧不一的支气管播散灶,且满足以下任一标准可确诊[7]。

(1) 肺组织病理学检查符合结核病病理改变者。

(2) 痰涂片显微镜检查阳性,或痰、血分枝杆菌培养阳性,菌种鉴定为结核分枝杆菌复合群。

(3) 结核分枝杆菌核酸检测阳性。

2. 临床诊断病例。影像学显示患肺密度增高,肺体积缩小征象,其内含多发或单发巨大空洞,最低密度重建显示较显著的囊状或静脉曲张型支气管扩张,伴或伴有多发钙化,其他肺组织出现代偿性气肿和新旧不一的支气管播散灶,经鉴别诊断排除其他肺部疾病所致,且满足以下任一标准可作为临床诊断病例[7]。

(1) 典型结核中毒症状及表现。

(2) 结核菌素皮肤试验中度或强阳性。

(3) γ干扰素释放试验阳性。

(4) 结核分枝杆菌核酸检测阳性。

(5) 肺外组织病理检查证实为结核病变。

【鉴别诊断】

1. 一侧肺不张。多为一侧主支气管完全阻塞引起,多数伴有肺门肿块。不张肺组织体积缩小,密度增高,但缺乏支气管充气征及空洞,其他肺组织无结核病灶。

2. 一侧肺实变。肺实变多见于各种感染,其内含气的支气管走行及形态自然,无心脏、纵隔、气管无移位。

3. 一侧大量胸腔积液。患侧胸廓扩大,导致肋间隙增宽,心脏纵隔、气管向对健侧移位,横膈下降。患肺密度均匀。

附：活动性肺结核的少见影像学表现

一、弥漫性磨玻璃影

弥漫性磨玻璃影（predominantly diffuse ground glass opacity manifestation）多见于血行播散型肺结核，在病理上表现为肺实质多发粟粒状结节，肺泡毛细血管基底膜损伤，导致激烈和广泛的炎症反应，沿肺泡腔和肺泡管透明膜形成，上皮样细胞肉芽肿形成。病变早期肺泡内充满密集的渗出性液体，晚期为干酪性肉芽肿。在临床上，这一征象的出现常预示合并ARDS，它是患者3个月内死亡的独立危险因素[17]。研究显示，磨玻璃影（GGO）>50%肺野的患者与ARDS显著相关（$P<0.001$）[18]。

实验室检查痰涂片及培养阳性率低，常合并谷丙转氨酶升高，C反应蛋白水平升高，血浆白蛋白下降。患者常表现为发热、呼吸困难、Ⅰ型呼吸衰竭。本型主要见于免疫功能受损人群，肉芽肿不形成或形成不良，进展迅速，预后差。影像学表现分为弥漫性磨玻璃影、磨玻璃密度伴粟粒状结节两型。

1. 弥漫性磨玻璃影 以两肺中下野多见，两肺分布不对称，磨玻璃影区域中经常夹杂多发马赛克样低密度区，提示局部气道阻塞或血流灌注异常（图18-5-60）。此征象与病毒性肺炎、肺孢子菌肺炎和间质性肺炎及易混淆，如果能发现肺内结节、实变、钙化灶、空洞等征象则对结核的诊断有助（图18-5-61）。

2. 磨玻璃密度伴粟粒状结节 在磨玻璃影内夹杂粟粒状结节。由于磨玻璃病变的遮挡，粟粒状结节经常显示不清（图18-5-62）。采用影像重建技术提高磨玻璃影背景上粟粒状结节的检出能力。

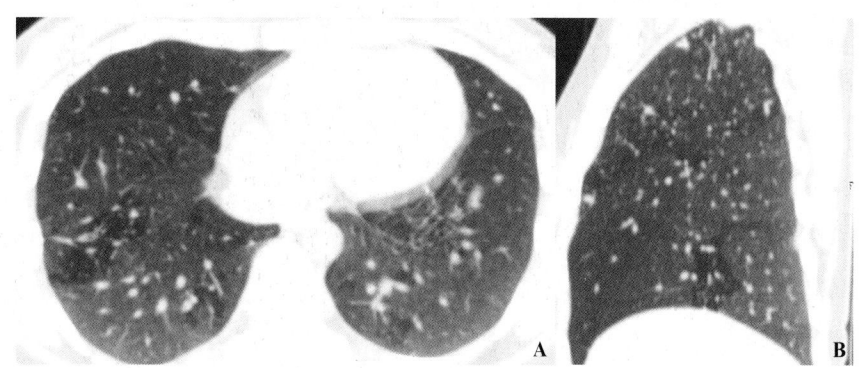

图18-5-60 女性，26岁。继发性肺结核
CT轴位（A）和矢状位（B）肺窗显示两肺下叶弥漫性磨玻璃影，内可见多发不规则低密度区，肺尖可见树芽征。

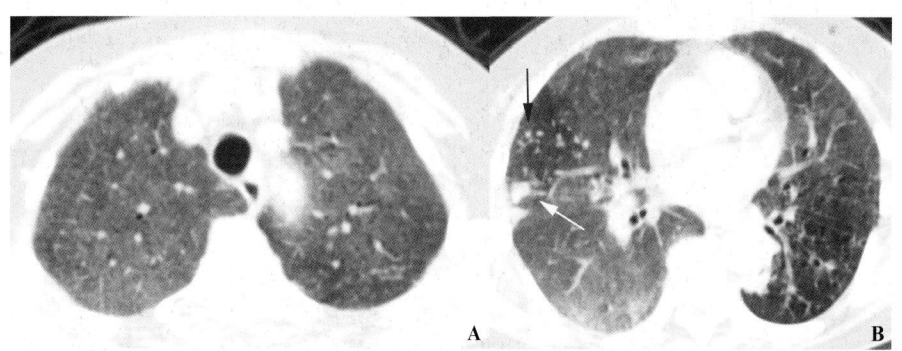

图18-5-61 女性，70岁。继发性肺结核
CT肺窗肺上（A）、下野（B）显示两肺弥漫性磨玻璃影，双下肺分布欠对称，右肺中叶外段局限性密度降低区内可见树芽征（黑箭）及数个结节（白箭）。

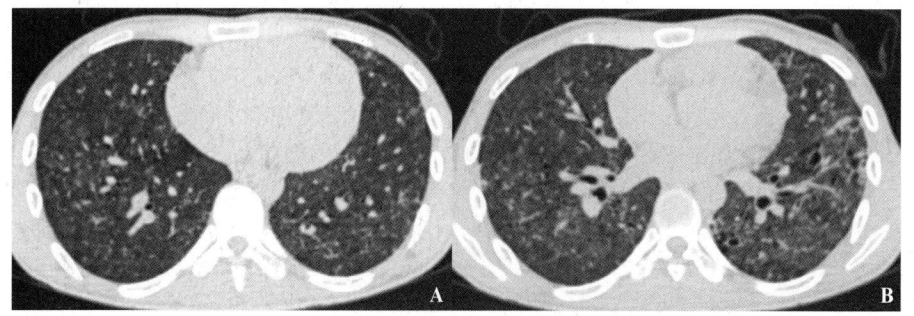

图18-5-62 男性，21岁。继发性肺结核
CT肺窗（A、B）显示两肺弥漫性磨玻璃影，内密度不均，可见多发边缘模糊结节。

二、结节簇状聚集

结节簇状聚集(nodular cluster aggregation)是指在 CT 上呈现局限性簇状聚集的粟粒状结节(结节直径≤3 mm)。方瑞等[19]将其称为烟花征。结节在病理上为肉芽肿,这种肉芽肿既可以是干酪样肉芽肿,也可以是非干酪样肉芽肿。其播散机制目前尚不明确,常见的观点有两类,一类认为是经支气管播散的;另一类认为是经淋巴道播散,而后侵犯肺泡与细支气管[20]。此类患者较年轻,临床表现轻微、隐匿。

在 CT 上表现为区域性分布的簇状聚集的粟粒状结节,微结节排列规则,如鱼籽。这种表现可单发,也可多发。多发者,肺内各区域病灶表现形式相仿,大小不同,一般中上肺野多而大。根据其表现形式分为晕征、反晕征、微结节、簇集征、星系征。这些征象也可能是结核不同时期的表现[20]。

1. 晕征(halo sign) · 多发粟粒状结节聚集成类圆形,结节密度不同,中心区结节密度高于外周带。病变进展时,中心区结节可融合形成大结节或斑片状。

2. 反晕征(reversed halo sign,RHS) · 又称环礁征(atoll sign)、仙女环征(fairy ring sign),指在胸部 CT 上表现为中心透明/磨玻璃影,周围被新月形或环形的实变带环绕的征象,最早在机化性肺炎出现,继而发现很多疾病出现该征象。与机化性肺炎的反晕征不同,组成结核反晕征的周边高密度带由许多细小点状阴影堆积而成[21],中心区表现形式多样,既可以是间质性磨玻璃影,也可以是细小结节影,甚至是相对正常的肺组织(图 18-5-63)。

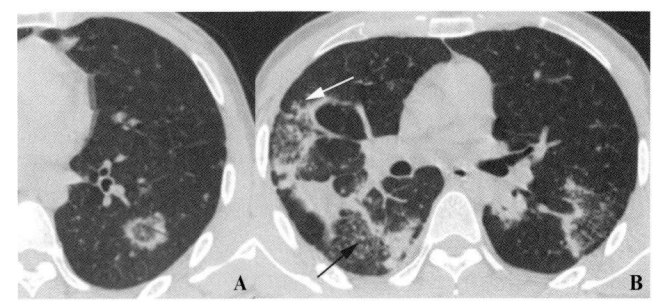

图 18-5-64 继发性肺结核
CT 肺窗显示两肺多发局限性磨玻璃影,周围被环形(A)或弧形(B)高密度带环绕,磨玻璃密度影内可见扩张的条形、圆环状支气管(黑箭),病灶边缘见树芽征(白箭)。

形成大结节或实变。这两个征象易出现在结节病,与结节病不同,结核较少合并肺门纵隔淋巴结肿大,周围常伴发小叶中心结节和树芽征(图 18-5-64)。

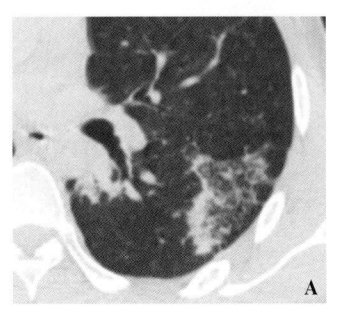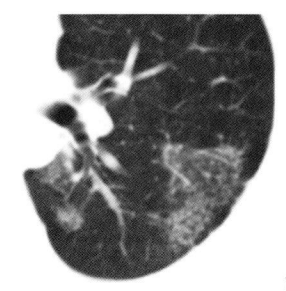

图 18-5-65 继发性肺结核
CT 肺窗(A)显示左肺下叶局限性磨玻璃影,周围兼厚薄不均的高密度带环绕,治疗后复查(B)高密度带消失,磨玻璃影内可见多发粟粒状结节聚集,密度相仿。

三、肺间质改变

本型结核多见于糖尿病、有肺基础病人群。临床上除有一般肺结核的症状外,还常伴发呼吸困难、COPD 的症状。在 HRCT 上,根据间质改变的部位及形状分为三类:①以小叶内间质异常为主型;②以中心间质改变为主型;③以蜂窝肺(空腔改变)为主型。

1. 以小叶内间质异常为主型 · 表现为小叶内间质粗大,呈多发短线状及细点状结节,小叶与小叶之间呈透亮带,状如簇状、雪花片,病变多分布于次级肺小叶内。当病变融合后,这种低密度透亮带消失,形成节段性分布的小片状或大片融合状细网格影(代表小叶内间质增厚),密度均匀,网格影内可见扩张的支气管。

网格状影被小叶间隔及叶间裂阻挡,致边缘锐利,与正常肺组织界限清楚。病灶好发于两肺上野,呈片状弥漫和沿支气管束走行两种类型。当网格影伴有磨玻璃密度增高时,称为铺路石征,是肺泡蛋白增多症常见的典型征象。肺结核除铺路石征外,可伴有树芽征、微结节影、烟花状、卫星灶、小叶间隔增厚、气道壁增厚等异常(图 18-5-66)。

2. 以中心间质改变为主 · 表现为以肺门为中心向周围放射分布的大片状不规则磨玻璃影、网状影,沿肺段或肺叶分

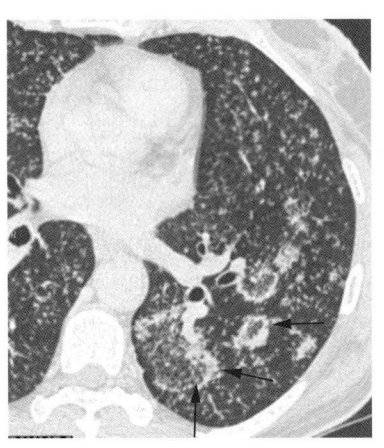

图 18-5-63 女性,59 岁。血行播散型肺结核
HRCT 显示两肺粟粒状结节,左肺下叶多发环形高密度结节,环壁厚薄欠均匀,由微小粟粒组成(箭),中心区磨玻璃影,也可见微小结节。

在中心区常可见扩张的支气管(图 18-5-64)。病变进展时,周边结节可融合形成实变影。这种结节的出现可以排除非肉芽肿性 RHS。在其他肉芽肿性 RHS 中,结节病 RHS 也可能呈现结节特征,但往往同时伴有双侧对称性肺门和纵隔淋巴结肿大,肺内结节呈淋巴管周分布特点,而病灶的边缘伴随树芽征则有助于肺结核诊断。

3. 微结节簇集征(clustered micronodules,CMN)及星系征(galaxy sign) · 均为多发粟粒状结节聚集呈簇状,结节密度相仿(图 18-5-65),前者结节无融合,后者部分结节融合成

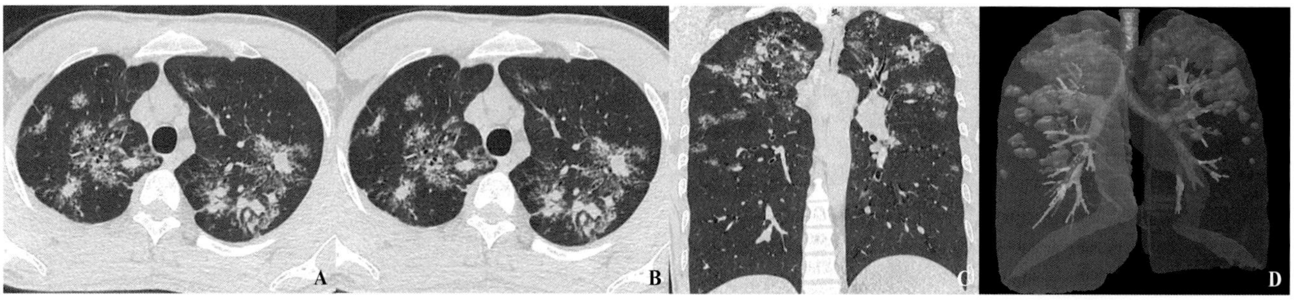

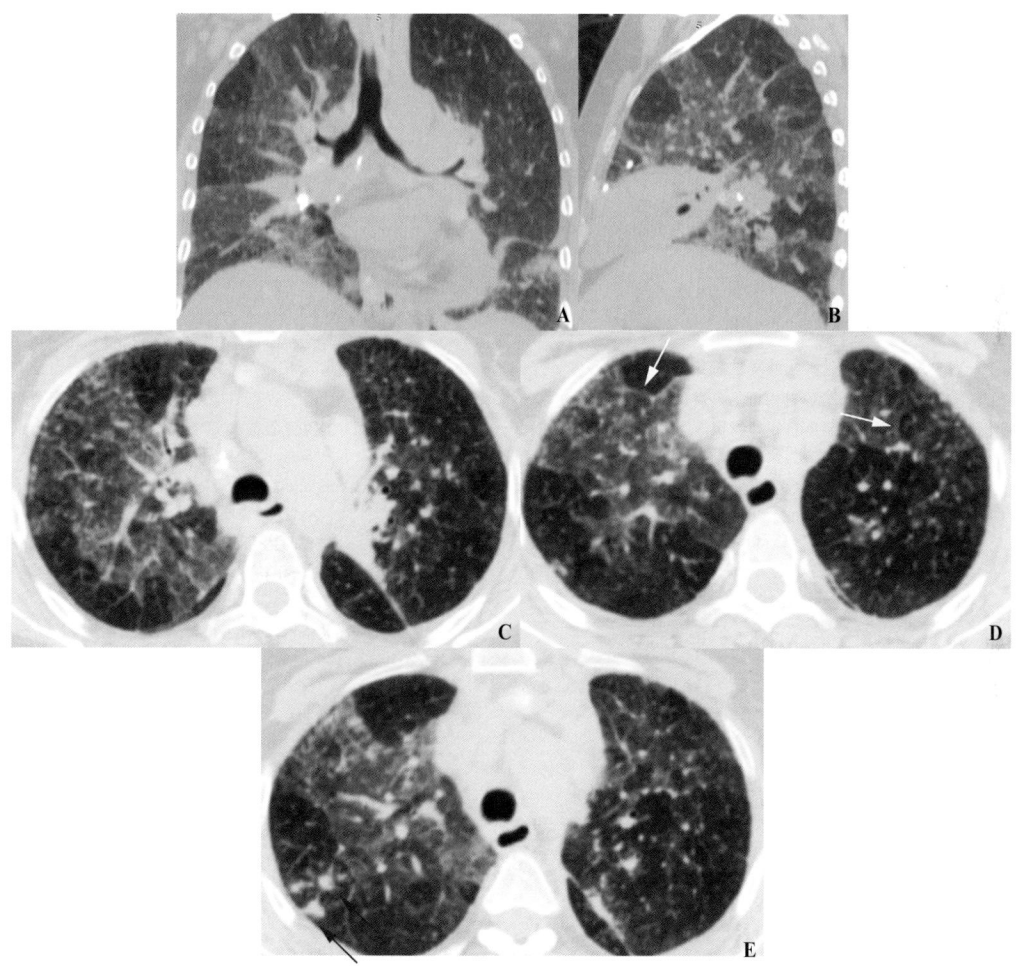

图 18-5-66　男性，33 岁。浸润性肺结核

CT 肺窗（A、B）两肺上叶分布不规则斑片状阴影，类似于烟花状，其内肺间质增生，多发分布的实性结节；冠状位显示两上肺细支气管管壁增厚（C）；AI 智能分析显示两肺容积为 5 836.14 mL，病变总体积为 308.58 mL，病变体积占全肺体积的 5.27%（D）。

图 18-5-67　女性，59 岁。继发性肺结核

CT 肺窗冠状位（A）、矢状位（B）及轴位（C~E）显示以肺门为中心向周围放射分布的大片状不规则磨玻璃影，密度不均匀，内可见网状影，病变受小叶间隔（白箭）阻挡，小叶间隔增厚，其他肺叶可见大小不等结节（黑箭），肺门及纵隔可见钙化结节。

布，状如地图样。病变内可见支气管扩张，中央支气管血管束增粗、模糊，常伴有小叶间隔的不规则增厚、扭曲、变形或不能显示（图 18-5-67）。

3. 以空腔改变为主　空腔是指正常间隙的病理性扩大，包括肺大疱、支气管扩张、蜂窝肺、肺囊肿等。肺结核时肺内多发含气空腔不包含空洞，其发生机制可能与下列因素有关[22]：①细支气管被肉芽肿，或干酪坏死物质充填，或支气管软化，导致引流支气管活瓣形成，气体只进不出，远端扩张；②肺泡扩张、间隔变窄，肺泡孔扩大，肺泡间隔断裂；③纤维牵拉导致肺泡或细小支气管囊样扩张；④药物（异烟肼）导致肺气囊产生[23]。其影像学特点是累及单个或多个肺叶，失去沿肺段分布的特点。

含气空腔易聚集，呈簇状或串珠状排列，形态规整，囊壁厚薄差异较大（图 18-5-68），囊壁不能显示时呈穿凿样（图 18-5-69）。空腔多在结构松散的小叶样肺实变、边缘模糊结节和磨玻璃密度区发生。

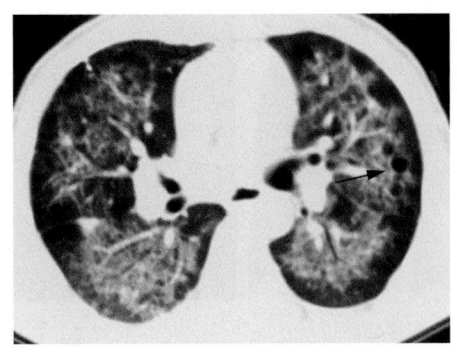

图 18-5-68　男性,46 岁,继发性肺结核

以肺门为中心向周围放射分布的大片状不规则网状影,左肺病灶边缘可见成串排列的气囊(箭),各囊囊壁厚薄不一,大小不同。

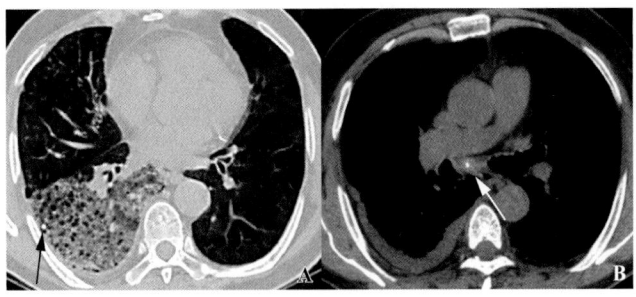

图 18-5-69　男性,75 岁。继发性肺结核

CT 肺窗(A)显示右肺下叶磨玻璃样密度增高,其内可见多发穿凿样透亮影,边缘锐利,夹杂细点状钙化(黑箭);纵隔窗(B)显示右侧胸腔积液,隆突下淋巴结肿大并钙化(白箭)。

（王秋萍　郭佑民）

参考文献

[1] Van der Heijden YF, Karim F, Chinappa T, et al. Older age at first tuberculosis diagnosis is associated with tuberculosis recurrence in HIV-negative persons [J]. Int J Tuberc Lung Dis, 2018, 22: 871-877.

[2] Kanaya AM, Glidden DV, Henry F. Identifying pulmonary tuberculosis in patients with negative sputum smear results [J]. Chest, 2001, 120: 349-355.

[3] Shapiro AE, Ross JM, Yao M, et al. pert MTB/RIF and Xpert Ultra assays for screening for pulmonary tuberculosis and rifampicin resistance in adults, irrespective of signs or symptoms [J]. Cochrane Database Syst Rev, 2021, 2021: CD013694.

[4] Sahu N, Das S, Padhy RN. Radiological significance of high-resolution computed tomography for elderly pulmonary tuberculosis patients — an analysis with culture test [J]. Pol J Radiol, 2020, 85: e125-e131.

[5] Rawat J, Sindhwani G, Juyal R. Clinico-radiological profile of new smear positive pulmonary tuberculosis cases among young adult and elderly people in a tertiary care hospital at Deheradun (Uttarakhand) [J]. Indian Journal of Tuberculosis, 2008, 55: 84-90.

[6] Indian J, Raghuvanshi V, Sood RG, et al. Use of high-resolution computed tomography (HRCT) in diagnosis of sputum negative pulmonary tuberculosis [J]. Turk Thorac J, 2016, 17: 59-64.

[7] 中华人民共和国国家卫生和计划生育委员会. WS 288—2017 肺结核诊断. 北京:中华人民共和国国家卫生和计划生育委员会,2017.

[8] 骆科进,关晶,先正元.结节周围支扩征在 CT 诊断肺结核球中的价值[J].中国医学影像技术,2001,17:337-338.

[9] 中华医学会放射学分会传染病放射学组,中国医师协会放射医师分会感染影像专业委员会,中国研究型医院学会感染与炎症放射专业委员会,等.肺结核影像诊断标准[J].新发传染病电子杂志,2021,6:1-6.

[10] Lin F, Chen N, Li C, et al. Rasmussen's aneurysm [J]. An International Journal of Medicine, 2018, 111: 273.

[11] Khalil A, Parrot A, Nedelcu C, et al. Severe hemoptysis of pulmonary arterial origin: signs and role of multidetector row CT angiography [J]. Chest, 2008, 133: 212-219.

[12] Branco MT, Mello DFE, Ibrahim INAF, et al. Giant Rasmussen's aneurysm [J]. J Bras Pneumol, 2021, 47: e20200648.

[13] Ravimohan Si, Kornfeld H, Weissman D, et al. Tuberculosis and lung damage: from epidemiology to pathophysiology [J]. Eur Respir Rev, 2018, 27: 170077.

[14] Jo YS, Park JH, Lee JK, et al. Risk factors for pulmonary arterial hypertension in patients with tuberculosis-destroyed lungs and their clinical characteristics compared with patients with chronic obstructive pulmonary disease [J]. Int J Chron Obstruct Pulmon Dis, 2017, 12: 2433-2443.

[15] 史志国,宋艳华,李凌海,等.保护性肺通气模式在结核性毁损肺全肺切除术麻醉中的价值[J].中国防痨杂志,2019,41:488-493.

[16] 许岩,路希维,蔡春葵,等.治疗失败耐多药肺结核患者 CT 征象演变的回顾性分析[J].中国防痨杂志,2020,42:549-557.

[17] Wakamatsu K, Nagata N, Kumazoe H, et al. Prognostic factors in patients with miliary tuberculosis [J]. J Clin Tuberc Other Mycobact Dis, 2018, 12: 66-72.

[18] Lee J, Lim JK, SeoH, et al. Clinical relevance of ground glass opacity in 105 patients with miliary tuberculosis [J]. Respir Med, 2014, 108: 924-930.

[19] 方瑞,吴重重,吴坚,等.活动性肺结核的烟花征 CT 表现[J].中华放射学杂志,2019,53:196-199.

[20] Hong JH, Goo JM, Yoon HS, et al. Clustered micronodules as predominant manifestation on CT: A sign of active but indolently evolving pulmonary tuberculosis [J]. PLoS One, 2020, 15: e0231537.

[21] Nakamoto K, Sasaki Y, Kokuto H, et al. Multi-drug-resistant tuberculosis with galaxy and cluster signs on high-resolution computed tomography Hajime Goto [J]. Respirol Case Rep, 2018, 6: e00369.

[22] Boddu P, Parimi V, Taddonio M, et al. Pathologic and radiologic correlation of adult cystic lung disease: a comprehensive review [J]. Patholog Res Int, 2017, 2017: 3502438.

[23] Wan-Hsiu L, Sheng-Hsiang L, Tsu-Tuan W. Pneumatocele formation in adult pulmonary tuberculosis during antituberculous chemotherapy: a case report [J]. Cases J, 2009, 2: 8570.

第六节·气管、支气管结核

气管、支气管结核(tracheobronchial tuberculosis, TBTB),曾经被称为支气管黏膜结核,是指发生在气管、支气管的黏膜、黏膜下层及外膜(软骨和纤维组织)的结核病,是继发性肺结核的一种特殊类型,属于下呼吸道结核。本病好发于年轻女性,常累及气管远端和邻近的主支气管,以两肺上叶及中叶支气管为好发部位。非特异性呼吸道症状、正常的胸部 X 线片、缺乏合适的 CT 或支气管镜评估是延迟诊断的主要原因[1]。

气管、支气管结核患者的涂菌阳性率高,为 60%～70%。5.9%～33.8% 的活动性肺结核患者存在本病[2]。据报道,按自然病程的进展支气管狭窄通常在发病后的 4～6 个月,发生率高达 68%[3],如早期处理不当,会遗留严重的气道狭窄,气管软化,导致通气障碍,此外,由于患病支气管狭窄,易导致肺段的反复感染,甚至肺不张、肺损毁、支气管瘘等,严重危害患者的健康。气管软化症好发于左主支气管狭窄的患者[4]。

气管、支气管结核多数继发于肺结核的气道播散,少数继发于支气管邻近组织结核病变(如淋巴结结核)的直接侵犯,经淋巴和血行播散引起支气管结核者极少见。

【发病机制与病理】

在纤维支气管镜下,将气管、支气管结核分为炎性浸润型、溃疡坏死型、肉芽增殖肿型、瘢痕狭窄型、支气管软化及支气管淋巴瘘 6 型[5]。炎症浸润型表现为支气管黏膜充血、水肿伴黏膜淋巴细胞、中性粒细胞、巨噬细胞浸润。

溃疡坏死型表现为支气管黏膜溃疡、糜烂。溃疡面覆盖一层灰白色干酪样坏死物,周围充血、水肿。轻者病变仅局限于黏膜层,重者溃疡可达黏膜下层,并可导致气管、支气管软骨的破坏,病变区域触之易出血。肉芽增殖型表现为黏膜面隆起的粟粒状结节或肿块,肿块表面被干酪样坏死物覆盖,管腔狭窄。瘢痕狭窄型表现为受累支气管狭窄、阻塞或闭锁。支气管软化表现为气管壁的硬度下降,不足以支撑气管正常形态,支气管管腔在呼气时塌陷,在吸气时恢复开放的状态。支气管淋巴瘘表现为支气管管壁瘘口及管腔狭窄。

【临床表现】

临床上本病起病缓慢,临床症状与体征缺乏特异性。主要症状包括:①支气管黏膜炎症的刺激症状,如咳嗽,典型者为剧烈阵发性干咳,少量咯血;②气道狭窄产生喘鸣音或哨音,这种喘鸣音位置固定,应用支气管扩张剂无效;③呼吸困难,表现为阵发性,痰液咳出后可缓解,亦可反复发作;④变态反应性关节炎、结膜炎等。

【实验室检查】

气管、支气管结核患者的痰涂菌阳性率高达 60%～70%。其中炎症浸润型、黏膜溃疡或干酪坏死型的检出率尤为高。肉芽增殖型的活检阳性率最高[6]。

【影像学表现】

主支气管,两肺上叶、中叶、舌段支气管是支气管结核的好发部位。气管、支气管结核的影像学表现分为直接征象和间接征象。直接征象包括支气管结核病变、肺实质结核病变及纵隔结核病变。

对于支气管管腔狭窄,管壁僵硬、增厚等气管、支气管结核等的直接征象在胸部 X 线平片常常难以直观显示,用于显示支气管的断层摄影(图 18-6-1A)及支气管造影检查已被 CT 检查所取代(图 18-6-1C)。

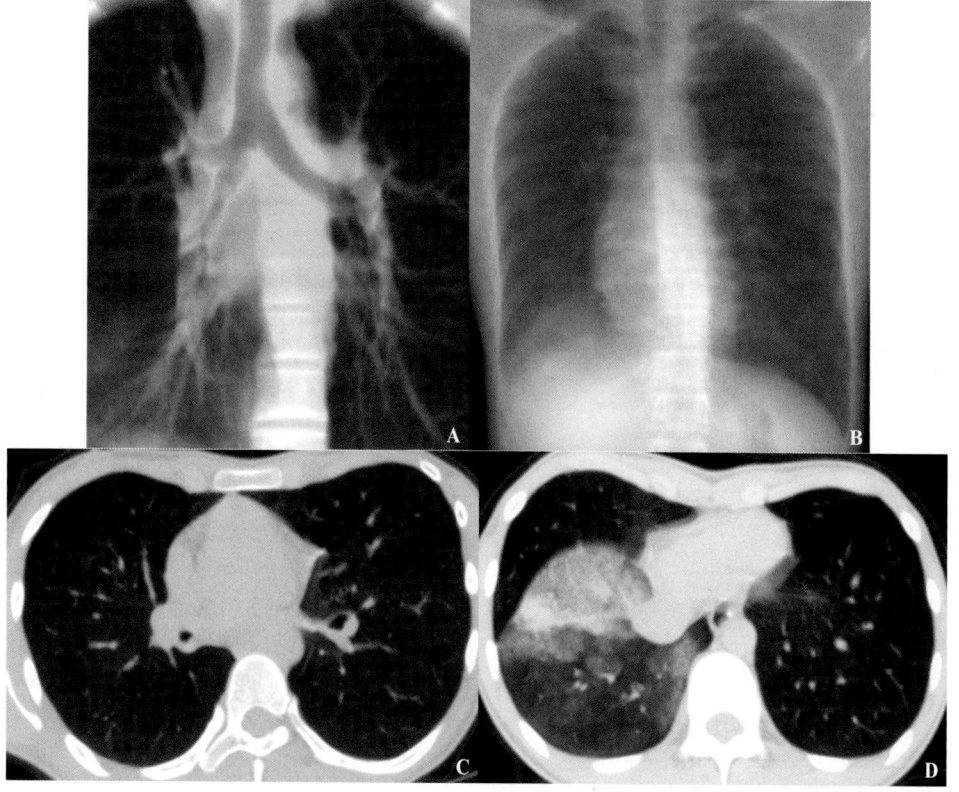

图 18-6-1 男性,18 岁。支气管结核,继发性肺结核

气管断层片(A)显示中间段支气管下缘欠光滑,管腔内密度略不均匀,远端肺组织密度增高;CT 定位像(B)显示右侧横膈不清,其上方云雾状密度增高影,肺门区未见结节肿块;CT 肺窗显示中间段支气管狭窄(C),下肺叶实变影密度不均匀(D)。

与肺癌相比,狭窄区域肺门部缺乏软组织肿块是支气管结核的主要特征(图18-6-1B)。由于阻塞气管远端肺组织内支气管播散灶的存在,导致肺野密度不均匀是支气管结核的另一个特征,其他肺野存在结核病灶是支气管结核的又一个特征(图18-6-1D)。

与胸部X线平片比较,胸部CT,尤其是采用后处理重组技术,能较全面地观察病变的部位、范围、性状及毗邻关系,同时还能较清晰地显示支气管形态的改变,确定狭窄或阻塞支气管的长度,以及周围肺组织的形态学改变[7](图18-6-2)。

支气管结核一般好发于段以上支气管,以单侧为主,气道受累范围较为广泛,一半以上病例累及支气管的长度大于3 cm,且常为多支支气管受累。单纯的气管结核很少见,气管狭窄多伴有肺实质、胸膜异常和纵隔淋巴结肿大[8]。

1. **支气管改变** · 受累支气管表现为气管壁增厚,管腔狭窄,甚至闭塞。狭窄支气管周围及肺不张近端无明显软组织肿块是支气管结核的特点。当支气管病变以炎性水肿或纤维化为主时,狭窄的支气管内缘光滑整齐,无显著的异常凸起或凹陷(图18-6-3)。其中前者管壁厚度大于后者。

当支气管病变以增殖为主时,表现为突入支气管管腔的单发或多发软组织密度结节,结节与气管壁宽基底连接(图18-6-4)。

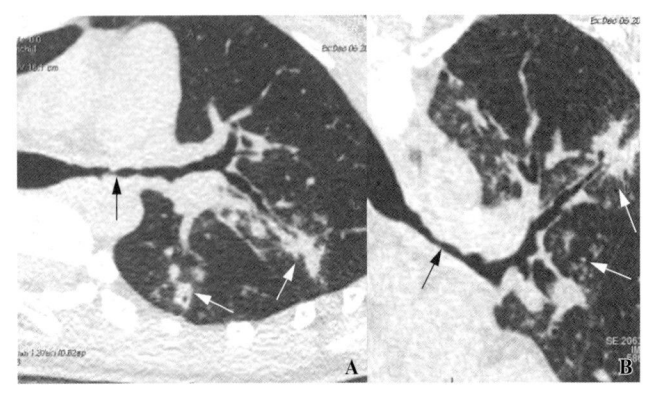

图18-6-2 女性,24岁。支气管内膜结核
CT曲面重建(A、B)显示左主支气管管壁增厚,管腔狭窄,内壁欠光整(黑箭),累及范围较长,伴多发肺内播散病灶(白箭);支气管镜显示,左主支气管黏膜肥厚增生,管腔明显狭窄。

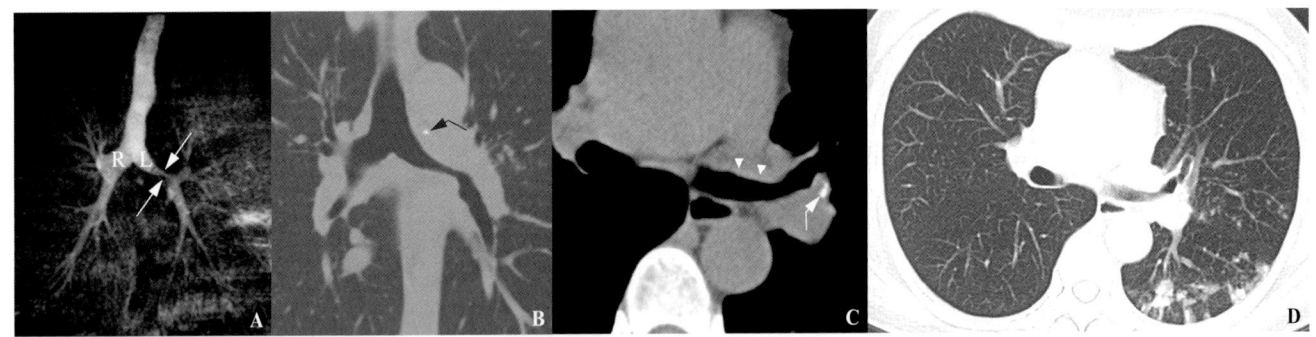

图18-6-3 女性,51岁。支气管结核
CT表面重建(A)显示左主支气管(L)起始部管径较右主支气管(R)细,左主支气管呈锥状狭窄,最窄部位于左主支气管分叉前(直箭),冠状面重建(B)及轴位(C)显示气管内壁光滑,管壁轻度增厚(箭头),肺门区无肿块,有斑点状钙化(弯箭),CT肺窗(D)显示左肺斑片状、粟粒状结节。

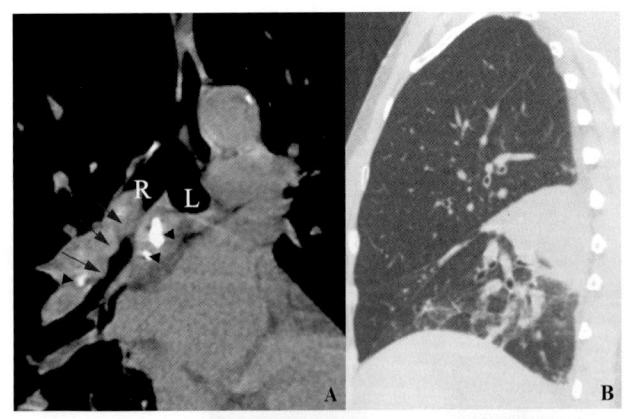

图18-6-4 女性,66岁。支气管结核、继发性肺结核
CT冠状位纵隔窗(A)显示右肺中间段支气管管壁明显不规则增厚,呈结节状向气管腔内突出(箭),致气管狭窄,增厚的软组织内多发大小不等钙化(箭头);矢状位(B)显示下叶背段肺不张。

增强扫描,结节呈渐进性、持续性、轻度至中度增强。当干酪坏死与增殖、纤维化同时并存时,表现为支气管管腔内壁凹凸不平,呈锯齿状或浅波浪状,管腔扭曲变形(图18-6-2),增强时可出现管壁不均匀强化。结核引起的支气管管壁增厚可发生钙化,线样或斑点样钙化是结核较为典型的钙化。

2. **肺内改变** · 主要表现为支气管阻塞性改变及肺内结核灶(图18-6-5)。其中,阻塞性肺气肿的肺野内常伴发小气道黏液栓是其特点之一(图18-6-6);阻塞性肺不张组织内的含气支气管分支稀少,主干扭曲、扩张是另一特点(图18-6-7)。

增强扫描阻塞性肺炎及不张的肺组织强化不均匀,其中干酪区呈不强化的低密度区。肺内结核病灶包括阻塞气道分布区及其他肺野内存在结核灶,表现为多部位出现形式多样、新老病灶并存的"三多"征象(图18-6-8)。

采用AI技术可以对支气管内膜结核进行定量检测,为判断结核病的程度提供客观依据(图18-6-9)。

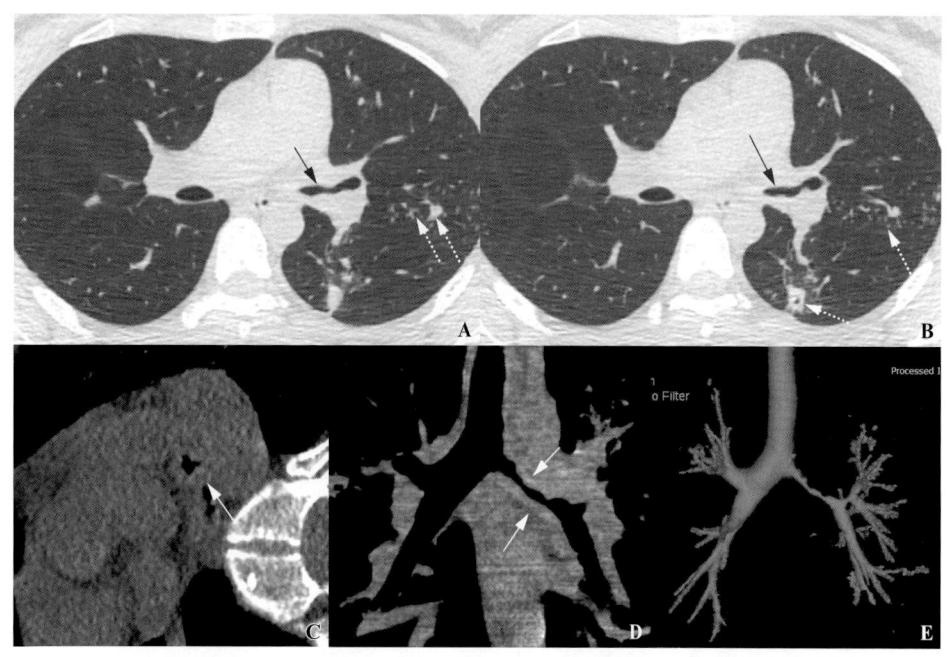

图 18-6-5　女性,24 岁。支气管结核

CT肺窗连续断面(A、B)显示左主支气管轻度扭曲,管腔不均匀狭窄,左肺上叶尖后段、下叶背段可见形状各异卫星灶(白虚箭);多平面重建支气管轴位(C)显示支气管腔呈不规则状,管壁厚薄不均(白实箭);多平面重建支气管冠状位(D)显示左主支气管明显狭窄,内壁不规则,腔内见小结节样凸起,增厚的管壁密度略不均匀(白实箭);表面重建(E)显示病变轻度向下突入支气管管腔,管腔明显变窄,但未被完全阻塞。

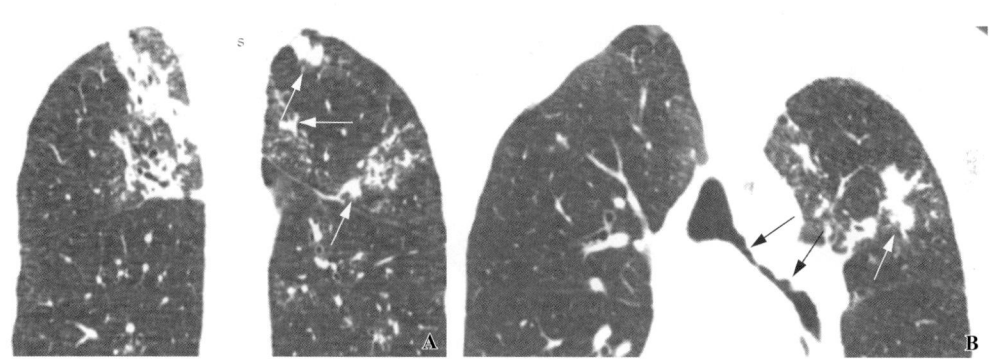

图 18-6-6　女性,24 岁。两肺继发性肺结核,支气管内膜结核

胸部冠状位肺窗(A)和多平面重建(B)显示左肺透光度下降,其内可见多发分支状、指套状黏液栓(白箭);左主支气管管腔狭窄,内壁不平整呈波浪状(黑箭)。

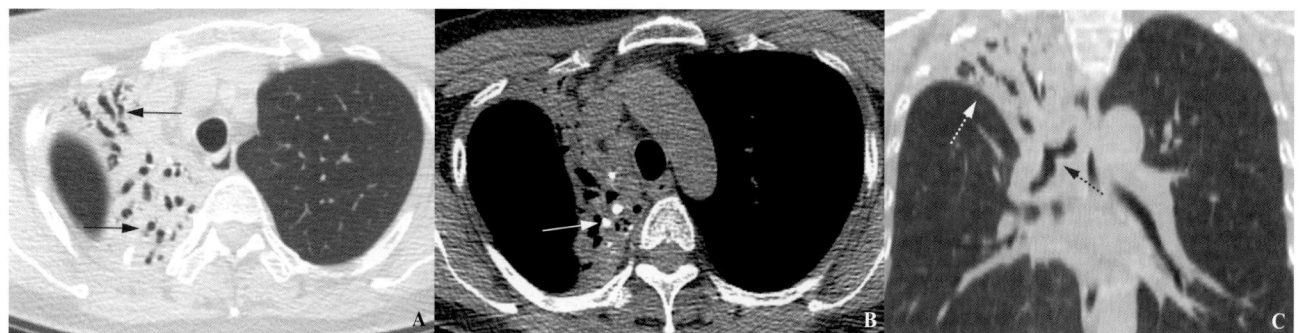

图 18-6-7　女性,52 岁。气管、支气管结核、右肺继发性肺结核

CT肺窗(A)显示右肺上叶大片状实变影,其内支气管普遍扭曲扩张(黑实箭);纵隔窗(B)显示病灶内见多发钙化(白实箭);冠状位重建(C)显示右主支气管扭曲(黑虚箭),上叶支气管管口呈尖嘴状闭塞,水平裂(白虚箭)明显上移。

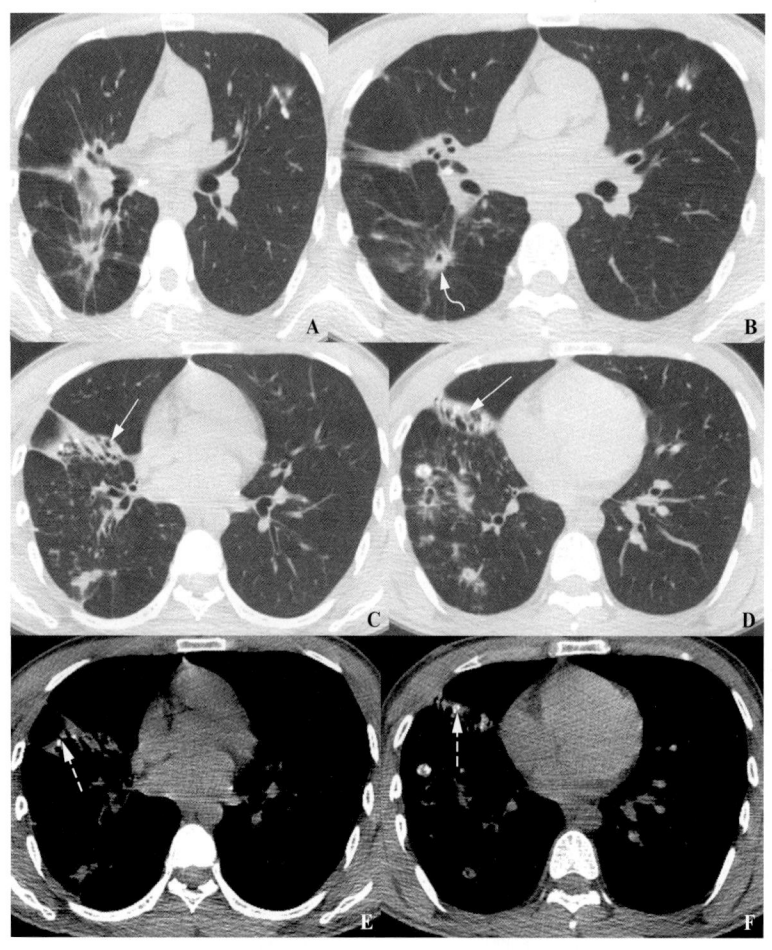

图18-6-8 男性,24岁。支气管结核

CT肺窗连续断面(A～D)显示右肺中叶外侧段片状实变影内见扩张聚拢的支气管(A、B,白实箭),右肺下叶斑片状影及厚壁空洞(白弯箭);纵隔窗(E、F)示部分病变内有钙化(白虚箭)。

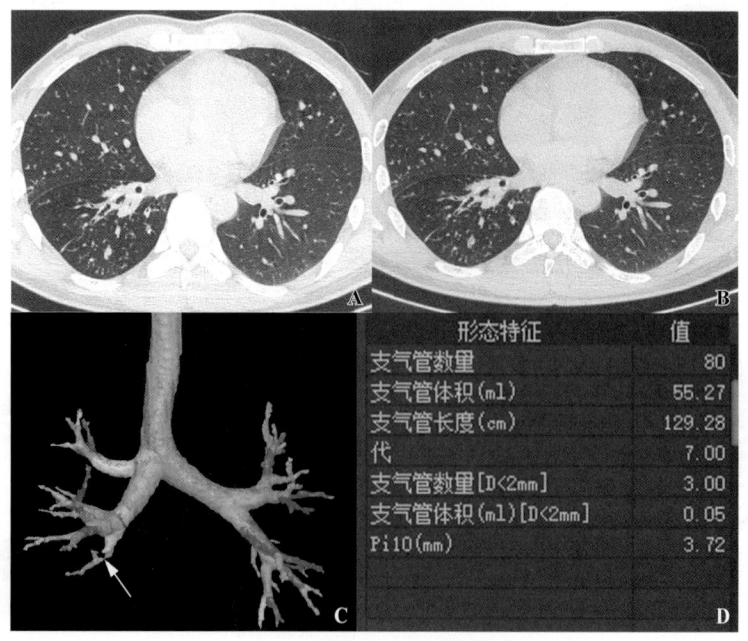

图18-6-9 男性,31岁。支气管结核

CT肺窗(A、B)显示两肺多发小结节状影,右肺下叶前段支气管管壁增厚,局部支气管远侧显示不良(箭,C),右肺下叶肺体积有缩小,透光度增高;AI智能分析两肺支气管总数为80支,支气管体积为55.27 mL,支气管总长度为129.28 cm,支气管级数为7代;两肺容积为3 261.99 mL,病变总体积为114.68 mL,占全肺体积的3.52%(D)。

3. **纵隔改变** · 部分患者可见气管旁淋巴结结核,以隆突下和气管旁常见,详见本章第三节。

4. **胸膜改变** · 常伴有的胸膜增厚、胸腔积液(详见本章第七节),甚至可以有肺外结核病灶。

MRI 对气管、支气管正常及病理状态的细节显示明显优于 CT。气管黏膜在 T2WI 像上呈高信号,而平滑肌和软骨环呈低信号,气管周围有高信号的脂肪软组织包绕。冠状位图像有助于全貌显示气管、支气管树。气管、支气管结核的典型表现为受累支气管壁不规则增厚、腔内结节与管腔狭窄,T1WI 呈等或略低信号,T2WI 呈中等或略高信号。

【诊断标准】

1. **确诊病例** · 支气管镜检查镜下改变符合结核病改变,且满足以下任一标准可确诊[9]。

(1) 气管、支气管组织病理学检查符合结核病理改变者。

(2) 气管、支气管分泌物涂片显微镜检查阳性,或分枝杆菌培养阳性,菌种鉴定为结核分枝杆菌复合群。

(3) 结核分枝杆菌核酸检测阳性。

2. **临床诊断病例** · 影像学显示气管或支气管壁不规则增厚,管腔狭窄或阻塞,狭窄支气管远端肺组织可出现继发性不张或阻塞性肺炎,支气管扩张及其他部位支气管播散灶等,经鉴别诊断排除其他肺部疾病,同时符合下列任一标准可作为临床诊断病例[9]。

(1) 支气管镜检查镜下改变符合结核病改变。

(2) 典型结核中毒症状及表现。

(3) 结核菌素皮肤试验中度或强阳性。

(4) γ 干扰素释放试验阳性。

(5) 结核分枝杆菌核酸检测阳性。

(6) 肺外组织病理检查证实为结核病变。

【鉴别诊断】

1. **中央型肺癌** · 与气管支气管结核相比,中央型肺癌具有以下特点:①多见于中老年人;②支气管病变范围较短;③病变支气管的周围及邻近肺门可见软组织肿块,呈典型表现为反 S 征;④增强后肿块常有中度强化,相邻淋巴结强化密度较均匀,较少出现周边环形强化;⑤阻塞性肺炎或肺不张时,肺组织强化均匀。

2. **支气管哮喘** · 两者均可有喘鸣、呼吸困难,支气管哮喘患者在使用支气管扩张剂后,这些症状可缓解,而支气管结核的这些症状则不会消失。此外,支气管哮喘呈阵发性,肺野内无结核病变。

3. **支气管淀粉样变性** · 为气管黏膜下层的不均匀增厚,病变范围更为广泛,常累及双侧支气管,且伴肺内,甚至胸膜的淀粉样变性。淀粉样物质是一种不溶性纤维蛋白,在 T1WI 上呈高信号,此点与结核不同。

(王秋萍 郭佑民)

参考文献

[1] Tang F, Lin LJ, Guo SL, et al. Key determinants of misdiagnosis of tracheobronchial tuberculosis among senile patients in contemporary clinical practice: a retrospective analysis [J]. World J Clin Cases, 2021, 9:7330-7339.

[2] Kashyap S, Solanki A. Challenges in endobronchial tuberculosis: from diagnosis to management [J]. Pulm Med, 2014, 2014:594806.

[3] Lee JH, Park SS, Lee DH, et al. Endobronchial tuberculosis: clinical and bronchoscopic feature in 121 cases [J]. Chest, 1992, 102:990-993.

[4] Wu YC, Li YS, Bai Y, et al. Left main bronchus stenosis lesion, neutrophil count, and platelet count are predictors of post-tuberculosis bronchomalacia [J]. Med Sci Monit, 2021, 27:e931779-1-e931779-10.

[5] 中华医学会结核病学分会,中华结核和呼吸杂志编辑委员会.气管支气管结核诊断和治疗指南(试行)[J].中华结核和呼吸杂志,2012,35:581-587.

[6] Ozkaya S, Bilgin S, Findik S, et al. Endobronchial tuberculosis: histopathological subsets and microbiological results [J]. Multidisciplinary Respiratory Medicine, 2012, 7:34.

[7] Nachiappan AC, Rahbar K, Xiao S, et al. Pulmonary tuberculosis: role of radiology in diagnosis and management [J]. RadioGraphics, 2017, 37:52-72.

[8] 刘士远,郭佑民.中华影像医学·呼吸系统卷[M].3 版.北京:人民卫生出版社,2019.

[9] 中华人民共和国国家卫生和计划生育委员会.WS 288—2017 肺结核诊断.北京:中华人民共和国国家卫生和计划生育委员会,2017.

第七节 · 结核性胸膜炎

结核性胸膜炎(pleuritis tuberculosis)由于结核分枝杆菌直接感染和/或机体处于高敏状态下,结核分枝杆菌及其代谢产物进入胸膜腔后,胸膜对之产生高度变态反应而发生炎症[1]。它是胸膜腔的最常见的疾病,也是全身结核病最容易累及的部位,多见于儿童及青少年,亦可见于免疫力低下成人。

胸膜炎可与肺结核同时出现,亦可单独发生。发生结核性胸膜炎有两个必要条件:一是结核杆菌及其代谢产物到达胸膜;二是机体变态反应。当变态反应程度不高时仅发生干性胸膜炎(纤维素性胸膜炎),而变态反应很高时则发生渗出性胸膜炎[2]。

一、结核性干性胸膜炎

结核性干性胸膜炎(dry pleurisy)指不产生明显渗液或仅有少量纤维素渗出的结核性胸膜炎。部分结核性干性胸膜炎可继续发展成为渗出性胸膜炎。

【发病机制与病理】

结核杆菌致胸膜炎可由邻近胸膜的结核病灶直接侵犯,也可由淋巴播散及血行播散引起。胸膜受感染后,在炎症的刺激下诱发细胞介导的免疫反应,由于机体对结核杆菌的变态反应低,仅产生胸膜表面充血、水肿,于胸膜表面产生少许纤维蛋白性渗出物,使胸膜粗糙。少量的渗出可使胸膜粘连增厚,也可完全吸收、痊愈。

【临床表现】

本病多见于儿童及青少年,亦可见于免疫力低下成人。起病可较急,亦可起病隐匿。其症状轻重不一。部分患者可没有症状。

最常见的症状是低热和轻咳,呼吸时胸痛,胸痛在深呼吸或咳嗽时加剧,疼痛可向肩部、前臂、手及心窝放射。体格检查可见呼吸运动受限,局部压痛,听诊可闻及呼吸音减弱及胸膜摩擦音,该摩擦音在呼气或吸气时均可听到,且咳嗽后不变为其特点。当胸膜迷走神经受累时,可呈现顽固性咳嗽。

【实验室检查】

病程早期,血常规白细胞总数可轻度增高,以中性粒细胞为主,病程4周后白细胞总数多转为正常,分类以淋巴细胞为主。

红细胞沉降率加快,结核菌素试验多为阳性或强阳性。胸膜活检是本病诊断的重要方法[1]。

【影像学表现】

干性胸膜炎多发生于肺尖部及下胸部。当仅有少量纤维素渗出,X线检查可无异常发现。只有当其厚度达到2~3mm时才能为X线检查所显示。

X线表现常常为局部肺透光度下降,肺外围肋骨内缘线状或带状密度增高影,边缘模糊,使肋骨内缘显示不清(图18-7-1)。部分肺尖或肺上叶的结核病患者由于结核导致局限性胸膜炎,X线表现为肺上外周有增厚的胸膜,即所谓"肺尖戴帽"征象。透视下观察有时可见膈肌运动受限。

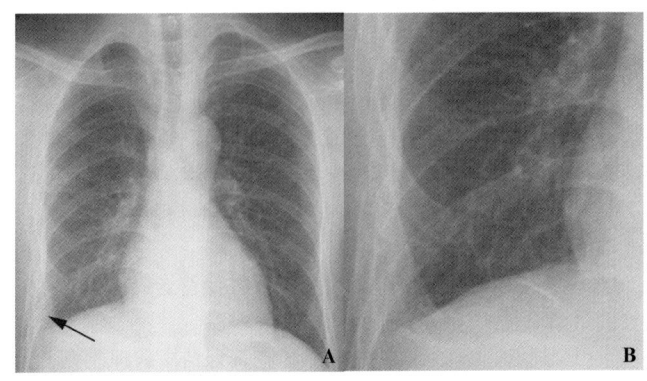

图18-7-1 男性,29岁。干性胸膜炎
胸部X线片(A)显示右肺下野透光度降低,肋膈角变浅。局部放大图(B)显示肋骨内缘显示不清,局部带状密度增高影,无明确边界(黑箭)。

CT检查早期常无异常发现。当有少量纤维素渗出或胸膜肥厚粘连时,CT平扫也不能区分两者,常需要借助增强扫描加以区分。液体不强化,而肥厚粘连的胸膜可以强化,呈肺外围的线状、弧线状、梭形较高密度影,相邻胸膜较大范围反应性增厚(图18-7-2)。由于此时胸膜正处于炎性水肿期,在CT肺窗上,增厚胸膜厚度均匀或不均匀,肺缘通常模糊不清,肺内有炎性渗出(18-7-3)。

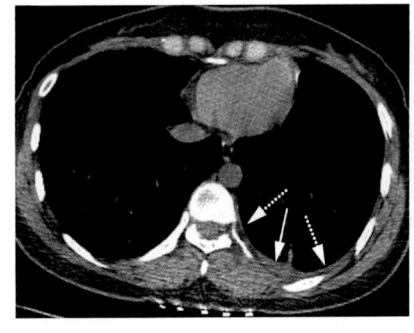

图18-7-2 女性,29岁。干性胸膜炎
CT纵隔窗显示左侧胸膜局限性梭形增厚(白实箭),增厚两侧的胸膜增厚呈细线状(白虚箭),对侧胸膜未见显示。

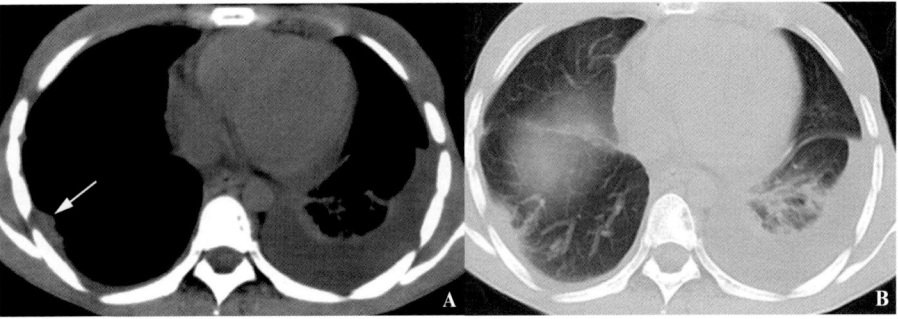

图18-7-3 女性,24岁。结核性胸膜炎
CT纵隔窗(A)显示右侧胸膜局限性结节状增厚(白实箭),厚约7mm;肺窗(B)显示增厚的胸膜肺缘模糊不清,可见磨玻璃样密度增高影。

MRI可以用于检出CT不能辨识的微量胸腔积液,表现为胸腔后壁弧形或新月形长T1、长T2水样信号。干性胸膜炎为轻度增厚的胸膜呈等或略高信号[3]。

【诊断标准】

胸膜增厚伴胸膜活检病理学检查符合结核病病理改变者可确诊。

二、结核性渗出性胸膜炎

结核性渗出性胸膜炎(exsudative pleurisy)是胸腔积液和以淋巴细胞为主的炎性细胞在胸膜腔内大量、缓慢积聚,引起临床症状和胸膜的纤维化,从而导致胸膜增厚[4]。多发生于初次感染的后期,其他类型结核也可发生。

本病多为单侧,胸腔积液常呈游离性,当病程较长时,不可吸收的蛋白质和纤维素在胸膜表面附着,导致脏层胸膜吸收能力下降,纤维渗液可引起胸膜增厚、粘连、钙化及局限性包裹积液。痰涂片及培养阳性率低,胸腔镜诊断准确率高达89.9%~100%。

【发病机制与病理】

由于机体对结核杆菌及其代谢产物高敏感性,当结核杆菌及其代谢产物侵入,胸膜毛细血管的通透性增加,易产生渗液,致使胸腔产生积液。胸膜充血、水肿,表面覆盖纤维蛋白渗出物,部分可见黄白色或灰白色小结节胸腔积液多为浆液性，草黄色，含有大量纤维素，比重在1.018以上。偶尔胸腔积液的颜色可以表现为暗淡的血性胸腔积液。当病程较长，胸腔积液渗液未完全吸收，则可引起大量纤维素沉着，形成胸膜的增厚、粘连或钙化。

【临床表现】

渗出性胸膜炎的症状因发病部位、病理改变、积液量的不同有很大差异。患者常有结核中毒症状，如发热、盗汗、消瘦、乏力、食欲不振等。起病初期，由于胸腔积液量不多，呼吸时两层胸膜产生摩擦，胸痛明显。当积液量逐渐增多，脏层胸膜和壁层胸膜分开后，胸痛可不明显或消失。

在病程后期，积液吸收后，两层胸膜又接触，可出现胸部隐痛。大部分患者有咳嗽，为刺激性干咳或咳少量黏液痰。

当积液量的增多压迫肺组织及心脏，可出现胸闷、气短、发绀。体征也与积液量有关。少量积液可无明显阳性体征。

较多积液时，可见胸廓饱满，肋间隙增宽，呼吸运动减弱。听诊呼吸音减弱或消失，叩诊呈浊音。

【实验室检查】

血液、痰液检查及结核菌素试验同结核性干性胸膜炎。胸腔积液集菌法或涂片阳性率为6%，培养可获得36%阳性[6]。

胸腔积液多为渗出性，草黄色，透明或微混，偶尔为血性。胸腔积液中含有大量纤维蛋白，比重在1.018以上，放置后呈胶冻样凝块。黏蛋白反应呈阳性，蛋白质含量>25 g/L，白细胞数>0.5×10^9/L，pH在7.0～7.3，葡萄糖多<1.11 mmol/L。胸腔积液腺苷脱氨酶（ADA）升高（>45 U/L）对结核的敏感性和特异性高[5]。

胸腔镜下有4种表现[7]：①早期表现为充血水肿、糜烂；②大小不等的胸膜结节；③胸膜肥厚、粘连或形成多个包裹性积液；④胸膜腔广泛粘连带，呈膜状、网状或纤维板样，使积液呈包裹状。

【影像学表现】

根据积液量的多少、部位，可分为游离性胸腔积液、包裹性胸腔积液、叶间积液及肺底积液。

1. 游离性胸腔积液·当液体量>300 mL时，胸部X线检查才可发现。游离性胸腔积液的分布能随体位的变化而变化。立位摄片，胸腔积液首先沉积在胸腔底部，使后肋膈角变钝或变平，积液增多时后肋膈角及侧肋膈角变钝，透视下观察胸腔积液可随呼吸及体位的变化而移动。

较多量的胸腔积液时，下胸部或中下胸部有均匀一致的密度增高影，密度均匀，密度越向上越变薄，上界呈外高内低的弧线状，与膈肌、胸壁、心影连成一片（图18-7-4）。

大量胸腔积液时，整个一侧胸腔呈广泛的、均匀一致的密度增高影，或仅于肺尖内侧见到一部分稍透亮的肺组织，纵隔、气管、心脏向健侧移位，肋间隙增宽。仰卧位摄片，胸腔积液沉积在胸腔背侧，使患侧肺野透光度降低。

2. 包裹性胸腔积液·通常发生在游离性胸腔积液基础上，由于脏层和壁层胸膜粘连，使积液局限于胸腔的某一部分。多发生于侧后胸壁，也可见于前胸壁及肺尖部，当包裹性积液的基底部与投照方向相切时，可见以胸膜为基底向肺野突出的半圆形高密度结节，即D形或梭形致密影，密度均匀，边缘光滑锐利，其上下缘与胸壁夹角为钝角（图18-7-5）。

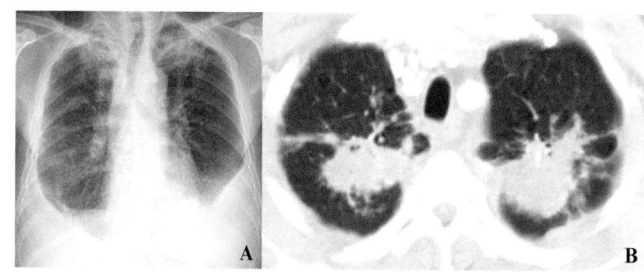

图18-7-4 男性，53岁。肺结核合并胸腔积液

胸部X线片（A）显示下胸部有均匀一致的密度增高影，密度均匀，上界呈外高内低的弧线状，膈肌及肋膈角被掩盖，两肺门上移；CT肺窗（B）示双上肺肿块，边缘毛糙，与胸膜之间可见多条索条影。

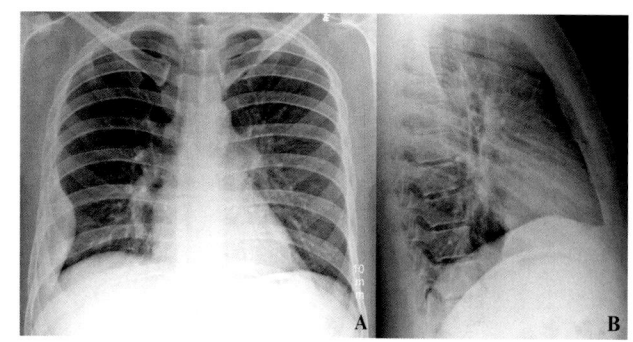

图18-7-5 男性，24岁。包裹性胸腔积液

胸部X线片（A）显示右侧侧胸壁D形结节突向肺野，密度均匀，边缘光滑锐利，以胸膜为基底，上下缘与胸壁夹角为钝角；侧位（B）未见具体肿块。

3. 肺底积液·当胸腔积液的液体局限于肺底与膈肌之间时称为肺底积液。它多为单侧发生，以右侧多见。站立位时，胸腔积液由于重力作用、肺弹力降低或胸膜粘连等因素的影响沉积于肺底与横膈之间，显示为一侧横膈升高（图18-7-6）。但是，膈顶的最高点在膈面外1/3处（正常膈肌顶点在内1/3处）。

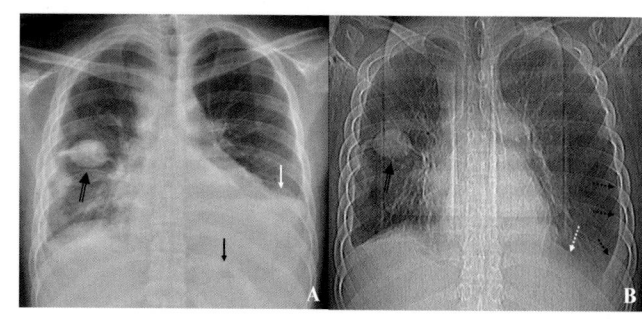

图18-7-6 男性，22岁。结核性胸膜炎并左侧肺底积液

胸部X线片（A）显示左侧膈肌（白实箭）抬高，膈肌平直，肋膈角尚在，膈肌与胃泡（黑实箭）间距明显增大；仰卧位（B）显示左膈面（白虚箭）低于右膈肌，边缘模糊，侧胸壁至左膈见弧线状致密影（黑虚箭）。

卧位透视或摄片时可见正常膈肌清晰显示，横膈下降，患侧肺野呈均匀一致密度增高。为区别横膈高位与肺底积液，应该行卧位透视或摄片。若肺底积液产生紧密粘连时，改变体位液体也不能自由流动，此时若需诊断清楚，需进行CT检查（图18-7-7）。

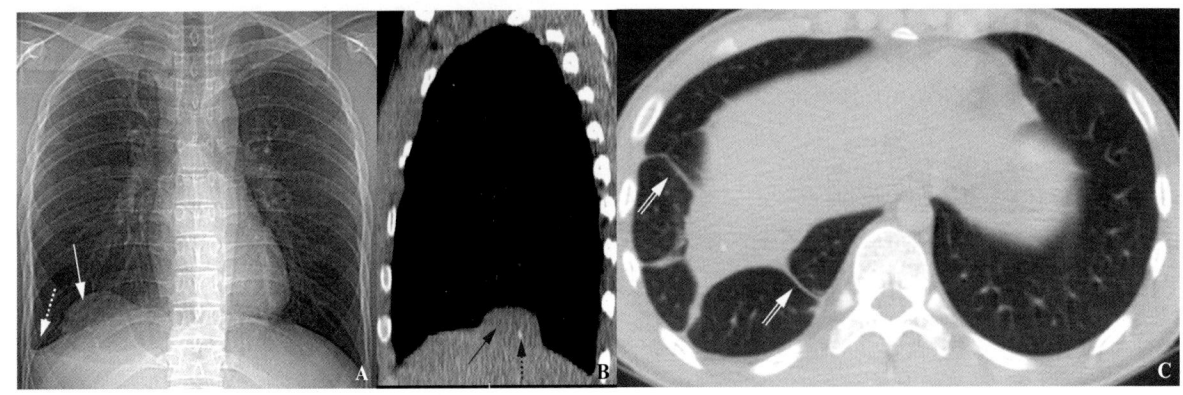

图 18-7-7　男性，16 岁。肺底包裹性积液

胸部 X 线片(A)显示右侧横膈局限性丘状突起(白实箭)，右膈肌平直，肋膈角消失；矢状位纵隔窗(B)显示突起物为包裹性积液(黑实箭，平均 CT 值约 10 HU)，内见点状钙化(黑虚箭)；经上述钙化点 CT 轴位肺窗(C)显示包裹性积液与胸壁之间多发粗细不一线状粘连带(空心箭)。

4. **叶间积液**　液体局限于叶间裂内，可为单纯性的叶间积液，也可以是由胸腔内的积液伸入叶间裂所致，两者可以并存。由于叶间裂的位置不同、与 X 线投射方向的差异可形成不同的影像。叶间积液发生于横裂或斜裂内，正位 X 线片上呈大片状边缘模糊影，似肺内病变，不易诊断(图 18-7-8)。

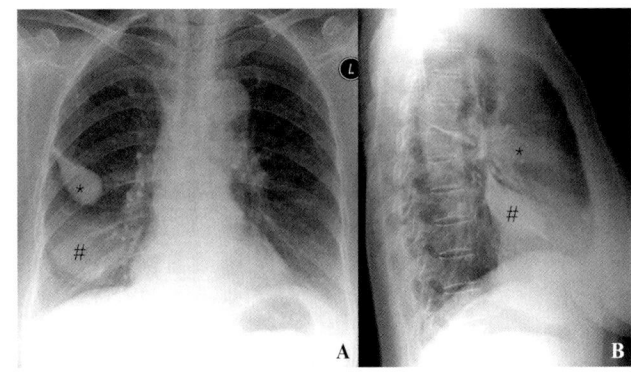

图 18-7-9　女性，40 岁。水平裂及斜裂积液

胸部 X 线片(A)显示右侧水平裂区水滴状高密度(*)，边缘锐利，下肺野呈类圆形略高密度影(#)；侧位(B)显示水平裂积液边缘模糊(*)，斜裂积液呈梭形致密影，密度均匀，边缘光滑锐利(#)。

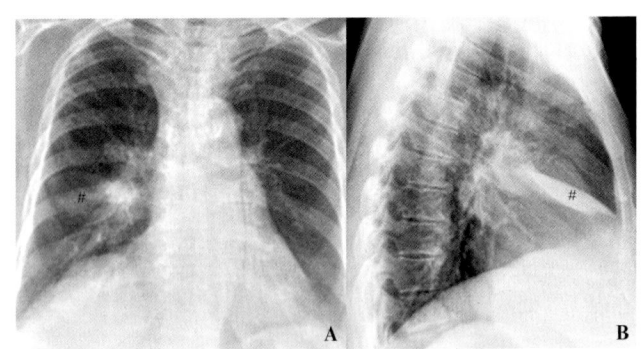

图 18-7-8　男性，62 岁。水平裂积液

胸部 X 线片(A)显示水平裂区淡薄密度增高影，呈类圆形(#)；侧位(B)呈梭形致密影，密度均匀，边缘光滑锐利。

当 X 线束与叶间裂平面平行时可见叶间裂增宽，边缘清晰，当积液量增多时，侧位可见呈梭形致密影，密度均匀一致、边缘光滑锐利，两尖端与叶间裂相连。病变的位置符合叶间裂(图 18-7-9)。游离性胸腔积液进入叶间裂时常在斜裂下部，表现为尖端向上的三角形阴影。

5. **纵隔胸膜积液**　当液体聚积于肺脏层胸膜与纵隔壁层胸膜之间，通常与广泛性的胸腔积液或其他部位胸腔积液并存。可以是上、下、前、中、后等纵隔部位。

纵隔少量积液时，纵隔旁见三角形致密影，基底向下，外缘锐利，上纵隔积液时致密影向上达胸膜顶。积液量增多时，纵隔影增宽，外缘呈弧形突出。前下纵隔积液时，可鼓出于心影旁，形似心脏扩大或心包积液。后纵隔积液时可见沿脊柱两侧梭形或片状阴影，密度均匀一致，边缘可清晰或模糊，当

转到侧后斜位，X 线方向与积液的边缘方向一致时，积液边缘清晰，类似椎旁脓肿，但下部较上部宽为其特征。

CT 检查对胸膜炎的诊断优于常规的 X 线检查。CT 较易显示少量的胸腔积液，CT 值多在 0~20 HU，当蛋白质含量较高或血性胸腔积液时，CT 值可增加。胸膜腔局部或广泛增厚、粘连、钙化。

游离性胸腔积液表现为胸腔后壁弧形、新月形或半月形水样低密度影(图 18-7-10)。当液体量较多时，可见肺组织受压、不张。

包裹性胸腔积液表现为液体被分隔和/或包裹，导致其内液体不随体位变动而移动，在 CT 上表现为积液失去典型的自然弧线和低垂部位分布的特点(图 18-7-11)，甚至表现为突入肺野的半月形结节或肿块，肿块基底位于胸壁，与相邻胸壁夹角为钝角(图 18-7-12)。

有时当包裹性积液内液体密度较高时，可类似软组织密度，应与胸膜肿瘤鉴别，增强扫描液体不强化，有助于两者的鉴别。若发现液体内部有钙化，且内部无明确强化时，更有助于结核的诊断。

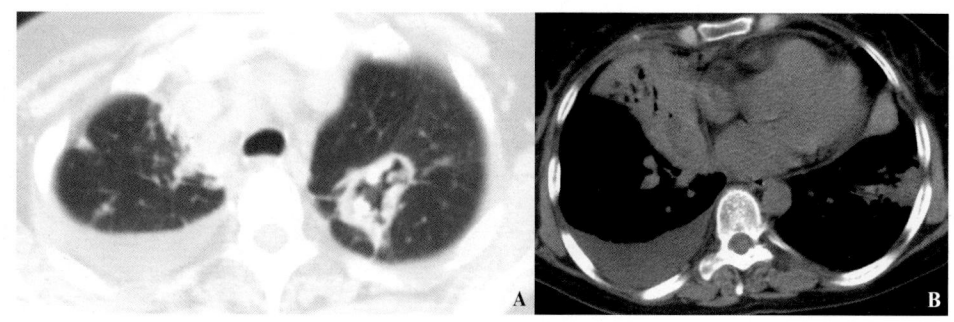

图 18-7-10　女性,65 岁。肺结核

CT 肺窗(A)显示右侧胸膜腔呈新月形,密度均匀,轮廓光滑,左肺上叶不规则厚壁空洞性(B),右上肺微小结节(A),右肺中叶及左下肺渗出实变影;纵隔窗(B)显示右肺中叶实变、不张,右侧少量胸腔积液,左侧胸膜下有实变阴影,局部有胸膜局限性增厚。

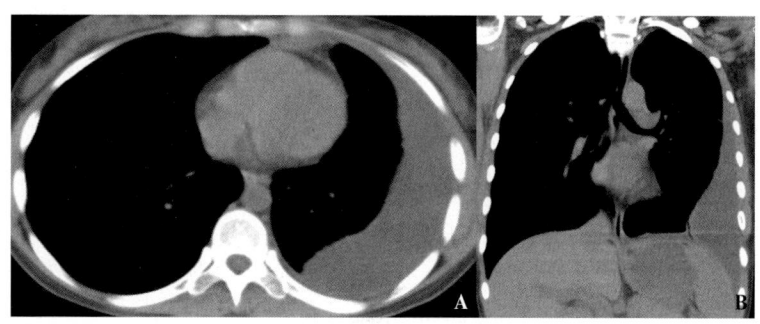

图 18-7-11　女性,24 岁。包裹性胸腔积液

CT 纵隔窗(A)显示积液位于侧后胸壁,液面最深部位不在近地壁;冠状位(B)显示积液呈山峰状从侧胸壁突向肺内。

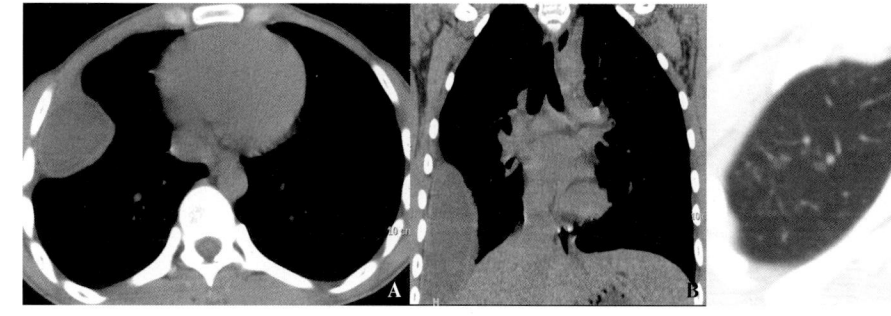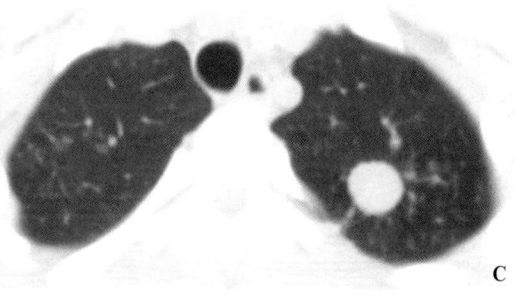

图 18-7-12　男性,22 岁。穿刺证实结核

CT 纵隔窗轴位(A)和冠状位(B)显示右侧侧胸壁突向肺野的长梭形致密影,密度均匀,边缘光滑,以胸膜为基地;肺窗(C)显示两肺上叶多发粟粒状结节,左侧类圆形高密度结节。

叶间裂积液多呈梭形或椭圆形,长轴与叶间裂走行一致(图 18-7-13);单一断面观察有时与肺内病变容易混淆,轴位、矢状位及冠状位多方位观察诊断不难。

MRI 对胸腔积液的检出较 CT 更敏感,且胸腔积液的成分不同可有不同的信号表现。多表现为长 T1、长 T2 信号。当蛋白质含量增高时,T1WI 可表现为等信号或高信号,血性胸腔积液 T1WI 常呈明显高信号。

超声波探测胸腔积液的敏感性高于 X 线检查,少量的胸腔积液即可显示。表现为胸腔内局限性或弥漫性无回声区,随体位的改变而形态不同。可测出积液的部位、深度、范围、距体表的距离。胸膜的增厚表现为胸壁与肺组织间有一层中等回声,积液中可见多个无回声区[8]。胸膜钙化可见斑片状强回声伴后方声影。

B 超引导下穿刺具有实时显示,能有效避开血管,是胸膜炎活检、穿刺抽液的常规手段。

【诊断标准】

1. 确诊病例　影像学检查见胸腔积液、胸膜肥厚,且满足以下任一标准可确诊[9]。

(1) 胸腔积液或胸膜病理学检查符合结核病病理改变者。

(2) 胸腔积液涂片显微镜检查阳性,或胸腔积液分枝杆菌培养阳性,菌种鉴定为结核分枝杆菌复合群。

(3) 胸腔积液结核分枝杆菌核酸检测阳性。

2. 临床诊断病例　影像学检查见胸腔积液、胸膜肥厚,胸腔积液为渗出液、腺苷脱氨酶升高,经鉴别诊断排除其他肺部疾病所致,且满足以下任一标准可作为临床诊断病例[9]。

(1) 结核菌素皮肤试验中度或强阳性。

(2) γ 干扰素释放试验阳性。

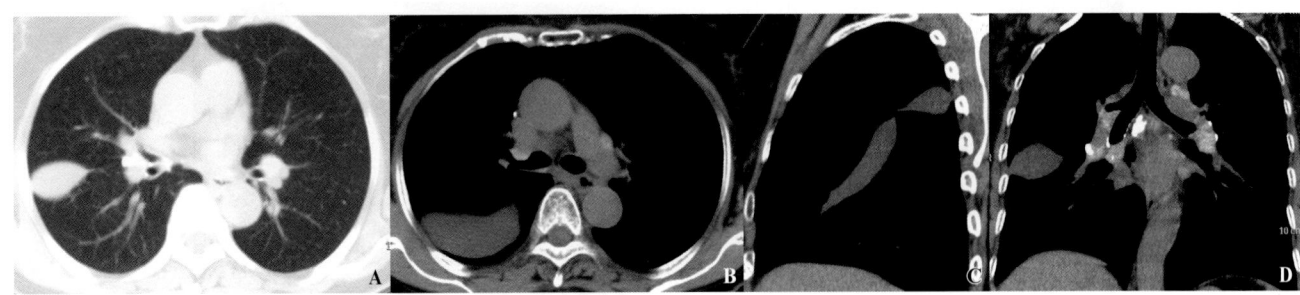

图18-7-13 女性,72岁。肺结核患者,右侧斜裂叶间包裹积液

CT肺窗轴位(A)显示椭圆形高密度影,边缘光滑锐利;纵隔窗轴位(B)、矢状位(C)和冠状位(D)显示其内密度均匀,右侧斜裂上部梭形增厚,中下部呈长条形增厚,边缘光滑锐利,纵隔淋巴结肿大并钙化。

(3)结核分枝杆菌核酸检测阳性。

【鉴别诊断】

1. 癌性胸腔积液。多由肺癌胸膜转移而产生,肺内可见占位性病变,胸腔积液常为中等量到大量。常伴肺门、纵隔淋巴结增大。

2. 恶性弥漫型胸膜间皮瘤。临床上剧烈胸痛症状较有特征性。CT显示胸膜较广泛的结节状或不规则增厚伴胸腔积液。积液为中等量到大量。

3. 肝硬化、慢性肾炎、心力衰竭及低蛋白血症引起的胸腔积液。上述原因引起的胸腔积液多为漏出液,并与原发疾病有密切的关系。其胸腔积液的主要诊断手段之一穿刺抽液,进行生化分析和细菌学培养诊断。胸膜活检也可以协助上述疾病的确诊。

(王秋萍 栾立)

参考文献

[1] Porcel JM. Advances in the diagnosis of tuberculous pleuritic [J]. Ann Transl Med, 2016, 4:282.

[2] 刘士远,郭佑民.中华影像医学·呼吸系统卷[M].3版.北京:人民卫生出版社,2019.

[3] Rizzi EB, Schinina V, Cristofaro M, et al. Detection of pulmonary tuberculosis: comparing MR imaging with HRCT [J]. BMC Infect Dis, 2011, 11:243.

[4] Kawaguchi T, Oda K, Kido T, et al. Bilateral tuberculous pleurisy with subsequent upper lobe predominant pulmonary fibrosis mimicking pleuroparenchymal fibroelastosis [J]. Intern Med, 2018, 57:85-89.

[5] Koh MJ, Lee IJ, Kim JH. Can pleural adenosine deaminase (ADA) levels in pleural tuberculosis predict the presence of pulmonary tuberculosis? A CT analysis [J]. Clin Radiol, 2016, 71:e9-e14.

[6] Sahn SA, Huggins JT, San José ME, et al. Can tuberculous pleural effusions be diagnosed by pleural fluid analysis alone? [J]. Int J Tuberc Lung Dis, 2013, 17:787-793.

[7] Sakuraba M, Masuda K, Hebisawa A, et al. Thoracoscopic pleural biopsy for tuberculous pleurisy under local anesthesia [J]. Ann Thorac Cardiovasc Surg, 2006, 12:245-248.

[8] Zhou SS, Zhao JM, Song XH, et al. Imaging manifestations of B-mode ultrasound combined with CT in tuberculous pleuritis patients and the diagnostic value [J]. Exp Ther Med, 2018, 16:2343-2348.

[9] 中华人民共和国国家卫生和计划生育委员会.WS 288—2017 肺结核诊断.北京:中华人民共和国国家卫生和计划生育委员会,2017.

第八节 · 非结核分枝杆菌肺病

非结核性分枝杆菌(non-tuberculous mycobacteriosis, NTM)是分枝杆菌属,是指除结核分枝杆菌复合群(结核分枝杆菌、牛型分枝杆菌、非洲分枝杆菌、田鼠分枝杆菌)和麻风杆菌以外的其他分枝杆菌。

目前发现其种类已超过190多种[1],仅有十几种病菌会对人体致病。1950年Runyon根据其生长速度、产生的色素和形态学特征把NTM分为光产色菌、暗产色菌、不产色菌及快速生长菌4型。

引起人类患病的大多为光产色菌型中的堪萨斯分枝杆菌(*M. kansasii*)和不产色菌型中的鸟分枝杆菌复合群(*M. Avium Complex*,MAC)或鸟-胞内分枝杆菌复合群(*M. Avium-intracellula*,MAI),较少见的有蟾分枝杆菌(*M. Xenopi*)、偶发分枝杆菌(*M. Fortuitum*)、玛尔摩分枝杆菌(*M. Malmoense*)、猿分枝杆菌(*M. Simae*)等。AIDS患者晚期最易感染鸟-胞内分枝杆菌复合群。

致病性NTM广泛存在于土壤、尘土和污水等自然环境中,部分对消毒剂及重金属耐受。NTM感染的主要传播途径是经呼吸传播,其次为消化道传播。易发生在潮热地带,人和动物均可感染。水和土壤是重要的传播途径。NTM对人类的致病性较结核分枝杆菌低,且多为机会性致病菌,可在健康人呼吸道内存在而不致病。

NTM病的易感人群主要是:①慢性呼吸道疾病患者,肺结核残留空洞、硅沉着病、支气管扩张症、肺囊性纤维化、胸廓畸形、吸烟;②一些从事具有危险因素的职业工作者(如矿工、油漆工、焊接工等);③心血管疾病患者;④免疫功能低下者,如 AIDS、使用免疫抑制剂及化疗者和老年人;⑤其他长期慢性疾病患者。

根据是否发病分为 NTM 感染和 NTM 病两大类。感染了 NTM,但未发病的情况称为 NTM 感染,而 NTM 病则是指由 NTM 感染所引起相关组织、脏器的病变。NTM 可侵犯肺、淋巴结、鼻窦、皮肤、骨骼等多系统,最常见的是肺,其次是淋巴结。当引起肺部疾病时称为 NTM 肺病。NTM 肺病是一种慢性肺疾病。

由于 NTM 病的报告不是强制的,且鉴别 NTM 感染和发病很困难,因此在大多数国家,其感染发生率和患病率有显著差异。我国目前尚无大样本量流行病学调查资料,NTM 分离率从 1990 年的 4.9%,到 2010 年达 22.9%。这可能与实验室技术与方法的改进、对 NTM 病的认识提高、人口老龄化、免疫抑制人群增多及环境暴露的增加有关。在我国,HIV 的感染率为 7.2%,NTM 发病率在 AIDS 人群中高达 22.8%,在合并分枝杆菌培养阳性标本中约 50% 为 NTM[2]。

NTM 病与结核病有相似的临床表现、影像学表现,在无菌种鉴定情况下,可被长期误诊为结核病、支气管扩张症等。由于 NTM 对一般抗结核药物具有天然耐药性,误诊导致治疗失败。一旦合并其他机会性感染,病死率高。

【发病机制与病理】

NTM 进入人体后,大部分被中性粒细胞捕捉并杀灭,残余 NTM 被巨噬细胞吞噬并在巨噬细胞内生长繁殖,在溶解酶的作用下被溶解的 NTM 会释放出抗原产物及其菌体,在淋巴运输的过程中,激活多种效应细胞,释放多种细胞因子,从而产生 $CD4^+T$ 细胞等介导的免疫反应和迟发型变态反应。

NTM 病的病理组织所见与继发性结核在病理上颇为相似,即渗出性病变、增殖性病变、结节硬化性病变。①渗出反应型,以淋巴细胞、巨噬细胞浸润和干酪样坏死为主。②增殖反应型,以类上皮细胞、朗格汉斯巨细胞肉芽肿形成为主。③硬化反应型,以浸润相关细胞消退、肉芽肿相关细胞的萎缩、胶原纤维增生为主。

NTM 感染也可以形成干酪样坏死,其坏死范围小,呈葡形性、星芒状,坏死中心可见大量中性粒细胞及其核碎屑,周围类上皮细胞的细胞核呈极状排列。

肺组织也可发生坏死,形成空洞,与结核相比,NTM 肺病很少出现干酪样病灶,且由于病原体毒力较低,机体组织反应较弱,呈缓慢进展,病变可长期无变化。

【临床表现】

NTM 肺病的临床表现与肺结核的临床表现相似,无特征性。由于患者常合并慢性阻塞性肺疾病、其他慢性肺部疾病、糖尿病、AIDS 等基础疾病,临床症状及体征复杂、相互混淆,难于辨认。尤其是 AIDS 晚期,播散性 NTM 发病率极高、临床表现更不典型,造成诊断及鉴别诊断困难。

本病缺少特征性症状,临床表现差别较大。大致分为四类:①无明显症状,查体发现。②慢性肺部病变表现,如排痰性咳嗽、咯血、低热、乏力、体重下降等。③当发生全身播散性病变时,表现为持续性或间歇性无名原因发热、进行性消瘦、贫血、肝脾大、全身淋巴结肿大、腹痛、不易缓解的腹泻。④其他,如肺、软组织及骨等多部位感染,过敏性肺炎症状等。

【实验室检查】

感染的确诊有赖于病原体的分离,菌型鉴定为非结核分枝杆菌。

实验室检查包括:①结核菌素试验,弱阳性多见,但不能鉴别结核分枝杆菌和 NTM 病;②细菌学检查,常规的涂片和培养可查到抗酸杆菌,痰培养抗酸杆菌阳性,但无法鉴别结核分枝杆菌和 NTM,需要特殊的鉴别培养基,再根据生长速度、产色及各种生化反应鉴定菌型、菌种;③Bactec460、960 TB 系统,能快速自动鉴别结核分枝杆菌和 NTM;④分子生物学技术,核酸探针、RFLP、PCR 等。

全血细胞减少,肝肾功能下降(图 18-8-1)。

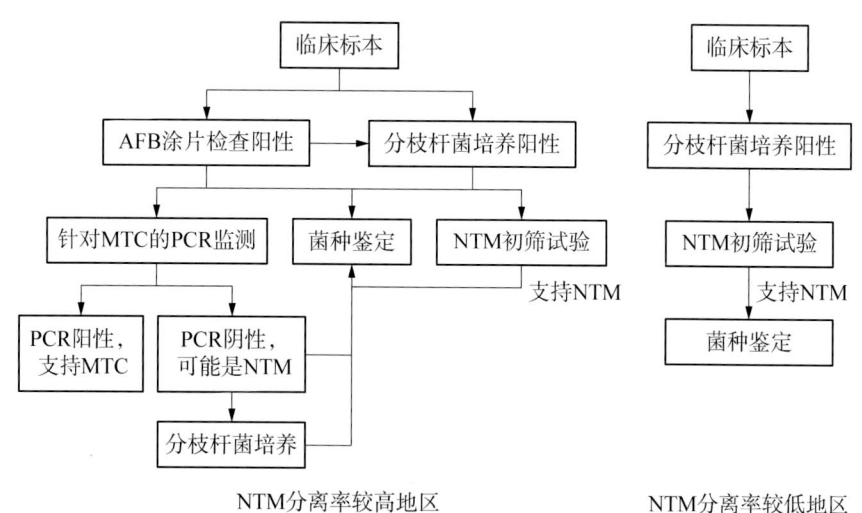

图 18-8-1 NTM 实验室筛查的推荐流程[3]
AFB 为抗酸杆菌;MTC 为结核分枝杆菌复合群;NTM 为非结核分枝杆菌。

【影像学表现】

NTM 肺病可以引起与肺结核影像学表现很相似的多种影像学表现,因此仅凭影像学表现不能确诊该病。但仔细分析,其也有与结核不同的表现,其特点是支气管扩张、空洞和肺结节主要发生在肺中叶和左肺上叶舌段[4]。

胸部 X 线片常常显示炎性病灶及单发或多发的薄壁空洞、轨道征、蜂窝状影,而球形病变、胸膜渗出、心包积液相对少见。病变常累及上叶尖段及前段而非尖后段。

CT 检查与肺结核相似,NTM 肺病也常表现为结节、实变、空洞(以薄壁小空洞为主)、支气管扩张、树芽征、磨玻璃影、线状及纤维条索影、肺气肿、肺体积缩小等多种形态病变并存的现象,但是胸腔积液、心包受累、肺门淋巴结肿大少见(图 18-8-2)。且 NTM 肺病患者肺通气功能衰退较肺结核明显。

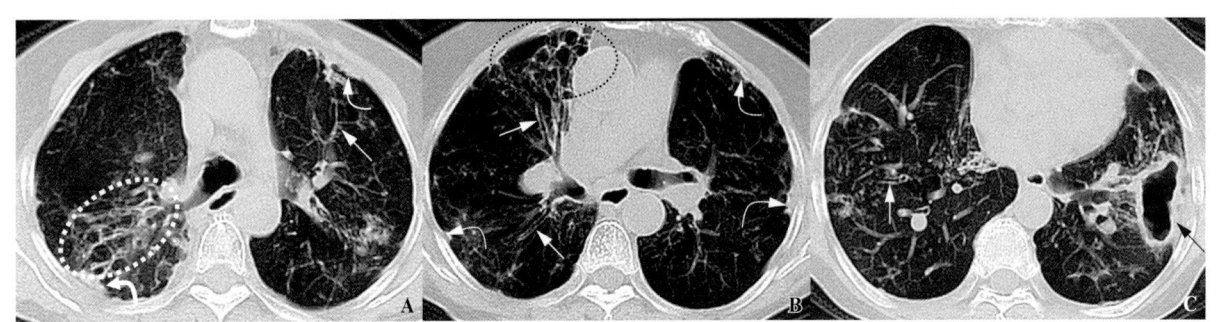

图 18-8-2　女性,87 岁。NTM 肺病

CT 肺窗显示两肺纹理紊乱,两肺散在柱状(白直箭)及囊状(圆圈)支气管扩张,左肺上叶小片状高密度影(A);左下胸膜下薄壁空洞(B,黑直箭),内缘光滑,无张力,双侧胸膜散在增厚,未见胸腔积液(C)。

NTM 肺病的大体组织学可分为 4 型:纤维空洞或类结核型、支气管扩张型、结节型和其他类型(包括肺纤维化、肺气肿、肺不张等)。

1. **纤维空洞或类结核型**·此型多见于老年有基础肺病者,是鸟-胞内分枝杆菌复合群和堪萨斯分枝杆菌肺病的常见表现。空洞病变多伴有肺浸润、结节或纤维病灶。

与结核空洞相比,NTM 空洞的特点:空洞多位于胸膜下,空洞较小,呈多发性(图 18-8-3)或多房性(图 18-8-4),洞壁相对较薄。常伴有局限性胸膜肥厚粘连、肺气肿、慢性支气管炎改变,单发、厚壁空洞少见,较少伴有广泛胸膜肥厚、胸腔积液。病变进展较肺结核缓慢。

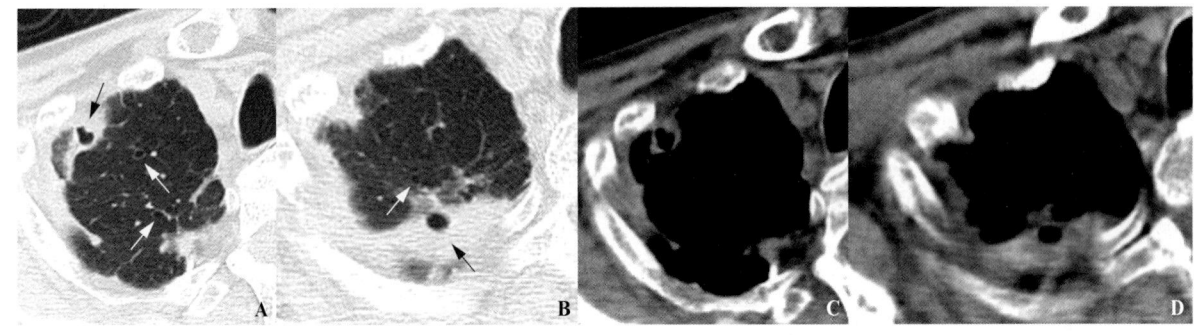

图 18-8-3　男性,74 岁。NTM 肺病

膀胱癌术后化疗后骨髓抑制患者。CT 肺窗(A、B)显示右肺上叶尖段胸膜下小空洞(黑箭)及条影,壁相对较薄,肺野内可见扩大的支气管(白箭);相应纵隔窗(C、D)显示病变相邻胸膜增厚,无胸腔积液。

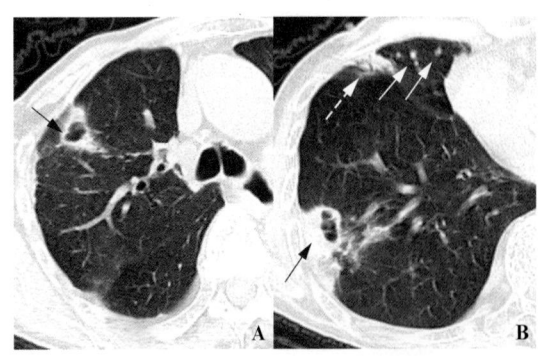

图 18-8-4　女性,71 岁。NTM 肺病

反复咳嗽、咳痰 4 年余。CT 肺窗(A、B)显示右肺上叶前段及下叶外基底段胸膜下多房性空洞(黑箭),房间隔纤细,洞壁相对较薄,伴右肺中叶多发小结节(白实箭)、片状实变影(白虚箭),右侧胸膜增厚粘连,无胸腔积液。

曾有多位学者比较 NTM 肺病空洞与结核空洞的特点,但结果互有出入,因此空洞的特点不足以对两者做出鉴别。Albelda 等将 NTM 肺病与肺结核比较,发现 NTM 肺病的空洞比较小(平均直径为 2.5 cm,范围为 0.5～7 cm),洞壁较薄(洞壁厚≤1 mm),而结核的空洞较大(平均直径为 6 cm,范围为 2～10 cm);但 Moore 等的 CT 研究显示 NTM 肺病的空洞壁较厚,Christense 等对堪萨斯分枝杆菌的 CT 表现的研究显示仅有 33% 的空洞是薄壁的。

2. **支气管扩张型**·此型多见于老年女性,MAC 感染多见。当肉芽肿性炎累及气管和支气管时,可破坏气道壁肌层,引起气道狭窄及支气管扩张(图 18-8-5)。

与结核以静脉曲张型支气管扩张为主不同,TNM 多是柱状和囊状支气管扩张,扩张的支气管走行比较自然,很少出现牵拉扭曲打折,有时在扩张的支气管内可见到低密度的黏液栓(图18-8-6)。除此之外,NTM的支气管扩张具有多发性、多灶性的特点。

3. **结节型** · 常见于MAC和脓肿分枝杆菌肺病。当坏死物经支气管播散或肉芽肿性炎累及细支气管时,常形成小叶中心结节,CT上表现为多发结节,边缘模糊,呈小叶中心分布,结节分布不均匀,常有多叶分布,局部聚集的特点。

结节大小各异(2~20 mm),但直径多小于1 cm,结节倾向于累及气道(图18-8-7),气道远端实变、膨大,形成树芽征,树芽边缘模糊。常伴有引流支气管管壁增厚。小叶中心结节与支气管扩张混合存在是NTM肺病的典型表现(图18-8-8)。

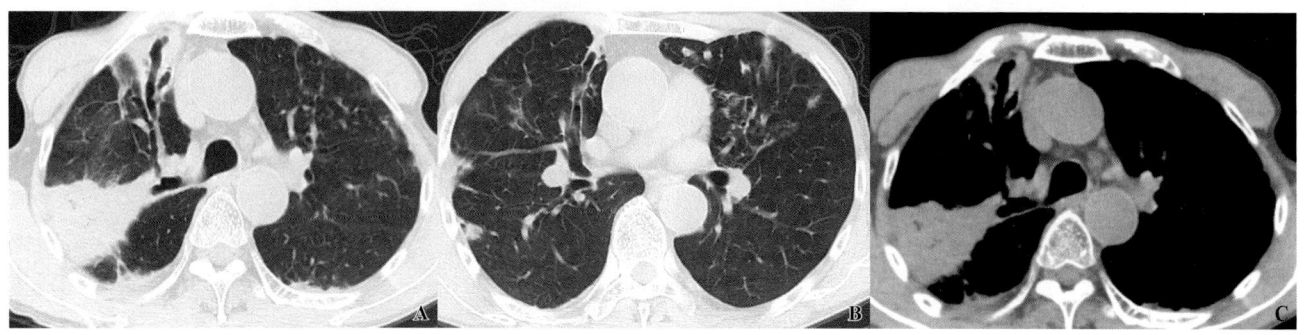

图18-8-5 男性,72岁。NTM肺病(胞内分枝杆菌)
CT肺窗(A、B)显示右肺上叶前段、后段及左肺上叶上舌段部分支气管柱状扩张,伴远端阻塞性肺炎,两肺散在结节;纵隔窗(C)显示胸膜增厚,未见胸膜腔积液。

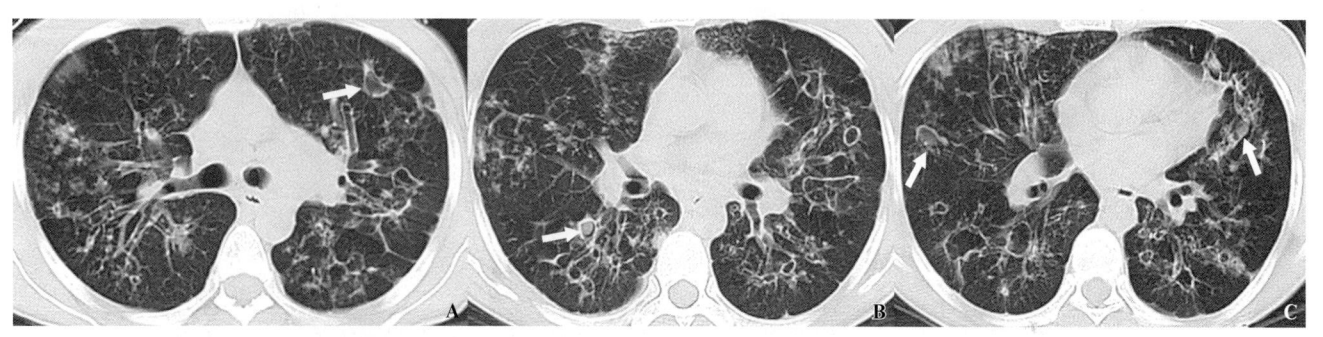

图18-8-6 女性,46岁。NTM肺病
CT肺窗(A~C)显示两肺支气管弥漫性囊状及柱状扩张,异常扩大的腔内可见淡薄稍高密度的痰栓影(箭),其密度低于支气管管壁,高于气体。

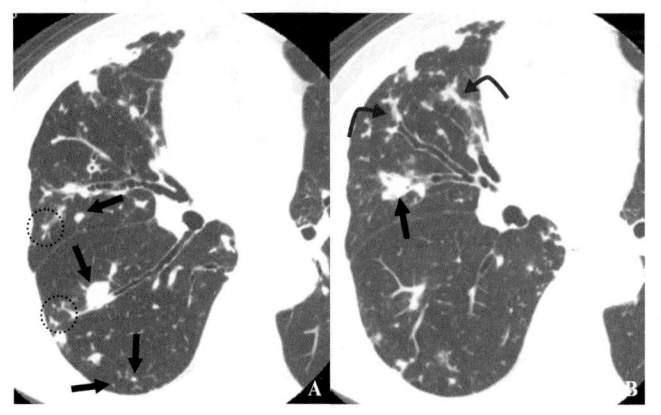

图18-8-7 女性,73岁。NTM肺病
CT肺窗显示右肺中叶及右肺下叶多发大小不等结节(直箭),支气管柱状扩张,大结节与扩张的支气管关系密切,气管远端气腔实变(弯箭),细支气管远端膨大呈树芽征(圆圈)。

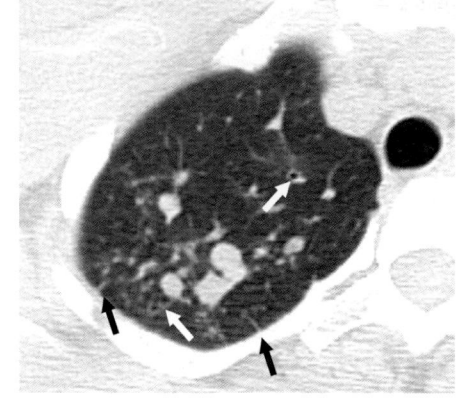

图18-8-8 女性,38岁。查体发现NTM肺病
CT肺窗显示右肺上叶尖段多发大小不等结节,结节远端多发边缘模糊短线影,肺野内散在支气管扩张(白箭),小叶间隔增粗(黑箭)。

4. **其他** · 包括血行播散性NTM病、热浴盆肺等。

(1) 血行播散性NTM病:常见于AIDS患者合并NTM感染,分为肺部表现和肺外表现。肺部多为广泛粟粒状结节,伴肺门纵隔淋巴结肿大(图18-8-9)。

肺外病变多表现为颈部、腋窝及腹股沟,甚至腹腔等部位淋巴结肿大,增大的淋巴结早期密度均匀,后期可形成脓肿,表现与淋巴结核相似。

当病变累及肝、脾时,早期仅表现为肝脾大,随着病变的长大,形成脏器内的结节,增强扫描呈均匀或环形强化。

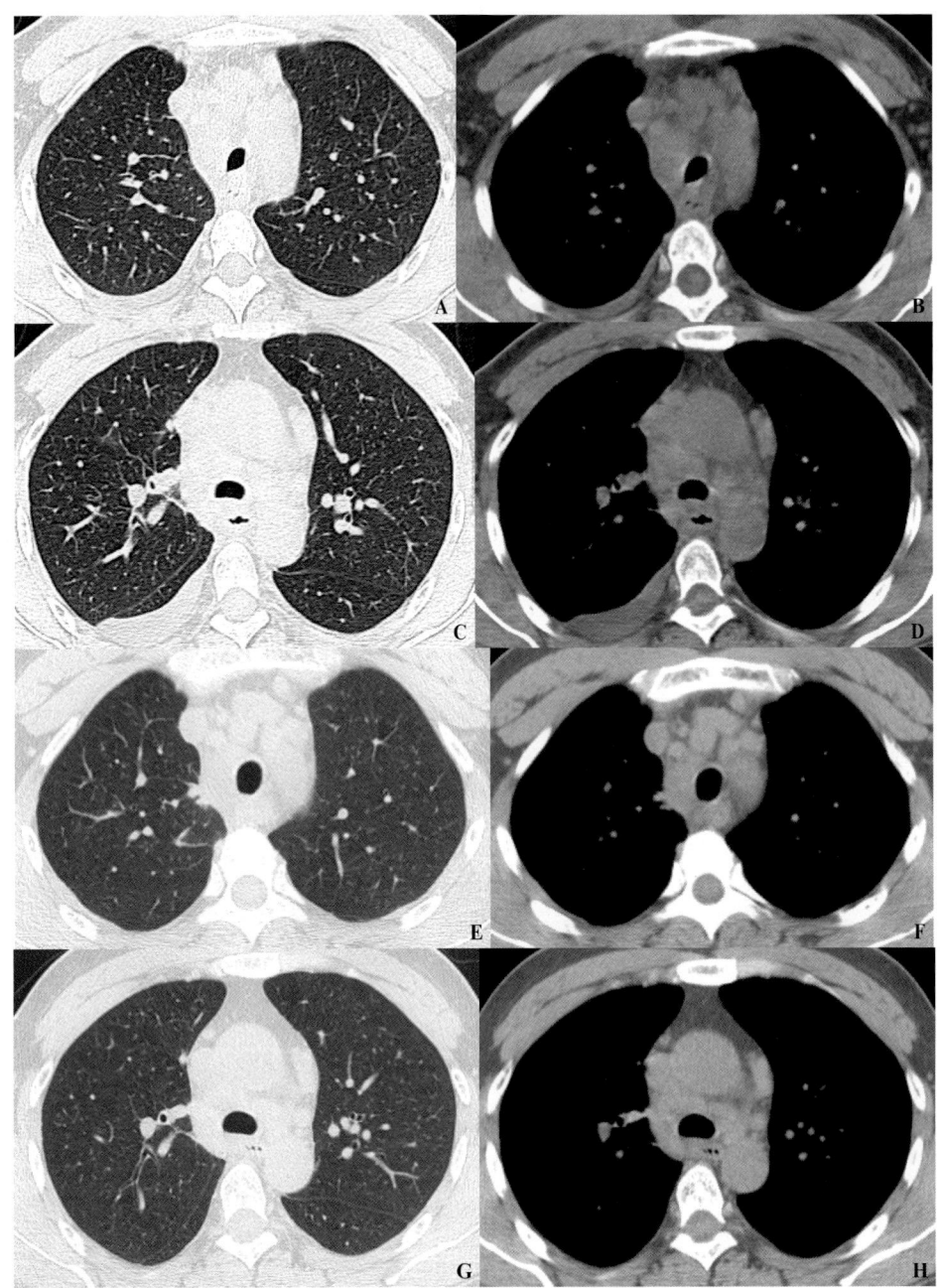

图 18-8-9 男性，45岁。在缅甸工作中出现反复发热 2 个月余，纵隔淋巴结穿刺诊断 NTM 病

CT 肺窗（A、C）示两肺弥漫多发微小结节，纵隔窗（B、D）显示胸腔积液，纵隔淋巴结增大，无钙化；治疗后 50 天复查（E~H）肺内部分病灶吸收，胸腔积液吸收，纵隔淋巴结有缩小。

（2）热浴盆肺（hot tub lung）：指患者因吸入了被 MAC 污染的蒸气（如洗澡、药浴、熔炼金属等过程中）而引起的一种急性肺部病变，属于过敏性肺炎，以喘息和低氧血症为主要表现。

组织病理学上表现为边界清楚的、以细支气管中心为主的非坏死性肉芽肿，肉芽肿随机分布在气腔和间质内，但常毗邻支气管壁或支气管腔。影像学特点与其他原因引起的过敏性肺泡炎无法区别，表现为磨玻璃样改变和/或弥漫性小叶中心性微结节，散在念珠状小叶间隔增厚。

5. 常见菌种的影像学表现·包括 MAC 肺病、堪萨斯分枝杆菌肺病和其他分枝杆菌肺病等。

（1）MAC 肺病：在各种分枝杆菌肺病的影像学表现中，有关 MAC 肺病的影像学表现的研究较多。MAC 肺病的影像学表现也分为纤维空洞型、结节性支气管扩张型、孤立性结节及 MAC 相关过敏性肺炎 4 种类型，以前两型多见。

纤维空洞型又称上叶空洞型，多表现为肺尖纤维空洞，有时为巨大空洞，伴有肺浸润、结节或纤维条索，与慢性纤维空洞性肺结核表现相似，不易鉴别，如果发现合并多叶分布的柱状支气管扩张，有助于本病的诊断（图 18-8-10）。

结节性支气管扩张型多表现为多叶分布的支气管扩张合并小叶中心分布或随机分布结节影，结节影可大、可小（直径为 1~2cm），特别是病变位于右肺中叶或左肺上叶舌段时，

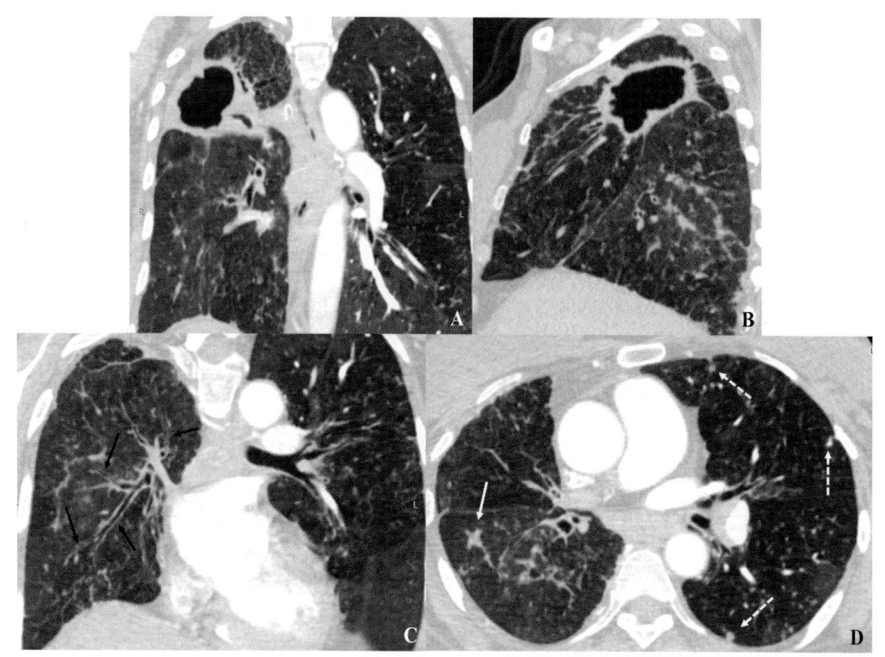

图18-8-10 女性,56岁。鸟分枝杆菌肺病

CT冠状位(A)和矢状位肺窗(B)显示右肺上叶尖段直径约6.5cm空洞型肿块,壁厚约5.5mm,内外缘锐利,肿块外缘可见多发长条索及支气管扩张,斜裂上移,两肺透光度不均匀;冠状位肺窗(C)显示支气管广泛轻度柱状扩张,壁增厚(黑实箭);轴位肺窗(D)显示支气管黏液栓(白实箭),两肺弥漫多发粟粒状结节及随机分布的小结节(白虚箭)

MAC肺病的可能性较结核大。

与结核的继发性支气管扩张不同。MAC肺病的支气管扩张是原发性的,支气管扩张并不严重(图18-8-10),且肺实质的背景常是正常的。单独的结节影和支气管扩张没有特征性,但两者同时出现时,提示MAC肺病。

(2) 堪萨斯分枝杆菌肺病:影像学表现与结核极为相似,也通常被认为是NTM肺病的"典型"表现。空洞发生率高,空洞多累及上叶,并伴有纤维化和模糊致密影,空洞的大小和洞壁厚薄表现各异,难以与肺结核的空洞区别。

(3) 其他分枝杆菌肺病:包括蟾分枝杆菌肺病、玛尔摩分枝杆菌肺病、龟分枝杆菌肺病及偶发分枝杆菌肺病。以上这些分枝杆菌肺病相对少,影像学表现可见空洞、纤维化、结节影及实变影,无明显特征性表现。

【鉴别诊断】

与肺结核较难鉴别。胸部X线平片或CT有以下表现者应考虑本病可能:①病程较长,病变发展较缓慢,或抗结核治疗效果不良;②上叶空洞及支气管内播散病灶主要发生在上叶尖段或后段,下叶病变少见;③分布在右中叶及左舌叶的柱状支气管扩张和小叶中心结节。

【疾病诊断标准】

1. NTM肺病 · NTM皮肤试验阳性,且缺乏组织、器官受侵的证据者[1]。

2. 疑似NTM病 · 具备下述条件之一者[1,5]。

(1) 痰抗酸杆菌检查阳性而临床表现与肺结核不相符者。

(2) 痰液或其他标本显微镜检查发现菌体异常的分枝杆菌。

(3) 痰或其他标本中分枝杆菌培养阳性,但其菌落形态和生长情况与MTB复合群有异。

(4) 痰或其他标本中分枝杆菌培养阳性,结核分枝杆菌分子生物学检查阴性。

(5) 接受正规抗结核治疗无效而反复排菌的患者,且肺部病变以支气管扩张、多发性小结节及薄壁空洞为主。

(6) 有免疫功能缺陷,但已排除肺结核病患者。

(7) 医源性或非医源性软组织损伤或伤口长期不愈,找不到原因者。

3. NTM病

(1) NTM肺病:具有呼吸道症状和/或全身症状,胸部X线片显示结节或空洞性病变,或HRCT显示支气管扩张伴多发性小结节病变等,已排除其他疾病,在确保标本无外源性污染的前提下,符合以下条件之一者[1]。

1) 两份独立的痰标本NTM培养阳性,并鉴定为同一致病菌。

2) 支气管冲洗液或支气管肺泡灌洗液中NTM培养和/或分子生物学检测阳性1次。

3) 经支气管镜或其他途径的肺活检,病理组织发现分枝杆菌病的组织病理学特征性改变(肉芽肿性炎症或抗酸染色阳性),并且NTM培养和/或分子生物学检测阳性。

4) 经支气管镜或其他途径的肺活检,病理组织发现分枝杆菌病的组织病理学特征性改变(肉芽肿性炎症或抗酸染色阳性),并且痰标本和/或支气管冲洗液或支气管肺泡灌洗液中NTM培养和/或分子生物学检测阳性≥1次。

(2) 肺外NTM病:具有局部和/或全身性症状,经相关性检查发现肺外组织、器官病变,已排除其他疾病,在确保标本无外源性污染的前提下,病变部位穿刺物或活检组织中NTM培养和/或分子生物学检测阳性[1]。

(3) 播散性NTM病：具有相关临床症状，经相关性检查发现有肺或肺外组织与器官病变、血和/或骨髓、肝、淋巴结穿刺物的NTM培养和/或分子生物学检测阳性[1]。

注意事项：无论哪一种类型的NTM病，均需进行NTM菌种鉴定及药敏试验。

（王秋萍　郭佑民）

参考文献

[1] 中华医学会结核病学分会.非结核分枝杆菌病诊断与治疗指南（2020年版）[J].中华结核和呼吸杂志,2020,43:918-946.

[2] 中华医学会热带病与寄生虫学分会艾滋病学组.人类免疫缺陷病毒/艾滋病患者合并非结核分枝杆菌感染诊治专家共识[J].中华传染病杂志,2019,37:167-176.

[3] 中华医学会结核病学分会·非结核分枝杆菌病实验室诊断专家共识编写组.非结核分枝杆菌病实验室诊断专家共识[J].中华结核和呼吸杂志,2016,39:438-443.

[4] Anjos LRB, Parreira PL, Torres PPTS, et al. Non-tuberculous mycobacterial lung disease: a brief review focusing on radiological findings [J]. Rev Soc Bras Med Trop, 2020,53:e20200241.

[5] Daley CL, Iaccarino JM, Lange C, et al. Treatment of nontuberculous mycobacterial pulmonary disease: an official ATS/ERS/ESCMID/IDSA clinical practice guideline. Eur Respir J, 2020,56:2000535.

第九节·人类免疫缺陷病毒/获得性免疫缺陷综合征合并肺结核

获得性免疫缺陷综合征（简称艾滋病，AIDS）是由人类免疫缺陷病毒（HIV）引起的慢性传染病。结核病是由结核分枝杆菌引起的慢性感染性病变。两者均属于细胞免疫性疾病，并发概率较高，并发后相互影响，互相促进，导致疾病进行性加重。

由于其临床表现不典型，且更容易合并多种其他机会感染，导致病情更加复杂，诊断困难。一项尸检研究结果显示，在资源受限地区，结核病占成人AIDS死因的40%，其中近50%的患者在死亡前未获得确诊[1]。

WHO报道，截至2020年HIV/AIDS患者达3 770万，2020年新增150万例，当年有68万人死于与AIDS相关的疾病。结核病是HIV/AIDS患者最常见的机会性感染之一，据报道，HIV阳性患者1年内患结核的概率与HIV阴性患者一生的患结核概率相当，且易产生耐药结核病例的暴发流行，加大疾病的传播。在我国所有结核病新发病例中，合并HIV感染者占8%，成年男性患者占56%，成年女性占33%，儿童占11%。

HIV/AIDS合并结核病（简称HIV/MBT）分为原发性感染和继发性感染两类，前者是指在HIV感染后，新发结核病。后者是指在HIV感染后，机体内原已处于休眠状态的结核杆菌再次活化并发病的情况。在HIV-1感染人群中原发性感染的比例大于1/3。

【发病机制与病理】

HIV/MBT的主要机制是由于在抗结核免疫力中最重要的$CD4^+T$淋巴细胞明显减少和免疫功能抑制有关。研究表明，当患者$CD4^+T$细胞≥$200×10^{-6}$/L时，体内可产生典型的肉芽肿反应；当$CD4^+T$淋巴细胞<$200×10^{-6}$/L时，其病理缺乏典型结核结节及朗格汉斯巨细胞，可表现为较大的干酪样坏死，炎性细胞浸润或炎性肉芽肿改变，病灶内结核杆菌数量多。

当AIDS晚期$CD4^+T$淋巴细胞衰竭时，机体对结核分枝杆菌失去免疫应答反应，仅表现病灶内有大量结核杆菌，甚至病灶内可见化脓性坏死，病灶周边区域缺乏或很少见到增殖反应细胞，即缺乏类上皮细胞、朗格汉斯巨细胞。此时称为无反应性结核病，也称结核性败血症，是重症血行播散型肺结核的特殊类型，常以网状内皮系统为主要靶器官，预后很差。

结核患者的单核细胞会提高HIV的易感性，结核杆菌可诱导机体γ干扰素、白细胞介素及肿瘤坏死因子释放，增强HIV的复制，结核杆菌细胞壁的阿拉伯甘露糖是HIV复制的诱导剂。由此可见这两种疾病相互影响，互为因果。抗病毒治疗和抗结核治疗药物之间存在相互作用，药物不良反应增加。在抗病毒治疗过程中还可出现结核相关性免疫重建炎症综合征。

【临床表现】

结核病可发生在AIDS的每一个阶段，其临床表现与机体患者免疫抑制程度相关[4]。细胞免疫轻度受抑制，其症状和体征与HIV阴性的肺结核患者相类似，表现为发热、咳嗽、盗汗、消瘦、胸痛、呼吸困难、肺部湿啰音及皮疹等。$CD4^+T$淋巴细胞计数<$200×10^{-6}$/L时，患者易发生肺外结核或播散性疾病。

表现为持续发热（在1个月以上），体重降低，部分有咳嗽、全身酸痛、气促、腹痛、腹泻，可合并重度贫血及浅表淋巴结肿大，可有触痛。

当$CD4^+T$淋巴细胞计数<$50×10^{-6}$/L时，主要表现为高热、败血症等严重的系统性疾病表现；患者无痰多见，肺结核低度中毒症状不明显。

【实验室检查】

HIV-1/2抗体测定阳性是诊断HIV感染的金标准[2]，HIV核酸检测（定性和定量）阳性也可以用于HIV感染诊断。

TST，皮肤硬结≥5 mm认为阳性，在HIV/ARDS进展期呈弱反应或阴性，且阳性时无法区别是卡介苗接种与结核病。γ干扰素释放试验（常用的是T-SPOT试验）特异性较TST高，受机体免疫功能影响较小。鉴于在我国卡介苗接种广泛，结核病发病率高的状况，在条件许可的情况下推荐使用γ干扰素释放试验[3]。应该强调γ干扰素释放试验不能用于区分分枝杆菌感染和活动性结核病[3]。

HIV/MBT 患者的痰涂片与培养阳性率较高,但是在 AIDS 病晚期、免疫高度抑制或非空洞性病变时,痰涂片假阴性较常见。痰培养的阳性率不受免疫缺陷的影响。在条件允许情况下可使用 Xpert MTB/RIF 作为 HIV 患者结核病分子诊断的主要检查技术[2],它可以区分结核分枝杆菌与 NTM。

必要时应进行肿大淋巴结或肺部病变的穿刺活检确定诊断。

血清 T 细胞总数降低,CD3/CD4 淋巴细胞<1,CD4+ T 细胞计数下降。无反应性结核病时,血象呈类白血病反应,或三系均受抑制(又称骨髓痨),肝肾功能损害,电解质紊乱。

【影像学表现】

HIV/MBT 的影像学表现与机体免疫抑制状态相关[4],在疾病早期,免疫抑制程度轻者,CD4+ T 细胞无明显减少,其表现与免疫功能正常患者的肺部表现相似。在 AIDS 的中期与后期,由于 CD4+ T 细胞数明显减少或极度减少,机体处于中、重度免疫抑制状态,肺部病变的表现与免疫功能正常患者的表现不同,具有一定的特点。

1. 病变分布无规律·具有多叶多段广泛分布特点。AIDS 合并肺结核的病灶可随机发生于任何部位,无明显的好发部位。病变分布广,多累及 2 个或 2 个以上肺段,肺叶、肺段分布差异不显著(图 18-9-1)。肺段受累数量随 CD4+ T 淋巴细胞减少而增多。

2. 机体处于中重度免疫抑制时,肺内病灶具有"三多三少"特点。"三多"是指病变形式多样(斑片、大片、结节、粟粒状等,图 18-9-2),代表活动性肺结核的病变类型多样(如代表原发性肺结核的淋巴结肿大、浸润性病变的渗出实变影、支气管播散的树芽征、血行播散的随机分布的结节等,图 18-9-3)及多部位受累。

"三少"是指纤维化、钙化及肿块少见。由于 AIDS 可加快肺结核病情发展,从而减轻炎症反应和变态反应,肺组织损伤减轻,以至于不易形成空洞,但是如果空洞形成,则以多发者常见(图 18-9-2)。

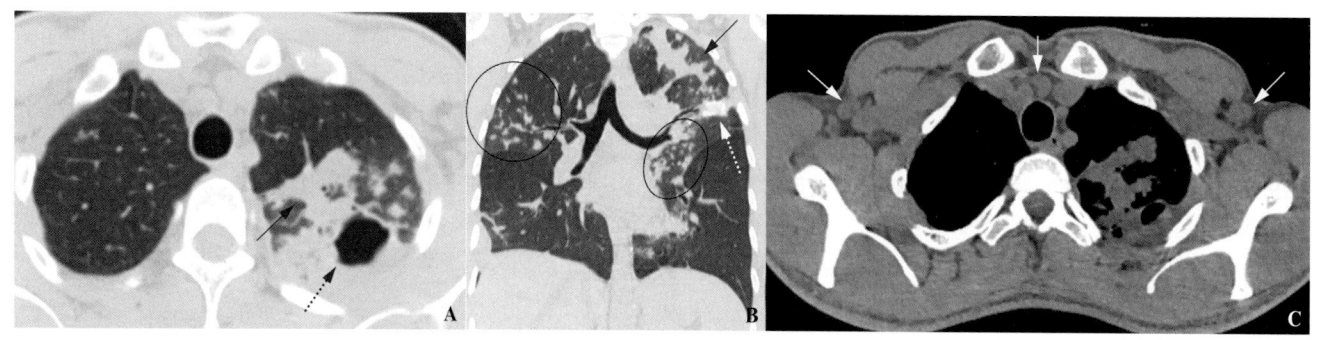

图 18-9-1 男性,35 岁。AIDS 合并结核

CT 肺窗(A)和冠状位(B)显示左肺上叶尖后段大片状高密度影(黑实箭)及空洞(黑虚箭),空洞周围可见边缘模糊的斑片状影及钙化影(白虚箭),右肺上叶后段、左肺上叶舌段内多发大小不等结节及粟粒样病变(圆圈内)呈段性分布;纵隔窗(C)显示纵隔及双侧腋窝多发肿大淋巴结(白实箭)。

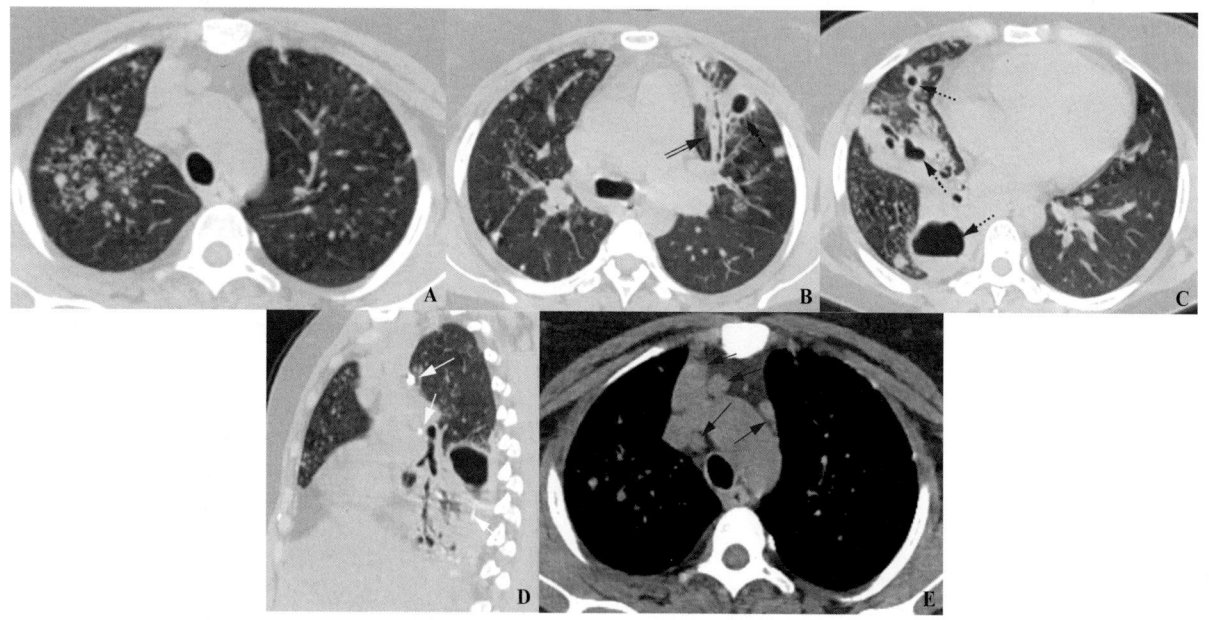

图 18-9-2 女性,33 岁。AIDS 合并结核

CT 肺窗主动脉弓平面(A)、气管分叉(B)、心室平面(C)及右肺矢状位肺窗(D)显示右肺上叶大小不等结节成簇分布,部分边界略模糊,左肺上叶前段、右肺中下叶斑片状渗出及干酪性病变(空心箭),边缘模糊,有多发大小不一、形态不同的多发空洞(黑虚箭),背段空洞内可见液平;与 A 同层纵隔窗(E)显示纵隔内多发孤立大小不一淋巴结(黑实箭);肺内及纵隔可见散在钙化(白实箭)。

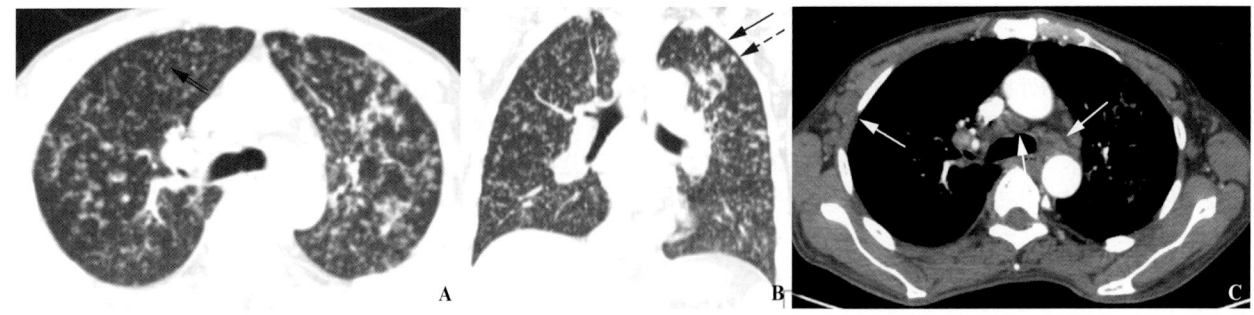

图 18-9-3 AIDS 合并肺结核

CT 肺窗轴位(A)和冠状位(B)显示两肺散在分布大小不等结节,大部分结节边缘模糊,肺尖结节融合成片,部分结节位于小叶间隔(空心箭)、部位为小叶中心结节(虚箭),还可见树芽征(黑实箭);与 A 同层纵隔窗(C)显示腋窝、纵隔淋巴结增大(白箭)。

3. 中、重度免疫抑制状态时,容易发生血行播散型肺结核、浸润性肺结核和原发综合征合并出现的混合状态(图 18-9-3)。血行播散型肺结核的肺内病变表现为结节边界模糊,有融合趋势,易形成小片状及斑片状影,病灶分布疏密不一,大小为 3~5mm,较 HIV 阴性患者大(图 18-9-4)。

浸润性肺结核多数呈现均匀一致的片絮状阴影,密度较淡薄,极似急性细菌性肺炎(图 18-9-5),缺乏一般肺结核渗出、增生、钙化灶等新旧病变并存的特征性表现。

当 AIDS 患者外周血 CD4+ T 细胞数极低和细胞免疫功能极度低下时,浸润性病变融合成大片状,容易被误诊为大叶性肺炎(图 18-9-6)。此时注意观察,除大片状实变影,在其他肺叶还可见到粟粒状、小结节等血行播散、支气管播散灶,有助于本病的诊断(图 18-9-7)。

原发性肺结核表现为肺内实变和肺门、纵隔淋巴结肿大。其中,HIV/AIDS 合并结核的肺内渗出实变影与免疫正常患者相比,具有以下特点:①常出现在结核的非好发部位,以肺下叶、中叶较为常见,可同时累及多个肺段、肺叶(图 18-9-8)。②病灶以浸润性病变为主,进展快,易出现空洞(图 18-9-8)。③易合并支气管播散征象,如小叶中心结节和树芽征等,CD4+ T 细胞数越低,纤维化、钙化等征象发生率越低。

肺内淋巴结结核的特点[5]:①肺门纵隔淋巴结肿大发生率高,相对于肺门淋巴结,纵隔淋巴结表现更为突出,分布范围广泛。②增强扫描呈边缘强化,但很少出现典型的环形强化。③多发者易融合成块,当肿块压迫支气管导致阻塞性炎,容易被误诊为中央型肺癌(图 18-9-9)。④淋巴结发生钙化少见。

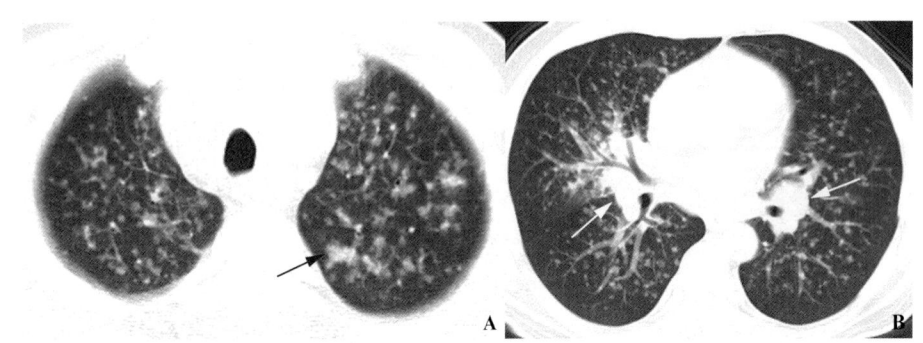

图 18-9-4 AIDS 合并肺结核

CT 肺窗上肺野(A)、中肺野(B)显示两肺散在分布大小不等结节,结节边缘模糊,部分结节融合成片(黑箭),两肺门增大(白箭)。

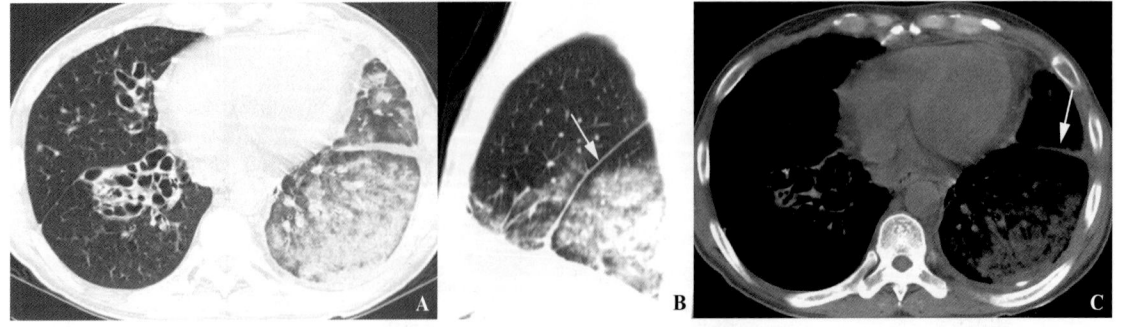

图 18-9-5 男性,28 岁。HIV 阳性合并结核

CT 肺窗(A)和矢状位(B)显示左肺上叶舌段、下叶斑片状高密度影,边缘模糊,内部密度不均,夹杂点状、结节状更高密度影,斜裂增厚(箭),右肺中叶及下叶前基底段支气管扩张;与 A 同层纵隔窗(C)显示左侧胸膜增厚。

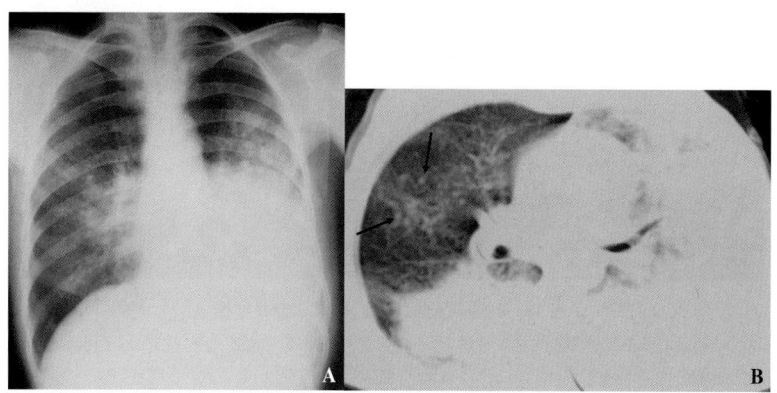

图 18-9-6　男性,37 岁。AIDS 合并结核

胸部 X 线片(A)显示两肺大片状密度增高影,中心密度偏高,边缘模糊不清;CT 肺窗(B)显示右肺下叶及左肺大片状高密度影,边缘模糊,右肺中叶沿支气管分布的多发粟粒状结节(箭)。

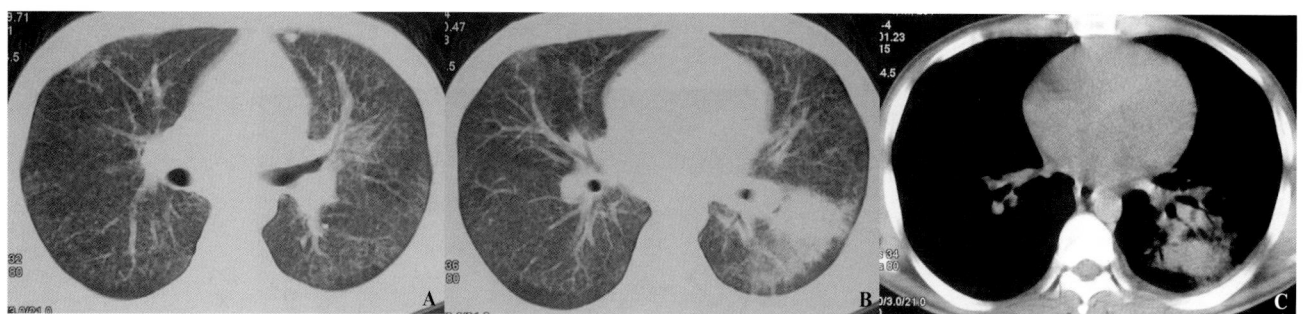

图 18-9-7　男性,29 岁。AIDS 合并结核

CT 肺窗(A、B)显示两肺透光度下降,弥漫分布粟粒状结节,边缘模糊,左肺下叶片状密度增高影,中心密度偏高,边缘模糊不清,右肺中叶胸膜下小片状略高密度,左肺上叶纵隔旁小结节,边缘模糊;纵隔窗(C)显示左下肺病变旁胸膜增厚。

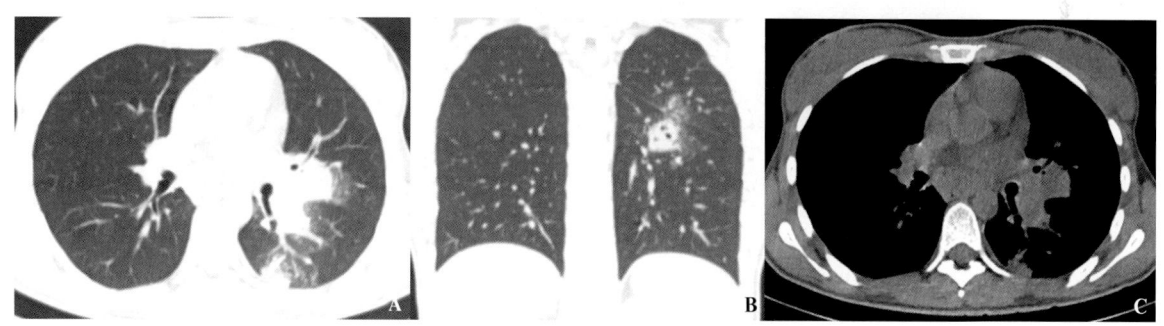

图 18-9-8　女性,26 岁。AIDS 合并结核

CT 轴位肺窗(A)、冠状位肺窗(B)显示左肺门增大,边缘模糊,左肺下叶背段片状高密度影,边缘模糊,可见多发小空洞,相邻肺上叶也出现渗出性病变;纵隔窗(C)显示左肺门淋巴结肿大,密度均匀,左侧脊柱旁胸膜增厚。

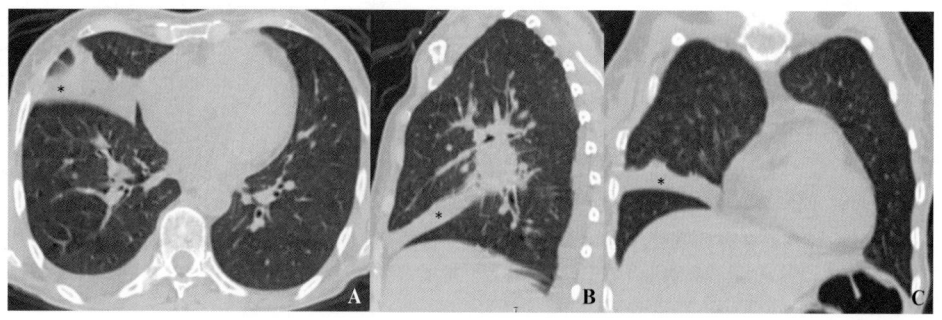

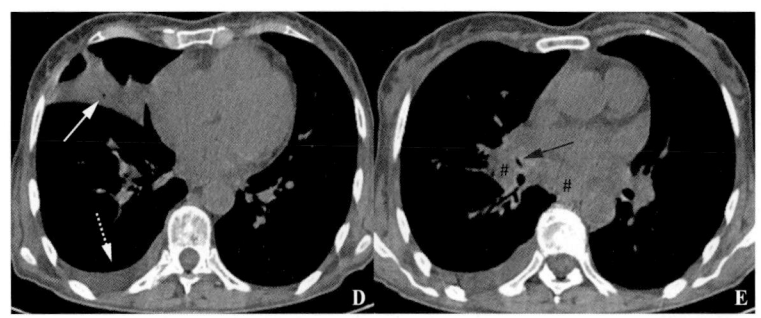

图18-9-9 女性,56岁。AIDS合并结核

CT轴位肺窗(A)、矢状位(B)和冠状位(C)显示右肺中叶外侧段片状高密度影(＊),边缘不整,斜裂缘清晰整齐,斜裂向上向前轻度移位并轻度凹陷;与A同层纵隔窗(D)显示病灶内有一点状含气影(白实箭)、胸膜腔积液(虚白箭);右肺中叶平面纵隔窗(E)显示纵隔内及肺门淋巴结肿大融合(♯),中间段支气管(黑实箭)受压变形、变窄。

4. 易发生多系统、多脏器受累。当AIDS患者合并肺结核时,易合并多浆膜腔炎症及积液,如胸腔积液、腹腔积液、心包积液(图18-9-9)。当$CD4^+$ T细胞$<200/mm^3$时,常见者多合并颈部与腹腔淋巴结结核、椎体结核、脑结核等肺外结核(图18-9-10)。

5. 易合并其他感染形成多重感染。常见的致病菌包括肺孢子菌、化脓性细菌和真菌等,此时,影像学表现更加不典型,形态多种多样,相互重叠,呈两肺弥漫性分布,以两肺下叶多见,病灶边缘模糊不清,易发生融合,常伴有胸腔积液和淋巴结肿大(图18-9-11)。

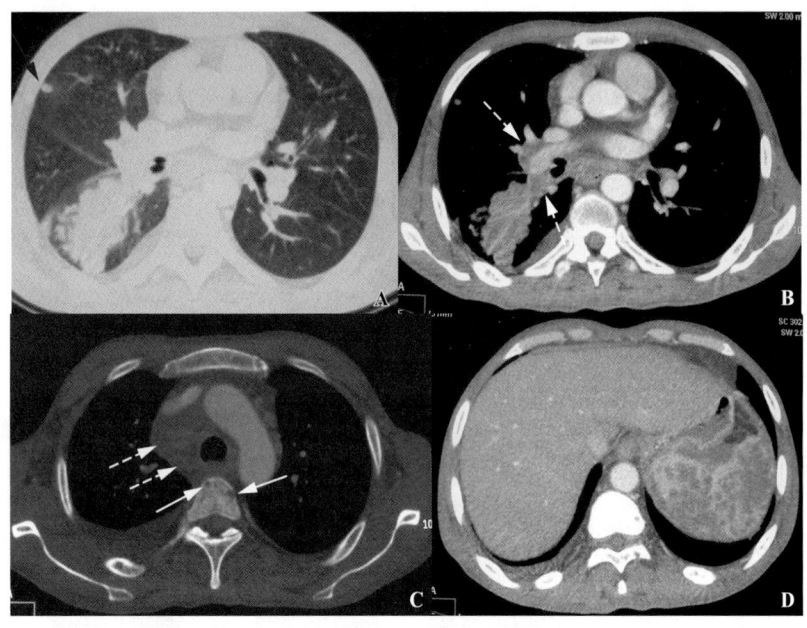

图18-9-10 男性,50岁。AIDS合并结核

CT肺窗(A)、纵隔窗(B)和骨窗(C)显示右肺下叶片状高密度影,均匀强化,边缘不整,其周围及右肺中叶胸膜下多发结节(黑箭),右肺门及纵隔见多发肿大淋巴结(白虚箭),胸椎斑点状骨质破坏(白实箭);上腹部增强(D)显示脾实质内及脾门多发大小不等低密度结核病灶。

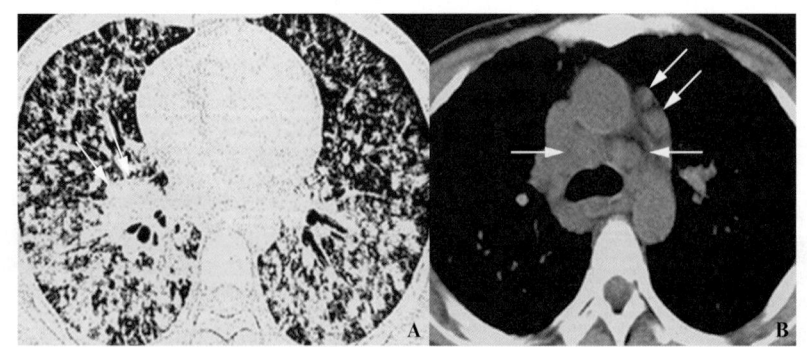

图18-9-11 男性,30岁。ARDS患者,血行播散型肺结核及猪霍乱杆菌混合感染

CT肺窗(A)显示双侧弥漫性分布结节、斑片及间质性改变,以背侧更加明显,右下肺门影增大增浓(箭);纵隔窗(B)显示纵隔内多发淋巴结肿大,并有融合趋势(箭)(本图由大连中山医院伍建林教授提供)。

【诊断标准】

1. AIDS诊断标准[4]。出生>18个月以上的人群，符合下列条件一项者：①HIV抗体筛查试验阳性和HIV补充试验阳性（抗体补充试验阳性或核酸定性检测阳性或核酸定量大于5 000拷贝/mL）；②有流行病学史或AIDS相关临床表现，两侧HIV核酸检测均为阳性；③HIV分离试验阳性。

出生≤18个月以上的人群，符合下列条件一项者：①为HIV感染母亲所生和HIV分离试验阳性；②为HIV感染母亲所生和两次HIV核酸检测均为阳性（第2次检测需要在出生4周后进行）；③有医源性暴露史，HIV分离试验结果阳性或两次HIV核酸检测均为阳性。

2. 肺结核诊断标准[2,3]。具备下述任一条件者：

(1) 痰、胸腔积液涂片、培养和快速分子检测技术如Xpert MTB/RIF阳性。

(2) 淋巴结、胸膜、肺组织活检证实结核感染。

(3) 患者存在发热、咳嗽、消瘦等结核中毒症状，影像学上有典型肺结核表现或下叶、中叶、间质性和粟粒样结节多见，而空洞性病变少见；胸内淋巴结病变多见，且纵隔淋巴结肿大而肺门淋巴结病变相对少。

(4) 抗结核治疗后，临床表现及影像学表现均有显著改善。

【鉴别诊断】

1. 肺孢子菌肺炎。肺孢子菌肺炎是AIDS患者最重要的机会感染之一，主要临床表现有不规则发热、干咳、气短乃至严重呼吸困难、呼吸衰竭。病程持续数周或数月。实验室检查痰、气管内分泌物或BALF和肺活检可找到肺孢子菌包囊或滋养体。PCR可阳性（肺孢子菌的线粒体5s rDNA和16s rDNA）。肺功能为限制性通气障碍。影像学多表现为广泛或局限性磨玻璃影，或小叶间隔增厚及粟粒状或网状、小结节状间质性炎症，病变分布以肺门周围为主向肺外周播散，肺尖和肺底较少累及，继而可出现肺实质浸润。

2. 间质性肺炎。临床表现为气急、发绀、咳嗽等，常继发于支气管炎。影像学上病变好发于两肺下野，主要表现为肺纹理增多、网状、小结节状影，肺气肿或肺不张，且多呈对称性。

3. 肺隐球菌病。多数隐球菌感染是一个自限性、亚急性或慢性过程，肺部原发性病变通常无症状，呈自限性。症状主要表现为咳嗽、咳痰（干咳或带有少量痰）、低热、头痛、胸痛等，罕有咯血。影像学上孤立性肉芽肿多表现为单发或多发大小不等结节，粟粒肉芽肿型表现为两肺多发粟粒状结节，肺炎型则为团片状、斑片状、大叶性渗出实变影。痰、胸腔积液、肺泡灌洗液、肺组织活检发现隐球菌可以诊断。

附：结核相关免疫重建炎症综合征

免疫重建炎症综合征（immune reconstitution inflammatory syndrome, IRIS）是指AIDS患者在抗逆转录病毒治疗（ART）后免疫功能逐渐恢复，在此过程中，宿主免疫对各种致病原发生过度的、失调的炎性反应，导致临床症状加重，原有病变增大，或出现新发病变的一组临床综合征。

研究显示IRIS在HIV/AIDS合并结核者的发生率大于单纯HIV/AIDS患者，在有效控制活动性肺结核后再进行ART可降低IRIS的发生率。首次进行ART治疗、基线病毒载量高、基线$CD4^+$ T淋巴细胞数较低及机会感染是IRIS发生的危险因素[4]。青壮年男性发病率较高。

结核相关免疫重建炎症综合征（TB-IRIS）是HIV/AIDS合并结核诊治早期常见的并发症，发病率高达8%~43%。它分为反常TB-IRIS和显露TB-IRIS两类。前者是指开始ART后，宿主免疫对致病原抗原发生反应，导致原有病变扩大的现象。后者是指在免疫力抑制状态下，机体对隐匿的致病原未发生识别，开始ART后，宿主免疫系统恢复，对隐匿的致病原识别，发生反应，引起组织炎症损伤。反常TB-IRIS有自限性，预后良好，无需更换治疗方案[2]。显露TB-IRIS需要进行针对性的抗病原治疗，严重者可系统使用糖皮质激素控制，激素避免用于卡波西肉瘤患者及不确定的TB-IRIS患者（即不能排除治疗无效的情况）。

【临床表现】

在ART后1~3个月，原已改善的结核症状再次加重或恶化，常表现为高热、呼吸窘迫、脓毒血症、类似细菌性肺炎表现。淋巴结肿大，可伴有红肿。

【实验室检查】

ART前病毒载量高、基线$CD4^+$ T淋巴细胞数低；ART后病毒载量下降和/或$CD4^+$ T淋巴细胞计数增加。

【影像学表现】

在影像学上表现为以下几个特点。

(1) 原肺内病灶增多、增大、边缘模糊，病灶融合。

(2) 纵隔及肺门淋巴结增大、增多、融合。

(3) 当伴发血行播散时，表现为两肺弥漫分布的粟粒性病变，以中下肺为重，粟粒性病变会在短时间内融合成片状、絮状。

(4) 原已吸收的胸腔积液复又出现或增多。

(5) 继续治疗2~3周，病变逐渐清晰，渗出实变吸收消散、结节缩小，被纤维条索取代，胸腔积液消失。

据报道HIV/MTB发生IRIS后，84.4%存在纵隔淋巴结结核，64.4%存在急性血行播散结节，57.8%伴发肺外结核，55.5%存在肺段性或亚段性实变，51.1%存在支气管播散[6]。与基线相比，血行播散型肺结核、胸腔积液及心包积液差异具有统计学意义（$P<0.05$）。

【诊断标准】

诊断TB-IRIS需满足以下条件。

(1) 患者接受ART后，结核病的临床症状出现恶化，影像学检查提示病灶扩大或新出现病灶。

(2) 临床症状加重与新的机会性感染、HIV相关肿瘤、药物不良反应、耐药或治疗失败无关。

(3) ART后病毒载量下降和/或$CD4^+$ T淋巴细胞计数增加。

【鉴别诊断】

TB-IRIS应与肺结核病治疗失败鉴别。与TB-IRIS多发生在ART治疗开始后1~3个月不同，肺结核病治疗失败是指抗结核治疗4个月（我国、欧洲及WHO定义为5个月）后痰、胸腔积液等体液培养仍为阳性的情况。其临床表现及影像学进展呈持续加重，无先吸收再加重、继续治疗再好转这样一个过程。

（王秋萍　郭佑民）

参考文献

［1］Gupta RK, Lucas SB, Fielding KL, et al. Prevalence of tuberculosis in postmortem studies of HIV-infected adults and children in resource-limited settings: a systematic review and meta-analysis [J]. AIDS, 2015, 29: 1987-2002.

［2］中华医学会感染病学分会艾滋病丙型肝炎学组·中国疾病预防控制中心. 中国艾滋病诊疗指南(2021年版)[J]. 中华内科杂志, 2021, 60: 1106-1128.

［3］中华医学会感染病学分会艾滋病学组, 中华医学会热带病与寄生虫学分会艾滋病学组. HIV合并结核分枝杆菌感染诊治专家共识[J]. 中华临床感染病杂志, 2017, 10: 81-90.

［4］薛明, 李晶晶, 闫铄, 等. 艾滋病并发胸部结核患者高分辨CT征象与CD4[+]T淋巴细胞水平的相关性[J]. 中国防痨杂志, 2018, 40: 682-688.

［5］Mehrian P, Doroudinia A, Shams M, et al. Distribution and characteristics of intrathoracic lymphadenopathy in TB/HIV coinfection [J]. Infect Disord Drug Targets, 2019, 19: 414-420.

［6］薛明, 李晶晶, 闫铄, 等. 艾滋病并发结核相关免疫重建炎性反应综合征的胸部CT影像表现及与CD4[+]T淋巴细胞水平的相关性[J]. 临床放射学杂志, 2021, 40: 480-484.

第十节·肺 外 结 核

肺外结核是指结核分枝杆菌侵入肺、气管、支气管和胸膜以外其他组织器官而引起结核病[1]。它可分为原发性和继发性两种，可由结核杆菌直接侵入感染，也可因肺结核血行或淋巴转移至肺外脏器并潜伏下来，当机体抵抗力降低时发病。

肺外结核可以发生在身体的任何部位，包括神经系统、淋巴结、骨关节系统、皮肤、咽喉、消化系统、泌尿生殖系统、眼、内分泌系统和耳。肺外结核按其部位命名，如骨结核（图18-10-1和图18-10-2）、结核性脑膜炎、子宫内膜结核（图18-10-3）、肠结核、肾上腺结核（图18-10-4）、乳房结核（图18-10-5）、肝结核、脾结核等。

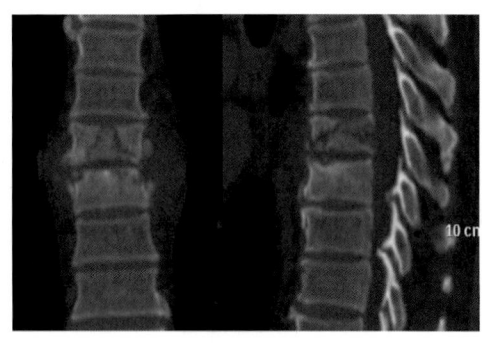

图18-10-1　男性，65岁。脊柱结核

CT冠状位和矢状位示第6、7胸椎椎体形态失常，骨密度不均，可见条状低密度影和点状高密度死骨，椎旁线梭形膨大。

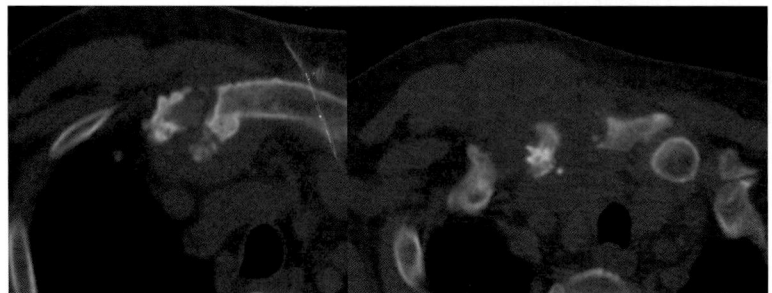

图18-10-2　男性，65岁。右锁骨结核

CT轴位显示右侧胸锁关节骨质破坏，内可见软组织密度影及沙粒样死骨，周围可见软组织肿块，邻近结构受压移位。

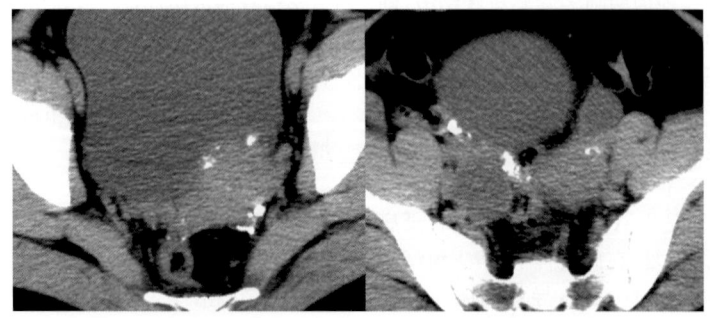

图18-10-3　女性，34岁。子宫附件结核

盆腔CT显示子宫及输卵管广泛斑点状钙化，双侧附件区囊样水密度影。

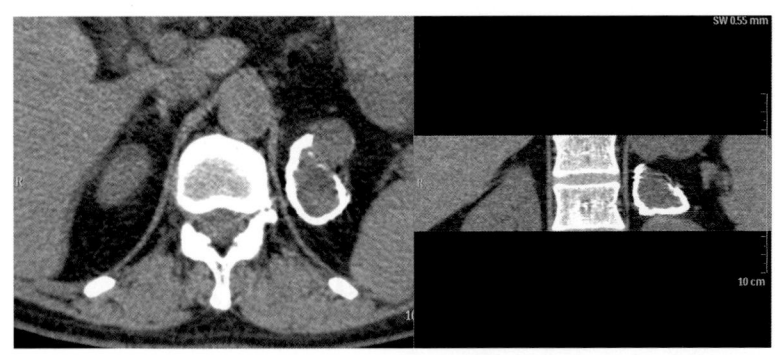

图 18-10-4 女性,45岁。左侧肾上腺结核

肾上腺 CT 左侧肾上腺增大,外形不规则,周边可见蛋壳样钙化。

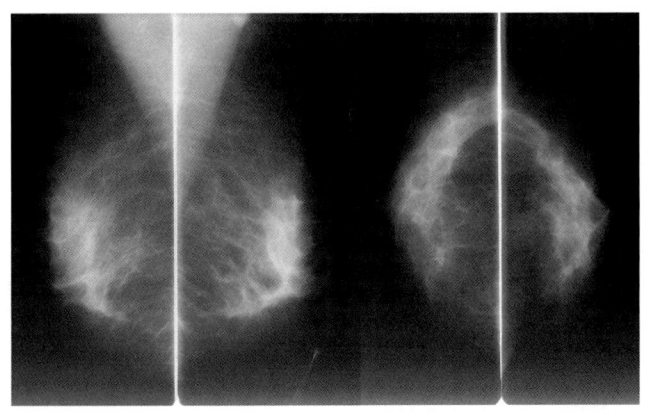

图 18-10-5 乳腺结核

乳腺钼靶显示乳腺腺体之间隐约可见沙粒样钙化。

肺外结核的诊断主要依据不同发病部位的特点,以各个部位的临床症状、体征,实验室检查、影像学检查综合分析判断,必要时实施有创性检查协助确诊。

(王秋萍 栾立)

参考文献

[1] 中华人民共和国国家卫生和计划生育委员会. WS 288—2017 肺结核诊断. 北京:中华人民共和国国家卫生和计划生育委员会,2017.

第十九章
其他类型肺炎

第一节 · 脂质性肺炎

脂质性肺炎(lipoid pneumonia)是由于脂质在肺泡腔内异常积聚所致的炎性反应。根据脂质来源分为内源性和外源性两类。内源性脂质性肺炎又称金色肺炎或胆固醇肺炎,最早由 McDonald 等描述,是由于阻塞、慢性肺感染或肺疾病,或脂质储存障碍引起的肺泡巨噬细胞积聚。外源性脂质性肺炎与反复吸入或呛入脂肪物质有关。

目前内源性脂质性肺炎的原因不明,有研究认为与肺炎、结核、肺癌等有关,在这些病程中,肺泡上皮受破坏,胆固醇等脂质变性释放。也有研究认为高血脂、吸烟引起的肺泡上皮内含有脂质过多,在某些机会下(如肺部发生炎症反应时)血脂进入肺泡引起脂质性肺炎。尼曼-匹克病是一种脂质储存紊乱,导致富脂巨噬细胞和鞘磷脂积聚于肺泡腔或间质中,属于一种内源性脂质性肺炎[1]。

根据发病情况,外源性脂质性肺炎被分为急性和慢性两类。前者少见,由大量暴露于矿物油或动物脂肪引发,多发生在儿童。慢性病程是由于长期反复吸入油性物所致,可见于各个年龄段,常见于有误吸倾向的人群,如儿童智力低下或腭裂、吞咽功能异常者、职业暴露等,如使用电子烟、鼻内涂抹凡士林、油剂滴鼻等。

脂质性肺炎在临床是少见的,有报道在尸检中的发病率为1%~2.5%。脂质性肺炎通常是比较稳定的,甚至有可能自发消退。但也可能可导致呼吸功能不全、肺源性心脏病。还有报道提示脂质性肺炎与肺癌有关。

目前脂质性肺炎还没有成熟的治疗方案,避免持续暴露是外源性脂质肺炎重要的治疗手段。对于内源性脂质肺炎,目前的治疗手段包括全身使用糖皮质激素,用免疫球蛋白和全肺灌洗,对局灶性病变进行手术切除。

内源性脂质性肺炎的发病机制复杂,目前认为主要是上皮细胞分泌潴留、细胞破裂、血管渗漏、长时间缺氧、局部氧和二氧化碳张力大。也有人认为,内源性脂质肺炎可能是癌细胞的分解产物经支气管散播的结果,特别是低分化腺癌(分泌物包含黏蛋白)。另一个机制涉及缺氧组织损伤刺激各种酶,如磷脂酶和单加氧酶,反过来可导致低密度脂蛋白胆固醇的修饰。

这种改良的低密度脂蛋白胆固醇可增强肺泡巨噬细胞对脂质摄取,类似于动脉粥样硬化发生。至于感染性改变对内源性脂质性肺炎的贡献,感染一般局限于呼吸道,因为周围的肺已经被非感染性炎症改变所巩固,限制了细菌的传播。

【发病机制与病理】

目前发病机制尚未阐明,可能与多种机制有关。内源性脂质性肺炎,是由于胆固醇等脂质在肺泡积聚所致,巨噬细胞吞噬脂质形成的泡沫细胞沉积于肺泡腔或肺泡壁,引起肺泡炎症和肺间质纤维化。在组织学上可见肺泡腔内充满泡沫细胞和变性坏死组织细胞产生的嗜酸性蛋白物质,其中包括Ⅱ型肺泡上皮产生的表面活性物质。病变进展时表现小支气管扩张和慢性支气管炎样改变。

外源性脂质到达肺泡的机制是呛入(非挥发性碳氢化合物)或吸入(挥发性碳氢化合物)。这些物质不刺激咳嗽反射,但会损害黏液纤毛运输系统。脂质种类不同,炎性反应各异。例如,矿物油和植物油,炎症反应较轻,诱导巨细胞肉芽肿性反应(因此也称为脂质肉芽肿病),形成被纤维包裹的结节或石蜡瘤。

而动物脂肪则被脂肪酶分解为游离脂肪酸,脂肪酸被吞噬细胞吞噬,迁移至小叶间隔,引起较严重的炎症反应,导致肺泡壁和间质破坏,引起纤维化的发生。由于脂质一旦进入肺泡,不能被代谢,而是被反复吞噬-释放-吞噬,导致炎症反应反复发作,最终可能发展为终末期肺病[1]。

病理学上脂质性肺炎的特征是在肺泡内存在脂质和/或载脂质巨噬细胞。若发现硫酸和醋酸染色(舒尔茨染色)后的偏振光镜下显示胆固醇晶体,表明为内源性脂质性肺炎[2]。若发现肺泡壁和肺泡间隔几乎正常,提示新鲜病变。肺泡周围纤维化和实质破坏是陈旧性病变的特征。

【临床表现】

急性脂质性肺炎表现为急性炎症反应,发病急,呈咳嗽、发热、呼吸困难。

慢性脂质性肺炎常无症状,或表现为呼吸困难,伴或不伴有咳嗽,类似于其他肺部疾病。偶见胸痛、咯血、体重减轻和发热。

【实验室检查】

支气管肺泡灌洗可发现富脂巨噬细胞,但非特异性。

【影像学表现】

1. 内源性脂质性肺炎・典型表现为肺远端实变影,伴或不伴中央阻塞性病变,但与外源性脂质性肺炎不同,其病灶内部不表现脂肪密度。病变还可表现为不规则肿块、肺叶肺段实变或不张,以肺下部和后部显著,可伴发牵拉性支气管扩张、蜂窝影,主要累及胸膜下肺区,病变按肺叶或肺段分布,病灶体积常有缩小,胸膜可受累增厚或钙化,纵隔淋巴结钙化。

尼曼-匹克病表现为弥漫性磨玻璃影、小叶间隔和小叶内间质增厚、小叶中心结节。病灶发生坏死可形成空洞。

2. 急性外源性脂质性肺炎・大多在24h内可见肺部阴影,典型表现为累及双侧肺的磨玻璃影或实变,常伴空气支气管征,以肺叶或肺段分布,主要位于中、下肺叶(图19-1-1)。其他表现可有边界不清的结节、气囊肿(多发生在大量误吸的患者,于误吸后2~30天出现,位于磨玻璃影或实变区域内)、气胸、纵隔气肿罕见但预示预后不良。

病变区域内显示脂肪密度是脂质性肺炎的特征表现,但当混合炎症时则表现为高于脂肪密度。急性外源性脂质性肺炎的影像学表现常于停止脂质暴露后逐渐完全或部分消失,消散时间在2周到8个月。少数情况下,阴影也可能进展或静止不动。也可形成瘢痕而永久存在。

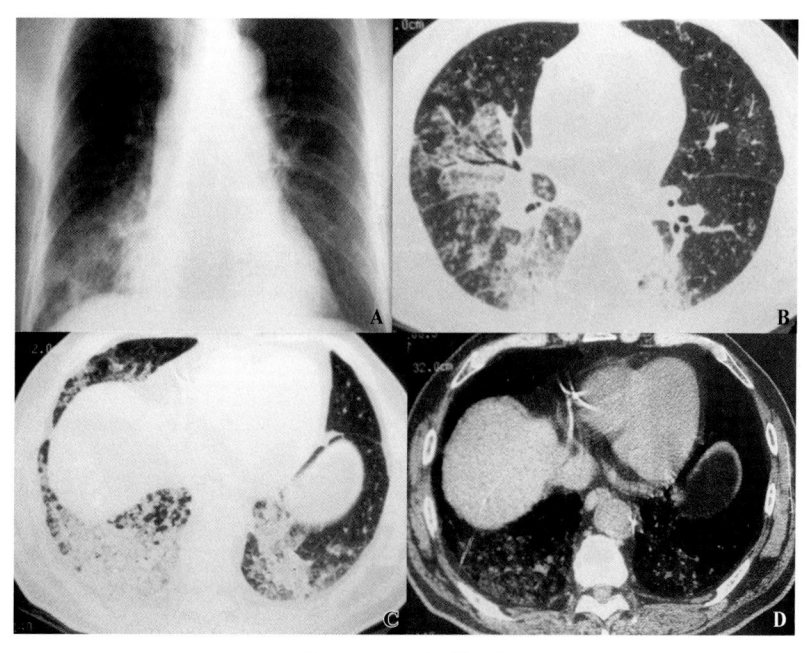

图19-1-1 脂质性肺炎
胸部正位X线片(A)显示右下肺片状模糊影,密度较淡;CT肺窗(B、C)显示右肺中叶及两下叶可见多发磨玻璃影,空气支气管征阳性;纵隔窗(D)显示肺内阴影为类似脂肪密度(该病例由韩国首尔大学医院放射科Jin-Mo Goo教授提供)。

3. 慢性外源性脂质性肺炎・最常表现为磨玻璃影或实变,主要分布于下肺的支气管血管束周围,可涉及一个或多个肺段,有报道证实与病灶相关的结构异常。当脂质进入间质表现为小叶间隔增厚与纤维化,与磨玻璃影构成铺路石征,以基底部为著。

典型的慢性外源性脂质性肺炎表现为包裹脂质的肿块,是其特征表现,肿块内呈低密度,含有脂肪是外源性脂质性肺炎诊断的依据。

表现为磨玻璃影伴小叶间隔增厚、肺泡实变、铺路石征(图19-1-2和图19-1-3)、肺泡结节(图19-1-2B)、多发结节(图19-1-4),偶可发生空洞和钙化(图19-1-5)。肿块边缘可因慢性炎症或继发纤维化而呈高密度。外形不规则或呈毛刺样、针状突出。

其肿块的外形与肺癌相似,且在PET上显示为摄取增加[3,4]。脂质性组织的检出有助于两者的鉴别,MRI有助于密度混杂肿块脂质的检出。

【诊断标准】

具有脂质暴露史或油脂物质吸入风险对于诊断脂质性肺炎很有用。外源性脂质性肺炎的诊断基于在临床标本中检出肺泡内脂质或富脂巨噬细胞,临床标本可取自痰液、支气管肺泡灌洗液、经胸廓细针穿刺细胞学或肺活检,其中支气管肺泡灌洗是首选,经胸细针穿刺细胞学有助于诊断,但可能出现假阴性结果。

虽然检出富脂巨噬细胞是脂质性肺炎的特征性表现,但

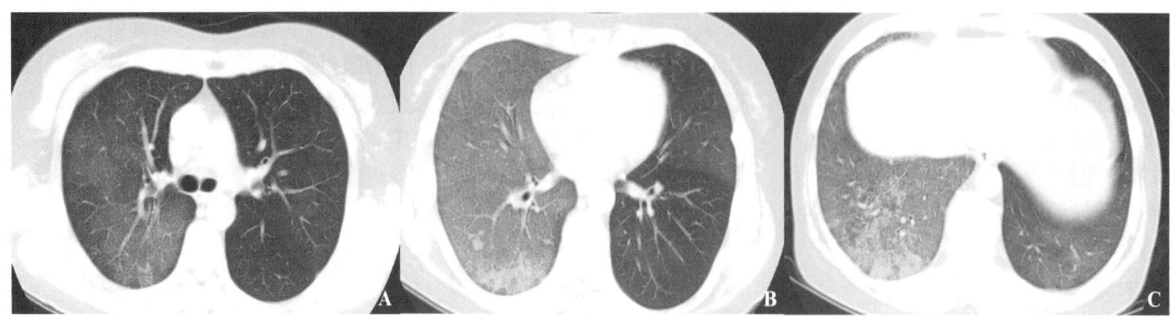

图 19-1-2　女性,55 岁。外源性脂质性肺炎

间歇性咳嗽、咳痰 1 年,憋喘半年,抗炎、抗结核效果不佳。CT 肺窗(A~C)显示肺内广泛分布的磨玻璃影,右下肺后段胸膜下有实变,病变与胸膜界限清楚,以右肺分布较为广泛,其内有肺小叶间隔增厚相互交织形似铺路石征;左肺舌叶和下叶后段有分布少(C)。

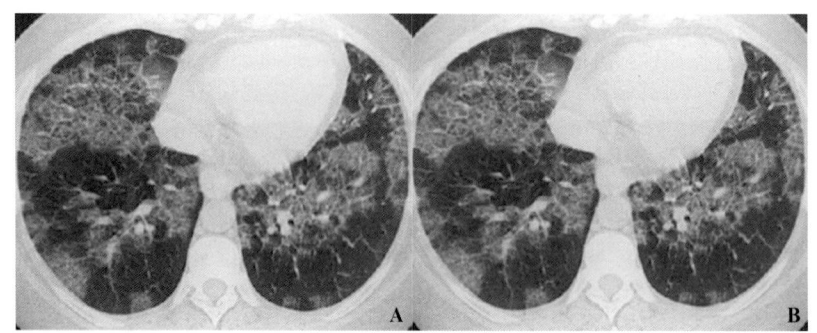

图 19-1-3　女性,55 岁。外源性脂质性肺炎

CT 肺窗(A、B)显示两肺有大片状磨玻璃影,其内有增厚的肺小叶间隔相互交织形似铺路石征。

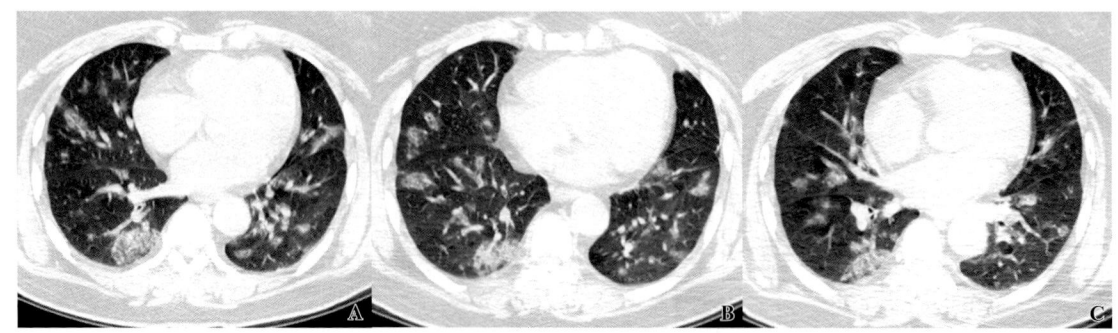

图 19-1-4　女性,54 岁。外源性脂质性肺炎

咳嗽、咳痰,有绝缘漆接触史,抗炎及抗结核治疗无效。CT 肺窗(A~C)显示两肺多发散在分布的混合性磨玻璃影,沿着支气管血管束分布,病变边缘比较清楚。

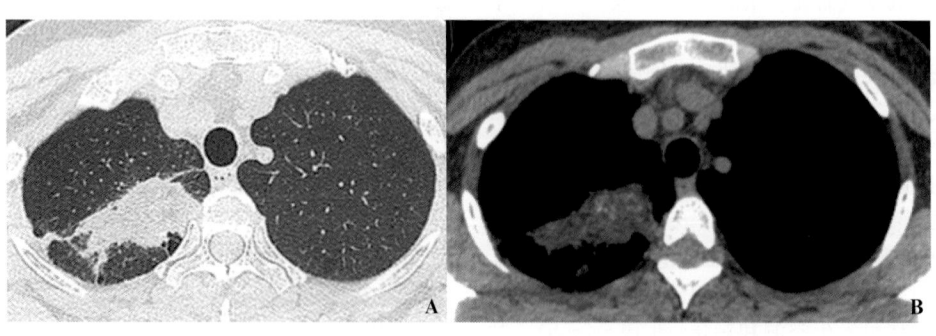

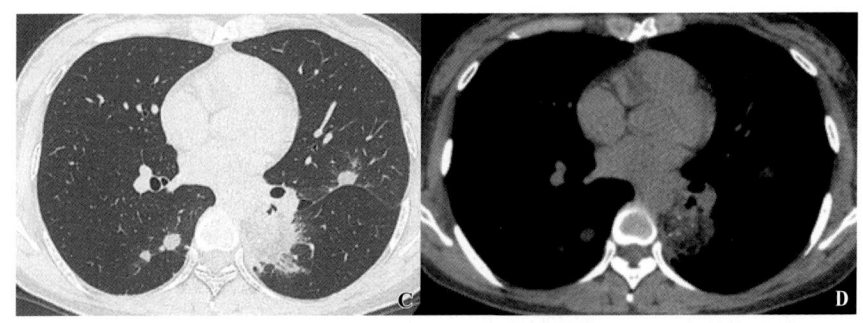

图19-1-5 女性,36岁。脂质性肺炎

长期使用滴鼻剂。胸部CT平扫肺窗(A、C)显示右上肺及左下肺斑片模糊影;纵隔窗(B、D)显示病变内脂肪密度,CT值-36HU。

并非特异性。所以外源性脂质性肺炎的诊断需结合脂质暴露史、相应的影像学表现、检出肺泡内脂质或富脂巨噬细胞。

【鉴别诊断】

1. 隐源性机化性肺炎 常为累及双肺的结节状实变或磨玻璃影,可为游走性,可有反晕征。脂质性肺炎在CT上显示为实变区内有脂肪密度,可有铺路石征。

2. 肺癌 多发于中老年人群,影像学表现为分叶、毛刺、空泡,伴淋巴结转移。外源性脂质性肺炎的毛刺较粗,系慢性刺激发生纤维化包裹形成,其内可见特征性的脂肪密度。

3. 错构瘤 内可探及脂肪及钙化,但轮廓通常较光滑,而脂质性肺炎肿块的轮廓不整,常有粗大的毛刺。

(赵绍宏)

参考文献

[1] Betancourt SL, Martinez-Jimenez S, Rossi SE, et al. Lipoid pneumonia: spectrum of clinical and radiologic manifestations [J]. AJR, 2010, 194:103-109.

[2] Hadda V, Khilnan GC. Lipoid pneumonia: an overview [J]. Expert Rev Resp Med, 2010, 4:799-807.

[3] Marchiori E, Zanetti G, Mano CM, Hochhegger B. Exogenous lipoid pneumonia. Clinical and radiological manifestations [J]. Respir Med, 2011, 105:659-666.

[4] Marchiori E, Zanetti G, Mano CM, et al. Lipoid pneumonia in 53 patients after aspiration of mineral oil: comparison of high-resolution computed tomography findings in adults and children [J]. J Comput Assist Tomogr, 2010, 34:9-12.

第二节 · IgG4相关性呼吸疾病

IgG4相关疾病(immunoglobulin G4-related disease, IgG4-RD)是一种慢性、进行性炎症伴纤维化的疾病,属于自身免疫相关的纤维炎性疾病。疾病可同时或前后累及多个脏器,也可表现为单一器官受累,后者按受累脏器命名,如自身免疫性胰腺炎,自身免疫性肺炎。前者,肺部表现仅是全身疾病的一部分。

受累器官有一些共有的病理特征和相似的临床与血清学表现,包括受累器官弥漫性肿胀或包块形成,有大量淋巴细胞和浆细胞浸润,炎症反应局部有分泌IgG4的浆细胞生成,病变以IgG4+浆细胞为主的淋巴浆细胞性浸润、闭塞性静脉炎或闭塞性动脉炎及席纹征为特征。多数患者血清IgG4浓度升高。

2016年日本厚生省难治性疾病研究组(MHLW)建议将IgG4-RD累及胸腔内呼吸器官及辅助结构组织的病变统称为IgG4相关性呼吸疾病(immunoglobulin G4-related respiratory disease, IgG4-RRD)[1]。17.6%~40.0%的IgG4-RD患者有肺受累,而37.5%~87.5%的IgG4-RLD或IgG4-RRD患者存在肺外病变或胸腔外器官病变。

本病好发于中老年男性。由于易于形成肿块性病变,常被误诊为恶性肿瘤。在破坏性纤维化形成前应用糖皮质激素治疗是有效的[2]。

【发病机制与病理】

可能的自身抗原有半乳糖凝集素-3、层粘连蛋白111和膜联蛋白A11,但需要更多的确证性研究。在B细胞和T细胞[CD4+ T细胞和滤泡辅助性T细胞(T-follicular helper cells, Tfh)]的作用下发生纤维化和IgG4的类别转换,产生分泌IgG4的浆母细胞和长寿浆细胞。IgG4抗体或非致病因素,而是病程中的附带现象,不具致病性。

主要的病理表现:以IgG4+浆细胞为主的淋巴浆细胞性浸润、席纹征样纤维化、闭塞性静脉炎、嗜酸性粒细胞浸润。闭塞性动脉炎是IgG4-RD累及肺时的特征表现。当受累器官肿胀受压或在长期炎症刺激下发生纤维化,可对器官功能产生不可逆的损伤,甚至器官衰竭。

【临床表现】

IgG4-RD累及肺时表现为肺部结节性病灶。常无症状,可有体重明显减轻(与IgG4相关性自身免疫性胰腺炎所致营养物质吸收不良有关),少数病例表现非特异症状,如咳嗽、咯血、呼吸困难、胸膜炎或胸痛等。

在多器官受累患者中常有研究指出40%～50%的受累病例有变应性鼻炎或支气管哮喘病史[3]。另有文献发现少数患者有哮喘发作症状,如咳嗽和喘息[4]。

【实验室检查】

确诊需尽量通过组织活检,除特征病理表现外,IgG4+浆细胞/IgG+浆细胞>40%,且IgG4+浆细胞>10/HP,可助于诊断IgG4-RRD。

血清学检测,大部分IgG4升高[5],>135 mg/dL[2],治疗期间IgG4水平持续升高患者复发风险高。血清IgG1、IgE升高,抗核抗体或类风湿因子阳性,有时可见补体C3、C4降低[6]。可没有或仅有轻微炎症表现,如白细胞增多、C反应蛋白增高。

支气管肺泡灌洗液中显示淋巴细胞优势[7],IgG4、IgG4/IgG和IgG4/IgG3水平显著增高。有研究显示外周血浆母细胞计数可能具有较好的诊断效能,但尚未应用于临床。

【影像学表现】

1. 肺实质病变·分实性和磨玻璃密度两型。实性型者表现为肺内渗出性病变(图19-2-1),局灶结节或肿块样实变影,单发或多发结节状,边界不清(图19-2-2)。部分肿块可伴有毛刺,18F-FDG PET可为高摄取病灶,与肺部肿瘤难以鉴别,需要病理活检结果进行鉴别诊断[8]。磨玻璃型表现为多发圆形磨玻璃影,边界清楚。

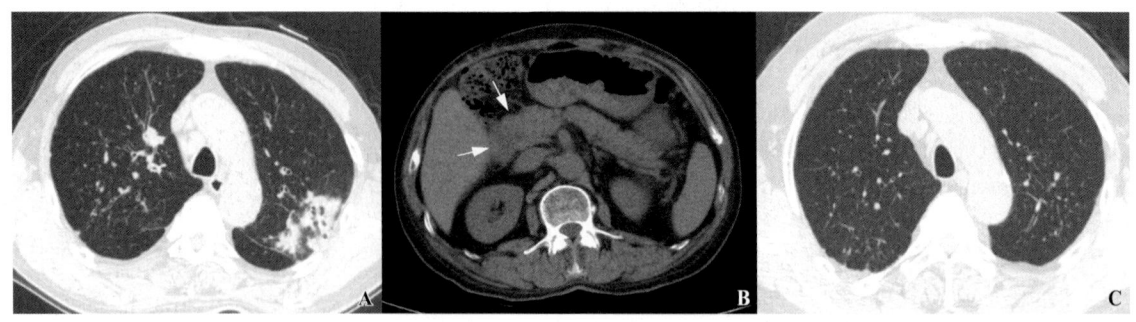

图19-2-1 男性,55岁。IgG4-RRD

主诉经常口渴,口干,2个月前超声及外院MRI诊断胆囊癌,近期出现气短。CT肺窗显示左肺上叶后段有大斑片状渗出实变,纵隔淋巴结增大(A),胰头大,胆囊壁毛糙(B);经激素治疗后1个月,肺内渗出和实变病变吸收,纵隔淋巴结有缩小(C)。

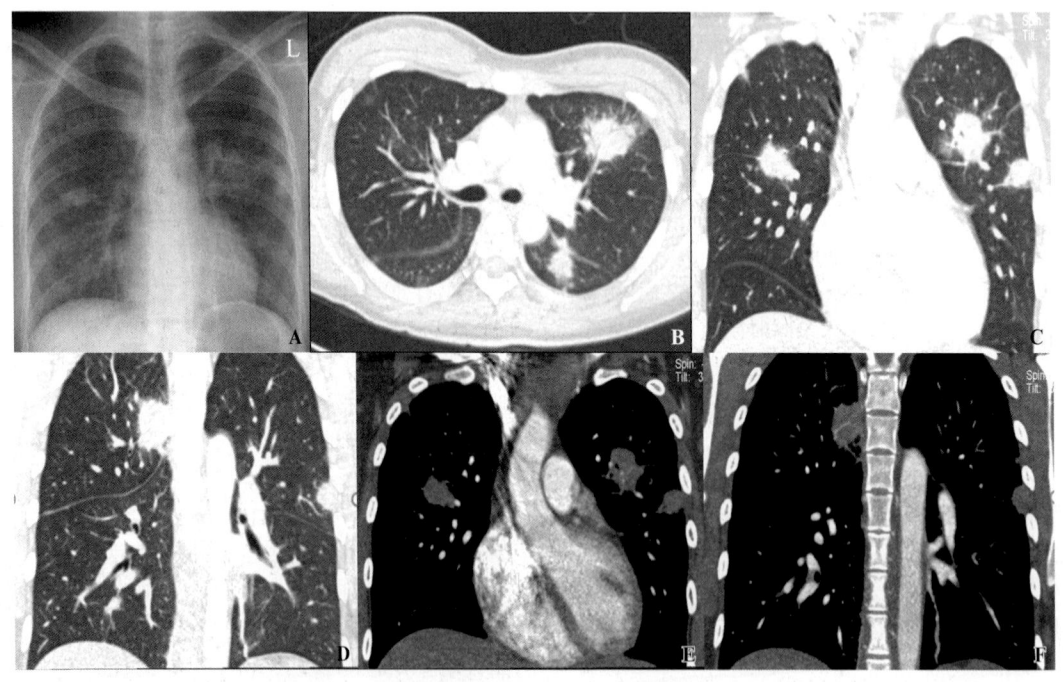

图19-2-2 男性,55岁和女性,24岁。IgG4-RRD

反复咳嗽2个月余,发热1个月,气促2周。胸部X线片显示两肺有多发的结节和渗出性病变,左肺门增大、模糊(A);CT肺窗显示两肺多发结节,边缘不光滑,有渗出(B～D);增强扫描显示病变内有小血管影,稍有强化(E、F)。

2. 肺间质病变·多见,呈多种不同间质性肺炎改变(图19-2-3)。影像学上表现为弥漫性磨玻璃影、网格影、肺泡实变、小叶间隔增厚、支气管血管束增厚、蜂窝征和支气管扩张等[9]。这些表现是非特异性的,需与感染及恶性肿瘤等鉴别[10]。

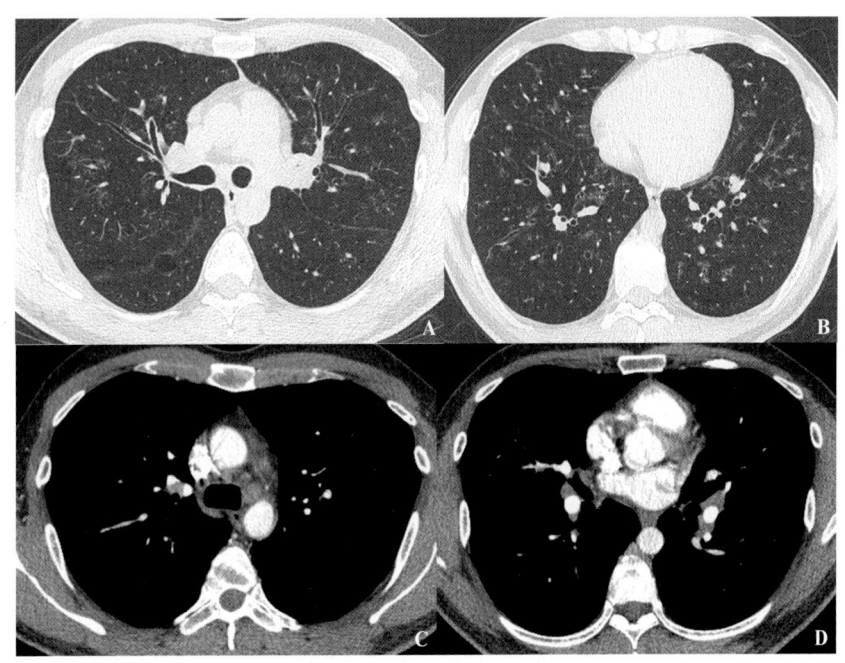

图 19-2-3　男性,54 岁。IgG4-RRD
胸部 CT 平扫(A、B)显示双肺磨玻璃影,沿支气管血管束分布;CT 增强纵隔窗(C、D)显示纵隔及肺门淋巴结增大。

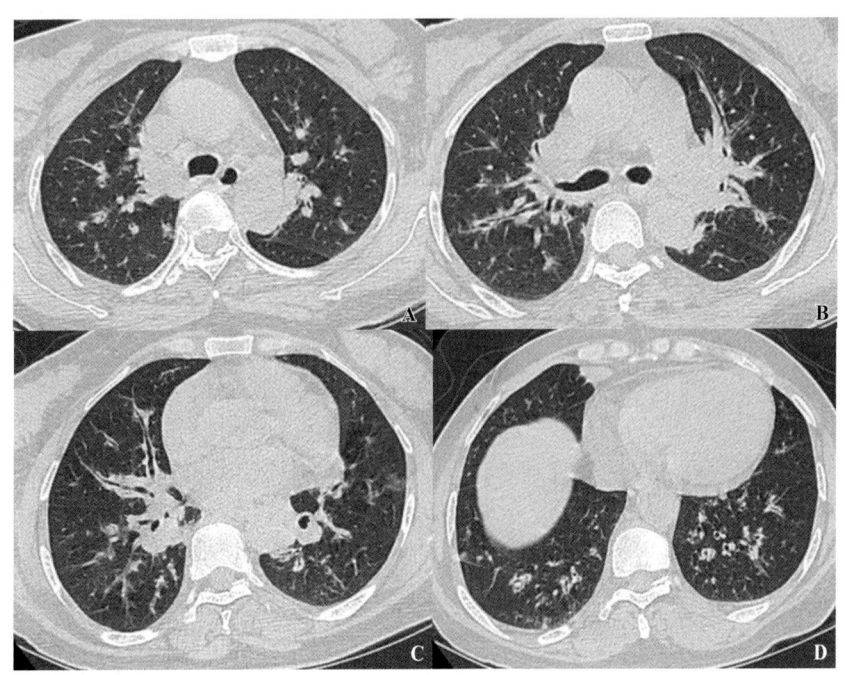

图 19-2-4　女性,62 岁。IgG4-RRD
胸部 CT 平扫肺窗示多发支气管的管壁弥漫性增厚,血管支气管束明显增厚图(A～D),肺门增大(A～C)。

3. 气道病变·可累及各级大小气道,主气管受累罕见。影像学显示平滑的或结节样支气管壁增厚,支气管血管束增粗(图 19-2-4)。也可出现支气管内肿块[11],支气管壁结构破坏可致支气管狭窄或扩张。

4. 纵隔病变·纵隔和肺门多发淋巴结肿大是最常见表现(图 19-2-1A、C 和图 19-2-3C),表现为纵隔增宽,肺门增大。淋巴结形态不一,可融合,密度均,坏死少见。部分患者表现为硬化性纵隔炎[9],表现为包绕胸椎或包绕升主动脉、主动脉弓及降主动脉的软组织肿块。

5. 胸膜和心包病变·多表现为胸膜增厚或胸膜结节,少数呈现双侧或单侧胸腔积液。偶有心包受累,表现为心包积液、心包增厚,甚至缩窄性心包炎。

6. 血管病变·表现为血管炎和/或血管周围炎,当管壁结构破坏时,可形成动脉瘤,导致继发肺高压[12]。

【诊断标准】

IgG4 相关性疾病的诊断标准:

(1) 一个或多个器官出现弥漫性/局限性肿胀或肿块的临床表现。

(2) 血清 IgG4 升高,浓度>135 mg/dL。
(3) 组织病理学检查：①显著的淋巴细胞、浆细胞浸润和纤维化；②IgG4$^+$浆细胞浸润：IgG4$^+$/IgG$^+$>40%,且 IgG4$^+$浆细胞>10/HP。

如果具备诊断标准的1+2+3,即能确定诊断；具备诊断标准的1+3,很可能诊断；具备诊断标准的1+2可能诊断。

【鉴别诊断】

1. 结节病。也是一种全身性肉芽肿性疾病,两病都可在影像学上见纵隔淋巴结肿大及肺间质增厚,影像学鉴别困难。需结合临床信息、实验室检查及病理以鉴别,结节病在青年发病多见,女性>男性,血清学少见 IgG4 升高,病理学表现为非干酪样肉芽肿。

2. 肉芽肿性多血管炎。两者均为全身多器官受累,均出现血清 IgG4 升高,且部分 IgG4-RRD 患者为 ANCA 阳性。但肉芽肿性多血管炎在肺部病变易伴有空洞,而 IgG4-RRD 在肺部表现为病变几乎不发生空洞。病理改变上肉芽肿性多血管炎发生血管炎和特征性肺坏死。

3. 肺癌。IgG4-RRD 因表现为肿块样,易被误诊为肿瘤。且 IgG4-RRD 患者患恶性肿瘤的风险高,有报道表明 IgG4-RRD 与肺癌之间具有较强相关性。考虑 IgG4-RRD 时需谨慎恶性肿瘤。

(赵绍宏)

参考文献

[1] Murata Y, Aoe K, Mimura-Kimura Y, et al. Association of immunoglobulin G4 and free light chain with idiopathic pleural effusion [J]. Clin Exp Immunol, 2017, 190:133-142.

[2] Matsui S. IgG4-related respiratory disease [J]. Mod Rheumatol, 2019, 29: 251-256.

[3] Matsui S, Taki H, Shinoda K, et al. Respiratory involvement in IgG4-related Mikulicz's disease [J]. Mod Rheumatol, 2012, 22:31-39.

[4] Ito S, Ko SBH, Morioka M, et al. Three cases of bronchial asthma preceding IgG4-related autoimmune pancreatitis [J]. Allergol Int, 2012, 61: 171-174.

[5] Yamada K, Yamamoto M, Saeki T, et al. New clues to the nature of immunoglobulin G4-related disease: a retrospective Japanese multicenter study of baseline clinical features of 334 cases [J]. Arthritis Res Ther, 2017, 19:262.

[6] Wallace ZS, Deshpande V, Mattoo H, et al. IgG4-related disease: clinical and laboratory features in one hundred twenty-five patients [J]. Arthritis Rheumatol, 2015, 67:2466-2475.

[7] Inoue D, Yoshida K, Yoneda N, et al. IgG4-related disease: dataset of 235 consecutive patients [J]. Medicine(Baltimore), 2015, 94:e680.

[8] Inoue D, Zen Y, Abo H, et al. Immunoglobulin G4-related lung disease: CT findings with pathologic correlations [J]. Radiology, 2009, 251:260-270.

[9] 彭琳一,张文. IgG4 相关性疾病的胸部受累[J].临床内科杂志,2021,38: 378-380.

[10] Fujinaga Y, Kadoya M, Kawa S, et al. Characteristic findings in images of extra-pancreatic lesions associated with autoimmune pancreatitis [J]. EJR, 2010, 76:228-238.

[11] Kobraei EM, Song TH, Mathisen DJ, et al. Immunoglobulin G4-related disease presenting as an obstructing tracheal mass: consideration of surgical indications [J]. Ann Thorac Surg, 2013, 96:e91-e93.

[12] Deng H, Zhao S, Yue Y, et al. IgG4-related disease of pulmonary artery causing pulmonary hypertension [J]. Medicine (Baltimore), 2018, 97: e10698.

第三节 · 吸入相关性肺部综合征

吸入(误吸)是指非正常气体或液体、固体物通过喉部进入气道和肺部。误吸很常见,可发生在健康人身上。根据吸入物分为气体和非气体两大类。吸入温度异常、有毒或有刺激性气体引起的呼吸道和肺实质损伤称为吸入性损伤(inhalation lung injury)[1],不在本文叙述之列。

吸入相关性肺部综合征(aspiration-related pulmonary syndromes)是指非气体物质进入呼吸系统引发的病理状态。它分为化学性肺炎、细菌性感染和气道梗阻3个类别。

化学性肺炎(chemical pneumonia)是指误吸诸如酸性胃液等物质,造成下气道发生炎症反应,与细菌性感染无关,又称为误吸性非感染性肺炎(aspiration pneumonitis)。

细菌性误吸性肺炎(bacterial aspiration pneumonia)是指通过误吸含有病原体的物质,病原体侵染导致的呼吸道活动性感染,又称为误吸性感染性肺炎(aspiration pneumonia)。

气道梗阻(airway obstruction)是指由于吸入物质导致气道阻塞或诱发反射性气道关闭,但不伴肺实质炎症反应。

应该强调的是,吸入类型经常比较复杂,且并非一成不变,会随吸入物的不同而发生变化。例如,药片误吸、部分药片,如钾和铁制剂,可以在气道内溶解,造成气道炎症和狭窄。当药物溶解后,支气管镜检查也不能发现吸入的异物。再比如淹溺(drowning),初期大量液体涌入呼吸道,充填了气管、支气管、肺泡,引起换气障碍而窒息；若液体内含有杂草、沙粒,又会导致呼吸道的机械性损伤；粪便、污水、化学药物等成分引起肺上皮损伤,降低肺泡表面活性物质,导致肺水肿及肺塌陷；液体内的病原体导致继发性感染。因此,当不明原因吸入物质的情况下,三者难以区分[2]。

吸入性化学性肺炎好发于接受全麻或因药物过量使用而导致意识状态下降的患者；吸入性肺炎好发于合并慢性疾病、居住于养老院的老年人。异物吸入最常发生于儿童和老年人中,特别是合并精神神经状态异常或吞咽机制受损的患者。

吸入包括被动吸入(如淹溺)和误吸,其中误吸的发病率更高。误吸发生的常见易感因素包括意识水平降低、气道防御机制受损、神经功能障碍、外科手术对声门关闭或食管下括约肌的机械性破坏、咽部感觉缺失、胃酸屏障破坏和其他各种因素,可引起以下情况的疾病：如复发性呕吐、大容量管饲、胃造瘘喂养、卧位和近乎淹溺、口腔卫生不佳及老龄也是误吸性肺炎的重要危险因素。误吸的预后与吸入物的性质、量、频次等诸多因素相关。如为单次、少量、吸入物温和（如水），患者通常症状轻微，预后良好；如为反复多次，吸入物温和物质，常导致吸入性肺炎，是社区感染常见的病因，是年老体弱患者死亡的主要原因之一。新生儿误吸综合征（neonatal aspiration syndrome，NAS）是一种与液体或颗粒物质被气管-支气管吸入相关的呼吸系统疾病[3]。其病理演变不仅导致炎症，还会继发肺泡表面活性剂缺乏，导致呼吸窘迫、死亡[4]。

【发病机制与病理】

1. 吸入性化学性肺炎·胃酸、胃蛋白酶、胆汁酸等物反复、少量吸入，会导致慢性、气道和肺组织化学性反应，导致炎症细胞的聚集和各种炎症介质的释放，形成非重症肺损伤，如弥漫性吸入毛细支气管炎和慢性外源性类脂性肺炎（详见本章第一节）。当大量误吸时，会导致弥漫性肺泡损害和进行性低氧血症的急性肺损伤[5]。

2. 误吸性肺炎·含病原体的物质吸入时，如果病原体数量少，毒性低，宿主防御机制系统完好，吸入可能不会导致肺部感染[6]。否则，病原体在呼吸道内进行繁殖，形成感染。

新生儿误吸性肺炎基本病变为广泛肺泡萎陷，表现为肺泡壁及细支气管塌陷呈肺不张改变，部分呈小圆形或裂隙状，肺泡内及部分细支气管内壁衬以粉染膜状物。合并羊水吸入除上述所见外，还可见肺泡间隔增宽，肺泡腔内见大量角化细胞、上皮细胞及胆固醇结晶；合并肺炎者可见肺泡毛细血管显著扩张，肺泡及肺间质内见白细胞及单核细胞浸润，多以小叶性分布；合并肺出血表现为肺淤血及肺泡内大量红细胞存在，出血可融合成大片状。

3. 气道梗死·固态或半固态物质机械性堵塞气道，可导致气短、急性呼吸窘迫或窒息（与阻塞位置及阻塞程度相关）；尖锐的无机物可导致气道的机械性损伤；有机物，如坚果或肉类，既可引起支气管狭窄梗阻，还可引起局部肉芽肿性炎症反应。当一次当量液体流入肺内（如淹溺），肺泡表面被吸入物覆盖，肺泡无法进行气体交换，引发肺组织损伤及全身缺氧，导致急性肺水肿。与此同时，机械性及化学性物质引发肺泡表面上皮细胞受损，减少肺泡表面活性物质并降低其活性，导致肺泡塌陷，通气血流比例失调，诱发急性肺损伤，甚至急性呼吸窘迫综合征（ARDS）。

应该强调的是，吸入物导致肺部损伤的机制多样而复杂，上述机制常共同参与，导致肺组织损伤。

【临床表现】

吸入（误吸）史对疾病的诊断及临床处置关系密切。

误吸的临床后果随吸入物的种类、量及频次的不同而异，可呈现急性、亚急性、缓慢或渐进性发展的临床过程。当仅影响气道时，常表现为呛咳、喘息、哮喘、慢性咳嗽、呼吸困难、低氧血症或心动过速等。当仅影响肺实质时，可从无症状进展为肺部感染症状，如发热、胸痛、咳嗽、咯脓痰等，严重时可进展到严重的呼吸窘迫、肺水肿、低血压和低氧血症、重症ARDS和死亡[7]。

体格检查，大气道阻塞，可闻及啸鸣音；肺泡病变可湿啰音和/或哮鸣音。

【实验室检查】

合并感染者常出现白细胞及中性粒细胞增高，CRP增高。

应根据疾病的严重程度进行呼吸道微生物学检查，并同时进行药敏试验。

【影像学表现】

影像学表现不仅随吸入物的种类、量及频次不同而异，而且会随病程进展的不同时期而异。既可以表现为正常的，也可呈现各种异常。其共同的特点是重力依赖性分布。

与胸部X线平片相比，CT对腔及气道异常更敏感，通过窗宽技术、后处理技术，对病变细节和其与解剖结构的关系提供更精细的信息。对气道内异物的定位及诊断提供可靠的证据，并对确定异物性质，如金属、钙化、软组织或脂肪组织[8]。

1. 气道改变·分为原发气道病变和继发气道改变。前者常见于气管异物（详见大气道病变）、化学物的直接灼伤、腐蚀。后者多见于继发感染。影像学上可表现为气道阻塞、气道管壁增厚、气道狭窄、气道扩张等（图19-3-1）。

2. 肺改变

（1）磨玻璃影：吸入量小，且处于吸入早期，病变常呈多发小斑片状影。一次大量吸入液体，如溺水，可出现急性肺水肿样磨玻璃影，常见于溺水早期，典型表现为两肺广泛分布磨玻璃样、云絮状、斑片状及结节状的密度影，呈蝶翼状分布，病灶可融合（图19-3-2）。如果沙粒（珊瑚）随水一起吸入表现为沙粒支气管征不透光影。

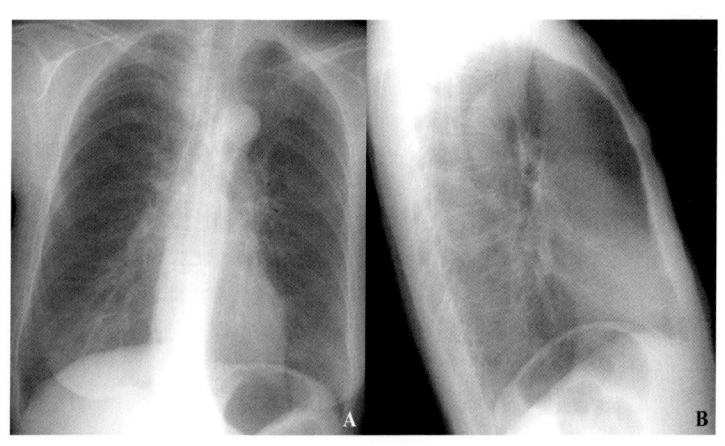

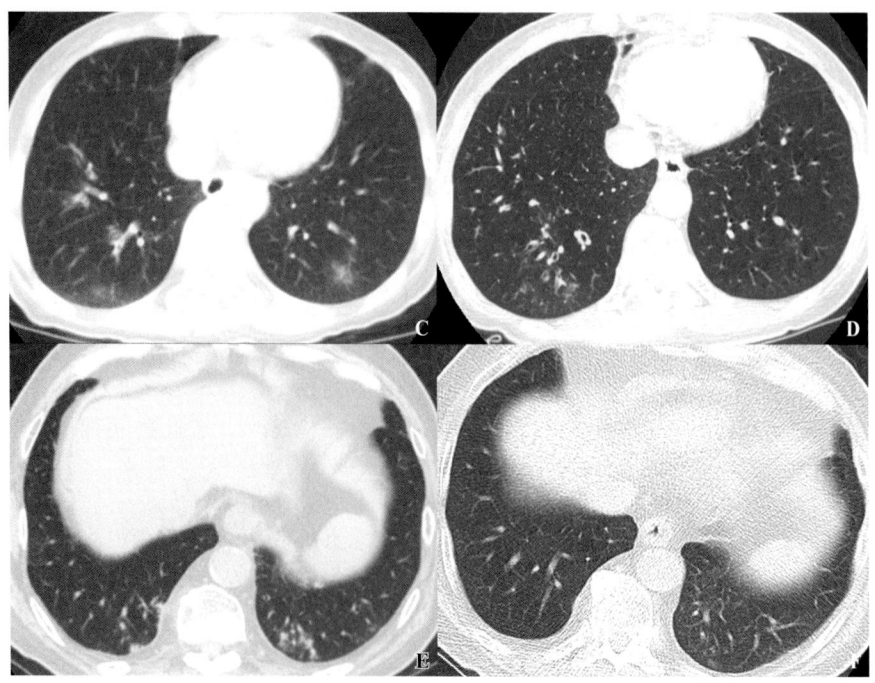

图 19-3-1 女性,68 岁。吸入性肺炎

发热 1 周,胸部正侧位像(A、B)未见明确异常;常规 CT 肺窗(C、E)显示两下肺小斑状实变影,边缘模糊,HRCT(D)显示右下叶支气管管壁增厚,周围可见小斑状磨玻璃影;经治疗后 25 天复查,低剂量 CT(F)显示原两下肺小斑状影已基本消失。

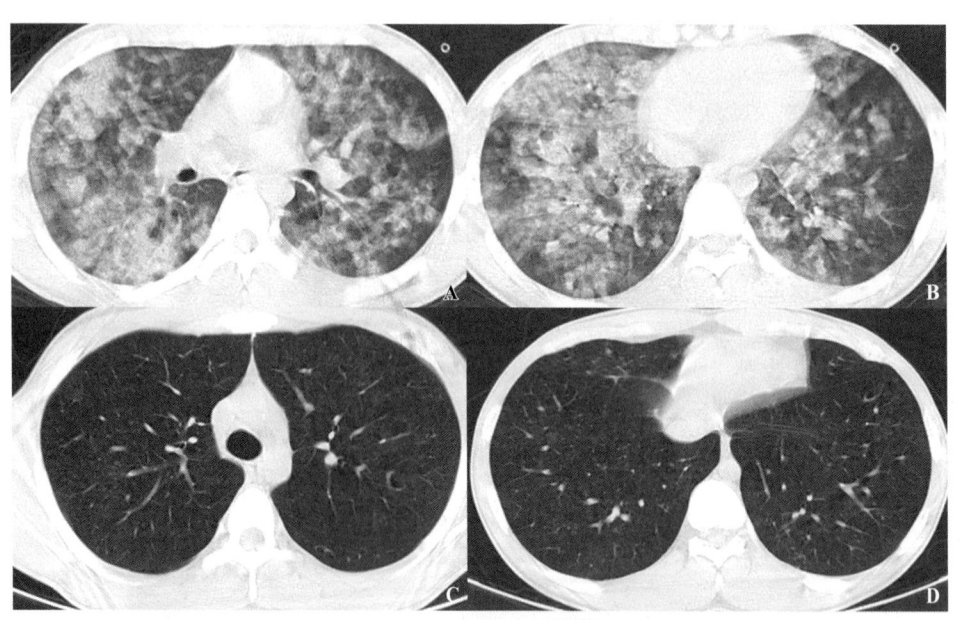

图 19-3-2 男性,25 岁。溺水

溺水 2h,CT 肺窗(A、B)两肺广泛分布显示双肺弥漫磨玻璃样、结节状阴影,呈蝶翼状分布;2 周后复查(C、D),病变基本吸收。

(2) 实变影:肺野内见细小网状、颗粒状、点片状、大片状阴影,其特点是沿肺纹理分布,有重力依赖性分布的特点。如为站立或坐位患者,病变以两肺中下野内中带为主,右肺为著,若为卧床患者,近地侧严重(图 19-3-3 和图 19-3-4)。不同吸入物,其影像可有不同表现(图 19-3-5),如脂质性肺炎在实变内可发现脂肪密度,烃类肺炎,在实变肺组织内出现肺气囊。

3. 肺间质性病变·表现为网格影、网结节影、纤维条索、肺大疱[8]。其多为中晚期改变(图 19-3-6)。

4. 阻塞性肺部改变·根据吸入异物的大小和位置不同,可出现全肺、叶性或段性阻塞性肺炎,肺不张,儿童更常见肺过度膨胀和空气潴留[9](图 19-3-7)。

5. 继发感染·依据不同的病原体表现多样(详见细菌性肺炎)。

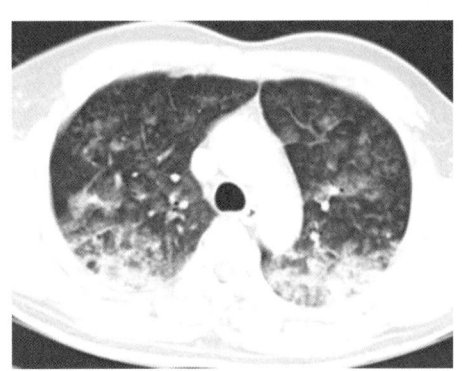

图 19-3-3　男性，24 岁。四氯化碳吸入肺损伤

两肺可见斑片状磨玻璃样渗出，两下肺背侧有实变。

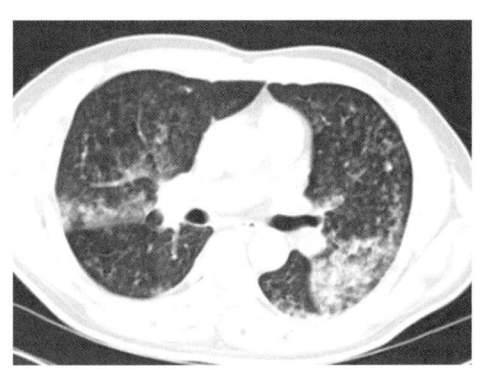

图 19-3-4　男性，39 岁。氯气吸入肺损伤

两肺可见斑片状磨玻璃样渗出，左肺上叶后段有实变，斜裂向后、向内有移位。

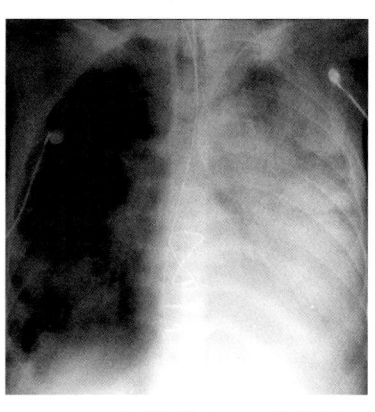

图 19-3-5　气管插管时吸入大量胃内容物

床旁 X 线片显示左肺广泛实变影，内见充气支气管征，右下叶也可见些小片状实变影，心脏左移。

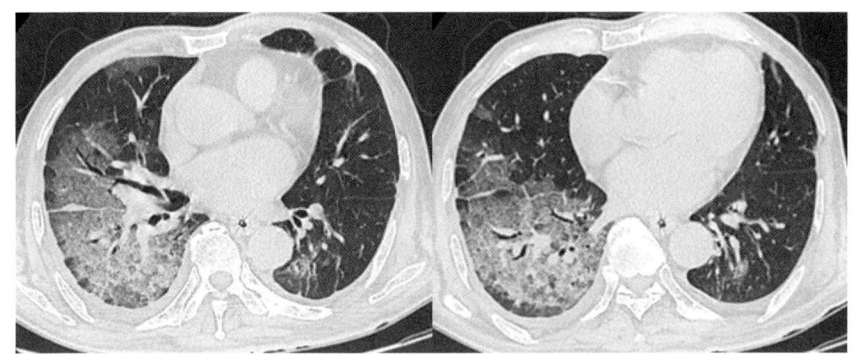

图 19-3-6　男性，73 岁。吸入性肺炎

胃癌胃大部切除术后，反复呕吐，无发热。CT 肺窗显示双下肺磨玻璃影及细网格-铺路石征，右下肺为著。

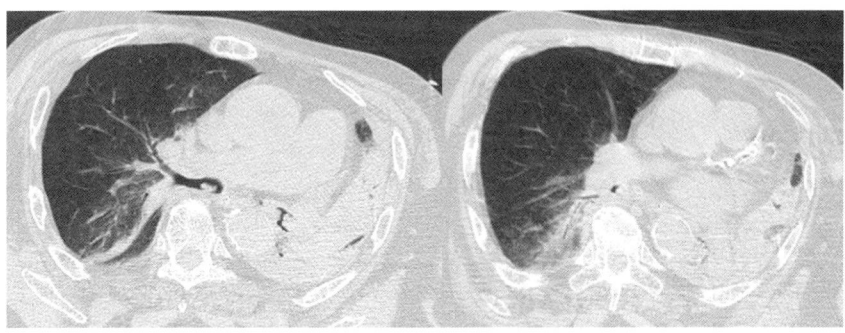

图 19-3-7　男性，92 岁。误吸性肺炎

感染性休克入院。CT 肺窗显示左下肺实变及不张，右肺部分实变及磨玻璃影，双侧主支气管内均可见结节影，支气管镜取出 5 粒虾仁。

【诊断标准】

误吸性肺炎的诊断主要依赖于病史和影像学检查。一是有误吸危险因素的患者如脑血管疾病、吞咽障碍、胃食管反流或术后、昏迷及食管支气管瘘等。二是患者肺部影像显示重力依赖区出现肺部阴影。误吸固体物质支气管镜检对诊断非常有帮助。

【鉴别诊断】

1. 支气管内阻塞·患者常无误吸危险因素，有慢性病史，表现为缓慢生长的支气管内肿瘤（类癌）或慢性阻塞性疾病（支气管结石）；支气管腔内不透光异物与肿瘤不易鉴别，

CT 增强可能有帮助，肿瘤会出现强化，而异物无强化。

2. 支气管扩张及树芽征·非结核性分枝杆菌的感染，支气管扩张型，常见于慢性咳嗽的老年女性，易累及中叶和舌段，表现为中叶或舌段支气管扩张及细胞性细支气管炎。

（赵绍宏）

参考文献

[1] 郭光华, 朱峰, 黄跃生, 等. 吸入性损伤临床诊疗全国专家共识（2018 版）[J]. 感染、炎症、修复, 2018, 19: 204-209.

[2] Mandell LA, Niederman MS. Aspiration pneumonia [J]. N Engl J Med,

2019, 380:651-663.

[3] Calkovska A, Mokra D, Calkovsky V, et al. Clinical considerations when treating neonatal aspiration syndromes [J]. Expert Rev Respir Med, 2019, 13:193-203.

[4] De Luca D, van Kaam AH, Tingay DG, et al. The Montreux definition of neonatal ARDS: biological and clinical background behind the description of a new entity [J]. Lancet Respir Med, 2017, 5:657-666.

[5] DiBardino DM, Wunderink RG. Aspiration pneumonia: a review of modern trends [J]. J Crit Care, 2015, 30:40-48.

[6] Shah K, Guarderas J, Krishnaswamy G. Aspiration-induced pulmonary syndromes [J]. Ann Allergy Asthma Immunol, 2016, 117:479-482.

[7] Saguil A, Fargo MV. Acute respiratory distress syndrome: diagnosis and management [J]. Am Fam Physician, 2020, 101:730-738.

[8] Hu X, Lee JS, Pianosi PT, et al. Aspiration-relatedpulmonarysyndromes [J]. Chest, 2015, 147:815-823.

[9] Son YG, Shin J, Ryu HG. Pneumonitis and pneumonia after aspiration [J]. J Dent Anesth Pain Med. 2017, 17:1-12.

第二十章

肺恶性肿瘤

第一节·肺癌CT筛查

肺癌位居我国恶性肿瘤发病首位[1],并是造成我国及世界范围内癌症相关死亡的首要原因[2]。局限期肺癌的 5 年生存率为 59%,而伴发转移的肺癌 5 年生存率仅为 6%[2]。因此,早期诊断和早期治疗是提高肺癌生存率的有效手段。

以往肺癌筛查主要采用的是胸部 X 线片或 X 线片联合痰细胞学检查,这种筛查模式改善了肺癌的 5 年生存率,但死亡率并无明显下降。X 线片检查操作简便且辐射剂量低,但作为重叠影像,一些体积较小、密度较低的病灶难以检出。2011 年,美国国家肺癌筛查试验(National Lung Screening Trial,NLST)的随机对照研究结果[3]显示,与 X 线片相比,采用低剂量 CT(low dose CT,LDCT)对肺癌高危人群进行筛查可使肺癌相关死亡率下降 20%。2019 年,意大利多中心肺癌筛查(Multicentric Italian Lung Detection,MILD)试验比较了 1 次/年、1 次/2 年 LDCT 筛查与不干预群体的长远效应,发现 LDCT 筛查的 10 年肺癌相关死亡率下降 39%[4]。

LDCT 检出肺结节的敏感性明显高于 X 线片,而且 LDCT 辐射剂量是常规 CT 扫描的 1/8~1/6。基于此,世界各地陆续开展了 LDCT 肺癌筛查研究,制定了相关的指南、共识,进一步规范肺癌筛查的人群、流程、肺结节管理与诊治等,并推荐在高危人群中进行 LDCT 肺癌筛查。在我国,LDCT 肺癌筛查逐渐得到认可,并推广应用。2021 年,多学科专家联合制定了《中国肺癌筛查与早诊早治指南》[5],对我国肺癌筛查工作提出了明确的推荐意见。

【肺癌高危因素】

吸烟是肺癌的首要危险因素,85%~90% 的肺癌与吸烟或二手烟暴露有关。吸烟含有多种致癌物,如亚硝胺、苯并芘二醇环氧化物等。随着吸烟包数和年数的增加,肺癌发生的危险性增加。

肺癌的危险因素还包括慢性阻塞性肺疾病、一级亲属肺癌家族史、职业暴露(石棉、氡、铍、铬、镉、镍、硅、煤烟和煤烟尘等)等。3%~4% 的肺癌与石棉暴露有关。遗传因素在肺癌的发生和发展中具有重要作用。

合理的体育锻炼、新鲜蔬菜和水果摄入是肺癌的保护因素。

【肺癌高危人群】

合理、准确地选择肺癌筛查对象可以降低无效筛查的比例,提高肺癌筛查的卫生经济学效益。目前,多推荐在高危人群中进行肺癌筛查,但各指南对高危人群的定义不尽相同。年龄和吸烟史是最重要的考量因素。NLST 定义 55~74 岁、吸烟包年数≥30(戒烟年数在 15 年之内)为高危人群,而 MILD 则在 49~75 岁、吸烟包年数≥20 或戒烟年数在 10 年以内,5 年以内无癌症病史的人群中进行肺癌筛查。《中国肺癌筛查与早诊早治指南》推荐在 50~74 岁,且符合以下条件之一的人群中开展肺癌筛查。

(1) 吸烟:吸烟包年数≥30,包括曾经吸烟包年数≥30,但戒烟不足 15 年。

(2) 被动吸烟:与吸烟者共同生活或同室工作≥20 年。

(3) 患有慢性阻塞性肺疾病。

(4) 有职业暴露史(石棉、氡、铍、铬、镉、镍、硅、煤烟和煤烟尘)至少 1 年。

(5) 有一级亲属确诊肺癌(一级亲属指父母、子女及兄弟姐妹)。

注:吸烟包年数=每天吸烟的包数(每包 20 支)×吸烟年数。

【技术要求】

1. 检查方法选择原则·X 线片简便、易行和放射损伤小,常被用于术后复查,虽然能够提高肺癌的检出率,但很难发现直径在 5～6 mm 及以下的病变,且存在死角。不建议用于肺癌的筛查[6]。

LDCT 筛查可作为高危人群肺癌筛查可靠的基础检查手段。

PET-CT 检查在肺癌的诊断、分期、治疗评价中均有较高的敏感性和特异性,但由于 PET-CT 价格昂贵,不建议作为常规肺癌初筛手段,仅在胸部 CT 结果异常及有特殊要求的患者中应用。

弥散加权磁共振成像(DW-MRI)在肺癌筛查中也具有一定优势,对于肺结节直径>5 mm 实性结节且难以接受放射性检查的患者,DW-MRI 可作为 LDCT 或 PET-CT 的替代检查手段。

2. LDCT 扫描方案

(1) 设备:建议使用 16 排及以上的多排螺旋 CT。

(2) 技术参数:受检者仰卧,双手上举,采取吸气末单次屏气扫描;扫描范围应为肺尖至后肋膈角尖端水平(包括全肺和两侧胸壁,女性受检者还需包括全乳腺)。

螺旋扫描模式,螺距设定≤1,机架旋转时间≤0.8 s,建议选用设备的最短扫描时间。扫描矩阵设定不低于 512×512;没有迭代重建技术的建议使用 120 kVp、30～50 mAs 的扫描参数,有新一代迭代重建技术的建议使用 100～120 kVp、<30 mAs 作为扫描参数。建议采用肺算法和标准算法,或仅用标准算法进行重建,建议重建层厚在 1.00～1.25 mm。若重建层厚≤0.625 mm,建议无间隔重建,若重建层厚介于 1.00～1.25 mm,建议重建间隔不大于层厚的 80.0%。

(3) LDCT 图像分析与记录:图像阅读应使用 DICOM 格式,在工作站或 PACS 进行阅片,建议使用专业显示器;采用窗宽 1500～1600 HU、窗位-650～-600 HU 的肺窗及窗宽 350～380 HU、窗位 25～40 HU 的纵隔窗分别阅片;建议采用多平面重组(multiple planar reconstruction,MPR)及最大密度投影阅片,横断面和 MPR 冠状面、矢状面多方位显示肺结节的形态学特征。记录肺结节的部位、密度、大小、形态等,同时记录扫描范围内其他异常发现,如肺气肿、肺纤维化、冠状动脉钙化等。

3. 筛查结果分类 · 基线筛查即第 1 次进行 LDCT 肺癌筛查,年度复查 LDCT 是指基线 CT 扫描以后,每年 1 次的 LDCT 肺癌筛查。LDCT 筛查发现的结节分类两大类。

(1) 确定良性结节:含有脂肪的结节或结节具有良性钙化模式(图 20-1-1),如完全钙化、中央钙化、爆米花样钙化或同心环样钙化。

(2) 非确定良性结节:通常指非钙化结节或含有非良性钙化模式的结节,包括实性结节、部分实性结节和非实性结节(又称磨玻璃结节)。实性结节为病灶完全掩盖肺实质,部分实性结节为病灶部分掩盖肺实质,非实性结节为病灶没有掩盖肺实质,支气管和血管可以辨认。

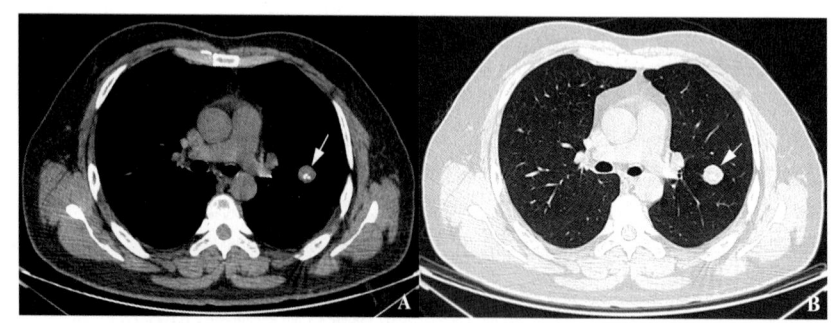

图 20-1-1　确定良性结节
CT 纵隔窗(A)及肺窗(B)显示左肺上叶结节伴多发钙化,Lung-RADS 分级为 1 级,病理证实为错构瘤。

【处理策略】

LDCT 肺癌筛查假阳性率高,发现的结节大多数不是肺癌。在 NLST 试验的阳性结果中 96.4% 为假阳性。肺结节正确分类、描述和处理,是肺癌筛查的关键。

2014 年,美国放射学会(American College of Radiology,ACR)发布了肺部 CT 影像学报告和数据系统(lung imaging reporting and data system,Lung-RADS)1.0。2019 年,ACR 对 Lung-RADS 1.0 版进行了修改,发布了 Lung-RADS 1.1 版。Lung-RADS 旨在规范肺癌筛查 CT 报告并提供管理建议,提高肺癌筛查的准确率,降低肺癌筛查 CT 解读的混乱,辅助预后监测(表 20-1-1)。

表 20-1-1　肺部 CT 筛查报告和数据系统 Lung-RADS 1.1 版

分类描述	Lung-RADS 评分	特点	处理原则	恶性风险(%)	群体罹患率(%)
未分类	0	与之前的胸部 CT 进行对比部分或全肺无法评估	需增加肺癌 CT 筛查和/或需与先前的胸部 CT 检查对比	n/a	1%
阴性(无结节或确定为良性结节)	1	无肺结节 结节具有特征性钙化:完全的、中央的、爆米花样、同心环和含脂肪的结节	12 个月内继续年度低剂量胸部 CT 筛查	<1%	90%

（续表）

分类描述	Lung-RADS 评分	特点	处理原则	恶性风险（%）	群体罹患率（%）
良性表现或生物学良性表现（结节较小或直径不变，成为临床活跃癌的可能性低）	2	裂旁结节 　直径＜10 mm（体积＜524 mm³） 实性结节 　直径＜6 mm（体积＜113 mm³） 　新发直径＜4 mm（体积＜34 mm³） 部分实性结节 　基线筛查总径线＜6 mm（体积＜113 mm³） 非实性结节（磨玻璃结节） 　直径＜30 mm（体积＜14 137 mm³） 　直径≥30 mm（体积≥14 137 mm³）且随访无变化或缓慢生长 　≥3个月直径无变化的3类或4类结节			
可能良性（短期随访考虑可能为良性结节，包括成为临床活跃癌可能性低的结节）	3	实性结节 　基线测量直径≥6 mm，＜8 mm（体积≥113 mm³ 到＜268 mm³） 　新发结节直径≥4 mm，＜6 mm（体积≥34 mm³ 到＜113 mm³） 部分实性结节 　总径线≥6 mm（体积≥113 mm³）且实性成分直径＜6 mm（体积＜113 mm³） 　新发结节总直径＜6 mm（体积＜113 mm³） 非实性结节 　磨玻璃结节基线CT扫描直径≥30 mm（体积≥14 137 mm³） 　新发磨玻璃结节	每6个月行LDCT	1%～2%	5%
可疑恶性（建议行额外诊断检测和/或组织活检）	4A	实性结节 　基线测量直径≥8 mm，＜15 mm（≥268 mm³ 体积＜1 767 mm³） 　直径增长＜8 mm（体积＜268 mm³） 　新发结节直径≥6 mm，＜8 mm（≥113 mm³ 体积＜268 mm³） 部分实性结节 　直径≥6 mm（体积≥113 mm³）实性部分≥6 mm，＜8 mm（≥113 mm³ 体积＜268 mm³） 　新发或实性成分增长直径＜4 mm（体积＜34 mm³） 　支气管内结节	每3个月行LDCT；当实性成分≥8 mm（体积≥268 mm³）时，可行PET-CT	5%～15%	2%
高度可疑恶性（建议行额外诊断检测和/或组织活检）	4B	实性结节 　直径≥15 mm（体积≥1 767 mm³） 　新发或增长，且直径≥8 mm（体积≥268 mm³） 部分实性结节 　实性成分直径≥8 mm（体积≥268 mm³） 　实性部分新发或增长，直径≥4 mm（体积≥34 mm³）	根据恶性和并发症的可能性选择行胸部CT平扫或增强检查，PET-CT和/或组织学活检。有实性成分≥8 mm（体积≥268 mm³）时可行PET-CT检查。每年重复CT筛查发现新发大结节，推荐1个月LDCT重复筛查，以明确是否有潜在感染或炎症	＞15%	2%
	4X	3类或4类结节具有额外特征或影像学表现，增加了恶性肿瘤的风险			
具有临床意义或潜在临床意义的发现（非肺癌）	S	应基于上述0～4级分类，修正对该类肺结节的认定	针对相应的发现采取相应处理策略	n/a	10%

与Lung-RADS 1.0版相比，Lung-RADS 1.1版做了如下调整。

（1）增加了裂旁结节的概念。根据Lung-RADS的定义，裂旁结节指与叶间裂相贴，边缘光滑，呈椭圆形、豆状或三角形的密度均匀的实性结节。平均直径＜10 mm的裂旁结节为2类（图20-1-2），平均直径≥10 mm的结节需要根据结节大小进行分类随访。

（2）Lung-RADS 1.1版将非实性/磨玻璃结节的阳性阈值标准由20 mm调整到30 mm，即基线磨玻璃结节≥30 mm或新发磨玻璃结节为3类（图20-1-3）。

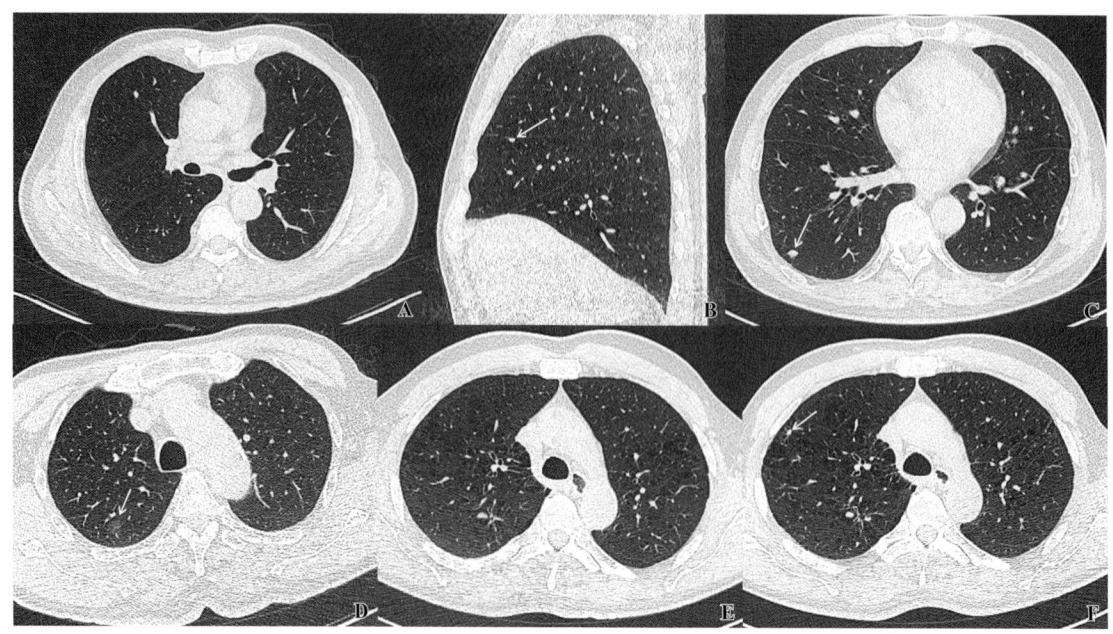

图 20-1-2　Lung-RADS 2 类结节

LDCT 基线筛查肺窗轴位(A、C、D)及矢状位(B)显示右肺中叶贴水平裂小结节,平均直径约为 5.0 mm;右肺下叶实性结节平均直径为 4.5 mm(<6 mm),右肺上叶后段磨玻璃结节,平均直径为 13.9 mm(<30 mm),3 年随访过程各结节均未出现增长;基线筛查 LDCT 右肺上叶前段未见结节(E),1 年后随访时发现右肺上叶新发微结节(F),直径 3.0 mm(<4 mm),1 年后再次随访结节无明显增长。

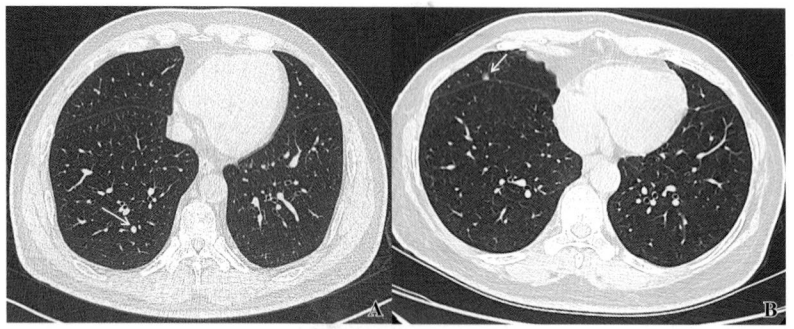

图 20-1-3　Lung-RADS 3 类结节

基线筛查 LDCT 显示右肺下叶后基底段实性结节(A),平均直径为 6.0 mm,随访 3 年结节无变化。右肺中叶部分实性结节(B),与叶间胸膜相贴,总径线为 10.8 mm,且实性成分直径<6 mm,术后证实为微浸润性腺癌。

(3) Lung-RADS 1.1 版新增 4B 类年度随访新发大结节的管理,将新发直径≥8 mm 的实性结节(图 20-1-4),或混合性磨玻璃影内新发实性成分≥4 mm 的结节归为 4B 类,并建议对符合 4B 或 4X 类标准的新发结节行 1 个月 CT 随访,在 1 个月内许多感染性结节可能部分消退。

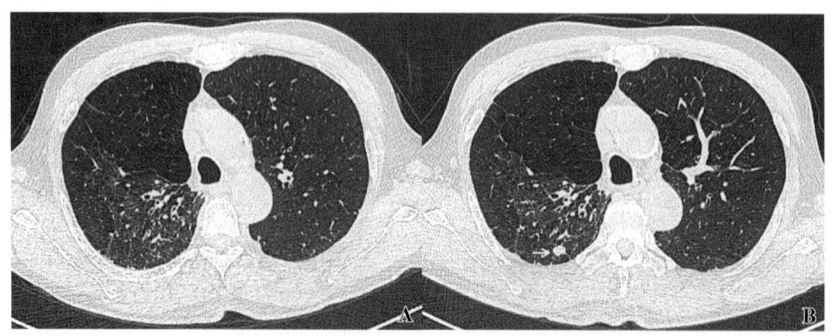

图 20-1-4　Lung-RADS 4A 类结节

与基线筛查图像(A)相比,2 年后随访(B)右肺上叶新发实性结节,平均直径约为 9.2 mm。

(4) Lung-RADS 1.0 版更新了结节的测量,在 1.0 版本中要求记录结节的平均直径,四舍五入取整数;在 1.1 版本中,要求测量结节的长、短径取平均值,保留到小数点后 1 位,即精确到亚毫米。另外,Lung-RADS 1.1 版增加了结节的体积标准,并将结节体积增大>2 mm³(直径增大>1.5 mm)定义为结节增长(图 20-1-5~图 20-1-7)。

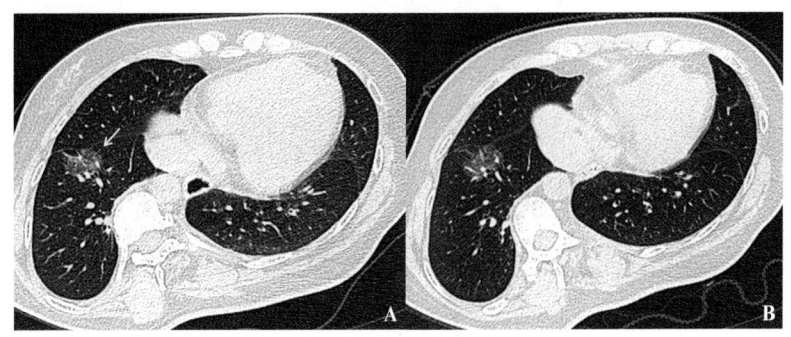

图 20-1-5　Lung-RADS 2 类结节

基线筛查 LDCT(A)显示右肺下叶贴斜裂磨玻璃结节,平均直径为 19.8 mm;1 年后随访(B),结节较前增长,平均直径为 23.7 mm,术后病理证实为浸润性腺癌。

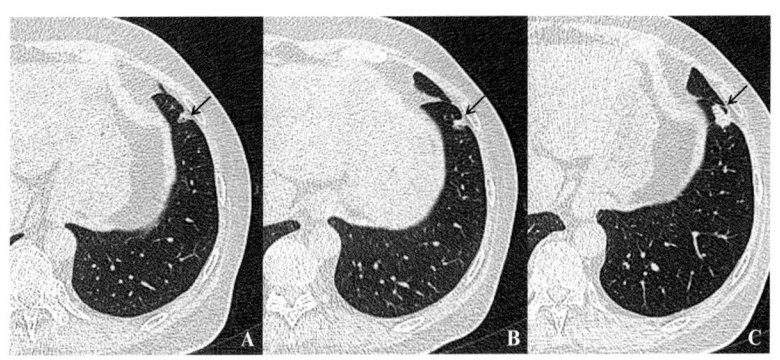

图 20-1-6　结节增大

基线筛查示(A)示左肺下叶贴胸膜结节,平均直径为 5.4 mm,为 Lung-RADS 2 类结节;1 年后随访(B)结节平均直径为 7.1 mm,升级为 4A 类结节;2 年后随访(C)平均直径为 12.1 mm,并伴有胸膜牵拉,术后病理证实为浸润性腺癌。

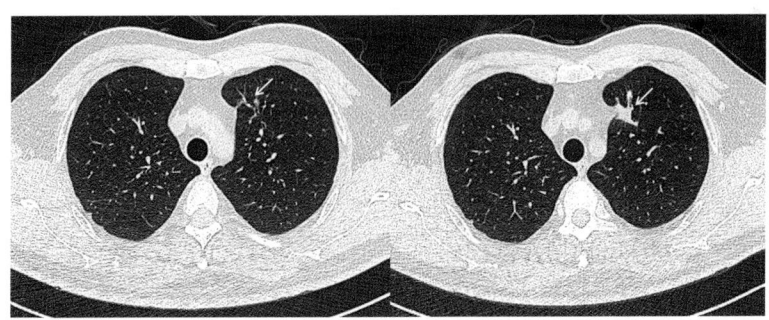

图 20-1-7　结节增大

基线筛查时左肺上叶纵隔旁小结节及索条样影;3 年后随访结节明显增大,平均直径为 19.4 mm,Lung-RADS 分类为 4B,术后病理证实为肺腺癌。

(5) 将 Lung-RADS 1.0 版中的 4C 分类删除。有肺癌病史的患者一般需要每年复查 CT,与肺癌筛查不同,不宜用 Lung-RADS 进行评估(图 20-1-4)。

Lung-RADS 是以肺结节类型和尺寸为基础的标准化筛查流程。另外,其他因素,如患者年龄、性别、家族史、肺气肿、结节的位置、数量等对诊断肺结节的良恶性也有一定影响。Lung-RADS 也建议影像科医师在诊断过程中结合其他的评估方法,如 McWilliams 等[7]开发的恶性结节预测计算器,辅助判断结节的良恶性。尤其是 Lung-RADS 4B 和 4X 类结节,需要根据结节的恶性可能性选择相应的诊疗策略(图 20-1-8)。

基于 CT 影像的人工智能(AI)肺结节检测模型显示出较好的临床使用潜力。AI 算法模型能自动分割、快速准确定位疑似肺结节的病灶,从大数据集学习所得到的算法模型可以避免主观偏差,虽然部分模型筛选的结果中包含了一些假阳性结节,但明显降低了假阴性的发生,大大减轻了影像科医师的工作量。另外,AI 模型不仅能提供肺结节的位置、密度、大小等信息,还能进一步提供肺结节分类、良恶性等一些决策意见供医师参考。随着 AI 的不断发展成熟,将在肺癌筛查中发挥不可或缺的作用。

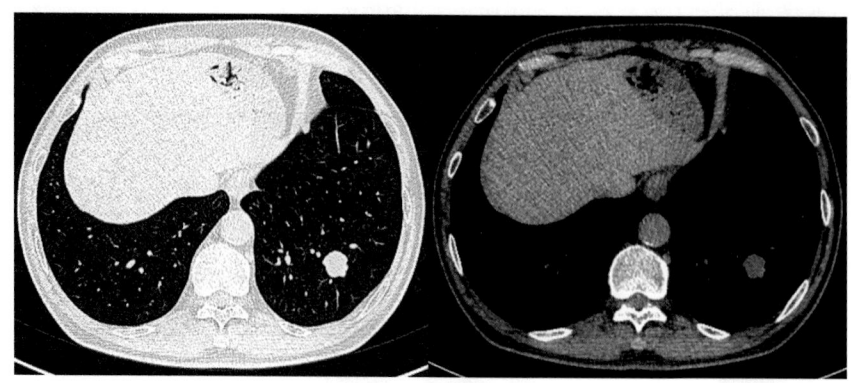

图 20-1-8 Lung-RADS 4X 类结节

基线筛查时发现左下肺结节,平均直径为 18 mm(Lung-RADS 4B),边缘光滑,伴浅分叶(可疑恶性特征,Lung-RADS 可升级为 4X),术后病理证实为大细胞神经内分泌癌。

(叶兆祥　郭佑民)

参考文献

[1] Hen W, Zheng R, Baade PD, et al. Cancer statistics in China, 2015 [J]. CA Cancer J Clin, 2016, 66:115-132.

[2] Siegel RL, Miller KD, Fuchs HE, et al. Cancer statistics, 2021[J]. CA Cancer J Clin, 2021, 71:7-33.

[3] Aberle DR, Adams AM, Berg CD, et al. Reduced lung-cancer mortality with low-dose computed tomographic screening [J]. N Engl J Med, 2011, 365:395-409.

[4] Pastorino U, Silva M, Sestini S, et al. Prolonged lung cancer screening reduced 10-year mortality in the MILD trial: new confirmation of lung cancer screening efficacy [J]. Ann Oncol, 2019, 30:1162-1169.

[5] 赫捷,李霓,陈万青,等.中国肺癌筛查与早诊早治指南(2021,北京)[J].中国肿瘤,2021,30:81-111.

[6] 中国肺癌防治联盟,中华医学会呼吸病学分会肺癌学组,中国医师协会呼吸医师分会肺癌工作委员会.肺癌筛查与管理中国专家共识[J].国际呼吸杂志,2019,39:1604-1615.

[7] McWilliams A, Tammemagi MC, Mayo JR, et al. Probability of cancer in pulmonary nodules detected on first screening CT [J]. N Engl J Med, 2013, 369:910-919.

第二节·肺　腺　癌

腺癌(adenocarcinoma)约占全部肺癌的 40%,为肺癌最常见的病理类型,也是非吸烟人群主要的肺癌类型。随着 LDCT 肺癌筛查的进行,更多的早期腺癌被检出。

2011 年国际肺癌研究协会(International Association for the Study of Lung Cancer,IASLC)、美国胸科学会(American Thoracic Society)和欧洲呼吸协会(European Respiratory Society,ERS)联合发布了肺腺癌国际多学科新分类标准,并被 2015 年第四版《WHO 胸部肿瘤分类》所采用。

2021 年第五版《WHO 胸部肿瘤分类》发布[1],在第四版的基础上对肺部肿瘤进行了进一步调整(表 20-2-1)。其中,非典型腺瘤样增生/原位腺癌目录位置由浸润前病变调整为前驱腺体病变,并且根据主要亚型及高于 20% 的高级别成分[包括实性、微乳头、筛状或复杂腺体成分(融合腺体及促结缔组织增生性间质内浸润的单个细胞)]将腺癌分为高分化、中分化、低分化三组。

实性、亚实性和磨玻璃三种类型肺结节中,磨玻璃结节主要为原位腺癌和微浸润腺癌,完整切除后 5 年无病生存期约为 100%。实性和亚实性结节多为腺癌。

表 20-2-1　肺腺癌分类(第五版《WHO 胸部肿瘤分类》,2021)[1]

前驱腺体病变(precursor glandular lesions)
非典型腺瘤性增生(atypical adenomatous hyperplasia, AAH) 原位腺癌(adenocarcinoma in situ, AIS)
腺癌(adenocarcinomas)
微浸润性腺癌(microinvasive adenocarcinoma, MIA) 浸润性非黏液腺癌(invasive non-mucinous adenocarcinoma, INMA) 浸润性黏液腺癌(invasive mucinous adenocarcinoma, IMA) 胶样腺癌(colloid adenocarcinoma, CA) 胎儿型腺癌(fetal adenocarcinoma, FA) 肠型腺癌(enteric-type adenocarcinoma, EAC)

【发病机制与病理】

1. 第五版《WHO 胸部肿瘤分类》肺腺癌分类目录的整体调整。前驱腺体病变包括非典型腺瘤样增生/原位腺癌,新版对其的诊断标准及 ICD 编码均未改变,由于 WHO 分类目录的整体调整,非典型腺瘤样增生/原位腺癌目录位置由浸润前病变调整为前驱腺体病变。

AAH是一种衬覆肺泡和呼吸性细支气管上皮的局限性轻至中度非典型增生。病变常位于中央肺泡区,靠近呼吸性细支气管,增生的细胞多呈不连续单层排列,细胞核无明显异型或轻度异型,核分裂象极罕见。AAH通常直径<0.5cm,可为多灶,间质缺乏炎症和纤维化。

AIS指病灶贴壁生长,直径≤3cm,显微镜下见肺泡结构存在,肺泡间隔增厚,间质增生,细胞呈立方形或柱状、核异型不显著,无任何间质、血管、胸膜浸润。因此,只有完整切除的肿瘤才能诊断为AIS,活检的肿瘤样本因为无法排除未被活检的其他部位,如间质、血管或胸膜侵犯,而无法明确诊断为AIS。

MIA指肿瘤细胞明显沿肺泡壁生长的孤立性、≤3cm的小腺癌,伴有病变内一个或多个≤0.5cm的浸润灶。浸润表现为肿瘤细胞穿透基底膜,浸润纤维间质,细胞出现分层现象,排列成腺泡样、乳头状、微乳头状或实体型亚型,但最大浸润范围≤0.5cm,肿瘤周边见纤维化改变。AIS和MIA均分为非黏液性、黏液性或两者的混合型,多数为非黏液性,黏液性罕见。术后5年生存率为100%或接近100%。

2. 第五版《WHO胸部肿瘤分类》对肺腺癌的更新·浸润性非黏液腺癌以5%为标尺记录不同亚型,不再要求归类为以某亚型为主的腺癌。

腺泡型腺癌的诊断中对筛状腺癌进行了更为详细的描述,筛状腺体被描述为缺乏间质且具有背对背相互融合的肿瘤性腺体。筛状腺体预后更差并与腺癌分级系统(详见后述)相关。

乳头型腺癌的诊断中强调应与由手术造成的贴壁型腺癌肺泡间隔断裂及肺实质塌陷造成的假乳头结构鉴别。

微乳头型腺癌除延续旧版诊断标准外,新版纳入了一种新的丝状微乳头生长模式。在计算百分比时,当微乳头周围围绕腺管、乳头、贴壁形态时,该区域应计入微乳头,不再纳入其他亚型。

强调了浸润性腺癌中浸润的定义:①除贴壁成分以外的亚型(包括常见的腺泡、乳头、微乳头、实体型腺癌及少见的浸润性黏液、胶样、胎儿、肠型腺癌);②伴有纤维母细胞灶;③血管、胸膜侵犯;④气腔播散。强调浸润性腺癌中浸润与非浸润的区别与第八版TNM分期仅将肿瘤浸润区域纳入T分期计算有关。

新版进一步肯定了气腔播散的预后价值,同时也强调应与人工假象进行鉴别,人工假象具有的特点包括:①随机或边缘杂乱的肿瘤细胞簇通常分布于组织切片边缘或切片外。②肿瘤边缘及远处的气腔内缺乏连续性的肿瘤细胞分布。③肿瘤细胞簇呈锯齿状边缘分布。④播散的细胞具有肺泡细胞或支气管细胞等良性细胞学特点。⑤从肺泡壁上剥落的线条状细胞。

在肺癌的免疫组织化学分析中强调TTF-1 SPT24克隆号具有更强的敏感性,而8G7G3/1克隆号具有更强的特异性,同时强调CK7在腺癌的诊断中不具有特异性。

3. 第五版《WHO胸部肿瘤分类》对肺腺癌分级系统的更新·更新了根治性手术切除肺标本浸润性非黏液性肺腺癌的IASLC新分级系统。旧版分类中浸润性腺癌依据主要亚型分为:①良好预后的以贴壁型为主腺癌;②中等预后的以腺泡及乳头型为主腺癌;③差预后的以微乳头及实体型为主腺癌。

新版分类中根据主要亚型及高于20%的高级别成分将腺癌分为3组(表20-2-2),通过此三级分层系统,其预后预测价值不但优于主要组织学亚型的分级系统,并且较纳入核分裂、核分级、细胞学分级、气腔播散和坏死的训练模型更优。但IASLC新分级系统不适用于浸润性黏液腺癌。

表20-2-2 浸润性非黏液腺癌(手术切除标本)的IASLC分级系统

级别	分化	组织学(patterns)
1	高分化	以贴壁亚型为主且无高级别成分或高级别成分*<20%
2	中分化	以腺泡或乳头亚型为主且无高级别成分或高级别成分<20%
3	低分化	任何亚型且高级别成分≥20%

注:*高级别成分包括实性、微乳头、筛状或复杂腺体成分(融合腺体及促结缔组织增生性间质内浸润的单个细胞)。

鉴别多原发或肺内转移性腺癌可根据是否含有贴壁型成分加以鉴别。

4. 第五版《WHO胸部肿瘤分类》对肺腺癌病理检测技术的更新·随着近年来分子检测及治疗药物的进展,除旧版WHO中的 EGFR、ALK、KRAS 基因外,新版增加了 ROS1/RET 重排、MET14 跳跃突变、BRAF V600E 基因、程序性死亡受体配体 1(programmed death ligand-1,PD-L1)表达及肿瘤突变负荷等治疗反应相关检测项目。

黏液腺癌的免疫组织化学诊断方面新增了 GATA6,该标志物可在黏液腺癌中表达,但尚缺乏特异性。在分期方面黏液腺癌无需像非黏液腺癌一样去除贴壁型非浸润区域,而需要将肿瘤的整体直径计算在内。

肠型腺癌的英文名由 enteric adenocarcinoma 调整为 enteric-type adenocarcinoma,鉴别诊断中除原有的 CK7、CK20、CDX-2 和 villin 等几个指标外,新增 MUC2 和 HNF4a。STAB2 和 cadherin 17 等肠癌标志物很少在肺肠型腺癌中表达。

【临床表现】

早期腺癌无任何症状,往往在体检或因其他疾病做胸部检查时偶然发现。尤其随着应用LDCT进行肺癌筛查,早期肺癌的发现率上升。

肺癌临床症状的发生与肿瘤的部位、侵犯范围、病理类型、分期等因素密切相关[2]。原发性肿瘤局部生长可引起咳嗽、咯血、胸痛等。胸膜、胸壁受侵可表现为胸痛、呼吸困难等。邻近器官、结构受侵可引起Pancoast综合征、上腔静脉阻塞综合征等。腺癌还可伴发全身症状,常见有厌食、体重减轻、疲劳、发热、抑郁、恶病质等。

【实验室检查】

实验室检查常见肿瘤标志物检查,其中癌胚抗原主要用于判断肺腺癌复发、预后及肺癌治疗过程中的疗效观察。

支气管镜检查可以直接探查肿瘤的位置,并可以进行组织活检,获取病理学证据。

【影像学表现】

胸部X线检查在肺癌的诊断中发挥基础性作用,胸部X线平片检查对结节的显示率主要与结节的大小、密度及部位有关。结节较小或密度较低时X线平片显示困难(图20-2-1)。一般情况下,实性密度的肺癌5mm以下不能显示,5~10mm显示困难,10mm以上的一般可以显示。但磨玻璃结节由于密度较低,即使2cm以上也不一定能显示。与心影、肋骨、脊柱等部位重叠的结节较难发现。人工智能辅助检测可辅助影像科医师的诊断工作。

当结节较大或密度较高时,X线平片上可表现为肺野内单发或多发的结节/肿物(图20-2-2)、肺段或叶性实变(图20-2-3)等。随着病变进展,可伴有肺门增大、纵隔增宽等,有转移时则有相应部位的变化。

肺部薄层高分辨率CT是诊断肺腺癌的首选检查。随着CT技术的发展,其检测肺结节的敏感性不断提高,肺癌的早期诊断率亦随之提高。高分辨率CT、螺旋CT靶扫描或靶重建,结合增强扫描和后处理重建技术(MPR、MIP、VR等)有助于多方位、多角度观察肺癌征象、评估病灶形态和范围、对胸膜、胸壁、纵隔的侵犯和转移,有助于肺癌的临床分期。

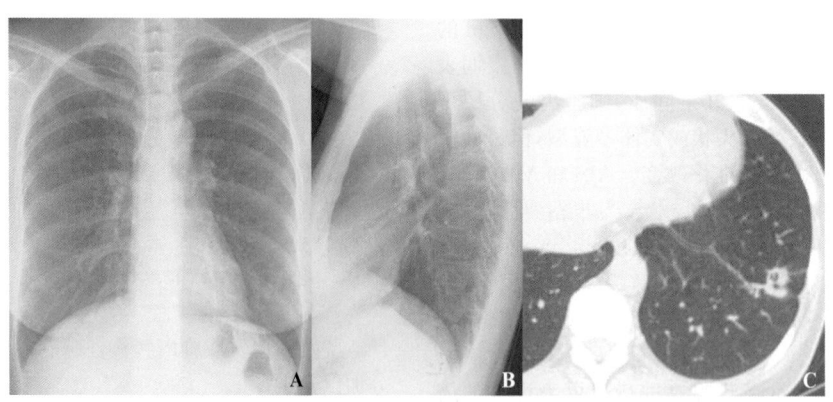

图20-2-1 女性,46岁。左下肺周围型腺癌

胸部正位(A)、侧位X线片(B)未显示异常;CT肺窗(C)显示左下肺空洞样结节,瘤体较小。

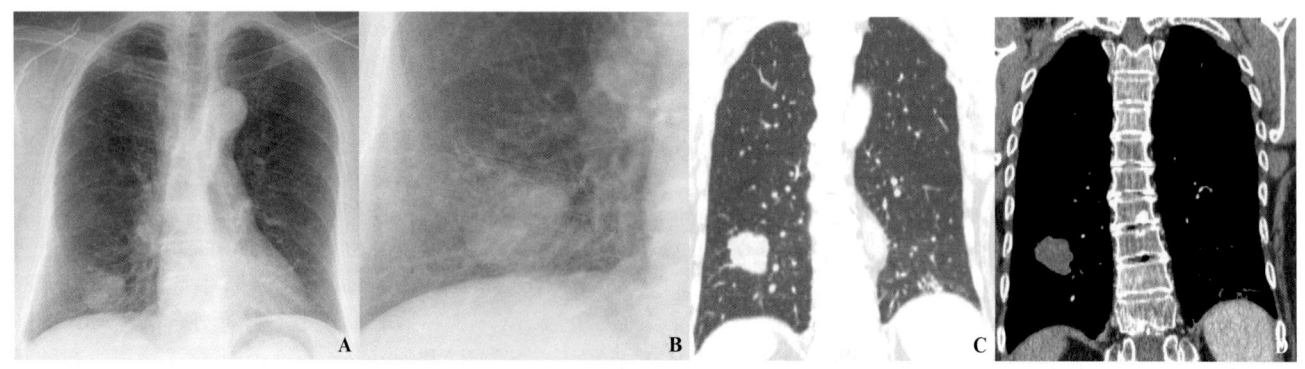

图20-2-2 女性,74岁。右下肺黏液腺癌

胸部正位X线片(A)显示右膈上结节,放大图(B)显示病灶边缘特征不明显;CT肺窗(C)和纵隔窗(D)显示病灶边缘分叶,周围肺组织显示清晰,密度均匀,对病灶定性诊断提供更为详尽的信息。

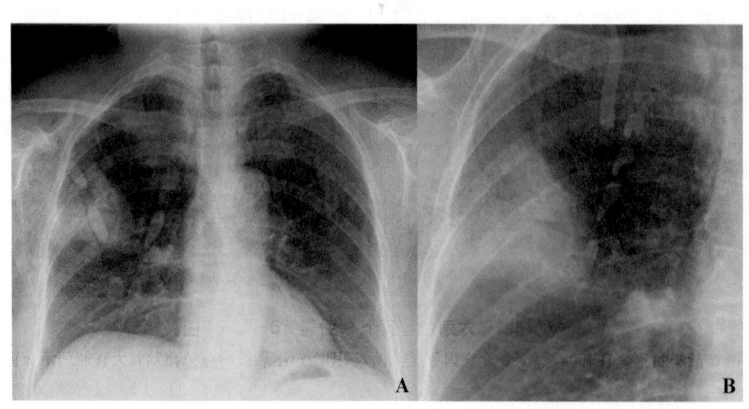

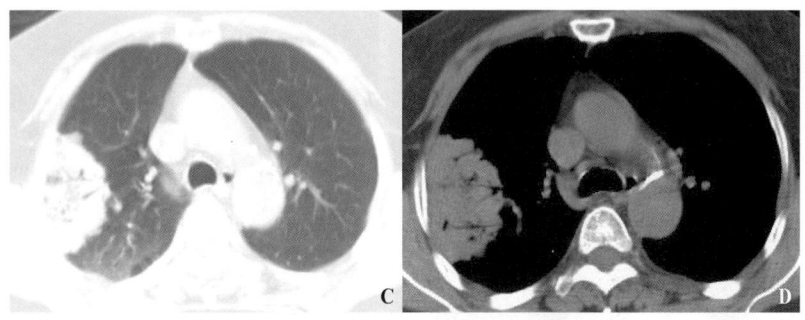

图 20-2-3 女性,84 岁。浸润性黏液腺癌

胸部正位 X 线片(A)、局部放大图(B)显示三角形实变影,尖端指向肺门,其内可见条形低密度影;CT 肺窗(C)及纵隔窗(D)示病灶与侧胸壁广基底连接,其内低密度影为充气的支气管。

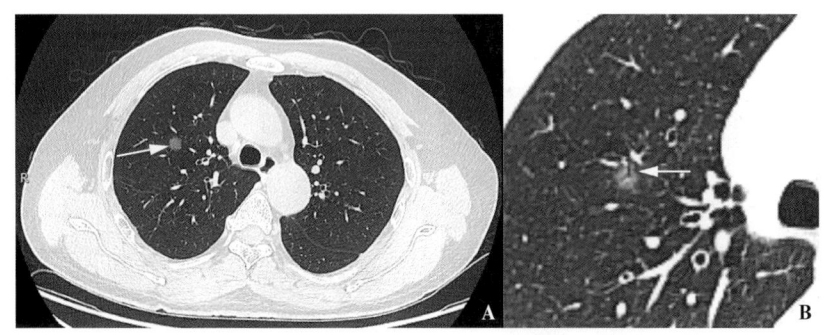

图 20-2-4 男性,61 岁。右肺上叶不典型腺瘤样增生

薄层 CT 平扫肺窗显示右肺上叶磨玻璃结节(A),边界较清,结节内并可见支气管穿行(B,箭)。

对于磨玻璃结节,通过选择合适的重建算法,应用多种窗宽、窗位技术,可以较好地观察结节内血管、支气管走行、瘤-肺界面等,有助于做出定性诊断。

1. AAH·在 CT 上表现为小圆形磨玻璃结节,通常≤0.5 cm,少数可达 1 cm 以上,病变可为单个或多个,呈磨玻璃密度,CT 值较低,不含有实性成分,且可以清楚地看到结节内血管及支气管的边界(图 20-2-4)。

AAH 可长期稳定不变,临床上不需要处理,通常每年 CT 随访一次。

2. AIS·典型表现为磨玻璃结节(图 20-2-5),在 HRCT 上比 AAH 的密度稍高[3],有时病变为部分实性结节,偶为实性结节。

黏液性 AIS 常表现为实性结节或实变。AIS 大小不一,但大多数≤2 cm,生长缓慢,临床上不需要立即干预。

3. MIA·在薄层 CT 通常表现为磨玻璃结节(图 20-2-5B)或仅有很少实性成分的部分实性结节,少许实性成分是由于局灶性肺泡塌陷导致,实性成分一般≤0.5 cm。

病灶可有分叶、支气管通气征、空泡征、边缘略不规则;一般无毛刺、胸膜牵拉等表现,部分实性结节出现毛刺、胸膜牵拉等表现时,表明有肺间质、胸膜浸润和瘢痕形成,是浸润性腺癌的可靠表现。黏液性 MIA 很少见,表现为实性或部分实性结节(图 20-2-6)。

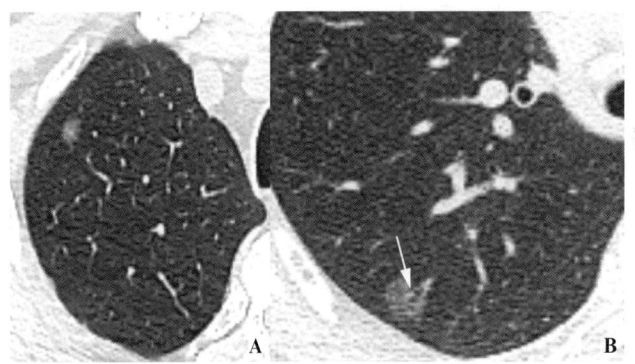

图 20-2-5 肺腺癌

薄层 CT 肺窗显示右肺尖纯磨玻璃结节(A),病理为原位腺癌;右肺上叶后段磨玻璃结节(B),边界清楚,大小约 1.2 cm×1.0 cm,其内可见含气支气管征(箭),病理为微浸润性腺癌(非黏液性)。

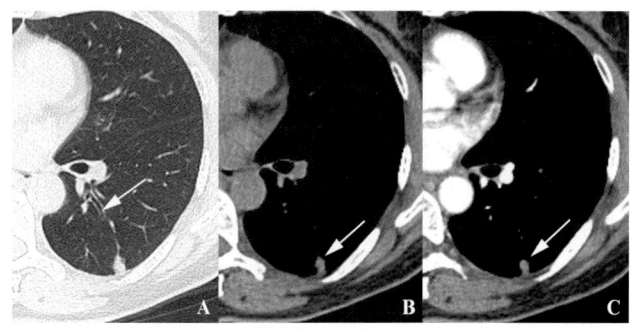

图 20-2-6 女性,53 岁。病理为微浸润性腺癌,黏液性

CT 肺窗(A)和纵隔窗(B)显示左肺下叶贴胸膜实性结节,大小约为 0.9 cm×0.8 cm;增强后可见强化(C)。

4. 浸润性腺癌·典型表现为周围型孤立性结节/肿物,多为实性和部分实性,有分叶、毛刺、胸膜牵拉、支气管通气和空泡等征象(图 20-2-2、图 20-2-7 和图 20-2-8)。

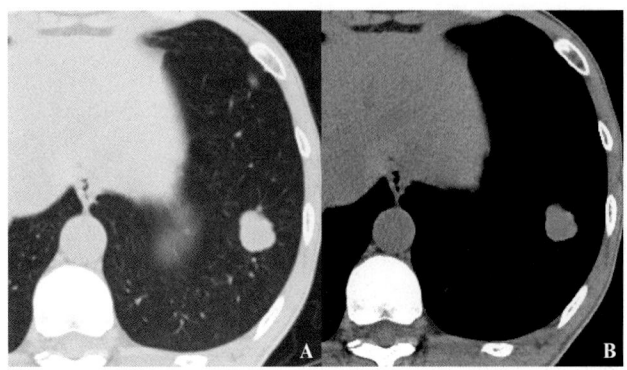

图20-2-7 男性,50岁。中分化腺癌

CT肺窗(A)和纵隔窗(B)显示左肺下叶小结节病灶,密度均匀,边缘锐利,可见浅分叶。

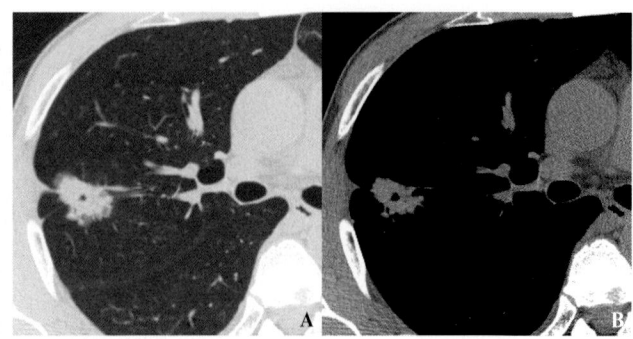

图20-2-9 男性,54岁。中分化腺癌

CT肺窗(A)和纵隔窗(B)显示右肺外周形态不规则结节,边缘不整,有短毛刺及棘状突起,内部密度不均匀,可见厚壁空洞,邻近胸膜呈三角形突向病灶,病灶肺门侧可见支气管血管束进入病灶。

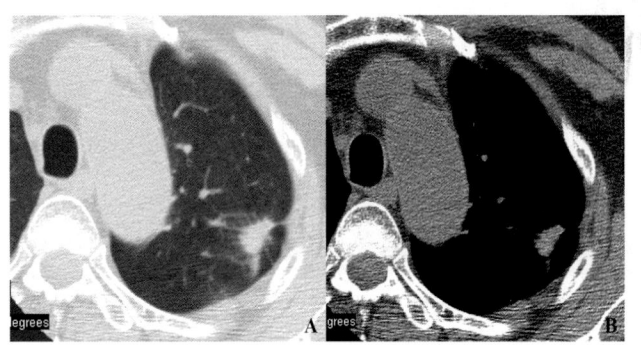

图20-2-8 女性,50岁。低分化腺癌

CT肺窗(A)显示左上肺结节,可见细针状毛刺征及胸膜凹陷征;纵隔窗(B)显示边缘锐利,密度均匀。

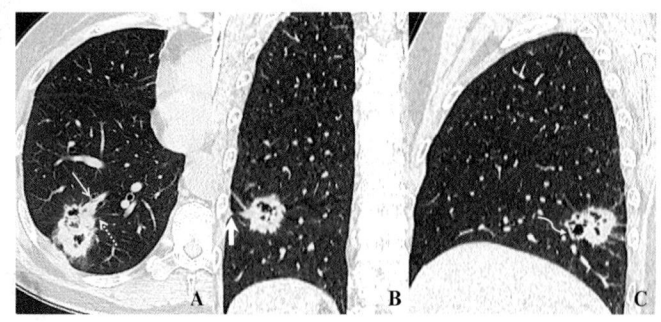

图20-2-10 女性,60岁。右肺下叶浸润性腺癌

CT肺窗轴位(A)、冠状位(B)和矢状位(C)显示右肺下叶不规则肿物,呈分叶状,边缘毛刺,其内可见空腔,伴支气管集束征,邻近胸膜牵拉。

不典型表现包括:①空腔与空洞,空洞少见,囊腔多见。如为空洞,则表现为偏心,壁厚薄不均,与鳞状细胞癌相比其特点是空洞较小,多<1cm,可多发,无液平,少见典型壁结节(图20-2-9)。如为囊腔,则表现为囊腔壁一侧生长或围绕囊腔生长,多不均匀,肿瘤的主要成分可以是实性,也可以磨玻璃成分为主(图20-2-10)。②中央型或支气管内肿瘤伴气道阻塞性改变,表现为肺门肿块(图20-2-11),中央型肺癌是腺癌预后较差的独立影响因素[2]。③肺实变/肺炎样改变(图20-2-3),腺癌如黏液腺癌可有此表现,增强扫描可见CT血管造影征及支气管充气征阳性(图20-2-12)。④弥漫浸润性病变,可累及整个肺叶,表现为肺叶内多发结节和条索影,亦可合并癌性淋巴管炎(图20-2-13)。⑤沿胸膜弥漫浸润形成假间皮瘤样表现,不典型表现常见于低分化腺癌。此外,腺癌常见肺门及纵隔淋巴结转移,即使很小的淋巴结也可能为转移淋巴结。

AAH、AIS、MIA和浸润型腺癌在影像学表现上有一定的重叠性。部分学者分析了肿瘤内血管,将其分为四类:①病灶与血管相贴;②病灶内可见血管穿行;③病灶内血管走行僵直、变形、扩张;④上述三型之外的复杂型,如血管集束征阳性且病灶内血管不规则扩张。其中,第2类是最常见类型,但是后两类更常见于浸润性腺癌。

另外,浸润性黏液腺癌还可表现为弥漫性多发肺结节,或多发磨玻璃影和/或实变(图20-2-14),可出现铺路石征,即在小叶间隔增厚背景上出现磨玻璃影。

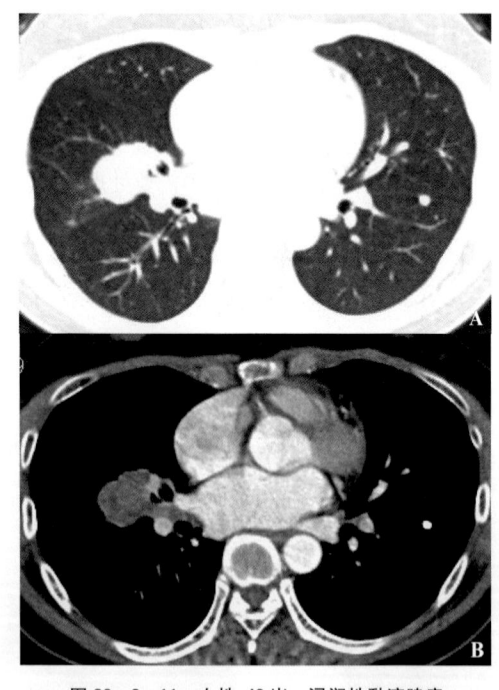

图20-2-11 女性,42岁。浸润性黏液腺癌

CT肺窗(A)显示右肺门结节,密度均匀,轮廓光滑,可见浅分叶;增强扫描(B)病变呈轻度均质强化。

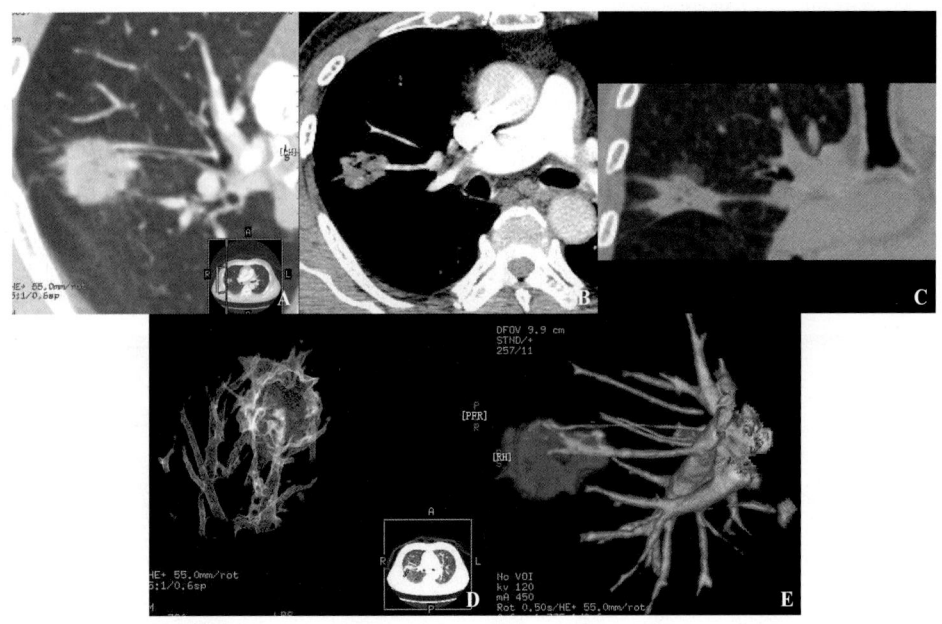

图 20-2-12 男性,75 岁。腺癌

CT 肺窗(A)显示右肺孤立性结节,外形不整,内缘有一支气管与肺门相连;增强扫描(B)显示病灶内部密度不均,支气管相应区域有血管伸入结节;气管及血管重建图(D、E)显示血管及气管向病灶聚拢,并进入肿块,冠状位(C)显示病灶与邻近胸膜之间可见胸膜凹陷征。

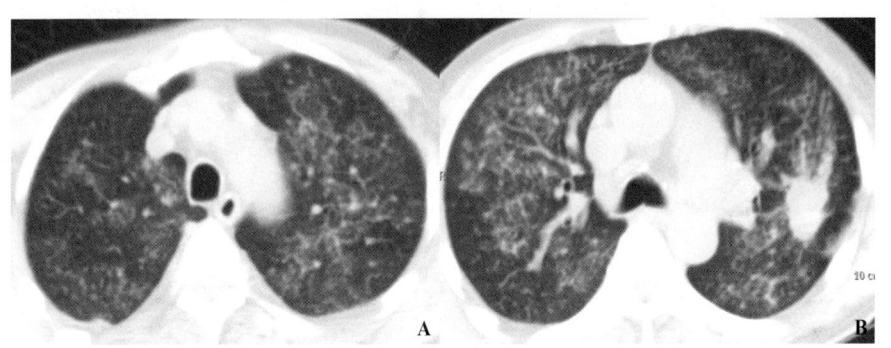

图 20-2-13 男性,60 岁。弥漫实变型细支气管肺泡癌

CT 肺窗显示双上肺透光度下降,呈不均质磨玻璃样改变,左上肺纹理粗,走行紊乱,小叶间隔增厚(A),夹杂多发粟粒状结节,左肺较大结节形成(B)。

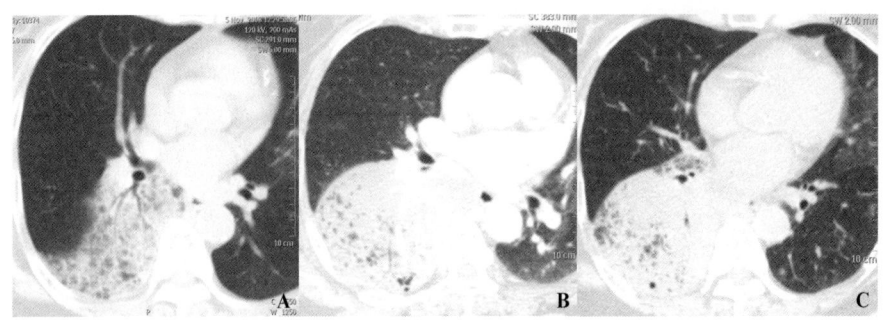

图 20-2-14 女性,70 岁。黏液腺癌演变过程

首次(A)就诊时 CT 肺窗显示右下叶气管腔通畅,右下叶肺呈现渗出实变影像,斜裂仍然呈现向后凸的弧线,边缘欠锐利,病变内部可见典型支气管充气征;2 个月(B)及 3 个月(C)后复查,肺实变更明显,右下叶支气管变窄,典型支气管充气征消失,远端肺泡含气影像尚存在,肺体积缩小。

MRI 空间分辨率低,对肺实质结构基本不能显示,对于肺内 1cm 以下的结节 MRI 一般显示比较困难,对于 1cm 以上的结节基本都能够发现,但对早期腺癌形态学征象,如分叶、毛刺、空泡征等的显示价值有限。

由于 MRI 不能显示肺的叶间裂,对段以下的支气管及其伴行的血管也显示不好,对肺癌的定位准确性不如 CT。MRI 软组织对比度好,显示瘤灶内的坏死、纤维化、区分肿块与不张的肺组织等比 CT 更敏感。另外,MRI 对胸壁软组织、纵隔淋巴结及心脏大血管等结构的侵犯或转移显示优于 CT。因此,MRI 对中晚期周围型肺癌的临床分期起到重要的补充作用。

肺癌在T1WI上为中低信号，T2WI为中高信号，部分为等信号。腺癌多含有腺腔及黏液，含水量较高，因此在多回波序列上多为持续高信号（图20-2-15）。

PET或PET-CT可以提供肿瘤的代谢信息，有助于良、恶性肺肿瘤的鉴别，特别对于肺门、纵隔淋巴结的转移有很高的敏感性和特异性，对肺癌的临床分期、疗效评价和随访具有重要价值。但对于表现为磨玻璃结节或部分实性的肺腺癌，因其自身摄取特点及极少发生转移，应用PET-CT进行TNM分期评估完全没有必要。

在PET-CT上大多数腺癌表现为^{18}F-FDG标准摄取值（SUV）增高（SUV>2.5，图20-2-16和图20-2-17），但浸润性黏液腺癌在^{18}F-FDG PET-CT上表现为形态-代谢分离，即^{18}F-FDG低摄取（假阴性）。另外，PET-CT的空间分辨率及探测器灵敏度较低，或者对于较小、较淡薄的磨玻璃结节，也会出现阴性结果（图20-2-18）。

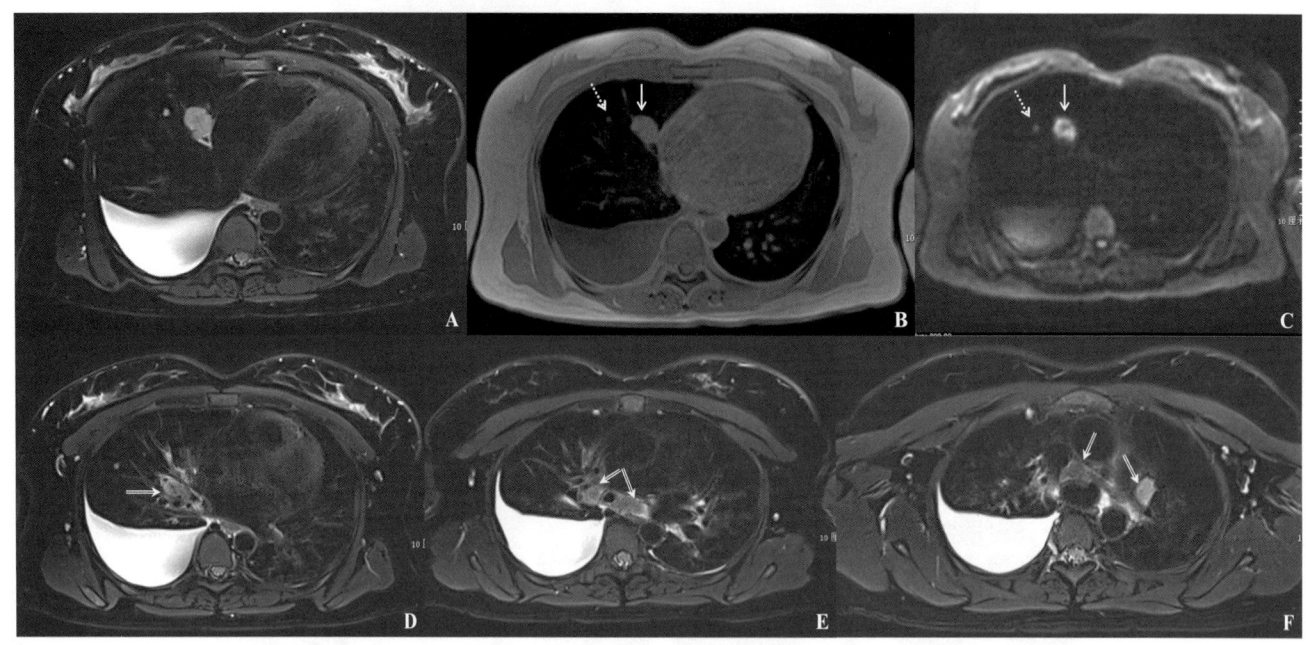

图20-2-15 女性，40岁。肺低分化腺癌并转移

间歇性咳嗽1个月余。A及D~F为脂肪抑制T2WI图像，B为T1WI平扫图像，C为DWI图像（b值=800 s/mm²）。右肺中叶结节（实箭），T1WI呈等信号，T2WI呈稍高信号，DWI呈明显高信号，右肺中叶另可见小结节影（虚箭），纵隔内及双肺门多发肿大淋巴结（空心箭），右侧胸腔积液。

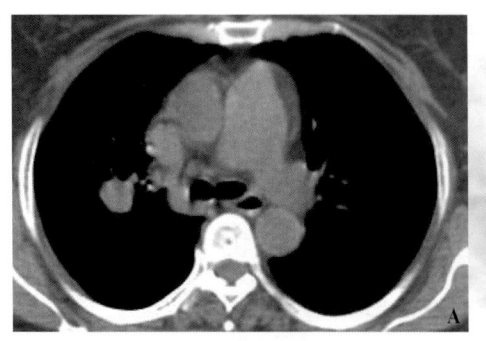 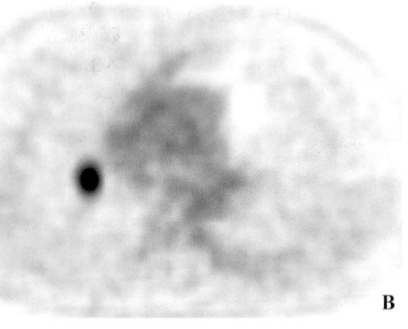

图20-2-16 67岁。女性，中低分化腺癌

CT纵隔窗（A）显示右肺上叶结节，密度均匀，PET（B）显示病变放射性摄取增高，最大SUV值为7.0。

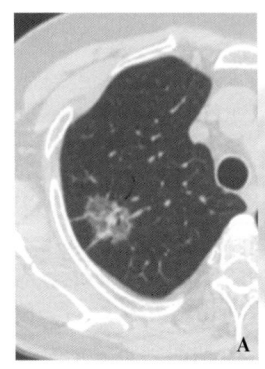 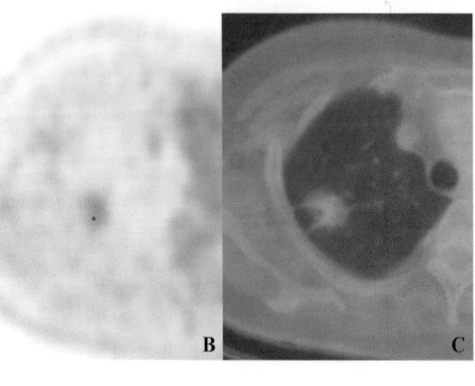

图20-2-17 女性，71岁。肺腺癌

CT肺窗（A）显示右肺上叶尖段肺实质内有磨玻璃结节，边缘清楚，其内有血管增多，与胸膜联系有兔耳征；PET（B）显示病变有轻度的代谢；PET-CT融合图（C）显示有轻度高代谢。

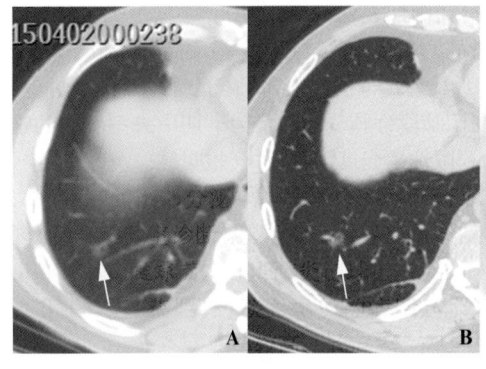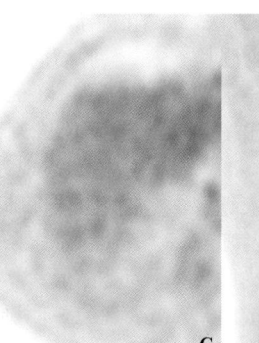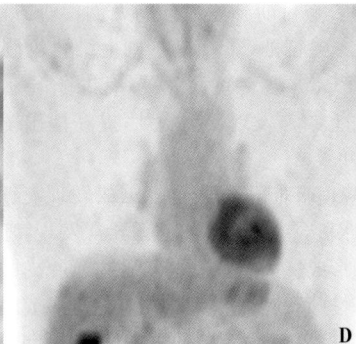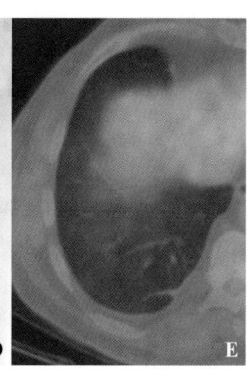

图20-2-18 男性,56岁。浸润性腺癌

CT扫描肺窗(A)显示右肺下叶小结节;HRCT扫描(B)右肺下叶小结节为磨玻璃结节,边缘清楚,有分叶,有一支小血管与病变相连接;PET(C、D)显示右肺下叶未见高代谢病变;PET-CT融合图(E)右肺下叶未见高代谢病变。

【诊断标准】

确诊依赖于病理组织学检查。

【鉴别诊断】

不典型影像表现的腺癌常被误诊为肺炎、肺结核等,治疗后短期随诊有助于帮助确定诊断。鉴别要点详见本章第三节。

(叶兆祥 郭佑民)

参考文献

[1] WHO Classification of Tumours Editorial Board. WHO classification of tumours. Thoracic tumours [M]. 5th ed. Lyon: IARC Press, 2021.

[2] Choi H, Kim H, Park CM, et al. Central tumor location at chest CT is an adverse prognostic factor for disease-free survival of node-negative early-stage lung adenocarcinomas [J]. Radiology, 2021, 299: 438-447.

[3] 张国桢,郑向鹏,李铭. 微小肺癌——影像诊断与应对策略[M]. 北京:人民军医出版社,2015,9.

第三节 · 肺鳞状细胞癌

鳞状细胞癌(squamous cell carcinoma)占全部肺癌的30%,好发于50~70岁男性,男女之比为(6.6~15):1。大约2/3的鳞状细胞癌为中央型肺癌,1/3为周围型肺癌。90%以上的鳞状细胞癌发生于吸烟者[1]。

【发病机制与病理】

鳞状细胞癌是恶性的上皮性肿瘤,表现为角质化和/或细胞间桥,或分化不良的非小细胞癌,鳞状细胞癌相关标志物免疫组化染色阳性。

鳞状细胞前驱病变包含鳞状上皮不典型增生和原位鳞状细胞癌,2021年《WHO胸部肿瘤分类》对其诊断标准无任何改变,但由于WHO分类目录的调整,其目录位置由原来鳞状细胞癌子目录下的浸润前病变调整为单独目录的鳞状细胞前驱病变[2]。

鳞状细胞癌分为角化型鳞状细胞癌、非角化型鳞状细胞癌及基底细胞鳞状细胞癌3个亚型。另外,淋巴上皮癌(原名淋巴上皮瘤样癌,第四版将其归入其他或未分化癌目录下)归入鳞状细胞癌[3],并认为大于90%的亚洲病例与EB病毒有关,而在欧美人群中,其与EB病毒的相关性较低。

在分子病理学上,发现鳞状细胞癌也有EGFR基因突变及ALK基因融合的可能性。

【临床表现】

鳞状细胞癌的临床表现无特异性,主要与肿瘤的部位、大小、继发改变有关。

早期鳞状细胞癌多无症状,典型症状为刺激性干咳。多数表现为一般的呼吸道症状如咳嗽、咳痰,可伴有痰中带血,合并阻塞性肺炎时可出现感染症状,反复同一部位的炎症应警惕存在肺癌。

中晚期鳞状细胞癌常见呼吸道症状,如咳嗽、咳痰、痰中带血,甚至咯血;合并阻塞性肺炎时可出现感染症状,侵犯纵隔可引起上腔静脉综合征、声嘶、膈肌麻痹等。另外,还可伴有副肿瘤综合征。

【实验室检查】

常规肿瘤标志物中细胞角蛋白19片段对肺鳞状细胞癌诊断有参考意义,鳞状细胞癌抗原对肺鳞状细胞癌疗效监测和预后判断有一定价值。

支气管镜检查是临床确诊肺癌最主要的手段之一。纤维支气管镜下对能窥见的病灶可直视下行活检(TBB),对外周病灶可在透视引导下行活检(TBLB)。纤维支气管镜检查对中央型肺癌的诊断率极高,对周围型支气管肺癌的确诊率也达70%左右。除活检外,对病灶的刷检、灌洗回收液及检查后的咳出物标本送脱落细胞检查,也能提高诊断率。

【影像学表现】

胸部X线检查可以作为可疑患者的初筛手段,发现病变后需做CT检查,但如果未发现病变而临床症状持续存在,仍需要做 CT 检查。CT 检查是目前肺癌最佳的无创检查方法,敏感性和特异性均较高。在常规 CT 扫描基础上结合增强检查、多种后处理技术(MPR、仿真支气管镜等)有助于显示病灶与气管、支气管、血管的关系,发现较小病灶,提高检出率和诊断正确率。

原位癌或早期浸润癌肉眼难以发现异常,或仅发现支气管黏膜细颗粒状或斑块状水肿,影像学检查也无异常发现,随着病变的发展,病变向腔内形成息肉状或乳头状肿物。腔内肿物较小时,先形成远端阻塞性肺气肿,随着肿瘤的长大,形成阻塞性肺炎或肺不张,肿瘤在向支气管腔内生长的同时还可向黏膜下和支气管壁外生长,使支气管壁增厚,形成支气管内、外肿物。

周围型肺癌表现为边界清楚的肿物,肿瘤较大时,易发生中心坏死,坏死物与支气管相通,排出后形成空洞。

1. 中央型

(1) X 线表现:肿瘤局限于黏膜,未构成支气管的狭窄及阻塞者,X 线上可无阳性表现。

肿瘤向气管腔内生长,造成气道狭窄、截断(图 20-3-1C 和图 20-3-2C),其远端可出现阻塞引起的阻塞性肺气肿、肺炎、肺不张。肺叶、肺段性肺气肿常常为早期中央型肺癌的唯一征象,表现为局限性透光度增强,呼气相明显。

阻塞性肺炎表现为肿瘤支气管所属肺叶、段的斑点状、斑片状及索条状阴影。支气管完全阻塞后出现肺不张,表现为类楔形、类三角形致密阴影,邻近叶间裂向病变移位,亦可表现为一侧肺不张,伴纵隔向患侧移位(图 20-3-1 和图 20-3-2)。

当肿瘤向支气管管外蔓延时,在肺门区形成肿块及结节,边缘多呈分叶状或欠规则,右肺者可示肺门角消失。肿块与不张肺的边缘延续,形成典型的 S 征或 Golden 征(图 20-3-1 和图 20-3-2)[1]。

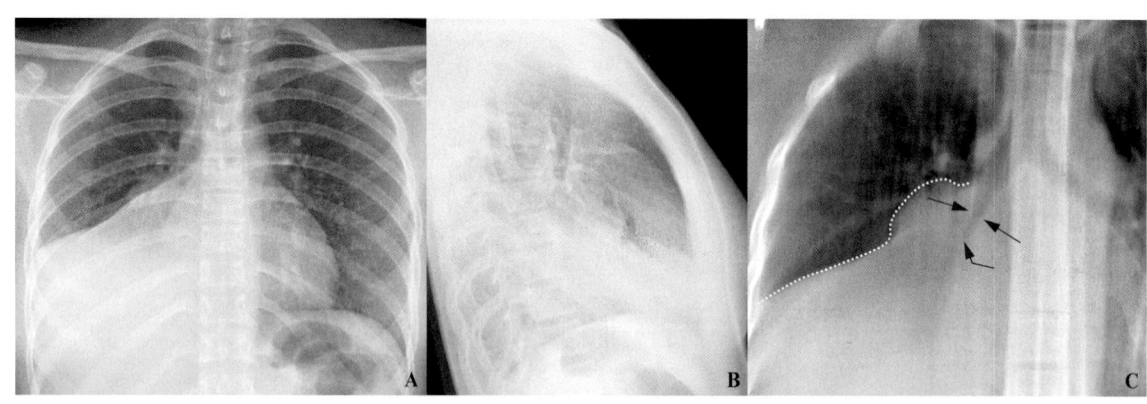

图 20-3-1 女性,18 岁。右肺鳞状细胞癌

胸部正位(A)、侧位(B) X 线片显示右肺中下叶密实,水平裂及斜裂下移,右心缘模糊;气管断层(C)显示右中间段支气管狭窄(直箭),并突然截断(弯箭),不张肺的边缘与肺门肿块形成 S 征(虚线)。

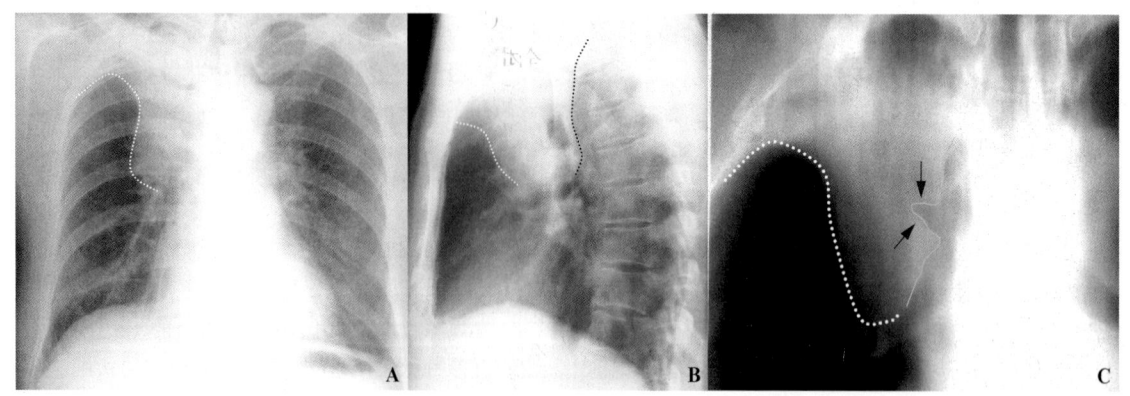

图 20-3-2 右上叶中央型肺癌致右肺上叶不张

胸部正位 X 线片(A)显示右肺上野密度明显增高,水平裂上移(白虚线),不张肺的下缘与右肺门肿块形成反 S 征;侧位(B)显示水平裂上移,斜裂前移(黑虚线),高密度影呈扇形;断层(C)显示右上叶支气管锥状狭窄(箭)。

(2) CT 表现:CT 是目前检查肺癌的主要手段,已逐步替代胸部 X 线检查。

1) 直接征象:主要表现为支气管壁不规则增厚和管腔狭窄,甚至造成支气管闭塞,肿瘤还可形成较大的肺门区肿物,增强扫描可有中度强化(图 20-3-3)。位于肺叶支气管周围的肺门肿块多为管壁型肿块,表现为支气管管壁局限性增厚,伴支气管周围的软组织肿块,可伴有管腔的狭窄、阻塞。

位于肺段支气管周围的肿块多为管外型肿块,肿瘤常沿肺段支气管长轴生长,可侵及整个肺段,类似于肺实变,但边缘往往膨隆、有分叶或切迹。

MPR、minIP、VR 等图像处理技术有助于显示支气管狭窄的程度和范围。支气管狭窄范围较局限,管腔不规则(图

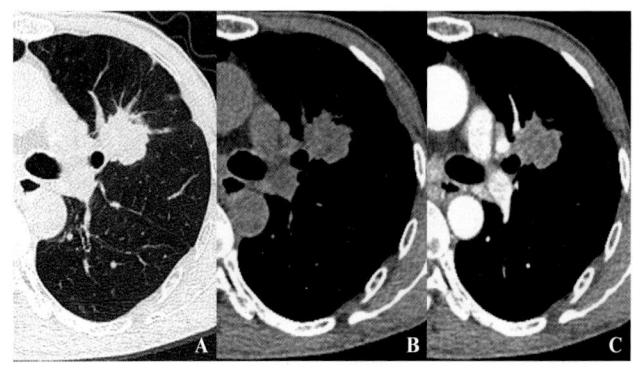

图 20-3-3　男性，59岁。中分化鳞状细胞癌（非角化型）
CT肺窗（A）显示左肺上叶不规则肿物，边缘毛刺，大小约3.4 cm×2.4 cm；纵隔窗（B）和增强（C）显示肿物密度均匀，中等强化。

20-3-4）。支气管梗阻常合并管腔狭窄或截断，断端表现为平直、杯口状或锥状。支气管管壁在狭窄、梗阻部位常有不规则增厚，伴有腔内软组织结节。肺门肿块外缘较为光滑清楚，

可有浅分叶，密度均匀或不均匀。有的肿块内有钙化，多为肺癌发生之前肺门淋巴结原有的钙化，亦可为肿瘤本身的营养不良性钙化。

2) 间接征象：包括阻塞性肺气肿、阻塞性肺炎、阻塞性肺不张。

A. 阻塞性肺气肿：呈现为肺段、肺叶范围的密度减低区。

B. 阻塞性肺炎：因支气管阻塞程度和时间不同表现为小叶融合、肺段、肺叶实变影像。小叶融合实变表现为斑片状模糊阴影，常合并支气管血管束增粗、模糊（图20-3-4）。肺段、肺叶实变表现为肺段、肺叶范围的楔形密度增高影，因常合并肺不张，肺体积往往缩小，实变病灶的肺门侧密度增高，边缘往往膨隆，可有分叶，此点与一般的大叶性肺炎不同。病灶内可有支气管充气征，当肿瘤向远侧侵犯时，充气支气管分支减少，僵硬。增强后实变病灶内部可见强化的血管影，即血管造影征，并可见边界清楚的坏死区（图20-3-5）。

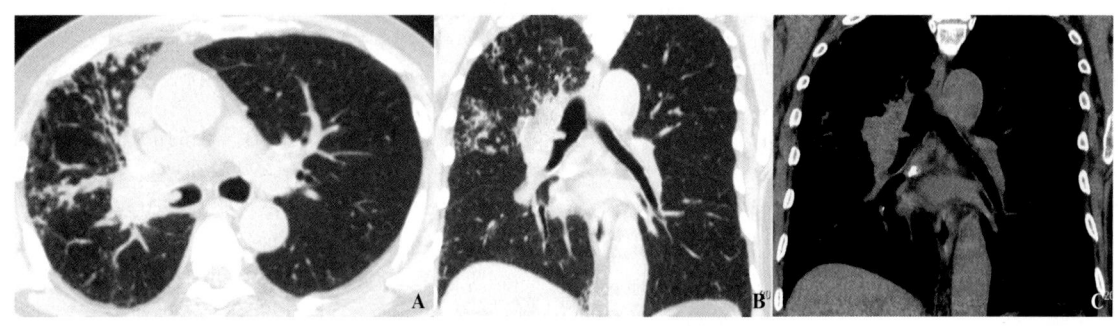

图 20-3-4　男性，76岁。低分化鳞状细胞癌
CT肺窗（A）和冠状位（B、C）显示肿瘤沿支气管壁生长，部分呈结节状突入气管，隆突下多发肿大淋巴结；肺窗（A、B）显示右肺上叶体积缩小，肺内散在斑片状渗出实变影。

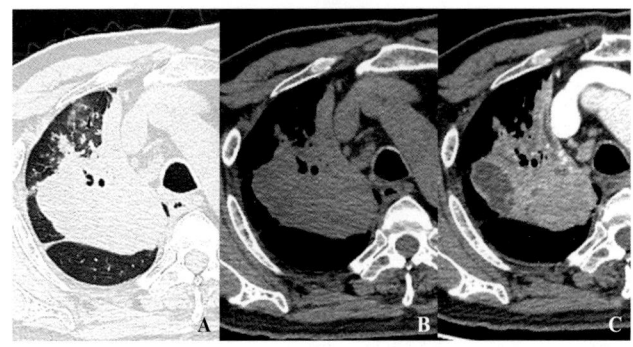

图 20-3-5　男性，56岁。角化型鳞状细胞癌，累犯胸膜
CT肺窗（A）和纵隔窗（B）显示右肺上叶支气管开口处软组织密度影；增强后（C）呈不均匀强化，病变阻塞右上叶支气管并致右肺上叶实变不张，其内可见含气支气管影及液化区、点状高密度血管影及黏液充填的条形、圆点状支气管。

C. 阻塞性肺不张：指肿瘤所在支气管相应的肺段、肺叶体积减小，密度增高，肺门侧有肿块影突出于肺不张的边缘。增强扫描后不张肺内可见肿块轮廓，其强化幅度低于不张的肺组织。增强扫描在实变肺组织及不张肺内可见黏液支气管征，为支气管内潴留的黏液，表现为支气管腔内分支状低密度影（图20-3-5C）。

(3) MRI表现：受累支气管呈鼠尾状或管状狭窄，甚至完全闭塞。正常肺门区支气管和肺血管为无信号结构且肺组织也无信号，因而易于发现肺门区肿块。肿块常呈分叶状，T1加权像其信号略高于肌肉，而在T2加权像，肿块常为非均质高信号。肿块内发生坏死时，坏死区组织的T1和T2值均延长。肿瘤阻塞支气管可造成阻塞性肺炎或肺不张，在周围无信号肺组织衬托下得以显示（图20-3-6）。

肿块与阻塞性肺炎及肺不张信号强度不一，两者可以鉴别。当肿瘤直接侵犯纵隔时，由于肿瘤与纵隔血管和脂肪间有明显信号差，且能横断、冠状、矢状多方位显示，因此MRI对纵隔受累的显示常优于CT。MRI检查易于发现纵隔淋巴结转移（图20-3-6），特别是冠状面成像清楚显示隆突下、主-肺动脉窗等处肿大淋巴结，可作为CT检查的补充手段。

(4) PET-CT表现：PET-CT上中央型肺癌一般呈以肺门或邻近肺门为中心的明显团块状放射性高浓聚（图20-3-6），内部坏死区呈低代谢，表现为环形放射性高浓聚，与周围组织放射性分布界限清晰，SUV一般高于2.5，当肺癌伴阻塞性肺不张或肺炎时可见彗星尾征，即明显放射性浓聚的肿块伴阻塞性肺炎有放射性摄取但程度远低于肿瘤。

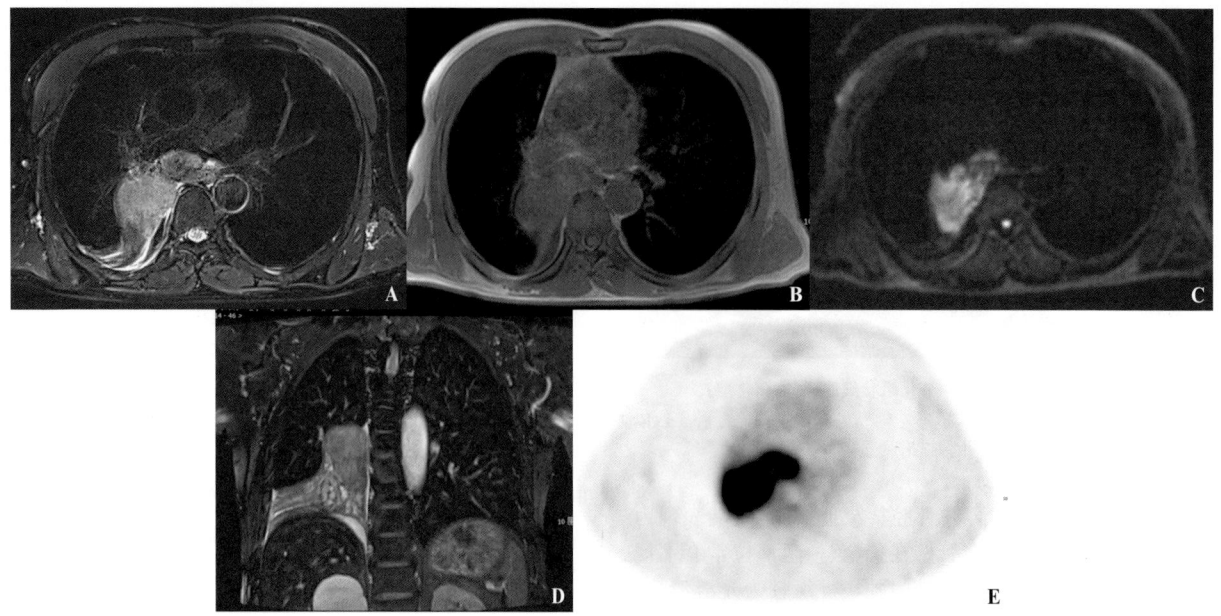

图20-3-6 女性,56岁。低分化鳞状细胞癌

无明显诱因咳嗽半年,活动后气1个月短,MRI显示右下肺门肿物,T1WI(B)呈等-稍低信号,T2WI(A、D)脂肪抑制序列呈稍高信号,DWI(C)呈高信号,伴右肺中下叶不张,邻近隆突下淋巴结肿大;PET(E)显示肿物及淋巴结明显核素浓集。

2. 周围型

(1) 胸部X线表现:早期瘤体较小时可呈小片状密度增高影,密度不均匀,边缘不清,极易误诊。早期肿瘤亦可呈小结节状,此阶段难以确认。若随访结节进行性增大,则有可能识别。当肿瘤瘤体直径达1~2cm时,边缘多清楚,分叶不明显,甚至部分边缘欠清。此时,需要进行CT检查进一步确诊。当瘤体直径大于3cm则呈边缘清楚之肿块,密度均匀,无钙化,呈分叶状。肿物内空洞多呈偏心性,壁厚而不规则,无或少有气液平面为特征。肿物伴有阻塞性肺炎或肺不张时可有相应表现。X线难以显示肿物的细节,定性诊断需要依赖CT检查。

(2) CT表现:鳞状细胞癌多表现为圆形或分叶状较大肿物(相对腺癌),也可呈不规则形。肿瘤边缘清楚或有长的瘤周毛刺,与腺癌的放射状短毛刺有所不同。鳞状细胞癌常发生角化坏死(图20-3-7),是最容易产生空洞的类型,CT扫描可显示中央大片低密度。坏死物经支气管排出后形成较大的单发空洞,占鳞状细胞癌的7%~14%,洞壁厚薄不均,有时洞内可见少量液体。钙化可沉积于坏死组织中,病理检出率约为16%,CT检出率约为7%,呈小的散在无定形钙化。原有的肺内钙化被肿瘤吞噬者多呈粗颗粒状,位于肿瘤的外围。

肿物远端常可见到阻塞性炎症及阻塞性肺不张。

肿物还可直接侵犯邻近结构,如胸膜、胸壁软组织、肋骨、脊椎、纵隔等,靠近叶间裂者可跨叶生长。

比较少罕见情况是外围型肺鳞状细胞癌,可以在较短的时间内肺内没有病变,出现结节病变,由结节再演变为微小结节,最后再增大(图20-3-8)。

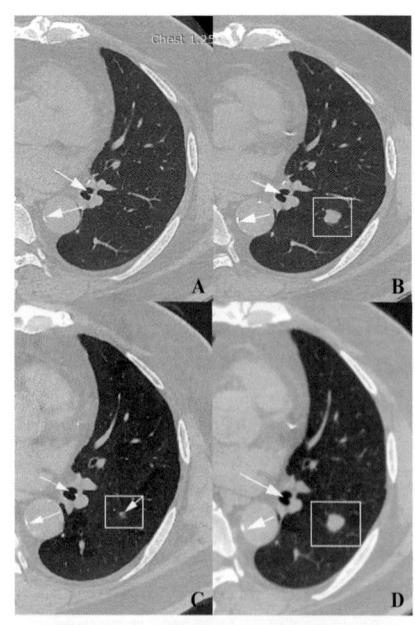

图20-3-8 男性,60岁。肺鳞状细胞癌

CT肺窗(A)显示2019年5月9日CT检查未见异常;2020年6月11日检查(B)显示左下肺有实性结节影,有轻分叶,边缘比较光滑;2020年10月6日检查(C)显示左下肺病变明显缩小;2021年3月10日检查(D),左下肺病变又增大,表现为实性结节阴影。手术切除结节标本包膜完整,比较韧,切开后呈鱼肉状。病理报告:鳞状细胞癌。

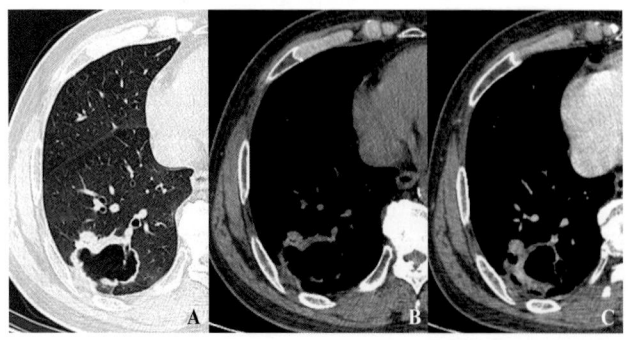

图20-3-7 男性,68岁。角化型鳞状细胞癌

CT肺窗(A)显示右肺下叶空洞样肿物,大小约4.9cm×3.9cm,洞壁薄厚不均,周围伴浸润及索条,牵拉相邻胸膜;纵隔窗(B)和增强(C)显示强化不均匀。

（3）MRI 表现：MRI 能够较好地显示肿瘤内部坏死、邻近胸膜牵拉、区分肿瘤与实变等，主要作为 CT 检查的补充。

（4）PET-CT 表现：周围型鳞状细胞癌多数结节状、圆形或类圆形高代谢（图 20-3-9），若内部坏死或空洞，则表现为周边放射性浓聚灶，病变中心不代谢。

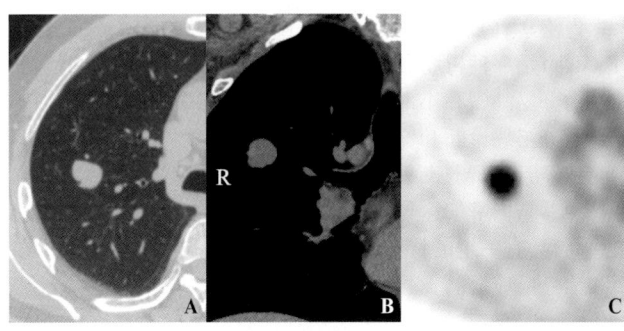

图 20-3-9　男性，59 岁。肺鳞状细胞癌
CT 肺窗（A）显示右肺上叶有实性结节，轻分叶；纵隔窗（B）显示实性结节外形光滑，有轻分叶，密度均匀；PET（C）显示有核素浓聚。

FDG 并非特异的肿瘤示踪剂，FDG-PET 的假阳性率为 10%～25%。假阳性的原因主要是肺部炎性病变，因为炎性病灶的巨噬细胞、中性粒细胞等活跃，可以造成对 FDG 的吸收增加。当病史、症状或放射线检查强烈提示感染可能时，PET 检查的作用就较小。

3. 转移表现·胸内淋巴结转移表现为肺门、纵隔淋巴结增大（图 20-3-4 和图 20-3-6）。淋巴结转移可发生于任何一组，以气管前腔静脉后、主肺动脉窗、隆突下、主动脉弓旁、双肺门多见。转移性淋巴结可以单发，亦可融合，增强后肿大淋巴结呈轻至中度强化，强化均匀或不均匀。

肺内结节、胸膜结节及胸腔积液多见于血行转移。转移灶在 PET-CT 呈高代谢，肿瘤侵犯胸膜时胸膜上可见结节状放射性浓聚灶伴大量胸膜积液，双时相显像显示，延迟显像肺癌及转移性淋巴结的 SUV 值逐渐升高。胸部增强扫描或 CT 血管造影有助于显示肿瘤对肺动脉、肺静脉、上腔静脉及心脏的侵犯。

【诊断标准】
确诊依赖于病理组织学检查。

【鉴别诊断】
1. 支气管良性肿瘤·发生于支气管的良性肿瘤少见，包括错构瘤、腺瘤等。发生于肺段支气管者多表现为支气管梗阻，发生于肺叶支气管或主支气管者可表现支气管梗阻或气管腔内结节，无邻近支气管壁的增厚。多层螺旋薄层 CT 重建可见瘤内成分。纵隔内一般无肿大淋巴结。临床病史较长，与中央型鳞状细胞癌不难鉴别。

2. 支气管内转移瘤·源自肺外肿瘤的气管或支气管内转移罕见，其发生率取决于支气管内转移瘤的定义。狭义的支气管内转移瘤指肺外恶性肿瘤直接转移至支气管壁而形成结节样腔内肿块，广义的支气管内转移瘤包括肺外肿瘤直接转移至支气管壁、肺实质转移灶侵犯支气管、肺门或纵隔淋巴结转移侵及支气管、周围型转移瘤沿近侧支气管蔓延等。

广义支气管内转移瘤的发生率高达 25%～50%，而狭义支气管内转移瘤的发生率为 1%～2%。支气管内转移瘤的影像学表现多样，可呈管腔内肿块、支气管壁局限性增厚或肺门肿物，可伴阻塞性肺气肿、肺炎或肺不张，需结合原发性肿瘤病史。

3. 支气管淀粉样变·是全身性疾病的一部分，也可以局限于气道和肺组织（原发性肺淀粉样变性）。病理特征是异常的淀粉样物质沉积于细胞外组织。表现形式包括弥漫性肺间质性改变、单发或多发肺结节或气管、支气管黏膜下沉积。气管、支气管黏膜下沉积最常见，典型表现为支气管腔内结节和管腔的不规则狭窄，黏膜下线形钙化或骨化具有鉴别诊断意义。

4. 肺结核·结核球有时与周围型鳞状细胞癌难以鉴别。结核球为纤维组织包绕干酪样病变而形成，有时是因空洞引流支气管阻塞，空洞被干酪样物质充填而形成。可呈圆形、椭圆形及分叶状，多为直径 2～3 cm 的单发球形，也可多发。可发生任何部位，但多见于锁骨下区。一般密度均匀、轮廓光滑，但中心可有小空洞存在。结核球内可以出现层状、环状或斑点状钙化，结核球内钙化常见而肺癌极少钙化。结核球附近常伴有散在的纤维增殖性病灶，称为卫星灶；肺癌一般无周围病变。

5. 肺炎·应与癌性阻塞性肺炎鉴别。肺炎起病急骤，先有寒战、高热等毒血症状，然后出现呼吸道症状，抗菌药物治疗多有效，病灶吸收迅速而完全，而癌性阻塞性肺炎症吸收较缓慢，或炎症吸收后出现块状阴影，多为中央型肺癌的表现。纤维支气管镜检查、细胞学检查等有助于鉴别。

（叶兆祥　于红）

参考文献

［1］郭佑民，陈起航，王玮. 呼吸系统影像学［M］. 2 版. 上海：上海科学技术出版社，2016.

［2］WHO Classification of Tumours Editorial Board. WHO classification of tumours. Thoracic tumours［M］. 5th ed. Lyon: IARC Press, 2021.

［3］William D. WHO classification of tumors of the lung, pleura, thymus and heart［M］. Lyon: IARC, 2015.

第四节·肺小细胞神经内分泌癌

小细胞神经内分泌癌（small cell neuroendocrine carcinoma，SCNEC）简称小细胞癌，较少见，在肺癌中占 10%～15%，但其倍增时间短、增殖指数高、侵袭能力强，早期即可出现广泛转移，预后差，是最具侵袭性的肺神经内分泌肿瘤[1]。绝大多数发生于叶和主支气管，早期即沿支气管黏膜下和支气管血管周围结缔组织长段侵犯和播散。

与鳞状细胞癌向支气管腔内生长形成阻塞性改变有所不同，小细胞神经内分泌癌主要侵犯并包绕支气管壁内外及血管，早期便可形成小血管和淋巴管受侵[2]，肺门和纵隔淋巴结常有明显肿大，另有少数约5%的小细胞神经内分泌癌发生于周围肺实质。几乎所有的SCNEC病例均与吸烟有关，SCNEC患者应当尽快戒烟。

TNM分期系统难以全面体现小细胞神经内分泌癌的生物学特点，一般将小细胞神经内分泌癌分为局限期和广泛期[1]。

局限期是指肿瘤局限在一侧胸腔，能被同一放射野所包括的病变。对侧纵隔或同侧锁骨上淋巴结转移属于局限期。

广泛期指病变范围超越一侧胸腔，包括恶性胸腔积液、心包积液或血性转移。

约66%的患者在就诊时出现隐匿性血性转移，常见部位包括对侧肺、肝、肾上腺、脑、骨、骨髓等。虽然小细胞肺癌初始治疗对放化疗敏感，缓解率较高，但治疗后易继发耐药，复发率高。

【发病机制与病理】

SCNEC是恶性上皮性肿瘤，由小细胞构成，小细胞呈圆形、卵圆形或梭形，细胞核塑性明显，核染色质呈颗粒状，核仁不清或缺失，胞质较少，细胞边界不清，核染色质呈颗粒状，核仁不清或缺失。有丝分裂计数较高。大约30%的SCNEC，尤其是治疗后SCNEC，包含有NSCNEC分化的区域（主要为大细胞癌）。

在肿瘤标本取材较少时，免疫组化有助于SCNEC的诊断。几乎所有的SCNEC中细胞角蛋白具有免疫活性（AE1/Ae3，CAM5.2），85%~90%的SCNEC甲状腺转录因子1（TTF-1）阳性。大多数SCNEC神经内分泌分化标志物染色阳性，如嗜铬粒蛋白A（chromogranin A，CgA）、神经特异性烯醇化酶、神经细胞粘连因子（neural cell adhesion molecule，NCAM；CD56）和突触素。CD56敏感性最高，CgA和突触素特异性更强。Ki-67免疫染色有助于鉴别SCNEC和类癌。

小细胞癌根据不同的基因表达及甲基化状态，分为ASCL1型、NEUROD1型、POU2F3及YAP1型。临床前研究显示，不同分子分型可采用不同的治疗方式。

【临床表现】

小细胞肺癌典型表现为肺门区大肿物及纵隔淋巴结转移，从而引起咳嗽、呼吸困难等症状。部分患者远处转移可有相关症状，如体重下降、虚弱、骨痛、神经系统症状等。

SCNEC可伴发多种神经内分泌副肿瘤综合征，如Lambert-Eaton肌无力综合征、脑脊髓炎、感觉神经病等。

小细胞神经内分泌细胞可分泌多肽类激素，包括抗利尿激素、促肾上腺皮质激素，引起低钠血症和库欣综合征，其中低钠血症相对更常见。

【实验室检查】

胃泌素释放肽前体（gastrin-releasing peptide precursor，ProGRP）是一种胃肠激素，其血清水平升高见于多种类型的神经内分泌肿瘤和小部分非小细胞肺癌患者，可作为小细胞神经内分泌癌诊断和鉴别诊断的主要标志物。

神经元特异性烯醇化酶（neuron specific enolase，NSE）是一种参与糖酵解途径的烯醇化酶，在小细胞神经内分泌表达高，具有一定的特异性，可用于小细胞神经内分泌癌的诊断和治疗反应监测。

CT引导经皮穿刺活组织病理检查或支气管镜活组织病理检查可作为确诊手段。

【影像学表现】

由于SCNEC恶性度高，早期即可远处转移，因此在疾病评估时，需要做系统性检查。肺部肿瘤需要做胸腹部CT增强检查，脑转移病灶的评估需要进行脑部MRI检查（优先）或CT增强检查。PET-CT检查有助于评估远处转移病灶，增加分期的准确性[3]。骨扫描对于骨转移的检出和诊断具有一定价值。

根据SCNEC发生部位将其分为中央型和周围型两类，以中央型居多[2,3]。

1. 中央型　与肺鳞状细胞癌中央型相比，SCNEC具有以下特点（图20-4-1）。

（1）病变沿支气管黏膜下浸润生长，部分突破管腔壁，在腔内形成软组织结节，与此同时病变沿支气管长轴形成肿块，导致管腔狭窄或闭塞。单纯腔内生长罕见，远端阻塞性肺不张较少（相对鳞状细胞癌）。

（2）肿瘤易沿多个段及亚段支气管生长，形成铸型分支状改变。

（3）增强扫描不均匀强化，空洞罕见。

（4）肿瘤易直接侵犯肺门、纵隔大血管等结构，肺门及纵隔淋巴结转移早且广泛（影像学80%，尸检100%），肿物与肺门、纵隔肿大淋巴结分界不清，甚至融合，有时仅见转移淋巴结而未发现肺内病变。

（5）早期即出现多发远处转移，最常见于脑、肝、肾上腺、胰腺及腹膜后、腹腔淋巴结。

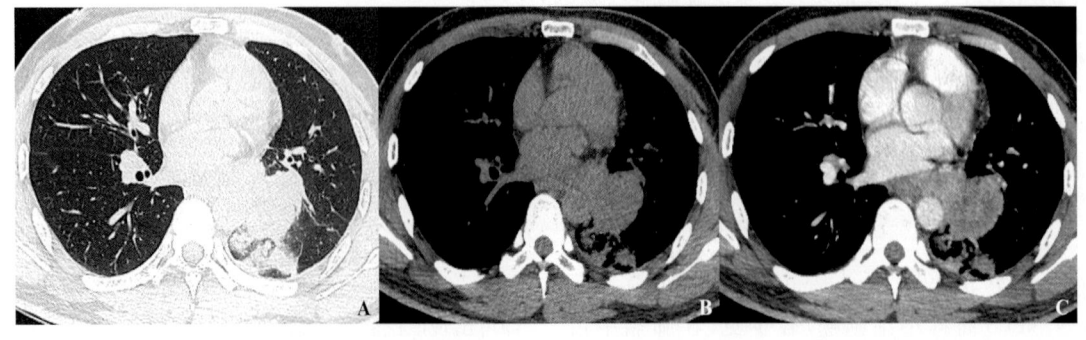

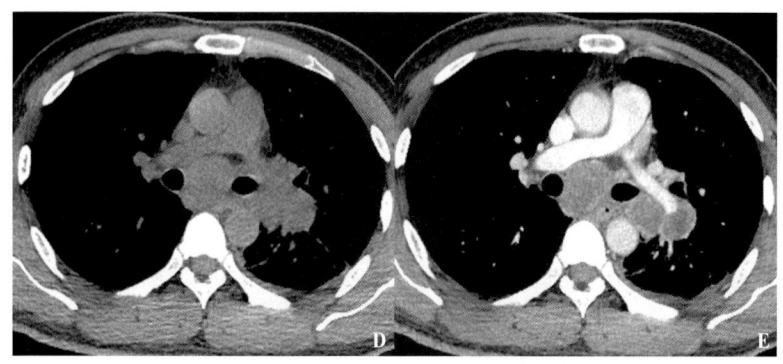

图 20-4-1 男性,41 岁。左下叶口刷片小细胞未分化癌

胸CT肺窗(A)显示左下肺门肿物,伴周围大片实变,与肿物分界不清,左下肺局限不张;平扫(B)及增强(C)可见不均匀强化,包绕左肺门结构,左下肺支气管局部受压变窄,病变范围约4.9cm×5.2cm。纵隔内及双肺门多发肿大淋巴结(D、E),强化不均,食管被包绕。

2. 周围型·较为少见,无特异性影像学征象。约4%小细胞神经内分泌癌表现为孤立性肺结节,约4%孤立性肺结节为小细胞神经内分泌癌;肿瘤体积倍增时间短。

瘤结节一般密度均匀,呈类球形、分叶状、堆积状(图20-4-2),边缘较光整,少有毛刺。钙化、坏死及空洞较为少见,增强扫描呈中度-明显均匀强化。肿瘤围绕周围多支细支气管生长可表现为相邻的多发结节,为多个亚段支气管铸型的横断面表现。另外,还可见成串的肺门及纵隔肿大淋巴结,易发生融合(图20-4-2F)。

【诊断标准】

确诊依赖于病理组织学检查。

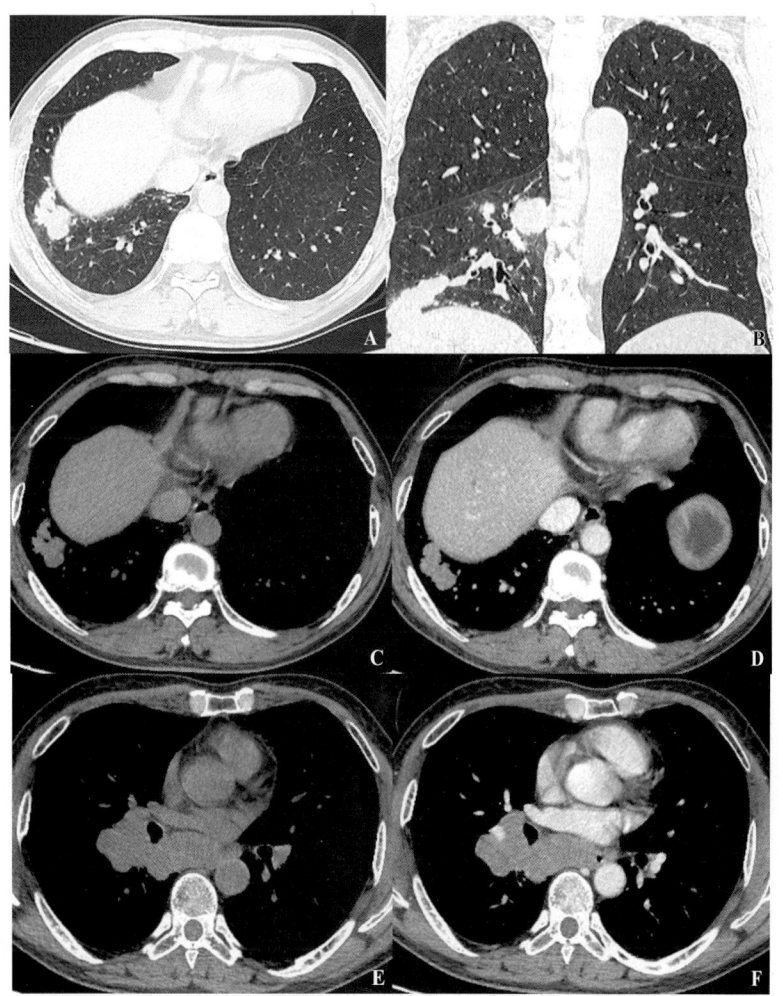

图 20-4-2 男性,53 岁。右肺中下叶小细胞未分化癌

轴位(A)及冠状位(B)肺窗显示右肺下叶外基底段多发结节,呈堆积状,平扫(C)呈等-稍低密度,增强后(D)呈中度强化;右肺门及纵隔内多发肿大淋巴结,融合成团(E、F)。

【鉴别诊断】

1. 鳞状细胞癌·中央型多见，好发于大气道，常见于吸烟的老年患者，CT表现为肺门区肿块，边缘毛糙，呈分叶状，内部密度不均，可伴有阻塞性改变，增强扫描呈明显不均匀强化。当中央型鳞状细胞癌出现邻近血管侵犯、肺门纵隔淋巴结转移时与SCNEC不易鉴别。当原发病灶较小或不明显，却出现纵隔淋巴结转移时，SCNEC多见。

2. 中央型类癌·肺门肿物多位于气管支气管分叉处，且较为光整，空洞发生率低，钙化多见，表现为偏心性斑片状或弥漫性钙化，内部密度均匀，增强后呈明显强化。有时影像学表现与SCNEC难以鉴别，需结合穿刺活检病理结果明确诊断。

3. 淋巴瘤·主要表现为纵隔多发淋巴结肿大，病变范围较广，邻近区域淋巴结可融合成团，可包绕纵隔大血管结构，但一般同时伴有其他部位的淋巴结肿大，单纯肺内改变较少见。

(叶兆祥 于红)

参考文献

[1] 肺神经内分泌肿瘤病理诊断共识专家组.肺神经内分泌肿瘤病理诊断共识[J].中华病理学杂志,2017,46;9-13.
[2] 王秋萍,王玮,郭佑民.胸部疾病疑难病例影像解析[M].上海:上海科学技术出版社,2019.
[3] 陈涛,樊建中,吴彩云,等.增强CT及双时相PET/CT对肺原发性小细胞神经内分泌癌的诊断价值[J].上海医学影像,2020,29;277-282.

第五节·肺大细胞癌

大细胞癌(large cell carcinomas，LCC)发病率明显低于腺癌、鳞状细胞癌和小细胞癌，占肺癌的3%左右[1]。大细胞癌为手术切除缺乏明确形态学或免疫组化分化的肿瘤，在细胞学、组织结构及免疫表型等方面缺少小细胞癌、鳞状细胞癌和腺癌的特征。免疫组织化学和黏液染色对诊断大细胞癌是必需的[2]。

大细胞癌不具有亚型分类，原基底样大细胞癌及淋巴上皮样癌归为鳞状细胞癌的一个亚型，大细胞神经内分泌癌归入神经内分泌肿瘤。大细胞癌预后及预测因素方面与腺癌相似。

【发病机制与病理】

大细胞癌为未分化的非小细胞肺癌，诊断时形态学上必须先排除鳞状细胞癌、腺癌和小细胞癌，免疫组织化学分析及黏液染色不支持鳞样及腺样分化。大细胞癌需要手术切除标本充分取材后才能诊断，非手术切除标本及细胞学标本不足以诊断大细胞癌[2]。

【临床表现】

大细胞癌常见于中老年男性，多有重度吸烟史[3]。大细胞癌临床表现与其他肺部肿瘤无特异性，常见症状有咳嗽、咳痰、痰中带血、胸痛、发热等。

【影像学表现】

大细胞癌多数为周围型，少部分为中央型[4]，两上肺多见。肿瘤表现为边缘分叶，轮廓光整，罕见瘤周毛刺或棘突，约半数肿瘤呈结节堆积样改变，空洞罕见(图20-5-1)[4,5]。但是，由于大细胞癌分化程度低，易出现坏死，导致密度不均，增强后多呈不均匀强化，实性部分呈较明显强化，内见斑片状或大片低密度坏死区，坏死的发生概率与病灶大小无关。部分肿瘤可伴有胸膜增厚、粘连、胸膜侵犯，肺门或纵隔淋巴结转移等。

【诊断标准】

确诊依赖于病理组织学检查。

【鉴别诊断】

1. 肺错构瘤·生长缓慢，典型爆米花样钙化及检测出脂肪密度是其特征性表现。大细胞癌目前还没有报道内部有脂肪成分出现。

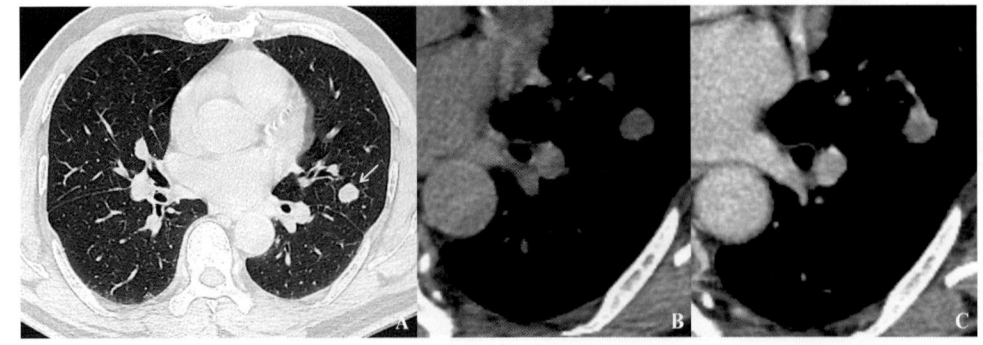

图20-5-1 男性,69岁。左肺上叶大细胞癌

CT肺窗(A)显示左肺上叶尖后段不规则结节，边缘光整，大小约1.5 cm×1.2 cm；纵隔窗(B)和增强(C)显示强化不均匀，内见斑片状低密度坏死区。

2. **硬化型肺细胞癌** 绝大多数见于中青年女性，好发于肺下叶近胸膜处，空气新月征、血管贴边征及尾征具有相对特征性，可有粗大点片状钙化，较大病灶可见囊性变。

3. **肺炎性肌纤维母细胞瘤** 好发于中青年人，多位于下肺野，边缘多模糊，病灶密度较均匀，增强幅度多较高且较均匀，常见直边、方角、桃尖征等，可伴邻近胸膜增厚及胸膜广基征。

（叶兆祥 于红）

参考文献

[1] Wang J, Ye L, Cai H, et al. Comparative study of large cell neuroendocrine carcinoma and small cell lung carcinoma in high-grade neuroendocrine tumors of the lung: a large population-based study [J]. J Cancer, 2019, 10: 4226-4236.

[2] 肺神经内分泌肿瘤病理诊断共识专家组.肺神经内分泌肿瘤病理诊断共识[J].中华病理学杂志,2017,46:9-13.

[3] Fasano M, Corte CMD, Papaccio Federica, et al. Pulmonary large-cell neuroendocrine carcinoma: from epidemiology to therapy [J]. Journal of Thoracic Oncology, August 2015, 10:1133-1141.

[4] Jung KJ, Lee KS, Han J, et al. Large cell neuroendocrine carcinoma of the lung: clinical, CT, and pathologic findings in 11 patients [J]. Journal of Thoracic Imaging, 2001, 16:156-162.

[5] Oshiro Y, Kusumoto M, Matsuno Y, et al. CT findings of surgically resected large cell neuroendocrine carcinoma of the lung in 38 patients [J]. American Journal of Roentgenology, 2004, 182:87-91.

第六节 · 多原发性肺癌

多原发性肺癌（multiple primary lung cancer，MPLC）是指同一患者，一侧或双侧肺内不同部位，同时或先后发生两个或两个以上的原发性肺癌[1]。若两个肺部恶性肿瘤出现的时间间隔在6个月之内，则称多原发同时性肺癌（synchronous MPLC，sMPLC）。若两个肺部恶性肿瘤出现的时间间隔在6个月及以上，则称为多原发异时性肺癌（metachronous MPLC，mMPLC）。

过去认为，MPLC是一种不常见的原发性肺癌，发病率较低，但近年来MPLC的发病率日益增高，可能与以下因素有关[2,3]。

（1）医疗水平提高，患者就诊意识增强，肺癌筛查的推广，多种检测手段如CT、PET-CT及内镜等先进诊断技术的应用使多原发性肺癌的检出率提高。

（2）大部分中晚期肺癌患者会接受化疗、放疗或两者兼有，一方面会使患者免疫力降低，导致患者防御肿瘤的能力下降；另一方面，化疗、放疗本身也具有潜在的远期致癌可能。

（3）医疗卫生技术水平的提高使人们的平均寿命延长，相应地，肿瘤发生发展的时间长度也得以延长，第二原发性肿瘤发生可能性随之增加。

（4）每个原发性肿瘤都有其自身发展过程，虽是"同时"发现，但可能处于不同的发展阶段，只是同时发现而已，其组织学类型也可能会有所不同[4]。恶性肿瘤患者本身具有多发癌的倾向，在发病机制上多数学者支持"多中心性起源"的概念。另外，生态环境的恶化及工作、生活中所接触到的新型材料，也可能增加了罹患多原发性肺癌的风险。

sMPLC的肿瘤可位于同侧肺组织（90%），亦可位于双侧肺（10%）；可表现为周围型-周围型、周围型-中央型和中央型-中央型。

mMPLC诊断的基本时间间隔是首发肿瘤彻底切除术后2年以上，再次发生肿瘤时在排除复发和转移后可诊断。第二个原发性肺癌可在首发肺癌的同侧肺（40%）或对侧肺（60%）。

【发病机制与病理】

目前MPLC的发病机制尚未明确。

"区域性癌化"假说认为肺癌是具备空间和时间异质性的潜在多灶性疾病，各类致癌因子诱导支气管肺泡上皮细胞DNA畸变及异型增生，在患者的有效生存期内，靶器官的不同区域可先后衍生出癌巢，从而呈现多原发性肿瘤灶。

"多中心性起源"学说认为恶性肿瘤患者本身具有多发癌的倾向，并表现出多发且独立基因表型的改变[2]。对于肺内同一上皮来源的原发癌，由于肿瘤具有异质性，其本身就存在不同基因分化方向的多种细胞成分，如腺鳞癌和多形细胞癌等，按"多中心性起源"学说诊断为MPLC的证据不足，需要寻找更为合理的基因诊断依据来鉴别原发抑或转移。另外，恶性肿瘤与患者首次确诊年龄、体内外微环境紊乱、治疗后机体自损伤密切相关，是一个长期多阶段刺激、损伤与修复的反复进程。

【临床表现】

MPLC的临床症状与肿瘤的部位、大小及继发改变有关，大多与孤立性肺癌症状相似。局部症状包括咳嗽、咳痰、痰中带血、胸痛等，全身症状包括消瘦、衰弱、恶病质等。sMPLC大多为早期癌，常无临床表现，术后5年生存率较高。

【实验室检查】

在鉴别MPLC和肺内转移或复发方面，多基因突变联合检测是组织病理学的重要补充。支气管镜检查在诊断中央型-周围型MPLC中具有一定价值，可以明确中央型肺癌气道的异常改变。

【影像学表现】

1. **CT表现** MPLC的诊断及鉴别主要仍依赖于胸部CT检查，通过观察多发病灶的位置、大小、形态、胸膜牵拉、与周围组织的关系、结节内部性质的不同来鉴别诊断。MPLC的各癌灶各自独立，不仅大小各异，且形态、密度、瘤-肺界面也各具独特的特点（图20-6-1），大多具有原发性肺癌的典型CT表现。

这是由于肺癌的CT征象与肿瘤的分化程度存在相关性,如结节实性成分越多提示分化越差,毛刺征与胸膜牵拉征在低分化腺癌中最常见(图20-6-2)。另外,同时多原发性肺癌的共同引流部位无肿瘤累及,确立诊断时无肺外转移。

MPLC分为周围型-周围型、周围型-中央型、中央型-中央型三种组合形式,以周围型-周围型最常见。其中中央型肺癌病灶常表现为支气管管壁增厚、管腔狭窄和肺门肿物,但需除外肿瘤沿支气管壁的直接蔓延。

周围型肺癌结节内部密度多不均匀,有空泡征、空洞、多结节聚集、空气支气管征;形态多为分叶形或不规则形(图20-6-3);周围多有毛刺征、棘突征、血管集束征、胸膜凹陷征[4,5]。

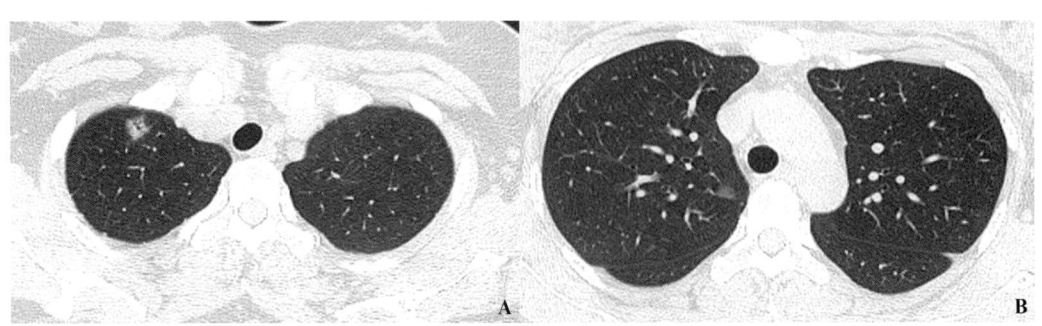

图20-6-1　女性,33岁。同时性多原发性腺癌(不同型)

CT肺窗显示右肺上叶尖段亚实性结节(A),大小约1.2 cm×1.1 cm,内可见小泡征,病理为浸润性腺癌;右肺上叶后段纯磨玻璃密度结节(B),大小约0.9 cm×0.6 cm,病理为微浸润性腺癌。

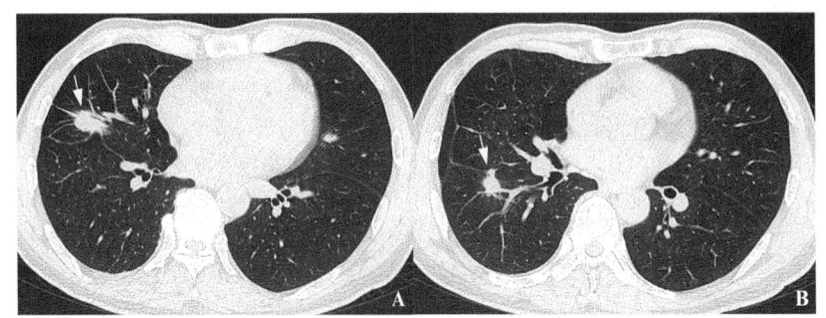

图20-6-2　男性,69岁。同时性多原发性腺癌(同型,浸润性腺癌)

CT肺窗显示右肺中叶(A)及下叶(B)可见不规则结节,右肺中叶结节大小约3.2 cm×1.5 cm,边缘毛糙,周围可见索条牵拉邻近胸膜;右肺下叶结节大小约1.5 cm×1.2 cm,边缘毛刺。

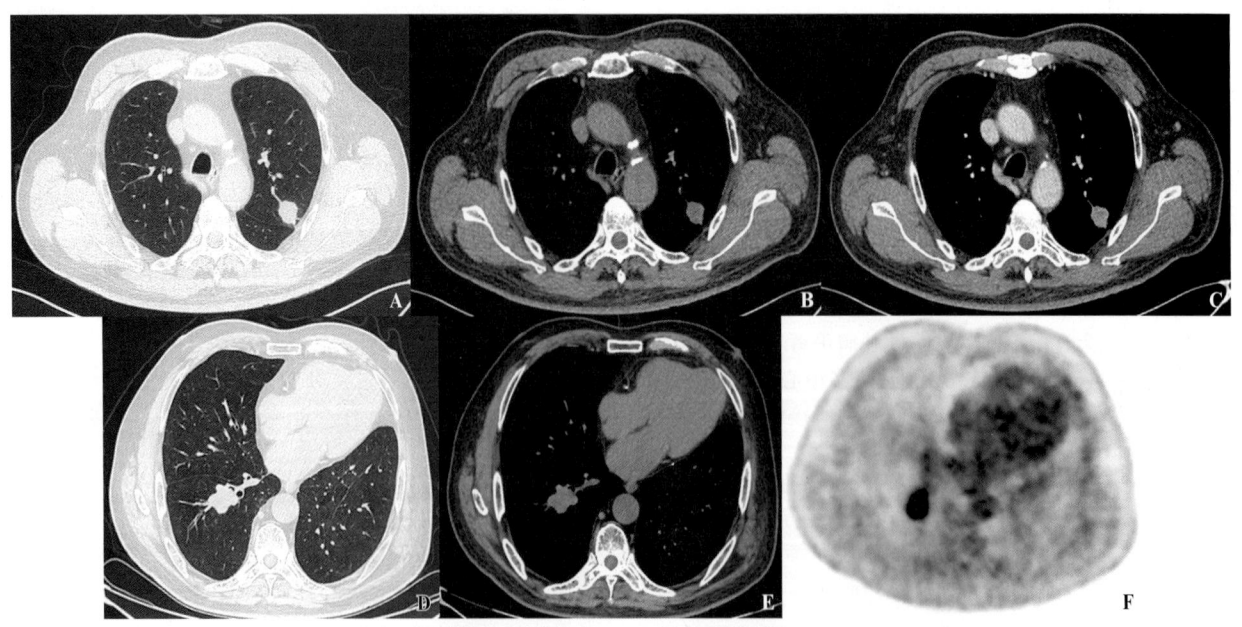

图20-6-3　男性,65岁。异时性多原发性鳞状细胞癌(不同型)

体检发现左上肺肿物(A~C),行左肺上叶切除术,病理为大细胞癌,区域淋巴结未见癌转移;3年后复查CT时发现右下肺肿物(D~F),术后病理为非角化型鳞状细胞癌,伴支气管旁淋巴结转移。

当初次影像表现难以定性时,CT 的随访观察也是协助诊断的重要方法。一般在无抗癌治疗的情况下转移瘤较原发性肿瘤进展迅速,且常伴有肺外转移。

2. PET-CT 表现·PET-CT 在发现肺部肿瘤淋巴结转移及远处转移方面有其独特的优势,但并非对所有的肺部小结节都有诊断价值。同时多原发性肺癌的病灶,术后的病理类型多为腺癌,其中有很大一部分在影像学上表现为磨玻璃结节。

对于这一类不含实性成分的结节,通常很少有代谢增高及淋巴结转移(图 20-6-4),所以 PET 对多原发性肺癌的诊断意义不如 CT。但 MPLC 与转移瘤难以鉴别时,PET-CT 有助于发现肺外原发病灶。

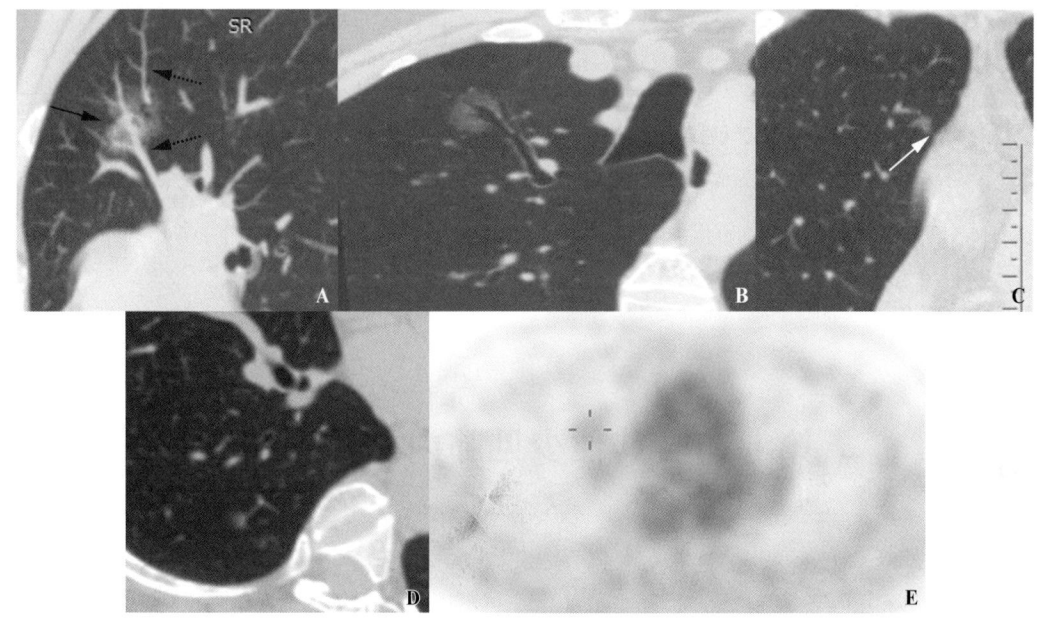

图 20-6-4 女性,51 岁。同时性多原发性肺癌(不同型)

CT MIP(A)及 minMIP 图(B)显示右肺上叶前段纯磨玻璃结节,大小约 19.2 mm×21.7 mm×23.8 mm,形状不规则,可见深分叶(黑实箭),有血管(黑虚箭)及支气管出入其间,其内支气管管腔扩张扭曲,血管无增粗狭窄,病理为浸润性腺癌,以腺泡为主;右肺上叶前段心缘旁实性结节(C),直径约 5.4 mm,形状不规则,与纵隔胸膜有线状影连接(即胸膜凹陷),病理为浸润性腺癌,非黏液性;右肺下叶背段,混合密度结节,直径约 4.9 mm,病灶边缘模糊,有细小、无分支血管穿行,病理为原位腺癌,非黏液性;^{18}F-FDG(E)显示右肺上叶前段呈核素轻度浓聚,SUV_{max} 值约为 1.3,其余病灶无核素浓聚。

【诊断标准】

1975 年,Martini[1] 提出了较为权威的多原发性肺癌的诊断标准,即 Martini-Melamed 诊断标准。sMPLC 的诊断标准是:①各肿瘤之间相互独立,且有一定距离。②经病理诊断证实是恶性肿瘤,其组织学类型不同。组织学类型相同时,位于不同肺段、肺叶或不同侧肺,由不同的原位癌起源,各肿瘤共同的淋巴管引流通道无肿瘤累及,确立诊断时无肺外转移。③除外复发和转移。由此可见,肿瘤的形态特征、位置分布和共同引流淋巴管是否受累等特征为诊断 sMPLC 的要点。

美国胸科医师协会(American College of Chest Physicians,ACCP)先后多次对 Martini-Melamed 临床诊断标准做了改进和补充。ACCP 在 2013 年关于 sMPLC 的修改和诊断建议[5,6]:①各个肿瘤组织病理类型不同;②各个肿瘤的分子遗传特征不相同;③各个肿瘤为起源不同的原位癌;④各个肿瘤病理类型相同时,各个肿瘤需位于不同肺叶且无肺外转移。

Martini-Melamed 对 mMPLC 的诊断标准为[1]:①组织学类型不同;②组织学类型相同时:无瘤间期至少 2 年,或均由不同的原位癌起源,或第二原发癌位于不同肺叶或不同侧肺时,肺癌共同的淋巴引流部位无癌肿,确立诊断时无肺外转移。

ACCP 在 2013 年对 mMPLC 诊断标准修改为[5,6]:①各个癌灶组织类型或分子基因学特点不同,或均由不同的原位癌起源;②2 个或 2 个以上癌灶组织学类型相同,但癌灶之间发病时间不同,无瘤间隔时间至少达到 4 年以上,或位于不同肺叶且没有 N2 或 N3 淋巴结转移和全身转移。这次补充,首次将分子基因诊断列入诊断标准,但是可行性的分子诊断标志物并没有明确。

【鉴别诊断】

1. 肺转移瘤·sMPLC 主要需要与肺转移癌鉴别。肺转移瘤一般具有原发肿瘤病史,肺内为随机分布的结节,常表现边缘光滑、密度较均匀、大小不一的实性结节,少见毛刺及分叶征,肿瘤倍增时间较短,较少产生肺叶或肺段不张,与原发灶的生物学行为保持高度一致性,共同淋巴引流部位常可见肿大淋巴结,且患者基础体质较差。sMPLC 多具有原发性肺癌的特点,癌灶进展相对缓慢,患者体质相对较好,两肺同时出现孤立性肿物且无淋巴结转移和远处转移,应考虑 sMPLC 可能。

2. 肺癌复发·术后复发指首发癌切除不彻底或支气管残端侵犯,致使残存的癌细胞在远原发部位形成新的病灶,也具有原发性肿瘤的影像学特征,但位于手术局部不符合 mMPLC 的诊断标准。肺癌术后 2 年,肺内又出现孤立性肿物和肺不张时,应高度怀疑mMPLC。

3. 结核·急性粟粒型肺结核的结节多具有"三均匀"特征,即大小、密度、分布均匀,结节边缘清晰,肺内还可见到磨玻璃密度影,呈斑片状分布。亚急性血行播散型肺结核的结节大小、密度、分布不均匀,上肺结节通常多于下肺,结节可呈软组织密度、液体密度,并可伴有钙化及空洞。另外,患者的症状、实验室检查等有助于鉴别。

4. 炎症·弥漫性肺炎多于双侧肺叶、段广泛性分布,并以肺支气管束走行分布相一致,以大片状实变影及边界不清的磨玻璃影更常见,抗炎治疗后吸收显著。支气管壁弥漫性增厚伴亚段管内黏液栓形成则多提示为支气管炎或周围炎。

(叶兆祥 于红)

参考文献

[1] Martini N, Melamed MR. Multiple primary lung cancers [J]. J Thorac Cardiovasc Surg, 1975,70:606-612.

[2] 温敬利,王馨雨,顾书君,等.多原发肺癌临床诊治进展[J].中华结核和呼吸杂志,2022,45:826-834.

[3] Romaszko AM, Doboszyńska A. Multiple primary lung cancer: a literature review [J]. Adv Clin Exp Med, 2018,27:725-773.

[4] Kozower BD, Larner JM, Detterbeck FC, et al. Special treatment issues in non-small cell lung cancer: Diagnosis and management of lung cancer, 3rd ed: American College of Chest Physicians evidence-based clinical practice guidelines [J]. Chest, 2013,143:e369S-e399S.

[5] 中华医学会呼吸病学分会肺癌学组,中国肺癌防治联盟专家组.肺结节诊治中国专家共识(2018年版)[J].中华结核和呼吸杂志,2018,41:763-771.

[6] Detterbeck FC, Frankin WA, Nicholson AG, et al. The IASLC lung cancer staging project: background data and proposed criteria to distinguish separate primary lung cancers from metastatic foci in patients with two lung tumors in the forthcoming eighth edition of the TNM classification for lung cancer [J]. J Thorac Oncol, 2016,11:651-665.

第七节·其他少见肺内恶性肿瘤

一、腺鳞癌

腺鳞癌(adenosquamous carcinomas)是一种少见的肺癌亚型,占所有肺癌的0.6%~2.3%[1]。肺腺鳞癌是侵袭性强、恶性度高、进展快、转移早、预后差的肺部恶性肿瘤。肺腺鳞癌的发生与吸烟有关,其男女之比为1.9:1。

【发病机制与病理】

由腺癌和鳞状细胞癌两种成分组成,每种成分至少占全部肿瘤的10%才能诊断[2]。

【临床表现】

其临床表现无特征性,主要有咳嗽、痰中带血、胸痛、气促,部分伴有发热、全身痛等症状。

【影像学表现】

腺鳞癌无特征性影像学表现,与腺癌、鳞状细胞癌等难以鉴别。腺鳞癌以周围型多见,多呈分叶状。当肿瘤较小时,呈密度均匀的软组织密度结节,当肿瘤较大或生长过快时,密度可不均匀,此种不均匀在增强扫描上容易显示,表现为多发灶性或大片坏死,部分可见空洞(图20-7-1和图20-7-2)。腺鳞癌较单纯腺癌和鳞状细胞癌进展更快,易早期发生转移。

二、肺部NUT癌

NUT癌是指存在睾丸核蛋白(nuclear protein in testis, NUT)基因突变的、分化差的侵袭性非小细胞癌[3],又称中线癌或t(15;19)易位癌。NUT癌是一种罕见的恶性上皮肿瘤,可以发生于全身多个部位,最常见于胸部和头颈部。在WHO肺部肿瘤分类中,将其归于其他上皮肿瘤。

临床上该肿瘤通常发生在年轻患者的肺门部位。镜下可表现为小-中等大小、未分化的、形态单一的肿瘤细胞呈片状或巢团状排列,细胞核轮廓不规则,染色质多粗颗粒状,最特征的表现为出现突然角化灶。NUT癌可发生于任何年龄,中位年龄为16~30岁,与吸烟史关系不大,但是其病情发展迅速,侵袭性高。据报道,中位总体生存期为2~10个月。

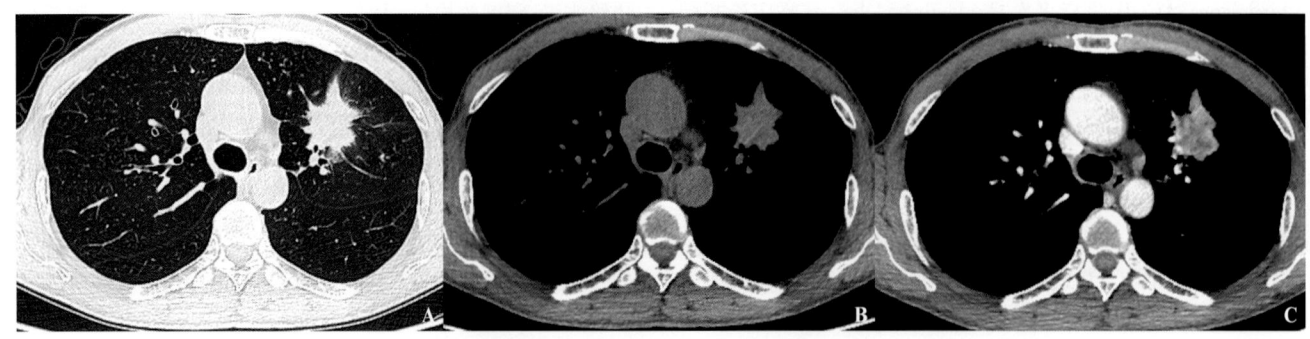

图20-7-1 男性,52岁。肺腺鳞癌(黏液腺癌+中分化鳞状细胞癌)

CT肺窗(A)显示左肺上叶前段分叶状肿块,边缘可见长短毛刺;纵隔窗平扫(B)和增强(C)显示肿物呈均匀软组织密度,明显不均匀强化。

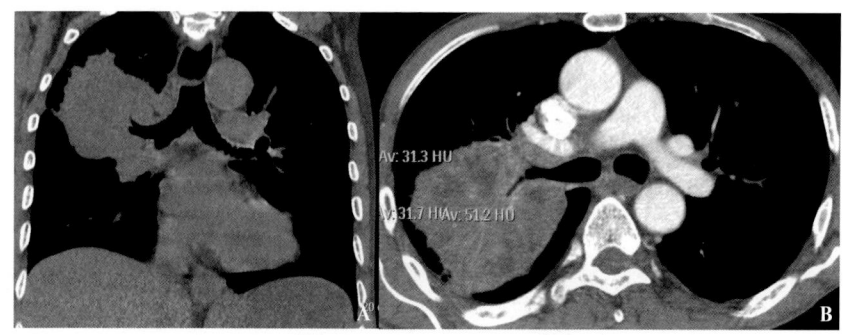

图20-7-2 男性,62岁。低分化腺鳞癌

CT平扫冠状位重建(A)显示右上叶支气管周围巨大分叶状肿块向内延伸至纵隔,支气管狭窄伴突然中断;增强扫描(B)显示肿块不均匀强化,内可见多发斑片状低密度区;右肺动脉与右支气管腔之间距离加大,与肿瘤关系密切。

【发病机制与病理】

NUT癌是以编码NUT蛋白的基因发生染色体重排为特征的一类肿瘤,2/3的NUT癌为(15;19)(q14;p13.1)易位。

NUT癌的特征性组织学形态为片状的未分化细胞,伴突发的局灶性鳞状分化。肿瘤细胞在坏死背景中呈线状或巢状分布,细胞体积小,胞核明显,胞质透明。一些肿瘤细胞有囊泡状核和开放的染色质,核仁明显,胞质稀少,核质比高。在分散的单个细胞中,裸核常见,而另一特征性表现是光学显微镜下明显可见中性粒细胞浸润。免疫组化通常CK、p63、p40、CD34阳性,特异性NUT免疫组化阳性可确诊。分子病理可检测出NUTM1基因重排(BRD4-NUT基因融合)。

【临床表现】

原发肺部NUT癌起病隐匿,无特异性症状,全身症状也不典型。NUT癌的临床表现与肿瘤的部位和侵袭性有关,主要表现为呼吸困难、咳嗽、胸膜炎性胸痛、背痛。

NUT癌还可引起发热、体重减轻、疲劳等。若伴有骨质受累可表现为背部或髋部疼痛。

【实验室检查】

本病暂未发现明显相关的实验室检查,少数患者伴有血甲胎蛋白(AFP)明显升高及β-HCG轻度升高。

【影像学表现】

肺部NUT癌进展快,在胸部X线平片上通常表现为大的肿物,可伴有大量胸腔积液、肺叶实变不张、纵隔增宽或纵隔内结构移位。

CT是肺部NUT癌诊断和分期的主要手段。肺部NUT癌的影像学表现不具有特异性,但大多数表现为大的肿物及远端肺野的阻塞性改变,通常伴有纵隔和肺门淋巴结转移,胸膜受累表现为胸膜增厚、结节及胸腔积液。原发性肺肿物及纵隔淋巴结密度不均匀,常伴有坏死或出血,有时可见钙化。对侧胸腔常不受累。

MRI可作为CT评估NUT癌的补充,能够较好地显示神经血管或胸壁侵犯[4]。

PET-CT对评估转移性病灶有重要价值。原发性肿瘤及转移病灶均表现为18F-FDG高摄取。骨是最常见的转移部位,多表现为溶骨性骨转移,FDG明显浓聚。PET-CT也可用于评估肿瘤的治疗疗效。

【鉴别诊断】

腺癌是最常见的肺癌类型,多表现为缓慢增长的磨玻璃密度或实性结节或肿物,NUT癌多表现为大的肿物伴远端梗阻性不张、胸腔积液或胸膜增厚。另外,NUT癌初诊时即往往伴有淋巴结转移。NUT癌的高度侵袭性有助于将其与其他原发性肺癌鉴别。另外,早期或小的肺腺癌可表现为FDG低摄取,而NUT癌则为FDG高摄取。

三、肺肉瘤样癌

肺肉瘤样癌(pulmonary sarcomatoid carcinoma,PSC)是一组分化差的、含有肉瘤或肉瘤样分化的非小细胞肺癌,包括多形性癌、癌肉瘤和肺母细胞瘤3个亚型[1,2]。它可以发生于全身许多部位,原发于肺部罕见,占非小细胞肺癌的0.1%~0.4%。

吸烟是主要危险因素,超过90%的多形性癌患者为重度吸烟者。肿瘤侵袭性高,对放化疗不敏感,预后差,5年生存率平均约为15个月。50~69岁为高峰年龄,平均为60岁。

【发病机制与病理】

肺肉瘤样癌的5种亚型表现为一种形态学上的连续谱系。

多形性癌由至少10%的肉瘤样梭形细胞和/或巨细胞与上皮成分混合。梭形细胞癌是一类只由梭形肿瘤细胞组成的非小细胞肺癌。巨细胞癌几乎均由巨细胞组成的非小细胞肺癌。癌肉瘤是同时含有异源性成分的肉瘤与癌混合构成的恶性混合型肿瘤。肺母细胞瘤含有类似于分化好的胎儿型腺癌的原始上皮成分和原始间叶成分。

免疫组化,肿瘤上皮性标志物细胞角质蛋白(cytokeratin,CK)、上皮细胞膜抗原(epithelial menbrane antigen,EMA)、抗细胞角质蛋白单克隆抗体(anti-pan cytokeratin antibody,AE1/AE3)、TTF-1表达阳性,间叶性标志物波形蛋白(vimentin,Vim)阳性。

肺肉瘤样癌主要突变基因有KRAS、PIK3CA、EGFR、MET、BRAF等。检测基因有助于药物治疗的选择。

【临床表现】

无特异性症状。其症状、体征与肿瘤部位有关,中央型通常表现为咳嗽、咳血;周围型体积较大时常侵犯胸膜或胸壁时,常表现为胸背部疼痛。当发生转移后,可出现体重减轻及转移部位的疼痛等。

【影像学表现】

肺肉瘤样癌影像学表现常为孤立性肿块,可位于中央区,也可位于肺外周,但以肺外周多见,通常紧贴胸膜。肿块体积一般较大(多>5 cm),边缘清晰,轮廓欠规整,但大多数无分叶征、毛刺征。肿块密度不均匀,有坏死,但较少出现空泡征。

病变容易侵犯胸膜或胸壁(图20-7-3和图20-7-4),多有肺门与纵隔淋巴结转移,很难与其他非小细胞肺癌区分。增强扫描强化不均匀(图20-7-3),常呈囊腔样/环样强化(图20-7-4)[5]。

肿块若位于中央区,可引起支气管狭窄,甚至中断,导致肺内阻塞性肺炎和肺不张斑片状影(图20-7-5)。

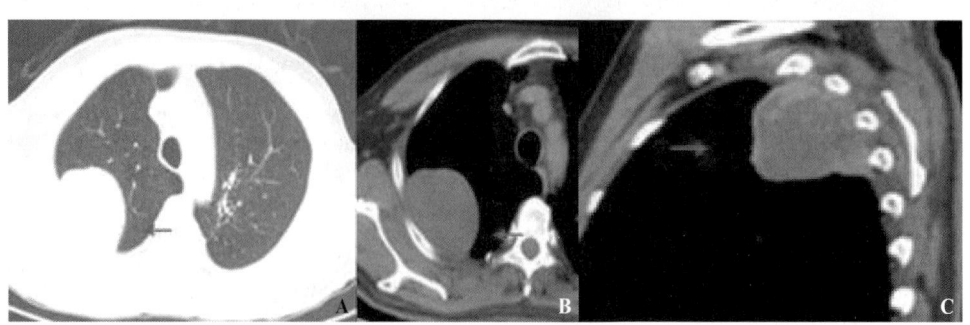

图 20-7-3　男性,53岁。肺肉瘤样癌

CT肺窗(A)显示右肺上叶胸壁处半圆形肿块,瘤-肺界面清晰锐利,周围肺组织未见异常;纵隔窗(B)显示病灶内密度均匀,邻近胸膜未见增厚;增强扫描矢状位(C)显示病灶轻度分叶,强化不均匀,周边强化程度高于中央,与肋间肌分界欠清。

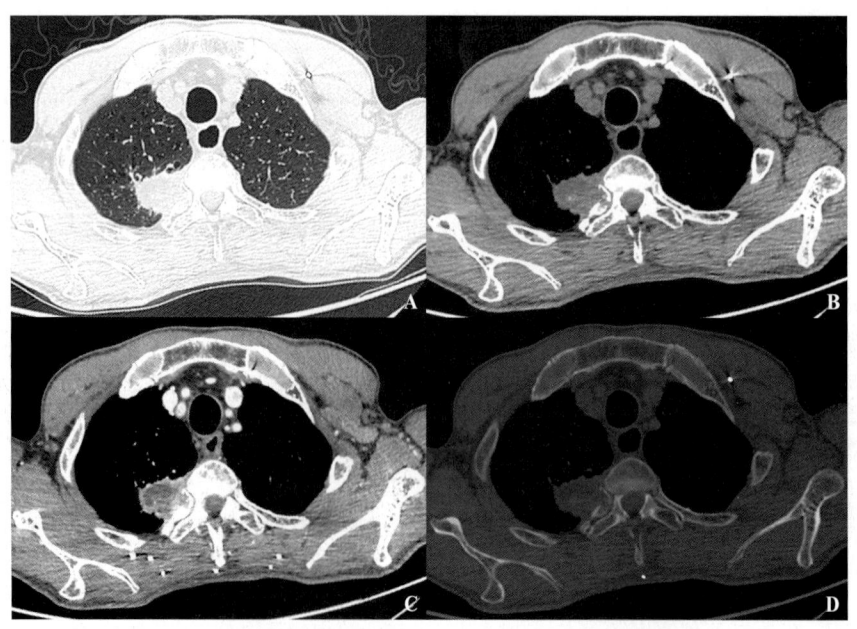

图 20-7-4　男性,66岁。右肺上叶肉瘤样癌

CT肺窗(A)显示右肺上叶脊柱旁不规则肿块,边缘清晰,形态欠规则;纵隔窗(B)示肿块内密度不均,伴点状钙化;增强后(C)呈明显环形强化;骨窗(D)显示邻近第3后肋溶骨性骨质破坏。

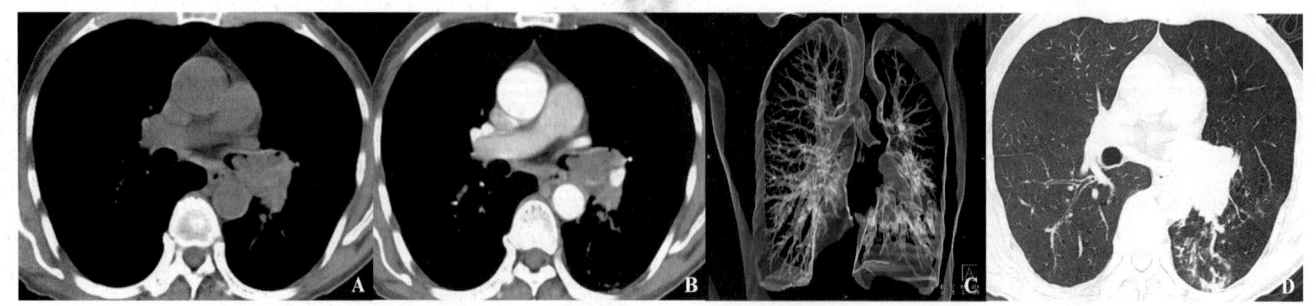

图 20-7-5　男性,56岁。左下叶支气管肉瘤样癌

CT纵隔窗(A)显示左下叶支气管腔内软组织影突起;增强扫描(B)显示病变膨胀性生长致气管腔扩大,并向腔外生长形成肿块;透明肺重建(C)显示左下叶支气管狭窄、中断,导致左下叶阻塞性肺炎(D)。

【诊断标准】

诊断依靠光镜或免疫组化分析确诊。

四、肺恶性间叶组织肿瘤

肺恶性间叶组织肿瘤(malignant mesenchymal tumours)又称肺肉瘤,少见,归属肺间叶性肿瘤[2]。它可来源于肺的纤维结缔组织、骨、软骨、肌肉、脂肪、血管、淋巴管等处。主要包括纤维肉瘤、恶性纤维组织细胞瘤、平滑肌肉瘤、横纹肌肉瘤、脂肪肉瘤、骨肉瘤、血管肉瘤、恶性血管外皮细胞瘤等,常见类型依次为纤维肉瘤、平滑肌肉瘤和恶性纤维组织细胞瘤。

肺恶性间叶组织肿瘤可见于任何年龄,多见于青壮年,较肺上皮恶性肿瘤发病年龄偏低约20岁,男性多见。病因不明,可能与吸烟、空气污染、电离辐射(如血管肉瘤和未分化肉瘤)、病毒感染(如HHV8与卡波西肉瘤,EBV与平滑肌肉瘤)等因素相关。主要是通过血液转移,预后差。

【发病机制与病理】

大多数间叶组织肿瘤发病机制不明。

大体形态表现为类圆型肿块,界清,多有不完整包膜有假包膜,膨胀性生长较浸润性生长发生率高,很少侵犯或突破支气管黏膜,故纤维支气管镜及痰脱落细胞学检查难以确诊。肿块切面呈灰白色鱼肉状,可见局部侵犯和血行转移,淋巴结转移少见。

主要依靠病理细胞形态学、免疫组化及细胞超微结构分析而确诊。免疫组化显示间叶成分的S-100蛋白、波形蛋白等阳性,分化比较差的肉瘤常需要电子显微镜或特殊染色来辅助诊断。由于肿瘤细胞分化程度与预后密切相关,每例患者都必须判断其组织分级。

这类肿瘤必须有足够组织学标本排除癌肉瘤,以及全面检查排除肺外有原发病变转移至肺,才能做出诊断。

【临床表现】

病灶较小者无症状。有症状者常表现为胸痛、咯血、咳痰等非特异性症状。

【实验室检查】

无特殊异常。

【影像学表现】

胸部CT平扫及增强检查为肺间叶组织肉瘤的首选检查。肿瘤可发生在支气管内或肺实质内,多见于肺的周边部,多数为单发。其特点如下(图20-7-6~图20-7-8)。

1. 大小·发现时瘤体较大,约1/3直径在10 cm以上。

2. 外形·呈浅分叶状或类圆形轮廓清楚、边缘光滑,一般无毛刺征。

3. 密度·软组织密度肿块,平扫内部均匀致密,增强扫描呈不均匀强化,强化程度通常较明显,一般无液化坏死区。若发生坏死,则形成厚壁空洞。钙化发生率高于肺癌。

4. 瘤周·周围肺组织通常无异常,也无子瘤。

5. 肺外表现·易侵犯胸膜引起胸腔积液。肿块大,缺乏肺门纵隔肿大淋巴结被视为与支气管肺癌的鉴别点。

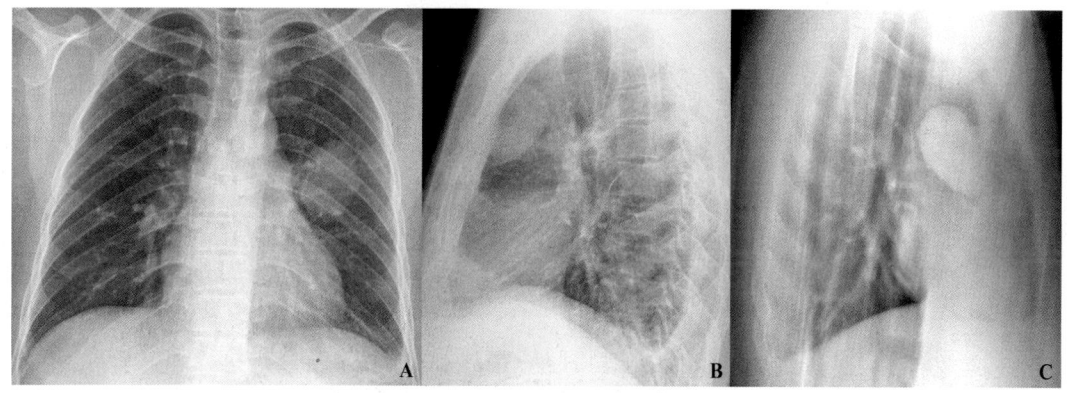

图20-7-6 男性,59岁。左肺纤维肉瘤

胸部正位(A)、侧位(B)X线片显示左肺上叶前段椭圆形肿块,周围肺组织密度未见异常;病灶断层(C)显示病灶边缘锐利、光滑,内部密度均匀。

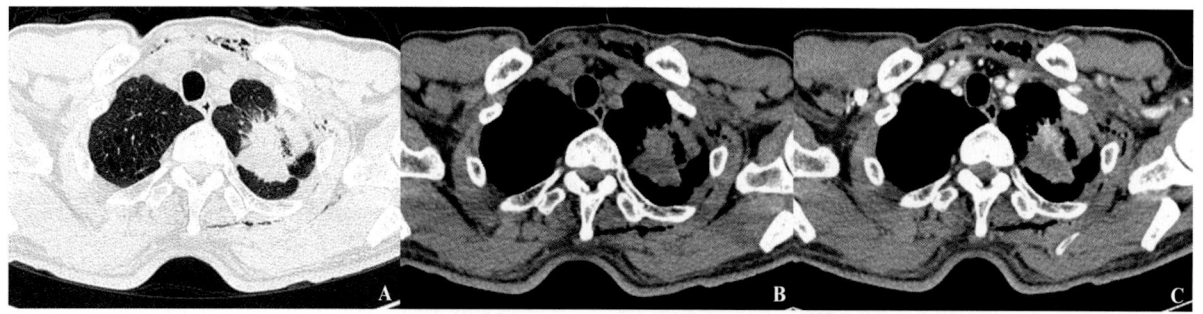

图20-7-7 男性,62岁。左上肺恶性纤维组织细胞瘤

CT肺窗(A)显示左肺尖分叶状肿块;纵隔窗平扫(B)显示密度与肌肉相仿,均质;增强扫描(C)强化欠均,局部强化明显,邻近胸膜肥厚。

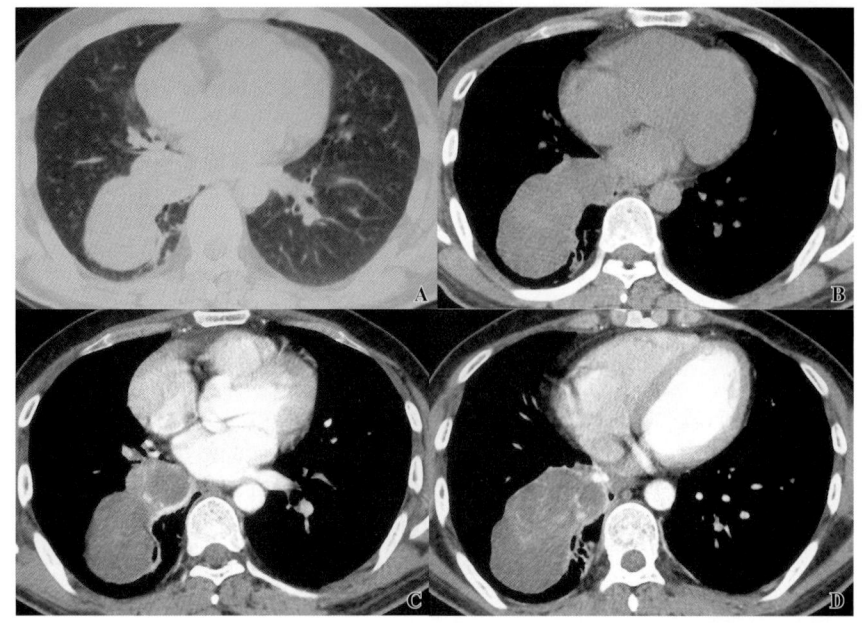

图 20-7-8 男性,30 岁。低度恶性肺肉瘤

CT肺窗(A)显示右肺下叶不规则肿块,边缘锐利;纵隔窗(B)显示病灶内密度较均匀;增强扫描(C、D)病灶呈不均匀强化,内部见斑点状、丝网状明显强化影,未见不强化坏死区。

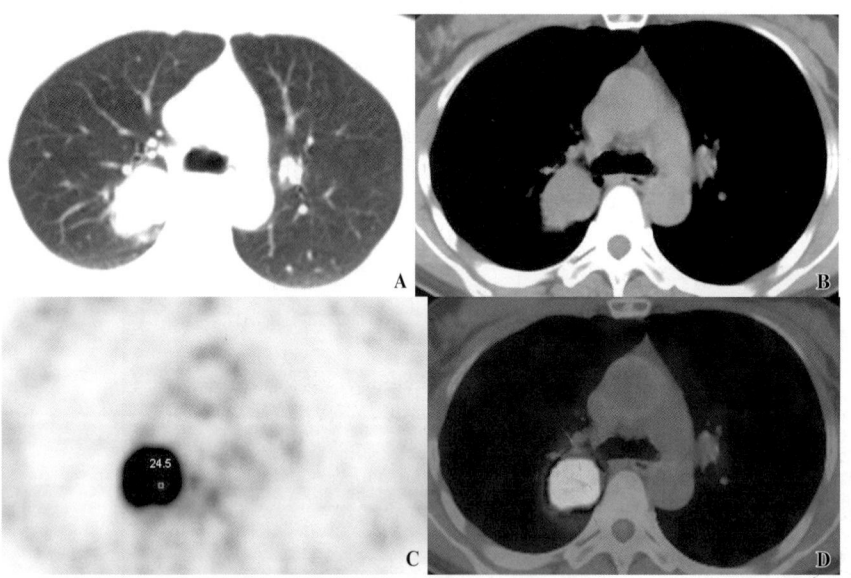

图 20-7-9 女性,53 岁。肺肉瘤

CT肺窗(A)显示右肺上叶后段肿块,边缘锐利;纵隔窗(B)示病灶轻度分叶状,密度均匀;PET(C)和PET-CT融合图(D)显示其内核素均匀浓聚。

肿块在PET-CT上呈核素浓聚现象(图 20-7-9)。

【诊断标准】

确诊依赖于病理组织学常规及免疫组化综合判断。

五、肺肝样腺癌

肺肝样腺癌(hepatoid adenocarcinoma of the lung, HAL)是指发生于肺部且同时具有腺样和肝细胞样分化特征的一种特殊类型的肺癌。

特点是患者血清及肿瘤组织中AFP升高,$α_1$-抗胰蛋白酶($α_1$-antitrypsin, $α_1$-AAT)、$α_1$-抗糜蛋白酶($α_1$-antichymotrypsin, $α_1$-ACT)可呈阳性。

【发病机制与病理】

HAL的组织学起源及发病机制尚不明确。有假说认为,在胚胎发育过程中,肺、肝和胃都起源于原始前肠,由于某种原因导致肺、肝、胃发生的某些肿瘤向肝细胞方向分化,产生某些正常肝细胞或肝细胞癌的产物,如AFP、$α_1$-AAT、白蛋白、凝血酶原、铁蛋白等。

HAL在组织形态学以及免疫组化的特征类似于肝细胞癌。病理学特点如下。

(1)肿瘤呈髓样或条索样排列,细胞体积较大,呈多边形或卵圆形,细胞核大、核仁多见,胞质丰富嗜酸,易见病理性核分裂象,血窦极为丰富。

(2)癌细胞的细胞内或细胞间可出现嗜伊红玻璃样小球,部分癌细胞呈脂肪变性或可见胆汁分泌,PAS染色可见阳性小体。

(3)肝样腺癌AFP强阳性或阳性,$α_1$-AAT、$α_1$-ACT阳性。$α_1$-AAT和$α_1$-ACT属于蛋白酶,可抑制正常的淋巴细胞与植物凝素反应,还可以抑制由蛋白酶参与的效应T细胞介导的肿瘤细胞杀伤作用,抗凝血及抑制纤维蛋白活性,属于肿瘤生长促进因子。

HAL具有很大的侵袭性,极易发生转移。

【临床表现】

肝样腺癌最常见的发生部位是胃(63.0%),其次是卵巢

(10.0%)、肺(5%)、胆囊(4%)、胰腺(4%)、子宫(4%)。HAL多发生于中老年男性,男女比例为2.4:1,年龄范围为36~82岁,中位年龄为65岁。大多数患者有长期大量吸烟史[6,7]。

HAL起病隐匿,可出现咳嗽、咳痰、痰中带血、胸背痛、呼吸困难和体重减轻的临床症状。HAL患者高龄、分期晚、血清AFP水平升高均与预后不良有关。

HAL初诊时发生骨转移、脑转移、肝转移的概率分别为30.91%(17/55)、16.36%(9/55)、11.11%(6/54)[8],HAL较非小细胞肺癌预后差,中位总生存时间为5个月(1~116个月,95% CI:3.1~6.9)。

【实验室检查】

实验室检查中,血清AFP、CEA大多升高,α_1-AAT、α_1-ACT阳性。

免疫组织化学显示AFP、HepPar-1和TTF-1的细胞质颗粒染色呈阳性。

【影像学表现】

HAL的影像学表现无特异性。HAL大多发生在双肺上叶,很少在中叶,通常靠近胸壁或大血管。肿瘤表现为单发的肿块,呈类圆形,可有分叶和毛刺,直径常常>5 cm,其内密度常不均匀,有大片坏死区。增强扫描呈不均匀强化,坏死区更明显(图20-7-10)。

PET-CT检查均显示代谢增高,PET-CT全身检查可以综合评估全身转移情况。

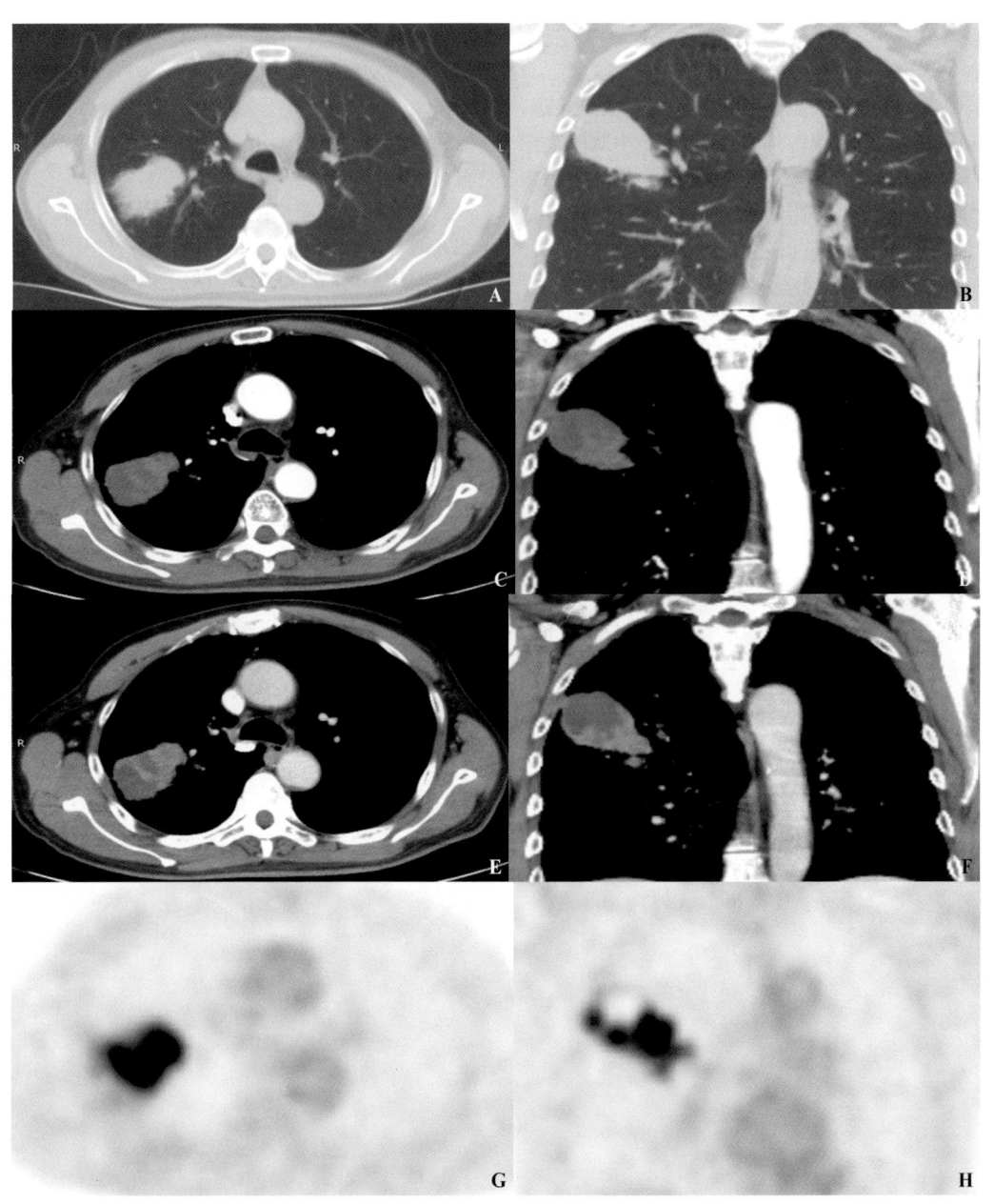

图20-7-10 男性,66岁。肝样腺癌

间歇性咳嗽伴痰中带血10个月,加重1周,少量咯血。实验室检查:AFP 28.49 ng/mL(0.00~7.00 ng/mL),CEA、CA125、CA19-9、CA724、TPSA均未见增高。CT肺窗(A、B)显示右上肺有肿块状阴影,边缘欠光滑,有轻分叶;增强扫描动脉期(C、D)显示病变有不均匀的强化;静脉期(E、F)显示病变持续强化,为不均匀强化特点;PET显示病变呈高代谢,部分区域无代谢(G、H)。

【诊断标准】

诊断依据病理及免疫组化结果[9]包括：①纯肝样腺癌或具有典型腺泡或乳头状腺癌、印戒细胞或神经内分泌癌的成分；②AFP表达不是必需的，只要表达其他肝分化标志物即可诊断。

【鉴别诊断】

通常难以与肺内其他类型的恶性肿瘤鉴别。但肺肝样腺癌由于肿块较大，AFP增高有利于与其他恶性肿瘤鉴别。

六、肺内恶性脑膜瘤

肺原发性脑膜瘤（primary pulmonary meningioma，PPM）又称肺异位脑膜瘤，是原发于肺内的异位脑膜瘤，为肺内非常罕见的肿瘤。大部分为良性肿瘤，生长缓慢，单发，也有恶性PPM。

【发病机制与病理】

PPM的组织学起源及发病机制尚不明确。有文献报道，PPM起源于肺内的异位蛛网膜粒细胞，即肺内微小脑膜上皮结节，也有学者认为其来源于胸膜间质内多向分化的潜能细胞。PPM在病理上可分为上皮型、过渡型和纤维型，大多数为过渡型[10]。

PPM多无明显包膜，呈圆形或卵圆形，与周围肺组织界限清楚，靠近胸膜，质偏硬，切面呈灰白色。PPM的组织学形态与典型中枢神经系统脑膜瘤相似，细胞呈梭形，呈漩涡状或洋葱皮样排列，有时可见砂粒体样结构。

免疫组织化学标志物波形蛋白、上皮细胞膜抗原（epithelial membrane antigen）表达阳性为特征。CK、PR、ER、CEA、S-100、NES、CK68、结蛋白（desmin）也可为阳性。

【临床表现】

PPM是一种罕见的原发性颅外脑膜瘤亚型。Kemnitz于1982年首次报道，迄今文献中报道的原发性肺脑膜瘤不到50例。

PPM好发于中老年患者，男女发病无明显差异，临床上多无明显症状，常在胸部影像学检查时偶然发现。少数患者可有咳嗽、咳痰、呼吸困难、夜间喘息等症状。

【实验室检查】

实验室检查无特异性。

【影像学表现】

PPM的CT表现与肿瘤的具体病理类型和大小等因素相关。多表现为实性结节或肿块，多位于肺外围，绝大多数为单发，边界清楚光整，密度较均匀。肿瘤的大小不一。

国内文献统计肿瘤直径为2.0~20cm，部分可见浅分叶及粗大钙化，无明显毛刺及胸膜凹陷征。PPM与颅内脑膜瘤的强化类似，表现为均匀明显强化，也有不均匀强化的相关报道[11]。

肺内恶性脑膜瘤主要表现为胸膜下肺内多发结节，可以相互融合（图20-7-11）。纵隔窗密度比较均匀，增强扫描，动脉期病变内有强化，静脉期病变内有继续强化表现（图20-7-12）。

【诊断标准】

明确诊断需要介入性检查，或者手术病理确诊。

【鉴别诊断】

通常难以与肺内其他类型的恶性肿瘤及转移瘤鉴别。

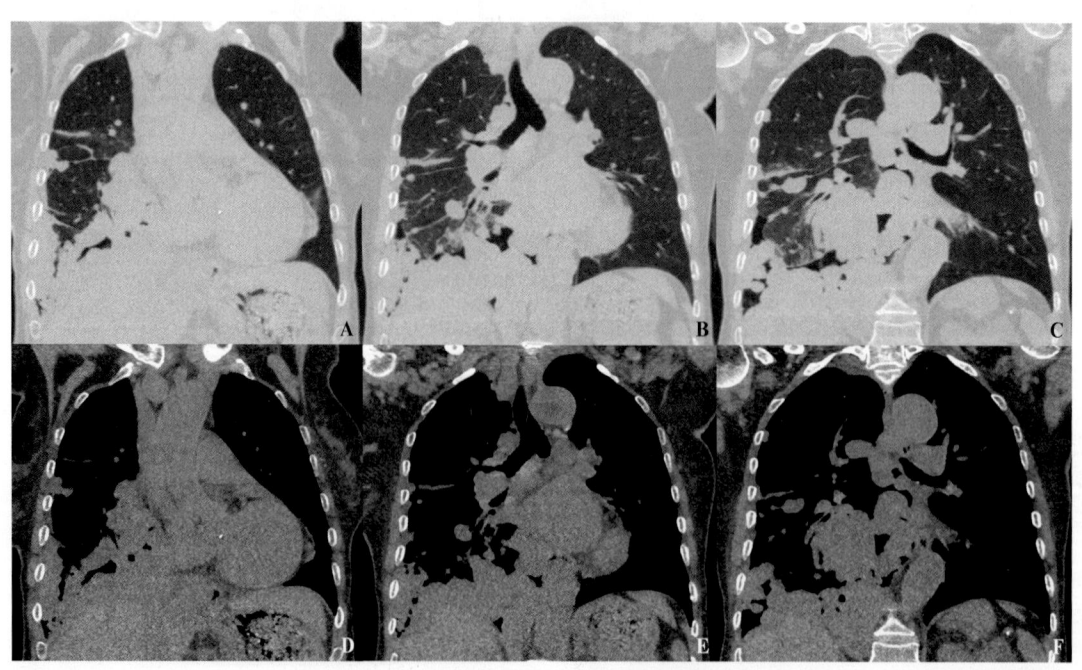

图20-7-11 女性，73岁。肺内上皮性脑膜瘤（恶性）

胸痛10天，呈持续性。实验室检查：CA125 261.10ng/mL（0~35.00ng/mL），AFP、CEA、CA153、CA19-9均未见增高。CT肺窗显示右肺胸膜下、斜裂胸膜下弥漫多发大小不等的结节、肿块影突入肺内，右肺少许纤维索条影（A~C）；纵隔窗显示肿块呈等密度，其内密度均匀，多数融合，边界不清楚（D~F）（本病例由遵义医科大学第三附属医院何青教授、李仕广教授提供）。

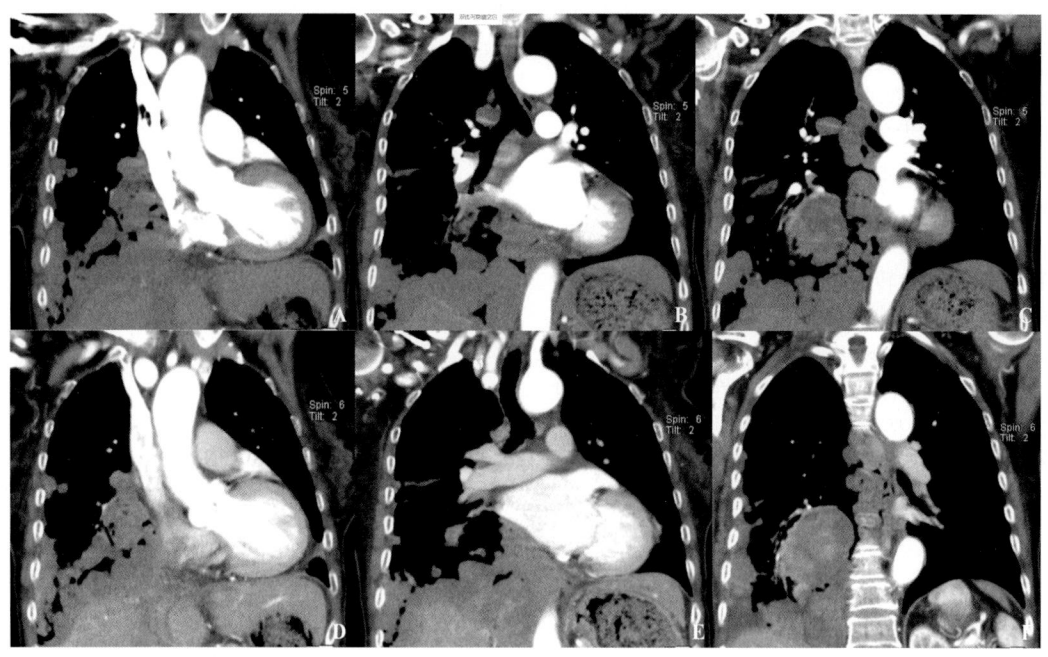

图 20-7-12　女性,73 岁。肺内上皮性脑膜瘤(恶性)与图 20-7-11 为同一患者

增强扫描动脉期病灶强化(A~C);静脉期病变有进一步的斑片状强化(D~F)。右肺下叶基底段穿刺见肿瘤,免疫组化结果:波形蛋白(+)、GFAP(+)、NF(+)、PGP9.5(+)、S-100(弱+)、p63(+)、EMA(局部+)。结合形态学及免疫组化结果考虑脑膜瘤(恶性)。出院诊断为:原发性肺脑膜瘤(Ⅳ期)并右肺肺内、胸壁、纵隔及胸膜转移(本病例由遵义医科大学第三附属医院何青教授、李仕广教授提供)。

七、肺原发性恶性黑色素瘤

肺原发性恶性黑色素瘤(primary malignant melanoma of the lung, PMML),是起源于黑色素细胞的恶性肿瘤,多见于皮肤及黏膜。原发于肺的恶性黑色素瘤极其罕见,仅占肺肿瘤的 0.01%[12],恶性程度高,转移早,预后极差。

【发病机制与病理】

关于 PMML 的病因,目前存在以下三种假说:①机体的黑色素细胞散在分布于人体内整个神经内分泌系统,在胚胎发育过程中逐渐向皮肤迁移,也有少部分向机体内脏迁徙。而迁移至第 6 鳃弓发育而来的喉、食管与下呼吸道的黑色素细胞则可能分化为肺原发性恶性黑色素瘤。②有文献报道慢性刺激致口腔黏膜下腺体黑色素化生,推测其发生可能来源于黏膜下腺体化生。③肺母细胞瘤中存在黑色素成分说明了肺原发性恶性黑色素瘤来源于多潜能干细胞的可能性[13]。

【临床表现】

临床表现无特异性,常表现为胸闷、胸痛、咳嗽、咳血等不适或无任何症状。

【实验室检查】

PMML 大体切面一般为灰黑与灰黄相间,光学显微镜下可见细胞质内含有黑色素颗粒。免疫组化常为 S-100、HMB45、Melan A 标志物联合应用,但 S-100 敏感性高而特异性差,HMB45、Melan A 敏感性低而特异性高,三者联合标记提高诊断率。

【影像学表现】

CT 表现常为肺内孤立性结节或分叶状肿块,位于段或叶支气管的病变或可伴有阻塞性肺炎、肺不张等。CT 增强病灶常表现为轻到中度均匀或不均匀强化。PET-CT 表现为病灶及转移灶 FDG 代谢均升高[14]。黑色素瘤富含黑色素颗粒,具有顺磁性效应,在 MRI 上呈特征性的短 T1 短 T2 信号(图 20-7-13)。

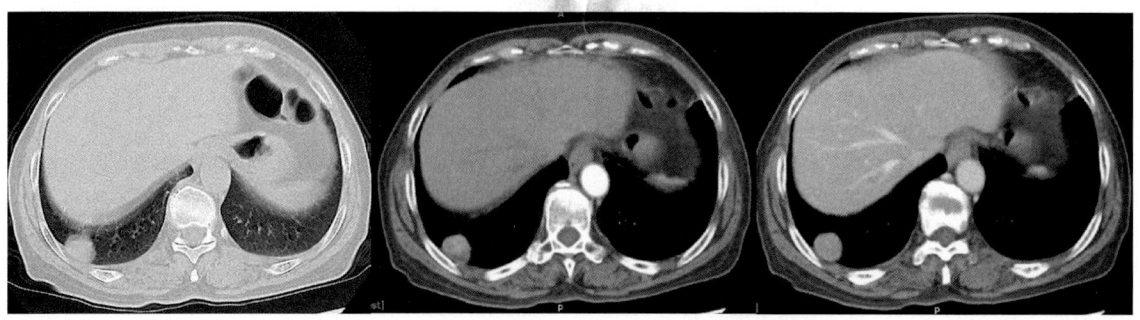

图 20-7-13　女性,65 岁。右肺下叶原发性恶性黑色素瘤

胸部 CT 平扫于右肺下叶可见一大小约 2.46 cm×1.84 cm×1.72 cm 的类圆形、边界清楚、形态规则的软组织密度结节影,增强扫描动脉期可见肿块内不均匀强化,静脉期强化程度进一步增加。

【诊断标准】

关于肺原发性恶性黑色素瘤的诊断依据,外国学者Wilson等总结了以下五条:①肺上孤立的肿块;②病理学证实为恶性黑色素瘤;③既往无皮肤、黏膜或眼部手术或电灼史;④中央型肺损害(黑色素细胞侵犯支气管上皮)。

【鉴别诊断】

1. 转移性恶性黑色素瘤。往往有原发性皮肤或眼的恶性黑色素瘤病史,影像学上转移灶多呈粟粒样分布,也有极少部分呈单个分布,常表现为肺外周孤立的结节或肿块,边界比较尚清楚,密度比较均匀,很少表现为中央型肺害。

2. 小细胞肺癌。是一种原发于肺的恶性肿瘤,恶性程度高,早期转移广泛,呈中央型肺损害的表现,但小细胞肺癌影像学表现具有特异性,小细胞肺癌转移淋巴结较大且易融合成团块病灶,与原发病灶分界不清,CT上较易鉴别。

(叶兆祥　沈聪)

参考文献

[1] 中华人民共和国国家卫生健康委员会,赫捷,吴一龙,等.原发性肺癌诊疗指南(2022年版)[J].中国合理用药探索,2022,19:28.
[2] WHO Classification of Tumours Editorial Board. WHO classification of tumours. Thoracic tumours [M]. 5th ed. Lyon: IARC Press, 2021.
[3] 刘小琴,李艳莹,余敏,等.肺NUT癌1例报告及文献复习[J].中国肺癌杂志,2021,24:6.
[4] Virarkar M, Saleh M, Ramani NS, et al. Imaging spectrum of NUT carcinomas [J]. Clin Imaging, 2020, 67:198-206.
[5] 原发性肺肉瘤样癌MSCT特征及与非小细胞癌鉴别诊断分析[J].中国CT和MRI杂志,2022,20;77-79.
[6] Lei L, Yang L, Xu YY, et al. Hepatoid adenocarcinoma of the lung: an analysis of the surveillance, epidemiology, and end results (SEER) database [J]. Open Med (Wars), 2021,16:169-174.
[7] Tonyali O, Gonullu O, Ozturk MA, et al. Hepatoid adenocarcinoma of the lung and the review of the literature [J]. J Oncol Pharm Pract, 2020, 26: 1505-1510.
[8] Hou Z, Xie J, Zhang L, et al. Hepatoid adenocarcinoma of the lung: a systematic review of the literature from 1981 to 2020 [J]. Front Oncol, 2021,11:702216.
[9] Haninger D, Kloecker G, Bousamra M, et al. Hepatoid adenocarcinoma of the lung: report of five cases and review of the literature [J]. Mod Pathol, 2014, 27:535-542.
[10] Bae SY, Kim HS, Jang HJ, et al. Primary pulmonary chordoid meningioma [J]. Korean J Thorac Cardiovasc Surg, 2018, 51:410-414.
[11] Minami Y, Sato S, Koyanagi H, et al. Malignant primary pulmonary meningioma with bone metastasis [J]. Oxf Med Case Reports, 2020, 2020 (2):omaa005.
[12] Deng S, Sun X, Zhu Z, et al. Primary malignant melanoma of the lung: a case report and literature review [J]. BMC Pulm Med, 2020,20:94.
[13] 中华医学会病理学分会.黑色素瘤病理诊断临床实践指南(2021版)[J].中华病理学杂志,2021,50;11.
[14] 刘艳,谢新立,王瑞华,等.肺原发性恶性黑色素瘤18F-FDG PET/CT显像一例[J].中华核医学与分子影像杂志,2018,38;625-626.

第八节·转移瘤

肺是转移瘤(metastases)的好发部位,大量尸检结果显示,有20%~54%胸外恶性肿瘤的患者发生肺转移。肺转移的途径可以是血行播散、淋巴道转移或邻近器官直接侵犯。以绒毛膜癌、乳腺癌多见,恶性软组织肿瘤、肝癌、骨肉瘤和胰腺癌次之;还有甲状腺癌、肾癌、前列腺癌和肾胚胎癌等。

肺是进行气体交换的场所,加之癌症患者肺部循环压力较低,血流速度慢,血管网丰富、纤细,导致癌栓易停留并生长。

【发病机制与病理】

肺转移瘤的途径包括血行、淋巴道、直接浸润或蔓延和气道播散。

血行转移最为常见。其机制为原发性肿瘤直接侵入静脉或经淋巴回流入静脉形成微血栓,肿瘤细胞经腔静脉回流到右心而到达肺,经过肺循环的小动脉或毛细血管网时着床并增殖,浸润并穿过血管壁,在周围间质及肺泡内生长,形成单发或多发结节。极少情况下,转移灶仅在血管腔内生长不侵犯血管外组织而形成较大瘤栓。

淋巴道播散即癌性淋巴管炎,通常继发于血行转移,肺小动脉内的瘤栓侵入支气管血管周围淋巴结,癌瘤在淋巴管内增殖,并通过淋巴管在肺内播散,形成多发的小结节病灶。另一个通道是由纵隔及肺门转移淋巴结逆行播散。大体病理显示小叶间隔增厚、支气管血管束增粗;镜下在淋巴管内、邻近的支气管血管束和小叶间隔内看到肿瘤细胞。

肿瘤向肺内直接转移的原发病变为胸膜、胸壁及纵隔的恶性肿瘤。气道播散罕见。

【临床表现】

大肺部转移性肿瘤较小时,很少出现肺部症状,特别是血行性转移,主要以原发性肿瘤的临床症状为主。大量的肺转移可出现气促,少数支气管内播散者类似原发性肿瘤,可表现为咳嗽、喘鸣,如引起阻塞性肺炎可致发热。胸膜或胸壁转移时,可引起胸痛。有血管或淋巴管播散者通常起病潜隐而进展较快,在数周内迅速加重,可导致肺源性心脏病体征。血胸或气胸可引起呼吸困难。癌性淋巴管炎或癌性肺栓塞者,可表现为进行性呼吸困难。

【影像学表现】

肺转移瘤的检测及随访主要依赖于影像学检查,对于具有典型转移瘤表现的患者,影像学诊断并不困难,但对于不典型的转移瘤,不仅X线、CT诊断存在困难,即使PET-CT也常使临床医师处于纠结状态。利用能谱对碘浓度(iodine concentration, IC)测量准确、稳定,可反映组织血管生成、血流灌注等特点[1],可对肺结节肿块的诊断和鉴别诊断提供有价值的信息,研究发现IC有助于肺转移瘤的诊断[2]。

在影像学上,根据转移灶的数量及分布,转移瘤被分为弥漫转移型（每侧肺野病灶数目＞10个或每个肺段均有病灶）、多发转移型和单发转移型[3]。转移瘤的分布形式与原发性肿瘤的转移途径关系密切，其转移瘤的数量、形态、密度及强化特点与原发性肿瘤的组织学类型相关。

1. **典型表现** • 肺转移瘤的转移途径不同，影像学表现各有特点（表20-8-1），但其共同的常见典型表现形式是双肺多发大小不等结节。肺部转移性肿瘤变化快，短期内可见肿瘤增大、增多；在原发性肿瘤切除后或放疗、化疗后，可缩小或消失。

血行转移是肺转移瘤的最常见转移途径，气道播散罕见。

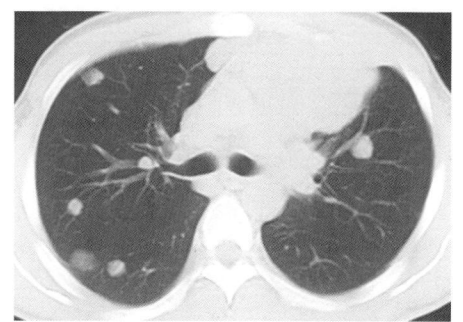

图20-8-2　男性，23岁。恶性畸胎瘤肺转移

CT肺窗显示多发大小不一结节影，边缘锐利，密度均匀，以肺野外围胸膜下分布为主。

表20-8-1　不同转移途径肺转移瘤的影像学特点

转移途径	影像学特点
血源性播散	大小不同多发结节 肺底部较大较多 结节内见供血血管征 结节弥漫或随机分布 结节出血或周围侵犯时边缘模糊
淋巴道转移	小叶间隔增厚（即柯氏线） 支气管血管周围间质增厚 叶裂增厚 淋巴管周结节 50%不对称或单侧的异常
直接侵犯	肺内病灶相邻的胸壁、纵隔存在肿瘤性病变

（1）血行转移：多发是肺转移瘤特征（在多发肺结节中，转移瘤占70%~80%），表现为两肺多发结节灶，边缘多清楚、密度均匀，以两肺中下野、外周常见（图20-8-1~图20-8-4），67%见于胸膜下，25%发生在肺野外1/3[4]。较大的病灶可达10cm以上，较小的病灶为粟粒状结节病灶。

小结节及粟粒状结节病灶多见于甲状腺癌、肝癌、胰腺癌及绒毛膜上皮癌转移（图20-8-3和图20-8-4）；多发及单发的较大结节及肿块多见于肾癌、结肠癌、黑色素瘤、骨肉瘤及精原细胞瘤等的转移（图20-8-1）。

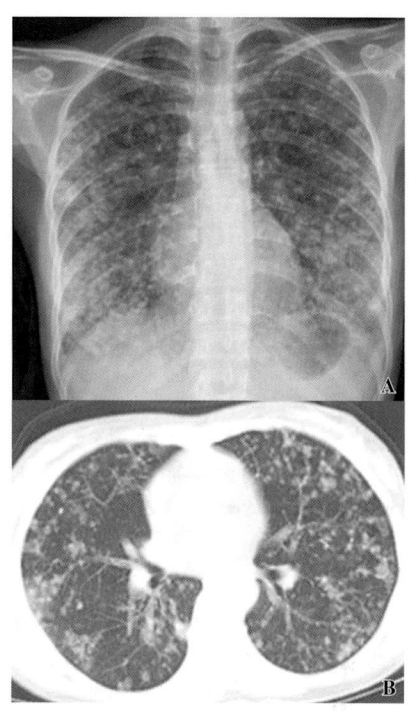

图20-8-3　女性，46岁。绒毛膜上皮癌肺转移

胸部X线片（A）和CT肺窗（B）显示双肺多发大小不一结节影，以肺野外围胸膜下分布为主，呈挂果征。

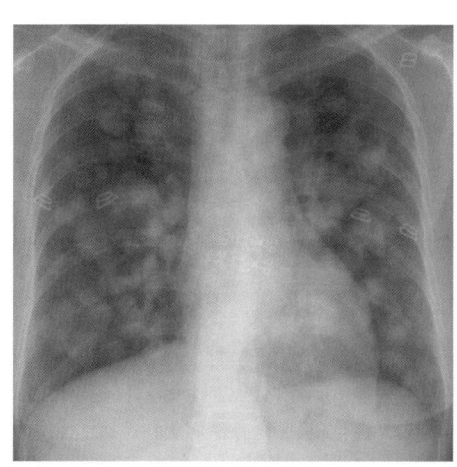

图20-8-1　女性，直肠癌肺转移

胸部X线片显示两肺多发大小不一结节灶，形似棉团，边缘清楚、密度均匀。

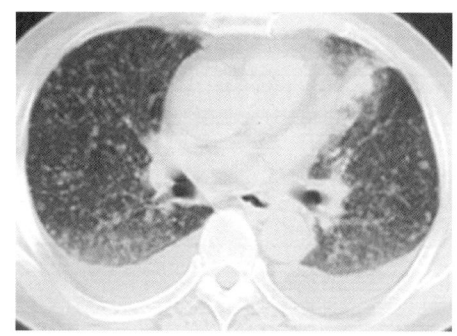

图20-8-4　女性，60岁。左肺中央型腺癌并双肺及胸膜腔转移

CT肺窗显示左主支气管狭窄伴肺门肿块，左上叶阻塞性肺炎，双肺散在粟粒状结节，双侧胸膜腔积液。

（2）淋巴道转移：以癌性淋巴管炎及淋巴结肿大为特征，多见于胃癌和乳腺癌。HRCT是诊断淋巴道转移的重要方法，HRCT典型表现为支气管血管束增粗，并有结节，小叶间隔呈串珠状改变或增粗，小叶中心有结节灶，并有胸膜下结节

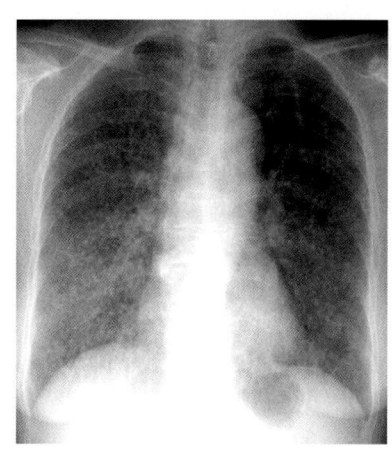

图20-8-5　转移性肿瘤伴骨转移

胸部X线片显示双肺纹理增粗呈网格状改变,夹杂针尖大小粟粒状结节。

(图20-8-5～图20-8-7)。可并有肺门淋巴结增大,以单侧为主。

(3) 肿瘤直接侵犯:纵隔、胸膜和胸壁的恶性肿瘤直接蔓延到肺部,表现为大小不等的转移灶。CT和MRI可以显示肺内转移灶与原发灶的关系和肋骨及胸膜的侵犯情况。

上述3种类型的转移可以独立存在,也可以并存,以某一种表现形式为主。

2. 非典型影像学表现　临床经常遇到非典型肺转移(表20-8-2),需与其他肺部非恶性疾病鉴别。其影像学表现包括空洞、钙化、瘤周出血、气胸、含气间隙病变、肿瘤栓塞、支气管内膜转移、单发转移、瘤内血管扩张、灭活性转移瘤、良性肿瘤肺转移。

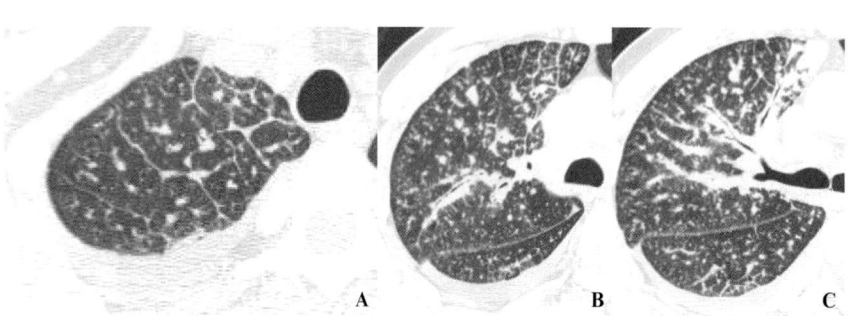

图20-8-6　男性,52岁。腺癌肺转移

CT肺窗示小叶间隔增厚(A),气管血管束不规则增粗,小叶间隔增粗及串珠状改变,小叶中心结节形成(B、C)。

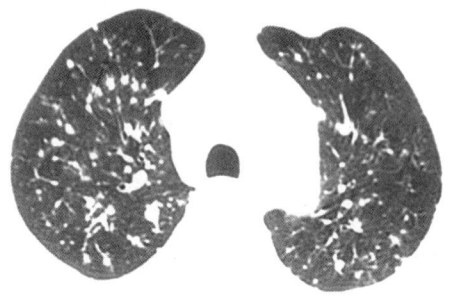

图20-8-7　男性,55岁。甲状腺癌肺转移

CT肺窗示两肺支气管血管束增粗,小叶间隔增粗,小叶中心及胸膜下粟粒状结节影,大小不一,边缘锐利,密度均匀。

表20-8-2　伴有特殊表现转移瘤的常见原因

特殊表现	常见肿瘤
空洞性转移瘤	鳞状细胞癌 移行上皮癌 腺癌(尤其是来源于结肠) 肉瘤
钙化性转移瘤	肉瘤(包括骨肉瘤、软骨肉瘤、滑膜肉瘤) 甲状腺癌 黏液腺癌(包括胃肠道、乳腺、卵巢癌) 其他:骨巨细胞瘤
瘤周出血	血管肉瘤 绒毛膜癌
自发性气胸	肉瘤
含支气管样气腔	胃肠道腺癌 乳腺癌 卵巢腺癌
单发转移瘤	黑色素瘤 肉瘤 睾丸癌 结肠癌 肾细胞癌 鼻咽癌 其他:膀胱癌、乳腺癌、宫颈癌、胆管癌、食管癌、卵巢癌、前列腺癌

(1) 空洞:空洞较少见,仅占4%,较原发性肺癌发生率低,其中70%为鳞状细胞癌转移(图20-8-8和图20-8-9)。腺癌和肉瘤的转移结节也可见空洞。化疗也可导致空洞形成。空洞的发生机制常难确定,一般认为是肿瘤坏死或向支气管内侵犯形成活瓣所致。

空洞以不规则厚壁多见,肉瘤或腺癌的肺转移可为薄壁空洞。其中,肉瘤空洞性转移常合并有气胸。腺癌的空洞转移瘤发生毛刺征,胸膜凹陷征的概率高于鳞状细胞癌,且其发生率与转移瘤的体积呈正相关[5]。

(2) 钙化:肺结节发生钙化常提示为良性,最常见于肉芽肿性病变,其次是错构瘤。但有些恶性肿瘤的肺内转移性结节也可发生钙化或骨化,这些肿瘤包括骨肉瘤(图20-8-10)、软骨肉瘤、滑膜肉瘤、骨巨细胞瘤(图20-8-11)、结肠癌、卵巢癌、乳腺癌、甲状腺癌的肺转移和经治疗的转移性绒毛膜癌。

钙化机制包括:①骨形成(骨肉瘤或软骨肉瘤)。②营养不良性钙化(甲状腺乳头状癌、骨巨细胞瘤、滑膜肉瘤或经过治疗的转移性肿瘤)。③黏液性钙化(胃肠道和乳腺黏液腺癌)。CT是发现钙化的准确方法,但不易区分转移性结节与肉芽肿性病变或错构瘤内的钙化,病史及随访为转移瘤的诊断提供重要线索。

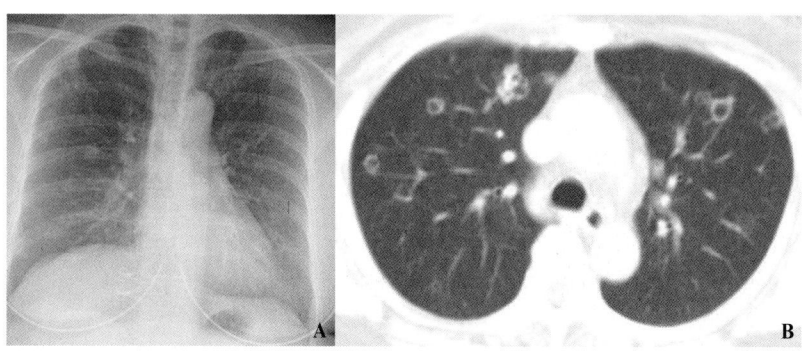

图 20-8-8　女性,58 岁。空洞性肺转移瘤

胸部 X 线片(A)和 CT 肺窗(B)显示两肺散在多发薄壁空洞,以肺外野分布为主。

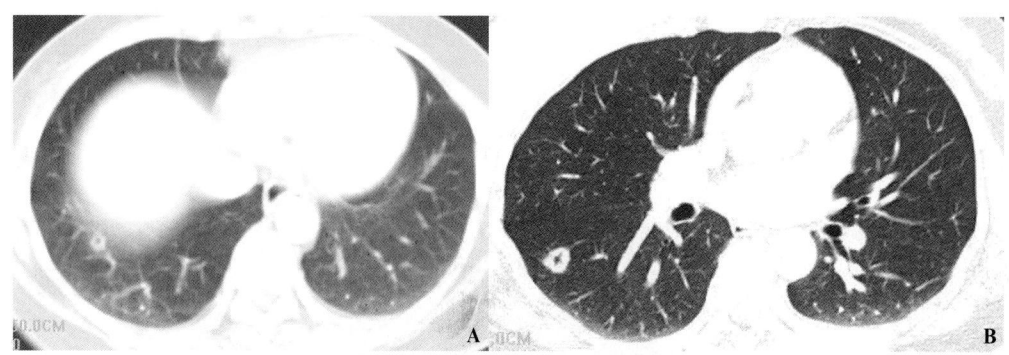

图 20-8-9　女性,47 岁。乳腺癌肺转移

CT 肺窗(A)显示右下肺多发厚壁空洞;HRCT 扫描(B)显示空洞呈长条形不规则形。

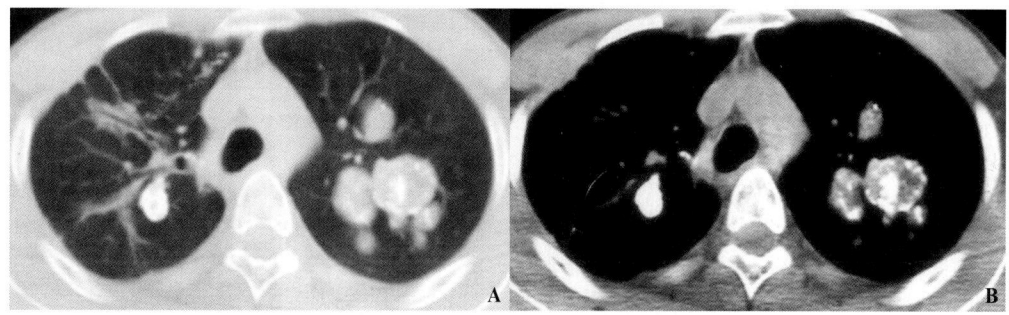

图 20-8-10　女性,21 岁。骨肉瘤肺转移

CT 肺窗(A)和纵隔窗(B)显示双肺多发大小不等结节,结节内弥漫性钙化。

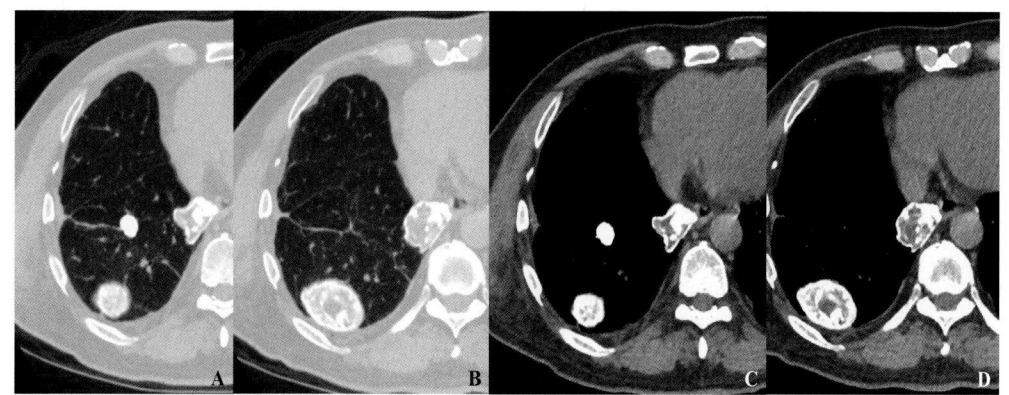

图 20-8-11　男性,59 岁。骨巨细胞瘤肺转移

1986 年行左侧股骨颈骨巨细胞瘤术。1988 年发现右上肺有结节,手术与病理证实为骨巨细胞瘤肺转移。此后一直未复查。2020 年复查,CT 肺窗和纵隔窗(A~D)显示肺内多发团块状、结节的实性和层状钙化。

(3) 瘤周出血：比较典型的 CT 表现是结节周围出现磨玻璃影或边缘模糊的晕（晕轮征），但晕征不具有特异性，还可见于其他疾病，如侵袭性曲霉病、念珠菌病、韦格纳肉芽肿、伴咯血的结核瘤、细支气管肺泡癌和淋巴瘤等。

X 线片上表现为边缘不规则的多发结节。血管肉瘤和绒癌的肺转移最易发生出血，可能因为新生血管壁脆弱而易破裂。

(4) 自发性气胸：较为少见，文献报道骨肉瘤的肺转移最易并发气胸，见于 5%～7% 的病例。其他肉瘤或易发生坏死的恶性肿瘤发生气胸也有报道。发生机制可能是胸膜下转移瘤发生坏死形成支气管胸膜瘘所致。骨肉瘤患者发生气胸时应高度警惕肺转移（图 20-8-12）。

(5) 含气间隙病变：腺癌的肺内转移可以沿完整的肺泡壁向肺内蔓延。影像学表现类似肺炎，可表现为含气间隙结节、伴含气支气管征的实变、局灶或弥漫的磨玻璃影、伴晕征的肺结节。可见于胃肠道腺癌、乳腺癌和卵巢腺癌的肺转移。

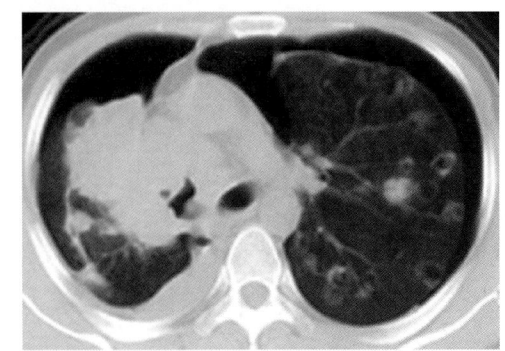

图 20-8-12　支气管肺癌肺转移
CT 肺窗显示支气管狭窄并右肺肿块，两肺多发结节，其中结节多为薄壁空洞结节，左侧气胸，右侧液气胸。

由于这种类型的转移瘤在组织学上与肺腺癌表现相似，因此在诊断肺腺癌之前，应先排除肺外腺癌的存在（图 20-8-13）。

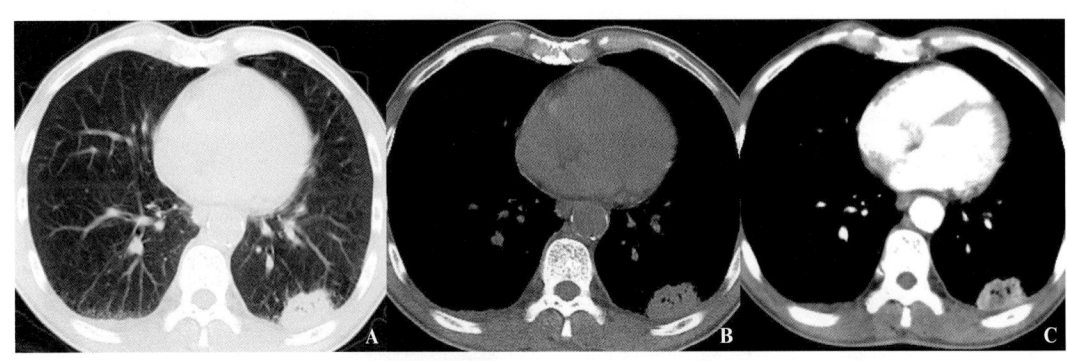

图 20-8-13　男性，68 岁。手术证实前列腺癌孤立性肺转移
CT 肺窗（A）、纵隔窗（B）和增强扫描（C）显示左肺下叶胸膜下肿块，形态不规则，密度不均匀，内可见支气管充气征，右侧胸膜腔增厚。

(6) 肺动脉癌栓：实性恶性肿瘤患者尸检中有 2.4%～26.0% 可在镜下见到瘤栓。瘤栓常较小，常位于小或中等肺动脉分支内。恶性肿瘤患者如出现急性或亚急性呼吸困难和低氧血症，而 X 线片正常，则常提示肿瘤栓塞的可能，此时行放射性核素灌注扫描常常显示出多发、小的周围性亚段灌注缺损。

典型的肺动脉造影表现为段肺动脉充盈延迟及三、四级肺动脉分支突然截断和扭曲，偶可见亚段肺动脉内充盈缺损。瘤栓的 CT 表现为周围亚段肺动脉分支多处局限性扩张、串珠样改变，并可见肺梗死所致的以胸膜为基底的楔形实变影。CT 和肺动脉造影能发现主、叶或段肺动脉内的较大瘤栓。原发瘤常见于肝癌、乳腺癌、肾癌、胃癌、前列腺癌及绒毛膜癌。

相关内容参见第二十九章第六节。

(7) 支气管内膜转移：发生率低，肉眼可见的大气道内转移仅见于 2% 的病例。原发瘤常为肾癌、乳腺癌和结肠直肠癌。多表现为肺叶或一侧性肺不张，CT 上可能见到结节状支气管内膜转移灶（图 20-8-14），但难与原发性支气管癌鉴别。

支气管内膜转移的途径包括：①通过吸入肿瘤细胞、淋巴或血行直接播散转移至支气管壁。②淋巴结或肺实质内的肿

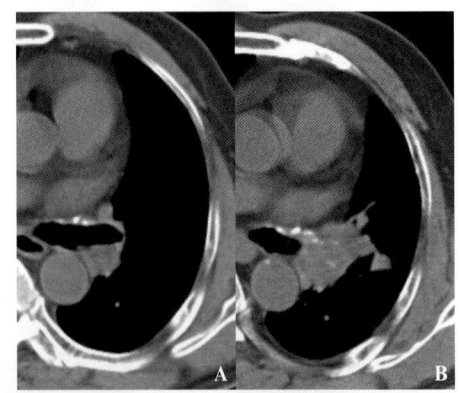

图 20-8-14　男性，73 岁。支气管内膜转移瘤
肾癌手术后 2 年。CT 纵隔窗显示左肺上叶支气管未见结节，管壁光滑（A）；1 年半后纵隔窗显示左肺上叶支气管阻塞，病变结节密度不均匀，有点状高密度（B），支气管镜活检证实为肾癌支气管内转移。

瘤细胞沿支气管树生长，并突破支气管壁形成腔内病变。

(8) 单发转移：无恶性肿瘤史的患者单发肺转移的发生率低（0.4%～9.0%）。有肺外恶性肿瘤史的患者发生单发结节时有 6%～25% 为转移瘤（图 20-8-14）。其中有头颈部

肿瘤、膀胱癌、乳腺癌、宫颈癌、胆管癌、食管癌、卵巢癌、前列腺癌及胃癌史的患者发生原发性支气管肺癌的概率远多于单发转移性病变;而黑色素瘤、肉瘤和睾丸癌发生单发肺转移较原发性支气管肺癌多见。

(9) 瘤内血管扩张:在 CT 增强上转移性肺结节内有时可见到扩张、扭曲的管状强化结构,为肿瘤血管,常见于肉瘤,如软骨肉瘤或平滑肌肉瘤。

(10) 灭活性转移瘤:有些转移性肺结节经充分化疗后大小不变或轻微变小,手术切除后发现为坏死性结节伴或不伴纤维化,没有存活的肿瘤细胞,称为灭活性转移瘤,常见于绒毛膜癌、睾丸癌转移化疗后,这类结节在影像学上难以与残存的有生命力的肿瘤相鉴别。生物学标志物如人绒毛膜促性腺激素(β-HCG)、甲胎蛋白(AFP)的检测有助于确定其活性。PET 检查结节的生物学活性也有助于鉴别诊断,必要时也可行穿刺活检。

(11) 良性肿瘤肺转移:肺外良性肿瘤发生肺内转移罕见,在组织学上仍为良性。常来源于子宫平滑肌瘤、葡萄胎、骨巨细胞瘤、成软骨细胞瘤、唾液腺多形性腺瘤和脑膜瘤,在影像学上难与恶性肿瘤肺转移相区分。与恶性肿瘤相比,良性肿瘤的转移性肺结节常常生长缓慢。

【鉴别诊断】

1. 多原发性肺癌 · MPLC 多具有原发性肺癌的特点,癌灶进展相对缓慢,患者体质相对较好,两肺同时出现孤立性肿物且无淋巴结转移和远处转移,应考虑 MPLC 可能。

2. 粟粒型肺结核 · 当大量癌细胞在短期内一次或多次进入血液循环后,表现为双肺弥漫分布、密度、大小均匀的粟粒影时,需要与粟粒型肺结核鉴别。粟粒型肺结核多伴有发热,急性期的结节多具有三均匀特征,即大小、密度、分布均匀,结节边缘清晰,肺内还可见到磨玻璃影,呈斑片状分布。亚急性期肺结核的结节大小、密度、分布不均匀,上肺结节通常多于下肺,结节可呈软组织密度、液体密度,并可伴有钙化及空洞。另外,患者的症状、实验室检查等有助于鉴别。

(叶兆祥　于红)

参考文献

[1] Li Q, Li X, Li XY, et al. Spectral CT in lung cancer: usefulness of iodine concentration for evaluation of tumor angiogenesis and prognosis [J]. AJR, 2020, 215: 595-602.

[2] Deniffel D, Sauter A, Fingerle A, et al. Improved differentiation between primary lung cancer and pulmonary metastasis by combining dual-energy CT-derived biomarkers with conventional CT attenuation [J]. Eur Radiol, 2021, 31: 1002-1010.

[3] 杨林,裴邦辉,陈晓燕. 肺转移瘤 CT 影像学表现及其诊断价值研究[J]. 中国 CT 和 MRI 杂志, 2021, 19: 57-58, 123.

[4] 郭佑民,陈起航,王玮. 呼吸系统影像学[M]. 2 版. 上海: 上海科学技术出版社, 2016.

[5] 张贝,王叶,胡隽,等. 肺部转移性腺癌及鳞状细胞癌非典型 MSCT 多形性表现[J]. 国际肿瘤学杂志, 2021, 48: 591-595.

第九节 · 肺 癌 分 期

目前,最新的肺癌分期标准为 2015 年 IASLC 制定的第八版国际肺癌 TNM 分期[1],并被国际抗癌联盟(Union for International Cancer Control, UICC)/美国癌症联合会(American Joint Committee on Cancer, AJCC)所采纳,于 2017 年 1 月正式实施。新分期标准所采纳的数据资料来自 16 个国家的 35 个数据库,包含了自 1999—2010 年的 94 708 例肺癌病例,其中 77 156 例可用于分析的有效病例 77 156 例,其中 NSCLC 所占的比例为 92%。欧洲仍是数据采集的主要来源,但比例有所下降,亚洲病例数增加,同时首次增加了南美洲病例,使病例分布更加均匀合理。

新分期能够更好地反映近 10 年来全球肺癌诊断和治疗情况,具有更高的权威性及实用性,对肺癌的临床治疗及预后判断具有更高的指导价值。新分期适用于非小细胞肺癌、小细胞肺癌、支气管肺类癌,但不适用于肺肉瘤和其他肺部罕见肿瘤。

与第七版相比,第八版主要做了如下调整和修改(表 20-9-1)。

表 20-9-1　第八版与第七版肺癌 TNM 分期比较

描述	第七版 TNM 分期	第八版 TNM 分期
T 分期		
0 cm(纯贴壁生长的腺癌,最大径≤3 cm)	T_1a;≤2 cm T_1b;2~3 cm	T_{is}(AIS)
微浸润腺癌	—	T_1a(mi)
≤1 cm	T_1a	T_1a
1~2 cm	T_1a	T_1b
2~3 cm	T_1b	T_1c
3~4 cm	T_2a	T_2a
4~5 cm	T_2a	T_2b
5~7 cm	T_2b	T_3
7 cm	T_3	T_4
肿瘤侵犯主支气管未及隆突,距隆突<2 cm	T_3	T_2
全肺不张/肺炎	T_3	T_2
侵犯膈肌	T_3	T_4
侵犯纵隔胸膜	T_3	—

(续表)

描述	第七版 TNM 分期	第八版 TNM 分期
N 分期		
无法评估,无转移或局部淋巴结转移	N_X, N_0, N_1, N_2, N_3	无变化
M 分期		
胸腔内转移	M_1a	M_1a
单发胸腔外转移	M_1b	M_1b
多发胸腔外转移	M_1b	M_1c

临床 TNM 分期方法可分为有创性方法(如纵隔镜、胸腔镜检查)和无创性方法,CT 是肺癌分期最主要的无创性方法,MRI 可作为一个重要补充,PET-CT 是肺癌分期最准确的方法,特别是对于淋巴结转移和远处转移更具优势。

【影像学表现】

肺癌的分期包括 TNM 分期和临床分期两大类。在 TNM 分期中,T 代表原发性肿瘤的大小及与邻近器官的关系,N 代表了局部淋巴结的转移情况,M 代表了远处转移情况(表 20-9-2)。临床分期将肺癌分为Ⅰ期、Ⅱ期、Ⅲ期和Ⅳ期。这两类分期的关系见表 20-9-3。

表 20-9-2 第八版肺癌 TNM 分期[1]

分期	
T 分期	
T_X	原发性肿瘤无法评估,或者通过痰细胞学或支气管灌洗发现癌细胞,但影像学及支气管镜无法发现
T_0	无原发性肿瘤的证据
T_{is}	原位癌
T_1	肿瘤最大径≤3cm,周围包绕肺组织或脏层胸膜,支气管镜见肿瘤未侵及叶以上支气管(不在主支气管内)
$T_1a(mi)$	微浸润腺癌[a]
T_1a	肿瘤最大径≤1cm
T_1b	1cm<肿瘤最大径≤2cm
T_1c	2cm<肿瘤最大径≤3cm
T_2	3cm<肿瘤最大径≤5cm,或有任何以下特征:累及主支气管(不常见的表浅扩散型肿瘤,不论体积大小,侵犯限于支气管壁时,虽可能侵犯主支气管,仍为 T_1),但未侵及隆突;侵及脏层胸膜;有阻塞性肺炎或部分或全肺不张[b]
T_2a	3cm<肿瘤最大径≤4cm
T_2b	4cm<肿瘤最大径≤5cm
T_3	5cm<肿瘤最大径≤7cm,或直接侵犯以下任何一个器官,包括壁层胸膜、胸壁(包含肺上沟瘤)、膈神经、心包;同一肺叶出现孤立性癌结节
T_4	肿瘤最大径>7cm,或任何大小的肿瘤侵及以下任何一个器官,包括纵隔、心脏、大血管、隆突、喉返神经、主支气管、食管、椎体、膈肌;或同侧不同肺叶肿瘤内孤立性癌结节
N 分期	
N_X	区域淋巴结无法评估
N_0	无区域淋巴结转移
N_1	同侧支气管周围和/或同侧肺门淋巴结和肺内淋巴结有转移,包括直接侵犯而累及的

(续表)

分期	
N_2	同侧纵隔内和/或隆突下淋巴结转移
N_3	对侧纵隔、对侧肺门、同侧或对侧斜角肌或锁骨上淋巴结转移
M 分期	
M_X	远处转移不能被判定
M_0	没有远处转移
M_1	远处转移
M_1a	局限于胸腔内,包括胸膜播散(恶性胸腔积液、心包积液或胸膜结节)及对侧肺出现肺结节(少数患者胸腔积液或心包积液多次细胞学检查阴性,既不是血性也不是渗出性,而且综合临床判断其与肿瘤无关,该积液不作为分期指标)[c]
M_1b	远处器官单发转移灶
M_1c	多个器官转移或单个器官多处转移

注:[a] 腺癌(最大径≤3cm)以鳞屑样生长为主,浸润成分最大径≤5cm。
[b] 具有这些特点的 T_2 肿瘤,如果≤4cm 或直径不能确定的属于 T_2a;如果>4cm,≤5cm 归 T_2b。

表 20-9-3 肺癌 TNM 分期与临床分期的关系

M_0	亚组	N_0	N_1	N_2	N_3
T_1	$T_1a(mi)$	ⅠA1			
	T_1a	ⅠA1	ⅡB	ⅢA	ⅢB
	T_1b	ⅠA2			
	T_1c	ⅠA3			
T_2	T_2a	ⅠB			
	T_2b	ⅡA			
T_3	T_3	ⅡB	ⅢA	ⅢB	ⅢC
T_4	T_4	ⅢA			
M_1	M_1a, M_1b	ⅣA			
	M_1c	ⅣB			

治疗前肿瘤的 TNM 分期主要依赖于影像学检查,目前常用的影像学分期方法包括 CT、MRI、PET-CT、骨扫描。这些检查方法各有优缺点,应视具体情况选择。

1. T 分期[2]·新分期中,肿瘤大小较先前版本显示了更多的预后相关性。生存分析显示,从<1cm 到 5cm,肿瘤直径每增加 1cm,各组生存期有明显差异。3cm 仍然为区分 T_1 和 T_2 肿瘤的最佳阈值(图 20-9-1),但 6cm 阈值并没能增加额外的预后信息。

新版分期中将 T_1 分为 T_1a、T_1b(旧版仍属于 T_1a)和 T_1c(旧版 T_1b),T_2 分为 T_2a 和 T_2b,将 5~7cm 的结节定义为 T_3(旧版 T_2b),而>7cm 的结节为 T_4(旧版为 T_3)。

在第七版分期中,侵犯主支气管且距隆突≥2cm 为 T_2,距隆突<2cm 但未侵犯隆突为 T_3。但新版的数据分析显示,两者预后相似。因此,新版分期中,不再考虑距隆突的距离,只要侵犯主支气管但未侵犯隆突均归为 T_2(图 20-9-2)。

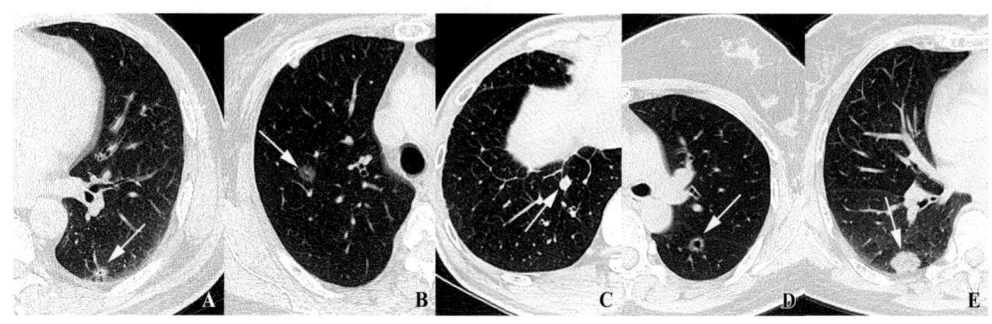

图 20-9-1　肺癌 T 分期（T_{is} 和 T_1）

A 为非黏液性原位腺癌（T_{is}）；B 为微浸润性腺癌[T_1a(mi)]；C～E 中结节最大径分别为 0.8cm（T_1a）、1.2cm（T_1b）和 2.3cm（T_1c）。

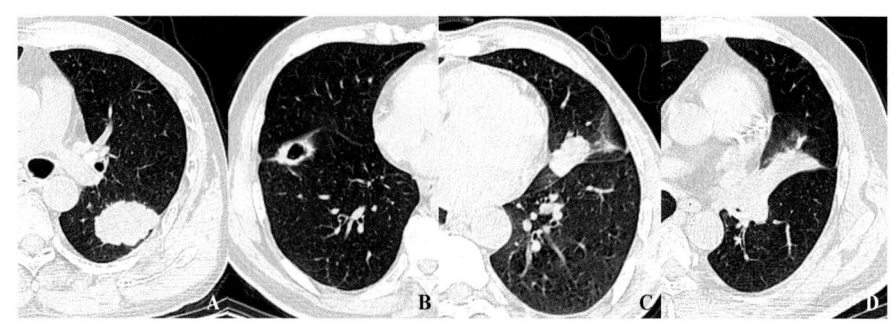

图 20-9-2　肺癌 T 分期（T_2）

A 为肺内孤立性肿块，最大径为 4.8cm；B 显示病变侵及脏层胸膜；C 肿块远肺门端出现阻塞性肺炎；D 显示肿块远端有阻塞性肺不张。

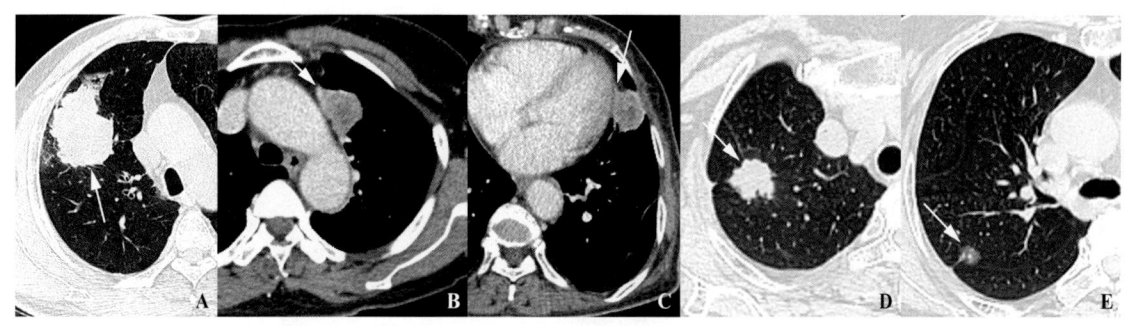

图 20-9-3　肺癌 T 分期（T_3）

A 显示肿瘤最大径为 6.2cm；B 显示肿瘤侵犯壁层胸膜；C 显示肿瘤相邻心包受累；D 和 E 为同一患者，右肺上叶分叶状肿块，下方层面同一肺叶出现孤立性癌结节。

旧版分期中，部分肺不张或阻塞性肺炎定义为 T_2，全肺不张或阻塞性肺炎定义为 T_3。新版相关数据分析结果显示，与 T_3 分期的其他条件相比，全肺不张或阻塞性肺炎组的患者预后更好。

因此，在新版分期中将部分或全肺不张或阻塞性肺炎均定义为 T_2（图 20-9-2）。但由于病例数有限（7 例），仍需要扩大样本量进一步研究。

新版分期中将脏层胸膜受累分为 3 类，即 PL0、PL1 和 PL2，预后依次变差。PL0 指肿瘤位于胸膜下肺实质内，或侵犯胸膜弹性层下的结缔组织，PL1 指肿瘤侵犯超过脏层胸膜弹性层，PL2 指肿瘤侵犯至脏层胸膜表面。脏层胸膜受累提示患者预后较差。如 3～4cm 的肿瘤伴有脏层胸膜受累时预后与 4～5cm 肿瘤相似，而 4～5cm 肿瘤伴有脏层胸膜受累时预后与 5～7cm 肿瘤相似，因此脏层胸膜受累提示肿瘤需要升到下一级，但由于脏层胸膜受累主要属于病理学指标，临床评价较为困难，新版分期仍将其归为 T_2 期，将壁层胸膜受累归为 T_3 期（图 20-9-3）。

肿瘤邻近胸膜牵拉可能与脏层胸膜受累有关。另外，纵隔胸膜受累临床确诊较为困难。与壁层胸膜受累不同，纵隔胸膜受累常不引起疼痛等症状。当确定有纵隔侵犯时，肿瘤往往不仅侵犯纵隔胸膜，而且累及纵隔内结构（T_4 期）。仅有纵隔胸膜侵犯而无纵隔内组织受累较为罕见，因此新版分期中，纵隔胸膜受累不再作为 T 分期的指标。

纵隔及其内脏器受累属于 T_4 期（图 20-9-4），在第七版分期中，膈肌侵犯属于 T_3 期，但研究发现膈肌侵犯患者的预后比其他 T_3 期患者差，类似于 T_4 期患者，因此在新版分类中，将膈肌侵犯归为 T_4。CT 和 MRI 对于膈肌受侵的判断都比较准确。

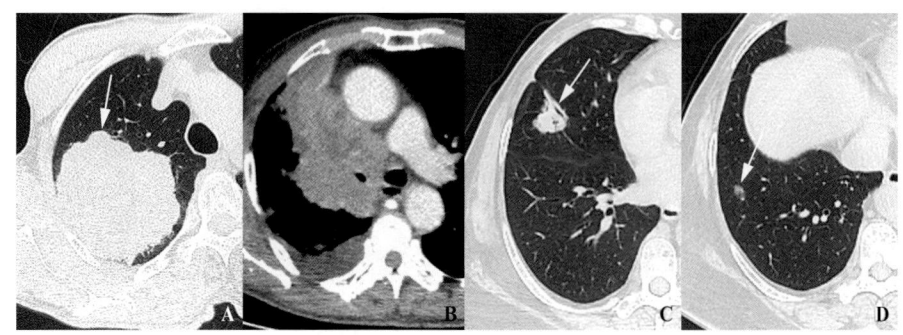

图 20-9-4 肺癌 T 分期（T_4）

A 显示右肺上叶肿物最长径为 8.1cm（>7cm）；B 显示右肺肿物侵及纵隔及上腔静脉；C、D 为同一患者，右肺中叶（C）和右肺下叶（D）同时出现孤立性癌结节。

肿瘤邻近的胸膜外脂肪层消失、胸壁肌肉组织、肋骨或胸椎骨质破坏，常提示胸壁受侵，CT 诊断壁层胸膜或胸壁肌肉组织的微小侵犯较为困难。MRI 在胸壁、心包或心脏受侵的判断中优于 CT。CT 对气道受侵的评估优于 MRI。MRI 在评估肺上沟瘤侵犯臂丛神经、血管、椎管及椎体方面优于 CT。PET-CT 可以区分肿瘤与瘤周的炎症或肺不张，对胸壁和纵隔受侵的评估优于 CT 和 MRI。对 T 分期的评估比单独的 PET 或 CT 更准确。

2. N 分期[3]· IASLC 国际分期委员会制定了一套淋巴结图谱，规范了纵隔和肺部淋巴结的分区，将下颈部、锁骨上、纵隔、肺门和肺内淋巴结划分为 7 个淋巴结区域，共 14 组（详见第二章第四节）。

第 6、7 区（第 10~14 组）淋巴结为肺癌的 N_1 淋巴结，根据左右分为 10L、10R、11L、11R、12L、12R、13L、13R、14L 及 14R。

CT 增强扫描对显示 N_1 有帮助，但因为肺癌手术时要常规清除肺门淋巴结，术前确诊 N_1 对制订治疗方案没有重大影响，只是 N_1 的预后较 N_0 差。N_2 指同侧纵隔和/或隆突下的淋巴结转移。N_3 指对侧纵隔、对侧肺门、同侧或对侧斜角肌及锁骨上淋巴结转移（图 20-9-5）。

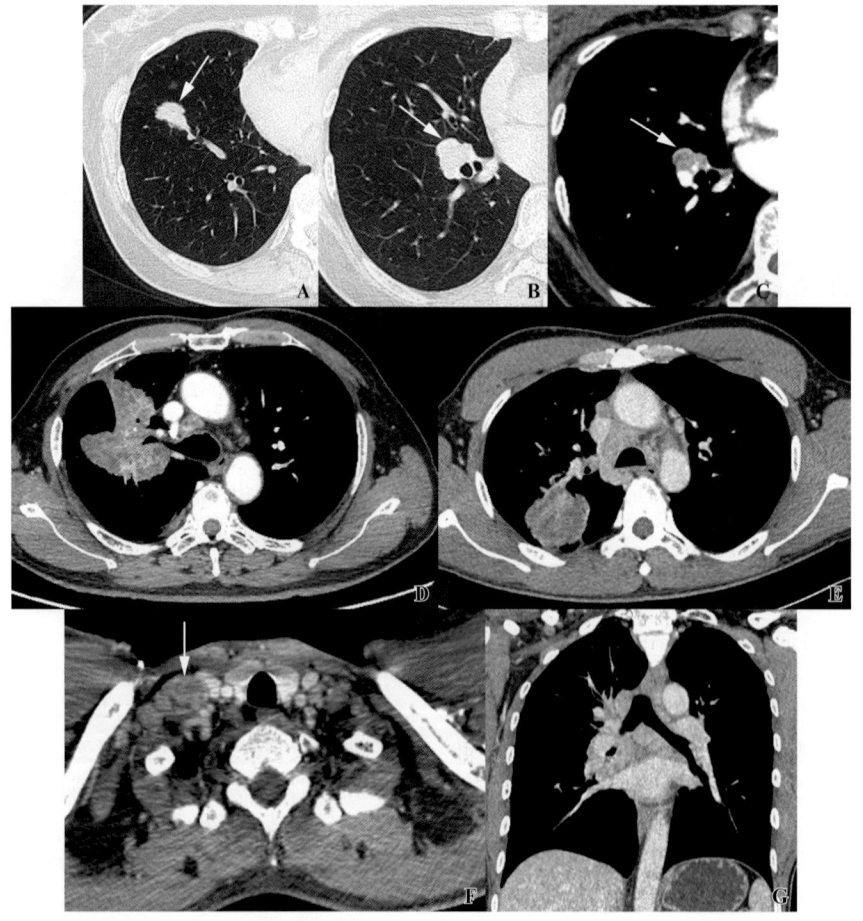

图 20-9-5 肺癌 N 分期

A~C 为同一患者的肺窗及纵隔窗增强图像，右肺下叶浸润性腺癌（A），伴右侧 11 区淋巴结转移（B、C），N 分期为 N_1 期；D 为右肺中上肺癌伴同侧纵隔内淋巴结转移，N 分期为 N_2 期。E~G 为右肺上叶肺癌伴同侧肺门、纵隔及右锁骨上淋巴结转移，N 分期为 N_3 期。

CT 和 MRI 主要依靠淋巴结大小判断有无转移,一般以短径 10 mm 为标准,准确性大体相似。PET - CT 优于 CT 和 MRI。

新版分期根据转移淋巴结的位置进行了分层分析,将 N_1 分为 N_1a(单站转移)和 N_1b(多站转移);N_2 分为 N_2a_1(无 N_1 转移,直接跳跃到 N_2 的淋巴结)、N_2a_2(有 N_1 淋巴结转移,同时发生单站 N_2 淋巴结转移)和 N_2b(多站 N_2 淋巴结转移),结果显示淋巴结转移站数及是否存在跳跃性转移对预后有一定影响,但是否纳入 TNM 分期中还有待进一步研究。

3. M 分期[4]·肺癌远处转移对于决定能够手术及预后起关键作用,常见的转移部位为脑、骨、肝、肾上腺等。胸内转移可通过 CT 扫描检查,发现胸外转移的最好方法是 PET - CT,特别是可以检出相对隐匿性转移。

胸膜转移是指远离肿块的胸膜出现胸膜结节状增厚并强化(图 20 - 9 - 6A)。肺内转移若通过血行转移表现为双肺多发、随机分布的结节灶,大多边缘光整;若通过淋巴道转移表现为小叶周围结节、小叶间隔增厚、支气管血管束增粗及邻近的胸膜结节。

脑转移应首选增强 MRI 检查,多表现为脑实质内多发的增强结节,多伴不规则水肿区。

肾上腺转移主要需与偶然发现的肾上腺良性结节鉴别。肾上腺腺瘤类脂质含量高,CT 平扫密度低,T1 正反相位有利于腺瘤内脂质的检出。另外,病灶的强化方式亦可提供鉴别依据。

肝转移表现为肝内多发乏血供结节,密度均匀或不均匀,可伴有中心坏死。

骨转移以溶骨性多见(图 20 - 9 - 6B),^{18}FDG PET - CT 诊断骨转移的敏感性与 ^{99m}Tc 标记的亚甲基二磷酸盐显像相当,而特异性更高;如果已行 PET - CT,一般无需再行骨扫描(图 20 - 9 - 7)。

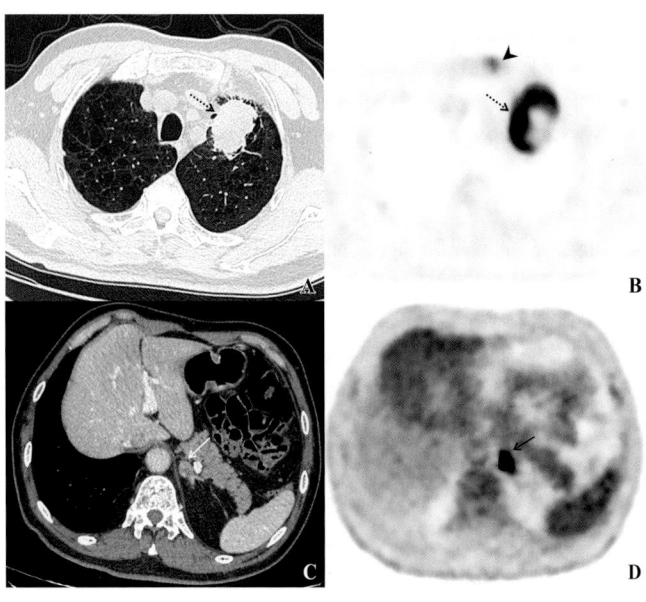

图 20 - 9 - 7　肺癌 M 分期

CT 肺窗(A)及同层 ^{18}F - PET(B)显示左肺上叶肿物伴放射性浓聚,胸骨核素浓聚;增强扫描(C)及同层 ^{18}F - PET(D)显示左侧肾上腺核素浓聚,分期为 M_1c。

(叶兆祥　于红)

参考文献

[1] Goldstraw P, Chansky K, Crowley J, et al. The IASLC lung cancer staging project: proposals for revision of the TNM stage groupings in the forthcoming (eighth) edition of the TNM classification for lung cancer [J]. J Thorac Oncol, 2016, 11: 39 - 51.

[2] Rami-Porta R, Bolejack V, Crowley J, et al. The IASLC lung cancer staging project: proposals for the revisions of the T descriptors in the forthcoming eighth edition of the TNM classification for lung cancer [J]. J Thorac Oncol, 2015, 10: 990 - 1003.

[3] Asamura H, Chansky K, Crowley J, et al. The international association for the study of lung cancer lung cancer staging project: proposals for the revision of the N descriptors in the forthcoming 8th edition of the TNM classification for lung cancer [J]. J Thorac Oncol, 2015, 10: 1675 - 1684.

[4] Eberhardt W E, Mitchell A, Crowley J, et al. The IASLC lung cancer staging project: proposals for the revision of the M descriptors in the forthcoming eighth edition of the TNM classification of lung cancer [J]. J Thorac Oncol, 2015, 10: 1515 - 1522.

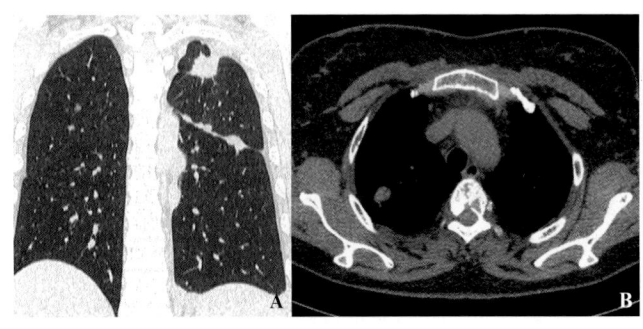

图 20 - 9 - 6　肺癌 M 分期

A 显示右肺上叶肿物并胸膜多发结节,分期为 M_1a;B 显示右肺上叶结节并同水平椎体骨质破坏,分期为 M_1b。

第十节·术后并发症及介入治疗后改变

肺癌的治疗手段包括手术、介入治疗等局部治疗,全身药物治疗。下面就局部治疗进行阐述。

1. 手术·肺癌的手术治疗是早期肺癌首选治疗方案,也是临床根治肺癌的重要方法。一般采用肺叶切除加系统性淋巴结清扫,但对于≤2 cm 的周围型肺癌,若为 AIS、磨玻璃成分≥50% 或倍增时间较长(≥400 天)者,可采用肺段或楔形切除,尽可能保留健康的肺组织。

随着胸腔镜微创手术[包括电视辅助胸腔镜手术(VATS)和机器人辅助胸腔镜微创手术(RATS)]的不断发展和日益成熟,其显示出与开胸手术相近的肿瘤学效果,在临床的应用较为广泛。患者切口小,术后恢复快,并发症较少。存在营养不良、贫血、糖尿病等状况的患者易发生术后并发症[1]。

术后肺部并发症指代几乎所有影响呼吸系统而被联系在一起的不同并发症。主要包括持续性气体渗漏、肺炎、肺不张、气胸、胸腔积液、支气管痉挛、急性呼吸窘迫综合征(ARDS)和肺栓塞,部分患者可伴有肋骨骨折。了解肺癌患者肺切除术后的常见肺部并发症及应对,可以改善患者术后生存质量、延长生存时间并显著减轻患者经济负担。

2. 介入治疗 · 对于不能手术或拒绝手术的肺癌、肺癌手术未能完全切除或术后复发、对化疗不敏感或治疗后复发的小细胞肺癌、肺癌伴其他部位转移、肺转移瘤等,可采用介入治疗,主要包括经皮冷热消融术(image-guided thermal ablation, IGTA)、经皮放射性粒子植入术、经支气管动脉化疗和栓塞等[2]。

肿瘤消融是针对某一脏器中特定的一个或多个肿瘤病灶,利用热产生的生物学效应直接导致病灶组织中的肿瘤细胞发生不可逆损伤或凝固性坏死的一种治疗技术。目前用于肺癌治疗的主要包括射频消融(radiofrequency ablation, RFA)、微波消融(microwave ablation, MWA)和冷冻消融(cryoablation)。

RFA是目前治疗实体瘤最广泛的消融技术,其原理是将射频电极穿刺入肿瘤组织中,在375~500 kHz的高频交变电流作用下,肿瘤组织内的离子相互摩擦、碰撞而产生热生物学效应,局部温度可达60~120℃,当组织被加热到60℃以上时,可引起细胞凝固性坏死。

MWA是在微波电磁场的作用下,肿瘤组织内的水分子、蛋白质分子等极性分子产生极高速振动,造成分子之间的相互碰撞、相互摩擦,在短时间内产生高达60~150℃的高温,从而导致细胞凝固性坏死。

常用的冷冻消融技术包括氩-氦冷冻消融和液氮冷冻系统。氩-氦冷冻消融是通过焦耳-汤姆逊效应,高压氩气可以使靶组织冷却至-140℃,氦气可使靶组织从-140℃迅速上升至20~40℃。液氮冷冻消融可以使靶组织冷却至-196℃,用无水乙醇升温至80℃,通过这种温度梯度的变化可以导致靶组织蛋白质变性、细胞内外渗透压改变和"结冰"效应造成细胞裂解、微血管栓塞引起组织缺血坏死等。

经皮消融治疗定位准确、创伤小、并发症低,一次可治疗多个病灶,而且无治疗次数的限制。射频消融适用于直径<3.0 cm的病灶,周围2/3完全由肺包围,且不与大血管、胸膜及纵隔相连。

肺内弥漫性转移灶、肺门病变伴有较大空洞、中央型肺癌合并严重阻塞性肺炎、伴有肺部感染及大量胸腔积液、伴有重要脏器功能严重衰竭、对麻醉药物过敏及凝血功能障碍者不适用射频消融治疗。

经皮射频消融术常见的并发症有气胸、胸腔积液、血胸、支气管胸膜瘘、肺出血、肺炎,少见并发症有重要脏器损伤、纵隔气肿、急性呼吸窘迫综合征等。消融后患者可出现乏力、低热、肌痛等症状。

经皮放射性粒子植入术(percutaneous radioactive particle implantation)最早应用于前列腺癌的治疗,后陆续应用于胰腺癌、肺癌、颅内肿瘤等。经皮放射性粒子植入术主要采用^{125}I粒子,适用于不能手术或拒绝手术的非小细胞肺癌(直径<7.0 cm)、对化疗不敏感或治疗后复发的小细胞肺癌和肺转移瘤(单侧病灶小于3个,若双侧病变,则每侧小于3个)。经皮放射性粒子植入术需要借助CT扫描,确定肿瘤大小及穿刺路径,确保粒子治疗的精确度,粒子植入后应立刻验证。经皮放射性粒子植入术的主要并发症包括气胸、血胸、肺出血等。

经支气管动脉化疗和栓塞治疗主要适用于中晚期肺癌,对于不能手术或拒绝手术、术前需局部化疗提高疗效、不接受全身化疗的患者可采用动脉化疗和栓塞。

【影像学表现】

1. 气体渗漏 · 几乎所有的肺叶切除或肺段切除的患者都会有不同程度的术后气体渗漏(air leak),在叶间裂不完整或缺失时尤为明显。伴有肺气肿的老年患者术后也易发生气体渗漏。肺手术时气道断端闭合不完全,支气管或肺泡腔术后仍然开放,就会发生气体渗漏。但随着残余肺实质膨胀并填充胸膜腔,几乎所有源于肺周围的气体渗漏在术后24~48 h会自行停止。当漏气超过5天时,称为持续性肺漏气(prolonged air leak, PAL),其发生率为8%~26%[3]。气体渗漏主要表现为气胸、纵隔气肿或皮下气肿。

(1) 气胸:即气体进入胸膜腔。床旁X线片是术后最常用的检查方法。X线片上可见被压缩的肺边缘影,实际上是与胸壁平行的厚度小于1 mm的白色脏层胸膜线(图20-10-1和图20-10-2A),其与胸壁之间为无肺纹理的透亮区,被压缩的肺组织较对侧透亮度减低。当气体量较大时,肺组织被显著压缩,表现为肺门软组织肿块影。CT表现与X线片相似,但更为敏感(图20-10-2B、C)。气胸在超声的主要征象是胸膜滑动征和彗星尾征消失。

(2) 纵隔气肿:即游离气体进入纵隔的结缔组织间隙内。X线表现为纵隔内的纵向透亮带,纵隔胸膜轻微抬起,呈平行于纵隔和心缘的细线影。CT可清晰地观察到纵隔内泡状或裂隙状气体密度影,呈局限或弥漫分布,以上纵隔多见。

(3) 游离气体:进入颈部或胸腹部皮下可形成皮下气肿,X线表现为颈部或胸腹部皮下软组织内条带状或斑片状低密度影,CT可直接观察到皮下或肌间的气体密度影。

2. 肺炎 · 是肺癌切除术后最常见的肺部并发症之一。最常见于术后排痰困难或需要较长时间通气支持的患者,多数源于吸入胃分泌物或不张肺组织内细菌增殖。气管插管和机械通气增加了吸入性肺炎的发生率。由于支气管胸膜瘘,从支气管内流出液体也可能导致吸入性肺炎。相关高危因素有性别、年龄、既往肺炎、肥胖、酗酒、糖尿病、房颤、COPD、较低的体质指数、吸烟等。

由于影像学表现具有延迟性,如果术后出现肺炎相关症状,即使无相关影像学表现,也不能排除肺炎。根据感染的革兰阴性菌的种类不同,影像学表现不一。X线片的典型表现为斑片状密度增高影(图20-10-2A),支气管肺炎,甚至肺叶实变。吸入物引起的炎症可能表现为坏死性支气管肺炎或

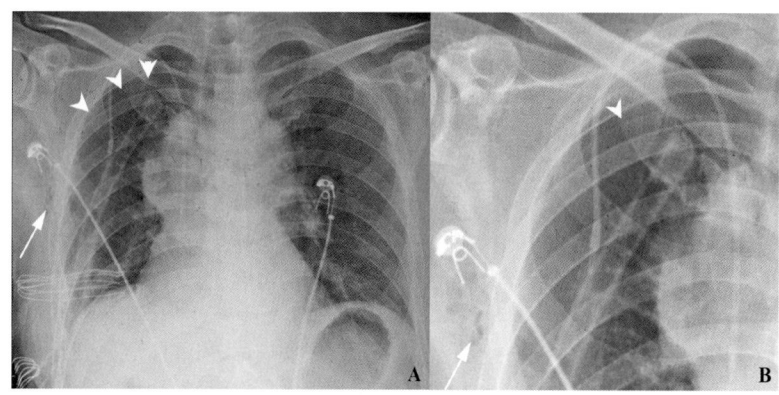

图 20-10-1　男性,59 岁。右肺术后,右侧气胸
胸部 X 线片(A)和局部放大图(B)显示右上胸腔可见肺边缘影(箭头),右侧胸壁皮下少量积气(箭)。

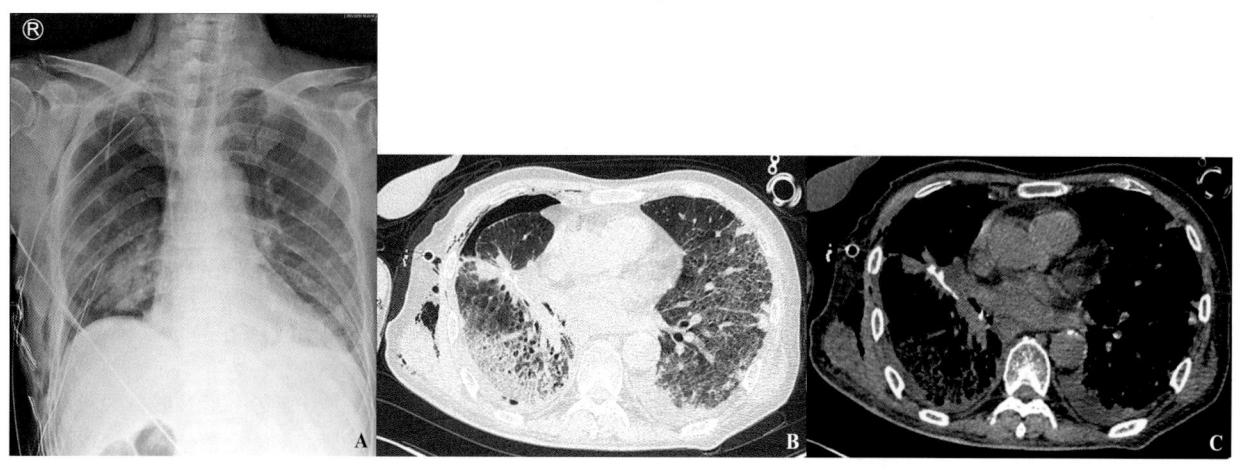

图 20-10-2　男性,70 岁。右肺癌术后,右侧胸腔、右侧颈胸部皮下积气
胸部正位片(A)、CT 平扫肺窗(B)和纵隔窗(C)显示肺边缘影,肺内可见斑片状磨玻璃及实变影,右肺下叶可见网格样改变;左侧胸腔积液。

脓肿。CT 可以直接观察到支气管胸膜瘘的瘘口,对支气管胸膜瘘继发的肺炎评估更为敏感。

3. 肺不张·是较为常见的肺癌术后并发症之一,常见于下叶肺的袖状切除术后,而上叶肺袖状切除术后较少见。肺不张发生的高危因素有术前长期吸烟、合并 COPD、手术时间过长。此外,还包括气管插管将口咽部定植菌带入下呼吸道,导致细菌移位;手术损伤导致气道痰液生成堵塞支气管,患者排痰欠佳出现痰液淤积造成阻塞性肺不张。高浓度氧气的吸入则被认为是术后肺不张发生的另一重要原因。

(1) X 线表现:一侧性肺不张表现为患侧肺野均匀一致密度增高影,胸廓塌陷,肋间隙变窄;纵隔向患侧移位;患侧膈肌升高。肺叶不张表现为肺叶体积缩小,密度增高;叶间裂移位;肋间隙变窄;肺门及纵隔不同程度向患侧移位。肺段不张或肺小叶不张表现为三角形致密影,基底向外,尖端指向肺门,肺段体积缩小。小叶不张多表现为斑片状阴影,与肺炎不易鉴别。

(2) CT 表现:CT 可以观察到支气管堵塞、支气管内痰液及不张肺组织的实变等。

4. 胸腔积液或积血·胸腔积液可分为游离性胸腔积液和包裹性胸腔积液。游离性胸腔积液指胸膜腔内的液体随体位变动而自由流动,始终处于最低处。包裹性胸腔积液是由于脏壁层胸膜增厚、粘连,使液体局限于胸腔的某一部位而形成。

(1) X 线表现:X 线片是最常用的检查方法。肋膈角变钝是 X 线片诊断游离性胸腔积液/积血最早出现的征象。随积液/血量的增多,胸腔下方呈均匀致密阴影,其上缘呈外高内低凹面向上的弧状,肋膈角消失,膈面模糊;大量积液则可见膈肌下移,纵隔可向对侧移位。

包裹性胸腔积液在正位 X 线片显示为单发或多发的片状密度增高影,张力高时可呈半球状影向肺野突出,与胸壁以钝角相交,并可掩盖肺内病变。

(2) CT 表现:游离性胸腔积液在仰卧位 CT 表现为胸廓下方的镰刀状液体密度影,增强扫描更易区分积液与强化的软组织影。若为胸腔积血,则 CT 值较高,在 30~70 HU,高于积液的 CT 值。积血中的局限高密度影常提示血凝块形成。

包裹性胸腔积液表现为胸腔局限性液性密度影,可为多发,增强扫描积液不强化。

(3) MRI 表现:胸腔积液呈长 T1 长 T2 信号,T2WI 并可显示高信号的积液和胸膜外脂肪及相对低信号的脏层胸膜和间隔线。亚急性或慢性出血在 T1WI 和 T2WI 均呈高信号,在 T2WI 可见低信号的含铁血黄素带。

(4) 超声表现：游离性胸腔积液在超声上表现为在锐利高回声的脏层胸膜外的无回声区；包囊性胸腔积液表现为胸壁局限性梭形液性暗区，边缘常较光滑。超声是床旁检查的首选方法，还可用于引导胸腔穿刺引流。

5. **胸膜增厚**·常发生在胸膜炎症或出血吸收后期，少数患者有胸痛症状。

(1) X线表现：轻度胸膜增厚表现为肋膈角变浅、变平，膈肌运动轻度受限。广泛胸膜增厚粘连时，可见患侧胸廓塌陷，肋间隙变窄，肺野密度增高，肋膈角消失，膈肌升高并膈肌变平，纵隔向患侧移位。

(2) CT表现：胸膜增厚表现为沿胸壁的带状软组织影，厚薄不均匀，表面不光滑，与肺的交界面多可见小的粘连影。

MRI对胸膜增厚、粘连的显示不如X线和CT。胸膜增厚在超声表现为胸膜与肺组织之间的中等回声区。

6. **支气管胸膜瘘**（bronchopleural fistula，BPF）·指肺泡、各级支气管与胸膜腔之间形成的瘘管。支气管胸膜瘘可单发，也可多发。单发性BPF往往发生于较大支气管或其分支；多发性支气管胸膜瘘多发生在小支气管，呈筛状瘘口。有时瘘管很小，走行弯曲，造成诊断的困难。

肺或肺叶切除术是BPF最常见的病因。影响术后BPF发生的主要因素包括术中局部支气管周围淋巴结清扫、残端过长或吻合口有张力，以及病灶切除不彻底造成残端肿瘤浸润等。术后支气管胸膜瘘起病于术后几天到数年，表现为持续高热、咯血、咳脓痰、刺激性干咳；严重者表现为败血症，以及由于脓胸分泌物量大，流入对侧肺导致吸入性肺炎、呼吸衰竭等。

(1) X线表现：X线片显示液气胸，特别是新发液气胸应注意支气管胸膜瘘可能。胸部X线片还可了解胸腔积液的量、肺膨胀情况及对侧肺情况，以及放置引流管的位置。

(2) CT表现：CT可较早发现支气管胸膜瘘，表现为胸膜腔内同时存在气体和液体，可观察到病变的形态、位置、胸膜间隙、胸膜-肺界面的情况，增强扫描可确定病变形态位置。中央型支气管胸膜瘘的定位较为容易，大瘘口甚至可在常规层厚的胸部CT发现（图20-10-3），薄层CT可显示支气管管腔与胸膜之间直接相通，瘘口显示明确，有助于提高发现率。

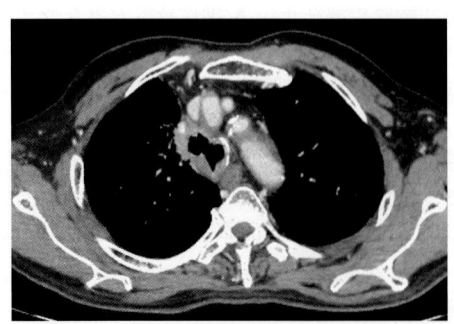

图20-10-3　男性，65岁。肺癌放疗后，气管-纵隔瘘
CT增强扫描显示主动脉弓上方层面气管右侧壁与前方软组织相通。

周围型支气管胸膜瘘瘘口往往显示困难，需要通过MPR后处理技术变换不同的角度才能够显示出瘘口位置。部分患者由于瘘口太小或瘘口隐蔽而无法显示出来，这时候需要通过观察肺部组织的改变及分析胸膜腔的表现而作出疑诊，再进一步检查明确。

7. **急性呼吸窘迫综合征**（ARDS）·是肺癌肺切除术后严重并发症[4]，这类患者预后较差，死亡率高于80%。术后发生ARDS的机制尚不清楚，推测是由于术后通过残余肺的血流量增加，破坏了毛细血管内皮细胞-肺泡屏障。另外，胸部手术时机械通气可能也与ARDS的发生有关，尤其是在肺功能较差的患者。

(1) X线表现：早期主要表现为双肺纹影增多、模糊，可伴有磨玻璃影，当液体渗出到肺泡内，可出现肺实变，起初呈斑片状，可融合呈大片状，可见支气管气相，严重者出现白肺。当病变转为机化期时，表现为肺实变影逐渐吸收，继而出现肺间质纤维化表现。

(2) CT表现：CT诊断ARDS的特异性明显高于X线片，在病情允许的情况下，尽可能做CT检查，尤其是HRCT。CT主要表现为肺内弥漫分布的斑片状磨玻璃影及肺叶、段实变影，可见支气管气相。病变影可呈重力依赖区、非重力依赖区分布或密度特征。病程后期（>1周）CT影像多样化，典型表现是粗糙的网格结构及非重力依赖区的磨玻璃影，提示存在肺纤维化可能。

8. **肺水肿**·常见于全肺切除术后，而肺叶切除术后及肺减容术后出现肺水肿较为罕见。肺水肿出现于非手术侧的肺，影像学表现与ARDS相似，病死率高。

9. **肺栓塞**

(1) X线表现：单发的小分支栓塞X线一般没有异常表现，对于大分支栓塞，可见栓塞血管远端的肺纹理稀疏或消失，肺透过度增强，病变肺动脉近端增粗，远端变细，还可伴有肺不张或膨胀不全，心影增大。

肺动脉造影是诊断肺栓塞的金标准。血管造影可见肺动脉内充盈缺损，肺动脉管腔截断，未受累血管增粗、扭曲。另外，肺实质期可见局限性显像缺损和/或肺动脉分支充盈、排空延迟。

(2) CT表现：增强胸部CT及肺动脉CTA为肺栓塞的首选检查方法。急性肺栓塞的直接征象为肺动脉管腔内充盈缺损，肺动脉管腔截断，断端呈杯口状、斜坡状。间接征象包括近端肺动脉扩张、远端分支变细、扭曲，肺不张或膨胀不全，右心功能不全等。

(3) MRI表现：栓子在T1WI和T2WI呈中等信号，GRE序列呈低信号，另可见主肺动脉及大分支扩张，右心室增大、胸腔积液等。

(4) 核医学表现：肺通气/灌注扫描可见肺叶、肺段或亚段性分布的灌注缺损，肺通气显像正常，呈不匹配显像征。

10. **肺挫伤**·经皮穿刺可造成穿刺路径的肺组织挫伤，表现为肺间质和肺实质内的液体渗出。CT表现为局部肺纹理增浓，云絮状及弥漫性磨玻璃影，肺内穿刺路径周围无实性成分的或边界模糊的半透明磨玻璃影为特征性表现，其内尚可见血管及支气管影。

11. **肋骨骨折**·主要症状是胸痛，并伴有压痛，呼吸运动时加重。其次表现为呼吸困难。肋骨骨折在影像学上主要表现为肋骨骨质断裂，可伴有走行改变或伴有断端移位。X线片是首选检查方法,当X线片不能确诊时,可选择CT检查。

12. 肺癌消融术后影像学表现

(1) CT表现:是消融术后评估最常用的影像学方法[5]。

消融后CT扫描显示的变化规律为:消融后1~3个月病灶增大,3个月后病灶保持稳定或逐渐缩小。

1) 早期改变(1周内):病灶可分为2层或3层(图20-10-4):①最内层,范围略大于治疗前病灶,呈实性软组织密度影,或低密度空泡影样改变,或蜂窝状混杂密度;②中间层,热消融过程中,由于热消融对病灶周围肺组织的损伤,围绕着消融病灶周边形成消融后磨玻璃影;③外层,在磨玻璃影外缘有一层密度稍高于磨玻璃影的反应带,形成反晕征。

这种典型的影像学改变称为帽徽征(cockade sign)或煎蛋征(fried egg sign)(此征象在消融后24~48 h更加明显)。

增强扫描的特征表现为消融中心区域凝固性坏死的无强化和周边区的薄环状强化;在消融区外周可见到厚度<5 mm的环形强化,为热学损伤所致生理性反应。若中心区域强化或边缘结节状强化,则是RFA术后肿瘤复发或消融不彻底的表现。

2) 中期(1周~3个月):消融区域缩小,但异常密度体积仍大于原始病灶。术后约1个月消融区域磨玻璃密度逐渐增高,边缘清晰锐利,内部常出现空洞或裂隙样空腔,尤其体积较大的病灶,空洞/空腔持续缩小,最终消失,形成瘢痕。空洞/空腔的出现常提示治疗有效。此时,消融区域仍表现为无强化;而边缘环状强化可持续至术后6个月(图20-10-5)。

3) 后期(>3个月):与基线(一般以消融后4~6周时的CT表现为基线)比消融后靶区(PTZ)在消融治疗3个月后病灶保持稳定。在随后的CT随访过程中病灶区域有几种不同的演变模式,如消失、缩小纤维化(图20-10-4D)、空洞、结节、肺不张、增大(可能增生纤维化)等。

连续CT随访也可见胸膜增厚(图20-10-5D)、胸腔积液和气胸(图20-10-4C)。病灶周围若出现卫星灶和沿电极路径形成的肺结节提示肿瘤复发或进展。

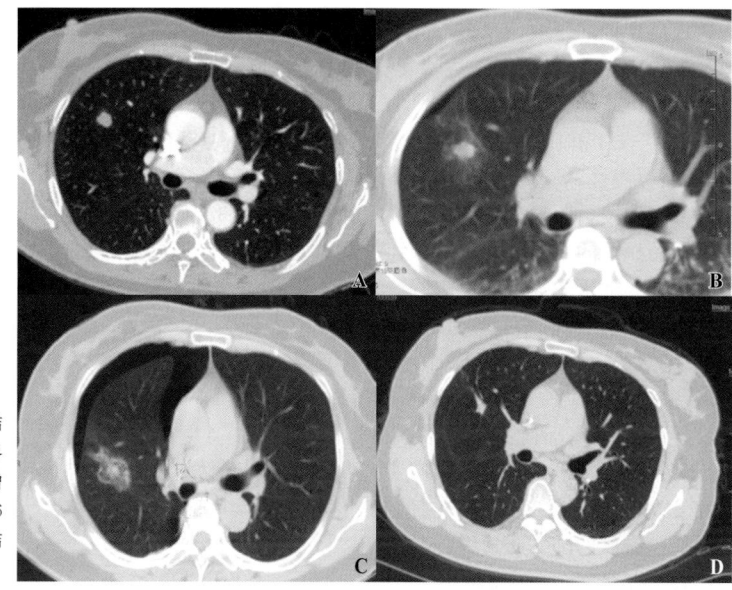

图20-10-4 女性,56岁。右肺中叶肺癌,射频消融治疗
治疗前CT定位(A)显示右肺中叶孤立性实性结节,边缘锐利;治疗结束即可扫描(B),中央实性结节略增大,周围出现磨玻璃影(晕征),边界不清,胸膜腔少量积气;治疗后3个月复查(C),结节缩小,周围密度增高呈混合磨玻璃影,边缘有一层高密度带(反晕征),气胸加重;治疗后6个月复查(D),磨玻璃影消失,病灶进一步缩小,呈小的不规则实性结节,边缘锐利。

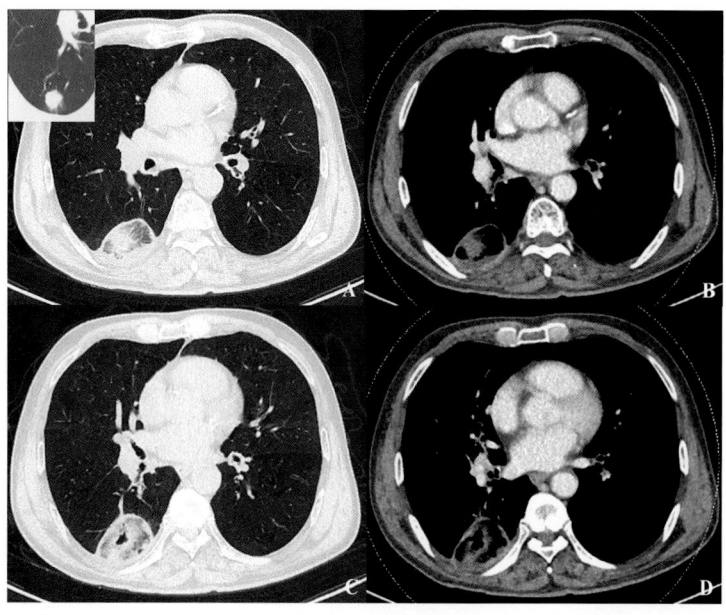

图20-10-5 男性,68岁。非角化性大细胞鳞状细胞癌,射频消融治疗
治疗前CT定位(A,右上角)显示右肺下叶背段实性结节,CT肺窗(A,C)和纵隔窗(B,D)显示消融区域异常密度范围大于原始病灶,密度混杂,实性部分未强化,磨玻璃密度周围高密度带环状强化,病变内可见空洞,相邻胸膜增厚。

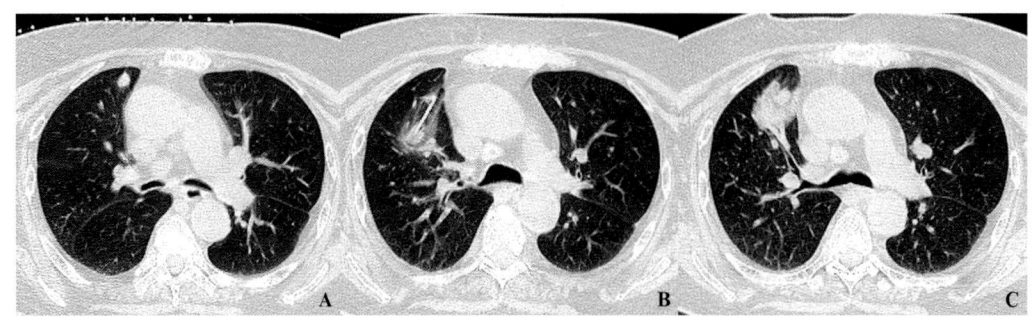

图 20-10-6　女性,63 岁。右肺中叶肺癌,氩氦冷冻治疗

治疗前 CT 定位(A)显示右肺中叶孤立性实性结节,边缘锐利;治疗中扫描(B),结节周围出现磨玻璃影,相邻斜裂增厚,治疗结束后即时 CT 扫描(C),结节周围密度增高呈实变样,范围增大,包绕病灶。

冷冻消融术后的影像学变化特征与射频和微波消融相比有一定的差异(图 20-10-6),但可以参考上述变化过程。

(2) PET-CT 表现:PET-CT 在评估消融后肿瘤局部残留及复发方面优于 CT,适用于 CT 提示肺肿瘤 RFA 术后进展或者局部转移的病例。术后早期因消融区边缘的组织产生炎性反应使标准摄取值呈环状增高,容易出现假阳性。术后 6 个月采用最大 SUV 值评估肿瘤复发可能较单纯测量大小更可靠。

PET-CT 在肺肿瘤 RFA 术后 1~4 个月有 6 种 SUV 摄取模式:弥漫性、局灶性、不均匀性、边缘性、对应病灶的边缘和局部摄取及与原始位置不对应的边缘和局部摄取。其中,对应原始病灶的结节性边缘摄取和复发相关。不对应原始肿瘤区域的局部摄取为炎性反应所致。

(3) MRI 表现:术后 1 周内肺肿瘤内带表现为 T1 等信号,T2 低信号,代表肿瘤组织的凝固性坏死,周围环状高信号,代表炎性反应、肺泡积液、肺实变等。术后 3 天 DWI 图像上信号减低,ADC 值显著高于术前肿瘤。

6 个月随访时,若出现 DWI 信号增高及 ADC 值降低提示肿瘤复发可能。但 ADC 值的测量无法区别消融残留区,更无法评估消融区的肺实质边缘,应用受限。

13. 消融治疗后随访原则

(1) CT 扫描时段:①术后即刻行 CT 扫描进行疗效评价、观察消融边界及是否有并发症的发生。②术后 4~6 周 CT 扫描,作为今后进行疗效评估的基线。③术后第 3 个月复查胸部 CT,主要观察局部病灶是否完全消融及并发症等。④2 年以内,每半年复查胸部 CT。⑤2 年以后,改为年度复查[6],主要观察局部病灶是否复发、是否逐渐形成瘢痕、肺内是否有新发病灶等。

(2) PET-CT 随访时段:①首次在术后 3~6 个月进行,主要用于靶肿瘤是否完全消融,有无局部进展、新发病灶。②2 年内每半年检查一次。③2 年以后,改为年度复查。

(3) 疗效评估:消融后由于消融区周围的出血、水肿、渗出、炎性细胞的浸润,消融后靶区显著大于原病灶的病变区域,而这种影像学特征将持续 3~4 个月,因此传统的实体瘤疗效评价标准(response evaluation criteria in solid tumors, RECIST)不适合用于消融后局部疗效的评价。建议采用改良实体瘤疗效评价标准(modified response evaluation criteria in solid tumors, mRECIST)。

在 RFA 术后 3 个月内的消融区域病灶通常会增大,仅依赖病灶体积评估并不可靠,需要结合增强状态整体评估(表 20-10-1);对于超过 6 个月消融区域仍然增大者,多见于肿瘤残留或复发;若消融区域一直稳定或缩小,而在 18 个月以后病灶变大者,应怀疑肿瘤复发。

表 20-10-1　射频消融术后远期疗效评估标准

疗效	CT 表现	PET/PET-CT
完全消融	靶肿瘤消失	
	有病灶(如空洞、结节、纤维条索、肺不张)且无强化,且病灶边缘锐利,周围无磨玻璃影	靶肿瘤无核素浓聚或 SUV 值正常
不完全消融	靶肿瘤不变或增大(<10 mm),病灶区有强化,强化范围无变化	靶肿瘤消融后,仍有核素浓聚或 SUV 值仍高于正常
局部进展	瘤周新发异常密度(包括磨玻璃影)和/或瘤周病灶强化	靶肿瘤无核素浓聚或 SUV 值正常后,又出现核素浓聚或 SUV 值高于正常

(叶兆祥　郭佑民)

参考文献

[1] 陈丹丹,方婷婷,丁怡,等. 胸腔镜肺叶切除术老年患者术前衰弱与术后肺部并发症的关系[J]. 中华麻醉学杂志,2021,41:928-932.

[2] 叶欣,范卫君,王忠敏,等. 热消融治疗肺部亚实性结节专家共识(2021 年版)[J]. 中国肺癌杂志,2021,24:305-322.

[3] 劳深,蔡松压,李昀,等. 肺叶切除术后持续性肺漏气治疗的研究进展[J]. 临床肺科杂志,2017,22:354-358.

[4] 赵霞,肖永龙,丁玉江,等. 肺叶切除术后对侧肺弥漫磨玻璃影急性呼吸窘迫综合征二例[J]. 中华结核和呼吸杂志,2020,43:609-611.

[5] 程增辉,顾正章,石亮荣,等. 肺肿瘤 CT 引导下经皮射频消融后的影像评估进展[J]. 国际医学放射学杂志,2016,39:382-385.

第二十一章
低度恶性肺肿瘤

第五版WHO胸部肿瘤分类[1]中,肺神经内分泌肿瘤分为前驱病变(弥漫性特发性肺神经内分泌细胞增生)、神经内分泌肿瘤(典型的类癌/神经内分泌肿瘤,1级;非典型类癌/神经内分泌肿瘤,2级)和神经内分泌癌(小细胞肺癌、大细胞神经内分泌癌)。

涎腺型肿瘤包括多形性腺瘤、腺样囊性癌、上皮-肌上皮癌、黏液表皮样癌、玻璃样变透明细胞癌、肌上皮癌和肌上皮瘤。神经内分泌癌是一类可分泌5-羟色胺、激肽类、组胺等生物学活性因子的肿瘤,其中类癌是其常见肿瘤之一。

第一节·类　癌

类癌/神经内分泌瘤(carcinoid/neuroendocrine tumor)是一种能产生小分子多肽类或肽类激素的肿瘤。90%以上的类癌发生于胃肠道,主要见于阑尾,少数发生于结肠、胃、梅克尔憩室。胆道、胰腺、肺和支气管等处少见。其主要特征为恶性程度低,病程长,多数肿瘤生长慢;手术切除效果好,可长期存活;可向周围组织侵袭蔓延和转移。

1808年Merling对本病做了首次描述,1907年Oberndorfer将其正式命名为肺类癌(lung carcinoid),一直沿用至今。由于肿瘤细胞内含有亲银性分泌颗粒,故又称亲银细胞癌(silver cell carcinoma)或嗜银细胞癌(argentaffine carcinoma, kultschitzky cell carcinoma)。由于类癌细胞可分泌小分子多肽物质,类似于副神经节的嗜铬细胞,故有小分子多肽或肽类结构瘤(amine precursor uptake and decarboxylation tumor, APUD Tumor, APUDOMA)的名称。

类癌主要发生于消化道,肺部少见,仅占全部类癌的10%左右,占肺部肿瘤的1%~7%。肺类癌常发生于段以上气管,按病变发生部位分为中央型和周围型,其中中央型最多见,占肺类癌的70%~90%或以上,其次是叶支气管和段支气管,很少见于肺实质中,与Kulchitsky细胞的分布数量多少一致。

支气管类癌可发生在任何年龄,文献报道:国内发病年龄为7~72岁,气管、支气管类癌平均为44.3~49.7岁。多数学者认为,男女发病比例相等或女性略多于男性。支气管类癌发病缓慢,病程为2天到18年。

【发病机制与病理】

肺神经内分泌肿瘤是一个独特的肿瘤亚群,具有特定的组织学形态、超微结构、免疫组织化学和分子遗传学特征。根据其发病部位将类癌分为中央型类癌和周围型类癌。其中中央型类癌主要在气管、支气管黏膜下生长,其次肿瘤沿支气管黏膜下生长的同时还向支气管壁内外生长,浸透肌层达浆膜,并可侵至软骨板及周围肺组织,甚至可发生远处淋巴结转移或经血道发生远处转移。

新版中肺神经内分泌肿瘤的病理学诊断标准相比旧版无明显变化,根据核分裂象数及Ki-67增殖指数可对肿瘤进行分类诊断。不典型类癌和典型类癌的组织病理特点的区别总结如下:①核分裂象增加;②核浆比增高;③细胞多形性增加;④细胞结构更加紊乱;⑤出现点状或斑点状的坏死。穿刺小标本鉴别不典型类癌与典型类癌较困难,可以借助免疫组化。例如,嗜铬粒蛋白A、突触素、CD56及Ki-67等。

目前发现Ki-67指数对鉴别不典型类癌与典型类癌有重要作用,尤其是受挤压的穿刺组织,不典型类癌与典型类癌易被误诊为小细胞肺癌。2015年WHO分类中关于Ki-67做了详细说明,肺类癌的Ki-67≤20%,小细胞肺癌的Ki-67≥50%。

有研究者再次将典型类癌与不典型类癌的Ki-67表达进行了细化[2],典型类癌的Ki-67≤5%,不典型类癌的Ki-

67为5%～20%。值得注意的是,存在灰区神经内分泌肿瘤的病例,组织学形态类似于非典型类癌,但核分裂象数>10/2 mm² 和/或Ki-67增殖指数>30%,且分子遗传学特征更接近于类癌(MEN1突变),而不同于大细胞神经内分泌癌/小细胞癌(TP53、RB1共突变)。

该类灰区病例常出现在转移灶中,而肺原发灶极为罕见,按目前的诊断标准应纳入大细胞神经内分泌癌的诊断,但其预后却不同于经典的大细胞神经内分泌癌。由于该类灰区病例尚待更多的研究证实,建议诊断灰区神经内分泌肿瘤时应对其组织形态学进行描述,并记录Ki-67增殖指数及核分裂象数。

DAXX/ATRX蛋白缺失有助于胰腺神经内分泌肿瘤的诊断,但在肺类癌的诊断中没有意义。新版诊断标准中增加了肺神经内分泌肿瘤的分子分型,其中肺类癌根据基因突变、基因表达、CpG甲基化及临床特征,分为LC1、LC2及LC3型。

【临床表现】

气管、支气管类癌缺乏特异性临床表现,临床表现及其症状与病变发生的部位及内分泌激素的种类有关。

当肿瘤位于气管时,由于气管本身功能储备大,腔内肿瘤体积小时,多无明显症状,只有当管腔梗阻达到1/2～2/3,或管腔直径小于1 cm时,才产生严重通气障碍,出现明显症状。常见的临床表现有吸气性呼吸困难、阵发性刺激性咳嗽、气短、气喘、痰中带血和咯血等,有些患者呼吸困难可由于体位的变动而加重或缓解(主要出现在腔内窄基底结节型的气管肿瘤,由于体位改变而致肿瘤变动,管腔变化)。

气管局部听诊可闻喘鸣、哮鸣音,做肺功能检查有典型的大气道梗阻的图形。

具有分泌功能的为功能性肺类癌,没有分泌功能的为非功能性肺类癌。具有分泌功能的临床表现可为库欣综合征、类癌综合征,甚至也有首发症状为杵状指的报道。

【辅助检查】

1. 支气管镜检查 • 对于段以上气管病变,纤维支气管镜检查不仅能直视肿瘤的部位、范围、形态,气管黏膜的改变、狭窄的原因及程度、范围,而且能取得活体标本和刷检涂片,进行组织学和脱落细胞的组织学诊断,对于带蒂息肉,可行内镜下摘除术。

由此可见,纤维支气管镜对中央型类癌的发现、诊断是不可缺少的检查手段。但是,由于类癌表面被覆有完整包膜或坏死组织,纤维支气管镜活检只做表浅取材往往未达到肿瘤组织,难以得到正确的病理细胞学诊断,即便取材到位,又因为类癌细胞异型性小,核分裂象少,致活检正确诊断率低,误诊率高。

通常类癌容易被误诊为支气管慢性炎症、小细胞癌、低分化鳞状细胞癌或其他疾病。

2. 痰细胞学检查 • 由于肿瘤常被覆支气管黏膜上皮,细胞代谢缓慢,细胞脱落少而呈阴性结果。

【影像学表现】

肿瘤因发病部位不同致影像学表现各异。影像学根据病变发生部位将肺类癌分为中央型和周围型。中央型类癌是指肿瘤发生在肺段和段以上支气管的肿瘤。周围型类癌是指肿瘤发生在段以下支气管。现分别叙述。

1. 中央型类癌的X线表现

(1) 纵隔、肺门旁或肺门区团块影:肺门增大、密度增高、结构紊乱,病变呈中等密度,其内密度均匀,边缘规则清楚,少数边缘不规则,可伴分叶征,此征象少见(图21-1-1)。

(2) 肺叶或肺段膨胀不全或不张:表现为肺野内大片致密阴影,伴叶间裂、肺门、纵隔、气管、心脏向患侧不同程度的移位(图21-1-2)。

(3) 肺气肿:肺部局限性或整个肺叶透光度增加,其内肺纹理稀疏,可出现于患侧,也可出现于健侧(图21-1-1和图21-1-2)。

(4) 反复发生的同一部位的阻塞性肺炎:片状、云絮状阴影,边缘模糊,内可有支气管充气征,但无肿块或结节性病灶。

(5) 其他:相当一部分病例,胸部正、侧位片均正常。

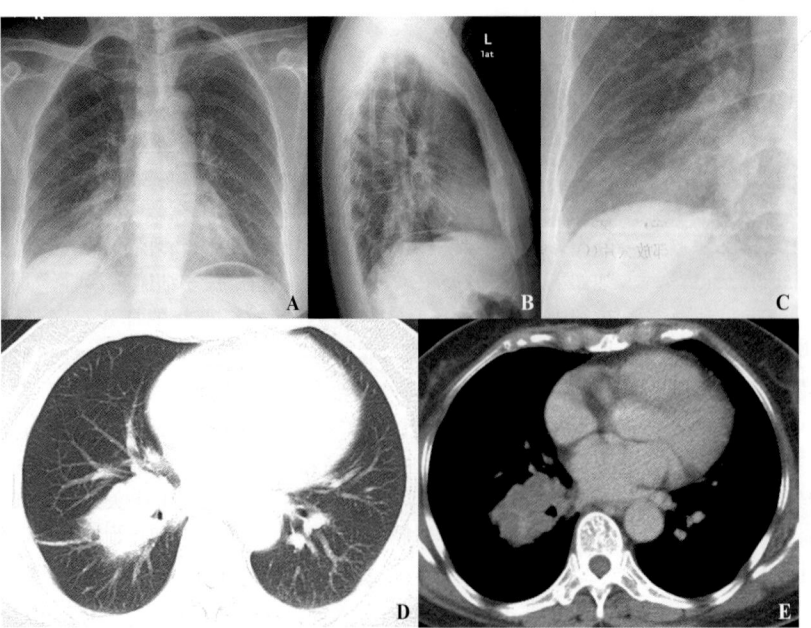

图21-1-1 女性,58岁。中央型肺类癌

胸部正位(A)、侧(B)位X线片及局部放大图(C)显示右肺门下部增大、密度增高、结构紊乱,病变呈中等密度,其内密度均匀,边缘不清,形态不规则,右上肺代偿性气肿;CT肺窗(D)显示,右肺下叶支气管轻度狭窄变形,管壁增厚,腔外有软组织肿块,肿块呈类圆形,轮廓不整有浅分叶,前缘清楚,后外缘模糊,可见粗长索条影;增强后(E)呈不均匀强化。

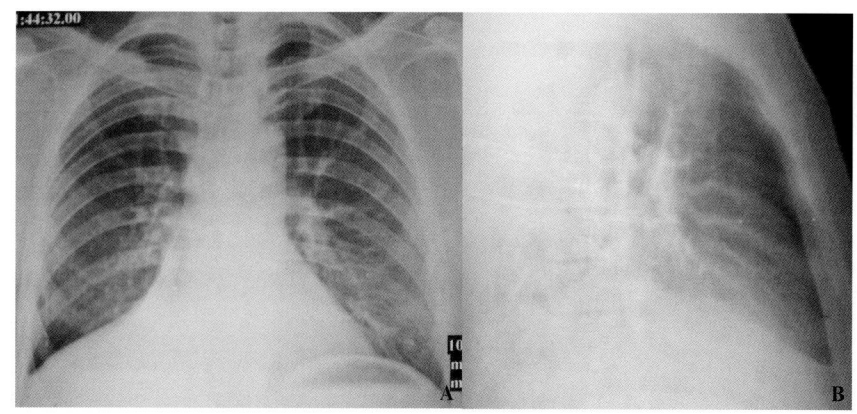

图 21-1-2 男性,39 岁。中央型肺类癌致右肺下叶不张

胸片 X 线正位片(A)显示右心缘旁三角形致密影,右肋膈角区代偿性透光度增强;侧位片(B)示肺门影增大,脊柱密度增高,斜裂后移,后肋膈角消失。

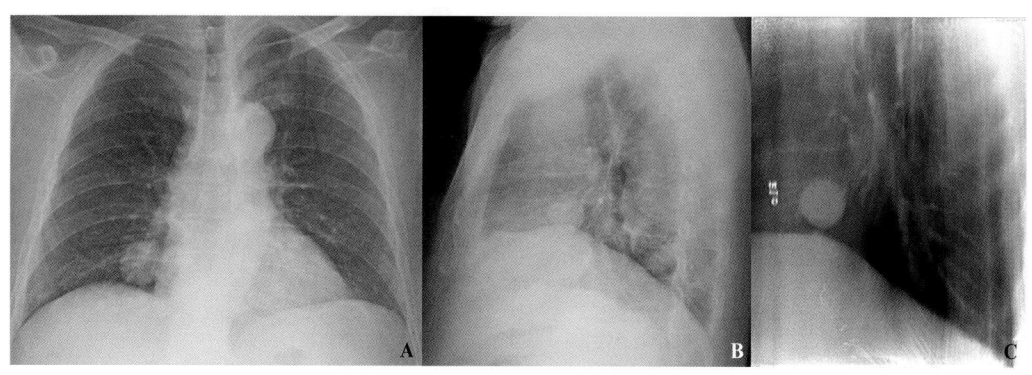

图 21-1-3 男性,50 岁。周围型肺类癌

胸部正位(A)、侧位(B)X 线片显示右中叶圆形结节;病灶断层(C)显示结节内密度均匀,边界清楚。

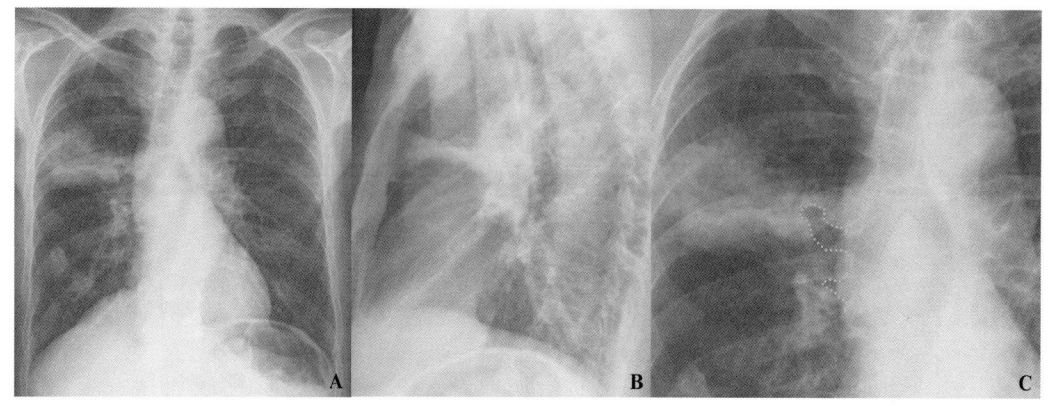

图 21-1-4 男性,74 岁。周围型肺类癌

胸部正位(A)、侧位(B)X 线片显示右上叶不规则结节,与前胸壁相连;局部放大片(C)示病变向内延伸至肺门,叶支气管开口通畅,形态不自然,僵硬扭曲。

2. 周围型类癌的 X 线表现·肺内表现为肺野内单发圆形、类圆形或椭圆形结节或肿块,病灶密度均匀,少数可见片状低密度区,边界较清楚(图 21-1-3),或有毛刺,或伴有轻度至明显分叶、切迹,部分病灶与胸膜有牵拉改变(图 21-1-4),病变晚期,可累及肺门,发生肺门纵隔淋巴结转移。

与 X 线片相比,CT 不仅提高了病变的检出率,而且对病变的细节、病变与周围组织的关系、肺门纵隔淋巴结的显示优良,有助于病变的定性、分期诊断。

3. 中央型类癌的 CT 表现

(1) 直接征象:即气管及支气管的改变,CT 表现如下。

1) 腔内息肉型:表现为气管腔内软组织肿块,阻塞气管致狭窄,无明显的腔外软组织肿块。管壁无增厚或有增厚(图 21-1-5~图 21-1-7),气管软骨环破坏或无破坏。

2) 管壁浸润型:表现为支气管管壁的弥漫性不规则增厚,导致管腔明显变窄,无明显腔内外肿块形成。

3) 管壁肿块型:表现为支气管管壁局限结节状增厚,管腔狭窄,管腔内和/或腔外有软组织肿块(图 21-1-8)。肿块多呈卵圆形,境界清楚,表面光滑,密度均匀(图 21-1-5),CT 值 30~94 HU,边缘可不规则,呈分叶(图 21-1-7),部分

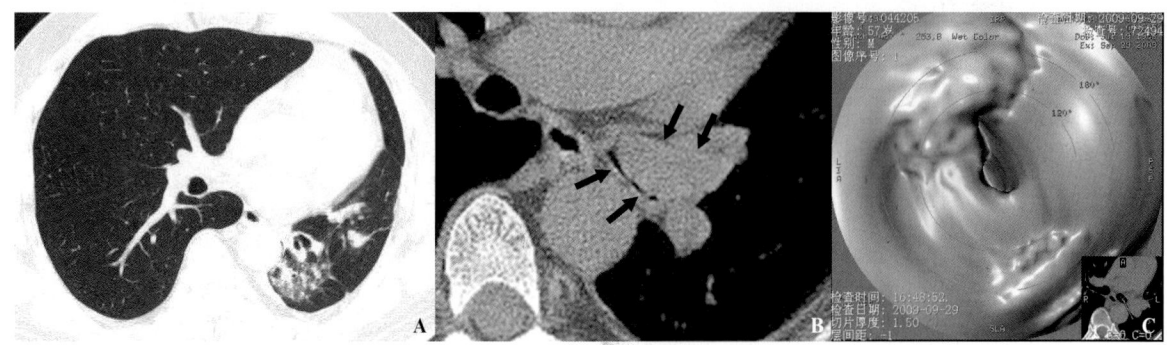

图 21-1-5　男性,56 岁。中央型肺类癌(腔内息肉型)

CT 肺窗(A)显示左肺下叶体积缩小,可见点、片状高密度影,纵隔左移,右肺透光度增强;纵隔窗(B)显示左主支气管管壁(箭)与周围组织分界清楚,前壁肿块突入气管,致管腔狭窄呈细线状,肿块与管壁广基底连接,密度均匀,表面光滑;仿真内镜(C)显示支气管壁隆起型病变,气管腔呈裂隙状狭窄。

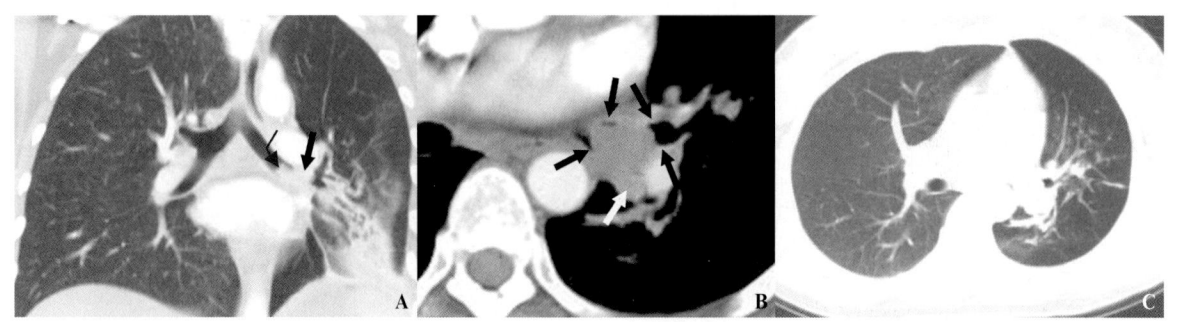

图 21-1-6　女性,34 岁。中央型肺类癌(腔内息肉型)

CT 冠状位(A)显示左主支气管呈截断征象(弯箭),管腔内见类圆形结节(直箭);纵隔窗(B)显示肿块自气管后壁突入气管,气管前后壁(黑箭)分离,前壁清晰,后壁不清且与肺静脉(白箭)分界不清,但壁外未见明确肿块,肿块区含气管腔呈细线状;肺窗(C)显示左肺体积缩小,纵隔左移,左肺透光度增强,舌叶及下叶(A)点、片状高密度影。

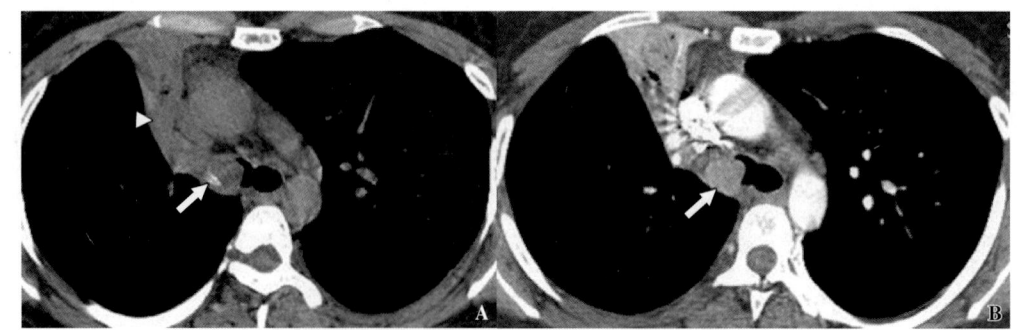

图 21-1-7　男性,57 岁。中央型肺类癌(腔内息肉型)

CT 纵隔窗(A)显示气管分叉处腔内肿块(箭),肿块内有点状钙化,右肺上叶不张(箭头),内有细线状气体影,纵隔右移;增强扫描(B)显示结节均匀强化,强化程度与不张肺的强化程度相仿。

散在点状、弥漫性钙化斑点(图 21-1-8),其肺门和纵隔淋巴结转移灶内也可见钙化。

有学者报道 30% 的病灶可检测到钙化。一般认为肿瘤钙化主要发生于直径>2 cm 的中央型典型类癌,与类癌分泌激素或成骨因子有关。增强扫描肿块有不同程度的强化,强化均匀(图 21-1-6～图 21-1-10)。

(2) 间接征象:即气管阻塞后肺内改变,CT 表现如下。

1) 肺不张:表现为不张肺体积缩小,密度增高,相邻叶间裂向不张肺野移位;当不张范围较大时,可伴纵隔向患侧移位(图 21-1-7)。

2) 阻塞性肺炎:表现为肺间质聚集、边缘模糊或肺内多发斑片状、团块状影,病变沿支气管分布(图 21-1-5 和图 21-1-6)。

3) 肺气肿:表现为肺透光度增加,肺纹理稀疏(图 21-1-6),可以见于患侧,也可见于健侧。

(3) 其他改变:包括肺门、纵隔淋巴结肿大,其内可见钙化。心脏大血管受累少见。

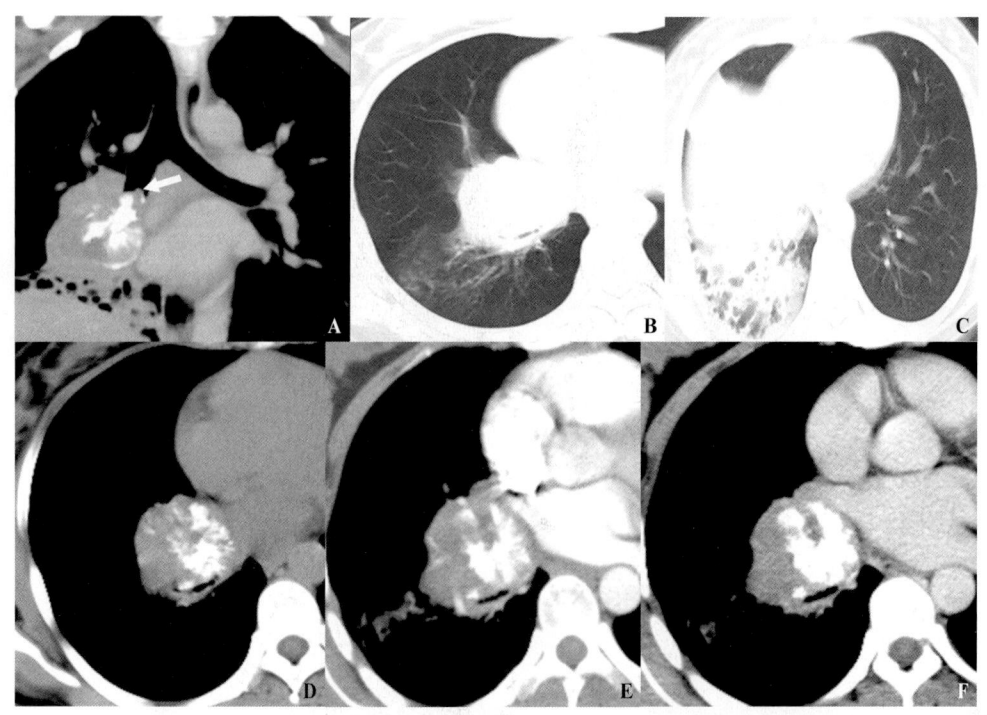

图 21-1-8 女性,25岁。中央型肺类癌(管壁肿块型)

CT冠状位(A)显示右中间段支气管截断(箭),管腔断端呈分叶状,腔外形成巨大肿块,肿块呈分叶状,肺窗(B)显示结节边缘光滑,肺底层面(C)显示右肺下叶片状高密度影,内见扩张的含气管影,心脏右移,左肺透光度增强;纵隔窗平扫(D)、增强动脉期(E)和静脉期(F)显示肿块肺钙化区域呈均匀持续强化。

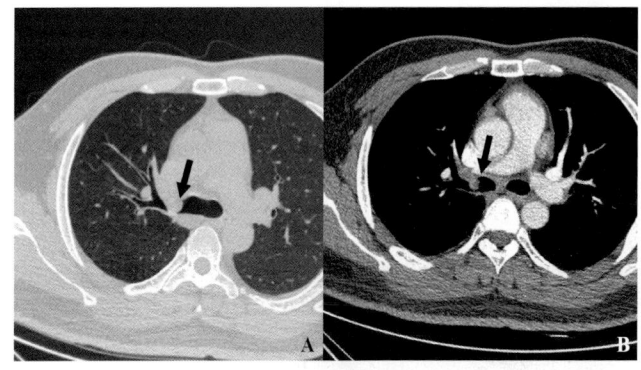

图 21-1-9 男性,35岁。右侧中央型不典型类癌

CT肺窗(A)显示右主支气管腔内见结节,边缘光滑;纵隔窗(B)显示中度强化。

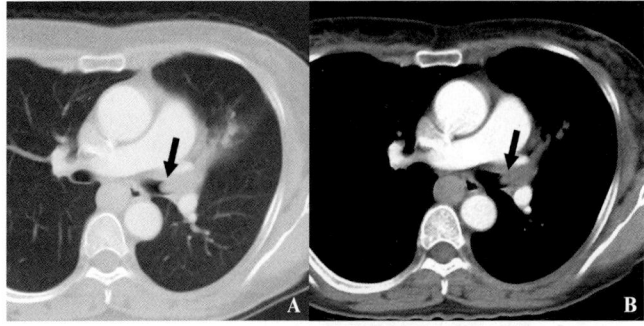

图 21-1-10 女性,55岁。左侧中央型不典型类癌

CT肺窗(A)显示左主支气管腔内见结节,边缘光滑;纵隔窗(B)显示中度强化。

4. 周围型类癌的CT表现 · 3.2%~10%的患者表现为肺内单发圆形或类圆形软组织密度结节影,边界清楚,轮廓光滑(图21-1-11)或呈分叶状,部分病变边缘不整,有毛刺(图21-1-12),周围肺纹理可出现扭曲及纤维索条影,可出现胸膜凹陷征(图21-1-13和图21-1-14)。类癌密度均匀(图21-1-11~图21-1-14),可有钙化(图21-1-15)。但也有学者报道,病灶内可见低密度空洞区,病理证实为肿瘤坏死。

增强扫描:关于肺类癌的强化特征,文献报道不一。国外有文献报道由于多数类癌由支气管动脉供血,且血供丰富,因此本病增强扫描有一定的特征性,呈明显均匀强化,类似于肺静脉曲张或动脉瘤;少数病灶主要是不典型类癌可表现为不均匀强化或不强化。也有报道显示,病变强化程度不一,可呈现不明显强化或轻中度强化。无论何种程度的强化,其共同的特点是病灶强化较为均匀(图21-1-14、图21-1-16和图21-1-17)。

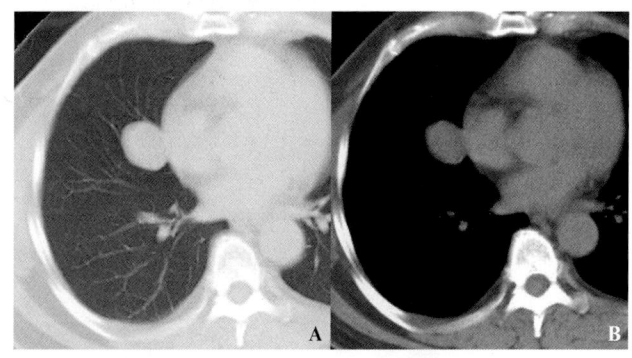

图 21-1-11 男性,50岁。周围型肺类癌

与图21-1-3为同一患者。CT肺窗(A)显示右肺中野内侧段类圆形结节,轮廓光滑锐利,周围肺纹理走行自然;纵隔窗(B)显示病灶密度均匀。

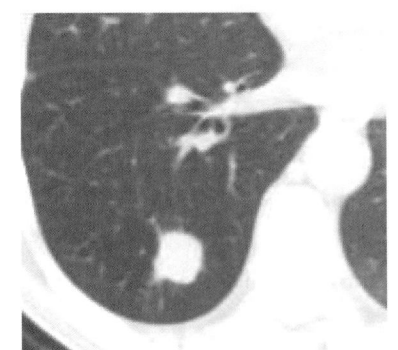 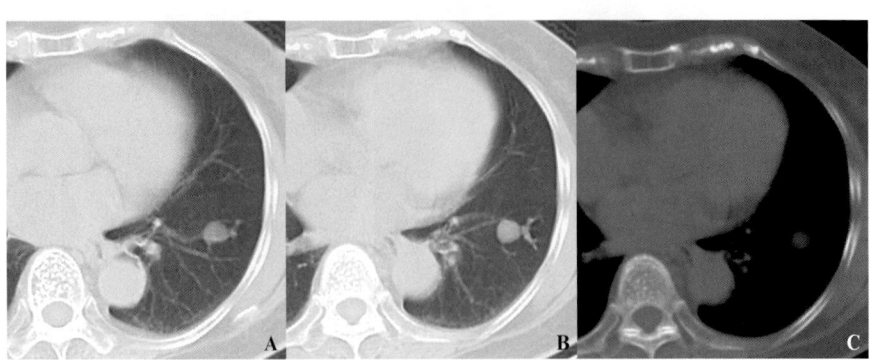

图 21-1-12　男性,68 岁。不典型周围型肺类癌
CT 肺窗显示右下肺胸膜下结节,结节外形略不规整,边缘有毛刺。

图 21-1-13　低度恶性周围型肺类癌
CT 肺窗(A、B)和纵隔窗(C)显示左肺下叶单发圆形结节,病灶密度均匀,边界较清楚,邻近肺纹理扭曲。

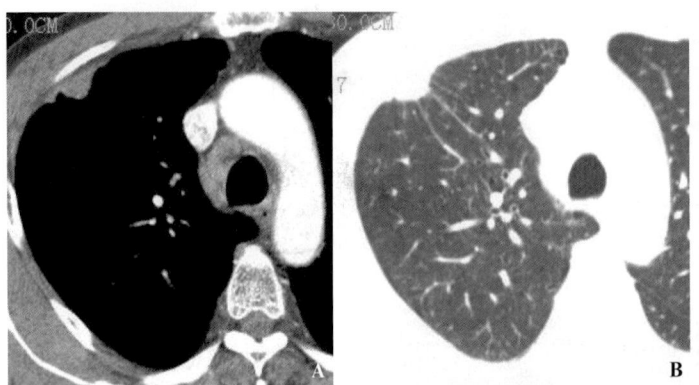

图 21-1-14　男性,60 岁。不典型肺类癌,胸膜型
增强扫描纵隔窗(A)显示左前胸壁半圆形软组织密度影,与胸膜广基底连接,与相邻胸膜之间的夹角为钝角,病灶呈均匀中等强化,纵隔淋巴结增大;肺窗(B)显示自病灶指向肺内的放射状纤细条索影。

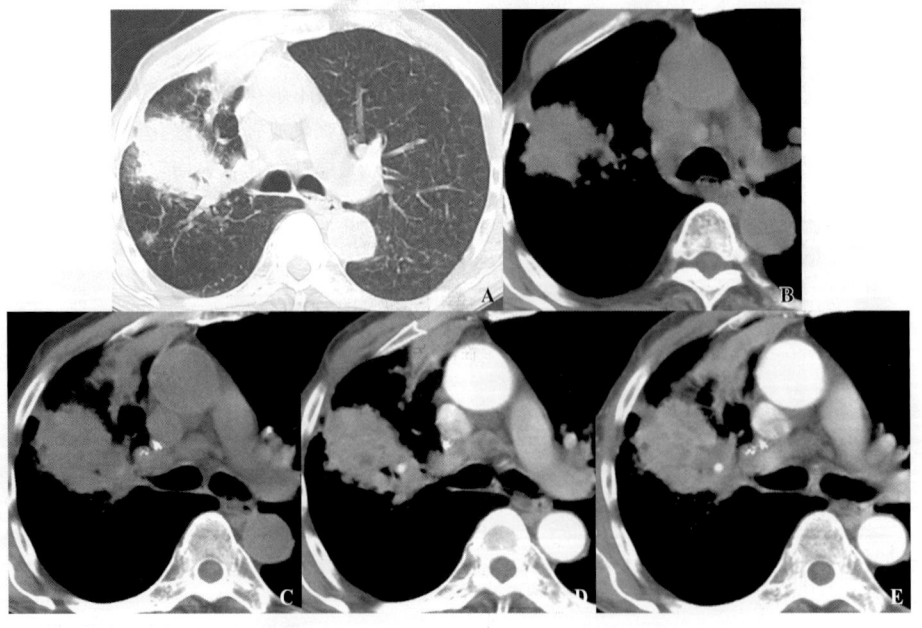

图 21-1-15　男性,74 岁。周围型肺类癌
与图 21-1-4 为同一患者。CT 肺窗(A)显示右肺上叶椭圆形肿块,边缘有毛刺;纵隔窗(B、C)显示肿块分叶,密度欠均匀,相邻胸膜凹陷,肺门多发肿大淋巴结,肺门淋巴结及胸膜凹陷处有斑点状钙化;增强扫描动脉期(D、E)显示病灶强化欠均匀,病灶边缘小囊状低密度影未强化。

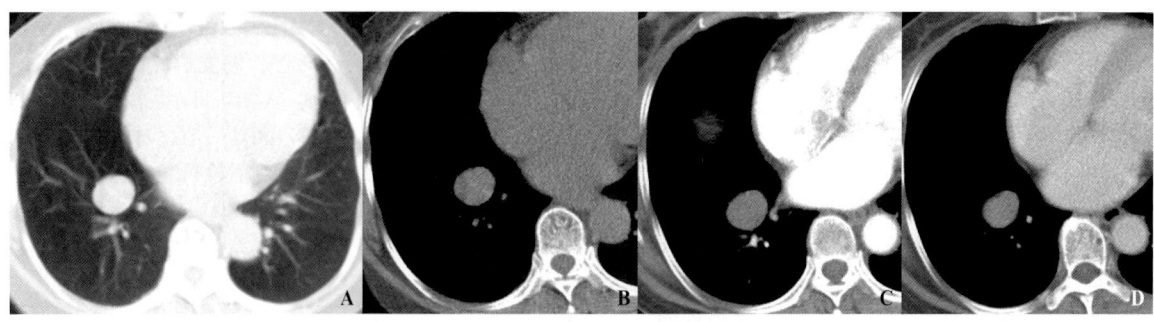

图 21-1-16　男性,60 岁。肺类癌

CT 肺窗(A)显示右肺下叶类圆形结节,边缘光滑锐利;纵隔窗(B)示密度均匀;增强扫描动脉期(C)和静脉期(D)显示病灶均匀强化,静脉期强化程度较动脉期明显。

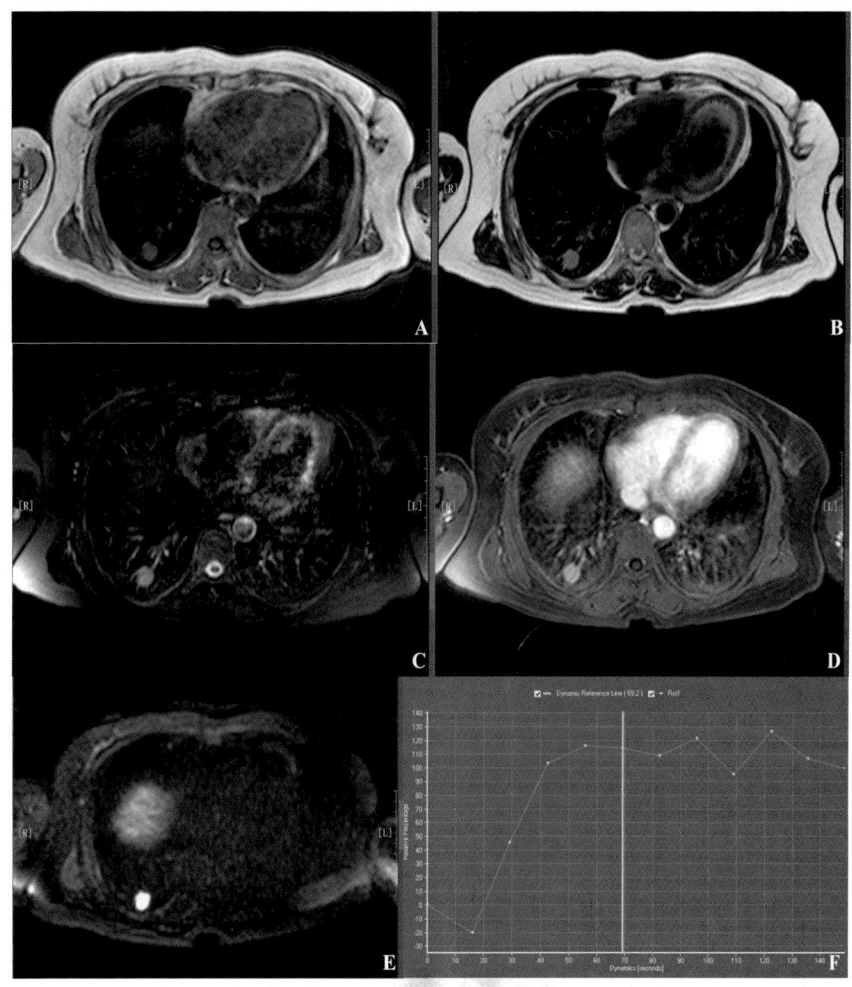

图 21-1-17　女性,55 岁。周围型肺类癌

MRI T1WI(A)呈等高信号,T2WI(B)及 T2WI 脂肪抑制序列(C)呈稍高信号;增强扫描(D)后明显增强,DWI(E)呈高信号,动态增强曲线(F)为平台型。

5. MRI 表现·表现为肺内或肺门肿块,边界清楚。T1WI 呈稍高或稍低信号。T2WI 呈稍高信号,增强扫描病灶明显强化,弥散受限。

由于类癌起源于肺神经内分泌细胞,代谢活性很低,细胞增殖力弱,因此 ^{18}F-FDG PET 对类癌病灶的发现价值有限。但是内分泌肿瘤常常表达生长抑素受体,可结合生长抑素,所以采用放射性核素标记的生长抑素进行肿瘤显像,可提高内分泌肿瘤的显示率。

目前推荐应用 ^{68}Ga-DOTA 生长抑素类似物,因其具有更高的敏感度,尤其对骨转移的判别[3]。

【诊断标准】

类癌诊断比较困难,患者的临床表现对诊断仅有参考价值,当出现类癌综合征时,如果尿中 5-羟吲哚乙酸(5-hydroindole aceticacid,5-HIAA)增高及酒精、药物诱发试验阳性可确定体内有类癌存在,此时一些特殊检查如 B 超、X线、内镜、CT、MRI 可进一步确定类癌的部位,手术病理学检查是诊断类癌的金标准。

如果影像学表现为：①肺内孤立性结节或肿块，定期随访病变进展缓慢；②较大支气管内结节状肿块向腔内凸出，表面光滑呈息肉样；③肺内孤立性结节，有类癌综合征表现，应想到气管支气管类癌。

【鉴别诊断】

1. 肺炎·当类癌合并阻塞性肺炎或肺脓肿时，会出现咳嗽、咯痰、发热、胸痛等症状与体征，与肺炎容易混淆。与一般肺炎不同的是，抗菌药物治疗对类癌合并阻塞性肺炎或肺脓肿常常有效，但很难彻底治愈，即便治愈，不久又出现同一部位炎症。此时应想到气道阻塞性病变，行胸部 CT 扫描、纤维支气管镜检查加以鉴别。

2. 肺结核·有长期、反复咳嗽、咯痰、胸痛，抗炎治疗效果不佳等病史。临床常常将支气管类癌误诊为支气管内膜结核。如果患者为青年，结核菌素试验强阳性，应首先考虑结核，抗结核治疗效果不佳时，应想到气管肿瘤可能。此时应行支气管镜检查或 CT 检查以协助诊断。结核球与周围型类癌均可表现为肺内孤立性类圆形病灶，需要注意的是，观察病灶的密度和周围的情况有利于两者之间的鉴别。结核瘤灶内可见钙化，密度不均，周围常有卫星灶。而类癌边缘光滑，边界清晰，密度均一，动态观察生长缓慢。

3. 支气管肺癌·阵发性刺激性干咳、咳血等症状容易使人想到支气管肺癌。支气管肺癌发病年龄较大，病灶边缘不规则，有毛刺，外形不规则，呈分叶状，动态观察，倍增时间短，生长快；类癌发病年龄年轻，病灶一般呈球形，密度均匀，无坏死，动态观察，生长缓慢。穿刺活检行免疫组化检查有助于两者的鉴别诊断。

（于红　陈婧　叶兆祥）

参考文献

[1] WHO Classification of Tumours Editorial Board. WHO classification of tumours. Thoracic Tumours [M]. 5th ed. Lyon: IARC Press, 2021.

[2] Pelosi G, Rodriguez J, Viale G, et al. Typical and atypical pulmonary carcinoid tumor overdiagnosed as small-cell carcinoma on biopsy specimens: a major pitfall in the management of lung cancer patients [J]. Am J Surg Pathol, 2005, 29: 179-187.

[3] Caplin ME, Baudin E, Ferolla P, et al. Pulmonary neuroendocrine (carcinoid) tumors: European Neuroendocrine Tumor Society expert consensus and recommendations for best practice for typical and atypical pulmonary carcinoids [J]. Ann Oncol, 2015, 26: 1604-1620.

第二节·腺样囊性癌

气管腺样囊性癌（tracheobronchial adenoid cystic carcinoma, TACC）又称腺样囊性基底细胞瘤（adenoid cystic basal cell tumor, ACBT），1859 年由 Billroth 首次描述，由于光学显微镜下该肿瘤内有筛状结构，被称为筛样癌，又由于其形态酷似唾液腺的圆柱瘤被命名为圆柱癌（cylindroma）。

原发性气管肿瘤十分罕见，发病率占同期肺部恶性肿瘤的 0.1%~0.4%，气管腺样囊性癌是原发性气管肿瘤第二好发肿瘤，仅次于气管鳞状细胞癌。该肿瘤好发于气管、主支气管，叶支气管次之，较小支气管少见，约 50% 发生于气管上 1/3 段。

原发性气管腺样囊性癌早期症状无特异性，常规 X 线检查不易发现，极易被误诊。与支气管肺癌相比，原发性气管腺样囊性癌虽可发生于任何年龄，但是年龄分布偏低，多在 40 岁左右，男女发病率相仿。虽然它主要起源于唾液腺的分泌细胞，但也可起源于其他部位，如硬腭、鼻咽、泪腺、舌及外耳道。除了头颈部，也有起自乳腺腺体、生殖产道、皮肤和气管的 ACC 的病例报道。恶性肿瘤以老年人为主[1]。

【发病机制与病理】

按肿瘤生长方式分为腔内型、管壁型及管内外型。据报道腔内外生长型约为 38.7%，腔内型约为 32.3%。肿瘤呈圆形或息肉状，结节状突起于管壁，表面常无完整的黏膜覆盖，质地较硬而脆，呈灰白色、粉红色或浅褐色，包膜不完整或无包膜。

肿瘤也可沿软骨环间的软组织浸润性生长，沿气管黏膜下生长，可以直接侵犯附近的淋巴结。筛状结构是原发性气管腺样囊性癌的典型图像，表现为圆形、卵圆形或不规则形的上皮团块中出现大小不等的圆形或卵圆形腺样或囊样腔隙，典型者如蜂窝或藕的横断面，腔内为透明蛋白和黏液。电镜观察，腔内含有基板、星状颗粒性黏液样物和胶原纤维，其中胶原纤维可呈玻璃样，甚至占据整个囊腔，形成透明蛋白圆柱体。

【临床表现】

主要表现为喘鸣和吸气性呼吸困难等上呼吸道阻塞的症状。当肿瘤向管腔内缓慢生长，由于气管的可通气量明显于机体的一般实际需要量，故早期气管内小的肿瘤不会引起任何呼吸道阻塞癌状，仅偶有胸闷、刺激性咳嗽、咳痰或咯血丝痰，症状不典型。

直到肿瘤长大到足以阻塞 50% 的气管直径时才可会出现症状。与气道直径绝对减少相比，气道直径相对减少在症状的发生中更为重要。气管直径<8 mm 会引起劳力性呼吸困难，若气管直径<5 mm，则静息时也会出现呼吸困难。

中晚期时则为进行性加重的呼吸困难、憋喘，明显可听见喘鸣音，部分见吸气三凹征，稍多分泌物就会有窒息危险，体力活动、体位改变、气管内分泌物均可使症状加重。

低于 25% 的患者在病程早期出现咯血，多为刺激性咳嗽和痰中带血丝，一般咯血量不多，有时会自行停止。因此，大多数患者易被误诊为一般支气管疾病。当肿瘤侵犯邻近器官时如喉返神经出现声嘶，食管受压出现吞咽困难等。其他如进行性消瘦、恶病质等全身非特异性表现。

【辅助检查】

1. 支气管镜·有些病例镜下表现气管黏膜红色或暗红色的桑葚或菜花样增生性改变，部分病灶表面的黏膜下可见扩张的血管，组织松脆，触之易出血。部分病例支气管黏膜增厚，有时表面黏膜无改变。也可在支气管黏膜下沿长轴或管周生长，形成弥漫浸润的斑块。肿瘤大小范围为1～4 cm，平均大小为2 cm。

特征性表现为肿瘤边界不清，其扩展范围远大于肉眼所见。如侵及周围组织，可见气管壁呈外压性狭窄。该肿瘤可沿黏膜下浸润生长，所以术前纤维制气管镜下多点活检，有助于术前判断肿瘤的真实浸润范围，从而制定手术方案。

2. 支气管内镜超声(EBUS)·可提高支气管镜评估恶性肿瘤气道壁受累程度的敏感性。采用EBUS技术可轻松识别侵犯气管壁的气管旁肿瘤，可以此决定患者是否需要手术治疗。当气管肿瘤侵犯包括食管在内的相邻的纵隔器官时，食管内镜超声可进一步识别受累程度。

【影像学表现】

1. X线表现·普通胸部X线片对TACC的诊断价值有限，可检出18%～28%的气管肿瘤[2]。

气管腺样囊性癌中央型的X线表现分为直接和间接征象。

(1) 直接征象：发生于段及段以上支气管的原发性气管腺样囊性癌，在传统X线片上原发病灶常无法显示(图21-2-1)，这是因为气管前后有纵隔及骨骼影的重叠；当病灶向腔外生长时，在侧位片上表现为食管移位，气管区隐约显示结节影，正位片多不能显示。如有显示，可表现为气管重叠区模糊的密度增高影(图21-2-2)、支气管截断影(图21-2-3)或纵隔的增宽，酷似纵隔肿瘤。

(2) 间接征象：如果气道堵塞，可出现：①阻塞性炎症，被阻塞区域纹理增重、模糊、甚至片状高密度影；②阻塞性肺不张，被阻塞区域片状高密度影，肺纹理聚拢，甚至叶间裂、肺门、膈肌、纵隔等向患侧移位(图21-2-3)；③阻塞性肺气肿或健侧代偿性肺气肿，肺透光度增加，其内肺纹理稀疏(图21-2-3)。

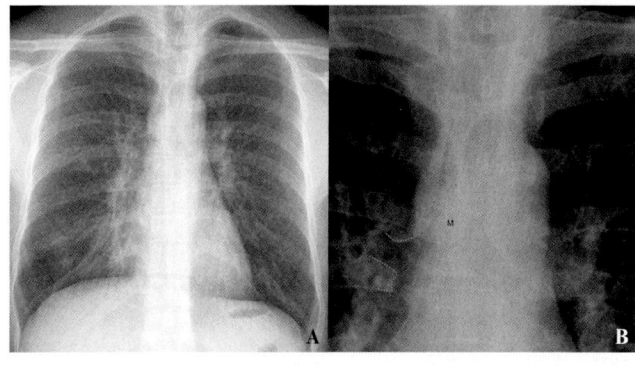

图21-2-1　男性，32岁。气管腺样囊性癌

胸部X线片(A)几乎不能发现异常，高电压X线片(B)见气管分叉处偏右密度增高(M)，边界不清。

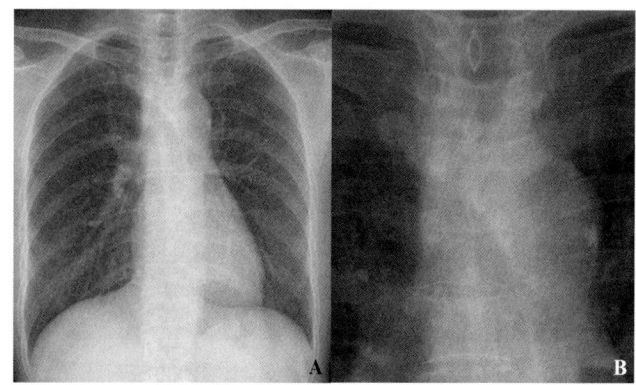

图21-2-2　女性，57岁。气管腺样囊性癌

胸部X线片(A)显示主动脉结水平气管密度增高，边界不清；放大图(B)示气管左侧壁结节状增厚并向腔内突起，致气管偏在性狭窄。

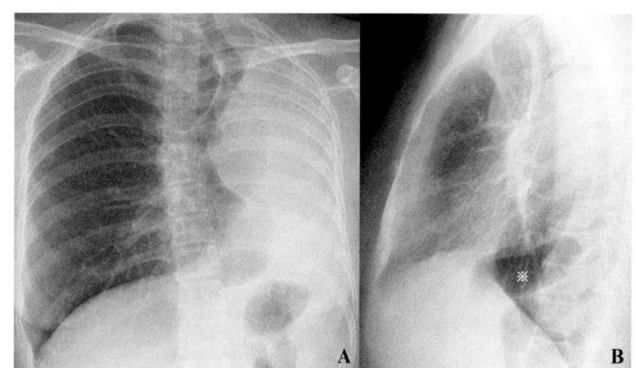

图21-2-3　女性，48岁。气管腺样囊性癌

胸部X线片(A)显示左主支气管鸟嘴状狭窄，左肺密实，左侧肋间隙变窄，气管、纵隔左移，右肺疝入左胸腔；侧位X线片(B)示含气的胃肠道(※)上移。

原发性气管腺样囊性癌发生在段支气管以下的部位，在传统X线片上表现为类圆形结节影，边缘光滑，可有浅分叶(图21-2-4)，肿块远端可发生局限性肺气肿或阻塞性肺炎。

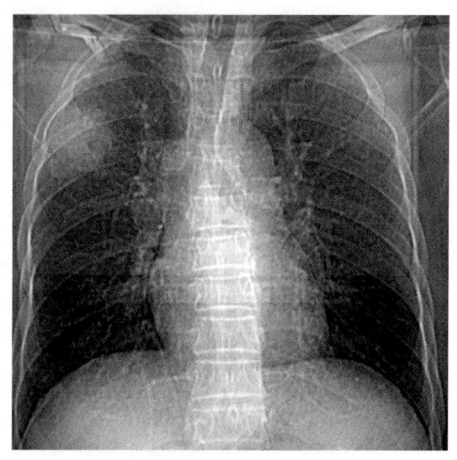

图21-2-4　周围型腺样囊性癌

胸部卧位X线片示右肺上野外带类圆形结节，边缘光滑。

2. CT表现·由于气管腺样囊性癌生长方式不同，其影像学表现也不同。根据肿瘤的形态、在腔内外的位置及其与管壁的关系，将原发性气管腺样囊性癌的CT表现分为如下4种亚型。

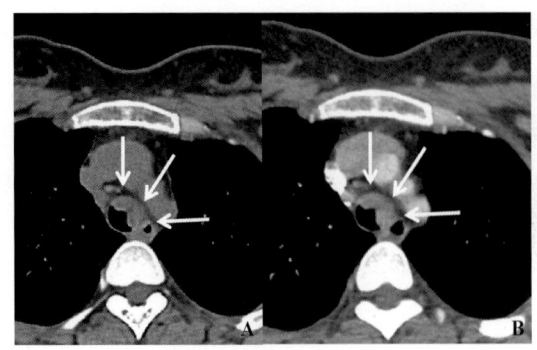

图 21-2-5　女性,47岁。气管腺样囊性癌(腔内广基型)

CT纵隔窗(A)显示左前壁局限性结节状增厚,并突向气管腔,气管腔狭窄;增强扫描(B)显示气管壁与血管之间低密度脂肪间隙(箭)存在。

(1) 腔内广基型:肿瘤突入管腔呈结节状软组织肿块影,密度均匀,边缘光整,宽基底(图21-2-5)。

(2) 管壁浸润型:肿瘤沿管壁长轴浸润生长,管壁不同程度的增厚与管腔不同程度的狭窄(图21-2-6和图21-2-7)。

(3) 腔内外生长型:管壁内外均有结节状肿块影,边缘不整或略有分叶(图21-2-8)。

(4) 隆突肿块型:气管隆突呈马鞍形增宽隆起,肿块表面轻度分叶,两侧主支气管近段狭窄(图21-2-9)。

CT扫描是早期发现本病的首选检查手段,CT可以显示气管、支气管壁及病灶周围的浸润情况,对进一步选择治疗方式有很大帮助。气管、支气管树三维重建可显示气道狭窄的长度、病变段的上下界、纵隔肿块对气管、支气管树的纵向压迫等,变得更为直观,有助于术前对病灶进行精确定位和明确手术术式的选择。但是,传统的CT检查会低估气管壁受累情况。Shadmehr等研究发现,9%的CT检查发现的被认为是可切除的肿瘤,实际上在术中发现是无法切除的。

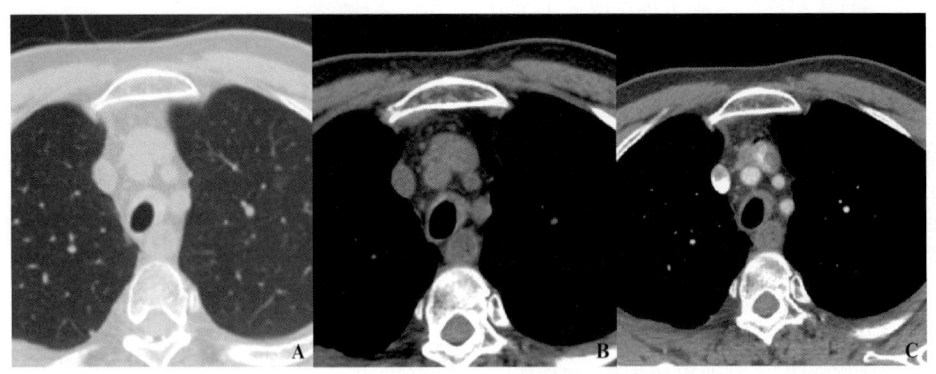

图 21-2-6　男性,49岁。气管腺样囊性癌(管壁浸润型)

CT肺窗(A)显示气管腔缩小变形;纵隔窗(B)显示气管左前壁扁平状增厚,管腔内外无明显软组织肿块影;增强扫描(C)显示为强化均匀。

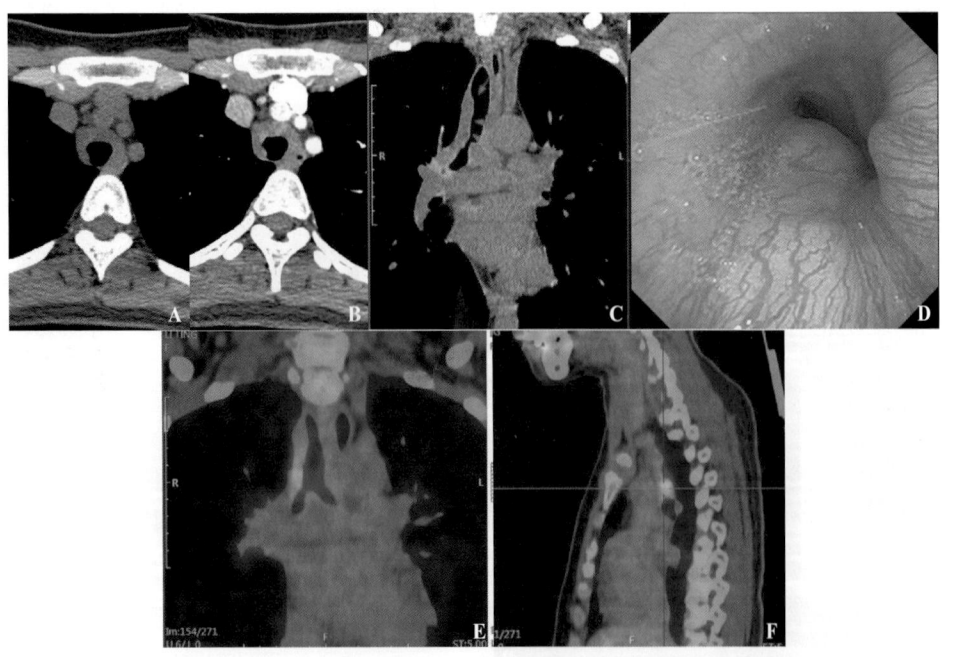

图 21-2-7　女性,37岁。气管腺样囊性癌(管壁浸润型)

CT纵隔窗(A)和增强(B)纵隔窗示管壁不同程度的增厚;冠状位(C)显示管腔不同程度的狭窄,病变与气管壁相交成钝角;支气管镜(D)示气管中段黏膜隆起、毛细血管显露,管腔明显狭小;PET-CT(E,F)显示气管右侧壁软组织增厚影,向右下延伸至右主支气管,显像剂摄取增强SUV_{max}值为4.4。

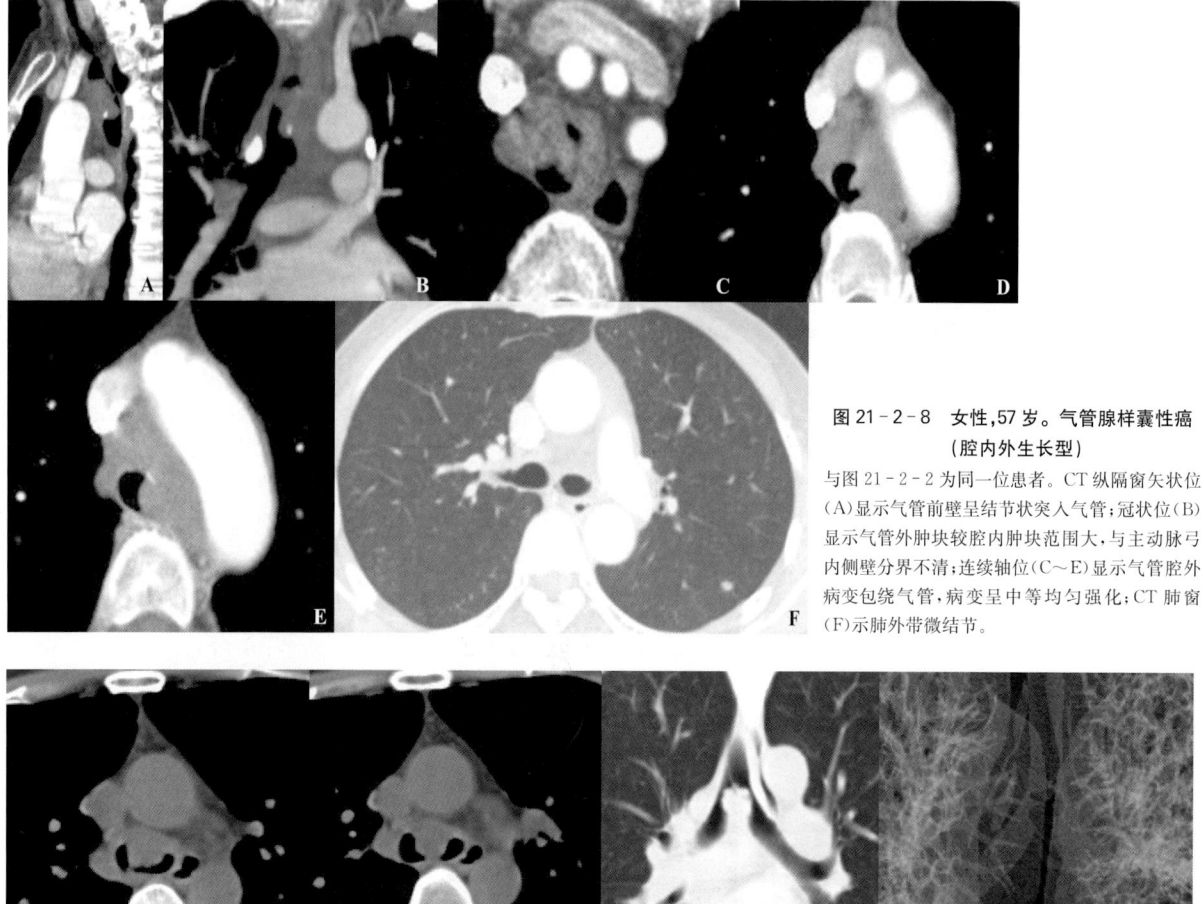

图21-2-8 女性,57岁。气管腺样囊性癌（腔内外生长型）

与图21-2-2为同一位患者。CT纵隔窗矢状位(A)显示气管前壁呈结节突入气管;冠状位(B)显示气管外肿块较腔内肿块范围大,与主动脉弓内侧壁分界不清;连续轴位(C~E)显示气管腔外病变包绕气管,病变呈中等均匀强化;CT肺窗(F)示肺外带微结节。

图21-2-9 气管腺样囊腺癌

CT纵隔窗连续断面(A、B)显示气管前壁结节样增厚,突入管腔;冠状位(C)和VR(D)显示结节位于气管隆突,分叶状,向上突入气管分叉,致左右主支气管起始部均狭窄。

最新的CT技术是采用三维重建和支气管镜影像来识别腔内和腔外病变、有蒂和基底广的病变,以及病变浸润软骨环的范围和程度。三维重建技术是纤维支气管镜检查以外的、对治疗后复发进行筛查的有效方法。Han等发现,解剖可视连续断层摄影(optical coherence tomography)来判断肺部干预/手术能否用于该患者治疗。新型雾化对比剂能够区分良性和恶性黏膜病变。

气管腺样囊性癌CT表现分为中央型和周围型。

中央型CT表现包括:①气道改变,本病好发于气管下段,主支气管,叶支气管次之,较少发生于小支气管。病灶呈广基底、菜花状或不规则形软组织密度影,密度均匀,少数密度不均匀,呈筛状,绕气管腔生长,将邻近器官向两侧推移且累及之。增强扫描病灶均匀强化(图21-2-5~图21-2-8)。②局部侵犯,瘤蒂下气管软骨密度降低,或密度接近软组织而瘤蒂两侧的气管软骨显示良好时,考虑为肿瘤突破气管软骨的征象。病变边缘呈浸润状,与周围组织或器官分界不清(图21-2-8)时,提示肿瘤向外浸润。胸腔及心包积液提示胸膜、心包膜受侵。纵隔淋巴结肿大应警惕淋巴结转移。③肺内改变,病灶远端出现阻塞性肺气肿、阻塞性肺炎及阻塞性肺不张(图21-2-10),其特点是在同一部位反复出现肺炎,肺气肿持续时间长,阻塞性肺不张出现时间晚。

Wright等报道1例腺样囊性癌,15岁时因反复上呼吸道炎症摄片,表现为一侧肺透光度增强,血管影减少,肺门变小,8年后才发现主支气管内病变。此外,在肿块远端可见分支状、指状或主干指向肺门的Y形高密度影,或者尖端指向肺门的V形高密度影,或沿支气管走行的低密度分支粗管状改变,内有空泡(扩张支气管内的黏液栓)。

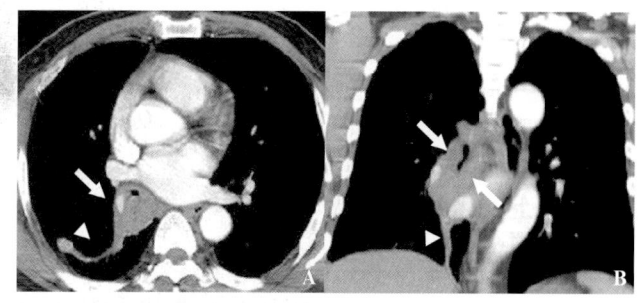

图21-2-10 男性,33岁。腺样囊腺癌

CT纵隔窗(A)和冠状位增强扫描(B)显示右肺下叶支气管管壁增厚突入管腔(箭),管腔狭窄,后基底段不张(箭头)。

周围型气管腺样囊性癌远较中央型少见,占本病的7%左右,表现为肺内类圆形结节或肿块,边界清楚,轻度分叶,边

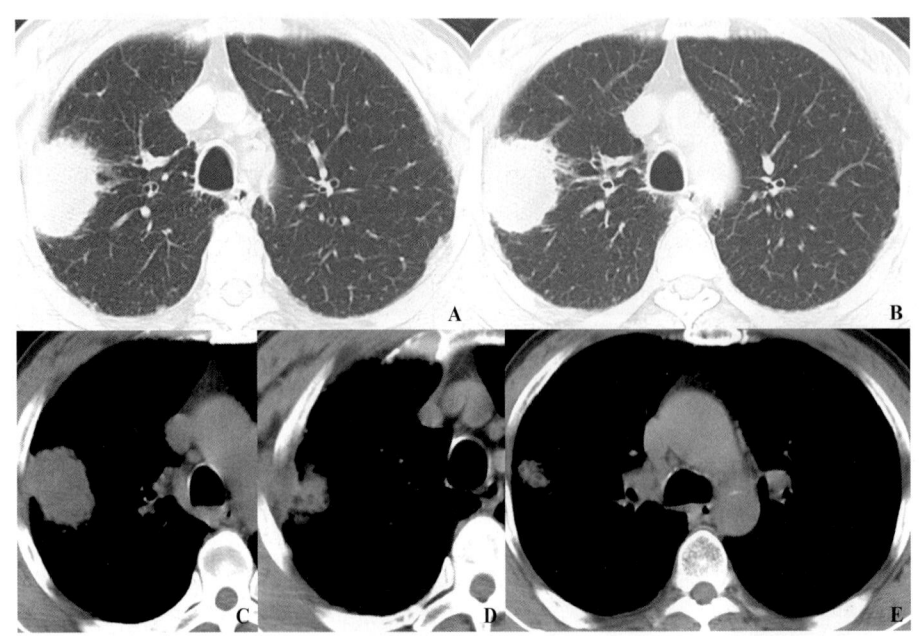

图 21-2-11 周围型腺样囊性癌

CT肺窗(A、B)显示右上肺胸膜下类圆形肿块,边缘有毛刺,肺门缘有条索影;纵隔窗显示病灶形状不整,密度均匀(C),相邻胸膜轻度增厚内陷(D),右肺门淋巴结肿大(E)。

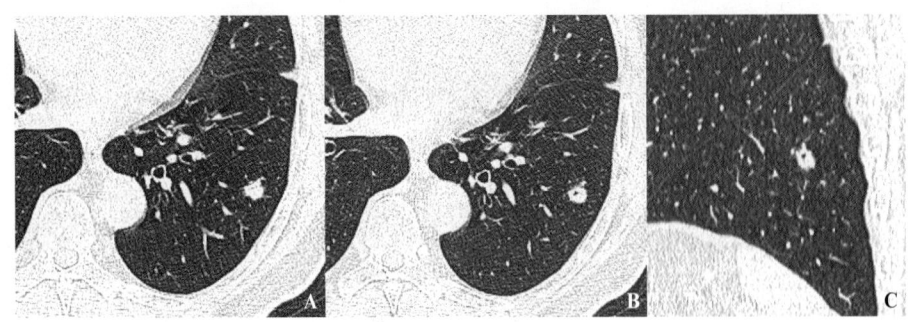

图 21-2-12 男性,46岁。周围型低分化腺样囊性癌

CT肺窗(A、B)和矢状位(C)显示左下肺外带小结节,外形不规则,边界清楚,有毛刺,内可见厚壁、偏在空洞。

缘不整,有毛刺,密度均匀(图 21-2-11),一般无钙化,可有空洞形成(图 21-2-12)。位于胸膜下的病变可引起胸膜凹陷。肿块巨大时,可伴有肺门纵隔淋巴结肿大(图 21-2-11)。

CT增强扫描均匀强化,强化程度不一,多为轻、中度强化,强化后密度仍然低于或等于肌肉,极少数高于肌肉。

气管 MRI(冠状位和矢状位)除能清晰地显示肿瘤的大小、位置、形状外,还可了解气管腔的直径,特别是黏膜下病变的情况,但 MRI 检查耗时,价格昂贵,不适于筛查。其影像学表现为气管或支气管腔内和/或腔外软组织肿块,管壁增厚,管腔狭窄,肿瘤在 T1WI 上呈与肌肉相似的中等信号,T2WI 信号增高,Gd-DTPA 增强扫描呈中等均匀强化。某些情况下可更好地评估组织和血管的受累情况。

PET 在气管肿瘤评估中的应用同样受限。但是,PET 能够发现远处转移,能够避免不必要的手术治疗。Park 等发现,与 TACC 相比,鳞状细胞癌的 ^{18}F-FDG 的摄取量较高。

【诊断标准】

由于本病早期症状隐匿,肿瘤起源于黏膜下,出现各种症状无特征,给早期诊断带来不少困难。常被误诊为慢性支气管炎和支气管哮喘。为了避免误诊,凡有以下情况者要警惕本病存在的可能。

(1) 顽固性气短伴有特殊的喘鸣。

(2) 反复出现刺激性咳嗽和/或伴有血痰。

(3) 进行性呼吸困难,但X线片未见明显的肺部病变,难以解释的呼吸道梗阻者。

(4) 两下肺反复出现肺炎而没有支气管扩张征象。

(5) 成人发生哮喘或喘鸣经治疗效果不佳者。

(6) 颈部或锁骨上淋巴结肿大,全身找原发灶时,不要忘记排除气管肿瘤。

对于兼有良恶性肿瘤双重特征的气管肿瘤应多考虑为腺样囊性癌,并及时行气管影像学和支气管镜检查。支气管镜对于原发性气管肿瘤诊断非常关键。

支气管镜下以观察到肿瘤形态、大小及管腔受侵情况,并可以活检,确诊还需病理分型。但是当肿瘤巨大时(占据管腔的1/2以上),活检可能引起出血和窒息等并发症,此时最好能在手术室硬质气管镜下,与介入治疗同时进行。

【鉴别诊断】

本病常常被误诊为支气管哮喘、慢性支气管炎、肺气肿、肺炎、肺结核及肺不张等。

1. 哮喘·与哮喘相比，本病的特点为吸气性呼吸困难，即吸气相＞呼气相（包括时间、困难程度及喘鸣音等），呼吸困难程度与体位有关（不一定是卧位），呼吸困难及喘鸣症状进行性加重，常无诱因。哮喘为呼气性呼吸困难，发作多有季节性，日轻夜重（下半夜和凌晨易发），肺部哮鸣音及气道阻塞是可逆的。胸部 CT 扫描、纤维支气管镜检查常可协助诊断。

2. 慢性支气管炎·长期、反复、逐渐加重的咳嗽、喘息、气短等症状与慢性支气管炎类似，慢性支气管炎的症状与劳累程度、气候、季节等有关，一天之内晨间加重，白天较轻，一年之内，冬春加重，夏天较轻。而气管腺样囊性癌无此特点，其症状可以与体位有关（不一定是卧位）。听诊检查胸前区或气管颈段可闻及喉笛式喘鸣或拉风箱样哮鸣音有助于气管腺样囊性癌的诊断，慢性支气管炎不能听到这种声音。

3. 肺炎·阻塞性肺炎表现常与肺炎相似，但一般肺炎抗菌药物治疗多有效，病灶吸收快而完全，而阻塞性肺炎吸收较缓慢，或炎症吸收后出现块状阴影，或炎症虽然吸收，不久又出现同一部位炎症。此时应想到气道阻塞性病变，行胸部 CT 扫描、纤维支气管镜检查加以鉴别。

4. 肺结核·肺门淋巴结肿大、肺不张、渗出实变性病灶、胸腔积液等各种结核病变与本病容易混淆。儿童及老年患者，如果伴发低热、盗汗等低度中毒症状，结核菌素试验呈强阳性应首先考虑结核，但应进行胸部 CT 扫描和/或纤维支气管镜检查进行排查。

5. 气管、支气管肿瘤·临床表现与影像学表现与本病有很多类似之处，支气管镜检有利于鉴别诊断。

6. 类癌·以腔内宽基底结节型和腔内外肿块型为主要表现的支气管类癌，其临床表现与影像学表现与腺样囊性癌比较相似，但类癌为富血管肿瘤，增强后强化明显，腺样囊性癌为轻度到中度强化。最后确诊依靠组织病理学检查。

（于红　陈婧　叶兆祥）

参考文献

[1] Ammad Ud, Din M, Shaikh H. Adenoid cystic cancer [M]. Treasure Island (FL): StatPearls Publishing, 2022.

[2] Ono S, Namikawa H, Nakajima H, et al. A tracheobronchial adenoid cystic carcinoma incidentally detected by chest radiography and pulmonary function test [J]. Adv Respir Med, 2021, 89: 320 - 323.

第三节·黏液表皮样癌

黏液表皮样癌（mucoepidermoid carcinoma，MEC）又称黏液表皮样瘤（mucoepidermoid tumor），1945 年由 Stewart 首先对其进行描述。在临床工作中，人们发现，黏液表皮样癌的生物学行为有较大差异，75%～80%表现为低度恶性，生长缓慢，病程较长，较少发生转移；少数表现为高度恶性，发展迅速，广泛转移，预后差。病因未明。2021 年 WHO 指出，其与吸烟无明显关联。

黏液表皮样癌是大涎腺较常见的恶性肿瘤，其次好发于腭部的小涎腺，主要从腮腺、腭腺等涎腺组织内的腺体发生而来，虽然气管、支气管也含有类似于涎腺组织腺体的黏液下浆液及黏液腺，但发病率低，仅占原发性气管、支气管肺肿瘤的 0.1%～0.2%。其好发于叶、段支气管，气管、主支气管次之，较小支气管少见。右肺略多于左肺。

气管、支气管黏液表皮样癌可发生在任何年龄的人群，年龄分布较支气管肺癌年轻，小于 30 岁的青年或儿童所占比例较高，平均为 34.5～37.9 岁，男女发病率差异不大，病程为 1 个月至 6 年，平均为 6 个月左右。

【发病机制与病理】

在 WHO 肺肿瘤组织学分类（2021 年版）中，黏液表皮样癌分为低级别和高级别，低级别多见。镜下，黏液表皮样癌由 3 种成分构成：黏液分泌细胞、鳞状细胞和中间型细胞。

根据这 3 种成分排列组织的不同，肿瘤组织可表现为腺体样、管状、囊性、巢状和实体性组织。病例不同，3 种成分在一个肿瘤中的组成比也各不相同，并且是肿瘤分级的重要标准之一。

如果取材得当，可见肿瘤位于支气管黏膜下，并与邻近黏膜下腺体关系紧密。黏液分泌细胞的体积较另外两种细胞大，细胞质呈亮蓝灰色，其细胞形状各异，如柱状、杯状、立方形等。在细胞间隙或管腔中也可看到肿瘤细胞分泌的黏液样物质。

鳞状细胞可混杂于黏液分泌细胞和中间型细胞中，也可单独形成鳞状细胞巢。鳞状细胞间存在细胞间桥，但不存在角化珠。中间型细胞无明确分化方向，呈多角形，排列于腺体周围或形成细胞巢。

【临床表现】

肿瘤较小时患者可无症状，当其生长到一定体积时可出现症状和体征，症状和体征取决于发病部位和气道阻塞、侵犯的程度，周围型常无症状，中心型产生支气管阻塞症状。

早期支气管阻塞不全，出现支气管激惹及阻塞症状，表现为咳嗽、咳痰、气喘，偶有咯血，当肿瘤继续增大时可出现胸闷、气促、间歇性呼吸道感染、反复性阻塞性肺炎、高热等。如管腔呈持续性阻塞，则可出现喘鸣、呼吸困难、肺不张、肺脓肿等。若出现胸膜炎可有持续性胸痛。

在较小的儿童，症状往往不明显、不典型，有的仅出现阵发性咳嗽、咳痰或只有精神萎靡、哭闹无常等。故临床发现学龄前儿童有反复的咳嗽、咳痰、肺部感染及肺不张的症状，抗感染治疗效果不满意时，应进一步做支气管镜、CT、MRI 等检查，及早发现此病，避免延误治疗。

【辅助检查】

纤维支气管镜观察，气管、支气管腔内有软组织肿块，多为半球样，广基底，也可带短蒂，表面轻度分叶，光滑，充血或苍白、肿胀,表面有或无分泌物。气管腔部分或完全阻塞,气管黏膜明显充血、肥厚、皱襞形成。

由于支气管镜活检阳性率可高达76.2%~85%,故纤维支气管镜检查成为本病术前确诊的主要手段。但由于肿瘤可以被覆完整黏膜,活检阴性,也不能排除此病。但对于周围型病变,支气管镜检常常无能为力。

【影像学表现】

1. X线表现。黏液表皮样癌在X线表现上分为中央型和周围型。

（1）中央型:常规正侧位X线片,很少见直接征象(图21-3-1)。可见到的征象包括纵隔增宽(图21-3-2),肺门肿大,肺门肿块阴影,肺门块影伴远段肺不张或肺炎,或不见肺门块影仅见反复出现的一侧或一叶阻塞性肺炎、阻塞性肺不张、阻塞性或代偿性肺气肿(图21-3-1)。

高千伏摄片偶可见到气管内结节影。如果病变向外侵犯,食管钡餐可显示食管受压、移位等改变。但更多的时候X线片未见异常。

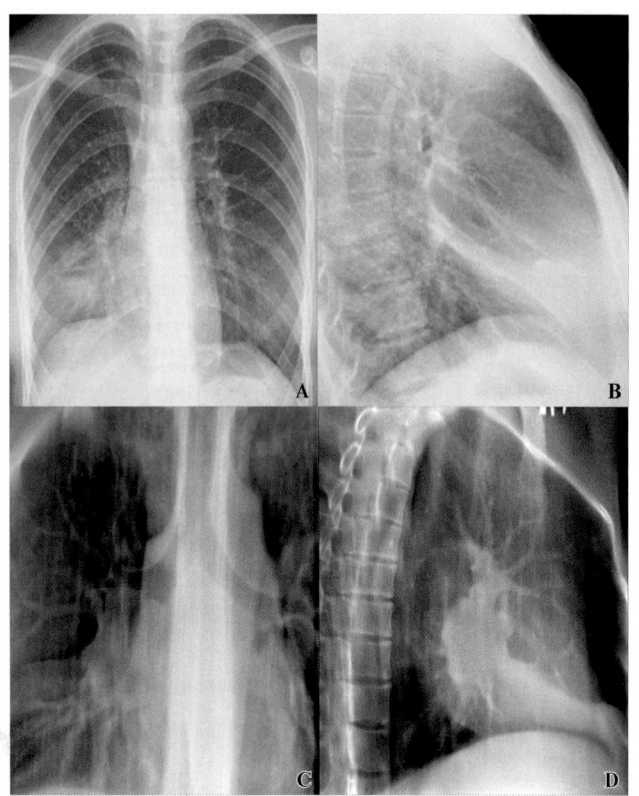

图21-3-3 支气管黏液表皮样癌

胸部正位(A)、侧位(B)X线片显示右肺中叶不张,右肺下叶透光度降低,夹杂斑点状密度增高影;气管断层(C)显示右中间段支气管截断;肺门断层(D)显示右肺门下部肿大,呈轻度分叶的均匀软组织密度肿块,中叶肺密实,体积缩小。

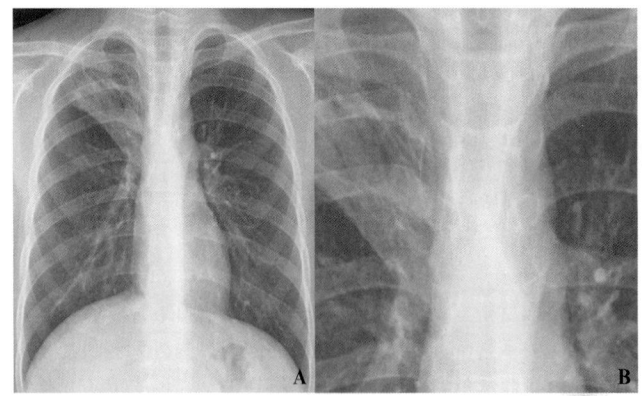

图21-3-1 支气管黏液表皮样癌致右上肺阻塞性肺炎

胸部X线片(A)显示右肺上叶磨玻璃样密度增高影;局部放大图(B)未能显示肺门块影,右上肺高密度影内可见条形低密度含气影。

体层摄影可见气管管腔狭窄(图21-3-2)或截断(图21-3-3),管壁广泛增厚或局部增厚形成结节或肿块。广泛性增厚表现为管腔呈漏斗形或局限性狭窄,管腔内缘不规则,管壁呈梭形增厚。

肿块呈菜花形、半圆形或息肉样,边缘光滑,多为宽基底与管壁相连,其内密度均匀。当肿块向腔内生长时,表现为管腔内软组织肿块,形成偏在性狭窄;当肿瘤同时向腔内、腔外同时生长时,表现为管腔内外均有软组织块影,腔壁局限性增厚,肿块向内阻塞管腔,向外紧贴或侵犯邻近组织。

（2）周围型:表现为肺内单发圆形或类圆形肿块,或分叶状肿块,密度均匀,边界清楚(图21-3-4),可见斑点状钙化。合并胸膜炎或胸膜受侵犯时,可见多少不一的胸腔积液。合并炎症时,肿块可被掩盖,仅表现为片状高密度影。本型与支气管肺癌的X线表现不易区别。

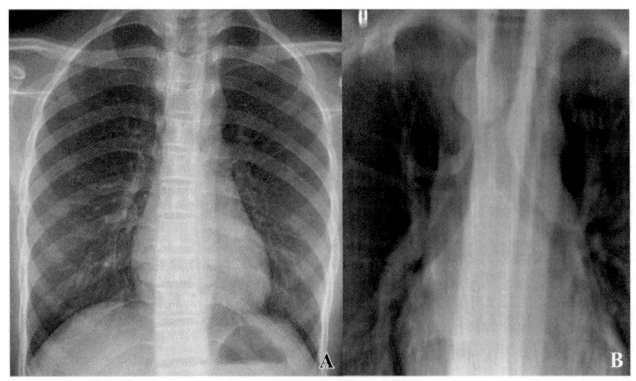

图21-3-2 女性,15岁。气管黏液表皮样癌

胸部X线片(A)显示右上纵隔类圆形淡薄高密度结节;气管断层(B)示气管右壁类圆形肿块,密度均匀。

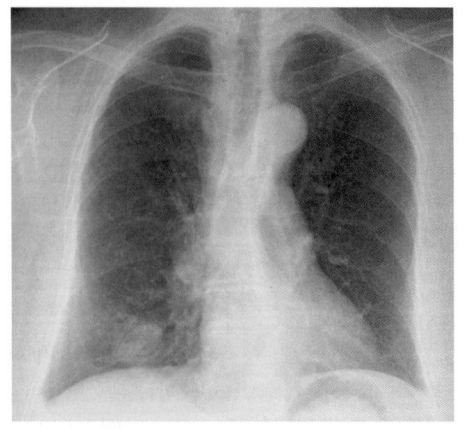

图21-3-4 女性,74岁。周围型黏液表皮样癌

胸部X线片显示右肺下野结节,边界尚清楚,密度均匀。

2. CT 表现·在 CT 检查上黏液表皮样癌好发于叶支气管,主支气管次之,较小支气管少见。据文献报道 10% 位于主支气管,75% 位于叶、段支气管,15% 位于周围。右肺发病多于左肺。平扫 MEC 密度高于或等于胸壁肌肉密度,肿瘤密度多不均匀,约 50% 的肿瘤可见钙化,可能与瘤内黏液吸收不全致钙盐沉积有关[1]。

增强扫描 MEC 多呈非均质强化,低级别肿瘤强化程度甚于高级别肿瘤,与黏液分泌区血供丰富且两者的黏液分泌区范围大小不同有关[2]。

黏液表皮样癌在 CT 表现上分为中央型和周围型。

(1) 直接征象:肿瘤与气管壁广基底连接,呈卵圆形、分叶状或不规则形软组织密度影,边界清楚,密度大多均匀,稍低于或等于肌肉密度,内可发生液化坏死、形成空洞,半数以上可有钙化。病灶最大径与含有肿块的相应气道分支相平行,病灶边缘可见少许低密度区或新月形气体影,提示肿块位于气管或支气管腔内。增强扫描肿块强化程度形式多样。

根据肿瘤的形态、在腔内外的位置及其与管壁的关系,将黏液表皮样癌分为腔内结节型、腔内外肿块型和管壁浸润增厚型。腔内结节型、腔内外肿块型是主要的表现形式,管壁浸润增厚型少见。

1) 腔内结节型:表现为突入管腔内的肿块(图 21-3-5 和图 21-3-6),长轴与该部位支气管走形一致,与邻近管壁多呈宽基底连结,肿块表面光整或有轻度分叶,其内密度均匀,气管腔弧形肿块使气管杯口状阻断或不全狭窄,该型多见于低度恶性黏液表皮样癌。

2) 腔内外肿块型:表现为管腔内外均有软组织块影(图 21-3-7),腔外肿块可以较腔内肿块大得多(图 21-3-8),甚至有时候观察不到腔内肿块(图 21-3-9)。肿块向内阻塞

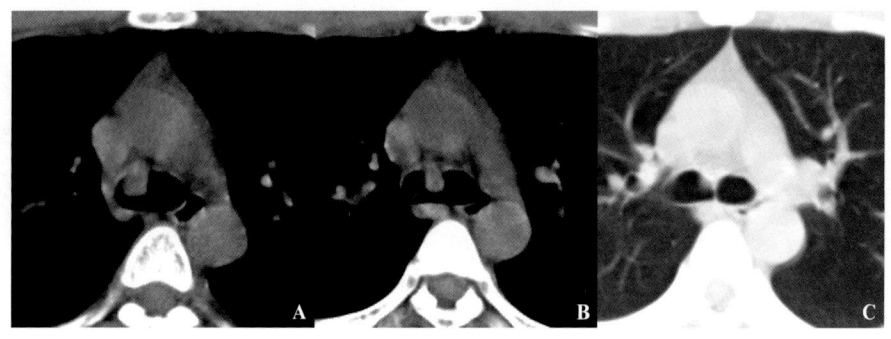

图 21-3-5 气管黏液表皮样癌(腔内结节型)

CT 纵隔窗连续层面纵隔窗(A、B)和肺窗(C)显示主气管下段前壁软组织结节突向气管腔内,结节与气管壁夹角接近直角,与气管壁相连,连接处气管软骨密度降低,结节两边气管软骨显示良好,结节密度均匀,边缘光滑锐利,周围有低密度影环绕。

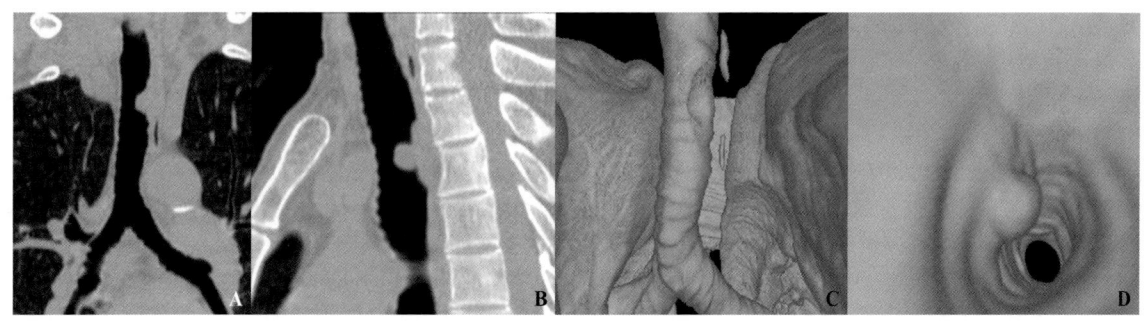

图 21-3-6 男性,64 岁。主气管黏液表皮样癌(腔内结节型)

CT 冠状位和矢状位(A、B)显示主气管中段左后壁软组织结节突向气管腔内;VR(C、D)显示局部气管壁分叶状结节向腔内突出,结节无蒂,呈广基底与气管壁相连。

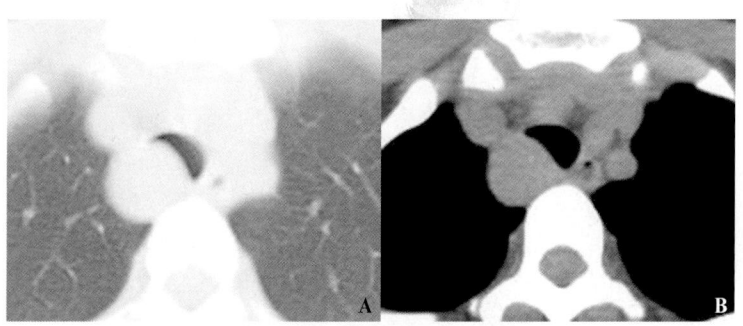

图 21-3-7 女性,15 岁。气管黏液表皮样癌(腔内外肿块型)

与图 21-3-2 为同一患者。CT 肺窗(A)和纵隔窗(B)显示气管管腔呈新月形狭窄,软组织肿块与气管管壁广基底连接,并向肺野方向生长。

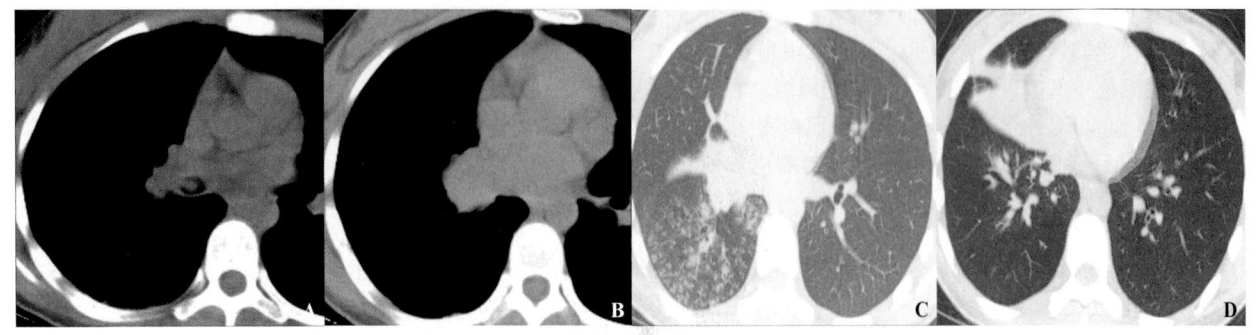

图21-3-8 支气管黏液表皮样癌(腔内外肿块型)

与图21-3-3为同一患者。CT纵隔窗(A)显示右中间段支气管管腔内息肉样软组织密度结节,其下方层面气管腔消失,有一巨大分叶状肿块(B);肺窗显示右肺下叶沿支气管分布的斑点状密度增高影(C),右肺中叶不张(D)。

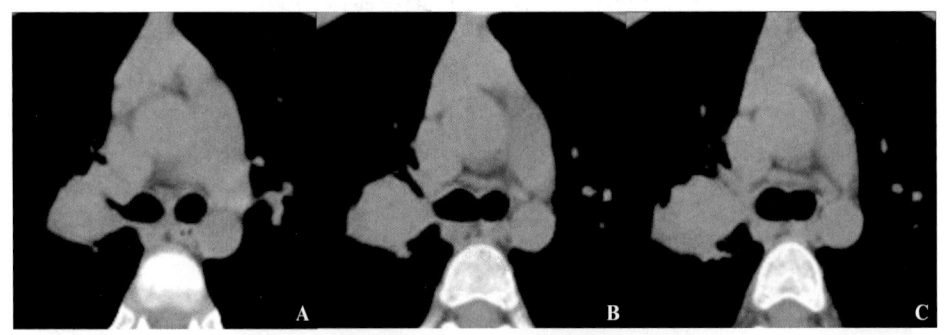

图21-3-9 支气管黏液表皮样癌

与图21-3-1为同一患者。CT纵隔窗连续断面(A～C)显示右肺上叶支气管开口处腔外肿块,压迫推压气管使其狭窄,腔内未见明确肿块。

管腔,使其狭窄,向外形成肿块,侵犯邻近组织(肺血管、肺组织),高度恶性黏液表皮样癌多表现为这种类型,手术效果欠佳,预后不良。

3) 管壁浸润增厚型:早期只表现为气道壁局部增厚,进一步发展,管腔一侧或环形增厚,管腔内缘不规则,管壁呈梭形增厚,双侧或单侧管壁增厚,腔壁常不对称,管腔逐渐狭窄甚至阻塞,腔外无明显侵犯表现。

气管软骨受侵的征象为瘤蒂下气管软骨密度降低,或密度接近软组织而瘤蒂两侧的气管软骨显示良好(图21-3-5A)。病变边缘呈浸润状,与周围组织或器官无分界,提示外侵可能。胸腔及心包积液可以考虑胸膜、包膜受侵。纵隔淋巴结肿大应警惕淋巴结转移。

(2) 间接征象:患侧出现阻塞性炎症、阻塞性肺不张、阻塞性肺气肿及阻塞远端肺内柱状、囊状支气管扩张等气管阻塞征象(图21-3-8),健侧可出现代偿性肺气肿。患侧气管阻塞征象的特点是在同一部位反复性出现肺炎,抗炎治疗病变吸收缓慢,肺气肿长时间存在,阻塞性肺不张发生晚。王爽报道1例黏液表皮样癌,15岁时出现右肺中、下叶部分肺不张,5年后(20岁)才发展为中、下叶完全性肺不张。

周围型黏液表皮样癌较中央型少见。CT表现为类圆形、分叶状或不规则形软组织密度结节或肿块,边界清楚,密度大多均匀,稍低于或等于肌肉密度,偶有液化坏死、形成空洞,可见多发的斑点状钙化。增强扫描,病灶强化较均匀,可有轻度至明显强化(图21-3-10),病灶内可见强化的血管影(图21-3-11)。

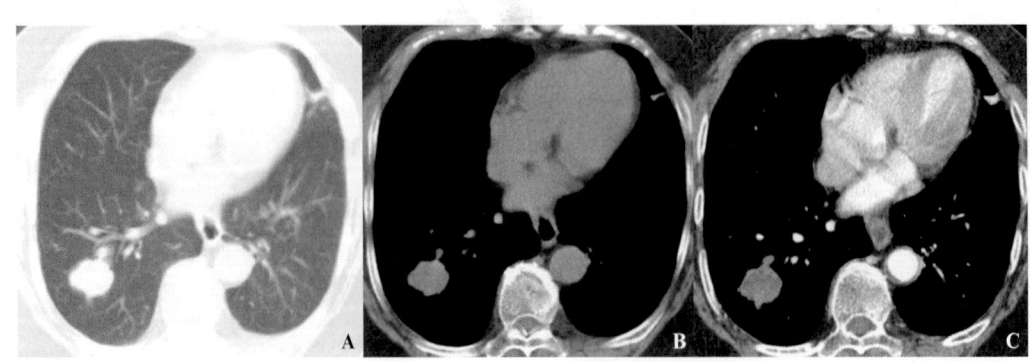

图21-3-10 女性,74岁。周围型黏液表皮样癌

CT肺窗(A)显示右肺下叶外围结节,边界尚清楚;纵隔窗(B)显示病灶轻度分叶,密度均匀;增强扫描(C)显示病变有均匀轻度强化。

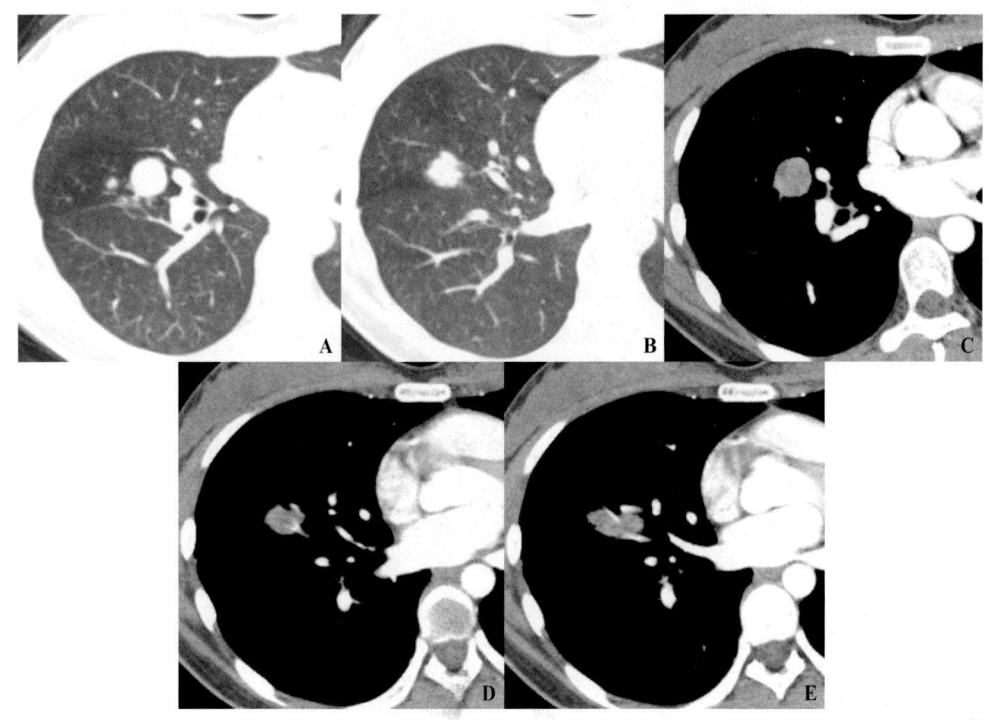

图 21-3-11 周围型高分化黏液表皮样癌

CT 肺窗(A、B)显示肿块位于右肺中叶,外形不规则,边界清楚;增强扫描(C～E)显示病灶均匀中等强化,强化后的密度稍高于肌肉密度,可见血管穿过病灶。

在 MRI 上,气管及支气管腔内和/或腔外可见软组织肿块,气管壁增厚,管腔狭窄,肿瘤在 T1WI 上呈与肌肉相似的中等信号,T2WI 信号增高,Gd-DTPA 增强扫描呈均匀强化。

PET-CT 可同时显示肿瘤形态学特征与代谢活性,有学者发现[3,4],高级别肿瘤摄取 ^{18}F-FDG 高于低级别(图 21-3-12 和图 21-3-13)。

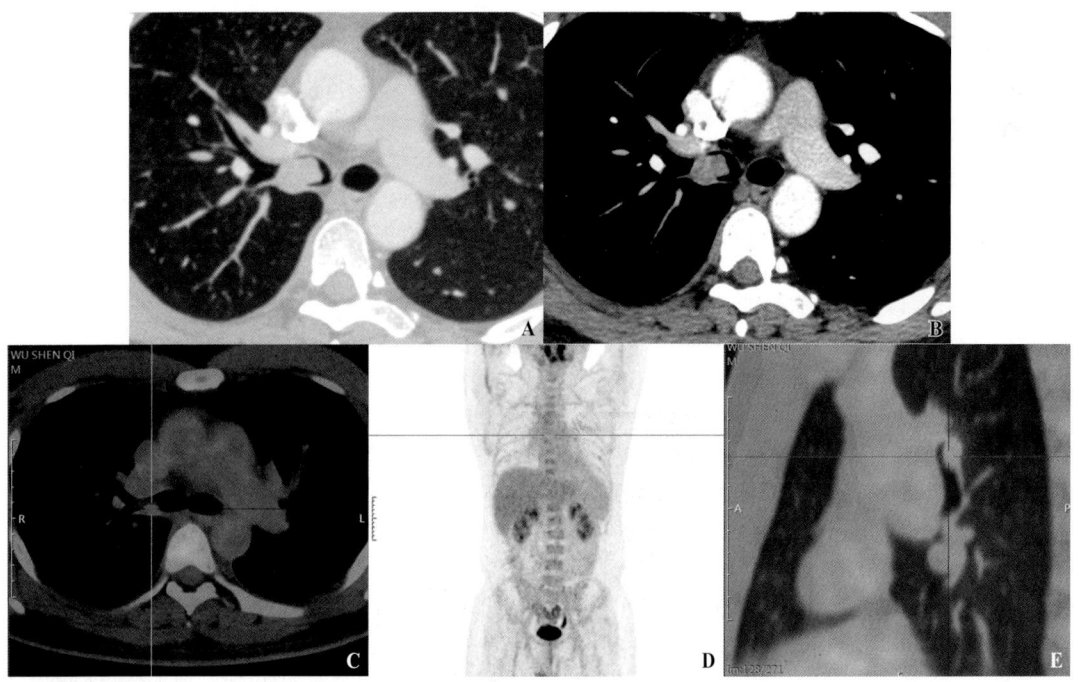

图 21-3-12 男性,35 岁。黏液表皮样癌

CT 肺窗(A)显示右主支气管开口处管腔内结节状软组织影,CT 值约为 39 HU,大小约 1.5 cm×2.1 cm,边界清,局部管腔狭窄;增强扫描(B)病灶呈中度强化;PET-CT 冠状位(D)和融合图(C、E)显示右肺主支气管后壁局部见增厚软组织影,相应管腔狭窄,边界清晰,浅分叶征;PET(D)未见显像剂摄取异常增高,SUV_{max} 约为 2.0。

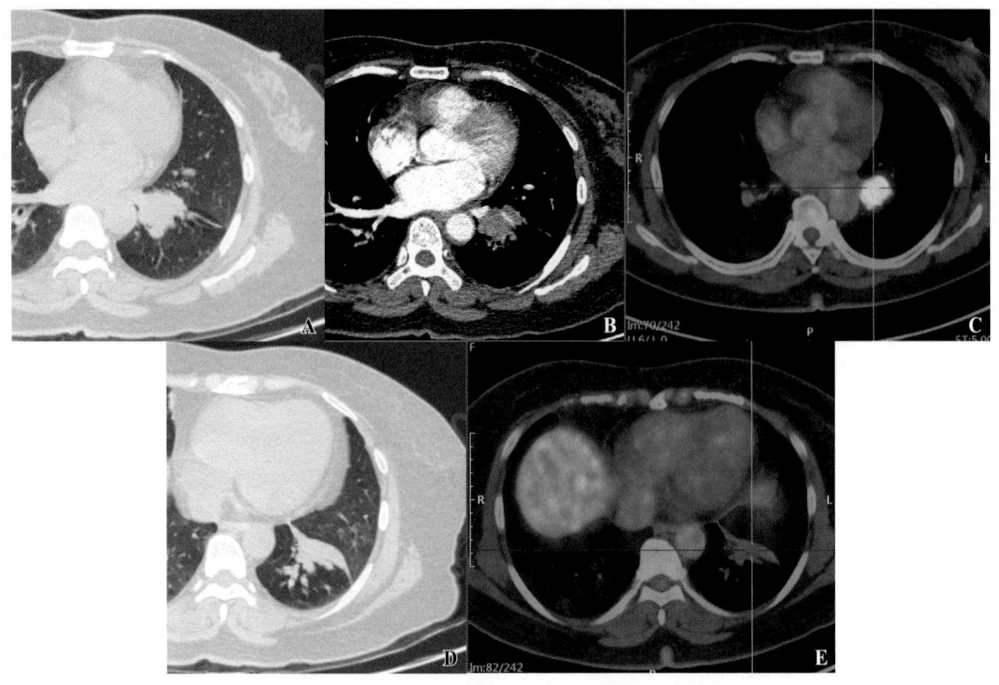

图21-3-13 男性,58岁。黏液表皮样癌,高级别

CT肺窗(A)显示左肺下叶背段27 mm×22 mm结节,近肺门侧支气管截断;增强扫描病变有轻度强化(B);PET-CT右下肺门代谢增高(C),SUV_{max}约为8.6,远端见楔形不张肺组织,显像剂摄取未见异常(D、E)。

【诊断标准】

支气管黏液表皮样癌是一种少见的肺部恶性肿瘤,无特异性临床症状,如果出现以下症状应引起重视,尽早行纤维支气管镜检查,必要时可行经皮穿刺肺活检术协助诊断。

(1) 频繁的刺激性咳嗽伴有局限性胸痛。

(2) 反复不愈的血痰。

(3) 屡发而不易彻底控制的肺炎。

(4) 伴有持续存在的局部哮鸣音。

(5) 胸部X线及胸部CT发现的肺不张,肺部小的球形病灶,病变虽小,密度不均匀,边缘欠光整者。

(6) 进行性气促,体位改变时明显加重。

【鉴别诊断】

本病常常以咳嗽、气喘、发热等症状就诊,与其他肺部感染或气道炎症相似,常被误诊为支气管哮喘、慢性支气管炎、肺气肿、肺炎、肺结核及肺不张等。

误诊原因往往是对它的临床和X线特点缺乏认识和警惕,未能及时行进一步的检查所致。

1. 哮喘・发作多有季节性,日轻夜重(下半夜和凌晨易发),肺部哮鸣音及气道阻塞是可逆的。黏液表皮样癌的特点为吸气性呼吸困难,即吸气相>呼气相(包括时间、困难程度及喘鸣音等),呼吸困难及喘鸣症状进行性加重,常无诱因。听诊检查胸前区或气管颈段可闻及喉笛式喘鸣或拉风箱样哮鸣音有助于气管肿瘤的诊断。胸部CT扫描、纤维支气管镜检查常可协助诊断。

2. 肺炎・阻塞性肺炎与肺炎常有类似的临床症状及体征,容易混淆。但一般肺炎抗菌药物治疗多有效,病灶吸收快而完全,而阻塞性肺炎吸收较缓慢,炎症吸收后出现块状阴影,或炎症虽然吸收,不久又出现同一部位炎症。此时应想到气道阻塞性病变,行胸部CT扫描、纤维支气管镜检查加以鉴别。

3. 肺结核・肺门肿大、肺不张、渗出实变性病灶、胸腔积液等各种结核病变容易与本病混淆。儿童及老年患者,如果伴发低热、盗汗等低度中毒症状,结核菌素试验呈强阳性应首先考虑结核,但应进行胸部CT扫描和/或纤维支气管镜检查进行排查。

4. 类癌・以腔内宽基底结节型和腔内外肿块型为主要表现的支气管类癌,其临床表现和影像学表现均与黏液表皮样癌极其相似。类癌最好发于气管,黏液表皮样癌更好发于段支气管;类癌为富血管肿瘤,增强后强化明显,黏液表皮样癌为轻度强化。最后确诊依靠组织病理学检查。

5. 腺样囊性癌・较MEC更多见于气管或主支气管,腺样囊性癌具有沿黏膜下浸润和环壁生长的特点,也可突破气道壁向腔内外生长[5,6];MEC浸润性比腺样囊性癌弱,多沿管壁纵行向腔内呈椭圆形突出,少见管壁增厚与腔外侵犯。与腺样囊性癌比较,MEC更易伴发气道阻塞征象,与MEC易突向气道内生长,致管腔狭窄程度大于腺样囊性癌有关,根据Freitag等[7]的气道狭窄程度分级标准,MEC管腔狭窄多在4级以上,而腺样囊性癌的管腔狭窄程度多为1~3级。此外,MEC合并远端支气管扩张及黏液栓塞较常见,MEC大体病理肿瘤远侧气道内见大量黏液物质,腺样囊性癌则少见。

6. 气管、支气管平滑肌瘤・常表现类似气道黏液表皮样癌的气道内宽基底息肉样肿块,但不会沿气道内蔓延呈条状,这点与气管、支气管黏液表皮样癌不同。但最后确诊仍需组织病理学检查。

7. 鳞状细胞癌・为气道内最常见的恶性肿瘤,患者发病年龄多在50~70岁,与吸烟明显相关,易出现淋巴结转移及远处转移。

（于红 陈婧 叶兆祥）

参考文献

[1] Cheng DL, Hu YX, Hu PQ, et al. Clinicopathological and multisection CT features of primary pulmonary mucoepidermoid carcinoma [J]. Clin Radiol, 2017, 72: e1-e7.
[2] 韩小雨, 范军, 张云轩, 等. 中央气道原发涎腺型肿瘤的影像表现及预后分析 [J]. 中华放射学杂志, 2018, 52: 908-912.
[3] Elnayal A, Moran CA, Fox PS, et al. Primary salivary gland-type lung cancer: imaging and clinical predictors of outcome [J]. AJR, 2013, 201: 57-63.
[4] 丁重阳, 李洋洋, 孙晋, 等. 原发性肺涎腺型肿瘤的18F-脱氧葡萄糖正电子发射计算机断层扫描显像特点及临床特征 [J]. 中华肿瘤杂志, 2019, 41: 288-293.
[5] Falk N, Weissferdt A, Kalhor N, et al. Primary pulmonary salivary gland-type tumors: a review and update [J]. Adv Anat Pathol, 2016, 23: 13-23.
[6] Kwak SH, Lee KS, Chung MJ, et al. Adenoid cystic carcinoma of the airways: helical CT and histopathologic correlation [J]. AJR, 2004, 183: 277-281.
[7] Freitag L, Ernst A, Unger M, et al. A proposed classification system of central airway stenosis [J]. Eur Respir J, 2007, 30: 7-12.

第四节 · 其他低度恶性肿瘤

一、肺涎腺型玻璃样变透明细胞癌

第五版WHO胸部肿瘤分类中，肺的涎腺型肿瘤除原有的多形性腺瘤、黏液表皮样癌、腺样囊性癌、上皮-肌上皮癌外，新增肺涎腺型玻璃样变透明细胞癌(hyalinizing clear cell carcinoma)，原发于肺者特别罕见。肿瘤呈惰性生长，几乎不复发。转移罕见。

【发病机制与病理】

本病是一种极为少见的涎腺型低度恶性肿瘤，起源于气管、支气管黏膜下小涎腺，与涎腺发生的玻璃样变透明细胞癌的组织病理学形态及分子遗传学改变相似。肉眼观肿块无包膜，切面呈棕白色，有时可见漩涡状或编织状。组织学表现为黏液、玻璃样变纤维间质的背景下浸润的瘤细胞排列成条索、小梁、巢状，瘤细胞的细胞质常呈透明或嗜酸性。瘤细胞表达上皮标志物(AE1/AE3、EMA、CK7、p63和p40等)，一般不表达肌上皮标志物(S-100和SMA)，亦不表达TTF-1和NapsinA。分子遗传学上主要为 EWSR1-ATF1 融合，少数为 EWSR1-CREM[1]。

【临床表现】

当病变小时，临床通常无症状，以偶然检查发现为主。病变增大时，常常引起阻塞性症状。

【影像学表现】

肿瘤生长缓慢，可沿支气管黏膜蔓延，形成长条形结节、肿块(图21-4-1)，病变以膨胀性生长为主。

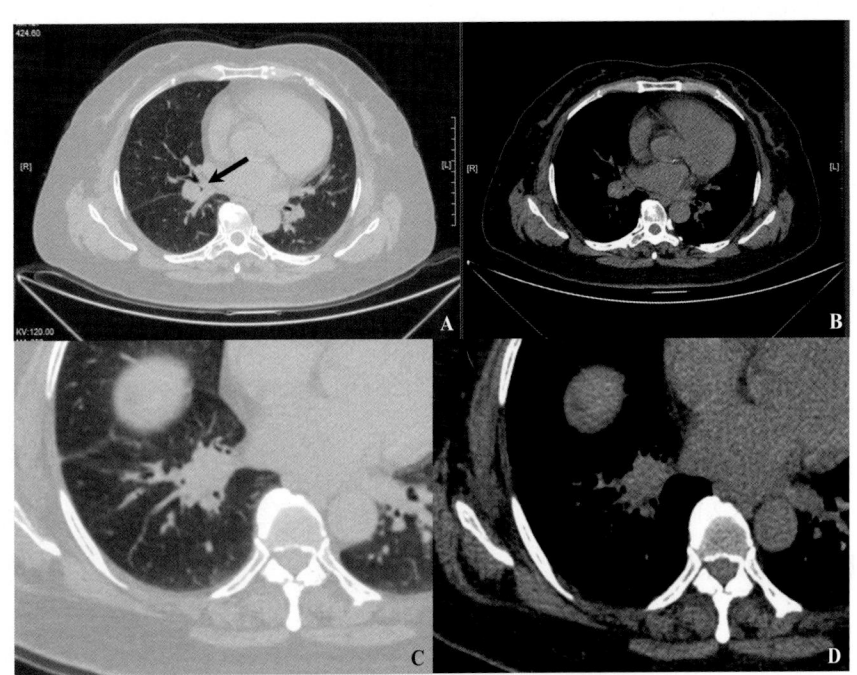

图21-4-1 女性, 61岁。玻璃样变性透明细胞癌
CT肺窗(A)和纵隔窗(B)显示气管分叉处结节(黑箭)，管腔明显狭窄；膈肌平面(C、D)仍可见病灶，提示病变狭长。

二、肌上皮瘤

肌上皮瘤（myoepithelioma）属于涎腺型肿瘤，是起源于支气管黏液腺肌上皮的低度恶性肿瘤。肌上皮细胞存在于人体许多腺体的分泌部和导管。原发于气管-支气管和肺组织的肌上皮肿瘤非常罕见，根据良恶性程度可分为肌上皮瘤和肌上皮癌（又称恶性肌上皮瘤），国内外仅有散在病例报道。1987年Stricker[2]报道了第1例肺部肌上皮瘤，Higashiyama等[3]第1次报道支气管内肌上皮瘤。

肺部肌上皮肿瘤根据位置可分为中央型和周围型，中央型呈外生性生长，表现为侵及主气管、左右支气管内壁下层，向腔内凸出；周围型表现为圆形或分叶状软组织肿块，边界清。患者可出现气道阻塞或刺激症状，如刺激性咳嗽或胸痛、咳血或痰中带血。支气管镜下可看到肿物表面光滑并有血管分布。关于影像报道较少，表现为圆形或分叶状，边缘光整清晰，密度较均匀，可呈明显强化。肺内肌上皮肿瘤发生率低，CT多表现为良性征象，需要与肺内孤立性结节鉴别，目前的诊断主要依赖于病理学。

气管-支气管肌上皮瘤影像诊断学需解决的问题是肿瘤的准确定位、肿瘤自身特点及良恶性鉴别。胸部正、侧位片检查因前后位组织影重叠而对病变本身特点的显示并不理想，仅能模糊显示病灶大小、形态及位置，分辨率较低，对气管壁的细微结构更是显示不清。

CT及MRI可清晰显示肿块与气管-支气管前后左右的毗邻关系，结合冠矢状位重建图像及轴位图像可观察病灶所处位置及侵犯深度。此类肿瘤由于生长方式及发展方向不同而有不同的影像学表现[4]。

1. 窄基底管腔内结节型 结节状肿块凸向管腔内，基底部狭窄或有狭窄的蒂部与管壁相连，管壁无增厚，边缘多光滑清晰，管腔变窄呈月牙状，良性肿瘤为此表现。

2. 宽基底管腔内结节型 结节状肿块凸向管腔内，基底部较宽，边缘呈菜花状、锥状或分叶状，局部管壁浸润性不均匀性增厚，残留管腔呈缝状或形态不规则。

3. 管腔外肿块型 肿瘤沿管壁浸润，向腔外生长明显，在管腔内外形成肿块，可向周围组织侵犯。

多排螺旋CT通过其多平面重建、仿真内镜等后处理技术，可清晰显示气管-支气管肿瘤的位置、大小，有助于治疗方案的确定，可作为此类疾病的首选检查。

肌上皮瘤与肌上皮癌组织学表现相似，只是肌上皮癌分化更差，有丝分裂数更多，更易发生坏死，并有周围浸润，提示恶性。陈祖华等[5]报道过1例硬腭肌上皮瘤经多次复发最后恶化为肌上皮癌，但是肺部肌上皮癌是否由肌上皮瘤恶化而来尚无明确研究。免疫组织化学染色可见EMA、Calponin、VIM、平滑肌肌动蛋白（SMA）等代表间叶来源的标志阳性。

三、肺上皮样血管内皮瘤

上皮样血管内皮瘤是非常罕见的一种血管源性肿瘤。1982年Weiss和Enzinger将其首次命名为上皮样血管内皮瘤（epithelioid hemangioendothelioma，EHE）[6]，发生于肺组织的上皮样血管内皮瘤称为肺上皮样血管内皮瘤（pulmonary epithelioid hemangioendothelioma，P-EHE）。2015年，WHO肺部肿瘤分类明确将EHE归类为低级别至中等级别恶性血管肿瘤，具有潜在转移能力[7]。本病可发生于人体各个部位，如肺、胸膜、肝、骨骼、软组织、皮肤、胃肠道、脑、纵隔、脾、乳腺、睾丸、甲状腺和心脏等器官[8]。Sardaroa A等认为P-EHE患病率在1/100万以下[9]。

【发病机制与病理】

P-EHE是一种罕见的肿瘤，病变可以累及小动脉、小静脉和毛细血管等，病变扩散可以累及淋巴管形成沿着淋巴管分布的结节[10]。术后标本显示切面呈灰白色，呈软骨样外观。其组织学特征是内皮细胞呈圆形或梭形，胞质丰富，镶嵌在纤维黏液样基质中，部分细胞可见细胞内腔，偶见胞质腔，内含红细胞，但无明显异型性、核分裂或坏死[11]。

免疫组化显示血管标志物CD31、CD34、Ⅷ因子和/或Fli-1染色阳性，其中CD31及Fli-1相对特异[12]。目前结合Fli-1和CD31的免疫组织化学方法已被建议用于诊断及鉴别该疾病[13,14]。基因检测P-EHE具有独特、非常敏感和特异的染色体易位t(1;3)(p36;q23)，这与含有WW结构域的转录调节因子1（WWTR1）和钙调蛋白结合转录激活因子1（CAMTA1）基因融合相关[15]。对于YAP1-TFE3融合基因阳性者，仅占EHE的10%，其病理学形态类似于血管肉瘤[16,17]，虽然此类患者相对年轻、潜在转移率高，但仍为惰性生长[18]。

【临床表现】

P-EHE呈低度恶性，73%的患者为年轻女性，平均发病年龄为40.1岁±17.3岁；49.5%的患者无明显症状，临床表现无特异性，主要包括呼吸困难、咳嗽、胸痛、咯血、消瘦[19]。

【影像学表现】

1. CT表现

（1）多发结节型伴或不伴肿块：P-EHE最常见的影像学表现包括边界清晰的双肺多发大小为10～20mm、沿血管支气管束周围分布的实质结节，以双肺下叶、胸膜下占优势，部分结节内有沿血管分布的钙化。多发结节可伴或不伴肿块，部分结节边缘不规则，这可能与肿瘤浸润直径≤10mm的肺小支气管血管束及淋巴结管有关。淋巴结转移很少见。部分弥漫结节可伴有少见影像学表现且报道预后很差，如合并肺泡损伤出血者则有肺间质性或磨玻璃样肺部浸润影，合并浸润性胸膜增厚、胸腔积液（可为血性）等。

（2）单发型：偶为单发病灶（图21-4-2），较大径多为50mm以上，常见钙化，可见囊变、坏死，但是并发空洞较少见。

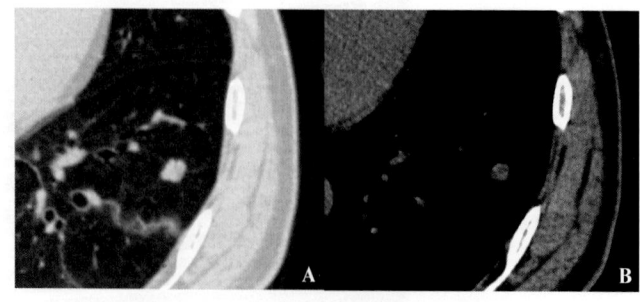

图21-4-2 男性，57岁。上皮样血管内皮瘤

CT肺窗（A）及平扫纵隔窗（B）显示左肺下叶小结节，大小约11mm×9mm，形态不规则，可见分叶，瘤肺界面清晰，内部密度欠均。

（3）其他少见类型：如空洞型结节、部分合并多发空洞、小囊状阴影、磨玻璃样肺浸润、弥漫性胸膜受累。少数发生恶变，合并肺外转移，如肝、骨、脑等。

P-EHE在CT增强时，多表现为结节无明显强化或呈轻度强化，肿块呈轻到中度延迟强化，空洞壁可呈轻度强化[20,21]。

2. PET-CT表现·有研究表明[22]，FDG的摄取值增高可能与P-EHE的活动有关，是其预后差的迹象，并且为肿瘤是否适合手术切除提供了参考指标；但是由于存在部分容积效应，对直径小于2 cm结节测取的SUV值存在较大误差，对临床的价值不大，因此主要应用于肿块型P-EHE。

【鉴别诊断】

P-EHE的确诊依赖于病理及免疫组织化学。

P-EHE需与以下疾病鉴别。

1. 炎性结节·肺内炎性结节常散在多发，表面较规整、光滑，结节常无分叶状改变，周边无毛刺及胸膜侵袭，增强扫描强化CT值及^{18}F-FDG摄取值较P-EHE低。

2. 肺内转移瘤·结节常较P-EHE大，表面光滑，定期复查结节变化较大，常可检查原发病灶，增强扫描强化CT值及^{18}F-FDG摄取值较P-EHE高。

3. 粟粒型肺结核·双肺弥漫性粟粒状结节影，大小及分布均匀或不等，患者常有低热、盗汗，结合特异性临床表现和结核菌素试验阳性可鉴别。

4. 肺癌·常见于长期吸烟的老年人，肿块CT值较P-EHE高，肿块内密度坏死灶较P-EHE常见，且增强扫描强化CT值及^{18}F-FDG摄取值均高于P-EHE。当肿块或结节单发、密度不均、周围多发毛刺时，应与周围型肺癌鉴别，两者影像学特征相似，周围型肺癌一般无钙化，如存在钙化灶，则需考虑P-EHE，钙化的产生主要是肿瘤中心的黏液透明样变间质导致钙盐沉着。

5. 多发结节需与转移瘤鉴别·通常P-EHE强化程度低于肺转移瘤，而且转移瘤常可以找到原发病灶，随着病情进展，结节生长速度较P-EHE更快；而含有钙化灶的结节常需与结核鉴别，P-EHE病灶形态较结核更欠规整，毛刺更多见，强化程度高于结核灶，肿块或结节周围出现卫星灶更倾向于结核。

当P-EHE侵犯胸膜时，可以出现胸膜增厚、粘连，呈弥漫性或结节状胸膜增厚，并可以出现胸腔积液。肿瘤转移时，可以出现肺门或纵隔淋巴结肿大，以及远处器官转移灶[23]。

（于红　陈婧　叶兆祥）

参考文献

[1] 李媛,谢惠康,武春燕.WHO胸部肿瘤分类(第5版)中肺肿瘤部分解读[J].中国癌症杂志,2021,31:574-580.

[2] Strickler JG, Hegstrom J, Thomas MJ, et al. Myoepithelioma of the lung [J]. Arch Pathol Lab Med, 1987, 111:1082-1085.

[3] Higashiyama M, Kodama K, Yokouchi H, et al. Myoepithelioma of the lung: report of two cases and review of the literature [J]. Lung Cancer, 1998, 20:47-56.

[4] Miller WT Jr. Obstructive diseases of the trachea [J]. Semin Roentgenol, 2001, 36:21-40.

[5] 陈祖华,余日胜,徐雷鸣.涎腺肌上皮瘤的CT、MRI表现[J].中华放射学杂志,2007,41:1330-1333.

[6] Weiss SW, Eezinger FM. Epithelioid hemangioendothelioma: a vascular tumor often mistaken for a carcinoma [J]. Cancer, 1982, 50:970-981.

[7] Travis WD, Brambilla E, Nicholson AG, et al. The 2015 World Health Organization classification of lung tumors: impact of genetic, clinical and radiologic advances since the 2004 classification [J]. J Thorac Oncol, 2015, 10:1243-1260.

[8] Rosenberg A, Agulnik M. Epithelioid hemangioendothelioma: update on diagnosis and treatment [J]. Current Treatment Options in Oncology, 2018, 19:19.

[9] Sardaro A, Bardoscia L, Petruzzelli MF, et al. Epithelioid hemangioendothelioma: an overview and update on a rare vascular tumor [J]. Oncology Reviews, 2014, 8:259.

[10] Dail DH, Liebow AA, Gmelich JT, et al. Intravascular, bronchiolar, and alveolar tumor of the lung (IVBAT). An analysis of twenty cases of a peculiar sclerosing endothelial tumor [J]. Cancer, 1983, 51:452-464.

[11] Mucientes P, Gomez-Arellano L, Rao N. Malignant pleuropulmonary epithelioid hemangioendothelioma-unusual presentation of an aggressive angiogenic neoplasm [J]. Pathology, Research and Practice, 2014, 210:613-618.

[12] Rosengarten D, Kramer MR, Amir G, et al. Pulmonary epithelioid hemangioendothelioma [J]. IMAJ, 2011, 13:676-679.

[13] Gill R, O'Donnell RJ, Horvai A. Utility of immunohistochemistry for endothelial markers in distinguishing epithelioid hemangioendothelioma from carcinoma metastatic to bone [J]. Archives of Pathology & Laboratory Medicine, 2009, 133:967-972.

[14] Sardaro A, Bardoscia L, Petruzzelli MF, et al. Pulmonary epithelioid hemangioendothelioma presenting with vertebral metastases: a case report [J]. Journal of Medical Case Reports, 2014, 8:201.

[15] Mendlick MR, Nelson M, Pickering D, et al. Translocation t(1;3)(p36.3;q25) is a nonrandom aberration in epithelioid hemangioendothelioma [J]. The American Journal of Surgical Pathology, 2001, 25:684-687.

[16] 贡其星,范钦和.2020版WHO软组织肿瘤分类解读(一)[J].中华病理学杂志,2021,50:180-184.

[17] 宋奇远,朱晓梅,宋国新,等.软组织TFE3重排的上皮样血管内皮瘤临床病理学观察[J].中华病理学杂志,2021,50:1151-1156.

[18] Choi JH, Ro JY. The 2020 WHO classification of tumors of soft tissue: selected changes and new entities [J]. Advances in Anatomic Pathology, 2021, 28:44-58.

[19] 葛荣,陈金平,陈海仁,等.肺上皮样血管内皮细胞瘤的临床病理特征和预后[J].实用肿瘤杂志,2019,34:160-163.

[20] 刘君艳,潘诗农.肺上皮样血管内皮瘤的CT及18F-FDG PET/CT表现[J].中国医学影像学,2021,29:216-219.

[21] Shiba S, Imaoka H, Shioji K, et al. Clinical characteristics of Japanese patients with epithelioid hemangioendothelioma: a multicenter retrospective study [J]. BMC Cancer, 2018, 18:993.

[22] Watanabe S, Yano F, Kita T, et al. 18 F-FDG-PET/CT as an indicator for resection of pulmonary epithelioid hemangioendothelioma [J]. Ann Nucl Med, 2008, 22:521-524.

[23] Mucientes P, Gomez-Arellano L, Rao N. Malignant pleuropulmonary epithelioid hemangioendothelioma-unusual presentation of an aggressive angiogenic neoplasm [J]. Pathology, Research and Practice, 2014, 210:613-618.

第二十二章
肺内良性肿瘤

第一节·支气管、肺错构瘤

肺错构瘤(pulmonary hamartoma)是正常肺组织因胚胎发育异常,形成瘤样畸形,并非真正的肿瘤。肺错构瘤起源于支气管的胚基,是支气管的各种正常组织错乱组合而成的良性肿瘤。约90%发生于肺实质内,10%发生于支气管。

发生于气管的错构瘤国内少见报道。根据部位分中央型和周围型,发生于气管、叶支气管黏膜下的称为中央型,发生于肺内的称为周围型,周围型多位于胸膜下。

肺错构瘤的发病率在肺部良性肿瘤中排第一位,在所有肺孤立性结节中排第三位[1-3]。肺错构瘤一般为单发,多发者极为罕见,国内尚未见报道。男性发病率为女性的2~4倍,多见于40岁左右,单发错构瘤绝大多数为肺实质内型,支气管腔内型极少见。发生在右肺的较左肺多,下叶的较上叶多,部分发生在右肺中叶和左肺上叶舌段。

【发病机制与病理】

几乎所有的肺错构瘤起源于细支气管的结缔组织。病理学特征是正常组织的不正常组合和排列,这种组织学的异常可能是器官组织在数量、结构或成熟程度上的错乱。错构瘤的主要组织成分包括软骨、脂肪、平滑肌、腺体、上皮细胞,有时还有骨组织或钙化。尚未见有错构瘤恶变的报道。其边缘整齐,呈轻度分叶状,直径在1~6 cm不等。

【临床表现】

肺错构瘤多位于肺外周,故很少出现症状,多数是由于其他原因而被发现的偶发瘤。少数患者可出现胸闷、胸痛,偶尔会有咳嗽、呼吸困难、发热,极少数出现咯血。发生在大气道的病变,可引起喘鸣、呼吸困难、发绀等气道狭窄表现,也可因并发感染而就诊。

【影像学表现】

根据发病部位和病变数量,错构瘤可分为:①肺内型(周围型);②腔内型(中央型);③弥漫型(肿瘤数量在2个以上的周围型),其中以周围型居多。

1. 肺内型·错构瘤虽可发生在肺各个叶段,但绝大多数(约80%以上)位于肺外周胸膜下的浅表肺内。肿瘤内含有软骨、脂肪、平滑肌、骨组织等多种成分,此点为其诊断的特征性表现。

肿瘤直径多在2.5 cm以下。影像学表现为肺外周的境界清楚的圆形、椭圆形(图22-1-1)、分叶状(图22-1-2)或

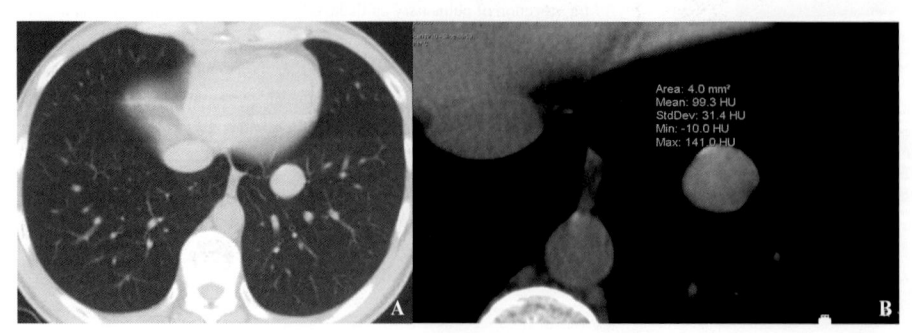

图22-1-1 男性,37岁。错构瘤
CT肺窗(A)显示左肺下叶前基底段膈上方类圆形结节,边缘光滑锐利,周围肺野清晰,无卫星灶;纵隔窗(B)示病灶前缘弧形高密度影,最高CT值约为141 HU,提示钙化。

不规则结节(图22-1-3),边缘光滑锐利,可有分叶,少有毛刺,周围无卫星灶,相邻胸膜一般不发生胸膜凹陷、胸膜增厚、胸腔积液等改变(图22-1-3和图22-1-4)。肿块内检出脂肪和钙化(图22-1-4和图22-1-5),尤其是同时检出脂肪、软组织、钙化组织,或检出爆米花样钙化具有诊断价值(图22-1-6和图22-1-7)。

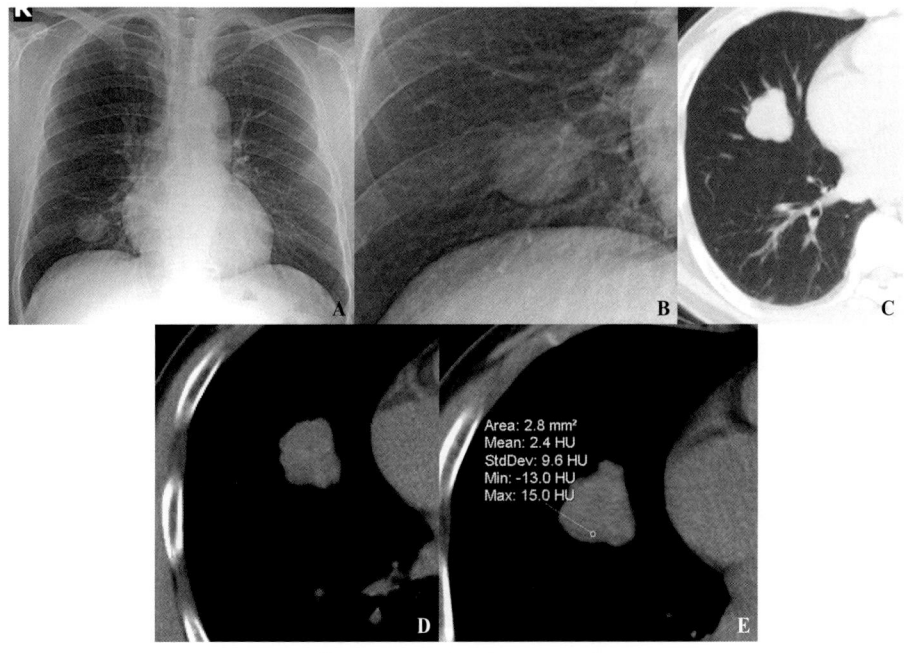

图22-1-2 男性,48岁。错构瘤

胸部X线片(A)和放大图(B)显示右膈上椭圆形结节,边缘光滑锐利,密度均匀;CT肺窗(C)则显示病灶有浅分叶,周围无卫星灶;纵隔窗(D)显示病灶密度均匀,测量(E)显示最低CT值约为-13 HU。

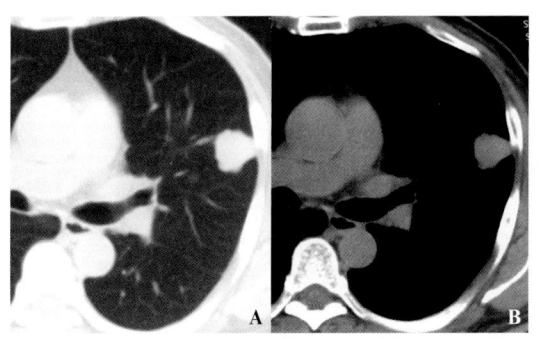

图22-1-3 男性,74岁。错构瘤

CT肺窗(A)显示左肺上叶胸膜下结节,边缘光滑锐利,周围无卫星灶;纵隔窗(B)显示病灶密度均匀,相邻胸膜未见异常。

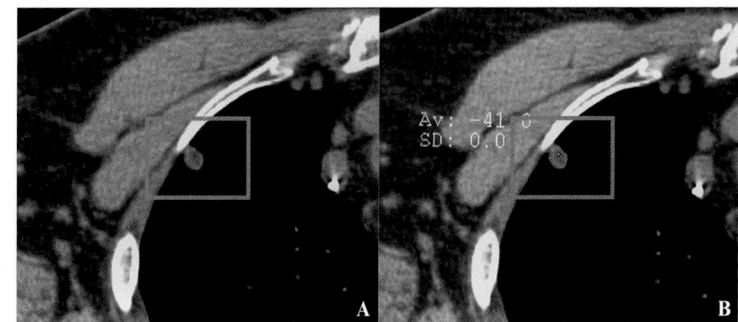

图22-1-4 错构瘤

CT纵隔窗(A、B)显示右肺前胸膜下椭圆形结节,其内有脂肪样低密度区(最低CT值为-41 HU),相邻胸膜未见异常。

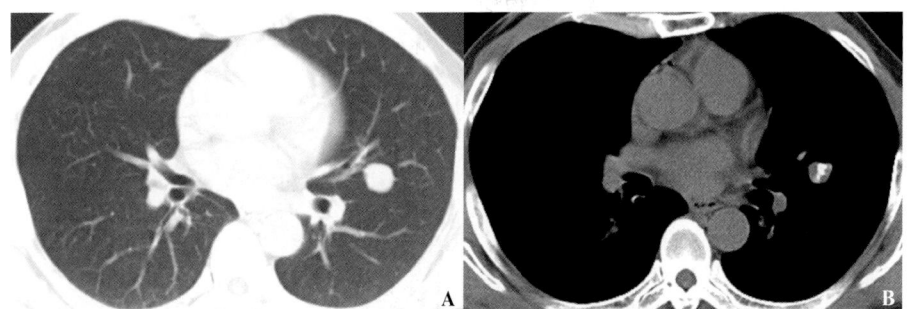

图22-1-5 错构瘤

CT肺窗(A)显示左肺下叶类圆形结节,边缘锐利;纵隔窗(B)显示结节内不规则钙化。

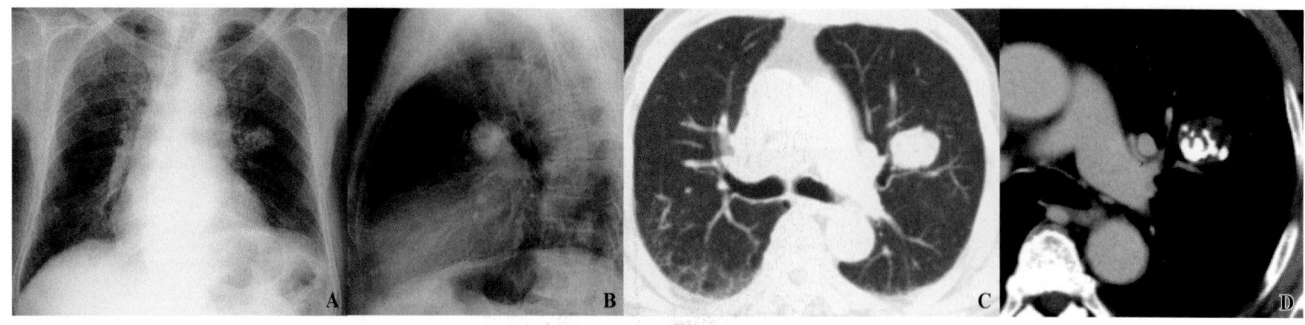

图 22-1-6 女性,51岁。错构瘤

查体发现左肺上叶结节。胸部正位(A)、侧位(B)X线片显示左肺上叶尖后段边缘清楚锐利的类圆形结节,内部密度不均,有斑点状更高密度影;CT肺窗(C)显示结节边缘锐利,周围肺组织清晰,气管贴着结节边缘走行;纵隔窗(D)显示软组织密度病变内存在爆米花样钙化和斑点状脂肪样低密度影。

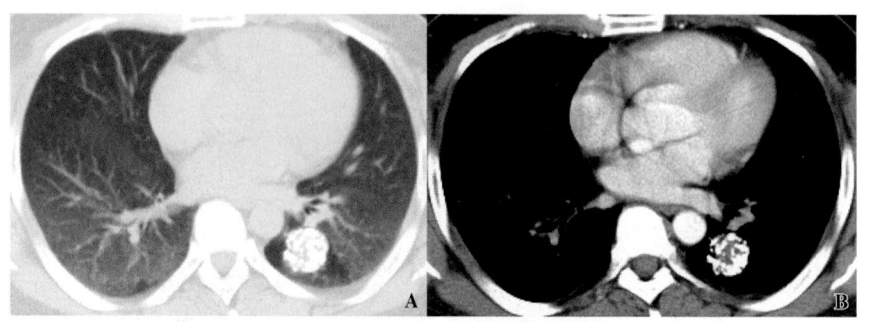

图 22-1-7 男性,38岁。错构瘤

CT平扫肺窗(A)显示左肺下叶浅分叶结节,轮廓光滑,边缘清晰;纵隔窗(B)显示病变内弥漫性钙化呈爆米花样。

但是由于X线片的密度分辨率较低,无法显示少量脂肪,对钙化的检出率也明显低于CT(图22-1-8),使其应用价值受到限制,但是由于本病生长缓慢,X线片可以作为一种低辐射随访的方式[4]。

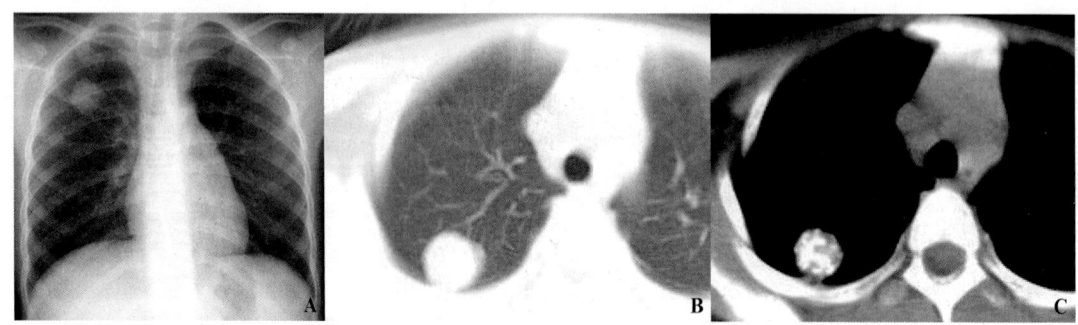

图 22-1-8 女性,6岁。错构瘤

胸部X线片(A)显示右上肺结节,边缘锐利,其内密度欠均匀,钙化显示不满意;CT平扫肺窗(B)显示病变位于右肺上叶后段胸膜下,轮廓光滑,周围肺纹理走行自然;纵隔窗(C)显示病变呈弥漫性爆米花状钙化。

CT的密度分辨率高,尤其是HRCT技术的应用,使得肺错构瘤的术前诊断准确率达到64%。研究表明,CT对肺错构瘤内的脂肪检出率为16%~38%,对其内钙化的检出率为23%~64.7%,均低于病理检出率。这是因为肺组织充满气体,受部分容积效应和薄层技术影响,使脂肪密度值失真(图22-1-9)。

一些肿瘤内的空洞与肿瘤实质、肿瘤的边缘地带、小病灶密度的测定都会由于部分容积效应,导致CT值的精确测量受到影响(图22-1-10)。因此,对肺错构瘤的诊断不能像肾错构瘤那样,完全依赖CT值的测定。薄层扫描并获取结节中心层面的CT值是正确诊断的关键[5]。

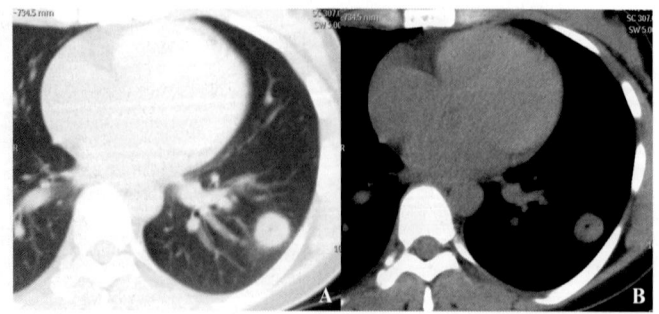

图 22-1-9 女性,27岁。错构瘤

CT肺窗(A)显示左肺下叶胸膜下结节,边缘光滑;纵隔窗(C)显示病灶中央点状脂肪样低密度影,与小泡征容易混淆,需要变换窗宽窗位测量进行确定。

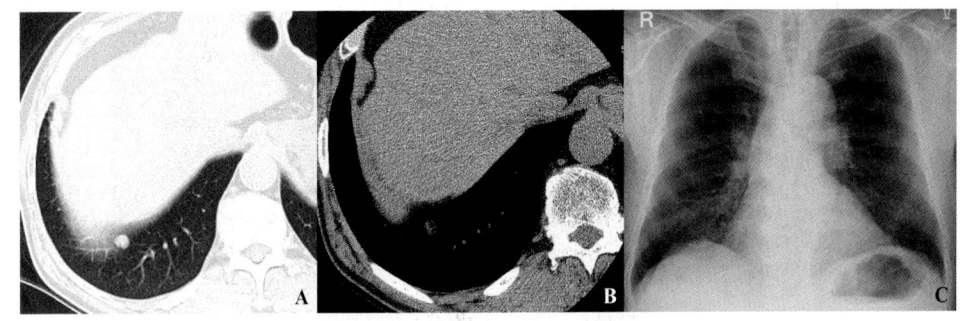

图 22-1-10 男性,71岁。错构瘤

CT 肺窗(A)显示右侧膈旁 10 mm 大小的类圆形结节影,表面光滑,边界清晰;纵隔窗(B)显示结节密度不均匀,见脂肪样低密度影,未见钙化,与容积效应容易混淆;胸部 X 线平片(C)上因与膈肌影重叠而未能发现。

对于既无脂肪,也无钙化的错构瘤,其诊断及鉴别诊断存在一定的难度(图 22-1-11)。研究显示,70%以上的错构瘤在做增强扫描时,强化多不明显,CT 值增幅小于 20 HU,此点与周围型支气管肺癌不同(图 22-1-12 和图 22-1-13)。这是由于病变内的主要成分为软骨、平滑肌组织、支气管腺体、脂肪及纤维结缔组织等组成,血管含量很少。

错构瘤内的血管一般位于软骨核之间的纤维组织内,因此在强化时可呈现间隔状强化,表现为与周围型支气管肺癌相似的多分支裂隙状强化(图 22-1-14 和图 22-1-15),很像丰富的血管结构,但在错构瘤内非间隔部分不强化或弱强化,此点与肺癌不同。错构瘤一般不发生支气管血管集束征,但可以有血管进入,一般为单根血管,该血管管径无异常增粗(图 22-1-15 和图 22-1-16)[5]。

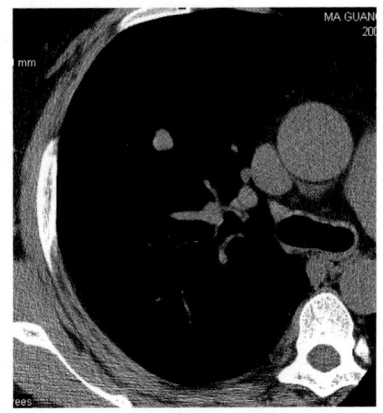

图 22-1-11 男性,45岁。错构瘤

CT 纵隔窗显示右肺上叶可见小分叶结节,病变密度均匀,此类错构瘤缺乏特异性影像学表现,术前较难确诊。

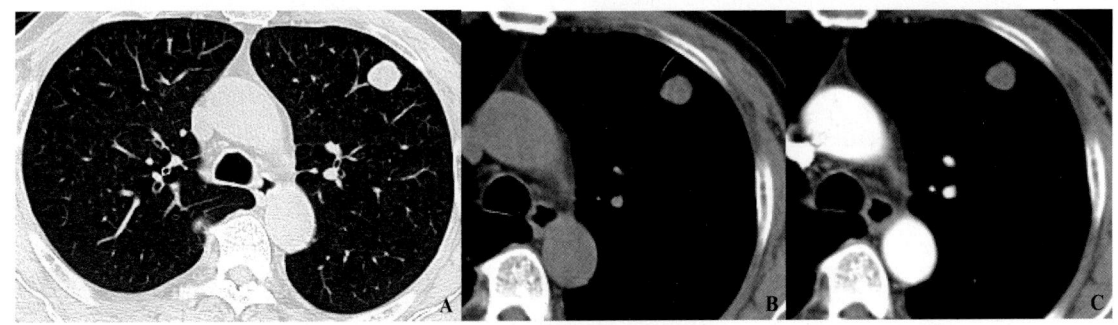

图 22-1-12 男性,60岁。错构瘤

CT 肺窗(A)显示左肺上叶前段类圆形结节,边缘光滑锐利;纵隔窗(B)显示病变与胸壁肌肉密度接近,呈均匀密度;增强扫描(C)显示病灶密度略低于胸部肌肉,密度仍均匀。

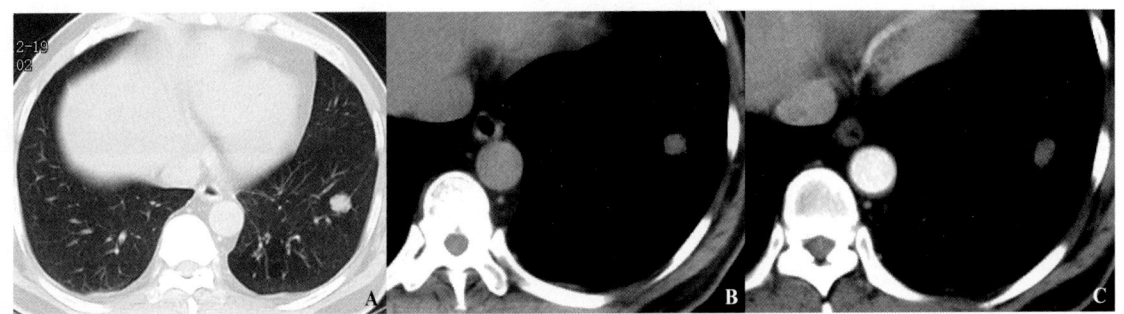

图 22-1-13 男性,55岁。软骨瘤样错构瘤

CT 肺窗(A)显示左肺下叶外基底段类圆形结节伴浅分叶,边缘锐利;纵隔窗(B)显示病变与胸壁肌肉密度接近,呈均匀密度;增强扫描(C)显示病灶密度仍与胸部肌肉相仿。

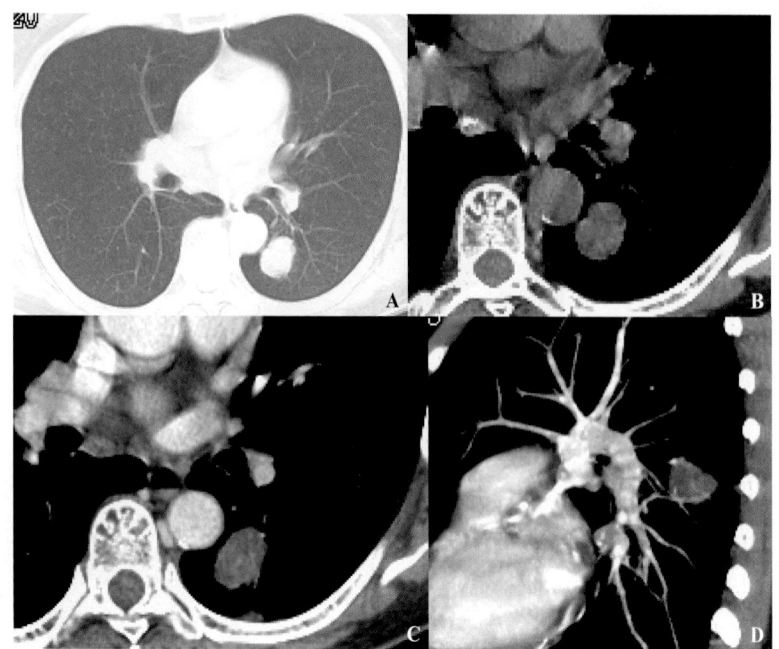

图 22-1-14 错构瘤

CT肺窗(A)显示左肺下叶椭圆形结节;纵隔窗(B)显示病变密度均匀,轻度分叶;增强扫描(C)显示其内有短线状强化影,矢状位重建(D)显示有一支血管沿病灶下缘走行,并发出一支小血管进入结节。

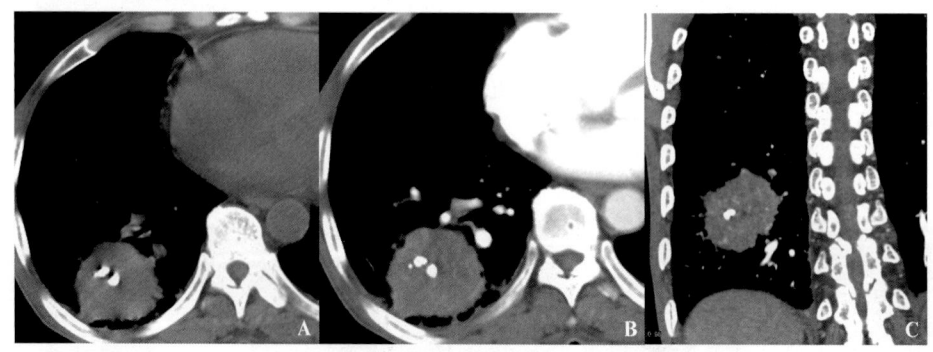

图 22-1-15 错构瘤

纵隔窗(A)显示肿块内有小结节状钙化;增强扫描显示病灶强化程度与胸壁肌肉类似(B),其内可见多发显著强化的短线状强化影(C)。

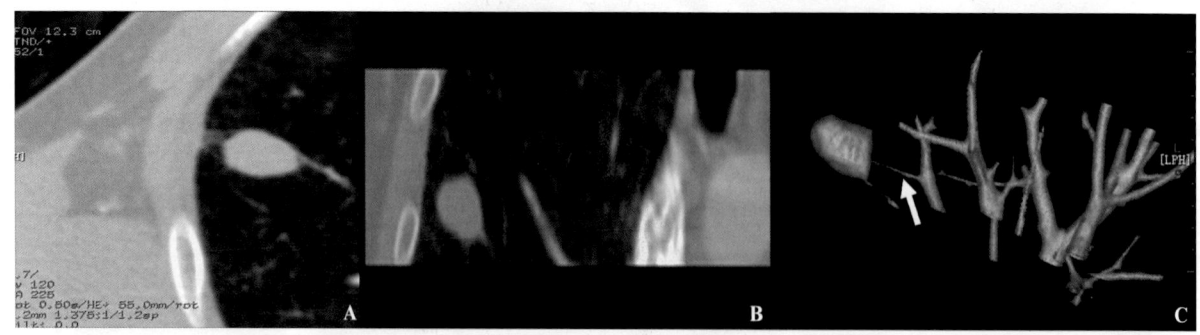

图 22-1-16 男性,49岁。错构瘤

CT肺窗(A)和冠状位(B)显示右肺胸膜下类椭圆形结节,边缘光滑锐利,内下缘可见一血管;增强扫描表面容积重建(C)示有一支血管进入病灶,该支血管无异常增粗(箭)。

CT引导下经皮肺穿刺活检也可得到病理而确诊该病,但注意其阳性率低于肺癌。

MRI平扫在T1像上显示病变为中等强度信号,T2像上显示为高信号,部分病变还可在T1和T2上显示病变中的间隔将病变划分为不同的小叶。

MRI增强扫描:T1增强扫描显示强化的间隔将肿瘤划分

为不同的小叶,但这些小叶均强化不明显。MRI影像与病理对照发现,强化不明显的部分主要是软骨组织,明显强化的形态类似多分枝裂隙状的部分是间叶结缔组织,MRI影像学表现与外科手术标本所见一致[6,7]。

2. 腔内型(中央型)。少见,其直接征象表现为主支气管或叶支气管内软组织密度肿物,边缘光滑(图22-1-17)。其间接征象与中央型肺癌一样,表现为阻塞性肺气肿、肺炎或肺不张。

临床表现和CT表现类似于中央型肺癌(图22-1-18),但病变强化程度弱,较少伴有肺门纵隔淋巴结肿大。此点与肺癌不同。文献报道结合纤维支气管镜检有助于两者之间的鉴别。

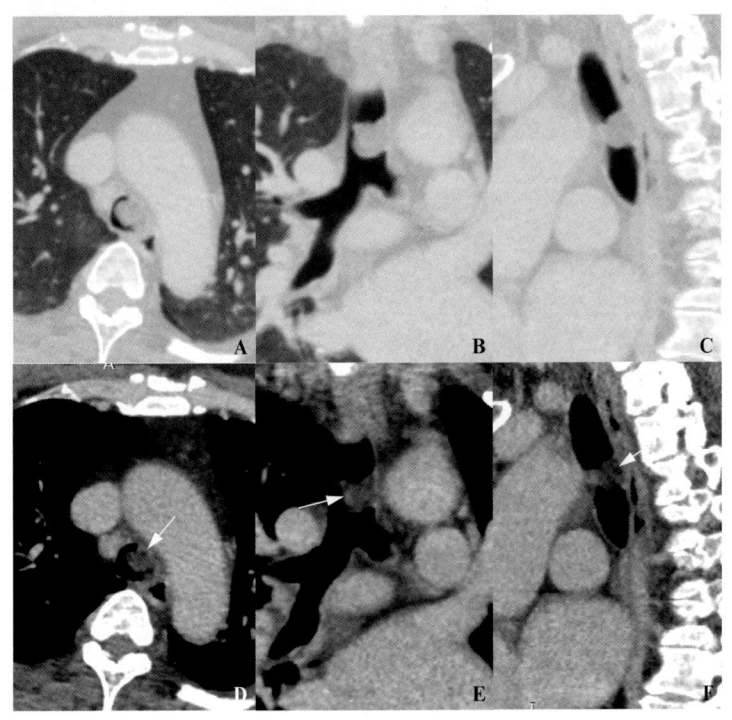

图22-1-17 女性,58岁。气管内错构瘤

CT肺窗(A~C)显示在气管隆突上有分叶结节,边缘光滑,占据气管大部分区域;纵隔窗(D~F)显示结节密度不均匀,其内有脂肪组织和点状钙化。

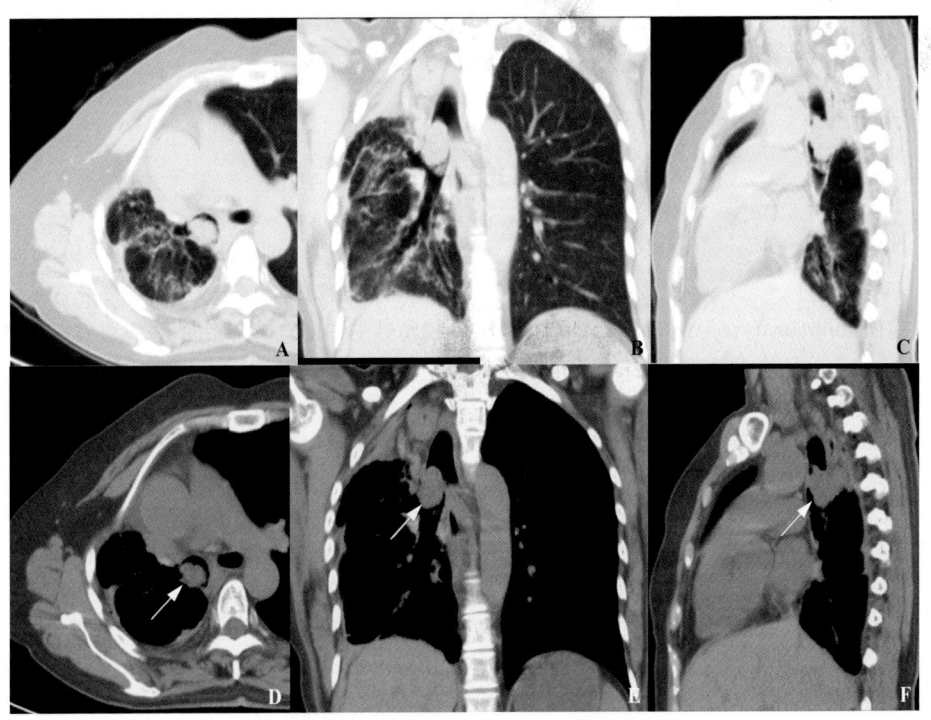

图22-1-18 女性,49岁。支气管错构瘤

CT肺窗(A~C)显示右支气管管口有结节,边缘光滑,轻分叶,占据支气管管腔的大部分;纵隔窗(D~F)显示病变密度较为均匀,其内有稍低密度。

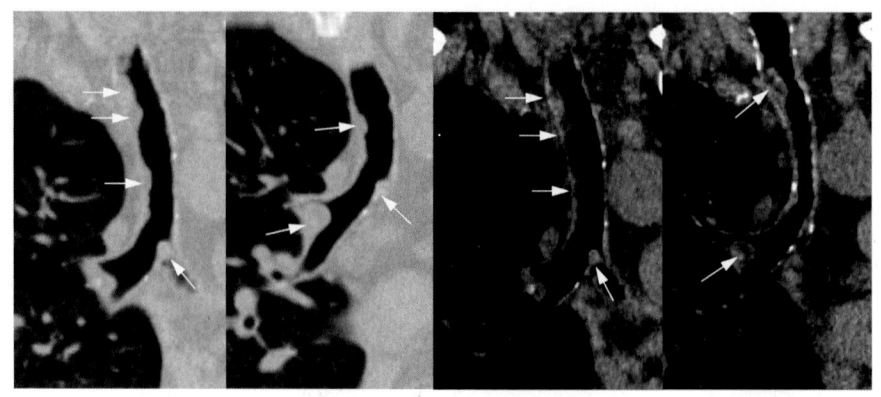

图 22-1-19 男性,63 岁。气管内多发错构瘤

CT 肺窗显示气管壁内有多发结节,基底较宽;纵隔窗显示病变密度不均匀,有点状钙化和低密度区。

3. 弥漫型·又称多发性错构瘤,分为中央型和外周型,但外周型较中央型更为少见,错构瘤也分为异时性和同时性。多个结节可位于气管、肺内的不同位置。气管内的结节向腔内突起,密度不均匀,有低密度和钙化点(22-1-19)。

外围型可以发生于肺叶不同位置。表现为肺内多发类圆形,或浅分叶结节,其中每一单个结节的特点都与周围型错构瘤类似,即多位于肺外周,边缘光滑锐利,内部可出现脂肪或钙化,各个结节之间表现可以不同。

【鉴别诊断】

缺乏典型钙化或脂肪密度及对其认识不足是错构瘤误诊的主要原因,特别是纤维型无钙化、部分容积效应难以判断脂肪密度的真伪,加之分叶或形态不规则,CT 增强病灶明显强化,易被误诊为支气管肺癌。

周围型支气管肺癌结节多见毛刺、深分叶、空泡征、支气管充气征、支气管血管集束征、胸膜凹陷征,而钙化相对少见。瘤体内有钙化时,需要与结核球鉴别,结核灶周围常有卫星灶,相邻胸膜常有肥厚粘连,肺门淋巴结多伴有钙化。肺转移瘤(特别骨肉瘤)也可见钙化但常多发结节。肿瘤动态观察,对照 2~5 年的 X 线片可推断结节的性质,有助于诊断。

(于红 陈婧 叶兆祥)

参考文献

[1] 李延文,杨新法.肺错构瘤的临床分析[J].肿瘤,2001,21:380-381.
[2] 李榕,李传佳,熊丽纹,等.肺错构瘤 31 例临床分析[J].肿瘤,2006,26:1043-1045.
[3] 陈亮,姚烽.肺错构瘤的诊治现状[J].中华胸部外科电子杂志,2022,9:140-143.
[4] 邱升健.肺错构瘤 22 例临床 X 线诊断分析[J].现代诊断与治疗,2015,26:851-852.
[5] 阳明,杨敏,杨有优.肺错构瘤的 CT 征象:着重强调低密度低强化征和强化分界征[J].临床放射学杂志,2021,40:2110-2113.
[6] 张京,周文明,卢德奇.肺错构瘤的 CT、MRI 表现及鉴别诊断[J].现代生物医学进展,2009,9:1909-1911.
[7] Park KY, Kim SJ, Noh TW, et al. Diagnostic efficacy and characteristic feature of MRI in pulmonary hamartoma: comparison with CT, specimen MRI, and pathology [J]. J Comput Assist Tomogr, 2008,32:919-925.

第二节·硬化性血管瘤

肺硬化性肺细胞瘤(pulmonary sclerosing hemangioma, PSP)由 Liebow 和 Hubbell 于 1956 年首次报道并认为是血管起源性病变,1972 年 Hill 和 Eggleston 等对 PSP 的血管起源提出质疑,至今对其细胞起源和性质均有争议。

2004 年 WHO 将其 ICD-O 编码为 8832/0,归为肺杂类肿瘤,但未明确其组织学起源及分化方向,有学者报道其具有淋巴结、叶间胸膜转移或侵犯破坏细支气管,以及术后复发等恶性生物学行为[1]。

由于其临床表现及影像学特点较少,临床上容易误诊,因其形态类似于皮肤软组织中的硬化性肺细胞瘤而得名,是一种相对少见的肺部良性肿瘤。

本病亚洲中年女性多见,常在 50 岁以前发病。其病因尚不明确,有人认为可能是肺毛细血管内皮细胞产生的肿瘤,与遗传性毛细血管扩张相同,患者可有家族史。

【发病机制与病理】

发病机制目前尚不十分清楚。大多数电镜研究表明,其细胞来源为上皮细胞。组织学形态上肺硬化性肺细胞瘤有 4 种类型,即实体型、乳头型、硬化型和血管瘤型,往往按不同的比例互相移行混合存在。大多数病变至少可发现以上 3 种组织成分,其中乳突样结构最为多见,常发生于瘤体外周部。

肺硬化性肺细胞瘤的组织学特征包括:①实性细胞团及黏液样基质内散在有白细胞;②血管瘤样增生伴有管壁硬化倾向;③增生的小血管呈乳头状突向气腔内;④存在出血及硬化区。此外,尚可见脂肪及含铁血黄素向组织间质内浸润,并向肺泡内蔓延。

随着电子显微镜和组织化学、免疫组织化学方法在肿瘤诊断上的应用，肺硬化性肺细胞瘤的诊断已逐渐明确。研究结果表明，肺硬化性肺细胞瘤属上皮细胞肿瘤，有颗粒性肺泡细胞和原始肺上皮细胞存在，有来源于支气管肺泡细胞的特征。

最近的研究又进一步证实，肺硬化性肺细胞瘤细胞的细胞质对抗肺表面活性脱辅基蛋白单克隆抗体呈阳性反应，说明其为肺上皮细胞源性肿瘤，即Ⅱ型肺泡细胞瘤。常见两种以上的组织结构，冰冻切片中以乳头状为主，常易被误诊为腺癌，需要结合免疫组化进行确诊。

硬化性肺细胞瘤在生长过程中由出血区、乳头状区向实性区和硬性区演变，具有梭形细胞特征，且伴有淋巴结转移的PSP也有[2]。TTF-1是确诊PSP的特异性指标，CK、EM高阳性率支持PSP来源于原始呼吸道上皮细胞，Ki-67<5%高阳性率支持PSP良性属性。

【实验室检查】

多无明显的实验室指标异常。

【临床表现】

多数患者无症状而为体检发现，少数表现为咳嗽、咳痰、痰中带血、胸痛、胸背痛、发热等呼吸系统非特异性症状。在气管被瘤体阻塞时，可有肺不张及阻塞性肺炎表现。

【影像学表现】

胸部X线检查显示肺野内孤立的圆形或椭圆形阴影（图22-2-1），边界清晰，密度均匀，部分病例阴影呈分叶状（图22-2-2），内偶见钙化影，难与支气管肺癌鉴别。如果肺硬化性血管瘤长入支气管腔内，X线片上可看到肺段或叶的不张。

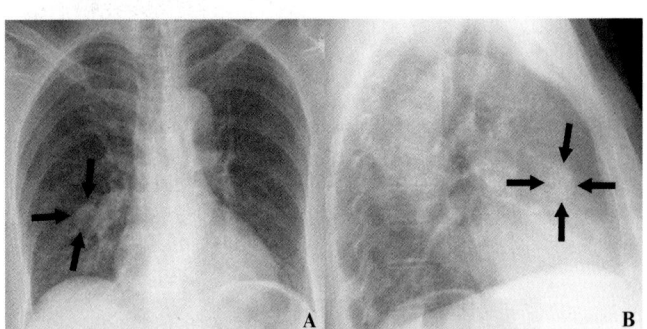

图22-2-1 女性，57岁。肺硬化性血管瘤

胸部正位（A）、侧位（B）X线片显示右肺中叶类圆形稍高密度结节（黑箭），边缘锐利，密度均匀。

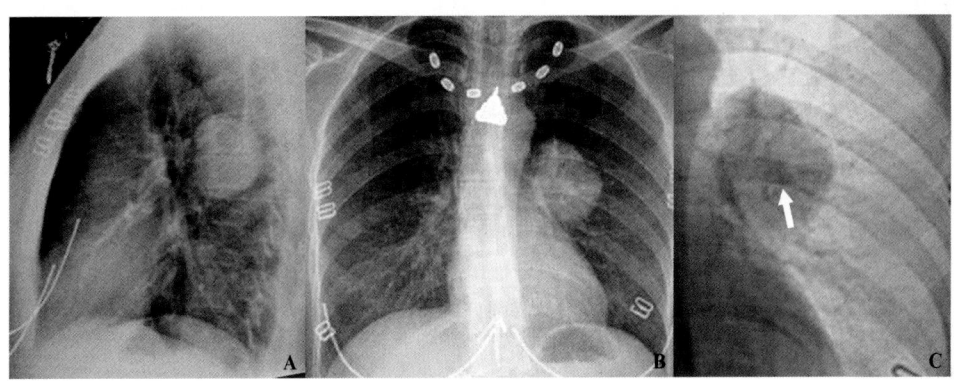

图22-2-2 女性，40岁。肺硬化性血管瘤

胸部正位（A）、侧位（B）X线片显示左肺下叶背段肿块，边缘锐利，轻度分叶；局部放大透视图（C）显示病灶内更高密度钙化灶（箭）。

CT扫描可显示支气管内肿块影。纤维支气管镜检查对腔内型肺硬化性血管瘤有较大价值，可清楚地看到突出于支气管内的新生物，表面光滑，具有一定的活动性，不与支气管壁粘连。纤维支气管镜活检可以明确诊断，但由于肺硬化性血管瘤易出血，活检时应特别注意，有时因出血活检组织块较小而影响诊断。

在CT表现上，肺硬化性血管瘤均为肺内孤立性结节（SPN），肿块多数位于肺边缘近胸膜下，直径多小于4cm。CT表现为类圆形、椭圆形甚至不规则肿块（图22-2-3～图22-2-6）。肿块轮廓清晰、边缘光滑、锐利，可有浅分叶（图22-2-5），偶有毛刺征象。

CT平扫多数密度均匀，其密度与肌肉类似（图22-2-4），偶见囊变、钙化和空气新月征。其中囊变多呈低密度影（图22-2-6），但囊变多由于出血所致，平扫也可呈稍高或等密度，而增强扫描不强化。因此，增强扫描是检出囊变的重要手段。

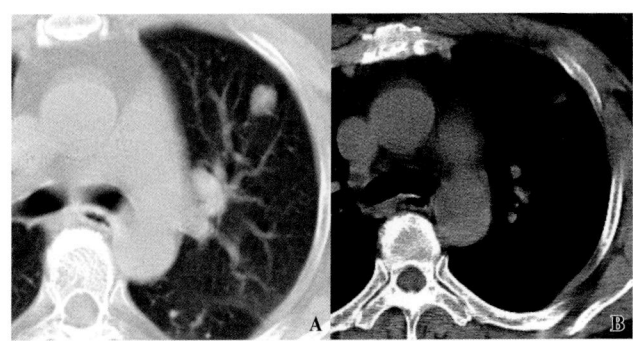

图22-2-3 女性，56岁。硬化性血管瘤

CT肺窗（A）显示肿瘤位于左肺上叶肺边缘近胸膜下，约2cm×2cm大小，边缘光滑、锐利；纵隔窗（B）显示病灶内部密度较均匀。

钙化多呈斑点状、线状、斑片状、结节状及不规则状，具有良性钙化的特点，但并无特异性（图22-2-5～图22-2-9）。

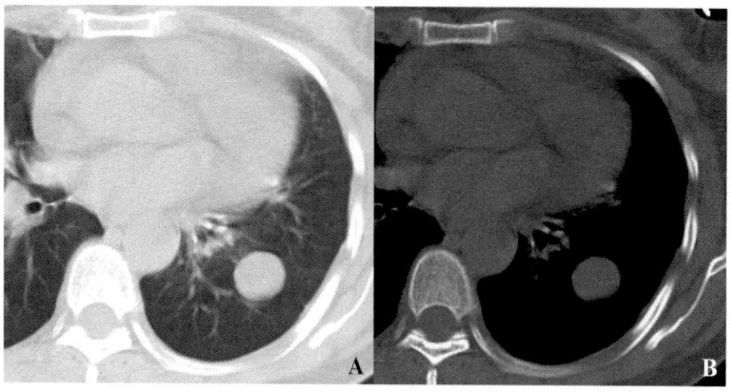

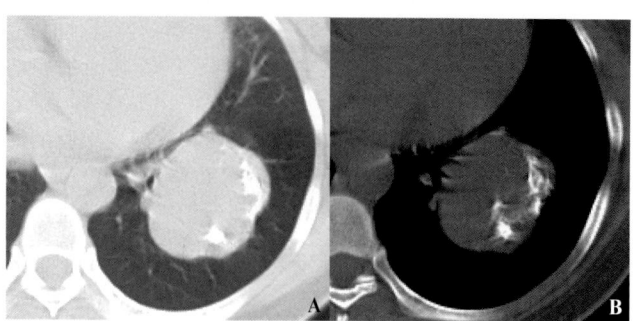

图22-2-4 女性,46岁。穿刺证实硬化性血管瘤

CT肺窗(A)显示左肺下叶圆形类孤立性结节,轮廓清晰,密度均匀;纵隔窗(B)显示病灶边缘可见浅分叶,相邻胸膜略增厚。

图22-2-5 硬化性血管瘤

CT肺窗(A)显示左下肺浅分叶肿块,轮廓清晰锐利,周围无卫星灶;纵隔窗(B)显示病灶内结节状、不规则状边缘区钙化。

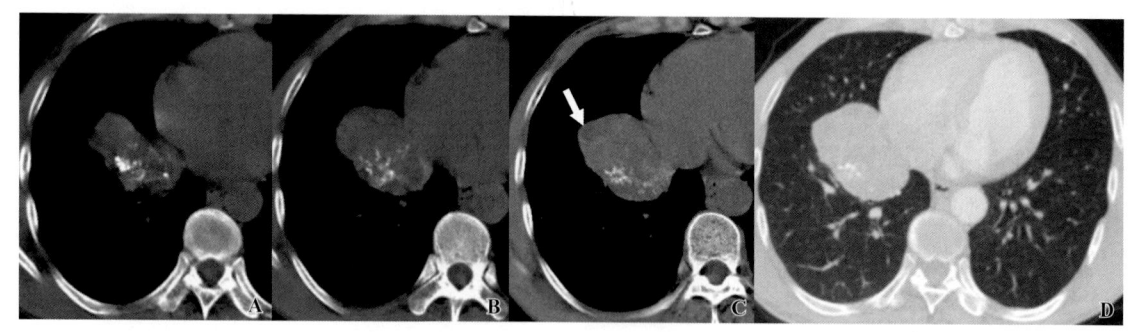

图22-2-6 男性,35岁。硬化性血管瘤

纵隔窗CT连续横断面(A~C)显示右肺心缘旁不规则肿块,肿块内有斑点状、短线状、环状钙化,前缘可见局限性低密度囊变区(箭);肺窗(D)显示肿块轮廓清晰锐利,周围肺组织内未见卫星病变。

空气新月征在病理上表现为瘤周肺泡间隔破坏致肺泡腔扩大,其形成机制可能与下述学说有关:①未分化的肺间质细胞不断增生和透明样变,致气道变形而形成肿瘤与包膜间的游离气腔;②由病灶周边出血后与气道相通导致气体潴留而形成含气腔隙;③肿瘤收缩与包膜收缩不同步,气体进入。其CT表现为肿块周边新月形或半月形无肺纹理的透亮区,它是肺硬化性血管瘤较为特征的表现,但此特征不常见(图22-2-7和图22-2-8)。

当病灶周围肺组织淤血导致肺泡内红细胞及含铁血黄素沉积时,可导致病灶边缘有磨玻璃影——晕征。病变远端肺组织可出现斑片状渗出(图22-2-8和图22-2-9),相邻胸膜正常或因炎性反应出现胸膜肥厚粘连(图22-2-8),极少出现淋巴结反应性增生的情况。

增强扫描肿瘤的强化程度与其内的血管瘤成分相关,当病灶内有明显血管瘤成分时,病变早期不均匀强化,延迟后持续增强,强化程度及均匀度高于动脉期(图22-2-10和图22-2-11),小病灶多呈均匀强化(图22-2-12),大病灶多伴有囊变,强化不均匀(图22-2-11)。

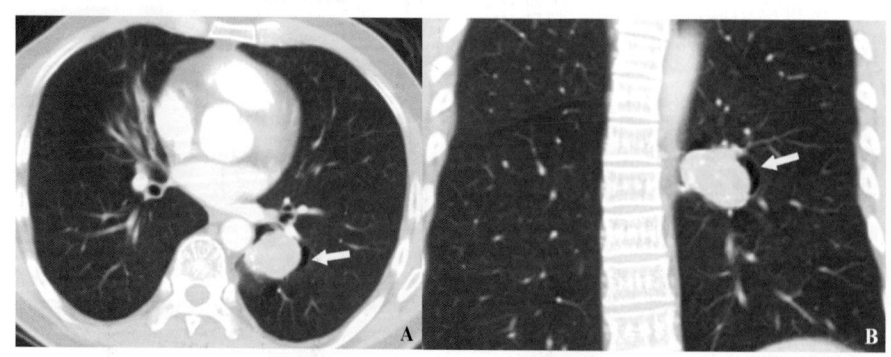

图22-2-7 男性,45岁。体检发现左肺肿块,胸腔镜切除证实硬化性血管瘤

CT肺窗(A)和冠状位(B)显示左肺下叶类圆形结节,轮廓清晰,结节边缘可见新月形含气腔隙(箭),即空气新月征。

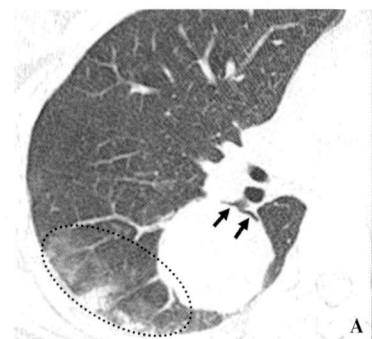
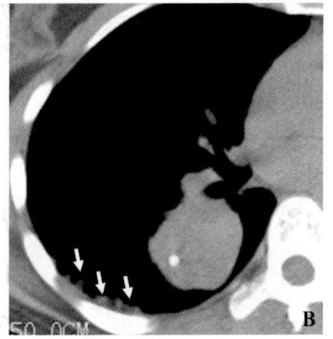

图22-2-8　女性，39岁。穿刺证实硬化性血管瘤

CT肺窗（A）显示右肺下叶类圆形结节，轮廓清晰，结节近肺门端可见新月形含气腔隙（黑箭），即空气新月征，病变远端胸膜下斑片状渗出性病变；纵隔窗（B）显示病灶内类圆形小结节状钙化，相邻胸膜略增厚（白箭）。

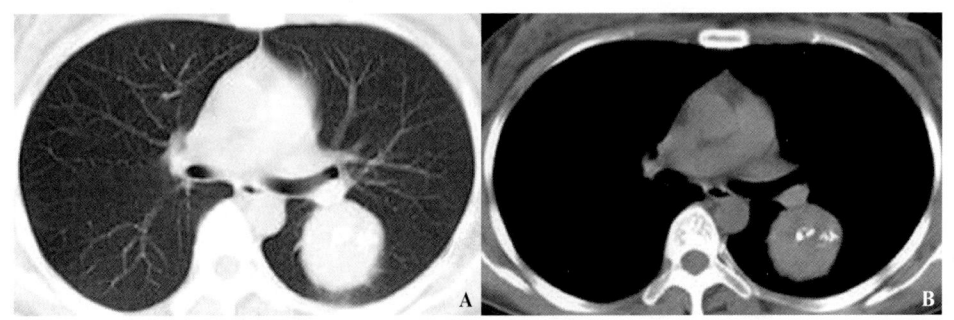

图22-2-9　女性，40岁。肺硬化性血管瘤

CT肺窗（A）显示左肺下叶背段结节胸膜缘磨玻璃影密度增高；纵隔窗（B）显示病灶内多发点状钙化，相邻胸膜未见异常。

血管瘤成分含量较少的病变，仅有轻、中度强化（图22-2-13）。由于肿瘤的血供主要来自肺动脉，且血供丰富，在肿瘤肺门缘常可见管径增粗的血管，这些血管强化的时间及程度与肺动脉接近，比瘤块强化早，且程度显著，这种情况下患侧病灶近肺门端的肺动脉管径明显增粗，称为肺动脉为主征（图22-2-11），此为肺硬化性肺细胞瘤的另一特征性表现。

结节或肿块周边的血管受压移位并包绕结节，形成贴边血管征或血管绕行征象，通过MPR可以更清晰地显示（图22-2-14），表现为瘤周线状或点状血管影。如果血管进入肿瘤，且进入部瘤结节呈尾状突起，就形成了肺硬化性肺细胞瘤的另一征象——尾征，其发生与PSP对肺门血管有生长趋向性有关（图22-2-15）。

与常规CT相比，薄层CT扫描更有利于寻找病灶内的钙化、囊变等细微结构（图22-2-12）。增强扫描有助于微小囊变的检出，各种图像重建技术有助于显示气管、血管与肿瘤的关系（图22-2-16）。

有文献报道在薄层CT见瘤体内有界限清晰的高密度与低密度，且增强扫描时高密度区强化明显，低密度区基本不强化，此表现较为特征。当诊断不清时，经皮肺穿刺可酌情使用。

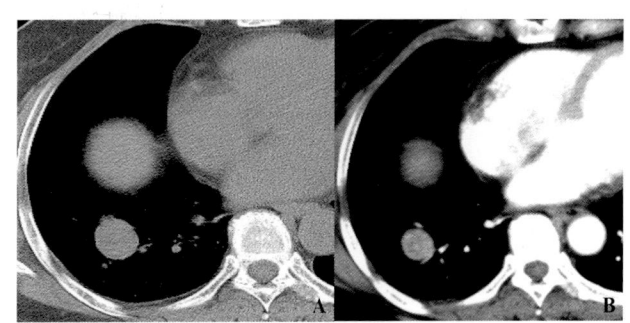

图22-2-10　穿刺证实硬化性血管瘤

CT平扫（A）显示右下肺类圆形结节，密度较均匀；增强扫描动脉期（B）病变呈不均匀明显强化。

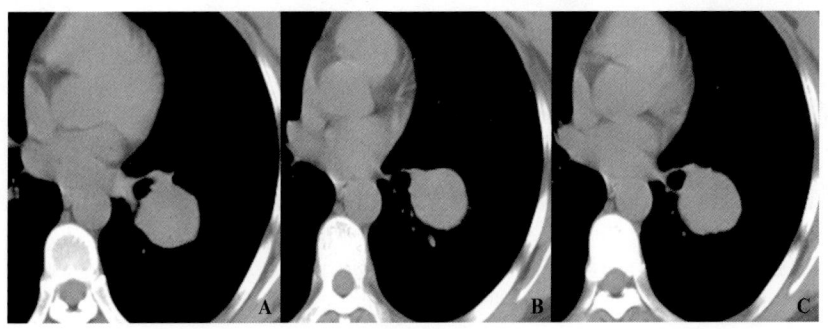

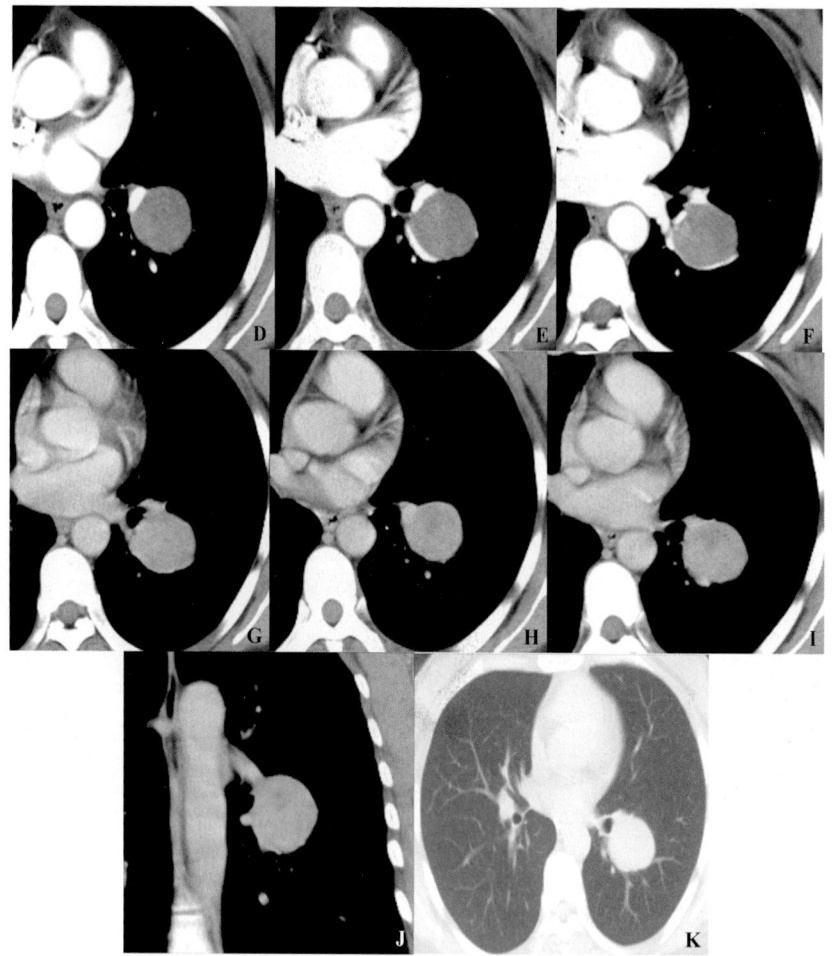

图 22-2-11 女性,46岁。硬化性血管瘤

CT平扫(A~C)显示左肺门类圆形结节,密度均匀;增强动脉期(D~F)显示结节边缘有与血管强度一致的、显著强化的圆点状、线状影(即肺动脉为主征),边缘锐利,病灶呈轻度不均匀强化;静脉期(G~I)显示结节边缘血管影与血管密度仍类似,呈稍高密度,但边界已不清,病灶继续强化,其内强化不均匀(J);肺窗(K)显示结节边缘光滑锐利,周围肺组织透光度无异常。

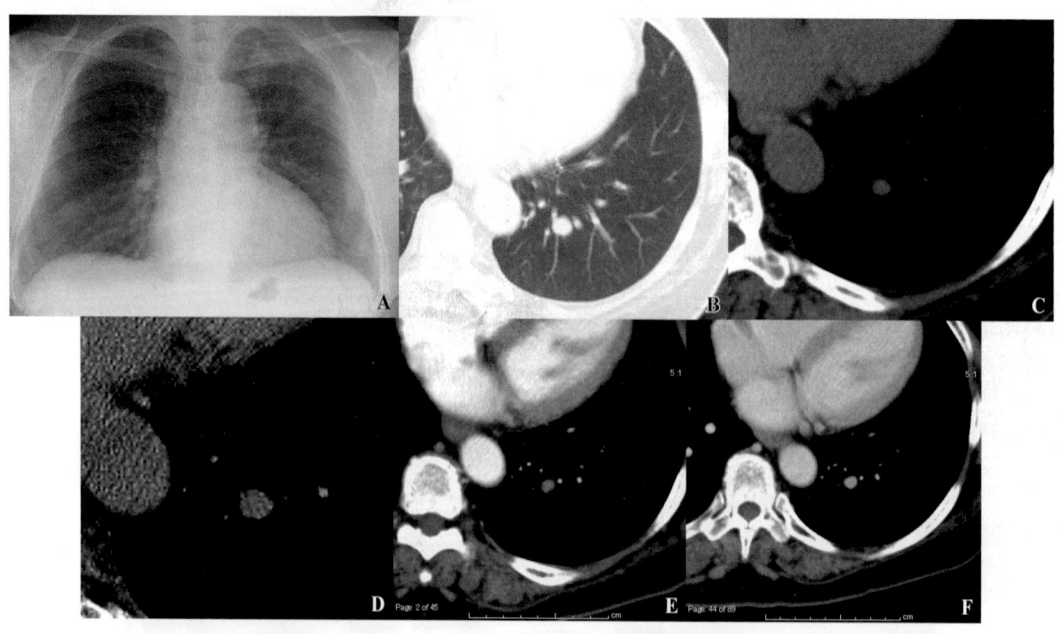

图 22-2-12 女性,62岁。硬化性血管瘤

胸部X线片(A)由于心脏遮盖未能显示病灶;CT肺窗(B)及纵隔窗(C)显示左肺下叶血管旁约10 mm大小的圆形结节影,边缘清晰光滑,呈软组织密度;薄层扫描(D)显示病变内特征性的细沙状钙化,CT值在100 HU以上;增强扫描静脉期(F)显示病灶强化较动脉期(E)明显。

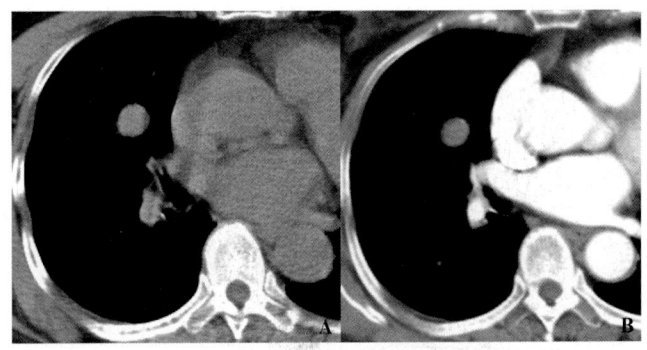

图 22-2-13 穿刺证实硬化性血管瘤

CT 纵隔窗(A)显示右肺中叶类圆形结节,密度较均匀;增强扫描(B)病变呈均匀强化。

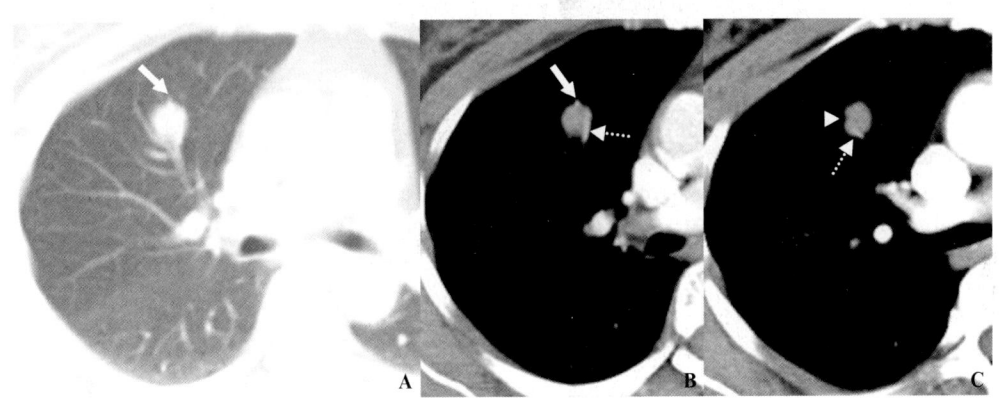

图 22-2-14 男性,57 岁。硬化血管瘤

CT 肺窗(A)显示肺结节边缘略不整齐,可见棘状突起(实箭)及轻度分叶(箭头),结节肺门侧有条形血管束(虚箭);增强扫描(B、C)显示血管紧贴结节边缘走行(虚箭),棘状突起实际上为血管的斜行断面。

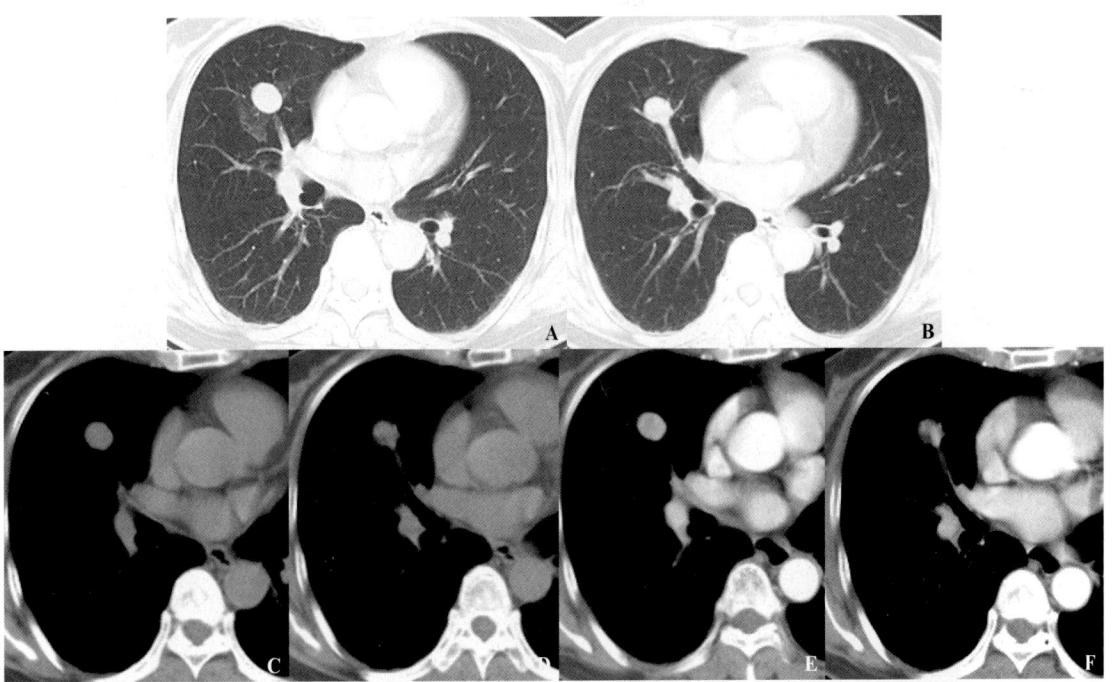

图 22-2-15 女性,57 岁。硬化性血管瘤

与图 22-2-1 为同一患者。CT 肺窗(A、B)显示左肺中叶类圆形结节,边缘锐利,近肺门缘可见一粗大的线状影;纵隔窗(C、D)显示病灶密度均匀,与线状影相交处结节轻度突起;增强扫描(E、F)显示病灶显著强化,结节突起部强化更显著。

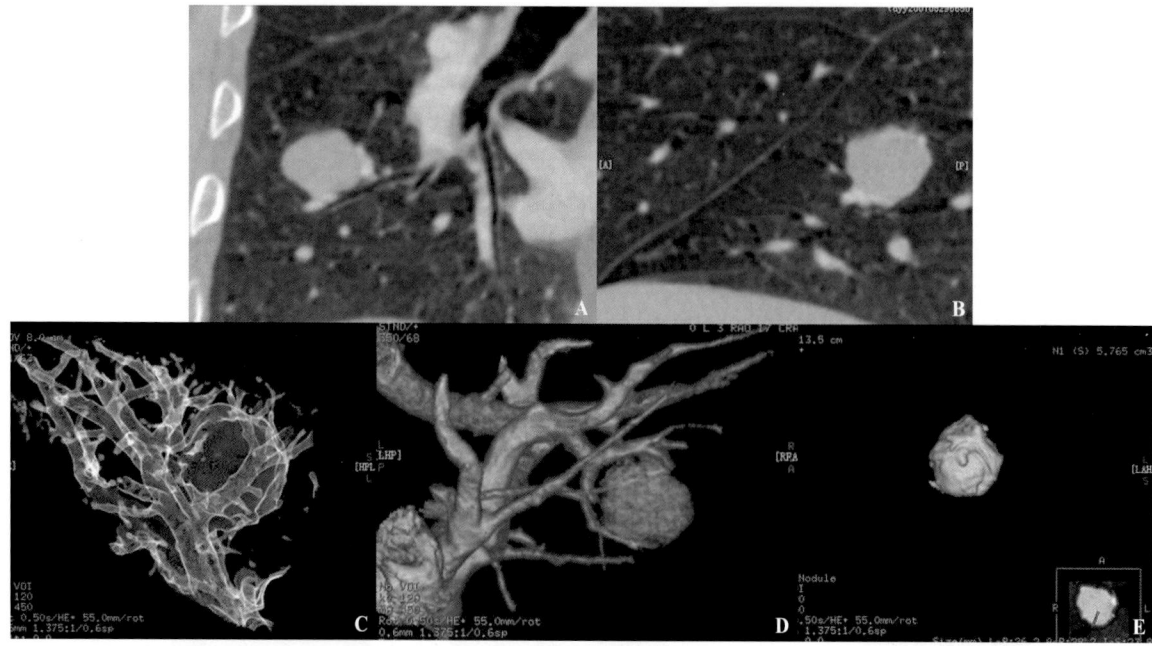

图 22-2-16　男性,66 岁。硬化血管瘤

CT 冠状位(A)和矢状位(B)显示肿瘤呈类圆形,轮廓清晰、锐利;透明技术成像(C)显示气管包绕瘤结节生长;最大密度表面重建(D、E)显示血管绕行,并紧贴瘤结节表面。

基于机器学习的 CT 增强影像组学模型对硬化性肺细胞瘤,影像组学是一种新兴的技术,通过高通量提取图定量影像学特征无创性地反映肿瘤异质性,在肺部肿瘤良恶性鉴别、术前筛查、预测其生长方式、确定分期和基因型上有很强的应用价值。

多期影像组学联合模型能很好地鉴别硬化性肺细胞瘤与实性恶性肺结节。有学者通过将影像组学与临床危险因素联合,提高了模型鉴别肺癌与肉芽肿疾病的性能,因供血动脉不同,造影剂灌注达峰时间也不同,以肺动脉供血为主,达峰时间约为 30 s,以支气管动脉供血为主者,达峰时间为 2 min。

病灶强化特点及造影剂灌注特点有利于鉴别。肺癌强化的达峰时间要明显晚于肺动脉供血为主的 PSP,从而为肺癌与 PSP 的鉴别提供依据。

MRI 检查 T1WI 呈等信号为主,其内呈不均匀稍低信号,T2WI 呈等信号、不均匀高信号及低信号(钙化),延迟呈中度-明显强化(图 22-2-17)。

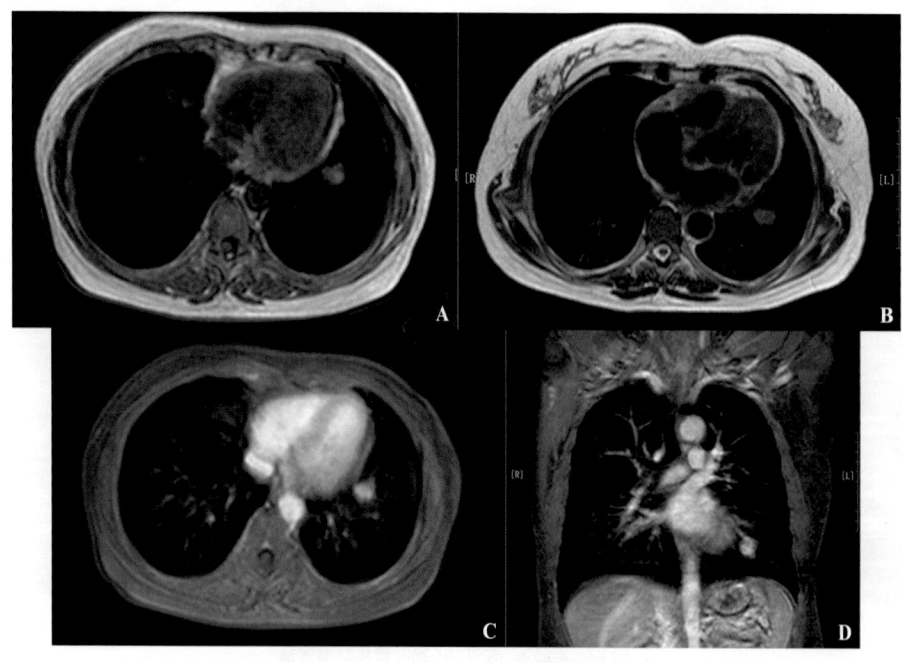

图 22-2-17　女性,60 岁。硬化肺细胞瘤

MRI 检查 T1WI(A)和 T2WI(B)显示肿瘤呈中等信号,类圆形,轮廓清晰、锐利;增强扫描横断面(C)及冠状面(D)显示肿瘤呈中高度强化。

DCE-MRI 检查发现，PSP 的时间-信号强度曲线（TIC）以"渐进强化型"为主，而肺癌 TIC 曲线以"快进快出型"为主，两者 TIC 曲线差异显著。其次，分别反映肿瘤微循环血流灌注量、血供流速、相对血容量和最大的强化峰值的 MSI、MSD、PEI 和 PV 量化参数的比较发现，在 PSP 中的这些参数明显高于肺癌中，这是由于 PSP 含有丰富的血窦，导致这些参数明显上升，相应也显著增加了 DCE-MRI 量化参数指标，有助于改善 PSP 与肺癌的鉴别诊断价值。

DWI 检查发现，PSP 的平均 ADC 值明显高于肺癌，DCE-MRI 联合 DWI 对 PSP 和肺癌的鉴别诊断准确率均明显高于单一 DCE-MRI 或 DWI 检查[3]。

^{18}F-FDG PET 诊断 PSP 的准确性是有限的。PSP 在 ^{18}F-FDG PET-CT 上可表现为轻度放射性浓聚。目前，对 PSP 的 ^{18}F-FDG PET 摄取影响因素及摄取机制尚不明确。

PET-CT 示代谢明显或轻度升高，PET-CT 平扫示边界清楚的圆形、类圆形结节，密度均匀，可见钙化，偶见气体新月征等；^{18}F-FDG PET 摄取呈轻度升高，SUV_{max} 通常低 5.5（图 22-2-18），大多数 PSP 表现为 ^{18}F-FDG PET 摄取率增加，在 PET-CT 上表现为恶性肿瘤征象，支气管镜，或经皮肺穿刺活检有助于明确诊断，以上特点有助于诊断。

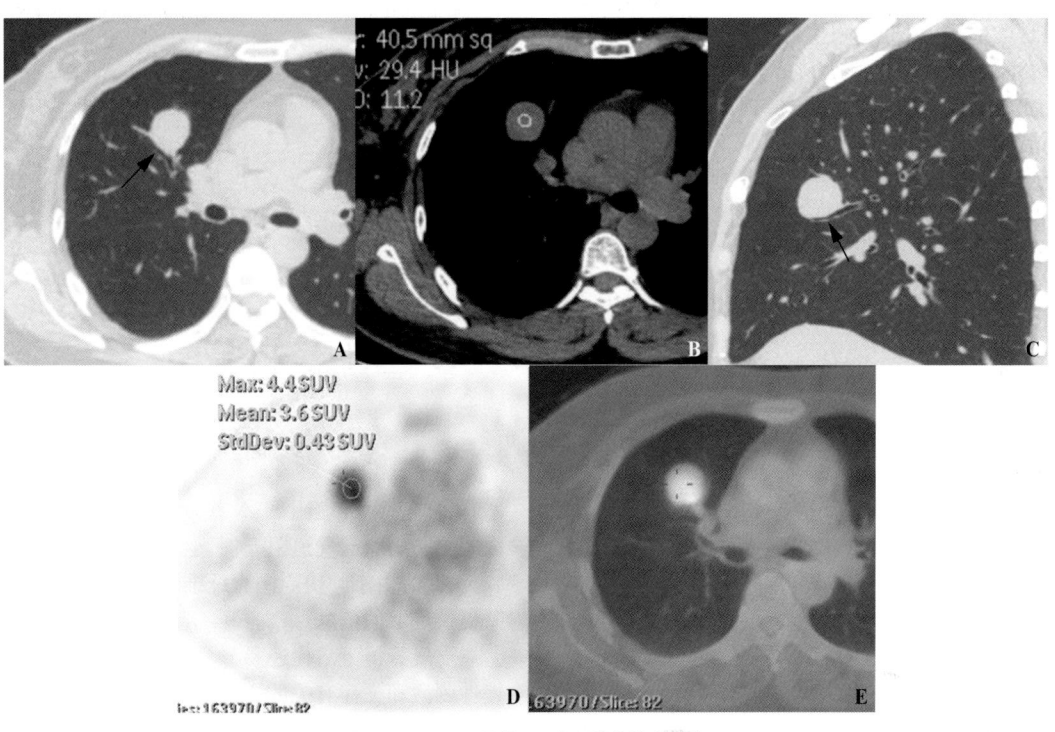

图 22-2-18 男性，47岁。硬化性血管瘤

CT 肺窗和纵隔窗（A～C）显示右肺上叶前段肺实质内有结节状阴影，边缘光整，密度均匀，肿瘤下方有支气管贴边行走，呈轻度外压移位改变；PET-CT（D、E）显示病变内有轻度高代谢，周边比较谈，SUV 值为 3.6。

【鉴别诊断】

PSP 的影像学检查常常表现不典型，易被误诊为炎性肌纤维母细胞瘤、错构瘤、周围型肺癌、结核球、肺曲霉病等[4]。

1. 炎性肌纤维母细胞瘤·常有慢性炎症病史、不规则肿块及信号、桃尖征、方形征、刀切征，临床上多有咳嗽、咳痰及胸痛等症状，部分患者抗感染后好转。它是指某些非特异性炎症增生，机化性肺炎的机化过程进一步发展，在病灶周围有完整的纤维包膜导致的肺内肿瘤样病变。

多有肺部感染病史，病灶较大，可有毛刺征、桃尖征、支气管充气征等，病灶密度不均，CT 密度较低，边缘不光滑，与胸膜广基相连，强化多较明显。不吸收，肿块生长多较缓慢，肿物倍增时可长达数年。PSP 瘤内无炎性细胞浸润，可有含铁血黄素或出血，这是与炎性假瘤最大的区别。

2. 错构瘤·好发于中年男性，边缘光整，内部密度均匀，有钙化、爆米花样钙化及脂肪是其特征，增强扫描也有强化，但不如 PSP 强化显著，肺错构瘤是正常的肺组织成分异常组合而成，并非真正的肿瘤，肿瘤的主要组织为软骨，其他成分包括脂肪、平滑肌、纤维结缔组织。

在肺孤立性结节病变中大约占 5.7%，多发生于成年男性患者。单发多见，偶见多发。好发年龄为 20～60 岁。常见的部位是胸膜下肺实质内，其次为主支气管或肺叶、肺段支气管内。CT 上多表现为边界清楚光滑的圆形或类圆形或不规则型软组织结节影，一般密度较低，可有典型脂肪密度，钙化典型者呈爆米花样，无强化；边界清楚、无毛刺、无卫星灶、无胸膜凹陷征等，PSP 为肿瘤边缘部位沙粒状钙化。

3. 周围型肺癌·临床症状不典型，常见特征为咳嗽、咳痰、咯血、气促、胸痛、胸闷等，但其病情发展快，如延误治疗，预后较差。形态常不规则，边缘毛糙，可见毛刺及浅分叶，可有空泡征、胸膜凹陷征及血管集束征等，可见肺门、纵隔淋巴结肿大及肺内、外转移肿瘤；增强后强化程度低于 PSP，肺癌的边缘毛糙及分叶更明显，有细短毛刺及胸膜凹陷征，增强后呈不均匀强化且强化不及 PSP 明显，增强为速升速降型，而 PSP 为缓慢上升型。

4. 结核球·大多数结核病史，可伴有层状或点状钙化，周围可见纤维化索条或卫星灶,增强后轻度强化,无强化或环状强化,中心干酪物质无强化。多数有结核感染病史;多位于两肺上叶尖后段及下叶背段;结节一般直径小于4cm,病灶边缘一般无密集的短毛刺,可有稀疏长毛刺,但病灶密度通常较同等大小周围型肺癌高,且其内多有较大钙化灶,周围可有卫星灶,邻近胸膜可出现胸膜皱缩或胸膜增厚,增强扫描常呈环形强化。

5. 肺曲霉病。机体免疫状态低下或菌群失调,可见气体新月征,无强化,根据体位移动变化,一般均有肺部感染病史,曲霉球多在支气管扩张、肺囊肿、结核空洞的基础上发生。曲霉球可以不引起临床症状而存在多年,大部分患者会经历轻微的咯血,但是严重的咯血也会发生,特别是有结核病基础的患者。其他的症状包括慢性咳嗽和呼吸困难,发热少见。

影像学上,曲霉球表现为空洞/空腔内的可移动团块,上缘弧形,并与周围形成空气半月征,邻近胸膜可以增厚,曲霉球可随体位变化而移动,空气新月征位于远地侧,增强后球体本身无强化;而PSP的空气新月征出现位置随机,且瘤体强化较明显。

PSP多见于中青年女性,主要CT特征有空气新月征、贴边血管征、假包膜征、晕征、尾征、肿块内钙化灶,且CT增强持续时间长,增强方式和分型有关,PSP虽然是良性肿瘤,但也可以发生转移、恶变、复发等,总体预后良好。

（于红　马永红　叶兆祥）

参考文献

[1] 汪洁,刘斌,吴礼明,等.硬化性肺细胞瘤多层螺旋CT表现与误诊分析[J].安徽医学,2017,38:725-727.
[2] 陈淮,曾庆思,周洁,等.肺硬化性血管瘤的影像征象与病理分析[J].中国医学影像学杂志,2012,20:268-271,273.
[3] Hu AM, Zhao D, Zheng H, et al. Preoperative diagnosis in 46 cases of pulmonary sclerosing hemangioma [J]. Chin Med J (Engl), 2016,129:1377-1378.
[4] Lim JH, Lee N, Choi DW, et al. Pulmonary sclerosing pneumocytoma mimicking lung cancer: Case report and review of the literature [J]. Thorac Cancer, 2016,7:508-511.

第三节·脂　肪　瘤

支气管及肺脂肪瘤(lipomas of bronchus and lung)是肺部脂肪组织形成的良性肿瘤,肿瘤全部或几乎全部由成熟脂肪组织组成,极少发生在肺内(占肺良性肿瘤的0.1%),气管脂肪瘤更是罕见。

【发病机制与病理】

依发生的部位可分为支气管及肺脂肪瘤两型。

1. 支气管脂肪瘤。起源于支气管黏膜下脂肪组织,多发生在正常脂肪组织较丰富的大支气管,以左主支气管及肺叶支气管为多,通常有蒂。肿瘤呈哑铃状,部分在支气管黏膜下,部分向支气管腔内生长,其表面覆盖完整的黏膜组织,还可以由气管环延伸至气管周围,经内镜切除后可复发。肿瘤大体标本呈圆形块状,切面可见黄色油脂,镜检见纤维脂肪瘤结构[1-3]。

2. 肺脂肪瘤。常发生在肺外周胸膜下,从肺边缘部的细支气管生长,向周围肺组织扩展,接近脏层胸膜。

【临床表现】

肿瘤生长于中央支气管者,常有咳嗽、咯血和阻塞性肺炎。阻塞远端的支气管受炎症的破坏,可变形、扩张。经纤维支气管镜摘取活组织行病理检查,可确诊本病,并尽可能采取支气管镜进行激光切除。

反复炎性感染,并发肺不张或支气管扩张者应行肺切除术。胸膜下脂肪瘤通常无症状。

【影像学表现】

气管支气管脂肪瘤在胸部X线的表现,一般和支气管阻塞有关。若无气道阻塞,X线片一般无阳性发现。当支气管内的脂肪瘤引起气道阻塞时,会引起阻塞性肺气肿或阻塞性肺炎,此时由于肿块周围有纤维包膜,支气管镜通常不能为诊断提供足够的信息[4,5]。

支气管镜下活检还易导致误诊,这是因为同时可检出与慢性刺激和炎症有关的不典型细胞,导致支气管肺癌的错误诊断。胸膜下脂肪瘤多为位于胸膜下的球形病灶,由于其本身密度较低,以及周围结构的重叠,X线片容易被漏诊(图22-3-1和图22-3-2)。

CT对脂肪组织具有很高的特异性和敏感性,有利于气管支气管脂肪瘤的确诊。主气道的脂肪瘤表现详见第八章第一节。当脂肪瘤位于段及其以下支气管时,与气管其他肿瘤一样会引起阻塞性肺气肿或肺不张(图22-3-3)。

胸膜下脂肪瘤好发于下肺叶,瘤体呈半圆形,广基底与胸膜相连,边缘光滑,少数病例可有分叶(图22-3-4)。肿瘤较大时,可推压邻近肺组织引起肺组织压迫性不张,它不是真正的肿瘤包膜,故称为假包膜,其厚度不均,在平扫上呈软组织密度(图22-3-1、图22-3-2及图22-3-4)。

增强扫描呈中度均匀强化。由于瘤体内为单一的成熟脂肪组织,故其密度均匀一致,且无论使用什么窗宽窗位,其密度均与皮下脂肪一致(图22-3-5),增强扫描不强化。膈上的脂肪瘤应注意与膈疝鉴别,变换不同角度观察膈面,膈肌连续无中断(图22-3-6)。

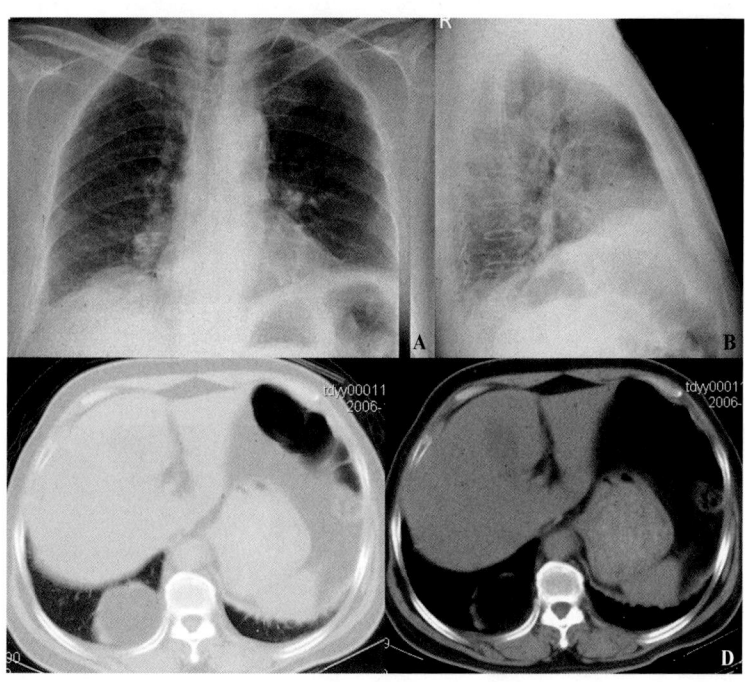

图 22-3-1　男性,62岁。胸膜下脂肪瘤

由于膈肌的遮挡,胸部X线正位片(A)未能显示,侧位X线片(B)显示后肋膈角处淡薄球形密度增高影,边缘光滑;CT肺窗(C)和纵隔窗(D)显示脂肪瘤位于右肺下叶,瘤体内部呈现皮下脂肪样均匀低密度,瘤周呈稍高薄厚不均带状影(即假包膜)。

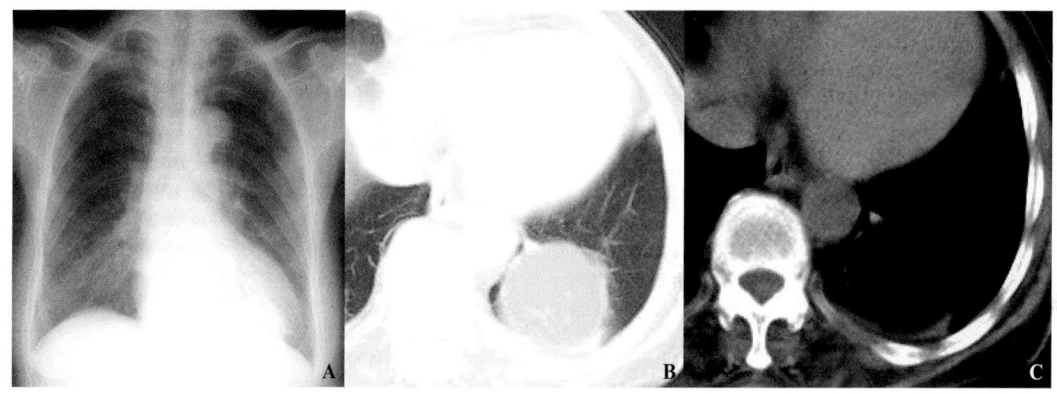

图 22-3-2　女性,75岁。胸膜下脂肪瘤

脂肪瘤位于左肺下叶,由于心脏的重叠,胸部X线片(A)未能显示病灶;CT肺窗(B)和纵隔窗(C)显示瘤体内部密度较均匀,呈脂肪样密度,瘤周可见厚薄不一的假包膜。

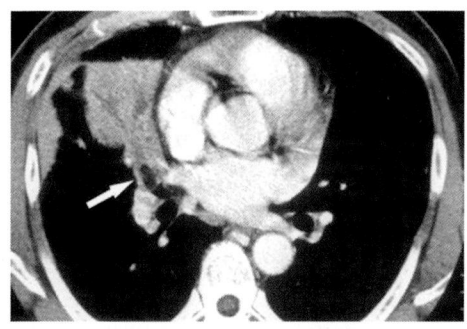

图 22-3-3　支气管脂肪瘤

CT增强扫描示右肺中叶支气管内柱状低密度影,其密度与皮下脂肪一致,低于病灶内含液体的支气管,高于邻近含气的支气管,不强化,梗阻远端肺体积缩小、实变。

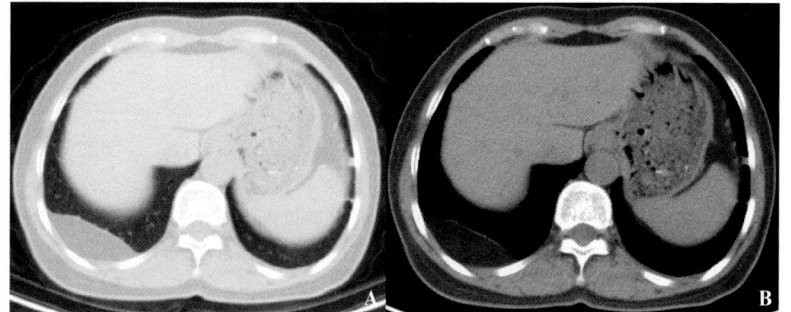

图 22-3-4　女性,57岁。胸膜下脂肪瘤

CT肺窗(A)和纵隔窗(B)显示右侧、后胸壁局限性隆起,与胸膜广基底相连,边缘光滑,内部呈皮下脂肪样均匀密度,病灶推压邻近肺组织导致压缩性肺不张,即假包膜。

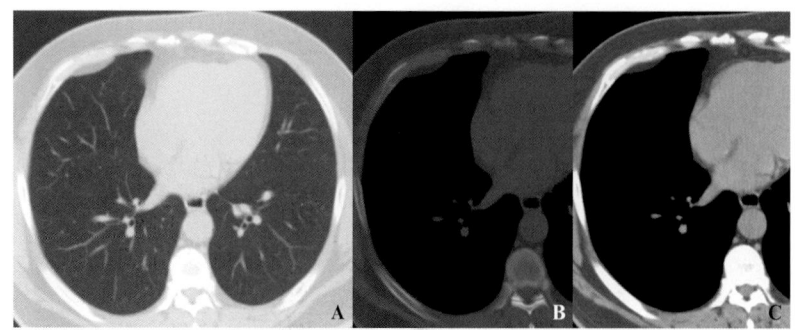

图 22-3-5　女性,33 岁。胸膜下脂肪瘤

CT 肺窗(A)、骨窗(B)和腹窗(C)显示右前胸壁局限性隆起,边缘光滑,无明确包膜,内部密度均匀,强度始终与皮下脂肪一致。

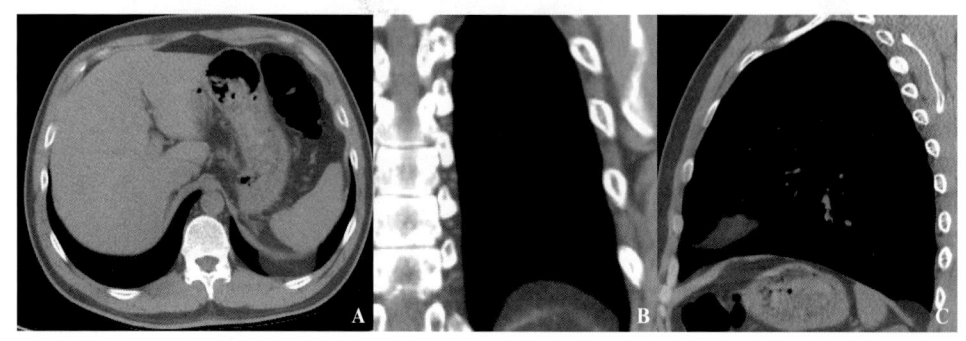

图 22-3-6　女性,33 岁。胸膜下脂肪瘤

CT 纵隔窗(A)、冠状位(B)和矢状位(C)显示左侧后肋膈角处结节,与膈肌广基底连接,边缘光滑,无明确包膜,内部呈皮下脂肪样均匀密度,相邻膈肌连续无中断。

【诊断与鉴别诊断】

在 CT 上如果发现了支气管内脂肪密度肿物,需要和错构瘤鉴别,但错构瘤内除了脂肪成分,还含有软组织、钙化等成分。位于膈顶的胸膜下脂肪瘤,容易与膈疝混淆,在 CT 连续断面或重建图上观察,前者膈肌连续,无中断,后者膈肌连续性中断,脂肪经断裂处与膈下脂肪相连。

(于红　张玉　叶兆祥)

参考文献

[1] 肖晓辉,刘华,朱自江,等.内镜下治疗支气管肺脂肪瘤 1 例并文献复习[J].实用医药杂志,2020,37:533-534,537.
[2] Mota VT, Maia JG, Barbosa AT, et al. Tracheal lipoma mimicking obstructive lung disease [J]. J Bras Pneumol, 2010,36:152-155.
[3] Pollefliet C, Peters K, Janssens A, et al. Endobronchial lipomas: rare benign lung tumors, two case reports [J]. J Thorac Oncol, 2009,4:658-660.
[4] 潘同春,雷连成,刘礼义,等.肺部周围型良性肿瘤的影像学诊断[J].医学临床研究,2009,26:2318-2321.
[5] 王云华.胸部脂肪瘤的影像学诊断(附 14 例报告)[J].临床放射学杂志,2003,22:28-30.

第四节·肺纤维瘤

肺纤维瘤(pulmonary fibroma)为肺的一种极罕见的良性肿瘤,可发生恶变,术后有复发的可能。与神经源性肿瘤相似,术前难以区别,多在手术切除后,经病理明确诊断。

肺纤维瘤属于梭形细胞软组织肿瘤。目前认为来源于间叶组织,但不同于间皮瘤。女性多见。

【发病机制与病理】

肺纤维瘤发生在支气管壁或外周肺组织内,病变呈白色、块状,与邻近的血管及支气管不相连接。镜检肿瘤边缘整齐,无包膜,由不规则排列的胶原束和纺锤状成纤维细胞所构成。

纤维瘤细胞核长,内有分布不匀的染色质。免疫组织化学检测 CD34(+)、bcl-2(+)。肿瘤中央呈玻璃样变。无骨化或向外扩散的征象[1,2]。

【临床表现】

通常无症状或症状轻,一般为体检或肿块巨大导致压迫症状或伴感染时才被发现。

部分患者可产生非胰岛素瘤性低血糖症,产生胰岛素样生长因子导致低血糖症,可出现继发性肥大性骨关节病,导致杵状指。

【影像学表现】

胸部 X 线表现为圆形或类圆形致密影(图 22-4-1),轮廓光滑,边界清晰锐利,有或无浅分叶,内部密度均匀,周围无卫星病灶[3]。肿块可向胸膜腔内突起,呈现宽基底(图22-4-2)。

CT平扫表现为肺内孤立性肿块,大小不等,轮廓光滑,有或无浅分叶,无毛刺(图22-4-3~图22-4-5),平扫密度均匀(图22-4-4)或不均匀,少数可见沙粒样钙化[4,5]。

病变过大,可推压周围肺组织形成假包膜征。CT增强扫描,强化均匀(图22-4-5)或不均匀(图22-4-6)。肿瘤内有时可见血管影。

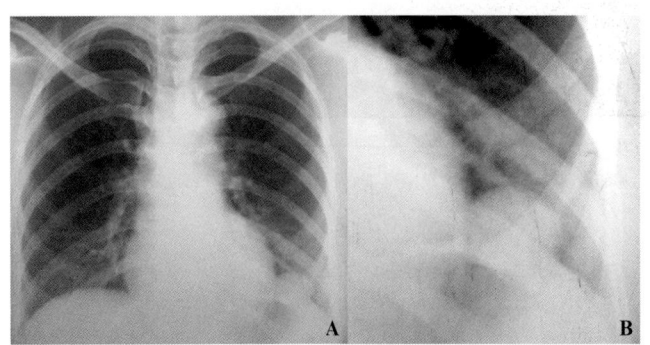

图 22-4-1　女性,34岁。纤维瘤
胸部X线片(A)和局部放大图(B)显示左下肺膈上圆形结节,轮廓光滑整齐,内部密度均匀。

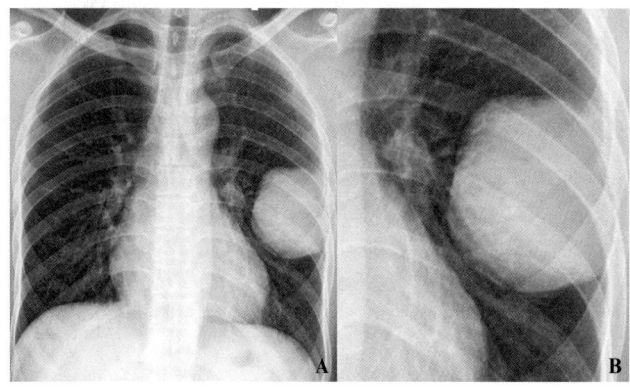

图 22-4-2　男性,25岁。纤维瘤
胸部X线片(A)和局部放大图(B)显示左肺中外带孤立性肿块,与侧胸壁广基底相连,边缘光滑,轻度分叶,密度均匀。

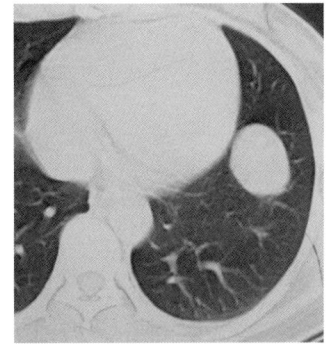

图 22-4-3　女性,34岁。纤维瘤
与图22-4-1为同一位患者。CT肺窗示左下肺内卵圆形结节,轮廓光滑整齐,周围肺纹理走行自然,无卫星灶。

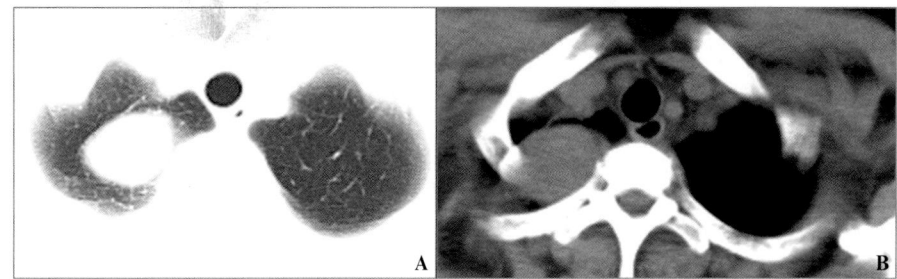

图 22-4-4　女性,47岁。纤维瘤
CT肺窗(A)显示右肺尖卵圆形肿块,轮廓光滑整齐;纵隔窗(B)显示病灶无分叶,密度均匀,密度与肌肉相似。

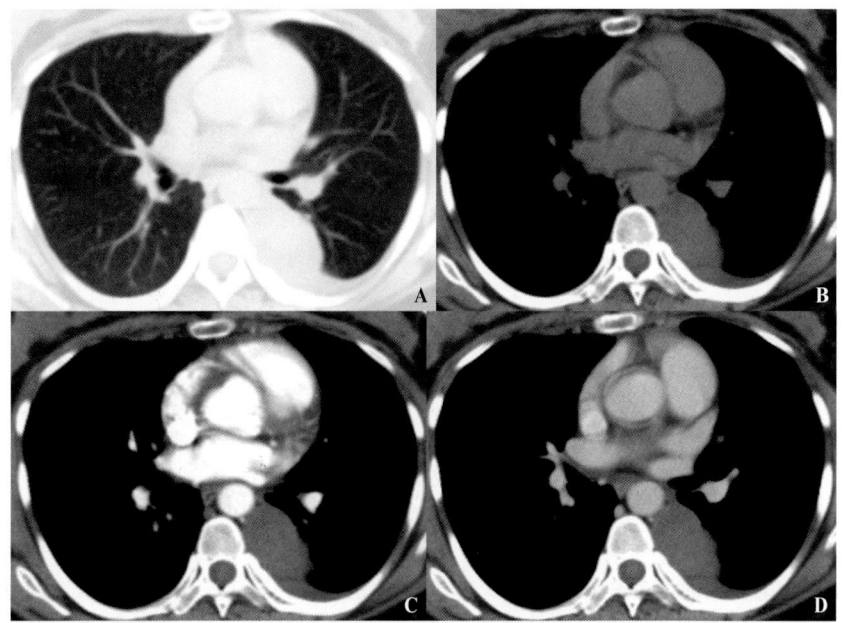

图 22-4-5　肺内纤维瘤
CT肺窗(A)显示左肺胸壁卵圆形结节,轮廓锐利;纵隔窗(B)显示病灶有浅分叶,密度均匀;增强扫描动脉期(C)和静脉期(D)显示病灶轻度均匀强化。

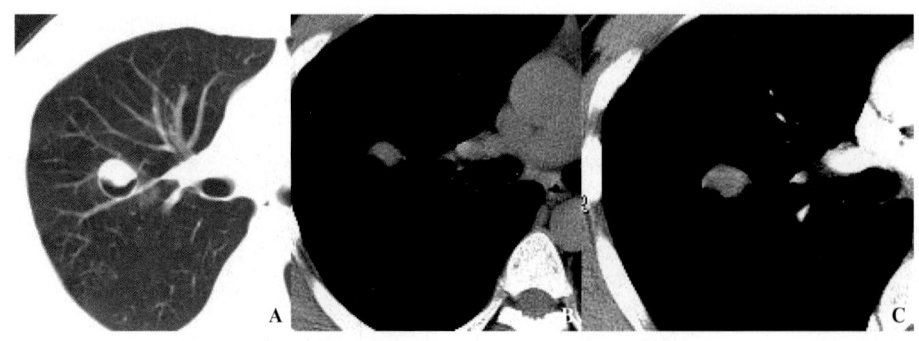

图 22-4-6 男性,27 岁。右肺纤维瘤

CT 肺窗(A)显示右肺上叶后段类圆形结节,边缘钙化,密度不均匀,含气部分呈新月形,相邻血管纹理未见移位;纵隔窗(B)显示病变实性部分密度均匀;增强扫描(C)强化不均匀。

【鉴别诊断】

此病例较少见,临床诊断中应注意鉴别诊断,病理检查是唯一确诊的手段。

(于红 朱慧媛 叶兆祥)

参考文献

[1] 梁华,宫惠琳,杨喆,等.肺孤立性纤维性肿瘤 7 例临床病理分析[J].临床与实验病理学杂志,2019,35:299-303.

[2] 梅磊磊,聂蕾,唐文英,等.孤立性纤维瘤的影像表现及临床病理特征[J].放射学实践,2022,37:566-570.

[3] 吴元佐,孙强生,唐俊军,等.肺内孤立性球形病变的X线诊断[J].实用放射学杂志,2003,19:495-498.

[4] 孙宗琼,岳建国,谈旭东,等.肺孤立性纤维瘤 CT 征象及病理对照分析[J].中华放射学杂志,2012,46:464-465.

第五节·肺平滑肌瘤

原发性肺平滑肌瘤(pulmonary leiomyoma)非常罕见,占肺内良性肿瘤的 2%。大约 45% 的肺平滑肌瘤位于气管及肺实质内,支气管内平滑肌瘤非常罕见。

【发病机制与病理】

气管平滑肌瘤来源于气管壁平滑肌,常起源于气管膜部黏膜下,好发于气管的中上 1/3 区域,因为此区域含有丰富的平滑肌纤维[1]。肿瘤有完整的包膜。直径一般小于 3.0 cm。肿瘤切面灰红色,有漩涡状结构,质地较坚实。

镜下平滑肌瘤细胞与正常平滑肌细胞相似,胞质深,嗜伊红染色,细胞膜清楚,核呈杆状,两端圆钝。平滑肌细胞成束、纵横交织排列,间质血管欠丰富。平滑肌瘤和平滑肌肉瘤大体形态上较难区分,后者瘤体直径常大于 5 cm,镜下找到深染细胞核且有大小不等的分裂象时应考虑平滑肌肉瘤。

平滑肌瘤在光学显微镜下很难与纤维瘤、神经纤维瘤、神经鞘瘤区分。可以应用免疫过氧化物酶染色,表现为平滑肌瘤内含有弹性蛋白、肌动蛋白、S-100 蛋白。

【临床表现】

肺平滑肌瘤属良性肿瘤,起源于肺或支气管平滑肌纤维,分肺内型和支气管内型两种。肺平滑肌瘤主要见于中青年人,女性多于男性[2]。

气管平滑肌瘤多发生在 15~72 岁,没有性别差异。有症状者多表现为支气管哮喘、支气管炎或端坐呼吸,系因肿物较大堵塞气道所致。从症状出现到建立诊断相隔 3 个月到 9 年不等。

【影像学表现】

气管平滑肌瘤的 X 线显示率低,支气管内的肿瘤可引起阻塞性肺不张。肺内型的 X 线平片表现为肺内孤立性结节,边缘清楚锐利,可有浅分叶,无毛刺,无特异性,与其他良性肿瘤难以区分。

气管平滑肌瘤的 CT 表现为肿块位于气管黏膜下,广基底,无蒂,表面光滑(图 22-5-1 和图 22-5-2),亦可似冰山状,即小部分肿块突入到含气的气管腔中(图 22-5-3),而大部分肿块伸入到邻近的纵隔内[3,4]。肿块轮廓光整,密度均匀,CT 增强扫描呈显著均匀性强化(图 22-5-3)。偶尔伴有缺血造成的囊性变。

与其他良性气管肿瘤一样,平滑肌瘤没有特异性 CT 表现,但 CT 有助于显示气管及周围组织的受累情况。确诊需要活检,操作时必须仔细,因为内镜下摘除肿瘤造成的气管阻塞及出血致死已有报道。开胸将气管广泛切除可以将宽基底肿瘤切除干净,不完全切除可导致肿瘤复发。

【鉴别诊断】

肺平滑肌瘤与支气管肺癌的鉴别诊断并不十分困难。典型周围型支气管肺癌发病年龄较大,多有吸烟史,肿块有分叶征、毛刺征,偏心性空洞,散在斑点样钙化,兔耳征常见,且发展迅速,常有血道、淋巴道转移。

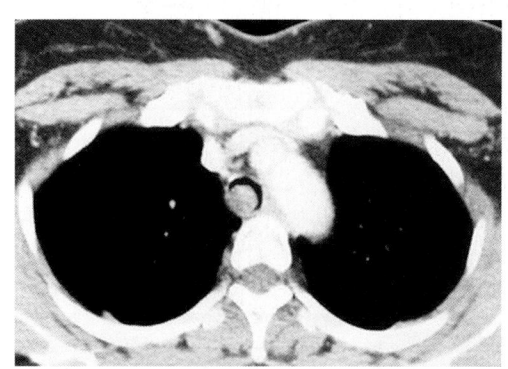

图 22-5-1　女性,57 岁。气管平滑肌瘤

CT 增强扫描纵隔窗显示气管右后壁广基底无蒂软组织密度结节,边缘光滑,密度均匀,瘤体呈球形突向气管,残余气管腔呈新月形狭窄,相连处气管壁未见异常增厚。

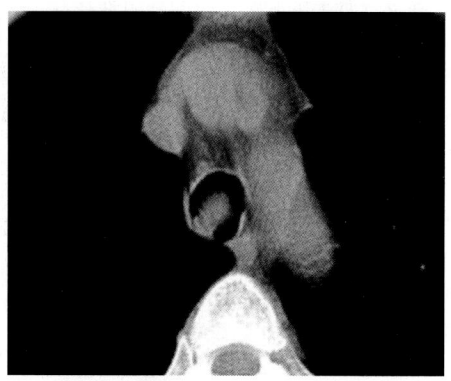

图 22-5-2　男性,67 岁。气管平滑肌瘤

CT 纵隔窗显示气管右后壁息肉状无蒂结节,边缘光滑,密度均匀,呈椭圆形,与气管壁相连处气管壁未见异常增厚。

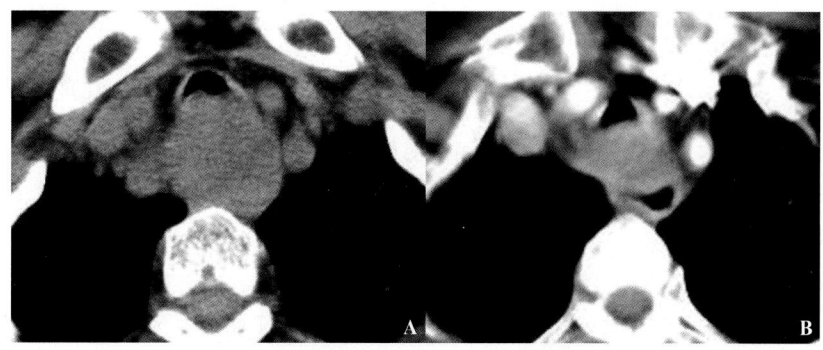

图 22-5-3　女性,58 岁。气管平滑肌瘤

CT 平扫(A)显示肿瘤位于气管与食管之间,突入气管腔内,呈轻度分叶状,病灶内密度均匀;增强扫描(B)显示病灶呈显著均匀强化,与气管壁分界不清。

肺平滑肌肉瘤发病年龄不定,临床征象明显,肿块呈分叶状,边界清楚无转移。肺平滑肌瘤与错构瘤较易鉴别,后者常有爆米花样钙化或环状钙化,边缘清,无分叶。与纤维瘤、血管瘤鉴别困难,需进行病理证实[5]。

（于红　朱慧媛　叶兆祥）

参考文献

[1] 曲杨,张海青,赵丹,等.肺平滑肌瘤病临床病理观察[J].诊断病理学杂志,2012,19:281-283.

[2] 蔡昊旻,谢冬,谢惠康,等.18例肺原发性平滑肌瘤的诊治[J].中华胸心血管外科杂志,2017,33:435-436.

[3] 朱艳琳,吕圣秀,黄陈恕.肺部平滑肌瘤的CT表现[J].医学影像学杂志,2013,23:1396-1398.

[4] 官红莲,曹代荣.肺良性转移性平滑肌瘤的CT诊断及鉴别[J].中国CT和MRI杂志,2017,15:11-15.

[5] Bawaadam H, Ivanick N, AlShelli I, et al. Endobronchial leiomyoma: a case report with cryoprobe extraction and review of literature [J]. Respir Med Case Rep, 2021,33:1014677.

第六节·肺神经纤维瘤

胸内神经源性肿瘤(神经纤维瘤和神经鞘瘤)通常发生在后纵隔,很少发生在肺内。肺内神经源性肿瘤可为恶性(神经源性肉瘤)或良性(神经鞘瘤或神经纤维瘤)。

【发病机制与病理】

肺内和肺外神经鞘瘤、神经纤维瘤具有类似的组织学表现[1-3]。神经鞘瘤有包膜,分为两型:Antoni A 型(由密集的梭形细胞组成,核呈长梭形,梭形细胞常平行排列)和 B 型(瘤细胞稀少,细胞之间为染色差的间质成分)。

神经纤维瘤是由梭形细胞、嗜酸细胞和胶原纤维构成的。神经鞘瘤可表现出施万细胞衍生物的超微结构,包括明显的交错突细胞、基底膜及路易体(Lewy 小体)。神经鞘瘤和神经纤维瘤都为 S-100 蛋白阳性。

【临床表现】

大多数神经源性肿瘤在肺实质内,通常无症状,但约

25%发生在支气管上的肿瘤可引起梗阻性症状[4]。大多数为单发,不伴有Recklinghausen病(神经纤维瘤病)。临床症状取决于肿瘤的大小和支气管梗阻的程度。

神经源性肿瘤一般通过内镜或开胸术进行切除。如果不伴有神经纤维瘤病,预后非常好。

【影像学表现】

在胸部X线片上,肺神经源性肿瘤既可起自肺实质,也可以发生于支气管壁,在影像学上表现为一孤立球形病灶,边缘光滑(图22-6-1),密度较同等大小支气管肺癌要低[5,6]。后者因支气管的狭窄或闭塞而呈现为肺段或肺叶阻塞性炎症或不张。神经源性肿瘤在X线片上的表现一般和支气管阻塞有关。

在CT上表现为圆形、椭圆形或分叶状,边界清晰,密度均匀的肿块[5,6](图22-6-1)。当神经纤维瘤位于段及其以下支气管时,与支气管其他肿瘤一样会引起阻塞性肺炎或肺不张(图22-6-2)。

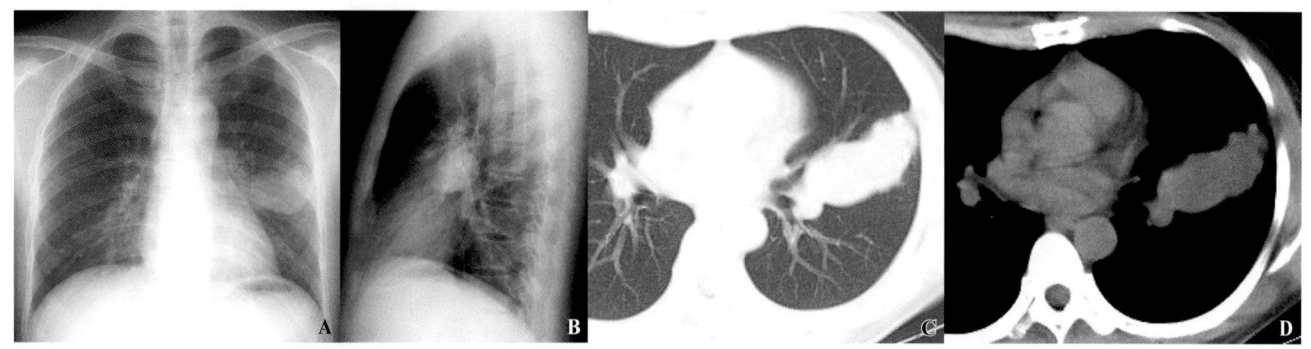

图22-6-1 男性,38岁。神经纤维瘤病

胸部正位(A)、侧位(B)X线片显示左肺上叶哑铃状肿块,边缘光滑;CT肺窗(C)和纵隔窗(D)显示肿块呈长粗索条的分叶状,密度均匀,边缘光滑,周围肺纹理走行自然。

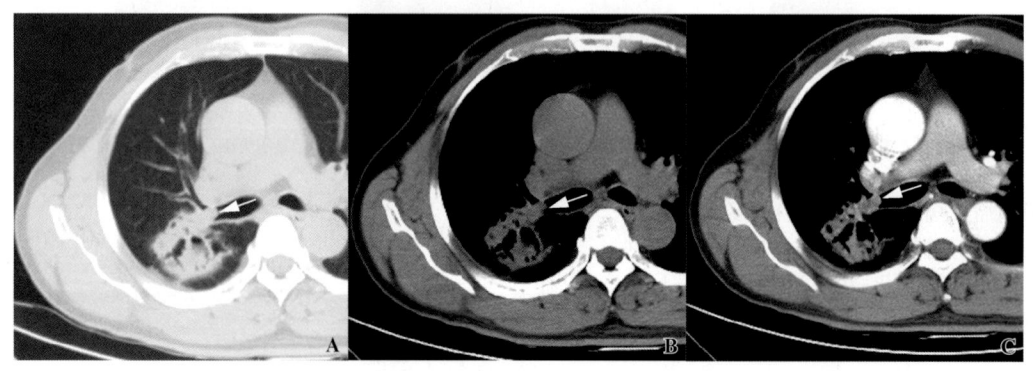

图22-6-2 男性,57岁。神经纤维瘤

CT肺窗(A)、纵隔窗(B)和增强扫描(C)显示右肺上叶后段支气管内结节(白箭),密度均匀,边缘光滑,增强后轻度强化,远端肺组织阻塞性炎症(本病例由上海交通大学医学院附属胸科医院于红教授提供)。

【鉴别诊断】

肺内神经鞘瘤罕见,临床及影像学表现缺乏特异性。肿瘤大小和密度对良恶性鉴别无特征意义,肿瘤边界不光整提示恶性可能,相邻结构侵犯是提示恶性病变的重要征象。

(于红 张玉 叶兆祥)

参考文献

[1] 王波,张文慧,李万成.肺部神经内分泌肿瘤病理诊断及治疗进展[J].临床肺科杂志,2022,27:1444-1447,1450.

[2] 冯润林,陶燕萍.原发性肺内神经鞘瘤2例临床病理特征分析[J].临床与实验病理学杂志,2022,38:480-482.

[3] Batori M, Lazzaro M, Lonardo MT, et al. A rare case of pulmonary neurofibroma: clinical and diagnostic evaluation and surgical treatment [J]. Eur Rev Med Pharmacol Sci, 1999, 3:155-157.

[4] 邵江,朱晓华,史景云,等.肺内神经鞘瘤七例临床分析并文献复习[J].中华结核和呼吸杂志,2003,26:3-6.

[5] 王艳,杜祥颖,姚新宇,等.儿童肺内神经鞘瘤CT表现1例[J].中国介入影像与治疗学,2022,19:526.

[6] 王晓岩,聂惠玲,张继民,等.右肺上叶神经鞘瘤一例[J].临床放射学杂志,2011,30:450.

第七节·软骨瘤

软骨瘤发生于支气管壁上,是极少见的良性肿瘤。肺软骨瘤也是一种罕见综合征 Carney 三联征的表现之一[1]。Carney 三联征包括肺软骨瘤、胃肠道间质瘤、肾上腺外副神经节瘤,由 Carney 于 1977 年报道,多呈慢性、惰性特征,进展缓慢[2]。

有学者汇总 104 例 Carney 三联征病例,发现其中女性患者比例较高(大于 80%),且年龄小于 30 岁;并且仅有 26% 的病例表达 3 种肿瘤,其余病例多表达其中两种肿瘤,主要是胃间质瘤和肺软骨瘤,即不全性 Carney 三联征[3]。

本病术前确诊很困难,与肺内最常见的良性肿瘤——肺错构瘤很难鉴别。

【发病机制与病理】

肉眼肿瘤组织呈灰白色半透明状,质硬,切面呈分叶状;镜下肿瘤由分化成熟的软骨组织构成,周围为软骨间质包绕,软骨组织可为透明软骨、纤维软骨或弹力软骨或各种软骨混合存在,没有其他间叶组织成分,无异常核分裂,无脂肪组织。

肺软骨瘤来源可能为:①胚胎发育时残留在肺中的异位软骨组织;②其他部位的软骨细胞随血流入肺;③结缔组织、纤维网细胞在一定条件刺激下向胚胎原始方向发展,成为胚胎性的间叶组织,以后发育成为软骨细胞,生成软骨组织。

肺软骨瘤需与肺错构瘤鉴别,后者在病理上除主要成分为软骨外,尚有上皮、平滑肌、脂肪等间叶成分混合在内;而软骨瘤病理上仅为单纯软骨,即使有上皮也是均匀被覆在表面,无内折、包进。

【临床表现】

骨外软骨瘤少见,发生于实质内的软骨瘤更加罕见,国内外仅有数例报告。

【影像学表现】

X 线片及胸部 CT 多表现为周围型孤立性结节,一般直径<3 cm,结节边缘光滑锐利,无毛刺,可有浅分叶,周围无卫星灶,密度均匀(图 22-7-1)或轻度不均(图 22-7-2),可伴有不同程度的钙化,无纵隔及肺门淋巴结肿大。增强扫描多无强化或弱强化(图 22-7-2 和图 22-7-3)。

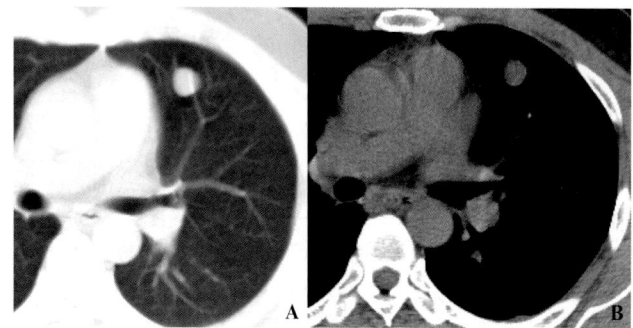

图 22-7-1 男性,55 岁。左上肺软骨瘤(经皮肺穿刺活检和病理确诊)
CT 肺窗(A)和纵隔窗(B)显示肿瘤呈球形,轮廓光滑,密度均匀,周围肺纹理走行自然。

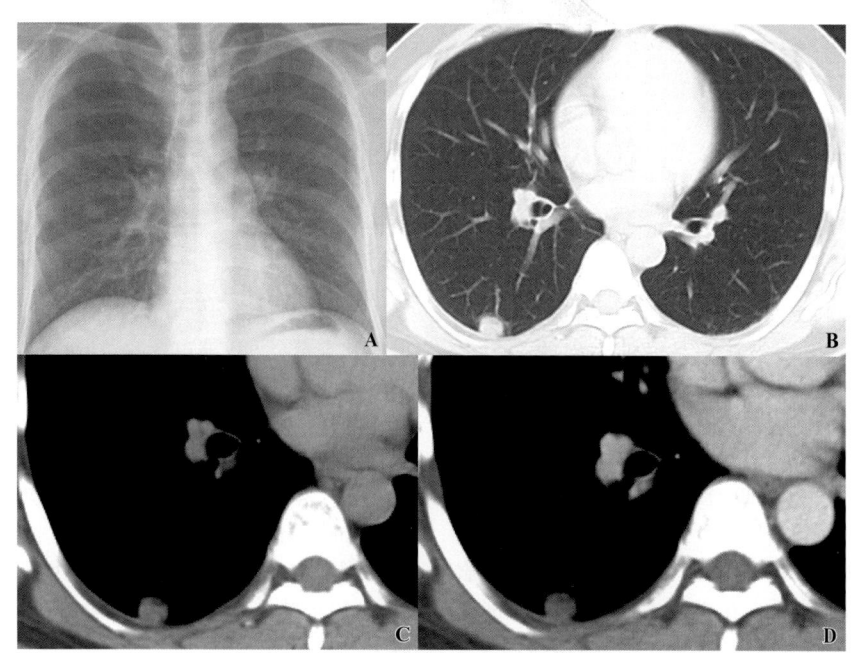

图 22-7-2 男性,34 岁。肺软骨瘤

胸部 X 线片(A)显示右肺中野类圆形结节;CT 肺窗(B)显示结节位于右肺下叶胸膜下,轮廓光滑;纵隔窗(C)显示密度欠均匀前缘密度略低,与胸壁交角为锐角;增强扫描(D)显示病灶强化不明显。

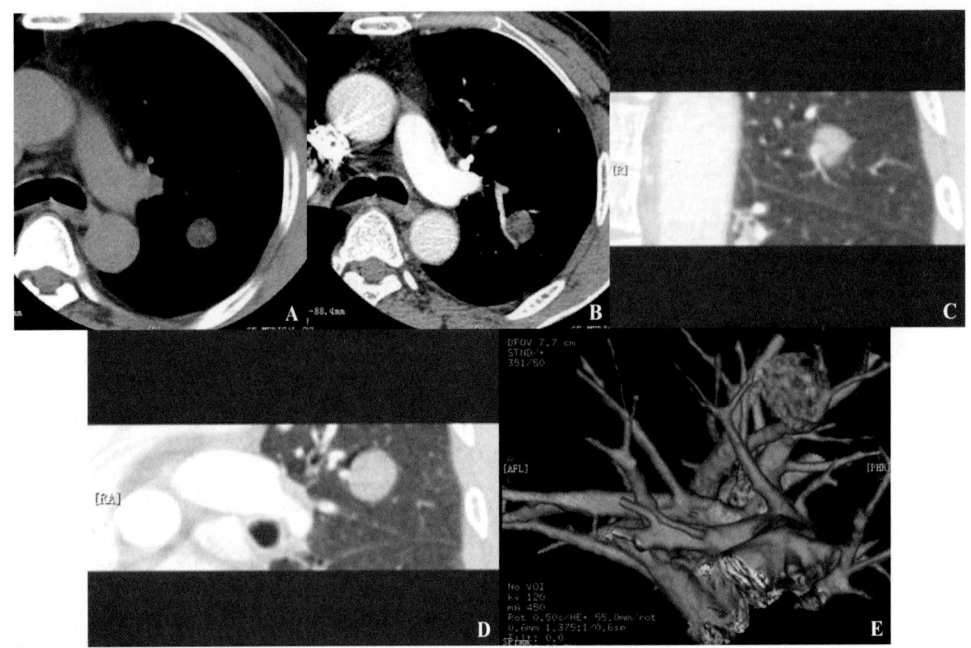

图 22-7-3　男性,49 岁。肺软骨瘤

CT 纵隔窗(A)显示肿瘤呈孤立性结节,密度欠均匀;增强扫描(B)显示病灶轻度不均匀强化,相邻血管光滑;冠状位(C)及矢状位(D)显示结节轮廓光滑,周围无异常密度影,表面重建(E)示血管绕行。

【鉴别诊断】

本病术前确诊很困难,与肺内最常见的良性肿瘤——肺错构瘤很难鉴别。肺错构瘤为正常肺内原有组织由于异常组合而成的良性新生物,主要结构为软骨,混有腺体、脂肪等。因此从影像学看,两者表现基本相同,X 线片及胸部 CT 多表现为周围型结节,病灶孤立,可见钙化斑点,一般直径<3 cm,肿块界限清,无毛刺,无卫星灶,纵隔淋巴结无肿大。故术前常易将肺原发性软骨瘤误诊为肺错构瘤。

（于红　张玉　叶兆祥）

参考文献

[1] 葛晓东,陈欣,张曦,等.肺原发性软骨瘤一例[J].中华肺部疾病杂志(电子版),2018,11:757-758.

[2] Carney JA, Sheps SG, Go VL, et al. The triad of gastric leiomyosarcoma, functioning extra-adrenal paraganglioma and pulmonary chondroma [J]. N Engl J Med, 1977, 296:1517-1518.

[3] Zhang L, Smyrk TC, Young WJ, et al. Gastric stromal tumors in Carney triad are different clinically, pathologically, and behaviorally from sporadic gastric gastrointestinal stromal tumors: findings in 104 cases [J]. Am J Surg Pathol, 2010, 34:53-64.

第八节·肺炎性假瘤

1939 年首次报道的肺炎性肌纤维母细胞瘤(inflammatory myofibroblastic tumor, IMT)被认为是炎性假瘤的一个子集[1]。它们是一种独特的病变,同义地称为假性肉瘤性肌成纤维细胞或纤维黏液样病变、浆细胞肉芽肿、纤维性黄瘤、浆细胞假性肉瘤、淋巴样错构瘤、黏液样错构瘤、网膜肠系膜黏液样错构瘤、炎性肌纤维母细胞增生、气孔和炎性纤维肉瘤等。

2013 年 WHO 分类中 IMT 被正式归类为中度恶性肿瘤(很少发生转移)的间充质肿瘤。虽然大多数 IMT 是局部侵袭性的,但远处转移性疾病可能发生在高达 5% 的病例中,可见任何年龄的任何部位,主要影响儿童、青少年和年轻人。它好发于肺、腹部、骨盆和腹膜后,但可影响身体的任何部位,多达 1/3 的 IMT 病例发生在肺部,IMT 已被报道为第二种恶性肿瘤和霍奇金淋巴瘤患者的同步肿瘤。

IMT 属于少见的特殊肿瘤,在可行的情况下,完整的手术切除是治疗的选择。对于不可切除和晚期 IMT 尚无完整的治疗指南。

IMT 由肌纤维母细胞梭形细胞组成,伴有浆细胞、淋巴细胞和嗜酸性粒细胞的炎症浸润。IMT 可能是良性的、侵入周围结构、发生恶变、复发甚至可能转移。患者可能无症状,或出现咳嗽、咯血、呼吸困难、胸膜炎性疼痛、全身症状或肺炎。

【发病机制与病理】

IMT 多数情况下,病因不明,然而肺炎性肌纤维母细胞瘤可能继发于感染,已发现的与IMT相关的生物体包括了各种细菌和支原体,间变性淋巴瘤激酶(ALK)基因重排或ALK表达存在于50%~60%的IMT病例中。涉及ROS1、PDGFRβ、RET和NTRK的融合大约一半的IMT具有间变ALK基因重排,IMT已成IPT广泛类别中独特的病理学实体。

肺部和肺外IMT的特征均是在2p23上涉及ALK基因位点的重排,导致50%的病例发生组成性激活酪氨酸激酶,迄今鉴定出的融合伴侣包括TPM3/4、CLTC和RANBP2基因[原肌球蛋白(TPM)、网格蛋白重链(CLTC)、RAN结合蛋白(RANBP2)]。ALK阴性IMT的一个子集显示ROS-1基因融合。IMT可能是坚硬、肉质或凝胶状的,表面呈白色或棕褐色。钙化、出血和坏死很少见。

从组织学上IMT的特征是从黏液样浆样细胞向胶原基质的纺锤体细胞增殖,并伴有明显的浆细胞和淋巴细胞浸润。IMT表现出特征性的筋膜炎样,紧凑的纺锤状细胞和低细胞纤维组织学模式。尽管神经节样细胞,p53表达和非整性的存在与更具攻击性的行为有关,但IMT的生物学可靠的病理预测指标尚无共识。

肺炎性假瘤一般位于肺实质内,而且偏外周发生,累及支气管的仅占少数,约占10%。绝大多数单发,呈圆形或椭圆形结节,一般无完整的包膜,但肿块较局限、边界清晰,有些还有较厚而缺少细胞的胶原纤维结缔组织与肺实质分开。肺炎性肌纤维母细胞瘤镜下可见大量炎性细胞背景中分布着纤维母细胞和肌纤维母细胞。

从病理形态上可分为黏液血管型、梭形细胞密集型及纤维瘢痕型3种亚型,但分型是否有临床意义存在争议;免疫组化检查发现肌纤维母细胞瘤的免疫表型是确诊该肿瘤的重要依据,患者波形蛋白(+),SMA、MSA(+)或灶性(+),多数患者结蛋白可为灶性、点状或弥漫性(+),部分患者ALK(+),S-100、CD117及CD43常为(−)[2]。

肺炎性假瘤的病理学特征是组织学的多形性,肿块内含有肉芽组织的多寡不等、排列成条索的成纤维细胞、浆细胞、淋巴细胞、组织细胞、上皮细胞及内含中性脂肪和胆固醇的泡沫细胞或假性黄瘤细胞。

因此,许多学者根据细胞占有的优势而定出不同的名称和类型,如假乳头状瘤型、纤维组织细胞瘤型、浆细胞瘤型、假淋巴瘤型等,主要分成3种类型:①局灶机化性肺炎型;②纤维组织细胞型;③淋巴组织细胞型。少数肺炎性假瘤可以发生癌变,可以发生侵袭性及术后复发。

【实验室检查】

少数患者有肺炎病史,实验室检查评估可发现小细胞性贫血;急性期反应物红细胞沉降率(ESR)增快和C反应蛋白(CRP)升高,还有血小板增多症和多克隆高铁球蛋白血症。这些发现归因于IL-6的过量生产。但多数患者无明显症状,实验室检查多正常。

【临床表现】

肺炎性假瘤患者多数年龄在50岁以下,女性多于男性。1/3的患者没有临床症状,仅偶然在影像学检查时发现。

约2/3的患者有慢性支气管炎、肺炎、肺化脓症病史,以及相应的临床症状,如咳嗽、咳痰、低热,部分患者还有胸痛、血痰,甚至咯血,但咯血量一般较少。

【影像学表现】

1. X线表现·孤立的、外切的、叶状的病变,优先位于下部肺叶。圆形或椭圆形,边缘光滑锐利的结节影,有些边缘模糊,似有毛刺或呈分叶状,主要在肺外周,偶见钙化,空洞罕见,与支气管肺癌很难鉴别(图22-8-1)。

肺炎性假瘤在肺部无明确的好发部位,1~16cm,多数在4cm以下。

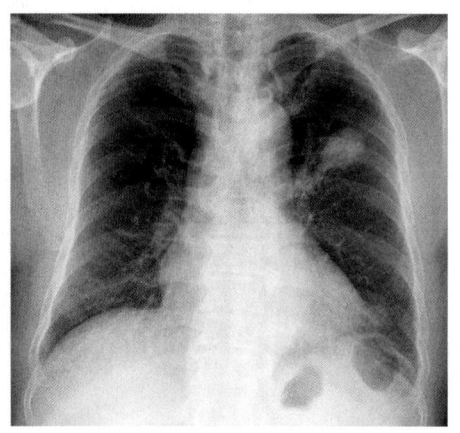

图22-8-1 炎性假瘤
胸部X线片显示左上肺孤立性类圆形结节,边缘光滑锐利。

2. CT表现·肺部炎性假瘤的CT图像表现出异质性增强,并可能与肺不张和/或胸腔积液有关[3]。儿童肺部IMT中无定形或营养不良性钙化的发生率比成人高。

(1) 病变孤立:病变多为单发,且多数位于双肺下叶,靠近胸膜(图22-8-2),也可以单发于肺实质内(图22-8-3)。

(2) 病灶侧缘平坦:当孤立性炎性病变的某一部分边缘平坦如刀切或略平行,称为刀切征或平直征,具有特异性。当两侧缘平行时,其形态类似方形,称为方形征(图22-8-4和图22-8-5)。

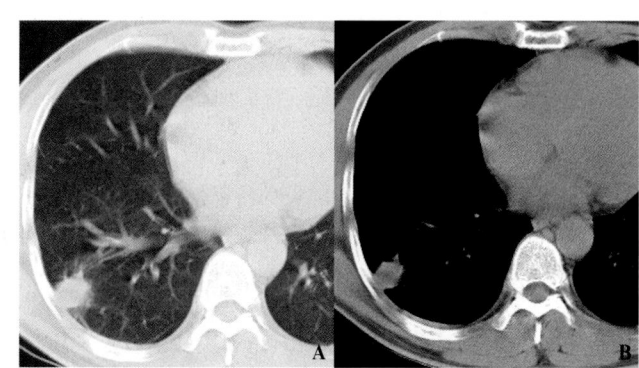

图22-8-2 男性,49岁。炎性假瘤
无明显诱因下出现右侧胸背部隐痛半月,咯鲜血3天,无发热、盗汗。CT肺窗(A)显示右肺下叶胸膜下类圆形结节,边缘模糊,可见毛刺;纵隔窗(B)显示结节密度均匀,边缘较直。

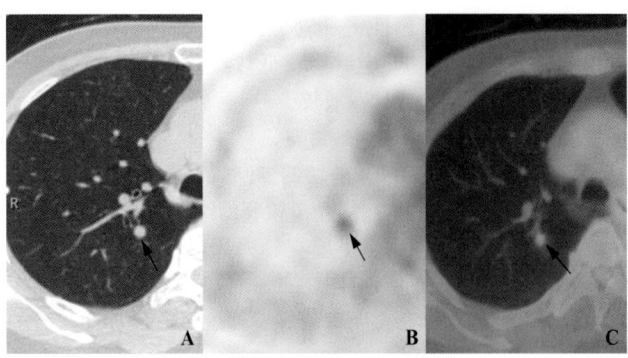

图 22-8-3　男性，48 岁。炎性假瘤

体检发现右肺上叶尖段肺实质内有实性结节 2 年。CT 肺窗显示右上肺有小的实性结节，病变边缘光滑约 6mm；PET 和 PET-CT 融合图（B、C）显示病变有稍高代谢。

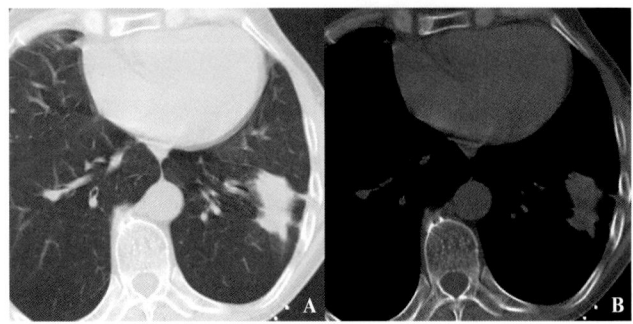

图 22-8-4　男性，52 岁。炎性假瘤

CT 肺窗（A）和纵隔窗（B）显示左下肺胸膜下不规则结节，密度均匀，两侧缘平行并垂直于胸膜呈方形，称为方形征，并可见胸膜凹陷。

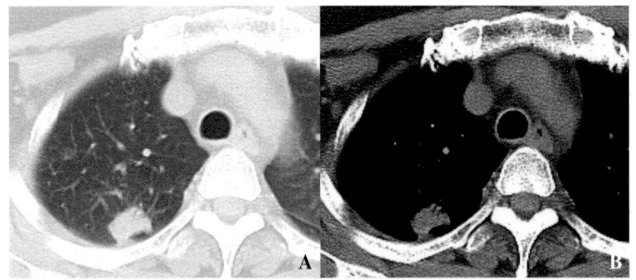

图 22-8-5　炎性假瘤

CT 肺窗（A）和纵隔窗（B）显示右肺上叶类方形结节，两侧缘平行且垂直于胸膜，呈方形征，与胸膜呈弧形粘连带。

病灶侧缘平坦虽然是球形肺炎的特征性表现，但发生率低。推测这一征象的形成可能为病灶边缘纤维化牵拉所致，也可能是病灶肺段或肺叶的边界。

（3）桃尖征：孤立性炎性病灶的分叶较浅且不规则呈桃尖征。桃尖征首先由崔允峰等提出，指肿块某一边缘尖角状突起形似桃尖，认为是炎性假瘤包膜的粘连牵拉所致，为炎性假瘤所特有（图 22-8-6）。

因肺炎性肌纤维母细胞瘤可以呈慢性肺炎吸收后的改变，病灶本身的机化纤维化收缩过程可造成病灶的边缘呈特征性的向心性弓形凹陷征。病灶两边缘弓形征交汇或与一边平直征交汇即可形成尖角状突起，即桃尖征。

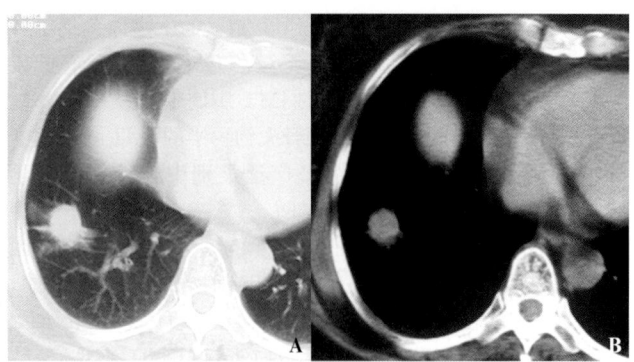

图 22-8-6　女性，59 岁。炎性假瘤

CT 肺窗（A）及纵隔窗（B）示右下肺不规则结节，两侧缘呈尖角状突起，形成桃尖征。

（4）病灶边缘毛糙：有较粗毛刺或锯齿状改变，有轻度分叶，但大部分病灶的边缘欠清楚，且在肺窗上显示清楚，在纵隔窗上消失或缩小，占半数以上（图 22-8-7 和图 22-8-8），主要是因为炎性渗出、纤维化，无侵袭性。因此，认为此征象是诊断肺孤立性炎性病变有价值的 X 线、CT 征象。

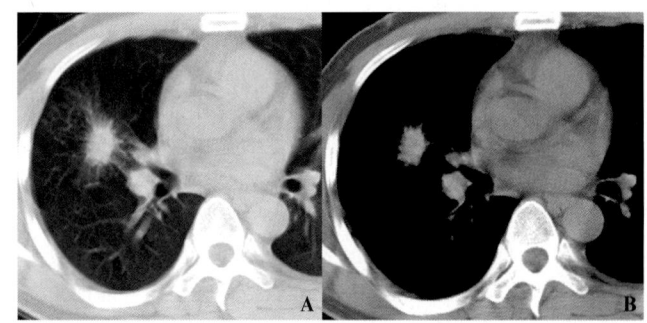

图 22-8-7　男性，36 岁。炎性假瘤

CT 肺窗（A）和纵隔窗（B）显示右肺中野不规则结节，病灶边缘有较粗毛刺和棘突征，周围呈磨玻璃改变。

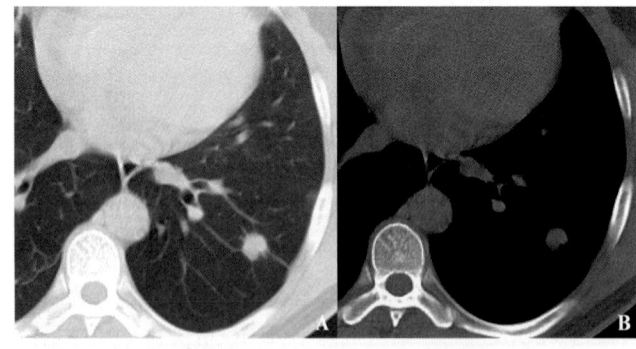

图 22-8-8　男性，38 岁。炎性假瘤

CT 肺窗（A）和纵隔窗（B）显示左下肺孤立性结节，有刀切征或平直征，中度分叶，并可见胸膜凹陷。

（5）晕征：病灶中心密度稍高边缘密度稍低，病灶周围被一圈淡薄的云雾样略高密度阴影环绕，范围狭窄，呈晕圈样改变，称为晕征（图 22-8-9 和图 22-8-10），是炎性假瘤较有诊断价值的征象。

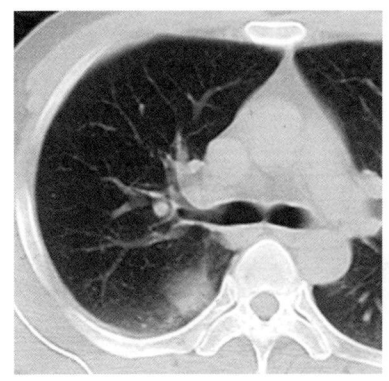

图 22-8-9　男性，36 岁。炎性假瘤

CT 肺窗显示右肺胸膜下稍高密度影，边缘模糊不清，被淡薄的云雾样略高密度阴影环绕，形成晕征。

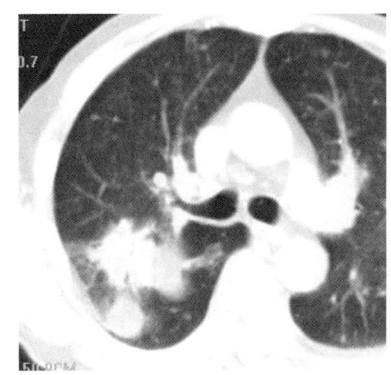

图 22-8-10　男性，68 岁。炎性假瘤

CT 肺窗显示右肺下叶不规则高密度肿块，边缘毛糙，周边显示晕征。

（6）病变不侵犯周围血管：炎性病变周围血管纹理稍多、增粗但走行无异常改变。病灶肺门侧增粗并扭曲的明显强化的血管，反映病灶为炎性病变。

（7）支气管充气征：病灶内可见含气支气管，其病理基础可能是尚未被病变替代的肺结构支架，如肺泡、扩展扭曲未闭的细支气管，也可能是病灶坏死腔。此征象不是孤立性炎性病变的特异性表现（图 22-8-11 和图 22-8-12），周围型支气管肺癌及肺泡癌内有时也能见到支气管充气征，所以病变内看到支气管充气征，还要结合其他征象进行综合分析。炎性假瘤病灶内的充气支气管常伴有扩张，周围型肺癌的空泡多无"牵拉扩张"，而是"残留"。

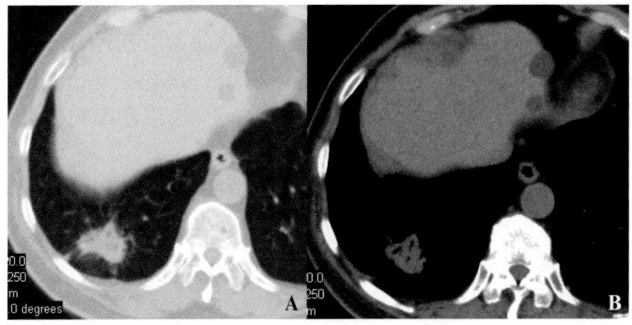

图 22-8-11　男性，67 岁。炎性假瘤

CT 肺窗（A）和纵隔窗（B）显示右下肺不规则结节，轮廓不光有毛刺，内部密度不均，可见长条状含气的支气管，邻近胸膜凹陷。

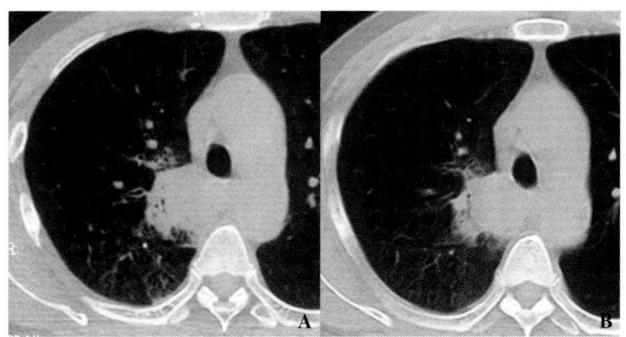

图 22-8-12　男性，60 岁。炎性假瘤

CT 肺窗（A、B）连续断面显示病变靠近纵隔，其内密度不均，可见条形、圆形及分支状含气支气管。

（8）与胸膜粘连：不至于胸膜之间呈多条弧形粘连带，以水样密度向病灶外侧延伸（图 22-8-13），这主要是孤立性炎性病灶渗出机化粘连所致的胸膜尾征，有学者认为胸膜多条弧形粘连增厚，即胸膜尾征，也是肺部孤立性炎性假瘤的一个重要征象。

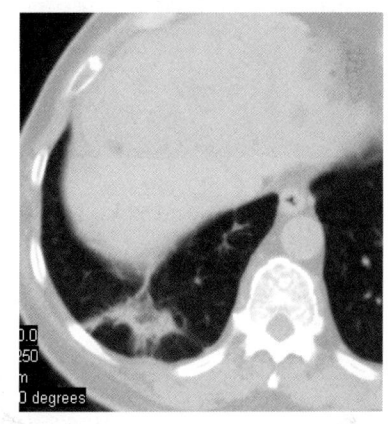

图 22-8-13　男性，67 岁。炎性假瘤

CT 肺窗显示右肺下叶肋膈角处外形不规则结节，病灶与邻近胸膜之间可见多条粘连带。

（9）病灶内空洞：炎性假瘤病灶内的空洞通常较小，单个或多个，空洞内壁光滑，有些甚至呈蜂房样透亮区（图 22-8-14～图 22-8-16）。一般说来，支气管肺癌的空洞呈偏心性厚壁空洞，空洞内有癌结节，很少在一个癌灶内呈蜂房样低密度影。

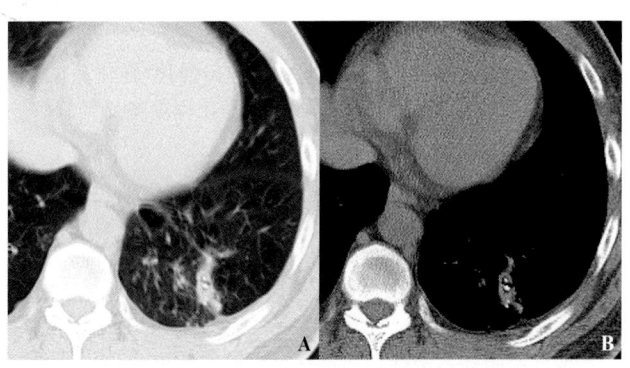

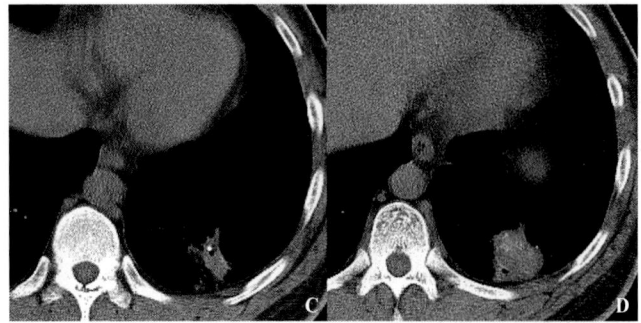

图 22-8-14 炎性假瘤

CT 肺窗（A）显示左下肺胸膜下结节，外形不整；纵隔窗（B~D）显示病灶内密度不均，有空泡及小空洞影，空洞边缘可见钙化。

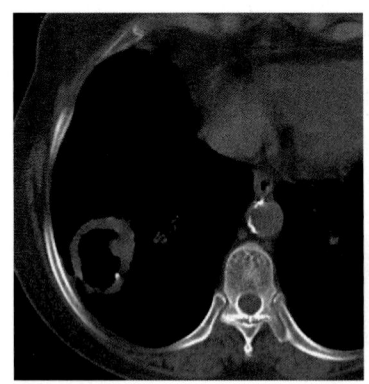

图 22-8-15 炎性假瘤

CT 纵隔窗显示右下肺空洞性结节，洞壁厚薄不一，内壁不平有点状钙化，外壁尚光滑，与胸壁之间有条索影相连。

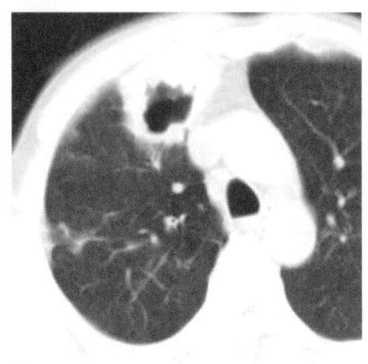

图 22-8-16 男性，49岁。炎性假瘤

CT 肺窗示右肺中叶胸壁处厚壁空洞性结节，结节与纵隔及前胸壁广基底相连，空洞内、外壁欠光整。

炎性假瘤 CT 增强扫描多呈显著均匀强化，强化后的 CT 值都超过 100 HU，常在 120 HU 以上，强化程度比支气管肺癌明显（图 22-8-17 和图 22-8-18）。

Murata 研究发现，动态 CT 增强扫描，炎性结节增强的程度和增强持续时间比恶性结节更显著、更长。有学者认为，肺内孤立结节动态增强扫描，若 CT 值超过 120 HU，首先应考虑炎性假瘤、肺不张、良性肿瘤或某些转移瘤（如甲状腺瘤肺转移等）。

炎性假瘤动态增强扫描最高强化值开始出现的时间有差异，可在 1 min 内，也可在 1 min 后，原因未明，可能是有些炎

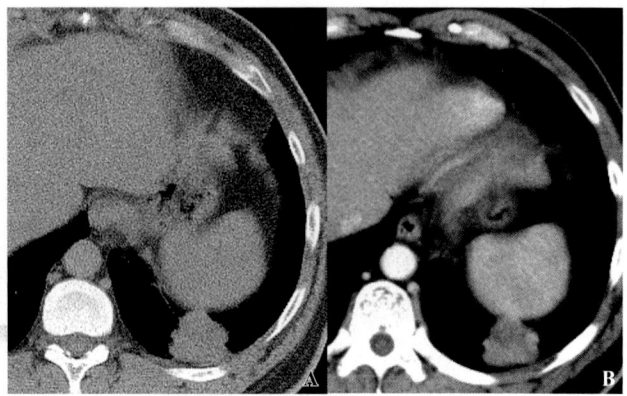

图 22-8-17 炎性假瘤

CT 平扫（A）显示左侧后肋膈角分叶状结节，密度均匀；增强扫描（B）呈不均匀性强化。

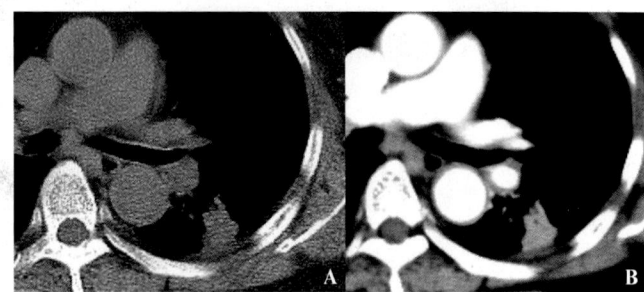

图 22-8-18 炎性假瘤

CT 平扫（A）显示病灶外形不规则，近肺门缘可见支气管充气征；增强扫描（B）动脉期病变呈显著均匀强化，强化程度比支气管肺癌明显。

性假瘤以肺动脉供血为主，有些炎性假瘤以支气管动脉供血为主。以肺动脉供血为主的，动态增强扫描较早达到最高强化值区域；以支气管动脉供血为主的，可能较迟达到最高的强化值。

能谱 CT 成像的碘浓度定量分析在鉴别肺腺癌、鳞状细胞癌和 IMT 中有较大价值，一定程度上能提高诊断准确性[4]。

3. MRI 表现 · 与其他病变不同，MRI 表现病灶 T1 加权及 T2 加权像均呈较肌肉高的信号或稍高信号，而通常其他病变 T1 加权像呈低信号，T2 加权像呈高或稍高信号。T1 加权像呈较肌肉稍高信号，可能与肺炎性假瘤组织结构较致密，细胞成分较多有关（图 22-8-19）。

MRI 显示肿物内渗出的各种成分、缺血性坏死或出血性坏死后，由于机体的免疫反应将其包裹后，形成包膜光滑的脓疱，将此征象称为脓疱征。番茄断面征也叫索条征，需要选择病灶最大层面，用一定的窗宽窗位去观察，该征象是由 2~3 条肺纤维组织构成瘤体的框架，内有不均匀密度阴影充填，将此框架称为番茄断面征。

与脓疱征和番茄断面征相对应的征象包括：肿瘤内结节，一定数量的瘤体为多结节、多中心生长，或是融合状的瘤体，无论病理怎样复杂，瘤体内总有结节影（>1 cm）显示，称为肿瘤内的结节，周围型肺癌较为特异性的征象。这些征象在 MRI 上更能清晰显示。

PET-CT 表现为高浓度摄取，表明病灶区代谢活性程度高，^{82}Ru-PET 成像呈高浓度摄取，提示病灶灌注增加。

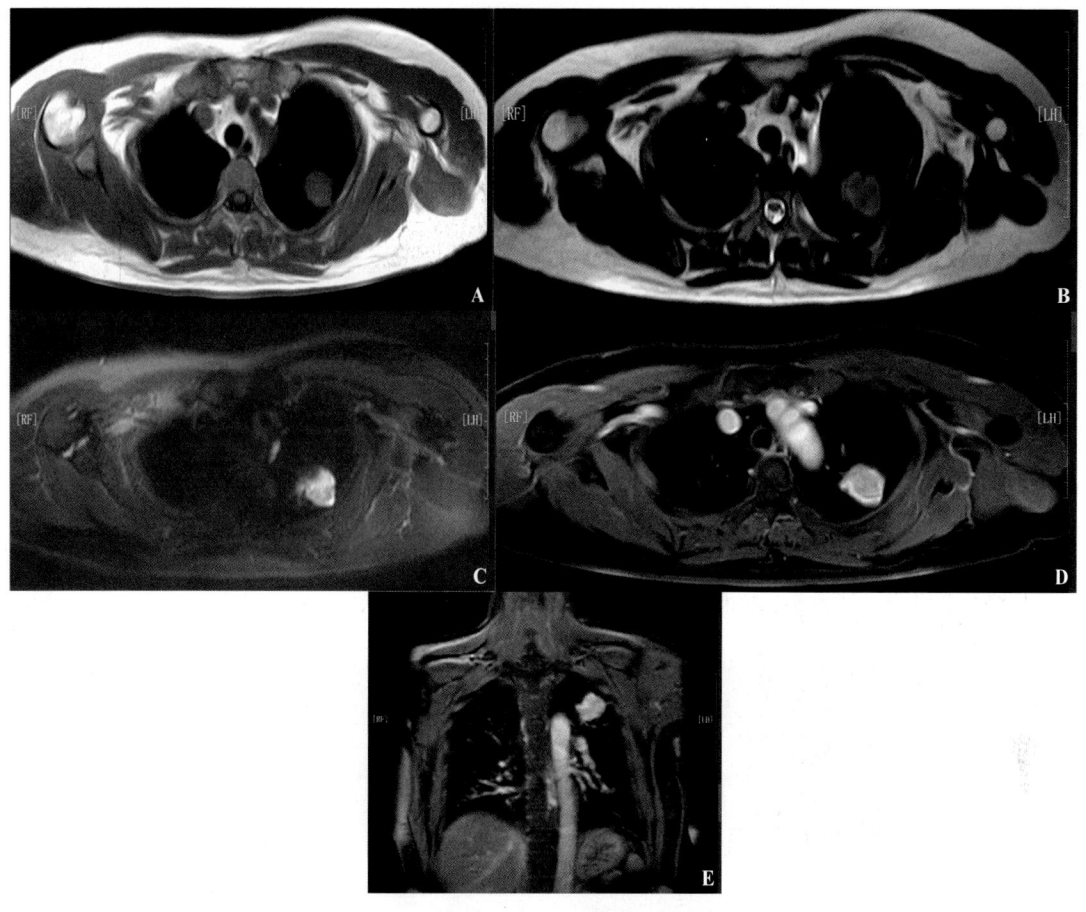

图 22-8-19 炎性假瘤

MRI 平扫 T1WI(A)及 T2WI(B)显示左肺上叶尖后段类圆形结节,呈等或等高信号,脂肪抑制序列(C)更高;增强扫描(D、E)显示病变呈显著均匀强化,此例病灶周围肺野较干净。

【鉴别诊断】

IMT 以前被称为炎性假瘤,被认为是一种非肿瘤性病变,现在被公认是一种少见的肺间叶源性肿瘤,属低度恶性肿瘤,临床上对该病的治疗观念发生了很大的变化,术前易被误诊。

本病从临床症状及影像学上很难与支气管肺癌鉴别,纤维支气管镜及 CT 引导下经皮肺穿刺活检是术前诊断本病的重要手段。IMT 的影像学检查常常也表现不典型,易被误诊为周围型肺癌、结核球、肺曲霉病等。

1. 周围型肺癌。支气管肺癌症状明显,且逐渐加重,炎性假瘤临床症状轻或无症状。支气管肺癌的肿块倍增时间短、发展快,而炎性假瘤的瘤体增长缓慢或无增长。支气管肺癌的空洞一般呈偏心性厚壁空洞,空洞壁结节样增厚内突,很少在一个癌灶内呈蜂房样低密度影。CT 扫描可见炎性假瘤内单个或多个小空洞,甚至呈蜂房样透亮。炎性假瘤在痰液检查、支气管镜活检中查不到癌细胞。

肺炎性假瘤是一种在慢性炎症的基础上,停止原始炎症的发展,转为非特异性炎性反应性机化过程,或转为病因不明的良性瘤样变的另一种状态的慢性发展过程,病变反复变化复杂,造成其特有"收缩形态"的 CT 表现(将有桃尖征、弓形征、平直征及卷毛征的病变外形,有其中 2 项即综合为收缩形态征)。

2. 结核球。易发生在肺的上叶尖后段或下叶背段,密度均匀,可有钙化,病灶周围可有卫星灶。

3. 机化性肺炎炎症后肿块。外围肺病灶,形态呈三角形或不规则形,尖端指向肺门,基底部靠近胸膜面,轮廓呈锯齿状而非典型分叶,胸膜增厚明显,病灶周围可见卫星灶。结合既往感染史和易患人群特点,有利于机化性肺炎的诊断。

4. 真菌肉芽肿。有时也表现为肿块样,可结合实验室 G 试验及 GM 试验综合评估及判断。

(于红 马永红 叶兆祥)

参考文献

[1] Khatri A, Agrawal A, Sikachi RR, et al. Inflammatory myofibroblastic tumor of the lung [J]. Adv Respir Med, 2018, 86: 27-35.

[2] 刘玉建,仲建全,冯浩,等.肺炎性肌纤维母细胞瘤 MDCT 表现与病理对照研究[J].医学影像学杂志,2021,31:1160-1162,1167.

[3] 陶磊,崔文静,卢光明.肺炎性肌纤维母细胞瘤的 CT 影像表现及病理对照[J].临床放射学杂志,2017,36:1531-1534.

[4] 郁义星,朱慧,胡粟,等.能谱 CT 在鉴别肺腺癌、鳞癌和炎性肌纤维母细胞瘤中的价值[J].中华放射学杂志,2017,51:756-760.

第九节·其他肺内良性肿瘤

一、多形性腺瘤(良性混合瘤)

肺多形性腺瘤是一种起源于支气管的具有上皮和结缔组织分化的一种少见良性肿瘤,又称支气管混合瘤[1-3]。它多发生在11~74岁,但更常见于60~70岁,没有性别差异。肺多形性腺瘤可分为中央型和外周型两类,以中央型多见,主要在气管、支气管内生长,有时形成肿块,堵塞气管,导致肺不张。

外周型可发生于肺的任何部位,呈孤立性结节状,无明显包膜。

【临床表现】

病变较小时,可无症状,当病变堵塞气管时,可出现咳嗽、咳痰、呼吸困难、喘息等症状。

【影像学表现】

中央型多形性腺瘤的影像学表现多为气管腔内息肉样肿块(图22-9-1),偶尔会呈管壁的弥漫性增厚(图22-9-2),当气管狭窄时,会引起阻塞性肺气肿、阻塞性炎症、阻塞性肺不张(图22-9-2)[4]。

外周型多形性腺瘤的影像学表现为孤立性结节(图22-9-3),表面光滑锐利,可有浅分叶,密度均匀,可伴有钙化,纵隔淋巴结不大。

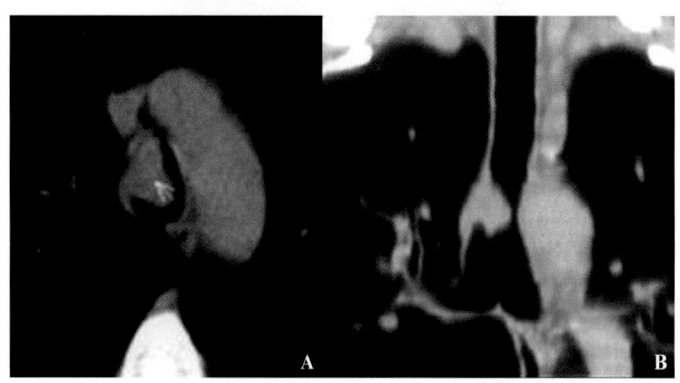

图22-9-1 男性,44岁。多形性腺瘤
CT纵隔窗(A)和冠状位(B)显示气管下段右前壁息肉样结节突入管腔,边缘锐利清晰,与气管壁广基底连接,相邻气管壁增厚。

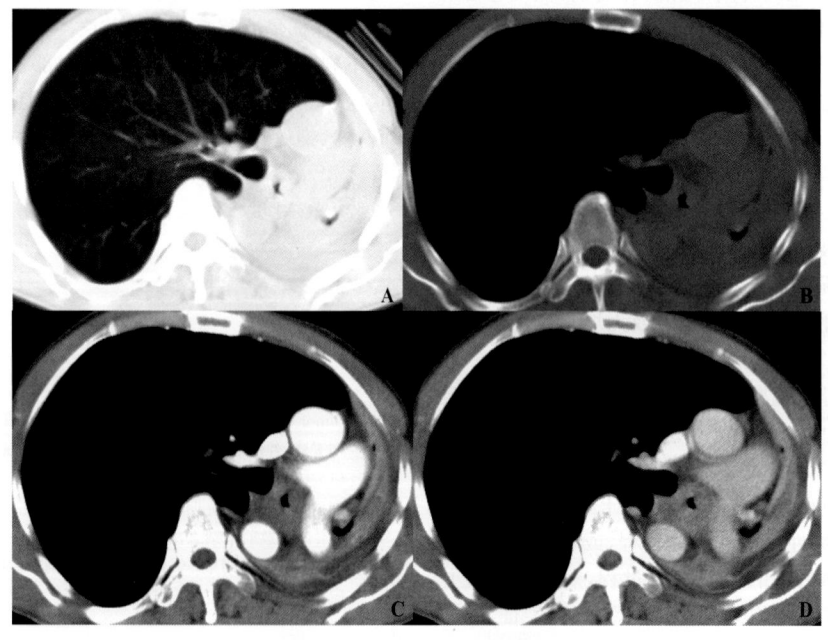

图22-9-2 多形性腺瘤
CT肺窗(A)显示左主支气管管腔狭窄、变形;纵隔窗(B)显示支气管管壁环形增厚并突向气管腔内,左肺不张,左侧胸廓塌陷,纵隔左移;增强扫描动脉期(C)及静脉期(D)显示增厚的管壁呈均匀强化,静脉期强化程度较动脉期显著。

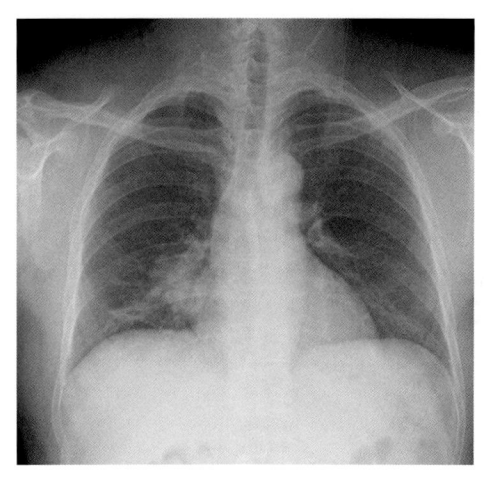

图22-9-3 男性,48岁。右肺多形性腺瘤
右下肺内带团片状密度增高影,呈类三角形,边缘不清,密度不均匀。

二、淀粉样瘤

淀粉样瘤又称淀粉沉积症或淀粉样变,是蛋白质代谢障碍出现的一种疾病[5]。肺淀粉样变发病率极低,可表现为三种模式:弥漫性气管支气管淀粉样变、孤立性结节或肿块及弥漫性肺泡间隔型。弥漫性气管支气管淀粉样变是原发性肺内淀粉样变最常见的类型。

CT上可以表现为肿块、斑块或气管、主支气管、叶支气管及段支气管壁环状增厚,伴有部分或完全性管腔狭窄[6,7]。有时还可表现为增厚的气管支气管壁结节和钙化,详见第八章第三节相关内容。

三、颗粒细胞瘤

颗粒细胞瘤为少见的良性神经源性肿瘤。在呼吸道中,最常累及喉部,其次为支气管,很少发生于气管[8,9]。胸部CT有助于发现支气管内颗粒细胞瘤,但没有特异性表现[10]。

(于红 朱慧媛 叶兆祥)

参考文献

[1] 赵晨,张奇伟,卫聪慧,等.原发性肺多形性腺瘤一例[J].中国肿瘤外科杂志,2019,11:73-76.
[2] 李多,王文军,郭庆喜,等.支气管多形性腺瘤一例诊疗分析并文献复习[J].中国全科医学,2018,21:354-359.
[3] 陈恩国,王建彪,应可净.气管多形性腺瘤一例[J].中华内科杂志,2010,49:522-523.
[4] 崔林阳,滕青.肺段支气管多形性腺瘤一例并文献复习[J].影像研究与医学应用,2020,4:248-250.
[5] 周贤梅,侯杰.原发性支气管肺淀粉样瘤1例[J].实用老年医学,2006,20:73.
[6] 李洪伦,张少娟,郭佑民.原发性支气管肺淀粉样变的影像学表现及诊断现状[J].实用放射学杂志,2004,20:941-943.
[7] 刘洋,全冠民.气道淀粉样变CT诊断1例[J].实用放射学杂志,2013,29:1031-1032.
[8] 魏建国,袁晓露,孙爱静.原发支气管良性颗粒细胞瘤1例[J].中国肿瘤临床,2014,41:354.
[9] 王峥,陈靖,初建国,等.支气管颗粒细胞瘤一例[J].中华放射学杂志,2013,47:94.

第二十三章
肺淋巴瘤与白血病

第一节 · 原发性肺淋巴瘤

原发性肺淋巴瘤(primary pulmonary lymphoma)定义为肺组织内的恶性淋巴样增生,即仅有肺实质的改变,无纵隔、肺门和其他部位的淋巴瘤发生,非常罕见,占所有原发性肺肿瘤的0.5%~1%[1],占全身结外淋巴瘤的3%~4%。

按 WHO 关于淋巴组织肿瘤分类标准,非霍奇金淋巴瘤的亚型包括黏膜相关淋巴组织(MALT)淋巴瘤、高度恶性大B细胞淋巴瘤、血管中心性淋巴瘤和其他罕见亚型,如血管内淋巴瘤。其中以 MALT 最为常见,占所有原发性肺淋巴瘤的60%~80%;其次为弥漫大 B 细胞淋巴瘤,占所有原发性肺淋巴瘤的10%~25%[2]。

霍奇金淋巴瘤包括以结节性淋巴细胞为主型霍奇金淋巴瘤(NLPHL)和典型霍奇金淋巴瘤。典型霍奇金淋巴瘤又分为:①结节硬化型霍奇金淋巴瘤(NSHL);②以淋巴细胞为主型典型霍奇金淋巴瘤(LPHL);③混合细胞型霍奇金淋巴瘤(MCHL);④淋巴细胞消减型霍奇金淋巴瘤(LDHL)。

【发病机制与病理】

原发性肺淋巴瘤起源于肺实质内网状淋巴组织,直接沿肺的间质和支气管黏膜下组织向周围蔓延,形成肿块或片状浸润性病灶,可跨叶裂生长。病变侵犯肺泡间隔时,先使肺间隔增厚,形成网状、粟粒样肺间质病灶。随着病变发展,肺泡腔逐渐变小以致完全闭塞。侵犯胸膜时表现为胸膜的增厚、斑块或结节,并趋向分散而非聚集。

组织病理学结合免疫组化能对大多数有典型病变的淋巴瘤进行诊断。其病理特点为光镜下可见支气管黏膜下小淋巴细胞、边缘带及单核细胞样 B 细胞和浆细胞的浸润,部分可见肿瘤细胞浸润并破坏支气管的黏膜上皮或腺上皮,形成淋巴上皮病损。

免疫组化提示肿瘤细胞表达泛 B 抗原(CD19、CD20、CD22、CD79a),但不表达 CD5、CD10、CD23、bcl-1。

【临床表现】

原发性肺霍奇金淋巴瘤发病年龄呈双高峰,分别为21~30岁和60~80岁,男女比例为1:1.4。原发性肺非霍奇金淋巴瘤多见于60~70岁老年人,30岁以下者罕见,男性稍多。原发性肺淋巴瘤缺乏临床特异性症状,很难与其他呼吸道疾病鉴别。

有1/3~1/2患者无临床症状。有临床症状者可表现为咳嗽、呼吸困难、咯血、胸痛、低热、乏力、盗汗等,起病较缓,病程长而症状隐匿。

【实验室检查】

实验室检查大多数患者血象正常,部分合并感染可出现白细胞增高,红细胞沉降率加快或 C 反应蛋白升高。肿瘤指标一般正常[3]。

【影像学表现】

原发性肺淋巴瘤因在肺内生长方式不同,有多种表现形式。可归纳为以下类型[2,4-6]:①结节/肿块型;②肺炎肺泡型;③粟粒型;④支气管血管淋巴型(间质型);⑤混合型。病变在数月或数年内缓慢生长,最初常无肺门纵隔淋巴结肿大,少数患者伴有胸腔积液。

原发性肺淋巴瘤 CT 表现如下。

1. 结节/肿块型·单发(图23-1-1和图23-1-2)或多发(图23-1-3和图23-1-4),以多发常见。病变位于支气管血管束周围或肺野外带胸膜下,散在分布,呈圆形、卵圆形、不规则结节/肿块影,可分叶,病变大小不一,密实,边界清楚。

增强扫描,病变多有轻度均质强化,由于病变包绕血管生长,在增强扫描相病变内可见点状(图23-1-1C)、条状血管影(图23-1-2D)穿行,部分可见血管贴边征(图23-1-4E)。

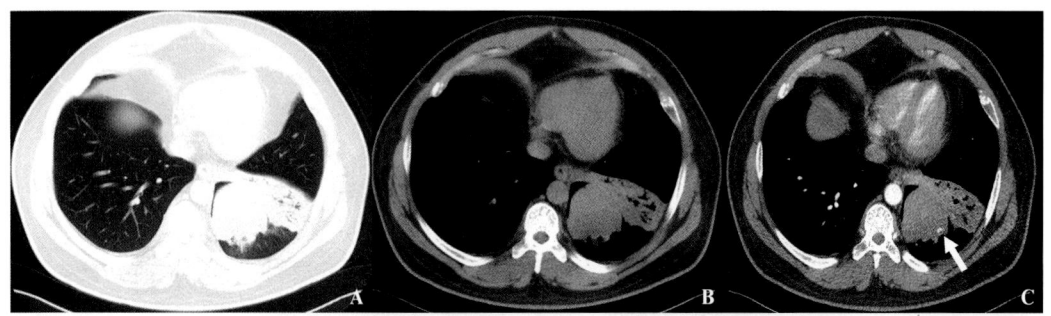

图 23-1-1　男性,37 岁。肺弥漫大 B 细胞淋巴瘤(单发肿块型)

CT 肺窗(A)显示左下肺团块状影,边界清晰,邻近肺组织受压含气不全;纵隔窗(B)和增强动脉期(C)显示病灶内密度,强化大致均匀,肿块内可见点状的血管影(箭)。

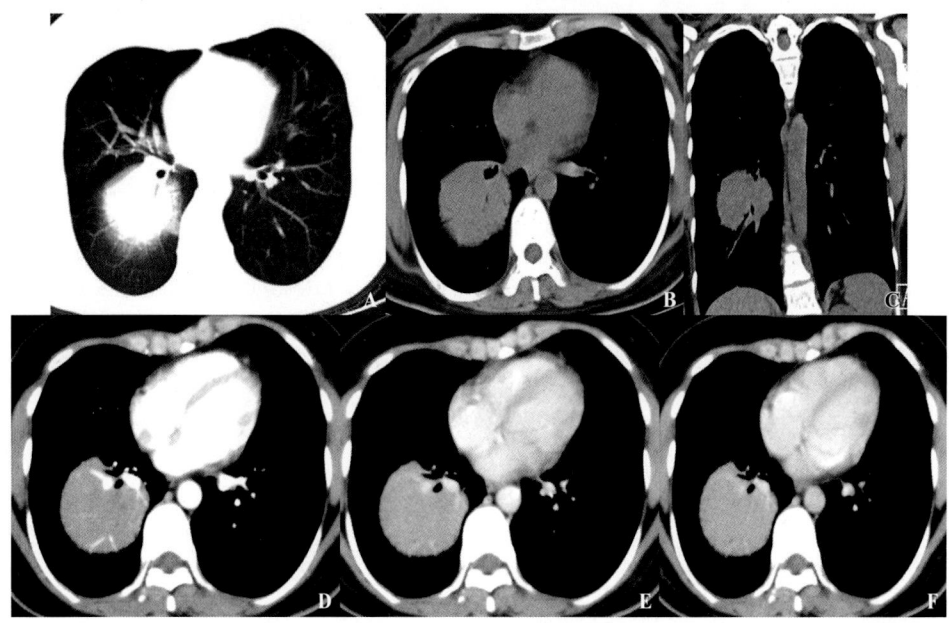

图 23-1-2　女性,41 岁。肺原发性恶性淋巴瘤(单发肿块型)

CT 肺窗(A)显示右肺门区团块状结节,周边有晕征,其远端肺组织密度未见异常;纵隔窗(B)和冠状位(C)显示病灶内有含气的支气管穿过;增强动脉早期(D)、动脉晚期(E)及静脉期(F)显示肿块均匀强化,肿块内可见分支状的血管影,支气管未见狭窄(该病例由南昌大学第一附属医院龚洪翰教授提供)。

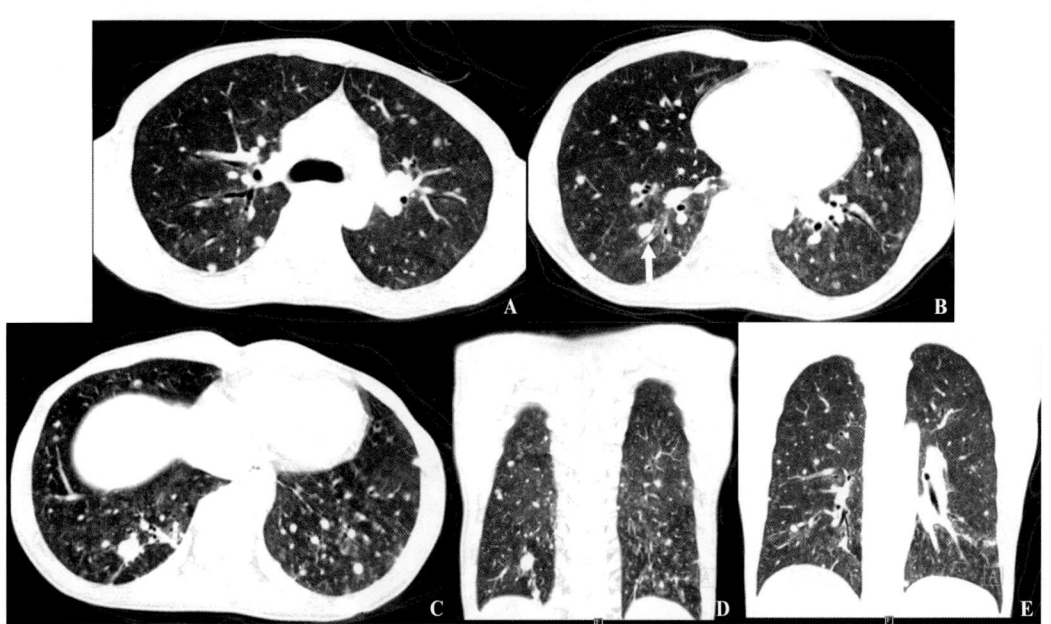

图 23-1-3　男性,36 岁。肺弥漫大 B 细胞淋巴瘤(多发结节型)

CT 肺窗(A～C)和冠状位(D、E)显示双肺内散在多发大小不等结节,结节多位于胸膜下或气管血管束周围,形态规则或不规则,部分可见支气管充气征(B,箭)。

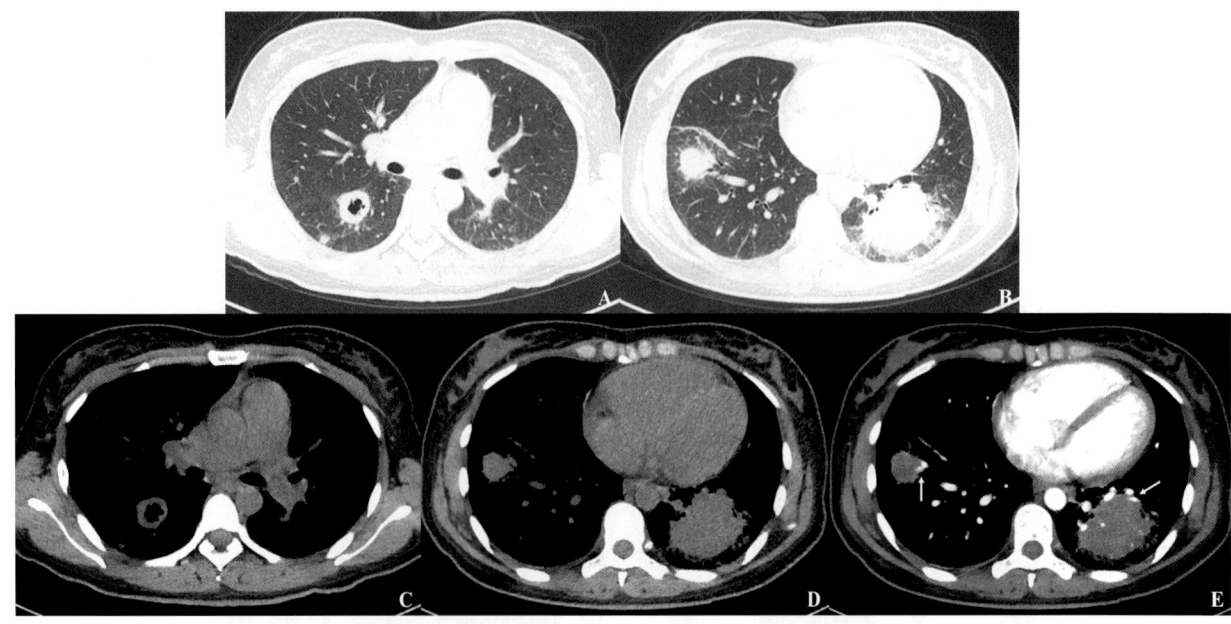

图 23-1-4 女性,32 岁。肺弥漫大 B 细胞淋巴瘤(多发肿块型)

CT 肺窗显示右下肺背段结节,边界清晰,较大结节内见空洞形成(A);右下肺前基底段结节及左下肺基底段肿块影,病灶边缘见斑片、条索影(B);纵隔窗平扫显示右下肺背段空洞结节,空洞外壁尚光整,内壁稍欠光整(C);两下肺基底段病灶密度大致均匀(D);增强扫描(E)显示病灶边缘及内部血管影,可见血管贴边征(箭)。

其旁和其内穿行的支气管通畅(图 23-1-3B),很少发生狭窄、阻塞征象,故肿块远端不易出现阻塞性肺炎、肺不张及肺气肿改变。

肺原发性恶性淋巴瘤患者较少出现纵隔及肺门淋巴结增大。肿瘤组织偶尔发生坏死,出现空洞,表现为薄壁或厚壁,增强扫描坏死区不强化。

2. 肺炎肺泡型 · 分为节段性和非节段性。单侧或双侧肺野分布。表现为肺内斑片状(图 23-1-5)、大片状渗出或实变阴影(图 23-1-6 和图 23-1-7),可跨叶分布,病变内可见典型的支气管空气征,似大叶性肺炎表现。

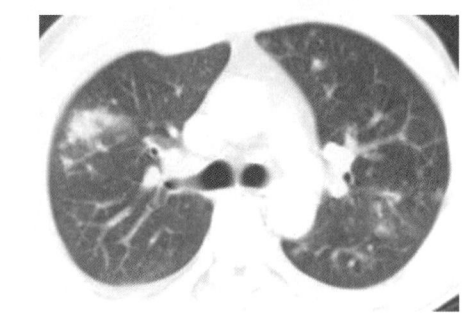

图 23-1-5 男性,39 岁。外周 T 细胞非霍奇金淋巴瘤(肺炎肺泡型)

CT 肺窗显示两肺散在小斑片状渗出、实变阴影,边缘模糊,密度不均。

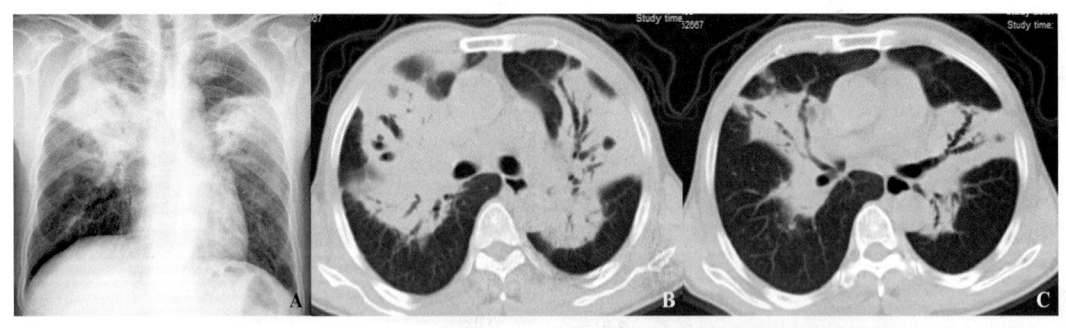

图 23-1-6 男性,69 岁。弥漫大 B 细胞淋巴瘤(肺炎肺泡型)

胸部 X 线片(A)显示两肺上叶有大片状实变阴影,右上实变阴影内有支气管气像;CT 肺窗(B、C)显示肺内实变类似于蝴蝶状,其内有支气管充气征。

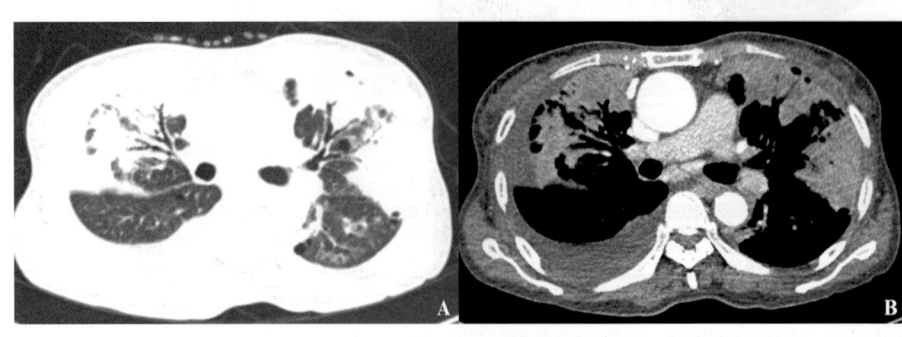

图 23-1-7 女性,61 岁。肺弥漫大 B 细胞淋巴瘤(肺炎肺泡型)

CT 肺窗(A)显示两上肺多发大片状实变影,形态不规则,内有多发含气支气管分支影;增强扫描(B)显示病灶强化均匀,伴右侧胸膜积液。

3. 粟粒型·呈弥漫性分布的小针点状阴影(图23-1-8),病灶边缘清楚,少数模糊,很少见到融合性病灶。需与粟粒性肺结核鉴别。

4. 支气管血管淋巴管型(间质型)·支气管血管淋巴管型仅表现为肺内肺间质的异常改变,自肺门向外发出的弥漫性放射状影、网格状影或网状结节阴影,或表现为小斑片状毛玻璃样改变,伴有支气管血管束增粗、扭曲,小叶间隔增厚(图23-1-9)。

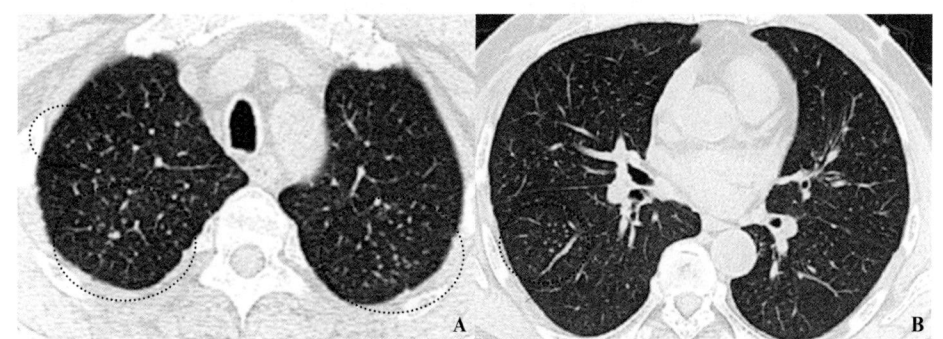

图23-1-8 男性,69岁。淋巴瘤(粟粒型)
CT肺窗显示双肺上叶(A)和右肺下叶(B)多发粟粒状结节,大小不一,边缘清楚,无融合。

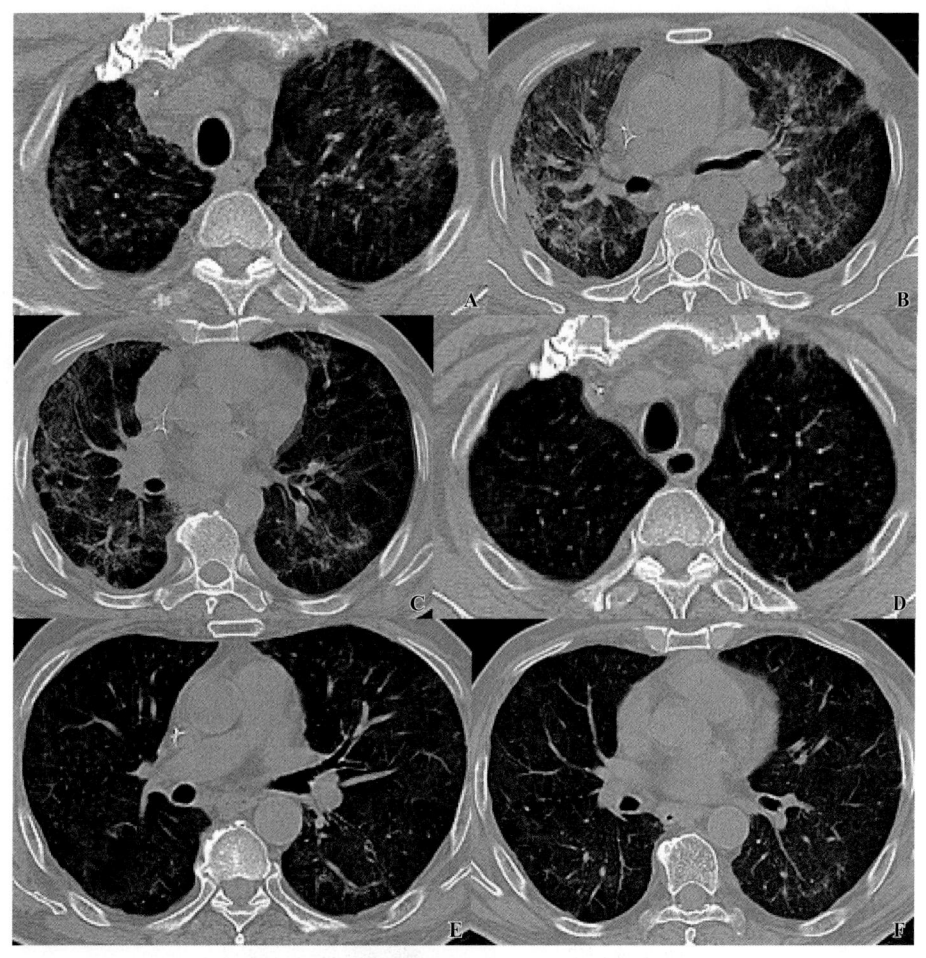

图23-1-9 男性,76岁。淋巴瘤ⅠA期(间质型)
CT肺窗显示肺内弥漫性网状索条状阴影(A)、磨玻璃影(B),支气管血管束增粗、扭曲,小叶间隔增厚(C),治疗3周后复查(D~F),肺内阴影大部吸收,左侧胸腔积液消失,两下肺微结节显现。

5. 混合型·混合型是上述四种类型中的两种或多种的组合改变。

原发性肺淋巴瘤约30%伴有肺门纵隔淋巴结增大,MRI表现为增大的淋巴结相互融合,填塞于组织器官和血管之间,使相邻器官发生变形、移位。增大的淋巴结也可形成不规则肿块突入肺野。自旋回波序列T1加权像病变区域呈中等均匀或不均匀信号强度,边缘清楚。T2加权像病变区域显示稍高信号强度,均匀或不均匀增高,DWI呈稍高信号(图23-1-10)。

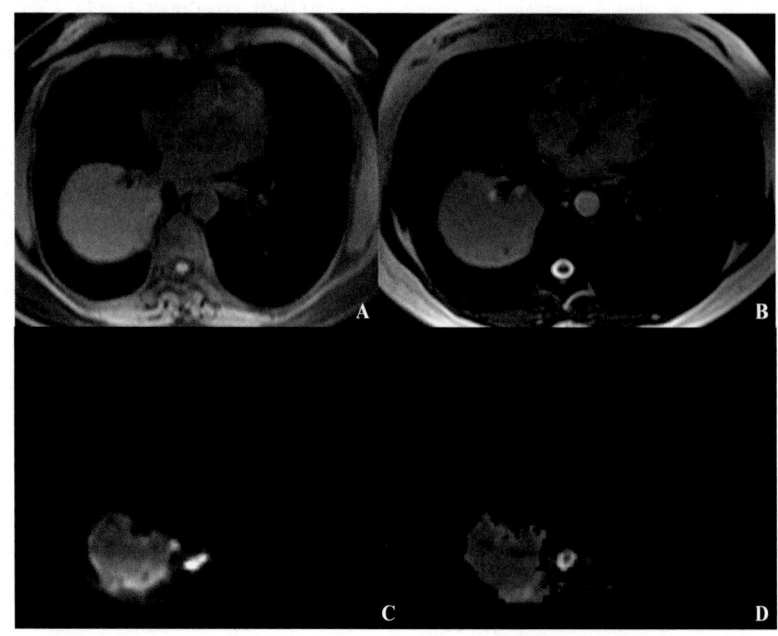

图 23-1-10　女性,41岁。肺原发性恶性淋巴瘤(单发肿块型)

MRI T1WI(A)病变信号强度与胸大肌相仿;T2WI(B)病变信号强度高于胸大肌,病灶内信号均匀,边缘清楚;DWI(C)呈高信号,ADC(D)图肿块信号强度与脊髓相似。

肺原发性淋巴瘤在 CT 上可以表现为结节(图 23-1-11);也可以表现为肿块,肺门、纵隔淋巴结增大(图 23-1-12),累及胸壁也可表现为 ^{18}F-FDG 的核素高浓聚。

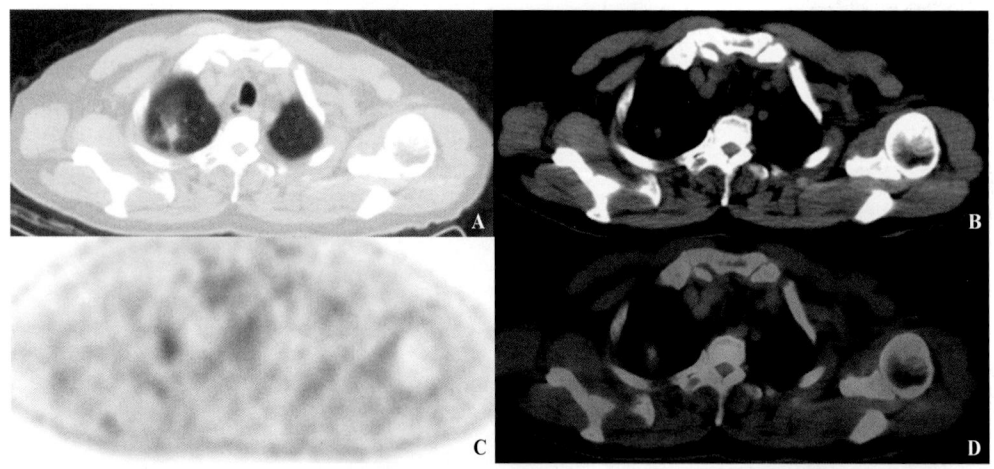

图 23-1-11　男性,52岁。肺原发性黏膜相关 B 细胞淋巴瘤(单发肿块型)

CT 肺窗(A)和纵隔窗(B)显示右肺上叶不规则实性结节影,周围可见片状磨玻璃样渗出影;PET(C)和 PET-CT 融合图(D)病灶核素摄取轻度增高,SUV_{max} 2.7。

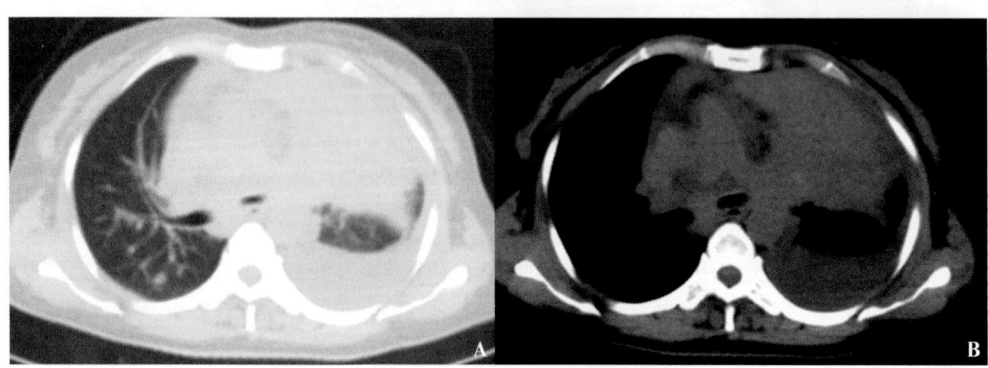

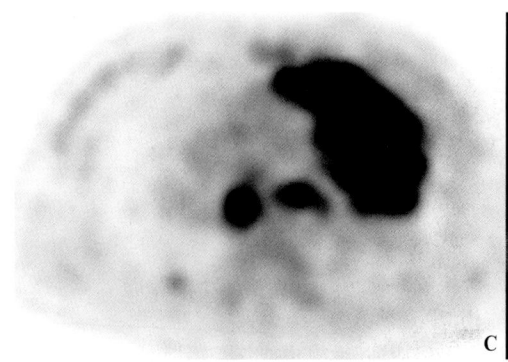
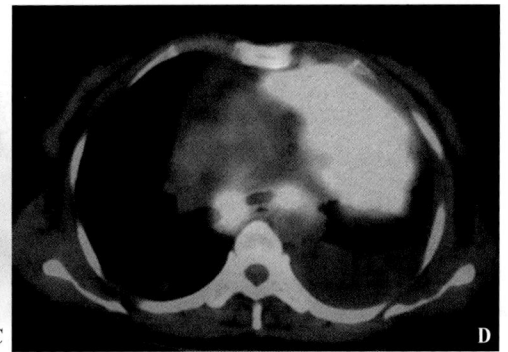

图23-1-12 女性,42岁。肺原发性霍奇金淋巴瘤(单发肿块型)

CT肺窗(A)和纵隔窗(B)显示左肺上叶巨大软组织肿块,大小约109 mm×80 mm,可见支气管截断征,有肺下叶背段有结节阴影;PET(C)和PET-CT融合图(D)病变呈高代谢,SUV_{max} 15.3。

【诊断标准】

原发性肺淋巴瘤罕见。临床表现无特征性。影像学表现多种多样,术前诊断非常困难。1993年Cordier等[8]提出如下诊断标准。

(1) 影像学上显示肺、支气管受累,但未见纵隔淋巴结肿大。

(2) 既往没有胸外淋巴瘤的病史。

(3) 无肺及支气管外其他部位淋巴瘤或淋巴细胞性白血病的证据。

(4) 发病后3个月仍未出现胸外淋巴瘤的征象。

同时满足上述4点者可诊断。

一般认为具有以下征象者应提示本病的可能:①病灶位于肺野邻近肺门区。②影像表现为肿块、浸润性、粟粒样、纤维间质性病变。③有时可见含气支气管征、血管造影征。④无肺体积缩小。⑤很少伴有胸腔积液。⑥生长缓慢。

【鉴别诊断】

原发性肺淋巴瘤应先排除继发性肺淋巴瘤才能诊断,继发性肺淋巴瘤详见下节。此外,原发性肺淋巴瘤应与下列疾病进行鉴别。

1. **原发性肺癌**·单发结节/肿块型需与原发性肺癌鉴别,表现在肺内不规则肿块,可有支气管阻塞性炎症、肺不张或肺气肿,肿块内血管及支气管受侵常见,支气管镜检查或穿刺活检多能确诊。

肺炎肺泡型需与炎症型肺癌(腺癌)鉴别,炎症型肺癌早期无明显症状,随病程进展出现咳嗽、咯血、咳大量泡沫样痰、呼吸困难等症状。影像学表现为片状实变阴影,伴肺部散在斑片、结片状阴影,部分病灶密度较低或伴有坏死/空洞。

2. **转移性肺肿瘤**·有原发性恶性肿瘤史。血行转移表现为肺内单发或多发大小不等的结节,边界清楚,可有浅分叶。淋巴道转移则表现为肺门、纵隔淋巴结增大,肺纹理增多、增粗、扭曲呈网状,或以肺门为中心向肺野呈放射状分布的网状结节阴影。

3. **结节病**·是一种非干酪性肉芽肿疾病,可侵犯人体多种器官。结节病多见于20~40岁,女性略多。表现为肺门对称性淋巴结增大,呈土豆样改变,多不融合,可同时伴有纵隔内淋巴结增大。在出现肺内病灶时,表现为沿支气管血管束分布结节,呈淋巴管周围分布的特点。

4. **机会性肺炎**·机会性肺炎易发生在恶性肿瘤的晚期、化疗和放疗后及自身免疫低下的患者,可为肺隐球菌、厌氧菌和金黄色葡萄球菌等感染引起。影像学表现为肺内局限性肿块、多发结节。当病变发展迅速或有空洞形成时,更应怀疑有上述感染的存在。如合并有巨细胞病毒、麻疹病毒、肺孢子菌感染等,则可以表现为弥漫性间质性改变,呈弥漫多发磨玻璃影。

5. **粟粒型肺结核**·急性粟粒型肺结核呈分布、大小、密度三均匀表现;亚急性或慢性粟粒型肺结核病灶多分布于中上肺野,部分病灶可见钙化。临床上伴有低热、盗汗等结核中毒症状等。

6. **大叶性肺炎**·表现为大片密度及强化均匀实变影,内见典型支气管充气征,临床症状包括高热、寒战及咳铁锈色痰,实验室检查白细胞升高,抗感染治疗后病灶可吸收。

(陈淮 郭佑民)

参考文献

[1] Sirajuddin A, Raparia K, Lewis VA, et al. Primary pulmonary lymphoid lesions: radiologic and pathologic findings [J]. Radiographics, 2016, 36: 53-70.

[2] Wang Y, Han J, Zhang F, et al. Comparison of radiologic characteristics and pathological presentations of primary pulmonary lymphoma in 22 patients [J]. J Int Med Res, 2020, 48: 300060519879854.

[3] 张维, 叶健, 项晶晶. 原发性肺淋巴瘤的临床特征分析[J]. 中国内镜杂志, 2018, 24: 100-103.

[4] Bae YA, Lee KS, Han J, et al. Marginal zone B-cell lymphoma of bronchus-associated lymphoid tissue: imaging findings in 21 patients [J]. Chest, 2008, 133: 433-440.

[5] 卢红, 黎海涛, 张久权, 等. 原发性肺淋巴瘤CT表现及误诊分析[J]. 实用放射学杂志, 2017, 33: 1844-1846, 1866.

[6] Cozzi D, Dini C, Mungai F, et al. Primary pulmonary lymphoma: imaging findings in 30 cases [J]. Radiol Med, 2019, 124: 1262-1269.

[7] 金艳霞, 于咏梅, 温爽. 原发性肺淋巴瘤的多层螺旋CT表现[J]. 中国医师进修杂志, 2020, 43: 249-252.

[8] Cordier JF, Chailleux E, Lauque D, et al. Primary pulmonary lymphomas. A clinical study of 70 cases in nonimmunocompromised patients [J]. Chest, 1993, 103: 201-208.

第二节·继发性肺淋巴瘤

继发性肺淋巴瘤（secondary pulmonary lymphoma）是指肺外淋巴瘤的肺内浸润，主要为纵隔淋巴瘤向肺组织的直接浸润，或部分由远处淋巴瘤经血道、淋巴道或气道转移至肺部所致，占全部淋巴瘤的25%～40%[1]。其病理特点、临床症状及实验室检查与肺原发性淋巴瘤相似。

【影像学表现】

继发性肺淋巴瘤的转移途径有直接浸润和经血液、淋巴道或气管播散。肺门或纵隔淋巴瘤直接向肺内蔓延时，早期原发灶相邻肺组织呈放射状肺纹理增粗、走行模糊，与CT上支气管血管束增粗的表现一致（图23-2-1）。病灶沿淋巴道播散可导致小叶间隔增厚。进一步发展，肺内可形成实变及肿块（图23-2-2）。部分患者的表现与癌性淋巴道转移相似。

经血液、淋巴道或气管播散时，影像学表现形式可以多种多样，可归纳为以下类型[2-6]：结节/肿块型、肺炎肺泡型、粟粒型、支气管血管淋巴管型（间质型）和混合型，其CT表现如下。

1. 结节/肿块型·分单发和多发（图23-2-3）两类，其中肺内多发结节发生率较高，而单发结节最少见。表现为散在界限清楚或模糊、大小不等的肺结节或肿块样病变，结节轮廓光或不光，可有毛刺，内部密度均匀或不均，可见支气管充气征，结节发生囊变，液体经支气管排出，形成薄壁或厚壁空洞。

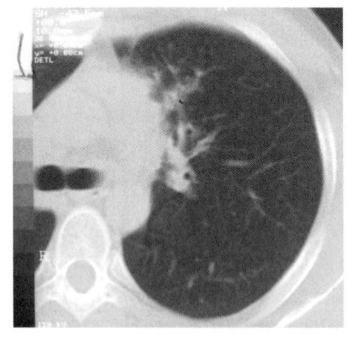

图23-2-1 继发性淋巴瘤肺浸润
CT肺窗显示纵隔肿块的纵隔边缘不光整，相邻肺纹理增粗、模糊，呈放射状分布。

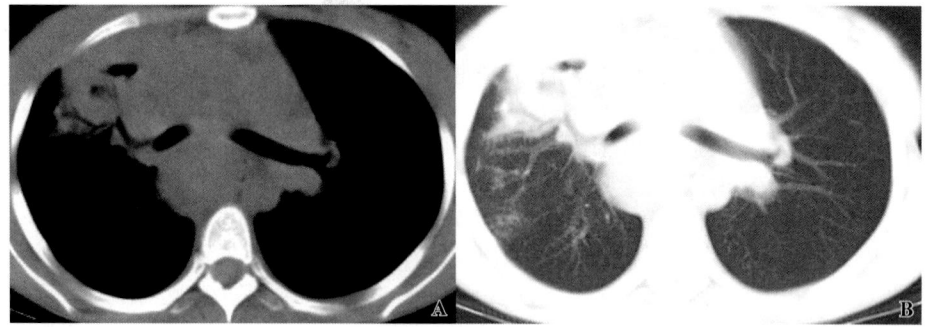

图23-2-2 继发性淋巴瘤肺浸润
CT纵隔窗（A）显示纵隔多发肿大淋巴结，相互融合成块，右旁纵隔旁肺内团块影与纵隔肿块分界不清，肿块肺侧可见支气管分支走行；肺窗（B）显示肿块边缘支气管壁呈毛刺状，相邻肺纹理增粗、模糊，伴絮状影。

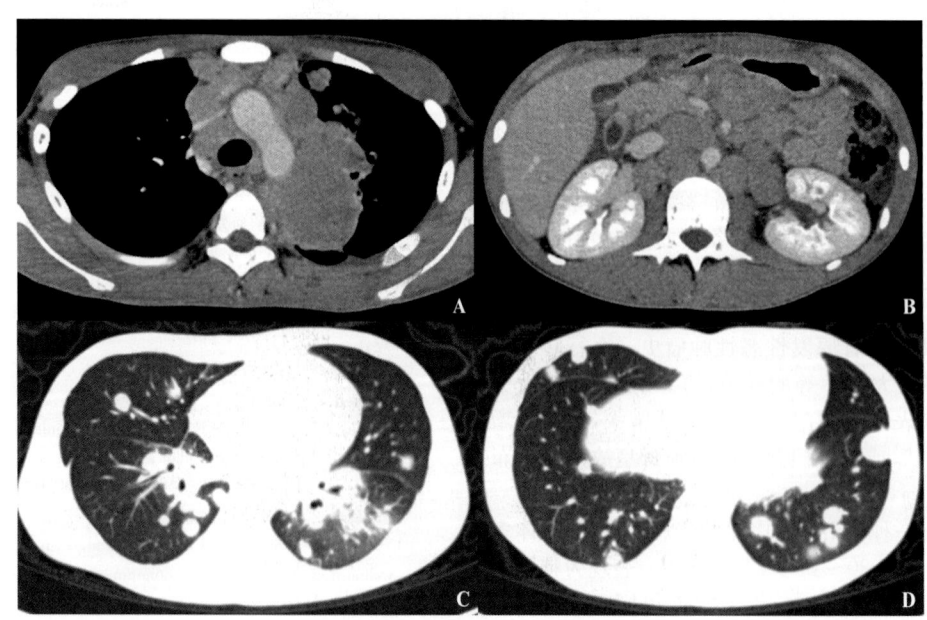

图23-2-3 男性，15岁。继发性肺渐变性大细胞淋巴瘤（结节肿块型）
CT纵隔窗（A）显示纵隔和腹膜后（B）多发肿大淋巴结，部分融合，包绕血管生长；肺窗显示双肺多发大小不等结节（C、D），结节沿支气管血管束周围及胸膜下分布。

2. 肺炎肺泡型·是继发性淋巴瘤另一常见表现,实变影形式多样,可呈斑片状(图23-2-4)、大片状甚至累及肺段或整个肺叶(图23-2-5)。部分肺实变区内有空气支气管征。

3. 粟粒型·表现为多发网状结节阴影或多发粟粒状小结节(图23-2-6),NHL中多见,由间质浸润或血源播散所致。

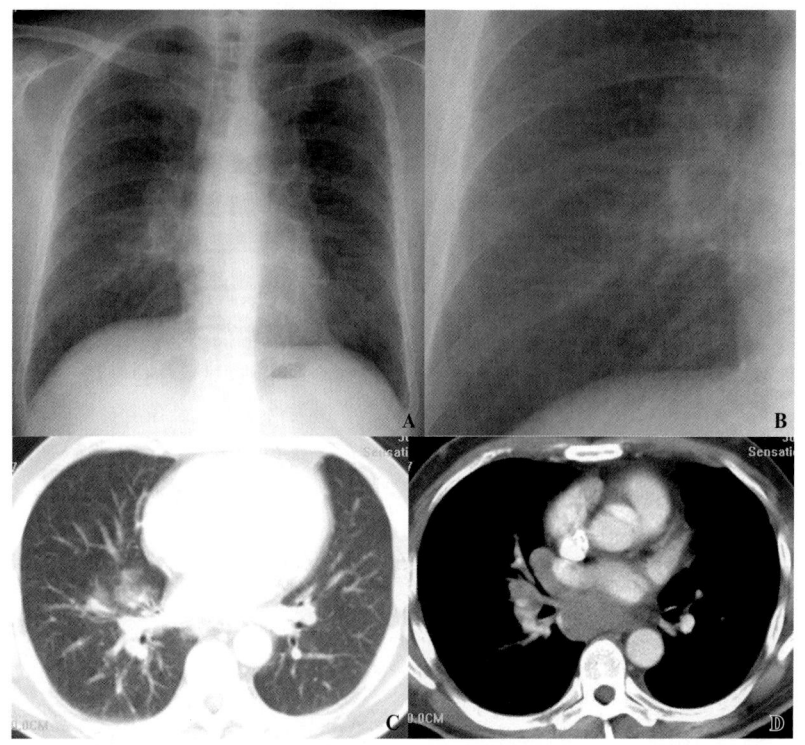

图23-2-4　男性,54岁。继发性淋巴瘤(大B细胞淋巴瘤,肺炎肺泡型)
胸部X线片和局部放大图(A、B)显示右肺动脉干区域结节影伴周围肺纹理增多;CT肺窗(C)显示右肺门区片状渗出实变影,边界欠清楚;纵隔窗(D)显示病变沿支气管血管束分布,相应气管无狭窄,纵隔淋巴结肿大。

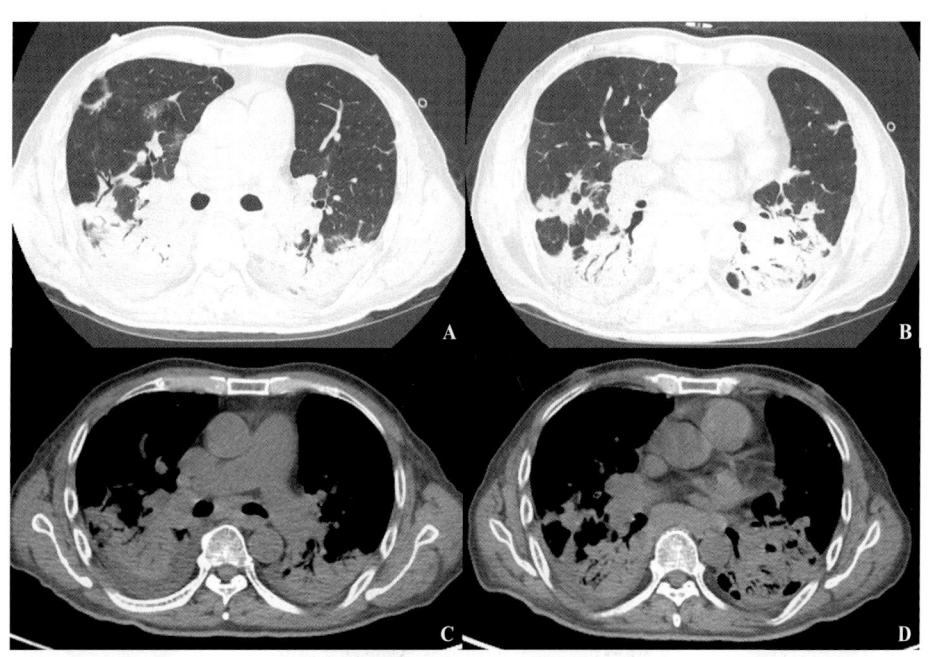

图23-2-5　男性,58岁。继发性淋巴瘤(外周T细胞淋巴瘤,肺炎肺泡型)
CT肺窗(A、B)显示肺内多发片状实变影及散在斑片状磨玻璃影,内可见支气管充气征;纵隔窗(C、D)显示肺门、隆突下淋巴结肿大,双侧胸腔积液。

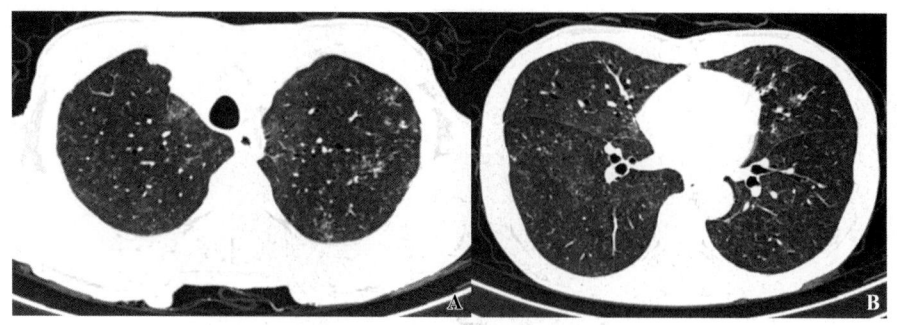

图 23-2-6　男性,58 岁。继发性淋巴瘤(弥漫大 B 细胞淋巴瘤,粟粒型)
CT 肺窗(A、B)显示肺内多发斑点、粟粒状结节影。

4. **支气管血管淋巴管型(间质型)**　是淋巴瘤经支气管淋巴管播散所致,呈肺间质改变。CT 表现为肺内磨玻璃样改变、支气管血管束增粗、沿肺门向外放射分布的粗线状或网格结节影、肺小叶间隔增厚(图 23-2-7 和图 23-2-8)。

5. **肺外改变**　胸膜和心包改变包括胸膜结节肿块、胸膜增厚、胸腔积液、心包积液等。其中胸腔积液常由淋巴管和静脉血管回流不畅引起,不一定是肿瘤侵犯胸膜所致。若存在胸膜结节或肿块,则提示淋巴瘤胸膜浸润。约 5% 的患者可出现心包积液,提示心包受累(图 23-2-9)。

继发性淋巴瘤是在全身淋巴瘤的基础上合并肺内淋巴瘤浸润。在 ^{18}F-FDG PET 上呈核素高浓聚,与原发性淋巴瘤在临床实际工作中其实不易区分(图 23-2-10 和图 23-2-11)。

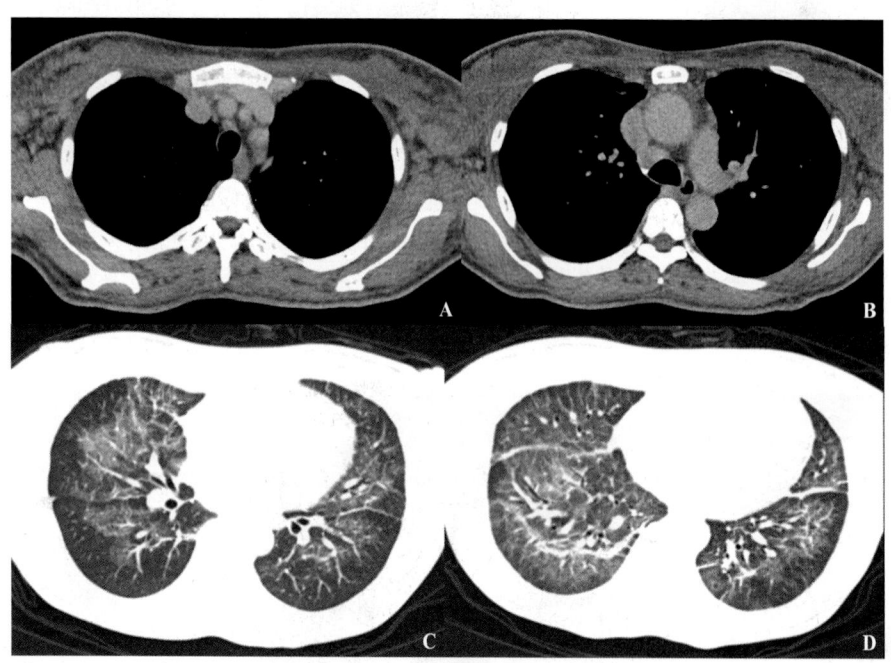

图 23-2-7　男性,73 岁。继发性淋巴瘤(外周 T 细胞淋巴瘤,间质型)
CT 纵隔窗(A、B)显示纵隔、两侧腋窝多发肿大淋巴结;肺窗(C、D)显示两肺磨玻璃影、片絮状密度增高,肺小叶间隔增厚,血管束增粗、紊乱。

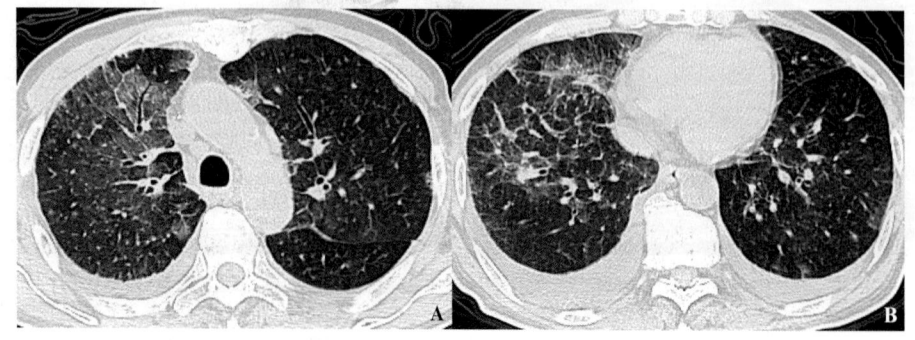

图 23-2-8　男性,73 岁。继发性淋巴瘤(淋巴瘤肺侵犯,间质型)
CT 肺窗(A、B)显示右肺野透光度不均,呈磨玻璃影、片絮状密度增高,肺小叶间隔增厚,血管束增粗、紊乱。

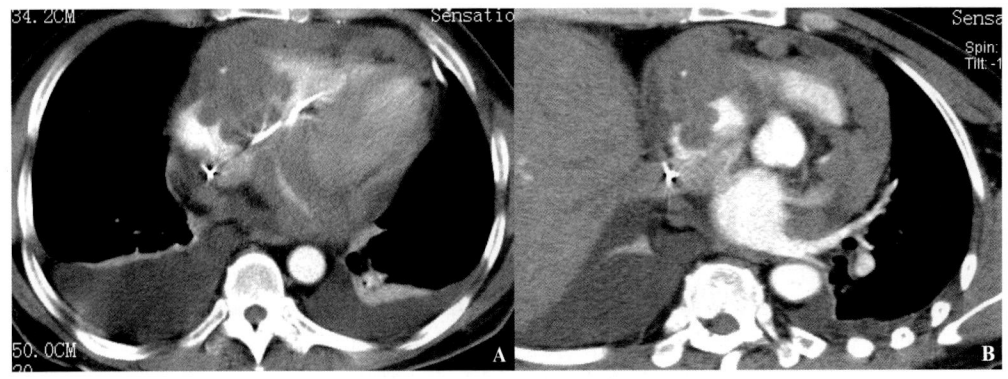

图 23-2-9　男性,52 岁。继发性淋巴瘤(弥漫大 B 细胞淋巴瘤)

CT 纵隔窗(A)和斜矢状位(B)显示双侧胸膜腔积液,心包普遍增厚,右心房与右心室心包缘肿块致心腔充盈缺损。

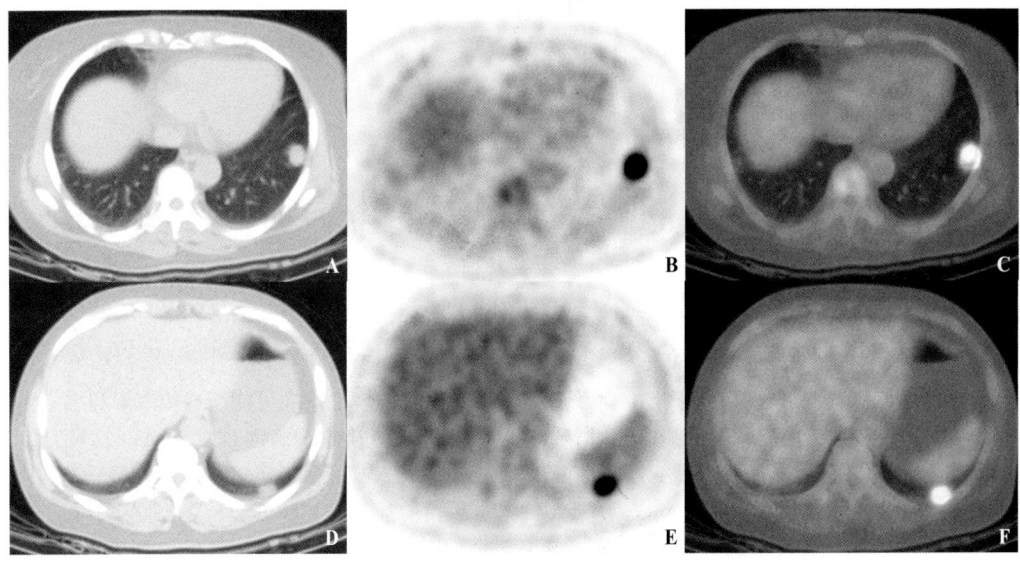

图 23-2-10　女性,52 岁。肺继发性间变性大细胞淋巴瘤(ALK 阳性)

CT 肺窗(A、D)显示左肺下叶多发实性结节影,边界清楚;PET(B、E)和 PET-CT 融合图(C、F)病灶核素摄取增高,SUV_{max} 10.8～14.8。

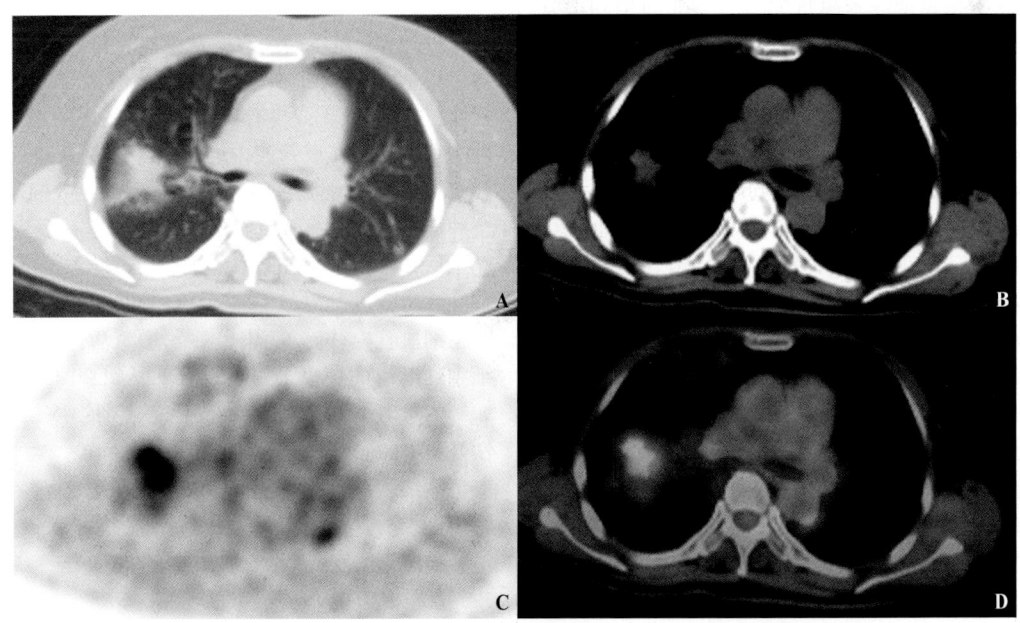

图 23-2-11　女性,58 岁。肺继发性结外边缘区黏膜相关 B 细胞淋巴瘤

CT 肺窗(A)和纵隔窗(B)显示右上肺有占位性病变,边缘模糊,左下肺有小结节;PET(C)和 PET-CT 融合图(D)显示病灶核素摄取不同程度增高,SUV_{max} 1.6～5.7,降主动脉旁有淋巴结呈高代谢(在 CT 图像不易显示)。

与CT增强相比：①PET-CT对于检测节外淋巴瘤更加准确，可以用于引导活检，提高诊断准确性；②可以显示全身状态，就淋巴瘤分期或再分期而言，全身PET-CT是性价比最高的影像学手段；③用于淋巴瘤治疗的预后评估等；④若单纯依赖影像解剖成像很难区分活性肿瘤与治疗后改变（如瘢痕或纤维化）。

【诊断标准】

淋巴瘤的确诊依赖病理学检查。

当患者具有淋巴瘤病史；胸内影像学表现为纵隔淋巴结肿大；肺内存在结节/肿块伴或不伴空气支气管征、淋巴管炎、胸腔积液等多病灶、多形态、多部位的表现时，应考虑到肺淋巴瘤。

【鉴别诊断】

继发性肺淋巴瘤与原发性肺淋巴瘤相比，更易发生肺门纵隔淋巴结肿大及胸膜侵犯征象。与其他疾病的鉴别诊断详见本章第二节。

（陈淮　郭佑民）

参考文献

[1] William J, Variakojis D, Yeldandi A, et al. Lymphoproliferative neoplasms of the lung: a review [J]. Arch Pathol Lab Med, 2013,137:382-391.

[2] 孙洁,郭佑民,付和睦,等.肺继发性淋巴瘤的CT诊断[J].实用放射学杂志,2002,18:670-672,674.

[3] 单华,顾雅佳,李文涛,等.肺继发性淋巴瘤的CT多样性[J].中国医学计算机成像杂志,2007,13:85-87.

[4] Bashoura L, Eapen GA, Faiz SA. Pulmonary manifestations of lymphoma and leukemia [J]. Clin Chest Med, 2017,38:187-200.

[5] Dong Y, Zeng M, Zhang B, et al. Significance of imaging and clinical features in the differentiation between primary and secondary pulmonary lymphoma [J]. Oncol Lett, 2017,14:6224-6230.

[6] 张瑶,徐凌.继发性肺淋巴瘤的研究进展[J].临床内科杂志,2019,36:862-864.

第三节·血管内淋巴瘤/淋巴瘤病

血管内淋巴瘤（intravascular lymphoma，IVL）是一种罕见的结外弥漫大B细胞淋巴瘤亚型，发病率低于1/100万，其特点是肿瘤细胞在血管内（小动脉、小静脉和毛细血管）增殖，患者的外周血和骨髓中一般查不到肿瘤细胞，也不伴有淋巴结肿大。

虽然血管内淋巴瘤是一种全身性疾病，但肿瘤细胞主要累及皮肤和中枢神经系统，晚期可累及全身小血管及发生多器官病变[1]。肺原发性IVLBCL罕见，预后差。

最初有研究者根据地理来源将IVL分为亚洲型和西方型，西方国家中枢神经系统和皮肤受累的频率相对较高，而亚洲国家的患者则优先表现为噬血细胞综合征、发热、肝脾大和血小板减少、骨髓窦状隙受累。

2017年WHO建议根据IVL的临床特征将其分为经典型、噬血细胞综合征相关型（hemophagocytic syndrome，HPS）及皮肤型三种类型。经典型表现为全身多个系统受累，最常见为神经系统和皮肤。既往研究显示，HPS型预后最差，皮肤型预后最好。

IVL最初由奥地利皮肤病学家Pleger和Tappeiner于1959年首次报道[2]。以往认为IVL的肿瘤细胞来源于内皮细胞/网状内皮细胞，因此IVL被称为恶性血管内皮瘤和系统性血管内皮瘤病等。而后的免疫组化研究显示其肿瘤细胞来源于淋巴组织，所以将其更名为血管内淋巴瘤病或亲血管性淋巴瘤（angiotrophic lymphoma）[3]。

2008年，WHO淋巴造血组织肿瘤分类将其命名为血管内大B细胞淋巴瘤（intravascular large B-cell lymphoma，IVLBCL）。

2016年，WHO淋巴造血组织肿瘤分类将其归属于弥漫大B细胞淋巴瘤（diffuse large B-cell lymphoma，DLBCL）的一种独特亚型。

血管内淋巴瘤病可能与遗传因素和感染人类免疫缺陷病毒（HIV）、人类疱疹病毒8型（HHV8）、人类T淋巴细胞病毒1型（HTLV1）、EB病毒（EBV）和乙型肝炎病毒有关。

目前治疗以CHOP（环磷酰胺、阿霉素、长春新碱、泼尼松）方案为主，免疫化学疗法的应用大大改善其预后，利妥昔单抗和CHOP联合化疗可使IVLBCL患者的5年生存率达60%[4]。

【发病机制与病理】

IVLBCL基本病理改变是小血管和毛细血管腔内肿瘤细胞聚集，尤其是毛细血管，常阻塞血管腔，部分病例可见纤维素性血栓，一般无或少有血管外组织间质的浸润。研究认为，肿瘤细胞局限在血管腔内的主要原因是其缺乏CD29、CD54和CD11α等白细胞黏附分子或Hermes-3归巢受体，从而阻止肿瘤细胞通过血管壁游出。

IVLBCL肿瘤细胞体积大，胞质少，核仁明显，核分裂象常见，CD45、CD20、CD34免疫组化染色有助于确定瘤细胞在毛细血管内，Ki-67染色显示增殖活性高。瘤细胞表达B细胞淋巴瘤的免疫表型，如CD19、CD20、CD22、CD79a，约90%的患者bcl-2阳性，22%~38%的IVLBCL有CD5阳性，CD10、bcl-6的阳性率约为20%[5]。

瘤细胞可分布在全身各个系统，中枢神经系统、皮肤、肺、肾、肾上腺、骨髓受侵约占30%[6]。脑脊液和血液中极少查见肿瘤细胞。

【临床表现】

不明原因的发热是最常见的全身症状，而最初以肺部症状为临床表现者罕见。肺IVLBCL最常见的临床表现是发热伴呼吸困难，有患者可出现低氧血症、高钙血症、肺动脉高压、肺栓塞或噬血细胞综合征,严重者可有呼吸衰竭[7]。

中枢神经系统受累者以认知功能下降或痴呆为最常见。皮肤 IVL 者多表现为斑丘疹、结节、斑块、肿瘤、色素沉着斑块。

【实验室检查】

1. 血液检查·贫血、血清乳酸脱氢酶升高和红细胞沉降率升高是 IVL 最常见的实验室异常,血小板减少症和白细胞减少症较少见,血小板减少通常与骨髓和肝、脾受累有关。

2. 肺功能·肺 IVLBCL 患者肺功能检查以弥散功能障碍为主,可伴有不同程度的阻塞性通气功能障碍。肺弥散功能下降可能与肺血管腔被增生的淋巴瘤细胞浸润阻塞有关。

【影像学表现】

IVLBCL 在胸部 CT 的表现多种多样,从正常影像、磨玻璃影到孤立或弥漫的多发小结节均可出现,其中磨玻璃影最多见,部分可进展为实变,并伴有新的磨玻璃影和结节影。弥漫的磨玻璃影与肺泡壁内毛细血管内大量淋巴瘤细胞浸润有关。易被误诊为间质性肺疾病,但胸膜下受累少见(图 23-3-1 和图 23-3-2)。

少数情况下,可见支气管血管周围和小叶间隔增厚、结节和实变影,由于充满肿瘤性淋巴细胞的小血管扩张,从而表现为增厚的肺泡隔。多不伴有纵隔淋巴结肿大。

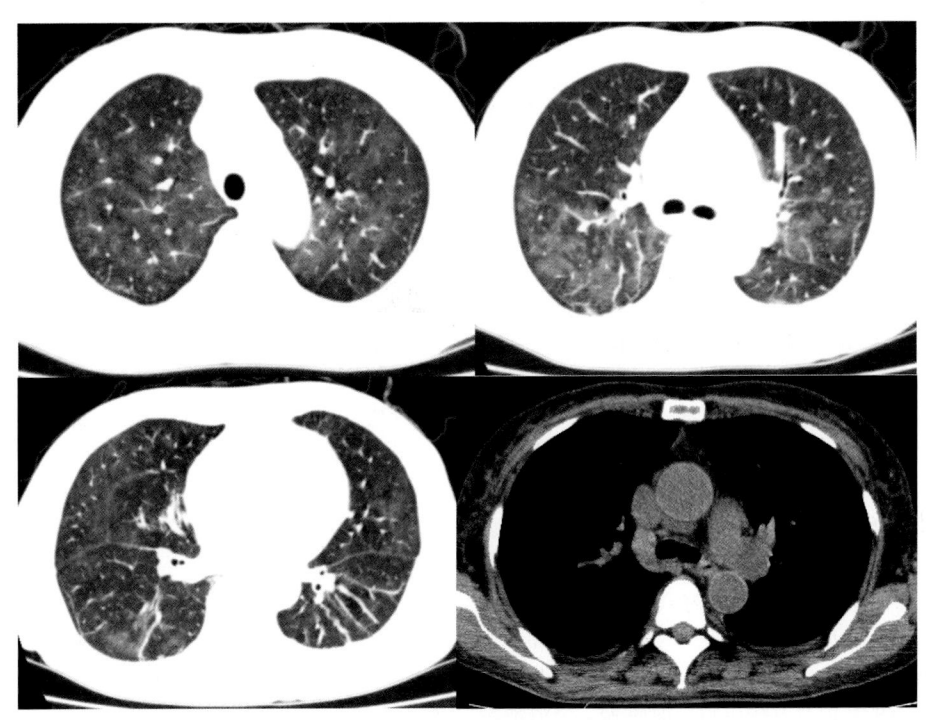

图 23-3-1 女性,69 岁。肺血管内大 B 细胞淋巴瘤
畏寒、发热 2 个月余。CT 肺窗显示两肺多发斑片状磨玻璃影,胸膜下分布较少,伴少许条索影;纵隔窗显示两侧少量胸腔积液。

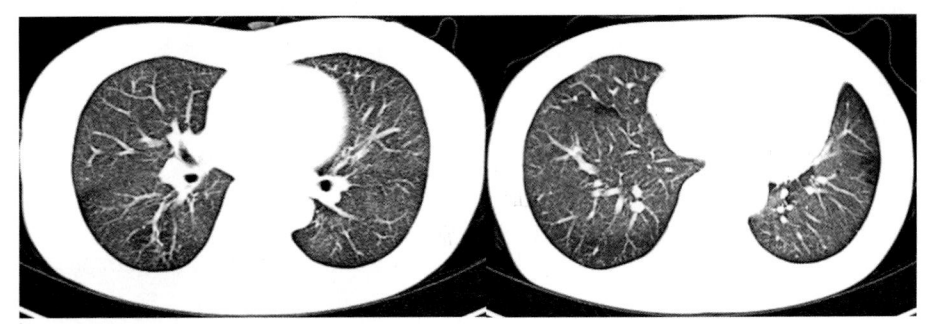

图 23-3-2 女性,64 岁。肺血管内大 B 细胞淋巴瘤
反复发热、咳嗽、气促 7 个月余。CT 肺窗显示两肺弥漫性磨玻璃影,胸膜下未受累。

原发肺 IVLBCL 的 PET-CT 典型影像学表现是 PET 代谢与 CT 表现不匹配,即 ^{18}F-FDG 呈弥漫代谢增高,CT 图像可无异常发现,或部分有磨玻璃样改变,这一少见现象在影像学上称为"热肺"(hot lung)[8],是 IVLBCL 的准病理征象。

【诊断标准】

IVLBCL 诊断依赖于组织病理学。肺原发性 IVLBCL 进展迅速,短期内可出现呼吸衰竭,对临床可疑患者如不明原因的发热、呼吸困难、不典型的间质性肺炎样影像学改变及不明原因的哮喘等,应尽快完善病理学检查。

【鉴别诊断】

IVLBCL 主要表现为磨玻璃影,可出现小叶间隔增厚及结节影。间质性肺炎常出现囊状透亮影、网格影及蜂窝状改变,结合临床可鉴别。肺间质血管腔内无异型淋巴细胞,免疫组化标记 CD3、CD20 提示 T 细胞、B 细胞混杂分布。

(陈淮 郭佑民)

参考文献

［1］ 葛莉,冯瑞娥,田欣伦,等.肺血管内淋巴瘤的临床及病理特征［J］.协和医学杂志,2012,3:30-35.
［2］ Pleger L, Tappeiner J. On the recognition of systematized endotheliomatosis of the cutaneous blood vessels reticuloen-dotheliosis? ［J］. Hautarzt, 1959, 10:359-363.
［3］ Wrotnowski U, Mills SE, Cooper PH. Malignant angioendotheliomatosis. An angiotropic lymphoma?［J］. Am J Clin Pathlol, 1985, 83:244-248.
［4］ Wick MR, Mills SE, Scheithauer BW, et al. Ressessment of malignant "angioendotheliomatosis". Evidence in favor of its reclassification as "intravascular lymphomatosis"［J］. Am J Suger Pathol, 1986, 10:112-123.
［5］ Kosei M, Yoshiaki A, Kentaro N, et al. Diagnosis of intravascular large B cell lymphoma: novel insights into clinicopathological features from 42 patients at a single institution over 20 years ［J］. British Journal of Haematology, 2019, 187:328-336.
［6］ Murase T, Yamaguchi M, Suzuki R, et al. Intravascular large B-cell lymphoma (IVLBCL): a clinicopathologic study of 96 cases with special reference to the immunophenotypic heterogeneity of CD5 ［J］. Blood, 2007, 109:478-485.
［7］ Brunet V, Marouan S, Routy JP, et al. Retrospective study of intravascular large B-cell lymphoma cases diagnosed in Quebec: a retrospective study of 29 case reports ［J］. Medicine, 2017, 96:e5985-e5985.
［8］ Swerdlow SH, Campo E, Harris NL. WHO Classification of tumours of haematopoietic and lymphoid tissues ［M］. 4th ed. Lyon: IARC Press, 2017.

第四节·肺黏膜相关组织淋巴瘤

黏膜相关淋巴组织(mucosa associated lymphoid tissue, MALT)淋巴瘤最早由 Isaaeson 和 Wright 等[1]于 1983 年提出,是一种低度恶性的结外非霍金奇淋巴瘤,属于边缘区 B 细胞瘤一类,占 7%～8%。本病多发于胃肠道等消化系统,原发于肺内罕见。本病好发于老年人,50～70 岁,男女发病率无明显差异,进展缓慢,早期明确诊断有助于改善患者的预后。由于肺 MALT 淋巴瘤的发病率低,临床缺乏特异性,误诊率较高[2]。本病恶性程度低,预后较好,5 年生存率超过 90%,10 年生存率达 72%以上[3]。

【发病机制与病理】

肺 MALT 淋巴瘤的病因及发病机制目前尚未完全清楚,多认为是对各种抗原刺激的一种反应[4],从而引起淋巴组织积聚,这些刺激包括吸烟、肺部感染、自身免疫性疾病等,目前尚未发现肺 MALT 淋巴瘤特异性的病原体。

肺 MALT 淋巴瘤的病理特征包括淋巴上皮病变(边缘区细胞浸润上皮)、滤泡植入(边缘区或单核细胞样细胞侵入反应性滤泡)、边缘区细胞和/或单核细胞样细胞、小淋巴细胞、浆细胞和散在的转化母细胞。免疫组织化学检查是诊断 MALT 淋巴瘤的重要方法,可与反应性淋巴细胞增生和其他小 B 细胞淋巴瘤(如滤泡淋巴瘤、套细胞淋巴瘤和小淋巴细胞淋巴瘤)鉴别。

【临床表现】

肺 MALT 淋巴瘤临床可无任何症状,或仅有咳嗽、气促、胸痛等非特异性呼吸道症状,临床上易被误诊为肺癌、肺炎、肺结核等。

【实验室检查】

本病诊断过程中,实验室检查无法判断良恶性。Ferraro 等[5]认为,纤维支气管镜所获标本小对肺淋巴瘤诊断意义不大。经皮肺穿刺活检为常用的创伤性较小的内科诊断方法,但阳性率较低。Graham 等[6]报道 8 例肺 MALT 淋巴瘤,肺穿刺活检诊断率仅为 25%。

【影像学表现】

肺 MALT 淋巴瘤 CT 表现复杂,大体分为 3 种类型:①结节/肿块型(图 23-4-1);②渗出/实变型(图 23-4-1 和 23-4-2);③混合型(多种形态并存,图 23-4-3),既往也有文献报道过肺间质型(支气管血管束型,图 23-4-4)[7],可在其他分型中伴随该表现。本病多以双侧、多发病变为主,单发病灶相对较少。

1. 结节/肿块型·肺 MALT 淋巴瘤的结节/肿块多位于肺间质内支气管旁或胸膜下,呈类圆形,边界多清楚、光滑,无毛刺征,部分病灶周围可见晕征(图 23-4-1)。其病理基础为支气管、血管周围肿瘤细胞沿支气管、血管外周淋巴窦道途径扩散,支气管、血管、淋巴管周围组织结构增厚,局部形成结节或肿块。

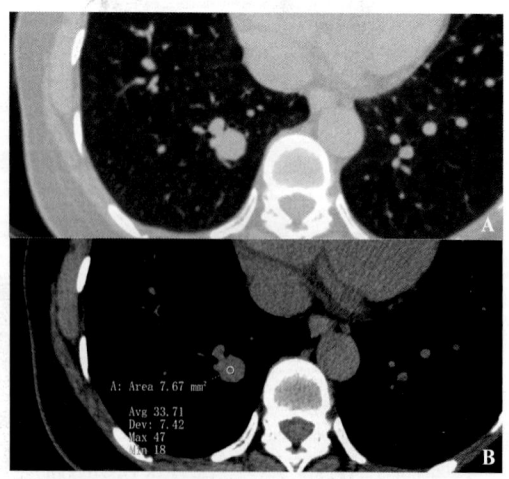

图 23-4-1 女性,50 岁。MALT 结外边缘区 B 细胞淋巴瘤
CT 肺窗(A)和纵隔窗(B)显示右肺下叶结节,边界清楚光滑,无毛刺,平扫 CT 值为 33 HU。

2. 渗出/实变型·实变为肺 MALT 淋巴瘤常见的影像

学表现征象,CT表现为沿支气管血管束或胸膜下分布片状高密度影,密度均匀,边缘模糊,其内常可见充气支气管征和/或血管造影征,部分可见支气管扩张,跨叶生长常见(图23-4-2和图23-4-3);其病理基础为肿瘤细胞沿支气管血管束及小叶间隔浸润生长,进而出现小叶间隔增厚、支气管血管束增粗等间质性改变,肿瘤细胞进一步破坏肺泡壁、充盈肺泡腔,形成肺内实变影。

充气支气管征对肺MALT淋巴瘤的诊断具有一定的价值,病理基础是由于肿瘤起源于肺间质,沿或跨越支气管生长,主要破坏肺间质,因此在病灶内可见残留的完整支气管影。病灶内支气管扩张是本病的另一相对特征性表现,为肿瘤细胞沿着肺间质和支气管黏膜下生长而支气管壁不受侵犯,当肿瘤细胞浸润致支气管周围实质破坏和肺泡塌陷时,周围纤维组织增生牵拉而导致邻近支气管扩张,支气管壁无破坏,在肿瘤治疗过程中支气管扩张程度可减轻或消失。

血管漂浮征是本病的另一特点,表现为增强扫描时病灶内可见肺动静脉走行自然、无破坏,其病理学基础为肿瘤细胞沿间质增生浸润,不侵犯或破坏血管壁结构,故病灶内血管形态、走行正常(图23-4-3)。

3. 混合型 · 表现为多种影像学征象同时存在(图23-4-4和图23-4-5)。病灶多为中度强化,部分轻度强化;肺门及纵隔淋巴结肿大少见;胸腔积液少见,与淋巴管或静脉阻塞有关;邻近胸膜多无增厚,部分胸膜下见清晰脂肪可能是因为肿瘤细胞生长缓慢,多为间质淋巴样浸润而不破坏脏器解剖结构,若肺泡塌陷或周围纤维组织增生,可能导致病灶牵拉邻近胸膜。

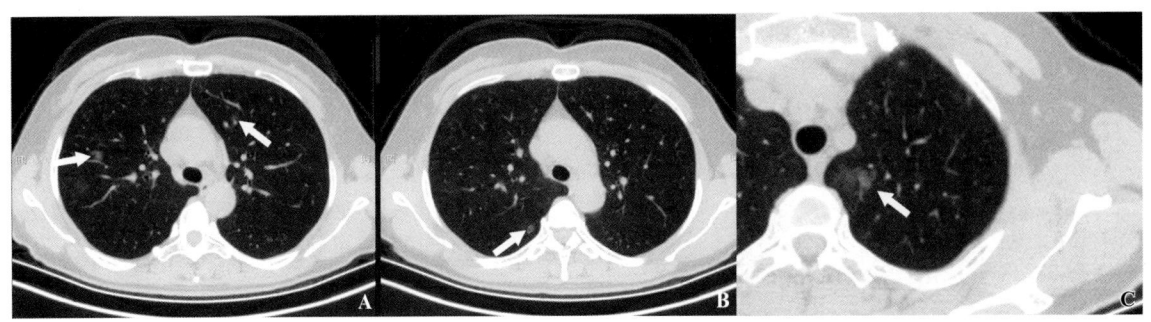

图23-4-2 女性,52岁。MALT结外边缘区B细胞淋巴瘤
CT肺窗显示两肺弥漫多发浅淡密度渗出影(A、B,白箭),边界欠清,最大者位于左肺尖(C)。

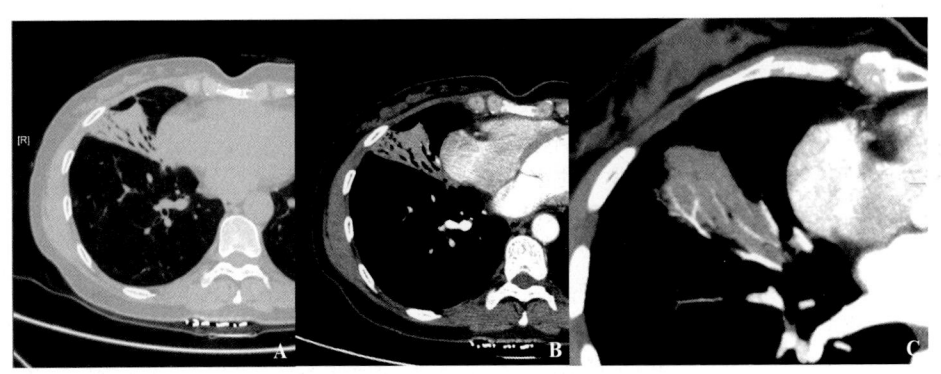

图23-4-3 女性,53岁。MALT结外边缘区B细胞淋巴瘤
CT肺窗(A)及纵隔窗(B)显示右肺中叶斑片状实变影,内部见充气支气管征,走行自然,增强纵隔窗(C)显示呈中度均匀强化血管漂浮征。

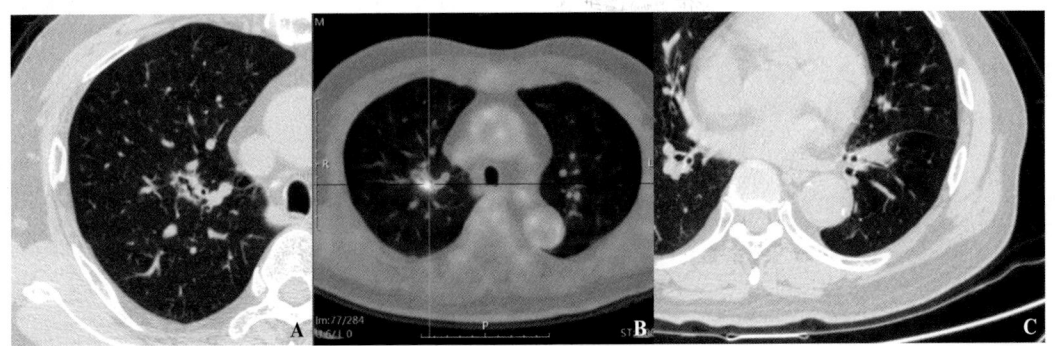

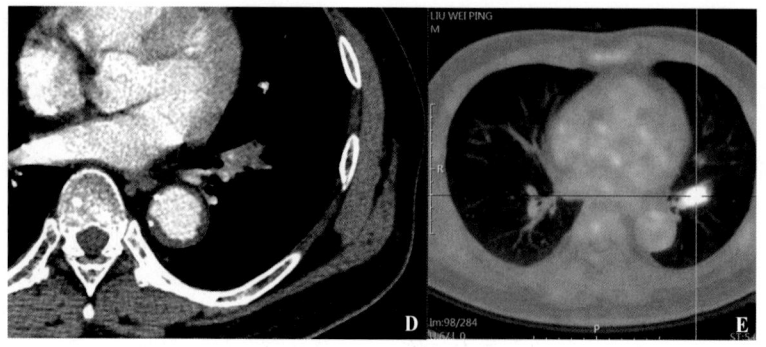

图23-4-4　男性，64岁。MALT结外边缘区B细胞淋巴瘤

CT(A)及PET融合图(B)显示右肺上叶空腔病变，边界欠清，内部支气管牵拉扩张，SUV_{max} 为6.9；CT增强(C、D)显示左肺下叶斜裂胸膜旁实变影轻度强化，伴基底段支气管分支略狭窄，PET-CT(E)SUV_{max} 为6.8。

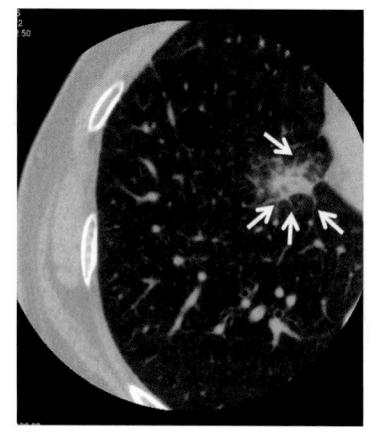

图23-4-5　男性，64岁。MALT结外边缘区B细胞
CT显示右肺下叶片片状高密度伴间质增粗。

PET-CT在扮演着越来越重要的角色。肺为含气脏器，放射性本底低，无生理性摄取的干扰，即便病灶放射性摄取较低，也能产生足够的对比度。因此，PET-CT在判断本病放化疗后的肿瘤活性也具有明显的优势。有文献收集的11例肺MALT淋巴瘤显示病灶均有不同程度放射性浓聚，SUV_{max} 范围为2.5～14.4，平均为5.6±2.7[8]。

【鉴别诊断】

肺MALT淋巴瘤影像学表现复杂，缺乏特异性，诊断较为困难，常被误诊为肺炎和肺癌。

1. 支气管肺癌・肺癌病灶常见毛刺、分叶，对应支气管破坏、闭塞，管腔狭窄，可伴阻塞性炎症，肺门及纵隔淋巴结肿大。

2. 大叶性肺炎・肺炎患者发病急，多有咳嗽、咳痰及高热等呼吸系统主要症状，CT表现多为斑片影，可伴充气支气管征，充气支气管管径、形态正常，病灶内无支气管扩张，短期抗感染治疗后效果明显。

3. 真菌感染・肺部真菌感染主要见于免疫抑制者，CT可表现为结节、磨玻璃影、实变，病灶内可见空气新月征或空洞，有助于与肺MALT淋巴瘤鉴别。

4. 肺结核・患者常在咳嗽、咳痰、咯血等呼吸系统症状的基础上常伴低热、盗汗、乏力等全身症状，病灶好发于上叶尖后段及下叶背段，病灶内常见空洞、钙化，临床上结核菌素试验、痰结核菌培养可确诊。

（陈淮　郭佑民）

参考文献

[1] Borie R, Wislez M, Thabut G, et al. Clinical characteristics and prognostic factors of pulmonary MALT lymphoma [J]. Eur Respir J, 2009, 34:1408-1416.

[2] Wang R, Su M. Pulmonary mucosa-associated lymphoid tissue lymphoma with internal calcifications on positron-emission tomography/CT [J]. J Bras Pneumol, 2020, 46:e20190330.

[3] 吴峰,王保明,马冬春,等.肺黏膜相关淋巴组织淋巴瘤手术治疗2例[J].中华胸心血管外科杂志,2022,38:115-116.

[4] Isaacson PG, Spencer J. Malignant lymphoma of mucosa-associated lymphoid tissue [J]. Histopathology, 1987, 11:445-462.

[5] Ferraro P, Trastek VF, Adlakha H, et al. Primary non-Hodgkin's lymphoma of the lung [J]. Ann Thorac Surg, 2000, 69:993-997.

[6] Graham BB, Mathisen DJ, Mark EJ, et al. Primary pulmonary lymphoma [J]. Ann Thorac Surg, 2005, 80:1248-1253.

[7] Ding X, Makino T, Koezuka S, et al. Primary extranodal marginal zone lymphoma of mucosa-associated lymphoid tissue with multiple pure ground-glass opacities: a case report [J]. J Cardiothorac Surg, 2017, 12:2.

[8] 雷强,李新春,万齐,等.肺黏膜相关淋巴组织淋巴瘤的CT、PET/CT表现及预后随访[J].中国临床医学影像杂志,2018,29:620-623,639.

第五节・白血病肺浸润

白血病(leukemia)是一种造血系统的恶性肿瘤，其主要表现为异常的白细胞及其幼稚细胞（白血病细胞）在骨髓或其他造血组织中进行性、失控性地异常增生，浸润各种组织，使正常血细胞生成减少，产生相应的临床表现，外周血白细胞发生质与量的变化。

白血病按病程可分为急性白血病和慢性白血病。按细胞形态及病程可分为急性淋巴细胞白血病、急性非淋巴细胞白血病、慢性粒细胞白血病、慢性淋巴细胞白血病等。白血病患者死亡后尸检发现98%有肺部并发症,肺部并发症是患者致死的一个重要诱因[1]。

肺浸润的发生与外周血中白血病细胞的数目高度相关,作为疾病的发展过程,白血病细胞沿着淋巴管浸润肺组织,白血病肺浸润常常发生于病程的终末期,也可见于患者初诊时。急性白血病患者在初诊时肺浸润约达5%;尸检病例中约50%有肺浸润,但其中仅有5%的病例在胸部X线片上显示出病变。白血病浸润导致的肺出血、肺梗死(白血病后细胞梗死)成为白血病的主要死亡原因之一。

病因尚不明确,可能与辐射、遗传、化学制剂(如苯、甲醛、烷化剂、细胞毒性药物等)、病毒感染等因素的相互作用有关。

【发病机制与病理】

造血干细胞具有自我复制及分化、增殖成前驱细胞的能力,而前驱细胞不能自我复制,只能增殖为血液细胞。当某些致病因素导致造血干细胞及前驱细胞演变成具有自我复制能力的白血病干细胞,这些病态的干细胞将会不受控制的自我复制、生成大量的白血病前驱细胞及白血病细胞并将其释放入血,同时使正常造血受到抑制。红细胞减少导致贫血,白细胞减少导致易感染,血小板减少导致易发生出血。

白血病细胞失去进一步分化成熟的能力而停滞在细胞发育的不同阶段。在骨髓和其他造血组织中白血病细胞大量增生积聚并浸润其他器官和组织。白血病的特异性病理改变为异常白细胞的增生与浸润;非特异性病变则为出血、组织营养不良与坏死、继发感染等。

白血病肺浸润主要浸润肺泡壁,也可浸润支气管、胸膜、血管壁等。因此,其特点主要呈间质性分布,白血病细胞围绕支气管、细支气管、小血管周围和肺泡浸润,在弥散性浸润的基础上,亦可以表现为以支气管为中心浸润,与小叶性肺部浸润相似。胸膜浸润可以发生胸腔积液。

各型白血病肺部浸润的发生率有所不同。

【临床表现】

急性白血病起病急骤,常表现为发热、贫血、出血、咳血表现,以及肝(脾)大和广泛性淋巴结肿大。

慢性白血病起病缓慢,慢性粒细胞白血病常因肝(脾)大而就诊,多伴有胸骨压痛;慢性淋巴细胞白血病常表现为无痛性全身淋巴结肿大、肝(脾)大。晚期才有贫血和出血现象,常合并继发感染。

肺部浸润的临床症状无特异性,许多病例被视为呼吸困难或呼吸衰竭。

【实验室检查】

血液检查,大多数表现为白细胞增多,正常细胞性贫血,血小板减少;外周血涂片内有原始或幼稚细胞。

骨髓穿刺,骨髓象有核细胞增多,以原始细胞为主,较成熟中间阶段细胞缺如,并残留少量成熟粒细胞,形成所谓的裂孔现象。

【影像学表现】

白血病可造成肺部感染、白血病肺浸润、淋巴瘤肺浸润及药物造成的肺损伤等,并可引起纵隔与肺门淋巴结肿大。其中肺部浸润最常见于单核细胞白血病,少见于慢性中幼粒细胞性白血病,而纵隔及肺门淋巴结肿大最常见于中幼粒细胞性白血病。

1. X线表现 · X线平片用于发现白血病肺部病变,提示临床进一步检查。白血病肺浸润表现为如下。

(1) 双肺弥漫性肺纹理增粗、增多,相互交错呈网、线状阴影,是最常见的肺部表现(图23-5-1A)。

(2) 多发局灶性实变影或磨玻璃影。

(3) 结节病灶,两肺多发或单发圆形病灶,边界模糊(图23-5-2A)。

(4) Kerley B线(克利B线)、支气管血管束增粗。

(5) 肺外胸廓内病变包括:纵隔及肺门淋巴结肿大(图23-5-3);纵隔肿物、纵隔增宽;心包及胸膜病变呈心影增大,其原因为心包肿物或心包积液(图23-5-2);胸腔积液、胸膜肿物亦较为常见(图23-5-1和图23-5-2)。

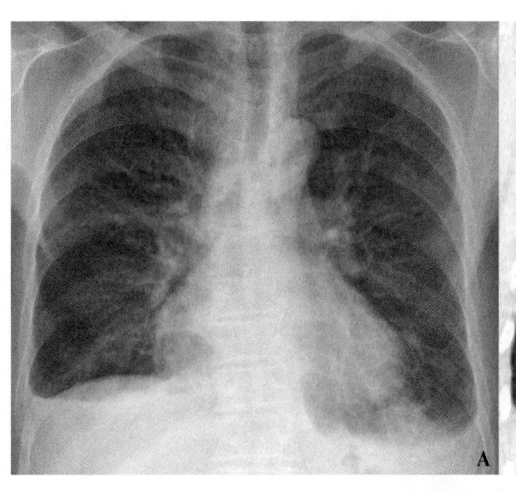 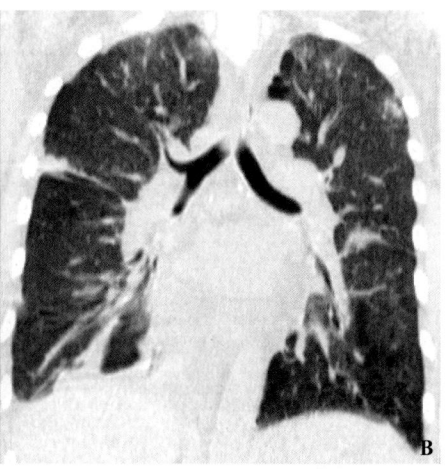

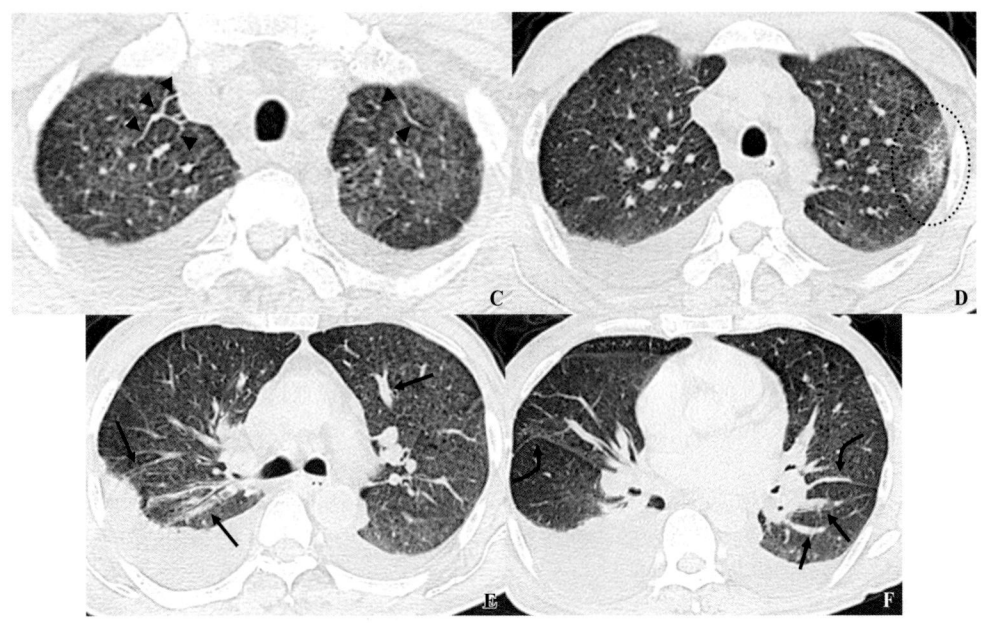

图23-5-1 男性,66岁。慢性粒细胞白血病急变

胸部 X 线片(A)显示两肺纹理增多、紊乱,双下肺见网状改变,双侧胸膜腔积液;CT 冠状位(B)显示叶间裂增厚,胸膜下小斑片状影;CT 肺窗(C~F)显示双肺透光度普遍下降,双肺尖小叶间隔增厚形成不规则线状影,左肺上叶胸膜下小片状影实为小叶内间隔线增厚形成细网格状改变(圆圈内),双肺支气管血管束增粗(直箭),斜裂胸膜不均匀增厚,走行不自然(弯箭),双侧胸腔积液。

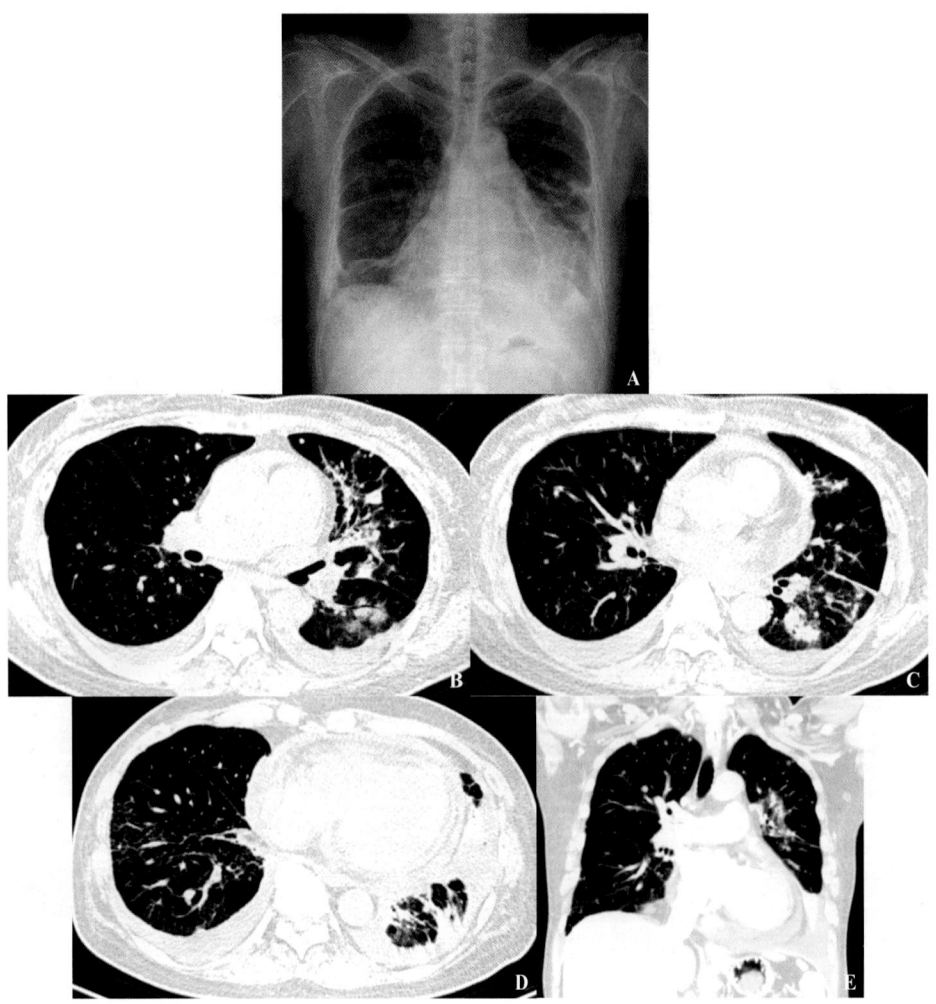

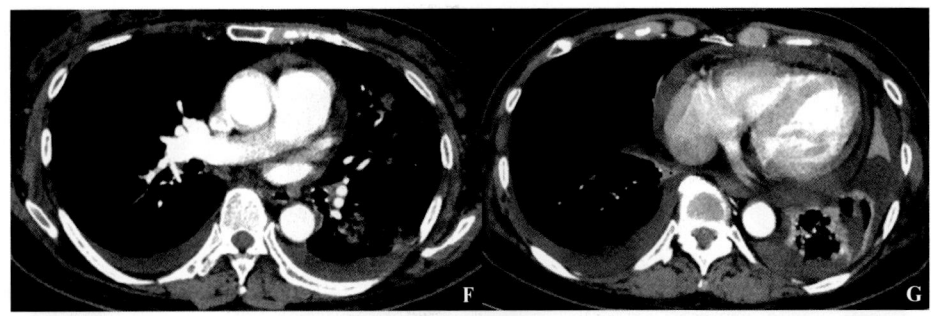

图23-5-2 女性,65岁。白血病肺部浸润

胸部X线片(A)显示左肺下野透光度下降,两肺多发斑片状模糊影及结节状密度增高影,双侧少量胸腔积液,心影增大呈烧瓶状;CT肺窗显示两肺散在多发大小不等实性结节影、斑片状磨玻璃影(B、E)及实变影(C),左肺上叶支气管血管束增粗(B)及右肺下叶小叶间隔和下叶内间隔增厚(D);增强扫描动脉期(F、G)显示两侧胸腔积液、心包积液、左下肺萎陷。

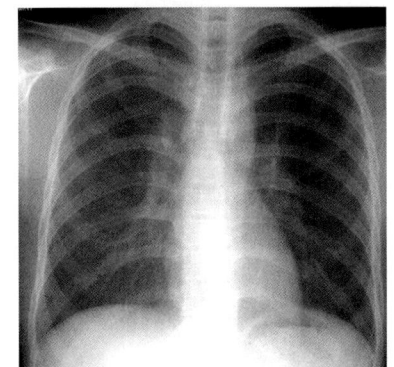

图23-5-3 男性,18岁。红白血病肺部浸润

两下肺纹理增多模糊,肺门增大。

2. CT表现·CT扫描通常是在X线平片的基础上,为了进一步明确病变的性质和形态所采用的常规检查方法。其中多排螺旋薄层CT扫描及其重建对显示肺间质改变尤其重要。白血病肺浸润病变大多为弥散性[2-4]。CT表现包括以下几种类型。

(1) 支气管、血管束增粗,周围肺动脉增粗:最常见,表现为支气管、血管束线状增粗或结节样增粗,边缘清楚或模糊,可在全肺野分布(图23-5-1和图23-5-4),亦可局限于某一肺野(图23-5-2B),其影像学表现不具有特征性。

周围肺动脉增粗表现为中央动脉或小叶间动脉增粗,呈逗点状或Y形。病理改变主要是白血病细胞沿着肺动脉、支气管、细支气管浸润。

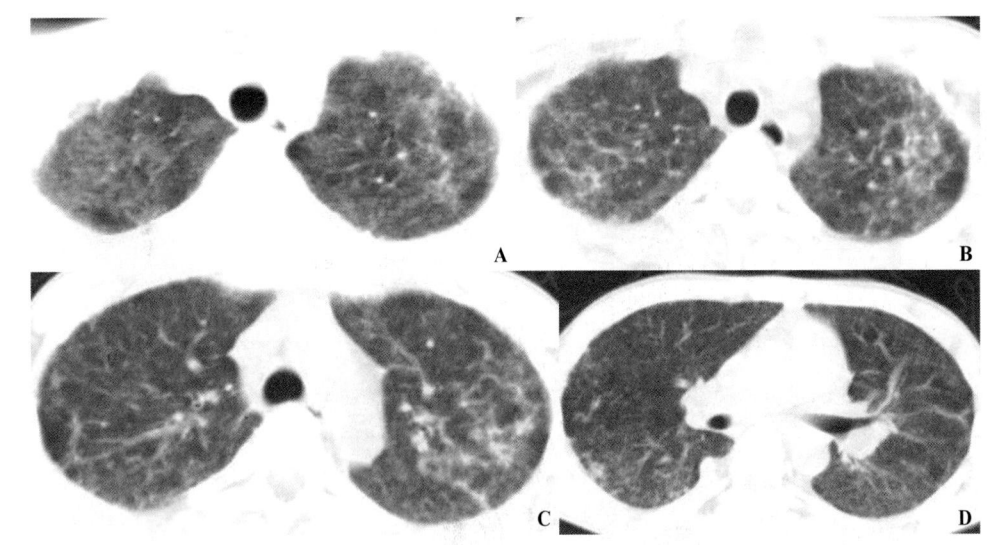

图23-5-4 男性,18岁。白血病肺部浸润

CT肺窗显示两上肺支气管血管束增粗伴两肺透光度下降,可见斑片状磨玻璃样改变(A),小叶间隔增厚(B、C),胸膜下可见小结节影(D)。

(2) 小叶间隔增厚:是白血病肺部浸润的主要表现,是白血病细胞浸润肺间质结缔组织的结果。常规CT呈现肺透光度下降,肺纹理紊乱,可见粗大网格影(图23-5-4)。

HRCT上小叶间隔、小叶间质均可呈均匀或不均匀性增厚,交织成网(图23-5-1D和图23-5-2D)。病变可见于全肺野,也可仅见于一个肺野,多数病变发生时伴有支气管、血管束增粗及外周动脉的增粗(图23-5-4)。

小叶间隔增厚的病理改变主要为以下两个方面:①白血病细胞沿小叶间隔浸润;②小叶间隔纤维化而无白血病细胞浸润,原因不明。

(3) 磨玻璃病灶[5,6]:两肺透光度下降,密度增高,呈半透明状态,通过该影还能分辨其内分布的血管(图23-5-5)。

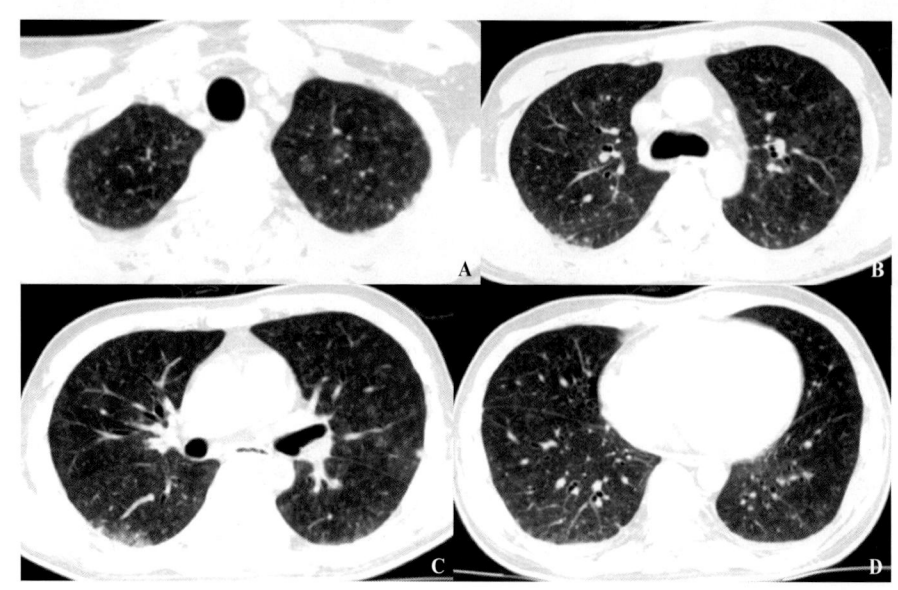

图 23-5-5 男性,33 岁。白血病肺浸润
CT 肺窗(A～D)显示两肺透亮度稍下降,可见弥漫多发斑点状、结片状磨玻璃影,并见多发粟粒状小结节影。

病变多分布于支气管血管周围或胸膜下,也可随机分布,多为较具特征性的非小叶性、非节段性病变。

磨玻璃影的病理改变主要为以下两个方面:①白血病细胞浸润邻近肺动脉或细支气管的肺泡;②水肿、出血,出血伴有或不伴有血管内白血病细胞。

(4) 肺实变伴支气管充气征:表现为肺密度增高,常规 X 线片及 CT 平扫检查无法区分血管与病变,白血病肺部浸润的实变影可表现为非小叶性、非节段性病变,也可表现为小叶性、节段性病变,前者是更具特征性的 CT 表现,病变主要分布于支气管血管束周围及胸膜下(图 23-5-6)。

肺实变伴支气管充气征的病理改变主要为以下 3 个方面:①白血病细胞浸润肺泡;②血管内细胞栓子;③水肿、出血,邻近肺动脉或支气管的肺水肿伴或不伴有血管内白血病细胞栓子。

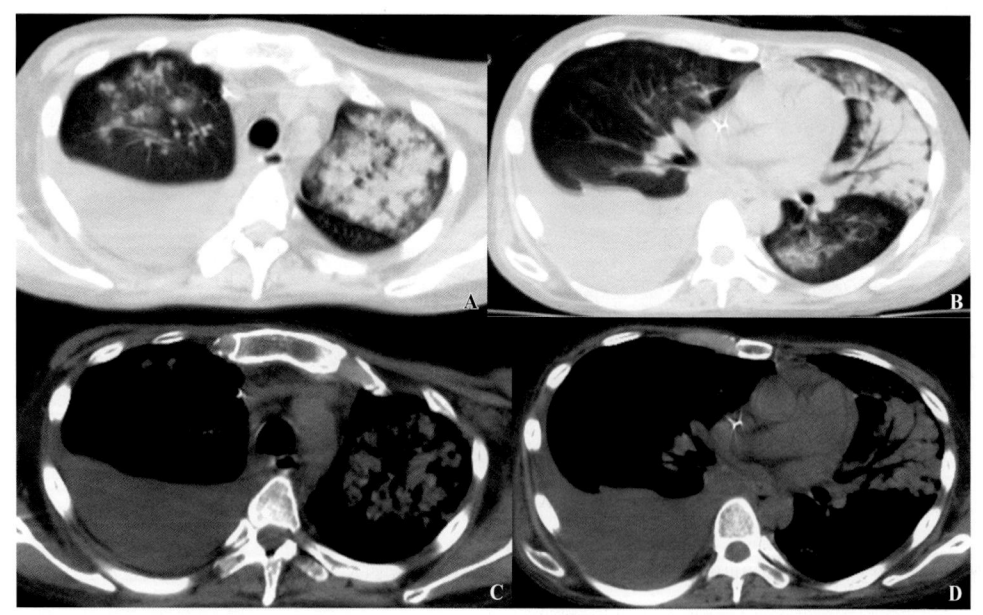

图 23-5-6 白血病肺浸润
CT 肺窗显示双肺多发大片实变影及磨玻璃影(A),实变影内见空气支气管征(B);纵隔窗(C、D)显示左肺有实变,其内可见支气管气像,右侧中量胸腔积液。

(5) 肺结节[7,8]:以粟粒性结节多见(图 23-5-5),大于 1cm 的结节性改变在白血病肺部浸润中相对少见。可多发或单发,病变可位于小叶中心、支气管血管周围及随机分布,其中结节沿着增厚的支气管血管束分布是其较具特征的 CT 表现,此与恶性淋巴瘤表现十分相似。

肺结节的病理变化主要为以下两个方面:①白血病细胞浸润肺泡,形成结节;②出血性梗死。

(6) 肺外胸廓内病变

1) 肺门及纵隔淋巴结肿大十分常见,约占尸检病例的50%。CT可表现为纵隔肿物、纵隔脂肪的浸润、纵隔淋巴结的增大(图23-5-7)。肺门淋巴结肿大,大约见于15%的病例,且通常伴有纵隔的病变。

2) 胸腔积液或胸膜受侵亦较为常见(图23-5-1F、图23-5-2G和图23-5-5A),胸腔积液见于20%的尸检病例,胸腔积液最常见于慢性中幼粒细胞白血病,常为单侧。其原因常为淋巴道梗阻、心力衰竭、肺部感染等,而白细胞浸润引起者不到5%。

3) 心包受累表现为心包增厚和/或心包积液(图23-5-2G和图23-5-7)。

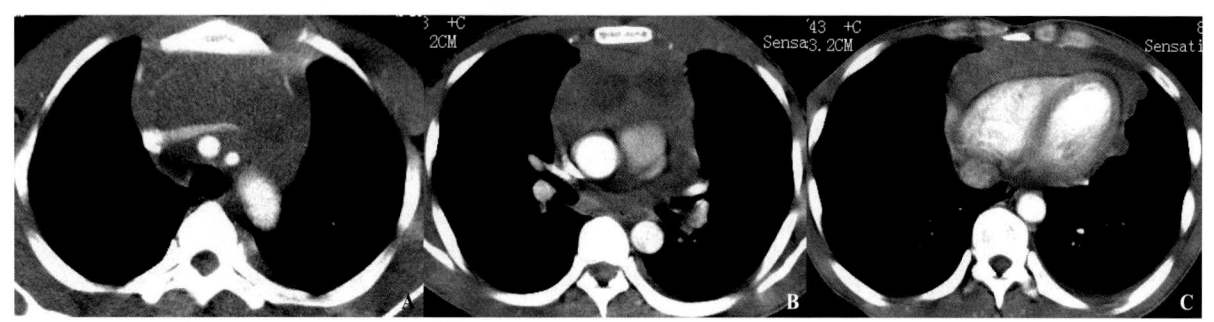

图23-5-7 男性,33岁。白血病纵隔浸润
CT增强扫描(A~C)显示前纵隔肿块,推压并包绕血管生长,肿块内可见不强化液化区,心包不均匀结节状增厚,左侧胸膜轻度增厚。

白血病肺浸润常存在双肺弥漫、多种形式并存的特点,上述这些改变在目前的影像学显示不难。但是,由于胸部X线片或CT观察到的这些异常并无特异性,与肺感染、出血、药物中毒、肺水肿无法区分。

此外,肺部异常改变很少是由白血病单独导致的,几乎全部的患者都有肺炎、出血、药物诱发的肺部损害或肺水肿,因此诊断必须结合临床。

【诊断标准】
白血病患者有呼吸道症状,外周血中白血病细胞数量非常高,HRCT显示上述特点,尤其是呈现支气管血管束增粗,肺动脉高压,病理符合白血病肺部浸润,抗炎治疗5~7天无效或加重,抗白血病治疗症状明显改善,完全缓解后肺部病变消失,可确诊。

【鉴别诊断】
1. 肺水肿·以弥漫性磨玻璃影表现为主的白血病肺浸润,应与肺水肿鉴别,肺水肿CT表现为肺门周围对称性蝴蝶状磨玻璃样改变,临床上常有明确的心力衰竭或肾衰竭病史。

2. 肺出血·CT表现为磨玻璃样改变,肺泡结构完整无破坏,实变区内肺纹理清晰,病变多不跨肺叶。临床主要症状咳嗽和不同程度的咯血,严重者可有贫血等。

3. 肺真菌感染·表现为肺内单发或多发结节影,周围环绕磨玻璃样的密度影的晕环征;肺真菌病中晚期随着肺组织不断的坏死后被咳出形成大小不等的空洞,其内菌丝聚集形成曲菌球形成的空气新月征,但表现无特征性,诊断尚需结合临床表现、痰液培养及涂片真菌学检查。

4. 浸润性肺结核·病变多首先侵犯一侧或两肺尖部或下叶的背段,进一步发展病变范围扩大、累及其他肺叶,早期病灶边缘不清,多呈云絮状或团块状高密度影,可形成空洞。多伴有树芽状支气管播散灶等。

5. 细菌性肺炎·病变多呈小叶性或大叶性,以肺叶或肺段分布,密度均匀其内可见充气支气管影,病变也可互相融合成大片模糊阴影。呼吸道症状明显,高热,中性粒细胞增多为主,但很少>100×10^9/L,血清C反应蛋白阳性,用抗生素治疗有效。

6. 转移瘤·弥漫性的肺内小结节和网状阴影并存时,应与肺内淋巴道转移瘤鉴别,有无原发性恶性肿瘤病史对鉴别诊断很有价值。

(陈淮 郭佑民)

参考文献

[1] 李相生,张挽时,徐家兴.白血病肺部并发症的CT诊断研究进展[J].中国医学影像学杂志,2007,15:133-134.

[2] Heyneman LE, Johkon T, Ward S, et al. Pulmonary leukemic inflfiltrates: high-resolution CT findings in 10 patients [J]. AJR, 2000,174:517-521.

[3] Bashoura L, Eapen GA, Faiz SA. Pulmonary manifestations of lymphoma and leukemia [J]. Clinics in Chest Medicine, 2017, 38:187-200.

[4] 李云,刘胜全,闫呈新.白血病肺浸润的CT表现[J].中国CT和MRI杂志,2009,7:12-14.

[5] 朱全新,姚巧林,王庆荣,等.CT对白血病肺浸润的诊断价值[J].上海医学影像,2010,19:302-304.

[6] Sakashita A, Ashizawa K, Minami K, et al. Localized ground glass opacities with multiple pulmonary small cysts in adult T-cell leukemia or lymphoma: an "alloy wheel" appearance [J]. J Thorac Imaging, 2009, 24: 321-324.

[7] Hanaka M, Yatera K, Itoh C, et al. Case of adult T-cell leukemia/lymphoma with rapid progression of pulmonary areas of ground-glass attenuation and multiple nodules [J]. Respir Investig, 2013, 51:40-45.

[8] Oyama K, Kanekura T, Yoshii N, et al. Case of adult T-cell leukemia with pulmonary involvement presenting as nodular shadows [J]. J Dermatol, 2008, 35:225-228.

第六节 · 肺浆细胞瘤

浆细胞瘤(plasmacytoma)是由于浆细胞系统的异常增生引起的恶性肿瘤[1],是最常见的骨髓内病变。有人将其分为多发性骨髓瘤(multiple myeloma,MM)、骨孤立性浆细胞瘤(solitary plasmacytoma of bone,SPB)和髓外浆细胞瘤(extramedullary plasmacytoma,EMP)[2-4]三种类型。也有人将其分为:①多发性骨髓瘤;②骨孤立性浆细胞瘤;③髓外(软组织)病变;④浆细胞瘤和浆母细胞肉瘤。

本节仅讨论多发性骨髓瘤的肺内浸润及肺原发性浆细胞瘤的影像学表现。

一、多发性骨髓瘤肺部浸润

多发性骨髓瘤是骨髓中克隆性浆细胞异常增生,引起溶骨性骨质破坏,病变初期起于红骨髓,在髓腔内呈弥漫性浸润,也可为局限性。晚期引起骨髓外侵犯,骨髓外的病变称髓外病变(EMD)。

骨髓瘤髓外侵犯分为两类:一类是指骨髓瘤细胞破坏骨皮质,侵入周围软组织,此类髓外病变称为骨相关髓外病变(EMD-B);另一类是骨髓瘤细胞通过血源播散到髓外的软组织或其他器官的病变,此类髓外病变称为远离骨髓的髓外病变(EMD-S),属于远处转移。

最常见的远处转移包括肾、血液、肺、胃肠道、肝、脾、淋巴结、乳腺、腮腺及胰腺等脏器和系统的受累。根据是否产生和分泌免疫球蛋白或其片段(M蛋白)分为分泌型和非分泌型,前者占90%以上,后者不到10%。

多发性骨髓瘤约占骨恶性肿瘤的4.42%,老幼均可发病,40岁以上多见,男女之比约为2:1[5]。原发病变好发于富含红骨髓的部位,如颅骨、脊椎、肋骨、骨盆、胸骨、股骨和肱骨近端等。胸膜病变以EMD-B为主,而肺实质病变以EMD-S为主。无论哪种类型,一旦出现髓外侵犯,均提示其预后较差。

目前病因尚不明确,可能与遗传、辐射、病毒感染等多种因素相关。其最典型的症状是高血钙、肾功能不全、贫血和骨痛四联征。本病目前尚不能治愈,但经过合理的治疗可缓解,中位生存时间为3~4年。

多发性骨髓瘤患者在肺部的病变分为感染和肿瘤浸润两大类,症状有部分重叠,前者发生率高。

【发病机制与病理】

多发性骨髓瘤的发病机制是大量单克隆免疫球蛋白,进而抑制正常浆细胞功能,引发肾脏、骨骼等重要器官功能受损。

目前骨髓瘤髓外病变的发病机制尚未阐明,可能与遗传和微环境机制有关。

免疫功能低下,胸廓活动度下降(疼痛限制),均导致患者容易合并肺部感染。

胸部浸润有3种表现:①骨髓瘤直接侵及胸膜、胸壁;②不与骨相连的肺部软组织肿块(病变病理可见浆细胞浸润);③骨髓瘤细胞弥漫浸润胸膜但无局部肉眼可见病变,但胸腔积液形成等。

【临床表现】

临床表现复杂,骨骼系统表现为全身性骨骼疼痛、软组织肿块及病理性骨折;泌尿系统表现为急、慢性肾衰竭(骨髓瘤肾);神经系统表现为多发性神经炎。

胸部侵犯临床表现无特异性,可表现为咳嗽、胸痛等[6]。

其他表现包括反复感染、贫血和紫癜。

【实验室检查】

1. 血液检查 · 红细胞、白细胞及血小板减少;红细胞沉降率加快;血钙升高;球蛋白升高;肌酸酐升高,肌酐清除率下降;血清单克隆蛋白≥3 g/dL。血清游离轻链比值≥100。

2. 尿液检查 · 本周蛋白≥500 mg/24 h,本周蛋白尿(约占50%)。

3. 骨髓涂片 · 可找到骨髓瘤细胞。

4. 肺泡灌洗 · 灌洗液、胸腔积液内发现骨髓瘤细胞对诊断具有重要意义。

【影像学表现】

1. 多发性骨髓瘤胸部侵犯[7]

(1) 胸膜浸润:为常见的侵犯部位,典型表现为胸膜局部结节状突起或软组织肿块[8](图23-6-1),可伴有胸腔积液,类似于转移瘤或胸膜间皮瘤,邻近肋骨不伴或伴有轻度骨质破坏。单纯胸腔积液既可以是浆细胞浸润,也可以为低白蛋白血症导致的,此时胸腔积液检查有助于两者的鉴别。

(2) 肺浸润:又称骨髓瘤肺[9],表现为肺实质内渗出实影和/或软组织肿块[10],病变沿支气管血管束分布。渗出实变影表现为斑片状磨玻璃影(图23-6-1B、C)、实变影,实变影内可见空气支气管征,相应部位支气管血管束增粗,可出现间质性改变。

(3) 纵隔侵犯:表现为纵隔内孤立实性肿块或纵隔内多发肿大淋巴结(图23-6-1D)。

2. 多发性骨髓瘤肺部并发症[11]

(1) 肺部感染:是本病的常见并发症,其致病病原体不仅包括细菌、真菌、病毒等感染,还可包括肺孢子菌感染等少见病原体的感染。这是由于多发性骨髓瘤患者的免疫低下、粒细胞缺乏、胸痛导致胸廓呼吸动度受限、肺局部代谢的异常等诸多原因所致。应强调多发性骨髓瘤患者肺部感染的临床症状及影像学表现复杂,大多不典型。

(2) 肺的钙沉着:双肺出现广泛的钙沉着,钙沉着是多发性骨髓瘤肾功能不全和高钙血症的一个并发症;钙沉着也可以和多发性骨髓瘤的其他肺表现同时存在。

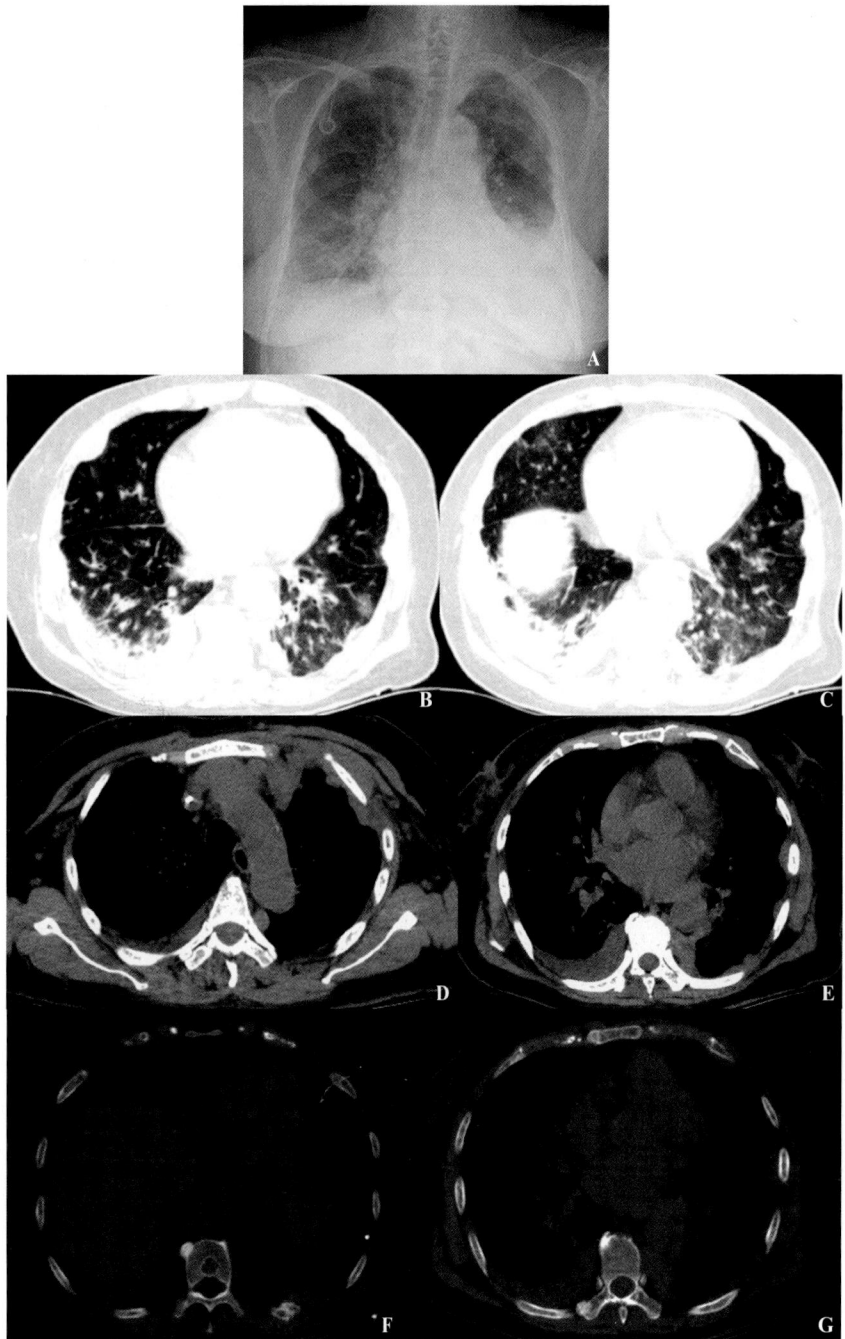

图23-6-1 女性,63岁。多发性骨髓瘤胸部侵犯
胸部X线片(A)显示两下肺多发斑片状模糊影,左侧胸膜多发结节状增厚,左侧胸腔积液;CT肺窗(B、C)显示两肺透光度稍下降,两侧胸膜(包括叶间裂胸膜)多发结节状增厚,支气管血管束增粗,右肺中叶及两肺下叶可见斑片状磨玻璃影;纵隔窗(D、E)显示两侧胸膜多发结节状增厚,纵隔淋巴结肿大,两侧胸腔少量积液;骨窗显示椎体穿凿样骨质破坏,周围可见硬化边(F);胸膜结节状增厚邻近肋骨伴有不同程度骨质破坏(G)。

(3) 肺泡蛋白沉着和肺泡出血:在影像学上表现为双肺弥漫片状磨玻璃影,呈地图样改变,并见小叶间隔增厚,呈铺路石征。肺泡的蛋白沉着和肺泡出血的原因可能与患者体内异常增多的IgA、IgG等异型蛋白有关,也可能与患者凝血障碍相关。

(4) 肺淀粉样变:多发骨髓瘤患者浆细胞产生大量的免疫球蛋白,从其免疫球蛋白轻链衍生而来的淀粉样纤维蛋白可在体内多处沉积,导致淀粉样变。在影像学上可表现为局限性的块状影或双肺弥漫的结节影、网状影。这些表现不因肺部的症状的好转而减轻消失。

(5) 肺癌:在肺癌组织的周围有较多的浆细胞,但未见异型浆细胞,病理类型有腺癌、鳞状细胞癌等。

(6) 肺栓塞:由于血中的高单克隆免疫球蛋白导致血液的高凝,引发肺栓塞。

【诊断标准】

尽管骨髓瘤影像学表现在骨髓病变中较有特征性,但诊断主要依靠临床,确诊需骨髓穿刺活检。

MRI显示骨髓内浸润、病变范围及骨外软组织改变,优于X线平片和CT。胸部侵犯主要表现为胸膜局部结节状突起或软组织肿块,常合并胸腔积液;肺内浸润暂未发现特征性改变,可见斑片状玻璃密度影,支气管血管束增粗,部分可见间质性改变,诊断多发性骨髓瘤胸部侵犯的前提是有多发性骨髓瘤病史。

【鉴别诊断】

多发性骨髓瘤胸部侵犯最常见的是胸膜侵犯,需与间皮瘤及胸膜转移瘤鉴别,间皮瘤胸膜呈局限性或弥漫性增厚,以纵隔胸膜增厚为主,常合并胸腔积液;胸膜转移呈结节状或不均匀增厚;鉴别点主要结合病史,有多发性骨髓瘤病史则警惕胸膜侵犯,有其他原发性肿瘤病史先考虑胸膜转移,无明显病史则考虑间皮瘤。

二、肺原发性浆细胞瘤

肺原发性浆细胞瘤(primary pulmonary plasmacytoma,PPP)是髓外浆细胞瘤(extramedullary plasmacytoma,EMP)的一种[12]。PPP极为罕见。病因不明确,慢性刺激因素可能是其潜在的发病因素[13]。

【发病机制与病理】

发病机制不明确。

PPP镜下显示浆细胞不同程度的增殖和浸润。间质内血管稀少,可见淀粉样物或免疫球蛋白沉积。成熟和相对成熟的细胞核呈圆形或卵圆形,一般无核仁。核裂变罕见,细胞质丰富。这些细胞主要是嗜碱性的,少数是嗜酸性的。不规则的未成熟浆细胞核膜厚度低,双核核仁清晰。细胞质较少,核裂变很常见,细胞的呈嗜碱性或嗜酸性。

免疫组织化学染色显示单个轻链表达,即kappa lambda(−)或(+)或kappa lambda(+/−)占主导地位。肿瘤细胞为CD20(−)、CD138(+)、CD79a(+)。

【临床表现】

肺原发性浆细胞瘤可见于任何年龄段,年龄为50～70岁,男性发病率高于女性[14,15]。常见症状为咳嗽、咳痰、胸闷等。

症状与其病变所在部位密切相关,如肿瘤侵犯支气管可能出现痰中带血或咯血,侵犯较大的支气管或气管则可以出现气促、呼吸困难等,肿瘤如累及胸膜可能出现胸痛等不适症状,全身症状不明显。

临床分期一般均参照Wilshaw方法[16-18]。

Ⅰ期:肿瘤局限于原发部位。

Ⅱ期:肿瘤侵犯局部淋巴结。

Ⅲ期:有明显的广泛转移灶。

【实验室检查】

与多发性骨髓瘤的肺部受累相比,肺原发性浆细胞瘤不具有典型实验室表现,无肾功能损害及骨髓瘤表现,但仍需要进行骨髓检测以排除多发性骨髓瘤。

【影像学表现】

X线平片可发现病变。肺原发性浆细胞瘤在X线上通常表现为孤立性结节或肿块(图23-6-2),肺门区及下肺野多见,边缘清楚。也有文献报道本病表现为肺内多发结节、肿块或弥漫性病变,极为罕见。

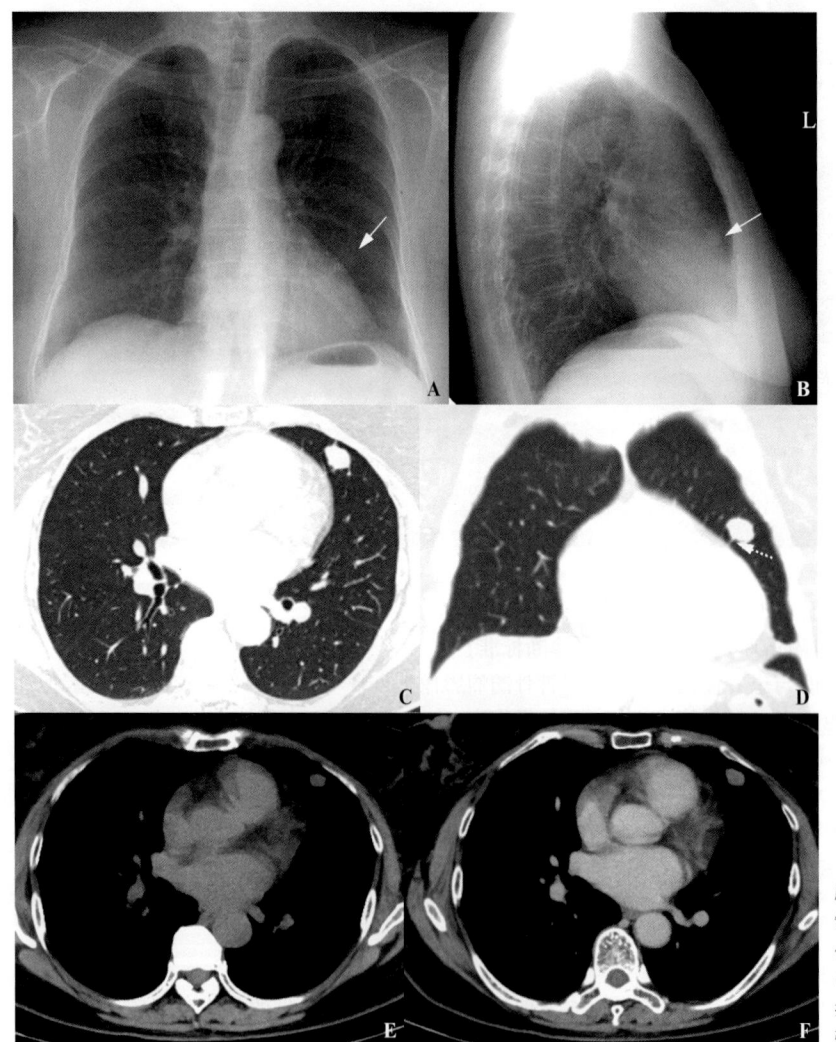

图23-6-2 女性,66岁,肺原发性浆细胞瘤

胸部X线片(A)显示左下肺野心影重叠区孤立性结节(实箭),边界清晰,边缘光整,未见明显分叶、毛刺或卫星灶;侧位X线片(B)显示病变位于左上肺舌段;CT肺窗及冠状位(C、D)显示肺结节边界清晰,有浅分叶及长毛刺(虚箭),平扫纵隔窗(E)显示病变密度均匀,增强扫描(F)病变呈均匀强化。

CT可更好地显示病变的形态、部位及与周围结构的关系。CT上，结节/肿块（图23-6-2C、E）多为孤立性，倾向于位于肺门区及下肺野。结节/肿块呈类圆形，密度大多均匀，也可因坏死及出血而密度不均匀，增强扫描可见强化（图23-6-2F），肿块边缘清楚，可有分叶及毛刺（图23-6-2D）。

部分病例可以表现为斑片状模糊影，增强扫描呈不均匀强化；部分病例表现为肺内多发囊实性肿块，类似含囊腔的肺癌[19]。

病变可侵犯支气管、血管、心包、心脏、胸膜及胸壁等邻近结构，可发生淋巴结转移。

MRI显示肿块内部结构是否均质和肿块对周围结构的侵犯情况更优，尤其对骨骼的不确定侵犯，MRI更有优势。

【诊断标准】

PPP诊断的金标准[20]为肺部病变的病理检查找到单克隆浆细胞，免疫组化指标CD138（＋）、CD79a（＋）及CD20（－）。

除此之外，诊断PPP的标准还应有正常的骨髓象、骨扫描（－）、无其他器官或组织损害、尿/血本周蛋白阴性，以排除造血组织及骨骼的原发病灶。

【鉴别诊断】

肺原发性浆细胞瘤在影像学上具备肺内原发性恶性肿瘤的特点，但缺乏特异性，多种疾病可以表现类似，对于此类患者，应当强调尽早穿刺活检寻求病理诊断。

1. 周围型肺癌·一般为深分叶状、短毛刺，病灶内含气支气管表现为管壁僵硬、截断，邻近肺组织关系密切，常伴纵隔淋巴结转移、胸膜侵犯等表现。周围型肺癌增强扫描多呈明显不均匀强化，病变较大时可见坏死区及空洞形成。

2. 结核瘤·好发于两肺尖及两下肺背段，周围常见卫星灶，病灶密度可不均匀，伴有钙化及空洞，常伴有胸膜肥厚钙化。而PPP病灶多为孤立性，周围无卫星灶，病灶密度大多比较均匀。

（陈淮　郭佑民）

参考文献

[1] 姚汉清,王正东,朱湘平,等.气管髓外浆细胞瘤一例[J].中华肺部疾病杂志（电子版）,2020,13:112-115.

[2] Varettoni M, Corso A, Pica G, et al. Incidence, presenting features and outcome of extramedullary disease in multiple myeloma: a longitudinal study on 1003 consecutive patients [J]. Ann Oncol, 2010, 21:325-330.

[3] Avivi I, Cohen YC, Suska A, et al. Hematogenous extramedullary relapse in multiple myeloma-a multicenter retrospective study in 127 patients [J]. Am J Hematol, 2019, 94:1132-1140.

[4] Hall MN, Jagannathan JP, Ramaiya NH, et al. Imaging of extraosseous myeloma: CT, PET/CT, and MRI features [J]. AJR, 2010, 195:1057-1065.

[5] 吴美红,王龙胜,郑穗生,等.多发性骨髓瘤髓外病变的影像表现特点[J].骨骼肌肉放射学,2019,35:422-425.

[6] 袁渊,任胜男,马小龙,等.多发性骨髓瘤髓外侵犯的CT、MRI表现[J].医学影像学杂志,2016,26:1891-1894.

[7] Nitu M, Crisan E, Olteanu M, et al. Lung involvement in multiple myeloma-case study [J]. Current Health Sciences Journal, 2014, 40:274-276.

[8] Ghorbel IB, Feki NB, Lamloum M, et al. Pleural myelomatous involvement in multiple myeloma: five cases [J]. Ann Saudi Med, 2015, 35:327-330.

[9] Chejfec G, Natarelli J, Gould VE. "Myeloma lung"-a previously unreported complication of multiple myeloma [J]. Hum Pathol, 1983, 14:558.

[10] Lok R, Golovyan D, Smith J, et al. Multiple myeloma causing interstitial pulmonary infiltrates and soft-tissue plasmacytoma [J]. Respiratory Medicine Case Reports, 2018, 24:155-157.

[11] 张放,孙力均,康健,等.多发性骨髓瘤的肺部表现（病案报告并文献复习）[J].论著与经验,2003,5:285-287.

[12] Jiang JH, Zhang CL, Wu QL, et al. Rapidly progressing primary pulmonary lymphoma masquerading as lung infectious disease: a case report and review of the literature [J]. World J Clin Cases, 2021, 9:4016-4023.

[13] 聂思,彭德昌,李海军.原发性肺内浆细胞瘤一例[J].临床放射学杂志,2017,36:300.

[14] Shaikh G, Sehgal R, Mehrishi A, et al. Primary pulmonary plasmacytoma [J]. Journal of Clinical Oncology, 2008, 26:3089-3091.

[15] Egashira K, Hirakata K, Nakata H, et al. CT and MRI manifestations of primary pulmonary plasmacytoma [J]. Clin Imaging, 1995, 19:17-19.

[16] 望云,刘佳萱,樊荣荣,等.原发性肺浆细胞瘤1例并文献复习[J].实用放射学杂志,2019,35:846-847.

[17] 叶嘉,熊叶,李强.肺原发性浆细胞瘤1例报告并文献复习[J].第二军医大学学报,2015,36:1159-1161.

[18] 朱富新,孙恒,王木森.原发性孤立性肺浆细胞瘤一例并文献复习[J].中华肿瘤防治杂志,2012,19:309-310.

[19] Kim SH, Kim TH, Sohn JW, et al. Primary pulmonary plasmacytoma presenting as multiple lung nodules [J]. Korean J Intern Med, 2012, 27:111-113.

[20] 葛雪苹,陈萍,张晓慧,等.以肺部多发浆细胞瘤为首发表现的髓外浆细胞瘤一例报告并文献复习[J].中华血液学杂志,2015,36:956-959.

第二十四章
嗜酸性粒细胞增多相关性肺疾病与过敏性肺炎

第一节·肺嗜酸细胞性增多相关性肺疾病总论

嗜酸粒细胞增多相关性肺疾病（eosinophilic pulmonary diseases，EPD）是一组以嗜酸性粒细胞为主要致病因素导致的一组疾病，靶组织包括气道、肺（实质、间质、肺泡）、胸膜腔。其特点是嗜酸性粒细胞持续存在，且在其发病机制中起重要作用，伴或不伴外周血EOS增多。

正常情况下，嗜酸性粒细胞的细胞质颗粒是一种含有多种嗜酸性粒细胞特异性蛋白的多形核粒细胞，嗜酸性粒细胞在宿主的防御机制中扮演着重要的角色。然而，在某些状态下嗜酸性粒细胞释放出有毒性的组织特异性蛋白导致发病。这些蛋白质之一是双锥晶体，痰中嗜酸性粒细胞和组织的存在是相关疾病的一个标志。

嗜酸性粒细胞免疫生物学是十分复杂的。然而，在讨论嗜酸性粒细胞性肺病时，嗜酸性粒细胞是Th2细胞介导的炎症的重要组成部分，而细胞因子IL-5的存在尤其对嗜酸性粒细胞增多至关重要[1]，促进嗜酸性粒细胞的分化、存活和迁移。嗜酸性粒细胞性肺病肺组织损伤的一个常见病理生理机制也是重要的，即嗜酸性粒细胞释放细胞毒性、颗粒状存储的阳离子蛋白。嗜酸性粒细胞具有复杂的免疫调节功能，可能在嗜酸性粒细胞性肺病中协调Th2炎症的持续过程发挥着很重要的作用。

能引起嗜酸性粒细胞增多的肺部疾病种类繁多，但未必都是嗜酸性粒细胞性肺病。如某些肺部感染（如肺孢子菌病、分枝杆菌感染）[2,3]、某些肺部肿瘤（如非小细胞肺癌、淋巴瘤、淋巴细胞性白血病）[4,5]、结缔组织疾病（如类风湿关节炎）、嗜酸性肉芽肿性多血管炎、特发性肺纤维化等疾病[6]。

虽然外周血和/或支气管肺泡灌洗液中存在嗜酸性粒细胞增多，但嗜酸性粒细胞增多只出现于疾病的某一阶段或不伴有突出的嗜酸性肺组织损害，多数学者并不将其列为EPD范围。根据发病机制及诱因将EPD分为3大类10种疾病（表24-1-1）。

表24-1-1 EPD的分类

分类	主要疾病	
	中文名称	英文名称
原因不明的嗜酸性粒细胞性肺浸润（特发性）	单纯性肺嗜酸性粒细胞浸润症	simple pulmonary eosinophilia，SPE
	急性嗜酸性粒细胞性肺炎	acute eosinophilic pneumonia，AEP
	慢性嗜酸性粒细胞性肺炎	chronic eosinophilic pneumonia，CEP
	特发性嗜酸性粒细胞增多综合征	idiopathic hypereosinophilic syndrome，IHES
已知病因的嗜酸性肺病变（继发性）	变应性支气管肺曲霉病	allergic bronchopulmonary aspergillosis，ABPA
	支气管中心性肉芽肿病	bronchocentric granulomatosis，BG
	寄生虫感染	parasitic infections
	药物反应	drug reactions
变态反应性肉芽肿病	过敏性血管炎	allergic angiitis
	嗜酸性肉芽肿性多血管炎	eosinophilic granulomatosis with polyangiitis

在嗜酸性粒细胞性肺病患者中，嗜酸性粒细胞显著增多，尤其是外周血内嗜酸性粒细胞增多是本病诊断的重要线索，作为标志物具有重要的诊断价值。但必须指出，部分嗜酸性粒细

胞性肺病的外周血中嗜酸性粒细胞并不升高[7]，如急性嗜酸性粒细胞肺炎的初期，外周血的嗜酸性粒细胞计数不仅不升高，反而可以轻度下降，但此时肺组织及支气管肺泡灌洗液中嗜酸性粒细胞增多。引起嗜酸性粒细胞的原因很多（表24-1-2）。

表24-1-2 嗜酸性粒细胞增多的病因分类

疾病	病因
变态反应性疾病	支气管哮喘、血清病、异体蛋白或药物过敏、花粉症/枯草热等，可以引起嗜酸性粒细胞增多，一般为轻度或中度增多
寄生虫病	弓形虫、肺孢子菌病原虫、吸虫（血吸虫、肺吸虫）等可以引起嗜酸性粒细胞增多，或明显增多
感染	结核，特别是淋巴结干酪样结核、传染性单核细胞增多症、AIDS、念珠菌感染、多形性红斑的急性期等，可以引起嗜酸性粒细胞增多、皮病性淋巴结炎
风湿性疾病	系统性红斑狼疮、类风湿关节炎、皮肌炎、血管炎、结节性多动脉炎、干燥综合征等，可以引起嗜酸性粒细胞增多
药物	如青霉素、链霉素、头孢菌素、对氨水杨酸、磺胺、苯妥英钠、氯丙嗪、肝精（肝浸膏）、碘剂、金剂等，可以引起中度甚至重度嗜酸性粒细胞增多
恶性肿瘤	各种恶性肿瘤患者有约0.5%伴有嗜酸性粒细胞增多，尤其是转移至浆膜及骨者，分泌黏液上皮细胞来源者及有中心坏死灶的肿瘤，类癌亦可使嗜酸性粒细胞增多
嗜酸性粒细胞增多综合征	一组可急性、慢性、良性或恶性，累及一个或多个脏器，症状、体征有重叠的嗜酸性粒细胞增多的疾病的统称
嗜酸性肉芽肿伴多血管炎	多发生于青壮年，男多于女。累及浅表淋巴结，表现为一组或多组或全身淋巴结肿大，亦可累及皮肤、腮腺、乳腺、肌肉等形成肿块，无骨骼病变。发病缓慢，病程长。嗜酸性粒细胞常占10%以上，可高达77%
血液病	如慢性粒细胞白血病、真性红细胞增多症、急性白血病、霍奇金病、非霍奇金淋巴瘤、血管免疫母细胞淋巴结病、恶性组织细胞病、系统性肥大细胞病、多发性骨髓瘤、γ重链病等，可以引起嗜酸性粒细胞增多
家族性嗜酸性粒细胞增多与其他	常染色体显性遗传，良性，同一家族中有多例。嗜酸性粒细胞增多终身存在，但健康状况良好，不需治疗，其他有木村病（Kimura）、朗格汉斯细胞增生症
免疫缺陷综合征	高IgE血症、IgA缺乏症、Nezelof综合征、Wiss型及性联合免疫缺陷及移植物抗宿主病等嗜酸性粒细胞可增多

因此，不伴有外周血嗜酸性粒细胞增多并不能排除EPD。有学者建议当出现下列情况之一应考虑EPD[8]：①肺部阴影伴外周血嗜酸性粒细胞增多；②外科肺活检或经支气管镜肺活检证实组织中嗜酸性粒细胞增多；③BALF嗜酸性粒细胞增多；④胸腔积液中嗜酸性粒细胞增多（≥10%）[9]。

嗜酸性粒细胞增多的判定标准[10]：①外周血中嗜酸性粒细胞计数$(0.5\sim1.5)\times10^9$/L为轻度增多；$(1.5\sim5.0)\times10^9$/L为中度增多，$>5.0\times10^9$/L为重度增多。②BALF中嗜酸性粒细胞计数5%～25%为轻度增多，>25%为重度增多。嗜酸性粒细胞轻度增多常是非特异性的，既可见于非EPD患者，也可见于EPD患者，但重度增高则主要见于EPD患者。

肺嗜酸性粒细胞增多的诊断方法见图24-1-1。

嗜酸性粒细胞增多症累及肺部的特点 ● 呼吸道症状 ● 外周血嗜酸性粒细胞增多，大于500/μL ● 影像学检查异常	→	累及肺部的嗜酸性粒细胞增多症应进一步获得证据支持 ● 肺活检标本中嗜酸性粒细胞增多的证据 ● BALF、胸膜腔积液中嗜酸性粒细胞增多
病史与体格检查 ● 呼吸道症状、体格检查 ● 药物与其他接触史，包括阿司匹林、非甾体抗炎药、抗惊厥药、抗生素、灰尘、烟雾、电子烟或化学品 ● 旅行、移民史，肺外器官疾病的症状和体征 ● 呼吸道症状	→	还需要考虑 ● 前驱或哮喘和症状持续的时间 ● 暴露与肺外器官嗜酸性粒细胞增多的时间相关性 ● 肺外病变可提供侵入性检查的机会
实验室检查 ● 全血细胞计数差异、绝对嗜酸性粒细胞计数趋势 ● 总IgE、曲霉特异性IgE、ABPA IgG ● ANCA、EGPA ● 其他器官异常、肺功能异常	→	还需要考虑 ● 外周血涂片、血清B_{12}、胰蛋白酶、血清免疫球蛋白、淋巴细胞亚群、T细胞受体重排、骨髓活检、嗜酸粒细胞增多分子分型、细胞遗传学检查 ● 肺部嗜酸粒细胞增多的感染因素，如寄生虫痰液检查
影像学 ● 胸部HRCT、鼻窦CT 组织活检 ● 支气管肺泡灌洗、组织活检 肺或胸膜组织活检		诊断依据 ● 胸部和鼻窦检查有助于诊断 ● BALF的总细胞计数、差异白细胞计数、卵和幼虫、真菌、分枝杆菌培养 ● 最终诊断需要组织活检

图24-1-1 肺嗜酸性粒细胞增多的诊断方法

与嗜酸性细胞有关的嗜酸性肉芽肿性多血管炎,详见第三十二章第四节相关内容。

(熊曾 李莎 陈起航)

参考文献

[1] Albers FC, Price RG, Smith SG, et al. Mepolizumab efficacy in patients with severe eosinophilic asthma receiving different controller therapies [J]. J Allergy Clin Immunol, 2017,140:1464-1466.

[2] Butt NM, Lambert J, Ali S, et al. Guideline for the investigation and management of eosinophilia [J]. Br J Haematol, 2017,176:553-572.

[3] Hirano T, Yamada M, Sato K, et al. Invasive pulmonary mucormycosis: rare presentation with pulmonary eosinophilia [J]. BMC Pulm Med, 2017, 17:76.

[4] Toboso DG, Campos CB. Peripheral eosinophilia as the first manifestation of B-cell acute lymphoblastic leukemia with t(5;14)(q31;q32)[J]. Blood, 2017,130:380.

[5] Jin JJ, Butterfield JH, Weiler CR. Hematologic malignancies identified in patients with hypereosinophilia and hypereosinophilic syndromes [J]. J Allergy Clin Immunol Pract, 2015,3:920-925.

[6] Wardlaw AJ, Wharin S, Aung H, et al. The causes of a peripheral blood eosinophilia in a secondary care setting [J]. Clin Exp Allergy, 2021,51:902-914.

[7] Jhun BW, Kim SJ, Kim K, et al. Clinical implications of initial peripheral eosinophilia in acute eosinophilic pneumonia [J]. Respirology, 2014, 19: 1059-1065.

[8] Cottin V. Eosinophilic lung diseases [J]. Clin Chest Med, 2016,37:535-556.

[9] 广州医科大学附属第一医院国家呼吸医学中心,国家呼吸系统疾病临床医学研究中心,中华医学会呼吸病学分会哮喘学组.嗜酸粒细胞增多相关性肺疾病诊疗中国专家共识[J].中华医学杂志,2022,102:21-35.

[10] Woolnough K, Wardlaw AJ. Eosinophilia in pulmonary disorders [J]. Immunol Allergy Clin North Am, 2015,35:477-492.

第二节 · Löffler 综合征

1932年,Löffler首先报道了一个以轻度呼吸道症状、周围血嗜酸性粒细胞增多和暂时的游走性肺浸润为特点的临床综合征,这一综合征被命名为Löffler综合征(Löffler's syndrome,吕佛勒综合征),又称单纯性肺嗜酸性粒细胞浸润症(simple pulmonary eosinophilia, SPE)。患者即使不经过任何治疗,也可在1个月内自愈。

本病主要与寄生虫感染和药物过敏有关。寄生虫感染以蛔虫最为多见,多发生在感染后2周,此外还有绦虫、钩虫、阿米巴原虫、日本血吸虫、鞭虫、吸虫、丝虫等[1,2]。最近研究发现犬弓首线虫感染,是该病的病因之一。犬弓首线虫是犬常见的寄生虫,其幼虫也可感染人体而出现内脏幼虫移行综合征。随着养犬增多,儿童犬弓首线虫感染的机会也增多。

蛔虫引起的本病出现在蛔虫幼虫进入肺的迁移阶段,但其发病并不是寄生虫直接毒性作用所致,而是与寄生虫引起的过敏反应(Ⅰ型变态反应)有关,Ⅲ型变态反应也可参与。

非寄生虫感染包括地方性真菌感染(球孢子菌病、副球孢子菌病和担子菌病)可与肺嗜酸性粒细胞增多有关。肺孢子菌肺炎、毛霉病和肺结核(TB)也有报道引起嗜酸性粒细胞性肺浸润[3,4]。

过敏性药物包括对氨基水杨酸、阿司匹林、青霉素、各种磺胺制剂、呋喃妥因、甲氨蝶呤、异烟肼、链霉素、噻嗪类利尿剂等[5,6]。但大约1/3的病例是特发性的,据报道,低剂量CT肺癌筛查时0.95%的肿瘤患者的CT随访及0.9%的无症状个体复查CT时偶然发现了SPE[7]。

【发病机制与病理】

主要病理变化为渗出性肺泡炎和间质性肺炎:在支气管、细支气管和肺泡内充满嗜酸性粒细胞,可见一些组织细胞、淋巴细胞和少量的巨噬细胞。肺间质、肺泡壁及终末细支气管壁有不规则的嗜酸性粒细胞浸润灶,有时肺泡内可见成堆的嗜酸性粒细胞,极少累及血管。

若本病反复发作,可发展成为肺间质纤维化或肉芽肿。

【临床表现】

所有年龄均可发病。多见于青年男性,起病急,部分患者无症状。

多数患者有轻度非刺激性咳嗽,咳少量黏液痰或柠檬色痰,偶有血痰。此外,尚有头痛、乏力、上呼吸道卡他症状、盗汗、胸痛、呼吸困难等[2],一般不发热,如有则为低热(一般在1周内自行恢复正常),可有喘息和气短,偶有咳出寄生虫成虫、高热和喘息,常在1~2天恢复正常。

本病可伴有肌肉痛、厌食和荨麻疹,极少数患者可出现心脏受累。

本病通常是自限性的,典型者为1~2周病程,也有认为是2~4周。患者可有个人史或家族史。

体格检查无明显阳性体征,部分患者肺局部呼吸音减弱或可闻及捻发音。

【实验室检查】

白细胞总数正常或轻到中度升高,血嗜酸性粒细胞比例一般为10%~20%,也可增高到70%,或绝对值达$(1.0\sim2.5)\times10^9/L$。血清IgE、IgM高于正常值。

痰和BALF中嗜酸性粒细胞也可增高。痰或胃液中可发现幼虫。粪便检查可发现寄生虫卵。

肺功能检查为中、轻度限制性通气功能障碍伴弥散功能下降。有报道,IL-5和活化的T淋巴细胞(CD4)的检测可作为本病具有活动性的实验室指标。

【影像学表现】

1. 病变的数量及部位 · 病变常为多发性,可侵犯任何肺野,病变一般在6~12天自行消失,或呈游走性,即一处病灶在24h内减少或消失,而其他处出现新病灶(图24-2-1)。

国外学者认为,病灶的游走性和一过性是本病的主要特征。国内有学者认为,肺部浸润性病变可呈游走性,但非游走

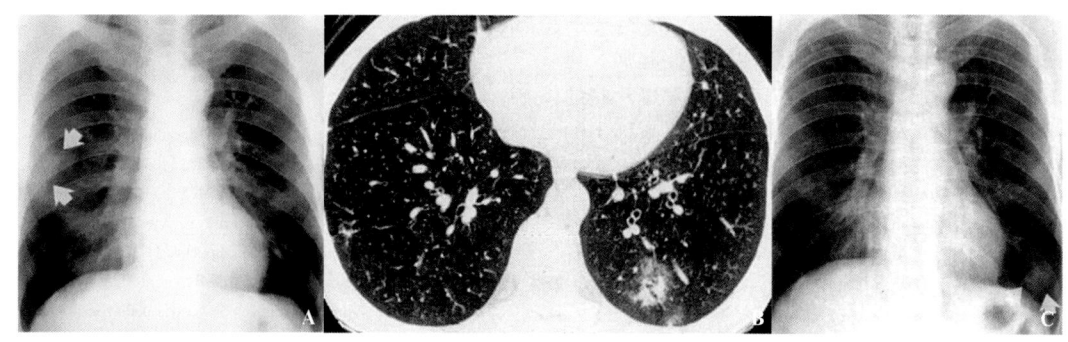

图 24-2-1　男性,54 岁。Löffler 综合征

胸部 X 线片(A)显示右肺中野外带淡薄片状高密度影,CT(B)显示两肺散在片絮状影,边缘模糊;复查 X 线片(C)显示右肺中野病变消失,而左肋膈角区域出现新的渗出性病变。

性不能作为否认该病的证据。

2. 肺间质性炎·表现为肺纹理增重,边缘模糊,病变多位于双下肺野或中下野,以网线状影为主,其间可见少数粟粒大小病灶。

3. 肺泡性炎性·表现为一侧或双侧肺野斑片状、不规则或非节段性肺泡实变,密度均匀,边缘模糊(图 24-2-1)。病灶多位于上肺外围,沿支气管走行分布。在 HRCT 上可见结节并磨玻璃影(晕征)(图 24-2-2),多位于中上肺部,可见多发或单发结节影,斑片状实变影(图 24-2-3)及支气管壁增厚。

4. 肺外表现·一般不伴有胸腔积液,即使有胸腔积液,也常为少量。通常也无肺门淋巴结增大。

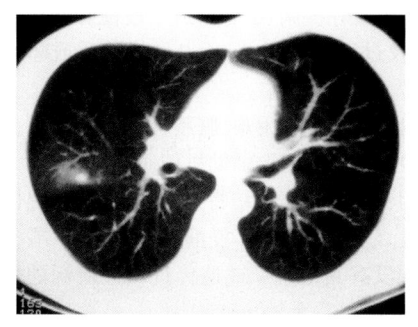

图 24-2-2　男性,45 岁。Löffler 综合征

胸部 CT 显示右中叶外侧段小结节影,周围可见磨玻璃影(该病例由韩国首尔大学医院放射科 Jung-Gi Im 教授提供)。

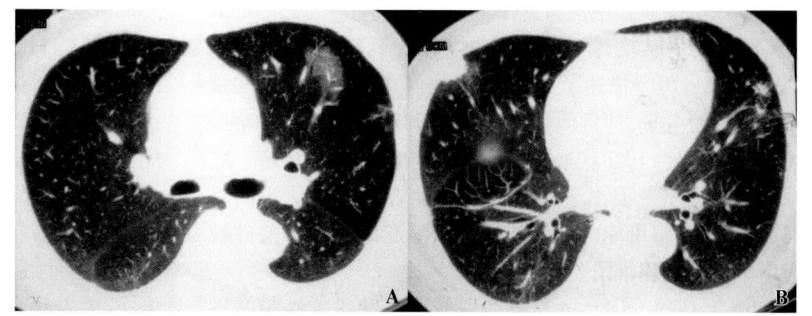

图 24-2-3　男性,55 岁。Löffler 综合征

HRCT 显示左肺上叶前段斑片状磨玻璃阴影(A),右中叶及左上叶上舌段可见小斑片状实变影(B)(该病例由韩国首尔大学医院放射科 Jung-Gi Im 教授提供)。

在肿瘤随访或筛查中偶然发现的 SPE 病例中,单发或多发肺结节伴磨玻璃影是最常见的表现形式,多位于肺外周。这些病灶在 PET-CT 上常呈轻度至中度摄取,类似肿瘤的表现,结合患者血液嗜酸性粒细胞计数和短期随访 CT 有助于诊断。

【诊断标准】

(1) 无症状或有轻微的咳嗽、低热。

(2) 周围白细胞计数正常或增高,嗜酸性粒细胞增高。

(3) X 线片呈一过性游走阴影。

(4) 发病前有用药病史。

(5) 粪便中可能有虫卵。

当具有第 1~3 项和第 4 或第 5 项时,可临床诊断为单纯性嗜酸粒细胞增多症。

【鉴别诊断】

1. 急性间质性肺炎·是暴发性疾病,临床特点是快速出现的发热、咳嗽、呼吸困难,临床症状重而体征少。胸部 X 线主要表现为肺纹理增重、边缘模糊、网状及小点状影与肺气肿并存。与急性嗜酸性粒细胞增多症表现为肺野内斑片状渗出影不同,急性间质性肺炎病变无游走性或一过性。

2. 弥漫性肺泡出血·为血液进入肺泡腔的临床综合征。可由多种病因引起,咯血一般不是最初症状。X 线表现为弥漫性的密度增高,可在短时间内吸收,也可迅速进展。支气管肺泡灌洗可发现血性或血样液体,通常需要外科肺活检来确定基础疾病。

3. 肺结核·嗜酸性粒细胞计数在血、痰中不高,痰中可查到抗酸杆菌,无血清总 IgE 升高,胸部 X 线可见斑片状、结节状、条索状多种性质并存的病变,好发于上叶尖段及下叶背段,密度不均匀,无游走性。

4. 肺炎支原体和衣原体肺炎·常于秋季多发,好发于儿童、青年人。病灶多呈密度较低斑片状或肺段影,密度较淡如絮状,边界不清,常分布于中下肺野。可多发,也可单发。一般 1~2 周吸收,长者可达 4 周左右。血清学特异性抗体试验阳性,周围血嗜酸性粒细胞正常对鉴别诊断有帮助。

5. 急性嗜酸性粒细胞性肺炎·临床症状重,无明确病因,易发生呼吸衰竭。初期胸部 X 线片示两肺弥漫性间质性浸润阴影,之后为肺泡性或间质、肺泡混合性浸润阴影,常伴双侧或单侧小量胸腔积液,可见 Kerley B 线。

6. 慢性嗜酸性粒细胞性肺炎 · 亚急性或慢性起病。典型的胸部 X 线检查可见"肺水肿反转影",肺内多发斑片状的渗出影倾向实变,密度相对较高。慢性嗜酸性粒细胞肺炎的肺部表现多持续数周至数月,而 SPE 的肺部病变通常在几天内变化。

(熊曾　李莎　陈起航)

参考文献

[1] Singh P, Saggar K, Kalia V, et al. Thoracic imaging findings in a case of disseminated cysticercosis [J]. Postgrad Med J, 2011, 87:158-159.

[2] Akuthota P, Weller PF. Eosinophilic pneumonias [J]. Clin Microbiol Rev, 2012, 25:649-660.

[3] Hirano T, Yamada M, Sato K, et al. Invasive pulmonary mucormycosis: rare presentation with pulmonary eosinophilia [J]. BMC Pulm Med, 2017, 17:76.

[4] O'connell EM, Nutman TB. Eosinophilia in infectious diseases [J]. Immunol Allergy Clin North Am, 2015, 35:493-522.

[5] Kim PW, Sorbello AF, Wassel RT, et al. Eosinophilic pneumonia in patients treated with daptomycin: review of the literature and US FDA adverse event reporting system reports [J]. Drug Saf, 2012, 35:447-457.

[6] Kim GY, Anderson KR, Davis DMR, et al. Drug reaction with eosinophilia and systemic symptoms (DRESS) in the pediatric population: a systematic review of the literature [J]. J Am Acad Dermatol, 2020, 83:1323-1330.

[7] Kim HY, Naidich DP, Lim KY, et al. Transient pulmonary eosinophilia incidentally found on low-dose computed tomography: findings in 40 individuals [J]. J Comput Assist Tomogr, 2008, 32:101-107.

第三节 · 急性嗜酸性粒细胞性肺炎

急性嗜酸性粒细胞性肺炎(acute eosinophilic pneumonia, AEP)是一种非感染性肺部炎症性疾病,最初病例报道于 1989 年, Allen 等[1]描述了 4 名患者,他们在无任何感染的情况下出现急性发热、严重低氧血症、双侧肺浸润和 BALF 嗜酸性粒细胞增多症,其症状通过皮质类固醇治疗迅速缓解。之后报道日渐增多。但由于诊断标准及学者对本病认识的不同,其中一部分很可能与某些其他原因引起的肺部嗜酸性粒细胞增多性疾病相混淆。

1996 年 Pope-Harman 等将本病称为特发性急性嗜酸性粒细胞性肺炎(idiopathic acute eosinophilic pneumonia, IAEP),并提出 6 条诊断标准。

本病不属于 Crofton 等于 1952 年提出的肺嗜酸性粒细胞浸润(pulmonary infiltration eosinophilia, PIE)范畴,是急性发热性疾病,能导致危及生命的呼吸衰竭。临床上易被误诊为其他独立获得性肺炎,特别是疾病特别严重时,激素的干预治疗可很快缓解呼吸衰竭甚至完全康复,无复发。

AEP 的确切病因迄今未明[2],可能与抗原、尘埃、海洛因、烟雾或病毒等吸入有关。近年注意到初次吸烟、戒烟多年后又重新吸烟或每日吸烟量增多都与本病的发生有关,并且有人观察到吸烟负荷试验可重现 AEP 临床表现。

【发病机制与病理】

发病机制尚不清楚,较多的看法是吸入上述抗原后引起的肺部急性过敏反应,由于部分患者发病时血中 IgE、IL-25、CCL-17 增高,故亦疑及类似Ⅰ型变态反应。

AEP 主要病理特征是以嗜酸性粒细胞浸润为主的肺泡炎。肺泡腔、肺泡壁、肺泡间隔、细支气管周围、小叶间隔及胸膜有广泛嗜酸性粒细胞和单核细胞浸润及纤维素性渗出,亦可出现单侧或双侧胸膜反应、胸腔积液,病情严重者有肺泡内出血及嗜酸性粒细胞破碎,无血管炎和肺外受累的表现。

【临床表现】

临床表现较 Löffler 综合征严重得多,不同性别或年龄人都可受累,大多数患者既往健康,也有报道于慢性骨髓性白血病、感染 HIV 患者及过敏史患者,但还未见特异质或哮喘的报道。本病四季可发,急性起病。

表现为发热、肌肉、咳嗽、呼吸困难、胸膜性胸痛和低氧血症。重者可出现急性呼吸衰竭,需要辅助机械通气。

Allen 等分析 4 例 AEP 患者,总结特点为[1]:①急性热性疾病;②严重低氧血症;③弥漫的肺部浸润;④BALF 中嗜酸性粒细胞计数增高;⑤没有其他感染或遗传过敏性疾病的病史;⑥类固醇治疗迅速改善;⑦无复发。

体格检查 80% 患者可闻及爆裂音(Crackles 音)或小水泡音,部分患者可听到哮鸣音,多伴心动过速。症状持续时间多短暂,平均 3 天左右,有自愈倾向,但亦可有迅速恶化,24 h 内便需行机械通气者。

【实验室检查】

AEP 患者外周血白细胞一般均升高,可达 $(15\sim20)\times10^9/L$ 或以上,以中性粒细胞为主,多数患者症状明显时外血嗜酸性粒细胞正常或降低(嗜酸性粒细胞向肺聚集),这个特点很容易被误诊为感染性肺炎[3]。但在病后 5~10 天及 20~30 天,可分别出现 2 次外周血嗜酸性粒细胞增多,这种现象是 AEP 重要的临床特点。血液 C 反应蛋白阳性,红细胞沉降率、IgE、粒细胞集落刺激因子(G2-CSF)及 IL-25 常增高[4]。

胸腔积液为渗出液,嗜酸性粒细胞明显增多(可高达 50%),葡萄糖在正常范围。血液及 BALF 细菌、分枝杆菌、真菌、军团菌、病毒等培养及其抗体测定均阴性。AEP 患者 BALF 中可检测到一系列 Th2 和 Th1 细胞因子升高,包括 IL-1 受体拮抗剂(IL-1RA)、IL-2、IL-5、IL-10、IL-12、IL-13 和 IL-18,可能反映了嗜酸性粒细胞的多能分泌潜能。粪中找不到寄生虫或寄生虫卵。

BALF 细胞总数增高,常为 $(0.8\sim12)\times10^9/L$ 或以上,嗜酸性粒细胞>0.25,甚至>0.5,这是诊断本病最有用的依据。

【影像学表现】

起病初期表现为两肺弥漫性间质性肺浸润、肺纹理增粗、增浓、模糊，可见网点状阴影；之后为肺泡性或间质、肺泡混合性浸润阴影，增粗的肺纹理中散布斑片状阴影，边缘模糊，密度较淡，40%~50%可见Kerley B线和A线。CT检查可以清楚显示两肺弥漫性磨玻璃影（图24-3-1），片状或网状阴影，小叶间隔增厚（图24-3-2）。

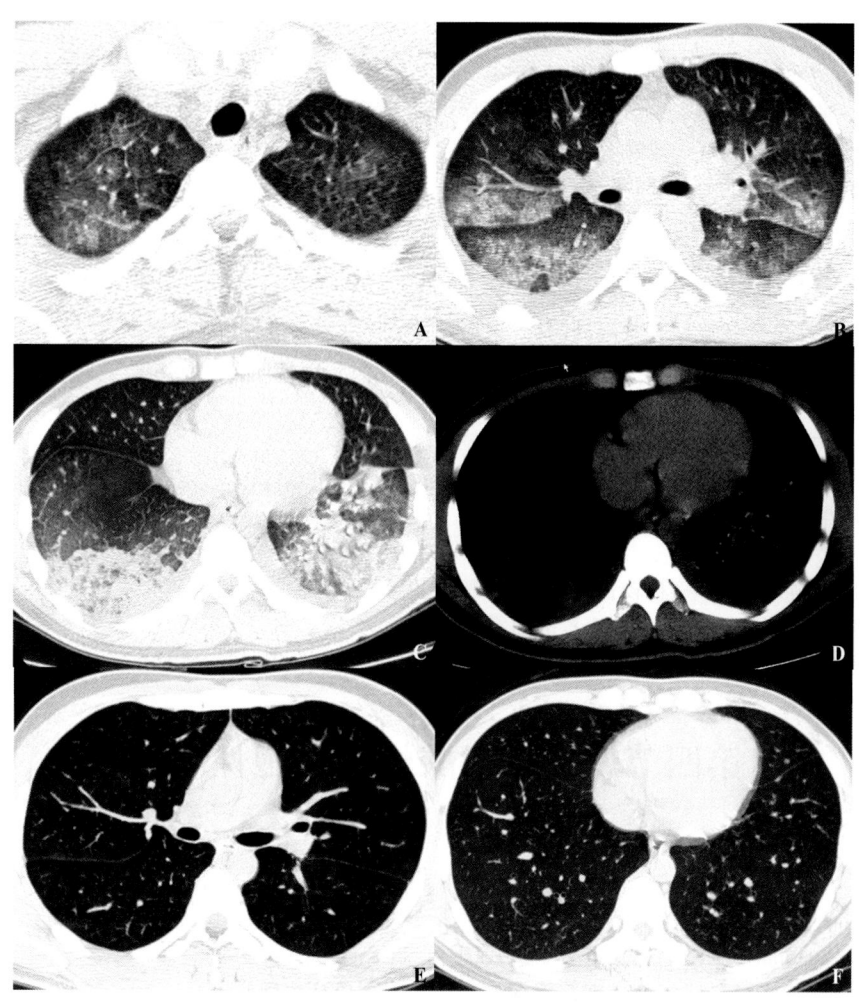

图24-3-1　男性，19岁。急性嗜酸性粒细胞性肺炎

胸部CT显示两肺广泛磨玻璃影（A~C），右肺尖可见小叶间隔增厚（A）；纵隔窗显示两侧少量胸腔积液（D）；经激素治疗后1周复查（E、F），两肺磨玻璃影完全吸收。

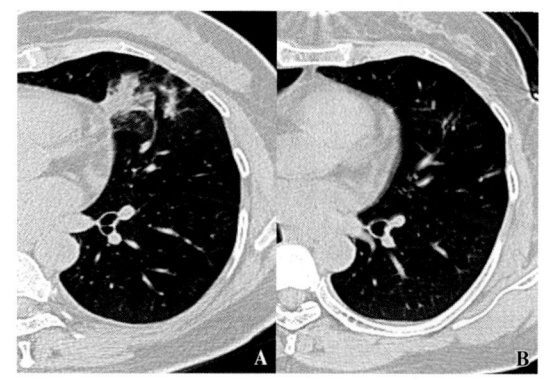

图24-3-2　女性，48岁。急性嗜酸性粒细胞性肺炎

胸部CT显示左肺舌叶有斑片状渗出性病变，既有实变，也有磨玻璃样渗出，肺小叶间隔增厚（A）；激素治疗2周后病变吸收（B）。

常伴双侧或单侧少量胸腔积液，胸腔积液可发生于疾病的任何阶段，以双侧多见，纵隔淋巴结可肿大，但心影多正常。

AEP对类固醇激素治疗敏感。然而，也有一些没有应用糖皮质激素治疗而痊愈的病例报道[5]。

【诊断标准】

AEP的诊断通常是依据临床标准（包括BALF嗜酸性粒细胞增多），同时排除肺嗜酸性粒细胞增多的其他已知原因。很少需要进行肺活检。

对于符合以下标准的患者，通常可以在不进行肺活检的情况下确诊为AEP[5,6]。

（1）持续时间短的发热性疾病（1个月或1个月以下，但通常少于1周）。

（2）低氧性呼吸衰竭，如室内空气下脉搏血氧饱和度（pulse oxygen saturation，SpO_2）<90%或动脉血氧分压（arterial oxygen tension，PaO_2）<60 mmHg。

（3）胸部X线片示肺部弥漫性阴影。

（4）BALF细胞分类计数示嗜酸性粒细胞增多，大于25%。

（5）不存在已知的嗜酸性粒细胞性肺炎病因，包括药物、感染、哮喘或特应性疾病。

【鉴别诊断】

1. 慢性嗜酸性粒细胞性肺炎·多为亚急性、慢性起病，很少引起呼吸衰竭。典型的胸部X线片表现是非肺段、亚段或小叶分布实变阴影，多见于中上肺野中外带，其肺水肿反转状影较具特征性。激素治疗有效，但停药后易复发。

2. Löffler综合征·临床表现多较轻微，X线表现为斑片状、不规则或非节段性肺泡实变，具有一过性及游走性，也可表现为粟粒状阴影，一般不伴有胸腔积液。CT检查病变多位于肺周边，网线状阴影中可见粟粒状阴影。血嗜酸性粒细胞中度增高。

3. 嗜酸性肉芽肿性多血管炎·临床多有哮喘病史，胸部X线片显示一过性及移行性斑片状或结节状浸润阴影，多沿肺血管纹理排列，一般不形成空洞。有其他器官受累临床表现。

4. 特发性嗜酸粒细胞增多症·患者的外周血嗜酸性粒细胞持续增多，病因不明，伴有1个或多发脏器浸润及功能损害。影像学表现无特异性，鉴别诊断有赖于临床表现及实验室检查。

5. 变态反应性支气管肺曲霉病·病程较长，伴糖皮质激素依赖性哮喘，外周血嗜酸粒细胞增多，血液IgE抗曲霉抗体滴度增高，痰或BALF培养曲霉阳性，胸部X线示局限性、一过性肺浸润阴影，糖皮质激素治疗有效，但中断后易复发。

（熊曾　李莎　陈起航）

参考文献

[1] Allen JN, Pacht ER, Gadek JE, et al. Acute eosinophilic pneumonia as a reversible cause of noninfectious respiratory failure [J]. N Engl J Med, 1989, 321:569-574.

[2] Brackel CL, Ropers FG, Vermaas-Fricot SF, et al. Acute eosinophilic pneumonia after recent start of smoking [J]. Lancet, 2015, 385:1150.

[3] Buelow BJ, Kelly BT, Zafra HT, et al. Absence of peripheral eosinophilia on initial clinical presentation does not rule out the diagnosis of acute eosinophilic pneumonia [J]. J Allergy Clin Immunol Pract, 2015, 3:597-598.

[4] Jhun BW, Kim SJ, Kim K, et al. Clinical implications of initial peripheral eosinophilia in acute eosinophilic pneumonia [J]. Respirology, 2014, 19:1059-1065.

[5] Rhee CK, Min KH, Yim NY, et al. Clinical characteristics and corticosteroid treatment of acute eosinophilic pneumonia [J]. Eur Respir J, 2013, 41:402-409.

[6] De Giacomi F, Vassallo R, Yi ES, et al. Acute eosinophilic pneumonia: causes, diagnosis, and management [J]. Am J Respir Crit Care Med, 2018, 197:728-736.

第四节·慢性嗜酸性粒细胞性肺炎

1969年Carrington等以慢性嗜酸性粒细胞性肺炎（chronic eosinophilic pneumonia, CEP）名称报道了一组病因不明、周围血嗜酸性粒细胞增多伴肺嗜酸性粒细胞浸润的慢性间质性肺疾病，并进行描述，因此又称为Carrington肺炎，临床上又称为慢性或迁延性肺嗜酸性粒细胞增多症（chronic or persistent pulmonary eosinophilia）。

本病临床少见，病程较单纯性肺嗜酸性粒细胞浸润症长，通常为2~6个月，症状也较严重。病因尚不清楚，可能与单纯性肺嗜酸性粒细胞浸润症相似，与寄生虫（蛔虫、钩虫等）及药物所致的变态反应有关，亦可能是自身免疫性疾病。

【发病机制与病理】

发病机制尚不明确，可能与Ⅲ型、Ⅳ型变态反应协同作用有关，也可由Ⅴ型变态反应所致。

肺活检显示肺泡腔或肺间质内有密集的嗜酸性粒细胞浸润，肺泡间隙水肿，肺泡壁结构破坏。尽管确切的免疫发病机制还不清楚，但许多研究表明嗜酸性粒细胞在肺组织损伤中发挥着初始的重要作用，聚集的嗜酸性粒细胞可发生坏死形成"嗜酸性微脓肿"，但常不出现组织坏死。

其他主要的炎症细胞包括巨噬细胞、淋巴细胞和浆细胞，但这些细胞在慢性嗜酸性粒细胞肺炎的作用还不清楚。在肺泡腔及巨噬细胞内还可见到游离的夏科-莱登结晶。可见肺间质纤维化，肺小血管内皮局限性水肿，少数合并有闭塞性支气管炎和机化性肺炎。纵隔内淋巴结活检未见嗜酸性粒细胞浸润。

【临床表现】

起病隐匿，病程呈亚急性或慢性，患者在诊断前可有几个月的症状。本病好发于青年女性，男女比例为1:2。1/3~1/2的患者有过敏性鼻炎或鼻息肉等病史，另外有2/3的患者有成人发作性哮喘或其他呼吸道症状[1]。

临床表现为发热（高热或低热）、咳嗽，多呈刺激性，偶有咯血、呼吸困难、体重减轻、全身不适、盗汗。胸膜炎和肌痛也有报道。患者最后可发展为渐进性的呼吸困难，少数患者表现为急性严重的呼吸衰竭或ARDS。

【实验室检查】

1. 血液检查·血白细胞计数常轻度或明显增多（>10×10^9/L），大多数嗜酸性粒细胞中度增多（>6%），平均嗜酸性粒细胞计数是3 000/mm³，但周围血嗜酸性粒细胞缺乏也不能排除该病。可引起轻度的贫血和血小板增多，血清总IgE升高。红细胞沉降率可大于60 mm/h。

2. 痰液检查·可见较多嗜酸性粒细胞。

3. 肺功能·典型的异常表现为中、重度的限制性通气功能障碍、DLco的下降和肺泡-动脉氧梯度的升高[2]。

【影像学表现】

1. 典型表现·非肺段性、亚段或小叶分布的实变影，多见于中上肺野之间、中外带,多为周围性胸膜下分布,而肺门周围较少累及,这与肺水肿的分布恰好相反,称为肺水肿反转状影(图24-4-1和图24-4-2),肺水肿反转状影具有特征性,但这种典型表现还不到30%[3,4],胸腔积液并不常见[5]。病变呈非游走性。Johkoh T 等[11]认为本病在 CT 上的特征性表现为一侧或两侧融合性实变、斑片状实变、磨玻璃影和条状或带状致密影,主要分布于肺野的周围部,但不一定和胸膜接触(图24-4-1和图24-4-2)。

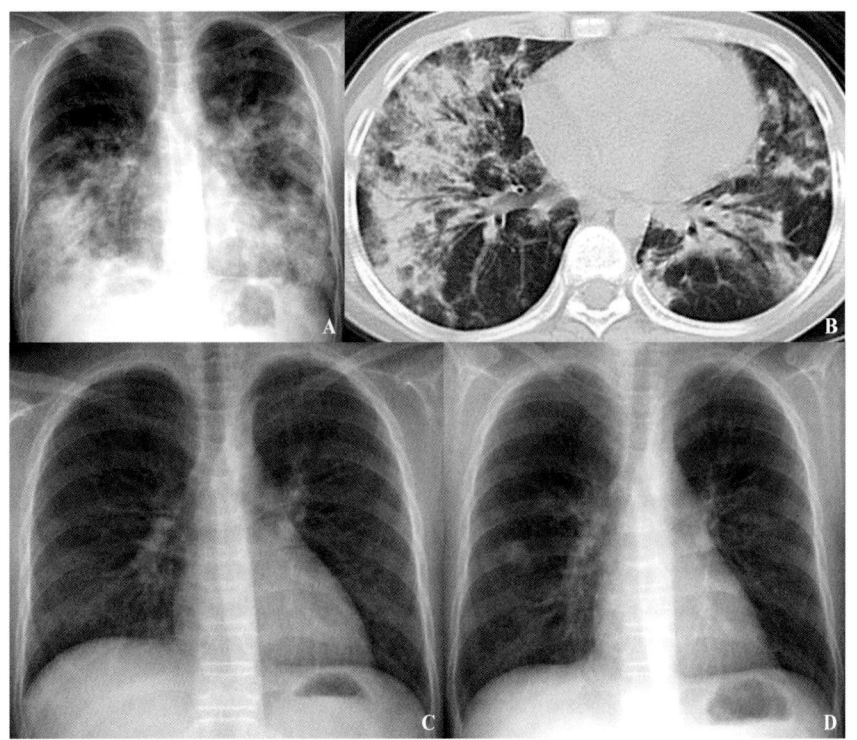

图 24-4-1　女性,11岁。慢性嗜酸性粒细胞性肺炎

胸部 X 线片(A)显示双肺弥漫分布斑片状影,边缘模糊,病灶以双下肺外周带分布较显著;同期 CT(B)显示渗出影内可见支气管充气征,渗出分布呈典型的肺水肿反转状影;激素治疗后1个月复查(C),病变消失。半年后复查(D),双肺中野再次出现斑片状高密度影(该病例由广东省人民医院放射科赵振军教授提供)。

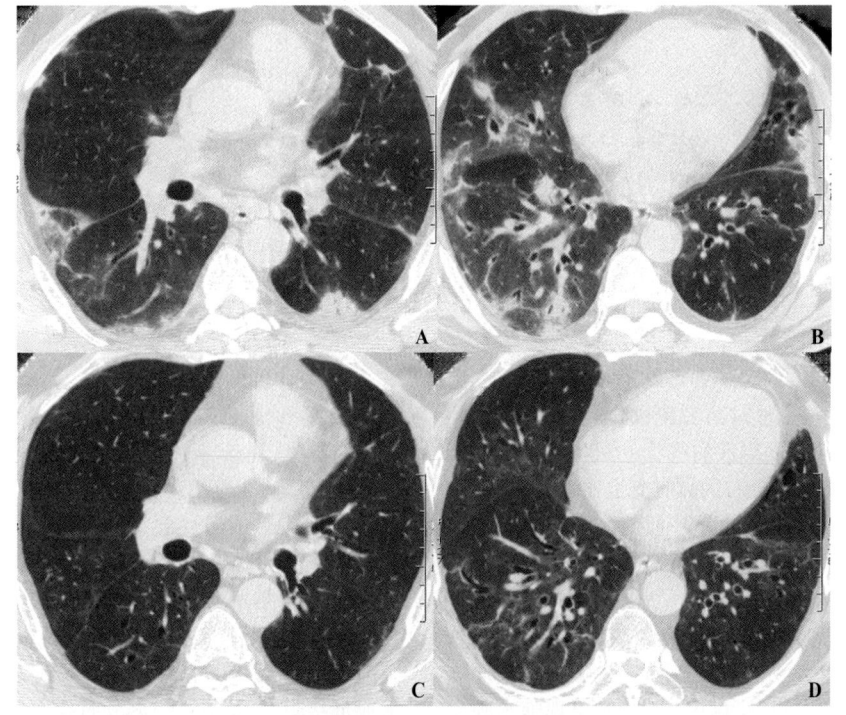

图 24-4-2　55岁,男性。慢性嗜酸性粒细胞性肺炎

CT(A、B)显示两肺外周磨玻璃及实变影,其内可见支气管充气征;治疗3个月后复查(C、D),两肺实变影明显吸收,原磨玻璃影变淡,但支气管扩张仍然存在。

演变规律,发病数周内可表现为肺周边的实变阴,2个月后则表现为密度不均匀的带状阴影和纵隔淋巴结增大,CT显示50%病例有淋巴结增大。使用激素治疗后可于3~4天或7~10天完全消退,但随着激素的减量,疾病复发比较常见,容易在原处复发(图24-4-1)。

2. 非典型表现·包括肺结节、肿块阴影(图24-4-3),线状阴影、弥漫性磨玻璃影,肺透光度局限性增强(图24-4-4),肺膨胀不全等。

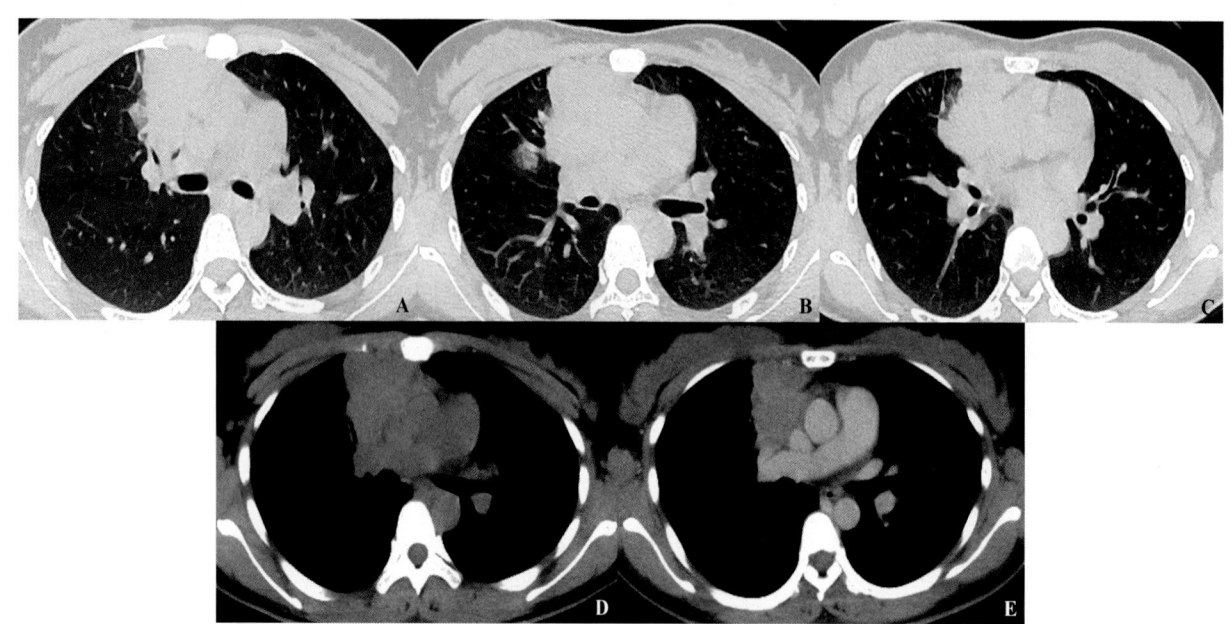

图24-4-3 女性,25岁。慢性嗜酸性粒细胞性肺炎

间歇性咳嗽、咳痰3个月余,伴发热,最高时39℃。红细胞沉降率61.00mm/h,C反应蛋白35.40mg/L,总IgE 270.61U/L。CT肺窗(A~C)显示右肺上叶纵隔旁有肿块状阴影,肺内有小斑片状阴影,密度欠均匀;纵隔窗(D)显示前纵隔有肿块状阴影,边缘有轻分叶,密度较为均匀,与上腔静脉、升主动脉、肺动脉分界较为清楚;增强扫描(E)显示前纵隔有肿块状阴影,密度较为均匀,与动脉血管分界较为清楚;进行CT引导下肺穿刺活检证实为慢性嗜酸性粒细胞性肺炎。

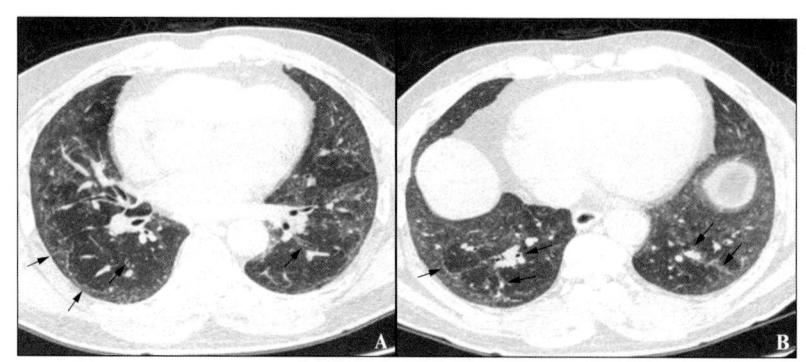

图24-4-4 男性,50岁。慢性嗜酸性粒细胞性肺炎

CT肺窗(A、B)显示两下肺表现为磨玻璃影,其中有局限性的透光增强,其内肺结构分布稀疏(A);细支气管管壁增厚,小叶间隔增厚,胸膜下有线样阴影(B)。

本病的CT表现和闭塞性细支气管炎机化性肺炎(BOOP)相似,Arakawa等[6]曾对两者作过比较,发现BOOP在HRCT上结节影、非小叶间隔性的线状或网状影和支气管扩张较本病显著,支气管周围分布的肺实变也比本病为多,而小叶间隔增厚则本病比BOOP显著。但在大部分患者中区分两者还是困难的。

【诊断标准】

根据病史、病程为亚急性或慢性起病、临床表现为发热、咳嗽和呼吸困难、外周血嗜酸性粒细胞增多及胸部X线片显示非游走性、非肺段性周围肺浸润阴影,特别是呈现肺水肿反转状影可做出诊断。

对于不典型者,可经肺活检进行病理检查,明确诊断。

【鉴别诊断】

1. 急性嗜酸性粒细胞肺炎·多见于男性青年,起病急,表现为咳嗽、气急、胸痛和低氧血症,部分可很快引起呼吸衰竭。X线片见斑片状浸润阴影,具有游走性和一过性的特点,而CEP亚急性或慢性起病,好发于青年女性,临床症状相对较轻,肺浸润为非游走性,少有胸腔积液。

2. 原因不明的机化性肺炎·影像学上该病的亚急性和慢性形式和慢性嗜酸性粒细胞性肺炎类似,外周血和支气管肺泡灌洗液无嗜酸性细胞增多,X线表现为病灶类圆形、三角形或带状阴影,其边缘一部分向病灶内侧凹陷,可伴有支气管壁增厚和支气管扩张。但本病诊断较困难,确诊需肺活检。

3. 变应性支气管肺曲霉病·烟曲霉病的痰涂片、培养阳性,烟曲霉皮肤试验阳性反应,血清可检出该菌沉淀抗体。其X线表现主要特点为肺实变和中心性支气管扩张。

4. 嗜酸性肉芽肿性多血管炎 既往称为变应性肉芽肿性血管炎。胸部X线片显示一过性及游走性斑片状、非节段性分布的实变或结节状浸润阴影,多沿肺血管纹理排列,一般不形成空洞。HRCT上最常见的是周围或随机分布的气腔实变和磨玻璃影、结节,也可见小叶间隔增厚或小叶间隔增粗,以下肺部多见。

(熊曾 李莎 陈起航)

参考文献

[1] Teixeira N, Santos MI, Pedro F, et al. Idiopathic chronic eosinophilic pneumonia [J]. Cureus, 2021, 13: e14047.

[2] 肖迎,任思颖,彭红.14例慢性嗜酸性粒细胞肺炎患者临床特征分析[J].中国医师杂志,2021,23:5.

[3] Cottin V. Eosinophilic lung diseases [J]. Clin Chest Med, 2016, 37: 535-556.

[4] Suzuki Y, Suda T. Long-term management and persistent impairment of pulmonary function in chronic eosinophilic pneumonia: a review of the previous literature [J]. Allergol Int, 2018, 67: 334-340.

[5] Sriratanaviriyakul N, La HH, Albertson TE. Chronic eosinophilic pneumonia presenting with ipsilateral pleural effusion: a case report [J]. J Med Case Rep, 2016, 10: 227.

[6] Arakawa H, Kurihara Y, Niimi H, et al. Bronchiolitis obliterans with organizing pneumonia versus chronic eosinophilic pneumonia: high-resolution CT findings in 81 patients [J]. AJR, 2001, 176: 1053-1058.

第五节·特发性嗜酸性粒细胞增多综合征

特发性嗜酸性粒细胞增多综合征(idiopathic hypereosinophilic syndrome, IHES)是1968年由Hardy和Anderson首次报道的一种疾病,1975年Chusid等将其定义为一组病因不明,以外周血、骨髓嗜酸性粒细胞持续增多>6个月,伴有1个或多发脏器浸润及功能损害的综合征。

本病临床少见,且病因不清,临床表现复杂多样,初诊时常难以确诊。

【发病机制与病理】

IHES对器官的损害是由于嗜酸性粒细胞的组织浸润和血栓栓塞引起的。嗜酸性粒细胞引起的组织受损是通过抗体介导的细胞毒和释放毒性颗粒产物。

T细胞功能的下调可能在发病中发挥重要作用。病理表现为多脏器嗜酸性粒细胞浸润。

【临床表现】

IHES在男性中更为常见,男女比例约为1.47:1,任何年龄均可发病,老年人很少,发病年龄多在20~50岁。无种族优势。

临床表现复杂多样,其症状、体征缺乏特异性。约40%合并肺部受累,临床可表现为咳嗽(干咳或咳少量白黏痰)、气促、喘鸣、呼吸困难、胸腔积液等。

其他表现包括体重减轻、疲劳、低热和肌痛。80%的患者有肝脾大、心肺功能不全、心壁血栓形成或深静脉血栓形成。大多数的病例都有心脏受累,心脏受累是嗜酸性粒细胞增多综合征(HES)患者死亡的主要原因,可能导致完全性心脏传导阻滞、嗜酸性心肌炎、限制性心肌病、心室血栓形成和心脏性猝死[1]。

中枢神经系统受累表现包括神经精神功能不全、共济失调、周围神经症状、脑血栓引起偏瘫等。皮肤受累以局部性红斑丘疹为主,病变进展出现水疱和溃疡[2]。血液系统表现为贫血、血小板减少、血栓形成等[3,4]。其他器官如胃肠、肾及肌肉、骨骼等亦可受累。

【实验室检查】

血白细胞总数超过10 000/mm³,且嗜酸性粒细胞占70%以上。血清IgE升高,高免疫球蛋白血症,循环免疫复合物(32%~50%),红细胞沉降率增快,血清B_{12}升高和白细胞碱性磷酸酶增高。真菌和寄生虫血清学检查阴性。

【影像学表现】

影像学表现无特异性,变化多。HES患者胸部X线片检查可正常。部分可表现为双肺散在的或弥漫性斑片阴影,可有一过性而自然缓解者,亦可表现为双肺间质性改变。少数病例出现胸腔积液。

CT可见结节和实变影(图24-5-1),其周围可有或无磨

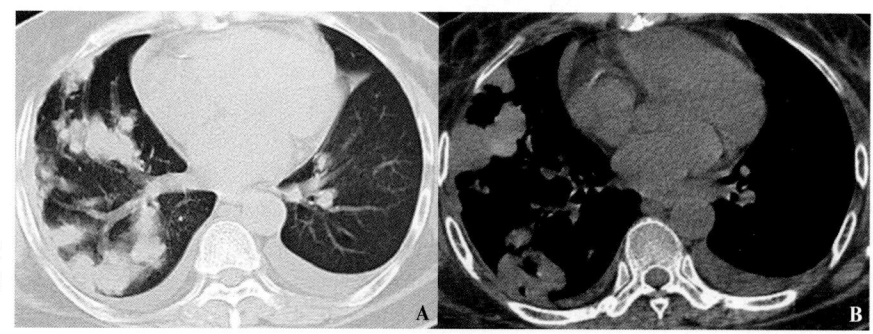

图24-5-1 55岁,女性。IHES
CT肺窗(A)和纵隔窗(B)显示右肺多发结节及低密度柱状影,右肺下叶病变周围可见晕征,双侧胸腔积液(该病例由广东省人民医院放射科赵振军教授提供)

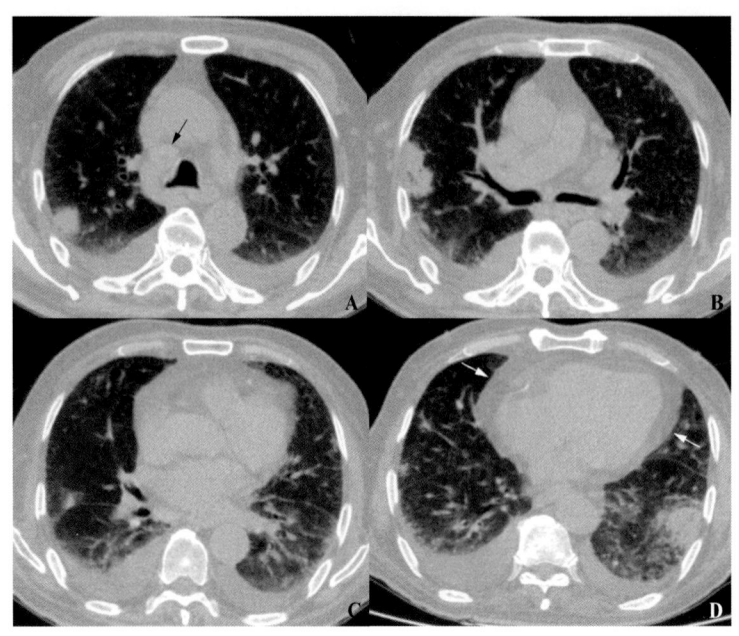

图 24-5-2 88岁,男性。IHES

CT肺窗(A~D)显示肺内多发结节,边缘不清楚,右肺中叶斜裂下结节,左下结节有晕征,支气管血管束增粗,肺小叶间隔增粗;纵隔淋巴结增大(箭),双侧胸腔少量积液,心包积液(箭)。

玻璃影(晕征),也可为两侧弥漫性、似肺水肿的磨玻璃影,小叶间隔增厚及支气管壁增厚(图24-5-2)。据报道,12%~33%的HES患者会发生纵隔淋巴结肿大。

【诊断标准】

2012年,Valent P 提出本病的诊断标准,以后国内外均应用此标准[5]。

(1) 嗜酸性粒细胞计数$>1.5\times10^9/L$,至少两次,间隔$\geqslant$1个月和/或组织学证实的组织中嗜酸性粒细胞浸润。

(2) 无明确寄生虫、过敏反应及其他因素引起的嗜酸性粒细胞增多的基础疾病。

(3) 具有由嗜酸性粒细胞浸润所致的脏器损害的临床表现。

【鉴别诊断】

本病影像学表现无特异性,需要和寄生虫感染、变态反应性疾病(如荨麻疹、支气管哮喘、血管神经性水肿等)、肺嗜酸性粒细胞增多症(包括急性肺嗜酸性粒细胞增多症、慢性嗜酸性粒细胞性肺炎、热带型肺嗜酸性粒细胞增多症、变应性支气管肺曲霉病、嗜酸性肉芽肿性多血管炎)、肺结核、真菌感染等疾病鉴别。鉴别诊断需密切结合临床及实验室检查。

(熊曾 李莎 陈起航)

参考文献

[1] Barry J, Gadre A, Akuthota P. Hypersensitivity pneumonitis, allergic bronchopulmonary aspergillosis and other eosinophilic lung diseases [J]. Curr Opin Immunol, 2020, 66:129-135.

[2] Wang H, Zhong H, Chen W, et al. Idiopathic hypereosinophilic syndrome with cutaneous necrosis and multiorgan embolism [J]. JAAD Case Rep, 2019, 5:1041-1044.

[3] Curras-Martin D, Patel S, Qaisar H, et al. Acute kidney injury secondary to thrombotic microangiopathy associated with idiopathic hypereosinophilic syndrome: a case report and review of the literature [J]. J Med Case Rep, 2019, 13:281.

[4] Leiva O, Baker O, Jenkins A, et al. Association of thrombosis with hypereosinophilic syndrome in patients with genetic alterations [J]. JAMA Netw Open, 2021, 4:e2119812.

[5] Valent P, Klion AD, Horny HP, et al. Contemporary consensus proposal on criteria and classification of eosinophilic disorders and related syndromes [J]. J Allergy Clin Immunol, 2012, 130:607-612, e9.

第六节·热带型肺嗜酸性粒细胞增多症

热带型肺嗜酸性粒细胞增多症(tropical pulmonary eosinophilia,TPE)由班氏丝虫和马来丝虫感染引起的免疫反应综合征,临床表现为咳嗽、呼吸困难、夜间喘息,以及肺部X线表现为弥散性的网点状阴影和外周血明显增高为特征。

本病于1940年首次报道,由于其胸部X线片与结核相似,当时被定义为与嗜酸性粒细胞有关的假结核状态,1943年,由Weingarten首次将该病命名为热带型肺嗜酸性粒细胞增多症。20世纪50年代认识到丝虫感染是其病因。

本病在丝虫流行区域较常见,如印度、东南亚、非洲,我国华东、华南地区也有本病的报道,是最严重的寄生虫感染相关的嗜酸性粒细胞增多。

【发病机制与病理】

发病机制尚未完全阐明，但人体对肺中的微丝蚴的强烈嗜酸性免疫反应可能起着关键作用，本病是人体对班氏丝虫（wuchereria bancrofti）和马来丝虫（brugia malayi）所释放的微丝蚴致敏原产生的Ⅰ型、Ⅲ型变态反应，亦可能与Ⅳ型变态反应有关。钩虫、圆线虫、蛔虫等其他蠕虫感染也可引起本病。但 TPE 的特点主要是累及肺部而很少侵犯其他系统。

本病的组织病理学改变取决于受检组织和疾病的病程。疾病早期（2 周内）为肺泡、间质、支气管周围和血管周围间隔组织细胞炎症，以嗜酸性粒细胞浸润为主的肺泡炎，肺泡结构无破坏。1～3 周后出现嗜酸性粒细胞浸润的支气管肺炎、微脓肿和肉芽肿，可有肺泡坏死。在疾病的后期，6 个月至 2 年后嗜酸性粒细胞浸润被混合细胞所替代，包括组织细胞、嗜酸性粒细胞和淋巴细胞，产生炎症性小结节及肺纤维化。

此外，肝和淋巴结活检可见嗜酸性粒细胞浸润和微丝蚴或成虫，周围聚积嗜酸性粒细胞和白细胞。未经治疗的患者到疾病后期表现为肺泡纤维化并蜂窝样改变。

【临床表现】

本病可呈急性、亚急性或慢性起病。本病主要发生于男性，男女比例约为 4∶1，好发于年龄较大的儿童和年轻成人，15～40 岁[1]。

临床症状主要是阵发性干咳，常伴呼吸困难或喘息，夜间症状加重及胸痛。上述症状可持续数天，类似哮喘。痰少或为黏液性，夏科-莱登结晶少见。非特异性表现包括发热、乏力、纳差、消瘦，亦可有腹痛、腹泻、胸痛、肌肉痛、心脏及中枢神经系统受累的症状。

体格检查主要为肺部闻及干啰音、湿啰音及哮鸣音，可出现全身淋巴结肿大及肝脾大。

【实验室检查】

外周血中嗜酸性粒细胞明显增多，绝对数超过 $3\times10^9/L$，占白细胞总数的 50% 以上[2]。但在疾病的早期，可仅有白细胞总数的增高。当患者病程长、病情反复或同时有急性化脓性感染，嗜酸性粒细胞的绝对值可降低至 $2\times10^9/L$。嗜酸性粒细胞数量通常与临床症状的严重程度及 X 线片表现不相关。血清补体机化试验强阳性，90% 的 TPE 患者红细胞沉降率中等度增快。

痰及 BALF 中嗜酸性粒细胞增多。可在淋巴结、肝、肺中找到微丝蚴，但微丝蚴在痰、血、粪、尿中通常不能检出。

肺功能检查，急性期呈阻塞性通气功能障碍，慢性期可呈限制性通气功能障碍、肺弥散功能降低。

【影像学表现】

病变形式多样，可重叠出现。20% 的患者肺部也可无异常发现[1]。

1. 结节·表现为两侧肺野分布有大量的斑点状阴影，直径为 1～3mm（病变大小较难与粟粒型肺结核鉴别），病变密度淡、轮廓模糊，以中下肺野较多，肺尖多较清晰，少数患者可在上肺野有较多病变（图 24-6-1）。也有少数患者可出现单发或多发的较大阴影，直径达 2～4cm，轮廓模糊，较多位于下肺野，右侧较多见，可能为斑点病灶融合而成。

2. 渗出·肺内以渗出性病变为主。

3. 支气管炎改变·肺纹理明显增多而较模糊，以中下肺野较为显著[3]。支气管壁增厚，管腔扩张（图 24-6-1B～D），空气滞留导致一定程度的肺气肿，部分可见肺气囊形成，病程较长的患者，可出现蜂窝肺。

4. 肺外表现·通常伴有轻微的胸膜增厚，但无明显的胸腔积液，偶可见气胸。有时肺门、纵隔淋巴结肿大，淋巴结可发生钙化（图 24-6-1）。心影增大。由于咳嗽剧烈引起肋骨骨折也不少见。

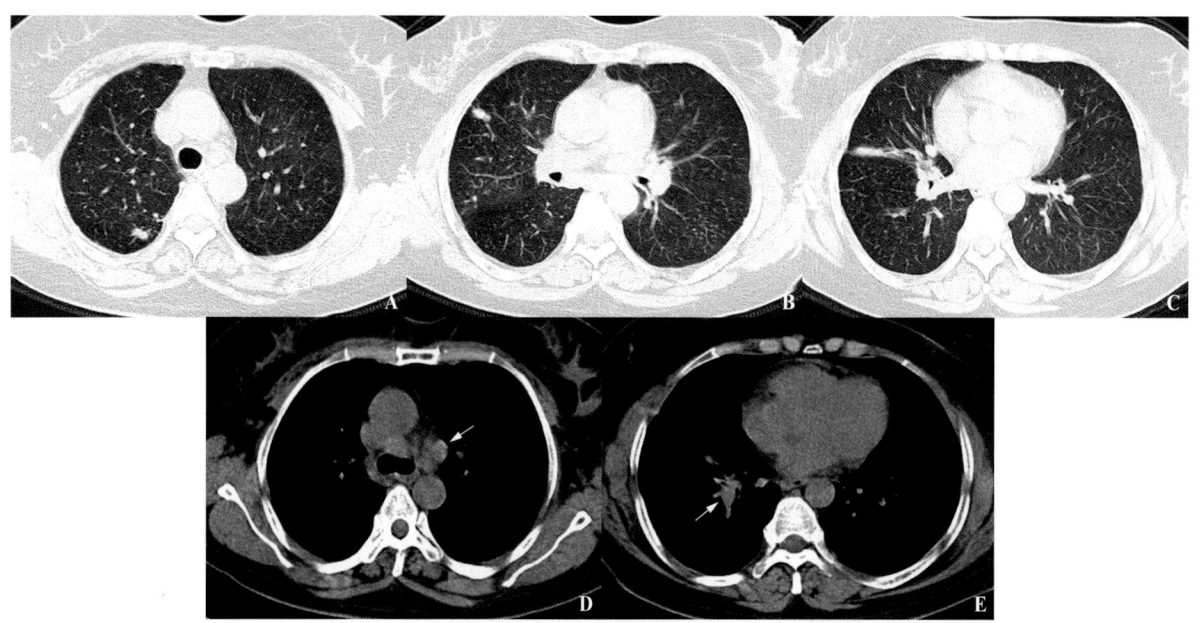

图 24-6-1　女性，35 岁。热带型肺嗜酸性粒细胞增多症

CT 肺窗显示右肺上叶胸膜下肺实质内有多发结节（A、B），左肺下叶背段有多发粟粒状微结节（B），细支气管管壁增厚、有肺局限性透光度增强（B、C）；纵隔窗显示纵隔、肺门淋巴结增大（D、E）。

5. **病变演变**·经枸橼酸乙胺嗪联合强力霉素治疗成人蠕虫的辅助疗法治疗后,大多数患者于数周内斑点阴影逐渐吸收,但肺纹理增重可持续一段时期,部分患者有复发倾向。

【诊断标准】
(1) 有在丝虫病流行区生活史。
(2) 发热、阵发性咳嗽和呼吸困难以晚间明显,肺部可闻及哮鸣音。
(3) X线片肺部有浸润阴影。
(4) 血嗜酸性粒细胞增多。
(5) 血丝虫补体结合试验阳性。

具有上述 5 项可临床诊断热带型肺嗜酸性粒细胞增多症。

【鉴别诊断】
1. **变态反应肉芽肿和血管炎**·哮喘明显者表现为肺气肿,肺内间质浸润,出现磨玻璃影,肺血管纹理细小不规则。可见多发结节空洞、肺门增大,胸膜心包常受累。

2. **肉芽肿性多血管炎**·既往称为韦格纳肉芽肿(现在称为肉芽肿性多血管炎),最常见的影像学表现为肺内单发或多发结节影,大小约 2 cm,等密度或较低密度,边缘模糊或锐利,可伴有薄壁或厚壁空洞。

而 TPE 的结节影多较小,空洞相对少见。当肉芽肿性多血管炎表现为一过性斑片阴影、弥漫性网状阴影时,较难与TPE 鉴别,需结合临床表现及实验室检查。

3. **嗜酸性肉芽肿性多血管炎**·在影像学上显示为一过性及移行性斑片状、非节段性分布的实变或结节状浸润阴影,多沿肺血管纹理排列,一般不形成空洞。HRCT 上最常见的是周围或随机分布的气腔实变和磨玻璃影、结节,也可见小叶间隔增厚或小叶间隔增粗,以下肺部为多见。

4. **急性血行播散型肺结核**·病变早期多在肺间质,胸部 X 线片见肺纹理增多、增强,形成网状阴影。当病变进展侵入肺泡腔,呈磨玻璃样,肺纹理模糊不清。当病变发展到一定大小时,即可见由肺尖至肺底分布的粟粒状阴影。典型的粟粒型肺结核表现为"三均匀",即由肺尖至肺底布满大小、密度、分布均匀一致的粟粒状阴影,此为本病的特征性表现。

(熊曾 李莎 陈起航)

参考文献

[1] Mullerpattan JB, Udwadia ZF, Udwadia FE. Tropical pulmonary eosinophilia-a review [J]. Indian J Med Res, 2013,138:295-302.

[2] Ong RK, Doyle RL. Tropical pulmonary eosinophilia [J]. Chest, 1998, 113:1673-1679.

[3] Angirish B, Jankharia B, Sanghavi P. The role of HRCT in tropical pulmonary eosinophilia [J]. Eur J Radiol, 2020,131:109207.

第七节·过敏性肺炎

过敏性肺炎(hypersensitivity pneumonitis,HP)是指易感人群反复吸入具有抗原性的粉尘所引起的以间质性肺炎、肉芽肿、细支气管炎改变为主的肺病,又称外源性过敏性肺泡炎(extrinsic allergic alveolitis,EAA),是一种严重程度、临床表现和自然病程多变的复杂综合征,而不是一种单一的、一致的疾病。其代表了肺实质内发生的对吸入物质(特别是有机抗原)的免疫反应。

80%~95%的 HP 是非吸烟人群。据研究尼古丁影响巨噬细胞激活,从而降低淋巴细胞增生,影响 T 细胞功能。吸烟人群即使发生 HP,也多为慢性,预后差。

目前已报道的 HP 病因超过 300 种[1],常见的刺激因子包括(但不限于)农业粉尘(如发霉干草、谷粒、蘑菇肥料、树皮等)、生物气溶胶(如动物的血清、分泌物等蛋白或微生物)和某些反应性化学物质(如异氰酸酯、苯六甲酸酐)。

多种职业和副业可导致接触经空气传播的有机抗原,从而使发生 HP 的风险升高。目前其中一些来源于单个或少量病例的报道,并需要进一步的研究。一些有机化合物与 HP 相关。大多关于 HP 的流行病学资料来源于对农民及爱鸟人士的研究。对于农民和畜牧业工作者,必须考虑若干类型的暴露和许多不同的抗原。抗原的主要来源是嗜热放线菌。

此外,HP 可由来源于鸽子、虎皮鹦鹉和其他长尾鹦鹉、金丝雀、鸡、火鸡,以及其他鸟类和家禽的干燥、细小分散粉尘上的排泄物和蛋白质物质的暴露引起[2]。除了家禽饲养员和采羽工以外,个体还可能因以下机制而发生 HP:鸟粪便通过干衣机通风口的气溶胶传播、车库供暖通风口受鸟类筑巢点的污染,以及暴露于羽毛枕头、花环和羽绒被[3]。

轻度或亚临床 HP 可能不会被检出或被误诊为病毒性疾病或哮喘,而后两者都可能有类似于 HP 的非特异性临床表现。

过敏性肺炎曾经被分为急性、亚急性及慢性三种类型,但由于 HP 的临床表现和病程有很大的差异和重叠,这些分类方法都不能完全令人满意。2020 年 ATS/JRS/ALAT 提出根据影像学或组织病理学检查将 HP 分为非纤维性 HP(单纯炎性病变)和纤维性 HP(炎性病变合并纤维化或单纯纤维化)两种类型[4]。

【发病机制与病理】

HP 的免疫发病机制复杂,且因受累个体、激发性抗原、暴露的频率和强度及病程而不同。在急性 HP 患者中,暴露于致病抗原的个体会产生针对该抗原的特异性 IgG 抗体,随后再次暴露时会出现肺部炎症,伴免疫复合物形成和中性粒细胞涌入。亚急性和慢性 HP 可能是由于 CD4+ T Th1 细胞介导的迟发型超敏反应(引起肉芽肿形成),可能与 Toll 样受体(toll-like receptor,TLR)2 和 9 通路相关。Th1 和 Th17 淋巴细胞似乎可促发肺部炎症,而调节性 T 细胞可下调炎症反应。

非纤维性 HP 和纤维性 HP 的关键差异在于组织病理学上有无纤维化表现。非纤维性 HP 组织病理具有以下 3 种特征。

1. 细胞性间质性肺炎·细胞性 NSIP 的特征和以淋巴细胞浸润为主。

2. 细胞性细支气管炎·以支气管周围淋巴细胞浸润为主（淋巴细胞＞浆细胞）±机化性肺炎的特征±泡沫状巨噬细胞。

3. 松散的非坏死性肉芽肿·疏松分布的上皮细胞和/或多核巨细胞、位于呼吸性细支气管或终末细支气管处。但不具备以下特征：①浆细胞＞淋巴细胞；②广泛淋巴细胞增生；③形成良好的结节性肉芽肿和/或坏死性肉芽肿；④吸入颗粒物。纤维性 HP 在上述表现的基础上有纤维化表现。

【临床表现】

非纤维性和纤维性 HP 在临床表现上并没有严格的差异，存在一定的重叠。常见症状都包括呼吸困难和咳嗽[4]。胸闷和全身症状（如发热、寒战、体重减轻和不适）较少见。

症状可能急性发作（数日至数周）、隐匿发作（数月至数年）或反复发作[4]。虽然急性表现（无论有无全身症状）看似更符合非纤维性 HP，隐匿性表现看似更符合纤维性 HP，但尚未根据纤维化状态严格评估过症状发作模式。

体格检查可见呼吸过速、局灶性或弥漫性湿啰音、吸气中期高调音（吱吱声或嘎嘎声）。偶尔可闻及哮鸣[4]。杵状指（趾）通常与更晚期疾病有关[5]。

【实验室检查】

评估个体对致病抗原的具体敏感性的实验室检查存在一些局限性，在发生暴露但未患病的个体中试验阳性率较高，血清学试验的假阴性率也较高。现有一些针对特异性 IgG 抗体的血清学试验可检测许多潜在抗原，但其诊断价值仍有争议[6]。敏感性和特异性似乎随下列因素而变化：具体抗原、暴露持续时间和频率、吸烟情况和疾病所处阶段。

将血清学试验的结果当作是否暴露的证据，而不作为诊断 HP 的依据，因为无症状的暴露个体也可出现阳性结果，阴性结果也不能用于排除 HP。

如果实验室具备相应能力，那么从原始来源采集可能的致病抗原样本并用患者血清对其进行检测，有时会有帮助。在许多患者中，红细胞沉降率、C 反应蛋白、循环免疫复合物和免疫球蛋白等炎性指标升高。类风湿因子可能呈阳性。急性期血清乳酸脱氢酶（lactate dehydrogenase, LDH）水平可能升高，但随临床指标的改善，LDH 水平会下降。

肺功能检查，HP 患者通常存在限制性通气障碍，且在症状发作期间可能出现脉搏血氧饱和度（pulse oxygen saturation, SpO_2）下降，患者也可能出现阻塞性与限制性通气障碍同时存在的情况[7]。

【影像学表现】

胸部 X 线片可能正常，也可能显示小结节或网状影，肺部阴影的分布各异。一项纳入养鸟患者的研究显示，上肺区较常受累，而另一项纳入夏季型 HP 患者的研究显示，阴影主要见于下肺区。HRCT 优于传统 X 线片检查，因为 HRCT 的敏感性更高，能更清晰地显示病变的影像学特征，并且可提供更多关于有无纤维化特征的信息。

HP 的 CT 表现存在差异，具体取决于疾病亚型（非纤维性、纤维性）。

1. 非纤维性 HP

（1）肺实质浸润：典型表现是磨玻璃影，但由于影像学不透光区具有暂时性，HRCT 也可能正常，可伴有马赛克征。渗出严重时可形成斑片状磨玻璃影、实变影（图 24-7-1）。

（2）小气道病变：表现小叶中心小结节（<5 mm），少量多少不定，可能很多，也可能非常少，可能是主要表现或唯一表现。直径＞10 mm 的结节罕见，通常提示机化性肺炎区域。磨玻璃影常常累及两肺肺野，可以弥漫性对称分布，有磨玻璃样不透光区，支气管管壁有增厚（图 24-7-2）[4]。比较吸气相与呼气相图像可证实空气潴留。囊腔通常数量很少，直径从 3 mm 到 25 mm 不等。

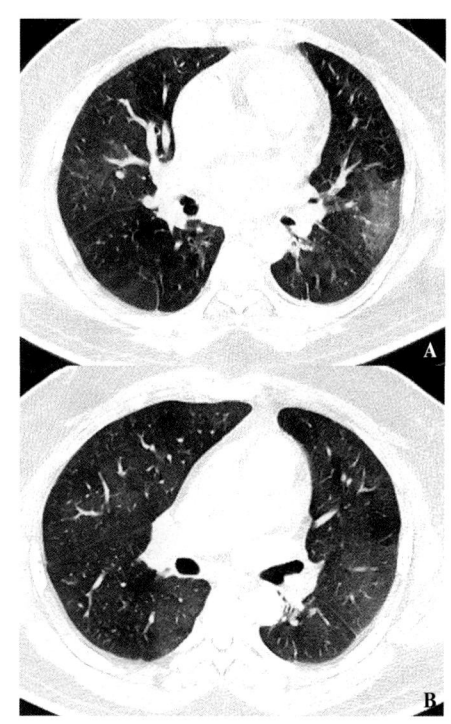

图 24-7-1　40 岁，男性。过敏性肺炎

A 显示双肺多发磨玻璃状及斑片状密度增高影，以双上肺明显，可见马赛克征；B 显示甲泼尼龙治疗 5 天后复查，双肺病变较前明显吸收好转，气促症状较前减轻。

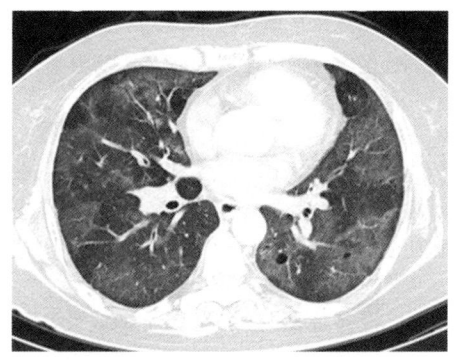

图 24-7-2　女性，63 岁。过敏性肺炎

肺窗显示两肺多发斑片状磨玻璃影，其间有局限性肺透光度增强，支气管管壁有增厚，左下肺有薄壁的囊腔性病变。

肺实质浸润及小气道病变可并存。

2. 纤维性 HP·典型特征是肺纤维化和小气道疾病并存。病变主要分布于中上肺野,下肺野相对正常。

(1) 肺纤维化:表现为小叶间隔及小叶内间质增厚,不规则线状影/粗大网状影,常伴肺结构变形,随机分布或主要位于中肺区;可能存在牵拉性支气管扩张和蜂窝征(图 24-7-3),但不是主要表现。蜂窝征的发生率为 16%~69%,相比特发性肺纤维化(idiopathic pulmonary fibrosis, IPF)中的 UIP,其较少出现于肺底。

(2) 小气道病变:表现包括斑片状磨玻璃影、小叶中心结节和/或马赛克衰减(由空气潴留所致),部分可见典型的猪头肉冻征[8]。其中,空气潴留征通常位于小叶分布区。

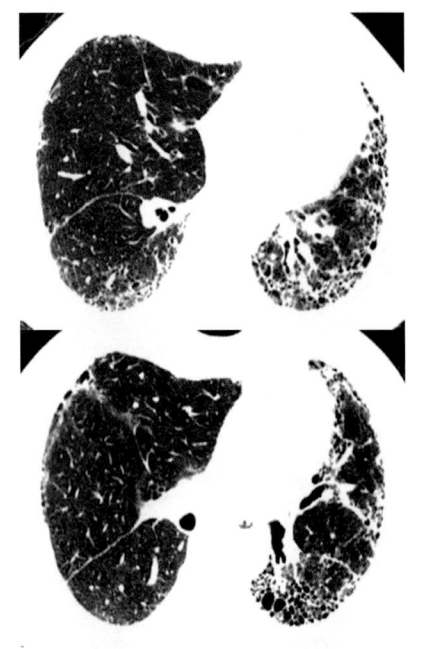

图 24-7-3　55 岁,男性。鸽子商贩,过敏性肺炎
双肺可见条索状及网格状密度增高影,周围可见磨玻璃影,邻近支气管牵拉扩张。

【诊断标准】

目前对于 HP 诊断标准很多,但缺乏统一标准。临床上目前使用较多的 HP 的诊断标准包括以下 5 项,同时除外结节病、结缔组织病继发的肺间质改变、特发性肺纤维化(IPF)等疾病[4,9],可诊断。

(1) 有明确的环境抗原暴露史。

(2) 有 HP 相应的临床征象(咳嗽、呼吸困难、发热等)或脱离环境抗原暴露后病情改善。

(3) 胸部影像学检查提示间质性肺疾病表现(双肺弥漫性磨玻璃影、斑片影、小叶中心结节影、马赛克征、网格影或伴蜂窝肺)。

(4) 肺功能检查提示限制性肺通气功能障碍和弥散功能障碍。

(5) BALF 检查提示淋巴细胞增高和/或组织病理学检查提示非坏死性肉芽肿、淋巴滤泡性细支气管炎及间质性肺炎等。

【鉴别诊断】

1. 热浴肺病·是指使用热水浴缸时反复暴露于鸟分枝杆菌复合体(MAC)所致的超敏反应。该病与 HP 有一些共同临床特征,但也有一些重要的鉴别特征。HRCT 表现包括弥漫性小叶中心细结节和/或磨玻璃影。主要组织病理学表现是细支气管中心位置存在多个成形的非坏死性肉芽肿,伴充满气腔的成纤维细胞栓(机化性肺炎)和肺泡隔增厚。观察发现许多患者在停用热水浴缸后情况好转。

2. 特发性肺纤维化·鉴别慢性纤维性 HP 与 IPF 可能很困难,因为慢性纤维性 HP 常无松散的肉芽肿,而 IPF 典型的成纤维细胞灶又常见于 HP。

支持 IPF 而非 HP 的 HRCT 特征包括:异常主要位于下肺区,而 HP 主要为弥漫性或上肺区受累;没有 HP 中的小气道受累(马赛克衰减和小叶中心结节)。蜂窝多见。

3. 慢性嗜酸性粒细胞性肺病·临床上多有在 3 周至数月内出现呼吸困难、咳嗽、发热和哮鸣等不适。胸部 X 线片显示以外周或胸膜下阴影为主(反肺水肿征),以及 BALF 细胞计数显示嗜酸性粒细胞增多(≥25%)。需要排除感染及药物性肺嗜酸性粒细胞增多。使用糖皮质激素治疗有效。

(熊曾　李莎　陈起航)

参考文献

[1] Fernandez PER, Kong AM, Raimundo K, et al. Epidemiology of hypersensitivity pneumonitis among an insured population in the United States: a claims-based cohort analysis [J]. Ann Am Thorac Soc, 2018, 15: 460-469.

[2] Shirai T, Furusawa H, Furukawa A, et al. Protein antigen of bird-related hypersensitivity pneumonitis in pigeon serum and dropping [J]. Respir Res, 2017, 18: 65.

[3] Chan AL, Juarez MM, Leslie KO, et al. Bird fancier's lung: a state-of-the-art review [J]. Clin Rev Allergy Immunol, 2012, 43: 69-83.

[4] Raghu G, Remy-Jardin M, Ryerson CJ, et al. Diagnosis of hypersensitivity pneumonitis in adults. an official ATS/JRS/ALAT clinical practice guideline [J]. Am J Respir Crit Care Med, 2020, 202: e36-e69.

[5] Wang LJ, Cai HR, Xiao YL, et al. Clinical characteristics and outcomes of hypersensitivity pneumonitis: a population-based study in China [J]. Chin Med J (Engl), 2019, 132: 1283-1292.

[6] Vasakova M, Morell F, Walsh S, et al. Hypersensitivity pneumonitis: perspectives in diagnosis and management [J]. Am J Respir Crit Care Med, 2017, 196: 680-689.

[7] Uranga A, Sanchez-Ortiz M, Morell F, et al. Hypersensitivity pneumonitis due to isocyanates: lung function, clinical and radiological characteristics [J]. Arch Bronconeumol, 2013, 49: 169-172.

[8] Salisbury ML, Myers JL, Belloli EA, et al. Diagnosis and treatment of fibrotic hypersensitivity pneumonia. Where we stand and where we need to go [J]. Am J Respir Crit Care Med, 2017, 196: 690-699.

[9] Varone F, Iovene B, Sgalla G, et al. Fibrotic hypersensitivity pneumonitis: diagnosis and management [J]. Lung, 2020, 198: 429-440.

第八节·胸腔积液嗜酸性粒细胞增多症

胸腔积液嗜酸性粒细胞增多症（pleural fluid eosinophilia，PFE）又称嗜酸性粒细胞性胸腔积液（eosinophilic pleural effusions，EPE），是一组胸腔积液中嗜酸性粒细胞比例≥10%的临床综合征，可伴或不伴血嗜酸性粒细胞增多[1]。据估计，约10%的渗出性胸腔积液有嗜酸性粒细胞增多。

PFE的相关疾病谱与常见导致胸腔积液的相关疾病谱相似，人群中这些疾病的患病率对其有显著影响[1,2]。胸膜刺激或创伤（如气胸、血胸、胸腔手术）和恶性肿瘤是常见的原因[3]，但在鉴别诊断时还应考虑到其他病因（如药物、感染、结缔组织疾病等）。

经过仔细评估有时可能也无法明确PFE的病因，特别是与非嗜酸性渗出相比。例如，在一篇纳入687例PFE患者的meta分析中，最常见的病因是恶性肿瘤（26%），其次为特发性（25%）和感染（13%）。

【发病机制与病理】

嗜酸性粒细胞上的黏附分子受体、免疫球蛋白Fc段受体、细胞因子等可溶性介质受体等与相应的底物结合后可发生吞噬作用，同时也可释放多种物质，如碱性蛋白、嗜酸性粒细胞阳离子蛋白、嗜酸性粒细胞衍生神经毒素、嗜酸性粒细胞过氧化物酶、嗜酸性粒细胞蛋白X、髓过氧化物酶等，从而在局部聚集更多的嗜酸性粒细胞、产生炎症反应、杀伤细菌、寄生虫等病原体或导致变态反应[4]。

气体及液体刺激、感染、变态反应、肿瘤直接分泌等使胸腔内某些细胞因子增多，引起嗜酸性粒细胞向胸腔内聚集，是导致PFE的主要病因。

【临床表现】

男性多见，占75%~85%；病变部位多见于左侧，临床表现主要为胸痛、呼吸困难、咳嗽、发热或其他原发病症状，因病因不同而各有差异。部分患者可伴有外周血中嗜酸性粒细胞增多；48%的胸腔积液为血性或带血性。

若呼吸困难程度与胸腔积液量不相称，应高度怀疑肺栓塞，绝大多数未确诊的PFE患者应对肺栓塞进行排查，如果血D-二聚体增高，应进一步做肺CT增强扫描或核医学肺通气/灌注检查。若胸腔积液为漏出液时，需注意心力衰竭、肝硬化继发的漏出性PFE。

特发性PFE本身预后良好，很少复发。

【实验室检查】

PFE的定义是胸腔积液的有核细胞计数中嗜酸性粒细胞占比超过10%。胸腔积液中嗜酸性粒细胞的具体百分比对鉴别PFE的不同病因没有帮助。确定积液为渗出液还是漏出液可以帮助诊断。

此外，应进行胸腔积液培养，确定是否有细菌、真菌及分枝杆菌感染。细胞学分析应包括恶性肿瘤细胞和寄生虫的检查。

由于外周血与胸腔积液中的嗜酸性粒细胞百分比关联较弱，PFE患者的外周血实验室分析结果通常无特异性。

【诊断标准】

胸腔积液中嗜酸性粒细胞比例≥10%即可诊断PFE。

（熊曾　李莎　陈起航）

参考文献

[1] Oba Y, Abu-Salah T. The prevalence and diagnostic significance of eosinophilic pleural effusions: a meta-analysis and systematic review [J]. Respiration, 2012, 83:198-208.

[2] Li M, Zeng Y, Li Y, et al. Incidence, aetiology and clinical features of eosinophilic pleural effusion: a retrospective study [J]. BMC Pulm Med, 2021, 21:402.

[3] Chu FY, Liou CB, Sun JT, et al. Eosinophilia in pleural effusions: a speculative negative predictor for malignancy [J]. Asian Pac J Cancer Prev, 2016, 17:1411-1414.

第二十五章
特发性间质性肺炎

特发性间质性肺炎（idiopathic interstitial pneumonia，IIP）是弥漫性肺实质疾病（diffuse parenchymal lung disease，DPLD）中的一组不明原因的肺部间质性疾病。特发性间质性肺炎的分类经历三个重要的变迁。

1969年病理学家Liebow根据不同组织学表现把慢性间质性肺炎分为5型：普通型间质性肺炎（usual interstitial pneumonia，UIP）、脱屑性间质性肺炎（desquamative interstitial pneumonia，DIP）、淋巴细胞性间质性肺炎（lymphocytic interstitial pneumonia，LIP）、巨细胞性间质性肺炎（giant cell interstitial pneumonia，GIP）和细支气管炎并间质性肺炎（bronchiolitis with interstitial pneumonia，BIP）。

上述分类法是基于病理学诊断，是肺组织对各种不同致病因子产生的不同组织反应的表现，而非代表5种疾病。也就是说，上述每一类型的间质性肺炎可见于多种不同疾病，而某一疾病也可以通常有一种或一种以上的间质性肺炎存在，如类风湿关节炎患者的肺活检可同时发现UIP和DIP。

2002年，美国胸科学会（ATS）和欧洲呼吸学会（ERS）联合发表特发性间质性肺炎分类的多学科国际共识报告[1]，该分类包括7个独立的实体疾病，并根据临床相对的发病率，排列如下：特发性肺纤维化（idiopathic pulmonary fibrosis，IPF）、非特异性间质性肺炎（nonspecific interstitial pneumonia，NSIP）、隐源性机化性肺炎（cryptogenic organizing pneumonia，COP）、急性间质性肺炎（acute interstitial pneumonia，AIP）、呼吸性细支气管炎并间质性肺疾病（respiratory bronchiolitis-Associated interstitial lung disease，RB-ILD）、DIP和LIP（表25-0-1）。

该分类法的重点在于上述7种IIP为独立的疾病，同时强调需要临床、影像学和病理学的多学科联合诊断，与原来单纯依靠病理诊断有明显区别，因为病理学诊断难于区别特发性还是继发于其他疾病的间质性肺炎。

2013年ATS和ERS再次对IIP的分类进行了重新修订[2]。这次新分类把IIP分为主要的、罕见的和无法分类三个大类（表25-0-2）。其中主要的类型包括IPF、特发性NSIP、RB-ILD、DIP、COP和AIP；对主要类型的IIP（其中2%~20%是家族性的，80%以上是散发性的）根据临床过程

表25-0-1　IIP的组织病理和临床分类（ATS/ERS，2002）

组织病理学类型	临床-放射学-病理学诊断
普通型间质性肺炎（UIP）	特发性肺纤维化（IPF）/隐源性致纤维化肺泡炎（CFA）
非特异性间质性肺炎（NSIP）	非特异性间质性肺炎（NSIP）
机化性肺炎（OP）	隐源性机化性肺炎（COP，与BOOP同义）
弥漫性肺泡损伤（DAD）	急性间质性肺炎（AIP）
呼吸性细支气管炎（RB）	呼吸性细支气管炎并间质性肺疾病（RBILD）
脱屑性间质性肺炎（DIP）	脱屑性间质性肺炎（DIP）
淋巴细胞性间质性肺炎（LIP）	淋巴细胞性间质性肺炎（LIP）

表25-0-2　IIP的新分类：多学科诊断（ATS/ERS，2013）

类别	多学科诊断
主要的IIP	特发性肺纤维化（IPF） 特发性非特异性间质性肺炎（iNSIP） 呼吸性细支气管炎并间质性肺疾病（RB-ILD） 脱屑性间质性肺炎（DIP） 隐源性机化性肺炎（COP） 急性间质性肺炎（AIP）
罕见的IIP	特发性淋巴细胞性间质性肺炎（iLIP） 特发性胸膜肺弹力纤维增生症（iPPFE）
无法分类的IIP	

又细分为慢性纤维性间质性肺炎（包括IPF和特发性NSIP）、吸烟相关的间质性肺炎（包括RB-ILD和DIP）和急性/亚急性间质性肺炎（COP和AIP）。

罕见的类型包括特发性淋巴细胞性间质性肺炎（iLIP）和特发性胸膜肺弹力纤维增生症（idiopathic pleuroparenchymal fibroelastosis，iPPFE）。另外，描述了两种罕见的间质性肺炎组织学类型，即急性纤维素性机化性肺炎（acute fibrinous and organizing pneumonia，AFOP）和支气管中心纤维化

(bronchiolocentric patterns of interstitial pneumonia)，这两种组织学类型因为仍存在一些争议，暂不列入现行的特发性间质性肺炎中。

针对不可分类的 IIP 也做了明确界定。无法分类的 IIP（占 IIP 的 10%～30%）主要原因包括以下情况。

(1) 临床、影像学、病理学的资料不充分。

(2) 临床、放射学和病理学表现之间存在明显不一致，可能发生以下情况：

1) 先前的治疗导致放射学或组织学表现的实质性改变（例如，类固醇治疗后 DIP，活检仅显示残留 NSIP）。

2) 新疾病或已公认疾病的非常见变异，不符合当前 ATS/ERS 分类的特征（例如，机化性肺炎并发纤维化的变异）。

3) IIP 患者同时出现多种 HRCT 和/或病理类型的改变。

第一节 · 特发性肺纤维化

特发性肺纤维化（idiopathic pulmonary fibrosis，IPF）是一种病因不清、慢性、进行性、纤维化性间质性肺疾病，病变局限在肺，好发于中老年人群，其肺组织学和/或胸部 HRCT 特征性表现为 UIP[3,4]。IPF 是 IIP 中最为常见的一种疾病。

IPF 的患病率为 (42.7～62)/10 万，男性多于女性，大多数患者大于 50 岁，大于 65 岁的患者约占 80%[5,6]。吸烟者的发病率对比非吸烟者的优势比为 1.6～2.9。少部分患者有家族倾向，儿童 IPF 非常罕见。

IPF 没有自然缓解倾向，与许多其他种类的 IIP 相比，其预后和对治疗的反应都较差。

IPF 的直接致病因子尚不清楚。遗传因素或先天易感因子的存在可能与发病有关，病毒感染或某些有毒物质是否与本病的发病有关，尚需进一步研究。

【发病机制与病理】

IPF 的定义是特发性 UIP，其组织病理学特征性改变是时间性和地图样异质性，其主要病变为可见纤维母细胞灶，纤维化病变以小叶周围和胸膜下区域分布为著。

低倍显微镜下可同时见到纤维化伴蜂窝肺改变区域和病变较轻甚至呈正常肺组织区域，通常炎症较为轻微，可有少量淋巴细胞和浆细胞间质浸润，伴 Ⅱ 型肺泡上皮细胞和细支气管上皮细胞增生。纤维化区域主要由致密的胶原纤维组成，可见散在分布的成纤维细胞灶。蜂窝肺由囊性纤维化的气腔组成，通常衬附着细支气管上皮细胞，腔内有黏液和炎症细胞填充，可见肺结构破坏，牵拉性支气管和细支气管扩张。

肺纤维化区域和蜂窝肺病变区域中，肺间质可见平滑肌增生[3,4]。值得注意的是，根据 IPF 诊断指南，并不是所有肺活检的患者均能获得肯定或否定的病理诊断，根据肺活检标本的病理表现可诊断为肯定 UIP、可能 UIP、不确定型 UIP 或考虑其他诊断 4 种不同病理类型[7]。

怀疑 IPF 的患者拟进行病理检查时，推荐采用开胸肺活检或经胸腔镜辅助肺活检，而经支气管肺活检（TBLB）因为所获得的标本太小，部位局限，通常无法有效显示肺组织的整体特征，对于 IPF 的诊断特异性低。

近年来，随着经支气管冷冻肺活检的推广运用，相对于常规经支气管肺活检，其诊断价值明显提高，但与标准的经胸腔镜肺活检相比，其诊断特异性仍有一定的差距。

【临床表现】

起病隐匿，主要症状为进行性呼吸困难，常有干咳、少痰，听诊可闻及两肺底 Velcro 啰音，至晚期时全肺均可闻及。25%～50% 的患者有杵状指，并发肺心病时可出现右心衰竭表现。本病很少有肺外器官受累，自然病程呈渐进性，肺功能逐渐恶化，因呼吸衰竭或合并症而死亡，中位生存期自诊断起为 2.5～3.5 年。

IPF 患者的自然病程呈现异质性，大多数患者表现为数年内缓慢渐进性病程。其中部分患者数年内病情可保持稳定，部分患者病情进展较为迅速。部分 IPF 患者在短期内可出现急性呼吸功能恶化，称为急性加重（acute exacerbation，AE），是 IPF 患者死亡的重要原因。

在前瞻性临床试验及回顾性队列研究显示 AE 年发生率为 13%～20%。中华医学会呼吸病学分会的 2019 专家共识中[8]，其定义为 IPF 患者在短期内出现显著的急性呼吸功能恶化，主要特征为胸部 CT 在原来 UIP 基础上，出现了双肺弥漫性磨玻璃影和/或实变影。

AE-IPF 诊断标准：①既往或现诊断 IPF；②近 1 个月内形成或出现急性呼吸困难恶化；③胸部 HRCT 表现为在原来网状阴影或蜂窝影等 UIP 表现背景上出现新的双侧磨玻璃影和/或实变影；④排除心力衰竭或液体负荷过重。

【实验室检查】

肺功能检查显示限制性通气障碍和弥散减低，PaO_2 下降。BALF 检测的意义在于缩小间质性肺疾病（interstitial lung disease，ILD）诊断范围，即排除过敏性肺炎、恶性肿瘤、肺孢子菌肺炎、嗜酸性粒细胞性肺炎增多症等其他疾病，对 IPF 诊断价值有限。

IPF 患者的 BALF 表现为中性粒细胞增多，轻中度嗜酸性粒细胞增多，淋巴细胞不多或减少。IPF 患者的血液检查缺乏特异性。

【影像学表现】

IPF 在胸部 X 线上的典型表现为两侧不规则中小线状影构成的网状阴影，通常对称且以两肺基底部分布为主；中晚期随着纤维化进展常导致双下肺网状影更清晰（图 25-1-1），范围增大变得更弥漫，可伴肺容积减少。

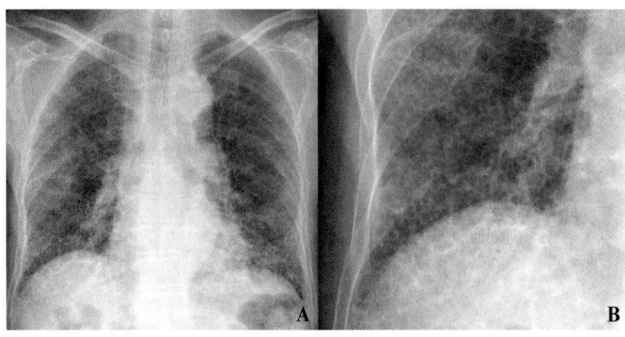

图 25-1-1　男性，78 岁。特发性肺纤维化

胸部 X 线片(A)显示两肺广泛网格状影，以两下肺基底部为著；局部放大像(B)显示右下肺蜂窝样改变。

肺基底部周围的网状影是 IPF 患者 X 线片的特征性表现，有助于对 IPF 进行早期诊断并进行及时治疗，但 X 线片正常时并不能排除 IPF(图 25-1-2)。

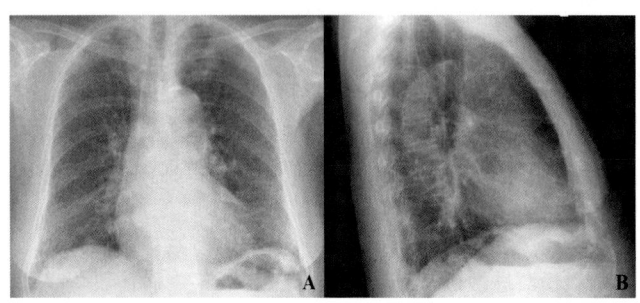

图 25-1-2　女性，81 岁。特发性肺纤维化

胸部正位(A)、侧位(B)X 线片显示两肺未见明确异常征象。

值得注意的是，胸部 X 线片上蜂窝影也呈粗网状改变，两者几乎无法区分。在 IPF 患者 X 线片中胸腔积液和胸膜增厚少见，如出现胸腔积液、结节或实变影、肺门淋巴结的肿大等，则高度提示其他病变或合并其他疾病，如感染或肿瘤。

X 线片仅对发现病变、评估病情进展或发现合并感染及恶性肿瘤有一定价值，但对 IPF 的诊断及鉴别诊断有较大的局限性。

HRCT 能清晰显示肺小叶结构细节，更好地观察肺间质疾病的异常征象和病变分布，缩小鉴别诊断的范围及明确相关肺疾病的程度，对 IPF 的诊断具有非常重要的意义。

1. HRCT 征象·目前国际上所有相关 IPF 诊断指南和专家共识中，HRCT 异常征象是 IPF 诊断的关键指标[3,4,7,9]。IPF 患者的 HRCT 表现为不同程度的间质纤维化相关征象，病变分布规律具有一定特征性，主要分布在两下肺的外周区，即使病变累及肺中央部，也呈从胸膜下至肺门区逐渐减轻的趋势。

临床可疑 IPF 患者中，根据 HRCT 表现可对其中 50%~60% 的患者做出 UIP/IPF 的诊断。

IPF 患者的 HRCT 重要征象包括蜂窝影、网状影、牵拉性支气管扩张、肺结构扭曲、病变以肺周围带及两肺基底部分布为著[7,9,10]。

(1) 蜂窝影：是 UIP 的特征性征象，指胸膜下成簇的含气小囊腔，通常大小为 3~5 mm，少数可大于 10 mm，真正蜂窝影的另一个特点是多发相邻囊状影互为囊壁，必须紧贴胸膜面(图 25-1-3)。蜂窝影主要需要与间隔旁型肺气肿、牵拉性细支气管扩张鉴别。

蜂窝影与间隔旁型肺气肿的鉴别点是后者呈无壁或菲薄假壁，通常呈单层排列，以上肺分布为主(图 25-1-4)；与牵拉性细支气管扩张鉴别点主要是后者与支气管相通，呈串珠状(图 25-1-5)，但有时仅在轴位像上难于鉴别，采用冠状或矢状多层面重组或最低密度投影有助于鉴别(图 25-1-6)。

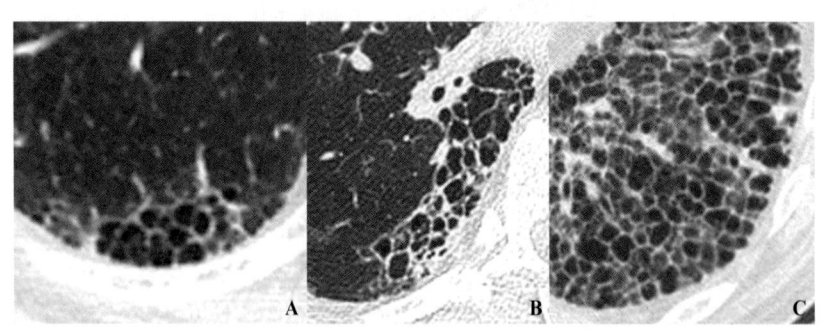

图 25-1-3　特发性肺纤维化，蜂窝影

HRCT 显示蜂窝影的三个主要类型，成簇分布(A)、多层排列(B)和弥漫分布(C)。

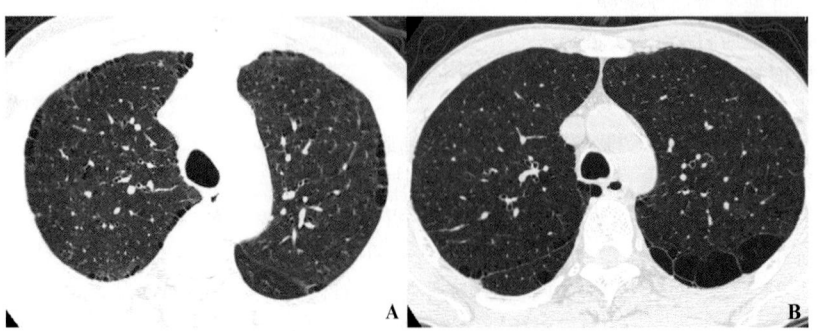

图 25-1-4　间隔旁型肺气肿

不同患者(A、B)显示两上肺胸膜下单层排列的透亮灶，呈无壁或菲薄的壁。

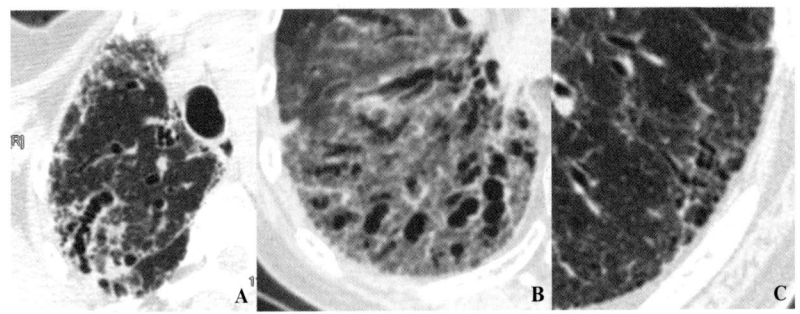

图 25-1-5　牵拉性支气管扩张

不同患者显示右上叶牵拉性支气管扩张(A);右下叶弥漫磨玻璃背景中的广泛牵拉性支气管扩张(B)和左下叶外周胸膜下牵拉性细支气管扩张(C)。

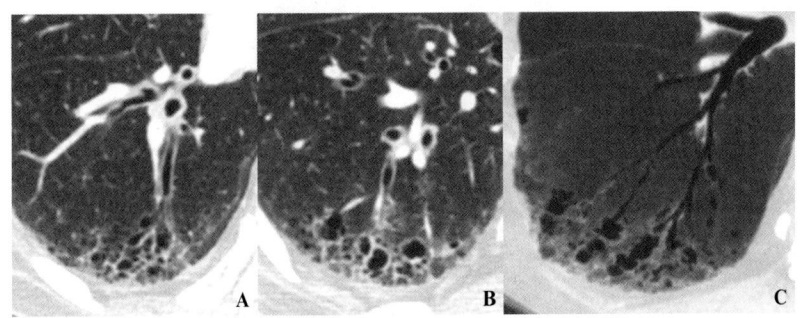

图 25-1-6　牵拉性支气管扩张

HRCT 图像上,后胸膜下可见局部多发小囊状影,易被误认为蜂窝影,但多数不紧贴胸膜面(A、B);斜位后处理图像(最小密度投影)清晰显示牵拉性支气管扩张改变(C)。

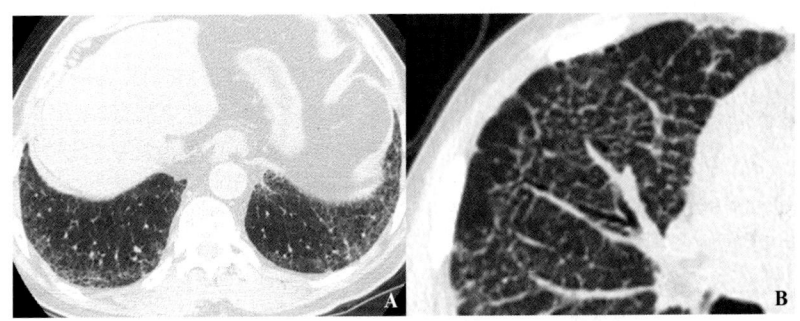

图 25-1-7　网状影

不同患者的显示两下肺外周细网状影(A)和右上叶非胸膜下的粗网状影(B)。

另外值得注意的是,由于蜂窝影的识别在观察者中一致性存在一定的差别,需要慎重对待。

(2) 网状影:是 UIP 最常见且最基本的征象,由肺小叶内大量短线状影交叉重叠形成,网状影围成的中央为肺正常肺实质密度或略高于正常肺实质密度,通常提示间质性损伤(图 25-1-7)。

(3) 支气管扩张:包括牵拉性支气管扩张和细支气管扩张,是由于局部纤维化的牵拉导致所在气道的不可逆扩张,这种扩张的支气管通常呈不规则且扭曲。与非牵拉性支气管扩张的区别点主要是周围的纤维化同时支气管管壁不增厚(图 25-1-8)。

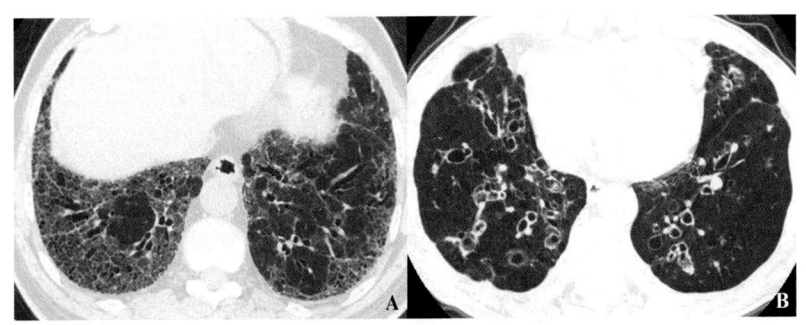

图 25-1-8　牵拉性支气管扩张与支气管扩张症

不同患者肺部 HRCT,牵拉性支气管和细支气管扩张(A),显示两下叶弥漫磨玻璃背景内扩张细支气管,支气管壁未见明显增厚;两下叶支气管扩张伴管壁明显增厚(B),而肺本底相对密度减低,呈空气潴留和多发小灶性气肿样密度影。

(4) 肺结构扭曲：是肺实质解剖的任何扭曲改变，通常呈肺小叶结构的形态异常和血管支气管聚拢弯曲。

(5) 其他表现：磨玻璃影可见于大多数 UIP 患者中，但通常仅见外周带少量斑片状磨玻璃影，明显少于网状影和蜂窝影所占的比例，且常混杂在网状影中。UIP 患者的磨玻璃影提示为活动性炎症或显微镜下的纤维化，如纤维化所致的磨玻璃影则多伴网状影和牵拉性支气管扩张。UIP 患者的随访显示部分磨玻璃影可吸收或减少，但更多的患者显示进展为网状影和蜂窝影。

IPF 患者中两下肺多发点状甚至串珠状点状钙化并不少见（图 25-1-9），外周性分布为主。其他少见表现包括少量小斑状实变影、小叶中心小结节影。约 70% 的 IPF 患者可见纵隔淋巴结增大，但通常为轻度增大且仅累及 1~2 个淋巴结，短径为 10~15 mm，主要见于下气管右旁和隆突下淋巴结，提示为淋巴结的反应性增生。

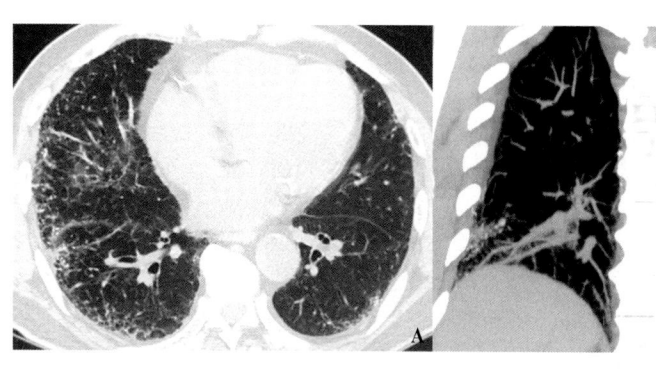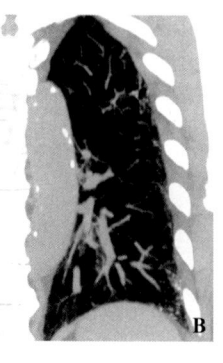

图 25-1-9　特发性肺纤维化
CT 肺窗（A）显示两肺胸膜下网状影，内含点状更高密度影；冠状最大密度投影像（B）更好地显示两肺外周点状钙化影。

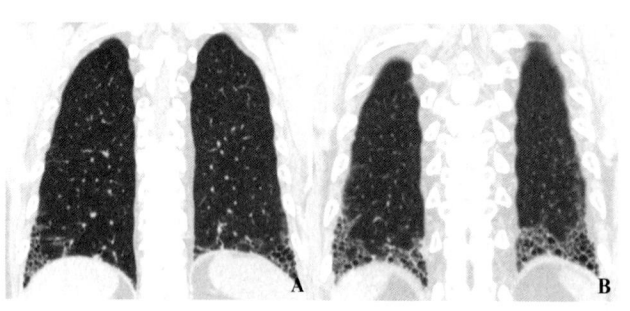

图 25-1-10　特发性肺纤维化
连续薄层图像的冠状重组像（A、B）更好地显示两肺网状影和蜂窝影呈两下叶肺底部及外周部分布特点。

以胸膜下分布为主的网状影和蜂窝影是 UIP 最常见的 HRCT 表现，见于绝大多数 IPF 患者（图 25-1-10）。大约 80% 的 IPF 患者两下肺的纤维化最重，约 15% 的患者两肺上下肺区分布相似，少数患者可以两上肺分布为主[11,12]。

2. 合并症　IPF 患者的主要合并症包括急性进展、感染、肺癌、肺气肿等。

(1) 急性进展：IPF 患者的自然进程呈异质性，可以是稳定、缓慢进展和急性进展，但出现急性呼吸困难时需考虑急性进展的可能，HRCT 最常见表现为两肺磨玻璃影和实变影叠加在肺纤维化的背景上（图 25-1-11），病变分布呈弥漫性，部分患者可呈多灶性或外周性分布。

(2) 感染：IPF 患者可合并各种感染，其中比较特别的是蜂窝影腔内中出现结节影，呈新月征样改变（图 25-1-12），多考虑为慢性曲霉感染。

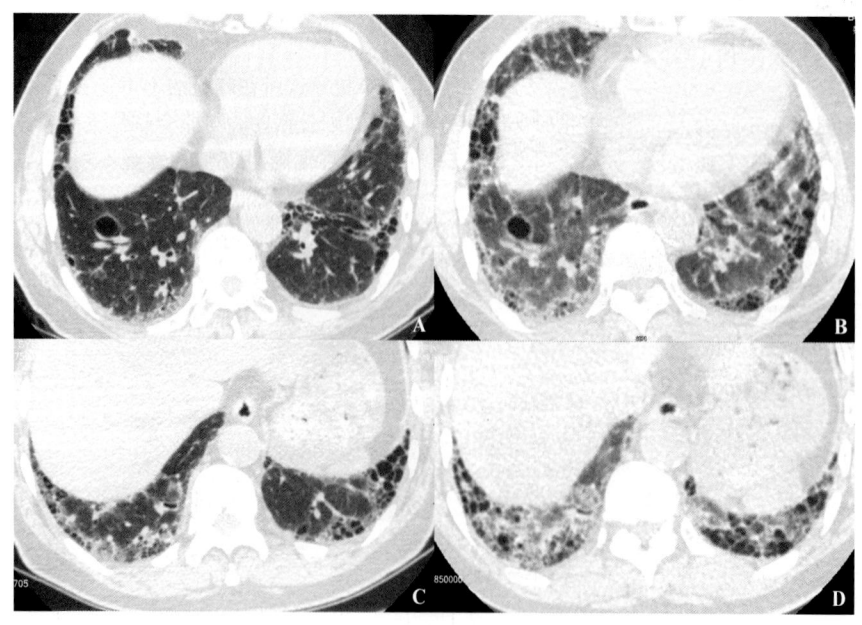

图 25-1-11　特发性肺纤维化，急性进展
CT 肺窗（A、C）显示两下肺胸膜下网状影、牵拉性支气管扩张及蜂窝影形成；1 年后突发急性呼吸困难，胸部 CT 复查（B、D）显示除蜂窝影进展外，两肺新出现广泛磨玻璃影，无胸腔积液征象。

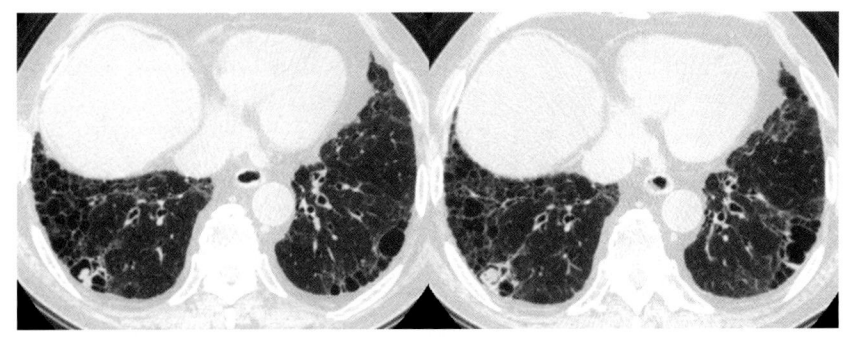

图 25-1-12 特发性肺纤维化,曲霉感染
HRCT 显示右下叶蜂窝影中出现空气新月征,为曲霉球形成。

(3) 肺癌:IPF 患者并发肺癌的危险性明显增高,因此定期复查 HRCT 时除了观察纤维化病变的进展程度外,特别注意仔细观察新出现结节影或原来实性病灶的逐渐增大(图 25-1-13),IPF 患者合并肺癌的特点主要是病灶多位于两下叶,且以纤维化和正常肺的交界区常见,常见的组织类型为腺癌和鳞状细胞癌。在欧美国家报告最常见为鳞状细胞癌,而我国相关报告显示腺癌最常见[13,14]。

(4) 肺气肿:IPF 常合并不同程度的肺气肿,从极少量到重度肺气肿均可见,尤其是吸烟男性患者,当患者同时出现 UIP 和肺气肿时,增加了 UIP 类型判断的难度,在外周的网状影中同时存在胸膜下肺气肿改变,容易被误认为蜂窝影,需要仔细辨认,同时在放射科医生的诊断报告中需重点描述肺气肿的类型、范围和严重程度[10]。

3. 诊断标准 · 2018 年两个多学科诊断小组分别提出新版 IPF 诊断标准,即 Fleischner 学会的 IPF 诊断白皮书(简称白皮书)[9]和 ATS/ERS/JRS/ALAT 四个学会联合推出的 IPF 临床实践指南(简称 IPF 指南)[7],两个诊断标准中在文字描述上有一些差异,但总体并无明显区别。根据 HRCT 表现分为 4 个基本类型:①肯定 UIP 型;②可能 UIP 型;③不确定型;④考虑其他诊断型。每个类型的诊断条件如下。

(1) 肯定 UIP 型:以胸膜下及基底部分布为著的网状影伴或不伴牵拉性支气管或细支气管扩张、蜂窝影形成;肯定 UIP 型是经典的 IPF 影像学表现,其组织病理学 UIP 的阳性预测值在 90% 以上(图 25-1-14)。

(2) 可能 UIP 型:以胸膜下及基底部分布为著的网状影伴或不伴牵拉性支气管或细支气管扩张,可伴少量磨玻璃影,无蜂窝影;这样类型约 80% 病理证实为 UIP(图 25-1-15)。

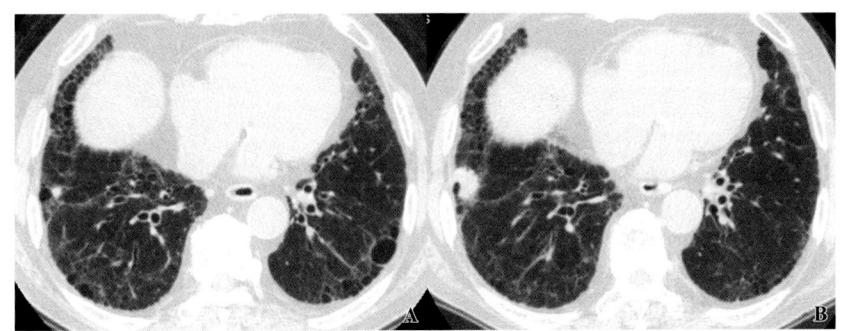

图 25-1-13 特发性肺纤维化,肺癌
CT 肺窗显示右中叶外侧段胸膜下新出现小结节影(A);1 年后复查 CT(B)显示小结节影明显增大,呈分叶状,后经皮肺穿刺活检病理为鳞状细胞癌。

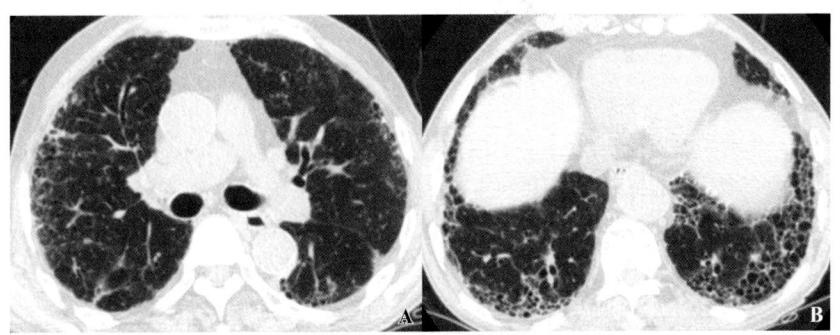

图 25-1-14 男性,78 岁。特发性肺纤维化(典型 UIP 型)
CT 肺窗显示气管隆突下层面(A)两肺外周带网状影;两肺底胸膜下(B)网状影及蜂窝影,病变较上肺更明显。

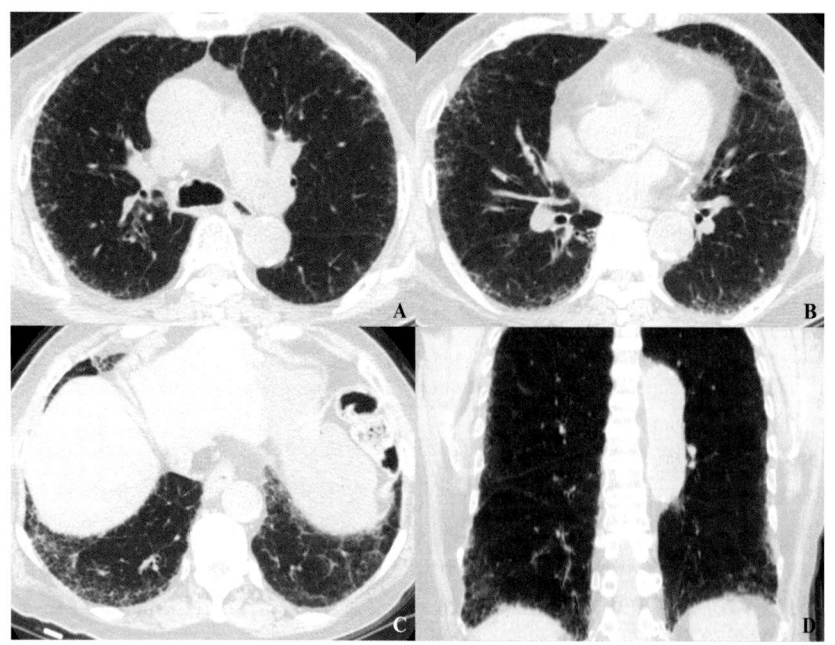

图 25-1-15　特发性肺纤维化(可能 UIP 型)

与图 25-1-2 为同一患者,CT 肺窗显示两肺广泛网状影,呈外周及肺基底部分布(A～C),伴少量牵拉性细支气管扩张;冠状最低密度投影更好地显示两下肺脊柱旁牵拉性细支气管扩张(D)。

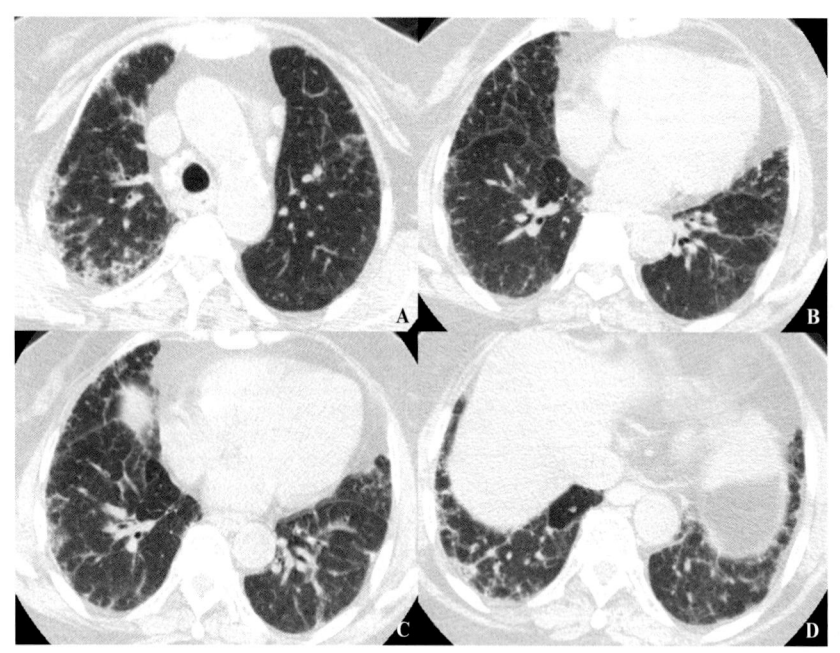

图 25-1-16　特发性肺纤维化(不确定 UIP 型)

CT 肺窗(A～D)显示两肺广泛网状影,少量斑状磨玻璃影,两下肺马赛克征,无蜂窝影,病灶分布以胸膜下为主,但呈弥漫分布,无明显下肺分布倾向,后经外科肺活检病理诊断为 UIP。

(3) 不确定 UIP 型:这一类型为新增类型,总体上 HRCT 表现为有一些纤维化的征象,但既达不到肯定 UIP 和可能 UIP 的诊断标准,也并非明显的考虑其他诊断的征象,这一类型约 50% 病理证实为 UIP,针对这一类型两种诊断标准在描述上有一定的区别。

白皮书上的标准为:病变并非典型的以胸膜下及基底部分布为著,网状影同时伴不明显或轻微的磨玻璃影、马赛克等征象。

而 IPF 指南中的标准为:病变仍以胸膜下和基底部分布为著,少量的网状影和轻度磨玻璃影或肺结构扭曲(早期 UIP);影像学征象和病变分布上未特指间质性疾病(真正的不确定型)(图 25-1-16)。

(4) 考虑其他诊断:这一类型在白皮书中的描述与原来的指南相似,即下列任何一条改变均考虑其他诊断:病变以上肺或中肺分布为主、胸膜下不受累伴血管支气管束周围分布、以实变影为主、广泛磨玻璃影、广泛马赛克征、弥漫的小结节影或散在囊状影。而在 IPF 诊断指南中更为详细,分布上包括上肺或中肺分布、血管支气管束周围分布和淋巴道周围分布;征象中包括实变影、广泛磨玻璃影、广泛马赛克征、弥漫性微结节或小叶中心结节、囊状影。

其他征象包括:食管扩张(提示结缔组织病)(图 25-1-17)、胸膜斑(提示石棉暴露)、锁骨远端骨质侵蚀(提示类风湿关节炎)、明显淋巴结肿大、胸腔积液或胸膜增厚(提示结缔组织病)。值得注意的是,这一类型仍然有一部分患者的病理活检结果为 UIP。

2022 年 5 月 ATS/ERS/JRS/ALAT 四个学会联合针对 IPF 临床实践指南进行更新[15]。该指南除了对 IPF 诊治指南进行更新外,同时对进展性纤维化间质性肺疾病(PF-ILD)进行规范定义同时命名为进展性肺纤维化(progressive pulmonary fibrosis,PPF)。

新指南更新仍然维持原 HRCT 四种表型(即肯定 UIP 型、可能 UIP 型、不确定 UIP 型和考虑其他诊断),但对其中的表述做了一些调整,融合了白皮书中的一些观点,同时增加了各型病理诊断 UIP 的可能性的估计。为避免与间质性肺异常(ILA)混淆,取消了原不确定 UIP 型中的"早期 UIP"描述。具体见表 25-1-1。

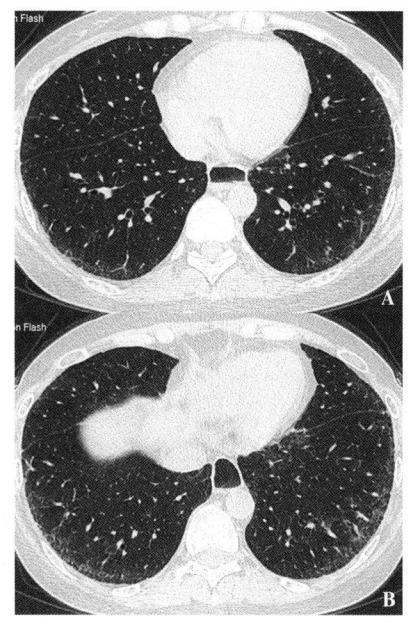

图 25-1-17 硬皮病
CT 肺窗显示两肺周围网状影(A),伴牵拉性细支气管扩张(B),影像上可诊断为可能 UIP 型,但食管管腔扩张伴气液平面,结合病史考虑为 CTD-ILD。

表 25-1-1 IPF 的 HRCT 分型(ATS/ERS/JRS/ALAT,2022)

HRCT 表型	病理诊断 UIP 的可能性	分布特征	HRCT 表现
UIP	有信心的(>90%)	以胸膜下、基底部为主 经常异质性(正常肺间混杂有纤维化) 偶尔呈弥漫性 可以不对称	蜂窝影,伴或不伴牵拉性支气管/细支气管扩张 可见不规则的小叶间隔增厚 常叠加网格状影与少量的磨玻璃影 可有肺骨化影
可能 UIP	暂定的高置信度(70%~89%)	以胸膜下、基底部为主 经常的异质性(正常肺间混杂网状影和牵拉性支气管/细支管扩张)	网状影伴牵拉性支气管/细支气管扩张 可有少量磨玻璃影 无胸膜下不受累改变
不确定 UIP	暂定的低置信度(51%~69%)	弥漫分布,没有胸膜下分布优势	CT 呈肺纤维化特征但不提示特殊病因
提示其他诊断	低-非常低置信度(<50%)	支气管血管周围分布伴胸膜下不受累(NSIP) 淋巴管周围分布(结节病) 上肺或中肺(纤维化 HP、CTD-ILD 和结节病) 胸膜下不受累(NSIP 或吸烟相关间质性肺炎)	肺窗 囊状影(LAM、PLCH、LIP 及 DIP) 马赛克征或三密度征(HP) 以 GGO 为主(HP、吸烟相关/药物毒性、肺纤维化 AE) 丰富的小叶中心微结节(HP、吸烟相关肺病) 多发小结节影(结节病)、实变影(OP) 纵隔窗:食管扩张(CTD)、胸膜斑(石棉肺)

注:HP,过敏性肺炎;CTD-ILD,结缔组织相关间质性肺疾病;LAM,肺淋巴管肌瘤病;PLCH,朗格汉斯细胞组织细胞增生症;GGO,磨玻璃影;AE,急性加重;OP,机化性肺炎。

【诊断标准】

间质性肺疾病的诊断并不单纯依靠病理活检结果作为金标准,而是采用多学科讨论形式进行诊断,包括临床、影像学和病理学等相关专家。

临床相关专家主要任务是完整收集相关病史及实验室检查,重点排除继发因素引起的 UIP,如结缔组织病、药物或环境暴露相关的肺纤维化。由于外科肺活检属有创性方法,有一定的危险性,因此目前仅用于比较疑难且常规方法无法做出合理诊断时。

根据白皮书和 IPF 诊断指南,如 HRCT 诊断为肯定 UIP 型,无需病例活检,临床排除继发因素即可做出 IPF 的诊断;不确定型 UIP 则需进行外科肺活检后,根据病理结果结合影像和临床进行诊断;针对可能 UIP 型,IPF 诊断指南的建议与不确定型 UIP 一样,需要外科肺活检后才能做出相应的诊断,但白皮书提出如符合一定的临床条件(包括年龄>60 岁,目前或以前吸烟和无其他纤维化潜在病因)可无需进行外科肺活检。

2022 年新指南修改了原可能 UIP 型需进行外科活检病理诊断,对满足一定条件下(60 岁以上、男性、吸烟者)的 HRCT 判断可能 UIP 型,可无需外科肺活检病理诊断下通过多学科讨论进行诊断。对于 HRCT 考虑其他诊断的患者并非完全除外 IPF,因为这类患者中仍有一定的比例外科活检病理可诊断为 UIP,因此如需明确诊断仍推荐进行外科肺活检病理诊断。

与其他间质性肺疾病一样,IPF 患者存在一些家族聚集现象。家族性 IPF 可能与常见遗传变异(例如,与 MUC5B 表达增加相关的 rs35705950 启动因子变异)或罕见变异(例如,与端粒维持或表面活性物质代谢相关的基因)相关[3,17]。家族性 IPF 的影像学表现可能与散发性 IPF 存在差异,其弥漫性或上肺受累的发生率更高,按 UIP 分型,典型 UIP 比例较少,考虑其他诊断型占较大比例[18];其病理学表现也与非家族性 IPF 不同,外科肺活检显示为未分类的纤维化的比例更高。

【鉴别诊断】

1. 石棉肺·可出现与 IPF 类似的 HRCT 表现,但石棉肺常可见肺实质内纤维化性条带影和两侧伴或不伴钙化的胸膜斑,容易鉴别(图 25-1-18)。

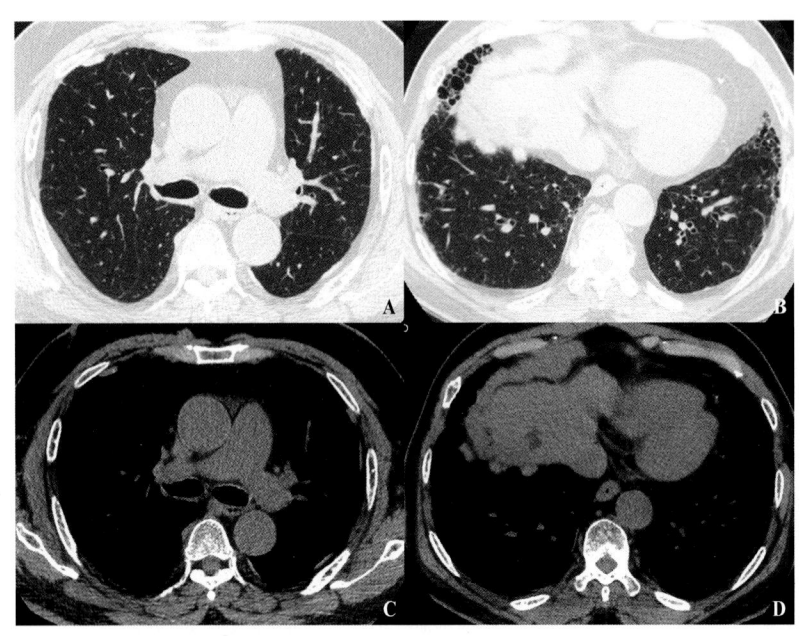

图 25-1-18　石棉肺相关 UIP
CT 肺窗(A、B)显示两下肺网状影和蜂窝影,以胸膜下分布为著;纵隔窗(C、D)显示两侧多发胸膜斑和右侧膈肌多发胸膜斑

2. 纤维性过敏性肺炎·虽有网状和蜂窝样表现,如病变以两上肺分布为主,且马赛克征更明显更广泛,比较容易鉴别,但是部分过敏性肺炎可呈较均匀分布甚至以下肺分布为著,如发现较明显的马赛克征或空气潴留和小叶中心结节影有助于过敏性肺炎的诊断。

3. 纤维亚型的 NSIP·与 IPF 的 HRCT 表现有一些重叠,特别是 HRCT 表现为磨玻璃背景上重叠不规则的线网状阴影,伴牵拉性支气管扩张和细支气管扩张,不易与 UIP 鉴别。尽管少数 NSIP 患者可见少量蜂窝影,但通常较轻。MacDonald 等认为与 UIP 相比,NSIP 的 HRCT 网状阴影较 UIP 细,磨玻璃影密度高,支气管血管束周围分布的趋势较多,而 UIP 网状阴影和囊状病变胸膜下分布的趋势也较 NSIP 明显[16]。

NSIP 病例中 HRCT 被误诊为 UIP,多是由于 HRCT 上较少的磨玻璃影和较多的胸膜下分布倾向。相反,IPF 病例中 HRCT 被误诊为 NSIP 是由于较多的磨玻璃影和较多的支气管血管束周围分布的倾向。

4. 隐源性机化性肺炎·多呈双肺散在斑片状实变影,病灶可以出现游走,很少有蜂窝影形成,肺容积也不缩小,虽然部分 COP 患者治疗后仍残留较多的纤维条索影和网状影,但多呈小叶周围性分布,与 UIP 有明显的区别。

结节病的纤维化期(末期)两肺呈纤维化为主,可见聚集的纤维条索甚至蜂窝样影,但病变主要分布于肺门周围和上肺,且沿血管支气管束分布,通常伴两肺门上提,与 UIP 的病变分布特点有明显的区别,比较容易鉴别(图 25-1-19)。

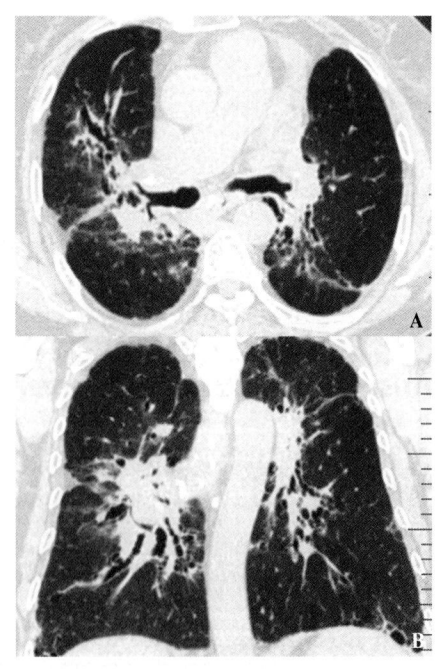

图 25-1-19　结节病Ⅳ期
CT 肺窗显示(A)两肺门轴位网状影,牵拉性支气管扩张和少量斑状磨玻璃影;冠状重建像(B)显示肺门结构牵拉移位,周围牵拉性支气管扩张,左下叶膈角区少量蜂窝影

(陈起航　郭佑民)

参考文献

[1] American Thoracic Society. American thoracic society/European respiratory society international multidisciplinary consensus. Classification of the idiopathic interstitial pneumonias [J]. Am J Respir Crit Care Med, 2002, 165:277-304.

[2] Travis WD, Costabel U, Hansell DM, et al. An official American thoracic society/European respiratory society statement: update of the international multidisciplinary classification of the idiopathic interstitial pneumonias [J]. Am J Respir Crit Care Med, 2013, 188:733-748.

[3] Raghu G, Collard HR, Egan JJ, et al. ATS/ERS/JRS/ALAT committee on idiopathic pulmonary fibrosis. An official ATS/ERS/JRS/ALAT statement: idiopathic pulmonary fibrosis: evidence-based guidelines for diagnosis and management [J]. Am J Respir Crit Care Med, 2011, 183:788-824.

[4] 中华医学会呼吸病学分会间质性肺疾病学组. 特发性肺纤维化诊断和治疗中国专家共识[J]. 中华结核和呼吸杂志, 2016, 39:427-432.

[5] Raghu G, Weckker D, Edelsberg J, et al. Incidence and prevalence of idiopathic pulmonary fibrosis [J]. Am J Respir Crit Care Med, 2006, 174:810-816.

[6] Fernandez Perez ER, Daniels CE, Schroeder DR, et al. Incidence, prevalence, and clinical course of idiopathic pulmonary fibrosis: a population-based study [J]. Chest, 2010, 137:129-137.

[7] Raghu G, Remy-Jardin M, Myers JL, et al. Diagnosis of idiopathic pulmonary fibrosis. An official ATS/ERS/JRS/ALAT clinical Practice guideline [J]. Am J Respir Crit Care Med, 2018, 198:e44-e68.

[8] 中华医学会呼吸病学分会间质性肺疾病学组. 特发性肺纤维化急性加重诊断和治疗中国专家共识[J]. 中华医学杂志, 2019, 99:2014-2023.

[9] Lynch DA, Sverzellati N, Travis WD, et al. Diagnostic criteria for idiopathic pulmonary fibrosis: a Fleischner Society White Paper [J]. Lancet Respir Med, 2018, 6:138-153.

[10] Hobbs S, Chung JH, Leb J, et al. Practical imaging interpretation in patients suspected of having idiopathic pulmonary fibrosis: official recommendations from the radiology working group of the pulmonary fibrosis foundation [J]. Radiology: Cardiothoracic Imaging, 2021, 3:e200279.

[11] Lynch DA, Godwin DJ, Safrin S, et al. High resolution computed tomography in idiopathic pulmonary fibrosis: diagnosis and prognosis [J]. Am J Respir Crit Care Med, 2005, 172:488-493.

[12] Sumikawa H, Johkoh T, Ichikado K, et al. Usual interstitial pneumonia and chronic idiopathic interstitial pneumonia: analysis of CT appearance in 92 patients [J]. Radiology, 2006, 241:258-266.

[13] Liu Y, Zhu M, Geng J, et al. Incidence and radiologic-pathological features of lung cancer in idiopathic pulmonary fibrosis [J]. Clin Respir J, 2018, 12:1700-1705.

[14] Zieliński M, Sitek P, Ziora D. Idiopathic pulmonary fibrosis coexisting with lung cancer [J]. Adv Respir Med, 2018, 86:319-326.

[15] Raghu G, Remy-Jardin M, Richeldi L, et al. Idiopathic pulmonary fibrosis (an update) and progressive pulmonary fibrosis in adults. An official ATS/ERS/JRS/ALAT clinical practice guideline [J]. Am J Respir Crit Care Med, 2022, 205:e18-e47.

[16] MacDonald SL, Rubens MB, Hansell DM, et al. Nonspecific interstitial pneumonia and usual interstitial pneumonia. comparative appearances at and diagnostic accuracy of thin-section CT [J]. Radiology, 2001, 221:600-605.

[17] Krauss E, Gehrkken G, Drakopanagiotakis F, et al. Clinical characteristics of patients with familial idiopathic pulmonary fibrosis (f-IPF) [J]. BMC Pulm Med, 2019, 19:130.

[18] Baratella E, Ruaro B, Giudici F, et al. Evaluation of correlations between genetic variants and high-resolution computed tomography patterns in idiopathic pulmonary fibrosis [J]. Diagnostics (Basel), 2021, 11:762-763.

第二节·非特异性间质性肺炎

非特异性间质性肺炎是一种被炎症和/或纤维化所致的肺泡壁均匀性增厚为特征的慢性间质性肺疾病。1994年Katzenstein等[1]首次提出非特异性间质性肺炎（nonspecific interstitial pneumonia, NSIP）的概念，指病理组织学表现不符合已知的病理类型，如UIP、DIP、急性间质性肺炎和机化性肺炎，而临床预后好于特发性肺纤维化（IPF）的一组间质性肺疾病。

2002年ATS与ERS发表有关IIP多学科共识，提出NSIP作为一种病理表现，其相应的临床特征还比较模糊，建议暂时使用NSIP一词，最好不要将NSIP看作是一种独立存在的疾病[2]。

2008年Travis等报道特发性NSIP是不同于其他间质性肺炎的一种独立疾病[3]。在2013年更新的ATS/ERS国际分类共识中明确提出NSIP作为一种独立的疾病，是仅次于特发性肺纤维化的第二常见IIP，占IIP的14%～35%[4,5]。

到目前为止，尚没有关于NSIP的确切发病率方面的研究，流行病学估计为（1～9）/10万。NSIP患者的中位年龄在40～50岁，比IPF的患者群中位年龄小10岁甚至更多，NSIP可在儿童患者中发生，也有家族性NSIP的病例报道。NSIP患者无明显的性别差异，吸烟与NSIP无明确的关系。

在IIP中，NSIP型发生率仅次于UIP型，是主要组织病理学分型之一。2000年Travis等[6]对NSIP及UIP进行的长期随访，也提示NSIP的存活率和预后与UIP有很大的不同，细胞型NSIP、纤维化型NSIP、UIP的5年存活率分别是100%、90%和43%；而10年存活率分别为100%、35%和15%。

【发病机制与病理】

NSIP的主要病理学表现为肺间质不同程度的炎症和纤维化，特征是病变相对一致，纤维化的时相一致，无纤维母细胞灶，缺乏UIP等特征。根据其间质炎细胞的数量和纤维化的程度，Katzenstein等[1]将NSIP病理表现分成三型：细胞型、纤维化型和混合型。

2000年Travis等从预后的角度，将NSIP简化为细胞型（NSIP/C）和纤维化型（NSIP/F），后者包括了混合型和纤维化型两个亚型[6]。

1. **细胞型**·NSIP的病理特点以肺泡间隔内浸润的单核细胞使肺泡间隔增宽、淋巴细胞和浆细胞浸润为特征，呈现均匀或斑片状分布；可累及小气道周围的间质、血管、小叶间隔和胸膜,有Ⅱ型肺泡呼吸上皮细胞的增生。

2. 纤维化型 • NSIP 的病理表现通常为不同程度的纤维化与慢性炎症共存,纤维化可累及肺泡间隔、血管支气管周围间质、小叶间隔和脏层胸膜,机化性肺炎可以看见,但通常呈局灶性且较轻。纤维母细胞灶缺失或极为轻微,这一特点有助于与 UIP 鉴别。

【临床表现】

NSIP 的临床症状与 UIP 无明显差别,大多数 NSIP 起病隐匿,主要表现为干咳、慢性或亚急性进行性加重的活动后气短/呼吸困难,最常发生于无吸烟史的中年女性。

少数患者可有发热、乏力、体重下降。听诊可闻及双下肺有显著的爆裂音,部分可为弥漫性。

【实验室检查】

NSIP 患者中 C 反应蛋白正常,血气分析往往提示有低氧血症。

肺功能检测以限制性通气功能障碍和弥散功能障碍为主要表现,一般弥散功能的下降程度较肺容积的减少更为严重;少数患者可有轻度的气流阻塞的表现,而各项主要的肺功能指标在 NSIP 和 UIP 患者之间无显著性差异。

【影像学表现】

NSIP 的 X 线片主要表现为云雾状密度增高影,边缘不清,以双下肺野分布为主,其他表现为网状影,也可呈网状影、磨玻璃影和实变影混合,约15%的 HRCT 显示 NSIP 的患者 X 线片显示正常,总之 X 线片对于 NSIP 的诊断价值不大。

尽管胸部 HRCT 表现为多样性,但最常见的表现是磨玻璃影(图25-2-1),常见征象为细网状影和牵拉性支气管扩张,以双肺对称性分布为特点,且一般以两下肺分布为著。其他少见表现包括小斑片实变影、两下叶容积缩小、小叶中心结节影和蜂窝影。

尽管传统上认为磨玻璃影是 NSIP 最常见的表现,明显比其他征象更常见,文献报道占66%~100%[7-9],而 Travis 等[3]的 ATS 项目工作组报告中磨玻璃影仅见于44%的 NSIP 患者中,相反牵拉性支气管扩张、网状影和肺叶容积缩小分别为82%、96%和77%。实变影和蜂窝影为 NSIP 的少见表现,而且应该只仅占较小比例,而在结缔组织病中类似呈 NSIP 表现的患者中出现明确实变影,通常提示为合并机化性肺炎(图25-2-2)。

NSIP 患者的 HRCT 病变分布特点为以两下肺为著,轴位像上以外周性和弥漫性分布为著,间质性病变的胸膜下不受累特点是 NSIP 具有特征性的 HRCT 征象(图25-2-3),有助于与 UIP 鉴别,但这种现象仅占约20%的 NSIP 患者中。

HRCT 还有助于提示 NSIP 病理类型。

1. 细胞型 • NSIP 的特征性 HRCT 表现是磨玻璃影、相对小范围的牵拉性支气管扩张和小叶内网状阴影,无蜂窝影(图25-2-4)。

2. 纤维化型 • NSIP 的 CT 表现是网状影伴较大范围的牵拉性支气管扩张,蜂窝影少见(图25-2-5)。

3. 混合型 • NSIP 的表现是前两型的中间表现。McDonald 等[8]报道 CT 诊断 NSIP 的敏感性、特异性和准确性分别为70%、63%和66%。与 IPF 相似,纵隔淋巴结轻度增大并不少见,短径为10~15 mm,通常仅见于1~2个淋巴结增大,常见于下气管右旁和隆突下淋巴结。

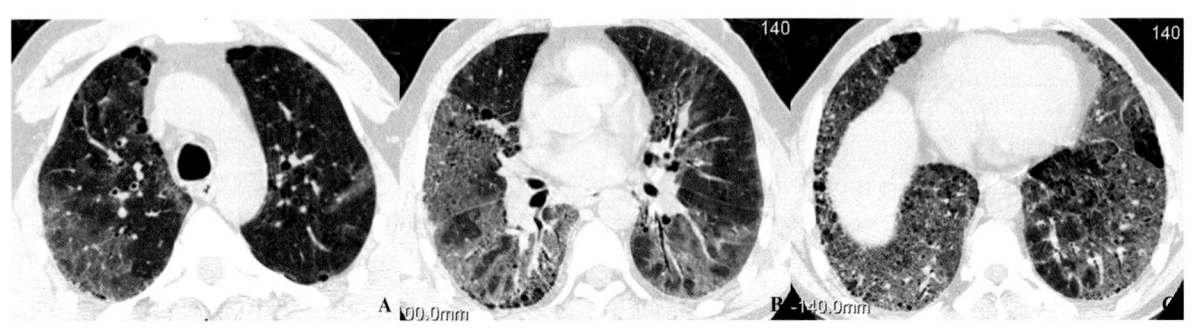

图25-2-1 男性,58岁。非特异性间质性肺炎
CT 肺窗显示两肺广泛分布的磨玻璃影,以两下肺外带分布为主,两肺可见肺气肿征象(A~C)。

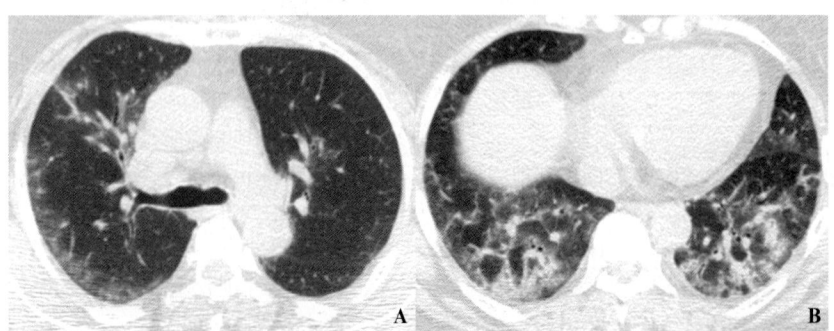

图25-2-2 女性,60岁。炎性肌病
CT 肺窗显示两肺以弥漫磨玻璃影为主(A),两下肺夹杂多发灶性实变影(B)。

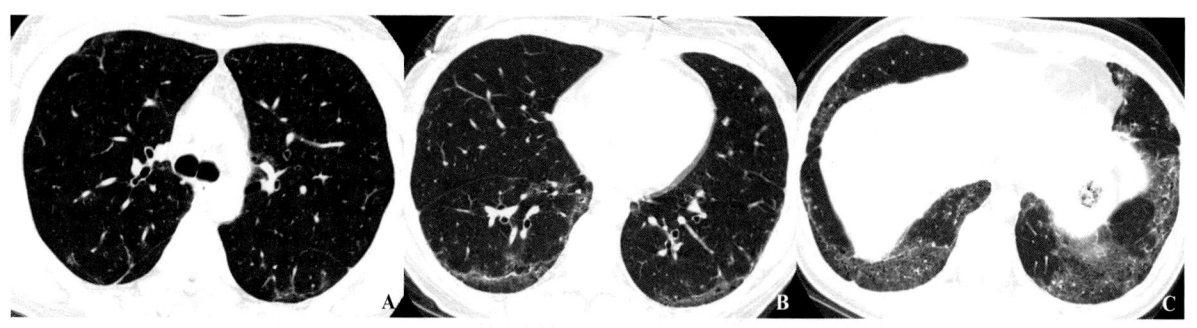

图 25-2-3　女性,45 岁。非特异性间质性肺炎
HRCT 显示两肺广泛磨玻璃影和网状影,以两下肺分布为主(A),胸膜下相对不受累(B、C)。

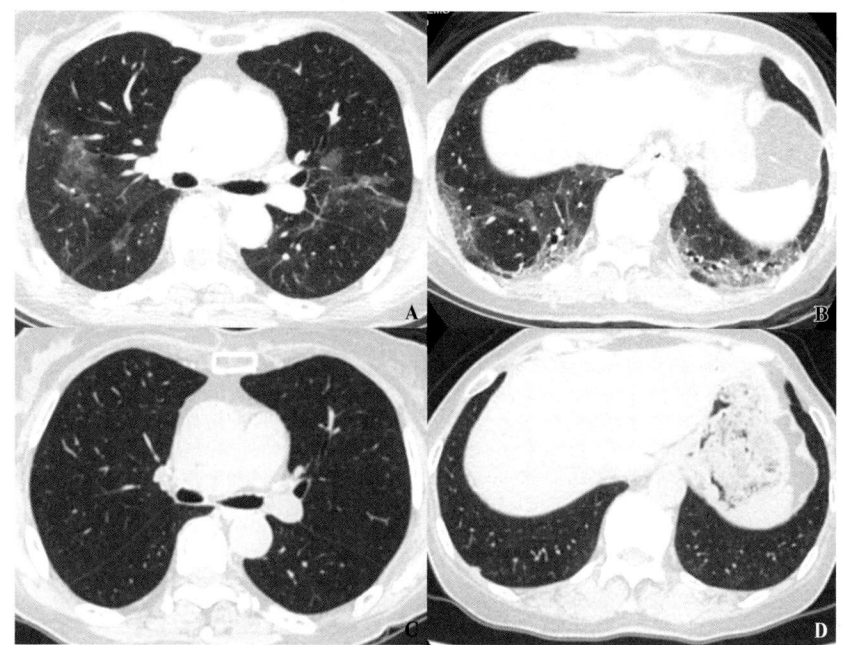

图 25-2-4　女性,73 岁。非特异性间质性肺炎
CT 肺窗显示两肺以广泛磨玻璃影,左下叶少许牵拉性细支气管扩张(A、B);经皮质激素治疗后 3 个月复查,两肺磨玻璃影已基本吸收(C、D)。

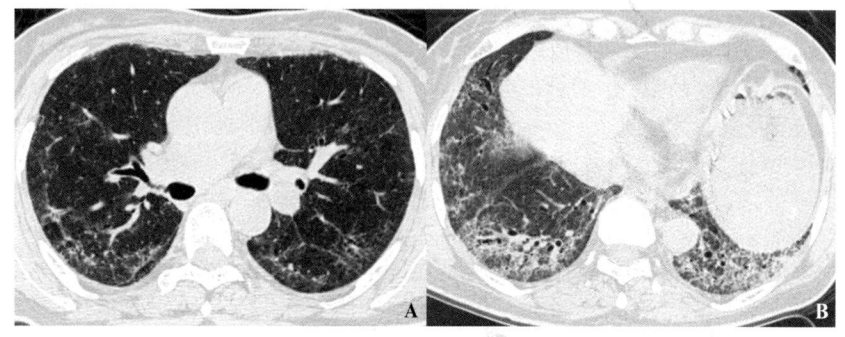

图 25-2-5　女性,62 岁。非特异性间质性肺炎
CT 肺窗显示两肺广泛磨玻璃影和网状影,两下叶容积缩小,右中叶及右下叶可见牵拉性支气管扩张,提示以纤维化为主(A、B)。

【诊断标准】

2008 年 ATS 针对特发性 NSIP 做了一个专门项目报告,重点确认特发性 NSIP 作为一种有别于其他特发间质性肺炎的独立疾病,而非"垃圾桶"[3]。

2019 年韩国推出特发性 NSIP 的诊断和管理指南[10],明确提出单纯依据 HRCT 不能诊断 NSIP,需要临床-放射-病理的多学科诊断。其特发性 NSIP 的临床-放射-病理的诊断标准包括:①慢性或亚急性起病,限制性通气障碍。②影像学表现为符合 NSIP 的 HRCT 特点。③肺活检为 NSIP。④除外 NSIP 的其他原因(特别是结缔组织病和过敏性肺炎)。

NSIP 的病理诊断推荐外科肺活检以获得较大的组织标本,CT 引导下肺穿刺活检不宜用于 NSIP 的诊断,经支气管镜肺活检因所获得组织太小,通常不足以满足诊断。

近年开展的经支气管冷冻肺活检由于标本大于常规经支

气管肺活检,诊断效能明显提高,能否替代外科肺活检仍需进一步的循证证据。

【鉴别诊断】

当呈慢性间质性疾病临床表现的患者 HRCT 表现为两侧广泛磨玻璃影叠加细网状时,应该考虑 NSIP 的可能,但由于 NSIP 不像 UIP 具有典型的 HRCT 表现,很少能依靠 HRCT 做出有信心的诊断。鉴别诊断包括 IPF、COP 和纤维化型过敏性肺炎。

最重要也是比较难于鉴别的是纤维亚型 NSIP 与 IPF,NSIP 的细网状影相对比较弥漫,胸膜下相对少见或不受累,磨玻璃影通常为主要表现,与 IPF 的少量磨玻璃影有明显区别,牵拉性支气管扩张相对位于中央带,与 IPF 的外周带为主不同,蜂窝影罕见且量少。

COP 与 NSIP 均可表现为磨玻璃影和实变影,但 COP 实变影的占比更高,NSIP 以磨玻璃影为主;COP 以胸膜下和沿支气管血管束分布,相对 NSIP 更呈均匀分布。

细胞型的 NSIP 与容易非纤维化过敏性肺炎鉴别,尽管均看表现为磨玻璃影,但后者病变主要分布于两上肺或呈小叶中心磨玻璃影;而纤维亚型 NSIP 与纤维化型 HP 的区别点主要是后者的马赛克征更明显,且网状影上肺分布为主。

(陈起航　郭佑民)

参考文献

[1] Katzenstein AL, Fiorelli RF. Nonspecific interstitial pneumonia/fibrosis: histologic features and clinical significance [J]. Am J Surg Pathol, 1994, 18: 136－147.

[2] American Thoracic Society. American thoracic society/European respiratory society international multidisciplinary consensus. Classification of the idiopathic interstitial pneumonias [J]. Am J Respir Crit Care Med, 2002, 165:277－304.

[3] Travis WD, Hunninghake G, King TE, et al. Idiopathic nonspecific interstitial pneumonia: report of an American thoracic society project [J]. Am J Respir Crit Care Med, 2008, 177:1338－1347.

[4] Travis WD, Costabel U, Hansell DM, et al. An official American thoracic society/European respiratory society statement: update of the international multidisciplinary classification of the idiopathic interstitial pneumonias [J]. Am J Respir Crit Care Med, 2013, 188:33－748.

[5] Visscher DW, Myers JL. Histologic spectrum of idiopathic interstitial pneumonia [J]. Proc Am Thorac Soc, 2006, 3:322－329.

[6] Travis WD, Matsui K, Moss J, et al. Idiopathic nonspecific interstitial pneumonia: prognostic significance of cellular and fibrosing patterns: survival comparison with usual interstitial pneumonia and desquamative interstitial pneumonia [J]. SM J Surg Pathol, 2000, 24:19－33.

[7] Johkoh T, Muller NL, Colby TV, et al. Nonspecific interstitial pneumonia: correlation between thin-section CT findings and pathologic subgroups in 55 patients [J]. Radiology, 2002, 225:199－204.

[8] MacDonald SLS, Rubens MB, Hansell DM, et al. Nonspecific interstitial pneumonia and usual interstitial pneumonia: comparative appearances at and diagnostic accuracy of thin-section CT [J]. Radiology, 2001, 221:600－605.

[9] Kim MY, Song JW, Kyung-Hyun Do KH, et al. Idiopathic nonspecific interstitial pneumonia: Changes in high-resolution computed tomography on long-term follow-up [J]. J Comput Assist Tomogr, 2012, 36:170－174.

[10] Lee JM, Kim YH, Kang JY, et al. Korean guidelines for diagnosis and management of interstitial lung diseases: Part 3. Idiopathic nonspecific interstitial pneumonia [J]. Tuberc Respir Dis (Seoul), 2019, 82:277－284.

第三节·隐源性机化性肺炎

1983 年,Davison 等[1]首先提出隐源性机化性肺炎(cryptogenic organizing pneumonia, COP)是一种原因不明的机化性肺炎,这一临床病理综合征的概念。Epler 等[2]于 1985 年提出闭塞性细支气管炎伴机化性肺炎(bronchiolitis obliterans organizing pneumonia, BOOP)这一名词,BOOP 可以是特发性的,也可见于感染、结缔组织病和某些药物的肺损害。

COP 与 BOOP 实为同一概念。因 COP 这一命名既突出了以机化性肺炎为主的特点,又避免了与其他原因所致的细支气管炎的相互混淆,更为广大学者所接受。在 2002 年 ATS/ERS 发表的 IIP 分类中,推荐统一使用隐源性机化性肺炎这一名称,并将其归入为 IIP 的一个临床疾病[3]。

COP 病理组织学的最重要标志是机化性肺炎,可以伴或不伴细支气管管腔内肉芽组织的形成。COP 占 IIP 的 4%～12%,COP 平均发病年龄为 50～60 岁(范围为 20～80),以 40～60 岁多见,男女性别无差异,与吸烟关系不大[4,5]。

COP 的原因不明,当有明确的原因和相关临床伴随疾病的机化性肺炎,称为继发性机化性肺炎,如感染后、结缔组织疾病、药物及骨髓移植后等均可引起继发性机化性肺炎(secondary organizing pneumonia, SOP)。

COP 患者对糖皮质激素治疗反应好,少数患者有自愈倾向。

【发病机制与病理】

目前认为 OP 是肺组织对不同的损伤因素所产生的炎症性反应,是多种疾病在肺部的共同表现。病理表现为肺泡内、肺泡管见疏松的胶原样的结缔组织增生,形成 Masson 小体,增生的结缔组织时相一致,其中可见单核细胞、巨噬细胞,部分病例可见肉芽组织通过肺泡孔从 1 个肺泡扩展到邻近的肺泡,形成典型的蝴蝶状结构[6]。周围的肺泡间隔存在以单核细胞、淋巴细胞浸润为主的炎性渗出,肺泡间隔增厚。小气道受累范围存在差异性,可伴或不伴终末和呼吸性细支气管内结缔组织肉芽栓的形成。肺间质内存在炎症,往往较轻。

镜下病变呈斑片状分布,病变中央是小气道,与非病变的区域界限甚为清楚。肺结构往往正常。

【临床表现】

一般亚急性发病,少数患者缓慢发病,偶有急性起病类似急性呼吸窘迫综合征(ARDS)。缓慢发病主要呼吸道症状以干咳为主,活动后气急、呼吸困难,部分患者出现全身症状如中度发热、体重减轻、周身不适等。

体格检查约 2/3 患者可闻及双侧中下肺爆裂音，与特发性肺纤维化不同的是杵状指的发生率低。总体上看，COP 缺乏临床特征性，与其他呼吸系疾病并无太多区别。

【实验室检查】

目前尚无特异性的实验室指标可用于 COP 的诊断。一般检查：外周血白细胞计数增多，红细胞沉降率增快等，无特异性。

肺功能检查示限制性通气功能障碍，弥散功能明显减低，静态或运动时低氧血症较为常见。

BALF 细胞分类呈现淋巴细胞、嗜酸性粒细胞和/或中性粒细胞"混合"性的增加是较有特征性的。淋巴细胞亚群及 CD4/CD8 值降低。

【影像学表现】

1. X 线表现·绝大多数 COP 患者的 X 线片出现异常阴影，主要表现为多发斑片状阴影（图 25-3-1）：呈两侧对称性或非对称性分布，多呈灶性分布但主要累及胸膜下区（图 25-3-2）；部分 COP 病例在病程中表现为游走性的多发性斑片状影，且有自下往上游走的倾向，少数患者由于呈磨玻璃病变为主，X 线片不易显示（图 25-3-3）。病灶大小不一，可仅约 1cm 大小至累及一个肺叶（图 25-3-4），少数病灶呈圆形类似结节或肿块。

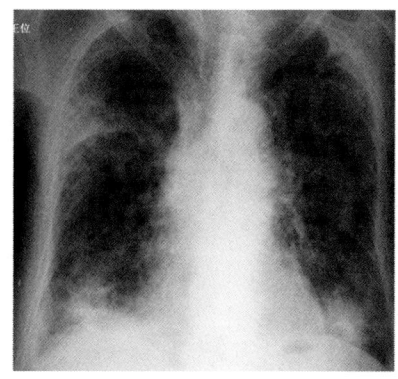

图 25-3-1 男性，80 岁。隐源性机化性肺炎

胸部 X 线片显示右上肺及两下肺可见多发斑片状实变影，边缘模糊，右肋膈角钝。

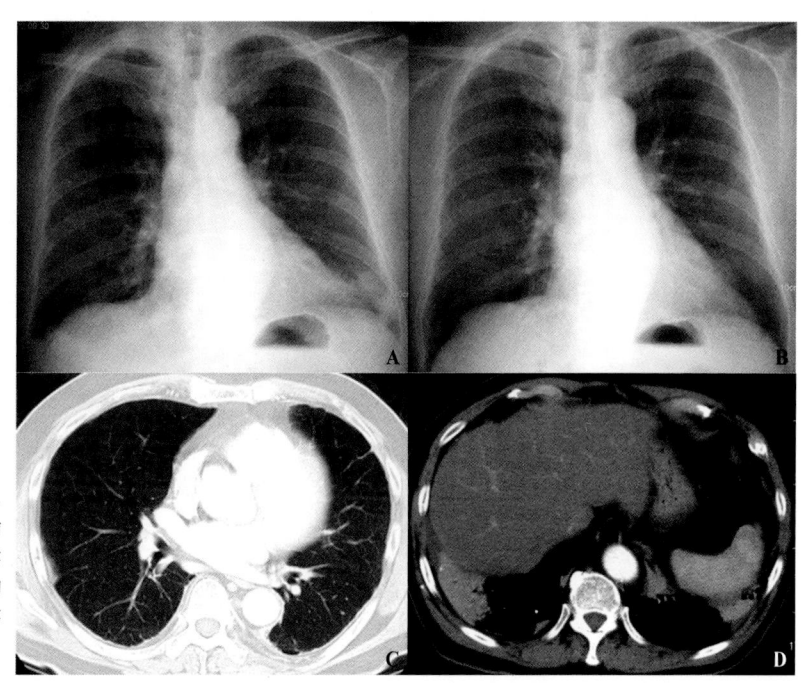

图 25-3-2 男性，77 岁。隐源性机化性肺炎

胸部 X 线片（A）显示左下肺近肋膈角区可见斑片状实变影，右肋膈角变钝；对比患者 1 个月前胸部 X 线片（B）显示两肺未见异常阴影；胸部 CT 增强扫描显示右中叶胸膜下带实变影（C），两下肺后基底段可见多发实变影（D），未见明确胸腔积液，提示胸部 X 线片显示右肋膈角钝为右下膈角区实变影所致。

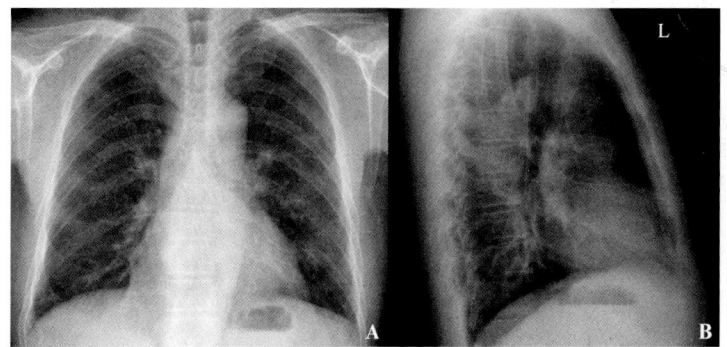

图 25-3-3 男性，54 岁。隐源性机化性肺炎

胸部 X 线片显示两肺隐约可见多发云雾状斑片影（A、B）。

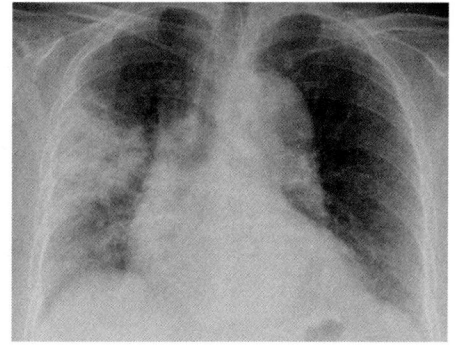

图 25-3-4 女性，65 岁。机化性肺炎

胸部 X 线片显示右肺中上野大片状实变影，密度不均匀，边界模糊。右下肺可见絮状模糊影。

部分患者可见双肺网状影或网结节影,但多数与肺实变影同时存在,极少作为单一表现。少数患者可见少量单侧或双侧胸腔积液,通常患者肺容积正常。

本病的胸部 X 线片常表现为散在、随机分布的多发病变,病变密度可高、可低,形态多样,可呈为斑片状、条索状、网格状、结节状甚至肿块型,肺部阴影游走、易复发性为其特点。总之 X 线片表现缺乏特征性,与肺部感染性炎症或其他非感染性炎症难于鉴别。

2. CT 表现·包括肺实变影、磨玻璃影、不规则线状影和反晕征。游走性阴影为本病的特点。

(1) 实变影:两肺灶性实变影是本病最常见的表现,主要累及肺中下肺区(图 25-3-5),60%~80% 位于胸膜下及沿支气管周围分布为主(图 25-3-6)[7,8]。偶尔实变影可表现为大叶性实变影(图 25-3-7),内可见支气管充气征。

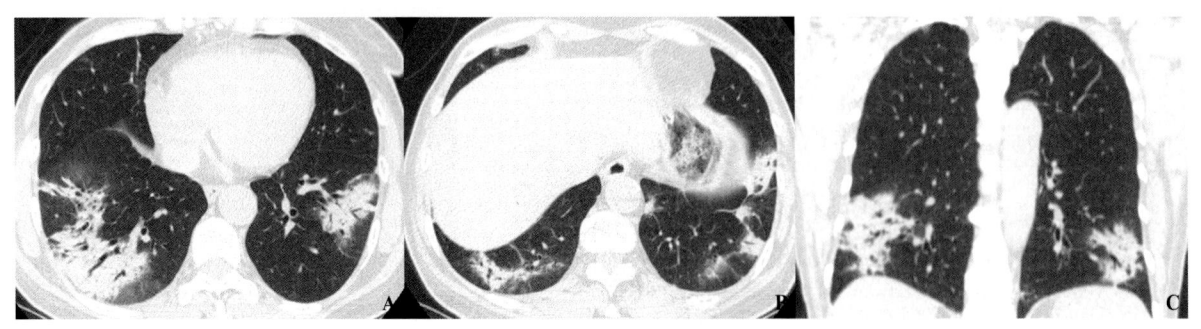

图 25-3-5　女性,61 岁。隐源性机化性肺炎
CT 肺窗显示两下叶多发片状实变影,边缘可见少量磨玻璃影(A、B),冠状重建像更好地显示病变的两下肺分布特点(C)。

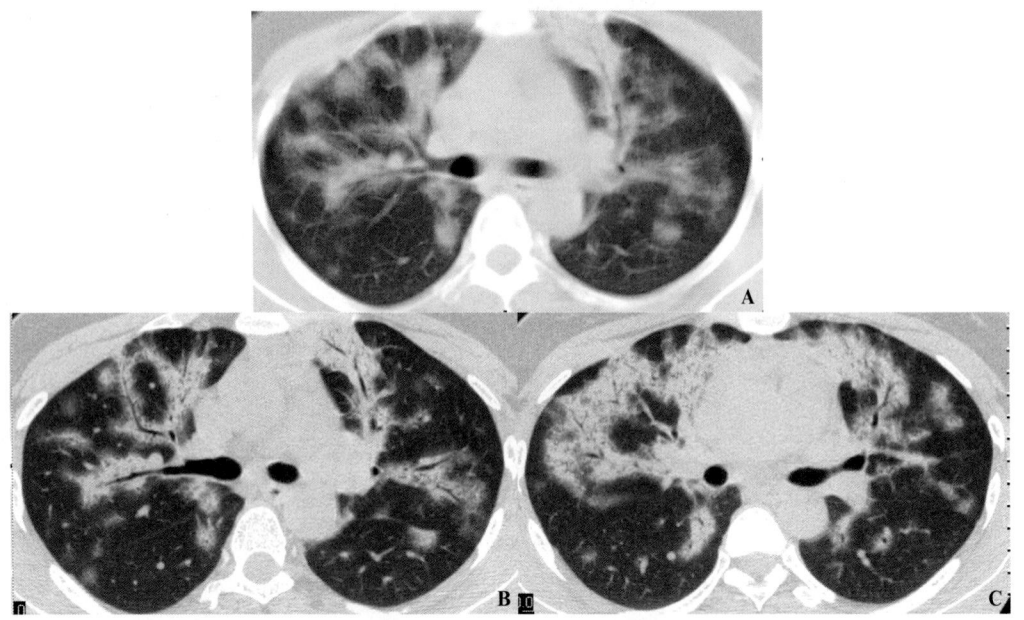

图 25-3-6　女性,25 岁。隐源性机化性肺炎
CT 肺窗(A)显示沿支气管、细支气管周边分布的团片状实变影,边缘模糊;HRCT(B)显示模糊实变影沿血管支气管分布,支气管通畅;部分病灶融合成大片实变影(C),两下叶背段可见散在小斑状模糊影。

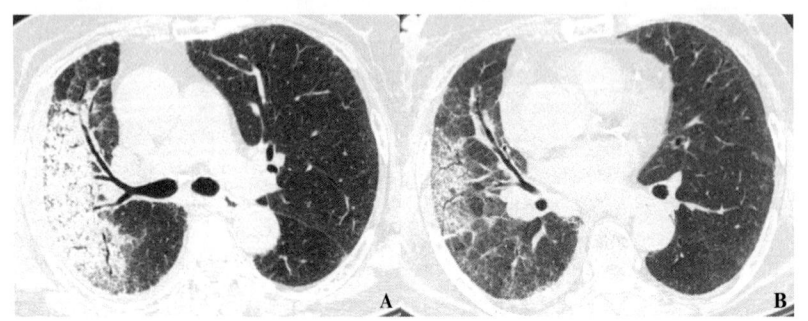

图 25-3-7　女性,52 岁。隐源性机化性肺炎
CT 肺窗显示右肺上叶(A)显示大片密实影,右中叶外侧段可见片状磨玻璃影(B),内均可见支气管充气征。

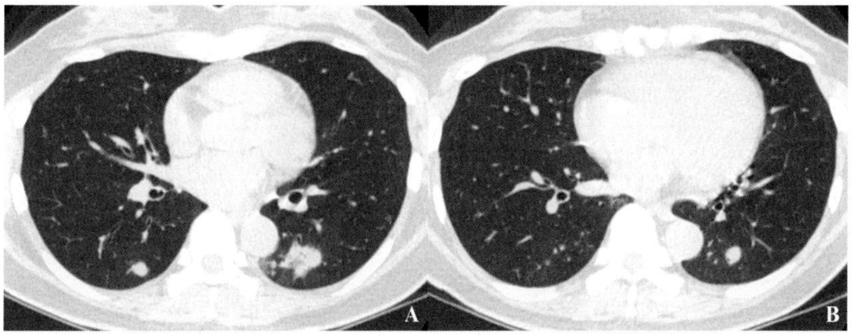

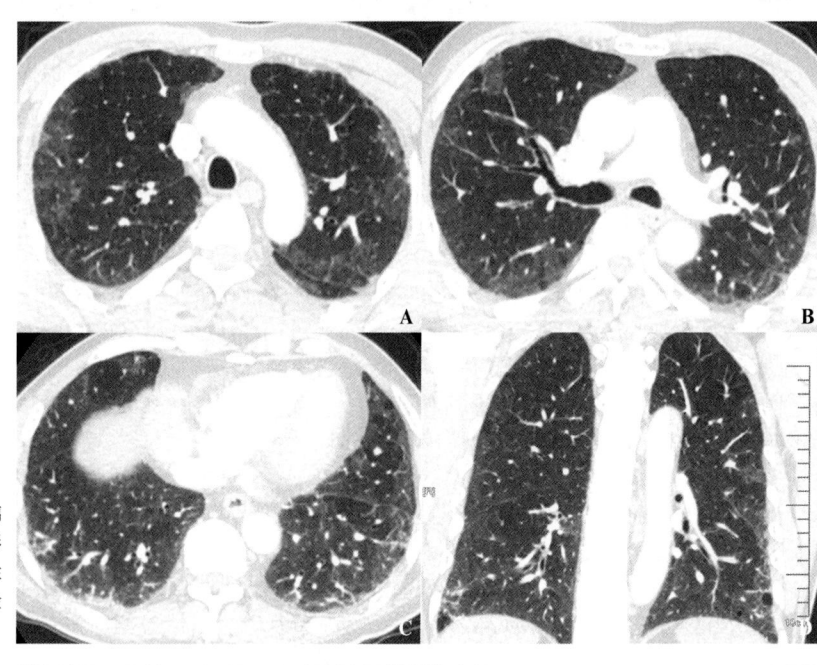

图 25-3-8　女性，58 岁。隐源性机化性肺炎
CT 肺窗显示两下肺多发结节影，大小不等，左下叶背段大不规则结节内可见小空泡（A、B）。

图 25-3-9　男性，54 岁。隐源性机化性肺炎
与图 25-3-3 为同一位患者，CT 肺窗显示两肺广泛磨玻璃影，以外周带为主（A、B），右下肺胸膜下少许小斑状实变影（C）；冠状重建像（D）清晰显示两肺以磨玻璃影为主，外周性分布，初诊为非特异性间质性肺炎，后右肺经胸腔镜肺活检病理诊断为机化性肺炎。

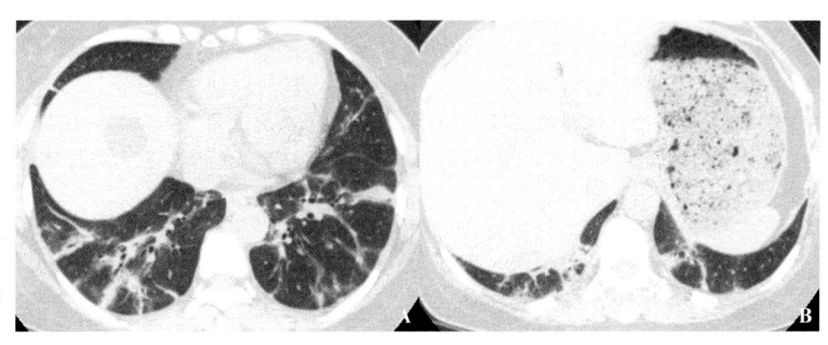

图 25-3-10　女性，53 岁。隐源性机化性肺炎
HRCT 显示双下叶胸膜下可见多发模糊带状影围成的多边形结构（A、B）。

在以肺实变为主的 COP 患者中大多伴有其他弥漫性病变的 CT 征象，如磨玻璃影、小结节影、细线影、网状影等。COP 患者中除以广泛肺实变为主外，尚有多发小结节状影（<10mm），沿支气管血管束分布，15% 是以多发大结节影（图 25-3-8）及斑块影为主[10]，极少为孤立性结节样改变，这些大结节形态常不规则，大小不等，其内可伴有支气管充气征，邻近胸膜可肥厚，甚至与病变有牵连。

（2）磨玻璃影：常见但通常与实变影同时出现，常边界模糊不清，分布于支气管血管束周围或随机分布，偶尔可见以磨玻璃为主（图 25-3-9）甚至为唯一表现的 COP 患者。

可在半数以上的 COP 患者中发现，在同一肺野同时伴有实变影和磨玻璃影。早期的 COP 文献报道，小叶间隔增厚占 20%～40%，通常出现在有实变、结节和肿块影区域的周围。

随后一系列文献报道中 COP 患者出现小叶间隔增厚比例明显减少，仔细分析以前的文献，其描述的小叶间隔增厚其实有相当比例为小叶周围型线状影。

（3）不规则线状影：COP 的另一个特征性征象是小叶周围型（perilobular pattern）阴影[9]，表现为肺小叶周边线状或带状影，边缘不清，形成拱形门或多边形结构，与边界清楚的小叶间隔增厚不同（图 25-3-10）。

（4）反晕征：是 COP 另一不常见但具有一定特征性的 CT 表现，即在磨玻璃影的周围有环状或新月形致密实变影（图 25-3-11）[11]。COP 患者的发现率为 19%；其相应的组织学改变为中央的磨玻璃影是肺泡腔内和肺泡间隔内炎性细胞浸润，而外周新月形或环状影主要为肺泡内的机化性肺炎所致。

少数 COP 患者可见纵隔、肺门淋巴结肿大，通常轻度增大且主要见于气管右旁及隆突下区。单侧或双侧少量胸腔积液可见于约 30% 的患者。

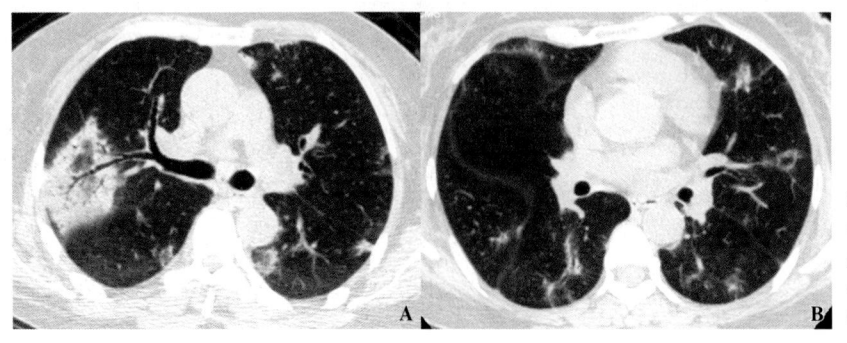

图 25-3-11 不同患者的隐源性机化性肺炎
CT 肺窗显示右上叶后段类圆形密度增高影,周围呈实变,中央部分呈磨玻璃影,内见充气支气管征,呈典型反晕征,另在下叶背段降主动脉后方小反晕征,外周实变带不完整(A);左上叶环状影,为变异的反晕征,其他肺野可见多发斑片状模糊影,右下叶背段沿血管支气管分布模糊影(B)。

【诊断标准】

综上所述,COP 的病理、临床表现、胸部影像学虽有特点,对诊断颇有帮助,但仍与其他疾病有重叠。

由于 COP 患者的实变影通常位于胸膜下,当临床和影像怀疑机化性肺炎或鉴别诊断困难时,通常可采用经皮肺穿刺方法获得病理诊断,无需采用外科肺活检。

病理虽然具有确诊价值,但无法区别有原因的机化性肺炎,因此诊断需要临床、影像学和病理学综合诊断。其中影像学的主要任务是发现病变,除外其他疾病和确定活检的部位,病理学检查主要用于排除其他非机化性肺炎的疾病,临床医师的主要任务是除外其他引起机化性肺炎的病因。

【鉴别诊断】

当 COP 患者胸部影像学表现以实变影为主时,需要与肺腺癌、淋巴瘤、血管炎、结节病和感染(特别是结核和非典型分枝杆菌感染)鉴别;实变影胸膜下分布要考虑慢性嗜酸细胞性肺泡炎。当 COP 患者胸部影像学表现为多发大结节状时,其鉴别诊断方面应考虑肺转移瘤、淋巴瘤和肺部感染。

COP 的鉴别诊断中,有一个比较特殊且罕见的组织学类型,即急性纤维素性机化性肺炎。2002 年 Beasley 等[12]在研究急性肺损伤患者的病理中,发现部分患者的病理表现主要为肺泡腔内大量的纤维素渗出伴机化的疏松结缔组织,无弥漫性肺泡损伤所特有的透明膜形成,不伴明显的嗜酸性粒细胞浸润,无肉芽肿形成,病变呈斑片状分布,这种表现无法归入急性肺损伤的病理类型,而且与机化性肺炎和慢性嗜酸性粒细胞肺炎有明显区别,定义为急性纤维素性机化性肺炎(acute fibrinous organizing pneumonia,AFOP)。

2013 年 ATS 和 ERS 修订的特发性间质性肺炎的新分类中,把 AFOP 列入间质性肺炎的一个罕见组织类型[6]。AFOP 临床上呈急性或亚急性发病,主要表现为发热、咳嗽、呼吸困难、胸闷等,最常见为咳嗽(约占 77.8%),其次为呼吸困难(61.7%)和发热(55.6%)[13]。

AFOP 有两种不同的疾病进展模式。第一种为急性暴发性模式,疾病进展迅速;第二种为亚急性惰性模式,病变在几个月内逐渐恢复。

急性患者在临床上呈类似弥漫性肺泡损伤的表现,但病理表现有明确区别。AFOP 的影像学表现类似机化性肺炎,呈两肺弥漫多发实变影和磨玻璃影,以两下肺基底部分布为主,但相对隐源性机化性肺炎,两肺实变影的进展更快(图 25-3-12);其他表现包括铺路石征、反晕征和多发模糊结节影等。

在 Lee 等[13]的荟萃分析中,以主要 CT 征象为分类,最常见为斑片状和团块状实变影最常见,占 65.4%(53/81);其次

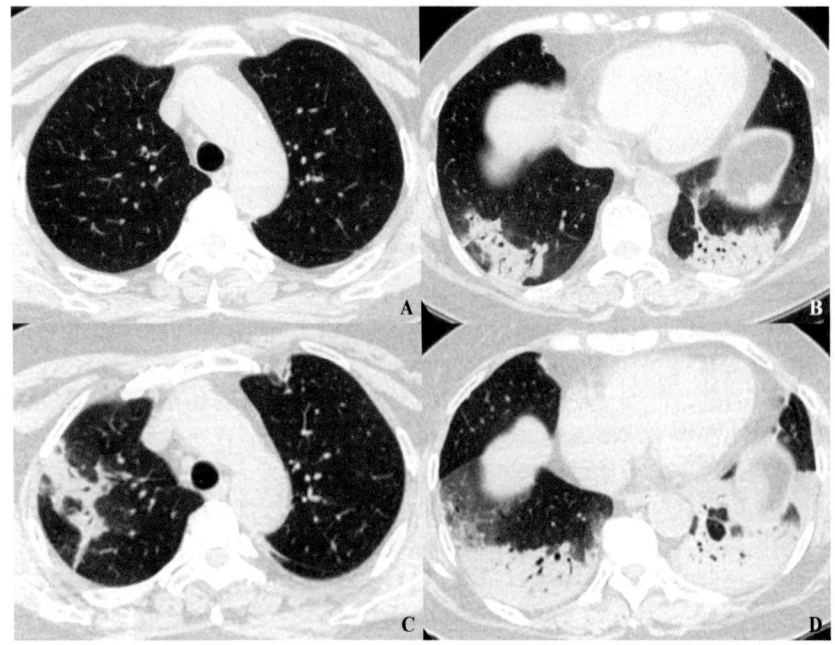

图 25-3-12 女性,59 岁。急性纤维素性机化性肺炎
患者因发热、憋气住院。CT 肺窗显示两下叶后基底段片状实变影(A、B),初诊为社区获得性肺炎;仅抗生素治疗 2 周后,患者发热症状改善但憋气症状加重;复查胸部 CT 显示右上叶新出现斑片状实变影(C),两下肺实变影范围增大(D),经右下叶活检病理证实为急性纤维素性机化性肺炎

为磨玻璃影,占 19.8%(16/18);少数患者表现为网状和条状影(9.9%)或多发结节影(4.9%);同时显示影像学征象与预后相关,呈斑片状和团块状实变影的患者预后最好,而表现为网状和条状影的患者预后较差。

单纯影像学表现难于与 COP 相鉴别,确诊依靠肺活检,前者主要是肺泡内大量纤维素性沉积,后者主要为肺泡腔 Masson 小体形成和肉芽组织通过肺泡孔扩展。

（陈起航　郭佑民）

参考文献

[1] Davison AG, Heard BE, McAllister WAC, et al. Cryptogenic organizing pneumonitis [J]. Q J Med, 1983, 52: 382 - 394.
[2] Epler GR, Colby TV, McLoud TC, et al. Bronchiolitis obliterans organizing pneumonia [J]. N Engl J Med, 1985, 312: 152 - 158.
[3] American Thoracic Society. American thoracic society/European respiratory society international multidisciplinary consensus. Classification of the idiopathic interstitial pneumonias [J]. Am J Respir Crit Care Med, 2002, 165: 277 - 304.
[4] Kim DS, Collard HR, King TE, et al. Classification and natural history of the idiopathic interstitial pneumonias [J]. Proc Am Torac Soc, 2006, 3: 285 - 292.
[5] Cordier JF. Organizing pneumonia: cryptogenic and disease associated [J]. Semin Respir Crit Care Med, 2003, 24: 595 - 606.
[6] Travis WD, Costabel U, Hansell DM, et al. An official American thoracic society/European respiratory society statement: update of the international multidisciplinary classification of the idiopathic interstitial pneumonias [J]. Am J Respir Crit Care Med, 2013, 188: 733 - 748.
[7] Lee KS, Kulling P, Hartman TE, et al. Cryptogenic organizing pneumonia: CT findings in 43 patients [J]. AJR, 1994, 162: 543 - 546.
[8] Lynch DA. High resolution CT of idiopathic interstitial pneumonias [J]. Radiol Clin North Am, 2001, 39: 1153 - 1170.
[9] Ujita M, Tenzoni EA, Veeraraghavan S, et al. Organizing pneumonia: perilobular pattern at thin-section CT [J]. Radiology, 2004, 232: 757 - 761.
[10] Akira M, Yamamoto S, Sakatani M, et al. Bronchiolitis obliterans organizing pneumonia manifesting as multiple large nodules or masses [J]. AJR, 1998, 170: 291 - 295.
[11] Kim SJ, Lee KS, Ryu YH, et al. Reversed halo sign on high-resolution CT of cryptogenic organizing pneumonia: diagnostic implications [J]. AJR, 2003, 180: 1251 - 1254.
[12] Beasley MB, Franks TJ, Galvin JR, et al. Acute fibrinous and organizing pneumonia: a histological pattern of lung injury and possible variant of diffuse alveolar damage [J]. Arch Pathol Lab Med, 2002, 126: 1064 - 1070.
[13] Lee JH, Yum HK, Jamous F, et al. Diagnostic procedures and clinic-radiological findings of acute fibrinous and organizing pneumonia: a systematic review and pooled analysis [J]. Eur Radiol, 2021, 31: 7283 - 7294.

第四节·急性间质性肺炎

急性间质性肺炎(acute interstitial pneumonia, AIP)是一种病因未明、急性病程、预后较差的罕见重症呼吸系统疾病。AIP 即 Hamman-Rich 病,早在 1935 年由 Hamman 和 Rich 首先报道。

AIP 的发病率很低,多发生于 50～60 岁,男女无差异。AIP 病情危重,发展迅速,死亡率高,约为 50%。AIP 与 ARDS 的鉴别点是后者有明确发病原因。

【发病机制与病理】

AIP 的病因和发病机制不明,大部分患者既往身体健康。AIP 的病理特点是双肺弥漫性肺泡损伤,分为渗出期、增殖期和纤维化期[1,2]。

1. 急性期(渗出期)·多发生在发病后 1～2 周,病理表现为肺泡上皮和基底膜损伤,呈水肿、透明膜形成、急性间质性炎症及肺泡内出血,此时的肺泡间隔相对较薄、肺泡结构尚正常,对治疗反应良好。

2. 增殖期·多发生在 2～3 周,主要表现为肺泡塌陷,肺泡间隔内成纤维细胞和 II 型肺泡细胞增生,血管内皮细胞肿胀,而胶原沉积却较少,毛细血管被纤维组织替代而数量减少。肺小动脉内膜增生、管壁增厚,有时在中小肺动脉内可见机化的栓子。

3. 纤维化期·少数患者可进展为明显纤维化,呈肺结构重构,密集的纤维化伴微小的蜂窝状改变,这主要是由于肺泡塌陷和肺泡管扩张所致。

【临床表现】

发病初期可有类似于上呼吸道感染症状,如发热、干咳、咳痰、胸闷和进行性呼吸困难,可迅速陷入呼吸衰竭,短时间内部分患者发生杵状指(趾),出现发绀。

早期双肺可闻及湿啰音,中晚期可闻及 Velcro 啰音,以两肺基底段明显。

【实验室检查】

实验室检查无特异性;血气分析表现为 I 型呼吸衰竭,PaO_2 及 $PaCO_2$ 均明显降低。

支气管肺泡灌洗液中性粒细胞占优势;血清蛋白电泳示 $α_2$ 或 $γ_2$ 球蛋白增高,IgG 和 IgM 常升高。

【影像学表现】

AIP 的影像学表现类似 ARDS。

X 线片在 AIP 早期,部分患者可呈正常改变;多数呈双肺中下野散在或广泛的点片状、斑片状阴影,并迅速融合成大片状(图 25-4-1);随着病情的进行性加重,双肺出现不对称性的弥漫性网状、条索状及斑点状模糊阴影,并逐渐扩展至中上肺野,尤以外带明显;但肺尖部病变少见,偶见气胸、胸腔积液及胸膜增厚。

AIP 的影像学改变常呈进行性发展,其各期的 CT 表现均有特点[3,4]。

1. 早期·又称渗出期,CT 主要以渗出性病变为主,最早期呈双肺弥漫性磨玻璃影,多数患者同时可见小叶间隔增厚和小叶内线状影,可呈典型的铺路石征,磨玻璃影与正常肺实质相间形成地图状分布,很快病变进展出现不同程度实变影,以下垂位胸膜下分布为著,该期一般不出现牵拉性支气管扩张(图 25-4-2)。

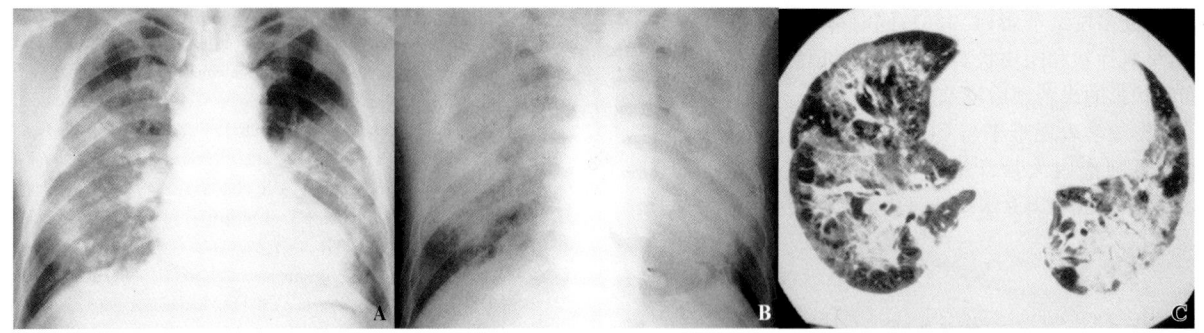

图 25-4-1 男性,61岁。急性间质性肺炎

胸部X线片(A)显示双中下肺大片实变影,以肺门为中心;3天后胸部X线片复查(B)显示两肺实变影范围增大,呈两侧白肺;CT肺窗(C)显示为A 2天前的扫描,显示两肺实变影及磨玻璃影(该病例由韩国首尔大学医院放射科Jung-Gi Im教授提供)。

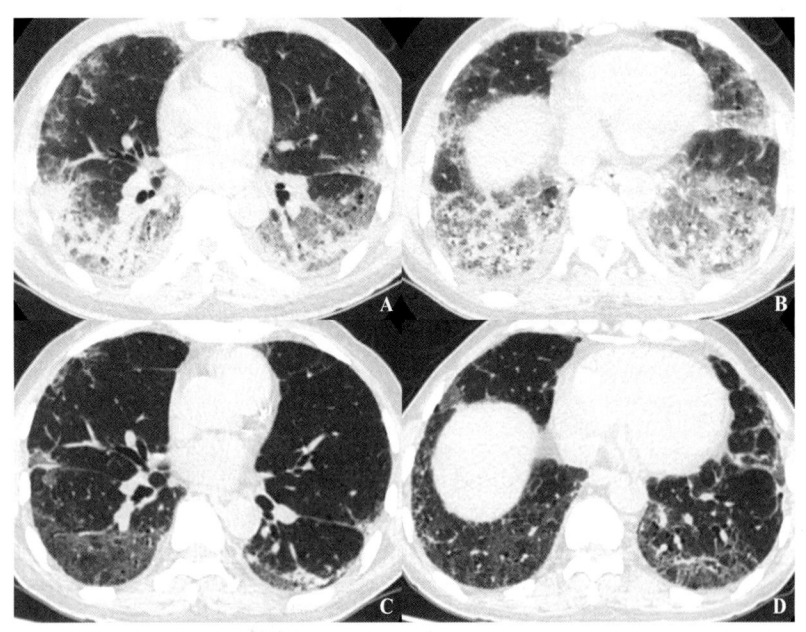

图 25-4-2 男性,69岁。急性间质性肺炎

CT肺窗(A、B)显示两肺广泛磨玻璃影和实变影,以两下叶为著,相对外周性分布为主;经治疗后1个月复查(C、D),弥漫病灶的密度明显减低,蜂窝有所缩小,两下叶磨玻璃影可见牵拉性细支气管扩张。

2. 中期(2~3周)。又称增殖期,在该期病理渗出与机化几乎等比例发生,即在渗出的基础上,出现显著的肺泡上皮细胞和成纤维细胞的增生(即出现机化),在CT尤其是HRCT上,磨玻璃影更广泛,且灶性实变影融合成大片实变影,出现肺结构扭曲、网状影、囊状影及牵拉性支气管扩张(图25-4-1C)。

3. 晚期(3~4周后)。又称纤维化期,HRCT表现为急进性间质纤维化和进行性肺组织及肺结构的破坏,尤其是牵拉性的支气管扩张具有特异性,是其他形式的急性肺弥漫性疾病所罕见的,蜂窝影少见。纤维化的进展与肺结构的严重破坏是AIP的晚期HRCT的主要表现和主要特点。CT征象对患者预后有一定提示作用,当CT显示肺结构扭曲,磨玻璃影或实变影中出现明显牵拉性支气管扩张征象时,提示患者预后比无类似征象的预后差。

Suh等[5]回顾研究了10例AIP患者,10例中2例分别于住院的第18天和32天死亡,他们的HRCT呈多发斑片样实变影。10例患者的早期X线片表现是双肺弥漫性模糊影,发病前3天的HRCT以磨玻璃影(10/10)和肺泡实变(9/10)为主要表现;4例出现胸腔积液,1例出现网状阴影,1例出现结节,没有出现蜂窝样改变。8例存活者中2例HRCT表现为多发斑片样实变影,6例表现为双侧白肺或弥漫性磨玻璃影。

【诊断标准】

本病的最终诊断主要依靠病史和肺活检,临床重点是寻找是否有导致ARDS的原因,包括感染、吸入、药物所致肺疾病、各种间质性肺炎的急性进展。在病情允许的情况下,首选经支气管镜肺活检,次选局限性开胸肺活检或胸腔镜肺活检以便从病理上确诊。

AIP的诊断需要有病理证实的机化性的弥漫性肺泡损伤。典型的肺活检显示肺泡弥漫性的受累及在不同的组织学区域中病变的严重性存在差异。

【鉴别诊断】

AIP被称为无原因的ARDS,病变的进展迅速,单纯影像学难与 ARDS 鉴别。HRCT 上相对于 ARDS，AIP 患者的肺内实质病变更倾向于以两侧对称性分布且两下肺区明显[6,7]。

（陈起航　郭佑民）

参考文献

[1] Travis WD, Costabel U, Hansell DM, et al. An official American thoracic society/European respiratory society statement: update of the international multidisciplinary classification of the idiopathic interstitial pneumonias [J]. Am J Respir Crit Care Med, 2013, 188:733 - 748.

[2] Hashisako M, Fukuoka J. Pathology of idiopathic interstitial pneumonias [J]. Clin Med Insights Cric Respir Pulm, 2015, 9:123 - 133.

[3] Johkon T, Muller N, Hiroyuko T, et al. Acute interstitial pneumonia Thin-section CT finding in 36 patients [J]. Radiology, 1999, 211:859 - 863.

[4] Ichikado K, Suga M, Muller NL, et al. Acute interstitial pneumonia: comparison of high-resolution computed tomography findings between survivors and nonsurvivors [J]. Am J Respir Crit Care Med, 2002, 165: 1551 - 1556.

[5] Suh GY, Kang EH, Chung MP, et al. Early intervention can improve clinical outcome of acute interstitial pneumonia [J]. Chest, 2006, 129:753 - 761.

[6] Tomiyama N, Muller NL, Johkoh T, et al. Acute respiratory distress syndrome and acute interstitial pneumonia: comparison of thin-section CT findings [J]. J Comput Assist Tomogr, 2001, 25:28 - 33.

[7] Ichikado K. High-resolution computed tomography findings of acute respiratory distress syndrome, acute interstitial pneumonia, and acute exacerbation of idiopathic pulmonary fibrosis [J]. Semin Ultrasound CT MR, 2014, 35:39 - 46.

第五节·呼吸性细支气管炎并间质性肺疾病

呼吸性细支气管炎并间质性肺疾病（respiratory bronchiolitis-interstitial lung disease, RB‐ILD）是一种吸烟相关间质性肺疾病，以呼吸性细支气管内及周围棕色巨噬细胞结节状聚集同时伴细支气管周围炎症和纤维化为特征。

2002 年 ATS 和 ERS 将 RB‐ILD 列入 IIP 中的一个类型[1]。呼吸性细支气管炎（respiratory bronchiolitis, RB）是吸烟者的常见组织病理表现，而且不伴明确临床症状和肺功能异常。

少数严重吸烟者肺部病变进展病出现临床症状和肺功能异常则考虑 RB‐ILD。

【发病机制与病理】

RB‐ILD 的组织学特征表现是无数的巨噬细胞聚集在呼吸性细支气管及邻近的肺泡管和肺泡内。巨噬细胞内含过碘酸希夫染色阳性的褐色色素，该色素代表烟草烟雾中一种特殊微粒，存在细胞质的吞噬体里。细支气管周围炎性变及纤维化经常存在。

【临床表现】

RB‐ILD 常见于中青年，30～40 岁，男性发病明显多于女性，约为 1.6∶1，几乎均有长期的吸烟史。临床症状常出现慢性呼吸困难（86%）、咳嗽（57%），咳痰少见，杵状指罕见。

当患者停止吸烟和/或皮质类固醇治疗后，HRCT 异常所见可以减少甚至消失，肺功能改善。

【实验室检查】

常规实验室检查多正常。肺功能改变多见混合性通气障碍，TLC 和 FRC 正常，RV 增加，DLco 正常或轻度降低，可出现静息或运动时低氧血症。

【影像学表现】

胸部 X 线平片的表现较轻且呈非特异性，包括弥漫细网结节影、磨玻璃影等。文献报道最常见表现是支气管壁增厚，约见于 76% 的病例，约 57% 的病例可见磨玻璃影，16% 的病例 X 线片正常[2]。

CT 尤其是 HRCT 表现具有一定的特异性，单纯呼吸性细支气管炎的表现主要是两肺多发小叶中心模糊的小结节影，以两上肺分布为著（图 25‐5‐1），这是多数无症状的吸烟者的表现。

Remy-Jardin 等[3]报道的 98 例无症状吸烟者和 175 例非吸烟者对照的 HRCT 研究中，显示吸烟组 27% 出现两上肺模糊微结节影，而对照组无任何一例出现类似 HRCT 表现。当合并间质性肺疾病时，HRCT 通常可见弥漫性或斑片状磨玻璃影（图 25‐5‐2）。

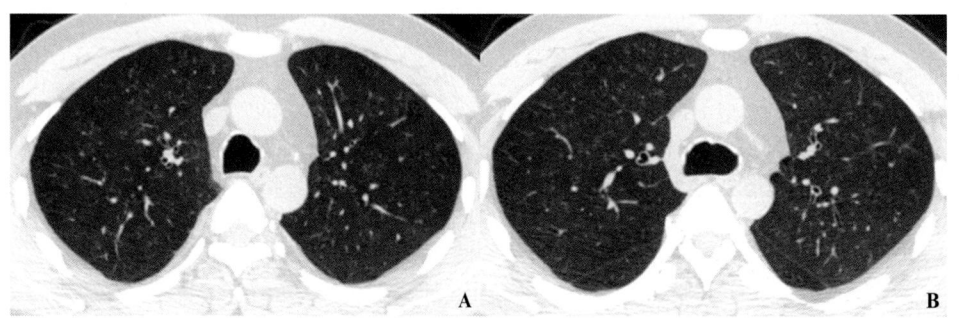

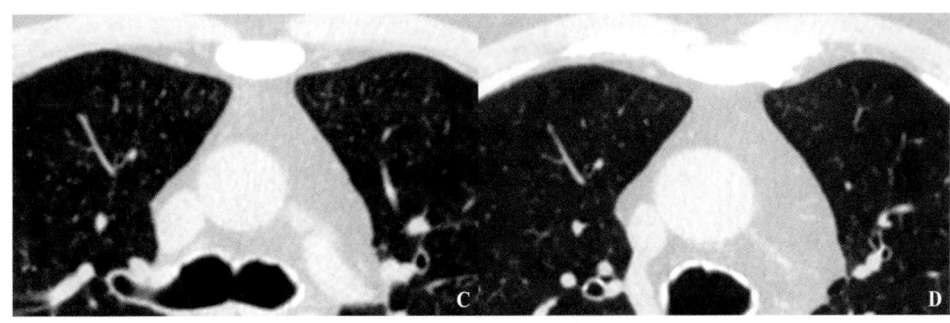

图 25-5-1 男性,37岁。吸烟患者,呼吸性细支气管炎
HRCT 显示两上肺弥漫小叶中心磨玻璃微结节(A、B);局部放大像(C)清晰显示两肺小叶中心微结节;经戒烟1年后复查 CT(D)显示原两侧小叶中心微结节基本吸收。

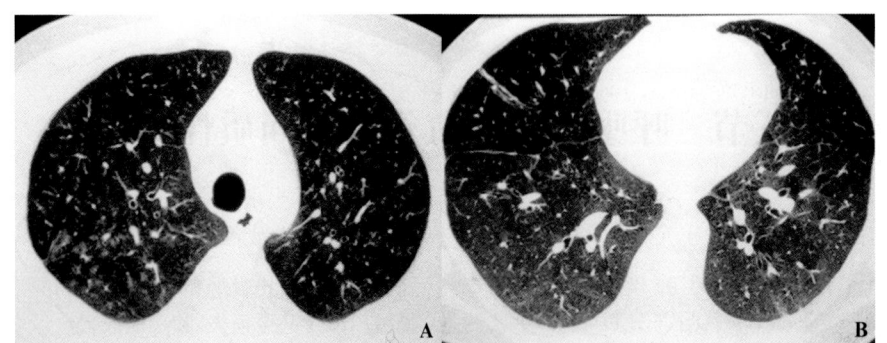

图 25-5-2 男性,32岁。吸烟患者,呼吸性细支气管炎并间质性肺疾病
HRCT 显示右上肺多发小叶中心小磨玻璃影(A),两下肺广泛磨玻璃影(B)(该病例由韩国首尔大学医院放射科 Jung-Gi Im 教授提供)。

病理和CT对照研究中显示小叶中心模糊微结节影提示RB,小叶中心小结节的范围与呼吸性细支气管中巨噬细胞聚集和慢性炎症的程度有关;磨玻璃影与肺泡和肺泡管内巨噬细胞聚集和不同程度的纤维化有关。

RB-ILD 的 HRCT 表现还包括中央气道(90%)和周围支气管管壁增厚(86%)、磨玻璃影(67%),上叶小叶中心型肺气肿常见,但不严重(图 25-5-3),小叶间隔增厚和网状影少见[2,4]。

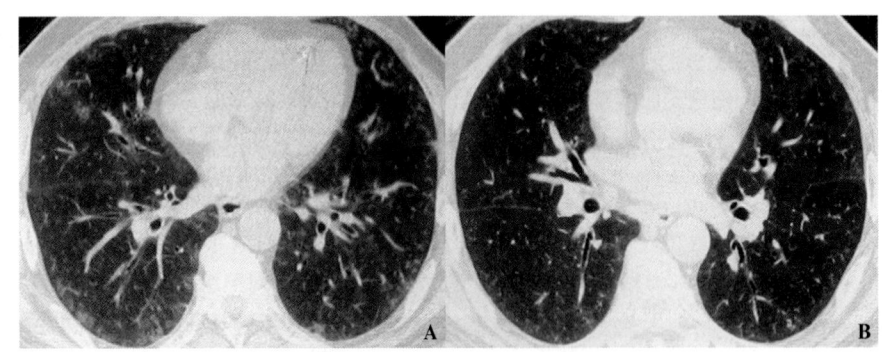

图 25-5-3 男性,65岁。吸烟患者,呼吸性细支气管炎间质性肺疾病
CT 肺窗显示双肺多发小斑片状磨玻璃影(A),边界不清,形状不整;3个月后复查(B),显示原小片状磨玻璃影吸收消散。

【诊断标准】

RB-ILD 的诊断基于吸烟者的典型 HRCT 表现(磨玻璃影和小叶中心结节)时,且支气管肺泡灌洗(BAL)表现(可见典型吸烟者巨噬细胞但无淋巴细胞增多)也相一致时,可做出 RB-ILD 的临床诊断,这已被广泛的接受[4]。

如果临床无法排除 RB-ILD 以外的 ILD,仍需要进行手术活检获得病理诊断。

【鉴别诊断】

RB-ILD 的 HRCT 表现与过敏性肺炎、DIP 和 NSIP 重叠。

RB-ILD 与 DIP 区别在于 RB-ILD 的磨玻璃影通常不如 DIP 的广泛,而且边界不如 DIP 的清晰。

RB-ILD 与亚急性过敏性肺炎的鉴别点是后者小叶中心磨玻璃更弥漫、更明显,马赛克征更多。

(陈起航 郭佑民)

参考文献

[1] American Thoracic Society. American thoracic society/European respiratory society international multidisciplinary consensus. Classification of the idiopathic interstitial pneumonias [J]. Am J Respir Crit Care Med, 2002, 165:277-304.

[2] Park JS, Brown KK, Tuder RM, et al. Respiratory bronchiolitis-associated interstitial Lung disease: radiologic features with clinical and pathologic correlation [J]. Journal of Computer Assisted Tomography, 2002, 26:13-20.

[3] Remy-Jardin M, Remy J, Boulenguez C, et al. Morphologic aspect of cigarette smoking on airways and pulmonary parenchymal in healthy adult volunteers: CT evaluation and correlation with pulmonary function tests [J]. Radiology, 1993, 186:107-115.

[4] Sieminska A, Kuziemski K. Respiratory bronchiolitis-interstitial lung disease [J]. Orphanet Journal of Rare Diseases, 2014, 9:106.

第六节·脱屑性间质性肺炎

脱屑性间质性肺炎(desquamative interstitial pneumonia, DIP)是与吸烟强相关的一种罕见特发性间质性肺炎。1965年Liebow等首次描述了本病,最开始认为它是IPF早期的细胞型或炎症期。

但在随后的临床和影像的纵向研究中显示其预后和自然病程去IPF有明显差别,认为这种疾病是不同于UIP的另一种类型的间质性肺炎,有其典型的病理学、临床和影像学特征。

DIP的由来是最初研究者发现肺泡腔内的细胞是脱落的颗粒状的Ⅱ型肺泡细胞,后来证明是巨噬细胞,但DIP的名词仍被保留了[1,2]。

【发病机制与病理】

DIP罕见,DIP的病因至今尚不十分清楚。目前认为可能与有害刺激物质(如硅尘、石棉、滑石粉、碳化钨等尘埃)、吸入燃烧的塑料气味、使用某些化妆品、服用某些药物(如呋喃妥因)及病毒感染等有关。某些病例的发生与结缔组织疾病有关。

病理特征为无数巨噬细胞充盈肺泡腔,肺泡壁有轻度炎症和少许纤维化,肺泡结构不受破坏,弥漫受累。

DIP的病理表现与RB-ILD相似,但是后者的组织病理改变主要见于呼吸性细支气管周围性,呈灶状分布,而DIP则呈均匀和弥漫性分布[3]。

【临床表现】

病程多呈良性病程,青中年患病率高,最常见于30~50岁,男性多见,男女比例约为2:1;近90%的患者有吸烟史;起病隐匿,临床症状常包括进行性呼吸困难,伴干咳、声哑、疲劳和体重减轻,无发热,严重者有发绀,进行性呼吸衰竭。

有文献报道极少数患者为影像学检查的偶然发现[4];25%~42%的患者可见杵状指(趾)。当患者停止吸烟和/皮质类固醇治疗后,预后良好。该病5年及10年生存率分别为95.2%和69.2%。

【实验室检查】

实验室检查无特异性。肺功能改变为典型的限制性通气障碍,弥散功能下降。

血气分析示低氧血症。

肺容积可正常,FVC和TLC的下降比UIP轻。早期肺功能异常包括肺活量下降,动脉血氧分压下降,严重者DLco下降。

BALF中可见混合性的淋巴细胞和粒细胞(包括中性粒细胞和嗜酸性粒细胞)增多。

【影像学表现】

因为DIP为罕见疾病,文献报道的病例不多,最大一组为早期的文献报道,共40例[5]。X线片对检出DIP不敏感,其表现通常呈非特异性。最主要的异常表现是两肺透亮度降低,呈云雾状模糊影,好发于肺下部,以中下肺野分布为主,部分以周围分布为主(图25-6-1A)。

少数患者可见网状阴影,主要分布于两下肺基底段。DIP患者的X线片表现可以是正常或接近正常,约占10%[4]。

典型的HRCT表现为弥漫性或斑片状磨玻璃影[4,6],以两肺外周带及两下肺分布为主(图25-6-1B);磨玻璃影区域中可见小叶中心型肺气肿(图25-6-1B)较常见;小叶中心结节在HRCT上并不少见,可见45%的患者[7]。

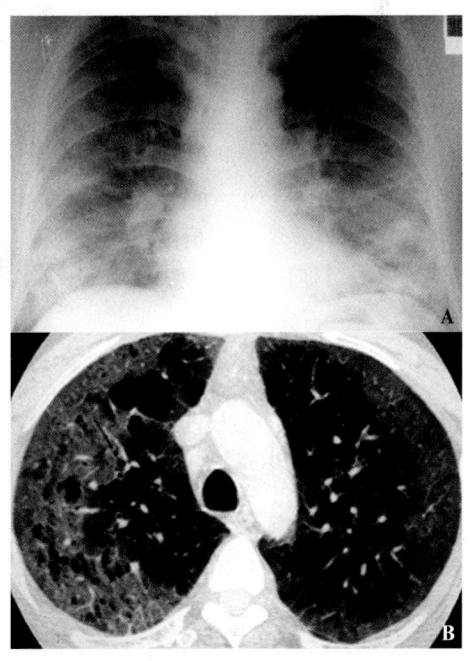

图25-6-1 脱屑性间质性肺炎

胸部X线片(A)显示两中下肺大片密度增高影,密度较淡,主要分布于下肺外周部;CT肺窗(B)显示两肺外带磨玻璃影,内见小叶间隔增厚(该病例由韩国首尔大学医院放射科Jung-Gi Im教授提供)。

另一个主要征象是小囊状影,呈薄壁,直径小于2cm,多单发或少量,呈散在分布。值得注意的是,DIP患者中磨玻璃影区域内可见囊状影在日本学者的病例报告占38%～75%[8,9],而在欧美国家的相关报告中仅不到10%患者可见囊状影。

部分患者的小囊状阴影可在随诊复查中消失;约一半的患者可见网状阴影,牵拉性支气管扩张少见;DIP患者通常没有蜂窝肺形成,但偶见少量类蜂窝影改变。

由于DIP的影像学表现通常呈非特异性,其确诊主要依靠外科肺活检(图25-6-2)。

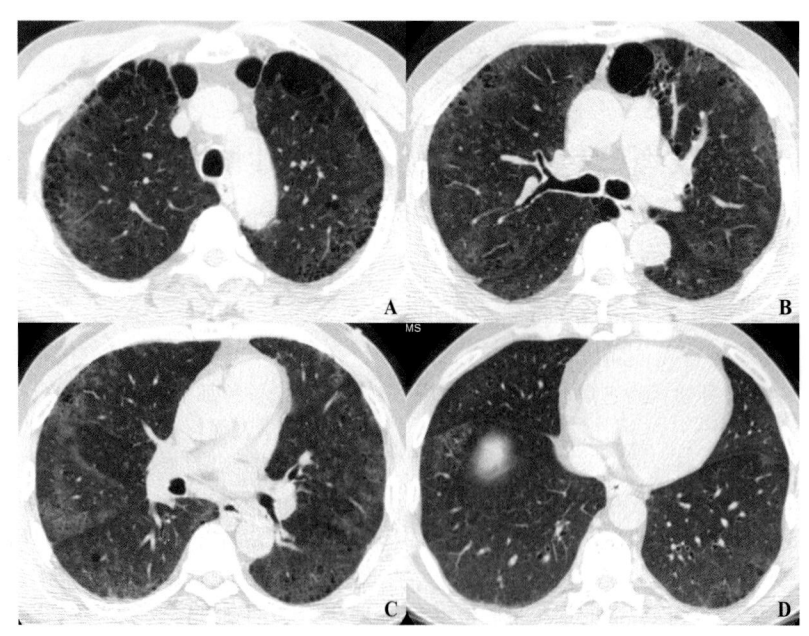

图25-6-2 男性,54岁。脱屑性间质性肺炎

吸烟患者,主诉慢性呼吸困难。CT肺窗显示两肺弥漫磨玻璃影,以周围区更明显,无明显上下肺分布倾向,两肺散在大小不等透亮灶,两上肺分布为主且胸膜下肺大疱形成(A～D);入院后常规检查无法做出明确诊断,经外科肺活检病理证实为脱屑型间质性肺炎。

【诊断标准】

在间质性肺疾病的诊断中,如HRCT表现为两肺弥漫磨玻璃影伴小囊状影,但无明显纤维化征象,结合临床有明显吸烟史,应考虑DIP的可能。

但是仅临床和影像学表现无法直接诊断DIP,确诊主要依靠外科肺活检。值得注意的是,DIP的病理诊断无法通过经支气管肺活检进行确诊。

【鉴别诊断】

1. RB-ILD·DIP与RB-ILD临床上极为相似,均为吸烟相关间质性疾病,影像学上同样以两肺磨玻璃影为主,但DIP通常呈两侧对称且以两下肺分布为主,而RB-ILD的磨玻璃主要呈散在分布,两上肺小叶中心磨玻璃结节更明显。

2. NSIP·NSIP也是以磨玻璃影为主要征象,但由于DIP通常不伴纤维化改变。因此,与纤维型NSIP容易鉴别,但与细胞型NSIP不易鉴别,如显示胸膜下不受累考虑NSIP,如伴小囊状影更有利于DIP的诊断。

3. HP·与非纤维性HP的鉴别点主要是空气潴留。

4. 肺孢子菌肺炎·DIP和肺孢子菌肺炎的HRCT表现同样可表现为磨玻璃影和囊状影,但后者病变主要呈中上肺野分布为主,临床上有发热和免疫抑制,可供鉴别。

(陈起航 郭佑民)

参考文献

[1] American Thoracic Society. American thoracic society/European respiratory society international multidisciplinary consensus. Classification of the idiopathic interstitial pneumonias [J]. Am J Respir Crit Care Med, 2002, 165:277-304.

[2] Travis WD, Costabel U, Hansell DM, et al. An official American thoracic society/European respiratory society statement: update of the international multidisciplinary classification of the idiopathic interstitial pneumonias [J]. Am J Respir Crit Care Med, 2013, 188:733-748.

[3] Tazelaar H, Wright J, Churg A. Desquamative interstitial pneumonia [J]. Histopathology, 2011, 58:509-516.

[4] Hellemons ME, Moor CC, Thusen VD, et al. Desquamative interstitial pneumonia: a systematic review of its feature and outcomes [J]. Eur Respir Rev, 2020, 29:190181.

[5] Carrington CB, Gaensler EA, Coutu RE. Natural history and treated course of usual and desquamative interstitial pneumonia [J]. N Engl J Med, 1978, 298:801-809.

[6] Hartman TE, Primack SL, Swensen SJ, et al. Desquamative interstitial pneumonia: thin-section CT findings in 22 patients [J]. Radiology, 1993, 187:787-790.

[7] Johkoh T, Muller NL, Cartier Y, et al. Idiopathic interstitial pneumonias: diagnostic accuracy of thin-section CT in 129 patients [J]. Radiology, 1999, 211:555-560.

[8] Akira M, Yamamoto S, Hara H, et al. Serial computed tomographic evaluation in desquamative interstitial pneumonia [J]. Thorax, 1997, 52:333-337.

[9] Kawabata Y, Takemura T, Hebisawa A, et al. Desquamative interstitial pneumonia may progress to lung fibrosis as characterized radiologically [J]. Respirology, 2012, 17:1214-1221.

第七节 · 淋巴细胞性间质性肺炎

淋巴细胞性间质性肺炎（Lymphoid interstitial pneumonia，LIP）是一种局限于肺部的罕见疾病，组织学特点为肺泡间隔被多克隆淋巴细胞弥漫性浸润。

LIP 是 1969 年 Liebow 间质性肺疾病分类中的一种。与其他类型的间质性肺炎一样，LIP 可以继发于其他疾病，也可以是特发性的，但临床上继发性 LIP 远比特发性更为常见。

2002 年的 ATS/ERS 分类将 LIP 归入 IIP 家族中[1]，由于大部分 LIP 患者同时伴其他疾病，尤其是免疫相关性疾病，但仍然有少部分患者为特发的，故 2013 年 ATS/ERS 的新分类中，保留 ILP 并归类于罕见的 IIP[2]。

【发病机制与病理】

病因及发病机制尚不清楚。LIP 通常和其他免疫性疾病有关，尤其是干燥综合征（Sjogren's syndrome）、其他结缔组织病、自身免疫性甲状腺病、AIDS 及低丙种球蛋白血症或高丙种球蛋白血症状态。

病理上 LIP 特征表现为多克隆淋巴细胞和不同数量的浆细胞弥漫性间质浸润，沿肺泡间隔和血管支气管周围间质，可出现灶性结节状淋巴细胞聚集，形成良好的淋巴样生发中心，但如果细支气管周围可见结节性淋巴增生，则必须排除干燥综合征[3]。

另外，在 LIP 患者的移植肺和尸检肺中，可以发现简单的假性囊肿和扩张的气道[4]。值得注意的是，随着病理分类和相关研究的进展，2002 年以前很多诊断 LIP 的病例现在认为的细胞型 NSIP[1]。

【临床表现】

LIP 发病隐匿，通常呈慢性过程，最为常见的症状是进行性呼吸困难及咳嗽，偶尔伴有体重减轻、胸膜炎性疼痛、关节痛、发热。双肺底部可见爆裂音，杵状指（趾）有时可见。胸腔积液罕见，如果存在时则多提示合并淋巴瘤。

继发性 LIP 的临床表现主要是与其有关的基础性疾病的表现，如干燥综合征等。

【实验室检查】

常有轻度贫血，血液中白细胞和淋巴细胞不增多，或伴有单克隆（丙种球蛋白病为 IgM 型或为 IgG 型）。

肺功能改变为限制性通气功能障碍，常常与弥散能力的下降及动脉血低氧血症相关。

BALF 中可见到 T 淋巴细胞的显著升高。

【影像学表现】

胸部 X 线的表现不敏感且非特异性，可以几乎呈正常表现（图 25-7-1）。如显示异常，多表现为两肺弥漫性不对称的网状或细网状结节阴影，少见表现为云雾状模糊影，偶尔可见囊状影[5]。

HRCT 常见表现为两肺弥漫磨玻璃影（图 25-7-2）和薄壁囊状影，其他表现包括小结节影、轻度小叶间隔增厚、网状

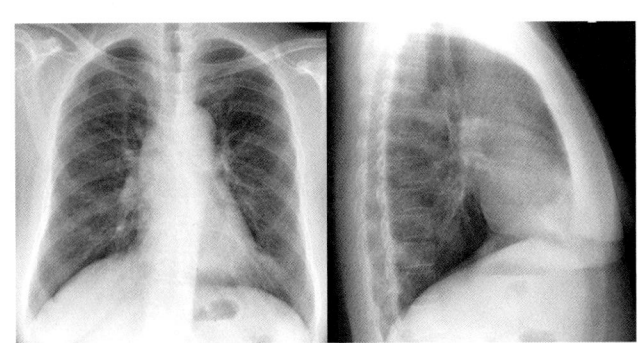

图 25-7-1　女性，54 岁。干燥综合征继发淋巴细胞性间质性肺炎
胸部正位、侧位 X 线片显示两肺清晰，未见明确异常阴影。

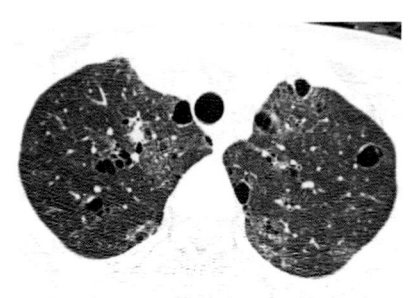

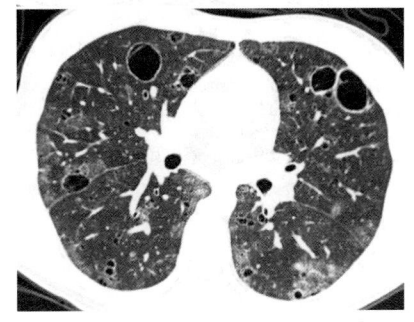

图 25-7-2　男性，43 岁。肺淋巴细胞性间质性肺炎
CT 肺窗示双肺弥漫磨玻璃影及散在囊状影，伴少量小叶中心微结节。

影和血管支气管周围间质增厚，灶性实变影罕见。

在一组 22 例 LIP 的报告[6]中显示磨玻璃影和小叶中心模糊结节影见于所有病例，胸膜下结节和血管支气管周围间质增厚见于 86%，囊状影占 68%。囊状影是一个能区别其他类型间质性肺炎的特异征象，囊状影大小不一，直径为 1~30 mm，散在分布于两侧肺内，与 IPF 的胸膜下分布有明显区别[7]。

在随诊观察系列中，显示除了囊状影外，其他征象均可呈可逆性改变；而囊状影多数患者显示稳定，少数可进展显示囊状影增大增多。

LIP 患者纵隔淋巴结增大常见，约见于 70% 的患者中，多为轻度增大，与其他类型的特发性间质性肺炎相似[8]。

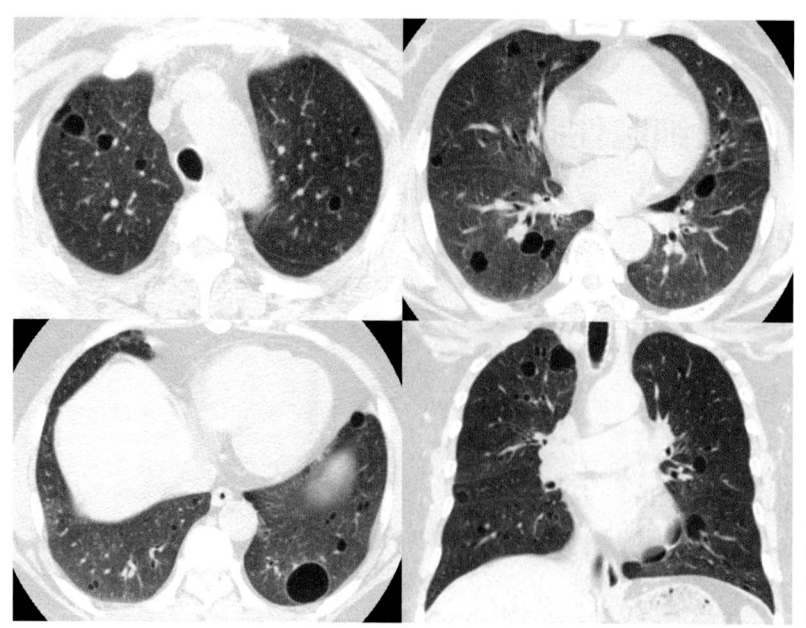

图 25-7-3 女性,54 岁。干燥综合征继发淋巴细胞性间质性肺炎

与图 25-7-1 为同一患者。胸部 CT 轴位像肺窗示双肺散在囊状影,大小不等,伴少量灶性磨玻璃影,以两下肺为主;冠状重组像显示两肺囊状影呈散在分布,与特发性 LIP 仅影像学表现上无法鉴别。

LIP 的 HRCT 表现是 IIP 中除了 IPF 外相对具有特征,如 HRCT 表现为两肺弥漫磨玻璃影伴散在薄壁囊状影,应考虑 LIP 的可能,但影像学表现无法区别特发性 LIP 与继发性 LIP(图 25-7-3)。

【鉴别诊断】

LIP 的主要表现为磨玻璃影和囊状影,当两者同时存在时,鉴别诊断相对容易,在 IIP 中主要需与 DIP 鉴别,但后者以磨玻璃影为主,囊状影相对较小且数量少。但如仅表现为磨玻璃影时,几乎无法与 NSIP、RB-ILD、DIP 鉴别。

当表现为以囊状影为主要征象时需与肺淋巴管肌瘤病、肺朗格汉斯细胞组织细胞增生症、BHD(Birt-Hogg-Dube 病)、肺淀粉样变和轻链沉积症等鉴别。

肺淋巴管肌瘤病呈育龄女性两肺弥漫囊状影,全肺均匀分布,磨玻璃影罕见,乳糜胸和气胸可供鉴别。

肺朗格汉斯细胞组织细胞增生症的囊状影主要分布于中上肺,且呈奇怪形状或不规则形,容易鉴别。

BHD 的囊状影主要分布于两下肺且于纵隔旁胸膜下常见。

肺淀粉样变和轻链沉积症的 HRCT 表现主要呈囊状影和结节影,囊状影多位于血管旁或可见血管穿行于囊状影内,如结节影伴钙化有助于肺淀粉样变的诊断。

(陈起航　郭佑民)

参考文献

[1] American Thoracic Society. American thoracic society/European respiratory society international multidisciplinary consensus. Classification of the idiopathic interstitial pneumonias [J]. Am J Respir Crit Care Med, 2002, 165:277-304.

[2] Travis WD, Costabel U, Hansell DM, et al. An official American thoracic society/European respiratory society statement: update of the international multidisciplinary classification of the idiopathic interstitial pneumonias [J]. Am J Respir Crit Care Med, 2013,188:733-748.

[3] Batra K, Butt Y, Gokaslan T, et al. Pathology and radiology correlation of idiopathic interstitial pneumonias [J]. Human Pathology, 2018,72:1-17.

[4] Silva CI, Flint JD, Levy RD, et al. Diffuse lung cysts in lymphoid interstitial pneumonia: high-resolution CT and pathologic findings [J]. J Thorac Imaging, 2006,21:241-244.

[5] Panchabhai TS, Farver C, Highland KB. Lymphocytic interstitial pneumonia [J]. Clin Chest Med, 2016,37:463-474.

[6] Johkoh T, Muller NL, Pickford HA, et al. Lymphocytic interstitial pneumonia: thin-section CT findings in 22 patients [J]. Radiology, 1999, 212:567-572.

[7] Seaman DM, Meyer CA, Gilman MD, et al. Diffuse cystic lung disease a high-resolution CT [J]. AJR, 2011,196:1305-1311.

[8] Souza CA, Muller NL, Lee KS, et al. Idiopathic interstitial pneumonias: prevalence of mediastinal lymph node enlargement in 206 patients [J]. AJR, 2006,186:995-999.

第八节·特发性胸膜肺弹力纤维增生症

特发性胸膜肺弹力纤维增生症(idiopathic pleuroparenchymal fibroelastosis, iPPFE)是一种罕见的 IIP。早在 1992 年日本学者 Mitani 等以肺上叶纤维化首先报道类似病例。

2004年由Frankel等[1]首次提出PPFE这一命名,并在于2013年ATS和ERS的IIP分类修订版中纳入为罕见IIP类型[2]。

该病自首次报道以来,相继在欧美及日本报道,而亚洲其他国家报道甚少,考虑可能为认识不足及误诊、漏诊相关。PPFE现在被广泛认为是一个独特的疾病,具有一定的放射学和病理学特征。

【发病机制与病理】

本病的病因尚未明确,有报道与反复下呼吸道感染,肺、骨髓或造血干细胞移植,部分化疗药物等相关。未能明确病因的患者被认为是特发性的。PPFE可能发生于有间质性肺疾病家族史的患者,提示遗传因素的潜在作用。

少数病例可能会检测到部分血清自身抗体的增高,反映了免疫功能失调。病理组织学[3]显示脏层胸膜显著增厚,特别是肺上叶,胸膜及其下间质内有显著的弹力纤维和胶原纤维增生,弹力纤维染色显示弹力纤维较短,主要呈旋涡状及杂乱排列。病变时相一致,增厚的胸膜似片状的弹力纤维板,增生的弹力纤维插入紧邻的肺泡间隔,常伴有轻度的淋巴细胞浸润,病变肺泡间隔与其相邻的正常肺组织界限清楚。部分患者有蜂窝肺样改变,在纤维化与正常肺组织的交界区偶见灶状分布的纤维母细胞。

根据患者的不同病理表现,专家提出"肯定诊断"和"符合诊断"标准[4,5]。肯定诊断包括:上叶脏层胸膜纤维化、明显均匀的胸膜下肺泡内纤维化伴间隔弹力纤维增生(弹力纤维>80%)、距脏层胸膜一定距离的肺实质呈正常改变、中度不规则淋巴浆细胞增生和灶状分布纤维母细胞。

符合诊断包括:肺泡内纤维,但不伴明显的胸膜下纤维化,或不以胸膜下为主,或不足上叶活检的。

【临床表现】

本病无性别差异,多见于非吸烟患者,发病年龄跨度较大,13～87岁,中位年龄约为53岁。本病发病呈慢性过程,最常见主诉为干咳、活动后呼吸困难,其他症状包括乏力、体重减轻和胸膜钝痛,约30%的患者出现气胸。

胸廓呈扁平且细长样,部分患者两下肺可闻及爆裂音,杵状指少见。

【实验室检查】

肺功能检查显示限制性通气功能障碍,与一氧化碳弥散量(DLco)相比用力肺活量(FVC)的减少不成比例,残留肺容量(RC)/肺总量(TLC)增加。

病变早期血气检测显示氧分压正常,二氧化氮分压轻度升高,晚期患者显示低氧血症伴高碳酸呼吸衰竭。

【影像学表现】

X线片在本病早期可呈正常或两肺尖胸膜不规则影,在疾病后期显示两肺尖胸膜明显增厚且不规则,两上肺可见网状影,两肺门上提,部分患者两上肺容积明显缩小,上胸廓变窄,侧位胸部X线片显示胸廓前后径变窄(图25-8-1)。

少数患者可出现反复气胸,如同时见两下肺明显网状影或蜂窝影改变考虑合并其他间质纤维化。

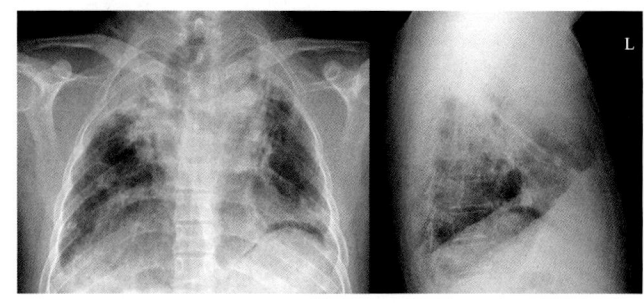

图25-8-1 男性,54岁。特发性肺胸膜弹力纤维增生症

胸部正位、侧位X线片显示双侧胸廓上部变窄,肺尖区致密变,气管明显向右移位,两肺门上提,两侧膈肌升高。

HRCT主要表现为两上肺胸膜下结节样或灶性实变影,病灶紧贴胸膜面,常呈楔形或三角形影且基底位于胸膜面(图25-8-2),常伴局部胸膜增厚,病变几乎总是位于两上叶,且倾向于肺尖更明显。其他表现包括网状影、两上叶容积缩小、牵拉性支气管扩张、小叶间隔增厚,肺结构扭曲和两肺门上提(图25-8-3)。

随着病变的进展,两下肺可见间质性纤维化的征象,但病变范围远比两肺尖的病变轻。少数患者两上胸膜增厚可伴钙化。

肯定诊断标准:两上叶胸膜下实变影,伴或不伴胸膜增厚,下叶受累很少或完全不受累。

符合诊断标准:上叶胸膜增厚,但影像学改变不局限于上叶或在任何区域共存其他ILD的典型表现。

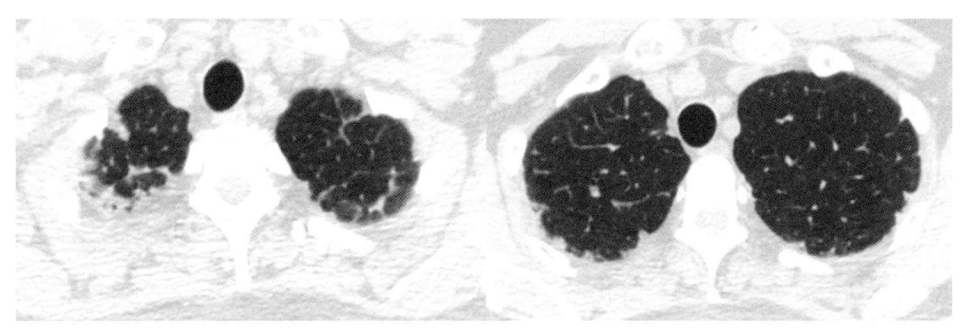

图25-8-2 女性,61岁。肺胸膜弹力纤维增生症

CT肺窗显示两肺尖多发胸膜下小楔形和三角形密度影,伴少量小叶间隔增厚。

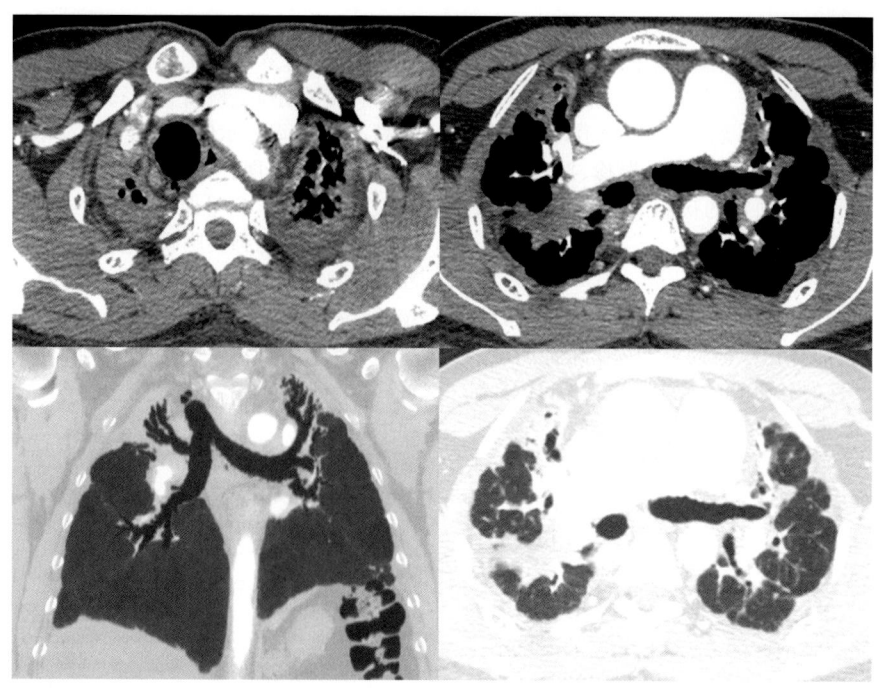

图 25-8-3 男性,54 岁。特发性肺胸膜弹力纤维增生症

与 25-8-1 为同一患者。胸部 CT 纵隔窗示双肺尖广泛胸膜增厚,胸廓变窄,主肺动脉增粗;最低密度重组像显示两肺尖牵拉性支气管扩张,两肺门上提,气管向右移位;与 B 同一层面 CT 肺窗显示胸膜下多发楔形和三角形致密影。

另外,影像学还有助于病变进展评估,当 CT 显示实变影进展,伴或不伴胸膜下增厚和/或显示上叶容积减少。

【诊断标准】

本病确诊需病理学诊断,在早期文献中报道,PPFE 推荐采用经胸腔镜或开胸外科肺活检,但存在一定的死亡率,因此近来多采用 CT 引导下穿刺,虽有气胸的可能,但安全性相对较高,合理选择穿刺部位结合弹力纤维染色可以提高 PPFE 的诊断效率。

【鉴别诊断】

1. 肺结核。本病的胸部影像学典型表现为两肺尖和上肺胸膜下灶性实变影伴肺尖胸膜增厚,且多为双侧对称性分布;两上叶牵拉性支气管扩张常见。典型的影像学表现具有一定的临床诊断价值,但上述表现在结核病高发国家易被漏诊或误诊为肺结核或陈旧性肺结核,需提高对 PPFE 的认识。

我国是肺结核高发国家,老年人常见两肺尖多发病变,因此容易将 PPFE 患者的表现误认为肺结核,主要鉴别点是肺结核病变主要见于肺内且更呈多形性,包括条索影、钙化灶、结节影和树芽征等,而 PPFE 主要表现为胸膜下病灶,病变较单一且肺内病灶少。

2. 特发性肺纤维化。当特发性肺纤维化患者的纤维化病变累及肺尖区时,可类似 PPFE,但通常 IPF 患者于下肺野的纤维化更明显,与 PPFE 患者以两上肺病变为主可供鉴别。另一个需注意的是,IPF 和 IPPFE 可见于同一患者,这时的影像学诊断以 IPF 为主。

部分纤维亚型过敏性肺炎的纤维化病变以两上肺为主,可类似 PPFE,但通常以网状影为主,空气潴留较明显,相对胸膜下病变较轻或不受累为鉴别点。

3. 末期结节病。末期结节病可表现为两上肺纤维化为主,但通常纤维化病变以肺门周围和沿血管支气管束分布为主,与 PPFE 的胸膜下病变有明显区别。

4. 放疗相关肺纤维化。头颈部恶性肿瘤或乳腺癌患者放疗后可表现为两肺尖网状影和实变影,但往往在轴位像上病变分布均匀或以一侧为主,结合病变容易鉴别。

(陈起航　郭佑民)

参考文献

[1] Frankel SK, Cool CD, Lynch DA, et al. Idiopathic pleuroparenchymal fibroelastosis: description of a novel clinicopathologic entity [J]. Chest, 2004,126:2007-2013.

[2] Travis WD, Costabel U, Hansell DM, et al. An official American thoracic society/European respiratory society statement: update of the international multidisciplinary classification of the idiopathic interstitial pneumonias [J]. Am J Respir Crit Care Med, 2013,188:733-748.

[3] Portillo K, Guasch Arriaga I, Ruiz-Manzano J. Pleuroparenchymal fibroelastosis: is it also an idiopathic entity? [J]. Arch Bronconeumol. 2015,51:509-514.

[4] Thusen J. Pleuroparenchymal fibroelastosis: its pathological characteristics [J]. Curr Respir Med Rev, 2013,9:238-247.

[5] Reddy TL, Tominaga M, Hansell DM, et al. Pleuroparenchymal fibroelastosis: a spectrum of histopathological and imaging phenotypes [J]. Eur Respir J, 2012,40:377-385.

第二十六章
结缔组织病相关性肺病

结缔组织病相关性肺病(connective tissue disease-associated lung disease)曾先后被称为胶原血管病肺损害(collagen vascular disease lung damage)、风湿类疾病肺损害(rheumatic diseases lung damage)、结缔组织病(connective tissue disease lung damage)等。

其基本病理改变为结缔组织的黏液样水肿、炎性坏死、类纤维蛋白变性和成纤维细胞增生。因此,在疾病的不同时期可以侵犯体内各种脏器,如皮肤、关节、心脏、血管、肺、肾、脑[1],而肺部具有丰富的结缔组织,因此是最常受侵犯的器官,除了肺实质外,胸膜、呼吸肌、肺血管等均可受累[2]。

结缔组织病相关性肺病包括类风湿关节炎、系统性红斑狼疮、系统性硬化、多发性肌炎或皮肌炎、干燥综合征、混合结缔组织病、具有免疫特征的间质性肺炎、不可分类的结缔组织病、结节性多动脉炎、强直性脊柱炎等。

结缔组织病相关性肺病引起的呼吸系统病变类型很多,其表现因病变类型不同而有所差异。但各种类型的风湿病在胸部的影像学表现并不具有特异性,往往具有某些共同的表现。因而不能单纯依靠肺部的影像学表现做出诊断,必须结合临床症状、体征、发病过程和实验室检查综合分析,才能得出比较可靠的诊断。

第一节·类风湿关节炎

类风湿关节炎(rheumatoid arthritis,RA)是以对称性多关节炎为主要临床表现的慢性、进行性、系统性炎性疾病,常导致关节损伤和致残。类风湿关节炎是系统性疾病,常累及呼吸系统,除了肺实质外,胸膜、呼吸肌、肺血管等均可受累,又称肺的类风湿病[3]。

类风湿关节炎遍及全球,在人群中的患病率为0.3%~1.5%,在我国的患病率为0.3%~0.6%[2]。类风湿关节炎在各年龄中皆可发病,但随着年龄增长,发病率逐渐增高,平均发病年龄约为55岁。虽然类风湿疾病多见于女性(女性患病率是男性的2~3倍),但是肺部受累的男性患者明显高于女性[4]。

类风湿关节炎的病因尚不清楚,一般认为是多种因素(遗传、感染、雌激素及环境因素等)诱发机体的自身免疫反应,导致以滑膜炎为基础的关节炎性病变,出现血管翳、软骨吸收、骨质破坏和纤维化[5]。

【发病机制与病理】

60%~80%的类风湿关节炎患者会出现肺部并发症。类风湿关节炎可累及胸内的任何部位包括肺实质、胸膜、气道及脉管系统。肺部病变基本病理改变是间质炎症、肺泡间隔炎症、血管炎、肺泡渗出、出血和肉芽肿形成[6]。

间质性疾病的早期是细支气管末梢、肺泡壁的纤维素渗出,发生间质性肺炎或肺泡炎,同时可有淋巴细胞、浆细胞、巨噬细胞浸润。在这个时期,肺内间质病变尚是可逆的,随着病情的缓解,这种间质浸润可减轻,到后期肺泡壁出现成纤维细胞聚集,产生纤维化,就成为不可逆的,甚至发展成蜂窝肺,同时伴有牵拉性支气管扩张[7]。

肺的类风湿结节(进行性坏死性结节)较罕见,几乎总是与皮下类风湿结节同时出现。类风湿结节的发生是由于局部损伤导致血管破裂,以及各种免疫复合物进入组织引起局部炎症所致。结节由中心的纤维素样坏死物质与周围环绕的栅栏状上皮样组织细胞构成。邻近的组织可见纤维化和不同程度的浆细胞和淋巴细胞浸润。

患者血管炎的发生率约为25%,没有性别差异。血管炎可累及大、中、小血管,急性期病变为血管壁的纤维样坏死和炎症细胞浸润。慢性病变表现为动脉壁纤维化、阻塞和再通。约33%的患者会累及心肺血管,出现肺泡炎、胸膜炎和心包炎。

Caplan综合征又称类风湿尘肺,是指在患类风湿关节炎的煤矿工人中所见的具有一定特征性的胸部阴影的尘肺。最早见于南威尔士的煤矿工人,主要见于类风湿关节炎接触大量粉尘的患者。尘肺并发 Caplan 综合征的发生率不高(2%~6%),但是类风湿关节炎并发尘肺时 Caplan 综合征的发生率显著增高,有报道可达 30%。其病理特点是结节纤维变性和中心区易有空洞形成,结节内可见 Ig 和补体沉着,周围有细胞浸润,吞噬细胞内有粉尘颗粒,凋亡细胞在结节周围形成黄白相间同心圆结构。Caplan 综合征的发生机制尚未明确,考虑与免疫异常和家族遗传有关[8]。

【临床表现】

多起病隐匿,多以发热、乏力、关节肿痛、晨僵、皮疹等起病。20%~30%的患者会出现皮下类风湿结节。肺部受累可先于、同时或晚于关节炎发生,常表现为进行性呼吸困难、干咳、胸痛、杵状指、胸膜炎、心包炎、肺的弥散功能下降,可并发肺源性心脏病。

患者偶尔可出现咯血。体征可表现为湿啰音、哮鸣音及肺间质纤维化引起的爆裂音(Veclo 啰音)。

【实验室检查】

1. 常规检查·红细胞沉降率增快、C 反应蛋白升高、贫血、血小板计数增多、肝功能异常等。

2. 免疫学检查·类风湿因子(RF)阳性、抗核抗体(ANA)阳性、抗 RA-33 抗体阳性、抗 Sa 抗体阳性、抗角蛋白抗体(AKA)阳性、抗核周因子抗体(APF)阳性。

3. 胸腔积液检查·积液的常规、生化检查多为不典型的漏出液。积液中糖浓度低(<25 mg/dL),补体浓度偏低,RF 浓度可高于血清中的浓度。白细胞内可见 RF 包含体,偶有多核巨细胞,其胞质拉长形成尾状,称为彗星细胞。

【影像学表现】

累及肺实质病变包括间质性肺疾病、风湿性结节和 Caplan 综合征。累及气道病变包括支气管扩张、闭塞性细支气管炎、滤泡性细支气管炎。胸膜病变主要表现为胸腔积液、胸膜增厚。

ILD 是类风湿关节炎的常见关节外表现,是发病和死亡的主要原因。

相关的间质性肺疾病患者中,各种潜在的组织病理学类型都可能见到。最常见的类型包括 UIP 和 NSIP,HRCT 扫描在识别许多 ILD 病患者的 UIP 模式方面似乎是准确的。

1. 肺实质病变·间质性肺疾病的早期表现为间质性肺炎,在 CT 上表现为肺血管纹理模糊、紊乱,支气管血管束增粗增多,可伴有斑片状、点状淡薄阴影及小结节灶,以两肺中、下野为著(图 26-1-1);病变逐渐累及全肺,并出现肺间质纤维化,如小叶间隔增厚、胸膜下线影、网织影(图 26-1-2)、结节影,严重时甚至出现蜂窝状改变(图 26-1-2B 和图 26-1-3),此时常伴有支气管牵拉性扩张,胸膜增厚粘连(图 26-1-2B),可伴少到中等量胸腔积液。

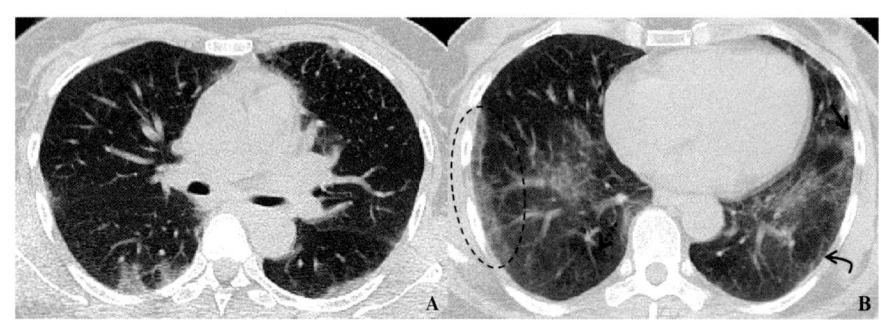

图 26-1-1　女性,48 岁。类风湿关节炎相关性肺病

CT 肺窗显示两肺散在斑片影,自上向下肺野透光度逐渐下降;上中肺野(A)纹理增多、紊乱,胸膜下多发斑片状淡薄阴影及小结节灶,双下叶(B)纹理僵直,部分纹理交织成网(圆圈内),伴胸膜下散在片状阴影(直实箭)、胸膜下线影(弯箭)及囊变影(直虚箭)。

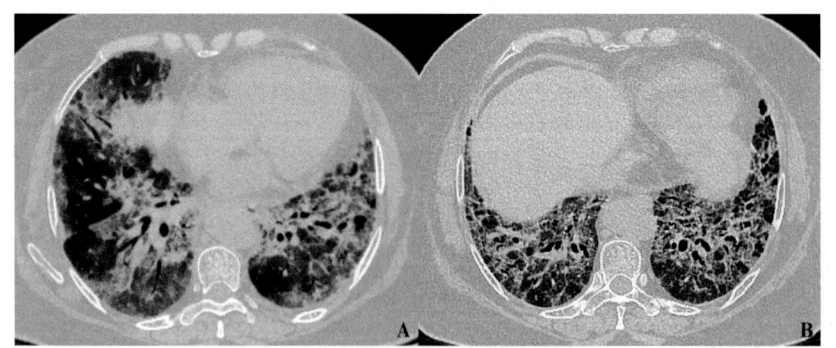

图 26-1-2　女性,65 岁。类风湿关节炎 30 年

CT 肺窗显示两肺支气管血管束增粗、小叶间隔增厚、多发斑片影、条索影及网织影,肺底胸膜下为著,伴支气管柱状扩张及胸膜增厚(A、B);随着病变进展,网格影逐渐演变成蜂窝样改变(B)。

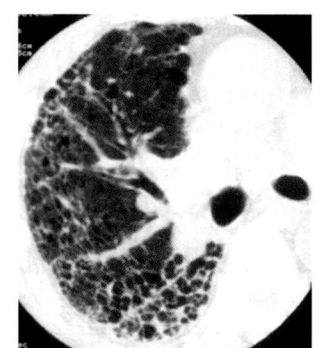

图 26-1-3　男性,78 岁。类风湿关节炎相关性肺病

CT 显示右肺蜂房状气囊阴影,位于胸膜下。

HRCT 提高了 CT 的空间分辨率,能充分显示肺间质纤维化的各种征象(图 26-1-4),显示率为 95%。肺间质的炎性浸润在 HRCT 上最常见的表现为网格影和磨玻璃样改变(图 26-1-5),磨玻璃样改变主要提示活动性肺泡炎。

网格影一般在磨玻璃样病变的基础上出现,主要为小叶间隔增厚、胸膜下线影,伴小结节影,主要位于两肺野外周,两下肺横膈上方,肋膈角处尤为明显;还可见支气管血管束异常(图 26-1-6),逐渐发展成肺间质纤维化,最终形成局限性或弥漫性蜂窝状肺(图 26-1-3),往往呈双侧不对称性分布于肺外周,通常在横膈上方明显,可继发牵拉性支气管扩张。

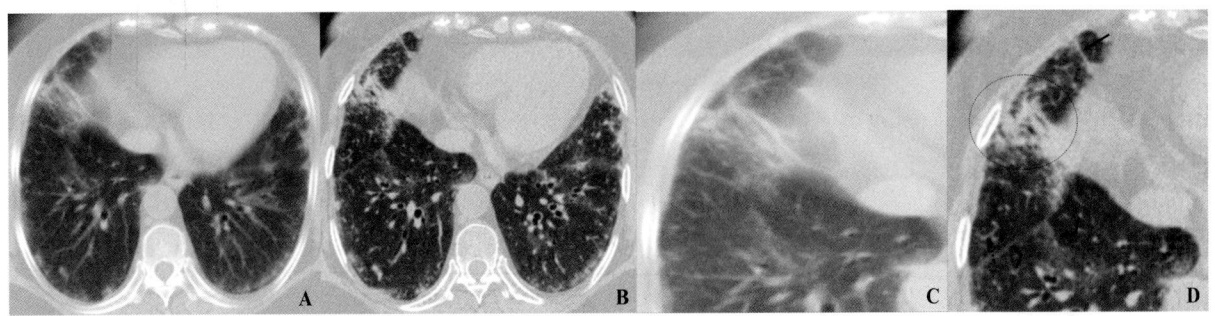

图 26-1-4　类风湿关节炎相关性肺病
CT 肺窗(A)和 HRCT(B)显示双下肺野散在斑点状阴影,右肺中叶外侧段小片状阴影;膈上 CT(C)和 HRCT(D)显示呈片状阴影内的支气管扩张情况(圆圈内),小叶间隔增厚(直虚箭),变形成角的斜裂(弯箭)及带状线(直实箭)。

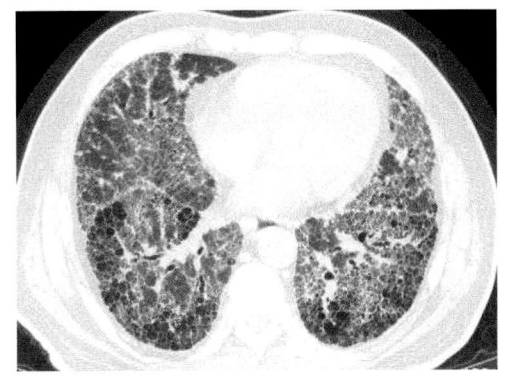

图 26-1-5　男性,53 岁。类风湿关节炎相关性肺病
HRCT 显示双下肺野呈磨玻璃影及网状结构,可见界面征、不规则增厚的小叶间隔和小叶内间质,支气管牵拉性扩张。

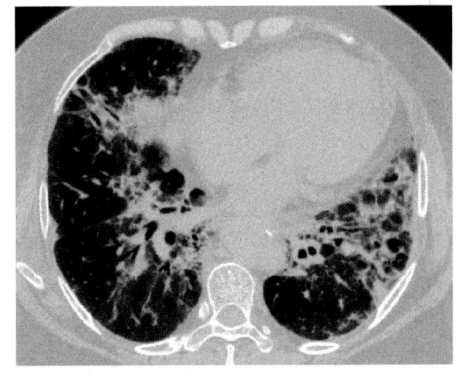

图 26-1-6　女性,65 岁。类风湿关节炎相关性肺病
HRCT 显示两下肺外周斑片影,小叶间隔增厚,支气管血管束增粗(箭),伴继发牵拉性支气管扩张,胸膜增厚。

(1) 类风湿结节:肺类风湿结节(pulmonary rheumatoid nodules)又称进行性坏死性结节,是 RA 的一种罕见表现。多数无临床症状,通常发生于 RF 阳性、重度类风湿关节炎和有多发皮下结节的患者。

类风湿结节在 CT 上表现为两肺大小不一、多发圆形或类圆形结节状阴影,边界清晰或模糊,以肺外带胸膜下或胸膜面多见,PET-CT 表现为高代谢(图 26-1-7 和图 26-1-8)。

结节有融合趋势,分布在肺野的外带和上叶,多位于胸膜或小叶间隔附近,也有报道位于支气管内膜下,偶见于胸壁靠近脏层胸膜处,结节可为孤立或多发,大小不等,平均直径为 1～2cm,最大者可达 7cm,类似于转移瘤。2‰ 的 RA 患者 X 线片可以检出类风湿结节,而在胸部 CT 上的国外文献报道发现率可达 22%,但在临床工作中并不常见。

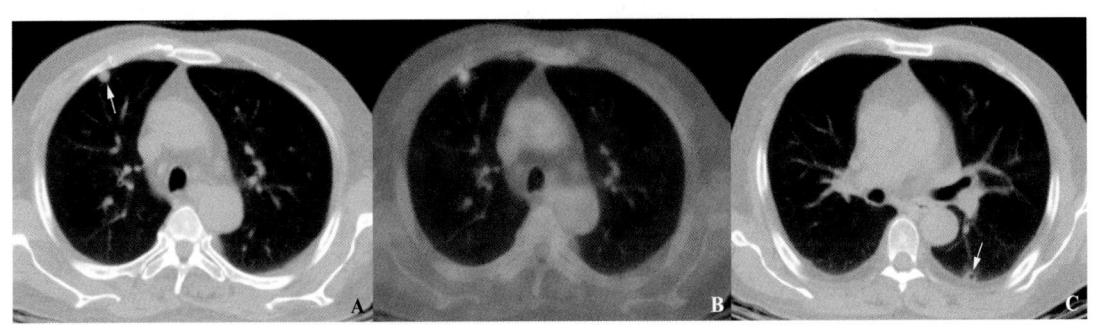

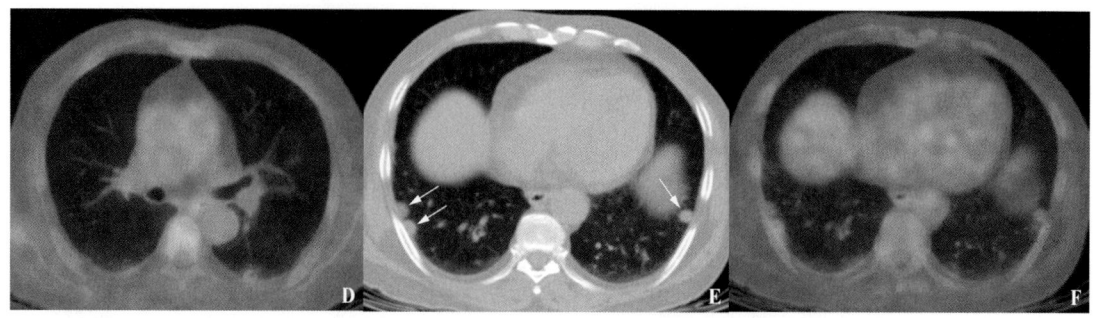

图 26-1-7 男性,66 岁。肺类风湿结节

肺窗(A、C、E)和 PET-CT 融合图(B、D、F)显示两肺胸膜下有多发小结节,左下肺背段胸膜下结节有小偏心性空洞;PET-CT 融合图多发结节呈高代谢。

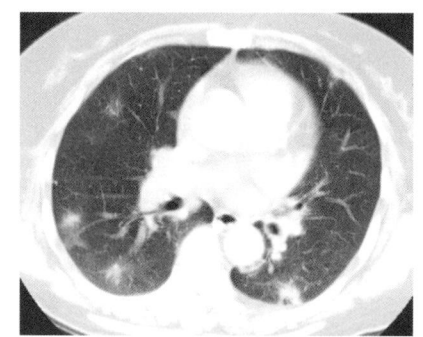

图 26-1-8 男性,53 岁。肺类风湿结节

CT 显示两肺散在多发棉絮团状结节影,大小不一,密度均匀,左肺胸膜下结节似可见小空洞影。

有高达 50%的患者结节内可出现空洞(图 26-1-9),其特点是空洞壁厚且内壁光滑。当关节炎改善时,空洞壁可变薄并逐渐消失;而在关节炎病情加重时,空洞可重新出现炎性分泌物而呈致密影;空洞内可并发曲霉感染。

类风湿结节 PET-CT 表现为高代谢。结节累及胸膜时,可伴有相关的胸腔积液、气胸或液气胸,患者可出现呼吸困难、胸痛、支气管胸膜瘘。

(2) Caplan 综合征:放射影像学特点为在尘肺病变的背景上出现单个或多个边界清晰的球形阴影,多出现在肺周边,直径为 0.5~5 cm,可发生钙化,内可形成空洞。

与单纯的硅肺相比,Caplan 结节可以突然出现,进展迅速,很容易在短期内融合成块。易与结核球、转移性肺癌、三期矽肺相混淆,必须通过一系列 X 线片或 CT 比较方可作出诊断。Caplan 综合征可继发间质纤维化,也可完全吸收(图 26-1-10)。

2. 气道病变·包括支气管扩张和闭塞性细支气管炎。

(1) 支气管扩张:HRCT 可显示支气管壁增厚、管状支气管扩张、支气管血管束走行扭曲变形等(图 26-1-4~图 26-1-6)。多为肺间质炎症及纤维化后出现改变。

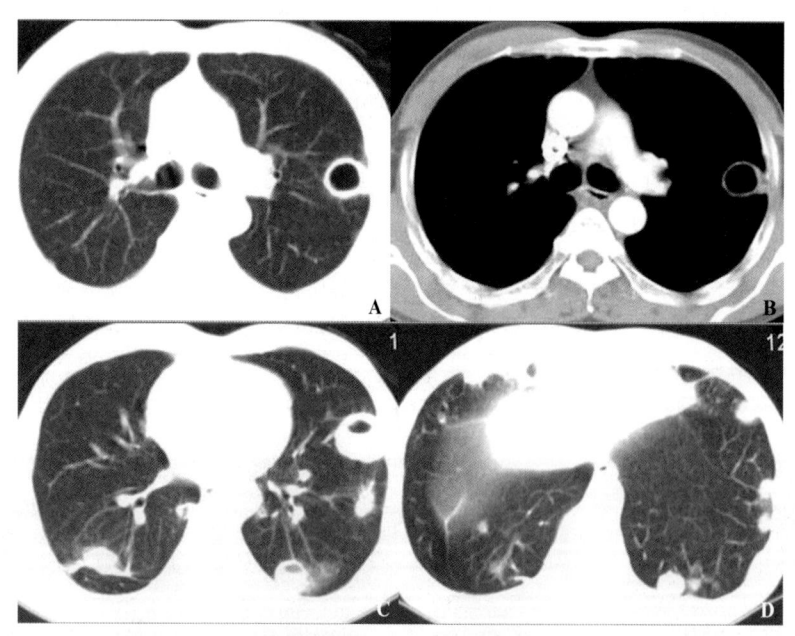

图 26-1-9 肺类风湿结节

CT 肺窗(A)和纵隔窗(B)显示左上肺野空洞壁薄而均匀,内壁光滑,双下肺胸膜下多发大小不等结节(C、D),部分形成空洞,下肺野空洞壁较厚(C)。

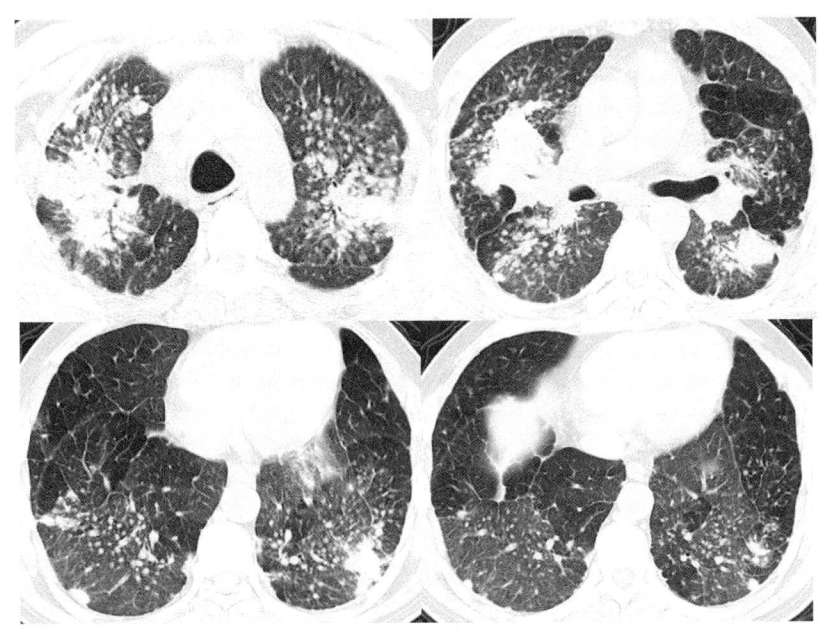

图 26-1-10　男性,47 岁。尘肺合并类风湿结节

CT 肺窗显示双上肺形状不整团片状高密度影,两下肺散在磨玻璃影,肺内及胸膜下可见大小不等多发类圆形结节,边缘锐利。

(2) 闭塞性细支气管炎:是类风湿关节炎中的一种少见的肺部表现,多见于女性患者。其主要症状为突发的气短,有时伴有干咳。在两肺底可闻及散在的爆裂音,内有典型的肺气肿和肺纤维化的体征。X 线片和胸部 CT 可为正常表现或仅显示轻度的过度通气(图 26-1-11)。有文献报道可见马赛克样灌注、亚段水平的支气管扩张征象及胸膜下线影。

3. 胸膜病变·是类风湿关节炎最常见的胸腔受累改变,类风湿关节炎患者尸检时发现约半数有胸膜粘连或胸腔积液(图 26-1-12)。胸腔积液多见于 RF 阳性、有类风湿结节及男性的患者。多为少量或中等量胸腔积液,多为单侧,少数为双侧,积液吸收缓慢,可自行消退,长期积液可导致胸膜纤维化。

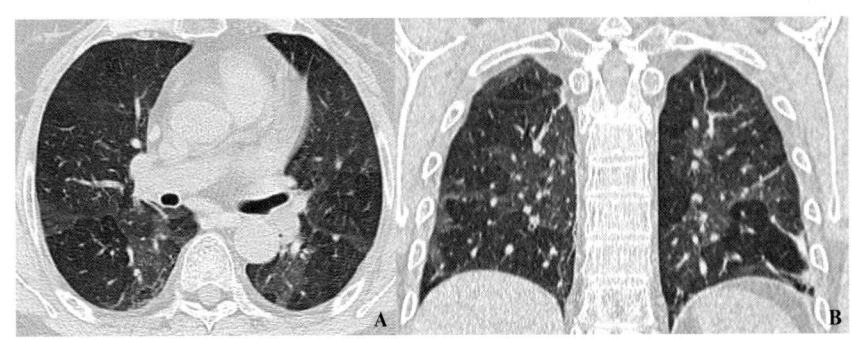

图 26-1-11　女性,61 岁。类风湿关节炎相关性肺病

CT 轴位及冠状位显示两肺小片状磨玻璃影,与过度通气肺组织形成黑白镶嵌的马赛克征(A、B)。

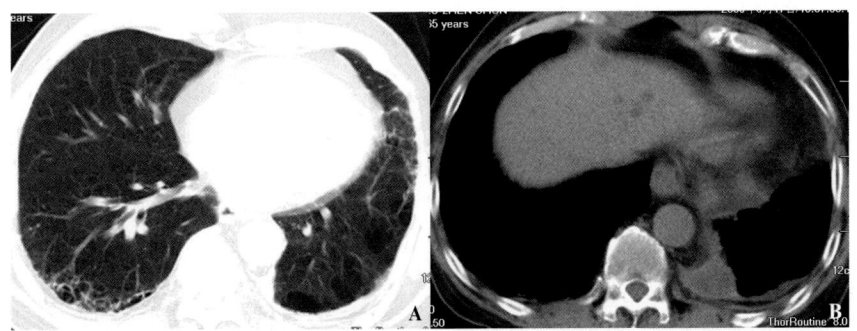

图 26-1-12　男性,65 岁。类风湿关节炎的胸膜增厚及左侧少量积液

CT 肺窗(A)显示两肺胸膜下局限性细网状改变,左下肺气肿;纵隔窗(B)显示左后纵隔旁胸膜不均匀增厚,其内包裹水样密度阴影。

4. 其他肺部表现·偶尔发生肺动脉炎和肺动脉高压，常与雷诺现象同时存在，类风湿因子阳性。此外，并发慢性支气管炎、支气管扩张、囊性肺纤维化、肺部感染的机会增多。

独立的肺部血管炎少见，多伴有其他肺部表现，如肺纤维化和结节等。有些研究提示激素突然停用、剂量改变过快，可以引起血管炎加重。

【诊断标准】

由于1987年美国风湿病协会修改的诊断标准对早期类风湿关节炎患者敏感性低，不利于早期的及时诊治，2010年欧洲抗风湿联盟和美国风湿病协会(EULAR/ACR)综合病程时间、受累关节数目、血清学检查、急性反应物四方面进行综合评分(表26-1-1)，颁布了新的分类标准[9,10]，力求提高早期诊断敏感性和特异性。根据病史、临床表现、实验室检查结果及肺部影像学表现，可以诊断类风湿肺部改变。

表26-1-1 EULAR/ACR关于类风湿关节炎的综合评分标准

观察指标	计分	备注
A. 受累关节		是查体时发现的任何肿胀或触痛的关节，可通过滑膜炎的影像学证据证实。在评估中，远端指间关节、第1腕掌和第1跖趾关节除外。关节分布的分类根据受累关节的位置和数量，划入最可能受累关节类目
1个大关节	0	
2~10个大关节	1	大关节指肩关节、肘关节、髋关节、膝关节和踝关节
1~3个小关节(伴或不伴大关节)	2	小关节指掌指关节、近端指间关节、第2~5跖趾关节、拇指间关节和腕关节
4~6个小关节(伴或不伴大关节)	3	
≥10个关节(至少1个小关节)	5	在这一条中，至少一个受累关节必须是小关节；其他关节可以包括任何大的或其他未被列出的小关节(如颞颌关节、肩峰锁骨关节、胸锁关节等)的组合
B. 血清学检查(至少需要1项结果)		
RF和ACPA阴性	0	低滴度阳性：正常值上限至正常值上限3倍。高滴度阳性＞正常值上限3倍。当RF值只能得到阳性或阴性时，阳性结果应该被评为低滴度阳性
RF和ACPA，至少有一项低滴度阳性	2	
RF和ACPA，至少有一项高滴度阳性	3	
C. 急性期反应物(至少需要1项结果)		
CRP和ESR均正常	0	正常或异常根据当地实验室标准确定
CRP和/或ESR异常	1	
D. 症状持续时间		
<6周	0	症状持续时间指的是评估时，患者自己报告的受累关节滑膜炎体征或症状(如疼痛、肿胀、触痛)的持续时间，不论是否经过治疗
≥6周	1	

注：在A~D内，取患者符合条件的最高分。例如，患者有5个小关节和4个大关节受累，评分为3分。
计分≥6分可以诊断为类风湿关节炎。

【鉴别诊断】

1. 狼疮性胸膜炎·类风湿关节炎多表现为少量或中等量胸腔积液，没有临床症状为无痛性胸膜炎，积液中糖浓度低甚至无糖(<25 mg/dL)。而狼疮性胸膜炎往往有反复明显的胸痛，多为单侧、少数为双侧，积液少量至大量不等，可在短时间内吸收。狼疮性胸膜炎胸腔积液内糖浓度通常大于60 mg/dL，接近血浆水平，积液内可找到LE细胞，ANA阳性。

2. 结核性胸膜炎·类风湿关节炎的胸腔积液一般为草黄色渗出液，少量呈脂性乳糜状，蛋白质＞3.5 g/dL，细胞以单核细胞为主，积液中糖浓度低甚至无糖(<25 mg/dL)而血糖正常。渗出液内细胞以淋巴细胞为主。虽经静脉注射葡萄糖后胸腔积液的糖含量也不提高。结核性胸膜炎胸腔积液的糖含量也很低，但经静脉注射葡萄糖后即上升。

3. 特发性肺间质纤维化·类风湿关节炎患者的肺间质纤维化症状较轻，发展缓慢，常伴有杵状指。

4. 肺类风湿结节鉴别·肺类风湿结节应该与肿瘤、结核、真菌感染等可能形成结节的疾病鉴别。对于孤立性结节者应考虑肺活检进一步明确诊断。肺类风湿结节多见于男性患者，有轻度的滑膜炎且无粉尘的职业暴露史。单从影像学表现上，不易区分类风湿关节炎的坏死性结节、Caplan综合征的结节性病变。

(彭德昌 陈起航)

参考文献

[1] Smolen JS, Aletaha D, McInnes IB. Rheumatoid arthritis [J]. The Lancet, 2016, 388:2023-2038.

[2] Yunt ZX, Solomon JJ. Lung disease in rheumatoid arthritis [J]. Rheum Dis Clin North Am, 2015, 41:225-236.

[3] Esposito AJ, Chu SG, Madan R, at al. Dellaripa, thoracic manifestations of rheumatoid arthritis [J]. Clin Chest Med, 2019, 40:545-560.

[4] Lin YJ, Anzaghe M, Schulke S. Update on the pathomechanism, diagnosis, and treatment options for rheumatoid arthritis [J]. Cells, 2020, 9(4):880.

[5] Aletaha D, Smolen JS. Diagnosis and management of rheumatoid arthritis: a review [J]. JAMA, 2018, 320:1360-1372.

[6] Dai Y, Wang W, Yu Y, at al. Rheumatoid arthritis-associated interstitial lung disease: an overview of epidemiology, pathogenesis and management [J]. Clin Rheumatol, 2021, 40:1211-1220.

[7] Wang D, Zhang J, Lau J, et al. Mechanisms of lung disease development in rheumatoid arthritis [J]. Nat Rev Rheumatol, 2019, 15:581-596.

[8] De Capitani EM, Schweller M, Silv CM, et al. Rheumatoid pneumoconiosis

(Caplan's syndrome) with a classical presentation [J]. J Bras Pneumol, 2009,35:942-946.

[9] Aletaha D, Neogi T, Silman AJ, et al. 2010 Rheumatoid arthritis classification criteria: an American college of rheumatology/European league against rheumatism collaborative initiative [J]. Arthritis Rheum, 2010,62: 2569-2581.

[10] Aletaha T, Neogi AJ, Silman AJ, et al. 2010 rheumatoid arthritis classification criteria: an American college of rheumatology/European league against rheumatism collaborative initiative [J]. Ann Rheum Dis, 2010,69: 1580-1588.

第二节·系统性红斑狼疮

系统性红斑狼疮(systemic lupus erythematosus，SLE)是一种侵犯全身结缔组织的严重的系统性自身免疫病，以全身多系统多脏器受累、反复的复发与缓解、体内存在大量自身抗体为主要临床特点。

我国 SLE 患病率为(30~70)/10 万[1,2]，男女患病比为 1：(10~12)[3,4]。SLE 发病率和患病率受年龄、性激素、遗传因素、环境和感染等多种因素影响，60%的患者在 20~40 岁发病。50%~60%的患者可有肺、胸膜受累，包括胸膜炎(伴或不伴积液)、炎症型和纤维化型间质性肺疾病、肺泡出血、肺萎缩综合征、肺动脉高压、气道疾病和肺血栓栓塞性疾病。

【发病机制与病理】

SLE 病因及发病机制尚不完全清楚。大量研究显示遗传、内分泌、感染、免疫异常和环境因素与本病发病有关[5,6]。

多种因素相互作用，引起机体免疫系统紊乱，产生抗核抗体等多种自身抗体，而且自身抗体和抗原形成免疫复合物，沉积于组织、气管、血管壁上，激活补体系统，产生 SLE 的基本病理变化：结缔组织的黏液性水肿、纤维蛋白样变性和坏死性血管炎，导致 SLE 多组织、多器官损伤。

50%累及肺及胸膜，典型的病理表现为不同组织起源的淋巴细胞和浆细胞浸润、纤维化、纤维蛋白性胸膜炎，其渗出液中含有较高的蛋白质、乳酸脱氢酶。

肺部受累时肺泡壁和支气管、肺血管周围间质发生黏液性水肿、肺泡壁坏死、炎性细胞浸润、出血、水肿和透明膜形成，特征性表现有苏木精体和狼疮细胞。

急性狼疮性肺炎(acute lupus pneumonitis)不常见，多见于女性。光镜下组织病理学检查表现为以淋巴细胞为主的间质浸润、急性肺泡壁损伤、肺泡出血、肺泡水肿和透明膜形成。部分患者免疫荧光检查可见 C3、IgG 和抗 DNA 抗体在肺泡隔间质内和毛细血管壁沉积。

弥漫性肺出血(diffuse pulmonary hemorrhage，DPH)是 SLE 少见但却是致命的并发症。发病机制可能由于免疫复合物沉积于肺泡壁及肺血管，同时激活补体是主要发病机制。肺活检的组织病理学可见弥漫性肺泡内出血，肺泡内有完整的红细胞和含铁血黄素的巨噬细胞，还可见肺泡间隔增厚及透明膜形成，肺泡腔内纤维素沉积。电镜显示肺泡间隔、肺泡毛细血管基底膜和小动脉壁内有电子致密物沉积，部分患者可见Ⅱ型肺泡上皮细胞增生。

【临床表现】

早期症状不典型，病变反复发作侵犯多脏器后可出现发热、皮肤红斑、脱发、雷诺现象、肌肉痛、关节痛、关节僵硬、黏膜出血点或溃疡、淋巴结肿大、肝脾大等。

在 SLE 中，胸膜炎是最常见的呼吸系统疾病表现，50%的患者可出现胸膜炎，男性多于女性。表现为胸膜性胸痛。胸痛可以是单侧或双侧，以双侧多见，多位于肋膈边缘，疼痛随呼吸运动或体位变化而加重，当出现胸腔积液时，疼痛会有所减轻。

33%~50%的 SLE 患者可存在肺部受累，病变侵及肺实质、气道、肺血管和呼吸肌等处，最常见的临床表现可有咳嗽、呼吸困难等[7]。当发生急性狼疮性肺炎和急性弥漫性肺出血时，除了上述临床表现之外，还表现为起病急，伴有发热、干咳、咯血、呼吸急促及胸痛，并迅速出现低氧血症和贫血等症状，甚至可发展为 ARDS，病情凶险，进展快，预后差，死亡率高。

狼疮肺炎可并发肺出血，但有一些患者无咯血症状，当患者出现病情急剧恶化，同时伴有红细胞压积急剧下降及弥漫肺浸润影时，应考虑到伴发了肺出血。大部分急性狼疮肺炎的患者还合并 SLE 所致的多系统损害。

【实验室检查】

1. 常规检查·贫血、白细胞降低、血小板减少、活动期红细胞沉降率加快。肾脏受累时尿液分析显示蛋白尿、血尿和细胞、颗粒管型。

2. 免疫学检查·血清 γ 球蛋白增高，活动期时血清补体水平降低，以 C3、C4 为著。

3. 自身抗体检查·抗核抗体(ANA)阳性、活动期时抗 dsDNA 抗体、抗 Sm 抗体和抗 nRNP 抗体升高。

4. 胸腔积液·SLE 的胸腔积液中可以找到狼疮(LE)细胞，具有特异性。

【影像学表现】

本病早期肺部影像学检查往往显示为正常，多数在病程中的某一阶段出现异常影像学表现，并呈多样性。HRCT 敏感性高，能发现 X 线片及肺功能均正常的肺部病变。有文献报道以间质性肺炎和胸膜炎为例，55%和 27% HRCT 可见到常规胸部 X 线平片漏诊的病变。

1. 胸膜病变·胸膜病变表现为胸膜增厚或胸腔积液(图 26-2-1 和图 26-2-2)，单侧或双侧，双侧多见，常为少量积液，大量少见。常伴心包积液，多数可自然吸收，常复发。

2. 肺实质受累·肺实质受累最常见的异常包括急性肺泡炎和肺泡出血，X 线片表现为两肺弥漫性透光度下降，磨玻璃影、结节状或斑片状影，以下肺为主，约 50% 出现胸腔积液(图 26-2-3A)。

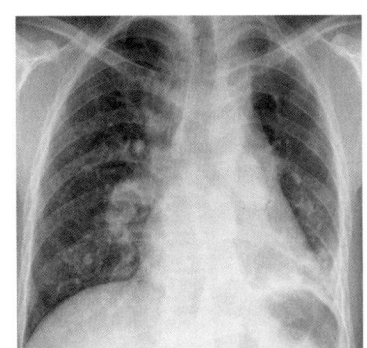

图 26-2-1　女性，40 岁。系统性红斑狼疮合并胸腔积液
胸部正位 X 线片示两肺纹理紊乱，左侧肋膈角区透光度下降，肋膈角消失，右下肺动脉增粗。

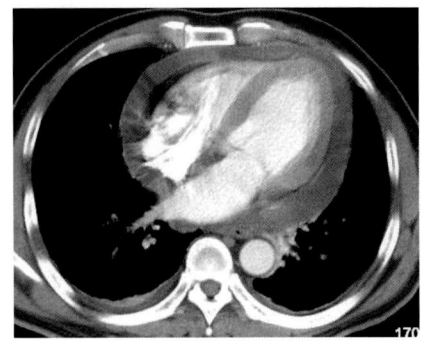

图 26-2-2　男性，51 岁。系统性红斑狼疮
CT 纵隔窗显示两侧少量胸腔积液、心包积液。

CT 显示两肺磨玻璃样变(图 26-2-3B)、结节状或斑片状阴影(图 26-2-4)，边界平直，两肺外带及底部多见，磨玻璃样变边界清楚，呈地图状，有时可见支气管充气征。斑片状阴影边缘模糊，密度不均，为肺泡渗出、实变所致，在肺泡炎早期，肺泡渗出物密度并不均匀，在高密度影内可见含气的小囊腔(图 26-2-5)，病变进一步进展，肺小疱含气囊消失(图 26-2-5)。此期，可伴有小叶间隔增厚，小叶核增粗。有时在肺底部可见楔形或条带状密度增高影，为节段性肺不张，常伴发胸膜炎和胸膜渗出等(图 26-2-6)。

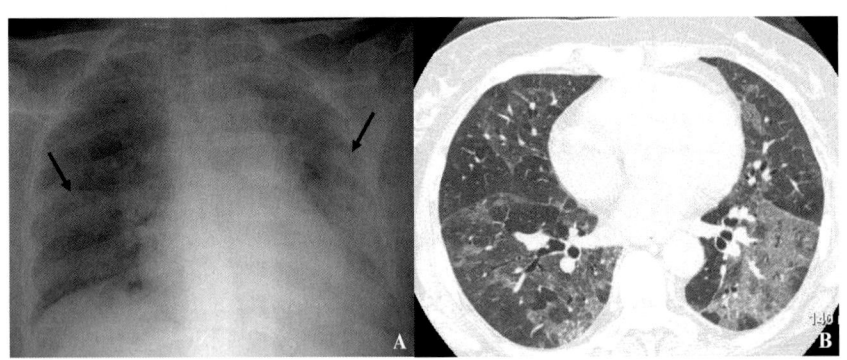

图 26-2-3　女性，62 岁。急性狼疮性肺炎
胸部 X 线片(A)显示两肺散在片絮状模糊影；HRCT(B)显示两肺内可见地图状磨玻璃影，病变边界平直，清楚。

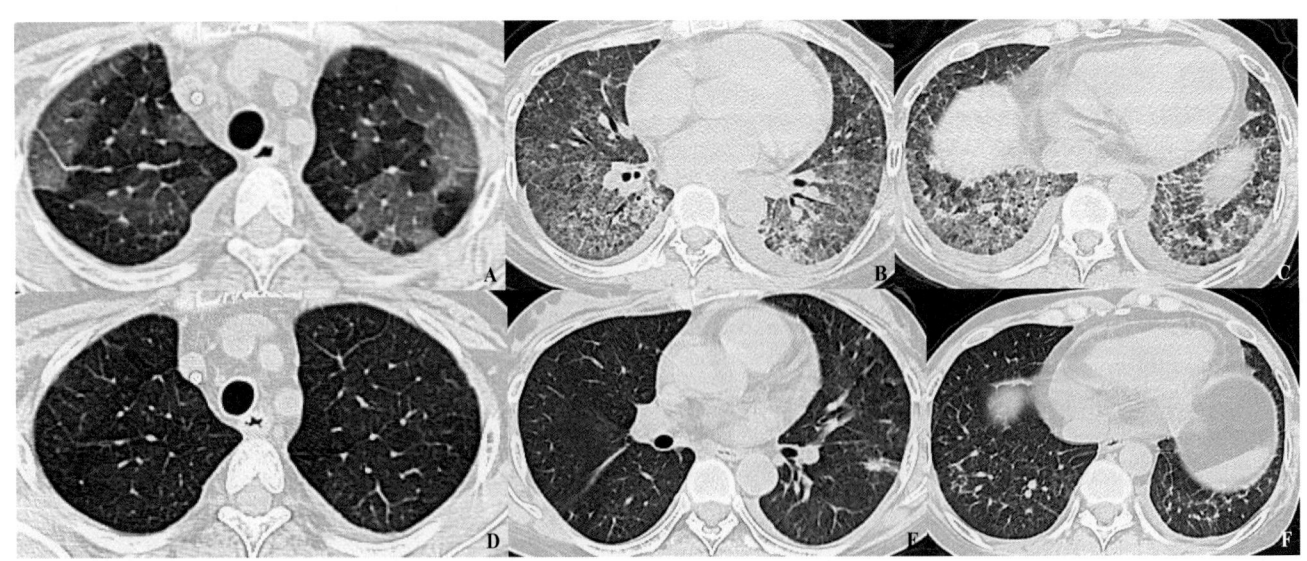

图 26-2-4　女性，30 岁。急性狼疮性肺炎
HRCT 显示两上肺多发片状磨玻璃影，边界清楚(A)；中下肺叶磨玻璃影弥漫分布，夹杂支气管充气征(B、C)，双侧胸膜腔积液。激素治疗 1 周后复查(D~F)磨玻璃影消失，右侧胸腔积液吸收，左侧明显减少。

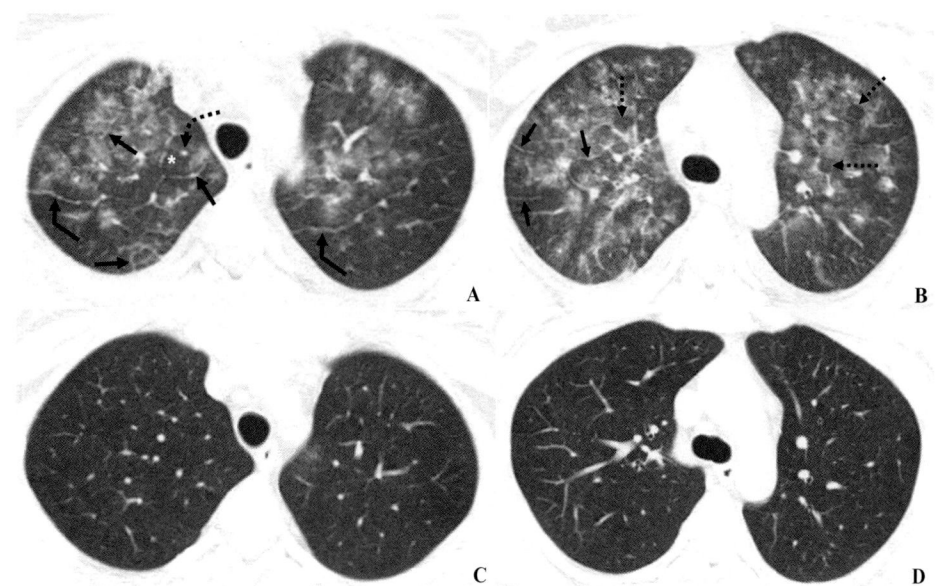

图 26-2-5 女性,26 岁。急性狼疮性肺炎

HRCT(A、B)显示两肺多发斑片状高密度影,边缘模糊,小叶间质密度不均(*),夹杂未实变的小气囊(直虚箭)、小叶间隔(直实箭)及小叶核(弯虚箭)增粗,肺内异常线条影(弯实箭)。激素治疗 5 天后复查(C、D)磨玻璃影消失。

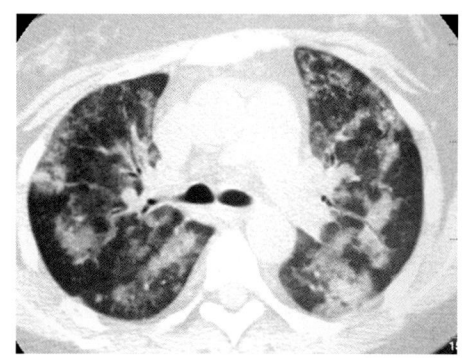

图 26-2-6 女性,47 岁。系统性红斑狼疮

HRCT 显示两肺多发斑片状实变影,弥漫性分布。

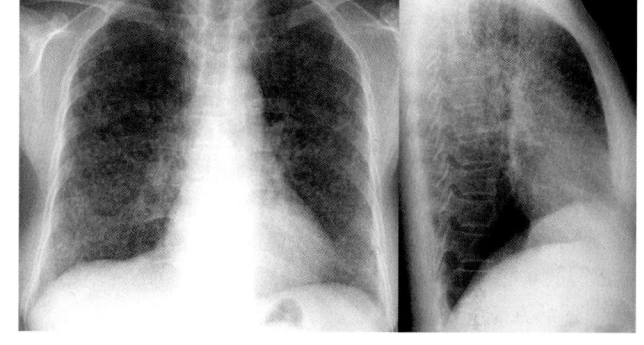

图 26-2-7 女性,55 岁。系统性红斑狼疮

两肺弥漫性网结节状改变,边缘锐利。

3. 肺间质受累 · SLE 相关的间质性肺疾病(SLE-ILD)见于 1%～15% 的患者,较其他 CTD-ILD 少见。SLE-ILD 的组织病理类型有 UIP、LIP、NSIP 和闭塞性细支气管炎伴机化性肺炎,其中 NSIP 是最常见的类型。

组织病理显示肺泡壁增厚、水肿、淋巴细胞和浆细胞浸润等慢性炎症,以及非特异性肺间质纤维化。

X 线片表现为弥漫性颗粒状、网状或网结节样改变(图 26-2-7),尤以两肺底明显。在病程长和病变进展迅速的病例中可出现两肺蜂窝状改变,常可见肺底盘状不张和膈肌抬高。

CT 表现肺内粟粒状结节(图 26-2-8)、斑片状磨玻璃影(图 26-2-9)及肺间质纤维化的改变,如小叶间隔增厚、小叶中心核增粗、小叶内线状影及网状影;肺内走行僵硬的纤维条

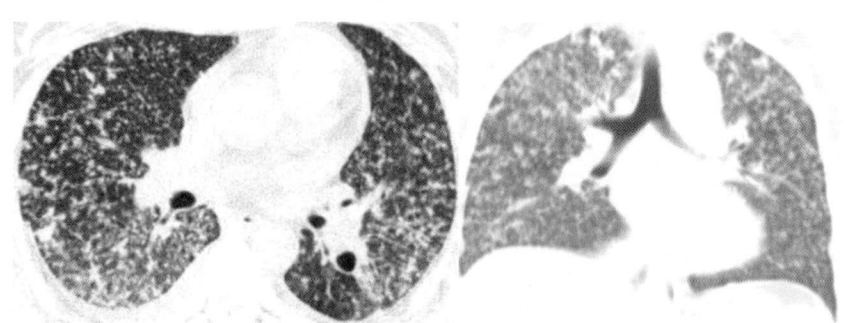

图 26-2-8 女性,35 岁。系统性红斑狼疮

两肺弥漫性颗粒状改变,大小不一,边缘锐利。

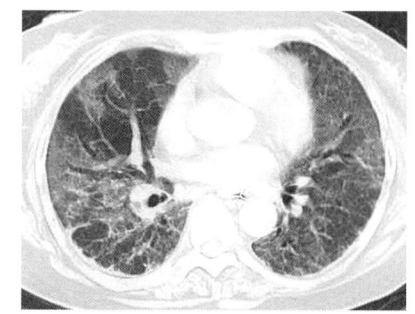

图 26-2-9 与图 26-2-3 为同一患者。经治疗后呈慢性狼疮性肺炎改变

CT 显示肺间质纤维化改变,可见斑片状磨玻璃影,夹杂支气管扩张,小叶间隔增厚。

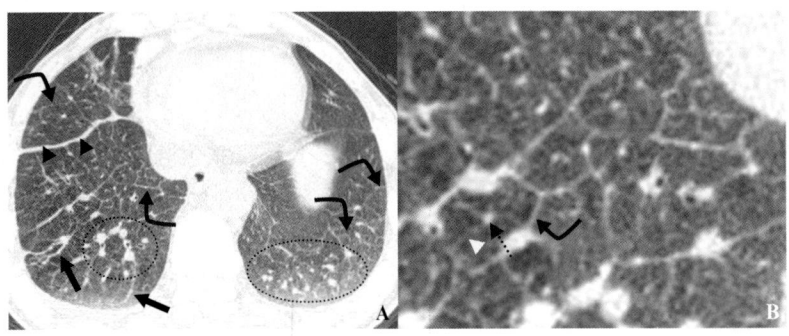

图 26-2-10　SLE-ILD

CT肺窗(A)两下肺支气管血管束增粗(圆圈内),可见多发纤维索条影(直实箭),小叶间隔广泛增厚(弯箭),右侧斜裂胸膜不规则增厚,扭曲变形(黑箭头);局部放大图(B)显示小叶中心核(直虚箭)增粗,小叶内多发线状影(白箭头)及细网状影。

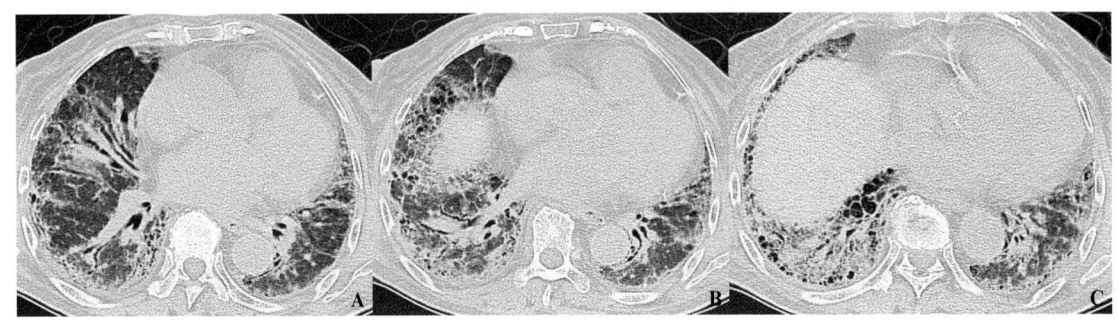

图 26-2-11　SLE-ILD

HRCT 显示两下肺弥漫性透光度降低,夹杂斑片状密度增高影,支气管广泛扩张,胸膜下多发小气囊及网状影。

索、胸膜下线及网格影(图 26-2-10);胸膜下囊状影、肺大疱甚至小蜂窝状改变(图 26-2-11);叶间裂胸膜增厚(图 26-2-10),可并发胸腔积液及心包积液等。网格影常伴有牵拉性支气管扩张。

4. 肺血管受累

(1) 弥漫性肺出血:X线片显示为两肺野浸润影,也可能仅单肺表现,呈边界粗糙的结节状,以下肺多见。

HRCT表现为两侧肺野弥漫性磨玻璃样变(图 26-2-12),有时呈全小叶分布。集中于肺的中带、内带,而胸膜下区病变较少。病变好转时可见小叶中心结节影及分叉状影。

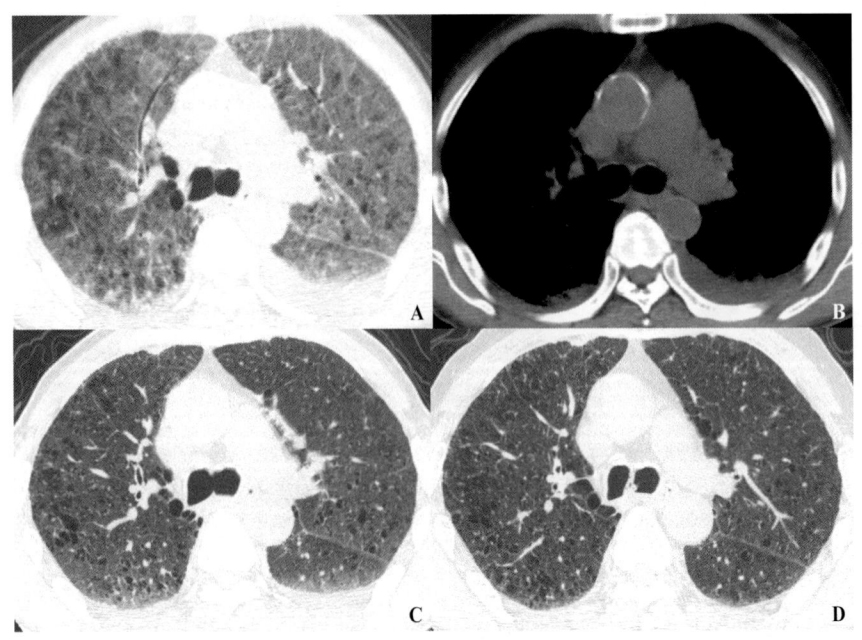

图 26-2-12　男性,63岁。系统性红斑狼疮合并肺出血

CT肺窗(A)和纵隔窗(B)显示两肺弥漫性磨玻璃影密度增高,密度不均,夹杂边缘不清透亮影,右肺上叶后段胸膜下有渗出实变影,左侧胸腔积液;治疗18天后(C)两肺磨玻璃影消失,渗出实变影变淡,两肺可见弥漫分布的小叶型气肿,3个月后复查(D)渗出影消失,肺气肿变化不明显。

(2) 肺动脉高压：SLE 是间质性肺疾病相关肺动脉高压（pulmonary hypertension，PAH）的第二常见原因，仅次于系统性硬化症。SLE 致 PAH 的发病机制不清，一般认为肺组织血管壁上由于免疫复合物的沉积，使血管受到损伤，最终导致肺动脉高压。

胸部 X 线片可见心脏扩大，肺动脉段膨隆，肺野异常清晰（图 26-2-1）。CT 显示右心室增大，肺动脉干扩张（图 26-2-13）。

(3) 肺栓塞：血中含有狼疮抗凝物、抗磷脂抗体阳性，SLE 患者易出现静脉血栓栓塞症（VTE）。肺栓塞（图 26-2-14）

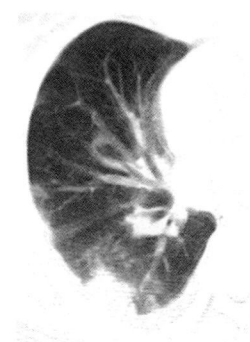
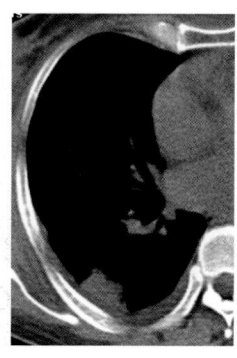

图 26-2-14　女性，42 岁。系统性红斑狼疮
右肺下叶楔形高密度影，邻近胸膜腔可见少许积液。

典型表现为胸膜下楔形、三角形高密度。

(4) 横膈受累：肺皱缩综合征（shrinking lung syndrome，SLS）是 SLE 的一种罕见表现，发生率约为 0.5%。表现为单侧或双侧膈肌抬高，受累侧出现盘状肺不张，肺容积减小（图 26-2-15），横膈活动度减低，提示膈肌抬高是由于膈肌无力引起的。

SLS 的发病机制目前不明确，可能与抗干燥综合征抗原 A 抗体存在弱关联；也可能与膈肌纤维化、呼吸肌功能障碍及 SLE 相关的膈神经麻痹有关。

5. 并发症

(1) 肺部恶性肿瘤：SLE 患者的淋巴瘤和卡波西肉瘤的发病率升高。肺内淋巴细胞和浆细胞局灶团块状聚集称为假性淋巴瘤。最常见的影像学表现为单发或多发结节，散在分布，多位于胸膜下，通常边缘清楚、光滑或不光滑。

结节常包绕支气管血管束生长，内可见空洞或含气支气管，常伴肺泡或肺间质的浸润（图 26-2-16），纵隔淋巴结肿大的发生率较低，胸腔积液常见。此外，椎旁肿块、腋窝、锁骨上、颈部等处不对称性淋巴结肿大也是常见的征象（图 26-2-17）。

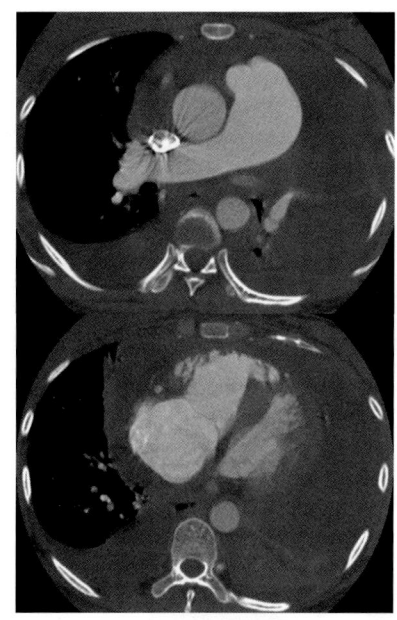

图 26-2-13　女性，25 岁。SLE
CT 增强扫描显示两侧胸腔积液，肺动脉主干明显增宽（A），右心室增大，室壁增厚，室间隔平直（B）。

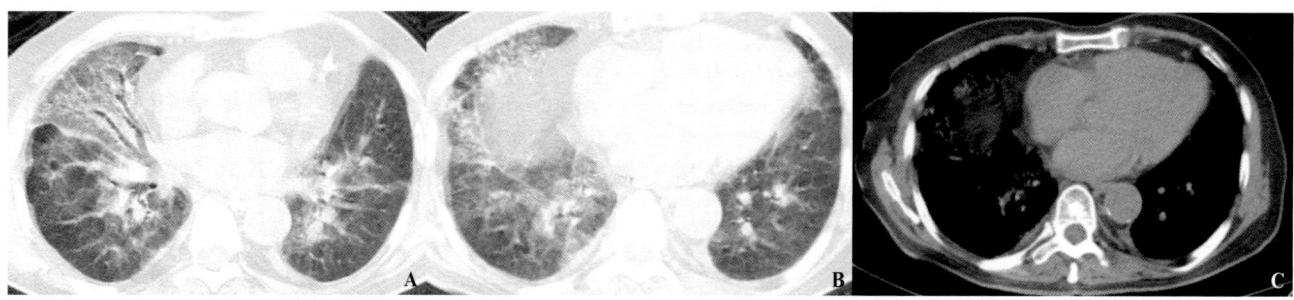

图 26-2-15　系统性红斑狼疮
CT 肺窗（A、B）显示右肺中叶磨玻璃影密度增高，内可见扭曲扩张的支气管，右肺下叶可见小气囊影；纵隔窗（C）显示右膈顶高位，位于主动脉根部水平，右侧肋间隙较对侧略小，皮肤皱褶较对侧显著，提示右侧肺容积缩小。

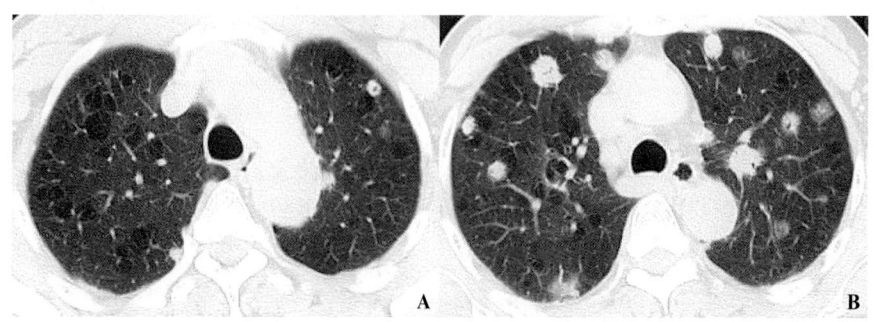

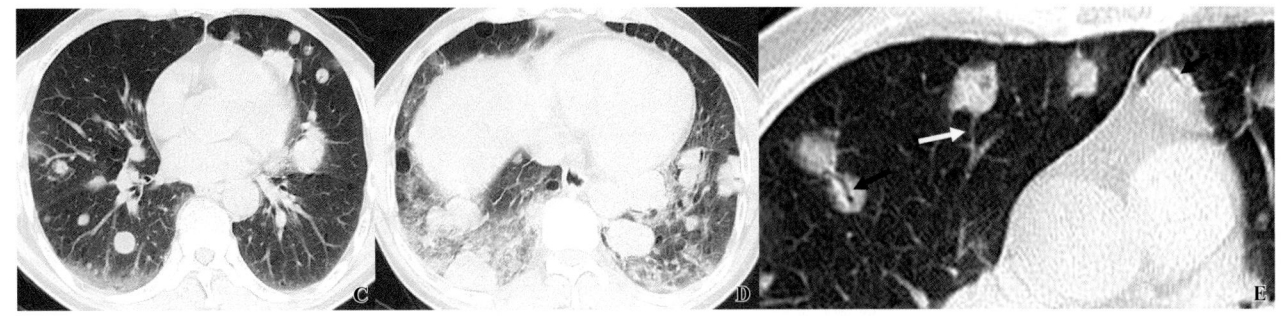

图 26-2-16 系统性红斑狼疮合并淋巴瘤

两肺散在大小不等多发结节,上中肺野病灶多位于胸膜下,呈类圆形(A、B);下肺野病灶大,且有融合趋势(C、D);小结节密度多不均匀,内可见空洞(A);含气支气管影(B、C);气管血管束穿过结节(E)。

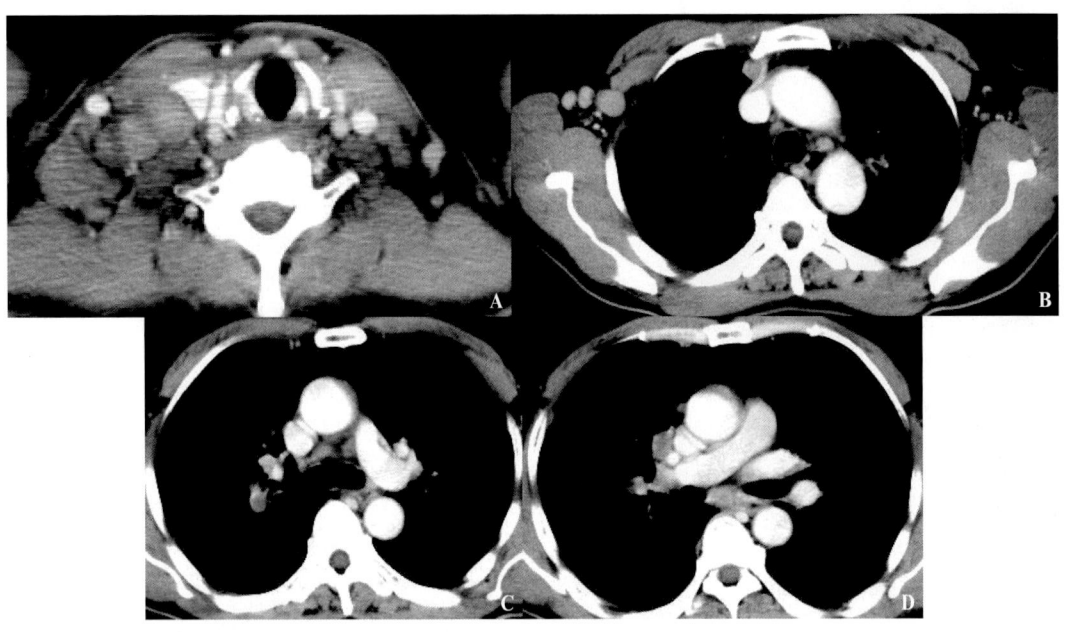

图 26-2-17 系统性红斑狼疮合并淋巴瘤

右锁骨上窝(A)、右腋窝(B)淋巴结肿大,纵隔淋巴结(含肺门及隆突下淋巴结)未见明显肿大(B~D)。

(2) 肺部感染性病变:SLE 患者免疫功能紊乱,在治疗过程中又经常使用糖皮质激素和免疫抑制剂,容易合并肺部感染,普通细菌、结核、真菌、病毒和肺孢子菌等均可致病。导致影像学表现呈多样性,其表现形式几乎可囊括所有肺基本病变的类型,缺乏特征性表现(图 26-2-18)。

因此,在诊断狼疮肺炎时,应密切结合临床、影像及病理排除感染因素引起的肺炎。此外,当合并真菌感染后,在抗真菌治疗过程中有可能诱发狼疮性肺炎(图 26-2-19)。

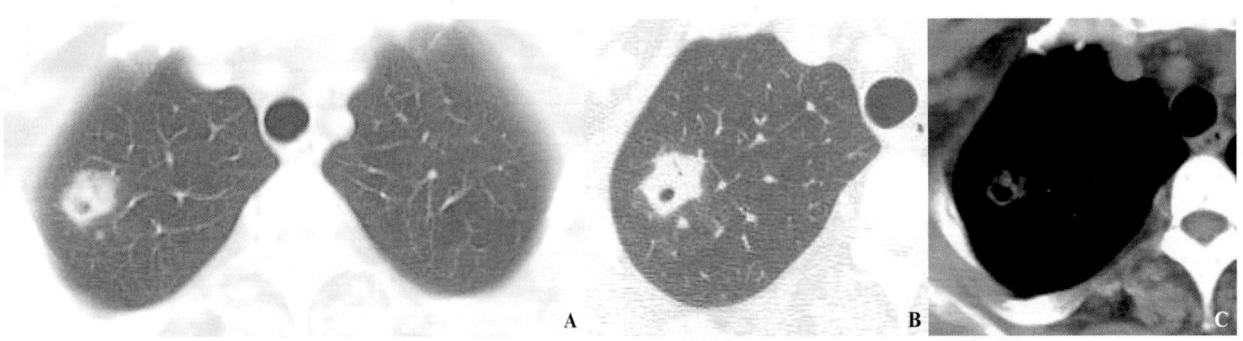

图 26-2-18 系统性红斑狼疮合并真菌感染

CT 肺窗(A)显示右肺上叶尖段不规则致密影,边界尚清,密度不均,周围可见卫星灶;HRCT 肺窗(B)和纵隔窗(C)显示病灶内存在空洞,空洞内壁光滑。

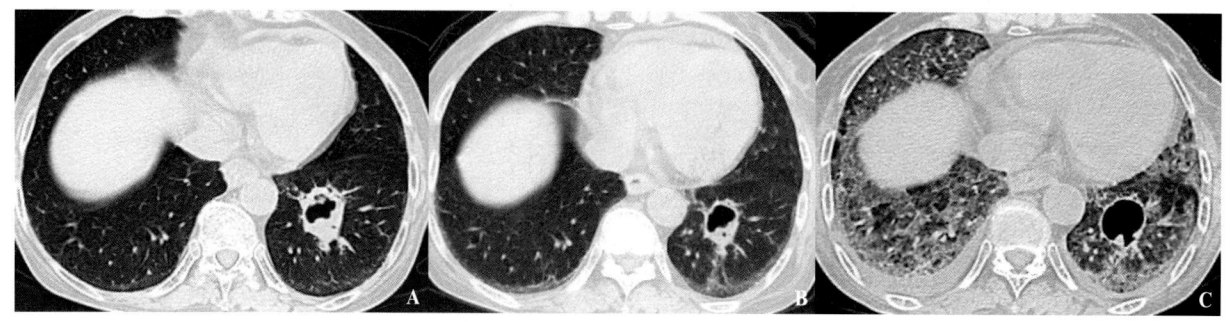

图 26-2-19 系统性红斑狼疮合并曲霉感染

首诊 CT 肺窗(A)显示左下肺空洞性病变,空洞壁厚薄不一;抗真菌治疗后 2 周(B)复查,病变较前有缩小;抗真菌治疗后 1.5 个月复查(C),下肺空洞性病变洞壁逐渐变薄、变光,提示抗真菌治疗有效,但肺透光度逐渐下降,出现磨玻璃影及少量胸腔积液,提示诱发了狼疮性肺炎。

【诊断标准】

2012 年系统性红斑狼疮国际合作组(SLICC)小组提议,将系统性红斑狼疮进行分类[8],并根据这些标准进行诊断,它较 2019 年 EULAR/ACR 标准具有更好的敏感性(100% vs. 93%),并与 ACR 标准有大致相同的特异性(75% vs.73%),同时明显减少误分类($P=0.0082$)[9]。

1. 临床标准

(1) 急性或亚急性皮肤狼疮表现。

(2) 慢性皮肤狼疮表现。

(3) 口腔或鼻咽部溃疡。

(4) 非瘢痕性秃发:弥漫性稀疏或发质脆弱,可见断发。

(5) 炎性滑膜炎:可观察到 2 个或更多的外周关节有肿胀或压痛,伴至少 30 min 晨僵。

(6) 浆膜炎:典型胸膜痛超过 1 天或典型心包疼痛(向前坐位改善卧床疼痛)超过 1 天。

(7) 肾脏病变:尿蛋白>0.5 g/d 或出现红细胞管形。

(8) 神经病变:癫痫发作或精神病、多发性单神经炎、脊髓炎、外周或脑神经病变、脑炎。

(9) 溶血性贫血。

(10) 白细胞减少(至少 1 次细胞计数<4.0×10^9/L)或淋巴细胞减少(至少 1 次细胞计数<1.0×10^9/L)。

(11) 血小板减少症:至少 1 次细胞计数<100×10^9/L。

2. 免疫学标准

(1) ANA 滴度高于实验室参考标准(LRR)。

(2) 抗 dsDNA 抗体滴度高于 LRR(ELISA 法测需 2 次高于 LRR)。

(3) 抗 Sm 抗体阳性。

(4) 抗磷脂抗体:狼疮抗凝物阳性/梅毒血清学试验假阳性/抗心磷脂抗体是正常水平 2 倍以上或抗 β_2-GPI 中滴度以上升高。

(5) 补体减低:C3、C4、CH50。

(6) 有溶血性贫血但 Coombs 试验阴性。

3. 确诊条件

(1) 肾脏病理证实为狼疮性肾炎并伴 ANA 或抗 dsDNA 阳性。

(2) 以上临床及免疫指标中有 4 条以上符合(至少包含 1 项临床指标和 1 项免疫学指标)。

满足上述至少一个条件时,可以诊断为系统性红斑狼疮。

【鉴别诊断】

1. 结核性胸膜炎 SLE 浆膜腔积液广泛,但量较少,积液中抗核抗体、抗 dsDNA 抗体可呈阳性,而且积液中可以找到狼疮细胞。结核性胸膜炎出现的胸腔积液,由于常常为单侧较大量的积液,单核细胞增多,腺苷酸脱氨酶升高,而且常伴肺部结核病灶。

2. 肺出血性病变 SLE 引起的弥漫性肺泡出血 CT 检查早期表现为散在结节影,结节大小均匀;急性肺泡出血时,可见磨玻璃样模糊影,掩盖原结节影。肺出血性病变患者有反复的咳血病史,咳血和肺出血同时出现,试验检查可以有各种凝血因子或血小板的异常。

3. 肺孢子虫病 SLE 出现两肺磨玻璃样变、结节状或斑片状阴影,边界平直,以两肺外带及底部多见,在肺泡炎早期,肺泡渗出物密度并不均匀,在高密度影内可见含气的小囊腔,病变进一步进展,肺小泡含气囊消失,常伴发胸膜炎和胸膜渗出等。而肺孢子病的肺部 CT 表现为斑片状、磨玻璃影对称性分布,早期可仅局限于肺门,可呈马赛克或碎铺路石样分布,双侧弥漫性肺间质和实质的改变,病变广泛且呈向心性分布,但较少累及肺尖和肺底。

(彭德昌 陈起航)

参考文献

[1] Rees F, Doherty M, Grainge MJ, et al. The worldwide incidence and prevalence of systemic lupus erythematosus: a systematic review of epidemiological studies [J]. Rheumatology (Oxford), 2017, 56:1945-1961.

[2] Zeng QY, Ren C, Darmawan J, et al. Rheumatic diseases in China [J]. Arthritis Research & Therapy, 2008,10(1):R17.

[3] Jiang N, Li M, Zhang M, et al. Chinese SLE treatment and research group (CSTAR) registry: Clinical significance of thrombocytopenia in Chinese patients with systemic lupus erythematosus [J]. PLoS ONE, 2019,14(11):e0225516.

[4] Zhang S, Su J, Li X, et al. Chinese SLE treatment and research group (CSTAR) registry: V. gender impact on Chinese patients with systemic lupus erythematosus [J]. Lupus, 2015,24:1267-1275.

[5] Durcan L, O'Dwyer T, Petri M. Management strategies and future directions for systemic lupus erythematosus in adults [J]. Lancet, 2019, 393 (10188):2332-2343.

[6] Fava A, Petri M. Systemic lupus erythematosus: diagnosis and clinical management [J]. J Autoimmun, 2019,96:1-13.

[7] Mathai SC, Danoff SK. Management of interstitial lung disease associated

with connective tissue disease [J]. BMJ, 2016, 352: h6819.

[8] Petri M, Orbai AM, Alarcón GS, et al. Derivation and validation of the Systemic Lupus International Collaborating Clinics classification criteria for systemic lupus erythematosus [J]. Arthritis Rheum, 2012, 64: 2677-2686.

[9] Dahlström Ö, Sjöwall C. The diagnostic accuracies of the 2012 SLICC criteria and the proposed EULAR/ACR criteria for systemic lupus erythematosus classification are comparable [J]. Lupus, 2019, 28: 778-782.

第三节·系统性硬化

系统性硬化(systemic sclerosis,SS)曾被称为进行性系统性硬化(progressive systemic sclerosis)或硬皮病(scleroderma)。系统性硬化是一种以局限性或弥漫性皮肤炎性、变性、增厚和纤维化,进而硬化和萎缩或伴有内脏器官的纤维化为特征的缓慢进展的结缔组织病[1,2]。全身都可受累,最主要累及皮肤、滑膜,胃肠道、肺、肾、心脏、肌肉也常常受累[3]。

系统性硬化可伴其他结缔组织疾病的典型表现,尤其以系统性红斑狼疮(SLE)或多发性肌炎(polymyositis)多见,此种复合性疾病称为重叠综合征[1]。

系统性硬化在世界范围内呈散发性,发病率为0.019%~0.025%。高发年龄为30~55岁,主要发生在女性,男女比例为1:(7~12)。在我国结缔组织疾病中系统性硬化的发病率仅次于类风湿关节炎、系统性红斑狼疮。

根据皮肤受累程度,系统性硬化可分为三个亚组:局限性皮肤型硬皮病(lcSS)、弥漫性皮肤型硬皮病(dcSS)和无皮肤累及的硬皮病[1,2]。

系统性硬化是一种原因不明的疾病,系统性硬化的发病涉及多方面因素,如遗传、免疫、细胞因子、内皮细胞异常和不明原因的环境影响(病毒感染、化学物质如硅等),在这些因素的相互作用下导致疾病的发生。

【发病机制与病理】

多种因素作用下,成纤维细胞合成并分泌胶原增加,胶原降解减少,导致大量胶原沉积,最终产生各种纤维母细胞生长因子,造成血管内膜损伤和反应性的异常,最终出现血管闭塞,导致皮肤和内脏的纤维化。广泛的小血管病变和纤维化的发生是系统性硬化区别于其他结缔组织疾病的主要特点。

90%的系统性硬化患者会出现肺间质异常(ILD),但弥漫性皮肤系统性硬化患者、抗Scl-70/抗异构酶Ⅰ抗体患者和无抗着丝粒抗体患者中发生ILD的风险增加[1,4]。SS-ILD的发病机制尚不清楚,被认为是纤维化、自身免疫、炎症和血管损伤之间相互作用的结果。最初是肺泡上皮或血管系统的损伤,随后是免疫系统的异常激活,从而促进成纤维细胞的募集和激活,细胞外基质的过度生成,最终由瘢痕取代正常的肺结构。SS-ILD中多数为非特异性间质性肺炎(NSIP)或普通性间质性肺炎(UIP)[4]。

肺动脉高压在SS-ILD患者中很常见,并与高死亡率相关。肺小动脉内皮损伤,内膜增生、中层增厚普遍存在,可引起血管痉挛,导致肺动脉高压。伴有血管改变的可以伴有或不伴有肺纤维化[4]。

约25%的病例可见局部或弥漫性胸膜纤维化。皮肤的改变为表皮萎缩、角质增生和皮下脂肪组织减少,病程长者常有软组织的钙化。

【临床表现】

初发症状无特异性,出现雷诺现象、乏力、肌肉骨骼痛、低热。这些症状持续几周或几个月后才出现其他指征。皮肤的改变分为三个阶段:水肿期、硬化期和萎缩期。最初皮肤出现轻度红肿、红斑、瘙痒和水肿(双侧对称性无痛性水肿)。而后逐渐进入硬化期,皮肤呈弥漫的硬化性萎缩,伴色素加深或减退。

90%的患者消化道受累,出现肌层进行性萎缩及纤维化,以食管最严重,表现为吞咽困难、腹痛、肠梗阻或吸收不良综合征,而出现体重下降和贫血。早期还可以出现滑膜及滑膜软组织炎,引起关节痛和肌痛,但没有关节的破坏。累及肾可以出现轻度蛋白尿、恶性高血压[3]。

SS-ILD典型的临床症状为干咳、胸闷、活动后气促、呼吸困难、发绀、两肺底听诊闻及爆裂音、杵状指,常合并多系统受累表现如皮肤硬化、手指肿胀、指尖溃疡、环状毛细血管扩张、异常甲襞毛细血管异常、雷诺现象、消化系统症状、肾脏危象等。

【实验室检查】

1. 一般检查 血红蛋白减低,蛋白尿提示肾损伤。红细胞沉降率增快,血清球蛋白增高,类风湿因子呈低滴度阳性。

2. 免疫性学检查 约90%的系统性硬化患者ANA阳性,多为斑点型或核仁型;抗着丝点抗体多为阳性。抗Scl-70抗体为系统性硬化特异性抗体,但阳性率低(20%~30%阳性)。抗dsDNA抗体极罕见。

【影像学表现】

1. 间质性肺疾病 系统性硬化的常见表现包括磨玻璃影、小叶间隔增厚、小叶内间质增厚、胸膜下弧线影、网格样影、蜂窝征等。这些表现均能被HRCT清晰地显示。

磨玻璃影为肺泡隐匿性炎症的表现,多出现在病变的早期,为可逆性改变,表现为肺野密度轻度增高,透光度下降,其内仍可见边界模糊的支气管血管束影,常发生于肺外周和肺下野,边界模糊(图26-3-1)。应该注意的是,当磨玻璃影和网格影同时存在时,即所谓的铺路石征(图26-3-2),往往预示着疾病的进行性发展。

小叶间隔增厚有两种表现形式,一种是位于肺外周带,表现为与胸膜垂直的、长约10 mm的细线状影(图26-3-3);另一种是在肺内靠近中央区域,表现为多边形线状影(图26-3-4)。小叶间隔增厚可出现于系统性硬化的各个期。

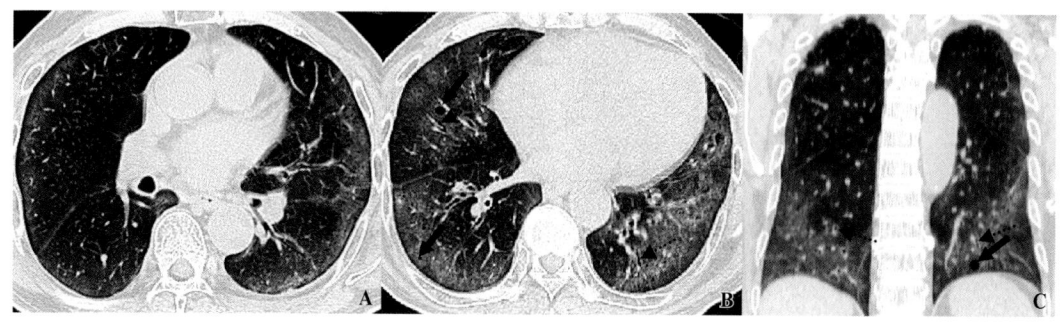

图 26-3-1　男性，70 岁。系统性硬化
CT 轴位(A、B)及冠状位(C)显示两肺边缘模糊磨玻璃影，主要分布于肺外周和肺下野，肺内可见散在大小不等气囊(实箭)，支气管扩张(虚箭)。

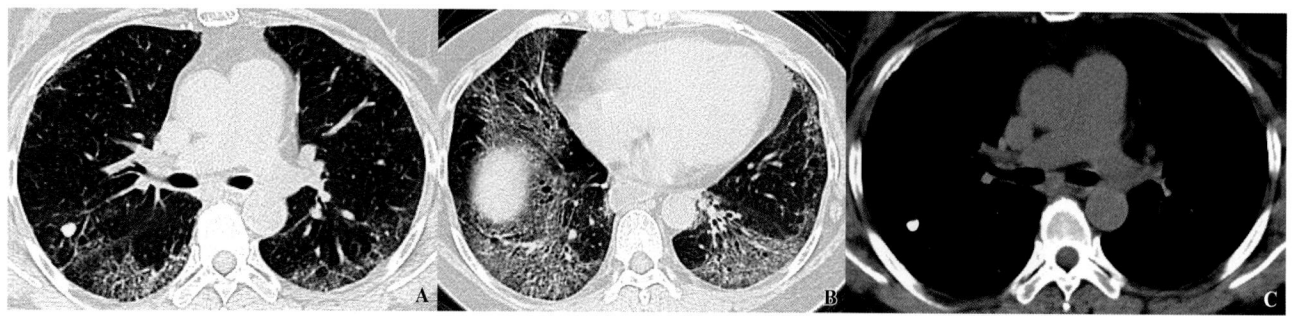

图 26-3-2　女性，50 岁。系统性硬化
CT 肺窗(A、B)显示两肺散在边界不确定磨玻璃影，其内可见细网格影及支气管管腔扭曲扩张；纵隔窗(C)显示胸膜线状肥厚。

小叶内间隔增厚在 CT 上表现为肺小叶内的细线状、细网状、放射线状影(图 26-3-4)，主要位于肺外带，是比小叶间隔增厚更为细小的网状影，在胸膜面，为垂直于胸膜的短线影，其病理基础为小叶内细支气管、血管周围间质及肺泡间隔间质增厚，多为病变的早期改变。需要指出的是，当小叶间隔和小叶内间隔同时增厚时，常常只能看到网格，而不能区分两者(图 26-3-4)。

胸膜下线是小叶间隔增厚的表现形式之一(图 26-3-5)。

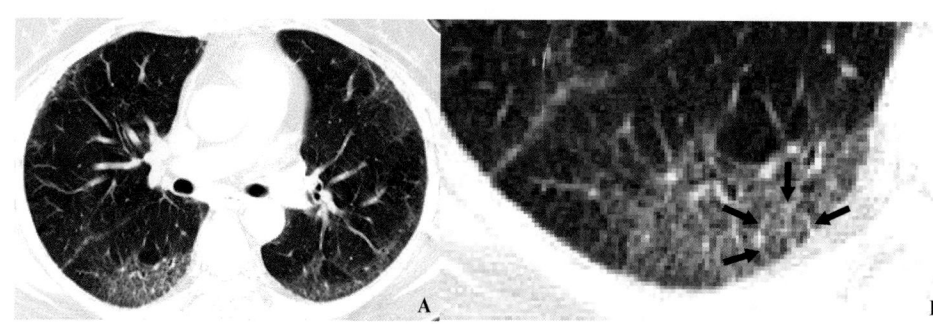

图 26-3-3　系统性硬化
HRCT(A)和局部放大图(B)显示胸膜下散在斑片状磨玻璃影，致肺野密度不均，右下肺胸膜下小叶间隔增厚(箭)，其内可见多发短线状影(系增厚的小叶内间隔)，小叶内间隔线也可以与小叶间隔线一样与胸膜垂直，粗细及密度两者无差异，只是小叶内间隔线较小叶间隔线略短。

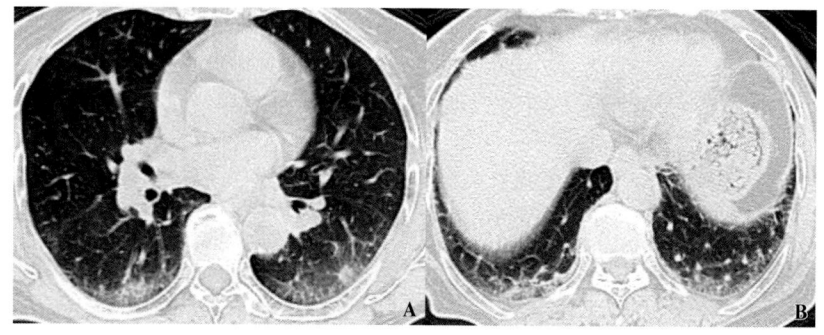

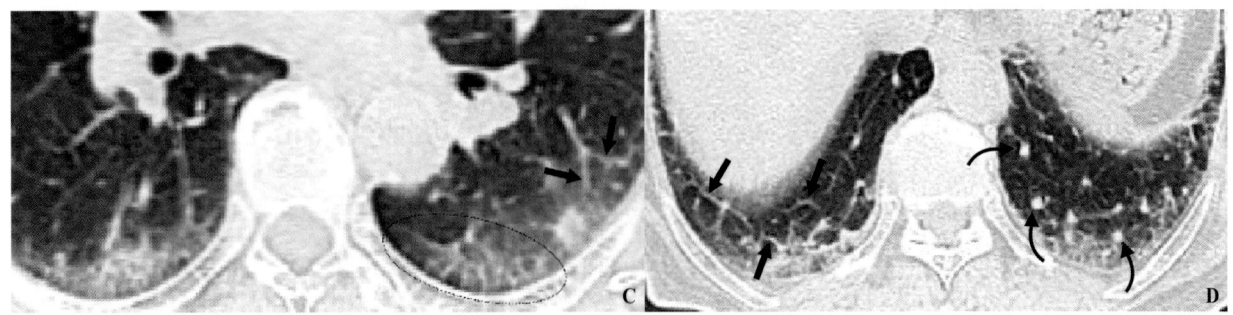

图 26-3-4　女性,59 岁。系统性硬化

CT 肺窗显示两肺背侧边界不清磨玻璃影(A、B);局部放大图显示右肺胸膜下可见细网格影(C),左侧为增厚的小叶间隔和小叶内间隔(圆圈内),两肺可见多边形的小叶间隔影(直箭),左下肺血管束增粗(弯箭)(D)。

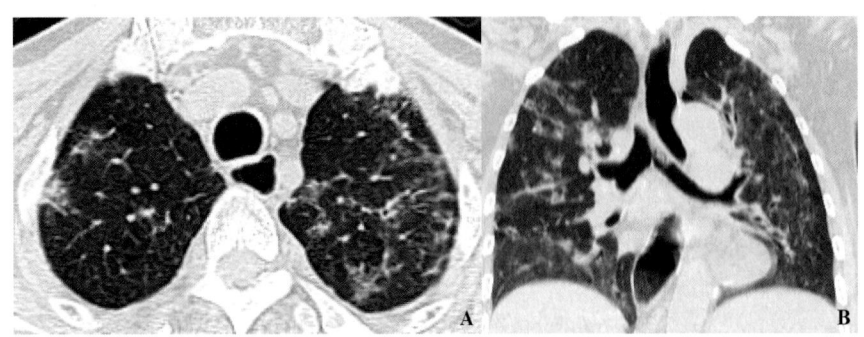

图 26-3-5　男性,66 岁。系统性硬化

CT 轴位(A)和冠状位(B)显示两肺散在片絮状磨玻璃影,左肺胸膜下可见与胸膜平行细线状影(胸膜下线)。

网格影和蜂窝影的出现提示肺间质纤维化的改变,表明病变进入中晚期。网格影是支气管血管周围间质增厚、小叶间隔增厚、小叶内间质增厚的综合表现,表现为细线状影相互交错成网格状改变(图 26-3-6),主要位于胸膜下区 10 mm 的范围,是蜂窝肺的前期表现。

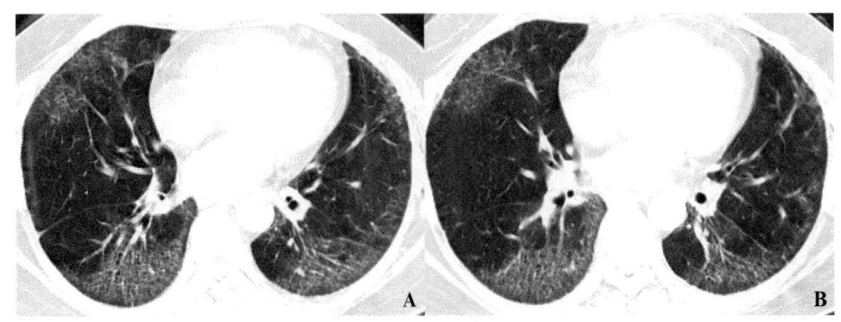

图 26-3-6　系统性硬化

HRCT(A、B)显示两肺胸膜下区多发大小透光度下降区,边界不清,内呈细网格状改变。

蜂窝状改变是肺组织及肺泡上皮破坏后被纤维组织替代、广泛纤维化造成的含气腔隙的不规则扩大,形成网格状、蜂巢状的气囊影(图 26-3-7),该区正常肺组织结构发生紊乱,次级肺小叶难以显示或根本不能显示,由于肺内间质结构增厚、变形,常伴发支气管扩张,尤其是牵拉性支气管扩张。

除此之外,系统性硬化还可出现肺气肿、支气管血管束增粗、囊状影、小结节等改变。其中肺气肿常常是纤维化牵拉的结果,表现为形态不规则的圆形透亮区,多位于纵隔旁、胸膜下、瘢痕旁,可聚集融合成肺大疱(图 26-3-7)。

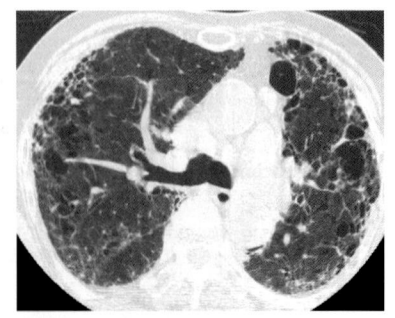

图 26-3-7　与图 26-3-2 为同一患者

HRCT 显示两肺胸膜下多发大小不等的气囊影,肺内散在小叶中心型气肿,左侧纵隔旁可见肺大疱形成。

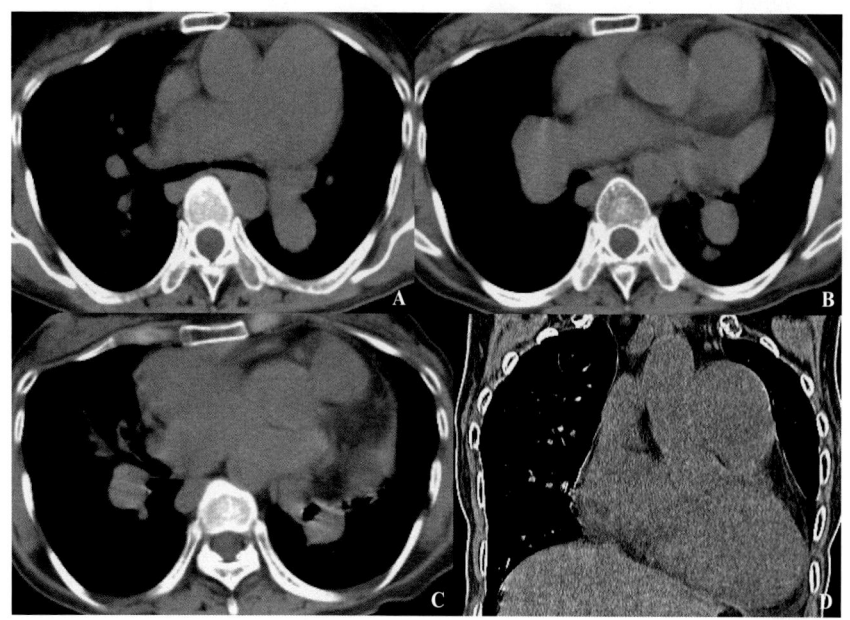

图 26-3-8 系统性硬化

超声心动图检查提示肺动脉扩张。连续横断面（A~C）及冠状位（D）示肺动脉主干及左右分支显著增宽,右心房显著增大。

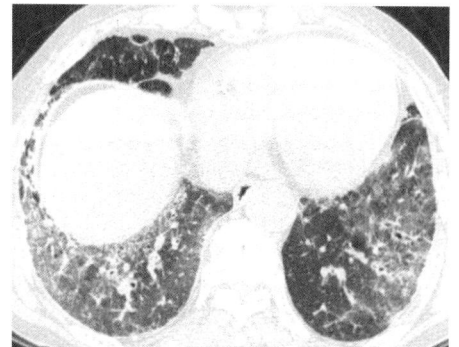

图 26-3-9 女性,76 岁。系统性硬化

双下肺基底段可见磨玻璃影,其内可见支气管血管束增粗、扭曲,气管壁增厚,管腔增宽。

2. **肺血管病变** 系统性硬化严重时可以出现肺动脉高压,表现为肺动脉扩张（图 26-3-8）、右心扩大和心包积液等。与其他结缔组织病所致肺动脉高压相比,系统性硬化所致肺动脉高压最凶险[4,5]。肺内小动脉也可不对称增粗（图 26-3-9）。

3. **继发性肺内感染** 系统性硬化合并反流性食管炎时常常有吸入性肺炎发生,这时肺内可以表现为渗出性的片状阴影（图 26-3-10）。

4. **食管病变** 肺部受浸润的同时,纵隔受累及并不少见。主要表现为纵隔淋巴结肿大、食管扩张、蠕动减弱甚至消失,食管排空时间延长,黏膜皱襞消失,后期可并发食管裂孔疝或反流性食管炎[6]。

食管管腔扩张是本病区别于其他弥漫性肺间质病变的最特征表现,CT 矢状位重建有助于扩张食管的显示（图 26-3-11）,其特点是食管广泛扩大含气,管壁无增厚,管腔内可见食糜或液平。但 CT 对食管的蠕动及黏膜改变则无法显示,食管造影检查能清楚显示这些食管异常（图 26-3-12）,对本病的确定有重要价值。

5. **其他** 系统性硬化有时可以合并肺泡癌。

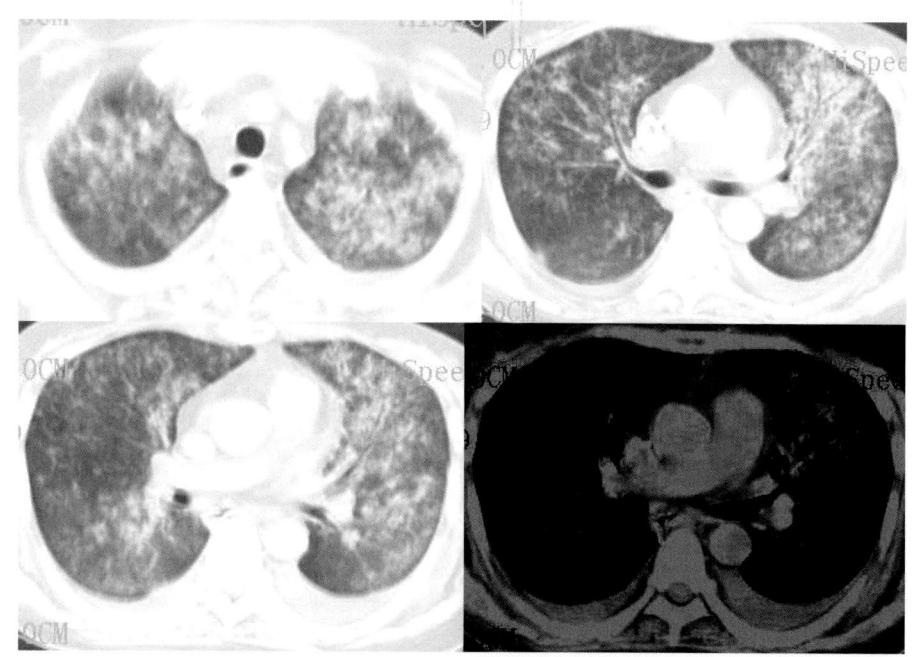

图 26-3-10 女性,52 岁。硬皮病合并肺内感染

两肺片絮状渗出实变影,边缘模糊,沿支气管走行方向分布,其内可见支气管充气征,双侧胸膜腔积液。

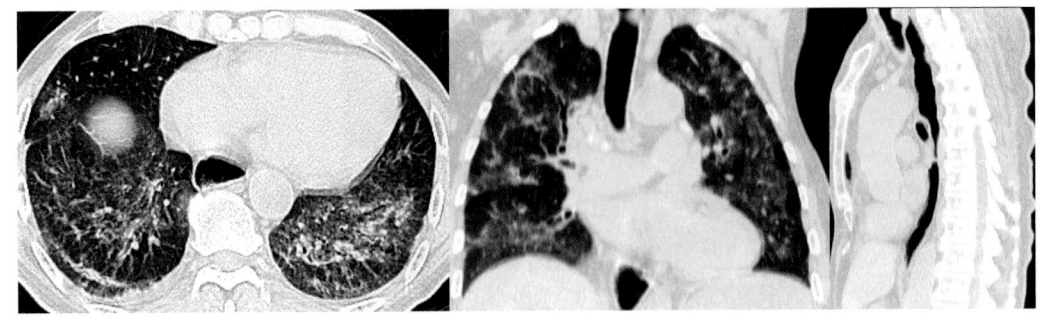

图26-3-11 系统性硬化

CT轴位、冠状位和矢状位显示食管普遍增宽,管壁不厚,两肺肺纹理紊乱,散在斑片状磨玻璃影,并可见胸膜下线影及支气管扩张等肺纤维化改变。

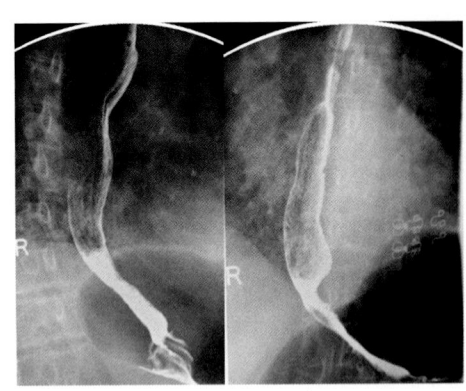

图26-3-12 女性,60岁。系统性硬化

食管钡透显示食管扩张,黏膜模糊,张力减低。

【诊断标准】

目前全球通用的1980年系统性硬化分类标准主要适用于晚期及弥漫型系统性硬化患者,对早期及局限型系统性硬化诊断的敏感性和特异性较差。随着系统性硬化研究的进展,2013年ACR/EULAR联合制定了系统性硬化新的分类标准[2](表26-3-1),新的分类标准采用项目评分加和的方式,当患者的累计得分≥9分时可以诊断为系统性硬化。在此基础上,结合肺部及肺动脉改变确定肺侵犯。

【鉴别诊断】

1. 特发性肺间质纤维化(IPF)·两者均常见于中老年人,CT影像均可见磨玻璃影、小叶间隔增厚、胸膜下线影及蜂窝影等广泛肺间质纤维化改变,在胸部CT影像上难以区别。IPF患者CT上常无食管扩张改变,且纤维化更严重、更显著,临床上多表现为气促、体力衰弱、干咳等,而无系统性硬化特征性的皮肤改变。因而要结合临床表现。

2. 尘肺·两者都表现为肺间质纤维化,但尘肺早期常可见弥漫的大小不等的结节影,晚期结节影常融合成片状、块状,可见空洞。淋巴结常见蛋壳样钙化,且患者有明确粉尘接触史而无系统性硬化的皮肤改变。

3. 系统性红斑狼疮(SLE)·两者均可见肺间质纤维化及胸腔积液、心包积液。但SLE胸腔积液、心包积液更常见,一般无食管扩张改变。临床上SLE多见于青年女性,面部常有典型蝶形红斑,实验室检查抗核抗体及狼疮细胞常为阳性。

表26-3-1 2013年ACR/EULAR关于系统性硬化的分类标准

评分项目	子项目	分值
皮肤硬化		
双手掌指关节近端的皮肤硬化		9
手指皮肤硬化(按高分计)	手指肿胀	2
	手指远端硬化(近端指间关节到掌指关节)	4
指尖病变(按高分计)	指尖溃疡	2
	指尖凹陷性瘢痕	3
血管异常		
毛细血管扩张		2
甲周毛细血管异常		2
肺动脉高压和/或肺间质病变(最高2分)	肺动脉高压	2
	肺间质病变	2
雷诺现象		3
系统性硬化相关抗体阳性(最高3分)	抗着丝点抗体	3
	抗Scl-70抗体	
	抗RNA多聚酶Ⅲ	

(彭德昌 陈起航)

参考文献

[1] Hachulla E, Launay D. Diagnosis and classification of systemic sclerosis [J]. Clin Rev Allergy Immunol, 2011, 40: 78-83.

[2] Van Den Hoogen F, Khanna D, Fransen J, et al. 2013 classification criteria for systemic sclerosis: an American College of Rheumatology/European League against Rheumatism collaborative initiative [J]. Arthritis Rheum, 2013, 65: 2737-2747.

[3] Woodworth TG, Suliman YA, Li W, et al. Scleroderma renal crisis and renal involvement in systemic sclerosis [J]. Nat Rev Nephrol, 2016, 12: 678-691.

[4] Perelas A, Silver RM, Arrossi AV, et al. Systemic sclerosis-associated interstitial lung disease [J]. Lancet Respir Med, 2020, 8(3): 304-320.

[5] Xanthouli P, Jordan S, Milde N, et al. Haemodynamic phenotypes and survival in patients with systemic sclerosis: the impact of the new definition of pulmonary arterial hypertension [J]. Ann Rheum Dis, 2020, 79(3): 370-378.

[6] Mcmahan ZH, Hummers LK. Gastrointestinal involvement in systemic sclerosis: diagnosis and management [J]. Curr Opin Rheumatol, 2018, 30(6): 533-540.

第四节 · 多发性肌炎和皮肌炎

特发性炎性肌病（idiopathic inflammatory myopathies，IIM）是一组以四肢近端肌肉受累为突出表现的异质性疾病。它包括多发性肌炎（polymyositis，PM）、皮肌炎（dermatomyositis，DM）、散发性包涵体肌炎（sporadic inclusion body myositis，sIBM）、重叠肌炎（overlap myositis，OM）和免疫介导的坏死性肌炎（immune-mediated necrotizing myopathy，IMNM）五类，重叠肌炎包括抗合成酶抗体综合征（antisynthetase syndrome，ASS），这些分类中 PM 和 DM 最为常见。

基础和临床研究资料显示这组疾病含有多种亚型，是一组异质性疾病，因而建议使用炎性肌病作为这一疾病的总称[1-3]。

PM/DM 属于原因不明的自身免疫性疾病，以侵犯皮肤、肌肉为主的结缔组织病，其特征为骨骼肌的非化脓性炎症、皮炎和退化性变，表现为四肢近端肌肉与颈前肌对称性肌无力、血清肌酸激酶（CPK）升高、肌电图（EMG）示肌源性损害、肌肉活检有肌炎改变等[4]。仅出现肌肉受累而无皮疹者称为多发性肌炎。

肺损害是皮肌炎或多发性肌炎患者最常见亦是最严重的合并病变，导致肺间质及胸膜改变，是引起本病死亡的主要原因之一。本病也可以肺部病变为首发症状或突出表现，临床易被误诊为呼吸系统疾病。

我国多发性肌炎和皮肌炎并不少见，国外报道其发病率为(5~10)/100 万，总的男女发病率之比为 1：2。近年来发病率有上升趋势。炎性肌病可见于任何年龄，发病的年龄分布呈双峰型，5~15 岁形成一个小峰，45~65 岁形成一个大峰，而青春期及年轻人发病相对较少。在儿童结缔组织疾病中，皮肌炎最多见[5]。

在各种结缔组织疾病中，皮肌炎伴发恶性肿瘤的概率最高，尤其 40 岁以上的患者。其中以鼻咽癌的发病率最高，其次为乳腺癌、肺癌、女性生殖器癌、胃肠道癌等[6,7]。

本病的确切病因尚不清楚，一般认为与遗传、病毒感染、应激和药物等有关，肿瘤可能会引起皮肌炎。研究发现肺间质病变的发生可能以细胞免疫机制失衡为主，肺泡巨噬细胞被过度激活，导致中性粒细胞和淋巴细胞趋化因子的释放，使肺泡内炎性渗出，间隔破坏，上皮细胞增生，瘢痕形成，最终导致纤维化。

【发病机制与病理】

除肺间质纤维化、炎性细胞浸润外，肺实质如肺泡上皮细胞、血管内皮细胞组织也可受累，造成肺泡壁的破坏，引起弥漫性肺泡炎和肺微血管基底膜增厚[8]。

PM/DM 胸部受累主要表现为四种形式：①由于吞咽肌肉受累而导致的吸入性肺炎；②由于呼吸肌受累而导致的低通气和呼吸衰竭；③原发肺动脉高压；④间质性肺炎，组织学类型通常为普通型间质性肺炎（UIP）或较少见的非特异性间质性肺炎（NSIP）。

1. 吸入性肺炎·是 PM/DM 最常见的肺部并发症，它使细菌性肺炎、肺脓肿、急性呼吸窘迫综合征的发生率和死亡率显著增加。在 PM/DM 患者中其发生率为 15%~20%，而当有吞咽困难存在时，吸入性肺炎发生率高达 40%~45%。

吞咽困难是由于下咽部和食管上部横纹肌的炎症和肌病所致。吞咽困难和吸入性肺炎常预示不良预后，因为它们提示存在广泛的肌肉受累。

2. 呼吸肌功能异常·呼吸肌的炎症所致的低通气可导致呼吸衰竭，患者通常表现为伴有Ⅱ型呼吸衰竭，有时需要插管和机械通气支持。这种并发症较为少见，发生率为 5%。

3. 原发肺动脉高压·PM 的肺动脉高压继发于扩张性心肌病所致的左心室功能不全，呼吸肌无力所致的Ⅱ型呼吸衰竭或 ILD 所致的气体交换异常。此外，小的肌性肺动脉的纤维增殖可导致管腔闭塞和严重不可逆性的肺动脉高压，这是一种原发性肺动脉高压。

胸部 X 线片可见清晰的肺野和扩张的中心肺动脉。肺功能检测可能是正常的，也可能存在弥散功能的减退。患者出现呼吸困难和肺源性心脏病的临床表现。这种肺动脉高压的预后很差，2 年的生存率很低，因为它通常对治疗没有反应，这与其他结缔组织病并发的肺动脉高压不同。

4. 肺间质病变·PM 伴发的间质性肺部疾病最初是在 1956 年由 Mills 和 Mathews 描述的。其概率均为 30%。PM/DM 的女性患者更易发生 ILD，出现症状的平均年龄为 50 岁。最常见的临床表现为进行性呼吸困难伴或不伴咳嗽[9]。

组织病理学改变可表现为快速进展性间质性肺炎（RPIP）、弥漫性肺泡损伤（DAD）、NSIP、UIP 和机化性肺炎（OP）。

一些患者在 2~3 周的时间内出现双侧肺实变。此种异常通常与组织学的弥漫性肺泡损伤或闭塞性细支气管炎伴机化性肺炎（BOOP）有关。合并 BOOP 的患者，实变影主要累及中下肺野区域。合并弥漫性肺泡损伤的患者，实变影趋于弥漫，或主要位于低垂部位。

【临床表现】

早期症状有面部水肿和红斑、肌肉疼痛、乏力。皮肤红斑先出现于眼睑、面部、颈部，以后发展到四肢（较多见于伸面）和躯干，可伴有皮肤水肿和紫癜。以后有色素沉着、萎缩、毛细血管扩张。有些患者皮肤变厚、失去弹性，似硬皮病。

病程较长可出现皮下钙化[10]。肌炎的表现为近端肌群无力和萎缩、肌痛及吞咽困难等全身肌病症状，可合并肺损害，肺病变的临床表现差别很大，急进型者常呈急性发热、进行性呼吸困难、发绀、动脉血氧分压急骤下降，继而出现呼吸衰竭，可于 6 个月内死亡；缓进型者的主要症状为逐渐发展的呼吸困难和干咳，易继发肺部感染及少量咯血。患者早期肺部症状均不典型,也可闻及两肺底爆裂音或干、湿啰音。

ILD 是 DM/PM 最常见的肺部表现,典型临床表现包括呼吸困难、咳嗽、运动耐量降低、杵状指等。

心脏症状有心悸、发绀和水肿等。

【实验室检查】

1. 常规检查·白细胞略有升高,尿和粪便常规检查正常,红细胞沉降率增快,CRP 升高。

2. 肌细胞内物质漏出

(1) 血肌红蛋白升高,尿肌红蛋白升高,血肌酐不升高,肌酸升高。

(2) 肌酸激酶(CK)升高,醛缩酶(ALD)升高,天冬氨酸转氨酶(AST)和丙氨酸转氨酶(ALT)同时平行升高。

(3) 抗核抗体阳性率为 38.5%~80%,多见斑点型。抗合成酶抗体为胞质型。

【影像学表现】

DM 和 PM 是一组少见的异质性获得性自身免疫性肌病,常累及肺。间质性肺病是 DM/PM 最常见的肺部表现。肺动脉高压发病率可高达 29%。接受免疫抑制药物治疗、食管受累、通气不足、癌症或肌痛的患者感染的风险更高,吸入性肺炎是最常见的并发症。

1. X 线表现

(1) 胸部 X 线表现与病程有关:早期肺纹理增多、紊乱,肺透光度逐渐下降,出现结节状阴影(图 26-4-1),进一步发展出现网状、线状阴影,以两下肺较明显(图 26-4-2);晚期呈环状或蜂窝状阴影,可见肺容积缩小。另外,还可有肺门增大、肺门阴影模糊、肺不张、胸膜增厚和少量胸腔积液等表现(图 26-4-3)。

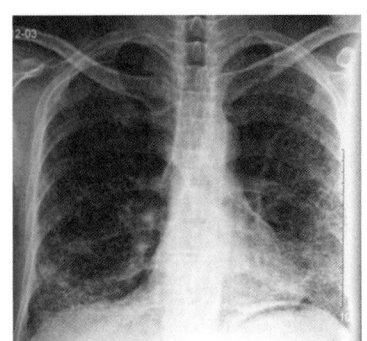

图 26-4-2　男性,40 岁。皮肌炎
胸部后前位 X 线片显示两肺网状、线状阴影,以两下肺外周带较明显。

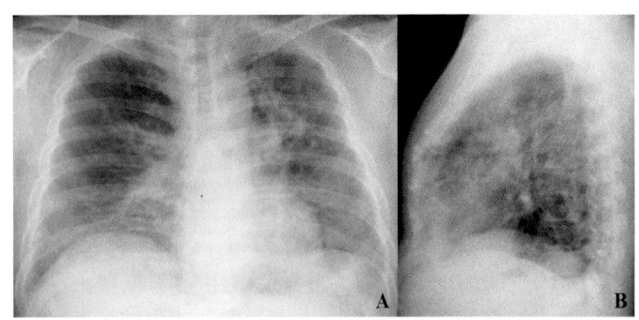

图 26-4-3　皮肌炎
胸部正位(A)、侧位(B)X 线片显示两肺上叶斑片状阴影,两肺门增大,左肺门上移,左侧少量胸腔积液。

(2) 合并感染:一方面由于喉肌及食管上段肌肉发炎萎缩无力,导致吸入性肺炎很常见,另一方面在应用大量肾上腺皮质激素治疗时容易引起机会性致病菌感染,其表现形式多样,而吸入性肺炎常表现为下肺野的大小不等片状影(图 26-4-1)。

(3) 其他肺外表现:包括纵隔、膈肌及心血管系统改变,部分患者可出现食管增宽,张力减低表现。当膈肌受累时会使其运动减弱,引起两下肺盘状肺不张,肺体积减小。引发肺动脉高压和肺源性心脏病,表现为中心肺动脉扩张,心脏慢性、进行性、普遍性扩大。

2. CT 表现·CT 是诊断结缔组织相关肺疾病最常用的检查方法。肺部损害包括肺泡损害和肺间质损害,病变分布对称、广泛,以中下肺野的外中带显著。

(1) 肺泡损伤:最常见表现是磨玻璃影(图 26-4-4),它是肺泡炎和肺泡壁间质病变的共同作用结果,由于肺泡累及程度不一,故磨玻璃影可与正常肺组织相间形成马赛克征(图 26-4-5)。其次为斑片状实变影,常沿支气管分布(图 26-4-6)。

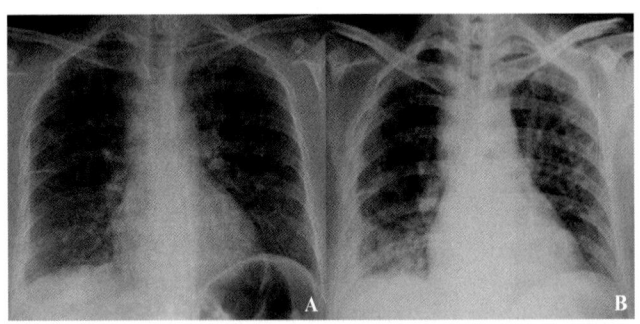

图 26-4-1　女性,31 岁。皮肌炎
胸部后前位 X 线片(A)显示两肺纹理增多紊乱,右下肺透光度下降,肋膈角变钝;3 周后复查(B)左肺中野出现多发结节,右肺下野出现斑片状阴影,右侧胸腔积液增多。

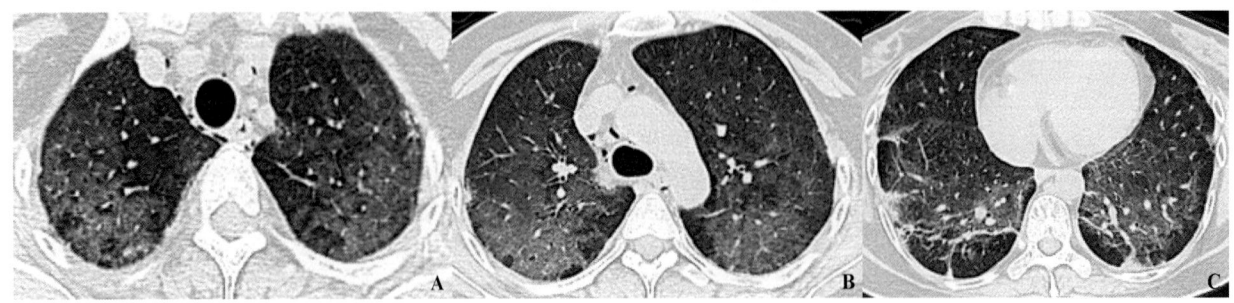

图 26-4-4　女性,33 岁。皮肌炎伴发热 2 周
HRCT 显示两肺弥漫性磨玻璃影(A、B),肺野程度一致,左右肺野对称,下肺野可见多发不规则索条影(C)。

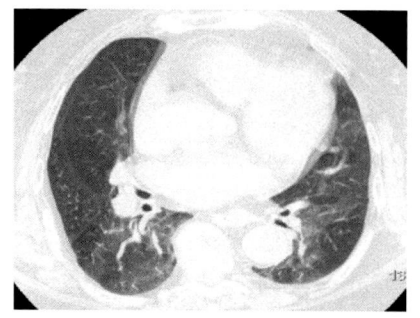

图 26-4-5　女性,72 岁。皮肌炎
HRCT 显示两下肺小片状磨玻璃影,与正常肺组织相间构成马赛克征。

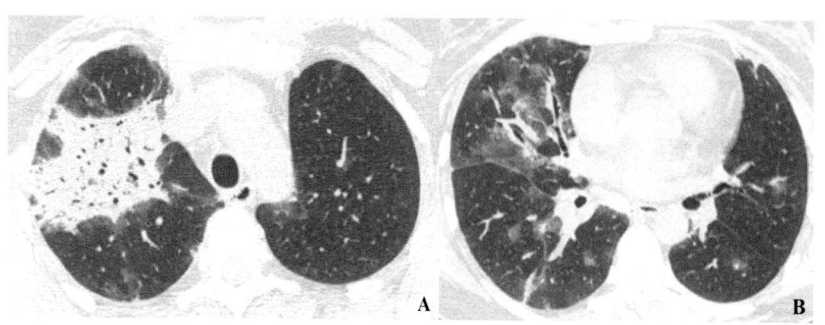

图 26-4-6　女性,39 岁。皮肌炎
HRCT 显示右上肺实变影,两下肺散在磨玻璃影,支气管血管束增粗、走行僵直(A、B)。

(2) 肺间质损伤:包括小叶间隔增厚及小叶内间质增生、胸膜下弧线影、网格状改变(图 26-4-7)、轮状或蜂窝状阴影,可伴有支气管扩张(图 26-4-8)。

(3) 其他损伤:包括出现肺气囊(图 26-4-9)、肺结节(图 26-4-10)、支气管血管束增粗、肺动脉高压、心脏增大、胸膜增厚及胸腔积液等(图 26-4-10 和图 26-4-11),部分病例可出现食管增宽的表现(图 26-4-12)。

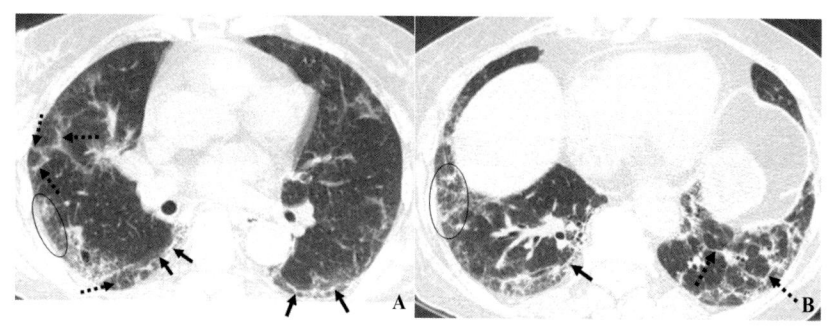

图 26-4-7　女性,59 岁。皮肌炎
HRCT 显示双下肺外带(A)及膈上(B)的细网格状改变,伴胸膜下弧线影(实箭),支气管血管束增粗,边界不整,小叶间隔增厚(虚箭),小叶内间质增生(圆圈内)。

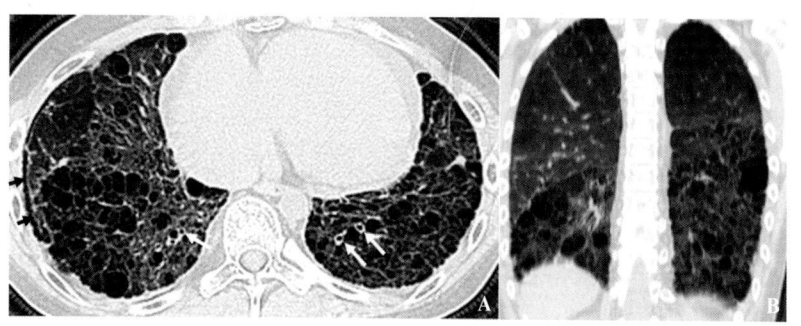

图 26-4-8　女性,28 岁。皮肌炎
CT 肺窗(A)和冠状位(B)显示两肺下野蜂巢状气囊影,夹杂支气管扩张(白箭)及右侧细线状胸膜下线影(黑箭),双侧背侧胸膜与肺交界面呈锯齿状。

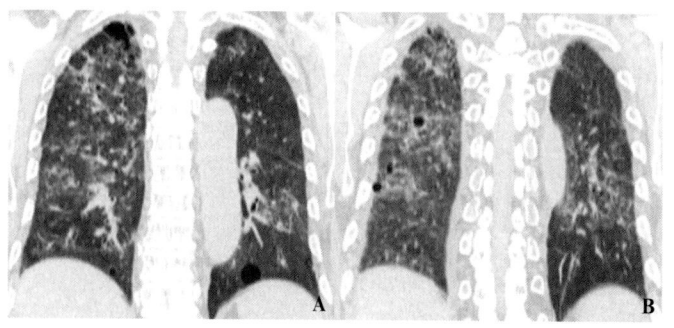

图 26-4-9　男性,69 岁。多发性肌炎
CT 冠状位(A、B)显示两肺透光度降低,夹杂多发大小不等类圆形气囊影。

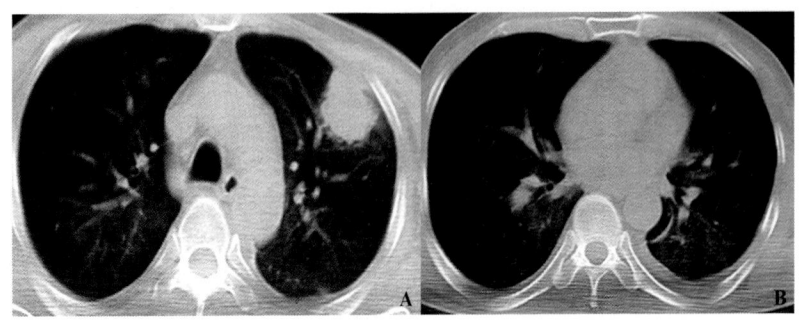
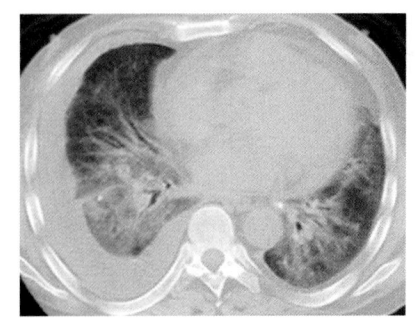

图26-4-10 男性,53岁。皮肌炎
CT肺窗显示两肺云絮状磨玻璃影,左肺上叶结节形成(A);左侧少量胸腔积液(B)。

图26-4-11 皮肌炎
CT平扫显示两肺弥漫性磨玻璃影及斑片状渗出影,边界模糊不清,内可见走行僵直的含气支气管,支气管血管束增粗,双侧胸膜腔积液,以右侧显著。

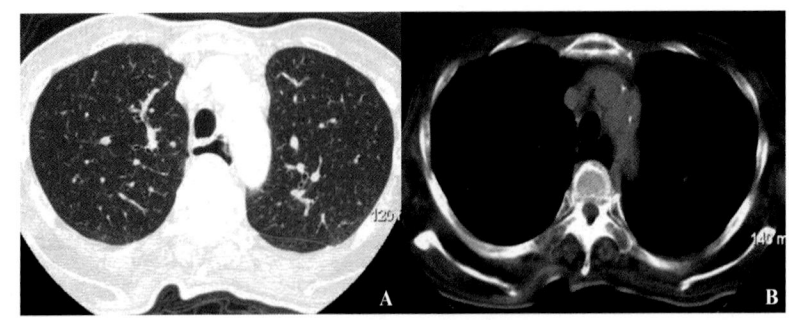

图26-4-12 女性,47岁。皮肌炎
CT肺窗(A)显示食管壁张力下降,管腔增宽,纵隔窗(B)可见胸壁肌肉萎缩。

【诊断标准】

2017年EULAR/ACR提出了成人和青少年IIM分类标准(表26-4-1)[11]。

表26-4-1 成人和青少年特发性炎性肌病的EULAR/ACR分类标准(2017)

变量	特征	定义	分数	
			没有肌肉活检	肌肉活检
发病年龄	假定与疾病相关的首发症状的年龄≥18岁且<40岁		1.3	1.5
	假定与疾病相关的首发症状的发病年龄≥40岁		2.1	2.2
肌无力	上肢近端对称性无力,常为进行性	根据手动肌肉测试或其他客观力量测试所定义的近端上肢肌无力,双侧均存在,并且通常随着时间的推移逐渐加重	0.7	0.7
	下肢近端对称性无力,常为进行性	根据手动肌肉测试或其他客观力量测试所定义的近端下肢肌无力,双侧均存在,并且通常随着时间的推移逐渐加重	0.8	0.5
	颈部屈肌比颈部伸肌相对较弱	根据手动肌肉测试或其他客观力量测试的定义,颈部屈肌的肌肉等级相对低于颈部伸肌	1.9	1.6
	在腿部,近端肌肉比远端肌肉相对较弱	根据手动肌肉测试或其他客观力量测试的定义,腿部近端肌肉等级相对低于腿部远端肌肉	0.9	1.2
皮肤表现	向阳疹	眼睑上或眼眶周围分布的紫色、淡紫色或红斑,常伴有眼眶周围水肿	3.1	3.2
	Gottron丘疹	关节伸肌表面出现红斑至紫罗兰色丘疹,有时呈鳞状。可能发生在手指关节、肘部、膝、踝关节和足趾	2.1	2.7
	Gottron征	关节伸肌表面出现红斑至紫罗兰色斑,无法触及	3.3	3.7
其他临床表现	吞咽困难或食管动力障碍	吞咽困难或食管运动异常的客观证据	0.7	0.6
实验室测量	存在抗Jo-1(抗组氨酸tRNA合成酶)自身抗体	对血清中的自身抗体进行标准化和验证试验,结果为阳性	3.9	3.8

(续表)

变量	特征	定义	分数	
			没有肌肉活检	肌肉活检
	血清肌酸激酶(CK)*、乳酸脱氢酶(LDH)*、天冬氨酸转氨酶(AST/SGOT)*、丙氨酸转氨酶(ALT/SGPT)*水平升高	病中最异常的测定值(酶的最高绝对水平)高于正常值上限	1.3	1.4
肌肉活检特征	单核细胞在肌纤维周围的肌内浸润,但不侵犯肌纤维	肌肉活检显示肌内膜单核细胞毗邻其他健康的非坏死肌纤维的肌膜,但没有明显的肌纤维浸润		1.7
	单核细胞的肌周和/或血管周围浸润	单核细胞位于肌周和/或血管周围(肌周或肌内膜血管)		1.2
	束周血管萎缩	肌肉活检显示多排肌肉纤维,在束周围区域的肌纤维比位于更中央的纤维小		1.9
	边缘空泡	边缘空泡在 HE 染色中呈蓝色,在改良的 Gomori 三色染色中呈红色		3.1

注:*分数可以通过以下方式转换为IIM的概率:肌肉活检的IIM概率=1/[1+指数(5.33-分数)];没有肌肉活检的IIM概率=1/[1+指数(6.49-分数)]或通过使用在线网络计算器(www.imm.ki.se/biostatistics/calculators/iim)来计算。

国际肌炎分类标准项目队列(IMCCP)建议,如果概率≥90%(即无肌肉活检总分≥7.5,肌肉活检总分≥8.7),诊断为IIM;如果概率为55%~90%(即无肌肉活检总分为5.5~7.5,肌肉活检总分为6.7~8.7),诊断为可疑IIM。对于归入IIM的患者依据图26-4-13进行亚组分类。

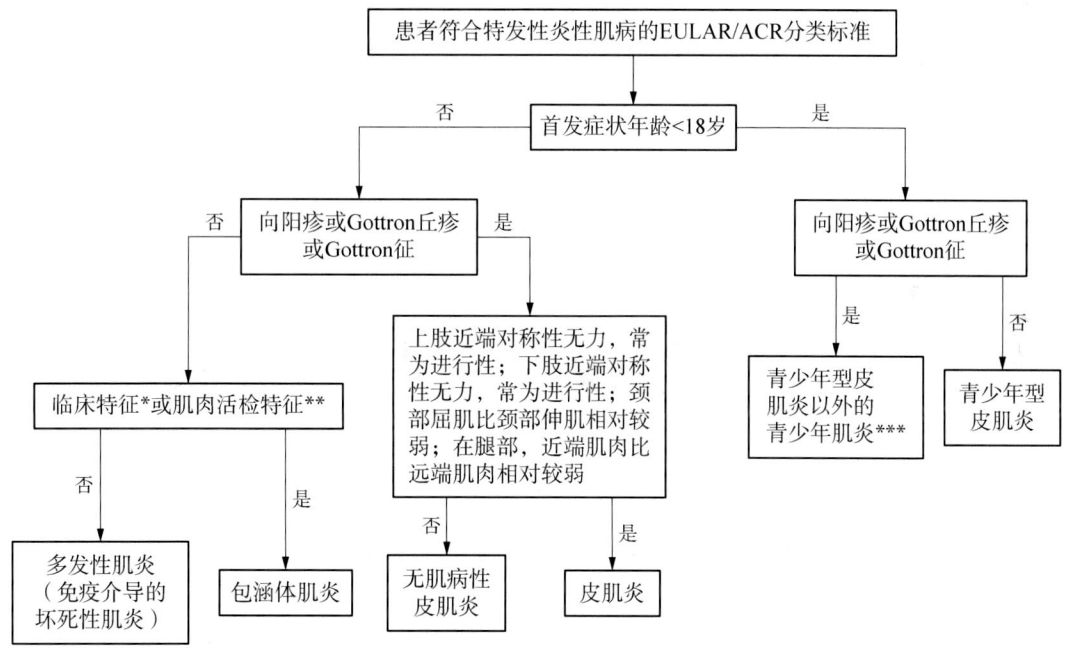

图26-4-13 特发性炎性肌病亚组分类树

患者必须首先满足特发性炎性肌病的EULAR/ACR分类标准(特发性炎性肌病的概率≥55%)。然后可以使用分类树对患者进行亚组分类。多发性肌炎患者亚组包括免疫介导的坏死性肌炎患者。对于包涵体肌炎分类,需要以下其中一项:*手指屈肌无力和治疗反应:没有改善;**肌肉活检:边缘空泡。***青少年型皮肌炎以外的青少年肌炎根据专家意见制定。免疫介导的坏死性肌炎和肌病性皮肌炎太少,无法进行细分。

【鉴别诊断】

与其他原因引起的肺间质纤维化难以区分,最终确诊需要结合临床,并进行皮肤及肌肉活检进行病理组织学确认。

(彭德昌 陈起航)

参考文献

[1] Oldroyd A, Chinoy H. Recent developments in classification criteria and diagnosis guidelines for idiopathic inflammatory myopathies [J]. Curr Opin Rheumatol, 2018, 30: 606-613.

[2] Selva-O'Callaghan A, Pinal-Fernandez I, Trallero-Araguás E, et al. Classification and management of adult inflammatory myopathies [J]. Lancet Neurol, 2018, 17: 816-828.

[3] Dalakas MC. Inflammatory muscle diseases [J]. N Engl J Med, 2015, 372 (18): 1734-1747.

[4] Glaubitz S, Zeng R, Schmidt J. New insights into the treatment of myositis [J]. Ther Adv Musculoskelet Dis, 2020, 12: 1759720x19886494.

[5] Schlecht, N, Sunderkötter C, Niehaus S, et al. Update on dermatomyositis

[6] Oldroyd AGS, Allard AB, Callen JP, et al. A systematic review and meta-analysis to inform cancer screening guidelines in idiopathic inflammatory myopathies [J]. Rheumatology (Oxford), 2021, 60: 2615 - 2628.

[7] Udkoff J, Cohen PR. Amyopathic dermatomyositis: a concise review of clinical manifestations and associated malignancies [J]. Am J Clin Dermatol, 2016, 17: 509 - 518.

[8] DeWane ME, Waldman R, Lu J. Dermatomyositis: clinical features and pathogenesis [J]. J Am Acad Dermatol, 2020, 82: 267 - 281.

[9] Sunderkötter C, Nast A, Worm M, et al. Guidelines on dermatomyositis — excerpt from the interdisciplinary S2k guidelines on myositis syndromes by the German Society of Neurology [J]. J Dtsch Dermatol Ges, 2016, 14: 321 - 338.

[10] Iaccarino L, Ghirardello A, Betti S, et al. The clinical features, diagnosis and classification of dermatomyositis [J]. J Autoimmun, 2014, 48 - 49: 122 - 127.

[11] Lundberg IE, Tjärnlund A, Bottai M, et al. 2017 European League Against Rheumatism/American College of Rheumatology classification criteria for adult and juvenile idiopathic inflammatory myopathies and their major subgroups [J]. Ann Rheum Dis, 2017, 76: 1955 - 1964.

第五节·干燥综合征

干燥综合征(sicca syndrome)又称Sjögren综合征(Sjögren syndrome, SjS)是一种免疫介导主要累及全身外分泌腺的一种慢性炎症,主要引起泪腺及涎腺的损伤,并伴有其他黏膜干燥的一种慢性全身性自身免疫性风湿性疾病[1]。

患者主要表现为眼干及口干,但是30%～50%的患者会在各种器官系统中出现腺外表现。1933年Heinrich Sjögren首先结合临床表现和病理学所见表述了一种临床三联症,即口、眼干燥症和关节炎,以后被命名为Sjögren综合征。

干燥综合征分为原发性和继发性两种:①原发性干燥综合征,是指不伴有其他任何疾病的单纯性干燥综合征;②继发性干燥综合征,患者除了干燥综合征以外,还合并其他结缔组织疾病,如类风湿关节炎(RA)、系统性红斑狼疮(SLE)、硬皮病、多发性肌炎、血管炎、混合性结缔组织病和原发性胆汁性肝硬化,其中RA最常见(35%～55%)[2]。干燥综合征肺内病变的发生率为9%～90%[3]。

干燥综合征是仅次于RA的第二常见的自身免疫性疾病,其人群发病率为0.6%～0.8%,在老年人中可高达3%～4%。北京协和医院报道国内成人患病率为0.29%(圣地亚哥标准)～0.77%(哥本哈根标准)。

干燥综合征的发病与遗传和基因有关,同时病毒感染可能诱发本病。近年来的研究提示,雌激素水平高可能参与了干燥综合征的发生和病情进展。

任何年龄均可以发病,常见于40～60岁的女性患者,好发于50岁以上的老年人,平均发病年龄为56岁,男女比例约为1:9。原发性干燥综合征在女性中的发病率约为1/1250。

【发病机制与病理】

干燥综合征患者呼吸系统的主要病理损伤是:①由亚临床的肺泡炎到弥漫性肺纤维化和蜂窝肺,淋巴细胞浆细胞浸润伴黏膜腺体萎缩,受累腺体淋巴细胞进行性浸润,腺体上皮先增生,后萎缩,并被增生的纤维组织所取代;②血管炎可见于某些间质性肺炎中,血管炎以中小血管病变为主,多由冷球蛋白血症、高球蛋白血症或免疫复合物沉积所致。

原发性干燥综合征累及肺的常见病变主要是间质性肺疾病和小气道肺疾病。间质性肺疾病主要有非特异性间质性肺炎(NSIP)、普通型间质性肺炎(UIP)及淋巴细胞间质性肺炎(LIP)。淋巴细胞的浸润引起滤泡性细支气管炎和闭塞性细支气管炎等小气道疾病。

继发性干燥综合征由于受合并症RA、SLE、原发性干燥综合征等疾病的重叠与影响,主要表现为肺间质纤维化[3,4]。

NSIP是干燥综合征的最常见的间质性疾病亚型。组织学特征包括不同数量的间质炎症和纤维化,外观均一。肺结构经常被保留,蜂窝状很少见,但气隙扩大的间质纤维化区域可能会引起牵拉性支气管扩张[5]。

UIP的病理特点是病变轻重不一,分布不一,肺泡间质内不同程度的单核细胞浸润、成纤维细胞增殖、胶原沉积,形成间质纤维化和蜂窝肺。

LIP的特征表现为肺泡腔和肺间质出现一致的成熟淋巴细胞与浆细胞浸润,间质内可见巨噬细胞积聚、非干酪性肉芽肿、血管周围淀粉物质沉积和滤泡性淋巴中心,气道狭窄形成活瓣机制,从而在远端形成气囊,病理上的LIP约50%表现为肺内多发气囊影。

细支气管炎指累及终末和呼吸性细支气管的一种炎症——纤维性病变。一种为单纯性呼吸性细支气管炎,组织学表现为细支气管壁的单核细胞浸润,没有细支气管腔受累;另一种是闭塞性细支气管炎,细支气管腔见同心圆样纤维闭塞,导致严重的阻塞性肺病变。

【临床表现】

本病发病隐匿,患者除有疲乏、无力、发热、皮疹等非特异性表现外,还有眼干、口干、吞咽困难及呼吸道受损的表现。常见呼吸道受损表现为鼻腔干燥、声音嘶哑、17%的患者合并干咳,少数患者有活动后气促、部位不确定的胸痛和咯血。

体格检查可发现肺部湿啰音(发生率约为14%)、哮鸣音、胸膜摩擦音及肺间质纤维化引起的爆破音,少数患者可表现为支气管引流不畅,造成反复发作的支气管炎、肺炎及肺不张,甚至支气管扩张以至咯血。60%～70%的干燥综合征患者有肺功能异常,主要是限制性通气障碍和其他弥散功能下降。

原发性干燥综合征患者以间质性病变为主(>30%),临床常无明显症状。继发于类风湿关节炎的干燥综合征患者以阻塞性肺病为主。

【实验室检查】

1. 血液检查·可有红细胞、白细胞、血小板减少,90%患者的红细胞沉降率增快。

2. 免疫学检查

(1) 高球蛋白血症：是本病的特点之一。50%的干燥综合征患者白蛋白减少和多株峰型球蛋白增高，三种主要免疫球蛋白皆可增高，以 IgG 最明显，也可有 IgA 和 IgM 增高，但较为少见。

(2) 抗核抗体：约 2/3 患者抗核抗体阳性（大多为颗粒型）。以抗 SSA（Ro）和抗 SSB（La）抗体的阳性率最高，分别为 75% 和 52%。其中 SSB 抗体的特异性最高，仅出现于干燥综合征和 SLE 患者中。

(3) 类风湿因子（RF）：约 3/4 患者类风湿因子阳性，以 IgM 型 RF 为主。

(4) 器官特异性抗体。

3. 唾液腺检查·唾液流量减少。腮腺造影可见导管走向僵直，部分导管扩大，末端导管存留造影剂增多呈泡状。

4. 泪腺检查·泪液滤纸浸润试验（Schirmer 试验）、泪膜破裂时间、角膜染色试验结果异常。

【影像学表现】

干燥综合征患者肺受累的表现多样，大致可分为气道疾病、间质性肺病（ILD）、淋巴组织增生性疾病、胸膜疾病及肺动脉高压等，其中 ILD 是最常见的肺受累形式。

X 线检查阳性率为 5.5%～22%。轻者可表现为完全正常，中度病变可表现为肺纹理增多，继发肺炎表现为小片状或大片状阴影，反复感染可引起支气管扩张、肺不张，严重可并发肺间质纤维化，主要表现为两肺中下野弥漫性网状结节影，主要累及肺下部（图 26-5-1 和图 26-5-2）。

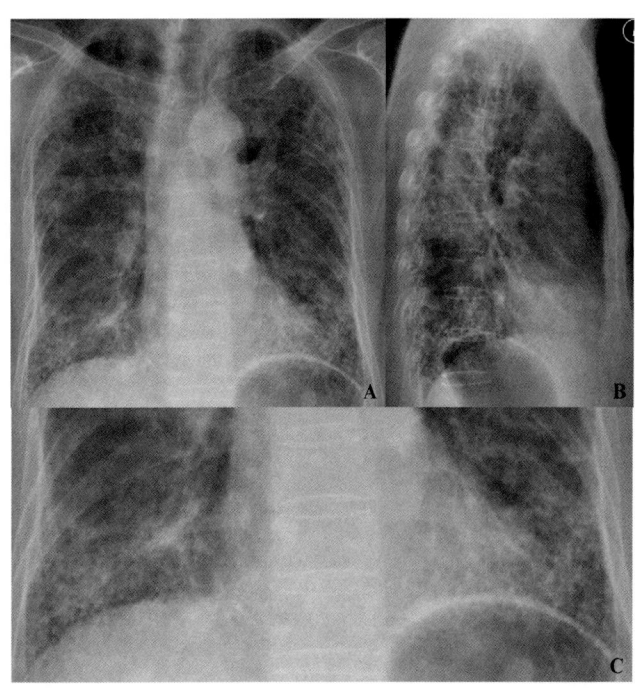

图 26-5-1　女性，74 岁。干燥综合征

胸部 X 线正位(A)、侧位(B)X 线和正位局部放大图(C)显示两肺基底部弥漫性网状结节影。

晚期形成蜂窝肺，还可以表现为胸膜肥厚、胸腔积液。纵隔肿大淋巴结或气管的多发结节可能提示假性淋巴瘤或淋巴瘤。

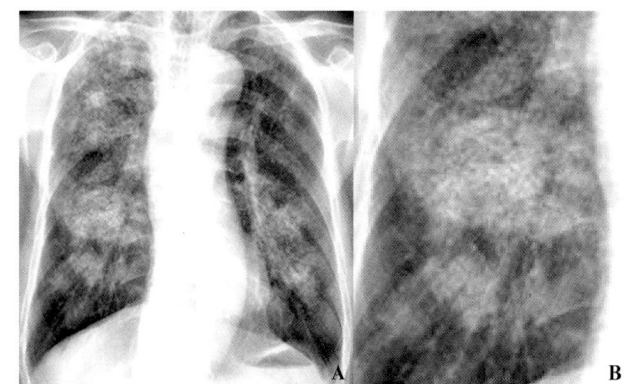

图 26-5-2　女性，74 岁。干燥综合征

胸部 X 线片(A)和局部放大图(B)显示两肺多发团片状密度增高影，其内呈细网状结节影，右侧为著。

CT 尤其是 HRCT 对病变的敏感性高于普通 X 线片。干燥综合征患者肺受累的表现多样，大致可分为气道疾病、ILD、淋巴组织增生性疾病、胸膜疾病及肺动脉高压等，其中 ILD 是最常见的肺受累形式。

1. 气道病变·主要包括细支气管炎、支气管扩张等，在 HRCT 上通常表现为支气管壁增厚、支气管扩张、细支气管扩张、树芽型、空气潴留（图 26-5-3）[6-8]。

2. 肺间质性病变·SS-ILD 肺部可累及气道、肺泡、血管、胸膜和膈肌等多种解剖结构，且存在多种病理类型共存，HRCT 影像学表现最主要为磨玻璃渗出影（图 26-5-3）、网状影（图 26-5-4）、支气管扩张、实变（图 26-5-5）、胸膜下结节及蜂窝（图 26-5-6），以 NSIP 最常见，病变的分布具有周边分布、下肺分布显著的特点。

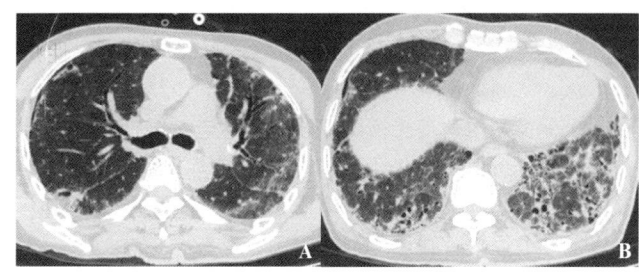

图 26-5-3　男性，76 岁。干燥综合征

HRCT 显示两肺外周带(A)及膈上(B)肺密度增高呈磨玻璃样，见胸膜下线及支气管扩张。

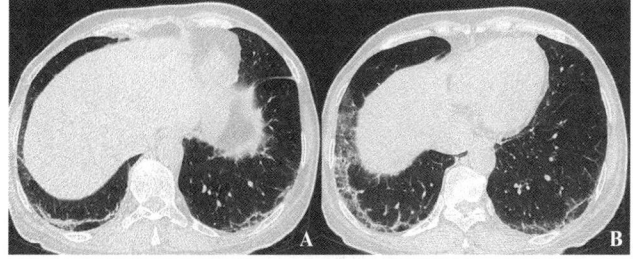

图 26-5-4　男性，56 岁。干燥综合征

HRCT 显示两肺下叶胸膜下线基底段(A)及细网格状阴影，右下肺胸膜下伴磨玻璃影(B)。

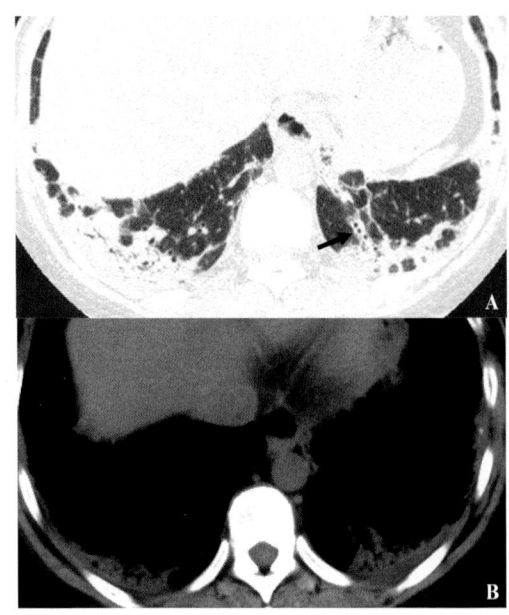

图 26-5-5　女性,46 岁。干燥综合征

CT 肺窗(A)和纵隔窗(B)显示两肺下叶外带小斑片状实变影,左下支气管管壁增厚(箭),左侧胸膜增厚,左侧少量胸腔积液。

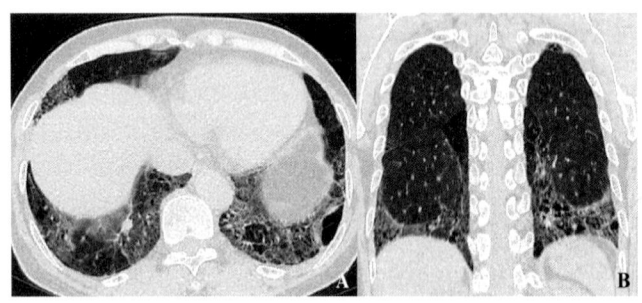

图 26-5-6　女性,56 岁。干燥综合征

CT 肺窗(A)和冠状位(B)显示两肺外带及膈上多发蜂房状含气囊影,呈蜂窝状改变。

3. **肺淋巴组织增生性疾病**。包括淋巴细胞性间质性肺炎(lymphocytic interstitial pneumonia,LIP)及淋巴瘤。干燥综合征合并淋巴瘤的概率相对普通人群可升高 6~44 倍。HRCT 显示多发薄壁囊腔(图 26-5-7),一般直径在 5~30 mm,以下肺及支气管血管束周围分布为主。胸膜疾病在 CT 上通常可发现胸腔积液(图 26-5-5)。

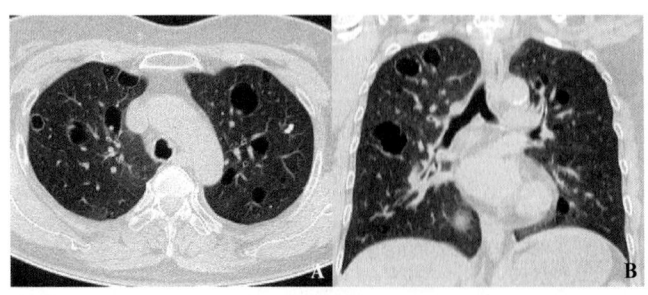

图 26-5-7　女性,58 岁。干燥综合征合并淋巴细胞间质性肺炎

CT 平扫示两肺散在多发薄壁囊腔,以双上肺为主。

【诊断标准】

2016 年 ACR/EULAR 标准综合了 AECG 和 ACR 标准的检查条目及评分标准,成为被广泛认可及应用的国际化标准(表 26-5-1)[9]。

表 26-5-1　干燥综合征 ACR/EULAR 诊断标准(2016)

项　目	得分
唇腺活检病理示灶性淋巴细胞浸润,且灶性指数≥1 个灶/4 mm^2	3
抗 SSA/Ro 抗体阳性	3
角膜染色,Ocular Staining Score 评分≥5 分或 Van Bijsterveld 评分≥4 分	1
Schirmer 试验≤5 mm/5 min	1
全唾液流率≤0.1 mL/min(Navazesh 和 Kumar 测定法)	1

这一标准适用于那些体征/症状可能提示干燥综合征的个体,根据以上标准,上述 5 项评分总和≥4 者可诊断为原发性干燥综合征。

【鉴别诊断】

当干燥综合征以肺部表现为主诉时,应与特发性肺纤维化鉴别。但后者无口干与眼干,没有干燥综合征常见的肺外表现,肺功能检查为进行性限制性通气功能障碍和弥散性功能降低。

(彭德昌　陈起航)

参考文献

[1] Fox RI. Sjögren's syndrome-ScienceDirect [J]. Lancet, 2005, 366:321-331.
[2] Ramos-Casals, Manuel, Brito-Zeron, et al. Characterization of systemic disease in primary Sjögren's syndrome: EULAR-SS Task Force recommendations for articular, cutaneous, pulmonary and renal involvements [J]. Rheumatology (Oxford), 2015, 54:2230.
[3] Flament T, Bigot A, Chaigne B, et al. Pulmonary manifestations of Sjögren's syndrome [J]. Eur Respir Rev, 2016, 25(140):110-123.
[4] Parambil JG, Myers JL, Lindell RM, et al. Interstitial lung disease in primary Sjögren syndrome [J]. Chest, 2006, 130:1489-1495.
[5] Isao I, Sonoko N, Masanori K, et al. Pulmonary manifestations of primary Sjögren's syndrome a clinical, radiologic, and pathologic study [J]. Am J Respir Crit Care Med, 2005, 171:632-638.
[6] Uffmann M, Kiener HP, Bankier AA, et al. Lung manifestation in asymptomatic patients with primary Sjögren syndrome: assessment with high resolution CT and pulmonary funcion tests [J]. Thorac Imaging, 2001, 16:282-289.
[7] Koyama M, Johkoh T, Honda O, et al. Pulmonary invoement in primary Sjögren syndrome: spectrum of pulmonary abnormalities and computed tomography fingding in 60 patients [J]. Thorac Imaging, 2001, 16:290-296.
[8] Chen MH, Chou HP, Lai CC, et al. Lung involvement in primary Sjögren's syndrome: Correlation between high-resolution computed tomography score and mortality [J]. J Chin Med Assoc, 2014, 77:75-82.
[9] Shiboski CH, Shiboski SC, Seror R, et al. 2016 American College of Rheumatology/European league against rheumatism classification criteria for primary Sjögren's syndrome: a consensus and data-driven methodology involving three international patient cohorts [J]. Annals of the Rheumatic Diseases, 2017, 69:9-16.

第六节·混合性结缔组织病

1972 年 Sharp 等提出混合性结缔组织病（mixed connective tissue disease，MCTD）的概念，描述了临床上具有类似系统性红斑狼疮（SLE）、系统性硬化（SS）、多发性肌炎/皮肌炎（PM/DM）、类风湿关节炎（RA）等疾病的某些症状重叠在一起，血清中有高滴度的抗 U1-RNP 抗体的一组病例[1,2]。近来有足够的从基因、血清学和临床方面证据支持 MCTD 成为一种独立性疾病。

MCTD 是一种以 SLE、SS、PM/DM 及 RA 等疾病的症状相重叠为特征的风湿性综合征，其突出的特点是在其血清中有很高滴度的斑点型抗核抗体（ANA）和抗 U1-RNP 抗体。

发病年龄从 2 岁到 80 岁[3]，大多数患者在 30～40 岁出现症状，平均年龄为 37 岁。女性多见，占 84%[4]。

【发病机制与病理】

MCTD 病因及发病机制尚不明确。研究资料表明 MCTD 是一种免疫功能紊乱的疾病，如有极高滴度的抗 U1-RNP 抗体，高球蛋白血症，抑制性 T 细胞缺陷，循环免疫复合物存在，组织中有淋巴细胞和浆细胞浸润等。MCTD 的发病与遗传素质，尤其是 HLA-DR4、DR5 有关。氯乙烯和二氧化硅是目前认为与 MCTD 有关的环境因素。

MCTD 的肺部损害主要有肺间质病变及肺动脉高压。MCTD 引起肺间质病变及肺动脉高压的确切机制尚不明确。

MCTD 主要的病理改变是免疫复合物沉积、炎症、血管痉挛、低氧血症等因素导致的广泛的大、中、小动脉内膜增生及中层肥厚，但血管的炎症性浸润并不明显，导致微血栓形成、肺毛细血管床面积减小、大血管和许多脏器小血管狭窄，促进和加重肺动脉高压。

MCTD 引起肺血管病变（肺动脉高压占 15%～30%）的发病机制可能与肺间质病变无相关性，而与肺间质纤维化无关的肺动脉高压在病理上可见丛状动脉病变及小血管栓塞。

约有 1/3 患者表现为胸膜炎，常为双侧胸腔积液。

【临床表现】

表现多样，可表现为组成本病中的各结缔组织病（SLE、SS、PM/DM 或 RA）的任何临床症状。然而 MCTD 具有的多种临床表现并非同时出现，重叠的特征可以相继出现，不同的患者表现亦不尽相同。

本病急性发作少见，可以不明原因的发热起病。在疾病的早期，大多数患者主诉乏力、肌痛、关节痛和出现雷诺现象。如果发现患者手或手指肿胀并伴有高滴度的斑点型 ANA，就应该严密观察病情的进展，是否会发生 MCTD。

MCTD 的临床表现多种多样，多无特异性，可表现全身乏力、关节痛/关节炎、肌痛、手肿胀/手指硬化、雷诺现象、颊部红斑、食管运动异常、血小板减少、白细胞减少及贫血、高球蛋白血症、淋巴结肿大、肝脾大、三叉神经病变等[5]。研究报道多数患者虽有肺部受累的证据，但多无症状。如有肺部症状则包括呼吸困难、胸痛及咳嗽。

本病可以在肺内无明显病变的情况下发生肺动脉高压，肺动脉高压常常是 MCTD 死亡的主要原因之一[6]。心包炎是心脏受累最常见的临床表现，如果心脏受累继发于肺动脉高压，可以出现劳力性呼吸困难。

儿童的皮疹以狼疮样红斑或风湿性皮疹为主，手肿胀及雷诺现象较成人少见。在食管、肺部及神经系统受累方面，儿童较成人为轻。

SS 肺动脉高压常常继发于肺间质纤维化后，而 MCTD 与此不同，其肺动脉高压常起因于轻度的内皮增殖和中度的肺小动脉增生，并可有血管紧张素转换酶Ⅰ的活性明显增高。

【实验室检查】

1. 常规检查·贫血表现，白细胞轻度减低或升高，血小板降低，红细胞沉降率明显增快，转氨酶升高。

2. 免疫学检查·IgG 升高，抗核抗体阳性，大多数患者的抗 U1-RNP 抗体在早期出现，并贯穿病程始终。大约 30% 患者 RF 和抗 RA-33 抗体阳性，抗 Sm 抗体阴性。

3. 肺功能检查·最具鉴别意义的肺功能实验是一次呼吸 CO 的弥散功能，有效容积和肺泡气体交换减少呈进行性加重。

【影像学表现】

常见肺内异常包括间质性肺炎与纤维化，肺动脉高压与胸腔积液。胸腔积液尤其多见，约 35% 的患者合并胸膜炎，50% 有胸腔积液，积液量一般不大，可自行消散。

MCTD 患者的胸部 X 线异常表现包括间质性改变、肺浸润、胸膜渗出和胸膜增厚。其中间质性肺部疾病通常呈进行性加重，早期病变可呈磨玻璃状，典型的改变为线条状、结节状、网结节、小片状或网状阴影（图 26-6-1），主要累及肺底部。

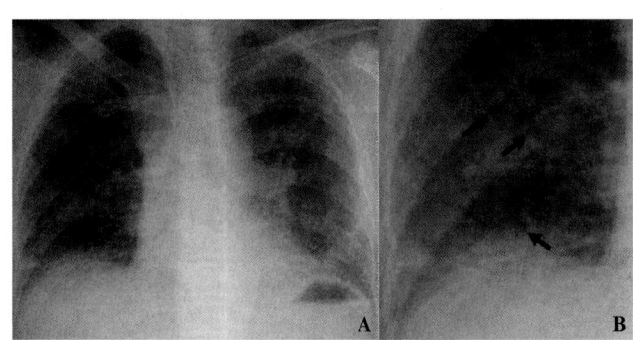

图 26-6-1　男性，62 岁。混合性结缔组织病

胸部 X 线片显示左下肺透光度下降（A），右下肺索条影及小囊状低密度影（B，箭），右侧膈顶不光整，重叠处可见网格影。

随病变的进展,纤维化逐渐向上蔓延,病变晚期可见蜂窝肺。合并肺动脉高压时表现为右下肺动脉增宽。

CT 表现可见分布于胸膜下的纤维化,与其他结缔组织病相关的间质纤维化表现相似,呈小叶间隔增厚(图 26-6-2)、不规则线状影、网状阴影(图 26-6-3),甚至蜂窝肺(图 26-6-4)[7]。其异常征象包括:磨玻璃样改变与正常肺组织相间存在,支气管血管束增粗、紊乱、僵直(图 26-6-5),部分细支气管扩张(图 26-6-3 和图 26-6-4),以及可能与吸入性肺炎有关的肺实质实变区或弥漫性肺出血,出现胸腔积液、胸膜增厚等[4]。可合并肺动脉高压和心脏增大。

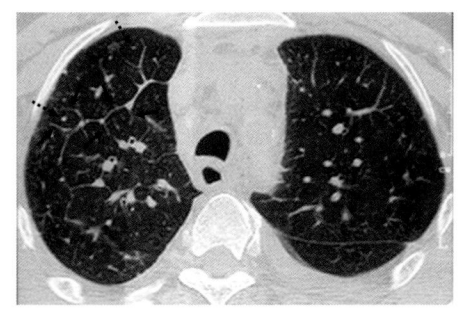

图 26-6-2 女性,46 岁。混合性结缔组织病
CT 肺窗显示小叶间隔增厚(实箭),小叶核增粗(虚箭)。

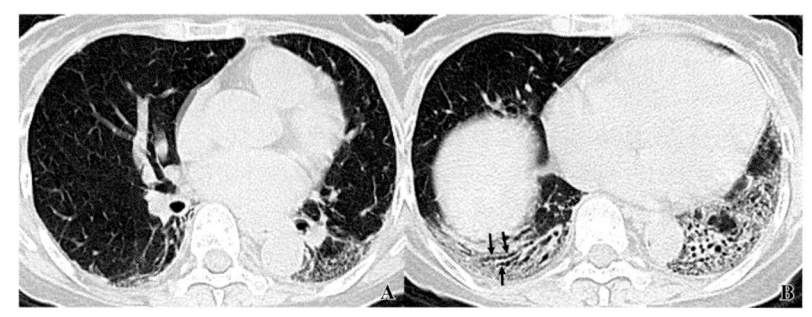

图 26-6-3 女性,60 岁。混合性结缔组织病
CT 肺窗显示两下肺网状影(A),伴发数目众多的支气管扩张,部分呈串珠状(B,箭)。

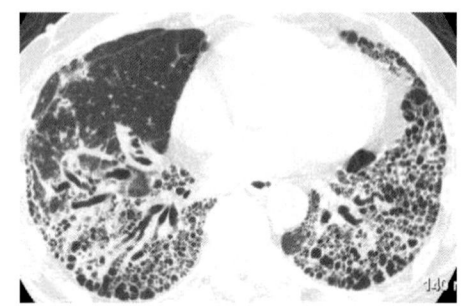

图 26-6-4 与图 26-6-1 为同一患者
HRCT 显示两肺下叶广泛蜂窝影,内见牵拉性支气管扩张,右侧腹侧胸膜下可见胸膜下线。

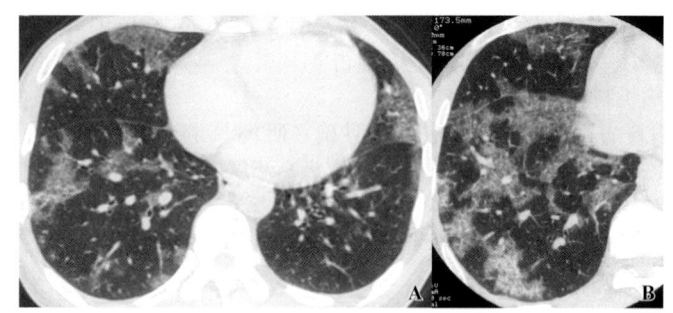

图 26-6-5 混合性结缔组织病
常规 CT(A)和 HRCT(B)显示两肺密度不均匀,斑片状磨玻璃影散在分布,与正常肺组织分界清楚,右肺下叶支气管血管束增粗。

【诊断标准】

对有雷诺现象、关节痛或关节炎、肌痛,手肿胀的患者,如果 ANA 呈高滴度斑点型,抗 U1-RNP 阳性,抗 Sm 阴性者,要考虑 MCTD 的可能,如果抗 Sm 阳性,应首先考虑 SLE。高滴度抗 U1-RNP 应高度怀疑 MCTD,因为它是诊断 MCTD 必不可少的条件。

1986 年在日本东京举行的 MCTD 会议上,Sharp、Kasukama 和 Alarcon-Segoria 宣布了各自的诊断标准,1991 年 Kahn 提出了新的标准。然而至今在世界范围内还没有统一的诊断标准,以下四种均被广泛应用。

1. Sharp 诊断标准(美国)。Sharp 诊断观察的内容包括 5 条主要标准和 11 条次要标准(表 26-6-1)。

确诊标准:符合 4 条主要标准,抗 U1-RNP 滴度>1:4 000 及抗 Sm 阴性。

可能诊断:符合 3 条主要标准及抗 Sm 阴性;或 2 条主要标准和 2 条次要标准,抗 U1-RNP 滴度>1:1 000。

可疑诊断:符合 3 条主要标准,但抗 U1-RNP 阴性;或 2 条主要标准,伴抗 U1-RNP>1:100;或 1 条主要标准和 3 条次要标准,伴有抗 U1-RNP>1:100。

表 26-6-1 Sharp 诊断标准(美国)

主要标准	次要标准
严重肌炎	脱发
肺部受累 　CO 弥散功能小于 70% 　肺动脉高压 　肺活检显示增殖性血管病变	白细胞减少 贫血 胸膜炎 心包炎
雷诺现象或食管蠕动功能减低	关节炎
手指肿胀或手指硬化	三叉神经病
抗 ENA≥1:10 000 和抗 U1-RNP 阳性和抗 Sm 阴性	颊部红斑 血小板减少 轻度肌炎 手肿胀

2. Alarcon-Segovia 诊断标准(墨西哥)。必须满足表 26-6-2 的血清学标准及至少 3 条临床标准(必须包括滑膜炎或肌炎),方能确诊。

表26-6-2 Alarcon-Segovia(墨西哥)

血清学标准	临床标准
抗U1-RNP≥1∶1600(血凝法)	手肿胀 滑膜炎 生物学或组织学证实的肌炎 雷诺现象 肢端硬化

3. Kasukawa诊断标准(日本) 日本将临床症状分为常见症状和混合症状两类(表26-6-3),确诊标准包括:至少1条常见症状阳性,抗snRNP抗体阳性及3种混合表现中,任何2种内各具有1条以上的症状。

表26-6-3 Kasukawa诊断标准(日本)

常见症状	混合症状		
	SLE样表现	SS样表现	PM样表现
雷诺现象 手指或 手肿胀	多关节炎 淋巴结病变 面部红斑 心包炎或胸膜炎 白细胞或血小板减少	指端硬化 肺纤维化、限制性通气障碍或弥散功能减低 食管蠕动减少或食管扩张	肌肉无力 血清肌酶水平升高(CPK) EMG示肌源性损害

4. Kahn诊断标准(法国) Kahn诊断标准与Alarcon-Segovia诊断标准相似,观察内容包括血清学标准及临床标准两大项(表26-6-4)。血清学标准阳性,雷诺现象和临床标准前3项中至少2项者可确诊。

表26-6-4 Kahn诊断标准(法国)

血清学标准	临床标准
高滴度抗U1-RNP抗体,相应斑点型ANA滴度≥1∶1200	手肿胀 滑膜炎 肌炎 雷诺现象

【鉴别诊断】

系统性硬化的肺动脉高压常常继发于肺间质纤维化。而MCTD的肺动脉高压可无明显肺部改变。

(彭德昌 陈起航)

参考文献

[1] Gunnarsson R, Hetlevik SO, Lilleby V. Mixed connective tissue disease [J]. Best practice & research [J]. Clinical rheumatology, 2016, 30:95-111.

[2] Tani C, Carli L, Vagnani S, et al. The diagnosis and classification of mixed connective tissue disease [J]. Journal of autoimmunity, 2014, 46-49.

[3] Berard RA, Laxer RM. Pediatric mixed connective tissue disease [J]. Curr Rheumatol Rep, 2016, 18(5):28.

[4] Sapkota B, Khalili YA. Mixed connective tissue disease [M]. Treasure Island (FL): StatPearls Publishing. 2021.

[5] 中华医学会风湿病学分会. 混合性结缔组织病诊断及治疗指南[J]. 中华风湿病学杂志, 2011, 15:42-45.

[6] Ortega-Hernandez OD, Shoenfeld Y. Mixed connective tissue disease: an overview of clinical manifestations, diagnosis and treatment [J]. Best Practice & Research. Clinical rheumatology, 2012, 26:61-72.

[7] Mira-Avendano IC, Andy A. Pulmonary manifestations of Sjögren syndrome, systemic lupus erythematosus, and mixed connective tissue disease [J]. Rheumatic Diseases Clinics of North America, 2015, 41:263-277.

第七节 · 具有免疫特征的间质性肺炎

在临床实践中,部分特发性间质性肺炎(idiopathic interstitial pneumonia, IIP)患者具有自身免疫性疾病特征,即有症状和体征提示潜在结缔组织病(CTD)相关的间质性肺炎,但缺乏血清自身抗体;或血清中出现高度特异性抗体,但无胸外的症状和体征;或放射学及组织学特点提示CTD,但患者无胸外累及和血清学异常。

这类特发性间质性肺炎患者具有潜在的自身免疫性疾病的临床特点,但尚不能被诊断为某一种具体的CTD。针对此类患者,欧洲呼吸学会和美国胸科协会成立了"未分化结缔组织病相关性间质性肺疾病工作组",对特发性间质性肺炎伴有自身免疫特征进行了一系列研究和讨论,并于2014年提出了疾病命名及诊断标准,2015年发表在欧洲呼吸病杂志上。工作组建议将其命名为具有自身免疫特征的间质性肺炎(interstitial pneumonia with auto immune features, IPAF)[1,2]。

IPAF是用来描述一个同时患有间质性肺炎和从临床、血清学、肺部形态学特征推测存在潜在的全身性自身免疫状况的疾病。IPAF结合临床、血清学和形态学三方面制定诊断标准,具体如下:临床表现包括特征性的肺外表现,血清学包括一系列特异性的自身抗体,形态学方面包括特征性的胸部影像、肺组织病理学或呼吸生理学特点[1]。

IPAF特指具有某些CTD特征但尚不能诊断为某一种确切的CTD的IIP患者,诊断IPAF的先决条件:所有患者均需经HRCT和/或手术肺活检证实存在间质性肺疾病;已经过详细地临床评估除外已知病因的ILD和不存在确切的CTD[3]。

IPAF多见于≥50岁的女性[4]。

【发病机制与病理】

最常见的病理组织学类型为非特异性间质性肺炎(NSIP)、机化性肺炎(OP)、NSIP重叠OP、淋巴细胞性间质性肺炎(LIP)。间质淋巴细胞的浸润伴有生发中心形成,弥漫性淋巴浆细胞浸润(伴或不伴淋巴滤泡增生)。

【临床表现】

临床表现包括肺外症状和体征。特征性的临床表现提示患者存在潜在的CTD,不过这些表现又不足以诊断某一确定的CTD。

(1) 远端手指皮肤裂纹(如"技工手")。
(2) 远端指尖皮肤溃疡。
(3) 炎性关节炎或多关节晨僵≥60 min。
(4) 手掌或指腹毛细血管扩张症。
(5) 雷诺现象。
(6) 不明原因的手指水肿。
(7) 不明原因的手指背侧的固定性皮疹(Gottron征)。

出现以上肺外症状则提示潜在的CTD,但单独出现不足以确诊CTD。其中"技工手"、Gottron征等常见于抗合成酶抗体综合征和系统性硬化症肌炎-重叠综合征。指尖溃疡、掌部毛细血管扩张、雷诺现象、不明原因手指肿胀常见于系统性硬化症。

IPAF临床表现雷诺现象最常见。炎性关节炎/晨僵>60 min和"技工手"也相对常见,手指末端皮肤溃疡非常少见。

【实验室检查】
(1) ANA阳性>1∶320、弥漫、斑点、均质或ANA核仁型(任何滴度)或ANA着丝点型(任何滴度)。
(2) RF≥2倍正常值上限。
(3) 抗CCP、抗dsDNA、抗Ro(SSA)、抗La(SSB)、抗RNP、抗Sm、抗Scl-70、抗tRNA合成酶、抗PM-Scl、抗MDA-5等均可为阳性。

IPAF患者更容易出现血清学异常。ANA>1∶320或核仁型、着丝点型任意滴度最常见,其次为抗SSA阳性和类风湿因子>正常值上限的2倍,Sm和抗Scl-70阳性较少见。皮肌炎相关的抗MDA-5阳性罕见,合并肺间质病变时往往预后不佳,死亡率高。

【影像学表现】
IPAF胸部HRCT提示存在间质性肺炎[5],包括NSIP、OP、NSIP重叠OP、LIP。UIP型表现也可出现IPAF中。

NSIP型影像学表现为双侧对称性基底部胸膜下分布为主的磨玻璃影,可伴网格影、牵拉性支气管扩张(图26-7-1)。OP型影像学表现为双侧或单侧近胸膜及以下肺野分布为主的双侧斑片状实变影,可伴空气支气管影(图26-7-2)。NSIP伴OP型表现为基底部分布为主的实变、常伴膈周纤维化(如牵拉性支气管扩张、网格影或下叶容积减小)。

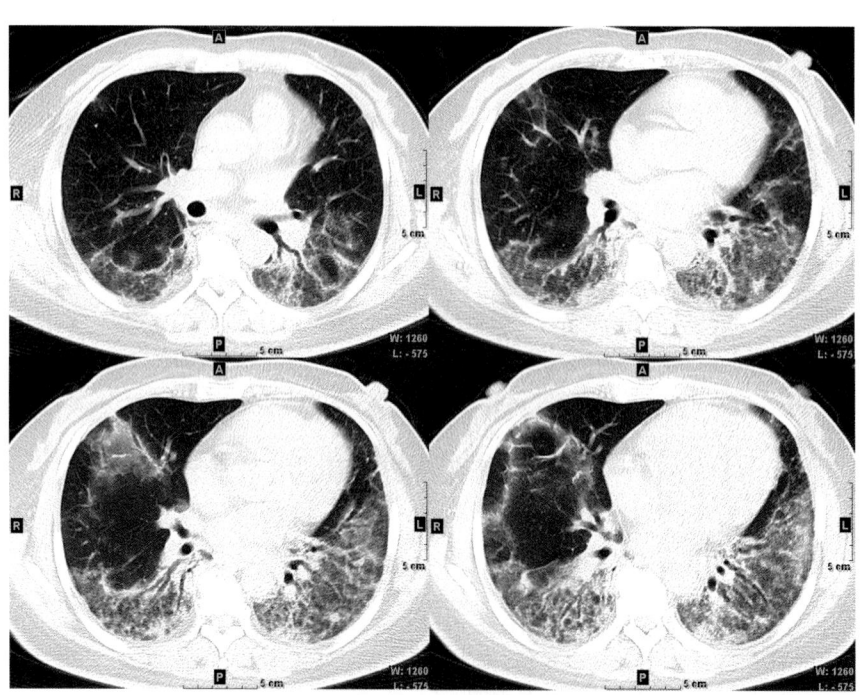

图26-7-1 女性,54岁。具有免疫特征的间质性肺炎
HRCT显示双侧对称性胸膜下磨玻璃影,部分呈网格状伴支气管牵拉扩张。

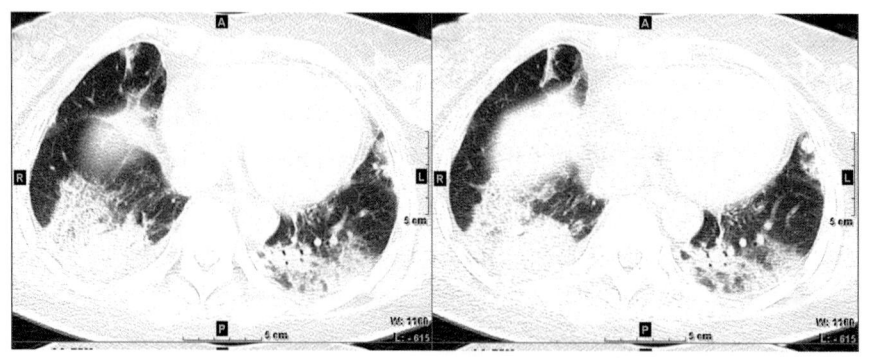

图26-7-2 女性,64岁。具有免疫特征的间质性肺炎
HRCT显示双侧下肺对称性胸膜下实变影,其内伴空气支气管征。

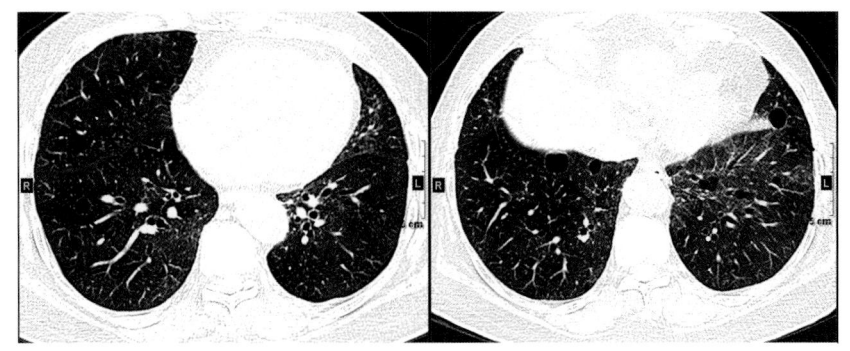

图 26-7-3 女性,66 岁。具有免疫特征的间质性肺炎合并淋巴细胞间质性肺炎
HRCT 显示双侧下肺多发囊状低密度影,周围可见多发磨玻璃影。

LIP 型则主要表现为支气管血管束周围的囊泡影,伴或不伴磨玻璃影或网格影(图 26-7-3)。除间质性肺炎外,还可出现胸膜积液或胸膜增厚、心包积液或心包增厚、细支气管炎或细支气管扩张,以及肺动脉高压。

【诊断标准】

(1) 存在间质性肺炎(通过 HRCT 或肺活检证实)。

(2) 排除其他已知病因。

(3) 尚不能确定符合某一确定的 CTD 诊断。

(4) 至少有表 26-7-1 中的 2 个项目的表现,每个项目至少有 1 个特征[4]。

表 26-7-1 具有免疫特征的间质性肺的观察项目

临床表现	血清学表现	形态学表现		
		HRCT 提示	组织病理学提示	提示多部位受累
远端手指皮肤裂纹(如"技工手")	ANA 阳性>1:320、弥漫、斑点、均质或 ANA 核仁型(任何滴度)或 ANA 着丝点型(任何滴度)	NSIP	NSIP	原因不明的胸膜积液或胸膜增厚
远端指尖皮肤溃疡		OP	OP	
炎性关节炎或多关节晨僵≥60 min	RF≥2 倍正常值	NSIP+OP	NSIP+OP	原因不明的心包积液或心包增厚
手掌或指腹毛细血管扩张症	抗 CCP 阳性	LIP	LIP	
雷诺现象	抗 dsDNA 阳性		间质淋巴细胞的浸润伴有生发中心形成;弥漫性淋巴浆细胞浸润(伴或不伴淋巴滤泡增生)	原因不明的气道疾病(肺功能、胸部影像或病理)(气流阻塞、细支气管炎或细支气管扩张)
不明原因的手指水肿	抗 Ro(SSA)阳性			
不明原因的手指背侧的固定性皮疹(Gottron 征)	抗 La(SSB)阳性			原因不明的肺血管病变
	抗 RNP 阳性			
	抗 Sm 阳性			
	抗 Scl-70 阳性			
	抗 tRNA 合成酶阳性			
	抗 PM-Scl 阳性			
	抗 MDA-5 阳性			

【鉴别诊断】

IPAF 与结缔组织相关肺病的 HRCT 表现无显著差异,均以实变、小结节影、斑点/片絮状影等较多见。需结合临床及实验室检查鉴别。

IPAF 患者最初出现呼吸系统症状的可能性更高,发热、咳嗽和咳痰、呼吸困难的发生率更高;抗 Ro-52 滴度较高;蜂窝状不透明、网状不透明、片状不透明和胸膜增厚的发生率更高。

结缔组织相关肺病女性较多,关节痛、口干眼、雷诺现象的发生率较高。红细胞沉降率和 D-二聚体水平较高;红细胞和血红蛋白水平较低;抗环瓜氨酸肽抗体、抗角蛋白抗体、抗核抗体和抗 MDA-5 抗体水平较高。

(彭德昌 陈起航)

参考文献

[1] 黄慧,胡立星,徐作军. 具有自身免疫特征的间质性肺炎的命名及诊断标准(摘译)—欧洲呼吸学会和美国胸科学会官方共识[J]. 中华结核和呼吸杂志,2016,39:433-437.

[2] Fischer A, Antoniou KM, Brown KK, et al. An official European Respiratory Society/American Thoracic Society research statement: interstitial pneumonia with autoimmune features [J]. European Respiratory Journal, 2015,46:976-987.

[3] 赛晓焱,蔡后荣. 具有自身免疫特征的间质性肺炎研究进展[J]. 中国呼吸与危重监护杂志,2017,16:5.

[4] Oldham JM, Adegunsoye A, Valenzi E, et al. Characterisation of patients with interstitial pneumonia with autoimmune features [J]. European Respiratory Journal, 2016,47:1767-1775.

[5] Chung JH, Montner SM, Adegunsoye A, et al. CT findings, radiologic-pathologic correlation, and imaging predictors of survival for patients with interstitial pneumonia with autoimmune features [J]. AJR, 2017,208:1229-1236.

第八节·未分化结缔组织病

未分化结缔组织病(undifferentiated connective tissue disease，UCTD)又称未分化风湿病(URD)，是指具有多个结缔组织病的临床和免疫学实验室特点，但又不能满足任何一种特定的弥漫性结缔组织病[1]。目前认为 UCTD 是一类以较少的临床及血清学表现为特征的全身性自身免疫性疾病。

UCTD 是指与明确的结缔组织病具有相似临床症状、体征和血清学表现的不可分类的系统性自身免疫性疾病，但尚不符合任何一种明确的结缔组织病的诊断及分类标准，如 SLE、干燥综合征、系统性硬化、PM/DM、RA 或 MCTD。

前瞻性研究发现，多达 30% 的 UCTD 患者在诊断后的几年内会进展为某种确定的结缔组织病，故有学者认为 UCTD 是某种结缔组织病的疾病早期阶段[2]。如果 UCTD 患者在出现症状的 12 个月内未进展为某一确定结缔组织病，大多在 10 年后仍保持未分化状态，并且这些患者中的大多数不会进展为确定的结缔组织病。因此，目前多认为 UCTD 可能是结缔组织病分类中一种独立的疾病。

UCTD 多发于 18~67 岁，育龄期女性多见，男女比例为 1:(4~6)。部分患者会在短期内发展为结缔组织病(CTD)。

【发病机制与病理】

UCTD 的病因及发病机制尚不完全清楚。大多数自身免疫性疾病是由遗传和环境因素共同引起的。自身免疫疾病的特征是存在自发或夸大免疫系统活动，这可能导致自身抗体的形成或抗原特异性 T 细胞的激活，可以靶向不同器官中的自身抗原。当免疫系统攻击结缔组织时，就会发生自身免疫性结缔组织疾病[3]。

环境因素包括长期接触有害化学物质(如香烟烟雾中的化学物质、药物、油漆及颜料)、空气中的污染物和紫外线等。有研究发现，UCTD 患者在妊娠期复发率增加，可能与性激素水平的变化或雌孕激素比例失衡有关。目前认为本病的发生应该是一些环境因素作用于易感个体的结果。

【临床表现】

本病常隐匿起病，早期的 UCTD 可能症状不明显，或仅有非特异性的临床表现，如乏力、低热、感觉不适、淋巴结肿大等。

UCTD 最常见临床表现为关节肿痛，其次为各种皮肤黏膜病变，包括面部红斑、青斑、紫癜、手足发绀、毛细血管扩张和荨麻疹，其他症状包括雷诺现象、眼干、口干、光过敏、口腔溃疡等，胸膜炎、心包炎较少见。

7%~13% 的患者被查出自身免疫性甲状腺疾病，少见重要的器官损伤或受累，如肾脏和神经系统[4]。在随访过程中发现，患者的临床症状可随病程及治疗而波动，多呈逐渐缓解趋势，但总体而言病情活动度变化不大。

【实验室检查】

1. 常规检查·贫血、白细胞降低、血小板减少、活动期 C 反应蛋白、红细胞沉降率升高，极少数可出现尿蛋白、血尿和血肌酐水平升高。

2. 免疫学检查·γ球蛋白升高，部分患者活动期时血清补体水平降低，以 C3、C4、CH50 为明显。

3. 自身抗体·UCTD 最常见的自身抗体为 ANA，阳性率为 55%~100%，平均在 58% 左右；抗磷脂抗体(aPL)、抗 SSA/Ro、抗 RNP 抗体、抗 dsDNA 抗体、抗 Sm 抗体、抗核糖体 P 蛋白抗体、抗 SSA 抗体、抗 SSB 抗体、抗 Scl-70 抗体、抗 Jo-1 抗体、抗着丝点抗体、抗 Mi2 抗体、抗 CCP 抗体、类风湿因子等，可协助排除 SLE、干燥综合征、系统性硬化、炎症性肌病、RA 等确定的结缔组织病。

【影像学表现】

X 线片可能正常，也可表现为肺纹理增粗、紊乱；也可能显示胸腔或心包积液、长期肺动脉高压、心脏肥大或间质性肺病的表现。

胸部 HRCT 用来评估间质性肺病情况，包括实变、磨玻璃影、网格状影、蜂窝状影、斑点/片影、条索影、小结节影、支气管牵张、肺大疱、肺气肿、胸膜增厚或胸腔积液等(图 26-8-1)[5]，但缺乏特异性。

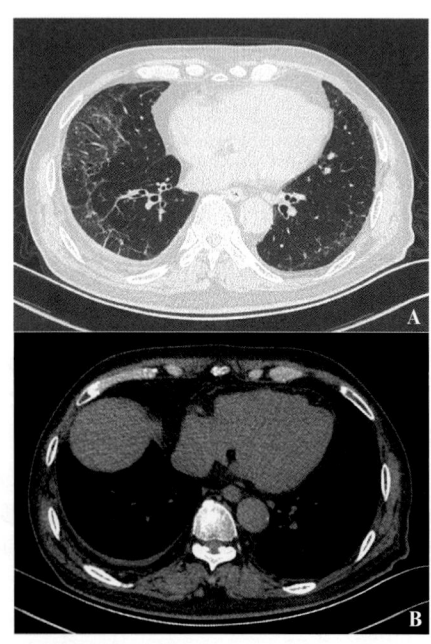

图 26-8-1　男性，62 岁。未分化结缔组织病

HRCT 肺窗(A)显示两肺多发磨玻璃影，小叶间隔增厚，局部呈网格状改变，右肺下叶局部支气管扩张；纵隔窗(B)显示右侧胸膜增厚。

肺动脉 CTPA 可表现为肺动脉及其分支增粗(图 26-8-2)、右心增大，对比剂反流至下腔静脉及肝静脉，严重者出现心包积液，部分患者可出现肺血栓。

5%的患者可出现高血压,影像学检查局部血管壁有增生或狭窄,重要脏器血管炎如心脏血管炎、肾动脉狭窄、动静脉栓塞等少见。

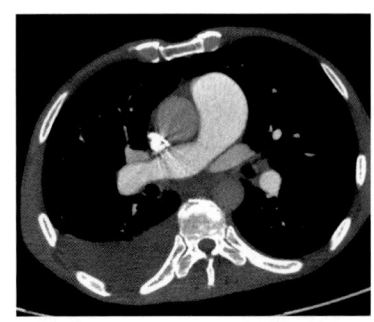

图26-8-2　男性,58岁。未分化结缔组织病
纵隔窗示肺动脉干增粗,右侧胸腔积液。

【诊断标准】

目前UCTD尚无统一的诊断标准,临床多采用1999年Mosca等提出的初步分类标准如下[6]。

(1) 出现结缔组织病的症状和体征。

(2) 2次及以上ANA阳性(ANA≥1∶80),但不符合任何一种确定的结缔组织病分类标准。

(3) 若病程超过3年,则为稳定性UCTD;若病程少于3年,则可诊断为早期UCTD。

在2005年又提出了补充的排除标准:①临床排除标准,蝶形红斑、亚急性皮肤红斑狼疮、盘状狼疮、皮肤硬化、向阳疹、Gottron疹、侵蚀性关节炎。②实验室排除标准,抗dsDNA抗体、抗Sm抗体、抗核糖体P蛋白抗体、抗Scl-70抗体、抗着丝点抗体、抗SSB/La抗体、抗Jo-1抗体、抗Mi2抗体。

但部分症状新发的早期UCTD患者可能在数月到数年内发展为某种确定的结缔组织病,如有雷诺现象伴ANA阳性的患者可能在1~2年出现典型系统性红斑狼疮或硬皮病的表现,此类病例并非少见。

因此,病程在2年以内的患者不宜轻易诊断本病,同时诊断为早期UCTD患者应引起临床关注,并进行随诊复查。

【鉴别诊断】

1. 结缔组织间质性肺病・CDT-ILD与UCTD-ILD的HRCT表现无显著差异,以实变、小结节影、斑点/片絮状影等较多见[7]。

2. 特发性肺纤维化・IPL患者以老年男性为主,多有吸烟史,偶见关节痛等症状,自身抗体可见ANA、抗Ro-52和抗SSA阳性。HRCT多表现为蜂窝状影、肺大疱、肺气肿等。IPF起病隐匿,早期多无症状,出现咳嗽、气短等表现时,病情可能已进展多年,胸部HRCT则会呈现蜂窝状、肺大疱等晚期表现,此时病变多已不可逆。而UCTD-PF小结节影等炎性表现多见,但缺乏特异性。

(彭德昌　陈起航)

参考文献

[1] Mosca M, Tani C, Bombardieri S. Undifferentiated connective tissue diseases (UCTD): a new frontier for rheumatology [J]. Best Pract Res Clin Rheumatol, 2007, 21: 1011-1023.

[2] Bodolay E, Szegedi G. Nem differenciált collagenosis 2009-ben [Undifferentiated connective tissue disease [J]. Orv Hetil, 2009, 10: 867-872.

[3] Brulhart L. Undifferentiated connective tissue disease: what is it? [J]. Revue Médicale Suisse, 2021, 17(729): 498-500.

[4] Tunes M, Scirè CA, Talarico R, et al. Undifferentiated connective tissue disease: state of the art on clinical practice guidelines [J]. RMD Open, 2019, 4(Suppl 1): e000786.

[5] Riccardi A, Irace R, Di Stefano I, et al. Lung involvement in "stable" undifferentiated connective tissue diseases: a rheumatology perspective [J]. Clin Rheumatol, 2017, 36: 1833-1837.

[6] Mosca M, Neri R, Bombardieri S. Undifferentiated connective tissue diseases (UCTD): a review of the literature and a proposal for preliminary classification criteria [J]. Clin Exp Rheumatol, 1999, 17: 615-620.

[7] 谢荣华,杨西超,庞琳烜,等.结缔组织相关肺纤维化、未分化结缔组织病相关肺纤维化和特发性肺纤维化特征分析[J].山西医科大学学报,2016,47: 737-741.

第九节・结节性多动脉炎

结节性多动脉炎(polyarteritis nodosa, PAN)曾被称为结节性动脉周围炎、多动脉炎和经典的结节性多动脉炎,是中动脉及小动脉的坏死性炎症,受累的动脉壁形成小结节和动脉瘤,不伴有肾小球肾炎、无微小动脉、毛细血管或微小静脉的炎症[1]。

PAN是一种少见病。各种族均有本病报道。在英国PAN年发病率约为4.6/100万,在美国年发病率约为9/100万。男性多见,男女比例约为2∶1。大部分在40~60岁发病,儿童和老年人也可见到。

发病高峰为9~11岁。婴幼儿亦可患病,现认为系川崎病的严重型。

病因尚不明确,一般认为与易感机体对细菌(链球菌)、病毒(乙型肝炎病毒)感染后所发生的自身免疫反应有关;此外结核、巨细胞病毒、细小病毒B19感染也与结节性多动脉炎有关[2]。

【发病机制与病理】

PAN的病因和发病机制仍不十分清楚。目前研究认为,约30%的PAN患者与乙型肝炎病毒感染有很密切的联系,其他如丙型肝炎病毒、副病毒B19和嗜人类T淋巴细胞病毒Ⅰ型也均可诱发PAN[3]。

PAN病理改变急性期为血管壁全层纤维蛋白样坏死,炎性细胞浸润和管腔内血栓形成。慢性期为血管壁纤维性增生。PAN呈节段性坏死性炎症,尤其好发于血管分叉处,导致微动脉瘤形成,动脉瘤破裂可形成出血和器官梗死。

结节性多动脉炎肺部发病率不高,约1/3有肺部表现,主要病理改变为血管病变所产生的水肿、出血和梗死,也被称为坏死性肺泡炎。

【临床表现】

PAN临床表现呈多样性,取决于受损血管的部位及程度[4]。典型病例以发热、乏力、体重下降、出汗、肌痛或关节痛起病,继之出现某些系统损害的表现,如沿血管分布的皮下小结节、蛋白尿、镜下或肉眼血尿、腹痛等。多数患者为不规则发热持续性或间歇性。有乙型肝炎病毒感染和无乙型肝炎病毒感染的病例在临床表现方面无明显区别。

肺部受累较少,可出现咳嗽、血痰和胸痛,有些患者伴有支气管哮喘。

【实验室检查】

本病无特异性实验室检查指标。

1. **常规检查**·白细胞总数和中性粒细胞增高、贫血、血小板增多,可见嗜酸粒细胞增多,红细胞沉降率加快。

2. **免疫学检查**·C反应蛋白增高,血清免疫球蛋白增高,白蛋白降低,总补体及补体C3下降,血清Ⅷ因子相关抗原增高。

3. **自身抗体**·可见ANA和RF阳性,但滴度不高。

4. **皮肤结节及肾活检**·活检组织可见不同阶段的坏死性血管炎改变,病变血管间有正常血管存在。

【影像学表现】

胸部X线和CT检查可以是正常表现,也可以表现为肺实质和血管周围浸润性阴影,呈肺内磨玻璃样、网状或网结节影,多见于肺中下肺野,大小不一,数目不定,近似对称的肺水肿,可夹杂肺小叶间隔增厚(图26-9-1A)。吸收后残留条索状阴影,肺纹理增重。肺门血管扩张致使肺门阴影增大。

肺内肉芽肿或肺梗死形成的单个或多发的大结节灶,常呈楔形或三角形,基底朝向胸膜,尖端指向肺门(图26-9-1),结节内可出现空洞,继发感染可出现气液平面。另外,可伴有胸腔积液和心包积液,肺动脉主干增宽,心脏增大(图26-9-2)。

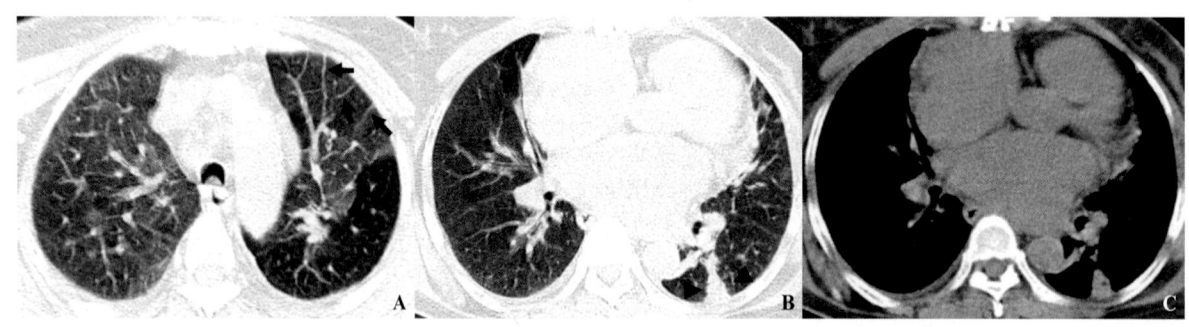

图26-9-1 结节性多动脉炎
CT肺窗显示两肺透光度下降,小叶间隔增厚(A,箭),左下肺胸膜下楔形致密影(B,箭头),尖端指向肺门,右侧胸膜增厚(C)。

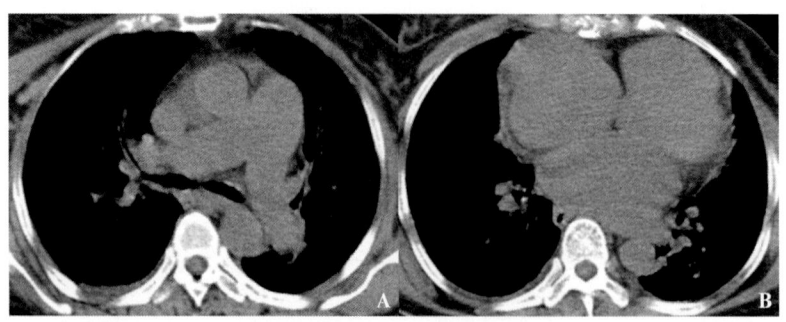

图26-9-2 与图26-9-1为同一患者
肺动脉主干及其分支增宽,左肺门增大,心脏左房、右心房明显增大,肺动脉干增粗,心包少量积液(B)。

血管造影可以发现肝、肾、脑动脉、肠系膜动脉、冠状动脉瘤状扩张或血管闭塞。

【诊断标准】

结节性多动脉炎目前尚无特异性的诊断指标,其诊断主要依赖临床表现、血管造影和组织活检综合判断。

1. **美国风湿学会(ACR)的分类标准**·1990年美国风湿学会(ACR)的分类标准[5],即满足以下条件至少3条。

(1) 体重下降≥4 kg(无节食或其他原因)。

(2) 网状青斑(四肢和躯干)。

(3) 睾丸痛和/或压痛(非感染、外伤或其他原因引起)。

(4) 肌痛、乏力、下肢压痛。

(5) 多发性单神经炎或多神经炎。

(6) 舒张压≥90 mmHg。

(7) 血尿素氮>400 mg/L或肌酐>15 mg/L(非肾前因素)。

(8) 血清乙肝标志(HBsAg或HBsAb)阳性。

（9）动脉造影见动脉瘤或血管闭塞（除外动脉硬化、纤维肌性发育不良或其他非炎性病变）。

（10）中小动脉壁活检见中性粒细胞和单核细胞浸润。

2. 欧洲风湿联盟诊断标准·2008年欧洲风湿联盟制定诊断标准，包括组织病理学指标和一条临床指标。

（1）组织病理学指标：小血管、中等血管坏死性血管炎或血管造影异常（如MRI照影无异常需进行传统的动脉照影）动脉瘤或动脉闭塞，此为必备条件。

（2）临床指标

1）皮肤受累：斑丘疹样紫癜、触痛、皮下结节、皮肤梗死。

2）肌痛或触痛。

3）高血压收缩压/舒张压均高于正常值的95%。

4）周围神经病变手套、袜套样感觉障碍，多发性神经炎。

5）肾脏受累蛋白尿、血尿或红细胞管型，肾功能受损（GFR低于正常的50%）。

【鉴别诊断】

1. 肺水肿·结节性多动脉炎多伴有沿血管分布的皮下小结节、肾脏疾病等多系统损害表现，常伴有心脏普遍增大、心包少量积液，外周血中可见嗜酸性粒细胞增多。

2. 肺癌或肺转移瘤·当结节性多动脉炎肺内出现单发或多发结节灶伴空洞时，应注意鉴别。结合临床表现、实验室检查、病灶变化快等特点，多可以诊断。确诊需经肺活检。

（彭德昌 陈起航）

参考文献

[1] Jennette JC, Falk RJ, Bacon PA, et al. 2012 revised international chapel hill consensus conference nomenclature of vasculitides [J]. Arthritis Rheum, 2013, 65: 1-11.

[2] Hernandez-Rodriguez J, Alba MA, Prieto-González S, et al. Diagnosis and classification of polyarteritis nodosa [J]. J Autoimmun, 2014, 48-49: 84-89.

[3] Howard T, Ahmad K, Swanson JA, et al. Polyarteritis nodosa [J]. Tech Vasc Interv Radiol, 2014, 17: 247-251.

[4] Adams TN, Zhang D, Batra K, et al. Pulmonary manifestations of large, medium, and variable vessel vasculitis [J]. Respir Med, 2018, 145: 182-191.

[5] Asif HM, Akram M, Akhtar N, et al. Rheumatiod arthritis: a review article [J]. IJABPT, 2011, 2: 108-111.

第十节·强直性脊柱炎

强直性脊柱炎（ankylosing spondylitis，AS）是以脊柱及骶髂关节的慢性炎症为特征的自身免疫性疾病，是脊柱关节病（spondyloarthropathies，SpA）的一种，是一种最常见、最典型的脊柱关节病。典型的表现是患者存在双侧骶髂关节炎、外周关节及关节外器官也常受累，如眼、心血管、肺胸膜等脏器。

强直性脊柱炎在男性中的发病率是女性的2~3倍，通常在青春期和成年早期出现隐匿性腰痛和僵硬[1]。

AS的病因尚不清楚，目前研究认为环境因素与遗传特性是导致发病的两个重要因素，即基因和外界因素共同作用的结果[2]。遗传因素被认为是AS的关键因素，而且AS与HLA-B27有密切相关性，90%~95%的AS患者存在HLA-B27阳性[2,3]。有临床研究发现AS发病与感染有一定的关系，其中研究较多的是肺炎克雷伯杆菌（Klebsiella pneumoniae）[4,5]。

【发病机制与病理】

AS肺部的发病机制尚不甚清楚，目前多认为是免疫反应所致。主要病理表现为致纤维化过程伴囊肿形成[6]。

AS的基本病理是伴有慢性炎症的肌腱附着点炎，包括CD4+、CD8+淋巴细胞和巨噬细胞的作用。骶髂关节炎最初的表现为滑膜的炎性反应，形成血管翳，沿关节间隙向关节面软骨蔓延侵蚀，破坏软骨，也可侵入骨内，形成骨性关节面及临近骨的破坏，晚期血管翳纤维化、钙化，使关节发生纤维性强直或骨性强直。

病变主要累及骶髂关节髂骨侧滑膜部，表现为软骨钙化、关节面下骨吸收所致的关节间隙改变。

【临床表现】

AS发病隐匿，发展缓慢，早期表现为腰背部疼痛、僵直，逐渐发展为活动受限、脊柱畸形，由于胸壁扩张和腰椎拉直有限，部分患者可能会出现吸气困难[7]。

常有急性前葡萄膜炎或急性虹膜炎表现。

肺部受累AS患者多无明显呼吸系统临床症状、体征，常规X线片难有阳性发现。出现的呼吸系统症状多为咳嗽、胸痛、进行性呼吸困难、咯血、发绀等。

【实验室检查】

AS没有诊断性或特异性的检查。75%的患者出现红细胞沉降率增快，轻度至中度IgA升高，血清C反应蛋白增高，RF阴性，HLA-B27阳性率大于90%，15%的患者可有轻度正细胞正色素性贫血。

【影像学表现】

强直性脊柱炎广泛的肺部表现已被证实，包括上叶纤维化、间质性肺病（ILD）、胸膜增厚和胸腔积液。

胸部X线检查AS的病变是晚期少见的关节外表现，1%~8%的患者X线平片可见肺、胸膜的异常[7]。最常见的肺内表现为上肺的纤维索条影及囊状影，平均在AS发病15~20年后出现。

病变始于肺尖胸膜受累，继而肺尖浸润，病变进展出现空洞与肺大疱。囊腔可因曲霉移入生长而形成真菌病。最初病变为一侧，后变为双侧。

CT检查可以发现40%~90%的AS患者存在异常表

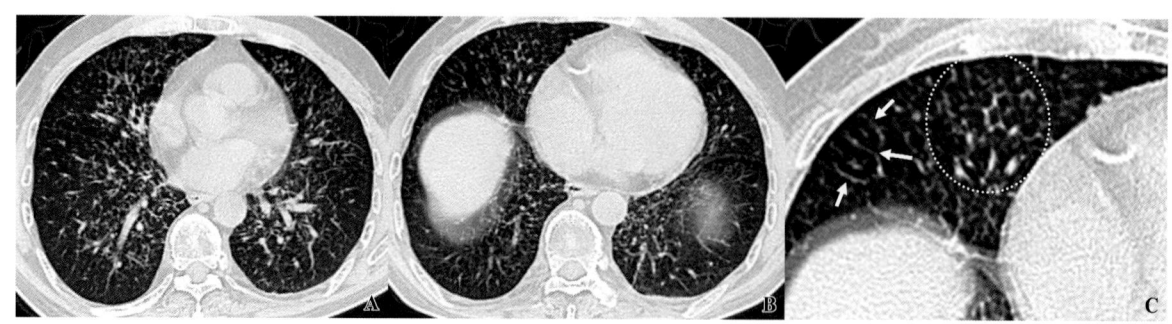

图26-10-1 男性,54岁。强直性脊柱炎
HRCT显示两肺纹理增多,紊乱(A、B)呈网状,小叶间隔增厚(C,箭),小叶内间质增生呈斑点状、线状,小叶间隔和小叶内间质不能区分时形成杂乱的网格状(圆圈内)。

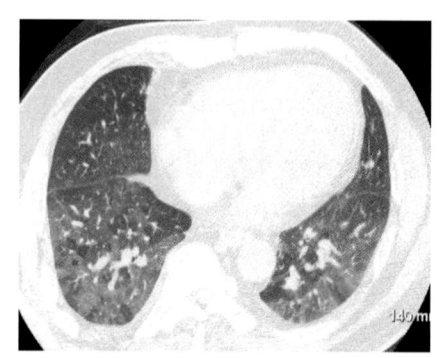

图26-10-2 男性,52岁。强直性脊柱炎
HRCT显示两肺下叶磨玻璃影及马赛克征象。

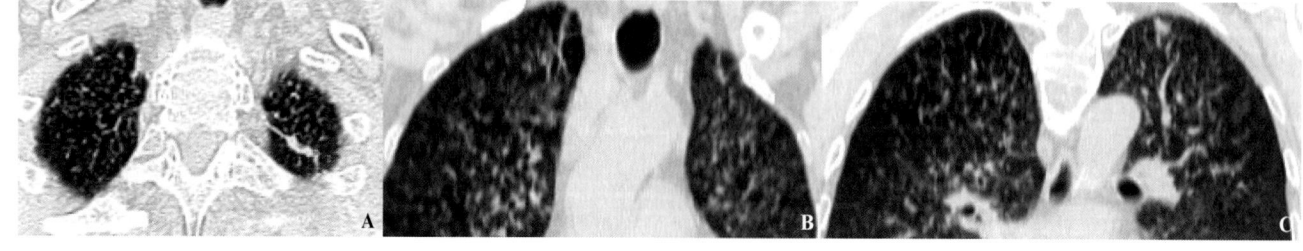

图26-10-3 与图15-8-1为同一患者
CT轴位(A)及冠状位重建(B)显示左肺尖纤维索条影,右侧纵隔旁气肿,上肺广泛小叶间隔增厚(C)。

现[8]。多为轻度非特异间质病变,未发现终末期蜂窝肺的病例。病变主要分布于两肺下叶的肺野及胸膜下2~3cm宽的区域内。

具体表现为:小叶内间质增生、小叶间隔增厚(图26-10-1)、胸膜下线、磨玻璃影、马赛克征象(图26-10-2)、结节状影、肺气肿、肺尖纤维化(图26-10-3),可伴发支气管扩张和气管壁增厚、纵隔淋巴结增大。

肺间质病变的HRCT表现与病程无相关性,与骶髂关节炎严重度分级亦无相关性。但肺尖纤维化与支气管扩张的出现与病程有线性相关。

【诊断标准】
大部分患者通过病史、体征、骶髂关节X线检查及家族史能做出AS的诊断。

1. 2009年ASAS推荐的中轴型脊柱炎(SpA)的分类标准[9]:对于腰背痛持续至少3个月,发病年龄小于45岁的强直性脊柱炎患者,若符合以下任何一条标准,即可诊断为脊柱关节炎。

(1) 经影像学证实的骶髂关节炎+至少一项脊柱关节炎特征。

(2) HLA-B27阳性+至少另外两项脊柱关节炎特征。

2. 标准中"影像学提示骶髂关节炎"

(1) 骶髂关节MRI提示活动性(急性)炎症(明确的骨髓水肿或骨炎),高度提示存在与SpA相关的骶髂关节炎。

(2) X线提示骶髂关节炎(同1984年修订的纽约标准)。

SpA临床特征是指:①炎性背痛(IBP);②关节炎;③肌腱端炎(足跟);④葡萄膜炎;⑤指(趾)炎;⑥银屑病;⑦克罗恩病/溃疡性结肠炎;⑧对NSAIDs治疗反应好;⑨有SpA家族史;⑩HLA-B27阳性;⑪CRP升高。

【鉴别诊断】
肺尖部纤维化的影像学表现难与肺结核鉴别,需要依靠病原学检查及免疫学检查。

(彭德昌 陈起航)

参考文献

[1] 中华医学会风湿病学分会. 强直性脊柱炎诊断及治疗指南[J]. 中华风湿病学杂志, 2010, 14(08): 557-559.

[2] Tsui FW, Tsui HW, Akram A, et al. The genetic basis of ankylosing spondylitis: new insights into disease pathogenesis [J]. Appl Clin Genet, 2014, 7: 105-115.

[3] Reveille JD. An update on the contribution of the MHC to AS susceptibility [J]. Clin Rheumatol, 2014, 33: 749-757.

[4] Zhang L, Zhang YJ, Chen J, et al. The association of HLA-B27 and Klebsiella pneumoniae in ankylosing spondylitis: a systematic review [J]. Microb Pathog, 2018, 117: 49-54.

[5] Gomez-Simmonds A, Uhlemann AC. Clinical implications of genomic adaptation and evolution of carbapenem-resistant Klebsiella pneumoniae [J]. J Infect Dis, 2017, 215(suppl): S18-S27.

[6] Zhu W, He X, Cheng K, et al. Ankylosing spondylitis: etiology, pathogenesis, and treatments [J]. Bone Res, 2019, 7: 22.

[7] Kanathur N, Lee-Chiong T. Pulmonary manifestations of ankylosing spondylitis [J]. Clin Chest Med, 2010, 31: 547-554.

[8] Sampaio-Barros, PD, Cerqueira E, Rezende SM, et al. Pulmonary involvement in ankylosing spondylitis [J]. Clin Rheumatol, 2007, 26: 225-230.

[9] Sieper J, Rudwaleit M, Baraliakos X, et al. The assessment of spondyloarthritis international society (ASAS) handbook: a guide to assess spondyloarthritis [J]. Ann Rheum Dis, 2009, 68: ii1-44.

第二十七章 其他弥漫性肺疾病

第一节·肺淋巴管肌瘤病

淋巴管肌瘤病（lymphangioleiomyomatosis，LAM）又称淋巴管平滑肌瘤病，是一种罕见的以肺部弥漫性囊性病变为特征的多系统肿瘤性疾病[1,2]。几乎所有 LAM 均发生于女性，尤其以育龄期女性为主，男性 LAM 病例极其罕见[3]。LAM 分为两类，包括：①无遗传背景的散发型 LAM（S-LAM）；②遗传性疾病结节性硬化症（tuberous sclerosis complex，TSC）相关的 LAM（TSC-LAM）。

肺淋巴管肌瘤病（pulmonary lymphangiomymatosis，PLAM）以肺淋巴管、小气道和小血管及其周围平滑肌细胞弥漫性异常增生为显著特征，可引起肺淋巴管、细支气管及小血管狭窄或阻塞，导致肺功能障碍。

PLAM 是一种极为罕见的特发性间质性肺疾病，发病率为（0.029~1)/100 万。1937 年本病由 Von Stössel 首先报道，1966 年 Cornog 将其命名为肺淋巴管肌瘤病。本病发生于育龄期女性，平均诊断年龄在 40 岁左右，预后较差，平均生存期为 8~10 年，多因呼吸衰竭而死亡。

【发病机制与病理】

LAM 已被定义为一种低度恶性、侵袭性、转移性肿瘤。LAM 发病机制的主要分子基础是 *TSC1* 或 *TSC2* 基因突变，并以 *TSC2* 基因突变为主。TSC1 和 TSC2 蛋白在体内以复合体的方式抑制哺乳类雷帕霉素靶蛋白（mTOR），当 *TSC1* 或 *TSC2* 基因功能缺陷时，mTOR 过度活化，导致 LAM 肿瘤细胞过度增殖。

S-LAM 的平均发生率在女性人口中约为 4.9 人/100 万。TSC 在新生儿的发生率为 1/(6 000~10 000)，30%～40%的成年女性 TSC 患者合并 LAM，也有研究显示 40 岁以上的女性 TSC 患者中 80%存在肺部囊性改变。

结节性硬化中 30%病例可以发生 LAM，而 TSC-LAM 仅占 LAM 病例的 15%。

PLAM 的大体病理特点为两肺弥漫性、大小不等的囊腔或蜂窝状改变，直径为 0.5~3 cm。镜下病理改变可分为两型：一型为肺淋巴管、小气道、小血管的管壁及其周围的未成熟平滑肌细胞弥漫性异常增生，并呈束状或结节状排列，结节突入囊腔，可使囊腔挤压成裂隙样，增生的未成熟的平滑肌细胞也可通过肺间质扩展；另一型以终末气腔弥漫性囊性扩张为主，囊腔被覆扁平上皮或矮立方上皮，甚至高柱状上皮，部分病例可见上皮乳头状增生；囊壁的间隔有不同程度的增宽。囊状改变型的预后比平滑肌增生型更差。

肺组织的其他病理改变还包括肺大疱形成，肺泡腔内渗出液及吞噬细胞浸润，可伴出血及含铁血黄素沉积。

LAM 的肺部病理特征在显微镜下显示为多发含气囊腔和异常增生的梭形平滑肌样细胞（又称 LAM 肿瘤细胞），免疫组织化学显示抗平滑肌肌动蛋白（SMA）抗体染色阳性，黑色素瘤相关抗原 HMB45 阳性，常伴雌激素和孕激素受体阳性。

【临床表现】

1. 呼吸系统症状·早期症状轻微，部分患者无明显症状在查体时被发现，部分患者因呼吸系统症状或其他原因进行肺部 CT 检查时发现。

主要表现为进行性呼吸困难（87%）、反复自发性气胸（65%）、咳嗽（51%）、咯血（22%）、胸痛（34%）、乳糜胸（28%）[4]。患者肺功能进行性恶化，晚期出现呼吸衰竭。在病程中可反复出现单侧或双侧反复自发性气胸，文献报道 40%～80%的患者合并气胸，而临床所见绝大多数患者以自发性气胸为首发症状。

约 60%的患者可因平滑肌细胞增生导致淋巴管破裂或

胸导管阻塞而并发乳糜胸。

2. 肺外症状·包括肾血管平滑肌脂肪瘤（angiomyolipoma，AML）、腹膜后实性或囊实性淋巴管肌瘤（又称淋巴管平滑肌瘤）。

肺外症状可出现乳糜尿、乳糜心包积液、乳糜腹水。肾脏受累时可出现肾功能改变。

【实验室检查】

1. 实验室检查·血清血管内皮细胞增长因子D（VEGF-D）具有诊断价值，血清 VEGF-D≥800 pg/mL 为可作为诊断标准之一，其诊断敏感性和特异性分别约为70%和90%。

胸部HRCT的典型表现及VEGF-D的增高达到诊断标准，使得大部分患者可避免有创检查如肺活检而得以明确诊断。一般的实验室检查指标无明显异常改变。

2. 肺功能检查·肺功能评估对于了解LAM患者病情变化非常重要，通常会建议患者定期检查肺功能。肺功能检查包括肺的容量、通气功能、舒张试验和弥散功能。LAM患者早期肺功能无明显受损。弥散功能（DLco）下降出现较早。

随着病情进展可以出现阻塞性通气功能障碍，表现为肺总量（TLC）、残气量（RC）和 RC/TLC 增加，FEV_1 和肺活量及 FEV_1/FVC 下降。FEV_1 的绝对值和年下降速率在判断LAM病情严重程度和评估治疗反应方面有较大临床应用价值。

3. 血气检查·血气分析为低氧血症。

【影像学表现】

早期胸部X线片可正常或仅出现气胸（图27-1-1），约26%的肺淋巴管肌瘤病患者胸部X线平片显示为正常[5]。通常在相对较晚期才显示异常改变，主要表现包括肺容积增大（53%）和网状影（66%），其他表现为囊状影（38%）、气胸（41%）和胸腔积液（44%）[6]。

部分患者呈肺气肿样改变，肺容积增大，呈桶状胸外观，肋间隙增宽，肺野透光度增强。网状影多呈弥漫分布的细网状影（图27-1-2）、粟粒状结节影或蜂窝样影。胸腔积液可为双侧性，也可仅为单侧（图27-1-2）。

胸部HRCT对显示囊性病变更敏感，典型表现为双肺多发小囊状影，囊壁光滑、边缘清晰，弥漫性分布（图27-1-3）。病灶多呈弥漫和对称性分布在整个肺部，没有明显优势肺叶，也无明显上肺与下肺或中心区与外周带的分布区别，部分患者可显示上肺或下肺较多[7]。

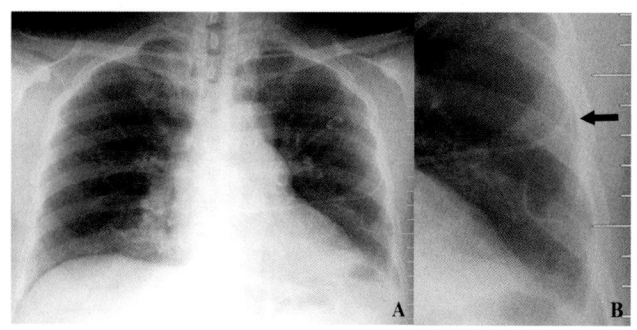

图27-1-1　女性，40岁。肺淋巴管肌瘤病合并自发气胸
胸部床旁像（A）显示左侧气胸引流后基本复张，两肺未见明确囊状影或结节影；左肺局部放大图（B）显示侧胸壁内侧可见细线状气体影（箭）。

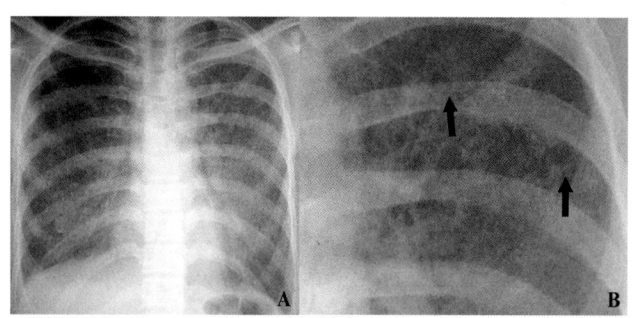

图27-1-2　肺淋巴管肌瘤病
正位X线片（A）显示两肺容积增大，肋骨平举，两侧肺内弥漫分布细网格状影；左上肺局部放大图（B）显示肺野内多发散在小囊状影，边缘锐利，壁菲薄（箭）。

HRCT显示大多数囊状影直径为2~5 mm，较大囊状影囊壁可达30 mm，隐约可见到清晰囊壁，厚薄均匀（图27-1-4），壁厚通常不超过2 mm[6,7]。囊状影内无积液，囊状影之间为肺组织正常，有时在囊状影边缘可见小血管影（图27-1-5）。

其他表现包括乳糜性胸腔积液、气胸及肺淋巴管淤滞导致的肺内磨玻璃影。气胸发生率为40%~70%，且复发率>70%。单侧或双侧乳糜胸腔积液约见于1/3的患者。胸部CT同时可显示纵隔淋巴结增大、气胸（图27-1-4）。平滑肌细胞增生所形成的结节样高密度影少见，仅占约5%。TSC患者的CT上还可双肺多发实性小结节，为肺细胞增生形成。

胸导管增大和纵隔神经节增大是LAM的典型表现，尤其是复发性乳糜胸患者。约30%的LAM患者可见胸部（主要是膈肌脚间隙）和腹部淋巴结，而纵隔和肺门淋巴结增大在LAM中并不常见[8]。

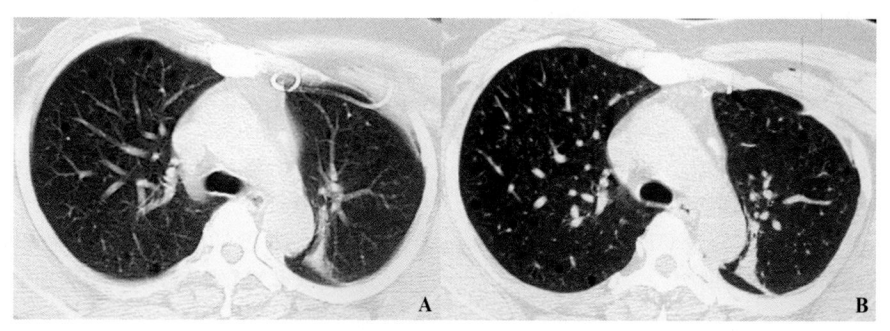

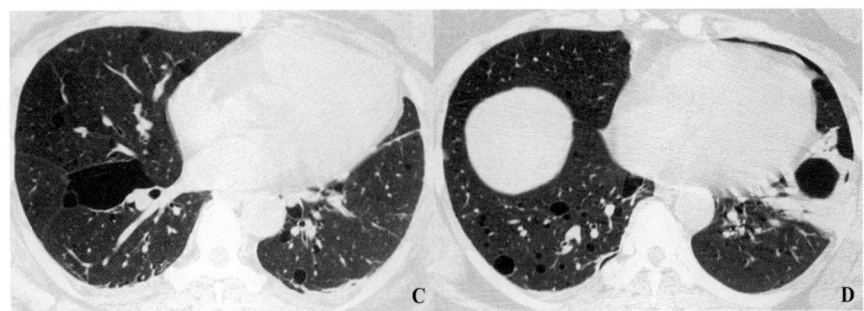

图 27-1-3 女性，40 岁。肺淋巴管肌瘤病

与 27-1-1 为同一患者。常规 CT(A)显示两肺隐约可见多发小透亮影，左肺尖可见胸腔引流管；同层 HRCT(B)清楚显示两肺多发薄壁囊状影；右下叶可见肺大疱形成(C)；两肺散在下囊状影，左肺前方可见少量气胸，左下叶可见部分膨胀不全(D)。

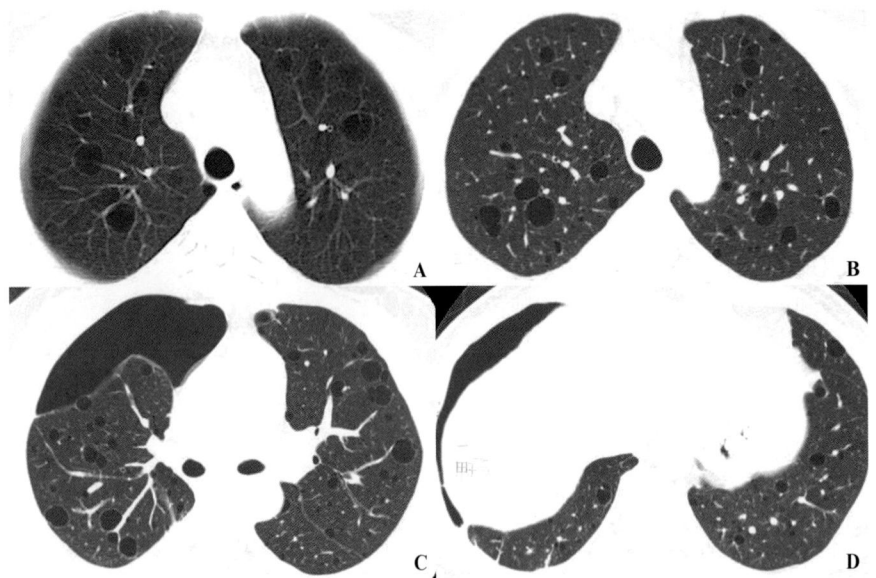

图 27-1-4 女性，34 岁。肺淋巴管肌瘤病

常规 CT(A)显示两肺多发囊状影；HRCT(B)更清晰显示囊状的均匀薄壁，囊状影之间肺实质未见异常；患者 1 年后出现右侧自发气胸，HRCT(C、D)显示两肺多发囊状影，上肺及下肺囊状影分布无明显区别。

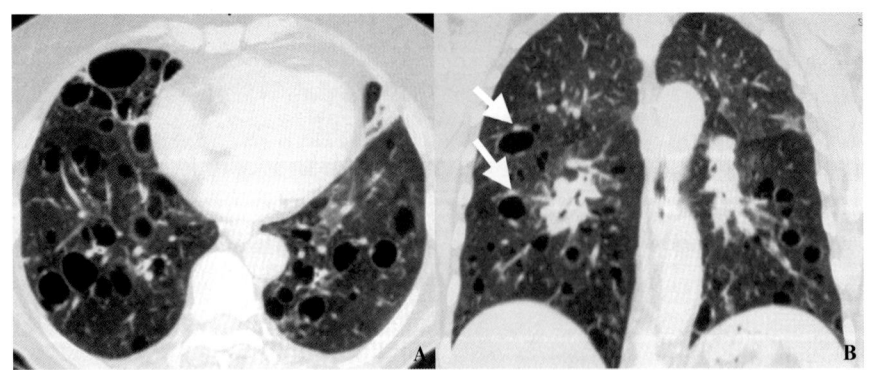

图 27-1-5 女性，66 岁。肺淋巴管肌瘤病

常规 CT 轴位(A)及冠状重组像(B)显示两肺多发囊状影，部分囊状影的边缘可见血管影(箭)。

目前仅有少数研究针对 LAM 采用后处理技术和定量分析进行了研究，显示它们提高了囊性病变检测和评估囊性周围肺实质的能力。从初步结果看，定量 CT 将对 LAM 的诊断、分期和治疗反应等提供一定的帮助[8,9]。

【诊断标准】

2016 年 ATS/JRS 更新了 LAM 的诊断标准[2]。对于符合 LAM 临床和影像学特征的患者，出现以下一项或多项即可确诊 LAM：TSC、肾 AML、VEGF-D≥800 ng/L、乳糜胸或乳糜性腹水、淋巴管肌瘤、在浆膜腔积液或淋巴结中发现 LAM 细胞或 LAM 细胞簇或组织病理证实为 LAM(肺、腹膜后或盆腔肿瘤)。

如果无创方法可诊断 LAM 则无需肺活检，即可做出可靠的临床诊断。胸部HRCT诊断LAM的优势是无创性的。胸部HRCT符合LAM的特征性改变,但单纯胸部HRCT不能作为LAM的确诊依据时,不单独根据HRCT确诊LAM,至少需要具备另外一项的支持证据(如临床、影像学或血清学)。有条件可先检测VEGF-D。

经支气管镜活检术(transbronchial lung biopsy, TBLB)对疑诊的LAM患者也是一种安全有效的诊断手段,对临床疑诊LAM的患者的诊断率超过50%,显著减少了外科肺活检。指南推荐建议,如果HRCT有特征性囊性改变,但缺乏其他LAM确诊条件(如临床、影像学或血清学)时,优先选择TBLB代替外科肺活检以确诊LAM。

【鉴别诊断】

LAM应与肺朗格汉斯细胞组织细胞增生症(PLCH)、BHD、干燥综合征、淋巴细胞间质性肺炎(LIP)、淀粉样变性、小叶中心型肺气肿及肺部转移癌等鉴别。此外,干燥综合征在继发性LIP、淀粉样变、轻链沉积、滤泡性细支气管炎、非特异性间质性肺炎或黏膜相关淋巴瘤时可以出现双肺弥漫性囊状改变等。

1. PLCH·好发于30~40岁人群,常有吸烟史。PLCH早期表现为多发结节,结节形态不规则,可呈星芒状随访过程中结节影逐渐出现空洞并向厚壁囊腔进展,囊腔形态"怪异",CT可表现为不规则囊腔并伴有结节。病变主要分布在中上肺,双肺底及肋膈角区很少累及。无乳糜性胸腔积液。

2. BHD·是常染色体显性遗传疾病,与染色体17p11.2上的FLCN基因突变有关,好发于30~40岁人群。特征是皮肤病变及肾脏肿瘤,肾脏受累通常为多发性和双侧性,病理为嗜酸细胞瘤或嗜酸细胞癌、透明细胞癌或混合型癌。BHD的肺内囊性病变以肺底和纵隔旁区域多见,可见大的不规则囊腔。BHD可进行基因检测确诊。

3. 淀粉样变性·可继发于淋巴瘤或干燥综合征患者。胸部CT表现为多发结节,可伴钙化及囊腔改变。实验室检查可进行鉴别,包括自身免疫抗体、血轻链及基因检测等。

4. LIP·通常是继发性的,可见于结缔组织病,如干燥综合征患者、类风湿和系统性红斑狼疮。HRCT表现为双肺分布的薄壁囊腔,主要分布于血管周围区域,囊肿大小不一,从几毫米到3cm,可伴磨玻璃影。实验室检查可发现自身免疫抗体阳性。支气管肺泡灌洗可见淋巴细胞增多,主要是$CD4^+$细胞。

5. 小叶中心型肺气肿·典型的小叶中心型肺气肿在HRCT上可呈多发性小的圆形低密度区,但无明确囊壁,且分布不均匀。另外,小叶中心型肺气肿在其低密度区中央可见小叶中央动脉。

(张旻 陈起航)

参考文献

[1] Taveira-DaSilva AM, Steagall WK, Moss J. Lymphangioleiomyomatosis [J]. Cancer Control, 2006, 13:276-285.

[2] McCormack FX, Gupta N, Finlay GR, et al. Official American thoracic society/Japanese respiratory society clinical practice guidelines: lymphangioleiomyomatosis diagnosis and management [J]. Am J Respir Crit Care Med, 2016, 194:748-761.

[3] Wakida K, Watanabe Y, Kumasaka T, et al. Lymphangioleiomyomatosis in a male [J]. Ann Thorac Surg, 2015, 100:1105-1107.

[4] Harari S, Torre O, Moss J. Lymphangioleiomyomatosis: what do we know and what are we looking for? [J]. Eur Respir Rev, 2011, 20:34-44.

[5] Chu SC, Horiba K, Usuki J, et al. Comprehensive evaluation of 35 patients with lymphangioleiomyomatosis [J]. Chest, 1999, 115:1041-1052.

[6] Abbott GF, Rosado-de-Christenson ML, Frazier AA, et al. From the archives of the AFIP: lymphangioleiomyomatosis: radiologic-pathologic correlation [J]. RadioGraphics, 2005, 25:803-828.

[7] Lim KE, Tsai YH, Hsu YL, et al. Pulmonary lymphangioleiomyomatosis high-resolution CT findings in 11 patients and compared with the literature [J]. Journal of Clinical Imaging, 2004, 28:281-285.

[8] Avila NA, Dwyer AJ, Moss J. Imaging features of lymphangioleiomyomatosis: diagnostic pitfalls [J]. AJR, 2011, 196:982-986.

[9] Crivelli P, Ledda RE, Terraneo S, et al. Role of thoracic imaging in the management of lymphangioleiomyomatosis [J]. Respiratory Medicine, 2019, 157:14-20.

第二节·结节性硬化症

结节性硬化症(tuberous sclerosis, TS)是一种多系统受累的常染色体显性遗传疾病,包括皮肤、脑、眼睛、口腔、心脏、肺、肾、肝和骨骼等多器官发生良性错构瘤,为一种少见的神经皮肤综合征[1]。

本病由Bourneville于1860年首先提出。本病的发生率为1/(6000~10000)。临床特征为癫痫、智力障碍、皮肤白斑和面部血管纤维瘤等。男性和女性的发病率无差异,多在儿童及少年期发病,是少数通过临床表现就能诊断的遗传性疾病之一。约1/3的成年女性患者出现LAM。

约35%的女性TSC患者肺部出现LAM,其表现多见于20~40岁的女性患者,约为男性患者的5倍。2012年国际TS协会推荐,为评估LAM, 18岁或以上的女性应该有基线肺功能测试、6 min步行测试、胸部HRCT检查。成年男性,如有症状也应接受相应检查。

无临床症状和基线HRCT上无肺囊肿证据的患者,应每5~10年进行一次HRCT检查,推荐使用低剂量CT扫描。一旦发现肺部囊肿改变,为判断TSC-LAM进展的速度,每2~3年进行HRCT检查并每年进行一次肺功能测试和6 min步行测试。

如果有LAM表现或其他晚期TSC-LAM的证据,可能需要每3~6个月进行一次肺功能检查和HRCT扫描来帮助制定治疗决策[2]。

【发病机制与病理】

TSC 的主要分子机制是肿瘤抑制基因 *TSC2* 失活突变，少数患者有 *TSC1* 失活突变。通常，*TSC2* 基因突变患者的病情比 *TSC1* 基因突变重。基因突变的临床外显率几乎达 100%。15% 的患者检测不到 *TSC1* 或 *TSC2* 的突变。当 *TSC1* 或 *TSC2* 基因失活后，过度活化的 mTOR 促进细胞新陈代谢、细胞异常增生，导致 TSC 的发生。

【临床表现】

临床表现以皮脂腺瘤、癫痫发作及智力低下为特征，即所谓的 Vogt 三联征，TSC 的很多临床表现是由于错构瘤所致，有时为真性肿瘤（尤其在肾脏和脑），一些神经系统症状是由神经异位所致的。

TS 可有自发性气胸或乳糜胸、呼吸困难、咳嗽、咯血、呼吸衰竭等。肺功能检查常显示阻塞性肺疾病和肺换气功能减退。

TS 出现肺部症状后，5 年内约 2/3 的患者死于肺部并发症。

【影像学表现】

尽管本病十分少见，但是肺部表现可以分为两种表现形式，一型与淋巴管肌瘤病的影像学表现相似（图 27-2-1）；另一型为多灶性微结节肺细胞增生，或者稍大的结节。部分患者同时合并肾血管肌脂肪瘤（图 27-2-2）。肺外观呈海绵状。

肺部影像学表现与 LAM 相同（图 27-2-1），成年期前很少出现。影像学表现可见弥漫性网状病变，心影正常或扩大，或者伴有心脏轮廓异常。心脏受累者可以通过心血管造影、心脏 MRI 或心脏 CT 检查可见心肌肿块突入心腔，并引起心腔狭窄变形。

表现为心脏横纹肌肉瘤的多见于婴儿，因并发心力衰竭而早期夭亡。肿瘤数目大小不一，可起源于心肌任何部位，并向心腔内突出。

【诊断标准】

2012 年国际 TS 协会制定了诊断标准[3]，可根据基因检测结果和/或临床表现做出 TSC 诊断。

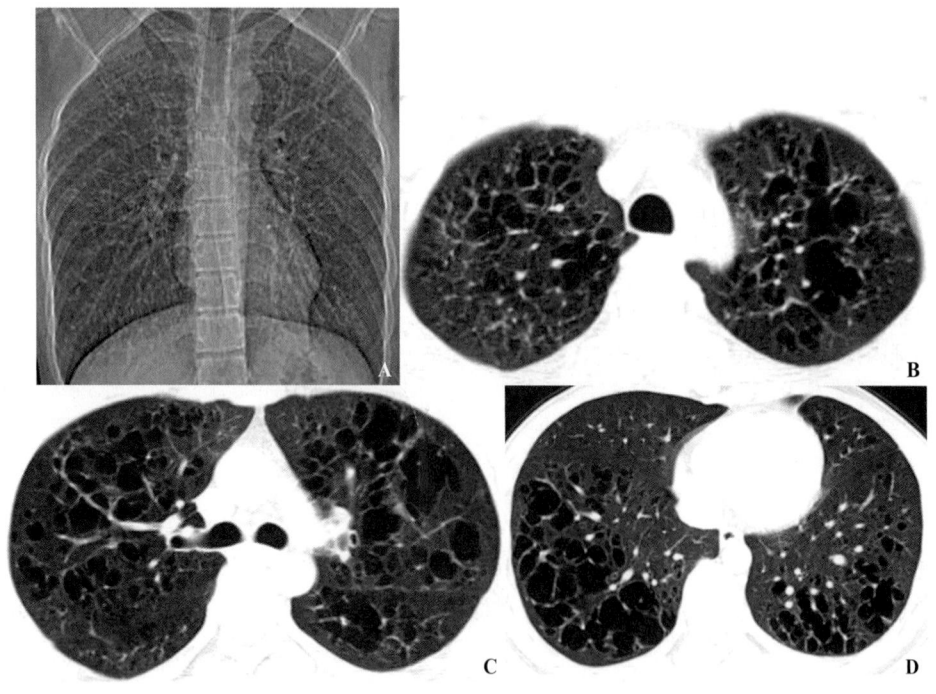

图 27-2-1 男性，23 岁。结节性硬化症

CT 定位相（A）示两肺胸部 X 线片见两肺弥漫性纹理紊乱，可见网状影；CT 轴位肺窗（B~D）显示两肺上中下野多发不规则囊状影。

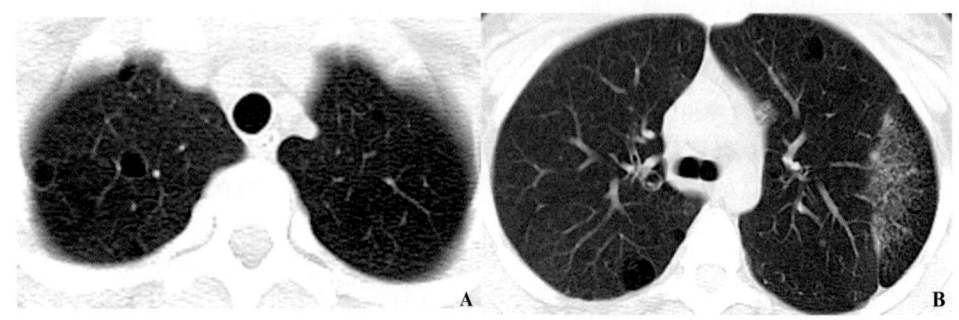

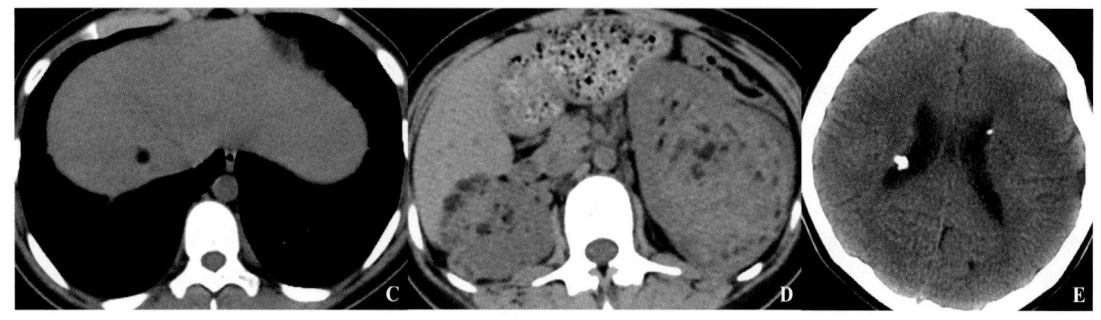

图 27-2-2 男性，17 岁。结节性硬化症

CT 肺窗（A、B）显示两肺野多发囊状影，左上叶片状磨玻璃影；纵隔窗（C）显示肝顶脂肪密度结节，腹部平扫（D）显示双肾血管平滑肌脂肪瘤，左侧为著；头颅 CT（E）显示多发钙化结节突入侧脑室内。

1. **基因诊断标准**·在非病变组织的 DNA 中检测出一个 *TSC1* 或 *TSC2* 基因病理性突变足以确诊结节性硬化症。不引起病理性突变的 *TSC1* 或 *TSC2* 变异，若对于功能的影响不确定，则不符合诊断标准，不足以确诊结节性硬化症。需注意 10%～25% 的结节性硬化症通过传统的基因检测未能发现突变，结果正常不能除外结节性硬化症，也不会对临床确诊的 TSC 产生影响。

2. **临床诊断标准**·TSC 的临床诊断标准包含 11 项主要特征及 6 项次要特征。确诊 TSC 需要满足 2 项主要特征，或 1 项主要特征加至少 2 项次要特征；疑诊 TSC 需要满足 1 项主要特征，或至少 2 项次要特征。

一些女性患者兼具肾血管平滑肌脂肪瘤和肺 LAM，但没有其他的 TSC 相关特征，这些女性患者的后代发生 TSC 的风险不会增加，因此认为她们不是 TSC 患者。

目前 TSC 的诊断主要依靠临床表现综合判断，*TSC2* 或 *TSC1* 基因突变有助于 TSC 的诊断，但是无基因突变不能排除 TSC。TSC 的临床表现可以相差很大，诊断的关键在于提高警惕性。对有上述皮肤改变、癫痫（尤其是婴儿痉挛症）、心脏横纹肌瘤、肾血管平滑肌脂肪瘤的儿童应注意 TSC 的存在，但不伴有癫痫的儿童智力发育障碍或孤独症很少是由于 TSC 所致。

【鉴别诊断】

TSC 的临床表现较复杂，涉及的鉴别诊断也比较多。常见症状如癫痫，就有很多病因，需要与各种原因引起的癫痫鉴别。淋巴管肌瘤病可以发生在 TSC，也可以呈散发的淋巴管肌瘤病。散发的淋巴管肌瘤病没有遗传背景。

淋巴管肌瘤病需要与导致肺部囊性病变的其他原因鉴别，如 PLCH、Birt-Hogg-Dubé 综合征、干燥综合征、淋巴细胞间质性肺炎等。

如果患者出现癫痫、皮肤改变等多个支持点时，临床诊断就会比较容易。因此，全面的评估是十分重要的。TSC 不仅在诊断评估，还是在治疗都需要多学科团队协作。*TSC1/TSC2* 病理性基因突变的确定有助于 TSC 的诊断。

（张旻 陈起航）

参考文献

[1] Crivelli P, Ledda RE, Terraneo S, et al. Role of thoracic imaging in the management of lymphangioleiomyomatosis [J]. Respiratory Medicine, 2019, 157:14-20.

[2] Northrup H, Krueger DA. International tuberous sclerosis complex consensus group. Tuberous sclerosis complex diagnostic criteria update: recommendations of the 2012 International tuberous sclerosis complex consensus conference [J]. Pediatr Neurol, 2013, 49:243-254.

[3] Krueger DA, Northrup H. International Tuberous sclerosis complex consensus group. Tuberous sclerosis complex surveillance and management: recommendations of the 2012 International tuberous sclerosis complex consensus conference [J]. Pediatr Neurol, 2013, 49:255-265.

第三节·肺朗格汉斯细胞组织细胞增生症

朗格汉斯细胞组织细胞增生症（Langerhans cell histiocytosis, LCH）是一种罕见的组织细胞疾病，目前认为 LCH 是一种以 MAPK 信号通路激活为主要特征的克隆性血液系统肿瘤，属于炎性髓系肿瘤。

2017 年版 WHO 组织细胞疾病和巨噬-树突细胞系肿瘤分类标准中将其与 Erdheim-Chester 病（ECD）共同列入 L（朗格汉斯）组。目前发现约 50% 的 LCH 患者的病变组织存在着 *BRAF* V600E 突变，在 *BRAF* 野生型患者中，33%～50% 可以发现 *MAP2K1*（编码 MEK1 的基因）突变或丝裂原活化蛋白激酶（MAPK）信号通路中其他基因突变（如 *ARAF* 和 *ERBB3* 等）。

LCH 起源于骨髓的髓样前体细胞。*BRAF* V600E 突变可发生在造血细胞的不同发育阶段，会影响 LCH 的临床表现和分型；如突变发生于骨髓干祖细胞阶段，临床多表现为多系统高危型，而仅发生于朗格汉斯细胞阶段时，则多表现为单系统低危型。

LCH真实发病率尚不明确。年发病率估计为(0.5～5.4)/10万,男性稍多,本病常见于儿童,成人LCH发病率低。

约55%的患者疾病局限于单个器官系统(如骨),而其余患者则表现为多系统疾病。疾病累及的区域和范围在一定程度上因患者年龄而异。

急性多系统疾病最常见于3岁以下儿童,而累及单个器官的较慢性疾病则更常见于年长儿童和成人。

【发病机制与病理】

病理诊断是LCH诊断的金标准。

在大体标本上见肺内细小的结节灶,大小不大,通常较小,但有时可见较大结节,可达15mm。在后期的患者中可见以上肺叶分布为主的囊性改变,中叶和下叶的上部也可能受累。有时PLCH的囊性改变很难与晚期肺气肿区分。

早期患者常见的肺内结节灶,在晚期患者中通常未见结节[1]。LC的典型病理表现:光镜下可见分化较好的组织细胞增生。此外,可见泡沫样细胞、嗜酸性粒细胞、淋巴细胞、浆细胞和多核巨细胞共同浸润。

慢性病变中可见大量含有多脂质性的组织细胞和嗜酸性粒细胞,形成嗜酸性细胞肉芽肿,增生中心可有出血和坏死。除了组织学特点外,确诊还需要免疫组化检查,巨细胞的CD68、CD1a、S-100及Langerin(CD207)均为阳性。

电镜检查可见朗格汉斯巨细胞,这种细胞是一种体积较大的单个核细胞,直径可达13mm,胞体不规则。胞质中可见被称为朗格汉斯颗粒或Birbeck颗粒的分散的细胞器。约50%的LCH患者存在 *BRAF* V600E 基因突变。

PLCH的早期,朗格汉斯细胞和嗜酸性粒细胞结节围绕呼吸性细支气管和相邻间质,并伴有细支气管壁和邻近肺实质的破坏。早期病变细胞较多,晚期病变纤维化较多。但病变破坏支气管壁时,可导致小气道扩张,形成特征性的囊性病变。PLCH的炎性病变还可累及肺部的微动脉和微静脉。囊性病变是PLCH的特征,不代表结节坏死,而是小气道进行性扩张,最终纤维化。

【临床表现】

1. 临床症状 · PLCH可以原发,也可以伴发其他系统病变,或者进展为多系统受累。PLCH好发于20~40岁的人,性别无明显差异,90%~95%的PLCH是吸烟者,儿童肺部受累比成人少见。

肺部受累患者可能在自发性气胸后就诊,或者干咳、呼吸困难、胸痛或全身症状(尤其是发热或体重减轻)就诊。15%~25%的患者存在复发性自发性气胸。有接近20%的肺部受累成人患者没有症状。除发生了气胸或为晚期病例,体格检查一般无异常,偶尔查见湿啰音和杵状指(趾)。

没有气胸既往史的患者很少出现胸膜增厚或胸腔积液。

2. 肺外症状 · 多系统受累可见皮疹、淋巴结肿大、肝脾增大、肝酶增高、硬化性胆管炎、神经系统症状(尿崩症、共济失调及认知障碍)等。

【实验室检查】

1. 实验室检查 · 血常规无特异性改变。以不同程度贫血多见,多为正细胞正色素性贫血。重症患者可见血小板降低。白细胞分类中,仅1/6的儿童患者嗜酸性粒细胞>4%。

炎症指标可以出现红细胞沉降率增快和C反应蛋白(CRP)升高,这些指标可能反映出疾病的活动性。

2. 肺功能检查 · 早期患者肺功能正常。部分患者表现为限制性呼吸障碍,伴肺容积下降;大多数患者弥散功能障碍,DLco下降,晚期患者肺容积增加。

【影像学表现】

HRCT检查是PLCH最敏感的诊断性检查,影像学表现取决于疾病自然过程。MRI是评估神经系统受累的首选方法。

胸部X线片诊断价值有限(图27-3-1),进展期可表现为多发病变,呈网状、结节影和囊性病变,中上肺野病变更为显著,肺容积通常保留,10%的患者可见肺门或纵隔淋巴结增大。常规X线片往往会低估囊腔病变的严重程度。

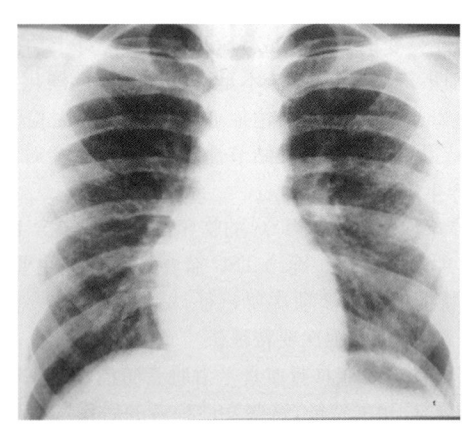

图27-3-1　男性,21岁。肺朗格汉斯细胞组织细胞增生症

吸烟者,轻度呼吸困难2个月,胸部X线正位像显示两肺隐约散在结节影。

肺朗格汉斯细胞组织细胞增生症的CT表现分期:

1. 早期 · 表现主要为肺间质病变,特点是肺内网状阴影、小叶中心绒毛状阴影、纵隔边缘不规则、叶间裂增厚及磨玻璃影。

2. 中期 · 肺内多发小结节影,或网状结节性阴影,或囊状影,或肺内表现为结节和囊状影并存。病灶以两肺中上部为主,肋膈角一般不受累[2,3]。结节为小叶中心分布或支气管周围,结节通常为1~5mm大小,少数大于5mm(图27-3-2),偶尔结节可达2cm;大于5mm的结节常见中央细小含气影,提示结节向囊肿演变或扩张细支气管被周围肉芽肿包绕[3],结节可融合呈怪异的形状,如三叶草形、星状病灶。

随着病情进展,原结节影内含气腔形成变大,壁变薄,形成薄壁囊肿。囊状影是LCH的重要征象,约见于90%以上的患者,囊腔多呈薄壁,也可呈厚壁,且同时出现不少见,囊腔大小不一,有时形状怪异(图27-3-3),早期囊状影直径不超过10mm,随着时间推移,囊状影直径变大,形态不规则。

3. 晚期 · 过度充气及广泛囊肿,类似于终末期肺气肿(图27-3-4)。纤维化导致粗大的索条影,甚至呈蜂窝样变。此时的病变以中上肺分布为主。在吸烟患者中,影像学还可以伴有其他吸烟相关疾病的改变,如肺气肿、肺大疱或磨玻璃影。

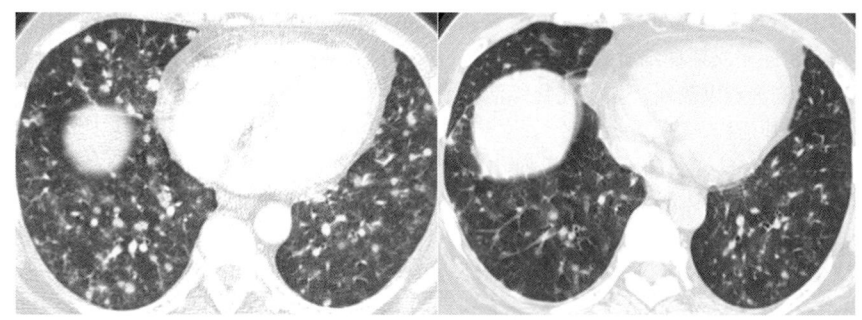

图 27-3-2　女性,47 岁。肺朗格汉斯细胞组织细胞增生症

反复咳嗽、咳痰 5 年,加重伴喘憋 4 个月。CT 肺窗显示两肺小叶中心分布的小结节,边界清楚,伴小斑状磨玻璃影。肺功能显示限制性通气障碍,弥散功能障碍。经右下肺楔形切除活检,病理证实为 LCH。

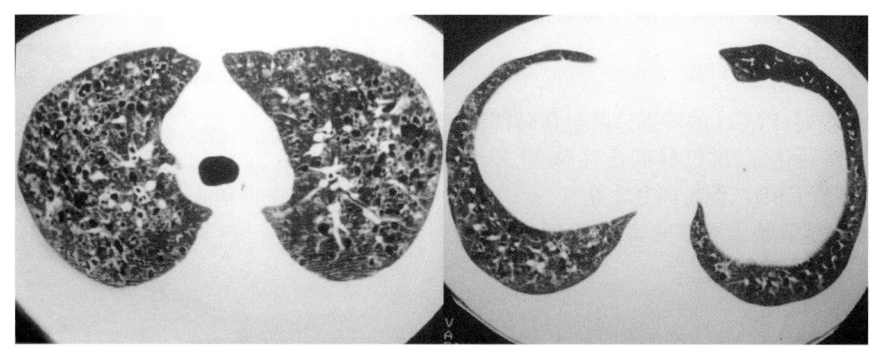

图 27-3-3　男性,21 岁。肺朗格汉斯细胞组织细胞增生症

与图 27-3-1 为同一患者,CT 肺窗显示两上肺广泛小叶中心结节及小囊状影,下肺膈角区病灶明显少于上肺野(该病例由韩国首尔大学医院放射科 Jung-Gi Im 教授提供)。

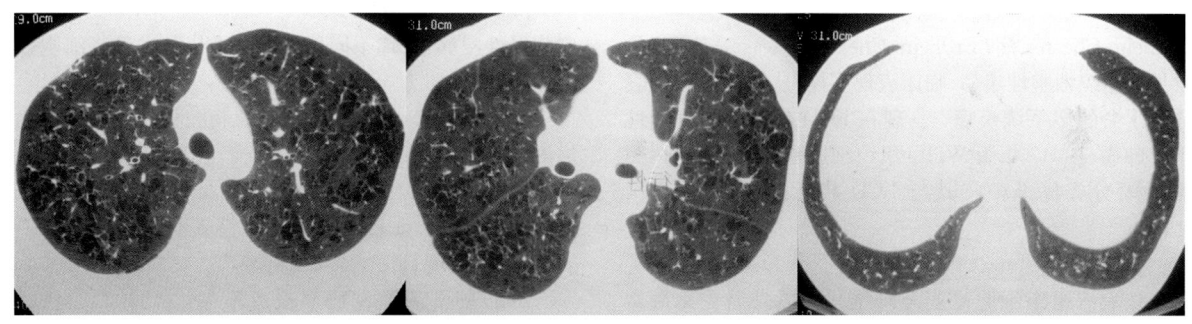

图 27-3-4　男性,28 岁。肺朗格汉斯细胞组织细胞增生症

吸烟者,干咳。CT 肺窗显示两肺广泛小透亮灶和部分小囊状影,以中上肺为主,下肺膈角区几乎呈正常改变。经开胸肺活检病理诊断为肺朗格汉斯细胞组织细胞增生症(该病例由韩国首尔大学医院放射科 Jung-Gi Im 教授提供)。

儿童患者中也可见到因组织细胞浸润导致的胸腺增大。

PLCH 中的肺动脉高压很常见,但未被充分认识。10% 的患者可出现肺动脉高压,CT 上表现为肺动脉增粗。PLCH 患者的肺动脉高压的患病率和严重程度高于其他慢性肺病患者,被认为是原发性动脉受累的结果。一些患者即使肺内病变稳定,肺动脉高压仍然会进展。

可并发胸腔积液或非门淋巴结肿大。肺门或纵隔淋巴结肿大罕见,如果存在应鉴别恶性肿瘤。没有气胸既往史的患者中,很少出现胸膜增厚或胸腔积液。骨病变可见于任何骨骼,包括肋骨。

【诊断标准】

LCH 临床表现复杂,病理诊断陷阱很多,常容易被误诊。孤立性 PLCH 儿童罕见,常与吸烟相关。儿童多与 MS-LCH 相关,主要表现为呼吸急促、咳嗽和胸痛(56%)。PLCH 的早期表现为肺间质病变,随着病情进展可出现结节影和/或气囊影。本病确诊依赖病理活检[4]。

首选的诊断方法是 HRCT 评估后进行胸腔镜肺活检。如 HRCT 表现符合 PLCH 但不高度提示 PLCH,以及需要进行治疗时,应通过肺活检进行进一步评估及明确诊断。由于病灶的局灶性分布,导致支气管镜活检的诊断价值有限,检出率为 10%～50%,但支气管镜活检有助于排除非典型患者的其他诊断,尤其是感染;支气管肺泡灌洗(BAL)可发现 CD1a 阳性细胞数量增加,大于 5% 则高度提示肺 LCH[4],但其特异性高但敏感性低。

对于大多数病例,如果联合进行 TBLB 和 BAL,并在组织和 BALF 中找到表达 CD1a 和 CD207 的细胞,就很可能做出正确诊断。然而,晚期疾病时有大量纤维化,组织样本和BALF中的CD1a阳性树突状朗格汉斯样细胞数量急剧减少,因此无论使用哪种实验室方法都难以诊断。如支气管镜活检不能明确诊断,可以通过外科肺活检。

发现PLCH后,排除多系统LCH很重要,任何出现PLCH的患者都应全面问病史,全面体格检查及进行基线影像学检查、血液和尿液检查,以免治疗不足。

肺受累患者的随访,第一年每6个月复查HRCT及肺功能,第2~5年仅在怀疑病变进展时进行检查。治疗结束后2年内每6个月,然后每年一次,至少5年[5]。

PLCH患者的自然病程差异很大,而且在个体患者中大多不可预测。40%~50%的患者有良好预后,并且在接受或不接受治疗的情况下,影像学异常可见部分或完全清除。10%的晚期患者出现肺动脉高压。

【鉴别诊断】

HRCT发现囊性病变时,PLCH的鉴别诊断包括肺部淋巴管平滑肌瘤病、结节性硬化症、淋巴样间质性肺炎、Birt-Hogg-Dubé综合征、肺轻链沉积症、淀粉样变性等。

若HRCT示网状影、结节状影或磨玻璃影,而无囊性病变时,鉴别诊断包括过敏性肺炎和其他特发性间质性肺炎,如非特异性间质性肺炎。

(张旻　陈起航)

参考文献

[1] Roden AC, Yi ES. Pulmonary Langerhans cell histiocytosis: an update from the pathologists' perspective [J]. Arch Pathol Lab Med, 2016, 140:230-240.

[2] Kim HJ, Lee KS, Johkoh T, et al. Pulmonary Langerhans cell histiocytosis in adults: high-resolution CT-pathology comparisons and evolutional changes at CT [J]. Eur Radiol, 2011, 21:1406-1415.

[3] Brauner MW, Grenier P, Tijani K, et al. Pulmonary Langerhans cell histiocytosis: evolution of lesions on CT scans [J]. Radiology, 1997, 204:497-502.

[4] 中华医学会病理学分会儿科病理学组,福棠儿童医学发展研究中心病理专业委员会,中国抗癌协会小儿肿瘤专业委员会病理学组.朗格汉斯细胞组织细胞增生症病理诊断专家共识[J].中华病理学杂志,2022,51:696-700.

[5] Girschikofsky M, Arico M, Castillo D, et al. Management of adult patients with Langerhans cell histiocytosis: recommendations from an expert panel on behalf of Euro-Histio-Net [J]. Orphanet J Rare Dis, 2013, 14:72-82.

第四节 · Erdheim-Chester病

Erdheim-Chester病(Erdheim-Chester disease,ECD)是一种罕见的组织细胞性疾病,临床表现多样,从惰性的局部表现到危及生命的多系统疾病[1]。现在ECD被认为是克隆性造血系统肿瘤。2017年版WHO组织细胞疾病和巨噬-树突细胞系肿瘤分类标准中将其与LCD共同列入L(朗格汉斯)组。

Chester和Erdheim于1930年首次报道ECD,病理表现为黄色瘤样泡沫组织细胞浸润及纤维化。以骨骼受累最常见,约占95%,其次为肾(65%)、主动脉周围(62%)、肺(52%)及中枢神经系统(38%),其他少见部分包括腹膜后、眼眶、皮肤、乳腺、鼻腔黏膜、骨骼肌和心包[1]。

本病的确切发病率尚不清楚,发病年龄从7岁到84岁,但最常见为50~70岁,男性患者多于女性。与肺部LCH不同,ECD的肺部受累与吸烟无关,大多数患者从未吸烟。

ECD的罕见性及表现多变性,使其诊断极具挑战性,需要临床-影像-病理结合诊断。

【发病机制与病理】

病因不明。BRAV V600E基因突变率检出率为50%,明显高于其他组织细胞病变,提示ECD患者的组织细胞可能为克隆性生长,BRAV V600E突变蛋白通过RAF/RAS/MEK/ERK信号通路对ECD分布起到了重要影响。

病理学诊断是ECD确诊的关键。组织病理学证实通常通过非肺部部位的活检来进行。如果需要肺组织进行诊断,通常需要进行外科手术或支气管镜肺活检,而经皮肺活检的诊断率相对较低。组织学上表现为片状或带状泡沫样组织细胞弥漫性浸润,常伴不同程度的纤维化和淋巴浆细胞、浆细胞浸润[2]。

常累及胸膜,引起胸膜增厚及胸腔积液;肺实质病变主要沿淋巴管分布,累及小叶间隔及支气管血管束。免疫组织化学染色示CD68、CD163、溶酶菌、α-抗胰蛋白酶阳性,但CD1a表达阴性,S-100表达弱阳性或不表达。

【临床表现】

ECD肺部累及发病率报道不一,为34.1%~52%[1,3]。临床上可无呼吸系统症状,可表现为气促、胸闷,偶可有咳嗽、发热、咯血,一般表现为慢性病程。不同于LCH,罕见出现气胸。

【实验室检查】

1. 肺功能检查·肺功能提示限制性通气功能障碍伴弥散功能减低。

2. 血气检查·动脉血气分析通常正常,也可出现轻、中度低氧血症。

【影像学表现】

2%~50%的ECD患者累及呼吸系统,肺是重要的骨外累及脏器,也是影响预后的重要因素。胸部CT常发现病变累及肺、胸膜和心脏大血管异常。

ECD肺部受累的HRCT表现具有一定的特征性。Haroutunian等报道的一组62例ECD患者中,80.2%可见间质性肺部病变,轻微占32%、轻度占29%和中重度占19.5%[4]。病理证实ECD肺病变主要沿淋巴系统浸润,伴纤维化和淋巴浆细胞炎性浸润。因此,影像学表现为间质性肺病的特征。

HRCT 肺部最常见的表现为光滑的小叶间隔增厚,在 Mirmomen 等报道的 61 例 ECD 患者中,42 例(69%)发现小叶间隔增厚,其中两肺弥漫小叶间隔增厚 16 例(图 27-4-1A、B),单侧(图 27-4-2A)或局部小叶间隔增厚 26 例[5]。

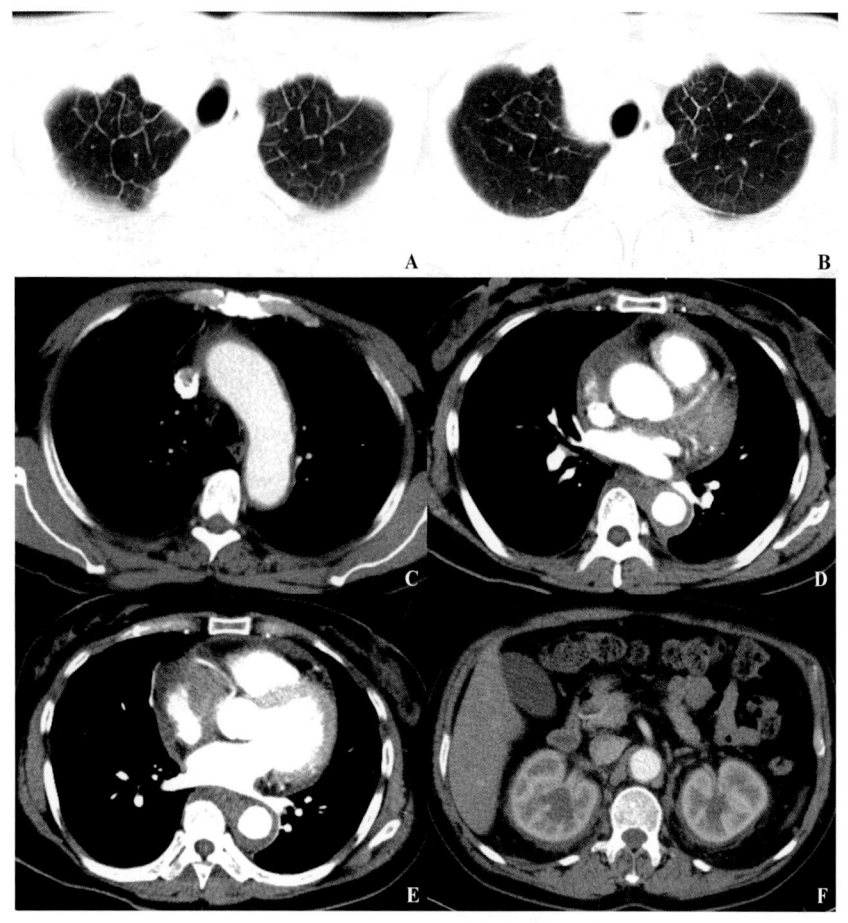

图 27-4-1　女性,Erdheim-Chester 病

胸部增强 CT 肺窗(A、B)显示两肺上叶小叶间隔光滑增厚;纵隔窗(C~E)显示主动脉弓及降主动脉轴位环绕软组织影,密度均匀,轻度心包增厚,少量心包积液,冠状动脉左主干及前降支轴位、右侧冠状动脉轴位可见软组织影,密度均匀,轻度强化;腹部 CT 增强扫描(F)显示两侧肾周环状软组织影,边缘不光滑(该病例由北京协和医院呼吸与危重症科黄慧教授提供)。

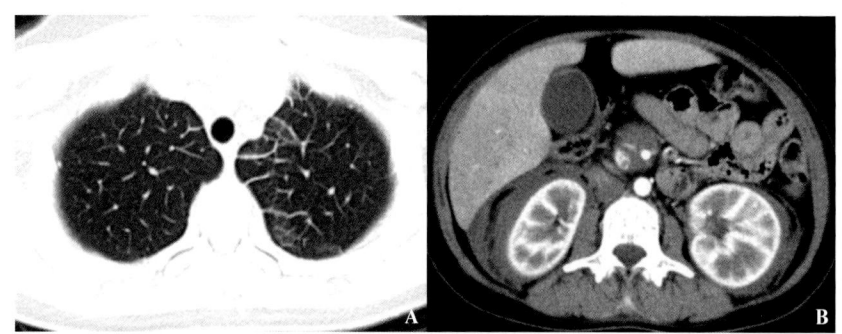

图 27-4-2　Erdheim-Chester 病

CT 肺窗(A)显示两上肺光滑性小叶间隔增厚,以左侧为著;腹部增强 CT(B)显示肠系膜上动脉周围环绕团块样软组织影,两侧肾周环绕软组织影,呈毛发肾样改变(该病例由北京协和医院呼吸与危重症科黄慧教授提供)。

其他肺部表现包括肺结节、微结节、磨玻璃影、支气管壁增厚、叶间裂增厚(27-4-3),肺实变少见。肺小结节影常见但无特异性,直径通常不超过 5 mm,可分布于胸膜下或肺实质内,肺实质的结节呈小叶中心分布,无论胸膜下还是小叶中心结节,均以两上肺分布为主[5]。磨玻璃影不常见,主要见于胸膜下和血管支气管束周围。

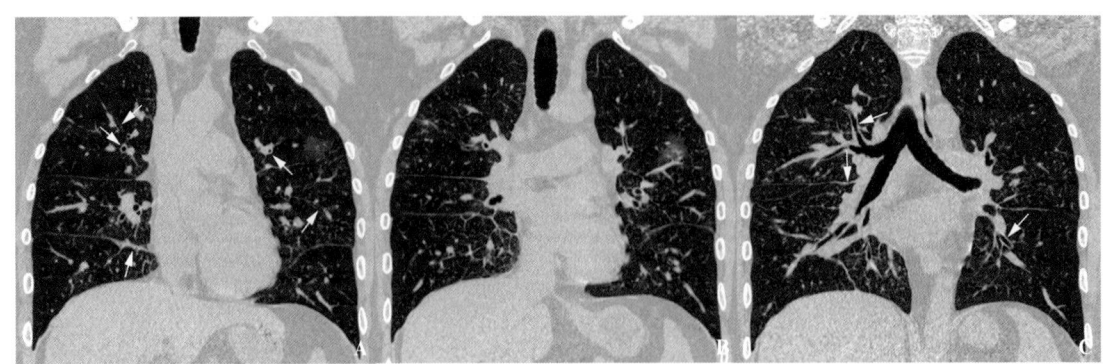

图 27-4-3 男性，19 岁。Erdheim-Chester 病

肺窗显示两肺上叶肺实质内有多发结节两肺有多发的微结节（A～C），左上肺有磨玻璃样渗出（A、B），支气管管壁增厚（A、C），右下肺小叶间隔增粗，右肺水平叶裂和斜裂增厚（A、B）。

累及胸膜少见，表现为胸腔积液，胸膜增厚，可单侧或双侧。少数患者可见双肺门和纵隔多发淋巴结轻度增大。

相对于其他组织细胞疾病（LCH 和 RDD），ECD 的心脏受累相对常见，文献报道为 40%～70%，可累及心包和心肌，最常见的表现是心包增厚和积液，极少数情况下，可能会发生大量心包积液并发心脏压塞。累及心包的患者多数同时累及冠状动脉，在冠状动脉周围可见软组织包绕浸润（图 27-4-1C、D）。

超过 1/3 的患者中发现心肌浸润，最常见和特征性的发现是右心房浸润呈星结节状和假肿瘤样外观；CT 上病变密度类似于心肌，心脏 MR 上 T1/T2WI 上为稍低信号，增强扫描后轻度、均匀强化。

ECD 中的心脏受累预示着预后不良，特别是发生心力衰竭的患者。ECD 患者血管受累常见，Villatoro-Villar 等报道的 64 例 ECD 患者中，主动脉脉受累占 56%，主要侵犯主动脉及其分支。CT 上表现为主动脉周围浸润的、光滑的、均匀的软组织影，密度与胸壁软组织或心肌相似（图 27-4-1C～E），软组织影形态及范围各异，可对称或不对称，形成闭合环状或非环状，如整段主动脉周围包绕，称主动脉鞘征，具有一定的特征性[6]。

95%～100% 的 ECD 患者骨受累。其特征性影像学表现是四肢长骨及干骺端对称性骨硬化，尤其是膝关节周围，骨骺常不受累。ECD 腹膜后受累，当侵犯肾周脂肪及肾周筋膜时，CT 表现为双侧对称性的肾周软组织密度影，边界不规则，类似毛发样，呈特征性的毛发肾征（图 27-4-3B），高度提示 ECD 的诊断，当肾周和近端输尿管同时受累时，对诊断具有更大的提示意义。

【诊断标准】

ECD 的诊断需要结合典型的临床表现、影像学特征和病理学特征。病理诊断是金标准。

由于 ECD 是多系统、多器官同时受累的全身性疾病，2020 年 ECD 诊疗及治疗共识建议推荐[1]病情基线评估需做全身 PET-CT，扫描方案应该包括颅顶至足全身，而非常规的头颅至大腿中部方案；还可根据局部受累，进行胸部 HRCT、颅脑增强 MRI、眼眶 MRI 增强扫描、鞍区 MRI、心脏 MRI。治疗反应评估和疾病监测也推荐 PET-CT。

【鉴别诊断】

ECD 累及肺部的鉴别诊断包括弥漫性间质性肺疾病及癌性淋巴管炎。累及纵隔和心脏的鉴别诊断包括淋巴瘤、慢性肉芽肿性病变、纤维素性纵隔炎、癌性纵隔炎。

ECD 患者疾病都有多发性骨病变，常常伴有胸腔积液等多浆膜腔积液。影像学表现常先于临床表现出现。如胸部 CT 发现两侧小叶间隔增厚和主动脉周围软组织增厚，同时显示肾脏周围软组织增厚，需考虑 ECD 的可能。

（张旻　陈起航）

参考文献

[1] Goyal G, Heaney ML, Collin M, et al. Erdheim-Chester disease: consensus recommendations for evaluation, diagnosis, and treatment in the molecular era [J]. Blood, 2020, 135: 1929-1945.

[2] 鲁涛, 王珊, 黄慧, 等. Erdheim-Chester 病肺累及患者的临床表现和病理特征及基因突变[J]. 中华结核和呼吸杂志, 2017, 8: 604-610.

[3] Toya T, Ogura M, Toyama K, et al. Prognostic factors of Erdheim-Chester disease: a nationwide survey in Japan [J]. Haematologica, 2018, 103: 1815-1824.

[4] Haroutunian SG, O'Brien KJ, Estrada-Veras JI, et al. Clinical and histopathologic features of interstitial lung disease in Erdheim-Chester disease [J]. J Clin Med, 2018, 7: 243.

[5] Mirmomen SM, Sirajuddin A, Nikpanah M, et al. Thoracic involvement in Erdheim-Chester disease: computed tomography imaging findings and their association with the BRAFV600E mutation [J]. Eur Radiol, 2018, 28: 4635-4642.

[6] Villatoro-Villar M, Bold MS, Warrington KJ, et al. Arterial involvement in Erdheim-Chester disease: a retrospective cohort study [J]. Medicine (Baltimore), 2018, 97: e13452.

第五节 · 特发性肺含铁血黄素沉着症

特发性肺含铁黄素沉积症（idiopathic pulmonary haemosiderosis，IPH）是一种很少见的肺泡毛细血管出血性疾病，是弥漫性肺泡出血（DAH）的罕见原因，其特征性表现为反复发作性弥漫性肺泡出血，结果导致肺含铁血黄素沉积和缺铁性贫血，同时未发现任何明确病因，如感染、Goodpasture 综合征、ANCA 相关性血管炎和其他结缔组织疾病等[1]。

本病由 Virchow 于 1864 年首先报道。1944 年 Waldenstrom 报道首例成人患者。IPH 的典型三联征为：咯血、胸部影像学异常和贫血。

病因不明，可能与自身免疫因素、遗传易感性、过敏反应（牛奶或谷麸过敏）、环境因素、铁代谢异常、肺泡上皮细胞及毛细血管发育与功能不全等因素有关。

【发病机制与病理】

大体标本上肺较重，切面上可见弥漫性新鲜的结节样出血斑和深棕色的含铁血黄素沉着区。光镜下可见肺泡腔可见红细胞和充满含铁血黄素的巨噬细胞局部积聚、程度不等的间质纤维化、肺泡壁增厚和 II 型肺泡上皮细胞变性增生。

光镜下诊断本病最重要的三个特点是：①气道远端和肺泡腔内有红细胞碎片；②多发的含铁血黄素巨噬细胞；③无局限性或弥漫性平滑肌细胞增生、血管畸形、恶性肿瘤、毛细血管或血管炎、肺梗死、炎性肉芽肿或感染等。电镜下可见肺泡细胞肿胀、肺泡基底膜有轻度增厚及局限性断裂。

根据肺内出血及吸收的情况，病理上可分为以下四期。

1. 急性肺出血期。表现为弥散性肺泡毛细血管出血，肺泡腔及肺泡间隔内大量红细胞及渗出液，肺泡间隔增厚。

2. 吸收期/肺出血静止期。肺泡内的渗出液多在 2~3 天吸收，肺泡间隔及支气管血管束周围弥漫性的含铁巨噬细胞浸润，可于 3~12 天大部吸收，肺间质内遗留有少许含铁血黄素沉着及纤维结缔组织增生。

3. 慢性反复出血期。纤维组织增生致肺泡壁及小叶间隔增厚，肺间质内有大量含铁血黄素沉着，小叶间隔汇合点处断裂的肺泡壁弹性纤维包绕含铁血黄素形成含铁的纤维结节，该结节被巨噬细胞吞噬后形成异物肉芽肿。

4. 弥漫间质纤维化期。是 IPH 的晚期表现。IPH 可进展为肺纤维化和终末期肺病。肺损伤的机制包括铁过度沉积、肺泡巨噬细胞对铁负荷的无法有效处理、氧化损伤和炎症，最终导致的纤维化[2]。

临床上自肺出血发作后，一般 2~3 年可导致两肺广泛的间质纤维化，最早则在 2 个月内就出现了明显的间质纤维化。病理上表现为肺泡壁、小叶间隔、胸膜下及支气管血管束间质增生、纤维化。间质纤维化的形成与出血的多少及频率有关，肺出血量多，吸收不完全，纤维化进展相对快；出血发作频繁，进展也越快，若病变引起肺血管内膜下硬化，则最终可形成肺动脉高压；若引起淋巴管的狭窄或阻塞，则可形成间质性水肿、少量胸腔积液等；若肺泡壁及支气管壁遭破坏，还可引起肺大疱、细支气管或支气管扩张。病变发展最终可导致肺源性心脏病。

本病在不合并长期的后遗症如反复出血导致肺纤维化、进行性呼吸衰竭、肺源性心脏病时，25% 的病例可自行缓解，1/3~1/2 的病例发作后 3 年内死亡，死亡的原因多为广泛的弥漫性肺泡内出血继发急性呼吸衰竭，或慢性呼吸衰竭和严重的肺纤维化导致肺源性心脏病。

儿童病程可呈急性致死性，年龄越小，这一趋势越明显。成人预后较好。

【临床表现】

本病的确切发生率尚不清楚，但儿童更常见，80% 发生在婴幼儿及儿童，多见于 10 岁以下儿童，20% 发生于成人，多在 30 岁前发病，其中包括儿童期发病而未诊断出来的病例。儿童发病率男女无差异，而成人以男性多见。

本病的特征是临床表现为咯血、咳嗽和呼吸困难，缺铁性贫血和胸部影像学提示肺部异常阴影。但临床表现是多变的，取决于不同的临床过程，包括两个不同阶段，即急性期和慢性期。

急性期的表现与肺泡内出血相关，表现为咳嗽、呼吸困难、咯血，严重时可出现呼吸衰竭。慢性期上述症状逐渐缓解，儿童可表现为不明原因的缺铁性贫血而无任何呼吸系统症状和体征，成人患者的主要表现为咳嗽、咯血、疲劳、胸痛等。

儿童患者咯血常常是重要的诊断线索，但是因为一些婴儿会将肺内出血吞咽后再呕出，造成鉴别咯血和呕血的困难，所以当患儿出现不明原因的出血，特别是肺部 X 线检查异常时，要考虑到肺出血的可能。急性肺出血后，患者可出现发热、心动过速、呼吸急促、白细胞增高、红细胞沉降率加快和腹痛等。儿童全身症状可较肺部表现严重，易出现生长发育不良和贫血。

成人发病较儿童轻，以呼吸系统症状为主，咯血更常见。

急性期听诊两肺可有细啰音，受累肺实变。慢性期患者可出现面色苍白、消瘦、生长发育不良和肝脾大等。纤维化的患者可有杵状指、发绀。

【实验室检查】

1. 实验室检查。全血细胞计数可有不同程度的贫血，网织红细胞明显增多，无血小板损害，实验室检查无肝肾疾病、凝血障碍或任何慢性炎症的表现。弥漫性肺泡出血继而含铁血黄素沉着可引起缺铁性贫血。血清铁含量正常或升高。骨髓穿刺活检典型的表现为红细胞生成旺盛，髓内储存铁减少。痰、胃液及肺活检可找到含铁血黄素巨噬细胞。

2. 肺功能检查。可有不同程度的限制性通气功能障碍，急性期 DLco 可升高,慢性期可下降或正常。

3. 纤维支气管镜检查·通常用于确定弥漫性肺泡出血并排除感染,肺活检对于明确排除毛细血管炎是必要的。肺活检包括经支气管镜肺活检(TBLB)、经支气管冷冻活检(TBCB)和外科肺活检(SLB)。

TBLB 检出率尚可且创伤性小,是病情稳定的成人和儿童的首选肺活检操作。TBCB 比 TBLB 能提供更大的标本,且没有积压伪影,具有更高的诊断效能。当 TBLB 或 TBCB 无法确诊时,需要 SLB,通常采用电视辅助胸腔镜手术(VATS),SLB 的主要作用是能够明确排除仅累及肺部的毛细血管炎和抗 GBM 疾病。

4. 肺泡灌洗液检查·BALF 的细胞分类计数以肺泡巨噬细胞为主,通常存在含铁血黄素,普鲁士蓝染色可以识别含铁血黄素细胞并对其定量。BALF 可出现假阴性结果,因此阴性不能除外 IPH 诊断。

【影像学表现】

1. X 线表现·胸部 X 线平片是首选的检查方法,但其 X 线表现无特异性,且相对于 CT 其敏感性较低,其表现取决于肺泡出血时的严重性和时相。

根据病理分期,X 线表现也可分为四期。

(1) 急性肺出血期:表现为两肺野透亮度普遍性减低,广泛存在的边缘不清,密度不一的气腔性阴影,大小不一,可从斑点状、腺泡结节状逐渐融合成大片实变影,以肺门及中下野多见,两侧多对称分布,而肺外周、肋膈角及肺尖等部位较少累及(图 27-5-1)。常见支气管气像。X 线片弥漫性阴影多在 72h 内吸收减少或转变为间质性阴影。

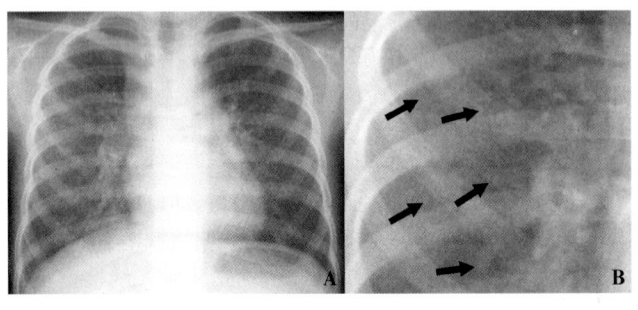

图 27-5-1 含铁血黄素沉着症

胸部 X 线片(A)显示双肺门周围透光度降低,两肺隐约可见小模糊影,肺尖、肺外周及肋膈角未见异常;局部放大像(B)显示肺内可见边缘模糊的小结节影(箭)。

(2) 吸收期/肺出血静止期:原两肺气腔性阴影明显吸收消散。若无再次出血,胸部表现多在 1~2 周恢复正常。

(3) 慢性反复出血期:表现为两肺局限性或广泛性分布的粟粒样结节影及细小的网格状影。小结节大小不均,直径几 mm 至 1cm,以 2~3mm 多见,密度较高,边界较清。网格状阴影随着病变进展逐渐增多变粗。若有新鲜出血,则在上述改变的背景上,同时并存小云雾片状阴影(图 27-5-2)。

(4) 弥漫性间质纤维化期:除上述前两期表现外,还可出现弥漫性间质纤维化、肺气肿、肺动脉高压、间质性肺水肿和肺源性心脏病等相应的改变,严重病例可出现蜂窝肺。

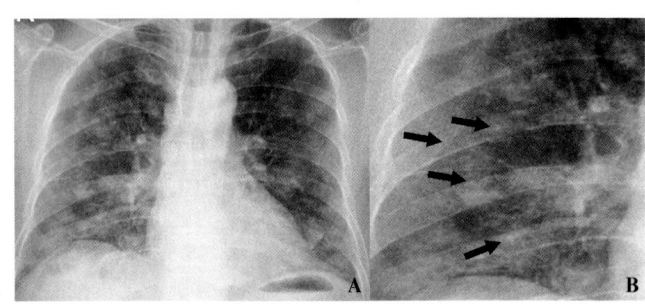

图 27-5-2 男性,65 岁。含铁血黄素沉着症

胸部正位 X 线片(A)显示两肺多发散在斑片状密度增高影,大小不等;局部放大像(B)示病灶边缘极其模糊(箭)。

2. CT 表现·CT 和 HRCT 对本病的诊断有较大的价值,能够发现 X 线片不能发现的细微病变。徐晔等将 IPH 的肺内病灶归纳为局限性和非局限性两大类[3]。局限性病灶主要有 4 种征象。

(1) 均匀磨玻璃影:病变边界模糊,密度均匀、稍高,内见支气管血管影。

(2) 斑片状磨玻璃影:病变特点为磨玻璃病灶内有一大小不等、形态呈类圆形或不规则形的较高密度核心(图 27-5-3)。

(3) 结节或实变影:有边界较清楚的结节或斑片状病灶,结节病灶可能为含铁巨噬细胞聚集所致。

(4) 不均匀磨玻璃小片影:与均匀磨玻璃影不同,边界清楚,密度不均,可与肺气肿相间存在,邻近胸膜常受牵拉变形。前两者代表新近的出血灶;不均匀磨玻璃小片影伴胸膜牵拉变形可能为早期局灶性肺纤维化(图 27-5-4)。

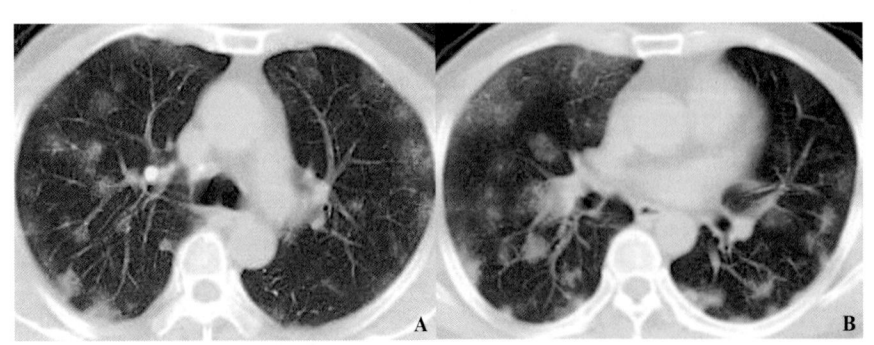

图 27-5-3 男性,65 岁。含铁血黄素沉着症

与图 27-5-2 为同一患者,CT 肺窗(A、B)显示两肺多发斑片状磨玻璃影和少量实变影,散在分布,部分病灶中可见小斑点状更高密度影。

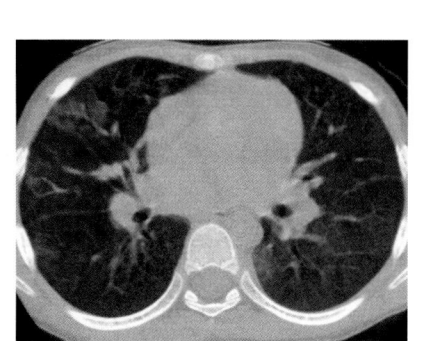
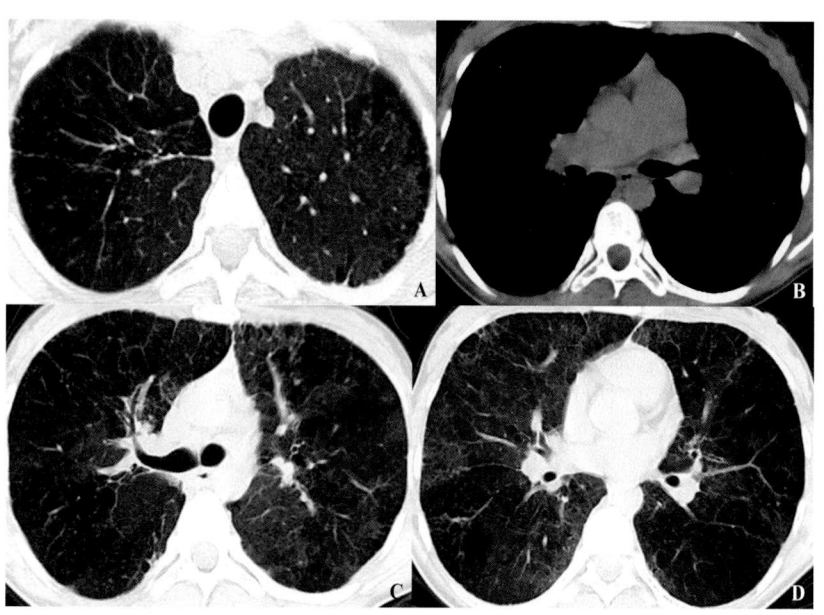

图27-5-4 含铁血黄素沉着症
与图27-5-1为同一患者,CT肺窗显示两肺多发斑片状磨玻璃影,以右中叶为著,内见清晰显示支气管影。

图27-5-5 肺含铁血黄素沉着症
CT肺窗(A、C、D)显示双肺广泛磨玻璃影,其间可见区域性透亮灶,呈马赛克征,两肺可见些血管纹理扭曲征象;两上叶前胸膜下小叶间隔增厚(C),肺动脉主干直径增大(B)。

此外,还可出现弥漫性间质纤维化、肺动脉高压(图27-5-5)、间质性肺水肿和肺源性心脏病等相应的改变,严重病例可出现蜂窝样改变。

成人患者的CT和HRCT表现中[4],两肺磨玻璃影和实变影是最常见表现,均代表肺泡腔被出血所填充,只是程度不同而已,通常以两肺门周围及下肺分布为主(图27-5-6),少数可呈两肺弥漫性分布;当含铁血黄素的巨噬细胞沉积于间质时,可出现小叶间隔增厚和小叶内线状影,如这些间质性阴影和磨玻璃影重叠时即表现为铺路石征;CT的另一种表现是细沙粒状阴影,代表含铁血黄素沉着,提示病变处于慢性化阶段(图27-5-7)。

少数患者胸膜受累,表现为血胸,CT值大于70HU。如长期不吸收或反复血胸可能导致胸膜纤维化,表现为胸膜增厚和钙化,进而肺塌陷。

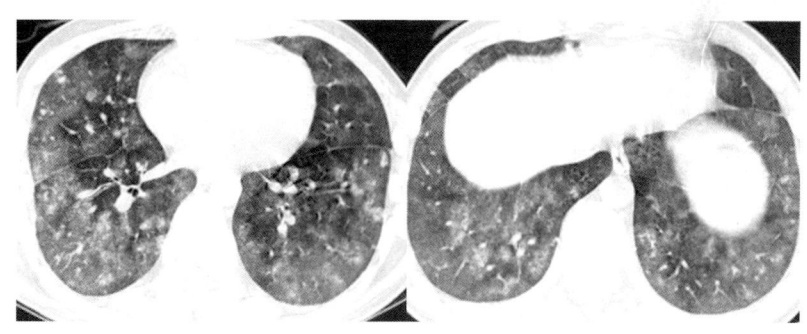
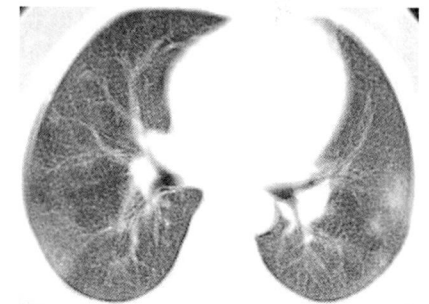

图27-5-6 肺含铁血黄素沉着症
CT肺窗显示双肺边界不清弥漫磨玻璃影与边缘模糊斑点状结节影混合存在,内夹杂斑点状实性密度影,伴少量小叶间隔增厚。

图27-5-7 男性,33岁。含铁血黄素沉着症
CT肺窗显示两肺透光度均匀降低呈磨玻璃影,在此背景上形成细网状及细沙粒状改变。

MRI对肺部疾病敏感性差,当肺间质内有含铁血黄素沉着时,在T1WI表现为高信号,T2WI表现为低信号;当合并出血时,随着红细胞内氧合血红蛋白转化为高铁血红蛋白,在T1WI和T2WI上均为特征性的高信号。

【诊断标准】
本病是一种排除性诊断。
反复发作的弥漫性肺泡内出血及缺铁性贫血,儿童常见,急性期可有咳嗽、呼吸困难、咳血伴肺泡浸润和贫血恶化;痰液、支气管镜检查并支气管肺泡灌洗显示含铁巨噬细胞;肺活检除了发现肺泡内大量的含铁巨噬细胞外,显示肺内无毛细血管炎/血管炎、炎性肉芽肿、免疫球蛋白或免疫复合物沉积,有助于进一步明确诊断。

【鉴别诊断】
1. 弥漫性肺泡出血 · 包括Goodpasture综合征、肉芽肿性多血管炎、系统性红斑狼疮、类风湿关节炎、凝血功能障碍性疾病、肺静脉闭塞性疾病和肺毛细血管瘤病等,这些疾病单纯依靠影像学很难鉴别。

2. 急性粟粒性肺结核 · 表现为密度、大小、分布均匀的

粟粒状阴影。而 IPH 在肺尖、肋膈角等处分布较少,病变大小不等,可有斑片状渗出性阴影、网状阴影或小结节加网状阴影。肺结核往往有明显的结核中毒症状,痰液检查可明确诊断。

3. 朗格汉斯细胞组织细胞增生症·儿童主要是莱特勒-西韦病,可从其典型的临床表现来鉴别,如发热、皮疹、胸腺大、淋巴结肿大等。

4. 肺部炎症·尤其是病毒性肺炎和肺孢子菌肺炎,临床有相应感染证据,抗炎治疗后有改变,而 IPH 病灶较肺炎变化快,短期内可自行吸收。

5. 其他·急性期与肺水肿鉴别。肺水肿可有心脏形态改变,结合临床病史、体征、抗心力衰竭治疗后好转等可与之鉴别。

慢性期的肺间质纤维化与其他间质性疾病有时较难鉴别,必要时需行肺活检病理检查确诊。

(张旻 陈起航)

参考文献

[1] Saha BK. Idiopathic pulmonary hemosiderosis: a state of the art review [J]. Respiratory Medicine, 2021,176:106234.
[2] Ioachimescu OC, Sieber S, Kotch A, et al. Idiopathic pulmonary haemosiderosis revisited [J]. Eur Respir J, 2004,24:162-170.
[3] 徐晔,余国荣,余世才,等. 儿童特发性肺含铁血黄素沉积症的影像学分析:比较 X 线与 HRCT 的诊断价值[J]. 放射实践,2006,21:739-741.
[4] Khorashadi L, Wu CC, Betancourt SL, et al. Idiopathic pulmonary haemosiderosis: spectrum of thoracic imaging findings in the adult patient [J]. Clin Radiol, 2015,70:459-465.

第六节·肺轻链沉积症

轻链沉积症(light chain deposition disease, LCDD)以免疫球蛋白轻链的多器官积聚为特征,最常见于淋巴增生性疾病,但也可能与自身免疫性疾病有关,少数病例为特发性。

根据 2016 年 WHO 血液淋巴组织肿瘤分类标准,LCDD 属于一组单克隆性免疫球蛋白沉积疾病,其主要特征是单克隆免疫球蛋白轻链在不同脏器以非淀粉样物质的形态沉积,导致器官结构和功能异常。

LCDD 的确诊有赖于受累脏器的活组织病理检查结果。LCDD 是全身性疾病,最常见的受累器官为肾,可迅速出现肾功能不全,肾外器官受累则多见于淋巴结、脾、胰腺、甲状腺、胃肠道、肾上腺、皮肤、肝、心脏、神经系统,肺受累者少见[1]。LCDD 也可仅仅限于单个器官,在肾脏及皮肤中最为常见,大约有一半病例报告患者疾病仅限于肺部。

肺 LCDD 由 Kijner 等于 1988 年首次报道[2],截至目前累计报道不足百例。男性发病多于女性。目前文献报道病例基本为成人。预后总体良好,肺部病变是稳定或缓慢进展的,双肺弥漫囊性病变患者可进展迅速,需要肺移植。

【发病机制与病理】

目前病因及发病机制尚不清楚。LCDD 约 50%继发于淋巴系统增生性疾病,如多发性骨髓瘤、B 细胞淋巴瘤等,少数可继发于自身免疫性疾病如干燥综合征,另有部分为特发性。

肺 LCDD 的大体病理上可见肺内结节,两肺囊性改变。组织学上,本病累及肺部有两种主要形式,即结节性和弥漫性[3,4]。结节性的特征是细胞外嗜酸性物质的致密结节性沉积,与大量多核巨细胞和淋巴浆细胞浸润有关。结节性 LCDD 更常局限于肺部,并与自身免疫性疾病相关,无论是否伴有肺 MALT 淋巴瘤。

弥漫性 LCDD 的特征是肺泡、细支气管和血管壁的基底膜内有细微到明显的嗜酸性物质沉积,并可见到不同程度的纤维化。肺 LCDD 的弥漫性组织学形式在多系统 LCDD 中更常见。镜下病理可见肺泡壁、小气道及血管中不定型嗜酸性物质沉积,呈斑片状,周围可见异物巨噬细胞;在沉积物的边缘或远端出现肺气肿;气道内沉积可导致气道狭窄或闭塞;肺动脉及静脉沉积导致内膜纤维增厚;病变区域可见淋巴细胞浸润,伴大量形态正常的浆细胞浸润;嗜酸性物质也沉积在支气管和肺门淋巴结周围。

肺 LCDD 病理诊断标准为:肺组织苏木精-伊红染色可见红染无结构物质沉积,刚果红及高锰酸钾化刚果红染色阴性,偏光显微镜未见苹果绿色物质[3,5]。轻链免疫组化染色可为阳性,κ 链及 λ 链阳性,浆细胞中也可见 κ 链及 λ 链,90%为 κ 链沉积;电镜检查显示沿基底膜分布的粗颗粒状的电子致密沉积物,缺乏任何丝状、层状周期性亚结构。

【临床表现】

1. 肺部症状·患者可出现呼吸系统症状系统,主要表现为干咳、呼吸困难,少数患者并发间歇性咯血;也可无呼吸系统症状,临床症状为发热。部分患者无症状,体检时胸部影像学检查发现异常就诊。

2. 肺外症状·累及肾者,可出现肾功能异常,进展为肾衰竭。

【实验室检查】

1. 肺功能检查·肺功能检查可表现为弥散功能障碍。
2. 血气检查·动脉血氧分压通常正常。
3. 实验室检查·仅有不到 50%患者血液或尿液中检测出 M 蛋白,血清免疫固定电影提示为 IgG κ 链,血清游离轻链 κ/λ 值异常。M 蛋白阳性患者中大约一半并发其他血液系统疾病(多发性骨髓瘤、淋巴瘤)和肺外受累。

【影像学表现】

本病的典型表现为双肺多发结节伴囊性阴影(图 27-6-1)。

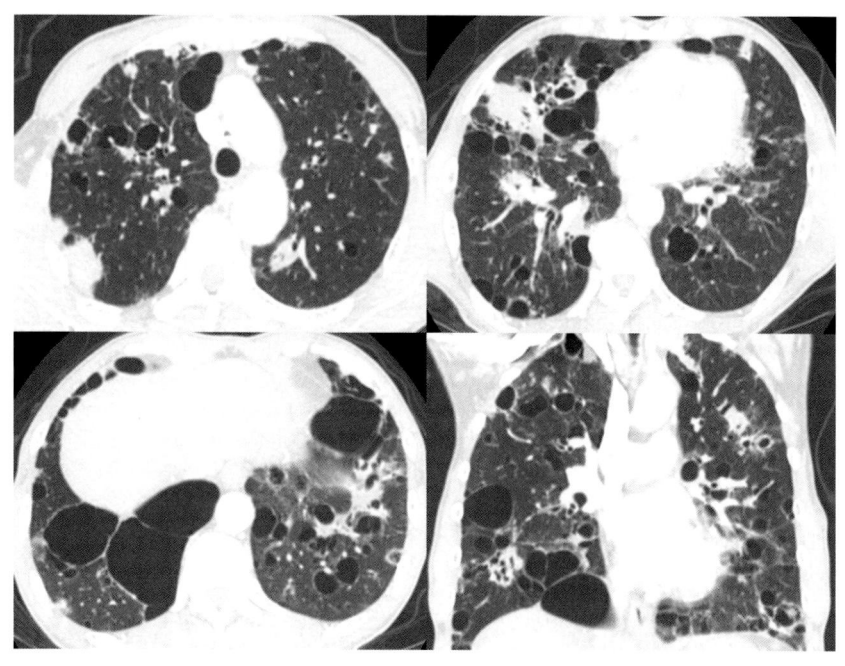

图27-6-1 男性,51岁。干燥综合征,肺轻链沉积症

体检发现肺部病变。CT肺窗轴位、冠状位显示双肺随机分布的、多发结节及团块影,伴多发大小不等的薄壁囊肿,部分囊肿内可见血管穿行。活检证实为肺轻链沉积症。

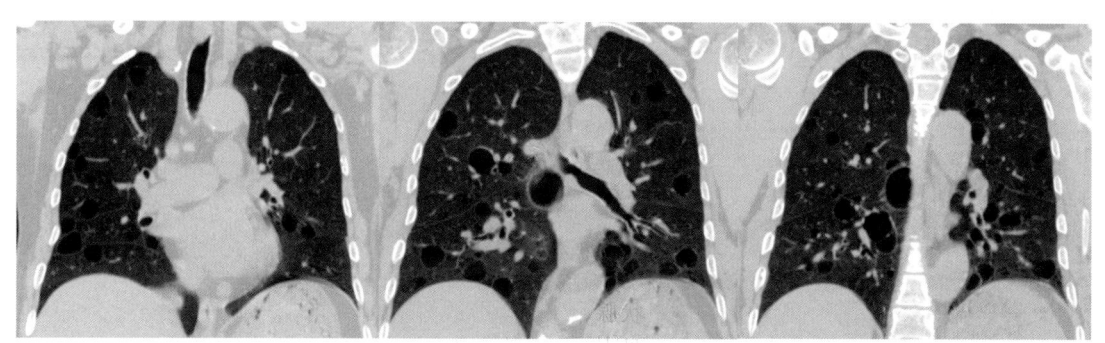

图27-6-2 男性,55岁。肺轻链沉积症

体检发现肺部病变。CT肺窗冠状位显示双肺随机分布的、多发大小不等的薄壁囊肿,以下肺多发。活检证实为肺轻链沉积症。

1. 结节·绝大多数患者可发现肺内结节影,结节影大小不一,直径为3~26 mm,数量不等,以实性结节为主,部分患者同时可见亚实性结节[4,6];结节伴钙化少见,少数病例表现为孤立性肺结节或表现为肺部肿块,伴区域淋巴结增大及胸膜结节。

2. 囊性阴影·常表现为两肺多发或弥漫囊性影,部分呈随机分布,下肺分布常见;囊肿呈圆形或椭圆形,部分囊肿呈分叶状或不规则,部分囊肿可有分隔,大小不等,直径为4~68 mm,囊肿壁常常菲薄,最厚不超过2 mm,囊壁有血管或囊内有血管穿行(图27-6-2);在疾病过程中囊性病变增加,囊性病变可发生融合。

3. 其他少见表现·包括小斑片状实变影、小叶间隔增厚、肺门淋巴结增大。患者可出现反复气胸、呼吸困难症状加重,伴有严重的呼吸衰竭,最终导致肺移植;部分弥漫囊性病变病例右心导管检查显示轻度肺动脉高压。肺多发囊性变和肺多发结节是肺LCDD的常见CT表现,两者共存时更需考虑LCDD可能。

PET-CT能显示肺内结节,SUV值呈中度升高,另外有助于发现全身其他器官的病灶。

【诊断标准】

轻链沉积症是一种多系统疾病,肾几乎总是受累,肺部受累少见,常发生于淋巴增生性疾病患者,诊断需要活检,特征性的影像学表现是双肺多发结节伴囊性阴影,囊性阴影壁薄,囊内过囊壁有血管穿行。

【鉴别诊断】

1. 淀粉样变性·肺结节很常见,结节伴钙化常见,同时伴肺囊状影相对少见,且通常与结外边缘区淋巴瘤或干燥综合征相关。因此,如两肺同时发现多发结节和囊状影时,均需考虑肺淀粉样变和轻链沉积症的可能,如结节伴钙化更倾向于淀粉样变,如囊状影明显且结节无钙化时倾向于轻链沉积症的可能。

另外有研究报道提出,这可能与两者形成肺囊性变的机制不同有关。肺LCDD主要由轻链沉积肺组织,引起基质金属蛋白酶分解弹力纤维,直接破坏肺泡结构;而肺淀粉样变则可能是由淀粉样物质和炎症细胞浸润小气道,引起小气道狭窄,从而间接导致相应肺泡扩张和损伤(这种机制可能类似于淋巴管平滑肌瘤病和朗格汉斯细胞组织细胞增生症中的囊肿形成)。但即使肺淀粉样变较少出现肺多发囊性变,临床上需要仍进行鉴别诊断。病理上,淀粉样变性病变刚果红染色阳性,而 LCDD 刚果红染色阴性。

2. **淋巴细胞间质性肺炎(LIP)**·特征性影像学表现为肺多发小叶中心结节和磨玻璃样变,也常出现双肺多发囊性病变,呈弥漫性或下肺分布为主,位于肺中央而非外周。因而可表现为与 LCDD 的双肺多发结节和多发囊性改变变共存现象;尤其当干燥综合征患者同时出现双肺多发囊性改变和多发结节时需重点鉴别 LCDD、肺淀粉样变和 LIP 的可能,其在临床表现上并无特异性,并且 LIP 可与前两者同时存在,确诊需依赖于肺组织活检。

3. **PLCH**·属于吸烟相关疾病,多见于年轻男性、重度吸烟者,胸部 CT 上表现为不规则结节,结节可出现空洞,空洞壁变薄成为薄壁囊腔。因此,可在肺内同时出现结节、空洞及薄壁囊腔,病变分布上叶多,肋膈角一般不受累。

4. **囊性肺转移**·罕见,各种肿瘤里均有报道,如转移性纤维组织细胞瘤、滑膜肉瘤、子宫内膜间质肉瘤和良性转移性平滑肌瘤。肺内病变需要结合临床病史鉴别诊断。

(张旻　陈起航)

参考文献

[1] Ronco PM, Alyanakian MA, Mougenot B, et al. Light chain deposition disease: a model of glomerulosclerosis defined at the molecular level [J]. Am J Soc Nephrol, 2001,12:1558-1565.

[2] Kijner CH, Yousem SA. Systemic light chain deposition disease presenting as multiple pulmonary nodules: a case report and review of the literature [J]. Am J Surg Pathol, 1988,12:405-413.

[3] Bhargava P, Rushin JM, Rusnock EJ, et al. Pulmonary light chain deposition disease: Report of five cases and review of the literature [J]. Am J surg Pathol, 2007,31:267-276.

[4] Baqir M, Moua T, White D, et al. Pulmonary nodular and cystic light chain deposition disease: A retrospective review of 10 cases [J]. Respir Med, 2020,164:105896

[5] Jimenez-Zepeda VH. Light chain deposition disease: novel biological insights and treatment advances [J]. Int J Lab Hematol, 2012,34:347-355.

[6] Sheard S, Nicholson AG, Edmunds L, et al. Pulmonary light-chain deposition disease: CT and pathology findings in nine patients [J]. Clinical Radiology, 2015,70:515-522.

第二十八章
肺淋巴组织增生性疾病

第一节·淋巴细胞炎症性病变

一、滤泡性细支气管炎

滤泡性细支气管炎(follicular bronchiolitis, FB)是一种病理学诊断,Stephan 于 1947 年首次描述了增厚的细支气管周围伴淋巴滤泡形成,1979 年 Epler 和 Snider 等[1]将此种病理表现命名为FB。

FB 属于反应性肺淋巴疾病分组中的淋巴组织增生性肺疾病,主要特征为细支气管周围伴有生发中心的淋巴滤泡增生。

FB 可以原发,也可以继发于自身免疫性疾病(尤其是类风湿关节炎、干燥综合征)、AIDS、肺感染性疾病、哮喘等[2,3]。FB 表现的淋巴滤泡增生反映了机体对外来免疫刺激的反应和系统免疫反应而引起的改变。

【发病机制与病理】

FB 的病理特征为沿支气管血管束散在分布的淋巴组织增生,常伴有淋巴生发中心。小叶间隔与脏层胸膜可有相同的病理改变,特别是有免疫缺陷的患者。增生的淋巴组织可压迫邻近的细支气管,引起阻塞性肺炎。

【临床表现】

FB 发病率低,各年龄段均可发病,成人患者多见,男女发病率无明显差异。部分患者无症状,有症状者主要表现为咳嗽、不同程度的呼吸困难,可伴发热、咯血、胸痛、体重下降。

肺部听诊可闻及爆裂音,对于继发性 FB 同时有原发疾病的临床表现。

【实验室检查】

肺功能以弥散性功能受限多见,可合并阻塞性、限制性或混合型通气功能障碍[4]。

【影像学表现】

胸部 X 线可以正常,也可有弥漫性网状、结节影。胸部 X 线片最显著的表现是双肺的小结节,或网状间质浸润。

HRCT 为本病首选检查方法。FB 最常见的 HRCT 表现包括小叶中心性结节和磨玻璃影(图 28-1-1),结节直径为 1~12 mm,位于小叶中心和支气管周围,支气管壁增厚,支气管扩张,小叶间隔增厚(图 28-1-2);其他表现包括薄壁囊腔,支气管血管周围实变[4,5]。

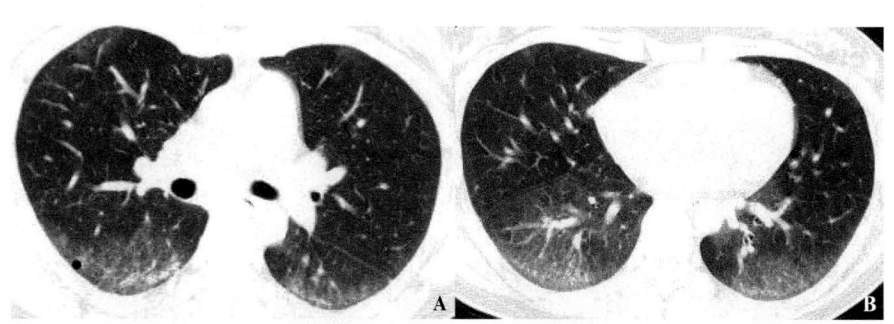

图 28-1-1 女性,22 岁。干燥综合征,滤泡性支气管炎
HRCT 显示两肺下叶呈磨玻璃影,伴小叶间隔增厚及小叶中心性结节(A、B)。

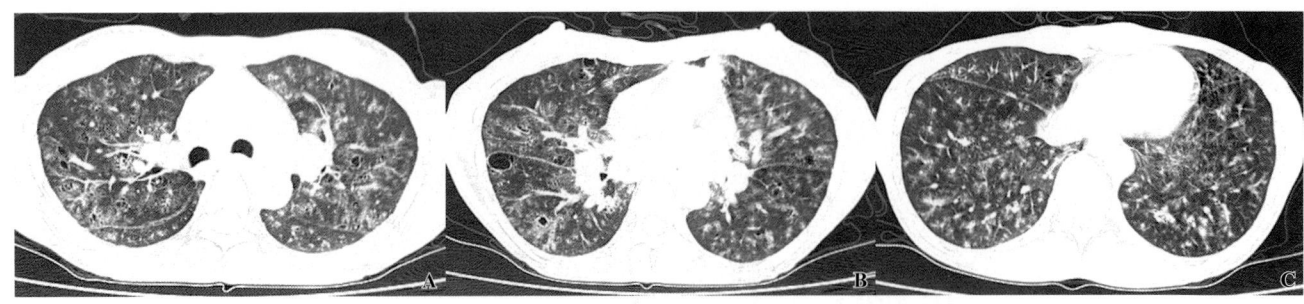

图28-1-2 女性,32岁。自身免疫性间质性肺病,滤泡性支气管炎
CT肺窗显示两肺弥漫支气管管壁增厚,部分支气管扩张(A),伴支气管周围及小叶中心结节,小叶间隔增厚(B),并见散在薄壁囊腔影(C)。

【诊断标准】

FB确诊需依赖病理,病理主要表现为细支气管周围淋巴及淋巴组织增生形成淋巴滤泡围绕并局限于细支气管。

【鉴别诊断】

1. LIP · 与FP均属于反应性淋巴组织增生性疾病范畴,在组织病理学上有重叠。FB为局灶性,增生的淋巴细胞形成淋巴滤泡围绕细支气管并局限在其周围。而LIP为弥漫性,增生的淋巴细胞和浆细胞弥漫性浸润于支气管血管束周围和肺泡间隔中。

有文献报道FB可发展为LIP,而LIP经过治疗后也可转变为FB,两者之间有重叠,可以互相转换[6]。LIP较特征的CT表现为小叶中心及胸膜下结节,边界欠清,可伴有磨玻璃影、薄壁囊腔病变、支气管血管束增粗、小叶间隔增厚等。

2. 呼吸性细支气管炎 · 患者有吸烟史或感染史。CT表现为小叶中心磨玻璃影,倾向于两上肺分布,可进展为小叶中心型肺气肿。患者戒烟后,病变可不进展或逐渐吸收。

3. 过敏性肺炎 · 通常有抗原接触史。病灶可呈一过性、游走性,血液嗜酸性粒细胞明显升高是其主要特征。

二、淋巴细胞性间质性肺炎

淋巴细胞性间质性肺炎(lymphocytic interstitial pneumonia,LIP)以肺泡和肺泡间隔淋巴细胞、浆细胞浸润间质性肺炎为特征,分为原发性和继发性两种。

原发性LIP罕见,2013年的ATS/ERS特发性间质性肺炎(IIP)分类将其列为罕见IIP之一[7]。

目前认为LIP是与自身免疫性疾病或EB病毒、HIV及其他病毒感染引起的非特异性免疫反应有关。LIP与干燥综合征[8]和其他自身免疫性疾病(包括系统性红斑狼疮、类风湿关节炎、自身免疫性甲状腺炎等)之间存在相关性。

【发病机制与病理】

LIP的确诊有赖于外科肺活检,其病理特征为弥漫性肺间质致密淋巴细胞浸润,常可见淋巴滤泡,有时支气管周围亦受累,但通常病变轻微。腺泡内无病变特别严重的区域(如腺泡周围或腺泡中央),偶有非坏死性肉芽肿形成。

淋巴细胞呈多克隆性,主要是T细胞,内有散在的B细胞、浆细胞和组织细胞,同时有Ⅱ型肺泡细胞的增加及肺泡巨噬细胞的轻度增生。其他表现有肺泡腔中蛋白样液体及单核细胞、泡沫巨噬细胞或巨细胞的聚集。

【临床表现】

成人LIP多见于女性,发病时的平均年龄为50岁左右。起病缓慢,主要表现为进行性咳嗽、呼吸困难,可有发热、胸痛、关节痛等;部分患者可能只有轻微症状或没有任何临床症状。

肺部听诊时可闻及双肺底爆裂音(Velco啰音)。

【实验室检查】

1. 肺功能 · 常表现为限制性通气功能障碍,伴弥散功能受损。

2. 其他实验室检查 · 可出现红细胞沉降率、C反应蛋白升高、ANA阳性及滴度升高、自身免疫抗体谱阳性等。

【影像学表现】

胸部X线通常显示正常,部分患者亦可见网状、结节影等间质异常改变。

LIP最常见CT的表现小叶中心结节、磨玻璃影(图28-1-3)及薄壁含气肺囊肿。其中较特征的CT表现是小叶中心及胸膜下结节(图28-1-3A),边界欠清,反映了细支气管周围的淋巴细胞和浆细胞浸润。

磨玻璃影常与肺结节及肺囊肿伴随出现,反映了弥漫性间质性浸润。薄壁含气肺囊肿倾向于位于血管周围和胸膜下(图28-1-4),为细支气管周围淋巴细胞浸润导致气道阻塞,远端囊性扩张,囊周及囊内可见小结节,代表淀粉样蛋白沉积,可钙化。

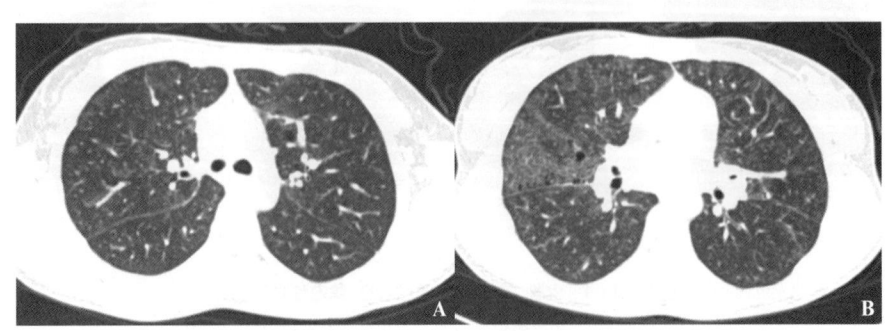

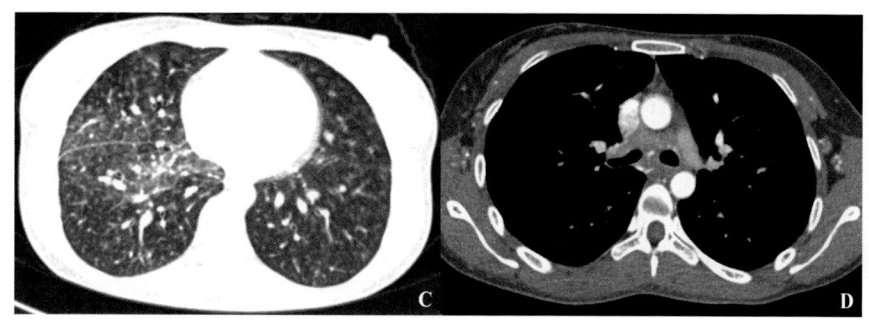

图28-1-3 女性,37岁。淋巴细胞性间质性肺炎

CT肺窗(A~C)显示两肺多发小叶中心结节,斑片状磨玻璃病灶,小叶间隔增厚,右侧斜裂及水平裂胸膜下见散在薄壁含气囊腔影(B);纵隔窗(D)显示纵隔淋巴结增大。

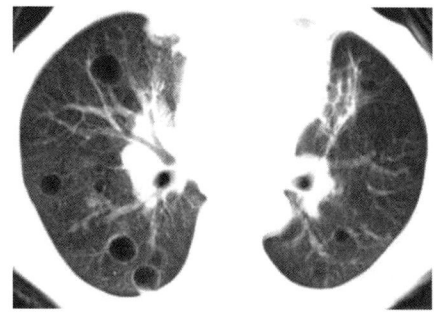

图28-1-4 女性,45岁。淋巴细胞性间质性肺炎

CT肺窗显示两肺多发薄壁囊样病变,右侧肺门增大,左肺舌叶有斑片状渗出性病变。

其他表现包括支气管血管束增粗、轻度小叶间隔增厚、纵隔淋巴结增大(图28-1-3D)、胸腔积液、心包积液等[8,9]。

【诊断标准】

LIP的确诊有赖于肺活检,包括支气管镜、胸腔镜及开胸外科肺活检。

LIP病理特征为弥漫性肺间质致密淋巴细胞浸润,常可见淋巴滤泡,有时支气管周围亦受累,但通常病变轻微。

腺泡内无病变特别严重的区域(如腺泡周围或腺泡中央),偶有非坏死性肉芽肿形成。

【鉴别诊断】

LIP的CT表现无特异性,主要与滤泡性细支气管炎、过敏性肺炎、非特异性间质性肺炎、肺孢子菌肺炎、肺淋巴管肌瘤病、肺朗格汉斯细胞组织细胞增多症鉴别。

如果发现肺实质小气囊+胸膜下结节+上肺野磨玻璃影,或在干燥综合征/免疫疾病+磨玻璃影和/或边界不清的小叶中心结节+小气囊,多应考虑LIP。

三、肺结节性淋巴组织增生

结节性淋巴组织增生(nodular lymphoid hyperplasia, NLH)是一种罕见的淋巴细胞增殖性疾病,病因不明,目前认为与免疫失衡有关,多见于消化系统,呼吸系统是相对少见受累靶器官。肺结节性淋巴组织增生(pulmonary nodular lymphoid hyperplasia, PNLH)过去被称为"肺假性淋巴瘤"。

1983年被Kradin和Mark提出用于描述反应性淋巴样组织增殖所致的肺部结节或局灶性浸润[10]。

2000年Abbondanzo等[11]总结了14例PNLH,尽管为罕见病,但肯定了PNLH在反应性肺淋巴样组织增殖疾病的地位。

2008年WHO将肺淋巴组织增殖性疾病分为反应性和肿瘤性两大类,反应性肺淋巴增殖性疾病通常与免疫紊乱有关,即多有免疫缺陷或自身免疫性疾病[12]。

【发病机制与病理】

病变呈多发结节状,与周围肺组织界限清楚,病灶内无坏死或干酪化,相邻支气管与脉管受压,支气管黏膜完好。病变较少累及胸膜和局部淋巴结。

结节主要由大量成熟的T细胞、B细胞构成,无核分裂,淋巴组织中有生发中心的滤泡形成,滤泡间出现纤维化或纤维变性,滤泡间区可见小淋巴细胞及成熟的浆细胞,部分小淋巴细胞有包绕血管生长的现象,但无血管肌层浸润。部分患者可出现Russell小体(浆细胞内免疫球蛋白构成的核内包涵体),但均无Dutcher小体形成[13]。

镜下改变有时很难与其他淋巴增生性疾病鉴别,免疫组化检测显示PNLH主要特征为针对κ和λ免疫球蛋白轻链的染色显示多克隆图形,且应用聚合酶链反应(PCR)技术进行分子分析无免疫球蛋白重链的重排[14]。

【临床表现】

大多数患者无症状,少数患者可表现为咳嗽、咳痰、咯血、胸痛、呼吸困难等非特异性临床表现。

【实验室检查】

实验室检查无诊断意义。

【影像学表现】

胸部CT常表现为肺部结节(图28-1-5)、肿块或肿块样实变影,边界清楚,内部可见支气管充气征。病变单发或多发,以单发多见,常位于胸膜下或支气管周围。病灶内极少出现钙化和坏死空洞,邻近肺组织通常不发生纤维化、肺不张等。

病变较少累及胸膜,胸腔积液亦少见。

【诊断标准】

PNH确诊需要组织病理及免疫组化及基因重排证实多克隆性淋巴组织增生。

【鉴别诊断】

1.其他非肿瘤性淋巴细胞增多症 FB和LIP以小叶中心结节伴磨玻璃影为常见表现,病灶多发,而PNLH的病灶通常较前两者大,数量较前两者少,且单发多见。

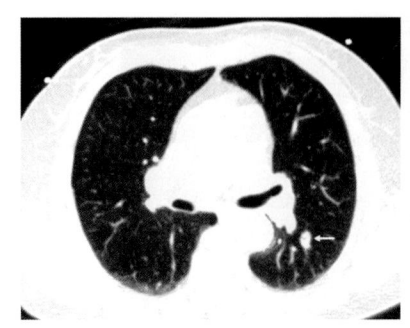

图 28-1-5 女性,74 岁。肺结节性淋巴组织增生

CT 肺窗显示左下肺背段孤立性实性结节影,边界清晰、光整,中央有细支气管穿行(箭)。

2. 黏膜相关淋巴组织淋巴瘤(MALT)·淋巴瘤也表现为单发或多发肺结节,但可伴发纵隔和肺门淋巴结肿大,以及胸腔积液。

3. 肺恶性肿瘤·肺原发性及继发性恶性肿瘤可侵犯邻近支气管或胸膜腔,引发纵隔及肺门淋巴结肿大,而 NLH 一般不侵犯或破坏邻近胸膜或支气管,也很少引发纵隔及肺门淋巴结肿大。

(陈淮 郭晓娟)

参考文献

[1] Epler GR, Snider GL, Gaensler EA, et al. Bronchiolitis and bronchitis in connective tissue disease: a possible relationship to the use of penicillamine [J]. JAMA, 1979, 242: 528 - 532.

[2] 方芳,王芳,张伟,等.肺活检表现为滤泡性细支气管炎的干燥综合征一例[J].中华结核和呼吸杂志,2013,36: 229 - 230.

[3] Tashtoush B, Okafor NC, Ramirez JF, et al. Follicular bronchiolitis: a literature review [J]. J Clin Diagn Res, 2015, 9: OE01 - 5.

[4] 戴建,蔡后荣,李燕,等.滤泡性细支气管炎三例并文献复习[J].中华结核和呼吸杂志,2017,40: 457 - 462.

[5] Howling SJ, Hansell DM, wells AU, et al. Follicular bronchiolitis: thin-section CT and histologic findings [J]. Radiology, 1999, 212: 637 - 642.

[6] Terada T. Follicular bronchiolitis and lymphocytic interstitial pneumonia in a Japanese man [J]. Diagn Pathol, 2011, 6: 85 - 88.

[7] Travis WD, Costabel U, Hansell DM, et al. An official American Thoracic Society/European Respiratory Society statement: Update of the international multidisciplinary classification of the idiopathic interstitial pneumonias [J]. American journal of respiratory and critical care medicine, 2013, 188: 733 - 748.

[8] Luppi F, Sebastiani M, Silva M, et al. Interstitial lung disease in Sjögren's syndrome: a clinical review [J]. Clin Exp Rheumatol, 2020, 38 Suppl 126: 291 - 300.

[9] Panchabhai TS, Farver C, Highland KB. Lymphocytic Interstitial Pneumonia [J]. Clin Chest Med, 2016, 37: 463 - 474.

[10] Kradin RL, Mark EJ. Benign lymphoid disorders of the lung, with a theory regarding their development [J]. Hum Pathol, 1983, 14: 857 - 867.

[11] Abbondanzo SL, Rush W, Bijwaard KE, et al. Nodular lymphoid hyperplasia of the lung: a clinicopathologic study of 14 cases [J]. Am J Surg Pathol, 2000, 24: 587 - 597.

[12] Hare SS, Souza CA, Bain G, et al. The radiological spectrum of pulmonary lymphoproliferative disease [J]. Br J Radiol, 2012, 85: 848 - 864.

[13] 钟定荣,刘彤华,卢朝辉.肺结节性淋巴组织增生一例[J].中华病理学杂志,2006,35: 62.

[14] 蔡柏蔷,李龙芸.协和呼吸病学[M].北京:中国协和医科大学出版社,2011.

第二节 · 淋巴细胞增生性病变

一、结节性淋巴组织增生

本病包括结节性淋巴组织增生(nodular lymphoid hyperplasia, NLH)、结节病、巨淋巴结增生症、血管滤泡性淋巴结增生,以及 IgG4 相关性肺病等。因为一部分疾病已经在相关章节中论述,本节只涉及结节性淋巴组织增生。

【发病机制与病理】

NLH 是一种罕见的以非克隆性淋巴组织增生为特征的疾病。在无自身免疫性疾病或免疫功能正常的患者中,NLH 可表现为单发结节性病变。也可并发免疫功能异常,或少见情况下,主要见于干燥综合征患者,形成一种称为"肉芽肿-淋巴细胞间质性肺病"的疾病,该类型患者常伴有肺外表现。

病理学典型表现为滤泡增生,滤泡间浆细胞增多和不同程度的纤维化。免疫组化显示(CD3、CD20 等)无异常,无异常淋巴细胞表型检出。

【临床表现】

各年龄段均可发病,平均确诊年龄为 60 岁(范围 18～80 岁)。大多数患者无任何症状即体征。部分患者可能表现为咳嗽或呼吸困难。

【实验室检查】

实验室检查常常为无异常发现。

【影像学表现】

胸部 CT 上 64% 的患者表现为直径 2～4 cm 的孤立性结节。大约 1/3 的患者表现为多发结节,病变内常见有空气支气管征。病变通常位于胸膜下或支气管血管束周围,不侵犯或破坏相邻胸膜或支气管[1,2]。NLH 不会引起纵隔和肺门淋巴结肿大,以及胸腔积液。

在 PET 检查中表现为无放射性物质摄取或轻度摄取。

【诊断标准】

NLH 的诊断由组织学确定,但是需要排除其他淋巴组织增生性疾病,尤其是 MALT 淋巴瘤。

【鉴别诊断】

NLH 的鉴别诊断包括原发性肺恶性肿瘤、转移瘤和原发性肺淋巴瘤。如果存在纵隔和肺门淋巴结肿大、胸腔积液或侵犯相邻支气管或胸膜间隙,则应怀疑恶性肿瘤。如果病灶仅累及肺时,上述三种疾病的影像学表现非常相似,最终需要进行手术活检。

二、窦组织细胞增生伴巨大淋巴结病

窦组织细胞增生伴巨大淋巴结病也被称为罗-道病(Rosai-Dorfman disease,RDD),是一种良性淋巴组织增生性疾病。

最初是1965年由Destombes描述,1969年Rosai和Dorfman进一步阐述。最初将该病描述为窦性组织细胞伴巨大淋巴结病,1987年组织细胞学会工作组将其归为非朗格汉斯细胞的组织细胞病变,并于2016年对该病得分类进一步更新。

该分类将非朗格汉斯细胞的组织细胞病变分为"R组"和"C组",其中R组包括了家族性Rosai-Dorfman病、散发性Rosai-Dorfman病,以及其他多种非皮肤的、非朗格汉斯细胞组织细胞的其他病变,C组则是指皮肤的Rosai-Dorfman病[3]。

RDD是一种罕见的疾病,该疾病的患病率为1/20万,RDD可发生于任何年龄,以儿童及年轻多见,发病年龄平均为20.6岁。非洲患者多见,男性稍多[3]。

【发病机制与病理】

RDD发生机制不明,可能与巨细胞病毒(CMV)、人类免疫缺陷病毒(HIV)、EB病毒(EBV)[4]等病毒感染有关。文献还报道了23例RDD患者的 BRAF V600E基因突变。RDD累及的淋巴结增大,并相互拥挤在一起,形成多结节状表现,切面灰白。包膜可能具有显著纤维化。

低倍镜下即可见淋巴窦显著扩张,淋巴窦内有大量较大的组织细胞,细胞核深染、核轮廓光滑,有居中的圆形核仁,而胞质细腻、淡染、细胞界限不清。可见多核、非典型,甚至罕见情况下可见核分裂。可见伸入现象,即完整的淋巴造血系统细胞位于组织细胞胞质空泡内,或游离在组织细胞胞质内。RDD中的组织细胞表达S-100、CD68、CD163[4,5]。

【临床表现】

经典的RDD表现为双侧颈部巨大的无痛性淋巴结肿大,并伴有发热、体重减轻、盗汗。此外,也可见于腹股沟、腹膜后、纵隔淋巴结。

40%病例累及结外(皮肤、鼻腔鼻窦、眼眶、涎腺、软组织、中枢神经系统、骨),累及结外病例中约3%累及肺。

文献复习发现目前共有28例RDD累及肺的报道,其中17例RDD累及肺及其他多个部位,仅有9例RDD病灶仅局限于肺。患者年龄在26~76岁,男女比为8:1,肺部受累最常见的症状为呼吸困难和咳嗽,少数病例有声音嘶哑、哮喘等症状[6,7]。

实验室检查可能会有红细胞沉降率加快、白细胞增多、丙种球蛋白升高、自身免疫性溶血性贫血。

【影像学表现】

RDD的胸部影像学表现是多样的,主要特征是纵隔受累(27.57%),其次是肺部疾病(14.30%)、气道(13.28%)和胸膜受累(4.9%)。常见的表现是双侧肺门区淋巴结肿大,肺门区淋巴结肿大可呈多发性或单发性,大小不等,边缘模糊。

受累淋巴结均匀增强,CT上可能表现为中心性低密度。PET-CT显像示病灶放射性物质高摄取,有时甚至远高于典型恶性病变。

肺部受累较常见的表现为肿块影,最大径为3.5~6.0cm,少数为多发结节影且伴随IgG4相关疾病(图28-2-1)。结节边界清晰,密度均匀。RDD累及肺部时还可表现为囊性肺疾病、空气潴留、支气管扩张和间质性病变等。

此外,还可继发胸膜增厚、胸腔积液等表现。国内有学者报道病变同时累及肺门及纵隔者,表现为肺门区肿块及双肺结节及斑片影,伴纵隔非对称性淋巴结肿大,与中心型肺癌表现非常类似,但是肺门区支气管未见狭窄征象[8]。

原发于胸膜的RDD非常罕见,表现为胸膜多发结节状肿块影,多位于叶间胸膜,部分结节可相互融合成团,呈分叶状表现[9]。

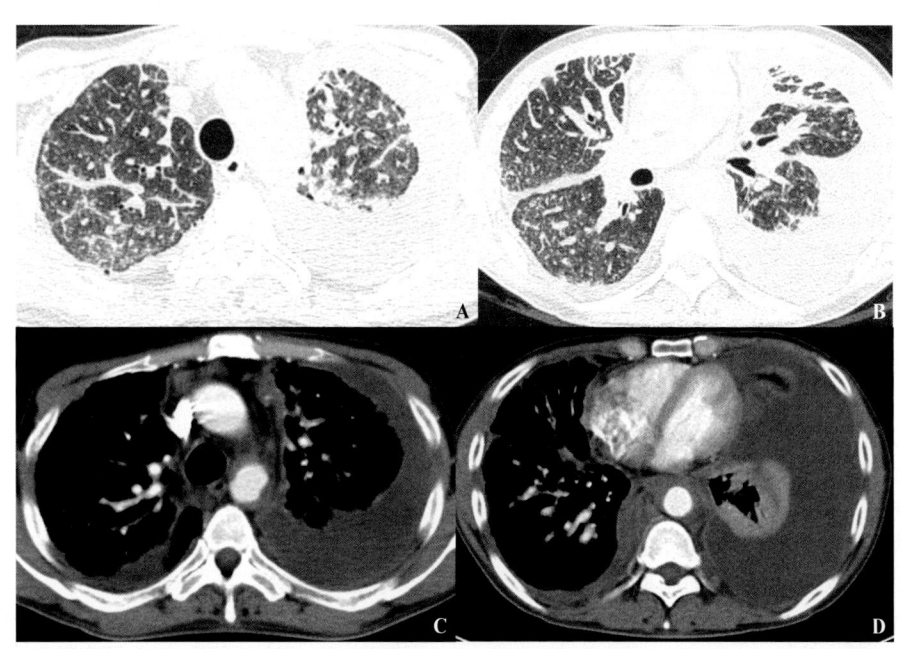

图28-2-1 男性,45岁。RDD累及肺及胸膜

CT肺窗显示双肺弥漫性小叶间隔不规则增厚并小叶核增粗,叶间胸膜及纵隔胸膜不规则明显增厚(A、B);增强扫描纵隔窗显示纵隔内可见多发大小不等淋巴结,边界欠清晰,增厚的胸膜轻度强化,淋巴结强化尚均匀,双侧胸腔积液,以左侧为著(C、D)。

【诊断依据】

病理诊断为金标准。镜下表现为淋巴结窦扩张和组织细胞、淋巴细胞和浆细胞的多克隆浸润，结合免疫组织化学显示CD68、CD163和S-100阳性，可诊断为RDD[4]。

【鉴别诊断】

1. 肺结核·原发综合征可表现为肺内病灶及肺门淋巴结肿大，临床上以儿童患者为主，需要与RDD鉴别，后者很少出现咳嗽、咳血等呼吸道症状，肺部结节或肿块影，边界清晰，肿大淋巴结强化均匀。

而继发性肺结核肺内病变表现多样，常伴有簇状分布树芽状支气管播散灶及支气管壁增厚等气道受累的表现；亚急性血播性病变表现为大小不等的肺内结节影，纵隔肿大淋巴结强化不均匀，中心可见明显坏死灶，轮廓模糊，需要结合临床和相关实验室检查进行鉴别诊断。

2. 肺癌·原发于肺的孤立性RDD十分罕见，临床及影像常被误诊为肺癌。RDD于CT上显示病灶边缘光整，无毛刺等侵袭性征象，邻近血管绕行其旁，未见滋养血管征象，据此可与原发性肺癌有所鉴别。多发结节常被误诊为转移瘤，如无原发性肿瘤病史，影像鉴别困难。

（陈淮 郭晓娟）

参考文献

[1] Borie R, Wislez M, Antoine M, Cadranel J. Lymphoproliferative disorders of the lung [J]. Respiration, 2017, 94: 157-175.

[2] 薛红, 陈忠清, 陈澍, 等. EB病毒相关性肺淋巴瘤样肉芽肿病继发噬血细胞综合征1例[J]. 中华传染病杂志, 2022, 40: 420-422.

[3] Bruce-Brand C, Schneider JW, Schubert P. Rosai-Dorfman disease: an overview [J]. J Clin Pathol, 2020, jclinpath-2020-206733.

[4] Guo JH, Wu CY, Zhang LP. Rosai-Dorfman disease of the lung: report of a case [J]. Zhonghua Bing Li Xue Za Zhi, 2023, 52: 73-76.

[5] Wu GJ, Li BB, Zhu RL, et al. Rosai-Dorfman disease with lung involvement in a 10-year-old patient: A case report [J]. World J Clin Cases, 2021, 9: 4285-4293.

[6] Apperley ST, Hyjek EM, Musani R, et al. Intrathoracic Rosai Dorfman disease with focal aggregates of IgG4-bearing plasma cells-case report and literature review [J]. Ann Am Thorac Soc, 2016, 13: 666-670.

[7] Cartin-CebaR, Golbin JM, Yi ES, et al. Intrathoracic manifestations of Rosai-Dorfman disease [J]. Respir Med, 2010, 104: 1344-1349.

[8] 龙德云, 张国强, 程新财, 等. 胸膜原发性Rosai-Dorfman病影像表现一例[J]. 中华放射学杂志, 2016, 50: 475-475.

[9] 舒圣捷, 刘白鹭, 赵雁鸣. 肺部及纵隔Rosai-Dorfman病一例[J]. 中华放射学杂志, 2008, 42: 215-216.

第三节·淋巴瘤样肉芽肿

淋巴瘤样肉芽肿（lymphomatoid granulomatosis，LG）是一种罕见的与EB病毒密切相关的B淋巴细胞增殖性疾病，最先在1972年由Jaffe和Wilson发现并报道[1]。

90%以上发生于肺部，可同时伴有其他部位累及，常见有皮肤、中枢神经系统、上消化道、胃肠道、肾脏等[2]，也有孤立的发生在中枢神经系统或皮肤表面而无肺部的侵犯。

LG是一种以结外血管中心性浸润和血管炎性淋巴结增殖伴灶性坏死和细胞多形性为特征的肉芽肿性疾病[3]。其组织学分级与临床侵袭性的变化谱系提示其介于良性组织细胞增生与恶性淋巴瘤之间，约25%的患者可进展为EB病毒阳性的弥漫大B细胞淋巴瘤，故曾被命名为血管中心性淋巴瘤（angiocentric lymphoma，AL）或血管中心性免疫增生性病变（angiocentric immunoproliferative lesion，AIL）、恶性血管炎和肉芽肿[4]。

2012年WHO关于淋巴造血组织肿瘤分类修订版中，根据组织学分级本病成为独立的疾病，根据浸润细胞中不典型性细胞与炎细胞比例的不同分为Ⅰ~Ⅲ级，三级之间均有移行过渡[5]。其预后与病理分级密切相关，病理分级越高，越呈恶性淋巴瘤倾向，预后则越差，约20%的早期（Ⅰ级）患者可实现自发缓解，大多数患者的表现更侵袭，中位生存时间<2年，病死率在65%~90%。

临床治疗需要综合其病理分级、临床分期及患者本身况等多方面因素，采用手术切除、激素治疗、化疗及联合治疗等。

【发病机制与病理】

其病因与发病机制尚未明确，近年分子生物学和免疫组化的研究证实LG是一种伴有明显反应性T细胞、EB病毒感染相关的B细胞增生性疾病，其组织形态、侵袭性和预后都呈现从低到高的连续谱系，部分呈B细胞淋巴瘤的恶性特征。

有学者认为在免疫缺陷状态，表达LMP-1和EB病毒核抗原2的淋巴样细胞能够逃脱宿主的细胞毒性T淋巴细胞的监控，这可能是导致发展成淋巴细胞组织增殖性疾病的重要因素之一。

肺淋巴瘤样肉芽肿（pulmonary lymphomatoid granulomatosis，PLG）十分罕见，起源于支气管黏膜相关淋巴组织，大体病理上表现为界限清楚的黄白色肿块，内有坏死及空洞形成[6]。

镜下表现以肺间质内的血管中心性浸润和淋巴组织增生为主的肉芽肿样病变为特征，即大量的淋巴细胞、浆细胞、组织细胞及非典型淋巴瘤样浸润，伴有血管炎和多形态淋巴网状细胞浸润[7]。

【临床表现】

本病好发于40~60岁男性患者。LG临床表现不特异，可隐匿起病，没有任何症状，也可表现为恶性淋巴瘤的非特异性表现，如盗汗、不明原因发热、消瘦等。

本病主要累及肺（90%），常见咳嗽、胸痛、呼吸困难[8,9]

其次是皮肤(40%),皮肤受累以脂膜炎、皮疹、皮下结节多见,个别为鱼鳞病样或斑秃。

25%可累及中枢神经系统,侵犯中枢神经系统时造成脑实质及神经的损伤,可表现为癫痫、偏瘫、昏迷、构音困难、精神障碍、记忆力障碍等非特异性的症状,主要与病变侵犯的部位及范围有关。

【实验室检查】

1. 血常规·可呈现不同程度的贫血、红细胞沉降率增快、白细胞增高或减低、淋巴细胞增多等。生化检查可有转氨酶升高等肝功能异常。免疫学检查约50%有免疫球蛋白IgA、IgG或IgM轻度升高,肿瘤指标多无异常。

2. 肺功能测定·提示为限制性通气障碍,动脉氧分压(PaO_2)和二氧化碳分压($PaCO_2$)及一氧化碳弥漫功能($DLco$)均下降。

【影像学表现】

影像学表现与其免疫功能、病理分级和累及部位等密切相关。影像学检查主要方法包括常规X线片检查和胸部CT检查,必要时行胸部MRI检查和PET-CT检查。

早期X线表现为小片状阴影,但早期难以诊断。一般患者在门诊首次就诊时多为单发或多发、边缘模糊的结节状或团块状阴影(图28-3-1A),任何类型的肺实质病变均呈快速进展,其内常可见到支气管充气征。

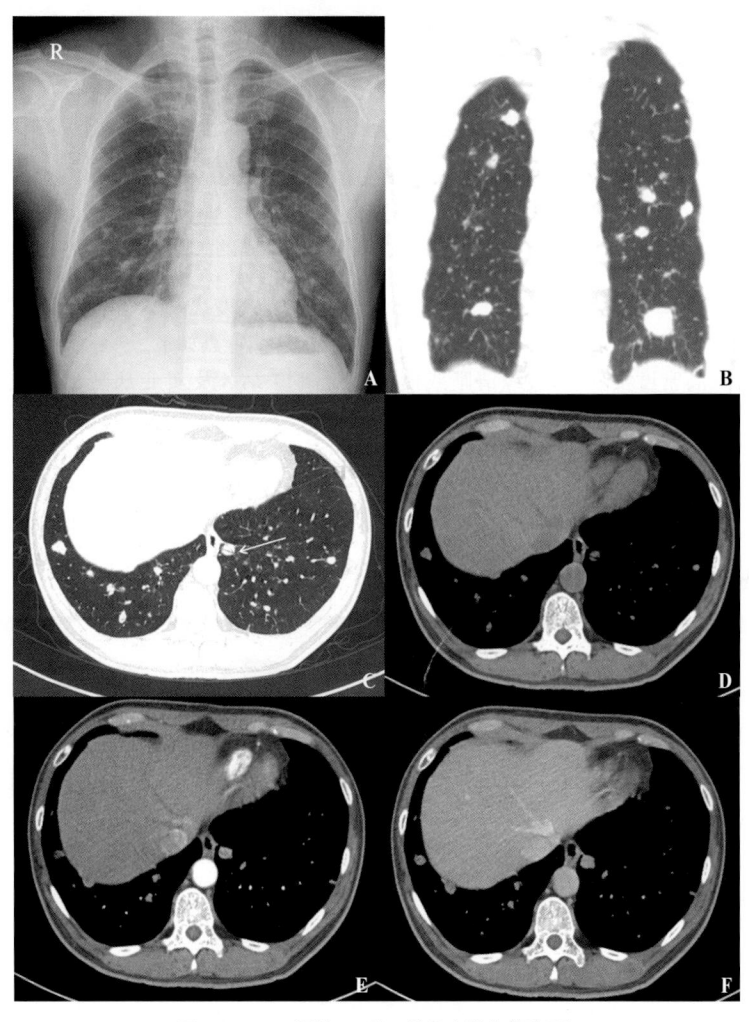

图28-3-1 男性,53岁。淋巴瘤样肉芽肿Ⅲ级

胸部正位X线平片(A)显示两肺多发大小不等结节影,边界尚清,形态欠规则,密度不均匀;CT扫描肺窗冠状位重建(B)及轴位(C)显示两肺多发结节,沿支气管血管束走行,以下肺为著,部分病变内可见僵硬、纤细的充气支气管(白箭)走行;纵隔窗平扫(D)、增强扫描动脉期(E)显示两肺结节密度欠均匀,病变呈明显强化,延迟期(F)呈不均匀强化。

70%以上的PLG以多发混合性病变为主,病变几乎均沿支气管血管束走行分布和胸膜下等以淋巴组织或结构为主的肺间质区域分布,以两肺非对称性、外周性或散在性不均匀性分布为主。根据其CT表现主要分为多发结节、肿块、肺炎样斑片和混合性四种类型[10,11]。

1. 结节型·PLG最常见的类型,占病例数的80%,主要表现为多发大小不一(1~3 cm)、形态不规则的结节影(图28-3-1B~F),边缘模糊或呈绒毛状,密度不均,其内可见支气管充气征(图28-3-1B)或空泡征。少数可伴有低密度坏死或空洞形成,病变多散在分布,以双肺下叶多见(图28-3-1F)。

2. 肿块型·表现为双肺多发大小不等的肿块影或斑片影,边界清晰,部分可见呈分叶状,无毛刺或胸膜牵拉(图28-3-2A),增强扫描呈轻中度不均匀强化,肿块较大时,可见坏

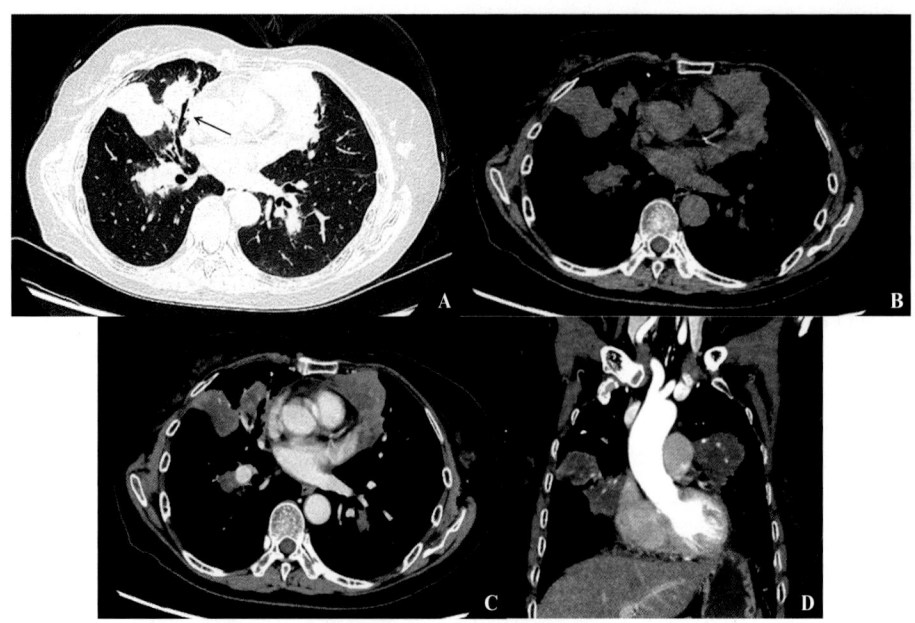

图 28-3-2 女性,61岁。淋巴瘤样肉芽肿(肿块型)

CT肺窗(A、B)显示两肺多发肿块、团片影,右肺中叶病变内可见支气管充气征(箭);增强扫描(C)呈明显不均匀强化,冠状位(D)可见血管造影征。

死区形成。

3. **肺炎型**·多见于病变晚期,表现为双肺多发的非叶段外周性分布的斑片状或大片状高密度实变影,边缘清晰或模糊,其内可见支气管充气征及血管造影征,增强扫描呈延迟强化,以双肺下叶多见,常常伴有小片状、结节状或肿块影和/或磨玻璃影等(图28-3-3)。

4. **混合型**·即上述三型中影像征象混合出现(图28-3-4)。

虽然病变表现多样给诊断带来困难,但它也具有一定的特点,这些特点如下。

(1) 结节及实变病变内的支气管充气征阳性(图28-3-2)。

(2) 病灶内CT血管造影征阳性,即增强扫描时,低密度的实变影上可见肺动静脉清晰显示(图28-3-2)。

(3) 强化形式多样,如延迟均匀或不均匀强化或环形强化,强化特点与病变血管侵袭性相关。

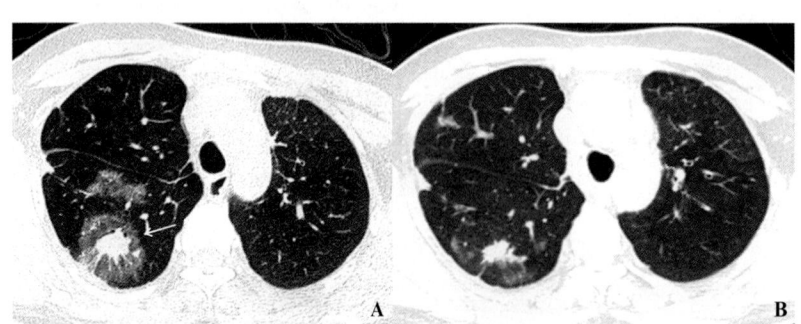

图 28-3-3 女性,41岁。肺淋巴瘤样肉芽肿

CT肺窗(A)显示两肺多发斑片状、结节状模糊影,局部可见晕征(白箭),病变周围肺泡积血所致;半年后复查(B),病变较前吸收、减少。

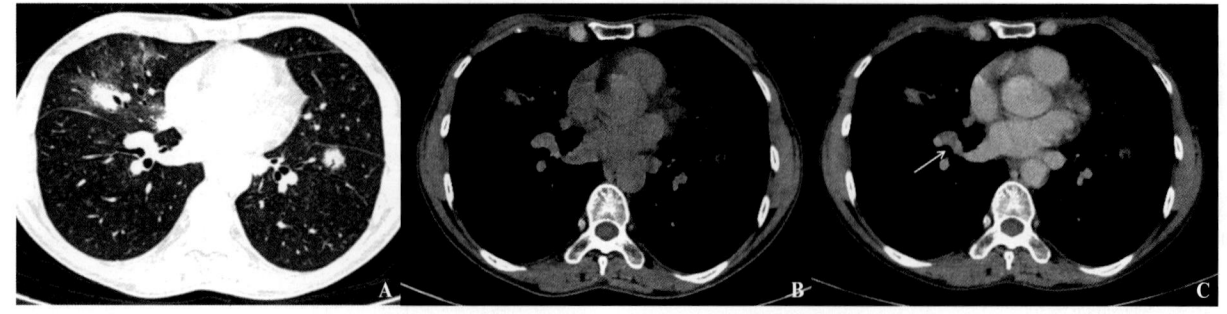

图 28-3-4 女性,51岁。肺淋巴瘤样肉芽肿(混合型)

CT肺窗(A)显示两肺散在多发斑点状、小结节状及斑片状密度增高影,平扫纵隔窗(B)显示病变密度不均匀,增强扫描(C)呈轻度强化,右肺门可见稍肿大淋巴结(白箭)。

(4) 病变周围可见晕征(图 28-3-3),系病变周围肺泡出血所致。

(5) 偶可见小叶间隔增厚,但无肺间质纤维化。

(6) 累及胸膜时,可见少量胸腔积液。

(7) 肺门纵隔淋巴结轻度肿大(图 28-3-4C),少见。胸部 CT 平扫和增强扫描可清晰显示这些特点。

【诊断标准】

病理组织学和免疫组化染色是诊断 PLG 的金标准,2012 年 WHO 淋巴造血组织肿瘤分类明确了肺淋巴瘤样肉芽肿(PLG)的诊断标准,Katzenstein 等又做了相应改良和补充[11]。

1. 必要指标·经常存在,主要包括:①单核细胞与大、小淋巴细胞混合增生,常伴随浆细胞和组织细胞,部分取代肺实质并显示血管浸润;②多少不等的 CD20 阳性的 B 细胞,常显示非典型性,背景通常为 CD3 阳性的小淋巴细胞。

2. 支持指标·不总是出现,主要包括:①坏死细胞浸润;②EBER 原位杂交阳性;③肺多结节的影像学特点或皮肤神经系统受累。

【鉴别诊断】

1. 肉芽肿性多血管炎(granulomatosis with polyangiitis, GPA)·过去称为韦格纳肉芽肿(WG)。两者鉴别点如下。

(1) GPA 的肺部结节边界不清、大小不等,并常有空洞形成,可出现纵隔淋巴结肿大。而 PLG 的肺结节边界清晰,质地均匀致密,没有空洞形成,也没有纵隔淋巴结肿大。

(2) GPA 除肺部症状外,还常有耳鼻部症状、肾小球肾炎表现。而 PLG 常累及中枢神经系统,虽可侵犯肾,但无肾小球肾炎表现。

2. 肺淋巴瘤·大片状实变较 PLG 常见,而 PLG 以多发结节表现更多见。当肺淋巴瘤表现为多发结节时与 PLG 鉴别困难,需要依靠病理活检及免疫组化。

3. 血管免疫母细胞性淋巴腺病(angioimmunoblastic lymphadenopathy disease, AILD)·属于淋巴增生性疾病,从其发病机制、临床表现和转归等方面也和 PLG 类似。以下特点有助于两者鉴别:①全身淋巴结和肝脾大 AILD 较 PLG 常见。②多克隆免疫球蛋白血症常见于 AILD。③在影像学上,AILD 多为弥漫性网状或结节状阴影,PLG 多为肿块,且肺门淋巴结肿大 AILD 较 PLG 常见。

4. 血管侵袭性肺曲霉病·由于曲霉菌丝侵犯小肺动脉导致肺梗死,CT 主要表现为两肺多发结节、肿块或肉芽肿性病变,主要位于肺外周分布,密度可均匀或不均匀,内有坏死或空洞形成,晕征、反晕征较 PLG 更多见;亦好发于免疫抑制患者,与 PLG 相似。病原学检测有助于鉴别。

5. 大叶性肺炎·表现为含气支气管气相肺实质病变,病变不跨肺叶,边缘较平直锐利,患者会有高热、咳黄痰或铁锈色痰的病史,淋巴结肿大更少见。PLG 可跨肺叶生长,边缘模糊,可呈结节状,偶见淋巴结肿大。

(陈淮　郭晓娟)

参考文献

[1] de Boysson H, Geffray L. Lymphomatoid granulomatosis [J]. Rev Med Interne, 2013, 34: 349-357.

[2] Tagliavini E, Rossi G, Valli R, et al. Lymphomatoid granulomatosis: a practical review for pathologists dealing with this rare pulmonary lymphoproliferative process [J]. Pathologica, 2013, 105: 111-116.

[3] 刘香丽, 张明智. 淋巴瘤样肉芽肿研究进展[J]. 白血病·淋巴瘤, 2018, 27: 694-697.

[4] 李杨琛, 任雁红, 赵俊歌, 等. 淋巴瘤样肉芽肿一例并文献复习[J]. 中华放射学杂志, 2020, 54: 1216-1217.

[5] Ankita G, Shashi D. Pulmonary lymphomatoid granulomatosis: a case report with review of literature [J]. Indian J Surg Oncol, 2016, 7: 484-487.

[6] Waldemar B, Adnan R, Sangeetha K, et al. Pulmonary lymphomatoid granulomatosis mimicking lung cancer [J]. Interactive cardiovascular and thoracic surgery, 2012, 14: 662-664.

[7] Hicken P, Dobie JC, Frew E. The radiology of lymphomatoid granulomatosis in the lung [J]. Clinical Radiology, 1979, 30: 661-664.

[8] 吕亮, 李同心, 张英. 肺淋巴瘤样肉芽肿病 2 例报道[J]. 诊断病理学杂志, 2020, 27: 737-739.

[9] 孙翀鹏, 严秀功, 李新春, 等. 肺淋巴瘤样肉芽肿的 CT 影像表现[J]. CT 理论与应用研究, 2017, 26: 335-341.

[10] 杨春蓉, 郑晓丹, 胡余昌, 等. 肺淋巴瘤样肉芽肿 5 例临床病理分析[J]. 临床与实验病理学杂志, 2016, 32: 924-926, 930.

[11] Katzenstein AL, Doxtader E, Narendra S. Lymphomatoid granulomatosis: insights gained over 4 decades [J]. The American Journal of Surgical Pathology, 2010, 34: e35-e48.

第四节·移植后淋巴增生性疾病

移植后淋巴增生性疾病(posttransplantation lymphoproliferative disorders, PTLD)是一种在实体器官移植及造血干细胞移植后,在持续免疫抑制状态下发生的从淋巴组织反应性增生到恶性淋巴瘤的一系列淋巴增殖性疾病[1]。其中,恶性侵袭性淋巴瘤进展迅速,如未得到及时有效治疗,预后极差,病死率很高。

PTLD 是器官移植术后严重危及生命的肿瘤性并发症,不同类型的器官移植间,PTLD 的发生率有很大差异,其累积发生率在联合器官移植和小肠移植中可高达 11%～33%,在肺移植中为 2%～9%,儿科移植受者的 PTLD 发生率高于成人移植受者。与同种异体干细胞移植受者相比,接受实体器官移植的患者的病例数更多。

PTLD 的病变部位与免疫抑制剂的种类有一定的关系,如硫唑嘌呤治疗后易累及移植物和中枢神经系统;而环孢素或 FK506 治疗后易累及淋巴结、骨髓、肝、肺和消化道,较少浸润中枢神经系统;骨髓移植后的 PTLD 病变则较广泛。

PTLD 与 EB 病毒感染、免疫抑制程度、遗传因素等相关[2]，其中 EB 病毒感染最为常见。早发性和晚发性 PTLD 的风险因素不同。对于早发性 PTLD，EB 病毒感染/再激活和可能的诱导治疗是最重要的危险因素；对于迟发性 PTLD，免疫抑制状态和受者年龄是重要的危险因素。50% 的 PTLD 病例在就诊时已涉及多个器官系统，结外病变比淋巴瘤更常见。

大多数 PTLD 病例发生在移植后 2 年内，在移植后 1 年内发病率达到高峰，4~5 年后出现第二个高峰[3]，但最早可能在移植后 60 天出现。迟发性 PTLD 常见于 EB 病毒阴性的患者，于移植后 4~5 年或 20 年后出现，通常是单克隆的，预示着预后较差。

无论组织学如何，PTLD 都是移植患者发病和死亡的重要原因，一旦确诊 PTLD，首要目标为治愈 PTLD，其次为保存移植物功能。

降低免疫抑制水平通常作为初始治疗，在此基础上进一步联合利妥昔单抗、化学药物治疗、放射治疗等治疗方式进行治疗，其总体有效率和患者总存活时间较以往已有较大提高。

【发病机制与病理】

EB 病毒（EBV）特异 T 细胞介导的免疫功能损伤在发病中起重要作用。正常情况下，EBV 感染的 B 细胞受控于细胞毒 T 细胞，正常免疫活性宿主感染 EBV 后，免疫系统识别 B 细胞表面上表达的病毒抗原，通过 T 淋巴细胞对其杀伤和清除，因此 B 细胞的生长死亡处于平衡状态。宿主因器官移植处于免疫抑制状态后，T 细胞功能受损，对 EBV 潜伏感染的 B 细胞杀伤减弱，使感染 EBV 的 B 细胞因不受 T 细胞控制而不断增殖，从而导致 PTLD 的发生。

在实体器官移植的患者中，出现原发性 EBV 感染者 PTLD 的发生率最高，尤其是 EBV 血清阴性的受者接受 EBV 血清阳性的供器官。虽然 EBV 感染在发病上起着关键作用，但并非所有 PTLD 都与 EBV 有关，大约 20% 的 PTLD 是 EBV 阴性的，有些 PTLD 的发生为 CMV 感染所致。

实体器官移植患者由于处于免疫抑制状态，对 EBV 的杀伤力下降，PTLD 的发生率明显增高，尤其在移植后 1 年内。不同类型器官移植中 PTLD 发生率的差异，也被认为与免疫抑制程度相关。

在联合器官移植、小肠移植、肺移植和心脏移植中，PTLD 发生率明显高于肝移植和肾移植，一个重要的原因就是前者的免疫抑制程度更高。最近的研究表明，一些细胞因子的基因多态性与 PTLD 的发生率相关[3]，如人类白细胞抗原（HLA）、IFN-γ、TGF-β、TNF-α 等表达的基因，但这些研究结果并不一致，还需要更有说服力的证据来证明其作用。

其他因素包括 HLA 位点错配、低龄或高龄的受者（小于 10 岁或大于 60 岁）、既往肿瘤病史、CMV 感染、HHV-8 感染、丙型肝炎病毒（HCV）等均会导致 PTLD 发生率增加。

2021 年 NCCN 将其分为 4 大类：①非破坏性病变为 B 细胞型（包括浆细胞增生、传染性单核细胞增多症和小卵泡滤泡增生）；②单形性 PTLD（包括 B 细胞型、T 细胞型）；③多形性 PTLD；④经典霍奇金淋巴瘤样 PTLD。

浆细胞增生和传染性单核细胞增多性 PTLD 是非破坏性的早期病变，其特征是多克隆 B 细胞增殖、没有细胞遗传学改变和正常的淋巴结构。花状滤泡增生性 PTLD 是第三种非破坏性亚型，是一种罕见的实体，其特征是生发中心增生，在少数情况下，单克隆 B 细胞增殖和细胞遗传学改变。

多形性 PTLD 通常与 EBV 相关且具有破坏性，免疫染色时 B 细胞和 T 细胞均普遍存在。克隆性和细胞遗传学异常的程度是可变的，经常发现 BCL6 超突变。

单形性 PTLD 是最常见的亚型，占 PTLD 的 60%~80%，为单克隆疾病，在形态学上与免疫正常患者中所见的淋巴瘤相似，主要为 CD20+ 弥漫大 B 细胞淋巴瘤（DLBCL）、伯基特淋巴瘤、浆细胞肿瘤和外周 T/NK 细胞淋巴瘤。

经典 HL 型 PTLD 在形态学上与免疫正常患者中所见的 HL 相似，并相应地进行分类。

【临床表现】

PTLD 患者的临床表现多种多样，缺乏特异性。主要与发病部位及病变的严重程度有关。

一般症状包括发热、盗汗、扁桃体及多部位淋巴结肿大等，没有感染的情况下通常为低热。如果深部淋巴结肿大、肝脾大，会出现腹痛、呕吐或腹泻，以及压迫症状[7]。

淋巴结外症状取决于受侵犯的器官和累及的程度。受累及的器官包括消化道、肺、皮肤、肝、肾、骨髓、中枢神经系统及移植器官本身等，可以导致对应器官功能障碍。累及中枢神经系统者病情凶险，预后极差。

当病变局限于移植器官内，弥漫浸润而无明显包块形成时，PTLD 表现为移植物功能逐渐丧失，容易与排斥反应混淆。

【实验室检查】

血常规显示不明原因的三系下降，红细胞沉降率增快。外周血出现幼红、幼粒细胞。乳酸脱氢酶（LDH）升高、高钙血症、高尿酸血症、血清及尿液中出现异常单克隆蛋白等。

EBV 病毒载量持续增长。

肺功能检查表现为不同程度的限制性通气障碍。

纤维支气管镜检查显示支气管腔内黏膜基本正常，肺泡灌洗和穿刺活检可见 EBV 阳性的淋巴细胞或浆细胞。

【影像学表现】

1. 肺内病变

（1）肺结节：常为多发结节，边界清楚，边缘可光滑，也可不规则，从不足 1cm 到数厘米直径大小，伴或不伴有磨玻璃影，较少见空洞。结节趋于支气管周围或胸膜下分布，反映出这些部位的间质受累。近 30% 的病例，结节周围环绕磨玻璃影，呈晕状改变（图 28-4-1）。

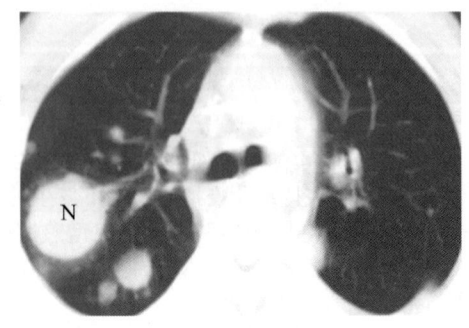

图 28-4-1　女性，18 岁。肝移植术后淋巴增生性疾病

CT 图像示右肺多发大小不等的结节影，结节形态不光滑，周围有磨玻璃影。

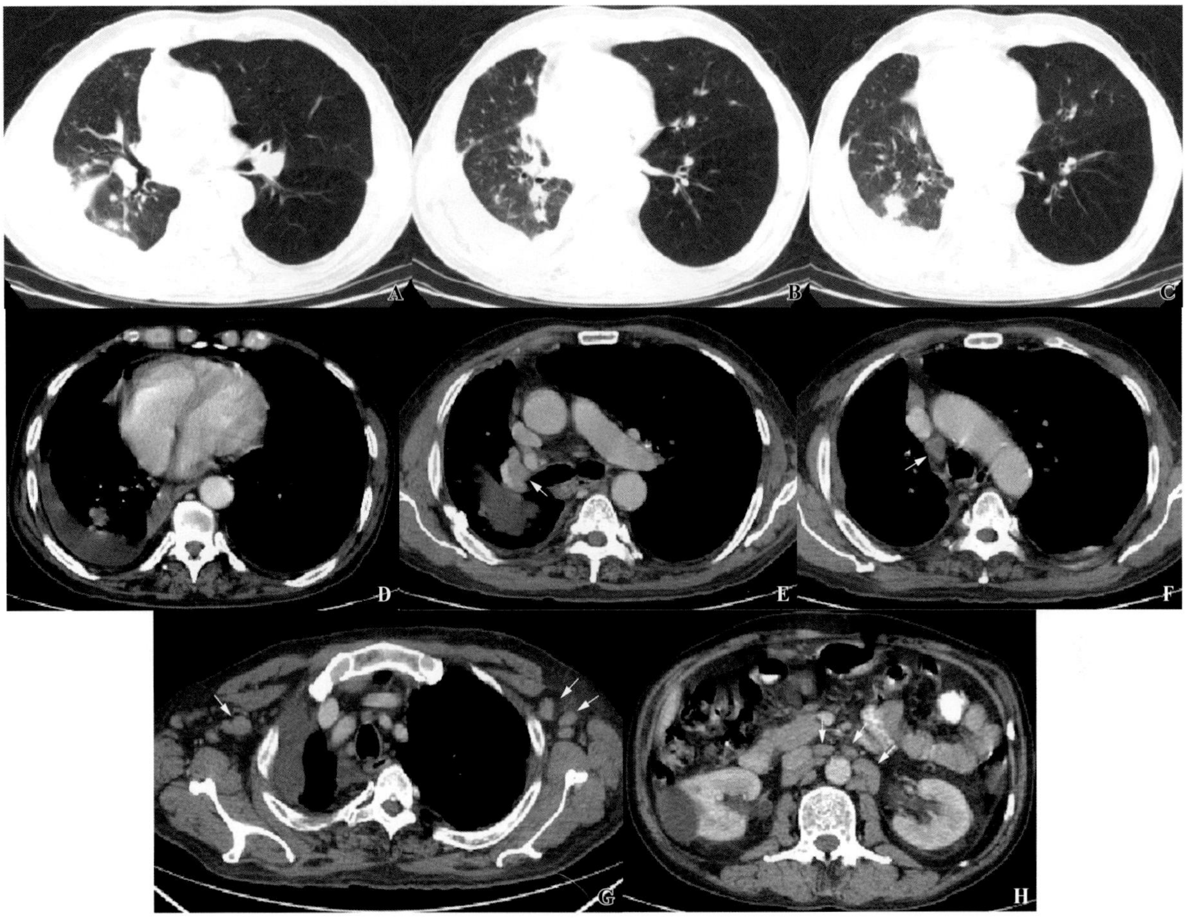

图 28-4-2 男性,65岁。同种异体右肺移植术后 2 年余,移植后淋巴增生性疾病

CT 肺窗(A~C)显示右移植肺多发斑片状密度增高影及小结节影,可见支气管气相(B),病灶以胸膜下分布为主,右侧斜裂胸膜可见数个结节影分布(B);增强静脉期显示少量胸腔积液及胸膜肥厚(D);右肺门(E)、纵隔(F)、两侧腋窝(G)、腹膜后(H)多发肿大淋巴结(箭),均匀强化。

(2) 浸润影:随机分布的斑片状磨玻璃影或斑片影实变影(图 28-4-2),实变影边缘多清晰,部分边缘模糊呈晕轮状,形状不规则,内部密度不均匀,中心可有低密度影但并非液化坏死或空洞影;增强扫描可见强化。

(3) 小叶间隔增厚:约 35% 可出现小叶间隔增厚,增厚的小叶间隔交织成网格影。

2. 肺外病变

(1) 淋巴结:30%~60% 出现肺门、纵隔淋巴结肿大[8-11],锁骨上、颈部和腋窝区域也可见淋巴结肿大(图 28-4-2)。其特点是肿大淋巴结与正常大小淋巴结同时成簇存在,均匀强化,坏死非常罕见。

除此之外,也可合并有腹部淋巴结病(图 28-4-2H)。这些影像学表现与没有移植病史的淋巴瘤相似。

(2) 胸膜受累:表现为胸腔积液和胸膜肥厚(图 28-4-2D),胸膜可出现结节肿块,可与任何其他病变同时发生,但没有孤立胸膜受累的单一影像学发现(图 28-4-3)。

(3) 心包侵犯:时有发生,表现为心包积液。

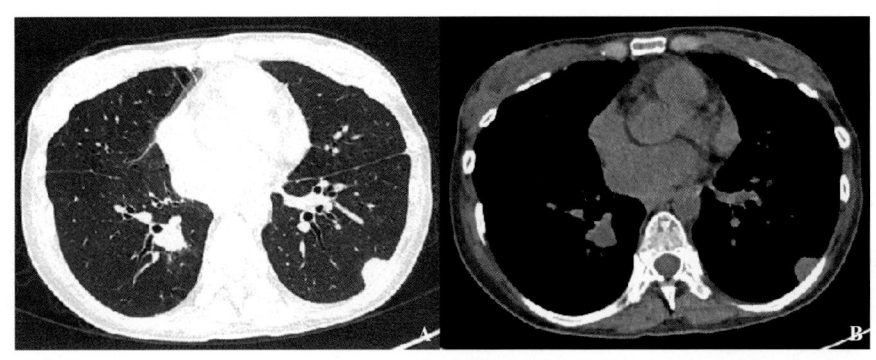

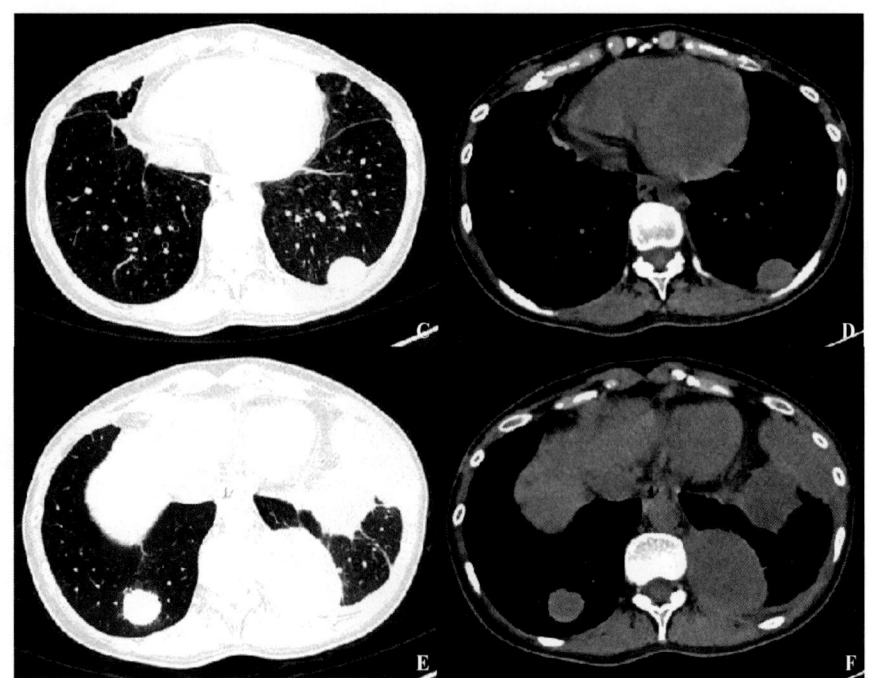

图 28-4-3　女性,38 岁。双肺移植术后 7 个月余,移植后淋巴增生性疾病(单形性 PTLD:弥漫大 B 细胞淋巴瘤)
CT 肺窗(A、C、E)及纵隔窗(B、D、F)显示右肺实质及左侧胸膜多发结节、团片影,结节密度均匀,右下肺病灶可见晕征(E)。

【诊断标准】

1. 移植术后患者满足以下条件可确诊

(1) 相关器官受累的临床症状或体征。

(2) 活组织检查标本检测到 EBV 核酸或蛋白。

(3) 组织病理学具有 PTLD 特征(淋巴发育过程受阻、存在单克隆或寡克隆淋巴细胞)。

2. 移植术后患者满足以下条件可做出临床诊断

(1) 外周血中 EBV-DNA 高载量。

(2) 淋巴结或肝脾大或其他终末器官病变。

(3) 缺乏合理的其他原因来解释。

【鉴别诊断】

1. 淋巴瘤·肺淋巴瘤常以实性斑块影为主,并含有支气管气相、血管漂浮征,需要结合临床病史和症状,必要时穿刺活检证实。

2. 肺结节病·以纵隔和肺门淋巴结肿大伴有肺间质性网状影为特征,淋巴结呈对称性分布,肺部结节呈淋巴管周围分布。病变进展缓慢,明确诊断需结合支气管镜检查和病理结果。

3. 肺真菌病·多见于免疫功能低下的患者,病变以支气管血管束分布的多发大小不等的结节样病变和磨玻璃影为主,可见液化坏死或空洞形成,临床上有感染症状。

(陈淮　郭晓娟)

参考文献

[1] Chambers DC, Cherikh WS, Goldfarb SB, et al. The International Thoracic Organ Transplant Registry of the International Society for Heart and Lung Transplantation: thirty-fifth adult lung and heart-lung transplant report-2018; focus theme: multiorgan transplantation [J]. J Heart Lung Transplant, 2018, 37:1169-1183.

[2] 明英姿,彭博,成柯,等.实体器官移植后淋巴组织增生性疾病的研究进展[J].器官移植,2017,8:89-98.

[3] Jagadeesh D, Woda BA, Draper J, et al. Post transplant lymphoproliferative disorders: risk, classification, and therapeutic recommendations [J]. Curt Treat Options Oncol, 2012, 13:122-136.

[4] Swerdlow SH, Campo E, Harris NL. WHO Classification of tumours of haematopoietic and lymphoid tissues [M]. 4th ed. New York: IARC Press, 2017.

[5] Swerdlow SH, Campo E, Pileri SA, et al. The 2016 revision of the World Health Organization classification of lymphoid neoplasms [J]. Blood, 2016, 127:453-462.

[6] Cazzola M. Introduction to a review series: the 2016 revision of the WHO classification of tumors of hematopoietic and lymphoid tissues [J]. Blood, 2016, 127:2361-2364.

[7] Schober T, Framke T, Kreipe H, et al. Characteristics of early and late PTLD development in pediatric solid organ transplant recipients [J]. Transplantation, 2013, 95:240-246.

[8] Tylor AL, Marcus R, Bradley JA. Post-transplant lymphoproliferative disorders (PTLD) after solid organ transplantation [J]. Crit Rev Oncol Hematol, 2005, 56:155-167.

[9] Full RJ, Hollett P, Mcdonald SP. Lymphoproliferative disease after renal transplantation in Australia and New Zealand [J]. Transplantation, 2005, 80:193-197.

[10] Hare SS, Souza CA, Bain G, et al. The radiological spectrum of pulmonary lymphoproliferative disease [J]. Br J Radiol, 2012, 85:848-864.

[11] Yoon GY, Kim MY, Huh JR, et al. Posttransplant lymphoproliferative disorder of the thorax: CT and FDG-PET features in a single tertiary referral center [J]. Medicine (Baltimore), 2015, 94:e1274.

第二十九章
肺 栓 塞

第一节 · 肺栓塞诊断方法及路径

肺栓塞(pulmonary embolism, PE)是以各种栓子阻塞肺动脉系统为发病原因的一组疾病或临床综合征的总称,包括血栓栓塞、脂肪栓塞、滑石栓塞等。肺血栓栓塞(pulmonary thromboembolism, PTE)是肺栓塞的最常见类型,占肺栓塞的绝大多数,通常所称的肺栓塞指肺血栓栓塞。根据栓子的来源分为原发性肺血栓栓塞和继发性肺血栓栓塞。前者常见于大动脉炎,如白塞病;后者多继于深静脉血栓(deep venous thrombosis, DVT)[1]。

肺栓塞和 DVT 同属一种疾病,即静脉血栓栓塞性疾病(venous thromoembolism, VTE)[2]。肺栓塞与 DVT 是 VTE 在不同部位的表现。下肢 DVT 是 VTE 的最常见的表现形式,然而最具威胁性的表现是肺栓塞。活检资料显示 65%~90%的栓子起源于下肢静脉,主要为腘静脉、股静脉和髂静脉。然而,肺栓塞患者发病时可能没有腿部的症状或异常发现。

在肺栓塞诊断的前瞻性调查研究(prospective investigation of pulmonary embolism diagnosis, PIOPED)中,不足 30%的肺栓塞患者有 DVT 的症状或体征。近端 DVT 患者(腘静脉和/或更近端静脉)中,50%证实患有肺栓塞,而发生在小腿静脉的 DVT 发生肺栓塞的概率较低。罕见情况下,肺栓塞的栓子可起源于髂静脉、右心或上肢静脉。

急性肺栓塞是全球第三大常见的心血管病的致死原因,仅次于冠心病和卒中,其年发病率为 (39~115)/10 万[2,3]。急性肺栓塞是急诊室出现的急性发作性胸痛的常见原因,每 1000 名患者中有 1~2 名可能受 VTE 影响[4]。VTE 的风险随着遗传性血栓形成的增加而增加,5%~8%的美国人患有这些高风险疾病之一。

在 10 年内,多达 1/3 的 VTE 患者出现复发,其中一半可能发展为 VTE 长期血栓后综合征。尽管目前对 VTE 的认识不断提高,治疗方法不断完善,VTE 的死亡率有了明显降低,但 VTE 及其并发症仍然是常见的致死原因。

在挪威的一项研究[5]中,肺栓塞的 30 天病死率是 DVT 的 3~4 倍,肺栓塞为 6.8%,DVT(不包括癌症患者)为 1.8%。加拿大的一项研究也报道了类似的数字[6](3.9%的肺栓塞对 1.3%的 DVT)。挪威的研究中[5],肺栓塞的非癌症相关的 1 年死亡率高于 DVT(15.5%的肺栓塞对 11.1%的 DVT),同样类似于加拿大的数据[6](12.9%的肺栓塞对 7.8%的 DVT)。

长期死亡率数据(长达 8 年的随访)显示,DVT 或肺栓塞患者之间没有差异。但是,VTE 后患者的死亡风险在年龄和性别匹配后,发现其死亡风险是没有 VTE 患者的 2 倍。

【发病机制与病理】

静脉内血栓形成的机制被归结为 Virchow 三联征,这一理论在 19 世纪被提出来,沿用至今。Virchow 发现 3 个主要的因素导致 VTE 的发生,包括血流停滞、静脉壁的损伤和高凝状态[7]。静脉血流停滞或阻塞阻止了活化的凝血因子的清除和稀释,从而产生了促凝血前状态。血管壁的损伤使得内皮组织不能阻止凝血和启动局部的纤溶过程。而血液高凝状态,不论是先天性的还是继发性的,均可促进血液凝固。

当 Virchow 三联征的一项或多项出现时,局部血小板"巢"形成并不断增大,进一步促进了血小板和纤维蛋白原的聚集,从而部分或完全阻塞静脉腔,进而移位,阻塞近端的静脉。

向近端移位和生长的下肢血栓可能进入右心,继而进入肺循环,形成肺栓塞。脱落栓子的形成时间与肺动脉树的阻塞部位有关。新鲜血栓脱落后,在通过收缩的右心室过程中特别易碎裂,于是产生了许多小的栓子,阻塞小的肺动脉。较为陈旧的、机化的血栓脱落后,更容易完整地通过肺循环,卡在动脉分叉处,导致大的肺动脉阻塞,引起血流动力学损害和心源性休克。

VTE的危险因素多种多样,可被分为原发性和继发性(表29-1-1),约75%的DVT或肺栓塞患者至少有一项危险因素。人体在凝血和抗凝方面表现为复杂的平衡状态,这种平衡可以被轻易的打破。而且,有一系列的原发性促血栓形成因素,如Ⅴ因子莱登突变、凝血酶原基因20210A突变、蛋白C和S缺乏等,都可以促使患者形成高凝状态,进而形成血栓。据估计,24%～37%的DVT和大部分家族性VTE有原发性促血栓形成因素。

继发性危险因素包括许多急性或慢性疾病,如肥胖、恶性肿瘤、术后、创伤、急性或慢性肾病综合征和充血性心力衰竭。其他的继发性危险因素包括高龄、长时间制动、雌激素治疗(口服避孕药和激素替代疗法)和其他任何可以改变血液黏滞性的疾病,如真性红细胞增多症和巨球蛋白血症[8]。

【影像学表现】

肺栓塞的临床症状、体征及实验室检查均无特异性,所以影像学检查是目前的主要确诊手段。

常用的影像学检查方法有X线片、同位素肺通气灌注成像、肺血管造影(DSA)、CT/多层CT肺血管造影(CTPA)、CT肺灌注成像、磁共振肺血管造影(MRPA)、磁共振肺灌注成像(MRPP)。

X线片可为诊断提供初步线索,但敏感性低,特异性差。小栓塞一般无阳性发现,大栓塞可表现为肺纹理稀疏、纤细或消失,肺野透光度增强,肺血分布不匀(图29-1-1)。偶见形状不一肺梗死灶,典型表现为底边朝向胸膜或膈肌,尖端指向肺门的楔形影(图29-1-2),可伴有少至中量胸腔积液(图29-1-3)。

此外,还可见到气管移向患侧或较重侧,膈肌抬高。当并发肺动脉高压或合并右心衰竭时,可出现右下肺动脉干增宽≥15mm、肺动脉截断征或肺动脉段突出,右心室扩大征象,上腔静脉影增宽。如果发现进行性加重的肺动脉高压则更有意义(图29-1-1)。

同位素肺通气灌注成像是肺栓塞的无创性诊断方法之一,在既往的临床工作中作为一线检查被广泛地用于肺栓塞诊断。其特点是不能直接显示肺动脉内的栓子,而是通过观察肺的通气和灌注状态变化进行诊断的间接诊断方法。据PIOPED研究,其诊断灵敏度低(41%),特异度高(97%)。

肺栓塞常见的表现为灌注缺损、通气正常,即通气-灌注不匹配(图29-1-4)。如果肺灌注成像正常,则基本可以排除肺栓塞的诊断。其他许多肺灌注的异常疾病,如肺实变、肺纤维化等,多伴有通气异常,此点与肺栓塞不同,可资鉴别。应该指出的是,本检查受到条件限制,基层并不能够开展此项检查。

表29-1-1　静脉血栓栓塞首次发作的危险因素

遗传性因素
抗凝血酶缺乏
蛋白C缺乏
蛋白S缺乏
因子Ⅴ莱登突变
凝血酶原基因突变
非O型ABO血型
纤维蛋白原异常血症
Ⅷ因子血浆浓度增高
Ⅺ因子血浆浓度增高
Ⅸ因子血浆浓度增高
高同型半胱氨酸血症(包括同型半胱氨酸尿)
继发性因素
高龄
恶性肿瘤
抗磷脂综合征
感染(HIV、败血症等)
炎症性疾病(如SLE、IBD、血管炎等)
肾病综合征
肥胖
吸烟
环境因素
外科(主要是住院患者、非住院患者)
创伤
制动
中心静脉导管
妊娠/产后
激素治疗(如口服、经皮、阴道环避孕、孕激素注射、激素替代等)
化疗
旅行

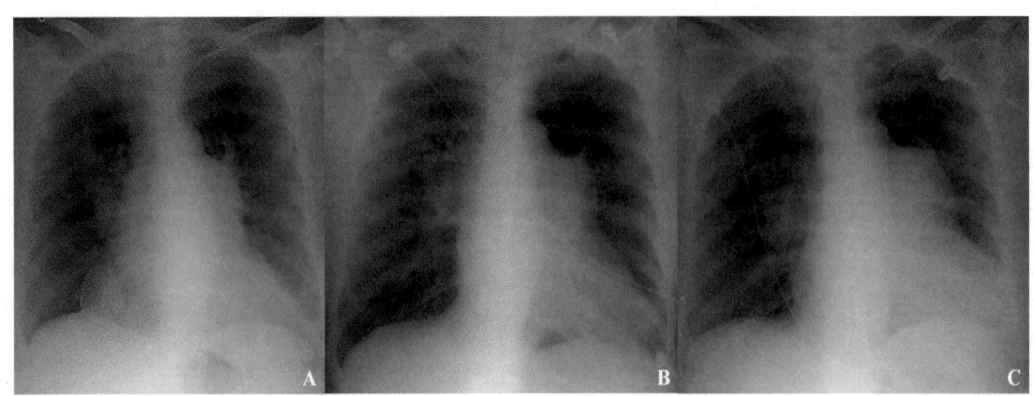

图29-1-1　肺栓塞

患者首次(A)、10天后(B)及27天后(C)胸部正位X线片显示左肺上野透光度逐渐增强,心脏增大,右下肺动脉增粗及肺动脉段扩张进行性加重。

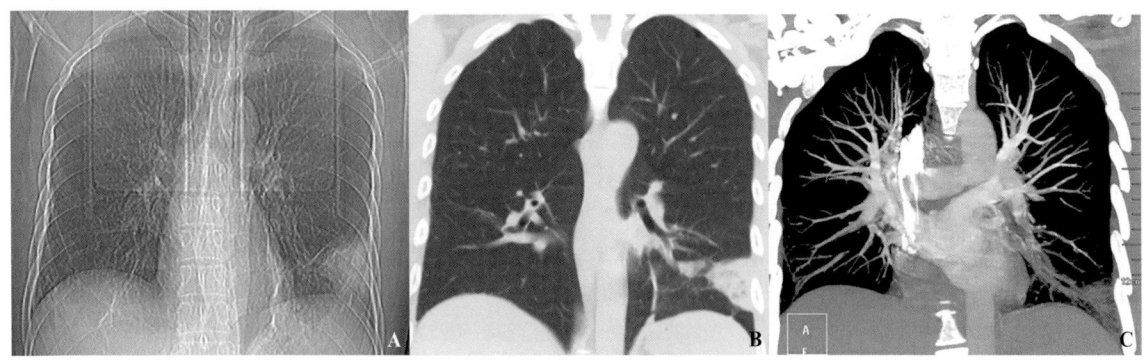

图29-1-2 双下肢深静脉血栓并肺栓塞

胸部仰卧位 X 线片(A)显示左侧下胸壁楔形密度增高影,基底位于胸膜;CT 肺窗冠状位重建(B)示楔形病灶内密度不均匀;CTA 重建(C)显示左肺下叶基底段及分支动脉栓塞,上述楔形影系栓塞支配区。

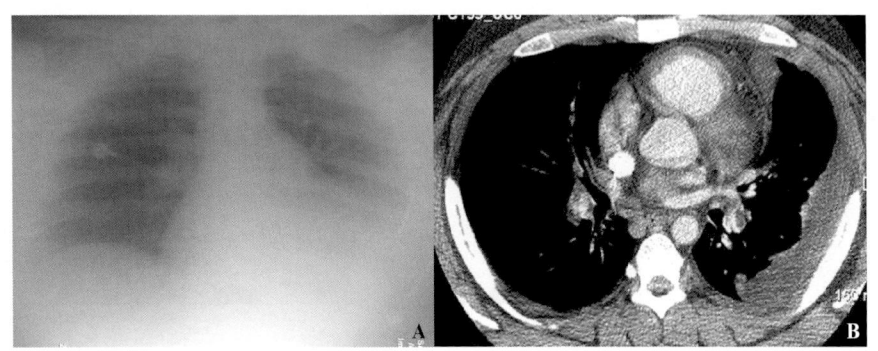

图29-1-3 19岁,男性。肺栓塞

胸部 X 线片(A)显示左侧少量胸腔积液,CTPA(B)显示左下肺动脉内充盈缺损,左侧胸膜腔积液。

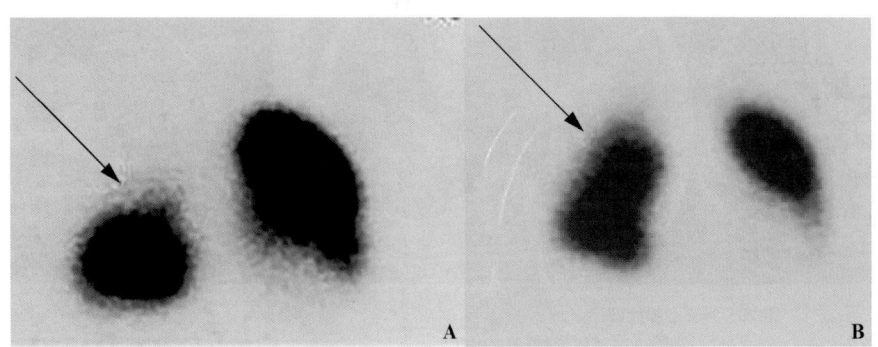

图29-1-4 27岁,女性。肺栓塞

灌注成像(A)显示右上肺灌注缺损,通气成像(B)显示该区通气正常。

    肺血管造影是目前公认的肺栓塞诊断的金标准。其典型表现为:①肺动脉突然中断(图29-1-5和图29-1-6),断端呈杯口状、杵状、分叉状或截断;②肺动脉腔内偏心性或向心性充盈缺损(图29-1-6),造影剂绕行或分流,使管腔呈笔尖状或轨道征;③肺实质楔形灌注缺损(图29-1-5);④小循环时间延长,肺动脉分支充盈及排空延迟;⑤肺动脉高压,收缩压>30 mmHg,平均压>20 mmHg。

    肺动脉造影仍是诊断肺栓塞诊断的金标准之一。肺动脉造影诊断的准确性与操作者的水平密切相关,同时肺动脉造影兼有治疗作用,但属于创伤性检查,也会伴有一定的风险。

    CTPA 是目前公认的疑似急性肺栓塞患者的首选检查方法。CTPA 检查不仅能够显示肺动脉内有无血栓,还能够显示胸部和肺组织内有无导致患者胸痛和呼吸短促的其他病因,如肌肉骨骼损伤、心包异常、肺炎、气胸、主动脉夹层等。

    CTPA 对诊断急性肺栓塞有较高的敏感性和特异性,根据 PIOPED Ⅱ研究,敏感性为83%,特异性为96%。如果患者的临床验前概率为高度可能,则阳性预测值高达96%。

    CTPA 检查是在上肢静脉内注入对比剂后,在对比剂通过肺动脉达到高峰时进行胸部快速扫描。获得高质量的 CTPA 图像是保证 PE 诊断准确性的前提,受到诸如扫描参数、造影剂注射方案、患者体型、患者的呼吸和心脏功能等多个因素的影响,其中有两个因素作用比较重要:①对比剂浓度

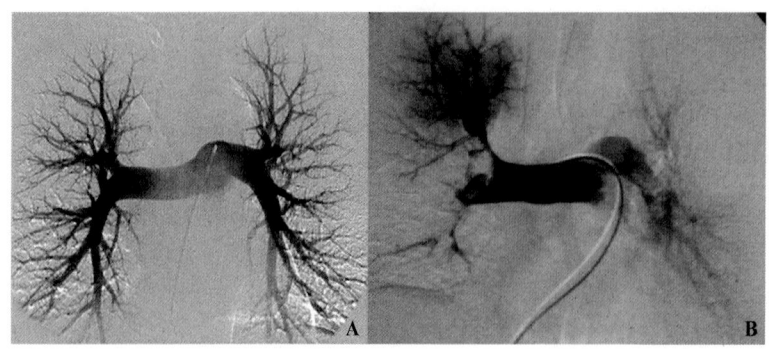

图 29-1-5 右肺肺栓塞

A 为正常肺动脉,B 显示右肺动脉呈杯口样充盈缺损,右肺中下叶肺动脉分支稀少,扭曲,与上叶相比实质灌注缺损。

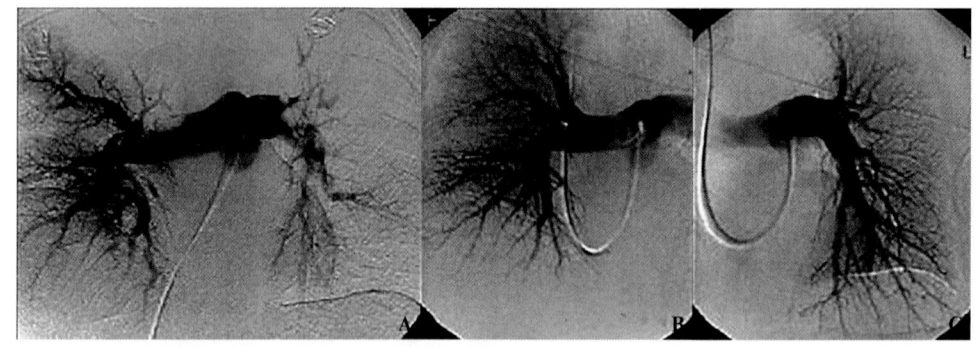

图 29-1-6 肺栓塞

A 显示左肺上叶肺动脉中断,断端呈鱼嘴状,造影剂向两边包绕前行,右肺动脉上壁可见偏在性充盈缺损;B 和 C 为治疗后 DSA 成像,显示栓子消失,肺动脉再通。

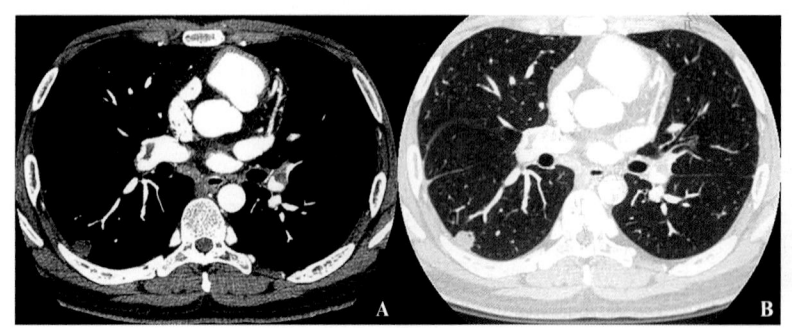

图 29-1-7 肺栓塞

CTPA(A)显示右肺下叶动脉及左肺下叶肺动脉内低密度充盈缺损,四周为高密度造影剂环绕;CT 肺窗(B)示右肺下叶胸膜下楔形阴影,广基底与胸膜相连。

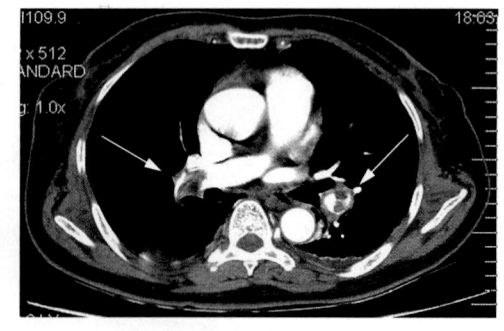

图 29-1-8 肺栓塞

CTPA 显示双肺下叶动脉内不规则低密度充盈缺损,双侧胸膜腔少量积液。

在肺动脉内达到高峰时进行 CT 扫描;②患者良好的闭气配合。有 3 种方法用于确定对比剂在肺动脉内到达高峰的时间,包括:①经验法;②小剂量试验团注法;③团注追踪法。

此外,患者能否配合在扫描期间进行短暂的闭气也是影响图像质量的另一个重要因素。因此,检查前与患者的充分沟通和呼吸训练非常必要。随着 CT 设备的发展,现在需要患者闭气的时间越来越短,新的设备可以在 1~2 s 完成整个胸部的检查。

典型的肺动脉血栓的 CTPA 表现为:正常肺动脉内充盈高浓度的对比剂,密度均匀,而肺动脉血栓呈低密度充盈缺损影(图 29-1-7 和图 29-1-8)。当肺动脉血流梗阻引发肺缺血坏死时,在肺外围可见宽基底的楔形实变影,楔形阴影底部朝向胸膜(图 29-1-8)。

CT 灌注成像(CT perfusion imaging)是指在静脉注射对比剂后对选定的层面进行连续多次扫描,以获得该层面内每一像素的时间-密度曲线(time-density curve,TDC),根据该曲线利用不同的数学模型计算出血流量(blood flow,BF)、血容量(blood volume,BV)、对比剂的平均通过时间(mean transit time,MTT)、对比剂峰值时间(time to peak,TTP)、表面通透性(permeability surface,PS)等参数,来评估组织器官的灌注状态。

当发生肺栓塞时,CT 肺部灌注成像不仅可以显示肺栓塞所引起的形态学变化,而且能够以灌注伪彩图的形式直观地显示栓塞引起的灌注缺损区(图 29-1-9)。尽管如此,由于灌注扫描期中肺栓塞患者无法做到长时间屏气,其在临床中的应用受到很大限制。

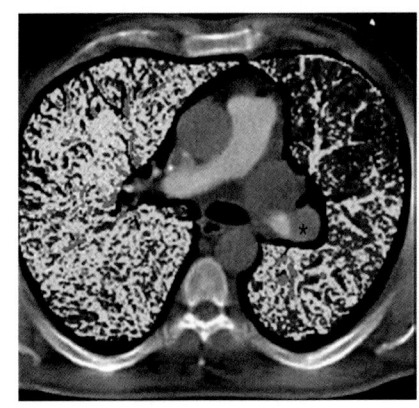

图 29-1-9 肺栓塞
CT灌注伪彩图显示左肺上叶肺动脉主干无造影剂填充（＊），相应肺实质呈低灌注改变。

随着双能CT（dual energy CT，DECT）的面世，利用能量减影技术获得肺组织血流灌注信息来增加对肺栓塞诊断的效能，受到了众多研究者的关注。DECT通过两个X线管产生两个不同能级的射线进行扫描，利用不同组织的X线衰减变化率不同进行减影，获得目标组织的血流灌注信息。

不同厂家采用的双能CT技术各不相同，一部分利用不同的X线源极（如双源、快速kVp切换、双自旋、分裂束）工作；另一部分利用探测器原理不同（如双层探测器、光子计数探测器）。来自DECT的不同能量数据相互减影生成碘图，从而可以在静脉注射造影剂后观察到碘在肺组织内的分布差异。利用后处理软件，可以生成肺组织血流灌注图，与传统CTPA图像融合，进行定量容积分析或ROI分析，同时可以生成肺灌注血容量（PBV）图像。

以往研究已证明在急性肺栓塞患者CT图像可见楔形的灌注缺损影，且与肺核素灌注显像具有良好的相关性。在CTPA图像上融合CT灌注图像可以提高外周肺动脉内血栓的检出率。灌注缺损还与右心室功能障碍的其他征象（包括RV/LV直径、CT阻塞评分）相关。

灌注缺损的半自动容积定量有助于预测不良的临床结果，全自动定量分析可以实现PBV的有效预测。灌注缺损容积与血栓量、严重PE的临床表现和ICU入院呈负相关。

MRPA及MRPP的机制及影像学表现与CTPA和CT灌注类似。其优势在于无创、无辐射、造影剂毒性小，但是由于其检查费用高，不适用于危重患者，且对亚段以下肺栓塞的诊断效果也不如CTPA，应用受到限制。

【诊断流程】

X线片的表现对肺栓塞的诊断是非特异性的，虽然X线片仅可发现极少数的特异性表现，对肺梗死诊断的价值不大。但由于X线片可发现具有相似症状和体征的肺部的其他病变，如肺炎、肺癌等，因此可用于初步的排查。

同位素肺通气灌注成像灵敏度低，特异度很高，有助于对可疑病例的排查。DSA是诊断肺栓塞的金标准，但是由于DSA为有创伤性检查，会引起一定的并发症，检查费用昂贵，并不适用于广泛的筛查。

近年研究表明，CTPA既能直接显示血栓栓子的位置及栓塞严重程度，又能显示肺动脉远端的堵塞，反映肺实质、胸膜和胸壁及钙化斑，在确诊肺段以下可疑肺栓塞方面，与DSA诊断差别不太大。由于CTPA是一项使用含碘造影剂的无创性成像技术，其操作简单，技术易于掌握，随着螺旋CT扫描仪在基层医院的普及，CTPA已成为日常医疗工作中诊断肺栓塞的首选方法。

由于肺栓塞具有漏诊率高、死亡率高的特点，国际上在循证医学的基础上对急性肺栓塞的诊疗程序进行了完善和更新，提出了新观念和新思维。它要求对于任何呼吸困难、胸痛、咳嗽、咳血的患者都要进行急性肺栓塞的排查，从而减少漏诊和误诊。对于疑似患者，进行肺栓塞临床可能性测评分（表29-1-2），并进行相关影像学检查，两者结合最终得出有无肺栓塞的结论。

表29-1-2 肺栓塞临床可能性测评表（Wells评分法）

得分项目	分值标准	患者得分
深静脉血栓的临床症状和体征	3.0	
临床提示肺栓塞可能性大于其他疾病的程度	3.0	
既往有静脉血栓栓塞症病史	1.5	
制动≥3天或4周内具有手术史	1.5	
咯血	1.0	
心律＞100次/分	1.5	
恶性肿瘤史	1.0	

注：肺栓塞临床可能性（低度＜2.0；中度2.0～6.0；高度＞6.0）。

肺栓塞的影像学检查方法众多，各单位的设备、设施不尽相同，我们提议在行下肢超声的基础上，可按照以下路径进行检查（图29-1-10）。

1. **肺栓塞排除标准** · 对于急诊室就诊的疑似肺栓塞的患者，新指南给出肺栓塞排除标准（PERC）：①年龄＜50岁；②脉搏＜100次/分；③动脉血氧饱和度（SaO_2）＞94%；④无单侧下肢肿胀；⑤无咯血；⑥近期无外伤或手术史；⑦既往无静脉血栓栓塞史；⑧未使用口服激素。

如患者符合上述8种情况可安全排除肺栓塞，从而避免过度的影像学诊断检查。但这一标准尚不能推广到急诊之外的患者。

2. **D-二聚体检测** · 主要用于血流动力学稳定的、疑似中低可能性的急性肺栓塞患者的排除诊断。由于D-二聚体水平随着年龄增长而自然增加，且升高常见于肿瘤、严重感染或炎症、妊娠期或住院患者等很多种情况。因此，不能用于确诊肺栓塞。在急诊室，酶联免疫吸附测定阴性的D-二聚体结果联合临床可能性评估，能排除30%疑似的肺栓塞，患者避免继续检查。

D-二聚体诊断的特异性随年龄的升高而逐渐下降，年龄＞80岁的老年人，疑似肺栓塞的D-二聚体特异性降低约10%。随年龄调整的D-二聚体临界值（＞50岁患者＝年龄×10μg/L）可提高诊断的特异度。而根据年龄校正的D-二聚体界值能够提高老年人D-二聚体的检测效能，减少CTPA的使用，同时敏感度不受影响。

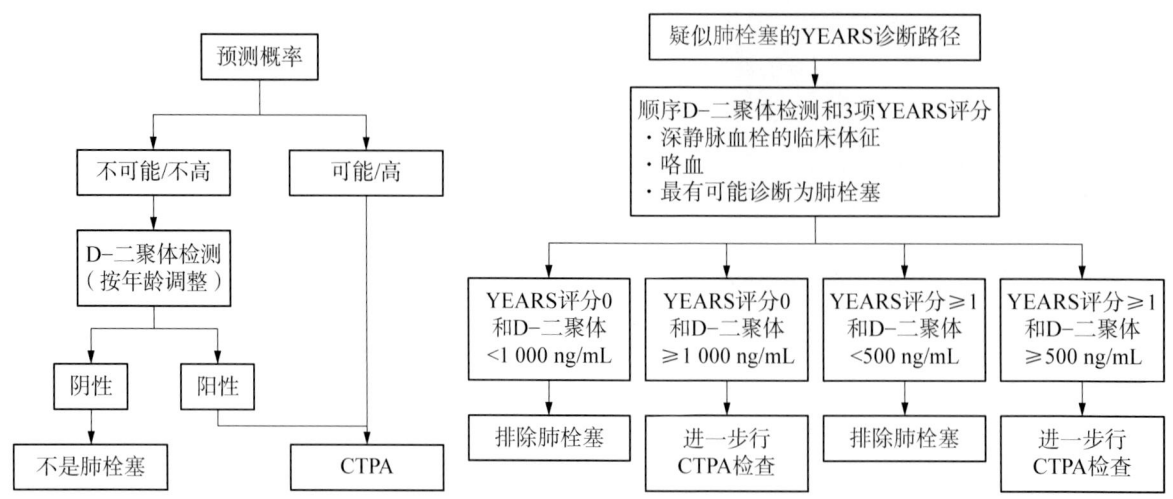

图 29-1-10 疑似急性肺栓塞的有效诊断路径

注:左图为常用诊断路径。采用 Wells 评分或改良 Geneva 评分,患者分为"不可能/不高"和"可能/高"两组。在"不可能/不高"的情况下,D-二聚体检测正常即可以安全地排除肺栓塞,而所有其他患者都需要进行 CTPA 检查。右图为 YEARS 诊断路径。所有患者均进行 D-二聚体试验,并对 3 项 YEARS 标准进行评分。YEARS 评分为 0 且 D-二聚体水平<1 000 ng/mL 的患者和有一项或多项标准且 D-二聚体水平<500 ng/mL 的患者可以安全地排除肺栓塞,而所有其他患者则需要进行 CTPA 检查。与左图的诊断路径相比,YERS 诊断路径可减少额外 14% 的可疑肺栓塞患者进行 CTPA 检查。

此外,新指南对疑似肺栓塞的患者推荐使用 YEARS 临床判断标准排除肺栓塞,即根据三个临床指标:深静脉血栓形成(DVT)征象、咯血和肺栓塞的可能性最大,联合 D-二聚体值进行判断。如三项指标阴性,且 D-二聚体<1 000 ng/mL,或有至少 1 项指标伴 D-二聚体<500 ng/mL 可排除肺栓塞,不需进行 CTPA 检查。使用该方法,48% 的患者避免了 CTPA 检查。而采用 Wells 评分和固定的 D-二聚体阈值 500 ng/mL,只有 34% 的患者获益。

(朱力　张露露)

参考文献

[1] 中华医学会呼吸病学分会肺栓塞与肺血管病学组,中国医师协会呼吸医师分会肺栓塞与肺血管病工作委员会,全国肺栓塞与肺血管病防治协作组. 肺血栓栓塞症诊治与预防指南[J]. 中华医学杂志,2018,98(14):1060-1087.

[2] Wendelboe AM, Raskob GE. Global burden of thrombosis: epidemiologic aspects [J]. Circ Res, 2016,118(9):1340-1347.

[3] Raskob GE, Angchaisuksiri P, Blanco AN, et al. Thrombosis: a major contributor to global disease burden [J]. Arterioscler Thromb Vasc Biol, 2014,34(11):2363-2371.

[4] Flinterman LE, Vlieg AVH, Cannegieter SC, et al. Long-term survival in a large cohort of patients with venous thrombosis: incidence and predictors [J]. PLoS Med, 2012,9(1):e1001155.

[5] Naess IA, Christiansen SC, Romundstad P, et al. Incidence and mortality of venous thrombosis: a population-based study [J]. J Thromb Haemost, 2007,5(4):692-699.

[6] Alotaibi GS, Wu C, Senthilselvan A, et al. Secular trends in Incidence and mortality of acute venous thromboembolism: the AB-VTE population-based study [J]. Am J Med, 2016,129(8):819-879.

[7] Stone J, Hangge P, Albadawi H, et al. Deep vein thrombosis: pathogenesis, diagnosis, and medical management [J]. Cardiovasc Diagn Ther, 2017,7(Suppl 3):S276-S284.

[8] 中华医学会心血管病学分会肺血管病学组. 急性肺栓塞诊断与治疗中国专家共识(2015)[J]. 中华心血管病杂志,2016,44(3):197-211.

第二节·急性肺栓塞

急性肺栓塞(acute pulmonary embolism,APE)是指因为各种栓子突然阻塞肺动脉血流,引发肺组织急性缺血、坏死的状况。

急性肺栓塞是 VTE 最严重的临床表现,多数情况下急性肺栓塞继发于 DVT,现有流行病学多将 VTE 作为一个整体来进行危险因素、自然病程等研究,其年发病率为(100～200)/10 万[1,2]。急性肺栓塞可没有症状,经偶然发现确诊,部分患者首发表现为猝死,因而难以获得准确的流行病学资料。

根据现有流行病学模型估计,2004 年欧盟六国总人口为 4.544 亿,与急性肺栓塞有关的死亡超过 317 000 例。其中,突发致命性急性肺栓塞占 34%,死前未能确诊的占 59%,仅有 7% 的早期死亡病例在死前确诊[2]。急性肺栓塞的发生风险与年龄相关,在 40 岁以上人群,每增龄 10 岁,急性肺栓塞发生风险增加约 1 倍[3]。

【临床表现】

由于栓子的形成时间和阻塞程度差异很大,肺栓塞的临床表现变化也很大。但几乎所有的肺栓塞患者至少会有突发的呼吸困难、呼吸急促（>20次/分）和胸痛（胸膜性或胸骨下）三种征象中的一项[4]。如果临床医师能够牢记上述三个特征，肺栓塞的诊断将很少被遗漏。

如果患者不具备上述三个临床特征，几乎可以排除肺栓塞的诊断。PIOPED的研究认为，肺栓塞最常见的症状是呼吸困难（73%）、胸膜性胸痛（66%）和咯血（13%）[5]。

中央型急性肺栓塞胸痛表现可类似典型心绞痛，多因右心室缺血所致，需与急性冠状动脉综合征（acute coronary syndrome，ACS）或主动脉夹层鉴别。呼吸困难在中央型急性肺栓塞患者中急剧而严重，而在小的外周型急性肺栓塞患者中通常短暂且轻微。

既往存在心力衰竭或肺部疾病的患者，呼吸困难加重可能是急性肺栓塞的唯一症状。咯血提示肺梗死，多在肺梗死后24h内发生，呈鲜红色，数日内发生可为暗红色。晕厥虽不常见，但无论是否存在血流动力学障碍均可发生，有时是急性肺栓塞的唯一或首发症状。急性肺栓塞也可完全无症状，仅在诊断其他疾病或尸检时意外发现[6]。

但是在临床中也常常有例外，尤其是老龄人，多有其他合并症，临床、体征和实验室检查并不具备特征性，极其容易发生漏诊。

急性肺栓塞致急性右心负荷加重，可出现肝大、肝颈静脉反流征和下肢水肿等右心衰竭的体征[6]。

肺栓塞在临床上可以简单地分为三种类型（表29-2-1）：①呼吸困难型，伴或不伴胸膜性胸痛和咯血（急性小面积肺栓塞），临床上最常见；②血流动力学不稳定型，出现休克、低血压改变，常由急性大面积肺栓塞引起；③类似于心力衰竭和无痛的肺炎，特别是老年人（亚急性大面积肺栓塞），临床上最不常见。

表29-2-1 肺栓塞的临床分型

分型	病史	肺循环阻塞程度	临床表现	肺动脉压	平均右房压
急性小面积肺栓塞	短，突发	<50%	呼吸困难，伴或不伴胸膜性胸痛和咯血	正常	
急性大面积肺栓塞	短，突发	>50%	右心功能受损，伴或不伴血流动力学不稳定和晕厥	45/20	12
亚急性大面积肺栓塞	数周	>50%	呼吸困难，右心功能受损	70/35	8

1. **急性小面积肺栓塞**·患者常无症状，如果有症状，则以劳累性呼吸困难最常见。有时，患者的初始症状由肺梗死引起，肺梗死常由中等大小的肺动脉分支阻塞产生，多表现为尖锐的胸膜性胸痛，可能伴有咯血，此时患者多呼吸浅快，不伴发绀。

肺梗死常引起发热，有时与感染性胸膜炎鉴别困难。发热和胸痛常引起轻微的心动过速。由于小的栓子常不致引起右心功能受损，因此心输出量不受影响，患者无低血压，静脉压和心音正常。

2. **急性大面积肺栓塞**·右心后负荷明显增高，肺动脉收缩压增高，因此右心室做功增多。如果右心室无法承担此负荷，就会发生急性右心衰竭，此时右心室舒张末期压力和右心房压力升高至15~20 mmHg。右心室扩张导致三尖瓣反流，使得左心室充盈受损，心输出量下降，体循环血压降低。血压降低和右心室压力的升高会导致右侧冠状动脉灌注明显下降，右心室缺血。

大面积栓塞几乎全部伴有低氧血症，因此如果动脉血氧分压（PaO$_2$）正常的话，基本可以排除大面积肺栓塞的可能性。动脉低氧血症的主要原因是通气-灌注不匹配、肺萎陷和梗死肺野的分流及混合静脉血的氧饱和度过低。如果患者没有其他心肺疾病，动脉低氧血症与肺动脉栓塞程度密切相关。

大面积栓塞多表现为突发的急性窘迫，严重气短，并可能由于低氧血症和心输出量降低而发生晕厥。低血压、低氧血症和增高的心脏做功量可能会产生心绞痛性胸痛。体检征象多由降低的心输出量引起，包括明显的心动过速、低血压和四肢发凉。患者明显呼吸困难、发绀，并有急性右心功能不全的表现（由呼吸衰竭引起的静脉压增高，由右心室射血延迟引起的胸骨下奔马律和分裂的第二心音）。由于肺动脉压多轻度增高，肺动脉瓣区第二心音（P$_2$）多不高。

大面积肺栓塞患者的呼吸困难与左心室充盈减少有关，可以通过增加系统性静脉回流，进而提高左心室前负荷（如平躺或静脉内注入胶体液）的方法来改善。而左心衰竭引起的呼吸困难则需要通过坐直和降低左心室前负荷的方法（如利尿剂的应用）来改善。

3. **亚急性大面积肺栓塞**·由数周内多发的、小的或中度大小的栓子引起。由于肺动脉阻塞过程缓慢，肺动脉有足够的时间适应。因此，右心室收缩压较急性大面积肺栓塞高，右心室舒张末期压和右心房压较急性大面积肺栓塞低。在一定肺动脉阻塞程度下，右心衰竭的严重程度也相对较低。

亚急性大面积肺栓塞的主要症状包括渐进性呼吸困难和耐力下降。由于心输出量不受影响，血压和脉搏多正常。通常情况下，静脉压会增高，可能会出现胸骨下第三心音（吸气时更明显）。在病情进展期间可能会间歇性地出现肺梗死的症状和体征，发生心输出量下降和右心衰竭。肺动脉栓塞程度进一步加重可能会使病情类似于急性大面积肺栓塞。

2008年欧洲心脏病协会（ESC）对急性肺栓塞的临床分型进行了修改，基于目前的研究证据提示：急性肺栓塞的疾病严重程度与肺动脉内血栓的形态、大小、分布和血栓量的多少不呈平行关系；急性肺栓塞的严重程度与急性肺栓塞早期（住院或发病后30天）死亡危险程度密切相关[7]。因此，建议以危险分层代替临床分型。其具体的危险分层见表29-2-2和表29-2-3。

表 29-2-2　急性肺栓塞危险分层的主要指标

临床特征	休克
	低血压[a]
右心室功能不全	超声心动图示右心扩大
	运动减弱或压力负荷过重表现
	螺旋 CT 示右心扩大 BNP 或 NT-proBNP 升高
	右心导管术示右心室压力增大
心肌损伤标志物	心脏肌钙蛋白 T 或 I 阳性

注：[a] 低血压定义：收缩压<90 mmHg 或血压降低>40 mmHg 达 15 min 以上，除外新出现的心律失常、低血容量或败血症所致低血压。

表 29-2-3　预测肺栓塞早期死亡率的危险分层（Wells 评分）

早期死亡风险	危险分层指标			推荐治疗
	临床表现（休克或低血压）	右心室功能不全	心肌损伤	
高危（>15%）	+	+[a]	+[a]	溶栓或栓子切除术
非高危 中危（3%~15%）	−	+	+	住院治疗
	−	+	−	
	−	−	+	
低危（<1%）	−	−	−	早期出院或院外治疗

注：[a] 当出现低血压后休克时就不需要评估右心功能和心肌损伤情况。

总之，肺栓塞的临床表现无特异性，诊断相当困难，尤其是老龄患者，在临床处理过程中需要注意。

当患者的呼吸系统症状不能用其他的病因来解释时，要考虑到肺栓塞的可能性，并积极寻找支持肺栓塞的证据。由于肺栓塞的发现依赖于临床医师的怀疑程度，因此对患者的评估过程要从详细的病史和体检开始，并仔细评估患者的潜在疾病、危险因素和家族史。在一个很少或无危险因素、肺泡-动脉氧分压正常、D-二聚体结果正常的稳定患者，肺栓塞的诊断一般不太可能。但是由于患者本身的差异，这种情况也可能存在。

因此，基于事实的诊断策略和临床预测规则已经被用来对肺栓塞的可能性做出客观的评估。这些规则通过收集门诊患者的临床资料，使得诊断程序标准化，并将患者患有肺栓塞的可能性分为低度可能、中度可能和高度可能。在这些临床可能性预测规则中，提出时间最长的、用得最多的是 Wells 评分（表 29-1-2）。

【实验室检查】

1. 动脉血气分析。肺栓塞的典型改变为过度通气所致的 PaO_2 减低，$PaCO_2$ 减低或正常。大面积肺栓塞患者的 PaO_2 很少是正常的，而小面积肺栓塞患者多正常，此时，肺泡-动脉血氧分压差[$P(A-a)O_2$>20 mmHg]较 PaO_2 对肺栓塞的诊断更敏感。上述血气改变对肺栓塞的诊断是非特异性的，但可对肺栓塞的临床诊断提供帮助。不过，正常的血气分析结果并不能排除肺栓塞的诊断。

血气分析指标无特异性。可表现为低氧血症、低碳酸血症、$P(A-a)O_2$ 增大及呼吸性碱中毒，但多达 40% 的患者动脉血氧饱和度正常，20% 的患者 $P(A-a)O_2$ 正常。检测时应以患者就诊时卧位、未吸氧、首次动脉血气分析的测量值为准。

2. 生化检查。D-二聚体是循环的血浆交联蛋白的降解产物，提示内源性纤溶系统的激活，可以容易检测到。近些年来 D-二聚体的检测已经被加入急诊科肺栓塞疑似患者的常规检查过程中，其对 VTE 的诊断敏感性高，但特异性低[8,9]。

D-二聚体增高不仅见于 VTE，还见于多种情况，如高龄、心肌梗死、心力衰竭、弥散性血管内凝血、炎症反应、恶性肿瘤、创伤或手术后。尽管阴性反应多提示无 VTE，可以不进行抗凝治疗，但是阳性反应不能证实发生了 VTE。这一检查与临床可能性预测规则的结果相结合可以减少门诊患者的影像学检查次数。

然而，如果患者的临床预测结果为高度可能，即使 D-二聚体结果正常，患者也需要进一步检查。实际上，临床预测结果为高度可能时，D-二聚体对肺栓塞的诊断是没有意义的[6,8]。

3. 心电图。在小面积肺栓塞，几乎没有血流动力学的改变，唯一的表现是心动过速。在大面积肺栓塞，可能会有右心功能不全的表现。尽管典型的 $S_1Q_3T_3$ 征象结合患者的临床表现可以提示肺栓塞的诊断，但是这些征象对于肺栓塞的诊断都是非特异性的。

PIOPED 的资料显示，70% 的肺栓塞患者心电图异常，但对诊断的帮助不大。心电图的主要价值在于排除其他的心肺疾病，如心肌梗死或心包炎，并结合其他临床表现和检查结果对肺栓塞的诊断提供帮助。

【影像学表现】

1. X 线表现。X 线片的表现对肺栓塞的诊断是非特异性的，但是会对诊断提供帮助。正常的 X 线片可以见于所有类型的肺栓塞。当 X 线片正常，而患者有严重的急性呼吸困难或低氧血症，又没有哮鸣音时，应考虑到肺栓塞可能性。X 线片正常的患者进一步检查时可采用核素肺通气灌注成像检查，而 X 线片异常的患者则应采用 CTPA 检查。

（1）肺梗死：典型表现为肺野外围高密度影，呈楔形或半圆形，尖端指向肺门，或沿胸膜面走行（Hampton 征）（图 29-2-1）。少数表现为盘状肺不张。

（2）肺动脉高压：表现为中心肺动脉增宽（Fleischner 征）、肺动脉段突出或瘤样扩张，右下肺动脉干增宽或伴截断征、右心室扩大征。

（3）肺缺血：表现为栓塞动脉远侧肺野血流减少（Westmark 征）（图 29-2-2），如肺纹理稀疏、纤细。

（4）其他：少量胸腔积液、胸膜增厚粘连和患侧膈肌抬高。

2. CT 表现。由于 CT 检查在各医院都可以开展，特别是多排探测器螺旋 CT 的日益普及，CTPA 已经成为肺栓塞的首选诊断方法。

（1）直接征象：栓子填塞肺动脉，栓子在周围对比剂的衬托下呈低密度影（即充盈缺损），增强扫描栓子无强化。根据栓子填塞血管的程度，表现多样，常见表现包括：

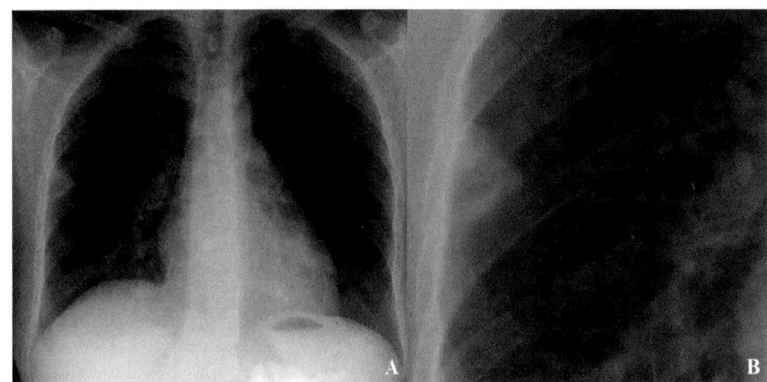
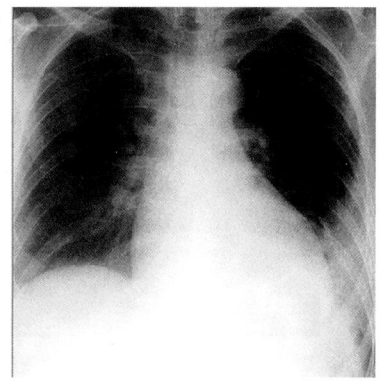

图 29-2-1 女性,56岁。肺栓塞
胸部 X 线片(A)及局部放大图(B)显示右肺中野外带见尖端指向肺门的楔形阴影(Hampton 征)。

图 29-2-2 男性,67岁。肺栓塞
胸部 X 线片显示左上肺纹理稀疏、纤细(Westermark 征),心影略大,左侧胸膜腔少量积液提示肺动脉血栓栓塞。

1) 动脉中心充盈缺损,栓子周围有对比剂充填,栓子的走行方向与动脉平行(图 29-2-3 和图 29-2-4),对比剂状如环状,即环征(血管横断面成像)或呈两段相互平行的线,即轨道征(血管长轴成像)。

2) 动脉偏心性充盈缺损,栓子紧贴血管一侧壁,似血管壁突起的结节,与血管壁起源病变不同的是,栓子与动脉夹角为锐角,栓塞动脉的管径可正常或增粗(图 29-2-5)。

3) 动脉截断,为栓子完全填塞血管的表现,此时栓子周围的动脉内无造影剂充填,闭塞动脉的管径多有增粗(图 29-2-6 和图 29-2-7)。

4) 马鞍征,又称骑跨征,是指低密度栓子骑跨域主肺动脉分叉处,是新鲜血栓的征象(图 29-2-8)[10,11]。

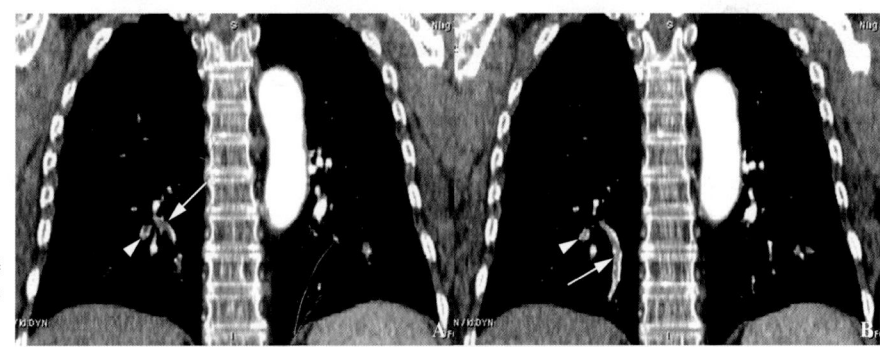

图 29-2-3 42岁,男性。急性肺栓塞
CTPA 冠状位重建图显示右肺下叶外基底段及后基底段动脉栓塞(A),呈轨道征(B),栓子周围可见造影剂环绕,动脉管径增粗。

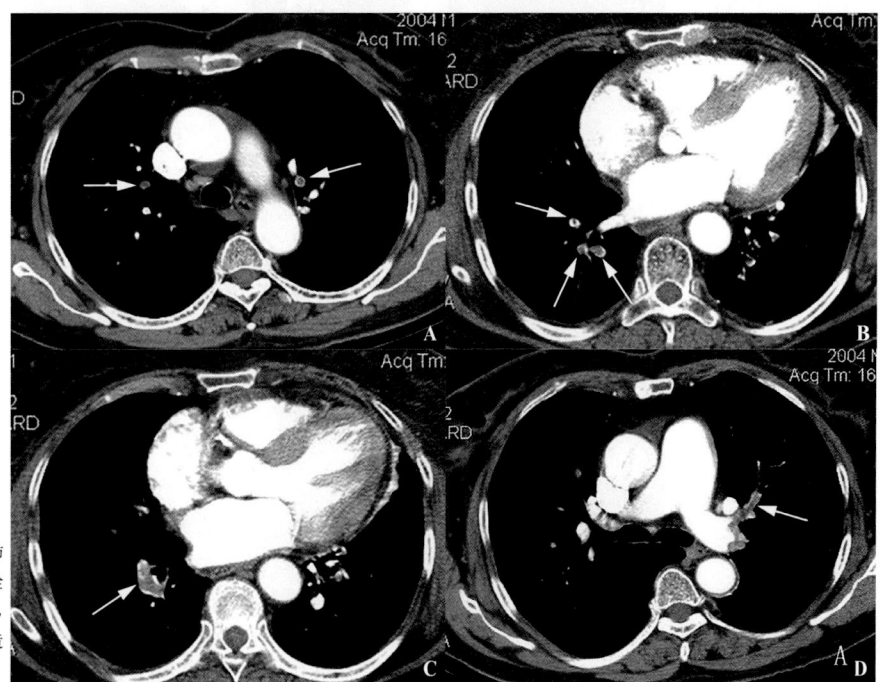

图 29-2-4 不同的急性肺栓塞
CTPA 显示双肺上叶尖段动脉急性肺栓塞(A),右肺下叶动脉分支多发急性肺栓塞(B),右下肺动脉干栓塞(C),左肺舌叶动脉栓塞(D),栓子位于动脉中心,呈环征(A、B)或轨道征(C、D),周围均可见高密度造影剂环绕,动脉管径增粗。

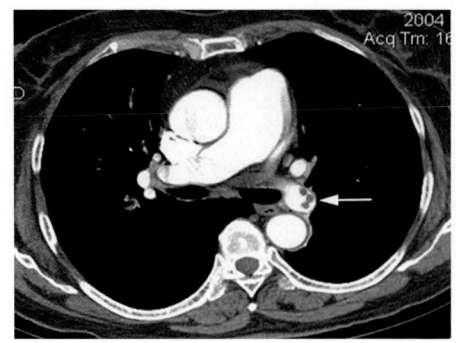

图 29-2-5 43岁,女性。急性肺栓塞

CTPA 显示左下肺动脉干内多发的偏心性栓子,栓子与管壁的交角为锐角,栓子境界清楚、锐利。

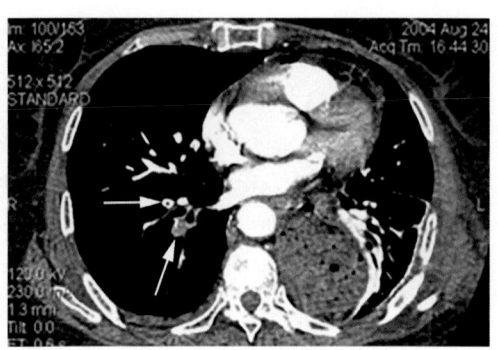

图 29-2-6 41岁,女性。急性肺栓塞

CTPA 显示右下肺动脉前基底段和后基底段动脉栓塞,前基底段动脉内栓子呈环征,周围可见造影剂环绕,动脉管径正常。后基底段动脉几乎完全闭塞,仅前部可见少量造影剂,动脉管径增粗;左侧可见胸腔胃。

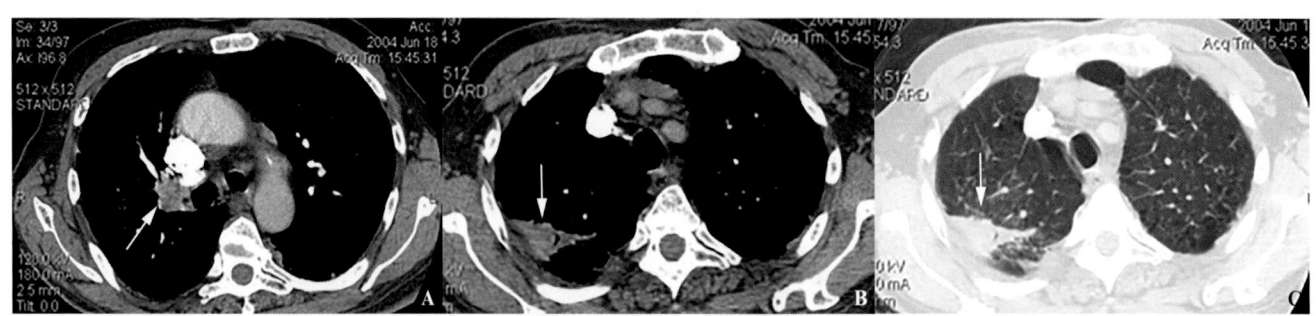

图 29-2-7 39岁,男性。急性肺栓塞

CTPA 显示右肺上叶动脉内可见巨大栓子(A),动脉管腔闭塞,管径增粗;右肺上叶胸膜下区可见楔形无强化的梗死灶(B、C)。

(2)间接征象

1)肺梗死:表现为以胸膜为基底的、无强化的、楔形高密度影(图 29-2-7~图 29-2-9)。

2)肺内渗出性病变:肺内斑片状或大片状渗出(图 29-2-10),有反晕征(图 29-2-11)等征象。对于肺内出现渗出性病变,临床实践中应该考虑到有肺栓塞的存在,以避免误诊。

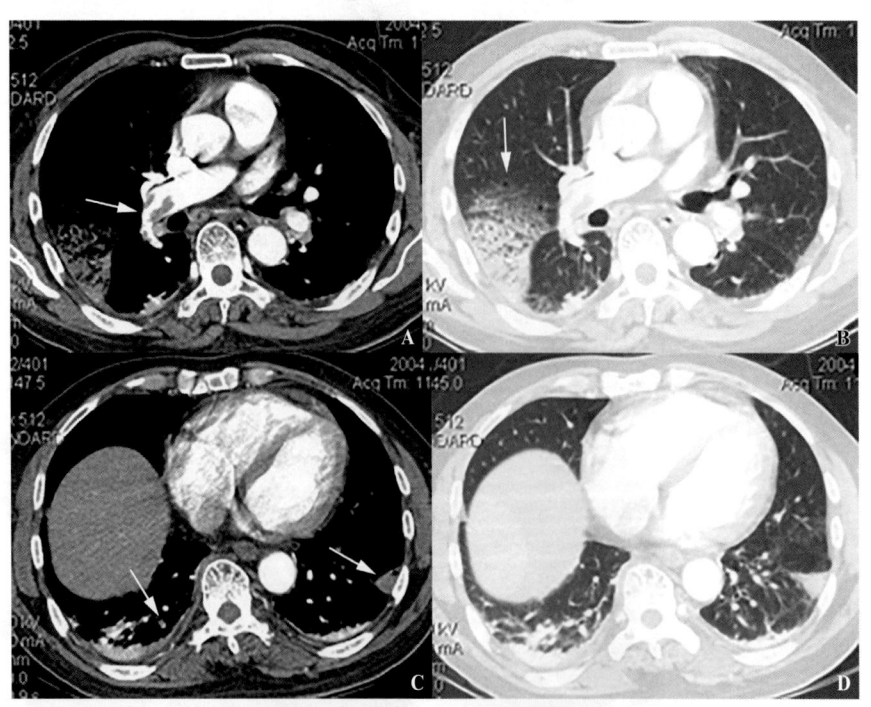

图 29-2-8 54岁,男性。急性肺栓塞

CTPA 显示右肺动脉远端栓塞并片状肺梗死(A、B),左下肺动脉栓塞(图未列出),左侧胸膜下楔形肺梗死(C、D)。肺梗死灶无强化,双下肺胸膜下线状肺不张可见强化(A、C)。

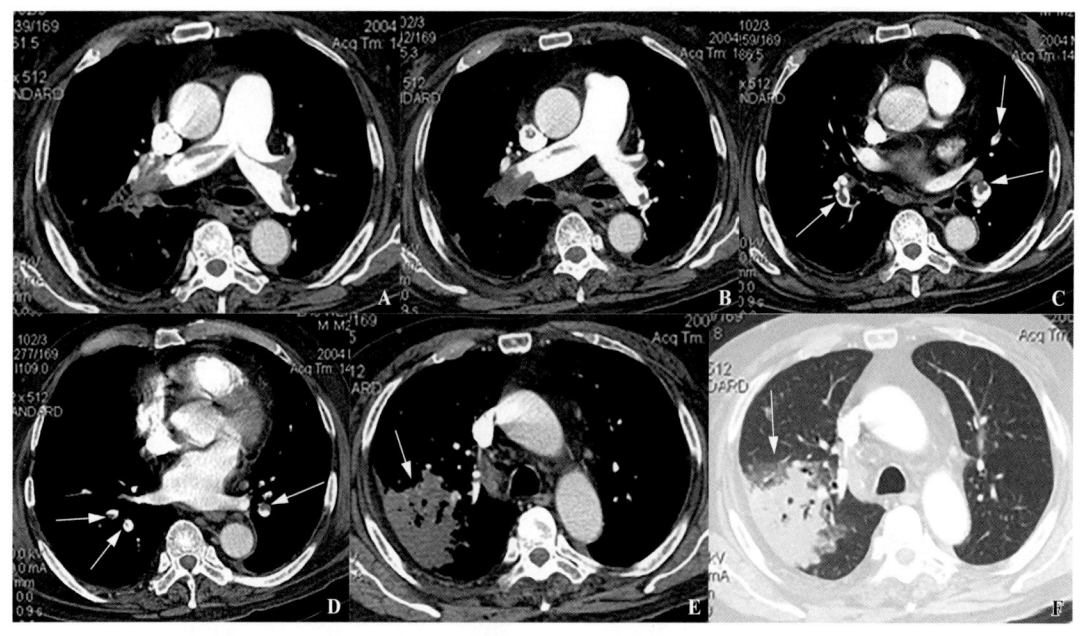

图29-2-9 48岁,女性。急性骑跨型肺栓塞

CTPA显示双侧肺动脉干及右肺动脉远侧(A)、左下肺动脉干及左侧舌叶动脉(B)、双下肺多发基底段动脉(C、D)栓塞,栓子骑跨于主肺动脉,右上肺胸膜下区可见大片状肺梗死灶,无强化(E、F)。

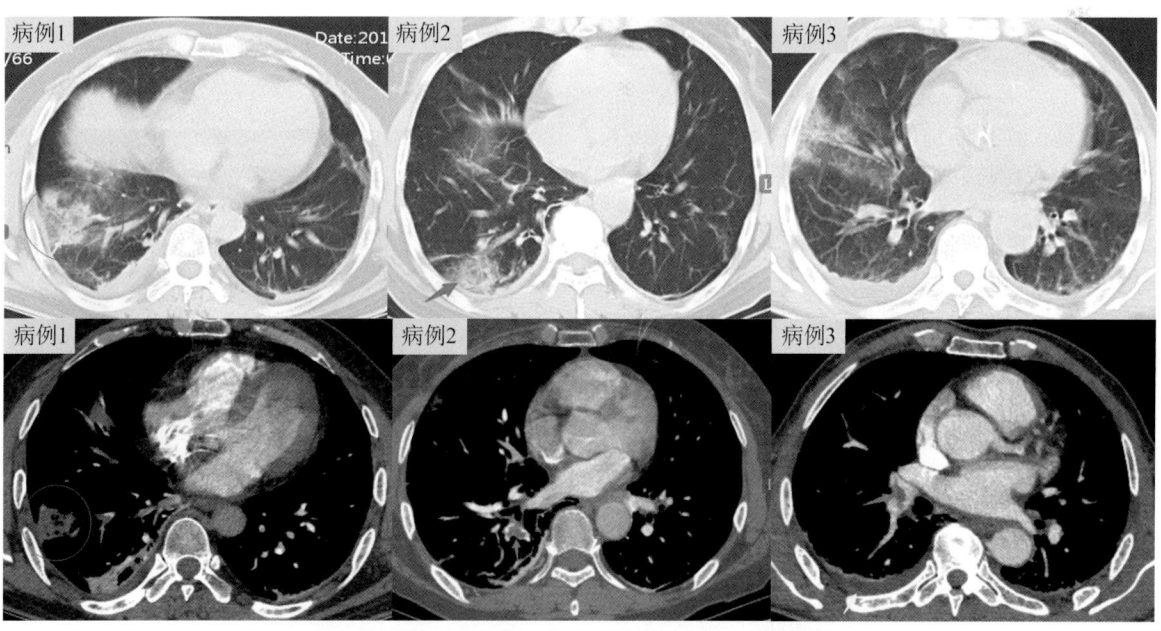

图29-2-10 急性肺栓塞

三个不同的病例。在就诊初期都诊断为肺内渗出性病变,后经CTPA证实为急性肺栓塞。

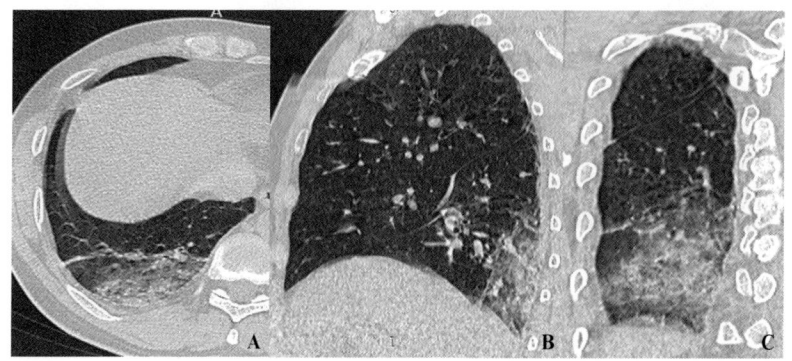

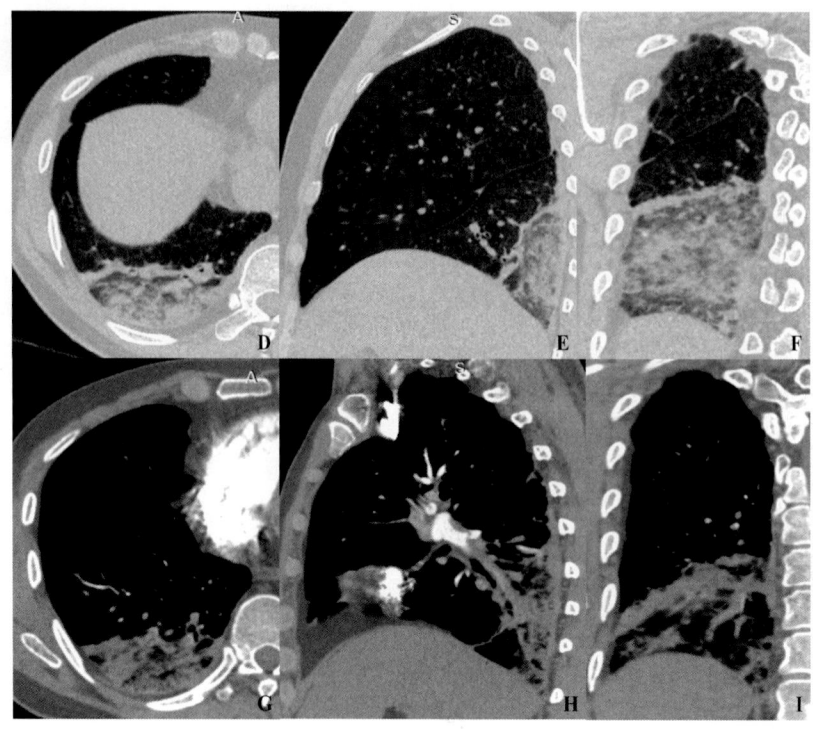

图 29-2-11　男性，39 岁。急性肺栓塞

下班洗澡时不慎跌倒。右膝扭伤并右胸部不适。当日 19:05 进行 CT 平扫检查，CT 肺窗(A~C)显示右肺下叶大片状渗出，磨玻璃影，斜裂向后移位；10 h 后，出现胸闷、气短，CT 平扫检查，CT 肺窗(D~F)显示右肺下叶有部分实变，出现反晕征，叶裂向后移位；12 h 后，症状不能缓解，疑似肺栓塞，进行 CTPA 检查(G~I)确诊为右下肺动脉栓塞。

3) 线状或盘状肺不张：肺内有小叶肺不张(图 29-2-8 和图 29-2-12)、亚段肺不张和/或胸腔积液(图 29-2-10)，胸腔积液多为少量。

4) 中心肺动脉扩张(肺动脉主干直径>30 mm)，外周性肺纹理稀少。

5) 血管腔完全阻塞时可出现相应肺实质缺血、肺出血，造成的磨玻璃影。

6) 右心扩张，室间隔平直或左移，右心房横径≥35 mm，右心室横径≥45 mm。当同时出现多个间接征象时，需高度警惕肺栓塞可能。

应该强调，上腔静脉内高浓度造影剂形成的伪影可能被误认为栓子(图 29-2-13)。

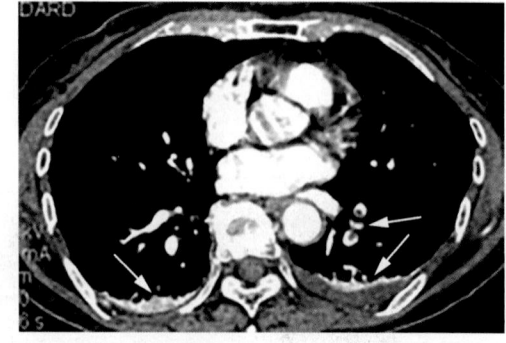

图 29-2-12　51 岁，男性。急性肺栓塞
CTPA 显示左肺下叶基底段动脉多发肺栓塞，并双侧胸膜下盘状肺不张，左侧胸腔积液。

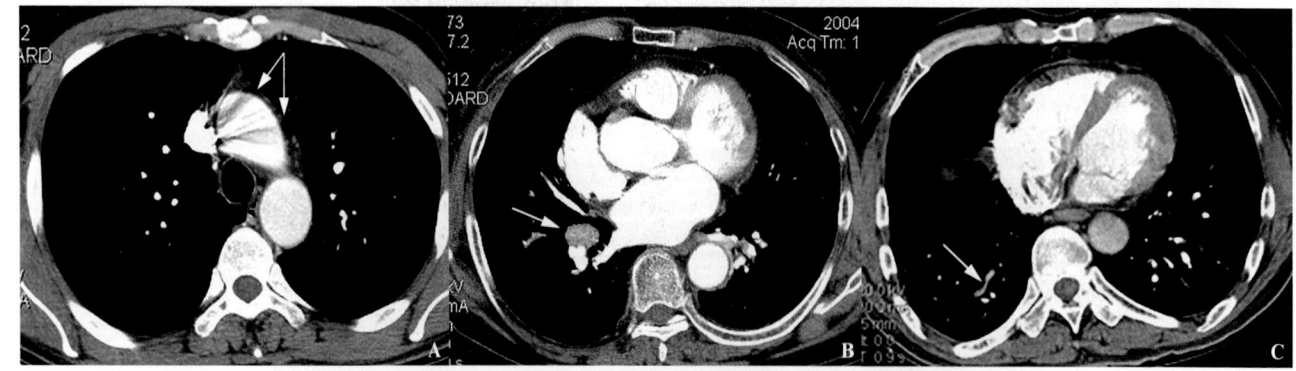

图 29-2-13　不同患者的假性肺栓塞
上腔静脉内高浓度造影剂造成的线状伪影(A)、肺内淋巴结(B)和肺静脉(C)，容易被误诊为肺栓塞。

在 CTPA 检查后,不需要再行静脉穿刺和注入额外的造影剂,而是利用静脉内回流的造影剂,在 CTPA 检查结束 3~4 min 后扫描腹部及以下区域,即可以对下肢、盆腔和腹部静脉进行检查,以除外 DVT 的可能,即间接 CT 下肢静脉造影检查(indirect CT venography,ICTV)(图 29-2-14)[12]。ICTV 检查仅使检查时间延长了数分钟,而且盆腔和腹部扫描可显示髂静脉和下腔静脉,这是 ICTV 优于下肢静脉超声之处。

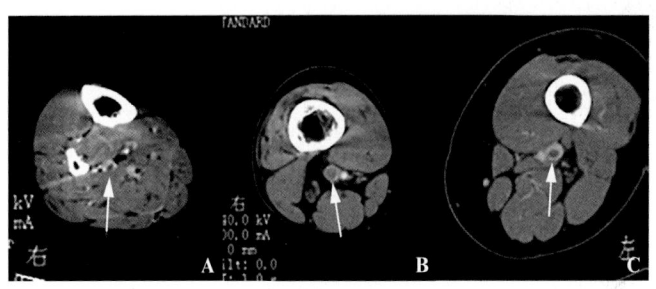

图 29-2-14　为不同患者的间接 CT 下肢静脉造影
右侧腓静脉血栓形成(A),右侧股静脉和左侧股静脉血栓形成(B、C)。

在两项以超声为对照的研究中,ICTV 的诊断敏感性为 93%~97%,特异性为 97%~100%[12-14]。在 PIOPED Ⅱ 进行的前瞻性、多中心研究中,对比了单纯应用 CTPA 和联合应用 CTPA-ICTV 对肺栓塞的诊断价值,结果发现,单纯应用 CTPA 对肺栓塞的诊断敏感性为 83%,特异性为 96%,而联合应用 CTPA-ICTV 的诊断敏感性为 90%,特异性为 95%[15]。因此,CTPA 检查后应常规进行 ICTV 检查,以发现隐藏的 DVT。ICTV 检查的不足是增加了患者的辐射剂量,特别是性腺。

3. MRI 表现　MRI 检查的主要技术包括自旋回波成像(spin echo,SE)、梯度回波成像(gradient recalled echo,GRE)、MRPA 和 MRPP。研究报道,MRI 对急性肺栓塞的诊断敏感性为 85%~90%,特异性为 77%~96%。

(1) 常规扫描:SE 序列上,栓子表现为等或稍低信号,流动的血液表现为流空信号。GRE 序列则相反,栓子表现为低信号,流动的血液表现为高信号。此外,MRI 还可以准确且可重复地评估右心室和左心室心肌功能、肥厚和纤维化。

(2) MRPA:为静脉内注入造影剂后增强扫描,通过最大密度投影重建(maximum intensity projection,MIP),显示肺部的血管结构(图 29-2-13 和图 29-2-14)。肺栓塞的 MRPA 表现包括充盈缺损、完全无血管强化、主肺动脉扩张和狭窄后扩张的口径改变。与 CTPA 相比,MRPA 检测 PE 的灵敏度较低,尤其是在周围肺动脉。根据 PIOPED Ⅲ 研究的结果,MRPA 检测 VTE 的敏感性为 78%,特异性为 99%(排除技术不足组),但检测较小栓子的敏感性降低(主肺动脉或肺叶动脉的敏感性为 79%,节段动脉为 50%,亚节段动脉为 0)[16]。事实上,由于技术上的研究不足,稳定性差,检查时间长,MRI 禁忌证(植入设备和幽闭恐怖症患者等),以及 MRPA 检测肺栓塞以外的心肺疾病的能力有限等原因,MRPA 在临床常规工作中不如 CTPA 那样常用。

(3) MRPP:成像的机制与 CT 灌注成像相仿,肺栓塞显示为血管灌注区血流减少、灌注延迟或灌注缺损(呈低信号区)(图 29-2-15)。在 MRPP 图像上 MR 灌注成像对肺栓塞的检测具有很高的灵敏度,通常与 MRPA 结合使用[17]。血流动力学参数,如正向流、逆向流、平均速度和峰值速度,也可以使用速度编码的相位对比序列获得[18]。

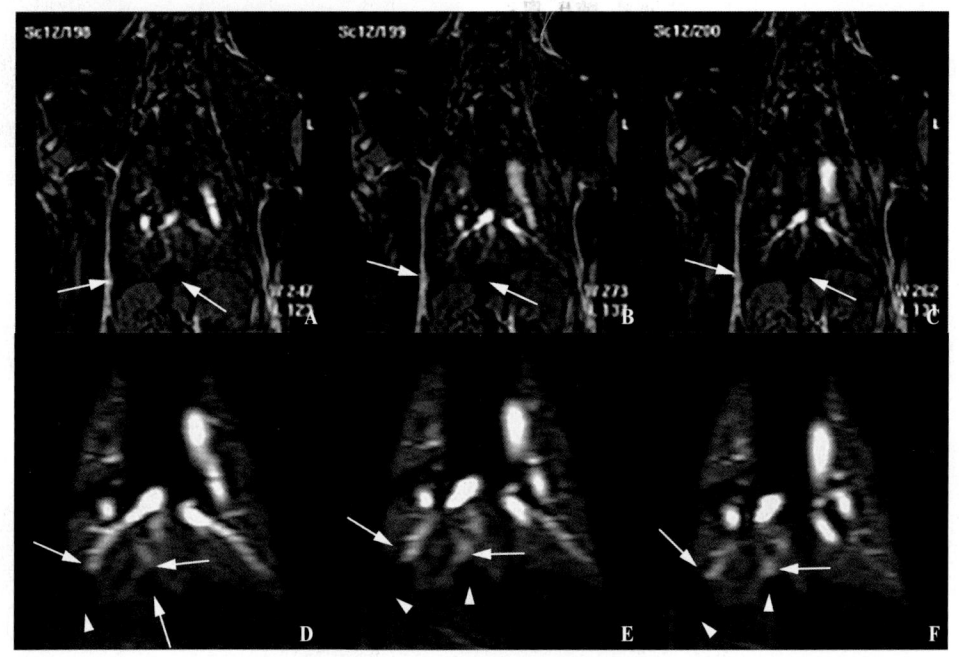

图 29-2-15　犬,急性肺栓塞动物模型
MRPP(A~C)显示右下肺两处低信号的楔形灌注缺损区,肺动脉显示不佳;MRPA(D~F)除显示灌注缺损区外(箭头),闭塞动脉显示良好(箭)。

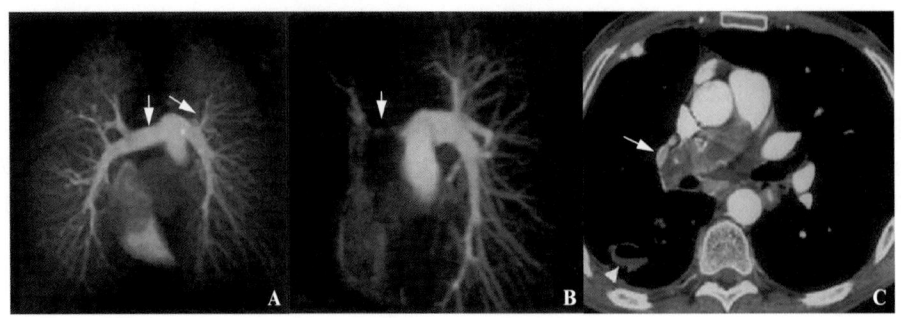

图 29-2-16 肺栓塞

正常肺动脉 MRPA 的 MIP 重建图（A）显示肺动脉的分支状结构；右肺动脉栓塞的 MRPA 的 MIP 重建图（B）显示右肺动脉内无造影剂充盈，右肺野未见充盈造影剂之肺动脉分支，仅右上肺动脉隐约可见（箭）；同一患者的 CTPA 图（C）示右肺动脉内巨大栓子（箭），右下肺空洞性梗死灶（三角）。

（4）MR 直接血栓成像（MR direct thrombosis imaging，MRDTI）：是检测 DVT 的一项技术，准确性和重复性都很好[19]。它通过显示栓子内的正铁血红蛋白成像，不需要静脉内注入造影剂（图 29-2-16），对检测亚急性血栓有帮助[20]。

与传统的方法相比，MRDTI 的特点包括：①直接显示栓子而不显示血管，不像以往的技术通过显示血管腔内的充盈缺损来做出诊断；②可以同时对下肢和肺部成像，一次检查对 DVT 和肺栓塞两者做出诊断，全面评估 VTE 的严重程度；③有望对高危的血管壁病变做出诊断，从而防止器官的最终损害[20,21]。

（5）肺血管造影：目前仍作为临床上诊断肺栓塞的金标准，肺血管造影在临床上兼有溶栓治疗作用。当其他检查手段不能诊断或排除肺栓塞时，需要行肺血管造影检查。然而，肺血管造影的缺点是：有创性检查（死亡率＜0.3%），操作复杂，检查结果与操作者的技术有很大关系，因此不能广泛开展。目前仅在计划同时进行血管内治疗时使用。

肺血管造影为通过连向主肺动脉的猪尾巴导管注入低渗性非离子造影剂，多数情况下可以显示肺动脉内的栓子。肺动脉内的栓子表现为血管突然截断或管腔内的充盈缺损，其周围为造影剂环绕，受累区域的肺灌注减低（图 29-2-17）。当肺动脉内的栓子很小时，可以进行小动脉的超选择性检查，斜位成像有助于提高诊断准确性。

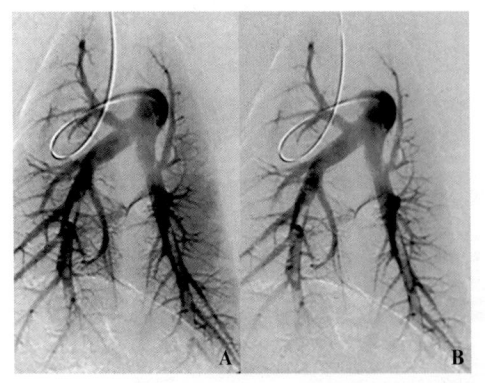

图 29-2-17 急性肺栓塞

犬肺血管造影显示双下肺外围动脉肺栓塞（A），相应肺野灌注缺损（B）。

肺血管造影正常的患者中，6 个月以内发生有症状的 VTE 的概率仅为 1%。然而，与尸检相比，亚段肺栓塞动物模型的诊断敏感性和阳性预测值仅为 87%~88%。而且，肺血管造影阅片者之间对亚段肺栓塞的诊断一致性仅约为 70%。因此，在对亚段动脉肺栓塞的诊断方面，肺血管造影也存在一定的不足。

4. 核素通气-灌注检查・曾经是诊断急性肺栓塞的首选无创性检查方法，但随着 CTPA 的出现和发展，现已不再作为首选的检查方法了。急性肺栓塞典型的征象是与通气显像不匹配的肺段分布灌注缺损（图 29-2-18）。诊断急性肺栓塞的敏感性为 92%，特异性为 87%，且不受肺动脉直径的影响尤其在诊断亚段以下急性肺栓塞中具有特殊意义[6]。而多数其他情况，如肿瘤、实变、左心衰竭、肺纤维化和气道阻塞性疾病，常引起通气与灌注均受损（通气-灌注匹配性受损）。

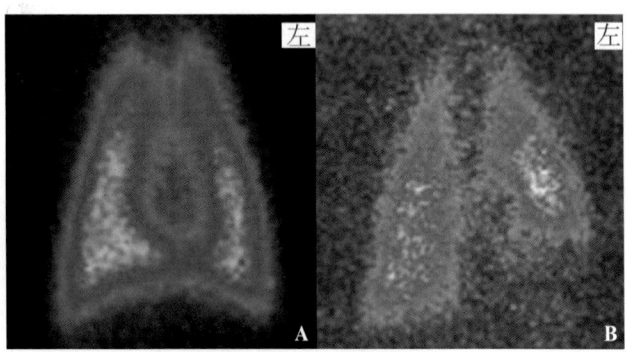

图 29-2-18 左下肺急性肺栓塞

核素肺通气-灌注成像（A）显示通气成像正常，灌注成像（B）显示左下肺灌注缺损

因此，通气成像在理论上可以增加核素检查的诊断特异性。但是，由于肺栓塞常与其他疾病同时存在，因此也降低了核素检查的特异性。当发生肺梗死时，也可产生匹配的通气-灌注受损，但是此时 X 线片可以显示缺损区的阴影，对诊断提供帮助。

正常的肺灌注成像基本上可以排除肺栓塞的诊断，因为各种类型的肺栓塞都产生灌注缺损区。根据灌注缺损的程度，核素对肺栓塞的诊断分为三种。

（1）高度可能：表现为≥2 个肺段的灌注缺损（较大），通气正常，且 X 线片表现正常。符合该标准诊断肺栓塞的准确性＞90%。这种表现形式少见。

（2）中度可能：表现为 1 个肺段的灌注缺损（较大）和≥2 个肺亚段（中等）的灌注缺损，通气正常，且 X 线片表现正常。

符合该标准诊断肺栓塞的准确性为30%～60%。

(3) 低度可能：肺灌注成像呈非阶段性缺损，其他显像基本匹配；肺灌注成像只有1个孤立的小缺损区，其他显像不匹配。符合该标准诊断肺栓塞的准确性约为4%。

经胸超声心动图很少能直接显示肺动脉内的栓子，但有时可以显示漂浮在右心房或右心室内的栓子。经食管超声心动图可能会显示中心肺动脉内的栓子[18]。

在大面积肺栓塞时，右心室增大，运动幅度减低，室间隔出现矛盾运动，吸气时下腔静脉不变细。但是，上述右心功能不全的表现对肺栓塞而言是非特异性的，而且易与其他有相似表现的疾病混淆（如加重的慢性阻塞性肺疾病或心肌病）。

超声心动图的主要价值在于排除或提示其他的血流动力学异常（如主动脉夹层、室间隔破裂、心脏压塞等）。多普勒技术可以检测肺动脉高压，造影剂增强的超声心动图，对诊断卵圆孔未闭有帮助。但是，部分患者即使在大面积肺栓塞时也不一定出现右心功能不全的表现，因此超声心动图应作为肺栓塞的辅助诊断方法，而不是主要诊断方法。

在无症状的患者，多普勒和压迫超声对下肢静脉系统进行检查，可对近端DVT做出准确的诊断，敏感性和特异性均超过了95%[22]。据估计，在下肢无症状或体征的患者，超声的阳性率为10%～20%，而在证实的肺栓塞患者，阳性率可达50%。因此，临床高度怀疑DVT的患者，下肢多普勒超声正常并不能排除VTE的诊断。

（朱力　张露露）

参考文献

[1] Heit JA. The epidemiology of venous thromboembolism in the community [J]. Arterioscler Thromb Vasc Biol, 2008, 28(3):370-372.

[2] Cohen AT, Agnelli G, Anderson FA, et al. Venous thromboembolism (VTE) in Europe. The number of VTE events and associated morbidity and mortality [J]. Thromb Haemost, 2007, 98(4):756-764.

[3] Yang Y, Liang L, Zhai Z, et al. Pulmonary embolism incidence and fatality trends in chinese hospitals from 1997 to 2008: a multicenter registration study [J]. PLoS One, 2011, 6(11):e26861.

[4] Huisman MV, Barco S, Cannegieter SC, et al. Pulmonary embolism [J]. Nat Rev Dis Primers, 2018, 4:18028.

[5] Pollack CV, Schreiber D, Goldhaber SZ, et al. Clinical characteristics, management, and outcomes of patients diagnosed with acute pulmonary embolism in the emergency department: initial report of EMPEROR (Multicenter Emergency Medicine Pulmonary Embolism in the Real World Registry) [J]. J Am Coll Cardiol, 2011, 57(6):700-706.

[6] 中华医学会心血管病分会肺血管病学组. 急性肺栓塞诊断与治疗中国专家共识(2015) [J]. 中华心血管病杂志, 2016, 44(3):197-211.

[7] Torbicki A, Perrier A, Konstantinides S, et al. Guidelines on the diagnosis and management of acute pulmonary embolism: the Task Force for the Diagnosis and Management of Acute Pulmonary Embolism of the European Society of Cardiology (ESC) [J]. Eur Heart J, 2008, 29(18):2276-2315.

[8] Wells PS, Anderson DR, Rodger M, et al. Excluding pulmonary embolism at the bedside without diagnostic imaging: management of patients with suspected pulmonary embolism presenting to the emergency department by using a simple clinical model and d-dimer [J]. Ann Intern Med, 2001, 135(2):98-107.

[9] Lindner G, Funk GC, Pfortmueller CA, et al. D-dimer to rule out pulmonary embolism in renal insufficiency [J]. Am J Med, 2014, 127(4):343-347.

[10] Washington L, Goodman LR, Gonyo MB. CT for thromboembolic disease [J]. Radiol Clin North Am, 2002, 40(4):751-771.

[11] Gottschalk A, Stein PD, Goodman LR, et al. Overview of prospective investigation of pulmonary embolism diagnosis II [J]. Semin Nucl Med, 2002, 32(3):173-182.

[12] Cham MD, Yankelevitz DF, Shaham D, et al. Deep venous thrombosis: detection by using indirect CT venography. The pulmonary angiography-indirect CT venography cooperative group [J]. Radiology, 2000, 216(3):744-751.

[13] Loud PA, Katz DS, Bruce DA, et al. Deep venous thrombosis with suspected pulmonary embolism: detection with combined CT venography and pulmonary angiography [J]. Radiology, 2001, 219(2):498-502.

[14] Goodman LR, Stein PD, Matta F, et al. CT venography and compression sonography are diagnostically equivalent: data from PIOPED II [J]. AJR, 2007, 189(5):1071-1076.

[15] Stein PD, Hull RD. Multidetector computed tomography for the diagnosis of acute pulmonary embolism [J]. Curr Opin Pulm Med, 2007, 13(5):384-388.

[16] Stein PD, Chenevert TL, Fowler SE, et al. Gadolinium-enhanced magnetic resonance angiography for pulmonary embolism: a multicenter prospective study (PIOPED III) [J]. Ann Intern Med, 2010, 152(7):434-443, W142-W433.

[17] Kluge A, Luboldt W, Bachmann G. Acute pulmonary embolism to the subsegmental level: diagnostic accuracy of three MRI techniques compared with 16-MDCT [J]. AJR, 2006, 187(1):W7-W14.

[18] Reiter U, Reiter G, Fuchsjager M. MR phase-contrast imaging in pulmonary hypertension [J]. Br J Radiol, 2016, 89(1063):20150995.

[19] Fraser DG, Moody AR, Morgan PS, et al. Diagnosis of lower-limb deep venous thrombosis: a prospective blinded study of magnetic resonance direct thrombus imaging [J]. Ann Intern Med, 2002, 136(2):89-98.

[20] Moody AR. Magnetic resonance direct thrombus imaging [J]. J Thromb Haemost, 2003, 1(7):1403-1409.

[21] Kelly J, Hunt BJ, Moody A. Magnetic resonance direct thrombus imaging: a novel technique for imaging venous thromboemboli [J]. Thromb Haemost, 2003, 89(5):773-782.

[22] Moore AJE, Wachsmann J, Chamarthy MR, et al. Imaging of acute pulmonary embolism: an update [J]. Cardiovasc Diagn Ther, 2018, 8(3):225-243.

第三节·慢性肺栓塞

多数急性肺栓塞的患者，栓子于1～3周吸收消失。但0.1%～0.5%的患者，栓子不能完全溶解，而是沿着血管壁机化或部分再通，形成慢性肺栓塞（chronic pulmonary embolism, CPE）。机化的栓子引起血管的相应改变，如管腔的阻塞、狭窄及狭窄后扩张。另外，随时间进展，原先未受累的肺动脉重新塑形，使得毛细血管前血管发生病变。如果肺血管阻塞的面积很大,则可以引起肺动脉高压。

慢性肺栓塞的自然病程为肺动脉高压、呼吸困难和右心衰竭。由于其临床和实验室检查均没有特异性,患者可以出现无症状的"蜜月期"。因此,慢性肺栓塞从出现症状到明确诊断最长可达5年。慢性肺栓塞的死亡率与平均肺动脉压有关:平均肺动脉压高于30 mmHg的患者,5年存活率约为30%,而平均肺动脉压高于50 mmHg的患者,5年存活率仅为10%[1-3]。

对慢性肺栓塞的治疗,仅血栓动脉内膜剥脱术有效,其他的医疗措施如血管扩张剂和溶栓措施效果均不佳[4]。血栓的部位是手术是否可行的主要参考因素。适合于血栓动脉内膜剥脱术的患者包括:①栓子位于近端肺动脉内;②右心室功能尚可;③没有并发的其他疾病。不适合于行外科手术的患者包括:①栓子位于远端肺动脉内;②严重的右心室功能不全;③极度肥胖。肺血栓剥脱术的死亡率约为10%,大多数患者术后临床状况会明显改善,10%~15%的患者会有持续性的肺动脉高压。

【影像学表现】

1. X线表现。慢性肺栓塞患者的胸部X线片多有异常,但对诊断不具有特异性。

(1) 肺部表现:包括局部血管纹理稀疏、管径变细;肺野外围的楔形阴影或形态不规则的阴影,由于纤维化的作用,阴影体积缩小牵拉周围结构向患处移位。

(2) 肺动脉高压:①肺动脉扩张,直径>3 cm或超过相同平面主动脉的直径。偶尔发现的肺动脉壁钙化(图29-3-1)。②奇静脉扩张,直径>1 cm。③右心室增大,表现为心腔的扩大、心室壁的增厚和室间隔的移位及矛盾运动。

(3) 其他:胸腔积液。

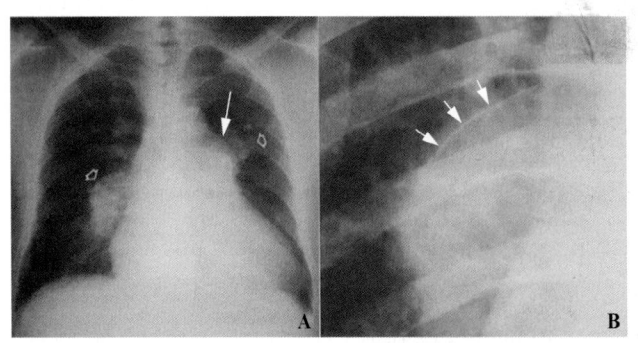

图29-3-1 男性,53岁。慢性肺栓塞

胸部X线片(A)显示主肺动脉扩张(实箭)和中心区肺动脉扩张(空心箭)。局部放大图像(B)显示右侧叶间动脉壁线状钙化。

肺血管造影是评估肺动脉系统的标准方法[4],表现与CTPA相似。大多数情况下,慢性肺栓塞的改变是不同于急性肺栓塞的。

慢性肺栓塞时,栓子多为偏心性的或附壁的,动脉内膜不规则。与急性肺栓塞相比,突然的血管截断在慢性肺栓塞不常见(图29-3-2)。肺野的低灌注区则更常见于慢性肺栓塞。慢性肺栓塞引起肺动脉高压时常可见肺动脉的扩张。

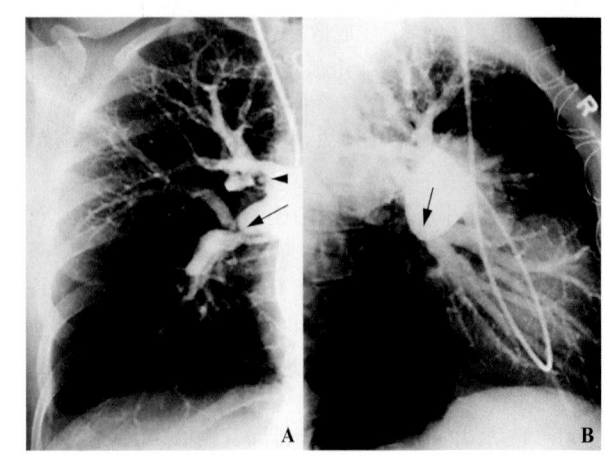

图29-3-2 男性,47岁。慢性肺栓塞

右肺动脉血管造影前后位投照(A)显示右侧叶间动脉突然狭窄,呈圆形的囊袋状缺损(箭),右肺上叶动脉内可见一栓子(箭头);侧位(B)显示血栓阻塞的程度,右肺下叶动脉完全阻塞致右肺中叶动脉扩张(箭)。

肺血管造影也有一些不常见的表现。栓子可以再度机化或再通。囊袋状缺损表现为充满造影剂的肺动脉管腔突然截断,远端有一凸出的尖端,这一征象反映了慢性阻塞、再度机化的改变。血管远端的延迟显影多由于再通栓子内的小通道形成,使得造影剂缓慢、少量的通过。血管内充盈缺损也可以表现为网状影或线状影。支气管动脉可以显影,并与受累的远端肺动脉形成侧支循环。

2. CT表现。CT对慢性肺栓塞的诊断非常重要[5,6]。CT对中心动脉内的栓子的诊断准确性高于血管造影。CT也可以发现胸部的其他异常,如纤维性纵隔炎时的淋巴结钙化,其临床表现类似于慢性肺血栓栓塞。但是,血管造影在显示血管壁的不规则、血管腔的狭窄和远端血管内的栓子方面优于CT。因此,CT尚不能完全替代肺血管造影。

(1) 血管异常:与急性肺栓塞相比,慢性肺栓塞也显示为肺动脉的充盈缺损,但具有一定的特点。

1) 栓子的境界多不清楚,密度可不均匀,约10%发生钙化(图29-3-3~图29-3-5)。

2) 栓子为附壁血栓,肺动脉内的充盈缺损为偏在的(图29-3-3和图29-3-4)。

3) 由于栓子内的挛缩作用及管腔的冲刷作用,附壁血栓的栓子与血管壁的夹角为钝角(图29-3-4A)。

4) 栓塞血管壁不规则增厚。

5) 栓塞血管管腔不仅不增宽,还呈持续性、渐进性缩窄,常小于同级别通畅的肺动脉(图29-3-4);也可以表现为多段狭窄,如串珠状。

6) 血栓再通后,血栓外形不规则,表现为网格、蹼样、横膈样、皮瓣样充盈缺损(图29-3-6),边缘模糊。

7) 支气管动脉代偿性血管增粗(直径>1.5 mm)(图29-3-7)。

8) 中心肺动脉扩张,右心扩大(图29-3-6,7),右心室壁增厚,特别是右心室流出道壁增厚明显(>3 mm),右心室短径与左心室短径比>1(图29-3-8)。

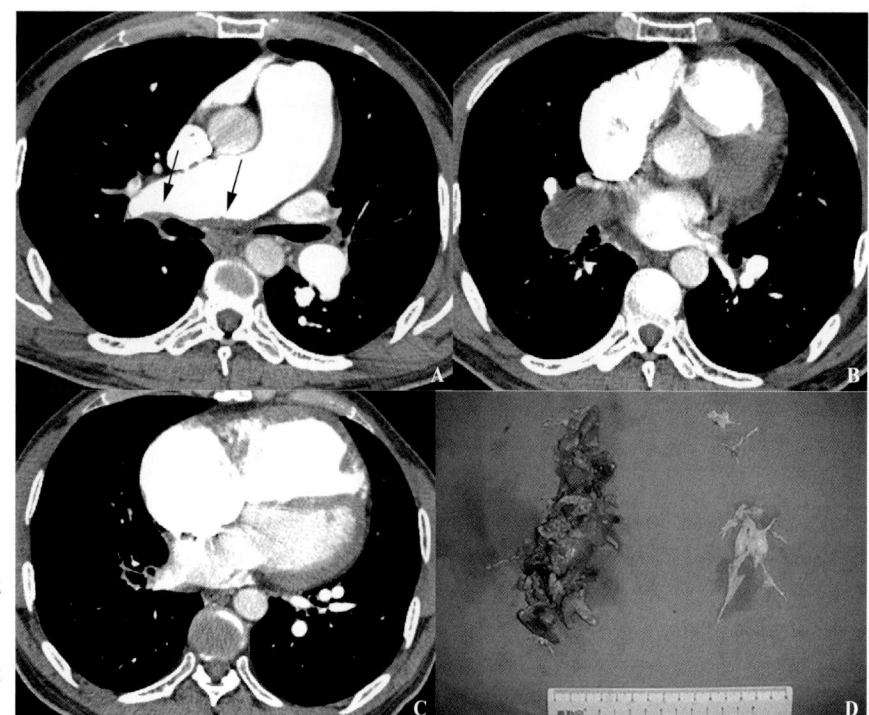

图 29-3-3 男性,47 岁。慢性肺栓塞
CTPA 显示肺动脉主干增宽,右肺动脉干后壁附壁充盈缺损,与管壁成钝角(A,箭),右下肺动脉栓子形成,管腔内无对比剂充填(B),右下肺动脉各段分支闭塞,右心增大(C),肺动脉内膜剥脱术后取栓,栓子为慢性血栓机化(D)。

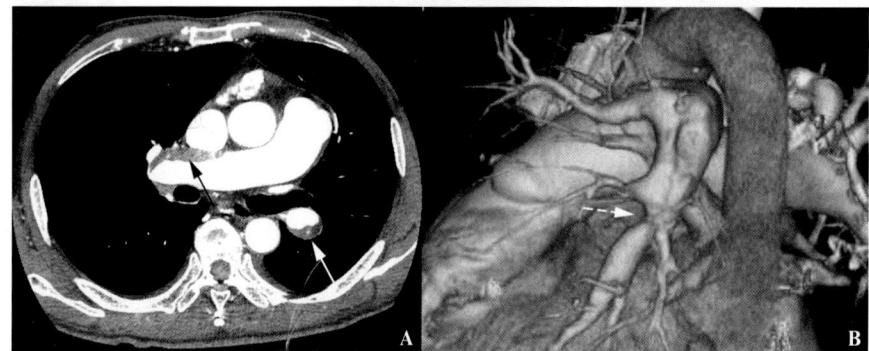

图 29-3-4 男性,55 岁。慢性肺栓塞
CTPA(A)显示肺动脉主干增宽,右肺动脉干前壁(黑箭)及左肺动脉干后壁附壁充盈缺损(白实箭),与正常管壁夹角为钝角,左肺动脉内栓子见点状高密度影;VR(B)显示动脉局部管腔变细(虚箭)。

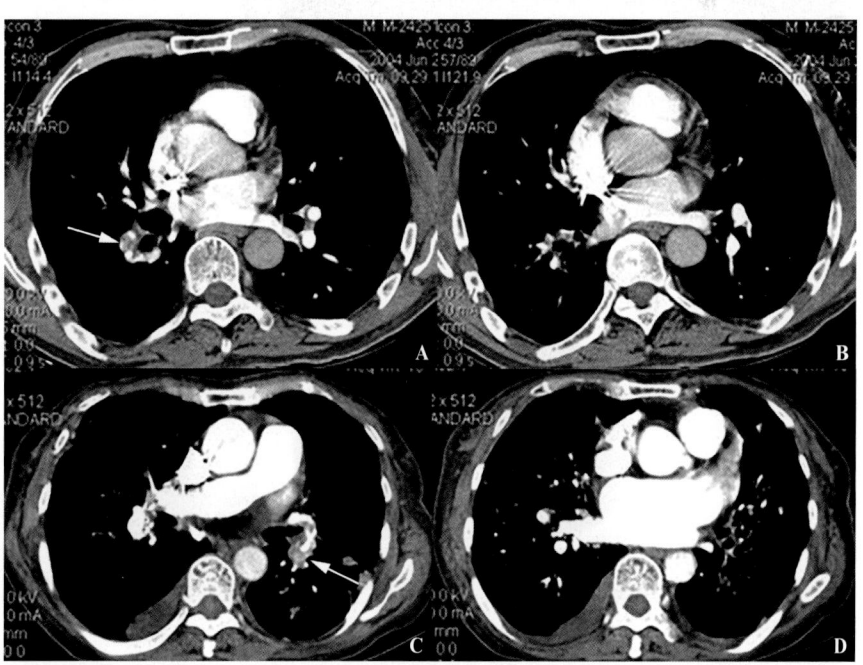

图 29-3-5 慢性肺栓塞
图 A 和 B 为同一患者,图 C 和 D 为另一患者。右下肺动脉(A、B)和左下肺动脉(C、D)慢性肺栓塞,栓子附壁,境界不清楚,动脉管径变细,远端分支细、少。

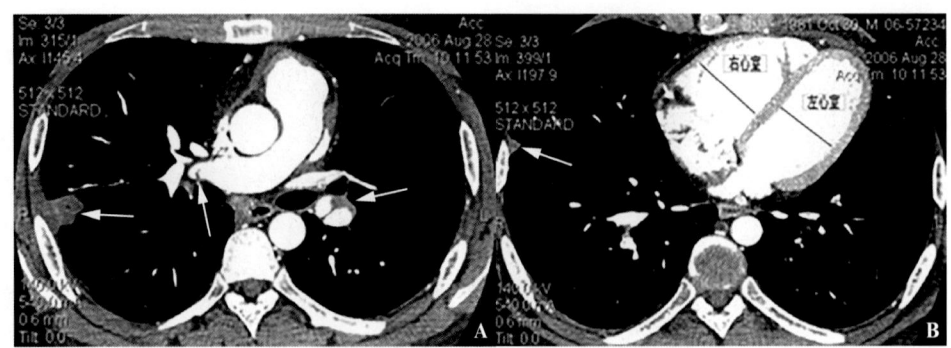

图 29-3-6　男性,47岁。慢性肺栓塞

CTPA 显示双下肺动脉内不规则、偏心性栓子,栓子再通在左下肺动脉内形成蹼样阴影,右肺动脉内形成裂隙样阴影(A);右心室增大,右心室横径超过左心室横径(B)。

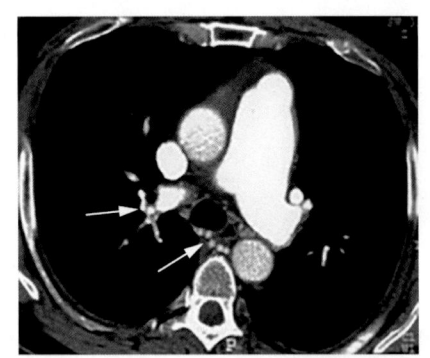

图 29-3-7　男性,62岁。右下肺动脉慢性肺栓塞

CTPA 显示主肺动脉直径增宽,超过升主动脉直径,纵隔内可见增粗的支气管动脉。

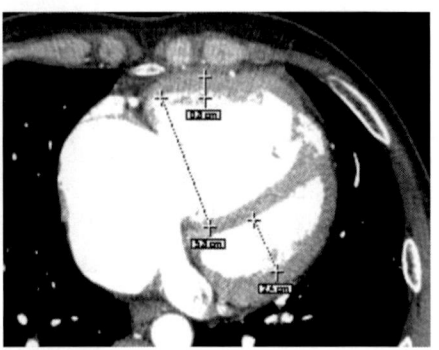

图 29-3-8　慢性肺栓塞

CTPA 显示右心房与右心室横径明显增大,右心室与左心室短径比>1,右心室壁明显增厚。

(2) 肺实质异常

1) 马赛克灌注:为受累范围内血管稀疏纤细,正常区域由于肺血重分布所致。其特点是与次级肺小叶一致的、以胸膜为基底的、边界清楚的毛玻璃样密度影,为正常灌注区,低密度区为肺栓塞低灌注区(图 29-3-9)。吸气相和呼气相薄层扫描有助于慢性肺栓塞所致的马赛克灌注和小气道疾病所致的空气潴留进行鉴别。在慢性肺栓塞,吸气相和呼气相时,高密度的磨玻璃影与低密度区之间的对比大致不变;而在小气道病变,这种对比在呼气相会变得更加明显。此外,慢性肺栓塞时主肺动脉扩张;而小气道疾病时,主肺动脉直径多正常。

2) 肺梗死:肺梗死的表现与栓塞的时间有关(图 29-3-10)。随着栓塞时间的延长,肺梗死病灶由于纤维化作用,形态会发生改变,由肺野外围的楔形阴影变为圆形或不规则形阴影。

3) 肺动脉与支气管管径之间的不成比例,为受累管异常变细,血管慢性纤维化引起相邻支气管局灶性或弥漫性柱状扩张所致。

MRI 对慢性肺栓塞的诊断价值有限,主要应用于不能完成 CT 检查的患者。其空间分辨率与 CT 相近,可以任意平面成像,MRA、肺血流标记、MRI 肺通气灌注成像有望对肺栓塞的诊断提供新的信息。匍匐于血管壁的病灶、叶或段的肺动脉突然截断、血管直径不规则等征象提示慢性肺栓塞的诊断(图 29-3-11)。

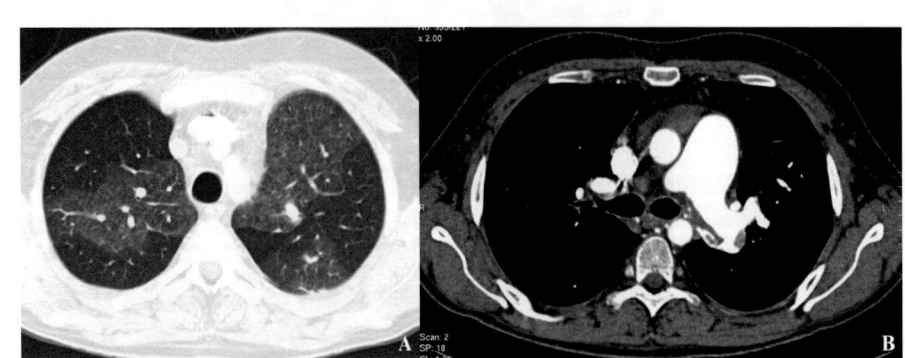

图 29-3-9　慢性肺栓塞

CT 肺窗(A)显示双肺马赛克灌注表现,低密度区内的血管纹理减少。CTPA(B)显示左肺动脉内偏心性附壁栓子,与管壁的交角为钝角,管腔变窄。

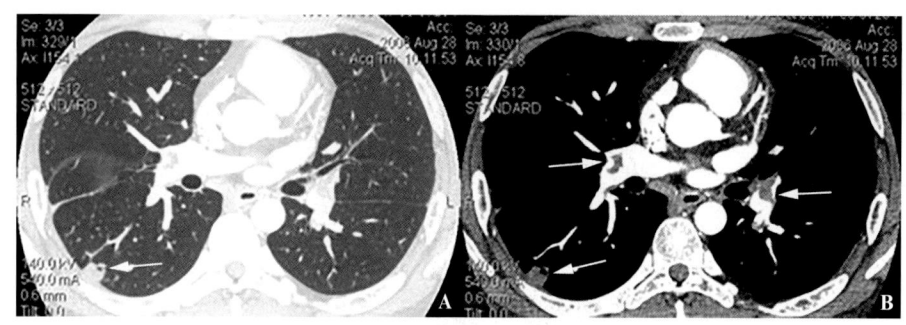

图 29-3-10 男性,47岁。慢性肺栓塞

CT 肺窗(A)显示右下肺球形结节,CTPA(B)显示为无强化的楔形梗死灶,双下肺动脉内不规则、偏心性栓子。

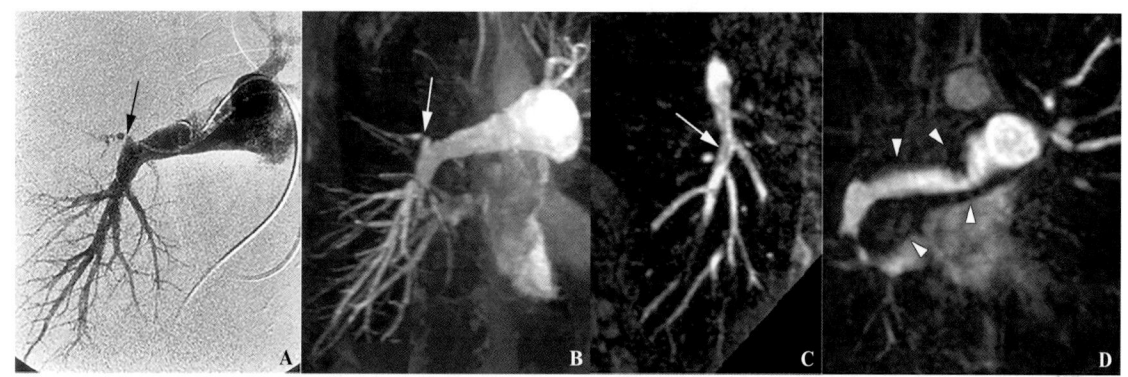

图 29-3-11 慢性肺栓塞

右肺血管造影右前斜位(A)显示右肺上叶肺动脉及分支完全闭塞,不显影,中叶肺段动脉起始部血管内线状影(箭);MRA 多平面重建右前斜位(B)与 A 位置一致,显示中叶肺段动脉起始部血管内线状影(箭);斜矢状位重建图(C)显示下叶的肺段动脉内的网状影;通过右肺动脉的斜冠状位重建图(D)更好地显示了附着于肺动脉壁的栓子(箭头)。

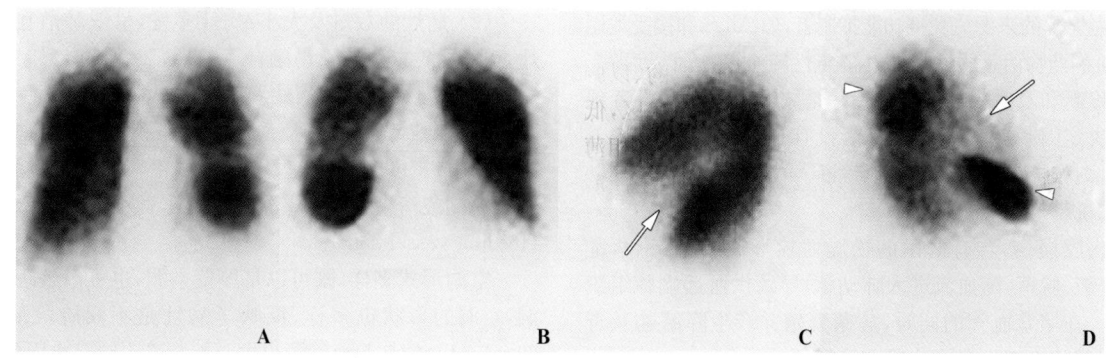

图 29-3-12 男性,53岁。慢性肺栓塞性肺动脉高压

核素肺通气-灌注成像示,通气成像正常(图未列出),灌注成像显示多发的、肺段性的灌注缺损区(A～D)。A 和 B 分别为后前位和前后位图像。C 为左侧位图像,显示舌叶区的灌注缺损。D 为右侧位图像,显示右肺上叶后部和右肺中叶(箭头)的高灌注区,右肺上叶前部(箭)和右肺下叶大部则为相对低灌注区。

核素肺通气灌注成像对于慢性肺栓塞的异常是比较敏感的,典型表现为多发的、一个段或更大区域的通气-灌注不匹配。这种表现可与先天性肺动脉高压区分,后者的特点是核素检查正常或匹配的、非肺段性的灌注缺损(图 29-3-12)。

核素扫描对周围动脉的慢性栓塞较 CT 更为敏感,但其特异性较低,中心肺动脉内的附壁或偏心性栓子所引起的不完全性阻塞可能会漏诊。而且核素扫描不能评估慢性肺栓塞病情的严重性,如果核素发现异常,则需要进一步行肺血管造影对病情的严重性进行评估。

【鉴别诊断】

1. 肺动脉内原发性或继发性肿瘤。发生肺动脉内瘤栓或肺动脉肉瘤也可产生腔内的充盈缺损,类似于慢性肺栓塞,增强扫描,肿瘤内多有血管影和/或强化。而且,血管内肿瘤会对血管壁产生影响,如破坏,导致腔外轮廓异常,侵犯腔外组织及器官。

2. 原发性肺动脉高压。慢性肺栓塞所致的肺动脉高压多引起单侧的、非对称性的肺动脉扩张,而原发性肺动脉高压多为双侧的、对称性的肺动脉扩张。

3. 急性肺栓塞。当急性肺栓塞的栓子完全堵塞或贴于一侧管壁时,应注意与慢性肺栓塞鉴别,鉴别要点见表 29-3-1。

表 29-3-1　急性与慢性肺栓塞影像学鉴别要点

项目	急性肺栓塞	慢性肺栓塞
栓子形态	中心型 周围型，栓子与管壁成锐角	附壁型，栓子与管壁成钝角 蹼样 不规则型
栓子边界	清楚	不清楚
动脉管径	正常或增粗	变细
远端分支情况	正常、清楚。近端动脉完全闭塞时，远端动脉可因造影剂含量少而显示不清	变细、不清楚，动脉分支管径不成比例
引起的右心功能不全表现	右心房、右心室增大，右心室壁不厚	右心房、右心室增大，右心室壁增厚

（朱力　张露露）

参考文献

[1] 刘润,阿纳尔古丽·麦麦提,张俣,等.慢性血栓栓塞性肺动脉高压治疗新进展[J].临床肺科杂志,2022,27(5):773-776.
[2] 杨媛华.ESC/ERS《肺动脉高压诊断和治疗指南》解读之慢性血栓栓塞性肺动脉高压[J].中华医学杂志,2016(96):2602-2604.
[3] 谢万木,熊长明,杨媛华,等.重视慢性血栓栓塞性肺动脉高压的诊治和研究[J].国际呼吸杂志,2022,42(5):321-325.
[4] 张云霞,翟振国.《中国肺动脉高压诊断与治疗指南(2021版)》解读:慢性血栓栓塞性肺动脉高压[J].国际呼吸杂志,2022,42(5):350-354.
[5] 谢万木,刘敏,杨宏伟,等.慢性血栓栓塞性肺动脉高压患者CT肺血管造影的特征[J].中华医学杂志,2020,100(26):2012-2017.
[6] 顾刚,徐凯,牛磊,等.256层螺旋CT血管造影对肺栓塞的临床诊断价值[J].医学影像学杂志,2021,5:783-785,802.

第四节·脓毒性肺栓塞

脓毒性肺栓塞(septic pulmonary embolism, SPE)是肺栓塞的罕见原因，但病情严重，由含微生物的血栓随血流进入肺血管系统，导致肺栓塞(可致猝死)和局灶性肺脓肿[1]。这些微生物典型情况下为细菌，少数为真菌或寄生虫。心血管系统是脓毒性肺栓塞的主要来源，如右心的细菌性心内膜炎和脓毒性血栓性静脉炎。静脉内药物滥用、牙源性感染、扁桃体炎和盆腔炎也可以为栓子的来源。免疫功能抑制者，如AIDS和接受类固醇治疗或抗癌药物治疗的患者，发生脓毒性肺栓塞的危险度高。

快速诊断和及时应用抗生素治疗是脓毒性肺栓塞患者预后的重要决定因素。然而，如果患者没有心脏杂音、血液培养结果阴性，则脓毒性肺栓塞常难以诊断。

【发病机制与病理】

血管内膜损伤，含有病菌的松脆血栓形成，当血流紊乱时，血栓碎裂、脱落，随血流进入肺动脉，导致供血远端肺组织缺血坏死。在堵塞血管的同时，病菌繁殖并产生降解物及毒素，引发相邻组织发生炎症反应及坏死。

【临床表现】

除胸痛、气短、呼吸困难等肺栓塞的症状外，常伴有高热、寒战等脓毒败血症的表现。严重者可出现脓毒性休克。询问病史，患者常存在肺外感染灶。

【实验室检查】

血液检查，由于病原并多为细菌，其白细胞总数和中性粒细胞增高，C反应蛋白阳性。血培养不仅能确定菌血症的存在，还可以进行药敏试验，有助于药物选择。

超声心动图，如果发现三尖瓣赘生物、瓣膜反流和瓣周脓肿存在，对诊断有帮助。

【影像学表现】

脓毒性肺栓塞的影像学表现常出现于败血症征象之前。尽管脓毒性肺栓塞的影像学表现已有报道，但大多数发现对诊断是非特异性的，仔细分辨其特点并结合临床病史对早期诊断非常重要。

1. 肺动脉改变·脓毒性栓子外形通常较小，常阻塞外围肺动脉，典型肺动脉充盈缺损较难观察到，当栓子堵塞较大血管时，可见充盈缺损。

2. 肺内病灶

(1) 病灶部位：病灶多位于胸膜下，呈外周性分布的特点，随机分布，以下叶最多见。

(2) 病灶的数量及大小：病灶多发，呈双肺散在分布。病灶直径通常<3 cm，不易融合。

(3) 病灶的形态：病灶形态多样，可表现为斑片状渗出实变影、实性结节、空洞等[2]。其中实变影多表现为楔形，尖端指向肺门，密度多不均匀，呈边缘强化。结节灶多为类球形，边缘模糊或清晰，与血管影直接相连，此征象称为滋养血管征(feeding vessel sign)。

空洞形式多样，既可以是厚壁空洞，也可以表现为薄壁空洞，空洞的形状也多样，反映了病灶是不同阶段形成的(图29-4-1)，病灶与血管影也可直接相连。同一次影像学检查，

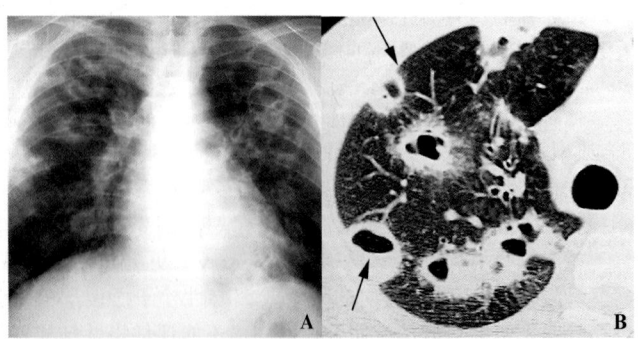

图 29-4-1　男性，28岁。脓毒性肺栓塞

HIV病毒感染、吸毒者，多次血培养结果提示肺孢子菌培养阳性。胸部X线片(A)显示双肺多个空洞结节；CT(层厚10 mm)肺窗(B)显示空洞形式多样，很多结节与血管直接相连接(滋养血管征阳性)。

存在2种以上形态的病灶是其特点。

3. 其他表现·肺门纵隔淋巴结肿大，胸腔积液，脓胸形成。

【诊断标准】

同时具备以下4项者可做出临床诊断[3]。

(1) 局灶性或多灶性肺浸润影。

(2) 存在可作为脓毒性栓子来源的活动性肺外感染灶。

(3) 排除其他可能引起肺浸润影的疾病。

(4) 经恰当的抗菌药物治疗，肺浸润影吸收。

（朱力　张露露）

参考文献

[1] Jiang J, Liang QL, Liu LH, et al. Septic pulmonary embolism in China: clinical features and analysis of prognostic factors for mortality in 98 cases [J]. BMC Infect Dis, 2019,19(1):1082.

[2] 韦建林,郭兴,莫婧,等.脓毒性肺栓塞的多层螺旋CT诊断[J].中华放射学杂志,2008(12):1275-1278.

[3] Valerio L, Baddour LM. Septic pulmonary embolism. A contemporary profile [C]//Seminars in thrombosis and hemostasis. New York: Thieme Medical Publishers, Inc., 2022.

第五节·脂肪肺栓塞

脂肪肺栓塞(fat pulmonary embolism, FPE)是指脂肪颗粒进入血液，并堵塞肺动脉的病理状态。最常见的病因为长骨骨折、严重脂肪组织挫伤或脂肪肝挤压伤[1]，简单的胫骨或股骨骨折的发病率为1%～3%，但在严重创伤的患者，发病率高达20%。不常见的原因包括血红蛋白病、严重烧伤、胰腺炎、重叠感染、肿瘤、血液透析和吸脂。

直径≥20 μm的脂滴栓子引起肺动脉分支、小动脉或毛细血管的栓塞，直径＜20 μm的脂滴栓子可通过肺泡壁毛细血管达体循环分支，引起全身多器官的栓塞，最常阻塞脑的血管，引起脑水肿和血管周围点状出血，此时称为脂肪栓塞综合征(fat embolism syndrome, FES)[2]，是以呼吸窘迫表现为主的一组综合征，它发病急，来势凶猛，如不及时治疗病死率高。

潜伏期一般为4 h至15天，80%在伤后48 h以内发病。脂肪栓塞的后果取决于脂滴的大小和数量、栓塞的部位和全身受累的程度。症状轻微的患者只是感到略有些呼吸困难，吸氧就能缓解；严重的可能需要呼吸机支持，而暴发型者则在短时间内引起严重的呼吸衰竭，进展快，可在数小时内死亡，死因多为呼吸衰竭、急性肺源性心脏病。

【发病机制与病理】

脂肪肺栓塞的发病机制尚未完全明确，主要归结为两点：①自由脂肪酸的释放引起内皮组织的毒性或化学性反应，中性粒细胞和其他炎性细胞向病变处聚集，进而导致血管内皮细胞肿胀，并与基膜分离，血管渗透性增高，血液外渗，致肺泡内充满泡沫血性液体，发生弥漫性间质性肺水肿和急性肺泡性水肿，严重干扰肺泡膜的换气功能；同时，肺泡表面活性物质受到破坏，而使肺的顺应性下降，最后出现动脉血低氧血症。②肺血管被脂肪小球堵塞，红细胞和血小板聚集[3]。

【临床表现】

轻型可没有临床症状或临床症状轻微不引起警惕。典型表现为呼吸浅促、烦躁和皮肤出血点三联征。症状常于创伤后12～24 h出现，也可在创伤后6天内随时发生。

起病急。当发生FES时，呼吸系统、神经系统、心血管系统、泌尿系统、皮肤等症状共同出现。呼吸系统主要表现为胸闷气急(＞25次/分)、呼吸浅快、咳嗽、咯血。神经系统症状主要有头痛、烦躁不安，严重时出现谵妄、昏睡、昏迷。皮肤及视网膜可见出血点。除此之外，还会出现高热。心血管系统表现为心动过速(＞120次/分)、心肌缺血。

【实验室检查】

血常规显示严重贫血，血红蛋白急剧下降(12 h内下降40～50 g/L)，血小板快速减少；创伤后5天内红细胞沉降率快；伤后3～7天血清脂肪酶升高，血钙下降。

1. 动脉血气分析·低氧血症(氧分压＜60 mmHg)，低碳酸血症。

2. 心电图·心动过速，右束传导阻滞，心肌缺血。

3. 脂肪颗粒检测·从右心导管抽取的肺静脉血中检出游离脂肪提示FES；尿脂肪滴阳性率约为23%；痰中可找到脂肪球不能确诊。

【影像学表现】

影像学表现常出现于创伤后1～2天，这一点可与肺挫伤鉴别。肺部表现主要为肺出血、肺水肿和肺小叶不张。

1. 浸润性病变·表现为两肺散在分布的斑片状磨玻璃影或实变影，边缘模糊。严重时两肺广泛分布，斑片状影可融合成大片高密度，边缘模糊，呈暴风雪样改变。常伴有小叶间隔增厚，在HRCT上表现为在磨玻璃影内有光滑的网格状影，呈铺路石征，受影响的肺和正常肺之间的明显分界，其间保留有正常的次级肺小叶(图29-5-1)。

2. 小叶中心结节·较少见，主要分布于肺上叶胸膜下和叶间胸膜附近，小叶中心结节边界模糊(图29-5-2)，多出现于栓塞后2 h左右。栓塞后24 h多表现为磨玻璃影密度增高相。

3. 胸腔积液·少见，即使有，也多为少量。

4. 病变演变·肺部病变通常在脂肪释放入血48 h达高峰，而后开始逐渐吸收，2～3周后病变可完全消失(图29-5-2C、D)，也有报道提示有微小钙化残留。

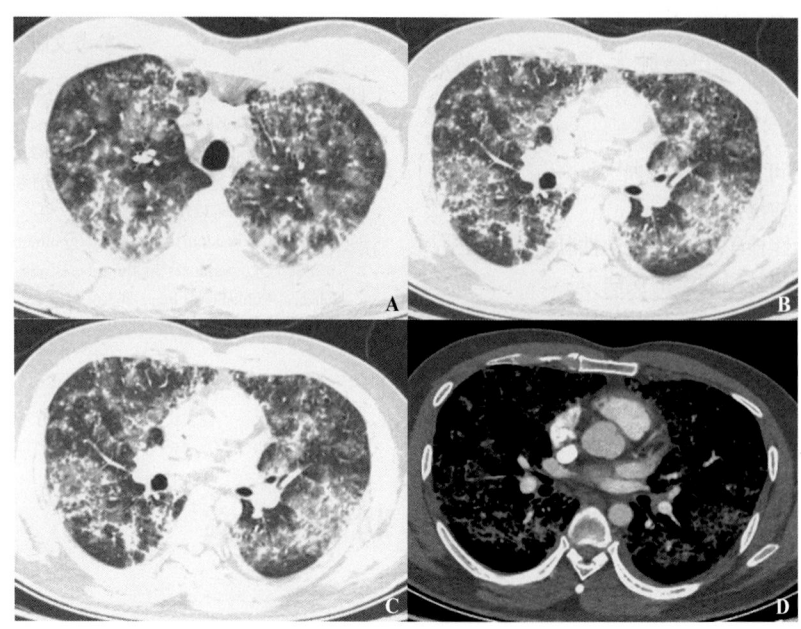

图 29-5-1 男性,52 岁。肺内脂肪栓塞

盆腔粉碎性骨折,心慌、气短 3 h。CT 肺窗(A~C)显示两肺多发磨玻璃样渗出,有多发广泛分布的微结节、小叶中心结节,病变沿着支气管血管束分布,支气管血管束不光滑,肺外周胸膜下病变相对少;增强扫描(D)肺内血管肺内血管未显示。

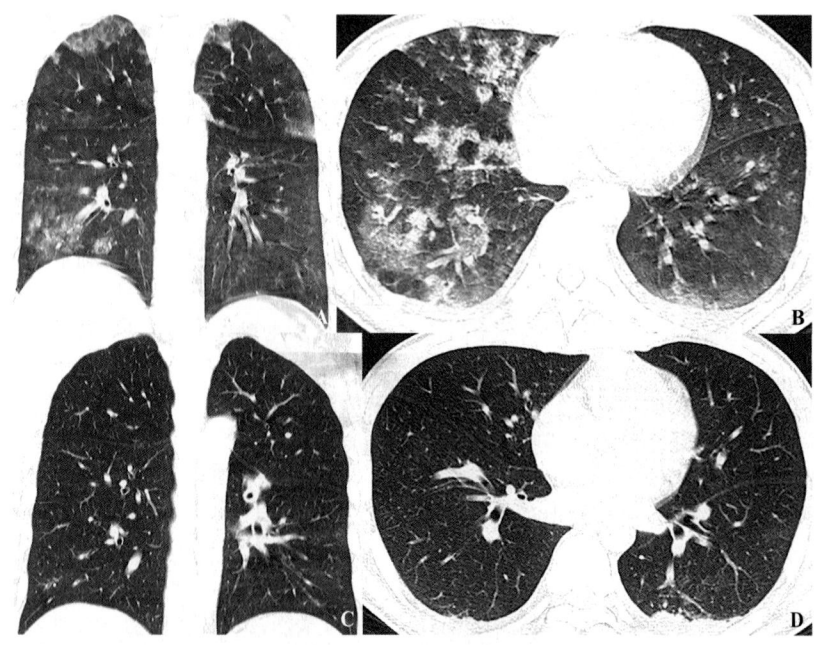

图 29-5-2 男性,25 岁。左侧股骨颈骨折后脂肪性肺栓塞

股骨颈骨折后 3 天,CT 肺窗(A、B)显示双肺胸膜下多发、散在分布的斑片状磨玻璃及实变影,边缘模糊,磨玻璃影内可见细网格影,病变之间可见未受累的次级肺小叶;治疗后 1 周后复查(C、D),肺内渗出性病变大部吸收。

【诊断标准】

最早的诊断标准是 1974 年 Gurd 制定的 Wilson 标准[4],即当满足以下 1 个主要症状和 4 个次要条件时,诊断为 FES。

1. 主要临床症状。①氧分压<60 mmHg;②意识障碍;③皮肤出血点。

2. 次要条件。①体温>39 ℃;②心率>120 次/分;③视网膜出血点;④少尿或无尿;⑤贫血(血红蛋白下降 20%);⑥血小板减少>50%;⑦红细胞沉降率>71 mm/h;⑧脂肪巨球蛋白血症。

【鉴别诊断】

1. 肺挫伤。肺部影像学也常表现为多灶性磨玻璃影及实变影,但很少弥漫分布,其影像学表现在创伤后 6 h 内出现,在 24 h 左右吸收,甚至消失,本病演变较慢,影像学表现多在创伤后 24~72 h 发生,最快也要 12 h,吸收也要数周。

2. 心源性肺水肿。双肺部的渗出实变影多呈对称的中央分布,多伴有的肺静脉高压、右心增大,可见支气管袖管征。而本病患者不伴有继发性心脏增大及肺动脉高压,一般无水肿时的间隔线。

3. **血栓性肺栓塞** 以肺动脉内充盈缺损为主要表现,肺内梗死灶表现为胸膜下,肺动脉增粗或缩窄,导致支气管与肺动脉直径比例失调,栓子密度高于脂肪。脂肪栓子密度低,呈脂肪密度,且脂肪栓子极为少见,最常见的表现为双肺磨玻璃影及实变影,其支气管与肺动脉直径比例正常。

4. **肺炎** 无明确胸膜下分布优势,且病变间的分界常模糊,病变不以次级肺小叶为界限。病变演变与抗炎治疗相关。

(朱力 张露露)

参考文献

[1] Kosova E, Bergmark B, Piazza G. Fat embolism syndrome [J]. Circulation, 2015,131(3):317-320.
[2] Kawakami D, Yoshino S, Kawakami S, et al. Fat embolism syndrome [J]. Intensive Care Med, 2022,48(6):748-749.
[3] Newbigin K, Souza CA, Torres C, et al. Fat embolism syndrome: state-of-the-art review focused on pulmonary imaging findings [J]. Respir Med, 2016,113:93-100.
[4] Gurd AR. Fat embolism: an aid to diagnosis [J]. J Bone Joint Surg Br, 1970,52(4):732-737.

第六节·肿瘤性肺栓塞

肿瘤性肺栓塞(neoplastic pulmonary embolism)是指血液循环中的肿瘤栓子流经肺循环时,可黏附于远端血管血管内皮,造成微血管的栓塞,同时可促进凝血机制并发血栓形成[1]。血行肺转移起源于血管内的肿瘤碎片,这些碎片很小,一般不会导致血管受阻表现,当肿瘤栓子足够大,范围足够广时,可出现肺栓塞相同的临床表现、病理改变及影像学表现,并发肺动脉高压、肺心病。

通过尸检发现肺血管瘤栓达26%,但是在死亡前能诊断却要少得多[2]。常见的能导致肺血管瘤栓的肺外恶性肿瘤最常见的肿瘤有肾癌、肝癌、乳腺癌、胃癌、前列腺癌和绒毛膜癌[3]。

【发病机制与病理】

肿瘤栓子通常很小,主要堵塞微血管,镜下所见为瘤细胞团和混以血液构成的瘤栓形成纤维素性闭塞性动脉内膜炎。当栓子足够大时,可堵塞大的血管,癌栓通常完全堵塞血管,并侵蚀血管壁。

【临床表现】

无症状,或出现咳嗽、咳血等非特异性症状。当病变广泛时,可出现进展性呼吸困难、肺源性心脏病改变。

【影像学表现】

1. **中央肺动脉内瘤栓** 表现为肺动脉内充盈缺损(即瘤栓),增强扫描瘤栓有强化,甚至其内有细小血管,瘤栓生长导致肺动脉完全阻塞(图29-6-1),管腔扩张,管壁增厚,由于肿瘤的侵犯,动脉壁不均匀增厚,严重时肿瘤可突破血管侵犯周围组织。

在肿瘤患者中,也可以发生静脉性栓塞,肿瘤可以转移至左心房、右心室等(图29-6-2)。

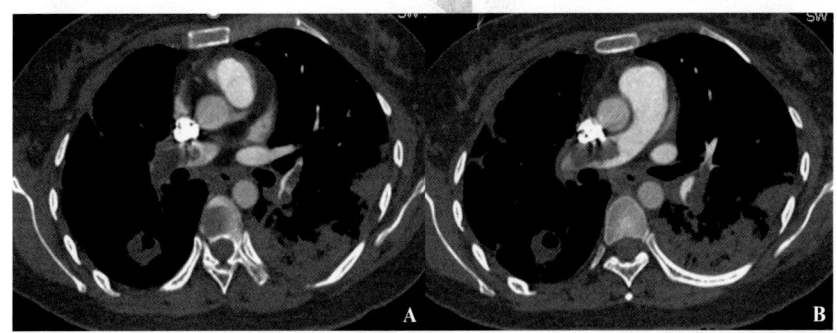

图29-6-1 女性,38岁。绒毛膜癌肺动脉栓塞

纵隔窗肺动脉CTPA显示右肺动脉、右肺下叶及左肺下叶多发充盈缺损,呈急性肺栓塞表现,右下肺偏心性空洞结节,左肺外周胸膜下似三角影和实变影内无强化(A、B)。

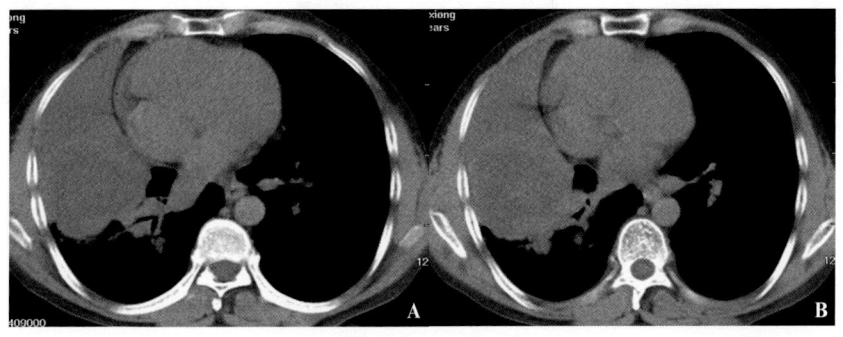

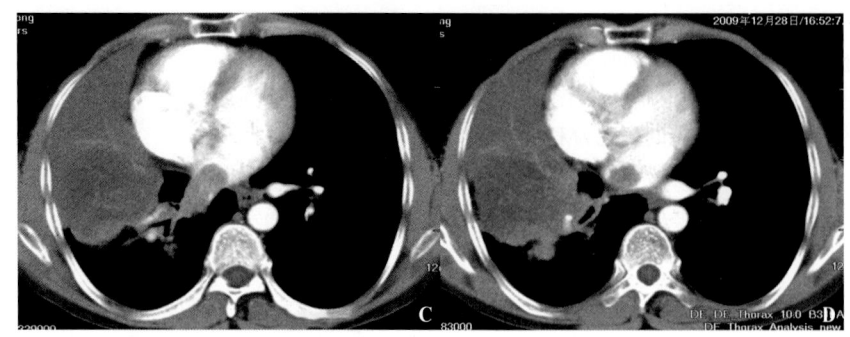

图 29-6-2　男性,46 岁。肝癌右下肺静脉和左心房肿瘤栓塞

肺窗显示(A、B)肝顶部有混杂的低密度区;增强扫描(C、D)显示病变区有血管增多,假包膜,右下肺静脉,左心房有低密度区,未见强化。

2. **周围肺动脉内瘤栓**·表现为支气管-血管束和肺小叶间隔增粗、不光滑,有多发的微结节沿着上述结构分布(图 29-6-3)、树芽征、磨玻璃影、胸膜腔积液等[4],当小叶中心动脉被瘤栓填塞时,可以出现肺内的灌注缺损、马赛克征,上述征象都提示有肿瘤在肺动脉微小血管内发生肿瘤性微血栓(图 29-6-4)。

3. **肺梗死改变**·胸膜下楔形高密度影,尖端指向肺门(图 29-6-1B)。

4. **转移瘤征象**·肺内随机分布的结节肿块(图 29-6-1A),大小不一;肺门纵隔淋巴结肿大等。

肿瘤患者时血栓性肺栓塞的易患人群,由于血栓性肺栓塞和肿瘤性肺栓塞的治疗方案不同,当出现肺梗死时,必须对栓子的性质进行鉴别。由于瘤栓具有侵蚀性,其嵌塞于血管后即开始附着并向管壁侵蚀,并继续生长。与血栓不同,增强扫描有助于两者的鉴别(表 29-6-1)。

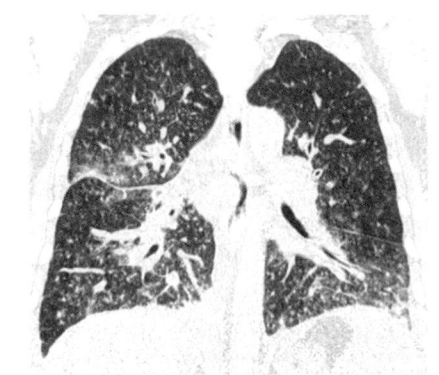

图 29-6-3　女性,48 岁。胃癌肺内微血栓

肺窗冠状位显示两肺多发微结节,支气管血管束增粗,小叶间隔增厚,肺内有多发磨玻璃影,左肺外围肺透光度较低,右下肺动脉呈残根状。

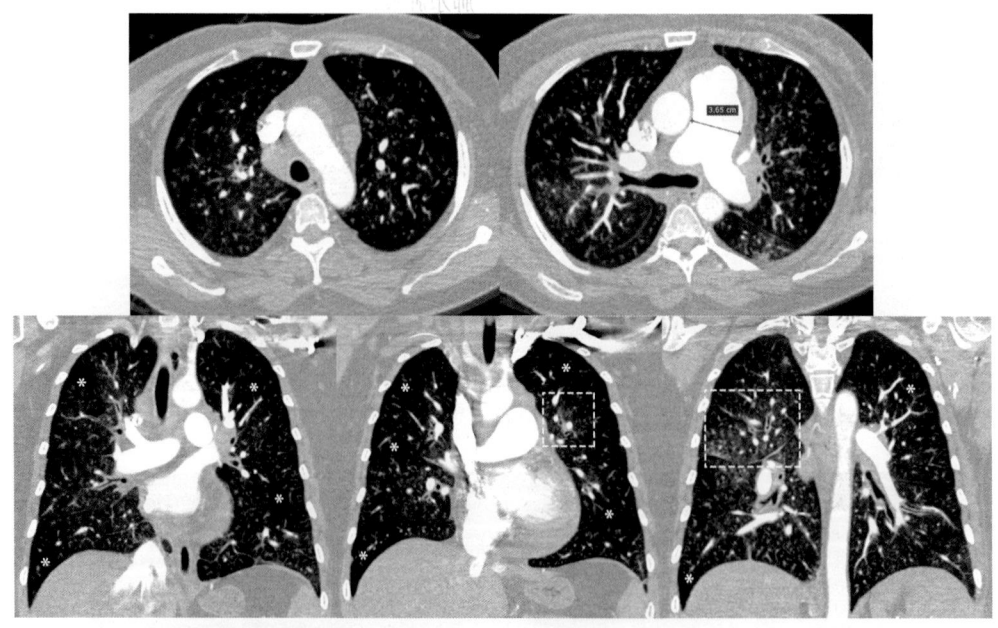

图 29-6-4　女性,48 岁。胃印戒细胞癌肺内微血栓

增强扫描显示肺外周透光度增强,提示有肺内血流灌注缺损(星号),主肺动脉增宽(3.65 cm),纵隔内淋巴结增大;冠状位显示左、右肺均有马赛克征(方框内),肺内的低密度区均分布在肺的外周部分。

表 29-6-1 血栓与瘤栓性肺栓塞的影像学鉴别要点

影像学表现	血栓	瘤栓
栓子	增强扫描无强化	增强扫描有强化，微小瘤栓不可见
血栓处管腔狭窄状态	多为不全性阻塞	多为完全性阻塞，微小瘤栓没有阻塞
血管壁	光滑，连续	血管壁可以不光滑、中断，微小瘤栓血管壁也可以光滑

（朱力　张露露）

参考文献

[1] Shigematsu H, Andou A, Matsuo K. Pulmonary tumor embolism [J]. J Thorac Oncol, 2009,4(6):777-778.

[2] Mccabe BE, Veselis CA, Goykhman I, et al. Beyond pulmonary embolism: nonthrombotic pulmonary embolism as diagnostic challenges [J]. Curr Probl Diagn Radiol, 2019,48(4):387-392.

[3] Rudkovskaia AA, Bandyopadhyay D. Intraluminal arterial filling defects misdiagnosed as pulmonary emboli: what else could they be? [J]. Clin Chest Med, 2018,39(3):505-513.

[4] Godbole RH, Saggar R. Pulmonary tumor thrombotic microangiopathy: a systematic review [J]. Pulmonary Circulation, 2019,9:1-13.

第七节·其他肺栓塞

一、羊水栓塞

羊水栓塞（amniotic fluid embolism，AFE）是指分娩过程中羊水进入母体血循环而引起肺栓塞、休克等一系列严重症状的综合征。它是一种罕见的、不可预知的、灾难性的妊娠并发症。产妇死亡率高达80%。

羊水栓塞占孕产妇死因的第一位或第二位，每10万孕产妇中有0.6~4.8人死于羊水栓塞。大多数患者在妊娠35~42周出现栓塞，在剖宫产术后发生心脏骤停往往高度怀疑为羊水栓塞。临床和影像学表现取决于羊水栓塞量和宿主的过敏反应。

【临床表现和实验室检查】

临床出现呼吸困难、发绀、休克等典型的心肺功能衰竭的表现，以血流动力学改变、低氧血症和凝血为特点。70%的患者在产程中发生，其余可发生于产后。

【影像学表现】

由于羊水栓塞栓子的相对无形性和患者病情的凶险性等原因，迄今尚未见在肺血栓栓塞症诊断中常用的CT肺血管造影诊断羊水栓塞的报道。

影像学可以表现为肺部浸润性或大片状渗出等肺水肿征象，另外还可有右心扩大、肺动脉段膨隆、胸腔积液等右心功能不全征象。CT表现为双肺渗出灶，与其他原因引起的急性肺水肿鉴别困难（图29-7-1）。

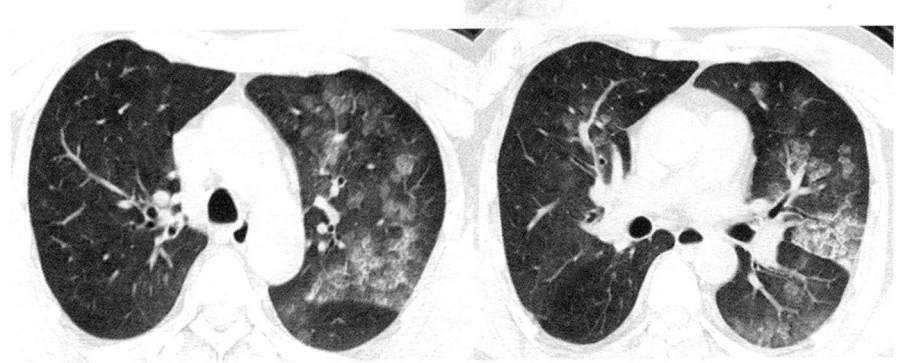

图29-7-1 女性，31岁。羊水栓塞

顺产后24h出现呼吸困难、低血氧症。CT肺窗显示两肺多发斑片状磨玻璃样渗出，左肺病灶明显多于右肺。

【鉴别诊断】

围产期心肌病，主要见于围产期，患者出现左心扩大、左心衰竭、肺水肿改变。

二、肺动脉包虫栓塞

非常罕见的非血栓性肺动脉栓塞，目前仅见个案包虫栓塞报道，子囊经胃肠道入肝，经肝静脉回流入右心，栓塞肺动脉。

患者均有肝、肺等其他部位明确包虫病史。包囊破裂可导致致命的过敏反应或右心衰竭，甚至猝死。

【临床表现和实验室检查】

表现进行性呼吸困难、咯血，也可类似肺动脉血栓栓塞，但抗凝、溶栓治疗无效，症状进展。

【影像学表现】

CT平扫可显示肺动脉干及分支增粗或瘤样扩张，同时可发现肺内囊肿或低密度结节或肿块影。CT肺动脉造影显

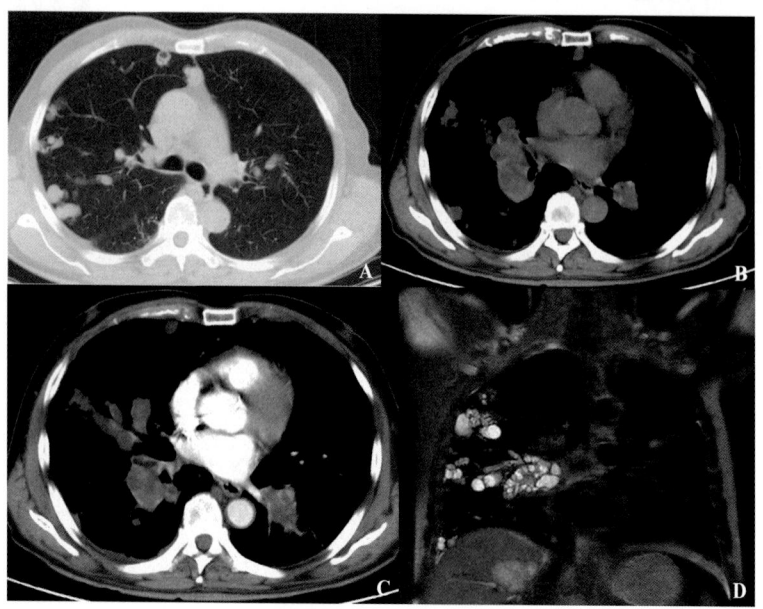

图29-7-2 男性,53岁。包虫肺栓塞

有肝包虫病史。CT肺窗显示两肺多发结节(A、B);纵隔窗平扫显示两下肺下叶肺动脉瘤样增宽,以右侧明显,增强扫描显示肺动脉内未见对比剂充盈(B、C);T2WI显示右肺动脉内充盈缺损呈多囊状常T2信号,同时肺内可见长T2WI囊性灶(D)。

示肺动脉内结节样或团块样充盈缺损,部分呈多囊状充盈缺损。

MR胸部成像T2WI序列及水成像(图29-7-2)可显示肺动脉内充盈缺损呈多囊状常T2信号灶。

三、肺动脉骨水泥栓塞

肺动脉骨水泥栓塞与椎体成形术有关,是由于聚甲基丙烯酸甲酯(骨水泥)的栓塞引起的。骨水泥栓塞的发生与注入的骨水泥量无关。

局部高压可能有助于骨水泥进入椎静脉系统。胸部CT平扫即可显示不透射线的带状高密度腔内充盈缺损,也可观察到椎体成形术和椎体后凸成形术。

【临床表现】

常无明显临床症状,可在做胸部CT平扫时发现。

【影像学表现】

骨水泥栓子主要位于亚段分支肺动脉内,CT平扫即可清晰显示肺动脉亚段分支内线状、条状、分支状高密度影(图29-7-3)。同时可显示椎体内骨水泥影像。

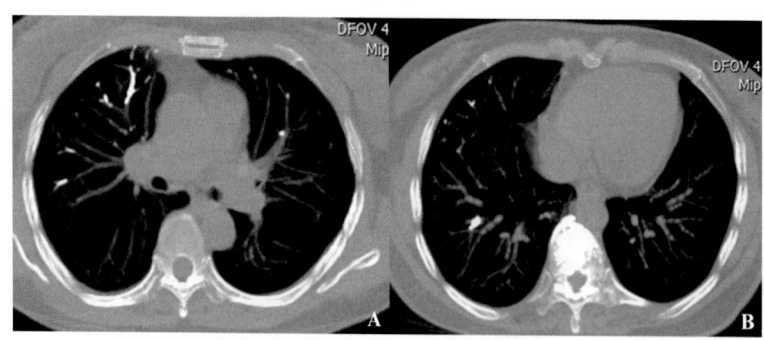

图29-7-3 肺动脉骨水泥栓塞

CT肺窗显示两肺上叶、右肺中叶及右肺下叶肺动脉内可见沿肺动脉分布条状致密影(A、B),同时可见实胸椎内骨水泥填充(B)。

四、滑石性肺栓塞

滑石性肺栓塞(talc pulmonary embolism)又称肺静脉内滑石肺,是一种因静脉滥用口服药物引起的肺部肉芽肿性疾病[1]。最常见于吸毒者将只能口服的药物,经研磨、加水,将这些混合物注入静脉,其内的添加剂,如微晶体纤维素、滑石和谷物淀粉等也随之进入静脉,这些物质不能溶解,在肺血管中沉积,引起血栓、炎症,最终引起巨细胞性反应。这类药通常包括盐酸美沙酮、苯丙胺、哌甲酯、氢吗啡酮和右丙氧芬等为口服类药品。

【发病机制与病理】

滑石经静脉注射后,在小的肺动脉及毛细血管内造成血管阻塞。还可穿过血管壁到达血管周围和肺实质、肺间质内,被巨噬细胞吞噬,引起异物性肉芽肿及纤维化。当异物性肉芽肿的数量很大后,就会导致慢性肺动脉高压[2]。

病理组织上,早期表现为肺实质内多少不等、彼此分离的

1mm左右的结节,在组织学上,这些结节是由巨大多核巨细胞组成的松散的肉芽肿。随后,结节融合并形成较大的结节肿块,特别是在肺上叶,形似尘肺中的大块纤维化。

镜下大片多核巨细胞通常杂乱的存在于彼此分离的肉芽肿中,也可出现不同程度的纤维化。其内的滑石呈不规则盘状,有明显双折射的结晶体。常有明显的间隔旁肺气肿,有时伴有肺大疱形成。

【临床表现】

早期可无明显症状,随着肺部病变的增加,可出现慢性进展性、劳力性呼吸困难,久而出现的持续性干咳、食欲下降、消瘦、发热和盗汗。严重时可出现明显的肺源性心脏病。终末期可出现气胸[3]。

体格检查,眼底能见到光点。注射区域可见到激化的栓子和瘢痕。

【影像学表现】

表现与硅肺相似。

1. 早期·表现为大小不一的粟粒状结节,广泛弥漫性分布于全肺,密度高,边缘锐利,夹杂弥漫的磨玻璃影。HRCT上可见小叶中心结节及树芽征。

2. 进展期·在肺上叶小结节灶融合,形成高密度实变影或肿块,其密度很高,与滑石相仿;同时伴肺体积缩小,肺门向上移位,下肺野代偿性肺气肿。

3. 晚期·广泛肺间质纤维化、肺气肿、肺大疱及蜂窝肺。部分患者有肺动脉高压的表现。

(朱力 张露露)

参考文献

[1] Reverso-Meinietti J, Vandenbos F, Risso K, et al. Pulmonary intravascular talcosis: a case report [J]. Rev Med Interne, 2018,39(8):658-660.

[2] Griffith CC, Raval JS, Nichols L. Intravascular talcosis due to intravenous drug use is an underrecognized cause of pulmonary hypertension [J]. Pulm Med, 2012,2012:617531.

[3] Marchiori E, Lourenço S, Gasparetto TD, et al. Pulmonary talcosis: imaging findings [J]. Lung, 2010,188(2):165-171.

第三十章
肺循环高压

第一节·概　　述

肺循环高压（pulmonary hypertension，PH）又称肺动脉高压，是指由多种异源性疾病（病因）和不同发病机制所导致的肺血管结构和/或功能改变，引起肺血管阻力和肺动脉压力升高的临床和病理生理综合征[1,2]。

PH 诊断标准是指海平面、静息状态下，经右心导管检查（right heart catheterization，RHC）测定的肺动脉平均压（mPAP）≥25 mmHg（1 mmHg=0.133 kPa）。正常成人静息状态下 mPAP 为 14.0 mmHg±3.3 mmHg，其上限不超过 20 mmHg[3]。mPAP 在 21～24 mmHg 曾被定义为临界性 PH，在 2018 年第六届世界肺动脉高压大会（World Symposium on Pulmonary Hypertension，WSPH）上，有专家建议将 PH 血流动力学诊断标准修改为 mPAP>20 mmHg。目前，针对 mPAP 在 21～24 mmHg 的人群建议进行深入研究，我国目前采用 mPAP≥25 mmHg 作为 PH 的诊断标准[4,5]。

肺循环是一个高容量、低阻力、低压力系统，代偿功能较强，能防止肺血管液体渗入肺间质，保证右心室在低能耗下做功，满足肺的气体交换。正常人在平卧位静息状态下呼吸空气时，其肺血管床的阻力仅为体循环阻力的 1/10，约为 1.67 Wood 单位（1 Wood 单位=80 dyn·s/cm^5），肺动脉收缩压、舒张压和肺动脉平均压（mean pulmonary arterial pressure，mPAP）分别为 21.5 mmHg±5.1 mmHg、9.5 mmHg±3.0 mmHg 和 14 mmHg±3 mmHg，后者仅为体循环的 1/7。mPAP 受包括肺动脉、肺毛细血管、肺静脉在内的肺血管阻力（pulmonary vascular resistance，PVR）、心排血量（cardiac output，CO）和左心房压（left atrium pressure，P_{LA}）的影响，其关系可以用以下公式表示：mPAP=[PVR×CO]+P_{LA}，任何影响上述因素的疾病均可能导致肺循环高压。

PH 既可以是一个疾病的实体（如特发性肺动脉高压或家族性肺动脉高压），也可以是其他系统疾病进展过程中的并发症，包括几乎所有的心肺疾病，但各型 PH 之间有相似的肺微循环阻塞性病理改变。

【分类】

PH 曾有多种分类方法，如按发病原因分为原发性 PH 和继发性 PH；按病理生理学变化分为被动性 PH、高动力性 PH、堵塞性 PH、血管收缩性 PH、反应性 PH 及原发性 PH；按病理学改变分为致丛性 PH、栓塞性 PH、肺静脉高压及缺氧性 PH[6,7]。

根据近年对 PH 发病机制、诊断技术、治疗方法的研究和预防的认识，2022 年 ESC-ERS 修订了 PH 的临床分类（表 30-1-1）。

表 30-1-1　肺动脉高压临床分类（2022 年，ESC-ERS）

动脉性肺动脉高压
特发性肺动脉高压
遗传性肺动脉高压
药物所致和毒物所致肺动脉高压
疾病相关性肺动脉高压
结缔组织疾病
HIV 感染
门静脉高压
先天性心脏病
血吸虫病
对钙通道阻滞剂长期有效的肺动脉高压
具有明显肺静脉/肺毛细血管受累（肺静脉闭塞病和/或肺毛细血管瘤样增生症）
新生儿持续性肺动脉高压

(续表)

左心疾病所致肺动脉高压
 左心室射血分数保留的心力衰竭
 左心室射血分数降低的心力衰竭
 心脏瓣膜病
 导致毛细血管后肺动脉高压的先天性/后天性心血管疾病

肺部疾病和/或低氧所致肺动脉高压
 阻塞性肺疾病
 限制性肺疾病
 其他限制性与阻塞性并存的肺部疾病
 非肺部疾病导致的低氧血症
 肺发育障碍性疾病

慢性血栓栓塞性肺动脉高压和/或其他肺动脉阻塞性肺动脉高压
 慢性血栓栓塞性肺动脉高压
 其他肺动脉阻塞性疾病:肺动脉肉瘤或血管肉瘤等恶性肿瘤、肺血管炎、先天性肺动脉狭窄、寄生虫病(包虫病)

未明和/或多因素所致肺动脉高压
 血液系统疾病:骨髓增生异常或脾切除
 系统性疾病(结节病、肺朗格汉斯细胞组织细胞增多症、淋巴管平滑肌瘤病、神经纤维瘤、血管炎)和代谢性疾病(糖原累积症、戈谢病、甲状腺疾病)
 复杂性先天性心脏病
 其他(如纤维化性纵隔炎)

根据右心导管测量参数,按血流动力学将 PH 其分为毛细血管前 PH 和毛细血管后 PH 两大类,它与临床分类的关系见表 30-1-2。

表 30-1-2 肺动脉高压的血流动力学分类

血流动力学分类	分类标准	临床分类
毛细血管前肺动脉高压	mPAP≥25 mmHg 且 PAWP≤15 mmHg	动脉性肺动脉高压、肺部疾病和/或低氧所致肺动脉高压、慢性血栓栓塞性肺动脉高压和/或其他肺动脉阻塞性肺动脉高压、未明和/或多因素所致肺动脉高压
毛细血管后肺动脉高压		左心疾病所致肺动脉高压、未明和/或多因素所致肺动脉高压
单纯性	mPAP≥25 mmHg 且 PAWP>15 mmHg, PVR<3 Wood 单位	
混合性	mPAP≥25 mmHg 且 PAWP>15 mmHg, PVR>3 Wood 单位	

注:mPAP,肺动脉平均压;PAWP,肺动脉楔压;PVR,肺血管阻力。1mmHg=0.133 kPa。

【发病机制与病理】

1. 发生机制 · 尽管对 PH 的发病机制已有更深入的了解,但其确切机制仍不清楚。目前认为 PH 的发生是一个多因素作用的过程,涉及多种细胞和生物化学途径。肺血管阻力升高的机制包括血管收缩、肺血管壁闭塞性重塑、炎症反应和血栓形成[8]。

肺血管收缩在 PH 发生早期起主要作用,主要与血管平滑肌细胞 K 通道表达或功能异常及内皮功能异常有关。血管扩张剂和抗增殖物如血管活性肠肽的血浆水平降低。内皮功能异常时缩血管物质血栓素 A_2(TXA_2)和内皮素 1($ET-1$)生成增多,而舒血管物质一氧化氮(NO)和前列环素生成减少。

肺血管重塑累及血管壁各层,内皮细胞、平滑肌细胞、成纤维细胞等出现过度分化增生,导致闭塞性病变。血管壁外膜细胞外基质产物如胶原、弹力蛋白、纤维结合素及黏胶素增多。血管生成素 1(angiopoietin-1)是肺血管发育的关键细胞因子,PH 患者其浓度增高,且与病情呈正相关。

炎症细胞和血小板在 PH 的发生中也扮演了重要角色。炎症细胞在 PH 的病变部位广泛存在,并且伴有促炎症介质明显升高。另外,观察到血小板中的缩血管物质 5-羟色胺的代谢途径在 PH 时也发生了改变。

研究证实动脉性肺动脉高压(pulmonary arterial hypertension,PAH)患者的凝血状态异常,在弹性动脉和微循环血管中常可见血栓。事实上,在特发性 PAH(idiopathic pulmonary arterial hypertension,IPAH)患者中反映凝血酶活性的纤维蛋白肽 A 水平及 TXA_2 浓度均是升高的。

尽管 BMPR2 基因突变在多个大的 FPAH 家族已被发现,但此突变和肺动脉高压发生之间的确切关系仍不明确。因为 BMPR2 突变者中仅有 20% 发病,显然还有其他因素参与发病。已知的其他发病因素包括不稳定的 BMPR2 通路内的二次突变(second somatic mutations within an unstable BMPR2 pathway),与肺动脉高压相关的基因多态性[如 5-羟色胺转运体基因、一氧化氮合酶(ec-NOS)基因、氨甲酰合成酶基因],或任何能够破坏肺血管细胞生长调控的刺激。此外,在家族性或非家族性遗传性出血性毛细血管扩张症的 PAH 患者也发现有 TGF-βv 受体、激活素受体样激酶 1(activin-receptor-like kinase 1,ALK-1)和内皮因子(endoglin,与内皮细胞增殖相关的抗原,调节组织修复和血管生成,被认为是一种 TGF-β 受体)突变。

虽然多个肺循环高压的发病机制被证实,但它们之间的相互作用并不清楚,还有待进一步研究,以便确定引发 PH 的最先触发点和最好的治疗靶点。

2. 危险因素 · PH 的危险因素包括促使肺动脉高压易于发生或促进病情进展的因素。包括:药物、毒物、相关疾病或其他情况。具体分类见表 30-1-3。为了区别各种因素和 PH 之间的相关性的强弱,将其分为四类:明确有关、非常可能有关、可能有关和不太可能有关。须指出的是,以上各种危险因素的绝对致病作用均较弱,PH 的发生中起重要作用的是个体的易感性和遗传素质。

3. 病理学改变 · PH 的病理改变主要累及远端肺小动脉,其特征性表现为肺动脉内膜增生伴炎症反应、内皮间质化,甚至形成向心性或偏心性改变、中膜增厚及持续的收缩、外膜纤维化、基质重塑及肺小血管周围炎症浸润而导致其增厚,滋养血管屈曲增生形成丛状病变;还可见病变远端扩张和原位血栓形成,从而导致肺动脉管腔进行性狭窄、闭塞。

近年来研究还发现,肺静脉也会出现血管重塑,出现"动脉化"表现,参与 PAH 的发生;支气管动脉因为"血管分流"会出现管壁增厚和管腔扩大等表现(表 30-1-4)。

表 30-1-3　根据证据级别对危险因素及相关因素的分类

药物和毒物	妊娠
明确有关	高血压
阿米雷司	不太可能有关
芬氟拉明	肥胖
右旋芬氟拉明	疾病
毒性油菜籽油	明确有关
很可能有关	HIV 感染
安非他明	很可能有关
L-色氨酸	门静脉高压/肝病
可能有关	结缔组织疾病
甲基-苯丙胺	先天性体-肺分流性心脏病
可卡因	可能有关
化疗药物	甲状腺疾病
不太可能有关	血液系统疾病
抗抑郁药	脾切除术后
口服避孕药	镰刀细胞贫血
治疗剂量的雌激素	β-地中海贫血
吸烟	慢性骨髓增生性疾病
人口统计学指标和医学状况	罕见的遗传或代谢疾病
明确相关	1a 型糖原累积症（Von Gierke 病）
性别	Gauchers 病
可能有关	遗传性出血性毛细血管扩张症
	（Osler-Weber-Rendu 病）

表 30-1-4　高压性肺血管病的病理学分类

肺动脉病（肺泡前和泡内肺动脉）
　单纯中膜增厚的肺动脉病
　中膜增厚伴内膜增厚（细胞性、纤维性）的肺动脉病
　　向心性层状
　　偏心性、非向心性非层状
　　表现为丛样和/或扩张性病变或动脉炎的肺动脉病
　　表现为孤立性动脉炎的肺动脉病
以上改变伴静脉-小静脉病变（细胞性和/或纤维性内膜增厚，肌性化）

闭塞性肺静脉病（不同直径的静脉和小静脉）伴或不伴肺动脉病

肺微血管病伴或不伴肺动脉病或肺静脉病

未归类的
　组织病理学特征不典型或肺血管取材不足

根据不同类型 PH 的病理特征，可以将 PH 分为：肺动脉病、闭塞性肺静脉病、肺微血管病伴或不伴肺动脉病或肺静脉病和未归类四型，各型病理学改变特征见表 30-1-4。

（1）肺动脉病：主要组织病理学改变包括中膜增厚、内膜增厚、外膜增厚及混合性病变（complex lesions）。典型病变可见于特发性 PH、家族性 PH 和疾病相关性 PH。

中膜增厚即肺泡前和泡内肺动脉中膜截面积的增加，是由于肌性动脉中膜内的平滑肌纤维肥厚、增生及结缔组织基质和弹力纤维增多的结果。

内膜增厚可呈向心性层状（concentric laminar）、非向心性或向心性非层状，增生的细胞可呈现成纤维细胞、肌成纤维细胞、平滑肌细胞的特征。

外膜增厚可见于多数 PH 患者，但较难判断。

混合性病变中丛样病变是指局灶性的内皮过度分化增生，并伴有肌成纤维细胞、平滑肌细胞、细胞外基质的增生。

动脉炎可能与丛样病变有关，以动脉壁炎细胞浸润和纤维素样坏死为特征。

（2）闭塞性肺静脉病（也称肺静脉闭塞症）：主要组织病理学特征是不同直径的肺小静脉和肺静脉出现弥漫性、不同程度的闭塞，可为完全闭塞或偏心性层状阻塞。还常伴有含铁血黄素沉积于肺泡巨噬细胞、Ⅱ型肺泡上皮细胞的胞质及细胞间质中。毛细血管常扩张、突出变形，肺小动脉出现中膜增厚和内膜纤维化。

但丛样病变和纤维素样动脉炎的改变不见于闭塞性肺静脉病。而肺间质小叶间隔常常出现渗出（肺水肿），进一步发展可以出现肺间质纤维化。

（3）肺微血管病（又称肺毛细血管瘤）：是一种罕见的以肺内毛细血管局限性增生为特征的病理情况。它常呈全小叶和部分小叶分布。异常增生的毛细血管还可穿过动静脉壁，侵犯肌层，引起管腔狭窄。在病变区域，可见含铁血黄素沉积于巨噬细胞和Ⅱ型肺上皮细胞。

与肺静脉病相似的是，肺微血管病时的肺动脉也出现明显的肌层增厚和内膜增生。

【实验室检查】

PH 的辅助检查可从一般性无创简单检查开始，根据需要逐步进行较特异性的复杂性检查来明确诊断，确定病因。

1. **血清学检查**　对于原因不明的 PH，应根据患者不同临床表现有针对性地进行有助于结缔组织疾病和 AIDS 诊断的血清学检查，如 ANA、抗着丝点抗体、抗内皮细胞抗体、抗心磷脂抗体、IgG 和 HIV 感染的抗体等检查。还应进行相关肝病的肝炎表面抗原、肝功能检查，有关结节病的血管紧张素转化酶检查，有关甲状腺疾病等检查。

2. **心电图**　心电图诊断 PH 的敏感性、特异性仅为 70% 左右，但能提供相关心脏解剖和心律失常的信息。提示 PH 的心电图改变包括：①电轴右偏；②R_{V1} 增高 S_{V1} 降低，$R/S>1$；③V_1 导联呈 qR 型；④V_1 导联呈 rsR′ 型；⑤V_5 或 V_6 导联呈 rS，$R/S<1$，或⑥表现为 S_1、S_2、S_3；⑦右心胸前导联 ST 段压低和 T 波倒置，$P_Ⅱ$、$P_Ⅲ$、aVF 高尖（$\geqslant 2.5$ mV）和额面轴$\geqslant 75°$，提示右心房肥大。心电图对提示 PH 的预后也有一定价值。研究显示，当 $P_Ⅱ \geqslant 0.25$ mV 或 $P_Ⅲ$ 每增加 1 mV，PH 的死亡危险性增加分别为 2.8 和 4.5 倍。但应该注意心电图检查作为筛查手段，其敏感性（55%）和特异性（70%）均不是很高。

右心室肥厚有助于初诊 PH 患者的诊断并对预后具有预测价值，但用于 PH 筛查的敏感性和特异性低。QRS 波群和 QTc 间期延长提示病情严重。疾病晚期可见室上性心律失常，尤其是心房扑动和心房颤动，室性心律失常少见。房性心律失常影响心输出量，加重病情。

3. **肺功能和动脉血气分析**　血气分析是早期评估 PH 的必要手段之一，主要表现是 PaO_2 和 $PaCO_2$ 减低，而肺功能对确定或排除作为 PH 病因的气道或肺间质性疾病具有重要价值。

气道疾病（如 COPD）表现为阻塞性通气功能障碍，肺间质性疾病（如肺纤维化）表现为限制性通气功能障碍和弥散功

能障碍。约20%的IPAP和CTEPH也可出现类似肺间质性疾病的表现,这与周围血管壁增厚、肺顺应性降低和肺血管床减少有关。

此外,肺功能检查也有助于PH其他病因的鉴别诊断,如CTEPH显示肺泡无效腔异常增加,先天性心脏病表现为分流量(Q_s/Q_t)的异常增大,肺一氧化碳弥散量(DLco)在系统性硬化症相关性PH中可降低,是发生PH(或肺间质疾病)的预测指标,对所有MTCD、系统性硬化症等CTD患者应定期(每6~12个月)进行包括DLco在内的肺功能检查,有助于检出肺动脉高压(或肺间质疾病)。DLco有异常者在5年内约20%发生PH,其中当DLco<55%,PH发生率可达35%。当肺容积测定正常,而DLco明显下降,提示早期PH。

4. 右心导管检查 · 右心导管插入术虽是有创性检查,但仍是诊断和评估肺动脉高压不可替代的标准检查方法,它用于估血流动力学损伤严重程度及测试血管反应性。右心漂浮导管测压是目前临床测定肺动脉压力最为准确的方法,也是评估各种无创性测压方法准确性的金标准。可直接获取准确的肺血流动力学信息,包括右心房压、肺动脉收缩压和平均压、肺循环阻力、肺毛细血管嵌顿压、心排血量和心指数。

此外,右心导管可精确测量混合性静脉血氧饱和度,因此右心导管检查对确定PH诊断、血管反应性、排除其他如心内分流或心外分流和左心疾病等原因所致的PH,促进诊断进程、评估PH严重度、预后和指导治疗(可判断患者对长期使用钙通道阻滞剂的治疗反应)均有重要价值。

右心导管检查时应测定的项目包括心率、右心房压、肺动脉压(收缩压、舒张压、平均压)、肺毛细血管嵌楔压(PCWP)、心输出量(用温度稀释法,但有先天性体-肺循环分流时应采用Fick法)、血压、肺血管阻力和体循环阻力、动脉及混合静脉血氧饱和度(如存在体如循环分流,静脉血标本应取上腔静脉血)。

右心导管术的作用有:①准确测定肺动脉压力及肺毛细血管楔压;②药物试验估测肺血管反应性及药物的长期疗效;③鉴别诊断,特发性PH的肺动脉压力增高应属肺毛细血管前压力增高,而肺毛细血管楔压应正常,即使晚期IPAH患者其肺毛细血管嵌压略增高,亦不应该大于16 mmHg,如大于16 mmHg需除外肺静脉压增高所致PH;另外,心腔内血氧含量测定和/或导管走行径路异常有助于排除分流性先天性心脏病。

【影像学表现】

影像学的目的是提示PH的存在,提供无创性肺动脉压测量,对PH进行分类,确定可能的潜在疾病,提供预后信息并评估治疗效果。

1. X线表现 · X线片的优点是普适性高,很容易被医生解释,因此被推荐作为评估不明原因呼吸困难的初始影像学检查[9]。在肺动脉高压的诊断中占有重要作用,其作用包括:①发现肺动脉高压征象。②显示右心室扩大、右心功能不全的征象。③显示COPD等原发病变情况,协助寻找引起PH的病因。

但是应强调由于其对肺动脉高压的检测不敏感,正常的X线片不能排除PH的诊断。

PH的特征包括肺动脉(PA)增宽和心脏扩大。

(1) 右下肺动脉干横径≥16 mm,在诊断COPD患者出现肺动脉高压的准确性超过92%;右下肺动脉干横径与支气管横径比值≥1.07;或经动态观察较原右下肺动脉增宽2 mm以上。

(2) 肺动脉段中度凸出或其高度≥3 mm。

(3) 中心肺动脉扩张与外周肺动脉分支纤细,两者形成鲜明对比。

(4) 肺动脉圆锥部显著凸出(右前斜位45°)或锥高≥7 mm。

(5) 右心室增大(结合不同体位判断)(图30-1-1~图30-1-3)。

X线检查有助于PH病因的鉴别,肺血流量增多,外周血管相对增粗,透视下中央肺血管有搏动提示可能为先天性心脏病引起的PH。肺门结构模糊(无中央肺血管搏动),上肺野血管相对增粗,而下肺野血管突然变细(截断征)提示可能为IPAP和COPD等其他原因引起的PH。

肺血分布不对称提示可能为慢性血栓栓塞性肺动脉高压(CTEPH)或肺血管炎。此外,X线片显示的肺纤维化、肺气肿和不同病因心脏病的心脏大小形态特征等表现,也有助于PH的病因诊断。虽然X线片检查可以帮助排除中到重度的肺部疾病或肺静脉高压患者。但PH的严重程度和肺部放射性检查的结果可不一致。

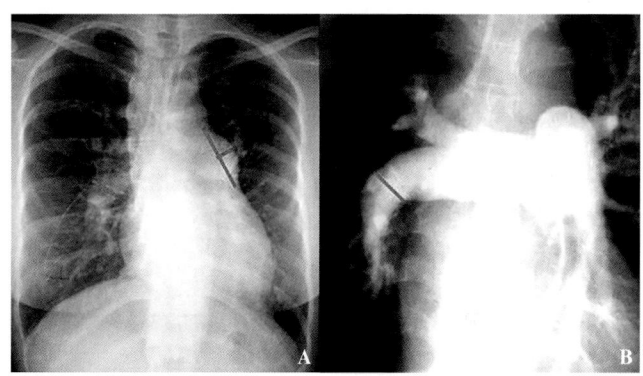

图30-1-1 肺动脉高压

胸部X线片(A)显示肺血增多,肺动脉段膨隆,二尖瓣型心影;肺动脉造影(B)显示肺动脉增粗、增多。

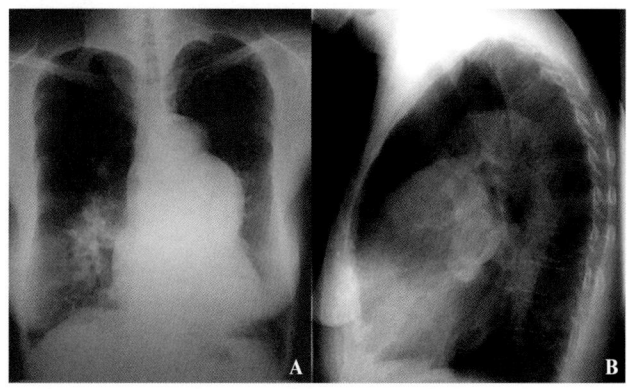

图30-1-2 肺源性肺动脉高压

胸部X线正位(A)、侧位(B)X线片显示胸腔呈前后径与左右径接近的桶状,肺野透光度增加,膈肌低平,肋间隙增宽;心影呈二尖瓣型,肺动脉段凸出,右下肺动脉明显扩张,外围肺血管细小。

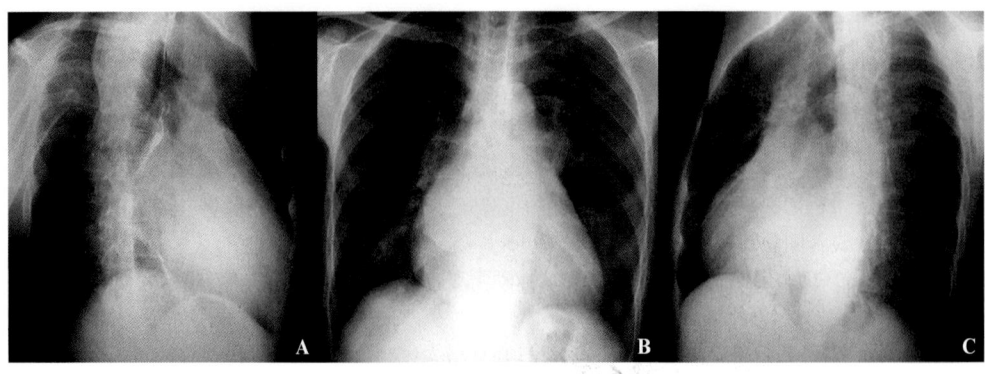

图30-1-3 风湿性心脏病二尖瓣狭窄、肺淤血

心脏正位(B)X线片显示心脏增大呈二尖瓣型,主动脉结凸出,肺动脉段凸出,左心缘可见第四弓,右心缘可见双房影;右前斜(A)显示食管左心房压迹加深,心前间隙变窄;左前斜(C)显示左主支气管抬高,心后间隙消失。

2. CT表现 CT目前已成为肺循环高压诊断的首选无创性方法。由于肺组织天然对比的特性,且与X线相比,CT具有更高的空间和密度分辨率、时间-效率高,数字化的图像特点,应用图像后处理技术,可同时对肺血管、肺实质、心脏和纵隔结构进行无创评估,在肺循环高压的诊断、病因筛查、疗效判断等方法扮演着越来越重要的角色。

常用的CT检查方法包括HRCT及CT肺动脉造影(CTPA),可用于肺动脉高压的诊断和病因诊断[10-12]。在此基础上,能谱CT将形态学与肺灌注(碘图)相结合,具有提高CT诊断能力的潜力。

对于疑似PH的患者,CT应对主肺动脉直径(main pulmonary artery,mPA)、肺动脉与主动脉比值进行测量(图30-1-4和图30-1-5)。

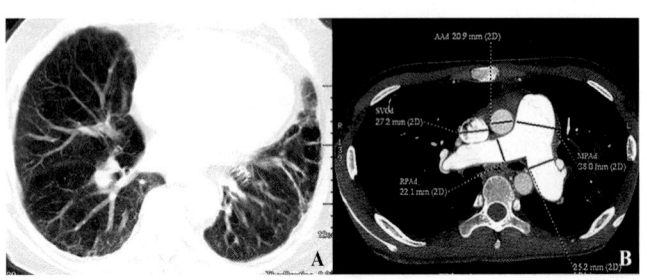

图30-1-4 男性,73岁。肺源性心脏病
CT肺窗(A)显示两肺重度小叶中心型气肿,肺纹理分布紊乱;纵隔窗(B)显示肺动脉主干及左右分支的直径增大。

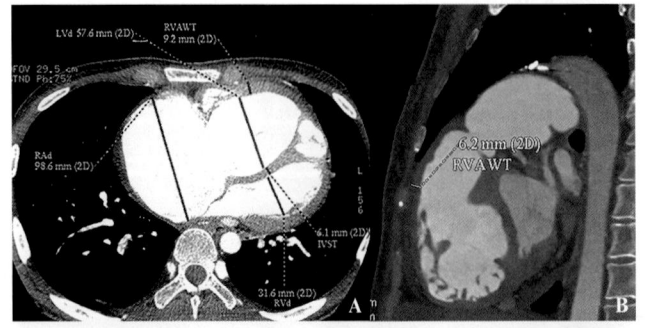

图30-1-5 男性,53岁。慢性血栓栓塞性肺动脉高压,肺源性心脏病
CT增强显示右心房及右心室明显增大,右心室横径/左心室横径>1(A),右心室流出道扩张,流出道肌壁增厚(B)。

主肺动脉直径和肺动脉/主动脉值:由于受到年龄、性别和体表面积的影响,因此主肺动脉直径和肺动脉/主动脉值在不同人群中的阈值和诊断效能有所不同。例如,基于从706名健康美国人的心电门控胸部CT扫描获得的测量值,正常主肺动脉直径的第90百分位值男性为28.9 mm,女性为26.9 mm;男女肺动脉/主动脉值的相应第90百分位临界值均为0.91。

同样,在813名健康韩国人中观察到的第90百分位主肺动脉直径和肺动脉/主动脉值临界值男性分别为31.3和1.05,女性分别为29.6 mm和1.03。

因此,Fleischner协会建议根据患者不同的临床背景,采用不同的主肺动脉直径和肺动脉/主动脉值用于PH的诊断标准,如表30-1-5。

表30-1-5 根据临床情况提示潜在PH的主肺动脉直径的建议阈值

CT检查标准	偶然发现			疑似PH*
	PH风险较低的人群*	PH中等风险人群†	PH高危人群‡	
PA直径(mm)	>34	>32	>30	任何大小
PA直径与主动脉的比值	>1.1	>1.0	>0.9	任何比值

注:在患有先天性心脏病的患者中,肺动脉(PA)测量对诊断PH是不可靠的,这些先天性心脏病包括主动脉或肺动脉瓣狭窄、动静脉畸形、结缔组织疾病(如马方综合征和埃勒斯-丹洛斯综合征)、脉管炎(如Behçet病和Takayasu大动脉炎)及特发性、真菌、创伤性动脉瘤或假性动脉瘤。
* 没有已知的风险因素。预计PH风险小于1%。† 估计PH风险为1%~10%。易患疾病包括结缔组织病(系统性硬化症除外)、门静脉高压、既往肺栓塞、HIV感染、地中海贫血、血吸虫病。‡ 估计PH的风险大于10%。易患疾病包括左心疾病、慢性阻塞性肺病、间质性肺病、阻塞性睡眠呼吸暂停、系统性硬化症、需要透析的慢性肾脏病、先天性心脏病、镰状细胞疾病。

对于怀疑存在PH所导致的右心室重构和右心衰竭。应测量右心室比和左心房的大小。右心室重构的CTPA特征包括右心室扩张、右心室肥大(定义为壁厚超过4 mm)和室间隔向左心室移位。右心室肥大的变化通常在右心室流出道最为明显,可能反映了心肌小梁数量的减少。

除此之外,CT还可以看到心脏失代偿的特征,如胸腔和心包积液、下腔静脉增大,所有这些都与预后不良有关。

此外,胸部CT检查常用于PH病因的鉴别,如对间质性肺疾病、肺气肿的诊断及对其严重程度的判断,增强CT检查有助于大多数CTEPH、(肺)大动脉炎、肺动脉肿瘤或发育异常的诊断。此外,胸部CT检查对PVOD的诊断及评估肺动脉有无被肿大淋巴结、肿瘤压迫也有一定价值。

3. MRI 表现·近年来,MRI 技术发展迅速,其中最重要的是磁共振血管造影检查已成为肺动脉高压诊断和鉴别诊断的一项重要手段,它可直接测定右心室壁厚度、上腔静脉和肺动脉平均直径,估测右心室收缩压和肺动脉压力,观察右心室、肺动脉的大小、形态、容积和生理改变[13]。

心脏磁共振影像是量化右心室体积、质量、功能和肺循环中血流动力学的金标准,可以对右心室功能和结构、心肌组织变形特性(应变)、整体结构和灌注进行非侵入性评估,特别适合通过血流动力学检测,评估患者预后(图 30-1-6)。

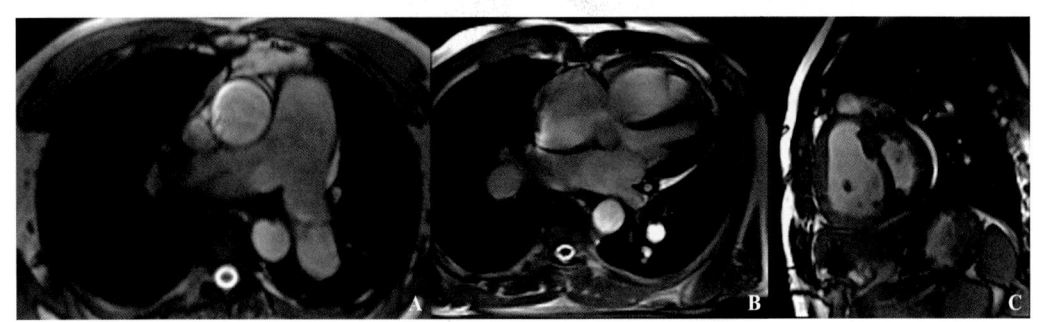

图 30-1-6 男性,60 岁。慢性血栓栓塞性肺动脉高压

MRI 扫描显示肺心病肺动脉干明显增宽,横径宽于同水平升主动脉横径(A);右心房及右心室明显增大,右心室横径/左心室横径>1(B),右心室壁增厚,室间隔向左心室膨隆(C)。

(1) PH 在 MRI 的表现

1) 主肺动脉及左右肺动脉扩张,主肺动脉直径≥29 mm,右肺动脉干≥20 mm,主肺动脉直径大于同水平升主动脉径。

2) 右心房、右心室增大,右心室横径/左心室横径>1,室间隔平直或向左心室膨隆,右心室游离壁及流出道肌壁增厚,隔缘肉柱增粗,三尖瓣反流。

3) 延迟显像显示右心室与左心室结合部延迟强化。

(2) 肺动脉功能成像:黑血成像用于提供肺动脉和主动脉的形态学评估[14]。在健康状态下,肺动脉中流动的血液(黑色)和肺动脉壁(高信号/白色)之间的对比度很高。血流速度和湍流的降低会导致肺动脉内出现高信号,这是 PH 的一个强烈诊断和预后特征,被称为黑血流伪影。

此外,相位对比 MRI 是一种可以量化血流的技术,可计算肺动脉流量、速度和面积变化,并已证明在 PH 患者评估中具有临床价值。在一项对 233 名疑似 PH 患者(PH 组 mPAP≥45 mmHg)的研究中,使用心电图门控自旋回波双反转恢复"黑血"序列成像的异常缓慢肺血流产生的黑血流伪影,对诊断 PH 的效能优于肺动脉直径和肺动脉比例(AUC 为 0.86 对 0.81 和 0.75)。

Johns 等应用回归分析建立了两个具有相似诊断效能(AUC 为 0.95 和 0.93)的多参数心脏 MRI 模型,包括室间隔角、心室质量指数和"黑血"慢流程度(模型 1)或舒张期 PA 面积(模型 2)。在 303 名疑似 PH 患者的验证队列中,模型 1 诊断 PH 的敏感性、特异性、阳性预测值和阴性预测值分别为 93%、79%、96% 和 67%。

超声心动图由于在临床上广泛使用,通常作为首选的疑诊 PH 患者的无创性影像学检查,并且具有便携式和易于在床边进行的优点。超声心动图具有高时间分辨率的优点,可直接显示心脏运动,可准确测量心腔和大血管内的血流速度,并估算肺动脉压力[15]。

通过多普勒超声心动图测量的三尖瓣反流峰值射流速度(v),利用改进的伯努利方程计算三尖瓣压力梯度(TG)(右心室和右心房之间的压差),$TG = 4v^2$,以评估右心室收缩压。在没有肺动脉瓣疾病的情况下,右心室收缩压应等于肺动脉收缩压力。

目前指南推荐根据静息状态下超声心动图测量的三尖瓣反流峰值流速和其他指标评估 PH 的可能性(表 30-1-6),用低、中、高度可能表示。同时根据临床表现和超声心动图评估的 PH 可能性判断是否需行 RHC。

表 30-1-6 可疑 PH 患者超声心动图诊断 PH 的可能性

三尖瓣反流峰值流速(m/s)	存在其他支持 PH 的超声心动图征象	PH 的可能性
≤2.8 或测不出	无	低
≤2.8 或测不出	有	中
2.9~3.4	无	中
2.9~3.4	有	高
>3.4	不需要	高

提示支持 PH 的超声心动图征象包括:①右心室流出道内径≥30 mm。②右心室舒张末期内径≥20 mm。③右心室前壁厚度≥5.0 mm,或有前壁搏动幅度增强者。④左心室与右心室内径比值>2。⑤右肺动脉内径≥18 mm,或主肺动脉内径≥20 mm。⑥室间隔厚度≥12 mm,搏动幅度<5 mm 或呈矛盾运动。⑦右心房内径≥25 mm(剑突下区)。⑧三尖瓣前叶曲线 DF、EF 速度增快,E 峰呈尖高型,或有 AC 间期延长。⑨二尖瓣前叶曲线幅度低 CE<18 mm,CD 段上升缓慢,呈水平位,或 EF 下降速度减慢<90 mm/s。

虽然一些研究已经确定了心脏病患者中回声衍生的 sPAP 和右心导管测量的 mPAP 之间的强相关性,但在呼吸系统疾病患者中,超声心动图衍生的肺动脉压在 PH 诊断中的准确性较低。

一项针对未经选择的 PH 患者的前瞻性研究结果显示:

多普勒超声心动图计算得出的 mPAP 的准确度较低,一致性范围为 $-40\sim38.8$ mmHg。超声心动图只能在三尖瓣反流存在的情况下对 sPAP 进行评估,如果没有三尖瓣反流,则可以使用收缩时间间隔(如肺加速时间)来估计 mPAP。

肺 V/Q 显像在 PH 患者通常是正常的。对于不明原因的 PH 患者,此方法常用于排除或确定 CTEPH。当 V/Q 显像结果为正常时,其排除 CTEPH 的敏感性达 90%～100%,特异性达 94%～100%;当结果为异常时,需要结合其他检查排除 CTEPH。

典型的 CTEPH 患者通常表现为不对称分布一个或多个肺段肺动脉的不匹配肺灌注缺损影(对于肺 V/Q 显像提示 CTEPH 者,为了明确诊断和提供解剖学资料来评估手术可行性以进行肺动脉造影)。

以下情况可出现类似 CTEPH 肺 V/Q 显像的假阳性结果:肺动脉肿瘤、肺血管炎(涉及大血管)、外源性的肺血管压迫、PVOD 或 PCH。在气道疾病引起的 PH 患者中,肺通气-灌注显像有匹配的放射性缺损。

【诊断流程】

尽管诊断 PH 并不非常困难,但是仍然需要依据诊断流程明确有无 PH、明确病因及判断预后。

可依据以下步骤进行(图 30-1-7):首先通过病史、体检、心电图及胸部 X 线片等筛查 PH 高危或可疑者,采取 UCG 无创检查明确是否存在 PH;进一步检查明确 PH 病因和性质;通过右心导管检查获取肺血流动力学资料,包括急性肺血管扩张试验,了解 PH 严重程度和可逆性;对确诊的 PH 患者进行 6 min 步行距离测量和运动耐力评估(心肺运动试验);

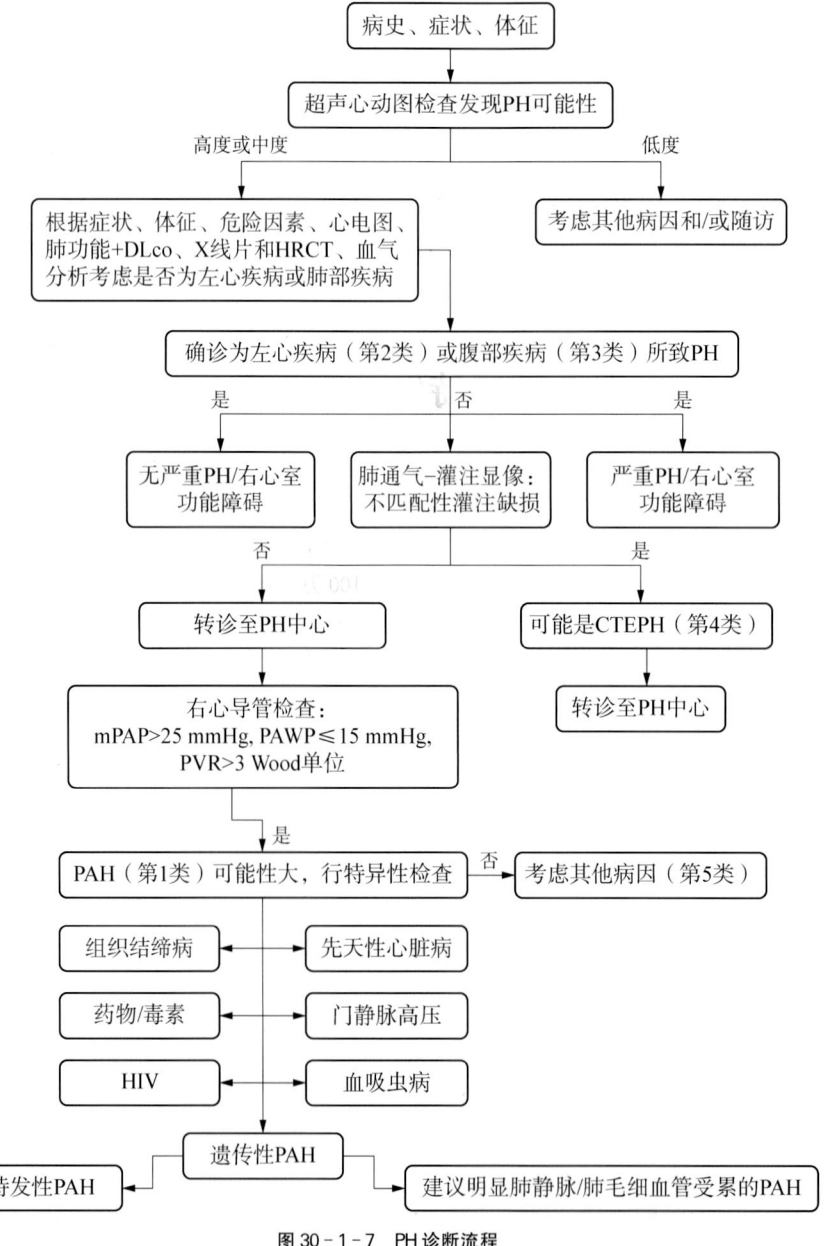

图 30-1-7　PH 诊断流程

CTEPH:慢性血栓栓塞性肺动脉高压;DLco:CO 弥散量;HIV:人类免疫缺陷病毒;HRCT:高分辨率 CT;mPAP:肺动脉平均压;PAH:动脉性肺动脉高压;PAWP:肺动脉楔压;PH:肺动脉高压;PVR:肺血管阻力;1 mmHg=0.133 kPa。

根据患者症状和活动耐量状态进行WHO肺动脉高压功能分级（也可同时进行Borg呼吸困难指数、Yale呼吸困难-乏力指数或生存质量评估）。

有条件者还可以进行有助于判断预后的标志物检测。

（朱力　张露露　韩丹）

参考文献

[1] Hoeper MM, Bogaard HJ, Condliffe R, et al. Definitions and diagnosis of pulmonary hypertension [J]. J Am Coll Cardiol, 2013, 62: D42 - D50.

[2] Lai YC, Potoka KC, Champion HC, et al. Pulmonary arterial hypertension: the clinical syndrome [J]. Circ Res, 2014, 115: 115 - 130.

[3] Vonk Noordegraaf A, Chin KM, Haddad F, et al. Pathophysiology of the right ventricle and of the pulmonary circulation in pulmonary hypertension: an update [J]. Eur Respir J, 2019, 53: 1801900.

[4] Vazquez Zoë GS, Klinger JR. Guidelines for the treatment of pulmonary arterial hypertension [J]. Lung, 2020, 198: 581 - 596.

[5] Simonneau G, Montani D, Celermajer DS, et al. Haemodynamic definitions and updated clinical classification of pulmonary hypertension [J]. Eur Respir J, 2019, 53: 1801913.

[6] Simonneau G, Gatzoulis MA, Adatia I, et al. Updated clinical classification of pulmonary hypertension [J]. J Am Coll Cardiol, 2013, 62: D34 - D41.

[7] Simonneau G, Montani D, Celermajer DS, et al. Haemodynamic definitions and updated clinical classification of pulmonary hypertension [J]. Eur Respir J, 2019, 53: 1801913.

[8] Humbert M, Guignabert C, Bonnet S, et al. Pathology and pathobiology of pulmonary hypertension: state of the art and research perspectives [J]. Eur Respir J, 2019, 53: 1801887.

[9] Remy-Jardin M, Ryerson CJ, Schiebler ML, et al. Imaging of pulmonary hypertension in adults: a position paper from the fleischner society [J]. Radiology, 2021, 5: 203108.

[10] Truong QA, Massaro JM, Rogers IS, et al. Reference values for normal pulmonary artery dimensions by noncontrast cardiac computed tomography: the Framingham Heart Study [J]. Circ Cardiovasc Imaging, 2012, 5: 147 - 154.

[11] Lee SH, Kim YJ, Lee HJ, et al. Comparison of CT-determined pulmonary artery diameter, aortic diameter, and their ratio in healthy and diverse clinical conditions [J]. PLoS One, 2015, 10: e0126646.

[12] Remy-Jardin M, Ryerson CJ, Schiebler ML, et al. Imaging of pulmonary hypertension in adults: a position paper from the fleischner society [J]. Radiology, 2021, 298: 531 - 549.

[13] Johns CS, Kiely DG, Rajaram S, et al. Diagnosis of pulmonary hypertension with cardiac MRI: derivation and validation of regression models [J]. Radiology, 2019, 290: 61 - 68.

[14] Swift AJ, Rajaram S, Marshall H, et al. Black blood MRI has diagnostic and prognostic value in the assessment of patients with pulmonary hypertension [J]. Eur Radiol, 2012, 22: 695 - 702.

[15] Lang RM, Badano LP, Mor-Avi V, et al. Recommendations for cardiac chamber quantification by echocardiography in adults: an update from the American Society of Echocardiography and the European Association of Cardiovascular Imaging [J]. Eur Heart J Cardiovasc Imaging, 2015, 16: 233 - 270.

第二节·特发性肺动脉高压

特发性肺动脉高压（idiopathic pulmonary arterial hypertension，IPAH）这个名词在2003年威尼斯第三届肺动脉高压会议上第一次提出。在此之前，曾经将特发性肺动脉高压称为散发的原发性肺动脉高压，与家族性肺动脉高压（familial pulmonary arterial hypertension，FPAH）统称为原发性肺动脉高压（primary pulmonary hypertension，PPH）。

特发性肺动脉高压是指原因不明的肺血管阻力增加引起的持续性肺动脉压力升高，导致mPAP在静息状态下大于25 mmHg，或运动状态下大于30 mmHg，PAWP小于15 mmHg，并排除所有引起肺动脉高压的继发性因素[1]。

IPAH目前病因不明，注册登记研究报道IPAH最低患病率约为5.9/100万[2]。从1981年美国NIH数据来看，IPAH的平均发病年龄为36岁，以女性为主。

近期的注册研究中，诊断PAH的中老年人有增多趋势，对这部分患者应注意除外心疾病或慢性肺病所致PH的可能。一些危险因素可能对PAH疾病发生发展起到诱发或促进作用。

根据与PAH发生的相关程度和致病性，将危险因素分为肯定相关及可能相关。由于PPH原指因未明的肺动脉高压，随着人们对肺动脉高压遗传学认识的深入，将以往的原发性肺动脉高压患者中具有肺动脉高压家族史的患者归入家族性肺动脉高压，其余的即为IPAH。

目前，国外的统计数据表明IPAH的发病率为(2~5)/100万。IPAH患者一般在出现症状后2~3年死亡，根据美国NIH对194例IPAH患者的统计，估计平均生存期仅为2.8年，1年、3年和5年的生存率分别为68%、48%和34%。大部分患者最终死亡的原因是右心衰竭，而突发死亡人数占总死亡人数的7%[3,4]。

【易患因素】

1. 年龄和性别·老人及幼儿皆可发病，但是多见于中青年人，平均患病年龄为37岁，女性多发，女性和男性比例为(2~3):1。

2. 环境因素

（1）药物因素：包括食欲抑制剂芬氟拉明、氨苯唑啉、芬特明；中枢兴奋药苯丙胺、甲基苯丙胺、雌激素类等。应用这类药物的时间越长发生肺动脉高压的危险性越大[5,6]。如果明确肺动脉高压因服用药物引起，根据最新的肺动脉高压分类，应将此类肺动脉高压归于药物相关性肺动脉高压。

（2）病毒感染（如HIV）：已经发现HIV感染引发IPAH是通过抑制肺动脉平滑肌细胞的钾离子通道使其功能缺陷而实现的。最新的肺动脉高压分类将此类肺动脉高压归属于HIV相关性肺动脉高压。

3. 其他因素·食用掺假的菜子油能诱发本病；孕妇服用吲哚美辛，产后婴儿可出现IPAH。

然而,并非所有具有以上危险因素的人都发生IPAH,某些人群对某种因素存在着明显的易患性,个人的遗传素质有关。

4. **遗传因素**·目前发现与特发性肺动脉高压有关主要是骨形成蛋白Ⅱ型受体(bone morphogenetic protein receptor Ⅱ,BMPRⅡ)基因。

2000年9月,国际特发性肺动脉高压协作组Lane等发现BMPRⅡ基因突变是部分西方白种人群家族性肺动脉高压的致病基因,而且在至少26%的IPAH人群中也发现有此基因突变。

【遗传学】

基因突变与部分PAH患者发病相关,HPAH均为单基因常染色体显性遗传。目前已知9个致病基因:*BMPRⅡ*、*BMP9*、*ALK1*、*Endoglin*、*SMAD9 BMPR1B*、*TBX4*、*CAV1*和*KCNK3*,可解释50%～80%的HPAH和20%～50%的散发型IPAH患者的病因。我国学者新近发现IPAH人群*PTGIS*基因突变(6.1%),合并该基因突变者对伊洛前列环素治疗反应更敏感[7,8]。

*BMPRⅡ*是PAH最常见的致病基因,可解释75%的家族HPAH及25%的IPAH散发病例。中国人群中*BMPRⅡ*突变的比例在HPAH和IPAH分别为53%和15%。*BMPRⅡ*编码骨形成蛋白2型受体,在调控血管增殖中起到重要作用。与不携带突变的患者相比,携带*BMPRⅡ*突变的IPAH/HPAH者发病更早,临床表型更严重,预后更差。

*ALK1*和*Endoglin*是遗传性出血性毛细血管扩张症(hereditary hemorrhagic telangiectasia,HHT)相关PAH最主要的致病基因。在肺静脉闭塞病(pulmonary veno-occlusive disease,PVOD)/肺毛细血管瘤病(pulmonary capillary haemangiomatosis,PCH)家族中,发现常染色体隐性遗传基因突变,全基因组测序显示,在所有家族性PVOD/PCH,以及25%组织学确诊的散发PVOD/PCH病例中存在*EIF2AK4*突变。

对于临床疑似PVOD/PCH患者,如检出*EIF2AK4*双等位基因突变,有助于确诊PVOD/PCH。

【病理与病理生理学】

IPAH的病理改变主要累及肺动脉和右心,表现为右心室肥厚、右心房扩张、肺动脉主干扩张、周围肺小动脉稀疏、肺小动脉内皮细胞、平滑肌细胞增生肥大、血管内膜纤维化增厚、中膜肥厚、管腔狭窄、闭塞、扭曲变形,呈丛状改变,肺小静脉也可以出现内膜纤维增生和管腔阻塞[9-11]。

IPAH特征性的病理改变为肺小动脉管壁增厚,可涉及中层、内膜和外膜。有肺小动脉闭塞、向心性内膜增厚的改变。较大的血管可有丛状损伤和偏心性内膜增厚。肺动脉高压与肺动脉管壁增厚,管腔狭窄和原位血栓形成的联合效应有关[12,13]。

1. **IPAH常见的肺小动脉的病理改变**

(1) 小动脉中膜肥厚和细动脉肌化:是IPAH早期的血管改变。以显著的小动脉中膜增厚和无肌层的泡内动脉肌化为特征。小动脉中层增厚主要是由平滑肌细胞肥厚和增生,弹力纤维增加,泡内动脉肌化,以及结缔组织基质的增加等构成。因病变广泛,导致肺血管收缩性增强、松弛性下降;小动脉和泡内动脉中层横断面积增加,管腔变小,阻力增加。

(2) 内膜增生:主要有两种类型。①内膜细胞性增生,此时疾病处于较早的阶段,病变具有可逆性;②向心性板层性(洋葱皮样)内膜纤维化,由肌成纤维细胞和弹力纤维细胞组成,被丰富的无细胞结缔组织基质分隔,多属于不可逆性改变,反映病情进展到了较严重的阶段。内膜增生导致肺血管床减少。

(3) 原位血栓形成:偏心性内膜板层样纤维化在肺血管随机分布,是局部血栓形成和再通的结果,尽管有人认为这可能是肺内微血栓栓塞,然而至今尚未发现IPAH患者有微栓子来源。美国NIH报道IPAH患者血栓性病变在男、女两性中发病率相当,而丛样病变在女性患者更常见。

(4) 丛样病变:是由成肌纤维细胞、平滑肌细胞和结缔组织基质作为衬里的内皮管道局灶性增生,局限于肺小动脉和泡内肺动脉,并有动脉壁扩张和部分破坏,病变内有纤维蛋白血栓和血小板,病变可进入血管周围结缔组织。多发生在动脉分叉或新生动脉发源处。特发性肺动脉高压易发生在血管外径小于100 μm的动脉。丛样病变并非特发性肺动脉高压所特有的病理改变,也见于其他疾病,如先天性心脏病左向右分流型肺动脉高压。

2. **根据肺血管改变的特点,WHO将IPAH归纳为3种病理组织类型**

(1) 丛源性动脉病:肺小动脉广泛的中层肥厚,同心性内膜纤维化和丛状损害。

(2) 微血栓形成:为分布不均不规则的轻度中层肥厚和偏心性内膜增厚,血管腔内有纤维分隔,无丛状损害,肺毛细血管和肺静脉无影响。

(3) 肺静脉阻塞性病变:内膜纤维增生并有静脉管腔阻塞,毛细血管明显充血,肺泡间隔增宽,含铁血黄素沉着。

3. **导致特发性肺动脉高压的病理生理机制**·尚未完全清楚,目前认为与以下几个方面有关。

(1) 肺动脉内皮细胞功能失调:血浆vW因子抗原水平是血管内皮细胞功能的一个标志物,有研究表明在IPAH患者中其水平明显高于其他肺动脉高压患者。说明IPAH患者的肺动脉内皮细胞功能异常。

(2) 内皮功能失调导致肺血管收缩和舒张功能异常:肺血管是全身脏器血管系统中最复杂的一个血管系统,其中的内分泌功能也是较为特殊的一部分,肺血管收缩和舒张是由肺血管内皮细胞分泌的收缩因子和舒张因子共同调控的,前者主要为TXA_2和$ET-1$,后者主要是前列环素和一氧化氮,内皮受损必将导致收缩和舒张因子失去平衡。

有研究发现,IPAH患者血浆中血栓素代谢产物增加,而前列环素代谢产物减少,血栓素代谢产物还有刺激血小板聚集的作用。

另有研究证实,IPAH患者内皮一氧化氮合酶表达明显降低,而内皮素及内皮素转换酶1的血浆水平及其在肺动脉内皮细胞内的表达明显升高。在野百合碱诱导的肺动脉高压的大鼠模型上,抑制内皮素受体可以降低肺动脉压。

血栓素和内皮素分泌增加还可以通过激活蛋白激酶C途径使肺动脉平滑肌细胞增生。以上均提示肺动脉内皮受损导致的血管舒缩因子失衡是IPAH发病过程中的重要机制。

(3) 内皮细胞依赖性凝血和纤溶系统功能异常:IPAH患

者的肺动脉内有血栓形成。病理状态下,血管内皮细胞往往是接受致病因子最初反应者,血栓形成的最大危险因子可能是直接损伤血管内皮细胞。由于 IPAH 患者没有明确的血栓来源,因此被认为是肺动脉内皮细胞的损伤导致原位血栓形成,其机制如下。

1) 内皮细胞损伤和凝血途径启动:正常内皮细胞的屏障功能能够防止血液中有形成分黏附在内皮表面,内皮细胞的损伤造成内皮下胶原和微纤维暴露,诱发血小板黏附。另外,内皮细胞损伤后内皮源性舒张因子(endothelium derived relaxing factor, EDRF)和前列环素(prostacyclin, PGI_2)释放减少,血栓素释放增加,使其对血小板黏附聚集功能的抑制作用减弱,而且可进一步促进血小板的黏附与聚集。此外,受损伤的内皮细胞释放组织因子,促进外源性凝血途径启动,导致原位血栓的形成。

2) 抗凝和纤溶系统功能异常:正常情况下,血管内皮细胞通过蛋白 C 系统发挥抗凝作用,也能合成和释放组织纤溶酶原激活物(tissue-plasmino-gen activator, TPA)和少量尿激酶样纤溶酶原激活物(urokinase-plasminogen activator, UPA)发挥促纤溶的作用。在病理状态下,内皮细胞损伤导致其抗凝和纤溶功能降低,纤维蛋白原含量增加,促使血栓形成。

(4) 血管壁平滑肌细胞钾离子(K^+)通道缺陷:K^+ 通道是 K^+ 跨膜转运的一种高度选择性的蛋白通道,共有 4 种 K^+ 通道,但对于肺动脉平滑肌细胞与肺动脉高压而言,电压依赖性 K^+ 通道(voltage-dependent K^+ channel, Kv)是研究最多、结论最明确的一种。

Kv 对于维持膜电位及调节细胞内游离钙离子(Ca^{2+})浓度来说十分重要,如果抑制 Kv 会使细胞内 K^+ 积聚,导致膜电位升高而去极化,激活 L 型电压门控 Ca^{2+} 通道,Ca^{2+} 进入细胞内导致血管收缩并启动平滑肌细胞增殖,参与血管壁重构。已证实特发性肺动脉高压患者与其他肺动脉高压患者相比,其肺动脉平滑肌细胞 Kv 明显受到抑制,从而使细胞 Ca^{2+} 内流增多,使肺动脉收缩加强,平滑肌细胞增殖。

(5) 肺动脉重构:肺动脉血管壁重构导致肺动脉高压持续并且不可逆,对于特发性肺动脉高压的病程进展有着重要意义[14]。肺血管重构包括两个方面。

1) 实质细胞的改变:即内皮细胞和平滑肌细胞的增殖和凋亡失去平衡及功能改变。

2) 血管间质的改变:主要是细胞外基质大量沉积,包括胶原蛋白、弹性蛋白、纤维连接蛋白、细胞黏合素等生成增加,使血管僵硬度增加,弹性下降。而 ET-1、TXA_2 的刺激和平滑肌细胞 Kv 的抑制都可致使 Ca^{2+} 进入细胞内,导致血管收缩并启动平滑肌细胞增生,导致平滑肌细胞增生与肥厚。间质成分的重构与基质金属蛋白酶(matrix metalloproteinase, MMP)的活性变化密切相关。

在 IPAH 早期,内膜损害通过内皮素等因子刺激平滑肌细胞产生丝氨酸弹性蛋白酶,释放与基质结合的平滑肌细胞分裂素,如成纤维细胞生长因子,并可激活基质金属蛋白酶加强其他平滑肌细胞周围基质成分的降解,促进平滑肌细胞分裂和增生,而基质金属蛋白酶又可通过刺激细胞黏合素进一步导致平滑肌细胞的增生,最终使血管壁重构[15]。

总之,多种因素的作用引起血管收缩、血管重构和原位血栓形成,最终产生 IPAH 的血流动力学改变和病理改变。① 肺循环的血流动力学改变,由于肺小动脉广泛狭窄或闭塞,肺循环阻力增加,导致肺动脉高压,右心室负荷也不断增加,右心室肥厚进而扩张,右心室舒张压、右心房平均压显著增高,心排血量下降,最终发生右心室衰竭。② 呼吸功能的改变,由于广泛的肺小动脉管腔狭窄,肺微血管床减少,肺微血管血流充盈不足,随着病变的进展可引起弥散功能的下降,进而影响肺泡换气功能,通气血流比例失调,出现 PaO_2 和 $PaCO_2$ 的下降。

【临床表现】

IPAH 患者早期无明显症状,临床上早期诊断困难。出现症状到确诊 IPAH 平均需 2 年。出现症状就诊时肺动脉平均压多数已大于 45 mmHg,其主要原因是症状的非特异性。最早的症状为劳力性呼吸困难,其他常见症状包括胸痛、咯血、晕厥、下肢水肿。约 10% 的患者(几乎均为女性)呈现雷诺现象,提示预后较差[16,17]。少见症状有声嘶和咯血。

呼吸困难为最早出现,也是最常见症状。表现为进行性活动性气短。在美国 NIH 进行的特发性肺动脉高压前瞻性、登记注册研究中,大约 60% 的患者以劳力性呼吸困难为首发症状。

随着病程的进展,所有患者均可出现呼吸困难,其他常见症状有疲乏和活动耐量下降等。严重肺动脉高压患者休息时也可出现呼吸困难。当呼吸困难无法用其他疾病解释时,应考虑到肺血管疾病。

大约 40% 的肺动脉高压患者曾发生过胸痛和晕厥。IPAH 患者出现胸痛和晕厥表明心排出量已显著减少。胸痛是右心缺血所致,与右心肥厚和冠状动脉供血不足有关。晕厥是由于心排血量下降导致的脑供血不足所致。

与左心疾病引起的肺静脉高压的咯血不同,肺动脉高压的咯血主要是肺毛细血管前微血管瘤破裂导致。

提示右心功能不全的下肢水肿也为较常见的症状。雷诺现象发生率约为 10%,如出现雷诺现象常提示预后不佳。出现声音嘶哑,系肺动脉扩张挤压左侧喉返神经所致,临床称为 Ortners 综合征,较少见,病情好转后可消失。恶心、呕吐往往提示右心衰竭加重,应警惕少量消化道出血,因为这种不易觉察的出血是晚期 IPAH 贫血的重要原因。

主要是肺动脉高压和右心功能不全的表现,具体表现取决于病情的严重程度。

1. **肺动脉高压的体征**。最常见的是肺动脉瓣区第二心音亢进及时限不等的分裂。它是因肺动脉压升高导致肺动脉瓣提前关闭所致。当出现右心衰竭时 P_2 分裂固定。肺动脉瓣环扩大或右心室流出道增宽时可闻及 Graham-Steell 杂音。晚期患者,常因肺动脉高压导致卵圆孔被动开放,出现右向左分流,导致患者出现发绀。

2. **右心室肥厚和右心功能不全的表现**。右心室肥厚严重者在胸骨左缘可触及搏动,右心室充盈压升高可出现颈部巨大"a"波。右心衰竭时可见颈静脉怒张、肝大搏动、心包积液(32% 的患者可发生)、腹水、双下肢水肿等体征。闻及右心室第三心音奔马律提示右心衰竭严重。

3. **其他体征**。对疑似特发性肺动脉高压的患者,除了心肺表现外,还可能有其他表现:① 20% 的患者可出现发绀,是由于右向左分流、心排出量明显下降或肺内气体交换功能障碍所致;②低血压、脉压变小及肢体末端皮温降低。患者病情较重时可出现,是由于心排出量明显下降及外周血管收缩所致。

特发性肺动脉高压并无特异性的临床体征,重要的是在查体过程中注意排除其他可引起肺动脉压升高的疾病,如虽然特发性肺动脉高压可出现发绀,但是杵状指在 IPAH 中很少见,一旦出现往往提示先天性心脏病或肺静脉闭塞病。

肺内水泡音、呼吸音粗及呼吸音低分别提示肺淤血、肺纤维化及肺内渗出增多。肺内湿啰音、肌肉收缩附加音、哮鸣音及呼气时间延长提示肺实质或气管病变。肥胖、脊柱侧凸及扁桃体肥大提示可能合并气道阻塞性疾病。硬皮病皮肤改变、皮疹、甲床下毛细血管异常、关节炎及皮肤红斑提示结缔组织病。外周静脉血栓或栓塞提示静脉血栓栓塞症及肺栓塞。

确诊特发性肺动脉高压必须要排除其他各种原因引起的肺动脉高压。

【实验室检查】

1. 实验室检查

(1) 自身抗体的检查:怀疑风湿免疫性疾病者,常用的自身抗体筛查:ANA、抗 dsDNA、抗 ENA(包括抗 SSA、抗 SSB、抗 Sm、抗 Scl-70 抗体、抗 RNP 抗体、抗 rRNP、抗 Jo-1、抗着丝点抗体、抗磷脂抗体)和 ANCA 等。IPAH 患者以上抗体除抗核抗体与抗 KU 抗体可呈低度阳性外,其余均应阴性。

(2) 肝功能与肝炎病毒标志物:排除肝炎所致肺动脉高压,晚期特发性肺动脉高压患者可出现肝淤血所致肝功能损害。

(3) HIV 抗体:排除 HIV 感染所致肺动脉高压。

(4) 甲状腺功能检查:自身免疫性甲状腺炎可引起肺动脉高压,必须排除。

(5) 血气分析:早期正常,但重症患者有低氧血症和低碳酸血症。

(6) 凝血酶原时间与活动度:少数患者可有血液高凝状态。

2. 心电图检查·对于疑诊 IPAH 的患者应进行心电图检查,可以对心脏解剖和心律失常等一系列问题进行筛选,但心电图诊断肺动脉高压的敏感性较低。主要心电图改变包括以下几点。

(1) 肺动脉高压导致右心室肥厚和右心室扩张引起的心电图改变,电轴右偏,RV1>0.5 mV,R/S>1,V5、V6 导联呈 Sr,R/S<1 及右束支阻滞。

(2) 右胸前导联可出现 T 波低平或倒置,胸前导联 T 波倒置多见于有胸痛的患者,与右心室肥厚及右心缺血有关。

(3) 右心房扩大的心电图表现,Ⅱ、Ⅲ 及 aVF 导联可出现 P 波高尖(≥2.5 mm),P 波顺时针转位≥75°。心电图评估对确诊肺动脉高压患者的预后也有一定价值。Ⅱ 导联 P 波≥0.25 mV 的肺动脉高压患者,其病死率升高 2.8 倍,且 Ⅲ 导联 P 波每升高 1 mm 则病死率升高 4.5 倍。

3. 肺功能检查·可以排除明显的肺实质或气道疾病。IPAH 患者如 DLco 显著降低(<45%预测值)往往提示心输出量明显降低,预示预后不良。IPAH 患者二氧化碳分压值越低,说明过度通气越严重,预后越差,而氧分压和预后无明确相关性。

IPAH 患者可有轻度限制性通气障碍与弥散功能减低。部分重症患者可出现残余容积增加及最大通气量降低。如有其他表现,往往提示可排除 IPAH。心肺运动试验表明患者运动能力受限,表现为最大氧耗量、最大氧峰值、最大每分通气量及缺氧阈值均降低,而肺泡动脉氧压差增大。6 min 步行试验简便易行,是一项实用的评估方法。

4. 多导睡眠呼吸监测·因 10%～20%的睡眠呼吸障碍患者合并有肺动脉高压,所以对可疑患者应行睡眠呼吸监测,排除缺氧性肺动脉高压。

5. 右心导管术·RHC 是诊断和评估 PH 的标准方法,通过 RHC 可获得血流动力学数据,包括右心房压、右心室压(收缩压、舒张压和平均压)、肺动脉压力(收缩压、舒张压和平均压)、肺动脉楔压(pulmonary artery wedge pressure,PAWP)、心输出量、混合静脉血氧饱和度(mixed venous oxygen saturation,SvO_2)和 PVR 等,有助于判断有无心内左向右分流、评估对血管扩张剂的反应性和制定治疗策略。

WHO 的原发性肺动脉高压资料登记委员会就明确规定入选患者必须有右心导管资料。WHO 提出的 IPAH 诊断标准是静息时肺动脉平均压>25 mmHg,运动时>30 mmHg。美国 NIH 注册的 IPAH 患者平均右心房压 9.7 mmHg,肺动脉平均压 60 mmHg,心脏指数为 2.3 L/(min·m^2),肺血管阻力指数为 26 dyn·s/cm^5。此检查方法为有创检查,价格较高,操作复杂,有一定的危险性。

右心导管术的作用有:①准确测定肺动脉压力及肺毛细血管楔压;②药物试验估测肺血管反应性及药物的长期疗效;③鉴别诊断,IPAH 的肺动脉压力增高应属肺毛细血管前压力增高,而肺毛细血管楔压应正常,即使晚期 IPAH 患者其肺毛细血管嵌压略增高,亦不应该大于 16 mmHg,如大于 16 mmHg,需除外肺静脉压增高所致肺动脉高压;另外,心腔内血氧含量测定和/或导管走行径路异常有助于排除分流性先天性心脏病。

6. 急性血管反应试验·目的是选出对口服高剂量钙通道阻滞剂(calcium channel blockers,CCB)有效的患者。对 IPAH、DPAH 和 HPAH 患者应进行急性血管反应试验,阳性患者预后优于阴性患者。用于急性血管反应试验的药物包括吸入 NO、吸入伊洛前列素、静脉用前列环素(依前列醇)和静脉用腺苷,具体用法见表 30-2-1。静脉用腺苷患者耐受性差,已很少采用。

急性血管反应试验阳性标准为:用药后 mPAP 下降幅度>10 mmHg,且 mPAP 值下降到<40 mmHg,同时心输出量增加或不变。通常仅有 10% 的 IPAH 患者可达阳性标准。

7. 胸腔镜肺活检·病理学检查可以发现临床难以发现的早期间质性肺炎、肺静脉阻塞性疾病和肺毛细血管瘤等而排除 IPAH。但因肺活检是有创的检查,具有一定的危险性。因此,美国胸科医师协会不推荐肺动脉高压的患者常规进行肺活检检查。活检时应注意取材深入肺内 1 cm,肺组织应大于 2.5 cm×1.5 cm×1 cm。

表 30-2-1　急性血管反应试验的药物及使用方法

药物	使用方法	半衰期	剂量范围	剂量调整方法
依前列醇	静脉注射	3 min	2～12 ng/(kg·min)	每 10 min 增加到 2.0 g/(kg·min)，直到靶剂量
腺苷	静脉注射	5～10 s	50～3 μg/(kg·min)	每 2 min 增加 50 μg/(kg·min)，直到靶剂量或出现不能耐受的不良反应
一氧化氮	吸入	15～30 s	10～20 ppm	持续吸入 5 min
伊洛前列素	吸入	30 min	20 μg	持续吸入 10～15 min

【影像学表现】

为临床常规检查，可排除实质性肺部疾病引起的肺动脉高压。轻到中度患者胸部 X 线片可正常，但较重患者 X 线片可见：①中到高度的肺动脉段突出，肺门动脉明显扩张，左右肺动脉粗大；②整个肺野清晰，纹理纤细，与扩张的肺门动脉形成鲜明对比（截断现象）；③右心房、右心室扩大。

CT 能准确显示主肺动脉及左右肺动脉均扩张，与纤细的周围肺血管对比鲜明，并能观察到右心肥厚与扩张；CT 增强造影可帮助排除慢性栓塞性肺动脉高压；HRCT 有助于排除肺间质纤维化、肺泡蛋白沉积症等肺部疾病（图 30-2-1 和图 30-2-2）。

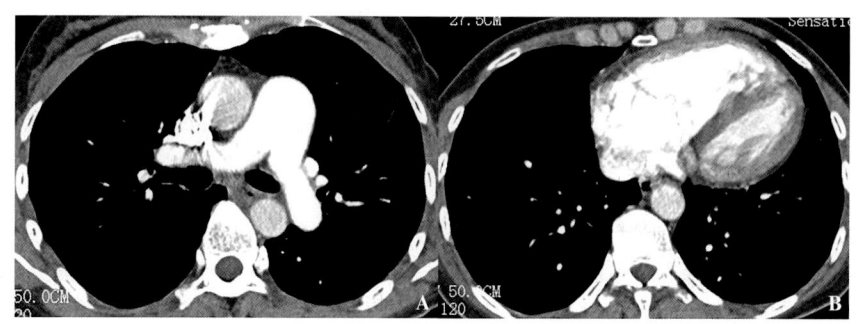

图 30-2-1　女性，49 岁。特发性肺动脉高压
CT 增强显示主肺动脉及左右肺动脉均扩张（A），右心肥厚与扩张（B）。

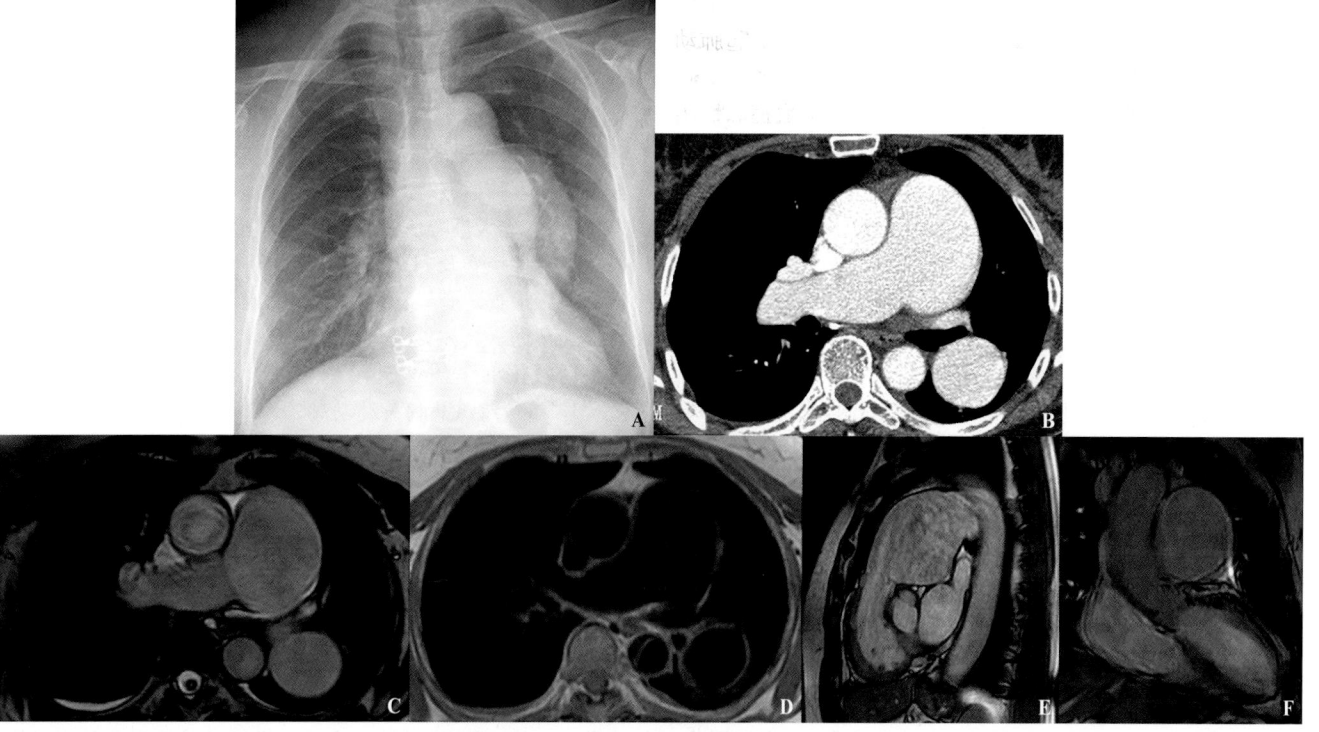

图 30-2-2　女性，62 岁。原发性肺动脉扩张
胸部正位片（A）显示两肺门增大，左肺动脉干瘤样扩张，CT（B）及 MRI（C～F）示肺动脉主干及左右肺动脉均扩张，左侧较右侧扩张更明显。

肺动脉造影术不常用于 IPAH 的诊断,当鉴别诊断有困难时,肺动脉造影可帮助排除肺栓塞、肺动脉肿瘤等引起肺动脉高压的疾病。

多普勒超声心动图是临床应用最广、操作最简便的无创影像学诊断技术,既可估测肺动脉压,又可评估心脏的结构和功能,因此是最常用的筛查肺动脉高压的手段[18]。最常用的方法是三尖瓣反流压差法。尽管在部分患者中多普勒超声心动图在测定实际肺动脉压力的精确度方面不如有创检查,但是超声测得值与心导管实测值显著相关[19]。

经胸超声心动图检查能够反映 PAH 病情严重程度和预后的指标主要包括:右心房面积、TAPSE、右心室面积变化分数、Tei 指数、心包积液等。IPAH 的超声心动图常表现为右心室内径扩大、右心室壁肥厚、室间隔向左移位、肺动脉明显增宽[20]。

多普勒检查可测定肺动脉收缩压。采用斑点追踪超声心动图技术可以提高右心功能检测的准确性,研究表明二维斑点追踪超声心动图技术测量的右心室应变和应变率与 PAH 患者的运动耐量和危险分层相关,右心室收缩运动不同步性是 IPAH 患者生存率的一个独立的预测因子,三维超声心动图测量的右心室游离壁应变、右心室容量和右心室射血分数可用于预测 PAH 患者的危险分层[21]。超声心动图评估右心功能的准确性不够,动态观察相关指标的变化临床意义更大[22]。

另外,多普勒超声心动图可以排除先天性心脏病及二尖瓣狭窄等可引起肺动脉高压的常见疾病。经食管超声心动图检查比经胸超声心动图更敏感,尤其在评估心脏内缺损方面更优。

肺通气-灌注扫描是排除慢性栓塞性肺动脉高压的重要手段。慢性栓塞性肺动脉高压有不同程度的灌注缺损,而特发性肺动脉高压患者可呈弥漫性稀疏或基本正常。

【诊断标准】

1. 诊断·由于特发性肺动脉高压是一个排除性的诊断,要想确诊,必须将可能引起肺动脉高压的其他病因一一排除。因此,询问病史一定要仔细、全面。

(1) 既往史

1) 有无长期吸烟史及慢性咳嗽、咳痰、喘息史,以除外慢性肺疾病和/或低氧相关肺动脉高压。

2) 有无冠心病、心肌梗死、高血压、风湿性心脏病等病史,以除外左心疾病相关肺动脉高压。

3) 有无静脉血栓栓塞病史,包括肺血栓栓塞症和深静脉血栓形成病史,以除外慢性血栓栓塞性肺动脉高压。

4) 心脏杂音史:应询问出生时有无心脏杂音,如有则高度提示先天性心脏病。

5) 风湿免疫性疾病史:应询问有无风湿免疫性疾病史。包括以下表现:①不明原因的发热、皮疹、关节痛、肌肉痛、肌无力;②口腔会阴溃疡;③不明原因的肾损害,如尿蛋白、镜下血尿、管型尿或肾功损害;④不明原因的血细胞减少或溶血性贫血;⑤不明原因的神经精神病变;⑥不明原因的多浆膜炎;⑦不明原因的口干、眼干、猖獗龋;⑧雷诺现象;⑨指端硬化;⑩肺间质病变。

6) 肝炎史:肝硬化可引起门脉高压性肺动脉高压。

7) 避孕药物接触史:因其是药物相关性肺动脉高压的高危因素。

8) 减肥药物接触史:在服用食欲抑制剂人群中,IPAH 发病率显著增高,可能与此类药物损害肺动脉内皮有关。因服用减肥药而致的肺动脉高压也属于药物相关性肺动脉高压。

(2) 个人史:有无吸毒、不洁性交及同性恋史等 HIV 感染高危因素。注意有无有毒油类接触史,因食用污染菜子油、长期接触印刷油及其他可挥发性工业油的人群,肺动脉高压发病率显著增高。

(3) 婚育史:女性患者应注意有无习惯性流产史,因为习惯性流产是抗磷脂抗体综合征的重要临床特点,而抗磷脂抗体综合征可引起栓塞性肺动脉高压。

(4) 家族史:与家族性肺动脉高压鉴别,应询问其直系家属有无类似发病发作史,家族中至少有两人受累(有症状或体征或直接超声心动图检查示肺动脉高压),且并未伴发其他疾病者诊断为家族性肺动脉高压。对于男性患者应询问其母亲、姐妹有无习惯性流产史。注意有无家族性静脉血栓栓塞史。

通过仔细全面询问病史,有助于提示诊断其他类型或其他相关因素导致的肺动脉高压。

2. 诊断流程·IPAH 是一个排除性的诊断,但在临床上并不是某个医院或某位医师未查出病因的就是 IPAH,这主要取决于是否已经排除了所有可能引起肺动脉压升高的继发性因素。几乎所有的继发性因素或疾病相关肺动脉高压都可能被误诊为 IPAH。

因此,正确的诊断与鉴别诊断非常重要,这就要求相关医师必须首先掌握可引起肺动脉高压的各种疾病的临床特点和相关危险因素的构成谱,熟悉肺动脉高压的病理生理,然后从病史采集、体格检查方面细致捕捉诊断线索,再合理安排实验室检查,一一排除。

首先根据症状、体征对疑诊肺动脉高压患者进行普通实验室检查,再通过 X 线片、心电图、超声心动图、肺功能测定及放射性核素肺通气-灌注扫描,排除肺实质性疾病、肺静脉高压性疾病、先天性心脏病及肺栓塞。血清学检查可明确有无胶原血管性疾病及 HIV 感染。IPAH 确诊依靠右心导管及心血管造影检查。心导管检查不仅明确诊断,而且对估计预后有很大帮助。具体见图 30-2-3。

【鉴别诊断】

1. 结缔组织病相关肺动脉高压·结缔组织病患者常有间歇性发热、关节肿痛等症状;可表现有皮肤改变、关节畸形、雷诺现象、多浆膜腔积液等;常合并肾脏损害;常有肺间质病变,如肺部听诊 Velcro 啰音,影像学提示肺间质纤维化或磨玻璃样改变等;实验室检查表现为红细胞沉降率增快,C 反应蛋白升高,血清免疫学抗体检测异常等。

2. 慢性血栓栓塞性肺动脉高压(chronic thromboembolic pulmonary hypertension, CTEPH)·一般病程较长,常在数年以上,常有静脉血栓栓塞症病史或临床表现;X 线片提示肺血分布不均,或有肺动脉缺支等;CT 肺动脉造影及核素肺灌注显像有助于确诊。

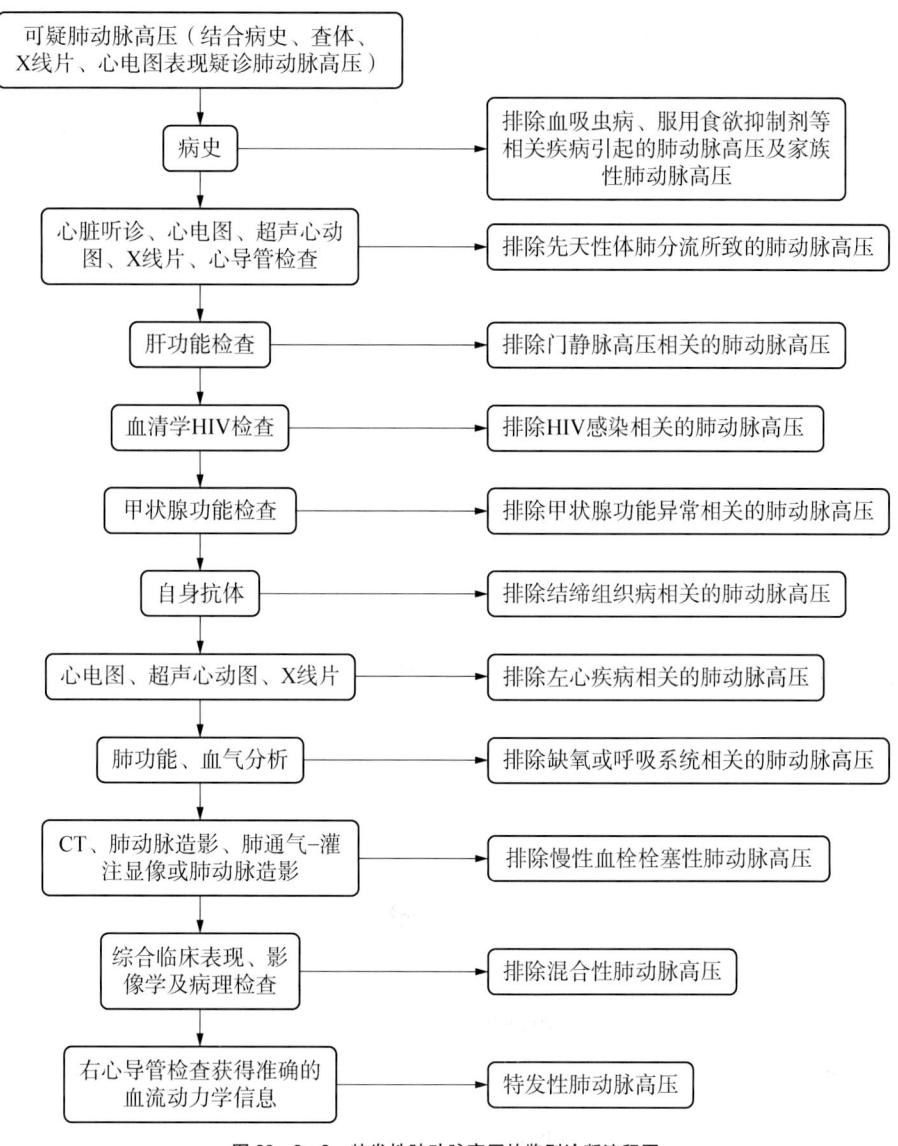

图30-2-3　特发性肺动脉高压的鉴别诊断流程图

3. **慢性呼吸系统疾病和/或低氧相关肺动脉高压** 某些病史并不典型的呼吸系统疾病容易漏诊，如睡眠呼吸障碍综合征及某些限制性通气功能障碍性疾病等。睡眠呼吸障碍综合征：多有打鼾病史，清醒状态下动脉血气分析大多正常，血红蛋白和红细胞计数常增加，多导睡眠监测可诊断。某些限制性通气功能障碍性疾病如肌无力、膈肌麻痹、严重的双侧性胸膜肥厚等，肺功能检查呈限制性通气功能障碍，X线片可提示胸膜、膈肌病变，肌无力者常有吞咽困难等。

4. **体-肺循环分流疾病相关肺动脉高压** 某些少见部位的房间隔缺损引起的肺动脉高压有时易被误诊为IPAH，如上腔型、冠状静脉窦型等，经食管超声或右心声学造影很有帮助。

5. **肺血管炎** 可累及大、中、小各级血管，包括大动脉炎、结节性动脉炎、ANCA相关性血管炎、白塞病等。鉴别点包括：周期性发热，反复咯血；皮疹，结节性红斑，口腔或会阴部溃疡；听诊闻及肺血管杂音；红细胞沉降率增快，X线片提示肺血分布不均，右下肺动脉干可正常或变窄等。

6. **肺血管发育异常** 可为先天性或获得性原因引起，如一侧肺动脉缺如、闭锁或发育不全。因其自幼发生，一侧肺动脉发育异常多无症状，肺动脉压也不升高，多在其他因素作用下才会形成肺动脉高压。影像学上表现为一侧肺动脉缺支、肺血明显减少、心影移位等，肺动脉造影可确诊。

（朱力　张露露　韩丹）

参考文献

[1] Galie N, Humbert M, Vachiery JL, et al. 2015 ESC/ERS Guidelines for the diagnosis and treatment of pulmonary hypertension: the joint task force for the diagnosis and treatment of pulmonary hypertension of the European society of cardiology (ESC) and the European respiratory society (ERS): endorsed by: association for European paediatric and congenital cardiology (AEPC), international society for heart and lung transplantation (ISHLT) [J]. Eur Respir J, 2015, 46:90375.

[2] McGoon MD, Benza RL. Escribano-subias petal pulmonary arterial hypertension: epidemiology and registries [J]. J Am Coll Cardiol, 2013, 62: D51-D59.

[3] Hoeper MM, Humbert M, Souza R, et al. A global view of pulmonary hypertension [J]. Lancet Respir Med, 2016,4:306-322.

[4] Cassady SJ, Ramani GV. Right heart failure in pulmonary hypertension [J]. Cardiol Clin, 2020,38:243-255.

[5] Savale L, Sattler C, Günther S, et al. Pulmonary arterial hypertension in patients treated with interferon [J]. Eur Respir J, 2014,44:1627-1634.

[6] Savale L, Chaumais MC, Cottin Vetal. Pulmonaryhypertension associated with benfluorex exposure [J]. Eur Respir J, 2012,40:1164-1172.

[7] Soubrier F, Chung WK, Machado R, et al. Genetics and genomics of pulmonary arterial hypertension [J]. J Am Coll Cardiol, 2013,62:D13-D21.

[8] Southgate L, Machado RD, Gräf S, et al. Molecular genetic framework underlying pulmonary arterial hypertension [J]. Nat Rev Cardiol, 2020,17:85-95.

[9] Vonk-Noordegraaf A, Chin KM, Haddad F, et al. Pathophysiology of the right ventricle and of the pulmonary circulation in pulmonary hypertension: an update [J]. Eur Respir J, 2019,53:1801900.

[10] Badagliacca R, Poscia R, Pezzuto B, et al. Right ventricular remodeling in idiopathic pulmonary arterial hypertension: adaptive versus maladaptive morphology [J]. J Heart Lung Transplant, 2015,34:395-403.

[11] Amsallem M, Sweatt AJ, Aymami MC, et al. Right heart end-systolic remodeling index strongly predicts outcomes in pulmonary arterial hypertension: comparison with validated models [J]. Circ Cardiovasc Imaging, 2017,10:e005771.

[12] Vonk-Noordegraaf A, Haddad F, Chin KM, et al. Right heart adaptation to pulmonary arterial hypertension: physiology and pathobiology [J]. J Am Coll Cardiol, 2013,62:D22-D33.

[13] van de Veerdonk MC, Marcus JT, Westerhof N, et al. Signs of right ventricular deterioration in clinically stable patients with pulmonary arterial hypertension [J]. Chest, 2015,147:1063-1071.

[14] D'Alto M, Scognamiglio G, Dimopoulos K, et al. Right heart and pulmonary vessels structure and function [J]. Echocardiography, 2015,32:S3-S10.

[15] Wang XJ, Xu XQ, Sun K, et al. Association of rare PTGIS variants with susceptibility and pulmonary vascular response in patients with idiopathic pulmonary arterial hypertension [J]. JAMA Cardiol, 2020,5:677-684.

[16] Hoeper MM, Pittrow D, Opitz C, et al. Risk assessement in pulmonary arterial hypertension [J]. Eur Respir J, 2018,51:1702606.

[17] Benza RL, Farber HW, Selej M, et al. Assessing risk in pulmonary arterial hypertension: what we know, what we don't [J]. Eur Respir J, 2017, 50:1701353.

[18] Lang RM, Badano LP, Mor-Avi V, et al. Recommendations for cardiac chamber quantification by echocardiography in adults: an update from the American society of echocardiography and the European association of cardiovascular imaging [J]. J Am Soc Echocardiogr, 2015,28:1-39.

[19] El-Yafawi R, Rancourt D, Hacobian M, et al. Pulmonary hypertension subjects exhibit right ventricular transient exertional dilation during supine exercise stress echocardiography [J]. Pulm Circ, 2019,9:2045894019851904.

[20] Shelburne NJ, Parikh KS, Chiswell K, et al. Echocardiographic assessment of right ventricular function and response to therapy in pulmonary arterial hypertension [J]. Am J Cardiol, 2019,124:1298-1304.

[21] Harrison A, Hatton N, Ryan JJ. The right ventricule under pressure: evaluating the adaptive and maladaptive changes in the right ventricle in pulmonary arterial hypertension using echocardiography (2013 Grover Conference series) [J]. Pulm Circ, 2015,5:29-47.

[22] Wright LM, Dwyer N, Celermajer D, et al. Follow-up of pulmonary hypertension with echocardiography [J]. JACC Cardiovasc Imaging, 2016, 9:733-746.

第三节·伴先天性心血管病的肺动脉高压

人体的血液循环包括两部分,即体循环和肺循环。生理状态下,体循环为高压系统,肺循环属低压系统,尽管两者的起点和终点都是心脏,但两者的血流在心内并无直接的交通和分流。在心脏和大动脉出现畸形和缺损时,可发生体-肺循环分流和继发性肺动脉高压。与之相关的各种先天性心脏病见表30-3-1。

表30-3-1 导致体-肺循环分流和肺动脉高压的先天性心脏病

动脉导管未闭	室间隔缺损
主动脉-肺动脉窗	心内膜垫缺损
共同动脉干	大动脉转位合并室间隔缺损
肺动脉起源异常	右心室双出口
主动脉窦瘤破裂	单心室
主动脉弓中断合并室间隔缺损	冠状动脉起源异常
主动脉缩窄合并室间隔缺损、动脉导管未闭	冠状动脉瘘
房间隔缺损	肺静脉畸形引流

【病理生理】

体-肺循环分流导致的肺动脉高压有血流动力学和肺血管病理改变两方面原因。在疾病的早、中期,以血流动力学因素为主,表现为肺动脉收缩,血管张力增高的可逆性肺动脉高压[1]。在疾病的晚期发展到器质性阶段,则表现为不可逆性肺动脉高压。

1. 肺动脉高压的诱因

(1) 肺循环血流量增加:正常状态下人体的肺循环与体循环阻力之比约为0.2,因此在各种先天性心脏大血管隔缺损存在血流交通时,一般均出现左向右分流,即体循环血流向肺循环分流,因而肺循环血流量均有不同程度的增加,增加的多少与先天性心脏病的种类及复杂程度、轻重程度(如缺损大小)及机体的反应差别有关,与个体的年龄和病程长短亦有关[2,3]。从生理学角度考虑循环血量的增加主要是增加系统的平均充盈压,因而单纯的血流量增加对增高肺动脉压的作用是有限的。但是实验证明,不论其作用大小如何,肺循环流量增加确实能导致肺动脉高压并形成相应的肺血管病理改变。

(2) 肺动脉压力增高:心室间隔和大动脉之间的先天性缺损,如室间隔缺损、完全性心内膜垫缺损、动脉导管未闭等先天性心脏病,只要这些缺损大到一定程度将直接导致肺动脉高压。多水平分流(如室间隔缺损合并动脉导管未闭)与单水平分流相比,前者出现肺动脉高压更早、更重。

(3) 低氧血症:大量临床和实验研究表明,低氧血症引起肺血管收缩和阻力增高而出现肺动脉高压。同样诊断为室间隔缺损的患者，高海拔地区的患者比低海拔地区患者的肺血管阻力高约1倍。大动脉转位、右心室双出口合并室间隔缺损与单纯室间隔缺损相比，前者更早引起严重肺动脉高压，原因之一在于前者因有心室大动脉连接异常而同时合并低氧血症。

（4）血液黏滞度高：流体力学原理表明，血流阻力由血液和血管壁之间的摩擦阻力和血液内部的摩擦阻力构成，而后者主要取决于血液黏滞度。黏滞度越高则血流阻力越高。在大动脉转位、心室双出口、单心室等患者，因缺氧而使红细胞增生，血红蛋白可高达180~200 g/L及以上，高黏滞度血液无疑将增加肺循环阻力。

（5）肺静脉回流受阻：先天性二尖瓣病变、完全性肺静脉异位引流合并肺静脉梗阻、左心发育不全等先天性心脏病可发生这种情况。肺动脉高压的临床分类中，它不属于本节讨论内容。但某些复杂先天性心脏病，特别是内脏异位综合征等畸形，可合并上述情况，即体-肺循环分流同时合并肺静脉回流梗阻，肺动脉血流增加而肺静脉回流不畅，则会加重肺动脉高压。

2. 血管收缩的机制·体-肺循环分流的先天性心脏病，由于上述因素的作用，导致肺动脉过度收缩。它实际上是正常的肺血管收缩-舒张调控机制失衡的结果，即血管舒张机制减弱，而血管收缩机制增强。在体-肺循环分流相关的早期肺动脉高压，血管内皮细胞功能失调所致的肺血管收缩是主要原因。

【病理学表现】

肺血管的各种病理改变的实质是肺血管重构，即在各种损伤因子的作用下，肺血管壁的组织结构发生一系列异常变化，可累及肺动脉、毛细血管和肺静脉。各种病因所致的肺动脉高压，虽然多有相似的病理改变，甚至难以区分，但病理改变的分布和累及血管床的部位仍有差别。

体-肺循环分流的先天性心脏病，肺动脉高压的肺血管病变主要见于腺泡前和腺泡内的肺动脉和小动脉，分类上称为肺动脉病。1958年，Heath and Edwards详细报道了先天性心脏病肺动脉高压的各种病理改变，并将其由轻到重分为6级（表30-3-2）。一般认为，Ⅰ、Ⅱ级病变是可逆的，而Ⅲ级以上病变是不可逆的，所有这些病变导致的共同结果是血管壁僵硬，肺动脉管径减小和闭塞，血管床数量减少，最终发展成器质性肺动脉高压[4]。

表30-3-2 Heath和Edwards肺血管病理形态分级

分级	病理改变	分级	病理改变
Ⅰ	中层肥厚	Ⅳ	丛状病变
Ⅱ	内膜增生	Ⅴ	血管扩张
Ⅲ	纤维化	Ⅵ	纤维素样坏死

正常人毛细血管前的肺小动脉（腺泡内动脉）由内层的血管内皮细胞和外层的弹力纤维构成，没有平滑肌细胞，这部分肺小动脉是动脉压下降最大的部位。因此，其血管张力和组织结构发生任何改变，将导致肺循环阻力和压力的明显变化。

先天性心脏病导致的肺动脉高压最早的病理改变是腺泡内肺小动脉出现平滑肌细胞或形成平滑肌层。它将导致血管腔内径的减小而增大肺循环阻力和压力。受此影响，正常肺动脉（腺泡前动脉）的平滑肌异常增殖和增生，表现为严重的中层肥厚，在肥厚的平滑肌层之间，可出现新的弹力层。这些改变最终导致肌性动脉管径变窄和血管壁硬度增加，进一步增加肺循环阻力而加重肺动脉高压。

在血管壁中层肥厚和过度肌化的基础上出现内膜增生，在血管内皮和内皮下的弹力纤维之间形成新的内膜（增厚的内膜形态上可以是向心性层状结构，也可以是偏心性和向心性非层状结构）。它由细胞和基质成分共同构成。目前认为前者主要是纤维母细胞和平滑肌细胞，但其来源或演化形成过程仍不十分清楚，可以肯定的是与肺动脉肌化相似，内膜增生是肺血管对各种损伤因素的非特异性病理反应，先天性心脏病左向右分流引起的肺循环血流量增加，是重要的损伤因素之一。

最严重的病理改变是肺组织单位面积外周血栓数量减少和管径变细。其可能原因：①肺血管闭塞消失；②在损失因素作用下，肺动脉的分支不能伴随肺泡正常发育。

目前将丛样病变、扩张病变和动脉炎都归为复杂病变，这些病变的特点是灶状分布，一般认为这些病变是器质性病变或肺动脉高压迅速加重的标志。这些病变主要见于大龄、儿童或成人，在2~3岁先天性心脏病的婴幼儿，即使合并严重的肺动脉高压，也很少出现复杂病变。有鉴于此，这些病理改变作为评估肺动脉高压的指标，其临床价值是有限的。

【临床表现】

因体-肺循环分流导致肺动脉高压的先天性心脏病种类繁多，不同原发疾病的临床表现、病程时间及自然预后各不相同，相应的肺动脉高压出现的时间、轻重程度和进展快慢也不相同[5,6]。即使是同一种疾病，合并肺动脉高压的个体差异也较大。例如，同样是膜周部非限制性室间隔缺损，有的病例直到中年期仍表现为动力性肺动脉高压，外科手术治疗后肺动脉高压可迅速降至接近正常。

另有一些病例，在学龄前儿童期就迅速发展到器质性肺动脉高压，而失去手术治疗的机会。尽管如此，在复杂的先天性心脏病中，造成肺动脉高压仍有某些基本规律可循，即多水平分流重于单水平分流，复杂畸形重于简单畸形，发绀型重于非发绀型。不论何种原发疾病，合并肺动脉高压到一定程度，均有相应的临床表现。

体-肺循环分流的先天性心脏病合并肺动脉高压一般有下述临床表现：①反复呼吸道感染；②发育迟缓，营养不良；③气促、运动受限；④相应的体征有：显著亢进的肺动脉第二音或第二心音分裂、发绀、颈静脉充盈、肝脏增大、水肿、腹水等。

【影像学表现】

根据相关的病史和临床表现，胸部X线片和心脏超声检查，大部分先天性心脏病尤其是简单畸形等原发病都可作出明确诊断。少数复杂的心脏畸形需要做心血管造影、CT和

MRI 检查。

大量左向右分流的动力性肺动脉高压患者,胸部 X 线片一般可见心影增大、肺动脉段外凸、肺血增多。晚期器质性肺动脉高压患者,X 线片显示心影接近正常大小,肺动脉段显著隆起。肺部外周血管影减少,而肺门血管影增加,构成残根样征象(图 30-3-1)。

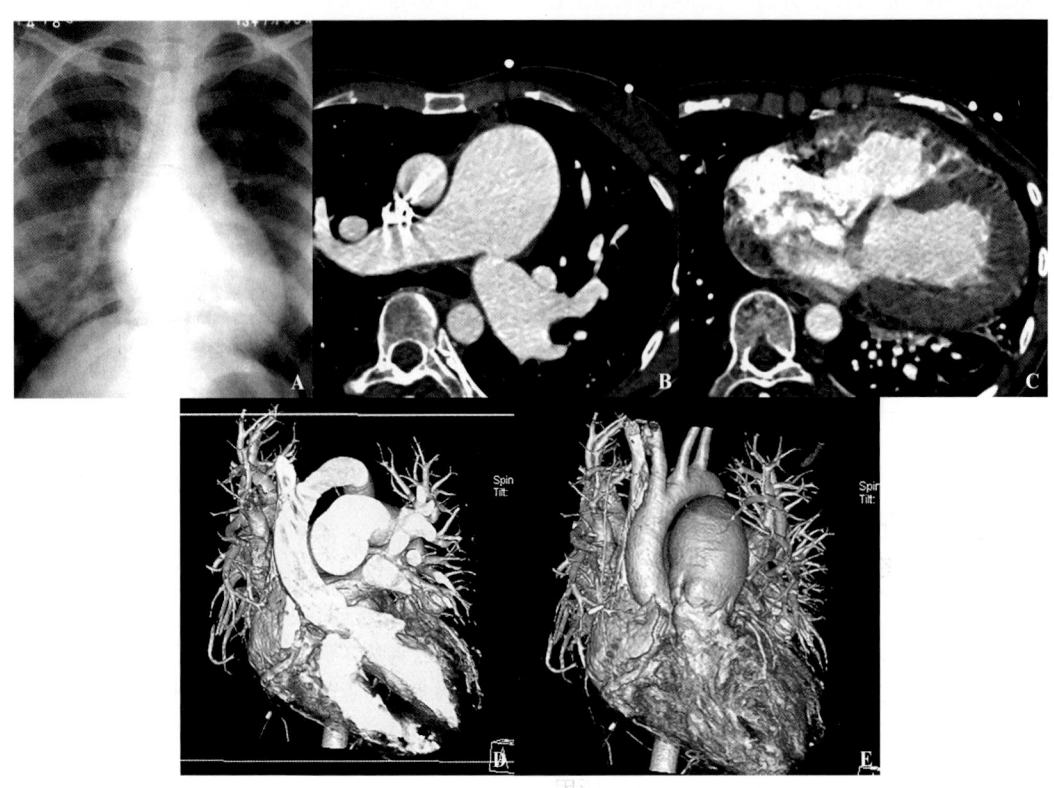

图 30-3-1　女性,34 岁。室间隔缺损

胸部正位片(A)示心影增大,心尖圆钝上翘,心腰部隆起,右下肺动脉增宽,主动脉结小,肺门大;CT 增强(B、C)及重建(D、E)显示肺动脉主干及分支直径明显增大,并可见室间隔的漏孔。

对先天性心脏病合并肺动脉高压的评估,超声是目前临床最重要、最实用的无创性检测方法。M 型超声可见到肺动脉瓣的启闭幅度和速率呈 W 波征象。二维超声可显示肺动脉及其分支的增粗,多普勒超声根据心内分流或反流的频谱测定峰值流速,并估测右心室和肺动脉压力值。彩色多普勒图像直接显示体肺循环分流的状况,包括分流量的大小、方向(左向右、右向左、双向分流)和速度等。

目前右心导管检查仍是评估体-肺循环分流性先天性心脏病合并肺动脉高压及血流动力学改变最准确的方法。对严重肺动脉高压者,右心导管检查是原发疾病手术适应证选择的十分重要的依据[7,8]。它能直接测定肺动脉压和肺毛细血管楔压,结合心导管在心脏各房室和大血管的不同部位采集并检测血液氧含量和血氧饱和度,根据 Fick 法原理,计算体循环和肺循环血流量比值、体循环和肺循环间的分流量及肺血管阻力。

(朱力　张露露　韩丹)

参考文献

[1] Radke RM, Diller GP, Baumgartner H. The challenge of managing pulmonary arterial hypertension in adults with congenital heart disease [J]. Expert Rev Cardiovasc Ther, 2013,11(7):919-931.

[2] Simonneau G, Montani D, Celermajer DS, et al. Haemodynamic definitions and updated clinical classification of pulmonary hypertension [J]. Eur Respir J, 2019,53:1801913.

[3] 甘品,戴海龙,光雪峰. 先天性心脏病肺动脉高压的诊治进展[J]. 中国心血管病研究,2018,16:301-305.

[4] 中国医师学会心血管内科医师分会. 2015 年先天性心脏病相关性肺动脉高压诊治中国专家共识[J]. 中国介入心脏病学杂志,2015,32:61-69.

[5] Galie N, Hoeper MM, Humbert M, et al. Guidelines for the diagnosis and treatment of pulmonary hypertension [J]. Eur Respir J, 2009,34:1219-1263.

[6] Stout KK, Broberg CS, Book WM, et al. Chronic heart failure in congenital heart disease: a scientific statement from the American Heart Association [J]. Circulation, 2016,133:770-801.

[7] Binanay C, Califf RM, Hasselblad V. Evaluation study of congestive heart failure and pulmonary artery catheterization effectiveness: the ESCAPE trial [J]. JAMA, 2005,294:1625-1633.

[8] Harvey S, Harrison DA, Singer M, et al. Assessment of the clinical effectiveness of pulmonary artery catheters in management of patients in intensive care (PAC-Man): a randomised controlled trial [J]. Lancet, 2005,366:472-477.

第四节·伴结缔组织病的肺动脉高压

结缔组织病(connective tissue diseases, CTD)是一种以血管及结缔组织慢性炎性为基础的自身免疫性疾病,主要累及关节及周围软组织,包括肌肉、肌腱、韧带、滑膜、筋膜等。

结缔组织病为系统性疾病,广泛损害多种组织和脏器,肺受累是结缔组织病的常见并发症。而 PAH 作为结缔组织病的并发症在以往常常被忽视,近年来随着对其认识的逐步深入,结缔组织病并发 PAH 日益受到重视,PAH 的发生已成为 CTD 预后不良的提示之一[1,2]。

几乎所有类型的结缔组织疾病均可以发生肺动脉高压。然而不同种类的结缔组织疾病合并肺动脉高压的发生率有显著差别。类风湿关节炎、皮肌炎和多发性肌炎很少并发肺动脉高压。虽然干燥综合征患者可以出现快速进展的肺动脉高压,但这也是罕见并发症。

但是 5%~10% 的系统性红斑狼疮患者可出现肺动脉高压。在进行性系统性硬化患者中,肺动脉高压的发生率可高达 10%~33%,这一比例在混合型结缔组织病患者中甚至更高[3]。

CTDPAH 的发病机制和病理生理过程较为复杂,可涉及各种类型 PAH,甚至可出现数种类型混合并存的情况,其中以引起肺动脉病变导致 PAH 最常见。

CTD 是引起 PAH 的重要原因,而 PAH 也是 CTD 的严重并发症之一。CTD-PAH 其临床表现隐匿,早期诊断困难,治疗效果不佳,是 CTD 患者死亡的重要因素之一。几乎所有的 CTD 均可出现 PAH,常见者包括 SLE、系统性硬化症、混合性 CTD(MCTD) 及干燥综合征等。引起 PAH 的 CTD 谱可能存在种族差异,欧美以 SSc 为主,中国以 SLE 为主。

对于所有 PAH 患者,均应常规进行 CTD 筛查。在针对系统性硬化症相关 PAH 的临床研究中发现,mPAP 即使轻微升高(21~24 mmHg),也有运动受限的症状、预后不良,并且部分患者会发展为 PH,针对这部分患者应加强监测随访。

【发病机制与病理】

结缔组织病相关 PAH 的发病机制尚不完全清楚,结缔组织病可能导致内皮细胞、血管平滑肌细胞及成纤维细胞的增殖状态和功能发生异常[4]。肺动脉内皮细胞具有产生一氧化氮和前列腺素等舒张血管物质,以及内皮素等收缩血管物质的功能。

正常状态下,这两类物质的表达和产生处于一种平衡状态,并维持着肺动脉的稳定性。当内皮细胞受到结缔组织病相关因素的刺激出现功能异常时,舒血管物质的产生减少而缩血管物质的表达增加,使肺动脉舒缩功能紊乱,导致肺小动脉出现慢性阻塞,因而导致肺动脉高压的形成。

结缔组织病相关 PAH 的组织病理学改变与 IPAH 相似,表现为中小肺动脉的内膜增生、中膜肥厚和外膜纤维化。以往认为中膜肥厚是一种纤维化的过程,近来的研究结果提示,内皮细胞呈洋葱皮样增生是 IPAH 及结缔组织病相关 PAH 的标记。

在结缔组织病相关 PAH 的病理改变中也可以见到特征性的肾小球样丛状血管增生,这种改变也主要是由于增殖的内皮细胞形成一种通道样结构,因此是一种血管源性病理过程。

【临床表现】

结缔组织病患者出现肺动脉高压的初期通常没有明确的临床表现,随着病情的进展可以出现运动后呼吸困难,这是肺动脉高压患者最常见的临床症状。

部分严重持续性肺动脉高压患者可以发生右心功能不全,而出现心悸、腹水、肢体水肿等临床表现和相应的体征[5]。查体可见 P2 亢进,胸骨左缘出现收缩期杂音提示三尖瓣反流的存在。

【影像学表现】

超声心动图检查是发现早期肺动脉高压的有效方法,与心导管检查相比,是一种可靠、无创、方便的测量肺动脉收缩压的方法。WHO 建议超声心动图测量肺动脉收缩压大于 40 mmHg 或三尖瓣反流速度大于 3.2 m/s 时可诊断为 PAH。超声心动图作为检测 PAH 的常规方法,现已广泛应用,结缔组织病患者,尤其是具有发生 PAH 高危因素或者出现呼吸困难症状的患者,应该每隔半年至一年进行一次心脏超声检查。

胸部 X 线检查尽管也是无创性检查方法,但由于结缔组织病相关 PAH 患者心电图出现右心室增大表现的比例较少,时间较晚,不作为筛选 PAH 的常规方法;而胸部 X 线检查对诊断 PAH 的准确性较差,因此应用也受到限制。

如果超声心动图检查发现存在 PAH,应进一步寻找 PAH 发生的原因。胸部 CT 检查有助于明确结缔组织病患者是否存在肺间质病变。此外,CT 肺动脉造影检查及核素通气-灌注检查有助于鉴别 PAH 是否由肺动脉栓塞所致[6](图 30-4-1)。

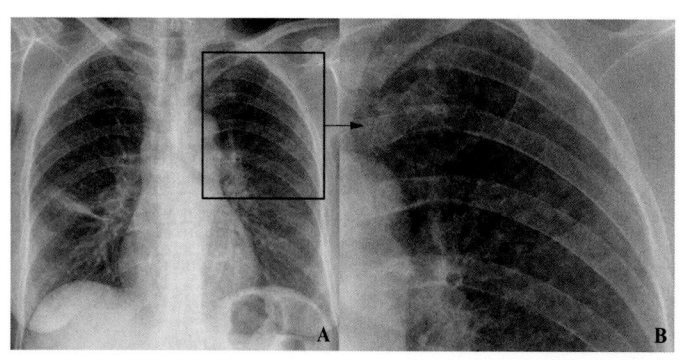

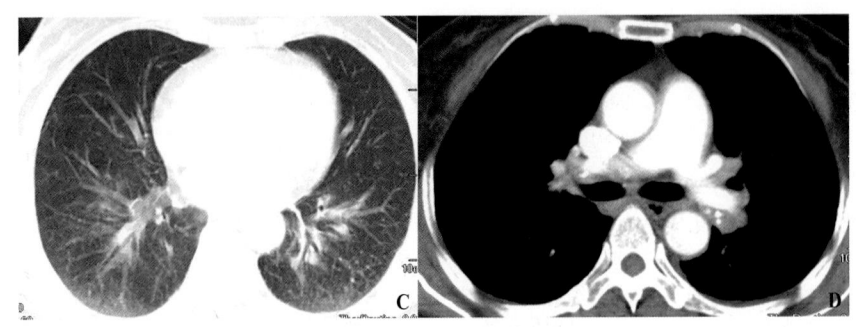

图30-4-1 女性,61岁。系统性硬化症

胸部正位 X 线片及局部放大片(A、B)显示左上肺多发粟粒样病变,右中肺条片状阴影;CT 肺窗(C)显示双肺下叶外围胸膜下淡薄密度增高影,左下肺夹杂粟粒状结节,纵隔窗(D)显示主肺动脉直径增大。

(朱力 张露露 韩丹)

参考文献

[1] 樊勇,郝燕捷,张卓莉.结缔组织病相关肺动脉高压自身免疫性炎症及治疗[J].中华临床免疫和变态反应杂志,2015,9:318-323.
[2] 中国医师协会风湿免疫科医师分会风湿病相关肺血管间质病学组,国家风湿病数据中心,国家皮肤与免疫疾病临床医学研究中心.2020 中国结缔组织病相关肺动脉高压诊治专家共识[J].中华内科杂志,2021,60:406-420.
[3] Gerry, Coghlan, Matthias, et al. Incidence of pulmonary hypertension and determining factors in patients with systemic sclerosis [J]. Eur Respir J, 2018, 51:1701197.
[4] Zanatta E, Polito P, Famoso G, et al. Pulmonary arterial hypertension in connective tissue disorders: Pathophysiology and treatment [J]. Exp Biol Med, 2019, 244:120-131.
[5] Nakayama K, Nakajima Y, Tanaka R, et al. Predictors of long-term outcomes in patients with connective tissue disease associated with pulmonary arterial hypertension [J]. J Clin Rheumatol, 2021, 27:e371-e377.
[6] Kooranifar S, Naghshin R, Sezavar SH, et al. Diagnostic value of chest spiral CT scan and Doppler echocardiography compared to right heart catheterization to predict pulmonary arterial hypertension in patients with scleroderma [J]. Acta Biomed, 2021, 92:e2021074.

第五节·肺静脉闭塞病

肺静脉闭塞病(pulmonary veno-occlusive disease, PVOD)是一种罕见的以肺动脉高压为临床表现的疾病,主要影响肺毛细血管后静脉[1]。

临床表现与其他原因造成的肺动脉高压特别是 IPAH 非常相似,但是其发病机制及病理改变与其他类型的肺动脉高压截然不同,用于扩张肺动脉的药物不仅不能缓解症状,反而由于扩张了肺动脉,肺静脉的阻塞没有解除,肺血流的增加而加重了肺动脉高压,甚至导致急性肺水肿造成患者死亡[2,3]。

因此,临床诊断 IPAH 时必须与肺静脉闭塞病鉴别。目前这种疾病的诊断和治疗都很困难。本病预后不良,肺移植是唯一有效的治疗方法。

【发病机制与病理】

肺静脉闭塞病主要累及大小肺静脉或一侧肺静脉,60%~70%的肺静脉可受累,病理表现为肺静脉内膜增厚,通常由疏松的结缔组织构成,含少许胶原纤维[4]。有时内膜纤维化由胶原及少量弹力纤维组成致密组织,提示病变较陈旧。血管再通后,残留的内膜纤维化突起构成血管内纤维间隔,广泛的再通可穿透血管壁,包绕已阻塞的血管壁,形成血管瘤样改变。

肺静脉闭塞病的组织学特征性改变是严重的肺淤血和间质性纤维化形成的小病灶,慢性病变可类似心脏二尖瓣病变的肺改变,病程中胶原纤维沉积于小叶间隔和肺泡。病灶附近小静脉可有严重的狭窄或阻塞。肺泡壁增厚,含有淋巴细胞和浆细胞。病灶有时融合成大的间质纤维化区,X 线检查显示结节样阴影。另一个特征性改变是肺含铁血黄素沉积,支气管肺泡灌洗液中可见含铁血黄素细胞。

肺静脉闭塞病的病理学诊断通常需要开胸肺活检,而支气管镜肺活检标本很难作出诊断。但患者往往一般情况差,很难耐受外科胸腔镜检查,因此目前肺静脉闭塞病的诊断依然是依靠移植后肺活检及尸检。

【临床表现】

肺静脉闭塞病的症状和体征都是非特异性的,是由肺动脉高压和右心衰竭引起的[5]。最常见的症状是进行性活动后呼吸困难,与其他毛细血管前肺动脉高压不同的是,夜间呼吸困难少见,偶有咯血,但量少。乏力、嗜睡也是肺静脉闭塞病的常见症状。

随着病情的进展,右心衰竭的症状和体征会非常明显。主要的体征有发绀、颈静脉怒张、肺部可闻及爆裂音。P2 亢进、分裂,肺动脉瓣区收缩期喷射音和舒张期反流性杂音,三尖瓣区收缩期反流杂音及杵状指。此外,胸腔积液也是肺静脉闭塞病的常见表现。

【影像学表现】

1. X 线片表现·X 线片的特征性改变对肺静脉闭塞病的诊断帮助较大,主要征象有反映静脉压力增高的肺淤血、间质性肺水肿、Kerley B 线等。肺间质纤维化和灶性病变在 X 线片上呈弥漫性网状结构影。

2. CT 表现·胸部 CT 可显示小叶间隔增厚、呈马赛克样或弥漫性磨玻璃样表现、多发小结节影、胸腔积液、纵隔淋巴结肿大。主肺动脉和中心肺动脉扩张，但肺静脉直径正常。血管造影显示中心肺动脉扩张、循环时间延长、右心室扩大、肺动脉无充盈缺损和阻塞，左心房和肺静脉正常。除此之外，还有下列表现。

（1）磨玻璃影：在肺静脉闭塞病患者中出现的概率多于 IPAH 患者。磨玻璃影分布较广泛，可在肺尖或肺底出现，也可在肺的周边部出现（图 30-5-1）。小叶中央型较全小叶型常见。肺静脉闭塞病出现磨玻璃影的确切机制尚不清楚，有学者认为可能与肺泡间隔增厚和纤维化有关。

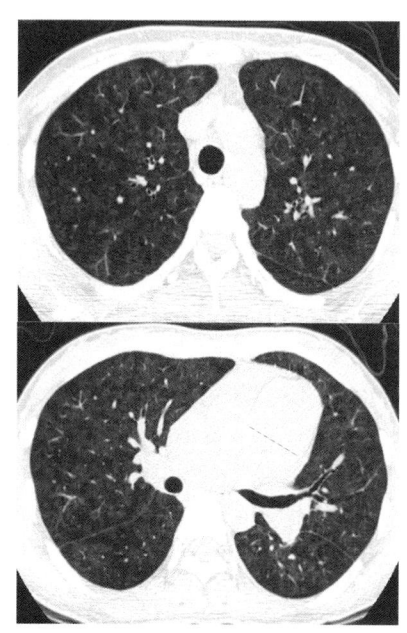

图 30-5-1 女性，28 岁。肺静脉闭塞病
间歇性气促，咳嗽、咳痰 1 年，加重伴双下肢水肿 6 个月，肺动脉高压，右心功能不全，三尖瓣重度反流。CT 肺窗显示两肺分布广泛的小斑片状磨玻璃影，主肺动脉增宽。开胸肺活检并基因检测证实为肺静脉闭塞病。

Marie 报道 1 例肺静脉闭塞病患者进行单侧肺移植后，未移植的一侧肺磨玻璃影在移植后几乎完全消失，因此认为磨玻璃影主要与肺充血水肿有关，而肺静脉本身病变和肺间质纤维化为次要因素。这种推测的理由是，单侧肺移植后，肺血流重新分布，由于移植肺静脉血管阻力小，大部分血液进入移植肺，使未移植肺血液灌注减少，从而减轻了未移植肺的肺水肿。

（2）小叶间隔增厚：93% 的肺静脉闭塞病患者胸部 CT 可显示光滑增厚的小叶间隔，而特发性肺动脉高压患者只有 13% 出现小叶间隔增厚，前者出现的概率明显高于后者。小叶间隔增厚常见于胸膜下。这种影像学征象可能与肺静脉闭塞病患者肺静脉血管硬化，叶间胸膜纤维化的病理改变有关。

（3）肺内结节影：肺野内有多发结节影，结节边界不清，大小不一。这些结节样改变可能与肺间隔增厚的病理改变有一定关系。

（4）胸腔积液：27% 的肺静脉闭塞病患者胸部 CT 显示胸腔积液的征象。而 IPAH 患者胸腔积液出现率为 15%。

（5）纵隔征象：纵隔淋巴结肿大可能是淋巴结反应性增生所致，这在鉴别肺静脉闭塞病和 IPAH 时具有特征性意义。也可见心包积液，此外主肺动脉与胸主动脉比值大于 1，但不具有特异性。

【诊断标准】

肺静脉闭塞病（PVOD）、肺毛细血管瘤病（PCH）和 IPAH 在临床上难以区分，以往由于诊断意识不强，缺乏确诊手段，绝大多数 PVOD、PCH 被误诊为 IPAH。目前诊断 PVOD、PCH 需要结合临床表现、影像学特点、肺功能指标、血流动力学指标及基因检测，必要时需要组织病理学诊断。

1. 影像学表现·X 线片对 PVOD、PCH 诊断价值有限，病情严重时可表现为肺水肿。胸部 HRCT 是诊断 PVOD、PCH 的主要影像学手段。PVOD、PCH 主要影像学特征包括纵隔淋巴结肿大、小叶中心磨玻璃影和小叶间隔增厚。一项经组织学证实的研究显示，75% 的 PVOD、PCH 患者至少有上述两种 HRCT 异常，但缺乏或仅具备一项上述 HRCT 征象并不能完全排除 PVOD、PCH。

2. 肺功能检查、血气分析·PVOD、PCH 尽管在 HRCT 上存在肺实质异常，但肺容积和肺活量通常保持不变，而 DLco 多严重下降，常低于 50% 预测值。血气分析常显示低氧血症。

3. 右心导管检查·PVOD、PCH 的血流动力学特点与其他类型的毛细血管前 PH 并无不同，虽然 PVOD 的主要病变位于毛细血管后小静脉，但 PAWP 通常是正常的。对于 PVOD、PCH 患者，行急性血管反应试验有发生肺水肿的风险，因此不建议行急性血管反应试验。

主要支持 PVOD、PCH 诊断的特征有严重的弥散功能障碍、静息时低氧血症、2 项及以上 HRCT 异常特征、支气管肺泡灌洗液可见含铁血黄素细胞。最后，基因检测发现 EIF2AK4 双等位基因突变可确诊遗传性 PVOD、PCH。

（朱力　张露露　韩丹）

参考文献

[1] Chaisson NF, Dodson MW, Ellottgg. Pulmonary capillary hemangiomatosis and pulmonary veno-occlusive disease [J]. Clin Chest Med, 2016, 37: 523-534.

[2] Montanid, Pricelc, Dorfmullerp, et al. Pulmonary veno-occlusive disease [J]. Eur Respir J, 2016, 47: 1518-1534.

[3] Gallen, Humbert M, Vachieryjl, et al. 2015 ESC/ERS guidelines for the diagnosis and treatment of pulmonary hypertension [J]. rev Esp Cardiol (EnglEd), 2016, 69: 177.

[4] Guignabertc, TUL, Girerdb, et al. New molecular targets of pulmonary vascular remodeling in pulmonary arterial hypertension: importance of endothelial communication [J]. Chest, 2015, 147: 529-537.

[5] Frazier AA, Franks TJ, Mohammed TL, et al. From the archives of the AFIP: pulmonary veno-occlusive disease and pulmonary capillary hemangiomatosis [J]. Radiographics, 2007, 27: 867-882.

第六节·左心疾病相关性肺动脉高压

左心疾病相关性肺动脉高压(pulmonary hypertension owing to left heart disease)是指各种原因所致的左心衰竭、左心充盈受限造成的肺静脉回流受阻、肺静脉压力升高,从而引起的肺动脉高压[1,2]。

在各种继发性肺动脉高压的病因中,除先天性心脏病、肺部疾病及结缔组织病外,左心疾病是临床常见的引起继发性肺动脉高压的一个重要因素,伴发于左心功能不全的肺动脉高压发病率高、死亡率高,预后较差。

左心疾病是导致 PH 的常见原因。左心收缩、舒张功能障碍和/或左心瓣膜疾病是最常见的引起肺动脉压力升高的左心疾病。

【病因】

左心疾病导致的肺动脉高压病因很多,主要见于下面几个原因。

1. 左心衰竭

(1) 直接心肌损伤:如冠心病所致心肌缺血或梗死、心肌炎、心肌病、脚气性心脏病(高排量型心脏病)及各种药物或毒物所致的心肌损伤等。

(2) 左心室负荷过重:①容量负荷过重,二尖瓣关闭不全、主动脉瓣关闭不全、二尖瓣钙化、液体输入过多等。②压力负荷过重,主动脉缩窄、主动脉瓣狭窄、高血压等。

2. 左心房疾病·黏液瘤、肿瘤、血栓等引起左心房充盈受限及三房心。

3. 限制性疾病·缩窄性心包炎、限制性心肌病等引起左心室充盈受限。

【病理和病理生理学】

在右心室血液经肺循环到达体循环的过程中,如果心脏或肺疾病引起肺血流明显增多、肺血管床面积显著减少或肺毛细血管和左心房压力升高等都会阻碍这一过程的顺利进行,发生肺动脉高压[3]。

左心疾病所致的肺动脉高压是由于左心充盈压升高所致,是一种被动性肺动脉压力升高,即各种原因引起肺静脉回流受阻,肺静脉压力升高,通过肺毛细血管床的逆向传递引起肺动脉高压,这一过程伴有肺循环功能和结构的改变。

肺静脉压的升高和肺毛细血管压升高,引起毛细血管内皮细胞肿胀,毛细血管流体静脉压与血浆胶体渗透压平衡被破坏,血管内水分外渗到肺泡间隔,并可在疏松的细支气管和小血管周围聚集,引起肺间质水肿,压迫传导性气道时可引起哮喘。

肺淋巴系统加快回流速度,可避免过多的液体进入肺泡;如果肺静脉压慢性持续升高超过 25 mmHg 或升高速度过快,跨血管液体流量超过淋巴系统回流的最大代偿能力时,水肿液会进入肺泡腔内,引起肺泡性肺水肿,同时伴物组织相应形态学改变,如肺泡-毛细血管基底膜增厚、肺静脉中膜增厚、内膜纤维化、肺间质纤维化等,含铁血黄素沉积多见于肺静脉高压伴重症肺动脉高压者,二尖瓣狭窄患者早期也可见到这种变化[4]。

长期左心疾病还引起肺血流再分布,主要是在重力作用下,漏出液容易聚集于肺基底部,出现该部位低血流量带,血液从下肺野转移到上肺野血管内,因此胸部 X 线片可见到上叶肺血管扩张。

肺静脉高压对呼吸功能的影响较明显,表现为肺的通气、换气、弥散功能下降。对通气的影响主要是通过减少肺容量、降低肺顺应性和增加周围气道阻力实现。肺容量减少是由于肺血管充盈、肺泡水肿减少肺泡含气量,使肺总量下降,但残气量正常,因此肺活量下降;小气道周围组织充血水肿使肺泡间隔压力增加,负性牵引作用降低,小气道内径缩小,气道阻力增加。肺泡-毛细血管气血屏障增厚、肺内局部通气-血流比例失调、肺间质水肿等都导致肺弥散功能降低,引起动脉低氧血症。

一般情况下,左心疾病引起的肺动脉压力升高程度不重,但持续时间较长,尤其是二尖瓣狭窄,可造成肺小动脉结构性病变合并肺动脉痉挛、原位血栓形成等情况,导致肺动脉压力显著升高。

病理生理特征为左心室充盈压升高,继发左心房重塑,肺静脉回流受阻,进一步导致肺静脉压力升高,随着病程进展和压力传导,肺动脉发生血管内皮功能障碍并出现反应性血管收缩、神经内分泌与炎性细胞激活、NO 减少、内皮素分泌增加及 BNP 舒张血管作用降低等病理生理改变促使肺血管重塑,导致 PH 的发生,进一步限制右心室将血液转移到肺动脉的能力,造成右心超负荷及右心衰竭,同时通过心室相互依赖性也会再次损害左心室的充盈[5,6]。左心疾病合并 PH 时症状更为严重,运动能力下降明显,预后更差。

【临床表现】

1. 临床症状·在原发病临床表现的基础上,出现肺静脉高压症状,症状的轻重取决于肺静脉压力升高的速度、程度及肺水肿的情况。进展迅速者表现为急性肺水肿,进展缓慢者多为间质性肺水肿,临床主要表现如下。

(1) 呼吸困难:最早出现且最常见的是劳力性呼吸困难,随着疾病进展,出现静息状态下呼吸困难,活动受限。严重时出现端坐呼吸及夜间阵发性呼吸困难,甚至出现心源性哮喘。提示由于左心疾病导致的肺静脉压升高及肺淤血[7]。

(2) 疲劳:运动耐量下降,由于心输出量下降所致。

(3) 胸痛:可以似心绞痛样疼痛,由于心肌缺血或肺动脉受牵拉引起。

(4) 晕厥:严重病例可因心排量减低、脑缺血而出现晕厥。晕厥容易出现在运动中或运动后即刻,多见于严重肺动脉高压的患者。在病程中心绞痛样胸痛和晕厥各出现于约

40%的患者。

(5) 急性肺水肿：如胸闷、咳嗽、呼吸困难，咯大量粉红色泡沫痰等。

(6) 其他：如有瓣膜病患者可出现咯血等。

2. 临床体征·因基础心脏病和肺静脉压升高的程度不同而异，常见的有以下几种表现。

(1) 心脏浊音界扩大。

(2) 肺动脉第二心音增强，由于肺动脉压升高、肺动脉瓣膜关闭力量增强所致。

(3) 肺动脉收缩早期射血喀喇音，由于肺动脉瓣开放突然受阻所致。

(4) 胸骨左缘抬举性搏动，由于血液冲击肥厚高压的右心室造成。

(5) 部分患者出现室性奔马律或房性奔马律。

(6) 颈静脉怒张、搏动性肝肿大、外周水肿及腹水等。

(7) 发绀、呼吸频率增快，提示心输出量严重减少或肺内气体交换严重下降。

(8) 呼吸音的改变，如出现肺部湿啰音、爆裂音或呼吸音减低等。

【影像学表现】

左心疾病所致肺动脉高压在表现X线片上多见心脏外形增大。由于肺静脉高压继发肺动脉高压，X线片表现为肺门血管影粗大，右下肺动脉增粗、肺动脉段突出，上叶肺静脉扩张(图30-6-1)；不同程度肺淤血。

如长期慢性病例可因肺含铁血黄素沉积肺野呈粟粒状阴影；同时可出现肺间质水肿征象，如肺纹理增粗、出现Kerley B线，以及肋膈角消失等表现。肺实质水肿时，双下肺出现对称的以肺门为中心的云雾状蝶形阴影，也可见于一侧肺门。

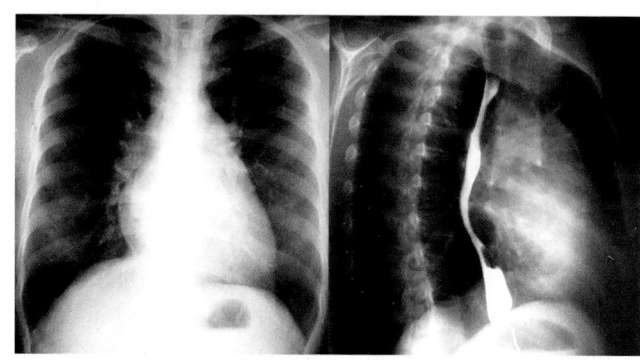

图30-6-1 女性，47岁。风湿性心脏病二尖瓣狭窄并肺动脉高压

胸部X线片显示右侧肺门角平直，上肺静脉增粗，右下肺动脉直径≥16 mm，肺动脉段轻度突出，但未见间质性肺水肿征象；右前斜位片显示左心房增大，圆锥部膨隆。

超声心动图是简单、无创而且非常高的诊断价值。可以直接观察左心室收缩及舒张功能、瓣膜形态和功能、各房室腔大小和形态、室壁运动情况等，从而提供由肺静脉压力升高而引起肺动脉高压的原因，同时可以根据三尖瓣反流速度估测肺动脉压，在鉴别诊断及预后评估中具有重要作用，即使在没有明确左心室功能异常的左心房扩大，也应考虑左心室充盈压升高导致肺循环压升高的可能。

对多普勒超声心动图诊断仍不明确的患者，应该行右心导管检查，不仅可以直接准确地测量右心房和右心室压力、肺动脉压、肺静脉压(肺毛细血管嵌顿压)、肺血流量、混合静脉血氧饱和度、计算肺血管阻力，还可提供反映疾病严重程度的重要指数，并为鉴别诊断提供依据，该检查目前仍是肺血流动力学测量的金标准[8]。

左心疾病所致PH血流动力学诊断标准为静息时mPAP≥25 mmHg，且PAWP＞15 mmHg。其区别于其他类型PH的最主要血流动力学特点为PAWP升高，属于毛细血管后PH，再根据PVR将其进一步分为单纯毛细血管后PH和混合性毛细血管后PH。

单纯毛细血管后PH又称为被动性PH，占左心疾病所致PH的55%，表现为mPAP和PAWP升高，PVR≤3 Wood单位，提示PH是由肺动脉下游左心压力升高被动传导所致，肺血管结构和功能基本正常。混合性毛细血管后PH又称为反应性PH，表现为mPAP和PAWP升高，PVR＞3 Wood单位，提示除外左心压力的传导，肺血管结构和功能本身也已经发生改变。

左心疾病所致PH区别于其他类型PH的最大临床特点为存在左心疾病的临床证据。这类PH患者通常伴有许多左心疾病的征象，如年龄＞65岁、肥胖、高血压、冠心病、糖尿病、心房颤动、左束支阻滞、心血管介入和左心扩大等，根据左心疾病的征象可以预判存在左心疾病的可能性。

劳力性呼吸困难是所有类型PH的共同表现，但左心疾病所致PH较特异的症状表现为端坐呼吸和夜间阵发性呼吸困难。通常结合临床表现、心电图、X线片、生物标志物和超声心动图的检查结果可以初步疑诊左心疾病所致PH。

【诊断标准】

(1) 明确可能引起肺静脉高压的基础疾病：常见的有心肌梗死、高血压、心肌病等引起的左心衰竭，风湿性心脏病二尖瓣狭窄引起的肺静脉压增高等。

(2) 一定的临床特征具有诊断价值：如左心衰竭导致患者出现的肺动脉高压不仅临床表现为劳力性呼吸困难、端坐呼吸、夜间阵发性呼吸困难，此外体征、放射学、心电图等方面表现有左心衰竭的特点。

(3) 很多患者经超声心动图即可确诊，但右心导管检查在明确是毛细血管前还是毛细血管后肺动脉高压诊断中的作用非常重要，特别是在超声心动图检查不能确定左心疾病的情况下。

(朱力 张露露 韩丹)

参考文献

[1] Vachiery JL, Tedford RJ, Rosenkranz S, et al. Pulmonary hypertension due to left heart disease [J]. Eur Respir J, 2019, 53: 1801897.

[2] Guha A, Amione-Guerra J, Park MH. Epidemiology of pulmonary hypertension in left heart disease [J]. Prog Cardiovasc Dis, 2016, 59: 3-10.

[3] Lee F, Mielniczuk LM. Pulmonary hypertension due to left heart disease-a practical approach to diagnosis and management [J]. Can J Cardiol, 2021, 37: 572-584.

[4] Breitling S, Ravindran K, Goldenberg NM, et al. The pathophysiology of pulmonary hypertension in left heart disease [J]. Am J Physiol Lung Cell Mol Physiol, 2015, 309: L924-L941.

[5] Al-Omary MS, Sugiyo S, Boule AJ, et al. Pulmonary hypertension due to

left heart disease: diagnosis, pathophysiology, and therapy [J]. Hypertension, 2020,75:1397-1408.
[6] 王璐瑶,闫旭龙,杨晓敏.左心疾病相关性肺动脉高压的血流动力学特征治疗及预后因素的研究进展[J].中华高血压杂志,2021,29:380-384.
[7] Galie N, Humbert M, Vachiery JL, et al. 2015 ESC/ERS Guidelines for the diagnosis and treatment of pulmonary hypertension: The joint task force for the diagnosis and treatment of pulmonary hypertension of the European society of cardiology (ESC) and the European respiratory society (ERS): endorsed by: association for European paediatric and congenital cardiology (AEPC), international society for heart and lung transplantation (ISHLT) [J]. Eur Heart J, 2016,37:67-119.
[8] Bursi F, Mcnallan SM, Redfield MM, et al. Pulmonary pressures and death in heart failure: a community study [J]. J Am Coll Cardiol, 2012,59:222-231.

第七节·伴呼吸疾病的肺动脉高压

按照2013年肺动脉高压新的分类标准,伴呼吸疾病的肺动脉高压的病因属于第三类,即由肺部疾病或低氧导致的肺动脉高压,此类肺动脉高压不同于肺静脉性肺动脉高压(第二类)和特发性肺动脉高压(第一类),也不同于血栓栓塞性肺动脉高压(第四类)。

总体上讲,有三大类肺部疾病可以导致肺动脉高压:①以气流受限为特征的疾病(COPD和其他原因所致的慢性支气管阻塞);②以外源性或肺实质性的肺容量受限为特征的疾病(限制性肺疾病);③肺和胸壁的功能相对较好而气体交换机制异常,特别是通气驱动异常(中枢源性呼吸功能不全)。能够导致肺动脉高压的呼吸系统疾病见表30-7-1。

表30-7-1 能够导致肺动脉高压的呼吸系统疾病

阻塞性肺疾病	肺结核后遗症
COPD(慢性阻塞性支气管炎、肺气肿或两者并存)	结节病
支气管哮喘(伴有不可逆性的气流阻塞)	肺尘埃沉着症
囊性纤维化	药物相关性肺疾病
支气管扩张	外源性过敏性肺泡炎
闭塞性细支气管炎	结缔组织疾病肺损害
限制性肺疾病	特发性肺间质纤维化
神经肌肉疾病;肌萎缩脊髓侧索硬化;肌病、双侧膈肌麻痹等	不明原因的肺间质病
	中枢源性呼吸功能不全
	中枢性肺泡低通气
脊柱后侧凸畸形	肥胖低通气综合征
胸廓成形术	睡眠呼吸暂停综合征

【发病机制与病理】

在慢性呼吸系统疾病中,肺动脉高压是由肺血管阻力增高所引起的,而心排出量和肺小动脉嵌顿压均处于正常水平,此种肺动脉高压称为毛细血管前性肺动脉高压[1]。导致慢性呼吸系统疾病肺血管阻力增加的因素较多,但最根本的原因则是肺泡内低氧,至少在COPD、脊柱后侧凸畸形和肥胖低通气综合征时肺泡内低氧是引起肺血管阻力增加的主要原因。

肺泡低氧所致肺动脉高压的产生有两种不同的机制:急性低氧导致肺血管收缩和长期慢性低氧引起肺血管床结构改变,即肺血管重构(pulmonary vascular remodelling)。

在上述导致肺动脉高压的疾病中,最突出的表现为慢性低氧血症(PaO_2在55~66 mmHg或以下),因此,肺动脉高压发生的主要机制应为慢性肺泡低氧导致肺血管床的重构,即小肺动脉肌层平滑肌肥厚,无肌层肺动脉壁肌性化和内膜纤维化[2,3]。肺血管的重构可以导致肺血管阻力升高,进而肺动脉压力增高。

有研究报道,COPD患者存在明显的肺血管重构,肺动脉管壁厚度占血管外径百分比明显增加,并与运动后肺动脉压力显著相关,表明肺血管重构明显限制了肺动脉的扩张能力,在肺动脉高压中发挥重要的作用。

肺动脉高压增加了右心室的负荷,逐渐发生右心室肥厚。肺动脉高压早期,右心室尚可代偿,随着病情进展,严重超过了右心室的代偿负荷,右心室扩张,从而导致右心室功能不全,包括舒张期和收缩期功能不全。超过极限代偿后会发生右心衰竭,表现为外周水肿。由于个体差异的不同,从出现肺动脉高压到产生右心衰竭的间期也不同,缺氧、反复感染、细菌毒素对心肌的作用、酸碱平衡失调、电解质紊乱、心电生理紊乱等均可加重心肌损害,促进右心衰竭的发生[4,5]。

【临床表现】

慢性呼吸系统疾病所致肺动脉高压的主要特征是肺动脉压力仅仅轻到中度升高,在疾病的稳定期,静息状态下肺动脉压力通常在20~35 mmHg[6]。这种中等程度的肺动脉压,更常见于COPD,与先天性心脏病、肺血栓栓塞性疾病和特发性肺动脉高压有很大的不同,在这些疾病中,肺动脉压力通常在40~50 mmHg或以上。

由于慢性肺动脉高压继发于慢性呼吸疾病,所以首先表现的是原发疾病的症状,而在肺动脉高压的早期可无任何临床表现。中度肺动脉高压可以出现活动时呼吸困难和易于疲劳,而重度肺动脉高压时这些症状更容易出现。除此之外,还会出现呼吸急促、胸痛、晕厥等,但很少会发生猝死。

除原发病的体征外,还可能出现以下体征。

(1)颈静脉怒张或异常搏动。

(2)肺动脉瓣区第二心音增强或亢进。

(3)在胸骨左缘下方可听到第四心音;有重度肺动脉压或肺心病时,吸气时第三心音增强。

(4)由于肺动脉瓣反流,在胸骨左缘第2肋间可闻及舒张早期逐渐减弱的杂音。

(5)右心室扩大、三尖瓣扩张时,可闻及三尖瓣反流性杂音。

(6)存在右心衰竭时,可出现外周水肿、肝大、肝颈静脉回流征阳性等。

【影像学表现】

与其他几类肺动脉高压相比,伴有呼吸系统疾病的肺动脉高压的影像学表现有以下特点:①肺动脉高压,多为轻度和中度,且发展缓慢,肺动脉压在3～10年均可保持在稳定的水平。②右心代偿性改变,早期表现为右心室心肌肥厚,随着病情进展逐渐出现右心室扩大,当运动、睡眠、疾病急性加重时,可诱发右心功能不全的征象。③呼吸疾病改变,依据不同疾病表现各异,这些疾病包括胸廓外形异常、呼吸肌异常、肺实质及肺间质异常。如当病变累及肺间质可表现为小叶间隔、小叶内间质增厚呈网格状,伴或不伴磨玻璃影密度增高,肺气囊甚至蜂窝肺;COPD常表现为肺气肿、肺大疱、肺纤维化、支气管扩张、胸膜肥厚、粘连(图30-7-1)。当病变累及细支气管时,表现为小叶中心结节、空气潴留征等异常。

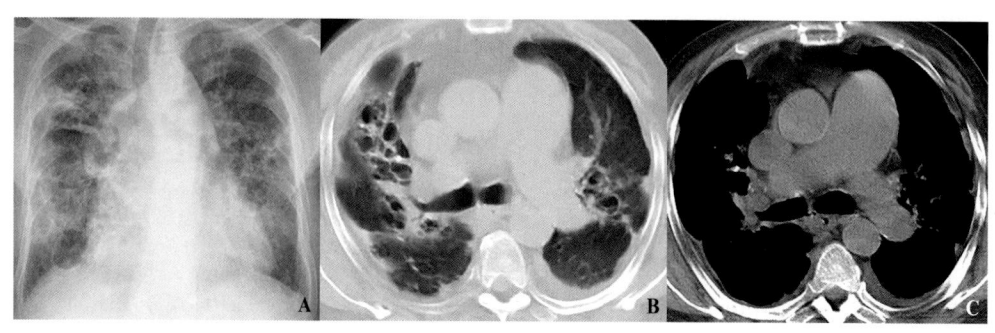

图30-7-1 男性,61岁。COPD合并肺动脉高压
胸部X线片(A)显示双肺条索状、片絮状密度增高影,边缘模糊,心影增大,心腰陡直;CT肺窗(B)显示桶状胸,两肺透光度降低呈磨玻璃样改变,两肺可见囊状支扩,胸膜肥厚、粘连;纵隔窗(C)显示肺动脉主干明显增粗,与同层升主动脉直径之比>1。

MRI不仅能够提供精确的心脏大血管解剖图像,还可以对心脏功能进行评估,对诊断肺动脉高压和肺源性心脏病具有独特的优势。

1. **肺动脉高压征象** · 主肺动脉和左右肺动脉干增粗,管腔扩大,成人主肺动脉内径≥29 mm,或主肺动脉内径与升主动脉内径之比>1,提示有肺动脉高压。最近的研究结果显示主肺动脉平均直径超过29 mm诊断肺动脉高压的敏感性为87%,特异性为89%。

2. **右心室测量** · MRI软组织对比度高,无论自旋回波还是快速成像技术,都能够分辨高信号的心内膜和脂肪衬托下的心外膜,以及灰色中等信号的心肌组织,故MRI测量室壁厚度准确可靠。正常人舒张末期右心室壁厚度一般不超过4 mm,舒张末期右心室三尖瓣口下5 mm处,短轴径一般不超过40 mm,而右心房前后径不超过30 mm。肺源性心脏病时,上述指标超过正常标准。此外通过计算右心室肥厚指数评估COPD患者有无合并肺动脉高压。右心室肥厚指数等于右心室壁厚度比上左心室后壁厚度。左右心室壁厚度可以在心脏短轴位图像上测量,研究结果显示右心室肥厚指数与平均肺动脉压之间有高度相关性($r_s = 0.89$)。

3. **右心室功能检查** · MRI测量右心室收缩和舒张功能方法简单,只需将连续扫描所包含的全部心腔面积相加即可得到心腔的准确体积。目前与其他影像学方法心功能测量相比,MRI已可取代传统X线心血管造影作为金标准。

放射性核素心室显像可以测量右心室射血分数(right ventricular ejection fraction,RVEF)。如果RVEF 40%～45%或以下则认为异常,但是RVEF并不是反映右心室功能的良好指标,它仅能估计收缩功能,并且是后负荷依赖性的,当肺动脉压力和肺血管阻力升高时,RVEF下降。但是,在许多COPD患者中,观察到的RVEF降低主要是由于心脏后负荷增加所致,而并非是真正的右心室功能不全。

目前无创性诊断肺动脉高压的方法仍然依靠超声心动图。应用伯努利方程可以计算出三尖瓣反流压力阶差。假设右心房压力为5 mmHg,即可计算出右心室收缩压(右心房压+三尖瓣反流压差),右心室收缩压即等于肺动脉收缩压;也可以通过肺动脉和右心室之间的舒张末期压力阶差加上右心房压来估测肺动脉舒张压。

脉冲多普勒超声也可以通过流速的测量来间接估测肺动脉收缩压。二维超声心动图可以测量右心室的大小和右心室壁的厚度,从而可用于评估是否存在右心室肥厚和/或扩张。

超声诊断肺心病的主要条件:①右心室流出道内径≥30 mm。②右心室舒张末期内径≥20 mm。③右心室前壁厚度≥5.0 mm,或有前壁搏动幅度增强者。④左心室与右心室内径比值>2。⑤右肺动脉内径≥18 mm,或主肺动脉内径≥20 mm。⑥右心室流出道与左心房内径之比值<1.4。⑦肺动脉瓣超声心动图出现肺动脉高压征象。

参考条件:①室间隔厚度≥12 mm,搏动幅度<5 mm或呈矛盾运动。②右心房内径≥25 mm(剑突下区)。③三尖瓣前叶曲线DF、EF速度增快,E峰呈尖高型,或有AC间期延长。④二尖瓣前叶曲线幅度低CE<18 mm,CD段上升缓慢,呈水平位;或EF下降速度减慢<90 mm/s。

凡有胸肺疾病的患者,具有上述2项条件者(其中必具1项主要条件)均可诊断肺源性心脏病。但是,超声心动图检查右心室肥厚是一个特异性较高但敏感性较差的检查方法。由于大多数COPD患者肺组织处于过度膨胀的症状,使得超声检查较为困难,60%～80%的COPD患者经常得不到可靠的检查结果。在心脏病患者中,通过超声估测肺动脉压力与有创性检查测出的肺动脉压力之间有非常好的相关性,但是在COPD患者中,两者间则不能完全吻合,平均误差约为10 mmHg。

(朱力 张露露 韩丹)

参考文献

[1] 中华医学会呼吸病学分会肺栓塞与肺血管病学组,中国医师协会呼吸医师分会肺栓塞与肺血管病工作委0员会,全国肺栓塞与肺血管病防治协作组,等.中国肺动脉高压诊断与治疗指南(2021版)[J].中华医学杂志,2021,101:11-51.

[2] Chaouat A, Naeije R, Weitzenblum E. Pulmonary hypertension in COPD [J]. Eur Respir J, 2008, 32: 1371 - 1385.

[3] Lam CS, Roger VL, Rodeheffer RJ, et al. Pulmonary hypertension in heart failure with preserved ejection fraction: a community-based study [J]. J Am Coll Cardiol, 2009, 53: 1119 - 1126.

[4] Kovacs G, Avian A, Bachmaier G, et al. Severe pulmonary hypertension in COPD: impact on survival and diagnostic approach [J]. Chest, 2022, 162: 202 - 212.

[5] Austin C, Alassas K, Burger C, et al. Echocardiographic assessment of estimated right atrial pressure and size predicts mortality in pulmonary arterial hypertension [J]. Chest, 2015, 147: 198 - 208.

[6] Zhang Y, Xu CB. The roles of endothelin and its receptors in cigarette smoke-associated pulmonary hypertension with chronic lung disease [J]. Pathol Res Pract, 2020, 216: 153083.

第八节·慢性血栓栓塞性肺动脉高压

慢性血栓栓塞性肺动脉高压(chronic thromboembolic pulmonary hypertension, CTEPH)为肺动脉高压的第四大类[1],属于毛细血管前性肺动脉高压,以肺动脉血栓机化、肺血管重塑致血管狭窄或闭塞、肺动脉压力进行性升高为特点,可作为急性肺栓塞后的罕见并发症发生,也是导致右心衰竭和死亡的重要原因。

国外症状性急性肺血栓栓塞症(pulmonarythromboembolism, PTE)后经RHC确诊的CTEPH发病率为0.45%~6.2%,而我国数据显示PTE 2年后CTEPH累积发病率约为1.3%。全球每100万人中平均有4人会发生CTEPH。

【流行病学和早期识别】

CTEPH流行病学分析表明,在美国、欧洲和日本,每年的粗发病率为(3~5)/10万[2]。预测模型表明,CTEPH的发病率在未来10年将继续增加。每年新诊断的患者中只有50%~75%有急性肺栓塞史,但在超过1/4的病例中没有记录的急性肺栓塞史(数据来自加拿大和欧洲国家的国际CTEPH登记)。

因此,即使在没有急性肺栓塞的情况下,似乎也涉及其他危险因素。已确定的CTEPH危险因素是自身免疫性疾病和血液病。脑室-房分流、感染的起搏器电极、脾切除、既往静脉血栓栓塞症(特别是反复发生的静脉血栓栓塞症)、非O型血型、狼疮抗凝剂/抗磷脂抗体的存在、甲状腺替代治疗和恶性病史与CTEPH有关。恶性肿瘤患者的风险增加与血栓栓塞症风险增加的机制相同:纤溶和凝血系统的激活、急性时相反应、炎症和细胞因子的产生。

CTEPH患者致残率、致死率较高,且生活质量较差,若能早期诊断、及时治疗,将显著改善患者生存状况[3,4]。因此,理解急性PTE后CTEPH的发生发展过程、识别相关危险因素有助于早期发现CTEPH并进行干预。年龄、无诱因肺栓塞、复发性肺栓塞、灌注缺损面积较大、近端肺栓塞、初始肺动脉收缩压升高、合并下肢静脉曲张病史等均被证实为CTEPH发病的危险因素。

【发病机制与病理】

CTEPH是以肺动脉血栓机化、肺血管重塑致血管狭窄或闭塞,肺动脉压力进行性升高,最终导致右心功能衰竭为特征的一类疾病[5,6]。CTEPH属于PH的第四大类,也是可能治愈的一类PH。

CTEPH肺动脉高压的发病机制与多种机制有关。肺血管改变可从肺中央动脉观察到对节段、亚节段和远端血管有不同程度的影响。因此,CTEPH可主要累及肺近端动脉(主、叶、节段)或小血管疾病或两者同时存在的持续性组织性血栓和瘢痕。残余血栓物质的后续组织和纤维化的不消除会损害血流并导致CTEPH。

以下因素与血栓溶解失败有关:炎症和感染;生物和遗传因素;纤维蛋白原和纤溶异常;血小板功能;受损的血管生成;小血管疾病。

CTEPH的特征是肺大血管血栓栓塞,合并肺小血管病变。肺血栓栓子阻塞肺动脉主干、段或亚段,未能完全溶解,在肺血管床内形成慢性、纤维化、限流性机化血栓,血管生成缺陷、纤溶受损和内皮功能障碍共同导致肺血管重构。近端血管和小血管阻塞增加PVR,导致进行性肺动脉高压、右心衰竭和最终死亡。

【临床表现】

CTEPH最常见的症状是活动后呼吸困难,呈进行性加重,运动耐量下降,其他症状包括咯血、晕厥等。

随着病情进展,可出现PH和右心衰竭征象,如口唇发绀、颈静脉怒张、P2亢进、下肢水肿,甚至出现胸腔和腹腔积液等。

【实验室检查】

1. 心电图和肺功能测试·肺气肿、右束支传导阻滞、胸导联T波异常和右心电轴右偏是右心劳损的指征。对于呼吸困难、肺功能检测流量和容量正常,但一氧化碳转移因子降低的患者,应考虑肺血管疾病。这些过度换气和换气无效的症状在CTEPH中甚至更明显。中枢性睡眠呼吸暂停和Cheyne-Stokes呼吸可能是CTEPH的结果,应该始终是仔细检查的原因。

2. 心肺运动试验·对于肺血管疾病患者的功能评估和分类,心肺运动试验(CPET)似乎是一种很有前途的附加临床工具。在肺动脉高压和CTEPH中过度换气通常表现为无效换气。因肺血管阻塞而导致呼吸无效的患者表现为肺泡-毛细血管氧气和二氧化碳梯度升高。

【影像学表现】

除肺动脉高压和右心增大的表现外,CTEPH还可见以下影像学表现。

1. **直接征象** · 是肺动脉栓塞导致肺动脉部分或完全阻塞。表现为肺动脉内偏心性附壁充盈缺损(图30-8-1)、肺动脉闭塞、血管腔内线状影或网状纤维化等。引起CTEPH的肺血栓常为叶段及以下肺动脉,双肺发病、多发,阻塞段血管常为偏在性,血栓所在血管不宽,甚至缩窄,近端肺动脉扩张。

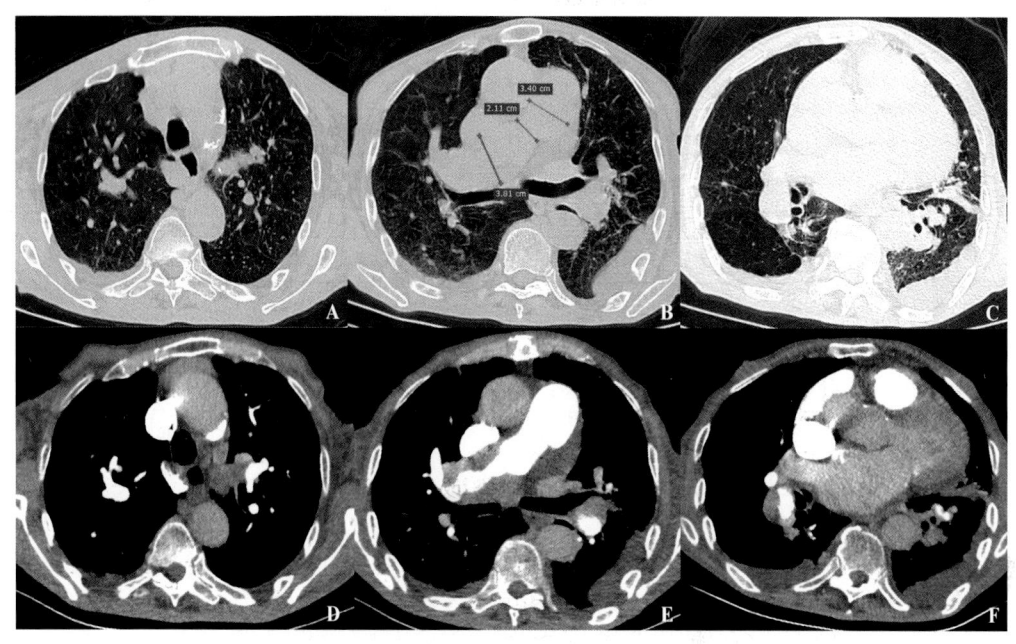

图30-8-1 男性,79岁。CTEPH

呼吸困难,气短10余天,无发热,咳嗽不明显。CT肺窗上肺野肺动脉血管扩张(A),肺内密度不均匀(B),右下肺血管灌注差所致肺透光度增强(C);增强扫描显示主动脉远侧、左肺动脉内侧有不规则的充盈缺损,右下肺动脉管壁不光滑(D~F),双侧肺底有局限性胸膜增厚。

2. **马赛克样灌注** · 是CTEPH的标志,受累范围内血管稀疏纤细呈低密度区,正常区域由于肺血重分布所致呈相对高密度区。此与小气道阻塞导致空气潴留的区别在于,呼吸时这种高低密度差别在CTEPH变化不大,而在小气道阻塞时差别更明显。

3. **支气管动脉扩张**(≥1.5 mm) · 由于广泛的肺动脉阻塞,支气管动脉代偿性扩张(图30-8-2)。但应注意这种征象也见于艾森曼格综合征或IPAH。

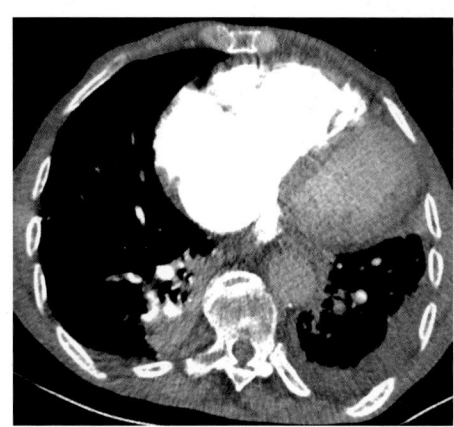

图30-8-2 与图30-8-1为同一患者

右心室明显大于左心室。

4. **右室壁增厚** · 特别是右心室流出道壁增厚明显(>3 mm),

右心室短径与左心室短径之比>1.1[3]。

V/Q显像对CTEPH诊断的敏感性>97%,目前被公认为CTEPH的首选筛查方法,如V/Q显像阴性,可基本排除CTEPH。CTEPH患者V/Q显像的典型表现为多个肺段分布的与通气显像不匹配的放射性灌注缺损。其他原因导致的肺动脉阻塞时也可出现灌注缺损,如肺动脉肉瘤、纤维素性纵隔炎等,需要结合临床及其他影像学资料进行鉴别。

通过肺动脉造影检查,可确定慢性血栓栓塞的存在与否,并明确栓塞部位及程度。肺动脉造影可以显示血栓机化和再通,包括肺动脉狭窄或分支闭塞、血管壁不规则、管腔内网状充盈缺损、肺动脉近端扩张与造影剂滞留并远端狭窄等。RHC检测血流动力学指标,用于评估病情和指导治疗。

超声心动图是首选的筛查工具,通过三尖瓣反流的峰值速度可以计算出跨瓣压差。肺动脉高压的其他间接征兆是右心房和右心室扩张和潜在的压缩导致的左心室D形,右心室收缩能力降低,以及右心室流出道的多普勒血流异常。

总体而言,肺V/Q显像通常作为CTEPH诊断的首选筛查手段,肺动脉造影和RHC是CTEPH影像学诊断和手术评估的金标准,尽管CTPA检出段以下病变敏感性差,但对于判断近端栓塞的病变部位、程度、手术评估及鉴别诊断均有重要价值。

【诊断标准】

满足以下3条,可诊断为CTEPH。经过3个月以上规范抗凝治疗后,影像学证实肺动脉存在慢性血栓,静息状态下

RHC测得mPAP≥25 mmHg,且除外其他病变,如血管炎、肺动脉肉瘤、纤维素性纵隔炎等。对于无PH,而存在慢性血栓栓塞的患者,称为慢性血栓栓塞性疾病(chronic thromboembolic disease,CTED)。

CTEPH的临床表现缺乏特异性,因此需要根据患者的临床可能性采取规范的诊断路径以防止漏诊的发生,2016年在科隆会议提出了CTEHP的诊断路径,如图30-8-3所示。

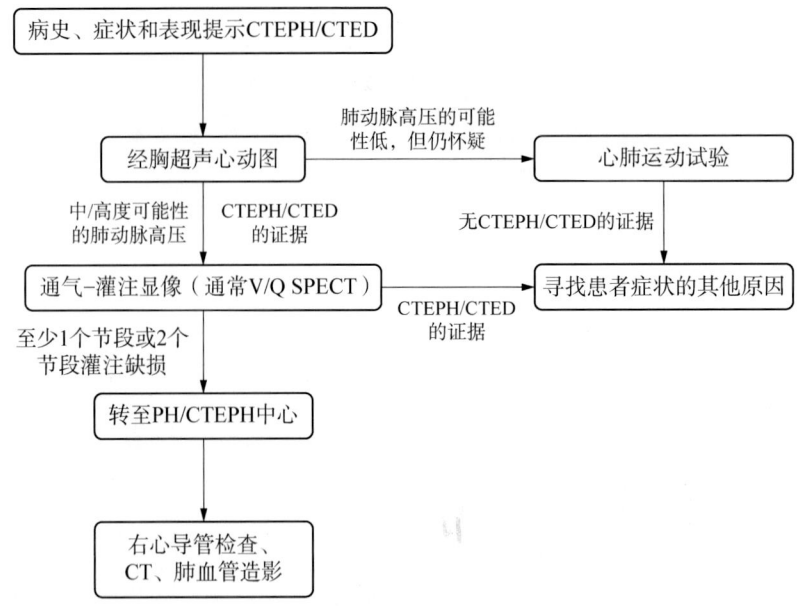

图30-8-3 CTEHP的诊断路径

CTED为慢性血栓栓塞性肺血管疾病;CTEPH为慢性血栓栓塞性肺动脉高压;PH为肺动脉高压。

(朱力 张露露 韩丹)

参考文献

[1] 中华医学会呼吸病学分会肺栓塞与肺血管病学组,中国医师协会呼吸医师分会肺栓塞与肺血管病工作委员会,全国肺栓塞与肺血管病防治协作组,等.中国肺动脉高压诊断与治疗指南(2021版)[J].中华医学杂志,2021,101:11-51.

[2] Gall H, Hoeper MM, Richter MJ, et al. An epidemiological analysis of the burden of chronic thromboembolic pulmonary hypertension in the USA, Europe and Japan [J]. Eur Respir Rev, 2017, 26:160121.

[3] Gopalan D, Delcroix M, Held M. Diagnosis of chronic thromboembolic pulmonary hypertension [J]. Eur Respir Rev, 2017, 26:160108.

[4] Kim NH, Delcroix M, Jais X, et al. Chronic thromboembolic pulmonary hypertension [J]. Eur Respir J, 2019, 53:1801915.

[5] Lang IM, Dorfmüller P, Noordegraaf AV. The pathobiology of chronic thromboembolic pulmonary hypertension [J]. Ann Am Thorac Soc, 2016, 13:S215-S221.

第三十一章
肺水肿与急性呼吸窘迫综合征

第一节 · 概　　述

肺水肿(pulmonary edema)是指各种原因导致的血管外的肺水含量增多的情况。肺内正常的解剖和生理机制有利于保持肺间质水分恒定和肺泡处于理想的湿润状态,以完成肺的各种功能。肺水肿可以危及生命,但如果能发现并纠正造成肺液体平衡失调的原因,则可减少对患者的危害。

【发病机制与病理】

某些原因导致肺内组织液的生成和/或回流平衡失调,使大量组织液在很短时间内不能被肺淋巴和肺静脉系统吸收,从肺毛细血管腔内外渗至血管腔外,水肿液先在组织间隙中积聚,形成间质性肺水肿(interstitial edema),随着疾病发展,液体可透过肺泡上皮进入肺泡腔,甚至积聚在细小支气管内,液体逐渐取代了气体,就形成了肺泡水肿(alveolar edema)。

间质性肺水肿时,气道受压,间质弹性变弱,影响肺机械力学和呼吸做功。肺泡水肿时,水肿液对肺表面活性物质洗脱、灭活,并阻塞气道,影响肺通气及换气功能,使呼吸做功明显增加,诱发呼吸肌疲劳,造成肺通气与换气功能严重障碍。

肉眼观,肺表面呈苍白色,湿重明显增加,切面有大量液体渗出。镜下观,广泛的肺充血,间质间隙、肺泡和细支气管内充满含有液体,肺泡内有透明膜形成,有时可见间质出血和肺泡出血,肺毛细血管内可见微血栓形成,亦有时可见灶性肺不张。

【肺水肿分类】

根据肺水肿发生机制的不同,可将肺水肿分为两大类:微血管屏障正常时发生的肺水肿称为静水压性肺水肿(hydrostatic pulmonary edema);血管内皮屏障及其功能受损时发生的肺水肿称为渗透性肺水肿(osmotic pulmonary edema)[1]。内皮屏障的通透性是否异常是区别这两大类肺水肿的关键。

值得注意的是,并不是所有的肺水肿都能简单地归为静水压性肺水肿或渗透性肺水肿,两者有时可以同时存在。因此,肺水肿常分为以下四大类:①静水压性肺水肿;②无弥漫性肺泡损伤(diffuse alveolar damage, DAD)的渗透性肺水肿;③合并DAD的渗透性肺水肿,即急性呼吸窘迫综合征;④混合性肺水肿[2]。

虽然单纯依据胸部X线片或CT来区分肺水肿的类型并不可靠,但是在影像学上,不同分类的肺水肿之间存在一些差别,因而本书将依据该分类方法对不同类型肺水肿进行介绍。

(刘辉　刘彬)

参考文献

[1] Ingbar DH. Cardiogenic pulmonary edema: mechanisms and treatment-an intensivist's view [J]. Curr Opin Crit Care, 2019, 25:371-378.

[2] Kumar M, Thompson PD. A literature review of immersion pulmonary edema [J]. Phys Sportsmed, 2019, 47:148-151.

第二节·静水压性肺水肿

静水压性肺水肿（hydrostatic pulmonary edema）又称高压性肺水肿（high pressure pulmonary edema injury）、继发性肺水肿（secondary pulmonary edema）、血流动力性肺水肿（haemodynamic pulmonary edema），是由驱使液体滤入肺内的驱动力增高引起的，而阻止液体和蛋白质进入肺内的屏障功能没有受损。

对肺泡屏障而言，微血管内静水压升高，肺泡静水压下降，或者跨肺泡屏障渗透压差减少都能使驱动液体渗出力量增加[1]。其中，肺微血管静水压升高是静水压性肺水肿的最常见原因。引起肺微血管静水压升高的因素有血容量增加、静脉血管收缩引起回心血量增加、右心收缩加强、左心收缩减弱、二尖瓣反流。

充血性心力衰竭是静水压性肺水肿最常见的病因，由此引发的肺水肿又称心源性肺水肿。研究显示心力衰竭患者合并肺水肿的患病率高达80%[2]。流行病学显示男性通常比女性更容易患肺水肿，老年人患肺水肿的风险更高。

心源性肺水肿是一种可危及患者生命的病症，其1年生存率约为50%，而充血性心力衰竭合并肺水肿患者的6年随访死亡率高达85%[3]。将因肾功能不全致水过载引起的肺水肿称为肾源性肺水肿，较少见。

其他原因还包括肺静脉阻塞或狭窄、过量输液或体循环血转移致肺循环等。本节主要介绍心源性肺水肿。

【发病机制与病理】

1. 微血管静水压升高

（1）左右心功能不匹配：当左心功能弱于右心功能时，血流阻力增大，微血管静水压会随之升高。此时，右心每搏量＞左心每搏量，多余的液体就会逐渐滞留于肺组织内。这种情况常见于充血性心力衰竭（如急性前壁心肌梗死、严重冠状动脉供血不足、快速型或缓慢型心律失常、心肌病、缩窄性心包炎、主动脉瓣狭窄或关闭不全、二尖瓣关闭不全、主动脉狭窄、腱索或室间隔破裂、体循环高压）或左心室流出道机械性梗阻（如二尖瓣狭窄、左心室黏液瘤）[2,4,5]。

（2）肺血流量增加：肺液体滤出增多也与滤出部位附近的肺血管压力升高有关。如果滤出部位的上游血管阻力增加引起右心压力升高，如缺氧使肺小动脉收缩、特发性肺动脉高压、肺动脉或肺静脉瓣狭窄，不会发生肺水肿。相反，如果肺血管床部分收缩，或者血管表面积明显减少，如肺叶切除，使血管内灌注血量增加，都会诱发高压性肺水肿。

在过度灌注的肺内，由于肺微血管压力是肺静脉压力和肺静脉阻力与血流的乘积之和，因此即使肺静脉压力保持不变，肺血流量的增加也会使肺微血管压力升高。

（3）肺静脉高压：当体内水过载和肺静脉收缩、受压或阻塞时，机体液体排出受限，引起血管内和组织间隙的水负荷加重，使肺微血管压力升高。如肾功能不全、肺静脉闭塞病、纵隔纤维化。

2. 微血管旁静水压下降·如果微血管旁静水压降低，总滤出驱动力就会增加，从而造成肺微血管对液体和蛋白质的滤过增加。这种引起肺水肿的常见病因是气道阻塞所致的肺水肿，它可以发生在上呼吸道阻塞、如喉痉挛、气管插管阻塞、吸入异物、会厌炎、喉炎、急性重症哮喘、肿瘤引起的气道受压、勒死或绞死等。

由于气道阻塞时患者需要更加用力吸气，产生很大的胸腔负压，这个负压传导到肺间质后可致微血管旁静水压降低，促使液体滤入肺泡。胸腔压力变化对心血管系统的作用也参与了肺水肿的发生。胸腔内负压过大导致心脏前后负荷及肺循环血流量增加，使肺微血管压力升高。

3. 跨微血管屏障渗透压差减小·如果用来对抗微血管屏障两侧静水压差的渗透压差减小，如血浆蛋白浓度降低或间质蛋白浓度增高，会使液体和蛋白质滤出血管的总驱动力增加。但相关的动物实验结果却相互矛盾。

一些研究发现低蛋白血症并不会增加肺微血管的液体和蛋白质的滤出。虽然液体滤出会暂时增加，但在达到新的平衡状态后会恢复到正常水平，除非静水压或屏障通透性也发生了改变。

尽管微血管屏障两侧的渗透压差减小不会持续存在，也不是静水压性肺水肿的重要形成机制，然而在静水压升高时，蛋白质的绝对浓度对肺液体平衡会有较大的影响。当血浆渗透压降低时，渗透压梯度对抗静水压差的能力会降低，易产生肺水肿。

【临床表现】

心源性肺水肿患者通常会出现呼吸困难和呼吸急促，典型的为夜间阵发性呼吸困难或端坐呼吸、阵发性咳嗽伴大量白色或粉红色泡沫痰。根据引起肺水肿病因的不同，肺呼吸困难和呼吸急促症状可表现为从几分钟到几小时的急性发作，也可以在几小时到几天内逐渐发作。

急性肺水肿临床表现为：①呼吸急促，在劳累或躺下时恶化；②心下沉和溺水的感觉，躺下时加剧；③喘粗气；④头晕和出汗过多；⑤咳嗽，可能与水肿恶化有关，在非常严重的疾病中呈带血色/粉红色泡沫痰；⑥合并心肌梗死或主动脉夹层时可出现胸痛；⑦皮肤冰冷或湿冷。

慢性肺水肿临床表现为：①劳累时呼吸急促；②端坐呼吸；③阵发性夜间呼吸困难；④身体/下肢肿胀；⑤体重增加；⑥疲劳；⑦Ortner综合征，指由于左心房扩大导致喉返神经受压并引起声音嘶哑。

查体时阳性结果如下。

1. 一般状况·可能会出现意识模糊、激动和易怒，以及出汗过多、四肢发冷、直立姿势（坐直）、口唇发绀。

2. 血压·高血压更常见，但如果低血压持续存在，则表明存在严重的左心室收缩功能障碍,必须排除心源性休克,四肢冰凉是低灌注和休克的特征。

3. **呼吸频率** · 通常存在呼吸急促,患者气喘吁吁;脉冲,心动过速(心脏/脉搏率增加)和相关的脉搏原因。

4. **下肢水肿** · 慢性心力衰竭常与肺水肿共存。

5. **呼吸系统检查结果** · 双肺底部常可听到细小的噼啪声,并随着水肿的加重而在心尖发展。

6. **心血管发现** · 可能会出现心动过速和低血压,以及颈静脉怒张,心脏听诊有助于区分导致肺水肿的瓣膜病变的各种原因。

7. **触痛的肝大** · 可能是右侧心力衰竭病例的一个特征,在慢性充血时可能会恶化为肝纤维化和肝硬化。

8. **其他** · 有时可能会出现腹水。

听诊时出现第三心音奔马律对评估左心室舒张末期压力和左心室功能不全具有相对的特异性,并能提示为心源性肺水肿[3]。其他体征对诊断心源性肺水肿缺乏敏感性和特异性。符合瓣膜狭窄或反流的心脏杂音可提示心源性肺水肿。

颈静脉怒张、肝增大和触痛、下肢水肿提示中心静脉压升高。然而,通过体格检查评估病情严重患者的中心静脉压是困难的。同样,下肢水肿对左心衰竭也是非特异的,因为肝或肾功能不全、右心衰竭、全身感染都可出现下肢水肿。

肺部听诊对鉴别两者并无帮助,因为任何原因导致的肺泡内渗出都表现为吸气性的湿啰音或干啰音。

四肢冰凉是低灌注和休克的特征。

【实验室检查】

目前,尚没有单一的检查可用于确定诊断肺水肿,但在寻找诊断和相关病因的同时,临床上可以进行从简单到更复杂的检查,这些检查包括:

1. **血液检查** · 血常规用于排除贫血和败血症;动脉血氧饱和度用于评估缺氧程度;利尿剂治疗的患者需监测血清电解质。低水平的脑钠素(brain natriuretic peptide,BNP)可排除心源性肺水肿;肌钙蛋白的升高提示心肌细胞的损害。

2. **心电图** · 确定是否存在心肌缺血或梗死,心动节律是否异常。

3. **BNP** · 经常用于评估心源性肺水肿。当心室壁张力增加或心内压力升高时,BNP由心室内分泌入血。在充血性心力衰竭的患者中,血浆BNP水平与左心室舒张末期压力和肺动脉楔压呈正相关。目前较一致的意见是,如BNP水平低于100 pg/mL,则提示心力衰竭的可能性低(阴性预测值>90%),而BNP水平高于500 pg/mL,则心力衰竭的可能性高(阳性预测值>90%)。当BNP水平介于100~500 pg/mL,则不能做出诊断性结论[3,4]。

对病情严重患者的BNP水平进行解释应保持慎重,因为在此人群中BNP的预测价值尚不能确定。在病情严重但无心力衰竭的患者中BNP水平可升高,在这些患者中,BNP常介于100~500 pg/mL。

Maeder曾报道8例左心室功能正常的脓毒症患者的BNP均高于500 pg/mL[5]。因此,当病情严重的患者BNP水平低于100 pg/mL时,检测BNP则能提供非常有用的诊断信息。在无心力衰竭的肾衰竭患者中BNP水平可升高,若肾小球虑过滤低于60 mL/min,BNP低于200 pg/mL则可排除心力衰竭。

【影像学表现】

1. **X线表现** · 只有当肺血管外液体量增加30%以上时,胸部X线检查才能显示异常影像。此外,肺泡腔内有任何可阻挡X线透过的物质充盈(如肺泡出血、脓液、支气管肺泡癌),均会产生类似肺水肿的影像学征象,技术因素同样可以降低X线片的敏感性和特异性,包括旋转、吸气、正压通气、患者的位置和投照的条件。因此,X线片诊断肺水肿的准确率低。尽管如此,心源性肺水肿在不同时期其X线征象也有所不同。

(1) **早期阶段**:为肺静脉压升高阶段,表现为血管重新分布,即出现上肺静脉血增多、明显增粗(称平衡流动或反向流动),肺血管纹理增粗、模糊(图31-2-1)。常伴有心脏肥大,通常心胸比增加超过50%。

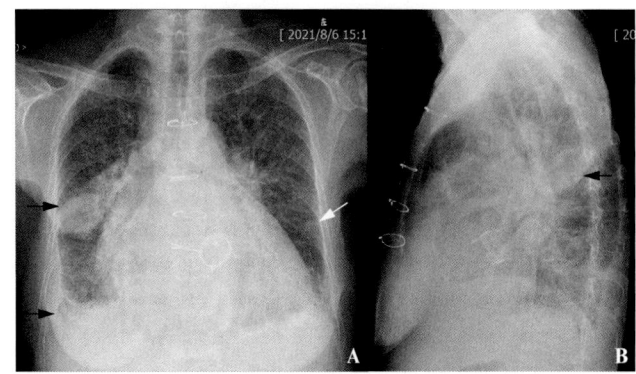

图31-2-1 女性,62岁。二尖瓣置换、三尖瓣整形术后间质性肺水肿

胸部正侧位片(A、B)显示心脏肥大,心影内见金属瓣膜影;双上肺血管影增粗,肺血重新分布,支气管血管束明显增粗,边缘模糊,可见Kerley B线(白箭),右侧叶间裂增厚并双侧肋膈角变顿(黑箭),提示胸腔积液和右侧叶间裂积液。

(2) **间质性肺水肿阶段**:①液体聚集于肺间质的典型影像表现之一是小叶间隔增厚,可出现Kerley A线和Kerley B线,此为液体聚集在次级肺小叶间隔时的表现。但需要注意小叶间隔增厚是一种非特异性表现,还可见于纤维化、癌性淋巴管炎等情况,与上述疾病不同,肺水肿导致的小叶间隔周表面光滑。②当液体聚集在支气管血管束间质时,可出现支气管周围袖套征,即原本薄而边界清楚的支气管壁增厚和模糊,中央肺血管可显示不清。③水肿的液体可聚集于脏层胸膜与肺之间,形成胸腔积液,其中叶间裂积液表现为叶间裂的增厚(图31-2-1)。

(3) **肺泡性肺水肿**:随着病情进一步进展,液体由间质进入肺泡腔,表现为肺透光度下降,肺野内边缘模糊斑片状密度增高影(图31-2-2),其内可见支气管充气征,这种斑片影常常以双侧肺门为中心对称分布,称为蝶翼征[6,7],而肺的外周带由于呼吸运动幅度相对较强而使得液体不易积聚,在X线平片上显示相对较清晰、透亮度高(图31-2-2)。临床上,间质性肺水肿和肺泡性肺水肿并非完全独立存在,而是并存(图31-2-3),只是常以其中一种表现为主。

2. **CT表现** · 与X线片相比,CT更容易显示肺水肿的液体分布部位及特点,主要表现如下。

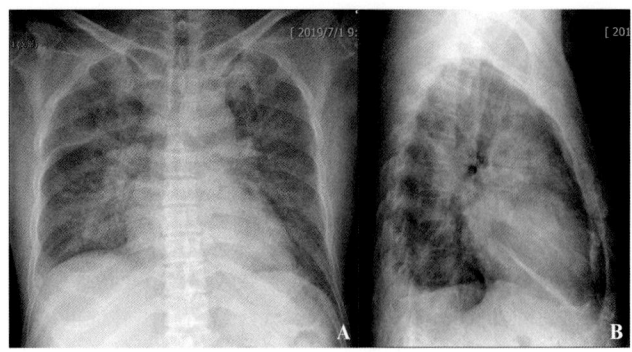

图 31-2-2　男性，52 岁。急性心肌梗死后肺泡性肺水肿

胸部 X 线片（A）显示肺野内边缘模糊斑片状密度增高影，以双侧肺门为中心对称分布，呈蝶翼征，肺的外周带相对较清晰、透亮度高；侧位片（B）显示双侧后肋膈角变顿，右侧斜裂增厚，提示双侧胸腔少量积液。

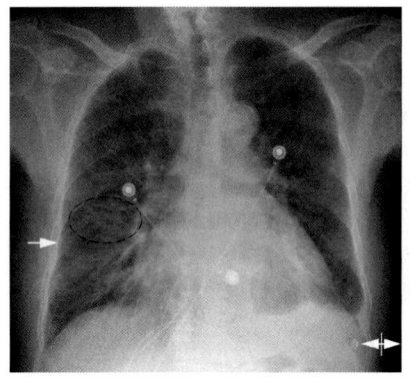

图 31-2-3　男性，81 岁。慢性心功能不全急性加重并混合性肺水肿

两下肺肺叶内中带散在分布片絮状阴影，边缘模糊，以心脏为中心，呈蝶翼状，其内可见 Kerkey A 线（虚圆圈内）和 Kerkey B 线（白箭）。

（1）肺间质性肺水肿：液体主要聚集于肺间质内，表现为支气管血管束增粗，边缘光滑，走行自然，支气管管壁环形增厚，边缘模糊不清，管腔不宽，形成袖口征（图 31-2-4）。小叶间隔增厚，边缘光滑，无扭曲变形。

由于液体成分增多，导致肺野透光度下降，肺内可出现 Kerley A、B、C 线（图 31-2-4），常伴有双侧胸膜腔游离性积液或少量的叶间裂积液，通常不伴有胸膜肥厚粘连及包裹。HRCT 显示小叶间隔增厚，支气管血管周围间质显著增厚。

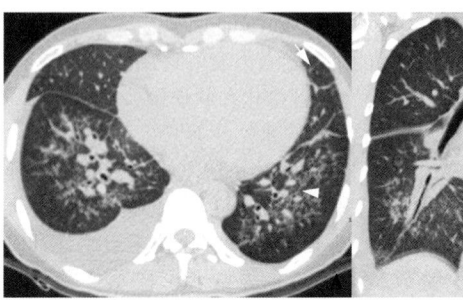

图 31-2-4　女性，41 岁。主动脉瓣脱垂致左心功能不全并间质型肺水肿

CT 肺窗（A）和冠状位（B）显示双侧支气管血管束显著增宽，右下肺明显，但支气管管腔未见增宽，呈袖口征，并可见 Kerley A 线（黑箭）、B 线（白箭）及 C 线（箭头），双侧胸腔积液，右侧明显。

（2）肺泡性肺水肿：液体主要聚集于肺泡内，表现为肺泡实变的结节状阴影，形状不一，边缘模糊（图 31-2-5），很快融合成斑片状、大片状，甚至整个肺野的弥漫性阴影，阴影形状不规则，以肺门为中心呈碟翼状分布或沿重力分布于下垂部位[6]。水肿初期由于每个肺泡的含水量不甚相同，导致片状阴影内密度不均匀（图 31-2-6）。

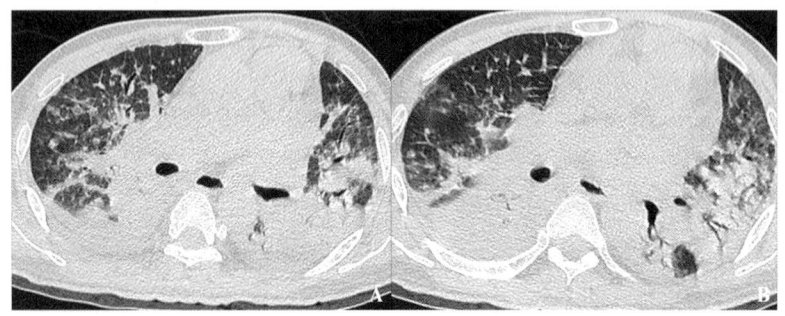

图 31-2-5　男性，46 岁。高血压性心脏病致急性左心衰竭并肺泡性肺水肿

CT 肺窗（A、B）显示双肺多发模糊结节并融合呈斑片状、大片状实变，以肺门为中心呈碟翼状分布，双下肺低垂部位更重，实变区内可见充气支气管征。

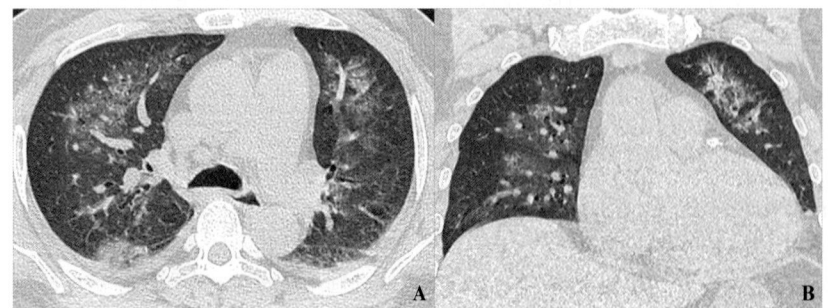

图 31-2-6　男性，45 岁。急性心肌梗死致左心力衰竭并肺泡性肺水肿

CT 肺窗横轴位（A）及冠状动脉重组（B）显示双肺以肺门为中心斑片状、大片状磨玻璃影及实变影，片状阴影内密度不均匀，磨玻璃影内可见铺路石征，实变影内可见空气支气管征，胸膜下区未见受累及。

随着病情的进展,水分子弥散均匀,可表现为整个肺野的密度均匀增高,由于支气管未被堵塞,阴影内可见支气管充气征(图31-2-5)。HRCT显示小叶中心结节影或磨玻璃影,边缘模糊。有时还可以看到铺路石征和实变(图31-2-6)。

3. 超声心动图表现·经胸超声心动检查不仅能够评估心肌和瓣膜的功能,而且有助于确定肺水肿的病因[2,8]。经胸超声检查可以作为评估左心室和瓣膜功能的首选检查,尤其是当患者的病史、体征、实验室检查和X线片表现不能够估计肺水肿的病因时。而在部分危重患者中,经食管超声检查可提供更为有用的信息,但是有1%~5%患者可出现并发症:喉咽部出血、镇静所致的低血压、心律失常及抽出胃管。

尽管超声检查对确定左心室收缩期功能不全和瓣膜功能失常很有效,但对明确舒张期功能不全却不敏感。因此,一个正常的超声心动结果并不能排除心源性肺水肿,这种情况下,组织多普勒技术评估二尖瓣环可有效地明确左心室舒张末期压力以评估舒张期的心功能不全。

4. 肺动脉导管检查表现·肺动脉导管检查被认为是确定急性肺水肿病因的金标准。此外,肺动脉导管检查同时可以检测心脏充盈压、心输出量和体循环血管阻力。肺动脉楔压超过18 mmHg提示心源性肺水肿或由于容积负荷过重所致的肺水肿。测量中心静脉压并不能取代肺动脉导管检查,因为两者间的相关性较差。中心静脉压的升高反映了急性或慢性肺动脉高压和右心室的负荷增大,而不能反映左心房压力的升高。

【鉴别诊断】

1. 肺间质纤维化·虽然肺间质纤维化也会表现为小叶间隔和血管束的增厚、增粗,但其边缘毛糙、走行僵硬、扭曲变形,常伴有胸膜下线影、蜂窝肺和牵拉性支气管扩张。

2. 肺部感染性病变·一般情况下,肺部感染的阴影常呈肺段、肺叶性分布,双肺不对称,并伴有感染中毒症状,而肺水肿主要以呼吸困难为突出表现,很少伴有高热,肺部阴影多呈双肺对称,肺外带胸膜下不受累。

(刘辉 刘彬)

参考文献

[1] Assaad S, Kratzert WB, Shelley B, et al. Assessment of pulmonary edema: principles and practice [J]. J Cardiothorac Vasc Anesth, 2018, 32: 901-914.

[2] Platz E, Jhund PS, Campbell RT, et al. Assessment and prevalence of pulmonary oedema in contemporary acute heart failure trials: a systematic review [J]. Eur J Heart Fail, 2015, 17: 906-916.

[3] Iqbal MA, Gupta M. Cardiogenic pulmonary edema [M]. Treasure Island (FL): StatPearls Publishing, 2021.

[4] Pagano A, Numis FG, Rosato V, et al. Pressure support ventilation vs continuous positive airway pressure for treating of acute cardiogenic pulmonary edema: a pilot study [J]. Respir Physiol Neurobiol, 2018, 255: 7-10.

[5] Jayasimhan D, Foster S, Chang CL, et al. Cardiac biomarkers in acute respiratory distress syndrome: a systematic review and meta-analysis [J]. J Intensive Care, 2021, 9: 36.

[6] Tsuchiya N, Griffin L, Yabuuchi H, et al. Imaging findings of pulmonary edema: part 1. cardiogenic pulmonary edema and acute respiratory distress syndrome [J]. Acta Radiol, 2020, 61: 184-194.

[7] Kim E, Fischetti AJ, Sreetharan P, et al. Comparison of artificial intelligence to the veterinary radiologist's diagnosis of canine cardiogenic pulmonary edema [J]. Vet Radiol Ultrasound, 2022, 63: 292-297.

[8] Yameogo NV, Mbaye A, Kagambega LJ, et al. Acute myocardial infarction complicated by acute pulmonary oedema and cardiogenic collapse during dobutamine stress echocardiography [J]. Cardiovasc J Afr, 2013, 24: e1-e3.

第三节·渗透性肺水肿

渗透性肺水肿(osmotic pulmonary edema)是由于肺血管内皮屏障对液体和蛋白质的通透性增加造成的。其基本特征是微血管和肺泡屏障的完整性受损,导致其功能障碍。渗透性肺水肿又称高通透性肺水肿或原发性肺水肿。根据是否合并弥漫性肺泡损伤(diffuse alveolar damage, DAD)将渗透性肺水肿分为无DAD的渗透性肺水肿和伴有DAD的渗透性肺水肿,即急性呼吸窘迫综合征(acute respiratory distress syndrome, ARDS)。

无DAD渗透性肺水肿可发生于药物反应或不正当用药、IL-2治疗、输液反应和某些特殊感染(如汉坦病毒综合征)。其影像学表现类似于静水压性肺水肿,以小叶间隔增厚和磨玻璃影为主,本节不再赘述,本节主要介绍ARDS。

ARDS是Ashbangh于1967年首先提出的,是由肺外或肺内的严重疾病,导致继发性急性渗透性肺水肿和进行性缺氧性呼吸衰竭。本病以弥漫性肺损伤、数小时到数天内进行性呼吸困难和难治性低氧血症为主要临床特征。毛细血管内皮损伤导致肺渗透性肺水肿,组织学上将同时伴有呼吸上皮细胞损伤称为弥漫性肺泡损伤。

ARDS发病率较高,一项针对来自50个国家/地区的459家重症监护病房(ICU)患者的研究报道称,10%的ICU患者和23%的机械通气患者符合ARDS标准[1,2]。近几年来,COVID-19的大流行引起ARDS发生率显著升高[1]。

本病起病急骤,发展迅猛,病死率高(超过30%),即使是ARDS迅速缓解的患者,其死亡率也高达31%,中度及重度ARDS患者90天内住院死亡率高达43%,患者常死于多脏器功能衰竭[1]。

ARDS的病因种类繁多,常见的原因有创伤、肺栓塞、感染、中毒、变态反应、代谢紊乱、严重脏器功能衰竭等。

【发病机制与病理】

1. 渗透性肺水肿·正常情况下,肺毛细血管内皮细胞间的紧密连接,使大分子量的蛋白质不能通过。当肺毛细血管内皮细胞损伤时,血管壁的通透性增加,进入间质的滤液增多,大分子量的蛋白质也可滤出,引起间质腔胶体渗透压上升,液体向间质腔滤出。当滤出的液体量超过淋巴引流的代偿能力时,因病理状态致淋巴引流功能障碍或淋巴功能不能发挥代偿能力时,就会形成肺水肿。

2. ARDS·原发病种类繁多,但病理变化大体相同,即是以肺泡-肺毛细血管弥漫性急性损伤,通透性增加为基础,以肺水肿、肺透明膜形成和肺不张为主要的病理变化。根据其组织学特点将 ARDS 划分为渗出期、增生期和纤维化期。这三期并非截然分开,而是相互关联又部分重叠[3]。

（1）渗出期:为发病后的几小时内至第 1 周,特点是进行性毛细血管内皮细胞损伤,Ⅰ型肺泡细胞坏死,炎性细胞浸润肺间质和肺泡,表现为肺微血管充血、出血及微血栓形成,蛋白质性肺间质和肺泡水肿、出血,肺泡内透明膜形成,此期可出现肺泡萎陷。

（2）增生期:为发病后的 1～3 周,水肿、出血和炎性细胞浸润减轻,纤维化改变开始发生,表现为肺泡囊和肺泡管纤维化,肌小动脉出现纤维细胞性内膜增生,血管截面积减少。

（3）纤维化期:为发病 4 周后,肺泡间隔及气腔壁广泛增厚,肺血管床管壁广泛纤维增厚,血管扭曲,常合并感染。

【临床表现】

除原有病变的表现外,早期患者出现呼吸频率加快、气促逐渐加重,听诊在吸气相可闻及细小湿啰音。

进一步发展,患者出现呼吸窘迫、胸部紧束感、吸气费力、发绀,常伴有烦躁、焦虑不安,呼吸窘迫不能被通常氧疗纠正。随着病变的进一步发展,会出现其他脏器的功能衰竭,导致死亡。

【实验室检查】

1. 肺功能测定·肺容量和肺活量、残气、功能残气均减少;动脉血气分析:PaO_2 和 $PaCO_2$ 降低,氧合指数（PaO_2/FiO_2）≤200 mmHg;早期出现呼吸性碱中毒,当呼吸肌疲劳导致通气不足时,会产生混合性酸中毒。

2. 肺血管通透性和血流动力学测定·肺水肿液蛋白质测定,肺水肿液蛋白质含量与血浆蛋白含量比值增加,常大于 0.7;肺泡-毛细血管膜通透性（ACMP）测定,通透性增加;肺血管外含水量测定。

【影像学表现】

1. 渗出期（1～7 天）·发病 24 h 内影像学表现无异常。由直接肺损伤（如肺炎）所导致的 ARDS 通常可以看到原发病的病灶（如实变）。

在随后的 72 h 这种情况迅速恶化。内皮损伤导致毛细血管通透性增加和富含蛋白质的液体涌入肺泡腔和间质,从而发生肺水肿。典型 X 线片表现为双肺斑片状气腔实变区,倾向于周围部分布,随时间发展最后融合。可伴有间质性异常改变,但 Kerley 线少见。胸腔积液较静水压性肺水肿少见,量也少。

由于 ARDS 发生肺损伤和蛋白质性水肿液体渗出并有透明膜形成和出血,所以 X 线片恢复正常的时间较静水压性肺水肿时间长。CT 表现为磨玻璃影或实变,病变呈重力依赖的分布特点[4],即从非重力依赖区的正常或过度膨胀逐渐移行为磨玻璃影,再到重力依赖区（下垂区）的致密实变影（图 31-3-1）。小叶间隔增厚较静水压性肺水肿少见,程度也不明显。

ARDS 病变的空间分布常表现为下垂肺区和基底部为著,病变可累及肺周围部和胸膜下区。急性期 ARDS 另一个表现是在磨玻璃影中间可见扩张的支气管,这可能提示早期纤维化,但并不能表明一定会发生纤维化,因为在 ARDS 晚期扩张的支气管可消失。

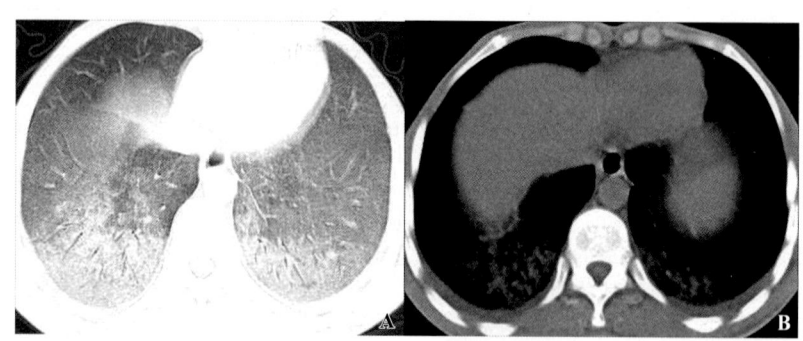

图 31-3-1　ARDS

CT 肺窗（A）显示双肺部密度梯度呈重力依赖性分布,从前胸部正常密度到中部的磨玻璃影,再到后胸部实变影;纵隔窗（B）显示双侧少量胸腔积液。

2. 增生期（8～14 天）·X 线片表现为肺实变,即斑片状或大片状致密影,严重时双肺密度整个增高,心影轮廓消失,形成白肺。此时,可出现弥漫性粗网状阴影,但这并不意味着不可逆的纤维化,病变可能会消散。

CT 除可以显示双肺大片实变影外,还显示肺非重力依赖区出现磨玻璃影、片状实变影（图 31-3-2）,胸膜下出现不规则低密度影[3,4]（图 31-3-2 和图 31-3-3）,HRCT 显示为肺气囊。定量 CT 可以准确判定 ARDS 血管外水含量[5]。

此外,对肺实变影密度的测量可以预测肺泡损伤的程度,Constantin 等对 19 个 ARDS 早期患者进行研究,当肺复张前肺气囊为 0 时,复张中和复张后 CT 扫描发现存在弥漫性肺通气不足,肺过度膨胀的患者复张效果显著,无此种肺结构变化的患者复张效果不佳[6]。

3. 纤维化期（＞15 天）·X 线片表现为正常或肺纹理增粗、网格状改变。CT 表现为肺非重力依赖区出现磨玻璃影、网格影及牵拉性支气管扩张,肺周出现较多的肺气肿和肺大疱[7]（图 31-3-2B）。

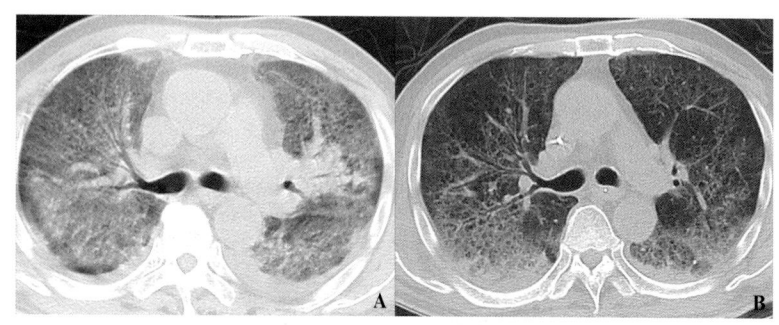

图31-3-2 男性,70岁。膜性肾病、心力衰竭合并感染致呼吸窘迫综合征

起病后第8天CT扫描肺窗(A),可见双肺密度弥漫性增高,密度梯度呈重力依赖性分布,但在非重力依赖区出现片状实变影(左肺门),肺内出现多发囊状低密度区及弥漫增粗网状影,同时可见看到轻度扩张、扭曲的支气管影;10天后复查(B),双肺密度下降,磨玻璃影伴多发网格影及牵拉性支气管扩张,并可见较多的肺气肿和肺大疱,双下肺出现实变提示可能合并感染。

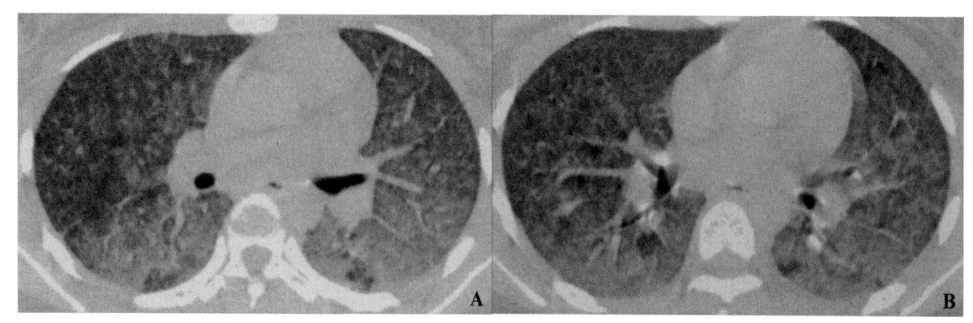

图31-3-3 结核合并呼吸窘迫综合征

CT肺窗(A、B)显示双肺密度弥漫性增高,密度强度仍可见梯度分布特点,背侧密度较腹侧密度高,胸膜下及肺内可见斑点状低密度影。

【诊断标准】

2012年的柏林标准[8]去除了非临床常规检测手段,如平台压、无效腔测定等,纳入了CT检查指标,提高了本病诊断的临床可操作性,并根据氧合指数对ARDS的严重程度进行了分度,知道临床根据不同的严重程度进行合理的治疗。ARDS的确定必须满足以下4点。

(1) 1周内突然出现或加重的呼吸道症状。

(2) 氧合指数(PaO_2/FiO_2)≤300 mmHg,且呼气末正压(PEEP)或(CPAP)≥5 cmH_2O。

(3) 肺水肿无法用心功能不全或液体负荷解释;如果不存在肺水肿的诱因,需要客观指标(如超声心动图)排除静水样性肺水肿。

(4) X线片和/或CT片示双肺渗出影,不能完全用胸腔积液、结节、肿块、肺叶萎陷合理解释。

根据低氧血症的程度,将ARDS分为轻度、中度和重度。即当200 mmHg<PaO_2/FiO_2≤300 mmHg 时为轻度;当100 mmHg<PaO_2/FiO_2≤200 mmHg 时为中度;当PaO_2/FiO_2≤100 mmHg 时为重度。

【鉴别诊断】

1. **心源性肺水肿**·两者鉴别困难,有时可同时合并存在。心源性肺水肿有明确的心脏病史,实验室检查BNP等检验结果,以及心电图、超声心动图提示心脏病变[9]。影像学上鉴别需结合临床及实验室检查结果,ARDS的小叶间隔增厚不明显,ARDS可以呈肺周围部分布,合并胸腔积液的概率较心源性肺水肿小,量也少。

2. **急性间质性肺炎**·ARDS可由急性间质性肺炎引起,最常见引起ARDS的是急性淋巴细胞性间质性肺炎(AIP),ARDS与AIP影像学表现有部分的重叠,但也有差别。AIP常呈两肺对称分布,常合并肺内囊腔,蜂窝发生率较高。

3. **静水压性肺水肿**·也可呈现间质性水肿和肺泡性水肿,两者间在基础病及影像学上有一定差别,鉴别要点见表31-3-1。

表31-3-1 静水压性肺水肿和渗出性肺水肿的特点

影像学特点	静水压性肺水肿	渗出性肺水肿
心脏大小	正常或增大	通常正常
血管影的宽度	正常或增粗	通常正常或缩小
血流分布	均衡型或反转	正常或均衡型
水肿的分布	均匀或中心分布	重力依赖性分布
胸腔积液	有	不常有
支气管周围袖套征	有	不常有
间隔线	有	不常有
支气管扩张	不常有	常有

(刘辉 刘彬)

参考文献

[1] Meyer NJ, Gattinoni L, Calfee CS. Acute respiratory distress syndrome [J]. Lancet, 2021, 398:622-637.
[2] Fan E, Brodie D, Slutsky AS. Acute respiratory distress syndrome: advances in diagnosis and treatment [J]. JAMA, 2018, 319:698-710.
[3] Tsuchiya N, Griffin L, Yabuuchi H, et al. Imaging findings of pulmonary edema: part 1. cardiogenic pulmonary edema and acute respiratory distress syndrome [J]. Acta Radiol, 2020, 61:184-194.
[4] Desai SR, Wells AU, Rubens MB, et al. Acute respiratory distress syndrome: CT abnormalities at long-term follow-up [J]. Radiology, 1999, 210:29-35.
[5] Patroniti N, Bellani G, Maggioni E, et al. Measurement of pulmonary edema in patients with acute respiratory distress syndrome [J]. Crit Care Med, 2005, 33:2547-2554.
[6] Constantin JM, Grasso S, Chanques G, et al. Lung morphology predicts response to recruitment maneuver in patients with acute respiratory distress syndrome [J]. Crit Care Med, 2010, 38:1108-1117.
[7] Wilcox ME, Patsios D, Murphy G, et al. Radiologic outcomes at 5 years after severe ARDS [J]. Chest, 2013, 143:920-926.
[8] Ranieri VM, Rubenfeld GD, Thompson BT, et al. Acute respiratory distress syndrome: the Berlin Definition [J]. JAMA, 2012, 307:2526-2533.
[9] Komiya K, Akaba T, Kozaki Y, et al. A systematic review of diagnostic methods to differentiate acute lung injury/acute respiratory distress syndrome from cardiogenic pulmonary edema [J]. Crit Care, 2017, 21:228.

第四节·混合性肺水肿

混合性肺水肿(mixed pulmonary edema)是指同时存在静水压性肺水肿和渗透性肺水,由血管内压力增高、间质内静水压降低及毛细血管内皮细胞损伤多种因素共同参与,这类肺水肿的发病机制往往复杂,而且多数具体机制不是十分清楚。

最常见的病因包括高原性肺水肿、严重神经系统损伤时发生的神经源性肺水肿和肺不张复张后发生的复张性肺水肿[1-4]。这些肺水肿在影像学上表现大同小异,以小叶间隔增厚和磨玻璃影最常见。本节主要介绍神经源性肺水肿。

神经源性肺水肿(neurogenic pulmonary edema)是一种伴随着严重神经损伤而发生的临床病症。本病的确切发病机制尚未完全阐明,因此该病的诊断需要排除可能伴随神经系统不适的其他肺部或心血管病变,如支气管肺吸入或心脏和肺部的缺血性、毒性或外伤性病变[5,6]。当急性肺水肿与中枢神经系统损伤相关而没有原发性肺或心血管损伤时,应假定本病的诊断。

Shanahan于1908年首次描述了急性神经源性肺水肿,早期报道的神经源性肺水肿主要是头部枪击伤患者在受伤后迅速出现的严重肺水肿,随后神经源性肺水肿逐渐报道见于不同的神经系统病变,包括蛛网膜下腔出血、颅内血肿、脑外伤、卒中、急性脑积水、癫痫等。神经源性肺水肿在过去较长一段时间被认为是少见病。

然而,最新的文献报道该病总体发病率为2%~8%[7],另有文献报道大约31%的蛛网膜下腔出血患者临床诊断为神经源性肺水肿,而尸检发现超过3/4的蛛网膜下腔出血患者合并有神经源性肺水肿[5,7]。

任何类型的急性中枢神经系统损伤都可能引发神经源性肺水肿,3个最常见诱因是颅脑外伤、蛛网膜下腔出血和癫痫(全身性癫痫发作)。神经源性肺水肿也见于其他一些病理情况,如颈髓外伤、颅内手术后、脑膜炎等。脑损伤患者发生神经源性肺水肿与预后不良有关,死亡率超过60%。

【发病机制与病理】

混合性肺水肿病因多样,发病机制复杂,现就几种常见病因的发病机制加以阐述。

1. 高原肺水肿·可能是由于严重的肺动脉高压引起,随着海拔升高,吸入气氧分压下降,易患个体会发生缺氧性血管收缩[2]。这种由低氧所致的血管过度收缩可以引起受累肺泡的过度灌注并引起毛细血管的静水压升高,并对毛细血管内皮细胞产生高机械性压力,进而导致气血屏障的损害,毛细血管通透性增加,最终引起肺水肿。

2. 神经源性肺水肿·具体病理生理机制尚未完全阐明。目前取得较广泛认可的观点是:①交感神经兴奋使得神经系统释放大量介质收缩体循环血管,使血液从体循环转移到肺循环,显著增加肺血流量和血管压力,肺动脉压峰值可以达到体循环的水平,使得肺毛细血管静水压升高,从而诱发静水压性肺水肿[4]。②神经递质如儿茶酚胺的大量释放,以及显著升高的肺血管压力损伤毛细血管内皮细胞,使肺毛细血管通透性升高而引起渗透性肺水肿[3]。

3. 慢性不张的肺组织突然通气和灌注·可以通过以下机制导致肺水肿:①肺复张促进炎症细胞、细胞因子、氧自由基大量流入新通气的肺组织,引起肺毛细血管内皮破坏,快速复张导致局部灌注压突然增加机械性损伤内皮细胞和基底膜,上述情况均可引起渗透性肺水肿;②慢性不张导致表面活性物质耗竭并功能障碍,肺泡表面张力增加并导致肺顺应性下降,这种顺应性差的肺泡中的回缩力增加,从而降低微血管周围静水压,从而引起静水压性肺水肿[4]。

【临床表现】

神经源性肺水肿患者多为儿童或青壮年,近期有明确的神经系统损伤病史。根据神经源性肺水肿发生时间,临床上可将其分为两类:①早发型,即肺水肿发生于神经系统损伤后几分钟到几小时,其中大多数发生于30~60 min。②迟发型,即肺水肿发生于神经系统损伤后12~24 h。

最初症状是肺水肿症状伴有通气障碍和收缩期高血压。呼吸困难、呼吸急促、咳嗽、啰音、伴心动过速为早期症状,有时伴有粉红色泡沫痰或咯血。此外,还有交感神经兴奋症状,如失眠、出汗、麻痹性肠梗阻和一过性高血压。此后不久将出现通气-灌注障碍、低氧血症和二氧化碳潴留。随病程自然演变将导致呼吸衰竭,然后是心血管衰竭,死亡率超过60%。

神经源性肺水肿的临床体征可归结为肺水肿的典型体征,但是没有心源性肺水肿患者所特有的左心室衰竭体征。

【实验室检查】

神经源性肺水肿没有特定的生物标志物,但应考虑心肌酶等检查以排除心源性肺水肿。心电图检查也有助于排除心源性肺水肿。

【影像学表现】

与心源性肺水肿类似,但是没有心脏增大。急性起病,变化迅速。常于中枢神经系统损伤后数分钟内出现,约24 h肺部出现非常显著的改变,表现为以双侧、上肺为主的肺泡内渗出。采取治疗措施后病变通常可以快速吸收,超过50%病例于72 h内吸收。

与心源性肺水肿表现类似,以小叶隔增厚和磨玻璃影最常见,表现为两侧性、分布不均匀的气腔磨玻璃影或实变,多以上肺为重(图31-4-1),也可呈弥漫性分布。病变常在24~48 h很快消失。

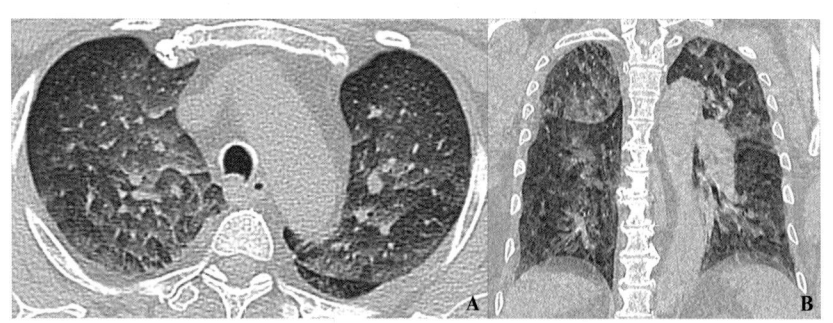

图31-4-1 男性,66岁。神经源性肺水肿

患者晨起后突发头痛,加重半小时后入院查头颅CT提示脑出血。CT肺窗(A)和冠状位重建(B)显示双肺多发磨玻璃影并小叶间隔增厚,以双侧上肺分布为主,病灶可见类似分层状改变,重叠成叠瓦状改变,即上层为透亮含肺组织,中间磨玻璃影为肺泡水肿区,下层为高密度含蛋白渗出液。

【诊断标准】

神经源性肺水肿的临床表现类似ARDS,部分学者提出以下定义作为神经源性肺水肿的诊断标准[9]。

(1) 存在严重的中枢神经系统损伤伴有颅内压显著增高。

(2) 双肺渗出。

(3) $PaO_2/FiO_2 < 200$ mmHg。

(4) 没有左心房高压的证据。

(5) 没有其他常见引起ARDS的病因(如误吸、脓毒血症、大量输血)。

【鉴别诊断】

1. 吸入性肺炎·中枢神经系统病变患者易合并吸入性肺炎,因而应当将吸入性肺炎列入鉴别诊断。吸入性肺炎通常于神经系统发病后数小时起病,最长于3周左右吸收。神经源性肺水肿常于神经系统发病后即刻或数分钟内出现。吸入性肺炎于两肺下叶背侧多见,病变沿支气管走行分布,有时可见沿小气道分布的小结节和小气道内的黏液栓,呈树芽征表现,神经源性肺水肿无此表现。

2. 心源性肺水肿·患者有心脏基础病变,实验室检查心功能指标异常,影像学上可见心脏增大;而神经源性肺水肿有中枢神经系统损伤后短时间内急性起病病史,影像学上无心脏增大表现。如中枢神经系统损伤之前合并心脏病变,则两者鉴别困难。

参考文献

[1] Sharma KR, Mishra R, Gautam J, et al. Patchy vasoconstriction versus inflammation: a debate in the pathogenesis of high altitude pulmonary edema [J]. Cureus, 2020, 12:e10371.

[2] Luks AM, Swenson ER. COVID-19 lung injury and high-altitude pulmonary edema. A false equation with dangerous implications [J]. Ann Am Thorac Soc, 2020, 17:918-921.

[3] Sedy J, Kuneš J, Zicha J. Pathogenetic mechanisms of neurogenic pulmonary edema [J]. J Neurotrauma, 2015, 32:1135-1145.

[4] Walter JM, Matthay MA, Gillespie CT, et al. Acute hypoxemic respiratory failure after large-volume thoracentesis. Mechanisms of pleural fluid formation and reexpansion pulmonary edema [J]. Ann Am Thorac Soc, 2016, 13:438-443.

[5] Al-Dhahir M, Das JM, Sharma S. Neurogenic pulmonary edema [M]. Treasure Island (FL): Stat Pearls Publishing, 2021.

[6] Kotsiou OS, Perlepe G, Gerogianni I, et al. When the brain hurts the lung: neurogenic pulmonary edema following a first epileptic seizure [J]. Epileptic Disord, 2019, 21:608-610.

[7] Busl KM, Bleck TP. Neurogenic pulmonary edema [J]. Crit Care Med, 2015, 43:1710-1715.

[8] Zhao J, Xuan NX, Cui W, et al. Neurogenic pulmonary edema following acute stroke: the progress and perspective [J]. Biomed Pharmacother, 2020, 130:110478.

[9] Davison DL, Terek M, Chawla LS. Neurogenic pulmonary edema [J]. Crit Care, 2012, 16:212.

(刘辉 刘彬)

第三十二章
肺 血 管 炎

血管炎（vasculitis）是一组以血管壁炎症改变与破坏为主要病理特征的异质性疾病，其分类主要依靠组织细胞学特征，以及分析病变血管类型、部位、大小和所累及的血管组织的损伤、坏死的范围。发生或累及肺血管的血管炎，称为肺血管炎。单纯、孤立的肺血管炎少见，常常合并其他系统、脏器损害。多种类型血管炎均可以累及肺部，且临床表现多样、涉及血管炎的类型繁杂（表32-0-1），本章节重点阐述累及大、中、小血管的血管炎中有明确或特征性肺部表现的疾病。例如，巨细胞动脉炎（常累及颞动脉）、川崎病（常累及冠状动脉）、单器官性血管炎、与可能的病因相关的血管炎等类型无特异性肺部表现者不做具体阐述。

另外，结节性多动脉炎详见第二十六章第九节；狼疮性血管炎详见第二十六章第二节；类风湿性血管炎详见第二十六章第一节；结节病性血管炎详见第三十六章。

表32-0-1　2012年教堂山会议血管炎命名、分类共识（修订版）

血管炎分类	疾病名称
累及大血管的血管炎	大动脉炎 巨细胞动脉炎
累及中血管的血管炎	结节性多动脉炎 川崎病
累及小血管的血管炎	
ANCA相关性血管炎	显微镜下多血管炎 肉芽肿性多血管炎 嗜酸性肉芽肿伴多血管炎
免疫复合物性血管炎	抗肾小球基底膜病 冷球蛋白血症性血管炎 IgA血管炎 低补体血症性荨麻疹性血管炎
变异性血管炎	贝赫切特综合征 科根综合征
单器官性血管炎	皮肤白细胞破碎性血管炎 皮肤动脉炎 原发性中枢神经系统性血管炎 孤立性主动脉炎 其他
与系统性疾病相关的血管炎	狼疮性血管炎 类风湿性血管炎 结节病性血管炎 其他
与可能的病因相关的血管炎	丙肝病毒相关性冷球蛋白血症性血管炎 乙肝病毒相关性血管炎 梅毒相关性主动脉炎 药物相关性免疫复合物性血管炎 药物相关性ANCA相关性血管炎 肿瘤相关性血管炎 其他

第一节·大 动 脉 炎

大动脉炎（Takayasu's arteritis）是一种原发性、慢性、进展性的非特异性炎性疾病，主要侵犯主动脉及其分支，造成大动脉狭窄和/或瘤样扩张，可以只累及肺动脉和冠状动脉近段。

1908年，日本眼科医师高安右人（Mikito Takayasu）在日本眼科协会年会上报道了本病，1975年学术界正式将该病命名为 Takayasu 动脉炎,即高安动脉炎。本病属于少见病,年发病率为(1.2~2.6)/100 万,多见于年轻女性,发病的高峰年龄在 15~30 岁,男女比例约为 1:3.8。本病在世界范围内都有分布,在东南亚、中美洲、南美洲更为常见,故也称为"东方美女病"。

【发病机制与病理】

本病的发病机制尚未明确,可能与自身免疫反应、内分泌异常及遗传等因素有关。有研究表明抗内皮细胞抗体(anti-endothelial cell antibody,AECA)与本病的发病密切相关。86%的大动脉炎患者抗主动脉内皮细胞抗体(AAECA)阳性,其主要靶标为分子量为 60~65 kD 的抗原,AAECA 抗体可通过诱导血管内皮黏附因子、白介素的表达和主动脉内皮细胞凋亡导致血管损伤,血清免疫球蛋白中 IgG、IgA 和 IgM 均有增高。

雌性激素分泌过多与长期营养不良因素可能增加患本病的风险。HLA 分析发现,A9、A10、B5、Bw40、Bw51、Bw52 等位基因出现频率高,特别是 Bw52 等位基因的紧密关联已基本确立,Bw52 阳性者大动脉炎的炎症对激素存在抗药性,且易合并主动脉瓣关闭不全、心力衰竭等并发症[1]。

本病的组织学改变可分为两类。

1. 外膜炎型。镜下血管壁外膜纤维化,滋养血管闭塞,周围炎性细胞浸润,中膜肌纤维消失,弹力纤维断裂,内膜纤维性增厚致狭窄。

2. 肉芽肿型。血管中膜广泛破坏,肉芽肿形成,外膜滋养血管闭塞、纤维化及炎性细胞浸润,内膜水肿、增厚、管腔狭窄及血栓形成。

本病最有特征的病理损害为血管中膜弹性纤维破坏,平滑肌纤维萎缩消失,纤维化和病变区域动脉壁钙化。中膜的破坏可能导致动脉扩张、假性动脉瘤或夹层动脉瘤。晚期可出现动脉全层弥漫不规则增厚或纤维化,引起动脉狭窄或堵塞。

【临床表现】

初发病的患者,在出现血管腔狭窄或闭塞的局部症状和体征之前,往往难以诊断。

1. 非特异性表现。发热、乏力、体重下降、多汗、食欲下降或恶心、呕吐等,这些症状往往是疾病活动期的表现。对于年轻女性患者,如果出现上述表现和非特异性的红细胞沉降率增快、IgG 及 C 球蛋白升高,而又不能诊断常见的结缔组织病、慢性感染(结核等)或肿瘤时,应注意检查双侧脉搏、血压是否对称、腹主动脉有无杂音等,以便早期发现大动脉炎。

2. 血管炎和管腔狭窄的表现。临床上常可见间歇性跛行,局部脉搏减弱或无脉,双侧肢体脉搏不对称、血压(指收缩压)相差大于 10 mmHg,血管杂音及脏器缺血的表现。颈部和上肢血管受累比下肢多见。

1996 年 Numano 提出的经典分型有助于更好地理解临床症状与病变累及范围的关系(表 32-1-1)[2]。

(1) 神经系统表现(Ⅰ型、Ⅱ型):大动脉炎的神经系统症状主要取决于主动脉弓的 4 条供养头颅的动脉及其分支的受累程度,颈内动脉比椎动脉更常受累。常见的症状包括头晕、晕厥、黑矇、头痛、短暂局部脑缺血发作、脑卒中等。除非高血

表 32-1-1 1996 年 Numano 大动脉炎分类

分型	病变累及范围
Ⅰ型	只累及主动脉弓分支
Ⅱ型	累及胸主动脉型,具体分为Ⅱa和Ⅱb型
Ⅱa型	只累及升主动脉、主动脉弓和/或主动脉弓分支,但主动脉其余节段不受累
Ⅱb型	累及胸段降主动脉和/或升主动脉、主动脉弓及主动脉分支,但不累及腹主动脉
Ⅲ型	同时累及胸段降主动脉、腹主动脉和/或肾动脉,但升主动脉、主动脉弓及主动脉弓分支不受累
Ⅳ型	只累及腹主动脉和/或肾动脉
Ⅴ型	广泛型,该类型病变可累及Ⅱb型+Ⅳ型的范围
C+	冠状动脉受累
P+	肺动脉受累

压性脑病,否则很少出现癫痫发作。还可出现其他头面部组织器官如眼睛、面部肌肉、牙齿、耳、鼻等缺血损害的症状。

约 30% 的患者影响视力,8% 的患者出现暂时性失明。少数报道大动脉炎合并视网膜炎,其视网膜病变除视网膜血管的炎症外,更主要的是由于颈内动脉受累和动-静脉分流引起中心视网膜的低灌注。

(2) 上肢缺血(Ⅰ型、Ⅱ型):可表现麻木、无力、酸痛、肌肉萎缩、脉搏减弱或消失、单侧或双侧上肢血压下降,甚至测不到血压。少数患者出现锁骨下动脉窃血综合征,主要表现为患侧上肢活动时发生一过性头晕或晕厥。

(3) 高血压(Ⅲ型、Ⅳ型):33%~76% 的大动脉炎有高血压表现,其中 74% 伴有肾动脉狭窄,以高血压为主要表现的大动脉炎容易被误诊或漏诊。因此,对于年轻的高血压患者(尤其是年轻女性),若伴有前面所述的非典型症状,或红细胞沉降率升高,应注意大动脉炎。

(4) 肠系膜血管狭窄和下肢缺血(Ⅲ型、Ⅳ型):肠系膜血管狭窄可出现腹痛、呕吐等肠梗阻表现,也可出现腹泻、便血,严重者出现节段性肠坏死。下肢缺血可出现下肢无力、疼痛、温度降低、间歇性跛行、下肢脉搏减弱或消失、血压下降(正常情况下用固定袖带血压计所测量的动脉血压比上肢血压高 20~40 mmHg,若下肢动脉血压与上肢血压之差小于 20 mmHg 则表示下肢血压下降)等。

(5) 心脏损害(C+):6%~16% 的大动脉炎出现心肌缺血或梗死,表现为心绞痛、心肌梗死、心力衰竭或猝死。7%~55% 的大动脉炎出现主动脉瓣反流,这是由于主动脉根部扩张所致。11% 的患者出现二尖瓣反流。心肌的广泛血管受损可引起充血性和扩张性心肌病。大动脉炎也可伴有心肌炎。

(6) 肺部损害(P+):50%~80% 有肺动脉受累,上叶肺动脉特别是右侧的上叶肺动脉最常见,各段动脉也较常见,其次是亚段动脉。最常见的病变为狭窄和闭塞,发生于血管炎的晚期。虽然本病肺动脉病变常见,但由肺动脉病变引起的临床症状少见。

大部分肺动脉狭窄的患者仅表现出轻度到中度肺动脉高

压的体征,原因可能是动脉阻塞的发生是长期渐进性的,相应的侧支循环起到了代偿作用。

发生肺动脉栓塞可出现胸痛、气短和咯血,有时被误诊为肺栓塞而贻误治疗,导致肺动脉高压和心力衰竭引起严重的呼吸困难。临床上大动脉炎仅累及肺动脉的非常少见,仅占全部病例的 4%。

(7) 皮肤损害:8%~18%的大动脉炎出现皮肤损害,最常见的皮肤表现是雷诺现象、结节性红斑和坏疽性脓皮病。雷诺现象主要见于肢体血管损害者;结节性红斑多见于血管炎的急性期;坏疽性脓皮病由血管纤维化和闭塞所致。美国和欧洲所报道的大动脉炎皮肤损害以结节性红斑为主,而亚洲报道的大动脉炎皮肤损害则以坏疽性脓皮病为主。

【实验室检查】

实验室检查对大动脉炎缺乏特异性,但常常提示炎症反应的存在,如红细胞沉降率增快、C 反应蛋白增高、正细胞正色素性贫血,轻度血小板升高、血清 α2 球蛋白或 C 球蛋白增高。红细胞沉降率是最常用于判断疾病活动性的指标,但它缺乏特异性,且有近 1/3 的活动性大动脉炎者红细胞沉降率正常。因此临床上判断疾病活动性时,应综合各种非特异性的炎症反应指标和疾病的非典型症状,如发热、全身不适、疲劳等。

另外,超过 50% 的患者抗链球菌溶血素"O"阳性;少数出现抗核抗体或类风湿因子阳性。有报道表明,血清抗主动脉抗体在大动脉炎的阳性率可达 90% 以上,但该抗体的检测尚未广泛应用于临床。

【影像学表现】

DSA 可以确定主动脉受累的范围和分支,评估血管狭窄的程度,及时发现动脉瘤(图 32-1-1)。其缺点是不能判断管壁的炎症情况和管壁的厚度,对于通畅的血管不能排除早期的血管炎和确定疾病的活动性。

特别是长节段病变,X 线血管造影表现作为有创性检查不但增加了辐射剂量,还增加了多次对比剂注射的肾损害风险。因此,当前 X 线血管造影仅用于动脉血运重建准备,中央动脉压力测量等特殊适应证患者。

彩色多普勒超声检查对颈动脉、股动脉等血管狭窄的诊断具有较高的特异性和敏感性,可达到血管造影的效果,能够区分管壁动脉壁、测量内膜-中层厚度并描绘狭窄或动脉瘤的程度。但不能显示肺动脉和胸主动脉的病变。

CT 表现为血管壁增厚,钙化,管腔狭窄、闭塞。CTA 不仅能显示主动脉血管壁的增厚范围及程度,确定管壁钙化、管腔狭窄程度,还可以发现主动脉扩张、动脉瘤和附壁血栓等并发症(图 32-1-2~图 32-1-4),协助判断疾病的活动性。

炎症活动期,在静脉期或延迟期(注射对比剂后 20 min),可见血管壁周强化和双环征,双环的内缘代表内膜增生,外缘代表炎症介质和外膜。

MRI 被认为可能是大动脉炎的首选最优影像学检查方法,避免了辐射和碘对比剂风险,可以准确识别主动脉与受累分支血管管壁的向心性、环形增厚,也可以发现管腔狭窄、附壁血栓、动脉瘤(图 32-1-5)。

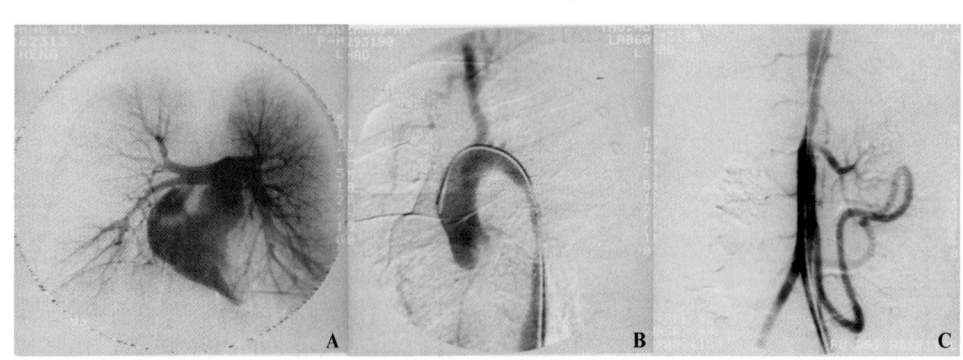

图 32-1-1 大动脉炎
X 线血管造影显示右肺下叶肺动脉(A)、降主动脉(B)、腹主动脉(C)狭窄,头臂动脉瘤样扩张(B)。

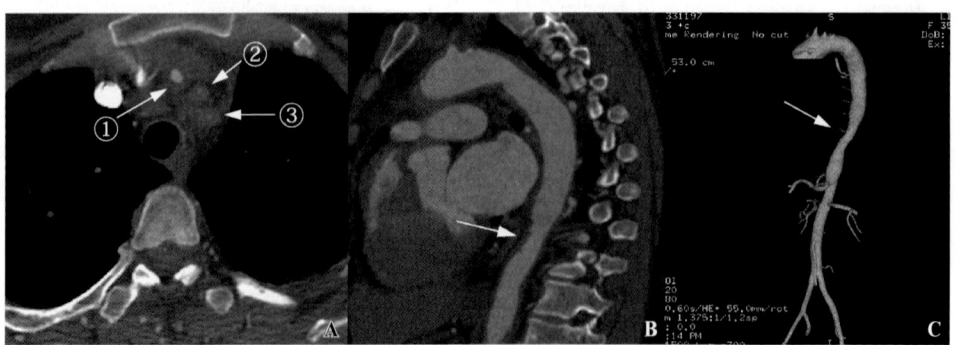

图 32-1-2 女性,36 岁。大动脉炎
CT 轴位(A)显示头臂干、左颈总动脉、左侧锁骨下动脉管腔明显狭窄,多平面重建(B)及表面重建(C)显示膈下主动脉管壁增厚。①为头臂干;②为左颈总动脉;③为左锁骨下动脉。

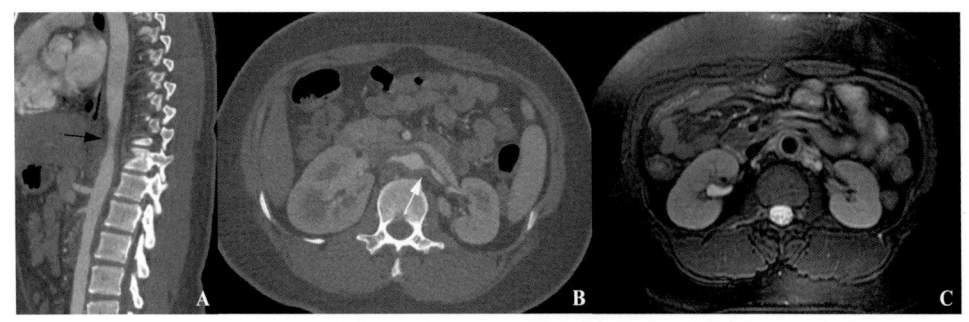

图 32-1-3 女性,18 岁。大动脉炎

多平面重建(A)显示膈下主动脉至左肾下级水平管壁节段性增厚(黑箭),CT 轴位(B)显示双肾动脉受累,左肾动脉中度狭窄(白箭),左肾体积减小;T2WI(C)显示腹主动脉管壁增厚、肾动脉狭窄。

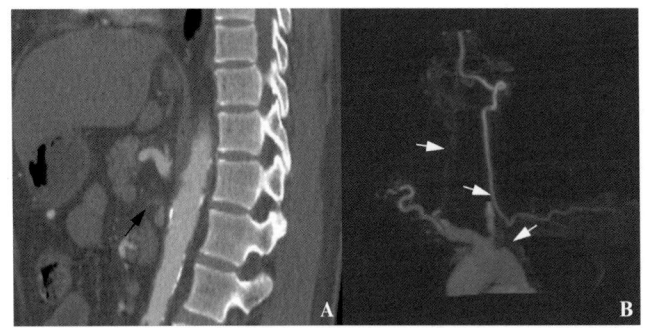

图 32-1-4 女性,18 岁。大动脉炎

多平面重建(A)显示腹主动脉管壁环形增厚,多发钙化斑,肠系膜上动脉主干未见造影剂充盈伴侧支循环形成(黑箭);颈部 MRA(B)显示右侧椎动脉全程、左侧椎动脉起始段及左侧锁骨下动脉未见显影(白箭)。

增强 T1WI 可以观察血管壁的增厚,血管壁强化状态可以评估受累血管的炎症情况,有助于在血管腔狭窄之前进行早期诊断。脂肪抑制 T2WI 可以发现血管壁水肿。MRA 可以评估管腔的狭窄和扩张。

目前,MRI 提供了一种安全、无创的手段来评估血管解剖结构随时间的变化,可以用于评估疗效、监测病情。2021 年美国风湿病学会(ACR)与血管炎基金会(VF)联合发布血管炎治疗指南[3],建议使用无创性血管成像评估大动脉疾病活动,而非血管造影。除了常规临床评估外,建议大动脉炎患者定期进行无创性血管成像检查。对于临床症状已经明显缓解的患者,一旦影像学提示存在新的血管炎症迹象,如新的狭窄或血管壁增厚,建议进行免疫抑制治疗。

近年来,PET-CT 逐渐成为评估及检测大动脉炎的常规检查,不仅可观察解剖结构异常,还可评估疾病活动期血管壁损伤严重程度,从而监测病情发展,甚至可根据代谢变化在血管尚未出现形态学改变之前进行早期诊断。

PET-CT 可敏感评估大动脉患者的血管活动性,可适用于血管壁未出现渗出、粘连、管腔未出现闭塞的早期病变,表现为放射性核素摄取增高,血管壁高摄取区呈平滑的线样分布(图 32-1-6 和图 32-1-7)。但由于 PET-CT 显示细微血管结构欠佳,是否可区分免疫抑制治疗后、动脉粥样硬化及感染性疾病所致血管病变仍需继续研究,且检查费昂贵,使其应用受限。

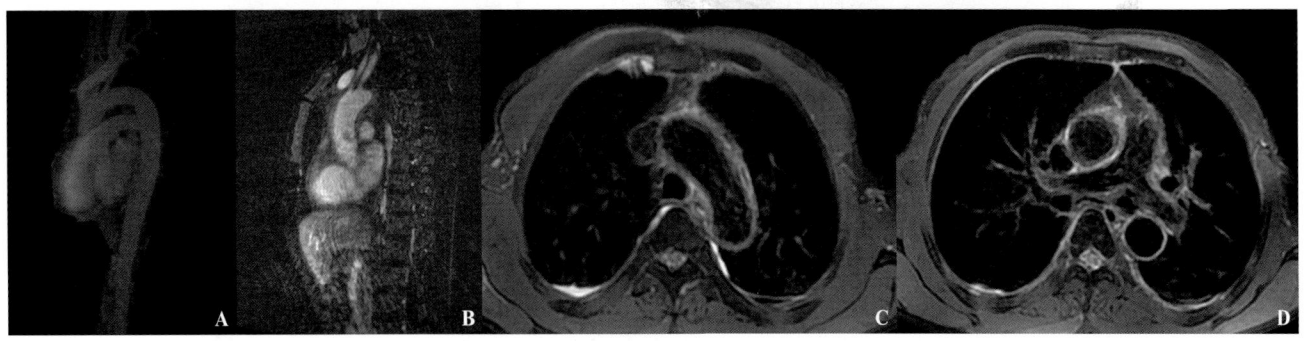

图 32-1-5 男性,61 岁。大动脉炎

胸主动脉 MRA 显示升主动脉、主动脉弓管腔粗细不均、管壁外缘毛糙(A、B)。T2 FLAIR 示主动脉周围软组织信号增高(C、D)。

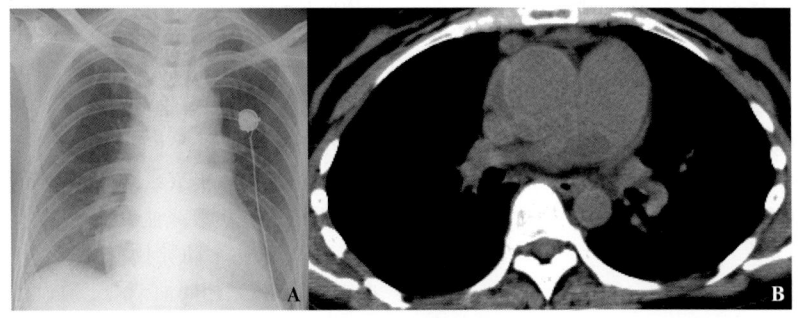

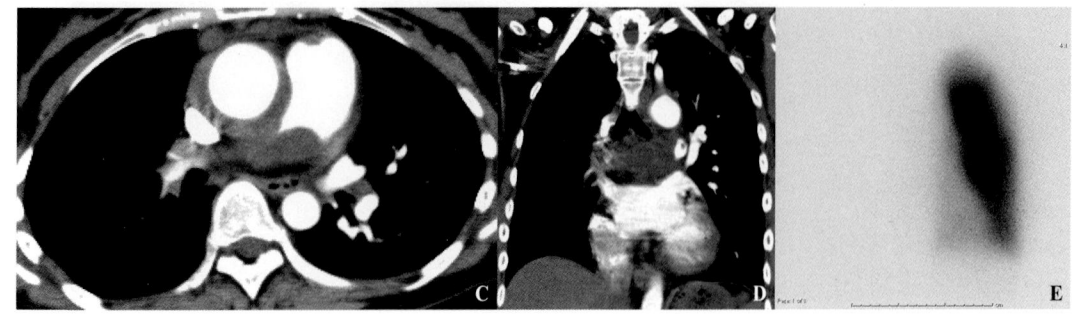

图 32-1-6 女性,34 岁。大动脉炎

突发呼吸困难、胸痛而紧急入院。胸部正位片(A)显示心胸比>0.5,两肺未见异常;CT 平扫(B)见右肺动脉内低密度影。增强扫描(C、D)显示肺动脉内低密度充盈缺损致右肺动脉闭塞,大动脉壁的增厚。同位素扫描(E)显示右肺未见显影,提示右侧肺动脉完全栓塞。

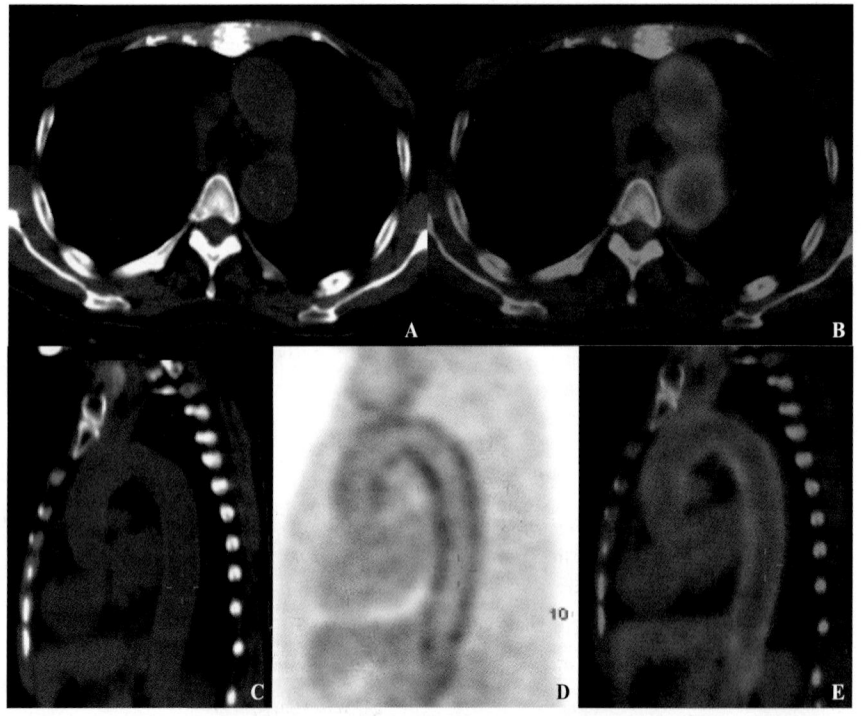

图 32-1-7 男性,66 岁。主动脉大动脉炎

CT 纵隔窗显示主动脉壁密度增高(A、C);PET-CT 融合图、PET 图显示主动脉呈现高代谢(B、D、E)。

PET-MRI 作为目前先进的影像学设备,亦可以用于诊断炎症活动期病变,其组织分辨率高于 PET-CT,且辐射剂量低,有一定应用前景[4]。

【诊断标准】

国外有关本病的诊断标准甚多,有 1988 年日本 Ishikawa 的诊断标准,1994 年东京大动脉炎国际会议制订的诊断标准和 1995 年印度 Sharma 在 Ishikawa 标准基础上提出的修正标准等,上述诊断标准虽也结合了临床表现,但主要是以血管造影所见为基础。而 1990 年美国风湿病协会所制定的分类诊断标准则有所不同,它虽提到动脉造影,但仅作为诊断条件之一,而更多的诊断项目却为临床表现,故适合我国国情,现已被国内医学界普遍接受和采用。

1. 1990 年美国标准·诊断条件为以下 6 项。

(1) 发病年龄小于 40 岁。

(2) 间歇性跛行。

(3) 臂动脉搏动减弱。

(4) 两上肢收缩压之差为 20 mmHg 或以上。

(5) 锁骨下动脉与主动脉连接区有血管杂音。

(6) 动脉造影异常。

上述 6 条符合 3 项或 3 项以上者,可诊断为大动脉炎。该诊断标准的敏感性为 95%,特异性为 97.8%。

2. 2001 年我国标准·中国医学科学院阜外医院郑德裕和刘力生根据该院 700 例病例资料并结合国外文献提出了他们所制定的我国人自订的诊断标准,包括以下 7 条[5]。

(1) 发病年龄一般在 40 岁以下。

(2) 锁骨下动脉(主要是左锁骨下动脉)狭窄或闭塞致脉弱或无脉或血压低或测不出或两上肢收缩压差大于 10 mmHg,或在锁骨上闻及 Ⅱ 级或更多级血管杂音。

(3) 颈动脉狭窄或阻塞致颈动脉搏动减弱或消失,或颈部闻及 Ⅱ 级或更多级血管杂音,或有典型大动脉炎眼底改变。

(4) 胸、腹主动脉狭窄致上腹或背部闻及 Ⅱ 级或更多级血管杂音,或用相同袖带测下肢血压较上肢低 20 mmHg。

(5) 肾动脉狭窄致短期血压增高或上腹部闻及二级或更多级血管杂音。

(6) 病变造成肺动脉分支狭窄或冠状动脉狭窄。

(7) 主动脉瓣关闭不全、红细胞沉降率加快伴动脉局部有压痛。

在上述7条中，除第1条必须具备外，还必须具备其他6条中至少2条才可确诊为大动脉炎。对可疑患者，可行数字减影血管造影检查，多层CT检查或MRI以助诊断，并且可以具体地判定动脉受累的部位、范围和程度等。

【鉴别诊断】

1. 慢性肺栓塞· 可出现肺动脉狭窄、管腔变细，但一般无明显管壁增厚。可疑肺动脉慢性栓塞患者行延迟增强检查，如出现血管壁强化，则提示炎症存在，若同时发现体循环分支，如主动脉、主动脉弓上分支、肾动脉管壁增厚，应警惕大动脉炎。

2. 梅毒性动脉炎· 也表现为弥漫性管壁增厚，累及分支开口，常伴动脉瘤形成，增强检查也可以出现双环征，但可以通过病史及梅毒螺旋体抗体试验进行鉴别。

（张璋 南丽虹）

参考文献

[1] Oura K, Yamaguchi Oura M, Itabashi R, et al. Vascular imaging techniques to diagnose and monitor patients with takayasu arteritis: a review of the literature [J]. Diagnostics, 2021, 11(11): 1993.

[2] Hata A, Noda M, Moriwaki R, et al. Angiographic findings of takayasu arteritis: new classification [J]. International Journal of Cardiology, 1996, 54: S155-S163.

[3] Maz M, Chung SA, Abril A, et al. 2021 american college of rheumatology/vasculitis foundation guideline for the management of giant cell arteritis and takayasu arteritis [J]. Arthritis & Rheumatology, 2021, 73(8): 1349-1365.

[4] Czihal M, Hoffmann U. large vessel vasculitis: update 2021 [J]. Deutsche Medizinische Wochenschrift, 2021, 146(23): 1516-1519.

[5] 中华医学会风湿病学分会. 大动脉炎诊断及治疗指南[J]. 中华风湿病学杂志, 2011, 15(02): 119-120.

第二节· 显微镜下多血管炎

显微镜下多血管炎（microscopic polyangiitis，MPA）是原发性非肉芽肿性系统性小血管炎中的一种疾病，是一种系统性、坏死性血管炎，属自身免疫性疾病。MPA以小动脉、微动脉、小静脉和毛细血管的纤维素样坏死性改变为主要病理特征，同时也可累及中等动脉，如肾小叶间动脉和弓状动脉等[1]。

MPA的年发病率为(2.4~10.1)/100万。我国MPA占据显著的优势，约占ANCA相关性血管炎（AAV）的80%[2]。MPA男性多见，男女之比约为1.8:1，好发年龄为50~60岁。多数患者有上呼吸道感染或药物过敏样前驱症状[3]。

目前病因不明，可能为ANCA直接或间接造成血管损伤，也可能与细胞巨化病毒及细菌感染有关。本病经糖皮质激素联合免疫抑制剂治疗缓解率可达80%以上，本病的5年生存率为45%~76%。MPA的存活率低于Churg-Strauss综合征或肉芽肿性多血管炎，这可能是由于疾病发作时存在的肾功能损害所致[4]。Lane等报道该病1年生存率为82.7%，5年生存率仅为45.1%。预后与患者的年龄、就诊时肌酐水平和有无肺出血密切相关[5]。

【发病机制与病理】

MPA的发病机制主要归因于ANCA。这种抗体与中性粒细胞和单核细胞中存在的初级颗粒发生反应。但是只有70%的MPA病例在诊断时有ANCA。细菌感染、药物及遗传等因素也可能在其发病机制中发挥作用[6,7]。

以小动脉、微动脉、小静脉和毛细血管的纤维素样坏死性改变为主要病理特征，炎症病变中偶可见多核巨细胞，通常没有免疫沉积物。它常累及肾和肺。

在肺部主要为毛细血管炎、弥漫性肺泡出血、肺泡间隔及间质的中性粒细胞浸润，可见到核尘，肺间质有红细胞。小血管内血栓形成和纤维素样坏死性毛细血管炎少见。

【临床表现】

1. 非特异性症状· 不规则发热、疲乏、皮疹、关节痛、肌痛、腹痛、神经炎和体重下降等。MPA可侵犯全身多数器官，如肺、肾、眼、皮肤、关节、肌肉、消化道及神经系统，其中肾、肺受累为其突出表现，有时也可能是发病初期的唯一表现。

2. 肾受累· 80%~100%受累，几乎均有血尿，肉眼血尿约占30%，伴有不同程度的蛋白尿、高血压不多见或较轻。约半数患者呈急进性肾炎综合征，早期出现急性肾衰竭。

3. 肺受累· 25%~55%受累，MPA最常见的临床症状是呼吸困难、咳嗽和咯血。多表现为肺泡毛细血管炎，可有进行性肺出血，咯血可从痰中带血到严重的大咯血，咯血时多伴有肺部浸润影，但无感染及肺水肿的临床迹象。

肺部病变至慢性阶段有两种转归：既可表现为慢性阻塞性肺病（肺气肿），也可表现为肺间质纤维化（酷似特发性肺间质纤维化）。肺纤维化是MPA的一种不太为人所知的肺部表现且此类患者预后较差[8,9]。

4. 消化道受累· 可出现肠系膜血管缺血和消化道出血的表现，如腹痛、腹泻、黑便等[10]。

5. 耳和眼受累· 可出现耳鸣、中耳炎、神经性听力下降、虹膜睫状体炎、巩膜炎和色素膜炎等[11]。MPA患者的鼻腔表现不如GPA或EGPA患者常见。此外，在MPA患者中未发现窦骨破坏[12]。

6. 肌肉骨骼系统受累· 56%~76%，常表现为肌痛和关节痛，其中约10%的患者有关节渗出、滑膜增厚和红斑。

7. 神经受累· 很常见，为37%~72%，周围神经病变比中枢神经系统受累更常见，多发性单神经炎和远端对称性多发性神经病变是周围神经系统的主要表现。中枢神经系统表现占 MPA 神经系统受累的 17%～30%，可出现脑出血、硬脑膜炎和非出血性脑梗死[13]。

8. 皮肤受累·约 30% 的患者有肾-皮肤血管炎综合征，典型的皮肤表现为红斑、斑丘疹、红色痛性结节、湿疹和荨麻疹等[14]。

9. 心脏受累·较罕见，可有心力衰竭、心包炎、心律失常和心肌梗死等。

【实验室检查】

一般实验室检查可有白细胞升高、血小板增高、贫血、C 反应蛋白增高、类风湿因子阳性、γ 球蛋白增高、蛋白尿、血尿、血尿素氮增高和肌酐增高等。50%～60% pANCA（核周型）阳性，其主要的特异性靶抗原为髓过氧化物酶（MPO）。

【影像学表现】

MPA 胸部影像学表现形式多样，缺乏特异性。

1. 急性弥漫性肺泡出血·典型表现为双侧肺门的蝶形阴影（图 32-2-1），类似于急性肺水肿的征象。

2. 肺损伤·早期多表现为双肺多发磨玻璃样、网格样影、实变影、结节（图 32-2-2），中晚期多表现为蜂窝影、间质纤维化、牵拉性支气管扩张（图 32-2-3）。肺空洞少见。

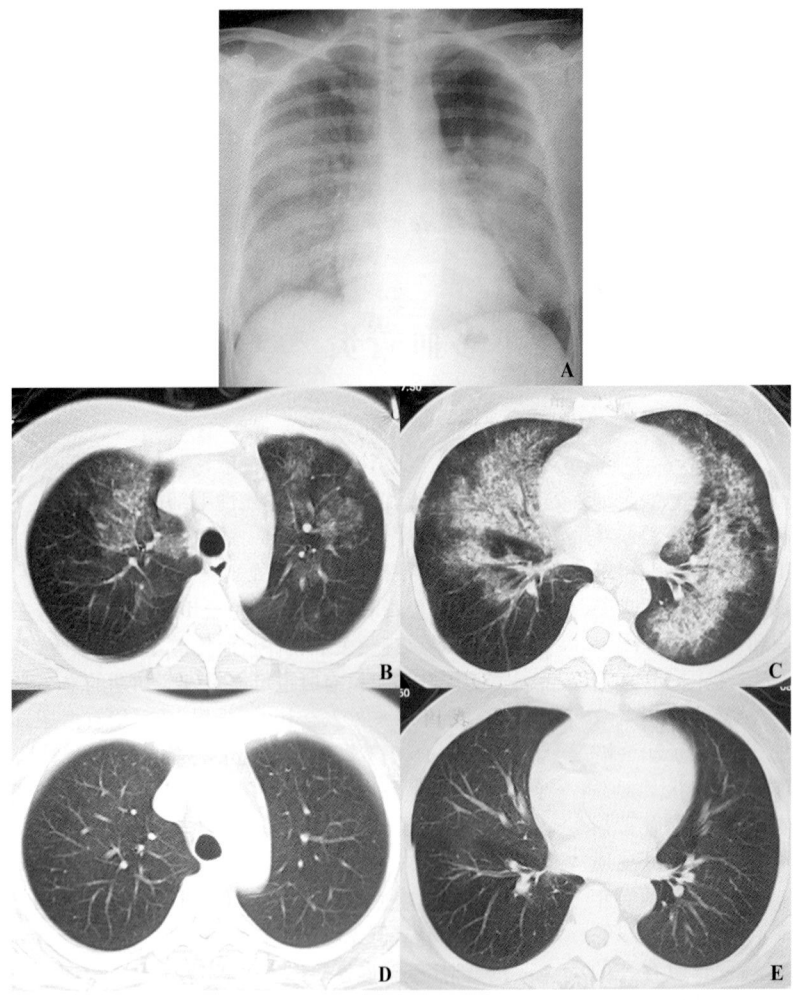

图 32-2-1 女性，45 岁。显微镜下多血管炎
胸部正位片（A）显示两肺广泛实变影，以两肺门为中心；CT 肺窗（B、C）显示两肺中内带对称性实变影和磨玻璃影，影像学上与肺水肿无法鉴别；经治疗后 2 周复查（D、E），两肺阴影基本消失。

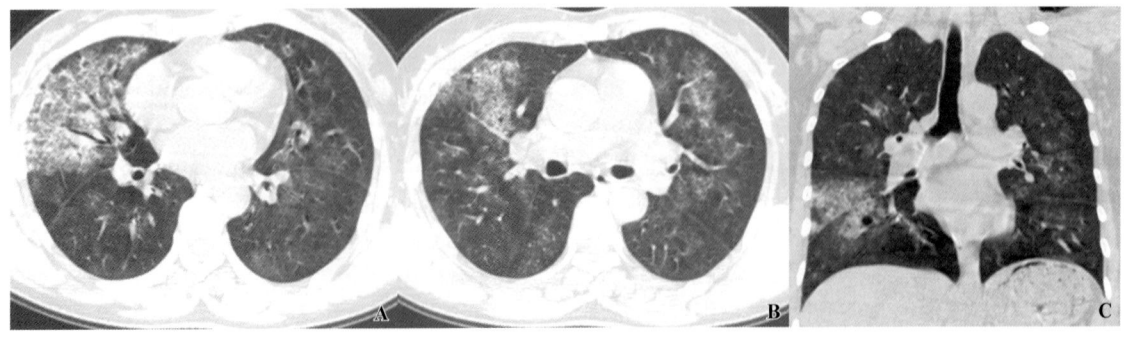

图 32-2-2 女性，48 岁。显微镜下多血管炎
CT 轴位（A、B）及冠状位重建（C）显示两肺多发斑片磨玻璃影、网格状影，右中叶支气管扩张。

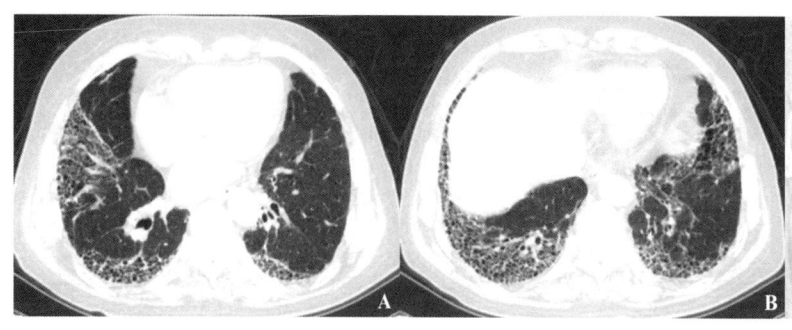
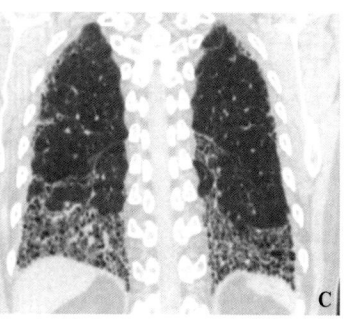

图32-2-3　女性,71岁,显微镜下多血管炎
CT轴位(A、B)及冠状位重建(C)显示两肺间质病变,间质纤维化,两肺多发蜂窝影并牵拉性扩张支气管,以两肺底及胸膜下为著。

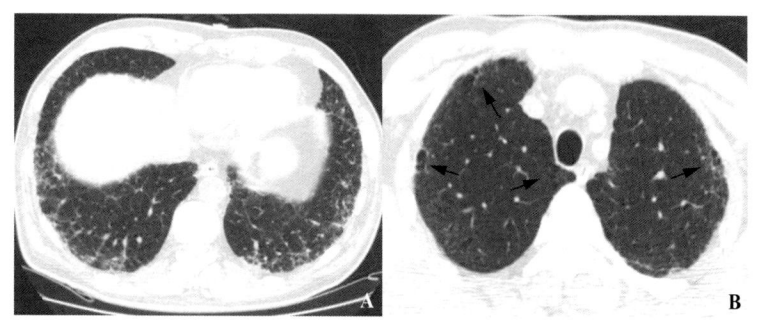

图32-2-4　男性,67岁,显微镜下多血管炎
CT显示两肺小叶间隔增厚(A),两肺胸膜下多发网格状影及细小蜂窝影(黑箭)及小叶中心气肿(B)。

3. 支气管损害·表现为支气管壁增厚、支气管扩张、细支气管炎、肺气肿(图33-2-2和图33-2-4)。

4. 胸膜受累·表现为胸膜增厚、胸腔积液。

5. 其他·肺不张、纵隔淋巴结肿大及非特异钙化。

【诊断标准】

本病尚无统一的诊断标准。

1. 2022年ACR/EULAR的MPA分类标准·在排除类似血管炎的情况后,诊断为小血管或中血管炎的累计评分≥5分的患者可归类为MPA[15](表32-2-1)。采用验证环节的患者及对照验证该标准时,敏感性为91%,特异性为94%。

表32-2-1　2022年ACR/EULAR发布的MPA分类标准

观察项目	得分
pANCA或抗髓过氧化物酶抗体(抗MPO)阳性	+6分
活检可见寡免疫复合物肾小球肾炎	+3分
胸部影像学检查发现纤维化或间质性肺病	+3分
鼻部累及:鼻腔出血、溃疡、结痂、充血或堵塞,或鼻中隔缺损/穿孔	−3分
cANCA或抗蛋白酶3抗体(抗PR3)阳性	−1分
血嗜酸性粒细胞计数≥1×10^9/L	−4分

采用改分类标准时需注意:

(1) 该分类标准应用的前提是患者已经被确诊为小血管或中血管血管炎。

(2) 应用该分类标准前,需排除类似血管炎的其他诊断。

2. Sørensen诊断标准·同时满足以下条件时,做出临床诊断[16]。

(1) 活检证实小血管坏死性血管炎和/或肾小球肾炎,肾基底膜有少量或无免疫沉积物。

(2) 累及一个以上器官,活检证实小到中等血管的血管炎或其他方法证实的肾小球肾炎。

(3) 无呼吸道症状的肉芽肿性炎症。

3. 我国制定的诊治草案·以下情况有助于本病的诊断[17]。

(1) 中老年,以男性多见。

(2) 具有上呼吸道感染或药物过敏样前驱症状。

(3) 肾损害表现:蛋白尿、血尿和/或急进性肾功能不全等。

(4) 伴有肺部或肺肾综合征的临床表现。

(5) 伴有关节、眼、耳、心脏、胃肠道等全身器官受累表现。

(6) pANCA阳性。

(7) 肾、肺活检有助于诊断。

【鉴别诊断】

1. 结节性多动脉炎(PAN)·主要累及中型和/或小型动脉,无毛细血管、小动静脉累及。两者肾均可受累,但PAN有急进性肾炎,而无肺出血表现,可有HBV感染,ANCA较少阳性。血管造影显示中等大小动脉有微小动脉瘤样扩张、界限分明的节段性狭窄及剪枝样中断,肾活检可以鉴别。

2. 肉芽肿性多血管炎·可有肺出血和肾脏病变,但其标记性抗体ANCA多为cANCA,动脉造影可有动脉瘤和狭窄,组织活检示血管炎和坏死性肉芽肿。肉芽肿性炎症在GPA患者中占主导地位,而在MPA患者中则不然。

3. **肺出血-肾炎综合征** 两者肺出血及肾脏病变均可出现,但本病多无其他血管炎及多系统受累表现,ANCA 阴性,而抗肾小球基底膜抗体阳性。

(张璋 张宁男楠)

参考文献

[1] Jennette JC, Falk RJ, Bacon PA, et al. 2012 revised international chapel hill consensus conference nomenclature of vasculitides [J]. Arthritis and rheumatism, 2013, 65(1): 1-11.

[2] 中国免疫学会临床免疫学分会. 抗中性粒细胞胞浆抗体检测方法在诊断肉芽肿性多血管炎和显微镜下多血管炎中应用的专家共识[J]. 中华医学杂志, 2019, 99: 2971-2975.

[3] Agard C, Mouthon L, Mahr A, et al. Microscopic polyangiitis and polyarteritis nodosa: How and when do they start? [J]. Arthritis and Rheumatism, 2003, 49: 709-715.

[4] Lyons PA, Rayner TF, Trivedi S, et al. Genetically distinct subsets within anca-associated vasculitis [J]. The New England Journal of Medicine, 2012, 367: 214-223.

[5] Lane SE, Watts RA, Shepstone L, et al. Primary systemic vasculitis: Clinical features and mortality [J]. QJM: monthly journal of the Association of Physicians, 2005, 98: 97-111.

[6] Lyons PA, Rayner TF, Trivedi S, et al. Genetically distinct subsets within anca-associated vasculitis [J]. The New England Journal of Medicine, 2012, 367: 214-223.

[7] Pendergraft WF, Niles JL. Trojan horses: drug culprits associated with antineutrophil cytoplasmic autoantibody (anca) vasculitis [J]. Current Opinion in Rheumatology, 2014, 26: 42-49.

[8] Fernandez CM, Gonzalez A, Fielli M, et al. Microscopic polyangiitis associated with pulmonary fibrosis [J]. Clinical Rheumatology, 2015, 34: 1273-1277.

[9] Tzelepis GE, Kokosi M, Tzioufas A, et al. Prevalence and outcome of pulmonary fibrosis in microscopic polyangiitis [J]. The European Respiratory Journal, 2010, 36: 116-121.

[10] Pagnoux C, Mahr A, Cohen P, et al. Presentation and outcome of gastrointestinal involvement in systemic necrotizing vasculitides: analysis of 62 patients with polyarteritis nodosa, microscopic polyangiitis, wegener granulomatosis, churg-strauss syndrome, or rheumatoid arthritis-associated vasculitis [J]. Medicine, 2005, 84: 115-128.

[11] Hara A, Ohta S, Takata M, et al. Microscopic polyangiitis with ocular manifestations as the initial presenting sign [J]. The American Journal of the Medical Sciences, 2007, 334: 308-310.

[12] Ono N, Niiro H, Ueda A, et al. Characteristics of mpo-anca-positive granulomatosis with polyangiitis: a retrospective multi-center study in japan [J]. Rheumatology International, 2015, 35: 555-559.

[13] Zhang W, Zhou G, Shi Q, et al. Clinical analysis of nervous system involvement in anca-associated systemic vasculitides [J]. Clinical and Experimental Rheumatology, 2009, 27(1 Suppl 52): S65-S69.

[14] Kluger N, Pagnoux C, Guillevin L, et al. Comparison of cutaneous manifestations in systemic polyarteritis nodosa and microscopic polyangiitis [J]. The British Journal of Dermatology, 2008, 159(3): 615-620.

[15] Suppiah R, Robson JC, Grayson PC, et al. 2022 American College of Rheumatology/European Alliance of Associations for Rheumatology classification criteria for microscopic polyangiitis [J]. Arthritis & Rheumatology, 2022, 74(3): 400-406.

[16] Sorensen SF, Slot O, Tvede N, et al. A prospective study of vasculitis patients collected in a five year period: Evaluation of the chapel hill nomenclature [J]. Annals of the Rheumatic Diseases, 2000, 59(6): 478-482.

[17] 中华医学会风湿病学分会. 显微镜下多血管炎诊治指南(草案)[J]. 中华风湿病学杂志, 2004, 8(09): 564-566.

第三节 · 肉芽肿性多血管炎

肉芽肿性多血管炎(granulomatosis with polyangiitis, GPA)又称为韦格纳肉芽肿(Wegener's granulomatosis),是一种中小血管坏死性血管炎,它是为抗中性粒细胞胞质抗体(anti-neutrophil-cytoplasmic-antibody, ANCA)相关血管炎(ANCA associated vasculitides, AAV)疾病的一个组成部分。

1931 年 Klinger 首先报道,1936 年 Wegener 详细描述了其病理改变,1954 年 Godman 和 Churg 引入了术语"韦格纳肉芽肿"并进一步描述了临床和病理特征。在 2012 年教堂山共识会议上,对本病的定义是累及呼吸道的肉芽肿性炎症和累及小及中等血管的系统性坏死性血管炎、坏死性肾小球肾炎[1]。

肉芽肿性多血管炎是一种系统性自身免疫性疾病,与 ANCA、中性粒细胞、各种淋巴细胞、活性分子和细胞因子有关。一些病例报道与遗传和环境因素也有关[2]。确切的病因及引起 ANCA 产物激活的免疫反应过程还不清楚。肉芽肿性多血管炎可发生于任何年龄,高发年龄为 50~60 岁,无明显性别差异。肉芽肿性多血管炎目前可分为局限型、弥漫型或全身型两个类型[3],后者约占 85%。

目前认为未经治疗的肉芽肿性多血管炎患者的预后很差,90% 以上的患者 2 年内死亡,死因通常是呼吸衰竭和/或肾衰竭。接受正规治疗后,约 80% 的患者病情可以缓解,但是容易复发,约 50% 的患者 5 年内复发[4]。GPA 的年发病率为 (2.1~14.4)/100 万,5 年生存率为 74%~91%,在我国 GPA 约占 AAV 的 20%[5]。Lane 等报道本病 1 年生存率为 85.5%,5 年生存率为 75.9%[6]。

【发病机制与病理】

本病的病理过程通常以鼻或副鼻窦黏膜和肺组织的局灶性坏死性肉芽肿开始,继而进展为全身小血管的血管炎。

坏死性肉芽肿病变主要由炎性细胞组成,病灶常发生坏死,并可形成空洞,也可表现为片状地图样的嗜碱性凝固性坏死,内有大量坏死细胞核碎片及溶解性坏死形成囊腔,坏死灶周围可见有大量炎性细胞浸润。

血管炎主要累及小动脉、小静脉,发病部位主要位于坏死灶周围,以白细胞碎裂性血管炎多见,表现为血管腔内及周围大量中性粒细胞浸润,管腔可狭窄或闭塞。

【临床表现】

局限型是指疾病主要累及上呼吸道，无肾受累。弥漫型或全身型则是指除肺、肾受累外还累及皮肤、眼、心脏、神经关节、胃肠道出现相应症状。一般认为，局限型是全身型的早期阶段。

典型表现是鼻窦(上呼吸道)、肺(下呼吸道)及肾病变三联征。

1. 上呼吸道症状·90%的患者有上呼吸道受累。临床症状表现轻重不一是本病的主要特点。包括不规则高热，有鼻塞、脓性或血性分泌物、咳嗽、咳痰、咽喉疼痛、声音嘶哑、耳痛、听力下降。鼻部炎症可导致鼻中隔穿孔或鼻梁塌陷，导致鞍鼻畸形。

2. 肺部症状·病例累及肺部时，出现咳嗽、咯血、胸痛和呼吸困难。约5%的患者出现肺泡出血综合征，除咯血外还有严重贫血、呼吸困难。极少数人伴有胸腔积液。

3. 肾症状·40%的患者首次发现时就有肾损害，80%～90%的患者最终会进展到肾损害。表现为蛋白尿、血尿、红细胞管型。高血压不常见。大多数患者直接或间接死于肾衰竭。肾受累时的10年生存率估计为40%，而没有肾受累时为60%～70%。

4. 皮肤肌肉损害·50%～60%的GPA患者出现皮肤病。有斑血疹、瘀斑、皮下结节、皮肤溃疡。70%的患者可见关节痛和肌痛。也可出现雷诺现象、肌肉萎缩和关节肿痛。

5. 眼部症状·40%～60%的患者可出现结膜炎、巩膜炎、肉芽肿性硬化性睫状体炎、角膜炎，表现为畏光、流泪、眼痛等。在10%～15%的患者中，可发生眼球后的眼眶肿块，称为假瘤。这些会导致复视、眼球突出或视力丧失。鼻泪管阻塞在GPA中很常见。

6. 神经系统症状·30%～40%的周围神经病患者可见神经系统受累。神经病变可导致多发性单神经炎。脑神经病变、硬脑膜炎、癫痫发作和脑炎也有发生。

7. 心脏症状·为10%～12%，表现为心肌病、冠状血管炎、心包积液和心律失常。

除上述症状外，本病还可出现消化道出血、脾大、淋巴结肿大、肝炎和甲状腺功能减退等症状。

【实验室检查】

在80%～90%的GPA病例中可见具有针对蛋白酶3(PR3)抗体的自身抗体的细胞质ANCA(cANCA)，其余为针对髓过氧化物酶(MPO)抗体的核周ANCA(pANCA)[7]。

其他常见但非特异性的实验室检查包括白细胞增高，以中性粒细胞为主，偶有嗜酸性粒细胞增多、血小板增多、红细胞沉降率快、贫血等表现。

【影像学表现】

典型的表现为两肺结节影或不规则肿块影，以多发为主(图32-3-1)。单发者约占25%，直径数毫米到10cm左右。50%的病例结节内坏死可以形成空洞。空洞多为不规则的厚壁空洞，内壁不规则，其内有结节状或花瓣样阴影位于洞腔之内，或者类似于丝瓜瓤样改变，伴发感染时可出现液平。

此外，还可出现局限性或弥漫性肺内实变阴影，提示肺出血。不到10%的患者可有胸腔积液。纵隔或肺门淋巴结肿大少见。不典型的表现还包括支气管血管束增粗、扭曲等间质性改变、气胸或支气管胸膜瘘。

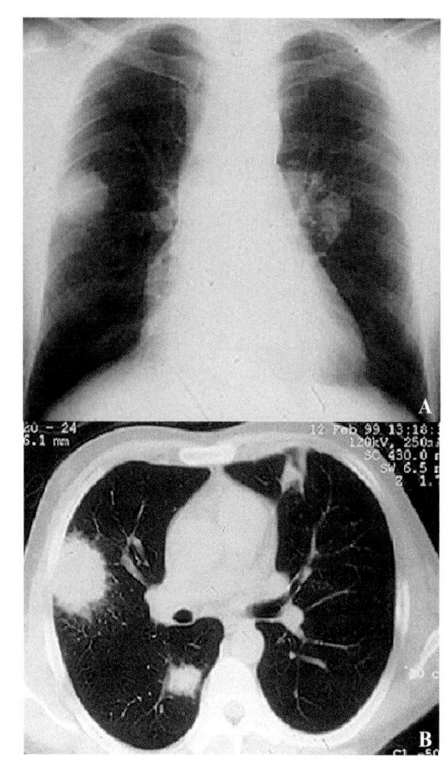

图32-3-1 肉芽肿性多血管炎

胸部X线片(A)显示双肺大小不等的不规则肿块影；CT肺窗(B)显示双肺胸膜下大小不等的结节、肿块影，边缘模糊，可见毛刺。

肉芽肿性多血管炎的CT表现形式可以多样化，主要包括：

1. 肺结节和肿块·是肉芽肿性多血管炎最常见的影像学表现，并且在多达90%的患者中出现。约50%的病例结节内发生坏死形成形态各异的空洞(图32-3-2和图32-3-3)。结节和肿块通常是多发的和双侧的(图32-3-1和图32-3-3)；往往涉及胸膜下区域或支气管血管周围区域(图32-3-3)，以前者多见[8]。结节边缘多不规则，部分周围可见磨玻璃晕(CT晕征)或反向晕(环礁征)。薄层CT扫描可发现指向结节或空洞的增粗的血管束阴影，呈滋养血管征，或血管束与结节形成气球征或鼓槌状阴影(图32-3-3)。

2. 气腔实变·见于50%的病例，表现为磨玻璃影和实变，可能由肺出血、肺梗死或感染引起。实变影常表现为胸膜下的楔形病变，可以合并单发或多发结节病灶，并可以看到血管进入征象及胸膜的增厚(图32-3-4和图32-3-5)。磨玻璃影呈斑片状或弥漫性(图32-3-5)。当磨玻璃样和实变孤立发生时，感染是最常见的初步诊断，只有在充分抗生素治疗失败后才考虑肉芽肿性多血管炎[9]。当磨玻璃影和实变影与多发性肺结节同时出现时，则高度提示为肉芽肿性多血管炎。此外结节边缘出现细长毛刺或针刺样、供养血管征及同时出现楔形病灶有助于诊断。

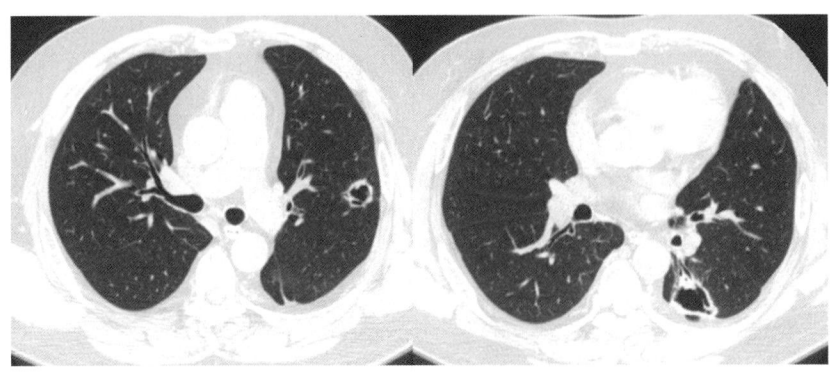

图32-3-2 男性,37岁。肉芽肿性多血管炎
左肺多发厚壁空洞,内壁不光滑,双侧胸膜增厚。

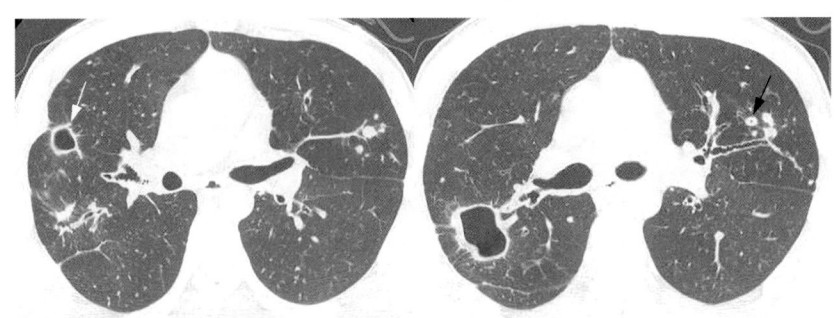

图32-3-3 男性,51岁。肉芽肿性多血管炎
两肺可见多发、散在、多种征象并存的病变特点,位于支气管血管束周围,空洞可为厚壁(白箭)也可为薄壁(黑箭),空洞与增粗的血管束形成气球征,病变邻近的胸膜可见增厚及胸膜凹陷征。

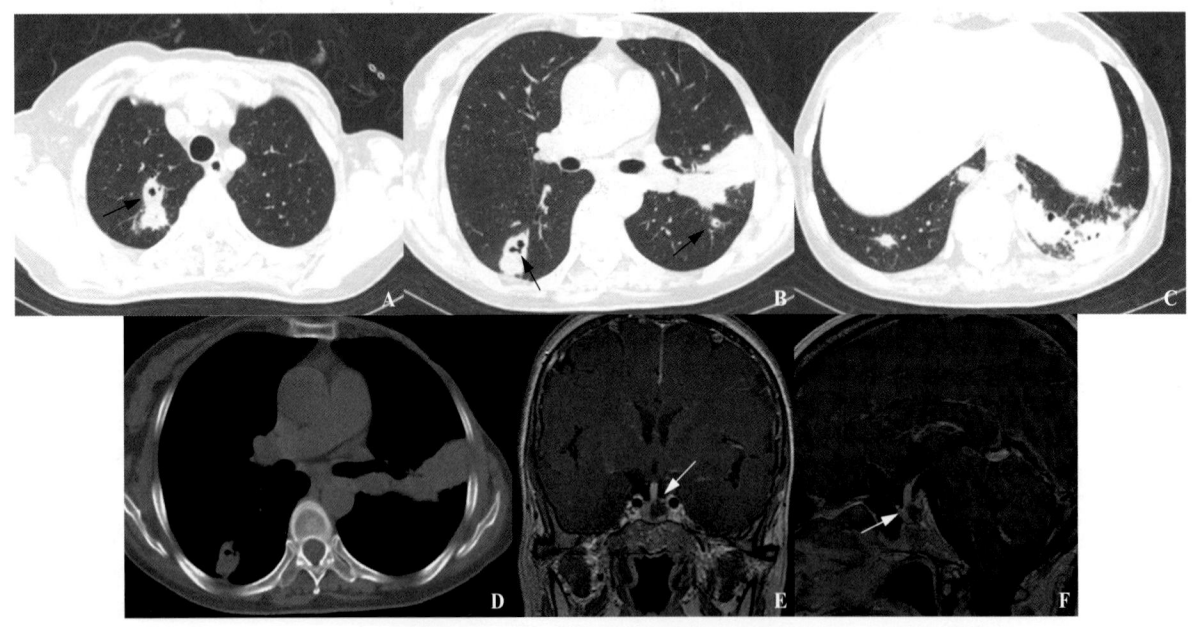

图32-3-4 女性,57岁。肉芽肿性多血管炎
CT肺窗(A~C)和纵隔窗(D)显示两肺多发实变影、索条影及结节影,部分内可见扩张的小支气管及小空洞影(黑箭);垂体半剂量 MRI 增强(E、F)显示垂体增大,垂体柄增粗并均匀强化,提示垂体炎。

3. **气管支气管病变** 是肉芽肿性多血管炎胸部第二常受累的区域。表现为气管支气管肿块或管壁不规则增厚、管腔狭窄。气管的声门下部分最常受到影响。气管后膜受累为常见征象,此征象可以与复发性多软骨炎和气管支气管骨软骨增生症进行鉴别[9]。气管病变可导致肺不张。

4. **其他** 如可发生肺门、纵隔或锁骨下淋巴结肿大(图33-3-6)、胸腔积液、自发性气胸等。

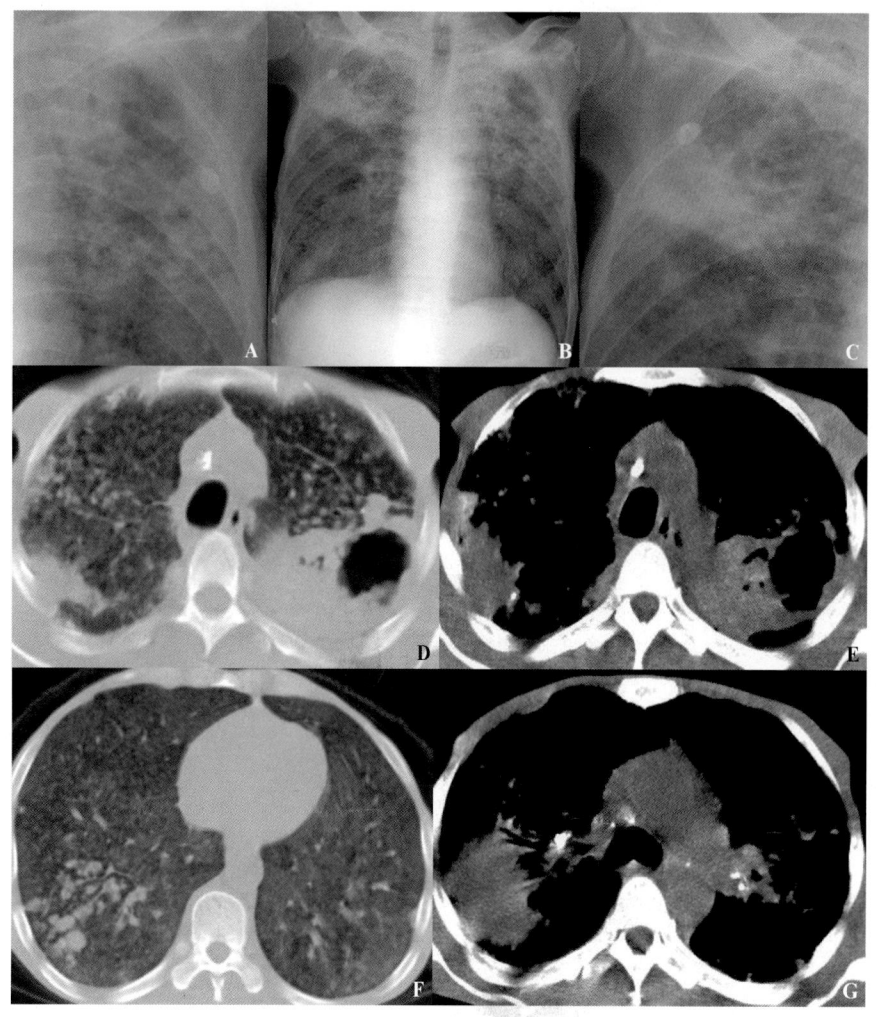

图32-3-5 男性,47岁。肉芽肿性多血管炎
胸部X线片(A~C)显示两肺弥漫性多种病变,肺透光度普遍下降,右上肺片絮状实变影,左上肺多发结节及空洞性肿块,两中下肺网结节影;CT平扫示双肺磨玻璃样改变、实变、空洞、结节等多种病变征象并存(D~F),呈多发、散在方式分布,气管前方及左侧肺门淋巴结肿大、钙化,部分胸膜增厚。

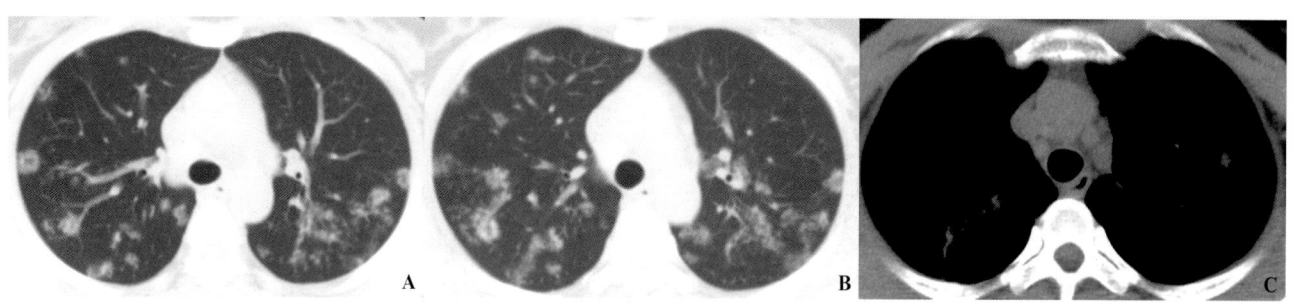

图32-3-6 女性,36岁。肉芽肿性多血管炎
CT肺窗(A、B)显示两肺多发、散在病灶、空洞、结节、渗出等多种形式并存,结节边缘多不规则;纵隔窗(C)显示气管前多发淋巴结。

5. 演变·本症肺部影像表现具有游走性特征,其病变表现为时隐时现,一处吸收,另一处又出现新病灶。在疾病的演变过程中,结节病灶也可演变为空洞性结节或整个肺叶实变伴不规则坏死腔。免疫抑制剂治疗后,结节缩小、消失。空洞性病灶首先表现为洞壁变薄,继而洞腔缩小,空洞内结节或花瓣样阴影缩小直至消失。

病变呈多发、散在、多种性质病灶并存,对GPA诊断有一定的价值。另外,合并其他系统临床症状及影像学表现,如鼻窦炎、垂体炎等(图32-3-4和图32-3-7),应该考虑到本病的可能。

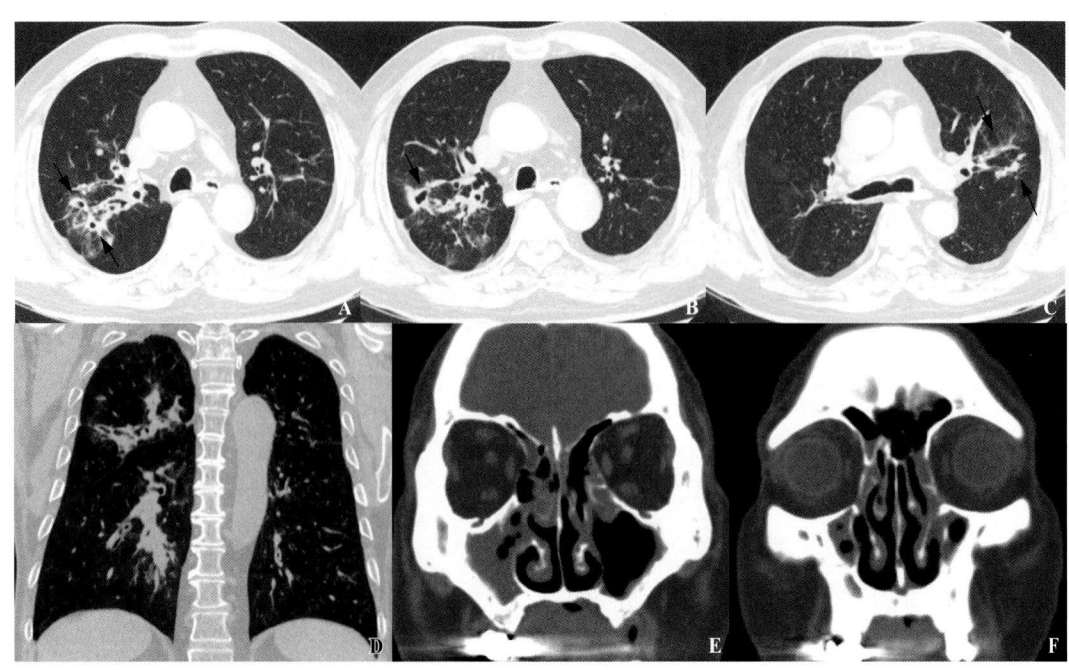

图 32-3-7　男性，60 岁。肉芽肿性多血管炎
CT 轴位（A～C）及冠状位重建（D）显示两肺多发沿支气管血管束分布实变、空洞、索条及结节样影（黑箭）；CT 鼻窦冠状位（E、F）显示双侧筛窦、上颌窦及蝶窦炎。

【诊断标准】

1. 1990 年美国 ACR 制定的诊断标准・2011 年中华医学会制定了本病的诊断和治疗指南，其诊断标准仍然采用 1990 年美国 ACR 制定的诊断标准，诊断需满足以下 4 条中至少具有 2 条。

（1）鼻腔/口腔炎症（痛性或无痛性口腔溃疡，或脓性或血性鼻涕）。

（2）胸部 X 线片异常（胸部 X 线片显示多发的结节病灶、稳定的浸润性病灶或空洞）。

（3）尿沉渣阳性（尿沉渣显示红细胞管型或每个高倍视野超过 5 个红细胞）。

（4）活检为肉芽肿性炎症（病理学为动脉壁内或血管周围肉芽肿性炎症）。

ACR 标准的敏感性和特异性分别为 88.2% 和 92.0%。

2. Sørensen 诊断标准[10]

（1）活检或其他检查证实呼吸系统肉芽肿性炎症。

（2）活检证实小及中等血管坏死性血管炎、活检或其他检查证实肾小球肾炎，PR3-ANCA 阳性。

（3）血及活检标本无嗜酸性红细胞增多。

3. 2022 年 ACR/EULAR 的 GPA 分类标准・在确诊为小或中血管血管炎，且排除其他诊断情况下，按表 32-3-1 计算，评分总和≥5 分的患者可以分类诊断为 GPA。其敏感度为 92%，特异度为 94%[11]。

【鉴别诊断】

肺部影像学表现多种多样，出现渗出、实变和空洞时要与肺炎、肺脓肿鉴别，单纯 X 线平片或 CT 不易区别，但如果临床大剂量抗生素治疗无效，或同时合并鼻窦、眼的症状，可考虑本病可能。活检和临床实验室检查有助于诊断。

当肺内以多发结节为主要表现时，应该注意与结节病、变应性肉芽肿、血管炎及转移瘤等鉴别。结节病临床症状轻，以

表 32-3-1　2022 年 ACR/EULAR 发布的 GPA 分类标准

临床症状	分值
鼻血、鼻腔结痂或鼻腔充血	+3
软骨受累	+2
传导性或感音神经性听力损伤	+1
实验室、活检、影像学表现	
cANCA 阳性或抗 PR3 抗体阳性	+5
胸部成像显示肺结节、肿块或空洞	+2
活检发现肉芽肿或巨细胞	+2
影像学发现鼻窦副鼻窦炎症或实变	+1
寡免疫性肾小球肾炎	+1
pANCA 或抗髓鞘 ANCA 阳性	-1
嗜酸性粒细胞计数≥1×10^9/L	-4

两肺门、纵隔淋巴结肿大为主。而变应性肉芽肿和血管炎以一过性浸润性阴影为主。如有原发癌病史，应考虑转移瘤。

与其他肺血管炎伴有肉芽肿的疾病，如 Churg-Strauss 综合征、淋巴瘤样肉芽肿病等鉴别颇为困难。即使进行病理检查，有时也不易区别，因为它们的镜下表现具有相似性，只是程度不同而已。

（张璋　张天助）

参考文献

[1] Jennette JC. Overview of the 2012 revised international chapel hill consensus conference nomenclature of vasculitides [J]. Clinical and Experimental

Nephrology, 2013,17(5):603-606.
[2] Cartin-Ceba R, Peikert T, Specks U. Pathogenesis of anca-associated vasculitis [J]. Current Rheumatology Reports, 2012,14(6):481-493.
[3] Ntatsaki E, Watts RA, Scott DG. Epidemiology of anca-associated vasculitis [J]. Rheumatic Diseases Clinics of North America, 2010,36(3):447-461.
[4] Comarmond C, Cacoub P. Granulomatosis with polyangiitis (wegener): clinical aspects and treatment [J]. Autoimmunity Reviews, 2014,13(11):1121-1125.
[5] 中国免疫学会临床免疫学分会.抗中性粒细胞胞浆抗体检测方法在诊断肉芽肿性多血管炎和显微镜下多血管炎中应用的专家共识[J].中华医学杂志,2019,99(38):2971-2975.
[6] Lane SE, Watts RA, Shepstone L, et al. Primary systemic vasculitis: clinical features and mortality [J]. QJM: monthly journal of the Association of Physicians, 2005,98(2):97-111.
[7] Millet A, Martin KR, Bonnefoy F, et al. Proteinase 3 on apoptotic cells disrupts immune silencing in autoimmune vasculitis [J]. The Journal of Clinical Investigation, 2015,125(11):4107-4121.
[8] Castaner E, Alguersuari A, Gallardo X, et al. When to suspect pulmonary vasculitis: Radiologic and clinical clues [J]. Radiographics, 2010,30(1):33-53.
[9] Martinez F, Chung JH, Digumarthy SR, et al. Common and uncommon manifestations of wegener granulomatosis at chest ct: Radiologic-pathologic correlation [J]. Radiographics, 2012,32(1):51-69.
[10] Sorensen SF, Slot O, Tvede N, et al. A prospective study of vasculitis patients collected in a five year period: Evaluation of the chapel hill nomenclature [J]. Annals of the Rheumatic Diseases, 2000,59(6):478-482.
[11] Robson JC, Grayson PC, Ponte C, et al. 2022n College of Rheumatology/European Alliance of Associations for Rheumatology classification criteria for granulomatosis with polyangiitis [J]. Ann Rheum Dis, 2022,81(3):315-320.

第四节 · 嗜酸性肉芽肿伴多血管炎

嗜酸性肉芽肿伴多血管炎(eosinophilic granulomatosis with polyangiitis, EGPA)是一种以肺内及系统性小血管炎、血管外肉芽肿及高嗜酸性粒细胞血症为特点的一种自身免疫性血管炎。

由 Churg Strauss 于 1951 年首先报道,以前称为 Churg-Strauss syndrome (CSS)。本病与肉芽肿性多血管炎、显微镜下多血管炎同为 ANCA 相关性血管炎[1]。

目前病因不明,可能与过敏原、感染、药物和遗传有关,临床上,与哮喘和嗜酸性粒细胞增多有关。国外报道的总患病率为(10.7~13.0)/100 万,年发病率为(0.5~6.8)/100 万。支气管哮喘人群中 EGPA 的发病率为(0~67)/100 万,年发病率则高达 64.4/100 万,远高于总人群中 EGPA 的发病率[2]。

本病经治疗预后良好。就 1 年和 5 年生存率而言,患者的结果非常好(分别约为 100%和 97%),但超过 1/3 的患者会复发,并且仍需要糖皮质激素治疗持续性症状。临床上主要是哮喘和耳鼻喉表现[3]。

【发病机制与病理】

嗜酸性肉芽肿伴多血管炎的发病机制尚不清楚。此病被认为是一种特发性疾病,其复杂的病理生理学有许多因素:过敏原、感染和遗传易感性。药物也可能具有致病作用,其中白三烯受体拮抗剂是最常见的,不过在触发 EGPA 中的关键作用仍不确定[4,5]。

病理上主要特点为嗜酸性细胞相关性小血管病变。嗜酸性细胞浸润的程度远远超过普通的炎症,血管壁和肉芽肿中均存在活性嗜酸性细胞及产物。

血管外肉芽肿多发生于血管炎相邻的肺实质内,肉芽肿可发生纤维素性坏死,坏死灶内可见嗜酸性粒细胞及其坏死碎片,周围有多核巨细胞、淋巴细胞呈栅栏样排列。

【临床表现】

本病可以在任何年龄发病,最常见于 30~50 岁。进展经历三个不同阶段:前驱期、嗜酸性粒细胞期和血管炎期。然而,这些阶段可以重叠,并且一些患者根本没有嗜酸性粒细胞期或血管炎期表现[6]。

1. 前驱期 · 以哮喘、过敏性鼻炎和鼻窦炎的发生为特征。在 96%~100%的患者中,在血管炎发生前数周或数年就会出现哮喘,并呈进行性加重,最后需要口服激素类药物控制。70%的病例起病为过敏性鼻炎。过敏性鼻炎一般较重,可伴有鼻息肉、鼻阻和反复发作性鼻窦炎。与韦格纳肉芽肿不同,本病鼻腔疼痛和鼻出血少见。其他耳鼻喉科表现包括分泌性中耳炎、慢性化脓性中耳炎、感音神经性耳聋和面神经麻痹[7,8]。

2. 嗜酸性粒细胞期 · 通常表现为外周嗜酸性粒细胞增多和器官受累,如肺、心脏和胃肠道受累。多达 2/3 的 EGPA 患者累及肺实质[9]。临床上可出现进行性呼吸困难、肺泡出血、胸膜炎、胸腔渗出液中嗜酸性细胞增多。

在 27%~47%的 EGPA 病例中出现心脏受累,并且是在应用皮质类固醇激素治疗前患者死亡的主要原因。1/3 的患者可出现急性心包炎伴心包积液、心肌炎、冠状动脉血管炎,可出现心脏压塞、充血性心力衰竭、局限性心肌缺血[10-12]。

胃肠道受累较少,是由于胃肠道黏膜的嗜酸性粒细胞浸润,更常累及小肠,主要表现为非特异性腹痛、腹泻和轻微出血[13]。

3. 血管炎期 · 血管炎期以全身症状(如发热、体重减轻、疲劳)为先兆,并且通常表现为哮喘的明显改善[5]。

周围神经病变是该阶段的主要特征,约 70%的患者发生。患者可能表现为多发性单神经炎或感觉运动性周围神经病。多发性单神经炎中可累及腓神经、胫神经、尺神经和正中神经。25%的神经系统受累的病例中涉及中枢神经系统,患者可能出现脑梗死和出血[14]。

皮肤病变也是血管炎期的一个突出特征。皮下结节和紫癜是最常见的皮肤表现。渗出性多形红斑、网状青斑、水疱、瘀斑和荨麻疹也可同时或在疾病的不同阶段出现[15]。

EGPA中肾受累的频率和严重程度低于GPA和MPA。多达1/4的患者发现泌尿功能异常(如孤立的轻度蛋白尿和微量血尿),而肾功能不全并不常见。并且5%的患者会有急进型肾小球肾炎。肾受累是EGPA患者的不良预后因素[16]。

【实验室检查】

嗜酸性粒细胞增多与本病活动相关。其他典型的实验室检查异常包括正色性正红细胞性贫血,白细胞增多,急性期可有红细胞沉降率加快和C反应蛋白水平增高。30%~40%的患者pANCA(靶抗原为MPO)阳性[17]。

【影像学诊断】

1. 渗出实变·最常见,呈斑片状或非节段性片状实变影、磨玻璃影(图32-4-1和图32-4-2),病变多发、游走、多变,多位于中下肺野外周带。

2. 肺部结节·多见于pANCA阳性患者,大小为0.5~3.5cm,其特点是多发、大小不等(图32-4-3和图32-4-4),可见小叶中心结节及树芽征。

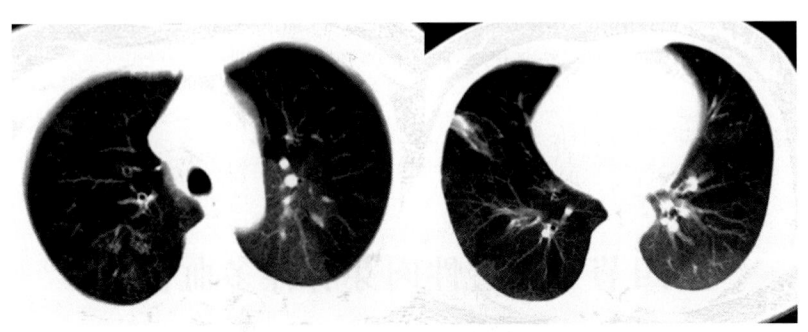

图32-4-1　女性,50岁。嗜酸性肉芽肿伴多血管炎
CT肺窗显示双肺散在分布边缘模糊的磨玻璃影,肺外周多见,右肺中叶可见实变影。

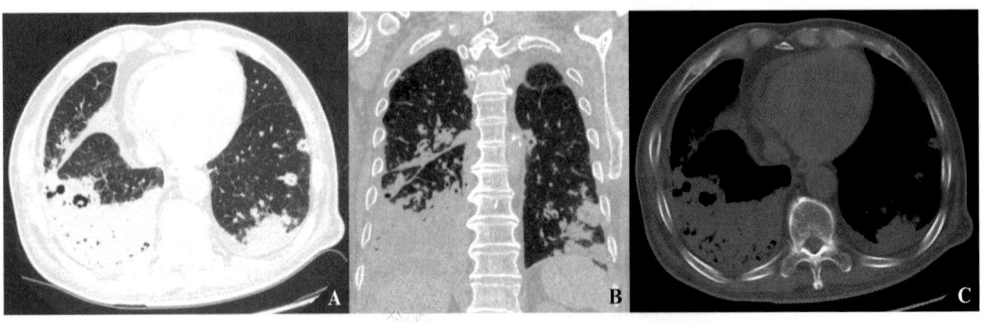

图32-4-2　男性,68岁。嗜酸性肉芽肿伴多血管炎
CT轴位肺窗(A)及冠状位重建(B)显示两肺多发片状实变影及结节影,沿胸膜下分布;纵隔窗(C)显示病变内可见含气支气管及小空洞,右侧少量胸腔积液。

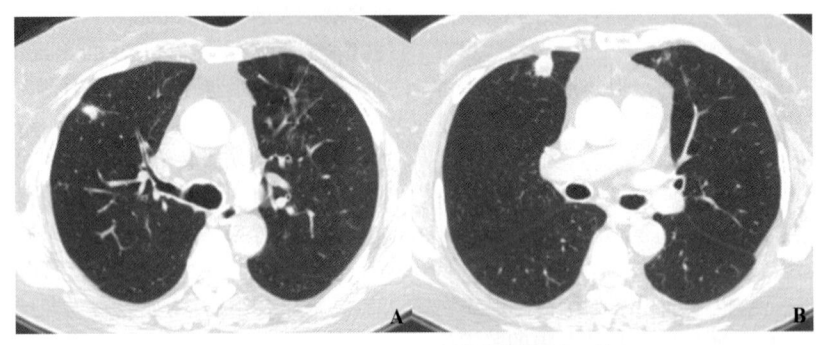

图32-4-3　女性,71岁。嗜酸性肉芽肿伴多血管炎
CT肺窗显示两肺上叶多发结节影(A、B),左肺散在浅淡磨玻璃影(A)。

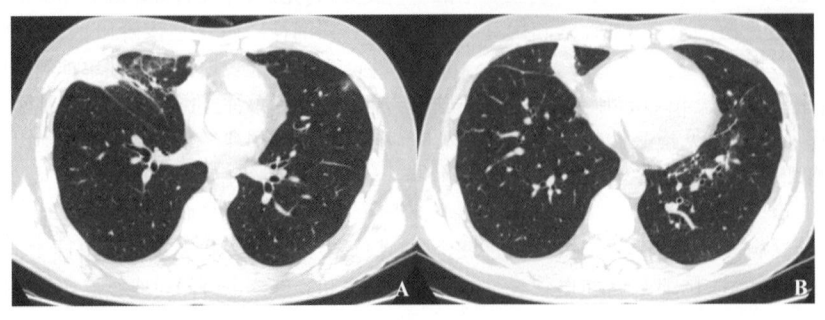

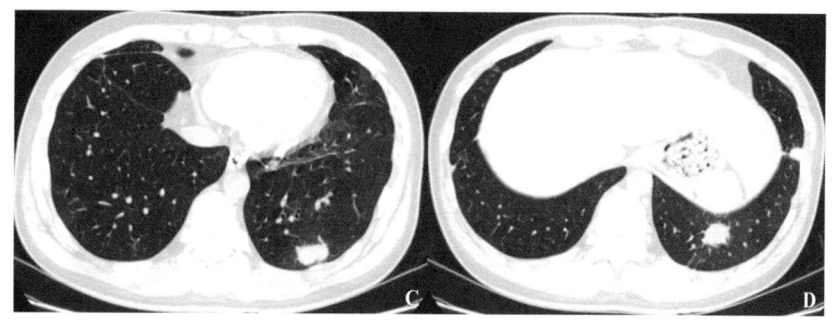

图 32-4-4　男性，31 岁。嗜酸性肉芽肿伴多血管炎
CT 肺窗显示右肺中叶软组织密度结节影、索条影及牵拉性支气管扩张（A、B）；左肺下叶多发大小不等结节影（C、D）。

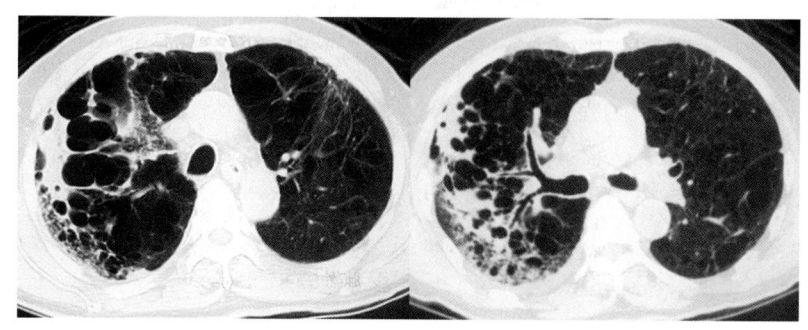

图 32-4-5　男性，76 岁。嗜酸性肉芽肿伴多血管炎
CT 肺窗显示右肺上叶多发斑片状实变影，胸膜下小叶间隔增厚伴磨玻璃影，两肺广泛肺气肿，肺大疱及肺气囊形成，右肺支气管管壁增厚。

3. 肺间质改变·小叶间隔增厚、小叶内间隔增厚（图 32-4-5）。

4. 支气管异常·多见于哮喘患者，病变的严重程度与哮喘病程呈正相关。常表现为支气管壁增厚、支气管扩张、支气管痰栓，可导致空气潴留、支气管扩张、肺气肿等（图 32-4-4A）。

5. 其他·30% 患者可出现胸腔积液（图 32-4-2），0.7%~50% 可伴发纵隔肺门淋巴结肿大，其他征象可以有心影增大、心包增厚、心包积液等表现。

【诊断标准】

在确诊为小或中血管血管炎，且排除其他诊断情况下，按表 32-4-1 计算，如果累计评分≥6 分，则归类为 EGPA。在验证数据集中测试这些标准时，敏感性为 85%（95% CI 77%~91%），特异性为 99%（95% CI 98%~100%）[18]。

表 32-4-1　2022 年 ACR/EULAR 发布的 EGPA 分类标准

临床症状	分值
阻塞性气道疾病	+3
鼻息肉	+3
非神经根病引起的多发性单神经炎/运动神经病	+1
实验室、活检标准	
最大嗜酸性粒细胞计数≥1×10^9/L	+5
血管外嗜酸性粒细胞为主的炎症	+2
cANCA 或抗 PR3-NCA 抗体阳性	−3
血尿	−1

本病在国内明确诊断的病例较少。可能有本病的临床症状或影像学表现不典型，或者由于病史、实验室检查等资料采集不全、影像学表现不典型而不易识别导致误诊。

【鉴别诊断】

1. 显微镜下多血管炎·几乎所有患者均有肾脏损伤，鼻部症状及体征很少发生，很少出现嗜酸性粒细胞计数≥1×10^9/L 的现象。肺部病变以肺出血最常见，肺部典型表现为蝶翼状磨玻璃影，易发生纤维化和肺间质性改变。EGPA 出现肾脏损害的概率较低，鼻部症状发生率高，常伴有嗜酸性粒细胞计数≥1×10^9/L，最常见的影像学表现是渗出实变和肺结节，病变具有游走性的特点。

2. 肉芽肿性多血管炎·鼻部症状以鼻腔疼痛和鼻出血多见，肺部最常见征象是结节肿块，典型的表现是多种病变并存，病变易变，空洞多见。EGPA 的鼻部症状以鼻阻和反复发作性鼻窦炎为主，肺部最常见征象是渗出实变，也可出现结节肿块等多种病变并存的情况，但病变内罕有空洞形成。

（张璋　孙劼）

参考文献

[1] Mavrogeni S, Karabela G, Gialafos E, et al. Cardiac involvement in anca (+) and anca (−) churg-strauss syndrome evaluated by cardiovascular magnetic resonance [J]. Inflammation & Allergy Drug Targets, 2013, 12 (5): 322-327.

[2] 嗜酸性肉芽肿性多血管炎诊治规范多学科专家共识编写组. 嗜酸性肉芽肿性多血管炎诊治规范多学科专家共识[J]. 中华结核和呼吸杂志, 2018, 41 (7): 514-521.

[3] Puechal X, Pagnoux C, Baron G, et al. Non-severe eosinophilic granulomatosis with polyangiitis: Long-term outcomes after remission-induction trial [J]. Rheumatology, 2019, 58(12): 2107-2116.

[4] Bibby S, Healy B, Steele R, et al. Association between leukotriene receptor antagonist therapy and churg-strauss syndrome: an analysis of the fda aers database [J]. Thorax, 2010,65(2):132-138.
[5] Greco A, Rizzo MI, De Virgilio A, et al. Churg-strauss syndrome [J]. Autoimmunity Reviews, 2015,14(4):341-348.
[6] Mouthon L, Dunogue B, Guillevin L. Diagnosis and classification of eosinophilic granulomatosis with polyangiitis (formerly named churg-strauss syndrome)[J]. Journal of Autoimmunity, 2014,48-49:99-103.
[7] Baldini C, Talarico R, Della RA, et al. Clinical manifestations and treatment of churg-strauss syndrome [J]. Rheumatic Diseases Clinics of North America, 2010,36(3):527-543.
[8] Papadimitraki ED, Kyrmizakis DE, Kritikos I, et al. Ear-nose-throat manifestations of autoimmune rheumatic diseases [J]. Clinical and Experimental Rheumatology, 2004,22(4):485-494.
[9] Keogh KA, Specks U. Churg-strauss syndrome [J]. Seminars in Respiratory and Critical Care Medicine, 2006,27(2):148-157.
[10] Dennert RM, Van Paassen P, Schalla S, et al. Cardiac involvement in churg-strauss syndrome [J]. Arthritis and Rheumatism, 2010,62(2):627-634.
[11] Neumann T, Manger B, Schmid M, et al. Cardiac involvement in churg-strauss syndrome: Impact of endomyocarditis [J]. Medicine, 2009,88(4):236-243.
[12] Hazebroek MR, Kemna MJ, Schalla S, et al. Prevalence and prognostic relevance of cardiac involvement in anca-associated vasculitis: eosinophilic granulomatosis with polyangiitis and granulomatosis with polyangiitis [J]. International Journal of Cardiology, 2015,199:170-179.
[13] Pagnoux C, Mahr A, Cohen P, et al. Presentation and outcome of gastrointestinal involvement in systemic necrotizing vasculitides: analysis of 62 patients with polyarteritis nodosa, microscopic polyangiitis, wegener granulomatosis, churg-strauss syndrome, or rheumatoid arthritis-associated vasculitis [J]. Medicine, 2005,84(2):115-128.
[14] Cattaneo L, Chierici E, Pavone L, et al. Peripheral neuropathy in wegener's granulomatosis, churg-strauss syndrome and microscopic polyangiitis [J]. Journal of Neurology, Neurosurgery, and Psychiatry, 2007,78(10):1119-1123.
[15] Sable-Fourtassou R, Cohen P, Mahr A, et al. Antineutrophil cytoplasmic antibodies and the churg-strauss syndrome [J]. Annals of Internal Medicine, 2005,143(9):632-638.
[16] Cartin-Ceba R, Keogh KA, Specks U, et al. Rituximab for the treatment of churg-strauss syndrome with renal involvement [J]. Nephrology Dialysis Transplantation, 2011,26(9):2865-2871.
[17] Vaglio A, Buzio C, Zwerina J. Eosinophilic granulomatosis with polyangiitis (churg-strauss): State of the art [J]. Allergy, 2013,68(3):261-273.
[18] Grayson PC, Ponte C, Suppiah R, et al. 2022 American College of Rheumatology/European Alliance of Associations for Rheumatology Classification criteria for eosinophilic granulomatosis with polyangiitis [J]. Annals of the Rheumatic Diseases, 2022,81:309-314.

第五节 · 肺出血-肾炎综合征

肺出血-肾炎综合征(Goodpasture syndrome,GPS)是一组罕见但死亡率相当高的自身免疫性疾病。年发病率为(0.5~1.6)/100万。以急进性肾小球肾炎引起的急性肾衰竭、肺泡内出血及抗肾小球基底膜(glomerular basement membrane,GBM)抗体阳性为主要特征[1]。

GPS于1919年Goodpasture首先报道,1958年Stanton正式将此类疾病命名为Goodpasture综合征。GPS年龄分布呈双峰型。GPS在20~30岁及60~70岁两个年龄段组高发,在年轻男性和老年女性中患病率较高。典型特征为急性进展性肾小球肾炎、肺出血、GBM抗体三联征。

GPS系自身免疫性疾病,病因不明,与遗传和环境因素相关,HLA-DRB1*1501、HLA-DR*03和DRB1*04基因型是本病的易感基因,环境因素包括病毒感染(如流感病毒A)、吸入某些化学物(尤其是烃类)和吸烟,上述单或多种因素的作用下可使疾病突然发病或肺损害恶化。

GPS预后凶险,多数患者遗有永久性肾损伤,常由于肾衰竭、呼吸衰竭、咳血、窒息死亡。治疗的主要目标是快速清除循环中的抗GBM抗体和抑制自身抗体的形成[2]。需给予大剂量糖皮质激素联合血浆置换或免疫吸附及免疫抑制剂治疗有效控制肺出血,改善肾脏预后。目前有研究表明,免疫吸附治疗多个疗程可将IgG清除率提高到>98%。

【发病机制与病理】

GPS的发生与抗GBM抗体有关,由于GPS患者的肾小球基底膜和肺泡基底膜在Ⅳ型胶原蛋白上存在共同的抗原决定簇,抗体产生后沉积在肺和肾小球基底膜上与补体结合形成免疫复合物,同时引起肺泡及肾小球损伤[3]。关于抗GBM抗体已被证明为IgG、亚型IgG1、IgG4,少数为IgM、IgA。

目前研究发现,本病的自身抗原位于Ⅳ型胶原,其含有6个不同的亚基,α链(α1~α6),在N端和中间区域形成三螺旋结构,并折叠形成一个C端球状结构域[非胶原性(NC)1。该病主要抗体靶点是α3(Ⅳ)NC1。它与三螺旋启动子α3α4α5(Ⅳ)相互作用,使其在正常情况下保持隐蔽状态,逃避免疫监视。在易感因素的作用下Ⅳ型胶原的抗原表位暴露,导致自身免疫反应[2,4]。

GPS的病理变化仅限于肺和肾,肺损伤的病理改变特征为坏死性肺泡炎、肺泡毛细血管炎和肺泡出血,肺泡基底膜增厚或断裂、肺泡间隔坏死。肺泡内可见含铁血黄素细胞、肺泡间质炎症浸润或肺间质纤维化。

免疫荧光检查可见肺泡基膜IgG和补体C3呈连续或不连续线状沉积;肾显示弥漫性新月体性肾小球肾炎,免疫荧光可见IgG、补体C3沿肾小球毛细血管壁呈线状或颗粒状沉积。

【临床表现】

临床特征为干咳或咯血、呼吸困难、水肿、贫血、尿检异常及进行性肾功能减退,咯血发生率为82%~98%,94%的患者以咯血为首发症状,以后出现肾症状,亦可有肺、肾症状同时出现或先肾后肺的情况,少数患者单独出现肺部或肾症状。

部分患者可出现如耳鸣、眩晕等内耳症状,听力损失可能会在几周或几个月内恶化。

【实验室检查】

血清抗 GBM 抗体检测可能有假阳性和假阴性结果,因此肾活检组织抗 GBM 抗体免疫组化染色检查对诊断 GPS 至关重要。15%~30% 的患者 ANCA 阳性,主要在疾病的初期、进展期甚至抗 GBM 抗体消失后,其中 3/4 pANCA 阳性,1/4 cANCA 阳性。

需要注意的是,21%~38% 抗 GBM 抗体阳性的患者合并 ANCA 阳性("双阳性")。在 ANCA 阳性患者中,也有 8%~14% 的患者为抗 GBM 抗体阳性[2]。

【影像学表现】

典型的表现是弥漫性肺出血,病变变化较快。出血早期呈磨玻璃及实变影,肺实变在 2~3 天开始消退,在几天内演变为网格状,通常 2~3 周影像学异常可完全消失。根据其表现将肺部改变分为 3 期。

1. 肺泡内出血·影像学表现可略迟于临床 1~2 天,出血量少时,影像学上可无异常改变。

出血量少时,表现为淡薄的磨玻璃影,边缘模糊(图 32-5-1)。出血量大时,肺泡腔内空气完全被出血置换而引起

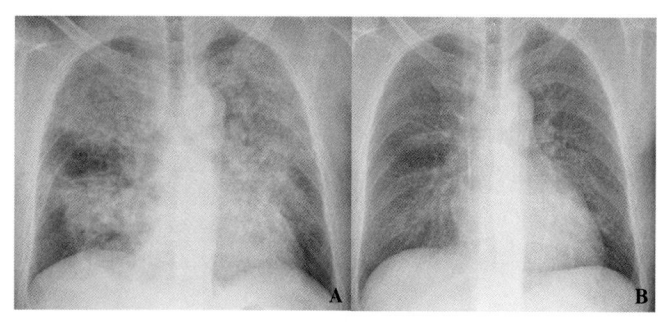

图 32-5-2 肺出血-肾炎综合征

发病初期胸部正位片(A)显示双肺中心区域弥漫性磨玻璃影密度增高,夹杂多发点状结节,双肺门不大;治疗后复查(B),原大片阴影吸收,肺纹理增多,残留纤维索条影。

实变。典型表现为双肺中下野磨玻璃影密度增高。病变由肺门向肺野散布的斑点状或片状阴影,肺门影不大,肺尖部及胸膜下区域很少累及(图 32-5-2)。部分病例可表现为腺泡状、点状或玫瑰花结样影。

当出血范围大时,常在磨玻璃影内见斑片状、结节状高密度,此期与肺泡细胞癌相似。肺泡细胞癌往往有肺门淋巴结的肿大,且病变进展迅速,每天会咳大量泡沫血痰,这是其主要临床特征。如果出血量大,可呈肺水肿样改变。

2. 病变进展期·表现为病灶融合成大片云絮状或团块状阴影(图 32-5-3),境界模糊不清,病变可累及胸膜下,甚至波及胸膜,肺门影也可增大,可出现左心增大或心包积液等。此期易被误诊为肺炎或占位性病变。

部分区域在几天内演变为网格状,甚至呈铺路石征,也可见小叶中心结节,这是由于血液被淋巴吸收导致小叶间隔增厚。

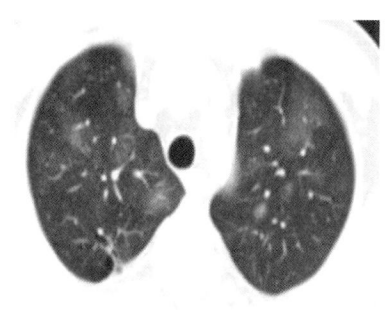

图 32-5-1 肺出血-肾炎综合征

CT 肺窗显示两肺多发团片状磨玻璃影,边缘模糊不清。

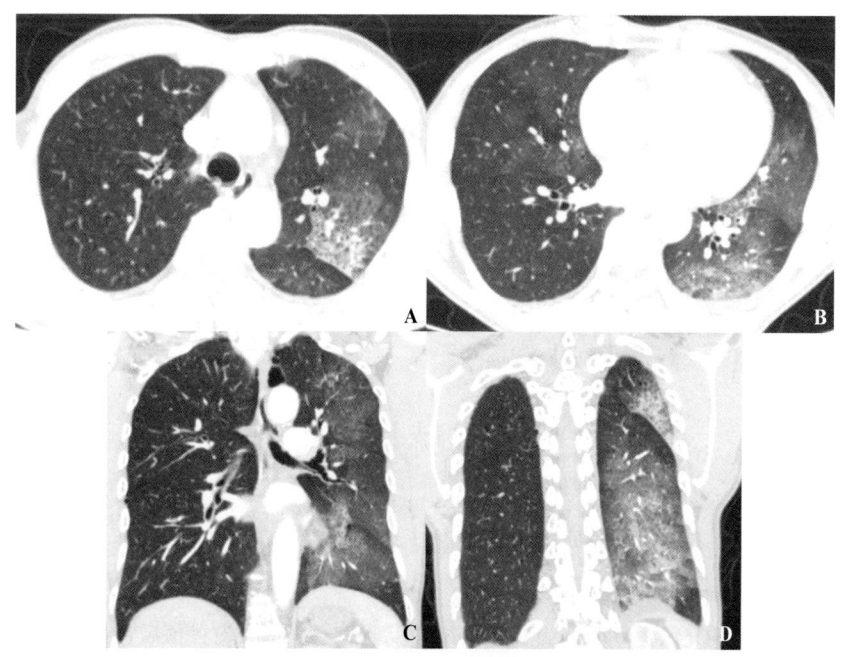

图 32-5-3 男性,62 岁。肺出血-肾炎综合征

CT 轴位(A、B)及冠状位重建(C、D)肺窗显示两肺弥漫分布磨玻璃影达胸膜下,左肺可见片状实变影,伴小叶间隔增厚影及细网格样影。

3. 缓解期·肺部 X 线表现为原大片阴影逐渐消散吸收、变淡(图 32-5-4),网状影消失或部分消失,或留下少许纤维索条状影、结节(图 32-5-5),这些异常若长期存在,提示存在不可逆的间质病变。此外,还可残留胸膜增厚粘连。患者病情与胸部影像学改变不一定呈平行关系。

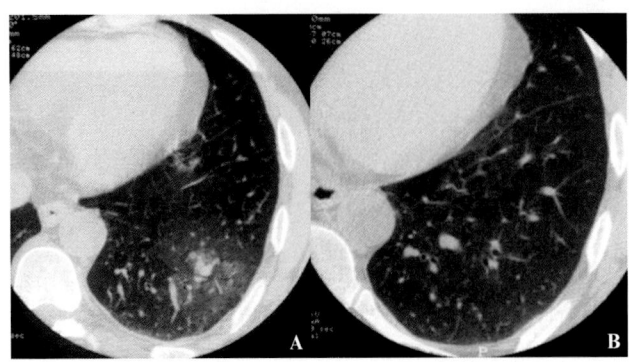

图 32-5-4　男性,43 岁。肺出血-肾炎综合征

HRCT 显示(A)显示右肺下叶磨玻璃影密度增高,边缘模糊,治疗 5 天后复查(B),病变吸收。

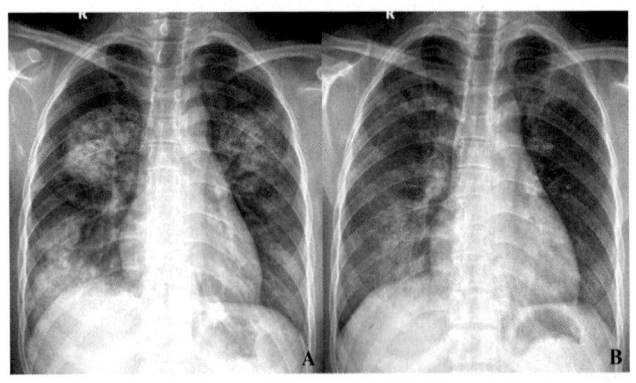

图 32-5-5　男性,22 岁。肺出血-肾炎综合征

发病初期胸部 X 片(A)显示双肺中下野团块状磨玻璃影密度增高,夹杂多发点状结节,双肺门不大;治疗 2 周后复查(B)原病变区呈磨玻璃影伴粟粒状结节。

【诊断标准】

1. 以 Glassock 为代表的专家·认为本病的诊断应具备 3 个条件[7]。

(1) 肺出血。

(2) 肾炎。

(3) 特别重要的是血清或肾洗脱液抗 GBM 抗体阳性。

2. 以 Cameron 为代表的专家·认为凡是有咯血、肾炎者均可以诊断为肺出血-肾炎综合征,其中由两大类疾病构成[8]。

(1) 符合上述 Glassock 所描述诊断标准者。

(2) 各种原发及继发性血管炎引起的肺出血-肾炎综合征。

【鉴别诊断】

本病以急进性肾小球肾炎及肺泡内出血为特征。应与 IgA 血管炎、冷球蛋白血症性血管炎、低补体血症性荨麻疹性血管炎鉴别。

1. IgA 血管炎·除肾受累外,还可出现血清 IgA 升高、肾小球及小血管壁 IgA 沉积、弥漫性腹痛、关节痛或关节炎。

2. 冷球蛋白血症性血管炎·多见于丙型肝炎病毒感染患者,皮肤可出现可触及的紫癜,可有中枢神经系统、肾脏和心脏受累,部分患者有肺出血表现[5,6]。

3. 低补体血症性荨麻疹性血管炎·是一种多器官受累的荨麻疹性血管炎,可能是系统性红斑狼疮(SLE)的伴随症状。皮肤主要特征为风团样皮损,与荨麻疹类似,持续 24 h 以上;伴发热、关节痛、腹痛、淋巴结肿大等。实验室检查示红细胞沉降率增快及严重而持久的低补体血症。

(张璋　张天助)

参考文献

[1] Felicetti M, Treppo E, Posarelli C, et al. One year in review 2020: vasculitis [J]. Clinical and Experimental Rheumatology, 2020, 124(2): 3-14.

[2] Marchiori E, Lourenco S, Setubal S, et al. Clinical and imaging manifestations of hemorrhagic pulmonary leptospirosis: a state-of-the-art review [J]. Lung, 2011, 189(1): 1-9.

[3] Greco A, Rizzo MI, De Virgilio A, et al. Goodpasture's syndrome: a clinical update [J]. Autoimmunity Reviews, 2015, 14(3): 246-253.

[4] Henderson SR, Salama AD. Diagnostic and management challenges in goodpasture's (anti-glomerular basement membrane) disease [J]. Nephrology Dialysis Transplantation, 2018, 33(2): 196-202.

[5] Cacoub P, Comarmond C, Domont F, et al. Cryoglobulinemia vasculitis [J]. The American Journal of Medicine, 2015, 128(9): 950-955.

[6] Cacoub P, Costedoat-Chalumeau N, Lidove O, et al. Cryoglobulinemia vasculitis [J]. Current Opinion in Rheumatology, 2002, 14(1): 29-35.

[7] Glassock RJ. Glomerulonephritis: recent advances in understanding of pathogenesis: Introduction [J]. Seminars in Nephrology, 2011, 31(4): 319.

[8] Cameron JS. Recurrent disease in renal allografts [J]. Kidney International, Supplement, 1993, 43: S91-S94.

第六节·贝赫切特综合征

贝赫切特综合征(Behcet's syndrome)是一种全身性、慢性、血管炎症性疾病,1937 年由土耳其医生 Behcet 首次报道,俗称白塞病。

主要临床表现为复发性口腔溃疡、生殖器溃疡、眼炎及皮肤损害,也可累及血管、神经系统、消化道、关节、肺、肾、附睾等器官。大部分患者预后良好,眼、胃肠、中枢神经及大血管受累者预后不佳。本病在东亚、中东和地中海地区发病率较高,被称为"丝绸之路病"[1]。

病因和发病机制尚未明确,与免疫异常、种族差异、家族遗传、感染、微循环障碍、维生素和微量元素缺乏,以及环境心理等诸多因素有关。

目前已知贝赫切特综合征最大的遗传危险因素是呈地区分布的 HLA-B51,但 HLA-B51 并不是唯一的致病因素,HLA-B27、HLA-B57、HLA-A26 在 HLA-B51 阴性贝赫切特综合征患者中也具有较高的携带率[2]。

贝赫切特综合征有明显的区域性分布特点和性别差异,最多见于地中海地区、中东和远东地区。土耳其患病率最高,约为 420/10 万,而英国、西班牙、瑞典、葡萄牙和美国仅为 (0.3~6.4)/10 万,我国发生率约为 14/10 万[2,3]。

多发于 20~40 岁,儿童及 50 岁以上患者少见,在地中海国家及除韩国外的大多数亚洲国家男性患者多见。我国也以男性患者多见,且男性较女性病情严重,更容易发生眼部及大血管、心脏、神经系统受累。

多数患者预后较好,预后取决于临床受累程度。缓解与复发可持续数周或数年,甚至长达数十年。视力丧失和神经系统疾病是致残的主要原因。由于中枢神经系统、心血管系统、胃肠道受累偶有致死,肺动脉瘤破裂大出血是患者死亡的主要原因。

【发病机制与病理】

主要病理改变包括血管炎和血管周围炎、血栓形成、血管栓塞和动脉瘤形成等一系列病理变化,动静脉可同时受累,可累及全身体肺循环各大、中、小血管,各系统损害均以血管炎为病理基础。

贝赫切特综合征累及肺部的主要病理改变是肺大、小动脉,肺静脉及间隔的毛细血管管壁炎症改变,静脉受累较常见,血管周围的中性粒细胞、淋巴细胞、浆细胞、嗜酸性细胞、巨噬细胞及多形核白细胞浸润[4]。血管炎症可引起动静脉血栓形成、肺梗死、肺间质纤维化及胸膜炎等改变。当动脉壁炎症改变破坏血管弹性组织时可形成动脉瘤。

【临床表现】

全身各系统均可受累,但较少同时出现多种临床表现。有时患者需经历数年甚至更长时间才相继出现各种临床症状和体征。可侵犯皮肤、黏膜、关节、胃肠、心血管、泌尿、生殖、神经等,其中口腔、生殖器、皮肤及眼部受累最为常见。临床典型表现为眼-口-生殖器三联征,即反复发作性口腔溃疡、眼色素膜炎及生殖器溃疡。

1. **口腔溃疡**·可早于其他症状,几乎所有患者均有复发性,多数患者以疼痛性口腔溃疡(aphthous ulceration,阿弗他溃疡)为首发症状[5]。溃疡可以发生在口腔的任何部位,多位于舌缘、颊唇、软腭、咽和扁桃体等处。可为单发,也可成批出现,呈米粒或黄豆大小,圆形或椭圆形,边缘清楚,深浅不一,底部有黄色覆盖物,周围为一边缘清晰的红晕,1~2 周后自行消退而不留瘢痕。

重症者溃疡深大,愈合慢,偶可遗有瘢痕。复发性口腔溃疡是诊断本病的最基本必备症状。

2. **生殖器溃疡**·发生率低于口腔溃疡,约 76% 的患者出现生殖器溃疡,病变与口腔溃疡基本相似,但出现次数少,溃疡深大,疼痛剧烈,愈合慢。

本病女性多见,主要发生于大、小阴唇,也可发生于阴道和子宫颈。阴道溃疡可无疼痛,仅有分泌物增多。男性主要发生于阴囊、阴茎、龟头及尿道。溃疡有时可发生感染,有的患者可因溃疡深而致大出血或阴囊静脉壁坏死、破裂出血。

附睾炎的发生率为 4%~10%,较具特异性。急性起病,表现为单或双侧附睾肿大、疼痛和压痛,1~2 周可缓解,易复发。

3. **眼炎**·50% 左右的患者受累,男性发病率较高,双眼均可累及,眼部病变可以在起病后数月甚至几年后出现,其表现为视物模糊、视力减退、眼球充血、眼球痛、畏光、流泪、异物感、飞蚊症和头痛等。

通常表现为慢性、复发性、进行性病程。眼受累致盲率可达 25%,是本病致残的主要原因[6]。最常见的眼部病变为葡萄膜炎,后葡萄膜炎和视网膜炎则是影响视力的主要原因。眼球其余各组织均可受累。

4. **皮肤病变**·皮损发生率高,可达 80%~98%,表现多种多样,有结节性红斑、疱疹、丘疹、痤疮样皮疹、多形红斑、环形红斑、坏死性结核疹样损害、大疱性坏死性血管炎、SWEET 病样皮损、脓皮病等[7]。

患者可有 1 种或 1 种以上的皮损。而特别有诊断价值的皮肤体征是结节红斑样皮损和对微小创伤(针刺)后的炎症反应。

5. **关节损害**·50%~80% 的患者有关节症状,表现为相对轻微的局限性、非对称性关节炎,通常累及下肢,膝盖、脚踝和手腕是最常见的受累关节。HLA-B27 阳性患者可有骶髂关节受累,出现与强直性脊柱炎相似的表现。

6. **神经系统损害**·又称神经白塞病,发病率为 5%~50%。常发生在病程较晚的阶段,平均距发病时间约为 5 年,少数(5%)可为首发症状,临床表现依受累部位不同而各异[8]。

(1) 尿崩症:垂体柄增粗、垂体后叶 T1 高信号消失。

(2) 神经退行性改变:小脑(齿状核)及基底节区对称性病变、累及脑干、脑萎缩。

(3) 肿块-梗阻性脑积水:脑膜、松果体、脉络丛、下丘脑或室管膜。

(4) 周围神经受累较少见:表现为四肢麻木无力、周围型感觉障碍等。

(5) 神经系统损害亦有发作与缓解交替的倾向,可同时有多部位受累,多数患者预后不佳,尤其脑干和脊髓病损是本病致残、致死的主要原因之一。

7. **消化道损害**·又称肠白塞病,与克罗恩病表现类似。发病率为 10%~50%。从口腔到肛门的全消化道均可受累,溃疡可为单发或多发,深浅不一,可见于食管下端、胃部、回肠远端、回盲部、升结肠,但以回盲部多见。

临床可表现为上腹饱胀、嗳气、吞咽困难、中下腹胀满、隐痛、阵发性绞痛、腹泻、黑粪、便秘等。严重者可有溃疡穿孔,甚至可因大出血等并发症而死亡。

8. **血管损害**·全身大小血管均可累及,男性患病率较高,10%~20% 的患者合并大中血管炎,合并有大血管损害的贝赫切特综合征又称血管白塞病[9]。动脉系统被累及时,动脉壁的弹力纤维破坏及动脉管壁内膜纤维增生,造成动脉狭窄、扩张或产生动脉瘤,临床出现相应表现,可有头晕、头痛、晕厥、无脉。主动脉弓及其分支上的动脉瘤有破裂的危险性。

静脉系统受累较动脉系统多见。25%左右的患者发生表浅或深部的迁移性血栓性静脉炎及静脉血栓形成,造成狭窄与栓塞。下腔静脉及下肢静脉受累较多,可出现布-加(Budd-Chiari)综合征、腹腔积液、下肢水肿。上腔静脉梗阻可有颌面、颈部肿胀、上肢水肿。

9. 肺部损害。肺部损害发生率较低,1%~10%,但大多病情严重,特别是肺动脉瘤形成则预后不良,30%的患者在2年内死亡。

肺部表现包括肺梗死、肺出血、肺不张、原因不明的机化性肺炎、复发性肺炎、支气管炎、肺纤维化、结节、空洞和肺栓塞,肺受累时患者可有发热、胸痛、气短伴或不伴咳嗽、咯血等[10]。

10. 其他部位损害。肾损害较少见,可有间歇性或持续性蛋白尿或血尿,肾性高血压,肾病理检查可有IgA肾小球系膜增生性病变或淀粉样变。

(1) 心脏:受累较少,可有心包炎、心肌炎、心内膜炎、二尖瓣脱垂、瓣膜病变、心内膜心肌纤维化、冠状动脉病变、心肌梗死、传导系统受累、心包炎等。心腔内可有附壁血栓形成,少数患者心脏呈扩张样改变、缩窄性心包炎样表现。

(2) 儿童贝赫切特综合征:极少见,但儿童组有较高的家族聚集性。一项联合对比研究发现,16岁以前发病并确诊为贝赫切特综合征患者的家族中,其他成员患者占12.3%;而大于16岁发病患者的家族中,其他成员患者只占2.2%,说明其家族聚集性在儿童组明显高于成人组。

【实验室检查】

1. 实验室检查。无特异性异常,活动期可有红细胞沉降率增快,C反应蛋白升高;部分患者冷球蛋白阳性,血小板凝集功能增强。HLA-B51阳性率为57%~88%,与眼、消化道病变相关。

2. 针刺反应试验。阳性,用20号无菌针头在前臂屈面中部斜行刺入约0.5cm沿纵向稍作捻转后退出,24~48h后局部出现直径>2mm的毛囊炎样小红点或脓疱疹样改变为阳性。此试验特异性较高且与疾病活动性相关,阳性率为60%~78%。静脉穿刺或皮肤创伤后出现的类似皮损具有同等价值。

【影像学表现】

贝赫切特综合征的胸部损害可累及肺血管、肺实质、胸膜和纵隔。

1. 动脉病变。主要表现为动脉瘤及动脉血栓。其中,肺动脉病变好发生于肺动脉主干及其主要分支,肺动脉瘤约占65%,肺动脉血栓约占35%。虽然在贝赫切特综合征患者中,深静脉血栓栓塞比较常见,但由于血栓在下肢发炎的静脉管壁上附着力强不易脱落,所以贝赫切特综合征的肺动脉栓塞通常为肺动脉本身炎症引起的原位栓塞。

肺动脉瘤的X线和CT表现为肺门旁或肺野周边的高密度结节影,可位于一侧或双侧,可为单发或多发,边缘常因继发出血而模糊不清。CT增强时可显示肺动脉瘤样扩张,并可显示腔内血栓情况(图32-6-1和图32-6-2)。

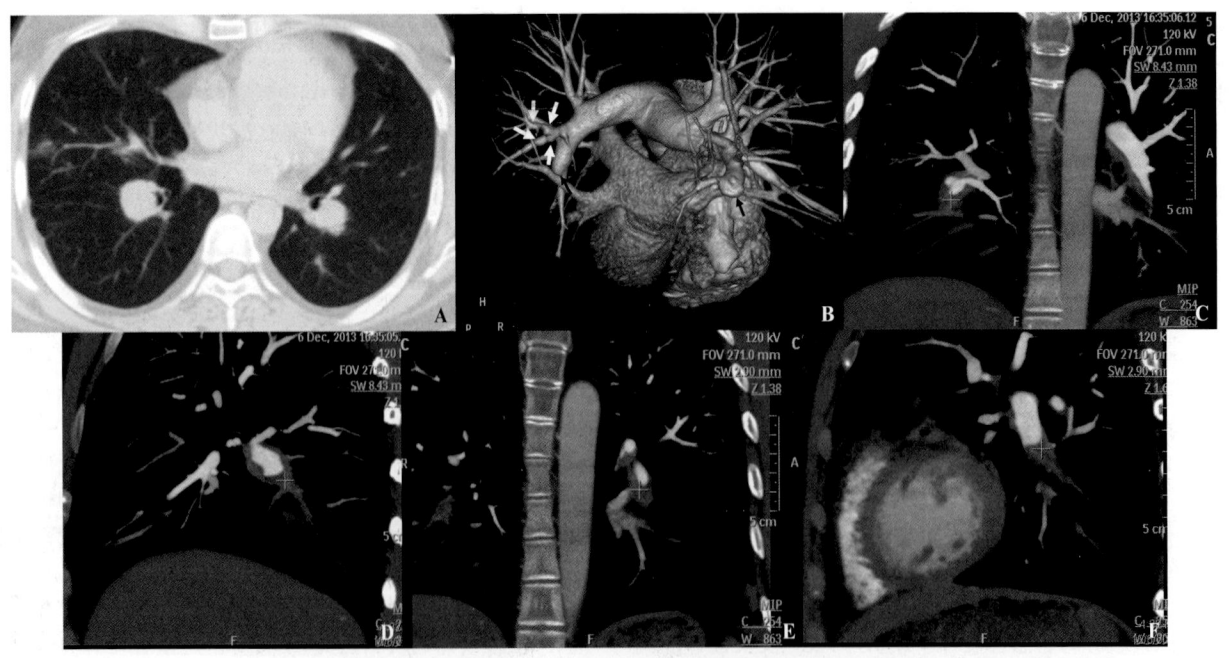

图32-6-1 女性,27岁。贝赫切特综合征,动脉瘤形成

CT肺窗(A)显示双肺门增大呈结节状,相邻支气管受压呈新月状,右肺中叶内侧段胸膜下楔形磨玻璃影,相应血管束增粗;CT血管造影表面重建(B)显示右肺中叶动脉多发瘤样扩张(白箭),双肺下叶动脉瘤样扩张,左下肺动脉壁欠光整(黑箭);血管造影多平面重建显示右下肺动脉管壁不规则增厚,管腔不规则狭窄(C、D),左下肺动脉充盈缺损,远端未见显示(E、F)。

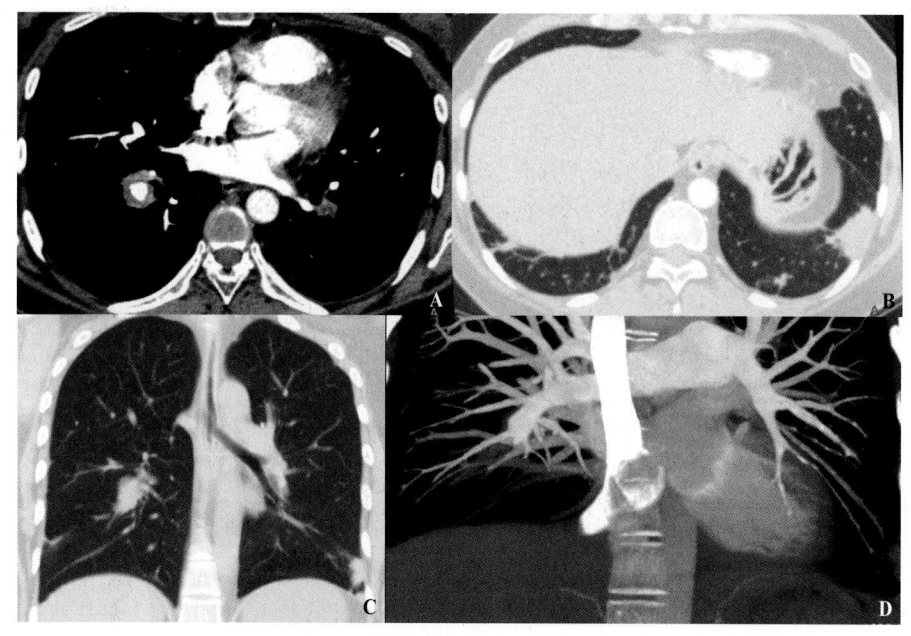

图 32-6-2 贝赫切特综合征,肺动脉血栓形成

增强 CT 轴位(A)显示左肺下叶肺动脉未见造影剂充填,肺窗(B)显示左下肺外基底段楔形高密度影;冠状位(C)显示楔形影与肺门之间线状影相连,CTPA-MIP 重建(D)显示条索影为左下肺动脉分支,右下肺也可见数个胸膜下小片状影与肺动脉分支相连。

由于贝赫切特综合征的肺动脉栓塞主要是肺动脉本身炎症引起的,故在 CT 肺血管成像(CTPA)中,肺动脉管壁内缘多不光滑、管腔形状不规则,并常与肺动脉瘤样扩张伴行,致其外形宽大呈球形或结节状(图 32-6-3)。

当肺动脉血栓形成但尚未发生肺梗死,X 线平片表现为局部肺野透亮度增高,血管纹理稀少(Westermark 征),CT 显示更加清晰。当肺动脉血栓形成并发生肺梗死时,则呈典型的肺梗死表现,即在肺实质内胸膜下出现圆形或三角形、楔形斑片浸润影(图 32-6-2 和图 32-6-4),常多发,易继发感染,有时形成空洞。浸润影与肺门之间有线状影相连(即肺动脉,图 33-6-2),增强扫描楔形影无强化(图 32-6-4)。

贝赫切特综合征的肺动脉瘤或肺动脉血栓栓塞的病变特点是短期内可有变化,可减小或增大变多,或此消彼长。

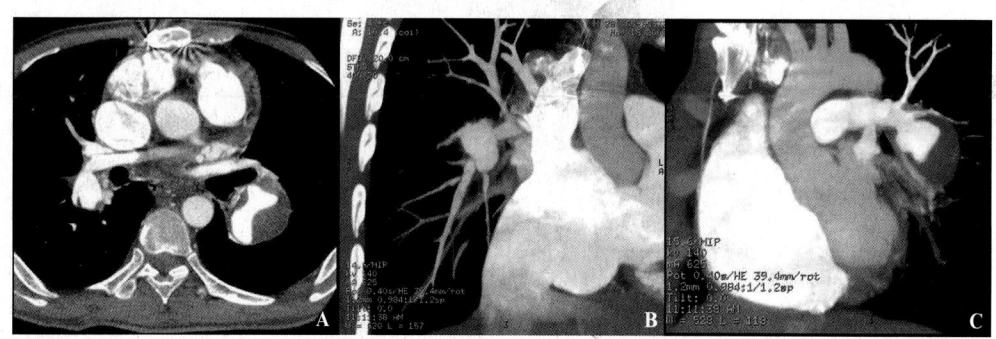

图 32-6-3 男性,28 岁。贝赫切特综合征

反复口腔及生殖器溃疡 5 年。增强 CT 轴位(A)显示两肺下叶肺动脉呈瘤样扩张,右下肺动脉管壁略不整(B),左下肺动脉附壁血栓形成,致管腔形状不规则(C)。

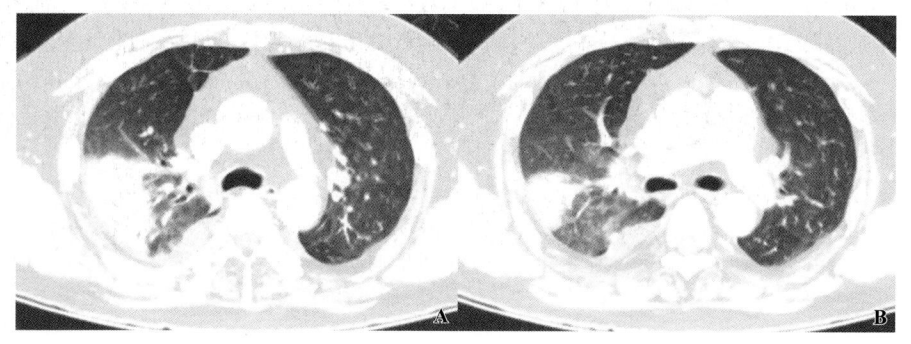

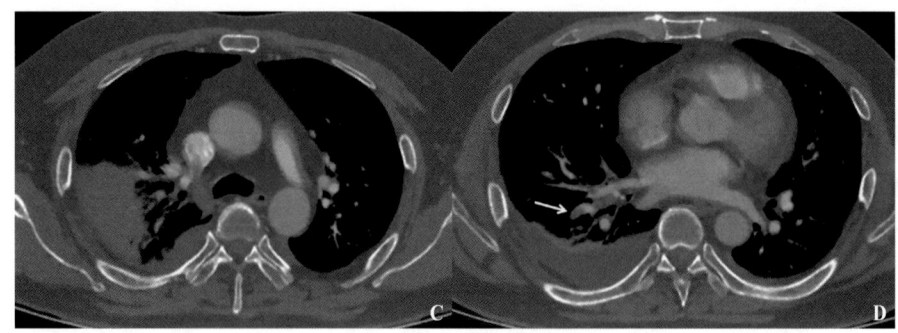

图32-6-4 男性,45岁。贝赫切特综合征
CT肺窗(A、B)显示肺实质内楔形浸润影,广基底与胸膜相贴,与肺门之间有线状影相连;增强扫描(C、D)显示右肺动脉分支可见充盈缺损(白箭),右侧胸腔积液伴压迫性肺不张。

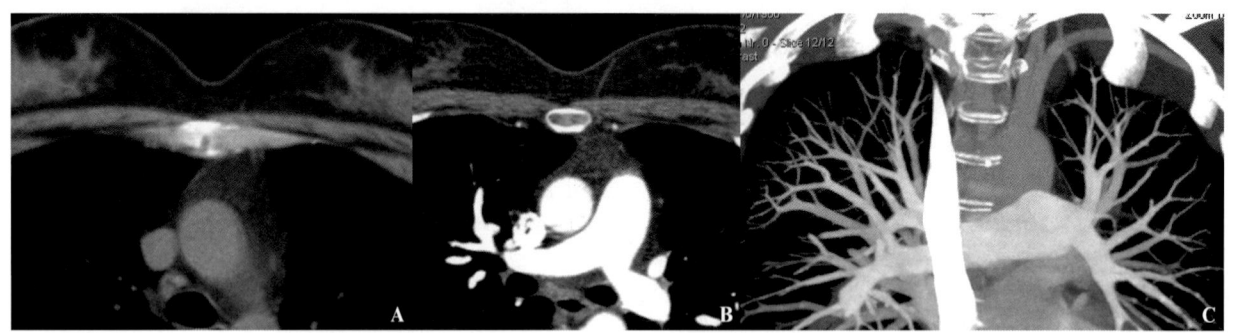

图32-6-5 贝赫切特综合征
CT平扫(A)及增强(B)显示前纵隔脂肪密度略高于前胸壁脂肪密度,上腔静脉内充盈缺损,MIP重建(C)显示上腔静脉锥形变窄。

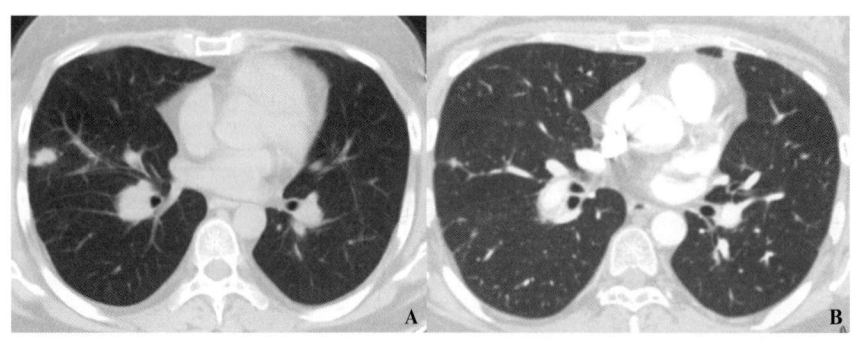

图32-6-6 女性,27岁。贝赫切特综合征
CT平扫(A)显示右肺中叶水平裂下方斑片状影,或伴周围条索状影,右肺下叶支气管旁类圆形结节影;针对贝赫切特综合征治疗后复查(B),右肺中叶水平裂下方小斑片状影有缩小,支气管旁结节影无缩小迹象。

2. 静脉病变·主要为静脉的血栓及血管狭窄、闭塞。在胸腔最常累及上腔静脉或左右头臂静脉。

(1) 直接征象:静脉血栓表现为静脉充盈缺损管腔无狭窄闭塞。静脉炎导致静脉管腔向心性狭窄,甚至闭塞(图32-6-5)。

(2) 间接征象:X线平片显示上纵隔增宽,CT显示纵隔增宽并密度增高,原因是静脉回流不畅造成的纵隔水肿(图32-6-5A)。

3. 肺实质改变·本病肺实质改变缺乏特异性,包括肺梗死、肺出血、肺不张、原因不明的机化性肺炎、嗜酸性肺炎,反复发作性肺炎、支气管炎、肺纤维化。

肺梗死常表现为肺外周带的楔形密度增高影(图32-6-4),相应血管束增粗,模糊,由于血管炎和肺动脉栓塞可导致肺通气不均,出现马赛克征。

当病变缓解时,肺动脉管壁增厚程度减轻,管径缩小,肺梗死区灌注恢复,肺浸润影缩小(图33-6-6)。肺纤维化主要表现为小叶间隔、小叶核增粗及轻度的胸膜肥厚。

4. 胸膜病变·胸膜血管炎可引起胸膜不均匀肥厚甚至出现多发结节,易与胸膜下的肺实质病变混淆。肺梗死、胸膜血管炎和上腔静脉栓塞可引起胸腔积液(图33-6-4D)。

5. 心脏主动脉病变·本病可引起心腔内栓子形成,右心易受累。心包积液及肺动脉高压引起的房室增大均无特异性。X线平片常可提示诊断,CT和MRI是主要确诊手段。

除非进行介入治疗,一般不行动脉或静脉造影检查,因为可增加动脉分叉处动脉瘤形成和静脉血栓形成的风险。此外,如果动脉完全阻塞的话,动脉造影无法显示动脉瘤。

【诊断标准】

本病无特异性血清学及病理学特点，诊断主要根据临床症状，故应注意详尽的病史采集及典型的临床表现。2006年贝赫切特综合征国际研究小组制定了贝赫切特综合征国际标准，2014年专家组对该诊断标准再次进行了修订[11]（表32-6-1）。

表32-6-1 贝赫切特综合征国际标准

症　状	分数
眼部病变	2
生殖器溃疡	2
口腔溃疡	2
皮肤病变	1
神经系统损害	1
血管损害	1
针刺反应阳性	1*

注：* 针刺反应测试是可选的，主要评分不包括针刺反应测试。但针刺反应测试阳性情况下，可额外分配1分。当总评分≥4分，并排除其他疾病后可以诊断。应用标准时注意，并非所有贝赫切特综合征患者均能满足国际研究组的标准。对血管及神经系统病变的关注应成为进行疾病评估的一部分。患者的多种表现可以在几年内陆续出现，医生的记录应作为诊断依据。

【鉴别诊断】

1. 急性继发性肺栓塞·栓子的境界清楚，血管壁光滑，管壁无增厚。由于白塞病的肺动脉栓塞主要是肺动脉本身炎症引起的，故肺动脉管壁内缘多不光滑、管壁不规则增厚。

2. 慢性继发性肺栓塞·栓子的境界多不清楚，血管壁不规则增厚，管腔变小或不成比例，这些特点与本病有相似之处，但病变段血管管腔通常较窄，狭窄后血管扩张，但管壁光滑，中心肺动脉的扩张和右心室的增大，血管形态长期不变。白塞病的肺动脉栓塞部位管腔不规则，可同时合并动脉瘤，动脉瘤处血管壁仍有不规则增厚。病变在短期内可有明显变化——可减小或增大变多，或此消彼长。

3. 肺感染性病变·可表现为肺内多发斑片状渗出实变影，密度不均，边缘模糊，病变多沿支气管分布。白塞病肺栓塞引起的病变多位于胸膜下，尖端指向肺门方向，这一特点需要多平面重建可获得显示。

（张璋　冯进堂）

参考文献

[1] Yazici H, Seyahi E, Hatemi G, et al. Behcet syndrome: a contemporary view. Nature reviews [J]. Rheumatology, 2018, 14(2): 119.

[2] Al-Araji A, Kidd DP. Neuro-behcet's disease: Epidemiology, clinical characteristics, and management [J]. The Lancet Neurology, 2009, 8(2): 192-204.

[3] Ambrose NL, Haskard DO. Differential diagnosis and management of behcet syndrome. Nature reviews [J]. Rheumatology, 2013, 9(2): 79-89.

[4] Hatemi G, Christensen R, Bang D, et al. 2018 update of the eular recommendations for the management of behcet's syndrome [J]. Annals of the rheumatic diseases, 2018, 77(6): 808-818.

[5] Bettiol A, Prisco D, Emmi G. Behcet: the syndrome [J]. Rheumatology, 2020, 59(Suppl 3): iii101-iii107.

[6] Greco A, De Virgilio A, Ralli M, et al. Behcet's disease: new insights into pathophysiology, clinical features and treatment options [J]. Autoimmunity Reviews, 2018, 17(6): 567-575.

[7] Hatemi G, Seyahi E, Fresko I, et al. One year in review 2020: Behcet's syndrome [J]. Clinical and experimental rheumatology, 2020, 127(5): 3-10.

[8] Adams TN, Zhang D, Batra K, et al. Pulmonary manifestations of large, medium, and variable vessel vasculitis [J]. Respiratory Medicine, 2018, 145: 182-191.

[9] Hatemi G, Silman A, Bang D, et al. Eular recommendations for the management of behcet disease [J]. Annals of the Rheumatic Diseases, 2008, 67(12): 1656-1662.

[10] Kone-Paut I, Barete S, Bodaghi B, et al. French recommendations for the management of behcet's disease [J]. Orphanet Journal of Rare Diseases, 2021, 16(Suppl 1): 352.

[11] International Team for the Revision of the International Criteria for Behcet's D. The international criteria for behcet's disease (icbd): a collaborative study of 27 countries on the sensitivity and specificity of the new criteria [J]. Journal of the European Academy of Dermatology and Venereology, 2014, 28(3): 338-347.

第七节·坏死性结节病样肉芽肿

坏死性结节病样肉芽肿（necrotizing sarcoid granulomatosis, NSG）是一种以肺肉芽肿性血管炎及肺实质上皮样细胞结节为特征的炎症性改变。一种包含肉芽肿的病变，伴有不同数量的坏死和肉芽肿性血管炎。liebow于1973年首先报道，本病非常罕见。

本病病因及发病机制均不清楚。Heinrich等认为免疫机制异常可能是引发NSG的一个重要原因。他们发现该病患者的外周血中$CD4^+/CD8^+$T细胞值比正常人显著下降，但肺组织中免疫组化结果显示$CD4^+/CD8^+$T细胞比值上升。Harada等报道NSG患者血清中IL-2受体水平上升，预后较好，当其临床症状和影像学改变得到缓解后，血清IL-2受体水平又恢复正常[1]。

本病平均发病年龄为40～60岁，女性多见。临床表现轻微且多无特异性，预后良好，部分患者有自愈趋势。多数患者用口服糖皮质激素治疗，极少数患者需加用免疫抑制剂治疗。病变局限者也可通过手术切除的方法达到临床治愈。

【发病机制和病理】

本病的典型组织学表现为广泛的非干酪样肉芽肿性炎及肉芽肿性血管炎和灶性肺实质坏死。肉芽肿反应常常围绕并破坏支气管，在肉芽肿周围常见淋巴细胞和浆细胞浸润，但嗜酸性粒细胞不常见。形状不规则的灶性坏死区散在于肉芽肿之间,部分病例可仅有大片实性炎症而没有坏死。

血管炎在本病的表现多样,特征性的表现为非干酪样肉芽肿浸润血管壁,压迫并阻塞管腔。另一种表现为类似巨细胞动脉炎的改变,血管壁中可见大量多核巨细胞浸润,并呈放射状排列。

NSG 的诊断主要依赖于病理表现、非干酪样上皮细胞肉芽肿、肉芽肿性血管炎和坏死,这是 NSG 的主要病理特征。NSG 非酪样上皮细胞肉芽肿可侵入血管壁和管腔形成肉芽肿性血管炎及凝固坏死病变;淋巴细胞、多核巨细胞等炎症细胞可浸润肺血管壁,导致血管腔严重狭窄或闭塞,形成血管周围肉芽肿,肉芽肿性血管炎可导致血管周围的缺血性坏死,这是 NSG 的一个独特的病理特征[2]。

【临床表现】

临床表现轻微且多无特异性,以胸痛、咳嗽、发热和全身不适多见,罕见咯血,部分患者也可无明显症状。

多项报告显示 NSG 还伴有皮肤结节性红斑、葡萄膜炎,以及胃、肝和中枢神经系统受累。

【影像学表现】

肺外受累极为少见。胸部影像学检查多无特异性。

典型的表现为两肺多发性结节影,沿支气管周围或沿胸膜下分布(图 32-7-1),边缘模糊,部分病变可形成空洞。

约 25% 的患者表现为孤立性结节影,少数表现为对称区域的肺内浸润性改变,病变多分布于中下肺野。可伴胸膜受累,常表现为局部胸膜结节及胸腔积液。肺门淋巴结可增大。

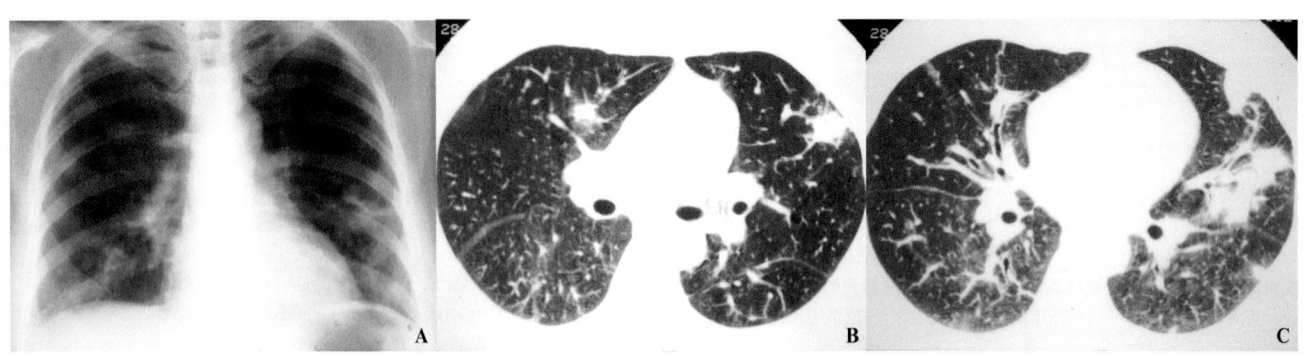

图 32-7-1　女性,41 岁。坏死性结节病样肉芽肿

胸部正位片(A)显示两肺多发斑片影,以中下肺为主;CT 肺窗(B、C)显示两肺多发斑片和类结节影,沿血管支气管分布,肺门肿大(该病例由韩国首尔大学医院放射科 Jung-Gi Im 教授提供)。

【诊断标准】

肺血管壁肉芽肿性炎和肺实质非干酪样凝固性坏死是 NSG 的主要病变特点,病理形态特点与结节病及肉芽肿性多血管炎不易区别。

确诊必须对组织病理标本进行多种染色除外结核、真菌感染等有明确病因的感染性肉芽肿性炎,同时应密切结合临床病史和其他辅助检查方可以诊断[3]。

【鉴别诊断】

1. 结节病·NSG 和典型结节病的关系至今仍不清楚,部分学者认为两者具有相似的临床表现、病理特点和预后。因此,认为它们是同一种疾病,但本病坏死和血管炎较结节病严重,肺外病变少,影像学双侧肺门和纵隔淋巴结肿大少见。血管紧张素转换酶及 Kveim 试验阴性。

2. 肉芽肿性多血管炎·NSG 在影像学上很难与肉芽肿性多血管炎鉴别,但在病理方面它们是完全不同的疾病,韦格纳肉芽肿的典型病理改变为坏死性血管炎和肉芽肿,坏死程度重于 NSG,多有肺外损害(鼻、肾和眼典型血管炎),而 NSG 虽然有不同程度的血管炎症和血管壁增厚,但大部分血管壁结构仍然存在,其坏死形式更像肉芽肿性血管炎导致血管阻塞后梗死坏死,且坏死病变中也没有明显的液化[4]。

NSG 实验室检查结果也不同于韦格纳肉芽肿,其中 NSG 患者的血清 cANCA、pANCA 为阴性。

(张璋　杨帆)

参考文献

[1] Harada T, Amano T, Takahashi A, et al. Necrotizing sarcoid granulomatosis presenting with elevated serum soluble interleukin-2 receptor levels [J]. Respiration International Review of Thoracic Diseases, 2002, 69 (5): 468-470.

[2] Zombori-Toth N, Ugocsai K, Vincze A, et al. Pulmonary necrotizing sarcoid granulomatosis [J]. Orvosi Hetilap, 2021, 162(38): 1541-1547.

[3] Makimoto G, Kawakado K, Nakanishi M, et al. Successful corticosteroid treatment of necrotizing sarcoid granulomatosis associated with tracheal lesion recurred after a surgical lung biopsy [J]. Respiratory Medicine Case Reports, 2021, 33: 101402.

[4] Murakami K, Hata S, Ishibashi N, et al. A solitary necrotizing sarcoid granulomatosis-like pulmonary lesion possibly associated with propionibacterium acnes and mycobacterium avium [J]. Internal Medicine, 2021, 60(23): 3773-3778.

第三十三章
其他肺血管疾病

第一节·肺动脉原发性肿瘤

肺动脉原发性肿瘤是罕见疾病,绝大多数为恶性肿瘤,良性肿瘤极为罕见。原发性肺动脉肉瘤(pulmonary artery sarcoma, PAS)指发生于肺动脉半月瓣和/或肺动脉干的原发性肿瘤,起源于肺动脉内膜的多能干细胞[1]。位于肺动脉主干内的肉瘤易被误诊为肺动脉血栓,抗凝治疗无效,常常需要手术或尸检才能明确诊断,因此发病率常被低估。

其临床症状与肺动脉栓塞类似,常常引起误诊而造成病情恶化,甚至导致死亡。临床表现与肺循环进行性阻塞的病理生理密切相关,常见的症状为呼吸困难、胸痛、咳嗽、咯血及晕厥,与急性肺栓塞相似。

【发病机制与病理】

PAS病因目前不清楚。WHO将PAS分为管壁肉瘤(主要为平滑肌肉瘤)和内膜肉瘤,其中以后者占大部分。

PAS大体形态有特征性,大多数为息肉样、分支状或不规则状;颜色从白色血栓样到黄白色、灰红色不等,切面质地鱼肉状、质硬或透明胶状。组织学形态主要以梭形细胞为主,可见多核或巨核瘤细胞、上皮样或组织细胞样瘤细胞或星芒状瘤细胞,伴有间质黏液样变、炎性细胞浸润、软骨样分化及骨样基质形成。

【临床表现】

PAS好发于肺动脉主干,约90%累及两级肺动脉干,其中85%以上累及肺动脉主干[2]。女性发病率稍高于男性,多数发病年龄在45~55岁。临床上,PAS很容易被误诊为肺血栓栓塞性疾病,常无特异性临床表现。最常见的表现症状是气短,其后依次为胸背痛、咳嗽、咯血、体重减低、不适、晕厥、发热和罕见的猝死。

合并右心功能不全时还可出现发绀、外周性水肿、颈静脉怒张、肝大和杵状指等表现[2]。胸骨左缘第2肋间收缩期喷射性杂音为较特异性体征。治疗的关键是手术彻底切除肿瘤,本病总体预后差,一经诊断,如未行任何干涉,生存期只有0~1.5个月。

【实验室检查】

目前关于原发性肺动脉肉瘤的实验室检查研究报道较少。大多数患者D-二聚体处于正常范围,可与肺栓塞鉴别。当肺动脉肉瘤患者继发血栓、炎症时,D-二聚体和超敏C反应蛋白可有不同程度升高。

【影像学表现】

1. CT表现·肺动脉肉瘤病变常常累及主肺动脉,部分可见累及肺动脉瓣及右心室流出道CT表现为肺动脉内形态饱满的充盈缺损(图33-1-1),累及主肺动脉者,近端可呈菜花样或舌状,管腔内充盈缺损呈结节或肿块样,游离缘可呈结节样或分叶征,累及叶、段肺动脉时,叶段肺动脉呈动脉瘤样扩张,充盈缺损可呈不均匀强化。

其中蚀壁征[3]是一个重要征象,蚀壁征是指肺动脉主干一侧或两侧壁被病变侵蚀,肺动脉主干或左右肺动脉干完全被病变占据,病变近端凸向血流面或右心室流出道方向(图33-1-2)。

2. MRI表现·肺动脉肉瘤胸部MRI采用多序列扫描方案,T2WI脂肪抑制序列呈中高信号或高信号;DWI呈不均匀高信号,ADC呈中低信号,动态增强呈不均匀进行性强化[3](图32-1-3)。

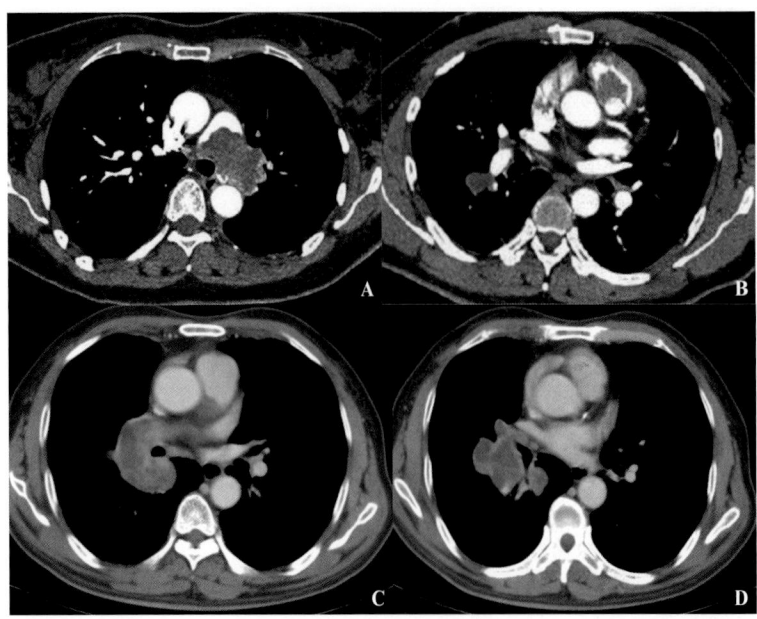

图33-1-1 男性，48岁。肺动脉肉瘤

CTPA显示肺动脉干及左肺动脉内充盈缺损近端呈分叶状(A)，右心室流出道充盈缺损(B)；右肺下叶肺动脉呈瘤样扩张，充盈缺损呈不均匀强化(C、D)。

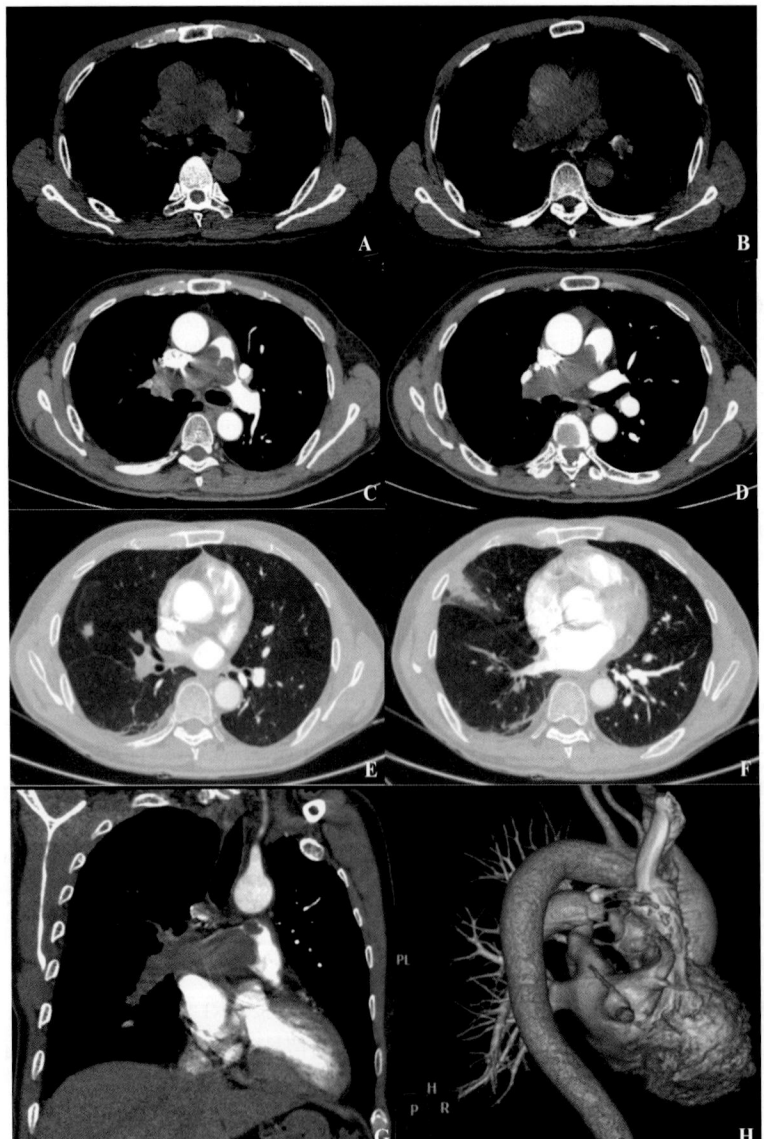

图33-1-2 男性，65岁。肺动脉平滑肌肉瘤

因右胸痛、呼吸困难3天就诊，查体：P2＞A2，肺动脉瓣区收缩期吹风样杂音。实验室检查：D-二聚体2.9mg/L，FDP 5.9mg/L，FIB 5.43g/L。肿瘤标志物：AFP 3.3 ng/mL，CA 125 73.06 U/mL，NSE 52.75 ng/mL。CT平扫：窄窗宽(窗位81HU，窗宽253 HU)时，右肺动脉主干内低密度影(A、B)；CT肺动脉造影可见肺动脉主干及右肺动脉分支内充盈缺损影，病灶近心端可见肿块样密度影向管腔内突入(C、D)；肺窗可见右肺中叶胸膜下不规则结节影，右肺中叶及下叶渗出影(E、F)，多平面重建右肺动脉主干，可见病变沿肺动脉管壁生长，呈蚀壁征(G)；容积重建可见右肺动脉及其分支未见显影(H)。术后病理及免疫组化提示：肺动脉多行性平滑肌肉瘤。

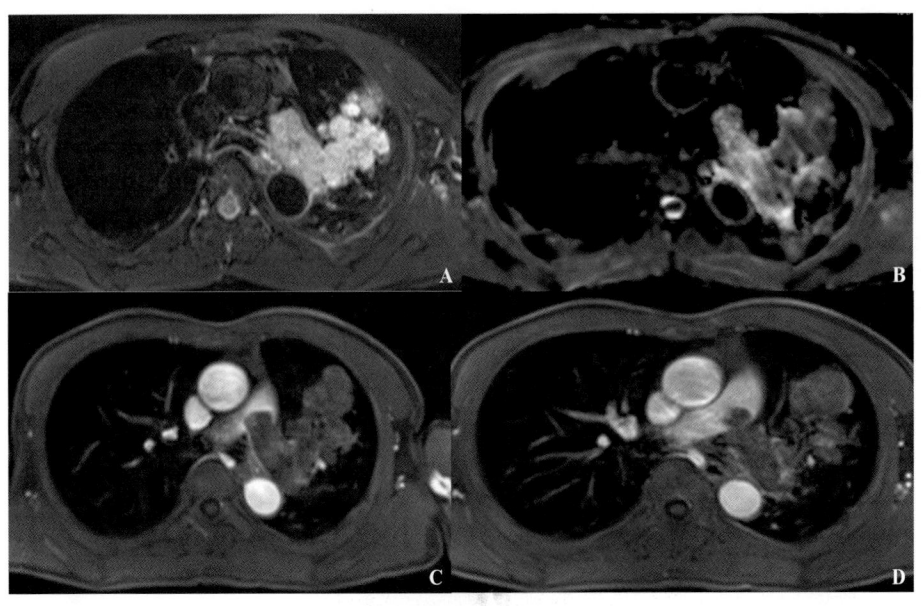

图32-1-3 女性，51岁。肺动脉肉瘤

MRI显示肺动脉干及左肺动脉、左肺上叶肺动脉内充盈缺损，上叶动脉呈瘤样扩张，T2WI脂肪抑制序列呈明显高信号（A），ADC像显示充盈缺损呈混杂信号（B），VIBE多期动态增强显示，肺动脉内充盈缺损呈不均匀强化（C、D）。

【诊断依据】

PAS诊断多依靠手术病理或尸检。根据以下特点，需考虑到肺动脉肉瘤。

（1）起病隐匿，伴发热、食欲减退、贫血及体重下降等全身表现；无血栓形成的危险因素，无下肢静脉血栓，经充分抗凝或溶栓治疗无效或进展。

（2）肺动脉内充盈缺损，呈分叶状，结节样，菜花样不规则，不均匀强化，伴纵隔及肺内转移瘤，提示恶性肿瘤[4]。

（3）T2WI充盈缺损呈高信号，DWI呈高信号，ADC信号不均匀减低，动态增强显示不均匀进行性强化。

【鉴别诊断】

肺动脉肉瘤主要与肺栓塞鉴别[5]。前者起病隐匿，进展缓慢，可出现发热、贫血、体重减轻等全身症状，D-二聚体多正常，溶栓或抗凝治疗效果不佳；而后者，如为急性肺动脉主干的大块血栓形成，则可表现为突发症状伴急性右心功能不全。

在影像学上，前者表现为腔内息肉样连续性软组织影，可累及肺动脉瓣、右心室流出道或突出于血管腔外，CT延迟增强或MRI增强显示病变不均匀强化[6]；而后者则表现为偏心、附壁的充盈缺损。

其次与中央型肺癌鉴别。中央型肺癌肿瘤瘤体位于血管腔外并伴有支气管狭窄，癌肿可压迫血管腔使其狭窄及移位；而肺动脉肉瘤大多为内膜肉瘤，肿瘤多位于血管腔内，很少引起气管及支气管狭窄。

（刘敏　孟夏培）

参考文献

[1] Ichinokawa H, Takamochi K, Hata K, et al. Pulmonary arterial sarcoma with a wide range of endovascular intima invasion microscopically [J]. Ann Thorac Surg, 2021, 112: e373-e375.

[2] Al-Saffar F, Ibrahim S, Seeram V, et al. Use of endobronchial ultrasound to evaluate nonthrombotic endovascular lesions in pulmonary arteries: a systematic review [J]. J Bronchology Interv Pulmonol, 2015, 22: 28-32.

[3] Nijjar PS, Iqbal FM, Alraies MC, et al. Primary pulmonary artery sarcoma masquerading as pulmonary embolism: role of cardiac MRI [J]. Eur Heart J, 2016, 37: 1479.

[4] 刘阳祥, 王进, 吴晓虹, 等. 肺动脉肉瘤4例临床分析并文献复习[J]. 国际呼吸杂志, 2018, 38: 10-14.

[5] Kronzer E, Robinson SI, Collins DA, et al. Primary pulmonary artery sarcoma versus pulmonary thromboembolism: a multimodal imaging comparison [J]. J Thromb Thrombolysis, 2021, 52: 1129-1132.

[6] 聂玮, 诸兰艳. 肺动脉肉瘤诊断治疗[J]. 国际呼吸杂志, 2017, 37: 863-867.

第二节·肺上皮样血管内皮瘤

上皮样血管内皮瘤（epithelioid hemangioendothelioma，EHE）又称组织细胞样血管瘤，占所有EHE的大约30%，占原发性血管性肿瘤的1%。本病起源于内皮细胞，主要由上皮样或组织细胞样的肿瘤细胞组成[1]，是介于血管瘤和血管肉瘤之间的低级别至中等级别恶性血管肿瘤，是一种少见的、具有特殊形态学表现的血管肿瘤，国内外鲜有报道。

EHE主要见于中年女性，常为双肺多发。而胸膜的EHE多见于男性。

【发病机制与病理】

EHE病因尚不明确。典型的肺EHE(P-EHE)在肺内呈结节状生长，分布在肺泡腔内，肿瘤内及周边可见到残留的肺泡壁，基质呈黏液样或软骨样，肿瘤细胞呈上皮样，偶尔可以见到梭形细胞成分，可见原始血管腔，但不见成熟的血管腔形成。约60%的P-EHE可以出现较高级别的形态，既异型性明显，核分裂象>2/10 HPF，可以出现实性成分及坏死。血管标志物CD31、CD34、ERG和Fli-1有助于鉴别P-EHE。

明确诊断还应结合免疫组织化学及基因检测。CD31灵敏度高，90%的血管肿瘤CD34阳性。分子遗传学研究显示90%的EHE有 *WWTR1-CAMTA1* 融合基因，10%的EHE有 *YAP1-TFE3* 融合基因[2]。

【临床表现】

约一半P-EHE患者表现为无症状，临床症状可表现咳嗽、咳痰、呼吸困难、胸痛等呼吸系统症状[3]，但无特异性。

【实验室检查】

关于EHE的实验室检查研究报道较少。目前没有发现相关特异性的血清学指标。

【影像学表现】

胸部CT影像表现为双肺或单肺多发结节（图33-2-1），孤立结节及块影少见。结节直径大多数<2 cm，结节形态多表现为圆形，边界清楚，部分可见浅分叶，因间质内透明样变、黏液样变的钙盐沉积所致，结节常发生钙化。

P-EHE存在潜在转移力，可以出现淋巴结及胸膜转移相应表现出淋巴结肿大及胸膜增厚、胸腔积液等影像学改变[3]。

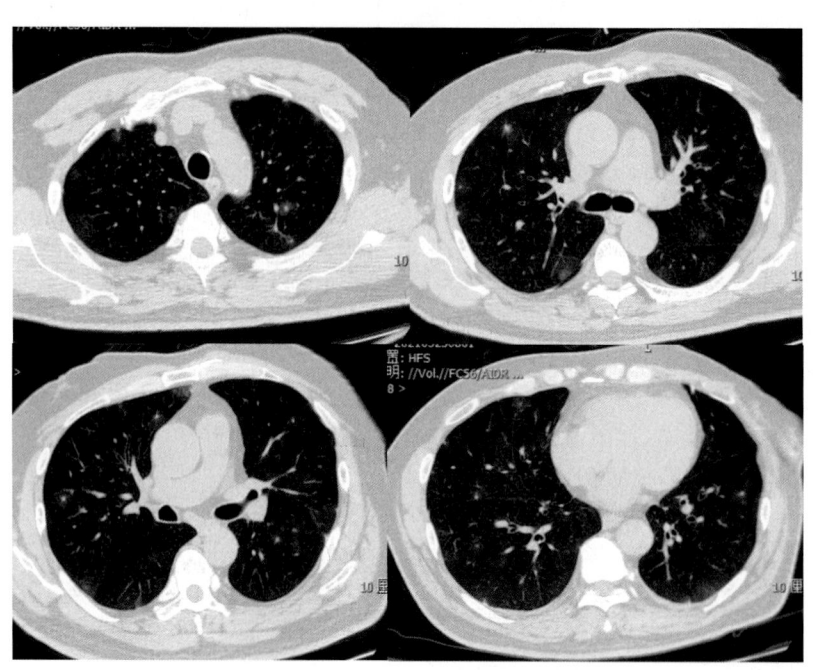

图33-2-1 男性，37岁。肺上皮样血管内皮细胞瘤
CT显示双肺多发小实性结节，部分结节周围伴晕征。

【诊断依据】

影像学无特异，需病理确诊。由于大多数病灶为小结节改变，多数患者通过外科胸腔镜取得病理组织。

病理镜下可见上述独特的上皮样瘤细胞及经典排列方式，免疫组化提示血管源性标志物CD34、CD31、FⅧ、波形蛋白(vimentin)等出现阳性表达。

【鉴别诊断】

影像学上需与肺结核、肺癌、转移癌、结节病、肺血管炎、真菌病、过敏性肺炎等疾病鉴别[4]。肺结核影像学上可表现为肺部斑点、斑片状阴影，密度不均，可见钙化灶，合并结核性胸膜炎可见胸腔积液表现[5]。

（刘敏 孟夏培）

参考文献

[1] 王颖奕，梁远凤，王光宪. 肺上皮样血管内皮瘤的CT特征及临床分析[J]. 中华肺部疾病杂志，2021，14：462-465.

[2] 韩静，魏建国，高献争，等. 肺上皮样血管内皮瘤18例临床病理学观察[J]. 中华病理学杂志，2020，49：550-555.

[3] Onishi Y, Kusumoto M, Goto Y, et al. Epithelioid hemangioendothelioma of the lung: CT findings and clinical course of 35 cases [J]. Jpn J Clin Oncol, 2020, 50: 1195-1200.

[4] Zhang XQ, Chen H, Song S, et al. Effective combined therapy for pulmonary epithelioid hemangioendothelioma: A case report [J]. World J Clin Cases, 2020, 8: 2009-2015.

[5] Kan T, Komiya K, Yamasue M, et al. Comparison of chest computed tomography features between pulmonary tuberculosis patients with culture-positive and culture-negative sputum for non-mycobacteria: a retrospective observational study [J]. Medicine (Baltimore), 2021, 100: e26897.

第三节 · 肺动脉纤维肌性发育不良

肺纤维肌性结构发育不良（fibromuscular dysplasia of the lung，FMD）是一种非炎症性、非动脉硬化性疾病，导致受累动脉节段性狭窄、闭塞、动脉瘤或夹层动脉瘤形成。它主要累及全身中等大小的动脉。文献报道累及主动脉根部、弓部及其分支，如肾动脉、冠状动脉、颈动脉、椎动脉、脑动脉等。

国外曾有肺动脉肺内分支受累的报道，多见于青壮年，有报道多见于生育年龄的女性，婴儿罕见。

【发病机制与病理】

本病发病机制尚不明确，遗传因素可能在 FMD 的发生、发展中起了重要作用。其病理特点[1,2]主要为中膜发育不良，内膜纤维组织增生，外膜纤维组织增生罕见，可伴新旧血栓形成，继发严重肺动脉高压性病理改变（右心室肌肥大、纤维化及灶性坏死）。

【临床表现】

FMD 发生于肾动脉时，临床表现为高血压[3]。发生在冠状动脉[4]，尤其是供应心脏传导系统的动脉，可引起不明原因猝死。在颈动脉可引起顽固性偏头痛。

肺动脉纤维肌性结构发育不良（PAFMD）可引起不明原因的肺动脉高压、肺源性心脏病、暴发性肺出血。临床上罕见，且难以诊断。

【实验室检查】

关于肺动脉纤维肌性结构发育不良的实验室检查研究报道较少。目前没有发现相关特异性的血清学指标。

【影像学表现】

影像学检查对 FMD 导致的肺动脉狭窄具有重要临床诊断价值，其影像学表现分为局灶型和多灶型，并且病变至少要有一处狭窄。数字减影血管造影（DSA）是诊断肺动脉 FMD 的影像学金标准，可表现为局灶性同心型狭窄，类似于大动脉炎的长而平滑的狭窄；内侧纤维增生其典型的特征为串珠样外观；因其可在诊断同时行介入治疗[5]（如狭窄血管段球囊扩张、支架置入等）的独特优势仍无法被取代。

核素肺通气灌注扫描表现为，通气大致正常，双侧肺血流受损，呈肺栓塞表现。CTPA 表现为肺血管壁增厚、肺血管狭窄及扩张均存在，肺源性心脏病时可伴右心室肥大。超声心动图可提示肺动脉高压的存在及右心室肥大。

【诊断标准】

影像学表现不具有特异性，需病理组织学检查确诊。

【鉴别诊断】

需要排除慢性肺栓塞和大动脉炎导致的肺动脉狭窄。前者通常有急性肺栓塞病史，多为附壁血栓，可伴钙化。后者属于结缔组织病，好发于年轻女性，病变多位于动脉近段，炎性指标如红细胞沉降率、C 反应蛋白常升高，激素治疗有效。而肺动脉 FMD 常发生于无心血管危险因素的年轻人群，病变常位于动脉中段或远段。

（刘敏　孟夏培）

参考文献

[1] Renz C, Tehrani N, Malach L, et al. A rare case of fibromuscular dysplasia involving multiple vascular beds [J]. Vascular, 2021, 29：742 - 744.

[2] 阮英茹,程显声,陈白屏,等. 肺动脉纤维肌性结构发育不良引起的肺心病二例[J]. 中华病理学杂志, 1998, 5：76 - 77.

[3] 曹茂盛,黄卫华,陈爱华,等. 肾动脉纤维肌性发育不良的 CTA 诊断价值[J]. 临床放射学杂志, 2014, 111：1724 - 1728.

[4] Kuzyk J, Boiko O, Stetsko T. Fibromuscular dysplasia of the coronary arteries: a case report and review of the literature [J]. Turk Patoloji Derg, 2018, 34：269 - 273.

[5] 郭威,吴梦雪,贺嵩,等. 孤立肾肾动脉纤维肌性结构不良继发高血压一例[J]. 中华心血管病杂志, 2021, 10：1020 - 1022.

第四节 · 肺动脉夹层

肺动脉夹层（pulmonary artery dissection，PAD）是一种非常罕见的肺血管病疾病，曾被认为是一种罕见且高致死率的疾病。平均诊断年龄为 44.8 岁，男女发病比例为 1.1：1，有 72.5% 的夹层发生在肺动脉干[1]。

【发病机制与病理】

肺动脉夹层常见的病因为肺动脉瘤、肺动脉高压和心脏病（先天性或获得性）[2]，少数患者继发于慢性肺动脉炎症、感染性心内膜炎、艾森曼格综合征、慢性阻塞性肺疾病、主动脉-肺瘘及医源性损伤等[3]。

多种存在左向右分流的先天性心脏病容易导致肺动脉高压、肺动脉扩张从而形成夹层，以动脉导管未闭最多见，另外，高速分流血流束冲击肺动脉壁，造成血管壁中层退行性变，弹力纤维破坏、断裂，管壁变脆也是肺动脉夹层的原因。

【临床表现】

肺动脉夹层患者最可能出现的临床症状是呼吸困难伴胸

痛[4]，对于此类患者应格外警惕。因病程凶险，进展迅速，有33%的夹层可破裂入心包引起心脏压塞而死亡，也可以破裂入纵隔或肺实质内，绝大部分夹层累及主肺动脉，仅有少数累及肺动脉远端分支。

【实验室检查】

肺动脉夹层患者实验室检查可见D-二聚体升高，但不具有特异性。

【影像学表现】

经胸超声心动图[5]于主肺动脉内可见剥脱的内膜强回声，随心动周期在主肺动脉内摆动，将主动脉分为真腔及假腔。剥离的内膜上可见破口。与其他诊断方法相比，CT检查被认为是诊断PAD的最佳方法。

CTPA可见肺动脉内膜瓣内移，形成双腔改变[6]，真腔与右心室流出道相连，造影剂较浓，密度高，假腔造影剂较淡，密度较低（图33-4-1）；并可提供额外的信息，如夹层范围、动脉瘤直径和腔内血栓的存在。

肺血管MRI检查，采用时间流逝法和相位对比法，能在不注射对比剂的情况下清楚地显示肺动脉及其分支。

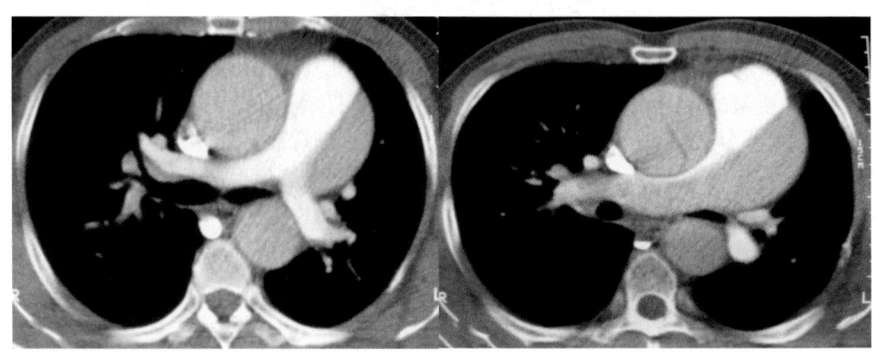

图33-4-1 男性，50岁。肺动脉夹层
CTPA显示肺动脉内可见双腔改变，内膜瓣内移，假腔密度较低，真腔密度较高。

【诊断标准】

影像学检查发现主肺动脉增宽，肺动脉内膜瓣内移伴真假腔的形成。

【鉴别诊断】

随着技术的进步，先进的检查方法，如超声心动图、CTPA、胸部MRI及血管造影等即可对肺动脉夹层做出诊断，无需鉴别。

（刘敏　孟夏培）

参考文献

[1] 文琼莉,朱璐,李慎义,等.成人完全型房室间隔缺损合并肺动脉夹层1例[J].中华胸心血管外科杂志,2021,37:431-432.

[2] Regalado L, Vitellas C, Wright L, et al. Pulmonary artery dissection in long standing idiopathic pulmonary arterial hypertension: a case report [J]. Radiol Case Rep, 2022,17:227-231.

[3] 顾沅芮,欧阳晨曦.肺动脉夹层病因与诊疗的研究进展[J].心血管病学进展,2021,42:5-7,11.

[4] Zhao, J, Fang, K, Luo, M, et al. Endovascular repair for patent ductus arteriosus-related endoleak in aortic and pulmonary artery dissection patient [J]. JACC Cardiovasc Interv, 2021,14:e327-e329.

[5] 刘晓军,罗丽梅,杨莹美.经胸超声心动图诊断主肺动脉夹层并血栓形成1例[J].影像研究与医学应用,2021,5:236-237,240.

[6] Fernando DMG, Thilakarathne S, Wickramasinghe CU. Pulmonary artery dissection-A review of 150 cases [J]. Heart Lung, 2019,48:428-435.

第五节·肺毛细血管瘤病

肺毛细血管瘤病（pulmonary capillary hemangiomatosis, PCH）是一种罕见的导致肺动脉高血压的原因，常被误诊为特发性肺动脉高压（IPAH）或肺静脉闭塞症[1]。

【发病机制与病理】

病理上主要表现为肺泡壁毛细血管增生，管腔增宽不明显，仅表现为肺泡壁增宽，内可见密集的血管内皮细胞，增生的毛细血管包绕和挤压静脉，导致血管内膜纤维化和继发性静脉阻塞[2]。

【临床表现】

PCH临床主要以活动后气促、呼吸困难为主要症状，易被误诊为IPAH，当给予患者PAH靶向药物治疗效果不佳或病情进展需考虑本病可能[3]。

【实验室检查】

目前没有发现相关特异性的血清学指标。

【影像学表现】

肺内表现常需要行HRCT检查，能清晰地显示双肺多发磨玻璃影或小叶中心磨玻璃结节影[4]。肺动脉高压征象：中心肺动脉扩张，右心扩大，心包积液（图33-5-1），还可伴有纵隔淋巴结肿大。

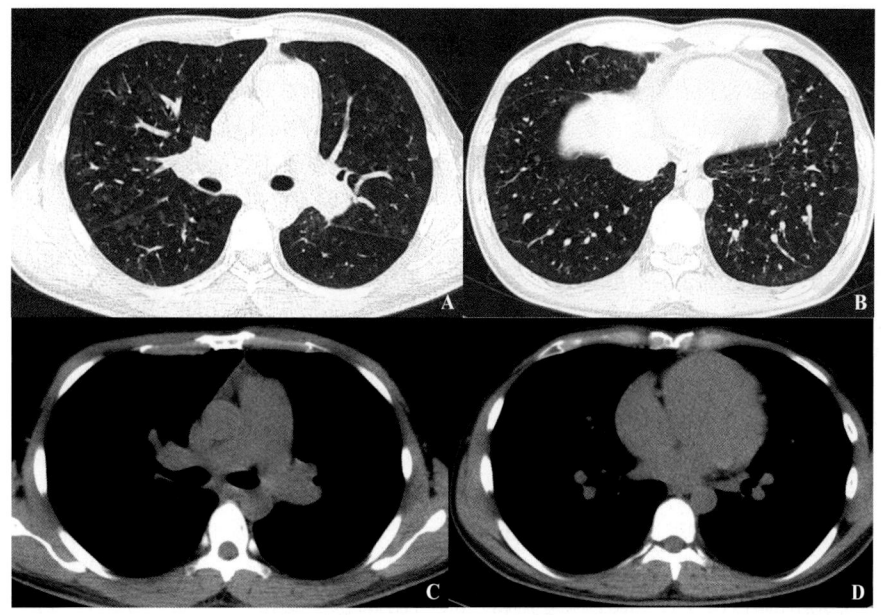

图 33-5-1　男性，31 岁。肺毛细血管瘤病

CT 肺窗显示两肺广泛微小叶中心磨玻璃结节，边缘较清晰（A、B）；纵隔窗（C）显示肺动脉干直径 35 mm，同水平升主动脉直径 25 mm；右心房及右心室增大（D）。

【诊断标准】

（1）诊断依赖病理组织学。

（2）影像显示小叶中心结节、磨玻璃影伴有快速进展的肺动脉高压，右心漂浮导管显示肺毛细血管楔压（PCWP）＜15 mmHg，高度提示 PCH。

【鉴别诊断】

PCH 在临床、组织形态学及影像学上与 PVOD 相似且部分重叠，2008 年 WHO 在 Dana Point 制定的肺动脉高压临床分类中将两者归为一类[2]。

1. 与其他小叶中心分布多发小结节疾病鉴别[4]

（1）呼吸性细支气管炎：该病患者多有吸烟史，小叶中心结节以中上肺为著，可伴肺气肿和/或肺大疱。

（2）特发性肺含铁血黄素沉着症：IPF 多见于儿童，特征表现为反复咯血或痰中带血、缺铁性贫血和弥漫性肺部浸润三联征。

（3）过敏性肺炎：过敏性肺炎存在环境或职业暴露史，两肺可见空气潴留呈马赛克征。

2. 与其他多发磨玻璃影和/或小叶间隔增厚病变鉴别

（1）心源性肺水肿：患者多有心功能不全，病变出现及消散均迅速，抗心功能不全治疗后数小时可见病灶显著吸收、减少。

（2）其他疾病：包括病毒性肺炎、间质性肺炎、肺泡蛋白沉积症等疾病，以上疾病均较少出现肺动脉高压，可结合临床进行鉴别。

（刘敏　孟夏培）

参考文献

［1］黎剑宇，曾庆思. 肺毛细血管瘤病与肺静脉闭塞症临床及 CT 特点［J］. 放射学实践，2020，35：1419-1423.
［2］Simonneau G, Montani D, Celermajer DS, et al. Haemodynamic definitions and updated clinical classification of pulmonary hypertension［J］. Eur Respir J，2019，53：1801913.
［3］赵勤华，吴文汇，宫素岗，等. 肺静脉闭塞症及肺毛细血管瘤病的临床和影像学特点［J］. 中华结核和呼吸杂志，2018，41：41-46.
［4］Abdelnabi M, Almaghraby A, Abdelgawad H, et al. Pulmonary capillary hemangiomatosis: a case series and review of literature［J］. Am J Cardiovasc Dis，2021，11：239-245.

第六节·肺肿瘤血栓性微血管病

肺肿瘤性微血管病（pulmonary tumor thrombotic microangiopathy，PTTM）是癌细胞侵犯肺小血管，与血管内皮细胞相互作用，导致微小癌栓、血栓形成、血管结构改变，从而引起肺动脉高压、右心功能衰竭的疾病。

【病因与病理学】

血液高凝是癌症患者的特征之一，肿瘤细胞侵犯肺小血管，并与血管内皮细胞相互作用引起微小癌栓、血管内皮增生、结构改变是 PTTM 的组织学特点。

肺血管内的癌细胞与血管内皮细胞相互作用，表达和释放相关细胞因子启动巨噬细胞聚集和内膜增生，促进癌细胞黏附、转移，内皮细胞和成纤维细胞增殖，引起肺小动脉内膜增殖重塑、管腔不同程度的狭窄，肺动脉高压、右心功能不全及呼吸衰竭。

【临床表现】

目前发病率不明确，国外文献报道在0.9%~3.3%的癌症患者尸检中检出，我国发病率不明确。男女发病率相似，好发于中年患者，中位年龄为58岁[1]。

据日本文献报道，PTTM的原发性肿瘤中胃癌占60%[2]，余常见的肿瘤依次是肺癌[3]、乳腺癌[4]、未知来源的肿瘤、卵巢癌、膀胱癌等。PTTM的病理类型最常见于腺癌，比例高达93.3%。

PTTM临床表现缺乏特异性，原发性肿瘤不同，可表现为相应的临床症状。早期肿瘤肺栓塞患者可能无明显的临床症状，但随着疾病发展会出现进行性呼吸困难、胸痛、咳嗽、咯血、腹痛等临床表现。咳嗽通常为干咳。

呼吸困难可能与肺动脉压增高、右心负荷增加、右心输出量减少、低氧血症有关。运动性呼吸困难逐渐发展为静息性呼吸困难，可伴随端坐呼吸。晚期逐渐发展为肺源性心脏病、心力衰竭，伴随出现下肢水肿、恶心、呕吐、食欲不振等体循环淤血表现。

PTTM患者以渐进性加重的气促、干咳、缺氧及显著肺动脉高压为主要临床特征，但肺动脉CTA结果常无血栓发现；患者一般情况差，不能耐受有创检查，很多患者在需要吸氧。体征主要有颈静脉怒张，P2>A2，奔驰S3心音。

【实验室检查】

PTTM患者血液明显高凝状态，红细胞计数、血红蛋白、血小板水平降低，乳酸脱氢酶、D-二聚体升高，或者不升高，纤维蛋白降解产物（FDP）升高。

血气分析常表现为低氧血症，低碳酸血症甚至呼吸性碱中毒。心电图可表现为电轴右偏、右束支传导阻滞、心动过速等。

【影像学表现】

影像学表现与临床症状出现明显的"症征不符"，即临床症状重，但影像学表现不明显。胸部CT表现为肺部多发沿支气管血管束走形和分布的结节，或小结节、微结节，为树芽征，片状磨玻璃影，小叶间隔增厚，纵隔和/或肺门淋巴结增大（图33-6-1和图33-6-2）。

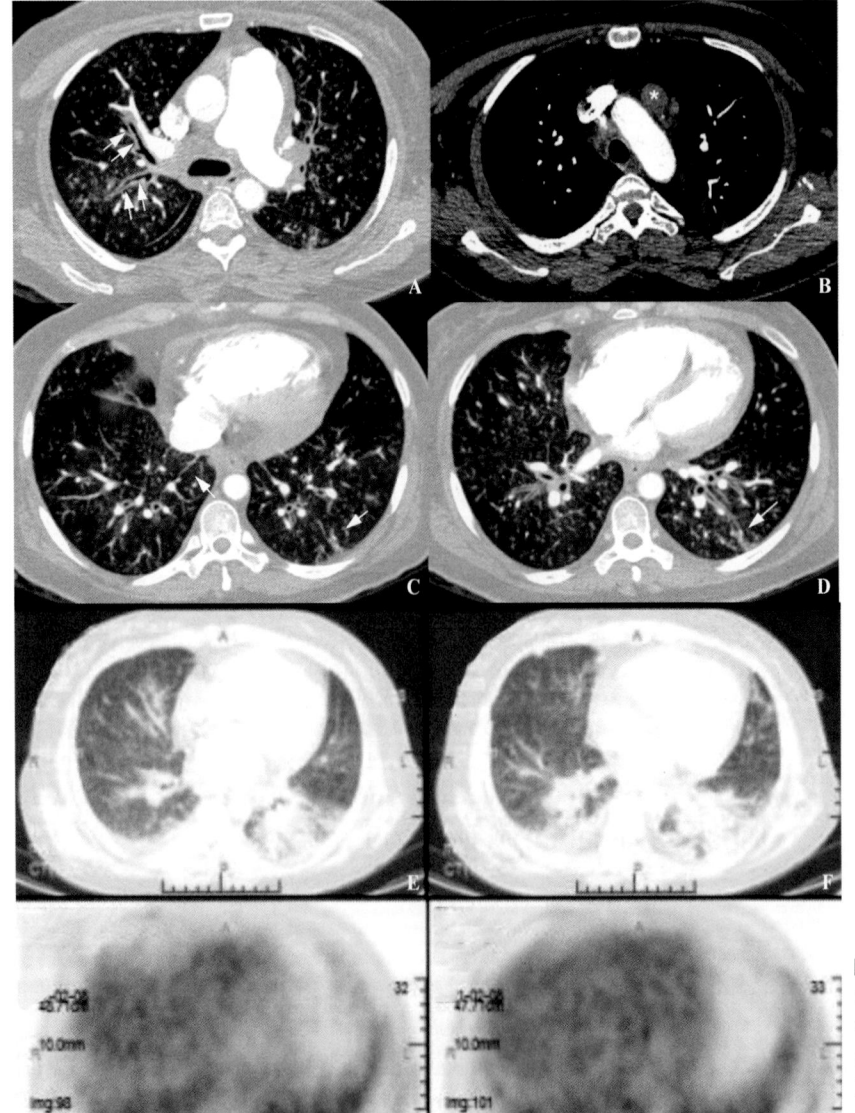

图33-6-1 女性，48岁。库肯伯格瘤肿瘤性微血栓
咳嗽5个月，加重伴劳力性胸闷1个月余。既往患过敏性鼻炎7年，支气管哮喘5年。CT肺窗（A、C、D）两肺多发沿支气管-血管束走形的微小结节影，支气管血管束和小叶间隔增厚，支气管管壁增厚（A），两下肺后底段少许实变（C、D）；纵隔、双侧肺门有多发增大的淋巴结，肺动脉增宽，右心室增大（B）；PET-CT显示（E~H）两肺下叶实变处核素摄取片状增高。

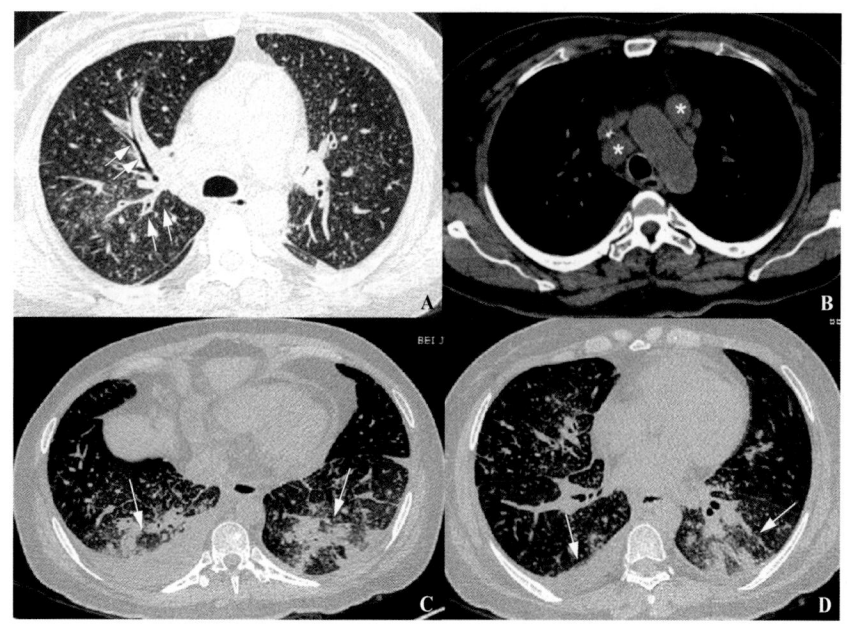

图 33-6-2　与图 32-6-1 为同一患者

1 个月后复查 CT 肺窗(A、C、D)和纵隔窗(B)显示两肺多发小结节较前增多,支气管管壁增厚,双肺下叶炎症病灶较前进展,纵隔淋巴结肿大较前明显,新发双侧胸腔积液。

肺动脉 CTA 检查大多数未见明显的肺动脉血栓形成。

^{18}F-FDG PET 表现为病变区域高代谢,同时还可以评估患者的全身状况[5]。

心脏彩超常常发现肺动脉高压。

【诊断标准】

(1) 对于明显肺动脉高压患者,在给患者行右心导管测量患者肺动脉压力时,在远心端留取肺动脉处血样,通过免疫组化的方法来确定是否有恶性细胞的存在。

(2) 经超声引导针吸活检技术进行肺部病理组织活检。

【鉴别诊断】

该病诊断困难,多数是在尸检时才被确诊。由于疾病进展迅速,能够早期诊断至关重要。对于恶性肿瘤患者突然出现的急性呼吸困难,实验室检查呈现高凝状态或 DIC,且肺部影像不具有特异性表现等特点时,应该怀疑此病,并通过肺动脉处的血样采集或病理组织活检进行确诊。

本病注意应与肺癌性淋巴管炎和慢性血栓性肺动脉高压进行鉴别。后两者也同样易发生于肿瘤患者,PTTM 往往同时伴发肺癌性淋巴管炎,但不同的是,肺癌性淋巴管炎是肿瘤通过淋巴系统转移的一种特殊形式,影像学上表现为肺间质病改变,虽有呼吸困难等表现,但很少出现肺动脉高压。

慢性血栓性肺动脉高压现在多认为是由急性血栓演变而来的,血栓反复形成后导致微血管系统重塑,小动脉管壁增厚,管腔狭窄,血管阻力增加,发展为肺动脉高压。但此类患者多数有急性血栓栓塞或反复血栓栓塞病史。

(沈聪　郭佑民)

参考文献

[1] Uruga H, Fujii T, Kurosaki A, et al. Pulmonary tumor thrombotic microangiopathy: a clinical analysis of 30 autopsy cases [J]. Intern Med, 2013, 52:1317-1323.

[2] Price LC, Wells AU, Wort SJ. Pulmonary tumour thrombotic microangiopathy [J]. Curr Opin Pulm Med, 2016, 22:421-428.

[3] Chen CK. Pulmonary tumor thrombotic microangiopathy: Case Report and Literature Review [J]. J Acute Med, 2018, 8:127-131.

[4] 黎君曦,郭文亮,雷永霞,等.乳腺癌并发肺肿瘤血栓性微血管病一例并文献复习[J].国际呼吸杂志,2021,41:1819-1825.

[5] Godbole RH, Saggar R, Kamangar N. Pulmonary tumor thrombotic microangiopathy: a systematic review [J]. Pulm Circ, 2019, 9:2045894019851000.

第三十四章
药物、放射损伤所致肺疾病

第一节·药物性肺部损伤

药物性肺病(drug-induced lung disease)又称药物性肺部损伤(drug-induced lung injury，DILI)，是指由于药物或毒物引起肺的间质性或渗出性病变，其中药物(医源性因素)最常见，DILI占药物不良反应的6%～7%。

药物性肺部损伤有多种病理组织学类型和临床表现，其中最常见的是药物性肺炎，约占药物性肺部损伤的70%。在所有关于药物副作用所致的疾病中，药物性肺炎的发生率为6.7%，2000年以后其发生率逐年上升[1,2]。

据报道引起肺损伤的药物种类非常多[3]，主要包括以下常见种类。

1. 抗惊厥剂、安定药、抗抑郁剂·卡马西平、氯氮䓬、氟西汀、吩噻嗪、苯妥英钠、曲唑酮等。
2. 抗炎药物·阿司匹林、青霉胺等。
3. 抗肿瘤、抗代谢药·甲氨蝶呤、硫唑嘌呤、阿糖胞苷、氟达拉滨、吉西他滨、6-巯基嘌呤等。
4. 抗生素·两性霉素、乙胺丁醇、异烟肼-利福平-吡嗪酰胺、米诺环素、呋喃妥因、对氨基水杨酸钠、链霉素、柳氮磺吡啶、磺胺类药、四环素等。
5. 生物调节剂·粒细胞-巨噬细胞群落刺激因子、干扰素、IL-2、肿瘤坏死因子等。
6. 心血管药物·胺碘酮、血管紧张素转化酶抑制药、抗凝剂、β受体阻滞剂、双嘧达莫、氟卡尼、肼屈嗪、氢氯噻嗪、硫酸鱼精蛋白、妥卡尼等。
7. 化疗药和免疫抑制剂·博来霉素、白消安、丁酸氮芥、环磷酰胺、环孢素A、依托泊苷、荷尔蒙制剂、比卡鲁胺、尼鲁米特、美法仑、丝裂霉素C、丙卡巴肼、亚硝(基)脲、长春花生物碱(与丝裂霉素)等。
8. 对比剂和静脉内用药·血制剂、乙醇胺油酸盐、乙碘油、滑石等。

9. 违禁药·可卡因、海洛因、美沙酮、哌甲酯、麻醉药和镇静剂。

10. 农药·毒鼠药(毒鼠强、氟乙酰胺等)、有机磷(对硫磷、甲胺磷、甲拌磷、敌百虫、乐果等)、百草枯等。

11. 其他·食欲抑制药(右芬氟拉明、苯丁胺)、溴隐亭、丹曲林、L-色氨酸、美西麦角、液状石蜡、丙硫氧嘧啶、二甲硅油、噻吗洛尔(托吡卡胺)、抗分娩药等。

【发病机制与病理】

DILI基本发生机制分为两类：①直接损害肺组织的细胞毒性作用；②过敏性或免疫反应引起的非细胞毒性作用或敏性损害。

细胞毒性作用系药物或毒物直接损害肺泡上皮细胞、气管上皮细胞和毛细血管而发生炎症，导致间质炎症，进而慢性化发展为肺纤维化。这种损害与药物浓度有关并呈不可逆性过程，常见于抗癌药、免疫抑制剂和干扰素、农药中毒等。

过敏性损害则是免疫细胞激活所致，药物作为半抗原或抗原样物质而发挥作用，主要机制为Ⅰ、Ⅲ和Ⅳ型过敏反应。

在临床情境下，由于多种因素相作使其机制更为复杂，常见的背景因素包括遗传因素(药物代谢、免疫相关基因等)、年龄、性别、既往的肺部疾病(慢性炎症性肺疾病)及合用食品、药物的协同作用等[4,5]。除少数药物外，DILI的机制大多不清楚[2]。

相较慢性DILI，急性起病的农药(特别是有机磷)中毒的DILI机制较为明确，主要以毒物介导的神经-体液机制和直接细胞毒性作用为主。由于农药对AChE的抑制作用，导致

ACh在体内大量蓄积,伴或不伴呼吸中枢麻痹,致支气管平滑肌收缩,腺体分泌增加,呼吸道分泌物积聚肺泡造成肺水肿,导致通气下降、换气障碍。

另一方面,毒性物质损伤血管内皮细胞和肺泡上皮细胞,肺毛细血管通透性增强,肺泡表面活性物质减少,致肺循环淤血,血管内压力升高,血液中水及少量肺胶体物质则由肺毛细血管内渗出到肺间质肺泡内,从而形成肺间质性改变。同时,受损的心肌组织收缩力降低、心排出量降低,又进一步促进肺水肿的发生。此外,毒物的代谢产物、有机磷杂质、溶媒及添加剂的毒性作用(其中以杂质三烷基硫代磷酸酯类的毒性比较突出)亦可对肺造成损害。

DILI的病理学改变囊括肺间质、肺泡和血管三种主要病变,此处仅列举常见的表现。

1. 肺间质病变· DILI可表现为ILD的所有常见类型,包括细胞性和纤维性非特异性间质纤维化、嗜酸性粒细胞性肺炎、机化性肺炎、淋巴细胞性间质性肺炎、脱屑性间质性肺炎、肉芽肿样反应等。

2. 肺泡病变· DILI常见肺水肿,伴或不伴毛细血管炎的肺泡出血、脱屑性间质性肺炎、弥漫性肺泡损伤(DAD)、肺泡蛋白沉积样反应、类似脂质沉积病等,农药中毒者可观察到肺上皮及肺泡毛细血管内皮的直接损伤。

3. 血管病变· DILI可表现为血管炎、肺静脉闭塞或继发性肺动脉高压等[4,6,7]。只有很少的DILI具有特异性的病理改变,如胺碘酮致的DILI肺泡内可见特征性的泡沫巨噬细胞等[8]。

【临床表现】

绝大多数DILI患者临床表现隐匿,同时伴有肿瘤等恶性疾病或重大慢性疾病的患者容易被基础疾病的临床表现掩盖,少数患者甚至始终没有症状。

常见表现为逐渐加重的气短、咳嗽,偶有发热,同时出现红色斑丘疹、多形红斑、红皮症等皮疹(药疹)时应怀疑DILI的可能。起病急者可以快速出现胸闷、憋气、呼吸困难,伴有干咳或咳泡沫痰,伴或不伴咯血、发绀,多为农药中毒。

听诊双肺可闻及干、湿啰音或哮鸣音。

【实验室检查】

1. 血常规及凝血功能·在症状和影像学所见的基础上,如果再结合合并肝、肾功能损害、IgE升高、外周血嗜酸性粒细胞增加等因素则须怀疑DILI。

嗜酸性粒细胞相对比例增加提示Ⅰ型过敏反应介导参与发病机制。但是,外周血嗜酸性粒细胞绝对计数的变化却与病变严重程度的相关性不大。白细胞总数常增加,C反应蛋白、红细胞沉降率也可见增高。

农药中毒可以造成广泛的血液系统毒性,表现为红细胞总数减低,血清铁蛋白增多,甚至溶血;茚满二酮类及羟基香豆素类杀鼠剂则可引起体内凝血机制障碍导致出血倾向,进一步造成凝血时间延长等异常改变。

2. 其他血清生物标志物·血清LDH值及间质性肺炎标志物的KL-6、SP-A、SP-D在伴以间质病变为主要表现的DILI中可用做诊断性生物标志物。通过体外的药物淋巴细胞刺激试验(DLST)与白细胞游离抑制试验可检查药物引起Ⅳ型过敏反应。

3. 肺功能检查· DILI早期肺功能检查敏感度较低。弥散功能下降是最常见的改变,主要表现为DLco减低[9],伴有肺泡渗出、肺泡炎等快速进展者可伴有通气功能下降[10]。

4. 支气管肺泡灌洗检查(BALF)· BALF有助于与感染性疾病等其他疾病鉴别。除了嗜酸细胞性肺炎BALF嗜酸性粒细胞比例明显增高以外,仅凭BALF检查不能确诊DILI。但如果BALF所见正常,则DILI的可能性并不大。发生DILI时细胞总数增加,细胞分类依据病理类型不同而异,可见嗜酸性粒细胞增多、淋巴细胞增多伴CD4$^+$/CD8$^+$ T细胞亚群值降低。

【影像学表现】

DILI的影像学改变可以表现为多种形式,此处仅对较常见、较典型的改变进行阐述[11-14],具体的论述请参阅本书相应章节。

1. 间质性肺炎与肺纤维化· DILI包括间质性肺炎所有的类型,但最常遇到的间质性肺炎类型为NSIP或慢性间质性肺炎,其不满足UIP或DIP的诊断标准。NSIP和慢性间质性肺炎在组织学上很难区别,常发生于胺碘酮、甲氨蝶呤、卡莫司汀。

最基本的X线表现为双侧基本对称分布的间质和/或肺泡渗出性改变,急性期以肺泡渗出为主,慢性期以纤维化为主。已报道卡介苗治疗、金疗法、氨甲蝶呤、尼鲁米特和西罗莫司可引起粟粒性结节改变,但并不常见。

渗出性病变呈弥漫性或局灶性分布,以两肺基底部或肺中带为主,X线片上表现为散在的淡薄云雾状阴影、磨玻璃影或浓密的斑片状肺泡实变影(图34-1-1)。

间质性病变表现为基本对称的网状、线状阴影,偶可见胸腔积液和纵隔淋巴结肿大。

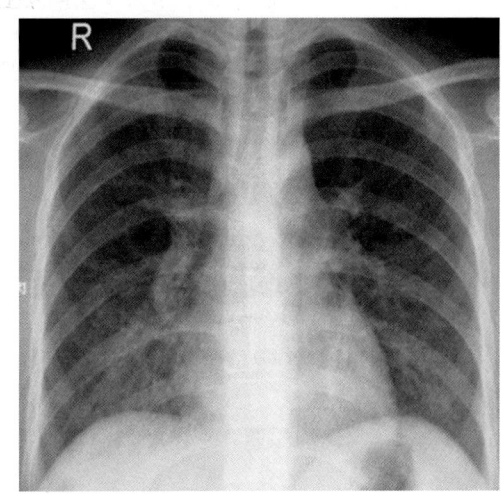

图34-1-1 药物性肺炎
胸部X线片显示两肺中下野对称分布的磨玻璃影,边缘模糊。

在CT表现上间质性炎症主要是两肺散在或弥漫分布的斑片状磨玻璃影(图34-1-2);进一步发展,表现为在磨玻璃影的基础上出现增粗的线状、网格状影,其内可见含气支气管影,边缘可有纤维索条状影(图34-1-3)。

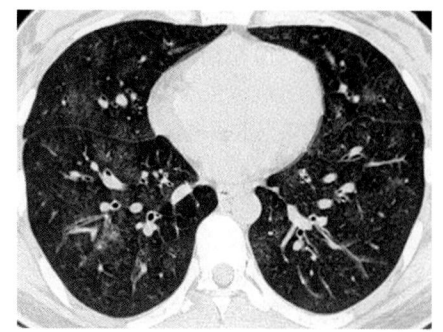

图 34-1-2 药物性肺炎

与图 34-1-1 为同一病例。CT 肺窗显示两肺中下野对称分布的斑片状磨玻璃影,边缘模糊。

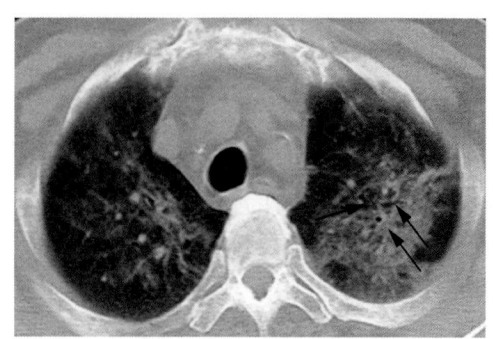

图 34-1-3 药物性间质性肺炎

HRCT 显示双肺弥漫分布的磨玻璃影,边缘模糊,内可见扩张的支气管(黑箭),胸膜缘可见纤维索条状影。

病灶主要分布于两肺中下野外带,以胸膜下区为主,常常伴有支气管血管束增粗(图 34-1-4),支气管壁增厚,小叶间隔增厚形成的细短条状影,胸膜面粗糙并胸膜下线状或网格影(图 34-1-5)、蜂窝影。

当肺间质内结缔组织增生发生纤维化时,则在上述改变的基础上,出现小叶间隔扭曲、增粗,支气管受牵拉扩张、扭曲(图 34-1-6)。

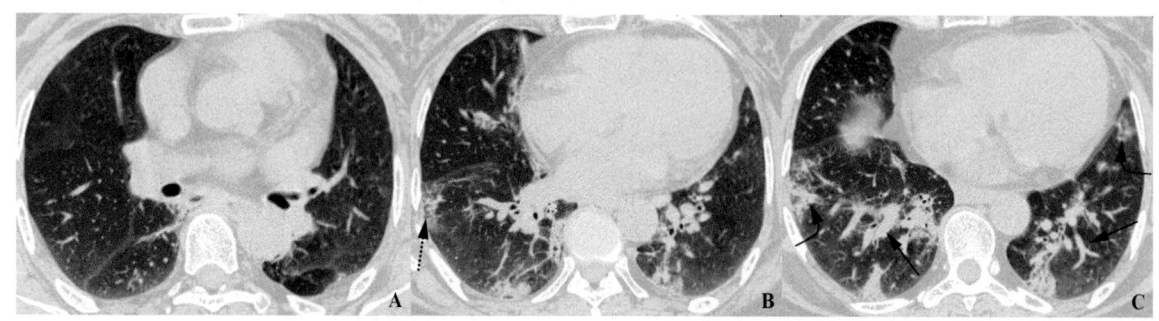

图 34-1-4 女性,54 岁。药物性肺部损伤

CT 肺窗显示中下肺野散在斑片状实变影(A~C),肺动脉增粗(黑箭),支气管扭曲扩张(黑弯箭),以基底部胸膜下分布为主,形成胸膜下小气囊(黑虚箭)。

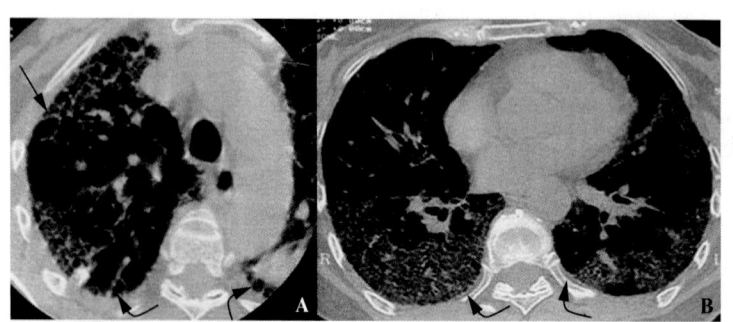

图 34-1-5 女性,74 岁。异烟肼致肺损害

CT 靶扫描(A)显示右肺上叶粗大网格状影,小叶间隔增厚(黑直箭),胸膜面粗糙(黑弯箭);HRCT(B)显示双下肺细网格影。

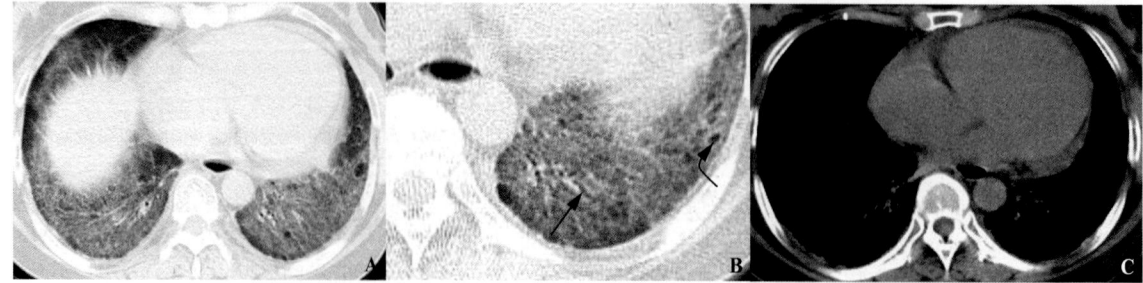

图 34-1-6 毒性药物肺损害

CT 肺窗(A、B)显示双肺下野不规则的网状影及散在囊泡,支气管扩张呈串珠状及小囊状;纵隔窗(C)显示胸膜粗糙不光整。

此外,损害常呈现非段性分布的特点,病变肺组织与正常组织交错形成花斑状改变(图34-1-7)。应该指出,当肺部没有基础病变时,上述肺损害改变在两肺基本相似,但如果一侧肺有基础损害,或虽然两侧都有损害时,健侧肺或损害程度轻的一侧肺内药物性肺损害改变严重,这是因为健侧肺血流丰富、药物浓度高的缘故。

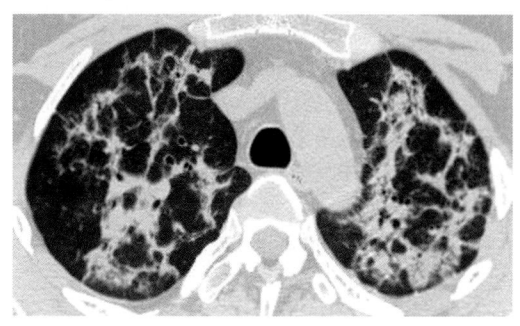

图34-1-7　女性,32岁。药物性肺损害

CT肺窗显示浓密的斑片状实变影,与未受侵犯的肺野形成鲜明的对照,构成非段性分布的花斑状改变。

2. 嗜酸性粒细胞性肺炎·DILI最常见的影像学表现,机制上主要与过敏性或免疫反应引起的非细胞毒性作用或过敏性损害相关。

最常见的药物为胺碘酮、甲氨蝶呤、呋喃妥因、苯妥英钠、β受体阻滞剂、碘造影剂、血管紧张素转换酶抑制剂、非甾体抗炎药、抗抑郁药、氢氯噻嗪、米诺环素、磺胺类药、柳氮磺吡啶等。

约3/4病例在X线上具有特征性,多为双侧受累或多叶受累。呈周边分布的云絮状阴影,边界模糊,与肺段和肺叶的分布不完全一致,这种特殊的周边性分布又称为"肺水肿负片相"(即与肺水肿影像分布刚好相反),容易复发。

单纯型嗜酸细胞性肺炎的肺浸润为一过性或游走性,短期内减少或消失,而同时其他部位又可出现新病灶。

迁延型嗜酸细胞性肺炎常常为进行性肺浸润,易复发。

哮喘型嗜酸细胞性肺炎因支气管痰栓阻塞可见分枝状或葡萄串状阴影,伴或不伴远端肺野阻塞性改变。

少数以结节样影为主要表现形式的可以出现内部空洞。

急性嗜酸性粒细胞性肺炎的CT表现主要是嗜酸性粒细胞浸润的间质性肺水肿,无肺泡实变,其CT表现特点为病变范围广泛,密度较淡的肺泡腔实变和磨玻璃影、边界模糊的小结节、小叶间隔增厚和胸腔积液。

慢性嗜酸性粒细胞性肺炎时,嗜酸性粒细胞浸润肺泡,其特征性CT表现为肺泡腔实变和磨玻璃影,以两肺中上野外周部肺组织受累为主,其他伴随征象包括肺门淋巴结增大和胸腔积液。

3. 机化性肺炎·博来霉素、氯金化钠、环磷酰胺和甲氨蝶呤是引起机化性肺炎最常见的药物,其次是胺碘酮、可卡因、丝裂霉素C、青霉胺、柳氮磺吡啶、四环素和米诺环素也可引起该型肺损伤。

相较COP的特发性概念,由药物引起的机化性肺炎是病因明确的继发性改变,但表现上与COP接近。主要病理特征是终末气道和肺泡内炎症渗出物机化后形成肉芽组织,无嗜酸性粒细胞浸润,对糖皮质激素响应良好。

影像学上主要以实变、结节样影为主,亦可见磨玻璃影,可具有迁延性,病变主要分布于支气管周围和胸膜下,与慢性嗜酸性粒细胞性肺炎的影像学表现存在高度重合。

(1) X线表现

1) 多发性斑片状肺炎型:是机化性肺炎的典型表现,为单侧或双侧分布的浸润影,约50%病例具有游走性,阴影的密度可为磨玻璃样或实变,其内常可见含气支气管影。

2) 弥漫性间质性肺炎型:表现与特发性肺纤维化相似。

3) 孤立的局灶性肺炎型:这种孤立的肺部阴影常发生于上肺野,呈圆形或结节形,边缘清楚,常呈叶段状分布,偶有空洞,可稳定数月到数年。

(2) CT表现:多样,归纳起来呈多态性、多发性、多变性、多复发性、多双肺受累,少见蜂窝肺"五多一少"改变[15]。

1) 气腔实变:占70%~80%,病灶主要分布于胸膜下和支气管周围,下肺野多见。

2) 磨玻璃影:约有60%的病例出现,外形呈斑片状、地图状两肺随机分布,由于终末细支气管阻塞程度不同,常伴发马赛克样灌注和空气潴留征。

3) 小叶中心结节:占20%~30%,表现为多发小叶中心结节,边界不规则,有针状毛刺。

4) 支气管扩张:由于机化和纤维化,约50%的病例可见牵拉性支气管扩张,多数经治疗后缓解。

5) 网状、线状或带影:沿着支气管走行,指向胸膜,呈放射状分布的线状影或胸膜下线影(图34-1-8)。

此外,有1/3的病例出现纵隔淋巴结增大和胸膜渗出。较特异性的征象是反晕征,但出现频率并不高。

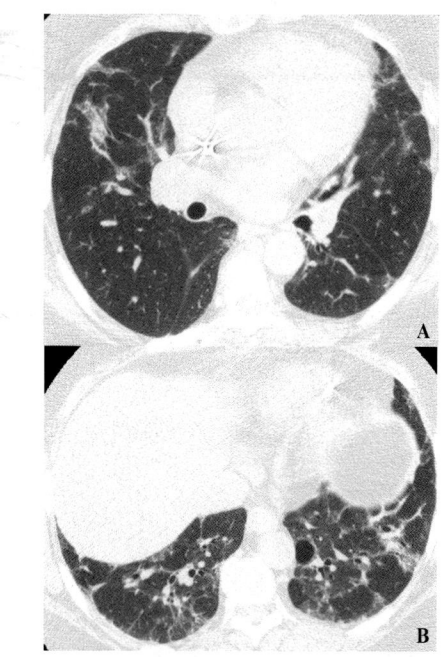

图34-1-8　女性,53岁。闭塞性机化性细支气管炎

CT肺窗显示双肺透过度下降,沿支气管走行、指向胸膜、呈放射状分布的小片状、线状、细网状影,伴支气管扩张(A,B)。

4. DILI 的急性改变 · DILI 通常是慢性起病,但少数患者对药物敏感性较高或初始治疗用药剂量较大,导致快速进展的 DILI 发生,是 DILI 少见但最严重的病理类型,临床干预不及时可能导致患者死亡。

主要病理特征为肺泡上皮细胞坏死后纤维化,影像学通常表现为 DAD、急性间质性肺炎(AIP)和肺纤维化三阶段的演进规律。

农药中毒是最常见的引起急性改变的暴露因素,其中服用百草枯后肺纤维化最为常见。

DAD 通常发生在早期,胸部 X 线表现为双肺透过度减低,粟粒结节影和/或磨玻璃影弥漫分布为特点,中下肺野多见。

随着病情的进展到 AIP 和纤维化期,双肺出现不对称的弥漫性网状、条索状及斑点状阴影,逐渐扩展至中上肺野,尤以肺外带显著,可见融合性炎性阴影及实变,最后呈广泛网格样、蜂窝样的纤维化改变。

对农药中毒的患者,还可见肺血管相关的异常改变,包括肺淤血导致的肺纹理增多并肺门增大、肺间质水肿乃至呈蝶翼状的弥漫性肺水肿。

早期 DAD 阶段的 CT 表现为两肺弥漫性磨玻璃影,边缘模糊,其中可夹杂结节状、颗粒状高密度影,双肺支气管血管束增粗、模糊,两肺底见条状、网格状影(图 34-1-9),外周及中下肺野多见。

随后 AIP 阶段渗出和增生同时存在,片状的磨玻璃影中出现小片-斑片-大片状实变影、微结节及小叶间隔增厚(图 34-1-10),可伴含气支气管影(图 34-1-11A)。当存在肺小血管灌注不均时,可出现马赛克征(图 34-1-11B),此时关注支气管血管束的情况,有助于与细支气管炎导致的灌注不均鉴别。

本病呈现密度增高区血管束增粗,而密度未增高区血管束正常或纤细,这是由于血供丰富区药物浓度高,肺损害严重的缘故。

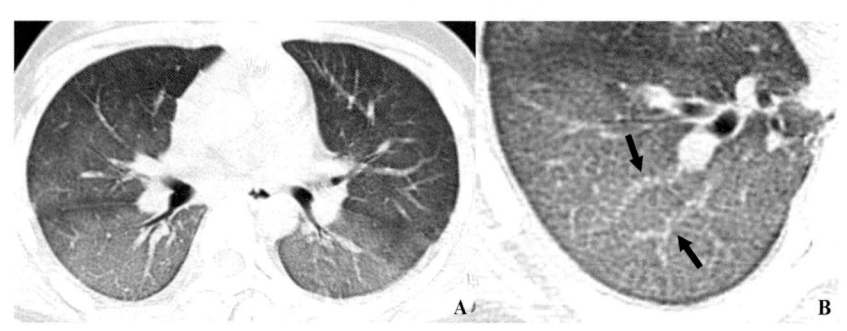

图 34-1-9 药物性肺损伤
CT 肺窗(A)显示双肺中下肺野弥漫磨玻璃影,可见肺纹理增多、支气管血管束增粗;局部放大图(B)显示细网格影,血管边界模糊(黑箭)。

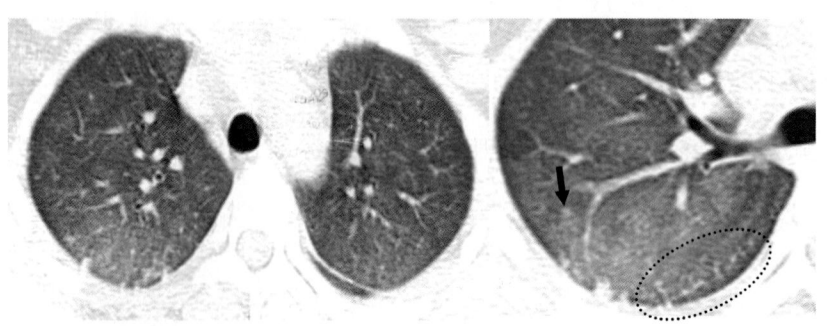

图 34-1-10 药物性肺损伤
CT 肺窗(A)显示双肺中上野背侧肺周磨玻璃影,边界不清,伴左侧斜裂胸膜增厚;局部放大图(B)显示右肺上叶病变区内细网格影并微结节(黑箭),胸膜下可见斑点状局灶实变,局部小叶间隔增厚扭曲(虚线椭圆内)。

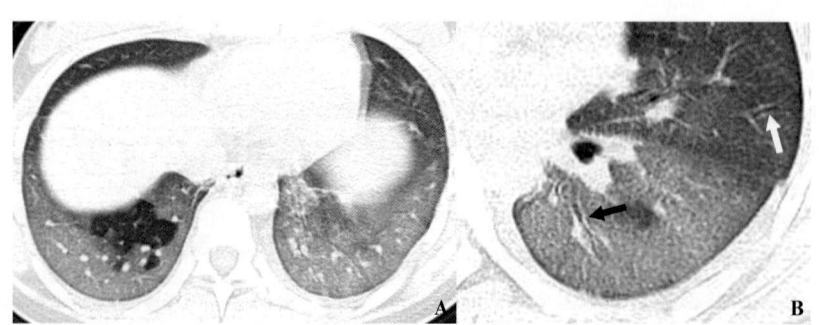

图 34-1-11 药物性肺损伤
CT 肺窗(A)显示双肺下野弥漫性磨玻璃影,局部呈马赛克样灌注,透亮区内血管束与周围相比纤细;局部放大图(B)显示左肺门旁粗细不均的支气管影并管壁增厚(黑箭),胸膜下区树杈状扩张的支气管影(白箭)。

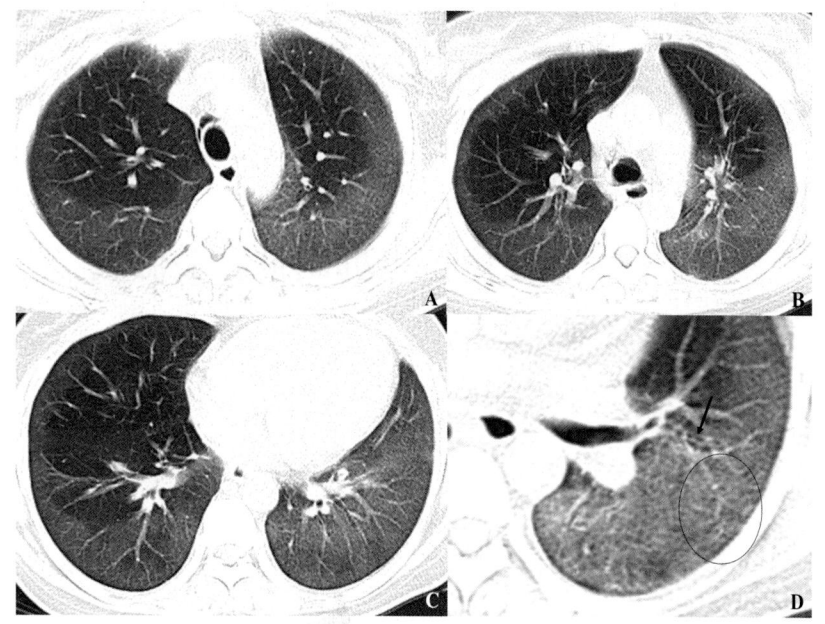

图 34-1-12　百枯草中毒

CT肺窗（A～C）显示双肺野中、外带弥漫细网格影及磨玻璃影；局部放大图（D）显示左肺下叶串珠状支气管（黑箭），病变区支气管血管束边界模糊。

随着病程进一步发展，磨玻璃影、实变影减少，AIP后期开始发生肺纤维化，此时肺顺应性减低，支气管牵拉扩张、网格影和蜂窝影是主要表现，可见支气管串珠状改变（图34-1-12）。

在农药中毒的患者中，由于细胞毒性作用于心包、纵隔及心脏，可导致胸腔及心包积液，同时可伴有心包和胸膜的不均匀增厚。

【诊断标准】

目前DILI还没有特异性诊断标准，但已经明确的是：①用药后出现症状和肺部阴影；②停药后症状改善；③排除其他疾病则可以诊断为药物性肺损害；④同种药物偶然间再用后症状再次出现可以确定诊断。

【鉴别诊断】

临床上DILI的鉴别诊断非常困难，需要对已知病因进行广泛的排除，当危险因素暴露史明确，且除外其他病因时方可建立诊断[2]。

1. 病原微生物感染导致的肺炎·根据DILI的影像学表现模式，分别需要与支原体肺炎、真菌感染及肺孢子菌等机会性致病菌感染鉴别，此时BALF、痰培养及血培养等病原学标本的获取尤为重要。此外，CRP、PCT等血常规有一定帮助。

2. 其他原因导致的或特发性间质性肺炎、肺纤维化·治疗前基线肺本底疾病的增重或未被发现的ILD、输血相关肺损伤等可为间质性肺炎、肺纤维化的疾病，需要结合病史及既往的胸部影像学检查判断。肺组织活检通常只能证明ILD的存在，但不能明确病因是否与药物有关。

3. 原有基础疾病进展导致的影像学模式重叠·在考虑DILI诊断时，确定患者基础病和转诊科室可能是有帮助的鉴别点，如风湿免疫科可见到结缔组织病相关ILD、心血管内科可见心源性肺水肿，此时结合临床症状和原发基础疾病特异性的辅助检查不难鉴别；而消化内科、血液科、肿瘤科等科室通常可以见到由炎性肠病、病毒性肝炎、实体瘤或血液系统恶性肿瘤的内科治疗而引起的DILI[14,16]。

（叶兆祥）

参考文献

[1] Jo T, Michihata N, Yamana H, et al. Risk of drug-induced interstitial lung disease in hospitalised patients: a nested case-control study [J]. Thorax, 2021,76:1193-1199.

[2] Skeoch S, Weatherley N, Swift AJ, et al. Drug-induced interstitial lung disease: a systematic review [J]. J Clin Med, 2018,7:356.

[3] Philippe C. Pneumotox: the drug-induced respiratory disease website [EB/OL]. (2022). https://www.pneumotox.com/.

[4] Spagnolo P, Bonniaud P, Rossi G, et al. Drug-induced interstitial lung disease [J]. Eur Respir J, 2022,60:2102776.

[5] Mahmutovic Persson I, von Wachenfeldt K, Waterton JC, et al. Imaging biomarkers in animal models of drug-induced lung injury: a systematic review [J]. J Clin Med, 2020,10:107.

[6] Li L, Mok H, Jhaveri P, et al. Anticancer therapy and lung injury: molecular mechanisms [J]. Expert Rev Anticancer Ther, 2018,18:1041-1057.

[7] Camus P, Fanton A, Bonniaud P, et al. Interstitial lung disease induced by drugs and radiation [J]. Respiration, 2004,71:301-326.

[8] Mahavadi P, Knudsen L, Venkatesan S, et al. Regulation of macroautophagy in amiodarone-induced pulmonary fibrosis [J]. J Pathol Clin Res, 2015,1:252-263.

[9] Lauritsen J, Kier MG, Bandak M, et al. Pulmonary function in patients with germ cell cancer treated with bleomycin, etoposide, and cisplatin [J]. J Clin Oncol, 2016,34:1492-1499.

[10] Bui A, Han S, Alexander M, et al. Pulmonary function testing for the early detection of drug-induced lung disease: a systematic review in adults treated with drugs associated with pulmonary toxicity [J]. Intern Med J, 2020,50:1311-1325.

[11] Rosado-de-Christenson ML, Martinez-Jiménez S. Diagnostic imaging: chest [M]. 3rd ed. Philadelphia: Elsevier Health Sciences, 2022.

[12] Walker C, Chung JH. Muller's imaging of the chest: expert radiology series [M]. 2nd ed. Philadelphia: Elsevier Health Sciences, 2018.

[13] Martinez-Jiménez S, Rosado-de-Christenson ML, Carter BW. Specialty

Imaging: HRCT of the Lung [M]. 2nd ed. Philadelphia: Elsevier Health Sciences, 2017.

[14] Sridhar S, Kanne JP, Henry TS, et al. Medication-induced pulmonary injury: a scenario- and pattern-based approach to a perplexing problem [J]. Radiographics, 2022,42:38-55.

[15] 刘士远,郭佑民.中华影像医学:呼吸系统卷[M].3版.北京:人民卫生出版社,2019.

[16] Terbuch A, Tiu C, Candilejo IM, et al. Radiological patterns of drug-induced interstitial lung disease (DILD) in early-phase oncology clinical trials [J]. Clin Cancer Res, 2020,26:4805-4813.

第二节·免疫检查点抑制剂相关肺炎

随着PD-1单抗、PD-L1单抗、CTLA-4单抗等免疫检查点抑制剂(immune checkpoint inhibitors,ICI)逐步纳入多种恶性肿瘤的常规治疗方案中,其特殊的药理机制诱发的免疫相关不良事件(immune-related adverse events,IRAE)日益受到重视。IRAE可以累及任何器官或组织,严重者可导致患者死亡。

免疫检查点抑制剂相关肺炎(immune checkpoint inhibitor-related pneumonitis,CIP)是以局灶或弥漫的肺实质炎症为基本病变,由ICI引起的临床、影像和病理表现各异的肺损伤,是一种相对少见但严重的IRAE。其主要通过影像学检查发现、评估和监测病变演变及治疗效果[1,2]。

目前有关CIP的循证医学证据多数来自对Ⅲ期临床试验结果进行的Meta分析,大规模真实世界数据较少,临床试验严格的受试者筛选可能低估CIP的发病率及对患者预后的影响[3]。CIP的临床表现不典型,因此需要紧密结合临床,谨慎地对多学科线索进行整合,在排除其他原因后建立诊断[4]。

在接受各类ICI治疗的所有类型肿瘤患者人群中,CIP发病率为0~10%,PD-(L)1与CTLA-4单抗联合治疗的CIP发病率显著高于单药组,且在术前新辅助治疗应用联合方案可能影响患者从手术中获益[5],PD-1较PD-L1单抗发病率稍高(总体3.6% vs.1.3%,重度1.1% vs.0.4%)但差异不显著[6,7]。另有证据表明PD-1单抗CIP的发病率约为2.7%,其中,重度者约0.8%[8],而CTLA-4单抗CIP发病率小于1%[9]。

除双免联合外,ICI联合化疗[10]、ICI联合靶向药物[11]均可增加CIP风险。需要注意的是,放疗序贯ICI与放射性肺损伤/CIP风险增加的关联尚不明确,可能与两者之间的时间窗长短有关[12,13],但胸部放疗同步ICI则较明确地增加各级别放射性肺损伤/CIP的风险[14]。就瘤种而言,非小细胞肺癌及肾细胞癌患者的CIP发病率及其致死风险可能高于恶性黑色素瘤患者[8,14-16]。

当患者建立CIP诊断后,将根据临床症状和/或影像学表现对其进行分级(表34-2-1),并根据不同等级采取不同的治疗手段。

对于CIP 1~2级应考虑或立即暂停ICI用药,待症状及影像学缓解后酌情决定是否恢复用药;发生CIP 3~4级者应永久终止ICI应用[17]。

目前的证据不能建立IRAE与肿瘤响应或生存结局改善之间的必然联系,但部分研究提示在非小细胞肺癌和恶性黑色素瘤中,发生轻度IRAE(包括CIP)的患者总生存期最佳,而发生重度IRAE者最差,整体而言IRAE可能与生存获益呈正相关[18,19]。

表34-2-1 CIP严重程度分级

分级	临床症状分级	影像学分级
1级	无症状	病变范围局限于1个肺叶或小于25%的肺实质总容积
2级	存在新发或逐渐加重的症状,影响日常生活工作。若接受皮质类固醇治疗后超过72h症状没有缓解,则应分为3级	病变累及多于1个肺叶或25%~50%的肺受累
3级	日常生活能力受限,需要氧疗	病变累及>50%的肺,未累及全肺
4级	存在致死风险的呼吸功能不全症状,需要呼吸支持	病变累及全肺

注:当CIP临床症状与影像学分级不一致时,以两者中较高级别为CIP严重程度等级。

【发病机制与病理】

CIP病因不清,且没有确切的危险因素。临床试验数据及Meta分析提示高龄(年龄≥70岁)、亚洲人群、尼古丁暴露、治疗前存在COPD、ILD或结缔组织病、基线肺功能受损、肺癌(特别是腺癌)、既往治疗史(包括化疗及靶向药物、免疫调节剂、射线等抗肿瘤治疗),以及不同的ICI配伍方案可能与CIP发生有关[7,8,20,21]。

CIP病因研究的困局在于难以建立理想的CIP动物模型,且缺乏充足的患者标本和数据[22],其发病涉及多种自身免疫因素及其与肿瘤和正常组织之间的交互作用,主要科学假说包括:

(1)肿瘤组织与正常的肺组织之间存在部分相同的自身抗原,在ICI解除免疫抑制后,增强包括肿瘤特异性T细胞、正常肺泡上皮组织留驻T细胞、游离的外周T细胞在内的整体T细胞活动水平,加之以区域Treg抑制性功能失调等多种因素共同介导正常组织损伤。

(2)免疫细胞分泌的IL-17、IL-8等炎性细胞因子在调节免疫应答和细胞分化的同时,介导正常组织损伤。

(3)治疗前已经存在的自身抗体活动增强。

(4)抗原抗体复合物活化补体介导的炎症反应通路[23-26]。

炎症发生后,部分研究团队使用"二次打击"模型[27,28]解释CIP发展的病理生理机制,即易感因素、基础病及ICI激活肺损伤共同构成了首次打击,此时肺损伤尚不严重,而进一步免疫系统介导的炎症因子过度释放造成了逐级放大的肺炎症反应,是对肺正常结构和功能进行的第二次损伤。

在组织病理学水平上,目前缺乏大样本CIP病理特征研究,数据主要来自个案报道,特别是为了与肿瘤进展或感染相鉴别而行肺穿刺的患者(其影像学表现多为OP型,可能导致偏倚)。

CIP常见的病理类型包括非特异性间质性肺炎、寻常间质性肺炎、机化性肺炎、淋巴细胞为主的间质性肺炎和DAD,个别病例伴有非干酪性肉芽肿;组织内泡沫样巨噬细胞、嗜酸性粒细胞浸润、大量淋巴细胞聚集、慢性间质炎症等镜下特征可能具有一定的提示意义,坏死在CIP患者肺穿刺标本中非常少见[29,30]。

【临床表现】

CIP可以发生在ICI用药后的任何时间点,但倾向晚于其他免疫相关不良事件[31],其中位起病时间约为首次用药后2.5个月,但不同报道之间变异较大,范围可达9天至127周;有证据提示CIP在肺癌患者中的起病时间较恶性黑色素瘤早[32],PD-1/PD-L1单抗联合治疗患者的起病较单药早[5],3级及以上重度CIP的起病时间较轻中度者早[33]。

CIP起病隐匿,目前尚未发现有确切的特异性症状与CIP相关。CIP患者的症状包括新发或较用药前加重的干咳、气短、胸痛、缺氧和/或发热[34];有相当数量的患者在确诊时没有任何自觉症状,但也有少数患者呈急性起病,在数小时至数天内快速进展为弥漫性肺泡损伤。

【实验室检查】

1. 血常规·CIP没有特异性的血常规改变,仅有C反应蛋白增高、红细胞沉降率加快等与炎症有关的异常。

2. 血气分析·CIP患者可出现不同程度的动脉氧分压(PaO_2)下降,动脉二氧化碳分压($PaCO_2$)正常或轻度下降,其下降程度与临床分级存在相关性;重度CIP患者通常表现为Ⅰ型呼吸衰竭的血气特点。

3. BALF检查·有助于除外感染及肿瘤浸润等病因,但容易受采集部位、操作等因素影响。

CIP的BALF细胞学检查特点为淋巴细胞为主型,以$CD4^+$淋巴细胞占多数,特别是中央记忆性T淋巴细胞(T_{cms})亚群数量增加,伴有表达CTLA-4和PD-1的$FOXP3^+$Treg亚群数量下降,提示患者促炎淋巴细胞亚群的激活和抑制性淋巴细胞表型的衰减;但在发生弥漫性肺泡损伤的CIP患者中常表现为纯中性粒细胞型,需要与感染导致的肺泡损伤鉴别。

BALF细胞因子分析提示CIP患者的BALF中IL-1β、IL-8水平下降[35,36]。

4. 肺功能检查·一氧化碳弥散量(DLco)降低,以及用力肺活量(FVC)下降、肺总量(TLC)下降、FEV_1/FVC正常或升高等限制性通气功能障碍的表现是CIP常见的肺功能异常改变,可以伴有弥散功能下降。

【影像学表现】

X线片仅用于重症患者床旁疗效评估。CIP的发现与诊断主要依赖HRCT,国外指南和共识推荐利用层厚小于2.5mm的胸部对比增强CT检查评估可疑CIP的患者,碘对比剂的应用有助于除外其他病因,CT检查随访间隔推荐为3~6周[37];传统的轴位步进式扫描及额外的小范围俯卧位吸气末扫描有助于在较少的额外辐射剂量下鉴别胸膜下轻度间质性肺炎与吸气不足、肺血坠积效应及呼吸运动伪影等非病理性改变。

利用智能化的计算机视觉算法辅助计算肺炎区域体积占全肺体积的比例,进行肺纹理定量分析,建立影像组学预测模型等技术手段,可能对精准评估CIP风险、监测疾病进展和预测患者预后有一定帮助。

CIP的X线表现特异性不高,易被肿瘤、肺本底特征(如吸烟者肺等)及职业因素相关的肺间质疾病所掩盖。与CIP相关的直接征象包括双肺对称性分布的网状影、线样影等间质病变支气管征象,伴或不伴散在分布的云雾状浸润影或斑片状实变影等(图34-2-1),间接征象包括肺门影增浓、肋膈角或心膈角变钝等。

重度CIP可表现为双肺透过度减低,并大片实变分布于多个肺叶,伴或不伴肺容积缩小;治疗后实变范围缩小提示治疗有效,若出现蜂窝影等与肺纤维化相关的征象时,提示预后不良。需要注意的是,利用X线检查监测重度CIP患者治疗反应的过程中需要密切结合临床表现及实验室检查,避免因征象重合而忽视感染(特别是机会性感染和医院获得性感染)等合并症。

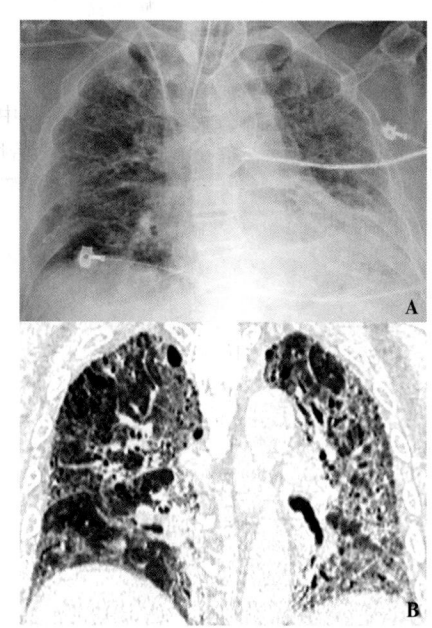

图34-2-1 男性,67岁。免疫检查点抑制剂相关肺炎(4级)

因食管鳞状细胞癌接受放疗同步PD-1单抗及顺铂+紫杉醇联合治疗5周期后,自觉呼吸困难5天,突发昏迷伴低氧血症转入ICU,BALF二代测序提示合并鲍曼不动杆菌及肺炎链球菌感染。床旁X线片(A)显示双肺透过度减低,双肺野弥漫网格影,伴外带为主的胸膜下区磨玻璃影;同日CT平扫(B)显示间质性肺炎。

CIP可以具备多种组织学特点。因此,CT影像学表现多样,不同类型可以并存;其常见的影像学特征主要包括双肺散在或弥漫的磨玻璃影、斑片状实变影、小叶间隔增厚、网格影、纤维索条影及牵拉性支气管扩张,可见肺门和/或纵隔淋巴结增大及胸膜增厚,胸腔积液少见。

目前来自病例报告、病例系列研究及临床试验的证据促使国内外指南达成初步共识,将 CIP 影像学特征归纳为以下 5 型。

1. 机化性肺炎型(OP)·是最常见的 CIP 类型,可以出现在任何临床分级的 CIP 中,其影像学特点如下。

(1) 散在实变:常常表现为边界不清的磨玻璃影,主要分布于双下肺及上肺前部的支气管血管束周围及胸膜下区(图 34-2-2),呈条带状或形态不规则,少数表现为不规则的孤立性肺结节或多发结节,反晕征具有一定提示意义[29]。

(2) 不伴或伴轻度支气管牵拉扩张。

(3) 病变具有游走性:通常在激素治疗后的影像学响应具有一定滞后性,因此短期 CT 复查可呈病变实变、范围增大、伴或不伴新病灶出现的演进规律[36]。

此外,CIP 可以发生于放疗同步或序贯 ICI 的患者,称为射线召回性肺炎(radiation recall pneumonitis, RRP),在非小细胞肺癌接受胸部放疗、特别是根治性剂量放疗的患者人群中发病率较高,RRP 可以于放疗结束后数年起病。

OP 型和 AIP/ARDS 型是 ICI 诱发的 RRP 的主要影像学表现,其病变主要分布于放射野及其周围肺野内(图 34-2-3);但由于 RRP 可以合并放射性肺损伤,因此蜂窝影、肺容积减小、牵拉性支气管扩张等与肺纤维化相关的征象亦可见于病变区。

2. 非特异性间质性肺炎型(NSIP)·是第二常见的 CIP 类型,但其很少单独发生,常与其他类型共同出现[38],其影像学特点如下。

(1) 磨玻璃影及不规则网状影,主要分布于双下肺胸膜下区和/或支气管血管束周围,可为对称性分布,胸膜下肺实质较少受累,并呈窄带状透亮影具有一定特征性[39,40](图 34-2-4)。

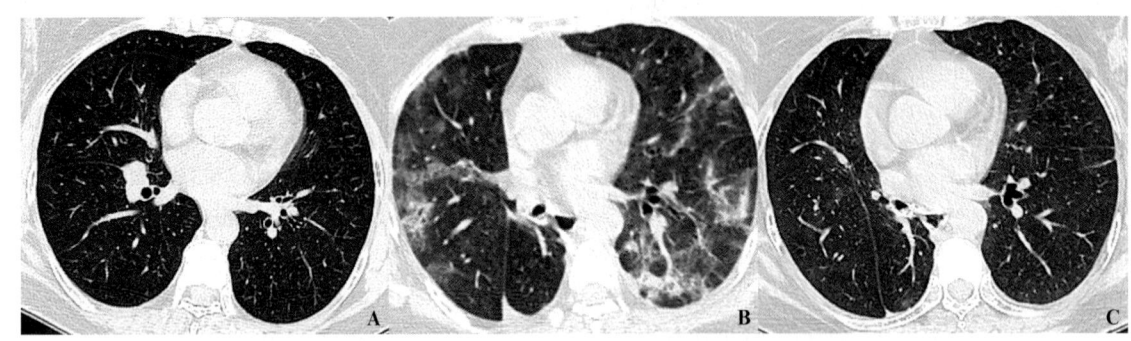

图 34-2-2 女性,57 岁。免疫检查点抑制剂相关肺炎

右肺上叶腺癌 CT 基线平扫检查(A),双肺未见异常;接受 PD-1 单抗联合化疗新辅助治疗 4 周期后手术,术后 PD-1 单抗单药辅助治疗 2 周期后复查(B)显示双肺支气管血管束周围及胸膜下区渗出实变,无明显症状,PCT 及真菌快速检测阴性,考虑 CIP(2 级)未予以特殊处理;继续第 3 周期用药后喘憋加重,于当地医院查 CT 平扫提示机化性肺炎,考虑 CIP(3 级);甲泼尼龙冲击治疗后复查(C)双肺病灶吸收。

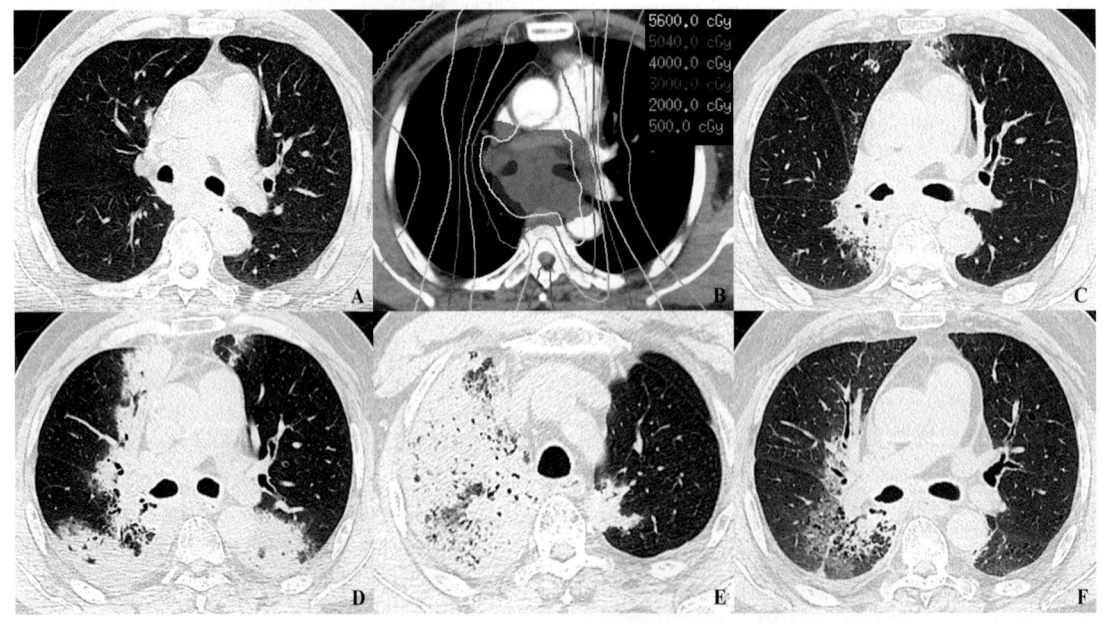

图 34-2-3 男性,63 岁。免疫检查点抑制剂相关肺炎(3 级)

右肺上叶鳞癌伴纵隔淋巴结转移基线 CT 平扫(A);接受 6 周期化疗后行胸部放疗,放疗计划图中(B)红色区域为 PGTV,蓝色区域为 PTV;放疗结束后 6 个月复查(C),射野 4000 cGy 等剂量线内实变及磨玻璃影,内可见含气支气管影,患者无明显症状,考虑放疗后改变。随后开始接受 PD-1 单抗单药维持治疗,8 个周期后患者出现喘憋,实验室及病原学检查阴性,CT 平扫(D、E)提示双肺大片实变,范围较前明显增大,考虑 CIP;静脉予以甲泼尼龙并转口服减量后 7 个月复查(F),实变较前吸收,并可见纤维化改变。

(2) 可伴牵拉性气道扩张：可同时累及支气管及细支气管。

(3) 病变表现为磨玻璃影→网状影→肺小叶结构变形并气道牵拉的演进过程，但随着疾病进展患者通常会有症状并获得及时的诊断和干预，因此目前报道的 CIP 患者间质纤维化并不常见[41]。

少数 NSIP 型 CIP 也可以在病变区域内散在斑片状实变影，此时与 OP 型鉴别困难。

3. 过敏性肺炎型(HP)·相对少见，与 1～2 级 CIP 相关[30]，其影像学特点如下。

(1) 小叶中心磨玻璃样微结节：微结节边界不清，主要分布于双上肺，严重时呈双肺弥漫分布的大片磨玻璃影(图 34-2-5)，马赛克征具有一定提示意义。

(2) 气道改变：少见进展到中后期可伴牵拉性支气管扩张，呈低密度的气道相对呈弥漫磨玻璃影的肺实质可以产生类似含气支气管征的表现。

(3) 与 NSIP 型相似，HP 型 CIP 亦很少转归为慢性。

4. 细支气管炎型·少见[42]，其基本病理改变为气道炎症，影像学表现特点如下。

(1) 分布于末梢支气管周围及小叶中心的微结节，树芽征具有一定特征性。

(2) 伴小叶中心结节周围的小气道壁增厚(图 34-2-6)。

单纯的细支气管炎型 CIP 很难与感染、吸入性肺炎等鉴别，当怀疑此型 CIP 时谨慎地结合 BALF 及实验室检查进行鉴别诊断，必要时活检[41]。

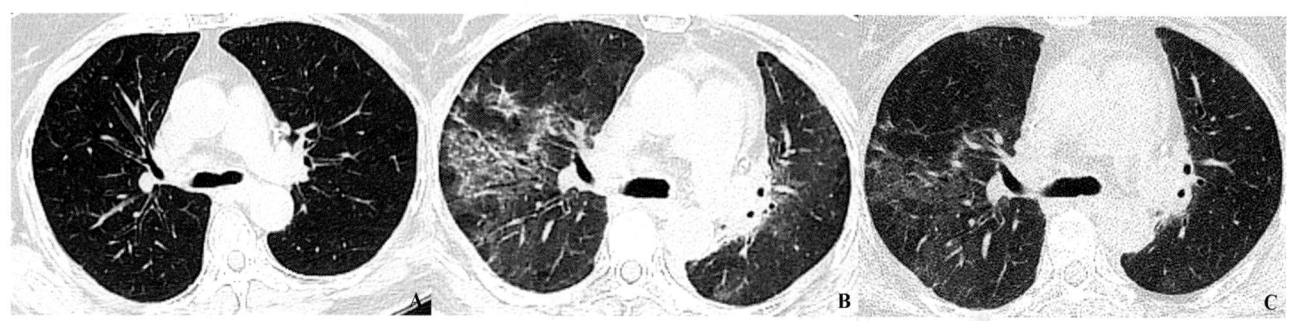

图 34-2-4　女性,60 岁。免疫检查点抑制剂相关肺炎(3 级)

纵隔型小细胞肺癌治疗前基线 CT 扫描(A)；PD-L1 单抗联合 EP 方案化疗及胸部放疗 6 个周期后，PD-L1 单抗单药维持治疗 3 周期，主诉干咳、乏力、呼吸困难，行 CT 检查(B)显示支气管血管束周围网状影及磨玻璃影，胸膜下肺实质较少受累，考虑 CIP(3 级)；停药口服激素治疗后 1 个月复查(C)，病变部分吸收。

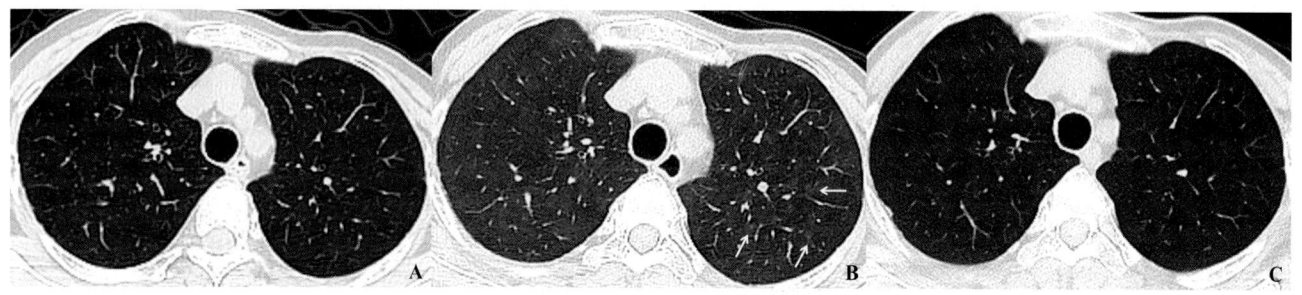

图 34-2-5　女性,55 岁。免疫检查点抑制剂相关肺炎(1 级)

胃癌术后 CT 基线检查(A)；行一线方案化疗后疾病进展，换二线 PD-1 单抗联合阿帕替尼 2 周期后复查(B)，双肺透过度减低，可见磨玻璃结节呈小叶中心分布(白箭)，边界不清且局部融合呈片状，无新发症状，指氧监测及实验室检查未见明显异常，考虑 CIP(1 级)，未行干预措施；患者耐受不佳要求更换三线化疗方案 2 个周期后复查(C)，双肺病变自动吸收。

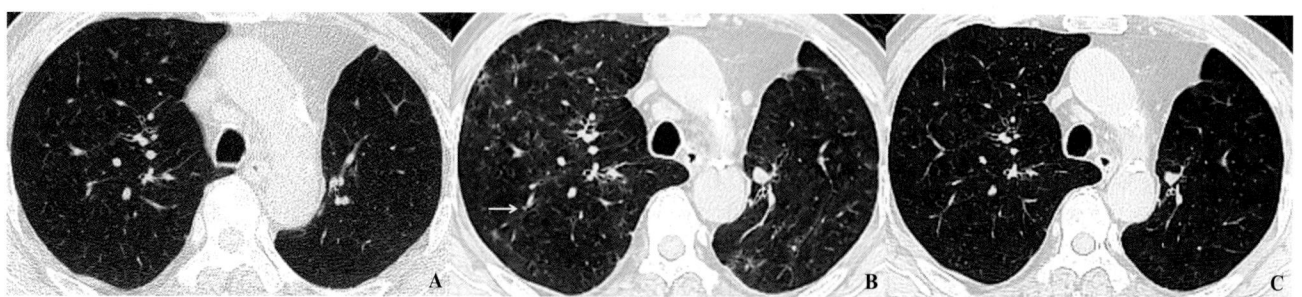

图 34-2-6　男性,72 岁。免疫检查点抑制剂相关肺炎

左肺非角化型鳞状细胞癌术后 CT 基线检查(A)显示双肺间质纹理增多，结合吸烟史不除外吸烟者肺改变；接受 PD-1 单抗联合紫杉醇化疗 6 个周期后 PD-1 单抗单药维持治疗 10 个周期，主诉干咳、喘憋，复查 CT(B)显示双肺末梢支气管扩张，管壁增厚(白箭)伴周围肺野磨玻璃影浸润，考虑炎性病变；白细胞计数及分类正常，G 试验阳性，抗真菌治疗后症状无明显缓解，遂不除外 CIP；甲泼尼龙联合抗真菌治疗后复查(C)，双肺病变吸收，患者症状缓解。

5. AIP/ARDS·少见但是重度CIP患者最常见的类型[30],预后不佳,其基本病理改变为DAD,影像学表现特点如下。

(1) 大片磨玻璃影及实变:前者常伴小叶间隔增厚即铺路石征(图34-2-7),主要呈区域性或重力性分布于双肺大部分区域,甚至弥漫性分布于全肺,可伴胸腔积液。

(2) 呈磨玻璃影的病变区域可见散在囊状透亮影,实变区内气道为渗出物填充显示不清。

(3) 病变可以在较短的时间内发生从磨玻璃影向实变的演进,病变范围的大小与呼吸衰竭的临床症状严重程度平行,部分重症患者可发展为白肺,需要有创呼吸机辅助以维持血氧水平。

尽管病原微生物感染导致的重症肺炎也可以表现为ARDS,影像学鉴别诊断困难,但当患者具有明确ICI用药史并伴有上述影像学特征时,诊断者应及时提醒临床医生进行及时的鉴别诊断和干预。

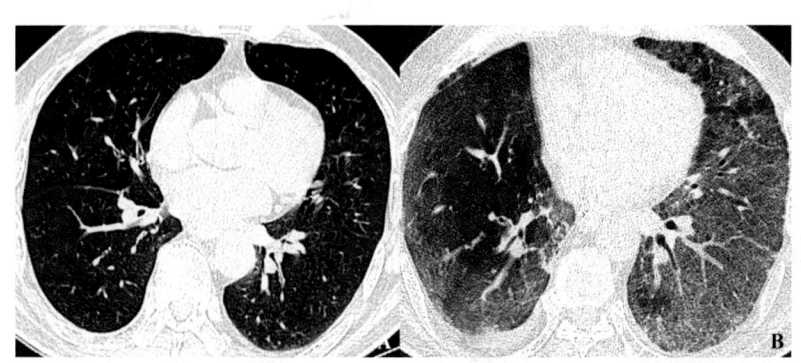

图34-2-7 男性,68岁。免疫检查点抑制剂相关肺炎(4级)

右肺鳞状细胞癌CT基线检查(A);接受PD-1单抗联合同步放化疗4个周期后突发呼吸困难,伴动脉氧分压下降,转入ICU,急查CT(B)显示双肺急性间质性肺炎,PCT及真菌快速检测阴性,白细胞数量及比例正常,考虑CIP(4级),予以大剂量甲泼尼龙冲击联合丙种免疫球蛋白治疗无效,患者生命体征持续无法改善,呼之不应,家属放弃治疗自动出院。

绝大多数CIP患者对类固醇治疗敏感(图34-2-2、图34-2-3和图34-2-5),治疗后复查胸部CT通常表现为病变范围缩小、磨玻璃影及网状影吸收、实变区域密度减低等表现,局部残留少量索条影,提示治疗有效。

少数患者为类固醇不敏感型CIP,定义为至少2天的高剂量(用量每天不少于泼尼松1~2mg/kg)皮质类固醇治疗、至多14天的持续皮质类固醇治疗后无任何临床症状或体征改善,需要增加额外的免疫抑制剂的患者,常见于非小细胞肺癌ICI用药人群。

其CIP初始诊断时的影像学类型多为AIP/ARDS型和OP型;加用免疫抑制剂后,不足半数可获影像学缓解,其余患者影像学表现为范围持续扩大和/或新发实变及磨玻璃影,并可伴铺路石征、蜂窝影和牵拉性支气管扩张,预后不良[43](图34-2-8)。

在患肺癌或恶性黑色素瘤发生CIP的患者中,有约2%的患者转为慢性CIP,目前其定义为CIP患者终止ICI治疗后满足下列3项中任意1项:①在指南推荐的4~6周类固醇治疗结束后CIP病灶始终存在;②在类固醇治疗期间症状无改善,需要上调类固醇用量和/或增加额外的免疫抑制剂(即类固醇不敏感型CIP);③需要免疫抑制剂治疗总时长大于12周。

慢性CIP的影像学表现通常为复发性的,即在原有病变完全或部分吸收后,原位复发的实变或磨玻璃影,但也可以在同侧其他肺叶或对侧肺出现新病灶;支气管镜下活检标本提示闭塞性细支气管炎伴机化性肺炎(BOOP)是慢性CIP常见的病理表现[34,44]。

MRI尚未常规应用于CIP的诊断中,但近年来快速发展的MRI快速采集技术加上无电离辐射的天然优势,使其在肺炎诊断特别是治疗后短期、重复扫描监测治疗反应等应用中具有相当大的潜力。MRI对CIP影像学特征形态、分布的特点与CT类似,肺间质改变需要额外加扫MRI UTE、3D T1WI等高空间分辨率序列以获得相对满意的显示。

以OP型CIP为代表的实变于T1WI呈等或稍低信号,T2WI呈高信号,DWI提示病灶轻度扩散受限(图34-2-8),增强检查明显不均匀强化,此时MRI较CT在确定肿瘤(原发性肺癌或肺转移瘤)与周围实变、肺不张之间的边界关系上具有明显优势。

磨玻璃影于T1WI显示不佳,T2WI呈稍高信号,有时磨玻璃影与极低信号的肺本底之间显著的T2对比反而使其对病变的显示优于CT;但需要注意的是,通过膈肌导航等方式实现的自由呼吸序列由于无法准确地将呼吸运动冻结于吸气末,容易将肺血坠积效应与病变混淆。

治疗后病变区域缩小,边界模糊,信号不均,T1WI仍以等信号为主,少数可以表现为稍高信号,T2WI信号减低。

目前CIP的PET表现主要来源于个案报道,大宗的病例对照研究较少。NSIP或HP型CIP病变区域轻度^{18}F-FDG浓聚,SUV通常小于3;但OP型(特别是以孤立的结节样密度增高影为主要表现)在炎症活动期可以表现为明显的放射性^{18}F-FDG浓聚,其SUV值甚至可达10以上,此时与新发的肺内转移病灶鉴别困难。

【诊断标准】

同时符合以下3条即可诊断为CIP。

(1) ICI用药史。

(2) 用药后新出现肺部阴影(如磨玻璃影、斑片实变影、小叶间隔增厚、网格影、牵拉性支气管扩张及纤维条索影等)。

(3) 排除肺部感染、肺部肿瘤进展、其他原因引起的肺间质性疾病、肺血管炎、肺栓塞及肺水肿等。

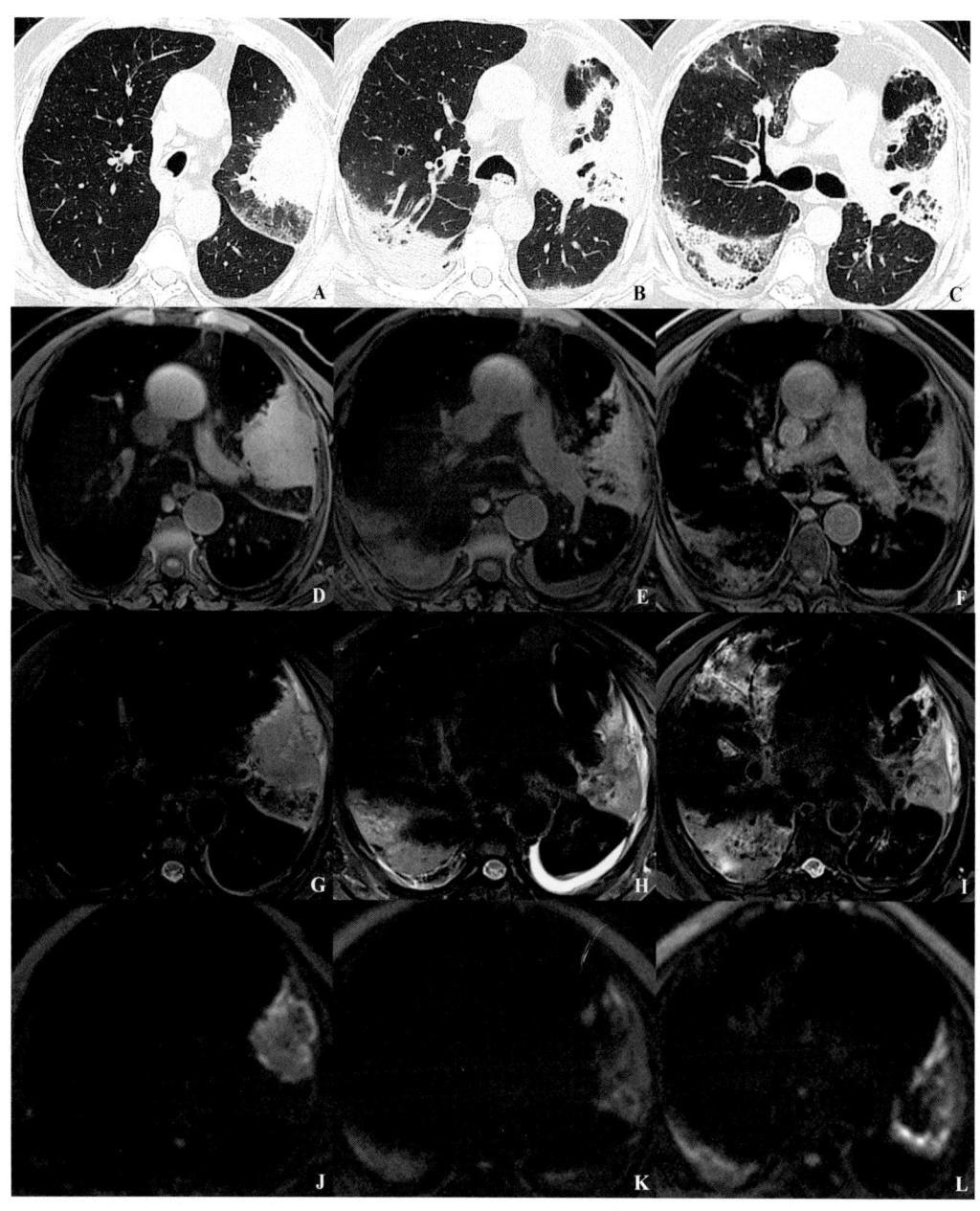

图34-2-8 男性,68岁。免疫检查点抑制剂相关肺炎(2级)
左肺上叶鳞状细胞癌治疗前CT基线扫描(A)显示左肺上叶肿物,伴周围少量阻塞性炎症;接受PD-1单抗联合化疗及CIK细胞治疗2个周期后复查(B),肿瘤缩小,双肺胸膜下区多发实变影,实验室及病原学检查均阴性,无明显症状,考虑CIP(2级);停药接受甲泼尼龙静脉注射并减量口服后(C),肿瘤持续缩小,CIP有所吸收但右肺上叶前段新发浸润。患者接受超过12周皮质类固醇治疗后CIP持续不缓解,最终因呼吸衰竭死亡。5个月时(D~F)1.2 mm各向等性StarVIBE自由呼吸T1WI序列显示病变空间分布;T2WI脂肪抑制序列清楚显示病变及其与胸膜的关系(G~I);ss-EPI扩散加权像(b=1 200 mm²/s)(J~L)。

目前国内外指南共同强调,CIP诊断是排除性诊断,因其与感染的治疗路径相反,在未经严谨、全面的鉴别诊断绝不可轻易应用类固醇类药物。

对影像诊断医生而言,建议仅作提示性意见并结合临床,不建议仅作出单独的CIP诊断。详细的病史、ICI治疗前的HRCT片、病原学检查和肺泡灌洗液检查是鉴别诊断的有力工具,在上述辅助检查工具均不能提供线索时可以考虑活检并行组织病理学检查。

【鉴别诊断】

1. 病原微生物感染导致的肺炎。感染导致的肺炎是CIP鉴别诊断的重中之重,贯穿于CIP的诊断与治疗监测全程。常见的病原微生物包括铜绿假单胞菌、鲍曼不动杆菌等医院获得性肺炎的常见病原,以及艰难梭菌、真菌等机会性致病微生物。

感染的临床表现常有发热、寒战、咳痰,有鉴别意义的实验室检查有白细胞总数增多(常以中性粒细胞为主)、PCT增高、G/GM试验阳性、病原微生物抗体检测阳性、血/BALF培养或NGS测序有阳性发现等。

影像学表现主要为大叶性肺炎或支气管肺炎,病变区域内有液性坏死区或脓肿形成有一定鉴别意义(CIP少见);在未取得病原学证据前经验性抗感染治疗有效的也可一定程度上鉴别CIP。

在CIP应用皮质类固醇和/或免疫抑制剂治疗过程中,合并真菌感染是常见的并发症,特别是AIP/ARDS型的重症CIP患者。此时不宜仅通过白细胞数量、CRP、PCT等实验室指标简单鉴别,皮质类固醇的应用有可能导致中性粒细胞反跳性的增高。应积极留取进行病原学检测的标本,必要时同时应用甲泼尼龙和抗真菌药物。

2. 肿瘤进展·常以进行性加重的恶病质、动态增高的肿瘤标志物、伴或不伴肺内阻塞性改变及其他器官受累为特征,对于接受ICI治疗的患者还需鉴别假性进展和超进展两种特殊药物反应模式。

影像学上表现为OP型(特别是以双肺多发结节样实变影为主要表现的OP型)需要与新发转移灶鉴别,基于常规影像学方法鉴别较为困难,必要时应穿刺活检明确诊断。

此外,以肺门或纵隔淋巴结增大为肿瘤进展主要表现的患者还需要鉴别一类特殊的ICI肺毒性表现,即结节病样反应(sarcoidosis-like reactions),其影像学表现为肺门和/或纵隔淋巴结肿大,伴或不伴双肺胸膜下区淋巴管周围分布的粟粒结节及胸腔积液;当其仅表现为胸内淋巴结受累时,需要特别与淋巴结转移鉴别;肿大的淋巴结在PET上可以表现为$^{18}F-FDG$高度浓聚,SUV可达10 g/mL以上,通常需要活检明确诊断(图34-2-9)。

3. 癌性淋巴管炎和肺水肿·和肿瘤进展一样,癌性淋巴管炎的存在有可能掩盖CIP的发生,其影像学表现为不规则或结节样小叶间隔和支气管血管束周围间质增厚,主要分布于原发性肿瘤周围肺野,病变区肺小叶内可见磨玻璃影;而肺水肿通常有呼吸困难、咳嗽及泡沫样痰等临床症状,心脏超声检查可以提示肺循环压力改变。

影像学上表现为双肺透过度减低、Kerley线、光滑线样增厚的小叶间隔(图34-2-10)、蝶翼征及马赛克征,主要呈对称性分布于近肺门侧肺野,可伴胸腔积液。

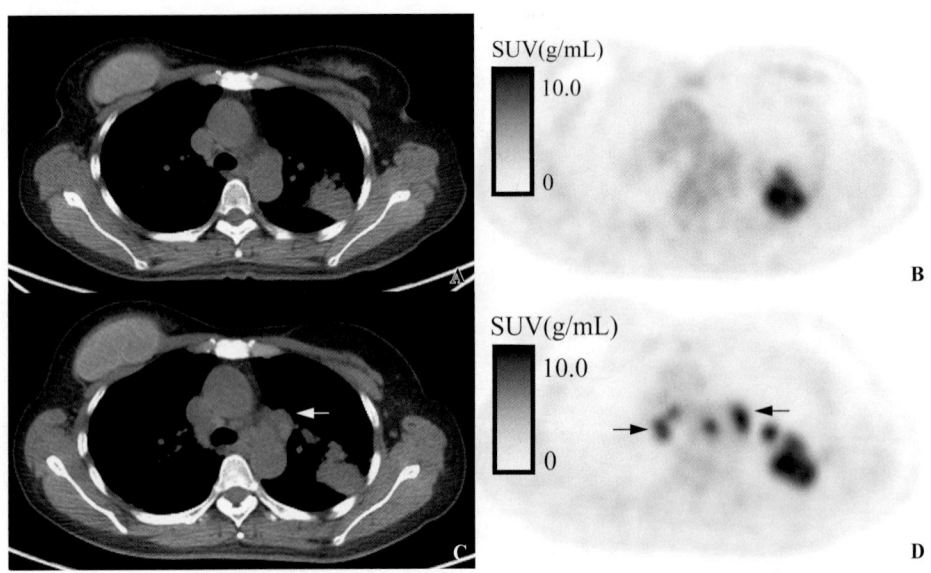

图34-2-9 女性,54岁。左肺上叶腺癌

治疗前PET-CT(A,B)显示左肺上叶肿物$^{18}F-FDG$放射性浓聚,纵隔内及双肺门未见明确肿大淋巴结;接受PD-1及PD-L1单抗联合新辅助治疗4周期后复查(C、D),纵隔内及两侧肺门区多发肿大淋巴结,较大者位于5区,短径约1.5 cm(白箭),$^{18}F-FDG$放射性浓聚,SUV约10.4(黑箭);术后淋巴结分拣标本组织病理学检查提示区域淋巴结未见转移,镜下可见组织细胞结节样增生。

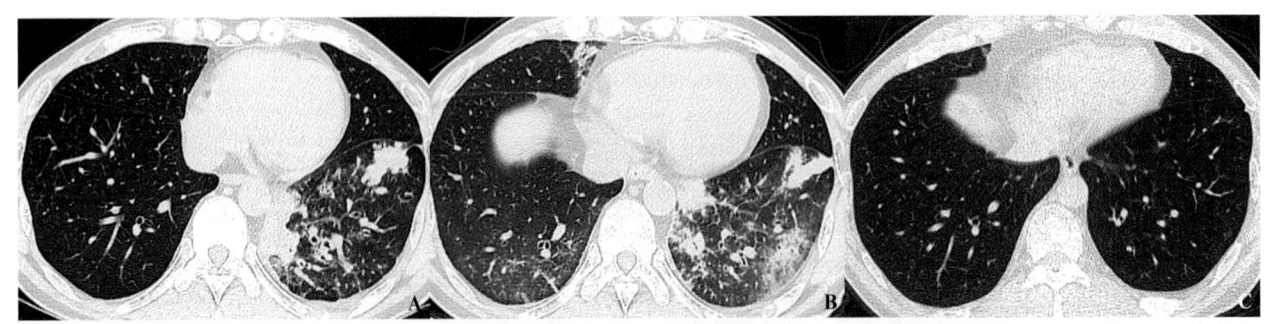

图34-2-10 男性,46岁。免疫检查点抑制剂相关肺炎(2级)

左肺下叶腺癌治疗前CT平扫(A)显示左肺下叶分叶状结节,左肺下叶中轴间质及小叶间隔不规则增厚并粟粒状结节,伴左肺下肺野内散在片状实变及磨玻璃影,考虑癌性淋巴管炎;接受PD-1单抗联合化疗及CIK细胞治疗2个周期后,患者皮肤大面积皮疹并局部破溃,考虑皮肤IRAE 2级,同时诉食欲减低、憋气,CT复查(B)显示双肺下叶胸膜下区多发磨玻璃影及实变浸润影,左肺下叶小叶间隔增厚较前明显,左肺下叶结节缩小,实验室及病原学检查阴性,考虑合并CIP(2级);患者停药后接受甲泼尼龙静脉注射并逐渐口服减量,症状明显缓解,患者本人及家属坚持重启PD-1单抗及CIK细胞治疗1年后复查(C)左肺下叶结节、癌性淋巴管炎及CIP吸收,PET-CT体部未见明显异常$^{18}F-FDG$放射性浓聚,临床考虑肿瘤达完全缓解(CR)。

4. 放射性肺损伤·应有明确的放疗史，以片状实变为主要表现，且病变分布于放疗靶区内（特别是高剂量区），边界比较清楚，呈刀切状，后期可伴受累肺体积缩小及肺纤维化。有ICI用药史（无论放疗前或放疗后应用），并在超出放射性肺炎发生常规时间窗的CT随访中，发现射野内外存在新发的炎性病灶，且未获得明确的病原学证据的，需要警惕RRP型CIP。

5. 弥漫性肺泡出血·少见，具有咯血、贫血及呼吸困难等症状，实验室检查BALF可见含铁血黄素巨噬细胞，影像学表现为片状磨玻璃影及实变影，也可出现小叶间隔增厚、马赛克征、铺路石征、网格影及蜂窝影。

(叶兆祥)

参考文献

[1] Kennedy LB, Salama AKS. A review of cancer immunotherapy toxicity [J]. CA Cancer J Clin, 2020, 70: 86-104.

[2] Rashdan S, Minna JD, Gerber DE. Diagnosis and management of pulmonary toxicity associated with cancer immunotherapy [J]. Lancet Respir Med, 2018, 6: 472-478.

[3] Moey MYY, Gougis P, Goldschmidt V, et al. Increased reporting of fatal pneumonitis associated with immune checkpoint inhibitors: a WHO pharmacovigilance database analysis [J]. Eur Respir J, 2020, 55: 2000038.

[4] Haanen J, Carbonnel F, Robert C, et al. Management of toxicities from immunotherapy: ESMO Clinical Practice Guidelines for diagnosis, treatment and follow-up [J]. Ann Oncol, 2017, 28: iv119-iv142.

[5] Cascone T, William WN, Jr Weissferdt A, et al. Neoadjuvant nivolumab or nivolumab plus ipilimumab in operable non-small cell lung cancer: the phase 2 randomized NEOSTAR trial [J]. Nat Med, 2021, 27: 504-514.

[6] Naidoo J, Wang X, Woo KM, et al. Pneumonitis in patients treated with anti-programmed death-1/programmed death ligand 1 therapy [J]. J Clin Oncol, 2017, 35: 709-717.

[7] Khunger M, Rakshit S, Pasupuleti V, et al. Incidence of pneumonitis with use of programmed death 1 and programmed death-ligand 1 inhibitors in non-small cell lung cancer: a systematic review and meta-analysis of trials [J]. Chest, 2017, 152: 271-281.

[8] Nishino M, Giobbie-Hurder A, Hatabu H, et al. Incidence of programmed cell death 1 inhibitor-related pneumonitis in patients with advanced cancer: a systematic review and meta-analysis [J]. JAMA Oncol, 2016, 2: 1607-1616.

[9] Tirumani SH, Ramaiya NH, Keraliya A, et al. Radiographic profiling of immune-related adverse events in advanced melanoma patients treated with ipilimumab [J]. Cancer Immunol Res, 2015, 3: 1185-1192.

[10] Huang Y, Fan H, Li N, et al. Risk of immune-related pneumonitis for PD1/PD-L1 inhibitors: Systematic review and network meta-analysis [J]. Cancer Med, 2019, 8: 2664-2674.

[11] Oxnard GR, Yang JC, Yu H, et al. TATTON: a multi-arm, phase Ib trial of osimertinib combined with selumetinib, savolitinib, or durvalumab in EGFR-mutant lung cancer [J]. Ann Oncol, 2020, 31: 507-516.

[12] Hwang WL, Niemierko A, Hwang KL, et al. Clinical outcomes in patients with metastatic lung cancer treated with PD-1/PD-L1 inhibitors and thoracic radiotherapy [J]. JAMA Oncol, 2018, 4: 253-255.

[13] Anscher MS, Arora S, Weinstock C, et al. Association of radiation therapy with risk of adverse events in patients receiving immunotherapy: a pooled analysis of trials in the US food and drug administration database [J]. JAMA Oncol, 2022, 8: 232-240.

[14] Chuzi S, Tavora F, Cruz M, et al. Clinical features, diagnostic challenges, and management strategies in checkpoint inhibitor-related pneumonitis [J]. Cancer Manag Res, 2017, 9: 207-213.

[15] Gettinger SN, Horn L, Gandhi L, et al. Overall survival and long-term safety of nivolumab (anti-programmed death 1 antibody, BMS-936558, ONO-4538) in patients with previously treated advanced non-small-cell lung cancer [J]. J Clin Oncol, 2015, 33: 2004-2012.

[16] Garon EB, Rizvi NA, Hui R, et al. Pembrolizumab for the treatment of non-small-cell lung cancer [J]. N Engl J Med, 2015, 372: 2018-2028.

[17] 中国临床肿瘤学会指南工作委员会. 中国临床肿瘤学会(CSCO)免疫检查点抑制剂相关的毒性管理指南 [M]. 北京: 人民卫生出版社, 2021.

[18] Wang W, Gu X, Wang L, et al. The prognostic impact of mild and severe immune-related adverse events in non-small cell lung cancer treated with immune checkpoint inhibitors: a multicenter retrospective study [J]. Cancer Immunol Immunother, 2022, 71: 1693-1703.

[19] Zhou X, Yao Z, Yang H, et al. Are immune-related adverse events associated with the efficacy of immune checkpoint inhibitors in patients with cancer? A systematic review and meta-analysis [J]. BMC Med, 2020, 18: 87.

[20] Owen DH, Wei L, Bertino EM, et al. Incidence, risk factors, and effect on survival of immune-related adverse events in patients with non-small-cell lung cancer [J]. Clin Lung Cancer, 2018, 19: e893-e900.

[21] Nishino M, Ramaiya NH, Hatabu H, et al. PD-1 inhibitor-related pneumonitis in lymphoma patients treated with single-agent pembrolizumab therapy [J]. Br J Haematol, 2018, 180: 752-755.

[22] Martins F, Sofiya L, Sykiotis GP, et al. Adverse effects of immune-checkpoint inhibitors: epidemiology, management and surveillance [J]. Nat Rev Clin Oncol, 2019, 16: 563-580.

[23] Bayless NL, Bluestone JA, Bucktrout S, et al. Development of preclinical and clinical models for immune-related adverse events following checkpoint immunotherapy: a perspective from SITC and AACR [J]. J Immunother Cancer, 2021, 9: e002627.

[24] Dougan M, Luoma AM, Dougan SK, et al. Understanding and treating the inflammatory adverse events of cancer immunotherapy [J]. Cell, 2021, 184: 1575-1588.

[25] Postow MA, Sidlow R, Hellmann MD. Immune-related adverse events associated with immune checkpoint blockade [J]. N Engl J Med, 2018, 378: 158-168.

[26] Laubli H, Koelzer VH, Matter MS, et al. The T cell repertoire in tumors overlaps with pulmonary inflammatory lesions in patients treated with checkpoint inhibitors [J]. Oncoimmunology, 2018, 7: e1386362.

[27] Sears CR, Peikert T, Possick JD, et al. Knowledge gaps and research priorities in immune checkpoint inhibitor-related pneumonitis. An official American thoracic society research statement [J]. Am J Respir Crit Care Med, 2019, 200: e31-e43.

[28] Leonardi GC, Gainor JF, Altan M, et al. Safety of programmed death-1 pathway inhibitors among patients with non-small-cell lung cancer and preexisting autoimmune disorders [J]. J Clin Oncol, 2018, 36: 1905-1912.

[29] Larsen BT, Chae JM, Dixit AS, et al. Clinical and histopathologic features of immune checkpoint inhibitor-related pneumonitis [J]. Am J Surg Pathol, 2019, 43: 1331-1340.

[30] Nishino M, Ramaiya NH, Awad MM, et al. PD-1 inhibitor-related pneumonitis in advanced cancer patients: radiographic patterns and clinical course [J]. Clin Cancer Res, 2016, 22: 6051-6060.

[31] Friedman CF, Proverbs-Singh TA, Postow MA. Treatment of the immune-related adverse effects of immune checkpoint inhibitors: a review [J]. JAMA Oncol, 2016, 2: 1346-1353.

[32] Delaunay M, Cadranel J, Lusque A, et al. Immune-checkpoint inhibitors associated with interstitial lung disease in cancer patients [J]. Eur Respir J, 2017, 50: 1700050.

[33] Huang A, Xu Y, Zang X, et al. Radiographic features and prognosis of early- and late-onset non-small cell lung cancer immune checkpoint inhibitor-related pneumonitis [J]. BMC Cancer, 2021, 21: 634.

[34] Schneider BJ, Naidoo J, Santomasso BD, et al. Management of immune-related adverse events in patients treated with immune checkpoint inhibitor therapy: ASCO guideline update [J]. J Clin Oncol, 2021, 39: 4073-4126.

[35] Suresh K, Naidoo J, Zhong Q, et al. The alveolar immune cell landscape is dysregulated in checkpoint inhibitor pneumonitis [J]. J Clin Invest, 2019,

[36] Pozzessere C, Bouchaab H, Jumeau R, et al. Relationship between pneumonitis induced by immune checkpoint inhibitors and the underlying parenchymal status: a retrospective study [J]. ERJ Open Res, 2020, 6:1900165.

[37] Johkoh T, Lee KS, Nishino M, et al. Chest CT diagnosis and clinical management of drug-related pneumonitis in patients receiving molecular targeting agents and immune checkpoint inhibitors: a position paper from the fleischner society [J]. Radiology, 2021, 298:550-566.

[38] Pozzessere C, Lazor R, Jumeau R, et al. Imaging features of pulmonary immune-related adverse events [J]. J Thorac Oncol, 2021, 16:1449-1460.

[39] Travis WD, Costabel U, Hansell DM, et al. An official American thoracic society/European respiratory society statement: update of the international multidisciplinary classification of the idiopathic interstitial pneumonias [J]. Am J Respir Crit Care Med, 2013, 188:733-748.

[40] Ferguson EC, Berkowitz EA. Lung CT: Part 2, The interstitial pneumonias — clinical, histologic, and CT manifestations [J]. AJR, 2012, 199: W464-W476.

[41] Kalisz KR, Ramaiya NH, Laukamp KR, et al. Immune checkpoint inhibitor therapy-related pneumonitis: patterns and management [J]. Radiographics, 2019, 39:1923-1937.

[42] Mitropoulou G, Daccord C, Sauty A, et al. Immunotherapy-induced airway disease: a new pattern of lung toxicity of immune checkpoint inhibitors [J]. Respiration, 2020, 99:181-186.

[43] Balaji A, Hsu M, Lin CT, et al. Steroid-refractory PD-(L)1 pneumonitis: incidence, clinical features, treatment, and outcomes [J]. J Immunother Cancer, 2021, 9: e001731.

[44] Naidoo J, Cottrell TR, Lipson EJ, et al. Chronic immune checkpoint inhibitor pneumonitis [J]. J Immunother Cancer, 2020, 8: e000840.

第三节·放射性肺损伤

放射治疗是现代治疗肿瘤的常用手段之一,其基本原理是根据预先勾画的靶区利用电离辐射直接损伤细胞DNA达到杀伤肿瘤的目的;肺癌、乳腺癌、食管癌、淋巴瘤及部分颈部恶性肿瘤的放射治疗计划靶区均有可能纳入一部分正常肺组织,且治疗过程中双肺持续进行非规律性的生理运动,目前没有任何手段可以做到放射野在肺呼吸运动的任意时间点都仅完美覆盖肿瘤区域。

肺是辐射中度敏感器官,放射治疗可使肿瘤邻近的肺组织因接受一定剂量(单位体积肺组织发生生物学效应的阈值)射线照射而产生不同程度的损伤,这种肺损伤称为放射性肺损伤(radiation-induced lung injury, RILI)是胸部放射治疗的常见不良反应之一,包括放射性肺炎(radiation-induced pneumonitis, RP)和放射性肺纤维化(radiation-induced lung fibrosis, RILF)两种形式,两者没有明确的时空界限,本质上是同一病理生理过程的先后两个阶段。

不同研究报道的RILI发生率差异较大,在接受胸部放射治疗的肿瘤患者人群中其发病率为5%~58%,可能与研究纳入的患者个体、原发性肿瘤、治疗方案、放疗技术等因素分布差异有关,其中放疗技术因素最为重要[1]。

在RILI早期,通过合理及时的临床干预可逆转病理进程;而进入RILF阶段病变往往不可逆转,有关新药多数处于临床前阶段,对于重度RILF患者仅可通过肺移植缓解症状。目前的证据不支持RILI与肿瘤缓解、生存获益之间的关联,但直接与RILI相关的死亡风险较低,仅约为2%[2]。

随着目前肿瘤患者生存时间不断延长,RILI(特别是RILF)可能降低患者生存质量。因此,影像医生应在了解患者放疗史和射野的基础上,早期识别RILI并作出合理、充分的鉴别诊断以辅助临床决策。

【发病机制与病理】

1. 放射性肺损伤的相关风险因素及作用机制·肿瘤区域以外肺组织受到不同剂量的射线损伤是RILI明确的直接病因。除了以剂量-体积为核心的放射治疗技术因素外,RILI的危险因素还包括疾病相关和患者个体因素[1],全面了解其危险因素是决定是否将RILI列为候选诊断并决定其鉴别诊断顺序的前提,故在本节占用一定篇幅进行介绍。

(1) 放射治疗技术因素:RILI的发生主要与照射剂量(剂量与体积的关系)、照射方法(包括放疗设备、剂量分割方式和照射部位)有关。

1) 照射剂量:肺在放射生物学中被视为并联器官,即由一系列相互平行的功能单位组成,少量功能单位遭到破坏后不影响其他单位,器官整体的功能亦不受明显影响;对并联器官,剂量和损伤之间是非线性关系,剂量和体积的耦合关系更重要。

在二维非适形放疗时代,标准治疗条件下,照射后5年内放疗不良反应发生率不超过5%对应的剂量($TD_{5/5}$)称为器官的最小耐受剂量,而不超过50%($TD_{50/5}$)对应的剂量称为最大耐受剂量;全肺的$TD_{5/5}$为17.5 Gy,$TD_{50/5}$为24.5 Gy,而当照射体积缩小为全肺的1/3时,两者分别提高至45 Gy和65 Gy[3]。

随着近年精准放疗技术的推广,不同技术的治疗计划生物学指标可比性不强,而从放疗计划的积分剂量-体积直方图中抽取全肺受到20 Gy及以上的辐射剂量的体积百分比(V_{20})等物理学指标是目前为临床所认可的RILI发生的危险因素[4,5],$V_{20} \geq 30\%$、$V_5 \geq 65\%$显著增加有症状的RILI风险,通常建议V_{20}小于25%;平均肺剂量$MLD \geq 20\ Gy$亦与RILI风险增加有关[6,7]。

2) 照射方法:相较传统二维非适形放疗设备,多角度照射肿瘤靶区的适形放疗技术在提高了GTV剂量的同时显著降低了正常肺野受照射体积;调强放疗(IMRT)、容积旋转调强放疗(VMAT)、立体定向放疗(SBRT)等精准放疗技术的应用进一步减低正常组织损伤[8]。一项单中心长期随访研究显示,IMRT技术可降低放疗1年内3级及以上RP发病率至约15%[9]。

近期兴起的高能粒子线治疗技术(如质子治疗)理论上较传统基于光子的放疗技术剂量分布更加集中,但目前支持质子治疗RILI发生率更低的高级别证据尚不充分。

在SBRT中大分割放疗广泛应用[10],当总剂量相同时,分割次数越少RILI风险越高,大分割照射(如50 Gy分割为5次)、$V_{20}>10\%$、$MLD>6\,Gy$与不同程度的RILI风险增高有关[1];总治疗时间越短,RILI风险越高。有研究报道NSCLC患者隔日放疗2级以上RP发生率为7%,显著低于连续每日放疗者(约43%)[11,12]。

相同体积照射,射野纳入双肺中、下野较上野发生RILI的风险更高,可能与肺生理运动特点、肺功能单位密度、通气血流分布比例有关[12,13];纵隔两侧、双肺门区肺野RILI风险更高,可能与肺内淋巴管主干损伤介导的机制有关。

(2) 疾病相关因素:肺癌(5%~25%)、纵隔淋巴瘤(5%~10%)、乳腺癌(1%~5%)分别是RILI发生率前三位的瘤种。肿瘤负荷较大的实体瘤、复发性或难治性淋巴瘤、肿瘤侵犯或转移至锁骨上区(特别是乳腺癌)与RILI风险增加相关[13];肿瘤大小及分期与RILI风险关联不明确,因为多数研究都视其为一种与治疗计划剂量、射野体积等存在交互的混杂因素[12],而非独立变量。

除肿瘤因素外,患者在放疗前或放疗中接受的干预也可能增加RILI风险。在局部干预手段中,多个小样本临床研究提示肺手术史可能与2级以上RILI风险增加有关,但这种关联未在Meta分析中获得确认;双肺转移的甲状腺癌高剂量^{131}I核素治疗、胸部或腹部(主要为肝脏)的放射性粒子植入、放射性^{90}Y微球栓塞术等介入治疗增加RILI的风险较低[14,15],可能与射线直接透射产生的放射生物学效应、肝硬化背景下肝-肺分流机制介导的异位照射有关。

在全身系统性治疗手段中,紫杉醇、阿霉素、长春新碱、吉西他滨、贝伐珠单抗等细胞毒性/抗血管生成药物具有非选择性的放疗增敏作用,其单药或联合用于放疗前诱导化疗、同步或序贯放化疗均会不同程度地增加肿瘤和正常肺组织的放射敏感性,从而增加RILI风险[1]。

(3) 患者个体因素

1) 年龄:高龄(年龄≥70岁)、既往存在间质性肺病、存在与个体对电离辐射敏感性有关的基因位点单核苷酸多态性(主要涉及调控DNA修复、炎症和氧化应激通路的基因,如TGF-β、TNF、VEGF、XRCC1、APEX1、ATM等)是较为明确的RILI的危险因素。

2) 性别:性别与RILI风险无关。

3) 吸烟史:吸烟、既往存在COPD与RILI风险间存在争议,近期多项临床研究一致显示从未吸烟的患者反而比长期、大量暴露于尼古丁的患者RILI发生率更高,而在多项临床研究中放疗前存在COPD并未一致地增加RP发病率且COPD严重程度与RP症状关联性不强,上述争议可能与长期处于慢性损伤状态下的肺无效腔比例增加伴间质不同程度纤维化等结构特征,以及其在细胞-分子水平存在抑制性免疫微环境和适应性DNA损伤修复功能增强等机制有关[12,16,17]。

2. 放射性肺损伤的机制和组织病理学特征·随着RILI动物模型技术的成熟[18],其发生机制已达成一定共识,分为经典学说和全身免疫学说。

(1) 经典学说:将RILI病理生理过程根据组织病理学特点分横断为3个阶段。

1) 早期:无症状,可以视为潜伏期,病理改变光镜下几乎没有特点,细胞超微结构改变仅于电镜下可见。电离辐射通过大量自由基介导的细胞内氧化应激使Ⅰ/Ⅱ型肺泡上皮细胞、肺泡周围毛细血管内皮细胞及其DNA损伤,导致肺泡上皮细胞发生退行性改变、表面活性物质分泌减少、肺泡表面张力下降、气体弥散受限,同时肺泡毛细血管壁渗透性增高,导致血液中的液体成分、蛋白质和免疫细胞更容易穿过血管壁到达肺泡壁和肺间质内,射线损伤造成的结构、功能改变为下一步RP发生奠定了基础。

2) 中期:即急性/亚急性RP,主要病理改变为肺水肿、肺泡炎,伴中性粒细胞等免疫细胞浸润。肺泡上皮细胞衰老、死亡并释放大量损伤相关分子模式(DAMP)、促炎细胞因子(如TNF-α、TGF-β、白介素等)等介质,导致肺泡塌陷、免疫细胞感受到募集信号后快速经毛细血管向肺泡浸润,同时受损的肺泡毛细血管发生局部微栓塞,加重组织缺血乏氧,以上改变经级联放大从而发生RP。

3) 晚期:即慢性RILF,主要病理改变为不可逆的肺容积丢失、肺结构重构和肺间质纤维化。损伤区域肉芽组织增殖,与成纤维细胞增殖、迁移和胶原纤维合成有关的基因表达受激活的TGF-β/SMAD、丝裂原活化蛋白激酶和胞外调节蛋白激酶信号通路刺激而上调,同时乏氧信号通路进一步上调TGF-β表达形成循环,过度合成的胶原纤维和细胞外基质使肺泡间隔进行性增厚、肺泡腔塌陷,在数月甚至数年时间内完成肺纤维化进程[13,19,20],病变区周围肺野可见肺泡上皮不典型增生,可能与辐射导致的DNA损伤有关。

需要注意的是,RILI病变具有空间异质性,即同一名患者的病理标本中的不同区域可同时发现上述三期的病理特征。

(2) 全身免疫学说:经典学说完整解释了射野内肺组织的损伤-应答机制,却无法解释少数患者影像学出现射野外的浸润、少数RILI患者可以停留在RP阶段并自愈等临床现象。因此,部分学者在经典学说的基础上,提出射野内发生局部免疫应答的同时双肺亦会发生以$CD4^+$ T细胞浸润为特征的免疫微环境失调,严重者出现射野外"类过敏性肺炎"的全身免疫学说,强调了适应性免疫特别是T细胞介导的细胞免疫应答在RILI发生发展过程中的作用。

同时,在全身免疫学说的基础上提出的免疫细胞浸润-重激活机制也可以一定程度上解释射线召回性肺炎、射线召回性皮炎等放疗后系统性治疗(细胞毒性化疗药、ICI等)诱导的迟发不良反应[21-23]。

【临床表现】

RILI的发生、发展几乎与电离辐射暴露同时启动,RP一般发生在放疗后6个月内,常见于1~3个月;RILF一般发生在放疗后6个月以上,6~12个月多见。

RILI起病隐匿,无特异性症状或体征,容易与原有肿瘤相关症状的恶化和感染混淆。大多数RILI无明显症状、无需临床干预,但症状性放射肺损伤(symptomatic RILI, sRILI)需要通过影像学检查进行临床观察并给予规范、必要的干预措施。RP最常见的症状为不同程度的呼吸困难,伴或不伴干咳,少数发热(通常为低热)。

RILF 通常无症状或仅表现为慢性或进行性的呼吸困难。胸部查体部分患者听诊可闻及粗糙、减低的呼吸音，伴或不伴湿啰音和胸膜摩擦音，当肺容积显著缩小时偶可见叩诊阳性的肺上下界及移动度改变，疾病进展至终末阶段可发现与慢性低氧血症和右心功能不全相关的体征，提示预后不良。

目前最常用的 RILI 临床分级体系为 RTOG[24] 和 CTCAE 5.0 版[25] 分级标准，前者临床接受度高，后者以生存质量为主要导向并常用于临床研究结果报告。需要注意的是，由于 CTCAE 1 级放射性肺炎不包括轻症患者，因此根据 CTCAE 分级标准报告的 2 级及以上 RP 发病率要明显高于其他标准，影像医生参与多学科诊疗时应注意标准声明，两者异同见表 34-3-1。

表 34-3-1 放射性肺损伤的临床分级标准对比

项目	RTOG		CTCAE 5.0	
	急性反应（90 天内）	晚期反应（90 天后）	RP	RILF
0 级	无症状	无症状	不适用	不适用
1 级	轻度干咳或劳力性呼吸困难	无症状或轻症（干咳）；影像学表现轻微	无症状；仅自临床或诊断发现；无需干预	影像学纤维化肺野体积<25%肺容积
2 级	需麻醉性镇咳药的持续性咳嗽；非静息性的轻度呼吸困难	中度症状（严重咳嗽）的肺纤维化或肺炎，可有低热，影像学表现为片状浸润	有症状；需要医学干预；工具性日常活动活动能力受限	存在肺动脉高压证据；影像学纤维化肺野体积占 25%～50%肺容积
3 级	麻醉性镇咳药无效的严重咳嗽或静息性呼吸困难；临床或影像学证据支持的急性肺炎；需间歇性氧疗或激素治疗	伴重度症状的肺纤维化或肺炎，以致影（如浓密实变）为影像学表现	严重症状；日常生活能力受限；需要氧疗	严重低氧血症；存在右心衰竭证据；影像学纤维化肺野体积占 50%～75%肺容积
4 级	严重的呼吸功能不全；需要持续氧疗；需要辅助通气	严重的呼吸功能不全；需要持续氧疗；需要辅助通气	存在致死风险的呼吸功能不全；需要紧急医学干预（气管切开或插管）	存在致死风险的因素；需要插管和辅助通气；影像学纤维化肺野体积>75%伴蜂窝影
5 级	死亡	死亡	死亡	死亡

【实验室检查】

1. 血常规。RILI 血常规改变缺乏特异性，白细胞总数一般无显著升高，中性粒细胞百分比可高于正常，CRP 增高、红细胞沉降率加快、血清 LDH 增高等[20]。

2. 血气分析。RILI 患者可有不同程度的 PaO_2 下降，在非终末期患者中 $PaCO_2$ 上升少见。

3. 血液免疫学检查。血浆 TGF-β1 在放疗过程中、结束后以及 4 周内均存在不同程度升高，随后逐步回落；但持续增高的 TGF-β1 水平高度提示 RILI 发生。需要注意肿瘤退缩亦可导致不同程度的 TGF-β1 升高，因此单一的血细胞因子检测特异性不强[12]。

4. BALF 检查。RILI 的 BALF 细胞学检查主要表现为淋巴细胞性肺泡炎，以活化的 T 淋巴细胞增多为主，$CD4^+$/$CD8^+$ T 细胞通常在正常范围内[26]，小样本研究提示 CXCL-1、CD154、IL-1RA、IL-23 及 IFN-γ 等细胞因子的过表达与发生高级别症状性 RILI 可能相关[27,28]。

5. 肺功能检查。放疗后 FEV_1 等通气功能指标轻度下降，提示组织水肿、渗出导致的气道阻塞性改变；通气动力学方面，FVC 和 TLC 下降提示肺顺应性减低，可同时伴有小气道阻力增加。弥散功能损伤更为常见，DLco 下降（低于 80%预测值）反映肺间质损伤，其敏感性较强，在 RILF 进展过程中 DLco 下降往往先于 X 线影像改变[1,29]。

【影像学表现】

1. X 线表现[30]

(1) 放射性肺炎阶段：表现为照射野内血管周围片状磨玻璃影和/或均匀的实变影，内可见支气管充气征（图 34-3-1），偶见胸腔积液。少数放射性肺炎也可表现为结节状实变影（图 34-3-2）。病灶分布与照射野一致，和正常肺组织有

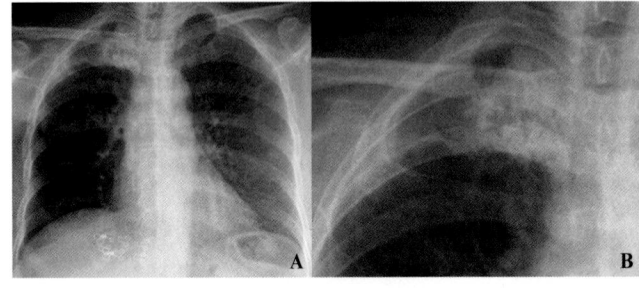

图 34-3-1 女性，右乳腺癌术后放化疗后放射性肺炎
胸部 X 线片(A)显示右肺上野透光度降低，纵隔旁有片状高密度影；局部放大图(B)显示高密度影内有不规则气囊。

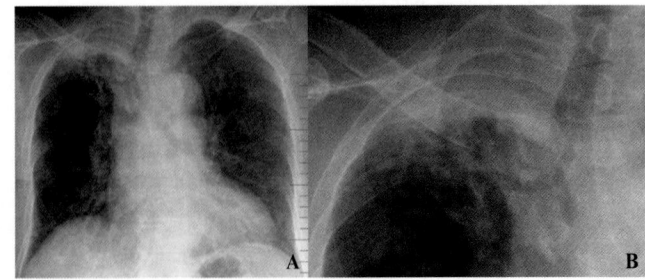

图 34-3-2 男性，放射性肺炎
胸部 X 线片(A)显示右肺上野密度不均匀增高；局部放大图(B)显示高密度影肺尖部密度均匀，下部不均，伴结节状实变影。

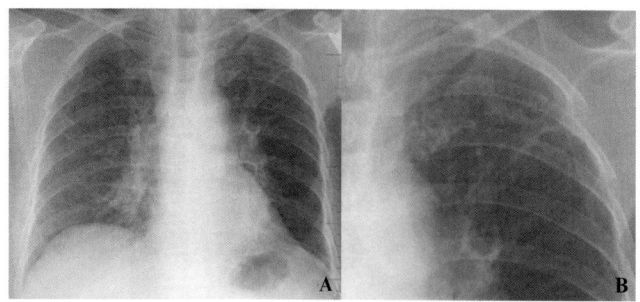

图34-3-3　男性，放射性肺炎

胸部X线片(A)显示左肺透光度增强；局部放大图(B)显示左上肺可见纤维索条影。

明显分界，此为放射性肺炎的特征表现。放射性肺炎少见的表现为单侧透明肺(图34-3-3)，推测可能与中央肺血管受累有关。

(2) 放射性肺纤维化阶段：表现为被照射的肺体积缩小(图34-3-4)，照射野内肺纹理扭曲并条索状阴影、斑块状致密影、实变、牵拉性支气管扩张，可见胸膜肥厚及相邻结构如纵隔、肺门(图34-3-5)、叶间裂、膈肌位移(图34-3-6)。病灶与邻近肺组织分界清晰、边缘锐利，跨肺叶、肺段分布，与照射野一致。与其他导致肺纤维化的ILD一样，可合并自发性气胸和感染性疾病，如肺曲霉球。

X线片显示的RILI异常影像学表现基本分布在放疗射野内，不受正常的解剖学边界限制，可以作为诊断的特征性表现。随着纤维化的进展，正常肺和被照射肺实质之间的界限越来越清晰、锐利，这一现象称作刀切样效应，与病理标本所见一致。X线片对射野外浅淡的浸润影检出敏感性较低。

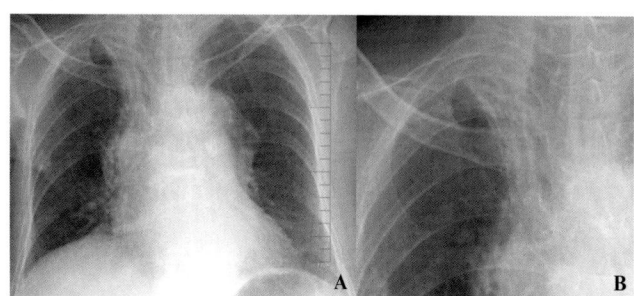

图34-3-4　男性，右肺癌放疗后放射性肺纤维化

胸部X线片(A)显示右肺尖肋间隙缩小，气管右移，右肺门上移，纵隔旁可见边缘锐利楔形高密度影；局部放大图(B)显示高密度影内有条状低密度影(CT证实为扩张的支气管)。

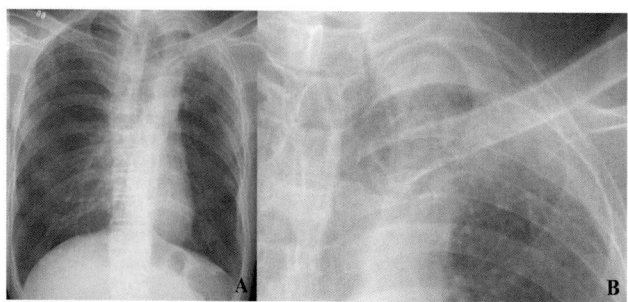

图34-3-5　男性，食管癌放化疗后放射性肺纤维化

胸部X线片(A)显示右肺及左肺中下野透光度增强，气管、纵隔左移，左肺门上移，致支气管分叉角增大，左下肺纹理呈垂柳状；局部放大图(B)显示左肺尖胸膜增厚，左上肺透光度降低，内可见紊乱的线状影。

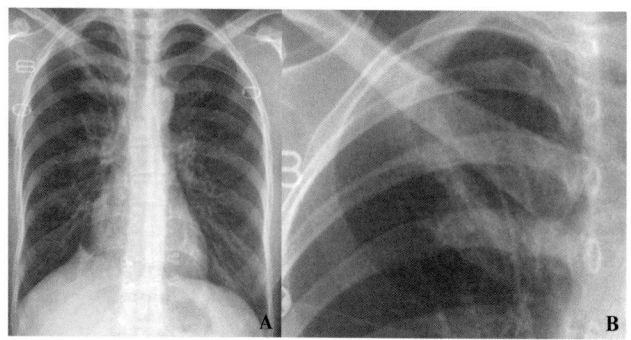

图34-3-6　女性，放射性肺纤维化

胸部X线片(A)显示右肺水平裂上移，右侧膈胸膜幕状粘连；局部放大图(B)显示第1前肋重叠区条索状高密度影。

2. CT表现

(1) 病变位置及分布：影像医生在判断放疗后肺内新发病变是否与放疗有关时，需要了解肿瘤放疗靶区，通常不只纳入GTV。例如，周围型肺癌的靶区通常包含肿瘤及瘤周1~2 cm范围内的肺组织，中央型肺癌(特别是小细胞肺癌)或术后支气管断端原位复发放疗者靶区范围通常较大；乳腺癌保乳或根治性切除术后放疗通常为包全胸壁且不受胸壁呼吸运动影响而使用切向的照射角度，导致胸壁弧状轮廓及其弦所合围的区域被纳入靶区，从而诱发RILI(图34-3-7)。

胸腺瘤、食管癌、纵隔淋巴结引流区的放疗靶区为了最小化线束对心脏、脊髓的损伤，两侧纵隔胸膜及其下肺野亦会具有较高的剂量分布，从而诱发RILI(图34-3-8)；锁骨上区的靶区经常会导致肺尖的RILI，需要与肺尖胸膜帽增厚及结核等感染性疾病鉴别。

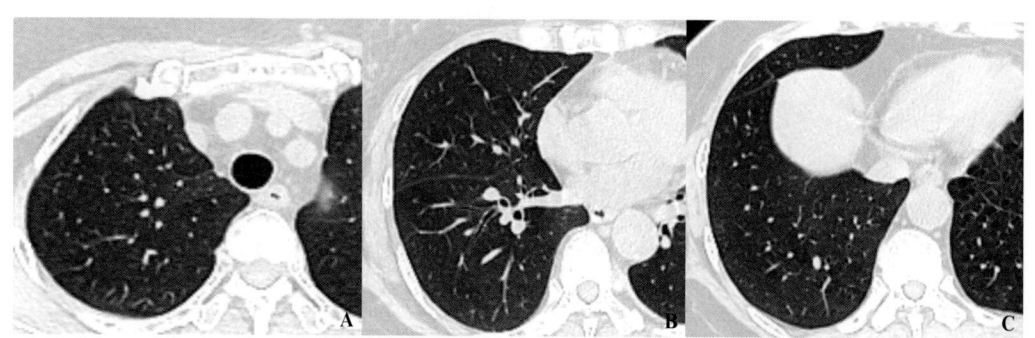

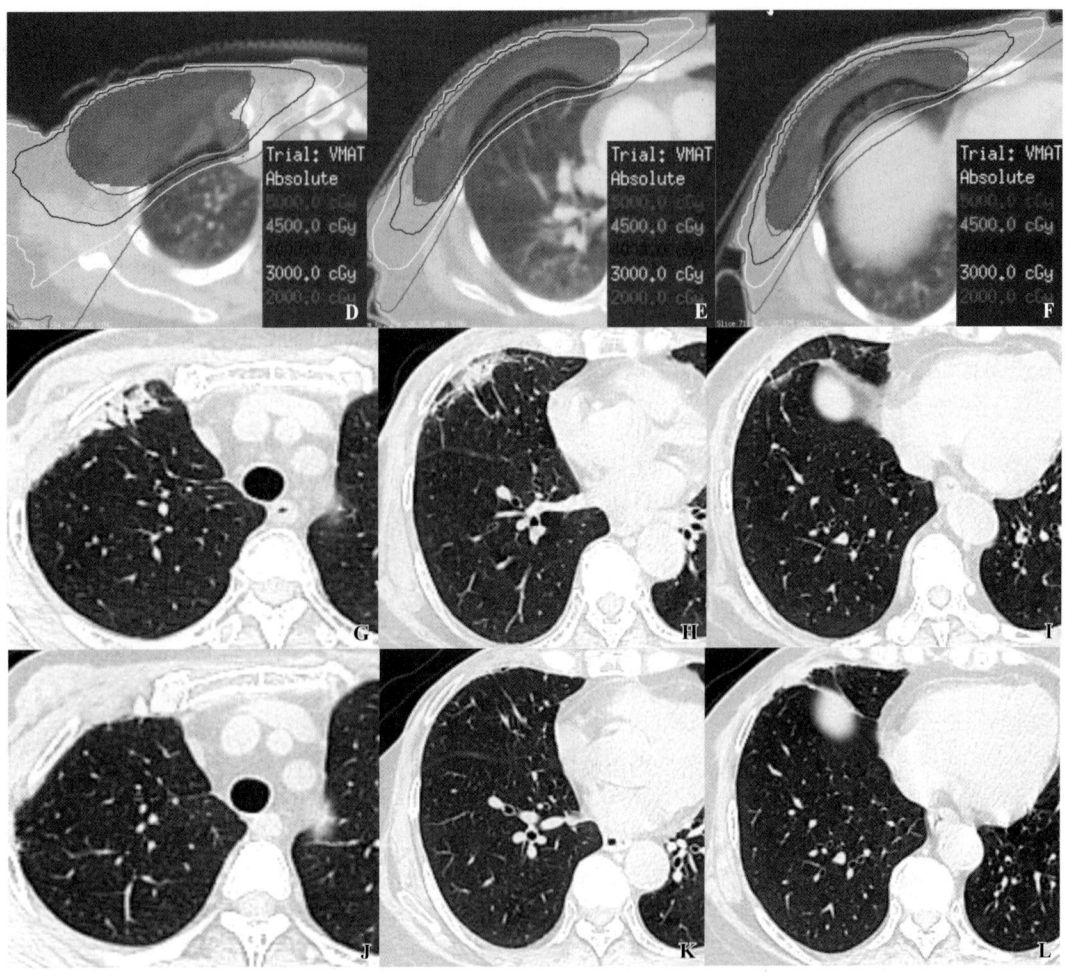

图34-3-7 女性，62岁。右乳浸润性导管癌根治术后放射性肺损伤

治疗前CT肺窗(A~C)显示双肺无明显基本疾病；行根治性VMAT放疗计划图(D~F)，PTV为右前胸壁术区及右腋窝淋巴结引流区，放疗定位CT扫描患者处于自由呼吸状态；放疗完成后4个月CT复查(G~I)，胸膜下不规则实变、磨玻璃影混杂密度影，跨斜裂胸膜自右肺上叶尖段分布至右肺下叶前基底段，右肺上叶病灶内见含气支气管影，右肺中叶病灶牵拉斜裂胸膜并可见血管集束征呈双轨样走行，考虑RP；放疗后15个月复查(J~L)，右前肋胸膜增厚，胸膜下肺野体积缩小并致密实变，右肺中叶扭曲的肺纹理(血管)未完全恢复，考虑局部放射性肺纤维化(其间未应用激素治疗)。

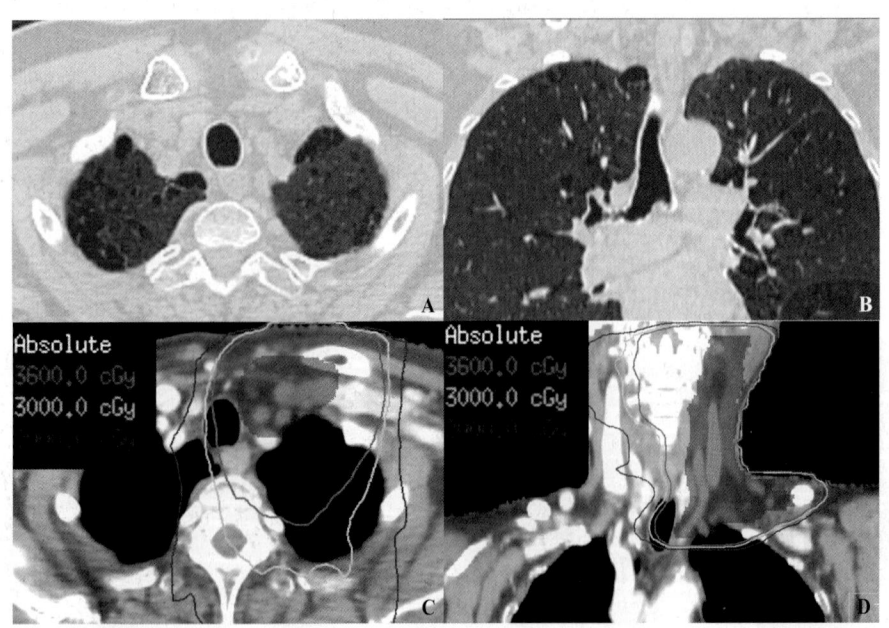

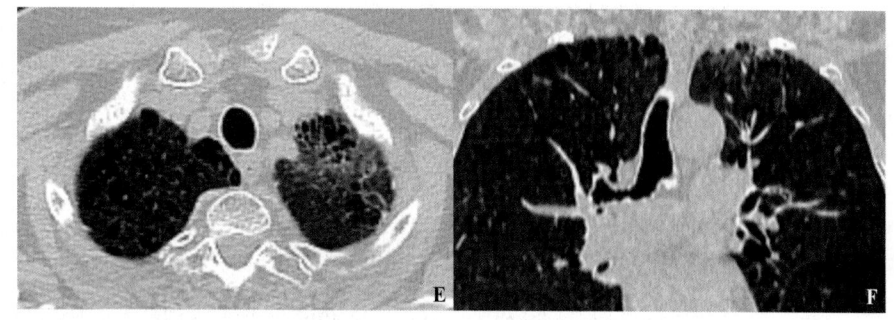

图34-3-8 女性,62岁。左颈部弥漫大B细胞淋巴瘤放射性肺损伤

治疗前胸部CT横断位(A)及冠状位MPR重建(B)显示双侧肺气肿;治疗前;R-CHOP方案化疗6个周期后序贯根治性放疗计划图(C、D),PTV为左锁骨上区及左颈深淋巴引流区;放疗6个月后复查(E、F),左肺尖胸膜增厚,胸膜下肺野斑片状实变并磨玻璃影,边界不清,形态不规则(血常规阴性)。

纵隔淋巴瘤根治性放疗的靶区通常会纳入大多数淋巴结引流区,从而导致纵隔两侧肺野及肺尖较为广泛的RILI。

多数RILI局限于射野内,可呈跨叶裂分布,需要注意放射线束穿过肺野的路径上(不仅局限于患侧肺)亦可出现条带状、片状、瘢痕状病灶,反映于横断面图像中可表现为局限但在层面间连续的病灶,MPR有利于立体地理解其分布特征。

对于少数RILI表现为射野外的机化性肺炎、慢性嗜酸性粒细胞性肺炎,其病变范围会超出靶区,呈双侧不对称分布,罕见情况下会表现为游走性病变[31],此时需要紧密结合临床进行鉴别诊断。

(2)病变形态、密度及其演变规律:经典的RILI影像学诊断要素包括跨段、跨叶分布的实变、肺体积缩小和纤维化。快速进展或初始表现即为急性间质性肺炎者与高级别症状性RILI及致死性RILI高度相关[32]。典型的RP→RILF演变表现如下。

1)磨玻璃影:通常是急性期表现,在射野内出现片状、淡薄的磨玻璃影,边界不清,其病理基础是肺泡渗出和肺间质水肿(图34-3-9)。

2)补丁状实变影:病变区密度升高,其内见磨玻璃影与实变交替分布呈补丁状,导致实变区边界不清,其内少见含气支气管征、空泡或空洞,偶见环礁征,可伴有邻近胸膜增厚或位移,其病理基础是进展性的肺泡炎和间质性肺炎(图34-3-10)。

3)大片实变影并肺含气不全:病变区内呈大片实变影,少数呈肿块样,其内见充气支气管征,实变区内及邻近肺野间质增厚,其病理基础是肺泡塌陷并大量渗出并间质性肺炎、早期肺纤维化(图34-3-11)。

4)致密纤维化:肺容积缩小,其内支气管迂曲、扩张,小叶间隔增厚,多发不规则纤维索条影并呈网格或蜂窝样改变,其病理基础是不可逆的肺间质纤维化(图34-3-7)。

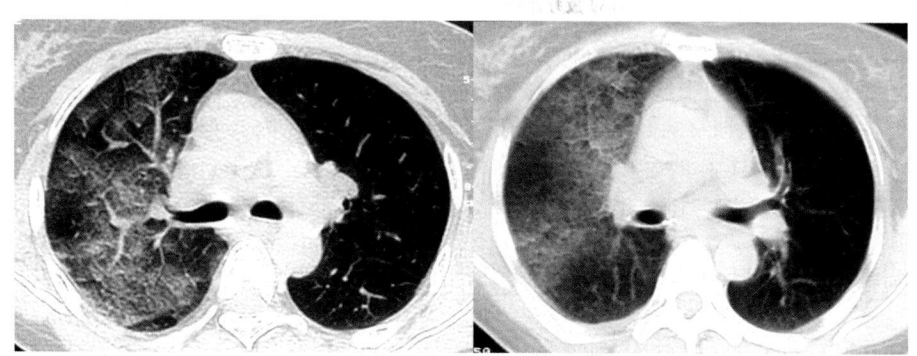

图34-3-9 女性,50岁。磨玻璃型放射性肺炎(急性期)

CT肺窗显示右肺片状、淡薄的云雾状磨玻璃影,沿支气管树分布,其内可见点状空泡影。

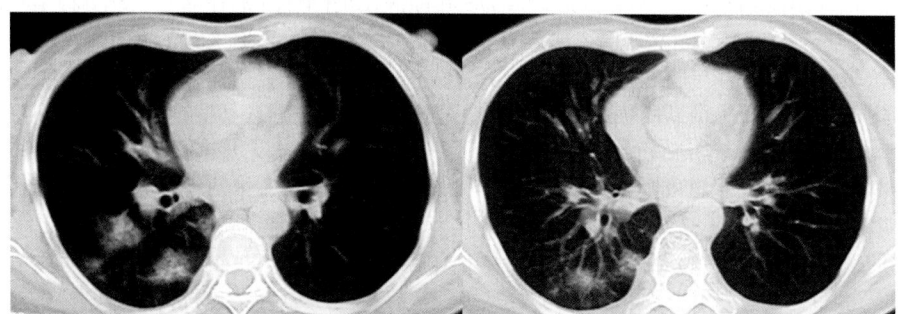

图34-3-10 女性,50岁。补丁型放射性肺炎

CT肺窗显示右肺散在斑片状、结节状浸润影呈补丁状,病变中心实变,边缘呈磨玻璃影,边界不清。

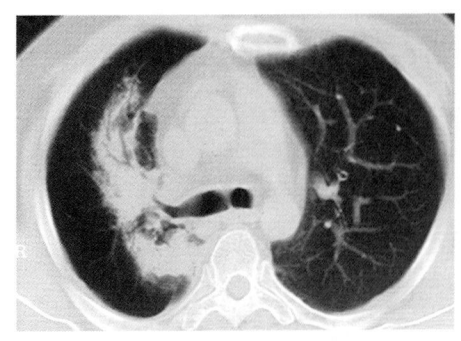

图 34-3-11　实变型放射性肺炎
CT 肺窗显示右肺大片不规则实变,跨叶裂分布,边缘清晰、锐利,其内见含气支气管影,纵隔轻度右偏。

新的精准放疗技术显著提高靶区内单位体积的照射剂量,降低了周围正常肺野的剂量,导致一些不典型的表现[33,34]:①病变区范围高度局限,不出现或无法识别典型的演变规律;②病灶原位线样瘢痕,常出现于早期肺癌或肺结节的 SBRT 或质子重离子治疗后;③肿块样改变:需要与肿瘤复发鉴别。

RILI 病灶经激素治疗后通常需要 6 个月至数年吸收,主要表现为实变区的吸收,但已经发生的肺结构扭曲和纤维化并不会随着激素的应用而缓解。

(3) 伴随征象:包括:①肺结构扭曲;②胸膜增厚;③少量心包腔或胸腔积液;④肺栓塞[35];⑤肺门或纵隔淋巴结增大:通常为反应性的增生;⑥照射野内其他结构损伤,如肋骨骨坏死或骨折、纵隔纤维化、胸壁皮肤增厚及软组织水肿等。

RILI 急性期,病灶区于 MRI T1WI 呈稍低信号,于 T2WI 或 STIR 不均匀稍高、高信号,特别是病变边缘,反映急性肺水肿、炎细胞浸润和成纤维活动,应用脂肪抑制技术和 3D 成像序列能够更为清晰地显示病变细微结构;而晚期病变区域发生不可逆纤维化,此时变大分子蛋白影响 T1 弛豫时间缩短,T1WI 以等信号为主,T2WI 信号明显减低呈等或稍低信号,易受磁敏感伪影影响显示不清呈模糊的片状影,反映成熟的胶原纤维取代。

MRI 主要的价值是鉴别 RILF 和残余肿瘤组织,相较前者,残余或复发的肿瘤组织于 T2WI 呈稍高信号,从而形成较显著的组织对比。

利用 SPECT 对 RILI 患者进行 ^{99m}Tc-MAA 肺灌注显像对射线造成的血管内皮细胞损伤和微循环栓塞非常敏感,表现为射野较对侧肺灌注减低,出现较明显的灌注缺损区,但症状轻微者放疗后可出现灌注缺损的再恢复[36-39]。

PET-CT 在 RILI 早期诊断价值有限,病变区表现为 ^{18}F-FDG 摄取,其放射性浓聚水平甚至可与肿瘤相当,但放疗后同时放疗同侧肺实质较对侧出现更为活跃的糖酵解,反映为同侧肺实质全局的平均 SUV 值增高,有望作为患者 RILI 风险的标志物之一[40];上述高摄取表现有报道可持续达 18 个月。

但在 RILI 中晚期,新发的、局限的、持续增大的 ^{18}F-FDG 浓聚区能够以非常高的诊断效能提示肿瘤复发。因此,部分国外资料推荐在放疗后 6 个月以后再行 PET-CT 检查[41]。

【诊断标准】
根据我国 2015 年 RILI 诊治专家共识,诊断症状性 RILI 必须同时具备的条件包括:
(1) 既往胸部放疗史,多发生于放疗开始后 6 个月内。
(2) CT 影像学改变主要为局限在照射区域的斑片影、含气支气管征、索条影、实变影或蜂窝影,少数患者同时伴有放射区域外的相应影像学改变。
(3) 至少有咳嗽、气短、发热等临床症状之一,且为放疗后新出现或较前加重,或经放疗减轻/消失后又重新出现或加重。
(4) 排除与上述症状有关的病因包括但不限于肿瘤进展、感染、COPD 急性加重、肺栓塞或肺梗死、药物性间质性肺炎、心源性疾病、贫血等[20]。

【鉴别诊断】
了解患者因素、疾病因素和放疗因素三者之间的时序关系有助于 RILI 的鉴别诊断,其常见的影像学鉴别诊断如下。

1. 病原微生物感染导致的肺炎。RP 最常见的鉴别诊断是感染导致的肺炎。空间上,RP 病灶分布特征是具有较高鉴别诊断价值的征象,RP 基本局限于照射野内,而感染的病灶分布通常与射野无关,若支气管肺炎特征较为明显,则更容易区分;但当病灶分布不典型时,单纯通过影像与原发性肿瘤相关症状及感染鉴别较为困难,1 级 RP 患者 CRP 水平可以不高,PCT、病原学检查、BALF 的细胞学检查及 NGS 测序有助于明确致病微生物。

当发生 RP 后应用糖皮质激素时,可出现中性粒细胞反跳性增高,此时鉴别诊断更有难度。影像学征象上,RP 很少出现空洞,对鉴别部分真菌感染有一定帮助,但含气空腔的囊样扩张可以出现于 RILF 中,原有末梢气道在纤维化区不均匀的牵拉下发生扩张、囊变,此时需对病灶之间的相互关系仔细甄别。

在时间上,过晚发生的影像学 RP 样表现或长期稳定的 RP/RILF 范围扩大更可能与肺纤维化背景下小气道不同程度梗阻、气道分泌物潴留和感染有关,此时不应将新发 RP 或进展作为首位影像学诊断。

2. 肿瘤局部进展或复发。RILI 与放疗后肿瘤局部残留活性进展或原位复发、肿瘤新发肺内转移、新发癌性淋巴管炎的鉴别通常可以通过肿瘤标志物的动态监测解决,新发的、突然快速增高的肿瘤标志物水平通常提示肿瘤复发而非 RILI;但当原发性肿瘤没有特异性的肿瘤标志物时,新发的分叶状结节、既往迂曲扩张的支气管新发闭塞并阻塞性改变、新发肿大淋巴结等表现现有一定帮助。

此外,CT 增强检查评估病变的血流动力学特征亦有帮助,稳定的纤维化病灶通常不会表现为早期、明显、不均匀强化或环形强化的特征,若仍无法判定需要通过完善 MRI 或 PET-CT 判断。癌性淋巴管炎通常表现为小叶间隔不规则增厚并多发粟粒状结节,典型时与因肺水肿或间质纤维化而增厚的间质病变不难区分[41]。

3. 药物性肺部损伤。放疗作为局部治疗手段,在抗肿瘤治疗过程中通常需要与系统性的全身内科治疗相协同。在细胞毒性化疗药物、抗生素乃至基础疾病治疗药物如抗心律失常药等药物性肺间质损伤的背景下,额外施加序贯或同步放疗确实有可能增加药物性肺损伤的风险。

症状上体现为已有 RILI 症状突然加重,或仅为影像学改变。此时从单一某种辅助检查出发进行鉴别诊断非常困难，需要肺活检或经验性的停药辅助诊断。

（叶兆祥）

参考文献

[1] Arroyo-Hernandez M, Maldonado F, Lozano-Ruiz F, et al. Radiation-induced lung injury: current evidence [J]. BMC Pulm Med, 2021, 21:1-12.

[2] Jain V, Berman AT. Radiation pneumonitis: old problem, new tricks [J]. Cancers (Basel), 2018, 10:222.

[3] Emami B, Lyman J, Brown A, et al. Tolerance of normal tissue to therapeutic irradiation [J]. Int J Radiat Oncol Biol Phys, 1991, 21:109-122.

[4] Tsujino K, Hashimoto T, Shimada T, et al. Combined analysis of V20, VS5, pulmonary fibrosis score on baseline computed tomography, and patient age improves prediction of severe radiation pneumonitis after concurrent chemoradiotherapy for locally advanced non-small-cell lung cancer [J]. J Thorac Oncol, 2014, 9:983-990.

[5] Thor M, Deasy J, Iyer A, et al. Toward personalized dose-prescription in locally advanced non-small cell lung cancer: Validation of published normal tissue complication probability models [J]. Radiother Oncol, 2019, 138:45-51.

[6] Kim TH, Cho KH, Pyo HR, et al. Dose-volumetric parameters for predicting severe radiation pneumonitis after three-dimensional conformal radiation therapy for lung cancer [J]. Radiology, 2005, 235:208-215.

[7] Kong FS, Moiseenko V, Zhao J, et al. Organs at risk considerations for thoracic stereotactic body radiation therapy: what is safe for lung parenchyma? [J]. Int J Radiat Oncol Biol Phys, 2021, 110172-110187.

[8] Chandra RA, Keane FK, Voncken FEM, et al. Contemporary radiotherapy: present and future [J]. Lancet, 2021, 398:171-184.

[9] Jiang ZQ, Yang K, Komaki R, et al. Long-term clinical outcome of intensity-modulated radiotherapy for inoperable non-small cell lung cancer: the MD Anderson experience [J]. Int J Radiat Oncol Biol Phys, 2012, 83:332-339.

[10] Grimm J, Marks LB, Jackson A, et al. High dose per fraction, hypofractionated treatment effects in the clinic (HyTEC): an overview [J]. Int J Radiat Oncol Biol Phys, 2021, 110:1-10.

[11] Verma V, Shostrom VK, Zhen W, et al. Influence of fractionation scheme and tumor location on toxicities after stereotactic body radiation therapy for large ($>/=5$ cm) non-small cell lung cancer: a multi-institutional analysis [J]. Int J Radiat Oncol Biol Phys, 2017, 97:778-785.

[12] Kong FM, Wang S. Nondosimetric risk factors for radiation-induced lung toxicity [J]. Semin Radiat Oncol, 2015, 25:100-109.

[13] Hanania AN, Mainwaring W, Ghebre YT, et al. Radiation-induced lung injury: assessment and management [J]. Chest, 2019, 156:150-162.

[14] Stella M, van Rooij R, Lam M, et al. Lung dose measured on postradioembolization (90)Y PET/CT and incidence of radiation pneumonitis [J]. J Nucl Med, 2022, 63:1075-1080.

[15] Ji Z, Jiang Y, Guo F, et al. Radiation-related adverse effects of CT-guided implantation of (125)I seeds for thoracic recurrent and/or metastatic malignancy [J]. Sci Rep, 2019, 9:14803.

[16] Huang Z, Sun S, Lee M, et al. Single-cell analysis of somatic mutations in human bronchial epithelial cells in relation to aging and smoking [J]. Nat Genet, 2022, 54:492-498.

[17] Takeda A, Kunieda E, Ohashi T, et al. Severe COPD is correlated with mild radiation pneumonitis following stereotactic body radiotherapy [J]. Chest, 2012, 141:858-866.

[18] Jin H, Yoo Y, Kim Y, et al. Radiation-induced lung fibrosis: preclinical animal models and therapeutic strategies [J]. Cancers (Basel), 2020, 12:1561.

[19] Kasmann L, Dietrich A, Staab-Weijnitz CA, et al. Radiation-induced lung toxicity-cellular and molecular mechanisms of pathogenesis, management, and literature review [J]. Radiat Oncol, 2020, 15:214.

[20] 冯勤付,郑苗丽,曾强.放射性肺炎的诊断和治疗[J].中华放射肿瘤学杂志, 2021, 30:7-10.

[21] Morgan GW, Breit SN. Radiation and the lung: a reevaluation of the mechanisms mediating pulmonary injury [J]. Int J Radiat Oncol Biol Phys, 1995, 31:361-369.

[22] Teng F, Li M, Yu J. Radiation recall pneumonitis induced by PD-1/PD-L1 blockades: mechanisms and therapeutic implications [J]. BMC Med, 2020, 18:275.

[23] Kainthola A, Haritwal T, Tiwari M, et al. Immunological aspect of radiation-induced pneumonitis, current treatment strategies, and future prospects [J]. Front Immunol, 2017, 8:506.

[24] Cox JD, Stetz J, Pajak TF. Toxicity criteria of the radiation therapy oncology group (RTOG) and the European organization for research and treatment of cancer (EORTC) [J]. Int J Radiat Oncol Biol Phys, 1995, 31:1341-1346.

[25] Institute NC. Common terminology criteria for adverse events (CTCAE) v5.0. [M]. Cancer Therapy Evaluation Program, 2017.

[26] Toma CL, Serbescu A, Alexe M, et al. The bronchoalveolar lavage pattern in radiation pneumonitis secondary to radiotherapy for breast cancer [J]. Maedica (Bucur), 2010, 5(4):250-257.

[27] Aso S, Navarro-Martin A, Castillo R, et al. Severity of radiation pneumonitis, from clinical, dosimetric and biological features: a pilot study [J]. Radiat Oncol, 2020, 15:246.

[28] 赵路军,王绿化.放射性肺损伤发生过程中肺泡灌洗液细胞成分的改变[J]. 中国肺癌杂志, 2005, 8:479-481.

[29] Torre-Bouscoulet L, Arroyo-Hernandez M, Martinez-Briseno D, et al. Longitudinal evaluation of lung function in patients with advanced non-small cell lung cancer treated with concurrent chemoradiation therapy [J]. Int J Radiat Oncol Biol Phys, 2018, 101:910-918.

[30] Rosado-de-Christenson ML, Martinez-Jiménez S. Diagnostic imaging: chest [M]. 3rd ed. Philadelphia: Elsevier Health Sciences, 2022.

[31] Cottin V, Frognier R, Monnot H, et al. Chronic eosinophilic pneumonia after radiation therapy for breast cancer [J]. Eur Respir J, 2004, 23:9-13.

[32] Thomas R, Chen YH, Hatabu H, et al. Radiographic patterns of symptomatic radiation pneumonitis in lung cancer patients: Imaging predictors for clinical severity and outcome [J]. Lung Cancer, 2020, 145:132-139.

[33] Koenig TR, Munden RF, Erasmus JJ, et al. Radiation injury of the lung after three-dimensional conformal radiation therapy [J]. AJR, 2002, 178:1383-1388.

[34] Walker C, Chung J H. Muller's imaging of the Chest: expert radiology series [M]. 2nd ed. Philadelphia: Elsevier Health Sciences, 2018.

[35] Ahuja J, Shroff GS, Benveniste MF, et al. In situ pulmonary artery thrombosis: unrecognized complication of radiation therapy [J]. AJR, 2020, 215:1329-1334.

[36] Xiao L, Yang G, Chen J, et al. Comparison of predictive powers of functional and anatomic dosimetric parameters for radiation-induced lung toxicity in locally advanced non-small cell lung cancer [J]. Radiother Oncol, 2018, 129:242-248.

[37] Lee HJ, Jr Zeng J, Vesselle HJ, et al. Correlation of functional lung heterogeneity and dosimetry to radiation pneumonitis using perfusion SPECT/CT and FDG PET/CT Imaging [J]. Int J Radiat Oncol Biol Phys, 2018, 102:1255-1264.

[38] Farr KP, Kramer S, Khalil AA, et al. Role of perfusion SPECT in prediction and measurement of pulmonary complications after radiotherapy for lung cancer [J]. Eur J Nucl Med Mol Imaging, 2015, 42:1315-1324.

[39] Medhora M, Haworth S, Liu Y, et al. Biomarkers for radiation pneumonitis using noninvasive molecular imaging [J]. J Nucl Med, 2016, 57:1296-1301.

[40] Abdulla S, Salavati A, Saboury B, et al. Quantitative assessment of global lung inflammation following radiation therapy using FDG PET/CT: a pilot study [J]. Eur J Nucl Med Mol Imaging, 2014, 41:350-356.

[41] Martinez-Jiménez S, Rosado-de-Christenson ML, Carter BW. Specialty imaging: HRCT of the lung [M]. 2nd ed. Philadelphia: Elsevier Health Sciences, 2017.

第三十五章
代谢和基因异常性肺疾病

第一节·肺泡蛋白沉积症

肺泡蛋白沉积症(pulmonary alveolar proteinosis, PAP)是一种临床少见疾病,特点是终末气道和肺泡腔内表面活性蛋白和磷脂的异常积聚。

1958年Rosen等首次报道PAP,后在各个国家及种族均有报道。PAP的发病率为(3.7～62)/100万,在任意年龄段均可发生,但多见于30～50岁的中年人,男女比例约为2∶1。

患者的肺泡巨噬细胞清除表面活性物质的能力受损,造成表面活性物质在气液交界面积聚,对弥散功能产生影响。临床上分为先天性PAP、继发性PAP和特发性PAP(自身免疫性PAP)。

1. **先天性PAP**·目前的病因认为是GM-CSF受体功能的缺陷使得其结合GM-CSF的能力和信号传导功能异常。

2. **继发性PAP**·目前的研究认为可能是由于受后天因素影响导致GM-CSF信号传导通路被阻断或肺泡巨噬细胞数量减少、功能障碍。

3. **特发性PAP(自身免疫性PAP)**·发病原因可能是患者体内抗GM-CSF自身抗体增高,阻断了GM-CSF与其受体的结合,使GM-CSF对肺泡巨噬细胞的调节能力下降,影响肺泡巨噬细胞清除表面活性物质的能力,导致肺泡表面性物质积聚。

【发病机制与病理】

1. **先天性PAP**·是由SP-B或GM-CSF受体的基因突变引起的[1]。特发性PAP被认为是由自身抗体中和GM-CSF导致表面活性物质分解代谢功能障碍引起的自身免疫性疾病[2,3]。

2. **继发性PAP**·主要是由于血液系统疾病、使用免疫抑制药物、吸入粉尘和某些慢性感染导致肺泡巨噬细胞功能受损。在我国单中心研究中,骨髓增生异常综合征及结核感染是继发性PAP最常见的潜在原因,而且继发性PAP更易发生于血液系统疾病,尤其是骨髓增生异常综合征和慢性粒细胞性白血病,该类患者预后相当差[4]。

3. **特发性PAP(自身免疫性PAP)**·占PAP病例的90%以上,是一种以GM-CSF为靶点的自身抗体功能异常导致的自身免疫性疾病。据报道,26%～54%有吸入暴露史的患者会发生特发性PAP[5]。

病理学特点主要是肺泡腔、终末支气管和巨噬细胞内可见被PAS染色的斑片样物质,胆固醇结晶及增生的Ⅱ型肺泡细胞,而肺泡结构保持完整,间质可见纤维组织增生,局部肺组织蜂窝样变[6]。

对BALF和肺组织进行电镜检查可见肥大的巨噬细胞内或细胞外游离的由表面活性物质蛋白组成的层状体,排列形成独特的螺旋结构[7]。

PAP患者肺泡灌洗液为乳白色悬浊液,静置后出现沉淀,对其进行脱落细胞染色,可见多个颗粒样物质,呈绿色或橘黄色,或中央为黄色边缘呈绿色。

【临床表现】

PAP起病隐匿,临床表现无特异性。国外报道大概近50%的患者为体检发现,而国内体检发现PAP的概率远远低于此报道,就其原因可能与国人体检普及率较低有关。

一般临床表现为进行性气促为主要特征,还可表现为咳嗽、发热和发绀较少,少部分患者可有胸痛。

体格检查中30%的患者肺部听诊可闻及爆裂音,但杵状指(6%)和发绀(4%)很少见。

【实验室检查】

1. **免疫学检查**·几乎所有的特发性PAP患者血清中可

检测到抗 GM-CSF 自身抗水平增高。血清中 GM-CSF 自身抗体的滴度与疾病严重程度并无相关性,而支气管肺泡灌洗液中的抗体水平与疾病严重程度相关[8,9]。

部分患者可有高球蛋白血症和血清乳酸脱氢酶(LDH)、表面活性蛋白 A 和 D 及多种肿瘤标志物上升。

2. 肺功能检查·70%的患者存在低氧血症,70%~90%的患者有限制性通气功能障碍,而大部分患者存在弥散功能障碍。国内报道约 82%的患者存在弥散功能障碍,而且主要表现为中重度弥散功能障碍;限制性通气功能障碍以轻度为主。

3. 其他检查·支气管镜检查可发现肺泡腔内充满不定形絮状或雾状无结构嗜伊红染色蛋白质,PAS 染色阳性而阿尔辛蓝染色阴性;BALF 呈乳白色混浊液。

【影像学表现】

胸部 X 线检查可见两肺以中内带及中下肺野分布为主的密度稍高影,似蝶翼状改变,但无左心衰竭的征象,或局限于某一侧肺野或某一肺叶,其内可见伴有网状影或网结节影。

HECT 表现为广泛的斑片状磨玻璃影和伴小叶间隔增厚,呈多边形,边界清楚,即铺路石征。Holbert 等回顾性分析了 27 位 PAP 患者的 139 份 CT 图像,发现所有患者至少一个 CT 层面可见磨玻璃影,小叶间隔增厚(85%)、空气潴留征(78%)、肺间质纤维化(7%)。

IshiiH 等发现在继发性 PAP 中,磨玻璃影常表现为弥漫性分布,而在特发性 PAP 中表现为地图样分布;铺路石征和胸膜下改变更常见于特发性 PAP(图 35-1-1);在继发性 PAP 中,磨玻璃影在肺内多为全肺分布,而在特发性 PAP 中下肺多见[10,11](图 35-1-2)。

此外,对于 CT 扫描仅显示磨玻璃影而无小叶间隔增厚的 PAP 患者,应怀疑继发性 PAP[12]。继发性 PAP 很少发生间质纤维化。罗森等报道了 27 名 PAP 患者中有 2 名显示轻度肺泡纤维化[13]。

少数病例肺内表现类似石棉肺(胸膜增厚,胸膜下点状密度增高影,胸膜下线状影及条带影),而无磨玻璃影[14]。

患者常不伴有肺门及纵隔淋巴结增大。

【诊断标准】

(1) BALF 呈牛乳白色,似牛奶状,PAS 染色阳性。

(2) PAP 诊断的金标准是组织学检查发现肺泡内有 PAS 染色阳性的蛋白质样沉积物,并结合阿尔辛蓝染色阴性及 HE 染色等,排外其他能引起 PAS 染色阳性的疾病。

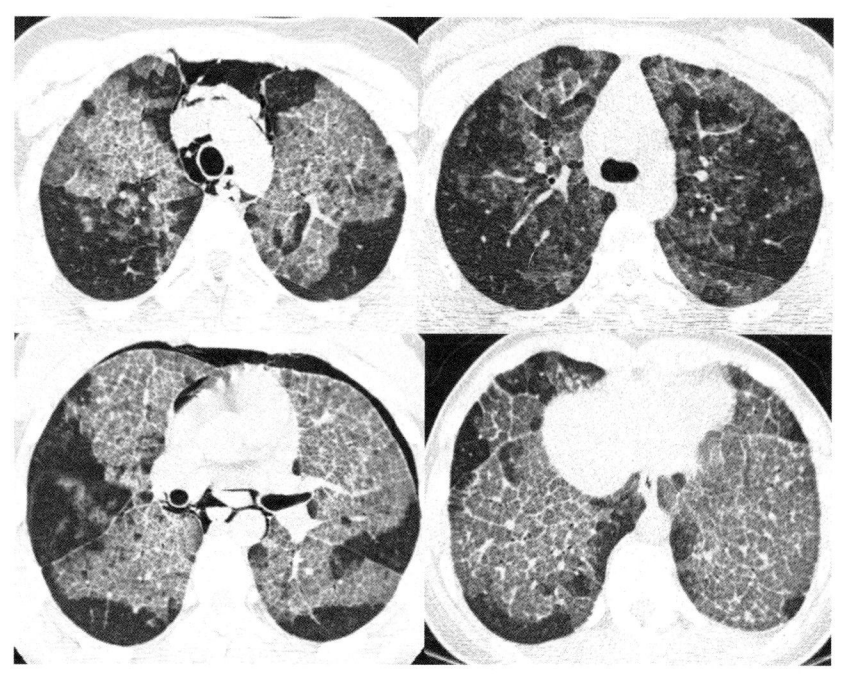

图 35-1-1 女性,16 岁。特发性 PAP

HRCT 迅速两肺弥漫性分布的磨玻璃影,其内伴不规则增粗的小叶间隔及小叶内间质,边界清晰,以下肺中内带为著。此外还可见纵隔气肿及少许胸腔积气。

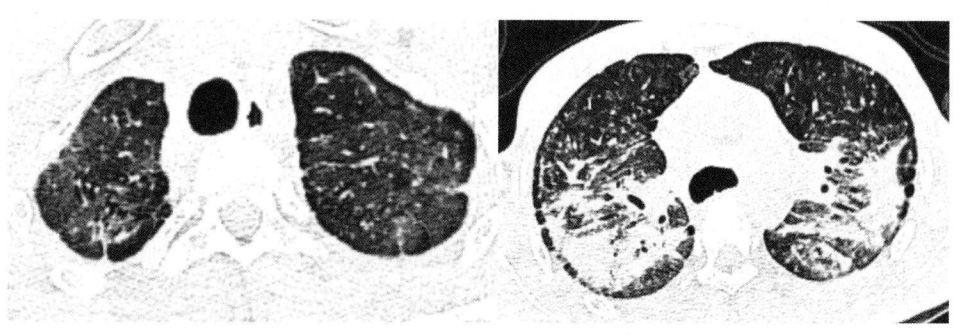

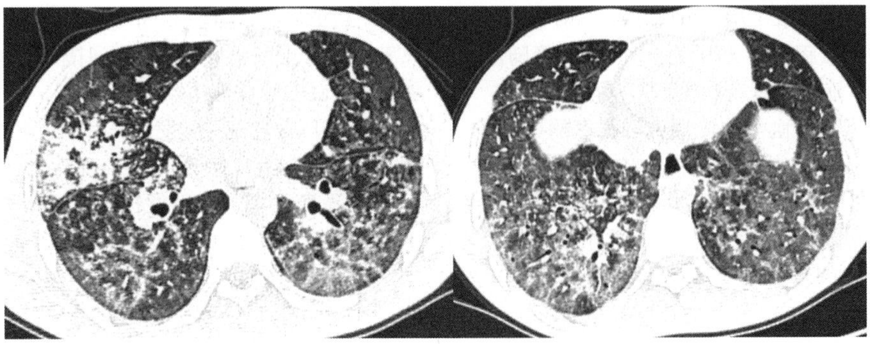

图 35-1-2 男性，27 岁。继发性 PAP（硅肺患者继发肺淀粉样变性）

HRCT 显示两肺弥漫性磨玻璃影伴轻度小叶间隔增厚，边界不清，可见轻度空气潴留征象；右肺中叶外侧段可见斑片状实变影；两肺上叶中外带可见对此性团片影并支气管血管束扭曲，走行僵直，多发囊状肺气肿。该患者为肺泡灌洗液证实。

【鉴别诊断】

1. PCP · 患者表现为进行性呼吸困难、干咳、低热、低氧血症常见。弥漫性磨玻璃影是本病的特点之一，免疫力越低的患者肺内越容易出现实变影，29% 的患者可出现马赛克征象。肺内表现类似 PAP，但是边界不如 PAP 清晰，较少出现铺路石征。患者显示为影像重、临床轻的表现。

2. 特发性肺含铁血黄素沉着症 · 患者急性期表现为起病突然，有发作性呼吸困难、咳嗽、咯血、贫血，咯血量多少不等。慢性期表现为反复发作的咳嗽、咯血、气短、呼吸困难，可有低热、胸闷、心悸、疲乏。实验室检查提示外周血缺铁性小细胞低色素性贫血，网织红细胞增多，血清铁和铁饱和度显著降低。IgG、IgA、IgM 均增高，且以 IgA 更明显。急性期表现为两肺分布的磨玻璃影、实变影，病变多位于中下肺中央区，外围较少。

3. 流感病毒性肺炎 · 患者有畏寒、头痛、发热、肌肉酸痛、乏力、鼻塞、流涕、咽痛、咳嗽等非特异性症状。胸部 CT 上除大片状磨玻璃影外，常伴支气管和/或细支气管管壁增厚，还可见结节、微结节、树芽征；病变比较局限，右肺常受累，尤其是右肺上叶及中叶。可有肺门淋巴结增大。胸膜可有增厚，无明显胸腔积液。

（郭晓娟　杨旗　郭佑民）

参考文献

[1] Trapnell BC, Whitsett JA, and Nakata K. Pulmonary alveolar proteinosis [J]. N Engl J Med, 2003, 349:2527 - 2539.
[2] Sakagami T, Uchida K, Suzuki T, et al. Human GM-CSF autoantibodies and reproduction of pulmonary alveolar proteinosis [J]. N Engl J Med, 2009, 361:2679 - 2681.
[3] Trapnell BC, Carey BC, Uchida K, et al. Pulmonary alveolar proteinosis, a primary immunodeficiency of impaired GM-CSF stimulation of macrophages [J]. CurrOpin Immunol, 2009, 21:514 - 521.
[4] Zhang D, Tian X, Feng R, et al. Secondary pulmonary alveolar proteinosis: a single-center retrospective study (a case series and literature review) [J]. BMC Pulm Med, 2018, 18:15.
[5] Li M, Alowami S, Schell M, et al. Pulmonary alveolar proteinosis in setting of inhaled toxin exposure and chronic substance abuse [J]. Case Rep Pulmonol, 2018, 2018:5202173.
[6] Ben-Dov I, Kishinevski Y, Roznman J, et al. Pulmonary alveolar proteinosis in Israel: ethnic clustering [J]. Isr Med Assoc J, 1999, 1:75 - 78.
[7] Chou CW, Lin FC, Tung SM, et al. Diagnosis of pulmonary alveolar proteinosis usefulness of Papanicolaou-stained smears of bronchoalveolar lavage [J]. Arc Intern Med, 2001, 161:562 - 566.
[8] Kavuru MS, Malur A, Marshall I, et al. An open-label trial of rituximab therapy in pulmonary alveolar proteinosis [J]. Eur Respir J, 2011, 38:1361 - 1367.
[9] Inoue Y, Trapnell BC, Tazawa R, et al. Characteristics of a large cohort of patients with autoimmune pulmonary alveolar proteinosis in Japan [J]. Am J Respir Crit Care Med, 2008, 177:752 - 762.
[10] Holbert JM, Costello P, Li W, et al. CT features of pulmonary alveolar proteinosis [J]. AJR, 2001, 176:1287 - 1294.
[11] Ishii H, Trapnell BC, Tazawa R, et al. Comparative study of high-resolution CT findings between autoimmune and secondary pulmonary alveolar proteinosis [J]. Chest, 2009, 136:1348 - 1355.
[12] Zhang D, Tian X, Feng R, et al. Secondary pulmonary alveolar proteinosis: a single-center retrospective study (a case series and literature review) [J]. BMC Pulm Med, 2018, 18:15.
[13] Rosen SH, Castiman B, Liebow AA. Pulmonary alveolar proteinosis [J]. New Engl J Med, 1958, 258:1123 - 1142.
[14] Nakamura M, Okamoto M, Fujimoto K, et al. A Case of Autoimmune pulmonary alveolar proteinosis with pulmonary fibrosis and asbestosis-like features [J]. Kurume Med J, 2020, 66:59 - 63.

第二节 · 肺淀粉样变

淀粉样变性是对纤维状蛋白细胞外沉积得总称，目前报道国际发病率为 10/100 万，该病属于系统性疾病，它会导致严重的终末器官损害，患者主要死于严重的心脏或肾疾病。肺淀粉样变的发病率目前尚无准确的报道，但是尸检证实系统性淀粉样变的患者肺部受累相对常见，但很少有症状。

淀粉样变性在肺部有三种表现形式：①结节性肺淀粉样变；②弥漫性肺泡间隔淀粉样变；③气管支气管淀粉样变。

1. 结节性肺淀粉样变·患者的平均发病年龄为67岁，男女之比为3∶2[1]。该型进展缓慢，病变常偶然的发现，多见于免疫球蛋白轻链κ类型，与λ类型的比例为3∶1。有学者报道了49例以肺结节性为表现的免疫球蛋白轻链型淀粉样变患者，11(22%)例患者检测到血清或尿液单克隆蛋白异常，13例患者游离轻链比例异常；合并干燥综合征者3例(6%)，合并MALT细胞淋巴瘤者2例，结节性淀粉样变手术切除治疗效果佳，长期预后良好[2]。

2. 弥漫性肺泡-间隔淀粉样变·又称弥漫性肺实质淀粉样变，好发于系统性免疫球蛋白轻链型淀粉样变患者，少数系统性载脂蛋白淀粉样变、野生型和遗传性甲状腺素蛋白淀粉样变患者也可发生[3]。

3. 气管支气管淀粉样变（详见第八章第三节）。肺动脉高压是一种罕见但已报道的原发性淀粉样变并发症，可发生在全身性免疫球蛋白轻链型淀粉样变患者中，但发病率低。需要排除左心限制性心肌病（心肌淀粉样变）或弥漫性肺部疾病（肺淀粉样变）[4,5]。

【发病机制与病理】

目前多数专家认为，结节性肺淀粉样变与潜在的黏膜相关性结外淋巴组织增生性疾病（MALT淋巴瘤）有关[6]。结节组织学主要由嗜酸性粒细胞组成，边界清楚，邻近可见淋巴细胞和浆细胞聚集，刚果红染色阳性。

对于全身性淀粉样变患者，肺部受累常通过尸检证实，临床一般难以诊断。研究报道系统性受累的12例免疫球蛋白轻链型患者中有11例患者有肺实质和脉管系统的淀粉样物质沉积，弥漫性肺泡间隔淀粉样变更常见于λ型[7]。该型患者大体病理上，肺呈橡胶状改变，切面呈海绵状且全肺受累，胸膜亦会受累。

镜下表现为广泛的淀粉样蛋白沉积于小血管壁和肺泡间隔，其内伴有少许浆细胞，罕见巨噬细胞。淀粉样物质轻度嗜伊红、刚果红染色阳性；硫磺素染色后在偏振光下表现为苹果绿双折射光。

【临床表现】

临床症状和表现是无特异性，可表现为呼吸困难、咯血、咳嗽、胸痛和胸腔积液。容易被误诊为慢性支气管炎、肺炎或难治性哮喘，导致延误诊断发展至肺结构破坏。

肺结节性淀粉样变的患者临床常无症状，多为偶然或体检发现，而约46%的肺实质淀粉样变患者在首次诊断时有呼吸道症状，表现为进行性的呼吸困难及低氧的症状。

【实验室检查】

1. 免疫学检查·血清蛋白电泳显示单克隆免疫球蛋白及其轻链升高（M峰），尿中本周蛋白阳性且以λ链为主。继发于多发性骨髓瘤的患者有相应血液及尿液的改变、高钙及血清碱性磷酸酶升高。

2. 肺功能检查·一氧化碳弥散能力降低和限制性通气障碍。

【影像学表现】

1. 结节性淀粉样变·病变通常位于外周及胸膜下，大小不等，较大者体积可达15cm，可以两肺分布，常伴支气管扩张和肺囊腔病变，部分囊腔伴有壁结节（图35-2-1）。结节形状各异，可表现为毛刺、尖角症、分叶状，边界可清晰或不清晰，其内可伴有钙化或空洞影[8]。

2. 弥漫性肺实质性淀粉样变·HRCT上表现为广泛的小叶内间质增厚及小叶间隔增厚，微结节和较少见的磨玻璃影、牵拉性支气管扩张和囊腔性病变，囊腔伴壁结节，具有下肺分布优势[9]（图35-2-2）。

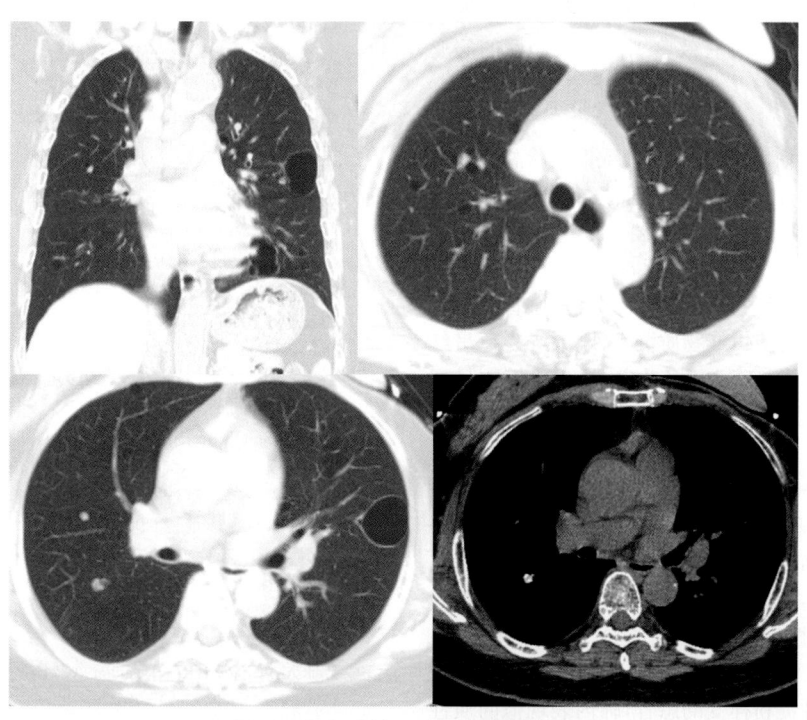

图35-2-1 女性，58岁。肺淀粉样变性

患者有10多年干燥综合征病史。HRCT显示两肺多发大小不等结节影及薄壁囊腔影，部分囊腔可见壁结节，部分结节伴有钙化灶。

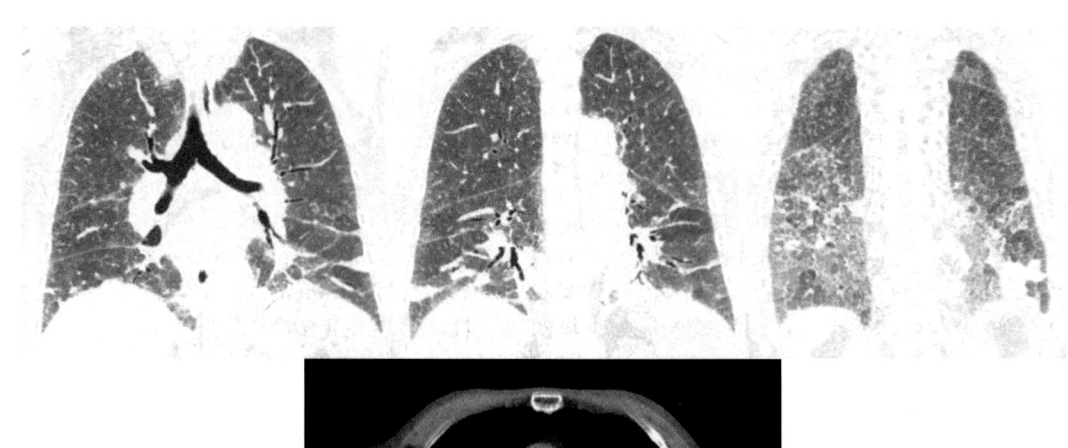

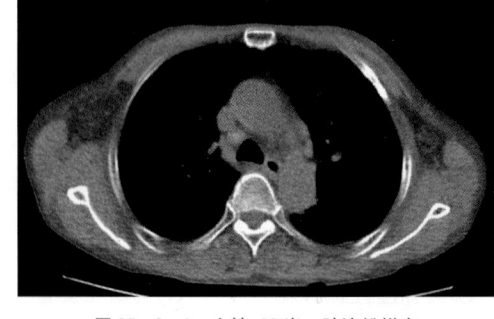

图35-2-2 女性,68岁。肺淀粉样变

多发性骨髓瘤患者,心肌淀粉样变。HRCT 冠状位显示两肺弥漫性小叶间隔增厚,背侧肺野可见磨玻璃影及斑片状实变影,下肺为主;纵隔窗显示4区淋巴结增大伴钙化。肺穿刺活检证实肺间质及血管周围可见刚果红染色阳性的粉染无结构物质沉积。

然而,即使在具有明显临床表现的患者中,小叶间隔增厚也是比较轻微的,目前影响淀粉样蛋白沉积模式的因素仍不清楚。但是对于系统性淀粉样变的患者,即使肺部没有症状,在尸检时组织病理学上通常可以发现肺部有不同程度受累。

纵隔淋巴结肿大并不少见,而且与肺内淀粉样物质沉积模式无关,肿大淋巴结常伴钙化[9]。

胸膜受累可引起胸腔积液,但胸膜增厚更为常见,以局部增厚为主,弥漫性胸膜增厚者罕见。

除常规影像学检查外,[18]F-特异性结合人的心肌轻链蛋白和转甲状腺素蛋白沉积物,可有效鉴别淀粉样变性的病变亚型[10]。

【诊断标准】

(1) 胸部CT显示肺内单发、多发结节或团块状高密度灶内有钙化或骨化,对本病有提示意义,同时存在支气管壁广泛钙化时有助于本病的正确诊断,但是需要排除组织胞浆菌病和肺结核。

(2) 病理组织学,HE染色见支气管黏膜下及血管周围不规则结节状、弥漫性片状均质伊红物质沉积;刚果红染色呈红棕色或玫瑰色;过碘酸希夫(PAS)染色为紫色,偏光镜下呈现特征性苹果绿双折射表现。

【鉴别诊断】

1. 结节性肺淀粉样变需与肺肿瘤性疾病鉴别·结节性肺淀粉样变的患者常有基础疾病,肺内结节多发,可有钙化,伴有多发囊腔性病变,结节形态稳定。而肺内肿瘤性病灶,尤其是恶性肿瘤生长较快,随诊病变进展可发生远处转移,患者无其他系统的淀粉样变性。

2. 间质肺淀粉样变需与间质性肺炎鉴别·影像鉴别较为困难,对于具有系统性淀粉样变的患者,肺内表现似间质性肺疾病时,需要除外肺淀粉样变,前者小叶间隔增厚多合并微小结节影伴钙化,而且还可以融合成软组织密度的实变影。如果同时合并气管、支气管壁增厚伴钙化,对诊断肺淀粉样变有帮助。

(郭晓娟 杨旗 郭佑民)

参考文献

[1] Chen KT. Amyloidosis presenting in the respiratory tract [J]. Pathol Annu, 1989, 24, 1:253-273.

[2] Milani P, Basset M, Russo F, et al. The lung in amyloidosis [J]. Eur Respir Rev, 2017, 26:170046.

[3] BoydKing A, Sharma O, Stevenson K. Localized interstitial pulmonary amyloid: a case report and review of the literature [J]. Curr Opin Pulm Med, 2009, 15:517-520.

[4] Eder L, Zisman D, Wolf R, et al. Pulmonary hypertension and amyloidosis-an uncommon association: a case report and review of the literature [J]. J Gen Intern Med, 2007, 22:416-419.

[5] Dingli D, Utz JP, Gertz MA. Pulmonary hypertension in patients with amyloidosis [J]. Chest, 2001, 120:1735-1738.

[6] Grogg KL, Aubry MC, Vrana JA, et al. Nodular pulmonary amyloidosis is characterized by localized immunoglobulin deposition and is frequently associated with an indolent B-cell lymphoproliferative disorder [J]. Am J Surg Pathol, 2013, 37:406-412.

[7] Sheard S, Nicholson AG, Edmunds L, et al. Pulmonary light-chain deposition disease: CT and pathology findings in nine patients [J]. Clin Radiol, 2015, 70:515-522.

[8] Brandelik SC, Heussel CP, Kauczor HU, et al. CT features in amyloidosis of the respiratory system-Comprehensive analysis in a tertiary referral center cohort [J]. Eur J Radiol, 2020, 129:109123.

[9] Milani P, Basset M, Russo F, et al. The lung in amyloidosis [J]. Eur Respir Rev, 2017, 26:170046.

[10] Park MA, Padera RF, Belanger A, et al. 18F-Florbetapir binds specifically to myocardial light chain and transthyretin amyloid deposits: autoradiography study [J]. Circ Cardiovasc Imaging, 2015, 8:e002954.

第三节·肺泡微石症

肺泡微石症(pulmonary alveolar microlithiasis, PAM)是一种罕见的以钙磷酸盐沉积于肺泡壁为主要病理特征的常染色体隐性遗传性肺部疾病。

1686年由意大利学者首次报道,并于1933年由一名匈牙利病理学家将其命名为PAM,目前全世界报道病例有1000多例,日本、土耳其和印度是亚洲PAM患者的主要报道国,目前我国报道病例约为50例,35%~50%的患者为家族性发病。

男女发病率无明显差异;在散发性PAM患者中,男性发病率稍高于女性[1]。PAM发生于任何年龄患者,多数患者的发病年龄为20~30岁,35.8%的PAM患者于20岁前确诊,绝大部分患者于50岁前被确诊,但也有新生儿或80岁后发病确诊的患者[2]。

【发病机制与病理】

研究显示环境因素对PAM的发生有一定影响,但目前普遍认为,SLC34A2基因的突变是导致PAM发病的主要原因。当SLC34A2基因发生突变后,肺泡上皮细胞Npt2b转运蛋白功能的丧失,导致磷酸盐的转运出现异常,肺泡内磷酸盐水平增高并与钙形成复合物,形成片状结晶沉积于肺泡腔。

病理改变主要局限在肺部,但肺外脏器也可受累。胸膜表面呈细颗粒状;肺切面显示表面有砂砾,砂砾直径在50~5000μm;镜下呈现同心圆层状钙化结构,病程较长的患者由于肺泡内充满多种微脂斑片状炎症,肺泡结构发生弥漫性改变,间质也发生不同程度的纤维化[3]。

【临床表现】

PAM患者早期往往无明显的临床症状,多数患者是因体检影像学异常就诊后被确诊。病情进展缓慢,随着疾病的进展,PAM患者逐渐出现反复干咳、呼吸困难等症状,部分伴有胸痛、发绀、咯血等症状,全身表现为乏力、虚弱、纳差等,合并感染时会出现发热。晚期患者可并发肺动脉高压、肺源性心脏病、间质性肺纤维化等,最终死于呼吸衰竭。

PAM患者可伴发肥厚性肺性骨关节病、抗磷脂综合征、系统性红斑狼疮、银屑病、淋巴细胞性间质性肺炎、非霍奇金淋巴瘤等,但机制不详。

该病早期查体无特殊发现,晚期可见发绀及杵状指,并出现肺源性心脏病及心功能不全的相应表现。

【实验室检查】

1. 实验室检查·大多数PAM患者的血清磷酸盐、钙水平均正常;有研究结果显示PAM患者血清单核细胞趋化蛋白1、表面活性蛋白A、表面活性蛋白D升高,可作为PAM的潜在生物学标志物[4,5]。患者肺泡灌洗液中能找到典型层状结构的钙化微粒体。

2. 肺功能检查·在疾病早期通常是正常的;随着疾病的进展,患者可能会出现一氧化碳弥散能力降低和限制性通气功能障碍,后期可发展为混合性通气功能障碍[3]。

【影像学表现】

PAM患者的影像学与其病情的严重程度不匹配,即临床症状较影像学征象轻,称为临床-放射学分离。^{99m}Tc甲膦酸盐显像,可显示肺部弥漫性的放射性物质浓聚,对诊断有帮助。

1. X线表现·胸部X线表现为两肺透亮度减低,可见弥漫性微小砂砾状密度极高的钙化阴影,轮廓清楚。有时钙化影融合呈致密实变影,一般以中下肺野的内、中带为著(图35-3-1),外围尚可见稀疏的微小砂砾影。致密微小结石影可遮盖肺纹理、心缘及膈,使其显示不清呈消失征。

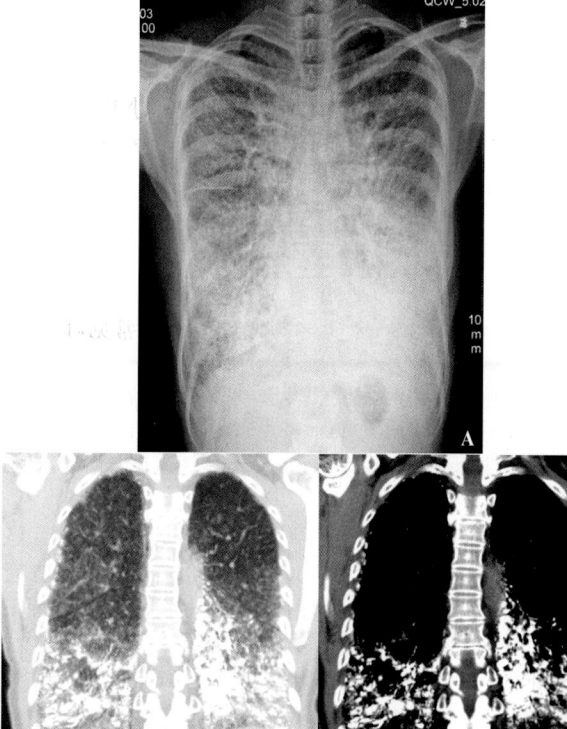

图35-3-1 男性,45岁。肺泡微石症

胸部正位片(A)显示两肺透亮度减低,中上肺可见弥漫性小砂砾状高密度钙化阴影,下肺钙化影融合呈致密实变影,肺纹理、心缘及膈显示不清;CT肺窗(B)及纵隔窗(C)显示两肺中上野可见弥漫性小结节影,边界清晰,下肺呈不均匀高密度实变影,内可见支气管气相,以内带为主;两肺胸膜下可见钙化结节影。

胸膜或心包有时在胸壁和肺内微石衬托之下,于肺实质和肋骨间出现细条状低密度阴影,呈黑边征(黑胸膜线),这是肺泡微石症较为特殊的X线征象。

HRCT主要表现为两肺弥漫分布自上而下逐渐增多的微小结节影,结节直径为0.5~3mm,以1.0mm为著,结节边缘锐利,可呈对称性或不对称分布,多在肺周边,纵隔及叶间裂等胸膜下区分布或沿支气管血管束分布,并可融合成片,病变肺野由上而下密度逐渐增浓,中下肺野呈磨玻璃影(图35-3-1),胸膜下可见小囊状影,部分患者可有铺路石样改变[6]。

一项对13例PAM患者胸部CT的分析研究结果显示,90%以上的患者可见胸膜下钙化结节和磨玻璃样改变,85%的患者可见胸膜下囊腔影,46%~70%的患者有胸膜下线状钙化影、小叶间隔线状钙化、铺路石样改变等[7]。

【诊断标准】

本病的诊断很大程度上得依赖于影像学检查。肺组织病理活检是确诊PAM的金标准。如PAM患者胸部CT存在典型表现,对于提示该病具有重要意义。对可疑PAM患者可进行 SLC34A2 基因突变检测。

【鉴别诊断】

1. 肺转移性钙化·是慢性肾功能不全伴有继发性甲状旁腺功能亢进症患者的长期并发症。实验室检查表现为高钙血症和/或高磷血症。肺部影像学主要表现为以上肺,外周分布为主的小叶中心结节,结节边界不清,密度浅淡,其内可伴/不伴钙化灶;还可表现为多段分布的磨玻璃影;与PAM分布及密度有明显不同。

2. 尘肺·患者有明确长期吸入粉尘病史,影像学表现主要为双上肺出现圆形小阴影,密度较高,双侧基本对称,以外侧更为明显,严重者或病程较长者,两肺可见密集阴影,并可形成块状纤维化;病变部位与PAM明显不同,结合病史有助于两者鉴别。

(郭晓娟　杨旗　郭佑民)

参考文献

[1] CasteUana G, Lamorgese V. Pulmonary alveolar microlithiasis. Wodd cases and review of the litemture [J]. Respiration, 2003, 70:549-555.

[2] Lauta VM. Pulmonary alveolar microlithiasis: anoverview of clinical and pathological features togetherwith possible thempies [J]. Respir Med, 2003, 97:1081-1085.

[3] 李树林,傅应云.肺泡微石症的发病机制与诊治研究进展[J].内科,2019, 14:567-569.

[4] Saito A, Nikolaidis NM, Amlal H, et al. Modeling pulmonary alveolar microlithiasis by epithelial deletion of the Npt2b sodium phosphate consorter reveals putative biomarkers and strategies for treatment [J]. SciTransl, 2015,7:313ral81.

[5] Takahashi H, chiba H, shimtori M, et al. Elevatedsemm surfactant protein A and D in pulmonary alveolarmicrolithiasis [J]. Respirology, 2006, 11:330-333.

[6] Ufuk F. Pulmonary Alveolar Microlithiasis [J]. Radiology, 2021, 298:567.

[7] Francisco FA, Rodrigues RS, BaITeto MM, et al. Can chest high-resolution computed tomography findings diagnose pulmonary alveolar micmlithiasis? [J]. RadiolBras, 2015, 48:205-210.

第四节·转移性钙化

转移性肺钙化(metastatic pulmonary calcification, MPC)是指正常肺组织中的钙质沉积,但不引起肺结构的损伤,血清磷酸钙的慢性升高是直接原因;常见于直接或间接导致高钙血症的疾病。

MPC是慢性肾功能不全伴有继发性甲状旁腺功能亢进症患者的长期并发症,而且甲状旁腺切除术不能阻止慢性肾功能不全患者行血液透析治疗后MPC的进展[1]。原发性甲状旁腺功能亢进症少见MPC。

此外20%~30%的骨髓瘤患者可发生MPC。MPC在慢性肾功能不全的患者中发病率较高,据报道,60%~75%的血液透析患者在尸检时发现MPC的组织学证据,但生前少有诊断,可能原因是常规X线片对MPC检出率低。

MPC的病因复杂,良恶性疾病均可发生;良性疾病包括慢性肾功能不全、原发性和继发性甲状旁腺功能亢进症、过量补充钙和维生素D、结节病、乳碱综合征、骨质疏松症和畸形性骨炎;肾或肝移植后,甚至心脏外科手术。

恶性疾病多见于转移瘤或多发性骨髓瘤、成骨性骨肉瘤、甲状旁腺癌,少数继发于白血病、淋巴瘤、乳腺癌、绒毛膜癌、恶性黑色素瘤和下咽鳞状细胞癌等,极少数有骨巨细胞瘤的肺转移钙化。

【发病机制与病理】

MPC的发生主要与高钙血症和/或高磷血症导致的磷酸钙产物增加有关。正常人的血钙水平约 $40 mg^2/dL$,当超过 $70 mg^2/dL$ 时发生MPC的概率明显增加。但游离氢离子的分泌是转移性钙化发生的重要局部因素,其创造了碱性环境,有利于钙盐沉积,肺、肾和胃是最常参与游离氢离子的分泌的器官。因此,肺是高钙血症患者MPC的主要部位之一。MPC或内脏钙化表现为无定形物质或微小晶体,此外还看到较少量的焦磷酸盐。

镜下MPC的特征是钙盐主要沉积在肺泡上皮基底膜中,对弹性组织具有特殊的亲和力。此外,也可以发生在肺泡毛细血管壁、支气管壁,以及细支气管和肺小动脉中层。钙质在苏木精-伊红染色上呈颗粒状、层状、线性和片状嗜碱性物质;肺泡间隔、小血管壁及支气管壁苏木精-染色强阳性是MPC的特征表现。

【临床表现】

MPC通常进展缓慢且通常无症状,罕见情况下出现急性呼吸功能不全,伴有类似于肺炎或肺水肿的快速进展的肺内影像学表现。钙化程度与患者的临床症状无明显相关[2]。肺内钙化广泛者可能无症状,而有钙化轻微或胸部X线片正常的患者可能有严重的呼吸系统症状。

查体一般无特殊表现,大多数为胸部影像学检查偶然发现。

【实验室检查】

1. 血液学检查·高钙和/或高磷血症,当人体钙磷乘积超过40 mg/dL时容易造成MPC。合并甲状旁腺功能亢进者,存在高水平的甲状旁腺激素和钙磷乘积[1]。

2. **肺功能检查**·即使X线片显示正常,患者也可表现为限制性通气障碍及弥散功能减低。肺活量与组织学病变严重程度呈负相关[2];患者常有低氧症状,并最终死于进行性呼吸衰竭。罕见情况下,可发生急性呼吸衰竭[3]。

【影像学表现】

X线平片检测对MPC的诊断价值不大。据报道,双能数字X线片在检测MPC方面比标准X线片更敏感和准确[2]。

通常是正常的,或者表现为片状或斑片状密度增高影,边界不清;也可以表现为散在的或簇状钙化结节或弥漫性间质性肺病改变。由于MPC患者的免疫功能受损,容易并发感染,因此诊断MPC时需要排除感染性疾病,但MPC肺内表现较为稳定。

X线片正常患者通过HRCT可检出60%的患者存在肺内钙化灶。MPC钙化多位于两肺上野。

MPC组织学表现为肺间质性疾病,但影像学上可有以下三种表现[4]。

(1) 多发或弥漫性钙化结节。

(2) 弥漫性或斑片状磨玻璃影或实变影(图35-4-1)。

(3) 按叶段分布的混合密度实变影。钙化影可表现为结节内或实变区的点状(图35-4-2)、环状或弥漫性小结节状高密度影,随访观察肺内钙化微结节可以随着时间的延长而逐步增多(图35-4-3);可累及整个结节或实变区域。

MPC一般不会出现树芽征和支气管壁增厚。很少观察到小叶间隔增厚。MPC最常见的征象为以外周分布为主的小叶中心结节,这些结节边界不清,密度浅淡,直径为3~10 mm,其内可伴/不伴钙化灶。还可表现为多段分布的磨玻璃影,少见情况下表现为按肺叶分布的实变影,空气支气管征罕见[2,5]。

除了肺内钙化灶外,CT还可能检出广泛的心肌钙化、支气管壁、小肺动脉、上腔静脉和甚至脊髓血管的钙化。肺和血管壁钙化对MPC的诊断价值较高,可缩小病因的鉴别诊断范围[6]。

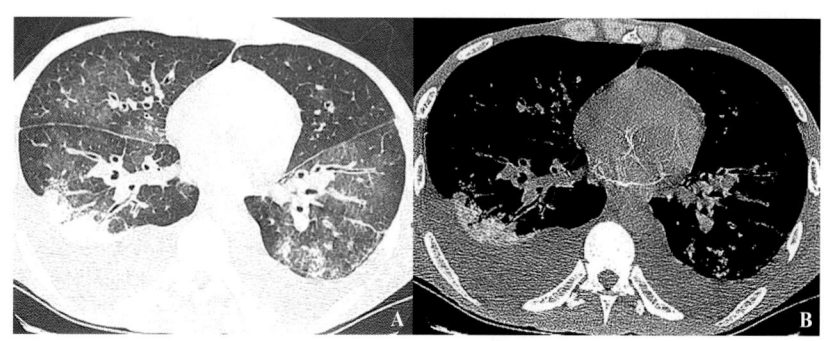

图35-4-1 男性,57岁。转移性钙化

肾衰竭,血液透析5年肾性骨病CT肺窗(A)显示两肺有大片状的磨玻璃影,右下肺有实变;纵隔窗(B)显示肺内有多发斑点状高密度,右下实变为磨砂样高密度,双侧胸膜腔少量积液。

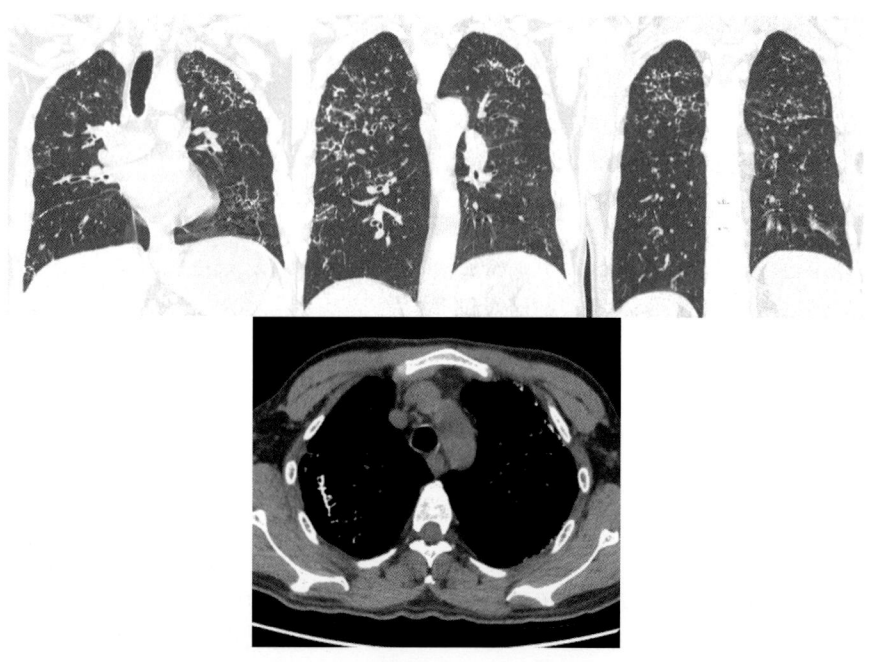

图35-4-2 男性,51岁。肺转移性钙化

慢性肾功能不全8年,肾性骨病。HRCT显示两肺多发散在小叶中心结节影,局部融合呈斑片状及条状实变影,内伴钙化,以上叶分布为主。

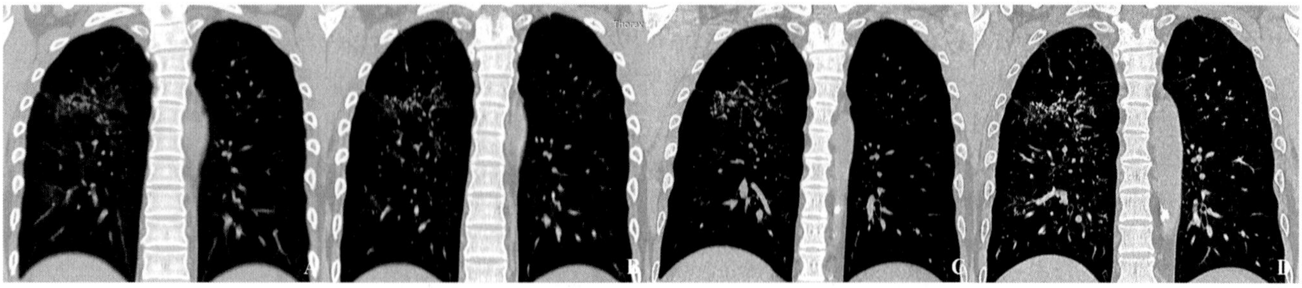

图35-4-3 男性,46岁。甲状旁腺功能亢进症肺内转移性钙化

CT检查(2013年)肺窗冠状位(A)右肺上叶和下叶有小斑片状磨玻璃影,上叶有点状高密度;CT检查(2015年)肺窗冠状位(B)右肺上叶和下叶有小斑片状磨玻璃影,点状钙化较前增多;CT检查(2017年2月和2017年12月)肺窗冠状位(C、D)右肺上叶和下叶有小斑片状磨玻璃影逐渐减少,而点状钙化较前逐渐增多。

MRI中钙化组织常表现为无信号或低信号影,但MPC的信号表现类似于脑内钙化灶,与肌肉组织相比,在T1WI序列呈高信号影,在T2WI序列呈稍高信号,且以T1WI序列信号增高为主要特征表现[7]。而肺内无钙质沉积的情况下,肺泡间隔的增厚主要由纤维组织增生引起,因此表现为T2WI序列上稍高信号,T1WI序列等低信号影。

^{99m}Tc-亚甲基二膦酸盐对MPC的诊断更为特异而且费用不高。表现为两肺对称性放射性物质的浓聚,MPC对放射性物质的摄取程度非常高,甚至会掩盖胸廓骨性结构的显示[2]。胃壁摄取对诊断MPC有意义,正常肾也会有摄取,因此需要结合肾功能。

【诊断标准】

(1)慢性肾功能不全患者或导致高钙血症的基础病因。

(2)当临床上出现长期慢性肾衰竭、透析病史,继发性甲状旁腺功能亢进症或导致高钙血症的基础病因,钙化有上肺分布优势并胸壁血管钙化,同时发现软组织、肾、胃等部位钙化支持MPC的诊断。

【鉴别诊断】

1. 以弥漫性小钙化结节影为主要表现的MPC需要与以下疾病鉴别。引起弥漫性肺内钙化小结节影的原因众多,良性疾病包括感染、慢性出血性疾病、职业病和特发性肺泡微石症等疾病。这些结节主要发生于肺结构受损的区域,病理上为营养不良性钙化;大多数这些患者有肺门及纵隔淋巴结钙化;微小的广泛微结节钙化是水痘肺炎的后遗症的表现。恶性疾病主要为肺转移瘤,包括成骨肉瘤、软骨肉瘤、产生黏蛋白的腺癌和甲状腺恶性肿瘤的肺转移病变。

2. 以肺实变影为主要表现的MPC需要与以下疾病鉴别。需要与肺泡微石症、胺碘酮中毒、肺滑石病、碘油栓塞和误吸或造影剂外渗鉴别。胺碘酮肺沉积表现为以外周分布为主的小叶间隔增厚、斑片状实变影、间质纤维化。碘油栓塞发生于经导管化疗栓塞术或淋巴管造影术后。肺泡微石症表现为两肺分布的、微小的、砂砾状钙化微结节,在病史较长的患者中结节可融合为实变影,伴有钙化的小叶间隔及胸膜下囊腔性病变。

(郭晓娟 杨旗 郭佑民)

参考文献

[1] 容朝晖,张文梅,徐凌.甲状旁腺切除术对慢性肾功能衰竭合并转移性肺钙化的影响一例并文献复习[J].中华结核和呼吸杂志,2021,44:972-976.

[2] Belém LC, Zanetti G, SouzaJr AS, et al. Metastatic pulmonary calcification: State-of-the-art review focused on imaging findings [J]. Respiratory Medicine, 2014,108:668-676.

[3] Liou JH, Cho LC, Hsu YH. Paraneoplastic hypercalcemia with metastatic calcification — clinicopathologic studies [J]. Kaohsiung J Med Sci, 2006, 22:85-88.

[4] Lingam RK, Teh J, Sharma A, Friedman E. Case report. Metastatic pulmonary calcification in renal failure: a new HRCT pattern [J]. Br J Radiol, 2002,75:74-77.

[5] Marchiori E, Souza AS Jr, Franquet T, et al. Diffuse high-attenuation pulmonary abnormalities: a pattern-oriented diagnostic approach on high resolution CT [J]. AJR, 2005,184:273-278.

[6] Kobayashi T, Satoh K, Ohkawa M. A case of ectopic pulmonary calcification appearing as diffuse ground-glass attenuation on HRCT [J]. Nihon Kokyuki Gakkai Zasshi, 2001,39:303-307.

[7] Hochhegger B, Marchiori E, Soares Souza Jr A, et al. Palermo MRI and CT findings of metastatic pulmonary calcification [J]. Br J Radiol, 2012, 85:e69-e72.

第五节·戈谢病

戈谢病(Gaucher disease,GD)是一种常染色体隐性遗传病,又称葡萄糖神经酰胺贮积病,1882年由法国医生Philippe Gaucher首次报道一名非白血病性脾大患者而得名。

戈谢病是一种罕见的常染色体隐性遗传病,也是溶酶体病贮积病中最常见的一种。它由溶酶体酶-葡萄糖脑苷脂酶缺乏引起。造成其底物葡萄糖脑苷脂在肝、脾、骨骼、肺、脑及眼部等器官的巨噬细胞溶酶体中贮积,形成戈谢细胞,临床上常出现肝脾大、骨痛、贫血、血小板下降、神经系统症状,也可出现其他系统受累表现。

普通人群中，GD 的发病率为 1/(40 000～60 000)的新生儿，但在德裔犹太新生儿中发生率可达到 1/800[1]。

依据神经系统受累与否，以及疾病进展速度，GD 分为 3 种类型。

1. Ⅰ型·非神经病变型，最常见，无原发性中枢神经系统受累表现。

2. Ⅱ型·急性神经病变型，内脏受累广泛且严重，起病早，患儿大多于 2 岁前死亡。

3. Ⅲ型·慢性神经病变型，其发病率较Ⅱ型高，常于儿童期发病，病情进展相对缓慢[2]。

肺部受累在所有 GD 表型中都很罕见，在 1448G(L444P)突变纯合子患者中似乎更常见，主要以间质性肺病及肺动脉高压为主要表现，后者在脾切除的女性患者中更为常见。

【发病机制与病理】

GD 常见的呼吸系统受累包括戈谢细胞在支气管、肺实质、肺泡腔及肺血管浸润，引起间质性肺疾病，肺实变影及肺动脉高压，主要见于Ⅲ型 GD。

肺外脏器受累后继发呼吸系统病变：常见于晚期-终末期肝病引起的肝肺综合征；中枢神经系统受累导致误吸引起吸入性肺炎、肺部感染等。

治疗相关性呼吸系统病变：如应用的异体干细胞移植、骨髓移植等，可能引起慢性移植物抗宿主病，从而出现闭塞性细支气管炎等移植相关呼吸系统疾病。

电镜下可见戈谢细胞浸润到肺泡腔内。在少数情况下，BALF 可见富含脂质的巨噬细胞[3]。

【临床表现】

GD 引起肺动脉高压或间质性肺疾病，临床起病隐匿，早期无明显临床症状，中晚期患者表现为咳嗽、活动后气短，伴有不同程度的低氧血症、发绀、肺部爆裂音、水肿等。

GD 相关性肝肺综合征，主要表现为体位性低氧血症、发绀，常有杵状指、水肿。继发感染则出现肺部相关感染的症状。

【实验室检查】

1. 一般检查·心电图、心脏彩色多普勒超声检查有助于早期发现及评估肺动脉高压。核医学 V/Q 扫描有助于明确患者是否存在肝肺综合征。

2. 免疫学检查

(1) β-葡萄糖苷酶(β-GBA)活性检测：患者外周血白细胞中 β-GBA 活性常降低至正常人活性 5% 以下。发病越早残留酶活性越低，成人临床症状轻的患者残留酶活性高，可高达正常均值的 30% 左右。

(2) β-半乳糖苷酶或鞘磷脂酶活性检测：该酶可作为参考酶同时进行检测。当 GD 与尼曼-皮克病在临床上难以区分时，可同时检测 β-GBA 和鞘磷脂酶。

3. 肺功能检查·GD 患者肺部受累主要表现为弥散功能下降，可伴有不同程度的限制性通气功能障碍，患者可伴有不同程度低氧血症。

【影像学表现】

早期肺内无明显异常发现。晚期双下肺可见网状影，网絮状影。继发肺动脉高压表现为中心肺动脉增粗，右心增大，肺动脉段饱满。

早期 HRCT 表现为局灶性磨玻璃影，随疾病进展发展为两肺病变，但很少形成网结节影，最终进展为小叶内及小叶间隔增厚[4]（图 35-5-1）。病变弥漫分布或主要累及肺下野。罕见情况发生肺出血[5]。

鉴于其肺内非特异性的表现，文献报道可能会低估肺小叶间隔增厚的发生概率。

GD 常伴有肋骨病变，髓外造血及肝脾大。

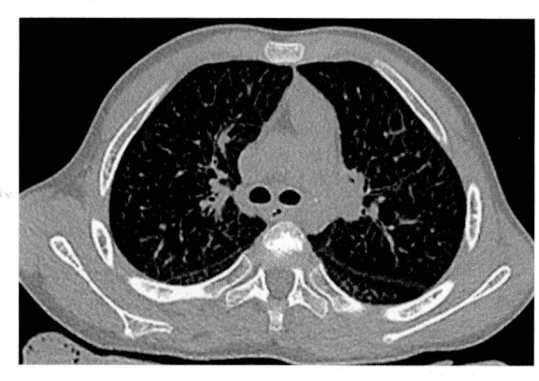

图 35-5-1　男性，11 岁。戈谢病

CT 肺窗显示两肺可见弥漫性小叶间隔增厚及斑片状磨玻璃影，肺动脉直径较同层面升主动脉增宽（该病例由北京儿童医院放射科提供）。

【诊断标准】

戈谢病发病率低、患者多系统受累、临床表现多样，全面的评估和诊治需多学科团队协作。GD 肺部受累的危险因素如下[6]。

(1) GD1(PH)。

(2) GD3 或更严重的 GD 表型(如 L483P)。

(3) 脾切除术(PH/HPS)。

(4) 肺功能受损，如存在 Gibbus/脊柱后凸。

(5) 妊娠(PH)。

(6) 女性(PH)。

(7) 巨大肝(HPS)。

(8) 临床诊断符合 GD，HRCT 证实肺内有病变或肺动脉高压的证据。

GD 确诊需要基因学检查证实：GBA 双等位基因变异。国人以 GBA 基因突变等位基因中 Leu483Pro(L444P)最为常见。

【鉴别诊断】

1. 肺泡蛋白沉积症·患者一般无明显症状，有症状者以气促表现多见。特发性 PAP 患者血清中可检测到抗 GM-CSF 自身免疫性抗体水平增高，HRCT 上表现为广泛的斑片状磨玻璃影和伴小叶间隔增厚，呈多边形，边界清楚，即铺路石征。患者无肺动脉高压及其他系统受累的表现。

2. 特发性间质性肺炎·患者早期无明显临床症状，晚期可出现劳力性呼吸困难，查体可见杵状指、发绀及下肺部爆裂音。该病一般进展缓慢，无其他系统受累的临床症状，胸部 HRCT 上表现为两肺下叶外带胸膜下及基底段磨玻璃影，伴小叶间隔增厚及扭曲变形，牵拉性支气管扩张，囊状影。本病为排除性诊断，需要排除系统性疾病、结缔组织病累及肺组织。

(郭晓娟　杨旗　郭佑民)

参考文献

[1] Stirnemann J, Belmatoug N, Camou F, et al. A review of gaucher disease pathophysiology, clinical presentation and treatments [J]. Int J Mol Sci, 2017,18:441.

[2] 张抒扬.戈谢病多学科诊疗专家共识(2020)[J].协和医学杂志,2020,11:682-697.

[3] Horowitz M, Elstein D, Zimran A, et al. New directions in Gaucher disease [J]. Hum Mutat, 2016,37:1121-1136.

[4] 史景云,费苛,孙鹏飞.胸部影像学[M].上海:上海科学技术出版社:2015.

[5] Vellodi A, Ashworth M, Finnegan N, et al. Pulmonary hemorrhage in type 3 Gaucher disease: a case report [J]. J Inherit Metab Dis, 2010,33:29-31.

[6] Ramaswami U, Mengel E, Berrah A, et al. Throwing a spotlight on under-recognized manifestations of Gaucher disease: pulmonary involvement, lymphadenopathy and Gaucheroma [J]. Mol Genet Metab, 2021,133:335-344.

第六节·尼曼-皮克病

尼曼-皮克病(Niemann-Pick disease,NPD)属于常染色体隐性遗传病,是由于鞘磷脂酶基因突变,引起溶酶体内神经鞘磷脂异常贮积在单核-巨噬细胞系统和其他系统所导致的一种罕见疾病。

NPD于1914年由Niemann首次报道,1922 Pick详细描述了其组织病理形态。NPD发病率为$(0.5\sim1.0)/10$万,多见于中东、西欧、北美等地区。亚洲人发病率低,近些年随着基因诊断技术的广泛开展,报道病例逐渐增多[1]。

1961年Crocker将NP分为4型:①A型为急性婴儿型,患儿重度肝脾大伴神经系统异常;②B型为青少年-成人型,仅内脏器官受累;③C型和D型临床特征相似,婴儿至成年人均有发病,临床表现多样,包括一系列神经精神症状,肝、脾和肺部病变。目前D型已不再是独立的疾病。

NPD C1型通常以肝脾大和严重的进行性神经功能障碍为临床特征,而累及肺部者并不多见,但NPD C2型患儿通常在婴儿期出现呼吸系统症状,主要表现为呼吸困难、发绀,引起肺部相应影像学改变[2]。

【发病机制与病理】

NPD C型是一种细胞内、外源性胆固醇和多种脂质转运异常性疾病,主要包括NPD C1和NPD C2型,前者是由于内涵体膜蛋白NPD C1基因突变所致,NPD C1基因位于染色体18q11-12;后者是由于染色体14q24.3的基因突变所致。

NPD C2蛋白以1:1的化学计量比直接结合胆固醇,通过蛋白质-膜相互作用的机制,在次级内涵体/溶酶体蛋白质形成的膜之间快速运输胆固醇,将胞内胆固醇转运至胞外,当胞内胆固醇稳态的调节机制障碍,胆固醇持续积累,溶酶体/次级内涵体不断增大,就形成典型的菲律宾染色阳性的泡沫状 Niemann-Pick 细胞,导致细胞死亡和器官损伤[3,4]。

镜下可见Niemann-Pick细胞浸润淋巴管、胸膜下间隙、肺泡壁和肺泡腔,表现类似内源性类脂性肺炎[5-6]。肺间质也可受累,但肺结构保留。

【临床表现】

据文献报道肺部受累的患者均表现为呼吸窘迫,大部分患者在婴幼儿期因肺衰竭死亡,少部分患者有反复严重的肺部感染症状。同时患者伴有贫血、肝脾大外,多数患者表现有神经系统症状,比如肌力下降、共济失调、智力障碍等。

【实验室检查】

1. **免疫学检查**·血浆代谢物胆甾醇-3β,5α,6β-三醇溶血磷脂鞘磷脂异构体和胆汁酸代谢物水平异常减低。骨髓穿刺可发现泡沫状Niemann-Pick细胞。

2. **肺功能检查**·常表现为限制性通气功能障碍及弥散功能障碍。胸部影像学病变受累程度与特征与肺功能损害没有明显的相关性[7,8]。

【影像学表现】

主要表现为以两肺下叶分布为主的网状或网结节状影,伴或不伴有Kerley B线。肺受累初期以基底段受累为主,后可进展为全肺受累。浸润最初可能仅累及基底部,后来发展为累及整个肺野。

HRCT的主要影像学征象为以下叶分布为主的弥漫性磨玻璃影、伴有轻度光滑的小叶间隔增厚和小叶内线影(图35-6-1),常不伴纵隔及肺门淋巴结增大,可见胸腺增大[9]。通常是多种肺部征象同时出现,铺路石征是NPD较为特征性的表现,但并非主要表现。

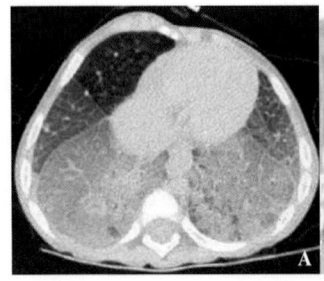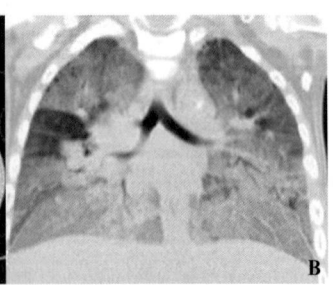

图35-6-1　女性,2岁8个月。尼曼-匹克病

CT肺窗(A)显示胸廓欠对称,两肺野透亮度欠对称,支气管血管束增多、模糊,两肺大片状磨玻璃影伴小叶间隔增厚,内可见斑片状实变影;冠状位(B)显示两肺弥漫性分布的磨玻璃影伴小叶间隔增厚,局部呈片状实变影,内可见支气管气相,肺门血管明显增粗,纵隔内及左腋下可见片状钙化影(该病例由北京儿童医院放射科提供)。

磨玻璃影可能主要分布于上肺野,小叶间隔增厚以下肺分布为主,同时伴有支气管血管束周围间质增厚与小叶内间隔增厚有关。偶尔可见肺小叶中心结节影、节段性肺不张和支气管扩张。

罕见情况下可出现肺内囊腔性病变混合于磨玻璃病变之内，发病机制可能是 Niemann-Pick 细胞迁移到细支气管腔，导致空气滞留[10]。另有报道部分患者可表现为以上肺分布为主的肺气肿征象及肺动脉高压和多发性肺动静脉瘘[11]。

【诊断标准】

儿童 NPD 的诊断主要依据第 9 版《诸福棠实用儿科学》提供的诊断标准，包括：

(1) 肝脾大。

(2) 有或无神经系统损害。

(3) 其他系统表现：眼底樱桃红斑，外周围血淋巴细胞和单核细胞质有空泡，胸部影像可见肺部呈粟粒样或网状浸润。

(4) 骨髓检查可找到泡沫细胞。

(5) 基因检测。

(6) 神经鞘磷脂酶活性测定，尿神经鞘磷脂排泄量减低，肝、脾或淋巴结活检证实。

其中骨髓检查、肝、脾或淋巴结活检、神经鞘磷脂酶测定是 NPD 主要的诊断方法，基因检测是诊断 NPD 的金标准。

【鉴别诊断】

1. 戈谢病·影像学表现两者均可出现肺内弥漫性磨玻璃影伴小叶间隔增厚，但是戈谢病导致的肺内网状影、蜂窝影及肺动脉高压较为显著。特异性 β-GBA 与神经鞘磷脂酶活力的检测，对诊断该类疾病具有决定性意义；此外透射电镜观察肝、脾、淋巴结中的戈谢细胞与 Niemann-Pick 细胞有助于诊断。

2. 以磨玻璃影伴小叶间隔增厚为主要表现疾病的鉴别·需结合临床与肺水肿、肺出血、肺泡蛋白沉积症、病毒性肺炎和非特异性间质性肺炎等鉴别。

（郭晓娟　杨旗　郭佑民）

参考文献

[1] Simonaro CM, Park JH, Eliyahu E, et al. Imprinting at the SMPD1 locus: implications for acid sphingomyelinase-deficient Niemann-Pick disease [J]. Am J Hum Genet, 2006, 78: 865 - 870.

[2] 毛春婷, 杨军, 时珺, 等. 尼曼-匹克病 C2 型一例报道并文献复习 [J]. 中国全科医学, 2021, 24: 367 - 370.

[3] Kwon HJ, Abi-Mosleh L, Wang ML, et al. Structure of N-terminal domain of NPC1 reveals distinct subdomains for binding and transfer of cholesterol [J]. Cell, 2009, 137: 1213 - 1224.

[4] Vanier MT. Complex lipid trafficking in Niemann-Pick disease type C [J]. J Inherit Metab Dis, 2015, 38: 187 - 199.

[5] Minai OA, Sullivan EJ, Stoller JK. Pulmonary involvement in Niemann-Pick disease: case report and literature review [J]. Respir Med, 2000, 94: 1241 - 1251.

[6] Ahuja J, Kanne JP, Meyer CA, et al. Histiocytic disorders of the chest: imaging findings [J]. Radiographics, 2015, 35: 357 - 370.

[7] Mendelson DS, Wasserstein MP, Desnick RJ, et al. Type B Niemann-Pick disease: findings at chest radiography, thin-section CT, and pulmonary function testing [J]. Radiology, 2006, 238: 339 - 345.

[8] Castañón Martínez R, Fernández-Velilla Peña M, González Montaño MV, et al. Lung affectation in an adult patient with Niemann-Pick disease, type B [J]. Arch Bronconeumol, 2012, 48: 213 - 215.

[9] von Ranke FM, Pereira Freitas HM, Mançano AD, et al. Pulmonary involvement in Niemann-Pick disease: a state-of-the-art review [J]. Lung, 2016, 194: 511 - 518.

[10] Baldi BG, Santana AN, Takagaki TY, et al. Lung cyst: an unusual manifestation of Niemann-Pick disease [J]. Respirology, 2009, 14: 134 - 136.

[11] Gülhan B, Ozçelik U, Gürakan F, et al. Different features of lung involvement in Niemann-Pick disease and Gaucher disease [J]. Respir Med, 2012, 106: 1278 - 1285.

第七节·Birt-Hogg-Dubé 综合征

Birt-Hogg-Dubé 综合征（BHD 综合征）是一种罕见的单基因常染色体显性遗传疾病，其特征是皮肤纤维毛囊瘤、肺囊状病变和肾肿瘤。

1977 年加拿大医生 Birt、Hogg 和 Dubé 报道了 1 例同时具有纤维毛囊瘤、毛盘瘤、软垂疣为特征的家系[1]，故命名为 BHD 综合征。我国江苏学者于 2008 年首次报道本病[2]。

【发病机制与病理】

BHD 综合征是由位于 17 号染色体短臂上的卵泡刺激激素（folliculin, FLCN）基因（即 FLCN，也称为 BHD 基因）突变引起，FLCN 是抑癌基因，发生突变后 mTOR 通路激活，导致一系列触发肿瘤形成的分子事件。已在 90% 受累家族中识别出患者的种系突变；虽然 FLCN 基因突变是诊断 BHD 综合征的金标准，但 7%～9% 的 BHD 综合征患者无法检测到基因突变。

BHD 的肺部病变的病理报道较少。Fabre 等学者报道，BHD 镜下可见胸膜下和支气管血管周围的穿孔性囊肿，囊肿壁由 CK7 和 TTF-1 阳性的正常或轻度增生的肺泡细胞排列，无炎症细胞的浸润和纤维弹性瘢痕，可分布在胸膜下或肺实质深部[3]。

皮损主要包括纤维毛囊瘤、毛盘瘤和软垂疣。肾肿瘤发生率为 12%～34%，平均发病年龄为 46～52 岁，最常见的组织学类型是以嫌色细胞瘤和嗜酸细胞瘤为特征的混合型嗜酸细胞瘤（50%），其次为显色细胞瘤、肾透明细胞瘤和肾嗜酸细胞瘤，大约 30% 的患者会发展为肾细胞癌。典型肾肿瘤表现为双侧、多发，通常生长缓慢，偶可见转移。

【临床表现】

1. 肺内症状·典型的 BHD 综合征可累及肺、肾和皮肤。但近年的报道显示亚洲患者中典型的肾和皮肤表现少见，最近的 Meta 分析显示中国人皮肤病变发生率为 18.1%，肾肿瘤仅占 3.6%[4]。

累及肺部的典型临床表现是气胸,首次发生气胸发病中位年龄为30~40岁,亚洲人气胸发生率高于欧美国家水平,中国人自发性气胸占71.0%,家族性气胸占84.7%。中国人群中BHD患者女性多见,男女比例为1∶1.6。

2. 肺外症状。典型的皮肤表现为纤维毛囊瘤、毛盘瘤、软垂疣;累及肾可出现血尿。

【实验室检查】

肺功能通常正常或仅表现为轻度气道阻塞。

【影像学表现】

胸部X线平片有助于发现气胸,但对显示肺内囊状影的敏感性较低。CT容易显示肺内病变,薄层CT和HRCT有助于发现肺内小囊状影。中国报道92.4%的BHD患者可见肺内多发囊状影,欧美国家报道为84%,日本报道中几乎所有患者均显示肺内多发囊状影。

囊肿通常分布于两下肺、纵隔旁及胸膜下(图35-7-1),数量从几个到数百个不等;囊肿大小不等,且大小变化很大,大多数直径为5~60mm,中国报道的最大直径为8.5cm[4],超过10cm者少见。

虽然大多数囊肿较小,但大囊肿(>2cm)经常并存,且胸膜下囊肿经常为大囊肿;形状不规则,可呈裂隙状,界清,壁薄;囊肿可有分隔,可呈气囊征,即囊性病变形状不规则,内部分隔环绕中央的支气管血管束(图35-7-2);纵隔胸膜下分布的大囊肿,可以压迫纵隔脂肪导致其表面凹陷[5]。

在吸烟人群中肺囊肿更为严重。病程中发生自发性气胸的患者与无自发性气胸的患者相比较,气胸阳性组患者诊断更早,肺功能FEV_1和VC显著降低,肺囊肿直径明显更大,最大囊肿更容易附着于胸膜,胸膜下大肺囊肿明显多于无气胸患者,且随病程病变进展。

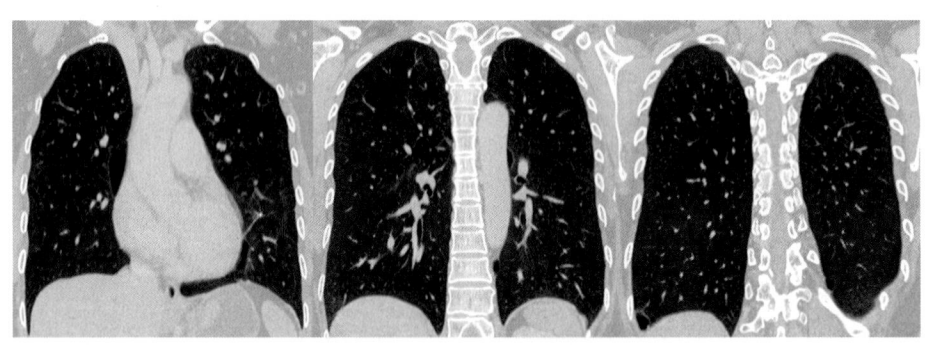

图35-7-1 女性,41岁。BHD综合征
反复气胸。CT肺窗显示纵隔旁、叶裂和膈上有多发的非圆形的薄壁囊性病变。病理证实为BHD。

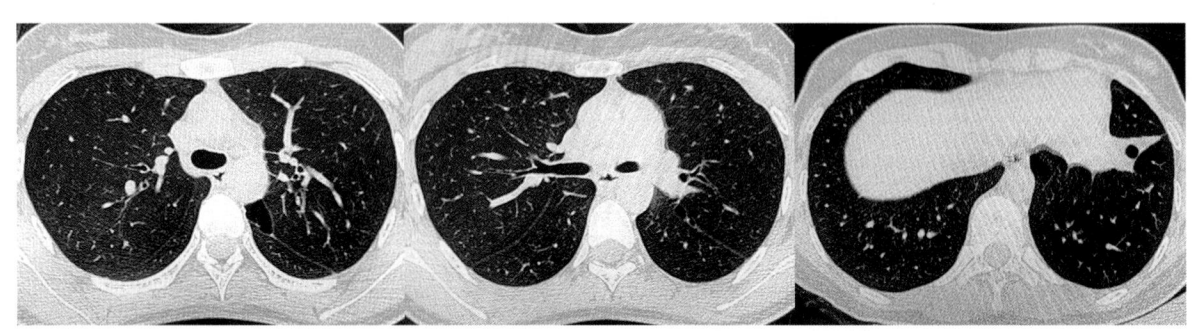

图35-7-2 女性,26岁。BHD综合征
CT肺窗轴位显示两肺多发薄壁囊腔,形态不规则,多呈纵隔旁胸膜下分布(该病例由北京市中医院呼吸科王玉光教授提供)。

【诊断标准】

年轻人以自发性气胸为表现的患者应怀疑BHD,特别是有气胸、皮损或肾肿瘤的个人或家族史的患者。目前尚无进行性加重的BHD综合征的病例报道,所以无需频繁复查肺功能和胸部CT。

诊断BHD综合征后均需要进行腹部MR检查,以排除肾肿瘤,按照指南进行腹部MR或增强CT筛查及随诊。

【鉴别诊断】

1. 淋巴管肌瘤病(LAM)。BHD患者的1级和2级亲属有气胸家族史;肺囊肿多位于双下肺靠近胸膜下,肺囊肿较大但数量少于LAM,直径大小差异较大,形状不规则,可呈裂隙状囊肿[7];BHD很少引起呼吸衰竭;弥散功能大致正常或轻度异常;VEGF-D可作为BHD和LAM的鉴别诊断参考依据,当其>800pg/mL时,可诊断为LAM。

2. 肺朗格汉斯细胞组织细胞增生症(PLCH)。常见于年轻的吸烟患者。肺囊肿形态不规则、怪异,可伴结节及空洞,病变主要分布于上肺,肋膈角一般不受累。

3. 淋巴细胞间质性肺炎(LIP)。最常见于干燥综合征、系统性红斑狼疮等患者。两肺薄壁囊肿,弥漫分布,以肺下叶及沿支气管血管束分布为主,常伴磨玻璃影、边界不清的小叶中心结节。

4. 淀粉样变性。原发于多发性骨髓瘤、巨球蛋白血症或继发于类风湿关节炎、肺结核等患者。肺部受累表现为结节、磨玻璃影、淋巴结肿大;肺囊肿罕见。

5. 轻链沉积症。多伴发于多发性骨髓瘤、巨球蛋白血症、干燥综合征患者，也可散发。肺部受累表现为多发结节、大小不等的肺囊肿，可伴纵隔淋巴结肿大。

6. 囊性肺转移。在极少数情况下，转移性癌症表现为弥漫性、散在分布的多个肺囊肿。囊性肺转移的原发性肿瘤可见于鳞状细胞癌，尤其是头颈部的鳞状细胞癌、血管肉瘤、子宫内膜间质肉瘤和肺、胃癌和结肠癌。原发性恶性肿瘤病史对于该诊断至关重要。

此外，肺原发性或转移性肿瘤经抗血管生成药物治疗后中心坏死也可以引起空洞，表现为两肺多发薄壁囊肿，可伴或不伴结节，囊肿可能破裂导致气胸。在囊性肺转移中，囊肿周围的可伴磨玻璃影，薄壁囊肿有时可见气液水平。囊性肺转移的肺囊肿在病程中通常体积可增大，壁可变厚，而BHD综合征的肺囊肿一般无进展。

（郭晓娟　杨旗　郭佑民）

参考文献

[1] Birt AR, Hogg GR, Dube WJ. Hereditary multiple fibrofolliculomas with trichodiscomas and acrochor-dons [J]. Arch Dermatol, 1977, 113: 1674-1677.

[2] Ren HZ, Zhu CC, Yang C, et al. Mutation analysis of the FLCN gene in Chinese patients with sporadic and familial isolated primary spontaneous pneumothorax [J]. Clin Genet, 2008, 74: 178-183.

[3] Fabre A, Borie R, Debray MP, et al. Distinguishing the histological and radiological features of cystic lung disease in Birt-Hogg-Dubé syndrome from those of tobacco-related spontaneous pneumothorax [J]. Histopathology, 2014, 64: 741-749.

[4] Hu X, Zhang G, Chen X, et al. Birt-Hogg-Dubé syndrome in Chinese patients: a literature review of 120 families [J]. Orphanet J Rare Dis, 2021, 16: 223-231.

[5] Park HJ, Chae EJ, Do KH, et al. Differentiation between lymphangioleiomyomatosis and Birt-Hogg-Dubé syndrome: analysis of pulmonary cysts on CT Images [J]. AJR, 2019, 212: 766-772.

第三十六章

结节病

结节病(Sarcoidosis)又称肉样瘤病,是一种累及全身多系统的非干酪性肉芽肿性病变,最常累及肺、纵隔及肺门淋巴结组织。在临床上,90%的患者有胸部的改变,20%~30%的患者有肺功能受损。

本病好发于20~40岁,女性多于男性[1]。该病转归不尽相同,约2/3的患者病情可自行消退,1/3患者病程慢性迁延,约20%的慢性病例可发展为肺间质纤维化。

本病病因不明,可能与遗传易感性及环境因素关系密切。人类白细胞抗原(human leukocyte antigen, HLA)及嗜乳脂蛋白样基因2(butyrophilin-like-2, BTNL2)特定位点的基因表型[2]可能在结节病的遗传易感性中起到一定作用。

环境因素方面[3],结节病的发生亦可能与结核杆菌、不典型分枝杆菌、带状疱疹等病毒、支原体及痤疮丙酸杆菌等病原体感染或各种有机粉尘、无机粉尘的吸入有关。

免疫功能紊乱在本病中扮演着重要角色,患者机体可能存在细胞免疫功能缺陷,各种免疫细胞与细胞因子与肉芽肿的形成密切相关。

【发病机制与病理】

结节病累及肺组织时,病理改变主要有3种:①非特异性间质性肺泡炎;②非干酪性肉芽肿;③肺间质纤维化。

本病早期病变为单核细胞浸润并伴有纤维细胞增生,是一种非特异性肺泡炎;进一步发展将形成肉芽肿[4],肉芽肿主要位于支气管、血管周围间质内及胸膜下、外周肺组织,表现为无干酪坏死的类上皮细胞结节,可相互融合。肉芽肿中心区主要成分为向心性排列的巨噬细胞或多核巨细胞,其中多核巨细胞内胞质内可见各种包涵体,如舒曼(Schaumann)小体或星状小体等;周边区则由淋巴细胞(多为T细胞)、单核胞及成纤维细胞组成,排列疏松。肉芽肿中央偶然可发生纤维素样坏死,发生率约为20%[5]。

晚期在肉芽肿周围可形成薄层纤维包膜,病变愈合及瘢痕化可引起蜂窝肺、肺大疱及肺空洞。

【临床表现】

肺结节患者临床表现整体缺乏特异性,且在不同患者中差异较大,包括无症状到进行性加重的肺部纤维化,甚至心脏受累引起的心源性猝死等一系列表现。

常见发热、咳嗽、呼吸困难及体力劳动受限等症状,但有1/3的患者无明显临床症状,仅在胸部放射学检查时偶然发现。90%患者累及肺部或胸部淋巴结,而肺外结节病则可累及皮肤、肝、眼部、肾、神经系统及肌肉骨骼系统等[6-9]。

洛夫格伦综合征(Löfgren's syndrome)及黑福特综合征(Heerfordt's syndrome)是比较特异的临床表现[1,10]。前者主要表现为发热、双侧肺门淋巴结肿大、踝关节肿胀及结节性红斑,诊断结节病特异性可达95%;后者又称为眼色素层腮腺炎,主要表现为发热、葡萄膜炎、腮腺炎,伴或不伴面神经麻痹。

【实验室检查】

1. Kveim-Siltzbach试验·是诊断结节病最具特异性的试验[11],结节病患者该项试验阳性率达90%以上,而健康人及其他病患者的假阳性率只占6.5%。疾病缓解时,此项指标可转为阴性。

Kveim-Siltzbach试验需要从患者脾或淋巴结采集组织后进行皮内注射,4~6周后对注射区皮肤进行活检,若观察到非干酪性肉芽肿形成,则视为阳性。

但是由于Kveim-Siltzbach试验操作不便,所以该试验并不常被临床采用。

2. 结核菌素试验·几乎所有活动期结节病患者对纯化蛋白衍生物均不表现出变应性[1],若结核菌素试验为阳性,则应考虑结节病以外的诊断。

3. 血清标志物·结节病常见的血清标志物包括血清淀粉样蛋白A(serum amyloid A, SAA)、可溶性白细胞介素2受体(soluble interleukin-2 receptor, sIL-2R)、溶菌酶、血管紧张素转换酶(angiotensin-converting enzyme, ACE)和糖蛋白KL-6等[12]。

60%的急性患者和10%的慢性患者ACE水平可升高。尽管ACE高于正常值上限的2倍在其他疾病中很少见,其敏感性和特异性有限(分别为60%和70%),没有明确的预后价值,对监测疾病活动没有作用。治疗后血清ACE水平可能下降[1,13]。

反复进行全身免疫抑制治疗或治疗时间超过1年的患者,1,25-二羟基维生素D水平可升高,10%~13%的患者可出现高钙血症,高钙尿的发生率是其3倍[14]。

碱性磷酸酶水平升高提示肝受累。肝功能检查异常的严重程度与结节病的纤维化程度和肉芽肿性炎症的广泛性显著相关[15]。

【影像学表现】

目前胸部 X 线片表现仍是 20 世纪 60 年代提出的结节病 Scadding 分期（见下述）的影像学依据，然而胸部 X 线平片由于结构重叠过多，在显示胸内淋巴结与肺内病灶方面价值有限。因此，对于初诊的、胸部 X 线平片上发现可疑结节病的患者需要行胸部 CT 检查。

据报道[16]，85%～95% 的结节病患者 X 线片异常，表现为双侧肺门淋巴结对称性肿大（图 36-1-1）及肺间质病变；而其所致肺间质病变的 X 线改变主要包括肺野透光度减低，局部呈磨玻璃样改变，双肺外围、胸膜下和支气管血管束的两侧可见粟粒状结节影分布（图 36-1-2～图 36-1-5），结节边缘不规则，发生肺纤维化时表现为肺纹理增粗扭曲呈网状，可伴有结节、肺大疱，甚至形成蜂窝肺。

根据 X 线片表现可将肺结节病分为 5 期。

0 期：肺部 X 线检查阴性。

Ⅰ 期：双侧肺门淋巴结肿大，伴或不伴纵隔淋巴结肿大，不伴有肺浸润（图 36-1-1）。

Ⅱ 期：双侧肺门淋巴结肿大，并伴有肺浸润（图 36-1-2～图 36-1-3）。

Ⅲ 期：肺门淋巴结肿大消失，仅表现为肺浸润（图 36-1-4）。

Ⅳ 期：肺间质纤维化（图 36-1-5）。

胸内纵隔、肺门等部位淋巴结肿大，是结节病常见的表现，增强扫描胸部 CT 可以准确地评估胸内淋巴结受累情况；HRCT 检查在显示肺间质受累状况方面较有优势[17]。

建议对初诊、疑诊结节病患者安排胸部增强 HRCT 检查，以详细评估呼吸系统影像学表现。有生育要求的年轻患者可考虑行低剂量胸部 CT 检查初筛、随诊[5,18]。

胸部 CT，尤其是 HRCT 对检测肺门纵隔淋巴结肿大相对较敏感，以隆突下、前、后纵隔区为著，现已成为检测和诊断肺结节病的有效方法，其主要表现有[16,19-21]：

1. **纵隔改变** · 98% 的患者表现为淋巴结肿大，约 97% 的患者胸部淋巴结受累是多部位的，平均受累部位数为 8，其中隆突下淋巴结受累约 98%，右肺门者 97%，左肺门者 87%，右气管旁者 80%。以往很多研究有时仅有肺门淋巴结增大，但很少只有纵隔淋巴结增大而无肺门淋巴结增大。

结节病的典型的 CT 表现是双侧肺门及纵隔淋巴结的对称性肿大（图 36-1-6），如果不对称，常以右侧肺门淋巴结肿大为主。肿大的淋巴结 CT 表现为大小一致，密度均匀，边缘清晰，一般不相互融合。结节病诊断后大约有 3% 的患者于确诊结节病后 5 年内淋巴结发生钙化，20% 于确诊后 10 年后发生钙化。

结节病淋巴结钙化多种多样，包括斑块状钙化、蛋壳状、点状及絮状钙化，其中蛋壳状钙化仅见于结节病和硅肺。增强后绝大部分表现为均匀强化，混合环形强化者较为少见。

患者多数患者淋巴结增大在 6～12 个月逐渐减小或恢复正常，少数可持续 2 年或 2 年以上。淋巴结消退后，肺门、纵隔可发生纤维化或有胸膜增厚的表现。

2. **肺部改变** · 结节病的肺部改变多数晚于肺门、纵隔淋巴结病变，或同时显示。常见的肺部改变有以下几种表现形式。

（1）肺组织浸润性改变：表现形式多样，通常与其病理改变相关联。在病变早期，非特异性间质性肺泡炎在 CT 上表现为斑片状阴影或磨玻璃样改变，肺实质可见云雾状的轻度密度增高影（图 36-1-7），其内的血管和支气管隐约可见。

（2）粟粒状结节：病变进一步发展所形成的非干酪性肉芽肿，在 CT 上表现为沿血管和支气管走行分布的粟粒状结节影（图 36-1-8），直径多为 1～5mm，边缘光滑；非干酪性肉芽肿也可位于肺外围、小叶间隔或斜裂附近的脏层胸膜下（图 36-1-9），表现为血管、支气管串珠状增粗及小叶间隔串珠状增厚。

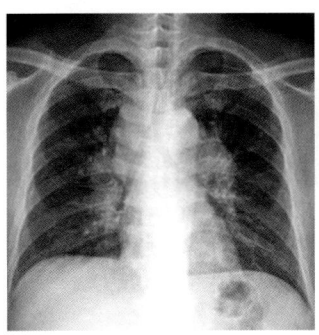

图 36-1-1　结节病Ⅰ期

胸部 X 线片显示两肺门对称性增大，右上纵隔增宽。

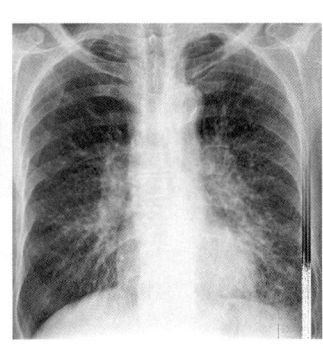

图 36-1-2　男性，51 岁。结节病Ⅱ期

胸部 X 线片显示双肺门增大，两肺广泛网状、索条状、点状影，沿肺门往外呈放射状分布。

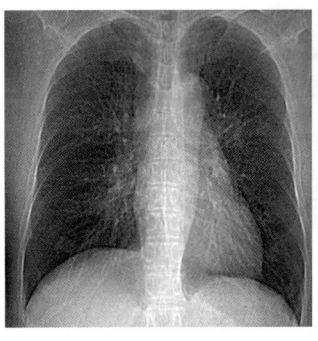

图 36-1-3　女性，61 岁。结节病Ⅱ期

胸部 X 线片显示肺野透光度减低，两肺广泛点状影，沿肺门往外呈放射状分布。

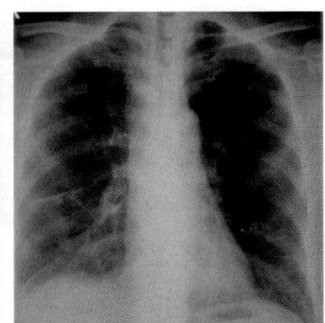

图 36-1-4　结节病Ⅲ期

胸部 X 线片显示右下肺片絮状影，双肺门无明显增大。

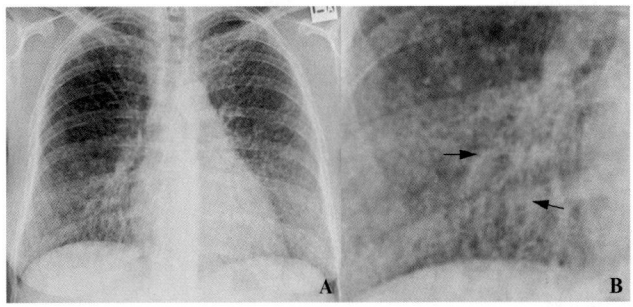

图 36-1-5　结节病Ⅳ期

胸部 X 线片(A)显示两肺网格状影，双肺门不大；局部放大(B)显示支气管扩张(箭)。

因此在 HRCT 上,结节病的肺内粟粒状结节影呈沿淋巴道分布,即支气管血管束、小叶中心、小叶间隔及胸膜面(图 36-1-10)。粟粒状结节影的分布通常呈两侧对称性,但也可呈以单侧为主(图 36-1-11)。

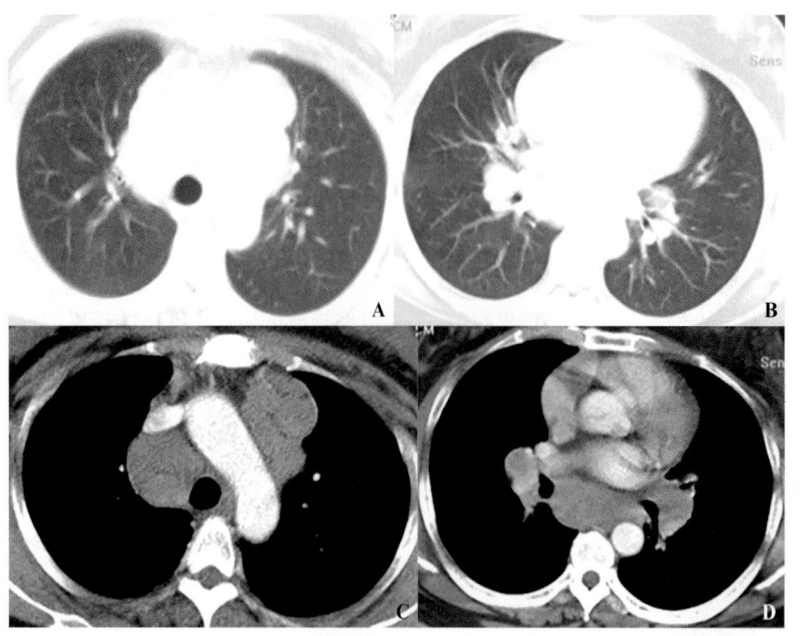

图 36-1-6 女性,44 岁。结节病 I 期

CT 肺窗(A、B)显示双肺野未见异常;增强 CT 扫描纵隔窗(C、D)显示两侧肺门淋巴结对称性增大,纵隔淋巴结增大。

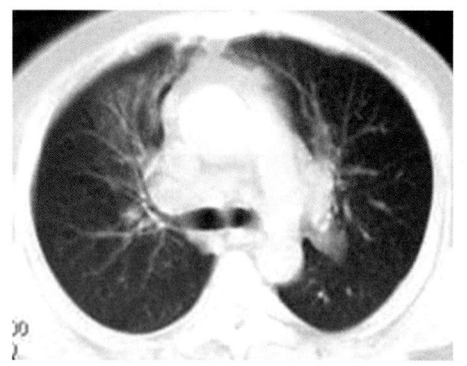

图 36-1-7 结节病 II 期

CT 肺窗显示气管分叉层面左肺门增大,右肺上叶前段可见斑片状磨玻璃影。

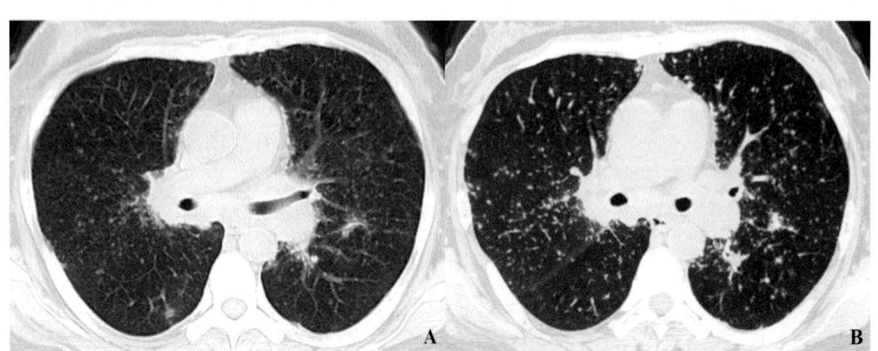

图 36-1-8 结节病 II 期

CT 肺窗(A)显示两肺广泛粟粒状阴影,左肺门增大,右中间支气管后壁增厚;HRCT(B)显示两肺广泛粟粒状阴影,主要沿血管支气管及胸膜分布。

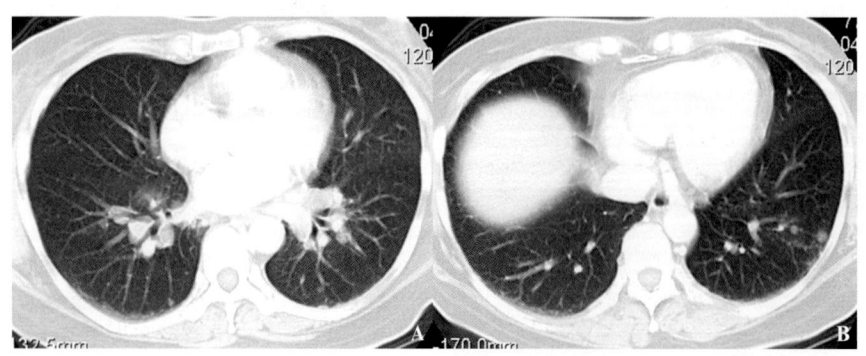

图 36-1-9 结节病 II 期

CT 肺窗显示两下肺门增大(A),左下叶胸膜下可见结节影(B)。

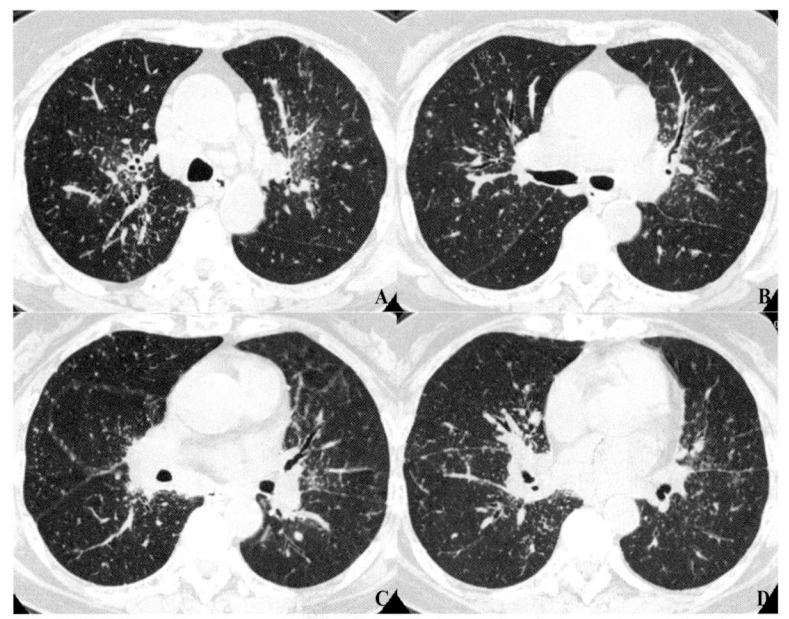

图 36-1-10　女性,61 岁。结节病Ⅱ期

与图 36-1-2 为同一患者。HRCT 显示两肺广泛粟粒状结节影,以肺门旁较明显,沿支气管血管束分布,两上肺门旁磨玻璃影(A),右水平裂及两侧斜裂胸膜可见多发小点状影(B~D)。

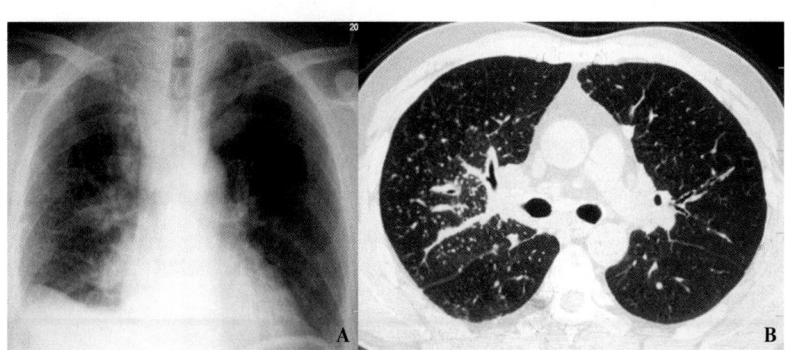

图 36-1-11　男性,52 岁。结节病Ⅱ期

胸部 X 线片(A)显示右上纵隔增宽,右肺门增大;HRCT(B)显示右肺内广泛粟粒状阴影,沿血管及胸膜分布,左肺内少许点状阴影。

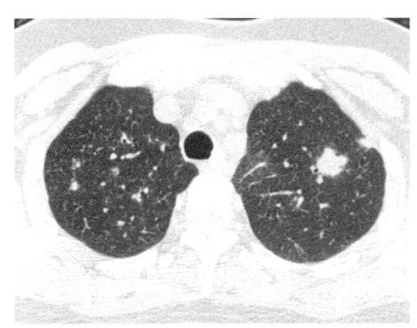

图 36-1-12　女性,46 岁。结节病Ⅱ期

HRCT 显示双肺可见多发大小不等形状不规则的小结节影,左肺上叶尖段结节可见分叶及短毛刺,病灶与支气管束关系密切。

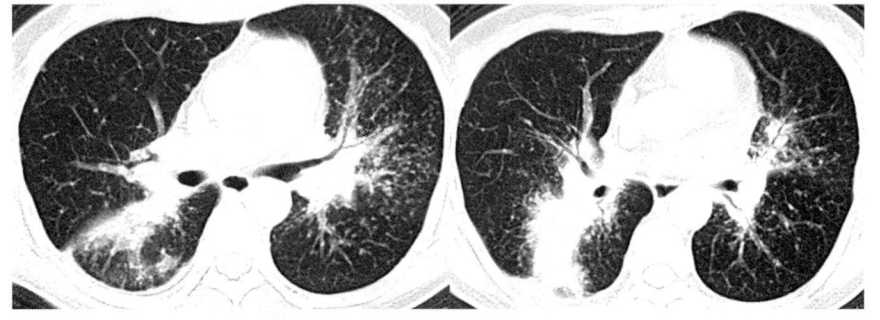

图 36-1-13　女性,57 岁。结节病Ⅲ期

两肺沿支气管分布的片状渗出影,边界不清,左肺中外带可见多发粟粒状结节影。

(3) 大结节、肿块及实变影:结节病肺内也可见小结节影,部分可发生融合形成较大结节,甚至肿块(图 36-1-12),结节边缘不规则,周围出现卫星征的概率要高于肺结核,病理上代表融合的融合性肉芽肿。结节病的肺结节好发于上、中叶,伴有淋巴结肿大。

(4) 实变影:47% 的患者可出现实变影,常见于急性发病期或结节融合所致,有时可伴发肺纤维化。此时实变影多分布于肺周围部,其中可见支气管充气征。如果斑片状阴影和结节影同时出现时,常提示活动性肺泡炎向肉芽肿过渡(图 36-1-13)。

(5) 纤维化表现：当磨玻璃影与管状支气管扩张或细支气管扩张同时存在时常提示肺内有轻度纤维化，多沿支气管血管束出现长的、不规则线影，交织成不规则网状结构，常代表肺内出现早期纤维化改变，是不可逆的。

病变晚期，小叶结构增粗、扭曲及网状致密影，肺门及斜裂移位、牵拉性支气管扩张，在肺边缘可见小气囊、肺大疱，甚至蜂窝肺（图36-1-14～图36-1-16）等不可逆变化，提示严重的肺纤维化改变。

由于细支气管受累程度不同，导致肺灌注不均，可出现马赛克征（图36-1-17）。严重上叶纤维化可致下叶代偿性肺

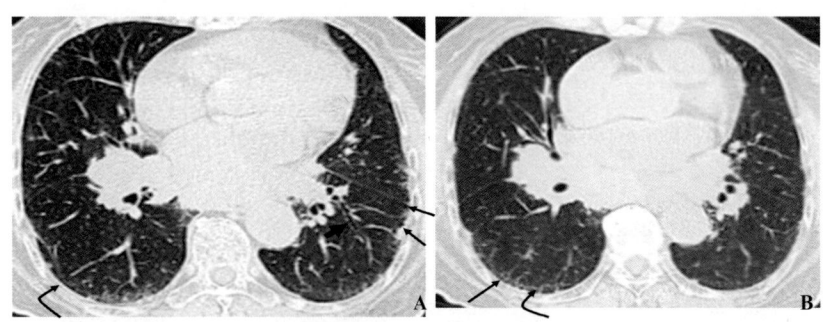

图36-1-14　结节病Ⅱ期
CT肺窗（A、B）显示两肺门对称性肿大，右下肺胸膜下可见多发为小气囊（长直箭）及胸膜下线（弯箭），左下支气管扩张（短直箭）。

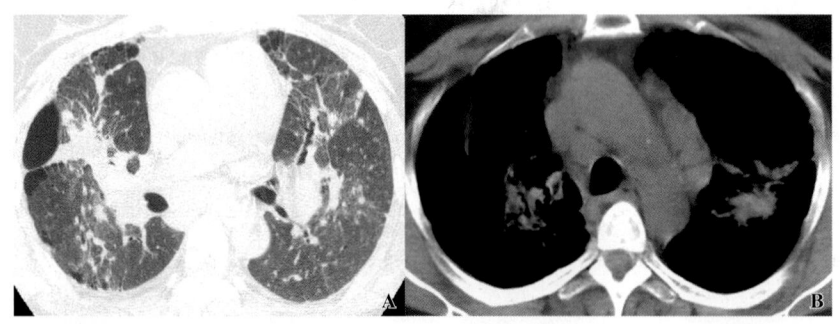

图36-1-15　结节病Ⅱ期
CT肺窗（A）显示两肺门对称性肿大，肺内多发结节，胸膜下可见大小不等气囊及肺大疱；纵隔窗（B）显示侧胸膜增厚，边缘凹凸不平。

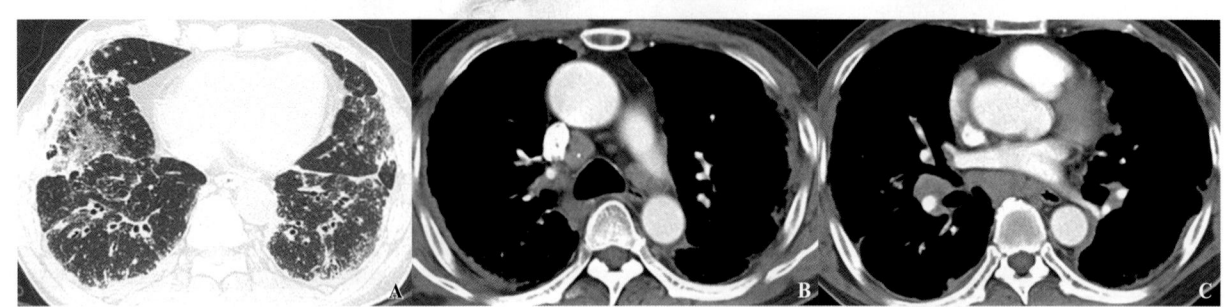

图36-1-16　男性，52岁。结节病Ⅱ期
HRCT肺窗（A）显示双肺下叶基底段支气管血管束增粗，走行扭曲，周围可见弥漫性分布的小结节影及磨玻璃影，小叶间隔增厚，部分支气管牵拉扩张，右肺胸膜下可见含气囊腔；增强CT（B、C）显示肺门及纵隔淋巴结肿大并均匀强化，双侧胸膜肥厚粘连，腔静脉旁淋巴结可见点状钙化。

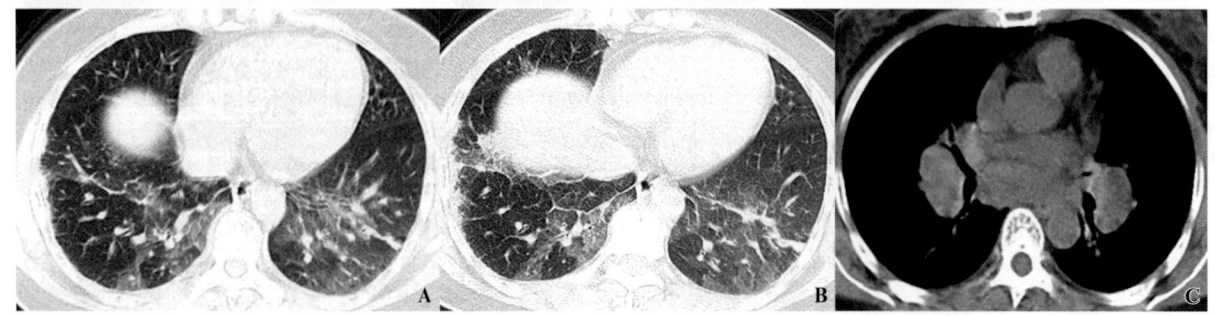

图36-1-17　结节病Ⅱ期
CT肺窗（A、B）显示双下肺透光度不均，呈马赛克征，小叶间隔扭曲增粗；纵隔窗（C）显示双肺门对称性肿大。

气肿。大支气管变形同小叶间隔变形一样,预示着肺容量减小。

3. 胸膜改变·胸膜浸润时,表现为胸腔积液(图36-1-18)、胸膜肥厚(图36-1-16)及胸膜钙化(图36-1-19),偶尔也会发生气胸。

4. 随访·影像学检查的异常发现不仅是肺结节诊断和分期的主要线索之一,还可为活检部位的确定提供准确的定位信息。此外,它还有助于跟踪观察,以判断疗效(图36-1-20和图36-1-21)。

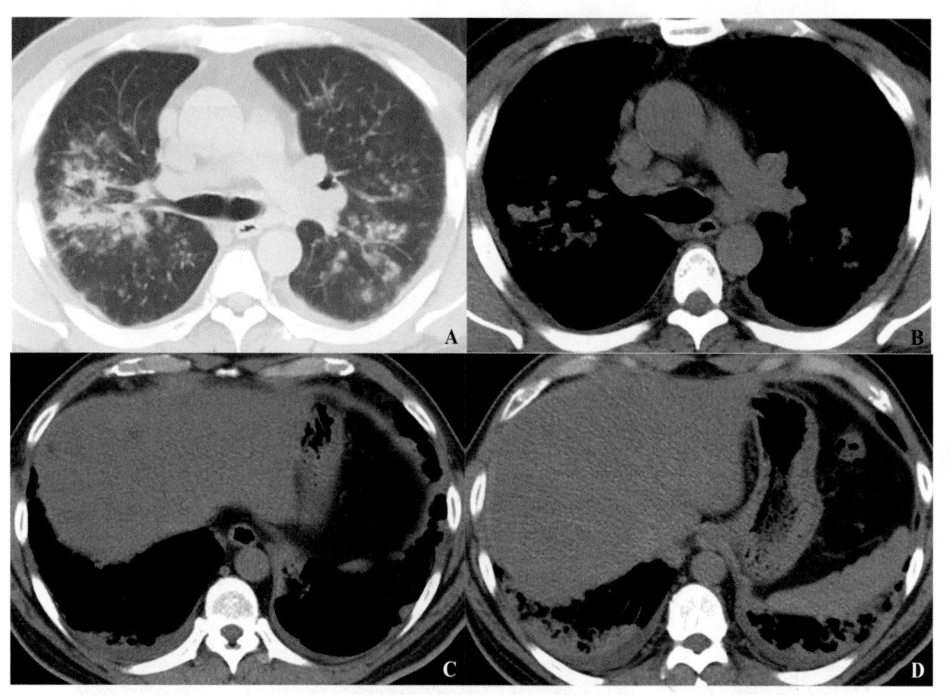

图36-1-18　结节病Ⅱ期

CT肺窗(A)显示双肺内多发结节及云絮状密度增高影;纵隔窗(B、C)示双侧胸膜增厚,边缘凹凸不平,双侧少量胸腔积液(C、D)。

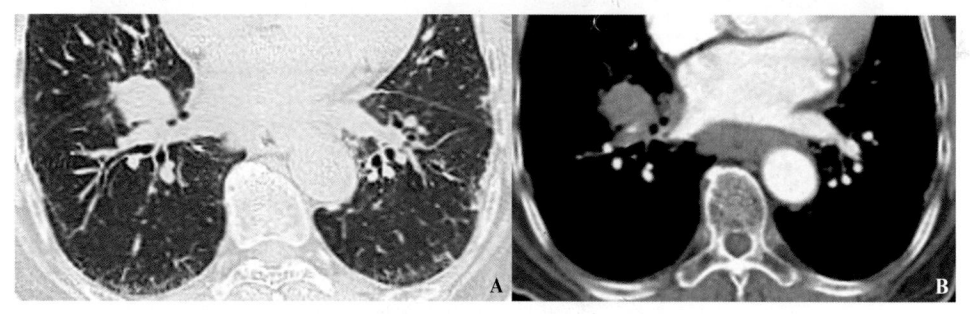

图36-1-19　结节病

CT肺窗(A)显示左侧胸膜边缘凹凸不平;纵隔窗(B)显示胸膜增厚,纵隔及肺门淋巴结肿大。

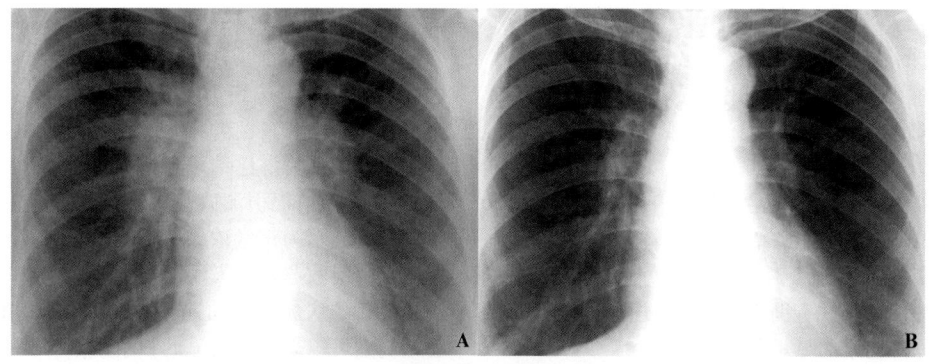

图36-1-20　女性,48岁。结节病

胸部X线片(A)显示两侧肺门对称性增大;经激素治疗后1年复查(B),两侧增大的肺门明显缩小。

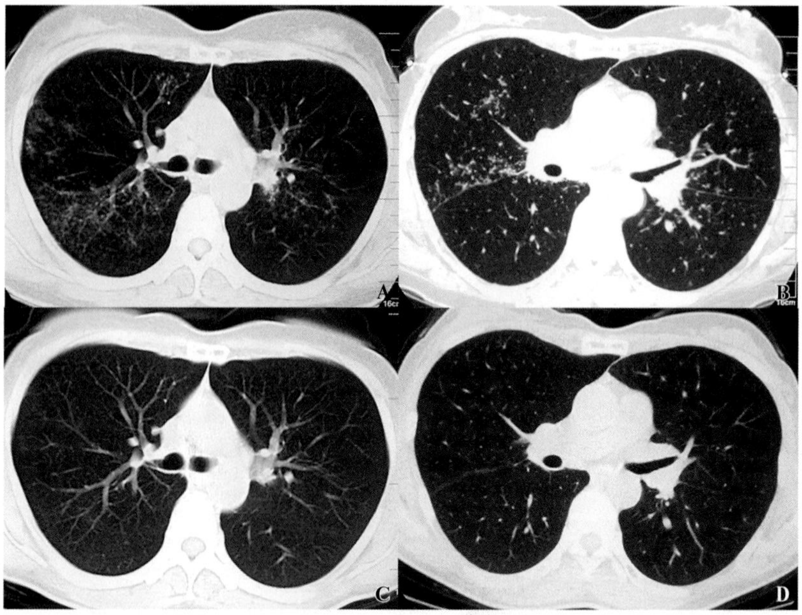

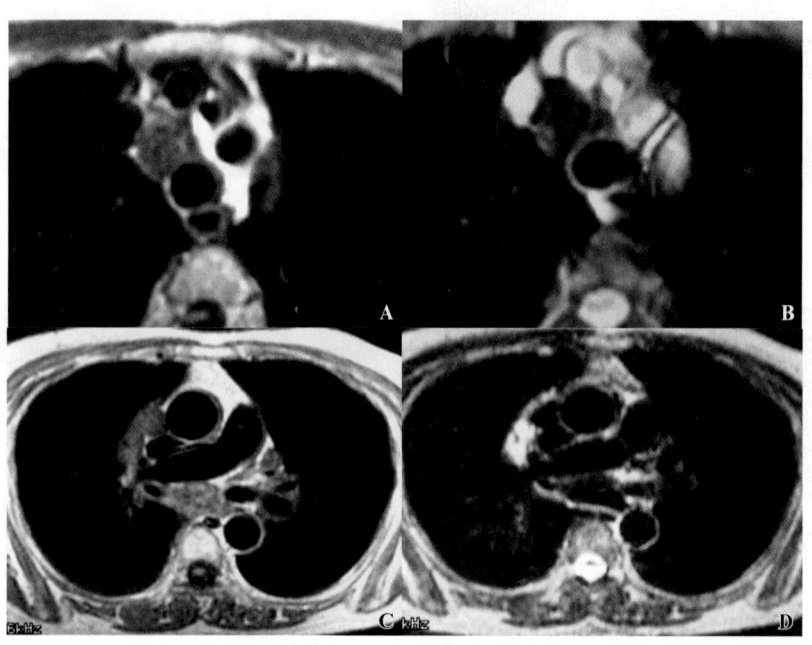

图 36-1-21　女性,50 岁。结节病Ⅱ期

常规 CT(A)和 HRCT(B)显示两肺多发小结节影,沿血管支气管及胸膜分布;经治疗后 2 年 3 个月复查,常规 CT(C)和 HRCT(D)显示原两肺多发小结节影基本消失。

图 36-1-22　女性,76 岁。结节病Ⅰ期

MRI 扫描,轴位 T1WI(A、C)显示气管右旁及隆突下淋巴结肿大,呈与胸壁肌肉相似的等信号;T2WI(B、D)显示淋巴结呈低信号。

MRI 有着良好的软组织分辨率及对比分辨率,且无辐射损伤风险,但在评估肺部病变方面作用较局限,因此在目前的国内外指南中,MRI 主要被推荐用于除外脑部、心脏及腹部受累情况[5,10]。

肺门和/或纵隔淋巴结肿大,边界清楚,信号均匀(图 36-1-22),肺内病变表现为多发性肺结节,伴血管支气管增粗或肺部斑片状影,当病变累及胸膜时,可表现为胸腔积液和/或胸膜增厚。与 CT 相比,MRI 有助于血管与淋巴结的分辨,利于肺门、纵隔及肺外淋巴结的显示。

由于 ^{18}F-FDG 可以被炎性或肉芽组织摄取,因此对以非干酪坏死上皮样肉芽肿为病理特点的结节病来讲,其对 FDG 的摄取率明显高于正常组织,在 ^{18}F-FDG 显像检查中,胸部病变阳性率几乎达到 100%。表现为肺门、纵隔及肺外淋巴结核素浓聚[22-24](图 36-1-23)。

典型表现为淋巴结多为结节样、对称性分布,无明显融合趋势,无区域淋巴引流改变的核素浓聚,当病变累及肺时,肺内病变也显示为核素浓聚(图 36-1-24)。与 CT 比较,病灶对核素的吸收与病灶大小无关,虽然受容积效应的影响,但由于结节病的病灶在活动期代谢极为活跃,在 CT 上不大的淋巴结仍然可以表现为明显的核素浓聚。因此,PET-CT 对肺结节的显示较单纯的 CT 敏感,有利于隐匿性病变的显示,为活检部位的选择提供帮助,对评估伴有肺间质纤维化的结节

病的活动性具有重要价值。

结节病常被误诊为肺癌伴淋巴结转移、结核和淋巴瘤。这是由于结节病的肺内病变表现多样,常被称为"超级模仿者",如果发现病变具有沿支气管、胸膜下走行的特点,且在PET-CT显像检测中也呈现核素浓聚的征象,加之淋巴结的对称性显示对本病的诊断具有提示意义。

PET-CT对于检出体内活动性病灶有着较高的敏感性,但检查费用高,特异性较低。因此,并不建议患者常规行PET-CT检查。

临床上,PET-CT常用于协助可疑孤立性心脏结节病、脑结节病的患者进行活检病灶的定位、评估Ⅳ期患者纤维化病灶内炎症水平及胸外活动性病灶的严重程度、评估复发性/难治性病例的治疗效果等[5,25,26]。

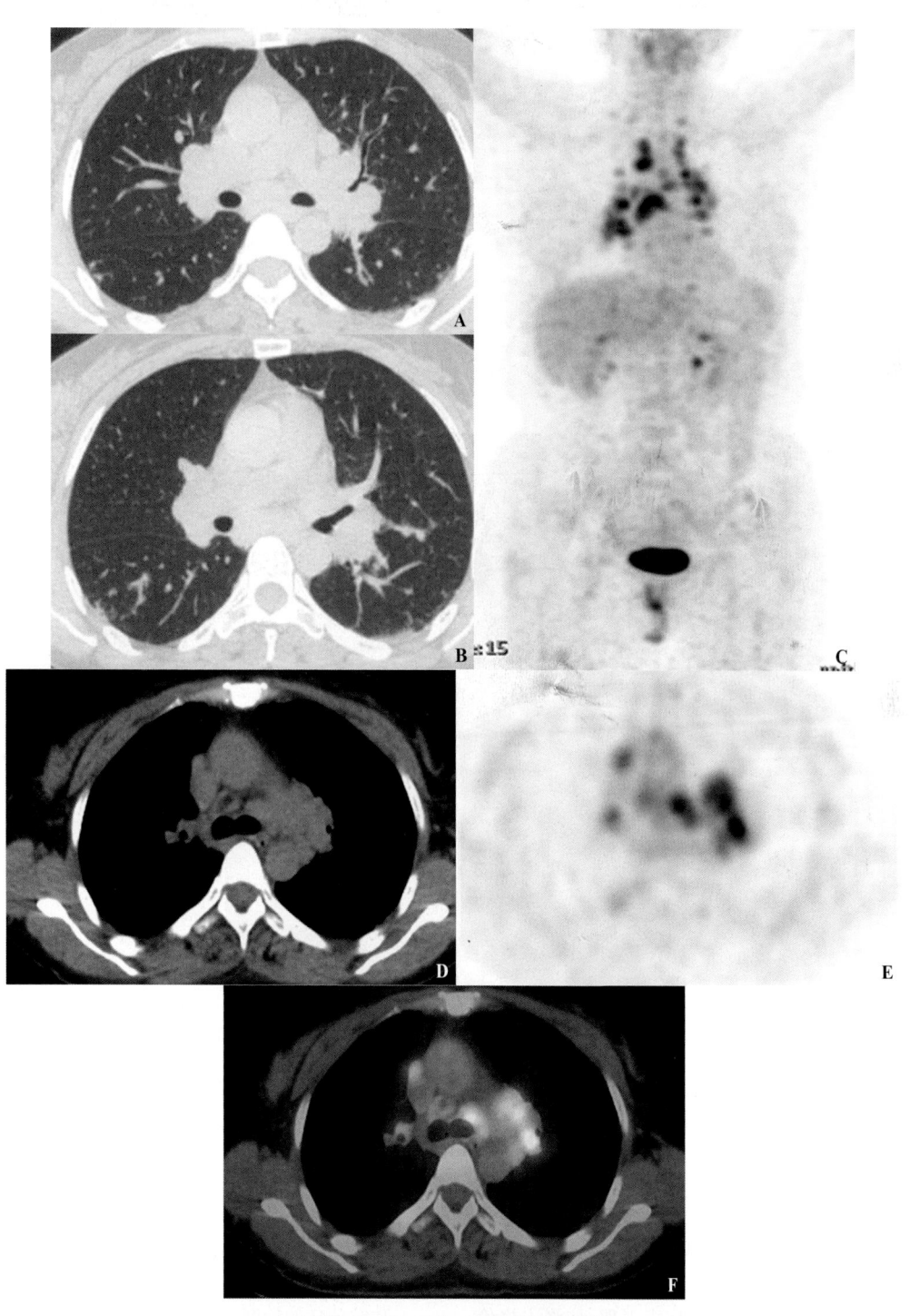

图36-1-23 女性,47岁。结节病Ⅱ期

CT肺窗(A、B)和纵隔窗(D)显示纵隔及肺门淋巴结肿大,双肺内多发微结节以胸膜下为著;^{18}F-FDG显像检查显示纵隔及双肺门多发淋巴结呈对称性分布(C)并核素代谢活性增高,图D同层核素(E)及同机CT融合图(F)显示淋巴结无融合。

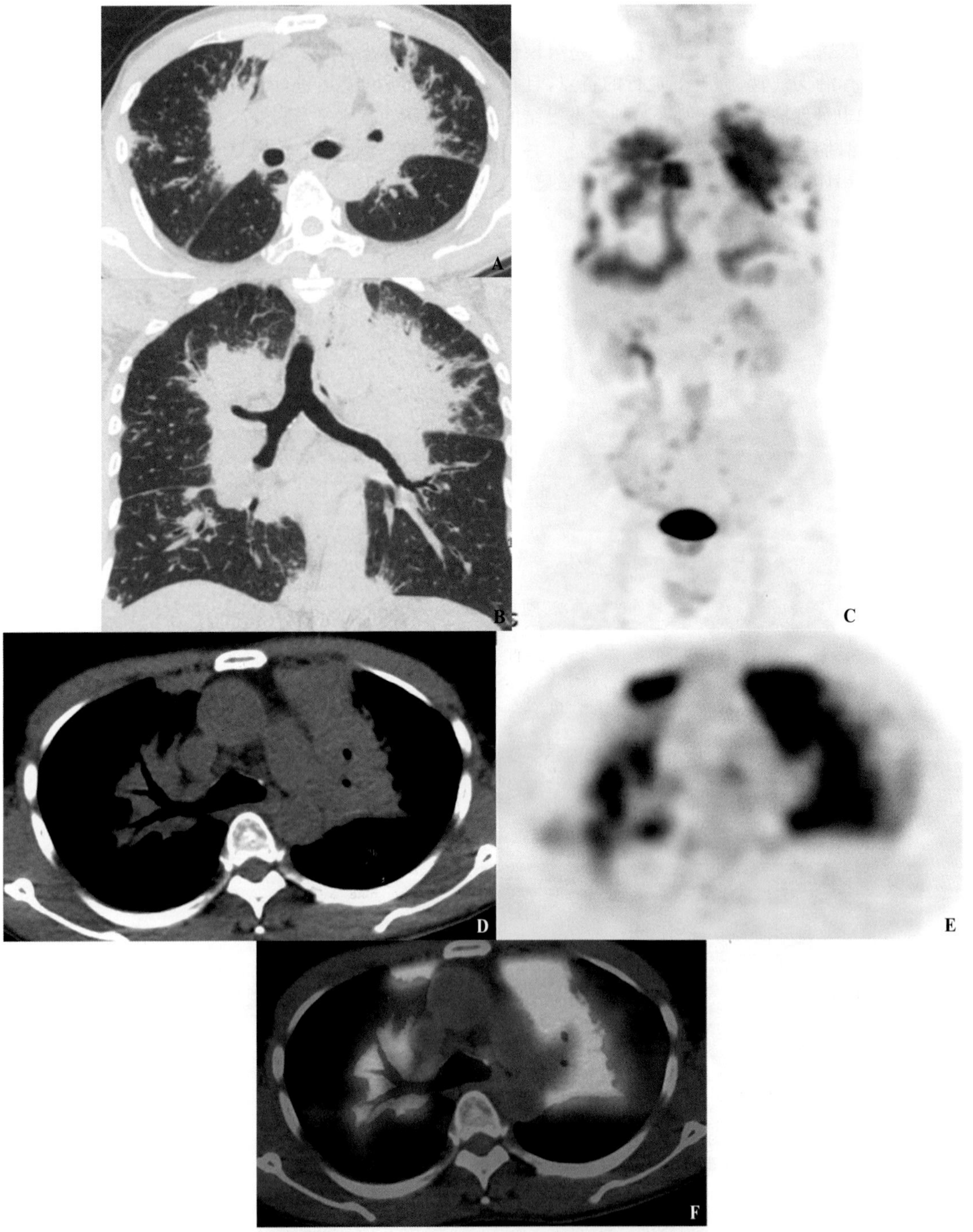

图 36-1-24 男性,48 岁。结节病 Ⅱ 期

CT 肺窗(A、B)和纵隔窗(D)显示双肺门、纵隔多发肿大淋巴结,沿支气管血管束分布片状影,胸膜下淡薄片絮状阴影;[18]F-FDG 显像检查显示双侧肺门、纵隔、腹腔多发肿大并代谢活性增高的淋巴结,肝内多发代谢活性增高灶(C),与 D 同层核素(E)及同级融合图(F)显示肺内渗出影也表现为核素浓聚。

【诊断标准】

目前国内外结节病的共识及指南均未提出明确的、统一的、客观的诊断标准[27],其诊断主要基于三个主要的方面进行考虑。

1. **临床表现**·当患者出现特异的临床表现,如洛夫格伦综合征或黑福特综合征时,可不进行活检,仅通过影像学密切随访明确诊断。

2. **病理学活检**·在一个或多个组织活检标本中发现非干酪性肉芽肿的病理学证据,是大部分病例确诊的必要条件。

3. 排除感染、异物、肿瘤等其他可引起肉芽肿的病变。尤其是首诊患者或临床表现不典型患者。

肺结节病的诊断需要涉及以下几个方面:①获取用于确诊的病理学证据;②全方位评估病变累及的范围与严重性;③评估病变活动性;④预估系统性糖皮质激素和/或免疫抑制剂等治疗方案是否必要,是否可令患者从中获益。

【鉴别诊断】

结节病需与转移性肺癌、淋巴瘤、肺结核等鉴别[28]。

1. **转移性肺癌** 结节影呈浸润性分布，多为圆形，边缘锐利，可出现在肺组织的任何部位。转移性肺门淋巴结肿大常为单侧性，即使为双侧，浸润性也往往不对称。

2. **淋巴瘤** 肿大的淋巴结主要局限在纵隔，呈进行性增大，一般为单侧，即使是双侧也多不对称。几乎不出现淋巴结钙化及肺内的粟粒状或斑片状阴影。对放疗或化疗敏感。

3. **肺门淋巴结结核** 好发于儿童，大部分为单侧肺门淋巴结肿大，或者两侧肿大但以一侧为著。肿大的淋巴结边界多不清，密度高而不均匀，常有完全性的淋巴结钙化。病理检查结核中心有干酪性坏死。

4. **硅肺** 淋巴结肿大不显著，并可伴有蛋壳状钙化；结节分布以上叶及后部多见，可发生钙化；后期可发生块状纤维化。

（刘辉　叶维涛）

参考文献

[1] O'Regan A, Berman JS. Sarcoidosis [J]. Annals of Internal Medicine, 2012, 156: ITC5-1, ITC5-2, ITC5-3, ITC5-4, ITC5-5, ITC5-6, ITC5-7, ITC5-8, ITC5-9, ITC5-10, ITC5-11, ITC5-12, ITC5-13, ITC5-14, ITC5-15, ITC5-16.

[2] Valeyre D, Prasse A, Nunes H, et al. Sarcoidosis [J]. Lancet, 2014, 383: 1155-1167.

[3] Judson MA. Environmental Risk Factors for Sarcoidosis [J]. Frontiers in Immunology, 2020, 11: 1340.

[4] Rosen Y. Four decades of necrotizing sarcoid granulomatosis: what do we know now? [J]. Archives of Pathology & Laboratory Medicine, 2015, 139: 252-262.

[5] 中华医学会呼吸病学分会间质性肺疾病学组,中国医师协会呼吸医师分会间质性肺疾病工作委员会.中国肺结节病诊断和治疗专家共识[J].中华结核和呼吸杂志, 2019, 42: 685-693.

[6] Arkema EV, Grunewald J, Kullberg S, et al. Sarcoidosis incidence and prevalence: a nationwide register-based assessment in Sweden [J]. The European Respiratory Journal, 2016, 48: 1690-1699.

[7] Baughman RP, Field S, Costabel U, et al. Sarcoidosis in America. Analysis Based on Health Care Use [J]. Annals of the American Thoracic Society, 2016, 13: 1244-1252.

[8] Park JE, Kim YS, Kang MJ, et al. Prevalence, incidence, and mortality of sarcoidosis in Korea, 2003-2015: A nationwide population-based study [J]. Respiratory Medicine, 2018, 144s: S28-S34.

[9] Ungprasert P, Carmona EM, Utz JP, et al. Epidemiology of Sarcoidosis 1946-2013: A Population-Based Study [J]. Mayo Clinic Proceedings, 2016, 91: 183-188.

[10] Crouser ED, Maier LA, Wilson KC, et al. Diagnosis and detection of sarcoidosis [J]. An Official American Thoracic Society Clinical Practice Guideline, 2020, 201: e26-e51.

[11] Reich JM. On the nature of sarcoidosis [J]. European Journal of Internal Medicine, 2012, 23: 105-109.

[12] Miyoshi S, Hamada H, Kadowaki T, et al. Comparative evaluation of serum markers in pulmonary sarcoidosis [J]. Chest, 2010, 137: 1391-1397.

[13] Vorselaars AD, van Moorsel CH, Zanen P, et al. ACE and sIL-2R correlate with lung function improvement in sarcoidosis during methotrexate therapy [J]. Respiratory Medicine, 2015, 109: 279-285.

[14] Kavathia D, Buckley JD, Rao D, et al. 25-dihydroxyvitamin D levels are associated with protracted treatment in sarcoidosis [J]. Respiratory Medicine, 2010, 104: 564-570.

[15] Cremers J, Drent M, Driessen A, et al. Liver-test abnormalities in sarcoidosis [J]. European Journal of Gastroenterology & Hepatology, 2012, 24: 17-24.

[16] Criado E, Sánchez M, Ramírez J, et al. Pulmonary sarcoidosis: typical and atypical manifestations at high-resolution CT with pathologic correlation [C]. Radiographics: a review publication of the Radiological Society of North America, 2010, 30: 1567-1586.

[17] Spagnolo P, Rossi G, Trisolini R, et al. Pulmonary sarcoidosis [J]. The Lancet Respiratory Medicine, 2018, 6: 389-402.

[18] 黄慧,徐作军.我国与国际结节病诊治指南的比较[J].中华结核和呼吸杂志, 2020, 43: 1009-1010.

[19] Park HJ, Jung JI, Chung MH, et al. Typical and atypical manifestations of intrathoracic sarcoidosis [J]. Korean Journal of Radiology, 2009, 10: 623-631.

[20] Spagnolo P, Sverzellati N, Wells AU, et al. Imaging aspects of the diagnosis of sarcoidosis [J]. European Radiology, 2014, 24: 807-816.

[21] Hawtin KE, Roddie ME, Mauri FA, et al. Pulmonary sarcoidosis: the 'Great Pretender' [J]. Clinical Radiology, 2010, 65: 642-650.

[22] Akaike G, Itani M. PET/CT in the diagnosis and workup of sarcoidosis: focus on atypical manifestations [J]. Radio Graphics, 2018, 38: 1536-1549.

[23] Maccarone MT. FDG-PET scan in sarcoidosis: clinical and imaging indications [J]. Current Medical Imaging Reviews, 2019, 15: 4-9.

[24] Tana C. FDG-PET imaging in sarcoidosis [J]. Current Medical Imaging Reviews, 2019, 15: 2-3.

[25] Baughman RP, Culver DA, Judson MA. A concise review of pulmonary sarcoidosis [J]. American Journal of Respiratory and Critical Care Medicine, 2011, 183: 573-581.

[26] Treglia G, Annunziata S, Sobic-Saranovic D, et al. The role of 18F-FDG-PET and PET/CT in patients with sarcoidosis: an updated evidence-based review [J]. Academic Radiology, 2014, 21: 675-684.

[27] 黄慧,孙宇新,徐作军.结节病的诊断和监测：美国胸科协会官方临床实用指南摘译[J].中华结核和呼吸杂志, 2020, 43: 1015-1022.

[28] Ganeshan D, Menias CO, Lubner MG, et al. Sarcoidosis from Head to Toe: What the radiologist needs to know [C]. Radiographics, 2018, 38: 1180-200.

第三十七章
职业相关性肺病

尘肺病是生产活动中持续吸入生产性粉尘而引起的一系列肺部疾病的总称。近年来，美国等发达国家的尘肺病发病率及死亡人数已大幅下降。但尘肺病仍是我国危害严重的一类职业病，2019年全国共报告各类职业病新病例19 428例，其中尘肺病15 898例，占82%。尘肺病的早期筛查、诊断对其防治尤为重要。

我国目前采用2015年的《职业性尘肺病的诊断标准》（GBZ 70—2015）作为诊断尘肺病的依据。本标准适用于国家颁布的《职业病分类和目录》中所列的各种尘肺病的诊断，即硅沉着病、煤工尘肺、石墨尘肺、炭黑尘肺、石棉肺、滑石尘肺、水泥尘肺、云母尘肺、陶工尘肺、铝尘肺、电焊工尘肺、铸工尘肺。此外，根据《职业性尘肺病的诊断标准》和《职业性尘肺病的病理诊断》（GBZ 25—2014），其他类型尘肺也可以按照职业性尘肺处理。

尘肺病发病较迟，早期症状隐匿。影像学检查作为尘肺病诊断的主要手段，对尘肺病的早期筛查、诊断及随访检测中发挥重要的作用。目前根据2015年的尘肺病国家诊断标准，仍然采用高千伏胸部X线摄影作为尘肺病主要诊断依据。但随着影像学技术的发展，数字化X线片摄影（digital radiography，DR）技术是目前尘肺病诊断的主要手段之一。

近年来CT和HRCT作为尘肺病诊断的有利补充检查手段，结合后处理技术，更加有助于尘肺患者早期发现肺部病变，对疑难病例做出鉴别诊断，尤其对石棉肺的辅助诊断中起关键作用[1]。此外，CT更适合用于尘肺及其合并症的诊断，尤其是尘肺病合并肺结核及肿瘤的鉴别[2]，这对改善尘肺患者意义重大。

第一节·硅沉着病

硅沉着病，即硅肺，是长期吸入可吸入性二氧化硅（SiO_2）结晶微粒所致的肺弥漫性疾病，是目前全世界最常见的职业性肺病之一。而且随着时间的推移，即使没有持续的SiO_2的暴露，结节会融合并牵引周围的肺组织，由外带向内带移行并形成更大的团块影，即进行性大块状性纤维化（progressive massive fibrosis，PMF），提示疾病的进展，患者预后不良。主要是由于PMF导致肺结构的破坏，影响肺组织气体交换功能，并导致肺动脉高压和右心损伤。

采矿、采石、石料、铸造业工人，陶瓷和建筑业已被充分证明有患SiO_2相关肺病的风险。目前与建筑业密切相关的人工大理石导致的硅肺的发病率越来越高。其致病因素为SiO_2和其他结合剂的混合物，因此临床及影像学表现不同于经典的硅肺，需要引起临床的重视。

【发病机制与病理】

当SiO_2经呼吸道进入肺内时，直径小于10 μm的小结晶会滞留在终末呼吸道引起硅肺；多数的硅肺病例为数十年低剂量吸入RCS后发展而成。

早期硅结节是由巨噬细胞吞噬了含硅粉尘后并局灶性积聚而成；随着病情进一步发展，形成由成纤维细胞、纤维细胞及胶原纤维构成的纤维性结节。

少数情况下，短时间大量暴露也可能导致疾病。主要因为小气道中RCS积聚，引发吞噬SiO_2结晶的巨噬细胞释放氧自由基对肺组织造成急性损伤。

【临床表现】

硅肺患者在早期一般可无症状或症状不明显，随病变发展，症状明显，主要表现为咳嗽、咳痰。40%~60%的患者有针刺样胸痛。可有胸闷、气短，病变广泛和进展快，则胸闷、气短加剧。

【实验室检查】

1. **体液学检查**·早期患者血尿常规均无明显异常。晚期患者血沉可加快。血清黏蛋白、免疫球蛋白、铜蓝蛋白及尿羟脯氨酸等常有增高趋势,但并非特异性指标。

2. 肺功能检查·早期无并发症的硅肺患者肺功能检查多正常。随着病变进展肺顺应性降低,可出现限制性通气障碍。肺功能障碍程度与病变程度相一致。

一般Ⅰ期硅肺患者肺活量较正常人降低10%~20%,Ⅱ期患者降低20%~30%,Ⅲ期患者降低30%~50%。当肺纤维化时,尤其是出现进行性大块纤维化时,肺一氧化碳弥散功能可明显下降,出现低氧血症[3]。

【影像学表现】

胸部X线早期表现为肺纹理增粗,逐渐延伸至肺野外带,形成纤细的网状影。肺门影可增浓增大。当硅结节直径>2mm时,X线片上能清楚地显示,结节致密,边界清楚,散在分布于两肺,以上肺和背侧肺野为主。随病变进展,硅结节逐渐增大、增多,并相互融合呈团块状,多呈翼状或腊肠状对称分布在两肺锁骨下区,也称八字形,为硅肺的特征性表现[4]。

CT对于检出小结节的敏感度明显优于X线。能谱CT的有效原子序数值与能谱曲线斜率均有助于对肺结核与硅肺的结节进行鉴别诊断,尤其SiO₂(H₂O)基物质对结节密度的判断价值更高[5]。随着石材种类的不同,其具有不同的影像学特点,归纳起来可以分为以下几种类型[6]。

1. 经典硅肺·早期CT表现为小结节,随着病情的进展矽结节逐步增大、融合,形成纤维斑块,表现为宽条、圆形或椭圆形阴影,密度较高,内可见斑点状或蛋壳状钙化,部分纤维斑块可出现空洞,空洞影常提示合并感染的概率增加;硅结节周围常伴纤维索条、牵拉性支气管扩张、肺气肿、蜂窝影(图37-1-1)。

纵隔及肺门淋巴结肿大常见,CT上可见肿大淋巴结密度较高,与硅结节密度相似。胸膜改变多见于复杂型硅肺,主要是由于淋巴液逆流累及胸膜,引起胸膜局限性或广泛性增厚,胸腔积液较少见。硅肺晚期患者肺内常见增厚的胸膜呈条带状伸入肺内,合并钙化斑亦常见。

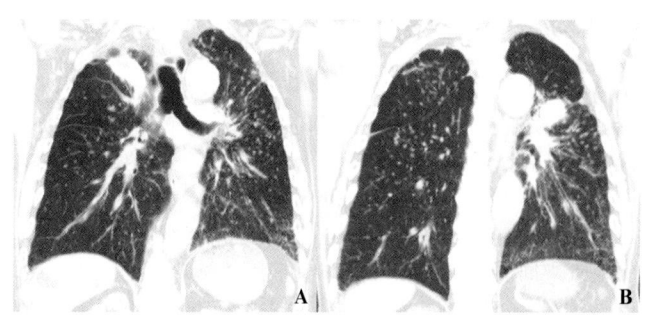

图37-1-1 男性,79岁。Ⅲ期硅肺

从事粉尘隧道开采工作30多年。CT肺窗显示两肺弥漫分布的小结节影,边界清晰,密度较高,以双上肺为主,右肺上叶尖段及左肺门区可见团片影,伴索条影及肺气肿,两肺下叶可见小叶间隔增厚及磨玻璃影、囊腔影(A、B)。

2. 急性硅肺·影像学表现为两肺广泛的磨玻璃影,可伴有程度不等的实变影和小叶中心结节影及铺路石征象(图37-1-2)。随访发现磨玻璃影可持续存在或不同程度吸收。

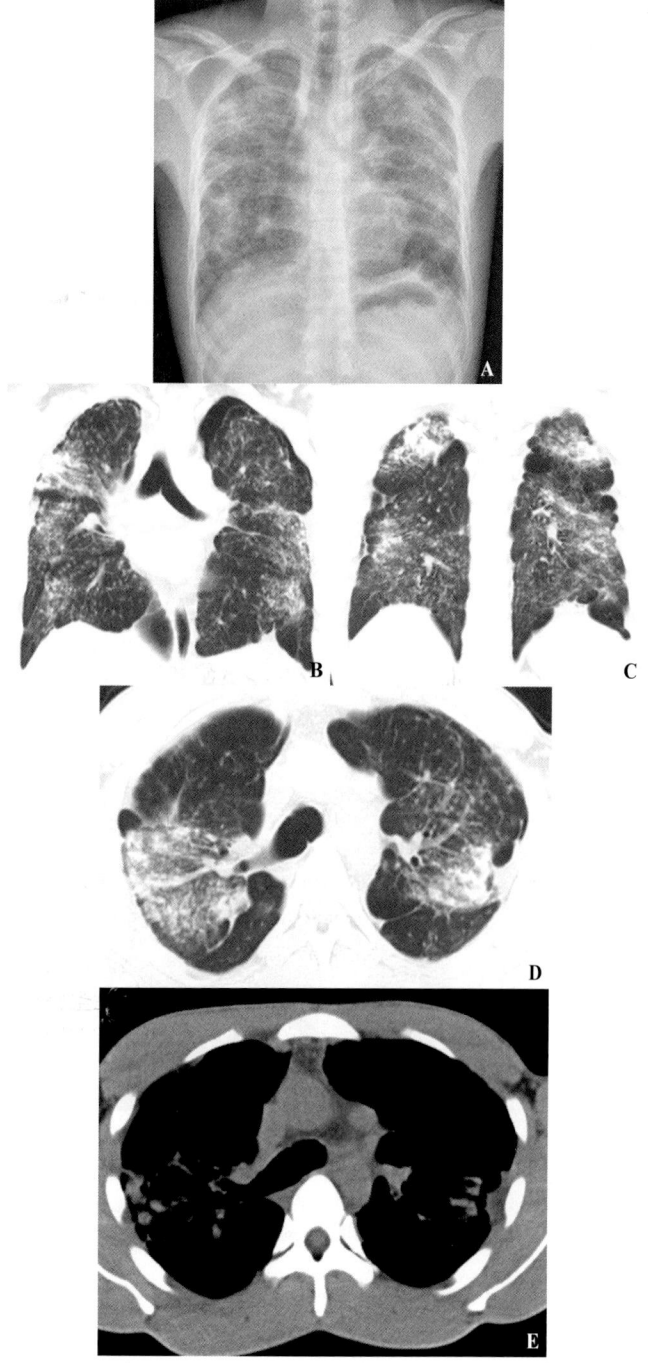

图37-1-2 男性,29岁。急性硅肺

大理石切割工9个月。胸部X线片(A)显示两肺弥漫絮状密度增高影及小结节影,两肺外带多发散在斑片状实变影;CT肺窗(B~D)显示两肺弥漫性分布的小叶中心结节影、磨玻璃影及斑片状实变影,以上肺为著,双侧胸膜不规则增厚并胸膜下肺气肿形成;纵隔窗(E)显示5区淋巴结增大,无明显钙化。

3. 单纯性硅肺·患者在粉尘暴露10~20年后发展而成,通常没有任何症状。该型硅肺的影像学特征表现为直径在2~5mm的小叶中心结节影,部分结节以胸膜下或沿支气管血管束的淋巴道分布为主,其内可间杂实性或磨玻璃结节,部分结节可伴钙化;以上肺背侧分布为主,冠状位重建有助于病变的观察。

大约超过10%的该型患者同时伴有间质性肺疾病,主要为UIP型。

4. **复杂性硅肺** · 当硅肺结节融合呈直径 10 mm 及以上的结节时,说明出现了进行性块状纤维化,表明该患者会早期进展为复杂性硅肺。PMF 在硅肺患者的发生率远远高于其他类型尘肺。影像学表现常位于上叶背侧,伴有明显的钙化,周围肺结构受牵拉扭曲伴纤维索条形成、肺气肿,肺大疱常见(图 37-1-3)。

此外,PMF 在 PET-CT 有放射性物质的浓聚,因此通过摄取值与肺癌鉴别有困难。

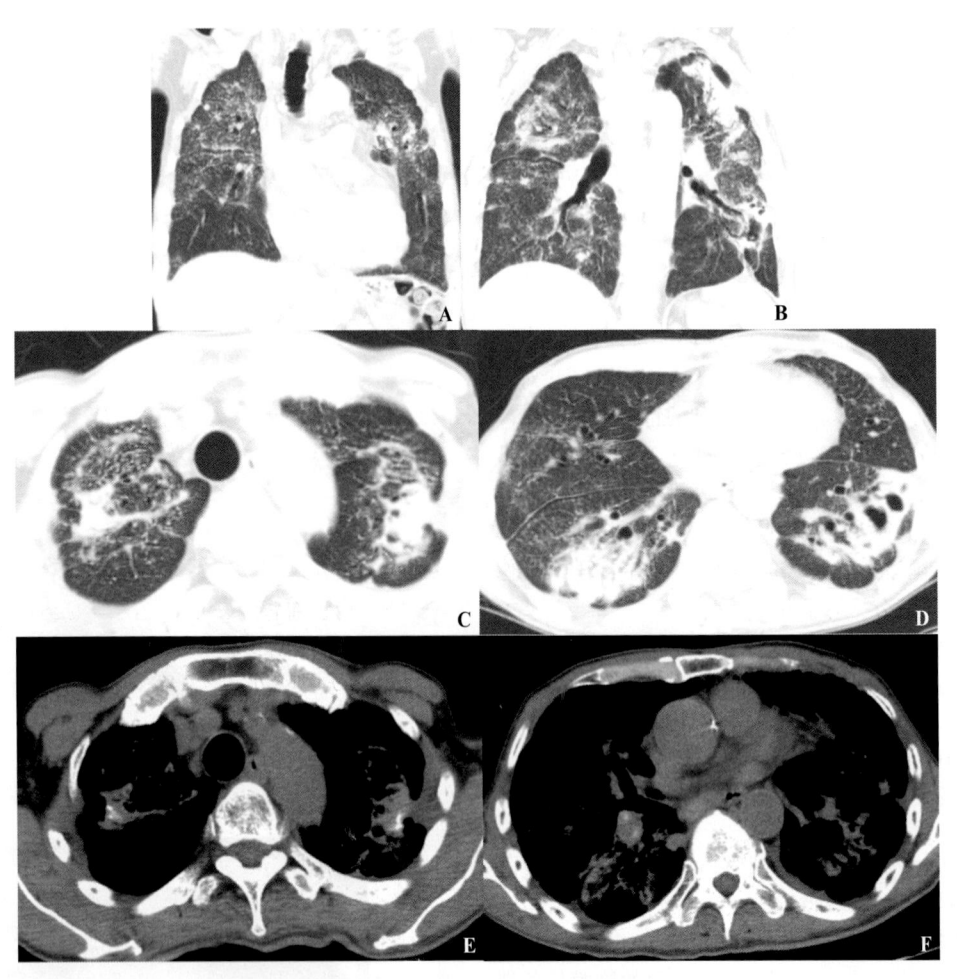

图 37-1-3 男性,58 岁。复杂性硅肺
间歇性从事沙石、建筑、喷砂等工作 24 年。CT 冠状位肺窗(A、B)、轴位肺窗(C、D)及纵隔窗(E、F)显示两肺以中上肺分布为主的小结节影,结节较小,累及胸膜,局部融合呈条块状及椭圆形阴影并牵拉性支气管扩张,密度较高,内可见蛋壳状钙化,左肺下叶团片影内可见空洞形成;周围伴纤维索条,牵拉性支气管扩张,肺气肿;双侧胸膜不规则增厚;肺门及纵隔淋巴结增大伴斑片状钙化影。

5. **进展性硅肺** · 患者发展为硅肺的时间很短,甚至可少于 2 年。表现为小叶中心或淋巴道周围结节、伴有或不伴有钙化的淋巴结肿大、牵拉性肺气肿和少数伴有 PMF,但以单纯性硅肺伴有小叶中心性或弥漫性磨玻璃影为主要表现。

CT 上硅结节的 CT 分级如下:0 级,为无结节;1 级,为少量小结节,边界清晰;2 级,为较多结节,血管影轻度消失;3 级,为大量结节,血管影中度消失;4 级,为大量结节,血管影重度消失。

【诊断标准】
(1) 参照《尘肺病的诊断标准》(GBZ 70—2009)。
(2) 胸部影像符合硅肺的表现。

【鉴别诊断】
1. **粟粒型肺结核** · 病灶大小、形态相似,分布均匀,临床结核中毒症状明显,患者有低热、盗汗、乏力、血沉明显升高;硅肺患者全身症状轻微,除非合并感染外一般无发热、白细胞增高等症状,肺内结节多为小叶中心结节,密度较高,边界清晰,主要分布于上肺背侧,一般肺尖及肋膈角病灶少见。纵隔及肺门淋巴结增大常见,密度较高伴有程度不等的钙化灶。

2. **结节病** · 如没有明确的职业病史,早期的硅结节与肺结节病鉴别有困难;小叶中心磨玻璃结节在常见于硅肺;支气管血管束周围小结节及叶间裂、胸膜下小结节多见于结节病。此外,结节病病灶以上肺中内带为主常伴有显著的中轴间质增厚,对称性肺门淋巴结增大不伴密度增高,对于诊断结节病有帮助。临床症状及实验室检查对两者鉴别意义不大。

3. **过敏性肺泡炎** · 单纯性硅肺需要与亚急性型过敏性肺泡炎,后者为长期吸入少量抗原后发生亚急性过敏性肺泡炎肺炎,其临床表现与慢性支气管炎类似,咳嗽和呼吸困难持续数日至数周,病情可持续发展为慢性型。实验室检查可有多形核白细胞、嗜酸性粒细胞增多,典型 CT 表现包括弥漫性分布的磨玻璃影、局部空气潴留或肺气肿及轻度纤维化改变,而小叶中心结节影是亚急性过敏性肺泡炎肺炎的特征性改变,边界模糊,可见融合征象。

(郭晓娟 杨旗)

参考文献

[1] Cha YK, Kim JS, Kim Y, et al. Radiologic diagnosis of asbestosis in Korea [J]. Korean J Radiol, 2016, 17: 674-683.

[2] 曾刘桃,陈钧强,蒋兆强,等.尘肺病影像学诊断的研究进展[J].预防医学,2021,33:1236-1239.

[3] 甄俊平,柳澄,刘家民,等.64层螺旋CT对矽肺肺功能损害评价应用探讨[J].实用放射学杂志,2008,24:161-164.

[4] 李仁战,刘锦鹏,洪杰,等.矽肺患者450例胸部X线片及CT分析[J].实用医学杂志,2009,25:1122-1123.

[5] 朱怡,刘荣荣,刘静,等.能谱CT成像在肺结核与矽肺结节鉴别诊断中的价值[J].中国防痨杂志,2020,42:240-244.

[6] Jones CM, Pasricha SS, Heinze SB, et al. Silicosis in artificial stone workers: Spectrum of radiological high-resolution CT chest findings [J]. J Med Imaging Radiat Oncol, 2020, 64: 241-249.

第二节·煤工尘肺

煤工尘肺(coal workers pneumoconiosis, CWP)是由于煤矿工人长期吸入单纯煤尘和煤硅混合的煤尘,引起肺内弥漫性间质纤维化和煤硅结节的形成。

因肺组织对单纯的煤尘具有较强的清除能力,单纯煤尘引起的肺部病变病程较缓慢,多在20~30年后表现出明显的症状,病变以形成肉眼可见的尘斑为特征。

【发病机制与病理】

由于煤尘随呼吸进入肺组织并在肺内沉积,巨噬细胞吞噬煤尘颗粒,当煤尘颗粒沉积量超过巨噬细胞的清除能力,致使大量煤尘及吞噬了煤尘的巨噬细胞较长时间滞留在二级以下呼吸性支气管及肺泡里。吞噬了大量煤尘的巨噬细胞体积较大,在肺间质中导流不畅。

另一方面,进入肺泡间隔的巨噬细胞在呼吸性细支气管开口处的淋巴管内集合滞留并聚集,形成煤尘细胞灶,随着时间的推移,网状纤维增生,并可能伴有胶原纤维增生,最终形成煤尘纤维灶。

进行性大块纤维化的形成机理目前不明确,与吸入粉尘量、吸尘时间、粉尘在肺内滞留性及致纤维作用的强弱等有关。镜下煤工尘肺的纤维化团块由任意排列的胶原蛋白纤维和大量富含色素的巨噬细胞组成,其内常见明显的坏死灶、胆固醇沉积和慢性炎症细胞浸润[1]。

【临床表现】

在早期即可出现咳嗽、咳痰、呼吸困难等症状,随着患者肺功能的进行性恶化,弥散功能进行性下降,患者的呼吸困难进行性加重。

胸部听诊可闻及呼吸音粗糙,合并感染时出现啰音及哮鸣音。查体可发现杵状指、发绀等,晚期患者常合并肺动脉高压,表现为右心功能不全的相应症状和体征。

【实验室检查】

1. 实验室检查·血、尿常规多在正常范围之内,合并感染者红细胞沉降率及白细胞可有升高。血清白蛋白、球蛋白增高多见,但无特异性。

2. 肺功能检查·早期肺功能表现为弥散功能障碍及残气/肺总量的升高,后期逐渐出现阻塞性通气功能障碍和混合性通气功能障碍。

【影像学表现】

1. X线表现[2]

(1)圆形小阴影:分"p""q""r"三类,以"p""q"类圆形小阴影为主,"p"最大直径约1.5 mm,"q"直径为1.5~3 mm。它常成簇地出现,开始多数先出现在中、下肺野,以右侧为著(图37-2-1A)。随着病变的进展,小阴影分布越来越广泛,可逐渐弥漫分布到全肺野。

(2)不规则形小阴影:分"s""t""u"三类,以"s""t"类不规则小阴影为主,"s"宽度不超过1.5 mm,"t"宽度1.5~3 mm。它开始多见于肺中野的内中带,逐渐扩展到外带及上、下肺野,表现为界限模糊而不整的索条阴影相互交织而成网状,密度较高。

(3)大阴影:指直径大于1 cm的阴影,也称大块融合或进行性大块纤维变,多呈对称性的出现于两肺上中野,常见八字形、圆形或椭圆形。

(4)胸膜斑:不同程度的胸膜肥厚、粘连及钙化改变,形成胸膜斑。

(5)肺门改变:肺门阴影扩大,密度增高,有时可见钙化的淋巴结。

2. CT表现[2]

(1)小结节:直径2.0~5.0 mm的小结节病变在肺内成簇出现,一般密度较高,边缘锐利,以类圆形最为常见。它开始多数先出现在中、下肺野,以右侧为著,随着病变的进展,结节影分布越来越广泛,可逐渐弥漫分布到全肺野(图37-2-1)。

(2)肺内大阴影:指直径大于1 cm的阴影,多呈对称性的出现于两肺上中野,常呈圆形或椭圆形。若病变持续发展,可向下延伸,或向上、下扩展纵穿全肺,或与其下方的融合块相互串联成长条形(图37-2-1)。

(3)肺间质性改变:肺小叶内肺小动脉和终末细支气管周围间质增厚,前者表现为点状或分支状,邻近肺周边部,在附近多可见增厚的小叶间隔或变形的肺小叶。终末细支气管周围间质增厚和/或纤维化牵拉,致细支气管扩张。

(4)肺气肿:分为弥漫性肺气肿、局限性肺气肿、牵拉性肺气肿及肺大疱,表现为肺野局部的透亮度增强,肺纹理稀

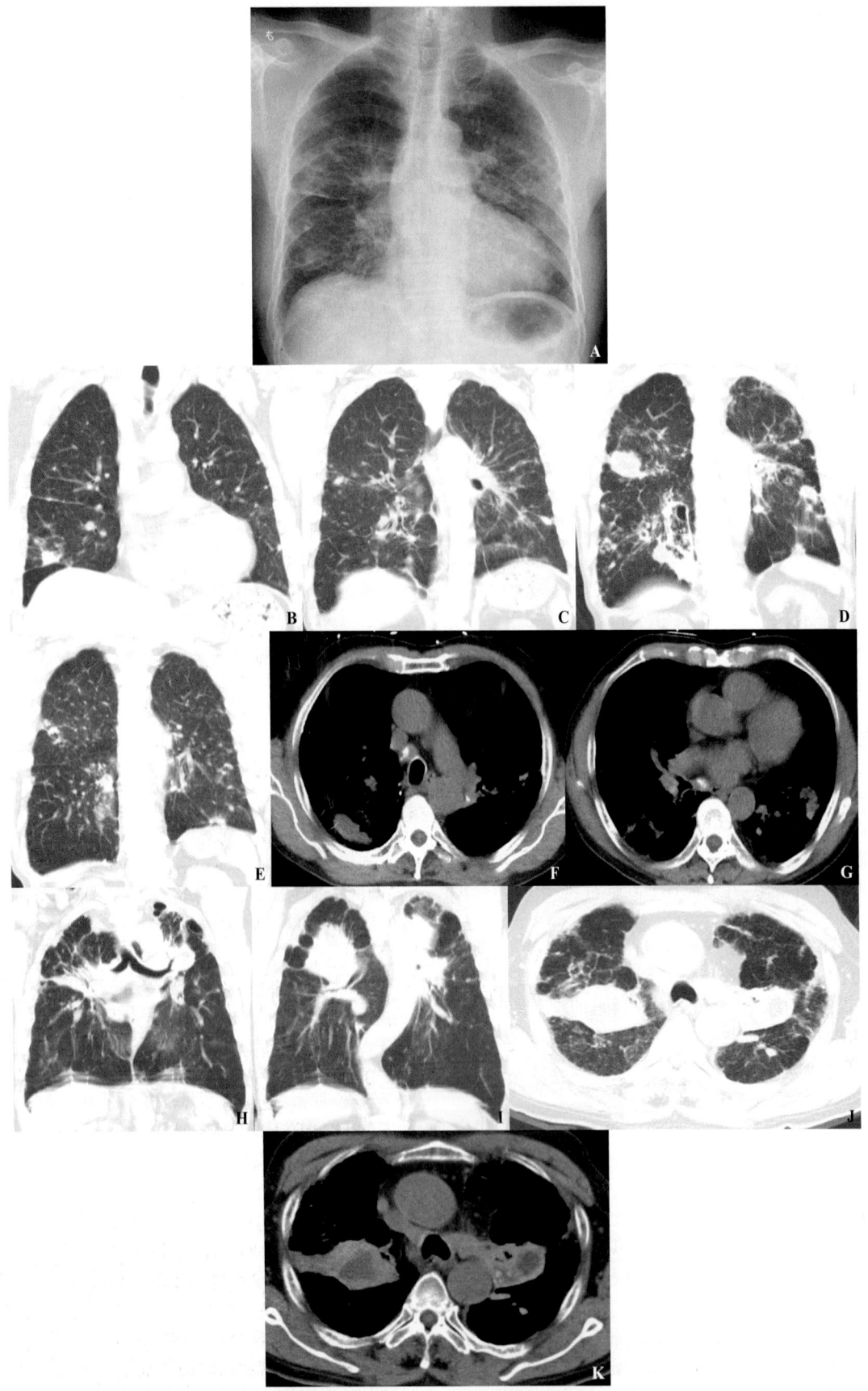

图 37-2-1 男性,70岁。Ⅲ期煤工尘肺

从事井下采煤作业34年。2016年胸部X线片显示两肺纹理增多、粗乱,中下肺野可见多发结节及小斑片影,边界欠清(A);CT肺窗显示两肺中下肺野外带多发大小不等的结节影,形状不规则,边缘可见长短毛刺,部分结节可见融合征象,两肺胸膜下可见轻度小叶间隔增厚(B、C);纵隔窗显示纵隔淋巴结增大伴斑块状钙化,胸膜不规则增厚(F~K)。2021年复查(D、E)肺内结节增多、增大,密度较高,伴索条及牵拉性肺气肿,支气管扩张明显进展。

疏,形态各异。

此外,大部分复杂尘肺的进行性块状纤维化是由不规则肿块及周围牵拉性肺气肿形成的[3]。

【诊断标准】

(1) 参照《职业性尘肺病的诊断标准》(GBZ 70—2015)。

(2) 胸部影像符合煤工尘肺的表现。

【鉴别诊断】

1. 肺泡微石症·患者临床症状轻,影像学表现重,胸部CT上表现为两肺弥漫分布自上而下逐渐增多的微小结节影,结节边缘锐利,可呈对称性或不对称分布,多在肺周边,纵隔及叶间裂等胸膜下区分布或沿支气管血管束分布,并可融合成片。与煤工尘肺病变早期结节主要位于中下肺野,成簇状分布。

2. Ⅲ期煤工尘肺需要与肺癌鉴别·Ⅲ期煤工尘肺常有块状纤维化形成,需要与肺癌鉴别,前者主要对称性位于上肺,密度偏高,周围可见索条影及牵拉性肺气肿,其余肺野可见多发小结节影,常伴间质性纤维化,病变进展缓慢,合并肺癌者病变常短期增大,软组织密度影增多,患侧出现胸腔积液。

(郭晓娟 杨旗)

参考文献

[1] Remy-Jardin M, Remy J, Farre I, et al. Computed tomographic evaluation of silicosis andcoal workers' pneumoconiosis [J]. Radiol Clin NorthAm, 1992,30:1155-1176.

[2] 姜召福,于明德,张惠芳,等.煤工尘肺螺旋CT检查与X线胸片对比研究[J].中国煤炭工业医学杂志,2007,10:596-597.

[3] Chong S, Lee KS, Chung MJ, et al. Pneumoconiosis: comparison of imaging and pathological findings [J]. Radio Graphics, 2006,26:59-77.

第三节·石 棉 肺

石棉肺(asbestosis)是长期吸入石棉粉尘引起的以肺组织和胸膜纤维化为主要病变的职业病,是我国常见的尘肺之一。石棉分为两类。

1. 蛇纹纤维·是一类卷曲的链状纤维,其中最主要的是温石棉。

2. 闪石纤维·是一类直的杆状纤维,包括铁石棉、青石棉、透闪石等。

后者由于独特的生物特性,具有更强的致癌和致纤维化等致病作用。石棉引起疾病的潜伏期长达15~40年之久,因此石棉引起的疾病仍然是需要关注的问题。

【发病机制与病理】

石棉肺的发病机制目前还未完全阐明,其毒性效应与接触石棉的时间和剂量密切相关。可能机制:石棉纤维被吸入、渗透深入肺部,启动异物反应,包括激活肺局部免疫系统和炎症反应的激发。石棉纤维除了可以直接导致靶细胞受损,还可以诱导靶细胞产生活性氧(Ros)。

目前认为,氧化应激反应可以导致细胞DNA损伤和细胞凋亡,是石棉的重要毒性作用机制之一。此外还与线粒体的损伤、p53的高表达、ho991保护等多种因素有关[1]。

组织学提示:肺泡腔内或纤维灶中出现石棉小体被认为是石棉吸入的证据。在5μm厚的常规切片中,石棉小体数如果≥2/cm²,同时伴有特定类型的肺纤维化时,就可以确诊为石棉肺。当石棉小体数量很少时也不能直接排除石棉肺的诊断,而是需要对肺泡腔内容物进行石棉纤维的定量分析[2]。

胸膜斑在显微镜下,是由相对无细胞的成束的胶原蛋白混合而成,呈"篮状编织"中,可能含有大量石棉纤维,几乎完全是温石棉纤维,但不存在石棉体。

【临床表现】

早期患者没有任何临床症状,粉尘接触史为7~10年后,患者才会出现相应的临床症状;少数患者接触石棉后短期会出现临床症状。

最典型的症状是呼吸困难,咳嗽伴有黏痰液,胸痛,多为背部干性钝痛。咳血可见,但咳血次数及咳血量都比较少。

查体双下肺可闻及捻发音,或有干湿啰音,偶尔可以听到胸膜摩擦音。

病变晚期患者常出现发绀、肺动脉高压等症状。

此外,呼吸道感染、自发性气胸、肺源性心脏病也是常见并发症。癌症的发病率为正常人群的2~10倍,尤其是胸膜间皮瘤。10%的患者可合并肺结核,发病率较硅沉着病为低。

【实验室检查】

1. 体液学检查·痰液或支气管肺泡灌洗液内可见到石棉小体。胸腔积液检查多为无菌性渗出液或血性渗出液,血清类风湿因子、抗核抗体可能为阳性。

2. 肺功能检查·主要表现为肺容量减少和弥散功能障碍。在早期阶段,即使X线片显示正常,肺弥散量也会有所减低。随着肺间质纤维化的进展,肺通气会出现功能障碍,最后出现肺通气和血流比例失调。

【影像学表现】

1. X线表现

(1) 胸膜病变:胸腔积液是最早和最常见的胸膜异常反应;可能出现在接触石棉后的10~20年出现,也可接触后立即出现,一般积液量比较少,双侧发生且可以反复。

胸膜斑块是石棉暴露的另一种表现,通常会出现于接触石棉20年之后发生,斑块可以是椭圆形的、不规则的形状或圆形,可以位于壁层胸膜,也可位于叶间胸膜。胸膜斑块多位于肋骨、脊柱和膈肌面。

(2) 肺实质病变:两肺多发散在钙化的胸模斑对于石棉

肺的诊断具有特异性(图 37-3-1),X 线平片上胸膜斑常位于第 7 和第 10 后肋水平的后外侧胸壁,以及膈胸膜、心包水平纵隔胸膜[3]。胸膜斑可伴钙化,随时间推移,钙化的发生率增加。弥漫性胸膜增厚常为石棉肺相关性胸腔积液导致的并发症,其形状不规则,边界欠清晰。

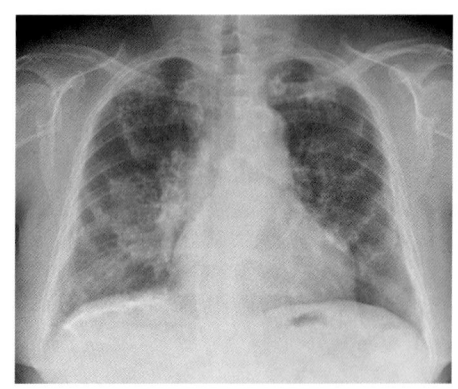

图 37-3-1　女性,73 岁。石棉肺

40 年前从事纺石棉工作 5 年,咳嗽、喘憋 20 多年。胸部 X 线片显示两肺多发散在斑块状、结节状高密度影,边界清晰,双侧肋胸膜及右侧膈胸膜弥漫性增厚伴钙化。

早期 X 线片肺内可无明显异常发现。晚期患者典型影像学表现为两肺下叶网结节影或网絮状影,膈肌面毛糙,边界不清晰。

2. CT 表现

(1)胸膜病变:CT 比普通胶片能更敏感地识别胸膜斑,尤其对于普通 X 线片无法识别的胸膜斑有其独特优势,如前壁和椎旁胸膜斑。

(2)肺实质病变:早期胸部 X 线平片表现正常,但薄层 CT 可以显示增厚的小叶内和小叶间质、胸膜下线影、胸膜下不规则小结节及斑片状密度增高影、囊状影(图 37-3-2)。

胸膜下线影,为长度约 1 cm 的线状密度增高影,与胸膜平行,提示细支气管周围纤维化,是石棉肺的早期征象;肺实质带,长度 2～5 cm 的条片状致密影,由肺组织延伸达胸膜面[4]。

蜂窝影见于进展期患者,多位于胸膜下及下肺背侧。Gamsu 等发现间质线(增厚的小叶间隔和小叶核)是最常见的异常征象,其次是实质带和肺小叶结构扭曲[5]。

晚期石棉肺有两种特征性的影像学征象,即蜂窝影和肺不张硬结纤维化。HRCT 扫描显示蜂窝影的发生率为 17%～32%[6,7]。肺不张硬结纤维化的病理特征为肺泡腔内塌陷和胶原纤维化的混合结构[8],HRCT 表现以实变为特征伴有牵拉性支气管扩张,蜂窝影少见;该型进展快,且与大剂量暴露有关(图 37-3-3)。

胸膜斑块、胸膜下点状密度增高影和胸膜下线在两种类型中均可见。弥漫性胸膜增厚更多见于肺不张硬结纤维化型[9]。

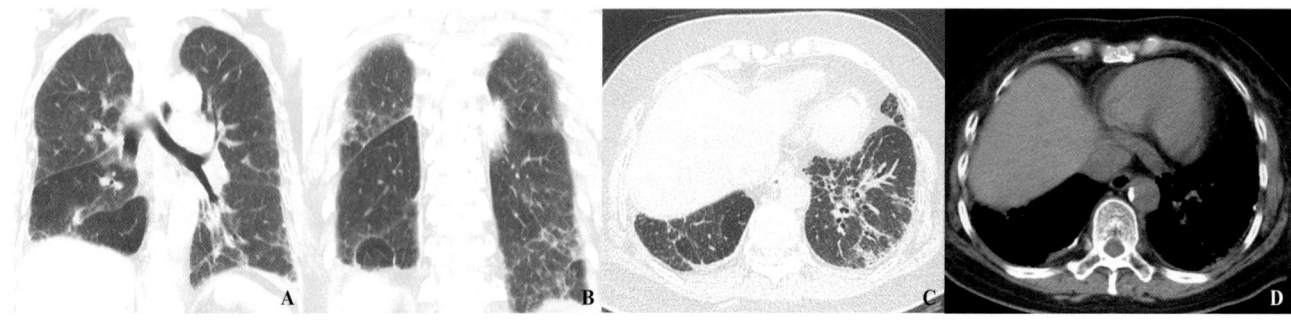

图 37-3-2　女性,73 岁。石棉肺

40 年前有石棉接触工作史 3 年。CT 冠状位重建(A、B)显示两肺外带小叶间隔增厚并磨玻璃影,以下肺基底段为主;HRCT(C)显示两肺下叶条片影,由肺野延伸至胸膜,局部支气管牵拉;纵隔窗(D)显示双侧胸膜局灶性增厚伴钙化。

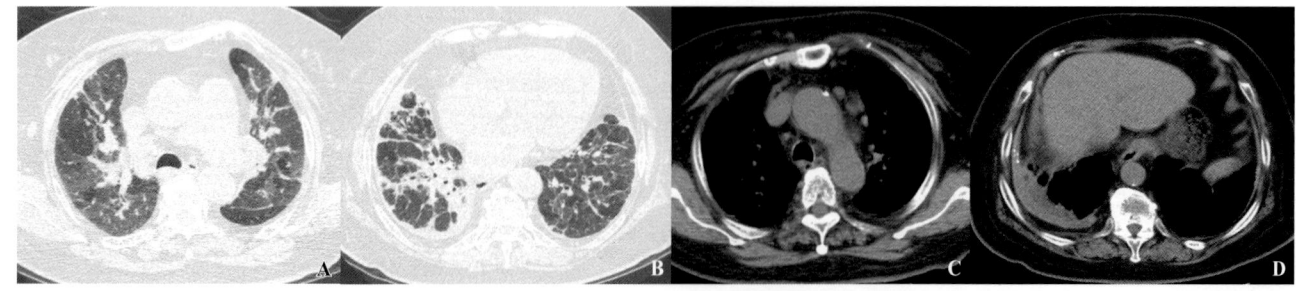

图 37-3-3　女性,74 岁。石棉肺Ⅲ期

接触石棉 5 年,2015 年前诊断为石棉肺Ⅰ期。CT 肺窗(A、B)显示两肺散在、多发、沿支气管血管束分布的条片影并牵拉性支气管扩张,两肺胸膜下可见小叶间隔增厚及斑片状影延伸至肺内;纵隔窗(C、D)显示双侧胸膜弥漫性增厚,右侧为著,纵隔可见多发增大淋巴结。

【诊断标准】

当肺部的改变为"0+"时,同时两侧胸壁局限性胸膜斑,则可认为是石棉肺Ⅰ期;如果肺部病变为Ⅰ期,但同时胸膜和部分心缘膈面发生病变,使其变得模糊时,可认为是石棉尘肺病Ⅱ期;往此基础上,如果出现胸膜改变累及心缘,即便肺内的阴影没有达到Ⅲ期,也可以诊断为Ⅲ期。

【鉴别诊断】

1. IPF·常常在细网格影基础上出现磨玻璃影,后期有网状影、蜂窝肺和牵拉性支气管扩张等。石棉肺在影像学上与IPF表现类似,但是胸膜下线更常见于石棉肺[10],此外肺纤维化并胸膜增厚是鉴别有石棉接触史患者石棉肺与IPF最重要的特征[11]。BALF中发现石棉小体对诊断石棉肺具有高度特异性[6]。石棉肺肺内病变通常进展缓慢,而IPF进展快,患者预后差。

2. 干燥综合征·肺部间质受累时主要表现为UIP型,与石棉肺表现类似,同时伴有气道受累,表现为细支气管扩张,支气管管壁增厚,有树芽征。患者临床症状与石棉肺有明显差异,即除了胸闷、气短和/或咳嗽、咳痰外,常伴关节肿痛和发热、口干、眼干、猖獗龋等表现。实验室检查:抗SSA抗体及抗SSB抗体多有升高。

(郭晓娟 杨旗)

参考文献

[1] 刘洪波,宋泽.石棉引起肺上皮细胞凋亡机制的研究进展[J].2011,22:141-143.

[2] Roggli VL, Gibbs AR, Attanoos R, et al. Pathology of asbestosis-an update of the diagnostic criteria: Report of the asbestosis committee of the college of American pathologists and pulmonary pathology society [J]. Arch Pathol Lab Med, 2010,134:462-480.

[3] Chong S, Lee KS, Chung MJ, et al. Pneumoconiosis: comparison of imaging and pathologic findings [J]. RadioGraphics, 2006,26:59-77.

[4] Christopher N, Amanda J, Santiago SR, et al. Asbestos-related lung disease: a pictorial review [J]. Current Problems in Diagnostic Radiology, 2015,44:371-382.

[5] Gamsu G, Salmon CJ, Warnock, et al. CT quantification of interstitial fibrosis in patients with asbestosis: A comparison of two methods [J]. Am J Roentgenol, 1995,164:63-68.

[6] Akira M, Morinaga K. The comparison of high-resolution computed tomography fndings in asbestosis and idiopathic pulmonary fbrosis [J]. Am J Ind Med, 2016,59:301-306.

[7] Al-Jarad N, Strickland B, Pearson MC, et al. High resolution computed tomographic assessment of asbestosis and cryptogenic fbrosing alveolitis: a comparative study [J]. Thorax, 1996,47:645-646.

[8] Yamamoto S. Histopathological features of pulmonary asbestosis with particular emphasis on the comparison with those of usual interstitial pneumonia [J]. Osaka City Med J, 1997,43:225-242.

[9] Kawabata Y, Yamamoto S, Kishimoto T, et al. Macroscopic sub types of asbestosis in relation to the amount of asbestos in 63 Japanese autopsy cases [J]. Nihon Kokyuki Gakkai Zasshi, 2008,46:77-84.

[10] Arakawa H, Kishimoto T, Ashizawa K, et al. Asbestosis and other pulmonary fbrosis in asbestos-exposed workers: high-resolution CT features with pathological correlations [J]. Eur Radiol, 2016,26:1485-1492.

[11] Vathesatogkit P, Harkin TJ, Addrizzo-Harris DJ, et al. Clinical correlation of asbestos bodies in BAL fluid [J]. Chest, 2004,126:966-971.

第四节·滑石尘肺

滑石是一种水合硅酸镁,不仅存在于矿山开采、分离、研磨、包装、装载和运输过程中,而且在橡胶、造纸、纺织、皮革、陶瓷、制药、化妆品、杀虫剂和除草剂制造等第二产业中也广泛存在,通常在非常大量和长时间的暴露之后会导致肺部疾病[1]。

放射学和病理学发现的滑石尘肺(talc pneumoconiosis)主要是由于混入滑石粉的其他物质所引起的,尤其是二氧化硅或石棉[2,3]。所谓的"滑石粉病"通常代表与多种矿物质相关的疾病,滑石粉是一个共同点。大量吸入滑石粉可能导致肺部疾病,据报道,1名儿童不小心在2岁时吸入了大量的婴儿爽身粉,患者10岁时出现肺纤维化和肺动脉高压的症状[4]。

目前,滑石粉病可引起4种不同的肺内表现形式。其中3种与吸入滑石粉有关,另外1种由静脉注射滑石粉而引起的[4]。

1. 第一种·是由于接触含硅量高的滑石粉尘引起的,其放射及病理表现类似硅肺。

2. 第二种·是患者吸入混合有石棉纤维的滑石粉尘所致,病理和影像学表现类似石棉肺,包括胸膜钙化和伴发的恶性肿瘤。

3. 第三种·是吸入纯滑石粉所致。

4. 第四种·见于静脉注射滑石粉口服药的吸毒者。

无论哪种形式摄入滑石粉,都会引起非坏死性肉芽肿性炎症从而导致肺纤维化的进展[5],并在后期导致限制性肺病和肺动脉高压。即使滑石粉暴露史已停止,疾病仍会进展。

本病最常见于40~60岁的男性患者,平均发病年龄为40岁。

【发病机制与病理】

病理上滑石尘肺均会引起肺部肉芽肿的形成。早期阶段,主要在肺泡间隔及肺泡腔内可见由含有双折射晶体的多核细胞组成的异物肉芽肿;病变晚期,结节趋于汇合,产生与进行性纤维化相关的大病灶,病理表现类似于其他尘肺中的渐进性大块纤维化。其特征性组织病理学表现是在巨细胞内和肺纤维化区域在偏振光镜下看到双折射针状晶体[6,7]。

【临床表现】

患有滑石粉相关性肺部肉芽肿的患者症状表现差异较大。有症状的患者通常为非特异性主诉,包括进行性劳力性呼吸困难和干咳,有痰的咳嗽[8]。

早期体格检查通常无异常,晚期肺部存在纤维化时可能会出现两肺基底段爆裂音。实验室检查通常也正常[8]。

此外,患者可能有盗汗、体重减轻、听诊时肺部有喘鸣声[9]。自发性复发性气胸也被报道为一种表现症状[10]。晚期表现有呼吸困难、肺气肿、肺动脉高压的症状及体征。

【实验室检查】

1. 体液学检查 · 尘肺合并呼吸道感染时白细胞并不会明显升高。痰液检测对尘肺合并结核及肿瘤有帮助意义。

2. 肺功能检查 · 起初具有限制性和阻塞性通气功能障碍特征,晚期由于肺气肿及空气潴留导致以阻塞性通气功能障碍为著。

【影像学表现】

胸部 X 线表现主要有以下几种表现[1]:①与硅肺表现类似;②与石棉肺表现类似,如两肺广泛密度增高影、结节影和网状影,但通常不会累及肺尖及肋膈角。此外,结节融合可进展为进行性大块状纤维化(图 37-4-1)。

部分患者会出现肺门淋巴结增大。纯滑石粉所致的肺实质炎症导致弥漫性间质性肺病表现。静脉注射导致的滑石尘肺多表现为弥漫性小结节、肺门周围团块影、磨玻璃影和肺气肿。

在病变早期 CT 表现包括弥漫性微结节影和边界清晰的小叶中心结节,以及弥漫性磨玻璃影,以上中叶分布为著[11,12]。磨玻璃影可能代表 HRCT 无法分辨的微小肉芽肿。随着疾病的进展,结节会融合在一起,形成不均质密度的团块影。

与硅肺导致的进展性大块纤维化相似(图 37-4-1)。肿块内常伴高密度影,与滑石粉沉积于肺间质、血管等结构有关。静脉注射药物导致的肺气肿主要累及两肺下叶,这个有助于鉴别吸入性滑石尘肺。

【诊断标准】

尽管放射学表现具有很高的诊断价值,但是确诊依据为病理学发现非坏死性异物性肉芽肿病变同时巨噬细胞内外可见针状结晶体。

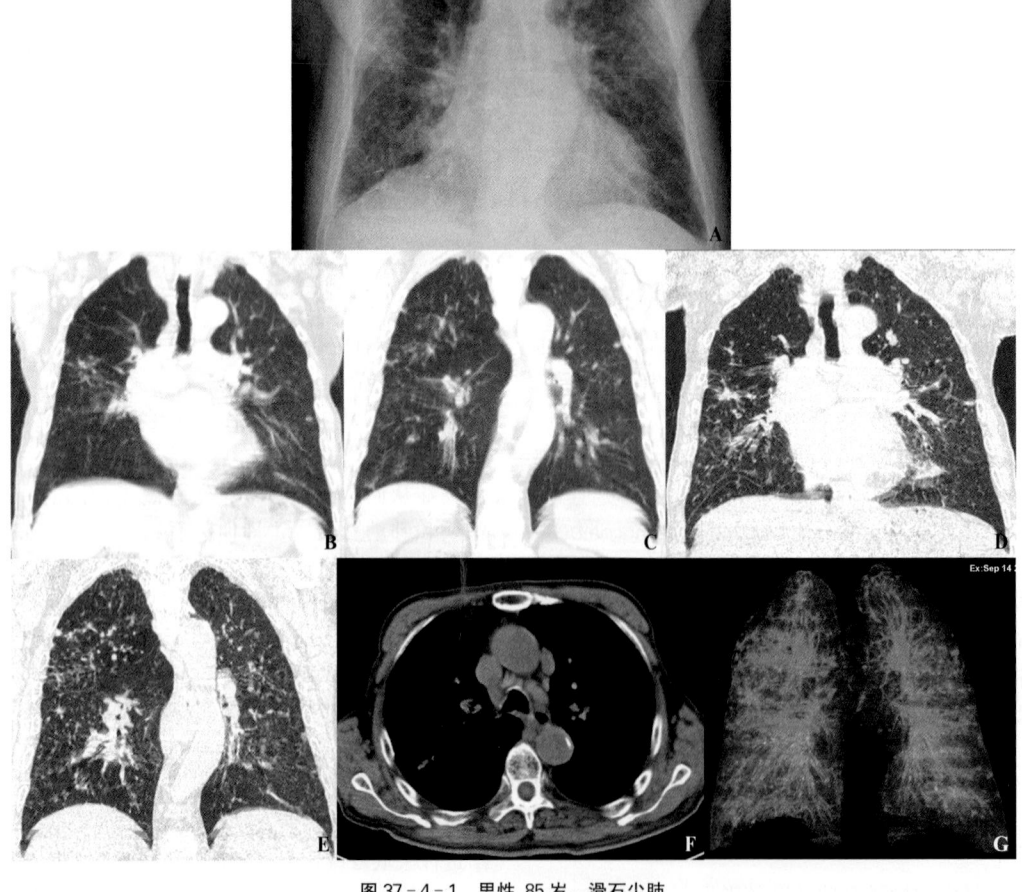

图 37-4-1　男性,85 岁。滑石尘肺

从事接触滑石粉尘工作 27 年,目前脱离粉尘作业 34 年。2015 年胸部 X 线片(A)显示两肺纹理增多,粗乱,呈网结节状改变,以下肺为著,右肺中野外带可见絮状模糊影;CT 冠状位重建(B、C)显示两肺多发小结节影及细索条影,右肺中叶结节可见融合并可见磨玻璃影;2018 年复查显示两肺结节及索条影增多,右肺上叶结节明显增多并可见长毛刺影,两肺弥漫性分布肺气肿(D、E);纵隔窗(F、G)显示纵隔多发淋巴结增大,密度增高,未见融合征象。

【鉴别诊断】

1. 硅肺·滑石尘肺的 HRCT 与硅肺表现类似。但是，两者之间仍然存在一些征象差别[13-14]。两者均可出现内伴高密度灶的团块阴影，但在硅肺阴影中呈斑点状，而滑石尘肺中呈弥漫性和不规则性。此外，硅肺的肿块影常位于上肺，而滑石尘肺的肿块影无明显分布优势。硅肺容易发生肺门或纵隔淋巴结钙化，但在滑石尘肺中不常见。

2. 石棉肺·职业病史是诊断的主要线索。如果职业病史不太清晰，HRCT 的肺部表现有助于诊断，滑石尘肺主要表现为两肺多发小叶中心结节及伴高密度影的不均质团块影，伴或不伴有下叶全小叶性肺气肿[15]。而石棉肺主要表现为两肺下叶网状影及磨玻璃影、胸膜斑块、胸膜下点状密度增高影和胸膜下线对诊断石棉肺有提示作用。

（郭晓娟　杨旗）

参考文献

[1] Cho A, Amirahmadi R, Ajmeri A, et al. Pulmonary talcosis in the setting of cosmetic talcum powder use [J]. Respir Med Case Rep, 2021, 34:101489.

[2] Feigin DS. Talc: understanding its manifestations in the chest [J]. AJR, 1986,146:295-301.

[3] Marchiori E, Souza ASJ, Muller NL. Inhalational pulmonary talcosis: high-resolution CT findings in 3 patients [J]. J Thorac Imaging, 2004,19:41-44.

[4] Cruthirds TP, Cole FH, Paul RN. Pulmonary talcosis as a result of massive aspiration of baby powder [J]. South Med J, 1977,70:626-628.

[5] Pare JP, Cote G, Fraser RS. Long-term follow-up of drug abusers with intravenous talcosis [J]. Am Rev Respir Dis, 1989,139:233-241.

[6] Iqbal A, Aggarwal B, Menon B, et al. Talc granulomatosis mimicking sarcoidosis [J]. Singapore Med J, 2008,49:e168-170.

[7] Cruthirds TP, Cole FH, Paul RN. Pulmonary talcosis as a result of massive aspiration of baby powder [J]. South Med J, 1977,70:626-628.

[8] Krimsky WS, Dhand S. Pulmonary talc granulomatosis mimicking malignant disease 30 years after last exposure: a case report [J]. J Med Case Rep, 2008,2:225.

[9] Padley SP, Adler BD, Staples CA, et al. Pulmonary talcosis: CT findings in three cases [J]. Radiology, 1993,186:125-127.

[10] Caceres M, Braud R, Garrett HE Jr. An unusual presentation of spontaneous pneumothorax secondary to talc-induced pulmonary granulomatosis [J]. Ann Thorac Surg, 2009,87:1941-1943.

[11] Marchiori E, Souza Júnior AS, Müller NL. Inhalational pulmonary talcosis: high-resolution CT findings in 3 patients [J]. J Thorac Imaging, 2004,19:41-44.

[12] Masanori A. Imaging diagnosis of classical and new pneumoconiosis: predominant reticular HRCT pattern [J]. Insights Imaging, 2021,12:33.

[13] Akira M, Kozuka T, Yamamoto S, et al. Inhalational talc pneumoconiosis: radiographic and CT findings in 14 patients [J]. AJR, 2007,188:326-333.

[14] Marchiori E, Ferreira A, Saez F, et al. Conglomerated masses of silicosis in sandblasters: high-resolution CT findings [J]. Eur J Radiol, 2006,59:56-59.

[15] Marchiori E, Souza AS Jr, Franquet T, et al. Diffuse high-attenuation pulmonary abnormalities: a pattern-oriented diagnostic approach on high-resolution CT [J]. AJR, 2005,184:273-228.

第五节·电焊工尘肺

电焊工尘肺（electric welder pneumoconiosis）是由长期吸入电焊烟尘所致的肺铁末沉着症，又称铁尘肺。电焊作业中产生的烟尘含大量的氧化铁，此外还混合有害气体和锰、铬、镍、硅等的物质，是一种以铁元素为主的多种因素作用的混合性尘肺。

因电焊烟尘颗粒直径小，更容易沉积在下呼吸道、肺泡腔，肺部清除率低。电焊工尘肺为国家法定 13 种尘肺之一，近几年有明显上升的趋势，发病发展缓慢，病程长，一般发病工龄为 15～25 年。

【发病机制与病理】

烟尘中包含了可溶物质和不可溶物质，前者可能产生氧化应激，自由基等有毒产物不可溶物质则形成粉尘纤维灶。

病理学改变主要为细支气管壁及肺泡壁、血管、支气管旁间质内大量形态不规则、由大量棕褐色粉尘构成的尘斑形成，并可见肉芽组织和少量的胶原纤维，普鲁士蓝铁染色一般呈阳性[1]。

【临床表现】

电焊工尘肺早期症状轻微，即使肺部影像明显，患者亦无明显症状。

【实验室检查】

1. 免疫学检查·部分患者血清铁含量可增高，血清铜蓝蛋白含量和血清蛋白电泳中丙种球蛋白的比例增高。

2. 肺功能检查·早期肺功能正常，晚期出现阻塞性或混合性通气功能障碍。

【影像学表现】

胸部 X 线以不规则小阴影为主，两肺中下野为著，当圆形小阴影逐渐增多，两肺中下野密集度达到 1～2 级时，上肺才开始出现小阴影。该型尘肺小阴影无明显融合趋势，肺气肿相对较轻。

肺门改变轻微，少数患者可见到肺门淋巴结蛋壳状钙化影。胸部 X 线片常低估电焊工尘肺的肺部状况，因此对于疑似患者应该采用 CT 检查以发现早期肺部受累的状况[2]。

电焊烟尘导致肺结节纤维化程度较弱，CT 主要表现为小叶中心的分支状细线影、边缘清晰的小结节影及边缘模糊的磨玻璃结节、片状磨玻璃影等（图 37-5-1）。

Han 等对 85 例电焊工的肺部薄层 CT 表现进行分析，54 例显示异常，其中 55.6% 表现为小叶中心边界模糊的微结节影，33.3% 表现为分支状细线样影，11.1% 为磨玻璃影[3]。AWP 影像学中大阴影和淋巴结肿大的发生率低（图 37-5-2），可能反映了氧化铁在肺和淋巴中引起纤维化的可能性很低的病理特点。

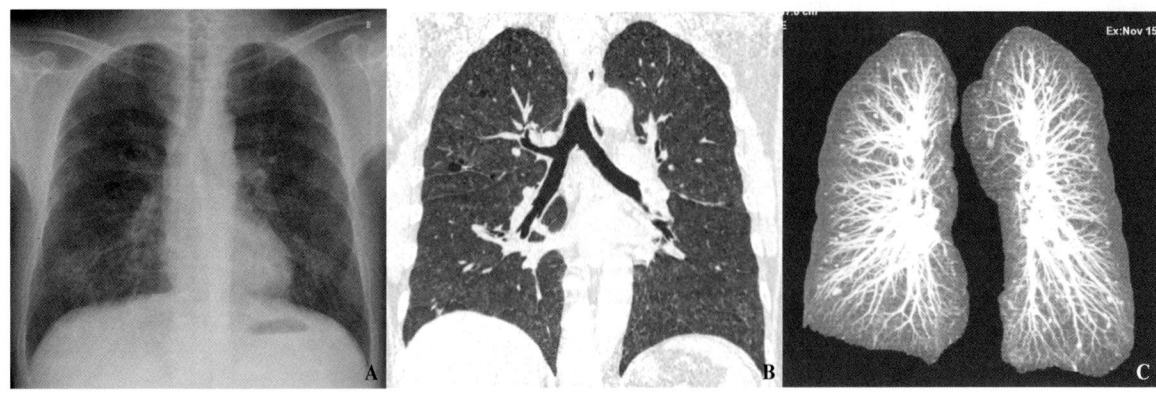

图 37-5-1　男性，46 岁。Ⅰ期电焊工尘肺

从事焊工作业 10 年，目前脱离岗位 5 年。胸部 X 线片(A)显示两肺透过度降低，两肺纹理增多粗乱，中下肺中可见密集小结节影；CT 冠状位(B)及表面重建(C)显示两肺弥漫性磨玻璃影及以中下肺外带分布为著的高密度结节影。

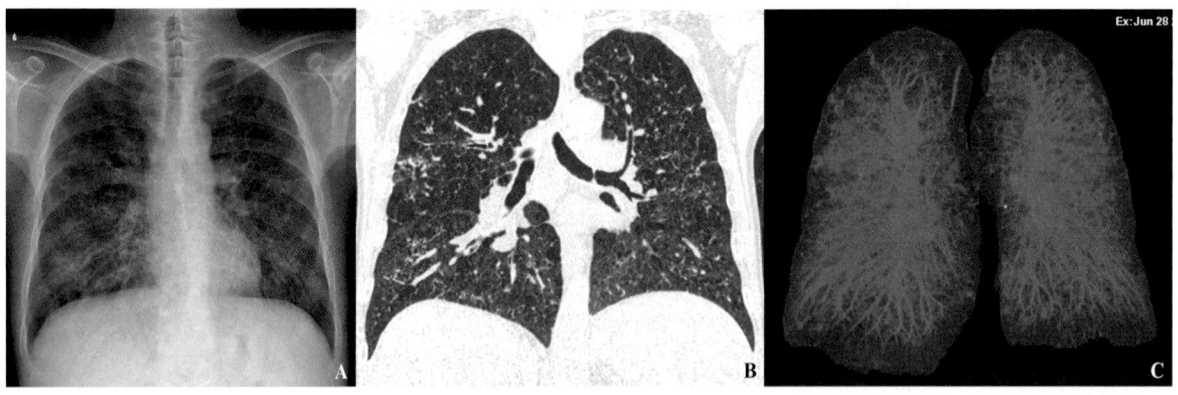

图 37-5-2　男性，48 岁。Ⅲ期电焊工尘肺

从事电焊工 25 年，目前未脱离岗位。胸部 X 线片(A)显示两肺透过度降低，两肺纹理增多粗乱，中下肺中内带可见网结节影及絮状影，小结节边界清晰；CT 冠状位(B)及表面重建(C)显示两肺中下野弥漫性磨玻璃影及以中下肺外带分布为著的高密度小结节影，分支状结节影，局部呈簇状分布，并可见多发细索条影，广泛肺气肿伴小叶结构扭曲变形。

Attfield 等分析了 661 名英国电焊工的胸部 X 线片，未发现大阴影出现。其中磨玻璃影对诊断电焊工尘肺有提示意义，代表小气道和血管周围间质内含粉尘巨噬细胞聚集。

【诊断标准】

(1) 参照《职业性尘肺病的诊断标准》(GBZ 70—2015)。

(2) 胸部影像符合电焊工尘肺的表现。

【鉴别诊断】

1. 血行播散型肺结核　早期可见磨玻璃影，病变进一步发展为粟粒状结节影，具有"三均匀"的特征，但是双上肺更密集些；而亚急性及慢性血行播散型肺结核影像学上表现以两肺中上野为主的，大小不一、密度不均匀及分布不均匀的结节影。患者一般有结核中毒症状，诊断性抗结核治疗有效。

2. 硅肺　电焊工尘肺肺部主要表现为边界不清的小叶中心结节或磨玻璃结节及小叶中心分支状密度增高影，而硅肺以边界清晰的类圆形小结节，大阴影和纵隔淋巴结增大伴钙化为主要表现[1]。此外，两者接触粉尘的职业病史不同。

(郭晓娟　杨旗)

参考文献

[1] 刘士远，郭佑民. 中华影像医学：呼吸影像卷[M]. 北京：人民卫生出版社，2019.

[2] Takahashi M, Nitta N, Kishimoto T, et al. Computed tomography findings of arc-welders' pneumoconiosis: Comparison with silicosis [J]. Eur J Radiol, 2018, 107:98-104.

[3] Han D, Goo JM, Im JG, et al. Thin section CT findings of arc-welders' pneumoconiosjs [J]. Korean J Radiol, 2000, 1:79-83.

第六节·石墨尘肺

石墨尘肺（graphite pneumoconiosis）是在生产过程中长期吸入高浓度石墨粉尘导致的职业相关性肺疾病。石墨是一种混合性粉尘，主要有碳（92%）、二氧化硅（5%）、一氧化硅（1%~2%），其他含有极少量的钙、镁、铅等成分。

罹患尘肺的时间较长（10~40年），临床表现轻微，部分患者肺部受累较为明显但仍无明显的临床症状。

【发病机制与病理】

病理特征为肺组织内弥漫性石墨粉尘细胞灶和纤维灶形成，伴有周围肺气肿，属于尘斑气肿混合性尘肺。

【临床表现】

早期症状轻微，随着疾病的进展自觉症状增多并加重，主要表现为胸闷、气短、胸痛，晚期合并肺气肿，肺源性心脏病时症状明显。

【实验室检查】

无特殊表现，主要是对并发症的诊断及鉴别诊断有意义，需要说明的是尘肺患者合并呼吸道感染时白细胞升高不明显。

肺功能表现为阻塞性通气功能障碍。

【影像学表现】

胸部X线初期表现为肺纹理增粗，扭曲，呈网状影，其内散在点片状影，晚期可融合为大片状或块状实变影，严重者可发生空洞影，以中下肺野中内带为著[1]。

CT最常见的表现为小叶中心性结节影、小叶间隔增厚和大阴影。有吸烟史的患者容易并发肺大疱。其他少见征象包括肺气肿、磨玻璃影、空气潴留征和支气管扩张。部分患者可表现为两肺上叶肿块状团块影，可伴空洞影（图37-6-1）。

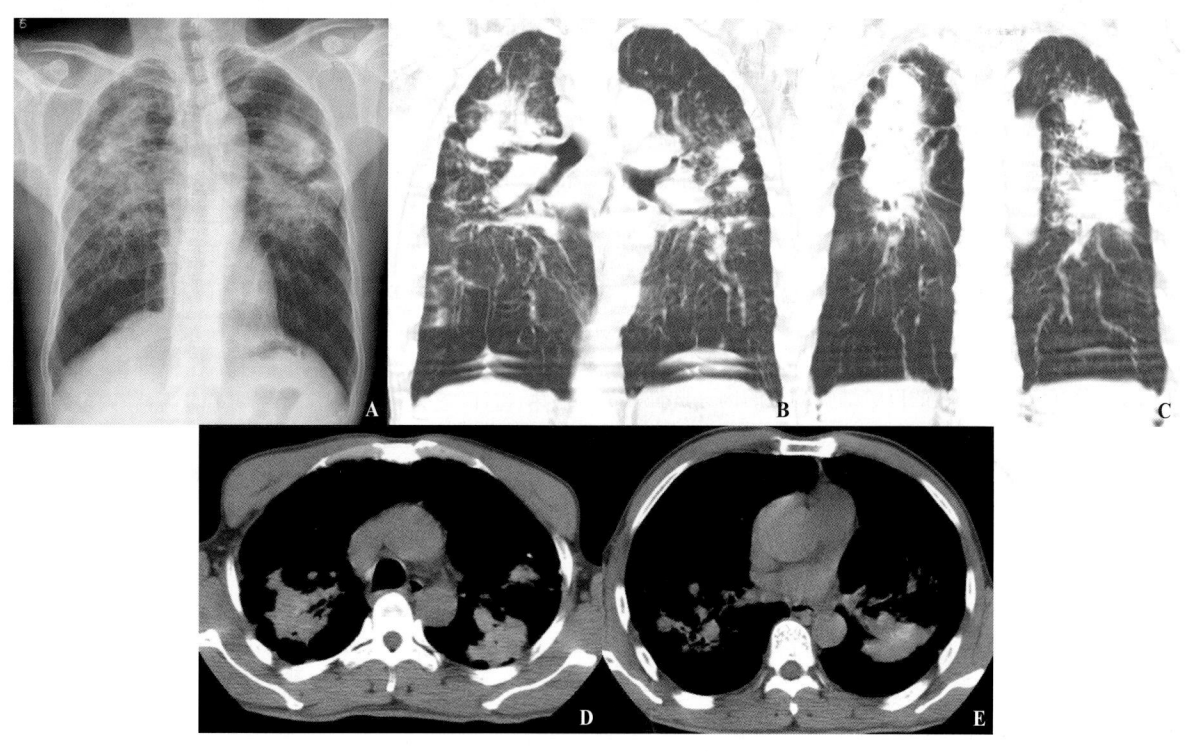

图37-6-1 男性，53岁。Ⅲ期石墨尘肺

从事石墨配料作业6年。胸部X线片（A）显示两肺中上野内带团块状密度增高影，边界清晰，周围可见牵拉索条影及肺气肿征象，中下肺野可见散在小结节影；CT冠状位肺窗（B、C）显示两肺中上野中内带团块状密实影，周围可见长毛刺，邻近肺野可见散在小结节及肺气肿，肺内肿块影密度偏高，密度均匀；纵隔窗（D、E）显示纵隔及肺门未见增大淋巴结。

肺小结节影主要有两种表现：①边界不清的、位于小叶中心的分支状密度增高影；②边界清晰的散在小结节影；以前者多见。此外还存在位于小叶间隔的结节，表现为胸膜下微小结节影。病理学提示边界不清结节对应细支气管炎伴轻度支气管扩张；散在结节对应于更大的黄斑或结节病变[2,3]。

纵隔及肺门淋巴结肿大少见，部分患者可出现胸膜增厚。

【诊断标准】

（1）参照《职业性尘肺病的诊断标准》（GBZ 70—2015）。

（2）胸部影像符合石墨尘肺的表现。

【鉴别诊断】

1. 小叶中心结节影主要与呼吸性细支气管炎鉴别。呼吸性细支气管炎主要见于吸烟患者，胸部 HRCT 表现为两肺中上野分布的小叶中心结节影，边界模糊，同时伴有磨玻璃影及支气管壁增厚。多数患者戒烟后病情改善或稳定，尚无向肺间质纤维化进展的病例报道。

2. 散在小结节影需要与亚急性或慢性血行播散型肺结核鉴别。血行播散型肺结核患者多有低热、盗汗、乏力等全身症状，实验室检查红细胞沉降率加快。胸部 CT 上病变主要位于两肺中上野，结节大小不等，密度高低不等，部分病灶伴有空洞及支气管播散灶，随着疾病进展可出现心包积液、胸腔积液及肺外结核的表现。

（郭晓娟　杨旗）

参考文献

[1] 曹来宾.石墨尘肺 X 线检查初步报告[J].中华放射学杂志,1964,9:309-310.

[2] 刘士远,郭佑民.中华影像医学:呼吸影像卷[M].北京:人民卫生出版社,2019.

[3] Akira M. Uncommon pneumoconiosis: CT and pathologic findings [J]. Radiology, 1995,197:403-409.

第七节·云母尘肺

云母尘肺（mica pneumoconiosis）是长期吸入云母粉尘而引起的以弥漫性肺实质病变为主要表现的一类职业病。云母的化学成分复杂，二氧化硅占 30%~45%，氧化铝占 6%~50%，氧化钾占 7%~10%，另有少量铁、镁、钠、钙、锂、钛等金属氧化物，不含游离二氧化硅。但由于云母与石英及长石共生，故在云母加工作业粉尘中可含量不等的游离二氧化硅。

我国专家报道，云母尘肺发病率较低，发病工龄较长，临床症状较轻，病情进展较慢。国外报道云母尘肺发病的时间为 7~30 年。Skulberg 报道了云母暴露史为 5 年的肺部受累患者[1]。Kobayashi 等描述了接触粉尘云母 40 年后，发生了相关的肺部纤维化病变[2]。

【发病机制与病理】

镜下在血管，支气管周围可见边界不清得云母粉尘灶，高倍镜下显示由含有双折射颗粒的巨噬细胞组成的肉芽肿性病变构成。

【临床表现】

云母尘肺临床表现主要为气短、胸闷、咳嗽、胸痛、盗汗。

胸部体征无明显异常，少数可闻呼吸音粗糙。上呼吸道炎症比较多见，鼻炎达 50.0%，咽炎达 40.0%。

【实验室检查】

肺功能检查以限制性通气功能障碍和弥散功能障碍为主。

【影像学表现】

云母尘肺 X 线表现以不规则小阴影为主，呈小斑点影，密度较淡，当小阴影出现融合趋势时，密度偏低，边界模糊。

胸部 CT 最常见的表现形式为以下叶分布为主的弥漫性微结节影，蜂窝影，有时会伴有肺气肿[3]。还有其他肺内表现形式，如多发大小不等结节并周围微小结节影围绕。

Mulliez 等报道了 1 例由于环境暴露而导致间质性肺病的患者，胸部 CT 图像显示小叶间隔增厚及弥漫性微结节影[4]。Norboo 等描述了由于环境暴露导致云母尘肺病例，胸部 CT 均表现出弥漫性结节性影，肺门及纵隔淋巴结肿大伴有蛋壳状钙化影及肺内肿瘤样病变[5]。

【诊断标准】

(1) 参照《职业性尘肺病的诊断标准》（GBZ 70—2015）。

(2) 胸部影像符合云母尘肺的表现。

【鉴别诊断】

1. 结节病。患者临床症状轻微，无或有干咳等呼吸道症状。典型影像学表现为边界清晰、对称性分布、双侧肺门及右侧支气管旁淋巴结增大（95%），中纵隔淋巴结增大。淋巴结可见钙化。肺部受累者表现为肺内弥漫性小结节影，好发于支气管血管束周围、小叶间隔、胸膜下区域及小叶中心伴小叶间隔不规则增厚。肺结节及肿块可见于 15%~25% 的结节病患者，通常为多发，常位于双侧肺门及外周区域伴或不伴有空气支气管征，但空洞罕见。

2. 血行播散型肺结核。临床结核中毒症状明显，患者有低热、盗汗、乏力、红细胞沉降率明显升高，肺内多发大小不等随机分布结节影，边界较清晰，邻近肺野可见树芽征及支气管壁增厚。云母尘肺患者全身症状轻微，除非合并感染外一般无发热、白细胞增高等症状，胸部 CT 表现为以下叶分布为主的弥漫性微结节影伴小叶间增厚，晚期可见肺气肿及蜂窝影。

（郭晓娟　杨旗）

参考文献

[1] Skulberg KR, Gylseth B, Skaug V, et al. Mica pneumoconiosis-a literature review [J]. Scand J Work Environ Health, 1985,11:65-74.

[2] Kobayashi H, Ohara I, Kanoh S, et al. Clinicopathological features of pure mica pneumoconiosis associated with Sjogren syndrome [J]. Am J Ind Med, 2004,45:246-250.

[3] Hulo S, Cherot-kornobis N, Edme JL, et al. Mica dust and pneumoconiosis: example of a pure occupational exposure in a muscovite milling unit [J]. J Occup Environ Med, 2013,55:1469-1474.

[4] Mulliez P, Billon-Galland MA, Dansin E, et al. Bronchial anthracosis and pulmonary mica overload [J]. Rev Mal Respir, 2003,20:267-271.

[5] Norboo T, Angchuk PT, Yahya M, et al. Silicosis in a Himalayan village population: role of environmental dust [J]. Thorax, 1991,46:341-343.

第八节·水泥尘肺

水泥尘肺(cement pneumoconiosis)是长期吸入水泥粉尘而引起肺组织纤维化的一种职业病。我国水泥产量居世界第一位,水泥生产已经成为国民经济的重要产业之一。全国各地近年来报道的水泥尘肺病例也不断增加,有些地区水泥尘肺的新发病例数在所有尘肺病中仅次于煤工尘肺和硅肺[1]。

水泥尘属于硅酸盐类,化学成分主要包括氧化钙、结合二氧化硅、氧化铝、氧化铁,此外还含有氧化镁、硫酐、碱性氧化物等。在其生产和使用过程中(如原料破碎、配料、研磨、成品包装、运输搬运、维修和使用水泥拌料等)均可接触可吸入性水泥粉尘而罹患水泥尘肺。

既往研究报道,水泥尘肺多为1期,但也有少量2期甚至3期病例,这些病例的发生与粉尘水平严重超标、无有效防护措施、劳动强度大和劳动时间长的个体有关。

有学者对近年来北京地区水泥尘肺的临床病例进行分析发现[2]患者尘肺患病率为65.5%,且均为尘肺1期,接触粉尘时间平均为20年,脱离粉尘作业时间中位数7.0(0~26.0)年。表明水泥尘肺在水泥粉尘作业工人中的患病率较高,但是肺部病变进展较为缓慢,易被企业忽视,但一旦发病,则不可逆转。

【发病机制与病理】

水泥尘肺发病机制不明。病理改变主要有尘斑、灶周肺气肿、慢性支气管炎、尘性肺间质纤维化,以下肺改变为著。

如发生块状纤维化者,镜下表现为由粗大密集多向走行的胶原纤维和大量粉尘相间杂构成的纤维性团块,伴坏死、钙化、空洞形成及淋巴细胞浸润;周围肺组织见肺泡萎缩、肺间质尘性纤维化,并见尘斑及灶周肺气肿;胸膜见胶原纤维增生。

【临床表现】

水泥尘肺是一种发病隐匿、临床症状较轻,而且肺功能改变往往先于自觉症状和胸部X线表现。早期患者的临床症状可表现为轻微气促,活动后加剧。

随着病情进展出现喘息、咳嗽,出现并发症时症状加剧;晚期患者出现呼吸困难,尤其是出现慢性肺源性心脏病时可出现右心功能不全的相应症状。感染是水泥尘肺最常见的并发症,肺结核及肺癌的发生率远远低于硅肺及石棉肺。

【实验室检查】

肺功能检查多表现为轻度限制性、阻塞性或混合性通气功能障碍,少部分为中度混合性通气功能障碍。

【影像学表现】

水泥尘肺早期胸部X线表现肺纹理增多、增粗,随着病变继续发展,肺纹理出现形态不整、扭曲变形,甚至消失。小阴影分布在中下肺区,以"s"影为主,亦可见到"p"影,随着病变的进展,小阴影数量增多、形态增大、分布范围变广、密集度增高,少数比例出现大阴影;早期肺门改变不明显。

随着病情的进展,肺门阴影逐渐增大、增密、结构紊乱,晚期患者,肺门结构可出现残根样改变[3]。水泥尘肺肺部纤维化病变进展缓慢,形成块状纤维化者较少见,一般好发于双上肺,特别是上肺尖后段,形态多呈圆形或长条状,与肋骨走行相垂直之八字形,周边多有气肿带,与其他尘肺大阴影在形态、部位、分布等特征相似[4]。

CT早期表现为两肺细支气管炎改变及支气管扩张,粟粒状小结节影,结节影密度减低,边界不清,伴有少许网状影及索条影,主要分布于两肺中下叶。

随着疾病的进展结节数量增多,增大,形态不规则,支气管炎及肺气肿加重(图37-8-1)。肺门及纵隔淋巴结增大多

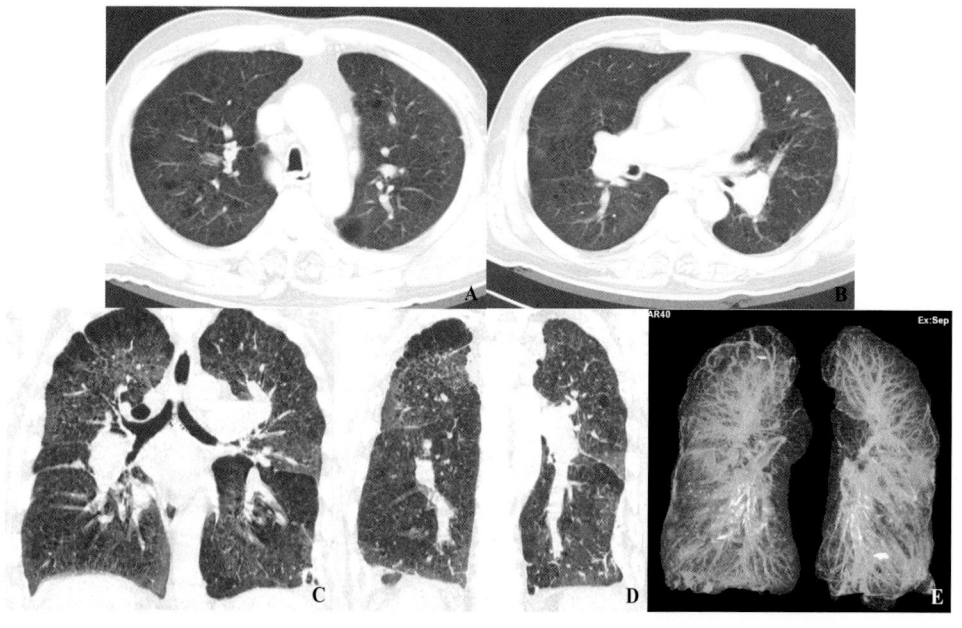

图37-8-1 男性,63岁。水泥尘肺患者从事水泥粉尘作业8年,目前脱离岗位14年。2017年胸部CT(A、B)显示两肺弥漫性支气管炎、细支气管、肺气肿及纵隔旁肺大疱,主动脉弓旁可见增大淋巴结影;2021年复查(C~E),慢性支气管炎,肺气肿明显加重,两肺可见多发小叶中心结节影,边界清晰,中下肺叶较为密集,局部簇状并多发细索条影;两肺胸膜下及基底段小叶间隔增厚;肺动脉及两肺分支动脉明显增宽。

见,伴钙化灶少见。HRCT 对于尘肺患者早期的细支气管炎、小结节影及进展期间质性纤维化有显示优势。

【诊断标准】

(1) 参照《职业性尘肺病的诊断标准》(GBZ 70—2015)。

(2) 符合水泥尘肺肺部影像学表现。

【鉴别诊断】

1. 粟粒型肺结核·临床结核中毒症状明显,患者有低热、盗汗、乏力、红细胞沉降率明显升高,肺内结节呈现大小、密度、分布均匀的特点,结节边界欠清晰,肺内淋巴结肿大伴边界清晰;水泥尘肺患者全身症状轻微,除非合并感染外一般无发热、白细胞增高等症状,胸部 CT 表现为以中下叶分布为主的小叶中心结节影,边界清晰,局部融合呈簇状,同时显示支气管炎、肺气肿。

2. 慢性支气管炎肺气肿·临床症状明显,肺功能表现为阻塞性通气功能障碍,胸部 CT 可见广泛支气管炎、肺气肿,肺气肿以上肺为著,此外还可见桶状胸、剑鞘气管,肺内无小叶中心结节影,但可见细支气管炎表现的树芽征。纵隔淋巴结可有增大,但密度不高。因为水泥尘肺早期以慢性支气管炎、肺气肿为主要表现,晚期可见多发小结节影及间质纤维化改变。

(郭晓娟 杨旗)

参考文献

[1] 帕提古丽·乃吉米丁,帕它木·莫合买提,热沙来提·瓦衣特,等.1985 年至 2006 年新疆新发尘肺诊断病例的分析[J].环境与职业医学,2010,27:70-73.

[2] 毛丽君,史志澄,李树.水泥尘肺病例特点分析[J].中国职业医学,2014,41:670-673.

[3] 李建军,杨杰,王建菊,等.水泥尘肺患者 32 例的 X 线表现分析[J].中国煤炭工业医学杂志,2014,17:763-764.

[4] 刘培成,马少群,江瑞康,等.叁期水泥尘肺影像与病理特征分析并文献复[J].中国工业医学杂志,2016,29:114-116.

第九节·铝 尘 肺

铝尘肺(aluminum pneumoconiosis)主要发生于铝粉生产使用、铝电解、铝质品加工,以及金属铝的冶炼及研磨材料、耐火材料和电器绝缘制品的加工制造行业之中,属于较为少见的一类职业病。

病理学特点是非结节性弥漫性纤维化,镜下可见间质纤维化、瘢痕性肺气肿及巨噬细胞聚集的肉芽肿性炎症。

【临床表现】

症状及体征无特殊。主要表现为呼吸系统症状,此外还可伴有食欲不振、胃痛、容易疲劳、体重下降等非特异性症状。

【实验室检查】

肺泡灌洗液发现尘肺细胞酸性搔洛铬花青法染色阳性有助于铝尘肺诊断[1]。

肺功能早期无明显改变,晚期主要表现为限制性及混合性通气功能障碍,伴有弥散功能障碍。

【影像学表现】

胸部 X 线早期改变为肺纹理增重,紊乱呈网状影,边界模糊,此外还可见小阴影散在分布于网状肺纹理之中,肺门增大,密度增高。

随着疾病的进展,肺纹理增粗紊乱,呈粗网状影,由两肺中下野内带向全肺蔓延,同时可见多发圆形或类圆形结节影,密度不太高,边界清晰,结节影由最初的上肺中内带向下蔓延至全肺,并有融合趋势[2]。

铝尘肺的 CT 表现多种多样[3,4],包括结节、网状和上肺分布为主的纤维化模式。在铝尘肺的早期阶段,HRCT 的特征性表现为以上叶分布为主的小的圆形,边界不清的小叶中心结节影,HRCT 扫描可发现肺泡间隔纤维化或小叶中心磨玻璃影。

除了肺小叶中心结节外,铝尘肺的结节分布多表现为淋巴道分布,类似于结节病。在晚期,肺内可见由小阴影融合而成的束状或斑片状阴影,最后融合呈大块状,中心致密,密度较高,外周由尚未融合的纤维条索形成,表现为密度不均,边缘毛糙,此外胸膜下大疱性气肿多见。

因此,自发性气胸的风险增加。刚玉(氧化铝)磨料工人的间质性肺病可加速硅肺或混合粉尘纤维化。纵隔淋巴结钙化常见于铝尘肺,在疾病早期可出现。

【诊断标准】

(1) 参照《职业性尘肺病的诊断标准》(GBZ 70—2015)。

(2) 肺内影像符合铝尘肺改变。

【鉴别诊断】

1. 结节病·患者表现为劳力性呼吸困难和咳嗽。肺结节体积较小,以中上肺内带分布为著,边界清晰,多沿支气管血管束分布,伴中轴间质增厚,局部可见磨玻璃影及实变影,实变影边界较为清晰。伴两肺门淋巴结增大者有助于结节病的诊断。此外,激素治疗有效,50%～70%的结节病可自行缓解。铝尘肺结节及肺门淋巴结密度偏高。

2. 癌性淋巴管炎·结节影边界清晰,大小不等,常伴小叶间隔不规则增厚;并以某一叶段分布为主,即使两肺弥漫分布,也是分布不均。此外,肺门及纵隔淋巴结可见肿大融合,强化均匀。患者常有恶性肿瘤病史,肿瘤标志物明显增高,同时肺外脏器可见转移灶。

(郭晓娟 杨旗)

参考文献

[1] 刘士远,郭佑民.中华影像医学:呼吸影像卷[M].北京:人民卫生出版社,2019.

[2] Kraus T, Schaller KH, Angerer J, et al. Aluminium dust-induced lung disease in the pyro-powder-producing industry: detection by high-resolution computed tomography [J]. Int Arch Occup Environ Health, 2000, 73: 61-64.

[3] Kraus T, Schaller KH, Angerer J, et al. Aluminosis-detection of an almost forgotten disease with HRCT [J]. J Occup Med Toxicol, 2006, 1: 1-9.

[4] Akira M. Uncommon pneumoconioses: CT and pathologic fndings [J]. Radiology, 1995, 197: 403-440.

第十节·其他职业性尘肺病

一、陶工尘肺

陶工尘肺(kaolin pneumoconiosis)是陶瓷制造工和瓷土采矿工长期吸入大量陶土粉尘而引起的以肺组织纤维化为主的疾病。陶工作业场所多为石英和硅酸盐混合粉尘,由于陶瓷制品工艺流程比较复杂且各地制坯的原料不一致。因此,不同工种和不同区域的工人接触粉尘的性质和所含的游离二氧化硅的量也不一致,陶工尘肺X线表现特征也不同。

多数陶工尘肺患者临床无阳性体征,早期患者一般症状较轻,临床症状与粉尘浓度及接触时间密切相关。临床表现有反射性咳嗽,较少有痰,中晚期患者由于肺组织出现较广泛纤维化,胸膜显著增厚,引起肺组织弹性降低,患者表现出明显胸闷及呼吸困难[1]。个别患者由于胸膜增厚,当气候变化时会出现针刺样胸痛。

在16例陶工尘肺患者的X线片中,表现为不规则小阴影为主。中上肺区中、外带多出现数个较大的类圆形小阴影,而其他肺区仅有少量尘肺阴影或无明显尘肺改变,而小阴影分布在中下肺区较多者多为Ⅰ期陶工尘肺,小阴影分布在中上肺较多者多为Ⅱ期陶工尘肺[2]。

二、硬金属尘肺

硬金属肺病(hard mental lung disease, HMLD)是一种由硬质合金吸入为主引起的职业性呼吸系统疾病。HMLD可引起肺组织纤维化的改变、间质性肺炎,并伴有职业性哮喘表现。HMLD好发于一些从事稀有金属(钨、钛、钴等)粉末工作的有关人员。

患者通常在接触硬金属10~12年之后出现肺部疾病,少数患者可在短短2年内发病。病理上通常表现为以细支气管为中心的纤维化。

HMLD的HRCT表现表现多样,可能类似于结节病、非特异性间质性肺炎、寻常型间质性肺炎和慢性过敏性肺炎,无明显分布差异。主要表现为弥漫性、斑片状或小叶分布的磨玻璃影;小结节主要分布在小叶中心[3,4]。一些患者沿淋巴道分布[5]。

在某些HMLD病例中,主要的HRCT发现是小叶中心结节。早期阶段,HRCT扫描显示磨玻璃影和小叶中心结节影;进展期患者以牵拉性支气管扩张症和小叶间隔扭曲多见,还可见簇状囊状影[6]。淋巴结肿大和自发性气胸的也有报道[7,8]。

HMLD中纤维化的进展差别较大,少数状况下病情会迅速恶化[9,10]。停止接触硬金属并进行治疗后肺内磨玻璃影可吸收[11]。

(郭晓娟 杨旗)

参考文献

[1] 曹子文,杨丽文,林锦明,等.多层螺旋CT肺密度测定与陶工尘肺患者肺功能损伤的相关性分析[J].中国现代医生,2020,58;113-116.

[2] 林新国,王晓旭,胡安娜.陶工尘肺16例X射线胸片探讨[J].职业与健康,2008,24;1.

[3] Dunlop P, Müller NL, Wilson J, et al. Hard metal lung disease: high resolution CT and histologic correlation of the initial findings and demonstration of interval improvement [J]. J Thorac Imaging, 2005, 20: 301-304.

[4] Mizutani RF, Terra-Filho M, Lima E, et al. Hard metal lung disease: a case series [J]. J Bras Pneumol, 2016, 42: 447-452.

[5] Tanaka J, Moriyama H, Terada M, et al. An observational study of giant cell interstitial pneumonia and lung fbrosis in hard metal lung disease [J]. BMJ Open, 2014, 4: e00407.

[6] Gotway MB, Golden JA, Warnock M, et al. Hard metal interstitial lung disease: high-resolution computed tomography appearance [J]. J Thorac Imaging, 2002, 17: 314-318.

[7] Adams TN, Butt YM, Batra K, et al. Cobalt related interstitial lung disease [J]. Respir Med, 2017, 129: 91-97.

[8] Akira M. Imaging of occupational and environmental lung diseases [J]. Clin Chest Med, 2008, 29: 117-131.

[9] Davison AG, Haslam PL, Corrin B, et al. Interstitial lung disease and asthma in hard-metal workers: bronchoalveolar lavage, ultrastructural, and analytical fndings and results of bronchial provocation tests [J]. Thorax, 1983, 38: 119-128.

[10] Amata A, Chonan T, Omae K, et al. High levels of indium exposure relate to progressive emphysematous changes: a 9-year longitudinal surveillance of indium workers [J]. Thorax, 2015, 70: 1040-1046.

[11] Masanori A. Imaging diagnosis of classical and new pneumoconiosis: predominant reticular HRCT pattern [J]. Insights Imaging, 2021, 12: 33.

第三十八章
肺移植术前与术后评估

第一节·肺移植术前评估

肺移植术已成为治疗终末期肺病的唯一有效方法。随着肺移植手术及术后管理技术的发展与完善,受者术后早期预后明显改善。国际心肺移植协会报道,肺移植总例数超过6万例,每年完成约4000例[1-3]。

肺移植手术的质量是影响终末期肺病患者疗效的重要因素,严格的术前评估是肺移植成功的重要因素之一。建立肺移植手术质量控制体系是进一步提高我国终末期肺病治疗水平的重要举措。

【手术指征】

肺移植主要用于治疗慢性终末期肺疾病。如果慢性终末期肺疾病患者经最优化、最合理治疗,肺功能仍进行性降低,无进一步内科或外科治疗的可能,2年内因肺部疾病致死的风险极高(>50%),即应考虑肺移植。

最常见的成人肺移植指征主要包括慢性阻塞性肺疾病(chronic obstructive pulmonary disease, COPD)、α_1-抗胰蛋白酶缺乏/肺气肿、间质性肺疾病(interstitial lung disease, ILD)、囊性纤维化(cystic fibrosis, CF)/支气管扩张(bronchiectasis)、肺动脉高压(pulmonary arterial hypertension, PAH)等。我国肺移植原发病中终末期ILD占首位[4],其中以特发性肺纤维化(idiopathic pulmonary fibrosis, IPF)的占比最高(图38-1-1和图38-1-2),其次为COPD(图38-1-3和图38-1-4),尘肺患者(图38-1-5和图38-1-6)亦具有肺移植指征。

【手术禁忌证】

最主要的禁忌证如下。

(1)近期恶性肿瘤病史患者(尤其是血液恶性肿瘤、肉瘤、黑色素瘤、乳腺癌、膀胱癌、肾癌患者,需要有5年以上无进展生存期,方考虑进行肺移植手术)。

(2)其他终末期系统疾病(心、肝、肾等)除非存在联合移植可能。

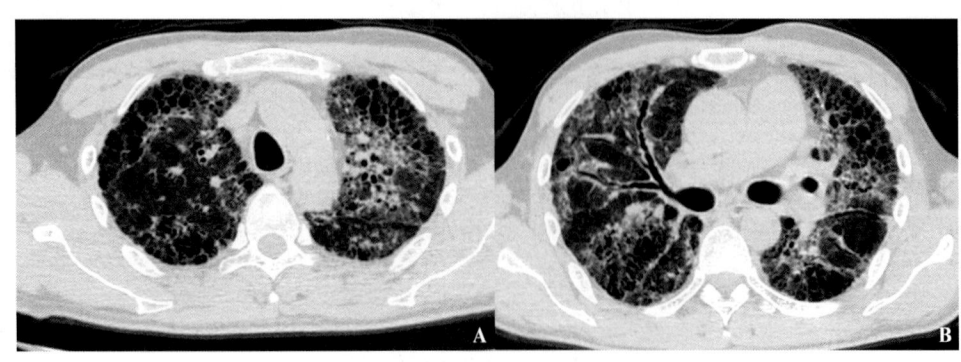

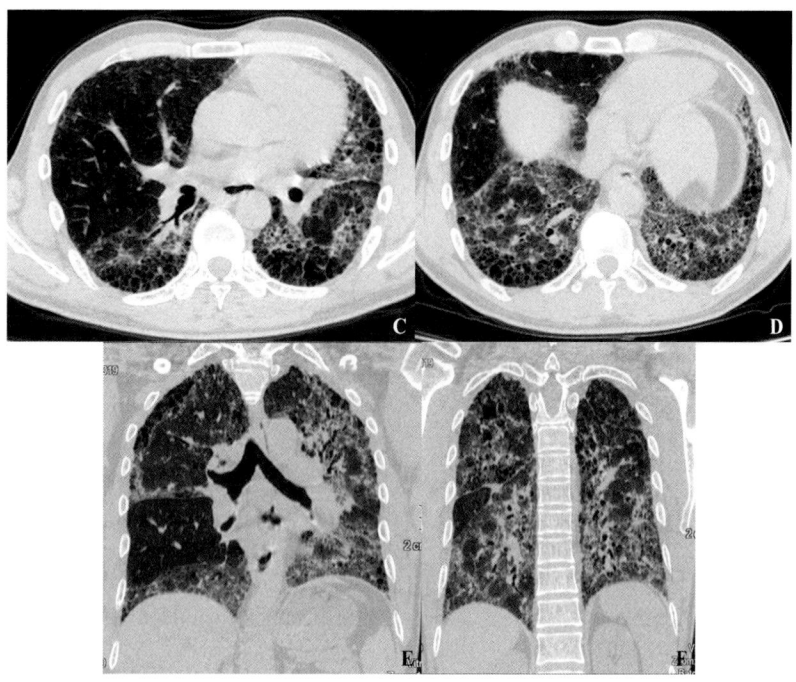

图 38-1-1　男性,61 岁。特发性间质纤维化

肺移植术前 HRCT 轴位图像(A~D)和冠状位重建(E、F)显示两肺多发蜂窝影,伴网格影及支气管牵拉扩张。

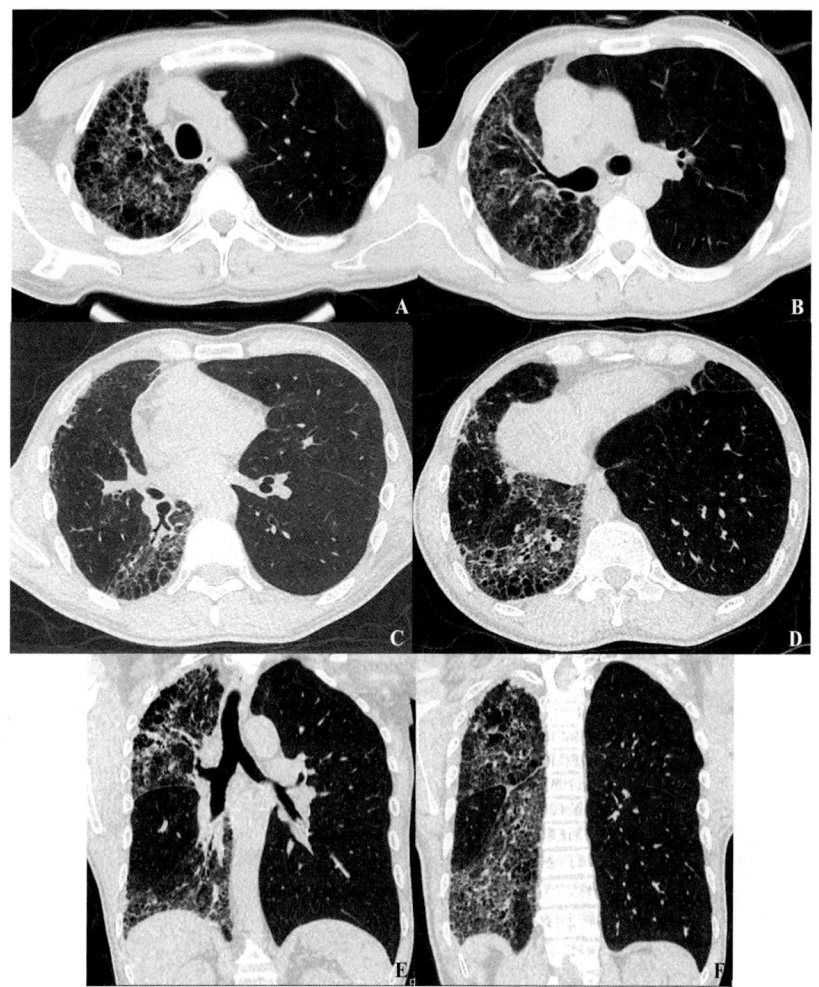

图 38-1-2　男性,61 岁。特发性间质纤维化

左肺单肺移植术后 HRCT 轴位扫描(A~D)和冠状位重建显示(E、F)纵隔右移,左侧移植肺未见异常,右侧肺多发蜂窝影,伴网格影及支气管牵拉扩张。

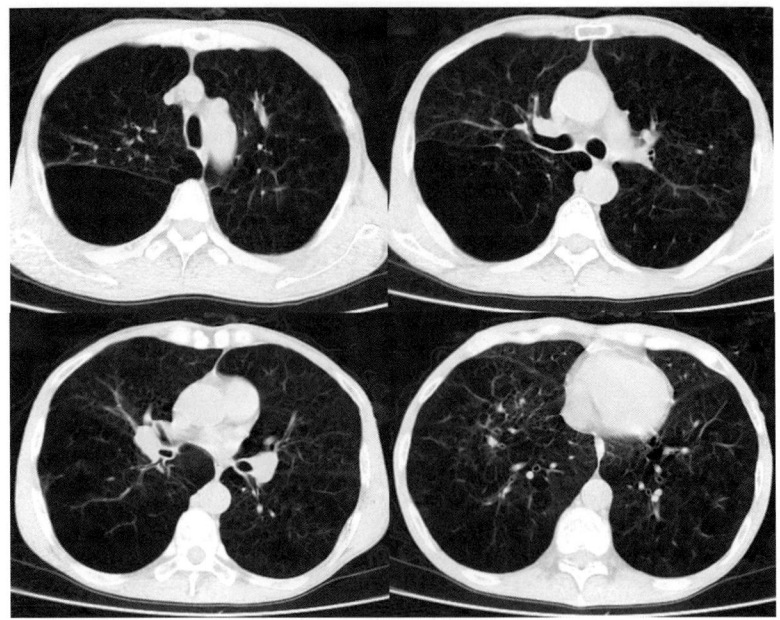

图 38-1-3 男性,66 岁。COPD
肺移植术前 HRCT 显示肺透光度弥漫性增高,广泛全小叶型肺气肿,支气管管壁增厚。

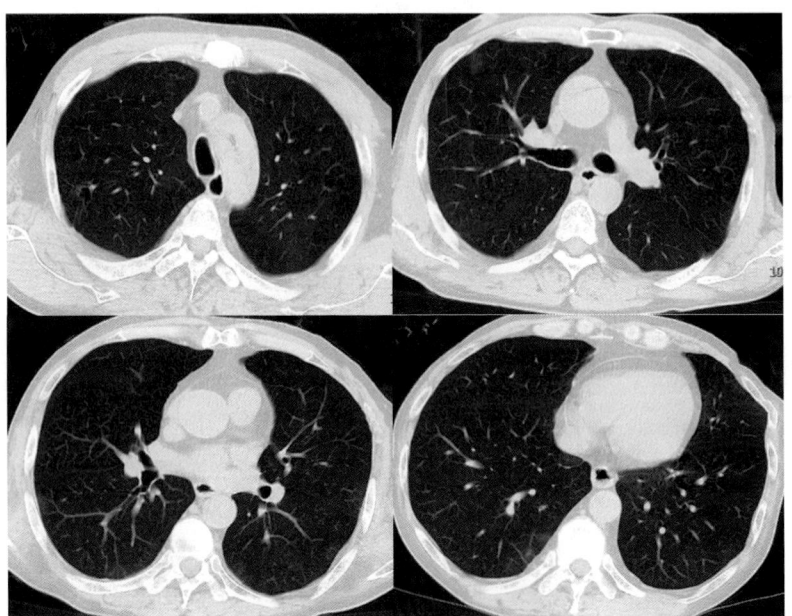

图 38-1-4 男性,58 岁。COPD
双肺移植术后 HRCT 显示双侧移植肺显示清晰,未见异常。

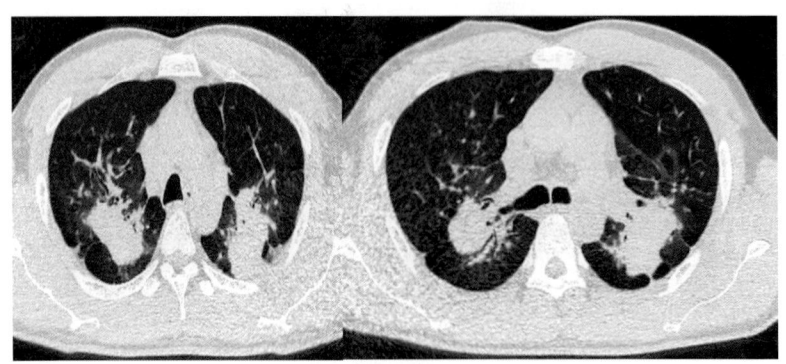

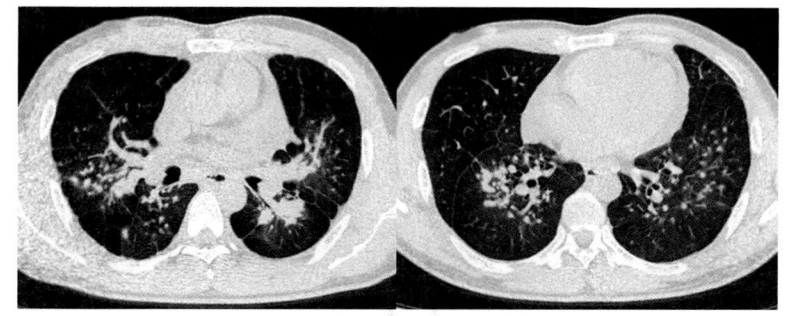

图38-1-5 男性,51岁。硅肺

移植术前HRCT显示两肺多发沿支气管血管束分布硅结节,以双上肺背侧大结节为著,中下肺多为小结节。

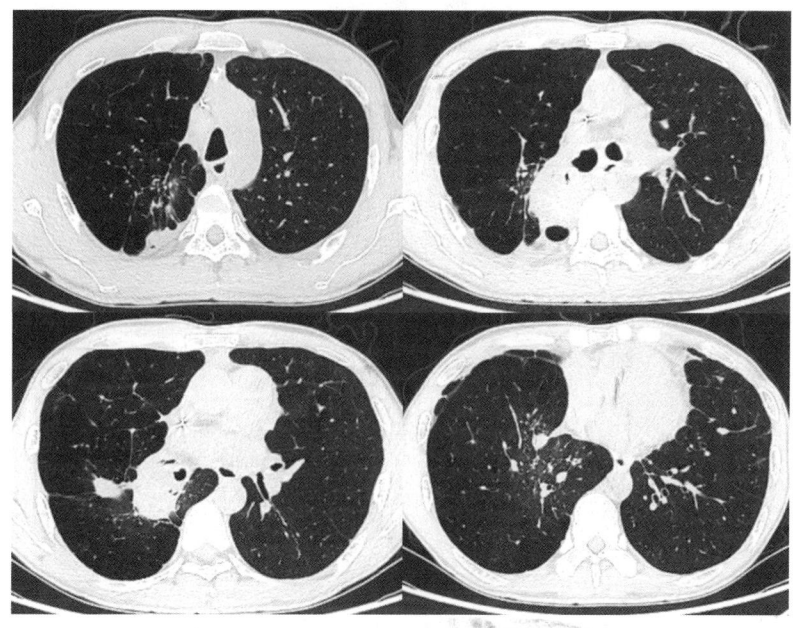

图38-1-6 男性,51岁。硅肺

左侧单肺移植术后HRCT显示左侧移植肺未见异常,以右上肺背侧大结节为著,中下肺多为小结节。

(3) 未控制的动脉粥样硬化性疾病。

(4) 患者存在急性疾病状态,如急性败血症、急性心肌梗死、肝功能衰竭等。

(5) 无法控制的耐药菌或者高致病微生物的慢性感染。

(6) 难以纠正的出血性状态。

(7) 存在活动的结核分枝杆菌感染。

(8) 严重的胸廓或脊柱畸形,可能影响移植效果。

(9) 具有较差的依从性,或具有某些精神、心理疾病无法配合治疗的病史;无可靠的或充足的社会资源支持,或具有较差的康复潜力。

【术式的选择】

非感染性肺病如COPD、肺纤维化等可接受单肺或两肺移植,而感染性肺病如支气管扩张、囊性纤维化(图38-1-7和图38-1-8)等,推荐行两肺移植。

移植时机的选择包括评估时机和手术时机,及时评估可提高患者治疗方案的灵活性。如果病情继续加重,或风险收益比更倾向于移植时,可尽早进入等待移植队列。

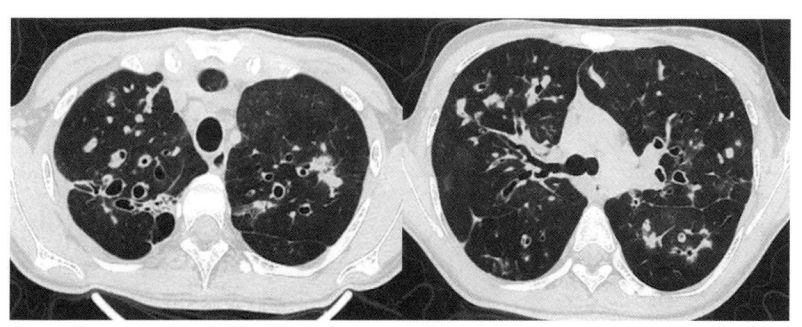

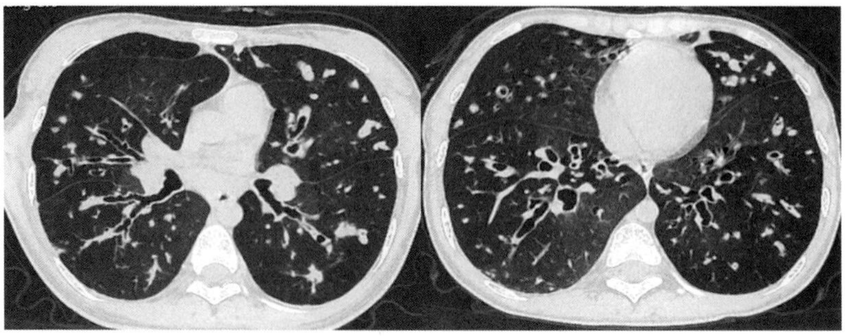

图38-1-7　女性,21岁。囊性纤维化

肺移植术前HRCT显示两肺多发支气管扩张伴腔内黏液栓。

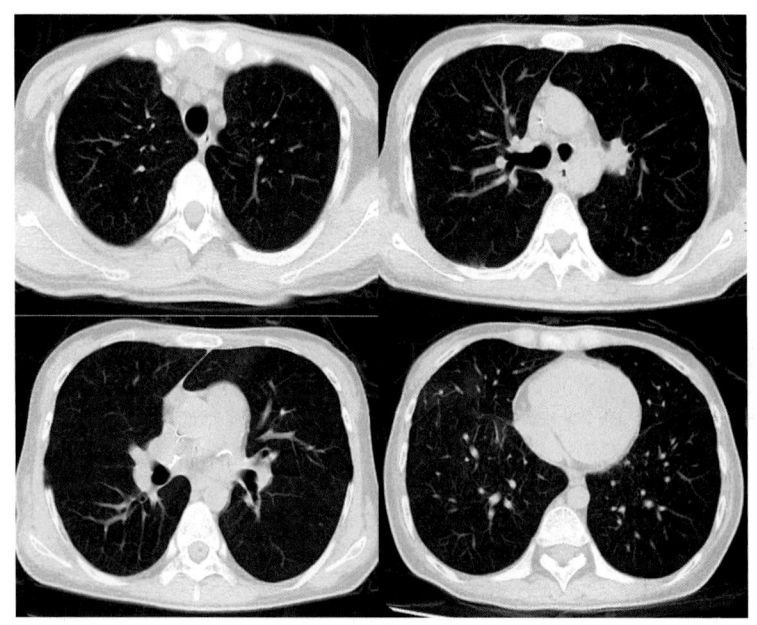

图38-1-8　女性,21岁。囊性纤维化两肺移植术后

与图38-1-7为同一患者。两肺移植术后1年HRCT显示两肺野清晰,未见异常密度影。

【肺移植时机的选择】

应用供肺分配评分(lung allocation score, LAS)系统[2-7]对供肺进行分配,我国主要借鉴美国的LAS系统。LAS系统的主要目标是降低等待者死亡率,根据临床紧急程度分配器官,最小化等待时间和地理因素的影响。LAS分值为0～100分,病情越重,评分越高。

最大移植优先权一般给予LAS评分最高者。根据终末期肺疾病患者的临床症状及实验室检查、肺功能和心脏超声等检查结果综合评估,预计2～3年生存率<50%和/或纽约心脏协会(New York Heart Association,NYHA)心功能分级Ⅲ～Ⅳ级者,应考虑进行肺移植评估。

相对于肺气肿或艾森曼格综合征患者,IPF、CF或特发性肺动脉高压(idiopathic pulmonary arterial hypertension,IPAH)患者能够耐受等待供肺的时间更短,应更早进行肺移植评估。

【供体的选择与评估】

供体的评估包括年龄、血型、HLA分型、死亡类型、胸部影像学检查、动脉血气分析、支气管镜检查病原学及供肺切取后的直视检查、缺血时间、是否有近期肺部感染、是否有肺水肿、是否有吸入性损伤、是否有吸烟史、是否有胸部肿瘤、是否有传染性疾病、是否与受体的胸腔大小相匹配、转运方式及时间等,理想供体的选择标准(表38-1-1)。

表38-1-1　理想供体的选择标准

项目标准	标　　准
年龄	<55岁
吸烟史	<400年支
供体大小	与受体相匹配
持续机械通气	<1周
影像学检查	胸部X线片或CT显示肺野清晰
PEEP	PEEP=5 cmH$_2$O时,PaO$_2$/FiO$_2$>300 mmHg
支气管镜检查	无脓性分泌物
痰液标本	痰液标本革兰染色和培养无微生物
其他方面	无误吸或败血症 无显著胸部创伤 无心肺手术史

注:PaO$_2$,动脉血氧分压;FiO$_2$,吸入氧浓度;PEEP,呼气末正压。

理想供肺严重短缺时,如使用边缘供体,可增加供体来源,但术后容易出现严重原发移植物功能障碍,早期死亡率较高,其应用应较为慎重。如采用边缘供体,建议采用离体修复技术,常温 EVLP,作为供肺评估和术前预处理,离体修复后改善明显者,可用于移植手术。

为提高供体的综合评估水平,可采用 OtoLung Donor Scor 或明尼苏达大学供肺评分标准。

【肺移植受者术前评估】

拟接受肺移植的终末期肺疾病患者往往病程长、病情重,由于呼吸衰竭、长期缺氧及高碳酸血症,部分患者甚至合并多器官功能不全。肺移植手术创伤大,且因肺与外界相通,围手术期感染风险较高;同时,肺富含免疫活性细胞,术后早期排斥反应的发生率高于其他实体器官移植。

因此,肺移植对受者各器官功能状态及心理状态要求均较高,严格的术前评估及充分准备是获得满意疗效的关键。只有术前评估合格及准备充分,拟接受肺移植的受者才能真正进入等待名单,并开始供者匹配。对于濒危患者的抢救性肺移植,应在充分告知患者及家属手术风险的基础上,尽可能充分评估及准备,最大限度地保证肺移植效果。

肺移植评估过程较繁琐,需要耗费大量精力与费用,甚至需要做很多有创检查。在正式启动评估前,应充分征求患者的移植意愿,得到肯定答复后才启动评估流程。首先明确肺移植候选者的原发病诊断和治疗方案,其次确定影响预后的危险因素及应对措施,最后初步制订手术方案和术中辅助策略,预估供器官需求,以及制订初步的围手术期全程管理方案及远期随访策略。

术前评估流程一般分为以下 3 步。①完善相关辅助检查。②多学科讨论进行综合评估,全面了解患者病情并排除绝对禁忌证。③针对相对禁忌证进行充分讨论并积极干预,制订最佳治疗方案,尽可能为肺移植创造条件。

肺移植术前评估是典型的多学科协作过程,应包括呼吸内科、影像科、胸外科、移植科、麻醉科、心血管内科、消化内科和精神科等评估,还需营养科尽早评估患者营养状态以制订个体化营养方案,康复科尽早介入进行术前康复锻炼并制订术后康复训练方案。

1. 基本情况评估

(1) 基本信息:性别、年龄、身高、体质量和胸围。

(2) 诊断:原发病、并发症及合并症诊断。

(3) 生命体征:体温、脉搏、心率、血压和指氧饱和度。

(4) 既往史:既往病史、手术史、药物过敏史、输血史和家族史等。

2. 实验室检查评估

(1) 基本项目:①血、尿和粪便常规;②凝血指标,凝血因子活性;③ABO/Rh 血型及复查,不规则抗体筛查;④肝肾功能、电解质和心肌酶;⑤免疫球蛋白(IgG、IgA、IgD、IgM 和 IgE)和补体,血清蛋白电泳和淋巴细胞亚群计数;⑥内分泌相关检测,包括甲状腺功能、胰岛功能和下丘脑-垂体-肾上腺皮质轴(必要时)评估;⑦自身免疫相关指标及抗体筛查需由风湿免疫科专家根据患者的基础疾病和临床特征决定具体检测指标。

(2) 感染相关检查和病原学检测:①痰涂片及细菌、真菌和分枝杆菌培养,鼻咽拭子培养和中段尿培养;②粪便细菌、病毒和寄生虫检查;③血液传播疾病(如 HIV 和梅毒)相关指标;④乙型肝炎血清标志物六项、HAV 抗体和 HCV 抗体、肝炎病毒核酸;⑤CMV 抗体、EB 病毒抗体和 CMV/EB 病毒核酸定量;⑥血清呼吸道常见病毒抗体;⑦血清支原体和衣原体抗体;⑧结核菌素试验、γ 干扰素释放试验和 Gene-Xpert 检测;⑨1,3-β-D 葡聚糖试验和半乳甘露聚糖试验等。

(3) 配型:供者特异性抗体、HLA-Ⅰ类和 HLA-Ⅱ类(DR、DP 和 DQ)检测等。

3. 影像学检查评估 正侧位胸部 X 线片、CT 肺动脉成像(存在 PAH 或怀疑肺栓塞时)、肺通气灌注扫描(V/Q 显像)、膈肌功能检查、腹部超声或 CT、血管超声(包括下肢动、静脉和颈部动、静脉)及全身骨密度检测等。

4. 重要器官功能检查评估

(1) 肺功能:全面肺功能检查、动脉血气分析和 6 min 步行试验。

(2) 心功能:心电图、动态心电图(必要时),心脏彩色多普勒超声、右心声学造影(必要时)、冠状动脉造影和/或 CT 血管成像(年龄>50 岁、怀疑冠心病者)及左、右心导管检查(必要时)。

(3) 胃肠功能检查:胃镜、肠镜检查,必要时行食管测压及食管 24 h pH 监测。

5. 恶性肿瘤筛查评估 痰脱落细胞学检查、肿瘤标志物、循环肿瘤细胞及循环肿瘤 DNA 检测(必要时)、宫颈癌巴氏涂片筛查(必要时)、乳腺钼靶 X 线片(必要时)、肠镜(必要时)和 CT(必要时)。

6. 改善受体等待期的生存率和身体状况评估 慢性呼吸衰竭患者,必要时行机械通气支持或体外生命支持[7]:术前评估适合行肺移植的患者,一旦出现病情进展,如条件具备,建议在出现终末器官衰竭导致肺移植绝对禁忌前行 ECMO 桥接支持治疗,以等待有效供肺。

7. 健康教育支持 重视患者、家庭成员和相关护理人员的健康教育。

8. 受体术前心理评估与社会关系评估 受体术前需进行心理评估,能够接纳器官移植手术,方可安排至肺移植等待供体队列[8]。

应尽可能完善上述辅助检查,进行充分的术前评估。能够完成基本检查的患者,根据 LAS 进行分配。不能完善检查或需要紧急移植的危重患者,在家属知情理解并愿意承担未充分评估的弊端及风险后,可以接受紧急肺移植。已经列入肺移植等待名单的患者,在病情发生变化时,应随时进行针对性的复查及再评估。病情稳定、在等待名单中时间已大于 3 个月,应针对性复查相关指标并重新评估,更新临床资料和 LAS 分值。

(刘敏 孙学彪)

参考文献

[1] Dew MA, DiMartini AF, Dobbels F, et al. The 2018 ISHLT/APM/AST/ICCAC/STSW recommendations for the psychosocial evaluation of adult cardiothoracic transplant candidates and candidates for long-term mechanical

circulatory support [J]. Psychosomatics, 2018,59:415 - 440.

[2] Weill D, Benden C, Corris PA, et al. A consensus document for the selection of lung transplant candidates: 2014 — an update from the pulmonary transplantation council of the international society for heart and lung transplantation [J]. J Heart Lung Transplant, 2015,34:1 - 15.

[3] Gottlieb J, Smits J, Schramm R, et al. Lung transplantation in Germany since the introduction of the lung allocation score [J]. Dtsch Arztebl Int, 2017,114:179 - 185.

[4] 中华医学会器官移植学分会.中国肺移植受者选择与术前评估技术规范(2019版)[J].中华移植杂志(电子版),2019,13:81 - 86.

[5] Cypel M, Yeung JC, Liu M, et al. Normothermic ex vivo lung perfusion in clinical lung transplantation [J]. N Engl J Med, 2011,364:1431 - 1440.

[6] Oto T, Levvey BJ, Whitford H, et al. Feasibility and utility of a lung donor score: correlation with early post-transplant outcomes [J]. Ann Thorac Surg, 2007,83:257 - 263.

[7] Loor G, Radosevich DM, Kelly RF, et al. The university of minnesota donor lung quality index: a consensus-based scoring application improves donor lung use [J]. Ann Thorac Surg, 2016,1021156 - 65.

[8] Dew MA, DiMartini F, Dobbels F, et al. The 2018 ISHLT/APM/AST/ICCAC/STSW recommendations for the psychosocial evaluation of adult cardiothoracic transplant candidates and candidates for long-term mechanical circulatory support [J]. J Heart Lung Transplant, 2018,37:803 - 823.

第二节·肺移植的术后评估

除了术前及术中评估,术后患者的精细化管理对肺移植的成功也尤为关键。肺移植后的并发症可能会阻碍同种异体移植物的功能,威胁患者的生存。

肺移植后的主要并发症是原发移植物失功、术后并发症、同种异体免疫反应、感染和恶性肿瘤。通过多学科团队协作,预防并减少这些并发症的发生,早期识别及时采取适当的治疗措施是提升移植质量的重要环节。

肺移植后的并发症可能会阻碍同种异体移植物的功能,威胁患者的生存。肺移植后的主要并发症(图38-2-1)包括[1-7]:原发移植物失功、手术并发症、同种异体免疫反应、感染和肿瘤等。

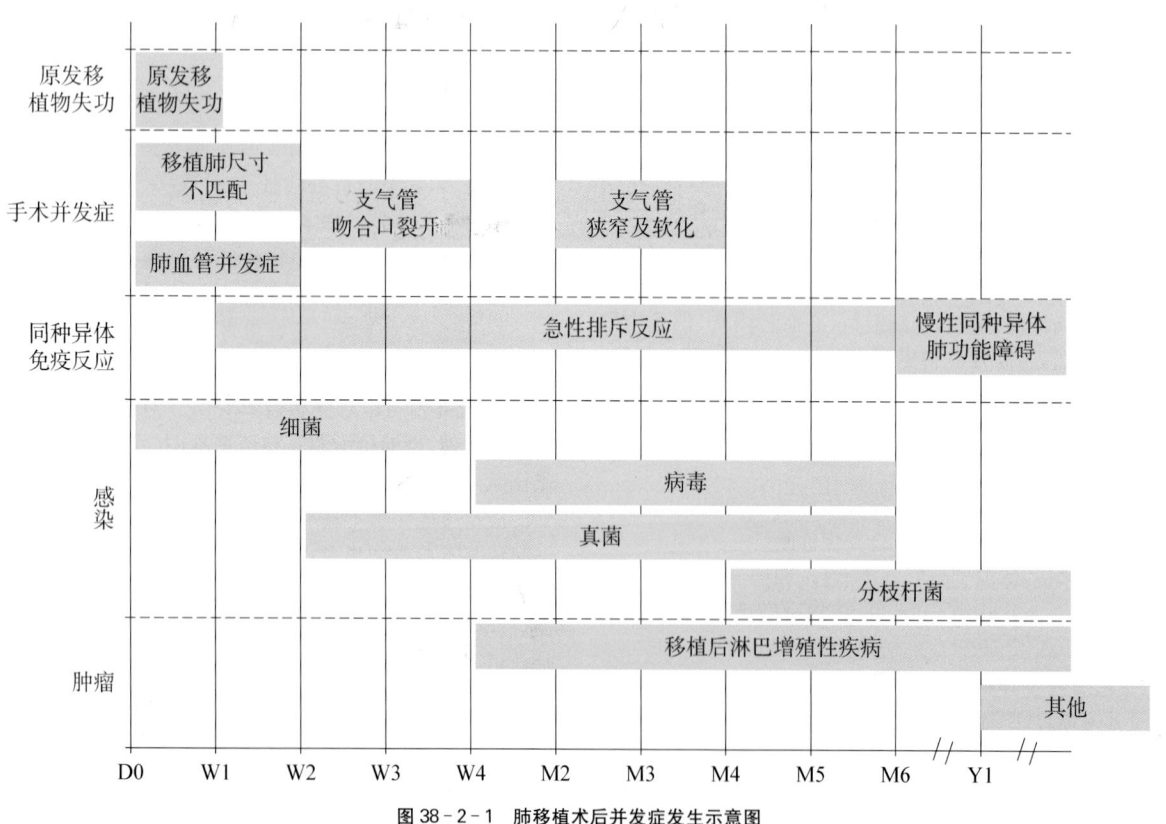

图38-2-1 肺移植术后并发症发生示意图

D为天,W为周,M为月,Y为年。

一、原发移植物功能障碍

原发移植物功能障碍(primary graft dysfunction, PGD)又称原发移植物失功,是术后早期的继续肺损伤,一种短暂的缺血-再灌注损伤,主要发生在术后前3天,是肺移植的第一个并发症,发病率在30%,是肺移植术后早期死亡的最常见的原因。

移植过程相关因素包括器官取出、保存、植入和再灌注。肺炎和机械通气造成的微创被认为是PGD的诱因。

【临床表现】

肺移植术后72h内出现严重低氧血症,$PaO_2/FiO_2<300\ mmHg$;伴有非心源性肺水肿的症状和体征,数天内迅速恶化,5～10天开始逐渐好转。

【影像学表现】

表现为弥漫性、渗出性肺泡浸润,出现胸腔或叶间裂积液,间隔和支气管血管周围增厚,肺门周围实变,无心脏肿大(图38-2-2)。

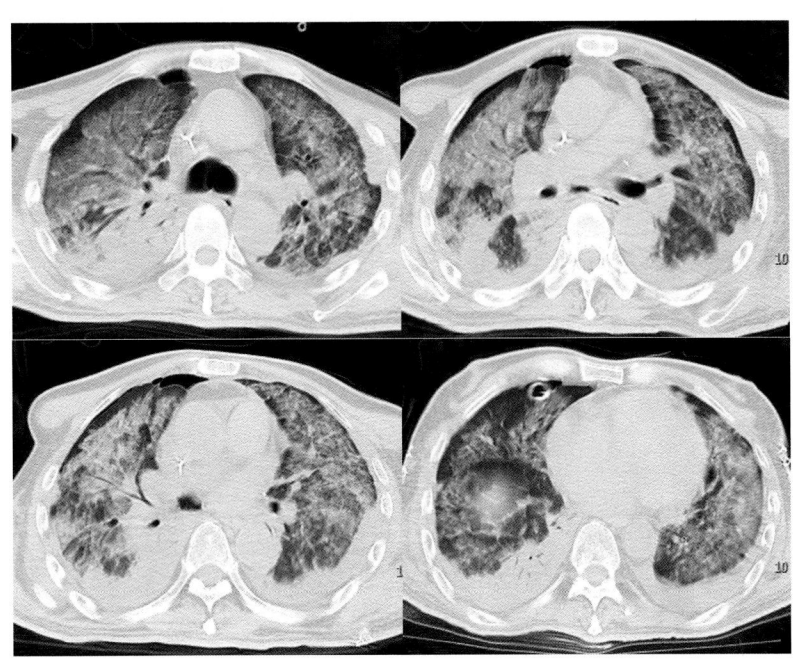

图38-2-2　女性,56岁。原发移植物失功

两肺移植术后3天。CT肺窗显示两肺广泛磨玻璃影,右下肺实变,两肺小叶间隔增粗,双侧胸腔积液病双侧少许气胸。

肺部阴影通常在移植后3天内出现,数天内恶化,通常在移植后5～10天开始吸收。持续或恶化的肺部阴影应警惕急性排斥反应或感染。

【诊断标准】

肺移植术后72h内出现:

1. 严重低氧血症。$PaO_2/FiO_2<300\ mmHg$;肺水肿。
2. 胸部X线/CT检查异常。表现为弥漫性、渗出性肺泡浸润,间隔和支气管血管周围增厚,肺门周围实变,无心影增大。

排除超急性排斥反应、静脉吻合口梗阻、心源性肺水肿和严重感染等。

【鉴别诊断】

PGD的鉴别诊断考虑因素包括肺水肿(由于容量超负荷或心肌功能障碍)、肺炎、排斥并发症、肺动脉、肺静脉狭窄或气道吻合并发症。PGD可能与这些过程共存。影像学的主要作用是排除其他可能引起症状或影像学异常的疾病。

二、手术并发症

肺移植手术本身产生的并发症会在肺移植术后的最初几周内发生。移植后6周至6个月之间可能会出现一些"延迟的"和"慢性的"手术并发症,包括移植肺尺寸不匹配、支气管吻合口裂开、支气管狭窄及软化、肺血管吻合口狭窄。

随着手术技术的提高,手术相关并发症的发生率明显降低,但是仍难以完全避免。像早期的吻合口瘘,吻合口狭窄均是常见的手术并发症。

（一）移植肺尺寸不匹配

移植肺尺寸不匹配是肺移植术后早期罕见的手术并发症。由供体肺尺寸和受体胸廓的大小的不匹配会引起局部肺不张,极端情况下甚至引起移植肺的完全性肺不张塌陷(图38-2-3)。

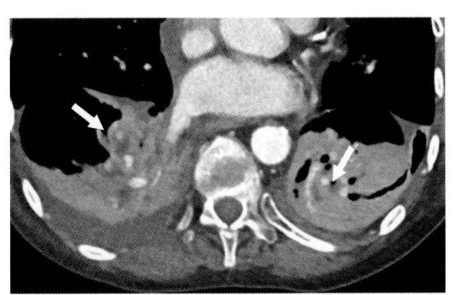

图38-2-3　男性,45岁。两肺移植手术并发症

供体肺与受体胸腔尺寸大小不匹配,HRCT显示双侧移植肺下叶肺不张(白箭)。

【影像学表现】

CT主要表现为两肺下叶局部甚至下叶肺不张。

（二）支气管吻合口裂开

支气管吻合口裂开是术后早期常见并发症。主要由支气管缺血引起,因为没有支气管动脉再吻合。通常发生在最初的1～5周并可并发感染,支气管周围脓肿形成和/或瘘管形成。

发病率和死亡率取决于坏死和裂开的严重程度,以及任何相关的感染。

【临床表现】

支气管吻合口裂开可能有不同和非特异性的表现特征，如移植后早期无法脱离机械通气、呼吸困难、气胸、纵隔气肿、皮下气肿、肺萎陷或持续性漏气。因此，在移植后早期仔细评估支气管吻合口，发现此类并发症对于及时有效地指导治疗至关重要。

【影像学表现】

与支气管镜相比，胸部 CT 诊断支气管裂开的敏感性为 100%，特异性为 94%。CT 征象包括支气管壁异常、支气管壁缺损、吻合口周围的空气聚集或这些特征的组合（图 38-2-4）。

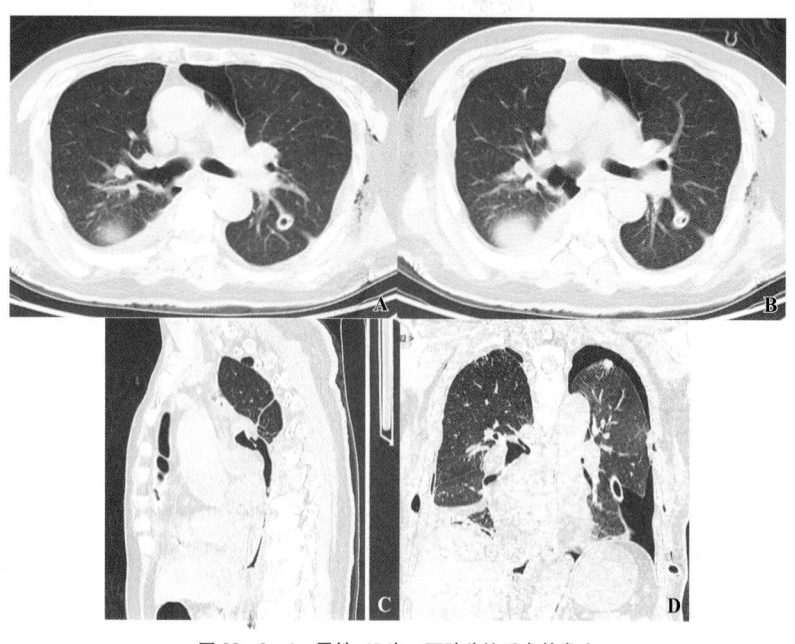

图 38-2-4　男性，48 岁。两肺移植手术并发症
右主支气管吻合口破裂（A、B），右肺动脉吻合口后壁不连续（C）；右侧叶间裂积液；双侧气胸，左侧胸腔闭式引流（A、D）。

【诊断标准】

支气管镜检查是诊断支气管吻合口裂开的标准检查，吻合口的坏死和缝合线松开是支气管裂开的支气管镜征象。

（三）支气管狭窄

支气管狭窄通常是围手术期吻合口缺血、坏死和裂开或既往感染的后遗症。发病率估计在 1.6%～32%。通常在移植后 1 个月和第 1 年出现。

【临床表现】

气道狭窄的程度根据管腔狭窄的百分比（≤50% 狭窄或 >50%）。支气管狭窄可无症状或在支气管镜检查中偶然发现，也可表现为呼吸急促、喘息、喘鸣、肺功能试验恶化或阻塞性肺炎。

当移植数年后出现支气管狭窄时，往往会导致进行性气流阻塞，引起相关通气区域的反复梗阻性感染，支气管狭窄的明确诊断是基于支气管镜上直接看到的固定狭窄。

【影像学表现】

胸部 CT 可以显示吸气和呼气时固定的支气管狭窄（图 38-2-5 和图 38-2-6）。CT 多平面重建检测支气管狭窄的准确率为 94%。此外，胸部 CT 多平面重建支气管树和仿真支气管镜提供了关于支气管狭窄的确切位置和长度，以及远端气道通畅的额外有价值的信息。

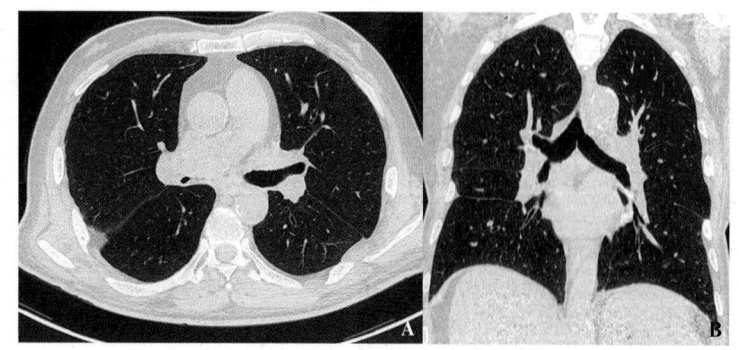

图 38-2-5　男性，51 岁。两肺移植手术并发症
术后 6 个月 HRCT 轴位（A）与冠状重建（B）显示右肺中间段支气管吻合口狭窄。

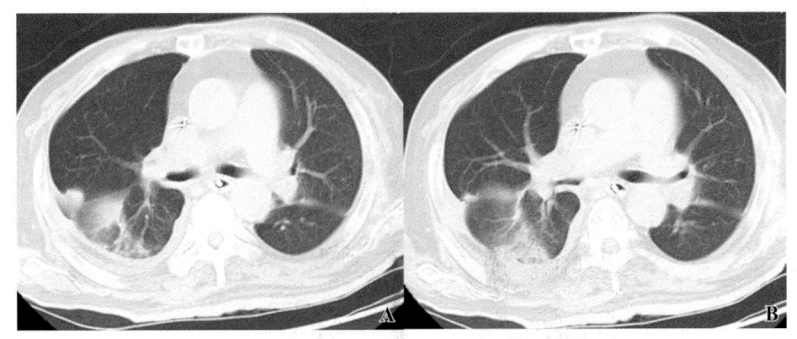

图 38-2-6　女性,52 岁。两肺移植手术并发症
术后 4 个月 HRCT 轴位(A、B)显示右肺中间段支气管吻合口狭窄,右肺下叶阻塞性肺炎。

(四) 气管支气管软化

气管支气管软化定义为呼气时气道腔缩小 50% 以上。气管或支气管软骨完整性的丧失导致气道塌陷,可能继发于感染或移植物周围缺血造成的软骨损伤。肺移植后患者的气道软化可发生在吻合口或弥漫性软化,并可能与支气管狭窄相关。

【临床表现】

气管支气管软化的症状和体征往往与支气管狭窄的症状和体征重叠,包括呼吸急促、咳嗽、喘息、喘鸣、分泌物清除困难和反复感染。常见呼气时比吸气时更严重的可变性阻塞。

在支气管镜上显示呼气时气道塌陷确认了气管支气管软化症的诊断。纤维支气管镜检查是评估自主呼吸期间动态气道直径缩小的首选方法。

虽然支气管镜检查被认为是气管支气管软化的标准诊断方法,但它是一种侵入性检查,如果在正压机械通气的全身麻醉下进行检查,可能会漏掉动态气道塌陷。因此,吸气和呼气 CT 成像是评估疑似病例和计划治疗程序的一种有价值的无创性工具。

【影像学表现】

在 CT 上,当气道横截面积减少 50% 或更多,并在呼气时气管或支气管后膜壁明显向前弯曲时,即可作出诊断(图 38-2-7)。吸气和动态呼气 CT 检查在诊断气管支气管软化症方面显示出与支气管镜检查相当的准确性。

(五) 肺血管狭窄

肺血流吻合口狭窄包括肺动脉吻合口狭窄及肺静脉吻合口狭窄,常发生在肺移植术后 2 周。

【临床表现】

临床表现可以有胸痛、呼吸困难。

【影像学表现】

采用 CT 肺血管造影即能够清晰显示肺动脉(图 38-2-8)或肺静脉吻合口处(图 38-2-9)缩窄或闭塞。

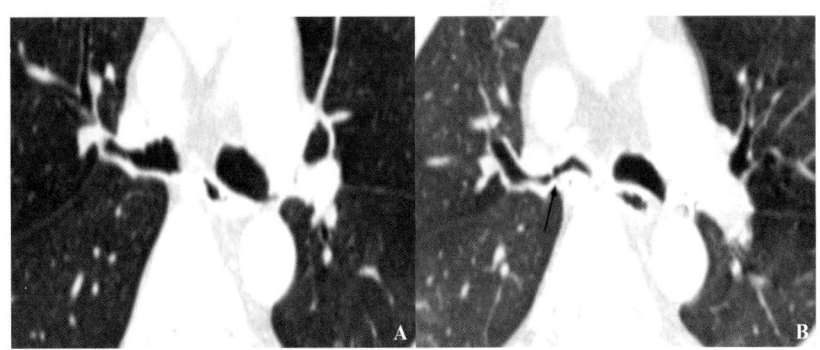

图 38-2-7　男性,55 岁。移植手术并发症
移植 6 个月后 CT 扫描吸气相和呼气相显示主支气管水平的吸气(A)和呼气(B),右支气管吻合口塌陷>50%,反映支气管软化(右主支气管在呼气时塌陷,箭)。

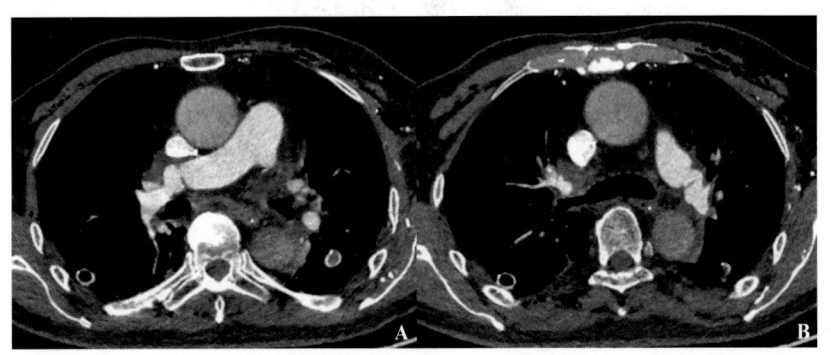

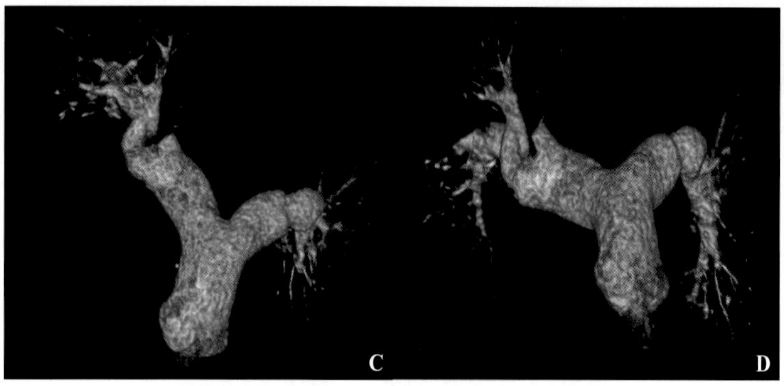

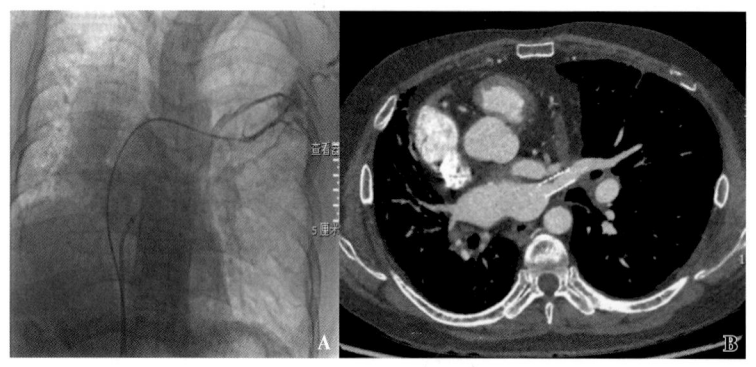

图38-2-8 男性,60岁。肺移植手术后并发症

两肺移植术后3个月后。CTPA图像显示两肺动脉吻合口处局部缩窄(A、B);容积重建显示两肺动脉吻合口处局部缩窄,以右肺肺动脉为著(C、D)。

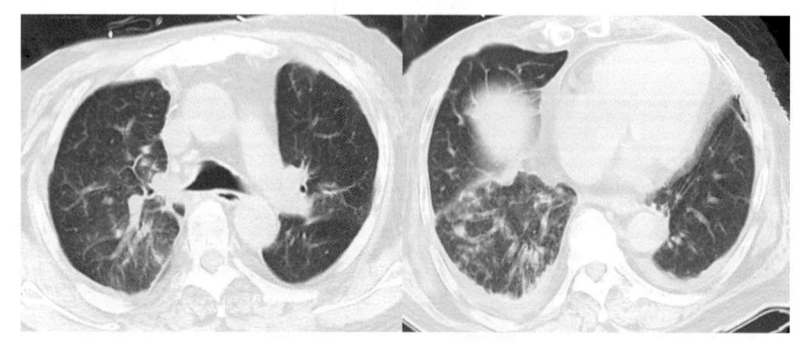

图38-2-9 男性,35岁。肺移植手术后并发症

两肺移植术后1年后。DSA显示左肺静脉明显纤细(A);CT扫描显示左肺静脉支架置入术后,支架前缘内膜稍增厚CTPA(B)。

三、急性排斥反应

近30%的受者在移植后的第1年发生急性排斥反应,并可能反复发生。由于急性排斥反应的反复恶化可能导致慢性移植肺功能障碍。因此,及时诊断和处理非常重要。

【临床表现】

急性排斥反应的临床表现是非特异性的,包括低热、呼吸急促、咳嗽(有痰或无痰)等。

【影像学表现】

典型的CT征象:两肺磨玻璃影,胸腔积液,肺容积减小,小叶间隔增厚(图38-2-10~图38-2-12)。急性排斥反应可以类似病毒性肺炎等感染。早期应用大剂量皮质类固醇后,临床和影像学的显著改善为急性排斥反应提供了额外的支持证据。

四、慢性同种异体肺功能障碍

肺移植后的慢性移植肺功能障碍(chronic lung allograft dysfunction,CLAD)是影响移植物长期存活和导致慢性移植物失功的首要原因,发生于移植后数月或数年,移植后5年的患病率为40%~50%[8]。

CLAD有两种不同的表型。

(1)以慢性小气道阻塞性改变为特征的闭塞性细支气管炎综合征(bronchiolitis obliterans syndrome,BOS)。

(2)以限制性通气功能障碍、周边肺纤维化改变为特征的限制性移植物功能障碍综合征(restrictive allograft syndrome,RAS)。

图38-2-10 男性,63岁。右肺移植术后9个月,急性排斥反应

HRCT显示右侧移植肺支气管血管束增粗伴多发磨玻璃影,双侧少许胸腔积液。

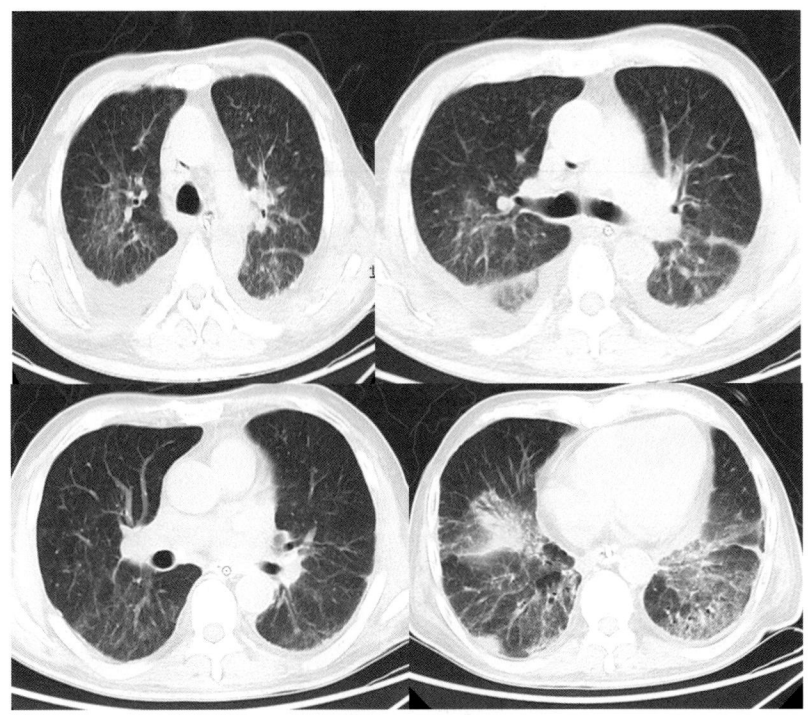

图38-2-11　男性,55岁。两肺移植术后7个月急性排斥反应
CT肺窗显示两肺下叶小叶间隔增粗伴散在磨玻璃影,双侧胸膜局限性增厚。

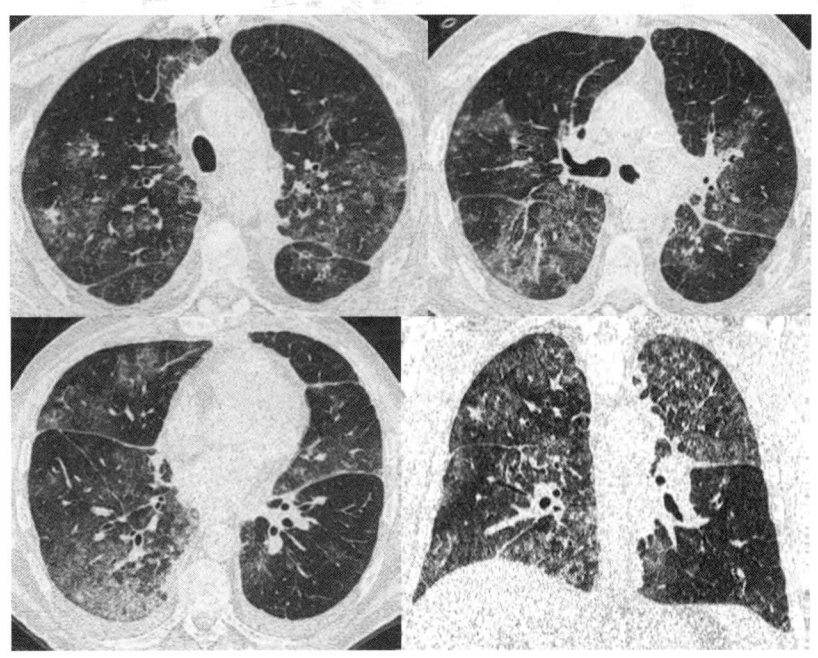

图38-2-12　女性,61岁。两肺移植术后1年急性排斥反应
CT显示支气管周围有斑片状磨玻璃影,伴有小叶内网状结构和散在的边界不清的结节。

CLAD的特点是肺功能进行性和不可逆的下降,FEV_1较基线值下降$\geq 20\%$[9]。

术后出现PGD、AR,感染是BOS发病的独立危险因素,细菌、真菌、病毒感染与BOS发病相关(特别是铜绿假单胞菌、曲霉、巨细胞病毒),避免这些并发症有助于降低术后BOS发病率。据报道,供体特异性抗体(donor-specific antibodies,DSA)和抗体介导的排斥反应(antibody-mediated rejection,AMR)可能有助于RAS的发展。

此外,急性肺损伤的原因,如吸入性肺损伤、病毒感染、细菌或真菌感染也是导致RAS的危险因素[10]。CT扫描和肺功能检查可能有助于区分这两种亚型。

(一)闭塞性细支气管炎综合征

BOS的主要的临床症状是呼吸困难,这与渐进性和不可逆转的阻塞性肺活量下降有关。病理组织学的特点是慢性炎症和与末端支气管相关的闭塞性纤维化,气道上皮、淋巴系统和血管网的异常重塑也有报道[11]。

早期 BOS 的 CT 特点是呼气性空气潴留,支气管壁增厚。在晚期 CT 显示中心型支气管扩张,磨玻璃影,与血管收缩和缺氧引起的供血不足有关的不均匀,马赛克衰减在 CT 中很常见(图 38-2-13 和图 38-2-14)。BOS 也可见大的气道病变,如圆柱形的支气管扩张和支气管壁增厚[1]。

树突状和小叶中心结节对应病理上的远端支气管黏液栓塞。

但是上述影像学表现也可以在急性炎症过程中观察到。在将这些影像学表现归于 BOS 之前,有必要排除其他易混淆的病变,如感染等。

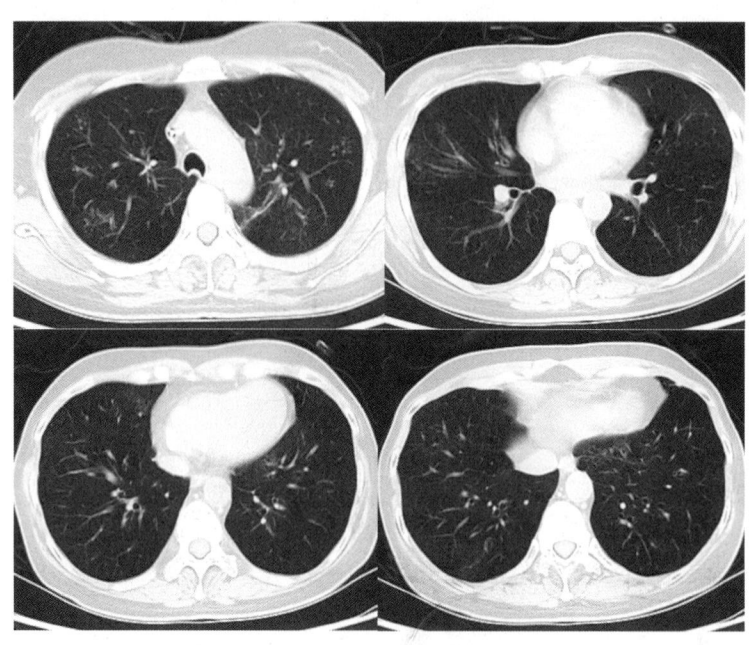

图 38-2-13　女性,23 岁。两肺移植术后 BOS
CT 显示两肺支气管多发管壁增厚,轻度柱状扩张。

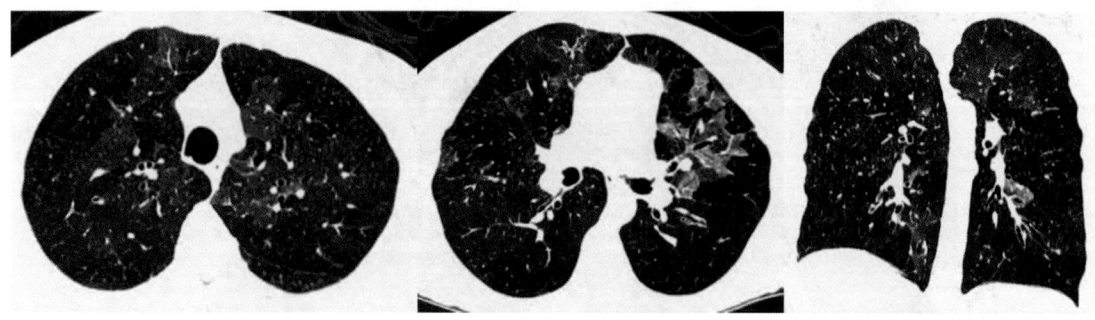

图 38-2-14　男性,31 岁。两肺移植术后 BOS
CT 轴位 CT 和冠状位重建显示明显的马赛克衰减特征。高透光区表现为局部空气潴留,表现为慢性排斥反应。磨玻璃区代表局部过度灌注,因为肺部将血液分流至通气正常区域。

(二)限制性移植物功能障碍综合征

与 BOS 相比,RAS 的组织病理学表现更加复杂多样,以广泛的不可逆的终末期肺纤维化和胸膜纤维化(PPFE)尤为突出。胸膜纤维化沿着小叶间隔膜延伸到肺部,以及从支气管血管束伸出的纤维化都表明移植后的纤维增生反应更强烈。

支气管周围淋巴细胞聚集伴随着巨噬细胞和 B 细胞的存在作为其免疫相关的表现[12]。肺功能测试在进展期 RAS 患者中往往难以进行。因此,影像学特征在协助诊断方面起着不可或缺的作用。CT 上的征象可能先于症状出现,因此有助于早期识别和管理。

早期 RAS 在 CT 上表现为磨玻璃影及实变影,以两肺下叶为著,这与病理上的弥漫性肺泡损伤相对应。随着疾病的发展至亚急性期或晚期主要表现为以肺尖和上肺为主的纤维化、胸膜增厚、牵拉性支气管扩张、肺门回缩、结构扭曲和肺容积减小是晚期的典型影像学症状,通常与特发性 PPFE 有关(图 38-2-15)。晚期 RAS 的肺容积明显小于基线而 BOS 的肺容积保持稳定甚至增加有助于区分这两种亚型[13]。

五、原发病复发

肺移植术后疾病复发可能随时发生,但最常见于术后晚期,即肺移植术后数月至数年,结节病是肺移植受者最常见的复发性疾病。在大多数情况下,复发性结节病是偶然发现的,经支气管活检确诊,无相关并发症。

此外,淋巴管平滑肌瘤病、朗格汉斯细胞组织细胞增生症、肺泡蛋白沉积症和弥漫性泛细支气管炎、结缔组织病相关

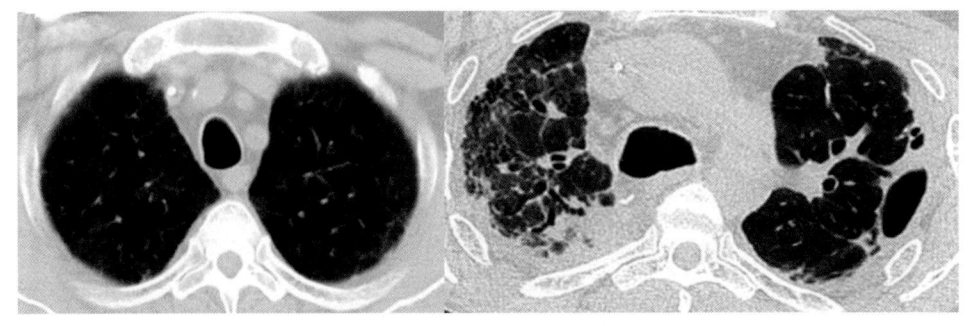

图38-2-15 男性,62岁。两肺移植术后限制性移植物功能障碍综合征

术后第1年胸部CT扫描显示两肺上叶胸膜下少许磨玻璃影;术后第5年CT扫描显示两肺上叶为著的周围实变,胸膜增厚,支气管牵拉扩张,两肺结构扭曲。

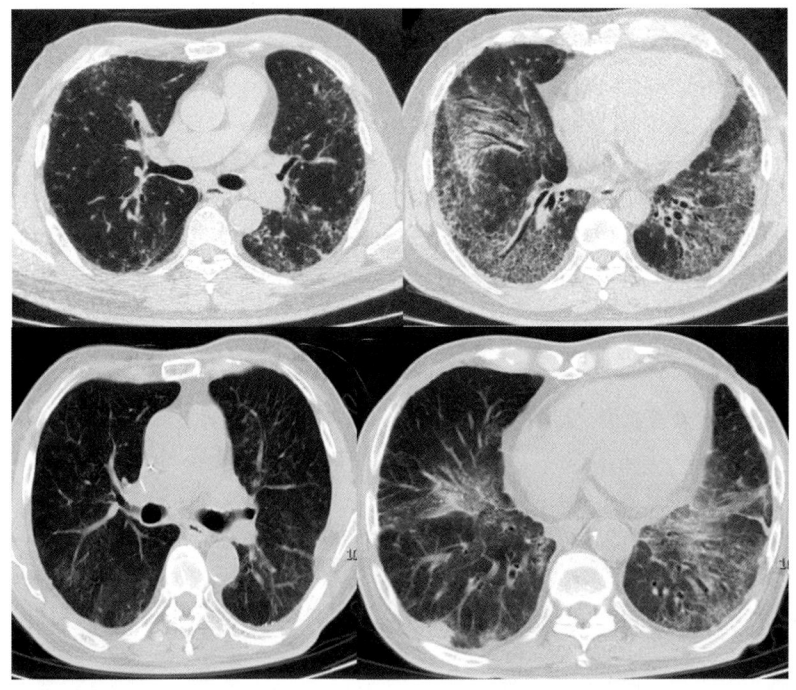

图38-2-16 男性,56岁。抗合成酶综合征两肺移植术后,抗合成酶综合征复发

术前HRCT扫描显示两肺多发网格影并支气管牵拉扩张,下肺为著;术后2年抗合成酶综合征复发,复查HRCT显示两肺中上叶微小磨玻璃结节,两肺下叶磨玻璃影,左肺下叶网格影并支气管支气管牵拉扩张。

疾病如肌炎、抗合成酶综合征(图38-2-16)等具有移植后复发报道。

虽然复发性疾病的症状、体征和影像学表现与原发性疾病相似,但治疗方法目前没有明确的指导方针,治疗方法因病例而异。

六、感染

肺移植术后感染发生率和病死率都高居首位,可发生于移植术后任何时间,但各种类型感染的好发时间不同。术后第1个月主要与细菌和真菌病原体有关。从第2个月到第6个月,病毒性肺炎、真菌和寄生虫机会性感染更为频繁。易患因素包括病原体定植、肺叶膨胀不全、纤毛运动功能受损、供肺去神经支配、淋巴回流中断及免疫抑制治疗等。

(一)细菌感染

细菌感染是肺移植术后最常见的感染类型,术后第1个月是细菌感染发生的高峰期[14]。肺移植术后细菌感染首先要判断是细菌感染还是定植;其次要区分感染部位,是血流、肺部感染,还是支气管、吻合口感染;最后要判断感染的严重程度,可根据受者症状、体征、炎症指标及细菌培养结果判断[15]。

【临床与影像学表现】

感染的典型临床表现为发热、咳嗽、咳痰、胸闷、气短和乏力等。其特点如下。

(1)典型症状、体征及痰液性状。

(2)实验室检查:炎症指标(如白细胞、中性粒细胞、C反应蛋白和血清降钙素原等)升高。

(3)胸部CT检查示新出现或进展性的浸润影、实变影或磨玻璃影(图38-2-17)。

(4)病原微生物学明确血培养或痰培养检出细菌病原体。

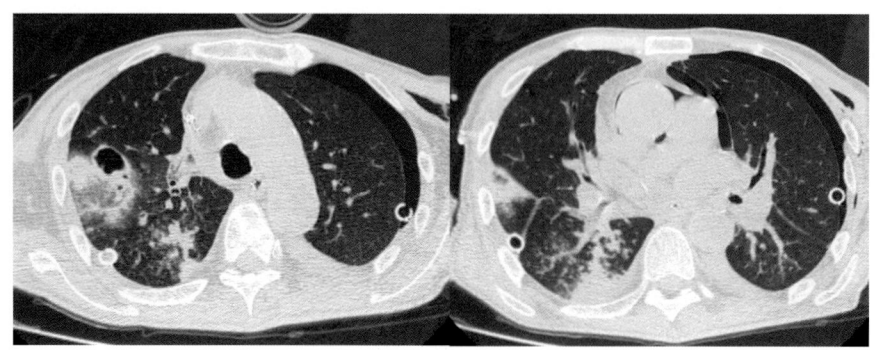

图38-2-17 男性,62岁。两肺移植术后,耐药铜绿假单胞菌合并鲍曼不动杆菌感染(支气管肺泡灌洗证实)
CT肺窗显示右肺上叶实变灶伴空洞形成,右肺上叶后段及右肺下叶树芽征伴实变灶,纵隔气肿并左侧液气胸,双侧胸腔闭式引流。

(二)真菌感染

真菌感染的发病率估计为15%~35%,死亡率高达80%。呼吸道定植、频繁的病毒和细菌感染,以及慢性排斥反应是与真菌感染相关的危险因素。其中肺移植术后真菌感染以曲霉感染为主,是术后早期常见并发症。

曲霉感染可分为支气管感染、吻合口感染、侵袭性肺部感染和全身播散性感染。曲霉感染高发期集中在移植后3个月内,75%为支气管或吻合口感染,严重者可引起支气管吻合口瘘等,18%为侵袭性肺部感染,7%为全身播散性感染。

烟曲霉感染最常见(占91%),黄曲霉和黑曲霉感染发生率均为2%,不同种类曲霉混合感染达5%[16,17]。根据支气管镜下表现,支气管曲霉感染分为浅表浸润型、全层浸润型、闭塞型和混合型。

肺移植术后支气管曲霉感染以混合型为主。与肺移植感染有关的其他真菌包括肺孢子菌、念珠菌及毛霉等。

【临床与影像学表现】

临床表现为发热、咳嗽、咳拉丝样黏痰、胸闷和喘息等。真菌感染特点如下。

1. 实验室检查·真菌1,3-β-D葡聚糖试验(G试验)及半乳甘露聚糖试验(GM试验)阳性、肺泡灌洗液GM试验阳性可辅助诊断曲霉感染,也可与其他真菌感染鉴别;痰培养检出丝状真菌。

2. 影像学检查·典型的曲霉肺部感染的胸部CT表现包括树芽征、结节及实变、空洞、晕征等(图38-2-18和图38-2-19);典型的PJP则表现为两肺广泛磨玻璃影,以上肺为著,两肺外带相对正常(图38-2-20);念珠菌感染主要表现为两肺多发小结节、小叶实变或粟粒状结节特征;厚壁反晕征可以见于毛霉感染。

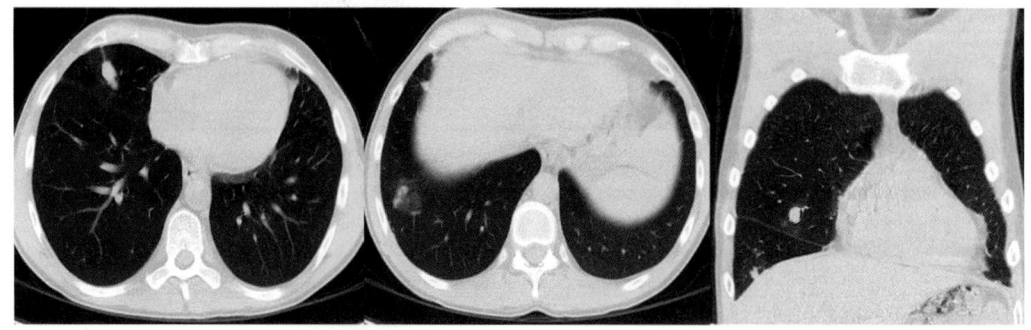

图38-2-18 男性,30岁。两肺移植术后3个月,曲霉感染
CT轴位扫描和冠状重建显示右肺中叶及下叶结节,右肺下叶结节伴晕征。

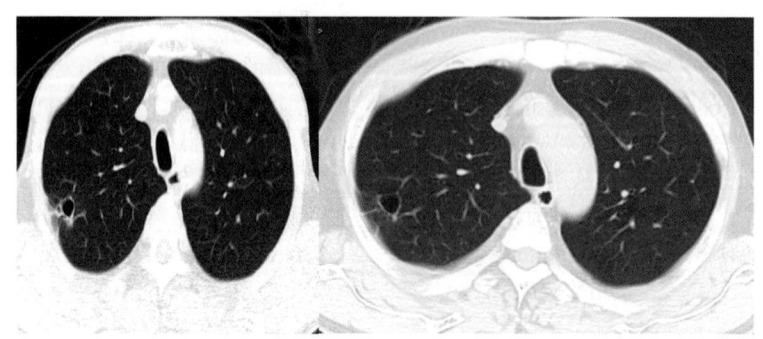

图38-2-19 男性,58岁。两肺移植术后8个月,黄曲霉感染
CT扫描显示右肺上叶薄壁空洞伴胸膜粘连;治疗1个月后CT复查,右肺上叶空洞明显吸收变薄。

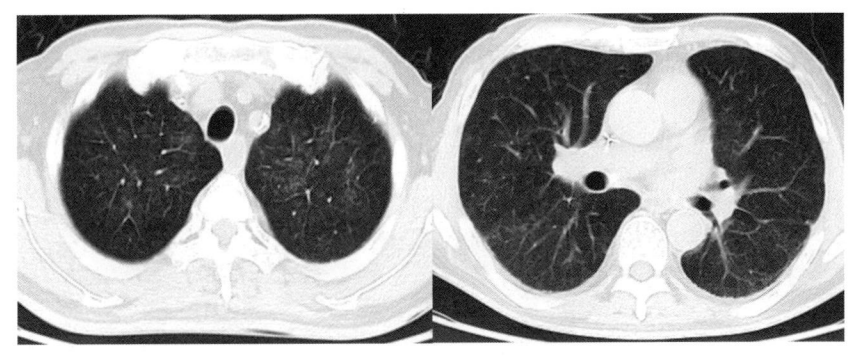

图 38-2-20 女性,49岁。两肺移植术后 PCP 感染

CT 扫描显示两肺多发磨玻璃影。

3. 支气管镜检查·可以直接观察到吻合口曲霉感染病灶,并获取标本进行培养和组织学检查。宿主因素、临床特征和微生物学培养可以为曲霉感染的诊断提供依据,但确诊要依靠组织病理学证据。

(三) 病毒感染

肺移植术后病毒感染包括巨细胞病毒(CMV)感染、社区获得性呼吸道病毒感染等。CMV 感染是肺移植术后最常见的病毒感染类型。巨细胞病毒感染影响 54%~92% 未接受预防的肺移植受者。与其他疱疹病毒一样,CMV 可终身潜伏于宿主体内,可反复感染。

未经过预防的受者,典型 CMV 感染症状出现于肺移植术后第 1~4 个月[18]。如采取预防措施,CMV 感染出现的时间更晚。

【临床与影像学表现】

病毒感染表现为呼吸急促、发热、身体不适、淋巴细胞增多。但患有病毒性肺炎时,CT 扫描仍然可以显示正常。CMV 感染表现为发热、乏力和骨髓抑制。病毒染特点如下。

1. 临床表现·出现病毒感染的临床表现和体征。
2. 血清学检测·CMV 抗体阳性。多重聚合酶链反应定性或定量检测 CMV-DNA;细胞病理学可见巨大细胞及核内、质内嗜酸性包涵体。
3. 影像学检查·胸部 CT 典型表现示小叶中央结节、小叶间隔增厚和磨玻璃影(图 38-2-21)。

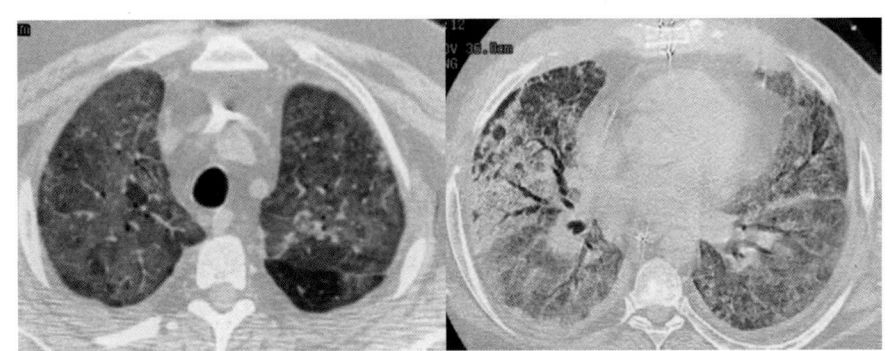

图 38-2-21 女性,42岁。两肺移植术后急排及 CMV 感染

CT 扫描显示肺移植术后 3 周急性排斥反应,两肺表现为磨玻璃影;肺移植 6 周后 CMV 感染,两肺磨玻璃影、实变影并支气管牵拉扩张。

七、移植后淋巴增生性疾病

由于大剂量免疫抑制剂使用,有 90% 受者同时伴有 EBV 血清学阳性(EB 病毒感染);由于 CMV 感染等原因,几乎 25% 的患者在肺移植后 5 年内发生移植后淋巴增生性疾病(post-transplantation lymphoproliferative disease,PTLD),包括从淋巴样增生到单克隆淋巴瘤,影响 1.8%~20% 的肺移植患者[19]。

临床表现变化多样,可以是局限性病灶,也可以是播散性疾病。PTLD 的表现包括移植肺的孤立结节或肿块、弥漫性微小结节伴间质浸润、纵隔或腹部淋巴结增大。

检测 EB 病毒抗体与核酸可辅助诊断,确诊依靠病灶活检的组织病理学。

八、胸腔内出血

受者既往有开胸手术、气胸或胸膜粘连手术史,或肺/胸腔反复感染,均会导致肺胸膜广泛粘连并形成侧支循环;肺移植术中创面失血较多,导致凝血因子丢失过多、止血困难,后再次出现胸腔内出血。此外,体外循环和体外膜肺氧合(ECMO)的使用也会导致凝血功能障碍[2]。

常见的出血来源包括胸壁创面渗血、肋间血管或胸廓内动脉破裂出血、肺动静脉吻合口出血、无名动脉或主动脉破裂大出血,以及凝血机制异常导致的出血,其中最常见的是胸壁创面渗血和凝血机制异常导致的出血。

【临床表现】

血压进行性降低、脉搏持续加快,补充血容量后血压仍不

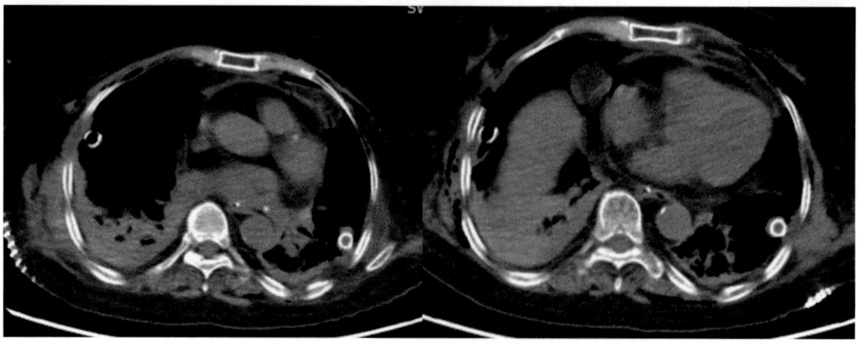

图 38-2-22 女性,42岁。两肺移植术后,双侧血胸
CT纵隔窗显示右侧胸腔稍高密度液性密度影。

稳定,出现低血容量休克症状;持续、大量的胸腔血性引流液(>200 mL/h,连续2~3 h);血红蛋白、红细胞计数和红细胞压积进行性降低,引流液血红蛋白和红细胞计数与外周血接近,且易凝固。

出现低血容量休克症状但引流量不多,怀疑胸腔引流管阻塞时,可行胸部X线或彩色多普勒超声检查,以判断有无胸腔内积血。CT可显示胸腔积液内密度增高,提示新近出血(图38-2-22)。

九、气胸

肺移植术后气胸是一种常见的并发症,可发生在移植肺或单肺移植的自体肺一侧。某些自体肺原发病(如肺气肿、肺纤维化和肺淋巴管平滑肌瘤)易引发术后气胸。术后早期呼吸机辅助通气会增加气胸发生率,但迟发性气胸也较为常见,甚至肺移植数年后也会发生,这和自体肺原发基础疾病的自然发展进程是一致的。

对于肺气肿单肺移植受者而言,自体肺过度膨胀是影响其预后的严重并发症之一,可导致肺通气血流比例失调、纵隔移位,进而影响循环和对侧移植肺功能。而引起肺薄壁损伤的因素均可引起移植肺气胸,如支气管吻合口瘘、感染、排斥反应及支气管动脉循环缺失导致的缺血等。

【临床表现】

1. 临床表现·气胸可有胸闷、胸痛、呼吸困难和刺激性干咳等症状。

2. 影像学检查·胸部X线检查是诊断气胸的常规手段,胸部CT可以清晰显示气胸、纵隔气肿等(图38-2-23)。胸腔内气体将肺压缩,使被压缩肺与胸壁间出现透明的含气区。大量气胸时,肺门出现密度均匀的软组织影,纵隔向健侧移位,患侧膈下降,肋间隙增宽。

但肺移植术后移植肺气胸首先要排除支气管吻合口瘘,故而进行支气管镜检查亦十分必要。

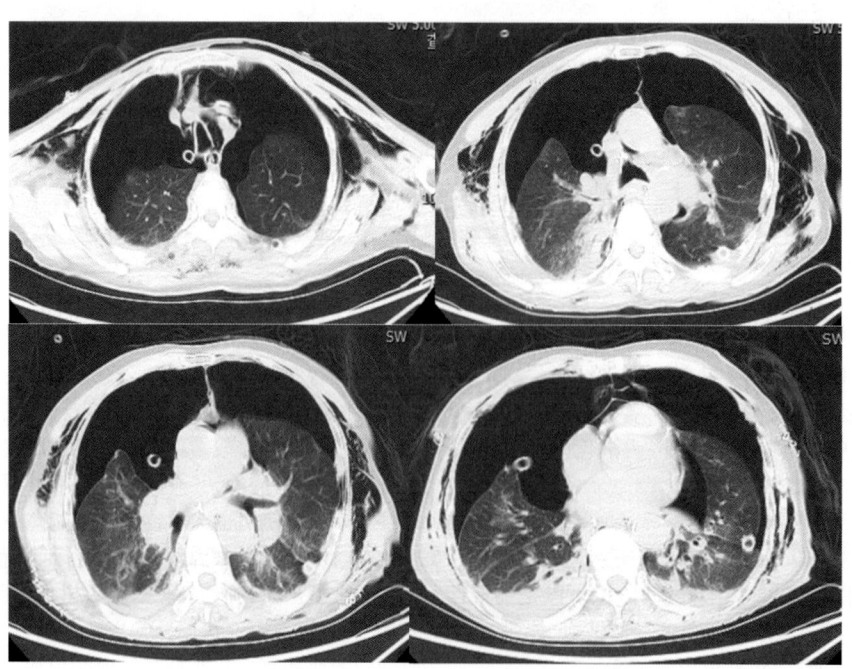

图 38-2-23 男性,40岁。两肺移植术后7天,双侧气胸
CT肺窗显示双侧气胸,双侧胸壁皮下气肿。

十、肺癌

肺癌通常发生在移植至少1年后。在接受过单肺移植的患者中,肺癌最常见于未移植的原肺。肺癌也可以起源于癌症。供肺与原发性肺癌相关的危险因素包括潜在的肺损伤,如肺气肿和特发性肺损伤肺纤维化、原发性右肺和老年人。

肺癌发现通常是通过影像学检查。胸部CT通常表现为边缘不规则的非钙化孤立性肺结节或肿块(图38-2-24),预后一般较差。

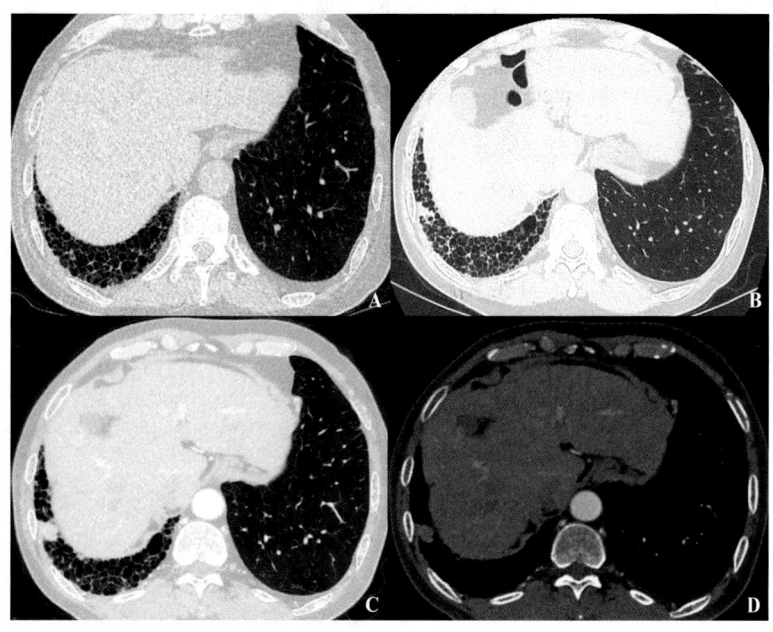

图38-2-24　男性,58岁。右肺移植术后,右肺下叶中分化鳞状细胞癌

移植术后3个月CT(A)显示右肺蜂窝影;术后2年4个月复查(B),右肺下叶外基底段不规则微小结节直径6 mm×4 mm;术后2年6个月复查(C),肺窗显示右肺下叶外基底段结节增大,直径约11 mm×10 mm大小;增强CT纵隔窗显示结节不均匀强化(D)。

肺移植术前评估及术后的评估及监测大多使用X线片和非增强CT扫描完成,但针对特定的临床问题,应使用特定于的扫描方案。HRCT图像可以对间质增厚、网状结构和支气管扩张进行早期和更敏感的评估,所有这些都是肺移植排除的影像学特征[20]。

对于可疑的慢性同种异体移植物功能障碍,除吸气图像外,还应获得呼气末图像,以评估闭塞性细支气管炎的一种成像标志物。对于疑似动态气道狭窄或支气管软化的患者,应获取动态呼气CT图像,以检查顺应性和塌陷性是否异常。三维重建和曲面重建技术可以为支气管镜检者和外科医生创建路线图用于局部病变取样和支架置入。疑似肺栓塞和血管吻合口并发症的患者需要CT肺血管造影。

肺移植手术质量控制是一个系统"工程",肺移植术后的管理是肺移植成功的关键环节。尤其是并发症的评估与处理。掌握术后并发症出现的时间顺序及相应的临床和影像学表现,通过多学科团队协同努力共同预防及诊治,将肺移植手术质量控制常态化,方可切实提高肺移植诊疗的整体水平。

(刘敏　陈文慧)

参考文献

[1] DeFreitas MR, McAdams HP, Azfar Ali H, et al. Complications of lung transplantation: update on imaging manifestations and management [J]. Radiol Cardiothorac Imaging, 2021, 3: e190252.

[2] Bin Saeedan M, Mukhopadhyay S, Lane CR, et al. Imaging indications and findings in evaluation of lung transplant graft dysfunction and rejection [J]. Insights Imaging, 2020, 11(1): 2.

[3] Amadi CC, Galizia MS, Mortani Barbosa EJ. Imaging evaluation of lung transplantation patients: a time and etiology-based approach to high-resolution computed tomography interpretation [J]. J Thorac Imaging, 2019, 34: 299-312.

[4] Habre C, Soccal PM, Triponez F, et al. Radiological findings of complications after lung transplantation [J]. Insights Imaging, 2018, 9: 709-719.

[5] Chia E, Babawale SN. Imaging features of intrathoracic complications of lung transplantation: What the radiologists need to know [J]. World J Radiol, 2017, 9: 438-447.

[6] Madan R, Chansakul T, Goldberg HJ. Imaging in lung transplants: checklist for the radiologist [J]. Indian J Radiol Imaging, 2014, 24: 318-326.

[7] Krishnam MS, Suh RD, Tomasian A, et al. Postoperative complications of lung transplantation: radiologic findings along a time continuum [J]. Radiographics, 2007, 27: 957-974.

[8] Yusen R, Edwards L, Dipchand A, et al. The registry of the international society for heart and lung transplantation: thirty-third adult lung and heart-lung transplant report-2016; focus theme: primary diagnostic indications for transplant [J]. J Heart Lung Transplant, 2016, 35: 1170-1184.

[9] Misumi K, Wheeler D, Aoki Y, et al. Humoral immune responses mediate the development of a restrictive phenotype of chronic lung allograft dysfunction [J]. JCI Insight, 2020, 5: e136533.

[10] Todd J, Neely M, Finlen Copeland C, et al. Prognostic significance of early pulmonary function changes after onset of chronic lung allograft dysfunction [J]. J Heart Lung Transplant, 2019, 38: 184-193.

[11] Weigt S, DerHovanessian A, Wallace W, et al. Bronchiolitis obliterans syndrome: the Achilles' heel of lung transplantation [J]. Semin Respir Crit

Care Med, 2013,34:336-351.
[12] DerHovanessian A, Wallace W, Lynch J, et al. Chronic lung allograft dysfunction: evolving concepts and therapies [J]. Semin Respir Crit Care Med, 2018,39:155-171.
[13] Saito T, Horie M, Sato M, et al. Low-dose computed tomography volumetry for subtyping chronic lung allograft dysfunction [J]. J Heart Lung Transplant, 2016,35:59-66.
[14] Maurer J, Tullis D, Grossman R, et al. Infectious complications following isolated lung transplantation [J]. Chest, 1992,101:1056-1059.
[15] Kramer M, Marshall S, Starnes V, et al. Infectious complications in heart-lung transplantation. Analysis of 200 episodes [J]. Arch Intern Med, 1993, 153:2010-2016.
[16] Shiraishi T, Iwasaki AJ, Kgjots TJ. Prevention and treatment strategy for infectious complication after lung transplantation [J]. Kyobu Geka, 2016, 69:900-905.
[17] Hérault E, Vaissier E, Lenoir G, et al. Infectious complication after lung transplantation for cystic fibrosis [J]. Rev Mal Respir, 1995,12:43-48.
[18] Zamora MJ, Ajotojot ASoT, Surgeonst ASoT. Cytomegalovirus and lung transplantation [J]. Am J Transplant, 2004,4:1219-1226.
[19] Reams B, McAdams H, Howell D, et al. Posttransplant lymphoproliferative disorder: incidence, presentation, and response to treatment in lung transplant recipients [J]. Chest, 2003,124:1242-1249.
[20] Sun H, Deng M, Chen W, et al. Graft dysfunction and rejection of lung transplant, a review on diagnosis and management [J]. Clin Respir J, 2022, 16:5-12.

第三篇

胸壁、纵隔与膈肌篇

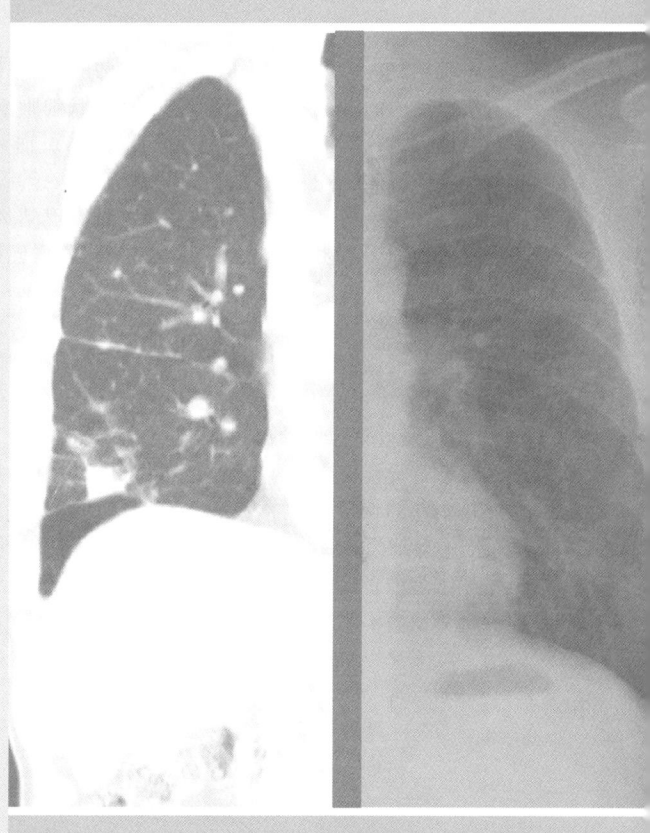

第三十九章
纵隔淋巴结肿大

淋巴结是人体重要的免疫器官和防御屏障,多种因素可引起淋巴结内的淋巴细胞、组织细胞和树突状细胞增生,导致淋巴结增大。纵隔淋巴结增大定义为淋巴结短轴≥10 mm,据报道,纵隔偶发淋巴结增大的发生率为1%~6%。累及纵隔淋巴结的疾病繁多,良性病变包括反应性淋巴结炎、特异性淋巴结炎及原因不明的淋巴增生性疾病。纵隔淋巴结恶性病变包括原发性肿瘤(如淋巴瘤)及转移性肿瘤。

反应性淋巴结炎是淋巴结最常见的良性病变,双肺及纵隔其他器官的急慢性感染、双肺弥漫性疾病(如尘肺、肺间质纤维化)及充血性心力衰竭等多种因素可引起相应纵隔引流淋巴结的急性淋巴结炎或淋巴结反应性增生。

除非特异性炎症外,淋巴结还可以发生由特殊病原微生物感染引起的特异性炎症,或原因不明,但有特殊病理形态学改变,包括结核淋巴结炎、结节病及临床少见的猫抓病、传染性单核细胞增多症、组织细胞坏死性淋巴结炎等。

部分原因不明的淋巴增生性疾病可以引起纵隔淋巴结增大,如Castleman病(巨大淋巴结增殖症),伴巨大淋巴结病的窦状组织细胞增生症(又称罗萨伊-多尔夫曼病,Rosai-dorfman disease, RDD),朗格汉斯细胞组织细胞增生症胸部病变主要累及肺部,偶尔也可见纵隔淋巴结增大。

淋巴瘤是原发于淋巴结或结外淋巴组织的恶性肿瘤,是纵隔淋巴结增大最常见的病因之一。此外,当肺、食管等器官发生恶性肿瘤时,癌细胞可经毛细淋巴引流至相应的纵隔淋巴结,引起纵隔淋巴结增大。

结合流行病学史、患者症状及体格检查有助于纵隔淋巴结增大的病因诊断,但纵隔淋巴结增大通常无明显症状,多为其他疾病检查时偶然发现。少数可引起胸痛、咳嗽、吞咽困难,累及气管导致咯血、肺不张,较大肿块压迫血管导致上腔静脉综合征等。纵隔X线片可发现较大的纵隔淋巴结增大,胸部CT可评估增大淋巴结的大小、部位,同时显示淋巴结钙化、坏死,是评估纵隔淋巴结增大最常用的影像学手段。

第一节·纵隔良性淋巴结增大

多种疾病均可引起纵隔良性淋巴结增大,本节主要介绍由结节病、结缔组织疾病及尘肺引起的纵隔淋巴结增大。

一、结节病

结节病(sarcoidosis)是一种原因不明的多系统受累的非干酪性肉芽肿性疾病[1-4],肺及胸内淋巴结几乎总是受累,结节病可累及全身任何器官。结节病可发生于任何年龄,多见于20~40岁,女性略多于男性。但近年来有研究表明,结节病发病率在30~50岁的男性和50~60岁的女性中达到高峰,这表明男性的平均诊断年龄和疾病负担可能比以前估计的要高[2]。

结节病在儿科人群中很少见,而约30%的病例发生在老年患者中。结节病的发病率在地理区域、年龄组和种族之间差异很大,在北欧人和非洲裔美国人中更常见,他们也往往患上比其他种族的患者更严重的疾病。相反,结节病在西班牙裔和亚洲人群中的发病率较低。由于不存在特异性诊断或金标准,如果相关器官中存在非干酪性肉芽肿,排除了其他肉芽肿性炎症,并存在相关临床和放射学特征,则可能诊断为结节病。

事实上,结节病与许多疾病表现类似,包括感染、血管炎、药物反应和恶性肿瘤等。然而,在以下情况下,仅凭临床基础即可确定结节病的诊断:无症状的双侧肺门淋巴结增大、

Löfgren综合征、Heerfordt综合征和红斑狼疮(紫红色丘疹或斑块,通常累及鼻、面颊、口唇、耳和眼睑)。

在这种情况下,通常不需要组织学确诊,但建议密切的临床随访。结节病通常是良性的,大多数患者不需要治疗,约50%的病例发生自发消退。然而,约1/3的患者会出现慢性或进行性疾病,约5%的患者最终会死亡,主要死于肺部或心血管并发症。

【病因与病理学】

结节病的确切病因和发病机制尚不完全清楚。近年来认为本病与免疫功能紊乱有关,患者机体可能存在细胞免疫功能缺陷。流行病学研究表明结节病的发生与遗传及环境因素密切相关,长期暴露于微生物及其产物或无机物质环境中,可能是肉芽肿形成的重要因素。然而,对于结节病的微生物发病机制尚未达成共识。

结节病的特征性病理改变是在受累器官中存在紧密聚集、非干酪样上皮样细胞性肉芽肿,主要由高分化的单核吞噬细胞(上皮样细胞和巨噬细胞)组成,周围有慢性淋巴细胞浸润。通常,巨噬细胞可以有包涵体如舒曼小体(Schauman bodies)和星状小体(asteroid bodies)[8]。约20%的肉芽肿中发现粉红色的中央纤维蛋白样坏死,板层纤维化中存在灰尘颗粒可能错误地提示尘肺的诊断。

【临床表现】

约有1/3的结节病患者无明显临床症状,仅在胸部放射学检查时偶然发现。

结节病最常见呼吸道症状,表现为干咳、呼吸困难、胸部不适,偶尔少量咯血等,在有明显支气管或肺实质受累的患者中通常更为突出。其次是皮肤结节性红斑、眼睑充血、畏光,还可以表现为乏力、盗汗及体重下降等[9-11]。心脏和神经系统疾病不常见,但可能出现致死性并发症。

某些形式的结节病具有一定的特征性表现:Löfgren综合征是一种特殊形式的急性、良性和自限性结节病,由双肺门淋巴结病、双踝关节关节炎和结节性红斑三种疾病引起,最常见于下肢,一般流感样症状(发热、关节痛、肌痛)很常见。Heerfordt综合征的特征性表现是腮腺或唾液腺肿大、发热、葡萄膜炎、面神经麻痹等。

【实验室检查】

详见第三十六章相关内容。

【影像学表现】

这里主要介绍纵隔淋巴结病变的表现,疾病引起的其他部位病变详见其他章节。

约90%的肺结节病患者胸部X线片异常。纵隔、肺门淋巴结肿大为结节病最常见的表现,其中双侧肺门对称性淋巴结肿大且状如土豆,为结节病的典型表现。

不同时期的肺门纵隔淋巴结增大的发生率:约50%为Ⅰ期,25%~30%为Ⅱ期,10~12%为Ⅲ期,5%为Ⅳ期。

胸部CT,尤其是HRCT对检测肺门及纵隔淋巴结肿大相对较敏感,尤其是隆突下区、前后纵隔区。现已成为检测和诊断结节病的有效方法。98%的患者表现为淋巴结肿大,约97%的患者胸部淋巴结受累是多部位的,平均受累部分数为8,其中隆突下淋巴结受累约98%,右肺门约97%。左肺门约87%,右气管旁约80%。以往很多研究有时仅有肺门淋巴结增大,但很少只有纵隔淋巴结增大而无肺门淋巴结增大。

前纵隔淋巴结偶有肿大,后纵隔和内乳淋巴结肿大较罕见。结节病的典型CT表现是双侧肺门及纵隔淋巴结的对称性肿大(图39-1-1),如果不对称,常以右侧肺门淋巴结肿大为主。肿大的淋巴结CT表现为大小一致,呈卵圆形软组织结构,密度均匀,边缘清晰,一般不相互融合。

部分病例淋巴结可在确诊结节病后几年后发生斑块状、絮状、点状或蛋壳样钙化,其中淋巴结蛋壳样钙化仅见于结节病和硅肺的报道。

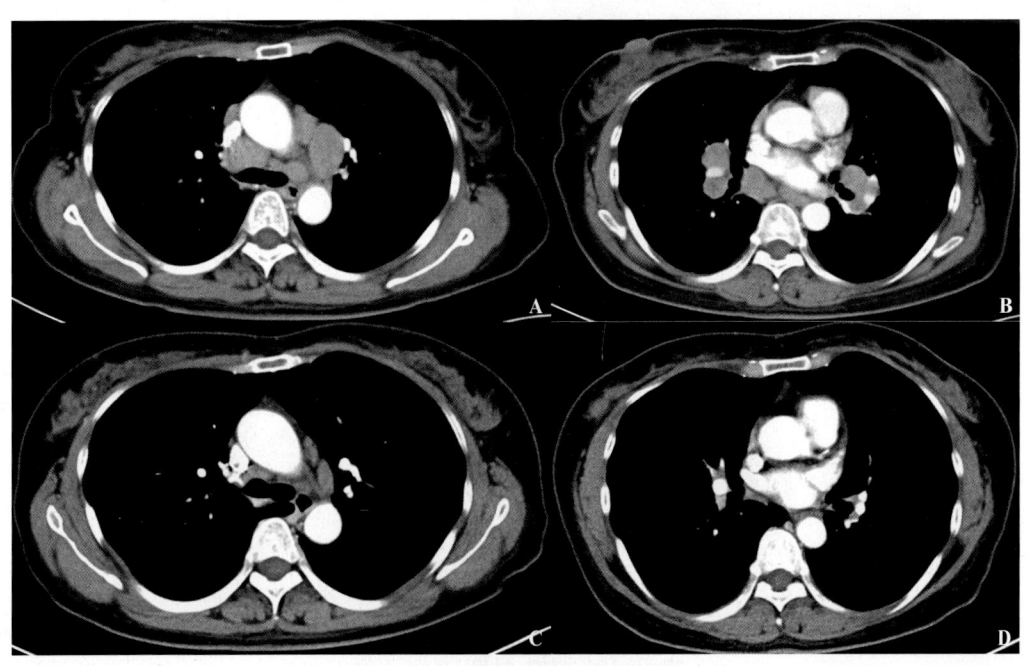

图39-1-1 女性,53岁。结节病Ⅰ期

CT增强纵隔窗显示纵隔淋巴结增大,呈均匀强化(A),双侧肺门淋巴结对称性增大(B);经治疗4个月后再次复查,显示纵隔淋巴结缩小(C),肺门淋巴结缩小(D)。

增强后肿大淋巴结绝大部分为均匀性强化,均匀强化混合环形强化者较为少见。患者多数淋巴结增大在 6～12 个月逐渐减少或恢复正常(图 39-1-2)。少数可持续 2 年或 2 以上。淋巴结消退以后,肺门、纵隔可发生纤维化或胸膜增厚的表现[12-15]。

MRI 表现与 CT 表现一致,可见到肺门和纵隔淋巴结肿大,边界清楚,信号均匀。与 CT 相比,MRI 显示纵隔、肺门淋巴结肿大有优势,有助于血管与淋巴结的分辨,但显示肺内病灶及淋巴结钙化欠佳。此外,MRI 能更好地显示心脏或中枢神经系统等其他部位受累。

^{18}F-FDG 对于评估全身炎症活性具有重要意义,敏感性为 89%～100%。由于 ^{18}F-FDG 可以被炎性或肉芽组织摄取,因此对以非干酪坏死上皮样肉芽肿为病理特点的结节病来讲,其对 FDG 摄取率明显高于正常组织,在 ^{18}F-FDG 显像检查中,可发现肺门、纵隔及肺外淋巴结核素浓聚(图 39-1-3)。

典型表现为淋巴结多发结节样、对称性分布,有融合,或者无明显融合趋势,无区域淋巴引流改变的核素浓聚。除此之外,肺内结节也可以表现为高代谢(图 39-1-4)。

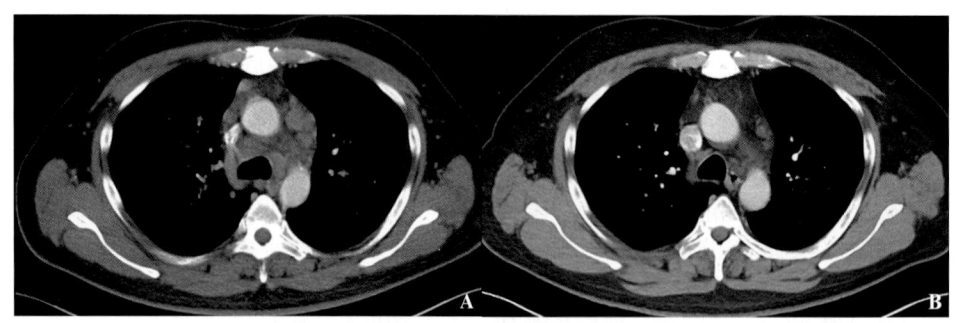

图 39-1-2　女性,40 岁。结节病 I 期
CT 增强纵隔窗显示纵隔多发淋巴结增大,呈均匀强化(A)。经治疗后 3 个月再次复查显示淋巴结缩小(B)。

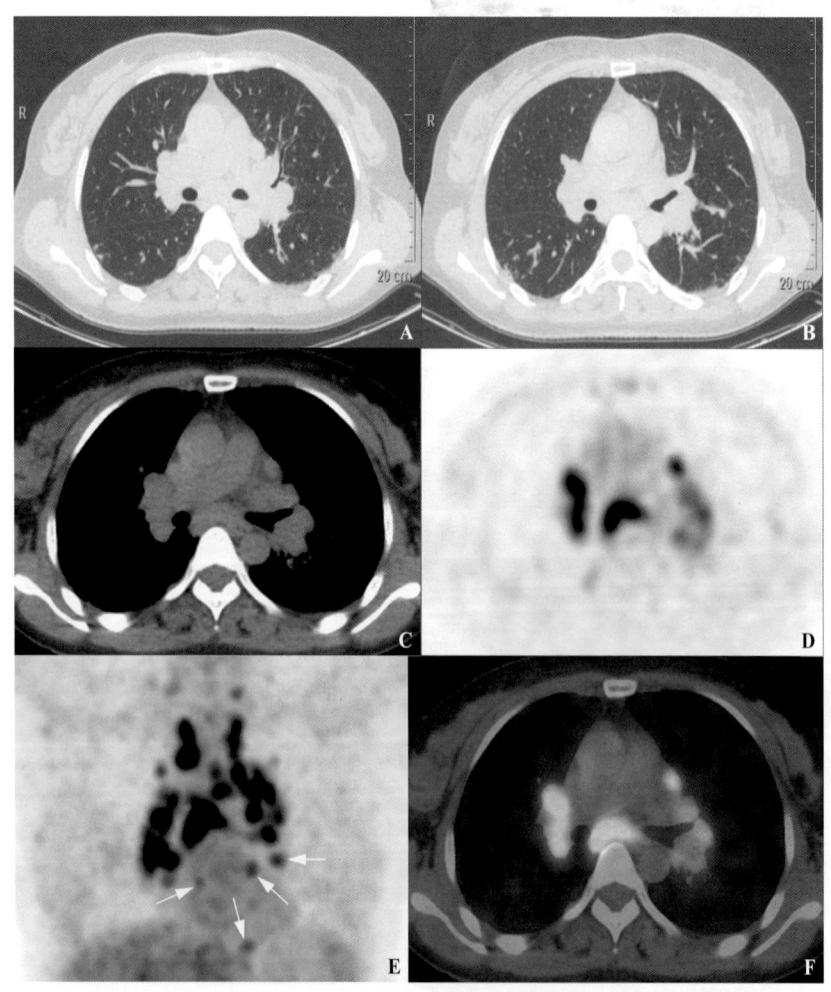

图 39-1-3　女性,47 岁。结节病 II 期
胸痛 40 余天,实验室检查:肺癌三项、红细胞沉降率、PPD、结核抗体均阴性。HRCT(A、B)显示两肺下叶背段胸膜下有微结节,少许纤维化。纵隔窗(B)显示肺门和纵隔有多发淋巴结增大,PET 图(C、D)显示纵隔内、心缘、膈上,肺门有多发淋巴结呈高代谢病变;融合图(E、F)显示高代谢。

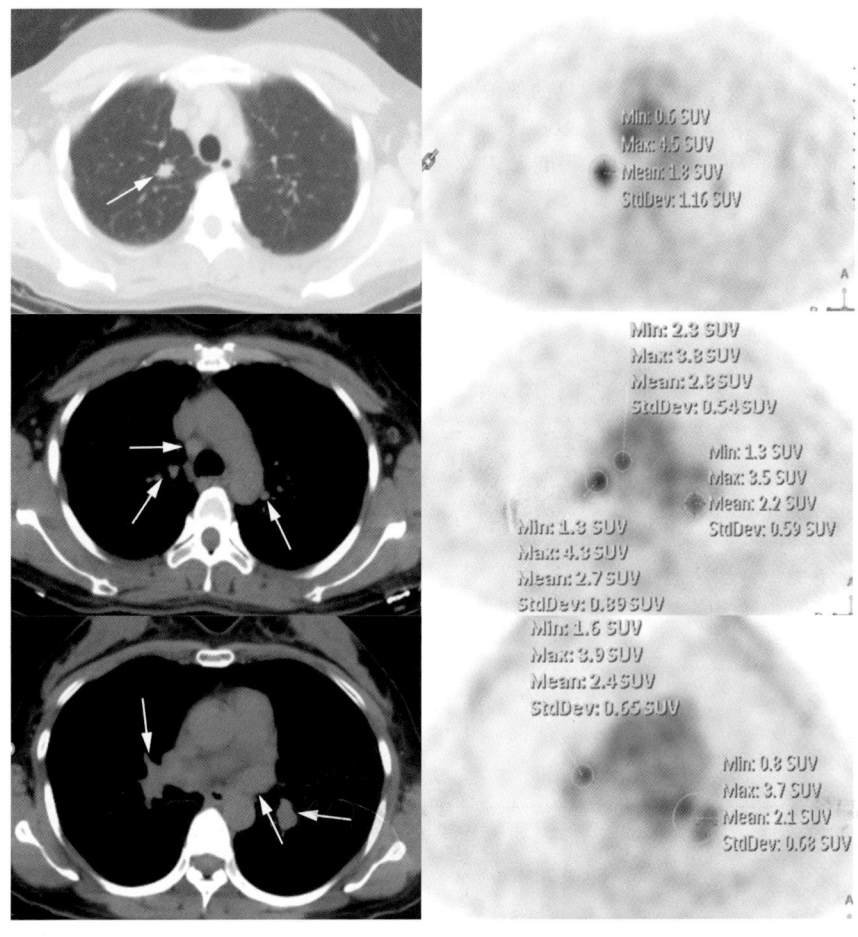

图 39-1-4 女性,36 岁。结节病Ⅱ期

肺内多发结节,核素摄取呈轻度增高,SUV$_{max}$ 范围为 1.6~4.5;纵隔多发肿大淋巴结,核素摄取呈轻度增高,SUV$_{max}$ 范围为 3.5~4.4。支气管镜检与病理:结节病。

与 CT 比较病灶对核素的吸收与病灶大小无关,虽然受容积效应的影响,但由于该病的病灶在活动期代谢极为活跃,在 CT 上不大的淋巴结仍然可以表现为明显的核素浓聚。

因此,PET-CT 对肺结节病的显示较单纯的 CT 敏感,有利于隐匿性病变的显示(如心脏或骨结节病),为活检部位的选择提供帮助,以及评估疾病范围和对治疗的反应,对评估伴有肺间质纤维化的结节病的活动性具有重要价值[16]。

但该检查也存在一定的局限性,在一些其他肉芽肿性疾病、感染和肿瘤患者中可观察到 FDG-PET 的摄取,呈现假阳性。

【诊断标准】

详见第三十六章相关内容。

除此之外,如果患者出现典型的 Lofgren 综合征(发热、结节性红斑、关节痛和双侧肺门淋巴结病)则不需要活检证明。在全身 ^{67}Ga 扫描中,Panda 征象和 Lambda 征象可支持结节病的诊断,并且不需要侵入性检查[21]。

【鉴别诊断】

详见第三十六章。

二、结缔组织相关性肺疾病

【病因与病理学】

结缔组织相关性肺疾病在不同时期大多不同程度地累及体内各种脏器,如肺、血管、胸膜及淋巴结等[5,6]。

结缔组织疾病的病理改变具有一定共性:结缔组织的黏液样水肿、类纤维蛋白变性和成纤维细胞增生、小血管炎性坏死,同时伴有淋巴细胞、浆细胞浸润。

【临床表现】

结缔组织疾病大多起病缓慢,病程长,缓解与加重交替出现,该组疾病往往具有一些共同的临床表现,患者常有不规则发热、关节痛、多脏器损害的特点。病变发展到最后可致肺功能的严重损害。

【实验室检查】

不同结缔组织疾病实验室检查结果不同。

1. 系统性红斑狼疮 · 可表现为贫血、白细胞降低、血小板减少,活动期红细胞沉降率加快。血清 γ 球蛋白增高,活动期时血清补体水平降低,以 C3、C4 为著。抗核抗体(ANA)阳性,活动期时抗 dsDNA 抗体、抗 Sm 抗体和抗 nRNP 抗体升高。

2. 类风湿关节炎 · 红细胞沉降率增快,C 反应蛋白升高,贫血,血小板计数增多,肝功能异常等。免疫学检查可发现 RF 阳性,ANA 阳性,抗 RA-33 抗体阳性,抗 Sa 抗体阳性,抗角蛋白抗体(AKA)阳性,抗核周因子抗体(APF)阳性。

【影像学表现】

X 线平片较难发现早期淋巴结病变,当纵隔淋巴结显著增大时可见纵隔影增宽。CT 表现常见纵隔淋巴结轻度或中度肿大,边界较清楚,密度尚均匀。

系统性红斑狼疮淋巴结最常受累的部位是腋窝、颈部和锁骨上淋巴结，一般为轻度或中度肿大（图39-1-5）。

类风湿关节炎一般发生于浅表淋巴结，最常见的部位是腋窝、锁骨上和颈部，其他淋巴结也可受累（图39-1-6）。CT能较清楚地显示肺部和胸膜病变，其中HRCT对肺内弥漫性病变的显示更加清楚[17,18]。

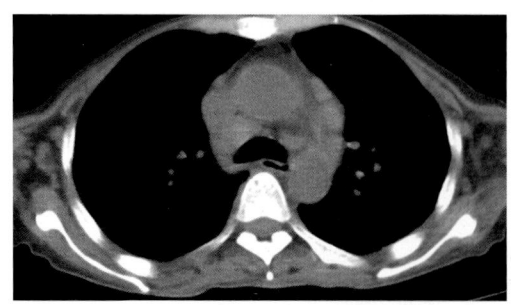

图39-1-5　女性，34岁。系统性红斑狼疮
胸部CT平扫纵隔窗显示纵隔、双侧腋窝淋巴结增大。

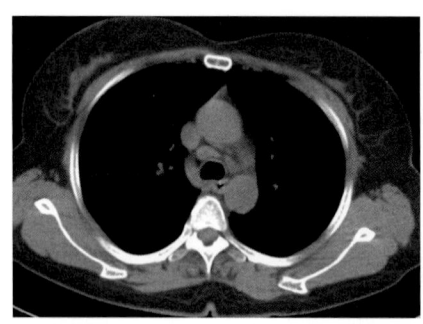

图39-1-6　女性，64岁。类风湿关节炎
胸部CT平扫纵隔窗显示纵隔淋巴结增大。

由于纵隔内血管、脂肪组织丰富，在MRI中可获得良好的天然对比，所以MRI被认为是纵隔病变的首选影像学检查方法，对肺门增大是血管病变还是淋巴结肿大的鉴别诊断具有价值。

【诊断标准】

详见第二十六章第一节、第二节。

【鉴别诊断】

结缔组织疾病一般为轻度或中度肿大，密度均匀，淋巴结增大最常见的部位是腋窝、锁骨上和颈部、纵隔等其他淋巴结也可受累。结合血液学检查可作出诊断。

（杨志刚　沈梦婷）

参考文献

[1] Dzirlo L, Hubner M, Müller C, et al. A mimic of sarcoidosis [J]. Lancet, 2007, 369: 1832.

[2] Spagnolo P, Rossi G, Trisolini R, et al. Pulmonary sarcoidosis [J]. Lancet Respir Med, 2018, 6: 389-402.

[3] Morgan J. Misdiagnosis of sarcoidosis [J]. Lancet Respir Med, 2021, 9: 696-698.

[4] Valeyre D, Prasse A, Nunes H, et al. Sarcoidosis [J]. Lancet, 2014, 383: 1155-1167.

[5] Lamri Y, Vibhushan S, Pacreau E, et al. Basophils and IgE contribute to mixed connective tissue disease development [J]. J Allergy Clin Immunol, 2021, 147: 1478-1489. e11.

[6] Fenlon HM, Doran M, Sant SM, et al. High-resolution chest CT in systemic lupus erythematosus [J]. AJR Am J Roentgenol, 1996, 166: 301-307.

[7] Khurana AK, Singh AK. Silicosis: hidden behind TB? [J]. Chest, 2011, 139: 967-968.

[8] Atif SM, Fontenot AP. T follicular helper-like cells in sarcoidosis: lending a helping hand [J]. Am J Respir Crit Care Med, 2021, 204: 1357-1359.

[9] Baughman RP, Culver DA, Judson MA. A concise review of pulmonary sarcoidosis [J]. Am J Respir Crit Care Med, 2011, 183: 573-581.

[10] Drent M, Crouser ED, Grunewald J. Challenges of sarcoidosis and its management [J]. N Engl J Med, 2021, 385: 1018-1032.

[11] Ekström K, Lehtonen J, Nordenswan HK, et al. Sudden death in cardiac sarcoidosis: an analysis of nationwide clinical and cause-of-death registries [J]. Eur Heart J, 2019, 40: 3121-3128.

[12] Lynch JP, 3rd, Ma YL, Koss MN, et al. Pulmonary sarcoidosis [J]. Semin Respir Crit Care Med, 2007, 28: 53-74.

[13] Ramirez R, Trivieri M, Fayad ZA, et al. Advanced imaging in cardiac sarcoidosis [J]. J Nucl Med, 2019, 60: 892-898.

[14] Prabhakar HB, Rabinowitz CB, Gibbons FK, et al. Imaging features of sarcoidosis on MDCT, FDG PET, and PET/CT [J]. AJR Am J Roentgenol, 2008, 190: S1-S6.

[15] 李松年. 现代全身CT诊断学（上卷）[M]. 北京: 中国医药科技出版社, 2001.

[16] Norikane T, Nishiyama Y. FLT PET/CT and FDG PET/CT of skeletal muscle sarcoidosis [J]. Radiology, 2021, 300: 512.

[17] Endo Y, Koga T, Tsutsui S, et al. Lung consolidation and mediastinal lymphadenopathy in patients with early anti-citrullinated protein antibody-positive rheumatoid arthritis [J]. Clin Exp Rheumatol, 2019, 37: 517-518.

[18] 郭启勇. 实用放射学[M]. 3版. 北京: 人民卫生出版社, 2007.

[19] 张志勇, 施裕新. 胸部疾病循证影像学[M]. 上海: 第二军医大学出版社, 2013: 106-110.

[20] Kassan SS, Moss ML, Reddick RL. Progressive hilar and mediastinal lymphadenopathy in systemic lupus erythematosus on corticosteroid therapy [J]. N Engl J Med, 1976, 294: 1382-1383.

[21] Hunninghake GW, Costabel U, Ando M, et al. ATS/ERS/WASOG statement on sarcoidosis. American thoracic society/European respiratory society/world association of sarcoidosis and other granulomatous disorders [J]. Sarcoidosis Vasc Diffuse Lung Dis, 1999, 16: 149-173.

第二节·转移性淋巴结肿大

原发性肿瘤可经淋巴引流途径转移至纵隔，也可经血行转移累及相应器官后，再经淋巴引流转移至纵隔，以致纵隔淋巴结增大。

纵隔淋巴结转移可发生于原发性支气管肺癌或来自胸腔

外的原发性肿瘤。转移到纵隔的胸腔外肿瘤可能是乳腺癌、头颈部肿瘤、消化道肿瘤、泌尿生殖系统肿瘤和黑色素瘤等[1]。

【病因与病理学】

纵隔转移性淋巴结肿大的病因不同,其病理基础和淋巴结引流途径不同,影像学表现特征也各不相同。对于肺癌来说,原发肺叶、病理分型及病变大小会对淋巴结转移产生一定的影响。

据报道,肺癌的淋巴引流与肺叶分布有关,故发生于某一肺叶的肺癌可造成不同分区的纵隔淋巴结转移。右肺上叶的特定引流区域为2R和4R,右肺中叶的特定引流区域为2R、4R和7区,左肺上叶的特定引流区域为5、6、4L区,双肺下叶的特定引流区域为7、8、9区。

肺癌中淋巴结转移率最高的为小细胞肺癌,腺癌高于鳞状细胞癌。对于食管癌来说,胸上段食管癌最常见的转移部位为上纵隔淋巴结,其次是中纵隔淋巴结;胸中段食管癌最常见的转移部位是腹部淋巴结,其次是中纵隔淋巴结;胸下段食管癌最常见转移部位是腹腔淋巴结,如胃大弯、胃小弯、胃左动脉淋巴结等,其次是下纵隔淋巴结。乳腺癌可经内乳淋巴结引起胸骨后淋巴结增大。

【临床表现】

其临床症状和体征与原发性肿瘤的部位、大小、周围结构侵犯、转移灶的部位及有无副肿瘤综合征等密切相关。大多数转移性肿瘤引起的纵隔淋巴结肿大无明显特征。

【实验室检查】

纵隔转移性淋巴结病因不同,其实验室检查不同,详见各原发性肿瘤章节。

【影像学表现】

当纵隔淋巴结转移瘤引起淋巴结显著增大时X线可以表现为纵隔影增宽,肺门淋巴结显著增大引起肺门影增大。

CT表现为单发或多发的淋巴结肿大,边缘清晰或不清,当淋巴结短径大于2.0cm,且多个相互融合、内部坏死密度不均匀时,强烈提示为转移性淋巴结肿大。肺癌胸内淋巴结转移以隆突下、主动脉弓旁、上腔静脉后、主动脉窗及双侧肺门组淋巴结多见[2-6](图39-2-1和图39-2-2)。胸段食管癌常累食管旁淋巴结[7,8](图39-2-3)。

钙化是黏液腺癌或甲状腺癌淋巴结转移的特点特征,甲状腺癌转移性淋巴结常常为颗粒状钙化。鳞状细胞癌的淋巴结常见中心坏死。增强后转移性淋巴结呈明显均匀或不均匀强化[9,10](图39-2-4)。

此外,CT还能有效地评估原发病变的大小、位置、周围侵犯、淋巴结分期及远处转移,利于治疗方案的选择。

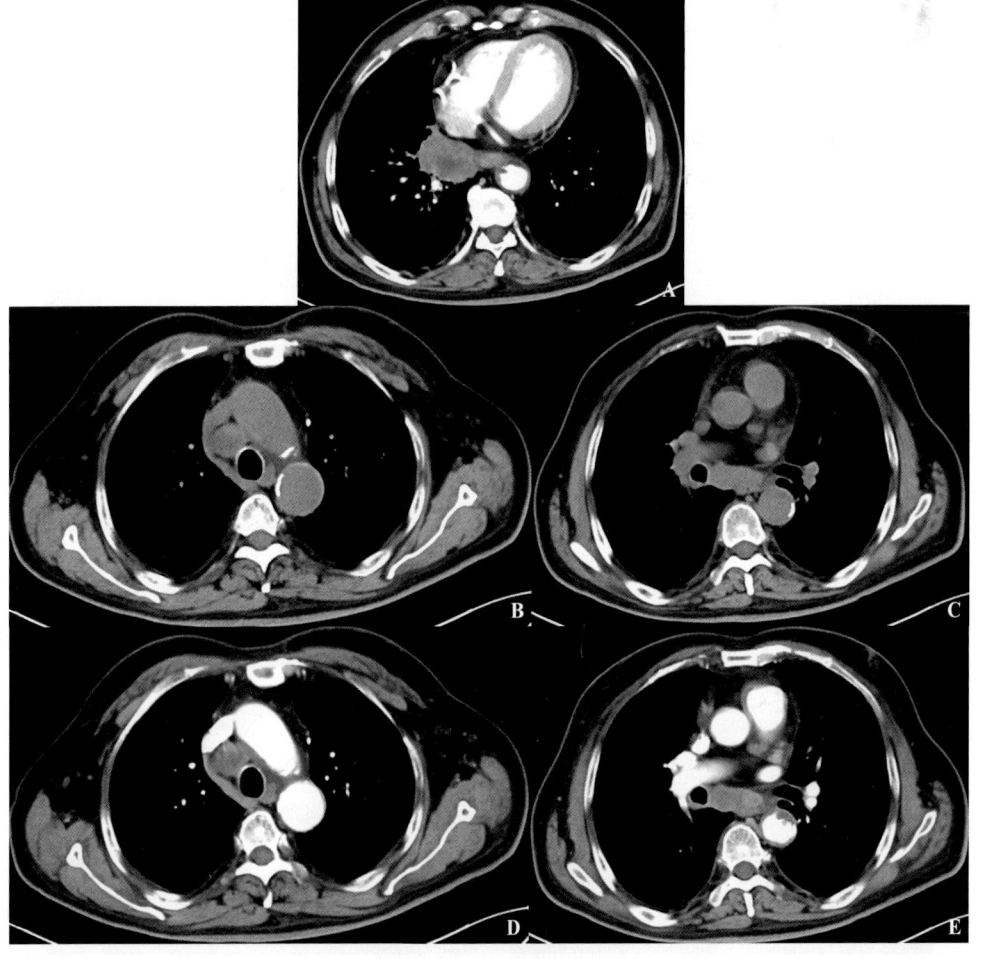

图39-2-1 男性,67岁。右下肺癌伴纵隔淋巴结转移

CT增强显示纵隔窗显示右下肺门处软组织肿块(A);纵隔窗显示腔静脉后淋巴结肿大(B)、隆突下(C)淋巴结肿大;增强显示肿大淋巴结不均匀强化(D、E)。

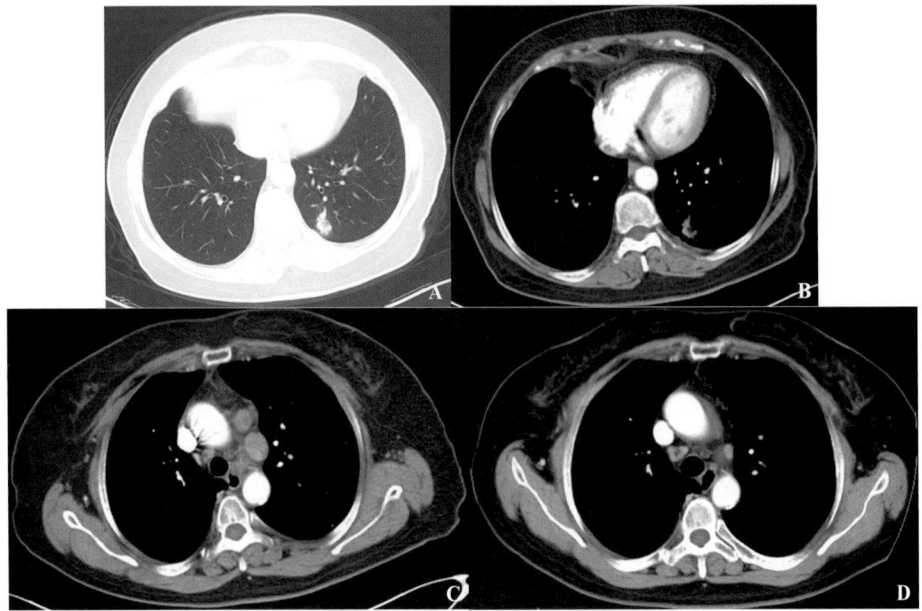

图39-2-2 男性,67岁。左下肺癌

CT肺窗显示左肺下叶占位(A);增强扫描窗显示左肺下叶占位并强化(B);纵隔淋巴结明显肿大(C);经治疗后8个月复查纵隔淋巴结明显缩小(D)。

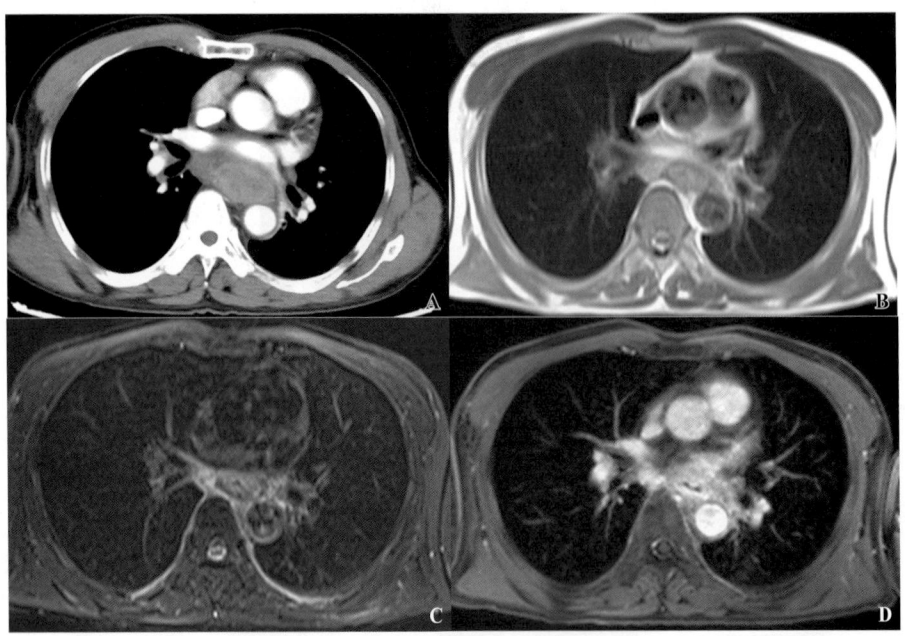

图39-2-3 男性,54岁。食管癌伴纵隔淋巴结转移

CT增强纵隔窗显示淋巴结肿大(A);MRI显示T1WI上表现为等或稍高信号(B);T2WI上表现为高信号(C),增强扫描上表现为明显强化(D)。

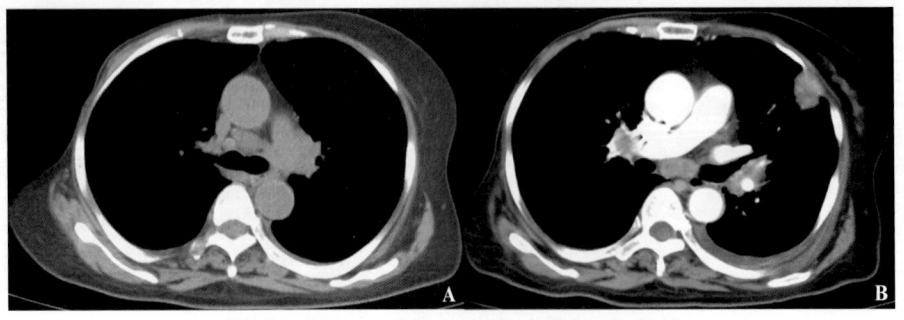

图39-2-4 女性,78岁。右乳腺癌伴纵隔淋巴结转移

CT纵隔窗显示纵隔淋巴结肿大(A);增强显示纵隔及双肺门淋巴结增大并强化(B)。

MRI 显示纵隔的淋巴结转移与 CT 各有利弊,MRI 上根据血管流空效应可明确区分血管和淋巴结,在 T2WI 上,恶性淋巴结较良性淋巴结信号高。其劣势在于 MRI 显示钙化欠佳,且空间分辨率低。

对于未明确原发性肿瘤病灶的纵隔淋巴结转移瘤,^{18}F-FDG PET-CT 能有效地辅助寻找原发病灶。也可以帮助判断淋巴结受累和远处转移的情况。相对于常规 CT 来说,PET-CT 能进一步提高转移性淋巴结检出的阳性率(图 39-2-5)。

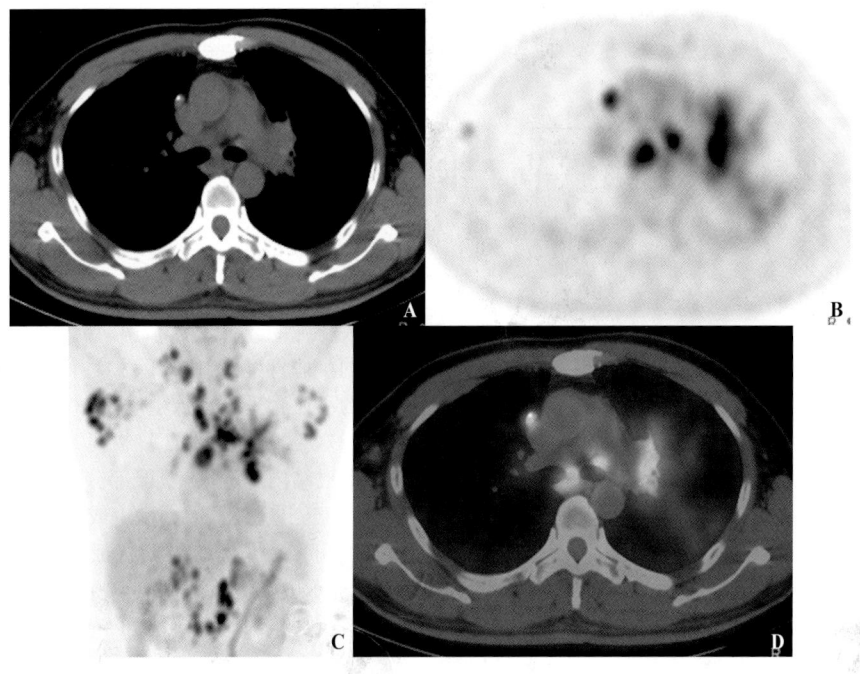

图 39-2-5 男性,48 岁。左上肺癌纵隔、肺门、肾上腺多发转移

CT 纵隔窗(A)显示腔静脉前、隆突下有淋巴结,但是增大的并不明显;PET 图显示(B、C)病变区淋巴结呈高代谢,并可显示双侧腋窝多发淋巴结增大、双侧肾上腺区有多发的高代谢病变,较单纯 CT 检查能发现更多的淋巴结转移;PET-CT 融合图病变区呈高代谢(D)。

常规判定纵隔淋巴结增大的标准为短径≥1.0 cm。但在实际临床工作中,部分患者淋巴结转移瘤直径<1.0 cm。因此,单通过淋巴结大小来判断纵隔淋巴结的良恶性并不完全可靠。

在 ^{18}F-FDG PET-CT 上淋巴结 SUV_{max} 能反映病变的代谢活动。通常认为淋巴结 SUV_{max}≥2.5 为转移性淋巴结的可能性较大。但是由于炎性淋巴结也可能有 FDG 增高的情况,因此也可能存在鉴别困难。

【诊断标准】

患者一般有原发性恶性肿瘤病史,经组织学确认可证实淋巴结转移。

【鉴别诊断】

1. 巨淋巴结增生 以透明血管型多见,多无自觉症状,常在体格检查时发现,偶因非特异性症状或实验室检查异常发现。肿块多较大,特别是在病变位于纵隔时直径多在 5.0 cm 以上,病变轮廓光整,内部密度不均匀,增强后明显强化。

2. 结节病 临床表现较轻,胸部淋巴结肿大具有对称性,且以肺门为主。当影像学表现不典型时诊断较为困难,需结合组织学穿刺活检证实有非干酪样坏死结节,Kveim 试验阳性,以及临床出现呼吸困难、胸闷及全身多系统受累表现时应考虑本病。

3. 淋巴瘤 常引起纵隔的广泛淋巴结肿大,大多为单侧或双侧不对称淋巴结肿大。纵隔淋巴结肿大的淋巴结分布以前纵隔和支气管旁组最常见,其次是气管与支气管和隆突下组,肿大的淋巴结可以融合成块,也可以分散存在,一般病灶密度较均匀,治疗后可出现囊变坏死或钙化。发病年龄多见于青年或青少年,其次是老年,临床上多有发热、消瘦、贫血及胸腔积液等症状。同时多伴有其他部位淋巴结肿大。

4. 淋巴结结核 引起纵隔淋巴结肿大常伴钙化,常表现为纵隔多区淋巴结肿大,右侧多于左侧,与淋巴引流途径有关,肺门淋巴结肿大一般为单侧性,或者两侧肿大但以一侧为著。肿大淋巴结有时可伴有钙化,典型结核淋巴结中心呈低密度干酪样坏死,增强 CT 显示环形强化,结合肺内结核灶证据,以及临床结核中毒症状等表现可进一步作出准确诊断。

(杨志刚 石睿)

参考文献

[1] 李铁一. 中华影像医学. 呼吸系统卷[M]. 2 版. 北京:人民卫生出版社,2010:298-304.

[2] Ohno Y, Hatabu H, Takenaka D, et al. Metastases in mediastinal and hilar lymph nodes in patients with non-small cell lung cancer: quantitative and qualitative assessment with STIR turbo spin-echo MR imaging [J]. Radiology, 2004, 231:872-879.

[3] He XQ, Luo TY, Li X, et al. Clinicopathological and computed tomographic features associated with occult lymph node metastasis in patients with peripheral solid non-small cell lung cancer [J]. Eur J Radiol, 2021, 144:109981.

[4] Scheenen TWJ, Zamecnik P. The role of magnetic resonance imaging in (future) cancer staging: note the nodes [J]. Invest Radiol, 2021, 56:42-49.

[5] Ducomb EA, Tonelli BA, Tuo Y, et al. Evidence for expanding invasive mediastinal staging for peripheral T1 lung tumors [J]. Chest, 2020, 158: 2192-2199.

[6] Stamatis G. Staging of lung cancer: the role of noninvasive, minimally invasive and invasive techniques [J]. Eur Respir J, 2015, 46: 521-531.

[7] Liu M, Chen Y, Fu X, et al. Proposed revision of CT-based cervical and thoracic lymph node levels for esophageal cancer in UICC 7th version [J]. Radiother Oncol, 2014, 113: 175-181.

[8] 顾雅佳, 王玖华, 相加庆, 等. CT观察胸段食管癌气管食管淋巴结转移临床意义探讨[J]. 中华放射学杂志, 2002, 36: 1392-1411.

[9] Schaake EE, Rossi MM, Buikhuisen WA, et al. Differential motion between mediastinal lymph nodes and primary tumor in radically irradiated lung cancer patients [J]. Int J Radiat Oncol Biol Phys, 2014, 90: 959-966.

[10] Kim ES, Bosquée L. The importance of accurate lymph node staging in early and locally advanced non-small cell lung cancer: an update on available techniques [J]. J Thorac Oncol, 2007, 2: S59-S67.

第三节·卡斯尔曼病

卡斯尔曼病(Castleman disease, CD)又称巨淋巴细胞增生症,是一种原因不明的慢性淋巴组织增生性疾病。由Benjamin Castleman首次命名报道,临床上罕见,2018年被收录在国家卫生健康委员会等5部门联合制定的《第一批罕见病目录》[1]。

根据淋巴结受累区域不同,CD分为单中心型CD(unicentric CD, UCD)和多中心型CD(multicentric CD, MCD)[2],UCD占68%~96%,局限在一个淋巴结或单一分区的一组淋巴结,最常累及纵隔或其他胸腔的淋巴结,患者常无明显的全身症状,预后良好,可经手术切除治愈。MCD累及全身多组淋巴结,少数可累及结外组织,是一种侵袭性淋巴细胞增生性疾病,多伴有明显的全身症状,累及其他器官可进展为多器官功能障碍,严重者死亡。约1/3的患者可并发卡波西肉瘤或B细胞淋巴瘤,以MCD为主。

【病因与病理学】

1. 病因·CD的发病机制及病因至今尚未完全明确,可能的病因如下。

(1) 病毒感染:如HHV8感染,也称为卡波西肉瘤疱疹病毒(KSHV)感染,与CD的发生密切相关。

(2) 免疫调节异常:部分研究者认为免疫调节异常是CD的始发因素,IL-6参与调节B细胞向浆细胞的分化,IL-6过表达是浆细胞型CD的重要发病机制。

(3) 免疫缺陷或功能障碍:CD的发生与自身免疫缺陷或功能障碍有关。HIV感染的患者更容易发展为MCD,且大多数HIV感染的CD患者同时伴有HHV8感染,HIV与HHV8有协同作用。

目前未发现HIV感染、HHV感染与UCD的明确联系。部分自身免疫性疾病和免疫失调疾病与CD密切相关,包括副肿瘤性天疱疮、重症肌无力、Wiskott-Aldrich综合征及POEMS综合征等。此外,部分CD患者表现出B细胞恶性增生,少数MCD可最终转化为恶性淋巴瘤。

2. 病理·淋巴结病理检查是CD诊断的金标准。大体上,增大淋巴结切面柔软,呈黄白色、鱼肉状,与淋巴瘤类似。光镜下依据病理形态不同,划分为以下类型。

(1) 透明血管型CD:占80%~90%,淋巴结体积通常较大,显微镜下见淋巴结内散在分布增大的淋巴滤泡样结构、生发中心缩小、套细胞区增宽、滤泡间区血管增生,增生的套细胞形成特殊的洋葱皮样结构。滤泡间区淋巴窦消失,见管壁增厚的小血管增生,血管壁发生不同程度的玻璃样变性,玻璃样变的小血管垂直进入生发中心,形成棒棒糖样结构。

(2) 浆细胞型CD:CD少见,增大淋巴结的体积较小,镜下见淋巴结内滤泡增生,但部分病灶的滤泡生发中心萎缩不明显,甚至出现生发中心增生或扩大,伴有数量显著增多的浆细胞浸润[3]。本型的主要特征为滤泡间各级浆细胞成片增生,可见Russell小体,同时仍有少量淋巴细胞及免疫母细胞。有报道少数浆细胞型患者可并发卡波西肉瘤,以AIDS伴发CD者多见。

(3) 混合型CD:即兼具浆细胞型CD和透明血管型CD的病理特征。值得注意的是,部分淋巴瘤可出现类似CD的病理变化,根据最近的CD诊断共识,在诊断CD时(尤其是特发性多中心型CD),需要排除可能伴发类似CD淋巴结病理改变的相关疾病[4]。

【临床表现】

1. UCD·病理类型以透明血管型多见,仅有单个或同一淋巴分区的多个淋巴结受累。UCD好发于30~50岁,儿童及青少年少见,常累及胸部淋巴结,增大淋巴结中位直径为6~7 cm(范围为1~25 cm)[5]。

患者多无明显症状,常在胸部影像学检查时偶然发现。病灶压迫邻近结构时引起相应症状,累及纵隔的CD可导致咳嗽、呼吸困难、咯血、肺炎或吞咽困难。累及胸壁时出现受累部位的疼痛。

2. MCD·以浆细胞型CD及混合型CD多见,有多个淋巴结区域受累。患者发病年龄较UCD患者大,好发于50~60岁。

除淋巴结增大外,MCD患者多有全身症状,表现为发热、盗汗及体重减轻。其他常见的临床表现包括肾功能不全、胸腔积液、肺水肿、皮疹、内分泌失调等。合并HIV或HHV8感染的患者往往症状更严重,严重者出现多器官功能衰竭。

【实验室检查】

透明血管型CD实验室检查结果常无明显异常,浆细胞型CD可出现贫血、红细胞沉降率增快、高球蛋白血症和低白蛋白血症等改变。

【影像学表现】

1. UCD·纵隔UCD在胸部X线平片上表现不具有特

异性,可见纵隔内边缘清楚的软组织密度肿块影。肿块较大时可显示周围结构移位征象,压迫气管可见气管狭窄。

纵隔 UCD 的 CT 表现为纵隔单一或多个淋巴结明显增大,直径为 5~7 cm,据报道最大者直径达 25 cm[6]。肿块边缘呈分叶状、边界清晰,一般呈均匀的软组织密度(图 39-3-1),坏死、纤维化常见,表现为肿块内片状不规则的低密度或稍低密度影,5%~10% 的病例可见点状钙化灶。

增强扫描病灶明显强化,出现坏死、纤维化时无强化或强化减低(图 39-3-2)。透明血管型 UCD 滤泡间存在广泛的小血管网,CT 增强扫描动脉期明显强化,门静脉期强化程度减低,约一半的 UCD 患者中可见到增粗的供血动脉和引流静脉[7]。

少数情况下,部分增大淋巴结仅显示轻度强化,可能由于滤泡明显增生,滤泡间区小血管受压,扩张不明显所致。

MRI 上见纵隔内信号均匀的软组织密度肿块影,信号变异较大,T1WI 呈稍低信号或明显低信号,T2WI 呈稍高信号或高信号(图 39-3-3);DWI 显示肿块弥散受限,随着 b 值增加,信号强度增加[8]。

增强扫描明显均匀强化,出现坏死、纤维化时信号不均匀,见无强化或强化减低区。

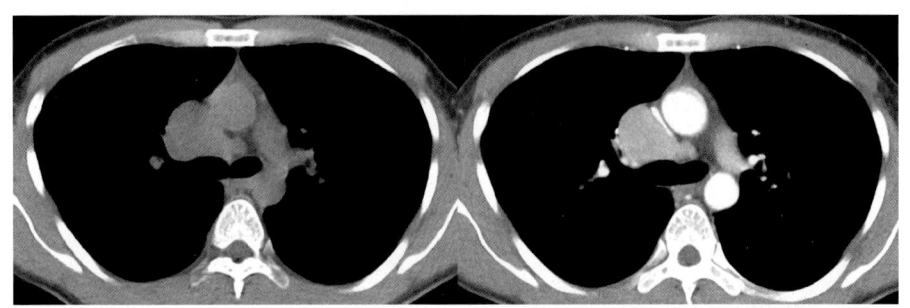

图 39-3-1　女性,27 岁。卡斯尔曼病(单中心型,透明血管型)
CT 纵隔窗显示气管分叉层面见软组织密度肿块影,密度均匀,边界清晰;增强扫描显示肿块明显均匀强化。

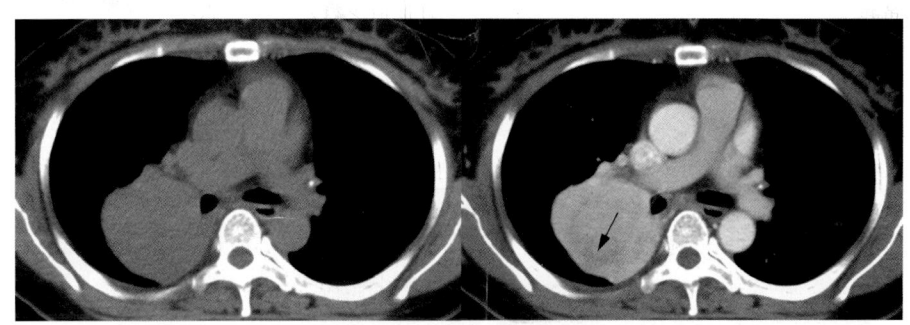

图 39-3-2　女性,42 岁。卡斯尔曼病(单中心型,透明血管型)
CT 平扫纵隔窗显示右后纵隔软组织密度肿块影,密度均匀,边界清晰;CT 增强扫描静脉期右后纵隔肿块明显强化,其内见条片状弱强化稍低密度灶(黑箭)。

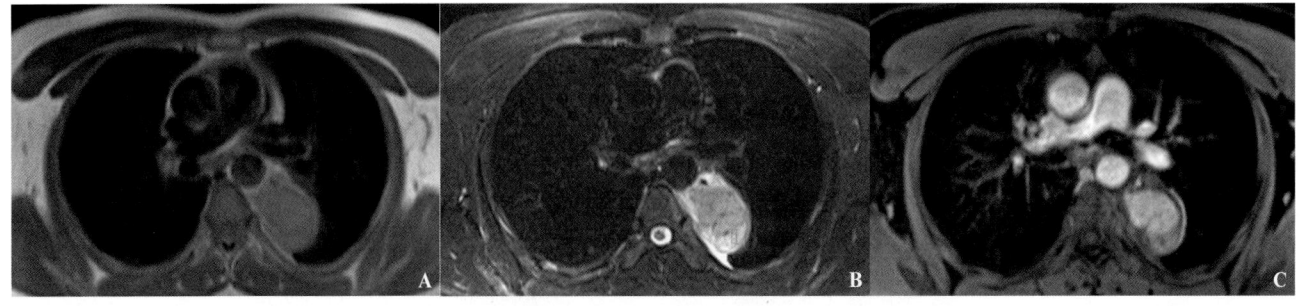

图 39-3-3　男性,70 岁。卡斯尔曼病(单中心型,透明血管型)
MRI T1WI(A)显示后纵隔稍低信号肿块影;T2WI(B)呈高信号;增强扫描(C)肿块明显强化。

^{18}F-FDG PET 上,浆细胞型 CD 和透明血管型 CD 均显示中度摄取,不具有特异性[9]。其他纵隔富血供肿瘤,如血管瘤、甲状腺肿在 ^{18}F-FDG PET 上显示轻微或无摄取,有助于鉴别诊断。

2. MCD·可累及全身多个部位的淋巴结,UCD 和 MCD 的主要区别在于累及淋巴结的分布,影像学特征无法区分病理亚型。累及纵隔、双肺门的 MCD 患者胸部 X 线平片上可以看到纵隔增宽、肺门增大(图 39-3-4)。

CT 可显示弥漫的淋巴结增大,呈均匀的软组织密度影,出现液化、坏死时可见不规则低密度影,纵隔内结构不清,增强扫描明显强化,其内有多发的微血管阴影,或者有不均匀的强化(图 39-3-4A)。此外,可以发现单侧,或者双侧的少量

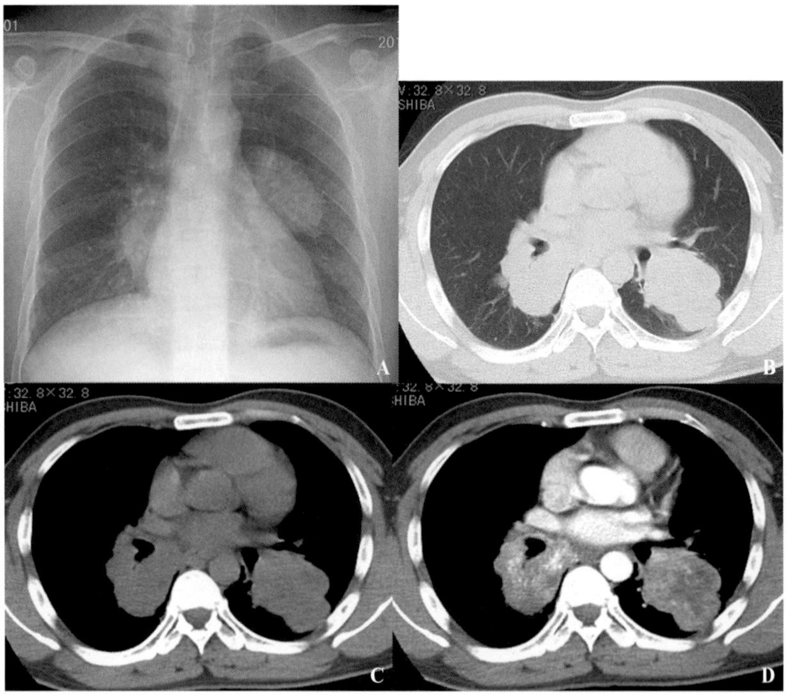

图39-3-4 男性,37岁。卡斯尔曼病(多中心型,透明血管型)

反复咳嗽8年。胸部X线片(A)显示双侧肺门增大,左侧肺门增大明显;CT肺窗(B)显示双肺门增大,有分叶;纵隔窗(C)显示增大的肺门密度较为均匀,左肺门密度欠均匀;增强扫描(D)显示病变有明显的强化,其内有增粗的血管,左肺门有不均匀强化(本病例由广州医科大学附属第二医院谭理连教授提供)。

胸腔积液,双侧腋窝淋巴结增大(图39-3-5和图39-3-6)。

CT检查可以检出其他伴发疾病,最常见的表现包括双肺散在的小叶中心结节及小叶间隔/支气管血管束增厚,提示局灶性浆细胞和淋巴细胞浸润[5]。

MCD在MRI上表现为纵隔多发淋巴结增大,信号均匀,部分强化显著,不具有特异性[10]。

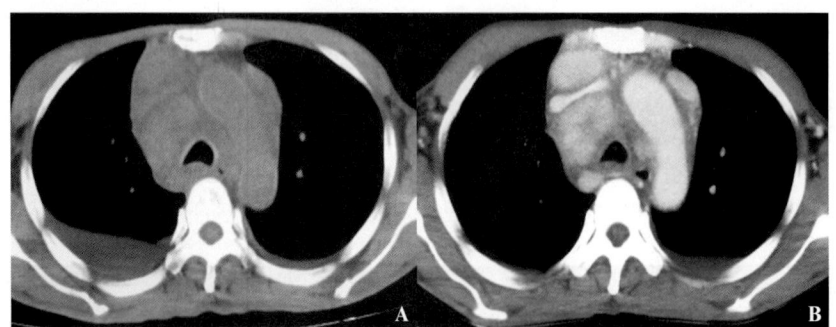

图39-3-5 男性,47岁。卡斯尔曼病(多中心型,透明血管型)

体格检查发现颌下、右锁骨下、左腋下可触及数个肿大淋巴结。CT纵隔窗(A)显示纵隔内多发淋巴结增大,增大的淋巴结边缘尚可见,但是纵隔内结构模糊,结构不清楚,双侧胸腔少量积液;增强扫描(B)显示增大的淋巴结呈高强化,纵隔内结构有强化,上腔静脉压迫变形(本病例由广州医科大学附属第二医院谭理连教授提供)。

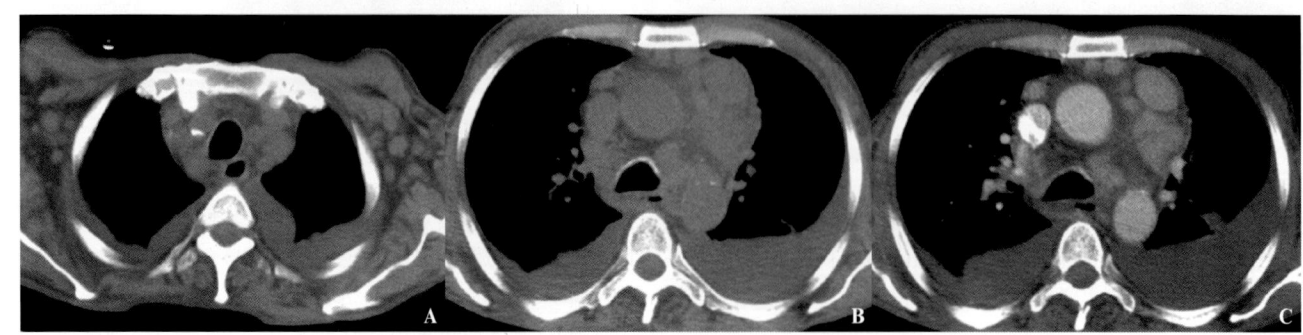

图39-3-6 男性,56岁。卡斯尔曼病(多中心型,浆细胞型)。

CT纵隔窗(A、B)显示纵隔多个淋巴结分区内、双侧腋窝有淋巴结增大,纵隔内结构不清楚;增强扫描(C)显示增大的淋巴结有强化。

同 UCD，MCD 增大的淋巴结在 PET-CT 显示中度摄取，大多数患者的脾和骨髓摄取也有所增加，PET-CT 在评估 CD 治疗后反应方面有重要价值[9,11]，但由于该病少见，对何时应进行治疗后随访成像尚未达成共识。

【诊断标准】

依据《中国 Castleman 病诊断与治疗专家共识》（2021 年版）[3]，淋巴结病理检查是 CD 诊断的金标准；同时，CD 的诊断需要排除伴发类似 CD 淋巴结病理改变的相关疾病，并根据全身体格检查及影像学检查明确淋巴结受累范围进行 MCD、UCD 分型。

对于 MCD 患者，淋巴结组织病理的 LANA-1 免疫组化染色和/或外周血中 HHV8 DNA 检测任一项阳性则提示 HHV8 阳性。HHV8 阴性 MCD 患者，需进一步明确是否为特发性 MCD，需要满足以下两条主要标准、至少两条次要标准（其中至少一条是实验室标准）。

1. 主要标准·①淋巴结病理符合 CD；②肿大淋巴结（短轴≥1 cm）≥2 个淋巴结区域。

2. 次要标准·分为实验室标准和临床标准。

（1）实验室标准

1）C 反应蛋白＞10 mg/L 或红细胞沉降率＞20 mm/h（女性）或 15 mm/h（男性）。

2）贫血（HGB＜100 g/L）。

3）血小板减少（PLT＜100×10^9/L）或增多（PLT＞350×10^9/L）。

4）血清白蛋白＜35 g/L。

5）估算肾小球滤过率（eGFR）＜60 ml/(min·1.73 m^2)或蛋白尿（尿总蛋白＞150 mg/24 h 或 100 mg/L）。

6）血清 IgG＞17 g/L。

（2）临床标准

1）全身症状：盗汗、发热（＞38 ℃）、体重下降（6 个月下降≥10%）或乏力（影响工具性日常生活活动）。

2）肝大和/或脾大。

3）水肿或浆膜腔积液。

4）皮肤樱桃血管瘤或紫罗兰样丘疹。

5）淋巴细胞性间质性肺炎。

【鉴别诊断】

UCD 常表现为纵隔单发明显强化的肿块，需要与纵隔富血供肿瘤鉴别，如甲状腺肿瘤、副神经节瘤、甲状旁腺腺瘤及血管瘤等。

MCD 以多发纵隔、肺门淋巴结增大为特点，需要与结节病、淋巴瘤、转移瘤等鉴别。

1. 甲状腺肿瘤及甲状旁腺腺瘤·甲状腺肿块及甲状旁腺腺瘤多位于前纵隔，且与甲状腺、甲状旁腺相连，实验室检查显示激素异常，UCD 患者通常无症状或有局部症状，实验室检查结果通常正常。

2. 纵隔副神经节瘤·与 UCD 有时鉴别困难，两者 CT、MR 影像和 PET 表现部分重叠。此外，两者通常都有增粗的供血血管。前纵隔副神经节瘤起源于副交感神经，常位于主肺动脉窗，后纵隔副神经节瘤少见，起源于沿椎旁沟的交感神经链，多位于椎旁，UCD 在纵隔的分布无特异性。此外，几乎所有纵隔副神经节瘤患者尿儿茶酚胺水平升高，许多患者患有高血压，可提示诊断。

3. 纵隔血管瘤·较少见，与其他部位血管瘤类似，在 MR 上 T1WI 低-中等信号，T2WI 高信号，增强扫描明显强化。CT 上，较大的血管瘤密度不均，可见脂肪、液体密度，与 UCD 不同，多期增强扫描持续强化，且在延迟期强化明显。PET-CT 上血管瘤多低或无摄取。

MCD 需要与非霍奇金淋巴瘤及结节病等累及多个淋巴结分区的疾病鉴别。

4. 非霍奇金淋巴瘤·MCD 或累及单个区域多个淋巴结的 UCD 与非霍奇金淋巴瘤影像学表现类似，但是非霍奇金淋巴瘤中增大的淋巴结很少出现明显强化。PET-CT 上，两种疾病均表现为高摄取，仅从影像学上鉴别困难。

5. 结节病·累及纵隔及双肺门淋巴结的 MCD 影像学表现与结节病相似。肺门周围纤维化和/或间质结节提示结节病的诊断，而淋巴细胞间质性肺炎更多见于 MCD。此外，全身症状在 MCD 患者明显，而在结节病中不常见。

（杨志刚　沈梦婷）

参考文献

[1] 关于公布第一批罕见病目录的通知[J].中华人民共和国国家卫生健康委员会公报,2018,5;15-19.

[2] Van Rhee F, Oksenhendler E, Srkalovic G, et al. International evidence-based consensus diagnostic and treatment guidelines for unicentric Castleman disease [J]. Blood Adv, 2020,4:6039-6050.

[3] Fajgenbaum DC, Uldrick TS, Bagg A, et al. International, evidence-based consensus diagnostic criteria for HHV-8-negative/idiopathic multicentric Castleman disease [J]. Blood, 2017,129:1646-1657.

[4] Kligerman SJ, Auerbach A, Franks TJ, et al. Castleman disease of the thorax: clinical, radiologic, and pathologic correlation: from the radiologic pathology archives [J]. Radiographics, 2016,36:1309-1332.

[5] Mcadams HP, Rosado-De-Christenson M, Fishback NF, et al. Castleman disease of the thorax: radiologic features with clinical and histopathologic correlation [J]. Radiology, 1998,209(1):221-228.

[6] Kwon S, Lee KS, Ahn S, et al. Thoracic Castleman disease: computed tomography and clinical findings [J]. J Comput Assist Tomogr, 2013,37:1-8.

[7] Oida Y, Shimizu K, Mukai M, et al. FDG-PET and diffusion-weighted MR imaging appearance in retroperitoneal Castleman's disease: a case report [J]. Clin Imaging, 2008,32:144-146.

[8] Lee ES, Paeng JC, Park CM, et al. Metabolic characteristics of Castleman disease on 18F-FDG PET in relation to clinical implication [J]. Clin Nucl Med, 2013,38:339-342.

[9] 井勇,陈晓艳,余美,等.纵隔巨淋巴结增生症的临床及 MRI 特征分析[J].临床放射学杂志,2021,40:1925-1930.

[10] Polizzotto MN, Millo C, Uldrick TS, et al. 18F-fluorodeoxyglucose positron emission tomography in Kaposi sarcoma herpesvirus-associated multicentric Castleman disease: correlation with activity, severity, inflammatory and virologic parameters [J]. J Infect Dis, 2015,212:1250-1260.

第四节·其他原因引起纵隔淋巴结增大

多种原因可引起纵隔淋巴结增大。其他少见的引起纵隔淋巴结增大的疾病包括罗萨伊-多尔夫曼病(Rosai-Dorfman disease, RDD)、朗格汉斯细胞组织细胞增生症等。

急性淋巴细胞白血病(ALL)是儿童中最常见的白血病类型[1],发病年龄呈双峰分布,第一个发病高峰在2～5岁,第二个发病高峰在50岁,诊断时的中位年龄约为15岁。慢性淋巴细胞白血病(CLL)好发于老年人群[2],国内中位发病年龄为45～50岁,男性多见。它是一种进展缓慢的成熟B淋巴细胞增殖性肿瘤,以外周血、骨髓、脾和淋巴结中出现大量克隆性B淋巴细胞为特征。其他内容见第二十三章第四节。

RDD、朗格汉斯细胞组织细胞增生症均为非感染性肉芽肿性疾病[3]。RDD又称为巨大淋巴结病的窦状组织细胞增生症,在1969年首次报道,是一种罕见的黄色肉芽肿性疾病,最常见的胸部表现为纵隔淋巴结增大[4,5],2006年被WHO归类于淋巴造血系统类的肿瘤,是一种独特的组织类型。

朗格汉斯细胞是一种不成熟的树突状细胞,正常情况下散在分布于皮肤、口腔、阴道和食管黏膜,也存在于淋巴结、骨髓、胸腺及脾等处,朗格汉斯细胞组织细胞增生症多见于年龄较小的儿童,主要累及骨骼,骨外受累少见,在骨外受累的朗格汉斯细胞组织细胞增生症中,累及淋巴结约占1/4[6]。

髓外浆细胞瘤(extramedullary plasmacytoma, EMP)为起源于B淋巴细胞克隆浆细胞恶性肿瘤,是浆细胞瘤中比较少见的一种类型,仅占浆细胞瘤病变的3%～5%[7],相关影像学检查暂无大宗文献研究报道。

浆细胞肿瘤、RDD及朗格汉斯细胞组织细胞增生症致纵隔淋巴结增大临床少见,相关影像学研究有限。

【发病机制与病理】

(1) RDD病病因不明,可能的病因包括病毒感染(EB病毒和人类疱疹病毒6)和免疫调节紊乱。光镜下见散在淋巴细胞及浆细胞为背景的组织细胞浸润,组织细胞内含丰富的嗜酸性胞质,电镜下无Birbeck颗粒。免疫组化显示组织细胞S-100、CD68阳性,CD1a和Ⅷa阴性。

(2) 朗格汉斯细胞组织细胞增生症见第二十七章第三节。

【临床表现】

RDD多见于儿童及青少年,各年龄段均可发病[10]。RDD多局限于淋巴结,以无痛性淋巴结增大为主要特点,属于良性自限性疾病。根据发生部位不同,RDD分为三型。

1. 淋巴结型·是本病最常见的类型,但在亚洲人中少见。部分患者出现结核样的发热、盗汗的临床表现。

2. 结外型·20%～40%的患者有结外受累,见于皮肤、鼻窦、眼眶、肺和肾,出现相应的临床症状[11]。

3. 混合型·同时累及淋巴结及结外器官,结外器官受累不同,临床表现各异。

【实验室检查】

RDD患者实验室检查无明显特异性,部分患者实验室检查显示白细胞、粒细胞增多,红细胞沉降率加快及高丙球蛋白血症。

【影像学表现】

胸部淋巴结型RDD最常累及纵隔淋巴结,相关影像学特征报道较少。系列病例报道显示,病灶增大融合成肿块时X线片显示纵隔增宽及纵隔软组织密度影,CT表现为多发淋巴结增大、融合,边界可不清晰,可能与淋巴结被膜破坏相关。

增强后呈轻-中度均匀强化,病灶出现坏死、纤维化时强化可不均匀并见其内伴环状、斑片状稍低密度影[12-15](图39-4-1)。

胸部朗格汉斯细胞组织细胞增多症最常累及肺部,有时伴发纵隔淋巴结增大,表现为纵隔、肺门多发结节样增大淋巴结,不具有特异性(图39-4-2)。单独累及纵隔淋巴结者较少见。

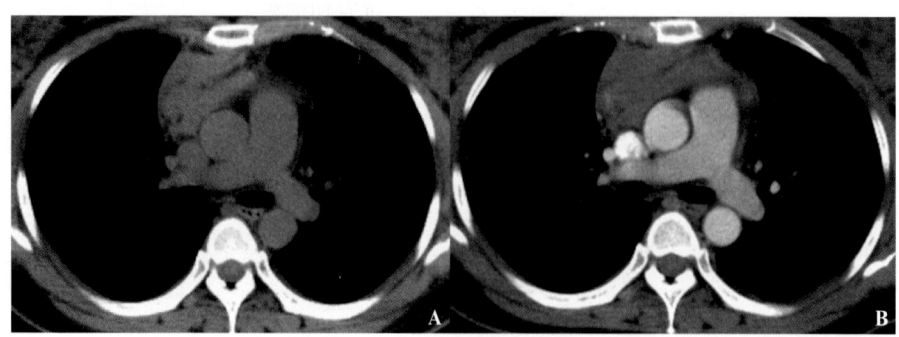

图39-4-1 女性,28岁。RDD

CT平扫(A)见前纵隔软组织密度肿块影,密度不均,内见条片状低密度影。CT增强扫描(B)轻度强化,内见不规则的无强化低密度影。

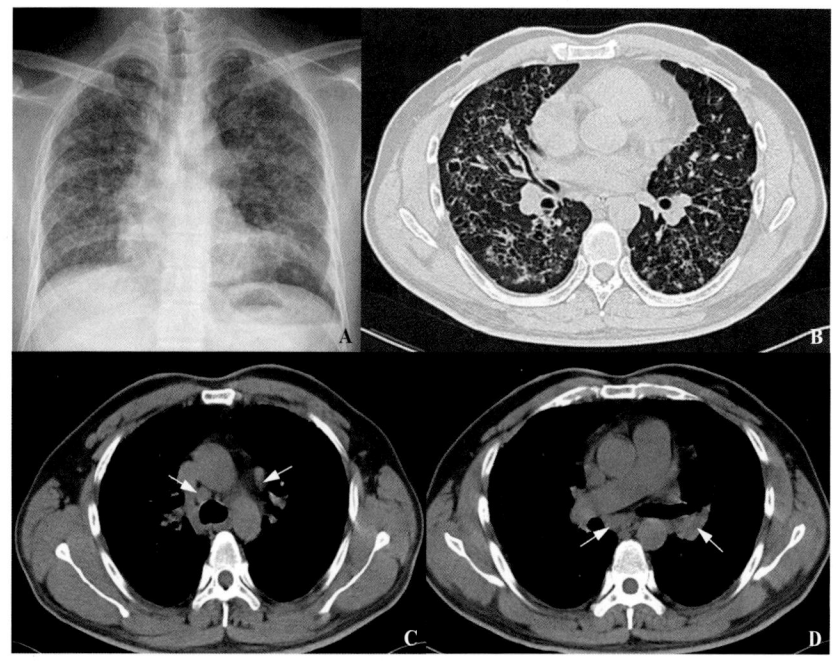

图39-4-2 男性,35岁。朗格汉斯细胞组织细胞增生症

正位X线片(A)显示双肺弥漫的间质性改变,HRCT(B)显示肺内多发薄壁的囊腔性病变和纤维化,胸膜下区病变分布较少。CT平扫(C、D)纵隔窗显示纵隔及双肺门多发淋巴结增大。

【诊断标准】

RDD临床罕见且表现多样,目前主要依靠病理学检查明确诊断。

【鉴别诊断】

1. 淋巴瘤·淋巴瘤增大淋巴结多位于前纵隔,有时融合成肿块。增强扫描多为均匀强化。增大的淋巴结互相融合成较大肿块时,可因中央不规则坏死,而显示为低密度不强化区。

2. 淋巴结结核·增大的淋巴结可单发或多发,较少融合成肿块。结核性淋巴结增大具有自限性,直径常小于4cm。根据淋巴结结核病理分期不同,可出现花环样、环状等多种强化方式,而与淋巴结的大小无关。

3. 淋巴结转移瘤·纵隔转移性淋巴结增大可呈单发或多发的圆形、类圆形软组织密度结节,部分可融合成团块。增大的淋巴结常呈均匀强化密度,也可见密度或信号不均匀者,中央可见不强化坏死区域,尤其见于放化疗患者。淋巴结转移瘤多有恶性肿瘤病史,受累淋巴结的优势解剖分布与原发灶部位密切相关。白血病累及纵隔淋巴结,多呈密度均匀的软组织密度结节,坏死少见。

(杨志刚　石睿)

参考文献

[1] Terwilliger T, Abdul-Hay M. Acute lymphoblastic leukemia: a comprehensive review and 2017 update [J]. Blood Cancer J, 2017,7:e577.

[2] Scarfò L, Ferreri AJ, Ghia P. Chronic lymphocytic leukaemia [J]. Crit Rev Oncol Hematol, 2016,104:169-182.

[3] Naeem M, Ballard DH, Jawad H, et al. Noninfectious granulomatous diseases of the chest [J]. Radiographics, 2020,4:1003-1019.

[4] Foucar E, Rosai J, Dorfman R. Sinus histiocytosis with massive lymphadenopathy (Rosai-Dorfman disease): review of the entity [J]. Semin Diagn Pathol, 1990,7:19-73.

[5] Rosai J, Dorfman RF. Sinus histiocytosis with massive lymphadenopathy. A newly recognized benign clinicopathological entity [J]. Arch Pathol, 1969, 87:63-70.

[6] Zaveri J, La Q, Yarmish G, et al. More than just Langerhans cell histiocytosis: a radiologic review of histiocytic disorders [J]. Radiographics, 2014,34:2008-2024.

[7] Kitamura F, Doi K, Ishiodori H, et al. Primary extramedullary plasmacytoma of the sigmoid colon with perforation: a case report [J]. Surg Case Rep, 2018,4:28.

[8] Clarke RT, Van Den Bruel A, Bankhead C, et al. Clinical presentation of childhood leukaemia: a systematic review and meta-analysis [J]. Arch Dis Child, 2016,101:894-901.

[9] 刘旭,胡余昌,唐立华. Rosai-Dorfman病研究进展[J]. 中华病理学杂志, 2017,46:443-446.

[10] Mantilla JG, Goldberg-Stein S, Wang Y. Extranodal rosai-dorfman disease: clinicopathologic series of 10 patients with radiologic correlation and review of the literature [J]. Am J Clin Pathol, 2016,145:211-221.

[11] Ahuja J, Kanne JP, Meyer CA, et al. Histiocytic disorders of the chest: imaging findings [J]. Radiographics, 2015,35:357-370.

[12] Cartin-Ceba R, Golbin JM, Yi ES, et al. Intrathoracic manifestations of Rosai-Dorfman disease [J]. Respir Med, 2010,104(9):1344-1349.

[13] 徐志锋,潘爱珍,李勤祥,等. Rosai-Dorfman病的临床及影像表现[J]. 中华放射学杂志,2018,52:936-940.

[14] 赵越,龙世亮,吴居蛟,等. Rosai-Dorfman病的影像表现[J]. 中华放射学杂志,2017,51:800-802.

第四十章
纵隔囊性病变

第一节·支气管囊肿

支气管囊肿(bronchogenic cyst)又称支气管源性囊肿,是一种先天性病变,儿童和青少年多见。根据囊肿的位置可将其分为两类:胸廓内和胸廓外支气管囊肿。绝大部分属于前者,常位于中纵隔气管旁或肺门附近,以右侧多见。

胸廓内支气管囊肿通过纤维条索或气管类似物与气管支气管树相连接,缺乏连接物时,囊肿常会移动位置,有时会移动到颈前部从而形成颈部支气管囊肿,颈后部支气管囊肿罕见。患者出现的症状与囊肿大小及邻近结构受压迫的程度有关,囊肿体积较小时常无任何症状,体积增大时可因压迫周围器官而产生相应的症状,如咳嗽、胸痛、呼吸困难及腔静脉阻塞综合征等。

年龄越小,出现压迫症状的机会越高,因此时的气管、支气管软骨还未发育完全,承压力小。当囊肿内出血或继发感染时,囊肿体积突然增大,出现压迫和感染症状[1,2]。

【病因与病理学】

支气管囊肿属于前肠囊肿的一种,为支气管先天性发育异常所致,原始前肠形成于胚胎发育的第3周,支气管芽自第4周起从腹侧的前肠间质发出后,由实心索状结构发展成管状化支气管树的过程中,若发生异常,使之不能形成贯通的管状结构,其远端支气管内分泌物潴留、聚集增多而形成囊肿,故该病可发生于气管支气管树的任何部位。

位于周围肺野的支气管囊肿,称为肺囊肿。囊壁由假复层柱状上皮覆盖,并可见散在分布的杯状细胞。囊内容物大多为非细胞残片和血清类黏液蛋白,也可以是含钙乳状物。囊肿周围被致密纤维结缔组织包绕,并可见平滑肌和黏液腺体,伴发感染时可见炎细胞浸润[3,4]。

【临床表现】

在儿科患者中支气管源性囊肿可能导致危及生命的压迫症状。在成人中支气管囊肿通常是影像学偶然发现。

肺支气管源性囊肿比纵隔囊肿更可能有症状,86.4%的有症状患者有复杂性囊肿。症状继发于囊肿感染或邻近结构受压。

瘘管性支气管囊肿会引起咳嗽、发热、咳痰和咯血。非瘘管性支气管囊肿通常是导致胸痛的原因。邻近受压肺中的囊周性肺炎或胸炎是导致发热和呼吸急促的原因[8]。

【实验室检查】

本病实验室检查无特殊,如伴感染者,可有血常规、C反应蛋白等异常。

【影像学表现】

胸部X线上囊肿较大时心影重叠处类圆形高密度影(图40-1-1),侧位X线片见囊肿位于中纵隔,气管可有受压改变。囊肿多为类圆形,边缘光滑锐利,密度均匀。透视下行深呼吸动作,肿物可随气管活动。

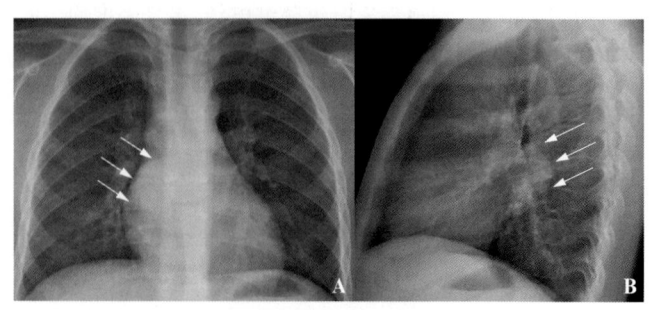

图40-1-1 男性,5岁。支气管源性囊肿

胸部X线正位片(A)显示右纵隔心影重叠处圆形高密度肿块影,广基底与纵隔相贴;侧位X线片(B)中后纵隔交界处见类圆形高密度肿块影,边界清楚

支气管囊肿 CT 表现多位于中纵隔气管旁(图 40-1-2)或肺门附近(图 40-1-3 和图 40-1-4),圆形或类圆形(图 40-1-5),轮廓光整,可有分叶现象。

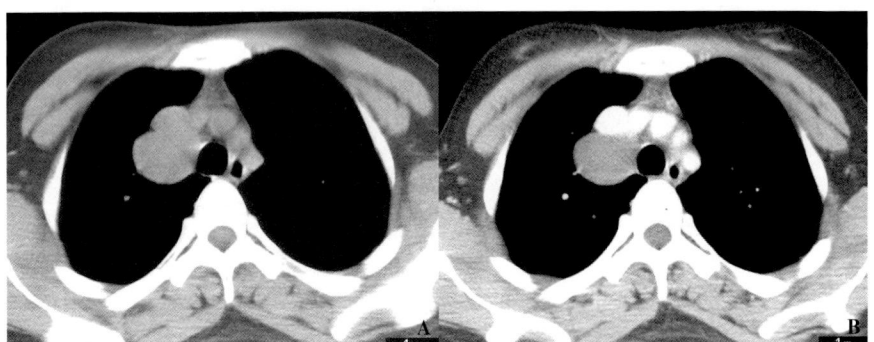

图 40-1-2　女性,23 岁。支气管源性囊肿

CT 平扫纵隔窗显示主动脉弓上层面(A)气管右旁上腔静脉后方一类圆形影,其密度与纵隔血管相似,病灶与周围血管及气管右侧壁之间的脂肪间隙消失;增强扫描(B)显示病灶未强化。

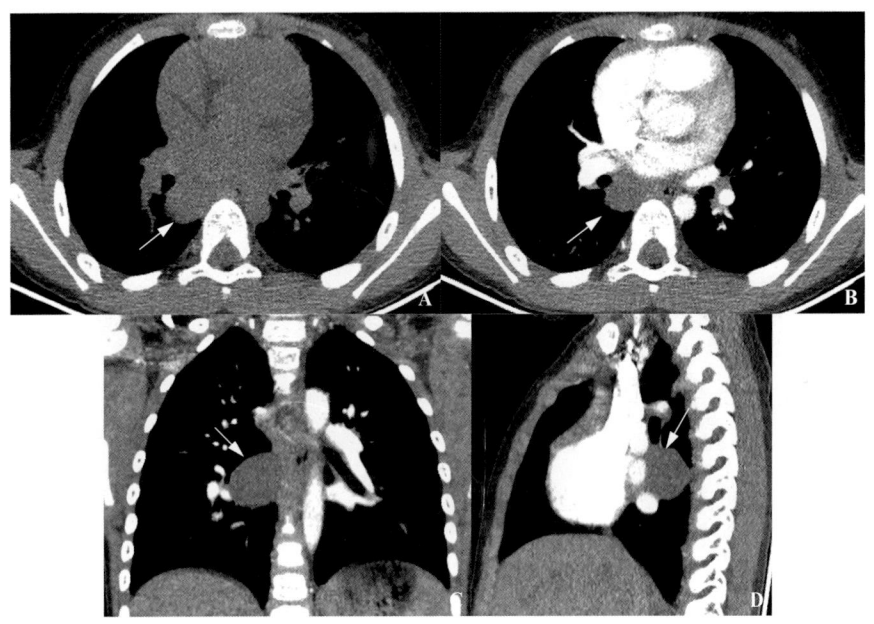

图 40-1-3　男性,5 岁。支气管源性囊肿

与图 40-1-1 为同一患者,CT 纵隔窗左右房室层面(A)显示气管分叉处下方右肺门旁一类圆形影(箭),密度略低于心腔、大血管;增强扫描(B)显示病灶未强化。冠矢状位结合(C、D)显示囊肿位于右后纵隔;与食管囊肿鉴别困难。

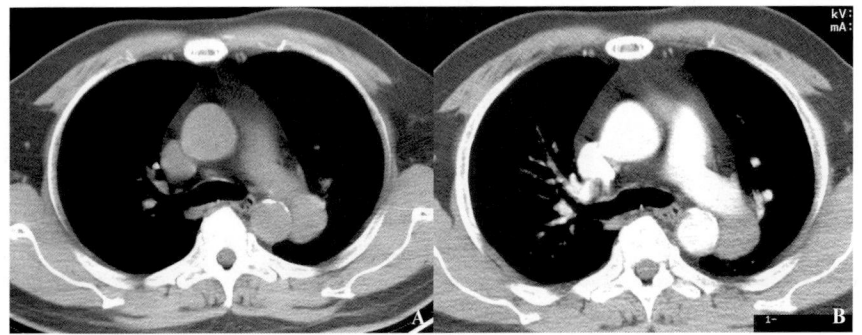

图 40-1-4　男性,65 岁。支气管源性囊肿

CT 平扫(A)显示降主动脉旁可见软组织结节影,密度略高于降主动脉;增强扫描后(B)显示肿块密度无变化。

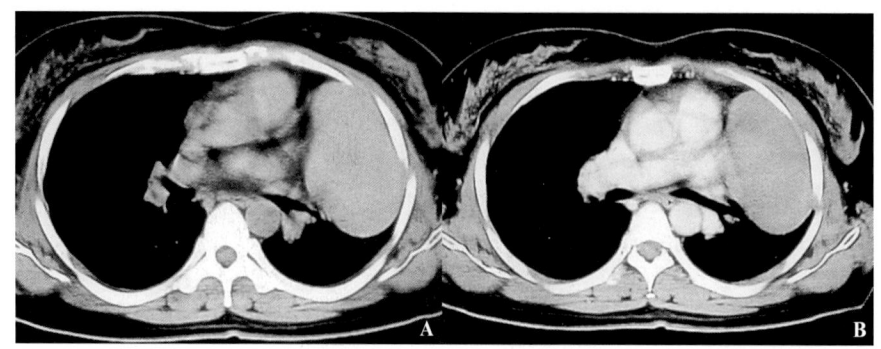

图 40-1-5　支气管源性囊肿

CT 平扫(A)显示左侧纵隔旁巨大肿块影,占据左侧胸腔大部分,密度较低;增强扫描后(B)显示肿块无强化。

病变部位通常与气管、支气管关系密切,但少数病灶可以位于纵隔的其他部位,如后纵隔(图 40-1-6)或心缘旁(图 40-1-7)等。

CT 平扫图像上,因囊内容物的不同,CT 值差异很大,典型者为薄壁水样密度肿物,部分为均匀软组织密度影(图 40-1-8),少数囊内为含钙乳状物者,CT 值高于软组织。偶尔囊壁可有钙化(图 40-1-9),呈点状散在分布的致密影。增强扫描囊壁可有强化。

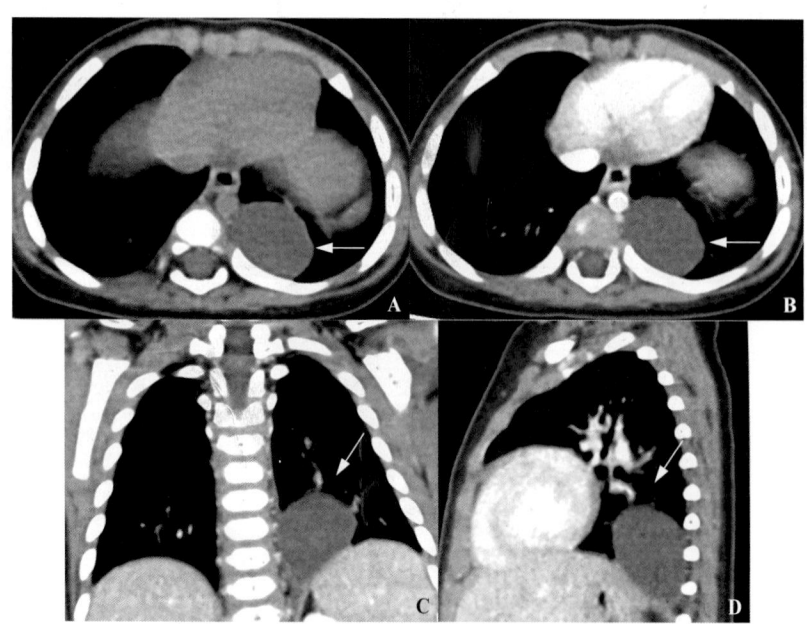

图 40-1-6　男性,3 岁。后纵隔支气管源性囊肿

CT 纵隔窗(A)显示胸椎椎体前食管左侧旁类圆形稍低密度影;增强扫描后(B)显示包块无强化;冠矢状位和矢状位(C、D)显示囊肿位于左后纵隔;发生于该部位的支气管囊肿相当少见,术前几乎无法与食管囊肿鉴别。

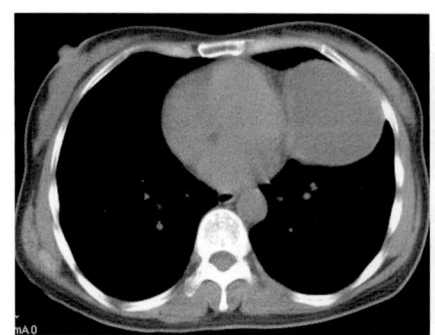

图 40-1-7　50 岁,女性。心缘旁支气管源性囊肿

CT 平扫显示左心缘旁较大的囊性占位病变,该部位也是支气管囊肿的少见位置,影像学上几乎无法与心包囊肿鉴别。

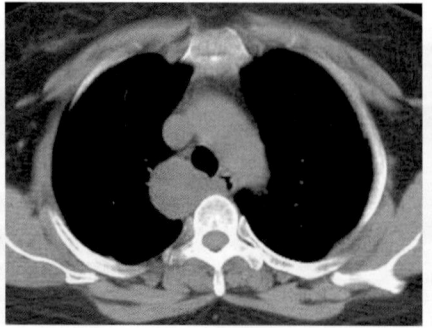

图 40-1-8　支气管源性囊肿

CT 纵隔窗显示气管右旁类圆形影,与主动脉及胸壁软组织密度相似。

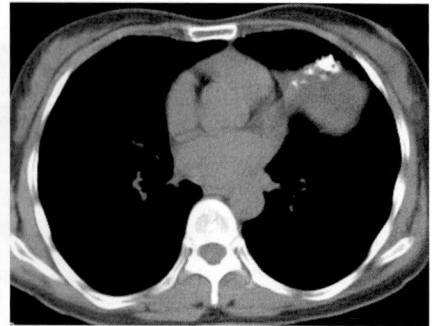

图 40-1-9　50 岁,女性。支气管源性囊肿

与图 40-1-7 为同一患者。左心缘旁囊状影,壁上可见钙化。

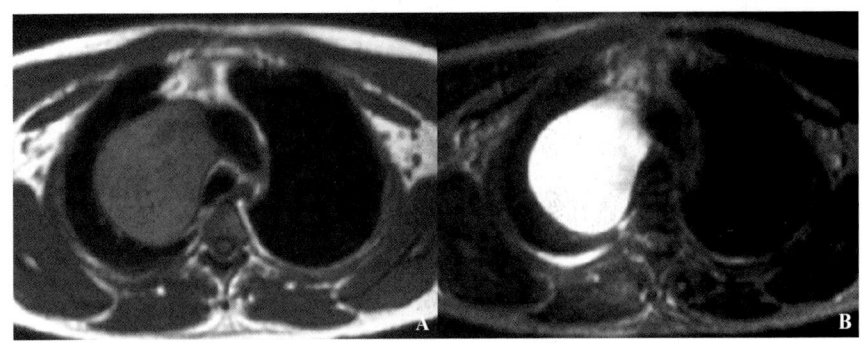

图40-1-10　支气管源性囊肿

MRI成像T1加权像(A)显示气管右旁类圆形低信号；T2加权像(B)显示气管右旁类圆形高信号。

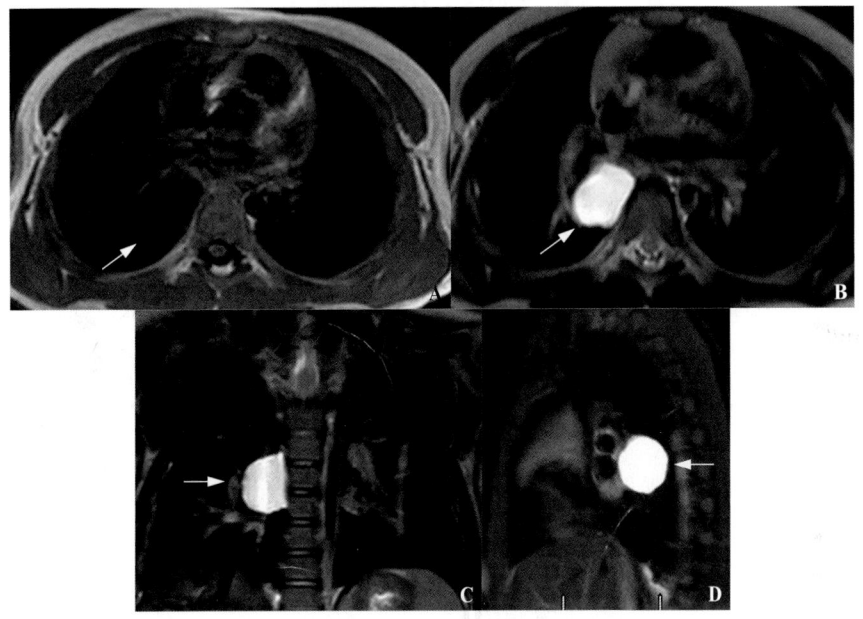

图40-1-11　男性,5岁。支气管源性囊肿

与图40-1-1、图40-1-3为同一患者。MRI成像T1加权像(A)显示右肺门旁类圆形低信号,与周围肺组织及右肺门信号相似,分界不清；T2加权像(B)显示右肺门旁类圆形高信号；T2加权像冠状位(C)显示右侧脊柱旁类圆形高信号；T2脂肪抑制像矢状位(D)显示后纵隔类圆形高信号,几乎无法与食管囊肿鉴别。

在MRI上囊内容物为水样液体时,T1WI图像显示呈均匀低信号,而T2WI图像显示均匀高信号(图40-1-10和图40-1-11)；囊内含有大量蛋白质成分时,T1WI和T2WI图像均呈高信号；囊肿继发出血或感染时,T1WI和T2WI图像上信号不均匀,有时可见液液平面。

【诊断标准】

支气管囊肿的诊断,应先根据病变发生部位定位,再根据与周围解剖结构的关系及密度、形态、轮廓等定性。

在胸部X线上肺支气管囊肿通常位于下叶,为清晰的、孤立的、圆形或椭圆形的肿块。它们可以表现为均匀的水样密度、充满空气的囊肿或具有气液平面。可能会出现周围肺实质异常、肺不张或实变,这也使得诊断更加困难。

纵隔支气管囊肿通常位于中纵隔,为均匀、光滑、孤立、圆形或卵圆形肿块。

CT是支气管囊肿的首选检查,支气管囊肿的CT密度可从典型的水密度变化到与血液、钙含量增加、炭疽色素或液体蛋白质含量增加相关的高密度。增强扫描无强化。

MRI在描绘解剖关系和囊肿的定义方面优于CT扫描。MRI表现取决于囊肿的内容物。在T1加权像上,信号强度从低到高变化,具体取决于囊肿内容物。T2加权像显示高信号。增强扫描无强化[4-7]。

【鉴别诊断】

发生于非典型部位的支气管囊肿需与纵隔淋巴管瘤、纵隔肠源性囊肿、食管囊肿等鉴别。

1. 淋巴管瘤　以前纵隔多见,壁薄,可伴有分隔,张力低,易变形。

2. 纵隔肠源性囊肿　多发生于后纵隔脊柱旁,管道与消化道相通,内部常见气体影,邻近椎体可见发育畸形。

3. 食管囊肿　常位于后纵隔食管旁,部分囊壁与食管关系密切,囊壁较支气管囊肿厚,长轴与食管平行。位于后纵隔的支气管囊肿与食管囊肿鉴别较困难。

(侯阳)

参考文献

[1] 熊廷伟,龚明福,张启川,等.先天性支气管囊肿CT及MRI诊断价值[J].中华肺部疾病杂志(电子版),2020,13:751-754.

[2] Jing JH, Yen SL, Lee SY, et al. Differences in the distribution and presentation of bronchogenic cysts between adults and children [J]. J Pediatr Surg, 2015,50:399-401.

[3] Govaerts K, Van Eyken P, Verswijvel G, et al. A bronchogenic cyst, presenting as a retroperitoneal cystic mass [J]. Rare Tumors, 2012,4:e13.

[4] Cohn JE, Rethy K, Prasad R, et al. Pediatric bronchogenic cysts: a case series of six patients highlighting diagnosis and management [J]. J Invest Surg, 2020,33:568-573.

[5] 方程远,张金峰,杨英男,等.支气管源性囊肿的临床分析[J].中华胸心血管外科杂志,2020,36:664-667.

[6] Kim PS, Cataletto M, Garnet DJ, et al. Unusual presentation of a cutaneous bronchogenic cyst in an asymptomatic neonate [J]. J Pediatr Surg, 2012,47:E9-E12.

[7] Makhija Z, Moir CR, Allen MS, et al. Surgical management of congenital cystic lung malformations in older patients [J]. Ann Thorac Surg, 2011, 91:1568-1573.

[8] Lee DH, Park CK, Kum DY, et al. Clinical characteristics and management of intrathoracic bronchogenic cysts: a single center experience. Korean J Thorac Cardiovasc Surg. 2011,44:279-284.

第二节 · 食管重复畸形囊肿

食管重复畸形囊肿(esophageal duplication malformation cyst)又称食管囊肿(esophageal cyst),是一种罕见的先天性畸形,属于肠源性囊肿的一种。有学者将食管囊肿分为两类:①简单的上皮内衬囊肿或前肠囊肿,其中包括重复囊肿;②食管重复囊肿,有双层周围平滑肌,内衬鳞状上皮或肠上皮,并附着于食管或位于食管壁内[1]。

肠源性囊肿可发生于肠内、肠外等消化道的任何部位,亦可发生于纵隔、腹腔、神经管等部位。本章节主要介绍纵隔内的食管重复畸形囊肿。

食管重复畸形囊肿多在婴幼儿时期或儿童时期被发现,也可在成年时期被发现。临床上,通常病变没有特异性症状,体积大者可能出现呼吸窘迫、吞咽困难、胸痛等症状[2]。

【病因与病理学】

食管重复畸形囊肿的病因尚不清楚。食管重复畸形囊肿(以下称食管囊肿)的形成被认为是由于妊娠4~8周原始食管空泡化和出芽失败造成的,目前仍没有一个统一的假说能够阐明囊肿发生在整个胃肠道的不同位置的原因。

由于发育过程中胸腔内脏器的旋转和延长的胚胎学模式,食管重复畸形最常见于食管的右侧。由于胚胎发育过程中原始前肠后部发育异常,食管囊肿可发生在食管的任何部位。大约60%的囊肿发生在食管的下1/3,这导致压迫性吞咽困难是最常见的症状。

位于食管下1/3的后部囊肿也被认为会引起心律失常。其余囊肿发生在食管的上、中、下1/3处,其中以胸骨后胸痛、咳嗽、喘鸣和喘息等上呼吸道症状为主。

大约90%的食管囊肿不与食管腔相通;其他的趋向于平行于食管腔并与食管腔相通[2]。

【临床表现】

食管囊肿多在儿童时期被诊断出来,但也可能出现在成人身上。多数患者无症状,部分食管重复囊肿可能与并发椎体异常有关。

有症状的患者常是因为囊肿过大而产生的外在压迫或移位。症状包括呼吸窘迫、呕吐、吞咽困难、胸痛和发育迟缓。

如果存在异位胃上皮,也可能发生吐血。如果伴有神经功能缺损,可能出现如神经根受压以及颈椎活动度受限等症状[3,4]。

【实验室检查】

本病实验室检查无特殊,如伴感染者,可有血常规、C反应蛋白等异常。

【影像学表现】

食管囊肿的检查和评估包括以病史和体格检查结果,以及特定组织病理学特征为指导的影像学诊断。

胸部X线和钡餐造影可以显示纵隔肿块伴食管受压、气管移位和变窄,与食管相通的食管囊肿造影检查中可以显示占位效应,造影剂分流。囊肿较小时,X线无特殊表现,囊肿较大时可出现纵隔影增宽、可见类圆形高密度肿块影(图40-2-1)。

因食管囊肿好发于后纵隔,在正位X线片显示中易受心影遮挡,囊肿多为类圆形,边缘光滑锐利,密度均匀;侧位X线片可见肿块与脊柱重叠。钡餐造影检查时食管可见类圆形充盈缺损,长轴与食管平行。

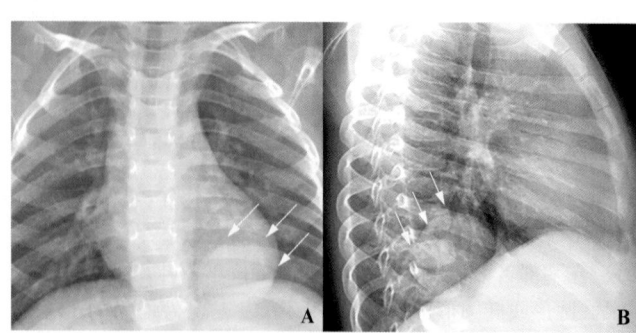

图40-2-1 男性,5岁。食管囊肿

胸部正位X线片(A)显示左下纵隔类圆形高密度肿块影;侧位X线片(B)显示于脊柱重叠处、食管走行区域。

CT可以显示源自食管的充满液体的囊性结构,在静脉注射造影剂后不会增强。CT的优势在于能够排除肺和胸椎病变,并在进行手术干预时提供解剖标志。

食管囊肿多位于后纵隔,可发生于食管的任何部位,一般位于壁内或周围,与食管相连(图 40-2-2 和图 40-2-3),多呈圆形或类圆形,边缘光整,少数病灶位于后纵隔其他位置,与食管壁不相连(图 40-2-4)或位于中上纵隔(图 40-2-5)。

因囊内容物的不同,CT 值差异很大,典型者为薄壁水样密度肿物(图 40-2-3),部分为均匀软组织密度影(图 40-2-2),增强扫描囊肿内部不强化,囊壁可有强化。

CT 平扫三维重建联合口服造影剂吞咽动作也可帮助诊断食管囊肿[5,6]。

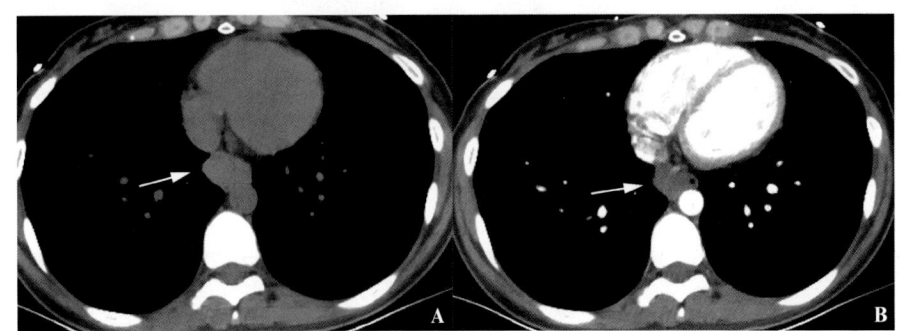

图 40-2-2　女性,25 岁。食管囊肿

CT 平扫于心室层面(A)显示与食管壁相连的类圆形影,其密度与纵隔血管相似;增强扫描(B)显示病灶未强化。

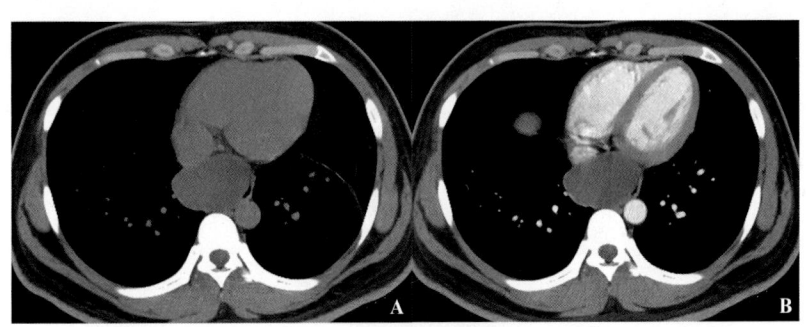

图 40-2-3　男性,32 岁。食管囊肿

CT 平扫于心室层面(A)显示食管壁内一类圆形影,密度低于周围血管,食管管腔变窄;增强扫描(B)显示病灶未强化。

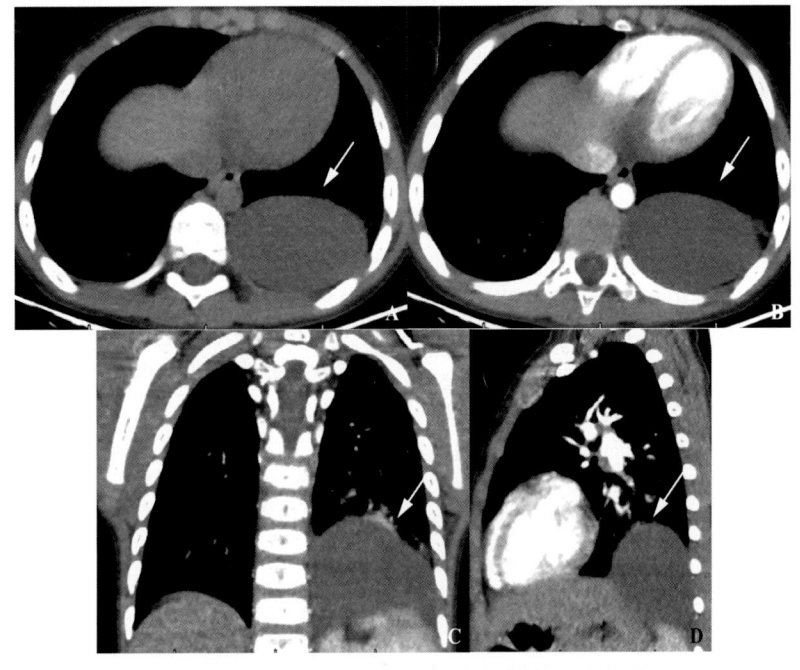

图 40-2-4　男性,5 岁。食管囊肿

与图 40-2-1 为同一患者,CT 平扫(A)示左后下纵隔一类圆形低密度包块,位于食管周围,不与食管相连;CT 增强(B)示肿块无强化;CT 增强冠矢状位重建(C、D)示肿块位于左后下纵隔,与脊柱及左横隔关系密切。

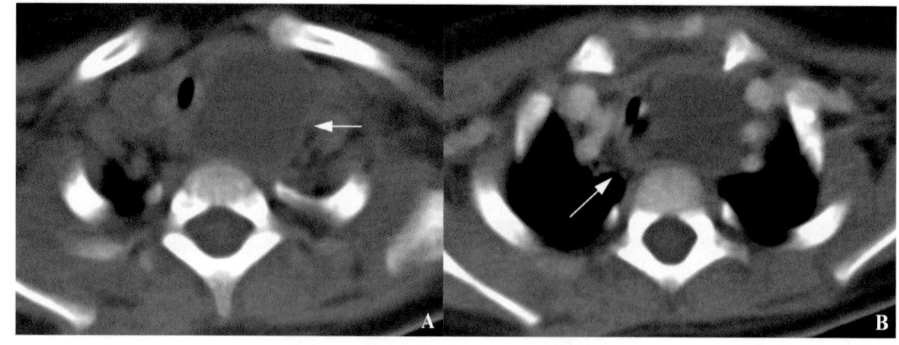

图40-2-5 女性,22个月。食管囊肿

CT平扫于主动脉弓上层面(A)显示气管左旁有一类圆形影,其密度低于血管及周围软组织,气管明显受压改变;增强扫描(B)显示病灶未强化,可见包块与食管相连

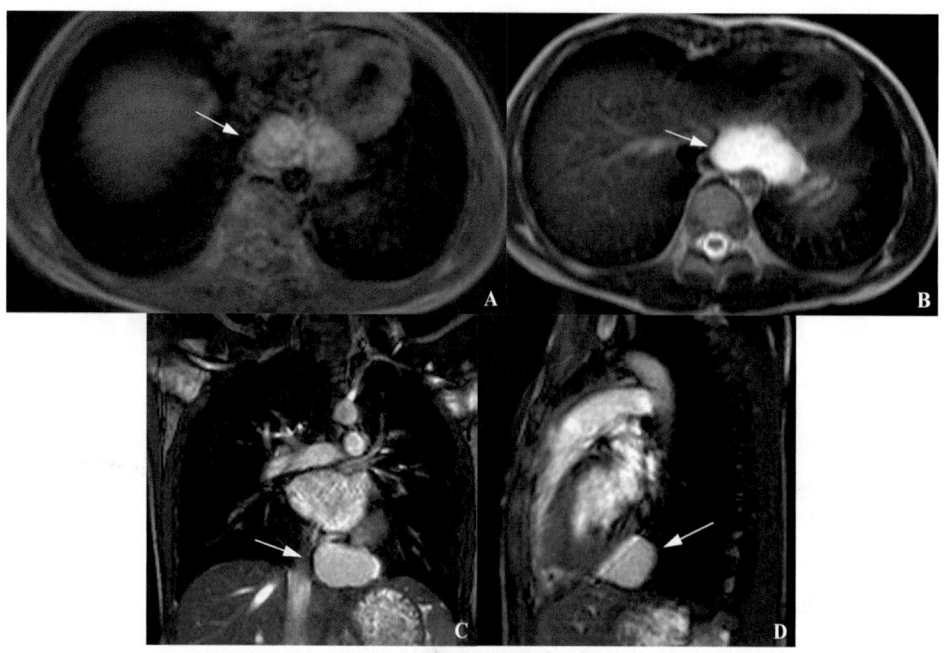

图40-2-6 男性,10岁。食管囊肿

MRI成像T1加权像(A)显示后纵隔心包后方类圆形稍高信号影,可能与蛋白质含量高有关;T2加权像(B)显示食管下段壁内高信号团块影,与食管壁关系密切。T2脂肪抑制序列冠状位(C)显示右侧脊柱旁心脏下方类圆形高信号;T2脂肪抑制序列矢状位(D)显示后纵隔心脏后方类圆形高信号。如与食管壁不相连,则几乎无法与发生在后纵隔的支气管囊肿鉴别。

MRI还可以显示更多的解剖细节。囊内容物为水样液体时,T1WI图像显示呈均匀低信号,而T2WI图像显示均匀高信号(图40-2-6);囊内含有大量蛋白质成分时,T1WI和T2WI图像均呈高信号;囊肿继发出血或感染时,T1WI和T2WI图像上信号不均匀,有时可见液气平面[7]。

【诊断标准】

食管囊肿的诊断应遵循以病史及体格检查为指导的诊断程序。根据病变发生部位定位,再根据与周围解剖结构的关系及密度、形态、轮廓等定性。

胸部X线和口服钡剂造影检查可提示纵隔肿块伴食管受压,以及气管移位和变窄。食管囊肿通常位于后下纵隔,与食管相连。CT可显示由食管产生的充满液体的囊性结构,多呈圆形或类圆形,边缘光整,静脉注射造影剂增强后无强化。MRI可显示更多的解剖细节。MRI表现取决于囊肿的内容物。在T1加权像上,信号强度从低到高变化,具体取决于囊肿内容物。T2加权像显示高信号[8]。

【鉴别诊断】

1. 支气管囊肿 好发于中纵隔气管旁,病变较食管囊肿相比,壁薄。发生于后纵隔的支气管源性囊肿与食管囊肿难于鉴别。

2. 纵隔肠源性囊肿 好发于后纵隔脊柱旁,位置一般较食管囊肿靠下,管道与消化道相通,内部常见气体影,邻近椎体可见发育畸形。

3. 食管平滑肌瘤 发生于后纵隔,为实性肿瘤,与食管内壁相连,一般边缘规整,呈圆形、类圆形,质韧,呈软组织密度,增强扫描均匀强化[9]。

(侯阳)

参考文献

[1] Singhal V, Shenoy RD, Kamath N, et al. Mediastinal enteric cyst in a neonate [J]. J Clin Neonatol, 2012,1:149-151.

[2] Sun CF, Chen CH, Ke PZ, et al. Esophageal duplication cyst presenting

with stridor in a child with congenital pulmonary airway malformation: a case report and literature review [J]. Medicine (Baltimore), 2019,98:e16364.
[3] Wiechowska-Kozlowska A, Wunsch E, Majewski M, et al. Esophageal duplication cysts: endosonographic findings in asymptomatic patients [J]. World J Gastroenterol, 2012,18:1270-1272.
[4] Will U, Meyer F, Bosseckert H. Successful endoscopic treatment of an esophageal duplication cyst [J]. Scand J Gastroenterol, 2005,40:995-999.
[5] Cuch B, Nachulewicz P, Wieczorek AP, et al. Esophageal duplication cyst treated thoracoscopically during the neonatal period: clinical case report [J]. Medicine (Baltimore), 2015,94:e2270.
[6] Wang D, Du LC, Wang QX, et al. Esophagectomy for a rapidly progressing esophageal duplication cyst [J]. Ann Thorac Surg, 2015,99:e79-e81.
[7] Park JW, Jeong WG, Lee JE, et al. Pictorial review of mediastinal masses with an emphasis on magnetic resonance imaging [J]. Korean J Radiol, 2021,22:139-154.
[8] Kawashima S, Segawa O, Kimura S, et al. A case of cervical esophageal duplication cyst in a newborn infant [J]. Surg Case Rep, 2016,2:30.
[9] 李娜. 食管平滑肌瘤的影像学诊断并文献学习 [J]. 中国继续医学教育, 2017,9:64-65.

第三节·心包囊肿

心包囊肿 (pericardial cyst) 通常被认为是一种先天性异常。本病比较罕见，多数患者没有症状，通过常规胸部影像学检查偶然发现，任何年龄段都可能被诊断。

心包囊肿多位于前心膈角区，右心膈角区相对更常见，其可发生于心包膜周围的任何部位。多数没有症状的患者不需要治疗，病变较大时产生压迫或心脏压塞症状时，需要干预或手术治疗[1,2]。

【病因与病理学】

心包囊肿可分为先天性和后天性两类。胚胎学上，心包起源于腔隙，腔隙逐渐合并形成心包腔。如果两者不能结合，就会发生心包囊肿。获得性心包囊肿可因感染而发生，心包囊肿内通常是清澈的液体。亦有少数获得性的心包囊肿，如在心胸手术后、炎症过程后（如心包炎或棘球蚴病）、创伤后。

病理学上心包囊肿具有组织学上相对简单的纤维组织壁，内衬简单的立方体间皮细胞，没有专门的上皮细胞或平滑肌细胞。多数病变与心包紧密相连，少数带蒂者与心包呈蒂状相连。

心包囊肿一般不引起症状，病变体积较大时的占位效应产生压迫或心脏压塞症状。特殊情况下，囊肿感染可导致心包炎。也可发生心包囊破裂，引起胸膜心包炎和肺炎[3-5]。

【临床表现】

心包囊肿患者主要是无症状的，据报道，<25%的患者因邻近结构受压或侵蚀而出现症状。常见症状不明确，可能包括慢性咳嗽、胸痛、呼吸困难和胸骨后压。

极少数情况下，会出现心律失常、晕厥和肺炎。心包囊肿也会产生相关的罕见的危及生命的并发症，如心脏压塞[3,4,6]。

【实验室检查】

本病实验室检查无特殊，如伴感染者，可有血常规、C反应蛋白等异常。

【影像学表现】

胸部X线检查在可见心膈角区（尤其是右心膈角区）的高密度肿块，与心影关系密切；侧位X线片见肿块位于前纵隔心影重叠处，一般为圆形、类圆形，边界清楚，边缘光滑锐利，密度均匀（图40-3-1）。

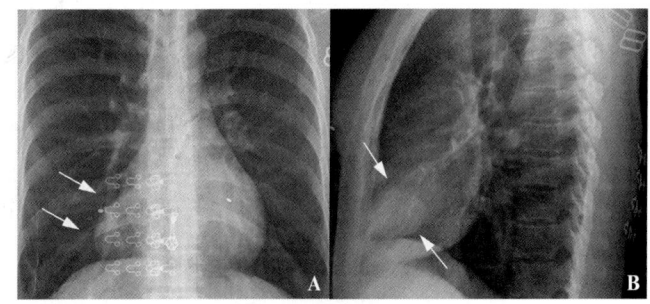

图40-3-1 女性，32岁。心包囊肿
体检偶然发现。胸部正位X线片(A)显示右心膈角区类圆形肿块影，密度均匀，广基底与心包相连；侧位X线片(B)可见心影重叠处前部类圆形高密度肿块。

CT检查心包囊肿多位于前纵隔心膈角区，右心膈角区最多见（图40-3-2～图40-3-4），其次是左心膈角区，还有一少部分发生在心脏周围其他区域（图40-3-5～图40-3-7），多呈圆形或类圆形，边界清晰、轮廓光整，多数病变广基底与心包膜紧密相连，密度较均匀，呈水样密度，壁薄。

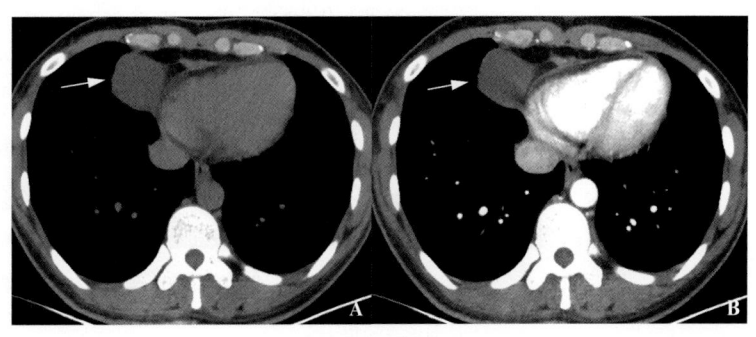

图40-3-2 女性，32岁。心包囊肿
与图40-3-1为同一患者，CT平扫于右心膈角区(A)显示一类圆形低密度影，病变边缘清晰锐利，广基底与心包相连，局部与心包间脂肪间隙消失，提示心包起源；增强扫描(B)显示病灶未强化。

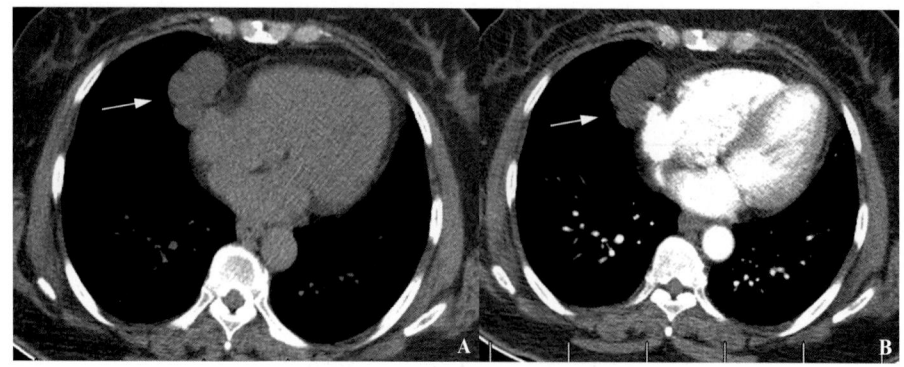

图40-3-3 女性,49岁。心包囊肿

CT 纵隔窗右心膈角区(A)显示一类圆形低密度影,病变边缘清晰,略呈分叶状,广基底与心包相连,局部与心包间脂肪间隙消失,提示心包起源;增强扫描(B)显示病灶未强化。

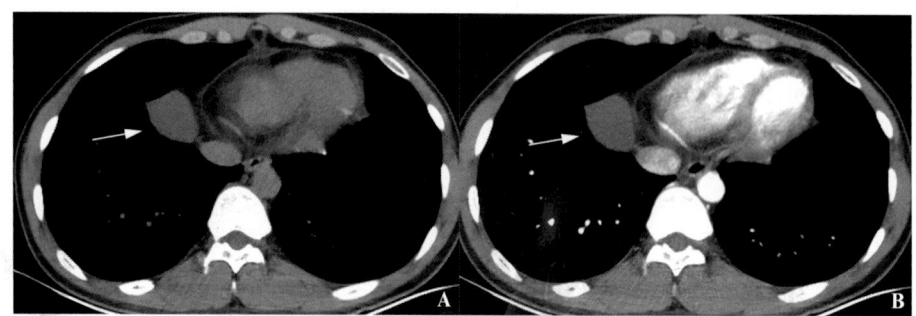

图40-3-4 男性,24岁。心包囊肿

CT 纵隔窗于心室层面(A)心包右侧显示一类圆形低密度影,病变边缘清晰,广基底与心包相连;增强扫描(B)显示病灶未强化。

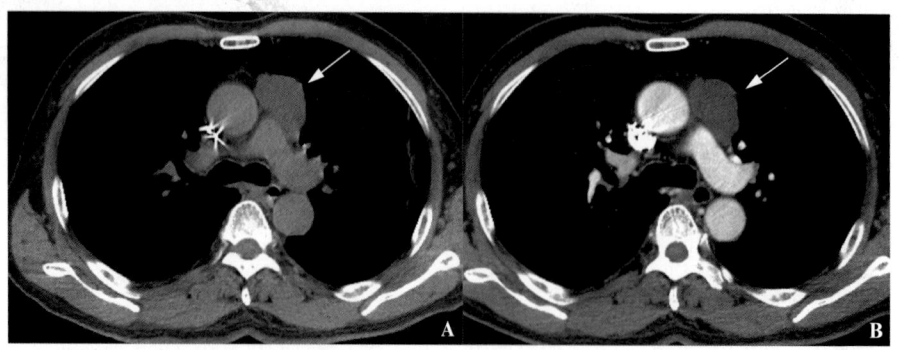

图40-3-5 男性,73岁。心包囊肿

CT 纵隔窗气管分叉层面(A)心包左侧显示一类圆形低密度影,病变边缘清晰,广基底与心包相连;增强扫描(B)显示病灶未强化。

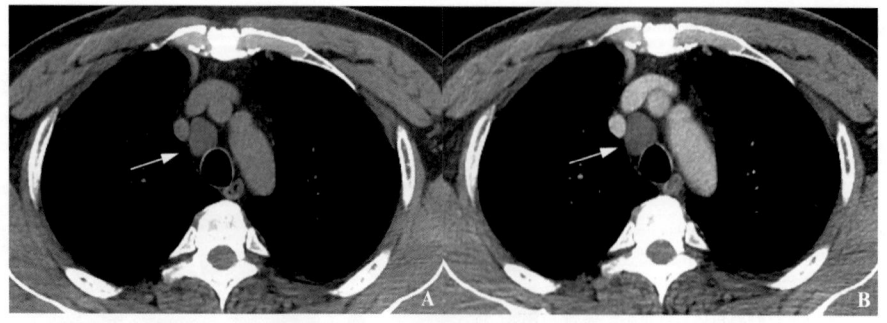

图40-3-6 男性,57岁。心包囊肿

CT 纵隔窗于主动脉弓层面(A)心包上隐窝显示一类圆形低密度影,病变边缘清晰;增强扫描(B)显示病灶未强化。

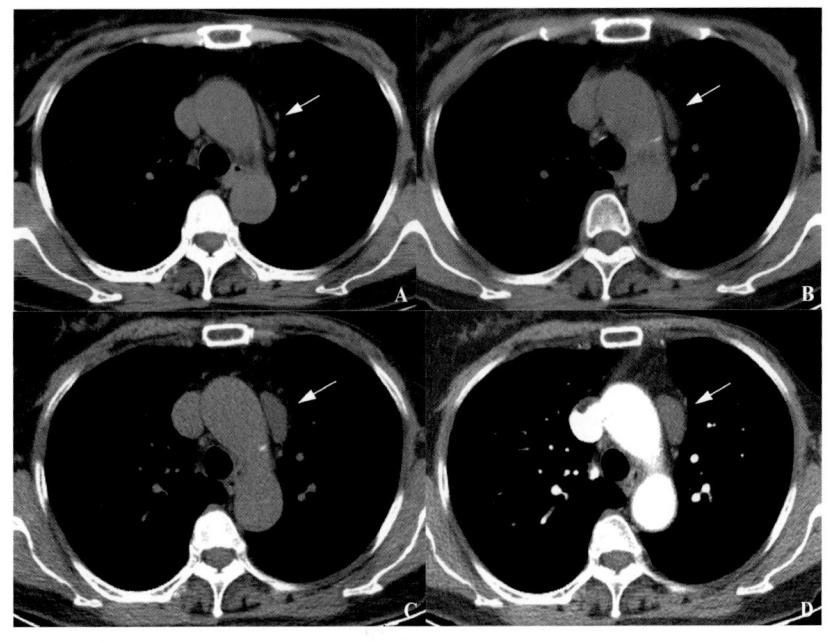

图40-3-7 女性,63岁。心包囊肿(获得性)

CT纵隔窗主动脉弓层面(A)心包左侧缘,显示一条形低密度影,病变边缘清晰;1年后复查,病灶较前略增大(B);2年后复查,病灶较前进一步增大(C、D),呈类圆形;增强(D)显示病灶未强化。

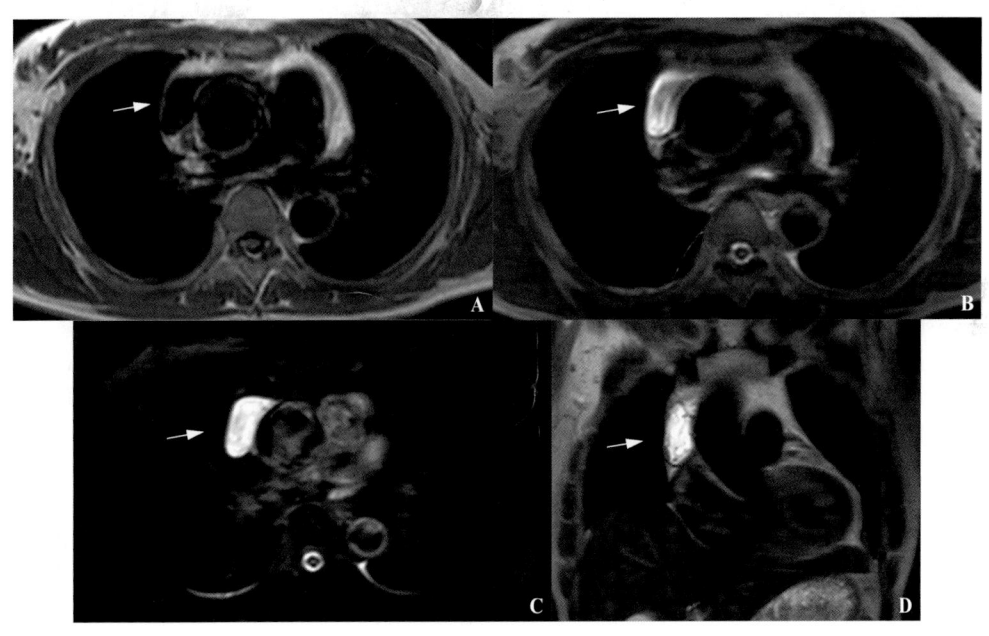

图40-3-8 女性,53岁。心包囊肿

MRI成像 T1加权像(A)显示升主动脉右侧旁低信号;T2加权像、T2脂肪抑制像(B、C)显示升主动脉右侧旁类圆形高信号,与心包相连;T2加权像冠状位(D)显示升主动脉旁高信号,与心包关系密切。

增强扫描病变无强化。带蒂病变可与心包不紧密相连[9]。

在 MRI 上心包囊肿囊内容物为水样液体时,T1WI 图像显示呈均匀低信号,而 T2WI 图像显示均匀高信号(图40-3-8)。如果囊内蛋白质含量增加(如出血),T1WI增高,囊内继发感染时,信号亦可不均匀。囊壁薄而清晰,呈软组织信号。

【诊断标准】

心包囊肿的诊断根据病变发生部位定位,再根据与周围解剖结构的关系及密度、形态、轮廓等定性。

心包囊肿最常见于右心膈角,较少发生在左心膈角,与膈肌不相邻的纵隔其他部位更少。通常是体检胸部X线检查时发现,增强CT有助于精确定位和表征,可作为进一步检查的首选。表现为单个无强化、薄壁、卵圆形均质肿块,无实性成分。

如果蛋白质含量增加(如出血),可能会与软组织密度肿瘤难以鉴别,这时可以进行 MR 检查,以便以信号区分囊内成分。

【鉴别诊断】

1. 心包脂肪瘤·与心包囊肿好发部位同为前纵隔、心膈角区，其形态不定形，为脂肪密度，CT 值及 MRI 信号均可以加以区分。

2. 心包上隐窝积液·心包上隐窝为正常的解剖结构，系心包各腔之间反折交叠形成，此处好聚集积液，呈水样密度影，一般形态不规则，且比较局限。

3. 畸胎瘤·好发于前纵隔，密度不均，可见实性成分，内可见脂肪、钙化、牙齿、骨骼等，如为前纵隔的囊性畸胎瘤，则与心包囊肿难以鉴别。

4. 其他纵隔囊性病变·如支气管囊肿、淋巴管瘤，此外不同类型的先天性囊肿、食管重复畸形囊肿、肠源性囊肿等，主要考虑这些病变的典型好发位置来加以区分。

(侯阳)

参考文献

[1] Parmar YJ, Shah AB, Poon M, et al. Congenital abnormalities of the pericardium [J]. Cardiol Clin, 2017, 35:601-614.

[2] Lennon Collins K, Zakharious F, Mandal AKJ, et al. Pericardial cyst: never too late to diagnose [J]. J Clin Med, 2018, 7:399.

[3] Alkharabsheh S, Gentry Iii JL, Khayata M, et al. Clinical features, natural history, and management of pericardial cysts [J]. Am J Cardiol, 2019, 123:159-163.

[4] Varvarousis D, Tampakis K, Dremetsikas K, et al. Pericardial cyst: an unusual cause of chest pain [J]. J Cardiol Cases, 2015, 12:130-132.

[5] Masood AM, Ali OM, Sequeira R. A hiding in the lining: painful pericardial cyst [M]. BMJ Case Rep, 2013, 2013:bcr2013008618.

[6] Moffa AP, Stoppino LP, Loizzi D, et al. Spontaneous disappearance of a pericardial cyst: case report and literature review [J]. Korean J Thorac Cardiovasc Surg, 2018, 51:72-75.

第四节·胸腺囊肿

胸腺囊肿(thymic cyst)是一种罕见的病变，占所有纵隔肿块的3%~5%，占前纵隔肿瘤的1%~2%。胸腺囊肿可以是先天性的，也可以是后天的。先天性胸腺囊肿起源于胚胎残余物，可沿着胸腺咽管发现，它从上颈部延伸到前纵隔。

先天性胸腺囊肿很少发生在后纵隔或膈附近。先天性胸腺囊肿是典型的单房囊肿，薄壁内有透明的液体。多无症状，偶然发现。相比之下，获得性胸腺囊肿(也称为多房性胸腺囊肿)通常是多房性的，由于出血或感染而含有浑浊的液体或凝胶状物质。

据报道，获得性胸腺囊肿与放疗后、胸腺肿瘤、胸腺增生、胸廓造口术或胸部外伤及 HIV 感染有关[1]。

【病因与病理学】

胸腺囊肿的病理改变为浆液或出血，无恶性倾向。镜下，单房囊肿的特征是一个独特的空腔，由脂肪上皮细胞包围着胸腺实质。

在多房性胸腺囊肿中，数个囊性腔被含有密集淋巴组织的厚壁隔开。囊肿壁有胸腺组织，胸腺组织是诊断胸腺囊肿的基础[2]。

【临床表现】

胸腺囊肿可发生在颈部和纵隔，更常见于上纵隔。颈部胸腺囊肿多见于10~20岁，纵隔胸腺囊肿多见于30~60岁。临床上也可发生异位，如中后纵隔和前下纵隔、颈部。小胸腺囊肿通常无临床症状，常在体检时发现。

少数患者因邻近纵隔结构受到积液和囊肿体积增大而产生压迫症状，可出现胸痛或不适。如果食管受压，可发生吞咽困难；如果气管受压，可发生胸闷、咳嗽和呼吸困难；如果心脏受到压迫，可能会出现心悸。如果囊肿破入心包，可引起心脏压塞。

部分病例可因渗透压升高导致囊肿迅速增加或变性引起囊内出血而引起急性症状。与胸腺实体瘤不同，胸腺囊肿很少与重症肌无力相关[3-5]。

【实验室检查】

本病实验室检查无特殊，如伴感染者，可有血常规、C反应蛋白等异常。

【影像学表现】

胸腺囊肿较小时，因与上纵隔结构重叠，在胸部 X 线检查上可无异常表现。囊肿较大时可出现上纵隔的增宽，局部可见高密度肿块影。

胸部 X 线可作为 CT 检查的补充[6]。一般胸腺囊肿没有实性成分，壁薄，在深呼吸时纵隔形态的改变可使壁变形。囊内为均匀水样密度(0~20 HU)。相邻纵隔结构与囊肿之间存在脂肪间隙，增强扫描不强化。

病灶一般发生在前上纵隔(图40-4-1)，为类圆形低密度肿块或不规则形肿块(图40-4-2、图40-4-3和图40-4-5)，亦可发生纵隔其他位置，如后纵隔(图40-4-6)。偶尔可以看到可多房(图40-4-4)、内部分隔或壁钙化，囊肿内容物有可能蛋白质含量高或出血，这时囊肿呈软组织密度，诊断相对困难，增强扫描无强化有助于囊肿的诊断(图40-4-7)。

囊肿内有时 CT 值会减低，这与囊肿内残留的胸腺组织(含脂肪)及纵隔脂肪组织周围的退行性胸腺囊肿有关[7,8]。

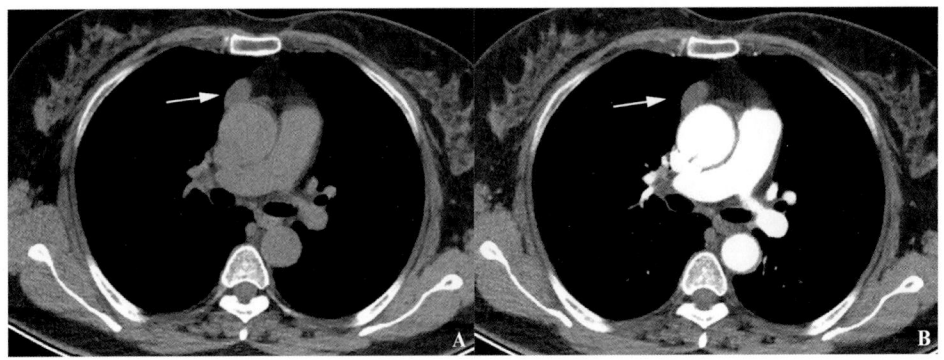

图 40-4-1 女性,57 岁。胸腺囊肿

CT 纵隔窗(A)显示升主动脉前方一类圆形影,密度低,边界清楚;增强扫描(B)显示病灶未强化。

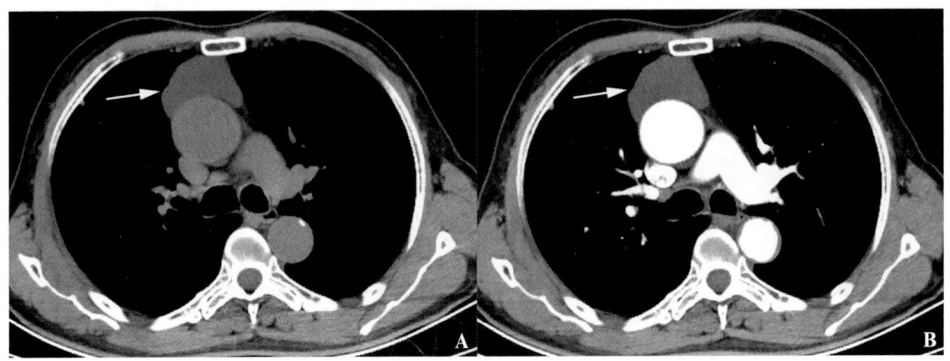

图 40-4-2 男性,65 岁。胸腺囊肿

CT 纵隔窗(A)显示升主动脉前方一不规则形低密度影,密度低于心腔、大血管;增强扫描(B)显示病灶未强化。

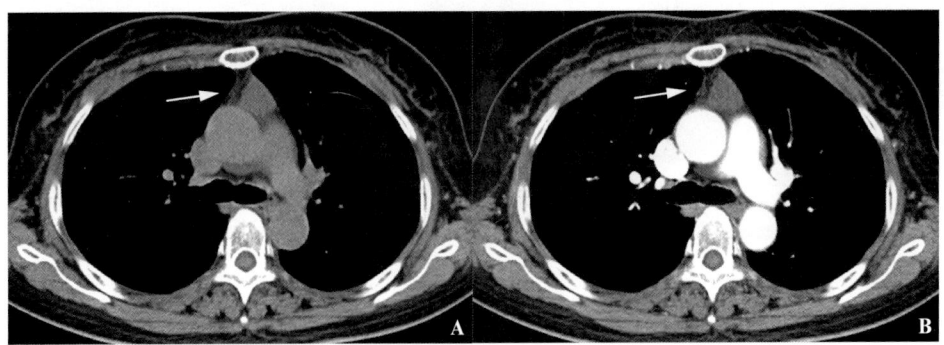

图 40-4-3 女性,56 岁。胸腺囊肿

CT 纵隔窗(A)显示前上纵隔三角形低密度影,密度略低于心腔、大血管;增强扫描后(B)显示肿块密度无变化。

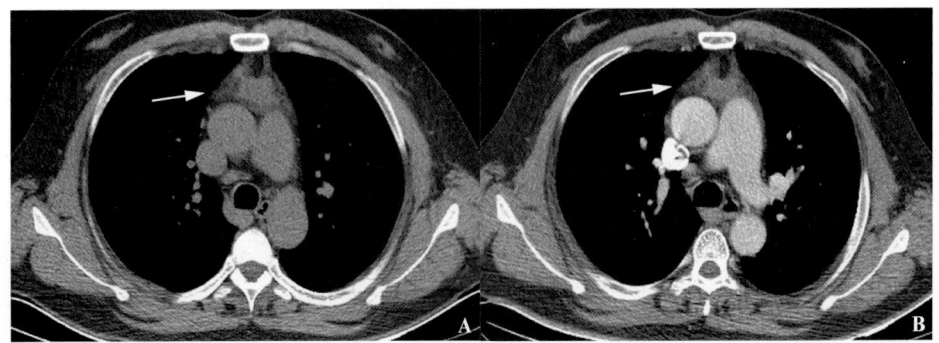

图 40-4-4 男性,46 岁。胸腺囊肿

CT 纵隔窗(A)显示前上纵隔有低密度影,后方呈软组织密度;增强扫描后(B)显示肿块无强化。

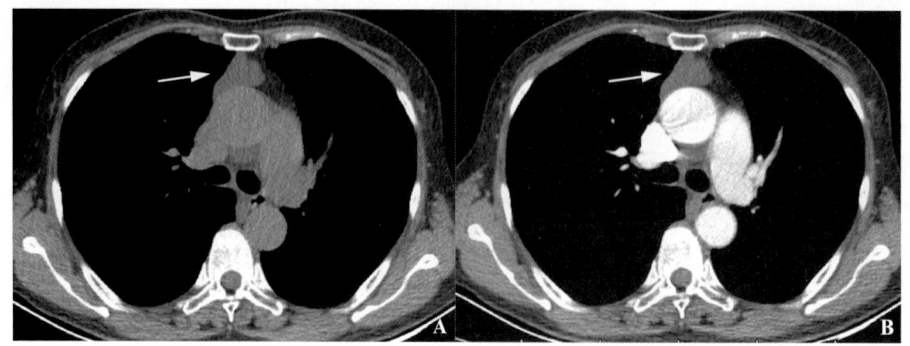

图 40-4-5　女性，66 岁。胸腺囊肿
CT 纵隔窗(A)显示前上纵隔低密度影，略有分叶；增强扫描后(B)显示结节无强化。

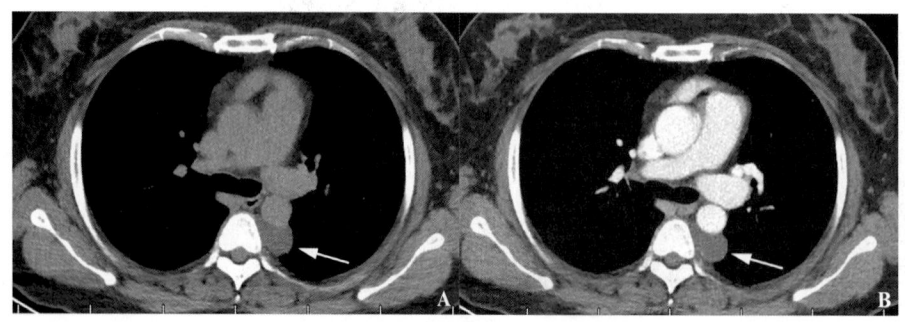

图 40-4-6　女性，35 岁。后纵隔胸腺囊肿
CT 纵隔窗(A)降主动脉旁囊性结节，该部位是胸腺囊肿的少见位置，影像学上几乎无法与食管囊肿鉴别；增强扫描后(B)显示结节无强化。

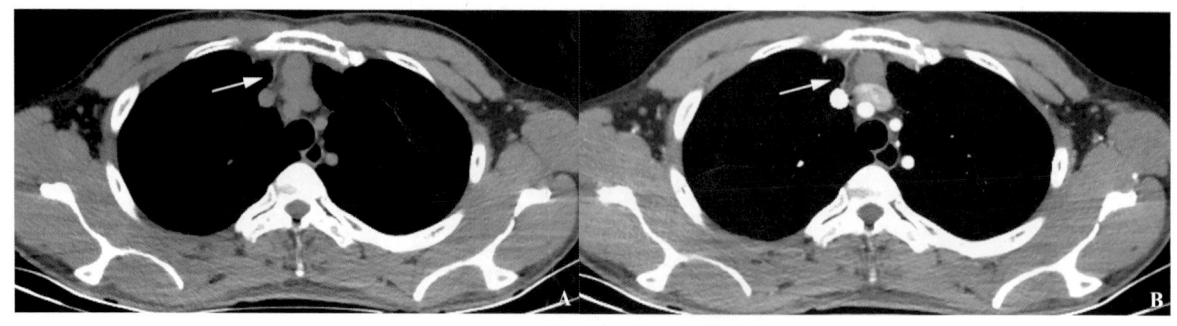

图 40-4-7　男性，36 岁。胸腺囊肿
CT 纵隔窗(A)显示前上纵隔有类圆形低密度影；增强扫描后(B)显示结节无强化。

MRI 表现囊内容物为水样液体时，T1WI 图像显示呈均匀低信号，而 T2WI 图像显示均匀高信号(图 40-4-8 和图 40-4-9)；囊内含有大量蛋白质成分时，T1WI 和 T2WI 图像均呈高信号；囊肿继发出血或感染时，T1WI 和 T2WI 图像上信号不均匀，有时可见气液平面。

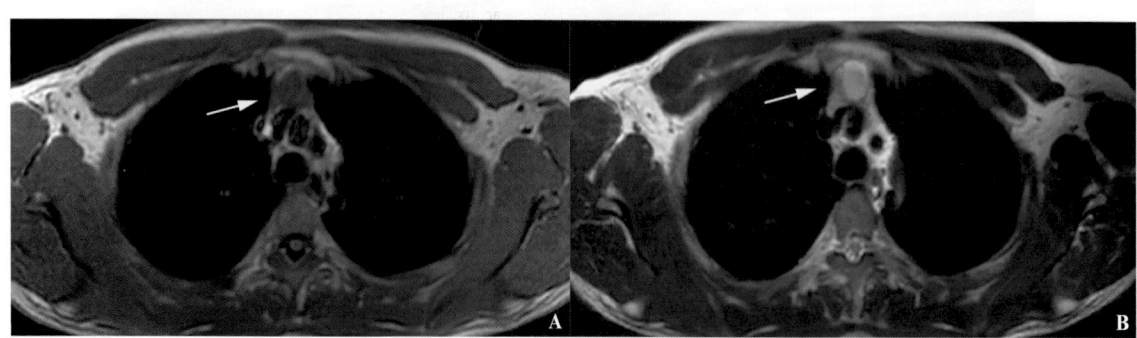

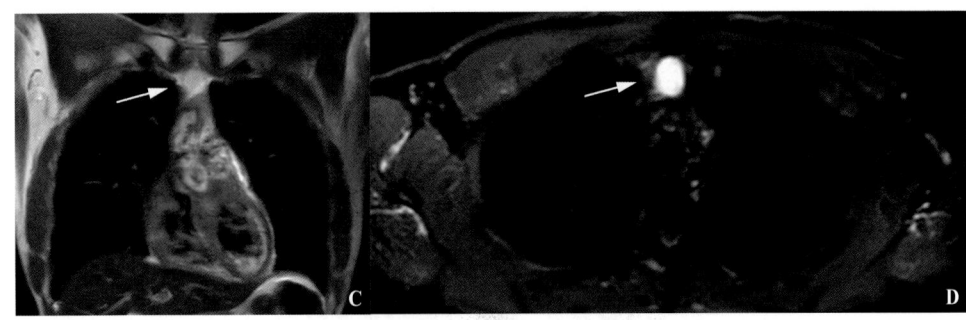

图40-4-8　男性,36岁。胸腺囊肿

与图40-4-7为同一患者。MRI T1加权像(A)显示前上纵隔类圆形低信号,边界不清;T2加权像(B)、T2加权像冠状位(C)、T2脂肪抑制像矢状位(D)显示前上纵隔类圆形高信号,边界清晰。

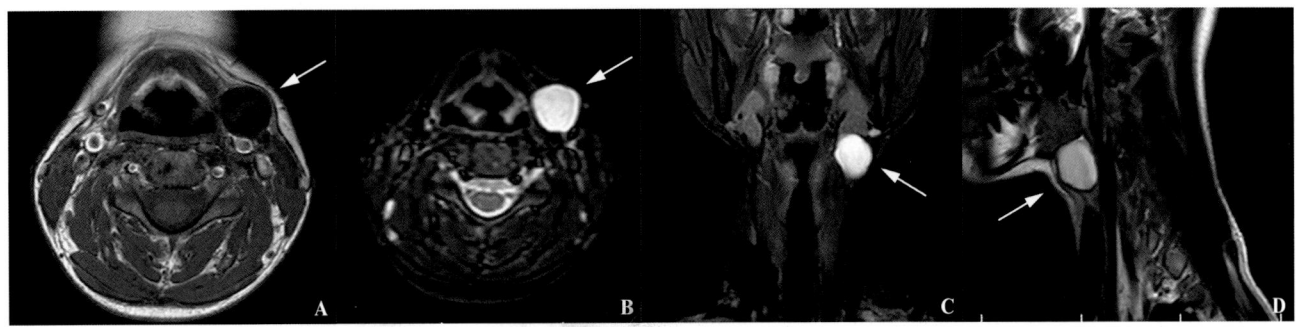

图40-4-9　女性,19岁。颈部胸腺囊肿

MRI T1加权像(A)显示左侧颈部类圆形低信号,边界清;T2脂肪抑制序列轴位、冠状位(B、C)显示左侧颈部类圆形高信号。T2加权像矢状位(D)显示颏下类圆形高信号,需结合其他序列与甲状舌管囊肿鉴别。

【诊断标准】

胸腺囊肿的诊断根据病变发生部位定位,再根据与周围解剖结构的关系及密度、形态、轮廓等定性。

胸腺囊肿以前上纵隔多见,表现为单房或多房囊性病变,边界光滑、边界清楚,呈类圆或圆形,部分有占位效应。增强扫描无强化。

【鉴别诊断】

高密度小胸腺囊肿和较小的胸腺瘤在CT扫描中形态和密度确实难以区分,但增强扫描可以提供鉴别诊断的方法。胸腺瘤可轻度均匀增强。胸腺肿块的扫描应常规增强以减少误诊。一般来说,发生在胸腺区域的小病变更有可能是囊肿而不是胸腺瘤。

胸腺囊肿也必须与囊性畸胎瘤区分开来。囊性畸胎瘤可能含有脂肪成分、钙化,甚至牙齿状结构。其他可能出现在前上纵隔的囊性肿块有囊性淋巴管瘤、支气管囊肿和心包囊肿[9]。

1. 胸腺瘤　与胸腺囊肿好发位置相同,多位于前上纵隔,多呈圆形或类圆形,为实性肿块,呈软组织密度,也可有单个或多个囊变,少数可见钙化灶,增强扫描一般均匀强化。

2. 囊性畸胎瘤　多位于前纵隔,边缘清楚,增强扫描边缘强化,中心囊性内容物不强化。

3. 其他前上纵隔囊性肿块　胸腺囊肿常位于前上纵隔,因此与前上纵隔的囊性肿块,如淋巴管瘤、支气管囊肿和心包囊肿,术前鉴别较困难。

(侯阳)

参考文献

[1] Park JW, Jeong WG, Lee JE, et al. Pictorial review of mediastinal masses with an emphasis on magnetic resonance imaging [J]. Korean J Radiol, 2021, 22: 139-154.

[2] Roden AC, Fang W, Shen Y, et al. Distribution of mediastinal lesions across multi-institutional, international, radiology databases [J]. J Thorac Oncol, 2020, 15: 568-579.

[3] 张谷青, 张新东, 陈月芹, 等. 胸腺囊肿的CT诊断[J]. 临床放射学杂志, 2013, 32: 1049-1052.

[4] Queralt Martín R, Ibáñez Belenguer M, Martínez Hernández A, et al. Thymic cysts: a rare entity in adults [J]. Cirugía Española (English Edition), 2021, 99: 71-73.

[5] Kirschbaum A. General overview of mediastinal tumours: classification, approaches, biopsy [J]. Zentralbl Chir, 2021, 146: 105-110.

[6] 王斌, 聂忠仕. 前纵隔占位性病变的多层螺旋CT影像学表现及诊断价值[J]. 检验医学与临床, 2017, 14: 2568-2570.

[7] 顾文江, 朱佩云, 刘虎等. 胸腺囊肿CT诊断[J]. 医学影像学杂志, 2015, 25: 1110-1112.

[8] Akihiro M, Kazuhiko S, Tomohiro T, et al. A giant thymic cyst accompanied by acute mediastinitis [J]. Acta Medica Okayama, 2020, 74: 431-433.

[9] Carter BW, Benveniste MF, Madan R, et al. ITMIG classification of mediastinal compartments and multidisciplinary approach to mediastinal masses [J]. Radiographics. 2017, 37: 413-436.

第四十一章
纵隔脉管性疾病

第一节 · 主动脉瘤

主动脉瘤(aortic aneurysm，AA)是指主动脉管径大于正常直径的1.5倍的动脉局限性扩张[1]。临床上常把位于肾动脉水平以上的腹主动脉瘤称为胸腹主动脉瘤，而将位于肾动脉水平以下者称为腹主动脉瘤。

根据动脉瘤内壁是否有动脉内膜的存在，可将动脉瘤分为真性动脉瘤和假性动脉瘤；依据动脉瘤的形态特征又可分为梭形动脉瘤和囊状动脉瘤，梭形动脉瘤是指动脉局部向四周扩大呈纺锤形，其上下两端逐渐过渡至正常动脉，囊状动脉瘤是指动脉壁某一部分局限性膨隆而形成的动脉瘤，与动脉管腔之间常有瘤颈相连。

主动脉瘤是主动脉的永久性局部扩张。它通常是一种无症状的疾病，但可因主动脉破裂而导致猝死。据估计，全球每年约有20万人死于主动脉瘤相关的死亡[2]。在过去的20年里，发达国家的主动脉瘤患病率有所下降，但在一些地区，如拉丁美洲和高收入的亚太国家却在增加[3]。

胸主动脉瘤(thoracic aortic aneurysm，TAA)的发病率估计为每年5.9/10万，而腹主动脉瘤(abdominal aortic aneurysm，AAA)的发病率为每年350/10万[4]，平均诊断年龄为59~69岁，男性与女性比例为(2~4):1[5]。

很多患者在无任何症状的情况下发生动脉瘤破裂，一旦破裂出血，总体死亡率为80%~85%[6,7]。

【病因与病理学】

主动脉瘤按病因可分为粥样硬化、感染、创伤、先天性、大动脉炎、梅毒、白塞病与马方综合征等。动脉粥样硬化是其发病的最主要原因，动脉硬化斑块及附壁血栓形成后，可导致管壁力量薄弱而引起动脉瘤；其次，主动脉本身结构缺陷，如管壁的弹力蛋白减少、管壁变薄，更易发生动脉瘤，由粥样硬化引起的主动脉瘤常发生在降主动脉，特别是腹主动脉；马方综合征的主动脉瘤常发生在升主动脉。

在病理上主动脉壁的所有三层通常都出现明显的不良结构重塑，但最突出的是细胞外基质降解和平滑肌细胞的丧失所导致主动脉壁结构发生变化，这导致主动脉壁顺应性丧失，这对其驱动动脉血流的功能至关重要[8]。

主动脉瘤可形成于主动脉的任何部位，包括升主动脉、主动脉弓、膈肌上方或膈肌下方的肾上或肾下区，通常分为胸主动脉瘤(TAA)或腹主动脉瘤。

根据病理解剖和瘤壁的三层结构完整是否可分为真性动脉瘤和假性动脉瘤。

1. **真性动脉瘤** · 由于血管壁中层弹力纤维变性，形成局部薄弱区，在动脉压力作用下是主动脉壁全层扩张或局限性向外膨凸形成动脉瘤。

2. **假性动脉瘤** · 多由外伤引起，主动脉壁破裂或内膜和中层破裂后由血肿与周围包绕的结缔组织构成。

【临床表现】

常见症状与体征包括疼痛、压迫症状如呼吸道压迫引起呼吸困难、气短、咳嗽、声音嘶哑等，体表搏动性膨凸，若动脉瘤内血栓脱落可引起栓塞症状，听诊可有杂音与震颤。

严重者可发生主动脉瘤破裂，而导致失血性休克甚至死亡。

【实验室检查】

胸主动脉瘤与D-二聚体含量有一定关系，但当D-二聚体表现正常时容易导致假阴性发生，所以需要结合其他指标，主动脉根部内径AOD≥34 mm与超敏C反应蛋白(hs-CRP)>3 mg/L可联合诊断。

胸主动脉瘤确诊情况下，hs-CRP和D-二聚体都可作为治疗和预后检查检测指标[9]。

【影像学表现】

胸部 X 线片表现为纵隔影增宽或局限性肿块(与主动脉相连),透视下肿块有扩张性搏动;瘤壁常发生钙化,瘤体压迫或侵蚀周围气管(如气管、骨等),腹主动脉在 X 线平片上常无法显示,有时可见局部膨胀性动脉瘤的钙化。

CT 平扫可显示动脉瘤的形态、大小、部位、瘤壁的钙化及瘤体与周围结构的关系,真性主动脉瘤增强可见瘤腔内充盈缺损的附壁血栓(图 41-1-1)。如果是真性动脉瘤破裂,可见瘤体周围出血、血肿和周围组织结构的压迫关系。

假性主动脉瘤增强可显示瘤壁由管壁周围结缔组织、血栓或血管外膜构成,局部可见狭窄的瘤颈(图 41-1-2)。

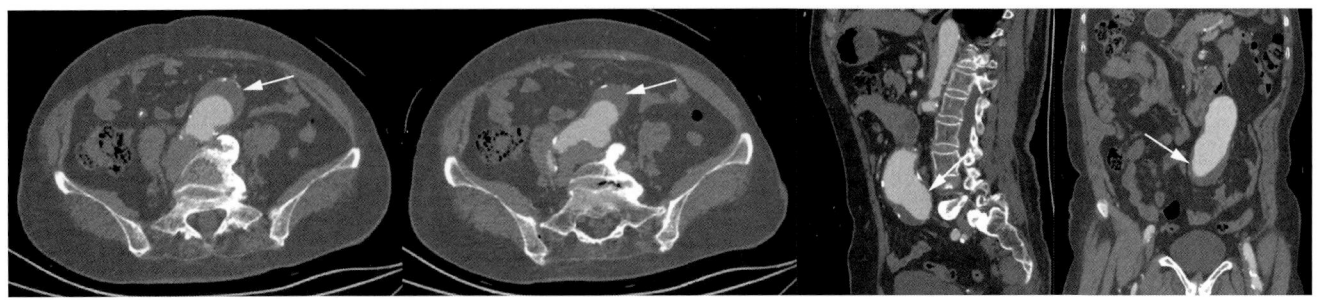

图 41-1-1 女性,71 岁。腹主动脉瘤伴附壁血栓
腹部 CT 扫描横切位、冠状位和矢状位显示腹主动脉下段管腔扩张,附壁可见环形低密度充盈缺损。

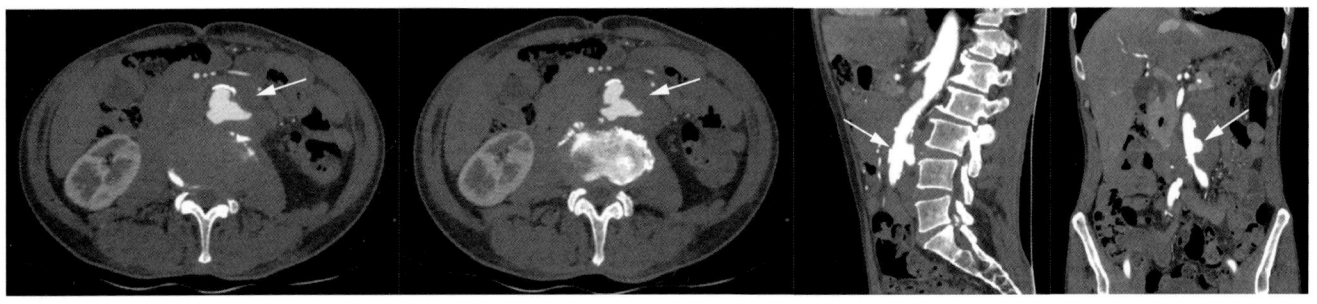

图 41-1-2 男性,62 岁。腹主动脉下段假性动脉瘤
腹部 CT 扫描横切位、冠状位和矢状位显示腹主动脉下段见囊状扩张团块影,龛影、内部见造影剂影与腹主动脉下段相连,局部可见狭窄的瘤颈。

除此之外,增强 CT 还可评估主动脉瘤破裂的危险因素,包括:绝对直径>6cm、随访每年直径长超过 1cm、主动脉壁钙化完整性中断、主动脉壁内出现新月形高密度壁内血肿。主动脉瘤发生破裂时,CT 可见腹膜后或胸腔内积血,局部管壁完整性中断,与腰大肌分界不清,活动性造影剂外渗。MSCTA 可以重组出逼真的三维图像,并可显示主动脉瘤与分支血管的关系(图 41-1-3)。

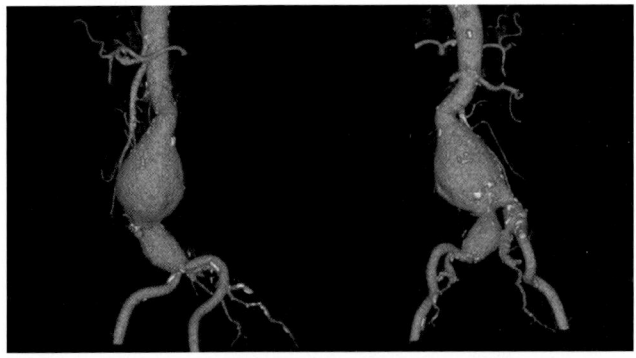

图 41-1-3 男性,71 岁。腹主动脉下段主动脉瘤
VR 图显示腹主动脉下段管径扩张,累及双侧髂总动脉及左侧髂内动脉。

无需对比剂增强可显示主动脉内腔、管壁及其与周围组织结构的关系等及血流动态变化,通过 MRA 三维成像有利于显示主动脉瘤的形态、大小、类型、病变的范围、瘤壁、附壁血栓及瘤体与主动脉及其分支的关系。

DSA 检查可以直接显示瘤内状况。主要征象为:①主动脉显影时,瘤腔内有对比剂充盈,可观察其形状、大小等情况;②如瘤周有对比剂外渗,则为动脉瘤渗漏。

【诊断标准】

虽然相当一部分主动脉瘤,特别是腹主动脉瘤,常可通过查体(腹部搏动性包块)初步得到确诊;但如果要进一步了解动脉瘤的形态特征、范围、大小及其血流动力学的特点,往往需要影像学检查的帮助,常见的影像学表现如上所述。

目前临床应用最广泛的影像学检查仍为超声和 CT,尤其是 CTA 更是介入治疗前最常用于主动脉测量的方法,同时 CTA 更能对疾病做出特异性的诊断,即 CT 平扫可见病变处血管呈特征性囊性、梭形扩张(扩张管径大于正常血管直径的 1.5 倍),瘤壁可见蛋壳样钙化。增强 CTA 可见瘤腔内充盈缺损的附壁血栓,如果真性动脉瘤破裂则可见瘤体周围出血、血肿和周围组织结构的压迫关系。而假性动脉瘤多由外伤引起的主动脉壁破裂或内膜和中层破裂,临床上主要表现为进行性增大的波动性肿块和血管杂音。CTA 可显示瘤壁由管壁周围结缔组织、血栓或血管外膜构成,局部可见狭窄的瘤颈。

【鉴别诊断】

1. 主动脉夹层·临床常有突发撕裂样胸痛史；由于血液通过血管内膜破口进入使得主动脉壁的各层分离，典型表现有移位的内膜片，呈 X 双腔征（真假腔），假腔内可见造影剂充盈。

2. 穿透性动脉粥样硬化性溃疡·是指穿透血管弹力层与主动脉壁中层内血肿形成相关的动脉粥样硬化性溃疡；典型影像学表现为血管腔呈火山口样突出，主动脉壁增厚，由于血管壁内的血肿而使钙化的血管内膜向前内移位。通常有邻近主动脉严重粥样硬化的证据。

3. 老年性主动脉迂曲扩张·是普遍性扩张且程度较轻。

（侯阳）

参考文献

[1] Johnston KW, Rutherford RB, Tilson MD, et al. Suggested standards for reporting on arterial aneurysms. Subcommittee on reporting standards for arterial aneurysms, Ad Hoc committee on reporting standards, society for vascular surgery and North American chapter, international society for cardiovascular surgery [J]. Journal of Vascular Surgery, 1992,15:452-458.

[2] Liu B, Granville DJ, Golledge J, et al. Pathogenic mechanisms and the potential of drug therapies for aortic aneurysm [J]. Am J Physiol Heart Circ Physiol, 2020,318: H652-H670.

[3] Sampson UK, Norman PE, Fowkes FG, et al. Estimation of global and regional incidence and prevalence of abdominal aortic aneurysms 1990 to 2010 [J]. Glob Heart, 2014,9:159-170.

[4] Bickerstaff LK, Pairolero PC, Hollier LH, et al. Thoracic aortic aneurysms: a population-based study [J]. Surgery, 1982,92:1103-1108.

[5] Zafar MA, Chen JF, Wu J, et al. Yale aortic institute natural history investigators. Natural history of descending thoracic and thoracoabdominal aortic aneurysms [J]. J Thorac Cardiovasc Surg, 2021,161:498-511.

[6] Budd JS, Finch DR, Carter PG. A study of the mortality from ruptured abdominal aortic aneurysms in a district community [J]. Eur J Vasc Surg, 1989,3:351-354.

[7] Semmens JB, Lawrence-Brown MM, Norman PE, et al. The quality of surgical care project: benchmark standards of open resection for abdominal aortic aneurysm in Western Australia [J]. Aust N Z J Surg, 1998,68:404-410.

[8] Sakalihasan N, Limet R, Defawe OD. Abdominal aortic aneurysm [J]. Lancet, 2005,365:1577-1589.

[9] 陈慧琪,陆丽. 胸主动脉瘤影像与外周血实验室指标相关性研究[J]. 河北医药,2011,33:2788-2790.

第二节·主动脉夹层

主动脉夹层（aortic dissection，AD）又称主动脉夹层动脉瘤，为主动脉壁中膜血肿或出血，病因尚不清楚，主要因素为高血压，主动脉腔内的高压血流灌入中膜形成血肿，并使血肿在动脉壁内扩展延伸。

多数在主动脉壁内可见两个破口，一为入口，另一为出口，也可为多处破口，形成所谓双腔主动脉；少数没有破口，为主动脉壁内出血。

早在 1761 年 Morgagni 就描述了本病。近年来随着我国心血管疾病谱的改变，又有研究将 AD 归入急性主动脉综合征（acute aortic syndrome，AAS），其发病急、进展快、病死率高，易被误诊和漏诊，近年来备受关注[1,2]。

随着影像学技术的普及与提高，主动脉夹层的检出率日趋增多，且男多于女。本病发病率虽然较少，AD 的年发病率为（2.8～6.0）/10 万[3,4]，但发病往往急剧，多数患者在 2 周内死于心脏压塞、心律失常等心脏合并症。

主动脉夹层发病高峰为 50～60 岁，男女发病率之比为（2～3）:1，发病在 2 周以内者称为急性期，超过 2 周者为慢性期。

据报道，急性 Stanford A 型（累及升主动脉）主动脉夹层的死亡率高于急性 Stanford B 型（不累及升主动脉）[5]。2010 年全球疾病研究学表明，主动脉夹层的病死率从 1990 年的 2.49/10 万增长到 2010 年的 2.78/10 万，男性比例更高[6]。

【病因与病理学】

动脉夹层发病病因包括[7]：①高血压，3/4 以上主动脉夹层动脉瘤患者合并有高血压，而高血压又促进动脉硬化的发展，并加速动脉瘤的形成。②遗传因素，患者有家族遗传倾向，为常染色体显性遗传。③损伤，如外伤、医源性损伤等。④先天性心血管疾病，如先天性主动脉瓣狭窄、二尖主动脉瓣的患者。⑤其他原因，如妊娠、心内膜炎、梅毒和系统性红斑狼疮等。

病理学改变，当血流进入动脉中膜而引起中膜分离，其中主动脉真正的内腔称为真腔，而在主动脉中膜内另形成的腔称为假腔，真假腔之间的主动脉壁则称为中隔，真假腔相连接处称为撕裂口。

组织学上可见主动脉中膜呈退行性改变，表现为弹力纤维减少、断裂和平滑肌细胞减少。目前常采用下面两种分型方法：AD 分类方法较多，根据内膜破口位置及夹层累及的范围，分为 Stanford 分型和 DeBakey 分型。

1. DeBakey 分型

（1）DeBakey Ⅰ 型：原发破口位于升主动脉或者主动脉弓，夹层累及升主动脉、主动脉弓、胸主动脉、腹主动脉的大部或全部。

（2）DeBakey Ⅱ 型：原发破口位于升主动脉，夹层仅累及升主动脉。

（3）DeBakey Ⅲ 型：原发破口位于左锁骨下动脉以远，夹层范围局限于胸降主动脉为Ⅲa 型；向下同时累及腹主动脉为Ⅲb 型。

2. Stanford 分型

（1）Stanford A 型：凡是夹层累及升主动脉者，相当于

DeBakey Ⅰ型和Ⅱ型。

(2) Stanford B型:夹层仅累及胸降主动脉及其远端者,相当于DeBakey Ⅲ型(图41-2-1和图41-2-2)。

按内膜撕裂形式又可分为5型。

1型:经典AD,包含真腔和假腔。

2型:血管壁内水肿。

3型:主动脉壁膨胀导致的微小AD。

4型:主动脉穿透性溃疡。

5型:医源性或创伤性AD[8]。

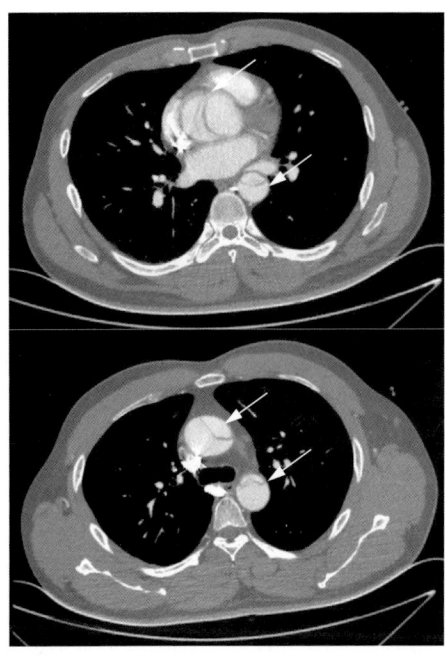

图41-2-1 男性,38岁。主动脉夹层Stanford A型
升主动脉增粗,起始处可见内膜破口,内膜片向内移位,将主动脉分为真假腔。

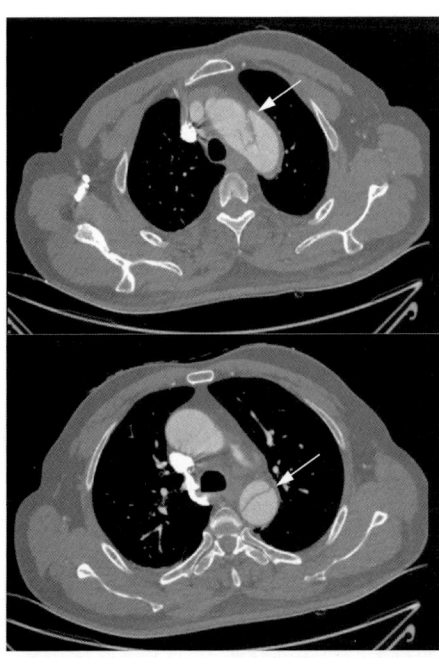

图41-2-2 男性,57岁。主动脉夹层Stanford B型
内膜破口位于左侧锁骨下动脉开口远端,胸主动脉呈双腔样改变。

【临床表现】

1. 疼痛·绝大多数患者在急性期可表现为突发胸、背或腹部的疼痛,呈持续性撕裂状[9],且疼痛很少放射至颈、肩或手臂等部位。疼痛的突然发生最特异,A型最常见的症状是前胸痛,B型最常见背痛和腹痛。晕厥是AD患者最初的主要症状。

2. 高血压·患者常伴为明显的血压升高并出现心脏压塞或血胸,则可表现为低血压。

3. 脏器缺血·可表现为神经系统缺血、肢体动脉缺血及内脏缺血症状。

4. 其他表现·如动脉瘤破裂,可表现为休克、呼吸困难;如破入心包腔,表现为心脏压塞,可听到心包摩擦音、心包穿刺为血性;如破入食管,可表现为呕血。如动脉瘤压迫左喉返神经,可出现声音嘶哑。

【实验室检查】

胸痛且高度怀疑急性AD的患者,应完善常规检查如血常规及血型、尿常规、肝肾功能、血气分析、血糖、传染病筛查、心肌酶、肌红蛋白、凝血5项(包括D-二聚体)和血脂检查,这些检查有助于鉴别诊断及评估脏器功能及手术风险,减少术前准备的时间。患者D-二聚体快速升高时,拟诊为AD的可能性增大。

研究表明,发病24 h内,当D-二聚体达到临界值500 μg/L时,其诊断急性AD的敏感性为100%,特异性为67%,故可作为急性AD诊断的排除指标,但D-二聚体阴性也不能除外主动脉溃疡或壁间血肿可能。

其他有助于AD诊断及评估的生物标志物包括:①反映内皮或平滑肌细胞受损的特异性标记蛋白,如平滑肌肌球蛋白重链和弹性蛋白降解产物;②反映血管间质受损的钙调蛋白和基质金属蛋白酶9;③反映炎症活动的C反应蛋白等。

有研究表明,血浆C反应蛋白>15 mg/dL是AD患者低氧及预后不良的指标[10]。

【影像学表现】

1. X线表现·X线平片作为初步筛查手段,可提示或发现部分主动脉夹层的征象,如两上纵隔或主动脉弓影明显增宽、扩张,若上述征象为近期发现或短期内进行性加重,则诊断较肯定;如并发主动脉瓣关闭不全则可见左心室及心脏增大;急性心包或胸腔积液等,提示夹层破裂可能。腹主动脉夹层X线平片无法显示。

2. CT表现·主要CT征象包括:平扫可显示撕脱内膜片的钙化灶向主动脉腔内移位,增强检查可显示主动脉腔内可见横贯的线样低密度影(内膜片);主动脉被分为真假两腔(假腔常大于真腔),近端及远端一般可见内膜片破口,破口可有多个;冠状动脉、头臂动脉及腹主动脉分支开口可受累或不伴胸腔积液及心包积液;如并发主动脉瓣关闭不全则可见左心室及心脏增大。

依据CT征象的累及范围可进行主动脉夹层分型诊断。主动脉三维图像重建图像(VRT、MPR法)更有利于显示病变,多角度重组可以明确破口位置(图41-2-3和图41-2-4)。腹主动脉夹层常累及主要分支血管,如腹腔干、肠系膜上动脉、肾动脉等,影响相关脏器血供。

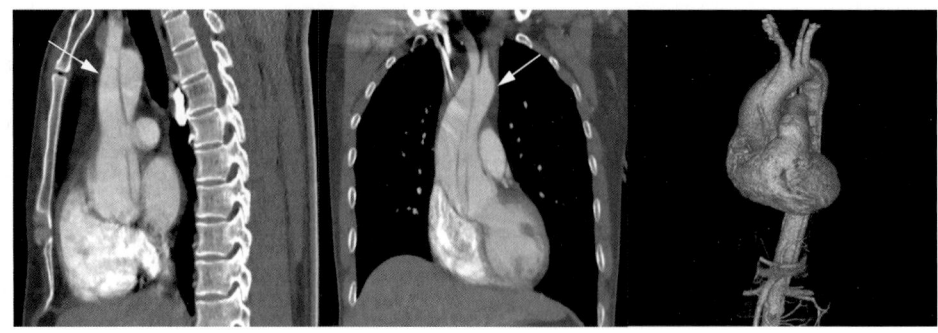

图 41-2-3　男性,38 岁。主动脉夹层 Stanford A 型
增强扫描矢状位、冠状位和 VR 图像可以清晰地显示夹层破口位于升主动脉根部。

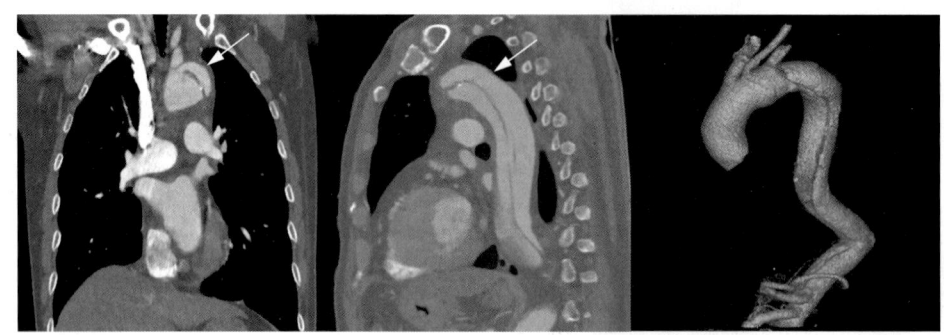

图 41-2-4　男性,57 岁。主动脉夹层 Stanford B 型
增强扫描矢状位、冠状位和 VR 图像可以清晰地显示夹层破口位于左侧锁骨下动脉开口远端,胸主动脉呈双腔样改变。

3. MRI 表现·MRI 检查对于主动脉夹层显示具有优势。

(1) 主动脉真假腔和内膜片沿主动脉长轴延伸:①真腔血流较快,呈低或无信号,多较小;假腔血流较慢,呈低或中等信号,常较大;内膜片呈中等信号位于其间;②内破口表现为内膜片连续性中断;③假腔内血栓多位于假腔的后侧壁,呈中高信号。主动脉分支受累:常累及头臂动脉和肾动脉,表现为受压移位、狭窄、闭塞或夹层。对比增强 MRA 能清晰显示真腔、假腔及腔内血栓,并满足分型的诊断要求,但目前图像质量不如 CTA。

(2) MRI 造影:真腔血流经内破口快速流入假腔,在破口处湍流呈低或无信号;假腔附壁血栓呈中高信号,血流呈低中信号;部分患者可见主动脉瓣关闭不全。

血管造影采用正侧位或左前斜位胸主动脉造影为宜,有时需加微腹主动脉造影可显示破口的部位、数量、内膜片及主动脉双腔征象。

1) 典型征象:主动脉真腔显影同时,假腔内亦有对比剂充盈或充盈延迟,一般真腔变窄,假腔扩张。若对比剂外溢或进入邻近组织内,则为夹层破裂的指征。

2) 内膜片:表现为有对比剂的双腔间的线条状充盈缺损。

3) 内破口表现为主动脉管壁(内膜片)局部对比剂漏出:如喷射、外溢或龛影样突出。

4) 假腔内血栓:表现为假腔内充盈缺损。

【诊断标准】

主动脉夹层的诊断主要依靠患者的症状和体征:急性者有突发性剧烈胸痛(约占 90%),严重者可发生休克,夹层血肿累及或压迫主动脉主支时肢体血压、脉搏不对称,如血肿外漏可有杂音和心脏压塞征。

慢性者可无临床表现。若不及时治疗,80% 于发病后 6 周内死亡。如患者病情允许,可结合必要的辅助检查,特别是影像学检查。常见的影像学表现如上所述,目前临床最常见和最能满足上述要求的影像学检查就是 CTA 及其三维血管成像检查技术,CTA 可显示主动脉真腔、假腔及两者之间的内膜片,还可显示假腔内的血栓、累及分支血管及血液外渗、纵隔血肿、心包和胸腔积血等,行 MSCTA 三维重组,更有利于显示病变,多角度重组可以明确破口位置。需要注意的是,主动脉夹层的诊断并不困难,显示主动脉夹层的破口位置十分重要,这直接影响手术方案的制定。另外,还要注意主动脉重要血管分支与真假腔的关系、假腔内有无血栓形成、主动脉瓣或冠状动脉是否受累、心功能及有无胸腔或心包积液(积血)等。

【鉴别诊断】

1. 主动脉壁间血肿·是 AD 的一种分型。在影像学上一般无内膜破口或仅有小的破口,但主动脉壁内无血液流动。主动脉壁间血肿的发生通常被认为是供应主动脉壁的自身滋养动脉破裂,也可以继发于钝性创伤、主动脉穿透性溃疡等。

组织学上,血肿通常延伸到中膜内,也可能发生于外膜下。影像学上,主动脉壁间血肿主要表现为主动脉壁环形或新月形增厚,部分病例在急性症状出现后的几天或几个月内,CTA 可显示血肿内有局限性强化血池和溃疡样凸起,而且溃疡样凸起明显不同于主动脉溃疡,且与动脉硬化无关[11,12]。

2. 真性主动脉瘤附壁血栓形成·在 CT 和 MRA 检查可见类似有"双腔",但是没有内膜片,"假腔"边界不规则,增强扫描血栓不强化,且在 MRI 上没有血流信号。

3. **主动脉穿透性溃疡** 临床症状类似于主动脉夹层;典型影像学表现为血管腔呈火山口样突出。由于血管壁内的血肿而使钙化的血管内膜向前内移位,通常有邻近主动脉严重粥样硬化的证据。90%发生在降主动脉,可单发也可多发,主动脉溃疡在 AAS 中的自然转归最为多变,若溃疡侵穿突破主动脉外膜可导致主动脉破裂死亡或形成假性动脉瘤[13]。

4. **心肌梗死** 胸痛不如急性主动脉夹层的疼痛剧烈,常伴有血压偏低和血谷草转氨酶明显升高,而主动脉夹层时通常正常;另外,心电图的特征性改变更有助于两者鉴别。

(侯阳)

参考文献

[1] Hiratzka LF, Bakris GL, Beckman JA, et al. 2010 ACCF/AHA/AATS/ACR/ASA/SCA/SCAI/SIR/STS/SVM Guidelines for the diagnosis and management of patients with thoracic aortic disease [J]. Journal of the American College of Cardiology, 2010, 55:1509-1544.

[2] 谢超贤,龙腾河,赵海波,等. 多层螺旋 CT 对急性主动脉综合征的诊断价值[J]. 医疗卫生装备, 2015, 36:85-87.

[3] Howard DP, Banerjee A, Fairhead JF. Population-based study of incidence and outcome of acute aortic dissection and premorbid risk factor control: 10-year results from the Oxford Vascular Study [J]. Circulation, 2013, 127: 2031-2037.

[4] Yu HY, Chen YS, Huang SC, et al. Late outcome of patients with aortic dissection: study of a national database [J]. European Journal of Cardio-Thoracic Surgery, 2004, 25:683-690.

[5] Kuivaniemi H, Ryer EJ, Elmore JR, et al. Understanding the pathogenesis of abdominal aortic aneurysms [J]. Expert Review of Cardiovascular Therapy, 2015, 13:975-987.

[6] Erbel R, Aboyans V, Boileau C, et al. 2014 ESC Guidelines on the diagnosis and treatment of aortic diseases: document covering acute and chronic aortic diseases of the thoracic and abdominal aorta of the adult. The task force for the diagnosis and treatment of aortic diseases of the European Society of Cardiology (ESC)[J]. Eur Heart J, 2014, 35:2873-2926.

[7] Bossone E, LaBounty TM, Eagle KA. Acute aortic syndromes: diagnosis and management, an update [J]. Eur Heart J, 2018, 39:739-749.

[8] Sampson U, Norman PE, Fowkes F, et al. Dermott, global and regional burden of aortic dissection and aneurysms: mortality trends in 21 World Regions, 1990 to 2010 [J]. Global Heart, 2014, 9:171-180.e110.

[9] 葛永彬. 急性主动脉综合征研究进展[J]. 国际心血管病杂志, 2015, 42:137-140.

[10] 中国医师协会心血管外科分会大血管外科专业委员会. 主动脉夹层诊断与治疗规范中国专家共识[J]. 中华胸心血管外科杂志, 2017, 33:641-654.

[11] Wu MT, Wang YC, Huang YL, et al. Intramural blood pools accompanying aortic intramural hematoma: CT appearance and natural course [J]. Radiology, 2011, 258:705.

[12] Quint LE, Williams DM, Francis IR, et al. Ulcerlike lesions of the aorta: imaging features and natural history [J]. Radiology, 2001, 218:719-723.

[13] Nathan DP, Boonn W, Lai E, et al. Presentation, complications, and natural history of penetrating atherosclerotic ulcer disease [J]. Journal of Vascular Surgery, 2012, 55:10-15.

第三节 · 上腔静脉综合征

上腔静脉综合征(superior vena cava syndrome, SVCS)又称上腔静脉阻塞综合征,是由于多种病因引起的完全或不完全性上腔静脉及其主要分支阻塞,导致上腔静脉系统血液回流受阻、侧支循环形成为主要临床征象的一组综合征。

【病因与病理学】

上腔静脉位于上纵隔右前方,由于其管壁薄无瓣膜、血管内压力低,并且周围邻近升主动脉、右主支气管、肺门周围及纵隔淋巴结等结构,周围组织病变容易影响上腔静脉,多种原因可导致其管腔部分或全部性狭窄而发生阻塞,原因主要分为三类。

(1) 上纵隔的炎性疾病:如上腔静脉炎、心包炎、特发性纤维性纵隔炎、梅毒、结核等。

(2) 良、恶性肿瘤压迫或侵犯:如支气管肺癌、淋巴瘤、生殖细胞肿瘤、消化道肿瘤如食管癌、恶性胸腺瘤等。其中恶性肿瘤是引起 SVCS 最常见的病因[1],且以肺癌最为常见,非小细胞肺癌是最常见的原因(40%~50%),其次是小细胞肺癌(约20%)[2,3]。

肺癌致 SVCS 左右肺比例约 1:4[4]。原因可能为上腔静脉的解剖部位位于上纵隔右前方,肺部恶性肿瘤的局部压迫,以及肺门、纵隔淋巴结的转移肿大,容易引起上腔静脉的受压阻塞,所以右纵隔及右肺病变容易合并 SVCS,临床诊断时尤应注意此点。

(3) 医源性因素:如中心静脉置管、心脏起搏器置入形成血栓、放疗后的纤维化等,随着医学技术的进步、临床操作的增多而逐渐增多。

【临床表现】

SVCS 临床症状的严重程度取决于基础疾病、阻塞的速度、程度和部位,以及侧支循环是否充分。如病变生长缓慢,对上腔静脉阻塞时间较长,静脉侧支循环有充分时间可以形成,则可以减轻静脉回流受阻的影响,临床症状往往较轻;反之病变生长迅速,导致上腔静脉回流急性阻塞,静脉侧支循环无法形成,临床症状则较重。

常见症状和体征为颜面部及上肢淤血肿胀、结膜水肿、口唇发绀、胸闷、憋气,随着病情进展出现颅内压升高导致头痛、意识障碍甚至脑水肿、颈静脉怒张、进行性呼吸困难、胸腔积液、心包积液、吞咽困难、声音嘶哑等。临床上最典型的症状和体征为颜面及上肢水肿、颈静脉怒张、进行性呼吸困难、表浅皮下侧支循环形成等[5]。

【实验室检查】

对于结核、梅毒或炎症的诊断有一定意义。结核者可查到结核杆菌,红细胞沉降率增快;梅毒患者可查到梅毒螺旋体特异性抗体(USR);炎症者血象增高。

【影像学表现】

在 SVCS 的胸部 X 线片上可以发现大量病例,尤其是在肿瘤患者中[6]。在典型的临床症状或静脉导管或心脏装置以及肺栓塞的间接迹象的情况下,X线可能显示指示恶性SVCS的肿块和/或胸腔积液,但既不能排除也不能确定SVCS。因此,在紧急情况下不建议使用胸部X线片。

CT检查是上腔静脉综合征首选,在增强CT和后处理条件下,可清楚地显示上腔静脉、头臂静脉病变部位、程度及与周围的关系。CT检查也可作为术后随访的重要手段(图41-3-1)。

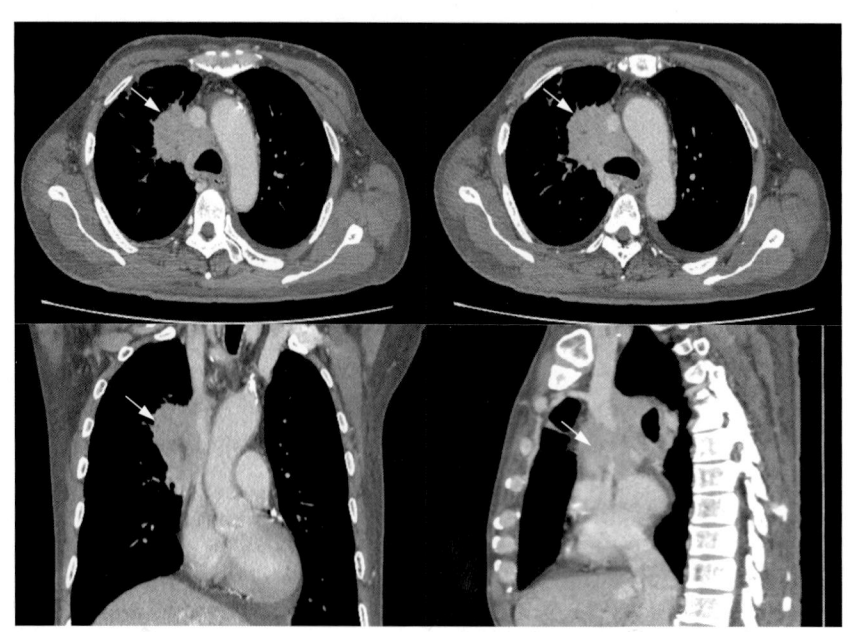

图41-3-1 男性,63岁。上腔静脉综合征
右肺门右肺上叶占位,上腔静脉受侵,纵隔内多发侧支循环,双侧胸壁水肿,多发渗出。

采用多普勒超声探头沿肱静脉、腋静脉、锁骨下静脉、无名静脉、上腔静脉或颈内静脉,通过出现的波形可分析出血管的通畅情况及侧支情况。

核素显像可以了解上腔静脉阻塞部位、程度和侧支循环情况。此法安全、简单、无创,准确率较高。

血管造影检查特别是DSA是一种有创性检查手段,但仍然是诊断SVCS的金标准。此项检查可清楚地显示阻塞部位和侧支循环情况,并可动态观察上腔静脉分支阻塞及侧支循环的情况,并具有较高的特异性和敏感性。但与CE-CT相比,它在检测血栓以外的阻塞原因方面不太有用[2]。

【诊断标准】

SVCS的诊断除了病史、临床症状和体征外,还需要进一步的辅助检查。影像学检查如增强CT、MRI、血管造影等不仅可以诊断原发病,还可以显示上腔静脉受压狭窄程度和范围,是否建立代偿的侧支循环,而且能对亚临床SVCS作出诊断。

相对于多种辅助检查而言,CT检查更为常用,对于病情较重病程较长者的SVCS患者,增强CT可更为直观准确地显示增粗的侧支循环静脉血管影,即代偿的侧支循环;如果对碘造影剂不耐受,增强MRI可用作替代诊断工具。

此外,可以通过以下组织学活检取得病理诊断,如手术切除淋巴结、痰细胞学检查、胸腔积液的脱落细胞学分析、纵隔镜、支气管镜等检查,从而为下一步的临床治疗采取不同的治疗方案提供病理学依据,达到最佳的治疗效果。

【鉴别诊断】

胸部X线片可显示心包钙化和体循环、肺循环淤血,超声心动图可在显示心包增厚的同时评估心脏的功能。CT及MRI可直接显示心包结构及其异常的增厚粘连,CT对心包钙化的检测更加敏感。

与此同时,胸部X线片可显示心脏增大、肺淤血和肺水肿,超声心动图、CT及MRI可明确心脏的结构和功能、心瓣膜状况、心包病变、急性心肌梗死的并发症、室壁运动失调、左心室射血分数等,并可显示胸腔积液、腹腔积液等并发症,有助于疾病的诊断及鉴别诊断。

(侯阳)

参考文献

[1] 王宝明,潘鑫. 恶性肿瘤所致的上腔静脉综合征的介入治疗[J]. 现代肿瘤医学,2014,22:173-175.

[2] Straka C, Ying J, Kong FM, et al. Review of evolving etiologies, implications and treatment strategies for the superior vena cava syndrome [J]. Springerplus, 2016,5:229.

[3] Friedman T, Quencer KB, Kishore SA, et al, Madoff DC. Malignant venous obstruction: superior vena cava syndrome and beyond [J]. Semin Intervent Radiol, 2017,34:398-408.

[4] 辛本磊,张武,许传谌,等. 多层螺旋CT在诊断上腔静脉综合征中的应用[J]. 现代医药卫生,2017,33:495-497.

[5] 彭志敏. 上腔静脉综合征的诊治[J]. 中国城乡企业卫生,2018,33:65-67.

[6] Lacout A, Marcy PY, Thariat J, et al. Radio-anatomy of the superior vena cava syndrome and therapeutic orientations [J]. Diagn Interv Imaging, 2012,93:569-577.

第四节·食管静脉曲张

食管静脉曲张(esophageal varices，EV)好发于食管下段的黏膜下层，是静脉回流障碍引起的，分为上行性和下行性，前者占大多数，是门静脉高压的重要并发症，而门静脉高压的最常见原因是进展期的肝硬化。

肝硬化患者食管静脉曲张的发生率为30%～70%。食管静脉曲张破裂出血占所有上消化道出血的10%～30%，是门静脉高压的严重并发症，死亡率高，并且肝病的严重程度与静脉曲张的存在和出血的风险相关。

男性比女性发病率高。在西方国家，引起门静脉高压的两个常见原因是酒精和病毒性肝炎。在亚洲和非洲，最常见的病因包括乙型肝炎或丙型肝炎和血吸虫病[1,2]。

【病因与病理学】

任何部位的静脉回流障碍均可引起食管静脉曲张，其是门静脉高压的重要并发症，引起门静脉高压的原因有：①肝前，门静脉阻塞或脾大伴脾静脉血流量增加；②肝后，严重右侧心力衰竭、缩窄性心包炎和肝静脉阻塞(Budd-Chiari综合征)；③肝内，肝硬化是门静脉高压的主要原因，常见于肝硬化晚期[3]。

正常情况下，食管下段的静脉网与门静脉通过胃冠状静脉、胃短静脉之间存在着吻合。当门静脉血液受阻时门静脉压力增高，来自其他器官的回心血液不能顺利进入肝，此时大量血液通过胃冠状静脉和胃短静脉进入食管黏膜下静脉和食管周围静脉丛，经奇静脉进入上腔静脉，于是形成食管静脉曲张。

当静脉曲张进一步扩大时，就会破裂，产生严重出血。食管静脉曲张出血是上消化道出血的第三大常见原因，仅次于十二指肠溃疡和胃溃疡[4,5]。

【临床表现】

食管静脉曲张常见的症状是破裂出血引起呕血，约半数患者可见突然发作，新鲜血液涌吐而出，也可为暗红色血液。部分患者可伴随黑便，临床上常称为柏油样便。

严重患者出现大量出血导致血容量严重不足，继而有心率加速、晕厥、血压下降，甚至出现休克、死亡等。体格检查见蜘蛛痣、腹壁静脉怒张、脾大甚至腹水。

【实验室检查】

贫血活动性出血时血红蛋白可能正常，可能需要6～24 h才能达到平衡，血小板减少是与门静脉高压症和食管静脉曲张相关的最敏感和最特异的实验室参数。天冬氨酸转氨酶(AST)、丙氨酸转氨酶(ALT)、碱性磷酸酶、胆红素升高；PT延长、低白蛋白提示肝功能异常。

【影像学表现】

消化道钡餐检查是发现食管静脉曲张的安全有效、简单、快捷的一种方法。早期食管静脉曲张发生于食管下段，表现为黏膜皱襞稍宽或略为迂曲，有时因皱襞显示不连续而呈虚线状，管壁边缘也稍不整齐。

随着静脉曲张进展，病变可延伸到食管中段，正常黏膜皱襞纵行影消失，表现为食管中下段的黏膜皱襞明显增粗或迂曲、管腔内呈纵行结节状、蚯蚓状或串珠状充盈缺损，食管管壁边缘呈锯齿状(图41-4-1)。

当病变进一步加重，还可出现食管张力降低、管腔扩张、蠕动减弱、钡剂排空延迟等改变。但一般无梗阻现象。食管静脉曲张常与胃底静脉曲张合并出现，亦可单独存在。后者表现为胃底和贲门部呈葡萄状、息肉状、圆形、分叶状充盈缺损。

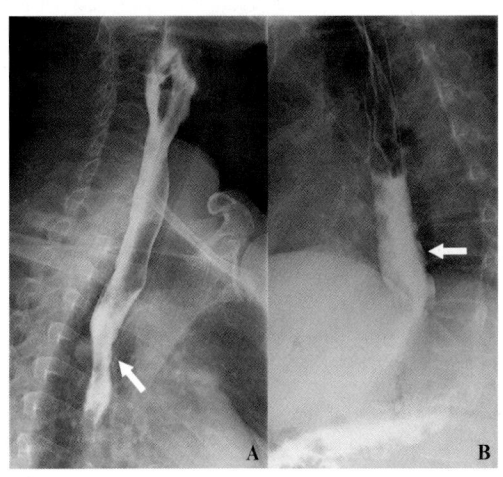

图41-4-1 男性，39岁。食管下段静脉曲张

食管造影(A)显示食管下段黏膜不规则增粗，边缘毛糙(A)，呈串珠样、蚯蚓样充盈缺损，管壁凹凸不平呈锯齿样改变(B)。

CT显示食管下段壁内及其壁周围增厚，不均匀或均匀增厚，呈团块状或结节状软组织密度影改变，增强扫描能清楚显示食管及胃底的扩张扭曲的侧支血管，静脉期食管黏膜下静脉曲张明显强化，位于食管壁内侧，食管旁静脉曲张位于壁外侧呈蚯蚓状改变(图41-4-2)。增强扫描还能很好显示强化的、扭曲的胃壁及胃旁扩张侧支静脉(图41-4-3)，以及判断肝硬化程度[7,8]。

【诊断标准】

有明确肝硬化合并门静脉高压病史，部分患者可出现呕血、黑便，体格检查见蜘蛛痣、腹壁静脉怒张等。

食管静脉曲张诊断的金标准是食管胃十二指肠镜检查(EGD)。作为无创性影像学检查消化道钡餐检查简单快捷。早期于食管下段，表现为黏膜皱襞稍宽或略为迂曲；病变进展可延伸到食管中段，表现为食管中下段的黏膜皱襞明显增粗或迂曲、管腔内呈纵行结节状、蚯蚓状或串珠状充盈缺损。

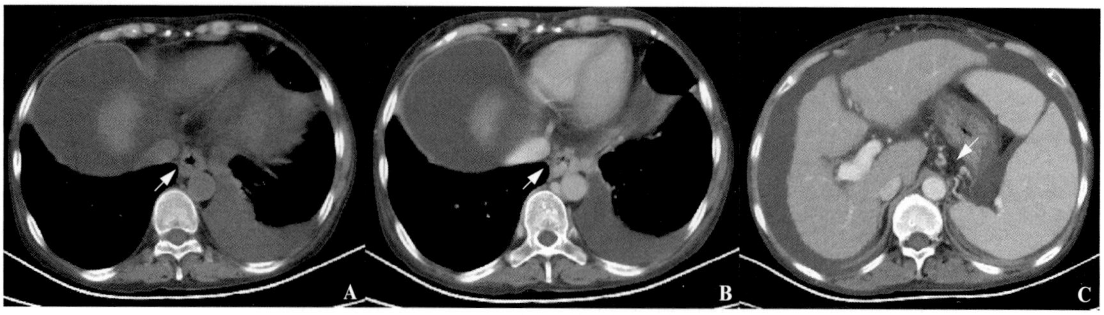

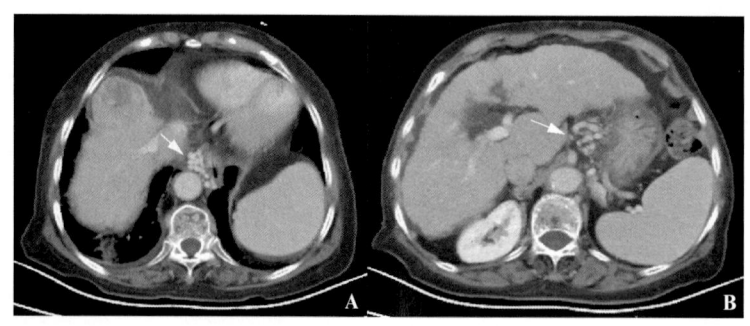

图 41-4-2　女性,57 岁。食管下段静脉曲张

CT 纵隔窗显示食管下段管壁不均匀增厚(A);增强扫描可见结节状强化血管、增粗迂曲、聚集成团块状(B),胃底周围多发增粗、扭曲的侧支血管(C)。

图 41-4-3　女性,77 岁。食管下段静脉曲张

CT 增强扫描静脉期显示食管下段管壁不均匀增厚,边缘毛糙,食管壁外侧多条静脉增粗、迂曲,呈蚯蚓状改变(A),贲门、胃底周围多发增粗、扭曲的侧支血管(B)。

CT 平扫食管下段壁内及其壁周围增厚,呈团块状或结节状软组织密度影,增强扫描能清楚显示食管及胃底的扩张扭曲的侧支血管。

【鉴别诊断】

1. 食管癌　静脉曲张型食管癌与食管下段静脉曲张表现相似,食管癌一般受累段食管壁僵硬、狭窄、与正常区分界清楚,范围一般局限,黏膜皱襞破坏、中断或消失,管腔内出现充盈缺损或不规则龛影。食管静脉曲张的食管壁柔软而伸缩自如,黏膜随呼吸相改变而有所改变。

2. 反流性食管炎　由多种病因引起,如化学性、机械性、感染性或损伤所致,胃液长期反复地反流刺激食管黏膜而引起食管下段黏膜的炎症较为多见。病变早期食管造影检查可能为阴性,或仅见食管下段轻微痉挛性改变,管壁光滑规则,偶见锯齿状第三收缩波。

炎症进展时可见管壁毛糙,糜烂引起的针尖状钡点,或星芒状、网织交错的线样龛影及增生组织所致的颗粒状改变,管壁轻度变形而欠规则。病变晚期瘢痕形成,引起食管腔狭窄,管壁偏移毛糙,边缘呈毛刺状,狭窄与正常段分界不清,呈移行状。部分患者可显示滑动性食管裂孔疝。

(侯阳)

参考文献

[1] Giordano C, Klingler AM. Esophageal varices [J]. JAAPA, 2011,24:53-54.

[2] Nery F, Correia S, Macedo C, et al. Nonselective beta-blockers and the risk of portal vein thrombosis in patients with cirrhosis: results of a prospective longitudinal study [J]. Aliment Pharmacol Ther, 2019,49:582-588.

[3] Chakinala RC, Kumar A, Barsa JE, et al. Downhill esophageal varices: a therapeutic dilemma [J]. Ann Transl Med, 2018,6:463.

[4] Qi X, Guo X, Yoshida EM, et al. Transient portal vein thrombosis in liver cirrhosis [J]. BMC Med, 2018,16:83.

[5] Ashkenazi E, Kovalev Y, Zuckerman E. Evaluation and treatment of esophageal varices in the cirrhotic patient [J]. Isr Med Assoc J, 2013,15:109-115.

[6] 孙鸥,阴长晴,姜春萌,等.CT 门脉血管成像对肝硬化食管胃底静脉曲张治疗的价值评估[J].医学与哲学(B),2017,38:35-38.

[7] 刘莹,石喻,郭启勇.食管胃底静脉曲张无创性影像学诊断的研究进展[J].中国临床医学影像杂志,2017,28:442-444.

[8] Lipp MJ, Broder A, Hudesman D, et al. Detection of esophageal varices using CT and MRI [J]. Dig Dis Sci, 2011,56:2696-2700.

第五节·纵隔毛细血管瘤

纵隔毛细血管瘤(mediastinal hemangioma,MH)是一种罕见的纵隔良性病变,起源于孤立的胚胎单纯性血管细胞组织或血管发育不良,其在纵隔病变中的发病率低于 0.5%,以海绵状血管瘤最为多见[1]。

【病因与病理学】

本病多起源于被隔离的胚胎性单纯性血管母细胞，病理上由大小不等的扩张海绵窦组成。它的切面呈灰褐色、海绵状，边缘粗糙。显微镜下可见大量不规则血窦和红细胞，周围组织纤维化、平滑肌增生。增生的纤维组织中有许多不同大小的囊性血管和红细胞，囊性血管呈海绵状改变。同时，血窦腔充血或充满一些钙化血栓[2]。

【临床表现】

纵隔毛细血管瘤虽多为良性，表现为非特异性症状，如胸痛、不适、气短、呼吸困难和吞咽困难等，往往缺乏特异性临床症状导致延迟治疗。其症状与病灶的大小位置、是否侵犯邻近结构有关，但随着瘤体增大会压迫周围气管、食管等，可能并发感染、出血等，患者性别差异不显著[3-5]。

【实验室检查】

实验室检查无特异性表现。

【影像学表现】

胸部 X 线片可见双侧或单侧纵隔呈弧形增宽。

CT 可以作为首选的检查方法。一般来说，纵隔血管瘤可以发生在纵隔的任何区域，前上纵隔占大多数（约 70%），后纵隔占第二位（20%）。大多数呈椭圆形或圆形，CT 多表现为软组织肿块，少数可表现为液性密度，密度可均匀或不均匀，肿块内部可见点状静脉石，为静脉血栓钙化所致，为特征性影像学表现（图 41-5-1A），CT 更容易发现钙化，但合并钙化少见，低于 10%。

大部分纵隔血管瘤边界清晰，少数形成不规则肿块，边缘模糊，呈弥漫性浸润性生长，侵犯邻近组织或器官，可能与起源于肋间血管的病变有关，术前容易被误诊为恶性病变[6,7]。

MRI 显示 T1WI 序列呈现等-低信号，T2WI 序列呈现高信号，部分具有线性低信号，T2WI 脂肪抑制信号明显高。DWI 上可出现高信号，有学者认为 T2WI 脂肪抑制序列显示高信号可能是纵隔血管瘤的重要影像学标志[8]。

增强扫描在病灶的周围或中心观察到明显结节样强化，内部伴随粗大血管（图 41-5-1B 和图 41-5-2A、B），增强程度与胸主动脉的同一层相似。静脉期持续增强，增强范围扩大，多期增强扫描呈现血管瘤典型的强化方式"快进慢出"。

有文献报道延迟期的中心强化对血管瘤的诊断具有一定价值，由于血栓的存在，血管瘤有时也可表现为轻度至中度周边强化或不均匀强化等[9]，部分病例见粗大的异常引流静脉或腔静脉造影剂逆流是纵隔血管瘤的一个特殊影像学特征（图 41-5-1C 和图 41-5-2C）[10]。

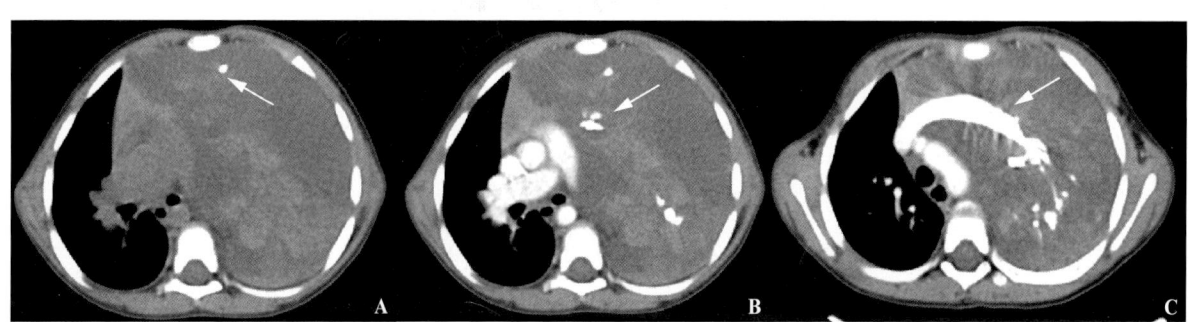

图 41-5-1　男性，3 岁。纵隔毛细血管瘤

左侧纵隔巨大囊实混合性密度肿瘤，密度不均匀，内见点状静脉石（A），边界模糊，浸润性生长，侵入左侧胸腔，并向对侧延伸；增强病灶可见明显不均匀强化，内部粗大血管（B），包绕纵隔大血管，病灶内见自上腔静脉逆流造影剂影，走行迂曲（C）。

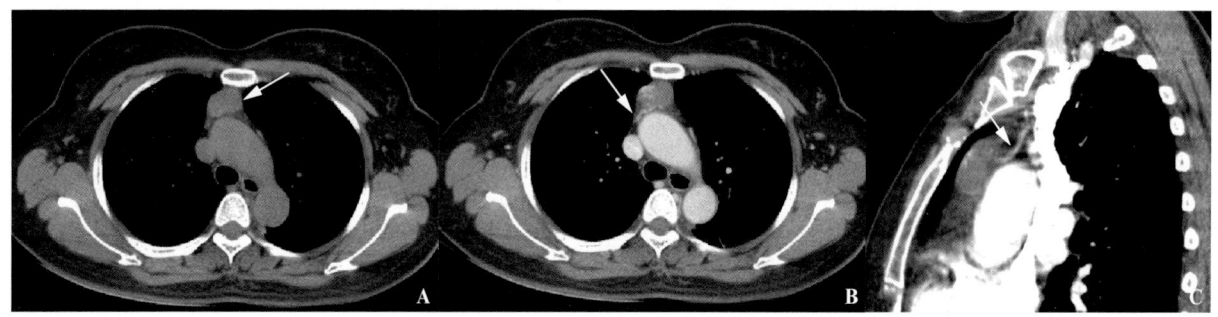

图 41-5-2　女性，53 岁。纵隔毛细血管瘤

前纵隔见软组织密度肿块，边界清晰，边缘光滑，内部密度较均匀（A），增强扫描动脉期呈边缘结节样强化，静脉期进一步向中心延伸（B），可见一异常引流静脉汇入上腔静脉（C）。

【诊断标准】

纵隔血管瘤多发生前上纵隔，呈椭圆形或圆形，CT 多表现为软组织肿块，密度可均匀或不均匀，肿块内部可见点状静脉石，为特征性影像学表现。

MRI T1WI 序列呈现等-低信号，T2WI 序列呈现高信号，T2WI 脂肪抑制信号明显高。增强扫描在病灶的周围或中心见明显结节样强化，内部伴粗大血管，强化程度与胸主动脉相似，多期增强扫描呈"快进慢出"，部分病例见粗大的异常引流静脉或腔静脉造影剂逆流是纵隔血管瘤的一个特殊影像学特征。

【鉴别诊断】

1. **胸腺上皮肿瘤**·为成人最常见的前上纵隔肿瘤,可分为侵袭性(蔓延至包膜外)和非侵袭性,常伴有重症肌无力,典型表现为圆形、光滑的软组织肿块,边界清晰锐利,包膜完整,絮状或蛋壳样钙化,增强扫描呈轻至中度强化。

2. **生殖细胞肿瘤**·常见畸胎瘤,于前纵隔,常伴有 HCG 或 AFP 升高,光滑的囊性或囊实性肿块,囊壁较厚,增强囊壁可见强化,内部可见脂肪、软组织密度,牙齿或骨性成分,诊断不难。而恶性生殖细胞肿瘤常见于 40 岁以下男性,可伴有 AFP 升高,影像学表现为前纵隔软组织密度为主肿块,浸润性生长,包绕纵隔内大血管,增强后不均匀强化,不易与纵隔毛细血管瘤鉴别。

3. **神经源性肿瘤**·最常见于后纵隔脊柱旁沟,常伴邻近骨质压迫吸收或椎间孔扩大,通常表现为均匀或不均匀的密度/信号软组织肿块,边缘界限清楚。钙化很少见,没有明显的供血动脉或引流静脉,增强扫描可呈均匀或不均匀强化。

4. **纵隔淋巴瘤**·常为全身淋巴瘤的一部分,好发于青少年,前纵隔淋巴瘤多为弥漫大 B 细胞淋巴瘤,常合并双侧锁骨上、腋窝、纵隔其他区域淋巴结肿大,多结节融合成团趋势,分叶状,增强中度强化,瘤内常见结节状明显强化或环形强化[11],囊变坏死多见。

(侯阳)

参考文献

[1] Cohen AJ, Lough FC, Albus RA. Mediastinal hemangiomas: reply [J]. Annals of Thoracic Surgery, 1988,45:583-583.

[2] Petrie E, Qian ET, Cook DP, et al. Giant hemangioma of the mediastinum [J]. Am J Respir Crit Care Med, 2020,201:e80-e82.

[3] Igari Y, Takahashi S, Usui A, et al. Sudden death in a child caused by a giant cavernous hemangioma of the anterior mediastinum [J]. J Forensic Leg Med, 2017,52:93-97.

[4] Kaya SO, Samancılar O, Usluer O, et al. Giant cavernous haemangioma of the anterior mediastinum [J]. Eurasian Journal of Medicine, 2015,47:216-217.

[5] Yoshino N, Okada D, Ujiie H, et al. Venous hemangioma of the posterior mediastinum [J]. Ann Thorac Cardiovasc Surg, 2012,18:247-250.

[6] Charruau L, Parrens M, Jougon J, et al. Mediastinal lymphangioma in adults: CT and MR imaging features [J]. Eur Radiol, 2000,10:1310-1314.

[7] Li JL, Liu HJ, Cui YH, et al. Mediastinal hemangiomas: Spectrum of CT and MRI findings-retrospective case series study and systematic review of the literature [J]. Eur J Radiol, 2020,126:108905.

[8] Sakurai K, Hara M, Ozawa Y, et al. Thoracic hemangiomas: imaging via CT, MR, and PET along with pathologic correlation [J]. Journal of Thoracic Imaging, 2008,23:114.

[9] Bai Y, Zhao G, Tan Y. CT and MRI manifestations of mediastinal cavernous hemangioma and a review of the literature [J]. World J Surg Oncol, 2019,17:205-210.

[10] Akiba T, Morikawa T, Hirayama S, et al. Thymic haemangioma presenting with a left innominate vein aneurysm: insight into the aetiology [J]. Interact Cardiovasc Thorac Surg, 2012,15:925-927.

[11] Yilmaz A, Kavas M, Ersev A, et al. Venous hemangioma of the anterior mediastinum [J]. Clin Respir J, 2016,10:512-514.

第六节·纵隔淋巴管瘤

纵隔淋巴管瘤(mediastinal lymphangioma, ML)较为少见,属于脉管先天性发育异常,为淋巴管或淋巴囊异常增生扩大所致,也可继发于外伤或手术引起淋巴管损伤,导致淋巴液引流不畅最终发展而成。瘤体由增生、扩张及结构紊乱的淋巴管构成[1]。

有学者按淋巴管扩张程度将淋巴管瘤分为囊状淋巴管瘤、毛细管型淋巴管瘤、海绵状淋巴管瘤及弥漫性淋巴管瘤[2]。其中以囊性淋巴管瘤最多见。淋巴管瘤半数以上是先天性的,主要发生于儿童,80%~90%在 2 岁前起病,男女无统计学差异,其主要发生在颈部、腋窝区,只有 5%在纵隔或其他部位[3]。

【病因与病理学】

淋巴管瘤病因尚不明确,可能与淋巴管先天发育不良、淋巴管结构异构或淋巴管增生扩大有关。淋巴管瘤可发生于人体任何包含淋巴管道的部位,多沿淋巴干或淋巴管走行区域分布,病灶可同时累及多个部位。

炎症、外伤、手术及放疗等损伤导致淋巴管闭塞及回流障碍可诱发淋巴管瘤。其囊壁菲薄,内衬内皮细胞,含淋巴液,分隔内少数含有血管瘤成分。病理上将淋巴管瘤分为 3 种类型:①囊性淋巴管瘤,比较常见,由大淋巴管腔隙构成。②海绵状淋巴管瘤,常见于四肢和腋下,由多根迂曲扩张的淋巴管组成,其内可见多分隔。③单纯性淋巴管瘤,为细小淋巴管组成,以皮肤及黏膜层多见[4,5]。

【临床表现】

纵隔淋巴管瘤为缓慢生长的良性肿物,几乎都位于前中纵隔,患者多无特征性症状,偶然触及柔软、有波动感、无痛的肿物。随着瘤体增大,压迫邻近气管、食管,可能并发出血、感染、乳糜胸等。

【实验室检查】

实验室检查无特异性表现。

【影像学表现】

淋巴管瘤绝大多数位于前、上纵隔,右侧多于左侧[6],瘤体体积较大,纵隔淋巴管瘤多为颈部或胸壁淋巴管瘤的延伸,可包绕纵隔结构或沿纵隔大血管间隙弥漫生长,但不会造成周围组织移位,常同时跨多个间隙生长[7]。

胸部 X 线表现可见双侧或单侧纵隔呈弧形增宽,可向两侧突出形成较大的半圆形高密度阴影,边缘清晰光滑,有随周围结构塑形的特点,进入胸顶部者易被误诊为肺内实变。贴近肺动脉段旁,易被误诊为肺动脉膨隆。

CT 表现上由于纵隔淋巴管瘤一般瘤体较大,多呈类圆形或分叶状单方或多房囊性肿物,边界清晰,少数边界不清,包绕纵隔结构或沿气管及血管间隙呈攀藤样生长。病变可延伸达颈部及腋窝，纵隔淋巴管瘤密度（信号）相对均匀。CT扫描呈均匀低密度，接近水样密度（图41-6-1）。

MRI呈长T1、T2信号，病灶内可见细分隔，边缘清楚，囊壁薄，当囊内含有高蛋白质、钙质或伴发出血、感染等可引起CT值增高，囊壁增厚，此时MRI对其囊内成分、性质的显示优于CT。T1WI可见高、等、低等混杂信号，T2WI呈不均匀高信号，并可见等信号分隔影。由于囊内出血，可出现液平面。海绵状或毛细血管状淋巴管瘤由于含有大量毛细血管大小的淋巴管，表现为略低于肌肉密度的软组织影。

淋巴管瘤CT或MRI强化方式一般无强化，增强扫描为无强化或仅见囊壁、囊内分隔轻度强化，病灶内部无强化（图41-6-2）。增强扫描强化不明显，如有增强成分可提示含有血管瘤成分[8-11]。

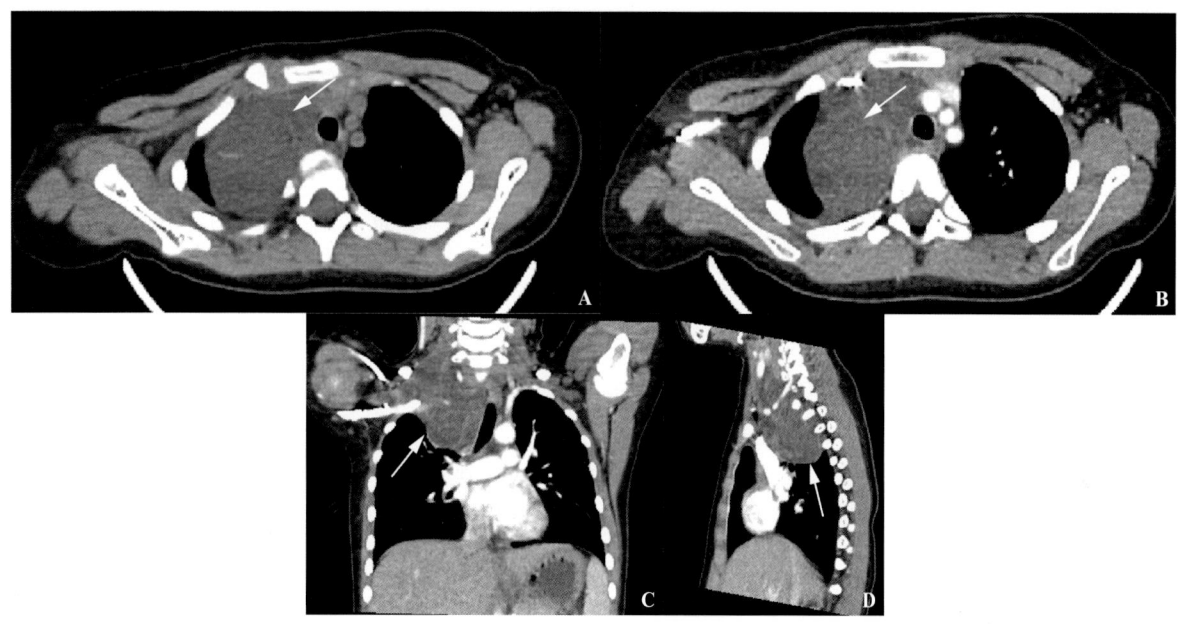

图41-6-1 女性，4岁。右前上纵隔囊性淋巴管瘤
右前上纵隔病变密度欠均匀（A），边界较清晰，增强扫描未见强化（B），沿纵隔间隙生长，包绕椎动脉、右锁骨下动脉、延伸至颈部（C、D）。

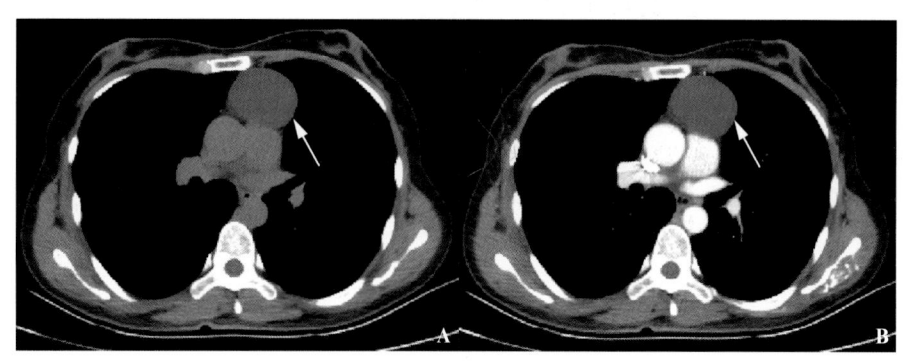

图41-6-2 女性，45岁。前纵隔囊性淋巴管瘤
前纵隔有密度均匀、边缘清晰锐利的肿块（A），增强扫描未见强化（B），邻近肺动脉主干受压改变。

【诊断标准】
纵隔淋巴管瘤多于前、上纵隔，呈类圆形或分叶状单方或多房囊性肿物，瘤体较大，可包绕纵隔结构或沿纵隔大血管间隙弥漫生长，密度（信号）相对均匀，CT呈均匀水样低密度，MRI呈长T1、T2信号，内可见细分隔，囊壁菲薄，增强扫描一般无强化或仅见囊壁、囊内分隔轻度强化。

【鉴别诊断】
1. 纵隔囊肿性病变（胸腺囊肿、支气管囊肿、食管囊肿、心包囊肿等）

(1) 胸腺囊肿占前纵隔肿瘤的1%~3%，多位于胸骨后前上纵隔区，部分囊壁与胸腺关系密切。边缘清晰光滑、CT值为水样密度，邻近结构受压移位，脂肪层尚存在。

(2) 支气管囊肿占纵隔囊性肿物的50%~60%，主要位于中纵隔气管旁和隆突下，与气管或主支气管有密切关系。呈单房、圆形或类圆形，水样低密度，囊壁可见弧形钙化。

(3) 食管囊肿几乎均发生于食管壁或附着在食管壁上，位于后纵隔，为类圆形囊性均匀水样密度影，边缘规整[12]。

2. 非侵袭性胸腺瘤 好发于前纵隔，圆形或椭圆形软组织密度肿块，密度较均匀，部分可含有囊变、坏死或脂肪成分呈密度不均匀。增强扫描呈轻至中度强化。

3. 囊性畸胎瘤 畸胎瘤是纵隔生殖细胞瘤最常见的一种类型，90%位于前纵隔，含多种成分，密度混杂，可见多种不同密度的组织成分相互混合分布,含有脂肪和钙化成分是主要影像学特征,瘤壁厚 2～5 mm,增强扫描囊壁见轻至中度强化[13]。

(侯阳)

参考文献

[1] 王菲.小儿淋巴管瘤的 CT 和 MRI 诊断研究[J].临床医药文献电子杂志,2015,2:1366.

[2] Bagrodia N, Defnet AM, Kandel JJ. Management of lymphatic malformations in children [J]. Curr Opin Pediatr, 2015, 27: 356-363.

[3] Nasser M, Ahmad K, Cottin V. Mediastinal lymphangioma in an adult [J]. J Thorac Cardiovasc Surg, 2018, 155: e195-e197.

[4] Faul JL, Berry GJ, Colby TV, et al. Thoracic lymphangiomas, lymphangiectasis, lymphangiomatosis, and lymphatic dysplasia syndrome [J]. Am J Respir Crit Care Med, 2000, 161: 1037-1046.

[5] Legras A, Mordant P, Le Pimpec-Barthes F, et al. Lymphangiomes et lymphangiectasies [J]. Rev Pneumol Clin, 2013, 69: 272-277.

[6] Park JG, Aubry MC, Godfrey JA, et al. Mediastinal lymphangioma: Mayo Clinic experience of 25 cases [J]. Mayo Clin Proc, 2006, 81: 1197-1203.

[7] Nasser M, Ahmad K, Cottin V. Mediastinal lymphangioma in an adult [J]. J Thorac Cardiovasc Surg, 2018, 155: e195-e197.

[8] 朱娜,娄和南,赵晓丹,等.纵隔血管瘤及淋巴管瘤的 MSCT 表现[J].放射学实践,2020,35:1102-1105.

[9] Kwag E, Shim SS, Kim Y, et al. CT features of generalized lymphangiomatosis in adult patients [J]. Clin Imaging, 2013, 37: 723-727.

[10] Kato M, Hara M, Ozawa Y, et al. Computed tomography and magnetic resonance imaging features of posterior mediastinal ganglioneuroma [J]. J Thorac Imaging, 2013, 28: 262.

[11] 冯小伟,肖建宇,李绪斌,等.纵隔淋巴管瘤的 CT 及 MRI 表现[J].中华临床医师杂志(电子版),2012,6:1586-1588.

[12] 胡玉川,张贝,李刚峰,等.纵隔囊性病变影像诊断及鉴别诊断[C].第五届全国肿瘤诊疗新进展及新技术学术会议暨第八届中国西部肿瘤学术大会论文集,2013:231-231.

[13] Charruau L, Parrens M, Jougon J, et al. Mediastinal lymphangioma in adults: CT and MR imaging features [J]. Eur Radiol, 2000, 10: 1310-1314.

第四十二章

纵隔肿瘤

纵隔分区在判断纵隔肿瘤起源和性质上具有重要意义，2014年国际胸腺肿瘤协会（International Thymic Malignancy Interesting Group，ITMIG）提出了基于多层螺旋CT横断面成像的纵隔分区新标准[1]，该标准将纵隔分为三区，包括血管前区（前纵隔）、内脏纵隔（中纵隔）和椎旁纵隔（后纵隔），见表42-0-1。

纵隔肿瘤依据新的纵隔分区标准可分为前纵隔肿瘤，如胸腺瘤、胸腺癌和神经内分泌癌、生殖细胞肿瘤（源自纵隔中的生殖细胞残余物）、淋巴瘤、转移性淋巴结病等；中纵隔肿瘤，如淋巴瘤、转移性淋巴结病、气管及食管肿瘤，以及少见的心脏及心包大血管肿瘤；后纵隔肿瘤，主要源自椎体或椎间孔附近的背根神经节/神经元，此外还可见其他一些十分罕见的肿瘤。部分纵隔肿瘤性病变已在前面章节详细论述，本章不再赘述，仅对其他肿瘤性病变进行补充。

表42-0-1 国际胸腺肿瘤协会（ITMIG）基于多层螺旋CT横断位成像的分区标准

分区	各分区边界	主要结构
血管前区 （前纵隔）	上界：胸廓入口 下界：膈肌 前界：胸骨后缘 后界：为心包前部 左右边界：纵隔胸膜壁层	胸腺、脂肪、淋巴结 左头臂静脉
内脏纵隔 （中纵隔）	上界：胸廓入口 下界：膈肌 前界：血管前区后界 后界：各胸椎椎体前缘向后1cm的连线 左右边界：纵隔胸膜壁层	血管结构：心脏、上腔静脉、升主动脉、主动脉弓、胸降主动脉、心包内肺动脉和胸导管 非血管结构：气管、隆突、食管和淋巴结
椎旁纵隔 （后纵隔）	上界：胸廓入口 下界：膈肌 前界：内脏器官纵隔后界 后界：垂直于胸椎椎体横突外侧缘连线的垂直面	胸椎、椎旁软组织

第一节·胸内甲状腺病变

胸内甲状腺病变是指胸骨后或纵隔单纯甲状腺肿大或状腺肿瘤。胸内甲状腺肿常起源于颈部甲状腺一侧或两侧下极或峡部，随着甲状腺肿大或肿块的生长，在吞咽、重力和胸腔负压作用下进入胸腔内。

据报道1%~3%伴发于甲状腺切除术后，残留甲状腺组织向胸廓内扩展生长而形成，少于1%的胸廓内甲状腺肿来源于胚胎发育时期异位在纵隔的甲状腺组织。本病50岁以上女性多见，大部分位于前、中纵隔气管一侧或气管偏前方，少数伸向气管后方进入后纵隔。

肿物体积小时患者常无任何症状、体征，随着肿物的增大，由于压迫气管、食管、血管和神经等器官，可出现相应的症状。文献报道，纵隔异位甲状腺常伴有甲状腺功能减退[2]。

【发病机制与病理】

大多数为多发结节状肿物，实质部分由充满胶样物质的扩张滤泡和增生结节组成，常伴有出血、纤维化、囊性变及钙化（2%~3%）。其次为腺瘤，边界清楚，限于甲状腺包膜内。如包膜破坏且向周围组织浸润，即腺癌[3]。

【临床表现】

临床表现取决于甲状腺功能状态及甲状腺肿生长速度。对绝大多数患者而言，甲状腺肿可在数十年间缓慢发展，通常不损害甲状腺生化功能且无明显症状。若甲状腺肿由桥本甲状腺炎（Hashimoto's thyroiditis）或碘缺乏引起，患者可以表现出甲状腺功能减退表现(困倦、畏寒、便秘等)。若Graves病(毒性弥漫性甲状腺肿)或自主性多结节性甲状腺肿引起,可伴有甲状腺功能亢进表现(心悸、体重减轻、劳力性呼吸困难等)。

长期胸内甲状腺肿患者可由于气管进行性受压或结节出血后肿大表现出压迫症状,最常见的为劳力性呼吸困难,并且具有体位性(伸手或低头时明显)及夜间性。若气管进一步受压,可出现休息时的喘鸣或喘息。当喉返神经受压迫时,可出现体位性咳嗽、声带麻痹、声音嘶哑等表现[4]。食管由于位置靠后,受压所致的吞咽困难不太常见。少数情况下,由于颈静脉受压,可导致面部肿胀发绀。Pemberton手法(双臂垂直上举60s)可以迫使甲状腺进入胸腔入口从而加重上述表现[5]。

大多数胸内甲状腺肿患者伴有可见的甲状腺肿,体格检查时无法触及明确的甲状腺下缘。早期的甲状腺肿表面光滑,质地柔软,两侧对称。当结节形成后,甲状腺肿常不对称,可伴有气管偏移。

【实验室检查】

大多数患者实验室检查无明显异常,甲状腺功能正常,尿碘<100μg/L,血清3,5,3′-三碘甲腺原氨酸(T_3)、甲状腺素(T_4)、促甲状腺激素(TSH)基本正常,T_3/T_4可略有增高,甲状腺球蛋白(Tg)可略增高。甲状腺放射性碘摄取率正常或略增高,高峰无前移。

【影像学表现】

如肿物较小或无特征性表现,普通X线片检查意义不大。增强CT有典型表现,通常可诊断,而且还可明确肿物范围及邻近气管受压状况。对少数不能确诊者可行MRI或核医学检查,后者灵敏度达93%,特异度为100%。

在胸部X线表现上,肿块位于前中纵隔上部,边缘光滑或分叶状与颈部肿物相连,多偏于纵隔一侧,较大的胸骨后甲状腺可向纵隔的两侧凸出(图42-1-1和图42-1-2),也可凸出于纵隔一侧(图42-1-3),肿块可随吞咽而上下移动。肿块内可有斑片状钙化(图42-1-1)。

气管受压移位是胸骨后甲状腺肿的重要征象之一。正位X线片显示气管旁有软组织肿块影,气管被肿块压迫推向对侧,肿块常自颈根部开始向下延续至纵隔内,这一表现提示肿块起自颈部向下延伸至上纵隔内(图42-1-1)。侧位X线片显示多数肿块位于气管前,将气管压迫向后(图42-1-2),肿块也可伸至气管后方,将气管推压前移,使气管与颈椎前缘间距增大(图42-1-1)。

食管钡餐造影可显示肿块对食管的影响(图42-1-2)。纵隔异位甲状腺可为孤立性肿块,在纵隔内无固定位置,缺少特征性,只有在其所在区域排除了较常见的纵隔肿瘤时,才考虑有这种可能(图42-1-3)。

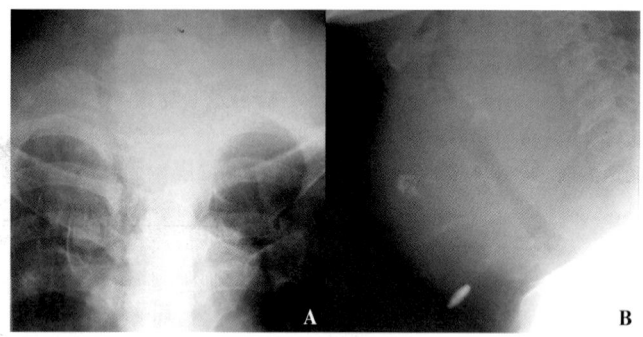

图42-1-1 胸内甲状腺肿

颈部正位(A)、侧位(B)X线片显示颈段气管左侧巨大软组织肿块影,气管被压向右前明显移位,肿块下极部分延伸入纵隔。

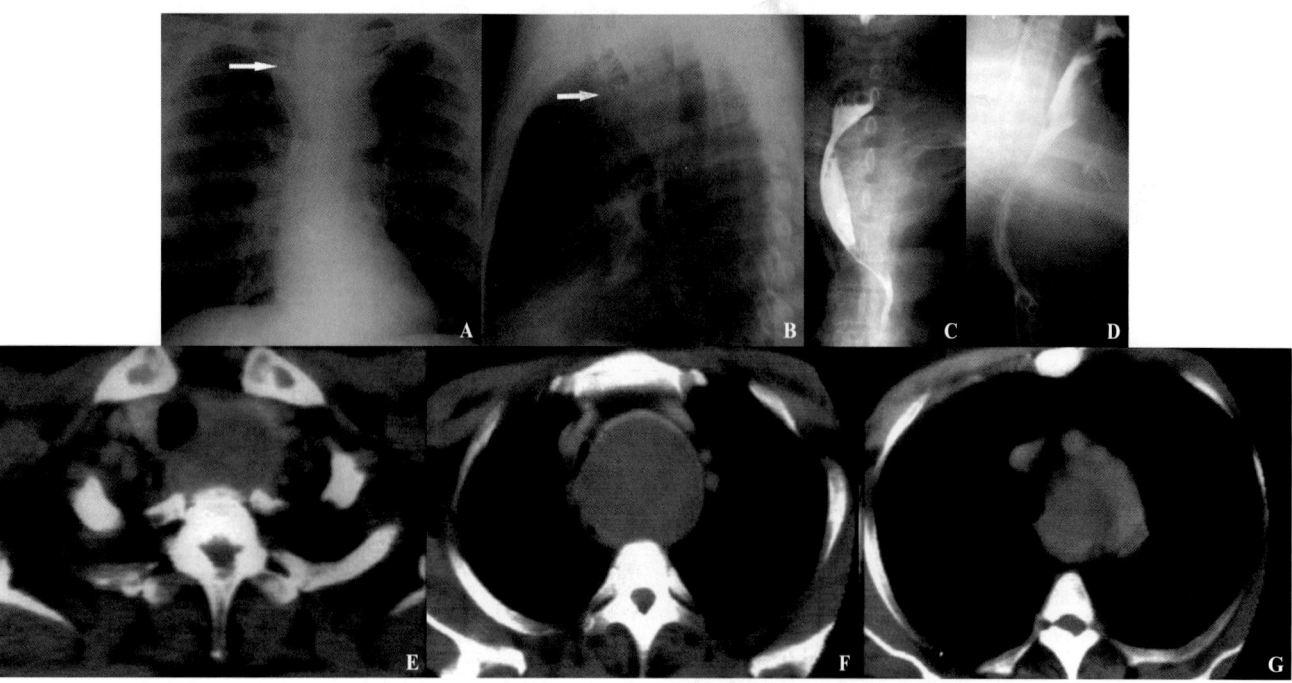

图42-1-2 胸内甲状腺囊肿

胸部正位、侧位X线片(A、B)显示纵隔增宽,气管受压向右向后移位;食管钡餐造影正侧位像(C、D)显示食管上段受压移位,黏膜未见破坏;CT扫描(E~G)显示上纵隔囊性占位,薄壁,气管受压变扁并向右移位。

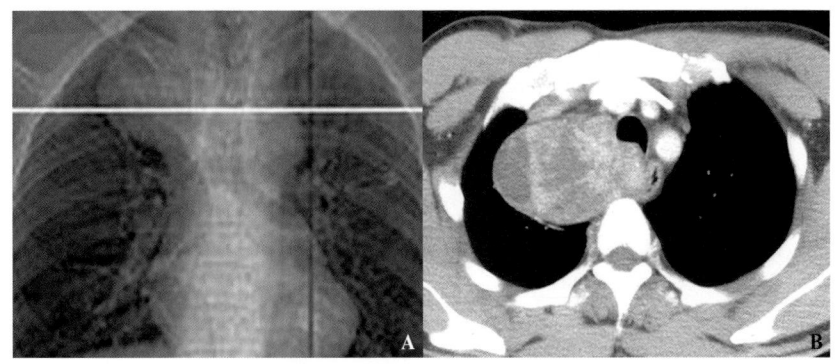

图42-1-3 胸内异位腺瘤样甲状腺肿
CT定位像(A)显示右上纵隔肿块影,边缘光滑清楚;CT增强扫描(B)显示气管、食管右旁肿块,强化不均匀,气管受压变形,食管移位。

在CT表现上,瘤体光滑或分叶状,有蒂或直接与颈部甲状腺相延续(图42-1-4和图42-1-5)。当肿块较大时,多数病例伴有纵隔大血管、食管及气管的推移表现,如果病变为良性,多表现为这些结构的单纯推压移位、管腔受压变形,邻近组织脏器结构无破坏征象(图42-1-2,图42-1-4和图42-1-5);如果病变为恶性,既呈现上述非特异性表现,也可包绕上述结构,并与它们分界不清(图42-1-6)。

气管的移位方向与肿块的位置有关,既可左右偏斜(图42-1-2和图42-1-4),也可前后移位(图42-1-1和图42-1-6),也可以不移位(图42-1-7)。

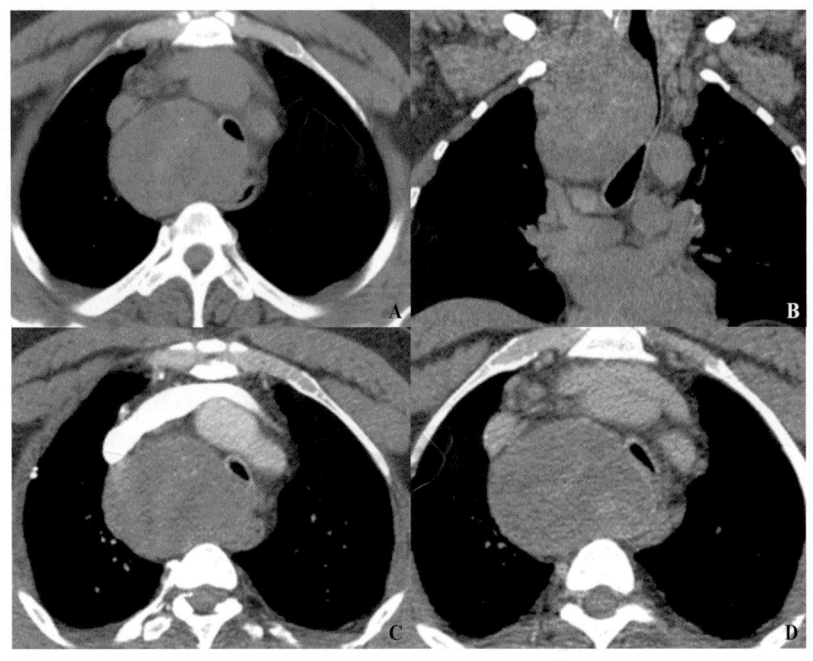

图42-1-4 男性,51岁。胸内异位腺瘤样甲状腺肿
CT纵隔窗(A)显示右上纵隔肿块影,边缘光滑清楚,密度不均,内可见沙粒样钙化;病变(B)向上延伸至右侧甲状腺,气管明显受压变形、移位;CT增强(C、D)显示肿块轻度强化,其中静脉期强化程度较动脉期明显。

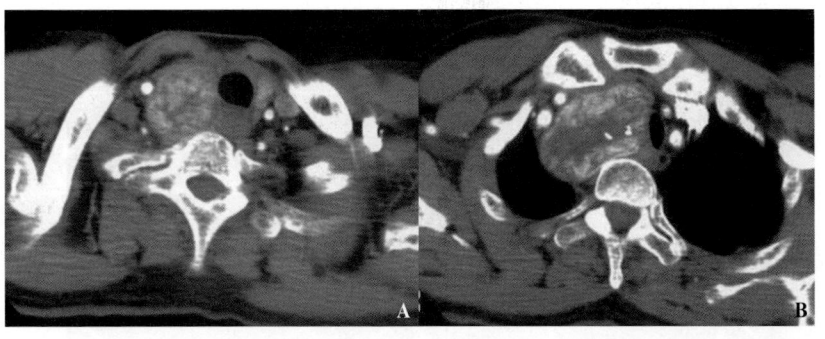

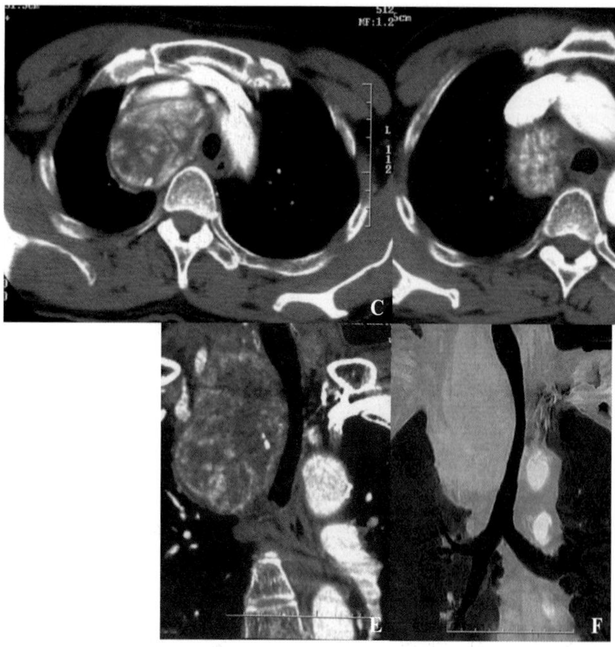

图42-1-5 胸内甲状腺腺瘤

CT增强扫描显示颈部气管右侧可见占位性病变,其内有不规则强化(A);肿块延伸进入胸内(B~D),在主动脉弓顶层面横径最大,其内密度不均,有不规则强化、灶性低密度影及微钙化灶,肿块边缘清楚;冠状多层面重建图像(E)显示胸内肿块与颈部结构的关系,以及气管受压的改变;最低密度投影像(F)可清楚显示气道受压的改变。

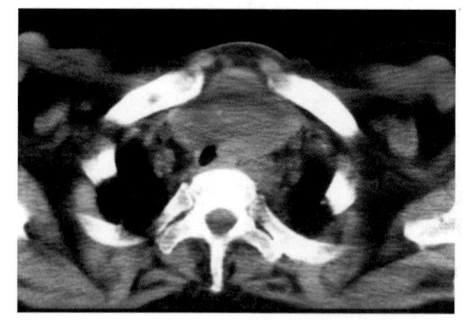

图42-1-6 胸内甲状腺癌

CT纵隔窗显示前上纵隔软组织密度包块,密度不均,内可见点状钙化;病灶与周围血管界线尚清,包绕气管生长,两者分界不清。

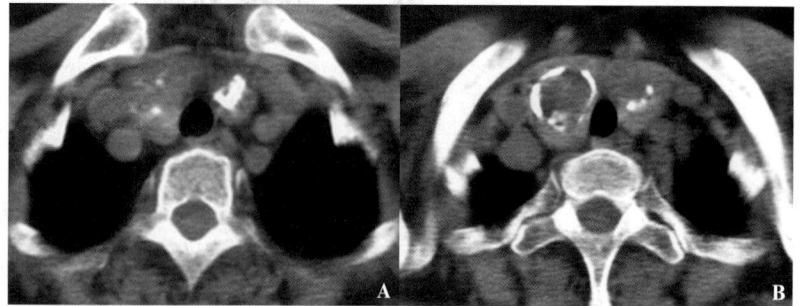

图42-1-7 双侧甲状腺腺瘤

CT显示胸廓入口双侧异位甲状腺不对称增大,密度不均,其内可见环形、结节状不规则钙化,气管变形、移位不著。

正常甲状腺密度平扫时通常高于胸壁肌肉,密度均匀,增强扫描明显增强,甚至接近血管密度,且增强快而持久(图42-1-8),延迟扫描期表现不一。文献报道胸内甲状腺平扫时其CT值高于邻近胸壁肌肉至少15 HU,增强后高于25 HU。

胸廓内甲状腺肿因病变不同表现各异,平扫时密度常低于正常甲状腺,当发生出血、囊变、钙化时密度通常不均匀(图42-1-7、图42-1-9和图42-1-10)。增强扫描不同病变的强化程度不尽相同,囊变区无强化(图42-1-3和图42-1-8),对良恶性病变鉴别价值有限,但由于增强扫描可以提高正常甲状腺的显示率,有助于显示甲状腺包膜的完整程度,显示周围血管、气管、食管的管壁,有助于间接推断甲状腺病变的性质。

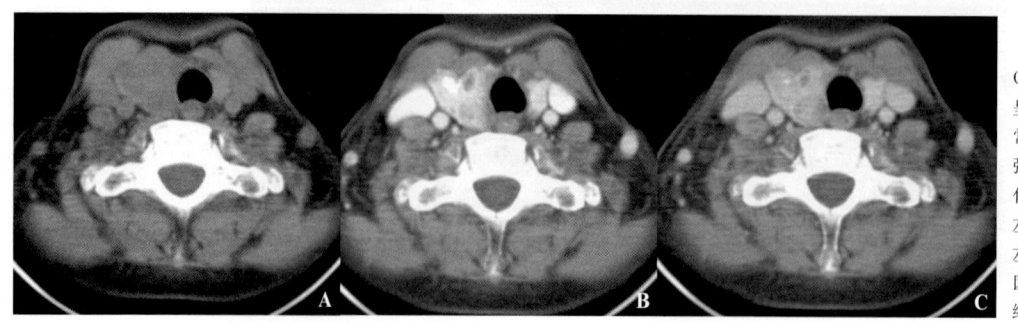

图42-1-8 胸内甲状腺肿

CT纵隔窗(A)显示甲状腺右叶增大呈分叶状,密度不均匀下降,左叶(正常腺体)密度均匀,外形未见异常;增强动脉期(B)显示右叶不均匀显著强化,右前结节内见结节状显著强化区,左前及后结节内大小不等弱强化区,左叶均匀强化;静脉期(C)右叶弱强化区边界清楚,结节状显著强化区面积缩小,左叶仍呈均匀显著强化。

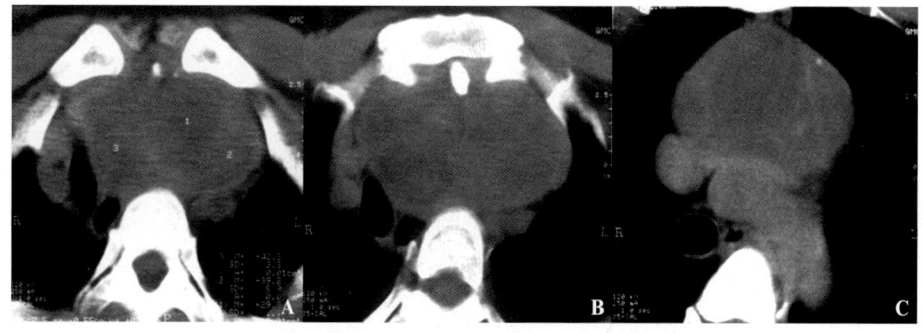

图 42-1-9 女性,54 岁。胸内甲状腺囊性变

CT 纵隔窗显示上纵隔肿块影,密度较低,边缘清楚,并从胸廓入口上(A)延伸到胸廓内(B)达主动脉弓前方(C),病变边缘可见点状及块状钙化,气管受压明显向右移位。

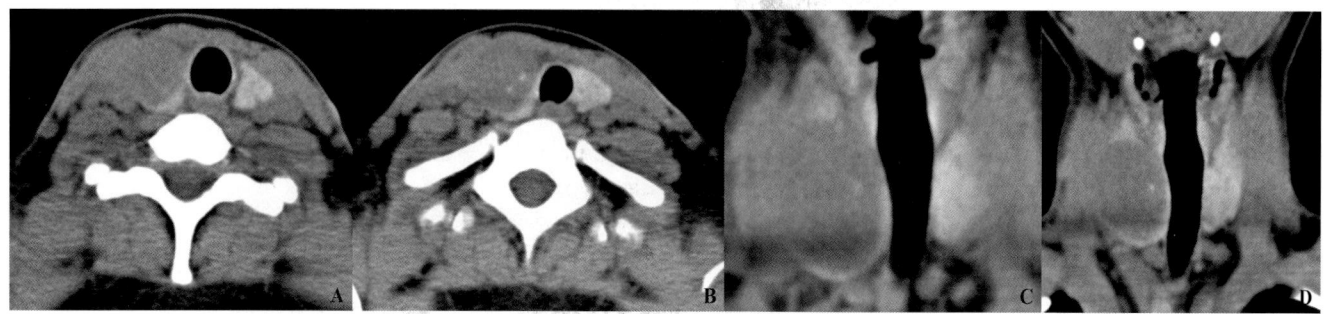

图 42-1-10 甲状腺癌

CT 纵隔窗(A、B)显示右侧甲状腺内低密度肿块,密度不均,内可见点状钙化;病灶与周围血管及肌肉界线不清(A、C),邻近甲状腺呈喇叭口状包绕该肿块(D)。

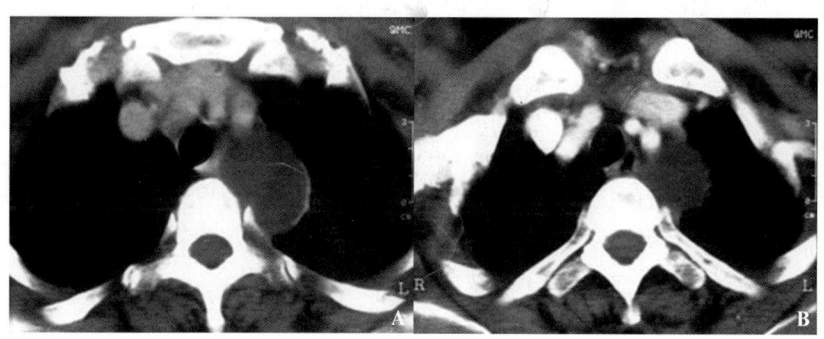

图 42-1-11 异位胸内甲状腺囊肿

胸部 CT 扫描显示左上纵隔囊性占位性病变(A),胸廓入口层面(B)囊性影变小,气管等纵隔结构未见明显移位,该病变在术前与纵隔内其他囊性占位病变无法鉴别,难于做出正确诊断。

单纯的甲状腺囊肿通过平扫及增强扫描多可确诊,典型表现为无实变部分的囊状肿块影,如囊内含较多蛋白质或有出血时可表现为软组织密度,但增强扫描无强化(图 42-1-2 和图 42-1-11)。

钙化既可见于良性病变,也可见于恶性病变,恶性甲状腺肿瘤相对于良性病变,更容易出现钙化。其形状略有差异:在良性病变中,常见的钙化呈沙粒状、结节状、斑块状、环状钙化(图 42-1-9 和图 42-1-10);在恶性甲状腺肿瘤中,通常为微小钙化、针尖样弥散分布或簇状分布的钙化,主要见于乳头状癌,也可见于其他类型甲状腺癌。但髓样癌中的钙化容易和良性钙化混淆,它们也呈十分致密、边缘清楚的钙化灶(图 42-1-12),甚至呈环状,有相当一部分甲状腺癌病灶内也可见斑点状钙化(图 42-1-6 和图 42-1-7),与良性病变的沙粒状钙化表现相似(图 42-1-4 和图 42-1-5)。

CT 冠状(图 42-1-4、图 42-1-5 和图 42-1-7)和矢状重建有利于更好地显示胸内肿块与颈部甲状腺的关系,有助于胸内甲状腺肿的定位诊断,但是对鉴别其良恶性存在一定困难,因为钙化、囊变、出血均可出现在良性病变内,但如果出现以下表现,常常提示肿块有恶性行为:病灶囊变区边缘不规则伴结节状突起突破甲状腺包膜;肿块边界不清,其周脂肪间隙消失,邻近结构有受侵改变;纵隔淋巴结肿大。

纵隔异位甲状腺可为孤立肿块,在纵隔内无固定位置,且与颈部甲状腺无直接延续,其形态和密度与位于颈部的甲状腺相似,但部分可呈软组织密度或囊肿样(图 42-1-3 和图 42-1-11),其确诊通常需要排除其他疾病或病理确诊。

胸廓内甲状腺肿在 MRI 的 T1WI 像上表现为略低于正常甲状腺的信号,在 T2WI 上呈高信号,信号不均匀(图 42-1-13)。肿块内常见囊变和钙化灶,囊变区 T1WI 像上为更

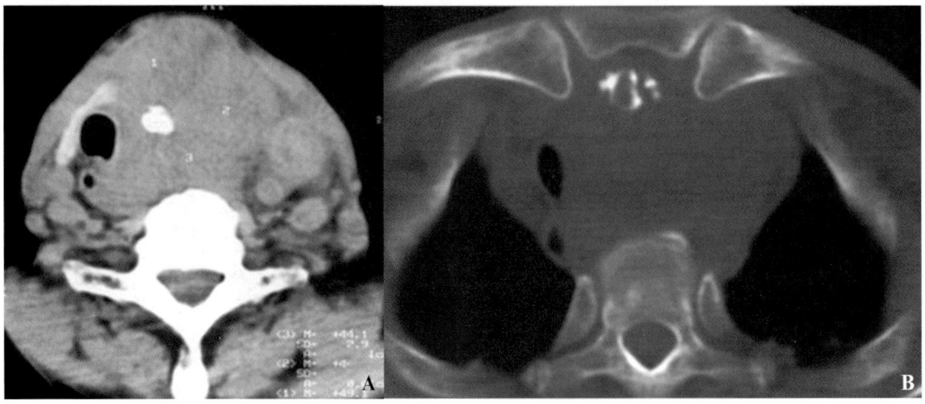

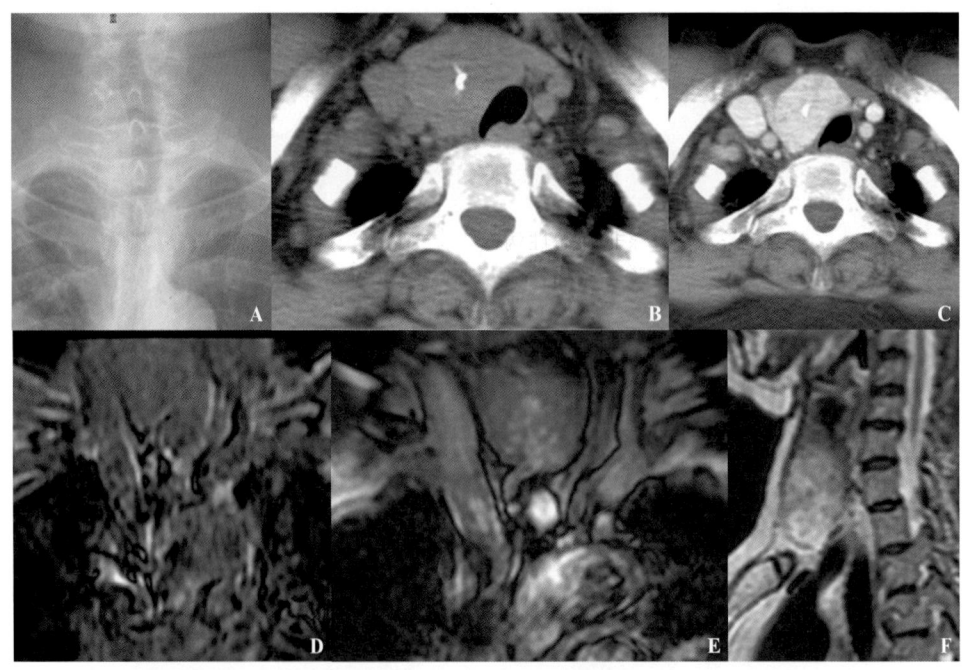

图 42-1-12 胸内甲状腺癌

CT 平扫显示颈部(A)左侧占位性病变,与周围组织结构分界不清,内部密度不均,并可见不规则钙化灶(A、B),肿块向下延伸进入胸内(B),气管右移,气管右旁带状高密度影为残存甲状腺右叶(A)。

图 42-1-13 胸内甲状腺肿

X 线平片(A)显示气管胸廓入口处气管轻度左移,CT 平扫(B)显示甲状腺右叶增大,密度均匀下降,内可见点状钙化;增强扫描(C)显示甲状腺均匀强化,气管受压变形;T1WI(D)呈均匀等信号,T2WI 冠状位(E)及矢状位(F)显示甲状腺呈稍高信号,信号略不均匀。

低信号区,信号均匀,T2WI 上则呈边界清楚的高信号区。钙化区表现为信号缺失。

增强扫描,肿块明显不均匀强化。MRI 可多方位显示肿块与邻近结构的关系及其挤压气管、大血管的程度。值得注意的是,肿块很少引起动静脉狭窄和血栓形成。冠状位及矢状位像显示肿块上方有蒂状物与颈部甲状腺相连,则更容易确诊。

排除甲状腺癌所致的转移性病灶,如为纵隔内甲状腺,则在纵隔部位可见聚碘效应。

二维超声表现为胸内甲状腺体积均匀性或不均匀性增大,向上追踪可以发现肿物与甲状腺下极相连,极少情况下也可表现为孤立性肿块;CDFI 示肿物内血流信号很丰富,可出现火海征或海岛征。甲状腺癌表现为形态不规则,无包膜,界限不清,实质回声强弱不一,分布不均匀;可见微小钙化、针尖样弥散分布或簇状分布的钙化;CDFI 示肿物内血流较丰富[6]。

【诊断标准】

胸部 X 线片见上纵隔影增宽,以一侧为主,透视下肿物随吞咽动作上下移动则有意义;CT 显示与纵隔相连的肿物密度略高于软组织,密度不均伴多发低密度区及钙化,增强呈显著持久强化;MRI 多方位显示肿块有蒂状物与颈部甲状腺相连;核素扫描为放射性碘在纵隔区异常浓集。高分辨率超声检查是评估甲状腺结节的首选方法。

虽然 CT 和 MRI 检查在评估甲状腺结节良恶性方面不优于超声,但 CT 和 MRI 对评估甲状腺结节和周围组织的关系,特别是发现胸骨后甲状腺肿有重要的价值。在甲状腺 CT 检查中应尽量避免使用含碘造影剂,以免影响可能需要后续进行的核医学检查和治疗。

【鉴别诊断】

少数病例位于后纵隔,需与以下纵隔肿物鉴别。

1. 气管、支气管囊肿·属于囊性肿块,与气管、支气管关系密切。多呈圆形或类圆形,边缘光滑锐利,密度均匀,无强化,CT 和 MRI 容易鉴别。

2. 食管平滑肌瘤·常位于食管旁,局部与食管宽基底相连,密度均匀,少数可有钙化。强化呈弱强化或不强化表现。

3. 神经源性肿瘤·密度大多均匀,呈软组织或略低于胸部肌肉的密度,良、恶性神经源性肿瘤都有不同程度强化,如肿块呈哑铃状,向椎间孔延伸,相应椎间孔扩大,椎骨旁肋骨吸收变细则更容易鉴别。

(金晨望　何立宇)

参考文献

[1] Travis WD, Brambilla E, Burke AP, et al. Introduction to the 2015 World Health Organization classification of tumors of the lung, pleura, thymus, and heart [J]. Journal of Thoracic Oncology, 2015, 10:1240-1242.

[2] Katlic MR, Wang C, Grillo HC. Substernal goiter [J]. The Annals of Thoracic Surgery, 1985, 39:391-399.

[3] White ML, Doherty GM, Gauger PG. Evidence-based surgical management of substernal goiter [J]. World Journal of Surgery, 2008, 32:1285-1300.

[4] Al-Bazzaz F, Grillo H, Kazemi H. Response to exercise in upper airway obstruction [J]. American Review of Respiratory Disease, 1975, 111:631-640.

[5] Blum M, Biller BJ, Bergman DA. The thyroid cork: obstruction of the thoracic inlet due to retroclavicular goiter [J]. JAMA, 1974, 227:189-191.

[6] Baskin HJ. Ultrasound of thyroid nodules [M]//Baskin HJ. Thyroid ultrasound and ultrasound-guided FNA biopsy boston. MA: Kluwer Academic Publishers, 2000:71-86.

第二节·胸腺病变

胸腺病变是前纵隔最常见的疾病,包括胸腺非肿瘤性病变和肿瘤性病变,胸腺增生属于非肿瘤性病变,胸腺肿瘤性病变包括胸腺上皮性肿瘤、淋巴瘤、转移瘤等,其中上皮性肿瘤是前纵隔肿瘤中最常见的类型,占纵隔肿瘤的 15.0%~21.7%,占前纵隔肿瘤的 47.0%,而胸腺瘤和胸腺癌是胸腺上皮肿瘤内最常见的类型。

一、胸腺增生

胸腺增生(thymic hyperplasia)是前纵隔肿块的原因之一,是常见的胸腺疾病,其定义为胸腺体积增大超过其年龄对应的正常值,形态保持正常。其包括真性胸腺增生和淋巴样滤泡性增生,仅根据影像学发现很难区分这两种类型。

【发病机制与病理】

胸腺增生病理表现为胸腺的髓质内出现生发中心和淋巴滤泡的增生,伴有淋巴细胞和浆细胞浸润,可分为真性胸腺增生和淋巴样滤泡性增生。真性胸腺增生指胸腺皮质与髓质均增生,大小和重量增加而组织学结构正常,与重症肌无力无关,部分病因不明,部分与放化疗、皮质激素治疗及烧伤等应激反应有关。

淋巴样滤泡性增生指胸腺髓质发生淋巴滤泡性增生,皮质常受压变薄,胸腺的大小和重量多在正常范围内,病因常为慢性炎症,与重症肌无力紧密相关,多见于许多免疫系统的疾病,如系统性红斑狼疮、类风湿关节炎、甲状腺毒症及 Graves 病等,也被称为自身免疫性胸腺炎。

【临床特点】

胸腺增生在儿童或青少年好发,男女无明显差异。80%~90%的重症肌无力(myasthenia gravis, MG)患者并发胸腺疾病[1],其中 65%~70%伴有胸腺增生,10%~15%伴有胸腺瘤。

胸腺增生还可合并甲状腺毒症、Graves 病、系统性红斑狼疮、类风湿关节炎等。胸腺增生临床表现与其对于周围结构压迫程度相关,可表现为咳嗽、呼吸困难、运动乏力或反复呼吸道感染等症状,无特异性。

【实验室检查】

实验室检查无特殊。

【影像学表现】

1. X 线表现·与胸腺增生体积有关,胸腺增生较大时 X 线片可见胸腺形态。

2. CT 表现·CT 是胸腺增生的首选检查方法[1],表现如下。

(1) 体积、形态:多弥漫性对称性增大,部分淋巴性胸腺增生的大小正常;保持正常轮廓,呈类圆形、梨形,边缘光滑,可呈浅分叶,部分边缘膨隆。一般认为 20 岁以下的正常胸腺的最大厚度为 1.8 cm, 20 岁以上的最大厚度为 1.3 cm,超过以上标准者,被认为是胸腺增生。

(2) 密度:呈肌性密度,密度均匀或欠均匀,其内脂肪浸润样密度影,偶见细小钙化。

(3) 强化:增强呈轻度强化或无强化。

(4) 邻近结构:与周围大血管、胸骨等组织结构分界清楚,脂肪间隙完整,无淋巴结肿大、胸膜及心包受累。

3. MRI 表现·MRI 信号与正常腺体相似,MRI 化学位移成像上胸腺增生因弥漫脂肪浸润在反相位呈衰减信号[2]。

【诊断标准】

年轻患者表现为下肌乏力,胸部 CT 提示前纵隔胸腺弥漫增大,形态尚正常其内可见脂肪浸润影,边缘光滑,分界清楚,高度提示胸腺增生。

【鉴别诊断】

1. 胸腺未退化或退化不全·多见于婴幼儿,无肌无力及其他临床表现,体积未超过其正常值,形态对称,边缘平直,不向外膨突,难以鉴别时可纵向观察体积表现。

2. **胸腺瘤**·成人好发，前纵隔软组织肿块呈结节状或分叶状，形态不对称，向外膨隆，部分侵及周围脂肪间隙及心脏大血管等，分界不清楚。恶性者可伴胸膜、心包受累及淋巴结转移，增强扫描多明显强化，MRI 化学位移成像有助于鉴别两者[2]。

3. **纵隔畸胎瘤**·含软组织、钙化或骨化、脂肪密度，较容易鉴别。

二、胸腺瘤

胸腺上皮肿瘤（thymic epithelial tumors，TET）是来源于胸腺上皮组织的恶性肿瘤，2021 年 WHO 将胸腺上皮肿瘤分为胸腺瘤（thymoma）、胸腺癌（thymic carcinoma）及胸腺神经内分泌肿瘤（thymic neuroendocrine neoplasms），其中胸腺瘤分为 A 型、AB 型、B1 型、B2 型、B3 型，神经内分泌肿瘤从胸腺癌分出[3,4]。

既往有研究根据以上亚型的不同生物学行为，将其简化为低危组（A 型、AB 型和 B1 型）、高危组（B2 型和 B3 型）和胸腺癌组（C 型）3 个亚型，其中低危组表现为良性生物学行为，常被称为良性胸腺瘤（benign thymoma），高危组被称为侵袭性胸腺瘤（invasive thymoma）。

【发病机制与病理】

胸腺上皮肿瘤的组织形态复杂多样，既往被广泛接受的组织学分类法是由 Marino 和 Muller-Hermelink 提出的三分类法：皮质型、髓质型、混合型，与髓质型相比，皮质型胸腺瘤更具有侵袭性，预后较差。

1999 年 WHO 提出胸腺上皮肿瘤的分类，2021 年第五次修订，将胸腺瘤分为 A 型（包含不典型亚型）、AB 型、B1 型、B2 型和 B3 型[3]（表 42-2-1）。2015 版已将胸腺瘤定义为恶性肿瘤性病变，除微结节型胸腺瘤伴淋巴样间质、显微镜下胸腺瘤、脂纤维腺瘤外，其他胸腺瘤肿瘤学国际疾病分类（ICD-O）均为 3。

表 42-2-1 胸腺上皮性肿瘤的 WHO 分类

胸腺瘤	胸腺癌	胸腺神经内分泌肿瘤
A 型胸腺瘤（包括不典型亚型）	鳞状细胞癌	神经内分泌肿瘤（类癌、神经内分泌瘤）
AB 型胸腺瘤	基底细胞样癌	神经内分泌癌（小细胞癌、大细胞神经内分泌癌）
B1 型胸腺瘤	淋巴上皮样癌	
B2 型胸腺瘤	胸部 NUT 癌	
B3 型胸腺瘤	透明细胞癌	
伴有淋巴间质的微结节型胸腺瘤	低级别乳头型腺癌	
化生型胸腺瘤	黏液表皮样癌	
脂肪纤维腺瘤	具有腺样囊性癌样特征的胸腺癌	
	肠型腺癌	
	腺癌非特指型	
	腺鳞状细胞癌	
	肉瘤样癌	
	未分化癌	
	胸腺癌非特指型	

Jeong 等根据其生存率将它分为 3 组，BⅠ型为低危胸腺瘤，BⅡ型和 BⅢ型属于高危胸腺瘤，C 型为胸腺癌。我国已有学者以此将胸腺瘤分为非侵袭性胸腺瘤和侵袭性胸腺瘤两类。Masaoka 等将胸腺瘤分为四期。

Ⅰ期：大体标本和镜下观察，肿瘤包膜完整无侵犯。

Ⅱ期：大体观察肿瘤侵犯邻近脂肪组织或纵隔胸膜，组织学上肿瘤侵犯包膜。

Ⅲ期：大体观察肿瘤明显侵犯邻近结构（心包、大血管、肺）。

Ⅳ期：Ⅳa，胸膜或心包广泛播散；Ⅳb，淋巴道或血行远隔转移[5,6]。

这一分期在临床广泛应用。2021 版 WHO 分类中新引入国际抗癌联盟（Union for International Cancer Control，UICC）推荐的 TNM 分期系统（表 42-2-2），建议这一分期和 Masaoka 分期平行使用。

表 42-2-2 胸腺上皮肿瘤（TNM 分期-AJCC 第 8 版）

原发性肿瘤（T）	区域淋巴结（N）	远处转移（M）
Tx：原发性肿瘤无法评估	Nx：局部淋巴结无法评估	M_0：无胸膜、心包或远处转移
T_0：无原发性肿瘤证据	N_0：无局部淋巴结转移	M_1a：单一的胸膜或心包内结节
T_1a：肿瘤未累及纵隔胸膜	N_1：胸腺前或周围淋巴结转移	M_1b：肺实质内结节或远处器官转移
T_1b：肿瘤直接侵犯纵隔胸膜	N_2：胸内或颈深淋巴结转移	
T_2：肿瘤直接侵犯部分或全层心包膜		
T_3：肿瘤直接侵犯以下任一部位：肺、头臂静脉、上腔静脉、膈神经、胸壁或心外膜动静脉		
T_4：肿瘤侵犯以下任一部位：升主动脉、主动脉弓或降支、心包内肺动脉、心肌、气管或食管		

【临床特点】

胸腺上皮肿瘤一般发病年龄较大（40～50 岁），但也偶见于年轻人，无性别差异。起病隐匿，属于惰性肿瘤，但可具侵袭性。

1/3～1/2 的患者无症状，为胸部 X 线片检查偶然发现前纵隔肿物；1/3 的患者具有局部症状，如咳嗽、胸痛、吞咽困难、上腔静脉压迫综合征等；1/3 的患者以重症肌无力（MG）就诊时发现[1]。

大约 35% 的胸腺瘤患者合并 MG，5%～10% 的患者合并有其他系统性疾病，包括单纯性红细胞再生障碍性贫血、低 γ 球蛋白血症及各种自身免疫性疾病和内分泌异常。10%～15% 的 MG 患者可发生胸腺瘤。

【实验室检查】

实验室检查无特殊。

【影像学表现】

X 线检查者简单易行，多数病灶能被发现，但偶有小病灶漏诊;CT 有较高的分辨率[6,7],能够发现全部病灶,对胸腺上皮肿瘤的诊断甚为重要。曾有报道 MG 患者 CT 检出胸腺瘤的敏感性为 85%,特异性为 98.7%,准确性为 95.8%。

MRI 由于血流的流空效应,能明确显示病变与心脏及大血管之间的关系,加之能从多层面多角度观察病变,使胸腺瘤的全貌一览无余,从而为临床诊断制定治疗方案提供重要依据。CT 增强扫描及 MRI 顺磁造影,皆有利于胸腺瘤的病灶显示,但一般都不必使用。

1. X 线表现·胸部 X 线上肿瘤最常位于前纵隔中部,心脏底部与升主动脉交界部及肺动脉段区(图 42-2-1 和图 42-2-2),少数可发生于下纵隔且多较大(图 42-2-3)。

较小的胸腺瘤在正位片上不能显示或容易漏诊(图 42-2-2)。较大者呈单侧或双侧纵隔弧形或结节形突起,以单侧者多见,可偏左侧或右侧,边缘清楚,可有环状或斑片状钙化(图 42-2-2)。胸腺瘤可追随观察较长时间没明显变化。

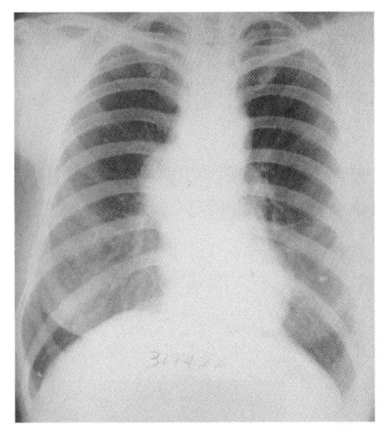

图 42-2-1 胸腺瘤
胸部 X 线片可见右侧纵隔局限膨隆,位于心脏底部与升主动脉交界处。

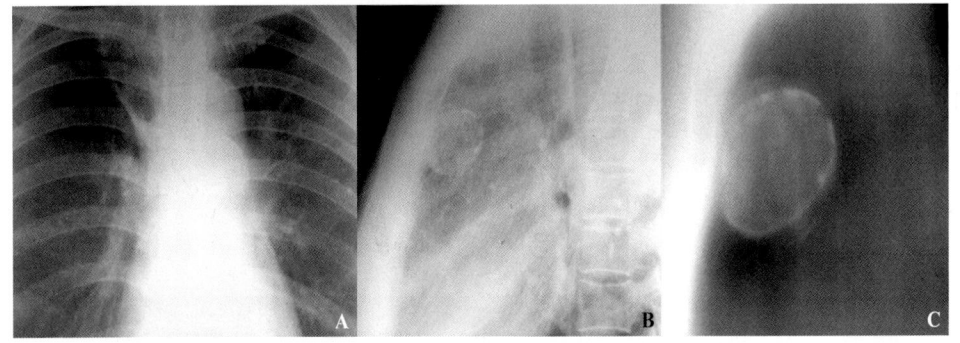

图 42-2-2 重症肌无力,胸腺瘤
胸部正位 X 线片(A)显示主肺动脉窗隐约可见一椭圆形影,边缘光滑锐利;侧位像(B)和普通断层像(C)清晰显示胸骨后环形钙化影。

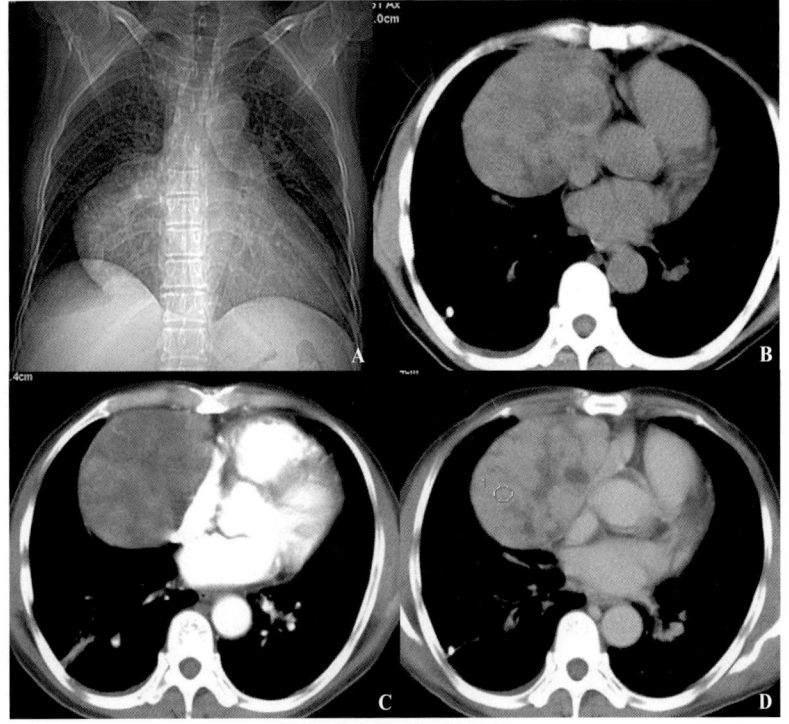

图 42-2-3 胸腺瘤
正位胸部 X 线片(A)右下纵隔圆形肿块,内侧与心脏纵隔分界不清;CT 平扫(B)示肿块呈类圆形,边界光整,密度不均匀,右侧胸膜腔少量积液;增强扫描动脉期(C)呈轻度不均匀强化,延时期(D)进一步强化,密度仍不均匀。

2. CT 表现

(1) 肿块与结节的外形:胸腺上皮肿瘤主体部分以圆形或椭圆形多见(图42-2-4～图42-2-6),边缘常呈波浪状或结节状突起(图42-2-5和图42-2-6),少数表现为多球状、不规则或多结节状。

(2) 肿块的密度:非侵袭性胸腺瘤呈软组织密度,其内部密度的均匀程度受其大小的影响,体积较小者密度多数均匀(图42-2-7和图42-2-8);体积较大者,因伴有坏死液化灶而密度不均(图42-2-9),偶有钙化(图42-2-10),钙化呈结节状、蛋壳样,也可为点状。

增强扫描时实质部分呈轻到中度强化(图42-2-7～图42-2-9),可均匀强化或不规则强化(图42-2-11),病灶内坏死囊变区无强化。轻度均质强化是非侵袭性胸腺瘤的常见表现。

(3) 邻近结构的脂肪层:由于非侵袭性胸腺瘤周围的脂肪层结构未受到侵犯,故该结构可以受压变窄,但不会破坏,表现为在肿块与邻近结构之间常有一低密度透亮带(图42-2-12)。

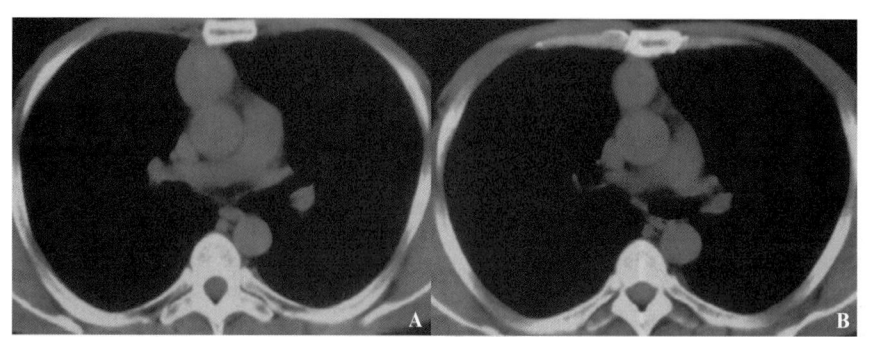

图42-2-4　胸腺瘤
连续CT断面(A、B)显示前中纵隔偏右圆形结节,边缘光滑。

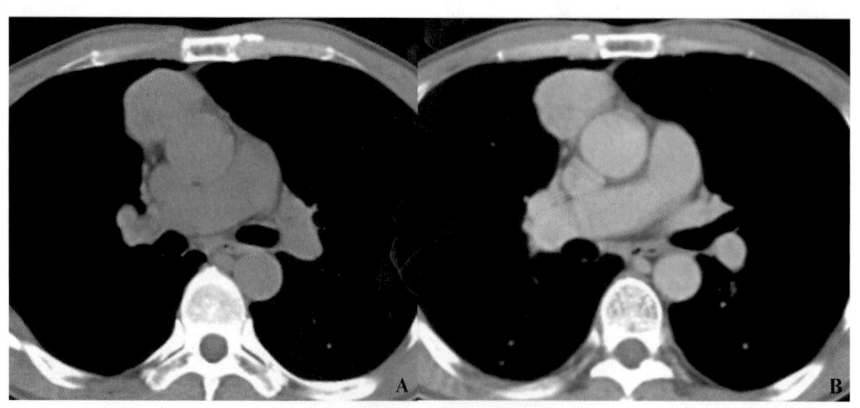

图42-2-5　胸腺瘤A型
CT纵隔窗(A)、增强静脉期(B)显示前中纵隔偏右半圆形结节,边缘呈轻度波浪状。

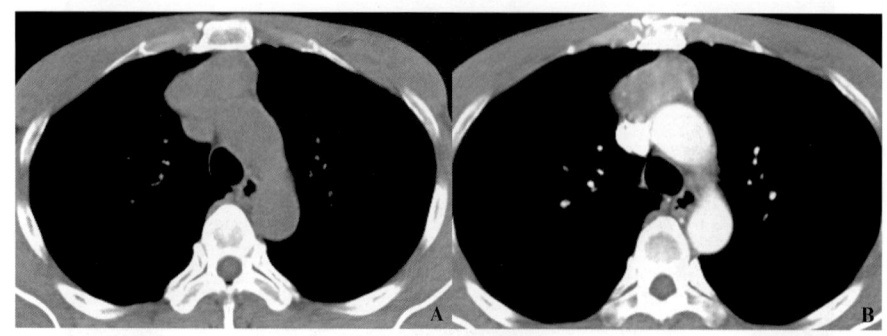

图42-2-6　胸腺瘤AB型
CT纵隔窗(A)和增强(B)显示前中纵隔长圆形软组织密度结节,边缘略有起伏。

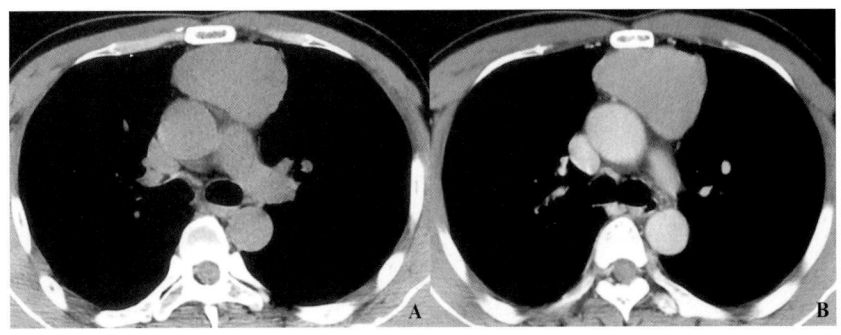

图 42-2-7　胸腺瘤
CT 纵隔窗显示前纵隔肿块，密度均匀，边缘光滑(A)，呈轻度均质强化(B)，肿块与相邻血管分界清楚。

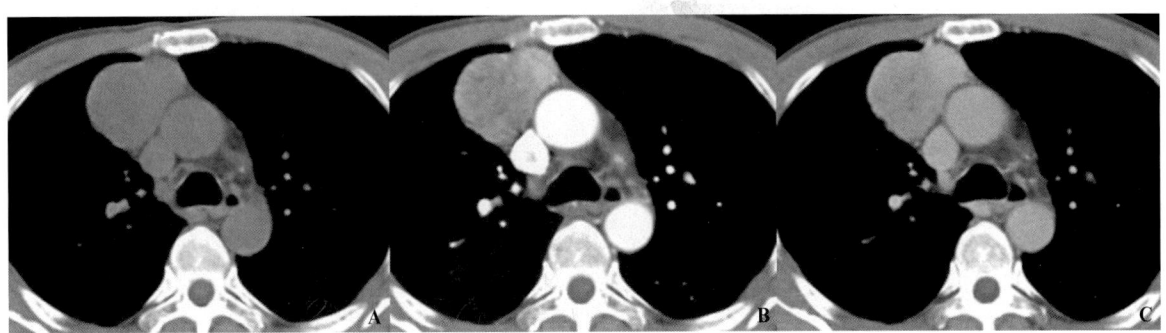

图 42-2-8　胸腺瘤 A 型
CT 纵隔窗显示右前纵隔肿块，平扫密度略均匀，边缘光滑(A)，呈轻度不均质强化(B)，肿块与相邻血管分界清楚(C)。

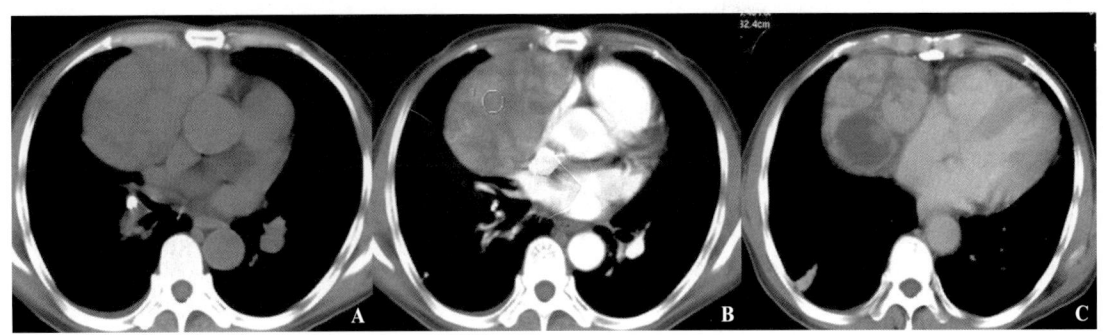

图 42-2-9　胸腺瘤
CT 纵隔窗显示右前纵隔肿块，平扫密度略不均匀，边缘光滑(A)，呈不均匀强化(B)，肿块与相邻血管分界清楚，病变内囊性部分不强化(C)。

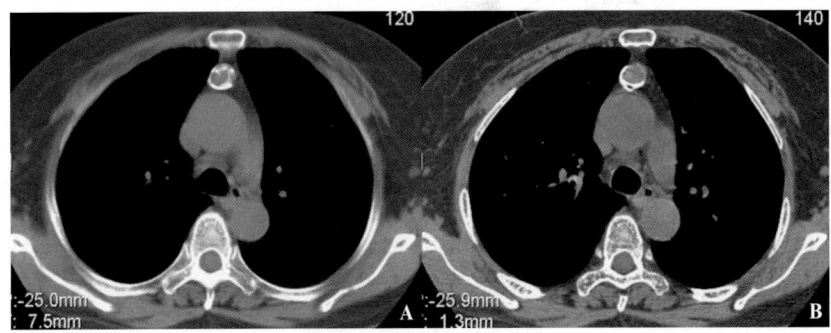

图 42-2-10　胸腺瘤
CT 纵隔窗(A)和薄层 CT(B)显示升主动脉前方结节影，中央为软组织密度，周围可见环状钙化。

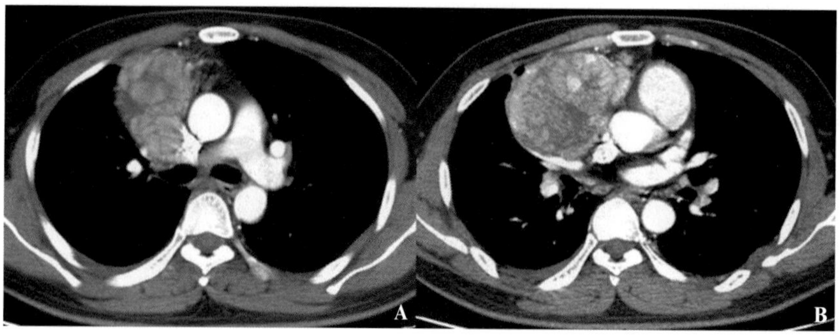

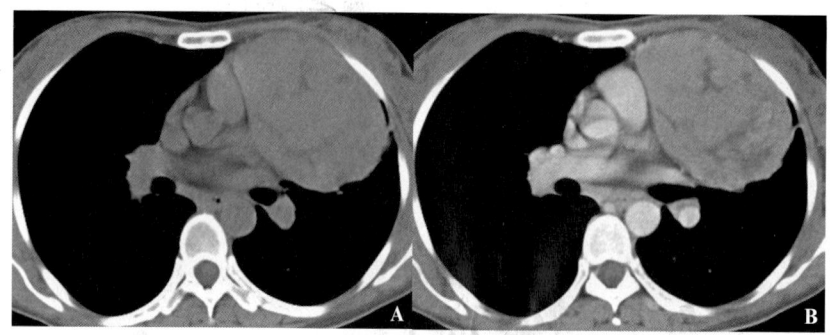

图42-2-11　32岁,男性。胸腺瘤(混合型)

增强CT扫描显示右前纵隔肿块影,内可见团片状明显强化,肿块与升主动脉之间的脂肪间隙清晰可见(A);于右中叶开口层面(B)肿块推移右上肺静脉向后移位,右侧少量胸腔积液。

图42-2-12　胸腺瘤AB型

CT纵隔窗显示左中纵隔肿块,肿块与血管之间可见一连续低密度透亮带(A);增强扫描(B)较平扫的显示更清楚。

（4）肿瘤-心脏-大血管接触面:根据心脏、大血管毗邻处肿块的边缘形状,肿瘤-心脏-大血管接触面分为4类:①凸出型;②平坦型;③凹陷型;④灌铸型。非侵袭性胸腺瘤多表现为凸出型、平坦型或凹陷型。

1）凸出型:指肿块与邻近心脏、大血管交界面仍为外凸弧形,两者交角为锐角,此型常提示肿块小而独立,与周围脏器尚未造成相互推挤的状态(图42-2-13)。

2）平坦型:指肿块与邻近心脏、大血管交界面平直,但无包绕邻近结构的表现,此型常提示肿块较大并相互推挤(图42-2-14)。

3）凹陷型:指肿块有包绕邻近结构生长的特点,与邻近心脏、大血管交界面为内陷的光滑弧形,肿块包绕1/2以下的血管周径,肿块与邻近结构间脂肪间隙均匀存在(图42-2-15)。

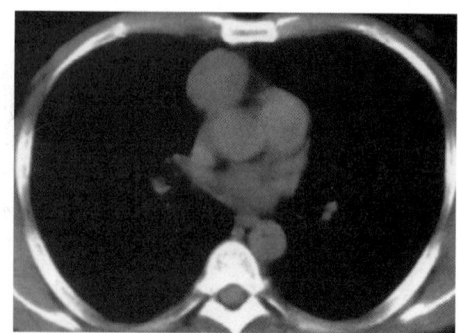

图42-2-13　胸腺瘤

前中纵隔类圆形结节,与升主动脉的接触面小而膨隆,呈凸出型。

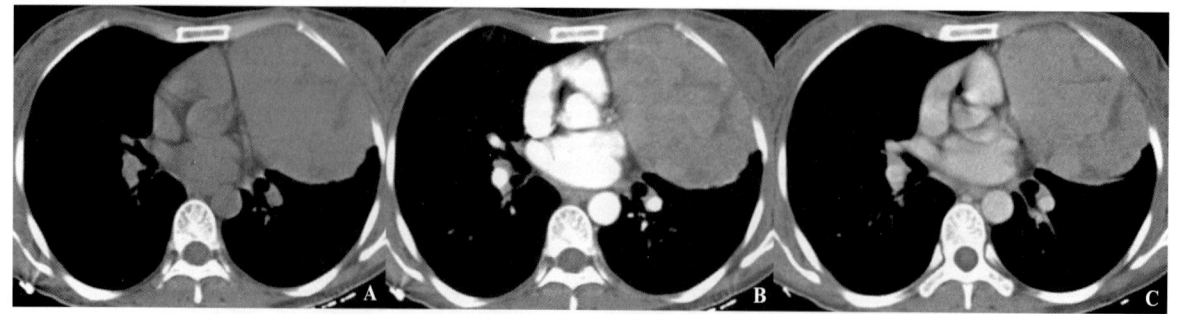

图42-2-14　胸腺瘤AB型

CT纵隔窗(TU,A)、增强扫描动脉期(B)、静脉期(C)均显示左中纵隔巨大肿块与邻近心脏相互推挤,心脏变形,两者接触面平直,呈平坦型。

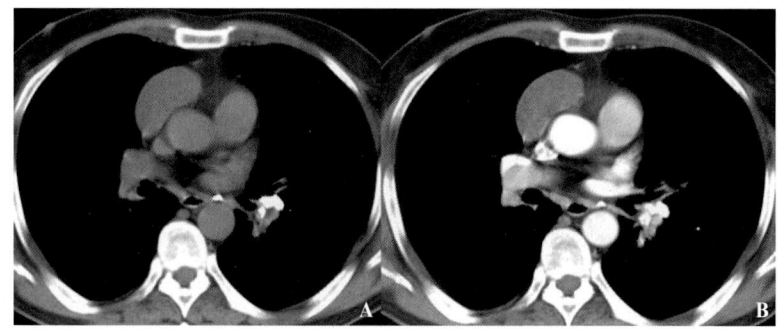

图 42-2-15 胸腺瘤

肿块与升主动脉的交界面内陷,呈光滑的弧形,两者之间可见清晰的低密度透亮带,两者接触面呈凹陷型;平扫(A)及增强(B)扫描示病变呈均质轻度强化。

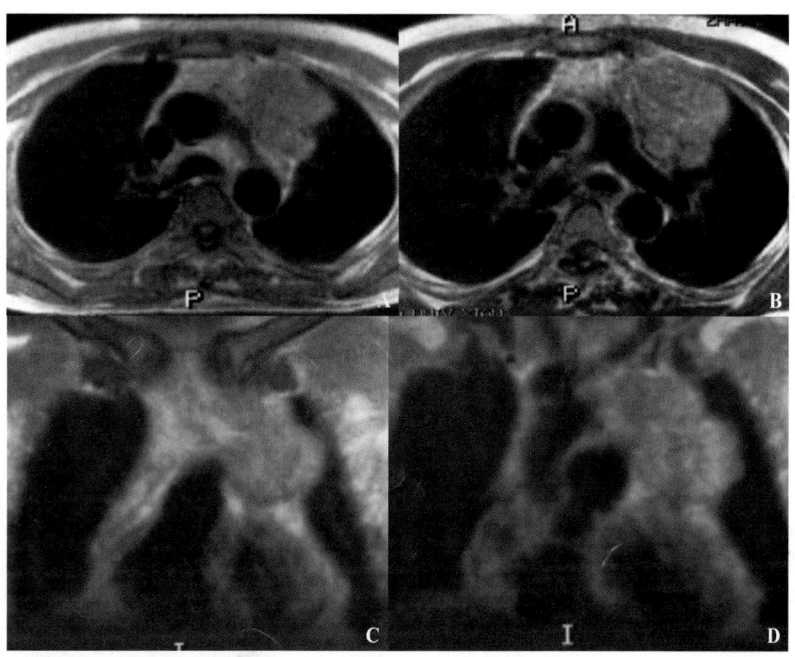

图 42-2-16 胸腺瘤

MRI扫描于主肺动脉窗(A)和左肺动脉(B)层面显示左前纵隔软组织肿块影,呈略高于肌肉的均匀信号,肿块与纵隔大血管分界清楚,可见低信号包膜(箭);冠状层面(C、D)显示纵隔边缘呈分叶状。

(5) 心包、胸膜、肺及其他器官的改变:非侵袭性胸腺瘤可推压邻近结构致其变形,但不破坏其结构。

在MRI上T1WI图像上,典型的胸腺瘤表现为信号均匀的肿块影(图42-2-16)、与肌肉等信号或中等偏低信号,T2WI图像上显示为略低于脂肪的稍高信号影,其中若有囊变区或钙化则信号不均匀,表现为长T1、长T2信号或信号缺失区[8]。

约20%的良性胸腺瘤在T1WI上可显示出包膜影(图42-2-16),表现为肿块与周围脂肪囊间的线状低信号影。儿童的胸腺肥大常形成假肿瘤的表现,但儿童胸腺瘤较少见。

胸腺瘤PET-CT表现可以为轻度或中高程度的高代谢。

【诊断标准】

临床表现常无特异性,如患者有重症肌无力表现,影像学发现胸骨后间隙软组织肿块影,形态不规则,边缘膨隆,容易诊断。

绝大部分病例用X线片和CT检查可满足临床诊断的目的,但是确诊还得靠组织病理学检查。

【鉴别诊断】

1. 胸腺增生·是重症肌无力的常见原因。在组织学上胸腺髓质内有生发中心及淋巴滤泡增生,腺体本身可无增大。约50%的胸腺增生在CT图像上表现为胸腺弥漫性增大,形态正常,密度与正常年轻人的胸腺相似。30岁以下患者,如胸腺体积增大不明显,影像学上难以与正常胸腺鉴别。而30岁以上的患者,胸腺逐渐萎缩并被脂肪组织代替,CT诊断胸腺增生较为可靠。

2. 畸胎瘤·典型的畸胎瘤表现为厚壁囊肿,密度不均,可见液性、脂肪密度、软组织密度和骨化、蛋壳样钙化影,容易鉴别。实质性畸胎瘤,在影像学上鉴别有一定困难。

3. 淋巴瘤·纵隔淋巴瘤常融合呈软组织肿块,但形态不规则呈结节状改变,密度均匀或不均匀,增强后CT值多增加30HU以上;除前纵隔肿块外,绝大多数患者在颈部和纵隔其他部位常有肿大的淋巴结;肺部浸润常见,胸膜心包侵犯少见。少数完全局限于胸腺内的淋巴瘤,从影像学表现上很难与胸腺瘤区分。

三、侵袭性胸腺瘤

【临床特点】

临床特点基本同胸腺瘤。

【实验室检查】

实验室检查无特异性。

【影像学表现】

1. X线表现·侵袭性胸腺瘤的X线表现表现可与非侵袭性胸腺瘤相似,肿块与纵隔的夹角常为钝角(图42-2-17),但一般肿块较大,可呈边缘毛糙不整或分叶状,甚至多发肿块影,胸膜反应较常见(图42-2-18)。

2. CT表现·侵袭性胸腺瘤发生位置基本同胸腺瘤,CT主要观察内容如下。

(1) 肿块与结节的外形:多球状、不规则或多结节状[7]。

(2) 肿块的密度:侵袭性胸腺瘤密度多不均匀,尤以增强扫描显著(图42-2-19~图42-2-21),钙化发生率高于良性。包绕,甚至突入血管内为侵袭性胸腺瘤的特征性表现。

(3) 邻近结构的脂肪层:侵袭性胸腺瘤周围脂肪层结构受侵犯,常表现为肿块与邻近结构之间的低密度透亮带边界模糊,甚至消失(图42-2-22)。

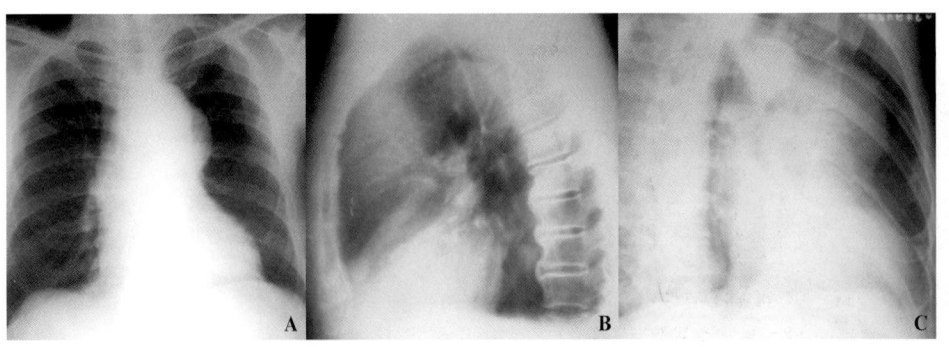

图 42-2-17　侵袭性胸腺瘤

胸部正位X线平片(A)显示主肺动脉旁半圆形软组织肿块影,侧位X线片(B)显示位于胸骨后方;切线位像(C)显示肿块与纵隔的接触面呈宽基底,夹角为钝角(箭)。

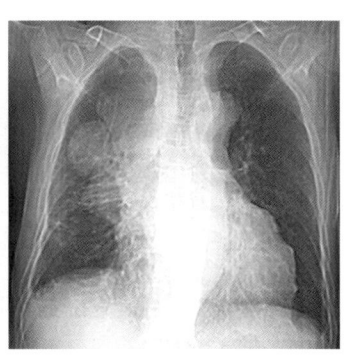

图 42-2-18　侵袭性胸腺瘤

CT定位图显示右侧中纵隔多发结节状软组织密度影,右侧少量胸腔积液。

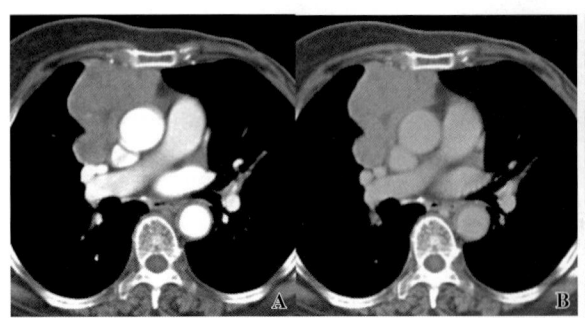

图 42-2-19　胸腺瘤 B2 型

CT增强动脉期(A)和静脉期(B)显示前中纵隔不规则肿块,右后缘可见结节状突起,内部密度不均匀。

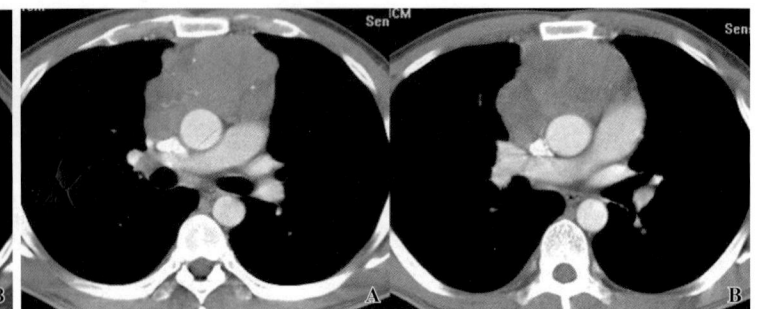

图 42-2-20　胸腺瘤 B2 型和 B3 型

CT增强扫描不同CT断面(A、B)显示前中纵隔肿块,边缘呈多结节状突起。

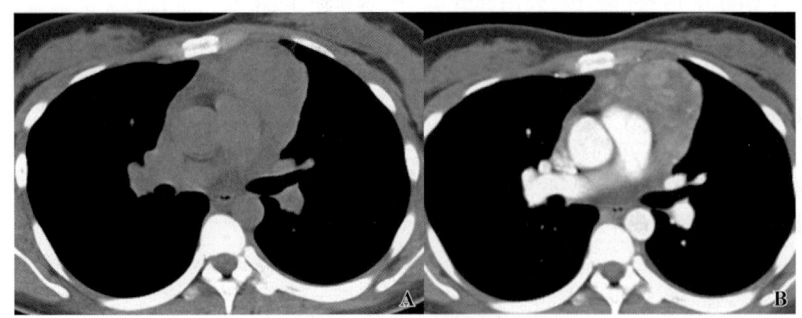

图 42-2-21　胸腺瘤 B3 型

CT纵隔窗(A)显示肺动脉左前方肿块影,包绕血管鞘生长,密度尚均匀;增强扫描(B)显示病灶不均匀中度强化。

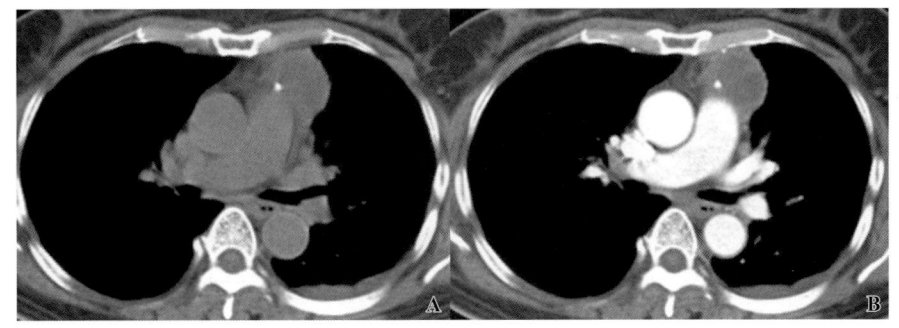

图 42-2-22 胸腺瘤 B3 伴坏死

CT 纵隔窗(A)显示肺动脉前软组织肿块,与血管分界不清,增强扫描(B)显示两者之间低密度透亮带消失。

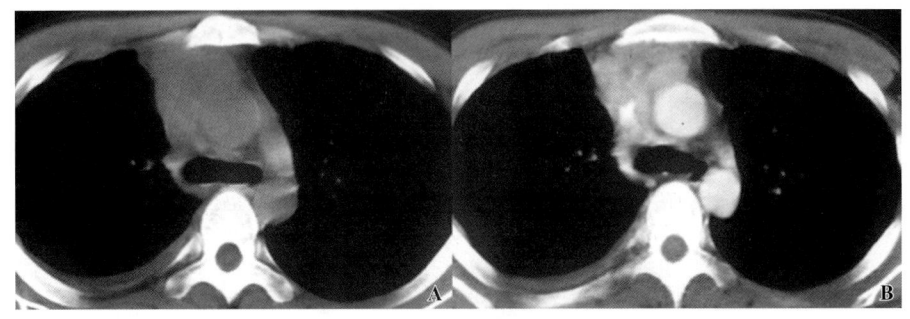

图 42-2-23 升主动脉右前软组织肿块(胸腺瘤)

CT 纵隔窗(A)显示肿块向主动脉后方延伸,与血管分界不清;增强扫描(B)显示肿块呈蟹足状延伸至气管前间隙,血管及气管旁脂肪间隙低密度带不清,部分消失。

(4)肿瘤-心脏-大血管接触面:根据心脏、大血管毗邻处肿块的边缘形状,肿瘤-心脏-大血管接触面分为4类:①凸出型;②平坦型;③凹陷型;④灌铸型。

灌铸型是指肿块呈蟹足状延伸至纵隔固有结构间隙中,肿块与心脏大血管接触面大,相互适应,脂肪间隙不清或消失(图 42-2-23)。侵袭性胸腺瘤多为灌铸型。

(5)心包、胸膜、肺及其他器官的改变:侵袭性胸腺瘤常侵犯纵隔脂肪,累及心包、胸膜、邻近大血管及邻近肺组织,其至可经自然孔累及腹膜后结构。当心包、胸膜受累时表现为肿块与心包、胸膜间脂肪消失,心包膜、胸膜呈结节状增厚伴积液(图 42-2-24)。

增强扫描有助于显示被胸腔积液掩盖的胸膜结节。肺受侵犯时,肿块突向邻近肺野,瘤-肺界面呈毛刺影或小片状影(图 42-2-24)。血管受侵犯时,表现为血管被包绕,管壁不整,管腔狭窄,充盈缺损甚至闭塞。此外,发生纵隔转移时,在纵隔内可见肿大淋巴结(图 42-2-25)。

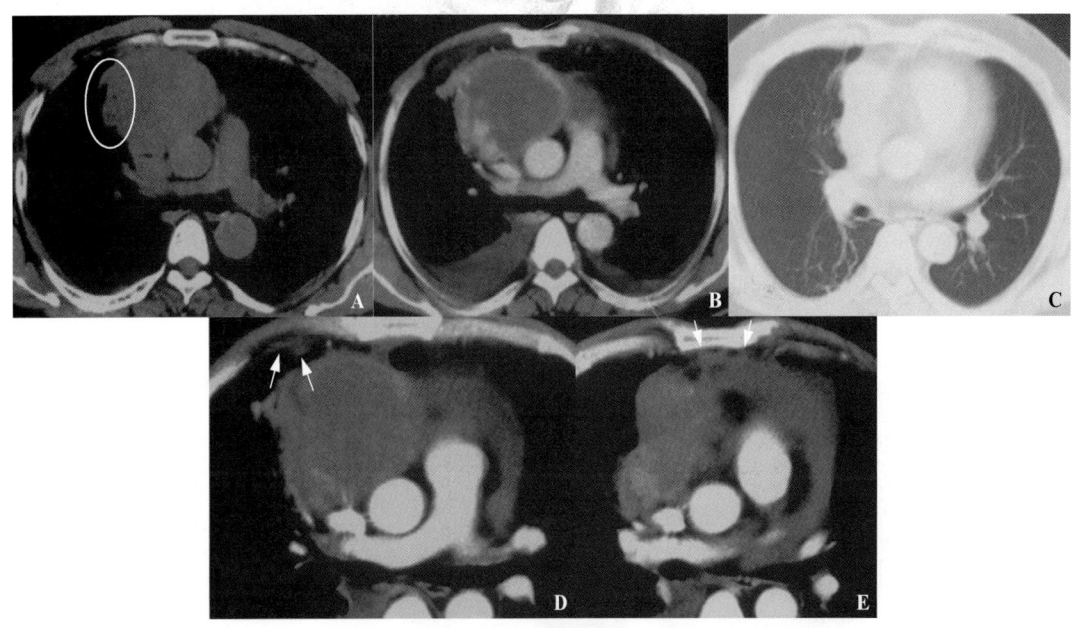

图 42-2-24 侵袭性胸腺瘤侵犯肺、胸膜及心包

CT 纵隔窗(A)显示前中纵隔肿块与肺分界不清,局部肺实质实变(圆圈内);3天后增强扫描(B)显示肿块呈不均匀显著强化,并出现双侧胸腔少量积液;肺窗(C)显示肿块表面不光,呈多发微结节突起,右前壁胸膜(白箭)及心包膜不均匀增厚(D、E),心包积液。

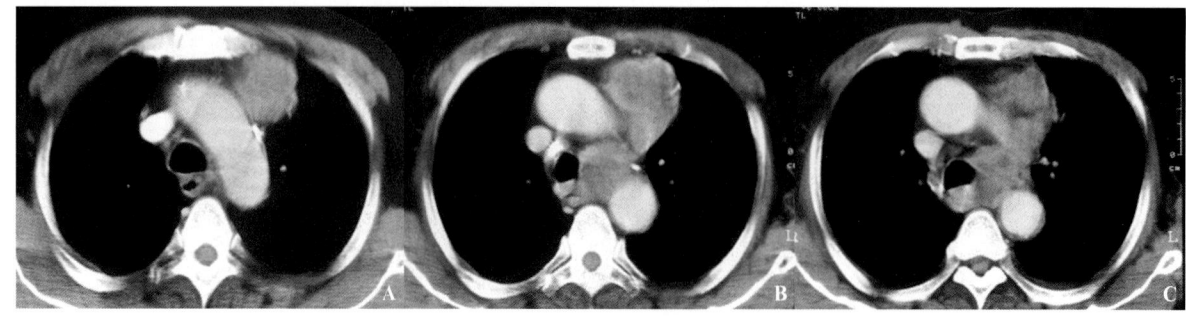

图 42-2-25　侵袭性胸腺瘤

增强 CT 扫描于主动脉弓层面(A)可见左前纵隔肿块影,边缘不光滑;于主肺动脉窗层面(B、C)显示肿块影呈密度不均匀强化,主肺动脉窗可见肿大淋巴肿。

3. MRI 表现。侵袭性胸腺瘤在 T1WI 和 T2WI 信号基本与良性胸腺瘤相近,其特异性表现为在 T1WI 上可清晰显示肿块浸润邻近结构的情况,淋巴转移时可见到纵隔肿大的淋巴结。

^{18}F-FDG PET-CT 显像表现为典型的侵袭性胸腺瘤代谢活性显著增高,放射性核素浓聚,病灶周边清楚。体积较大的恶性肿瘤中心可坏死形成空洞,表现为中心放射性缺损周围放射性浓聚。侵袭性胸腺瘤可侵犯心包、胸膜、纵隔淋巴结及肺,放射性核素代谢显像表现为核素浓聚(图 42-2-26 和图 42-2-27)。

胸腺瘤 ^{18}F-FDG 代谢显像表现为高代谢(图 42-2-26),其他地方专业也可以表现为高代谢病变(图 42-2-27)。

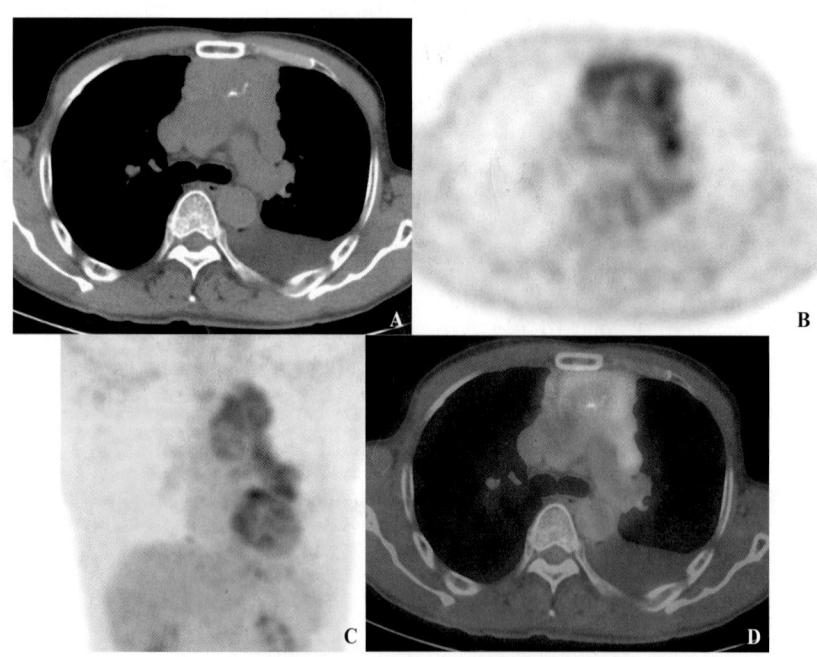

图 42-2-26　男性,66 岁。侵袭性胸腺瘤

CT 肺窗(A)显示前纵隔有肿块状阴影,边缘不光滑,其内有点状钙化,病变与纵隔内结构关系不清楚,左侧胸腔少量积液;PET 显示病变类似环状高代谢,病变中心代谢不均匀(B);病变累及心脏上缘(C);PET-CT 融合图显示病变区环状高代谢,病变中心代谢不均匀(D)。

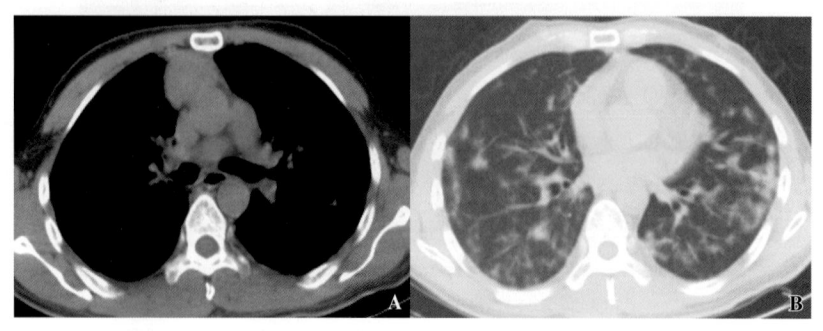

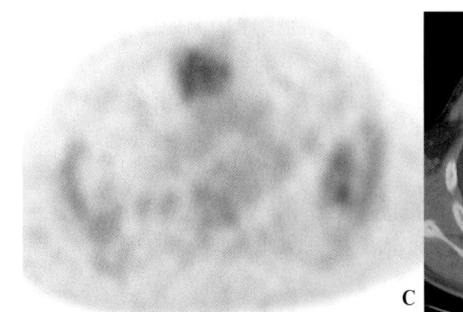
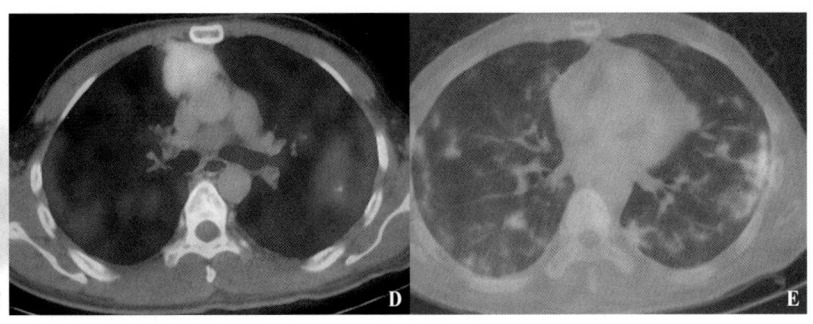

图42-2-27　男性,66岁。侵袭性胸腺瘤肺弥漫性转移,内乳淋巴结增大

活动后气短20余天。CT纵隔窗显示(A)在前上纵隔有肿块状阴影,与升主动脉壁关系不清楚,右侧内乳淋巴结增大;肺窗(B)显示两肺多发纤维索条状、小斑片状高密度阴影,多发形态不规则的小结节;PET(C)显示前纵隔有高代谢病变,肺内有斑片状、胸膜下有高代谢病变;PET-CT融合图(D、E)显示病变区为高代谢。

【诊断标准】

影像学发现胸骨后间隙不规则软组织肿块影,密度不均匀,肿瘤-心脏-大血管接触面呈灌铸型,侵及周围结构时可考虑恶性胸腺肿瘤、侵袭性胸腺瘤或胸腺癌可能,确诊仍需组织病理学检查。

【鉴别诊断】

1. 胸腺癌·表现与侵袭性胸腺瘤相近,胸腺癌常伴胸外转移,而胸腺瘤包括恶性胸腺瘤较少伴有胸外转移,两者需从病理鉴别诊断。

2. 胸腺神经内分泌肿瘤·影像学表现与侵袭性胸腺瘤很难鉴别(图42-2-28),在PET-CT上表现为高代谢,也可以病变很小就发生淋巴结转移(图42-2-29)。因大部分类癌患者伴有类癌综合征,以库欣综合征多见,如能密切结合临床病史一般可以鉴别。

3. 淋巴瘤·淋巴瘤常表现为全身多发肿大的淋巴结,较少侵犯胸膜心包。

4. 恶性生殖细胞肿瘤·如有脂肪、骨化等特异性征象时易鉴别,但实性肿块常与侵袭性胸腺瘤难以鉴别。

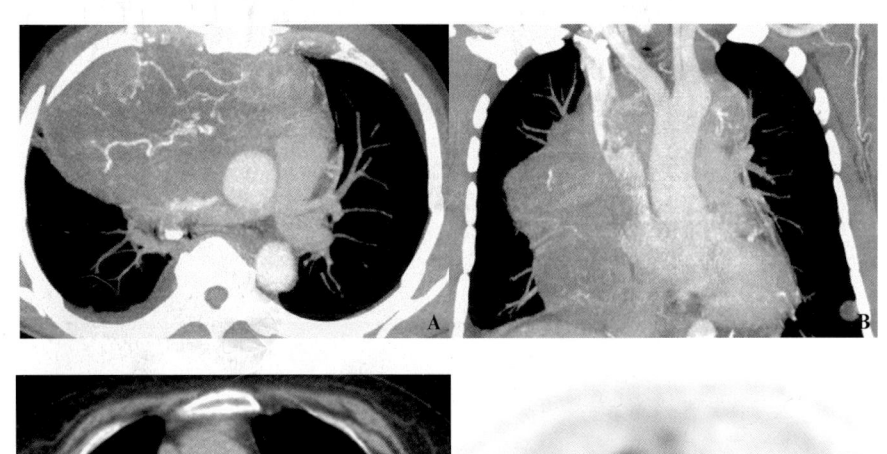

图42-2-28　胸腺神经内分泌癌

CT增强(A)显示右前纵隔巨大肿块,与升主动脉、肺动脉之间脂肪层消失,病灶内可见多发迂曲血管,上腔静脉变扁,前缘不光整;冠状位(B)显示上腔静脉内密度不均,可见不规则充盈缺损,左下胸膜结节状突起。

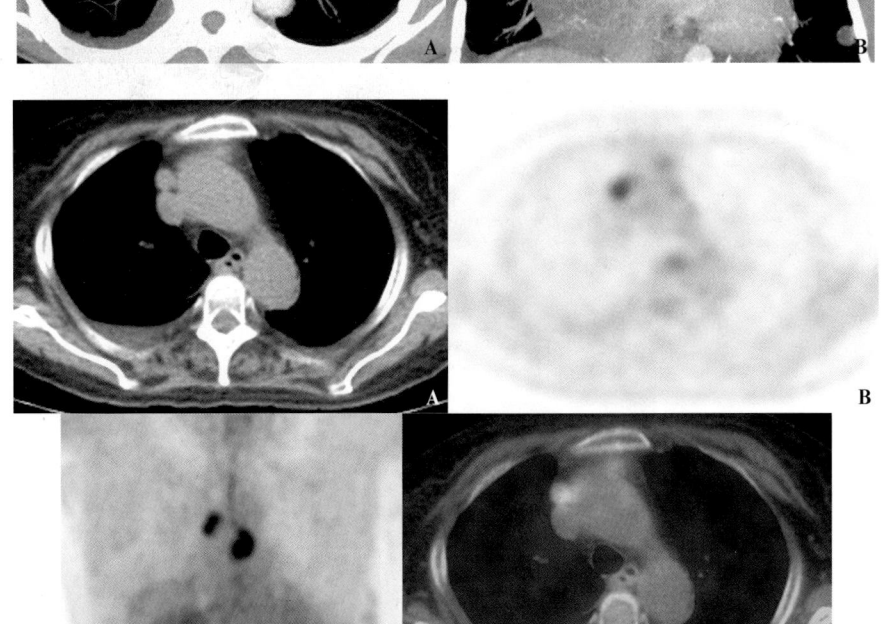

图42-2-29　女性,57岁。胸腺神经内分泌癌

多饮、多尿5个月;双下肢水肿,满月脸,颜面发红;实验室检查尿皮质醇升高。CT肺窗(A)显示右前上纵隔腔静脉前有1个小结节,胸骨后有边缘不清楚的小结节影,右侧少量胸腔积液;PET(B、C)病变区有高代谢;冠状位纵隔内有高代谢淋巴结;PET-CT融合图(D)显示胸骨后小淋巴结有轻度高代谢。手术病理证实为:前上纵隔胸腺神经内分泌癌,另送纵隔淋巴结(3/3)个有癌转移。

四、胸腺癌

【临床特点】

胸腺癌(thymic carcinoma)通常不伴发 MG(除外高分化胸腺癌),侵及周围心脏大血管、肺叶等结构会表现相应症状,早期肿瘤很少发生远位转移,最常见的转移部位是胸膜,其次是肾、骨、肝及大脑。

【实验室检查】

实验室检查无特异性。

【影像学表现】

1. X 线表现 · 通常可在较短时间内迅速增大(图 42-2-30)。

2. CT 表现 · 在位置基本同胸腺瘤,体积较大[9],其特征性 CT 表现如下。

(1) 肿块与结节的外形:为多球状、不规则或多结节状。

(2) 肿块的密度:密度多不均匀,尤以增强扫描显著,钙化发生率高于良性,钙化多为簇状或点状密集钙化,坏死、出血、囊变多见,增强扫描多呈中度或显著不均匀强化(图 42-2-31)。

(3) 邻近结构的脂肪层:周围脂肪层结构受侵犯,肿块与邻近结构之间的低密度透亮带边界模糊,甚至消失(图 42-2-31 和图 42-2-32)。

(4) 肿瘤-心脏-大血管接触面:灌铸型。

(5) 心包、胸膜、肺及其他器官的改变:其表现基本同侵袭性胸腺瘤,胸外转移较多见。

MRI 表现其表现与侵袭性胸腺瘤相似,坏死、囊变、出血多见。

胸腺癌的 PET-CT 标准化摄取值(SUV)被认为明显大于侵袭性或非侵袭性胸腺瘤的 SUV[6]。

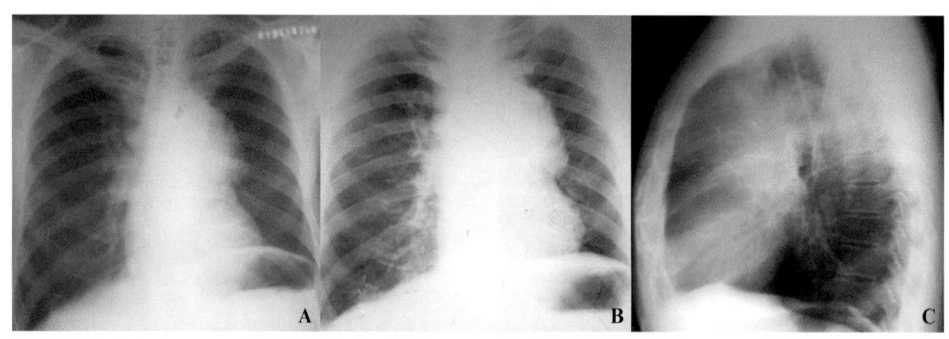

图 42-2-30 胸腺癌

胸部正位 X 线片(A)显示左纵隔软组织肿块影,膈肌左侧抬高;2 个月后复查(B)肿块增大,膈肌左侧抬高;侧位 X 线片(C)显示肿块与升主动脉重叠。

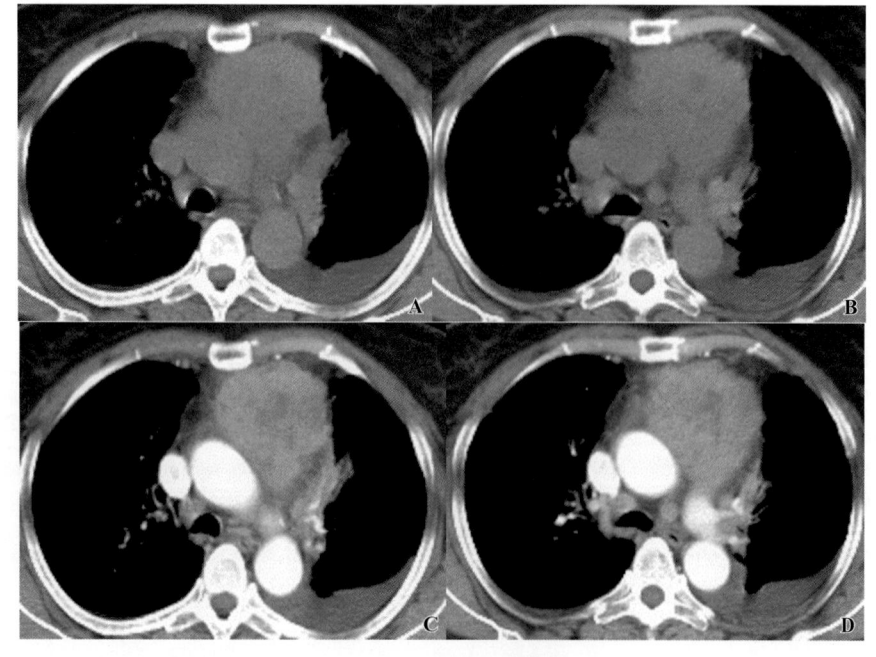

图 42-2-31 胸腺低分化鳞状细胞癌伴神经内分泌分化

CT 纵隔窗(A、B)显示左上纵隔肿块,边界欠清,内部密度略不均,左侧胸腔积液;增强扫描(C、D)肖湘生肿块分叶状,脂肪间隙模糊,呈不均匀中度强化。

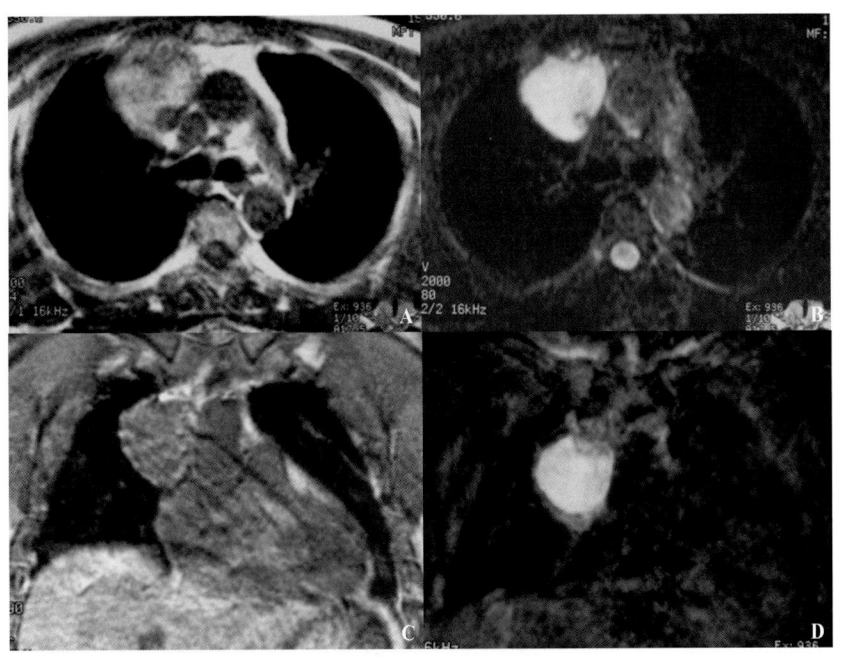

图42-2-32 女性,50岁。胸腺鳞状细胞癌

MRI扫描显示升主动脉旁肿块,肿块大部分在T1WI(A、C)呈等信号,在T2WI-FS(B、D)呈明显高信号,其内信号不均匀,高信号与脑脊液相仿(B);肿块边缘可见稍高T2信号结节导致囊壁厚薄不均匀,与纵隔胸膜关系不清楚。

【诊断标准】

临床表现和影像学表现与侵袭性胸腺瘤相近,确诊需要病理及免疫组化检查。

【鉴别诊断】

同侵袭性胸腺瘤。

(金晨望 高小燕)

参考文献

[1] Bogot NR, Quint LE. Imaging of thymic disorders [J]. Cancer Imaging, 2005,5:139-149.

[2] Inaoka T, Takahashi K, Mineta M, et al. Thymic hyperplasia and thymus gland tumors: differentiation with chemical shift MR imaging [J]. Radiology, 2007,243:869-876.

[3] WHO Classification of Tumours Editorial Board. WHO classification of tumours. Thoracic tumours [M]. 5th ed. Lyon: IARC Press, 2021.

[4] 武春燕,谢惠康,李媛.WHO胸部肿瘤分类(第5版)中胸膜、心包及胸腺肿瘤部分解读[J].中国癌症杂志,2021,31:769-774.

[5] Truong MT, Sabloff BS, Gladish GW et al. Invasive thymoma [J]. AJR, 2003,181:1504.

[6] Nishino M, Ashiku SK, Kocher ON, et al. The thymus: a comprehensive review [J]. Radiographics, 2006,26:335-348.

[7] Marcelo F, Benveniste K, Melissa L, et al. Role of Imaging in the Diagnosis, Staging, and Treatment of Thymoma [J]. RadioGraphics, 2011,31:1847-1861.

[8] Takahashi K, Al-Janabi NJ. Computed tomography and magnetic resonance imaging of mediastinal tumors [J]. J Magn Reson Imaging, 2010,32:1325-1339.

[9] Jung K, Lee K, Han J, et al. Malignant thymic epithelial tumors: CT-Pathologic Correlation [J]. AJR, 2001,176:433-439.

第三节·生殖细胞肿瘤

纵隔生殖细胞肿瘤(germ cell tumors)包括畸胎瘤、精原细胞瘤、卵黄囊瘤、胚胎癌、绒毛膜上皮癌、混合性生殖细胞瘤、伴有体细胞型的生殖细胞肿瘤和伴有造血恶性肿瘤的生殖细胞肿瘤。其中最常见的是畸胎瘤,约占纵隔生殖细胞肿瘤的44%,其次为精原细胞瘤[1]。

一、畸胎瘤

畸胎瘤(teratoma)是纵隔常见肿瘤,在原发性纵隔肿瘤中,其发病率仅次于神经源性肿瘤和胸腺瘤。绝大部分畸胎瘤位于前纵隔,其中以前中纵隔最多见,其次是前下纵隔,前上纵隔者较少见。3%~8%的畸胎瘤位于后纵隔,而且国外学者报道约13%的病例病变可累及多个部位。肿瘤有良恶性之分,良性畸胎瘤约占纵隔生殖细胞瘤的75%以上。

畸胎瘤的好发年龄是20~40岁,女性略多,但未成熟性畸胎瘤的男性发病率显著高于女性[2]。此瘤是一种进行性生长的真性肿瘤,生长缓慢,常到成人时,患者也可不出现压迫症状。偶因肿瘤太大时可出现下列相应症状:胸闷、胸痛、气短、咳嗽;或肿瘤溃破入胸腔、肺、支气管内,引起发热、咳血、胸腔积液,有时咳出毛发或皮脂样物[3]。

【发病机制及病理】

畸胎瘤的组织结构成分多样,可由来自1~3个胚叶的多种组织构成,包括骨、软骨、牙齿、钙化物、脂肪、毛发等。按照构成组织的成熟度分为成熟性畸胎瘤和未成熟性畸胎瘤。前者多为良性囊性,后者多为恶性实性[4-7]。

1. 成熟性畸胎瘤・根据肿瘤大体表现的不同将成熟性畸胎瘤(mature teratoma)可分为囊性和实性两种。

(1) 囊性成熟性畸胎瘤(cystic mature teratoma):又称皮样囊肿(dermoid cyst)。囊肿可为单房或多房,以后者常见。外表光滑,包膜完整。囊内容物为油脂样物,常混有毛发。囊壁常衬以多层鳞状上皮及其附属物毛囊、毛发和汗腺。囊内可见外胚层衍生的成熟神经组织,中胚层衍生物如脂肪、软骨、骨、平滑肌等,以及内胚层衍生物包括肠壁、肠黏膜上皮及其下方的淋巴样组织、高度分化的胰腺组织等。皮样囊肿恶变者少见,9%~15%。

(2) 实性成熟性畸胎瘤(solid mature teratoma):肿瘤主体为实质性,可伴有大小不等的囊腔和程度不等的出血坏死。镜下可见所有胚层的各种成分,囊内成分以内胚层源性组织居多,外胚层源性组织较囊性畸胎瘤少见。其成熟度介于良性囊性畸胎瘤和恶性未成熟性畸胎瘤之间。

2. 未成熟性畸胎瘤・未成熟性畸胎瘤(immature teratoma)又称胚胎性畸胎瘤(embryonal teratoma),其组成成分大多为胚胎性组织,肿瘤生长快,呈浸润性生长,常侵犯邻近结构。镜下可见原始上皮排列的腺泡,以腺癌表现者为多。结缔组织性间质含量不等,但无向软骨或骨分化的趋向。临床上常为恶性。

【临床表现】

大多数患者无症状,肿瘤常于体检或偶然发现。当肿瘤较大压迫邻近组织时,常常以胸部症状及体征为主,如胸痛、气短、胸闷、呛咳等症状。

当肿瘤压迫引起上腔静脉综合征时,可出现颈静脉怒张等症状。当肿瘤压迫支气管后,可发生反复性发作的肺炎。偶尔,当肿瘤破裂与支气管相通或破裂入胸腔及肺内时,可出现肺内炎症,引起发热、咳血或胸腔积液等症状。

有时破裂入支气管,还会咳出毛发或皮脂样物。有时也可出现全身症状和体征,如体重减轻、恶心等[2]。

当肿瘤内含有胰腺组织成分时,可由于分泌相关激素而出现高胰岛素血症和低血糖症。

部分肿瘤伴出血时,肿瘤会急剧迅速增大,此时可产生严重的胸骨后疼痛、大量胸腔积液,甚至心脏压塞,危及生命,需紧急处理[8]。

【实验室检查】

良性畸胎瘤的患者,有时实验室检查可能表现为正常,部分HCG可能升高。

恶性畸胎瘤患者,AFP、HCG、LDH通常会升高,有时CA19-9可能会轻度升高。当肿瘤内含有胰腺组织成分时,患者血糖检查异常[4]。

【影像学表现】

胸部X线片检查对畸胎瘤特征性成分(脂肪、钙化)的敏感度低,CT检查可以清晰地描绘出肿瘤的范围及内部组成成分,是评估肿瘤最适宜的方法。MRI虽然可以更精确地显示肿瘤的特征,但是无法检测出瘤内小的钙化灶,与CT检查相比,其不能提供更多的诊断信息。除典型的囊性畸胎瘤外,仅从影像学表现难以对其做定性诊断[9-11]。

胸部X线片多表现为单侧或双侧突出的类圆形肿块,侧位X线片示肿瘤位于前中纵隔(图42-3-1),偶可位于后纵隔。由于含有多种组织而密度不均,如在肿块内见到骨骼影或牙齿状阴影为畸胎类肿瘤的特征性表现。

但X线片对小的钙化灶和脂肪不易检出(图42-3-2)。皮样囊肿可发生蛋壳样钙化。少数畸胎瘤可呈分叶状,边界不清,伴有心包积液或胸腔积液(图42-3-3),多见于未成熟性畸胎瘤。如肿瘤破裂,与支气管相通可出现肺内炎症,也可破向胸膜而出现大量胸腔积液(图42-3-4)。

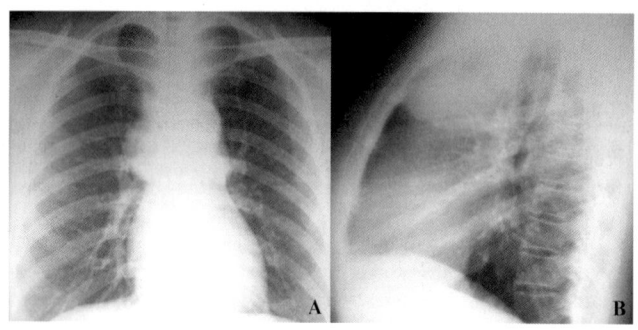

图42-3-1 畸胎瘤

胸部X线片(A)显示右上纵隔局限膨隆,左侧纵隔于主肺动脉窗稍膨隆;侧位X线片(B)显示前纵隔肿块影,其内隐约可见小透亮灶。X线片表现难以与胸腺瘤鉴别。

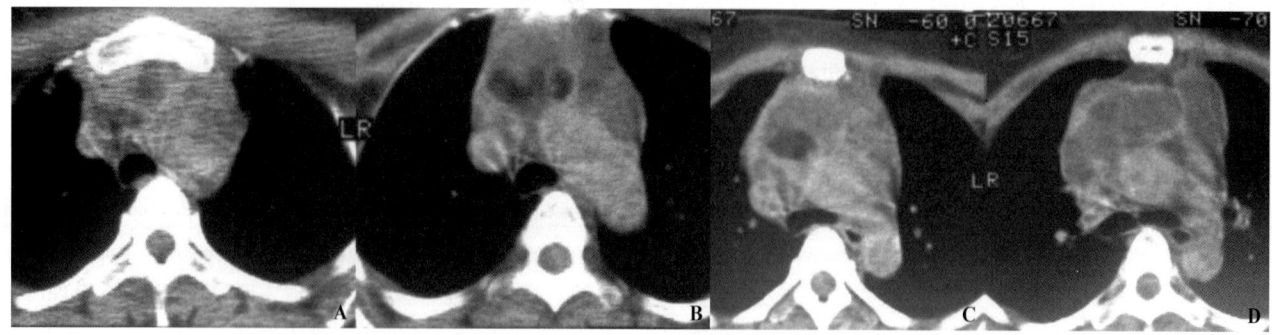

图42-3-2 畸胎瘤

与图42-3-1为同一患者。CT连续层面(A~D)显示前纵隔肿块以囊性密度为主,中央可见更低的脂肪密度,容易做出畸胎瘤的诊断。

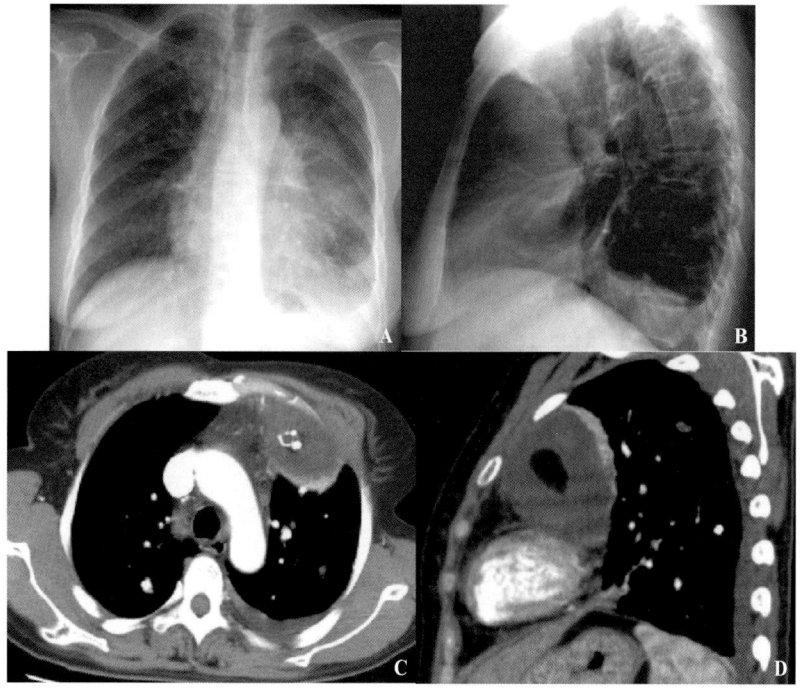

图 42-3-3　囊性成熟性畸胎瘤并左侧少量胸腔积液

胸部 X 线片(A)显示左肺门区肿块,外下缘欠清,左侧肋膈角变钝;侧位 X 线片(B)显示肿块与升主动脉重叠,后肋膈角变钝;CT 增强(C)显示病灶内密度略低于胸壁肌肉,内见不规则钙化,背侧胸腔新月形积液;矢状位重建(D)显示肿块内含脂肪,肿块后上壁高密度带状影为压缩的肺组织。

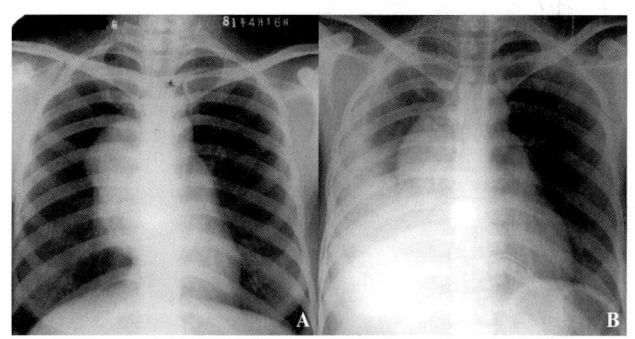

图 42-3-4　畸胎瘤破裂

胸部 X 线片(A)显示右侧纵隔增宽,呈不规则肿块影;1 个月后突然胸痛、憋气;复查(B)显示右侧肿块增大,并出现右侧胸腔积液。

因肿瘤组成成分不同,肿块的密度差异较大(图 42-3-5～图 42-3-7),在 CT 表现上各有不同。

成熟性畸胎瘤可显示为圆形或类圆形囊性肿块,边缘光滑锐利,单房或多房,多房者边缘可为分叶状(图 42-3-8),有时可见细条索状分隔影;囊壁较薄而均匀,囊内密度常较低(图 42-3-6 和图 42-3-8),可见到脂肪密度灶(图 42-3-3 和图 42-3-7),有时可表现为均匀一致的液体(图 42-3-8),也可表现为脂肪-液体平面(图 42-3-7)、液体-液体平面。

囊内脂肪、钙化、水样、软组织等多种混杂密度影有助于定性诊断(图 42-3-9)。

国内学者报道,出现脂肪-液体平面对诊断良性畸胎瘤具有特征性。成熟性畸胎瘤也可表现为实性肿块,常伴坏死囊变区,致使肿瘤密度不均,但形态规整,无侵袭性表现。良性畸胎瘤脂肪/钙化的出现率各家报道不一,脂肪出现率为 50%～60%,钙化出现率为 30%～60%,钙化灶(图 42-3-8～图 42-3-10)可以呈局灶性、包壳状,也可呈弥散性。

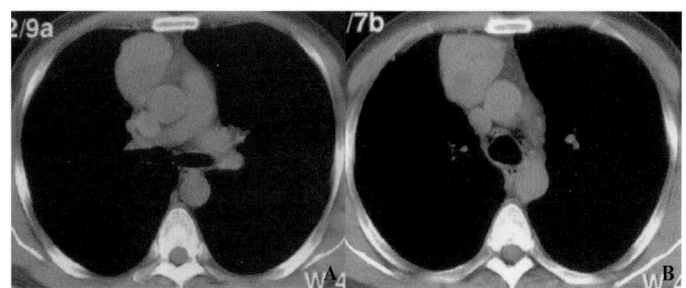

图 42-3-5　畸胎瘤

CT 连续断面(A、B)显示右前纵隔肿块影,密度与胸肌接近,边缘光滑清楚。

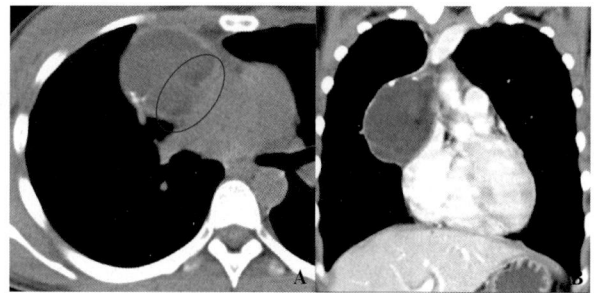

图 42-3-6　畸胎瘤

CT 纵隔窗(A)显示右前纵隔肿块,密度略低于胸肌呈液体密度,密度不均,可见斑点状钙化及小片状更低密度影(圆圈内),包膜光滑;增强扫描(B)显示病变呈单房,包膜强化,厚薄均匀,囊内容物无强化。

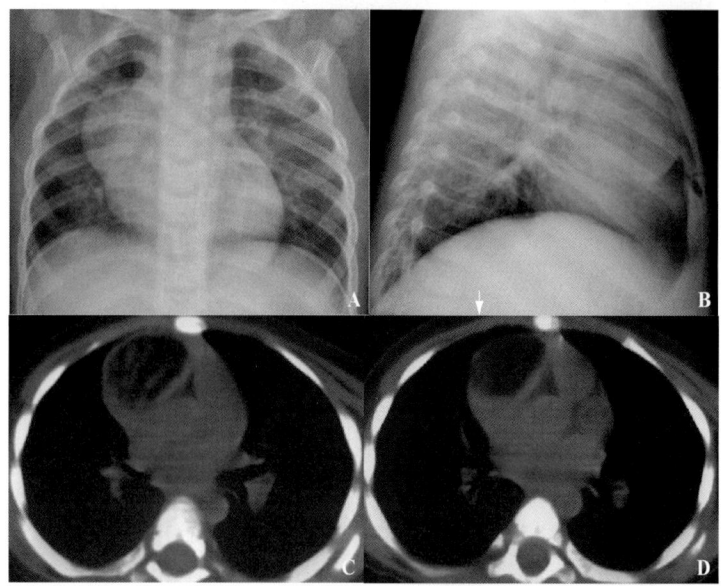

图 42-3-7 畸胎瘤

胸部正、侧位 X 线片(A、B)显示右前纵隔类圆形肿块,边界较清,密度略低于心脏;CT 纵隔窗示病灶内大部分为脂肪密度,夹杂条索状软组织密度影(C),内可见液平(D)。

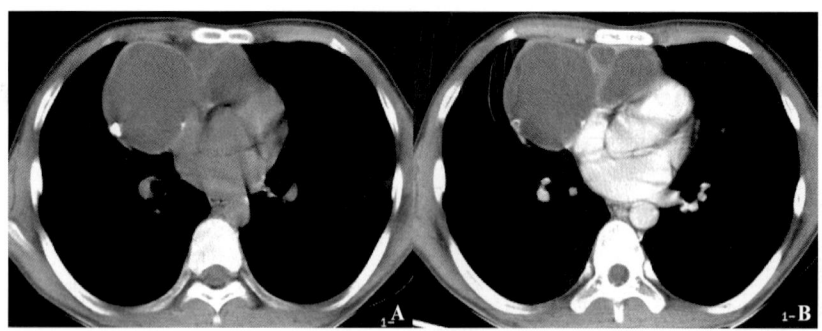

图 42-3-8 畸胎瘤

CT 平扫(A)示前纵隔不规则囊性肿块,囊壁可见点状钙化;密度较邻近血管略低,密度不均;增强扫描(B)示病变由多囊组成,囊壁强化,厚薄均匀,囊内容无强化。

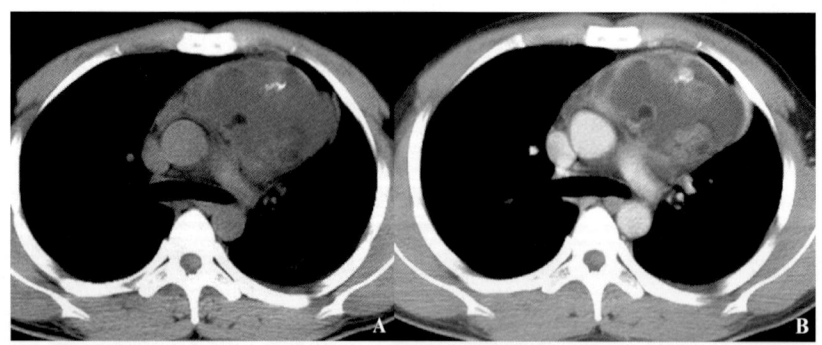

图 42-3-9 畸胎瘤

CT 纵隔窗(A)显示左前纵隔肿块影,密度不均匀,可见不规则钙化和散在低密度脂肪灶;增强扫描(B)示病变密度更不均匀,内可见强化的不规则软组织、不强化的液性成分及脂肪、钙化。

值得一提的是,肿瘤内出现脂肪/钙化影对肿瘤的定性诊断有很高的价值,部分病变由于以囊性或实性密度为主,厚层 CT 不易显示病变内的小灶性脂肪密度,最薄层扫描有利于显示小脂肪灶。增强扫描肿瘤的囊壁及实质部分可见轻-中度强化。

成熟性畸胎瘤有自发破裂的倾向,破入胸腔可出现胸腔积液(图 42-3-11);破入肺内可导致肺部感染(图 42-3-12)。肿瘤有继发感染或出血时,短期体积可增大,轮廓模糊(图 42-3-13)。

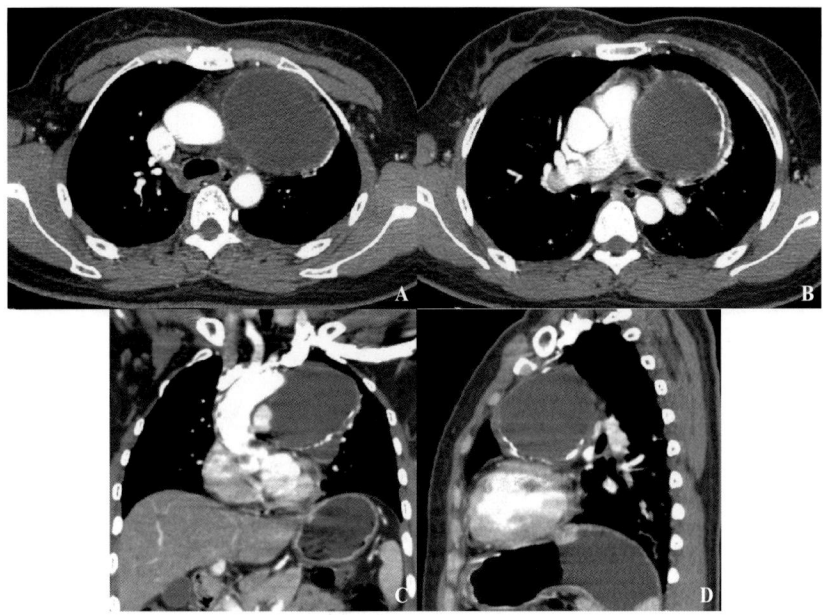

图 42-3-10　女性，42 岁。囊性成熟性畸胎瘤

增强 CT 主肺动脉窗层面(A)显示左前纵隔大的囊性占位性病变，壁薄并可见条状钙化；右肺动脉主干层面(B)显示囊性肿块影明显挤压主肺动脉及左肺动脉主干；冠状位(C)和矢状位(D)重建显示肿块的整体观及与周围的关系。

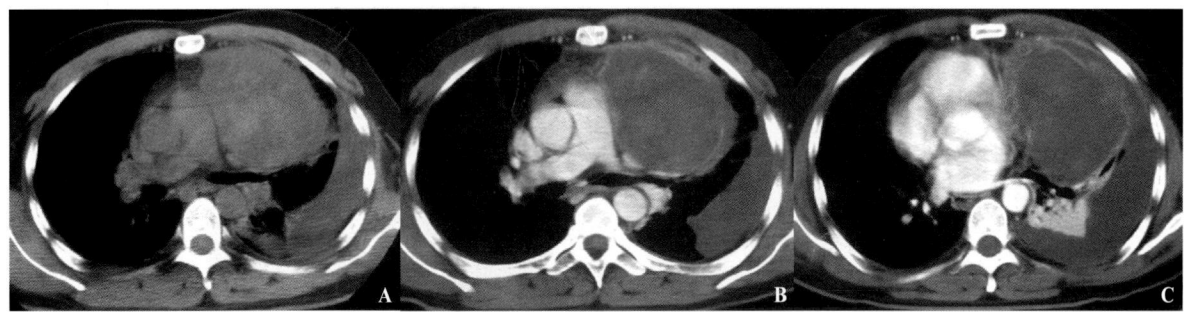

图 42-3-11　成熟性畸胎瘤破裂并左侧胸腔积液

CT 纵隔窗(A)显示左前纵隔肿块影，肿块与纵隔大血管分界较清，与肺动脉之间可见脂肪线存在，左侧胸腔可见中等量积液；增强扫描(B)显示肿块内主要为囊性，周围可见增强囊壁；较低层面(C)显示增强的囊壁局部外侧壁不连续，提示左侧胸腔积液与囊性畸胎瘤破裂有关。

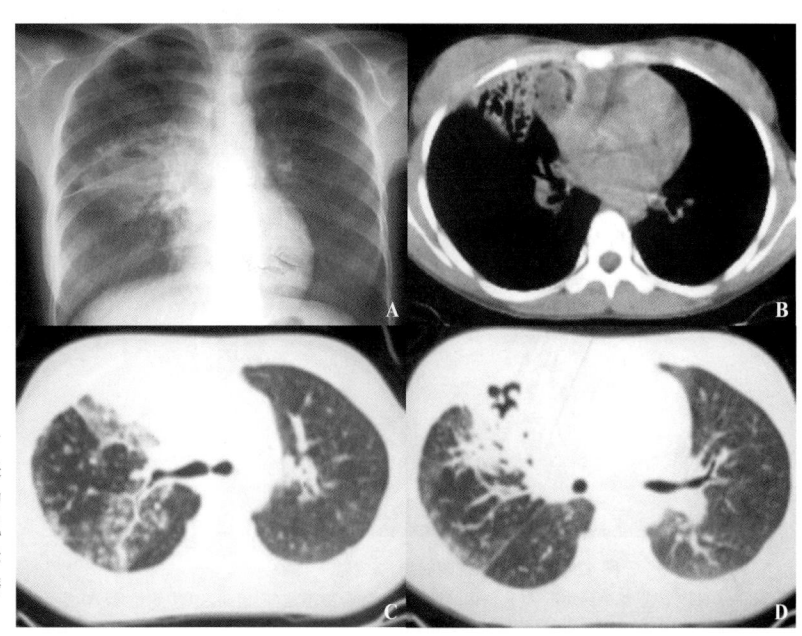

图 42-3-12　畸胎瘤破裂引起肺内炎症

胸部 X 线片(A)显示右上纵隔增宽，右中肺野肺门旁可见团片状致密影，内可见小气液平面；CT 平扫(B)显示右前纵隔肿块影，其内主要为囊性密度，周边囊壁下可见微小灶性更低密度的脂肪影；右上叶支气管水平层面肺窗(C)显示沿右上叶后段支气管分布一些小叶中心模糊结节影；中间支气管水平层面(D)显示右上叶前段斑片状致密影，有沿着支气管血管束分布的多发磨玻璃结节。

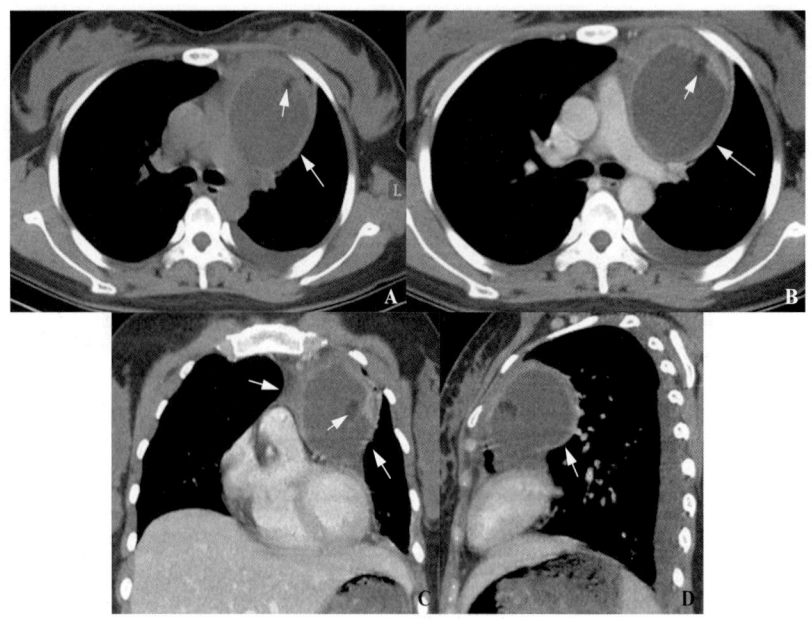

图42-3-13 女性,30岁。畸胎瘤继发感染

CT平扫肺窗(A)显示前纵隔不规则囊性肿块影,密度不均匀,其内含脂性成分;增强扫描(B～D)显示病变由单囊组成,囊壁强化,厚薄均匀,囊内容无强化。周围脂肪间隙毛糙增厚,继发感染。

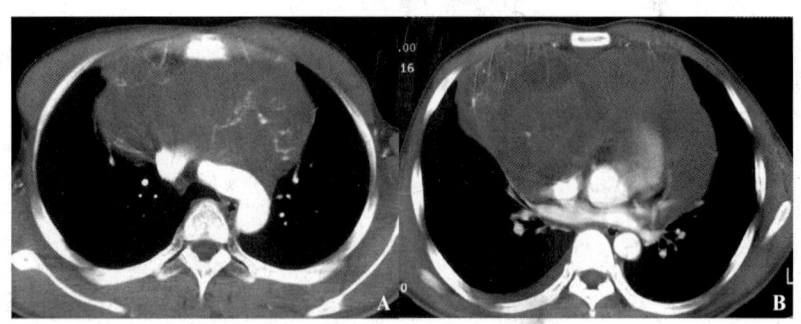

图42-3-14 男性,23岁。未成熟性畸胎瘤

CT增强在主动脉弓层面(A)显示前纵隔肿块影,其内呈均匀软组织密度,并可见较丰富的血管影;在下肺静脉层面(B)显示肿块内可见微小囊性灶,肿块明显压迫纵隔大血管,与纵隔结构之间的分界消失,右侧胸腔可见少量积液。

未成熟性畸胎瘤常见CT表现为有侵袭行为的实质肿块(图42-3-14),含脂肪或钙化者较少,边缘不规则,与周围组织分界不清,可侵及邻近纵隔胸膜引起局部胸膜反应、胸膜腔积液;侵及心包大血管则有包绕趋势;侵及淋巴系统时可引起相应淋巴结肿大,纵隔肿块也可向胸壁侵犯,引起局部骨骼破坏(图42-3-15)。少数发生肺、肝、骨等处转移。

CT对于显示肿块的准确位置明显优于胸部X线平片,纵隔畸胎瘤通常位于前中纵隔,约20%的病例也可位于纵隔其他位置,包括中纵隔和后纵隔(图42-3-16)。

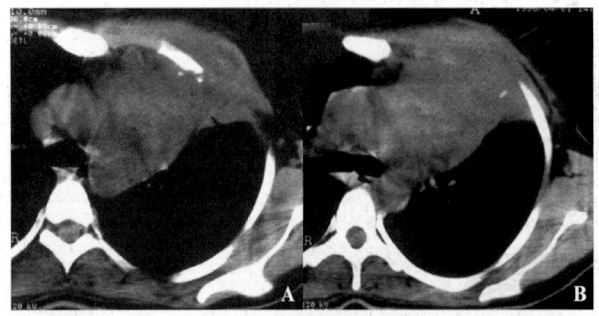

图42-3-15 恶性畸胎瘤

CT纵隔(A)显示左前纵隔肿块影,肿块向内与纵隔大血管分界不清,向前向外侵犯前胸壁形成软组织肿块,局部可见肋骨破坏;于气管分叉层面(B)显示前纵隔肿块影与前胸壁肿块相连,胸膜下脂肪层消失。

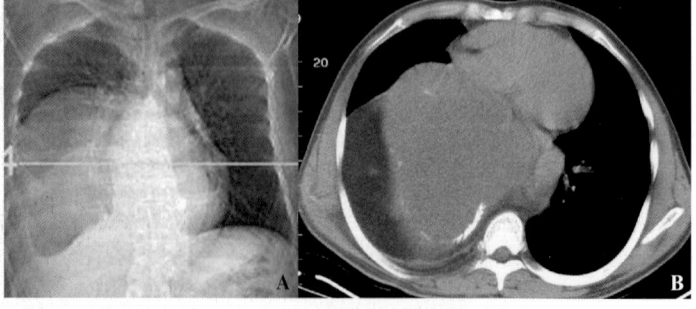

图42-3-16 男性,36岁。后纵隔畸胎瘤

CT定位片(A)显示右中下肺野巨大肿块影,右心缘仍清晰可见,提示病变位于心脏后方;CT平扫(B)显示右后纵隔巨大肿块影,后缘可见弧形钙化,心影受压向前向左移位。

囊性畸胎瘤MRI可以表现为单房或多房囊性肿块（图42-3-17），由于囊内容物多样，其内信号明显不均，但大都可显示长T1长T2的囊壁，厚薄均匀（图42-3-17～图42-3-19）。肿瘤在T1WI和T2WI上均表现为高低混杂信号影，发现脂肪信号及信号缺失影（骨化部分）有助于诊断。

良性者在T1WI上表现为信号不均匀的肿块，其中的脂肪成分呈高信号，软组织成分呈中等信号，水样液体呈低信号，钙化则表现为信号缺失区；T2WI上呈不均匀高信号。

囊性畸胎瘤的肿块边缘一般比较清楚，形态较规则。如肿块与周围结构的脂肪分界消失，轮廓欠规整，以软组织信号为主则多考虑为恶性。

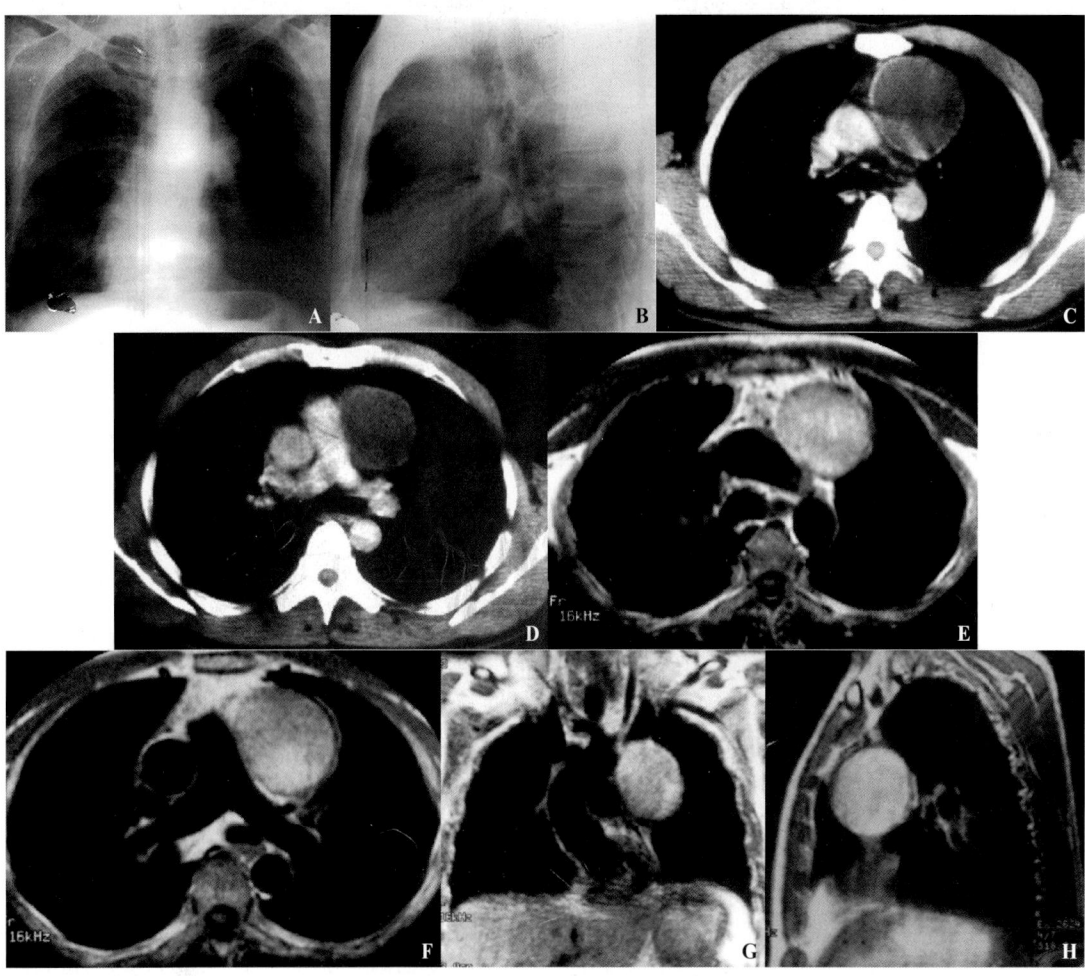

图42-3-17 男性，47岁。畸胎瘤

胸部正、侧位X线片（A、B）显示左前纵隔肿块影；CT增强扫描（C、D）显示左前纵隔低密度肿块影，边缘可见强化；MRI扫描T1WI轴位像（E、F）显示前纵隔稍高信号肿块影，部分边缘呈低信号与纵隔脂肪分界清楚；冠状位和矢状位T1WI（G、H）显示肿块呈稍高信号，边缘与纵隔结构分界清楚。

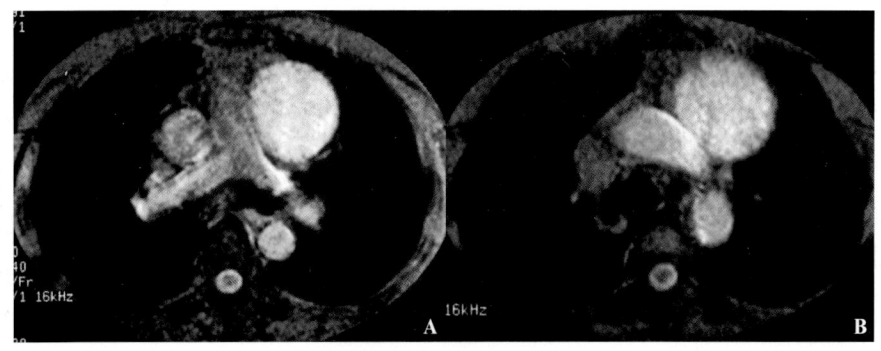

图42-3-18 畸胎瘤

与图42-3-17为同一患者。GRE T2*WI（A、B）显示肿块呈较均匀的高信号。

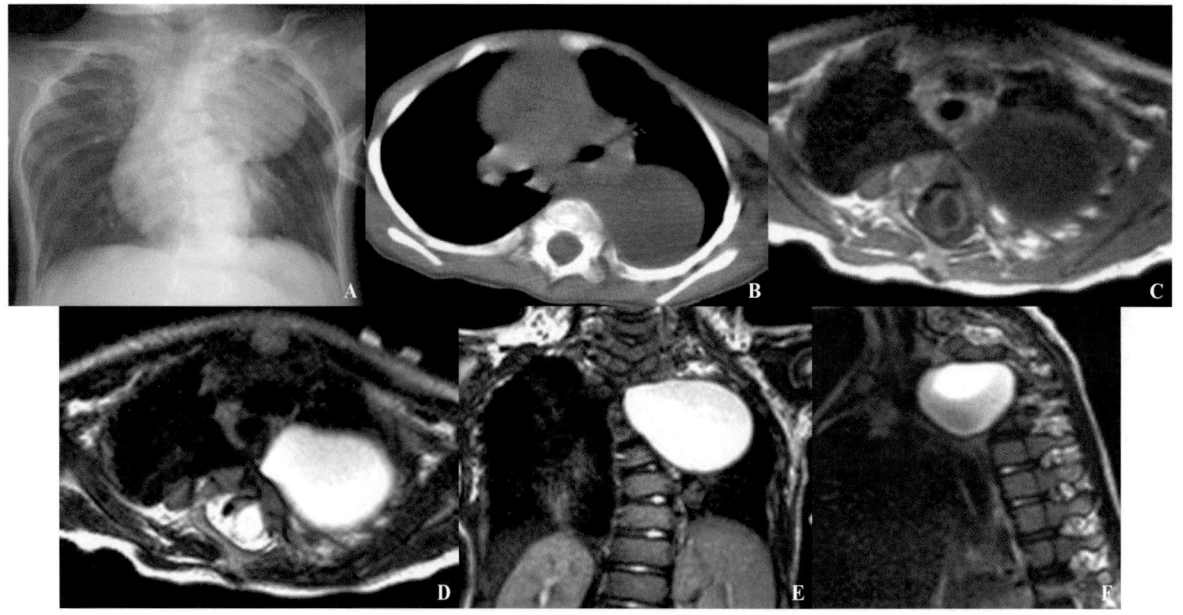

图42-3-19 女性,1.2岁。良性囊性畸胎瘤

胸部X线片和CT纵隔窗(A、B)显示纵隔左侧有边缘光滑的囊性肿块,边缘锐利光滑,边界清楚,与纵隔结构分界清楚;T1显示(C)低信号(较肌肉低),T2WI显示病灶呈均匀高信号并有分层(D~F)。

仅根据MRI信号特点,比较容易确定畸胎瘤,但较难区分良、恶性畸胎瘤,如结合肿瘤的形态、与周围组织的关系、邻近组织的表现则有助于良恶性病变的区分。

【诊断标准】

临床病史无特异性,诊断主要依据影像学表现。典型的畸胎瘤根据CT及MRI表现,容易确诊;对于实质性畸胎瘤如缺乏特征性表现(脂肪、钙化、骨化影),诊断较困难。确诊的依据是组织病理学检查发现多胚层的衍生物或胚胎性组织[12-15]。

【鉴别诊断】

1. 胸腺脂肪瘤 前纵隔亦是胸腺脂肪瘤好发部位。CT表现为以脂肪密度为主的肿块内混杂少许条索状软组织密度影,或不规则脂肪密度影镶嵌于软组织密度影之中,不见钙化、骨化及水样密度影。

2. 胸腺瘤 前纵隔非特异性囊性畸胎瘤需与囊性胸腺瘤鉴别,前者囊壁较厚,厚薄均匀,后者囊变区形态常不规则,无囊壁显示。实性畸胎瘤在影像学上较难与胸腺瘤鉴别,需密切结合病史。

3. 胸腺淋巴血管瘤 胸腺淋巴血管瘤表现为胸腺实质内低密度影,形态较规则,分界尚清,无脂肪及液体密度影,病变区可明显强化,易鉴别。

二、精原细胞瘤

精原细胞瘤(seminoma)是源于生殖细胞的恶性肿瘤,常发生于性腺部位,如睾丸、卵巢等,是青壮年男性睾丸最常发生的肿瘤。5%~7%的生殖细胞瘤可发生于除性腺以外的部位,如鞍区、松果体、纵隔及后腹膜等,发生部位常位于身体中轴线上或中轴线附近。

性腺外以纵隔发生最为常见,占性腺外精原细胞瘤的50%~70%[16]。纵隔生殖细胞瘤是一种罕见的纵隔肿瘤,占原发性恶性纵隔生殖细胞瘤的1/3。本病常发生于10岁以上的男性,中位年龄为40岁[17]。纵隔内发病部位以前上纵隔多见,偶尔可位于后纵隔。

纵隔内生殖细胞瘤常常较大,发生转移时,常常以胸腔内邻近组织转移为主,为肺转移常见,胸腔外的转移少见。有时会出现淋巴结的转移,最常转移至颈部及腹部淋巴结。属中低度恶性肿瘤,对放化疗均敏感[18],预后良好。

【发病机制与病理】

纵隔精原细胞瘤可由起源于胚胎时期迷走于性腺外的精原细胞,在致瘤因素作用下,而引发的肿瘤;也可直接起源于胸腺的生殖细胞肿瘤[17]。

肿瘤组织类型与睾丸精原细胞瘤相同,呈低度恶性。肉眼所示,肿瘤质硬或软,呈分叶状或结节状,包膜不完整,切面光滑有光泽,常呈灰黄色、灰白色,鱼肉状。镜下见融合呈片状、簇状或条状圆形或多边形肿瘤细胞,胶原纤维条索状将肿瘤细胞分隔成巢状,瘤细胞大小均匀,核大而圆,呈空泡状,可见核分裂象,肿瘤细胞间夹杂大量淋巴细胞浸润。

【临床表现】

大部分患者无症状,部分患者于体检或其他检查中偶然发现。大多数患者常常为一些胸部的症状及体征,如胸闷、胸痛、呼吸困难、咳嗽、咳血等,有时肿瘤较大时,会出现上腔静脉综合征。全身症状和体征常常包括体重减轻、恶心、发热等。

当瘤内激素分泌异常时,可能出现男性乳房发育症。肿瘤发生淋巴结转移时,常可扪及锁骨上或腋窝肿大淋巴结[19,20]。

【实验室检查】

β-HCG和/或LDH常常升高,而AFP基本正常或轻度升高[19]。

【影像学表现】

胸部X线上常常表现为纵隔增宽,为一侧或两侧增宽。

侧位X线片显示肿瘤常常位于前纵隔区,肿瘤边缘光整,呈分叶状,密度常均匀,钙化少见。肿块较大时,可引起气管、食管受压移位。部分患者同时可出现心包积液或胸腔积液。

CT表现病变常位于前纵隔,为圆形或分叶状软组织肿块,瘤体一般体积较大,边缘锐利,肿瘤常常密度均匀,部分病变内可见裂隙样或小斑片状低密度区(图42-3-20),钙化少见,少部分可见分支状钙化,其一般为走行于病变内的血管壁钙化。

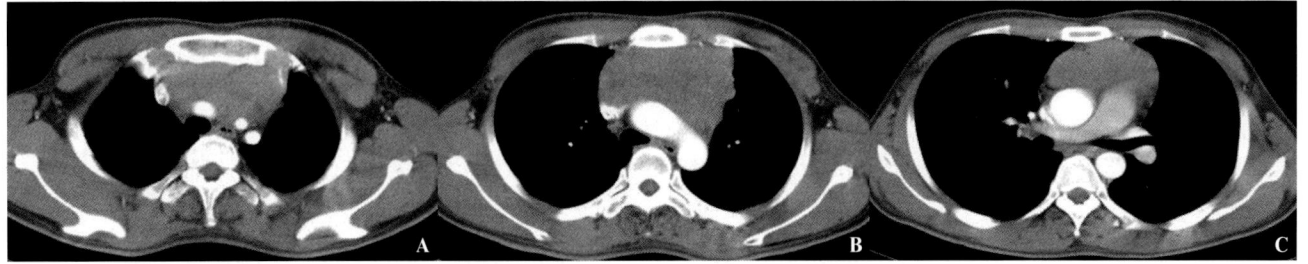

图42-3-20　精原细胞瘤

CT增强(A~C)显示前纵隔分叶状肿块,边界不清,密度不均匀,增强扫描呈轻度不均匀强化,病灶内可见不规则低密度区,肿瘤内可见小的迂曲血管影,肿块与周围大血管关系密切。

增强扫描常常强化尚均匀,实性成分一般为轻到中度强化,病灶内有时可出现条状的血管影。病灶与邻近血管关系密切,有时可出现上腔静脉受侵。

前纵隔体积较大分叶状软组织肿块,信号一般尚均匀,T1WI常为等或稍低信号,T2WI呈等高信号,增强扫描实性成分呈轻到中度强化。

【诊断标准】

一般为青年男性,纵隔巨大软组织肿块,影像学检查未发现睾丸病变。最终确诊往往通过活检或术后组织标本获得的病理检查而确诊[21,27]。

【鉴别诊断】

1. 胸腺上皮来源肿瘤·纵隔最常见的肿瘤为胸腺来源的肿瘤,纵隔精原细胞瘤常常需要与高度恶性潜能的胸腺瘤或胸腺癌进行鉴别,两者往往均表现为前纵隔巨大分叶状软组织肿块,两者影像学表现类似。然而,部分特点可有助于两者鉴别。

(1) 胸腺上皮来源肿瘤患者以老年人为主,年龄偏大,肿块的坏死区较精原细胞瘤多见,并多为较大腔隙的坏死区,而精原细胞瘤往往无坏死,或为小斑片状或裂隙样坏死区。

(2) 胸腺上皮来源肿瘤如有邻近脏器侵犯时,往往无明显侵犯特点,而精原细胞瘤往往有向上腔静脉侵犯的趋势。

(3) 胸腺上皮来源肿瘤往往会出现重症肌无力或类癌综合征等临床症状,而精原细胞瘤往往无此临床表现。

(4) 胸腺上皮来源肿瘤患者的血HCG往往正常,而精原细胞瘤患者的血HCG会轻度升高。

2. 淋巴瘤·位于前纵隔的淋巴瘤往往呈分叶状,与精原细胞瘤类似,但淋巴瘤为多结节融合的特点,边缘凹凸不平,病变向两侧及上方延伸生长,往往超过前纵隔,累及主动脉弓上方。同时,淋巴瘤虽然也与邻近大血管关系密切,但血管一般只是包埋于血管内,肿瘤一般不破坏侵蚀血管,此特点有助于两者之间的鉴别。实验室检查淋巴瘤患者的血HCG往往基本正常,通过骨髓穿刺确诊。

3. 转移瘤·转移瘤为纵隔常见肿瘤,往往表现为纵隔多结节状肿块。两者很重要的鉴别点为是否有其他部位原发性恶性肿瘤史;同时,转移瘤可能还伴有身体其他部位的转移。

4. 其他生殖性肿瘤·当其他生殖来源肿瘤位于纵隔时,如未成熟性畸胎瘤、内胚窦瘤、胚胎癌、绒毛上皮癌等,其均可表现为纵隔不规则巨大软组织肿块,边缘模糊,与邻近血管关系密切,可发生邻近组织的侵犯,此时CT鉴别较为困难,特别是当肿瘤较小时,鉴别尤其困难,最终多依靠病理确诊进行鉴别。

血液生化指标的检测对鉴别诊断有一定价值,AFP高度升高提示内胚窦瘤,单纯β-HCG升高提示绒毛上皮癌的可能,β-HCG和AFP均升高提示恶性畸胎瘤、胚胎细胞癌、未分化的生殖细胞肿瘤或精原细胞瘤。

三、卵黄囊瘤(内胚窦瘤)

内胚窦瘤(endodermal sinus tumor,EST)是一种少见的高度恶性生殖细胞肿瘤,由胚外结构卵黄囊发生,1959年由Teilum[22]首次命名。因肿瘤中心的囊腔结构与人胚胎时期的卵黄囊类似,同时又称为卵黄囊瘤,目前多不推荐使用内胚窦瘤这个术语。

成人的卵黄囊瘤多发生于性腺结构,以女性卵巢多见;青少年及儿童的卵黄囊瘤多发生于性腺外结构,且以男性好发,女性极其少见[23]。

发生于纵隔的卵黄囊瘤极其罕见,肿瘤常位于前纵隔。成人发病高峰为20~30岁男性,占成人纵隔生殖细胞肿瘤的1/10,比畸胎瘤、精原细胞瘤及其他纵隔生殖细胞肿瘤少见;儿童发病高峰位于1岁,以女婴多见,是儿童纵隔最常见的恶性生殖细胞肿瘤,发病率几乎是成人的10倍,其6岁以后发病少见[18]。

卵黄囊瘤恶性程度高,进展极快,预后多不好,患者就诊时往往已发生邻近组织的侵犯或远处器官的转移,并难以完整切除,患者多在半年内死亡,3年生存率为13%。肿瘤以血行转移多见[24],淋巴结转移少见。

【发病机制与病理】

目前认为卵黄囊瘤的发生是由于生殖细胞在胚胎迁移时异常停留于途中而恶变而成的肿瘤。纵隔内卵黄囊瘤的发生是由于生殖细胞从卵黄囊向生殖嵴迁移行过程中而被阻隔,异常停留在纵隔内而恶变而成[25]。

肿瘤一般体积巨大,呈结节状或分叶状,边界不清。大体病理示肿瘤呈实体状,切面呈淡白色至灰黄色,呈黏液状或凝胶状,局部可有囊腔形成,部分可见局部坏死出血区[26]。肿瘤组织由卵黄囊、尿囊及胚外层间质组成。光镜下,组织学特点不同,有 SD 小体、嗜酸性小体、网状结构等特征;免疫组化染色示 AFP(+)、Ker(+)[22]。

【临床表现】

临床表现多为与胸部相关的症状及体征,如胸痛、呼吸困难或咳血等,有时会出现肩部疼痛,有时会引起上腔静脉梗阻综合征。

全身症状和体征有发热、体重减轻等。

【实验室检查】

血清中甲胎蛋白(AFP)明显升高(>500 U/mL),其原因在于内胚窦瘤的肿瘤细胞可合成 AFP,因而引起血清中 AFP 的显著升高;其同时与肿瘤的活性密切相关,因而可检测 AFP 指标来推断肿瘤的预后,评估治疗效果,并检测是否术后改变。

【影像学表现】

胸部 X 线表现为纵隔增宽,侧位 X 线片示纵隔巨大分叶状肿块,部分伴有钙化。

CT 表现为纵隔巨大软组织肿块,缺乏特异性。常位于前纵隔,后纵隔罕见。肿块呈分叶状或不规则状,边界不清,其内密度不均,病灶中心常可见低密度囊变、坏死区(图 42-3-21),部分肿瘤内伴有出血时,瘤内可见斑片状高密度区,部分肿瘤伴有斑点状钙化。

增强扫描,肿瘤呈周边强化或不均匀中度到高度强化。

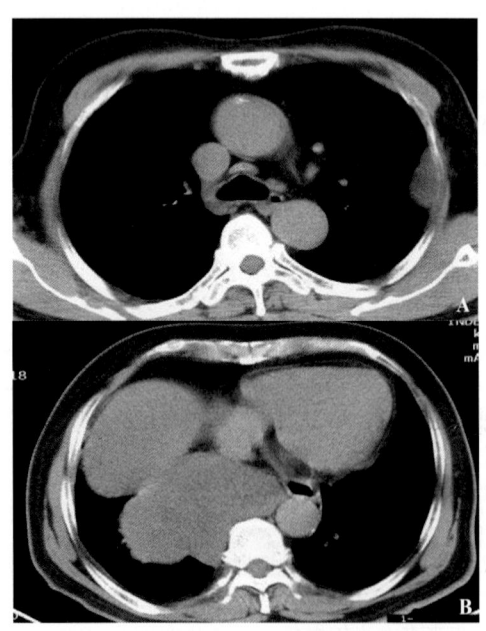

图 42-3-21 男性,72 岁。右后纵隔内胚窦瘤

后背痛 5 个月,实验室检查 AFP 升高。CT 平扫(A、B)于右膈顶水平右后纵隔有分叶状肿块,密度均匀,弓下层面左侧胸膜下有结节,基底较宽,胸膜下脂肪线消失。

肿瘤恶性程度高,生长迅速,短期内复查,肿块体积增长明显。肿瘤容易侵犯浸润邻近的组织器官,当胸膜增厚、胸膜下脂肪线消失(图 42-3-21)或胸腔积液时,提示胸膜侵犯可能;同时,胸膜受累时,胸腔积液穿刺细胞学检查示瘤细胞胞质内含有透明小体;当肿瘤与肺组织界面不规则并分界不清时,提示肺组织受侵。当心包增厚并伴有心包积液时,提示心包侵犯。

PET-CT 显示 FDG 高摄取,可用于监测治疗效果。

【诊断标准】

影像学表现为纵隔软组织肿块,缺乏特异性,最终确诊往往基于组织学或免疫组化。肿瘤组织由不同成分的卵黄囊、尿囊及胚外层间质组成,瘤内组织有多种不同的生长模式。实验室检查 AFP 明显升高[27]。

【鉴别诊断】

1. 侵袭性胸腺瘤 · 常常表现为前纵隔分叶状或不规则软组织肿块,边界不清,其内密度不均匀,病灶内有囊变坏死区,增强扫描呈不均匀明显强化,与本病类似,因而需要鉴别,鉴别点包括:①侵袭性胸腺瘤以老年人为主,发病年龄常大于 40 岁,而本病以青年人或婴幼儿多见;②侵袭性胸腺瘤常会出现重症肌无力或类癌综合征,而本病一般不会;③侵袭性胸腺瘤血清 AFP 值正常,而本病 AFP 明显升高。

2. 淋巴瘤 · 为纵隔内分叶状或结节状软组织肿块,与本病类似,需要鉴别,两者的鉴别点在于:①纵隔内淋巴瘤好发于青壮年及老年男性,本病以青年人或婴幼儿多见;②淋巴瘤多呈多结节状,多为实性,生长较大时囊变、坏死少见,不发生钙化,本病生长较大时有囊变、坏死,部分伴有钙化;③淋巴瘤患者其他部位常有肿大淋巴结,而本病主要表现为邻近结构的侵犯;④淋巴瘤虽然也与邻近大血管关系密切,但血管一般只是包埋于血管内,肿瘤一般不破坏侵蚀血管,而本病会侵犯邻近血管;⑤淋巴瘤增强扫描呈轻度均质强化,而该病为明显不均匀性强化。

3. 神经内分泌癌 · 表现为纵隔内软组织肿块,密度不均,边界不清,增强扫描呈明显不均匀强化,与本病类似,需要鉴别,两者的鉴别点为:①神经内分泌癌发病年龄较本病大,平均发病年龄为 54 岁;②神经内分泌癌部分患者可出现库欣综合征,而本病一般不会;③神经内分泌癌血清 AFP 正常,而本病 AFP 明显升高。

四、胚胎癌

胚胎癌(embryonal carcinoma)是起源于生殖细胞的恶性肿瘤,常以发生在性腺最多见,以女性卵巢最多见,成人睾丸发病率较低,临床较为罕见,纵隔胚胎癌是发生于纵隔的罕见恶性肿瘤,约占原发性纵隔生殖细胞肿瘤的 8%[18]。

本病以 20~40 岁青年男性发病为主,而儿童少见。纵隔胚胎癌是以胚胎细胞为特征的恶性非精原细胞性生殖细胞肿瘤[28]。纵隔胚胎癌常位于前纵隔,后纵隔罕见。其恶性程度高,可早期出现转移及邻近组织的侵犯,临床预后较差。

【发病机制与病理】

在胚胎发育过程中,原始生殖细胞沿正中线从卵黄囊内胚层下降到生殖腺,迁移过程中可能走至其他部位或停留,大多数靠近胸腺,而局部胚胎干细胞或原始生殖细胞异常迁移至纵隔而恶变为纵隔胚胎癌[18]。

大体病理，纵隔胚胎癌通常体积巨大，肿瘤切面可见到明显的坏死及出血区。镜下形态多样，具有癌的生长方式，有胚胎性上皮与间质两种成分，胚胎性上皮细胞呈立方形、柱状，胞界不清，常相互重叠。胞质嗜双色性或透明空泡状，核卵圆形，核膜粗糙，染色深，核仁明显，分裂象多，排列成腺管状、乳头状或实性巢团状。间质少，为疏松胚胎样间叶组织及纤维，可有合体细胞样瘤巨细胞，核折叠或多个突出核仁。免疫组化：CK(＋)，AFP(＋)，CD30(＋)。

【临床表现】

临床症状及体征通常为胸部症状，与纵隔肿块压迫有关，如呼吸困难、胸痛、咳嗽、咳血或上腔静脉阻塞综合征。全身症状及体征主要表现为体重减轻、发热等[29-31]。

【实验室检查】

血清 LDH 可能升高，血清 AFP 同样升高，提示该肿瘤内含有卵黄囊肿瘤成分。β-HCG 升高，其表达越高，肿瘤分化程度越低，其恶性程度越高，转移的可能性越大，预后越差[20]。

【影像学表现】

胸部 X 线上表现为纵隔增宽，可见突出软组织影；侧位 X 线片示纵隔巨大肿块。

CT 表现上肿块常表现为前纵隔巨大分叶状软组织肿块，缺乏特异性。多位于前纵隔，后纵隔罕见。纵隔原发胚胎癌为一种浸润性、大量坏死性肿瘤，肿块常边界不清，其内密度不均匀，病灶内可见钙化、出血、坏死及囊性区，增强扫描强化不均匀（图 42-3-22）。

肿瘤恶性程度高，生长速度快，常伴有周围组织及血管侵犯，周围脂肪间隙消失（图 42-3-22）。出现邻近组织浸润时，与周围组织分界不清；上腔静脉阻塞时，常伴有上腔静脉综合征表现；浸润邻近肺动脉时，肺动脉狭窄；浸润邻近心包

时，与心包间脂肪间隙消失，出现心包积液或心脏压塞；侵犯胸膜时，与胸膜间脂肪间隙消失，可出现恶性胸腔积液；部分患者可伴有淋巴结或远处转移（图 42-3-22）。

PET-CT 显示肿瘤呈核素高摄取，可用于监测治疗效果。

【诊断标准】

年轻男性，纵隔软组织肿块，出现与纵隔肿块压迫有关胸部症状，血清 LDH、β-HCG 及 APF 明显升高，纵隔胚胎癌可能为其诊断之一。

一般来说胚胎癌的影像学表现缺乏特异性，术前诊断困难。最终确诊往往基于组织学或免疫组化[18,27]。

【鉴别诊断】

1. 胸腺上皮来源肿瘤·侵袭性胸腺瘤及胸腺癌常表现为前纵隔分叶状或不规则软组织肿块，边界不清，其内密度不均匀，病灶内有囊变坏死区，增强扫描呈不均匀强化，此影像学表现类似，然而，以下特点有助于鉴别：①胸腺上皮来源肿瘤患者以老年人为主，年龄偏大，而胚胎癌多为青年人为主，年龄较轻。②胸腺上皮来源肿瘤如有邻近脏器侵犯时，往往直接侵犯，而胚胎癌有向上腔静脉侵犯的趋势。③胸腺上皮来源肿瘤往往会出现重症肌无力或类癌综合征等临床症状，而胚胎癌往往无此临床表现。④胸腺上皮来源肿瘤患者的血 HCG 及 AFP 往往正常，而胚胎癌 AFP 及 HCG 升高。

2. 淋巴瘤·纵隔内淋巴瘤为纵隔内分叶状或结节状软组织肿块，与胚胎癌类似，需要鉴别，两者的鉴别点在于：①纵隔内淋巴瘤好发于青壮年及老年男性，胚胎癌以青年人多见。②淋巴瘤多呈多结节状，为多结节融合的特点，多为实性，生长较大时囊变、坏死少见，不发生钙化，胚胎癌囊变、坏死多见，部分伴有钙化。③淋巴瘤患者早期其他部位常有肿大淋巴结，而本病主要表现为邻近结构的侵犯，晚期伴有远处转移及肿大淋巴结。④淋巴瘤虽然也与邻近大血管关系密切，但血管一般只是包埋于血管内，肿瘤一般不破坏侵蚀血管，而本病会侵犯浸润邻近血管。⑤淋巴瘤增强扫描呈轻度均质强化，而本病为增强扫描强化不均匀。实验室检查淋巴瘤患者的血 AFP 及 HCG 往往基本正常，通过骨髓穿刺确诊，而胚胎癌升高。

3. 其他生殖性肿瘤·其他生殖来源肿瘤位于纵隔时，如未成熟性畸胎瘤、内胚窦瘤、胚胎癌、绒毛上皮癌等，当其均表现为纵隔不规则巨大软组织肿块，边缘模糊，邻近组织受侵，此时影像学表现缺乏特异性，术前诊断困难。特别是当肿瘤较小时，鉴别尤其困难。

最终确诊往往基于组织学或免疫组化。血生化指标的检测对鉴别诊断有一定价值，AFP 显著升高提示内胚窦瘤，单纯 β-HCG 升高提示绒毛上皮癌的可能，β-HCG 和 AFP 均升高提示恶性畸胎瘤、胚胎细胞癌、未分化的生殖细胞肿瘤或精原细胞瘤。

五、绒毛膜癌

绒毛膜癌（choriocarcinoma）是一种富血管的侵袭性肿瘤。当与妊娠相关时，通常被认为是妊娠滋养细胞疾病的一部分，被称为妊娠绒毛膜癌。当发生在没有妊娠的情况下，则被称为非妊娠绒毛膜癌（通常发生在卵巢或睾丸）。

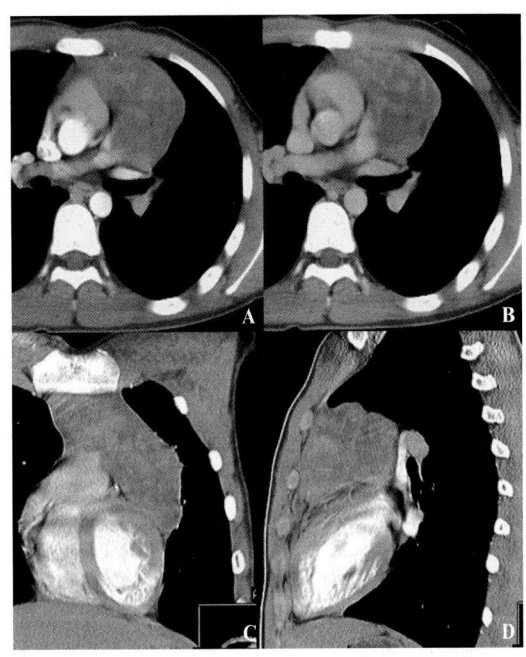

图 42-3-22 男性，3 岁。前纵隔胚胎癌

CT 纵隔窗（A、B）显示左上纵隔软组织肿块，其内密度不均匀；增强（C、D）扫描显示轻度不均匀强化，肿块内见小血管影。肿块与邻近血管及组织分界不清；肿块邻近血管周围脂肪间隙消失，右肺动脉及上腔静脉阻塞截断；与心包分界不清，出现心包积液；与邻近胸膜分界不清，邻近胸膜下脂肪线消失。

发生在纵隔的绒毛膜癌,如在性腺未发现原发病变,或在腹膜后淋巴结未发现转移性病变,称为原发性纵隔绒毛膜癌(primary mediastinal choriocarcinoma)[32]。原发性纵隔绒毛膜癌极为罕见,男女均可发生,但年轻男性更为多见[33,34],多发生于20~30岁;预后通常不良[35,36]。

【发病机制与病理】

绒毛膜癌起源尚不清楚。目前广为接受的是原始生殖细胞理论,这些细胞可能起源于原始性腺的被覆间皮,也可能起源于卵黄囊的内胚层,正常情况下沿泌尿生殖嵴迁移并停留在性腺当中。

在原发性纵隔绒毛膜癌的病例中,生殖细胞的迁移阻滞可能发生在沿途某处,这些细胞可能一直会休眠到青春期或后期,当受到某些刺激时,会导致它们发育成熟并发展成肿瘤[35,37,38]。

组织病理可见合胞滋养细胞,免疫组化染色见HCG呈强阳性,其他抗原均为阴性[39]。

【临床表现】

典型见于青年男性患者,半数患者发病年龄在30岁左右,约29%发生在30岁以上。临床表现可见咳嗽、胸痛、男性乳房发育三联症状[40,41]。

男性乳房发育可见于2/3的患者,而咳嗽、胸痛的发生率相对均等。男性乳房发育与HCG的产生有关。循环促性腺激素刺激Leydig细胞产生睾酮和雌激素;而雌激素可能是男性乳腺发育频发决定因素[38]。其他症状可见呼吸困难、晕厥、上腔静脉综合征等[42]。

由于HCG的α链与促甲状腺激素(thyroid stimulating hormone,TSH)拥有几乎完全相同的多肽序列,在一些患者还可导致甲状腺滤泡增生,从而引起甲状腺中毒的临床和组织学表现[43]。但这种临床甲状腺毒症和生化改变的发生还取决于绒毛膜癌的病程和患者体内HCG水平。病灶常早期即可发生转移,最常累及的器官为肺,转移灶可出现出血坏死。

【实验室检查】

实验室检查可见血、尿β-HCG明显升高[35,44]。

【影像学表现】

原发性纵隔绒毛膜癌在X线片上表现为前纵隔边界清楚、生长极为快速的肿块。

CT常表现为前纵隔体积较大、分叶状软组织肿块,肿块内密度常不均,可见出血、坏死,亦可见脂肪或钙化。因其具有侵袭性,故而肿块与周围结构常分界不清。增强扫描肿块呈不均匀强化,其内可见条状异常强化小血管影,提示肿块血供丰富。此外,双肺及脑内常见多发转移灶。

【诊断标准】

前纵隔软组织肿块伴有血、尿β-HCG水平升高,排除生殖系统肿瘤性病变、腹膜后淋巴结转移性病变时应考虑该病,组织活检见合胞滋养细胞,且免疫组化HCG染色呈强阳性可确诊。

【鉴别诊断】

鉴别诊断包括侵袭性胸腺瘤、淋巴瘤和其他前纵隔生殖细胞肿瘤。

1. 侵袭性胸腺瘤·发病年龄一般较大,约近半数患者合并重症肌无力,无乳腺发育及血清β-HCG升高。肿瘤形态多不规则,边缘不光整,密度不均,可发生胸膜、心包等转移,而很少发生血行及淋巴结转移。

2. 淋巴瘤·常见于青年,其次为老年,临床可有发热症状。血清β-HCG不升高。影像学表现多为前、中纵隔肿大淋巴结或结节状肿块,可融合呈团块,密度常较均匀,肿块较大时可有坏死,增强扫描可见轻度强化,另外其他部位多有肿大的淋巴结。

3. 其他前纵隔生殖细胞肿瘤·①畸胎瘤,囊性畸胎瘤多呈厚壁囊肿,当畸胎瘤内出现脂肪、钙化、骨骼等典型影像学表现时,多可明确诊断。当瘤灶呈浸润性生长,增强扫描呈一过性显著强化时鉴别困难,此时诊断应结合临床表现及实验室检查。②精原细胞瘤,一般为软组织密度肿块,密度较均匀,部分可见小灶性密度减低区及钙化灶,CT增强扫描常表现为轻度较均匀强化,本病可伴有HCG升高,但升高程度不如绒毛膜癌。③内胚窦瘤,平扫肿块密度不均匀,以低密度为主,间隔和实质部分呈等密度,增强不均匀强化,易侵犯邻近器官及组织,其内可见不规则血管影,影像学表现多与本病相似,但内胚窦瘤常伴有AFP升高,可资鉴别。

(金晨望　师美娟)

参考文献

[1] Ueno T, Tanaka YO, Nagata M, et al. Spectrum of germ cell tumors: from head to toe [J]. Radiographics, 2004, 24:387-404.

[2] 陈岗,易祥华.呼吸系统疾病和肿瘤病理学的回顾与展望[J].中华病理学杂志,2005,34:490-493.

[3] Choi SJ, Lee JS, Song KS, et al. Mediastinal teratoma: CT differentiation of ruptured and unruptured tumors [J]. AJR, 1998, 171:591-594.

[4] Peterson CM, Buckley C, Holley S, et al. Teratomas: a multimodality review [J]. Curr Probl Diagn Radiol, 2012, 41:210-219.

[5] 虞辛强,金莉莉,杨光钊.纵隔畸胎瘤:CT与病理对照分析[J].中国临床医学影像杂志,2001,12:419-421.

[6] Hata Y, Isobe K, Sato F, et al. Anterior mediastinal cystic seminoma [J]. Thorac Cancer, 2013, 4:75-78.

[7] Chen C, Zheng H, Jiang S. An unusual case of giant mediastinal teratoma with malignant transformation [J]. Ann Thorac Surg, 2008, 86:302-304.

[8] Romagnani E, Galleran E, Cavalli F. Mediastinal mature teratoma with an immature component — what about the treatment? [J] Ann Oncol, 2006, 17:1602-1604.

[9] 朱凤叶,李红,乔继红,等.CT平扫与增强扫描对纵隔畸胎瘤的诊断价值分析[J].中国CT和MRI杂志,2018,16:144-146.

[10] Moeller KH, Rosado-de-Christenson ML, Templeton PA. Mediastinal mature teratoma: imaging features [J]. AJR, 1997, 169:985-990.

[11] 覃峰,陈巨坤,龙行安,等.纵隔良性畸胎瘤的CT诊断(附29例分析)[J].中国医学影像学杂志,2003,11:278-279.

[12] Strollo DC, Rosado-de-Christenson ML. Primary mediastinal malignant germ cell neoplasms: imaging features [J]. Chest Surg Clin N Am, 2002, 12:645-658.

[13] Sinclair DS. Mature teratoma within the posterior mediastinum [J]. Journal of Thoracic Imaging, 2003, 18:53-55.

[14] Jeung MY, Gasser B, Gangi A, et al. Imaging of cystic masses of the mediastinum [J]. Radiographics, 2002, 22:S79-S93.

[15] Muscatello L, Giudice M, Feltri M. Malignant cervical teratoma: report of a case in a newborn [J]. Eur Arch Otorhinolaryngol, 2005, 262:899-904.

[16] 郭佑民,陈起航.纵隔影像诊断学[M].北京:人民军医出版社,2008.

[17] 郭启勇.实用放射学[M].3版.北京:人民卫生出版社,2007.

[18] Jaffe ES. Diagnosis and classification of lymphoma: Impact of technical

[19] Napierałska A, Majewski W, Osewski W, et al. Primary mediastinal seminoma [J]. J Thorac Dis, 2018, 10:4335-4341.
[20] Rosado-de-Christenson M, Templeton P, Moran C. From the archives of the AFIP. Mediastinal germ cell tumors: radiologic and pathologic correlation [J]. Radiographics, 1992, 12:1013-1030.
[21] Takahashi K, Al-Janabi N. Computed tomography and magnetic resonance imaging of mediastinal tumors [J]. J Magn Reson Imaging, 2010, 32:1325-1339.
[22] Teilum G. Endodermal sinus tumors of the ovary and testis. Comparative morphogenesis of the so-called mesonephroma ovarii (schill'r) and extraembryonic (yolk sac-allantoic) structures of the rat's placenta [J]. Cancer, 1959, 12:1092-1105.
[23] 杨兴惠,杨诚,何瑾,等. 小儿腹部内胚窦瘤的CT诊断[J]. 中华放射学杂志, 2005, 39:987-989.
[24] 史景云,费苛,孙鹏飞. 胸部影像学[M]. 上海:上海科学技术出版社, 2015:1219-1223.
[25] 许罡,汪栋,张传生. 纵隔原发内胚窦瘤2例[J]. 临床肿瘤学杂志, 2005, 10:220-221.
[26] Liu B, Lin G, Liu J, et al. Primary mediastinal yolk sac tumor treated with platinum-based chemotherapy and extended resection: report of seven cases [J]. Thorac Cancer, 2018, 9:491-494.
[27] Carter B, Okumura M, Detterbeck F, et al. Approaching the patient with an anterior mediastinal mass: a guide for radiologists [J]. J Thorac Oncol, 2014, 9:S110-S118.
[28] Hartmann JT, Einhorn L, Niehols CR, et al. Second-line chemotherapy in patients with relapsed extargonadal nonseminomatous germ cell tumors: results of an international multicenter analysis [J]. J Clin Oncol, 2001, 19:1461-1648.
[29] el-Khatib M, Chew F. Embryonal carcinoma of the anterior mediastinum [J]. AJR, 1998, 170(3):722.
[30] Kawanami K, Wakao N, Kamiya M, et al. A case of mediastinal embryonal carcinoma successfully treated by integrative therapy [J]. Nagoya J Med Sci, 2014, 76:225-233.
[31] 刘洁,刘明熙,张挽时. 纵隔原发胚胎癌1例[J]. 中国医学影像学杂志, 2015, 23:8-9.
[32] Martini N, Golbey RB, Hajdu SI, et al. Primary mediastinal germ cell tumors [J]. Cancer, 1974, 33:763-769.
[33] Fine G, Smith RW Jr, Pachter MR. Primary extragenital choriocarcinoma in the male subject, a case report and review of the literature [J]. Amer J Med, 1962, 32:776-794.
[34] Moran CA, Suster S. Primary mediastinal choriocarcinomas: a clinicopathologic and immunohistochemical study of eight cases [J]. Am J Surg Pathol, 1997, 21:1007-1012.
[35] Gaude GS, Patil P, Malur PR, et al. Primary mediastinal choriocarcinoma [J]. South Asian J Cancer, 2013, 2:79.
[36] Yamane T, Egawa H, Deguchi N, et al. A case of primary mediastinal choriocarcinoma [J]. Nihon Kokyuki Gakkai Zasshi, 2006, 44:48-54.
[37] Cohen BA, Needle MA. Primary mediastinal choriocarcinoma in a man [J]. Chest, 1975, 67:106-108.
[38] Yurick BS, Ottoman RE. Primary mediastinal choriocarcinoma [J]. Radiology, 1960, 75:901-907.
[39] Moran CA, Suster S, Koss MN. Primary germ cell tumors of the mediastinum III. Yolk sac tumor, embryonal carcinoma, choriocarcinoma, and combined nonteratomatous germ cell tumors of the mediastinum: a clinicopathologic and immunohistochemical study of 64 cases [J]. Cancer, 1997, 80:699-707.
[40] Wenger ME, Dines DE, Ahmann DL. Primary mediastinal choriocarcinoma [J]. Mayo Clin Proc, 1968, 43:570-575.
[41] Candes FP, Ajinkya MS. Primary mediastinal choriocarcinoma [J]. J Postgrad Med, 1987, 33:219-220.
[42] Dasanu CA, Shimanovsky A, Jain K, et al. Mediastinal choriocarcinoma presenting with syncope [J]. Conn Med, 2013, 77:473-475.
[43] Morley JE, Jacobson RJ, Melamed J, et al. Choriocarcinoma as a cause of thyrotoxicosis [J]. Amer J Med, 1976, 60:1036-1040.
[44] Qiu Z, Wu Y, Wang Y, et al. Male primary mediastinal choriocarcinoma with diffuse metastases: A case report [J]. Medicine (Baltimore), 2019, 98:e16411.

第四节·血管性肿瘤

一、血管瘤

纵隔血管瘤(mediastinal hemangioma)是发生在纵隔的少见的良性血管源性肿瘤,约占所有纵隔肿瘤的0.5%[1]。根据血管壁结构及管腔大小,传统上分为毛细血管瘤(capillary hemangioma)、海绵状血管瘤(cavernous hemangioma)和静脉血管瘤(venous hemangioma)。近90%的病例为海绵状血管瘤或毛细血管血管瘤[2]。

纵隔血管瘤好发于年轻人,约75%的病例发病年龄小于35岁,无明显性别差异。它可发生在纵隔的任何区域,主要发生在前纵隔(70%),其次为后纵隔(20%),中纵隔比较少见(10%)[3]。

【发病机制与病理】

纵隔血管瘤起源于血管内皮,可能是由正常血管细胞的增殖引起的,毛细血管瘤一般为紫红色,界清晰,无明显包膜形成。瘤体由大量排列紧密的分化比较成熟的毛细血管构成,血管管壁菲薄,仅有单层内皮细胞及基底膜,没有平滑肌细胞,血管间隙可以看见少量纤维间质,血管管腔可见红细胞。

静脉血管瘤瘤体大多数为厚壁血管,管壁存在平滑肌纤维,但与正常静脉管壁并不相同,主要差异是平滑肌纤维与周围组织杂乱无章的排列。管腔内经常可见血栓形成并机化,以及钙化等。

海绵状血管瘤质地比较柔软,其切面多呈蜂窝状或海绵状结构。瘤体由密集薄壁的血管构成,一般管壁内衬单层扁平内皮细胞,壁外无平滑肌纤维。管腔形态不规则且大小不一致,腔内充满血液,常可见血栓形成,并机化及钙化形成静脉石。血管间隙可见少量纤维性组织及慢性炎细胞浸润,病程较长患者镜下可观察到玻璃样变,甚至钙化、骨化等。

【临床表现】

将近半数患者无明显症状,其余患者可能出现非特异性症状,如咳嗽、胸痛、发热或呼吸困难等与肿瘤的大小、部位及对周围组织的压迫或黏附有关[4]。

【实验室检查】

实验室检查无特殊提示,可伴有血常规和凝血功能异常等。

【影像学表现】

在胸部X线片上肿瘤通常表现为圆形或分叶状纵隔肿块,边缘光滑,少数病例可伴有钙化或静脉石影[5]。

胸部CT平扫表现为类圆形、分叶的软组织肿块,密度可均匀或不均匀,边界尚清晰,与纵隔内大血管关系比较密切(图42-4-1A、B,图42-4-2A、B和图42-4-3A)。病变内存在致密影,提示静脉石可能,对于诊断HM具有一定提示意义。

增强扫描强化方式可表现为中心型、周围型和混合型,动态增强扫描时,表现为增强早期中心强化,延迟扫描呈渐进性持续性强化,密度随时间延迟逐渐升高。快进慢出的强化方式,可以提示血管瘤的可能[6](图42-4-1C、D,图42-4-2C、D,图42-4-3B和图42-4-4)。

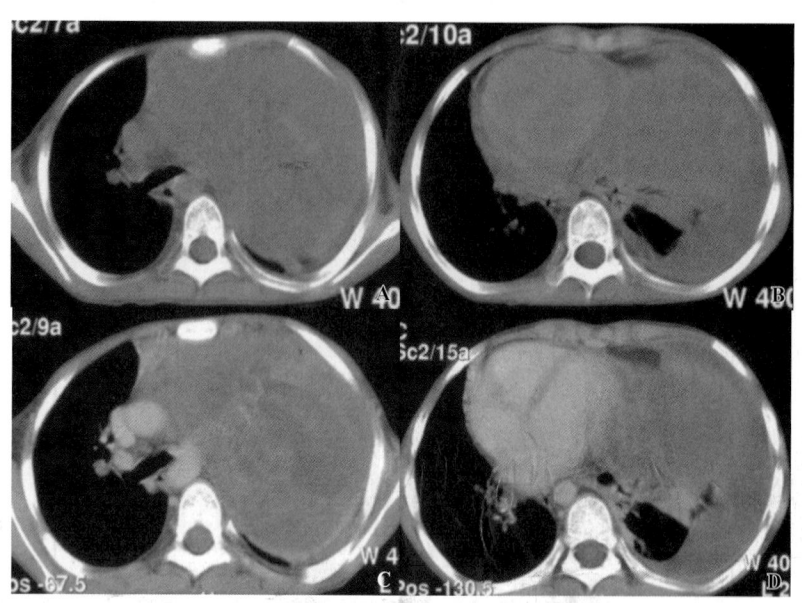

图42-4-1 男性,10岁。左侧纵隔海绵状血管瘤

CT纵隔窗(A、B)显示左侧纵隔巨大软组织肿块,密度欠均匀,合并左肺不张及胸腔积液;增强扫描呈不均匀持续强化改变(C、D)。

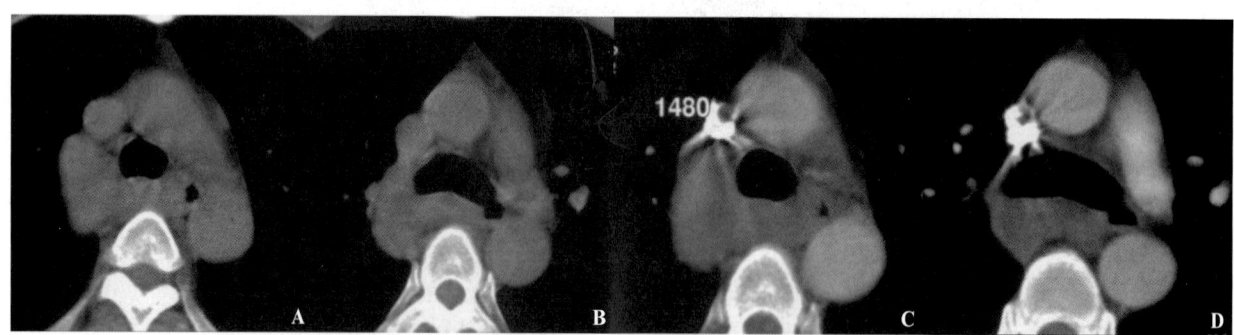

图42-4-2 男性,33岁。右后纵隔蔓状血管瘤

CT纵隔窗(A、B)显示右后纵隔不规则软组织影,密度较均匀;增强扫描显示呈较均匀强化(C、D)。

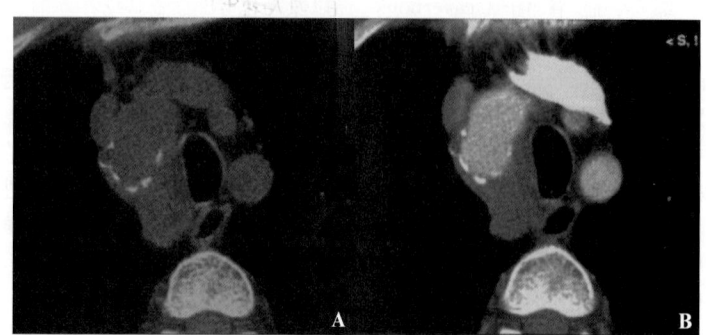

图42-4-3 男性,48岁。纵隔血管瘤

CT纵隔窗(A)显示中纵隔气管右旁结节,下缘不连续弧形钙化,病变密度均匀;增强扫描显示病变明显均匀强化(B)。

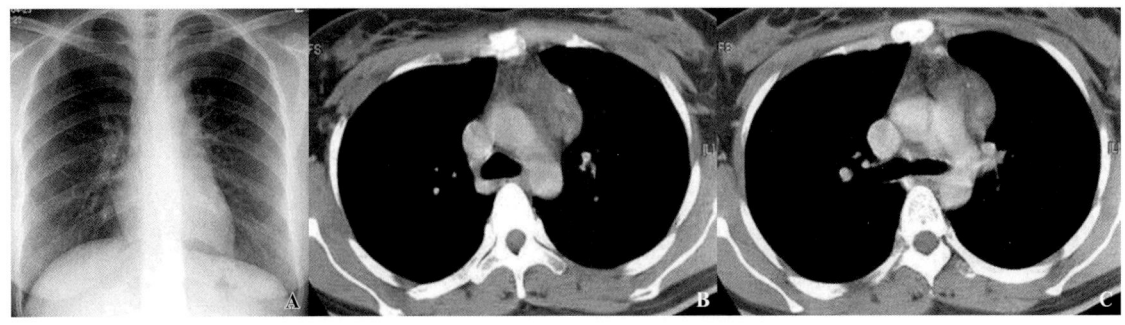

图42-4-4 女性,31岁。前纵隔血管瘤

胸部X线片和CT纵隔窗(A、B)显示左侧前上纵隔凸向肺野软组织影,密度偏高,不均匀,边缘有点状钙化;CT增强扫描显示病变呈不均匀持续强化改变(B、C)。

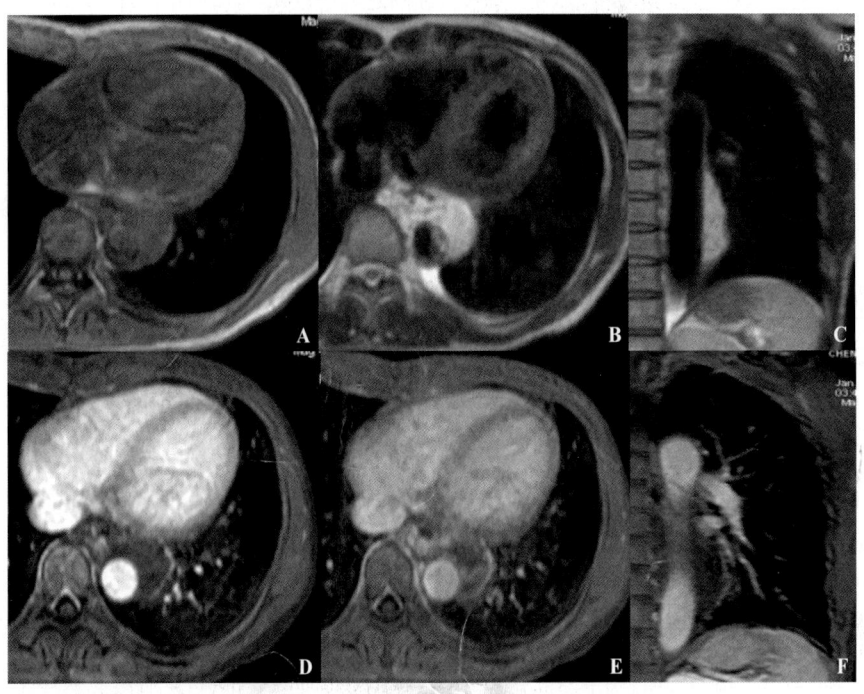

图42-4-5 女性,42岁。后纵隔蔓状血管瘤

MRI轴位(A、B)T1WI、T2WI及冠状位(C)显示后纵隔等T1和混杂长T2信号病变;增强扫描早期病变无强化,延迟扫描病变片絮状强化(D~F)。

血管瘤在MRI平扫图像上常表现为等T1和混杂长T2信号,可以更好地显示肿瘤的不同成分和血管组织,如果合并出血,在T1WI和T2WI上同时出现高信号影,动态增强扫描呈渐进性强化(图42-4-5)。

目前对纵隔血管瘤MRI影像学特点的报道相对较少。如多方位显示肿瘤延伸纵隔多区域,仅表现为对邻近结构有推移挤压而无侵犯浸润的患者,应该提示有血管瘤的可能[7]。

【诊断标准】

因纵隔血管瘤临床表现及实验室检查无特异性,在CT和MRI影像表现具有一定特异性,需要术后或细针活检穿刺,通过病理学及免疫组化来确诊。

【鉴别诊断】

需与纵隔其他富血供性肿瘤进行鉴别。其余纵隔富血供性肿瘤多为恶性肿瘤,肿瘤形态常常不规整,实质部分往往密度不均,出血、坏死及囊变多见,边界不清,可侵犯邻近纵隔结构,增强扫描常表现不规则强化,与血管瘤强化方式存在差异。

二、血管肉瘤

血管肉瘤(angiosarcoma,AS)是指血管内皮细胞起源的恶性肿瘤,又称恶性血管内皮瘤(malignant hemangioendothelioma)。其发病率很低,约占所有肉瘤1%,男女差异不大,在白种人老年男性更常见[8-10],5年生存率约为35%[11]。

血管肉瘤可以发生在身体的任何器官,以四肢软组织或长骨常见,发生于纵隔者罕见,目前文献报道者较少,以心脏及大血管为主,其次是前纵隔及后纵隔。肿瘤经常浸润纵隔邻近结构。

【发病机制与病理】

血管肉瘤多为单发,圆形或椭圆形肿块,易出血,境界不清,瘤周脂肪层多消失。切面呈蜂窝状或海绵状。镜下瘤体由多发肿瘤性血管构成,血管管腔大小不一致,且相互可以吻合,彼此相连接成分支状的血管脉络。瘤细胞多衬于血管内壁,核多呈靴钉状突向血管管腔,有一定的特异性[10]。

【临床表现】

患者可无任何症状,部分患者可出现胸痛、咳嗽、呼吸困难等症状,主要是由于肿瘤对周围组织或结构侵犯及压迫所引起的。

【实验室检查】

实验室检查结果往往没有特异性提示,少数患者可出现贫血、红细胞沉降率升高等。

【影像学表现】

血管肉瘤分化程度存在差异,因此影像学表现各不相同。高分化的肿瘤与良性肿瘤表现相似,形态规则,轮廓锐利,边缘光整,其内密度均匀,增强扫描多呈轻到中度强化;低分化的肿瘤,形态不规则,密度不均匀,边界不清,常侵犯邻近纵隔结构及远处转移,增强扫描呈不均质强化[12]。

【诊断标准】

因纵隔血管肉瘤临床及影像学表现不具有明显特异性,造成部分患者诊断发生偏差。纵隔细针穿刺活检或术后组织病理学及免疫组化是确诊的主要依据。

【鉴别诊断】

纵隔血管肉瘤需与其他发生在纵隔恶性肿瘤性病变进行鉴别。

三、血管外皮瘤

血管外皮瘤(hemangiopericytoma)是一种十分罕见的来源于血管间充质细胞的肿瘤性病变,在所有间充质肿瘤中发病率不到2%[13]。

本病可见于任何年龄,无性别差异,以50～60岁多见[14]。它可以发生在身体的任何部位,最常见的部位是躯干、骨盆和下肢。在所有报道的病例中,15%～25%发生在头颈部[15]。

发生在纵隔的血管外皮瘤特别罕见,前后纵隔都可发病。成人型血管外皮瘤在病理学特征和生物学行为上与儿童和婴儿型不同。

本节主要讨论成人型。偏良性血管外皮瘤生长缓慢,其内常伴有钙化,当肿瘤较大压迫周围器官或组织,引起临床症状,患者就诊检查发现。恶性血管外皮瘤呈弥漫浸润性生长,边界模糊,与周围结构分界不清,同时常伴有肺、肝、胸椎或淋巴结等远处转移。

【发病机制与病理】

瘤组织界限比较清楚,存在薄层包膜,包膜内含有丰富的血管。其切面多呈棕红色或灰白色,可见扩张的血管腔,出血和囊变比较常见。病变内出现坏死,常提示恶性可能。镜下瘤体组织中的血管壁往往很薄,很少能看见含平滑肌的厚壁血管。

血管内衬一层扁平细胞,外侧为基底膜,最外侧为排列紧密的肿瘤细胞。管腔形态大小不一。瘤细胞椭圆形或圆形,界限不清或欠清晰,核分裂象明显[15]。对于未分化类型,只有在结合免疫组化技术或电子显微镜才能作出最终组织学诊断[16]。

【临床表现】

发生于纵隔的偏良性血管外皮瘤常因压迫邻近器官出现症状,常见症状包括咳嗽、胸痛、呼吸困难或感觉异常等。恶性血管外皮瘤因侵犯食管引起吞咽困难,侵犯心脏及大血管可引起胸痛不适等症状。

【实验室检查】

实验室检查一般无特异性提示。

【影像学表现】

胸部 X 线片提示纵隔内见软组织肿块影,轮廓光整或欠光整,密度均匀或不均匀,邻近气管受压移位。

胸部 CT 平扫表现为纵隔内密度不均伴有囊变区域的肿块影,囊变区可能是由大量的肿瘤坏死成分和细胞间基质组成。瘤体内钙化少见,其发生率相关文献报道存在差异[17](图42-4-6)。增强扫描肿瘤实性成分明显强化,囊变或坏死区域不强化,有时可清晰显示供血血管[18,19]。

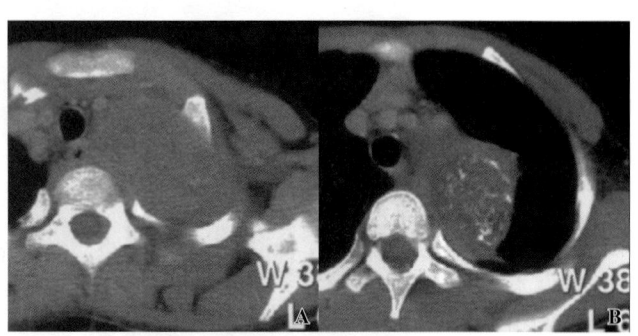

图42-4-6　男性,8岁。左侧纵隔血管外皮瘤

CT 纵隔窗(A)显示左上纵隔软组织密度肿块,病变内多发不规则钙化(B)。

血管外皮瘤在 MRI T1WI 图像上常表现为中等偏低或等信号,T2WI 图像上多表现为高信号,少数表现为中等信号,部分病变信号不均匀。增强扫描肿瘤实性部分明显增强[19]。

【诊断标准】

纵隔血管外皮瘤无特殊临床表现,CT、MRI 及血管造影检查对诊断具有价值,术后组织病理学检查发现血管基底膜外侧有肿瘤细胞仍是确诊的最终手段。

【鉴别诊断】

纵隔血管外皮瘤需与其他纵隔内富血供肿瘤进行鉴别。不典型血管外皮瘤很难与血管瘤在影像学上鉴别。与恶性基质肿瘤、滑膜肉瘤和恶性纤维组织细胞瘤等在影像学上表现比较相似,鉴别存在困难。

四、上皮样血管内皮瘤

上皮样血管内皮瘤(epithelioid hemangioendothelioma,EHE)这一名词在1982年由 Weiss 和 Enziger 首次提出[20]。它是一种罕见的恶性血管肿瘤,由血管内皮细胞或前内皮细胞发展而来,发病率为1/100万。

儿童到老年人均可发病,以中年人最为常见。女性比男性发病率高,比例为4:1。全身多个器官均可发病,发生于纵隔的 EHE 十分罕见,以前纵隔为主,可发生远处转移[21]。

【发病机制与病理】

EHE 发病机制尚不清楚,目前一些文献认为可能与 WWTR1:CAMTA1 基因融合有关[22]。肉眼观察肿瘤切面一般呈黄棕色或灰白色,质地往往较硬,无明显包膜。

光镜下瘤细胞与上皮样形态相似,呈类圆形、圆形或多角形,呈索条状、巢状排列,瘤细胞胞质内存在透明样变性、黏液样、空泡与基质软骨样或 Webel-Palad 小体等结构,以此与上皮样血管肉瘤鉴别[23-25]。

【临床表现】

多数患者无自觉症状,在胸部体检时偶然发现。少数患者因肿瘤较大,压迫或侵犯邻近的器官引起相应的临床症状而就诊。

【实验室检查】

实验室检查常常无阳性提示。

【影像学表现】

当肿瘤较大时,胸部 X 线平片发现纵隔内偏向一侧图像肺野的肿块影,对肿瘤定位有一定帮助。

CT 图像多表现纵隔内分叶状肿块,边界较光滑清晰,病变内密度不均匀,可出现不规则的出血或坏死区域。钙化或脂肪密度也可出现。

增强扫描病灶的实性部分强化明显,发现粗大的供血血管具有提示意义。

在 MRI 图像上大多数 EHE 病变为 T1 低信号和不均匀的 T2 高信号。部分病变在 T2 加权和对比增强的 T1 加权像上可能有同心圆的区域或靶状外观。增强后病灶有明显的不均匀强化。

【诊断标准】

CT 和 MRI 影像具有提示意义,尤其当病变内出现粗大的供血血管时需考虑本病的可能性,最终诊断需依靠病变及免疫组化。

【鉴别诊断】

发生于纵隔 EHE 需要与胸腺瘤、畸胎瘤、胸内甲状腺肿、生殖源性肿瘤及神经源性肿瘤等纵隔常见肿瘤进行鉴别,尤其当病变内发现粗大供血血管时应考虑本病的可能性。

(金晨望　许兵墙)

参考文献

[1] Deepak J, Babu MN, Gowrishankar BC, et al. Mediastinal hemangioma: masquerading as pleural effusion [J]. J Indian Assoc Pediatr Surg, 2013, 18:162 - 164.

[2] Abe K, Akata S, Ohkubo Y, et al. Venous hemangioma of the mediastinum [J]. Eur Radiol, 2001, 11:73 - 75.

[3] Jing LL, Hong JL, Yan HC, et al. Mediastinal hemangiomas: spectrum of CT and MRI findings-retrospective case series study and systematic review of the literature [J]. Eur J Radiol, 2020, 126:108905.

[4] Agarwal PP, Seely JM, Matzinger FR. Case 130: mediastinal hemangioma [J]. Radiology, 2008, 246:634 - 637.

[5] Das A, Das SK, Basuthakur S, et al. Hemangioma in the posterior mediastinum [J]. Lung India, 2014, 31:186 - 188.

[6] Sakurai K, Hara M, Ozawa Y, et al. Thoracic hemangiomas: imaging via CT, MR, and PET along with pathologic correlation [J]. J Thorac Imaging, 2008, 23:114 - 120.

[7] Bai Y, Zhao G, Tan YM. CT and MRI manifestations of medi astinal cavernous hemangioma and a review of the literature [J]. World J Surg Oncol, 2019, 17:205 - 209.

[8] Coindre JM, Terrier P, Guillou L, et al. Predictive value of grade for metastasis development in the main histologic types of adult soft tissue sarcomas: a study of 1240 patients from the French Federation of Cancer Centers Sarcoma Group [J]. Cancer, 2001, 91:1914 - 1926.

[9] Rouhani P, Fletcher CD, Devesa SS, et al. Cutaneous soft tissue sarcoma incidence patterns in the U.S.: an analysis of 12,114 cases [J]. Cancer, 2008, 113:616 - 627.

[10] Young RJ, Brown NJ, Reed MW, et al. Angiosarcoma [J]. Lancet Oncol, 2010, 11:983 - 991.

[11] Fayette J, Martin E, Piperno-Neumann S, et al. Angiosarcomas, a heterogeneous group of sarcomas with specific behavior depending on primary site: a retrospective study of 161 cases [J]. Ann Oncol, 2007, 18:2030 - 2036.

[12] Cao J, Wang J, He C, et al. Angiosarcoma: a review of diagnosis and current treatment [J]. Am J Cancer Res, 2019, 9:2303 - 2313.

[13] Cucinotta E, Gorgone S, Palmeri R, et al. Hemangiopericytoma: diagnostic therapeutic considerations [J]. Chir Ital, 1997, 47:50 - 53.

[14] Rest CC, Robinet EB, Conan-Charlet V, et al. FDG PET in Epi-thelioid Hemangioendothelioma [J]. Clin Nuel Med, 2004, 29:789 - 792.

[15] Kuo FY, Lin HC, Eng HL, et al. Sinonasal hemangiopericytoma-like tumor with true pericytic myoid diferentiation: a clinicopathologic and immunohistochemical study of fve cases [J]. Head Neck, 2005, 27:124 - 129.

[16] 范钦和. 软组织病理学[M]. 南昌:江西科学技术出版社, 2003.

[17] Heiser MA, Waldron JS, Tihan T, et al. Temporal fossa hemangiopericytoma: a case series [J]. Otol Neurotol, 2009, 30:985 - 989.

[18] Chagias D, Gouliamos A, Vlahos L. MR appearance of pelvic hemangio pericytoma [J]. Eur Radiol, 1999, 9:163 - 165.

[19] Diensthuber M, Götz F, Länger F, et al. Extra- and intracranial dumbbell-shaped hemangiopericytoma [J]. Eur Arch Otorhinolaryngol, 2008, 265: 481 - 484.

[20] Lorigan JG, David CL, Evans HL, et al. The clinical and radiologic manifestations of hemangio-pericytoma [J]. AJR, 1989, 153:345 - 349.

[21] Weiss SW, Enzinger FM. Epithelioid hemangioendothelioma: a vascular tumor often mistaken for a carcinoma [J]. Cancer, 1982, 50:970 - 981.

[22] Sardaro A, Bardoscia L, Petruzzelli MF, et al. Epithelioid hemangioendothelioma: an overview and update on a rare vascular tumor [J]. Oncol Rev, 2014, 8:259.

[23] Flucke U, Vogels RJ, de Saint Aubain Somerhausen N, et al. Epithelioid hemangioendothelioma: clinicopathologic, immunohistochemical, and molecular genetic analysis of 39 cases [J]. Diagn Pathol, 2014, 9:131.

[24] Anderson T, Zhang L, Hameed M, et al. Thoracic epithelioid malignant vascular tumors: a clinicopathologic study of 52 cases with emphasis on pathologic grading and molecular studies of WWTR1 - CAMTA1 fusions [J]. Am J Surg Pathol, 2015, 39:132 - 139.

[25] 韩秋丽, 毛勤香, 刘铁军, 等. 肺及纵隔原发性上皮样血管内皮瘤的 CT 表现与病理对照分析[J]. 医学影像学杂志, 2022, 32:1288 - 1292.

第五节 · 神经源性肿瘤

神经源性肿瘤(neurogenic tumors)是后纵隔最常见的肿瘤,占纵隔原发性肿瘤的 15%~25%,占儿童原发性纵隔肿瘤的 34%~58%。其好发于脊柱旁沟区,常来自肋间神经或脊柱旁交感神经链,位于肺内者非常罕见。

神经源性肿瘤起源于胚胎时期的神经嵴细胞,后者发育成中枢神经、副神经节和副交感神经系统。根据其起源可分为神经鞘肿瘤(神经鞘瘤、神经纤维瘤)、神经节细胞肿瘤(节细胞神经瘤、节细胞神经母细胞瘤、神经母细胞瘤)和副神经节细胞肿瘤(副神经节瘤、嗜铬细胞瘤)。

约20.5%的神经源性肿瘤为恶性,主要是儿童,且多在5岁前发病。成人患者绝大多数无任何症状,少数伴有胸痛、咳嗽及Horner综合征;儿童患者中约60%无症状和体征,其次是咳嗽、颈部肿胀、胸痛等症状。肿瘤发生于椎间孔神经根时,瘤体可穿过椎间孔向内向外扩展,形成哑铃形肿瘤,往往伴有脊髓压迫症状[1,2]。

一、神经鞘肿瘤

神经鞘肿瘤(神经鞘瘤、神经纤维瘤)是最常见的纵隔神经源性肿瘤。它可发生于任何年龄,男女之间无显著性差别。神经鞘肿瘤在成人多见(79%),神经鞘瘤是成人最常见的纵隔神经源性肿瘤。肿瘤过大者,可发生疼痛和神经症状。

神经纤维瘤较神经鞘瘤发病年龄轻,据报道约半数成人病例伴有Von Recklinghausen病(神经纤维瘤病是一种原因不明的多神经累及的肿瘤性病变),临床孤立性神经纤维瘤远较神经纤维瘤病多见。男性发病率高于女性。好发年龄为20~30岁,孤立性神经纤维瘤生长缓慢,常无任何症状,故肿瘤体积较大时,压迫邻近结构出现症状。

【发病机制与病理】

神经鞘瘤的瘤体直径一般<5cm,位于神经鞘内,有完整的包膜。肿瘤切面有多种形态:实质样,质均匀,淡青色;囊肿样,多房囊肿,大小不一;出血坏死样,可见血块、坏死物;丛集样,呈串状不规则肿物。神经鞘瘤特征性组织结构,即Antoni A区和Antoni B区,一般以Antoni A区为主。Antoni A区由较密集的梭形细胞组成,细胞界限不清,可排列成栅栏状、丛状、螺旋状等;Antoni B区肿瘤细胞成分少,排列无序。

神经纤维瘤在组织学上显示神经鞘细胞过度增生,点缀有厚的波状的胶元带,并有不同程度的黏液样的退化;与神经鞘瘤不同的是肿瘤内的囊性退化、低细胞区和黄瘤物质均较少见。

孤立性神经纤维瘤常呈圆形或卵圆形。肿瘤由增生的、构成周围神经的所有成分组成,包括神经鞘细胞、轴索、纤维母细胞和神经束膜细胞。神经鞘细胞是主要成分,呈梭形。间质可见疏松水肿的黏液样物质。有些富含细胞的区域,梭形细胞排列成编织状、漩涡状,与Antoni A区十分相似,但见不到Antoni A区和Antoni B区复合式存在的方式。瘤内神经鞘细胞呈S-100和Leu-7阳性。

【临床表现】

神经鞘肿瘤主要表现为无痛性肿块,虽然有约半数的患者报告疼痛,但是其中仅20%可明确指向肿瘤。可由于肿块压迫造成局灶性的麻木、无力或肌肉萎缩[3]。

【实验室检查】

实验室检查无特异性表现。

【影像学表现】

胸部X线表现为肿瘤以后上纵隔多见(图42-5-1),表现为向一侧突出的肿块影,侧位像与脊柱重叠(图42-5-2),肿块为类圆形或浅分叶状,但位于后上纵隔的肿块侧位像不易显示。良性者边缘光滑锐利,恶性者边缘毛糙、分界不清。

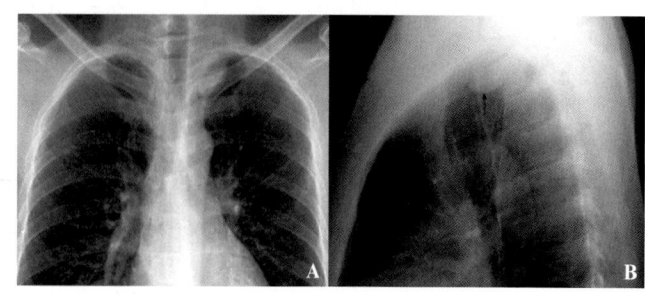

图42-5-1 男性,42岁。左上纵隔神经鞘瘤
胸部正位X线片(A)显示左肺尖纵隔旁可见椭圆形软组织影,边缘清楚;侧位(B)显示上纵隔半圆形影,下缘锐利。

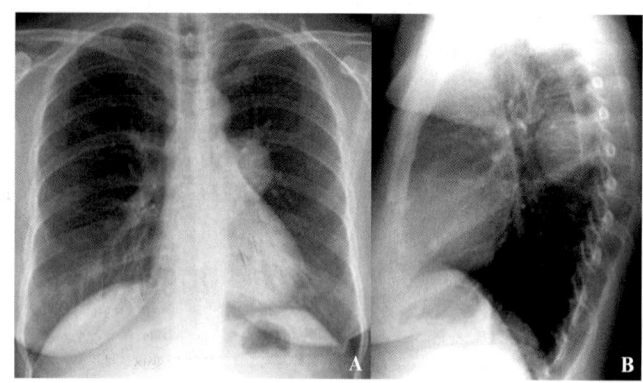

图42-5-2 女性,44岁。左后纵隔神经纤维瘤
胸部正位X线片(A)显示左肺门区软组织肿块影,边缘清楚;侧位(B)显示肿块影与脊柱重叠,边缘锐利。

10%的神经鞘肿瘤穿过椎间孔伸入椎管内,胸部X线片只能显示椎管外部分,可见脊柱旁软组织密度影,伸入椎管内,使椎间孔扩大,并可压迫肋骨头及椎体,产生边缘光滑的压迹。恶性者邻近骨质有破坏、吸收改变。

CT能清楚显示肿瘤的形态、密度及与周围结构的关系,并能发现微小的胸椎及邻近肋骨的侵蚀性改变。神经鞘肿瘤在CT上呈圆形或卵圆形,实质密度与肌肉相似(图42-5-3),但部分神经鞘瘤含有类脂质,其CT值较低。

由于瘤体常伴有低密度的坏死囊变区,故病灶密度多不均匀(图42-5-4)。肿块边缘的椎体(图42-5-5)、椎间孔或肋骨上可见边缘光滑的压迹(图42-5-6)。

CT能直接显示骑跨椎管内外的哑铃状肿块影,伸入椎管内的肿瘤,常使椎间孔扩大(图42-5-7),严重者可见硬膜囊受压变形。瘤体内囊性变常见,少数患者囊内可见小钙化灶(图42-5-6),但偶可伴有大量钙化。

增强扫描时神经鞘瘤、神经纤维瘤可呈均匀或不均质强化,不均匀强化时可呈团状强化(图42-5-8)或斑点状强化,偶可见环形强化。

出现多发神经源性肿块时考虑神经纤维瘤病(图42-5-9)。恶性神经鞘瘤少见,肿块影密度较低,可出现邻近骨骼破坏(图42-5-10),如对周围骨骼无明显破坏时难以与其他神经源性肿瘤鉴别。

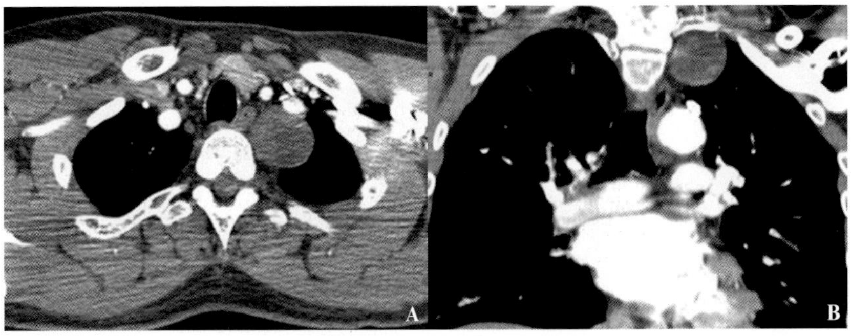

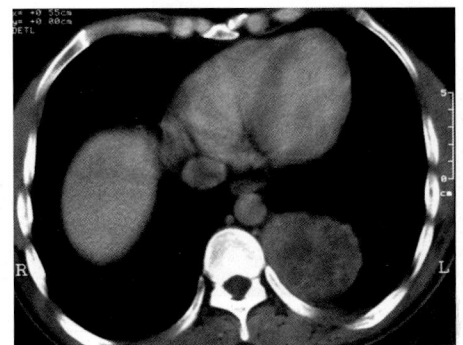

图42-5-3 男性,42岁。左上纵隔神经鞘瘤

与图42-5-1为同一患者。增强CT(A)显示椎体左前方纵隔内圆形肿块影,内可见密度减低区;冠状位(B)显示肿块影位于脊柱旁左胸腔顶部,但与周围骨性结构分界清楚。

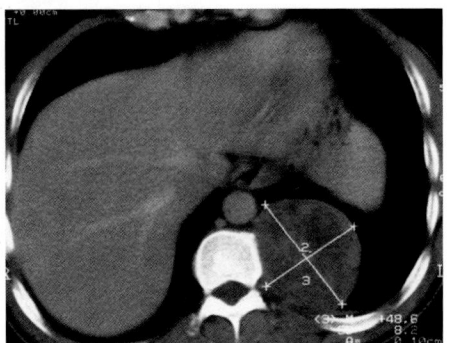

图42-5-4 男性,39岁。左侧神经鞘瘤

CT纵隔窗显示左侧椎体旁椭圆形肿块影,其内可见低密度囊变区。

图42-5-5 男性,39岁。左侧神经鞘瘤

与图42-5-4为同一患者。CT纵隔窗显示肿瘤形成的椎体压迹,CT显示椎体与肿块相接触部分弧形边缘变为平直边缘,对椎体有挤压表现。

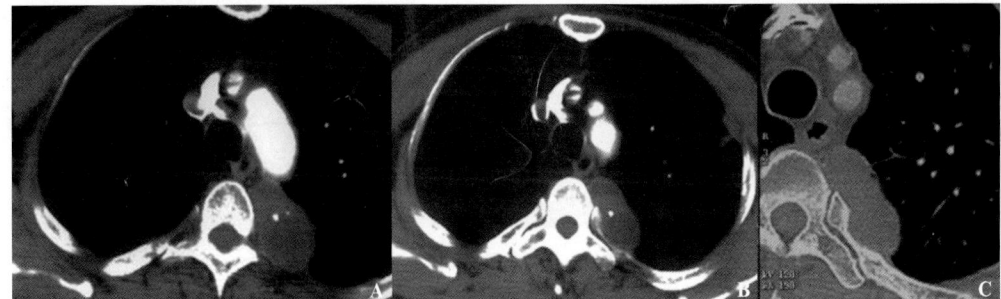

图42-5-6 男性,56岁。神经纤维瘤,肿瘤形成的肋骨压迹

增强CT扫描(A)显示椎体左旁卵圆形肿块影,边缘清楚,内密度不均,可见低密度灶及小钙化点;较高上层面(B)显示与肿块相接触部分的椎旁肋骨皮质变薄;延迟薄层(C)清楚显示肋骨有肋骨皮质局限压迹。

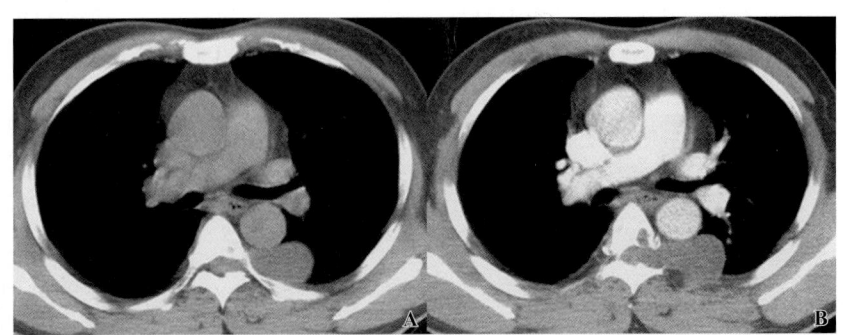

图42-5-7 男性,46岁。左侧神经鞘瘤

CT纵隔窗(A)显示左侧脊柱旁沟椎体长椭圆形影,密度均匀略低于软组织密度;增强扫描(B)显示肿瘤未见明确强化,瘤体通过椎间孔向椎管内延伸,椎间孔明显扩大,局部骨质变薄。

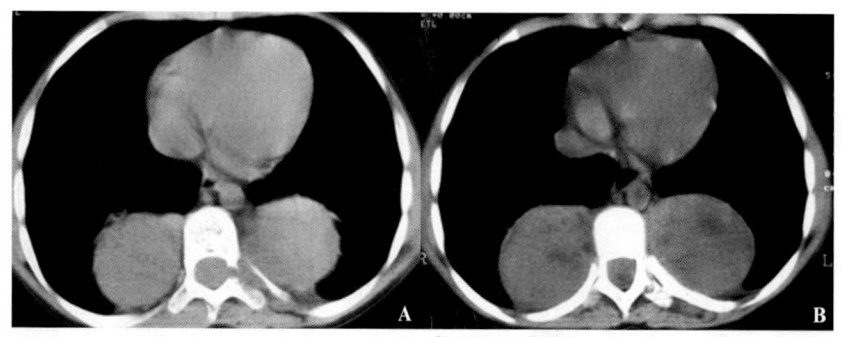

图 42-5-8　女性,43 岁。左侧神经纤维瘤伴黏液变性

CT 纵隔窗(A)显示左后上纵隔椎体旁椭圆形影,密度基本均匀;增强扫描(B)肿瘤内可见圆形均匀轻度强化灶和外侧新月形低密度无强化区。

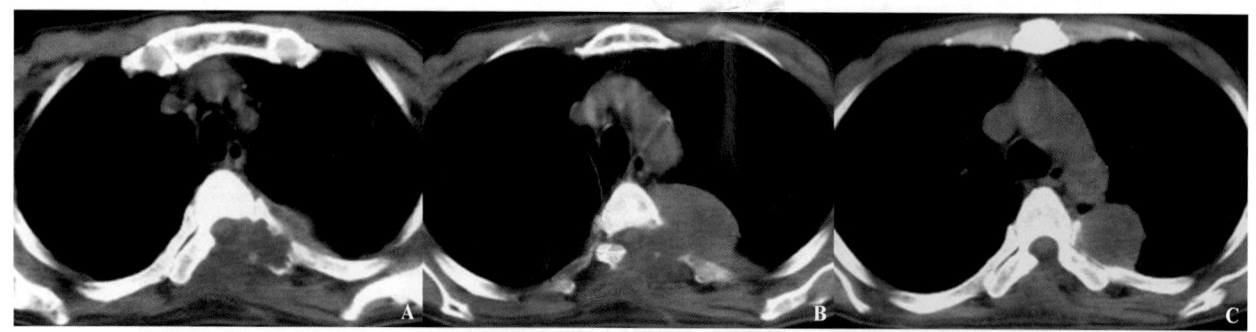

图 42-5-9　双侧神经纤维瘤病

CT 纵隔窗(A)显示椎体两旁分别可见一圆形肿块影,密度均匀;较低层面 CT 纵隔窗(B)显示肿瘤内有灶性低密度影。

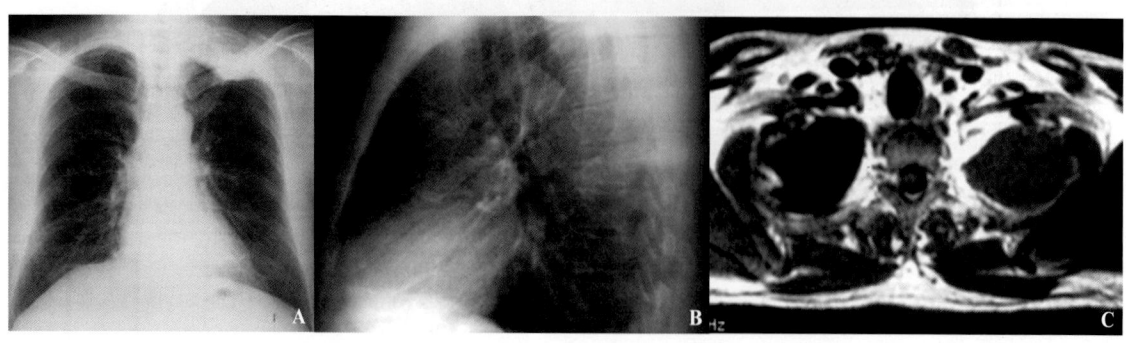

图 42-5-10　左侧恶性神经鞘瘤

CT 纵隔窗(A)在主动脉弓上水平显示左侧椎弓及相邻肋骨破坏,局部软组织肿块;在主动脉弓顶层面(B)显示椎体左旁软组织肿块影,左侧椎间孔扩大,局部骨质破坏;主动脉弓层面(C)显示椎体旁软组织肿块影,中间密度减低。

　　MRI 是神经源性肿瘤首选的影像学检查方法,最主要的原因是 MRI 能清晰地显示肿瘤是否有脊柱和脊髓内侵犯。MRI 的多切面成像对显示肿块与脊神经根、椎骨及脊髓的关系很有价值(图 42-5-11),可更清楚地显示典型脊神经根起源的横跨椎间孔的哑铃状肿瘤(图 42-5-12 和图 42-5-13)。神经鞘瘤的 MRI 显示后纵隔脊柱旁结节或肿块影(图 42-5-14)。其 MRI 信号表现在 T1WI 上可呈与肌肉相似的均匀等信号,T2WI 上呈高于肌肉的信号强度(图 42-5-14)。

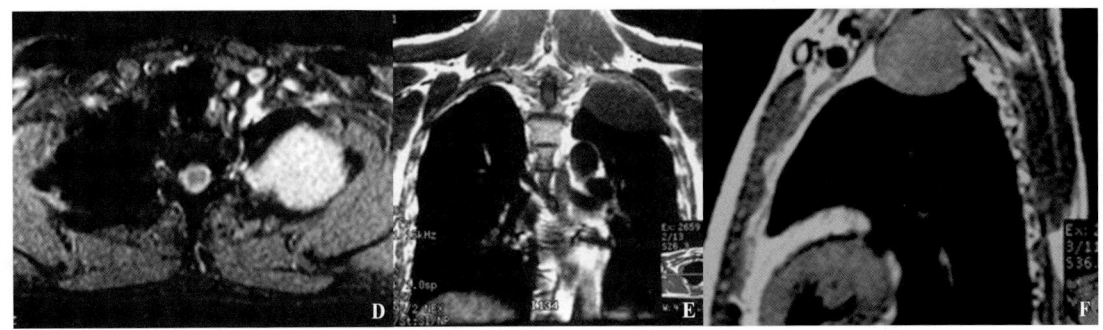

图42-5-11 女性,18岁。左胸廓顶神经鞘瘤

胸部X线正、侧位X线片(A、B)显示左肺尖区肿块影;MRI扫描显示肿块影占据左胸腔顶部T1WI(C)呈均匀低信号,GRE T2*WI脂肪抑制(D)呈均匀高信号,冠状位和矢状位T1WI(E、F)清晰显示肿块与周围结构的关系。

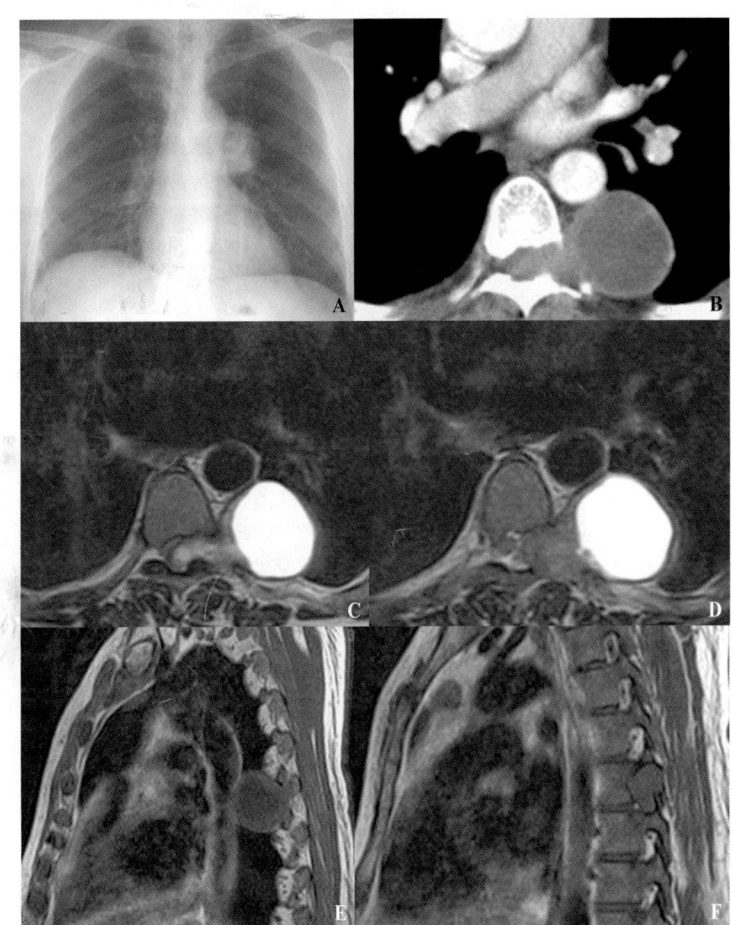

图42-5-12 左后纵隔神经鞘瘤

胸部X线片(A)显示左肺门区肿块影,心缘及动脉影清晰;CT增强扫描(B)显示左侧脊柱旁囊性病变,囊壁光滑,有环状强化,左侧椎间孔扩大,椎管内可见异常软组织影;MRI T2WI示肿块椎管外侧部分呈均匀高信号,伸入椎管内的部分信号高于肌肉组织,信号不均匀,脊髓被推压向右移位(C、D);T1WI示椎管外部分呈低信号影(E),椎管内部分呈等T1信号(F)。

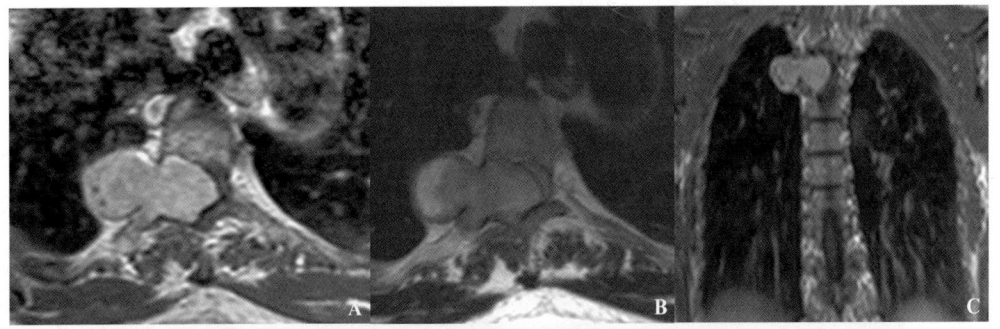

图42-5-13 神经鞘瘤

MRI扫描T1WI(A)显示右侧脊柱旁及椎管内哑铃状肿块影,信号强度略高于肌肉,T2WI(B)显示除外侧缘外,病变呈均匀稍高信号,脊髓明显受压变形移位;冠状位(C)显示肿块边缘光滑,呈典型哑铃状骑跨于椎管内外。

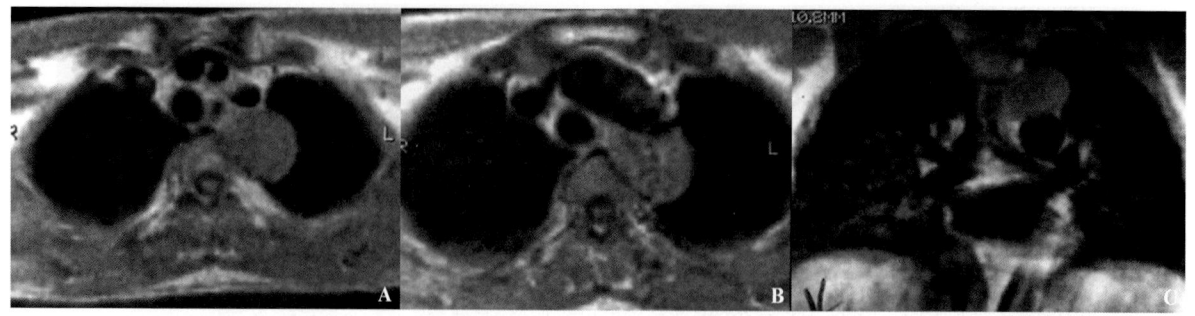

图 42-5-14 左上纵隔神经鞘瘤

MRI 扫描 T1WI(A、B)显示主动脉弓后上方椎体旁均匀低信号病灶,椎体骨质受压变平;冠状 T1WI(C)清晰显示肿块与脊柱、主动脉弓的位置关系。

神经纤维瘤或神经鞘瘤偶可有靶征表现,即在 T2WI 上肿瘤的中心部位信号低(图 42-5-15),周围有环形高信号环绕,对应组织病理显示低信号灶为神经组织,外周高信号为黏液变性所致。神经鞘瘤也可呈不均匀的 T2WI 高信号和 T1WI 低信号(图 42-5-12),在这些病例中,T2WI 高信号可能为含水所致。

瘤内钙化 T1WI、T2WI 均为无信号,若囊变则瘤内出现更长 T1 长 T2 信号灶。增强扫描时瘤体在增强早期呈弱强化或不强化表现,延迟期强化明显(图 42-5-16)。对于恶性神经源性肿瘤,MRI 有助于更好地分期。

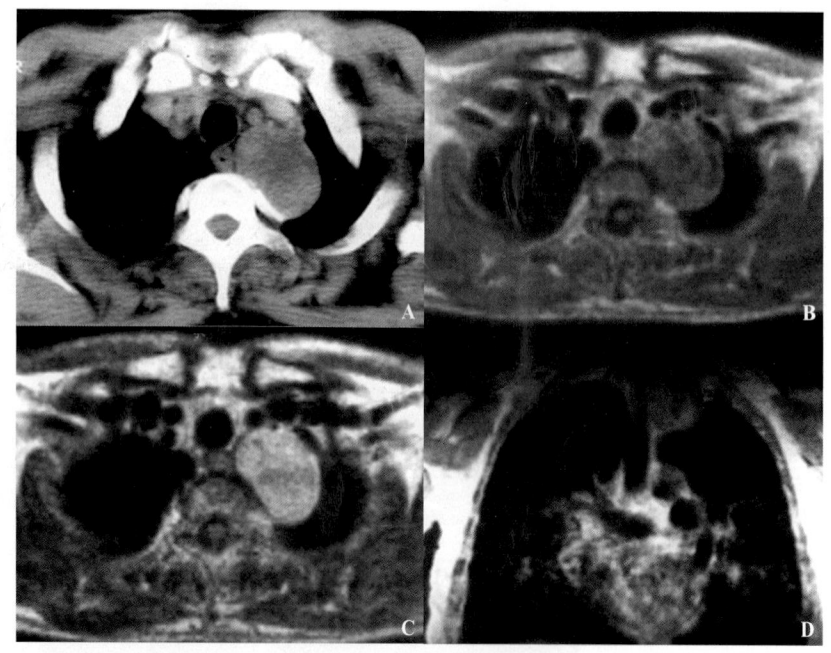

图 42-5-15 左上神经纤维瘤

CT 增强扫描(A)显示左上纵隔椭圆形肿块影,中央区密度稍低;MRI 扫描 T1WI(B)显示肿块影信号不均,中央部分信号较低;增强扫描 T1WI(C)显示肿块明显强化,但中央部分强化不明显;冠状 T1WI(D)显示纵隔旁病变。其内下方的小三角形高信号脂肪影有助于提示其为纵隔病变。

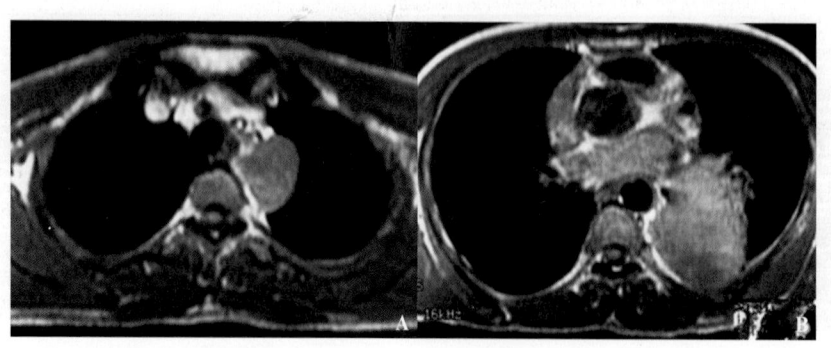

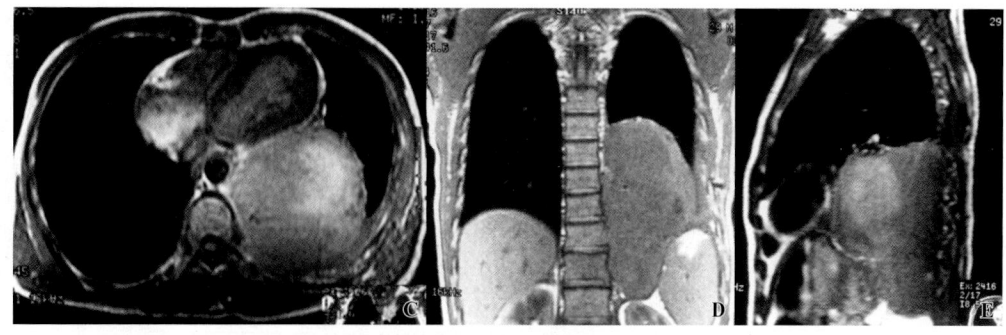

图42-5-16 左纵隔神经纤维瘤病恶变

MRI扫描质子像(A)显示左后上及后下纵隔(B、C)多发稍高信号肿块,其中左中下纵隔肿块内信号明显不均匀,内可见高信号;冠状位T1WI(D)显示左下脊柱旁巨大肿块影,与腹腔结构分界清楚;矢状位T1WI(E)显示肿块影呈不均匀信号,与周围结构分界不清。

二、神经节细胞肿瘤

纵隔内神经节细胞源性肿瘤少见。其儿童发病率高于成人,且婴幼儿的恶性度高于儿童。神经节细胞瘤(ganglioneuromas)是良性肿瘤,节细胞神经母细胞瘤属于恶性肿瘤,且以婴幼儿高发。神经母细胞瘤恶性度比节细胞神经母细胞瘤更高。

节细胞神经瘤(ganglioneuroma,GN)罕见,多来源于交感神经,少数位于纵隔,发生于迷走神经。60%的肿瘤发生于20岁以下患者,好发于后纵隔(32%),其次是颈部(8%)[4]。

【发病机制与病理】

节细胞神经瘤境界清楚,包膜完整,腹膜后肿瘤常浸润邻近组织,没有明显的包膜,最大直径可达10cm以上。切面灰色或灰黄色,呈编织状,偶见钙化。肿瘤的主要成分是神经鞘细胞和神经纤维形成的束状、编织状或漩涡状结构,还常见黏液变性和透明变性的纤维组织。

节细胞神经母细胞瘤包膜常不完整,向周围浸润性生长。切面常见出血坏死区。肿瘤由神经母细胞、分化程度不同的神经节细胞、增生的神经鞘细胞和神经纤维组成。

【临床表现】

患者常无明显临床表现,肿瘤增大后可能出现局部压迫表现[5]。

【实验室检查】

实验室检查无特异性表现。

【影像学表现】

胸部X线表现肿瘤为长椭圆形或梭形肿块,胸部正位X线片呈宽基底紧贴于纵隔侧缘(图42-5-17),侧位X线片显示肿块与脊柱重叠。巨大肿块可使脊柱侧弯、邻近椎体产生良性压迹。

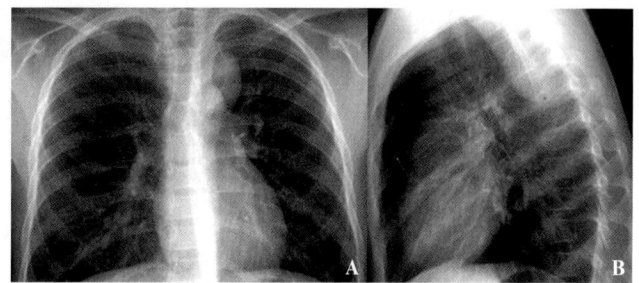

图42-5-17 男性,13岁。左侧节细胞神经瘤

胸部正位像(A)显示左上纵隔椭圆形肿块影,边缘光滑;侧位X线片(B)隐约可见肿块重叠于脊柱,前缘呈弧形。

CT表现为神经节瘤多沿神经链方向生长,因此瘤体多呈半圆形或椭圆形,纵径比前后径及左右径大,内缘较扁平,肿块边缘光滑,与周围结构之间分界较清(图42-5-18)。

由于肿瘤内含大量黏液,CT显示呈低或中等密度,20%的肿块内可见小点状或斑片状钙化影(图42-5-19),注入造影剂后动脉期呈轻度或不强化,延迟期呈均匀或不均匀延迟强化,瘤内可有分隔或不强化低密度囊变区(图42-5-20)。

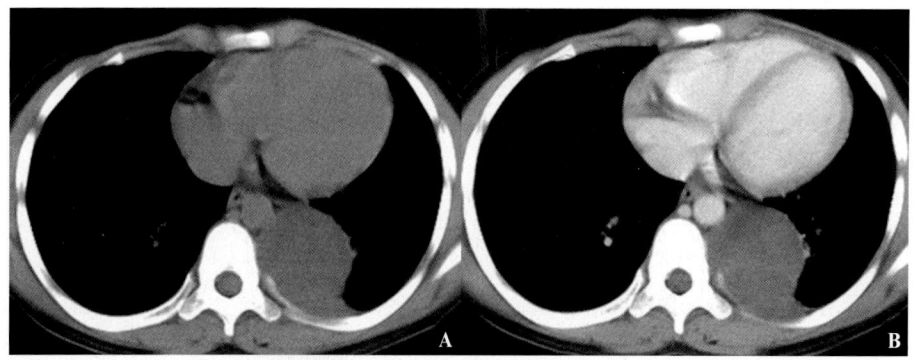

图42-5-18 后纵隔节细胞神经瘤

CT纵隔窗(A)显示后纵隔椎体左缘肿块影,与降主动脉之间的夹角为锐角,局部肋骨受侵变薄;增强扫描(B)后肿块无明显强化。

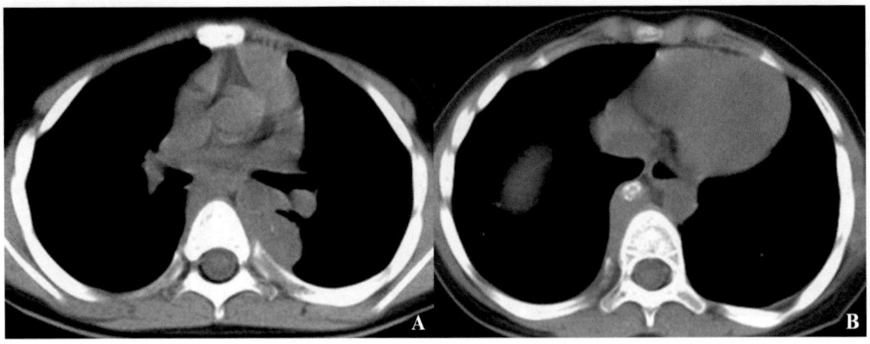

图 42-5-19　女性,7岁。双侧纵隔节细胞神经瘤

CT纵隔窗左上叶支气管开口层面(A)显示左后纵隔肿块;椎体右侧旁奇静脉食管隐窝可见软组织影并有钙化,膈肌脚增厚(B)。

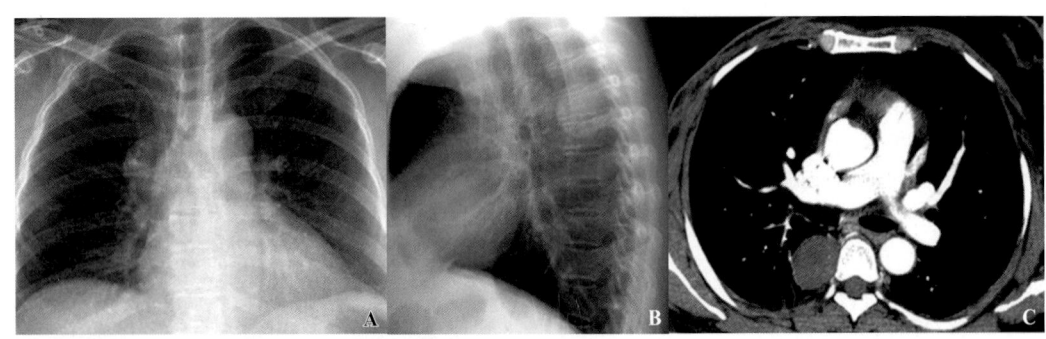

图 42-5-20　右侧节细胞神经瘤

胸部X线片(A、B)显示右肺门区椭圆形肿块影,边缘光滑,上下径大于横径;侧位X线片(B)显示肿块重叠于脊柱,边缘光滑;CT增强(C)显示病灶密度略低于胸壁肌肉,且内部有低强化区。

MRI节细胞神经瘤的信号取决于瘤体是否伴有坏死囊变和出血,T1WI上呈中等信号,T2WI上呈不均质明显高信号影。囊变区呈长T1、长T2信号,出血区信号取决于出血的时间长短,信号多样。动态MRI上肿块早期不强化,随时间延长有轻度强化。

三、神经节神经母细胞瘤

神经节神经母细胞瘤(ganglioneuroblastoma,GNB)是起源于交感神经节细胞的恶性肿瘤,临床上非常少见。据报道占纵隔交感神经肿瘤的10%～15%,Adam A报道为32%。发病率无性别差异,主要发病人群为婴幼儿,成人少见,90%以上见于10岁以下儿童。

Nagashima Y报道1例成年病例,患者为79岁男性,镜下肿瘤由灶性神经母细胞和神经节细胞组成。该肿瘤的恶性度介于神经节瘤和神经母细胞瘤之间。纵隔GNB患者的生存率明显高于神经母细胞瘤和腹部GNB。肿瘤多位于后纵隔,但也有位于前纵隔的报道[6]。

【发病机制与病理】

大体标本可见多数肿瘤有完整包膜,少数包膜不完整。肿物大小不等,呈球形、结节状或分叶状。肿物质硬,切面灰白色或褐色。

镜下神经节母细胞瘤有两种类型:弥散型和混合型。前者又称不完全型神经母细胞瘤,还有多种细胞,主要为多形性细胞,可排列呈巢状,有核分裂象。

交感神经节细胞发育不成熟,胞核含空泡,核仁明显。混合型神经节母细胞瘤以典型神经节瘤为主,可见孤立的多细胞成分的神经母细胞区,两种成分分界清楚。

【临床表现】

患者临床症状不典型,少数表现为重症肌无力。

【实验室检查】

血、尿儿茶酚胺及其代谢产物测定结果可能升高。

【影像学表现】

胸部X线片为后纵隔肿瘤,上下径较大,内缘平直,相邻结构受压移位。

CT上病灶边缘较清,体积较小者密度均匀,肿块较大者,密度不均,实质常见出血坏死区,1/3的肿物内可见到钙化(图42-5-21和图42-5-22)。邻近结构以受压移位为主,纵隔胸膜常被掀起(图42-5-22),但脂肪间隙清晰,通常不伴发胸腔积液和淋巴结肿大。

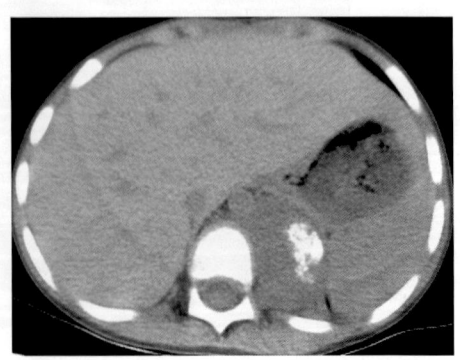

图 42-5-21　女性,4岁。左侧节神经节母细胞瘤

CT纵隔窗显示左后下纵隔有软组织肿块影,内见斑片状钙化。

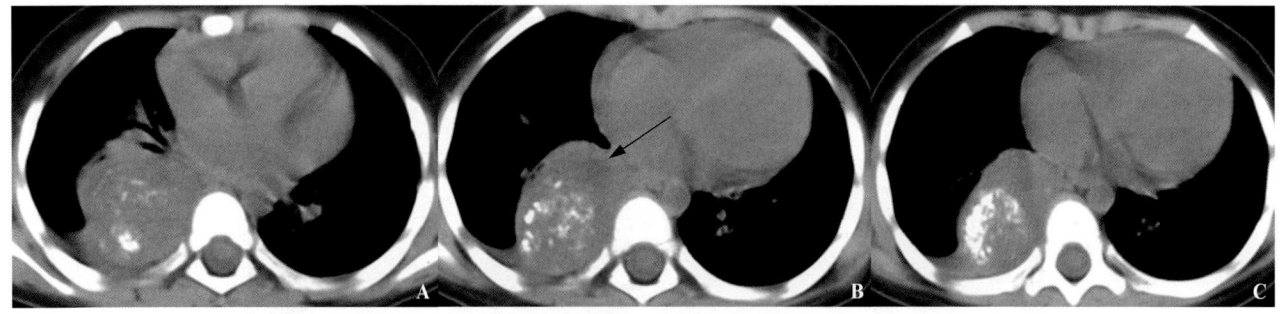

图 42-5-22 右侧神经节母细胞瘤
CT 纵隔窗(A~C)显示右侧脊柱旁沟软组织肿块影,内见多发斑点状钙化,肿块前部可见局部稍低密度(箭)。

GNB 在 MRI 的典型表现为混杂信号肿物,增强后表现各异,T1WI 以上以低信号为主,也可因脂肪含量高而呈高信号,T2WI 上肿瘤多表现为高信号,出血、囊变区常见,出血灶在 T1WI 上表现为片状高信号区,囊变区在 T2WI 上呈高信号。

由于 MRI 具有良好的软组织分辨率,并可多平面成像,MRI 在确定肿瘤来源及浸润程度上明显优于 CT 扫描。

GNB 的影像学表现无特异性,尤其肿物位于后纵隔呈浸润性生长,邻近骨质有破坏时,很难与其他恶性肿瘤鉴别。但核素扫描对检出 GNB 价值较高。

四、神经母细胞肿瘤

神经母细胞瘤(neuroblastomas,NB)又称成神经细胞瘤或交感神经母细胞瘤,起源于神经脊细胞。本肿瘤可发生于任何部位的交感神经,但最常见的发生部位是肾上腺髓质、肾上腺外腹膜后。

交感神经节链走行区是该肿瘤的常见部位,位于纵隔的神经母细胞瘤以后纵隔椎旁沟多见,偶尔可见于中纵隔,此时肿瘤发生于心脏神经。

90%的患者年龄小于 5 岁,成人甚少,发病率为 0.2/100 万。其是儿童型实质肿瘤中最常见的类型,占儿童恶性肿瘤的 10%,占纵隔交感神经肿瘤的 50%。

胸内神经母细胞瘤占所有神经母细胞瘤的 14%~20%。本肿瘤恶性度很高,80%的患儿发现时已发生淋巴结、骨、骨髓及肝转移。因此,患者的生存率很低。成人型神经母细胞瘤均表现为侵袭性生物学行为,常常累及多个部位。

【发病机制与病理】

大体标本示肿瘤边界尚光整,有包膜,呈结节分叶或巨块状。切面呈白褐相间状,可含有小囊,为坏死,钙化常见。

镜下瘤细胞为球形、卵圆形、短棒状,大小一致、排列规则,呈片状或巢状。核分裂象多见。嗜银染色的基质中有神经纤维。小血管及淋巴管常见瘤细胞侵犯。

【临床表现】

纵隔神经母细胞瘤的症状与纵隔神经瘤等表现相似,本肿瘤为高度恶性肿瘤。

患者多为婴幼儿,常表现为发热、咳嗽、食欲不振。

肿瘤巨大压迫邻近血管、气管时可出现呼吸困难、心力衰竭表现。早期可出现锁骨上转移。

【实验室检查】

血、尿儿茶酚胺及其代谢产物测定:神经母细胞瘤细胞吸收并代谢儿茶酚胺,可在血清和尿液中检测到降解产物,但尚无研究支持尿儿茶酚胺筛查可改善预后[7]。

【影像学表现】

胸部 X 线片表现同其他纵隔神经源性肿瘤。表现为圆形、椭圆形或分叶状肿块影,30%的 NB 在胸部 X 线平片上可见钙化,位于后纵隔者可蔓延,浸润邻近肋骨,晚期可以侵入椎管。幼年发病者,脊柱畸形常见,椎体骨质侵蚀破坏。

CT 表现为肿块呈分叶状,由于无包膜,边界欠清,本病极容易发生出血、坏死及钙化,导致其密度混杂,钙化很常见(图 42-5-23),增强扫描呈轻度-中度明显不均质强化。

肿块可跨越中线向对侧延伸,包绕大血管(图 42-5-24)。邻近骨骼结构有骨质侵蚀破坏表现,甚至侵犯到椎管内(图 42-5-25)。

在 MRI 上表现为 T1WI 上呈中等偏高信号,T2WI 上呈高信号,信号常不均匀。增强后病变明显不均匀强化。

与普通 X 线片相比,CT 和 MRI 发现该病的灵敏度几乎为 100%,特异度以 MRI 最高,其次是 CT 扫描,而且后两者可以清楚显示病变与邻近结构的关系。

【诊断标准】

本病诊断主要依据生化指标和影像学表现。可测定患儿尿内儿茶酚胺及其代谢产物,如多巴胺、高香草酸(HVA)和香草扁豆酸(VMA)等,以 24h 总量为主,如果测定值升高,且后上纵隔内发现实性占位,呈恶性生物学行为表现,此时多可诊断。

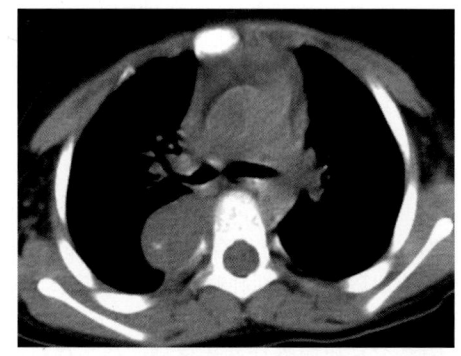

图 42-5-23 女性,4 岁。右后纵隔神经母细胞瘤
CT 纵隔窗显示椎体右旁椭圆形肿块影,边缘尚光滑,内可见小钙化灶。

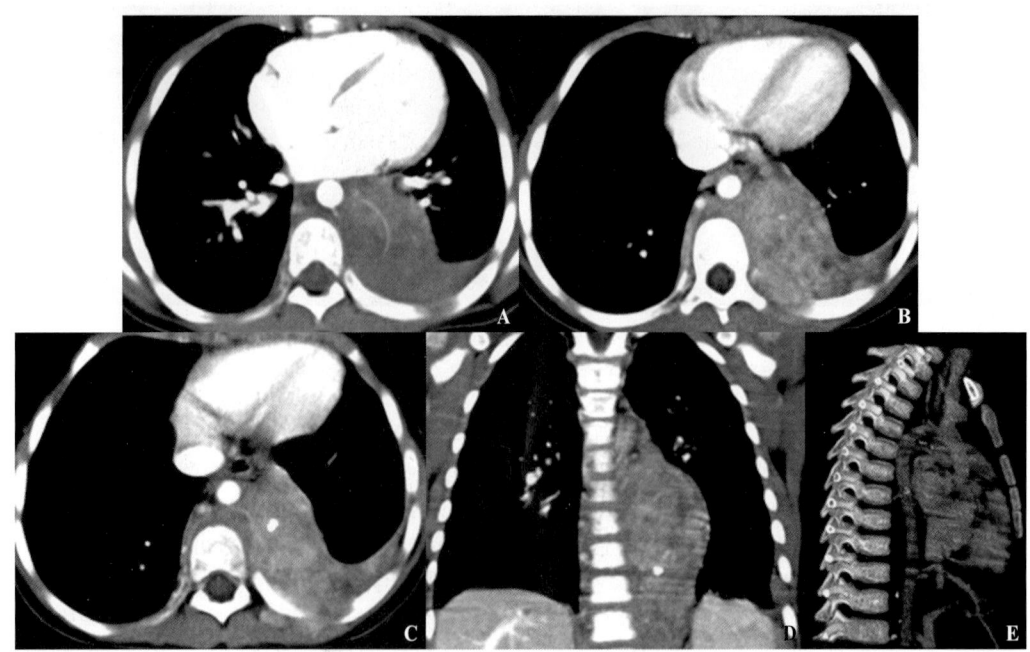

图 42-5-24 神经母细胞瘤

后纵隔左侧脊柱旁肿块呈不均匀显著强化,内可见较粗大的血管(A、C)及点状钙化(C、D);冠状位显示肿块巨大,上下跨越 9 个椎体(D),病变沿纵隔向内蔓延至脊柱右缘,向外达腋中线(B),降主动脉受压后移(E),肿块与血管之间脂肪间隙消失。

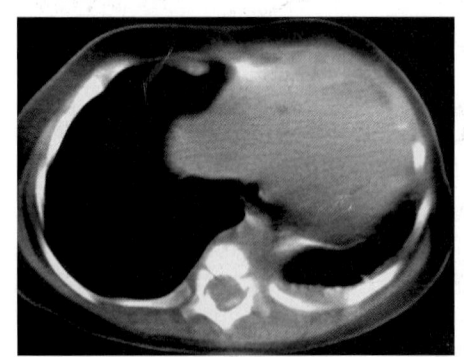

图 42-5-25 女性,7 个月。左后纵隔神经母细胞瘤

CT 纵隔窗显示后纵隔降主动脉旁不规则软组织密度,并向后胸壁及椎管内延伸,椎管扩大,其内可见小灶性钙化,左侧后胸膜增厚。

【鉴别诊断】

可结合患者的年龄、病变部位、生化指标、影像学表现与其他神经源性肿物做出鉴别。

五、副神经节细胞肿瘤

副神经节瘤(paraganglioma,PG)起源于副神经节内分泌系统,绝大多数位于肾上腺。

本病可见于任何年龄阶段,男性好发,男女发病率之比为 6∶1 或 2∶1。它多见于中老年人,以 40~60 岁好发,发病率无性别差异。

90% 的肾上腺外副神经节瘤发生在头颈部,发生于纵隔者罕见,在所有纵隔神经源性肿瘤中,发生率低于 5%。

位于纵隔的副神经节瘤有两个好发部位:①前上纵隔,主动脉根以上区;②后纵隔脊柱旁沟区域。位于后纵隔的副神经节瘤少于位于前纵隔的 1/3。

后纵隔 PG 常表现为良性生物学行为,但少数(14.6%) PG 可发生转移呈恶性表现。肺及骨骼是最常见的转移部位,其次是淋巴结、肝、肾等。约 35% 的 PG 为有功能的。第 2~4 胸椎节段,右侧脊柱旁沟区为本肿瘤最常见的原发部位。

Herrera MF 和 Gallivan MVE 分别报道 43%、23% 的患者可有多发副神经节瘤,而且常有家族遗传倾向[8,9]。

(一)无功能性副神经节瘤(化学感受器瘤)

大约 1/3 的纵隔内副神经节瘤是无功能的,其发生部位常在中纵隔,如主动脉弓周围或主肺动脉窗区域,这些肿瘤通常更常见于成人。

【发病机制与病理】

无功能性副神经节瘤的瘤体大小不一,呈单个结节,圆形或卵圆形,少数呈分叶状,边界清楚,多数无包膜。肿瘤软硬不一,少血供者,肿物硬,切面灰白色,可见出血坏死区;富血供者,肿物软,切面红色。

镜下瘤细胞圆形,胞质丰富,嗜伊红染色,核圆,呈空泡状,称主细胞。细胞常排列成条索、腺样或巢状结构;巢与巢之间为开放或闭锁的血窦。肿瘤间质血管丰富,常见出血及含铁血黄素沉积,间质纤维结缔组织可见胶原化,罕见坏死及钙化。

【临床表现】

本肿瘤一般不引起任何症状,当肿块压迫周围组织或侵犯邻近结构时可出现一些继发症状,如胸痛、咳嗽、声音嘶哑、上腔静脉压迫综合征;少数侵袭性副神经节瘤可侵犯邻近脊髓,造成脊髓压迫症。

【实验室检查】

无功能性副神经节瘤实验室检查无特殊。

【影像学表现】

X 线片、CT、MRI 均可以对肿物准确定位,但是 MRI 可以多方位成像,因此对确定肿物的来源很有价值。据报道

MRI联合mIBG核素扫描是对无功能性副神经瘤敏感性最高的检查方式。

本肿瘤属于富血供病变,术前通过血管造影明确病变血供情况及有无微小转移灶很重要。据报道在检测副神经节瘤患者预后方面,PET扫描的价值明显优于CT检查。

胸部X线表现为主动脉弓周围软组织肿块影(图42-5-26),边界清晰或不清,密度常均匀。恶性者可与主动脉等纵隔结构分界不清。可见胸腔积液。

CT平扫无特征性表现。肿块常为富血供,增强扫描肿瘤呈显著强化征象(图42-5-27),密度可与邻近的血管相似,并可见大量粗大迂曲的血管伸入瘤体内,中央可见低密度坏死灶,肿块也可呈大部分囊变(图42-5-28)。

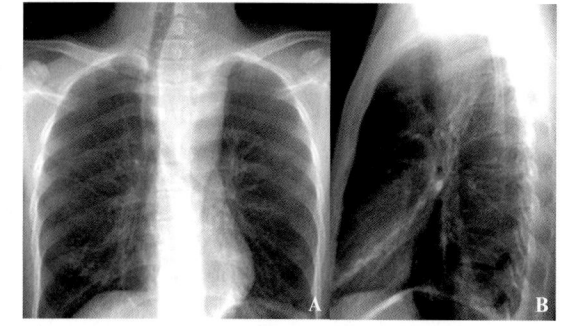

图42-5-26　男性,21岁。副神经节瘤
胸部X线片(A)显示左上纵隔增宽并向颈部延伸,气管明显右移;侧位X线片(B)显示气管后方密度增高,未见明确肿块。

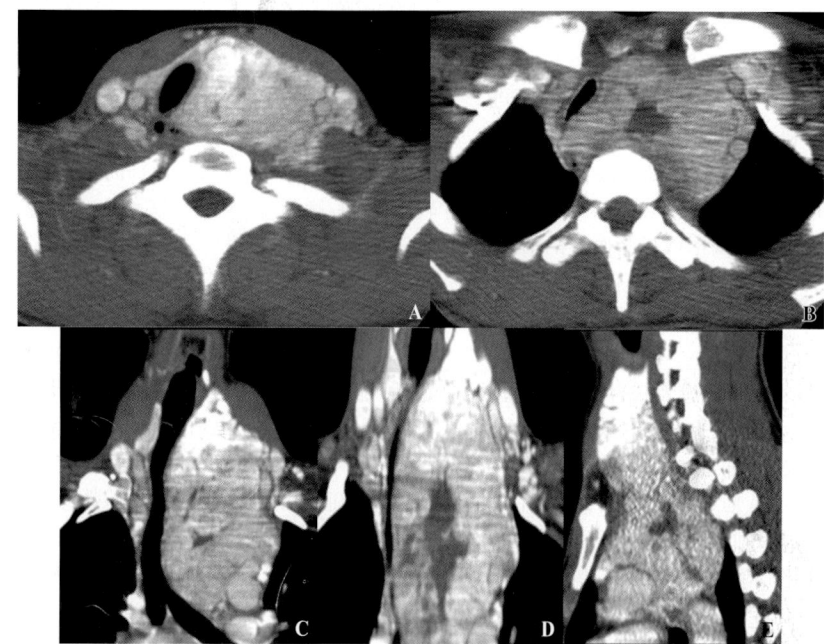

图42-5-27　副神经节瘤
CT增强(A)显示左颈部肿块影,边缘不清,明显强化,气管被推压向右侧移位;在胸廓入口层面(B)显示左侧纵隔肿块影,气管明显受压变窄,肿块大部分明显强化,中心部分坏死;冠状位重建(C、D)显示气管左旁巨大肿块影,从胸内延伸至颈部;矢状位(E)显示肿块影与胸廓入口的关系。

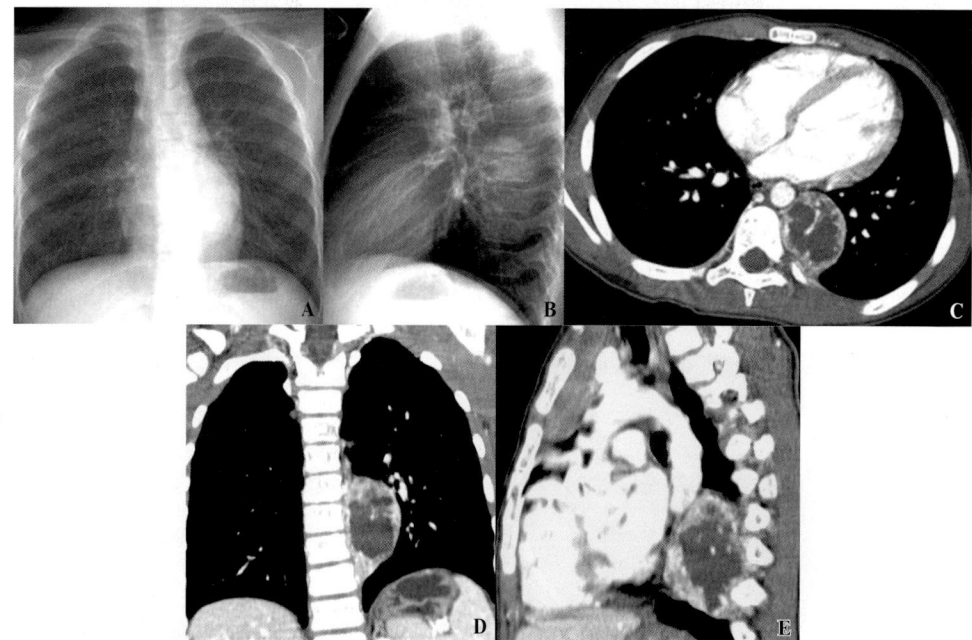

图42-5-28　男性,9岁。副神经节瘤
胸部X线片(A)显示心影后团块影;侧位X线片(B)显示肿块影与脊柱重叠,上缘呈光滑弧形;CT增强(C)显示椎体左旁肿块影,周边强化,中央大部分呈低密度坏死区,有少许强化的迂曲粗血管;冠状位(D)及矢状位(E)显示肿瘤与周围结构关系密切。

在 MRI 上 T1WI 上呈等或稍低信号,T2WI 呈明显高信号影,T1WI 和 T2WI 上肿瘤内均可见血管流空征和周围的供血血管。

【诊断标准】

纵隔神经源性肿瘤常缺乏特异性临床表现,相当部分患者系查体时胸部 X 线摄片偶然发现。本病的诊断主要依赖影像学检查。纵隔神经源性肿瘤多数位于后纵隔脊柱旁沟区,肿瘤边缘光整、界限清楚;肿瘤长期压迫可造成瘤体周围骨质改变。

位于后纵隔脊柱旁沟的神经源性肿瘤,诊断准确率很高,如为典型的哑铃状改变,即可确诊;一旦肿瘤生长较大超出后纵隔或位于中前纵隔,与其他纵隔实性肿瘤鉴别困难。

【鉴别诊断】

1. 食管病变 食管平滑肌瘤向腔外生长,或食管癌侵及管壁外形成肿块时,可与后纵隔神经源性肿瘤混淆。食管癌患者常有吞咽困难、消瘦等,病变段以上食管扩张、纵隔淋巴结肿大常见,不难鉴别。食管平滑肌瘤与食管宽基底相连,边界光滑锐利,密度均匀,瘤内可出现钙化。

2. 血管性病变 先天性大血管畸形,如后天性主动脉瘤、主动脉夹层等血管性病变,通过 X 线平片较难鉴别,增强扫描可清晰显示畸形或扩张血管的形态和性质。

3. 脊膜膨出 表现为后纵隔囊性肿块,密度同水,常伴有脊椎裂、椎体畸形和肋骨畸形,相邻椎骨骨质不完整,椎间孔扩大,肿块不强化。

4. 髓外造血 患者常有慢性、溶血性贫血及肿瘤广泛浸润骨髓的病史。表现为脊柱旁明显均质强化的肿块,分叶状,边缘光滑锐利,邻近骨质无破坏及侵蚀改变。

5. 脊柱病变 感染性病变、脊柱原发性或转移性肿瘤,常表现为椎旁肿块,但都伴有不同程度的椎骨骨质破坏,或骨质增生硬化。与恶性神经源性肿瘤鉴别有一定困难。

(二) 纵隔嗜铬细胞瘤

嗜铬细胞瘤(pheochromocytoma)是能够产生儿茶酚胺的肿瘤,起源于嗜铬细胞。约 90% 发生于肾上腺髓质内,余下少于 10% 的发生于肾上腺外。肾上腺外嗜铬细胞瘤起源于胚胎时期神经嵴组织发育产生的嗜铬细胞。肾上腺外嗜铬细胞组织多与椎前交感神经丛紧靠,故从盆腔至颅底均有嗜铬细胞组织分布。

胸内嗜铬细胞瘤占整个嗜铬细胞瘤的 1% 以下。这些肿瘤常位于后纵隔交感神经链走行区,或心旁区,即椎旁沟、肋脊柱区及邻近肋骨处。其他部位如心包内也有报道。大部分嗜铬细胞瘤为良性,也有高达 10% 的肿瘤表现为恶性生物学行为。

本肿瘤可以是家族性或为多发内分泌肿瘤(multiple endocrine neoplasia, MEN)综合征之一,如 MEN Ⅱ a,与发生甲状腺髓样癌及甲状旁腺功能亢进症有关。

嗜铬细胞瘤虽然罕见,但是临床表现典型。其症状主要表现为持续性或阵发性高血压伴头痛、头晕、胸闷、心悸等。有 1/3 的患者也可无症状而偶然发现,或者终身未能诊断。

【发病机制与病理】

主细胞含有细小嗜铬颗粒及基底膜网架,细胞核小、圆形,核质透亮,核仁清晰,其余镜下表现基本同无功能性副神经节瘤。

肿瘤主细胞阳性标记有神经元特异性烯醇化酶(NSE)、嗜铬蛋白 A(CHG-A)、突触蛋白(SY)、神经细丝蛋白。

【临床表现】

约半数嗜铬细胞瘤患者可表现出症状,其经典三联征包括发作性头痛、出汗与心动过速,但大多数患者并不同时表现出三种典型症状。在有症状患者中[10-12]:

(1) 持续性或阵发性高血压是最常见的体征,但也有 5%~15% 的患者血压正常。

(2) 约 90% 的患者会出现发作性头痛,轻重持续时间不定。

(3) 60%~70% 的患者可出现出汗,其他表现还包括心悸、震颤、全身无力或惊恐发作等。

【实验室检查】

血、尿儿茶酚胺及其代谢物测定:持续性高血压患者可测得儿茶酚胺及其代谢物超正常值高限 2 倍以上,对于阵发性高血压患者平时可无异常,相关指标仅在发作后升高。

胰高血糖素激发试验:对于阵发性患者,可在注射胰高血糖素 1mg 后数分钟内出现血浆儿茶酚胺增加至 3 倍以上,去甲肾上腺素升至 2 000 pg/mL,伴血压升高。

【影像学表现】

普通 X 线片及 CT 扫描对肿块的定位均可以提供足够的信息,MRI 不仅可以准确定位,而且在 T2WI 上肿块表现特异,并可见血管流空征象。放射性同位素间位碘苄胍(^{131}I-MIBG)对该肿瘤有很高的特异性,在肯定肾上腺外的嗜铬细胞瘤上帮助很大。食管内镜超声被认为是一种可以早期检出嗜铬细胞瘤的影像学检查方法,而且对判定肿瘤的转移及复发很有价值。

胸部 X 线片表现为纵隔影增宽,同其他神经源性肿瘤相比较,无特征性表现。

CT 表现为后纵隔脊柱旁沟可见软组织密度肿块,边界光整(图 42-5-29),体积小的密度均匀,较大的肿块由于中心发生坏死而密度不均匀(图 42-5-30)。

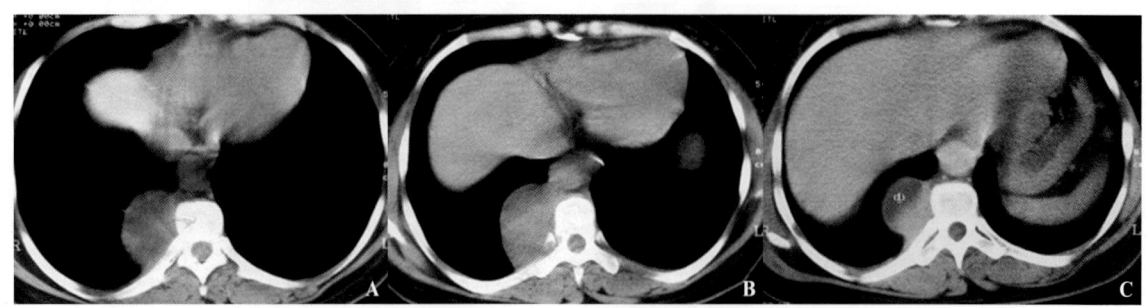

图 42-5-29 右后纵隔嗜铬细胞瘤

CT 平扫连续层面(A~C)显示右下纵隔脊柱旁椭圆形肿块影,边缘光滑,其内密度不均匀,部分呈低密度囊状影。

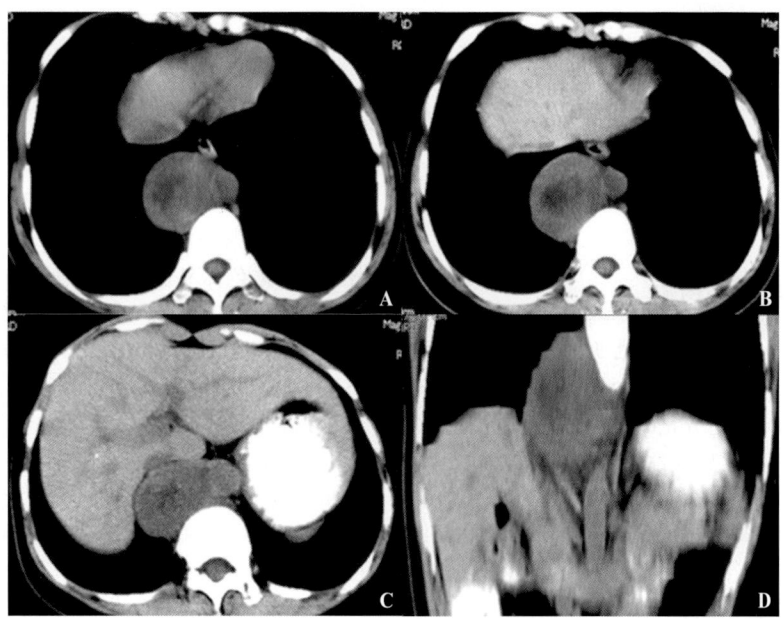

图 42-5-30 右后纵隔嗜铬细胞瘤

CT 平扫纵隔窗连续正面(A~C)显示右后纵隔降主动脉右旁可见软组织肿块影,边缘光滑,中央可见不规则低密度灶;冠状多层面重建(D)显示肿块与膈肌的关系,分界尚清楚。

恶性者形状不规整,邻近椎体骨质不完整,转移至肺及胸膜时可出现相应的影像学表现。嗜铬细胞瘤的密度较无功能性副神经节瘤高,增强扫描肿块呈周边明显强化表现。

MRI 显示脊柱旁可见肿物影,T1WI 呈等信号,T2WI 呈高信号,信号常不均匀,其内部常见流空的小血管影。注入 Gd-DTPA 后肿块周边呈明显强化表现。

【诊断标准】

纵隔内嗜铬细胞瘤诊断较困难,一般在结合生化指标的情况下,即尿及血清儿茶酚胺升高,包括肾上腺素、正肾上腺素及多巴胺水平也同时升高,除外肾上腺异常,如发现后纵隔肿块,可以高度怀疑为该病变。

^{131}I-MIBG 核素扫描对检出嗜铬细胞瘤及其转移、复发、残余病灶的特异性高达 100%,因此在诊断困难的情况下借助该成像方法可做出准确诊断。

【鉴别诊断】

具有典型临床表现的患者,结合影像学及生化检查可做出较为准确的诊断,但是对于一些缺乏典型表现的患者,需与其他位于后纵隔的软组织肿块鉴别,嗜铬细胞瘤为富血供肿瘤,强化时肿块明显强化,在 MRI 的 T2WI 上呈高信号,肿块内可见血管流空征,这些特点对鉴别诊断很有价值。

(金晨望 何立宇)

参考文献

[1] Azarow KS, Pearl RH, Zurcher R, et al. Primary mediastinal masses: a comparison of adult and pediatric populations [J]. The Journal of Thoracic and Cardiovascular Surgery, 1993, 106:67-72.

[2] Ribet ME, Cardot GR. Neurogenic tumors of the thorax [J]. The Annals of Thoracic Surgery, 1994, 58:1091-1095.

[3] Merker VL, Esparza S, Smith MJ, et al. Clinical features of schwannomatosis: a retrospective analysis of 87 patients [J]. The Oncologist, 2012, 17:1317-1322.

[4] Moriwaki Y, Miyake M, Yamamoto T, et al. Retroperitoneal ganglioneuroma: a case report and review of the Japanese literature [J]. Internal Medicine, 1992, 31:82-85.

[5] Okamatsu C, London WB, Naranjo A, et al. Clinicopathological characteristics of ganglioneuroma and ganglioneuroblastoma: a report from the CCG and COG [J]. Pediatric Blood & Cancer, 2009, 53:563-569.

[6] Adam A, Hochholzer L. Ganglioneuroblastoma of the posterior mediastinum: a clinicopathologic review of 80 cases [J]. Cancer, 1981, 47:373-381.

[7] Woods WG, Gao RN, Shuster JJ, et al. Screening of infants and mortality due to neuroblastoma [J]. New England Journal of Medicine, 2002, 346:1041-1046.

[8] Gallivan MVE, Chun B, Rowden G, et al. Intrathoracic paravertebral malignant paraganglioma [J]. Arch Pathol Lab Med, 1980, 204:46-51.

[9] Herrera MF, van Heerden JA, Puga FJ, et al. Mediastinal paraganglioma: a surgical experience [J]. Ann Thorac Surg, 1993, 56:1096-1100.

[10] Stein PP, Black HR. A simplified diagnostic approach to pheochromocytoma a review of the literature and report of one institution's experience [J]. Medicine, 1991, 70:46-66.

[11] Baguet JP, Hammer L, Mazzuco TL, et al. Circumstances of discovery of phaeochromocytoma: a retrospective study of 41 consecutive patients [J]. European journal of endocrinology, 2004, 150:681-686.

[12] Manger WM, Gifford RWJ. Pheochromocytoma [M]. Springer Science & Business Media, 2012.

第六节·其他少(罕)见肿瘤

一、滑膜肉瘤

滑膜肉瘤(synovial sarcoma)是一种少见的侵袭性恶性肿瘤,占所有软组织肉瘤的7%~10%。2020年WHO软组织肿瘤分类将滑膜肉瘤归为未确定分化的恶性肿瘤[1]。滑膜肉瘤多见于青少年和年轻人,男性较女性略多见,通常好发于四肢深部软组织内。

原发性纵隔滑膜肉瘤(primary mediastinal synovial sarcoma)极为罕见,目前仅见于有限的个案报道,文献报道多见于中年男性[2,3],可侵犯邻近器官或远处转移。

【发病机制与病理】

滑膜肉瘤细胞起源尚不清楚,文献报道间充质干细胞和成肌细胞为可能的细胞来源[4,5];依据组织病理学,滑膜肉瘤可分为单相型(纤维型、上皮细胞型)、双相型及低分化型,以单相型最常见。

单相型通常完全由单形梭形细胞组成,极少数病例可见主要由腺体成分组成;双相型常包含不同比例的单形梭形细胞和上皮细胞,可形成腺体或实性上皮细胞巢或索条,较少显示鳞状上皮化生或颗粒细胞分化;低分化型可部分或全部由高度增殖的小圆形到梭形细胞的构成,常伴横纹肌样变、有丝分裂活动度升高和坏死,且通常与预后不良和发病时年龄较大有关[2]。

肿瘤组织免疫组化常见波形蛋白、EMA和Bcl-2蛋白表达阳性,而CD34、S-100蛋白表达阴性。95%以上的滑膜肉瘤存在染色体易位t(X;18)(p11;q11),从而形SYT-SS的融合基因;其中约2/3的病例中存在SYT-SSX1融合,包括大多数双相型病例;1/3的病例存在SYT-SSX2,而SYT-SSX4很少[2,3]。

【临床表现】

纵隔滑膜肉瘤可发生于任何年龄(3~83岁),但最常见于40岁左右中年人,男性更为常见[2,6];临床表现多无特异性,大多数表现为呼吸困难、咳嗽、胸背痛、乏力、消瘦、心包积液等。

约50%的患者可发生转移,常见转移至肺,其次为淋巴结和骨骼;预后较发生在四肢部分的差;文献报道年龄大于20岁,病灶直径大于5cm者通常预后更差[7-9]。

【实验室检查】

基因检测有助于该病诊断。采用荧光原位杂交寻找易位基因,逆转录聚合酶链式反应寻找异常基因片段可以明确诊断。

【影像学表现】

纵隔滑膜肉瘤影像学表现缺乏特征性,可发生于纵隔任何部位,最常见于前纵隔,其次是后纵隔和中、上纵隔。

胸部X线片上肿瘤可表现为边界清晰、锐利或边界不清的软组织密度肿块,突向肺野,致局部纵隔影增宽(图42-6-1A)。

CT上肿瘤表现为纵隔内团块状软组织影,边界清晰,邻近肺实质受压。肿块内密度多不均匀,常见出血、囊变、坏死及粗大分隔。增强扫描呈均匀或不均匀明显强化(图42-6-1B~F,图42-6-2和图42-6-3)。

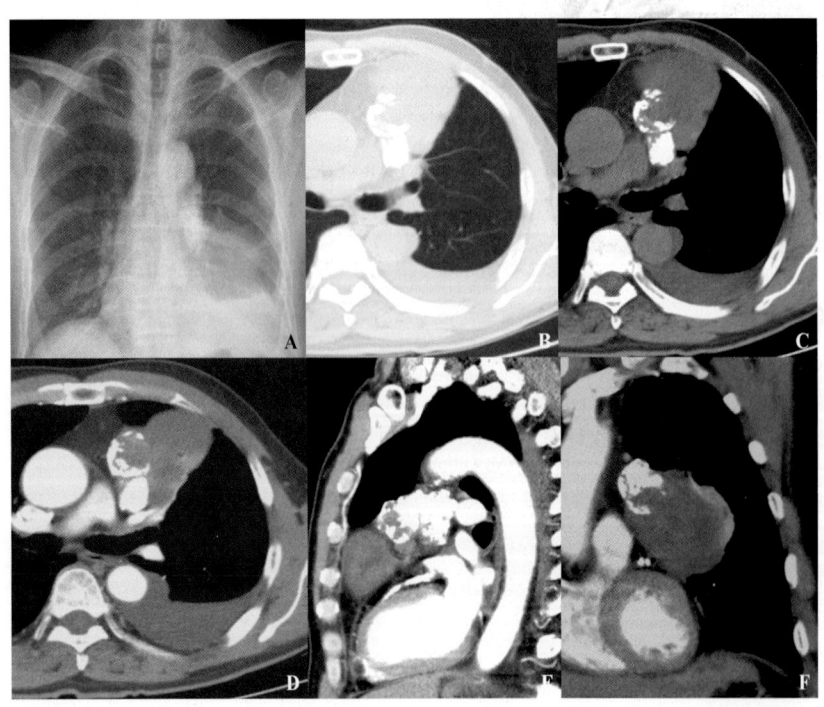

图42-6-1 男性,64岁。纵隔滑膜肉瘤
胸部X线片(A)显示左下纵隔影增宽,可见半圆形肿块突向肺野,左心缘模糊(提示肿块位于心脏前),左肺门区见斑片状致密影,左侧胸腔少量积液;CT肺窗(B)和纵隔窗(C)显示左前下纵隔不规则软组织肿块伴大斑片状钙化,肿块边界尚清,实质内密度不均匀;CT增强横轴位(D)、矢状位(E)和冠状位(F)重建显示肿块呈不均匀强化,内见坏死区域。病理证实为滑膜肉瘤。

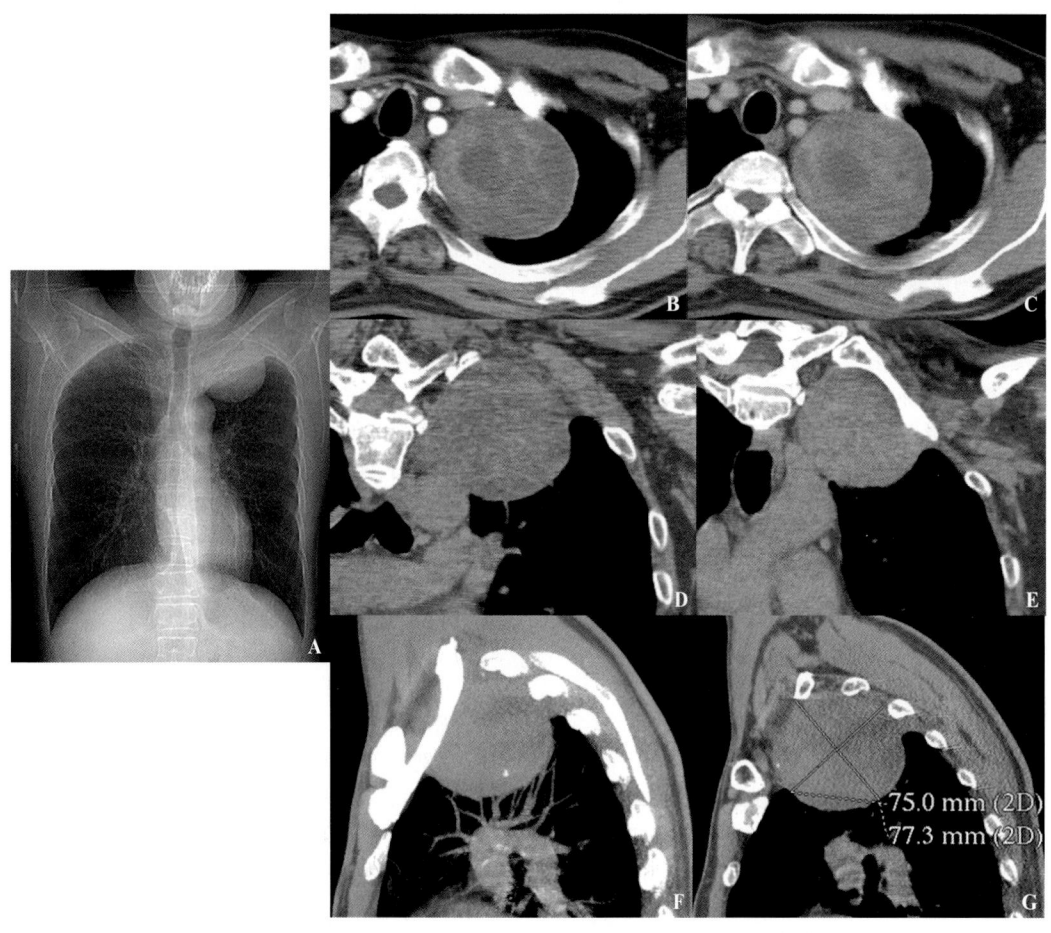

图42-6-2 男性,49岁。纵隔单相型纤维型滑膜肉瘤

CT定位像(A)显示左上纵隔增宽,可见类圆形肿块突向肺野,肿块邻肺界面清晰,病变内表现为混杂密度;增强CT横轴位(B、C)显示肿块位于左上纵隔,边界清晰,内密度不均,见液化坏死区及粗大分隔,增强呈不均匀强化;冠状位平扫(D、E)显示肿块与顶胸膜分界欠清,邻近肋骨受压骨质吸收变薄;矢状位增强(F、G)显示肿块边缘见小斑点状钙化。病理证实为单相型纤维型滑膜肉瘤。

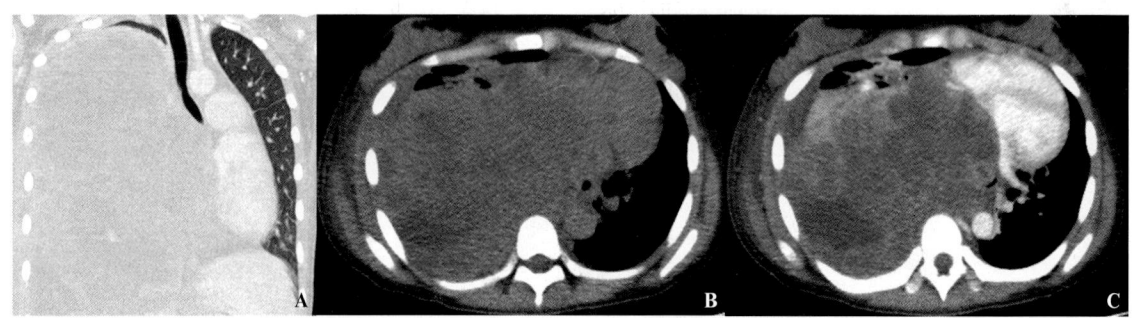

图42-6-3 女性,13岁。纵隔滑膜肉瘤

增强冠状位肺窗(A)和纵隔窗(B、C)显示纵隔右纵隔巨大类圆形不均质肿块,与心房、右心室分界不清,右肺受压不张,右侧胸腔少量积液;增强显示肿块不均匀强化,内见斑片状液化坏死区,肿块侵及心脏、双心房及右心室。病理证实为滑膜肉瘤。

少数肿瘤呈浸润性生长,边界可不清晰;部分肿瘤内可见钙化(图42-6-1和图42-6-2),但较少见,与四肢软组织内滑膜肉瘤多见钙化不同。肿瘤可通过血行转移至双肺,侵犯胸膜时可见胸腔积液形成。

肿瘤典型表现为T1WI上等、稍高信号,内可见高信号出血;T2WI上呈不均匀高信号,肿瘤实质常呈中等信号,内部见低信号纤维分隔、高信号囊变坏死,构成三重信号的"三联征",具一定特征性;肿瘤内可因含有囊变、液化,以及出血、坏死成分而形成液液平面。

【诊断标准】

确诊需要依赖病理、免疫组化和基因检测。

【鉴别诊断】

本病主要与胸腺上皮来源肿瘤、畸胎瘤、孤立性纤维性肿瘤、恶性间皮瘤等鉴别。

1. 胸腺上皮来源肿瘤·前上纵隔最常见肿瘤,包括胸腺瘤、胸腺癌、胸腺类癌、胸腺肉瘤、胸腺生殖细胞瘤、胸腺脂肪瘤等多种类型肿瘤,其中胸腺瘤最常见。表现为中线附近的、以实性为主的结节或肿块,非侵袭性病灶边缘清晰,多呈圆形或椭圆形,密度较均匀,很少沿纵隔胸膜向中后纵隔蔓延,容易与本病鉴别。

浸润性肿瘤外形不规则,液化坏死多见,可沿纵隔胸膜广泛浸润,与本病相似,但胸腺浸润性肿瘤常伴有纵隔脂肪的浸润,故病灶边缘多模糊不清,呈轻到中度均匀/不均匀强化,无静脉期线状强化特点。

2. 畸胎瘤·典型成熟性畸胎瘤表现为密度不均肿块,内见液性、脂肪密度、软组织密度和骨化、蛋壳样钙化影,可资鉴别。未成熟性畸胎瘤极少含有典型的脂肪及钙化成分,肿块巨大,可发生坏死囊变,但病灶边缘多模糊,血管、心包及胸壁骨骼易受侵,易形成包绕血管生长的状态。生化学指标对诊断生殖细胞肿瘤意义更大:①单纯β-HCG升高提示绒毛膜癌;②单纯AFP升高提示内胚窦瘤;③β-HCG和AFP均升高见于胚胎细胞癌、恶性畸胎瘤、未分化的GCT。

3. 孤立性纤维性肿瘤·特征性影像学表现为增强扫描肿瘤周围及其内可见迂曲血管影,又因富含纤维成分而具有延迟强化的特点。

4. 恶性间皮瘤·多有石棉吸入史且单发病变少见。

二、软骨肉瘤

软骨肉瘤(chondrosarcoma)是继多发性骨髓瘤和骨肉瘤之后的第三常见原发性恶性骨肿瘤,起源于软骨,特征性表现为肿瘤细胞能够产生透明软骨,是一种生长缓慢、恶性程度相对较低的肿瘤[10]。

软骨肉瘤可分为原发性和继发性,继发性软骨肉瘤约占10%,最常见的类型是由内生软骨瘤或单发软骨瘤/多发性骨疣恶变而来[11,12]。

纵隔软骨肉瘤十分罕见,可发生于气管软骨、椎体或任何其他含软骨结构。原发性纵隔软骨肉瘤(primary mediastinal chondrosarcoma)与纵隔内软骨结构没有解剖学上关联,一般认为起源于残余胚胎细胞[13,14]。

【发病机制与病理】

软骨肉瘤组织学上可分为髓内型、透明细胞型、皮质旁型、间充质型、黏液型和去分化型,其中髓内型最常见,约占软骨肉瘤的80%。骨外软骨肉瘤通常比发生于骨的软骨肉瘤恶性级别更高,大多数为黏液型软骨肉瘤(最常见)或间充质软骨肉瘤[10,15]。

黏液型软骨肉瘤常含有大量的黏液基质及分化较好的透明软骨,细胞呈条索状排列类似脊索瘤;间充质软骨肉瘤组织学上呈双相型改变,镜下可见恶性软骨肿瘤细胞及类似尤因肉瘤的排列致密的蓝色小圆细胞或类似血管外皮细胞瘤的沿血管周排列的细胞[10]。

【临床表现】

软骨肉瘤好发于中年人群,多见于40岁以上的成人,男性居多[16]。临床表现不具特异性,多数患者表现为胸背钝性疼痛,肿块可压迫邻近结构如肺、心脏、大血管或神经导致如呼吸困难、咳嗽等或其他非特异性症状[17,18]。

【实验室检查】

实验室检查无特殊。

【影像学表现】

常见于后纵隔,影像学表现多样,可因病理亚型不同而有所不同,但具有一定特征性;典型表现为较大肿块,通常直径大于4cm,50%以上病例大于10cm[10]。

胸部X线片可见后纵隔软组织肿块影,边缘光滑,密度不均,内伴钙化,相邻结构受压移位。

CT上可见纵隔内密度不均软组织肿块,边缘清楚或不清楚,可见假包膜形成,肿块内可见不规则囊变区,为瘤组织坏死或黏液性变所致;肿瘤内常可见软骨基质钙化,典型呈爆米花样、环形、弧形、绒毛状,且以瘤基为中心呈放射状散开(图42-6-4~图42-6-6A~C)。

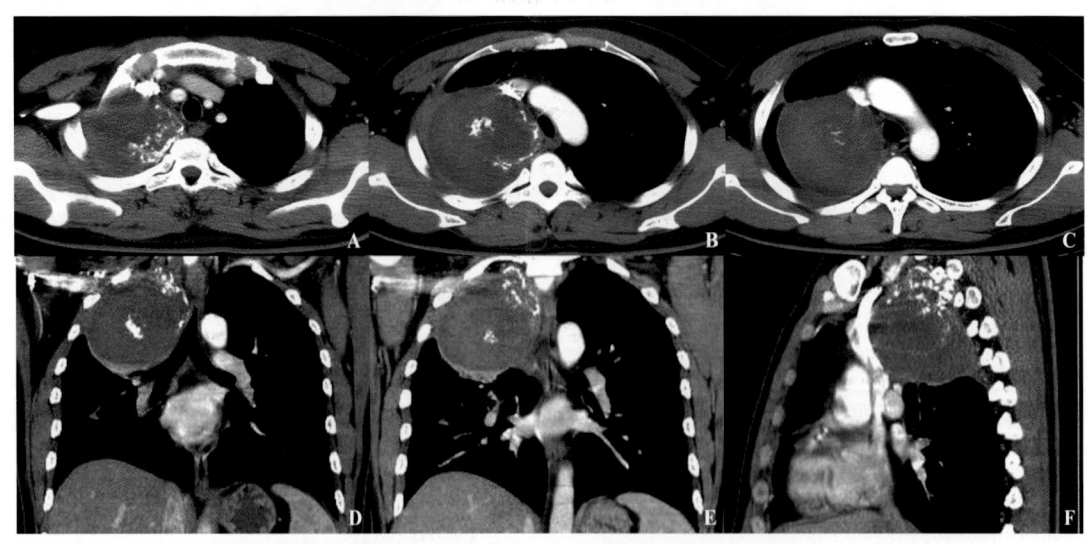

图42-6-4 男性,30岁。右上纵隔软骨肉瘤
CT增强显示右上纵隔较大软组织肿块影,边界清晰,边缘光整,内密度不均匀,见多发小斑片状钙化影(A~C);冠状位和矢状位重建显示气管受压左移,上腔静脉受压前移,肿块与血管边界尚清晰,周围骨性结构未见明确破坏(D~F)。病理证实为软骨肉瘤。

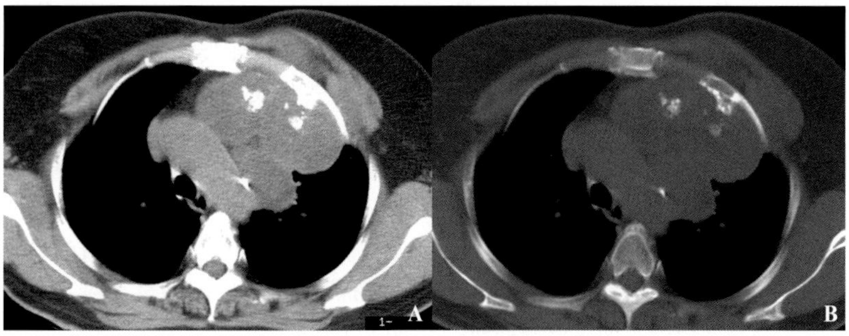

图 42-6-5 女性,67 岁。左前上纵隔软骨肉瘤

CT 纵隔窗(A)显示左前上纵隔较大分叶状软组织肿块影,边界清晰,内密度不均匀,见多发粗大斑片状钙化灶,肿块与主动脉弓界限不清楚;骨窗(B)病变邻近的肋骨有成骨性破坏。病理证实为软骨肉瘤。

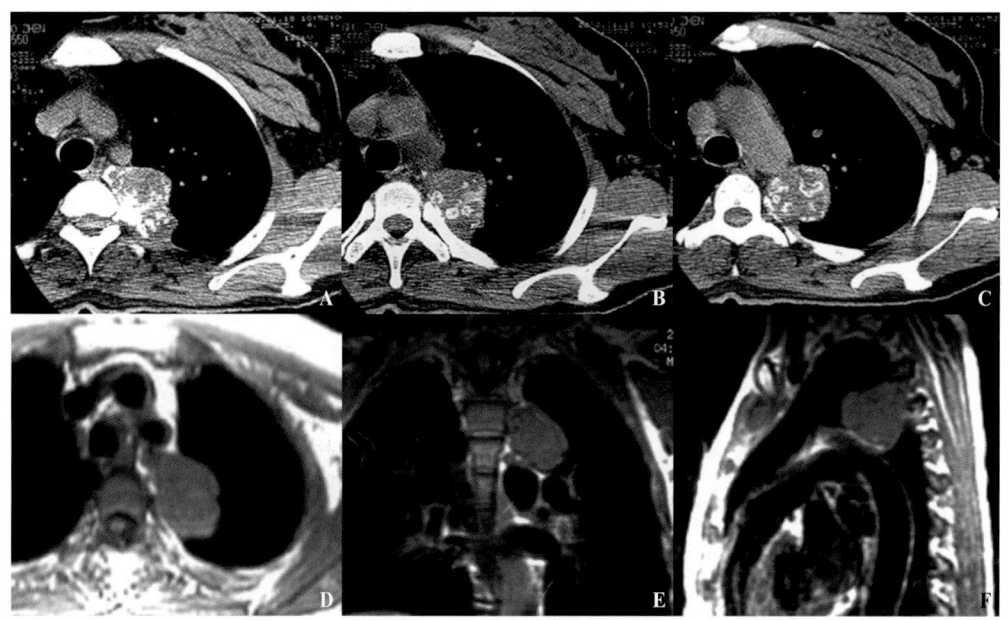

图 42-6-6 男性,30 岁。左后上纵隔软骨肉瘤

CT 平扫横轴位(A~C)显示左后上纵隔不规则软组织肿块影,边界清晰,内密度不均匀,见多发小斑片状钙化灶;MRI 横轴位 T2WI(D)及冠状位 T1WI(E)显示气管受压左移,肿块周围骨性结构未见明确破坏;矢状位重建(F)显示上腔静脉受压前移。病理证实为软骨肉瘤。

上述表现的病理基础为分化较好的肥大细胞的软骨基质钙化,这是软骨肉瘤的一个主要诊断及鉴别诊断征象;肿瘤邻近骨质、骨皮质可见侵蚀性或压迫性骨质破坏,呈侵蚀性骨质破坏者,骨质破坏区边界不清[19];而呈压迫性骨质破坏者,骨质破坏区边界清楚,有硬化边。增强肿瘤呈不均匀强化。

肿瘤在 T1WI 上呈低到中等信号,内可伴小灶状稍高信号,系矿化区域(图 42-6-6D~F);T2WI 上肿瘤呈不均质高信号,典型见散在斑片状高信号区代表含水量高的区域,纤维血管分隔可导致肿瘤呈小叶状,并供应乏血管的软骨肉瘤生长[19];SWI 可见混杂钙化信号;增强扫描肿块边缘呈环形明显强化,内部分隔亦见明显强化[15]。

【诊断标准】

CT 可准确显示纵隔肿块,判断纵隔软骨肉瘤生长方式、新生瘤软骨、软骨钙化的分布,且可增强扫描进一步判断肿瘤血供及中心坏死情况,最终确诊还需要依靠病理。

【鉴别诊断】

1. 畸胎瘤·多见于前、中纵隔,密度不均匀,瘤内常含脂肪、毛发、畸形骨骼或牙齿等组织成分;增强扫描无强化或仅弱强化,当病变缺乏典型脂肪、骨质结构时,MRI 有助于两者鉴别。MRI 的 T1-IDEAL 有助于少量脂肪和脂质的检出,T2WI 脂肪抑制序列上软骨肉瘤信号明显高于畸胎瘤可资鉴别。

2. 神经鞘瘤·常位于后纵隔脊柱旁沟,CT 表现为边界光滑清楚的类圆形或椭圆形肿块,平扫呈均匀等、低密度肿块,部分瘤内可见钙化,与软骨肉瘤典型爆米花样、环形钙化不同;增强扫描肿瘤呈均匀或不均匀强化;典型病变可经邻近椎间孔向椎管内生长,呈哑铃状改变。

三、原发性纵隔肉瘤

原发性纵隔肉瘤是少见的纵隔恶性肿瘤,占软组织肉瘤的 1.4%,最常见的肿瘤类型是恶性周围神经肿瘤(26%)、梭形细胞肉瘤(15%)、平滑肌肉瘤(9%)、脂肪肉瘤(9%)等[20]。

罕见纵隔尤因肉瘤[21]、纵隔上皮样血管肉瘤[22]。术前很难明确诊断,往往被误诊为其他类型的纵隔肿瘤。

【发病机制与病理】

软组织肉瘤是间充质起源的恶性肿瘤,常见于四肢和腹部,纵隔内组织类型的多样性,导致该部位肿瘤的极大异质性[23]。

【临床表现】

无特异性临床表现,可表现为胸闷、胸痛、咳嗽等。当肿瘤生长迅速时可出现胸骨后不适及隐痛,引起压迫症状、膈麻痹、声音嘶哑、上腔静脉梗阻症状和胸腔积液等,部分病例可出现全身症状。

【实验室检查】

组织病理学检查、免疫组化和基因检测有助于该病诊断。

【影像学表现】

胸部X线片上,肿瘤可表现为边界清晰、锐利或边界不清的软组织密度肿块,突向肺野,导致局部纵隔影增宽。

原发性纵隔肉瘤可因肿瘤的组织学分型不同而影像学表现不同。CT检查是直观和有效的诊断方法,可观察肿瘤对周围组织的侵犯程度、有无血管及淋巴系统转移等有关,但对于该类疾病的鉴别意义有限。

1. 恶性周围神经肿瘤 · 主要有恶性神经鞘瘤和恶性神经纤维瘤,其边界锐利,CT表现为圆形或分页状,周围神经鞘瘤一般沿神经轴向生长,可压迫邻近骨组织导致神经孔增宽,邻近肋骨及椎体吸收破坏,部分病例经椎间孔蔓延进入椎管内呈哑铃状或沙漏状,部分神经鞘瘤可见点状钙化。

丛状神经纤维瘤表现为后纵隔脊柱旁多发软组织肿块,可沿肋骨蔓延,也可进入前/中纵隔。

2. 梭形细胞肉瘤 · 后纵隔多见,CT表现为后纵隔椎体旁类圆形软组织肿块,边界清晰,边缘伴少许毛刺,肿块与邻近胸膜分界不清,增强呈不均匀中度强化,内见不强化液化坏死区(图42-6-7)。

3. 平滑肌肉瘤 · 平扫CT呈不规则软组织肿块影,肿瘤与肺组织界面清晰,肿瘤与胸降主动脉及邻近胸膜分解欠清,内部密度不均匀。增强CT呈中度不均匀强化,内见不强化液化坏死区(图42-6-8)。

4. 脂肪肉瘤 · 通常发生在四肢和腹膜后,原发于纵隔者罕见,常见于后纵隔,也可以发生于中纵隔。当纵隔肿瘤CT影像中出现脂肪样密度时应警惕本病,脂肪肉瘤可以表现为全部为脂肪密度、混杂密度或全部为软组织密度,没有脂肪样密度并不能排除本病(图42-6-9)。

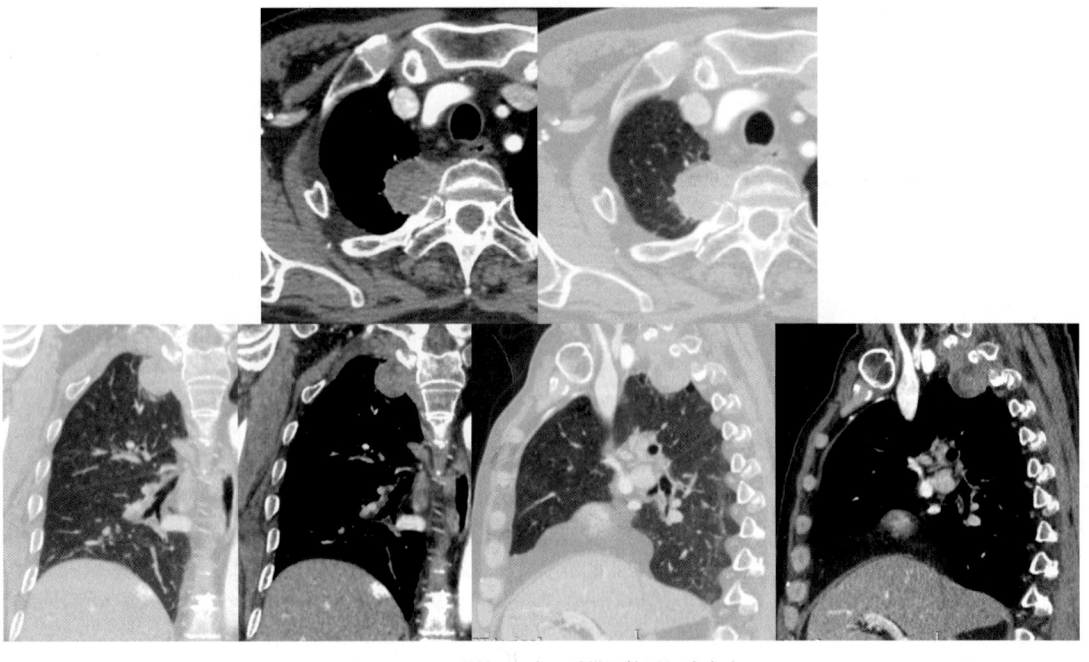

图42-6-7　男性,58岁。后纵隔梭形细胞肉瘤

CT增强显示后纵隔椎体旁类圆形软组织肿块,边界清晰,边缘伴少许毛刺(肺窗),肿块与邻近胸膜分界不清,增强呈不均匀中度强化,内见不强化液化坏死区,病理证实为梭形细胞肉瘤。

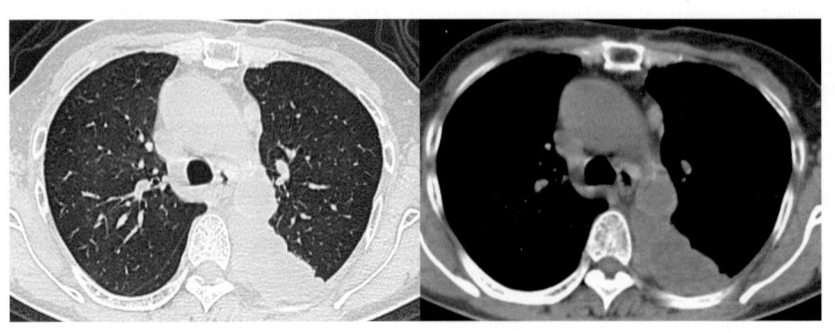

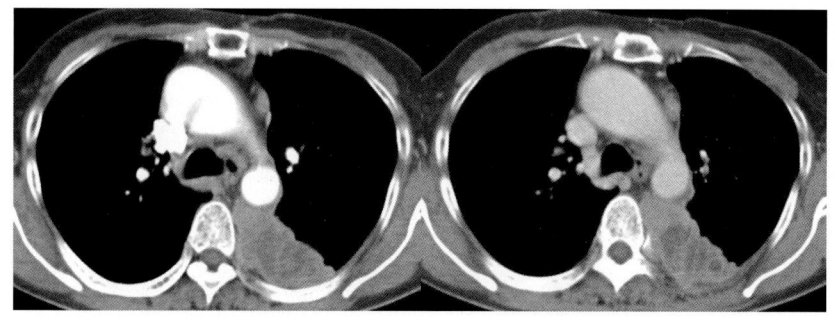

图42-6-8 女性，73岁。后纵隔平滑肌肉瘤

CT肺窗和纵隔窗显示后上纵隔见不规则软组织肿块影，瘤肺界面清晰，肿瘤与胸降主动脉及邻近胸膜分界欠清，内部密度不均匀；增强CT动脉期(C)及静脉期(D)显示肿块中度不均匀强化，内见不强化液化坏死区，延迟期病变持续呈现不均匀性强化；穿刺活检病理显示梭形细胞肿瘤，恶性，免疫组化结果：S-100(-)，Syn(-)，SMA(+)，CD10(+++)，Calponin(+)，Calretinin(-)，HMB45(-)，CK(AE1/AE3)(-)，CK34BE12(-)，CD34(-)，CD31(-)，CD56(-)，CD99(-)，提示肿瘤细胞具有平滑肌纤维分化的免疫组化表型，呈SMA、Calponin表达阳性，但是伴有CD10表达阳性。病理诊断为平滑肌肉瘤。

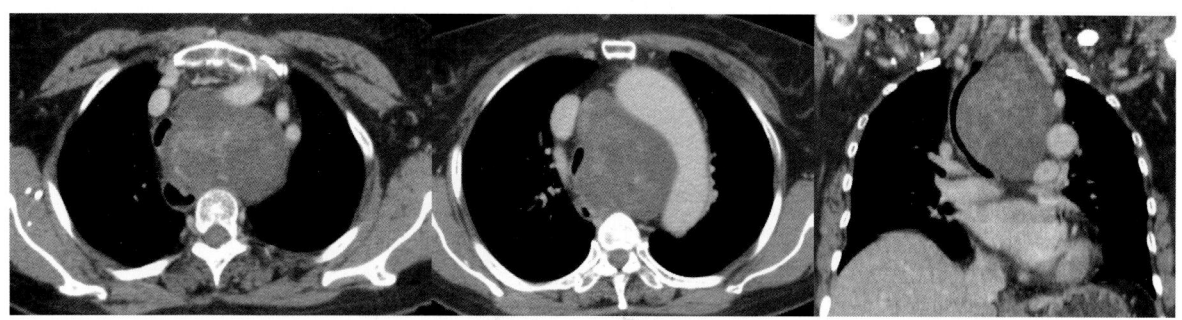

图42-6-9 女性，63岁。纵隔脂肪肉瘤

CT增强扫描显示中纵隔软组织，未见明显的脂肪样密度，肿块推压气管、食管右移，主动脉弓左移，向后达脊柱前，从胸廓入口处达右肺动脉上缘，其内有部分密度不均匀的斑片状强化阴影。病理证实为纵隔脂肪肉瘤。

CT平扫密度不均匀，与周围组织界限较清楚，似有完整包膜，与心脏及大血管界限分明，邻近组织结构有受压移位改变（图42-6-10），增强扫描呈不均匀强化（图42-6-9），或者没有明显的强化（图42-6-11）。

WHO分为高分化、去分化、多形性和黏液性脂肪肉瘤四种亚型，不同病理亚型的外侵、播散和淋巴结转移情况也不同。容易复发，脂肪肉瘤复发时可以向其他亚型转化。

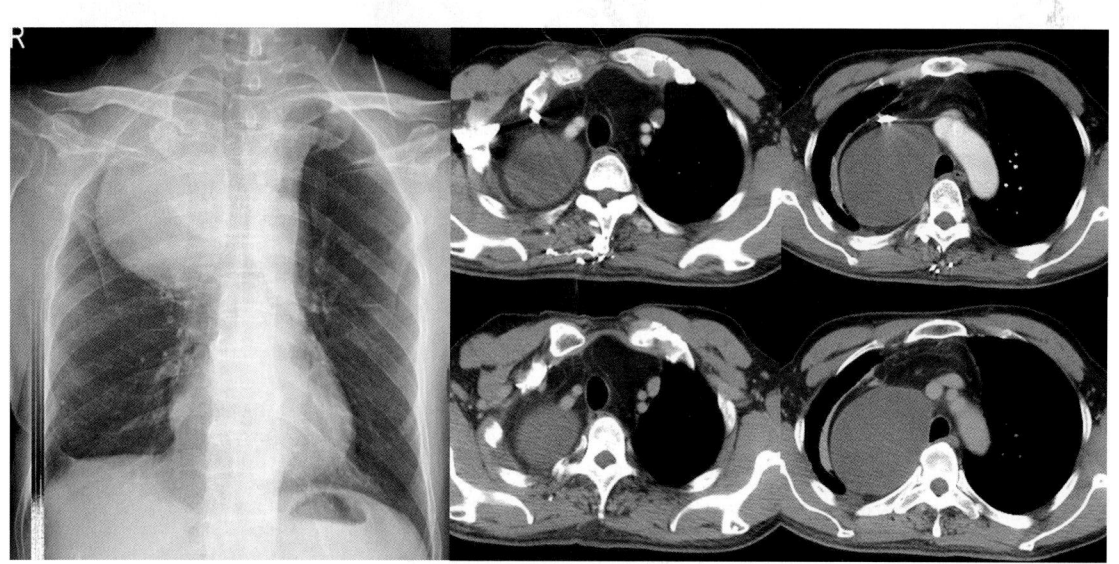

图42-6-10 男性，54岁。右上中纵隔黏液脂肪肉瘤

胸部X线片显示右上纵隔影增宽，见较大软组织密度肿块，边界清晰，右侧气管旁带清晰并略向左侧移位（提示肿块中心位于中纵隔旁）；CT增强显示右上中纵隔较大混杂密度肿块，内见大片脂肪密度、少许软组织条索及较大类圆形液性密度区，界限清晰，病灶与周围结构分界清楚，气管受压略向左侧移位、前上纵隔大血管受压分离并向左侧移位；邻近右肺上叶受压局限性膨胀不良。病理证实为纵隔黏液性脂肪肉瘤。

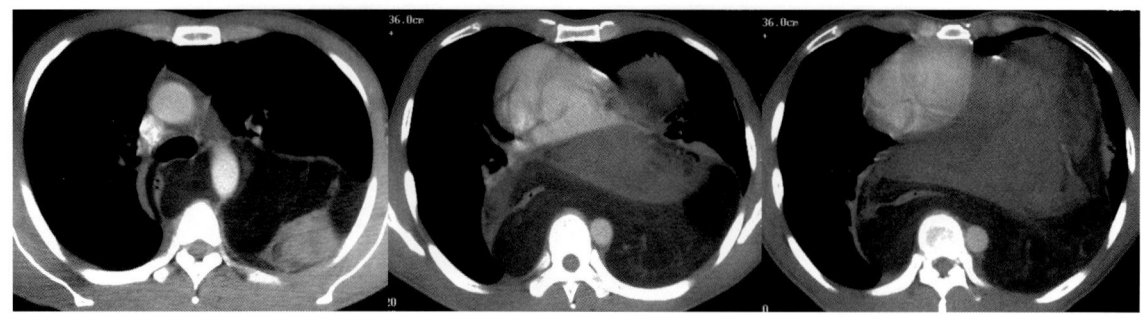

图 42-6-11 男性，35 岁。纵隔脂肪肉瘤

CT 增强扫描显示后纵隔脂肪密度肿块并延伸到左侧胸部后部，其内有部分密度不均匀的软组织团块阴影，软组织成分增多病变包绕胸主动脉。病理证实为纵隔脂肪肉瘤。

在 MRI 表现上肿瘤表现为 T1WI 上等、低、稍高信号；T2WI 上呈不均匀高信号，当肿瘤内有囊变、液化，以及出血、坏死成分，信号混杂，同反相位、T2 脂肪抑制序列有助于诊断。增强扫描可明确病变血供情况。

5. 尤因肉瘤·是小圆细胞增生性的恶性肿瘤，发病的原因是染色体异位所引起的基因异位，异位的基因产生错误的嵌合蛋白质，激活或抑制其他的基因导致细胞向肿瘤转化。发生在纵隔的尤因肉瘤很少见。影像学表现常见有软组织肿块，形态和边缘不光滑，密度不均匀，增强扫描常表现为不均匀性强化（图 42-6-12）。

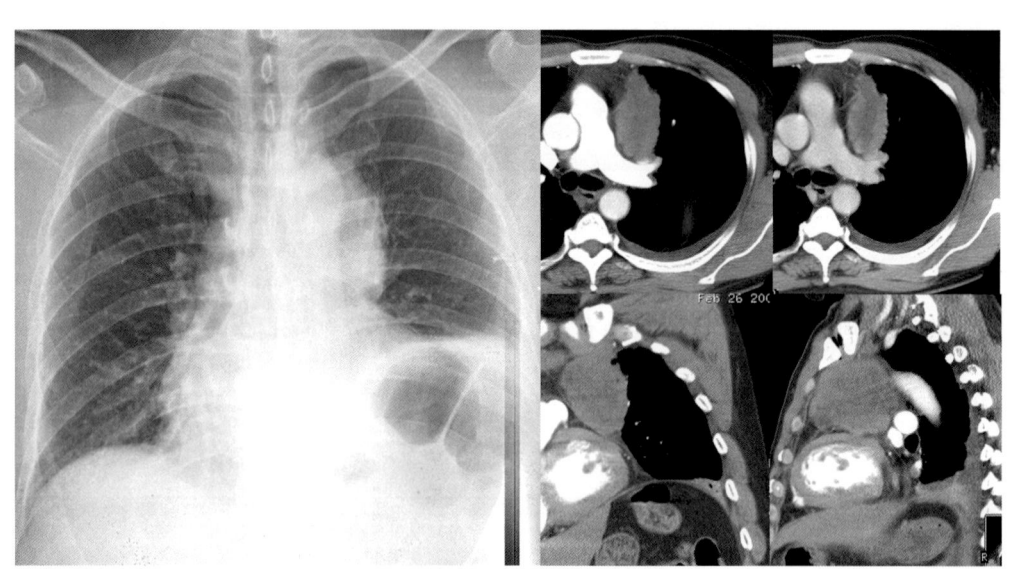

图 42-6-12 男性，53 岁。纵隔尤因肉瘤

胸部 X 线片显示左侧纵隔影增宽，局部见较大软组织密度肿块突向肺野，内见主动脉重叠影，肿块外侧边界清晰，左侧气管旁带稍模糊，左侧膈肌明显升高；增强 CT 显示左前纵隔混杂密度肿块，边界尚清，内密度不均，增强呈不均匀强化，内见坏死不强化区域，左侧胸腔少量积液，冠状位示左侧膈肌升高。病理证实为纵隔尤因肉瘤。

【诊断标准】

原发性纵隔肉瘤类型繁多，仅从从影像学表现上常常难以诊断，但是可以根据发生部位、病变边缘和形态、与邻近组织结构关系、病变密度、增强的密度（或信号强度）来确定病变良恶性。确诊需要依赖病理、免疫组化或基因检测。

【鉴别诊断】

由于原发性纵隔肉瘤的少见性和多样性，鉴别诊断非常广泛，首先要与肺部占位性病变鉴别，根据影像图像上肿瘤的形态学信息，确定来源是纵隔还是肺组织，明确定位后，结合增强扫描及后重建技术，有助于进一步定性诊断。

（金晨望　张静平）

参考文献

[1] Jo VY, Fletcher CD. WHO classification of soft tissue tumours: an update based on the 2013(4th) edition [J]. Pathology, 2014, 46:95-104.

[2] Terra SBSP, Aesif SW, Maleszewski JJ, et al. Mediastinal synovial sarcoma: clinicopathologic analysis of 21 cases with molecular confirmation [J]. Am J Surg Pathol, 2018, 42:761-766.

[3] Bellur S, Balasundaram S. Primary malignant synovial tumor in the mediastinum [J]. Cureus, 2021, 13:e20076.

[4] Naka N, Takenaka S, Araki N, et al. Synovial sarcoma is a stem cell malignancy [J]. Stem Cells, 2010, 28:1119-1131.

[5] Haldar M, Hancock JD, Coffin CM, et al. A conditional mouse model of synovial sarcoma: insights into a myogenic origin [J]. Cancer Cell, 2007, 11:375-388.

[6] Syred K, Weissferdt A. Primary mediastinal synovial sarcomas [J]. Mediastinum, 2020, 4:13.

[7] Ershadi R, Rahim M, Davari H. Primary mediastinal synovial sarcoma: a

rare case report [J]. Int J Surg Case Rep, 2016, 27: 169 - 171.
[8] Weiss SW, Goldblum J. Malignant soft tissue tumors of uncertain type [M]//Weiss SW, Goldblum JR. Enzinger and Weiss's soft tissue tumors. St Louis, Missouri: CV Mosby, 2001.
[9] Spillane AJ, Hern RA, Judson IR, et al. Synovial sarcoma: clinicopathologic, staging and prognostic assessment [J]. J Clin Oncol, 2000, 18: 3794 - 3803.
[10] Murphey MD, Walker EA, Wilson AJ, et al. From the archives of the AFIP: imaging of primary chondrosarcoma: radiologic-pathologic correlation [J]. Radiographics, 2003, 23: 1245 - 1278.
[11] Katonis P, Alpantaki K, Michail K, et al. Karantanas A: spinal chondrosarcoma: a review [J]. Sarcoma, 2011, 2011: 378957.
[12] Ollivier L, Vanel D, Leclere J. Imaging of chondrosarcomas [J]. Cancer Imaging, 2003, 4: 36 - 38.
[13] Ratto GB, Costa R, Alloisio A, et al. Mediastinal chondrosarcoma [J]. Tumori, 2004, 90: 151 - 153.
[14] Macchiarini P, Ostertag H. Uncommon primary mediastinal tumours [J]. Lancet Oncol, 2004, 5: 107 - 118.
[15] Varma DG, Ayala AG, Carrasco CH, et al. Chondrosarcoma: MR imaging with pathologic correlation [J]. Radiographics, 1992, 12: 687 - 704.
[16] Gladish GW, Sabloff BM, Munden RF, et al. Primary thoracic sarcomas [J]. Radiographics, 2002, 22: 621 - 637.
[17] Jindal T, Chaudhary R, Sharma N, et al. Primary mediastinal chondrosarcoma with Horner's syndrome [J]. Gen Thorac Cardiovasc Surg, 2011, 59: 145 - 147.
[18] Mhandu P, Chaubey S, Khan H, et al. Unusual presentation of a chondrosarcoma as an anterior mediastinal mass [J]. J Surg Case Rep, 2012, 2012: 1.
[19] Nasseri F, Chen GJ, Nachiappan AC. Case 195: chondrosarcoma of the posterior mediastinum [J]. Radiology, 2013, 268: 299 - 303.
[20] Burt M, Ihde J K, Hajdu S I, et al. Primary sarcomas of the mediastinum: results of therapy. [J]. Journal of Thoracic & Cardiovascular Surgery, 1998, 115: 671 - 680.
[21] 代贺阳, 张丽霞, 徐晓飞, 等. CIC基因突变纵隔尤文样肉瘤伴多发骨转移1例报道并文献复习[J]. 重庆医学, 2022, 51: 4.
[22] 黄文鹏, 李莉明, 刘娜娜, 等. 原发性纵隔上皮样血管肉瘤一例[J]. 罕少疾病杂志, 2022, 29: 2.
[23] Engelhardt KE, DeCamp MM, Yang AD, et al. Treatment approaches and outcomes for primary mediastinal sarcoma: analysis of 976 patients [J]. Ann Thorac Surg, 2018, 106: 333 - 339.

第四十三章

纵隔其他疾病

第一节 纵隔气肿

纵隔气肿(pneumomediastinum)指各种原因导致纵隔结缔组织间隙内出现游离气体。气体可来源于肺、气管、中央支气管、食管和腹膜腔,并从纵隔游离到颈部或腹腔。根据发病原因,纵隔气肿可分为自发性、创伤性及医源性[1]。

自发性纵隔气肿(spontaneous pneumomediastinum, SPM)是一种罕见疾病,由 Hamman 于 1939 年首次提出,其特征是纵隔内存在游离气体,与创伤及手术无关[2]。自发性纵隔气肿最常见于年轻人,发病率约为1/25 000,其中约76%的患者是男性[3]。

【发病机制与病理】

自发性纵隔气肿最为常见,约 1/3 继发于间质性肺气肿。其机制是肺泡内高压或血管周围压力低或两者共同导致肺泡膜两侧形成压力差,使附着于支气管、呼吸性细支气管、血管等的远端肺泡破裂,气体进入肺间质形成间质性气肿,再进一步随着压力梯度沿支气管血管鞘移行至肺门进入纵隔而形成[4]。自发性纵隔气肿多见于男性青壮年,属自限性疾病,无需特殊治疗即可自行消退。

文献报道[5]自发性纵隔气肿的诱因有很多,包括体育锻炼、分娩、糖尿病酮症酸中毒、咳嗽和严重的干呕/呕吐;其也与多种肺部疾病有关,如哮喘、慢性阻塞性肺疾病、肺气肿、间质性肺疾病和支气管扩张等。

医源性纵隔气肿可能发生在机械通气过程中气压伤或气管切开术后,也可能在内镜检查过程中由于气管支气管树或食管破裂而发生。创伤性纵隔气肿可由胸部、头部或颈部钝性或穿透性损伤或眼部损伤引起。其他少见原因有气管息肉、拔牙、肝移植术后、某些自身免疫性疾病如皮肌炎、系统性红斑狼疮及硅肺的并发症等[1]。

纵隔气肿形成后,可严重影响心肺功能。由于腔静脉壁薄,压力低,纵隔内高压可导致静脉回流受阻,回心血量减少,中心静脉压增高,从而影响心脏泵血功能,严重者可致心功能不全或心力衰竭;当气体沿壁层胸膜扩散,压迫肺组织时,导致肺体积受压变小,引起通气血流比例失调,致肺动脉压升高,使肺动静脉吻合支开放,引起肺内分流现象,严重者导致肺泡水肿,引起肺泡弥散功能障碍。

自发性纵隔气肿在新生儿中比较多见,常继发于肺透明膜病和羊水吸入。本病可引起气胸、心包积气、气腹及腹膜后积气。

本病通常根据病史和影像学表现即可准确诊断,无须病理检查。

【临床表现】

纵隔气肿最常见的主要症状是胸痛和呼吸困难,也可能有吞咽困难、声音嘶哑、喉咙异物感等症状。临床表现与积气多少、压迫程度、病情进展及原发病有关。

在体格检查中可以发现由于肺泡外空气扩散到颈部、面部和前胸壁而发生的皮下气肿。除皮下气肿外,体格检查可能显示与心跳同步的噼啪声(哈曼征),这是纵隔气肿的特征性表现[1]。

临床上根据病情严重程度的不同,将其分张力性纵隔气肿和非张力性纵隔气肿。张力性纵隔气肿发病时间短,病情发展快,患者表现为重度呼吸困难、胸闷、气短,病情呈进行性加重,多数须行纵隔切开减压或切开置管引流排气。非张力性纵隔气肿发展缓慢,气体仅局限于颈部或上胸部,表现为轻度呼吸困难,一般经纵隔穿刺抽气症状即可缓解。

【实验室检查】

实验室检查无特殊。

【影像学表现】

胸部 X 线检查是首选的影像学检查技术。但大约有 30% 的自发性纵隔气肿患者出现正常 X 线表现。胸部 CT 检查是诊断纵隔气肿的金标准。CT 检查不仅可以发现少量纵隔气肿并对积气部位进行准确定位,还可估计气体含量,并且有助于对临床疑似病例或有潜在原因、肺部原发病变者进行深入了解。

其他诊断性检查(包括食管造影、支气管镜检查和食管胃十二指肠镜检查)在评估自发性纵隔气肿患者的方面作用有限。

CT 显示纵隔气肿早于常规胸部 X 线片,尤其可发现纵隔少量积气。表现为纵隔间隙脂肪组织内多发大小不等、分布不规则的气体密度影,常伴有颈部及上胸部皮下含气带,气体环绕主动脉、肺动脉、奇静脉和食管周围呈环形,将各脏器的轮廓勾画得更清晰,外伤还可以合并纵隔出血(图 43-1-1)。此外,CT 扫描还可以显示纵隔器官受压情况。

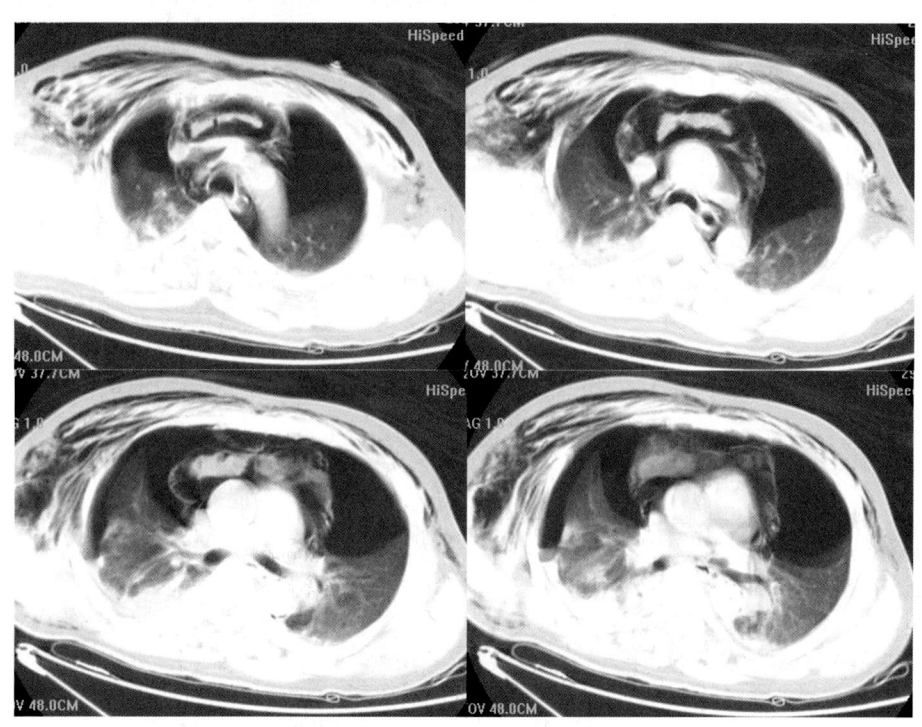

图 43-1-1　男性,36 岁。纵隔积气
外伤 3h。CT 纵隔窗显示纵隔内积气、出血、双侧气胸、肺组织压缩、双侧皮下气肿。

【诊断标准】

根据典型的临床表现和影像学检查,可以提出这一临床诊断。后前位 X 线片显示纵隔旁不同程度透明带,或合并颈、肩、胸部皮下积气带。

CT 检查除了更准确地检测纵隔中的少量气体外,还可以揭示其他发现,这些发现可能有助于深入了解潜在病因或相关疾病。年轻男性或有潜在肺部疾病且出现非特异性颈部或胸部症状的个体,应考虑此诊断[4]。

【鉴别诊断】

1. 气胸·当纵隔积气延伸至肺尖部或沿纵隔顶分布或进入胸骨后组织内时需与气胸鉴别,此时转换体位,气体静止不动的则是纵隔积气,如气体能向外侧移动则为气胸,两者可同时存在,气胸常为单侧不伴有纵隔积气,而纵隔积气常为双侧。

2. 心包积气·当少量气体仅局限于一侧心缘时,让患者改变体位,气体分布随着体位改变而改变者为心包积气,反之为纵隔积气。

(金晨望　韩婷婷)

参考文献

[1] Kara H, Uyar HG, Degirmenci S, et al. Dyspnoea and chest pain as the presenting symptoms of pneumomediastinum: two cases and a review of the literature [J]. Cardiovasc J Afr, 2015, 26:e1-e4.

[2] Potz BA, Chao LH, Ng TT, et al. Clinical significance of spontaneous pneumomediastinum [J]. Ann Thorac Surg, 2017, 104:431-435.

[3] Chowdhary A, Nirwan L, Abi-ghanem AS, et al. Spontaneous pneumomediastinum in patients diagnosed with COVID-19: a case series with review of literature [J]. Acad Radiol, 2021, 28:1586-1598.

[4] HO AS, Ahmed A, Huang JS, et al. Multidetector computed tomography of spontaneous versus secondary pneumomediastinum in 89 patients: can multidetector computed tomography be used to reliably distinguish between the 2 entities? [J]. Journal of Thoracic Imaging, 2012, 27:85-92.

[5] Alemu BN, Yeheyis ET, Tiruneh AG. Spontaneous primary pneumomediastinum: is it always benign? [J]. J Med Case Rep, 2021, 15:157.

第二节 · 纵 隔 血 肿

纵隔血肿(mediastinal hematoma)临床上较少见,症状和体征往往缺乏特异性,如认识不足,很可能被误诊为纵隔占位性病变。

根据病因可分为外伤性、医源性和自发性;外伤性最为多见,致伤原因有交通事故、高处坠落伤、重物砸伤或挤压伤。

少见原因有原发性支气管动脉瘤破裂[1]、食管异物穿孔损伤血管、甲状旁腺瘤自发破裂[2]、主动脉瘤破裂、过于猛烈的心肺复苏术、腔静脉置管及介入治疗等医源性损伤[3,4],还有纵隔肿瘤破裂出血、咽后软组织出血累及纵隔等。罕见于口服抗凝剂[5]。

【发病机制与病理】

引起创伤性纵隔血肿的机制特点主要包括以下几个方面。

(1) 大血管破裂,如主动脉峡部位于相对可活动的主动脉弓和较固定的降主动脉之间,受到的剪切力最大而易发生破裂。

(2) 骨折或其他利器直接损伤胸膜小血管。

(3) 胸部受外界冲击力作用后,由于胸内压力剧增,造成纵隔内小静脉破裂出血及心包周围小血管破裂[6]。

早期为纵隔间隙或组织内的血液聚集,可见大量红细胞;随着时间延长少量血液可被完全吸收,血肿较大者可被周围增生的肉芽组织包裹或机化。

【临床表现】

出血量较少时一般无明显症状,纵隔血肿压迫食管时可出现类似食管占位的吞咽困难表现。出血量较大时可有胸背痛、胸闷、呼吸困难、发音困难、颈胸部瘀斑等表现[7],严重时可导致失血性休克,危及生命。

【实验室检查】

与出血量相关,一般血常规、肝功能、电解质大致正常,血肌酐和凝血酶时间会发生异常,当血红蛋白短时间内进行性下降提示存在活动性出血。

【影像学表现】

1. X线表现 · 胸部X线片对纵隔血肿诊断无特异性。少量出血可无明显异常X线表现,大量出血可表现为纵隔影对称性增宽[7],但敏感性不高。局限性血肿可表现为类似软组织块影,向纵隔的一侧或双侧凸出。

2. CT表现 · 纵隔血肿可位于纵隔任何部位,前纵隔血肿相对更多见。主要表现为弥漫性或局限性两大类,心脏大血管的损伤往往导致弥漫性纵隔血肿,小血管损伤导致的纵隔血肿大多数比较局限。弥漫性纵隔血肿表现为弥漫分布、形态不规则片状异常密度影。

局限性纵隔血肿常表现为结节状或团块状影,边界清楚,密度均匀,CT值与主动脉接近(图43-2-1);增强CT表现类似纵隔肿瘤,病变周围呈中等程度环形强化,中心无明显强化。

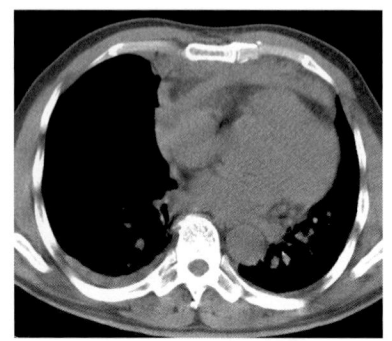

图43-2-1 纵隔血肿

驾驶员车祸后1h。纵隔窗显示胸骨后、心脏前有软组织密度阴影,右侧少量胸腔积液。

血肿时期不同,密度可有差异,急性期纵隔血肿呈高密度,高于纵隔内软组织密度,随着时间延长血肿内血红蛋白分解,CT值逐渐下降呈低密度,甚至形成囊肿样结构改变。

当纵隔血肿同时伴有主动脉壁轮廓不规则、主动脉可见内膜片等征象时,多提示外伤性主动脉破裂。慢性纵隔血肿合并有积气改变时,考虑可能是由于穿孔导致合并感染。

3. MRI表现 · 纵隔血肿在T1WI及T2WI序列均表现为高信号,容易与纵隔内肿块、淋巴结和积液鉴别。而且随时间延长,血肿的MRI信号可出现特征性变化,有利于进行血肿的分期。

新鲜血肿在T1WI上表现为等信号,T2WI上出血第1天呈高信号,随后信号不均匀伴有明显的低信号区;亚急性和慢性血肿在SE序列的T1WI和T2WI上表现为高信号。此外,MRI可以清晰显示纵隔内血管管壁及内膜的损伤,且不需要注射对比剂。

4. 血管造影 · 可明确大血管破裂的出血部位,但具有一定的创伤性和危险性,正逐渐被CT增强血管造影或MRI检查所取代。

【诊断标准】

纵隔血肿的诊断主要依靠临床症状和影像学检查,结合病史及CT表现,尤其是CT增强扫描,可快速做出准确诊断,能为临床早诊断、早治疗提供可靠依据。MRI检查亦有很好的诊断价值,具有特异性,但由于扫描时间较长且费用较高,应用相对较少。

【鉴别诊断】

慢性纵隔血肿需与纵隔内实性肿块鉴别,前者常有外伤史,典型临床表现为胸骨后疼痛,向后背部放射;血肿边界较清晰,密度尚均匀,周围可见纤维索条影,呈环形强化。后者常无明显症状,少数有胸部不适、吞咽异物感等;良性肿块一般形态规整,边界较清楚,伴有坏死囊变时,密度表现不均匀,增强扫描为不规则强化,坏死区无强化。

纵隔恶性肿块常边界不清,侵犯邻近组织结构。需要与血管畸形鉴别。当慢性纵隔血肿合并有积气改变时,需与纵隔脓肿鉴别。

(金晨望 张瑜)

参考文献

[1] 马麒,周雪峰,赵金平.原发性支气管动脉瘤破裂致纵隔血肿及双侧血胸1例[J].中华胸心血管外科杂志,2013,29:187.

[2] 孙素花,曾进,彭颖,等.甲状旁腺腺瘤自发破裂致颈部和纵隔血肿一例[J].中华耳鼻咽喉头颈外科杂志,2019,54:865-867.

[3] 张一帆.经导管栓塞法治疗食管供应动脉出血引起的纵隔血肿[J].临床放射学杂志,2019,38:326-329.

[4] Sarach J, Zschokke I, Melcher GA. A life-threatening mediastinal hematoma after central venous port system implantation[J]. Am J Case Rep, 2015,16:904-907.

[5] 郭英,陈一文,齐跃.口服达比加群期间老年自发性纵隔血肿一例[J].中国临床案例成果数据库,2022,04:E02452.

[6] 江昌泉,孙江.创伤性纵隔血肿的特点及处理[J].中国胸心血管外科临床杂志,2000,7:139-140.

[7] Chida Y, Inokuchi R, Ishida T, et al. Spontaneous mediastinal haematoma [J]. BMJ Case Rep, 2016,2016:bcr2016217799.

第三节 · 纵隔炎性病变

纵隔炎(mediastinitis)是指纵隔内结缔组织与脂肪的炎症,是一种相对罕见且高致死率的疾病[1]。本病可能继发于感染性或非感染性的病因,取决于病因可能是急性或慢性。

通常需要断层成像技术诊断和评估纵隔受累的部位和程度,CT 扫描和 MRI 也可以指导最佳治疗方法的选择[2]。

一、急性纵隔炎

急性纵隔炎(acute mediastinitis)是十分严重且少见的纵隔感染性病变,其致死率高。下行性坏死性纵隔炎(descending necrotizing mediastinitis)是其最严重、最致命的疾病表现之一。

正中胸骨切开术、食管穿孔是引起纵隔炎最常见的原因,其少见原因有外伤、气管或食管穿孔、肿瘤浸润纵隔、纵隔淋巴结感染化脓、肺部病变的直接扩散及颈部的下行性感染等[3]。急性纵隔炎的临床表现有寒战、高热、心悸等,累及上纵隔时,会伴有胸骨后疼痛,向上辐射颈部,累及后下纵隔时会出现肩胛骨间放射性疼痛。当脓肿形成可压迫气管导致呼吸困难,严重时出现感染性中毒性休克,危及生命。

因其致死率高,应迅速识别诊断,及时进行抗生素治疗或外科手术干预[4]。影像学表现提供的信息在诊断中至关重要,并影响治疗效果。

【发病机制与病理】

由于纵隔内组织结构疏松,脂肪及气管、食管、大血管之间有大量的结缔组织和淋巴组织,并与颈部的筋膜间隙连接,易导致细菌及毒素沿该通道迅速蔓延播散,导致感染性休克、多器官功能障碍等。而下行性坏死性纵隔炎由颈深部感染向下传播引起,是牙源性、咽部、颈部病灶常见的并发症[5]。

早期急性纵隔炎表现为弥漫性炎性渗出,随病情进展发展为纵隔脓肿,严重时可引起纵隔蜂窝组织炎。

【临床表现】

急性纵隔炎临床表现与病变累及范围相关,累及上纵隔时,会出现胸骨后疼痛,并表现出全身症状,如发热、寒战、心动过速及低血压等,并可向颈部放射性疼痛,累及下后纵隔时向肩胛骨间放射,并可辐射致胸部。下行性坏死性纵隔炎常伴有牙齿、颈部、咽喉痛。

其他症状及体征取决于病因及具体的临床表现。继发于食管穿孔引起的急性纵隔炎可能是近期内镜检查后或剧烈呕吐后(Boerhaave 综合征)发生的。

【实验室检查】

白细胞总数、C 反应蛋白升高,中性粒细胞百分比明显增高[2]。

【影像学表现】

1. X 线表现 · 急性纵隔炎表现为纵隔增宽,轮廓模糊,合并纵隔积气时,表现为局部或弥漫异常分布气体影,气管旁可见黑白相间的条纹影,但胸部 X 线平片对纵隔积气显示较难发现,常合并胸腔积液。

2. CT 表现 · 急性纵隔炎表现为纵隔增宽,纵隔内结构边界不清,脂肪间隙模糊,局部出现散在、斑片状积液及积气。根据 CT 表现可分为弥漫性纵隔炎、孤立性纵隔脓肿、纵隔炎合并脓胸(图 43-3-1)或膈下脓肿三类[1]。

弥漫性纵隔炎常表现为纵隔两侧扩大,与邻近脏器边缘模糊,纵隔内脂肪密度增高,纵隔内可以形成多发脓肿,或纵隔胸膜面出现多发、散在积液及积气,有时形成纵隔气肿或皮下气肿。还可以有单侧,或者双侧胸腔积液形成、胸膜增厚、心包积液等。

CT 增强扫描显示颈部及胸部皮下软组织弥漫增厚和浸润性炎症表现,颈部浅或深筋膜弥漫性增厚、纵隔脓肿有环形强化(图 43-3-2),还可见胸膜增厚、胸腔积液、心包积液等。

孤立性纵隔脓肿表现为纵隔内局部液性包块,液体密度与囊液成分有关,有时其内可见气液平面。增强扫描脓肿内液性成分无强化,壁呈环形明显强化,内壁不光滑。食管异物所致纵隔脓肿形成,CT 可显示脓肿形成后的位置及毗邻关系。

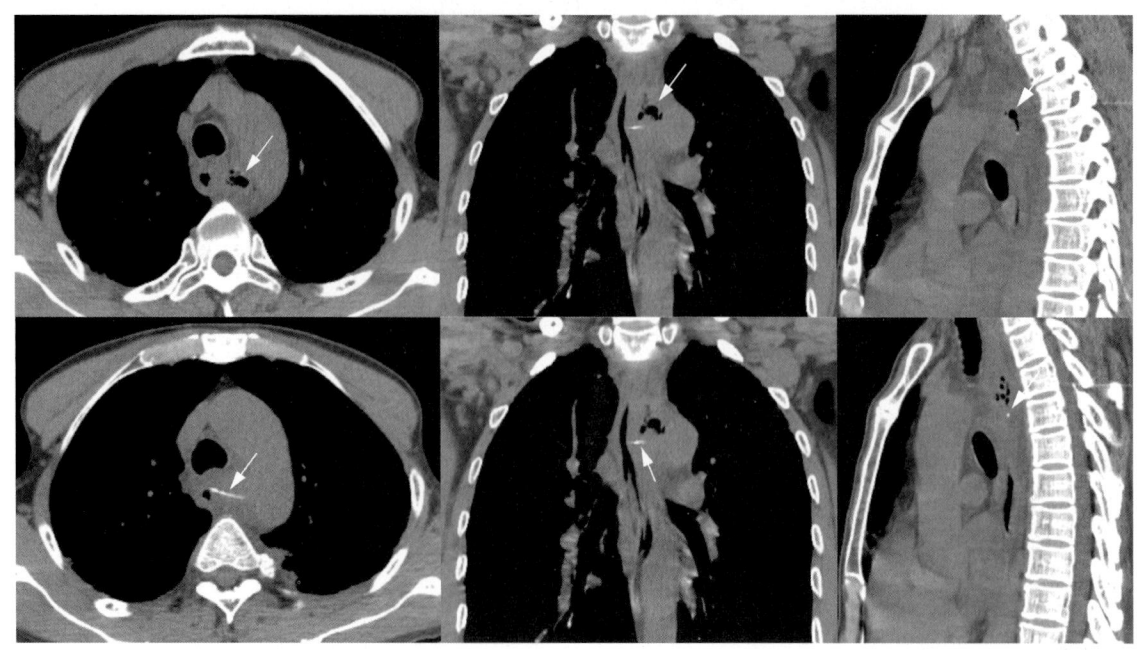

图43-3-1 男性,46岁。食管异物并纵隔脓肿

1周前进食鱼肉后,感觉有异物卡入咽喉,胸痛1天入院,胃镜显示距门齿25 cm约12点处有异物刺入管壁,外露约3 mm,黏膜局部肿胀、糜烂。CT平扫显示于第4胸椎水平食管相当于12点处可横行针状异物,突入纵隔内,纵隔内结构不清楚,有多发点片状气体样阴影,红色箭头指向脓肿。

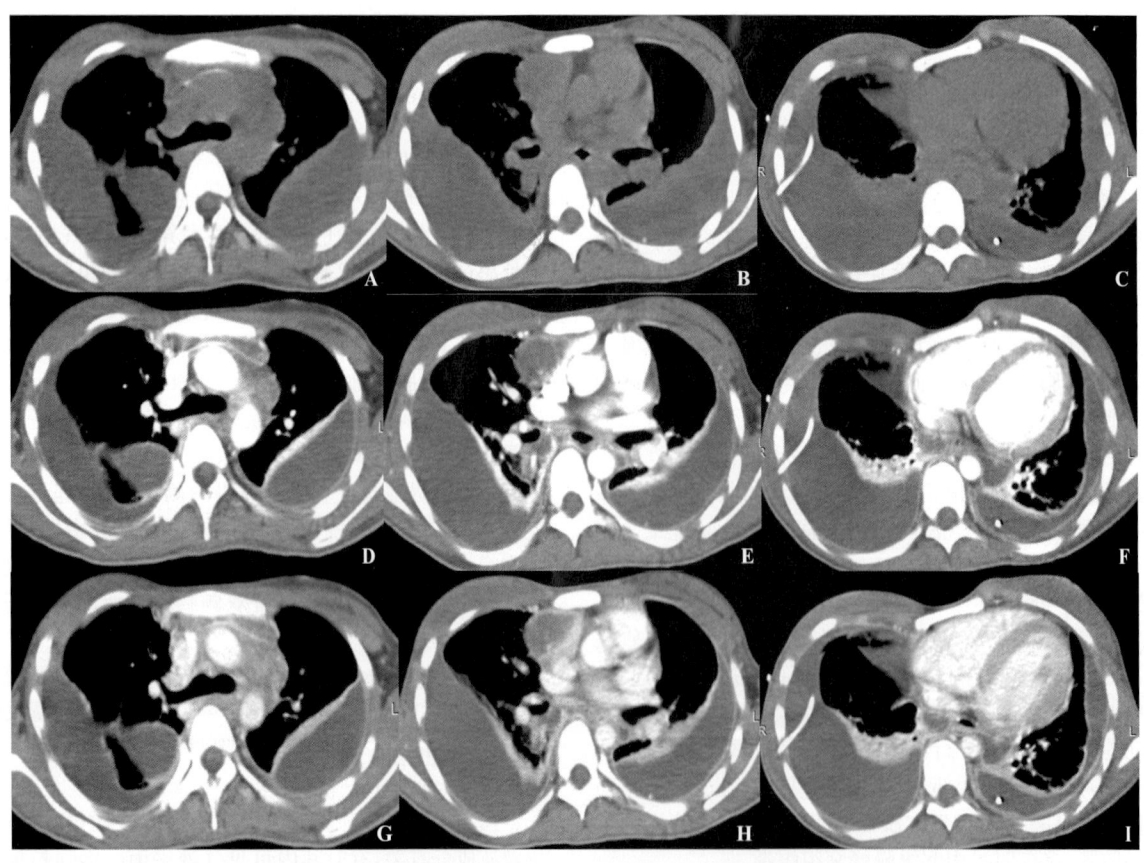

图43-3-2 女性,16岁。纵隔脓肿合并双侧脓胸

CT肺窗(A~C)显示纵隔影增宽,纵隔内结构模糊不清,右侧前纵隔有肿块状密度欠均匀病变(B);增强扫描动脉期(D~F)显示纵隔密度有不均匀强化,右侧前纵隔、隆突下、后纵隔有多发不强化区;延迟扫描(G~I)显示脓肿呈环形强化,右下胸腔有引流管。

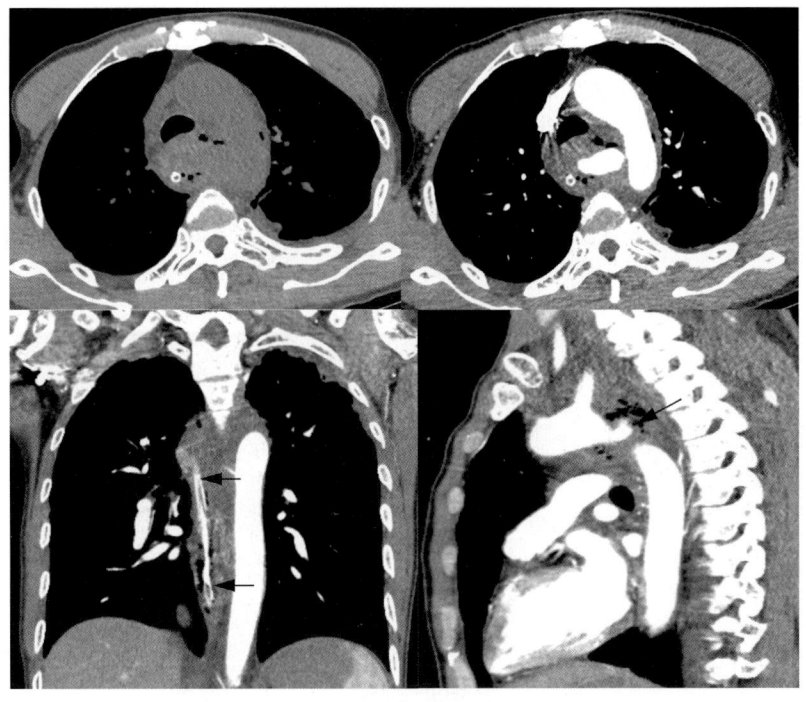

图 43-3-3 食管异物并纵隔脓肿术后,主动脉破裂
与图 43-3-1 为同一患者。CT 平扫及增强扫描显示于第 4 胸椎水平气管后方,纵隔内有团片状高密度影与主动脉弓相连接,主动脉弓有破口与纵隔内对比剂高密度影相连接,纵隔内结构不清楚,有多发点片状气体样阴影(纵隔积气)。

当纵隔炎合并脓胸或膈下脓肿,不仅有以上两种的影像学表现,还包括液气胸、脓胸形成及膈下脓肿等,有时心包积液也会出现;脓胸形成时可见局部包裹性积液及胸膜增厚。急性纵隔炎侵犯邻近大血管,致血管破裂时,CT 增强能及时发现大血管的破裂口(图 43-3-3)。

下行性坏死性纵隔炎可见颈部和纵隔积液、积气及脓肿形成等征象。CT 增强扫描显示颈部及胸部皮下软组织弥漫增厚和浸润性炎症表现,颈部浅或深筋膜弥漫性增厚、强化,还可见胸膜增厚、胸腔积液、心包积液等。

3. MRI 表现·急性纵隔炎纵隔内信号不均匀,呈混杂长 T1 长 T2 信号,纵隔内积液时,呈散在斑片状长 T1 长 T2 信号,出现气体影时则呈双低信号影。

【诊断标准】

诊断通常基于临床病史、影像学特征及实验室检查,如果情况允许,可进行组织病理学活检确诊,但存在出血等并发症的潜在风险[3]。

【鉴别诊断】

急性纵隔少见,结合病史一般不难诊断,无需鉴别。

二、慢性纵隔炎(纤维化性纵隔炎)

慢性纵隔炎(chronic mediastinitis)又称纤维化性纵隔炎(fibrosing mediastinitis),是一种罕见的疾病,可导致纵隔内广泛纤维化,也常称为慢性纤维纵隔炎(chronic fibrous mediastinum)、硬化性纵隔炎(sclerosing mediastinum)、纵隔纤维化(mediastinal fibrosis)[6]。

患者好发于 20~40 岁,多为青年人,好发于前中纵隔的中上部[7]。它常由感染引起,尤其是肺结核和真菌感染,如组织胞浆菌病、芽生菌病、曲霉病、毛霉病、隐球菌病。它分为局灶型与弥漫型,增生的纤维组织包绕和压迫纵隔及肺门,引起相应的临床症状和体征[8,9]。

【发病机制与病理】

纤维化性纵隔炎目前病因尚不明确,常见的病因是结核杆菌或组织胞浆菌感染,非感染性因素包括自身免疫性疾病、白塞综合征、结节病、风湿热、放疗等,也有观点认为纤维化纵隔炎不是纵隔直接感染引起的,而是对纵隔感染的宿主过度免疫反应引起的[10]。在罕见情况下,纤维化纵隔炎具有家族性和多灶性,称为系统性硬化综合征。

其病理表现分为三个阶段:第一阶段,显示水肿性纤维黏液样组织,有大量梭形细胞、嗜酸性粒细胞、肥大细胞、淋巴细胞和浆细胞,病灶内血管壁薄;第二阶段,病变内散在玻璃带状不规则分布的胶原,伴有局灶性间质内梭形细胞、淋巴细胞、浆细胞浸润;第三阶段,致密的无细胞胶原,偶尔伴有营养不良性钙化[1]。

其病理特点是纵隔内过度纤维化反应,牵拉、压迫重要结构。纵隔软组织纤维化主要累及上腔静脉、无名静脉、奇静脉,其次是肺血管、气管、支气管、食管,使其受压、移位,甚至阻塞。当肺静脉和肺动脉阻塞后,可导致肺源性心脏病,是其主要死因。

【临床表现】

症状通常起病隐匿,直至纤维化导致气管、食管或血管结构受压或阻塞才出现症状。一旦发生症状,患者可能会出现咳嗽、咳痰、咯血、喘息、呼吸困难、吞咽困难等体征,具体取决于病变累及的纵隔结构。

心脏、大血管受压,可导致肺静脉或动脉阻塞、肺动脉高压及上腔静脉综合征。气管受压,会出现咳嗽、呼吸困难,导致阻塞性通气功能障碍。食管受压,可导致吞咽困难、胸痛。

【实验室检查】

实验室检查依据病因而采用不同的检查。常规应进行 TB 培养、结核特异性 γ 干扰素释放试验（TB-IGRA）、组织胞浆抗核抗体和 HIV 的检测。还应进行血清 IgG4 检测。存在气管受压征象时，常进行肺功能检测，会出现阻塞性通气功能障碍或混合性通气功能障碍伴弥散功能降低。支气管扩张试验阴性。

支气管镜下典型特征表现为：支气管黏膜色素沉着，黏膜弥漫性水肿、充血，易出血，支气管扭曲、狭窄。支气管镜下表现与支气管色素沉着纤维化相似，注意鉴别。

【影像学表现】

1. X 线表现。X 线表现为非特异性纵隔增宽（图 42-3-4），可见纵隔面边缘平直，与肺野分界清晰，肺门影增大（图 43-3-5）。有时可显示肺门或纵隔淋巴结钙化，但对显示局部淋巴结病变不敏感。

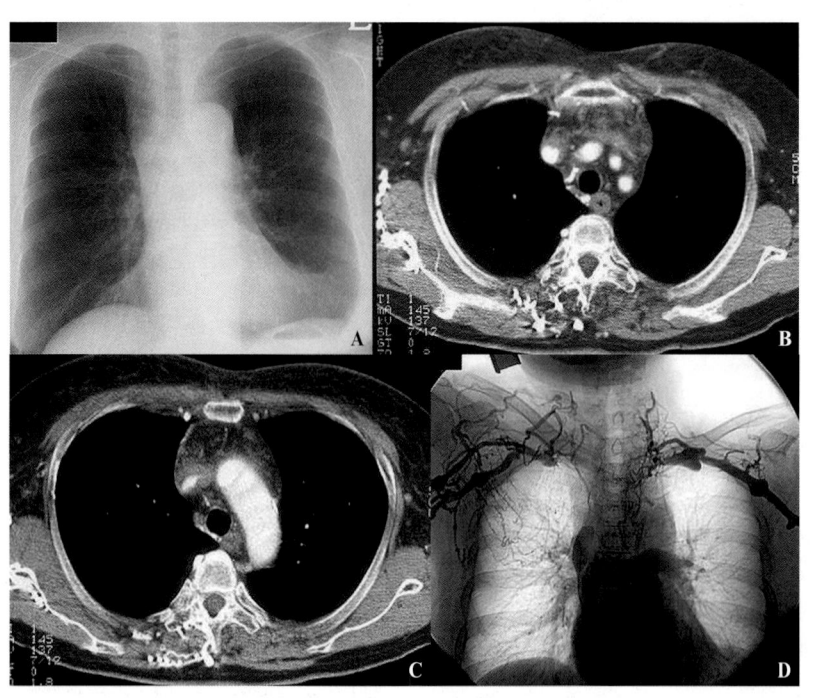

图 43-3-4　女性，67 岁。纤维化性纵隔炎

颜面部潮红、肿胀数月，胸部不适，双上肢水肿，声音嘶哑，头痛，视物模糊 1 个月。胸部 X 线片（A）显示上纵隔增宽，密度增高，边界尚清晰，左肋膈角消失，左侧胸腔少量液体；CT 增强扫描（B、C）显示上纵隔脂肪影增宽向两侧，密度不均匀，其内可见边界不清、形态不一的软组织密度影，部分软组织密度阴影包绕上腔静脉，致使上腔静脉管腔变窄，左无名静脉管腔闭塞，显示不清；外周血管造影（D）显示上腔静脉、双侧无名静脉及其属支血管管腔广泛性完全闭塞。双侧胸廓内血管显影，以右侧为著。

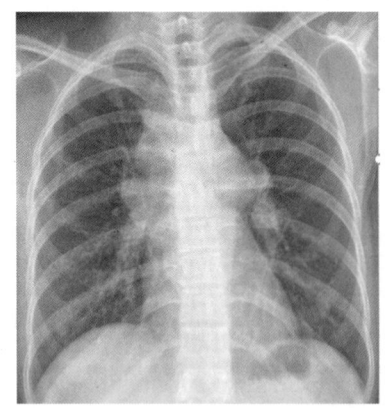

图 43-3-5　女性，46 岁。结核性纵隔炎（纵隔淋巴结结核）

胸部 X 线片显示中上纵隔影增宽，两肺门影增大。

2. CT 表现。CT 可显示钙化、纵隔病变、血管及气管受累的位置及范围。根据 CT 表现可分为两种亚型，即肉芽肿型病变和非肉芽肿型病变[11]。

（1）肉芽肿型病变：影像学表现为局灶性软组织肿块影，纵隔内淋巴结增大，纵隔内结构不清晰，可以伴有有钙化，该类型较常见，病变常位于中纵隔，增强扫描呈轻度强化，密度不均匀，与邻近结构关系不清楚（图 43-3-6），或者不强化等。

（2）非肉芽肿型病变：影像学表现为弥漫性和浸润性，常累及纵隔多个部位，钙化不太常见，纵隔内见弥漫分布的软组织密度影，与脏器分界不清，增强扫描轻至中度强化。

不同结构受累出现的 CT 征象不同，当病变包绕气管、纵隔内血管时，纵隔内结构不清楚，血管狭窄，或者闭塞，可见支气管狭窄（图 43-3-7），主动脉结缩小，严重时相应肺叶出现支气管阻塞炎症。累及肺动脉或肺静脉时，双肺透光度不均匀，肺内出现网织结节状影、肺淤血或肺水肿、胸腔积液、缩窄性心包炎等。

增强扫描及 CTA 成像可明确显示纵隔内血管的受压、闭塞，引起上腔静脉综合征（图 43-3-7）或肺动脉高压等。

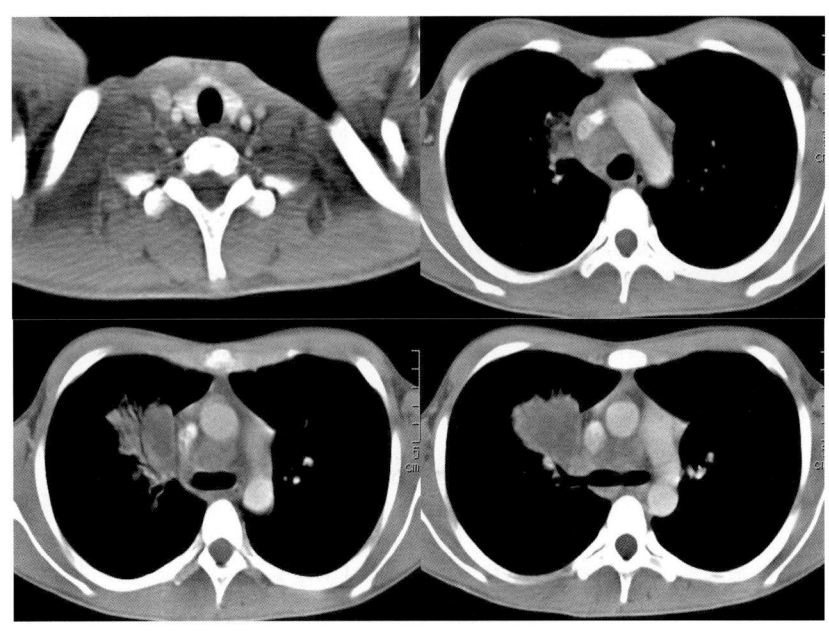

图 43-3-6 男性,15 岁。结核性纵隔炎

CT 增强扫描显示右锁骨上淋巴结肿大;纵隔内多发淋巴结增大,密度不均匀,边缘不清楚,纵隔内结构不清晰,并向肺内扩张,右上叶支气管向外侧有弧形移位。

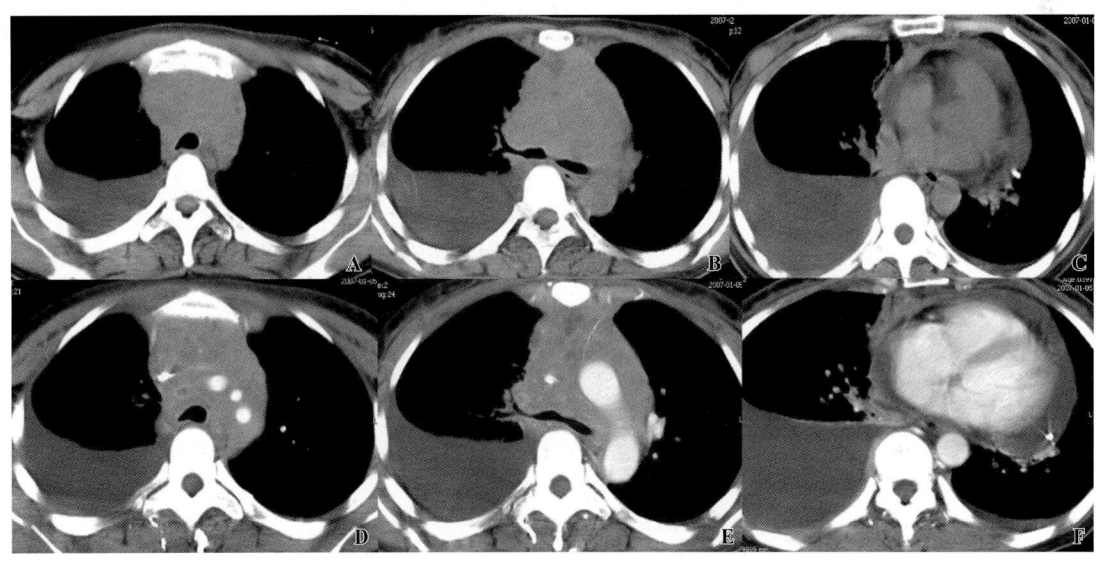

图 43-3-7 女性,39 岁。特发性纵隔纤维化

以胸闷、气急并逐渐加重为主诉;发现右侧颈部肿胀明显就诊;查体:头颈增粗,水肿,颈静脉怒张,肝大。CT 平扫描纵隔窗显示前中纵隔内软组织密度影充填(A~C);增强扫描(D)显示病变包绕周围大血管,上腔静脉明显变细,左右主支气管略有狭窄,病灶呈中等程度强化。右侧胸膜腔及心包内积液(E、F)(本病例由上海交通大学瑞金医院潘自来教授提供)。

3. MRI 表现·MRI 在评估纵隔软组织肿块中起着重要作用,T1WI 呈中等信号,T2WI 信号是多变的,取决于纤维化的程度及是否存在炎症反应,病变炎性反应越活跃,T2 信号越高,炎性反应终止;T2 信号减低,代表纤维致密化明显。

增强钆对比剂软组织增强程度取决于炎症与肉芽肿反应的程度,炎症越明显,强化程度越明显。MRI 对纵隔及肺门淋巴结病变、血管侵犯情况显示清楚,但对钙化显示不敏感,尤其适用于碘过敏或重度肾功能不全的患者[8,12]。

【诊断标准】

通常结合临床病史、影像学特征、血液检查和组织病理学诊断[3]。由于纤维化纵隔炎患者多合并肺动脉高压,穿刺难度大,风险高,故不作为常规检查;如果情况允许,最好采用纵隔镜、胸腔镜或开胸术进行手术取样,已排除其他与纤维化相关的恶性肿瘤。

CT 征象可提示性诊断,纵隔内器官表面浸润性生长的软组织影,伴钙化,且排除了其他肿瘤及炎症时,可提示纤维化性纵隔炎。

【鉴别诊断】

1. 纵隔淋巴瘤·受累淋巴结融合成肿块时,仍呈结节状,密度较纤维化性纵隔炎高,尤其在 MRI 的 T2 信号上,肿块呈中等或偏高信号,周围脂肪信号正常,但发生液化、坏死时,液化信号呈 T1 低信号,T2 高信号。而且治疗前淋巴瘤很少钙化。淋巴瘤也常伴有其他部位的淋巴结肿大和脾大,穿刺活检可确诊。

2. **转移性淋巴结肿大**· 常表现为单发或多发结节样软组织密度影,受累范围与原发灶位置相关,常可见原发恶性肿瘤。相邻气管或大血管呈局部受压侵犯改变,纵隔脂肪内无纤维索条影。

3. **大动脉炎**· 纤维化性纵隔炎侵犯血管时,需与大动脉炎鉴别,大动脉炎表现为血管壁的广泛增厚,血管闭塞及血栓形成,而管腔内壁凹凸不平,形态不规则,血管壁以外纵隔内无广泛软组织的增厚,以上可与纤维化性纵隔炎鉴别。

三、Lemierre 综合征

Lemierre 综合征(Lemierre syndrome,LS)中文名为勒米埃综合征,又称勒米埃病和咽喉感染后的败血症。LS 是一种罕见的但具有潜在死亡威胁的疾病,最主要的致病菌为坏死梭杆菌,也包括厌氧菌、金黄色葡萄球菌、变形杆菌、链球菌、消化链球菌、艾肯菌等。临床的典型表现为脓毒血症、颈内静脉感染性栓塞、远处脏器转移性化脓灶。

【病因与病理学】

LS 的特征是致病细菌侵入咽黏膜,而咽黏膜预防屏障和抵抗能力因既往感染减弱,导致形成颈内静脉感染性血栓性静脉炎和转移性感染。LS 的危险因素包括免疫功能低下的患者。

【临床表现】

LS 常见于年轻人,发病率为(3~6)/100 万,14~24 岁人群中年发病率为 14.4/100 万。LS 更常见于男性,男女比例为 2:1[13]。

胸部是最常受累部位(占 85%~97%)[14],其次是关节、肌肉、软组织、肝脾、肾和神经系统。不同的表现可能是由于不同群体的免疫反应不同,或存在隐性感染可能。合并败血症时,病程通常快速且不可逆。

原发口咽部感染的症状包括:持续高热、寒战、咽喉部肿胀、颈部疼痛、压痛等,也可表现为鼻窦、乳突、腮腺区疼痛。转移至肺部表现为胸痛、咳嗽、呼吸困难、咯血。

体征有肺部捻发音;转移至中枢神经系统,主要表现为头痛;转移至四肢关节,主要表现为关节疼痛、活动受限、肌肉疼痛;转移至腹部,主要表现为腹痛、肝脾大、黄疸等。

【实验室检查】

1. **实验室检查**· 白细胞计数升高,C 反应蛋白和降钙素原多升高,红细胞沉降率增快,血小板计数降低等。

2. **骨髓检查**· 骨髓抑制。

3. **其他器官受累**· 由于细菌毒素所致肝功能受损,转氨酶和胆红素升高等表现。

【影像学表现】

1. **X 线表现**· 纵隔增宽,可见由纵隔区向两侧肺野突出的分叶状肿物影,边缘多锐利。主动脉结消失,纵隔内气液平面,气管移位。

2. **CT 表现**· 纵隔弥漫性或局限性增宽,向一侧或双侧突出,正常脂肪影消失,轮廓模糊或清楚,出现软组织密度影,密度均匀或不均匀。脓肿形成后,脓腔内常出现液平面,脓肿壁不光整,增强时多有强化,脓液不强化仍呈低密度。

病变累及肺部表现为肺炎(渗出、实变),可形成肺脓肿(肺结节或肺气囊,可伴有滋养血管征),伴发肺栓塞(楔形高密度影,外周性强化,中心呈栓塞低密度影),病变累及胸膜腔时,可有脓胸、脓气胸等,累及纵隔可以形成纵隔脓肿(图 43-3-8)。

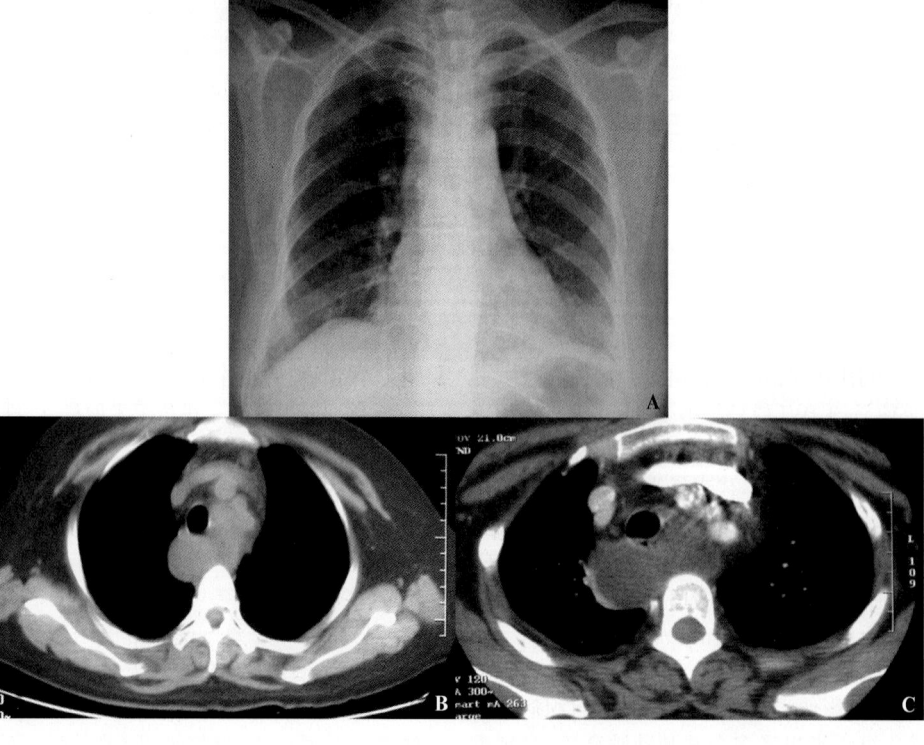

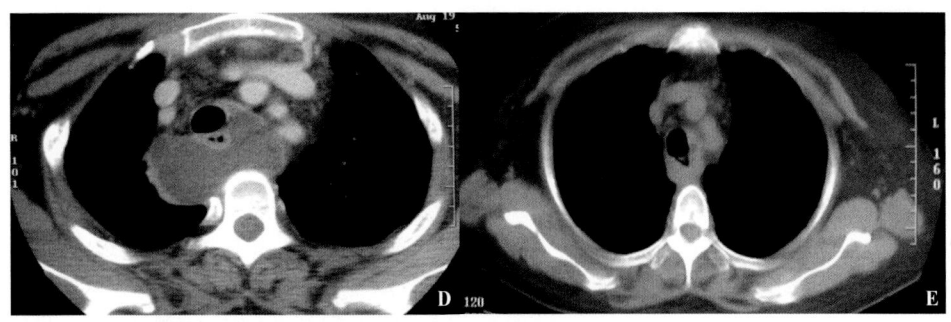

图43-3-8 女性,46岁。LS

间歇性发热7年,加重伴左颈部肿痛3天,体温最高达40℃,伴咽痛。入院血常规:白细胞$1.55×10^9$/L,血红蛋白96g/L,血小板$88×10^9$/L;骨髓检查:骨髓增生受抑制,红系、粒系减少。X线片(A)显示上纵隔增宽,气管右移。CT纵隔窗(B)显示上纵隔气管右后方有结节阴影,密度均匀,边缘光滑,气管后方结构不清;CT增强(C、D)显示上纵隔气管右后方病变增大,有环形强化纵隔内结构不清晰,病变包绕食管;左颈部肿物破溃,穿刺抽出液为脓性,细菌培养:粪肠球菌;病理示大量急慢性炎细胞浸润,脓性渗出物及坏死组织,可见多核巨细胞反应及肉芽组织形成;治疗后病变明显缩小(E),纵隔内结构比较清楚。

【诊断标准】

诊断标准包括[15]:①口咽部的原发感染;②脓毒败血症;③颈内静脉感染性栓塞;④远处脏器转移性化脓灶。

临床医师需要对本病有足够的认识,在疾病的早期阶段持续高热可能是唯一的线索。多普勒超声显示颈内静脉血栓,胸部CT见浸润、结节、渗出及败血性栓子引起的空洞或脓肿应考虑为LS。血培养发现坏死梭杆菌等致病菌仍是LS重要的诊断指标,因此对发热的患者应及早进行血培养以寻找病原体。

【鉴别诊断】

需要同其他常见的细菌性感染进行鉴别,尤其是可引起血源性的细菌、传染性单核细胞增多症、病毒性咽炎、钩端螺旋体病、急性细菌性肺炎、血行播散性金黄色葡萄球菌肺脓肿和感染性心内膜炎。

(沈聪 马光明)

参考文献

[1] Akman C, Kantarci F, Cetinkaya S. Imaging in mediastinitis: a systematic review based on aetiology [J]. Clin Radiol, 2004, 59:573-585.

[2] Pastene B, Cassir N, Tankel J, et al. Mediastinitis in the intensive care unit patient: a narrative review [J]. Clin Microbiol Infect, 2020, 26:26-34.

[3] Lin J, Jimenez CA. Acute mediastinitis, mediastinal granuloma, and chronic fibrosing mediastinitis: a review [J]. Semin Diagn Pathol, 2022, 39:113-119.

[4] 朱晗懿,石欢,郑凌艳.下行性坏死性纵隔炎的诊疗进展[J].口腔颌面外科杂志,2022,32:4.

[5] Ye RH, Yang JC, Hong HH, et al. Descending necrotizing mediastinitis caused by Streptococcus constellatus in an immunocompetent patient: case report and review of the literature [J]. BMC Pulm Med, 2020, 20:43.

[6] Kluge J. Die akute und chronische Mediastinitis [Acute and chronic mediastinitis] [J]. Chirurg, 2016, 87:469-477.

[7] Fender EA, Widmer RJ, Knavel Koepsel EM, et al. Catheter based treatments for fibrosing mediastinitis [J]. Catheter Cardiovasc Interv, 2019, 94:878-885.

[8] Garrana S, Buckley J, Rosado-de-Christenson M, et al. Multimodality Imaging of Focal and Diffuse Fibrosing Mediastinitis [J]. Radiographics, 2019, 39:651-667.

[9] Garin A, Chassagnon G, Tual A, et al. CT features of fibrosing mediastinitis [J]. Diagn Interv Imaging, 2021, 102:759-762.

[10] Hu Y, Qiu JX, Liao JP, et al. Clinical manifestations of fibrosing mediastinitis in Chinese patients [J]. Chin Med J (Engl), 2016, 129:2697-2702.

[11] Jain N, Chauhan U, Puri SK, et al. Fibrosing mediastinitis: when to suspect and how to evaluate? [J]. BJR Case Rep, 2016, 2:20150274.

[12] McNeeley MF, Chung JH, Bhalla S, et al. Imaging of granulomatous fibrosing mediastinitis [J]. AJR, 2012, 199:319-327.

[13] Lee WS, Jean SS, Chen FL, et al. Lemierre's syndrome: a forgotten and re-emerging infection [J]. J Microbiol Immunol Infect, 2020, 53:513-517.

[14] Walkty A, Embil J. Lemierre's syndrome [J]. N Engl J Med, 2019, 380:e16.

[15] Gore MR. Lemierre syndrome: a meta-analysis [J]. Int Arch Otorhinolaryngol. 2020; 24:e379-e385.

第四节·髓外造血

髓外造血(extramedullary hematopoiesis, EMH)指当各种原因导致骨髓的造血功能遭到破坏或不能满足机体需要时骨髓外造血干细胞和祖细胞进行扩增和分化,作为补足骨髓功能不足或红细胞生成无效的一种代偿机制[1]。常见的髓外造血部位有肝、脾和淋巴结,此外还可发生于椎旁区域、心脏、胸部、胸腺、肾、肾上腺、前列腺、胸膜、皮肤、神经和椎管等少见部位[1]。

引起髓外造血的常见原因包括地中海贫血、镰状细胞病、遗传性球形红细胞增多症、骨髓纤维化和其他骨髓疾病导致的慢性溶血性贫血[2]。胸腔髓外造血是一种非常罕见的疾病,肿块通常位于后纵隔脊柱旁[2]。

【发病机制与病理】

髓外造血的发生机制不明。目前有多种假说,包括胚胎造血器官的重新激活,造血组织从骨髓直接延伸和从血管床迁移，远端骨髓栓塞，多能硬膜外细胞转化等[3]。

【临床表现】

约80%的患者无症状，多是偶然中发现。患者有时表现为咯血、急性或进行性呼吸困难或胸痛。当病变较大时或病变发生在椎管、硬膜附近时，会出现危及生命的并发症，如大量胸腔积液、血胸、乳糜胸或脊髓压迫症状[4]。

【实验室检查】

贫血血象。骨髓增生活跃，骨髓耗竭或骨髓浸润。

【影像学表现】

1. X线表现·下胸椎旁单发或多发肿块，边缘光滑锐利，轮廓清晰，多呈类圆形，部分可呈分叶状，以宽基底与脊柱、纵隔和相应的骨相连。肿块邻近肋骨外形增大，椎体边缘呈花边状改变，椎体大小正常，无骨质破坏征象。

2. CT表现·胸椎旁单发或多发软组织肿块影，多发时，病灶大小不一。病灶呈单侧性或双侧性，双侧者常呈对称性改变。肿块上下径长，呈梭形，边缘光滑锐利，可有浅分叶，呈均匀软组织密度，有时可见片状脂肪影，但钙化及囊变少见，增强扫描后可表现为轻到中度均匀强化(图43-4-1)。邻近骨质正常或伴有以下改变：肋骨髓腔扩大、增宽，骨小梁增粗并沿重力线分布。椎体边缘呈花边状改变，椎体骨小梁明显增粗，小梁间隔增宽，形成栅栏样改变(图43-4-1D和图43-4-2)，但骨质无破坏或硬化征象。可伴胸腔积液。

3. MRI表现·肿块信号不均匀。在FSE序列，T1WI上肿块较脊髓和邻近椎体信号稍高(图43-4-3)，T2WI上除病变处含有多量铁元素或骨髓纤维异常增生综合征外，肿块仍呈高信号。增强扫描常呈中度强化，也可表现为明显强化或不强化。

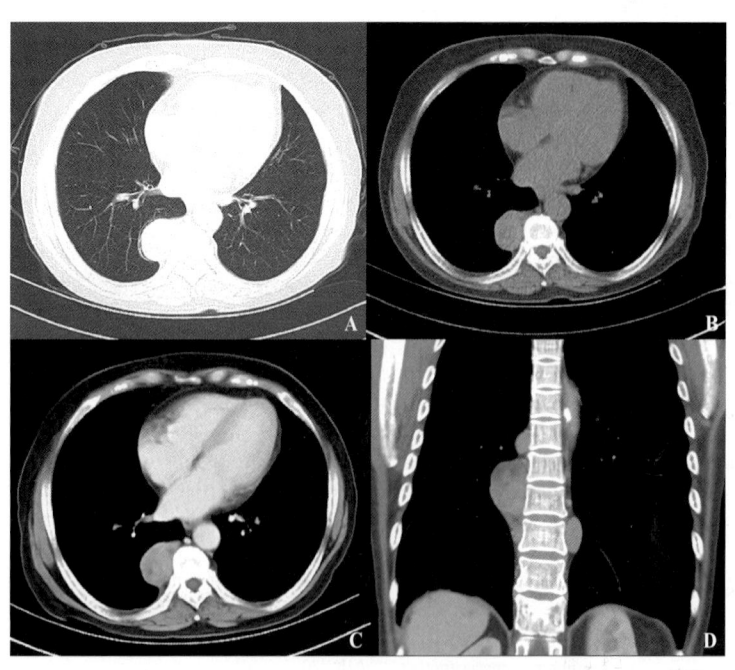

图43-4-1 女性，63岁。髓外造血

CT横轴位肺窗(A)和纵隔窗(B)显示脊柱右侧可见软组织肿块，类圆形，边缘光滑锐利，密度欠均匀；增强扫描横轴位(C)和冠状位(D)显示密度不均匀，病灶上下径长，左右径短，呈梭形，脊柱两侧有多发结节阴影。

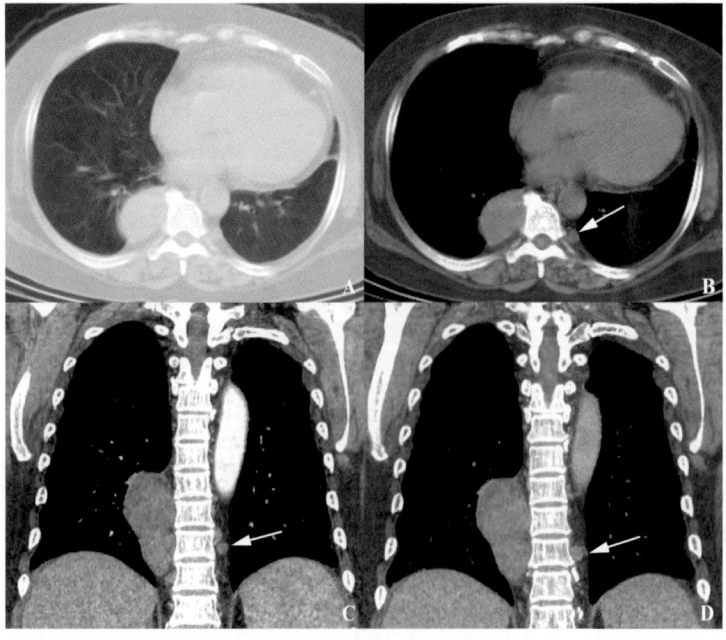

图43-4-2 女性，63岁。髓外造血

CT肺窗(A)和纵隔窗(B)显示脊柱右侧可见软组织肿块，类圆形，边缘光滑锐利，密度欠均匀，脊柱左侧有小结节阴影；增强扫描动脉期(C)和冠状位(C)显示密度不均匀；病灶上下径长，左右径短；增强静脉期病变密度较动脉期有强化现象(D)。

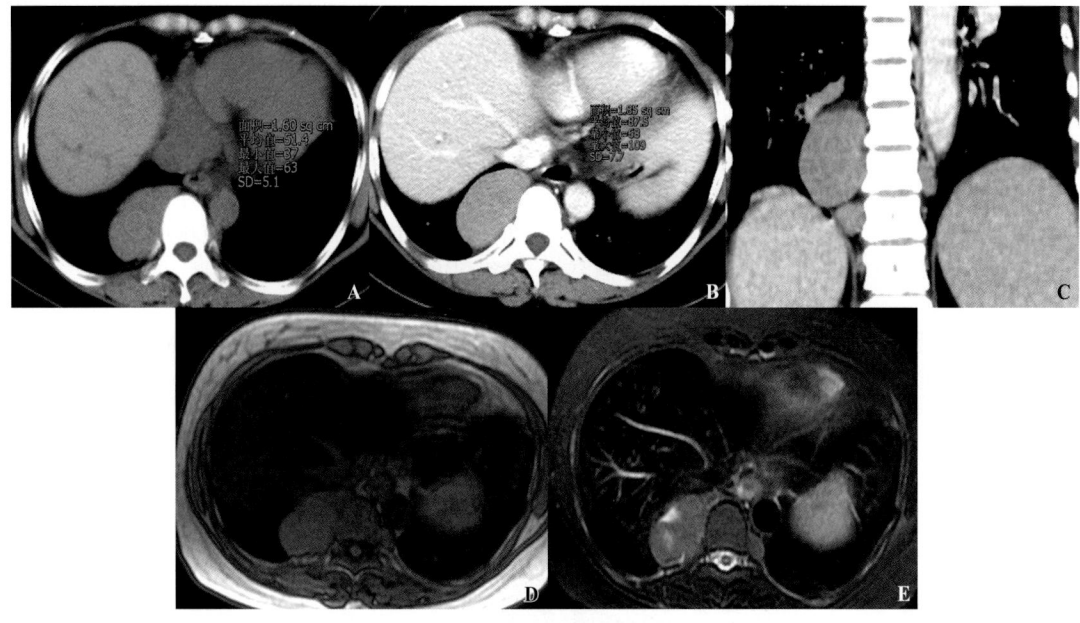

图 43-4-3 女性，43岁。髓外造血

CT纵隔窗(A)显示椎旁可见类圆形软组织肿块，密度尚均匀，边缘光滑；增强扫描(B、C)显示脊柱旁可见多发软组织肿块；MRI(D、E)显示病灶T1WI呈稍高信号，T2WI呈高信号，信号欠均匀，可见囊变坏死区。

【诊断标准】

细针穿刺活检有助于提供组织细胞学依据。MRI是用于诊断胸髓外造血患者的金标准[5]。

【鉴别诊断】

1. 神经源性肿瘤·后纵隔最常见的肿瘤。神经源性肿瘤多为单侧单发病灶，病灶密度均匀或不均匀，易出现囊变坏死及钙化，通常伴有邻近椎间孔扩大，相邻骨质受压吸收，典型表现为哑铃状跨越椎管内外生长的肿块。而本病密度多数均匀，不均匀者可含有片状脂肪密度，肋骨髓腔扩大，相邻骨质骨小梁增粗，无骨质破坏及椎间孔扩大征象。

2. 纤维性纵隔炎·病变常呈片状，范围广，密度不均。且常伴随腹膜纤维化、硬化性胆管炎或Riedel甲状腺炎，可自发缓解或加重。多不伴随贫血。而胸腔髓外造血组织则以肿块的形式出现，边界清楚锐利，密度均匀，多伴有贫血。

3. 椎体转移瘤·恶性肿瘤病史有助于转移瘤的诊断。此外，还有多个不连续椎体的密度或信号异常伴骨质破坏、椎体变形，软组织肿块影位于病变椎体旁。增强扫描肿块强化不明显。

（金晨望 韩婷婷）

参考文献

[1] Georgakopoulou VE, Damaskos C, Mantzouranis K, et al. Invasive methods for the diagnosis and management of intrathoracic extramedullary hematopoiesis: a literature review [J]. Respir Med Res, 2021, 79:100815.

[2] Arjun P, Thomas M. Intrathoracic extramedullary haematopoiesis [J]. Postgrad Med J, 2020, 96:56.

[3] 韩银，尹卫，杨帆.后纵隔特发性髓外造血1例[J].中华病理学杂志, 2022, 51:785-787.

[4] Monga V, Silverman M. Pulmonary extramedullary hematopoiesis involving the pulmonary artery [J]. Hematol Rep, 2015, 7:5714.

[5] Ling Z, Xia Y, Wang Q. A comparison of computed tomography with magnetic resonance imaging for the diagnosis of thoracic extramedullary hemopoiesis in patients with leukemia: a non-inferiority retrospective diagnostic study [J]. Oncol Lett, 2020, 19:3851-3858.

第五节·纵隔脂肪堆积症

纵隔脂肪堆积症(mediastinal lipomatosis, ML)是指纵隔内的脂肪组织随着年龄的增加而过度沉积，特别是成年以后前纵隔胸腺可被脂肪组织完全代替[1]。

【发病机制与病理】

纵隔脂肪堆积症是一种良性疾病，通常与原发性库欣综合征(Cushing' syndrome)、医源性慢性类固醇治疗、甲状腺功能减退或肥胖有关[1,2]。

CT和MRI上脂肪浸润的典型征象即可明确诊断，无需组织病理学检查。

【临床表现】

病变多位于前纵隔，患者常无任何临床症状，通常是行X线检查时偶然发现纵隔增宽，将其误以为是纵隔肿瘤而就诊。

当出现症状时,通常的症状包括常见的呼吸困难、咳嗽、非典型胸痛、室上性心动过速或持续性肺炎[3]。

【实验室检查】

实验室检查无特殊。

【影像学表现】

1. X线表现·大量堆积的正常脂肪组织无包膜包裹,在普通X线片上显示为纵隔影增宽,以光滑及两侧对称为特点,纵隔影增宽通常从胸廓入口到两肺门,少数可向一侧突出,边缘清楚,密度均匀;心包脂肪垫较大时易与纵隔肿物混淆[4]。

2. CT表现·表现为大量脂肪组织弥漫分布于纵隔内,形态各异,无包膜,以前上纵隔胸骨后区为著(图43-5-1),亦可见于心膈角(图43-5-2)或脊柱旁。一般病变不压迫纵隔大血管、气管等结构。心包脂肪垫则表现为左侧或右心膈角处脂肪密度肿物,边界光滑锐利,轮廓规整。增强扫描时脂肪组织边缘不见包膜显示。

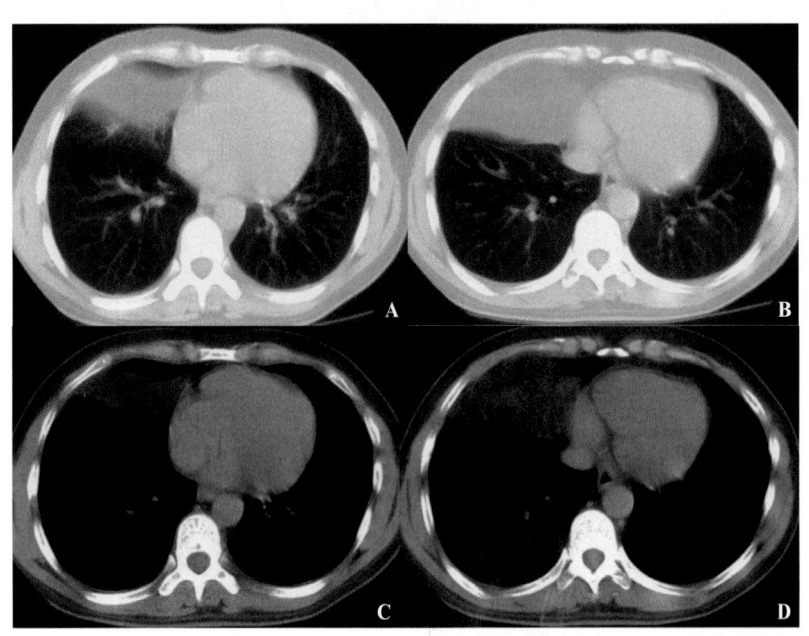

图43-5-1 男性,36岁。纵隔脂肪堆积症

CT肺窗(A、B)显示心膈角有脂肪密度,无明显包膜,胸骨后也有心前脂肪密度阴影;纵隔窗(C、D)显示为与皮下脂肪一样的密度。

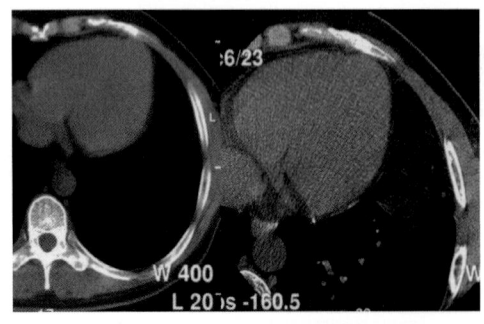

图43-5-2 男性,37岁。纵隔脂肪堆积症

CT纵隔窗显示右侧心膈角旁有与皮下脂肪一样的密度。

3. MRI表现·MRI诊断该病通常为因其他原因检查时的偶然发现,其多方向扫描尤其是冠状位扫描可清楚显示其典型改变。T1WI、T2WI均呈高信号,脂肪抑制序列可见信号显著降低。

【诊断标准】

CT是诊断纵隔脂肪堆积症的首选检查方法,有助于区分良恶性病变,并确定病变的范围和位置。多发生于肥胖者或使用类固醇激素治疗的患者,脂肪呈弥漫性分布于纵隔两侧,常呈对称性,无包膜,无肿块形态,以前上纵隔、心膈角及脊柱旁明显,纵隔内器官无受压改变。

【鉴别诊断】

本病需与纵隔脂肪瘤鉴别。纵隔脂肪瘤多位于前纵隔下部和心膈角区,有包膜,边界清楚,呈脂肪密度,可见少许纤维分隔。增强扫描肿瘤实质无强化,包膜及分隔可轻度强化。

(金晨望 张静平)

参考文献

[1] Batta A, Singhal M, Gawalkar AA, et al. Unusual cause of mediastinal widening and atrial fibrillation: mediastinal lipomatosis with infiltration into the interatrial septum [J]. BMJ Case Reports, 2021, 14: e246980.

[2] Santini LC, Williams JL. Mediastinal widening (presumable lipomatosis) in Cushing's syndrome [J]. New England Journal of Medicine, 1971, 284: 1357-1359.

[3] Finsterer J, Scorza FA. Mediastinal and pleural lipomatosis as a manifestation of myotonic dystrophy type 1 [J]. Lung India, 2021, 38: 486-488.

[4] Lee WJ, Fattal G. Mediastinal lipomatosis in simple obesity [J]. Chest, 1976, 70: 308-309.

第四十四章

胸 膜 疾 病

第一节·胸 腔 积 液

一、概述

胸腔积液(pleural effusion)是一种常见的临床表现,病因众多,它涵盖了胸膜疾病、肺部疾病、系统性疾病、脏器功能异常和药物反应等50余种疾病,因此诊断思路尤为重要。首先根据影像学表现确定是否存在积液,常用的检查方法有X线片和超声,其次是CT检查。

根据临床及实验室检查结果将液体先分为渗出性和漏出性两大类(表44-1-1),缩小鉴别诊断的范围(表44-1-2)。

表44-1-1 渗出液与漏出液的鉴别

	漏出液	渗出液
病因	心力衰竭、肾衰竭、低蛋白血症等	炎症、肿瘤、结缔组织病等
外观	多清晰、透明,淡黄色	多混浊,可为血性、脓性、乳糜性
凝固性	多不凝	可凝固
比重	<1.018	>1.018
Rivalta试验	阴性	阳性
蛋白质含量	<30 g/L	>30 g/L
葡萄糖含量	与血液含量相当	多低于血液含量
细胞数	<100×10^6/L	>500×10^6/L
细菌	无致病菌	可找到致病菌
肿瘤细胞	无	恶性胸腔积液可找到
乳酸脱氢酶	<200 U/L	>200 U/L
胸腔积液LDH/血清LDH	<0.6	>0.6
胸腔积液蛋白/血清蛋白	<0.5	>0.5

表44-1-2 胸腔积液病因

胸腔积液	常见原因	较不常见原因	罕见原因
漏出性	左心室衰竭 肝硬化	低蛋白血症 腹膜透析 甲状腺功能亢进症 肾病综合征 二尖瓣狭窄	缩窄性心包炎 尿胸 Meigs综合征
渗出性	恶性肿瘤	肺栓塞	黄甲综合征及其他淋巴异常性疾病,如淋巴管肌瘤病
	肺炎旁胸腔积液	类风湿关节炎和其他自身免疫性疾病	药物(如甲氨蝶呤、胺碘酮、苯妥英等)
	结核	良性石棉性胸腔积液 胰腺炎 心肌梗死后 冠状动脉旁路移植术后	真菌感染

此时,若仍不能确定胸腔积液原因,则可进行影像学检查进一步缩小鉴别诊断的疾病谱,常用的检查方法有CT增强,甚至PET-CT等,这些方法若仍然不能确定病变的性质,则需行有创性检查,如穿刺活检、胸腔镜等[1]。

【影像选择原则】

对于胸腔积液的定量测定,超声检查明显优于X线片,它不仅能显示液体的多少,而且还能显示积液的分隔、胸膜的形态及其血供,为胸腔穿刺提供可靠而安全保证。

在胸腔积液的X线检查中,胸部侧位片较后前位片敏感,这是因为50 mL胸腔积液就可以使后肋膈角变钝,而侧肋膈角变钝往往需要200 mL胸腔积液充填。此外,危重患者的床边摄片通常是前后仰卧位片,其胸腔积液表现为胸部密度增高。如果出现双侧对称性胸腔积液,极容易发生漏诊,所以应谨慎对待床边摄片的"正常"结论。

当积液成分内含有新鲜血液、大分子蛋白质等导致液体密度增高的因素时,胸膜与胸腔积液的分界在常规CT平扫不易区分,需要增强扫描来加以完善,CT增强的合理检查时间最好选择在胸腔积液未完全引流完毕之前进行,此时更容易显示腔壁和分隔。

由于胸膜感染性病变(如结核等疾病)或滑石粉在PET-CT上也呈现核素浓聚显现,因此应慎重对待PET-CT的阳性结果。目前胸腔积液常规检查中不包含MRI,但如果患者对CT造影剂禁忌,可考虑行MRI检查。

二、漏出性胸腔积液

评估胸腔积液的第一步是区分漏出性胸腔积液(leaky pleural effusion)及渗出性胸腔积液(exudative pleural effusion)。最早于1972年提出的用于鉴别漏出液及渗出液的Light标准目前仍在沿用。其主要内容如下。

(1) 胸液/血清蛋白值大于0.5。

(2) 胸液/血清乳酸脱氢酶值大于0.6。

(3) 胸液乳酸脱氢酶水平大于血清乳酸脱氢酶正常值上限的2/3。

只要满足这3个条件中的1个,即可诊断为渗出液(表44-1-1)。

漏出性胸腔积液的病因有很多(表44-1-2),较常见的是充血性心力衰竭、肝硬化、肾脏疾病(如肾病综合征、肾小球肾炎)等。

(一) 充血性心力衰竭所致胸腔积液

充血性心力衰竭(congestive heart failure, CHF)简称心衰,是指各种心脏的结构和功能性疾病导致心室充盈或舒张功能发生障碍,导致心脏的供血量明显降低,引起机体组织的代谢障碍的情况,它不是一个独立的疾病,而是心脏病变已经达到失代偿期。

除结核性和恶性胸腔积液外,由心衰引起的胸腔积液是临床常见的原因之一[2]。据统计左心室衰竭患者中,58%有胸腔积液,胸腔积液量常常>250 mL。

由CHF引起的胸腔积液多为双侧性的,因为右肺的容量大,漏出面积大,致右侧积液常常右侧较多。此外,心衰所致的胸腔积液,由于在心衰时渗出的蛋白质大分子不能由胸膜毛细血管回收,因而胸腔积液的吸收较为缓慢。

【发病机制与病理】

正常情况下,壁层胸膜血液回流入体静脉,脏层胸膜血液同时回流入体静脉及肺静脉。心衰导致心排量减少,心房、静脉系统压力升高,体循环、肺循环的淤血,这些改变会引发:①胸膜毛细血管内静水压增高导致液体外渗;②体静脉压增高致胸膜淋巴引流障碍;③缺氧致胸膜毛细血管通透性增加;④其他,如合并低蛋白血症时胸膜毛细血管血浆胶体渗透压降低。从而引起胸腔积液。

【临床表现】

中老年多见,多有心脏病病史。临床表现主要为心功能不全的症状和体征。

气短、咳嗽、肢体肿胀等体肺循环淤血的表现。如果在体力负荷时,或平卧时出现呼吸困难,或呼吸困难加重,甚至不能平卧,多为左心衰竭表现。如果有颈静脉怒张、肝大、肝颈静脉回流征(+)、下肢水肿等表现,多提示右心衰竭征象。

听诊示两肺哮鸣音(肺间质水肿征象)和湿啰音(肺实质水肿征象),心脏听诊常出现舒张期奔马律等肺静脉淤血的临床表现。

【实验室检查】

心衰的胸腔积液多为漏出液。因胸腔积液浓缩或淋巴回收大分子量蛋白质速度较慢,故在心衰治疗中,可能出现李凡他试验阳性,呈"渗出液"的假象。

心电图示房室肥大、供血不足、心律失常等征象。超声心动图示心室射血分数低于正常,舒张功能的E峰下降,A峰增高,E/A下降;心导管检测时反映左心室充盈压的Pcwp>1.87 kPa,失代偿时>2.4 kPa。

【影像学表现】

1. 胸腔积液 多为少量至中量,大量者少见,且多发生在两侧胸腔,并以右侧液量较多(图44-1-1和图44-1-2)。单侧胸腔积液多发生于右侧(图44-1-3)。抗心衰治疗后胸腔积液可明显减少或消失。

2. 心脏增大 左心衰竭时以左心室增大为主。风湿性心脏病二尖瓣狭窄仅见左心房增大。左心衰竭合并右心衰竭时,心脏向两侧扩大,呈全心扩大。单纯右心衰竭患者,一般都可发现右心室和/或右心房增大。

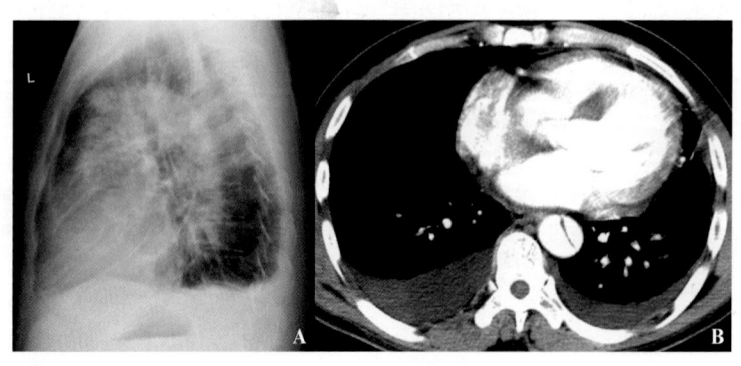

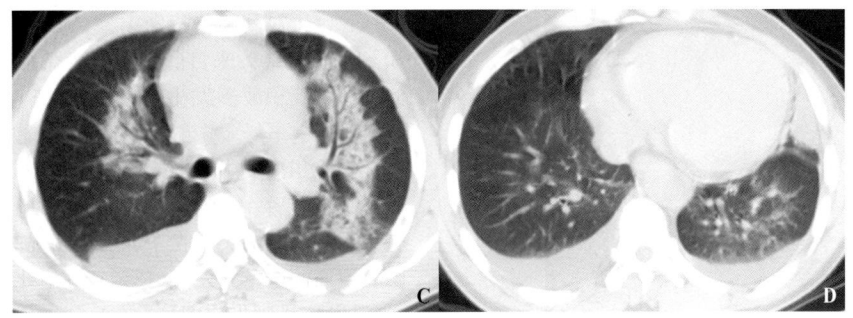

图44-1-1 主动脉夹层并发心衰

胸部侧位X线片(A)显示后肋膈角消失,可见气液平面;CT增强纵隔窗(B)显示双侧胸膜腔少量积液,液面光滑,降主动脉可见线状低密度血管内膜;肺窗(C)显示两肺门蝶翼状分布的肺泡渗出,双下肺间质性肺水肿(D)。

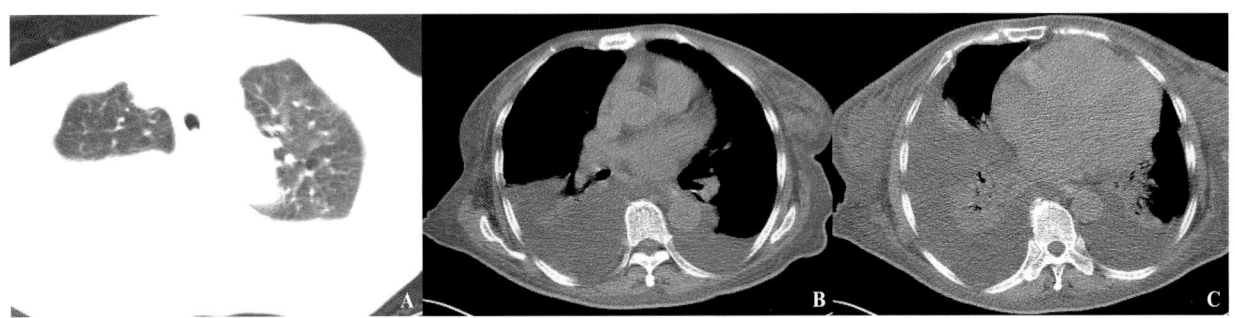

图44-1-2 男性,77岁。有高血压心脏病4年,心衰

CT肺窗(A)显示左肺磨玻璃影密度增高,纵隔窗(B、C)显示两下肺萎陷,胸壁广泛水肿,心脏外形增大,以左心室增大为主。

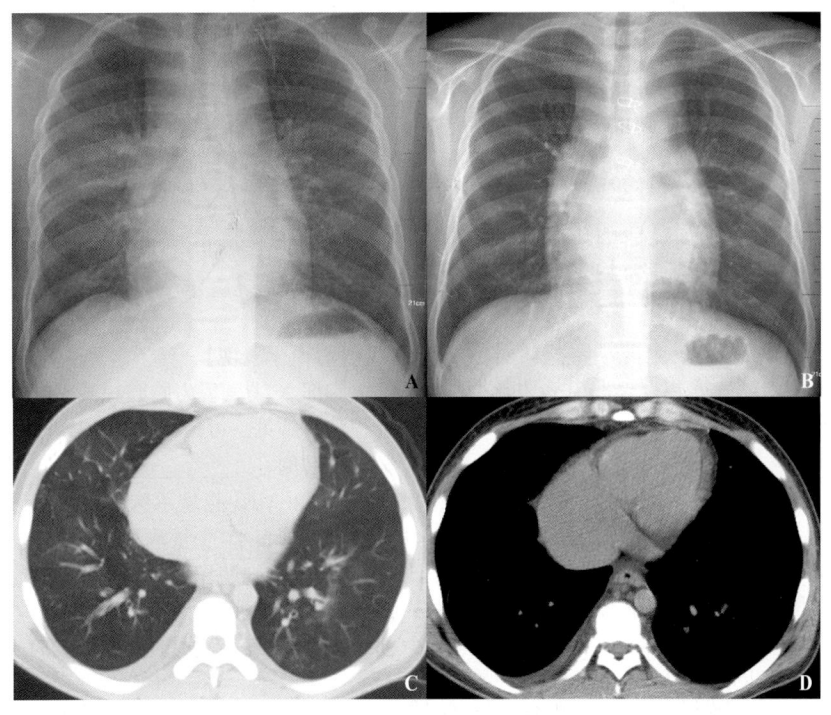

图44-1-3 缩窄性心包炎,卵圆孔未闭

术前胸部X线片(A)显示右肺透光度下降,肺纹理边缘不清,上纵隔明显增宽,心脏双房影,右侧肋膈角变浅;术后胸部X线片(B)显示两肺透光度恢复正常,右侧肋膈角较术前锐利,提示胸腔积液吸收。CT(C、D)显示肺磨玻璃影密度增高,右侧少量胸腔积液,右心房明显增大,心包增厚。

3. **肺部改变** · 左心衰竭时,由于肺静脉高压、间质性肺水肿和肺泡性肺水肿,呈现上肺野静脉血管扩张、肺纹理边缘及肺门模糊,Kerley线、胸膜下水肿及两肺弥漫或蝶翼状阴影(图44-1-1~图44-1-3)。左心衰竭合并右心衰竭时肺淤血征象反而减轻(图44-1-4)。单纯右心衰竭,肺野多清晰,但如为慢性肺源性心脏病所致,可见肺气肿、肺纹理紊乱及右下肺动脉直径增宽(>15mm)等征象。

MRI表现有不同程度的胸腔积液改变和心影增大。

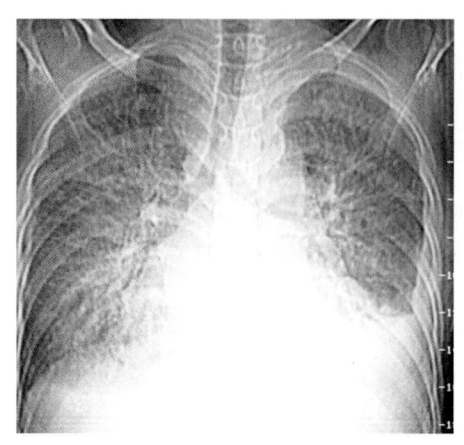

图 44-1-4　心源性胸腔积液
左侧胸腔少量积液，双侧以肺门为中心的蝶翼状阴影，心脏横径增大。

超声尤其是多普勒可发现心脏改变及胸腔积液。超声心动图显示心室射血分数低于正常，舒张期 E 峰下降，A 峰增高，E/A 下降。

【诊断标准】

CHF 可通过临床检查确诊，主要包括以下三方面。

(1) 呼吸困难、疲劳乏力、咳嗽、少尿、胃肠道症状。

(2) 心脏增大、心脏杂音：相对性二尖瓣关闭不全杂音、肺动脉瓣区第二心音亢进及舒张期奔马律、肺部啰音、静脉压增高、肝大或腹水、水肿。

(3) 胸部 X 线检查呈肺淤血或肺水肿表现，超声心动图提示心脏扩大、心功能严重低下，心电图可出现严重心肌缺血的客观证据，BNP 或 NT-proBNP 升高。

在 CHF 伴发胸腔积液的患者中，出现以下情况时应进行胸腔穿刺：单侧性胸腔积液、双侧非对称性胸腔积液、患者伴有发热、胸痛或无明显的心脏增大等。

CHF 的胸腔积液是漏出性的。如疑是 CHF 所致的胸腔积液，常用方法是测定胸腔积液的蛋白质和 LDH 水平。如为渗出液，则需进行其他检查。

然而，即使胸腔积液是漏出性，也不能排除肺栓塞的诊断，因肺栓塞时可能伴有漏出性胸腔积液。如出现明显的血性胸腔积液，要考虑有肺栓塞的可能。心源性胸腔积液有随心功能改善而吸收、恶化而复发的倾向。

【鉴别诊断】

(1) 与渗出性胸腔积液鉴别参见表 44-1-1。

(2) 与其他原因所致漏出液鉴别：结合临床病史及体征、心功能检查、实验室检查和影像诊断可加以鉴别。

(二) 肝性胸腔积液

肝性胸腔积液(hepatic pleural effusion)简称肝性胸水(hepatic hydrothorax)，由 Worrow 于 1938 年首次描述并命名，近年来发病率有所增加。

有报道在肝硬化失代偿期患者中发生率约 10%。肝性胸腔积液是指肝硬化合并单侧或双侧胸腔积液，但无导致胸腔积液的心、肺及肾疾病的证据，不论其伴有或不伴有腹水，均称为肝性胸腔积液。

肝性胸腔积液的发病率报道不一，一般在 4%~6%，晚期肝硬化患者发病率较高，约占肝硬变合并腹水发病率的 10%。由于对其某些特殊类型认识不足，有报道误诊率高达 50%[3]。约 20% 来自肝的淋巴液经右横膈进入右颈静脉，因此肝性胸腔积液多发生在右侧(68%)，偶为左侧(16%)或双侧(16%)。

胸腔积液发生及消失与腹水量增减有关系密切，且多出现于腹水之后，不伴有腹水的单纯性肝性胸腔积液少见，肝性胸腔积液改善的关键在于肝功能状况的好转。脓胸是肝硬化胸腔积液的严重并发症(13%)，其病死率高。

【发病机制与病理】

肝性胸腔积液发病机制尚不清楚，可能与下列因素有关，①低蛋白血症导致血浆胶体渗透压降低，壁层胸膜毛细血管滤过增加，脏层胸膜再吸收减少或停止；②门静脉高压导致奇静脉与半奇静脉压力增高，淋巴液回流受阻；③腹压增高导致膈肌腱索变薄，腹水漏入；④乙肝免疫复合物沉积于胸膜，引起毛细血管炎症；⑤横膈腱索部存在解剖上的异常小裂孔[3]；⑥肝硬化合并肝癌时，肿瘤侵蚀淋巴管或侵蚀膈肌。

【临床表现】

患者多有肝炎、肝硬化病史及相关症状。胸腔积液的症状与胸腔积液量相关，少量胸腔积液一般无症状，中大量胸腔积液可出现不同程度的咳嗽、憋气、胸闷、气促甚至呼吸困难，体位改变时较为明显。

【实验室检查】

肝性胸腔积液大多为漏出液，组成与腹水相仿，但蛋白质高于腹水，介于渗出液和漏出液之间。合并感染时，表现为渗出液。

胸腔积液外观澄清、淡黄色，比重在 1.004~1.012，Rivalta 试验阴性，pH 常大于 7.40，细胞数较少，多为单核细胞。

胸腔积液糖浓度接近与血清水平，但淀粉酶较低，LDH<200 U/L，胸腔积液 LDH/血清 LDH<0.6，胸腔积液蛋白/血清蛋白<0.5。胸腔积液甘油三酯(Tg)可升高，如符合以下标准：胸腔积液 Tg>1 100 mg/L(1.24 mmol/L)，胸腔积液 Tg/血清 Tg>1，胸腔积液胆固醇/血清胆固醇<1，即可诊断为乳糜胸。

【影像学表现】

胸部 X 线表现为胸腔积液多数为少量至中等量，大量胸腔积液不常见。可单侧出现，也可双侧出现，如果单侧出现，常见于右侧。

CT 和 MRI 能显示胸腔积液和腹水，大多数患者的平扫片均可见到腹水，少量病例只有单纯胸腔积液，以右侧多见。据报道，大量胸腔积液及肺底积液仅见于右侧，右侧大量积液多伴有斜裂积液。如果在 CT 图像上观察到食管、胃底静脉曲张、肝硬化、门静脉高压、脾大和腹水有助于本病的诊断(图 44-1-5)[3]。

影像学检查可排除纵隔、肺部或胸膜原发疾病，增强扫描有助于鉴别食管胃底肿瘤和静脉曲张。

超声诊断要点包括：①在肝硬化基础上发生；②多为腹水伴胸腔积液；③胸腔积液以右侧多见；④肝性胸腔积液多为中少量，大多数肝性胸腔积液与腹水量的增减成正比；⑤胸腔积液暗区透声好，液区清晰，多无粘连的分隔光带漂动；⑥胸膜光滑，无增厚现象，很少有包裹性积液，胸腔积液消退后一般不留痕迹。

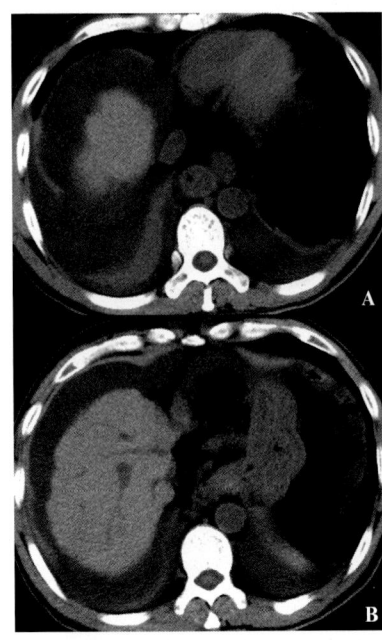

图 44-1-5 肝硬化合并胸腹水
CT 平扫显示双侧胸腔积液,腹水,肝轮廓欠光整(B),静脉曲张导致食管壁明显增厚(A)。

腹水放射性核素扫描(如^{99}Tc 标记血清白蛋白、^{99}Tc 胶态硫)可以确定横膈膜缺陷的存在。有报道认为对严重肝性胸腔积液横膈膜缺陷患者,腹腔内快速注射靛青氯,通过 MRI T1 和 T2 加权像矢状位扫描,可看到染料从腹腔向胸腔的快速移动,从而确定肝性胸水的诊断。

【诊断标准】

国外 Mekgy 的肝性胸腔积液诊断标准为:①肝硬化腹水伴胸腔积液;②胸腔积液量>500 mL 且为漏出液;③除肝硬化外,无其他产生胸腔积液的原因。

国内诊断标准为:①明确诊断肝硬化失代偿期;②胸腔穿刺抽出胸腔积液和/或胸片、超声检查有胸腔积液征象及体检有胸腔积液体征;③除外结核、心脏病、肿瘤、肾脏病、低蛋白血症等原因引起的胸腔积液。

【鉴别诊断】

肝性胸腔积液的诊断并不困难,但应与结核性胸膜炎、多发性浆膜炎、肺癌、Meigss 综合征、肾病综合征、胸腔肿瘤等所致的胸腔积液鉴别。

胸腔积液的特点与腹水相似,多呈漏出液,但蛋白质浓度较高(达 0.75~1.00 g/L),脱落细胞和病原学检查均阴性。

1. 癌性胸腔积液·癌性胸腔积液的蛋白质含量较高,胸腔积液蛋白/血清蛋白比值>0.5,胸腔积液 LDH/血清 LDH 值>0.6。常伴有胸膜增厚改变。

2. 结核性胸腔积液·结核性胸腔积液液体吸收较慢,液区常不清晰、混浊,或有分隔带呈网状,在胸腔积液的吸收过程中,常伴有胸膜粘连、增厚。肝性胸腔积液液区清晰,多无粘连的分隔光带漂动,胸膜光滑,无增厚现象,很少有包裹性积液,胸腔积液消退后一般不留痕迹。

(三)泌尿系统疾病所致胸腔积液

泌尿系统的许多疾病均可引起胸腔积液,病因不同,积液的性质也不同。肾病综合征、急性肾小球肾炎并发的胸腔积液为漏出液,偶尔为乳糜性,积液可发生两侧或一侧。

尿毒症患者易发生胸膜炎,为纤维素性胸膜炎,胸腔积液常为渗出性。而尿路梗阻引起的胸腔积液可能为尿液,即尿胸,这些病例虽然不多,但在鉴别诊断是应该注意,以免漏诊和误诊。

肾病综合征并发胸腔积液

肾病综合征(nephrotic syndrome,NS)不是一种独立的疾病,而是由很多病因引起的肾小球基底膜通透性增高,大量蛋白质从尿中丢失的临床综合征,表现为大量蛋白尿、低蛋白血症、高脂血症及显著水肿(即"三高一低"),以及其他代谢紊乱的一组临床综合征。约 21% 的患者可并发胸腔积液[14]。

【发病机制与病理】

由于大量的蛋白质通过尿液丢失,导致血浆蛋白降低,低蛋白血症使血浆胶体渗透压降低,水分滞留于组织间隙,引起水肿和胸腔积液。血浆胶体渗透压降低,使有效血容量下降,引起继发性醛固酮和抗利尿激素分泌增多,导致水、钠潴留,而产生水肿和胸腹腔积液。有时局部因素也起作用,肾病综合征合并急性肾衰竭时可诱发急性左心衰竭,使肺毛细血管压增高[4]。

【实验室检查】

肾病综合征时的实验室检查包括:①重度蛋白尿,尿蛋白量每日>3.5 g;②低蛋白血症,血浆蛋白<60 g/L,特别是白蛋白<30 g/L;③显著水肿;④高脂血症,血中各种脂质均增高,胆固醇多高于 7.8 mmol/L,有时血浆可呈乳糜色。

【临床表现】

肾病综合征并发胸腔积液多为双侧性,积液为漏出性,但偶可见血性或乳糜性。少量时无任何症状,较多时可有胸痛、胸闷、气急等。

听诊可闻及胸膜摩擦音。

【影像学表现】

在胸部 X 线上胸腔积液多为少量至中量,胸腔积液少量时,好发于肺底,形成肺底积液,肺底积液在 X 线上有时不易观察。胸腔积液较多时,多为游离性,较少出现包裹倾向。

由于肾病综合征存在低蛋白血症,所以在胸腔积液的基础上还伴有不同程度的组织水肿,表现为皮下脂肪密度增高,其内出现网格状、条索状高密度影(图 44-1-6)。肾病综合征的患者多合并心脏增大和主动脉增宽。

【诊断标准】

对具备大量蛋白尿、低蛋白血症、水肿及高脂血症四个特征的患者,尤其是前两条者,肾病综合征的诊断可成立。如已明确为肾病综合征者,发现胸腔积液,胸腔穿刺提示胸腔积液为漏出液,即可认为胸腔积液为肾病综合征所致。

【鉴别诊断】

肾病综合征并发胸腔积液应该与肾病综合征导致肺栓塞所形成的胸腔积液鉴别。除胸腔积液外,肺栓塞在 CT 平扫上显示栓塞血管密度不均,栓子密度增高。栓塞肺段透光度不均或下降。CTPA 显示肺栓塞的血管内密度不均匀,见充盈缺损可确诊。

肾小球疾病并发的胸腔积液

肾小球疾病是一类疾病的总称,是指肾小球的结构和功能由于各种原因受到破坏,影响肾功能,形成各种类型的肾脏

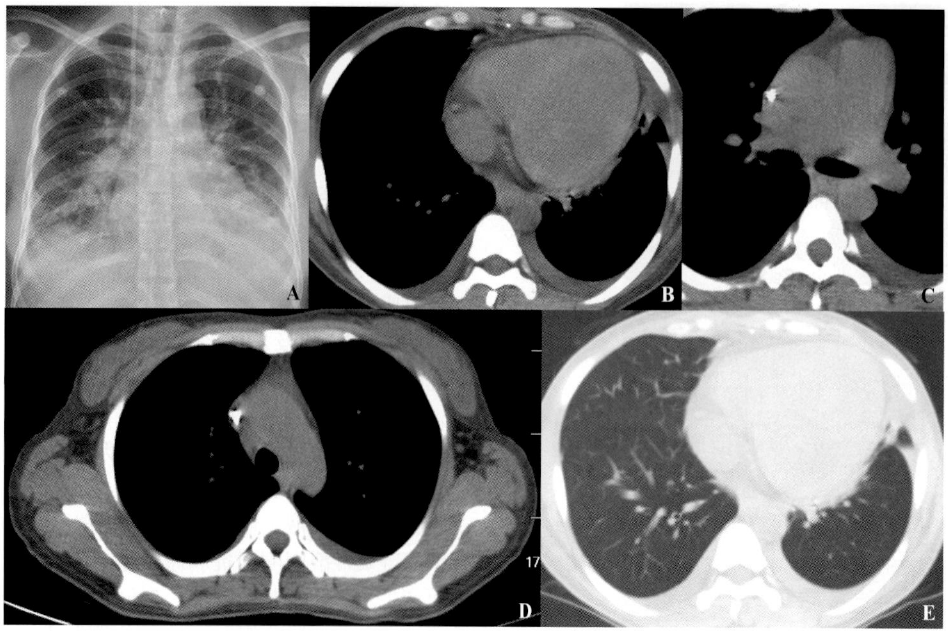

图 44-1-6 尿毒症

胸部 X 线片(A)显示两肺纹理增多紊乱,双侧肋膈角消失;CT 示双侧胸腔少量积液,左心室增大(B),肺动脉主干增宽(C),皮下脂肪密度普遍增高并可见条索影(D),肺窗(E)显示胸腔积液进入左侧斜裂,左肺舌段可见渗出实变影。

疾病。它可分为原因不明的原发性肾小球疾病和有明确原因的继发性肾小球疾病。

原因不明的原发性肾小球疾病包括急性肾小球肾炎、急进性肾小球肾炎、慢性肾小球肾炎、无症状性血尿和/或蛋白尿、肾病综合征。

继发性肾小球疾病包括由代谢性疾病(如糖尿病)、免疫介导因素(如狼疮性肾炎)等引起,有许多种类。

原因不明的原发性肾小球疾病多见于中青年,继发性肾小球疾病多见于中老年患者。急性肾小球肾炎可产生不同程度的全身水肿,严重者可出现胸腔积液。在儿童中更容易发生胸腔积液。慢性肾小球肾炎亦可发生胸腔积液。急性肾炎综合征患者常伴有胸腔积液,疾病的严重程度决定于原发性肾小球肾炎和继发性肾小球肾炎病理改变的程度。

【发病机制与病理】

急、慢性肾炎发生水肿和胸腔积液的机制相似。主要包括:①肾炎时肾素分泌增多,通过血管紧张素-醛固酮系统,使肾小管重吸收水、钠增多,导致少尿和大量水钠潴留,血压升高,心肌损害,形成类似于心衰产生胸腔积液的机制;②大量蛋白尿导致低蛋白血症,血浆胶体渗透压下降,形成类似于肝性胸腔积液的发生机制;③肾炎时机体发生免疫反应,毛细血管渗透性增高。

【临床表现】

(1) 肾炎的表现:血尿、水肿、高血压、尿量减少等,可伴有肾功能的异常。

(2) 胸腔积液的表现:胸闷、气急、咳嗽等非特异性表现。

【实验室检查】

胸腔积液表现为漏出液,实验室检查见表 44-1-1。

尿检可见红细胞、蛋白质、管型。血清补体 C3 及总补体发病初期下降,8 周内恢复正常。伴或不伴肾功能异常改变。

【影像学表现】

胸部 X 线胸腔积液表现为双侧或单侧,如果为单侧,多于左侧。肾小球疾病引发的胸腔积液大多数为少量游离性胸腔积液,可伴或不伴肺部及心脏的改变。

肺部改变多表现为磨玻璃样渗出、肺水肿。心脏的改变多为左心室增大,主动脉迂曲增宽。此外,还可伴有不同程度的全身水肿及多浆膜腔积液(图 44-1-7)。

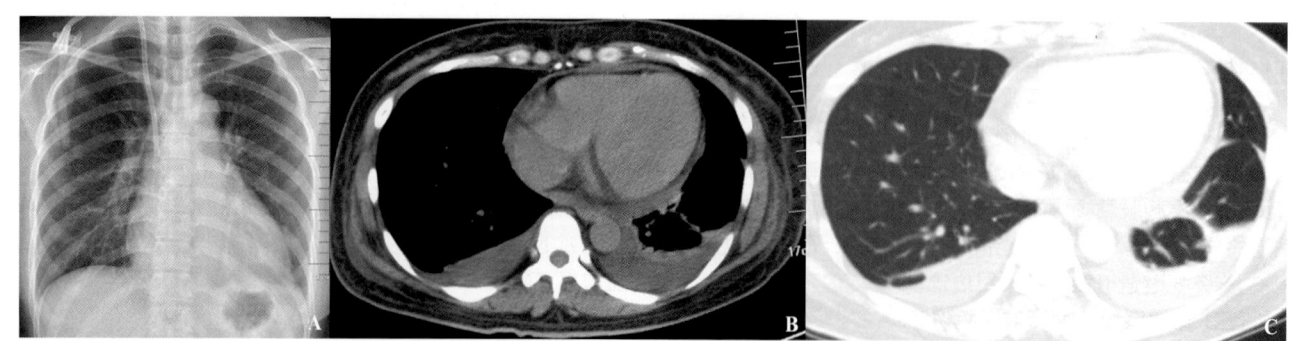

图 44-1-7 IgG 肾病

胸部 X 线片(A)显示心影增大;CT 显示双侧胸膜腔少量胸腔积液,左心室大(B),皮下脂肪内见多发条索影,心包少量积液,肺窗(C)显示胸腔积液进入斜裂。

超声表现：对于少量胸腔积液可明确定位。

【诊断标准】

链球菌感染后1～3周发生血尿、蛋白尿、水肿、高血压、血清补体下降，即可诊断为急性肾炎；尿化验异常（蛋白尿、血尿、管型尿）、水肿及高血压史超过1年，无论有无肾功能损害，在排除继发性肾炎之后，即可诊断为慢性肾炎。

急、慢性肾炎患者发生漏出性胸腔积液，在排除其他原因引起的漏出性胸腔积液后即可做出诊断。

【鉴别诊断】

一般可以通过胸腔积液的细菌培养、结核菌培养和找到病理细胞，与胸腔细菌感染、结核性胸膜炎、胸膜间皮瘤、全身其他脏器肿瘤转移到胸膜腔进行鉴别。

三、渗出性胸腔积液

渗出性胸腔积液的病因也有很多（表44-1-2），较常见的有感染（如细菌、结核）、肿瘤、肺栓塞、免疫性疾病、腹部疾病引起的反应性胸腔积液等。

（一）感染性胸腔积液

感染性胸腔积液（infective pleural effusion）是指胸膜被致病病原体感染引起的胸腔积液。病原体包括细菌、真菌、寄生虫、支原体和病毒等，其中细菌性胸腔积液是感染性胸腔积液中最常见的种类，以结核性胸腔积液最常见。

感染性胸腔积液是一个统称，针对不同的病原体常给予不同的名称，如结核性渗出性胸膜炎、胸膜放线菌病、胸膜阿米巴病等。当积液内含脓液后称为脓胸（详见本节脓胸）。

穿刺引流对胸腔积液进行生化检查可以缩小疾病范围，通过对胸腔积液涂片、培养及药敏试验对确诊病原体，指导药物选择非常重要。

【发病机制与病理】

引起感染性胸膜炎的途径有：①邻近组织感染（如胸壁、肺）直接侵犯胸膜，邻近胸膜的肺；②病原体经血液循环到达胸膜腔，停留并致病；③病原体经淋巴管逆流至胸膜；④机体的变应性较高，胸膜对毒素出现高度反应引起渗出。

【临床表现】

发热、咳嗽、咳痰、胸闷气促、呼吸困难。胸腔积液少时，由于纤维素沉积，常有胸痛，这种胸痛因呼吸运动、咳嗽或变动体位加重。胸腔积液增多时，胸痛减轻或消失。

少量胸腔积液时，听诊可闻及胸膜摩擦音。大量胸腔积液时，胸廓饱满，肋间隙增宽，呼吸运动减弱。听诊呼吸音减弱或消失，叩诊呈浊音。

【实验室检查】

1. 胸腔积液常规检查·渗出性积液多为淡黄色，但特殊病原体其颜色可具有特殊性，如铜绿假单胞菌感染的胸腔积液为绿色，阿米巴导致的胸腔积液为巧克力色，曲霉所致胸腔积液可能为黑色。由于渗出液内含有大量细胞，导致胸腔积液混浊，其比重高于漏出液（>1.018）。

由于渗出液内常含有纤维蛋白、病原体及组织裂解产物，易发生自凝。胸腔积液中葡萄糖减少，黏液蛋白定性阳性，蛋白质定量>30 g/L，细菌计数常>500×10⁶/L。

2. 病原学检查·应在使用抗生素前进行。进行常规涂片、细菌培养，同时进行药敏试验。

3. 胸腔积液及血清C反应蛋白升高。其升高幅度与感染的程度呈正相关，且反应速度高于白细胞。

4. 病理学检查·通过影像学引导下的组织穿刺和胸腔镜等方式获得病变组织进行病理检测是诊断的金标准。

【影像学表现】

1. 胸腔积液·早期多为游离性，随着病变的进展，病变进入慢性期，积液易被局部包裹，甚至在包裹腔内可出现多发分隔。X线平片及CT平扫常难以显示这种分隔，超声、CT增强及MRI检查易发现。由于肺部炎症引起的胸腔积液，积液量通常不多，通常见于病变的同侧。如果病原体是产气杆菌，也体内可见多发小气泡，甚至是气液平面。

2. 胸膜·感染引起的胸膜增厚范围较广，增厚程度较轻，最厚处一般<5 mm，厚薄不均匀，可形成小结节状突起，但很少形成较大的软组织肿块，胸膜表面不光滑，有时可见条索伸入肺野。

3. 邻近组织·邻近肺野或胸壁脂肪常因炎性渗出而出现密度增高。此外，尚可显示肺内或胸壁的原发病灶。

【诊断标准】

发热，咳嗽，胸痛，胸闷，呼吸困难。影像学显示胸腔积液，实验室检查胸腔积液符合积液改变，可以做出渗出性胸腔积液临床诊断。细菌培养、胸膜活检病理学检查可以确诊。

【鉴别诊断】

1. 恶性胸腔积液·患者有恶性肿瘤病史。临床上常无发热，胸腔积液为血性，胸腔积液增长迅速时，应高度怀疑恶性胸腔积液。在胸腔积液或胸膜组织活检中发现恶性肿瘤细胞，才能最后明确诊断。

2. 风湿性疾病胸腔积液·临床上具有风湿性疾病的特点，相关风湿性疾病检查有助于诊断。胸腔积液中可查到抗核抗体、类风湿因子和狼疮细胞。类风湿关节炎胸腔积液糖含量>3.3 mmol/L，静脉注射葡萄糖后也不增加是其特点。

（二）恶性肿瘤性胸腔积液

恶性肿瘤性胸腔积液（malignant pleural effusion）简称恶性胸腔积液，俗称为癌性胸水，是指胸内或胸外癌肿直接侵犯或转移至胸膜所引起的胸腔积液。恶性胸腔积液约占所有胸腔积液的20%，占成人胸腔积液的38%～52%，也是60岁以上渗出性胸腔积液患者中最常见的原因。

其中胸膜转移性肿瘤占95%以上，而原发于胸膜的肿瘤较少见。胸膜间皮瘤为原发性胸膜癌肿，仅占0.5%，常伴血性胸腔积液。

绝大多数学者报道肺癌、乳腺癌、淋巴瘤是肿瘤性胸膜炎最常见的三大病因，约占恶性胸腔积液的75%。约6%的恶性胸腔积液的原发性肿瘤的部位不清楚。90%的患者胸腔积液超过500 mL，约1/3患者为双侧胸腔积液[5]。

【发病机制与病理】

发病机制主要是淋巴引流障碍和肿瘤对胸膜的直接侵犯。引起胸腔积液的原因见表44-1-3。

表44-1-3 恶性肿瘤引起胸腔积液的机制

直接原因
　胸膜上转移病灶增加胸膜渗透性
　胸膜上转移病灶引起胸膜淋巴管阻塞
　纵隔肺门淋巴液的引流
　胸导管阻塞(乳糜胸)
　支气管阻塞引起肺不张,导致胸内压降低
　心包被肿瘤累及

间接原因
　低蛋白血症
　阻塞性肺炎
　肺血栓栓塞
　放射治疗后

【临床表现】

除原发性肿瘤的症状外,最常见的症状是胸闷、呼吸困难、干咳、胸痛,这些症状多为持续性,逐渐加重。通过胸腔穿刺放出胸腔积液,多数患者都可减轻症状,但是由于胸腔积液增长速度快,抽液后数日症状再度出现。胸痛与胸膜转移、炎症有关。

胸部持续性疼痛是壁层胸膜转移的后果,胸膜受侵时疼痛可放射到同侧肩部。肿瘤侵犯肋骨、脊椎时,则剧痛难忍。

其他症状包括慢性病容、体重下降、食欲不振、乏力、低热等。因转移性恶性胸腔积液患者,大部分患者已广泛转移,属于疾病的晚期阶段,故一般情况较差,甚至出现恶病质。

【实验室检查】

1. 胸腔积液检查。胸腔积液多呈血性,红细胞常超过 $100\times10^9/L$,亦可为淡黄色。

2. 生化检查。癌性胸腔积液 pH 多>7.40,葡萄糖含量多>3.3 mmol/L;血清 LDH>3.0 时考虑癌性胸腔积液;癌性胸腔积液中癌胚抗原(CEA)往往增高,多大于10 ng/mL 或胸腔积液 CEA/血清 CEA>1.0;恶性胸膜间皮瘤胸腔积液中透明质酸含量明显增高,常>0.8 mg/mL。

3. 胸腔积液细胞学检查或胸膜活检。可以提高诊断准确性。胸腔积液中找到癌细胞是确诊的金标准。

【影像学表现】

X 线检查是发现胸腔积液的基本方法。恶性胸腔积液常为中量到大量。中等量恶性胸腔积液时,X 线表现与良性胸腔积液不同,上缘不清或呈内高外低的弧形影,近肺门区密度高(图44-1-8)。纵隔是否移位,向哪一侧移位,取决于胸腔积液量、胸膜肥厚粘连、肺不张的综合因素。

当支气管肺癌伴恶性胸腔积液时,胸部 X 线检查常可显示胸腔积液和肺部肿瘤的征象,尤其在抽尽胸腔积液后摄片,不仅能显示胸膜腔的病变,而且对肺部病灶的大小、形态及其周围邻近组织脏器的关系显示得更清晰(图44-1-9),有助于胸腔积液性质的推断。

恶性间皮瘤是胸膜原发肿瘤性胸腔积液的另一常见的病因,该肿瘤在引起胸腔积液的同时常常伴有不同程度的胸膜肥厚和胸廓缩小(图44-1-10)。转移瘤所引起的胸腔积液常常伴有多发孤立性胸膜结节及肺内结节。

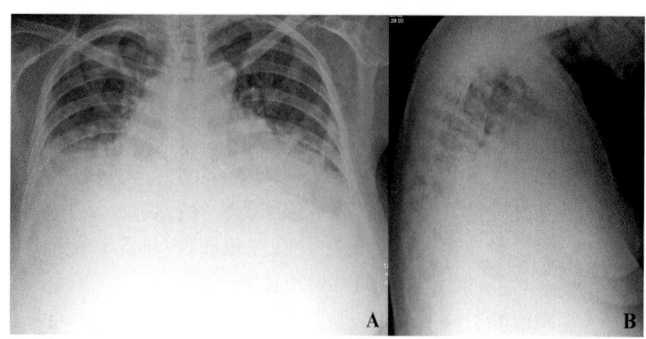

图44-1-8 恶性胸腔积液

胸部正、侧位 X 线片(A、B)显示双下肺密度均匀增高,上缘失去典型外高内低反抛物线曲面,肺内可见多发大小不等结节,侧位片示液面前高后低。

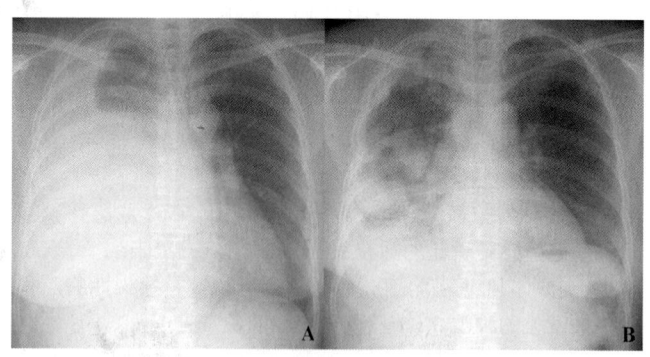

图44-1-9 女性,51岁。大细胞肺癌伴中量胸腔积液

胸部 X 线片(A)显示右侧大量胸腔积液,纵隔移位不明显;抗肿瘤治疗2个月后复查(B)胸腔积液减少,并显示右侧胸膜增厚及右侧多发肺结节。

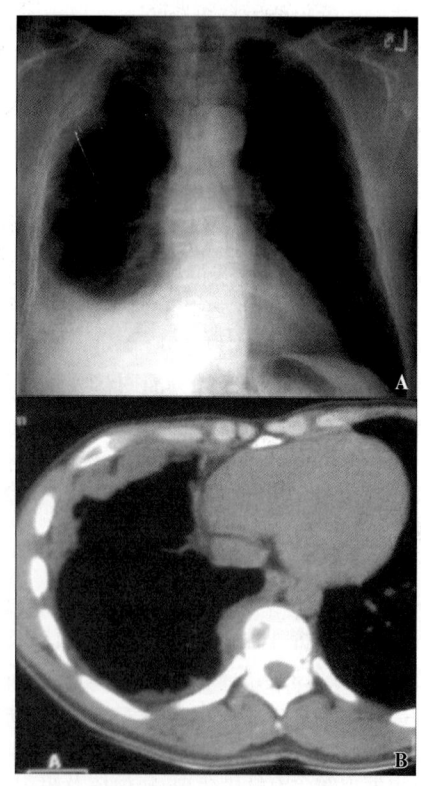

图44-1-10 胸膜间皮瘤并少量胸腔积液

胸部 X 线片(A)显示右侧胸膜腔少量积液,侧胸壁结节状增厚,右侧肋间隙变窄;CT 纵隔窗(B)示增厚的胸膜环绕肺脏生长,厚度极不均匀,呈波浪状。

单纯癌性胸腔积液CT表现并无特异性,但胸膜增厚的特点及肺内病灶的特点有助于恶性胸腔积液的诊断。

有研究表明下列特征有助于诊断恶性肿瘤胸膜转移:①环绕整个胸腔的胸膜增厚,除结核外,反应性胸膜疾病通常不累及纵隔胸膜;②较广泛的结节状胸膜增厚;③壁层胸膜增厚>1cm;④伴有肺内和/或纵隔淋巴结转移(图44-1-11和图44-1-12)。

肺癌肿块与胸膜表面完全接触,局部胸膜不规则增厚、肿瘤与胸膜的夹角变钝,可判断为肿瘤的胸膜侵犯。淋巴瘤引起的胸膜病变在CT上表现为斑块结节或结节样胸膜增厚,或以胸膜为基础的巨大肿块,后者可向胸膜外扩展,侵犯肺外软组织(图44-1-13)。

人工气胸后进行CT检查可以提高肿瘤侵犯胸膜、侵犯胸壁和纵隔的诊断准确性。

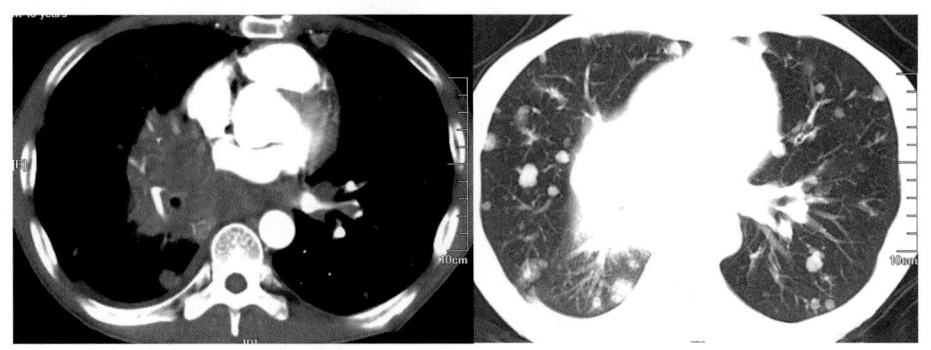

图44-1-11 男性,45岁。肺癌胸腔转移
右肺门肿块包绕气管及肺血管,并伸入纵隔,与心包紧密相连接。右侧胸膜结节状突起,胸膜腔少量积液,肺窗显示两肺多发大小不等结节。

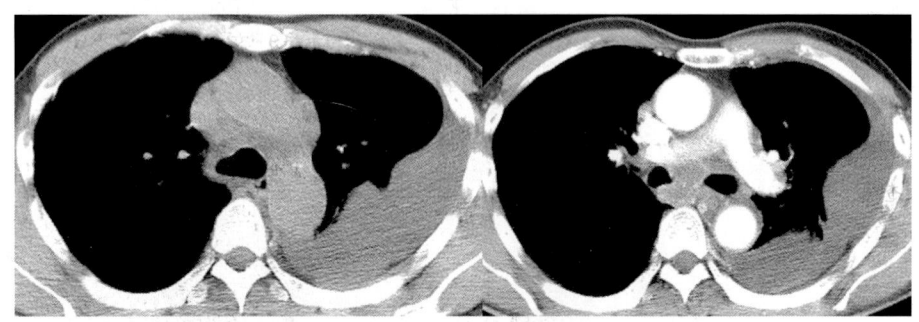

图44-1-12 男性,65岁。肝癌并纵隔淋巴结、胸膜转移
左侧胸膜腔可见密度均匀的水样密度影,内缘不光滑,增强扫描未见增厚的胸膜影,隆突下可见花环状强化的淋巴结。

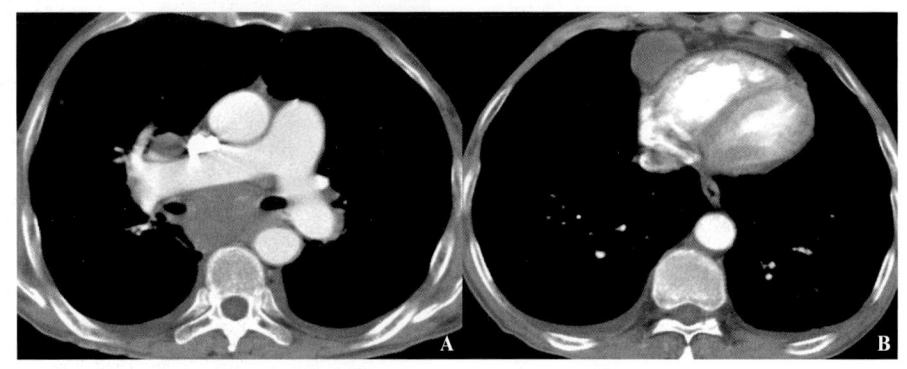

图44-1-13 男性,73岁。淋巴瘤合并胸腔积液
右肺门及心脏与前胸壁之间各可见一均质轻度强化类圆形影,隆突下淋巴结肿大伴不均质强化。双侧后胸壁可见新月形水样密度影,内部密度均匀,边缘光滑锐利。

MRI对胸腔积液检出敏感度较CT高,且对积液性质判断野优于CT。血性胸腔积液在T1WI上常表现为高信号,而漏出性积液则呈T1低信号,乳糜胸腔积液在MRI上信号强度特点类似皮下脂肪。胸膜呈等或稍高T2信号,与胸腔积液信号差异大,容易显示评估。即便MRI平扫也能准确区分淋巴结与血管,对于判断恶性胸腔积液明显优于CT。

FDG PET-CT联合检测有其他方法不可比拟的优势。在FDG PET检查中,无论是恶性肿瘤原发灶,还是软组织、脏器及骨的转移灶,在多数情况下均呈核素浓聚表现。但是,单纯PET的分辨率较低,对病变的定位存在困难。PET-CT融合图(图44-1-14)既保证了对病变代谢异常的敏感性,又能准确地对病变进行定位,且对病变的特点进行观察,减少假

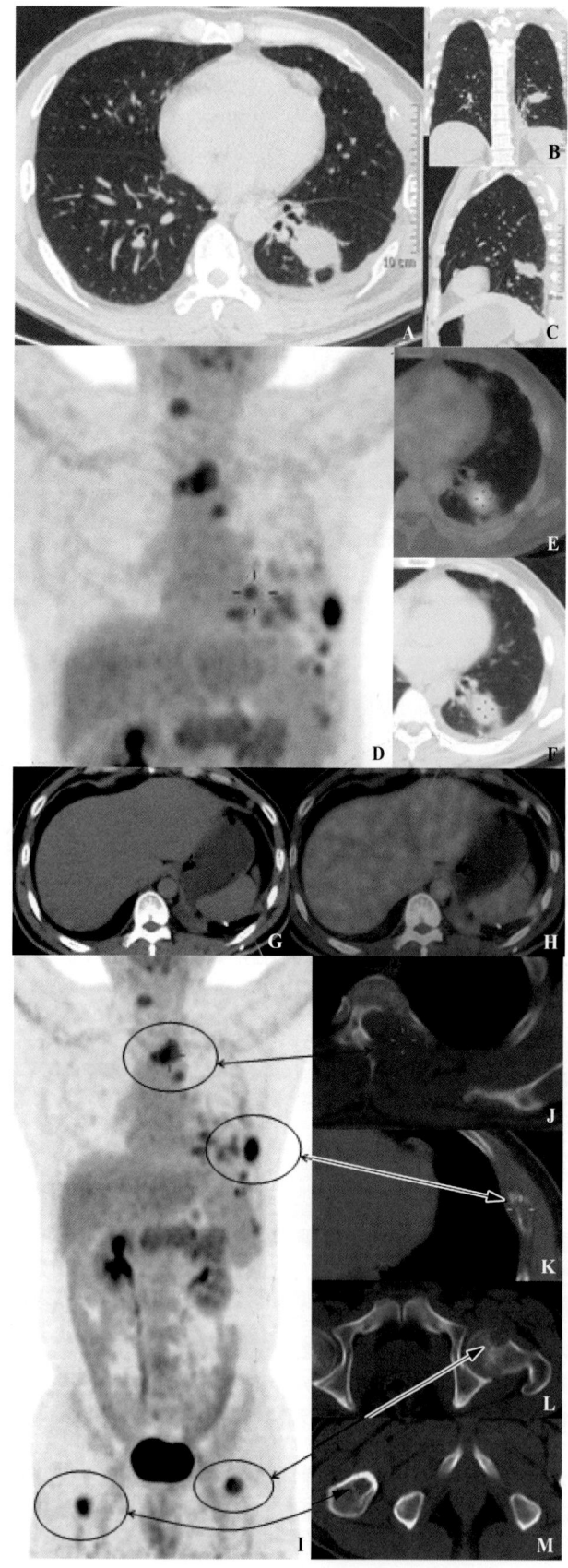

图 44-1-14 左下肺穿刺活检示低分化腺癌

CT肺窗(A~C)显示左肺下叶一分叶状软组织结节,边缘不光滑,可见短毛刺及胸膜凹陷征,同侧胸膜不规则增厚;放射性核素摄取增高(D~F),SUV最大值约为4.2;左侧不规则、结节样增厚的胸膜核素摄取增高(D~F);左侧膈肌脚可见结节样软组织密度影,核素摄取增高(G、H);第6颈椎椎体右侧、第3胸椎椎体及附件、左侧第6侧肋、左侧股骨头、右侧股骨颈可见明显骨质破坏(J~M),相应部位核素不同程度浓聚(I)。

阳性诊断。

【诊断标准】

在胸腔积液或胸膜组织活检中发现恶性肿瘤细胞，是恶性肿瘤胸腔积液诊断的金标准。

有恶性肿瘤病史，有无发热的血性胸腔积液，或者增长迅速的胸腔积液时，影像学显示胸膜广泛不规则增厚，伴有肺内、纵隔转移，PET-CT胸膜结节葡萄糖代谢增高，应高度怀疑恶性胸腔积液。

【鉴别诊断】

结核性胸膜炎多见于青壮年，常伴有结核病中毒症状，如发热、盗汗、乏力等。影像学显示除胸腔积液外，常见肺野内多部位、多种形态结核病灶。

结核的胸膜增厚程度小于转移性胸膜的增厚程度。通过胸腔积液或胸膜组织的细菌学、细胞学或病理组织学检查能够区别结核性胸膜炎与恶性胸腔积液。如果试验性抗结核治疗有效，则有利于结核性胸膜炎的诊断。

（三）结缔组织相关疾病胸腔积液

胸膜病变在结缔组织相关疾病中非常多见，尤其多见于类风湿关节炎、系统性红斑狼疮、硬皮病等。类风湿关节炎胸膜病变尸体解剖高达50%。胸膜病变也可发生于结节性多动脉炎及肉芽肿性多血管炎等。

类风湿性胸膜炎

类风湿关节炎（rheumatoid arthritis，RA）是一种以慢性多关节炎为主要表现的全身性自身免疫性疾病。RA好发于青壮年，女性较男性多见，男女比例为1∶（2～4）。主要侵犯关节滑膜，亦可累及全身其他部位，以心、肺、胸膜较为常见[6]。

胸腔积液在关节炎存在多年后形成，Hakala等报道HLA-B8抗原阳性的RA患者胸腔内病变的发病率较高。

【发病机制与病理】

胸膜病理学变化有免疫过程参与。类风湿性胸腔积液中补体成分下降，胸膜和胸腔积液中的单核细胞能合成IgG和IgM型类风湿因子，而在外周血的单核细胞中则无此现象，说明类风湿性胸膜炎和胸腔积液是由于局部免疫反应所致形成的[6]。

【临床表现】

RA本身的临床表现如关节肿痛、晨僵、畸形及皮下结节等。

干性胸膜炎时可有胸痛、干咳；胸腔积液时可有明显胸闷、气促等。

【实验室检查】

胸腔积液多呈黄色或黄绿色，或由于脂肪和胆固醇含量增高而呈牛乳状，偶可为血性。典型为渗出液，白细胞增多，以淋巴细胞为主，(1 000～3 000)×10^6/L，蛋白质含量在40 g/L以上。乳酸脱氢酶较血清浓度明显增高。葡萄糖在200 mg/L以下。补体含量亦可减低，胸腔积液和血清类风湿因子平行增高。

在胸腔积液中找到类风湿关节炎细胞是确诊的依据，这类细胞常为多形核白细胞。

【影像学表现】

类风湿性胸膜炎多为单侧少量或中等量积液，偶可见大量的积液，类风湿性胸腔积液可呈一过性、慢性或复发性，亦可左右胸腔交替出现。积液多为游离性的，可进入叶间裂和肺底形成叶间裂积液、肺底积液，偶尔也会被包裹。

壁层胸膜增厚表现为肋骨内侧的软组织线条影。约30%的类风湿性胸膜炎患者合并肺内病变，如坏死性结节、间质性肺病等[6]（图44-1-15），常伴有纵隔和/或腋窝淋巴结肿大（图44-1-16）。

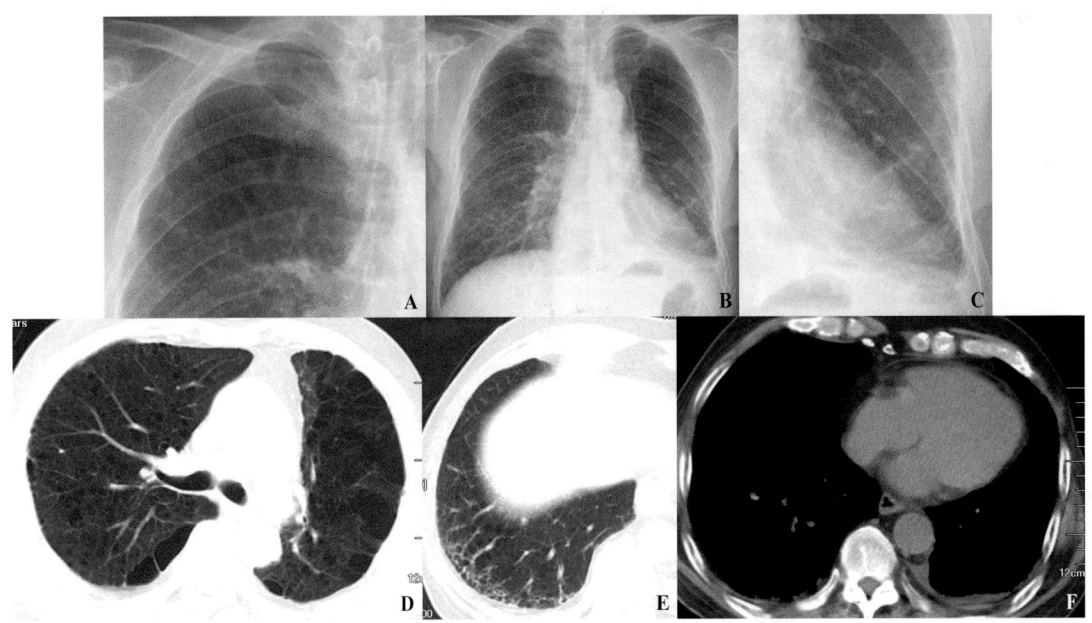

图44-1-15　男性，65岁。类风湿性胸腔积液

胸部X线片（A～C）显示两上肺可见囊状低密度影，左下肺可见紊乱纤细的纹理，左肋膈角消失；CT肺窗扫描显示两肺有小气道病变所致的马赛克征及胸膜下间隔旁肺气肿（D），右下肺细网格影（E），双侧后胸壁胸膜不均匀增厚伴左侧少量胸腔积液（F）。

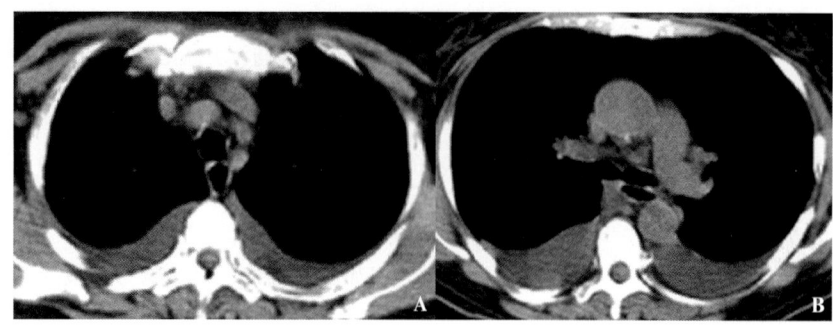

图 44-1-16 女性,54 岁。类风湿病史 8 年,胸闷 1 个月

纵隔窗(A、B)显示双侧胸腔积液,纵隔和奇静脉食管窝处淋巴结增大。

【诊断标准】

在胸腔积液中找到类风湿关节炎细胞是确诊的依据。

有类风湿性病史,胸腔积液为渗出液,且胸腔积液糖含量<200 mg/L,静脉注射葡萄糖后也不增加是其特点。

狼疮性胸膜炎

系统性红斑狼疮(systemic lupus erythematosus,SLE)是一种累及多系统、多脏器,有多种自身抗体的自身免疫性疾病。发病机制主要是免疫复合物在各脏器沉积,确切病因尚未完全阐明。狼疮性胸膜炎是 SLE 侵及胸膜引起的病变[7],是最常见的 SLE 呼吸道表现。

文献报道 50%～70%的 SLE 患者在整个病程中可出现胸膜侵犯、胸腔积液或胸膜炎性胸痛。胸膜炎或胸腔积液是最常见的早期症状,发生率为 42%～75%,胸膜炎和胸腔积液多为双侧,可与心包积液同时存在。

【发病机制与病理】

SLE 是以损害多脏器结缔组织为主的炎症性疾病,胸膜因富含有结缔组织而常受累。SLE 患者胸腔积液形成的机制尚未阐明,目前的证据表明胸膜炎和胸腔积液是由局部免疫反应所致,特征性变化是结缔组织的纤维素样坏死和血管炎[7]。

【临床表现】

大部分无临床症状,或有发热、胸膜炎性胸痛、胸闷、气短、呼吸困难。

少量胸腔积液时可闻及胸膜摩擦音。

【实验室检查】

胸腔积液的 pH 多正常(>7.30),趋向于高糖(>32 mg/dL)、高 pH(与 RA 比较)、高 LDH(与 RA 胸腔积液趋于明显胸膜纤维化,引起糖进入和 H^+ 排出受阻而致低糖和低 pH 有别)。

胸腔积液多为中、少量草黄色渗出液,蛋白质>30 g/L。细胞数 5～10.0/mm^3,急性期以多核细胞为主,慢性期以单核细胞为主。胸腔积液中血清抗核抗体(ANA)滴度≥1∶160 即高度提示为狼疮性;补体降低,RF 常阳性,可见狼疮细胞。SLE 胸腔积液最为特异性的是狼疮细胞,阳性时可作为诊断依据。

胸膜病理可见单核细胞及淋巴细胞浸润,血管周围有类似纤维蛋白变性、沉着,活动期可见狼疮细胞。

【影像学表现】

SLE 胸腔积液通常是少量和中等量,双侧发生,但也有单侧及大量积液。胸腔积液可自行消退或反复发生,长期不愈可有胸膜肥厚和纤维化。

CT 表现可以伴有肺下部细小磨玻璃样点状浸润阴影;肺内间质性和实质性病变并存,以间质改变为主;肺炎样浸润阴影,有反复发作、多种变化且有游走趋向;有肺、心、胸膜和/或膈肌多脏器损害[7](图 44-1-17 和图 44-1-18)。

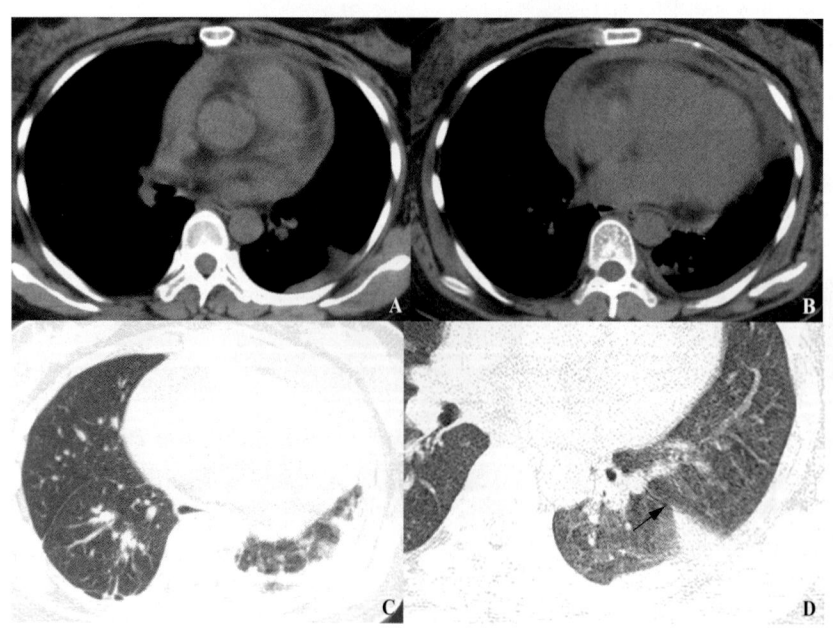

图 44-1-17 系统性红斑狼疮合并多浆膜腔积液

纵隔窗(A、B)及肺窗(C)显示心包及左侧胸腔少量积液,积液伸入斜裂呈三角形,右下肺条索阴影,左下肺斑片状渗出实变阴影,HRCT(D)显示左肺透光度降低呈磨玻璃状,其可见支气管扩张(箭)。

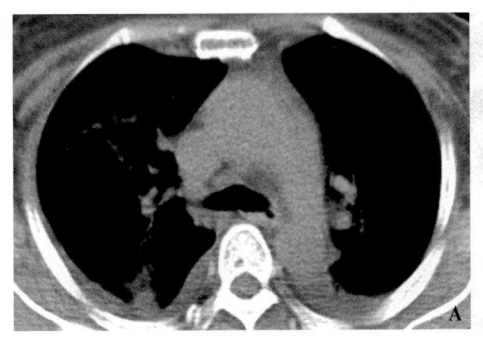
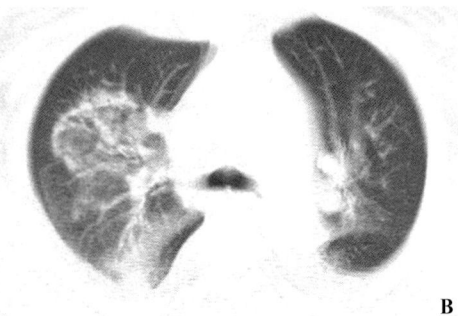

图 44-1-18 女性,42岁。系统性红斑狼疮并胸膜腔积液

CT纵隔窗(A)显示双侧少量胸腔积液,肺窗(B)显示两肺片絮状渗出实变影,右肺上叶有反晕征。

【诊断标准】

胸腔积液和/或胸膜活检找到狼疮细胞可作为诊断依据。

有SLE的病史,胸膜炎性胸痛,并排除其他胸腔积液的原因,如感染、肺栓塞、肝病、心脏病、癌症后才能诊断。

(四)胰性胸腔积液

因各种胰腺疾病引起的胸腔积液称为胰性胸腔积液。多数报道其发生率在7%~17%。它好发于40岁左右男性,多发生在左侧,亦可为双侧性或右侧。临床上常与腹水并存,经穿刺抽液后又迅速回升。当胰腺炎好转后,胸腔积液常自行消退。

单纯性急性胰腺炎的胸腔积液为非血性,量少;重症胰腺炎的胸腔积液常呈血性,量中等;慢性胰腺炎常发生大量胸腔积液。

【发病机制与病理】

胰腺炎引起胸腔积液的机制尚未完全明确,可能与以下因素有关[8]:①血中胰淀粉酶升高,可经毛细血管渗透到胸腔,刺激胸膜;②炎症波及膈下组织,引起反应性胸膜炎;③含有胰液的腹水经膈的缺口(主动脉或食管裂隙)进入胸腔,引起化学性胸膜炎;④胰液可经横膈淋巴系统或经奇静脉进入上腔静脉进入胸腔;⑤胰管破裂或假性囊肿破裂穿破横膈,使胰液流入胸腔。

【临床表现】

胰性胸腔积液除有胰腺疾病的症状、体征外,还常常伴有不同程度的咳嗽、胸痛、胸闷和呼吸困难,有时胰腺炎本身症状不明显,而胸腔积液引起的症状反较明显。

【实验室检查】

胰性胸腔积液多呈渗出性,白细胞增多,1 000~5 000/μL,以中性粒细胞为主,蛋白质>30 g/L。急性胰腺炎时(水肿型),胸腔积液淀粉酶升高不显著,慢性胰腺炎时,胸腔积液淀粉酶常明显升高,常高于血淀粉酶达10倍以上。

坏死性胰腺炎和胰腺假性囊肿破裂引起血性胸腔积液。也有胰腺胸膜瘘引起嗜酸性胸腔积液的报道。

【影像学表现】

胰性胸腔积液通常表现为游离性胸腔积液,可以单侧出现,也可双侧出现,如果单侧发生,70%位于左侧。与漏出液所致的胸腔积液不同。

胰腺炎所致的胸腔积液,即使量很少,也常常伴发相邻肺组织的炎性反应(图44-1-19和图44-1-20),表现为紧邻胸腔积液的肺组织发生渗出实变影,它不同于胸膜肥厚,表现为边缘模糊的渗出实变,这一现象用增强扫描显示好(图44-1-21)。

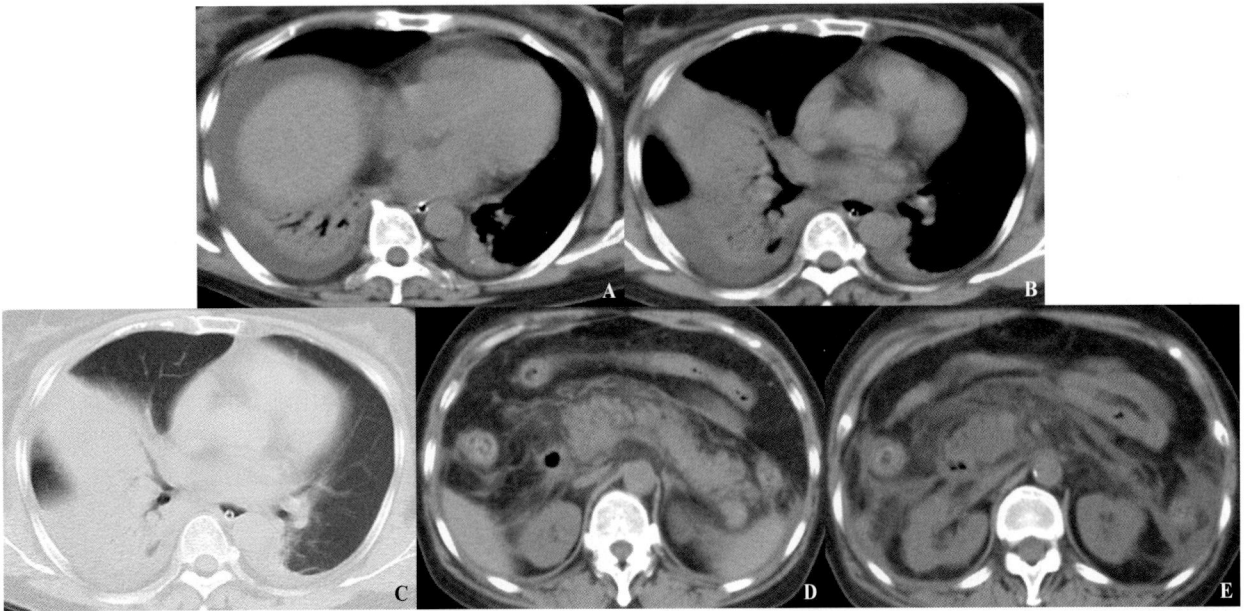

图 44-1-19 急性胰腺炎并胸腔积液

CT纵隔窗(A、B)显示双侧胸膜腔及肝周围积液,胸腔积液呈新月形,相邻肺组织渗出实变;肺窗(C)显示实变病变内有典型支气管充气征;腹部CT(D、E)显示胰腺肿大,胰腺包膜掀起,腹膜及肾周筋膜增厚。

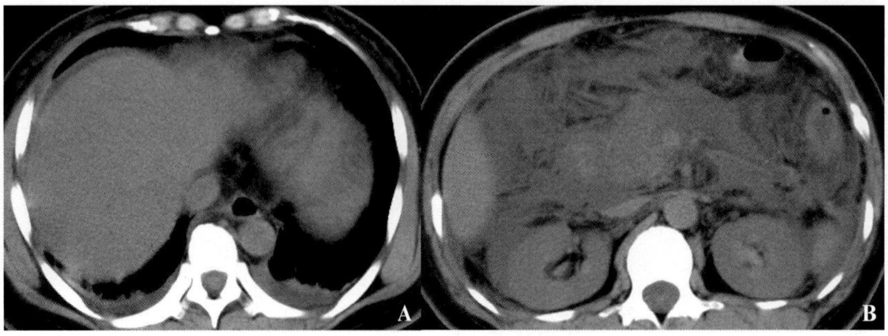

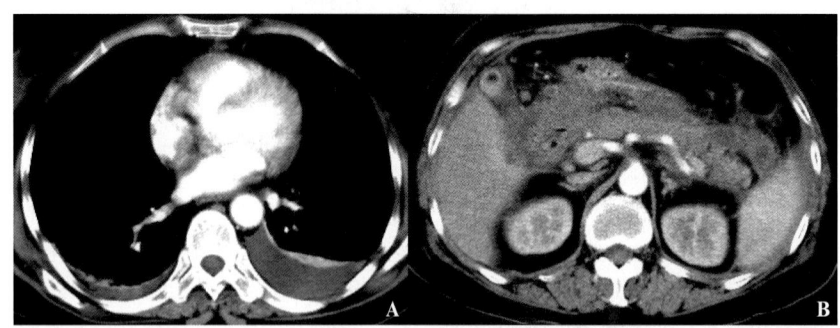

图 44-1-20　女性,40 岁。急性胰腺炎并双侧少量胸腔积液、腹水

腹部 CT(A、B)显示两肺背侧胸壁新月形液体密度影,内缘不光整,肝与膈肌之间可见新月形水样密度影,胰腺体积增大,边缘毛糙,肠系膜密度增高,可见条状、片状高密度影,肾前筋膜增厚。

图 44-1-21　女性,55 岁。急性胰腺炎并双侧少量胸腔积液

CT 增强扫描(A、B)显示两肺背侧胸壁新月形液体密度影,内缘可见强化的肺组织,胰腺体积增大,边缘毛糙,强化不均匀,肠系膜密度增高,可见条状、片状高密度影,肾前筋膜增厚。

与 X 线平片相比,超声和 CT 检查还能显示急慢性胰腺炎时胰腺、腹膜、肝的密度及形态异常,确定是否存在钙化斑或结石、假性囊肿、胰管扩张等改变,对急性或慢性胰腺炎的诊断很有帮助。

经内镜逆行胰胆管造影术(ERCP)可发现胰瘘管和假性胰腺囊肿的部位,能观察到造影剂从瘘管进入胸腔。ERCP 还可发现胰管狭窄及结石阻塞,除诊断之外还有治疗作用,取出结石并扩张胰管后胸腔积液及假性囊肿均可完全消失。

【诊断标准】

急性胰腺炎患者如同时出现胸腔积液应首先考虑为胰性胸腔积液。

慢性胰腺炎患者如无明显胰腺炎病史时,超声、CT 和 ERCP 检查对慢性胰腺炎的诊断有很大帮助;胸腔积液淀粉酶增高显著应高度怀疑胰性胸腔积液。

【鉴别诊断】

食管破裂也可导致淀粉酶升高,病情凶险,但无胰腺炎的临床特点,影像上可明显显示,结合临床病史,不难排除。

肺癌引起的胸腔积液,肺内可找到原发病灶,结合胸腔积液生化检查可发现肿瘤细胞,鉴别诊断一般不难。

(五) 嗜酸粒细胞性胸腔积液

参见第二十四章第八节相关内容。

四、特殊渗出液

(一) 血性胸腔积液

血性胸腔积液(bloody pleural effusion)简称血胸,是指血液进入胸膜腔的胸腔积液,内含血细胞。血胸可单独存在,也可以与气胸并存。

根据病因分为创伤性血胸和非创伤血胸。前者由穿透性或钝性胸部创伤所致,多见;后者又称自发性血胸,无外伤史,咳嗽、运动、突然转换体位等常可诱发。

少见的临床血性胸腔积液常见于创伤、肿瘤、再生障碍性贫血、子宫内膜异位或医源性操作等[9]。

【发病机制与病理】

创伤或血管自身病变,导致血管破裂,血液进入胸腔。当破裂血管为心脏大血管时,常导致大量出血,导致出血性休克,危及生命。

当胸壁血管破裂时,血管压力较高,加之胸膜腔的负压作用,导致出血量较大,不易自行止血;肺组织裂伤,导致肺动脉破裂,其压力低,当胸腔积液、积气导致胸腔压力升高时,少量的出血多可自行终止、凝固。

【临床表现】

临床症状除胸膜腔积液的症状外,因失血量的多少出现低血容量症状。

少量血胸无明显症状和体征,中等量以上血胸可表现为胸闷、胸痛、气促、发绀、咯血,呼吸运动受限,患侧胸部叩诊浊音或实音,呼吸音减弱或消失。还可出现血压下降、脉搏细速等失血性休克表现。

此外,常合并病因引起的其他临床症状。例如,外伤常合并肋骨骨折、肺挫伤、气胸等,以及恶性肿瘤如肺癌有咯血等症状。

【实验室检查】

血性胸腔积液的红细胞比容>50%[9]。

【影像学表现】

胸腔内液体密度较普通胸腔积液高（>35 HU），密度增高的液体位于胸膜腔的较低部位呈新月形，增强扫描无强化。

影像学检查有助于原发病灶显示，如肺部肿瘤的大小及累及范围；外伤患者，可看到肋骨骨折、肺挫伤、气胸（图44-1-22）或腹部脏器损伤（图44-1-23）等。CT增强检查（或CT血管造影）有助于主动脉瘤或主动脉夹层的显示（图44-1-24）。

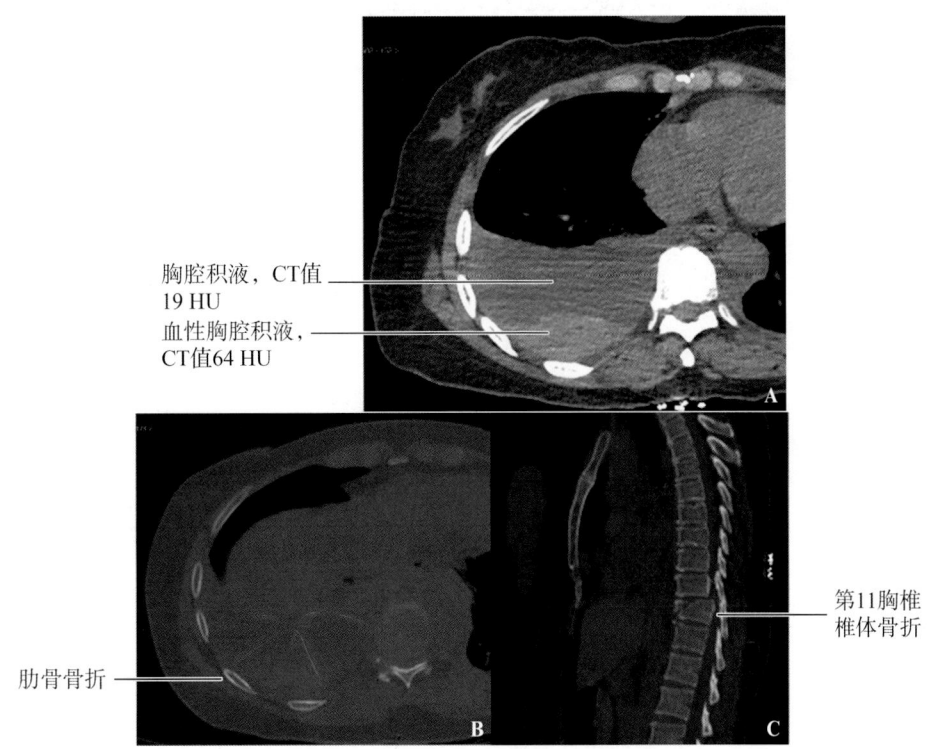

图44-1-22　女性，46岁。胸部外伤史

胸部CT显示右侧低密度胸腔积液（CT值19 HU）内弧形稍高密度影（CT值64 HU）（A）；骨窗及MPR重建可见合并右侧肋骨骨折（B）及胸椎椎体骨折（C）。

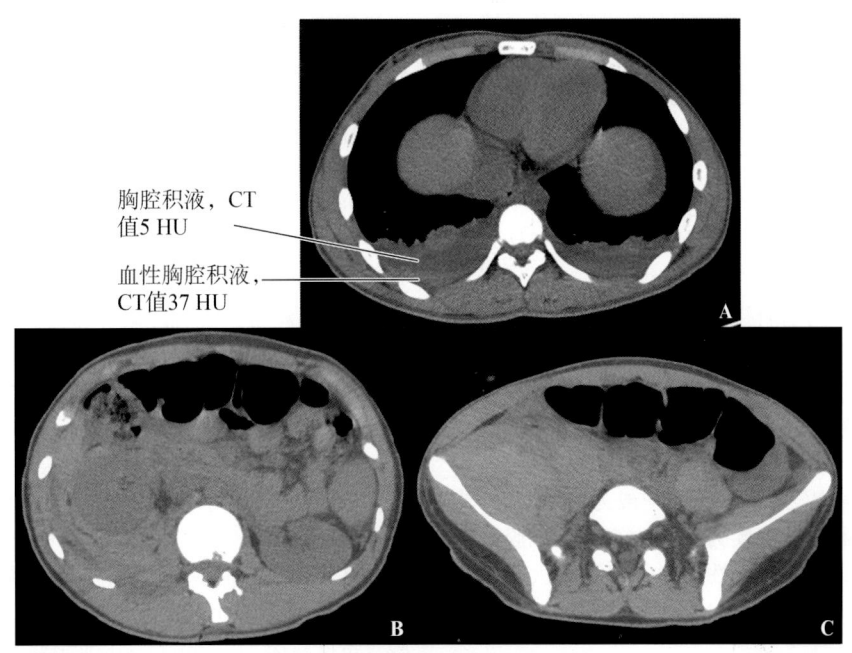

图44-1-23　男性，17岁。腹部外伤史

胸部CT（A）显示右侧低密度胸腔积液（CT值5 HU）内弧形稍高密度影（CT值37 HU）。腹部CT显示右侧肾周血肿（B）及右侧髂窝血肿（C）。

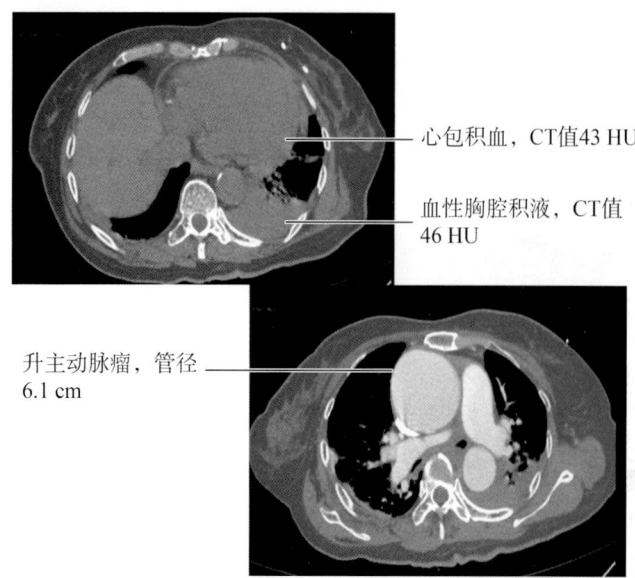

图 44-1-24　女性,55 岁。胸痛伴晕厥 7h 入院

CT 纵隔窗显示左侧胸腔及心包腔密度较高积液,CT 值分别约 46 HU、43 HU;增强显示升主动脉瘤样扩张,管径约 6.1 cm。行升主动脉置换伴人工血管移植术,术中发现升主动脉显著增粗,左侧冠状动脉开口上方 0.5 cm 处见长约 1 cm 斜形破口,局部夹层形成。

【诊断标准】

胸腔积液中红细胞比容＞50%。

（二）乳糜胸

乳糜胸（chylothorax）是指胸导管或其分支破裂或阻塞,使乳糜液溢入胸膜腔形成。少见,约占所有胸腔积液的 2%[10]。乳糜胸可分为创伤性（医源性、非医源性或自发性）和非创伤性两大类,以外伤性和医源性损伤较常见,约 15% 找不到病因。

有研究发现当胸导管在第 5 胸椎以下损伤时,多为右侧乳糜胸;若在第 5 胸椎以上损伤,则可为左侧或双侧乳糜胸。

【发病机制与病理】

胸导管起源于腹腔内第 1 腰椎前方的乳糜池,最终汇入左锁骨下和颈内静脉交接处,长 37～45 cm,引流横膈以下及膈上左半侧的淋巴液。

食物中的脂肪约 60% 由黏膜绒毛的淋巴管收集,汇入乳糜池,经淋巴循环送入静脉系统,正常情况下胸导管运输乳糜液 1500～2500 mL。

外伤、手术创伤造成导管直接损伤；上腔静脉阻塞或胸导管阻塞时,阻塞远端导管内压增高,致使胸导管和/或侧支导管扩张、破裂[10],淋巴系统先天畸形、淋巴管自身疾病、局部病变或全身病变累及胸导管,导致胸导管破裂,乳糜液沿破口溢入胸膜腔。

胸导管破裂到乳糜胸发生的潜伏期一般为 2～10 天,乳糜液最初积聚于后纵隔,形成乳糜肿及乳糜瘤,纵隔胸膜破裂后乳糜液进入胸膜腔。炎症及良性病变引起者潜伏期多较长,可达数年[10]。

【临床表现】

临床表现的轻重取决于胸腔积液发生的快慢和量,胸腔积液量大、发生快者常有气急或休克。虽有低热,但很少有全身中毒症状。

因乳糜液对胸膜刺激性很小,胸痛少见。随着乳糜液引流量增加,患者可由于蛋白质、脂肪、电解质、脂溶性维生素和淋巴细胞（主要是 T 辅助细胞）的丢失,出现营养不良、代谢和酸碱紊乱、免疫功能障碍等表现。

体征与其他病因引起的胸腔积液者相似。

【实验室检查】

1. 血常规·有轻度贫血和轻度白细胞计数增加。

2. 胸腔积液检查·积液为渗出液,外观呈乳白色,无味、不凝固。静置后可以分为三层,上层呈乳膏样,为乳糜微粒；中层呈乳状,为蛋白质和少量的脂质成分；下层主要为细胞成分,多为小淋巴细胞。创伤性乳糜胸可呈血性,而且混浊,失去乳状外观。

3. 胸腔积液脂蛋白分析·有乳糜微粒带（CM 带）出现。苏丹Ⅲ染色也可见脂肪颗粒,加入乙醚震荡后静止,乳糜溶于乙醚层,胸液渐渐澄清。积液内脂肪含量 4～50 g/L,甘油三酯＞1.1 g/L,比重＞1.012,细胞数 400～6 000/mL,分类中淋巴细胞占 80% 左右,蛋白质 2.2～5.9 g/L,乳糜试验阳性。

4. 胸腔积液涂片或培养·均找不到细菌。

血中常伴有脂代谢紊乱（甘油三酯较高）,胸腔积液中胆固醇含量相对较低。

【影像学表现】

胸部 X 线片可以表现为胸腔积液,需要注意胸部 X 线片有无纵隔淋巴结肿大和转移癌征象。淋巴管造影可以发现淋巴管、胸导管阻塞、破裂或畸形的部位。

CT 常常表现为单纯胸腔积液,一般不伴有胸膜的异常改变（图 44-1-25）。存在乳糜瘘时可显示后纵隔增宽影,能发现纵隔及腹主动脉旁肿大的淋巴结,有助于病因诊断[10]。

放射性核素淋巴管、淋巴结显像有助于了解淋巴回流受阻情况,检出异常的淋巴结,扩张的淋巴管漏出、瘘或导管的通畅性等,亦可清晰显示各组淋巴结。当淋巴结由于各种原因被破坏时,细胞因失去吞噬功能而不显像；如其不显影,即提示淋巴回流受阻。

核素淋巴显像也可显示淋巴瘘的部位（图 44-1-25）。有学者认为淋巴显像诊断乳糜胸腹水的特异性为 100%,如果淋巴显像为阳性,则胸腹水肯定为乳糜性。

【诊断标准】

胸腔积液涂片找不到细菌,可见脂肪小滴,苏丹Ⅲ染色阳性,乳糜微粒带（CM 带）阳性,甘油三酯含量＞12 mmol/L（110 mg/dL）,胆固醇含量相对较低。如果胸腔积液外观呈乳白色,加入乙醚震荡后静止,乳糜溶于乙醚层,胸液渐渐澄清,此时乳糜胸可确定。

如胸腔积液检测尚存疑问,临床怀疑乳糜胸腹水,核素淋巴显像应首选,其阳性则乳糜胸腹水确定。

【鉴别诊断】

乳糜胸需与假性乳糜胸、脓胸等鉴别。假性乳糜胸常为结核、类风湿关节炎或癌性包裹积液中含有大量胆固醇（胆固醇含量可高达 11.6 mmol/L）,使其混浊或呈乳状,而非乳糜漏入胸腔,其特点是肉眼可见浮动的鳞片或绢状带光性强的胆固醇结晶,不含脂肪球或乳糜微粒,乳糜定性试验阴性,两者的鉴别诊断详见表 44-1-4。

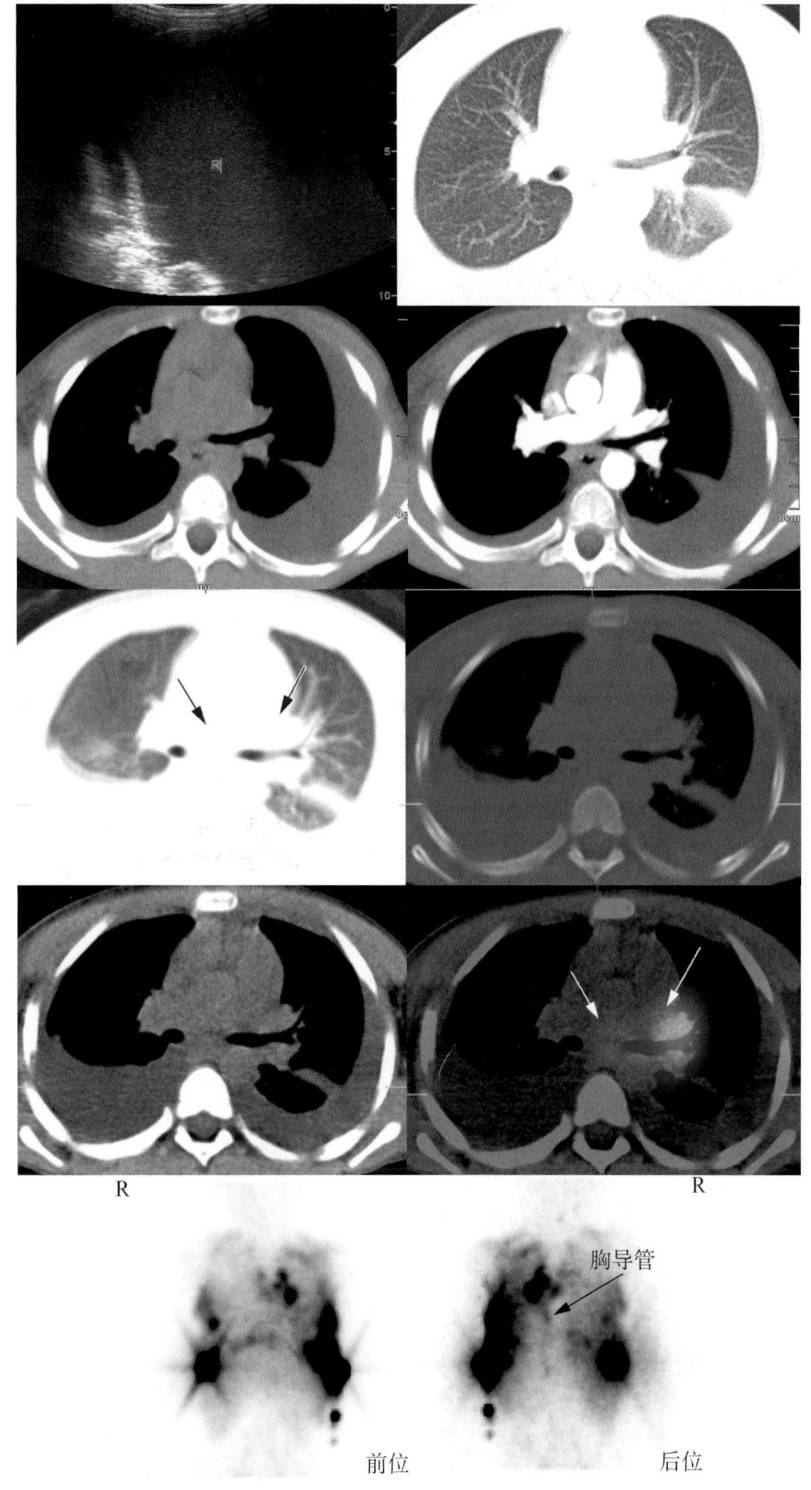

图 44-1-25 男性,5岁。乳糜胸

双侧胸腔积液,左侧斜裂积液,核素显像提示胸导管扩张。

表 44-1-4 乳糜胸与假性乳糜液的鉴别要点

项目	乳糜胸	假性乳糜胸
病因	肿瘤、外伤、先天性	结核、类风湿关节炎、心衰、肾病综合征
起病	较急	慢性、长期胸腔积液史
胸腔积液检查		
气味	无	一般有

(续表)

项目	乳糜胸	假性乳糜胸
静止后奶油层	有	无
加强碱或乙醚的反应	澄清	无变化
苏丹Ⅲ染色	阳性	阴性
甘油三酯	高(>1.2 mmol/L)	低
胆固醇	低	高
脂蛋白电泳	有 CM 带	无 CM 带
显微镜检	淋巴细胞和脂肪球	各类细胞和胆固醇结晶
口服嗜碱染料	胸腔积液中出现染料	无
胸部 X 线片	无胸膜增厚	胸膜增厚明显,有钙化

脓胸多有胸痛、发热、白细胞增多,胸腔积液涂片和细菌培养可找到致病菌。

(三) 脓胸

脓胸(empyema)是指胸膜腔受致病菌感染后,产生脓液积聚的胸腔积液。根据起病的缓急、病程的长短及病理演变过程分为急性脓胸和慢性脓胸,也可按病变累及的范围分局限性脓胸(包括包裹性、多房性等)或全脓胸,还可根据感染的病原体分为化脓菌(金黄色葡萄球菌和厌氧菌最常见)、结核菌、真菌及阿米巴脓胸[11]。

本病多从邻近器官如肺、食管或腹部的感染蔓延而来,或为败血症、脓毒血症累及胸膜腔,也可是胸壁穿透性外伤的合并症或胸部手术的并发症。

急性脓胸

急性脓胸(acute empyema)是指胸膜感染 6 周以内的急性阶段,又称化脓性胸膜炎(purulent pleurisy)。病原体来自邻近组织化脓性病灶(如肺部、纵隔、膈下感染[12])的直接蔓延;创伤的直接污染(如医源性、外伤性或肿瘤、食管的自发性破裂);致病菌经血循环到达胸腔,停留并致病。

在广泛使用抗生素以前,脓胸的致病菌多为肺炎球菌及链球菌,以后逐渐演变为以金黄色葡萄球菌为主,2 岁以下幼儿 92% 的脓胸属此类。

合并支气管胸膜瘘者,其脓胸多为混合感染,如厌氧菌感染,呈腐败脓性,脓液含坏死组织,具有恶臭气味。肺结核累及胸膜或有空洞破溃,可形成结核性脓胸[12]。

【病理学改变】

胸膜腔感染细菌后,首先引起脏层和壁层胸膜充血、水肿、渗出,胸膜失去光泽及润滑性。渗出液中含多形核中性白细胞及纤维蛋白,初期为稀薄清液,逐渐因纤维蛋白增多,脓细胞形成外观混浊,终成脓液。随脓液的增加、增快,肺部受压发生萎陷,并将纵隔推向对侧,造成呼吸循环功能紊乱。

纤维蛋白同时沉着于脏、壁层胸膜表面,形成纤维膜,初期质软而脆,随着脓液变稠,纤维膜逐渐机化,增厚、韧性增强,形成纤维板,固定并压迫组织,使肺膨胀受限。

【临床表现】

急性起病者有明显的中毒症状,如恶寒、持续性高热、胸痛。胸腔积脓多时,可有胸闷和呼吸急促。肺炎治疗后中毒症状不缓解或缓解后又加重常为本病特征。

单纯脓胸者咳痰较少,并发支气管胸膜瘘者咳嗽剧烈,咳出与胸腔积液性质相同的脓痰或脓血痰;厌氧菌脓胸痰常有恶臭。

体格检查为胸腔积液特征。有脓气胸时,叩诊胸上部为鼓音,下部为浊音。

【实验室检查】

周围血白细胞计数增高,中性粒细胞增多,核左移。胸腔穿刺脓液混浊,白细胞总数高达 $10 \times 10^9/L$,中性粒细胞占 90% 以上。脓液涂片及培养可发现致病菌。

疑有支气管胸膜瘘时,可向胸腔注入 10% 亚甲蓝(美蓝)5～10 mL,若痰染蓝色则可证实,但阴性结果不能除外支气管胸膜瘘。

【影像学表现】

1. 胸腔积液形态 · 在起病的初期,胸腔积液多较稀薄,多呈游离性积液状态,表现为新月形弯曲液面(图 44-1-26);随病变进展,纤维蛋白和脓细胞的增加,脏、壁层胸膜粘连,液体被局限、包裹,形成局限性或包裹性脓胸(图 44-1-27 和图 44-1-28),此时胸壁病变内缘凹陷消失,变得平直或向肺野突出,胸膜与周围肺组织交界面常模糊,伴有粘连带(图 44-1-27 和图 44-1-28),并压迫邻近肺组织,使其萎陷(图 44-1-28)。

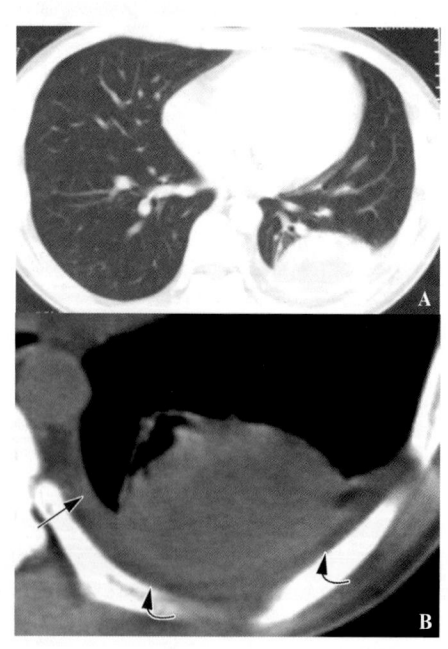

图 44-1-26 肺脓肿

肺窗(A)显示左肺下叶后基底段肿块,纵隔窗(B)显示肿块内呈液体密度,相邻胸膜增厚(直箭),增厚的胸膜腔内可见新月形液体密度影(弯箭)。

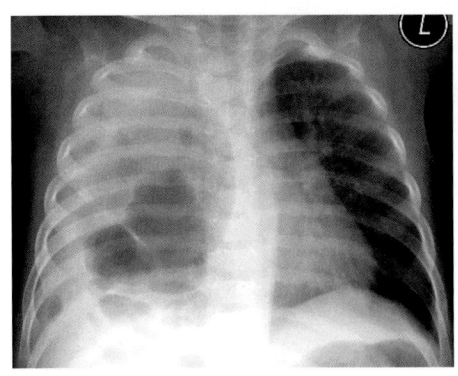

图 44-1-27 男性，2岁。结核性脓胸

右侧胸腔外带密实，中内带及右肋膈角处密度不均，可见多发泡状低密度影，气管纵隔无移位。

2. **胸腔积液密度** · 若致病菌为产气菌感染（如产气荚膜杆菌），或有支气管胸膜瘘或食管胸膜瘘，则积液内可见气液平面（图44-1-29和图44-1-30）。经引流管造影可明确瘘道的范围及扩张方向（图44-1-29）。

3. **胸膜改变** · 早期胸膜增厚与胸腔积液的密度不易区别（图44-1-30），此时增强扫描有助于显示炎性胸膜增厚的特点，即壁层及脏层胸膜均呈表面光滑，厚薄较为均匀的持续性强化（图44-1-30）。随着时间的推移，增厚的胸膜密度逐渐增高，此时脏壁层胸膜的厚度可不一样，但内缘均应光滑（图44-1-31）。

4. **周围结构改变** · 发病早期渗出快速，大量胸腔积液形成会导致纵隔向健侧移位。若胸膜广泛增厚，且伴有纤维瘢痕挛缩，则患侧胸廓缩小，肋间隙变窄，膈抬高，失去"拱顶"形状（图44-1-29A），纵隔向患侧移位。

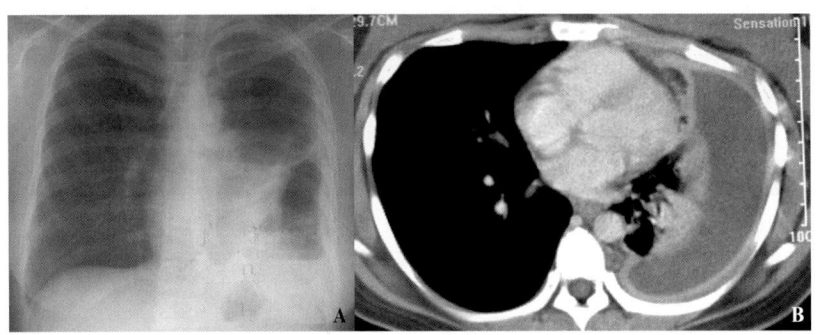

图 44-1-28 女性，27岁。脓胸

胸部X线片（A）显示左下多发长短不一的气液平面，左侧胸膜增厚，纵隔与侧胸壁之间可见纤维索条影，左心缘被掩盖；CT纵隔窗（B）显示左胸廓略缩小胸膜广泛均匀增厚，下肺受压萎陷。

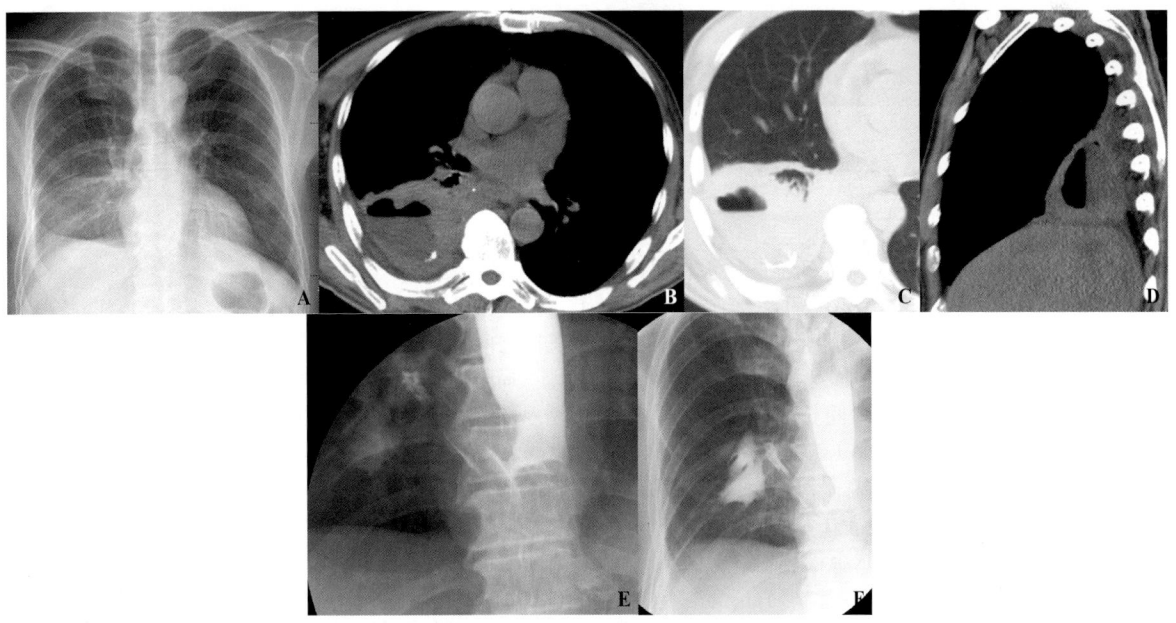

图 44-1-29 食管胸膜瘘致胸膜炎

胸部X线片（A）示右下肺透光度降低，右膈肌平直上翘，失去"拱顶"形状，右肋膈角消失；CT显示右后胸壁肿块，内部可见液平，肿块与胸壁交角为钝角（B~D）；食管造影（E、F）显示食管内造影剂进入胸膜腔，并在囊腔内沉积（C）。

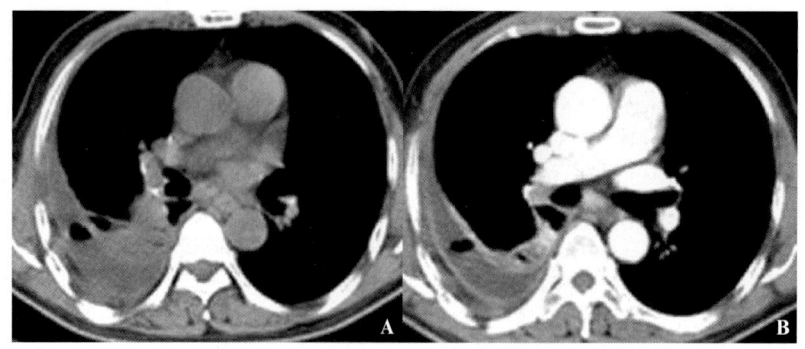

图44-1-30 男性,30岁。右下肺炎、脓肿形成,脓胸

CT平扫和强化(A、B)显示右侧胸腔可见外高内低的弧形阴影,其内为液体密度,内部可见形态不规则气泡,增强扫描显示积水两侧的胸膜呈条带状均匀增厚,邻近可见受压萎陷的肺组织。

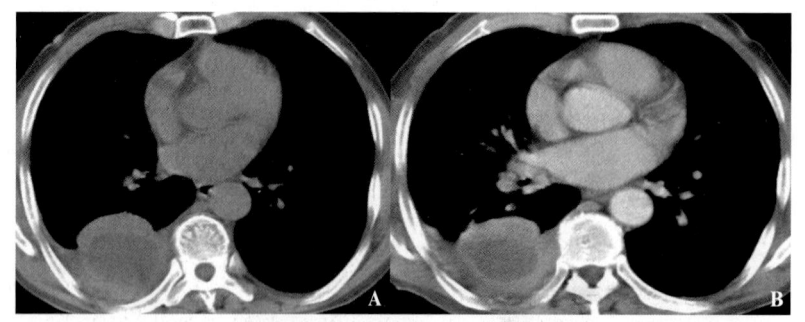

图44-1-31 男性,71岁。包裹性脓胸

右后胸壁可见一球形病灶,其内为水样密度,增强扫描无强化,壁厚薄不均,有轻度强化,与邻近胸膜之间的夹角为钝角,邻近胸膜增厚,与病灶不能区分(A、B)。

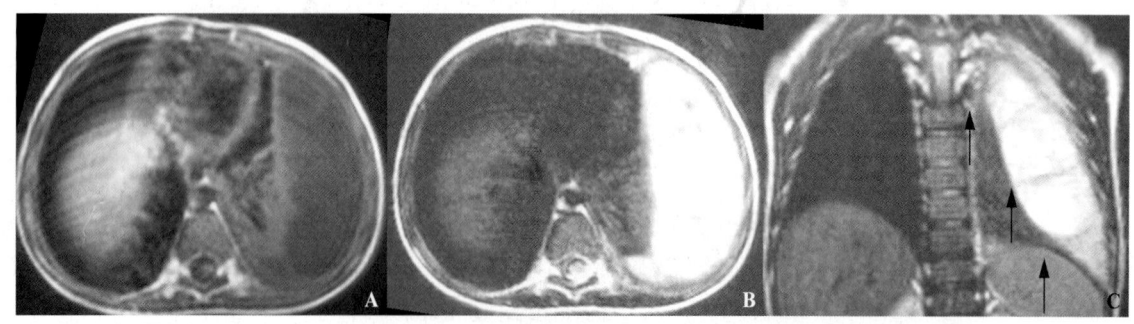

图44-1-32 男性,4岁。脓胸

MRI平扫显示左侧胸廓缩小,左侧胸腔病变呈长T1(A)长T2(B、C)信号,表面光滑,内可见条带状分隔(箭)。

MRI与CT检查一样能检出少量脓胸,并能鉴别积液的性质,如果脓液以渗出为主,其脓液的信号特点与水相似(图44-1-32),如果脓液内含有较高蛋白质和细胞成分,在T1WI为中高信号,在T2WI为很高的信号。对囊内分隔的显示MRI优于CT。

但是应该指出,由于MRI成像时间长,对于肺部病变的患者,其呼吸伪影通常较明显(图44-1-32),MRI检查费用昂贵,一般不作为胸腔积液检查的常规手段,但对于有造影剂过敏、病情较为复杂的患者,其他检查手段尚存在疑问的患者,欲进一步了解胸膜及胸膜腔内状态,MRI不失为一种有价值的辅助检查手段。

超声更容易发现少量积液。超声引导下胸腔穿刺的准确性高,安全,特别适用于少量积液和包裹性积液。

【诊断标准】

胸腔穿刺抽得脓液,并行涂片镜检、细菌培养及抗生素敏感试验,找到病原体即可确诊。

【鉴别诊断】

局限性脓胸与巨大型肺脓肿容易混淆,注意观察病变与胸膜之间的关系有助于两者的鉴别。

局限性脓胸与相邻胸壁交角为钝角,尤其是增强扫描时,增厚的壁层胸膜被积液掀起有助于局限性脓胸的诊断。

巨大型肺脓肿与相邻胸壁交角为锐角,增厚的壁层胸膜位于肺脓肿的胸壁缘。

慢性脓胸

急性脓胸未得到及时和有效处理或特异性脓胸,病程超过6周时,称为慢性脓胸(chronic empyema)。病因包括:①急性脓胸未能及时诊断,或抗生素应用不当或不及时;②特异性感染(如合并结核杆菌、真菌感染的脓胸)或耐药菌所致脓胸;③原发病未能彻底去除和治愈,导致病原体不断进入胸腔。

慢性脓胸的主要危害是脓肿纤维包裹形成,限制了肺部的正常扩张,影响气体交换功能。

【发病机制与病理】

脓性炎症长期存在,导致肉芽组织增生,大量纤维素形成,纤维素沉积在脏壁两层胸膜上,形成很厚的胸膜纤维板,纤维挛缩导致胸廓缩小,肺组织受压萎陷,与此同时限制脓腔进一步缩小。

长期肺萎缩可引起支气管变形,导致排痰不畅,容易继发感染,感染进一步导致肺纤维化和支气管扩张,影响气体交换,造成呼吸功能减退和缺氧。胸膜纤维板形成,导致药物不容易进入,加之脓腔不能缩小,导致致病菌不易顺利排出,内科治疗难以治愈。

【临床表现】

患者有长期感染毒性症状和慢性消耗性体质,常有反复发热、咳嗽、气短、消瘦、贫血、低蛋白血症等。

体格检查患侧胸壁下陷,胸廓呼吸活动受限,少数患者脊柱侧弯。听诊呼吸音减弱或消失,叩诊患处有实变。

【实验室检查】

慢性脓胸如未行过胸腔穿刺或胸腔闭式引流,应该行胸腔穿刺,抽取脓液确定诊断,并行细菌培养和药物敏感试验,以便明确致病菌及选择有效抗生素。

【影像学表现】

慢性脓胸时,胸部X线表现为脓腔呈广基底与胸壁连接(图44-1-33),也可呈球状突向肺内(图44-1-34)。患侧胸膜肥厚,肋间隙窄,横膈升高,严重时可导致脊柱弯曲。纵隔虽可向患侧移位,但多为轻度移位,较肺不张导致的纵隔移位轻微(图44-1-33和图44-1-34)。

胸部正侧位X线片联合应用,可明确脓腔的大小、部位。当有液平存在时,建议健侧卧位水平投照有利于脓腔底部的位置显示。

除X线表现外,CT还可对胸膜的形态进行观察。慢性脓胸时,胸膜不仅增厚,其密度也增高(图44-1-35),甚至发生钙化(图44-1-36)。脓腔内可呈单一密度,也可同时含有气体和液体,形成液平(图44-1-35)。胸廓缩小与纵隔移位不匹配是慢性脓胸的一个特点,这一表现在CT上表现得尤为显著(图44-1-35)。增强扫描胸膜呈渐进性轻度强化,有助于胸膜的显示(图44-1-29)。

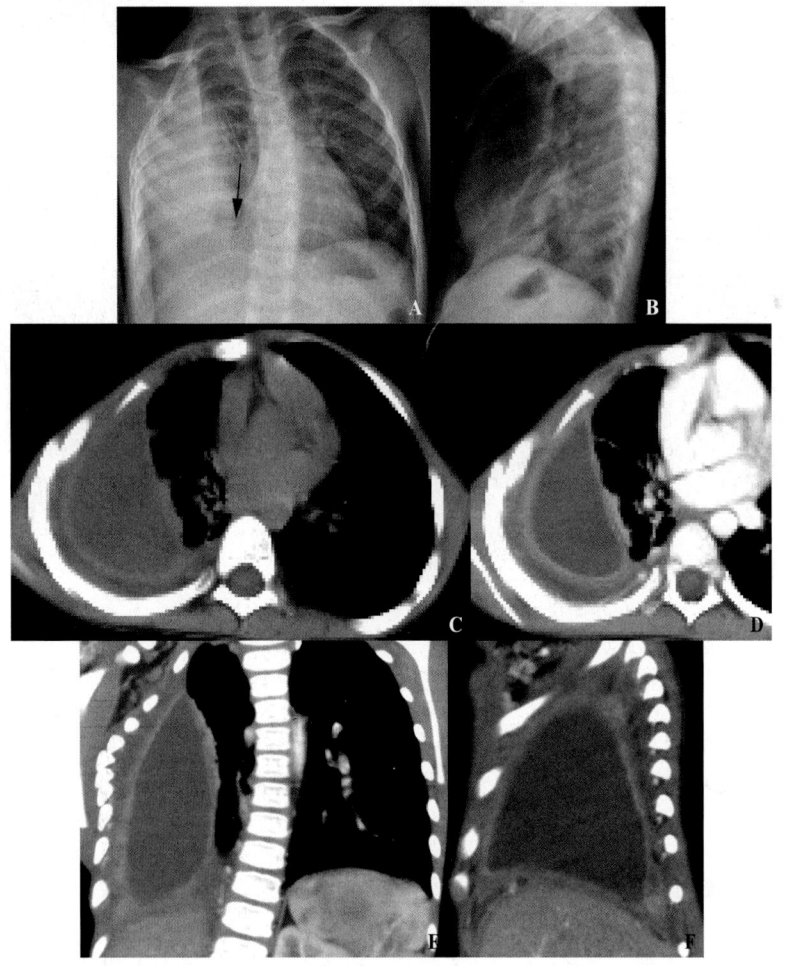

图44-1-33 脓胸

胸部正、侧位X线片(A、B)显示右侧侧胸壁广基底轻度分叶状肿块,肿块下缘与膈胸膜钝角相连(箭),内缘平直,右侧胸廓缩小,脊柱向右侧弯曲;CT纵隔窗平扫(C)显示肿块内密度均匀,密度强度低于竖脊肌,胸膜增厚,以壁层为著,增强轴位(D)、冠状位(E)及矢状位(F)显示肿块内无强化,胸膜增厚,均匀强化,内缘光滑。

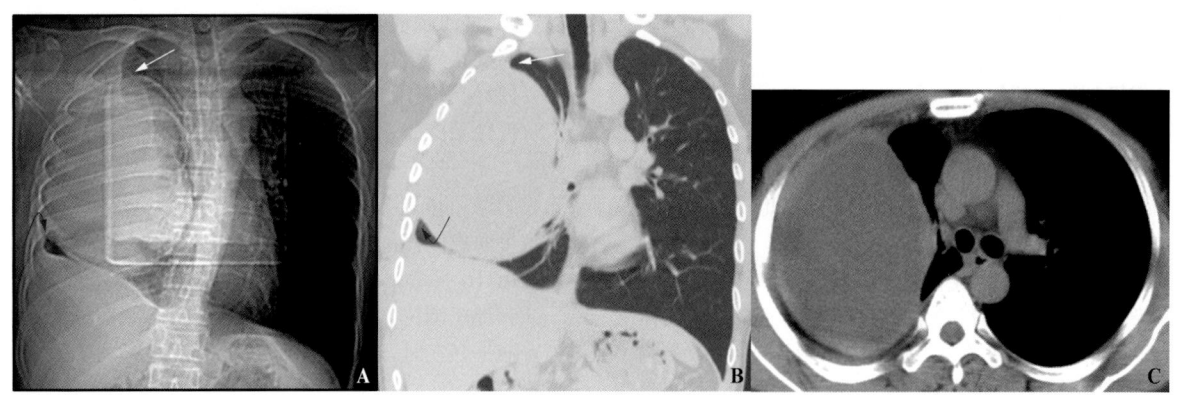

图 44-1-34 脓胸

CT 定位(A)及冠状位(B)显示右侧巨大肿块,肿块与侧胸壁紧贴,肿块上缘与侧胸壁钝角相连(直箭),下缘成锐角(弯箭),相邻膈肌上翘、平直,右侧胸廓缩小,脊柱向右侧弯曲;CT 纵隔窗(C)示肿块内密度均匀,密度强度低于肌肉,胸膜增厚,密度与邻近肌肉相仿。

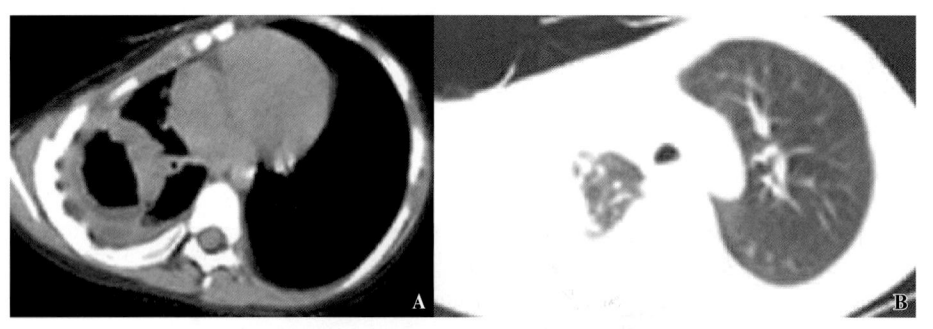

图 44-1-35 男性,12 岁。慢性脓胸

纵隔窗(A)显示右侧胸膜肥厚,密度均匀,肋骨蚕拢;肺窗(B)显示纵隔轻度向右侧移位,邻近的肺野可见点片状模糊阴影。

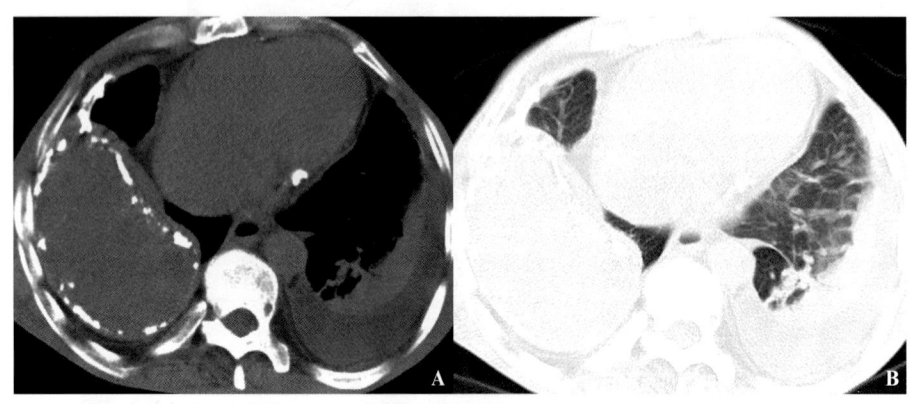

图 44-1-36 慢性脓胸

纵隔窗(A)显示右侧胸膜肥厚,呈蚕蛹状,轮廓清楚,周边可见不连续的点状及蛋壳状钙化,内部密度均匀,与软组织密度相仿,同侧肋骨明显聚集,纵隔向右侧轻度移位,左侧胸腔新月形水样密度影,内缘可见压缩的肺组织;肺窗(B)显示左侧肺野磨玻璃影密度增高,夹杂点片状模糊阴影。

CT 检查可以进一步明确肺组织是否有病变(图 44-1-35),如结核、支气管扩张、囊肿或脓肿,对制定手术方案有极大帮助。

脓腔内呈低回声,回声不均匀。可探及强弱不等、分布不均、稍有浮动的细小回声。胸膜肥厚区呈现实质性组织的特征。

【诊断标准】

病史在 6 周以上,胸腔穿刺抽得脓液,并行涂片镜检、细菌培养及抗生素敏感试验,找到病原体即可确诊。

【鉴别诊断】

慢性脓胸主要与局限性胸膜间皮瘤鉴别,局限性胸膜间皮瘤也呈胸壁肿块,其胸膜增厚较明显,且呈厚薄差异较大,内部低密度区为黏液变、坏死,境界模糊,中等强化。慢性脓胸的胸膜厚度很少 $>1.5\ cm$,厚薄较均匀,边缘较平直,脓腔边缘清晰,轻度强化。

(吴华伟 张莹 梁挺)

参考文献

[1] Feller-Kopman D, Light R. Pleural disease [J]. N Engl J Med, 2018, 378: 740-751.

[2] Brogi E, Gargani L, Bignami E, et al. Thoracic ultrasound for pleural effusion in the intensive care unit: a narrative review from diagnosis to

treatment [J]. Crit Care, 2017,21:325.
[3] Badillo R, Rockey DC. Hepatic hydrothorax: clinical features, management, and outcomes in 77 patients and review of the literature [J]. Medicine, 2014,93:135-142.
[4] Go AS, Tan TC, Chertow GM, et al. Primary nephrotic syndrome and risks of ESKD, cardiovascular events, and death: the Kaiser Permanente nephrotic syndrome study [J]. Journal of the American Society of Nephrology, 2021,32:2303-2314.
[5] Semaan R, Feller-Kopman D, Slatore C, et al. Malignant pleural effusions [J]. Am J Respir Crit Care Med, 2016,194:P11-P12.
[6] Tanaka Y. Rheumatoid arthritis [J]. Inflamm Regen, 2020,40:20.
[7] Barnett R. Systemic lupus erythematosus [J]. Lancet, 2016,387:1711.
[8] Dhali A, Ray S, Manda TS, et al. Outcome of surgery for chronic pancreatitis related pancreatic ascites and pancreatic pleural effusion [J]. Ann Med Surg (Lond), 2022,74:103261.
[9] Ferrer J, Roldán J. Clinical management of the patient with pleural effusion [J]. Eur J Radiol, 2000,34:76-86.
[10] Braun CM, Ryu JH. Chylothorax and pseudochylothorax [J]. Clin Chest Med, 2021,42:667-675.
[11] Lam ST, Johnson ML, Ateeli H. Spontaneous bacterial empyema: not your average empyema [J]. Am J Med, 2014,127:e9-e10.
[12] Babamahmoodi F, Davoodi L, Sheikholeslami R, et al. Tuberculous empyema necessitatis in a 40-year-old immunocompetent male [J]. Case Rep Infect Dis, 2016,2016:4187108.

第二节·自发性气胸

气胸(pnermothorax)是指胸壁的壁层胸膜或脏层胸膜破裂,空气进入胸膜腔,使其负压环境被破坏。气胸造成肺萎缩,使肺活量及通气量减低,严重者可产生急性呼吸、循环衰竭,是呼吸系统常见急症。气胸可分为自发性气胸及创伤性气胸。

自发性气胸(spontaneous pnermothorax,SP)是指在无外伤或人为因素的情况下发生的气胸,是内科常见的急症。它可分为原发性自发性气胸(特发性气胸)和继发性自发性气胸。脏层胸膜破裂或胸膜粘连带撕裂,如其中的血管破裂还可形成自发性血气胸。

一、原发性自发性气胸

原发性自发性气胸(primary spontaneous pnermothorax,PSP)又称特发性气胸,是指发生在无明确肺部基础疾病人群的自发性气胸。

原发性自发性气胸好发于体型瘦长的男性青壮年[1]。多发生在肺内压突然增高的情况下,如剧烈运动、抬举重物、上臂高举、剧咳、喷嚏、屏气、大笑、用力排便;或从高压环境突然进入低压环境(如航空、潜水作业)等时。

【发病机制与病理】

发病机制不明,可能为:①肺弹力纤维先天性发育不良;②胸膜间皮细胞稀少或缺乏,在肺内压突然增高的情况下,肺泡及脏层胸膜破裂,空气通过胸膜的裂孔进入胸腔[2]。

【临床表现】

气胸的临床表现取决于发生的快慢、肺萎缩程度[3,4]。轻者无症状,可以自愈。重者表现为突发呼吸困难及剧烈胸痛,疼痛可因胸部运动、呼吸和咳嗽而加重,胸壁运动不对称,发绀、呼吸窘迫。

少量气胸时体征不明显。气胸在30%以上,患侧胸廓膨隆,呼吸运动减弱,叩诊呈鼓音,心、肝浊音区消失,语颤和呼吸音均减弱或消失。左侧少量气胸时,可在左心缘处听到与心跳同步的劈啪声,称 Hamman 征,患者左侧卧位呼气时最清楚。

大量气胸可使心脏、气管向健侧移位。有液气胸时可闻及胸内振水音。

【实验室检查】

动脉血气分析可确立因呼吸急促导致的呼吸性碱中毒及随后出现的低氧血症、高碳酸血症和酸中毒。患者的氧饱和度水平开始会降低,但可在 24h 内恢复到正常水平是其特征。

心电图改变,左侧气胸比右侧气胸变化明显,可以表现为:①额面 QRS 电轴右偏;②R 波及 QRS 波群振幅降低;③心前区导联 T 波倒置。

【影像学表现】

胸部 X 线检查是确诊气胸的重要方法,连续的胸部 X 线复查可了解治疗措施是否有效。普通 X 线检查即可对气胸或液气胸作出诊断,并可判断肺组织被压缩的程度。

气胸的表现主要有两个方面,一方面是胸膜腔的气体呈低密度位于较高的部位(包裹性气胸除外);另一方面是受压的肺组织,密度高于正常肺组织,向肺门方向收缩(图44-2-1)。液气胸在上述表现基础上出现气液平面。

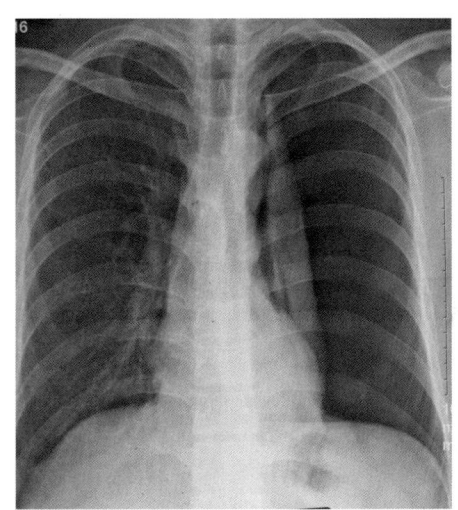

图 44-2-1 男性,25 岁。左侧气胸

左肺中外带透光度增加,肺组织消失,呈现均匀一致的低密度影,内侧可见密度增高的受压的肺组织。

CT 诊断气胸要优于 X 线。由于 CT 无重叠，积气部位及压缩带显示清楚，对空洞、肺大疱、包裹性积气容易区分，积气百分比可以几个层面面积相加后估测，更可靠。

CT 表现最可靠的征象为脏层胸膜线的显示，呈弧形细线样软组织影，与萎陷的肺组织不能分开，胸膜线与胸壁平行，其外侧为无肺组织的透亮区。此外，CT 还可以更清楚地显示肺组织的受压情况，且易于检出皮下气肿和纵隔气肿（图 44-2-2）等并发症。

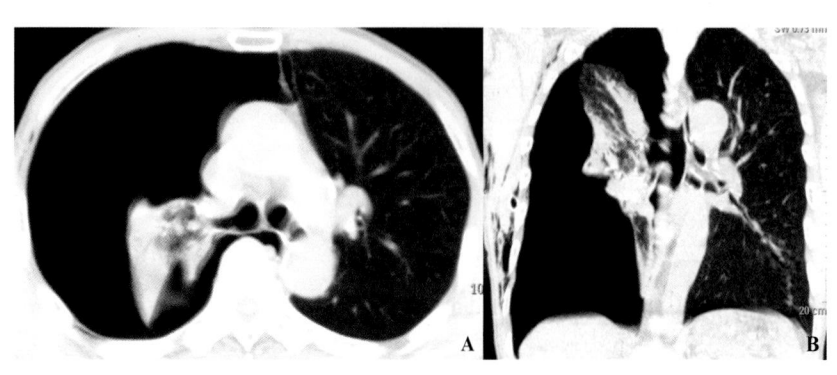

图 44-2-2　男性，66 岁。右侧大量气胸
CT 肺窗（A）和冠状位（B）显示右侧胸腔大部分空间无肺纹理结构，呈均一气体密度，肺组织被压缩于肺门周围，皮下软组织之间可见不规则气体密度影，即皮下积气。

在 MRI 图像上气体表现为低信号。如胸腔内气体不断增多，可使肺组织明显压缩成团块状，呈中等信号，且可使纵隔向健侧移位。如伴有胸腔积液则可见气液平面，根据液体性质不同，其信号强度也不同，如血性胸腔积液在 T1WI 上呈高信号，漏出液呈 T1 低信号。

【诊断标准】

在无外伤或人为因素的情况下，影像学显示气体位于胸膜腔内即可诊断自发性气胸。此时，如果影像和/或内镜下肺组织无异常时，诊断为原发性自发性气胸。否则，诊断为继发性自发性气胸。

Vanderschueren 将自发性气胸分为以下 4 级。

Ⅰ级：特发性气胸，内镜下肺组织无异常。

Ⅱ级：胸膜肺粘连气胸。

Ⅲ级：有胸膜下泡和肺大疱，直径小于 2 cm。

Ⅳ级：有多个直径超过 2 cm 的肺大疱。

【鉴别诊断】

由于原发性自发性气胸不伴有胸部病变，诊断清晰，无需鉴别诊断。

二、继发性自发性气胸

继发性自发性气胸（secondary spontaneous pneumothorax, SSP）是指继发于肺部各种疾病所致的自发性气胸。属于肺或其他疾病的一个并发症，可发生于任何年龄，中年以上多见。常见原因为慢性阻塞性肺疾病[5]。其他病因还包括感染、肿瘤、先天性肺疾病、哮喘等。

继发性自发性气胸临床症状较原发性自发性气胸肺通气功能下降明显。

钱桂生等学者对 107 例自发性气胸患者的胸腔气体进行分析，证实闭合性气胸的胸腔内 PO_2（PpO_2）<5.33 kPa，而 $PpCO_2$ 常>5.33 kPa，其 $PpCO_2/PpO_2$ 均>1。而开放性气胸患者因有支气管胸膜瘘的持续存在，胸腔气体与肺泡气体有交通，故 PpO_2 常>13.33 kPa，而 $PpCO_2$<5.33 kPa，其 $PpCO_2/PpO_2$<0.4。

张力性气胸患者有气体不断进入胸膜腔，因此 PpO_2 常>5.33 kPa，$PpCO_2$<5.33 kPa，若患者 $PaCO_2$ 较高时，则胸膜气体的 $PpCO_2$ 也相应增高，其 $PpCO_2/PpO_2$ 必然>0.4，但<1。因此，联合运用胸腔气体 PO_2、PCO_2 及 $PpCO_2/PpO_2$ 3 项指标，对判断气胸类型有较重要意义。

胸腔镜检查是诊断胸膜腔疾病的重要手段。张敦华等[6]以纤支镜代替胸腔镜对 11 例气胸患者进行检查，10 例查明了病因。

【发病机制与病理】

继发性自发性气胸形成机制包括：①胸膜下肺大疱、泡性肺气肿在肺内压力骤增的情况下破裂；②胸膜下空洞性病灶侵蚀胸膜，导致脏层胸膜破裂，气体进入；③先天性肺囊肿、囊性纤维化等囊壁破裂，气体进入胸腔；④各种病变导致胸膜腔与外界相通，如支气管胸膜瘘、食管胸膜瘘。

诱发肺气肿及肺大疱常见的机制有：①肺部疾病引起纤维组织增生，瘢痕形成，形成胸膜下肺气肿或肺大疱；②全身或局部疾病导致肺弹力纤维减少，萎缩，使肺泡弹性下降，形成肺大疱；③肺部病变导致细支气管阻塞，形成活瓣运动，气体进去容易，出来困难，造成肺气肿或肺大疱。

【临床表现】

在原有疾病症状的基础上，出现气胸侧胸痛、气促、呼吸困难。

【实验室检查】

动脉血气分析，可确立呼吸急促导致的呼吸性碱中毒，随后出现的低氧血症、高碳酸血症和酸中毒。患者的氧饱和度水平开始会降低，但可在 24 h 内恢复至正常水平是其特征。

【影像学表现】

气胸表现与原发性自发性气胸相似，但还存在以下不同之处：①肺部存在基础病变，如肺大疱、肺脓肿、肺气肿、肺脓肿、肿瘤等，胸部 X 线片对这些病变的显示不如 CT；②胸膜腔可出现粘连带，或由于粘连导致气胸局限（图 44-2-3）；③胸膜可因疾病侵犯增厚。

【诊断标准】

见原发性自发性气胸诊断标准。

【鉴别诊断】

1. 胸膜下巨型肺大疱·易被误诊为气胸。肺大疱起病慢，气急不如气胸急剧。肺大疱多呈圆形或椭圆形，而气胸多

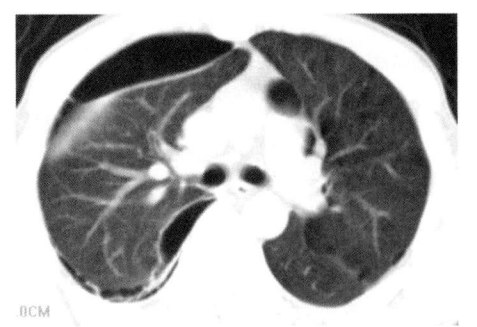

图44-2-3 男性，37岁。右侧包裹性气胸

CT肺窗显示右侧部分胸膜腔密度降低呈含气密度，其内无肺纹理结构，内缘可见弧形样软组织影，即脏层胸膜线和压缩的肺边缘，左肺胸膜下可见纵隔旁肺大疱及胸膜下小疱影。

为带状气影；肺大疱与侧胸壁交角为锐角，而气胸推压脏层胸膜向内移位，与侧胸壁交角为钝角。穿刺测压，肺大疱内的压力与大气压相仿，穿刺抽气后，肺大疱大小无显著改变。

2. 胸膜下肺内空洞·不挤压周围肺组织，有确定的解剖部位，而包裹性液气胸无确定的肺叶解剖部位。

（吴华伟　余烨）

参考文献

[1] Noppen M. Spontaneous pneumothorax: epidemiology, pathophysiology and cause[J]. Eur Respir Rev, 2010, 19: 217-219.
[2] Huan NC, Sidhu C, Thomas R. Pneumothorax: classification and etiology[J]. Clin Chest Med, 2021, 4: 711-727.
[3] 冯勇, 李保庆, 曹富民, 等. 家族性自发性气胸8例临床分析并文献复习[J]. 中华胸心血管外科杂志, 2020, 36: 486-488.
[4] 刘彦国, 何博, 姜冠潮, 等. 家族性自发性气胸临床特点分析[J]. 中华胸心血管外科杂志, 2015, 31: 93-95.
[5] Boone PM, Scott RM, Marciniak SJ, et al. The Genetics of pneumothorax[J]. Am J Respir Crit Care Med, 2019, 199: 1344-1357.
[6] 张敦华. 实用胸膜疾病学[M]. 上海: 上海医科大学出版社, 1997: 222.

第三节·支气管胸膜瘘

支气管胸膜瘘（bronchopleural fistula，BPF）是指肺泡、各级支气管与胸膜腔之间的异常沟通，可发生在主支气管（如全肺切除术后），也可发生与肺叶、肺段、细支气管，甚至肺泡。

医源性创伤是支气管胸膜瘘常见原因之一，支气管胸膜瘘多见于肺切除术后术后5～14天。

支气管胸膜瘘可以单发，也可以多发。多发性支气管胸膜瘘多发生在小支气管，呈筛状瘘口。瘘管的存在可以是短期的、间歇的或持久的。有时瘘管很小，行径弯曲，造成诊断的困难，即便是进行尸检有时也不能做出明确的诊断。

常见病因有创伤、感染、肿瘤。常出现胸膜化脓性病变的严重并发症，支气管胸膜瘘时，胸膜腔常同时存在液体与气体成分。

【发病机制与病理】

发病机制可能与下列因素相关：①手术、创伤导致气道与胸膜腔相通；放疗、化疗、血供障碍导致外围肺组织及胸膜缺血坏死、两者相通；②肺内或胸膜腔感染性病变，脓液腐蚀局部肺组织及胸膜，使两者相通；③创伤后，由于糖尿病、营养不良、低蛋白血症、过多应用类固醇激素等，导致伤口不愈合或愈合不良，或手术后过早机械通气，导致气道与胸膜之间的创面裂开[1,2]。

支气管胸膜瘘形成后，气体经瘘口进入胸膜腔，胸腔内负压消失。如瘘口较大或形成活瓣时，可形成张力性气胸。患侧肺被压缩萎陷，患侧肺通气受到影响。同时纵隔被推向健侧，健侧肺通气功能也受到影响，造成缺氧，二氧化碳潴留。胸腔内负压消失，如影响静脉回流，可产生循环功能障碍。

在另一方面，由于支气管内分泌物通过瘘口不断排入胸膜腔内，可引起胸膜腔反复感染，胸膜腔的积液也会经支气管排出，造成肺内播散。

【临床症状】

虽然各种原因引起的支气管胸膜瘘临床表现可有不同，但总的可概括为三个方面。

(1) 液气胸产生胸闷、呼吸困难、气急等压迫症状。

(2) 由于瘘口存在，胸膜腔脓液经支气管瘘口进入呼吸道，引起频发性咳嗽，咳出胸腔积液样痰液或脓痰。

(3) 感染造成全身中毒症状。

【实验室检查】

纤维支气管镜对叶支气管以上的胸膜瘘可有较大帮助，并可确定瘘口的部位。疑有支气管胸膜瘘时，可注入10%亚甲蓝（美蓝）5～10 mL于胸腔中，若痰染蓝色则可证实。

【影像学表现】

1. 胸膜腔改变·包裹性液气胸，胸膜增厚，当胸膜增厚显著时，患侧胸廓塌陷，肋间隙缩小，肋骨聚拢，纵隔向患侧移位（图44-3-1）。

2. 肺野改变·包裹性液气胸相邻的肺组织常有斑片状渗出实变。其他肺野可见支气管播散灶（图44-3-2）。

3. 引流支气管及瘘口·引流支气管管壁增厚，有时支气管腔稍有扩大。瘘口较大时，薄层扫描连续断面可显示（图44-3-3），CT后重建技术及增强扫描有助于瘘管及瘘口的显示。当瘘口细小时，常规CT不能显示。经支气管造影或经瘘管造影可证实支气管与胸膜腔之间的管道，是支气管胸膜瘘诊断的金标准。

4. 其他·原发病变的显示，如慢性脓胸引起的支气管胸膜瘘，可伴有胸膜肥厚、钙化（图44-3-1）；肿瘤诱发的支气管胸膜瘘，可见肿块；手术后并发症这可见手术瘢痕。

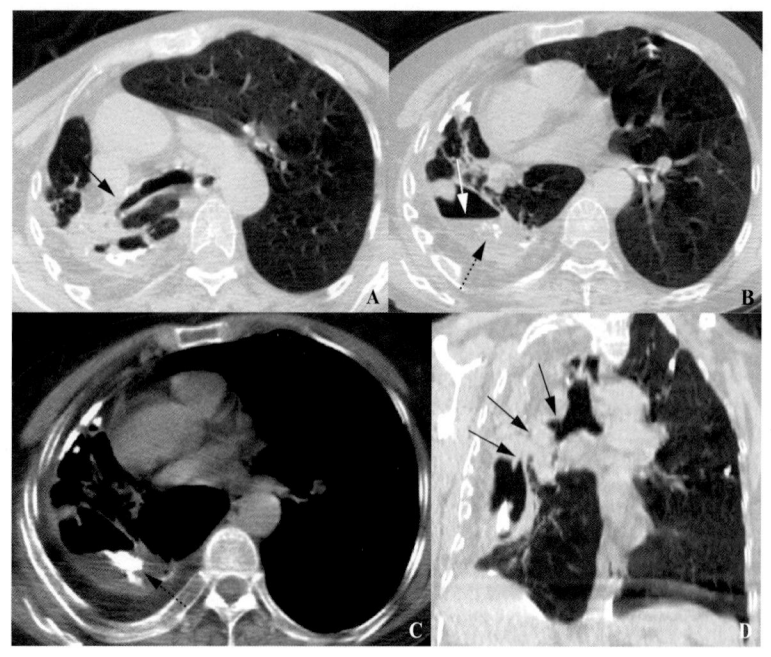

图44-3-1 女性,58岁。结核性脓胸,支气管胸膜瘘

CT肺窗支气管分叉平面(A)及左心房平面(B)显示右下胸腔内混杂密度肿块,内见液气平(白实箭),右肺门向患处移位靠近,支气管(黑实箭)变窄;CT纵隔窗(C)显示病灶内含液体和钙化(黑虚箭),冠状位(D)示有一支扭曲的支气管(黑实箭)与病变相连,右侧肋骨聚拢。

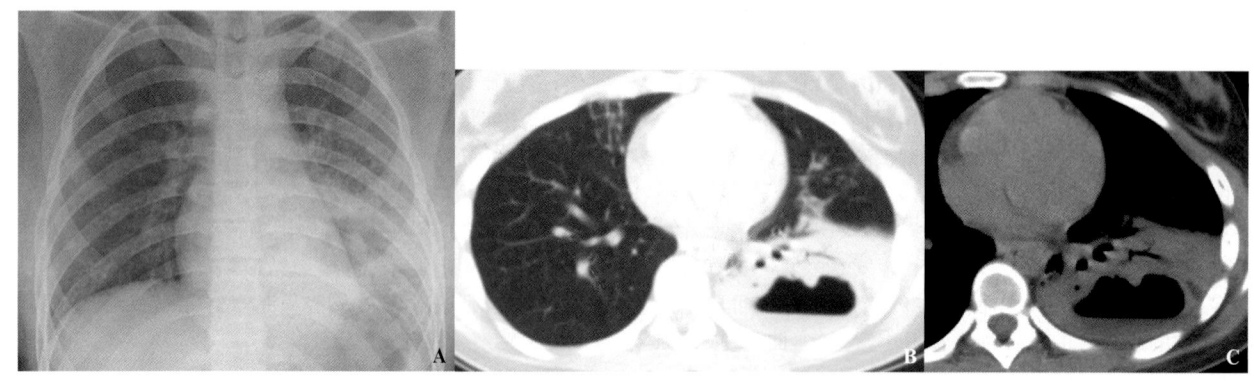

图44-3-2 支气管胸膜瘘

胸部X线片(A)显示左下肺混杂密度影,病变边界不清,左膈顶及肋膈角显示不清;CT肺窗(B)示左下肺实变影,内可见树枝状支气管气像,右肺中叶及左肺上叶舌段可见斑片状高密度影;纵隔窗(C)示肺实变影与后胸壁病变分界不清,后胸壁病变内可见液平。

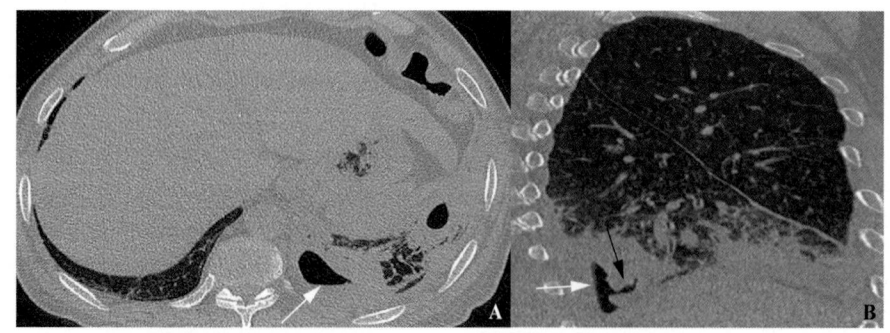

图44-3-3 男性,72岁。结核性脓胸,支气管胸膜瘘

CT肺窗(A)左侧后肋膈角包裹性液气胸(白实箭),其周围可见渗出实变,矢状位(B)显示病灶肺缘有一扭曲的支气管与其相通(黑箭)。

【诊断标准】

支气管造影或经瘘管造影可证实支气管与胸膜腔之间的管道,是支气管胸膜瘘诊断的金标准。往胸腔内注入亚甲蓝,患者咳出蓝色痰液可明确诊断。

咳出胸腔积液样痰,影像学显示胸膜腔内包裹性液气胸,有支气管与该腔相通,可获得临床诊断。

手术后胸腔闭式引流,1周后仍见有大量气体从水封瓶溢出,应警惕支气管胸膜瘘。

【鉴别诊断】

胸膜下急性肺脓肿发生液化坏死时也表现为靠近胸壁的含有气液平面的空腔,周围有渗出实变,此时与支气管胸膜瘘容易混淆。

肺脓肿倾向球形,与胸壁成锐角相交,其周围的渗出实变较局限,增强扫描脓肿环形强化,胸膜位于脓肿壁的外侧,不包绕脓肿。

支气管胸膜瘘的液体及气体位于胸膜腔,它将脏层胸膜与壁层胸膜撑开,因此与胸壁相交成钝角,胸膜包绕病变。

(吴华伟 余烨 李艳)

参考文献

[1] Salik I, Vashisht R, Abramowicz AE. Bronchopleural fistula [M]//Treasure Island (FL): StatPearls Publishing, 2023.
[2] 石静,陈颖,王影,等. 延迟性支气管异物致脓气胸、支气管胸膜瘘1例. 中国现代医学杂志,2019,29:127-128.

第四节·石棉暴露所致胸膜病变

接触石棉主要引起胸部四类疾病,即肺间质纤维化(石棉肺)、壁层胸膜(胸膜斑)和/或脏层胸膜(弥漫性胸膜增厚)肥厚、肺癌和间皮瘤。相比肺组织,胸膜对石棉纤维的反应更为敏感,在吸入石棉纤维量较少时就会产生胸膜斑,而在吸入量大时才会产生石棉肺。因此,胸膜斑可作为石棉暴露的标志。

单纯胸膜斑约占32.5%,单纯弥漫性胸膜增厚约占12.5%,两者混合存在占55.0%[1]。

一、胸膜斑

胸膜斑(pleural plaques)是指发生于胸膜上,分散存在的局限性凸起的纤维瘢痕斑块,质硬,呈灰白色,半透明,状似软骨。厚度为2~5 mm,偶可见厚度达1 cm。它常位于两侧中、下胸壁、膈胸膜,呈对称性分布。广泛时,也可累及前胸壁和侧胸壁。

目前普遍认为,石棉粉尘被吸入呼吸道后,首先沉积于两肺下叶的呼吸性细支气管和肺泡内,而后穿过肺泡间隔引起肺间质纤维化,同时还可穿透脏层胸膜到达壁层胸膜,发生胸膜斑的潜伏期为20~40年。

研究显示,石棉纤维有向胸膜下缓慢聚集的现象,推测胸膜斑的形成与石棉纤维的机械刺激有关。分为透明斑和钙化斑两类。多分布于心包的后中下部、前中上部和膈肌,90%分布于两肺,77.5%有5个及以上的斑块[1]。

胸膜斑通常是在无症状患者的胸部X线片检查中发现,有重要的法医学意义。它的存在与恶性间皮瘤和肺癌的风险较高有关,但没有证据表明它是癌前病变。

【发病机制与病理】

肉眼观胸膜表面局限性白色或象牙色的板状小突起,半透明,有光泽,病变边界清楚,质硬,表面光滑,形状大小各异,厚2~5 mm,被光滑的轻微增厚的胸膜覆盖,该斑块多位于壁层胸膜,相互分离,一般与脏层胸膜无粘连。

镜下观分为扁平型和结节型两种表现。胸膜斑由无细胞无血管的胶原组成,形成形态一致、密集分层的粗大胶原纤维,这些纤维交织成高低不平的蓝网状结构形成扁平型,这些纤维褶皱样排列为结节型。组织内可见少量石棉纤维,偶见成纤维细胞。胸膜斑内侧面覆盖以正常的间皮细胞、肋面上为低度炎症[3]。

10%~15%的胸膜斑发生钙化斑形状可为点状、线状或融合状。

【临床表现】

无肺部疾病而仅有少量胸膜斑的患者一般没有症状。大量的胸膜斑可导致呼吸受限。

【实验室检查】

少量胸膜斑呼吸功能无异常,大量的胸膜斑可导致呼吸受限,1 s用力呼气量(FEV_1)、用力肺活量(FVC)下降[2]。

【影像学表现】

胸膜斑需要足够大才能在胸部X线被发现。根据尸检结果统计,只有实际上80%的胸膜斑在胸部X线片上不能看到。如果能显示,表现为多发局灶性胸膜增厚,分布在一个或一个以上部位,好发于第7~10肋的后外侧胸壁,第6~9肋侧胸壁,一般不侵犯肺尖及肋膈角。分布于膈顶时,对于石棉暴露的诊断较为特异。

胸壁病变在切线位表现为沿肋骨内缘分布,局限性带状或胼胝样影,边界清楚,密度均匀,可发生钙化。形如短树枝状。正面观,仅能显示钙化的胸膜斑,呈泪蜡状、荆棘状、灌木叶状,不规则斑点状、分支状、斑条状,连贯或间断分布,最典型为地图样。膈顶病变表现为膈肌外形不自然,局限性僵硬、变直,若为钙化斑,表现为沿膈面走行的长短不一的致密线状影,使膈肌呈台阶状[3]。

心包及纵隔胸膜的胸膜斑只有在发生钙化后方能显示,心包上的胸膜斑多位于心腰段,心包及纵隔胸膜的胸膜斑为沿心缘或纵隔走行的短线状或条状致密影,连贯或间断分布,心缘弧度僵硬、平直。

CT可以更早地显示胸膜斑,尤其是HRCT更具优势。俯卧位扫描可以提高胸膜斑的检出率,这是因为俯卧位有助于坠积性肺不张与胸膜肥厚的区别。单纯胸膜斑一般不引发胸廓缩小。

胸膜斑表现为界限清楚的局灶性胸膜增厚,呈扁平或结节,软组织密度,CT值为25~35 HU,增强扫描无强化。典型的斑块边缘厚,中央薄。当病灶多发时,呈不连续的阶段性增厚,有或无局灶性的钙化。胸膜斑与肋骨和胸膜外软组织之间可见薄层的脂肪组织(图44-4-1和图44-4-2)。

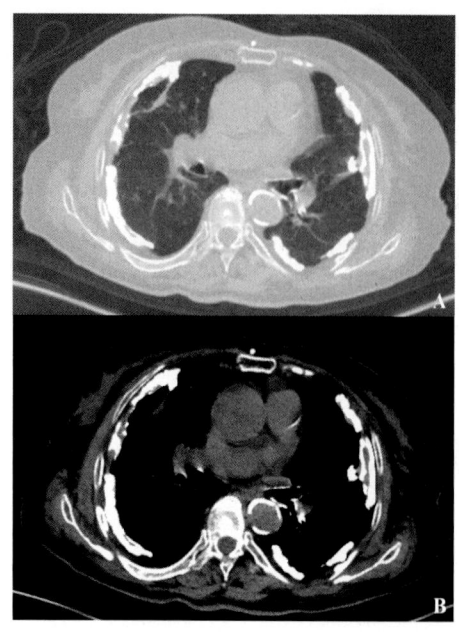

图 44-4-1　女性，79 岁。石棉暴露致胸膜增厚
CT 肺窗（A）显示两侧胸膜多发钙化影；纵隔窗（B）两侧胸膜多发钙化及局部增厚表现。

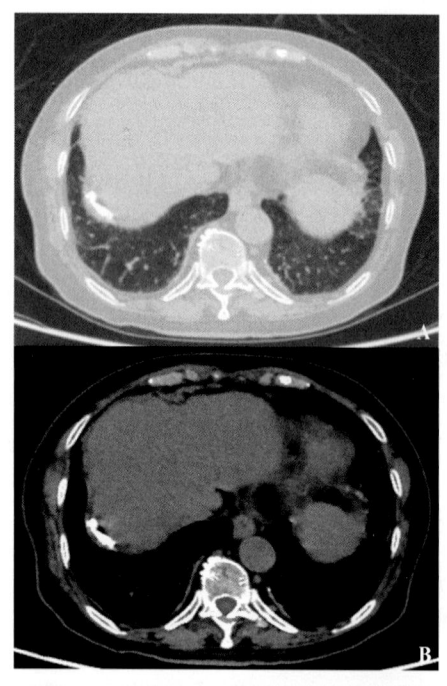

图 44-4-2　女性，72 岁。石棉暴露致胸膜增厚
CT 肺窗（A）显示右侧膈肌钙化影；纵隔窗（B）显示右侧膈肌钙化。

通常胸膜斑为多发，双侧分布，对称或不对称分布。10%～15% 的胸膜斑可发生钙化，钙化呈点状、点条状或不规则片状。膈顶、心包、纵隔胸膜可受累，冠状位或矢状位重建有助于这些部位胸膜斑的显示。

在 MRI 上绝大多数胸膜斑在 T1WI、T2WI、质子密度加权序列上呈低信号。

【诊断标准】

（1）多发局限性胸膜增厚＞3 mm，双侧胸膜对称分布，分布范围广，需排除结核。

（2）单侧多发局限性胸膜厚，伴膈胸膜、心包。纵隔胸膜之一钙化。

（3）单侧胸膜厚，不累及肺尖及肋膈角，需排除其他内科疾病。

【鉴别诊断】

假胸膜斑（pseudoplaque）是与脏层胸膜连接的肺内致密影，由小结节融合而成，外形与胸膜斑相似。假胸膜斑常见于结节病、硅肺和煤工尘肺，其肺内也常见结节。

二、弥漫性胸膜增厚

弥漫性胸膜增厚（diffuse pleural thickening，DPT）指脏层胸膜的广泛纤维化，它可以覆盖全肺，并导致叶间裂消失，其厚度为 1～10 mm，常与壁层胸膜紧密粘连，导致胸膜腔闭塞。DPT 占石棉暴露胸膜疾病的 9%～22%，发生概率会随首次石棉暴露时间的延长而增加，并与剂量相关，潜伏期为 15～20 年。

DPT 对石棉暴露的特异性较低，但与中度或重度暴露相关，与间质瘤的发生相关，但应该强调的是，DPT 并不是癌前病变。

DPT 常出现于良性石棉相关的胸腔积液后，可以与胸膜斑并存，两者可出现在同一侧胸腔。

【发病机制与病理】

石棉暴露与 DPT 之间的发病机制尚不明确，目前常见的观点认为与下列因素相关：①良性石棉相关性胸腔积液的刺激；②急性胸膜炎的反复发作，炎症细胞和细胞因子的复杂相互作用促进 DPT 的发展；③肺组织纤维化扩散至脏层胸膜。

肉眼观脏胸膜呈淡灰色，弥漫性增厚，界限不清晰，向外可黏附于壁层胸膜，向内延伸可到达肺实质和小叶间隔。

镜下观胸膜为无血管的胶原纤维组织。与胸膜斑相比，DPT 较少发生钙化。

【临床表现】

胸痛，气短，呼吸困难，高碳酸血症型呼吸衰竭。多数胸痛为轻度到中度慢性胸痛，年龄较大者可发生剧痛。

【实验室检查】

肺活量下降，静态肺容量和肺顺应性下降。

【影像学表现】

脏层胸膜弥漫性增厚、边界模糊，并可见自胸膜延伸到肺内的纤维索条（"鱼尾纹"）。胸膜增厚范围＞胸壁的 25%，甚至可波及整个脏层胸膜。增厚的胸膜延伸到肋膈角，导致肋膈角消失。肺活量减少与弥散性胸膜增厚胸部 X 线片通常表现为多或少的胸膜均匀增厚。

DPT 在 CT 上定义为横向≥5 cm，且上下径≥8 cm 的片状胸膜增厚，胸膜厚度＞3 mm（图 44-4-3）。增厚的胸膜从中央向边缘逐渐变薄，纵隔窗胸膜内缘平直，肺窗上胸膜和邻近肺组织之间的边界常不规则，且常有延伸到肺内的纤维索条（"鱼尾纹"）。增厚的胸膜向下累及肋膈角，牵拉膈胸膜上移、变直。

当病变波及心包时，心包膜与壁层胸膜粘连，形成蓬发状心影。胸膜增厚可累及叶间胸膜，但很少累及纵隔胸膜。石棉相关的弥漫性胸膜增厚可有钙化，但是较少，且较轻。

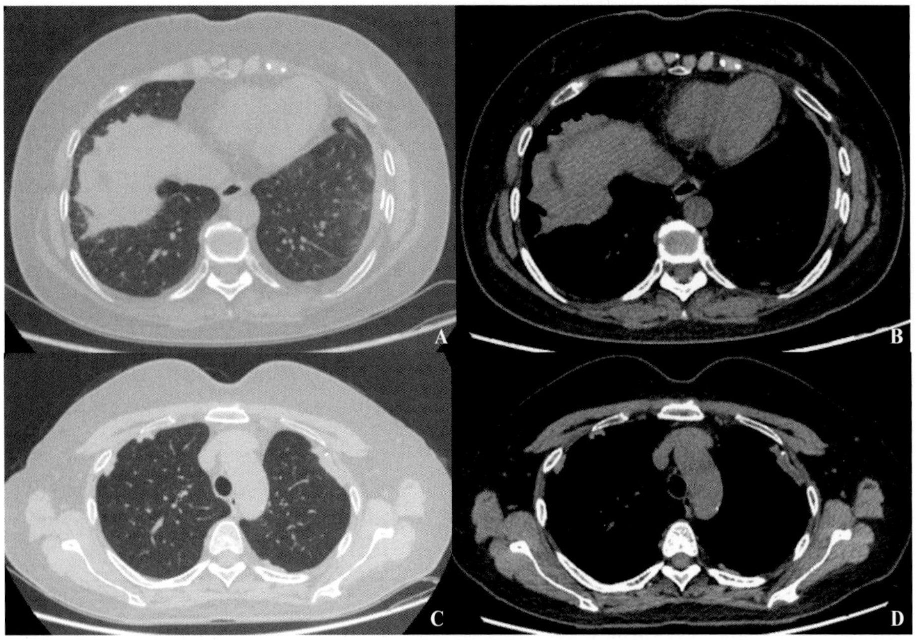

图 44-4-3 女性,53 岁。石棉暴露致胸膜增厚

CT 肺窗(A)显示左侧胸膜增厚;纵隔窗(B)显示左侧胸膜、右侧横膈膜明显增厚;CT 肺窗(C)显示双侧胸膜局部增厚;纵隔窗(D)显示双侧胸膜局部增厚。

肺内病变以间质纤维化为主,夹杂球性肺不张结节。前者多表现为不规则网格影,小叶间隔增厚,小叶内间质增厚;后者表现为肺外带类圆形结节,周围可见粗大索条,邻近组织结构向结节移位,相邻胸膜增厚。

胸膜增厚的形态学特点在 MRI 和 CT 上相似。提示恶性病变的 MRI 表现是纵隔胸膜受累、周围性胸膜增厚呈结节样、胸膜轮廓不规则并侵犯胸壁或膈面。

【诊断标准】

满足以下个点,可临床诊断。

(1) 有石棉暴露史。

(2) 影像学显示壁胸膜增厚并延续至膈胸膜,且增厚胸膜的大小需满足横向≥5 cm,上下径≥8 cm,厚度>3 mm。

(3) 需排除肺结核、既往胸部外伤(尤其是血胸)、既往手术[如冠状动脉旁路移植术(CABG)]、复发性胸膜炎(如由于反复发作的肺炎、结核病或类风湿关节炎)、药物(如普萘洛尔、美西麦角)、纤维化性胸膜炎和放疗后。

【鉴别诊断】

1. 恶性胸壁间质瘤。胸膜间皮瘤也表现为广泛性胸膜增厚,需与本病鉴别。胸膜间皮瘤常累及纵隔胸膜,胸膜增厚呈结节样、胸膜轮廓不规则并侵犯胸壁,增强扫描胸膜强化。PET 显示葡萄糖代谢旺盛。

2. 结核性胸膜炎。胸膜增厚常伴有钙化,可累及整个胸膜,包括纵隔胸膜。肺内病变常呈多样化,以结节、片状、纤维条索等多形态病变并存为特点,临床上常有低度中毒症状。

三、胸膜炎及胸腔积液

良性石棉型胸腔积液少见,约占石棉暴露人群的 3%。潜伏期为 1~20 年。常发生在弥漫性胸膜增厚之前,且胸膜增厚和纤维化随胸腔积液发作频次的增加而加重。

胸腔积液是渗出液,约 1/3 是嗜酸性的,也可以是血性的,量少,通常不大于 500 mL,且积液常会在 2 周至 6 个月自行消退,但可反复发作。

【发病机制与病理】

较短的石棉纤维被巨噬细胞吞噬,通过淋巴管、血管或脏层胸膜迁移到胸膜腔,诱发急性胸膜炎、胸腔积液和纤维化。

【临床表现】

66% 的患者没有症状,有症状者常表现为胸痛、发热、胸闷不适。

【影像学表现】

单侧或双侧少量胸腔积液,常为游离性。

【诊断标准】

有石棉暴露史,无症状,可自愈,如果伴石棉肺改变,有助于诊断。

(吴华伟 余烨)

参考文献

[1] Araki T, Yanagawa M, Sun FJ, et al. Pleural abnormalities in the Framingham Heart Study: prevalence and CT image features [J]. Occup Environ Med, 2017,74:756-761.

[2] Cha YK, Kim JS, Kwon JH. Quantification of pleural plaques by computed tomography and correlations with pulmonary function: preliminary study [J]. J Thorac Dis, 2018,10:2118-2124.

[3] 赵晨雨,何波,韩丹. 胸膜斑的影像学表现及临床意义[J]. 放射学实践,2012,27:564-567.

第五节 · 胸膜良性肿瘤

一、胸膜脂肪瘤

胸膜脂肪瘤(pleural lipoma, PL)为最常见的胸膜良性原发性肿瘤,多无临床症状,质软,生长缓慢,极少恶变。

胸膜脂肪瘤起源于胸膜壁层间皮下,并延伸至胸膜下、胸膜腔或胸膜外腔,与胸膜紧密相连,有完整包膜,与深部组织易分开,但坚韧地固定于胸膜上,可发生于胸膜腔的任何部位[1]。

【发病机制与病理】

PL发病机制目前尚不完全明确,可能与遗传、生活习惯有关,特别是多发性脂肪瘤,与遗传基因有一定的关系。也有观点认为与脂肪瘤致瘤因子有关,在患者体细胞内存在一种致瘤因子——脂肪瘤致瘤因子。

在正常情况下,这种致瘤因子处于一种失活状态,人体不会发病,但在各种内外环境的诱因影响作用下,如不良生活习惯、不良饮食等,致瘤因子处于活跃状态,因而发病。

PL镜下特点为肿瘤由大片成熟的脂肪细胞及成束的梭形细胞所构成[1]。梭形细胞大小较一致,核呈卵圆形或圆形,无核分裂象。细胞间可见少量黏液样基质和较丰富的胶原纤维。肉眼观灰黄色区域镜下主要为成熟的脂肪细胞,灰白色区域主要由梭形细胞及少量成熟的脂肪细胞所组成。梭形细胞无核的异型性,细胞排列规则,胞浆内无脂滴,可形成胶原纤维。现认为梭形细胞为纤维母细胞。肿瘤内血管常不明显,多为少量厚壁小血管。此外,还可见一些散在的肥大细胞。

【临床表现】

临床上大多数病例表现为缓慢性生长的无痛性肿块,患者多无自觉症状,常无意中或体检时发现。当肿瘤体积较大时,可因压迫周围神经引起疼痛。

【实验室检查】

PL的实验室检查无特异性表现。

【影像学表现】

1. X线表现·胸壁肿块向肺内突入,肺缘轮廓光滑锐利,密度均匀,呈宽基底附于胸壁的长梭形或椭圆形肿物。透视下观察,较大的脂肪瘤在深呼吸时有形态和大小的改变,呼吸时与肺纹理反向移动,提示来自壁层胸膜或胸壁。

2. CT表现·病变呈圆形、卵圆形或梭形,以宽基底部与胸膜相贴,边界清晰锐利。病灶密度均匀,CT值可为-100 HU左右,与胸部皮下脂肪密度相等[2](图44-5-1),病灶内可有少量细分隔、条索状致密影,厚度一般小于2 mm,注入对比剂后基本不强化(图44-5-2)。

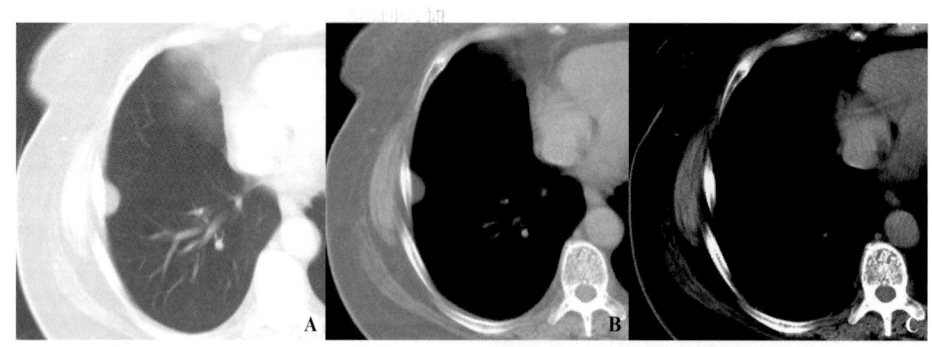

图44-5-1 女性,67岁。胸膜脂肪瘤
CT肺窗显示宽基底附于右侧侧胸壁的半圆形病变,密度均匀,边缘光滑锐利,调整不同的窗宽窗位病变密度始终与皮下脂肪一致(A~C)。

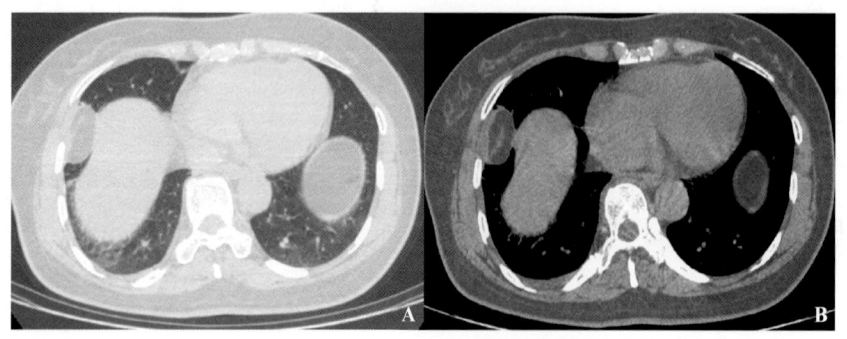

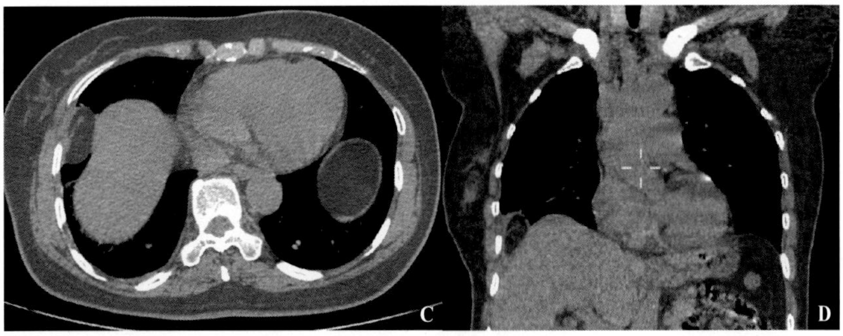

图44-5-2 女性,56岁。胸膜脂肪瘤伴出血

CT肺窗(A~C)和冠状位(D)显示宽基底附于右侧肋膈胸膜的椭圆形病变,病变位于肋膈角处,与胸膜交角为锐角,边缘光滑锐利,调整不同的窗宽窗位病变大部分密度始终与皮下脂肪一致,内见小条状软组织影。

3. MRI表现·病变呈圆形、卵圆形或梭形,以宽基底部与胸膜相贴,边界清晰,病灶信号均匀,各序列信号与皮下脂肪一致,增强扫描无强化,可明确诊断。

【诊断标准】

病理组织检查时本病诊断的金标准,但影像学表现如果发现突入肺野的肿块广基底与胸膜连接,内为均匀脂肪组织,增强扫描无强化,可做出临床诊断。

【鉴别诊断】

1. Bochdalek疝·如果胸膜脂肪瘤靠近横膈膜,需要与Bochdalek疝鉴别。Bochdalek疝在常规X线片上可表现为肺底软组织不透明病变,常见于侧位片后方。CT显示横膈膜不连续,腹腔脂肪、肠系膜、大网膜通过此处疝入胸腔内,冠状面和矢状面重组图像可以更好地显示横膈膜连续性情况。

2. 周围型肺内错构瘤·如果位于胸膜下,与胸膜夹角为锐角,边界清晰光整,浅分叶,瘤体内脂肪CT值约-(40~100)HU,可有斑点状或爆米花状钙化,密度不均。

3. 高分化型脂肪肉瘤·病变密度混杂,大部分成分为分化良好的脂肪组织,瘤内分隔厚度大于2mm或软组织结节是与脂肪瘤的重要的鉴别点,增强扫描病灶边缘和分隔、软组织结节可不同程度强化。

二、胸膜神经源性肿瘤

胸膜神经源性肿瘤(pleural neurogenic tumor)是一类起源于神经组织的肿瘤,多来源于肋间神经,发生在胸膜者极为罕见,文献仅有少数个案报道[3]。大多单发,少数多发,以上胸部居多。

胸膜神经源性肿瘤病因不明确,可能与遗传因素、外伤、慢性炎症、神经纤维瘤病、接触射线等原因有关。

胸膜神经源性肿瘤生长缓慢,多数为良性。病理类型以胸膜神经鞘瘤(pleural schwannoma)相对多见,其次是胸膜神经纤维瘤(pleural neurofibroma),神经纤维瘤单发者罕见,多为Ⅰ型神经纤维瘤病的局部表现,恶性神经鞘瘤及神经纤维瘤罕见。最后的确诊依赖于病理学检查。

【发病机制与病理】

神经鞘瘤主要由多细胞的Antoni A型与少细胞Antoni B型组织组成。前者组织内细胞为梭形,排列紧密呈栅栏状或旋涡状;后者组织内细胞少,排列疏松呈网状,内部散在较多液体,常有小囊腔形成,免疫组化提示S-100(+)。

【临床表现】

肿瘤较小时症状多不明显,可有胸部不适或隐痛,部分可出现肋间神经痛及肩背部放射痛,随肿瘤生长增大,患者可出现胸闷、胸痛及气促等压迫症状。

部分患者无症状,可因体检或其他疾病检查偶然发现。

【实验室检查】

胸膜神经源性肿瘤的实验室检查无特异性表现。

【影像学表现】

1. X线表现·呈宽基底附于胸壁的类圆形、椭圆形、梭形肿物,高密度,边缘锐利。

2. CT表现

(1) 肿瘤部位、形态特征:胸膜神经鞘瘤与神经纤维瘤既可起源于胸壁胸膜,也可起源于叶间胸膜。当肿瘤起源于胸壁胸膜时,肿块与相应胸壁的交角常为钝角(图44-5-3和图44-5-4),表现为呈宽基底凸向肺侧的圆形、椭圆形、梭形的肿块,边缘光滑,有完整的包膜[3]。当病变起源于叶间胸膜时,肿块的长轴与叶间裂方向走行一致。

(2) 肿瘤密度、强化特征:由于肿瘤的病理组织结构差异,Antoni A型与Antoni B型细胞比例不同,故肿瘤的密度、强化程度和强化方式呈现多样化,少数病例可伴钙化。小病灶以实性为主,CT呈等或稍低密度(图44-5-3)。

增强后延迟强化,强化程度可轻中度或明显强化;大病灶以囊实性为主,CT呈混杂等、稍低及低密度,增强后肿瘤实性部分延迟强化,强化程度可轻中度或明显强化,内散在不强化的囊变坏死区[3](图44-5-4)。

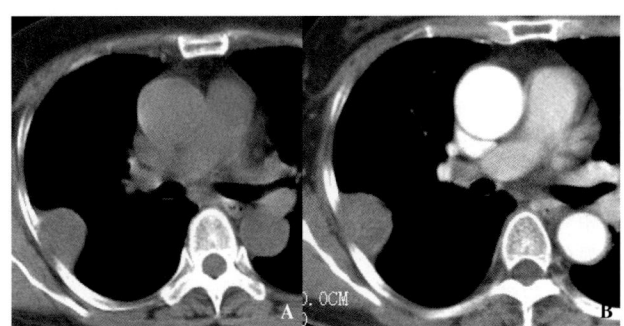

图44-5-3 胸膜神经鞘瘤

CT肺窗显示右侧胸膜半圆形软组织肿块,密度均匀,轮廓光滑锐利,密度略低于邻近骨骼肌(A);增强扫描病变均匀轻度强化(B),病变前后缘胸膜呈鼠尾状掀起。

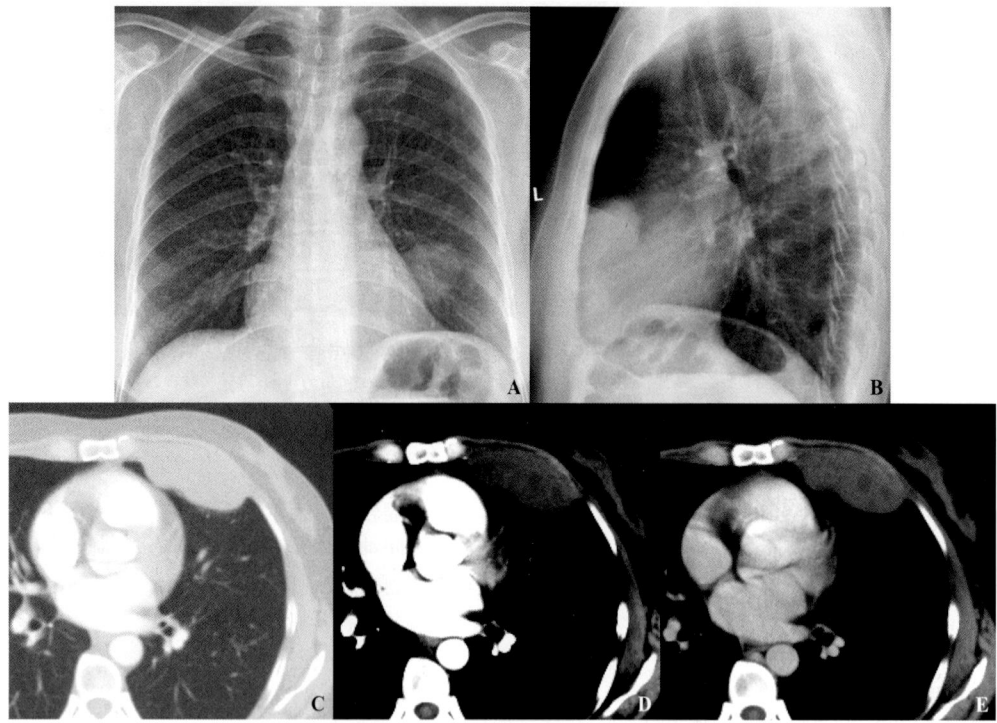

图44-5-4 神经鞘瘤伴囊性变

胸部正、侧位X线片(A、B)显示左侧心缘旁类圆形软组织肿块影,密度均匀,轮廓光滑;CT肺窗显示病变呈长椭圆状,长轴与胸壁平行;肺窗显示(C)病灶周围肺纹理走行自然;增强扫描(D)显示病灶广基底贴于左前胸壁,与正常胸壁成钝角;与动脉期(D)相比,静脉期(E)扫描显示病灶内部的不均匀性更明显,提示病变持续强化。

(3) 肿瘤引起的继发改变:相邻肋骨压迫性骨质吸收或边缘硬化。肿块较大凸向肺内者,邻近肺组织受推压膨胀不全,但分界常清晰、不发生浸润,有助于胸膜与肺内病变鉴别。肿瘤较大时还可引起胸腔积液。肿瘤边缘胸膜增厚并局限掀起,呈胸膜尾征[3]。

3. MRI表现· 在MRI上胸膜神经源性肿瘤表现为呈宽基底凸向肺侧的圆形、椭圆形、梭形的肿块,边缘光滑,多有完整包膜。当病变起源于叶间裂胸膜时,肿块的长轴与叶间裂方向走行一致。小病灶信号较均匀,T1WI呈等或稍低信号,T2WI呈稍高信号。

延迟强化,强化程度可轻中度或明显强化。大病灶信号混杂,肿瘤实性部分T1WI呈等或稍低信号,T2WI呈稍高信号;囊变坏死部分T1WI呈低信号,T2WI呈高信号,强化不均。

【诊断标准】
胸膜神经源性肿瘤的确诊依赖于病理。
【鉴别诊断】
1. 胸膜孤立性纤维瘤· 多表现为胸膜较大的孤立肿块,边界较清楚,密度高于神经鞘瘤,增强多呈延迟强化,小病灶强化均匀,大病灶多因囊变、坏死、出血表现为不均匀强化,肿瘤相对富血供,部分瘤内见增粗杂乱的小血管,实质期呈地图样强化。
2. 胸膜局限性间皮瘤· 胸膜间皮瘤起源于胸膜间皮细胞及纤维细胞,胸膜呈不规则团块状增厚,CT平扫密度高于神经鞘瘤,增强强化相对较均匀,可伴胸腔积液、胸闷、胸痛等临床症状明显。
3. 胸膜结核瘤· 好发于青壮年,临床可表现为低热、盗汗、乏力、胸痛,可见于原发性或继发性结核,往往与肺结核同时发生,影像学表现为游离性或包裹性胸腔积液,胸膜增厚、粘连或钙化,当表现为胸膜结节状增厚时需与之鉴别,增强无强化或环形强化,结核肉芽肿形成。
4. 胸膜转移瘤· 临床上多有其他部位的原发性恶性肿瘤病史,如胸部检查随访中新发孤立性胸膜结节,高度怀疑胸膜转移,病变进展较快,影像学表现多双侧胸膜受累,胸膜各自分离的多发结节,多弥漫性分布,往往和肺内转移、纵隔淋巴结转移、远处其他脏器或骨转移同时发生,强化特点与原发性肿瘤类似。

三、胸膜血管瘤

胸膜血管瘤(pleural hemangioma)极其罕见,国内外文献少有报道,可能是先天性的,也可能是Von Hippel-Lindau(VHL)病的一种表现。80%～90%的血管瘤发生在30岁之前,没有性别差异。

胸膜血管瘤多数单发,极少多发,一般没有临床症状,少部分因肿瘤压迫症状而就诊,也可反复出现一侧胸腔积液[4]。

胸膜血管瘤的诊断主要依靠影像学和病理学检查。胸膜血管瘤病因不明,多认为先天性或外伤后继发,也有研究认为与促血管生成因子和血管生成抑制因子的失衡有关。

【发病机制与病理】
胸膜血管瘤以海绵状血管瘤和毛细血管瘤为主,海绵状血管瘤由许多不规则形扩张的血管腔和衬有内皮细胞的血窦组成,管腔内充满大量血液,血管间为数量不等的纤维结缔组织,易形成血栓,血栓可机化或钙化,可见黏液变性、缺血坏死,亦可见少量小动脉、静脉。

毛细血管瘤多由大量交织、扩张的毛细血管组成,被纤维组织分隔成小叶,小叶内毛细血管由单层内皮细胞、网状纤维膜和断续的外皮细胞构成,细胞无异型,可见出血。

【临床表现】

胸膜血管瘤多数没有临床症状,往往在体检或因其他疾病就诊时偶然发现。随着肿瘤的增大会出现相应部位的压迫症状,如胸痛、胸闷、咳嗽、咳痰、呼吸困难等。

【实验室检查】

胸膜血管瘤一般实验室检查结果无特异发现,可合并出血性胸腔积液[4],胸腔积液检查红细胞常超过 $100\times10^9/L$。亦可为渗出性胸腔积液,白细胞、C反应蛋白可略升高。

【影像学表现】

胸部X线片上表现无特异性,宽基底附于胸壁的类圆形、椭圆形、梭形肿物,突向肺野,软组织密度,肺缘清晰锐利。

CT表现病灶边界清晰,有包膜,形态可呈梭形、椭圆形、圆形、团块分叶状。多数单发,起源于胸膜壁层,宽基底附着于胸膜,与胸膜交角可为钝角、直角或锐角,取决于病灶大小。

病变密度呈等或等低混杂密度,较小病灶一般密度均匀,较大病灶密度不均,内多发囊变坏死,可见静脉石。增强后可显示特征性的"渐进性、填充式"明显强化,部分病灶内可见小血管影(图44-5-5)。邻近肋骨可有增生性反应。

Nie[5]报道1例复发性出血性胸腔积液,常规检查如胸部CT、胸腔积液生化检查、细胞学检查均未能明确诊断,CT表现为单侧胸腔积液,未见明显胸膜增厚及胸膜结节,胸腔镜下可见大量胸膜壁层小结节,活检病理为毛细血管型血管瘤,故胸膜血管瘤是难治性胸腔积液的重要鉴别诊断之一。

在MRI上胸膜血管瘤T1WI呈等或等低混杂信号,T2WI呈不均匀高信号或高低混杂信号,纤维分隔、血栓机化、静脉石等成分T2WI呈低信号,也可伴少量脂肪成分。

【诊断标准】

胸膜血管瘤需经病理学确诊。

【鉴别诊断】

1. 胸膜孤立性纤维瘤 · 多表现为胸膜较大的孤立肿块,边界较清楚,增强多呈延迟强化,小病灶强化均匀,大病灶多因囊变、坏死、出血表现为不均匀强化,肿瘤相对富血供,部分瘤内见增粗杂乱的小血管,实质期呈地图样强化。

2. 神经源性肿瘤 · 主要起源于肋间神经近脊椎段或走行于椎体旁的交感神经,故多位于胸椎两侧的椎旁沟内,以神经鞘瘤多见,神经鞘瘤边界清晰,有包膜,易囊变、出血,可伴钙化,增强扫描均匀或明显不均匀强化,周围骨质可被压迫吸收。

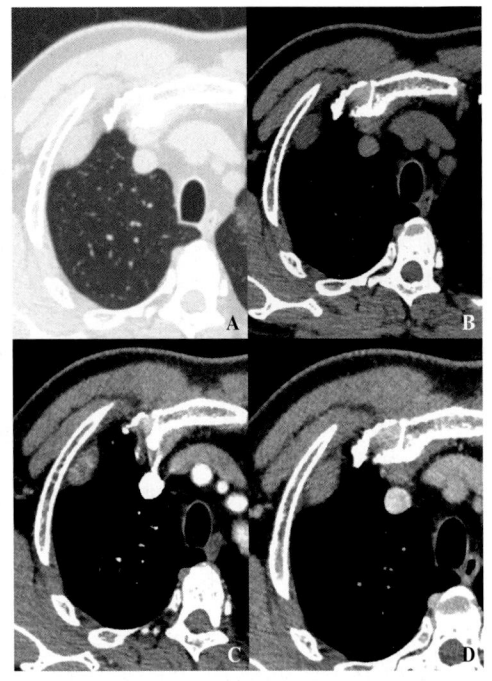

图44-5-5 男性,66岁。胸膜血管瘤

CT肺窗(A)和纵隔窗(B)显示右侧胸壁软组织结节,边界清晰,宽基底附着于胸壁,与胸膜交角为钝角,密度均匀;CT增强动脉期(C)显示结节内小动脉影;静脉期(D)显示结节"填充式"均匀强化。

3. 局限性胸膜间皮瘤 · 胸膜间皮瘤起源于胸膜间皮细胞及纤维细胞,多见脏层胸膜,少见壁层胸膜。局限性胸膜间皮瘤多为良性,边缘光滑锐利,可带蒂,偶可钙化或出血坏死,增强多数强化均匀,可伴胸腔积液。

(吴华伟 张凤 张卫善)

参考文献

[1] Jayle C, Hajj-Chahine J, Allain G, et al. Pleural lipoma: a non-surgical lesion?[J]. Interact Cardiovasc Thorac Surg, 2012, 14: 735-738.

[2] De Giacomi F, Srivali N. Unusual etiology of cough: giant pleural lipoma [J]. Lung, 2019, 197: 257-258.

[3] Sharma G, Saxena S, Seenivasagam R, et al. A rare case of primary pleural neurofibroma [J]. Cureus, 2021, 13: e17062.

[4] Sindhwani G, Khanduri R, Nadia S, et al. Pleural haemangioma: a rare cause of recurrent pleural effusion [J]. Respir Med Case Rep, 2015, 17: 24-26.

[5] Nie N, Liu Z, Kang J, Li L, et al. Multifocal pleural capillary hemangioma: a rare cause of hemorrhagic pleural effusion-case report [J]. BMC Pulm Med, 2021, 21: 156.

第六节 · 胸膜恶性肿瘤

一、胸膜孤立性纤维瘤

胸膜孤立性纤维瘤(solitary fibrous tumor of the pleura, SFTP)曾被称为局限性纤维瘤、胸膜纤维瘤、浆膜下纤维瘤、纤维肉瘤、纤维性间皮瘤、局限性间皮瘤、局限纤维性间皮瘤、良性间皮瘤、孤立性间皮瘤等。

胸膜孤立性纤维瘤是一种源于 CD34 抗原表达阳性的树突状间叶细胞肿瘤,具有向纤维母细胞、肌纤维母细胞分化的特征罕见[1],约占胸膜肿瘤的 5%。发病率约为 2.8/10 万,无性别差异,多见于 60~70 岁人群。

在 2020 年软组织肿瘤 WHO 分类中,有中间型和恶性两类[2]。80% 起源于脏层胸膜,20% 起源于壁层胸膜[1,2]。肿瘤大小可以作为预后指标,即大的肿瘤更倾向于恶性,其预后较差。外科手术 5 年生存率接近 100%。

【发病机制与病理】

肉眼观肿瘤呈类圆形或分叶状,质硬,边界清晰,有半透明白色假包膜,包膜下可见丰富的肿瘤血管。切面灰白色或黄白色,有束状、编织状、旋涡状条纹。当肿瘤体积较大时,可伴有黏液样变、囊变、出血和坏死,钙化少见。

镜下观梭形细胞与胶原以不同比例混合构成细胞密集区与疏区(胶原硬化灶),部分区域可富于血管并形成血管外皮瘤样结构,可见间质黏液样变、囊变。若见到胞质丰富、核异型,并有明显的坏死,多应考虑恶性。

超微结构研究表明 SFT 肿瘤细胞的形态更像成纤维细胞,免疫组织化学检查示肿瘤细胞 CD34 恒定阳性,波形蛋白、Bcl-2、CD99 常呈阳性表达,S-100、SMA 和 CK 一般为阴性表达。根据这些特点可与其他肿瘤进行区别[3]。

【临床表现】

SFTP 多数没有临床症状,往往在体检或因其他疾病就诊时偶然发现。随着肿瘤的增大会出现相应部位的压迫症状,如胸痛、胸闷、咳嗽、呼吸困难等。

少数巨大肿瘤出现肺性骨关节病和低血糖。低血糖的发生机制有自主神经受到机械性压迫;迷走神经极度亢奋;肿瘤引起的葡萄糖消耗增加;肿瘤分泌胰岛素样物质,即胰岛素生长因子 1 和 2 起着重要作用[4]。

【实验室检查】

SFTP 实验室检查一般无异常,少数患者出现低血糖。

【影像学表现】

胸部 X 线表现有孤立性肿块,梭形、椭圆形或圆形,密度均匀,肿块肺缘轮廓光滑,无或有浅分叶,边界清楚锐利,由于肿块常与胸壁及膈肌宽基底连接,两者分界不清(图 44-6-1)。肿块常见于中下胸壁,可伴有胸腔积液。当合并胸腔积

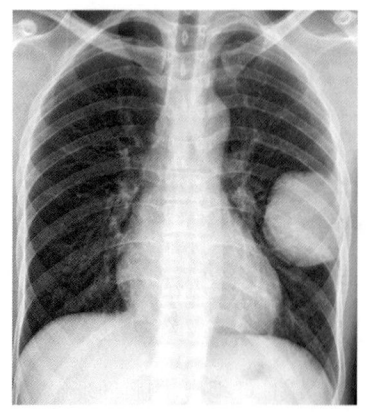

图 44-6-1　男性,25 岁。(左肺)孤立性纤维瘤(低度恶性)

胸部 X 线片显示左肺中野外带肿块,轻微分叶,密度不均,肺缘轮廓光滑锐利,与胸壁分界不清。

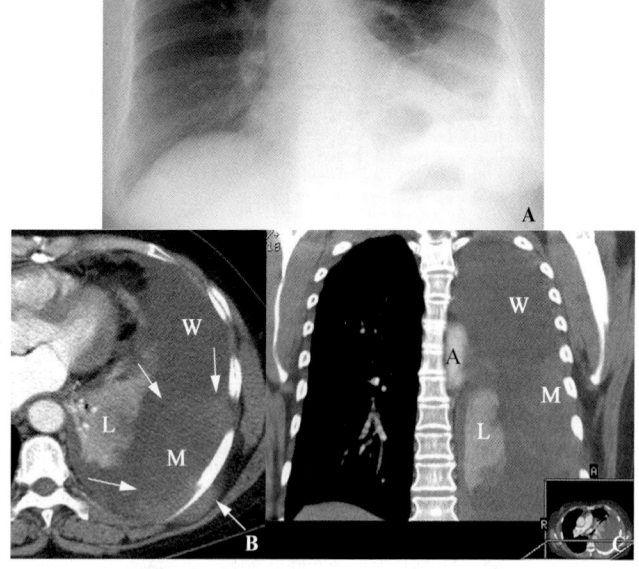

图 44-6-2　女性,57 岁。(左肺)孤立性纤维瘤

胸部 X 线片(A)显示左肺下野透光度减低,密度不均,边界模糊不清,左膈面及肋膈角显示不清;增强扫描轴位(B)及冠状位(C)显示胸腔积液内可见淡薄高密度肿块(白箭),肿块大部分位于胸腔内,小部分位于肋骨外胸壁,右肺下叶不张。L 为不张的肺组织;W 为胸腔积液;M 为肿块;A 为降主动脉。

液时,肿块可完全淹没于胸腔积液内,导致肿块边界不能显示(图 44-6-2)。

当肿瘤较小,且贴附于膈肌时,单纯正位胸部 X 线片容易漏诊。当肿块巨大时,可推挤邻近结构向健侧移位。

CT 多表现为病灶多数单发,边界清楚,有假包膜,以中下胸腔较多见。形态可呈梭形、椭圆形、圆形、团块分叶状。与胸膜交角可为钝角、直角或锐角,取决于病灶来源、大小。

发生于胸膜脏层者,带蒂与胸膜相连,小肿块可随体位改变发生位置变化[5];发生于胸膜壁层者,多数无蒂,宽基底。部分肿瘤可有钙化。

CT 平扫肿瘤多等或略高于肌肉密度,CT 增强表现与肿瘤大小相关。直径小于 5 cm 病灶多数密度均匀,实质期均匀强化(图 44-6-3)。大于 5 cm 病灶多因出现黏液变性、坏死、囊变、出血,CT 上密度不均匀,实质期明显不均匀强化。

甚至更大病灶,动脉期肿瘤内见迂曲、粗细不等的血管(图 44-6-4),滋养血管多来自于膈下动脉、肋间动脉、内乳动脉及部分支气管动脉,实质期可见地图样强化(图 44-6-5)。

也有部分肿瘤轻中度强化,但多数肿瘤总体呈富血供,延迟强化趋势[6,7]。直径大于 10 cm 病变,伴有出血、坏死和大量钙化,肿瘤包膜不完整或无包膜,浸润周围组织,合并胸腔积液或其他远处转移等,需警惕恶性病变。

MRI 检查能清晰地反映肿瘤组织特性,T1WI 多呈低或等信号;T2WI 信号变化多样,取决于肿瘤细胞、胶原纤维、囊变、坏死等成分比例。肿瘤细胞 T2WI 呈稍高信号,致密胶原纤维呈低信号,黏液囊变、坏死呈高信号,故较小病灶,T2WI 以低信号为主[6],较大病灶以高低混杂信号为主,增强表现

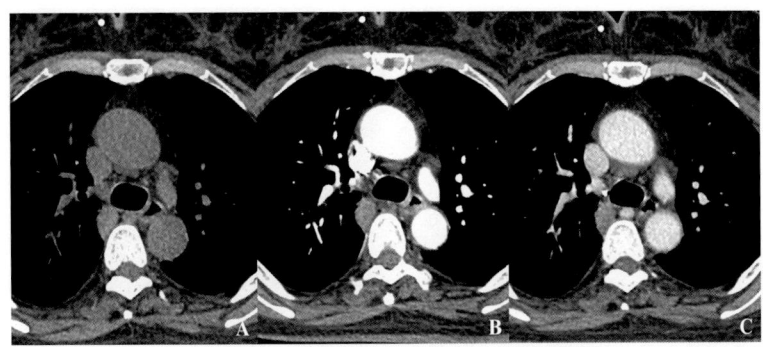

图44-6-3 女性,59岁。孤立性纤维瘤

CT纵隔窗(A)显示右侧胸椎旁结节,边界清晰,密度均匀,略高于肌肉,与胸膜交角为钝角;CT增强动脉期(B)及静脉期(C)显示病灶均匀强化。

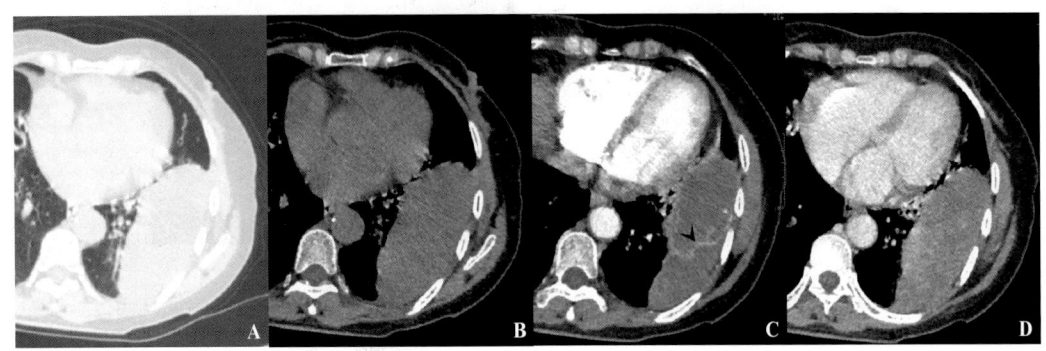

图44-6-4 女性,57岁。孤立性纤维瘤

CT肺窗(A)和纵隔窗(B)显示左侧胸壁软组织肿块,边界清晰,宽基底附着于胸壁,与胸膜交角为钝角;CT增强动脉期(C)显示肿块内迂曲走行小动脉,静脉期(D)显示肿块不均匀延迟强化,轻度强化与明显强化区呈地图样。

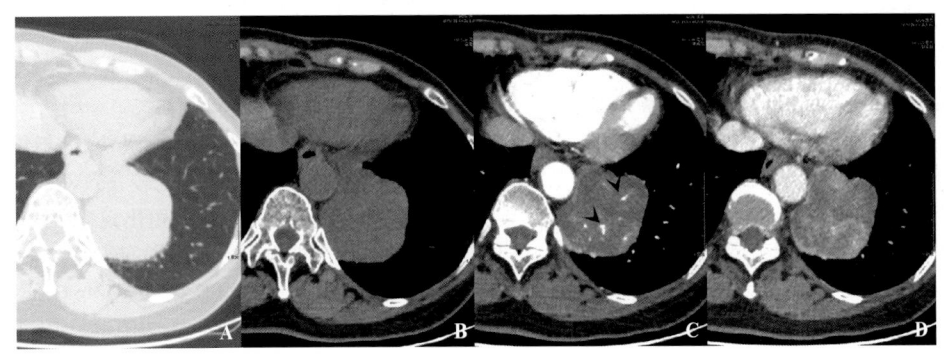

图44-6-5 女性,61岁。孤立性纤维瘤

CT肺窗(A)和纵隔窗(B)显示左侧纵隔旁软组织肿块,边界清晰,与胸膜交角为锐角,纵隔脂肪间隙清晰;CT增强动脉期(C)显示肿块内散在小动脉。静脉期(D)显示肿块不均匀延迟强化,轻度强化与明显强化区呈地图样。

类似上述CT检查(图44-6-6)。

^{18}F-FDG PET-CT检查,大多数SFTP的FDG摄取没有明显增高。目前,PET-CT在鉴别SFTP的良恶性上的价值尚未被证实[8],若胸膜肿瘤的FDG摄取增强,则可以做出排除性诊断。

【诊断标准】

胸膜孤立性纤维瘤确诊依赖于病理。

【鉴别诊断】

1. 神经源性肿瘤 · 主要起源于肋间神经,近脊椎段或走行于椎体旁的交感神经分区,故多位于胸椎两侧的椎旁沟内,以神经鞘瘤多见,当SFTP贴近后纵隔脊柱旁时需与之鉴别。

与SFTP相比,后纵隔神经鞘瘤倾向于伸入椎间孔,呈哑铃形,相应椎间孔扩大,周围骨质可被压迫吸收。

发生于其他部位胸膜的神经鞘瘤,小病灶多密度均匀,CT检查难以与SFTP鉴别,一般SFTP的T2信号对比神经鞘瘤高。

2. 局限性胸膜间皮瘤 · 胸膜间皮瘤起源于胸膜间皮细胞及纤维细胞,多见脏层胸膜,少见壁层胸膜。局限性胸膜间皮瘤多为良性,边缘光滑锐利,可带蒂,偶可钙化或出血坏死,增强多数强化均匀,可伴胸腔积液。较小肿瘤与SFTP鉴别较为困难,需依赖病理免疫组化确诊。

3. 胸膜转移瘤 · 临床上多有其他部位的原发恶性肿瘤病史,如胸部检查随访中新发孤立性胸膜结节,高度怀疑胸膜转移,病变进展较快,影像学表现多双侧胸膜受累,胸膜各自

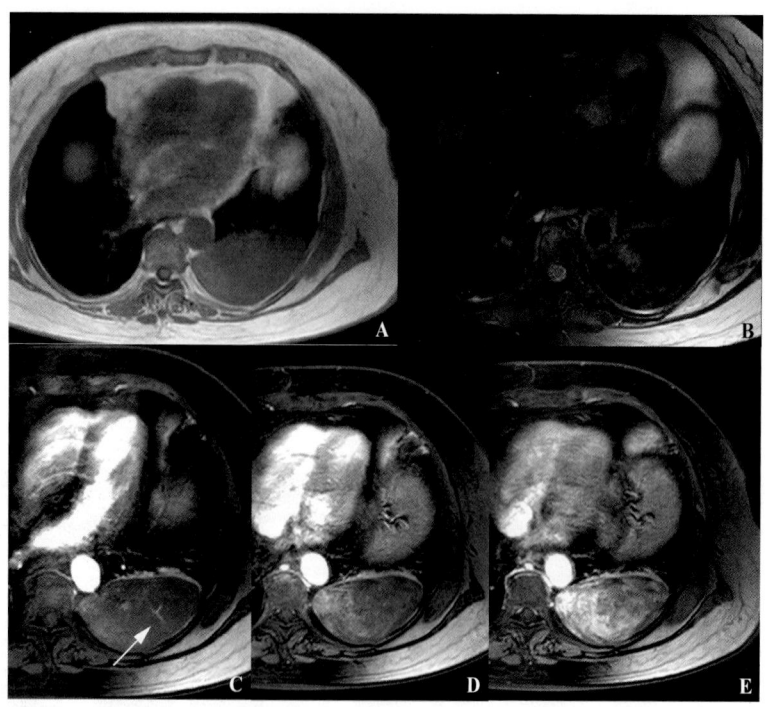

图44-6-6 女性,70岁。孤立性纤维瘤

MRI T1WI(A)显示左侧胸壁肿块呈等低混杂信号,宽基底附着于胸壁,与胸膜交角为锐角;T2WI(B)显示肿块呈高低混杂信号,以低信号为主;增强扫描动脉期(C)显示肿块内小动脉影(箭);延迟静脉期(D、E)显示肿块呈延迟性明显强化,强化不均匀呈地图样。

分离的多发结节,多弥漫性分布,往往和肺内转移、纵隔淋巴结转移、远处其他脏器或骨转移同时发生,强化特点与原发性肿瘤类似。

二、胸膜间皮瘤

胸膜间皮瘤(pleural mesothelioma)是起源于间皮细胞的胸膜原发性肿瘤。间皮细胞为多能干细胞,在不同原因的刺激下可向上皮或非上皮两个方向化生。既往根据其生物学行为将胸膜间皮瘤分为良性和恶性。

在2021版WHO胸部肿瘤分类中[9],将所有的间皮瘤均归入为恶性,仍然保留局限性间皮瘤(localized pleural mesothelioma,LPM)与弥漫性间皮瘤(diffuse malignant pleural mesothelioma,DMPM)的分类。根据其细胞特点,各自又分为上皮样间皮瘤、肉瘤样间皮瘤(促结缔组织增生型间皮瘤)及双相型间皮瘤3个亚型。其中上皮样型最常见,占50%~60%,肉瘤样占35%,双相型占15%。

胸膜间皮瘤可发生于脏层胸膜和壁层胸膜的任何位置,包括肺尖、纵隔、横膈及叶间胸膜。约80%起自脏层胸膜,20%起自壁层胸膜。

胸膜间皮瘤可发生于任何年龄,常见于40~60岁,性别发病率相仿。目前普遍认为石棉是间皮瘤的重要风险因素,但据报道20%~30%的患者没有明确的石棉暴露史[10],有石棉暴露史的人群只有10%发展为间皮瘤,其机制尚未明确。

目前研究显示胚系突变(如BAP1肿瘤易感综合征)的患者,即使仅接触少量的石棉也会增加患间皮瘤的风险。其他因素,如沸石、毛沸石、猿猴SV40病毒、放疗、电离辐射等也可能参与其中。通常局限性间皮瘤与石棉吸入无关。

局限性间皮瘤与弥漫性间皮瘤病理表现相仿,但总体上局限性间皮瘤的预后较弥漫性间皮瘤好。年轻、具有淋巴组织细胞特征及间质黏液变性的上皮样间皮瘤患者,预后较好,而微乳头、多形性、移形特征、横纹肌形态或实体形态的出现,提示预后较差。

【发病机制与病理】

显微镜下上皮样间皮瘤由乳头状、板层状或管状排列的上皮细胞组成,瘤细胞形态比较一致,可呈小细胞形态,新版分类认为上皮样间皮瘤中也可出现多形性特征(间变核、奇异核及多核瘤巨细胞),当上皮样间皮瘤含有多形性特征时,其预后与肉瘤样间皮瘤相似。

电镜下瘤细胞表面及瘤细胞内腔面有细长的蓬发样微绒毛,胞质内丰富的张力微丝及糖原颗粒,有双层或断续的基底膜,瘤细胞间有较多的桥粒,其中微绒毛、中间丝和胞质内新腔称为间皮瘤三联征。

根据核异型程度与核分裂数总和,WHO将上皮样间皮瘤分为3级(表44-6-1):低级别,Ⅰ级(≤3分);低级别,Ⅱ级(4~5);高级别(6分)。肉瘤样间皮瘤由梭形细胞或胶原基质组成。诊断双相型要求上皮样和肉瘤样成分均>10%[4]。

表44-6-1 上皮样间皮瘤核分级的计分标准

类别	分级及计分		
核分级计分	1分	2分	3分
核异型程度	轻度	中度	重度
核分裂数(/2 mm²)	≤1	2~4	≥5

免疫组织化学检测对于间皮瘤的诊断及鉴别诊断极其重要。常有间皮细胞分化标志物(如 Calretinin、CK 5/6、WT-1、D2-40、HMBE1 等)和非间皮起源标志物(如 Ber-Ep4、CD15、MOC31、TTF-1、CEA、Claudin-4 等)。

上皮样间皮瘤诊断强调需要至少进行两种间皮标志物及两种肿瘤标志物检测。间皮瘤较常见的基因突变包括 *BAP1* 基因突变、*NF2* 基因突变及 *TP53* 基因突变等。*BAP1* 和/或 *MTAP* 的缺失表达和/或 FISH 检测 *CDKN2A* 纯合子缺失，可以帮助鉴别良性间皮增生和间皮瘤。

值得注意的是，无论 *BAP1* 缺失还是 *MTAP* 缺失，仅能帮助鉴别良恶性间皮病变，而无法鉴别间皮瘤与其他恶性肿瘤。*BAP1* 缺失在上皮样间皮瘤中较为常见，*MTAP* 缺失和 *CDKN2A* 纯合子缺失在肉瘤样间皮瘤中更为常见。*GATA3* 弥漫性阳性支持肉瘤样间皮瘤的诊断。

【临床表现】

病变较小或轻微时，通常无症状。病变增大时最常见的症状为胸痛和呼吸困难。胸痛为非劳累性、非胸膜炎性胸痛，可向肩部放射，严重时，胸痛剧烈，一般镇痛剂难以缓解。呼吸困难时轻时重，但不会消失。

其他症状可有咳嗽、发热、体重减轻等症状，DMPM 可并发胸腔积液、自发性气胸。

【实验室检查】

无特异性的实验室诊断标准。在发病过程中可发现血小板增多症和贫血。血清癌胚抗原在某些患者升高，血清免疫电泳现象 IgG、IgA 或 IgM 升高，原因尚不明，血清胎儿蛋白一般正常。

DMPM 的胸腔积液常呈浆液性、渗出性，有时为血性。渗出液细胞学检查可检测到可疑肿瘤细胞，但不能以此作为确诊依据，这是因为有时镜下很难区别是反应性间皮细胞与恶性间皮细胞，所以细胞学检查对间皮瘤的确诊率为 35%～50%。

如果肿瘤组织包绕肺组织，肺通气受限，肺功能检查常常为限制性通气功能障碍。大部分病例有心电图的异常，通常为节律异常如窦性心动过速，少见的异常包括心房颤动、心房扑动、房性或室性早搏，以及传导异常和非特异性改变。

【影像学表现】

1. 局限性胸膜间皮瘤　胸部 X 线片上显示为孤立、局限和均匀一致的病灶，呈球形或卵圆形肿块，边缘清楚(图 44-6-7)。大多在肺周或与叶间裂有关，多与胸壁构成钝角。X 线切线位上可见典型胸膜斜坡征，与胸膜不能分开，呼吸时随胸壁上、下移动。

位于叶间裂者多为卵圆形，而非梭形，此点可与叶间胸膜积液鉴别。肿瘤如果有一个蒂附着在胸膜上时，可以通过改变体位看到，并且这种肿瘤大多预后良好。

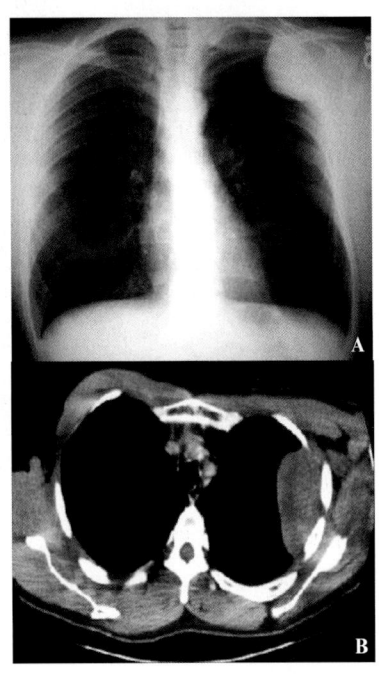

图 44-6-7　男性，60 岁。局限性胸膜间皮瘤

胸部 X 线片(A)显示左上胸壁扁丘状高密度影，轮廓光滑，与胸膜交角为钝角。CT 纵隔窗(B)显示病灶密度均匀，长轴与胸壁平行。

75% 的 LPM 发生于脏层胸膜，CT 表现病变基底较宽或有蒂。生物学行为偏良性者(图 44-6-8)表现为与胸膜紧密联系的软组织肿块影，呈半球形或扁丘状，轮廓光滑，境界清楚，与胸膜外脂肪层界面清楚。肿块与胸膜交界处逐渐移行，与胸壁常成钝角，也可带蒂，有蒂的局限性间皮瘤可随体位变化或因呼吸位置而移动。

局限性 LPM 的肿块常常呈中等密度，较大者密度可以不均匀，其内密度减低区在病理上常为黏液变、囊变和出血，病变内可有斑点状、弧形钙化(图 44-6-9)。

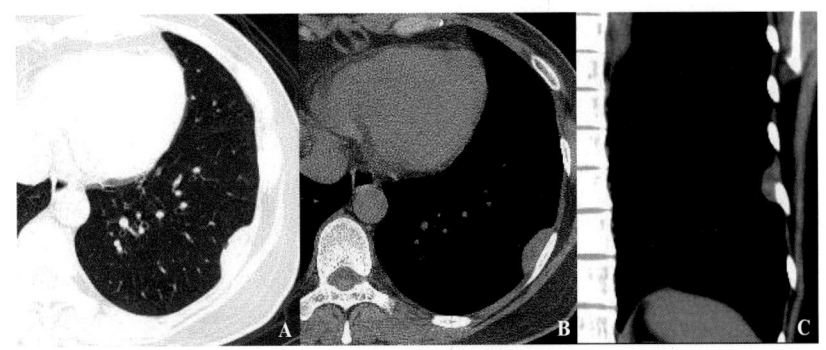

图 44-6-8　女性，43 岁。局限性胸膜间皮瘤

CT 肺窗(A)、纵隔窗(B)和冠状位(C)显示宽基底附于左侧侧后胸壁的扁丘状软组织密度肿块，轮廓光滑，境界清楚，密度均匀，与胸膜交角为钝角。

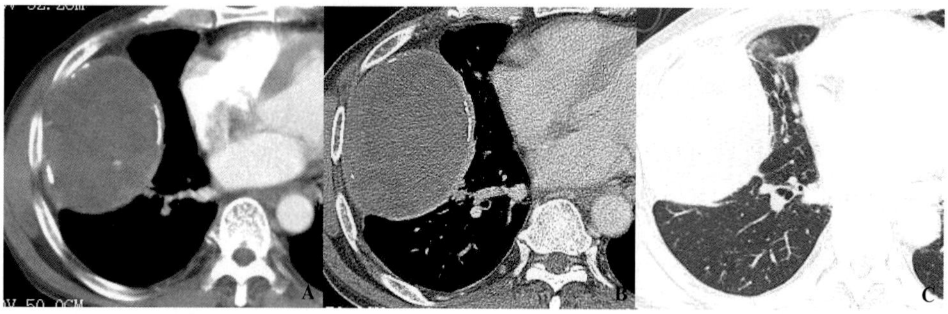

图44-6-9 男性,61岁。局限性胸膜间皮瘤

增强纵隔窗(A、B)显示右侧胸壁半球形软组织密度肿块,强化欠均匀,其内可见点状钙化,周边可见弧形钙化,肿块轮廓光滑,境界清楚,且肿块与胸膜外脂肪层界面清楚;肺窗(C)显示肿块周围的支气管和肺血管受压移位呈弧形弯曲改变。

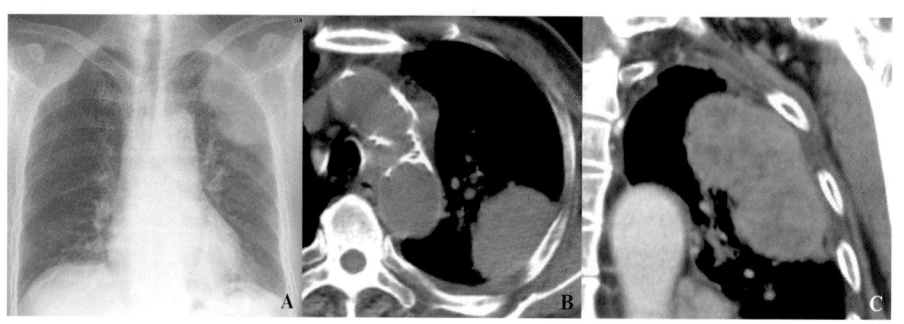

图44-6-10 男性,78岁。局限性胸膜间皮瘤

胸部X线片(A)显示左上胸壁扁丘状软组织密度肿块,邻近肺纹理走行自然;CT纵隔窗(B)显示肿块后缘与胸壁交角为锐角,邻近可见少量胸腔积液;增强冠状位(C)显示肿块强化略不均匀。

增强扫描时,多数肿瘤呈均匀性中度强化,黏液变、囊变和出血区无强化(图44-6-10)。邻近结构以受压移位为主,肋骨受压导致的骨质吸收、骨质硬化等改变。

肿块周围的肺组织萎陷,支气管和肺血管弯曲呈弧形(图44-6-9),肿块巨大者可压迫气管,造成肺不张或推移纵隔。

肿块邻近的胸膜增厚、胸腔积液(图44-6-10)。

生物学行为偏恶性者多表现为肿块巨大,伴有缺血坏死,肿块向外生长突破胸膜腔达胸壁,形成胸壁巨大肿块,引发相邻肋骨骨质破坏(图44-6-11),肿块内可有局灶性钙化和压迫性肺不张,可出现转移和术后复发[5]。

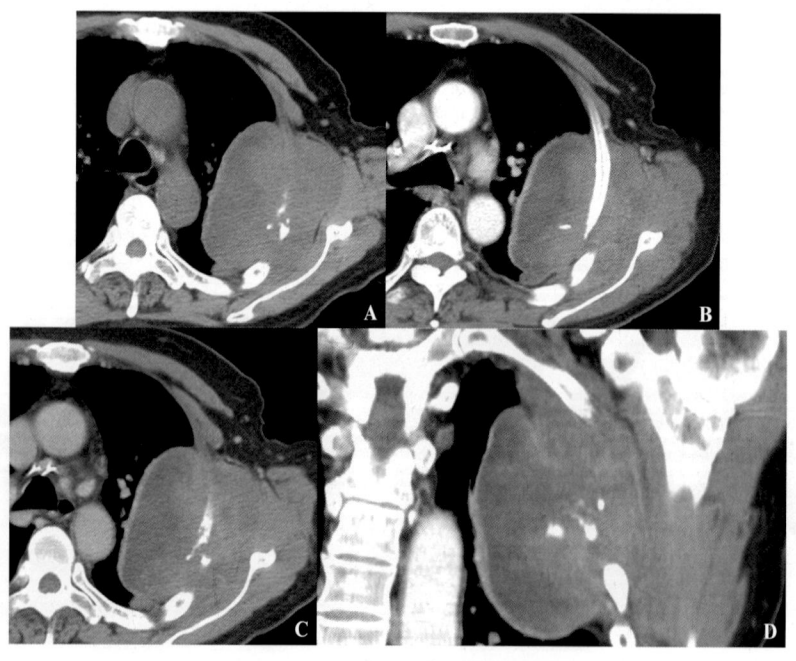

图44-6-11 局限性恶性胸膜间皮瘤

CT纵隔窗(A)显示左侧胸壁扁丘状软组织密度肿块,密度不均匀,肿块向外生长达胸壁,肿块内肋骨虫蚀样骨质破坏;增强扫描动脉期(B)及静脉期(C)显示肿块不均匀强化,强化程度与邻近肌肉类似;增强冠状位(D)显示肿块区肋间隙增宽,肿块下缘胸膜外脂肪层仍可见。

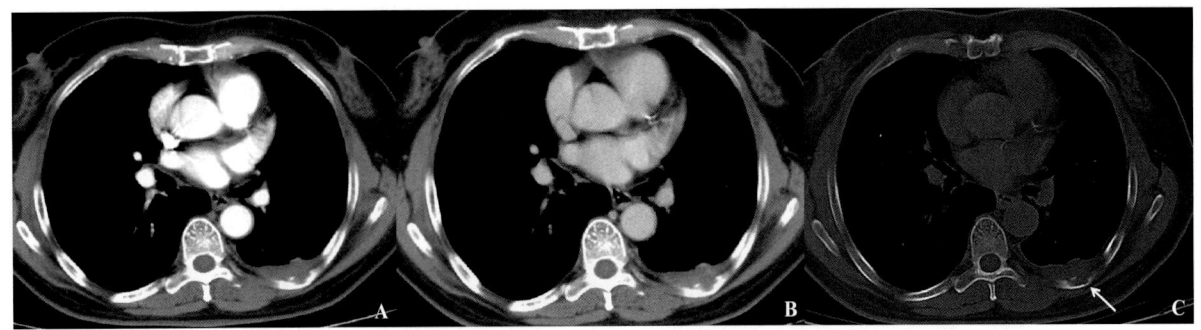

图 44-6-12　女性,62 岁。局限性恶性胸膜间皮瘤

CT 增强动脉期(A)及静脉期(B)显示左侧胸膜局限性肿块,强化均匀,与邻近肌肉强化程度相仿;CT 骨窗(C)显示肿块邻近肋骨骨质破坏(箭)。

少数病变,虽然体积不大,密度也较均匀,即可引起邻近肋骨骨质破坏(图 44-6-12)。

在形态学上 MRI 对肿瘤的显示类似于 CT,MRI 可清楚显示胸壁的软组织病灶呈圆形或卵圆形结节或肿块,边界清楚,与胸壁成钝角,在 T1WI 上呈低或等信号强度,T2WI 呈稍高信号,增强扫描一般均匀强化。

MRI 可以多断面成像,位于叶间裂的肿物常呈椭圆形,边缘光滑,在移行处可显示胸膜尾征,从而提示胸膜来源,有助于与肺内肿物鉴别。MRI 可显示 0.2 cm 大小的病变。部分肿瘤有蒂形成,改变体位时肿瘤位置和形态可以发生变化。

肿瘤邻近胸膜处有不规则增厚,表面凹凸不平或呈结节状改变。如伴有胸腔积液,在 T1WI 上胸腔积液呈低信号,T2WI 呈高信号,而间皮瘤则呈软组织信号,两者区分相对容易。此外,MRI 冠状位、矢状位检查,在显示纵隔胸膜、心包、淋巴结受累范围和程度、邻近血管结构、胸壁或腹部等部位的受累情况要优于 CT 及 X 线检查[6,7]。

PET-CT 检查表现各异,对于代谢活性低的肿瘤,如低级别上皮样 MPM,可能表现为 FDG 无摄取或低摄取,对于肉瘤样 MPM,则表现为增厚胸膜的高 FDG 代谢[8,12,13]。

2. 弥漫性恶性胸膜间皮瘤·DMPM 的 X 线检查缺少特征,只能作为发现、诊断和疗效观察的粗筛手段[13]。典型的 DMPM 表现为范围不定的胸膜增厚,常起自横膈处壁层胸膜,沿胸壁内缘向上蔓延,可环绕肺一周生长,表现为一系列高低不平的连续的结节状影(图 44-6-13)。常伴反复出现的胸腔积液。胸膜增厚可伴有肋间隙狭窄,也可表现为肋间隙增宽或不变[14]。

此外,X 线上还可表现为冰冻纵隔。文献上多认为冰冻纵隔是弥漫性 DMPM 的特征性改变,即纵隔的位置不因胸腔积液的多寡而移位,甚至纵隔有向积液侧移位或表现为积液量不减少而胸腔逐渐缓慢塌陷的表现。引起的原因包括:①肿

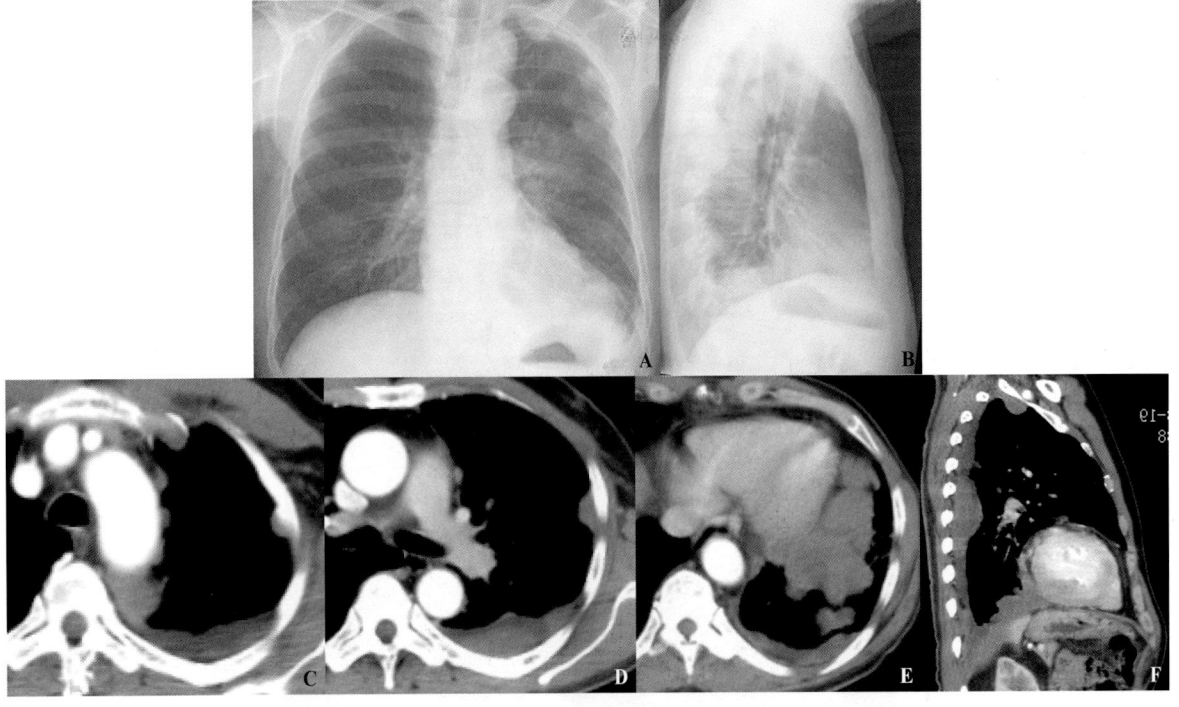

图 44-6-13　弥漫性胸膜间皮瘤

胸部 X 线片(A)显示左上纵隔及左上肺野区域多发大小不等结节,左侧肋膈角变浅变钝;胸部侧位(B)显示左侧后肋膈角消失,背侧胸膜出现高低不平连续的结节状影;CT 纵隔窗(C、D)显示纵隔、左侧胸膜、膈胸膜多发结节及不规则样增厚,以横膈处最为明显(E),受累心包局限性增厚(F)。

瘤范围甚广包绕并压缩肺;②肿瘤破坏胸膜脏层血循环使胸腔渗液产生量减少形成胸部进行性萎陷;③肿瘤向纵隔生长、浸润导致纵隔固定。此征象虽有一定的诊断意义,但肺癌也可产生类似变化,需要进行鉴别。

DMPM 的 CT 表现呈现多样化。病变最初为一两个胸膜结节(图 44-6-14),随病程进展,结节逐渐增大、增多。92%～93%的病例胸膜不均匀广泛增厚(图 44-6-15～图 44-6-17),呈不规则结节样、肿块样,部分病变互相融合而分界不清,形成类似驼峰状或波浪状改变(图 44-6-15),并可累及纵隔胸膜、叶间胸膜(图 44-6-9～图 44-6-17),部分病例胸膜增厚范围极广,累及整个一侧的胸腔,增厚的胸膜形成胸膜壳,呈铠甲样,厚薄不均,厚度多≥1cm(图 44-6-16)。

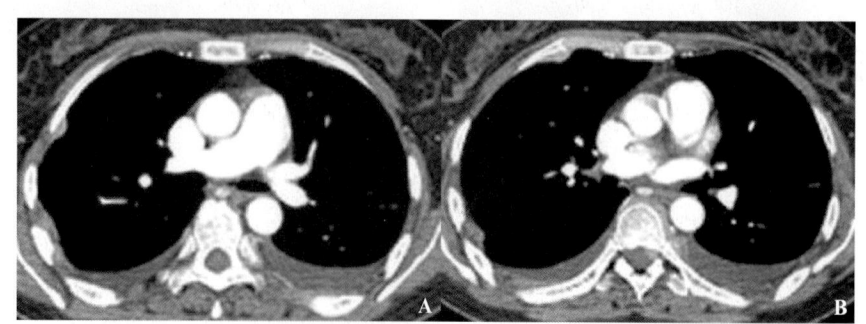

图 44-6-14　女性,51 岁。弥漫性胸膜间皮瘤
CT 增强扫描(A、B)显示右侧胸膜多发散在结节,呈均质强化,双侧少量胸腔积液。

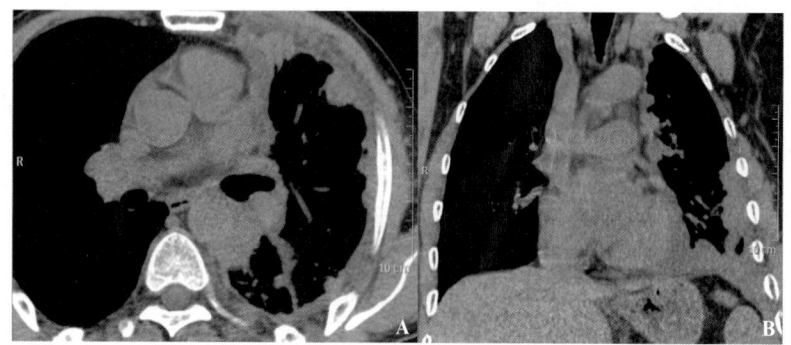

图 44-6-15　男性,40 岁。弥漫性胸膜间皮瘤
CT 纵隔窗显示左侧胸膜广泛增厚呈不规则样、结节样、瘤样环绕肺,并包绕降主动脉,心包局限性积液(A);左侧横膈不规则增厚,并轻度上移,左侧胸腔缩小(B)。

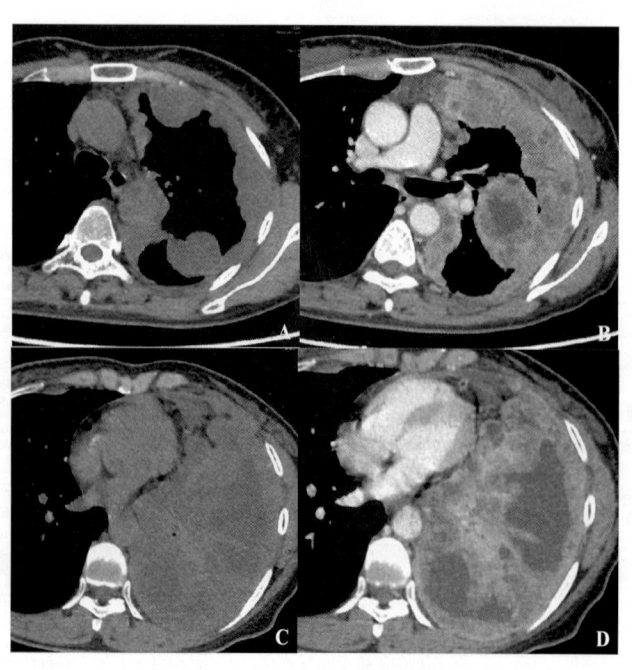

图 44-6-16　女性,51 岁。弥漫性胸膜间皮瘤
CT 纵隔窗(A、C)显示左侧胸膜广泛不规则、结节样明显增厚,互相融合,形成胸膜壳,伴包裹性胸腔积液;CT 增强(B、D)示病变明显不均匀强化。

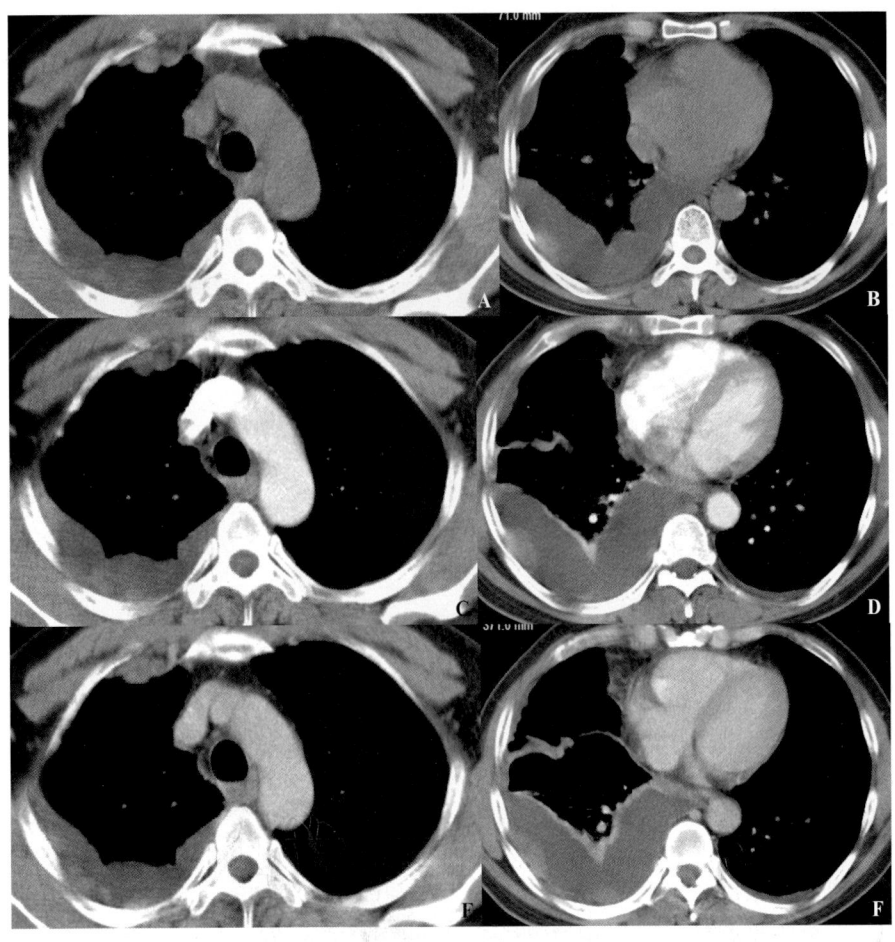

图 44-6-17 弥漫性胸膜间皮瘤

CT 纵隔窗（A、B）显示右侧胸膜及叶间胸膜呈不规则结节样增厚，胸膜与胸腔积液分界不清；增强扫描动脉期（C、D）及静脉期（E、F）显示增厚的胸膜呈均匀持续强化，双侧胸膜腔积液，以右侧为著。

间皮瘤肿块在增强扫描中强化可均匀或欠均匀，强化程度可轻-中度强化，也可明显强化，且通常情况下静脉期强化更明显（图 44-6-17）。肿块较大时可合并囊变、坏死，增强扫描呈不均匀强化[15,16]。

DMPM 的 CT 密度呈等或等低混杂密度，当 CT 值较低时，CT 平扫检查不易与积液区分，增强扫描将有助于两者的区分（图 44-6-18），同时有助于显示胸膜的形态特点（图 44-6-19）。

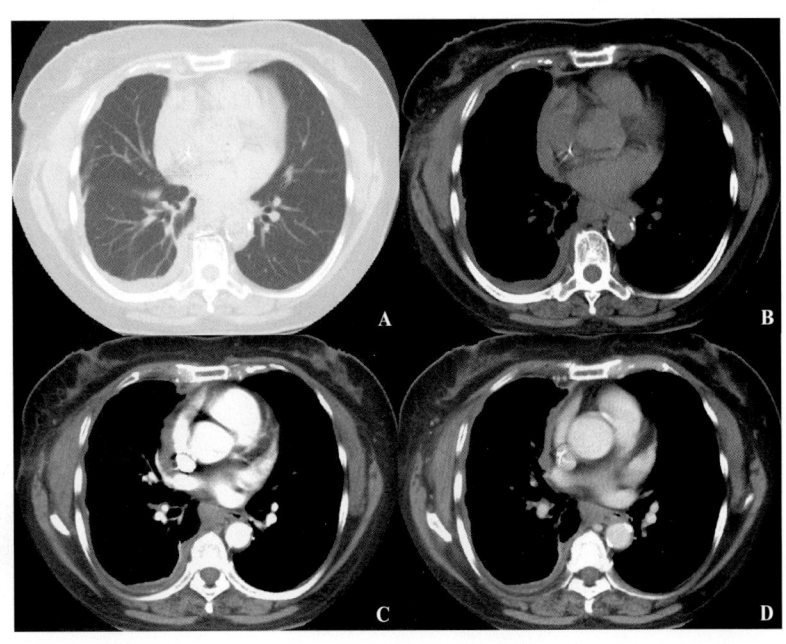

图 44-6-18 女性，64 岁。弥漫性胸膜间皮瘤

CT 肺窗（A）和纵隔窗（B）显示右侧胸膜及纵隔胸膜不规则样增厚；CT 增强（C、D）显示病变强化较均匀，强化程度与肌肉相仿，伴右侧微量胸腔积液。

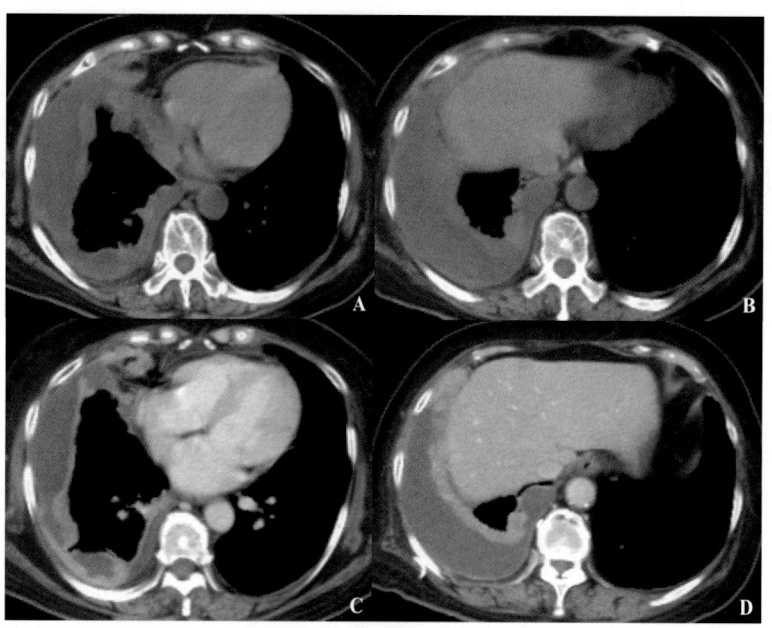

图44-6-19 弥漫性胸膜间皮瘤

CT纵隔窗(A、B)显示脏层胸膜及壁层胸膜分离,胸膜腔内积液,脏层及壁层胸膜广泛不均匀增厚,环绕患侧肺组织,患侧胸廓轻度缩小,纵隔无移位,与平扫(A、B)相比,增强扫描(C、D)更能清楚地显示胸膜的形态特点。

73%~74%的病例可出现程度不等的胸腔积液,仅有胸腔积液而无胸膜增厚也不能除外MPM。42%~73%的病例可出现胸廓的不同程度缩小(图44-6-15)。20%~30%的病例可有钙化发生,钙化可散在或弥漫性分布。

综上所述,胸膜增厚>10mm、叶间裂增厚、纵隔胸膜受累、胸膜环周增厚及胸腔积液是MPM的特点。

弥漫性恶性胸膜间皮瘤的主要扩散方式为胸膜腔的直接蔓延,可侵犯胸壁、纵隔、横膈及腹部,其中胸壁受累者约占18%,肋骨受累者约占10%。当纵隔受累时,肿瘤可侵犯心包,引起心包积液及增厚(图44-6-13和图44-6-15),纵隔淋巴结肿大,有时其他纵隔结构亦有受累的表现。

MRI在显示DMPM胸壁、纵隔和横膈膜侵犯方面较CT更敏感。DMPM相对于肋间肌肉在T1WI上呈低信号或等信号,T2WI上呈稍高或高信号。胸腔积液呈T1WI低信号、T2WI高信号,增强后肿块可均匀强化,亦可不均匀强化,伴囊变坏死。MRI在横膈胸膜增厚、叶间胸膜增厚、肺门淋巴结增大、胸壁侵犯方面显示率高于CT,差异有统计学意义[7,17]。

DWI有助于胸膜病变良恶性的判断,还有助于间皮瘤亚型的区分。Revelli等[18]的研究显示非肿瘤性胸膜疾病的平均ADC值为$(1.84\pm0.37)\times10^{-3}$ mm²/s,上皮样间皮瘤为$(0.96\pm0.19)\times10^{-3}$ mm²/s,双相间皮瘤为$(0.76\pm0.33)\times10^{-3}$ mm²/s,肉瘤样间皮瘤为$(0.67\pm0.2)\times10^{-3}$ mm²/s,非肿瘤性胸膜疾病与间皮瘤之间、上皮样与肉瘤样间皮瘤之间差异有显著统计学意义。

PET-CT是一种非创伤性的分子影像诊断技术,^{18}F-FDG PET在恶性胸膜间皮瘤应用的结果表明,该方法是一种无创性鉴别胸膜良、恶性病灶的准确手段,有助于指导选择最佳的穿刺与胸腔镜活检部位,减少取样误差。

PET与CT、MRI联合应用,能准确判断胸内病变范围和肿瘤可切除性。胸膜间皮瘤原发灶及转移灶的^{18}F-FDG摄取均明显增高,表现为沿胸壁内缘形成高低不平的连续的多发条状、结节状增厚的核素浓集影,转移灶也呈同样的核素浓集影(图44-6-20)。根据其肿瘤的形态分为结节形、线形、环形及结节形/线形混合型四种。

与常规CT相比,胸腔积液并无核素浓集现象,此点有助于病变胸膜的检出。此外,由于病变胸膜的高代谢与正常胸膜形成明显的反差,PET与CT、MRI联合将有助于微小病变的检测。此外,PET对胸内淋巴结转移、胸外侵犯、全身转移及复发等方面要优于CT和MRI检查。

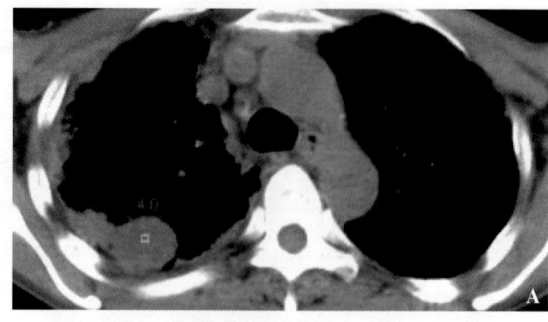
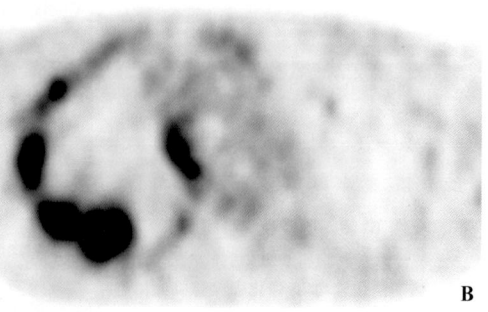

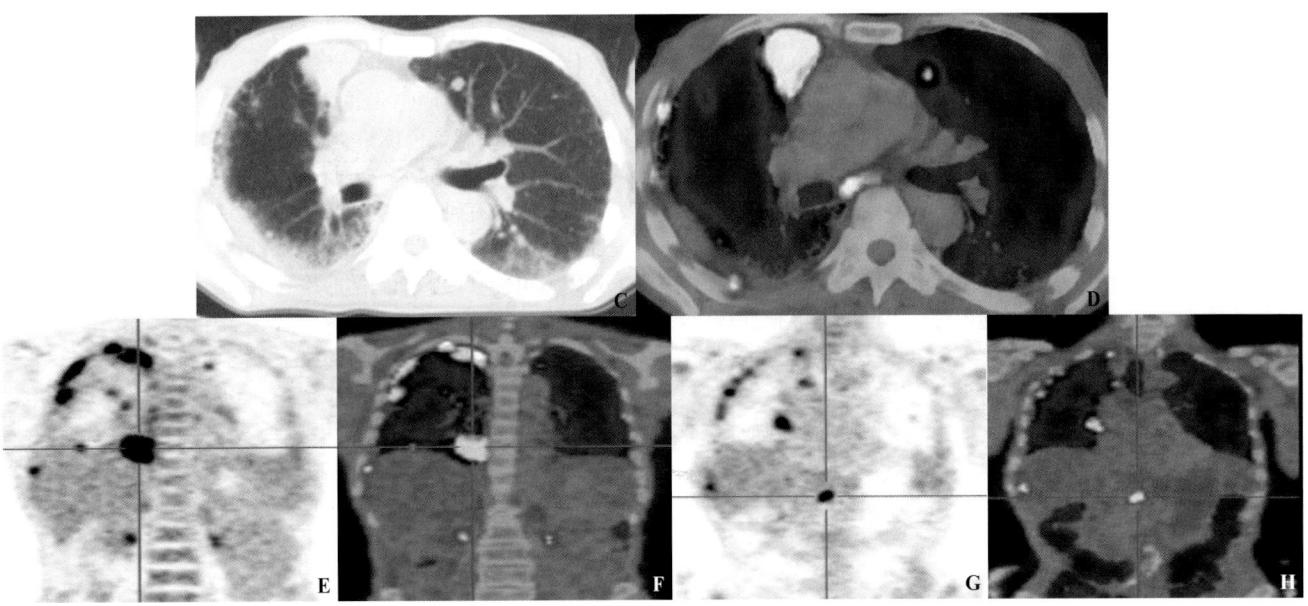

图44-6-20 胸膜间皮瘤伴左肺内转移,纵隔淋巴结转移,右腹膜转移,腹膜后淋巴结转移

右侧胸壁多个大小不等核素浓集结节影(A～D),左肺内可见类圆形核素浓集结节影(D);纵隔胸膜(A、B)、脊柱右旁(E、F)、心缘右旁(C、D)、肝包膜右侧腹壁及腹膜后(G、H)可见多个大小不等实性结节影,核素浓集,代谢增高。

随着PET-CT成像技术的临床应用,克服了单纯PET对病灶精确定位能力差的不足,特别是反映肿瘤细胞增殖能力($^{18}F-FLT$)、乏氧能力($^{18}F-FMISO$)、受体异常表达($^{18}F-FES$)等新型特异性正电子显像剂的开发和应用,将会提高对恶性胸膜间皮瘤的诊断能力[12]。

超声对胸腔积液较为敏感,少量积液时,患者侧卧也能发现并能检出胸腔内较大的实质性肿块,同时了解腹部、心包膜有无浸润所致的腹水和心包积液。超声比较容易鉴别胸膜结节或肿块与包裹性及叶间积液。此外,超声引导下胸膜活检也是较为安全、简便和经济的诊断方法[9]。

【诊断标准】

胸膜间皮瘤的确诊依赖于组织病理学检查。

胸膜间皮瘤的预后不良,治疗方法众多,如何选择合理的治疗方案,依赖于基线的准确分期,目前有多种分期系统,应用最广泛的是TNM分期(表44-6-2)。肿瘤分期、治疗效果的观察都离不开影像学检查。

表44-6-2 胸膜间皮瘤TNM分期(2017AJCC第八版)

T分期	侵犯部位	特征
T_x	原发性肿瘤无法评估	
T_0	无原发性肿瘤证据	
T_1	肿瘤局限于同侧壁层胸膜,伴或不伴脏层胸膜、纵隔胸膜、横膈胸膜侵犯	胸膜受累部位不限定,但无胸膜外组织受累
T_2	肿瘤侵及同侧胸膜表面的一个部位*(胸膜顶、纵隔胸膜、膈胸膜、脏层胸膜),并有膈肌和/或脏层胸膜下肺实质受累	胸膜受累局限,伴膈肌和/或浅表肺实质受累
T_3	肿瘤侵及同侧胸膜表面的所有部位,并侵犯以下一项:胸内筋膜、纵隔脂肪、胸壁软组织的单个、可完整切除的病灶,非透壁性心包浸润	局部晚期,但潜在可切除
T_4	肿瘤侵及同侧胸膜表面的所有部位,并具备以下一项:胸壁弥漫性浸润或多个病灶;经膈肌进入腹腔;直接侵犯对侧胸膜,侵及纵隔内器官,侵及脊柱;穿透心包内表面	局部晚期,手术不可切
N分期		
N_x	淋巴结转移情况无法评估	
N_0	无区域淋巴结转移	
N_1	转移至同侧支气管、纵隔、肺及肺门淋巴结	
N_2	转移至对侧支气管、纵隔、肺及肺门淋巴结	
M分期		
M_0	无远处转移	
M_1	有远处转移	

注:*胸膜表面被分为肺尖(胸膜顶)、纵隔胸膜、膈胸膜、侧壁胸膜、壁层胸膜、脏层胸膜。

【鉴别诊断】

1. 周围型肺癌・局限性胸膜间皮瘤应与侵犯胸膜的周围型肺癌鉴别，肺癌与胸壁相交通处为锐角，癌肿内可见空泡征或支气管气征，轮廓常呈分叶，边缘有毛刺。

2. 胸膜孤立性纤维瘤・表现为边界清楚的胸膜孤立性肿块，无分叶或可见小分叶，多生长缓慢且表现良性过程，较小呈圆形或梭形，增大后形态不规则，但轮廓一般光整，相应肺组织受压，瘤-肺界面较清晰，并可见胸膜尾征，CT平扫多呈等或略高密度，内部可见不均匀较低密度的黏液样变性区，增强强化方式多样且程度变化较大，可见轻中度和显著强化并存，有时可见明显强化的迂曲小血管影及地图样强化。

3. 胸膜转移瘤・胸膜转移瘤是最常见的胸膜肿瘤，一般有明确的原发性恶性肿瘤病史及相应症状，CT表现为胸膜结节状、不规则形增厚或软组织密度肿块，一般胸膜增厚的范围及程度相对较小，发生胸膜广泛增厚及胸廓缩小的概率较低，且病灶多各自分离，累及两侧胸膜。

CT增强类似于原发性肿瘤的强化方式，相邻的肋骨常见破坏，恶性胸腔积液常见，且多为血性、容易包裹，有时可见其他部位的转移灶。

4. 结核性胸膜炎

(1) 结核性胸膜炎的胸痛一般是在早期（渗出期）出现，与呼吸运动引起胸膜摩擦刺激胸膜壁层神经有关，听诊可闻及胸膜摩擦音，一旦胸腔积液形成，双层胸膜分离，胸痛会很快消失。而恶性间皮瘤的胸痛呈进行性加重，疼痛剧烈，胸腔积液增多而胸痛不缓解。

(2) 结核性胸膜炎的胸腔积液大多为浅黄色，血性胸腔积液较少见；恶性胸膜间皮瘤的胸腔积液多为血性，抽液后胸腔积液增长迅速，且抽液后胸部X线片、CT可发现胸膜上类圆形的肿块影。

(3) 结核性胸膜炎一般以单侧或双侧胸腔积液为主要表现，可合并胸膜肥厚。恶性胸膜间皮瘤如出现局限性胸膜肥厚，则常伴邻近肋骨破坏，临床可出现胸痛、病理性骨折、血钙增高等表现。

(4) 两者对抗结核药物的反应不同。

三、胸膜转移瘤

胸膜转移瘤(pleural metastases)是其他部位肿瘤经血行或淋巴途径转移至胸膜、邻近胸膜或胸壁的恶性肿瘤直接侵犯胸膜，以及胸腔内肿瘤播散性种植转移所致。

本病约占胸膜肿瘤的95%，最常见的原发性肿瘤包括肺癌、乳腺癌、胃癌、胰腺癌、卵巢癌等[19,20]。大约20%的胸膜转移瘤不能找到原发性肿瘤。发生胸膜转移提示患者已有全身转移性疾病，预后极差。

【发病机制与病理】

胸膜散在多发的转移性结节，胸膜不规则增厚，多伴有胸腔积液（血性）。胸膜转移瘤多同时累及脏层和壁层胸膜，少部分仅累及脏层(29%)，单纯累及壁层胸膜者十分少见。转移性胸膜肿瘤常引起渗出性恶性胸腔积液。

【临床表现】

除原发性肿瘤症状外，与胸膜相关的主要症状为胸痛、咳嗽、进行性呼吸困难。合并恶性胸腔积液最常见的症状是气短。只有25%恶性胸腔积液患者有胸痛，通常为钝性胸痛。

【实验室检查】

1. 胸腔积液细胞学检查・胸腔积液检查包括生化检查、细胞学检查、细胞染色体检查、肿瘤标志物检查等，根据临床观察，胸腔积液细胞学检查对诊断恶性胸腔积液的准确度为40%~87%。有研究表明，如为腺癌所致的胸腔积液，则其原发性肿瘤位置一般难以发现，且不易与恶性胸膜间皮瘤鉴别。下列因素可能会影响细胞学的检查结果。

(1) 胸腔积液不是由于胸膜转移瘤所致，而是继发于其他疾病，如充血性心力衰竭、肺栓塞、肺炎或低蛋白血症。

(2) 原发性肿瘤的性质决定胸腔积液检查的结果，如肺鳞状上皮细胞癌并发的胸腔积液，通常是由于支气管梗阻或淋巴管堵塞引起，胸腔积液细胞学检查多为阴性；淋巴瘤患者的细胞学检查有75%阳性，而霍奇金病只有25%为阳性。胸腔积液细胞学检查的阳性率腺癌较肉瘤高。

(3) 采送的标本愈多，阳性结果的百分率愈高。

(4) 如胸腔积液的细胞块和胸腔积液残渣都送做检查，则其阳性率较只采用一种为高。

(5) 阳性诊断的百分比与实验室技术员的技巧有关。

2. 胸膜穿刺活检・一般认为胸腔积液细胞学检查确定诊断较胸膜穿刺活检更有效，但当胸腔积液细胞学检查阴性，则应行胸膜活检，同时再送一次胸腔积液标本行细胞学检查。若检查仍无诊断结果，患者无明显症状，结核皮试阴性，胸腔积液逐渐吸收，可建议观察3个月。

如患者出现气短，症状日渐加重，体重减轻，又有明显的癌瘤病史，应考虑胸腔镜检查。

3. 胸腔镜检查・胸腔镜可逐一观察胸膜脏层、壁层及横膈黏膜颜色、质地，有无赘生物、破损及分泌物，如有粘连带，用YAG激光进行烧灼分离，然后在肺表面及壁层胸膜处选择性地行胸膜取材活检，送检病理科行相关染色及免疫组化。

国内研究[21]表明良性胸膜胸腔镜下形态学特征：①胸膜充血、水肿。②较多的纤维粘连，较光滑或有散在分布的灰白灰黄色粟粒结节。③少有接触性出血。

恶性胸膜胸腔镜下形态学特征为：①胸膜充血、水肿不明显；②胸膜弥漫性增厚僵硬及包裹；③多发性灰白色结节，部分可融合，局部可呈白色苔藓样变；④接触性出血多见。

国外研究[22]表明5-氨基乙酰丙酸(5-ALA)荧光诊断(FD)已应用于多种恶性肿瘤的诊断，尤其可视化细微的胸膜转移瘤。

【影像学表现】

1. X线表现・X线片难以发现较小的转移病灶。胸腔积液多为游离性积液，若胸腔积液增长过快，胸腔积液量多时，可掩盖病变，当抽吸积液后行X线检查有助于发现病变（图44-6-21），人工气胸有助于胸膜病灶的确定，利于与肺内病变的鉴别（图44-6-21G）。

肺癌胸膜转移常出现在同侧胸腔，虽然表现为大量胸腔积液，但由于肺内病变的干扰，纵隔、膈肌是否移位，移位方向并不恒定（图44-6-21和图44-6-22）。

2. CT表现・胸膜转移瘤在CT影像上多无特征性。CT表现包括以下几种形式。

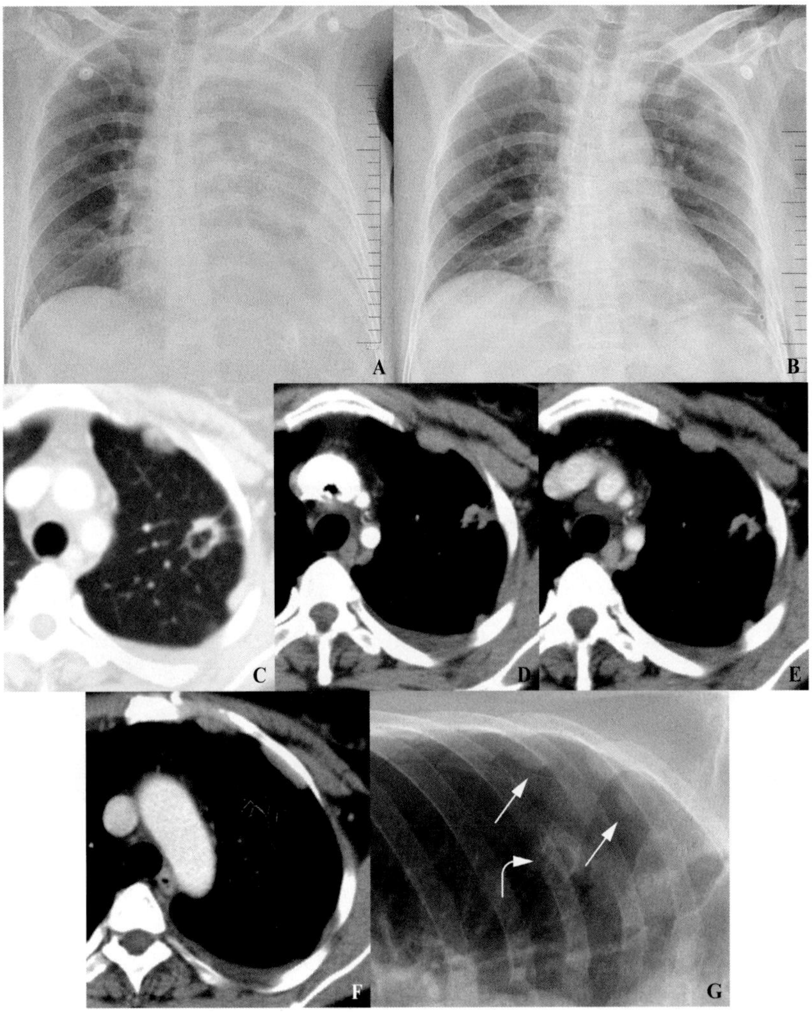

图 44-6-21　左肺低分化腺癌并胸膜转移

首诊片(A)显示左侧大量胸腔积液并左侧肋间隙轻度狭窄,左肺野密度不均,纵隔轻度向健侧移位;闭式引流后胸部X线片(B)显示左肺中上野多发结节;CT肺窗(C)显示左肺上叶空洞性结节伴胸膜凹陷;增强扫描(D~F)显示胸膜多发大小、形状各异结节,肺内结节及胸膜结节呈同步均匀强化,左侧胸膜腔少量积液;人工气胸后侧卧水平投照(G)显示胸膜结节位于壁层胸膜(直箭),肺内结节内有空洞形成(弯箭)。

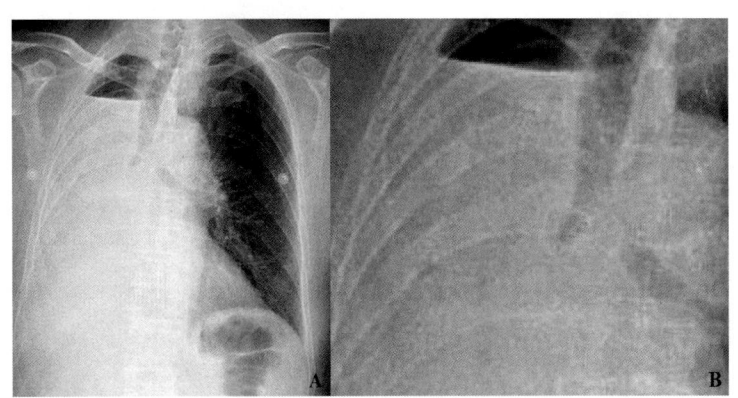

图 44-6-22　男性,69岁。右肺中央型肺癌并胸膜腔积液

右中下肺密实,上缘可见液平,右侧肋间隙缩窄,气管纵隔向患侧移位,右主支气管狭窄(A、B)。

(1) 胸腔积液:几乎所有恶性肿瘤在晚期都会发生胸膜转移,引起恶性胸腔积液。在仰卧位扫描时,胸腔积液影沿胸廓内面及后外分布,液面呈反抛物线状(图44-6-23),当脏壁层胸膜发生粘连的时候(图44-6-24),或肺组织伸入其间的时候,液体形状可呈球形、半球形或分叶状,相邻肺叶受压可出现局限性肺萎陷,应注意不要将其误认为肿瘤。

增强扫描有助于鉴别诊断。纵隔移位程度决定于胸腔积液量、胸膜受累程度及肺不张等多方面的综合力影响(图44-6-23和图44-6-24)。

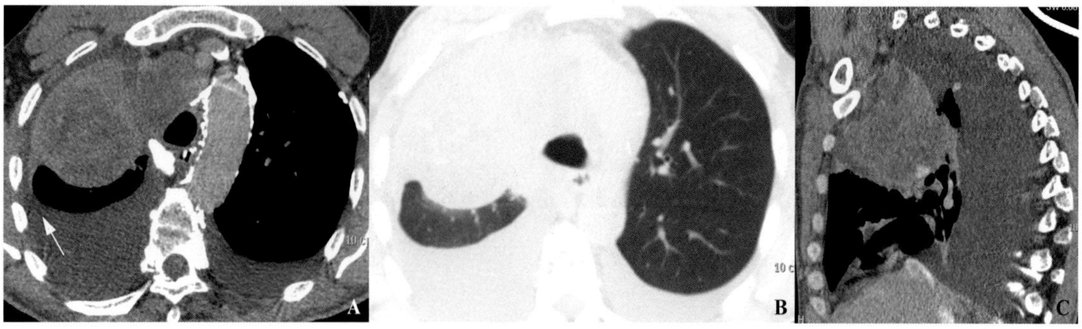

图 44-6-23 右上中央型肺癌并纵隔、肺门淋巴结转移

CT 纵隔窗(A)显示纵隔前部左移,右侧肋间隙略缩小,右侧前胸壁肿块(箭)与胸壁交角为钝角,可见胸膜尾征呈三角形,双侧背侧新月形液体密度;肺窗(B)显示肿块及液面与肺分界清楚,边缘光滑;矢状位(C)显示积液沿背部分布,内缘呈反抛物线状。

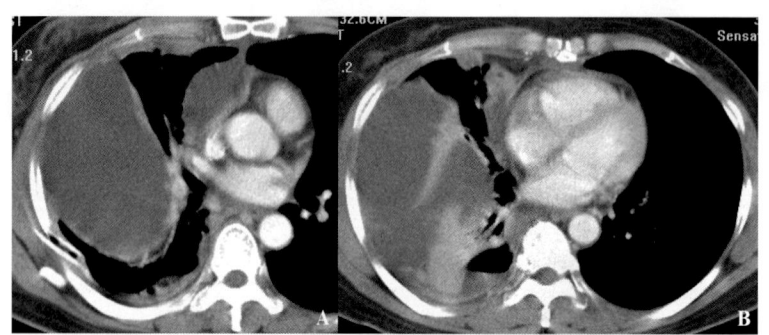

图 44-6-24 转移性大细胞癌并右侧胸膜腔及纵隔包裹性积液

CT 显示右侧侧胸壁、前纵隔及后纵隔多发液体密度区(A),相互独立,侧胸壁积液呈球形突向肺内,下肺野(B)侧胸壁积液呈分叶状,内可见萎陷的肺组织,胸膜呈线状增厚。

(2)胸膜转移灶:椭圆形、圆形、扁丘状胸膜肿块,常为多发,也可数个相连融合成块[40-42]。当胸膜轻度增厚及多发小转移灶时,平扫 CT 常不能显示,增强扫描有助于病灶的检出。当结节众多导致弥漫性胸膜增厚时,表现与弥漫性胸膜间皮瘤类似。

此时,若发现肺内有肿瘤和/或转移瘤时,倾向于胸膜转移瘤(图 44-6-25 和图 44-6-26)。胸膜转移瘤常伴相邻肋骨破坏、胸壁深部组织浸润。

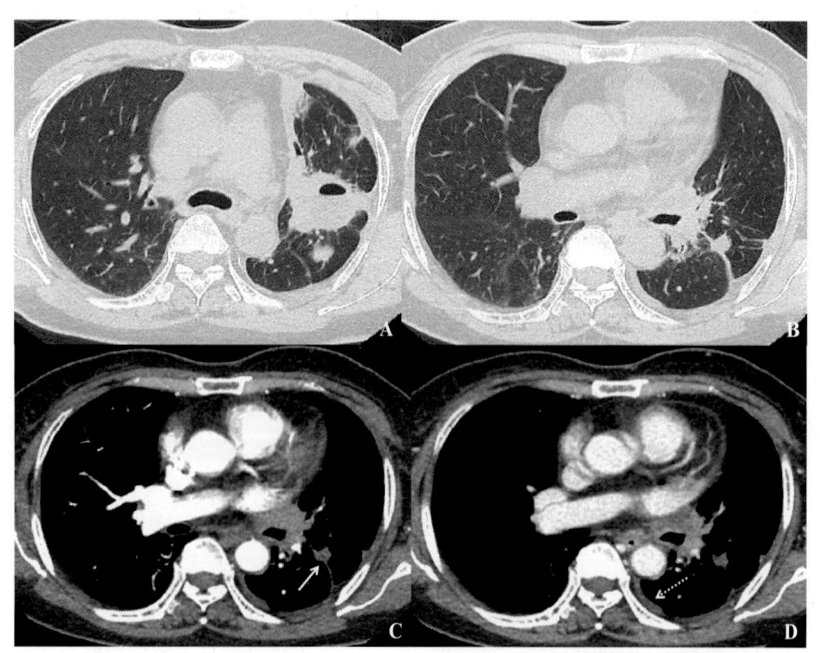

图 44-6-25 女性,62 岁。左肺上叶肺腺癌并肺内、胸膜、左肺门转移瘤

CT 肺窗(A、B)显示左肺上叶肿块伴空洞、肺内结节、左侧叶间胸膜结节。CT 增强扫描(C、D)显示左侧叶间胸膜结节(实箭),左背侧胸膜不规则样增厚(虚箭),不均匀强化;左肺门可见不均匀强化的软组织增厚影。

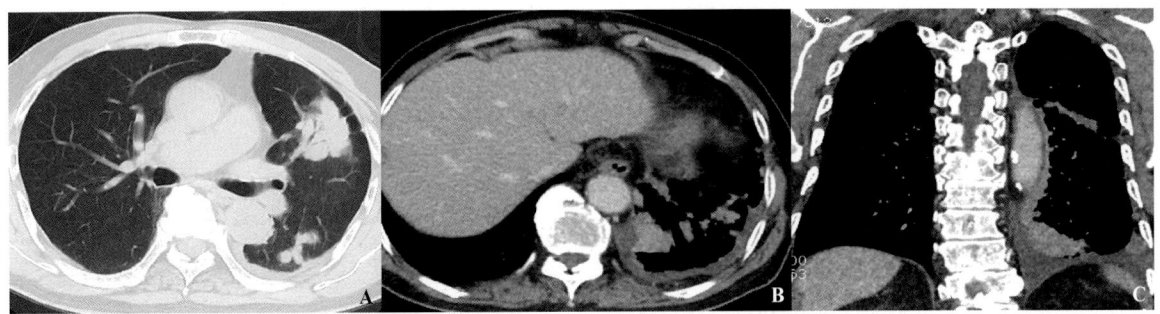

图44-6-26 男性,80岁。左肺上叶肺腺癌并胸膜转移瘤

CT平扫肺窗(A)显示左肺上叶分叶状肿块,左侧叶间胸膜增厚;CT增强扫描轴位(B)及冠状位(C)显示左侧胸膜广泛不规则样增厚、多发结节,多发病灶融合,不均匀强化,左侧胸廓缩小。

(3) 人工气胸CT检查:国内外报道较少。该方法是在穿刺抽液并注射少量的气体造成人工气胸后进行的CT检查,它使得脏层胸膜与壁层胸膜分离,原萎陷的肺组织重新复张,有助于对胸膜结节的数量、起源的显示(图44-6-27),有助于原有肺内结节得以重新显示。

MRI检查软组织分辨率较高,在显示胸膜转移瘤浸润胸壁范围,结合DWI检查鉴别淋巴结转移方面较CT检查有明显优势。转移胸膜呈T2WI稍高信号、T1WI等稍低信号,DWI呈高信号;结节与壁层或脏层胸膜宽基底相连,注射Gd-DTPA后可见明显强化或不均匀强化,强化特征与原发性肿瘤类似[23]。

胸腔积液呈T2WI高信号、T1WI低信号,胸腔积血呈T1WI、T2WI高信号,慢性胸腔积血内部信号强度特征可能不均匀。

PET-CT能较为敏感地探测到肿瘤细胞代谢的改变,胸膜转移瘤具有核素浓聚的特点,获得肿瘤组织的SUV,并提供病变解剖成像的精确定位,能直观地判断胸膜结节、邻近结构是否受侵犯,是否有淋巴结或远处转移,即使有大量胸腔积液,仍能很好地显示胸膜结节形态。相比CT检查可以减少小病灶的漏诊(图44-6-28),并对胸膜穿刺部位的确定有指导意义。

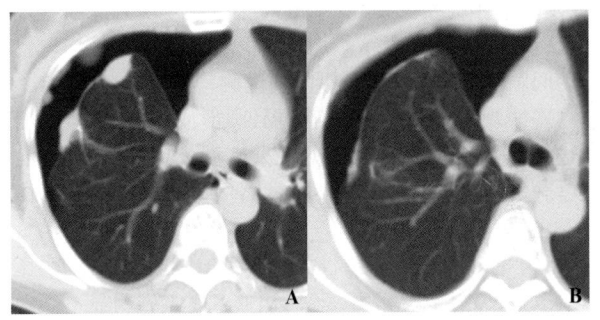

图44-6-27 肉瘤胸膜转移

人工气胸CT检查显示右前脏层及壁层胸膜多发大小不等结节(A),脏层胸膜不均匀增厚(B)。

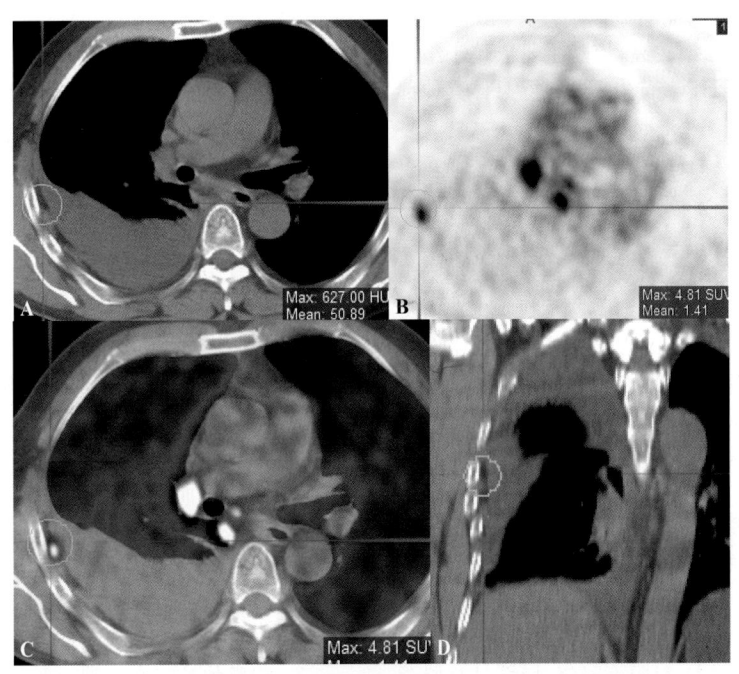

图44-6-28 右肺中央型肺癌并同侧肺门、纵隔淋巴结及胸膜转移

右侧胸膜腔内见中等量积液(A、C、D),右侧脏层胸膜小结节影呈核素异常浓集(SUV 4.81)(B)。右侧肺门大小不等结节呈核素浓集现象(C)。

胸膜转移瘤典型超声表现为胸膜局限不规则增厚,基底部较宽的结节状或肿块呈实性回声,病灶常多发,均有胸腔积液,以中量以上积液多见,胸膜增厚常大于 10 mm。

【诊断标准】

有明确原发性肿瘤病灶,出现进行性加重的胸痛,不因胸腔积液量增加而症状减轻。结合胸腔积液实验室检查和影像学诊断可提高确诊率。确诊依赖于病理学。

【鉴别诊断】

1. 弥漫性胸膜间皮瘤 · 常见于石棉暴露人群,其影像学表现与胸膜转移瘤有部分重叠,以下表现有助于两者的鉴别。①当两侧胸膜受累且表现为胸膜面上各自分离的多发小结节时,以转移瘤可能性大,而单侧胸腔连续的驼峰样大结节多为弥漫性恶性胸膜间皮瘤;②恶性胸膜间皮瘤多有肋骨的破坏,而胸膜转移瘤者出现肋骨转移相对少见;③弥漫性胸膜间皮瘤一般不发生肺内转移,肺内存在肿瘤性病变多见于胸膜转移瘤;④有原发性肿瘤病史多见于胸膜转移瘤。

2. 结核性胸膜炎 · 仅表现为胸腔积液及轻微的胸膜增厚时,胸膜间皮瘤和胸膜结核影像学鉴别有困难。结核性胸膜炎常伴有胸膜钙化,转移瘤罕见钙化。临床上,少量胸腔积液时,结核性胸膜炎常伴有胸痛,胸痛随呼吸运动加重,随积液量增多而减轻,胸膜间皮瘤患者胸痛少见,且不随积液量增多而减轻。结核性胸膜炎患者多有发热、乏力等全身症状,胸膜间皮瘤少有发热。

四、胸膜血管外皮细胞瘤

胸膜血管外皮细胞瘤(pleural hemangiopericytoma,PHPC)是一种起源于毛细血管壁外的周细胞的肿瘤,属于间叶组织源性肿瘤。其发病率极低,临床罕见,国内外文献报道仅十几例。

PHPC病因不明,可能与外伤、长期使用皮质类固醇激素、妊娠及高血压等有关。发病无明显性别差异,40~50岁左右中年人好发[24]。本病误诊率较高,诊断主要依赖于组织病理学检查,诊断为原发性PHPC,首先需要排除身体其他部位原发灶的可能。

【发病机制与病理】

大体观肿块包膜完整或不完整,质中,切面灰白色,部分区域有局灶黏液变性、坏死或钙化。

镜下观肿瘤细胞较单一,由梭形、短梭形及卵圆形细胞组成。细胞排列密集,间质成分少,胞内细胞器及胞质少。由交替分布的富于细胞区和细胞稀疏区组成;其间有不同比例的胶原纤维,部分区域间质血管较丰富,血管的特征是该肿瘤的一大诊断线索,一般为薄壁鹿角形血管、鸡爪形血管或近圆形血管。肿瘤细胞排列方式多种多样,呈条束样、席纹状、漩涡样等。

出现以下情况考虑为恶性:①细胞生长活跃,密集分布;②细胞核多形性;③核分裂象多见,一般>4/10 HPF;④肿瘤性坏死。

免疫组化波形蛋白、CD34、CD99、Bcl-2均呈阳性,Ki-67为1%~40%。对于瘤体较大、包膜不完整、局部具有侵袭性、细胞较密集、核分裂象较多且Ki-67指数>15%的病例需要引起重视,如果出现明确其他部位转移且具有明显侵犯其他组织造成破坏的可以直接诊断成恶性。

【临床表现】

发病初期一般没有临床症状,肿瘤增大到一定程度因压迫或侵犯了周围肺、胸壁组织,患者可有咳嗽、咳痰、胸闷、胸痛、呼吸困难等。

其他症状可有发热、体重减轻、胸腔积液,或者有自发性气胸的出现。

【实验室检查】

PHPC无特异性的实验室诊断标准,胸腔积液常呈渗出性,有时为血性。渗出液细胞学检查可检测到可疑肿瘤细胞,但不能以此作为确诊依据。如果肿瘤组织包绕肺组织,为限制性通气功能障碍。

【影像学表现】

胸部X线片上可表现为呈宽基底附于胸壁的椭圆形或圆形、球形肿块影,也可表现为发生于叶间胸膜的球形肿块影,高密度,边界清晰。

当肿瘤发生于脏层胸膜,可表现为带蒂肿块,位置可因体位改变。如伴胸腔积液[25],中量胸腔积液表现为外高内低的弧形密度均匀的致密影;大量胸腔积液患侧肺野呈均匀致密影,肋间隙增宽,横膈下降,纵隔向健侧移位。

CT表现为紧贴胸壁的椭圆形、圆形或球形肿块,轻度分叶,边界清晰,平扫呈等或等低混杂密度,出血时呈高低混杂密度,肿块邻近肺组织受压不张,肋骨骨质吸收变薄,可伴胸腔积液。

当病灶具有恶性侵袭性时,包膜可增厚,瘤内密度明显不均匀,散在钙化、多发坏死、囊变、出血,CT增强明显不均匀强化,瘤内常见扩张的血管,病灶侵犯胸壁,伴肋骨溶骨性骨质破坏、恶性胸腔积液,患者胸膜多发转移性结节,纵隔淋巴结肿大、肺及肝、骨转移[26]。

胸部MRI检查显示胸壁肿物紧贴胸膜,T1WI呈等、低信号,T2WI呈混杂高信号,增强扫描明显强化,强化多不均匀,肿瘤内常可见到流空血管影,囊变坏死呈T1WI低信号、T2WI高信号的无强化区,新鲜出血呈T1WI、T2WI高信号[27]。

【诊断标准】

胸膜血管外皮细胞瘤确诊依赖于病理学。

【鉴别诊断】

1. 胸膜孤立性纤维瘤 · SFTP多数没有临床症状,少数肿瘤会出现肺性骨关节病和低血糖。SFTP多表现为胸膜较大的孤立肿块,边界较清楚,多等或略高于肌肉密度,增强多呈延迟强化,小病灶强化均匀,大病灶多因囊变、坏死、出血表现为不均匀强化,肿瘤相对富血供,部分瘤内见增粗杂乱的血管,实质期呈地图样强化,肿瘤纤维成分于T2WI呈低信号具有一定特征,而PHPC于T2WI多呈偏高信号。

2. 局限性胸膜间皮瘤 · 胸膜间皮瘤起源于胸膜间皮细胞及纤维细胞,多见脏层胸膜,少见壁层胸膜。多数密度均匀,密度不均匀时,未发生液化坏死的实质部分强化仍然均匀。

3. 胸膜神经鞘瘤 · 神经鞘瘤主要起源于肋间神经近脊椎段或走行于椎体旁的交感神经,故多位于胸椎两侧的椎旁沟内,多为良性,边界清晰,有包膜,易囊变、出血,可伴钙化,增强扫描均匀或明显不均匀强化，周围骨质可被压迫吸收。

恶性神经鞘瘤多由神经纤维瘤病恶变而来，向周围胸壁及肺内侵犯，肿块较大，密度不均，大片低强化区内出现斑块状、网格状、岛屿状强化，实质部分呈中重度强化。

4. 胸膜肉瘤·PHPC 还应与胸膜来源其他恶性肿瘤鉴别，如滑膜肉瘤、脂肪肉瘤、纤维肉瘤等间叶组织恶性肿瘤。上述胸膜来源其他恶性肿瘤多表现为胸膜肿块向周围浸润生长，伴远处脏器转移。影像学表现具有较多共性，仅从形态和强化特点难以鉴定。

如滑膜肉瘤发现时可表现为局限性或弥漫性胸膜肿块，以弥漫性胸膜肿块多见，较少钙化。脂肪肉瘤以高分化型最为常见，病变内大部分成分为分化良好的脂肪组织，增强扫描边缘和分隔轻度强化；多形性脂肪肉瘤少见，恶性程度高，增强扫描表现为散在斑片状及条状轻中度强化，病变内成熟脂肪较少，影像学上与其他类型的间叶性肿瘤很难鉴别，确诊需结合病理免疫组化检查。

五、胸膜滑膜肉瘤

胸膜滑膜肉瘤(pleural synovial sarcoma，PSS)非常罕见，是起源于胸膜的原发性滑膜肉瘤，国外文献最早于 1996年报道[28]，它和原发性肺滑膜肉瘤一起属于更广泛的胸膜肺滑膜肉瘤的范畴[29]，仅占原发性肺恶性肿瘤的 0.1%～0.5%。

PSS 好发于青壮年，以 20～40 岁多见，无性别差异[30]。恶性程度高，生长较快，多为局限性侵犯及血行转移，极少发生淋巴结转移。

目前普遍认为滑膜肉瘤并非起源于关节滑膜，而是由间叶细胞发生的具有滑膜分化特点的恶性肿瘤。WHO 软组织肉瘤分类将其归入类型不确定的恶性组织肿瘤。

滑膜肉瘤是一种少见的软组织恶性肿瘤，占所有软组织肉瘤的 5%～10%，可发生于身体的任何部位，好发于四肢大关节的邻近部位，偶可发生于头颈部、腹壁、腹膜后、纵隔、胸壁、胸膜、肺及其他器官。

与大多数软组织肉瘤一样，PSS 的发病机制仍不明确，没有确定的危险因素，可能主要与物理因素、化学因素、病毒因素、遗传因素等有关。长期接触化学致癌物质、接触射线、不注意饮食、反复骨折、有家族史的人，更容易患肉瘤。

【发病机制与病理】

滑膜肉瘤直径为 3～10cm，多结节状，也可形成囊。当生长缓慢时，可挤压边缘，由纤维组织包绕形成假包膜。低分化的滑膜肉瘤生长迅速，容易浸润周围组织，出现出血和坏死。滑膜肉瘤分为单相型(梭形细胞型、上皮型)、双相型和低分化型 3 种亚型。

1. 单相型·由均匀一致的梭形细胞或单一的上皮细胞组成。
2. 双相型·则由不同比例的梭形细胞及上皮成分组成。
3. 低分化型·少见，细胞分化很差，异型明显。

由于细胞成分的比例、分布、分化程度的多样性，导致其表现多样，诊断困难。

免疫组化波形蛋白、CK、EMA、CD99、Bcl-2 等阳性，CD34、S-100 阴性。细胞遗传学及分子遗传学显示，大约>90% 的滑膜肉瘤都具有特征性的染色体易位 t(x;18)(p11;q11)，致 18 号染色体中的 SYT 基因与 X 染色体 SSX 基因融合[31]。

【临床表现】

PSS 的临床表现无特异性，取决于肿瘤是否压迫或侵犯周围组织，主要包括胸痛、咳嗽、呼吸困难及咯血[32]，其他症状及体征有低热、背痛或肩痛、上肢肿胀、血胸、自发性气胸及体重减轻等。

【实验室检查】

PSS 无特异性的实验室诊断标准，胸腔积液常呈血性，胸腔积液细胞学检查可检测到可疑肿瘤细胞，但不能以此作为确诊依据。如果肿瘤组织包绕肺组织，肺通气受限，肺功能检查常常为限制性通气功能障碍。

【影像学表现】

1. X 线表现·胸部 X 线表现为胸壁圆形、卵圆形或分叶状肿块突向肺野，边缘清晰，部分病灶巨大，可占据大半个胸腔，常伴有同侧胸腔积液，大量胸腔积液有时会干扰肿块的显示，纵隔向对侧移位，X 线片难以准确明确病变起源[33]。

2. CT 表现

(1) 孤立肿块型：肿块以胸膜为基底突向肺野，形态半圆形或不规则形，边界清晰，密度比胸壁肌肉密度稍低，密度均匀或不均，以不均匀多见。增强扫描表现形式也多样，轻度均匀强化，明显不均匀强化，实性部分持续强化，病灶周围相对强化更明显，少部分病例内部大片囊变坏死，增强后呈环形强化；部分病灶增强扫描动脉期病灶可见瘤血管[34]（图44-6-29）。

胸膜结节太小时容易漏检，巨大时邻近肺实质受压不张，伴同侧胸腔积液，大部分病例在手术切除或随访中短期会新出现胸膜转移，或伴肺门、纵隔淋巴结转移。

(2) 多发肿块型：病灶体积较大，密度不均，容易坏死、囊变、出血，常伴有同侧胸腔积液，侵犯周围肺、胸壁、纵隔等结构时，病灶边界变模糊，瘤体边缘局部连续性中断。极少部分肿块也可表现为持续均匀强化，极少伴钙化、空洞[34-36]。随着肿瘤进展，肋胸膜、纵隔胸膜及膈胸膜出现多发软组织肿块及斑块状增厚，趋于形成胸膜壳[37]。

PSS 播散和局部复发的主要部位包括胸壁、心包、横膈、脊柱旁软组织，也可直接延伸到腹腔。肺门、纵隔淋巴结转移少见，少部分病例发现时发生全身性转移，主要到肝、骨、脑和肺[33]。

在 MRI 上 PSS 的形态学表现基本同 CT 表现，表现为边界清楚的肿块，与胸膜宽基底相连，T1WI 呈等信号或等低混杂信号，T2WI 多呈不均匀高信号，由于病灶的囊变、坏死和营养不良性纤维化条带，因而出现类似液体信号的极高信号、相对高信号的软组织成分及纤维化低信号区域，显示瘤内灰色、黑色和白色三种混杂信号。

增强后不均匀强化，软组织实质部分持续强化，部分病灶动脉期可见供血血管[29]。

由于肿瘤 ^{18}F-FDG 摄取增高，与正常组织形成明显的反差，PET-CT 有助于微小病变的检出，对胸内淋巴结转移、胸外侵犯、全身转移及复发等方面要优于 CT 和 MRI 检查。

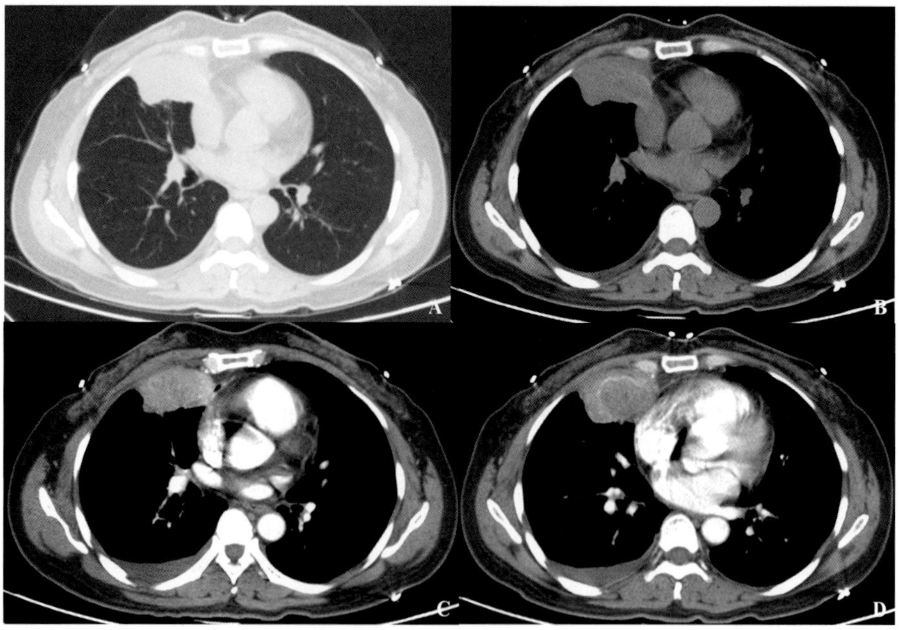

图 44-6-29　女性,50 岁。梭形细胞恶性肿瘤,符合滑膜肉瘤

CT 肺窗(A)、纵隔窗(B)和增强扫描(C、D)显示右前胸壁肿块,最大长径约 5.2cm,边界较清晰,内部密度不均匀,增强后不均匀强化,内可见弯曲走行的血管影,右侧少量胸腔积液(本病例由上海交通大学附属胸科医院于红教授提供)。

【诊断标准】

PSS 确诊依赖于病理学。

【鉴别诊断】

1. 胸膜间皮瘤。患者多有石棉接触史,表现为弥漫性胸膜结节、肿块、胸膜不规则增厚,部分病变互相融合而分界不清,形成类似驼峰状或波浪状改变,病变范围较 PSS 更广泛,胸腔积液发生率更高,肿瘤内罕见肿瘤血管。

2. 胸膜转移瘤。是最常见的胸膜肿瘤,一般有明确的原发性恶性肿瘤病史及相应症状,CT 表现为胸膜结节状、不规则形增厚或软组织密度肿块,一般胸膜增厚的范围及程度相对较小,发生胸膜广泛增厚及胸廓缩小的概率较低,且病灶多各自分离,累及两侧胸膜。

CT 增强类似于原发性肿瘤的强化方式,相邻的肋骨常见破坏,恶性胸腔积液常见,且多为血性、容易包裹,有时可见其他部位的转移灶。

3. 胸膜孤立性纤维瘤。多数没有临床症状,少数肿瘤会出现肺性骨关节病和低血糖。胸膜孤立性纤维瘤常表现为胸膜较大的孤立肿块,边界较清楚,多等或略高于肌肉密度,增强瘤内见增粗杂乱的小血管,实质期呈地图样不均匀强化,肿瘤纤维成分于 T2WI 呈低信号具有一定特征,而 PSS 于 T2WI 多呈混杂偏高信号。

(吴华伟　张凤)

参考文献

[1] Thakkar RG, Shah S, Dumbre A, et al. Giant solitary fibrous tumour of pleura-an uncommon intrathoracic entity-a case report and review of the literature [J]. Ann Thorac Cardiovasc Surg, 2011, 17:400-403.

[2] 方三高,魏建国,陈真伟. WHO(2020)软组织肿瘤分类[J]. 临床与实验病理学杂志, 2020, 36:1132-1134.

[3] Nagarjun R, Colby TV, Giovanni F, et al. Intrapulmonary solitary fibrous tumors: clinicopathologic and immunohistochemical study of 24 cases [J]. Am J Surg Pathol, 2013, 37:155-166.

[4] Galateau-Salle F, Churg A, Roggli V, et al. The 2015 World Health Organization Classification of tumors of the pleura: advances since the 2004 classification [J]. J Thorac Oncol, 2016, 11:142-154.

[5] 刘通,许凝. 以胸膜肿物起病的恶性胸膜间皮瘤报告 1 例[J]. 临床肺科杂志, 2019, 24:1157-1158.

[6] 杨晓川. 影像学检查在恶性胸膜间皮瘤中的应用[J]. 影像研究与医学应用, 2019, 3:1-3.

[7] Gill RR, Patz S, Muradyan I, et al. Novel MR imaging applications for pleural evaluation [J]. Magn Reson Imaging Clin N Am, 2015, 23:179-195.

[8] Niccoli-Asabella A, Notaristefano A, Rubini D, et al. 18F-FDG PET/CT in suspected recurrences of epithelial malignant pleural mesothelioma in asbestos-fibers-exposed patients (comparison to standard diagnostic follow-up)[J]. Clin Imaging, 2013, 37:1098-1103.

[9] 方三高,陈真伟,魏建国. 2021 年第 5 版 WHO 胸部肿瘤分类[J]. 诊断病理学杂志, 2021, 28:591-593.

[10] Rossi G, Davoli F, Poletti V, et al. When the diagnosis of mesothelioma challenges textbooks and guidelines [J]. J Clin Med, 2021, 10:2434.

[11] Kawaguchi K, Taniguchi T, Usami N, et al. FDG PET/CT is useful for detecting infiltration to the port site in patients with malignant pleural mesothelioma [J]. Gen Thorac Cardiovasc Surg, 2014, 62:157-162.

[12] Klabatsa A, Chicklore S, Barrington SF, et al. The association of 18F-FDG PET/CT parameters with survival in malignant pleural mesothelioma [J]. Eur J Nucl Med Mol Imaging, 2014, 41:276-282.

[13] Romei C, Fanni SC, Volpi F, et al. New updates of the imaging role in diagnosis, staging, and response treatment of malignant pleural mesothelioma [J]. Cancers (Basel), 2021, 13:4377.

[14] Nickell Jr LT, Lichtenberger 3rd JP, Khorashadi L, et al. Multimodality imaging for characterization, classification, and staging of malignant pleural mesothelioma [J]. Radiographics, 2014, 34:1692-1706.

[15] 吴小燕,于学燕. 恶性胸膜间皮瘤的临床特点及鉴别诊断[J]. 中国老年学杂志, 2016, 36:3747-3748.

[16] Kim YK, Kim JS, Lee KW, et al. Erratum: multidetector CT findings and differential diagnoses of malignant pleural mesothelioma and metastatic pleural diseases in Korea [J]. Korean Journal of Radiology, 2016, 17:825.

[17] Coolen J, De Keyzer F, Nafteux P, et al. Malignant pleural mesothelioma: visual assessment by using pleural pointillism at diffusion-weighted MR imaging [J]. Radiology, 2015, 274: 576-584.

[18] Revelli M, Chiesa F, Del Prato A, et al. Role of respiratory-triggered diffusion-weighted MRI in the assessment of pleural disease [J]. Br J Radiol, 2016, 89: 20160289.

[19] Agalioti T, Giannou AD, Stathopoulos GT. Pleural involvement in lung cancer [J]. J Thorac Dis, 2015, 7: 1021-1030.

[20] Sureka B, Thukral BB, Mittal MK, et al. Radiological review of pleural tumors [J]. Indian J Radiol Imaging, 2013, 23: 313-320.

[21] 郭莹,鲍文华,孙涛,等.胸腔镜下胸腔积液患者胸膜形态特征及其诊断价值[J].医学信息,2020,33:182-184.

[22] Pikin O, Filonenko E, Mironenko D, et al. Fluorescence thoracoscopy in the detection of pleural malignancy [J]. Eur J Cardiothorac Surg, 2012, 41: 649-652.

[23] Raptis CA, McWilliams SR, Ratkowski KL, et al. Mediastinal and pleural MR imaging: practical approach for daily practice [J]. Radiographics, 2018, 38: 37-55.

[24] Lorigan JG, David CL, Evans HL, et al. The clinical and radiologic manifestations of hemangiopericytoma [J]. AJR, 1989, 153: 345-349.

[25] 汪林宝,李岩,赵晋波,等.胸膜罕见恶性血管周细胞瘤1例[J].中华胸心血管外科杂志,2014,30:381-382.

[26] Takahama M, Kushibe K, Kimura M, et al. Resection of primary pleural pedunculate hemangiopericytoma [J]. Ann Thorac Surg, 2004, 77: 2210-2213.

[27] Prakash M, Mumtaz HA, Sodhi KS, et al. Hemangiopericytoma: an unusual cause of peritoneal carcinomatosis [J]. Cancer Imaging, 2009, 9: 32-34.

[28] Gaertner E, Zeren EH, Fleming MV, et al. Biphasic synovial sarcomas arising in the pleural cavity. A clinicopathologic study of five cases [J]. Am J Surg Pathol, 1996, 20: 36-45.

[29] Frazier AA, Franks TJ, Pugatch RD, et al. From the archives of the AFIP: pleuropulmonary synovial sarcoma [J]. Radiographics, 2006, 26: 923-940.

[30] Ng SB, Ahmed Q, Tien SL, et al. Primary pleural synovial sarcoma. A case report and review of the literature [J]. Arch Pathol Lab Med, 2003, 127: 85-90.

[31] Aubry MC, Bridge JA, Wickert R, et al. Primary monophasic synovial sarcoma of the pleura: five cases confirmed by the presence of SYT-SSX fusion transcript [J]. Am J Surg Pathol, 2001, 25: 776-781.

[32] Hartel P. Primary pleural synovial sarcoma: clinicopathologic evaluation of 19 cases with focal unusual histology and diagnostic pearls [J]. EC Pulmonology and Respiratory Medicine, 2018, 7: 395-402.

[33] Kumar S, Goyal K, Bhatt R, et al. Primary pleural synovial sarcoma: a rare cause of hemorrhagic pleural effusion [J]. Adv Respir Med, 2021, 89: 60-62.

[34] 汪国余,王彬,黄抒佳,等.外周型原发性肺滑膜肉瘤的CT特征及文献复习[J].中国临床医学影像杂志,2020,31:414-417.

[35] Lin K, Yu BY, Shao C. Primary pleural synovial sarcoma presenting as small nodules hidden in pleural effusion [J]. Biomed J Sci & Tech Res, 2020, 29: 22118-22121.

[36] Kang MK, Cho KH, Lee YH, et al. Primary synovial sarcoma of the parietal pleura: a case report [J]. Korean J Thorac Cardiovasc Surg, 2013, 46: 159-161.

[37] Mardi K, Chauhan P, Kaushal V. Primary synovial sarcoma of pleura: a case report and review of the literature [J]. Clin Cancer Investig J, 2016, 51: 59-62.

第四十五章
胸壁与胸廓疾病

第一节·胸壁感染性疾病

一、骨髓炎

骨髓炎(osteomyelitis)是指病原体感染骨髓、骨皮质和骨膜引起的炎症性疾病,多数由血源性引起,也可由外伤或手术感染引起。

胸廓骨骨髓炎是胸壁组成骨的一种特殊感染性疾病,大多数为继发性感染,原发性感染甚为少见[1]。

病原体可以通过血行途径或通过邻近感染灶的直接蔓延到达骨质[1,2]。胸廓骨感染常与糖尿病、免疫抑制和外伤有关[3]。感染包括原发性或周围组织引起的化脓性感染,以及结核性骨炎、肋骨包虫病和真菌感染等。急性肋骨骨髓炎是罕见的。肋骨骨髓炎的结果与长骨骨髓炎相似。

骨髓炎的分类依据是感染时间长短及是否有化脓(脓肿形成)或硬化(骨密度增加)。慢性骨髓炎通常定义为存在1个月以上的骨髓炎[1]。

【发病机制与病理】

致病菌大多为金黄色葡萄球菌、链球菌、铜绿假单胞菌及结核杆菌,克雷伯菌也可引起本病。金黄色葡萄球菌和铜绿假单胞菌是化脓性感染中最常见的细菌[4]。

本病可通过以下四种途径发病[1,5]。

(1) 肺炎、脓胸、疖肿等化脓症,致病菌经血循环至肋骨生长繁殖。

(2) 胸壁软组织化脓性感染直接蔓延至胸廓骨。

(3) 胸廓开放性损伤,尤其伴有肋骨骨折造成肋骨感染。

(4) 开胸手术后肋骨感染。

【临床表现】

胸廓骨骨髓炎的典型表现包括发热、胸痛或背痛、脓肿或形成窦道。多数由血源性引起,也多由外伤或手术感染引起,多由疖、痈或其他病灶的化脓菌栓进入血液而达骨组织。

引起胸骨或肋骨骨髓炎时表现缺乏特异性。急性症状为起病时高热、局部疼痛,转为慢性骨髓炎时会有溃破、流脓、有死骨或空洞形成,但可能这些表现并不典型[1,6]。

【实验室检查】

骨髓炎的诊断是复杂的,依赖于临床怀疑和间接的实验室指标,如高白细胞计数和发热。能在患者病灶组织、血液或瘘管流出的脓样物质中,培养出致病菌则能确定病因[1,2,7]。

【影像学表现】

早期时可表现为正常,随着病变进展,X线表现为骨质膨胀,骨质溶解破坏,骨膜反应少见。晚期多为硬化和骨膜反应,X线片上显示为病灶区密度增高,受累骨骨溶解破坏。溶骨性改变呈单发或多发,多发者趋向于融合并导致界限不清的虫蚀样溶骨性改变[1,2,8](图45-1-1)。

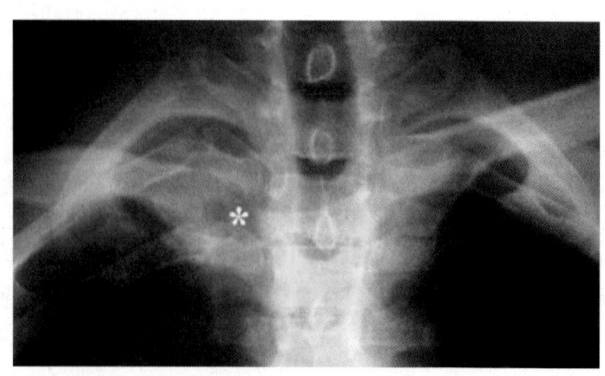

图45-1-1 女性,51岁。右胸锁关节的化脓性关节炎
X线片显示骨侵蚀伴胸锁关节不规则和假性扩大(*)。

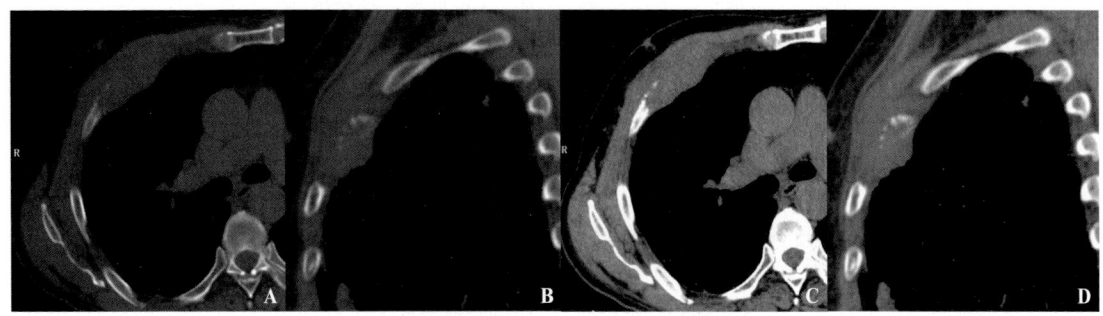

图 45-1-2　肋骨结核

CT骨窗(A)和矢状位(B)显示右侧第4肋骨前端外形膨大,伴溶骨性骨质破坏,皮质连续性中断,相应纵隔窗(C、D)显示骨周围软组织增厚,并波及胸壁肌肉。

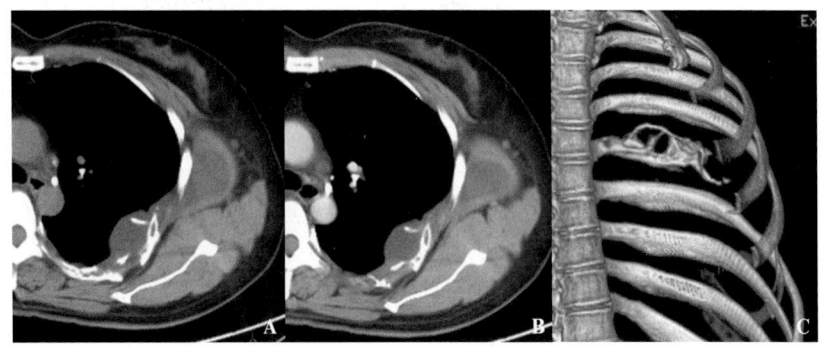

图 45-1-3　男性,69岁。胸壁包虫病伴有骨质破坏

CT纵隔窗(A)、增强(B)及VR(C)显示左侧第6肋骨后段不规则膨大,腋段及前段骨破坏,有囊性病变从胸壁向胸壁内外突起,囊性病变未见强化。

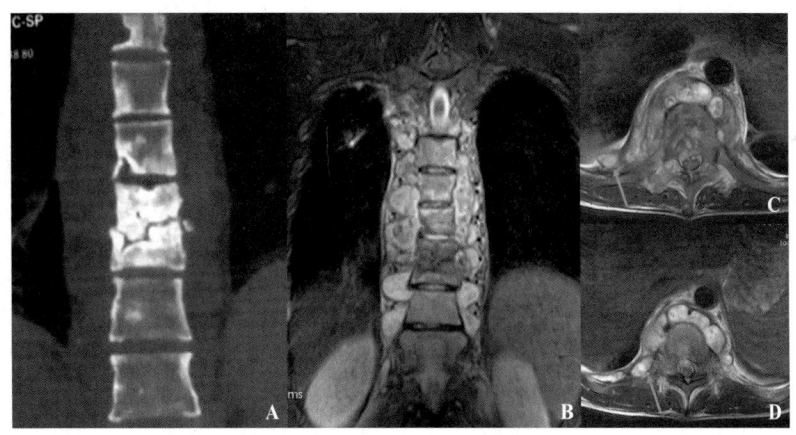

图 45-1-4　男性,26岁。胸椎结核

CT骨窗冠状位(A)显示第6～12胸椎椎体有异常高密度和砂砾样骨破坏,其中第9、10胸椎椎体骨硬化性破坏并椎间隙变窄,椎旁线增宽;MRI显示骨破坏信号不均匀,椎旁软组织肿胀呈串珠样,为肿大的淋巴结,其内信号不均匀(B～D)。

CT可显示层状骨膜反应和其他骨质改变,表现为病患处骨质吸收、破坏,骨皮质扭曲等(图 45-1-2)。相较于X线,CT不仅能观察到肋骨、胸骨的虫蚀样溶骨性改变,还能通过多平面重建(MPR)更加直观地观察肋骨及胸骨的病变情况,同时能观察周围软组织结构,如是否出现脓腔、瘘管等[1,2](图 45-1-3)。

骨髓炎可导致病变部位骨髓水肿,MRI中可观察到T2WI信号增高,虽然对于诊断骨髓炎敏感,但特异性不高,因为水肿可能是对邻近蜂窝织炎的反应(图 45-1-4)。因此,需要使用T1WI序列判断骨髓、皮质有无破坏、周围软组织有无肿胀等。

静脉注射钆造影剂进一步增强可以进一步观察病灶周围软组织的情况。同时MRI可用于检测病变进程及治疗反应[7,9]。

【诊断标准】

胸壁骨髓炎确诊需要病理学或微生物学的依据。

【鉴别诊断】

由于骨髓炎可表现为惰性的和非特异性的,这种情况的诊断经常被延迟和误诊为其他病理,如尤因肉瘤、朗格汉斯细胞组织细胞增多症、骨样骨瘤等等。全身性疾病应与多发性骨髓瘤进行鉴别[7]。

1. 尤因肉瘤·常常与骨髓炎难以鉴别。尤因肉瘤发病部位在四肢骨的骨干部,罕见发生于胸骨、肋骨。可表现为剧痛,伴发热及局部热感;红细胞沉降率升高;白细胞升高;CRP阳性,呈炎症反应。

影像学上早期以骨膜反应为主,骨髓内缺乏变化,诊断困难。骨膜反应与骨髓炎相比更加规则,主要特征为葱皮状骨膜反应[10]。

2. 朗格汉斯细胞组织细胞增多症·主要发生在四肢长管状骨时,偶尔可出现于胸骨、肋骨。其有高度的骨质破坏及显著的骨膜反应,因局部及全身均有轻度的炎症症状,骨组织细胞增多症与骨髓炎相比,骨破坏的范围及骨膜反应都是局限性的,后期可出现死骨[11]。

3. 骨样骨瘤·常发生在长管状骨,X线显示高度骨膜反应及骨皮质肥厚,其中可见病灶的骨透亮像[12]。

4. 多发性骨髓瘤·骨髓瘤细胞分泌破骨细胞活性因子而激活破骨细胞,使骨质溶解、破坏,骨骼疼痛是最常见的症状,多为腰骶、胸骨、肋骨疼痛。由于瘤细胞对骨质破坏,引起病理性骨折,可多处骨折同时存在[13]。

影像学上可表现为广泛的溶骨性破坏,典型为多发性的圆形穿凿状/不规则鼠咬状改变,边缘清晰,无明显硬化边。骨皮质膨胀变薄及广泛的骨质疏松,骨质密度降低。MRI可表现为T1WI低信号,T2WI高信号,脂肪抑制序列病灶高信号更明显。有时可见到高信号骨髓组织中见低信号病灶(椒盐样改变)[14]。

二、胸壁结核

胸壁结核(tuberculosis of chest wall)属于较为常见的胸壁疾病[15],其病变可能会侵犯胸壁各种组织,最终进展为胸壁寒性脓肿,脓肿破溃后形成反复渗液经久不愈的慢性窦道。由于早期症状不典型,常导致延误治疗、复发或多次手术[6,16]。

胸壁结核多发于青中年人群,男性患者居多,在患病初期患者的症状不明显,常被误诊为肿瘤、浅表组织感染或化脓性脓肿。胸壁结核感染仅占肺结核感染的10%,是典型的慢性感染[16]。

【发病机制与病理】

胸壁结核大部分为继发性感染,其中最常见的原发病变是肺结核、胸膜结核或其他部位结核所导致[17]。主要可分为三种途径。

(1) 结核菌由肺或胸膜的原发病灶经淋巴入侵胸壁组织,这是最常见的感染途径。

(2) 肺或纵隔的结核病灶穿破胸膜后,直接侵入胸壁各种组织,病变组织常与肺、胸膜的原发结核灶相互串联。

(3) 结核菌经血液循环侵入胸壁组织,是胸廓骨结核最常见的播散方式,病变进展时可穿破骨质及骨膜,侵入胸壁软组织[18]。

【临床表现】

早期症状不明显,可为不红无热的脓肿;也可能有轻微疼痛,但无急性炎症征象。按压时可能有波动感,穿刺可抽出乳白色脓液或少量干酪样物质,涂片或普通培养未见化脓细菌。病变继续发展,肿块逐渐长大、变软、穿破皮肤,形成久不愈合的慢性窦道,长期流脓[19,20]。

胸壁病变的程度并非与肺、胸膜病变的轻重成正比,如存在胸壁脓肿,而原发病症却处于静止或愈合状态。

【实验室检查】

1. 组织涂片检测·将患者的痰或是其他部位的体液制成涂片在镜下检测患者的阴性、阳性。

2. 结核菌素试验·阳性代表既往感染或接种卡介苗,强阳性可能提示具有活动性结核。阴性并不意味着没有结核菌感染。

【影像学表现】

X线一般是基本常规检查,初步认识胸壁肿块的大小、形态、位置、密度、边缘及与胸膜的关系,尤以切线位最佳,也可发现明显的肋骨破坏,同时可帮助判断肺内有无结核病灶,为胸壁结核的治疗及诊断提供了间接证据。

但是由于与软组织间缺乏良好的天然对照,故肿块在胸部X线片上常显示不清楚;当病变向胸腔内生长时不能在切线位显示,易被误诊为肺内包块;小脓肿及钙化灶显示不清;肋骨破坏较轻时不易显示[21]。

CT作为经常使用的一种临床检查方式,有高密度分辨率,能够清晰显示胸壁软组织与胸廓骨组织的解剖层次和肺内细微变化,因此用于评估胸壁结核受累部位、扩展范围,并有助于鉴别诊断,为治疗提供间接的指导。

胸壁软组织结核多起源于胸壁深处的淋巴结,穿透壁间肌到达胸壁浅层,在肋间肌内外各形成一个脓腔,中间有窦道相通,形成哑铃形病变。在CT及MRI表现为扁平形或半圆形肿块贴于胸壁,并同时向肋骨内外生长,形成哑铃形肿块(图45-1-5)。

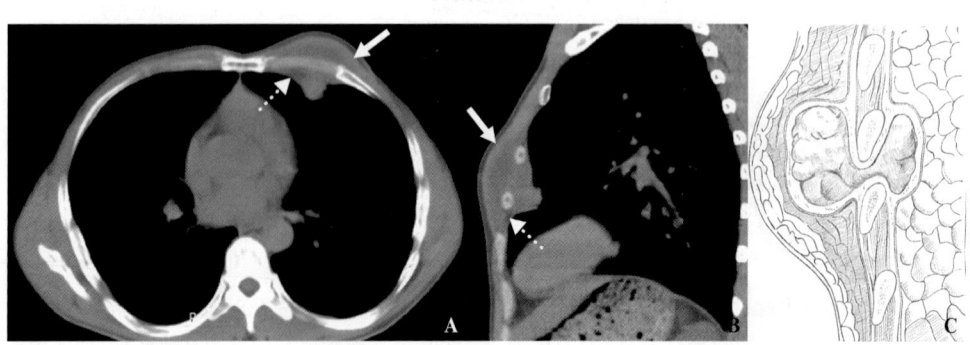

图45-1-5 男性,38岁。胸壁结核

CT纵隔窗(A)、矢状位(B)显示左前胸壁肋软骨区胸壁肿块,同时向胸壁外及胸膜腔两个方向生长,胸壁外病灶较大而光滑,将胸大肌(实箭)掀起;病变跨过肋骨端将胸膜掀起(虚箭)。C为胸壁结核形成示意图。

当病灶以增殖为主时(图 45-1-6),肿块为等密度,边缘较锐利、光滑。当病灶内发生干酪样坏死及形成脓肿时(图 45-1-7 和图 45-1-8),其内密度略不均匀。当病变进入慢性阶段,常形成钙化,钙化既可发生在病灶边缘也可见于病灶中心。

胸壁软组织结核常见部位为前胸壁,侧胸壁次之,脊柱旁最少。有研究表明 45% 胸壁结核合并肋骨破坏[22](图 45-1-9),引起继发性骨髓炎,此时常表现为肋骨骨质破坏,骨皮质膨胀变薄。

MRI 通过多序列对比,能显示病灶的成分和差异性,有助于确定来源,并缩小鉴别诊断疾病谱。

胸壁结核表现为胸壁肋骨内外团肿块,基底附于胸壁,边缘欠清,T1WI 呈中等偏低信号,T2WI 信号不均匀,内见片状坏死高信号(坏死)或点状低信号(钙化)影,增强后病灶外缘呈环状强化(图 45-1-10)。与 CT 相比,MRI 更有助于显示胸壁脓肿范围,以及与周围软组织的关系。

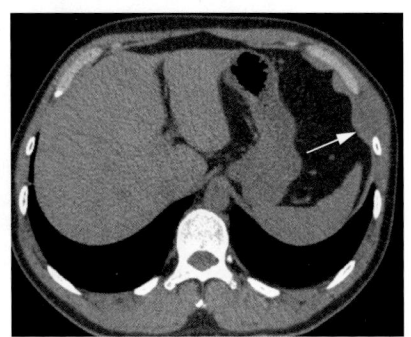

图 45-1-6 男性,30 岁。胸壁结核

CT 纵隔窗显示左前胸壁肋软骨与肋骨交界区胸壁肋间组织梭形增厚,平均 CT 值约为 34 HU,与肋间肌、胸大肌无法区分,皮下脂肪清晰透亮。

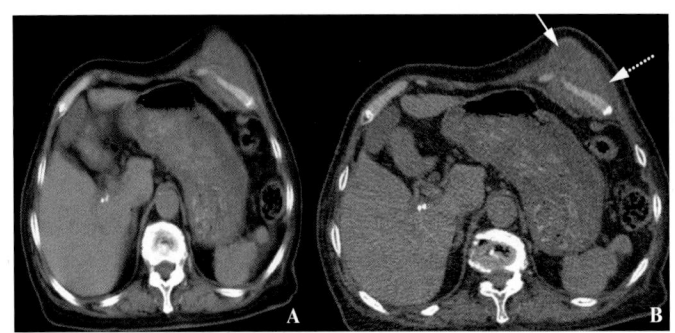

图 45-1-7 女性,81 岁。胸壁结核

CT 纵隔窗显示(A,层厚 10 mm)左前肋骨与肋软骨交界区胸壁肿块,同时向胸内外生长,病灶呈软组织密度影,边缘光滑锐利,平均 CT 值约为 35 HU;薄层(B,层厚 1.5 mm)显示胸外病灶前缘可见一稍低密度圆形结节,平均 CT 值约为 16 HU,与主病灶分界不清,病灶周围皮下脂肪清晰透亮,未见炎性反应。

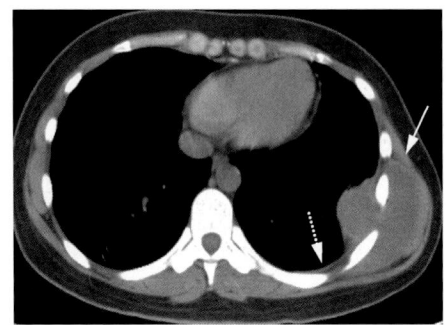

图 45-1-8 女性,23 岁。胸壁结核

CT 纵隔窗显示左侧胸壁囊性肿块同时向胸壁内外生长,内密度均匀,平均 CT 值约为 16 HU,相邻胸壁肌肉被推起,穿刺引流黄色黏稠脓液约 200 mL。

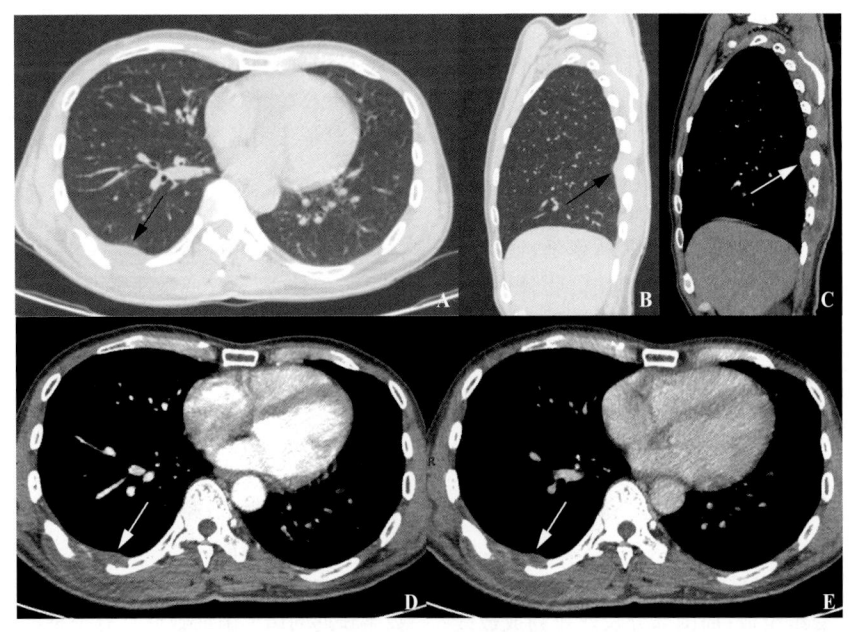

图 45-1-9 男性,57 岁。胸壁结核伴脓肿形成

CT 肺窗(A)及矢状位重建(B)显示右侧胸壁内隆结节(黑箭),与肺分界清晰,与侧胸壁成钝角;纵隔窗平扫(C)、增强动脉期(D)和静脉期 CT(E)显示病变同时向胸内外生长,内部密度不均匀,囊壁强化,局部肋骨内缘有骨破坏(白箭)。

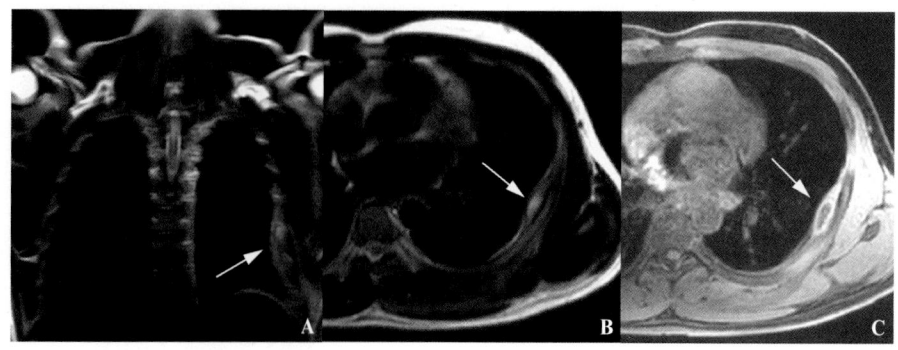

图 45-1-10 女性,46岁。胸壁结核

T2WI脂肪抑制序列冠状位(A)、T2WI横断位(B)、T1WI增强(C)显示左侧胸背部以肋骨为中心向内为突起的稍高信号(箭),T2WI信号不均,见小片状高信号(脓液),周围囊壁呈等信号,囊壁环形强化,脓液未强化。

【诊断标准】

胸壁结核的确诊需要病理学或微生物学的依据。

【鉴别诊断】

1. 化脓性胸壁脓肿。局部表现为急性炎症,常有全身感染症状,病程较短且于脓腋中多可查到化脓菌。

2. 胸壁转移瘤。患者通常有肿瘤病史,如果无骨质破坏,病灶较少出现跨胸壁生长的哑铃形生长特点。此外,动态观察更有助于转移瘤的诊断,如在治疗过程中新发病变,或经抗肿瘤治疗后病灶缩小消失,均有助于转移瘤的诊断。

3. 肋软骨炎。多见于青年女性,病变常累及一侧或双侧的第2~4肋软骨,受累肋软骨明显隆起,压痛轻,可局部注射可的松,保守治疗无效可行手术切除。

三、胸壁放线菌病

胸壁放线菌病(actinomycosis of chest wall)是指由放线菌感染引起的慢性化脓性肉芽肿性疾病。放线菌为条件致病菌,当人体抵抗力下降时可诱发本病。病原菌经呼吸道进入肺而致病,亦可由相邻部位放线菌病直接侵及胸壁[23,24]。

胸壁放线菌病男性青壮年多见,酗酒、口腔卫生不良、长期吸烟、有创操作、体内异物等是其危险因素,有基础肺部疾病的患者感染放线菌的概率也明显增加[25]。

本病起病隐匿,常呈慢性起病,当机体抵抗力下降,可因口腔分泌物吸入而侵入呼吸道,首先在支气管引起病变,再侵入肺实质,亦可由于食管病变向纵隔蔓延,或腹部感染穿过膈肌波及胸膜和肺,还可以侵犯胸壁、肋骨,形成窦道[26]。

【发病机制与病理】

放线菌是由放线菌属中某些种属引起的一种慢性化脓性肉芽肿性疾病,致病的有衣氏(以色列)放线菌、戈氏放线菌、内氏放线菌、黏液放线菌、迈氏放线菌、丙酸放线菌和龋齿放线菌等,其中衣氏放线菌对人致病性较强,一般不在人与人、人与动物间传播[27,28]。

硫磺颗粒制成组织切片,在显微镜下可见颗粒呈菊花状,核心部分由分枝的菌丝交织组成;周围部分长丝排列成放线状,菌丝末端有胶质样物质组成鞘包围,且膨大成棒状。部分呈革兰阴性。标本经苏木精-伊红染色,中央部为紫色,末端膨大部为红色。

【临床表现】

与病变部位相应的胸痛,并可出胸腔积液、脓胸和胸壁脓肿及多发性瘘管的体征[30]。

【实验室检查】

病灶组织或瘘管流出的脓样物质中,可见的黄色硫磺状小颗粒,称为硫磺颗粒(放线菌在组织中形成的菌落)。

【影像学表现】

胸壁软组织肿胀,软组织胸壁肿块,伴或不伴中央低密度、脓腔增强检查,部分病变实性部分呈明显渐进性强化,符合炎性肉芽肿病变的强化特点[30,31]。骨窗显示相邻肋骨骨膜增生、骨质破坏。感染进展,可导致支气管皮肤瘘或肋间瘘[7]。

常伴有肺内病变,表现为肺内局灶性或斑片状实变,可合并周围支气管扩张,累及下叶多见,多与胸膜粘连,伴有胸膜肥厚。大范围的实变可以跨过叶间裂并扩散进入邻近的肺叶,病灶内的空洞也可跨叶沟通。

【诊断标准】

胸壁放线菌病的确诊需要病理学或微生物学的依据。

【鉴别诊断】

胸壁放线菌病罕见,且缺乏典型的影像学表现,难与胸壁结核、其他致病菌胸壁感染、胸壁肿瘤鉴别。

四、胸壁诺卡菌病

胸壁诺卡菌病(nocardiosis of chest wall)是由诺卡菌引起的一种急性、亚急性或慢性感染性疾病。它多见于20~60岁男性。本病发生的特点与诺卡菌的种类、毒力、传播途径及宿主免疫功能之间的相互作用有关[32]。

诺卡菌主要致病菌包括星形诺卡菌、巴西诺卡菌、豚鼠诺卡菌,星形诺卡菌占80%以上。我国以星形诺卡菌最常见,其次是巴西诺卡菌[33]。经皮肤破损处入侵时,病变多局限性,很少发生血行播散;经呼吸道侵入时,首先引起肺感染,严重者常发生血行播散。

肺为最常见的感染部位,占诺卡菌病的70%~80%,多数生长期的诺卡菌细胞壁具有一种特殊的分枝菌酸,增加了细菌的毒力,导致感染不易局限在某一组织、器官,大脑、肝和肾是最常见的转移部位[34,35]。

胸壁诺卡菌病多继发于肺诺卡菌病,偶见胸部皮肤破损所致。

【发病机制与病理】

诺卡菌是革兰染色阳性需氧菌,细胞壁含分枝菌酸,易形成菌丝并且呈分枝状,采用改良的弱抗酸染色(1%硫酸)则为阳性,此点能与结核分枝杆菌区别。在涂片染色检测时,菌丝顶端可形成分生孢子、菌丝,也可断裂而呈球状或球杆状[36,37]。

组织病理提示组织液化坏死,伴脓肿形成,常有肉芽肿形成,病灶内以多核巨细胞为主,少有巨噬细胞和淋巴细胞,病原学检测可见诺卡菌。

【临床表现】

肺外或进行性纤维化波及胸膜、胸壁而发生穿孔者,表现与放线菌病相似,如形成脓肿、溃疡和多发瘘管,亦可表现为皮肤红色结节。

发热,37～41℃,可有厌食、无力、体重减轻、胸膜炎、盗汗及寒战等。若有肺部受累,则有呼吸音减低,有啰音出现[36]。

【实验室检查】

诺卡菌是革兰染色阳性需氧菌,细胞壁含分枝菌酸,易形成菌丝并且呈分枝状,其形态与衣氏(以色列)放线菌相似,采用改良的弱抗酸染色(1%硫酸)则为阳性,此点能与结核分枝杆菌区别。在涂片染色检测时,菌丝顶端可形成分生孢子、菌丝,也可断裂而呈球状或球杆状[36,37]。

组织病理学检查也可诊断诺卡菌病,其组织病理提示组织液化坏死,伴脓肿形成,常有肉芽肿形成,病灶内以多核巨细胞为主,少有巨噬细胞和淋巴细胞,病原学检测可见诺卡菌。

有研究表明16SrRNA基因测序及HSP65、Sec A基因、gyr B基因检测等分子生物学技术可大大提高诺卡菌诊断的阳性率,尤其对种类鉴定有极大的帮助[34,38]。

【影像学表现】

当出现胸壁感染时,可见皮下软组织肿胀呈肿块样,易发生液化形成脓肿,脓肿突破皮肤形成瘘管。骨质受累时,呈斑点状点状溶骨性骨质破坏改变[39]。

【诊断标准】

胸壁诺卡菌病的确诊需要病理学或微生物学的依据。

【鉴别诊断】

肺部诺卡菌病的症状和体征无特异性,诊断较为困难。尤其在淋巴瘤、AIDS、脏器移植、长期使用糖皮质激素、免疫抑制剂治疗等高度免疫功能低下患者,由于可能同时存在多种病原体导致的机会性感染,如放线菌病、继发性结核等。

对于肺部的亚急性或慢性感染经普通抗感染治疗或抗结核治疗无效时,应考虑本病的可能,特别是伴有脑实质或皮肤多发脓肿的病例[39]。

(吴华伟 傅奕铖)

参考文献

[1] Lew DP, Waldvogel FA. Osteomyelitis [J]. Lancet, 2004, 364: 369-379.

[2] Chelli BM, Jelassi H, Chaabane S, et al. Imaging of chest wall infections [J]. Skeletal Radiol, 2009, 38: 1127-1135.

[3] Geurts J, Hohen A, Vranken T, et al. Treatment strategies for chronic osteomyelitis in low- and middle-income countries: systematic review [J]. Trop Med Int Health, 2017, 22: 1054-1062.

[4] Hogan A, Heppert VG, Suda AJ. Osteomyelitis [J]. Arch Orthop Trauma Surg, 2013, 133: 1183-1196.

[5] Maffulli N, Pallia R, Zampogna B, et al. The management of osteomyelitis in the adult [J]. Surgeon, 2016, 14: 345-360.

[6] Bergeron EJ, Meguid RA, Mitchell JD. Chronic infections of the chest wall [J]. Thorac Surg Clin, 2017, 27: 87-97.

[7] Han JY, Lee KN, Lee JK, et al. An overview of thoracic actinomycosis: CT features [J]. Insights Imaging, 2013, 4: 245-252.

[8] Gonzàlez-Lara MF, Robles-Vidal C, Estrada-Lobato E, et al. Chest wall osteomyelitis after breast cancer surgery. A case series [J]. Enferm Infecc Microbiol Clin, 2015, 33: 210-211.

[9] Knisely BL, Broderick LS, Kuhlman JE. MR imaging of the pleura and chest wall [J]. Magn Reson Imaging Clin N Am, 2000, 8: 125-141.

[10] Balamuth NJ, Womer RB. Ewing's sarcoma [J]. Lancet Oncol, 2010, 11: 184-192.

[11] Gupta AN, Vassallo R, Wikenheiser-Brokamp KA, et al. Diffuse Cystic Lung Disease. Part I [J]. Am J Respir Crit Care Med, 2015, 191: 1354-1366.

[12] Boscainos PJ, Cousins GR, Kulshrehtha R, et al. Osteoid osteoma [J]. Orthopedics, 2013, 36: 792-800.

[13] Costa LJ, Usmani SZ. Defining and managing high-risk multiple myeloma: current concepts [J]. J Natl Compr Canc Netw, 2020, 18: 1730-1737.

[14] Barley K, Chari A. Diagnostic advances in multiple myeloma [J]. Curr Hematol Malig Rep, 2016, 11: 111-117.

[15] Rosales-Castillo A, Javier-Marinezinez MR, López-Ruz M. Chest wall tuberculosis: a rare extrapulmonary localization [J]. Med Clin (Barc), 2021, 157: 42.

[16] Lim SY, Pyon JK, Mum GH, et al. Reconstructive surgical treatment of tuberculosis abscess in the chest wall [J]. Ann Plast Surg, 2010, 64: 302-306.

[17] Minervini F, Greuter L, Kestenholz P, et al. A chest wall mass after breast carcinoma surgery: a simple diagnosis? [J]. Respirol Case Rep, 2017, 5: e00240.

[18] Morris BS, Maheshwari M, Chalwa A. Chest wall tuberculosis: a review of CT appearances [J]. Br J Radiol, 2004, 77: 449-457.

[19] Schito M, Migliori GB, Fletcher HA, et al. Perspectives on advances in tuberculosis diagnostics, drugs, and vaccines [J]. Clin Infect Dis, 2015, 61: S102-S118.

[20] Furin J, Cox H, Pai M. Tuberculosis [J]. Lancet, 2019, 393: 1642-1656.

[21] Boruah DK, Sanyal S, Sharma BK, et al. Role of cross sectional imaging in isolated chest wall tuberculosis [J]. J Clin Diagn Res, 2017, 11: Tc01-Tc06.

[22] Laurens KR, Luo L, Matheson SL, et al. Common or distinct pathways to psychosis? A systematic review of evidence from prospective studies for developmental risk factors and antecedents of the schizophrenia spectrum disorders and affective psychoses [J]. BMC Psychiatry, 2015, 15: 205.

[23] Dos Santos VM. Chest wall and spinal tuberculous abscess [J]. Arch Iran Med, 2015, 18: 738.

[24] Mato N, Oshikawa K, Sakuma Y, et al. Thoracic actinomycosis: clinical, radiological, and pathological findings in 11 cases [J]. Nihon Kokyuki Gakkai Zasshi, 2003, 41: 514-520.

[25] Mcbride WJ, Hill DR, Gordon DL. Chest wall actinomycosis in association with the use of an intra-uterine device [J]. Aust N Z J Surg, 1995, 65: 141-143.

[26] Andresen D. Microbiological diagnostic procedures in respiratory infections: mycobacterial infections [J]. Paediatr Respir Rev, 2007, 8: 221-230.

[27] KöNöNen E, Wade WG. Actinomyces and related organisms in human infections [J]. Clin Microbiol Rev, 2015, 28: 419-442.

[28] Clarridge JE, 3RD, Zhang Q. Genotypic diversity of clinical actinomyces species: phenotype, source, and disease correlation among genospecies [J]. J Clin Microbiol, 2002, 40: 3442-3448.

[29] Gonzalez-Santiago TM, Drage LA. Nontuberculous mycobacteria: skin and

soft tissue infections [J]. Dermatol Clin, 2015,33:563-577.
[30] Wassilew N, Hoffmann H, Anderjak C, et al. Pulmonary disease caused by non-tuberculous mycobacteria [J]. Respiration, 2016,91:386-402.
[31] Cheon JE, Im JG, Kim MY, et al. Thoracic actinomycosis: CT findings [J]. Radiology, 1998,209:229-233.
[32] Liu WL, Lai CC, Ko WC, et al. Clinical and microbiological characteristics of infections caused by various Nocardia species in Taiwan: a multicenter study from 1998 to 2010 [J]. Eur J Clin Microbiol Infect Dis, 2011, 30: 1341-1347.
[33] Martinez R, Reyes S, Menéndez R. Pulmonary nocardiosis: risk factors, clinical features, diagnosis and prognosis [J]. Curr Opin Pulm Med, 2008, 14:219-227.
[34] Wilson JW. Nocardiosis: updates and clinical overview [J]. Mayo Clin Proc, 2012,87:403-407.
[35] Duggl SD, Chugh TD. Nocardiosis: a neglected disease [J]. Med Princ Pract, 2020,29:514-523.
[36] Fatahi-Bafghi M. Nocardiosis from 1888 to 2017 [J]. Microb Pathog, 2018,114:369-384.
[37] Hakim H, Rao NN, Faull RJ, et al. Nocardiosis presenting as a lung mass in a kidney transplant recipient [J]. Nephrology (Carlton), 2015,20:6-9.
[38] Alfaresi M, Elkosh A. Rapid identification of clinically relevant Nocardia species using real-time PCR with SYBR Green and melting-curve analysis [J]. J Med Microbiol, 2006,55:1711-1715.
[39] Marglit I, Lebeaux D, Tisshler O, et al. How do I manage nocardiosis? [J]. Clin Microbiol Infect, 2021,27:550-558.

第二节·胸壁软组织良性肿瘤

一、脂肪瘤

脂肪瘤(lipoma)是由成熟白色脂肪细胞构成的良性肿瘤,通常呈囊状,是成人最常见的良性软组织间叶肿瘤,也是常见的胸壁良性肿瘤。它多为单发,偶可多发,称为多发性脂肪瘤。它好发于50～70岁肥胖人群、无明显性别差异,罕见于儿童。

大部分胸壁的脂肪瘤位于深部。肌内脂肪瘤通常体积较大,边界欠清,肿瘤的脂肪可浸润到骨骼肌纤维内[1]。

【发病机制与病理】

脂肪瘤的瘤体一般为椭圆形或分叶状,多向外生长形成外突性肿块,也可向胸腔内生长,或同时向内、外两个方向生长,形成哑铃状,质软,边界清楚,常有一薄层纤维包膜;但发生于肌肉内的可呈浸润状生长,无包膜或包膜不完整。

镜下见成熟的脂肪细胞堆积,其间有不规则纤维组织分隔,与周围正常脂肪组织没有区别。

脂肪瘤内可有其他的间叶成分,如纤维结缔组织、黏液、软骨和平滑肌组织等,以纤维最常见。

【临床表现】

缓慢生长的无痛性肿块,多为体检时偶尔发现。随肿瘤增大可能出现压迫症状。

【实验室检查】

脂肪瘤的实验室检查无特异性。

【影像学表现】

胸部X线片仅能显示较大的肿块,表现为局部密度增高,无法确认脂肪组织。对于瘤体较小、密度较淡、位置较深、部位较隐蔽的病灶通常不能显示。

脂肪瘤较软,易向薄弱区域生长,故在胸壁骨与肌肉的夹持下形态多样(图45-2-1～图45-2-3)。瘤内脂肪密度CT值常在-30 HU以下,密度均匀,多呈分叶状,有包膜,内部可有分隔(图45-2-3)。周围组织受压,肿瘤的密度始终与皮下脂肪组织相似,增强扫描病变无强化。

病灶边缘清楚,在MRI所有序列中均与皮下脂肪组织信号相同,呈典型短T1、中长T2信号,脂肪抑制序列上,信号被抑制,病变内可含有等信号的纤维间隔(图45-2-4)。

【诊断标准】

组织病理学检查是本病诊断的金标准,CT和MRI表现具有均匀典型脂肪组织表现,可临床诊断。

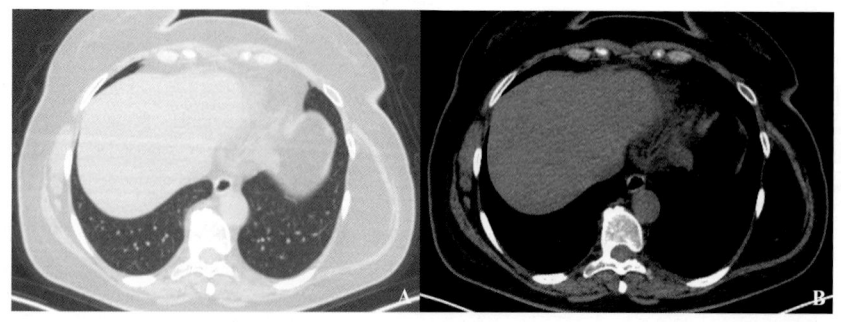

图45-2-1 女性,55岁。左胸壁脂肪瘤

CT平扫肺窗(A)和纵隔窗(B)显示左侧背阔肌与胸壁之间半圆形肿块,密度与皮下脂肪相似,大小约为10.7 cm×4.6 cm,平均CT值约为-117 HU,背阔肌被掀起。

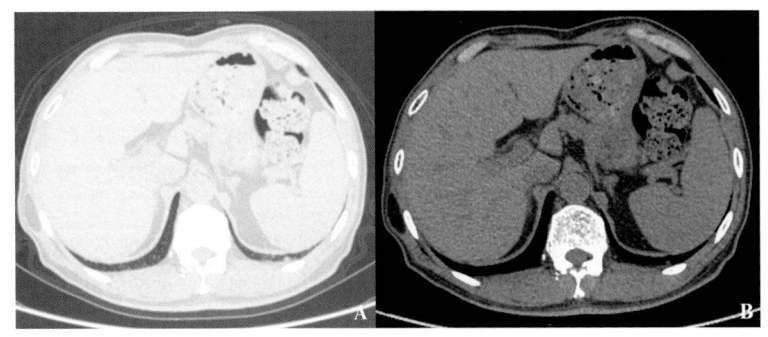

图 45-2-2 男性,65 岁。右侧胸壁脂肪瘤

CT 肺窗(A)和纵隔窗(B)显示右侧肌肉间结节,密度与皮下脂肪相似,病灶长径约为 3.3 cm,CT 值约为-100 HU,邻近肌肉受压移位。

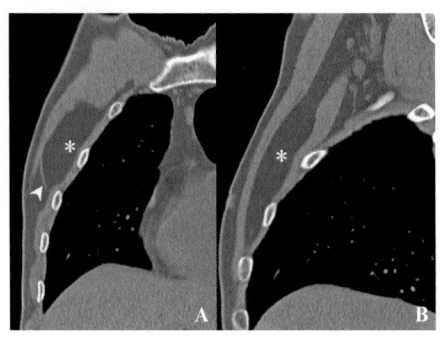

图 45-2-3 男性,63 岁。右侧胸壁脂肪瘤

CT 脂肪窗冠状位(A)和矢状位(B)显示右侧胸大肌下常条形脂肪密度(*),内见索条状软组织密度(箭头)。

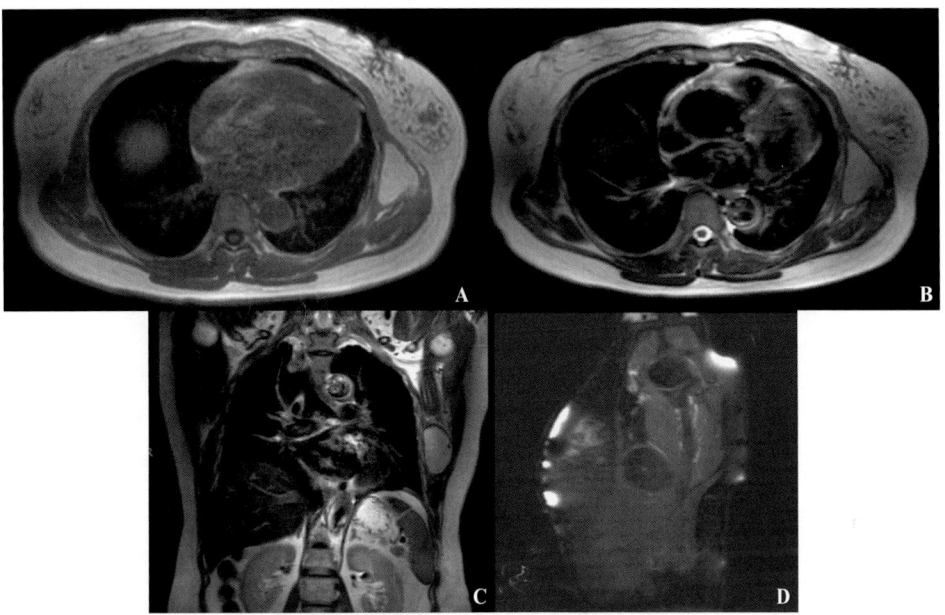

图 45-2-4 女性,63 岁。左侧胸壁脂肪瘤

MRI 横断位 T1WI(A)及 T2WI(B)、冠状位 T2WI(C)、矢状位 T2WI 脂肪抑制(D)显示左侧胸壁肌间隙团块异常信号影,大小约为 4.8 cm×3.2 cm,T1WI、T2WI 呈高信号,脂肪抑制为低信号,边界较清晰。

【鉴别诊断】

脂肪瘤影像学表现特殊,尤其以 CT 和 MRI 表现具有特征性,但也需要与富脂肪的脂肪肉瘤鉴别(表 45-2-1)。

脂肪瘤应与脂肪蓄积症鉴别,后者见于肥胖、肾上腺皮质激素服用者及库欣综合征者。

表 45-2-1 胸壁脂肪瘤与脂肪肉瘤的鉴别要点

脂肪瘤	脂肪肉瘤
男性多于女性,40~60 岁常见	好发于 50~70 岁,无性别差异
边界光滑清晰、生长缓慢	常呈浸润性生长,边界不清
密度与正常脂肪相仿	密度多高于周围正常脂肪组织
肿瘤内部密度均匀,极少伴细小分隔样改变	肿物内部可见云雾状软组织密度、条索状或软组织分隔
无强化	软组织成分强化

二、血管瘤

血管瘤(hemangioma)是常见的软组织良性肿瘤,由充满血液的扩张间隙、伴内衬的血管内皮组织。可累及皮肤、皮下组织和深部软组织,在胸壁可位于胸壁肌间隙或肌肉内,呈不规则软组织肿块,常多发,与周围正常组织分界清或不清[1]。肿瘤可并发感染、溃疡及出血。

血管瘤是一种良性的血管肿瘤,传统分类法根据血管瘤的血管口径大小、内皮细胞的形态和特征性组织结构,将血管瘤分为下列几型:①毛细血管瘤(capillary hemangioma);②海绵状血管瘤(cavernous hemangioma);③静脉性血管瘤(venous hemangioma);④上皮样血管瘤(epithelioid hemangioma);⑤肉芽肿型血管瘤(hemangioma of granulation tissue type)。

上述各型中,以毛细血管瘤最多见,海绵状血管瘤次之,其他各型少见。

【发病机制与病理】

毛细血管瘤为起源于中胚叶的先天性良性肿瘤,属于先天畸形,由扩张充血的毛细血管构成。海绵状血管瘤属于静脉畸形,由三种成分组成:①血管成分,为海绵状的腔隙组成,含低血流量的血液;②结缔组织间隔;③包绕病变的胶质增生。

病灶内可发生反复出血、血栓及钙化。除此之外,由于血管瘤内反应性脂肪的过度增生导致血管瘤内含有一定量的脂肪。

【临床表现】

一般无明显症状,偶有间歇性疼痛、肿胀。若长期压迫,可引起周围组织吸收、坏死,导致相应躯体功能障碍、畸形,有时在肿胀处可闻及血管性杂音。

【实验室检查】

血管瘤的实验室检查无特异性。

【影像学表现】

软组织肿胀或肿块,呈局限性生长时,表现为结节或肿块,边缘清楚(图45-2-5);呈蔓状生长时,表现为组织间多发大小不等结节,边界清晰或不清晰(图45-2-6),肿块内可有多发、大小不等圆形或椭圆形环状钙化的静脉石,为本病的特征性表现[2](图45-2-6)。

病变周围可见到扭曲的索条样结构,增强扫描肿瘤呈渐进性明显强化(图45-2-5),上述索条样结构被证实为肿瘤的供血动脉和引流静脉,是本病的另一特征。

血管造影呈囊状不规则扩张的血窦或粗细不均、迂曲扩张的血管样结构,对比剂通过缓慢,有时可见动静脉瘘。周围软组织结构可受压移位,骨结构可有增生性反应,无破坏。

MRI是显示病灶轮廓的最佳方式,血管瘤与周围正常组织的对比以T2WI显示最好。病灶多呈等T1、不均匀长T2信号(图45-2-6和图45-2-7),随着T2权重的增加,病变信号越来越高——亮灯泡征是良性血管瘤的特征性表现。静脉石及钙化则均呈低信号[2],其检出不如CT敏感。增强扫描特点与CT相似,若病变内有血栓形成,强化不均匀或不强化(图45-2-7)。

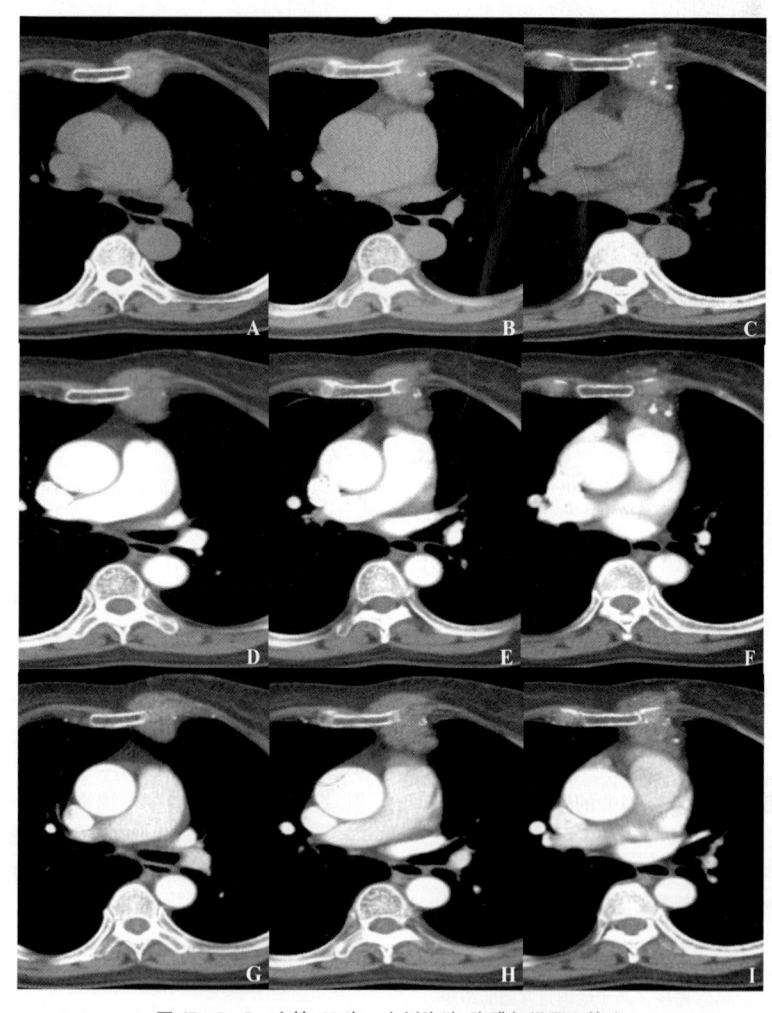

图45-2-5 女性,63岁。左侧胸壁、胸膜与纵隔血管瘤

CT纵隔窗(A~C)显示胸骨左缘软组织密度肿块,同时向胸骨内外生长,大小约为4.8cm×3.0cm,边缘较光滑,其内可见多发点状类圆形钙化,邻近骨质未见破坏。强化扫描动脉期(D~F)及静脉期(G~I)显示病变呈渐进性明显强化。

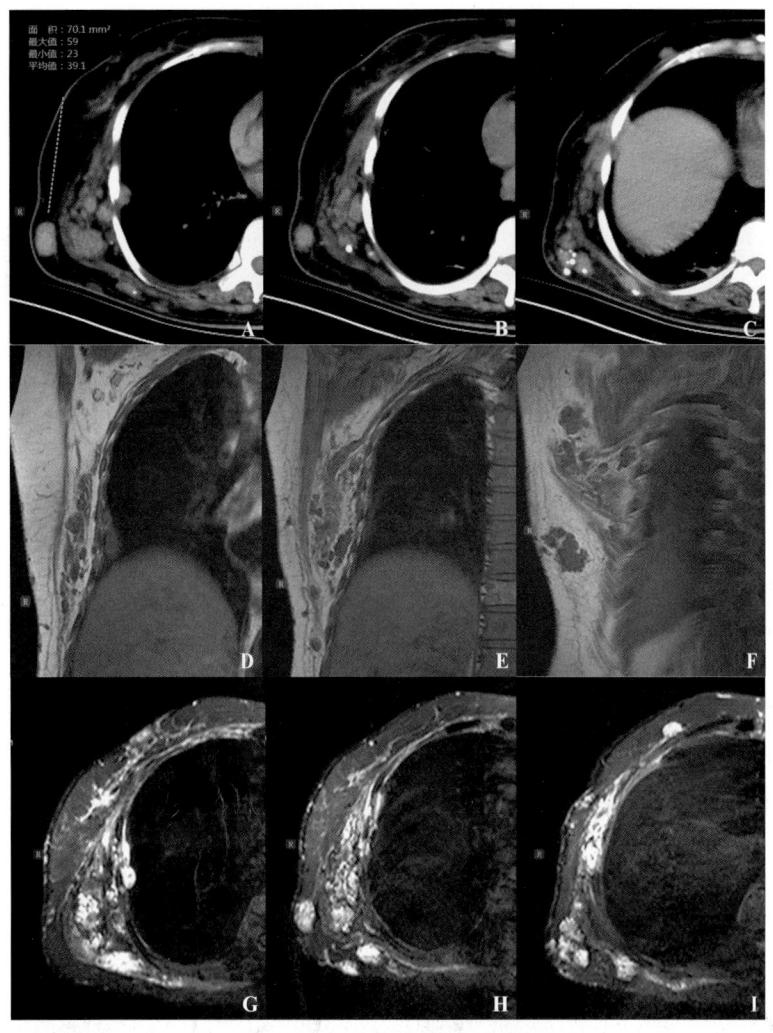

图 45-2-6　女性,52 岁。右侧胸海绵状状血管瘤

CT 纵隔窗(A~C)显示右侧胸壁下多发结节,部分有类圆形钙化点,邻近肌肉受压移位;MRI 冠状位 T1 显示病变范围较为广泛,边界不清,冠状位 T1WI(D~F)病变信号与肌肉相仿,轴位 T2WI 脂肪抑制序列(G~D)病变信号高,信号不均匀。

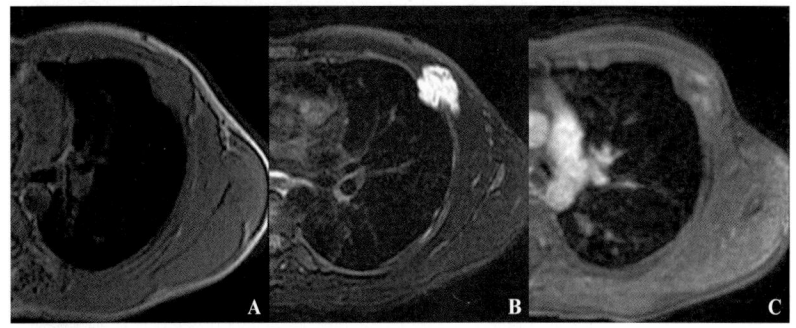

图 45-2-7　男性,19 岁。左侧胸壁血管瘤

T1WI(A)、T2WI 脂肪抑制(B)及增强扫描(C)显示左侧前胸壁等 T1 高 T2 信号结节,形态不甚规则,强化不均匀,病变累及肋间向胸内侵犯。

由于反复出血,可见亚急性及慢性出血的表现,为不规则斑点、片状短 T1 长 T2 信号,含铁血黄素沉着引起的短 T2 低信号环。血管瘤内反应性脂肪的过度增生也会提高 T1、T2 信号(图 45-2-8)。受累的肌肉和皮下脂肪常可出现肥大或萎缩改变。

【诊断标准】

血管造影及病理学检查是本病诊断的金标准。CT、MRI 显示胸壁血管瘤内可有、多发、大小不等圆形或椭圆形环状钙化的静脉石、含铁血黄素低信号环,亮灯泡征,增强扫描呈渐进性至明显强化,周围发现引流血管,可作出临床诊断。

【鉴别诊断】

1. 胸壁神经鞘瘤·好发于 20~50 岁患者,无性别趋势,无痛性肿块,根据细胞架构内 Antoni A 区和 Antoni B 区的不同,常会出现斑片状强化不均匀区。

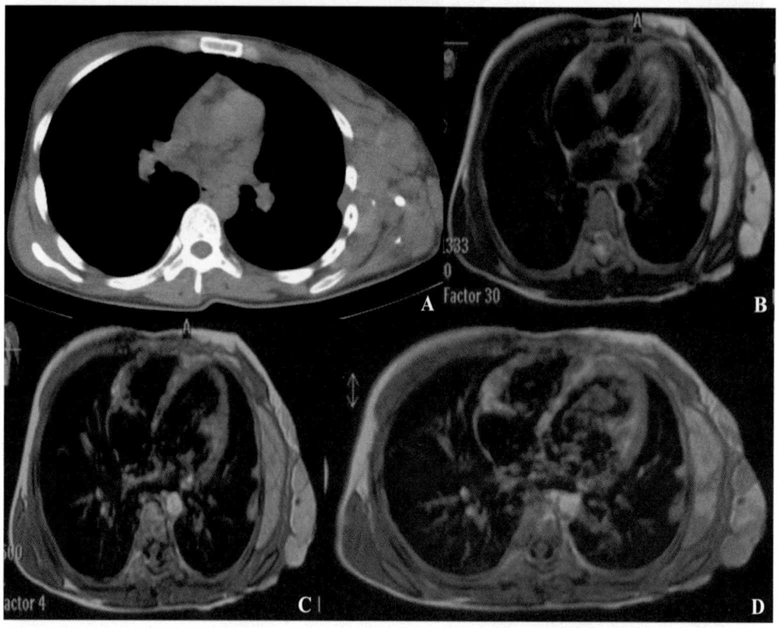

图 45-2-8 男性,19 岁。左侧胸壁血管瘤

CT 纵隔窗(A)显示左侧腋窝不均质软组织肿块,形态不规则;T2WI(B)及 T1WI(C)显示软组织肿块累及皮肤、肌肉间隙,并穿过肋骨进入胸腔,呈 T1、T2 双高信号,T1 信号略低于皮下脂肪,T2 信号与脂肪相似,增强扫描(D)病灶内信号不均匀,提示有强化。

2. 胸壁孤立性纤维瘤·罕见,发病与低血糖、肺型肥大性骨关节病有关,常偶然发现,以等长 T1 短 T2 信号为主,坏死、黏液变性长 T2 信号,轻到中度强化等,肿块内常见滋养血管。

三、神经鞘瘤

胸壁神经鞘瘤(neurilemoma)起源于脊神经的胸神经后支和前支鞘膜的施万细胞(Schwann cell),故又称施万细胞瘤。脊神经的胸神经后支由椎旁向后穿过肌肉,并向皮下走行。前支包括肋间神经和肋下神经,向前行走于肋间沟内,并与肋间动静脉并行,向前胸壁行进过程中发出皮支、侧支,在这些走行区域内均可发生胸壁神经鞘瘤。

胸壁神经鞘瘤十分少见。多见于 20~50 岁患者,男女发病率相近。生长缓慢,多为良性肿瘤,恶变少见。往往为单发。

【发病机制与病理】

神经鞘瘤基本上全部由施万细胞组成,这有别于同样起源于神经鞘膜的神经纤维瘤,后者包含几乎所有的周围神经细胞,即施万细胞、纤维母细胞、神经束膜细胞和轴突。

肉眼观肿瘤呈圆形或结节状,沿神经膜生长并压迫和推挤压神经干,良性神经鞘瘤为实性或囊实性肿块,边界清晰,包膜完整,表面光滑,切面可因出血、囊变呈不均质状。恶性神经鞘瘤边界不清晰。

镜下观神经鞘瘤的细胞架构分为 Antoni A 区和 Antoni B 区。其中 Antoni A 区由密集的梭形细胞构成,细胞核排列为栅栏或漩涡状,富含粘连蛋白使细胞紧密相连;Antoni B 区细胞纤细、稀疏,细胞之间空隙由嗜碱性的黏蛋白充填,同时该区含有载脂组织细胞、淋巴细胞和透明样变的小血管。

Antoni A 区一般为富血供区,Antoni B 区容易坏死囊变[3]。100%神经鞘瘤细胞过氧化物酶染 S-100 表达强阳性,特别是 Antoni A 型组织肿瘤[4,5]。

【临床表现】

神经鞘瘤生长缓慢,常无症状,仅在肿瘤体积增大至一定程度、对周围神经产生压迫时才会出现相应临床症状,如起源于肋间神经的神经鞘瘤会引起胸痛、咳嗽,甚至血胸。

【实验室检查】

神经鞘瘤的实验室检查一般无异常。

【影像学表现】

肿瘤呈单发类圆形肿块或结节,与邻近肌肉组织相比,Antoni A 区组织致密,呈等或略低密度(图 45-2-9),Antoni B 区组织稀疏,呈低密度。良性者,肿块边缘清晰、光滑;生长活跃型病灶、恶性病灶与周围边界不清。

增强扫描 Antoni A 区强化程度高于 Antoni B 区,强化方式视这两个区所占比例及有无黏液变、囊变、出血不同而异(图 45-2-10 和图 45-2-11)。

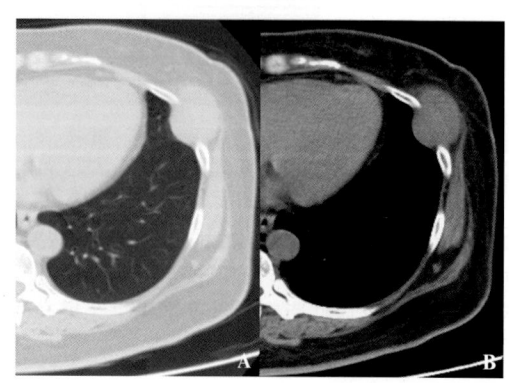

图 45-2-9 女性,59 岁。神经鞘瘤

发现左侧胸壁包块 10 年,近 2 年感觉有增大。CT 肺窗(A)和纵隔窗(B)显示左侧胸壁类圆形肿块,包膜完整,光滑,密度均匀,通过肋间向内、外呈半弧状突出。

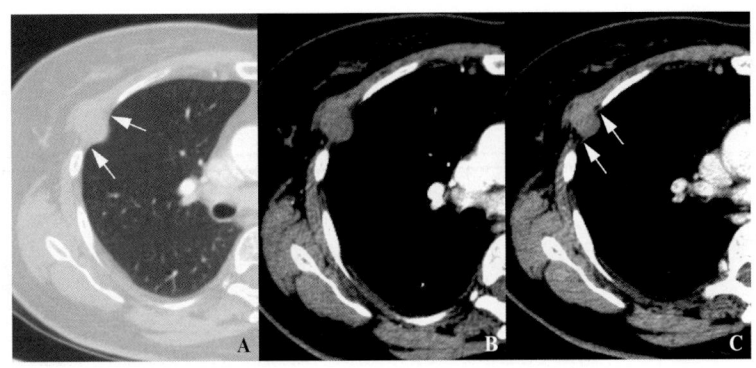

图 45-2-10　女性,48 岁。右侧胸壁神经纤维瘤

CT 强化扫描肺窗(A)右胸壁肋间孤立性结节,向肺内膨出,与胸壁交角为钝角(箭),大小约为 2.3 cm×2.6 cm×1.6 cm;增强扫描动脉期(B)显示结节骑跨肋间隙,胸肌被掀起,相邻胸膜未见显示,病变强化不明显;静脉期(C)病变进一步均匀强化。

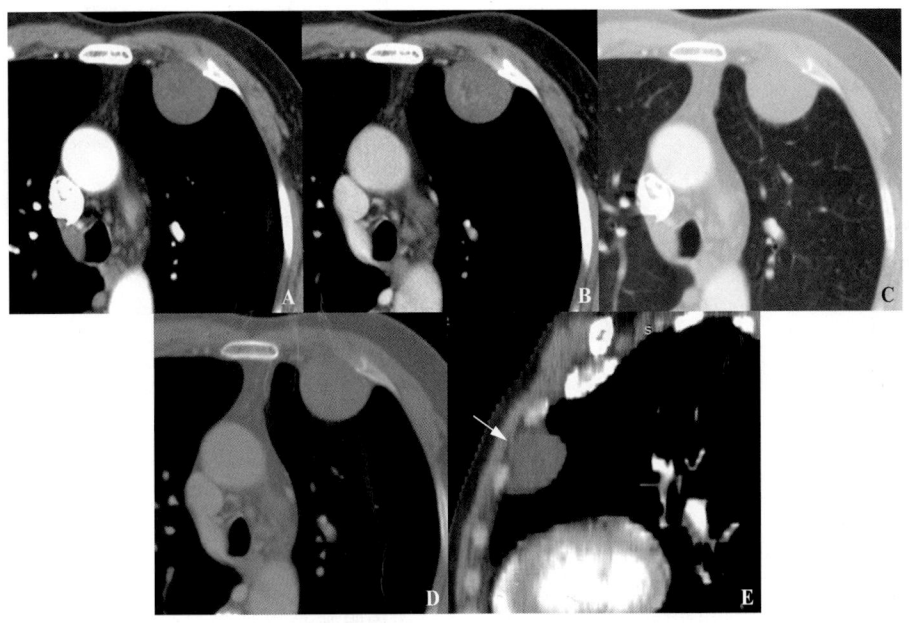

图 45-2-11　男性,54 岁。胸壁神经鞘瘤

CT 增强动脉期(A)显示左侧前胸壁类圆形略低密度影突入肺野,与胸壁宽基底相连,其内密度略不均匀;同层面静脉期(B)显示病变密度较前略增高,内见一不规则环形强化,环内为更低密度影,其平均 CT 值约为 17.4 HU;同层面肺窗(C)显示病变边缘锐利,邻近肺野未见异常密度影;骨窗(D)显示相邻肋骨形态、密度未见异常;矢状位重建(E)显示病变伸入肋间隙(箭)。

病灶位于肋间隙,常骑跨肋间隙向内外两个方向生长,或以某个方向为主。当病灶增大时,可导致肋间隙增宽。邻近肋骨骨质可受压吸收,局部凹陷,或骨质硬化,不易出现骨质破坏。

无强化或不均匀强化,部分伴囊变、钙化及少量胸腔积液。病灶内低密度区主要是由于神经鞘瘤含有脂肪细胞,以及存在少量 Antoni B 型组织[6,7]。

由于其多平面显示和优良的对比度特征,MRI 是首选评估软组织肿瘤的方法。Antoni A 区由富细胞区和胶原纤维组成,在 MRI 上呈等 T1 信号,T2 以高信号为主,夹杂斑片状低信号,增强扫描呈中等度渐进性强化。Antoni B 区呈低 T1 高 T2 信号,强化不明显。伴有出血时,可见高 T1 信号(图 45-2-12)。

肿瘤包膜在 T1WI 和 T2WI 上呈等或稍低信号,增强扫描无强化或轻度强化,增强后延迟强化是其共有特征,良性者包膜完整,其外周可见脂肪包绕,邻近组织结构受压移位。增强方式与 CT 相仿。有时可观察到肿瘤沿着神经一侧走行。神经鞘瘤的 DWI 信号及 ADC 值分布不一,弥散受限程度 Antoni A 区较 Antoni B 区高[8]。

神经鞘瘤 ^{18}F-FDG 摄取跨度大,平均 SUV_{max} 为 $4.5±2.1$,SUV_{max} 与肿瘤大小及 CT 值之间无相关性(图 45-2-13)。

【诊断标准】

胸壁神经鞘瘤确诊需病理检查。

【鉴别诊断】

1. 胸膜转移瘤·多表现为胸膜孤立性或多发性肿块,胸膜呈不规则增厚,常伴胸腔积液、邻近肋骨破坏及肺内转移灶,增强扫描肿块强化。有原发病史,更有助于鉴别诊断。

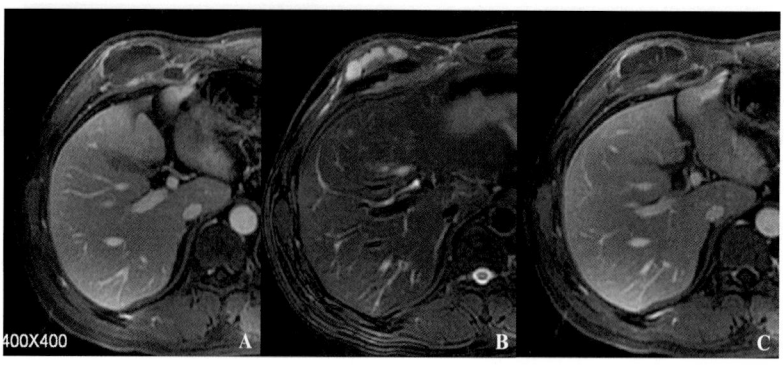

图 45-2-12　男性，46 岁。右胸壁神经鞘瘤
MRI 强化显示右前胸壁有结节（A），T1 低信号，病变包膜呈高信号，T2 显示大部分为高信号，部分不均匀（A、B）；强化扫描显示病变强化不明显（C）。

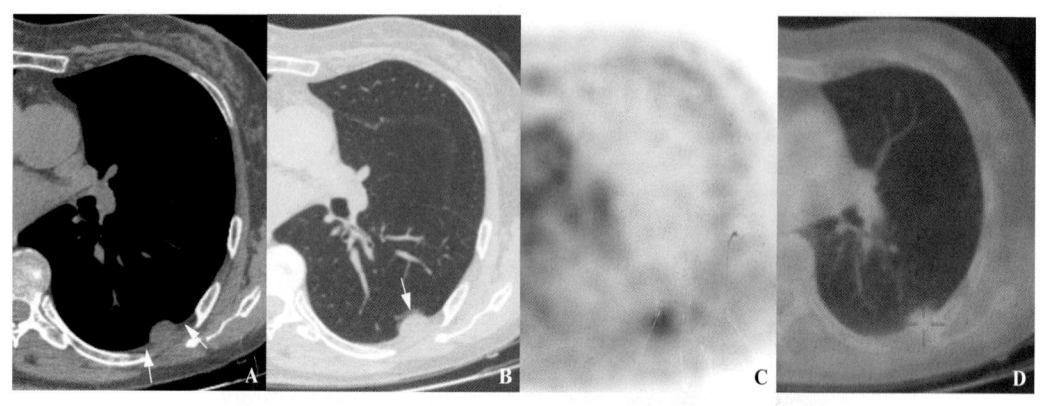

图 45-2-13　女性，63 岁。左侧胸壁神经鞘瘤
CT 纵隔窗（A）和肺窗（B）显示左侧下叶背段胸膜下肋间约 1.5cm×1.4cm×1.8cm 大小结节，密度较均匀，边缘光滑，向肺内局限性突出，局部脏层胸膜被掀起，局部肺组织受压，呈局限性磨玻璃投影；PET 最大密度投影（C）及融合图（D）显示病变有轻度高代谢。

2. 局限性胸膜间皮瘤·局限性胸膜间皮瘤位于胸膜，胸膜下脂肪层存在，与肋间隙及肋下缘无相关性。神经鞘瘤起源于肋下缘的神经鞘，会将胸膜下脂肪向内推移。

3. 神经节细胞瘤·同为神经源性肿瘤，鉴别比较困难，神经节细胞瘤沿交感神经链分布，故常表现为长圆形而非类圆形，病变易发生钙化，增强扫描强化时间更长，通常在 5 min 之后。

4. 神经节纤维瘤·同为神经鞘膜肿瘤，鉴别比较困难。单发的神经纤维瘤发病率低于神经鞘瘤，其发病年龄更年轻，多见于 20～30 岁，其外形偏向于梭形，而非类圆形，病灶密度较神经鞘瘤低，且强化程度也低，当两者鉴别困难时，常需要活检或术后病理证实。

四、神经纤维瘤

神经纤维瘤（neurofibroma）是起源于神经纤维母细胞的肿瘤，由施万细胞、神经外细胞及不同数量的成熟胶原蛋白组成。

肿瘤是良性的，生长缓慢，相对局限，伴或不伴包膜，可有囊变区及钙化，偶见恶变。可单发，可多发，多发性神经纤维瘤常常与神经纤维瘤病 Ⅰ 型（NF-1）相关，是组成 NF-1 综合征中的一个突出表现。单发神经纤维瘤多位于皮下，少数位于外周神经。

所有年龄均可发病，常见于 20～30 岁患者，无性别差异。手术切除后预后良好。

【发病机制与病理】

肉眼观受累神经呈纺锤状。质硬，切面呈胶冻状，灰棕色。

镜下观神经纤维瘤由交错的波状、拉长的细胞束组成，这些细胞含有大量的胶原蛋白。在神经纤维瘤中很少发现黏液样区域和退行性区域。

神经纤维瘤与神经鞘瘤都属于神经鞘膜肿瘤，区别在 30%～50% 的神经纤维瘤过氧化物酶染色 S-100 表达阳性，而近 100% 的神经鞘瘤细胞过氧化物酶染色 S-100 表达强阳性，特别是 Antoni A 型组织肿瘤，免疫组化检查有助于两者鉴别。

【临床表现】

表现为无痛性包块，仅在肿块体积增大至一定程度、对周围神经产生压迫时才会出现相应临床症状。

【实验室检查】

神经纤维瘤的实验室检查无特异性。

【影像学表现】

神经纤维瘤多为以膨胀方式生长，轮廓清晰，边缘光滑的实性梭形肿块（图 45-2-14）。在 CT 上，神经纤维瘤密度略低于肌肉，通常强化程度不高，强化不均匀，增强前后在 CT 上的密度均低于肌肉密度是其特征性表现（图 45-2-14～图 45-2-16）。

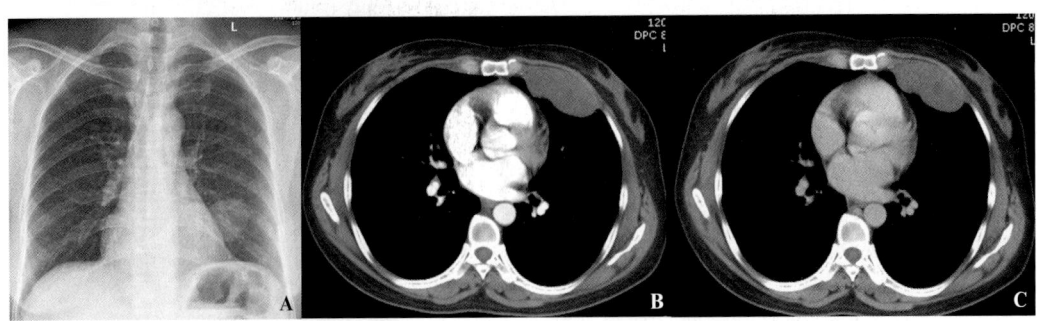

图 45-2-14　女性,44 岁。左侧胸壁神经纤维瘤

胸部 X 线片(A)显示左侧第 5～6 前肋之间椭圆形阴影(A);CT 增强扫描动脉期(B)及静脉期(C)显示病变呈梭形,轻度渐进性强化,强化略不均匀,两期肿块密度均低于胸部肌肉,与之间脂肪间隙存在。

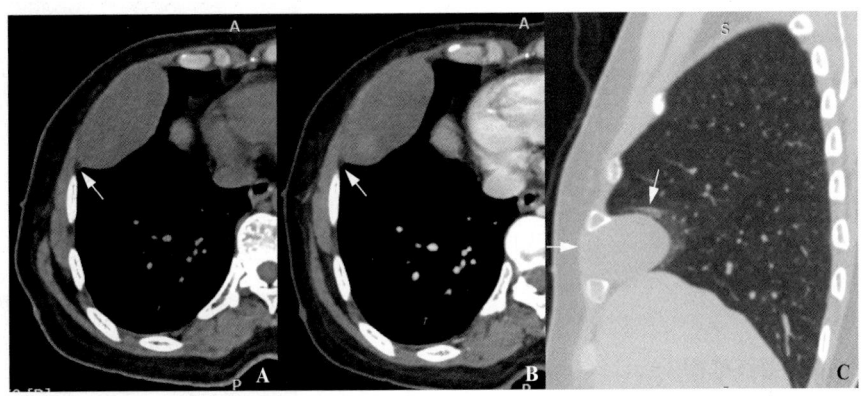

图 45-2-15　女性,48 岁。右侧胸壁神经纤维瘤

CT 纵隔窗(A)、强化(B)与肺窗(C)显示肋间的梭形肿块,大小约 6.7 cm×4.8 cm×3.3 cm,边缘光滑,向肺内突出,局部脏层胸膜被掀起,密度较为均匀,稍低于肌肉组织(A);局部肺组织受压,有磨玻璃影和小叶性肺不张(C);增强扫描纵隔窗显示肿块有不均匀性强化,肋间肌被推压向外移位(B)。

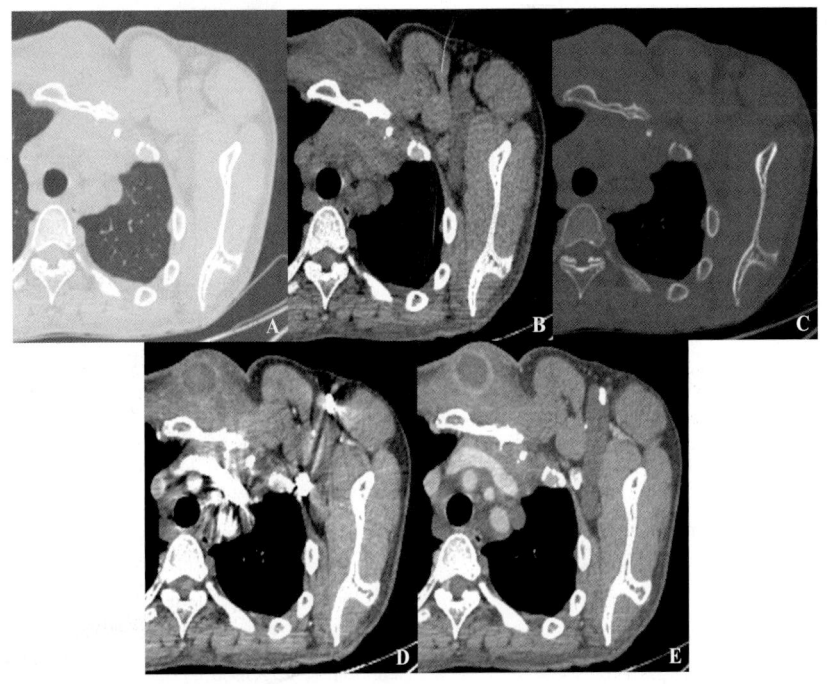

图 45-2-16　男性,25 岁。神经纤维瘤

CT 肺窗(A)、纵隔窗(B)和骨窗(C)显示胸骨柄左半部变薄、硬化,其周围软组织肿块,胸腔内病灶小,皮下范围大,且密度不均;增强扫描动脉期(D)和静脉期(E)显示肿块轻度持续性强化,增强前后肿块密度均略低于横纹肌,病变内有环状强化。

在肋骨附近的肿瘤,多起源于肋间神经,病变多位于肋骨下缘(图45-2-15)。肿块增大后,可压迫相邻组织变形,骨质吸收、硬化(图45-2-16)。

神经纤维瘤在T1WI上呈低至中等信号强度,在T2WI上为高信号强度,中心信号低于周围靶征是其特点。

【诊断标准】

胸壁神经纤维瘤确诊需病理检查,对于多部位、多发的病灶,还需结合家族史、临床表现及基因检查进行诊断[9]。

【鉴别诊断】

1. 神经鞘瘤·详见神经鞘瘤的鉴别诊断。神经纤维瘤与神经鞘瘤都属于神经鞘膜肿瘤,区别在于30%～50%的神经纤维瘤过氧化物酶染色S-100表达阳性,而近100%的神经鞘瘤细胞过氧化物酶染色S-100表达强阳性,特别是Antoni A型组织肿瘤,免疫组化检查有助于两者鉴别。

胸壁神经鞘瘤发病率低,其CT表现具有一定的特异性,但确诊仍需病理检查。

2. 韧带样型纤维瘤病·硬纤维瘤边界欠清,通常与邻近肌肉分界不清,增强扫描强化程度多呈中度持续强化,具有从外周向中心填充的特点。

3. 孤立性纤维瘤·密度较神经纤维瘤高,在T2WI像上呈等信号,且增强扫描动脉期,肿瘤内常可见滋养血管,肿瘤强化也较明显。

五、弹力纤维瘤

弹力纤维瘤(elastofibroma)是一种少见的良性肿瘤,生长缓慢,2020年WHO软组织肿瘤学分类中将其归属于良性的成纤维细胞/肌成纤维细胞性肿瘤。

男女发病比例为1:4,大于60岁的个体发病率为2%。它好发于双侧肩胛下角区域,有特征性的影像学表现,正确的影像学诊断可以避免患者不必要的手术治疗。

【发病机制与病理】

肉眼观肿块呈扁圆形,实性,质韧,无完整包膜或假包膜,多由结缔组织固定于肋骨,切面为灰白色和淡黄色相间的层状结构。

镜下观肿瘤主要由增生的胶原纤维和弹力纤维组成,这些纤维组织被嗜酸性物质和成熟脂肪细胞相互间隔从而形成层状结构。

【临床表现】

通常无明显临床症状,多为无意间发现,偶有疼痛。

体格检查,左肩胛骨下缘对称分布包块(两侧大小可不一致),肩上举时,包块轻度上移;当外展前曲肩部,肩胛骨向前旋转时肿块突出更明显。

肿块固定,质韧,与皮肤无明显粘连,局部皮肤无异常,皮温不高,无波动感。肩部活动不受限,无畸形。

【实验室检查】

弹力纤维瘤的实验室检查无特异性。

【影像学表现】

1. 病变发生部位·位于双侧肩胛下角区,骨骼肌与肋骨之间。骨骼肌和肩胛骨受压移位,无受侵征象,相邻肋骨形态、位置及密度未见异常(图45-2-17和图45-2-18)。

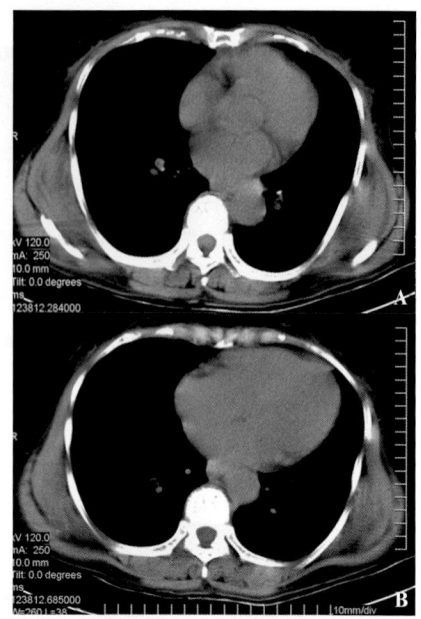

图45-2-17　女性,62岁。双侧肩胛下区弹力纤维瘤

无意中发现双肩胛下区包块伴有疼痛1年。CT纵隔窗显示双侧肩胛骨下肌与肋骨之间半月形软组织密度肿块,病变内可见条形分布的低密度,使肿块呈层状结构(A、B)。

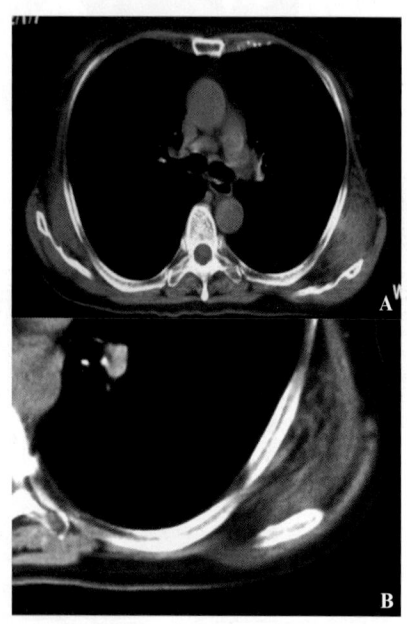

图45-2-18　女性,70岁。双侧肩胛下区弹力纤维瘤

无意中发现双肩胛下区包块渐增大。CT纵隔窗(A)显示双侧肩胛骨下肌与肋骨之间对称分布半月形软组织肿块,左侧大,肿块密度较邻近肌肉稍低,内部夹杂条状低密度影,邻近骨骼肌受压外移,相邻骨质无破坏,病灶下缘(B)脂肪与纤维交替分布的层状结构更清晰。

2. 病灶特点·常为双侧病变,位置对称,大小相似或不同(图45-2-17和图45-2-18)。肿块呈新月形或半月形,密度接近周围肌肉组织,边界清或不清。内部密度不均,为纤维和脂肪交织形成的层状结构,脂肪层越靠近肋骨和病灶边缘越密集,并大致平行于胸壁(图45-2-18)。增强扫描肿块无或轻度强化,与邻近骨骼肌不易区别,脂肪组织不强化。

对条纹状脂肪的显示MRI较CT敏感。故MRI为本病的首选检查方法。纤维组织在 T1WI 和 T2WI 以低信号为主,与邻近骨骼肌信号几乎相同。脂肪组织在 T1WI 和 T2WI 上均呈高信号,脂肪抑制序列高信号可被抑制为明显低信号[10]。

【诊断标准】

病理检查是胸壁纤维瘤确诊的金标准。

满足以下条件,可作出临床诊断。

(1) 55 岁以上妇女,双侧肩胛下角区域骨骼肌以内,肋骨以外肿块。

(2) 局部皮肤无改变,肩部活动不受限,无临床症状。

(3) 影像学检查提示肿块的外形不确切,密度或信号类似于骨骼肌,中间夹杂条纹状的脂肪密度或信号,条纹影与肋骨平行。

【鉴别诊断】

本病影像学及临床表现典型,一般无需与其他疾病鉴别。

六、韧带样型纤维瘤病

韧带样型纤维瘤病(desmoid-type fibromatosis,DTF)又称侵袭性纤维瘤、硬纤维瘤、肌腱膜纤维瘤病。2020 年 WHO 将 DTF 定义为发生在筋膜或肌肉肌腱膜等深部软组织的纤维母细胞或肌纤维母细胞克隆性增生性病变,以浸润性生长和局部易复发为特征,但通常不发生转移,是一种少见的多为散发的软组织交界性肿瘤。

韧带样型纤维瘤病最常发生在 15~60 岁,多见于女性。

【发病机制与病理】

肉眼观实性肿块无包膜,边界不清,质硬,切面呈灰白色、螺旋状纹理发生于胸壁的 DTF,可侵袭肋间肌肉、筋膜,甚至侵蚀骨质、乳腺等。

镜下观 DTF 多由均一的梭形成纤维细胞和大量胶原纤维组成,这两种成分比例在不同区域有较大差异,并可见薄壁血管,部分区域可见梭形细胞的胞质与胶原纤维过渡并融合,小灶出血和淋巴细胞浸润常见;梭形细胞纤细、核卵圆形、细胞无异型性,核分裂象不易见。

DTF 免疫组织化学瘤细胞常不同程度阳性表达波形蛋白、SMA、MSA 和结蛋白,很少表达 S-100 蛋白,深部纤维瘤病均可表达 β-catenin,具有显著的诊断与鉴别诊断意义。

【临床表现】

一般无明显临床症状,或因肿瘤进展逐渐增大引起压迫症状而就诊。

【实验室检查】

DTF 的实验室检查无特异性。

【影像学表现】

DTF 常表现为边界不规则的软组织肿块,向胸腔内或胸腔外浸润性生长,与肌肉密度相仿,呈均匀等密度或稍低密度,极少显示囊性、钙化或坏死[11]。

肿块在 T1WI 上呈低信号或等信号,T2WI 呈高信号,信号强度略低于皮下脂肪。增强扫描病灶均匀或不均匀强化,程度从轻度到明显强化均可,多数为轻中度不均匀强化[12]。周围脏器、血管多呈推挤改变,可被侵蚀,偶也可见包绕(图 45-2-19)。

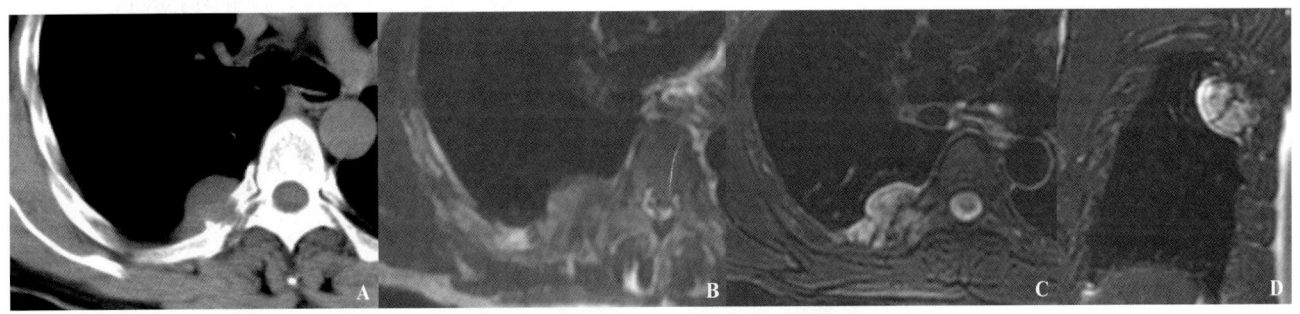

图 45-2-19 男性,49 岁。侵袭性纤维瘤

CT 平扫(A)显示脊柱右旁胸壁软组织密度肿块,相邻肋骨骨质破坏;肿块呈中等 T1(B)高 T2(C)信号,增强扫描冠状位(D)病灶明显强化。

【诊断标准】

DTF 确诊需病理检查。

【鉴别诊断】

恶性纤维组织细胞瘤是一种常见的软组织肉瘤,肿瘤呈结节状,可有分叶,浸润性生长者边界不清,也呈中等 T1 高 T2 信号,与 DTF 的均质性不同,恶性纤维组织细胞瘤易发生出血和坏死,病灶信号常不均匀。

(吴华伟 余烨)

参考文献

[1] 白人驹,张雪林. 医学影像诊断学[M]. 北京:人民卫生出版社,2001.

[2] 孙波,侯金鹏,范国华. 胸壁肿瘤的 CT 分析[J]. 实用放射学杂志,2020,36:1941-1943.

[3] 朱玉春,王建良,邢伟,等. 胸壁神经鞘瘤的 CT 表现与病理分析[J]. 临床放射学杂志,2016,35:723-726.

[4] Anraku M, Nakahara R, Matsuguma H, et al. Port site recurrence after video-assisted thoracoscopic resection of chest wall schwannoma [J]. Interact Cardiovasc Thorac Surg, 2003,2:483-485.

[5] Datta S, Pal A, Maiti M, et al. Rare case of chest wall schwannoma with destruction of rib, masquerading as a breast mass [J]. J Clin Diagn Res, 2014,8: FD1-FD2.

[6] 朱正群,吴磊. 胸壁神经鞘瘤的 CT 表现[J]. 中国中西医结合影像学杂志,2017,15:676-678.

[7] 佘响云,胡元明,魏玮,等. 胸壁肋间神经鞘瘤的 CT 表现特征[J]. 中国 CT 和 MRI 杂志,2012,10:40-42.

[8] 陈玲,周运锋,吴琛,等. 不同部位周围神经鞘瘤的 CT、MRI 表现分析[J]. 磁共振成像,2020,11:145-148.

[9] 简竹,阮航,韩丽,等. 以胸壁肿瘤为首发表现的 I 型神经型纤维瘤病 1 例报告[J]. 临床肺科杂志,2021,26:806-808.

[10] 陈香卫,于建秀,李鑫欣,等. 肩背部弹力纤维瘤的 CT 及 MRI 诊断价值

[J]. 医学影像学杂志,2017,27:1156-1158.

[11] 段世军,朱小飞,雷学斌. 胸壁韧带样纤维瘤病的 HRCT 和 MRI 诊断价值[J]. 放射学实践,2021,36:1509-1513.

[12] Xu H, Koo HJ, Lim S, et al. Desmoid-type fibromatosis of the thorax: CT, MRI, and FDG PET characteristics in a large series from a tertiary referral center [J]. Medicine (Baltimore), 2015, 94: e1547.

第三节 · 胸壁软组织恶性肿瘤

一、未分化多形性肉瘤

未分化多形性肉瘤(undifferentiated pleomorphic sarcoma, UPS),既往又称恶性纤维组织细胞瘤(malignant fibrous histiocytoma),源于皮肤、皮下软组织,少见于后腹膜、骨及内脏器官。

通常将起源于皮肤的称为非典型纤维黄色瘤、浅表性 UPS 或多形性皮肤肉瘤;将起源于深筋膜、骨骼肌的称为 UPS 或深部 UPS。

UPS 是成人胸壁最常见的恶性软组织肿瘤[1],平均确诊年龄为 55 岁,常表现为不断增大的无痛性肿块。生长速度快,有复发倾向,远处转移常见于肺,其次为骨和肝。肿瘤大小和浸润深度与预后密切相关。

【发病机制与病理】

病因至今不明。部分(2%~3%及以下)UPS 发生在接受过放射治疗的部位,极少数病变发生在慢性溃疡或瘢痕部位。UPS 为未分化肉瘤的一个亚型,常有广泛基因重排。大部分甚至所有染色体存在结构重排和拷贝数改变。

大体检查呈孤立性、多分叶状、鱼肉样棕白至灰色的肿块,常见出血和坏死区域;镜下与其他多形性肉瘤非常类似,常无定型,伴有奇异型多核肿瘤巨细胞。

UPS 的特征为基因变异复杂,以至于无法用于诊断,但分子遗传学在排除特定分子类型中有重要作用[2]。

【临床表现】

无痛性软组织肿块,当肿瘤生长并压迫附近的神经、血管或器官时,可出现疼痛。

【实验室检查】

未分化多形性肉瘤的实验室检查无特异性。

【影像学表现】

X 线表现为胸壁结节或肿块(图 45-3-1A),但是对病变的具体定位、定性比较困难。肿瘤起源于深筋膜、骨骼肌或骨骼。起源于深筋膜时(图 45-3-1),表现为皮下脂肪内软组织肿块,邻近结构受压移位,可伴破坏、侵蚀。起源于骨骼肌时(图 45-3-2),表现为骨骼肌肿块,肿块边界清楚,与肌肉界限无法分辨。起源于肋骨时,常表现为包绕肋骨生长的不规则肿块,其内的肋骨呈膨胀性骨质破坏,无骨膜反应(图 45-3-3 和图 45-3-4)。

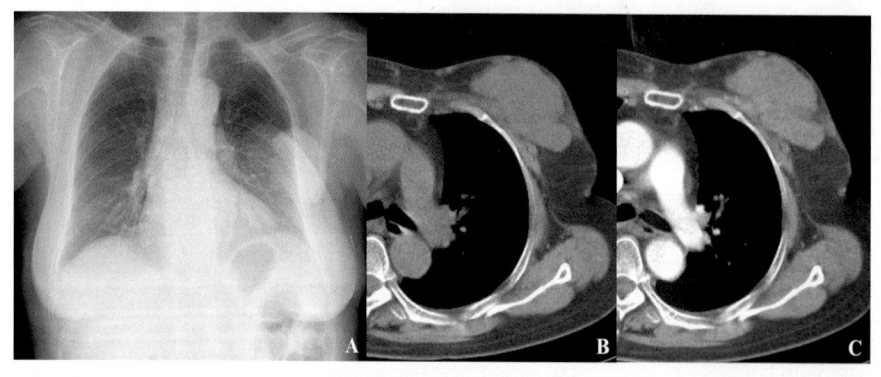

图 45-3-1 女性,66 岁。左侧胸壁未分化多形性肉瘤

胸部后前位片(A)显示胸部左侧乳腺上象限软组织密度肿块,边缘清楚,外形不规则;CT 平扫纵隔窗(B)与增强(C)显示肿块位于乳腺腺体与皮肤之间,密度较均匀,有轻度均匀强化。

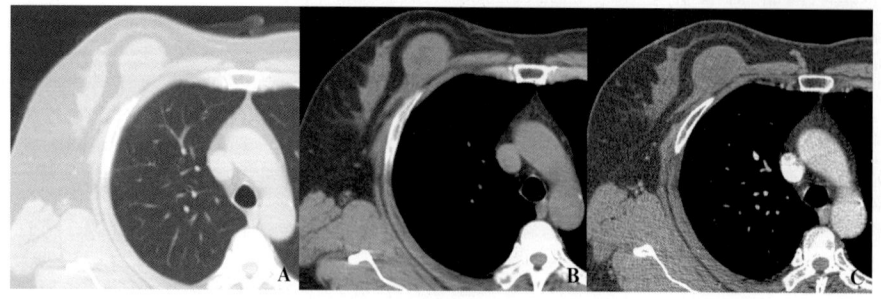

图 45-3-2 女性,59 岁。胸壁未分化多形性肉瘤

CT 肺窗(A)与纵隔窗(B)、增强(C)显示右前胸壁软组织肿块,基底位于胸大肌,并与之分界不清,长径约为 4cm,平扫内部密度不均,轻度强化(本病例由上海交通大学附属胸科医院于红教授提供)。

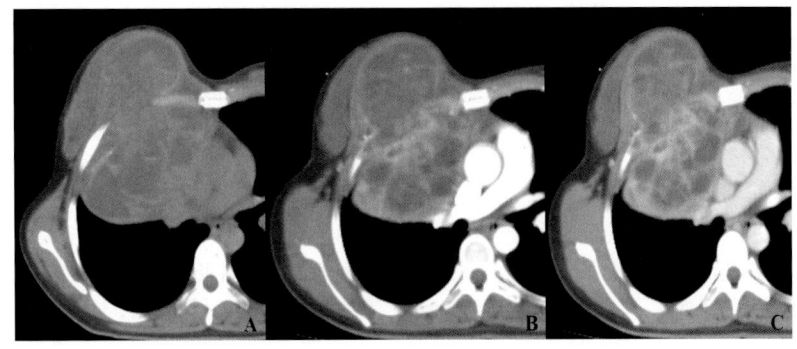

图 45-3-3　女性,35 岁。右侧前胸壁未分化多形性肉瘤

CT 纵隔窗(A)、增强扫描动脉期(B)及静脉期(C)显示右前胸部巨大形态不规则的肿块,以肋骨为中心向肺内和胸壁外突出,密度不均匀,强化不均匀,包膜及分隔有持续性强化;病变内肋骨溶骨性破坏,乳腺上缘被推压外移,胸廓右侧塌陷。

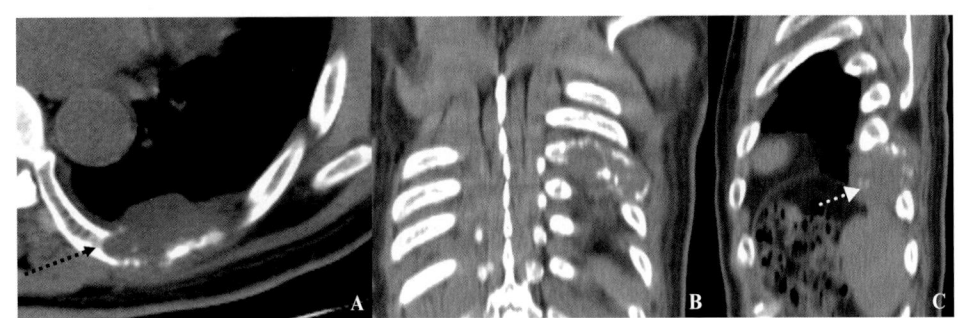

图 45-3-4　男性,67 岁。左侧胸壁未分化多形性肉瘤

CT 纵隔窗(A)、冠状位(B)与矢状位(C)重建左胸壁软组织沿肋骨长轴方向肿块,包绕肋骨生长,外缘光滑,内可见点状高密度残骨(白虚箭),肋骨膨胀伴骨质破坏,肋骨残端呈杯口状扩大,边缘锐利,无硬化边(黑虚箭),无骨膜反应。

由于肿瘤生长迅速,所以就诊时,肿瘤体积通常较大,容易发生黏液样变性、出血、坏死、钙化,导致肿块不均质,增强后不均匀轻-中度强化(图 45-3-1~图 45-3-3)。治疗后病灶周围可出现矿物质沉积。不规则、单发胸壁巨大肿块,边界清楚,生长迅速,易转移是本病的特点。

MRI 表现没有明显特异性[3],相对于肌肉,肿瘤 T1WI 呈等/稍低信号,T2WI 呈不均匀中等/高信号。胶原含量高时,在各 MRI 序列上均表现为低信号;黏液成分呈 T1 低 T2 高信号;血肿在不同阶段信号不同。增强扫描实性部分强化。大约 5% 的多形性肉瘤内可见弥漫性出血,类似于血肿。

^{18}F-FDG PET 显示肿瘤呈不均匀明显高代谢。由于本病易发生转移,PET-CT 有助于发现隐匿病灶(图 45-3-5)。

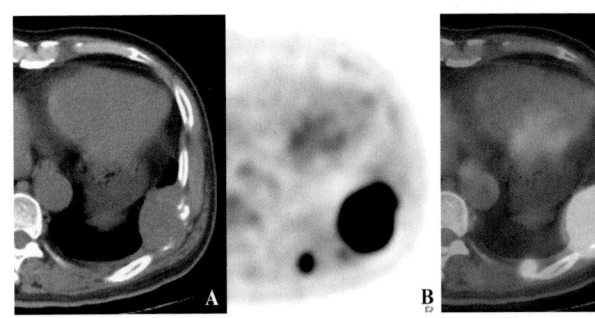

图 45-3-5　男性,66 岁。未分化多形性肉瘤

CT 纵隔窗(A)显示左侧第 10 后肋软组织肿块向胸内和胸外突出,密度较均匀,肋骨有溶骨性破坏,相邻胸膜较大范围轻度增厚;PET 最大密度投影(B)及 PET-CT 融合图(C)显示病变呈高代谢,且发现一胸膜下转移结节。

【诊断标准】

UPS 确诊需病理检查。

【鉴别诊断】

1. 平滑肌肉瘤·主要发病年龄为 40~60 岁,部分患者与 AIDS、EB 病毒感染、器官移植有关。病变呈梭形,病灶内可有出血、坏死、囊变,很少有钙化,血管受压移位或扭曲。MRI 表现为 T1 与肌肉等信号,T2 高信号,但不均匀,呈环样强化[4]。

2. 血管肉瘤·CT 表现为边界不清的不均质肿块,伴中央坏死、出血和血管影,血管结构可强化;MRI 表现为 T1、T2 呈不均质信号强度的软组织肿块,增强后病灶及其内血管明显强化。合并淋巴水肿时可表现为纤维结构增厚,软组织结节及邻近胸肌积液。

3. 脂肪肉瘤·CT 表现为含脂肪的不均质软组织肿块,内可见较厚分隔;MRI 表现因组织学分型而异:分化良好的脂肪肉瘤表现为 T1 高信号,T2 脂肪抑制低信号,增强后非脂成分不均匀强化,厚分隔可有强化;黏液样脂肪肉瘤表现为 T1 中等程度/高信号,T2 高信号。若无脂肪成分,则很难鉴别。

4. 转移瘤·影像学表现与原发灶相似,CT 在骨转移病灶较 MRI 有独到优势:乳腺癌或前列腺癌表现为成骨转移;肾细胞癌表现为溶骨性、膨胀性病灶;多发性骨髓瘤表现为溶骨性骨质破坏。MRI 在评估软组织转移较 CT 更优,富血供恶性病变(甲状腺癌、肾细胞癌、恶性黑色素瘤、某些肉瘤、绒毛膜癌)转移灶强化明显。

5. 淋巴瘤 · CT 表现为浸润性软组织肿块,可包绕骨和软骨,也可表现为局灶性肿块。典型的 MRI 表现为 T1 呈等/稍高信号,T2 呈高信号[4]。

二、脂肪肉瘤

脂肪肉瘤(liposarcoma)是来源于血管周围、体腔下及肌肉间隙的未分化间叶细胞,由不同比例的前脂肪细胞至成熟脂肪细胞的不同分化阶段的细胞构成。它是胸壁第二常见的恶性软组织肿瘤。脂肪肉瘤分为五型。

(1) 不典型脂肪瘤/分化良好脂肪肉瘤(ALT/WDLPS)。其中 ALT/WDLPS 包括三种亚型。

1) 脂肪瘤样脂肪肉瘤(lipoma-like liposarcoma)。
2) 炎性细胞性脂肪肉瘤(inflammatory liposarcoma)。
3) 硬化性脂肪肉瘤(sclerosing liposarcoma)。

(2) 去分化型脂肪肉瘤(dedifferentiated liposarcoma, DDLPS)。

(3) 黏液样脂肪肉瘤(myxoid liposarcoma, MLPS)。

(4) 多形性脂肪肉瘤(pleomorphic liposarcoma, PLPS)/上皮样脂肪肉瘤(epithelioid liposarcoma, ELPS)。

(5) 黏液多形性脂肪肉瘤(myxoid pleomorphic liposarcoma, MPLPS)。

脂肪肉瘤病因不明,血肿、外力、病毒、辐射,以及免疫系统的监视功能下降对其发病率或许有影响。常见于 40～60 岁成人,儿童和青少年最常见的亚型为黏液样脂肪肉瘤,可能与 Li-Fraumeni 综合征相关。

ALT/WDLPS 占所有肉瘤的 30%,脂肪组织含量多,恶性程度低,预后好,几乎不转移,但局部复发,且随着复发次数的增加,有向 DDLPS 转化的趋势,5 年生存率约为 90%。MLPS 约占此肿瘤的一半以上,对放疗非常敏感,5 年生存率约为 60%,局部复发率高。

DDLPS、PLPS/ELPS、MPLPS 恶性程度高、容易复发、容易转移,转移部位以肺和肝为主,5 年生存率为 30%～50%。

【发病机制与病理】

ALT/WDLPS 内还有大量成熟脂肪细胞,瘤细胞轻度多形,被纤维组织分隔,纤维组织内可见空泡性细胞,核大、多形、深染。

DDLPS 特点是在 ALT/WDLPS 内出现非脂肪源性肉瘤成分,两种成分在镜下常分界较清,表现为突然的过渡、逐渐过渡或交错部分。DDLPS 的去分化成分大多数表现为类似于未分化多形性肉瘤或中到高级别肌纤维肉瘤。

MLPS 大体标本呈胶冻状,由形态一致的圆形或卵圆形原始非脂源性间叶细胞、数量不等的脂肪母细胞、突出的具有特征性分支状血管的黏液样基质组成的恶性肿瘤。FUS-DDIT3 或罕见的 EWSR1-DDIT3 融合基因的存在对 MLPS 的诊断具有高度敏感性和特异性。

多形性脂肪肉瘤是脂肪肉瘤的少见亚型(<5%),主要由多形性的梭形细胞、圆形细胞及数量不等的异形脂肪母细胞组成,成熟脂肪细胞很少或没有。易发生出血和坏死。细胞分裂中期具有染色体数增多和复杂的结构重排,复杂性表现为大量未能识别的标记染色体、非克隆性改变、多倍体、细胞间异质性。尚未检测到特定的结构重排。最常见的突变见于 TP53 和 NF1。与高分化的脂肪肉瘤相比,多形性脂肪肉瘤的遗传学特征与其他多形性肉瘤更接近。

黏液样多形性脂肪肉瘤相当罕见。大体上表现为无包膜、边缘不清的肿块。组织学特征包括类似于经典型黏液样脂肪肉瘤(包括丰富的黏液基质、散在的脂肪母细胞、相对稀少的圆形卵圆形细胞、纤细的毛细血管网和黏液池)的温和区域和类似多形性脂肪肉瘤的富细胞区的混合,具有明显的核不典型性、核分裂象增加、不典型的有丝分裂、多形性脂肪母细胞,偶尔可有坏死。该亚型缺乏(经典型黏液样脂肪肉瘤的)FUS/EWSR1-DDIT3 融合和 MDM2 扩增(分化良好和去分化脂肪肉瘤)[2]。

【临床表现】

无痛性软组织肿块,或无症状查体发现。肿块巨大,可产生压迫症状。生长迅速时,可伴有疼痛。

【实验室检查】

脂肪肉瘤的实验室检查无特异性。

【影像学表现】

脂肪肉瘤的种类繁多,细胞成分复杂,各成分含量差异大,因此影像学表现多样[1,5]。根据脂肪含量和分布常有 3 种不同的表现:混合性、实性和假囊性。

1. **混合性** · 最为典型,肿块内同时含有典型脂肪和软组织,脂肪组织在 CT 和 MRI 各序列上密度/信号与皮下脂肪相仿,软组织密度等于或低于横纹肌,在增强扫描后有不同程度的强化(图 45-3-6)。与脂肪瘤相比,脂肪肉瘤外形大,通常直径≥10 cm,其内分隔粗大(厚度>2 mm),软组织成分多,可伴有邻近结构侵蚀(图 45-3-7)。

软组织形态多样,较少时呈云絮状、条纹状、分隔状,较多时可呈结节状。其为 ALT/WDLPS 和 DDLPS 的常见表现。DDLPS 的特点是软组织密度高,与脂肪分界清楚,增强扫描早期不均匀强化,延迟期明显均匀强化。

2. **实性** · 最不典型,肿瘤内缺乏脂肪,呈软组织肿块,肿块内有出血、坏死、黏液、钙化,导致肿块质地不均匀,坏死及黏液呈 T1 低 T2 高信号,出血可表现为 T1 高信号,钙化在 T1 及 T2 上呈低信号。增强扫描实性部分中到显著强化。它是 PLPS/ELPS 和 MPLPS 的常见表现。

3. **假囊性** · CT 上呈均匀的囊性肿块,平均 CT 值约为 -20 HU～20 HU,T1WI 为等/低信号,T2WI 为水样高信号,其内可见纤细纤维分隔。增强扫描病灶轻度强化,或絮状、网状、岛屿状延迟强化,这与基质内散布者丰富的毛细血管网有关。其为 MLPS 的常见表现。

【诊断标准】

脂肪肉瘤确诊需病理检查。

【鉴别诊断】

1. **脂肪瘤** · 应与表现为混合性脂肪肉瘤鉴别,脂肪瘤病灶≤10 cm,病灶内分隔≤2 mm,无软组织结节,脂肪组织含量≥75%。钙化更常见于分化良好的脂肪肉瘤,但脂肪瘤也可有钙化。深部、大的脂肪瘤病灶内可有散在的软组织密度成分,可能是脂肪坏死、纤维组织、血管或肌纤维,该情况将导致与脂肪肉瘤鉴别困难[6]。与周围结构分界不清、邻近结构浸润性改变支持脂肪肉瘤。

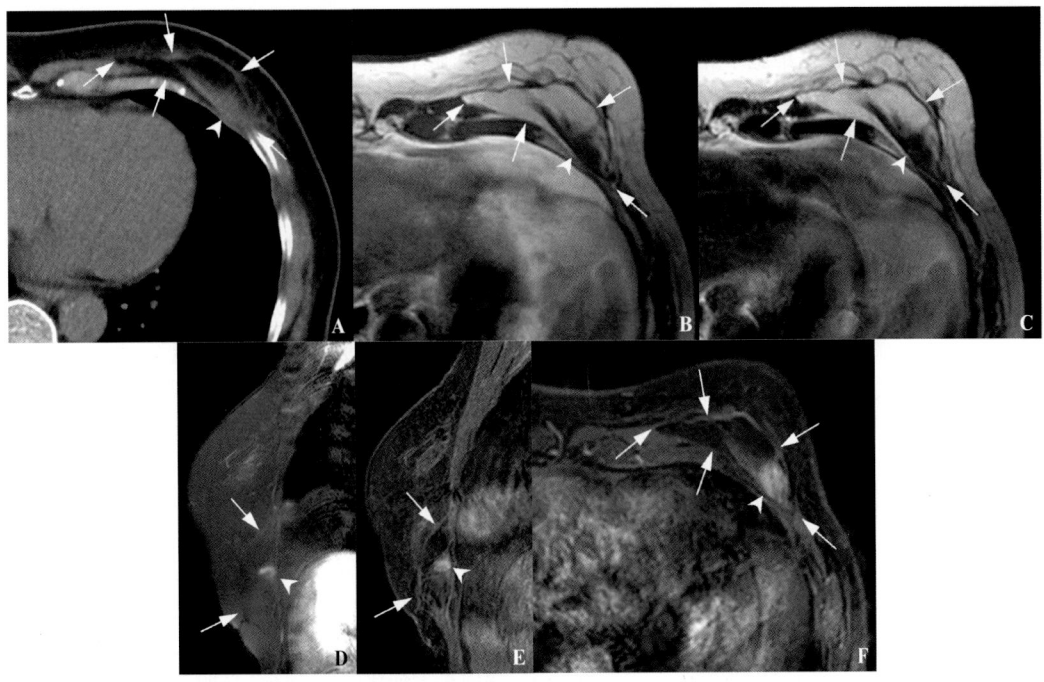

图 45-3-6　女性,60 岁。不典型脂肪瘤/分化良好脂肪肉瘤

CT 平扫(A)显示左胸壁混杂密度病灶,内含脂肪及软组织结节(箭头),包膜(箭)为软组织密度细线;轴位 T1WI 同相位(B)及 T1WI 反相位(C)信号相似,高信号区信号与皮下脂肪一致,包膜(箭)及软组织结节(箭头)信号与肌肉相仿;矢状位 T2WI 脂肪抑制序列(D)软组织结节呈高信号,包膜显示欠清晰,脂肪组织呈低信号;增强矢状位(E)、轴位(F)显示包膜和软组织结节明显强化。

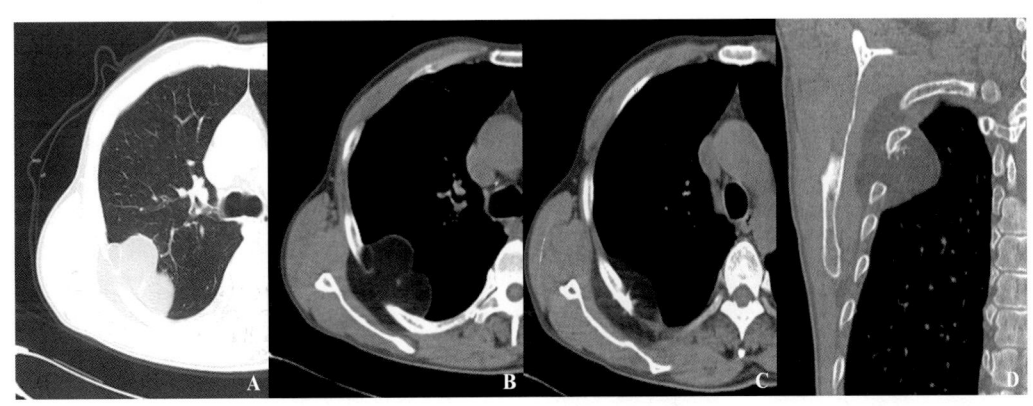

图 45-3-7　男性,51 岁。右侧胸壁脂肪肉瘤

CT 肺窗(A)与纵隔窗(B)显示右侧胸壁分叶状肿块,包膜清楚,其内密度类似于皮下脂肪,其内有点状钙化,病变通过肋间达肩胛下肌;轴位及冠状位重建(C、D)显示局部肋骨硬化伴放射状骨针形成,肋间隙增宽,肩胛内肌向外侧推压,肌肉内侧缘光滑。

2. **未分化多形性肉瘤** · 应与表现为实性脂肪肉瘤鉴别,UPS 密度与邻近肌肉密度相似或略低,增强扫描为轻至中度强化。鉴别困难时,需要病理诊断,实性脂肪肉瘤的实性肿块密度通常高于肌肉,强化明显,呈中度至显著强化。

3. **囊肿/血肿** · 应与表现为假囊性脂肪肉瘤鉴别,囊肿及血肿无并发感染时,增强扫描无强化,合并感染,囊壁呈环形强化,囊内液体不强化。假囊性脂肪肉瘤内部可见轻度絮状、网状、岛屿状延迟强化。

三、血管肉瘤

血管肉瘤(angiosarcoma)是最常见的血管源性原发性恶性肿瘤。超过 50% 起源于皮肤,其次可见于深部软组织、乳腺、骨、脏器。软组织血管肉瘤最常起源于下肢深部肌肉,其次是后腹膜、躯干、头颈。在儿童,尚可见于纵隔。男性发病率稍高,发病峰值年龄为 70 岁,儿童罕见。5 年生存率仅为 16%。

大部分病因不明。少数与慢性淋巴水肿、辐射(常在放疗 5~10 年后发生)、植入物、化学物质暴露有关;可发生于动静脉瘘附近、发生于血管瘤/血管畸形、既往创伤或手术区,也可发生于某些综合征(如神经纤维瘤、Maffucci 综合征),罕见以异质性成分发生于其他肿瘤(如良性或恶性神经鞘瘤)。

【发病机制与病理】

大体上血管肉瘤常有出血、弥漫性或多发结节样大小不等肿块(直径 1~15 cm)。分化较好的肿瘤常伴有出血,呈海绵样外观；分化较差的肿瘤则表现为质地较硬、灰白色实性肿块，伴局灶性坏死、出血、囊变。

镜下血管肉瘤常边界不清，根据细胞学异型和结构分化程度表现不一，可表现为相互吻合的血管结构到不伴有明显血管形成的、由高级别上皮细胞或梭形细胞构成的实性层状结构。通常血管肉瘤同时具有这两种模式。

免疫组化表达CD31和ERG，CD34和因子Ⅷ相关抗原不同程度表达；SMA阳性周细胞标记缺乏；可表达角蛋白和EMA，在于上皮样血管肉瘤中尤其常见。电离辐射和淋巴水肿相关的血管肉瘤常表现为MYC强阳性[2]。

【临床表现】

常表现为较大、快速生长的胸壁肿块，常伴胸痛，偶尔与急性出血相关。大约1/3的患者可有出血、贫血、凝血功能障碍、持续存在的血肿[7,8]。

血管肉瘤与淋巴水肿密切相关，尤其在乳腺癌患者乳腺切除术后[9]。胸壁血管肉瘤最常见的部位位于乳腺癌患者乳腺。

【实验室检查】

血管肉瘤的实验室检查无特异性。

【影像学表现】

血管肉瘤的影像学特征因病变部位、深度（浅表或深部）而异[10]。病灶边界不清。大部分浅表血管肉瘤表现为局灶性软组织肿块伴皮肤增厚、皮下水肿，深部病变则无这些特征。

CT表现为形态不规则的不均质肿块伴中央坏死、出血、血管成分；增强后可见血管结构。病变可累及邻近骨质，可有钙化（图45-3-8）。

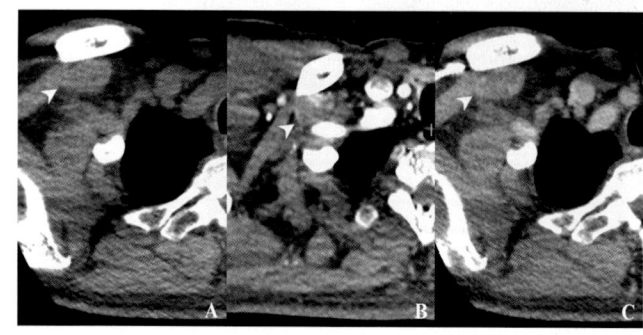

图45-3-8　男性，44岁。血管肉瘤
CT纵隔窗（A）、增强扫描动脉期（B）及静脉期（C）显示右侧锁骨内侧梭形软组织结节（箭头），密度欠均匀，动脉期病灶内可见斑点状明显强化，静脉期病灶呈不均匀强化。

MRI则是显示骨软组织肿瘤最佳的检查手段，MRI在显示病灶与邻近结构的关系、是否侵犯等具有优势。MRI表现为T1呈中等信号强度，T2呈高信号，周围组织结构受侵；T1WI上局灶性高信号提示出血，肿块内的血管可快速（所有序列均表现为低信号）或慢速（T2加权呈高信号）流动。

病灶因出血、坏死，在T1和T2常呈不均质信号，增强后明显强化。DWI示表观弥散系数（ADC值）很低，为恶性软组织肿瘤的特征。肿瘤周围可见散在血管。因为淋巴水肿，常

可见增厚的纤维条索、软组织结节及邻近胸肌的积液。

【诊断标准】

血管肉瘤确诊需病理检查。

【鉴别诊断】

1. 未分化多形性肉瘤·CT平扫UPS密度与邻近肌肉密度相似，常有出血、坏死、黏液样变，表现为病灶内不均质低密度。软组织成分可强化。15%~20%的病例病灶内有钙化。MRI上病灶常分界较清晰，T1WI表现为中等/低信号，类似于邻近肌肉，T2WI表现为中等/高信号，若病灶有出血、钙化、坏死、黏液样成分，T1、T2均表现为不均质信号，增强后实性成分轻度至中度强化。

2. 脂肪肉瘤·分化良好的脂肪肉瘤因含有脂肪易于鉴别。高级别脂肪肉瘤常缺乏肉眼可见的脂肪组织，难以鉴别。

3. 横纹肌肉瘤·多见于45以下患者。表现为快速生长肿块，可有疼痛或神经压迫症状。横纹肌肉瘤常表现为不均质密度，中心常有低密度坏死区，钙化非常少见。超过20%的患者有骨质受侵。MRI表现为T1WI与肌肉等信号，T2中等/低信号，T2脂肪抑制序列表现为显著高信号。增强后肿块内见无强化的坏死区或呈明显环样强化。

四、恶性外周神经鞘瘤

恶性外周神经鞘瘤（malignant peripheral nerve sheath tumor，MPNST）是起源于外周神经及各种神经鞘细胞的高度恶性软组织肿瘤。它又称神经纤维肉瘤、恶性施万细胞瘤、神经肉瘤。

约半病例是继发于NF-1的恶变；约另一半数病例是散发性，原发于大神经干；极少数病例是其他神经源性肿瘤恶变而来。

继发于NF-1恶变的恶性神经鞘瘤多见于20~50岁，无性别差异，好发于肢体或头颈部。散发性多发生在成人和老人肢体，躯干为其好发部位，其次为深部组织。约10%的NF-1患者最终产生MPNST，当NF-1患者新发疼痛时，需怀疑是否存在恶变。

【发病机制与病理】

大体上，若肿瘤源于神经，则表现为神经呈梭状增粗；在NF-1患者中，肿瘤常与丛状神经纤维瘤相关。MPNST常较大（>5cm），棕色到白色，肿瘤周界清晰，可见出血和坏死，周围组织可受侵。

镜下MPNST表现多样，细胞结构和生长模式均可不同，通常包括紧密分布的梭形细胞排列成人字形、鲱鱼骨样或交织束状。

免疫组化染色50%~70%的MPNST瘤细胞表达S-100蛋白，75%表达p53蛋白，约35%表达EGFR[2]。

【临床表现】

根据发生部位而异。生长缓慢，多为无痛肿块，少数表现为疼痛性肿块。当肿瘤累及神经时，可表现出运动无力、感觉异常、放射痛。NF-1患者病灶区突然出现疼痛，提示恶变可能。

【实验室检查】

恶性外周神经鞘瘤的实验室检查无特异性。

【影像学表现】

CT 常表现为等低密度肿块,内部密度不均,可伴有钙化,邻近骨组织发生溶骨性骨质破坏(图 45-3-9),增强扫描呈不均匀强化,部分病灶内可见肿瘤血管。

肿瘤形态及密度特点无特异性,邻近一个或多个外周神经是其特点(图 45-3-10),具有 NF-1 病史的肿块伴邻近骨质受侵是其另一特点。

唯一具有特征的是源于患者的神经纤维瘤[9]。MPNST 在 CT 上表现为不均质密度软组织肿块。

MR 表现为 T1 等/稍高信号(相对于肌肉)、T2 高信号(胶原成分含量多时也可为低信号)的侵袭性肿块。增强后因病灶内坏死、出血、细胞类型呈不均质强化(图 45-3-11)。肿瘤侵犯邻近脂肪组织或其他邻近结构、骨髓水肿、病灶周围水肿有助于诊断[9]。然而,良性丛状神经纤维瘤 MRI 表现与恶性神经鞘瘤相似。

良性神经鞘瘤若出现以下情况提示恶变可能:靶征、束征、脂肪分离征消失;病灶突然增大;病灶因出血、坏死表现为不均质信号;侵犯邻近组织[7,8]。

【诊断标准】

恶性外周神经鞘瘤确诊需病理检查。

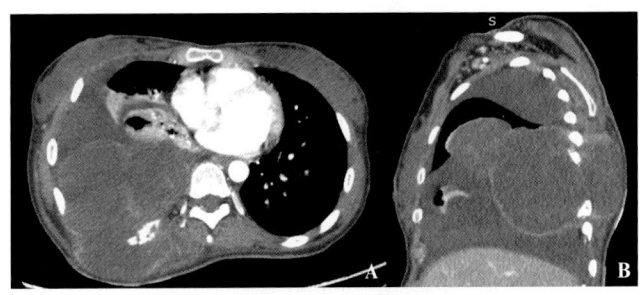

图 45-3-9 女性,20 岁。右侧胸壁恶性神经鞘瘤

CT 增强轴位(A)与矢状位(B)显示巨大低密度肿块经肋间隙跨越胸壁生长,其内有不均匀性强化,包膜有强化,邻近肋骨有破坏,右侧胸腔积液。

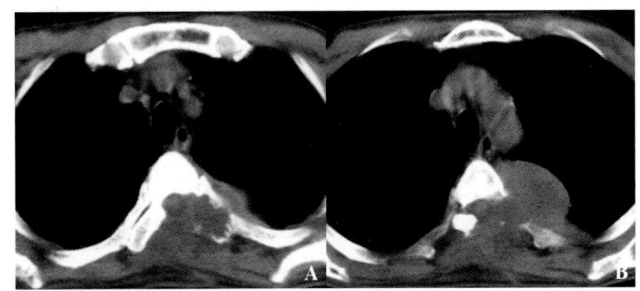

图 45-3-10 恶性神经鞘瘤

CT 纵隔窗(A、B)显示左侧椎间孔扩大,左侧椎弓及相邻肋骨溶骨性骨质破坏,局部有略低密度软组织肿块,内部密度不均匀。

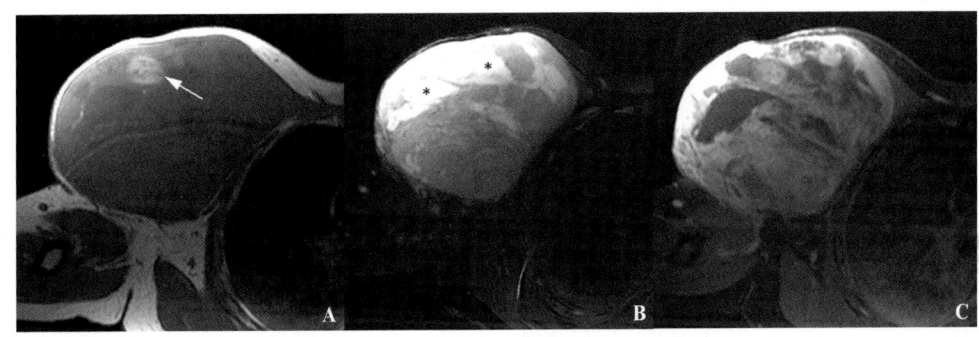

图 45-3-11 男性,39 岁。恶性外周神经鞘瘤

T1WI(A)显示右前胸壁以低信号为主的软组织肿块,内含高信号出血灶(箭),T2WI(图 B)信号不均,囊变坏死区(*)呈高信号,T1WI 脂肪抑制序列增强(C)显示非囊变坏死区不均匀强化。

【鉴别诊断】

1. **侵袭性纤维瘤病**·又称硬纤维瘤病、韧带样纤维瘤病,占胸壁低级别肉瘤的 54%。它多见于青少年。呈浸润性生长,有局部复发倾向,无转移。年轻患者多表现出侵袭性,成人以结节样模式更为常见。因肿瘤成分不同,CT 表现为不同程度密度减低和不同程度强化,邻近的神经和血管可强化。

邻近骨质主要表现为压迫性骨吸收,骨质破坏则很少见。T1WI 信号与肌肉类似,T2 呈中等强度信号,偶见低/高信号。胶原含量很多的纤维条带可在 T1 和 T2WI 中表现为中央低信号[4]。

2. **良性神经鞘瘤**·肿块沿神经干生长,有包膜,边界清晰,不侵犯神经纤维。一般无神经功能障碍。

MR 表现为 T1 与肌肉呈等信号,T2 因坏死、囊变可表现为不均一信号,增强后明显强化,特有征象包括:T2WI 呈中央低信号周围高信号、增强后中心强化的靶征;T2WI 呈不均质环样低信号的束征;CT 可见软组织肿块周围脂肪密度的脂肪分离征。

3. **神经母细胞瘤和节细胞神经母细胞瘤**·最常见于儿童的肾上腺外的交感神经节。CT 表现为边界不清的肿块,常有钙化。MRI 表现为不均质信号,无特异性。出血、坏死常见。MRI 显示肿瘤沿神经鞘内生长具有优势。

(吴华伟 刘丹)

参考文献

[1] Nam SJ, Kim S, Lim BJ, et al. Imaging of primary chest wall tumors with radiologic-pathologic correlation [J]. Radiographics, 2011, 31:749-770.

[2] WHO Classification of Tumours Editorial Board. WHO Classification of Tumours, Soft tissue and bone tumours [M]. 5th ed. Lyon: IARC Press, 2020.

[3] Bueno J, Lichtenberger JP, Rauch G, et al. MR imaging of primary chest

wall neoplasms [J]. Top Magn Reson Imaging, 2018, 27:83-93.

[4] Souza FF, De Angelo M, O'regan K, et al. Malignant primary chest wall neoplasms: a pictorial review of imaging findings [J]. Clinical Imaging, 2013, 37:8-17.

[5] Murphey MD, Arcara LK, Fanburg-Smith J. From the archives of the AFIP: imaging of musculoskeletal liposarcoma with radiologic-pathologic correlation [J]. Radiographics, 2005, 25:1371-95.

[6] Gaskin CM, Helms CA. Lipomas, lipoma variants, and well-differentiated liposarcomas (atypical lipomas): results of MRI evaluations of 126 consecutive fatty masses [J]. AJR, 2004, 182:733-739.

[7] Carter BW, Benveniste MF, Betancourt SL, et al. Imaging evaluation of malignant chest wall neoplasms [J]. Radiographics, 2016, 36:1285-1306.

[8] Carter BW, Gladish GW. MR imaging of chest wall tumors [J]. Magn Reson Imaging Clin N Am, 2015, 23:197-215.

[9] Tateishi U, Gladish GW, Kusumoto M, et al. Chest wall tumors: radiologic findings and pathologic correlation: part 2. Malignant tumors [J]. Radiographics, 2003, 23:1491-1508.

[10] Gaballah AH, Jensen CT, Palmquist S, et al. Angiosarcoma: clinical and imaging features from head to toe [J]. Br J Radiol, 2017, 90:20170039.

第四节·胸廓骨良性病变

一、骨软骨瘤

骨软骨瘤(osteochondroma)又名骨疣、外生骨疣或骨软骨性外生骨疣。它是一种发生于骨外表面的软骨肿瘤,肿瘤由皮质和髓质骨组成,上面覆盖着透明软骨帽,瘤骨的皮质、髓质与下面的骨皮质和髓管相延续。

骨骺闭合后,肿瘤停止生长。骨软骨瘤是最常见的良性骨肿瘤,约占骨良性肿瘤的31.6%,约占全部骨肿瘤的17%。本病半数以上发生于长骨干骺端,但凡有内生软骨骨化的骨骼均可发生,肋骨、胸骨、肩胛骨、脊柱均可发病。

根据发病数量,将骨软骨瘤分为单发和多发两种类型,多发约占10%,又称多发性骨软骨瘤病(multiple osteochondromatosis),与常染色体显性遗传综合征、遗传性多发性外生骨疣(HME)有关。

与单发性骨软骨瘤相比,HME更倾向于在肩胛骨、肋骨、髂骨处发病。单发性恶变率在0.5%~1%,HME的恶变率明显提高,达2%~10%[1,2]。骨骺闭合后,病变继续生长,提示恶化。本病好发于10~30岁的人群,男性多于女性。

【发病机制与病理】

骨软骨瘤由EXT1或EXT2双等位基因失活所致。多发性骨软骨瘤患者中,骨软骨瘤的软骨帽内EXT1或EXT2基因杂合性胚系突变,同时存在其他野生型等位基因体细胞丢失。孤立性散发性骨软骨瘤中,EXT1纯合性缺失存在于80%肿瘤。也有儿童期全身放疗后发生骨软骨瘤的报道。

瘤体结构自内向外分为三层,分别是骨性基底、软骨帽和纤维组织包膜。骨性基底可宽可窄,内为骨小梁和骨髓,外被薄层骨皮质,两者均分别与母体骨的相应部分连续。软骨帽结构与骺软骨相似,表层细胞幼稚呈簇状,邻近基底部的软骨细胞体积变大,类似于生长板肥大的细胞。

伴随着年龄的增长,细胞密度逐渐降低,有时伴有广泛粗糙的和不规则的钙化,至成年可完全骨化。纤维组织包膜与其下方骨表面的骨膜相连续。髓质通常为黄骨髓骨。

【临床表现】

骨软骨瘤生长缓慢,常可在局部触及包块,肿瘤本身不引起疼痛,局部也无压痛,当瘤体较大压迫周围组织时,可以引起疼痛。

瘤体也可以影响邻近的骨骺发育,产生局部畸形。当肿瘤生长加快并伴有明显疼痛时,应考虑恶变的可能。

【实验室检查】

染色体异常涉及8q22-q24.1(EXT1基因定位于此)或11p11.2(EXT2基因定位于此)。骨软骨瘤不存在IDH1和IDH2突变。骨软骨瘤的诊断不需要分子检测。

【影像学表现】

由于胸廓骨外形不规则,且X线平片很难克服重叠效应对肿瘤进行切线位投照,故X线平片很难显示肿瘤的全貌及与母骨的关系。常表现为不规则团块状骨化影(图45-4-1),边界清楚,密度不均。

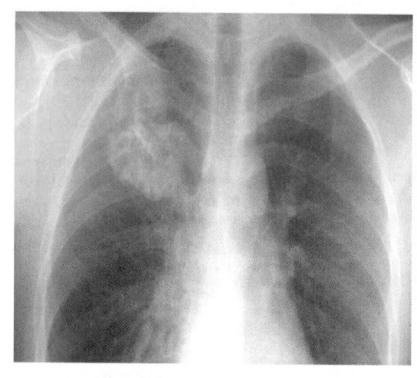

图 45-4-1 骨软骨瘤
胸部X线片显示右上肺野不规则团块状钙化阴影,边界清楚,密度不均。

肿瘤形状不一,可以有宽窄不一的基底,悬垂状骨性肿块尖端背离关节面是其特点(图45-4-2)。压迫邻近骨骺时可以产生压迫性骨缺损或畸形。CT表现形式包括如下。

1. **软骨帽**·软骨帽厚薄不均,游离缘较光滑,与皮质接触面呈波浪状或分叶状,甚至伸入髓质骨。软骨基质发生钙化后,在CT上表现为外形凹凸不平的不规则致密影,与瘤皮质分界不清;软骨帽非骨化区的密度多低于肌肉,这与其含水量(75%~80%)高度相关(图45-4-3)。增强扫描轻度强化,但由于骨干扰,这种强化肉眼多不能辨识。

2. **肿瘤骨的皮质骨**·密度与母骨皮质一致,且与母骨的骨皮质相连,轮廓外形呈波浪状凹凸不平,边缘光滑锐利,厚薄可略不均匀。

3. **肿瘤骨的髓质骨** 与母骨的骨松质相连，骨小梁分布不均匀、钙化及黄骨髓的混合状态导致其内密度不均匀（图45-4-4）。

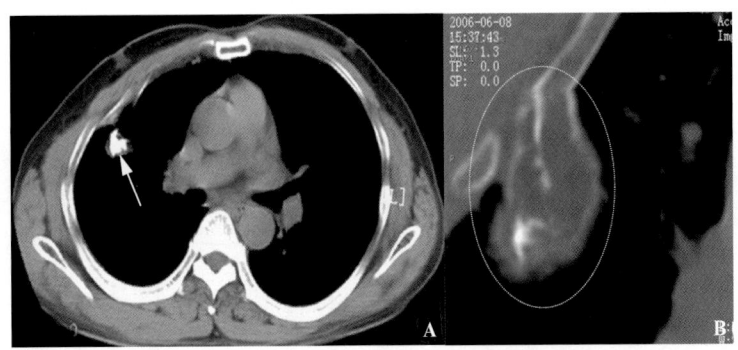

图45-4-2　骨软骨瘤
CT纵隔窗（A）显示胸壁下不规则钙化，多平面重建（B）显示带蒂的骨疣伸入胸膜腔，形态不整，无骨膜反应。

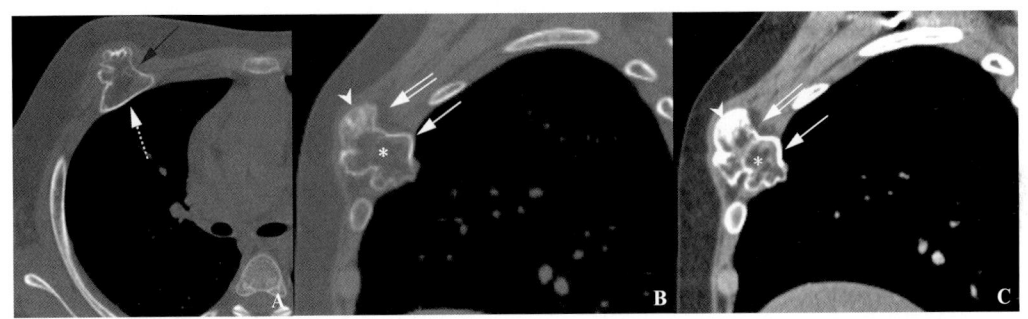

图45-4-3　男性，12岁。骨软骨瘤
CT骨窗（A）显示右侧第4肋骨（虚箭）前缘骨性外突结节，与母骨呈宽基底连接（黑箭），肋骨的皮质及髓质均与病变延续；矢状位骨窗（B）及纵隔窗（C）显示肿瘤外形呈菜花状，钙化的软骨帽（箭头）为不规则致密影，非钙化软骨帽（空心箭）为略低密度，骨皮质（白实箭）厚薄略不均匀，髓质内为黄骨髓（＊）（本病例由上海交通大学附属胸科医院于红教授提供）。

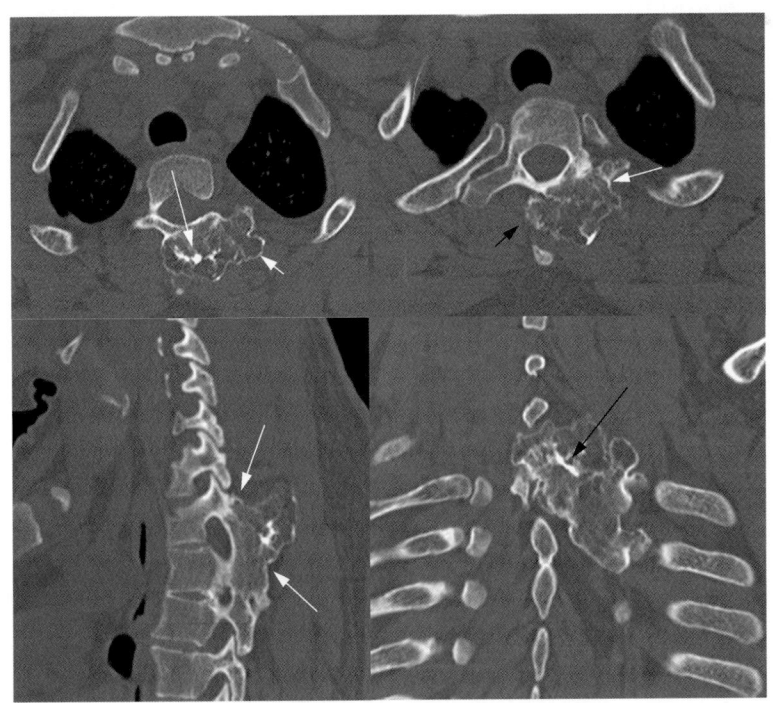

图45-4-4　男性，29岁。胸2左侧椎板骨软骨瘤
CT纵隔窗显示第2胸椎椎板、第3胸椎左侧椎板、横突及第4胸椎左侧横突，可见骨赘形成，宽基底边缘呈菜花样，边缘光整（黑短箭），病灶内可见点状、钙化（黑长箭），皮质与母骨皮质广基底相连（白箭），髓腔相同，髓腔密度不均匀。

4. **纤维包膜**·与周围肌肉密度相仿，CT 平扫及增强均不能显示。

当出现以下情况时，应考虑骨软骨瘤恶化：在骨骺闭合以后的成人，骨软骨瘤变大或厚度＞2cm；骨面模糊、不规则；肿瘤内可见放射状透亮区；形成明显的软组织肿块。

骨性部分信号与母体骨信号相同，并相互连通。软骨帽 T1WI 上呈等低信号，脂肪抑制 T2WI 上呈高信号，信号特点与关节透明软骨相似；当软骨帽发生钙化时，其内同时含有钙质、黄骨髓及软骨，导致其信号混杂。增强扫描软骨帽强化不均匀，外周和间隔轻度至中度强化（图 45-4-5）。

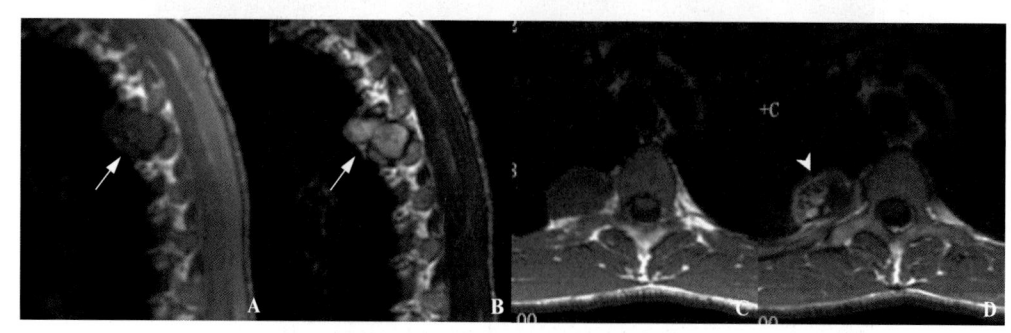

图 45-4-5 男性，19 岁。骨软骨瘤

矢状位 T1WI(A)、T2WI(B) 显示肋间分叶状肿块，信号与骨质相似；T1WI(C) 软骨帽为均匀等信号，增强 (D) 显示软骨帽（箭头）不均匀强化。

骨软骨瘤放射性核素吸收状态与软骨骨形成的程度直接相关，在较年轻的患者中多表现为放射性核素浓聚。

【诊断标准】

病理组织学检查为本病诊断的金标准。

经影像学检查具有以下特点可做出临床诊断。骨旁骨性结节，结节由皮质骨和髓质骨组成，两者分别与起源骨（母骨）的皮髓质相延续。对软骨帽的显示 MRI 优于 CT，CT 优于 X 线片。

【鉴别诊断】

骨软骨瘤有特异性表现，无需鉴别诊断。

二、骨纤维结构不良

骨纤维结构不良（osteofibrous dysplasia，OFD）又称骨纤维异常增殖症（fibrous dysplasia of bone），是一种先天性非遗传性疾病，髓质骨被纤维结缔组织和新生不成熟的原始骨组织（即编织骨）取代。

几乎体内任何骨均可发生，居我国骨肿瘤样病损的首位。它分为单骨型和多骨型，其中单骨型占 85%，好发于肋骨、股骨、胫骨、颅面骨。多骨型可能与 McCune-Albright 综合征或 Mazabraud 综合征相关[3]。

70% 的骨纤维结构不良患者在 10～30 岁就诊。OFD 恶变率极低，2%～4% 可恶变为骨肉瘤、骨纤维肉瘤。

病因未知。细胞遗传学和 FISH 检查发现 OFD 均重复性地存在 7、8、12 三体染色体。这些遗传学异常仅存在于少量梭形细胞，骨母细胞和破骨细胞中不存在。肿瘤内大多数细胞本质为非肿瘤性，有人提出具有上皮样分化的间质细胞可能为肿瘤成分。

【发病机制与病理】

组织病理学可以发现肿瘤由骨和纤维组织混杂构成。骨是编织骨，骨小梁伴有明显骨母细胞衬覆。穿插其中的纤维间质由梭形细胞包埋于细胞外胶原或黏液样基质。肿瘤可以存在于破骨巨细胞，核分裂象极其少见。

肿瘤呈带状结构，病变的中心以细小骨针和编织骨或纤维组织为主，外周为更加丰富相互吻合的板层骨，后者融入周围宿主骨。少见硬化、出血、黄色瘤样改变、囊肿形成和巨细胞灶，不存在软骨。

【临床表现】

骨纤维结构不良发病隐匿，进展缓慢，通常无症状。随着肿瘤的生长，可出现疼痛、局部肿胀。

McCune-Albright 综合征患者常表现如下。

1. **皮肤色素沉着**·为棕黄色皮肤色斑，边缘不规则，边界清楚，大小不等，不隆起。

2. **性早熟**·多见于女性，婴幼儿期即出现不规则阴道流血，并有第二性征出现。

3. **广泛骨质变化**·可侵犯全身各骨，并出现各种畸形。

【实验室检查】

骨纤维结构不良的实验室检查无特异性。

【影像学表现】

骨纤维结构不良好发于肋骨侧后部，病损范围大，病变长轴与肋骨走行方向一致，肋骨外形粗大，呈中央型膨胀，髓质被破坏溶解，质地相对均质，典型表现为磨玻璃状，如果以有残存的粗大不规则骨小梁或钙化，可形成丝瓜瓤外观（图 45-4-6）。皮质骨硬化，厚薄不均，外缘光滑，内缘毛糙。增强扫描，髓腔内轻度均匀强化（图 45-4-7）。

无特征性表现。T1WI 上多为低信号，由于含骨小梁、细胞成分、胶原、囊性变及出血等成分的不同；T2WI 可以是高信号，也可以是低信号或混杂信号。

【诊断标准】

病理组织学检查为本病诊断的金标准。

经影像学检查具有以下特点可做出临床诊断。

肋骨中央型膨胀，中央为较大范围的均匀软组织密度，软组织内可有粗大骨嵴或钙化；周边为厚薄不均硬化性骨皮质，皮质外缘光滑，内缘毛糙，无骨膜反应。

【鉴别诊断】

1. **孤立性骨囊肿**·也为中央型膨胀，缺损区呈均匀水样密度或水样信号，囊内无钙化，增强扫描无强化。

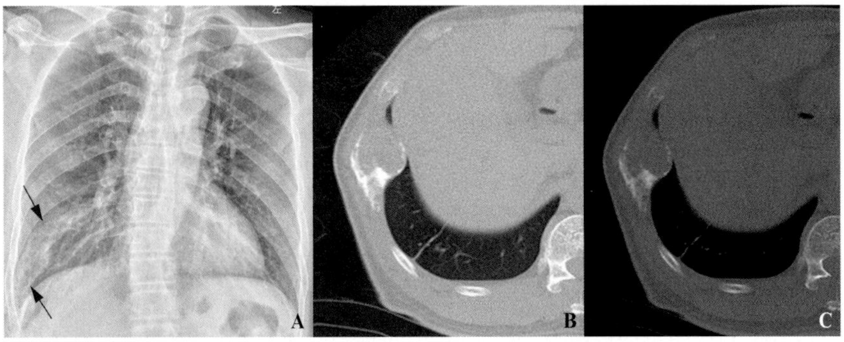

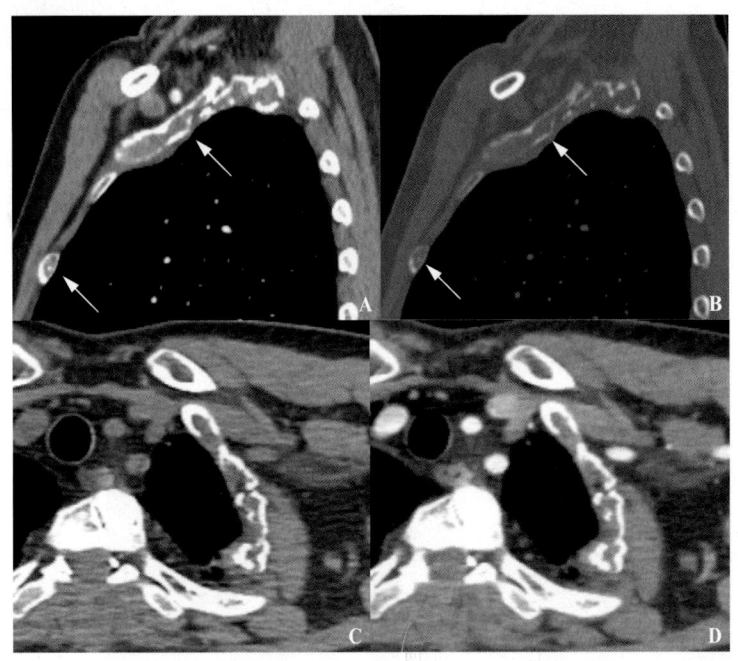

图45-4-6 男性，46岁。骨纤维结构不良

X线片(A)显示右侧第9肋膨胀(箭)，多发线样分隔状如丝瓜瓤样改变，骨皮质仍连续；CT扫描肺窗(B)和纵隔窗(C)显示髓腔内密度均匀，骨质呈膨大，邻近软组织有推压移位，但无肿胀。

图45-4-7 男性，34岁。左侧第1、3肋骨纤维结构不良

矢状位纵隔窗(A)及骨窗(B)显示左侧第1、3肋骨中央型膨大(箭)，髓腔为均匀软组织密度区，皮质硬化，厚薄不均；轴位平扫(C)及增强(D)显示髓内病变轻度均匀强化(本病例由上海交通大学附属胸科医院于红教授提供)。

2. 内生软骨瘤·也位于髓腔内，但病灶多为类圆形骨质破坏区，病变长轴通常与肋骨长轴垂直，其密度较胸壁肌肉密度略低，病变内检出环状或弧形钙化对软骨源性病变的诊断有帮助。病变邻近的骨皮质变薄或偏心性膨出。

3. 甲状旁腺功能亢进症·有全身性骨痛、躯干及下肢畸形、多次多发性骨折等。X线检查见全身性骨质疏松、皮质骨变薄及囊状表现。常合并肾病及肾结石、血钙增高、血磷降低、血碱性磷酸酶升高。

三、动脉瘤样骨囊肿

动脉瘤样骨囊肿(aneurysmal bone cyst，ABC)是一种存在多房充血囊腔的良性骨肿瘤。

任何骨均可发生动脉瘤样骨囊肿，好发于长骨干骺端，其次为骨盆、脊椎，发生于肋骨者少见。60%～75%见于股骨上段、椎体及附件。

各年龄段均可发病，80%的ABC患者年龄小于20岁，女性略多于男性。

其病因尚未明确，可能是骨内局部血管组织异常或血流动力学变化致静脉压明显增高，使患处产生怒张的血管床，血管床受累吸收及继发性反应性修复性改变所致。

约70%的ABC患者存在USP6基因细胞遗传学重排，USP6位于17p13.2染色体带上，最常见的易位是t(16;17)(q22;p13)导致CDH11与USP6融合，导致USP6转录上调[4,5]。

【发病机制与病理】

ABC界限清楚，由纤维间隔分隔的充血囊腔构成，囊腔内充满可流动的红色血液。纤维间隔由中等密度温和的纤维母细胞伴有散在的多核破骨巨细胞和骨母细胞衬覆的反应性编织骨构成。

编织骨与纤维间隔的走行相一致。囊壁之间为柔软而易碎的肉芽肿样组织，呈灰白色、白色或棕色。病灶的固体成分占全部病灶的一半以下，但也偶有均由固体成分组成的，称为

动脉瘤样骨囊肿实性变异。

【临床表现】

症状一般较轻,主要为局部肿胀和疼痛,隐匿发病。

侵犯脊椎可引起相应部位的疼痛,压迫神经或脊髓则引起相应神经症状。

【实验室检查】

无特殊。

【影像学表现】

沿肋骨长轴分布的溶骨性、膨胀性骨质破坏,破坏区内可见数个类圆形低密度,呈皂泡样或吹气球样,影像学显示其内为含液囊腔,可位于骨干中央,也可偏心性生长。骨皮质菲薄,骨壳完整或中断,其内可见分房状压迹及纤细骨嵴(图45-4-8),部分病变内见液液平面,下半部密度高于上半部。囊腔间隔呈软组织密度影,并可见钙化或骨化。增强扫描间隔可强化。

由于囊内容物存在不同信号强度而形成的液液平面最具有特征性,在T1WI及T2WI上病灶边缘有低信号环,内可有分隔,注射对比剂后,间隔可强化。在T2WI上液平面上层一般为高信号,可能为血清液或高铁血红蛋白;下层为低信号,可能为细胞及碎裂细胞产物(图45-4-9)。

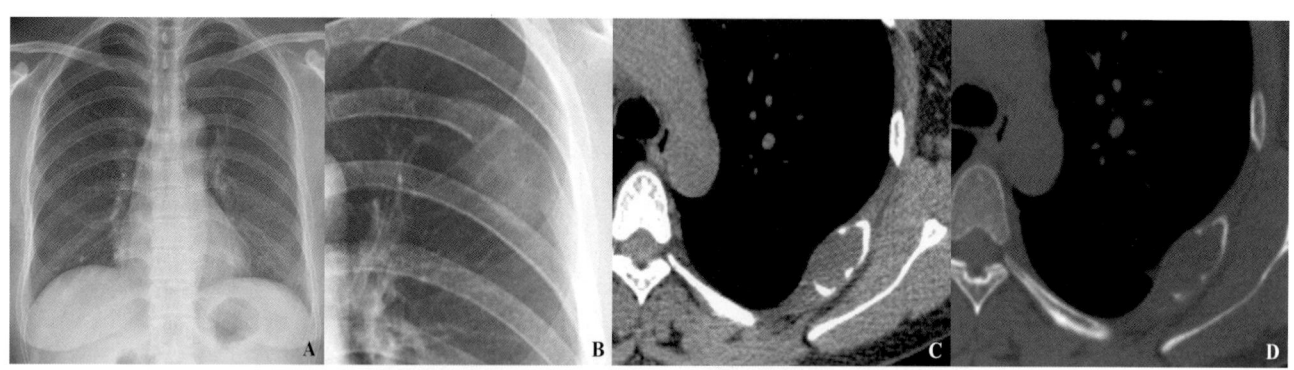

图45-4-8 女性,37岁。动脉瘤样骨囊肿

胸部X线片(A)与局部放大图(B)显示左侧第7肋骨局部偏心性、膨胀性骨质破坏,内可见多发类圆形低密度影呈皂泡状,下缘骨皮质不连续;CT纵隔窗(C)与骨窗(D)显示膨大部正常骨质结构消失,呈略低于肩背肌的等密度影,肋骨周围软组织未见异常,肋骨皮质变薄。

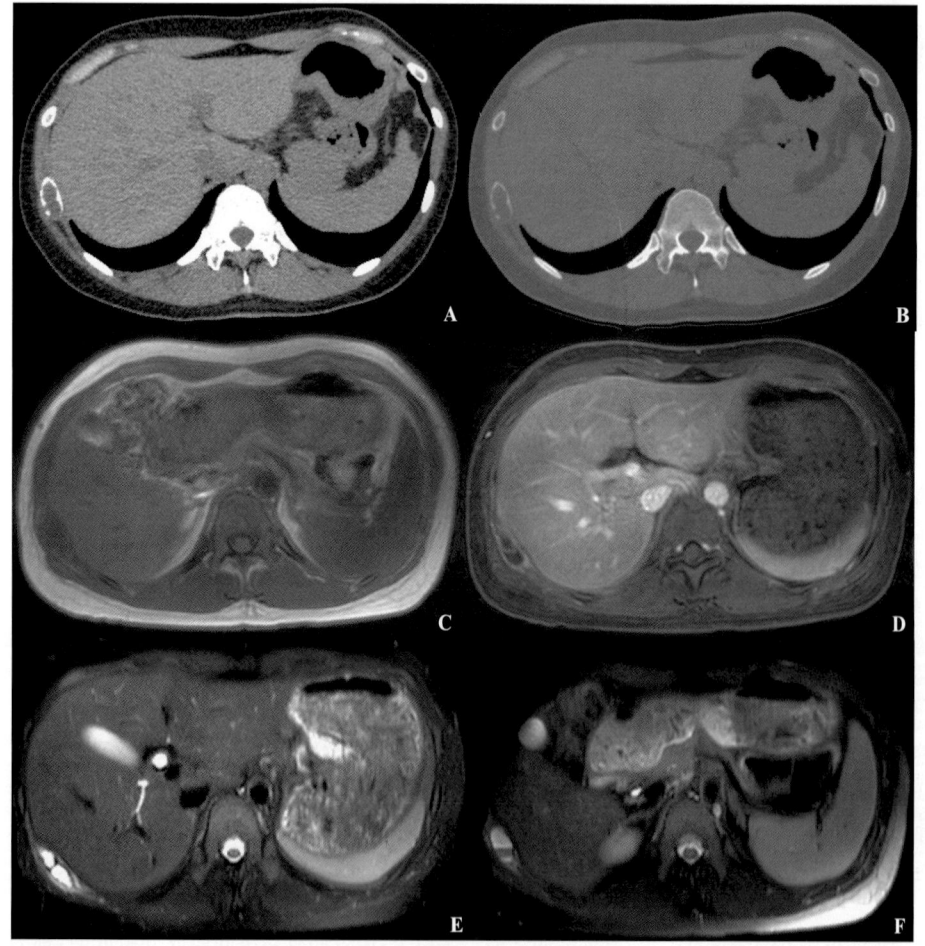

图45-4-9 女性,35岁。右侧第10肋骨动脉瘤样骨囊肿

CT纵隔窗(A)、骨窗(B)、T1WI(C)、T1WI脂肪抑制(D)增强和T2WI脂肪抑制(E、F)显示右侧第10肋骨膨胀性骨质破坏,T1WI呈低信号,T2WI明显高信号,增强可见明显强化,内有液液平面。

【诊断标准】

影像学表现病变伴有液-液平面的多囊性病变,可有硬化边。

组织学表现病变囊壁由纤维母细胞、破骨样巨细胞、含铁血黄素和新骨构成。

理想诊断标准是进行分子检测 USP6 基因重排。

【鉴别诊断】

1. 骨囊肿·中心性骨质破坏,轻度或无膨胀。
2. 骨巨细胞瘤·20~40岁,长骨骨端病变可扩张至关节面下,无硬化边,无骨膜反应。
3. 毛细血管扩张性骨肉瘤·渗透样、虫蚀样骨质破坏,移行带宽。可穿破骨皮质形成软组织肿块。
4. 软骨黏液样纤维瘤·实性病变,无液-液平面,偏心性骨质破坏,发生于干骺端。

四、骨巨细胞瘤

骨巨细胞瘤(giant cell tumor of bone)是由骨髓间质细胞分化而来的、由形态较一致的肿瘤性单核间质细胞,混杂有巨噬细胞和破骨样巨细胞构成的局部肿瘤,分为中间型和恶性两种类型,前者局部浸润,罕见转移。

骨巨细胞瘤是最常见的骨肿瘤之一,男女发病率相近。它好发于骨骺愈合后的年轻人,长骨末端,如股骨远端、胫骨近端、桡骨远端和肱骨近端是其最常见的发病部位[6,7],肋骨巨细胞瘤少见。

【发病机制与病理】

骨巨细胞瘤病因目前尚不清楚。骨巨细胞瘤是富于细胞性病变,典型病变主要为大量非瘤性破骨样巨细胞和混杂其中的单核细胞。破骨样巨细胞具有数量不等的细胞核,单核细胞具有多种形态特征包括非纤维背景中的圆形和卵圆形及纤维基质内的梭形细胞。肿瘤细胞的细胞膜界限不清,淡染嗜酸性胞质。如果没有免疫标记鉴别肿瘤细胞与巨噬细胞存在困难。单核细胞常具有数量不等(偶尔大量)的核分裂象。存在非典型核分裂象应当注意存在恶性可能。

【临床表现】

临床上主要表现为局部肿胀和疼痛,症状的轻重与病情的进展情况相关。骨质膨胀变薄时,压之可有捏乒乓球感。

肿瘤穿破骨皮质形成局部软组织肿块时,皮肤可呈暗红色,表面静脉曲张。当肿瘤侵袭性增强时,患者可出现病理性骨折。

【实验室检查】

组蛋白 H3.3 由位于第 1 号染色体上的 H3F3A 基因和第 17 号染色体上的 H3F3B 基因编码。位于 1 号染色体上的 H3F3A 基因突变导致的 G34W(34 位甘氨酸被色氨酸替代)见于 95%~100% 的长骨骨巨细胞瘤,为骨巨细胞瘤特异性的诊断。

【影像学表现】

病变好发于肋骨的前后两端,呈偏心性、显著膨胀的骨质破坏,本病具有一定的侵蚀性,可穿透骨皮质累及邻近组织,肿瘤内及其周围常有软组织肿块,肿块可因发生出血、液化坏死而表现为密度不均匀。

破坏区一般无钙化,内见残存骨小梁形成的间隔,骨壳内面凹凸不平,肿瘤内并无真正的骨性间隔,说明 X 线平片上的分房征象实际上是骨壳内面骨嵴的投影。骨破坏区与正常骨的交界清楚但并不锐利,有或无硬化边(图 45-4-10)。

出现以下征象提示恶性。

(1) 有较明显的侵袭性表现,如肿瘤与正常骨交界处模糊,有虫蚀状、筛孔状骨破坏,骨性包壳和骨嵴残缺不全。

(2) 骨膜新生骨较显著,可有 Codman 三角。

(3) 软组织包块较大,超过骨性包壳的轮廓。

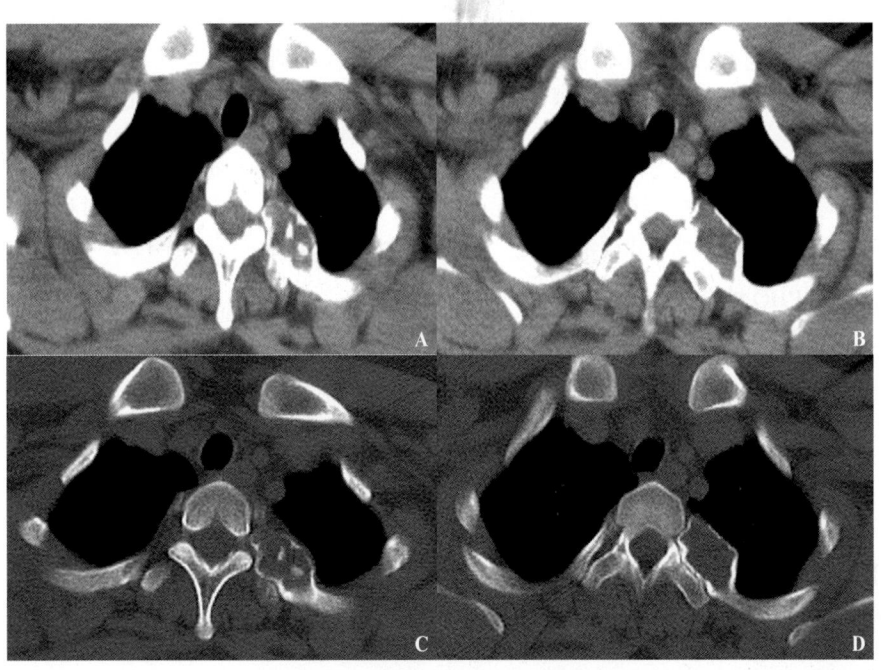

图 45-4-10 女性,24 岁。骨巨细胞瘤

CT 纵隔窗(A、B)和骨窗(C、D)显示左侧第 3 肋骨头、颈部骨质呈偏心性膨胀性破坏,内见骨嵴,骨皮质呈花边样变薄、硬化。

（4）患者年龄较大，疼痛持续加重，肿瘤突然生长迅速并有恶病质。

MRI检查的优势在于显示肿瘤周围的软组织情况，与周围神经、血管的关系，关节软骨下骨质的破坏，关节腔受累，骨髓的侵犯和有无复发等。多数肿瘤在MRI图像上边界清楚，周围无低信号环。

瘤体的MRI信号无特异性，在T1WI上呈等或低信号，出现高信号提示亚急性或慢性出血。T2WI上信号不均匀，呈混杂信号。MRI常显示液液平面，比CT更清楚。增强扫描病灶可有不同程度的强化（图45-4-11）。

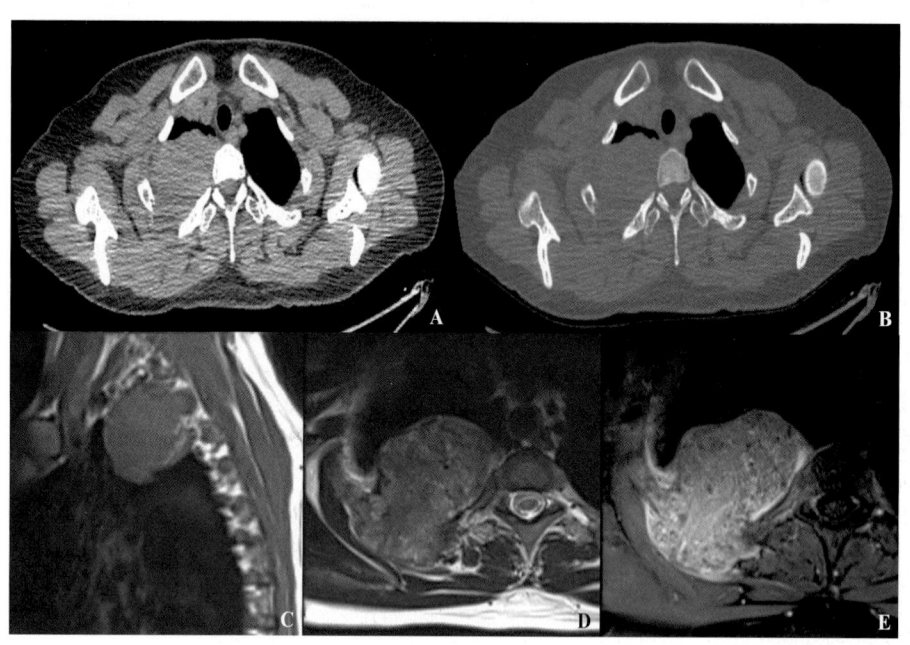

图45-4-11 女性，30岁。右第2肋骨骨巨细胞瘤

CT纵隔窗（A）与骨窗（B）显示右侧第2肋骨软组织肿块；T1WI矢状位（C）显示肿瘤为等信号，T2WI轴位（D）显示肿瘤信号混杂，以等稍高信号为主，增强轴位（E）显示肿瘤明显强化，并向胸内和胸外两个方向生长。

【诊断标准】

组织学病理学是诊断金标准。

理想诊断标准是进行 H3F3A 基因检测，基因突变导致组蛋白H3.3第34位甘氨酸被色氨酸替代。

【鉴别诊断】

1. 骨囊肿·多见于11~20岁人群，多呈单房，囊肿透亮度高，边缘清晰锐利，内无钙化点，周围骨质膨胀变薄，增强扫描无强化。

2. 动脉瘤样骨囊肿·发生于长骨者多位于干骺端，常有硬化边。包膜外为骨壳，无软组织肿块，增强扫描囊液无强化，仅间隔和包膜可强化。囊内无钙化或骨化影。

五、SAPHO综合征

SAPHO是滑膜炎（synovitis）、痤疮（acne）、脓疱病（pustulosis）、骨质增生（hyperostosis）和骨炎（osteitis）的缩写。SAPHO综合征是骨炎和骨髓炎造成的骨硬化，常伴随皮肤病变。它是一种罕见的慢性免疫介导的综合征。由Chamot等[8]于1987年首次提出，本病以骨、关节病变和皮肤损害为特点。

【病因与病理学】

病因及发病机制不清楚，可能与细菌或病毒感染启动的自身免疫反应有关。有学者认为这是一种血清阴性脊椎关节病，也有学者认为它是牛皮癣性关节炎的一个亚型[9]。

还有学者报道已从SAPHO综合征患者体内分离出痤疮丙酸杆菌，并认为痤疮丙酸杆菌持续性轻度感染能够触发机体自身非特异性的T细胞免疫反应异常激活[10]，从而造成非特异性的炎性损伤等。

【临床表现】

尚无确切的流行病学数据，发病率＜1/10万。它好发于30~50岁中青年人，女性多见，呈慢性病程。临床上以间歇性复发和缓解为特点，病程呈迁延性和自限性，但大多数预后良好，骨折为其主要并发症[11]。本病的特征为皮肤和骨关节的慢性无菌性炎症反应，但两者不一定同时发生。

皮肤损害主要为手足掌的对称性脓疱疮和/或面部和胸前痤疮、银屑病等，发病率约为60%[12]，也可以表现为严重的脓疱疮。

骨、关节受累是SAPHO综合征的重要特征。成人最常累及前上胸壁胸肋锁骨区（65%~90%），其次为脊柱（32%~52%）与骶髂关节（20%~52%），外周扁骨、长骨也可累及，儿童最易累及下肢长骨干骺端[13]。

骨、关节受累主要包括滑膜炎、骨髓炎、骨肥厚及肌腱附着点关节病，可累及中轴骨和外周骨，可以单发或多发，可同时或先后发生。受累骨关节处肿痛，病理检查结果为骨病变处慢性非特异性炎症。

早期以骨侵蚀为主，后期以骨质增生硬化、骨肥厚为主，但两种病变常同时存在。骨质侵蚀多发生于骨性关节面或椎体终板，骨质增生、骨肥厚是慢性炎症反应分别累及髓腔和骨皮质的表现，是引起疼痛的主要原因。

【实验室检查】

(1) 实验室检查：红细胞沉降率(ESR)、白细胞水平、C反应蛋白(CRP)等可轻度至中度升高。类风湿因子阴性。

(2) 部分患者人类白细胞抗原B27抗体(HLA-27)可呈阳性。

(3) 血和皮肤病变处细菌培养多数为阴性，少数报道可有痤疮丙酸杆菌生长。

【影像学表现】

骨显像灵敏度高，易于早期发现骨骼的异常代谢活动及没有症状的隐匿性病灶。累及胸骨及锁骨区，表现为胸锁骨的高吸收区，胸骨柄形如牛的头颅，炎症性的胸锁关节及相邻肋骨形如牛角，形成所谓牛头征，具有高度特征性。累及脊柱以胸椎最多，其次是腰椎、颈椎。一般为多发连续或非连续性。

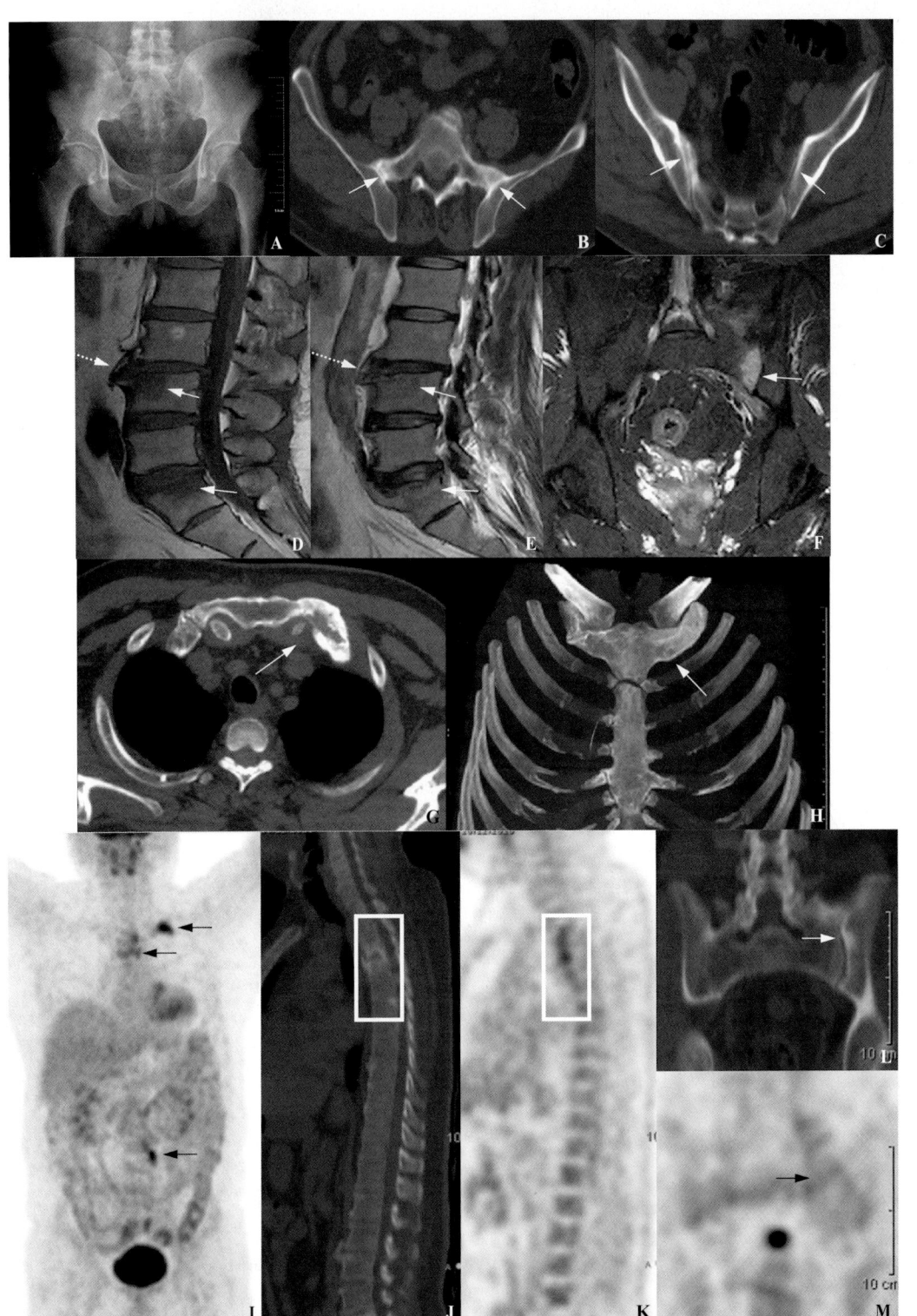

图45-4-12 男性，47岁。SAPHO综合征

掌跖脓疱病2年半，下腰痛5个月余。骨盆X线片(A)及骨盆CT扫描(B、C)显示双侧骶髂关节面下骨质密度增高，双侧关节间隙模糊、变窄。腰椎MRI正中矢状位可见第4腰椎椎体及第1骶椎椎体T1低信号(D)及T2低信号(E)，第3、4腰椎椎体前缘骨桥形成(D、E，虚箭)，多个腰椎间盘变性并向后突(E)；质子相冠状位(F)可见左侧骶髂关节骶骨关节面下片状高信号。胸部CT平扫骨窗(G)、胸骨MIP(H)可见左侧肋骨胸骨端较对侧膨大，骨质密度增高、局部骨质破坏，左侧胸肋关节间隙狭窄、消失。全身PET-CT MIP图(I)左侧锁骨胸骨端和第4、5胸椎、第3、4腰椎左侧及左侧骶髂关节处核素摄取增高，矢状位可见第4、5胸椎椎体(J~K)，左侧骶髂关节(L、M)骨质密度增高，核素摄取增高。

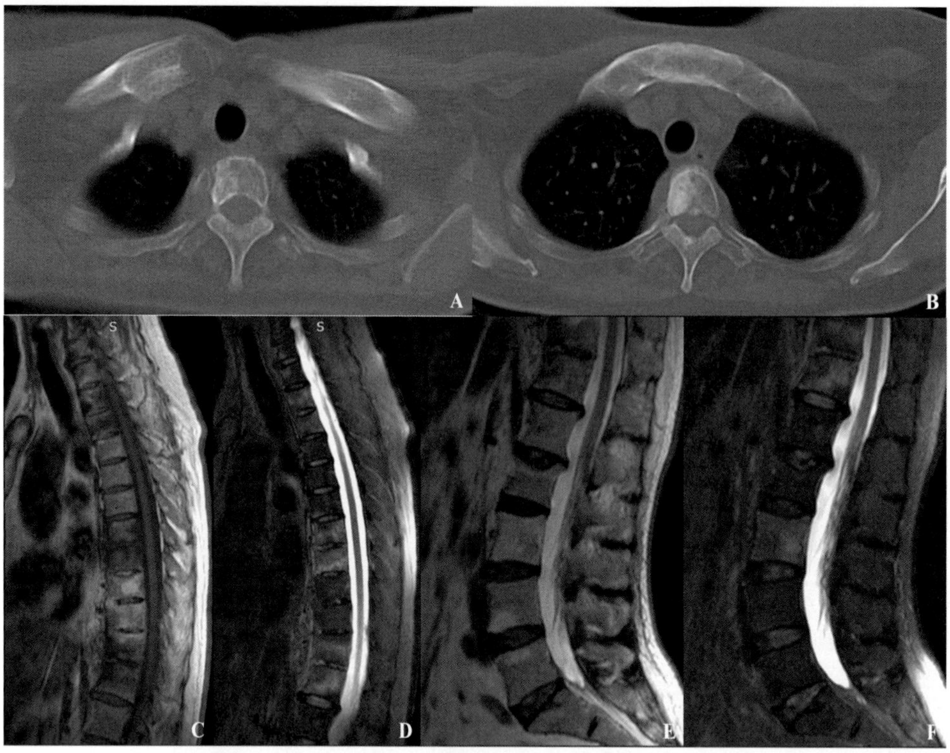

图 45-4-13 女性，62岁。SAPHO 综合征

反复颈胸腰椎疼痛 10 年余，查体：右胸锁关节肿痛，右肩关节压痛，活动受限，第 4 腰椎、第 3 腰椎棘突压痛，活动受限，双小腿陈旧性脓疱瘢痕。实验室检查中，红细胞沉降率 48mm/h(↑)，D-二聚体定量 0.60μg/mL(↑)。超敏 C 反应蛋白 15.5mg/L；细胞因子 IL-6 4pg/mL。胸部 CT 示双侧锁骨胸骨端及胸骨柄骨质膨大，骨皮质增厚，密度增高(A，B)。全脊柱 MRI 检查：多个椎体呈长 T1、长 T2 信号影，部分椎间盘受累，椎体终板虫蚀状或小孔洞状骨质侵蚀，第 2 腰椎椎体楔形变(C~F)。

CT 表现为多中心硬化，关节面下骨质和椎体终板虫蚀状或小孔洞状骨质侵蚀，破坏灶边缘毛糙。MRI 上表现为多灶性长 T1、长 T2 信号，可累及椎间盘，使椎间隙变窄。骨显像表现为灶状或条带状放射性浓聚，受累椎体终板侵蚀、硬化、椎间隙变窄、椎旁骨化、椎体楔形变，尤其是椎体边角侵蚀[14]。

累及骶髂关节，表现与强直性脊柱炎的骶髂关节炎类似。累及四肢表现为多骨慢性骨髓炎，不形成明显的脓肿，CT 主要表现为骨皮质硬化、骨膜增生、骨外形增大(图 45-4-12 和图 45-4-13)，不能培养出细菌。

【诊断标准】

Benhamou 于 1988 年提出了该病的诊断标准，2012 年更新为以下内容[15]。

（1）骨关节表现＋掌跖脓疱病。

（2）骨关节表现＋聚合性痤疮和暴发性痤疮或化脓性汗腺炎。

（3）骨肥厚（上胸壁、脊柱、肢端骨），伴或不伴皮肤损害。

（4）慢性多灶性复发性骨髓炎（CMRO），伴或不伴皮肤损害。

满足以上 4 个条件之一即可诊断为 SAPHO 综合征。

【鉴别诊断】

需要与化脓性骨髓炎、传染性前胸壁关节炎、传染性掌跖脓疱疮、掌跖皮肤角化病（Vidal-Jacquet syndrome）、特发性泛发性骨质增生症（DISH）、维生素 A 治疗的骨关节表现等鉴别。

（吴华伟　罗静　沈聪）

参考文献

[1] Erickson LA, Inwards CY. Multiple hereditary osteochondromas [J]. Mayo Clin Proc, 2019, 94: 1388-1389.

[2] Pacifici M. Hereditary Multiple Exostoses: new insights into pathogenesis, clinical complications, and potential treatments [J]. Curr Osteoporos Rep, 2017, 15: 142-152.

[3] Dumitrescu CE, Collins MT. McCune-Albright syndrome [J]. Orphanet J Rare Dis, 2008, 3: 12.

[4] Panagopoulos I, Gorunova L, Andersen K, et al. Fusion of the Lumican (LUM) Gene With the Ubiquitin Specific Peptidase 6 (USP6) Gene in an Aneurysmal Bone Cyst Carrying a t (12; 17) (q21; p13) Chromosome Translocation [J]. Cancer Genomics Proteomics, 2020, 17: 555-561.

[5] Rapp TB, Ward JP, Alaia MJ. Aneurysmal bone cyst [J]. J Am Acad Orthop Surg, 2012, 20: 233-341.

[6] Noh BJ, Park YK. Giant cell tumor of bone: updated molecular pathogenesis and tumor biology [J]. Hum Pathol, 2018, 81: 1-8.

[7] Mancini I, Righi A, Gambarotti M, et al. Phenotypic and molecular differences between giant-cell tumour of soft tissue and its bone counterpart [J]. Histopathology, 2017, 71: 453-460.

[8] Chamot AM, Benhamou CL, Kahn MF, et al. Acne-pustulosishyperostosis-osteitis syndrome. Results of a national survey. 85 cases [J]. Rev Rhum Mal Osteoartic, 1987, 54: 187-196.

[9] Magrey M, Khan MA. New insights into synovitis, acne, pustulosis, hyperostosis, and osteitis (SAPHO) syndrome [J]. Curr Rheumatol Rep, 2009, 15: 329-333.

[10] Colina M, Lo Monaco A, Khodeir M, et al. Propionibacterium acnes and SAPHO syndrome: a case report and literature review [J]. Clin Exp Rheumatol, 2007, 25: 457-460.

[11] Sun X, Li C, Cao Y, et al. F-18 FDG PET/CT in 26 patients with SAPHO syndrome: a new vision of clinical and bone scintigraphy correlation [J]. J Orthop Surg Res, 2018, 13: 120.

[12] 刘记存,陈勇,崔建岭. SAPHO 综合征的影像表现[J]. 中国医学影像技术, 2011,27:1684-1687.
[13] Skrabl-Baumgartner A, Singer P, Greimel T, et al. Chronic non-bacterial osteomyelitis: a comparative study between children and adults [J]. Pediatr Rheumatol Online J, 2019,17:49.
[14] Laredo JD, Vuillemin-Bodaghi V, Boutry N, et al. SAPHO syndrome: MR appearance of vertebral involvement [J]. Radiology, 2007,242:825-831.
[15] Nguyen MT, Borchers A, Selmi C, et al. The SAPHO syndrome [J]. Semin Arthritis Rheum, 2012,42:254-265.

第五节·胸廓骨恶性病变

一、软骨肉瘤

软骨肉瘤(chondrosarcoma)是一种恶性结缔组织肿瘤,以肿瘤细胞形成软骨基质为特点,具有多形态特征和临床行为,是胸壁最常见的原发性恶性肿瘤[1],其中约68%发生于肋骨[2]。肿瘤分为原发性和继发性两类。

起源于正常骨髓腔的为原发性肿瘤,占胸壁骨肉瘤的90%;继发性软骨肉瘤起源于良性软骨瘤、骨软骨瘤或内生软骨瘤。软骨肉瘤按解剖部位主要分为中央型(发生于骨髓腔,约占80%)和周围型(发生于骨表面)。

胸壁软骨肉瘤男性患者多于女性,发病年龄段较广,中老年人相对好发,诊断时平均年龄约为49岁。病因不明,部分患者存在异柠檬酸基因 IDH1 和 IDH2 体细胞突变,但目前尚不清楚 IDH 突变是否与预后相关。

【发病机制与病理】

2020 版 WHO 原发性软骨肉瘤的病理分型[3]包括普通型(中央型)、透明细胞型、间叶型、去分化型和骨膜型;继发性软骨肉瘤可由骨软骨瘤、内生软骨瘤、畸形性骨炎、骨纤维异常增殖综合征、成软骨细胞瘤、软骨黏液样纤维瘤、滑膜软骨瘤病等恶变而来。病理组织学分1~3级:①1级,为低度恶性即高分化;②2级,为中度恶性;③3级,为高度恶性。

大体病理或术中可见半透明蓝色-灰色坚实的透明软骨,常存在黄白色白垩样钙化区域,继发于骨软骨瘤者有分叶状厚实的软骨帽(>2 cm),高级别者可伴出血和坏死,骨皮质破坏侵蚀并延伸至周围软组织。

镜下软骨肉瘤的共性是瘤细胞直接产生软骨基质,而不直接成骨,具有不规则的软骨小叶及纤维血管束分隔,免疫组化 S-100 蛋白阳性。

【临床表现】

通常无症状。如有症状多表现为疼痛和/或肿胀,肿瘤增大可引起的肌肉、神经及血管压迫症状,发生于肋骨者在出现症状之前可以生长巨大。

继发性软骨肉瘤患者,表现为长期存在的肿块最近快速增大或出现疼痛,青春期后肿瘤生长伴疼痛应当怀疑恶性演进。

【实验室检查】

软骨肉瘤的实验室检查无特异性表现。

【影像学表现】

发生于胸壁的软骨肉瘤与其他部位软骨肉瘤有一定的共同点(图 45-5-1),主要表现为骨质溶骨性破坏、软骨基质钙化(不规则片状、环形、弧形钙化)、软组织肿块和肿瘤边缘骨质扇贝状凹陷、增厚。

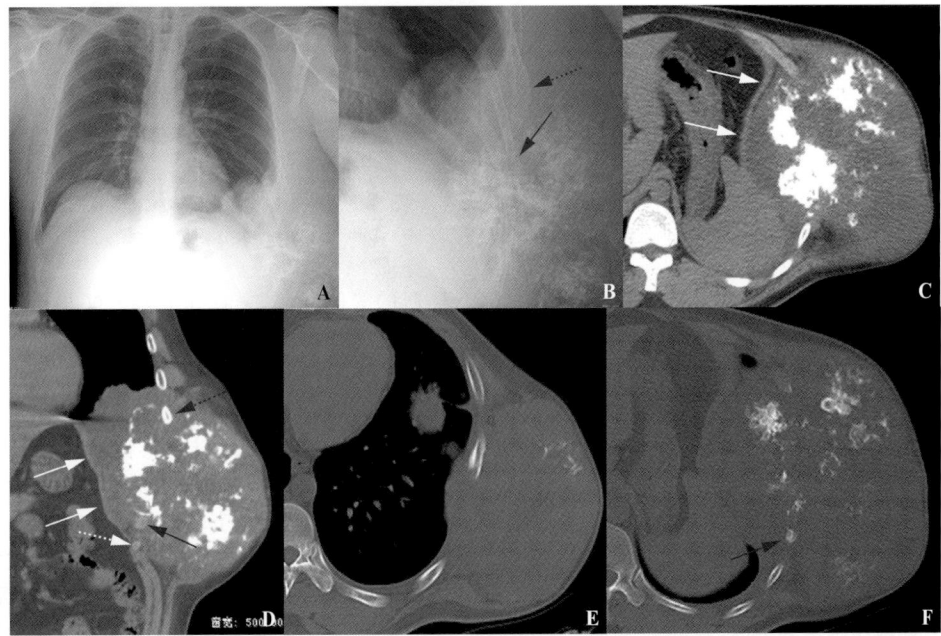

图 45-5-1 男性,32 岁。软骨肉瘤
胸部正位 X 线片(A)及其左下局部放大片(B)显示左下胸壁软组织密度增高,肿大,内可见不规则钙化;病灶内第 8 肋骨(黑实箭)部分消失,第 7 肋(黑虚箭)局部膨大,皮质厚薄不一;CT 纵隔窗(C)及冠状位(D)显示肿块密度不均,第 7、8 前肋间距加大,第 8、9 肋骨前端向内移位,膈肌受压移位,未见增厚;轴位骨窗(E,F)示第 7、8 骨质中断,断端呈溶骨状破坏,肿块内多发软骨基质钙化。
注:黑实箭为第 7 肋骨;黑虚箭为第 8 肋骨;白实箭为膈肌;白虚箭为第 9 肋骨。

由于软骨肉瘤富含水分,CT扫描病灶密度很低,不仅低于一般骨骼肿瘤,也低于绝大多数软组织肿瘤,对诊断很有提示性。CT增强扫描透明软骨不强化,仅肿瘤周边及肿瘤内间隔轻度强化,此表现与大多数侵袭性肿瘤的软组织肿块增强表现不同,有一定诊断价值(图45-5-2)。

胸廓的骨软骨肉瘤的骨质破坏伴膨胀性生长多为中心性膨胀,多向胸内和胸壁两个方向生长,由于无症状,就诊时软组织肿块外形已较大,肿块与胸壁肌肉等结构常分界不清(图45-5-2),少见骨膜反应。

肋骨软骨肉瘤多见于前胸壁肋骨、肋软骨交界处和肋骨头,以上5根肋骨好发[2]。与发生于其他部位的软骨肉瘤比较,肋骨软骨肉瘤形态更规则,多接近于球形,可同时向外凸向胸壁及向内凸向胸膜生长,肋骨头的病变甚至可突入椎管(图45-5-3)。

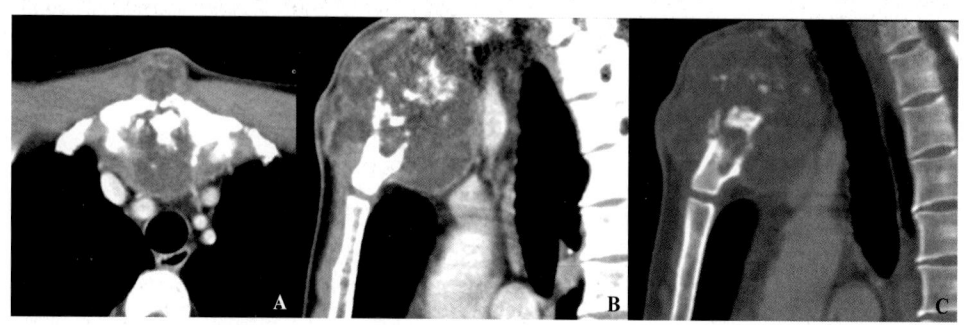

图45-5-2 男性,37岁。胸骨软骨肉瘤

CT增强轴位(A)与矢状位(B)显示胸骨柄上段溶骨性骨质破坏伴轻度分叶软组织肿块,肿块右缘及下缘与胸壁肌肉分界不清,右侧胸肌增厚,肿块密度低于横纹肌,边缘强化与肌肉相仿;矢状位骨窗(C)显示肿块内多发斑点状钙化。

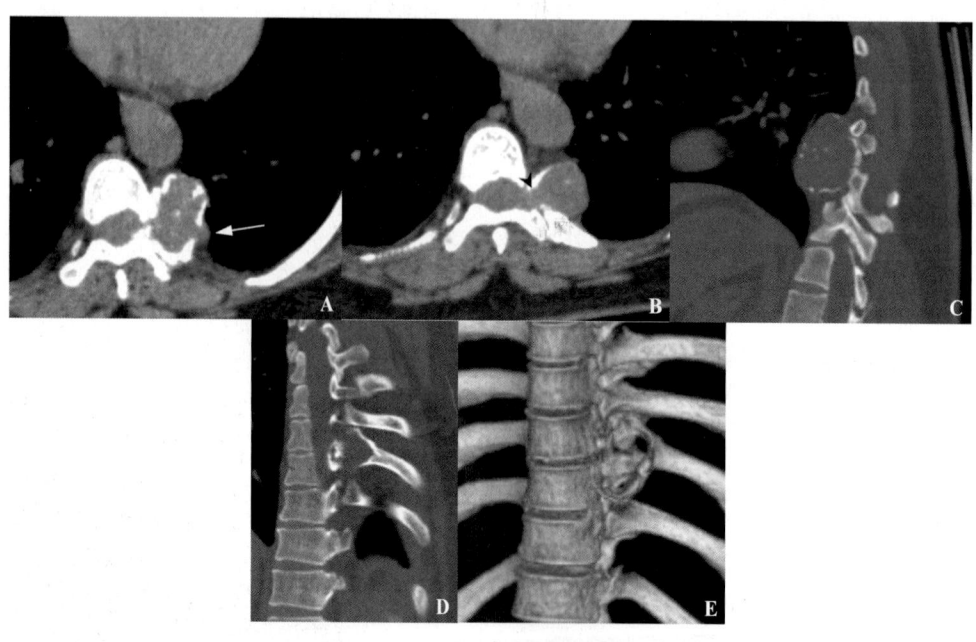

图45-5-3 女性,47岁。肋骨软骨肉瘤

CT轴位(A、B)显示脊柱左侧旁类圆形软组织密度肿块,周边骨壳厚薄不均匀,有软组织突破骨壁(箭),左侧椎间孔扩大,软组织突入椎管(箭头);多平面重建矢状位(C)显示肿块内多发点状钙化;多平面重建冠状位(D)及表面重建(E)显示第9肋骨骨端膨大呈喇叭口状,提示病变起源于肋骨。

软骨肉瘤非钙化区在T1WI上呈类似于骨骼肌的等信号,在T2WI上软骨小叶通常呈稍高信号,T2脂肪抑制序列为明显高信号,被低信号的小叶间隔包绕,内部钙化在T1WI及T2WI均表现为低信号。对比剂增强后血管较丰富的包膜及小叶间隔强化,而软骨小叶无明显强化(图45-5-4)。

【诊断标准】

软骨肉瘤确诊需要病理学的依据。

【鉴别诊断】

胸壁软骨肉瘤应与骨肉瘤、内生软骨瘤、骨巨细胞瘤、软骨黏液纤维瘤等鉴别。

1. 骨肉瘤·好发于青少年,患处疼痛,骨膜反应较重且常出现骨膜三角及特征性肿瘤骨,软组织肿块的骨性部分呈团块状、花絮状,远处转移多见,病情进展快,临床症状较明显,而软骨肉瘤发病年龄较大,病情进展缓慢,常见特征性的环状或半环形钙化,骨膜反应和远处转移少见。

2. 内生软骨瘤·低级别软骨肉瘤与内生软骨瘤两者影像学上较难鉴别,内生软骨瘤多较小(长度<5cm),不伴有皮质增厚(肿瘤侵犯引起皮质增厚),动态钆增强MRI早期强化提示软骨肉瘤而非内生软骨瘤。

3. 骨巨细胞瘤·发病年龄多在20~40岁的青壮年,骨

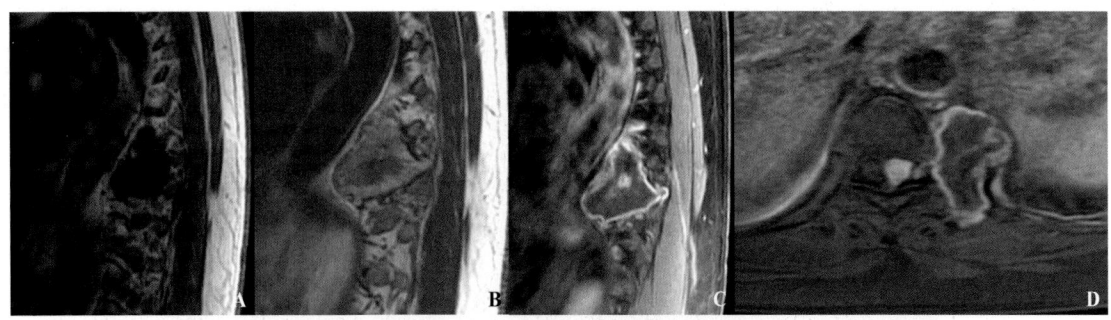

图 45-5-4　女性,47岁。肋骨软骨肉瘤

与图 45-5-3 为同一患者。矢状位 T1WI(A)、T2WI(B)显示脊柱左侧旁肿块呈 T1 低、T2 高信号;增强扫描矢状位(C)及冠状位(D)显示病变环周强化,中央小环形强化。

巨细胞瘤呈偏心性膨胀生长,破坏区一般无钙化、骨化及硬化边,病变与周围组织界限清楚。

4. 软骨黏液纤维瘤·好发年龄为 10~30 岁,是一种少见的良性骨肿瘤,好发于长管状骨,扁平骨受累较少见,肿瘤通常具有骨硬化边及分叶状外形,相对于其他的软骨肿瘤钙化较少见(2%~13%)。

二、骨肉瘤

骨肉瘤(osteosarcoma)是指肿瘤细胞能直接产生骨样基质和/或骨组织的一组不均质的恶性肿瘤。骨肉瘤是最常见的原发恶性骨肿瘤,多见于长管状骨,胸壁的原发性骨肉瘤少见,约占骨肉瘤的 1.9%[5],胸壁的原发性骨肉瘤中最常发生于肋骨和肩胛骨[4]。

骨肉瘤有两个发病高峰,第一个发病高峰在 10~25 岁,第二个发病高峰多在 40 岁以后。在老年人群中,骨肉瘤常继发于佩吉特病、纤维结构不良或骨梗死等良性骨病或与放射治疗、化学治疗、感染、创伤等理化因素相关,骨肉瘤常倾向于中轴骨和偏平骨。

胸壁骨肉瘤男性患者略多于女性。病因不明确,预后差,胸壁软骨肉瘤 5 年生存率约为 15%,而接受切除和化疗的四肢骨肉瘤的生存率为 60%~70%。

【发病机制与病理】

2020 版 WHO 骨肉瘤的病理分型包括普通型(约占 85%)、低级别中心型、毛细血管扩张型、小细胞型、骨旁型、骨膜型、高级别表面型和继发型;对比 2013 版,根据主要基质的成分不同,将普通型骨肉瘤又分为成骨型(76%~80%)、成软骨型(10%~13%)和成纤维型(10%),而普通型骨肉瘤通常包含不同数量的肿瘤软骨和/或成纤维细胞成分,因而 2020 新版不再进行细分。

骨肉瘤的大体形态取决于其中的骨、软骨、软组织和血管成分的相对含量,以及出血、坏死和囊变的程度,重度矿化的肿瘤大体切面呈棕褐色-灰白色和致密实性(类似于皮质骨),而非矿化的软骨成分呈灰白色、质脆(透明软骨本质)或黏液样(基质发生黏液退变)。

镜下瘤细胞异型性明显,胞质丰富、嗜酸性,可见由瘤细胞直接产生的粉染骨样基质,钙化骨样基质呈条索、花边状、片状分布在瘤细胞周围,此为诊断各型骨肉瘤的最重要、最基本的病理形态学依据。

【临床表现】

持续性疼痛多见,局部肿胀或形成肿块,偶尔仅表现为胸痛或无痛性肿块,少数患者可伴有病理性骨折。

与四肢骨肉瘤相比,胸壁骨肉瘤局部复发和转移扩散至肺和淋巴结多见。

【实验室检查】

实验室检查无特异性发现,部分患者碱性磷酸酶升高,切除肿瘤后可减低,如再升高,应考虑复发或转移。

【影像学表现】

胸壁骨肉瘤主要表现为髓腔内硬化区与透亮的破坏区混杂,皮质破坏中断,由于肿瘤骨的干扰、骨膜反应及骨破坏的存在,可导致骨皮质欠模糊、外形不整。骨旁软组织肿块形成[6],肿块内密度不均匀,可见团块状、斑片状、云絮状致密瘤骨和骨针形成。偶尔也表现为完全性成骨和完全性溶骨(图 45-5-5)。增强扫描,软组织肿块强化不均匀(图 45-5-6)。

骨肉瘤含有软骨成分时,如在成软骨细胞型骨肉瘤中,可见瘤软骨钙化,瘤软骨分化差,发生钙化后密度较淡,边缘较模糊呈不规则的环形、半环形或弧形钙化,易与软骨肉瘤混淆,基质矿化在病变中心最为集中而外周减少[7]是骨肉瘤的典型表现,这个表现有助于区分骨肉瘤和软骨肉瘤(图 45-5-6)。

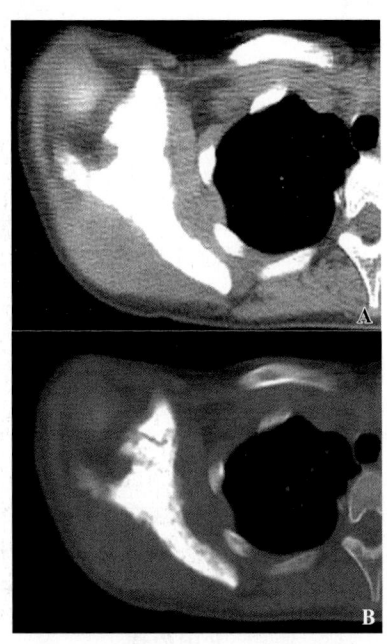

图 45-5-5　女性,10 岁。右肩胛骨硬化性骨肉瘤

CT 扫描纵隔(A)与骨窗(B)显示右侧肩胛骨外形增大,密度弥漫性增高,髓腔被致密瘤骨填充,皮质边缘不光整,周围软组织肿块形成。

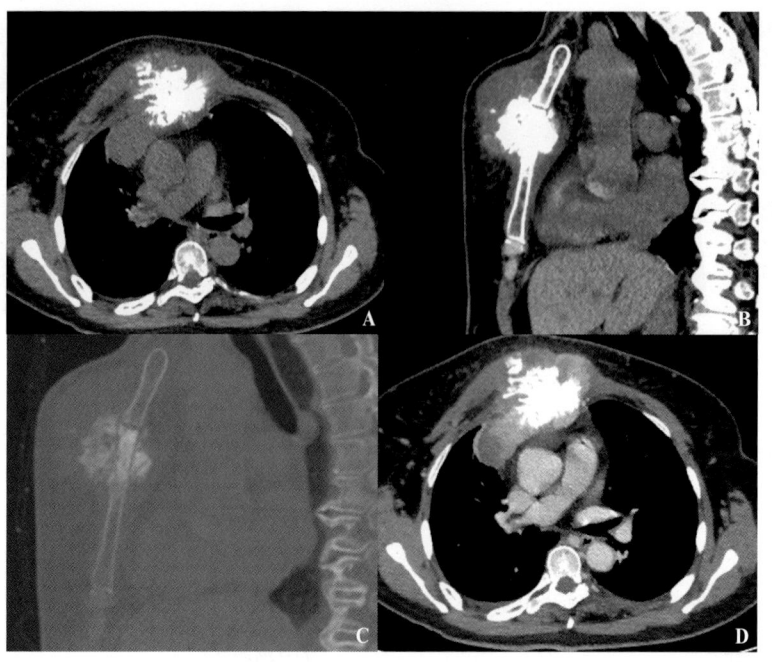

图45-5-6 胸骨体上部骨肉瘤

CT纵隔窗轴位(A)、矢状位重建(B)、矢状位骨窗(C)显示胸骨体上部髓腔骨密度增高伴虫蚀样骨质破坏,周围较大软组织肿块形成,肿块内斑片状、云絮状瘤骨和骨针形成,以病灶中央最为集中;CT增强(D)显示肿块不均匀强化。

MRI可清楚显示骨肉瘤骨骼和软组织受侵的范围,未骨化、钙化的肉瘤组织,在T1WI呈低至中等信号,伴出血时在T1脂肪抑制像呈高信号,T2WI因常伴有出血、坏死或囊变而呈不均匀高信号,瘤骨及钙化在T1WI和T2WI通常呈低信号,增强后肿瘤呈不均匀强化,坏死囊变区无强化。

对骨肉瘤所含软骨成分,MRI有其独特的优势,Gd-DTPA增强检查使含纤维血管束的软骨小叶间隔明显强化,有助于确诊骨肉瘤中的软骨成分。

【诊断标准】

骨肉瘤确诊需要病理学的依据。

【鉴别诊断】

胸壁骨肉瘤应与软骨肉瘤、尤因肉瘤、纤维肉瘤及恶性纤维组织细胞瘤等鉴别。

1. 软骨肉瘤·发病年龄较大,多见于中老年人,病情进展缓慢,常见环形、半环形、弧形、絮点状等形态的特征性钙化,瘤内一般无瘤骨,但也可通过软骨化骨产生新生骨,骨膜反应及远处转移少见。

2. 尤因肉瘤·是未分化的小圆细胞恶性肿瘤,发病年龄较骨肉瘤稍低,影像学上表现为溶骨性骨质破坏伴软组织肿块形成,无瘤骨形成,少数可有反应性的骨硬化,可伴有典型的葱皮样骨膜反应,对放疗敏感。

3. 纤维肉瘤及恶性纤维组织细胞瘤·发病年龄均较大,多见于20~60岁,表现为溶骨性病变伴有软组织肿块,无瘤骨形成,无或少有反应性骨硬化,纤维肉瘤中可有残留的皮质或松质骨的死骨,骨膜反应无或有,但较骨肉瘤为轻。

三、尤因肉瘤

尤因肉瘤(Ewing's sarcoma)又称尤文肉瘤,为未分化网织细胞肉瘤。定义为存在FET基因家族成员之一(常为EWSR1)和转录因子ETS家族成员之一形成的融合基因的小圆细胞肉瘤,原发于胸壁者约占尤因肉瘤的15%。

尤因肉瘤是儿童和年轻人第二常见的原发性恶性骨肿瘤,仅次于骨肉瘤,男女比例约为1.4∶1,大约80%发病年龄小于20岁,发病高峰在20岁左右。大于30岁者少见,常起源于软组织,即骨外尤因肉瘤。尤因肉瘤任何骨均可发生,发生于长骨者占50%~60%,约40%发生于扁骨。

既往将侵犯软组织者称为原始神经外胚层肿瘤(PNET),胸壁PNET又曾经被称为Askin瘤,新版WHO骨肿瘤分类已不再使用此术语。

胸壁尤因肉瘤是儿童最常见的胸壁原发性恶性肿瘤,平均发病年龄约为16岁,好发于肋骨和肩胛骨,发生于肋骨者约占尤因肉瘤的6%。当前联合化疗尤因肉瘤预后已经明显改善,局限性病变时治愈率达65%~70%。存在转移和复发者预后较差,5年生存率<30%。

【发病机制与病理】

大多数病例为散在性,但是胚系突变已经被发现。尤因肉瘤与结构重排相关,产生FET-ETS融合基因,其他突变也可发生包括SATG2(15%~22%)、CDKN2A(12%)和TP53(7%)。FET-ETS融合基因编码嵌合体转录因子,作为主要的调控因子去激活和抑制数千个基因。这些异常转录因子表达对于尤因肉瘤的发生必不可少。

大体观未治疗的尤因肉瘤标本切面呈灰白色鱼肉样,质软,常见出血和坏死区域。

镜下大多数病例由一致的小圆细胞构成,具有圆形细胞核,细腻点状染色质,不明显核仁,少量透亮或嗜酸性胞质,细胞膜界限不清(经典尤因肉瘤),此外部分尤因肉瘤肿瘤细胞体积增大,伴有突出核仁和不规则形态(非典型尤因肉瘤)。血管丰富,部分瘤细胞围绕血管呈环状排列,形成所谓假菊形团;偶见真菊形团(中心无血管者)。它们是神经外胚层分化的早期证据。在进行化疗后,尤因肉瘤出现不同程度的坏死,被疏松结缔组织所替代。

CD99是尤因肉瘤有价值的诊断标志物,大约95%的尤因肉瘤CD99细胞膜弥漫强表达。NKX2.2具有比CD99更高的特异性。25%的病例CK表达。*FLi1*和*ERG*常表达在存在相应基因融合的病例中。一些病例表达神经内分泌抗原和/或S-100。

【临床表现】

约90%的患者表现为胸壁疼痛性肿块,有时伴有病理性骨折和发热(特别是进展期和/或转移)[8]。

【实验室检查】

常规实验室检查无特异性表现。尤因肉瘤的诊断常需要遗传检测证实,所有尤因肉瘤病例均存在*FET-ETS*融合,最常见的尤因肉瘤易位(存在于85%病例)是t(11;22)(q24;q12),导致*EWSR1-FLi1*融合转录和蛋白,第二常见的是t(21;22)(q22;q12),导致*EWSR1-ERG*融合,存在于10%的病例中,其他病例存在另一种易位,涉及*EWSR1*或*FUS*与其他*ETS*家族成员。

【影像学表现】

尤因肉瘤在扁骨的X线表现可分为溶骨、混合及硬化三型,以溶骨型为主。少数病灶可有弥漫性骨硬化,似骨肉瘤,此种硬化为瘤细胞引起的反应性成骨所致,并非瘤骨。

肋骨及肩胛骨尤因肉瘤主要为溶骨性骨质破坏,呈渗透状或斑片状,可伴不规则膨胀性改变及葱皮样、放射骨针样骨膜反应,病灶内可有反应性骨硬化,伴有与骨质破坏区范围不成比例的较大的软组织肿块是其重要特点,肋骨尤因肉瘤可突入胸廓内,表现为肿瘤在肋骨内侧的部分大于外侧部分(图45-5-7)。若病变侵犯胸膜,可出现胸腔积液(图45-5-8)。

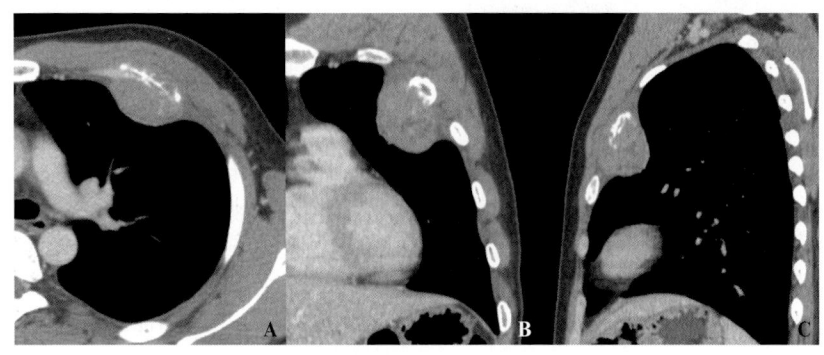

图45-5-7 男性,30岁。左侧前胸壁肋骨尤因肉瘤

CT纵隔窗轴位(A)、冠状位(B)及矢状位(C)显示肋骨有虫蚀样破坏,可见垂直于肋骨的骨膜反应,软组织阴影分别突向胸内和胸外,胸腔内软组织较大,其内密度不均匀。

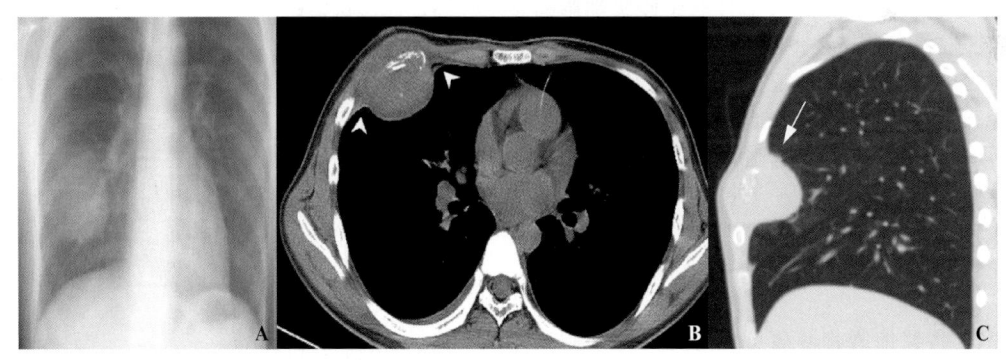

图45-5-8 男性,16岁。肋骨尤因肉瘤

胸部X线正位片(A)显示右肺中下野类圆形肿块,外缘模糊;CT平扫纵隔窗(B)显示肿块位于第4肋骨前部,肋骨溶骨性破坏,肿块向内推压胸膜(箭头),内侧胸膜下脂肪可见,外侧胸膜下脂肪消失,背侧胸腔少量积液;矢状位肺窗(C)显示肿块向胸腔内突,部分边缘模糊(箭)。

可较好地显示肿瘤的范围及周围结构侵犯,肿瘤组织在T1WI上呈低信号,在T2WI上因出血、坏死囊变表现为不均匀高信号,Gd-DTPA增强后肿瘤组织强化,坏死囊变区域不强化。多发尤因肉瘤及跳跃式转移均少见(图45-5-9)。

【诊断标准】

尤因肉瘤的诊断常需要病理学及遗传检测证实。

【鉴别诊断】

胸壁尤因肉瘤应与骨肉瘤、淋巴瘤及骨嗜酸性肉芽肿等鉴别。

1. 骨肉瘤·胸壁骨肉瘤发病年龄较尤因肉瘤稍高,影像学上可见特征性瘤骨形成,葱皮样骨膜反应相较于尤因肉瘤少见,骨肉瘤对放疗不敏感。

2. 淋巴瘤·骨恶性淋巴瘤以弥漫大B细胞型者多见(92%),可发生于任何年龄,但以成人多见,60%在30岁以上,影像学也可表现为渗透状或斑片状溶骨性破坏,但骨膜反应及软组织肿块的出现率较尤因肉瘤为少。

3. 骨嗜酸性肉芽肿·骨嗜酸性肉芽肿也好发于20岁以下的青少年和儿童,发生于肋骨、肩胛骨等胸壁骨时也可表现

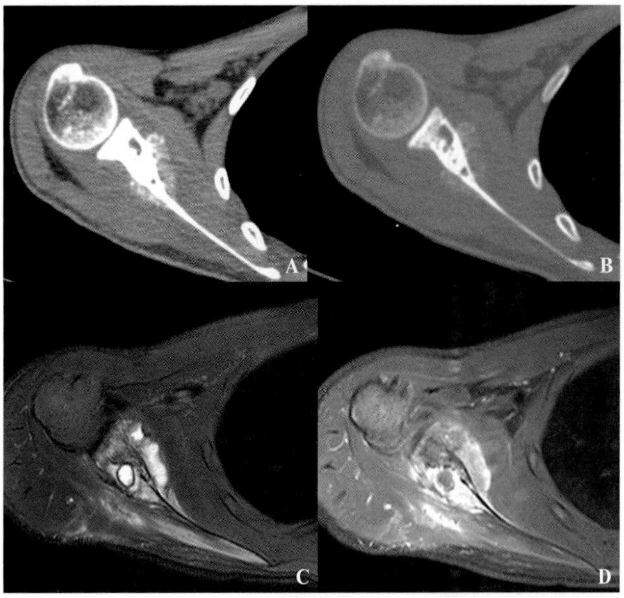

图 45-5-9 男性,20岁。肩胛骨尤因肉瘤

CT纵隔窗(A)和骨窗(B)显示肩胛骨斑片状溶骨性破坏,破坏区边缘骨质硬化,可见不规则明显骨膜反应;T2WI脂肪抑制图像(C)清晰显示病灶轮廓,病灶呈T2WI高信号;T1WI脂肪抑制增强图像(D)显示病灶明显不均匀强化。

为溶骨性骨质破坏伴有软组织肿块形成,影像学表现明显但临床症状轻微,而尤因肉瘤骨质破坏更明显、边界不清,可出现放射状骨膜反应,临床进展较快,较早出现肿块及转移。

四、骨的浆细胞瘤

浆细胞瘤(plasmacytoma)是一种起源于B淋巴细胞的骨髓原发性、全身性的恶性肿瘤,既往临床上将其分为:①多发性骨髓瘤(multiple myeloma,MM);②骨孤立性浆细胞瘤(solitary plasmacytoma of bone,SPB);③髓外浆细胞瘤(extramedullary plasmacytoma,EMP)。前两类发生于骨。

MM是骨髓衍生的单克隆性浆细胞肿瘤,又称为细胞骨髓瘤(plasma cell myeloma,PCM)、骨髓瘤病及Kahler病,是多灶性或弥漫性的疾病。SPB定义为一种由克隆性浆细胞构成的、局灶性骨内肿瘤,不存在其他骨骼病变和浆细胞骨髓瘤的证据,约2/3的孤立性浆细胞瘤在5年内进展为浆细胞骨髓瘤。

2020年WHO将浆细胞骨髓瘤更名为骨的浆细胞瘤(plasmacytoma of bone),并删除了孤立性浆细胞瘤这一学术用语。

骨的浆细胞瘤病变形式多样,从局限性、隐匿性病变,到进行性、弥漫性骨髓浸润,再到髓外脏器浸润,甚至发生浆细胞性白血病。单发者发病年龄相对较低,平均为44.2岁。多发者好发于中老年人,以50~70岁患者最多见(约60%),男性患者多于女性,好发于富含红骨髓部位。

以发病率高低排列依次为椎骨、肋骨、骨盆、股骨、锁骨、肩胛骨和颅骨,全身骨骼受累伴多发溶骨性骨质破坏是骨的浆细胞瘤的典型表现。

发病原因至今还不清楚,感染、遗传倾向、多种环境因素(如辐射、农场、动物、多种化学粉尘或气体)可能与骨髓瘤的发病有关。

有研究表明,从癌前病变单克隆丙种球蛋白病发展为冒烟型骨髓瘤,进而发展为有症状的多发性骨髓瘤,高表达的原癌基因 C-Myc 可能是病程进展的机制之一。

【发病机制与病理】

受累骨的外观可无明显改变,但在锯面的骨髓腔内可见多数肿瘤结节,小如绿豆样,大者如橘,肿瘤质软,可伴出血、坏死和溶骨性改变,大型瘤结节可使皮质骨变薄,并浸润骨膜和骨外软组织。

典型的组织学改变为肿瘤性浆细胞弥漫分布,细胞成分单一,间质很少。分化较好者类似于成熟浆细胞,瘤细胞大小一致、类圆形、胞质多嗜碱性、核圆、偏位,核染色质浓集形如车辐轮状,可见核晕周,异型性不明显,分化差者瘤细胞呈浆母细胞样,显示高度异型性,核分裂多见。

根据肿瘤细胞的异型性和浸润范围所做的病理学分级具有重要的预后意义。肿瘤细胞免疫组化特征是 $CD138^+$、$CD38^+$、$IRF4(MUM1)^+$、$CD45^-$ 或弱阳、单克隆 Ig^+、$CD56^+$ 和 $CD20^-$。

【临床表现】

最早期和最常见的症状是与创伤无关的骨痛,晚期可有剧痛,伴体弱和体重下降。反复感染和发热,源于患者正常的体液免疫功能被单克隆性免疫球蛋白取代并抑制。少数病例伴有病理性骨折,以胸腰椎压缩性骨折最为常见。

有高钙血症和贫血,与骨质破坏和正常造血组织被骨髓瘤广泛取代有关。肾功能损害,源于大量单克隆性轻链蛋白对肾小管的损害。患者中10%~25%具有系统性淀粉样变性所引起的各种症状。各种继发性症状包括如高黏稠血综合征、局部循环障碍、组织缺氧、出血等。

【实验室检查】

99%的骨髓瘤患者血清或尿中含有单克隆免疫球蛋白(M蛋白),其中半数为IgG,20%为IgA,而IgM、IgD、IgE少见,75%以上的血清或尿中含有单克隆性轻链蛋白(本周蛋白)。

血常规:中重度贫血,外周血涂片中可见红细胞钱串象,70%的外周血中可见肿瘤性浆细胞,红细胞沉降率加快。

20%~50%患者出现高钙血(尿)症,部分患者呈肾功能不全表现。

骨髓穿刺检查:PCM的髂嵴骨髓活检>10%的克隆性浆细胞,SPB的克隆性浆细胞<10%。

【影像学表现】

骨的浆细胞瘤典型是骨髓原发的疾病,故本病首先影响的是骨髓,在骨外形未发生明显改变的情况下,髓腔内的瘤组织就已出现,此时MRI信号已发生改变,而X线片和CT不能显示病变(图45-5-10)。

由此可见对检出骨的浆细胞瘤病灶而言,MRI优于CT,CT优于X线平片。骨的浆细胞瘤的肿瘤组织在CT上呈软组织密度,在T1WI上呈低或等信号,T2WI呈稍高信号(图45-5-10),T2WI脂肪抑制序列呈明显高信号(图45-5-11)。增强扫描中度至重度强化(由于正常骨髓也会发生强化,建议将注射对比剂后增强超过平扫40%认为异常强化)。

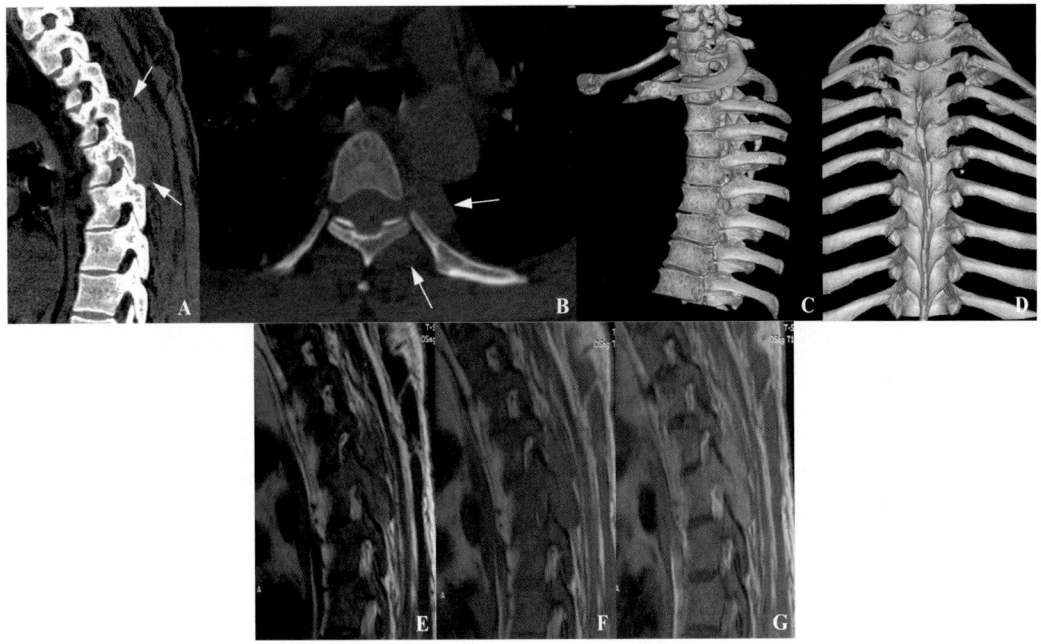

图 45-5-10 男性,54岁。骨的浆细胞瘤

CT矢状位纵隔窗(A)及骨窗轴位(B)显示左侧椎旁软组织肿块沿椎间孔进入椎管及小关节间隙内(实箭);骨窗及表面重建(C、D)显示骨结构外形及密度未见异常;矢状位T2WI(E)显示椎体左缘、椎板及软组织呈稍高信号;T1WI平扫(F)及增强(G)显示病变区骨质及软组织肿块均匀强化,强化程度相仿。

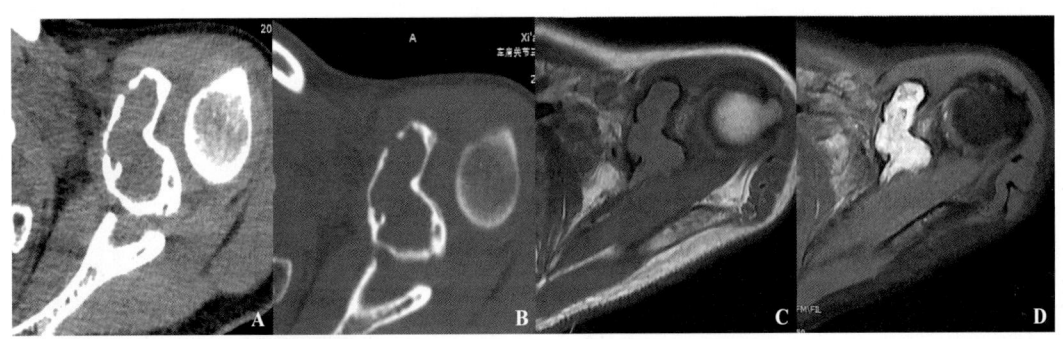

图 45-5-11 女性,55岁。左侧肩胛骨的浆细胞瘤

CT纵隔(A)与骨窗(B)显示左侧肩胛盂变形伴溶骨性破坏,骨外形膨胀不规则,内部为均匀软组织密度;T1WI(C)低信号,T2WI脂肪抑制序列(D)高信号,病变边缘较清晰,骨内侧软组织肿胀,关节腔增宽。

随着髓腔内病变的增大,骨皮质变薄,肿瘤浸润骨膜和骨外症状,形成骨外软组织肿块。此时X线片和CT显示溶骨性破坏或穿凿样骨质缺损(图45-5-12),骨皮质多处中断呈虚线样,无骨膜反应,髓腔内骨质破坏区密度均匀,破坏边缘有或无硬化边,即便有硬化边,也较淡薄。病变发展较慢者,可呈膨胀性改变(图45-5-13),其内松质骨呈皂泡状,肋骨和椎体易发生病理性骨折(图45-5-13C)。

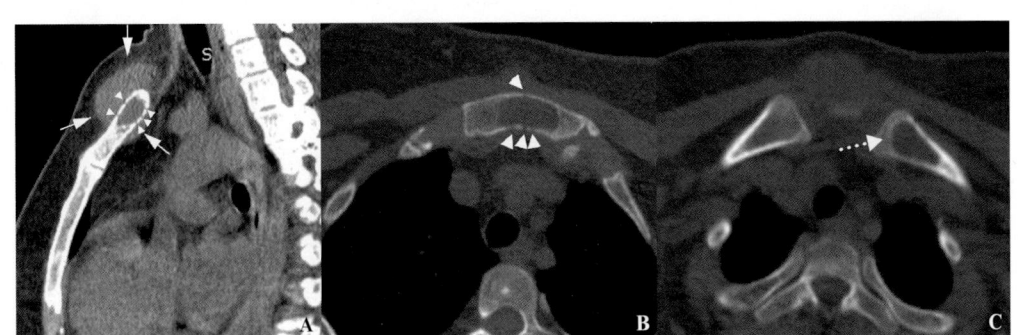

图 45-5-12 女性,44岁。单发骨的浆细胞瘤

CT矢状位纵隔窗(A)与轴位骨窗(B、C)显示胸骨柄溶骨性破坏伴边缘清楚、密度均匀的软组织肿块(箭),骨髓腔内松质骨消失,呈均匀低密度,骨质破坏区边缘清楚,骨皮质不连续,呈针孔样中断(箭头)。

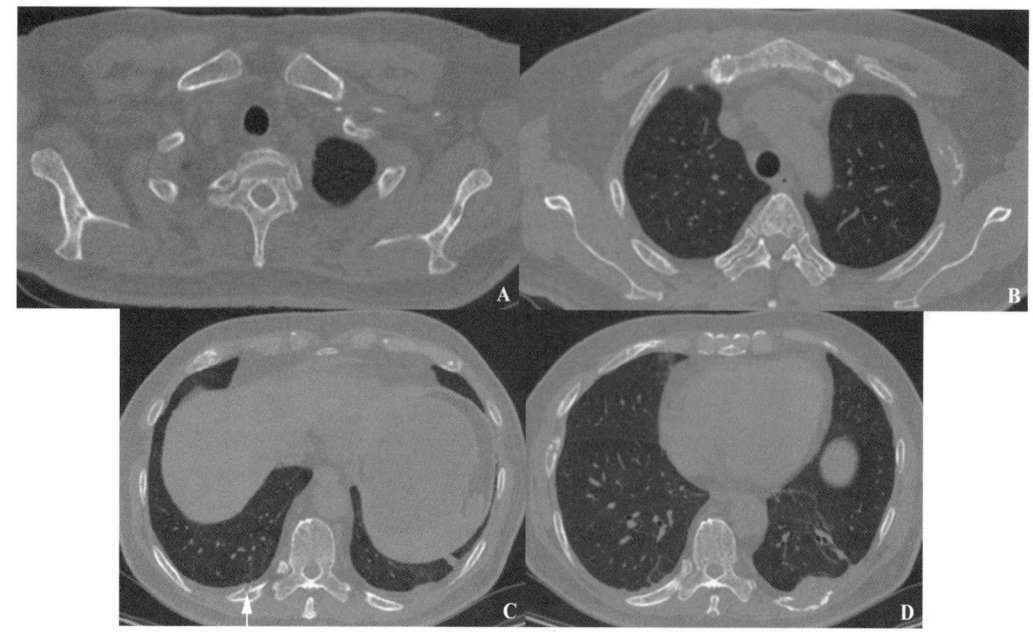

图 45-5-13 男性,61 岁。多发骨的浆细胞瘤

CT 骨窗显示肩胛骨(A)、胸骨(B)、多发胸椎及肋骨(B~D)溶骨性骨质破坏,部分肋骨伴软组织肿块形成,右侧第 10 后肋病理性骨折(箭)。

弥漫性骨的浆细胞瘤多为广泛溶骨性骨质破坏,表现为穿凿样、囊状、地图状、鼠咬状或皂泡状(图 45-5-14)。当骨髓瘤向外侵犯软组织时形成软组织肿块。软组织肿块的特点是包绕骨生长,边缘光滑锐利,密度均匀,其大小与骨破坏之间关系不恒定(图 45-5-15 和图 45-5-16)。

肿瘤造成的骨质破坏很难完全修复,CT 评估疗效存在困难,而 MRI 对软组织的分辨率高,钙化、骨质对其影响小,可用于骨髓瘤治疗效果的评估。如果骨髓内异常信号消失或虽然永久存在,但没有强化,则提示治疗好转;如果骨髓异常信号由弥漫性病变转为斑杂状或局灶状,范围缩小,也是提示病变部分好转的征象。

骨的浆细胞瘤 ^{18}F-FDG PET 代谢大部分为轻度增高(图 45-5-17),由于溶骨性骨质破坏可导致假阴性(图 45-5-18)。相反在急性发病早期,病灶内肿瘤细胞数量级活性增高,骨破坏尚不明显时,^{18}F-FDG PET 代谢增高,CT 未能显示骨质破坏,出现代谢改变与骨质破坏不匹配现象。

软组织肿块及新鲜病理骨折 ^{18}F-FDG 代谢增高。PET-CT 是将 PET 与 CT 融合,提高疾病检出准确率,指导活检和手术。

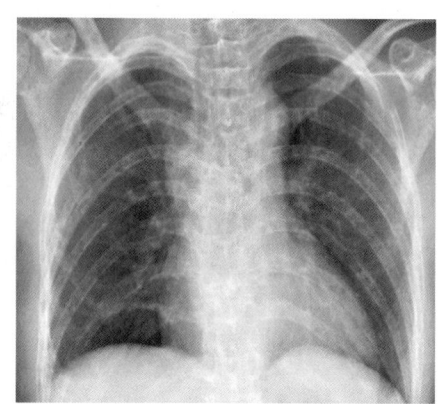

图 45-5-14 女性,31 岁。骨的浆细胞瘤

胸部 X 线片显示胸廓肋骨密度减低,骨密度不均,右侧第 5 后肋骨骨质破坏呈融冰状,肋骨弧度中断,提示病理性骨折。

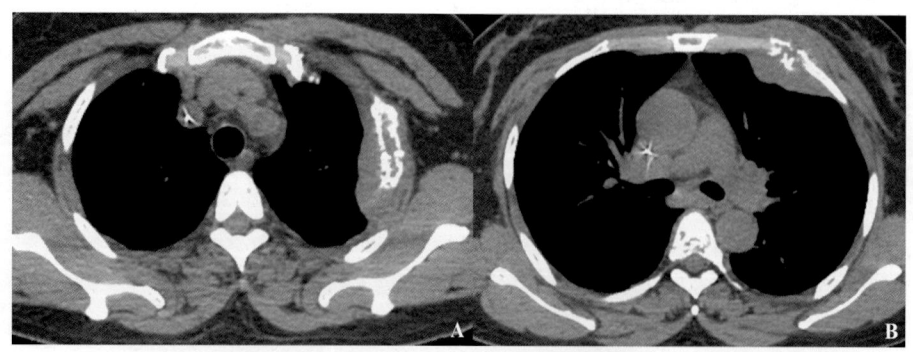

图 45-5-15 女性,48 岁。骨的浆细胞瘤

CT 纵隔窗显示多发肋骨虫蚀样、穿凿样骨质破坏伴软组织肿块形成(A),局部可见碎骨片形成(B)。

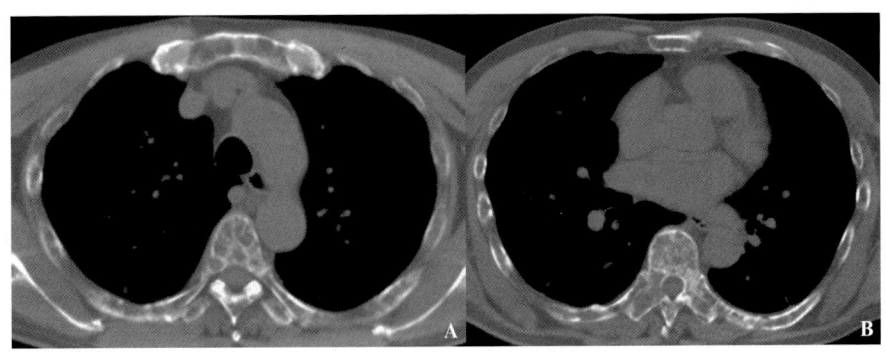

图 45-5-16　骨的浆细胞瘤
CT 骨窗显示胸骨(A)、椎体及附件(B)、多发肋骨穿凿样骨质破坏,未见软组织肿块。

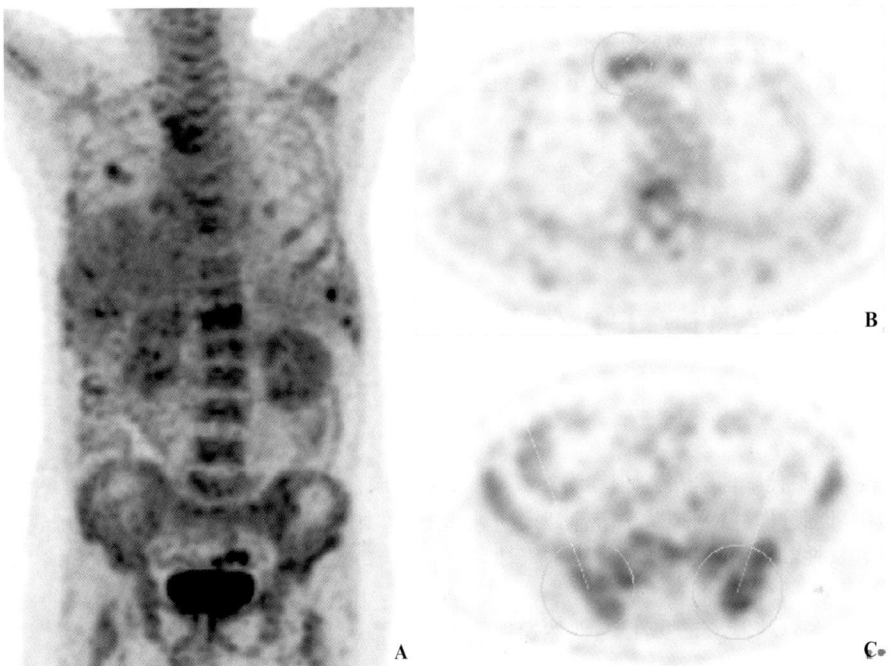

图 45-5-17　男性,64 岁。骨的浆细胞瘤
体部冠状位 PET 图(A)显示脊柱、肋骨、胸骨及盆骨多发核素异常浓聚,其中胸骨(B)、双侧髂骨(C)轻度高代谢。

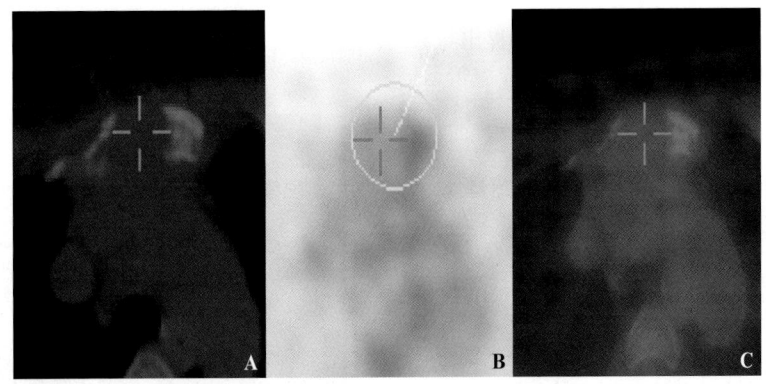

图 45-5-18　女性,55 岁。骨的浆细胞瘤
CT 骨窗(A)显示胸骨柄有溶骨性破坏,骨连续性中断;PET 最大密度投影(B)、PET-CT 和融合图(C)显示病变中心无代谢,左侧轻度高代谢。

【诊断标准】

诊断 PCM,必须要满足以下三条标准:①在骨髓细胞中有>10%的不典型浆细胞和/或有活检支持的浆细胞瘤表现;②血清和/或尿液中有单克隆副蛋白表现;③骨髓瘤相关的器官异常(高钙血症、肾功能不全、贫血、溶骨性占位)。

诊断 SPB 的标准为:骨检查为单个骨病变;克隆性浆细胞弥漫浸润性破坏;髂嵴骨髓活检临床分期中没有 PCM 的证据;没有终末器官破坏(高钙血症、肾功能不全、贫血和骨病变)。

【鉴别诊断】

骨髓瘤应与溶骨性转移瘤、淋巴瘤、甲状旁腺功能亢进所致棕色瘤等鉴别。

1. **溶骨性骨转移瘤** · 核素扫描一般为阳性,而骨髓瘤不合并病理性骨折时一般为阴性,骨转移瘤常有原发性肿瘤病史,且病灶周围骨质密度常正常,而多发骨髓瘤周围骨质密度常减低。

2. **淋巴瘤** · 骨恶性淋巴瘤可发生于任何年龄,70% 为溶骨型,5% 为硬化型,其余为混合型,而骨髓瘤的硬化型只占 1%～3%,骨恶性淋巴瘤核素检查一般为阳性,血尿中无异常单克隆免疫球蛋白。

3. **棕色瘤** · 棕色瘤可发生于任何年龄,也可表现为多发溶骨性骨质破坏,但一般无软组织肿块形成,实验室检查可供鉴别,棕色瘤血甲状旁腺激素增高,血尿中无异常单克隆免疫球蛋白。

(吴华伟 柳方)

参考文献

[1] Lenze U, Angelini A, Pohlig F, et al. Chondrosarcoma of the chest wall: a review of 53 cases from two institutions [J]. Anticancer Res, 2020, 40:1519-1526.
[2] 巩潇, 刘太峰, 俞丽, 等. 肋骨软骨肉瘤的 MSCT 影像学表现[J]. 医学影像学杂志, 2021, 31:894-896.
[3] WHO Classification of Tumours Editorial Board. WHO classification of tumours of soft tissue and bone [M]. 5th ed. Lyon: IARC Press, 2020.
[4] Tateishi U, Gladish GW, Kusumoto M, et al. Chest wall tumors: radiologic findings and pathologic correlation: part 2. Malignant tumors [J]. Radiographics, 2003, 23:1491-1508.
[5] 刘子君, 李瑞宗, 刘昌茂, 等. 骨肿瘤及瘤样病变12 404 例病理统计分析[J]. 中华骨科杂志, 1986, 6:162-169.
[6] Rastogi R, Garg R, Thulkar S, et al. Unusual thoracic CT manifestations of osteosarcoma: review of 16 cases [J]. Pediatr Radiol, 2008, 38:551-558.
[7] O'Sullivan P, O'Dwyer H, Flint J, et al. Malignant chest wall neoplasms of bone and cartilage: a pictorial review of CT and MR findings [J]. Br J Radiol, 2007, 80:678-684.
[8] Saenz NC, Hass DJ, Meyers P, et al. Pediatric chest wall Ewing's sarcoma [J]. J Pediatr Surg, 2000, 35:550-555.

第六节 · CT 在乳腺偶发病变的诊断思路

CT 并不是评估乳房的最佳影像学方法,但在胸部 CT 扫描时可能会发现隐匿的乳腺肿瘤,特别是对于未曾到接受乳腺常规筛查年龄的年轻女性,以及忽视或抵触常规筛查性乳腺 X 线摄片的女性[1]。

有调查显示,在接受胸部 CT 检查的女性中,偶然发现乳腺异常,需要进一步检查的比例高达 5.8%[2],有 17%～50% 意外发现的乳腺 CT 异常最终被证实为乳腺癌[3-6]。CT 有时可以发现在乳房 X 线摄片和超声上隐蔽的肿块,特别是在致密型乳腺的患者中。

为区分乳腺 CT 异常表现的危险程度,有学者提出将其分为良性、不确定及可疑表现,以指导临床采取相应施策,具体表现见表 45-6-1。

表 45-6-1 乳腺 CT 异常表现的危险程度分级表现

良性表现	不确定表现	疑似恶性表现
粗大钙化	皮肤增厚	边缘不规则或毛刺状的肿块
肉眼可见的脂肪	圆形肿块	肿块样强化 单侧淋巴结肿大

一、良性表现

胸部 CT 检查,观察乳腺的形态和结构应该是重要的一个环节。如果有任何可疑的变化,比如在含脂肪病灶中,钙化数量增加或软组织密度增加,则应进一步行乳腺专科诊断评估。如果是可疑的钙化或脂肪成分,也需要乳房 X 线摄片进一步评估。

1. **肉眼可见的乳腺钙化** · 乳腺钙化通常发生在乳腺组织内,良恶性钙化有其大小、分布和形态的特征。在乳房 X 线摄片中绝大多数大的钙化灶是良性的,表现为粗糙、中心透光或杆状。

小于 0.5 mm 的微钙化在乳房 X 线摄片时可被识别,但这种大小的微钙化却超出了常规 CT 的空间分辨率,而微小钙化常提示存在恶性肿瘤可能。因此,在常规 CT 上发现的乳腺钙化一般被认为是良性的大钙化,不需要进一步检查[7](图 45-6-1)。

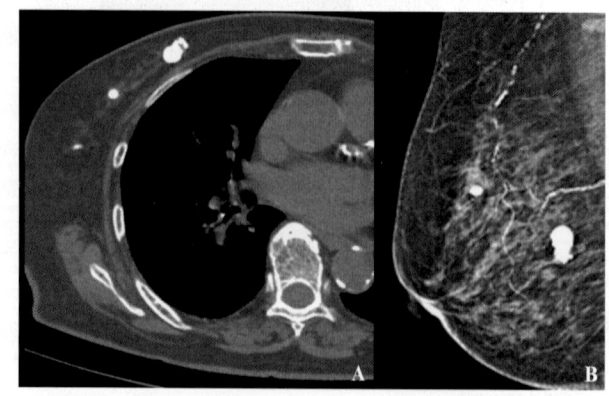

图 45-6-1 女性,80 岁。乳腺良性粗大钙化

胸部CT(A)与乳腺斜位 X 线摄片(B)显示右乳内多发粗大颗粒钙化,为营养不良性钙化。

2. 肉眼可见的乳腺内异常脂肪·当在一个边界清晰的乳腺肿块中发现肉眼可见的脂肪时,常提示良性病变,如脂肪瘤或错构瘤。脂肪瘤是成熟脂肪细胞构成的良性肿瘤,可能对周围组织有占位效应,CT上脂肪瘤由均匀的脂肪密度组成,除了少数有细薄条纹外,不应包含软组织成分。乳腺错构瘤(纤维腺脂瘤)表现为纤维、腺体和脂肪组织的良性增生,周围有薄包膜。

CT表现为软组织和脂肪密度混合的肿块,常表现为"乳腺中乳腺"[7](图45-6-2)。脂肪坏死可继发于创伤、手术或放疗,病灶中心脂肪皂化,周围有不同程度的纤维化反应。典型的脂肪坏死CT表现为肉眼可见的脂性低密度中心区域,周围有薄薄一层软组织或钙化[8]。

有时CT上脂肪坏死的表现可因为混杂不同数量的软组织密度和钙化而造成诊断困难(图45-6-3),此时手术或临床创伤史的存在往往有助于作出可靠的诊断。

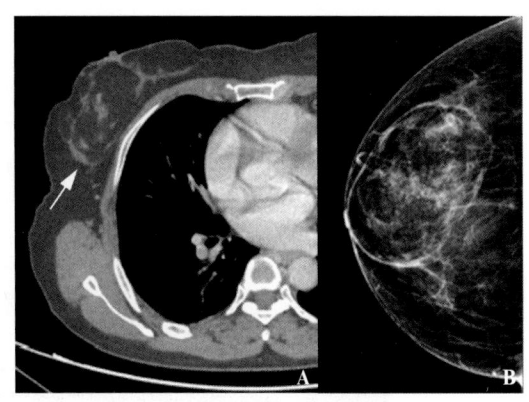

图45-6-2 女性,57岁。右乳错构瘤

胸部增强CT(A)显示右乳偏外侧不规则团块影,其内脂性低密度为主伴散在片絮斑点状软组织密度影(箭);乳腺X线摄片(B)显示右乳中央区巨大含脂肿块(BI-RADS 2类),考虑为脂肪瘤或错构瘤。

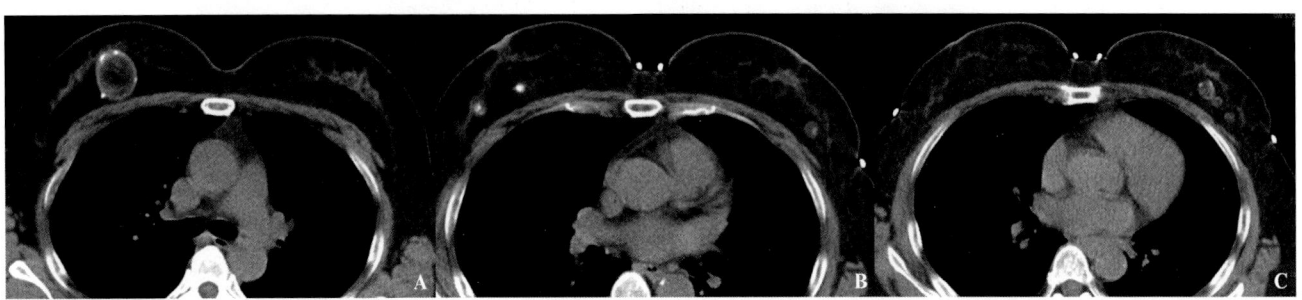

图45-6-3 女性,59岁。双乳多发脂肪坏死

双乳自体脂肪移植隆胸10年,发现右乳肿块5年。胸部CT平扫纵隔窗(A~C)显示双乳腺体与胸壁肌肉之间为自体移植脂肪层,内多发大小不一类圆形结节,包含软组织和脂肪密度,周围及内部有多发钙化。

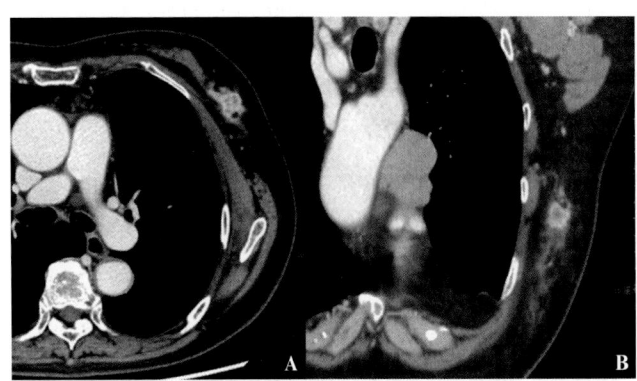

图45-6-4 女性,76岁。浸润性导管癌Ⅲ级

胸部CT增强(A)显示左乳外上象限不规则结节,增强后不均匀强化,边缘可见分叶、毛刺并局部斑点状脂性低密度影;多平面重建(B)显示为肿瘤侵犯包裹邻近脂肪组织所致。

需注意的是,分布在不规则肿块边缘的脂肪不应被视为良性表现,因为浸润性乳腺癌可以生长到周围的乳腺脂肪中(图45-6-4)。另外,如果含脂性病灶较大,占位效应明显,且其内软组织成分较多、成熟脂肪组织相对较少时,也需警惕脂肪肉瘤的可能(图45-6-5)。

二、不确定表现

所谓乳腺的CT不确定表现是指这些CT表现常见于良性病变,但恶性病变也可出现。因此,当遇到不确定表现时,应首先寻求既往检查以确定病灶是否稳定。

如果这一发现在至少2年内是稳定的,通常不需要进一步检查。

如果患者之前没有CT或X线摄片,或者发现有所进展变化时,则建议完善乳腺的影像学检查。这通常包括乳腺X线摄片或乳腺超声检查。

1. 皮肤增厚·胸部CT上可以很容易发现与皮下脂肪相邻的真皮增厚。当测量值大于2 mm时,应考虑皮肤增厚,可表现为局灶性或弥漫性增厚。大多数皮肤增厚是由良性原因引起的。手术夹的存在有助于提示皮肤增厚是手术治疗后改变。

此外,皮肤增厚也可能是乳房放疗后的改变,当临床病史不明时,肺内的表现如相应区域胸膜下的间质增厚纤维化,可以帮助诊断(图45-6-6)。虽然放疗通常导致良性皮肤增厚[9],但很少情况下,放疗可诱导血管内肿瘤转化形成血管肉瘤,CT可能只显示局部皮肤增厚和强化,会被误认为是良性的放疗后改变[10]。

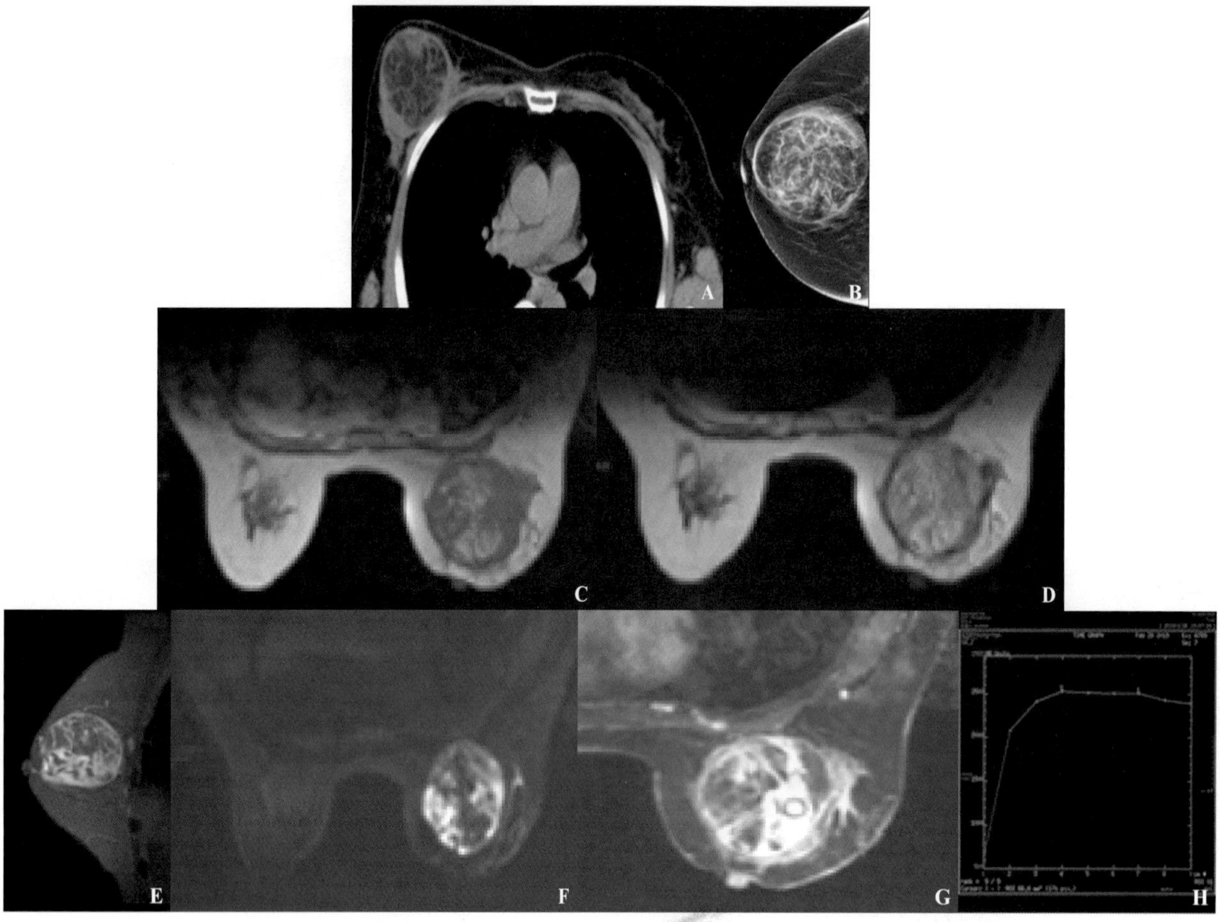

图 45-6-5　女性,54 岁。叶状肿瘤伴高分化脂肪肉瘤

自觉右乳肿块数月;触诊质硬,边界欠清,移动度差。胸部 CT 平扫(A)显示右乳内较大类圆形肿块,其内见脂性低密度影及多发斑片、结节、条索状软组织密度影;乳腺 X 线摄片(B)显示右乳中央区巨大等低混杂密度团块影,局部边界欠清;T1WI(C)及 T2WI(D)显示肿块内含双高信号阴影,T1 脂肪抑制序列(E)上相应区域呈低信号,提示脂性成分;弥散加权成像(F)显示其内脂性成分以外的实性成分呈高信号;增强后(G)实性成分明显强化,脂性成分区域伴见片絮分隔样强化影,强化区域所测 TIC 曲线(H)呈平台型。术后病理示右乳低度恶性分叶状肿瘤,间质成分伴高分化脂肪肉瘤分化。

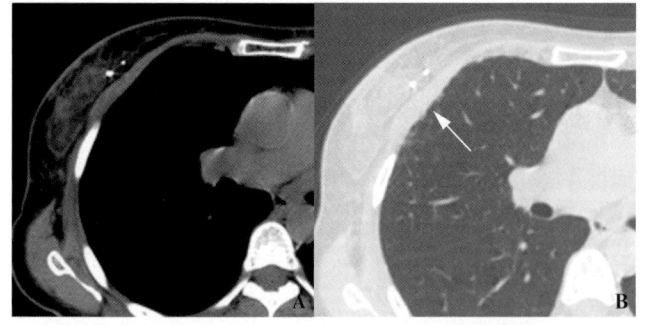

图 45-6-6　女性,46 岁。有右乳导管内乳头状癌保乳术及放疗史

胸部 CT 纵隔窗(A)与肺窗(B)显示右侧乳腺弥漫性皮肤增厚,右乳内侧局部点状致密影为金属手术夹,相应区域胸膜下间质增厚伴磨玻璃影(箭头)。在没有临床病史的情况下,上述表现可以提示患者曾接受过手术和放射治疗。

乳腺炎经常出现局限或弥漫性皮肤增厚与皮下水肿(图 45-6-7),常见于哺乳期妇女或有糖尿病、类固醇治疗史、近期乳房介入手术等易发危险因素的人群。其他弥漫性皮肤增厚的良性原因还包括液体过载和充血性心力衰竭。

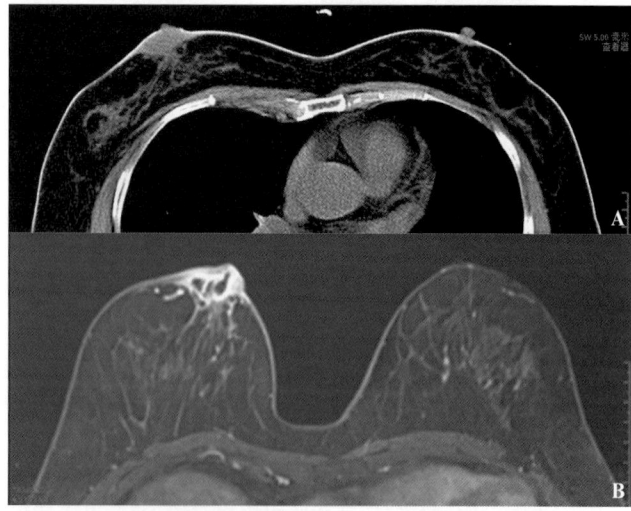

图 45-6-7　女性,63 岁。右乳脓肿

发现右乳红肿 2 周。胸部 CT 纵隔窗(A)显示右乳晕区皮肤增厚伴其后斑片状密度增高模糊影,邻近右乳腺体内多发片絮状模糊影;乳腺 MRI 增强(B)显示右乳晕区显著环形强化影。右乳微创旋切术中见右乳中央区皮肤潮红,乳晕深部脓性分泌物,局部皮肤破溃。术后病理示慢性炎伴较多淋巴细胞浸润。

有时皮肤增厚并不是一个普遍的良性发现。实际上皮肤增厚对于乳腺恶性肿瘤可能是一个不祥的征象,因为它提示乳腺癌已有皮肤的恶性浸润或淋巴性水肿(图45-6-8)。

尽管乳房肿块是乳腺恶性肿瘤在CT上的常见表现,但偶尔皮肤增厚也可能是最显著的表现(图45-6-9)。如果发现不对称的乳房皮肤增厚,首先要与之前的检查进行比较,并结合患者的病史。如果皮肤增厚是新出现的、进行性的或抗感染治疗难治性的,应完善乳腺影像学检查。

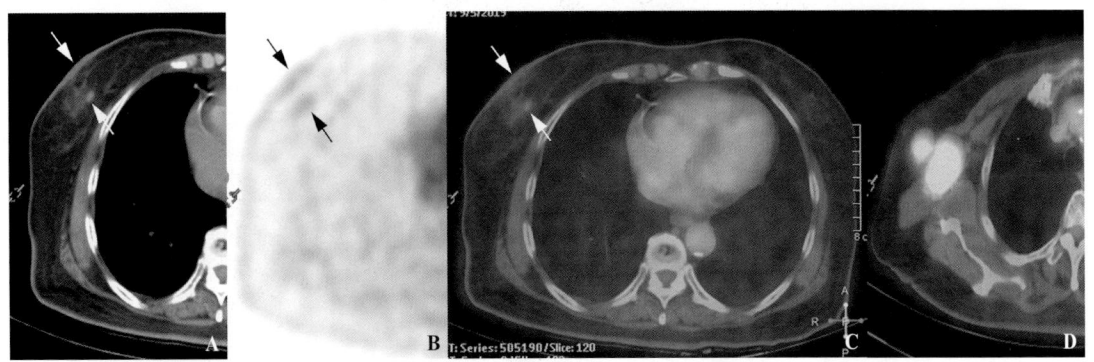

图45-6-8　女性,76岁。右侧乳腺浸润性癌,腋窝淋巴结转移
CT纵隔窗(A)显示右侧乳腺皮肤增厚,乳腺内有高密度小结节;PET(B)和PET-CT融合图(C)显示乳腺皮肤增厚(注意两侧比较)、乳腺内小结节,代谢有轻度增高,右侧腋窝呈高代谢结节(D)。

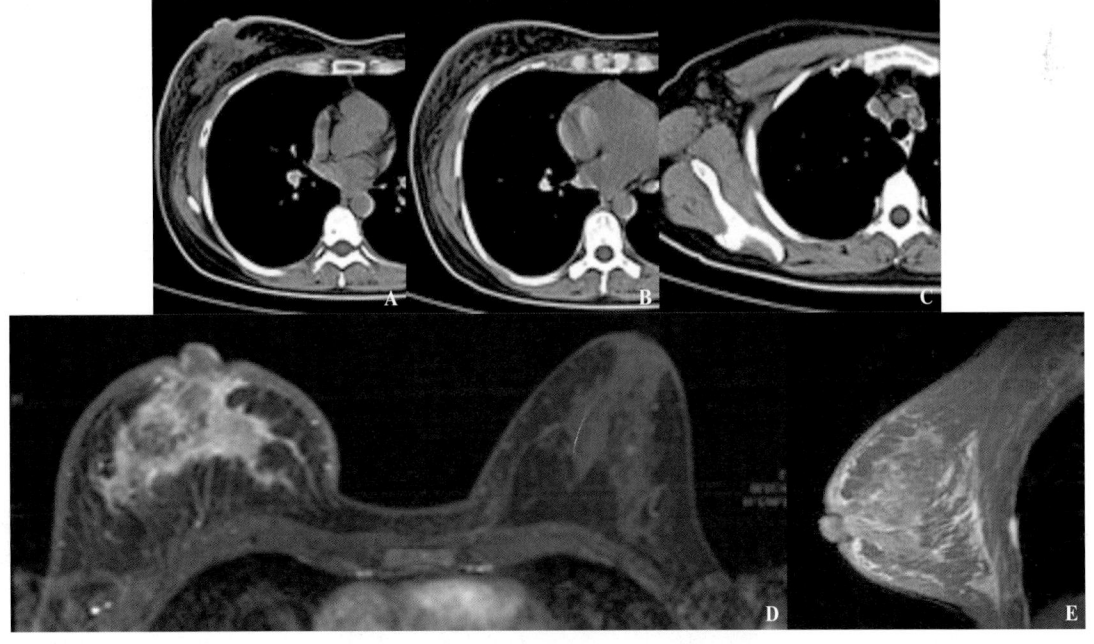

图45-6-9　女性,39岁。右乳浸润性乳腺癌,腋下淋巴结(1/2)见癌转移
发现右乳肿块1个月余。CT纵隔窗显示右乳皮肤弥漫性增厚(A、B),其内腺体结构紊乱,但未见明显肿块或结节影,右侧腋下部分淋巴结略大(C);乳腺MRI增强横断面(D)显示右乳内弥漫显著非肿块样强化;矢状面脂肪抑制序列(E)显示右乳皮肤弥漫性增厚水肿。

2. 类圆形或圆形结节/肿块·CT对乳腺结节/肿块边缘的评估尚未被证实是恶性肿瘤的准确预测指标。在确认结节/肿块边界时必须谨慎,特别是当结节/肿块边缘的任何部分被邻近乳腺组织所遮挡时。最常见的乳房结节/肿块是类圆形或圆形的,边界清楚。

乳腺良性囊肿是双乳多发局限性类圆形病变最常见的原因,由于其内容物成分较为复杂,在CT上可能表现为非液性密度(图45-6-10)。

纤维腺瘤是最常见的乳腺良性肿瘤,最常见于15~40岁的女性,20%为多发,可呈圆形肿块,其内常并发钙化(图45-6-11)。

虽然类圆形结节/肿块常提示良性病变,但许多乳腺癌亚型也可表现为单发类圆形。乳头状癌是一种生长缓慢的乳腺癌,通常发生于乳晕下区域,并表现为边界清晰的肿块[11,12](图45-6-12)。

其他乳腺癌亚型,如黏液型和髓质型也可出现局限性结节/肿块(图45-6-13)。另外,一个孤立的、边界清楚的结节/肿块也可能是乳腺转移,最常继发于黑色素瘤、淋巴瘤、肉瘤,以及肺、胃、卵巢和肾原发性肿瘤。

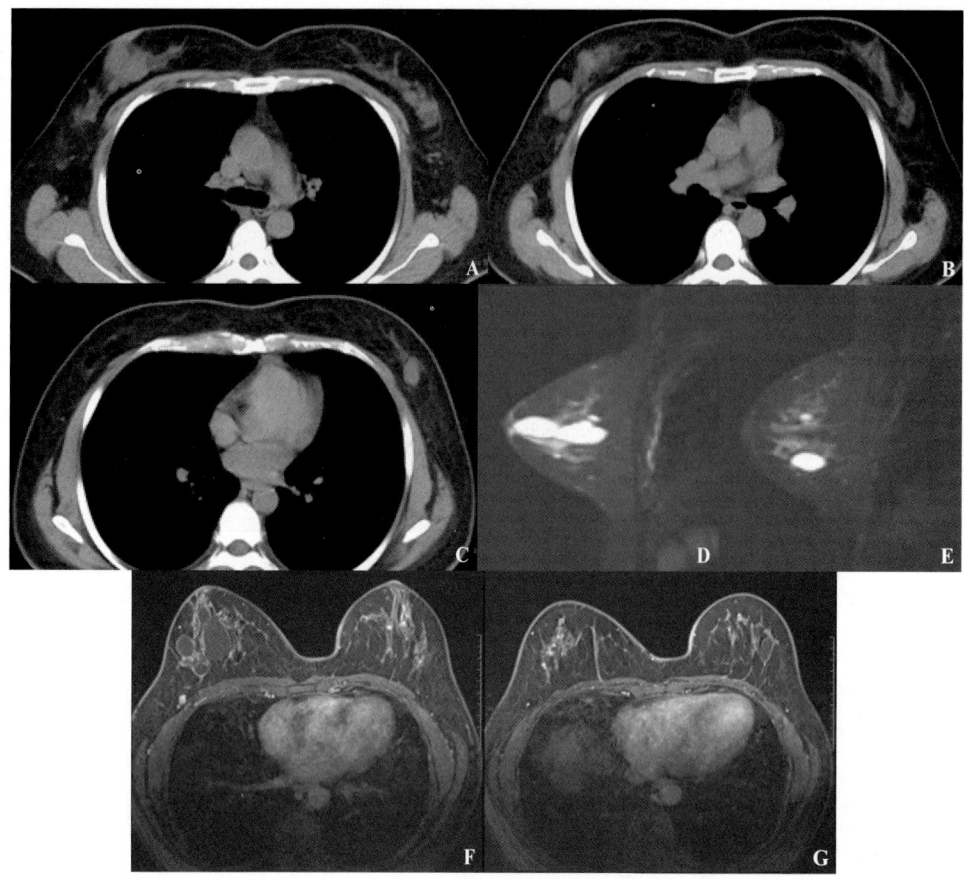

图 45-6-10　女性,49 岁。双乳多发囊肿

体检发现双乳结节。CT 纵隔窗(A～C)显示双乳多发大小不一等密度结节样阴影;T2WI 脂肪抑制序列(D、E)证实为多发滤泡样高信号;增强(F、G)显示结节无明确强化,考虑积乳囊肿或囊肿伴出血可能。

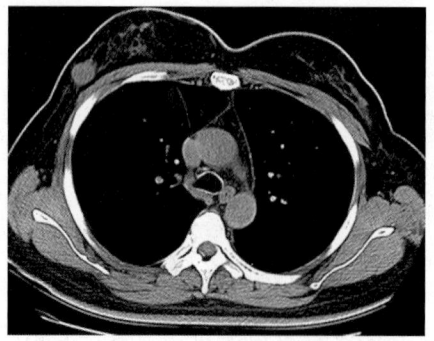

图 45-6-11　女性,43 岁。右乳纤维腺瘤

体检发现右乳结节 1 个月余,查体示右乳外上象限触及一质韧肿块,直径约为 2 cm。CT 纵隔窗显示右乳外上象限类圆形软组织密度结节样阴影,边界清晰光整。

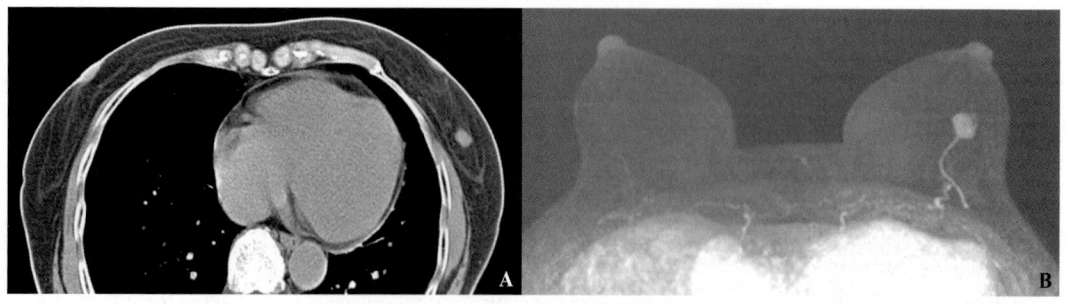

图 45-6-12　女性,75 岁。左乳实性乳头状癌

体检左乳 3 点结节,大小 7 mm×10 mm,边界清楚,表面光滑,活动度好。CT 纵隔窗显示(A)左乳外上象限小结节样软组织密度影,边界清晰;MRI 增强后重建图(B)显示左乳内 1 枚显著强化结节,其后方瘤血管清晰显示。

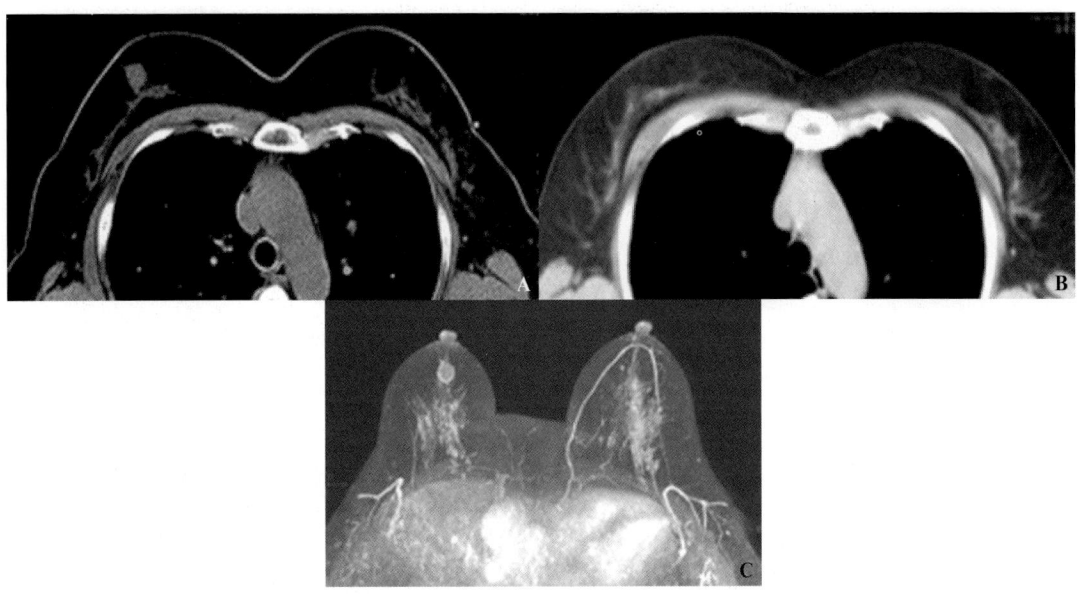

图 45-6-13 女性,53 岁。右乳黏液腺癌,并双乳低级别导管内癌

发现右乳肿块半年余,右乳头上方扪及 1cm×1cm 结节,光滑,活动,无压痛。CT 纵隔窗(A)显示右乳头后上方类圆形结节样阴影,界清光整;2.5 年前因肺错构瘤接受检查(B),相应部位未见此阴影;完善乳腺 MRI 增强检查,重建图像(C)显示右乳头后方显著强化结节、边界清晰,另外右乳深部及左乳内可见多发疑似非肿块样强化影,呈段样分布。穿刺活检病理证实右乳头后方结节为黏液腺癌(1.5 cm×1 cm×1 cm),右乳深部病变为低级别导管内癌、伴有导管内乳头状瘤(最大径为 0.5 cm),左乳病变为低级别导管内癌(最大径为 0.5 cm)。

当发现孤立的边界清晰的类圆形乳腺结节/肿块时,应回顾以前的检查,确保至少 2 年的稳定性。如果之前没有做过检查,或者较之先前的检查有任何间隔性生长或形态学改变,则需要完善乳腺影像学检查(图 45-6-14)。

双乳多发(≥3 个)边界清晰的类圆形结节/肿块,绝大多数为良性,如囊肿或纤维腺瘤[13,14]。然而,多发性类圆形结节/肿块也可以在转移性疾病和乳头状瘤(许多人认为是高危病变)中看到。

转移性疾病的多发结节/肿块边缘常不规则,分布于整个乳腺,包括脂肪组织,而良性的纤维腺瘤和囊肿仅见于纤维腺组织区域。有时,多发结节/肿块的性质也非完全一致,可以有多种病变并存(图 45-6-14)。

另外,当发现多发乳腺结节/肿块时,应关注其他部位是否有肿块,因为这有可能是一个系统性疾病的部分表现(图 45-6-15)。诊断性乳腺影像学检查可以帮助判定这些病变的良恶性。

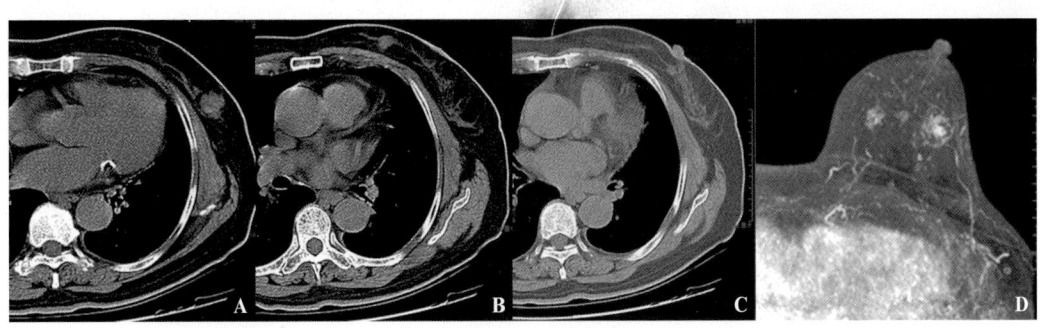

图 45-6-14 女性,71 岁。左乳多发导管内乳头状癌并纤维腺瘤

右半结肠癌术后半年复查,CT 纵隔窗显示左乳外侧(A)、内侧(B)及乳头后方(C)多发结节;MRI 增强(D)显示左乳内多发强化结节,外侧及内侧结节强化为著。术后病理:左乳导管内乳头状癌(外侧:1.2 cm×1 cm×1 cm;内侧:0.6 cm×0.5 cm×0.5 cm)。左乳头后方肿块纤维腺瘤伴导管囊性扩张。

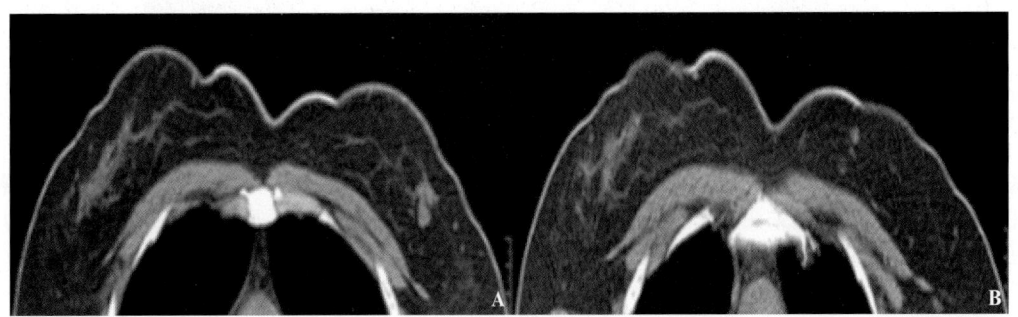

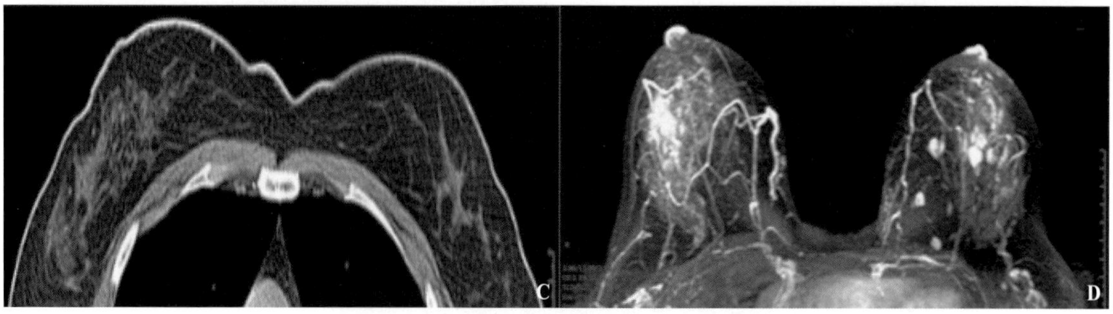

图 45-6-15　女性,43岁。双乳多发侵袭性弥漫大 B 细胞淋巴瘤

发现双乳结节1个月余,体格检查结节位于右乳外上及左乳内上、外上、下方,质硬,呈规则扁平状,边界不清。CT 纵隔窗显示(A~C)双乳内散在数枚小结节影;乳腺 MRI 增强(D)显示双乳内多发大小不一显著强化结节影,术后病理证实为侵袭性弥漫大 B 细胞淋巴瘤。

三、疑似恶性表现

CT 疑似恶性表现包括:①边缘不规则或毛刺状的乳腺肿块;②异常肿块样强化;③乳腺肿块增大;④单侧腋窝淋巴结肿大。

2003 年一项评估乳腺肿瘤 CT 特征的研究发现,最能预测恶性肿瘤的特征包括不规则边缘、不规则形状和边缘强化[15]。另一项研究发现,乳房肿块的毛刺和外形不规则是恶性肿瘤的最佳形态学预测指标(图 45-6-16)。

乳腺恶性病变的强化程度大于良性病变,有研究发现 CT 净增值≥33 HU 的强化,其预测恶性病变的敏感性和特异性分别为 83% 和 95%[16]。乳腺肿块增大是一种可疑的表现,应及时进行乳腺影像学检查(图 45-6-17)。

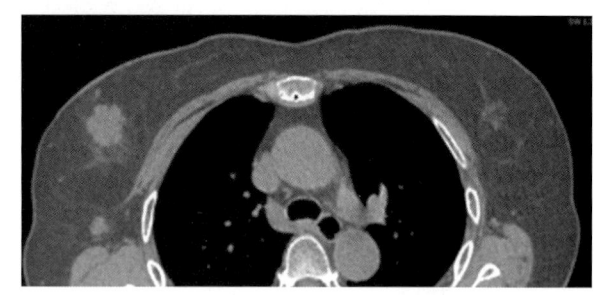

图 45-6-16　女性,69 岁。浸润性导管癌

发现右乳肿块半年余。右乳上方 4 cm×3 cm 肿块,边界清,可推动,与周围组织轻度粘连。CT 纵隔窗显示右乳外上象限软组织密度结节样阴影,边缘多发浅分叶及毛刺影,右侧腋下可见增大淋巴结。右乳肿块穿刺显示浸润性癌,右腋下淋巴结穿刺见癌转移。

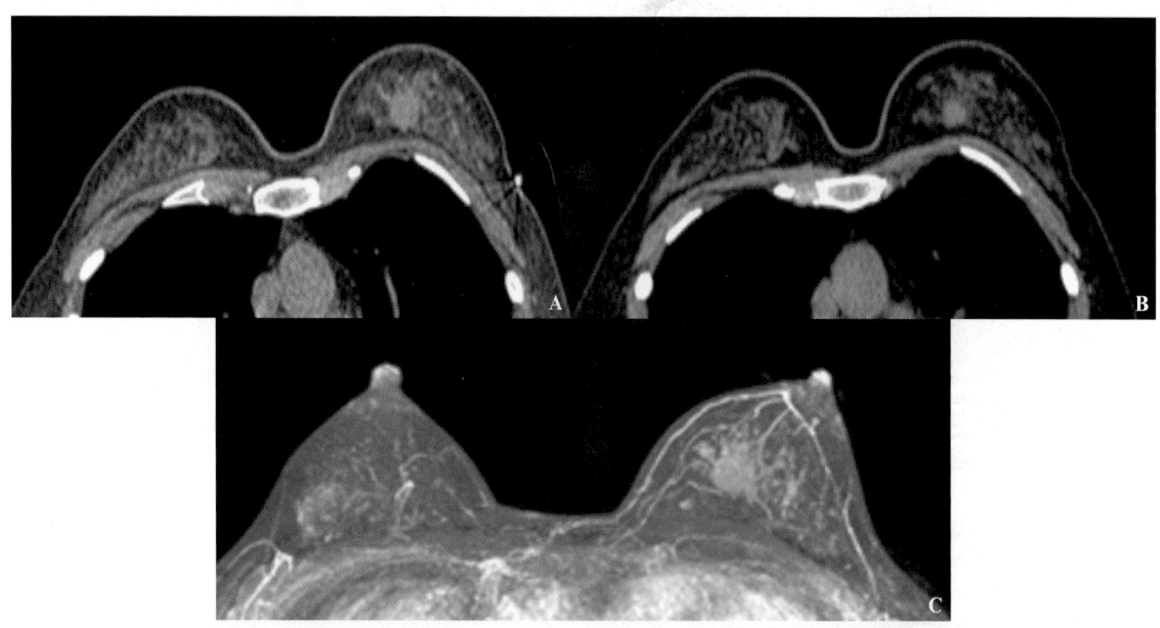

图 45-6-17　女性,40 岁。乳腺浸润性导管癌(Ⅲ级)

CT 纵隔窗显示(A)左乳内上象限结节影(约 12 mm×15 mm),较 1 年前(B,约 9 mm×13 mm)增大;乳腺 MRI 增强(C)显示左乳内上象腺异常强化结节影,局部边界不清伴周围多发细小结节斑点状强化影。

另外,当 CT 怀疑乳腺恶性肿瘤时,皮肤增厚、乳头收缩、局部侵犯和腋窝淋巴结的情况应被关注,因为 CT 可能比乳房 X 线摄片更好地评估这些额外的发现,这些伴随征象对分期很重要[17,18]。有时不对称的软组织密度影和强化可能是乳腺恶性肿瘤的唯一表现(图 45-6-18)。偶尔,腋窝淋巴结肿大是显著的首发表现,而此时乳腺内原发性肿块并不明显[19](图 45-6-19)。

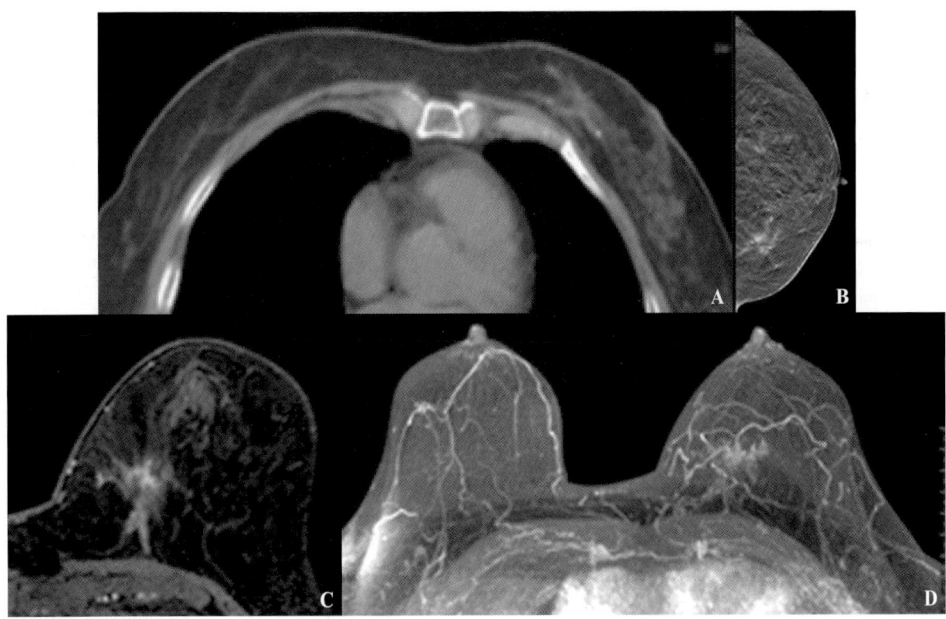

图 45-6-18　女性,61 岁。左乳浸润性小叶癌

CT 纵隔窗(A)显示左乳内象限局部腺体结构紊乱,伴斑片样不规则密度增高,其旁点状钙化影;乳腺 X 线断层(B)显示左乳内侧象限不规则斑片影,邻近腺体结构紊乱纠集;乳腺 MRI 增强(C)及 MIP 图(D)示左乳内下象限不规则斑片样强化灶(BI-RADS 4 类)。

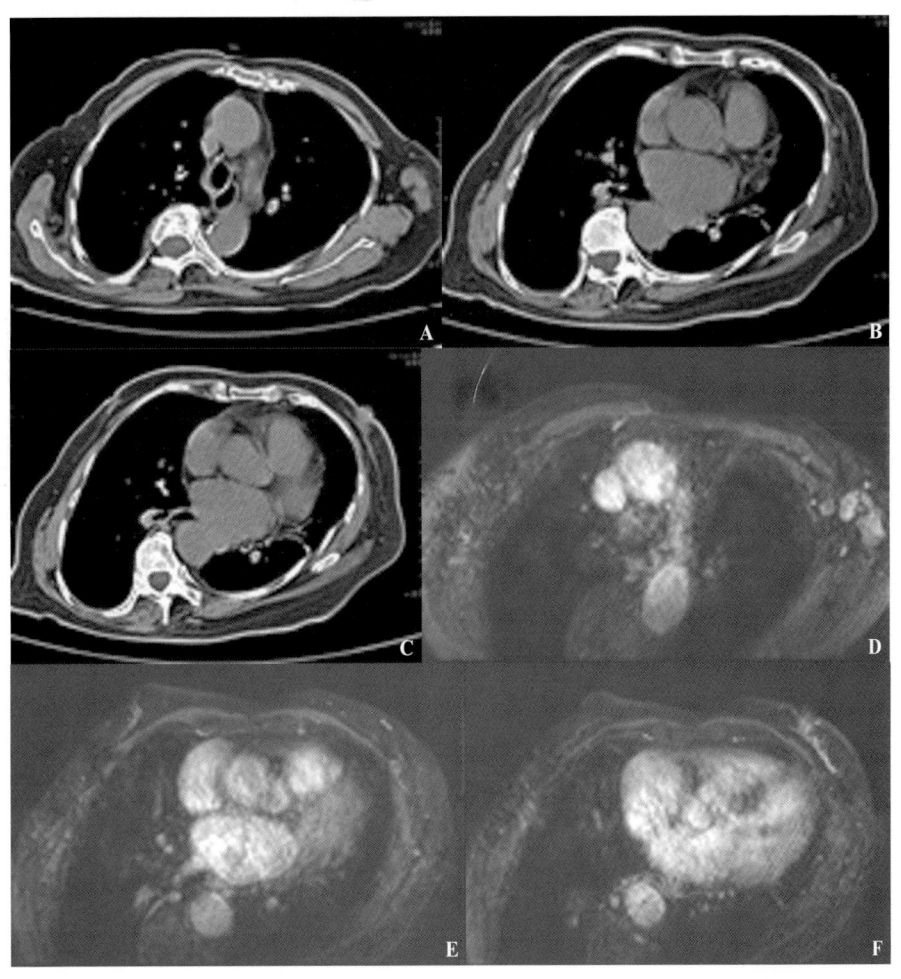

图 45-6-19　女性,80 岁。左乳浸润性导管癌伴大汗腺化生,Ⅰ、Ⅱ级,右乳导管内癌Ⅱ级

发现左乳肿块 3 年。体格检查左乳外侧 4 cm×2 cm 肿块。CT 纵隔窗显示左侧腋下多发肿大淋巴结(A),左乳外上象限贴近胸壁处小结节影(B),其余双乳内未见明显肿块结节影(C);乳腺 MRI 增强示左侧腋下肿大淋巴结显著强化(D),左乳外上象限贴近胸壁处小结节样强化影(E),双乳内仅见少许条片状非肿块样强化影(E、F)。

(吴华伟　张科蓓)

参考文献

[1] Al-Katib S, Gupta G, Brudvik A, et al. A practical guide to managing CT findings in the breast [J]. Clin Imaging, 2020, 60: 274-282.

[2] Krug KB, Houbois C, Grinstein O, et al. Focal breast lesions in clinical CT examinations of the chest: a retrospective analysis [J]. RöFo, 2017, 189: 977-989.

[3] Moyle P, Sonoda L, Britton P, et al. Incidental breast lesions detected on CT: what is their significance? [J]. Br J Radiol, 2010, 83: 233-240.

[4] Healey TT, Agarwal S, Patel R, et al. Cancer yield of incidental breast lesions detected on chest computed tomography [J]. J Comput Assist Tomogr, 2018, 42: 453-456.

[5] Meller MT, Cox JE, Callanan KW. Incidental detection of breast lesions with computed tomography [J]. Clin Breast Cancer, 2007, 7: 634637.

[6] Poyraz N, Emlik GD, Keskin S, et al. Incidental breast lesions detected on computed thorax tomography [J]. J Breast Health, 2015, 11: 163-167.

[7] Harish MG, Konda SD, MacMahon H, et al. Breast lesions incidentally detected with CT: what the general radiologist needs to know [J]. Radiographics, 2007, 27: S37-S51.

[8] Chala LF, de Barros N, de Camargo Moraes P, et al. Fat necrosis of the breast: mammographic, sonographic, computed tomography, and magnetic resonance imaging findings [J]. Curr Probl Diagn Radiol, 2004, 33: 106-126.

[9] Lim RF, Goei R. Best cases from the AFIP: angiosarcoma of the breast [J]. Radiographics, 2007, 27: S125-S130.

[10] Chesebro AL, Chikarmane SA, Gombos EC, et al. Radiation-associated angiosarcoma of the breast: what the radiologist needs to know [J]. AJR, 2016, 207: 217-225.

[11] Soo MS, Williford ME, Walsh R, et al. Papillary carcinoma of the breast: imaging findings [J]. AJR, 1995, 164: 321-326.

[12] Kestelman FP, Gomes CF, Fontes FB, et al. Imaging findings of papillary breast lesions: a pictorial review [J]. Clin Radiol, 2014, 69: 436-441.

[13] Leung JW, Sickles EA. Multiple bilateral masses detected on screening mammography: assessment of need for recall imaging [J]. AJR, 2000, 175: 23-29.

[14] Berg WA, Zhang Z, Cormack JB, et al. Multiple bilateral circumscribed masses at screening breast US: consider annual follow-up [J]. Radiology, 2013, 268: 673-683.

[15] Inoue M, Sano T, Watai R, et al. Dynamic multidetector CT of breast tumors: diagnostic features and comparison with conventional techniques [J]. AJR, 2003, 181: 679-686.

[16] Lin YP, Hsu HH, Ko KH, et al. Differentiation of malignant and benign incidental breast lesions detected by chest multidetector-row computed tomography: added value of quantitative enhancement analysis [J]. PLoS One, 2016, 11: e0154569.

[17] Yi JG, Kim SJ, Marom EM, et al. Chest CT of incidental breast lesions [J]. J Thorac Imaging, 2008, 23: 148-155.

[18] Elkin EB, Hudis C, Begg CB, et al. The effect of changes in tumor size on breast carcinoma survival in the U.S.: 1975-1999 [J]. Cancer, 2005, 104: 1149-1157.

[19] Bin Saeedan M, Mobara M, Arafah MA, et al. Breast lesions on chest computed tomography: pictorial review with mammography and ultrasound correlation [J]. Curr Probl Diagn Radiol, 2015, 44: 144-154.

第四十六章
胸部创伤性疾病

胸部外伤(injury of chest)在急诊外科中十分常见,在创伤死亡患者中,约1/4直接死于胸部外伤。车祸、挤压伤、挫伤、刀伤、火器伤及爆炸伤均可引起胸壁软组织、肋骨、胸骨、胸膜、肺组织、气管、支气管、纵隔及膈损伤[1]。

胸部有人体的心、肺等重要器官,受伤后易造成呼吸循环障碍,其病情急、重,胸部外伤的死亡率可达25%,故快速、准确的诊断对临床恰当、及时的救治以减少伤残及降低死亡率非常重要[2]。由于暴力作用的情况不同,所引起胸部损伤的部位和程度也不同,包括胸壁、纵隔、胸膜腔、肺、膈外伤。

根据与外界相通的情况,将胸部外伤分为闭合性和开放性胸部损伤。闭合性胸部损伤多由于挤压、冲撞或钝器伤及胸部所致。轻的引起胸壁软组织挫伤、单纯肋骨骨折;重的损伤胸内脏器或血管,引起气胸、血胸或多根肋骨骨折等[3];开放性胸部损伤为利器刺伤,或枪弹等物体穿透胸部所致,如同时穿破膈肌,可损伤腹内脏器造成胸腹联合伤。

X线是诊断胸部外伤首要的一种检查方法,对于确定胸部损伤的部位和严重程度具有重要作用。胸部X线片和床旁片是主要的检查方法。CT能够显示X线平片难以发现的损伤部位及轻微损伤。根据情况需要还应加做B超甚至血管造影检查。

第一节·胸壁外伤

胸壁外伤(injury of chest wall)在胸部创伤中发生率为100%,包括胸壁软组织损伤及构成胸廓的骨性结构损伤,其中胸廓骨质损伤包括肋骨骨折、胸骨骨折、胸椎骨折及其他少见骨骨折,如肩胛骨、锁骨骨折。

一、软组织损伤

胸壁挫伤是由于胸壁直接受到暴力撞击或挤压,未足以使肋骨骨折而造成软组织挫伤。胸壁软组织损伤是以胸肋部受到暴力的作用而发生胸肋部软组织损伤的病症,包括胸壁皮肤、皮下组织、肌肉、胸膜及胸部的肌肉、血管、肋间神经等软组织的挫伤或裂伤。胸壁软组织损伤是胸膜完整的胸部损伤。

【发病机制与病理】

其病因多为胸壁软组织受到钝性或锐性暴力损伤。软组织损伤后的基本病理变化,有软组织内渗血,使局部内在压力大为增加,影响血液循环,严重缺血可造成组织坏死。由于组织细胞代谢障碍,化学活性物质释放,可致局部水肿,炎性反应。结缔组织增生粘连,创伤愈合后瘢痕形成。

【临床表现】

软组织损伤时,指触患处,可触及肋骨膜厚钝或线状剥离,肋间隙肌肉紧、韧,有时能触及一滚动的条状物,肋间肌肌纤维剥离,压痛明显。

包括受伤部位局部的疼痛、肿胀,多数患者因为疼痛影响正常的呼吸运动,使呼吸变得表浅,胸式呼吸减弱,腹式呼吸增强。严重的患者可能出现呼吸表浅、急促。

由于呼吸的改变,常致使患者有含胸收腹的强迫体位。据损伤的暴力性质和程度可以有胸壁不同深度的伤口或胸壁皮肤擦伤等。重者可有脉搏增快,血压改变,呼吸变浅变快。胸大肌和胸小肌损伤者,可以出现上肢的运动障碍。

【实验室检查】

胸壁软组织损伤的实验室检查可无特异性发现。

【影像学表现】

X线片常常无特殊征象,可见皮下软组织肿胀(图46-1-1),但无肋骨骨折。出现开放性损伤时常可见皮下积气(图46-1-2)。

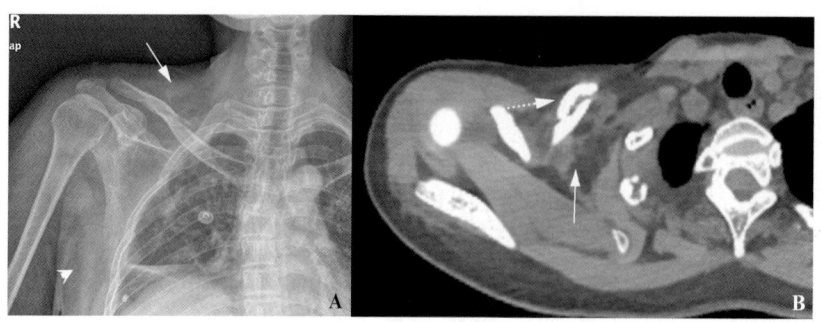

图 46-1-1　右锁骨及右侧多发肋骨骨折

胸部 X 线片(A)显示右侧锁骨骨折,腋窝、右侧胸壁及锁骨上软组织密度增高,密度不均匀(长实箭),右侧胸壁可见不规则低密度影(箭头);CT 纵隔窗(B)显示右锁骨骨折(虚箭),右锁骨窝脂肪模糊,密度增高,其内条斑片状软组织密度影(实箭)。

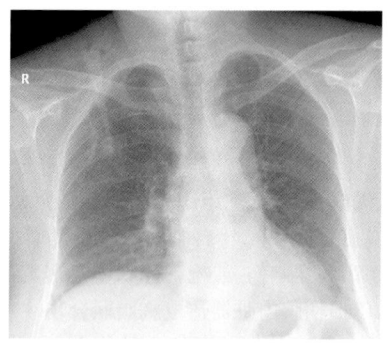

图 46-1-2　胸部玻璃异物嵌入

胸部 X 线片显示右肩及右上肺区域三角形致密影(玻璃),末端肩部软组织内可见不规则低密度气体影。

CT 密度分辨率高,表现为皮下脂肪层大量粗短麻线状、条带状、不规则状气体影及高密度血肿(图 46-1-1、图 46-1-3～图 46-1-5)。CT 能清楚显示胸壁软组织肿胀、局部血肿、刺裂伤及位于肋骨外的肌层下和肌间皮下气肿。

MRI 对软组织分辨率高,可发现 CT 不能发现的软组织肿胀,表现为长 T1、长 T2 信号(图 46-1-6)。

【诊断标准】

无明确诊断标准,结合外伤的临床病史、临床表现及体征、影像学表现即可诊断。

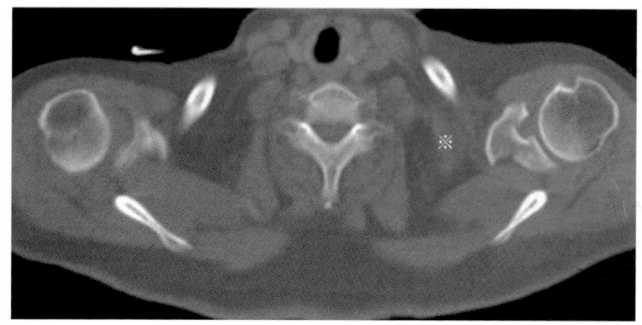

图 46-1-3　左侧喙突骨折

CT 纵隔窗显示左侧锁骨上窝脂肪间隙内软组织密度影较对侧多,呈条带状分布(※)。

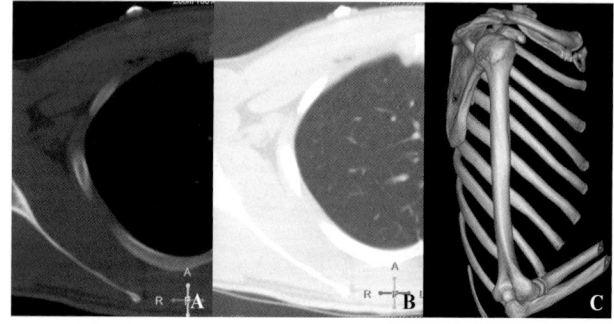

图 46-1-4　右锁骨骨折

CT 骨窗(A)显示右侧前胸壁胸大肌后缘斑点状气泡影;肺窗显示(B)及肋骨表面重建(C)显示肺内及肋骨未见异常。

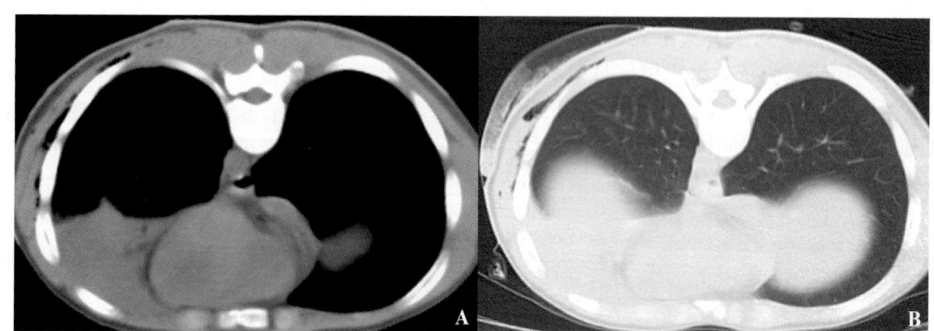

图 46-1-5　男性,18 岁。刀刺左侧背部

CT 纵隔窗显示俯卧位纵隔窗(A)左侧背部肌肉间不规则积气,胸膜腔积血;肺窗(B)显示无气胸。

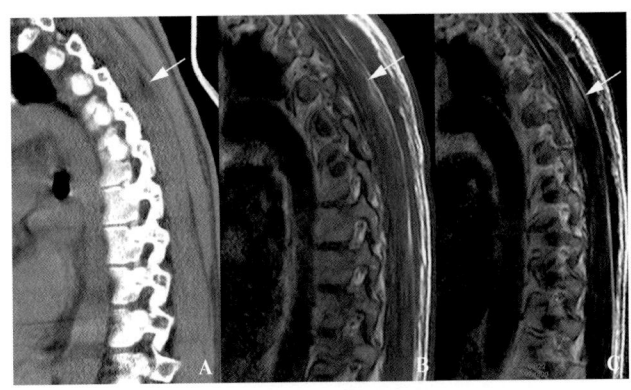

图 46-1-6　胸椎骨挫伤
CT 纵隔窗(A)显示左侧背部肌肉间隙类三角形低密度影,相应部位 MRI(B、C)呈长 T1、长 T2 信号,边缘模糊。

二、胸壁骨骼损伤

胸壁骨骼损伤包括肋骨骨折、胸骨骨折、胸椎骨折及其他少见骨折,如肩胛骨、锁骨骨折。

(一) 肋骨骨折

肋骨骨折(fracture of rib)在胸部外伤中最为常见,约占胸部严重钝挫伤的 40%[4]。在儿童,肋骨富有弹性,不易折断,而在成人,尤其是老年人,肋骨弹性减弱,容易骨折。仅有 1 根肋骨骨折称为单根肋骨骨折。2 根或 2 根以上肋骨骨折称为多发性肋骨骨折。

肋骨骨折可以同时发生在双侧胸部。每肋仅 1 处折断者称为单处骨折,有 2 处以上折断者称为双处或多处骨折。

序列性多根多处肋骨骨折、多根肋骨骨折合并多根肋软骨骨骺脱离或双侧多根肋软骨骨折或骨骺脱离,则造成胸壁软化,称为胸壁浮动伤,又称连枷胸。

【病因学】

不同的外界暴力作用方式所造成的肋骨骨折病变可具有不同的特点。作用于胸部局限部位的直接暴力所引起的肋骨骨折,断端向内移位,可刺破肋间血管、胸膜和肺,产生血胸和/或气胸。

间接暴力如胸部受到前后挤压时,骨折发生在暴力作用点以外的部位,多见于肋骨角或肋骨体部,骨折端向外移位,可损伤胸壁软组织,产生胸壁血肿。

枪弹伤或弹片伤所致肋骨骨折常为粉碎性骨折。根据外力的性质和作用的不同程度可出现单根肋骨骨折、多根肋骨骨折和单根肋骨多处骨折等。

肋骨骨折多发生在第 4~7 肋;第 1~3 肋有锁骨、肩胛骨及肩带肌群的保护而不易伤折;第 8~10 肋渐次变短且连接于软骨肋弓上,有弹性缓冲,骨折机会减少;第 11 和 12 肋为浮肋,活动度较大,甚少骨折。但是当暴力强大时,这些肋骨都有可能发生骨折。

【临床表现】

局部疼痛是肋骨骨折最明显的症状,且随咳嗽、深呼吸或身体转动等运动而加重,有时患者可同时自己听到或感觉到肋骨骨折处有"咯噔咯噔"的骨摩擦感。

疼痛及胸廓稳定性受破坏,可使呼吸动度受限、呼吸浅快和肺泡通气减少,患者不敢咳嗽,痰潴留,从而引起下呼吸道分泌物梗阻、肺实变或肺不张。这在老弱患者或原有肺部疾病的患者尤应予以重视。

第 1 或第 2 肋骨骨折常合并锁骨或肩胛骨骨折,并可能合并胸内脏器及大血管损伤、支气管或气管断裂、心脏挫伤,还常合并颅脑伤;下胸部肋骨骨折可能合并腹内脏器损伤,特别是肝、脾和肾破裂,还应注意合并脊柱和骨盆骨折。

当第 7 肋以下的肋骨骨折时,由于骨折处肋间神经受刺激,可产生传导性腹痛。

【影像学表现】

胸部 X 线平片是检查的首选方法。常规体位为站立胸部后前位片和胸部切线位片。典型的肋骨骨折胸部正位片不难诊断。但发生在胸廓外侧腋下区、膈下及断端无移位的骨折,常规胸部正位易漏诊、误诊[5],胸部切线位片可降低其发生率。X 线平片显露视野大,肋骨呈连续性显示,易于观察,克服了 CT 观察的局限性。后前位片观察前肋、后肋骨折较清晰,特别是前肋骨折,而切线位片对肋弓部骨折较敏感。

胸部 X 线片直接征象表现为骨折部位透亮的规则或不规则的骨折线(图 46-1-7)。应该注意的是,第 1~3 肋骨由于锁骨保护较少发生骨折,但不全骨折、不明显的骨折及膈下肋骨骨折容易漏诊,当发生骨折时要注意是否合并肩胛骨、锁骨骨折(图 46-1-8);第 11~12 肋为浮肋,位于膈下,常规立位投照被膈遮盖不易显示,易被忽略(图 46-1-9)。

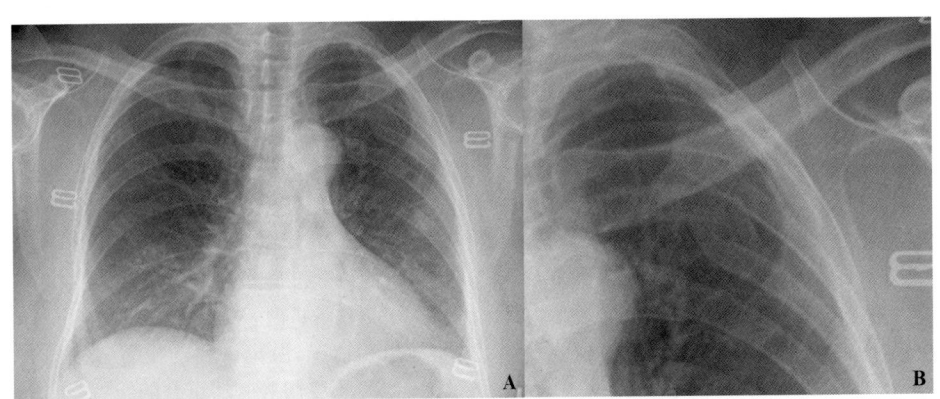

图 46-1-7　女性,52 岁。胸部外伤,肋骨骨折
胸部 X 线片显示左第 4~7 肋骨骨质结构不连续(A),第 4~5 肋骨骨折两端对位不良(B)。

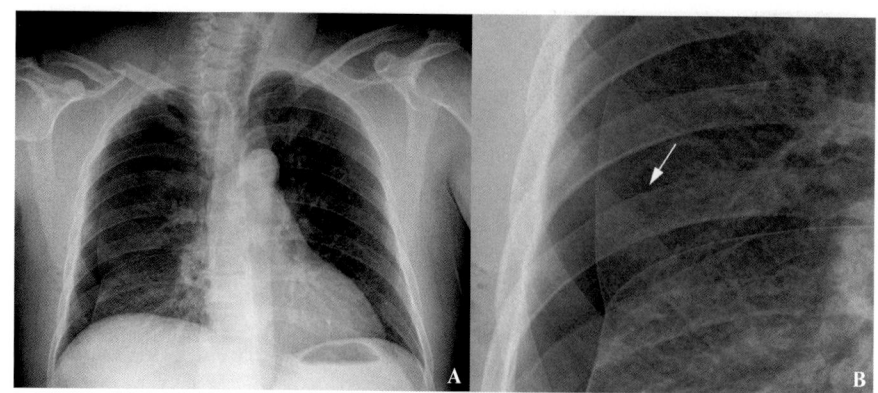

图 46-1-8　胸部外伤，锁骨及肋骨骨折

胸部正位片(A)显示明确的右侧气胸和右侧锁骨骨折，骨折两端错位；局部放大图(B)显示第5肋骨前端上缘欠光滑，可见小台阶形成，骨折无明显错位。

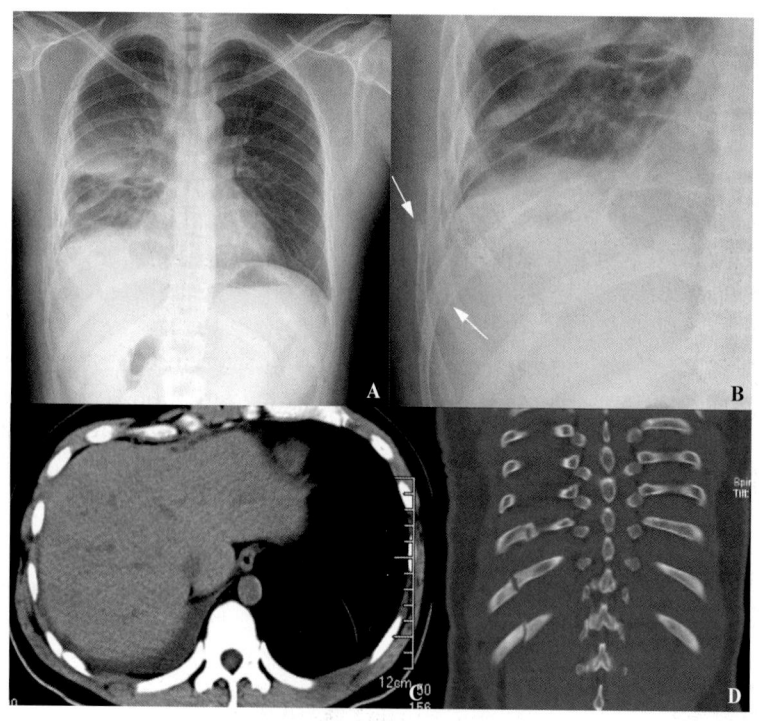

图 46-1-9　车祸，肋骨骨折

胸部X线片(A、B)显示右侧第8～10肋骨骨质结构不连续，断端错位(箭)，右肺中野片状密度增高影，膈顶及肋膈角较模糊；CT纵隔窗(C)显示右侧下位肋骨断裂，胸膜腔新月形液体密度，冠状位重建(D)显示肋骨骨折线清晰，骨折断端对位良好。

特别是当CT或B超检查提示有肝或脾破裂时，更要注意11～12肋有无骨折，此时可采用卧位投照，加大千伏。当外伤患者有胸腔积液、气胸、创伤性湿肺及皮下气肿等征象时，要注意观察有无肋骨骨折。如果胸腔积液的量较多遮盖肋骨时，可采用卧位摄片，使积液流向背部，减少下部肋骨遮盖。

肋骨骨折常伴发广泛皮下气肿、气胸、纵隔气肿及肺出血，使肋骨骨折显示不清楚，故当相应部位肋骨压痛、皮下气肿、气胸、肺出血及肋骨外上缘皮质线表现为模糊、不整齐时，要注意是否存在肋骨骨折(图46-1-9)。

CT具有高密度分辨率和轴向成像能力。表现为受力侧单发或多发肋骨骨质结构不连续，碎骨块移位或成角，或单纯的线形骨折。在骨窗上可见连续层面上的透亮骨折线，表现为单发或多发骨质断离，断端可有不同程度的错位。

CT可清楚地显示出准确的骨折部位及断端对位情况，断端可无或有不同程度的错位及骨折成角向胸内凸出的情况(图46-1-9～图46-1-14)。

与X线相比，CT具有不受部位厚薄、组织重叠、体位及投照条件的限制等特点，可以显示一些X线平片漏诊的骨折病例。多层螺旋CT容积扫描具有快速连续扫描、容积性数据采集和强大的后处理功能(MPR、VR、SSD)等特点，能有效地弥补上述X线平片及常规CT的不足，从而大大提高肋骨骨折的诊断准确率。

在肋骨骨折时，VR、SSD可从不同方向、不同角度观察肋骨断端情况，游离骨片的位置、形态、大小及移位程度，且VR、SSD不受腹腔脏器重叠的干扰，可进一步提高膈下肋骨骨折诊断的准确率。

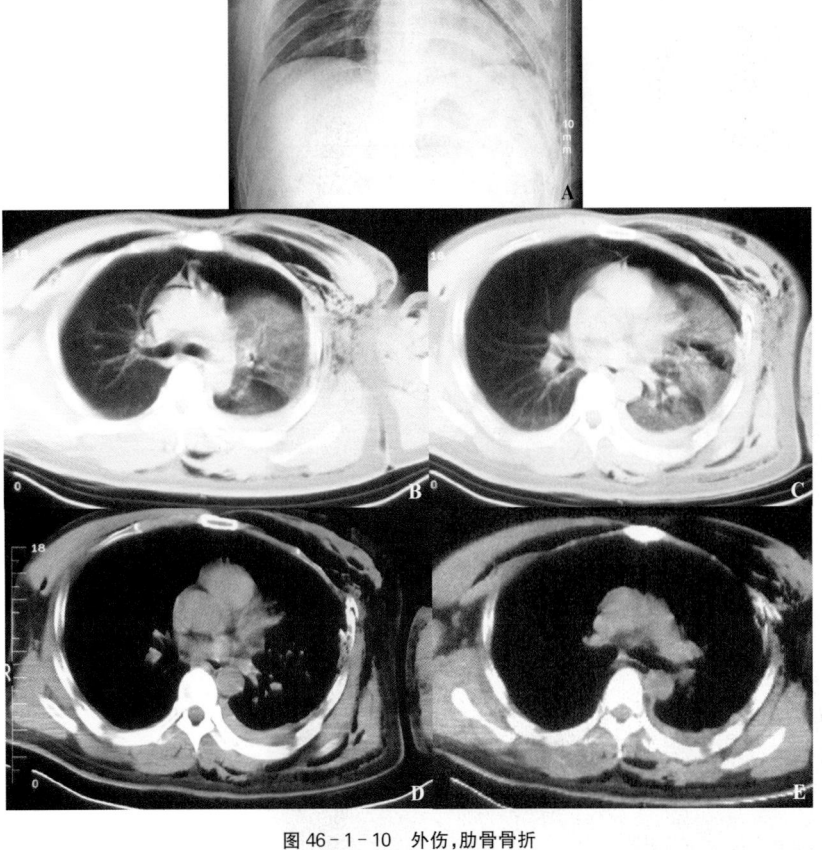

图 46-1-10　外伤，肋骨骨折

胸部 X 线片（A）显示左侧胸壁及颈根部密度不均匀，可见不规则气体影；CT 肺窗（B、C）显示双侧胸壁肌间隙及皮下脂肪内不规则气体密度影，以左侧为著，左胸腔积气，左肺密度增高，其内可见支气管充气征；纵隔窗（D、E）显示左侧肋骨骨折，左胸腔积血、左侧胸壁肌间隙积气。

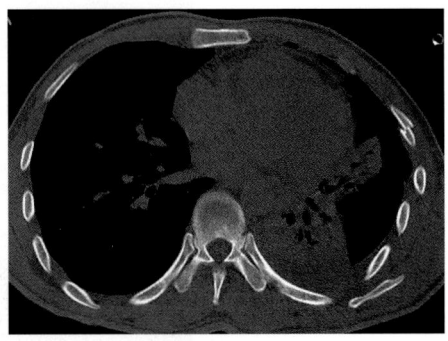

图 46-1-11　胸部外伤，肋骨骨折

CT 骨窗显示左侧肋骨骨质结构不连续，骨折断端错位，左侧少量胸腔积液，左肺渗出实变影。

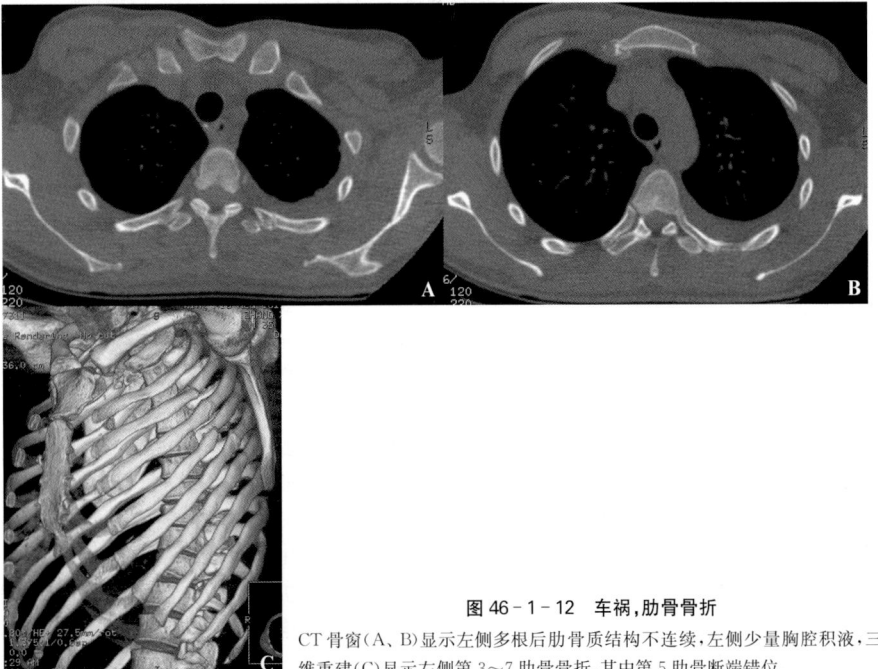

图 46-1-12　车祸，肋骨骨折

CT 骨窗（A、B）显示左侧多根后肋骨质结构不连续，左侧少量胸腔积液，三维重建（C）显示左侧第 3～7 肋骨骨折，其中第 5 肋骨断端错位。

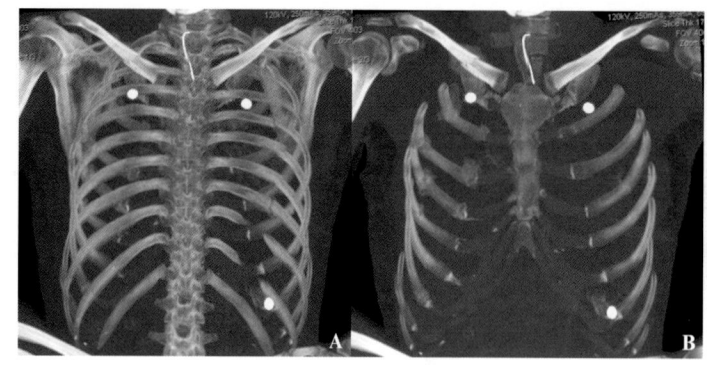

图46-1-13 锁骨、肩胛骨及肋骨骨折

车祸后28天后CT表面重建显示右侧锁骨近中1/3交界处骨折,后面观(A)显示右侧第1~9、左侧第1~8肋骨质结构不连续,左侧肩胛骨骨折,在去除肩胛骨后前面观(B)显示右侧第1~6、第8、左侧4~6肋骨质结构不连续,胸骨体骨折。

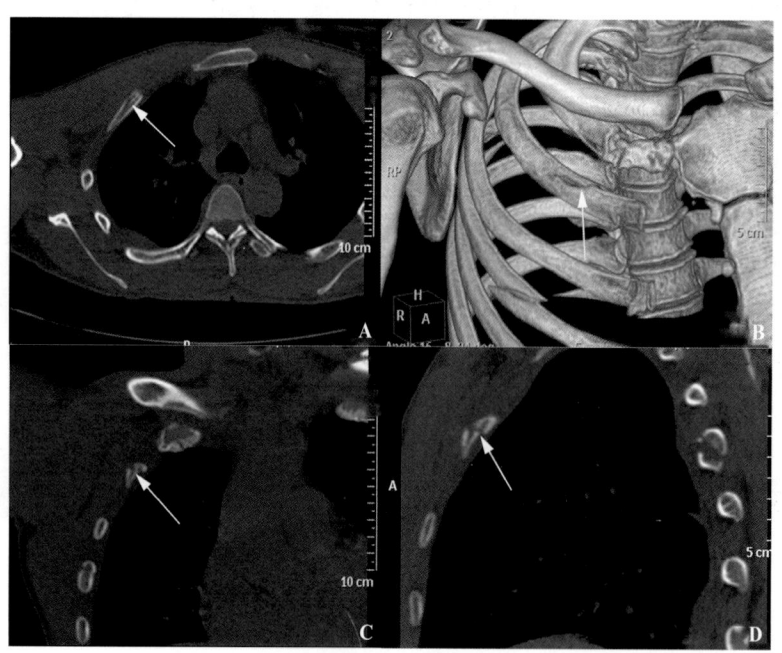

图46-1-14 车祸,肋骨骨折

CT后重建分别从轴位(A)、表面重建(B)、冠状位(C)、矢状位(D)显示感兴趣区(箭)的特点。

有学者研究发现,X线平片检查膈上肋骨骨折误诊率达20.5%,膈下肋骨骨折误诊率达33.3%。MIP、VR、SSD技术,可使胸廓骨骼结构立体显示、骨质边缘细腻平滑,既可明确骨折的部位、程度、范围,又可明确骨折肋骨的排序(图46-1-9,图46-1-12~图46-1-14),为患者治疗方案的选择提供了可靠的诊断依据。

【诊断标准】

无明确诊断标准。结合外伤的临床病史、临床表现及体征、影像学表现即可诊断。

(二)胸骨骨折

胸骨骨折(sternal fracture)主要是由于强大的暴力直接作用于胸骨区或挤压所致,多由于车祸的减速伤或直接撞击伤引起,也可由挤压及钝器直接打击造成。

胸骨骨折占胸外伤的10%~55%。胸骨骨折易合并胸内脏器、血管损伤,甚至肝、脾破裂,死亡率可达5%~15%[6]。

【临床表现】

典型的胸骨骨折诊断并不难,有明确的外伤史,体格检查中有明显的胸前区压痛,胸部触诊痛及骨折摩擦感,骨折断端重叠,严重者可形成胸骨畸形。胸骨骨折常合并胸、腹腔脏器的损伤[7]。

【影像学表现】

胸骨骨折可分为胸骨横行或斜行骨折,也可为胸骨柄与胸骨体软骨联合处分离,侧位或斜位X线片较易发现。

CT平扫结合三维重建对胸骨骨折的检出率优于X线平片,不仅有助于检出X线片易于漏诊的裂隙骨折,而且可以更加直观地判断骨折数目及错位等全貌情况[8](图46-1-15~图46-1-17)。

【诊断标准】

无明确诊断标准,结合外伤的临床病史、临床表现及体征、影像学表现即可诊断。

(三)胸椎骨折

脊柱骨折(thoracic spine fracture)中胸腰段骨折多见,多有严重外伤史,如高空坠落、重物撞击胸腰部、塌方时被泥土、矿石掩埋等[9],脊柱骨折的发病机制是脊柱受到垂直轴向压

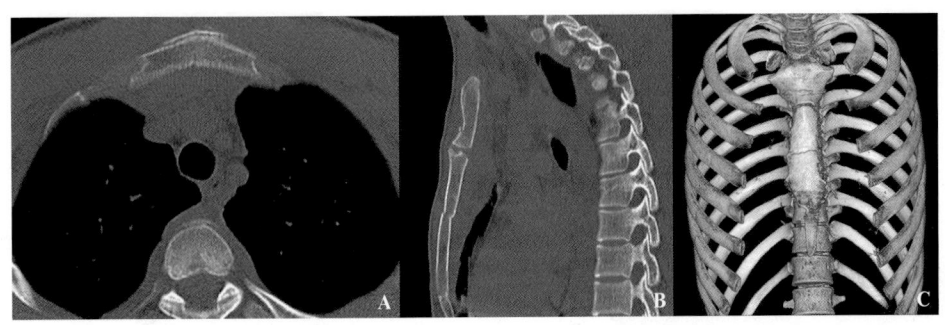

图 46-1-15　胸骨横行骨折

外伤后 CT 骨窗(A)显示胸骨前缘可见双层皮质,矢状位(B)重建显示胸骨柄前缘碎骨片,胸骨体横行骨折线,骨折对位对线良好,表面重建(C)显示胸骨柄及胸骨体横行锯齿状线条横穿胸骨。

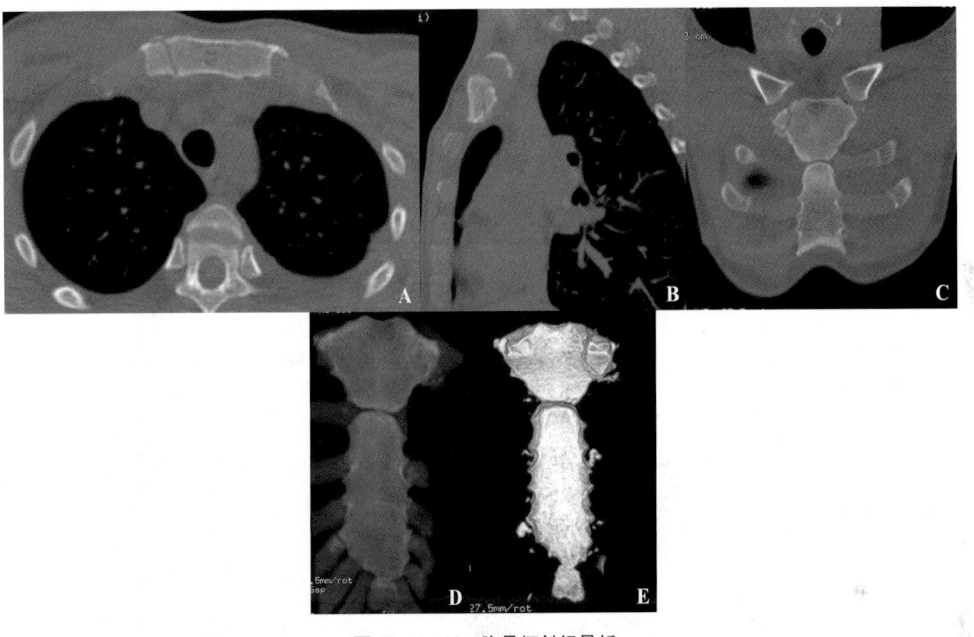

图 46-1-16　胸骨柄斜行骨折

CT 骨窗(A)、矢状位(B)和冠状位(C)表面重建后面观(D、E)显示胸骨柄皮质断裂,骨折断端对位对线良好。

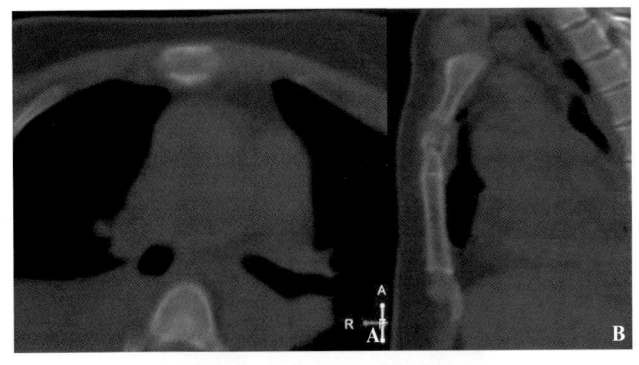

图 46-1-17　胸骨体上端粉碎性骨折

CT 骨窗(A)显示胸骨骨质连续性中断,左侧缘可见小骨片;矢状位(B)显示胸骨体上端骨密度不均匀,骨折线向上累及胸骨柄与胸骨体软骨联合处,周围软组织增厚,密度增高。

力,加上不同程度的前曲力,髓核向下位椎体内突入,导致下位椎体的骨折[10]。由于胸椎在解剖学及生物力学方面的特殊性,因此其损伤具有以下特点[11]。

(1) 胸椎稳定性较强,损伤所需致伤暴力更为强大。

(2) 胸椎损伤大部分由前屈及轴向压缩载荷所致,很少发生旋转移位。

(3) 胸椎椎管相对狭窄,当骨性结构被破坏时脊髓损伤发生率相对较高。

(4) 上胸椎损伤伴神经功能损害,并发呼吸、泌尿系统损害是危及生命的主要原因。

【脊柱骨折分类】

按 Ferguson 分类将脊柱划分为三条纵行柱状结构[10],在 X 线及 CT 上见(图 46-1-18):①前柱,包括前纵韧带、椎体和纤维环前 2/3。②中柱,包括椎体和纤维环后 1/3、后纵韧带。③后柱,包括后关节囊、黄韧带、椎体附件、关节突和棘上及棘间韧带。

凡是累及两柱以上的损伤均属于不稳定性骨折。

根据外伤机制将脊柱骨折分为单纯屈曲压缩型、爆裂型、安全带型和骨折脱位型。

1. 单纯屈曲压缩型　是屈曲压缩应力所致,根据弯曲的方向可分为屈曲压缩和侧向压缩,前者多见,后者少见,前者表现为前柱受压力,椎体前部高度压缩<50%,前纵韧带大多完整,后柱承受张力,X 线像显示椎体后侧皮质完整,高度不

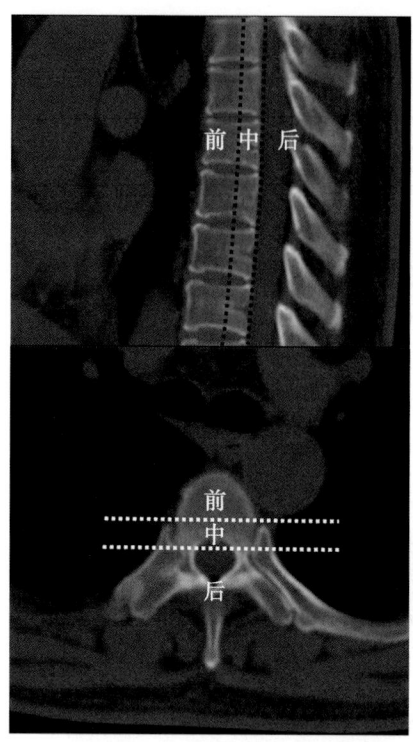

图 46-1-18　脊柱纵行柱状分区示意图

变(图 46-1-19),后柱的棘上、棘间韧带在张力较大时可断裂,而中柱作为支点或枢纽而未受累,该型骨折常见于胸椎,大部属稳定型,神经损伤少见。

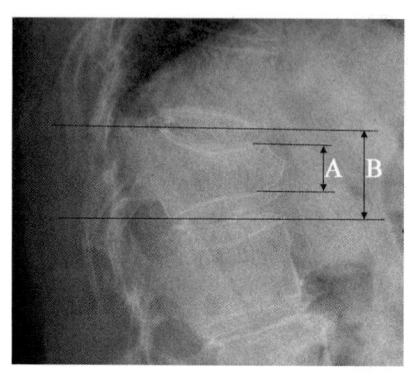

图 46-1-19　单纯屈曲压缩型骨折特点示意图

胸椎侧位显示第 12 胸椎椎体前缘高度下降,后缘皮质完整,高度未变,图中 A 为椎体前缘的高度,B 为椎体后缘的高度。

2. 爆裂型·在 CT 扫描应用前常归于压缩型骨折。该型损伤的特点是脊柱中柱受累,在轴向应力或轴向应力伴屈曲应力作用下使椎体呈爆裂样裂开,椎体后侧骨折片常连同椎间盘组织突入椎管,引起椎管狭窄、脊髓或马尾神经损伤。

该类骨折在普通正、侧位 X 线片可见椎体前高、后高及侧高有不同程度的减小,椎间盘高度可能减小或不变,椎弓根间距增宽(图 46-1-20),CT 扫描对此类损伤诊断价值最大。

3. 安全带型·常见于乘坐高速汽车腰系安全带,在撞车的瞬间躯体上部急剧前移并屈曲,以前柱为枢纽,后柱与中柱受到牵张力而破裂张开,棘上、棘间、黄韧带甚至后纵韧带断裂,前柱呈轴向屈曲,可发生压缩,也可呈铰链作用不受损伤。

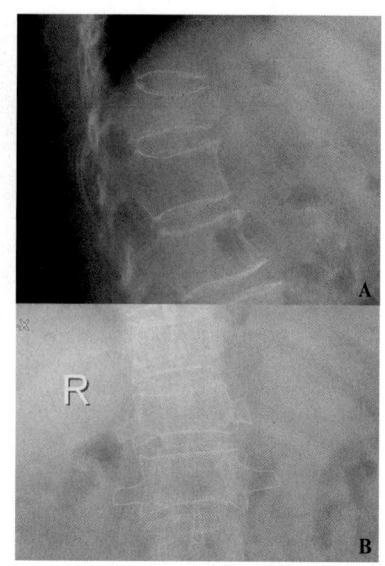

图 46-1-20　爆裂型骨折特点示意图

胸腰段侧位(A)显示第 12 胸椎椎体前后缘高度均低于邻近椎体,椎体前缘向前突起,外形不整;正位(B)显示第 12 胸椎椎体的侧方高度也低于邻近椎体。

该型轻度损伤属稳定型,一般无椎管狭窄。严重者椎体可呈切片样裂开,椎弓根断裂,伴水平移位,骨折不稳定,脊髓损伤也较严重(图 46-1-21)。

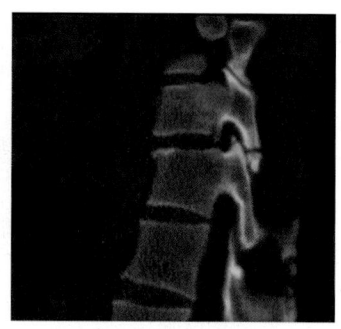

图 46-1-21　安全带型骨折特点示意图

胸腰段 CT 矢状位重建显示第 11 胸椎椎体棘突切片样裂开。

4. 骨折脱位型·是严重暴力所致,机制比较复杂,可由屈曲、剪力、牵张或旋转等复合应力所致,故过去依暴力不同分为屈曲旋转型、剪力型或牵张型等。该型损伤常累及三柱,造成不同程度的脊髓或神经损伤。在压力、张力、旋转及剪式应力的共同作用下,脊柱产生骨折并伴有脱位或半脱位(图 46-1-22)。

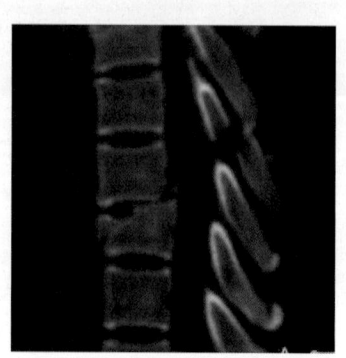

图 46-1-22　骨折脱位型特点示意图

胸椎 CT 矢状位重建显示第 8~9 胸椎椎体后缘连线不光滑,出现台阶。

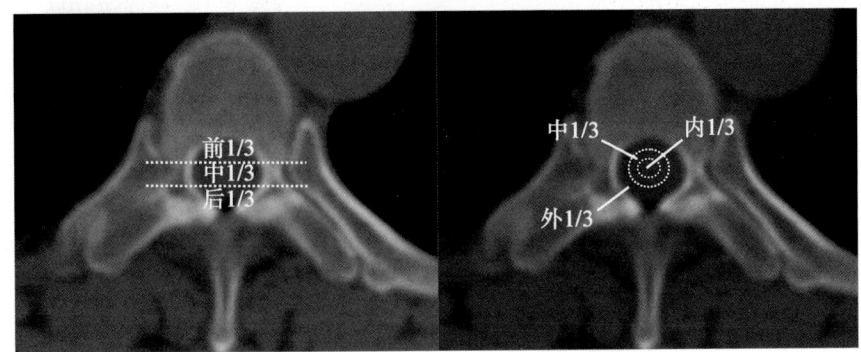

图 46-1-23 椎管 Wolter 分类法示意图

胸椎骨折后可引起椎管狭窄，其程度的判断参照 Wolter 分类法，即将 CT 扫描椎管的横断面分为三等份（图 46-1-23），并用 0、1、2、3 表示其狭窄及受堵的指数。

(1) 椎管无狭窄或无受堵者：指数为 0。
(2) 椎管受压或狭窄占横断面 1/3 者：指数为 1。
(3) 椎管受压或狭窄占横断面 2/3 者：指数为 2。
(4) 椎管完全受压或完全受堵：指数为 3。

影像学检查后胸椎骨折的评估应该将上述三种方法结合起来，即在外伤机制分类的同时，以三柱结构分型为基础，结合 CT 扫描对椎管狭窄情况的了解，进行综合评估。

【临床表现】

胸椎损伤后主要症状为局部疼痛，站立及翻身困难。常见于活动范围较大的第 11、12 胸椎椎体。检查时可有位于中线部位的局部肿胀和明显的局部压痛，常可摸到后突畸形，甚至神经根或脊髓受压等症状。

【影像学表现】

1. X 线表现。X 线摄片是脊柱骨折最常用、最基本的检查方法，通常要拍摄正、侧位两张片，必要时加摄斜位片。X 线上通常表现为椎体高度变扁，椎体前后径或左右径变大；椎体轮廓异常凸起，边缘不整；椎体后缘和/或侧缘连线不光滑，成角或出现台阶（图 46-1-24～图 46-1-26）。

单纯压缩性骨折时，由于断端嵌入，所以不仅不见低密度骨折线，反而可见横行不规则线状致密带。有时，椎体前上方可出现分离的骨碎片。其上下间隙通常保持正常。严重时常并发椎体后突成角、侧移，甚至发生椎体错位。当并发棘间韧带撕裂时可见棘突间隙增宽，同时也可并发棘突撕脱骨折。

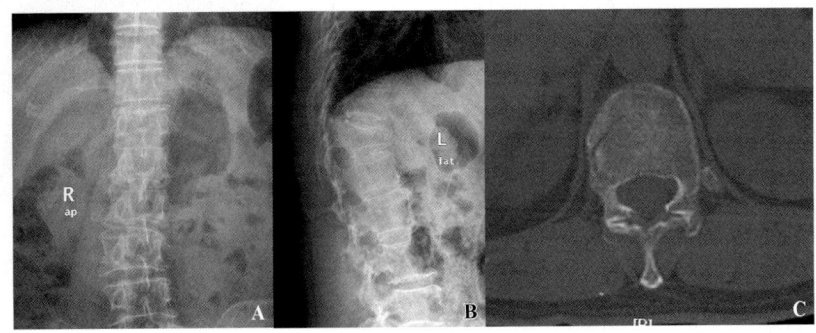

图 46-1-24 第 12 胸椎椎体前柱骨折

胸腰椎 X 线正位（A）显示脊柱轻度侧弯，左侧腰大肌影模糊不清；侧位（B）显示第 12 胸椎椎体中前部变扁，上缘光整，椎体前缘突起，相邻椎间隙未见异常改变；CT 横断位（C）显示椎体内可见线状低密度影，椎体后缘连续无中断。

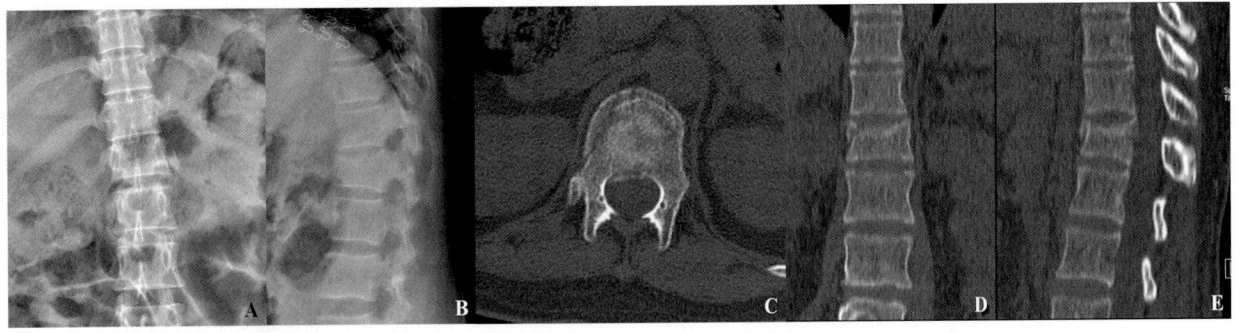

图 46-1-25 第 12 胸椎椎体骨折

胸腰椎 X 线片（A、B）显示第 12 胸椎椎体中前部变扁，上缘不光整，相邻椎间隙未见异常改变；CT 纵隔窗（C）显示椎体骨皮质连续性中断；冠状位（D）及矢状位（E）重建显示椎体楔形变，上缘塌陷，密度增高，右前缘可见碎骨片，后缘连线中断。

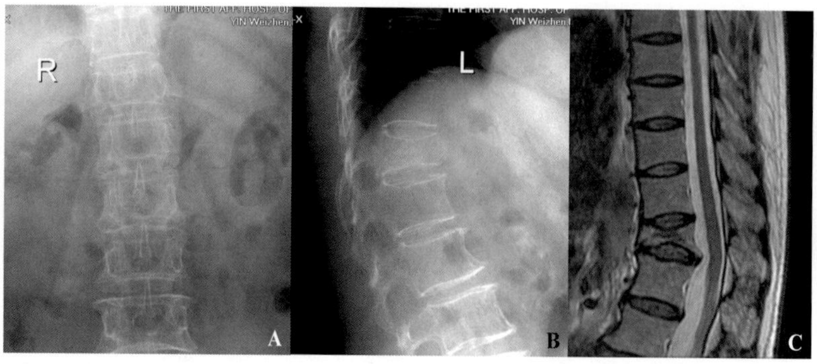

图 46-1-26　第 12 胸椎椎体骨折并轻度成角

胸腰椎 X 线片(A、B)显示第 12 胸椎椎体整体变扁,前后径及左右径均增大,上下缘光整,相邻椎间隙未见异常改变;MRI 矢状位(C)显示第 12 胸椎椎体后下缘向后凸,局部成角致硬膜囊受压变窄。

横突也可发生骨折。而椎弓峡部骨折则需要在斜位片上观察。由于 X 线为重叠影像,无明显移位或压缩的骨折常被漏诊,但如果仔细观察图片,仍可发现有四种特征性 X 线表现。

(1) 棘突间隙增宽。

(2) 椎体间半脱位。

(3) 脊柱旁肌痉挛使椎体丧失了正常的生理弧度(图 46-1-24)。

(4) 当上述各种表现在屈曲位摄片时更为明显,可能还伴下一节椎体前上方有微小突起,表示有轻微的脊椎压缩性骨折。

X 线平片对椎体中后柱及附件的骨折、小关节脱位及碎小骨片显示不清,难以判定椎管狭窄和脊髓损伤,对骨折的准确分类存在较大误差。而以下特点有助于单纯压缩骨折与其他类型骨折的鉴别:①椎体前后缘均变扁,椎体后缘断裂。②单纯附件骨折,不伴有椎体楔形改变。③伴有脱位的椎体及附件骨折。

X 线检查并不能完全显示脊椎外伤的范围和严重程度,因此目前常常采用 CT 检查来进一步确定损伤的范围,了解其病变的程度。

2. CT 表现。CT 检查可以充分地显示脊椎骨折线、骨折类型、骨折碎片的大小及数量和位置、小关节脱位、椎管变形和狭窄程度,以及椎管内血肿等情况。

单纯压缩型骨折可能累及中柱的一部分,但椎体后缘完整,该型骨折以压缩为主要表现特点,椎体上下缘连续性可有中断。爆裂型骨折的特点是脊柱中柱受累,虽然也可以表现为椎体楔形改变,但更多表现为椎体垂直方向上的粉碎骨折,正常的外形与结构丧失,骨折片向左右前后各个方向移位,包括椎体后缘(图 46-1-25,图 46-1-27,图 46-1-28)。

CT 较容易发现各种附件骨折和椎小关节脱位,如椎弓骨折、椎板骨折和横突骨折,对碎骨片的显示优于传统 X 线平片及 MRI(图 46-1-29～图 46-1-32)。通过 VR、MPR 等后处理技术,可直观地显示椎体及其附件的外形、位置,通过椎管狭窄程度间接反映脊髓受损的程度(图 46-1-29 和图 46-1-31)。

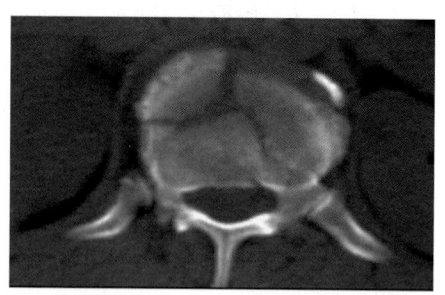

图 46-1-27　女性,41 岁。胸部外伤,椎体爆裂型骨折

CT 骨窗显示椎体外形失常,骨折片向左右后方移位,椎管前后径缩小。

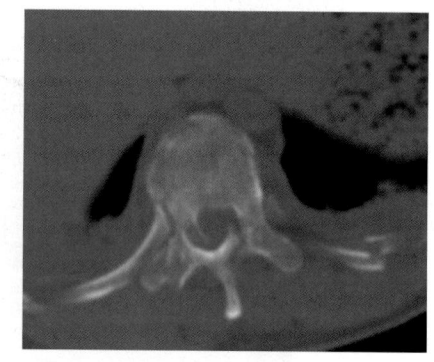

图 46-1-28　女性,63 岁。胸部外伤椎体爆裂型骨折

CT 骨窗显示椎体皮质、右侧横突、左侧椎板、骨质连续性中断、移位,导致椎管狭窄。

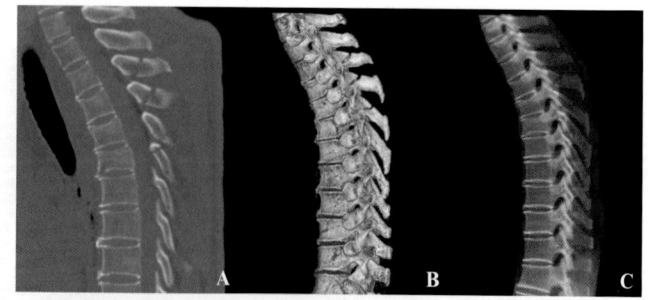

图 46-1-29　胸椎骨折

CT 矢状位(A)、表面遮盖(B)、最大密度(C)重建显示第 6 胸椎椎体下缘骨皮质中断,多个棘突斜行、横行骨折线影。

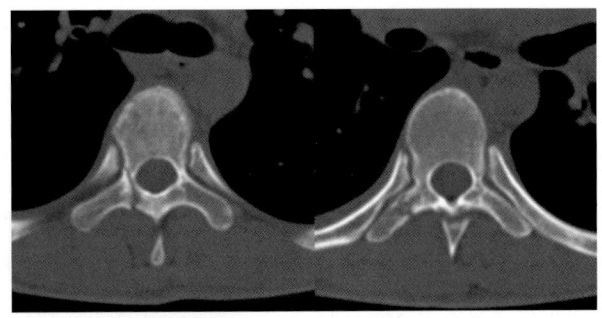

图 46-1-30 单纯附件骨折

CT 骨窗显示右侧横突、棘突骨皮质中断,断端对位对线良好。

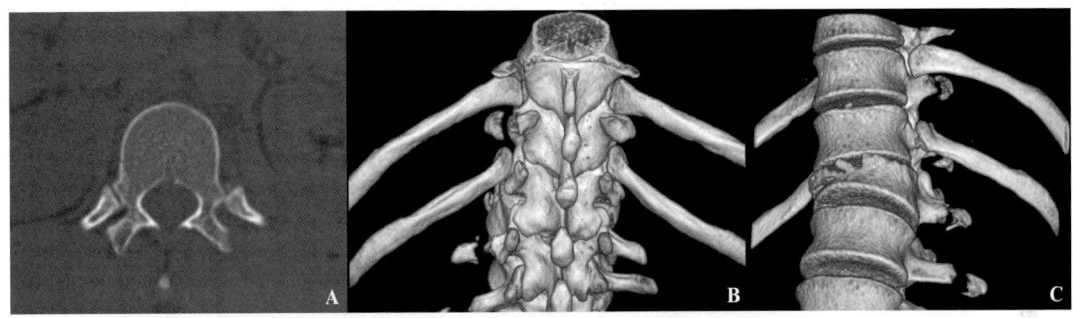

图 46-1-31 胸腰椎骨折伴胸肋关节脱位

CT 骨窗(A)显示左侧第 12 肋骨小头向外前移位;容积重建后面观(B)和斜位观(C)显示左侧第 11 肋～第 2 腰椎左侧横突骨皮质中断,左侧第 12 肋骨小头向下移位,第 1 腰椎骨折。

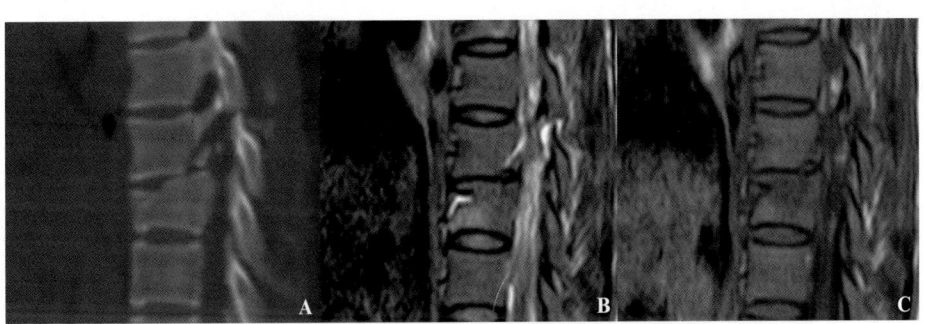

图 46-1-32 胸椎骨折

CT 矢状位(A)清晰显示第 8 胸椎椎体下缘多个碎骨片向上向后轻度移位,第 9 胸椎椎体前缘变扁,前上角可见碎骨片,第 8～9 胸椎椎体后缘台阶形成;MRI(B、C)显示骨折线呈长 T1、长 T2 信号,碎骨片显示欠清,第 8～9 胸椎椎体后缘台阶显示不清。

3. **MRI 表现** · 在胸椎外伤中,与 CT 相比,MRI 对细微骨折显示不理想,但对椎体的骨髓水肿、出血敏感,对隐匿性骨折的诊断准确性明显优于 X 线平片及 CT 检查,且可有效区分新鲜及陈旧性骨折(图 46-1-32 和图 46-1-33);MRI 可直接显示韧带、椎间盘、脊髓、神经根的异常,对临床诊治计划的制订和对预后的判断具有较高的指导意义[12]。脊柱骨折的 MRI 表现可以分为以下几种情况。

(1) 隐匿性骨折及骨挫伤:隐匿性骨折是 MRI 检查技术应用于临床以后的一种新的骨损伤概念,其实质是皮质和松质骨的连续性发生断裂,但骨折无明显分离,骨外形未发生改变,用传统的 X 线平片和 CT 检查难以显示的骨折。骨折线在 MRI 上表现为线状或条状长 T1、长 T2 信号,偶尔呈短 T2 信号,内缘与骨挫伤病灶延续。

骨挫伤是指在一定的直接或间接暴力作用下,骨小梁发生微观压缩或断裂,引起骨松质局限性出血、水肿、梗死,但不

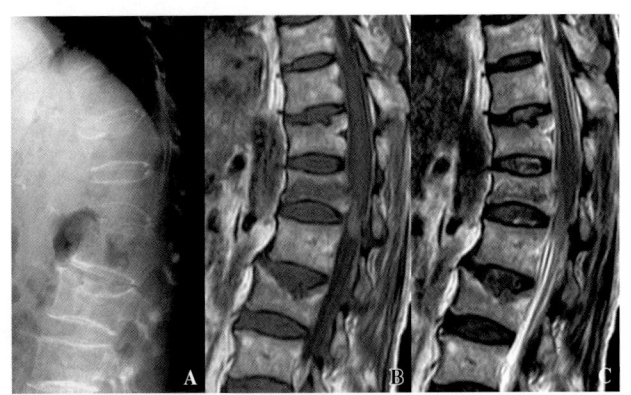

图 46-1-33 椎体新鲜压缩骨折

第 12 胸椎、第 3 腰椎椎体陈旧性压缩骨折。滑倒后 2 天。胸腰段 X 线侧位片(A)显示第 12 胸椎、第 1 腰椎及第 3 腰椎椎体变扁,次日 MRI 检查(B、C)显示第 1 腰椎椎体信号不均,内可见横行长 T1、稍短 T2 信号,T2 边界模糊;第 12 胸椎椎体前柱、第 3 腰椎椎体中 1/3 变扁,上缘凹凸不平,但椎体内信号均匀;第 1～2 腰椎椎间隙平面椎管内水滴状等 T1、等 T2 信号(硬膜囊出血)。

发生骨组织结构全层断裂、移位的一种损伤。骨挫伤在 MRI 上 T1WI 表现为条片状低信号，边界不清；T2WI 表现为不规则斑片状、网状、地图样异常信号，内部信号不均，形态各异，边缘不规则。

外伤性隐匿性骨折和骨挫伤是骨损伤的两个不同概念，外伤性隐匿性骨折一般均同时并发有骨挫伤，而骨挫伤则不一定同时并发隐匿性骨折（图 46-1-34 和图 46-1-35）。

（2）显性骨折：除能显示 CT 所见的情况外，在矢状位和冠状位上可见椎体上下骨板的皮质骨低信号带失去完整性，凹凸不平或部分嵌入椎体。受伤椎体内出现横行的线状或带状或不规则状长 T1 信号，而椎体骨折在 T2 上表现复杂，这是因为骨折线与骨挫伤混合存在的原因。在 T2WI 尤其是脂肪抑制序列 T2WI 上新鲜骨折线通常表现为线状高信号，但是由于周围骨挫伤及容积效应的影响，该高信号在有些角度不能得以清晰显示（图 46-1-36～图 46-1-38）。

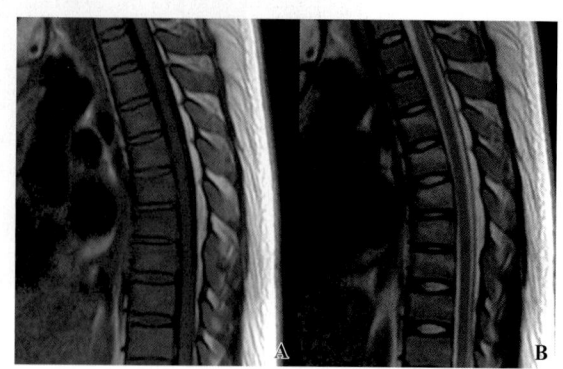

图 46-1-34　第 6、7 胸椎椎体单纯压缩性骨折，第 4、5、8 胸椎椎体骨挫伤
坠落伤当日。MRI 检查示第 6、7 胸椎椎体前柱高度缩小，后柱高度未见异常，T1WI(A)显示第 4～8 胸椎椎体上半部信号略下降，边界不清，T2WI(B)显示相应部位呈高信号，椎体后缘连续，硬膜囊无受压征象，脊髓形态及信号未见异常。

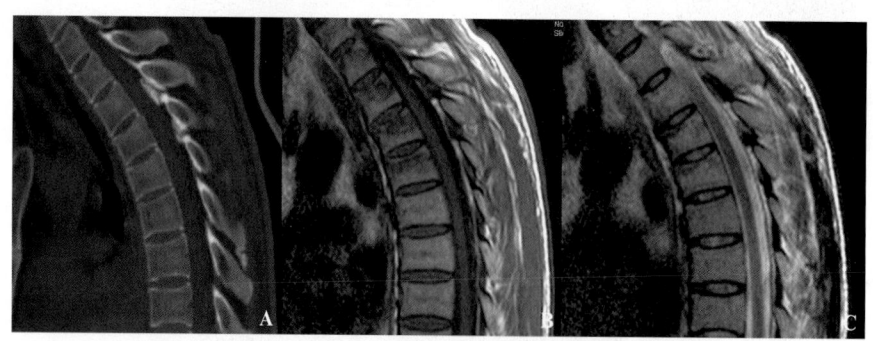

图 46-1-35　第 3 胸椎椎体单纯压缩性骨折
车祸当日。CT(A)显示第 3 胸椎椎体前柱高度轻微缩小，后柱高度未见异常；次日 MRI 示第 1～4 胸椎椎体上半部 T1 信号略下降(B)，边界不清，T2(C)呈现边界不清斑片状低信号，硬膜囊无受压征象，脊髓形态及信号未见异常。

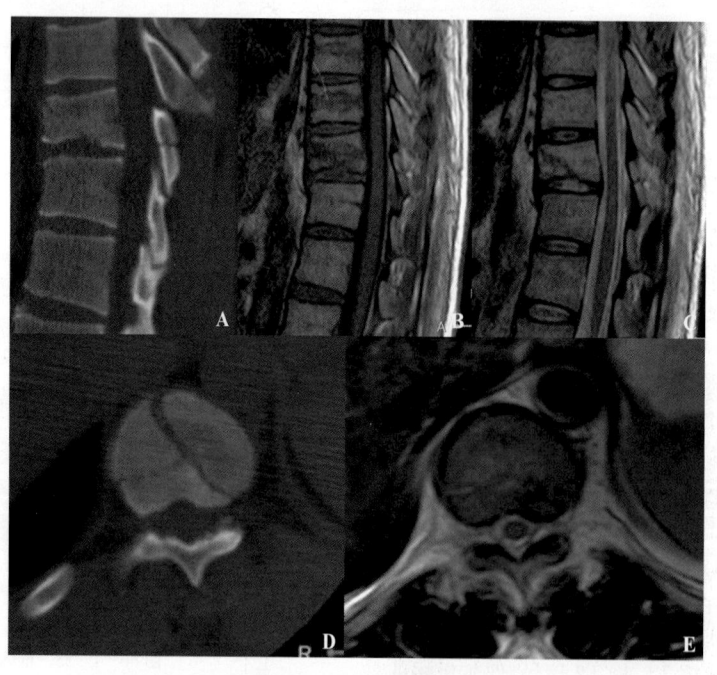

图 46-1-36　胸椎骨折
外伤后第 2 天。MRI 矢状位 CT(A)显示第 11 胸椎椎体前柱变扁，椎体前缘、下缘及棘突皮质断裂，后缘可见滋养血管穿过；T1WI 矢状位(B)显示第 10、11 胸椎椎体横行低信号影，第 11/12 胸椎椎间盘上缘不光滑，与第 11 胸椎椎体下缘之间低信号带消失，椎间盘后缘变钝；T2WI 矢状位(C)示第 10、11 胸椎椎体信号欠均匀，CT 所示骨折线为低信号，第 11/12 胸椎椎间盘平面硬膜囊受压变窄，CT 轴位(D)示骨折线未累及椎体后缘，MRI 轴位(E)显示骨折线为高信号，硬膜囊左前缘轻度受压，脊髓形态信号未见异常。

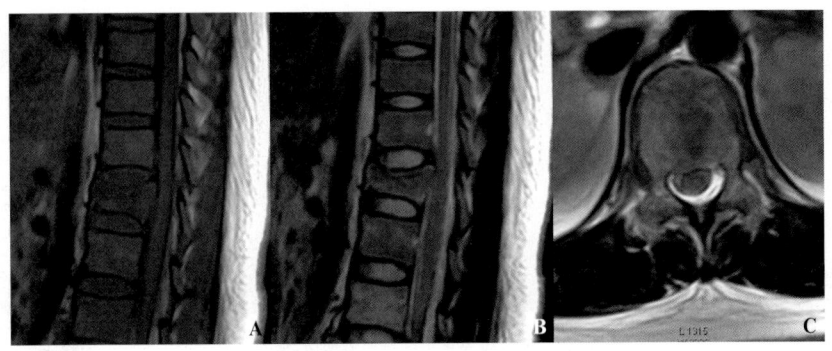

图 46-1-37 椎体压缩性骨折

坠落伤当日。MRI 检查示第 12 胸椎椎体信号混杂,前后柱高度均缩小,后上缘向后倾斜,致第 11～12 胸椎椎体后缘出现台阶(A),相邻硬膜囊受压明显变窄(B),高信号环消失(C),脊髓形态及信号未见异常。

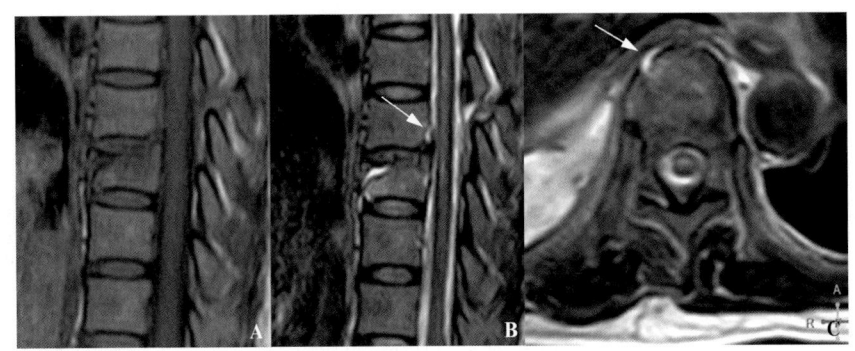

图 46-1-38 椎体出血+脊髓水肿

车祸后第 13 天。MRI 检查显示第 9 胸椎椎体前后柱变扁,椎体前上缘可见线状低 T1、高 T2 信号(A、B),椎体上缘模糊,相邻椎间盘信号轻度下降,下缘模糊,与椎体分界不清;第 8 胸椎椎体后缘、第 9 胸椎椎体前缘低信号带中断,可见高信号线状影穿过(箭),脊髓 T2 信号增高(B、C)。

(3)椎间盘损伤:表现为椎间盘疝和椎间盘退变,后者常见于伤后晚期,损伤的椎间盘呈退行性改变,信号变低,在矢状面 T2WI 上显示最好。

当相邻椎体骨折累及椎间盘上下缘的软骨板后,MRI 显示椎体与椎间盘纤维环之间的低信号带变窄、模糊、消失,相邻椎间盘纤维环外形不光整,出现尖嘴样突起(图 46-1-36、图 46-1-38 和图 46-1-39),向前或向后突出超过椎体边缘,椎间盘失去夹心饼结构(图 46-1-40),其影像学表现与非外伤性椎间盘突出和椎间盘退变较难鉴别,结合临床病史及相邻椎体的改变对诊断有帮助。

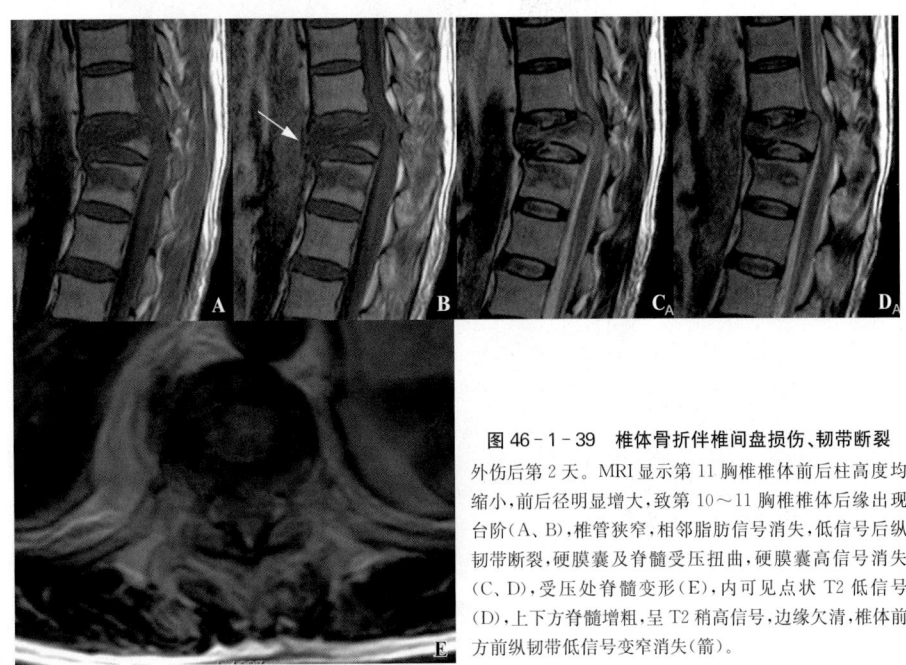

图 46-1-39 椎体骨折伴椎间盘损伤、韧带断裂

外伤后第 2 天。MRI 显示第 11 胸椎椎体前后柱高度均缩小,前后径明显增大,致第 10～11 胸椎椎体后缘出现台阶(A、B),椎管狭窄,相邻脂肪信号消失,低信号后纵韧带断裂,硬膜囊及脊髓受压扭曲,硬膜囊高信号消失(C、D),受压处脊髓变形(E),内可见点状 T2 低信号(D),上下方脊髓增粗,呈 T2 稍高信号,边缘欠清,椎体前方前纵韧带低信号变窄消失(箭)。

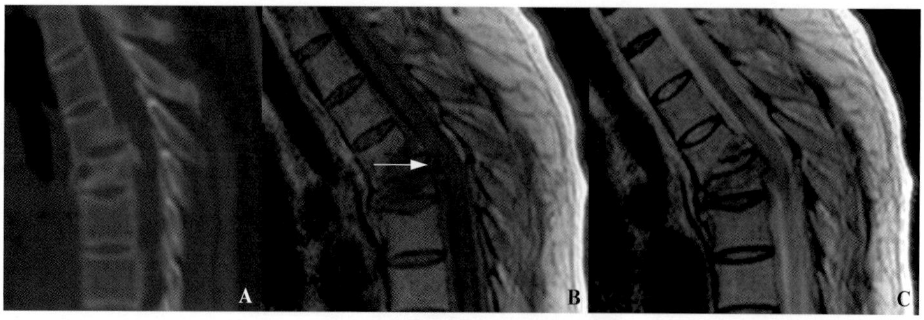

图 46-1-40　椎体骨折伴椎间盘损伤、韧带断裂

MRI 显示第 4 胸椎后柱、第 5 胸椎椎体前后柱变扁,骨碎片向后移位(A),致脊柱向后突出成角,邻近脂肪信号及后纵韧带低信号中断(箭),脊髓增粗、边界模糊(B),T2WI 显示该段脊髓信号增高,其内可见线状低信号(C),腹侧硬膜囊高信号消失,第 4/5 胸椎、第 5/6 胸椎椎间盘失去夹心饼表现,外形不规则,边缘不光滑。

(4) 韧带断裂:脊柱的韧带包括前纵韧带、后纵韧带、棘间韧带和棘上韧带等,正常未损伤时在各成像序列均呈低信号,损伤或断裂后其低信号影失去正常的连续性(图 46-1-39 和图 46-1-40),且因水肿或出血而表现为不同程度的高信号影。

(5) 脊髓损伤:外伤骨折可造成脊膜囊和脊髓的一系列改变。其中急性和亚急性期的脊髓损伤主要有脊髓受压、脊髓水肿、脊髓挫裂伤、脊髓内出血、脊髓断裂。慢性期的脊髓损伤主要表现为脊髓软化和脊髓萎缩、蛛网膜炎、蛛网膜囊肿、椎管狭窄、脊髓病。

单纯脊髓受压表现为脊髓移位变形,脊髓信号无异常(图 46-1-36 和图 46-1-37)。脊髓水肿则表现为脊髓增粗,脊髓内出现斑片状均质长 T1、长 T2 信号,边缘欠清(图 46-1-38)。

脊髓挫裂伤在 MRI 图像上表现为脊髓增粗,T1 信号正常或不均,T2WI 脊髓内出现小片状低信号,外周呈高信号(图 46-1-39 和图 46-1-40)。

脊髓断裂表现为脊髓连贯性中断,断端呈等长 T1、长 T2 信号。脊髓软化表现为脊髓内局限性水样信号,边缘锐利(图 46-1-41)。脊髓萎缩表现为蛛网膜下腔增宽,脊髓实质横断面积缩小(图 46-1-41)。

脊髓的损伤类型不同,预后差别迥异,对脊髓损伤类型及时准确的判断、选择合理治疗方案、评估预后具有积极的意义。

Bondurant 等根据 MRI 上 T2WI 的信号改变,将脊髓损伤分为三型。

Ⅰ型(脊髓内出血):T2WI 显示为一致性低信号。

Ⅱ型(脊髓水肿):T2WI 表现为一致性高信号(图 46-1-38)。

Ⅲ型(脊髓挫伤):T2WI 则呈病变中央低信号、周围高或混杂信号(图 46-1-39 和图 46-1-40)。

其中Ⅱ型预后良好,一般不会致残。在随访过程中,如果 T2 高信号逐渐下降,提示水肿逐渐吸收,病变好转。如果 T2 信号继续升高并局限,则提示病灶局部液化,神经功能永久性损害不再恢复(图 46-1-41)。

(6) 其他:MRI 还能观察到硬膜囊积血(图 46-1-42)、神经根撕脱和硬膜囊撕裂等情况。

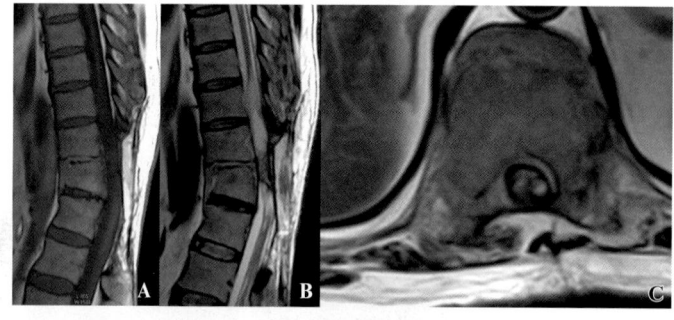

图 46-1-41　胸椎陈旧性骨折伴脊髓损伤

外伤 15 年。MRI 显示第 12 胸椎椎体楔形变,信号较均匀(A、B),相应平面脊髓外形不整(C),信号不均匀,左侧缘可见囊变影,脊髓周围环绕宽窄不均的低 T2 信号环,硬膜囊高信号消失(B、C),该狭窄段上下方脊髓不均匀增粗,呈稍长 T1 长 T2 信号,硬膜囊受压变窄;第 11/12 胸椎椎间盘失去夹心饼改变,呈带状短长 T2 信号,与第 12 胸椎椎体之间的低信号带内有短线状高信号。

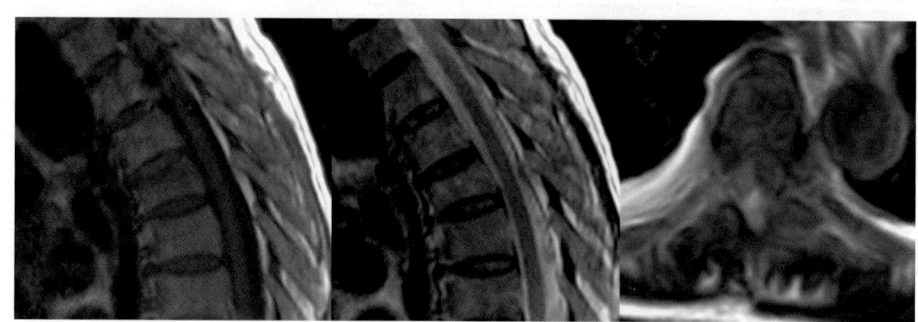

图 46-1-42　硬膜囊出血伴脊髓水肿

外伤后 4 天。MRI 检查显示第 5 胸椎椎体前后柱均变扁,椎体后缘连线光滑,硬膜囊右侧增宽,脊髓受压左移,内可见小片边缘不清稍高 T2 信号。

【诊断标准】

无明确诊断标准,结合外伤的临床病史、临床表现及体征、影像学表现即可诊断。

【鉴别诊断】

胸椎外伤性骨折应注意与脊柱病变(感染、肿瘤或肿瘤样变等)所致的椎体压缩变形鉴别,后者常见椎体或附件骨质破坏,波及椎间盘时可见椎间隙变窄,椎间盘破坏或消失,椎旁可见脓肿或软组织肿块形成等。结合临床病史不难鉴别。

(四)肩胛骨骨折

肩胛骨为一宽形不规则骨,位于胸廓后上方,两侧均有肌肉包绕,不易受伤,因此肩胛骨骨折较少见,主要由于高能直接暴力所致,常为多发伤、多发骨折的一部分。

文献报道在所有骨折中占 0.4%～1%,占肩部骨折的 5%,其合并损伤的发生率为 35%～98%[13]。肩胛骨骨折的诊断有赖于影像学检查。

【临床表现】

患者有明显的肩背部疼痛,肩胛部肿胀、疼痛、肩关节活动障碍、外展受限,因此有假性肩袖损伤的特征。

【影像学表现】

肩胛骨是一不整形骨,其形态结构特殊复杂,且在传统的 X 线检查中由于自身的折叠以及与肋骨、肱骨等的重叠,导致通过正常的肩关节正、侧位 X 线片不易了解肩胛骨的正常解剖关系和某些异常病变。

因此,胸部 X 线检查需要同时进行以下三种投照体位的拍摄:①肩胛部前后位投照(antero-posterior,AP);②侧位像(lateral-views,LV);③腋窝位像。

2012 年 OTA 分类委员会和 AO 分类委员会制定了肩胛骨骨折的新分类标准[14],将肩胛骨骨折分为 3 大类,8 小类(图 46-1-43 和图 46-1-44)。

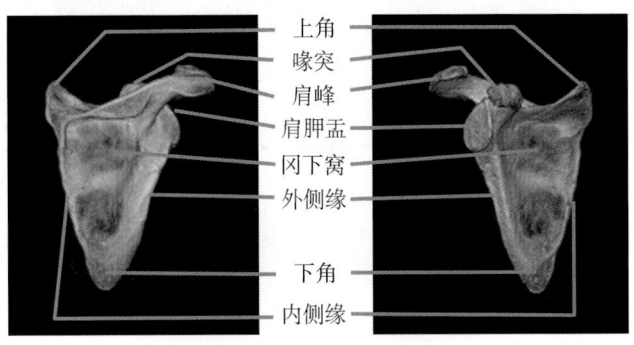

图 46-1-43 正常肩胛骨的解剖图

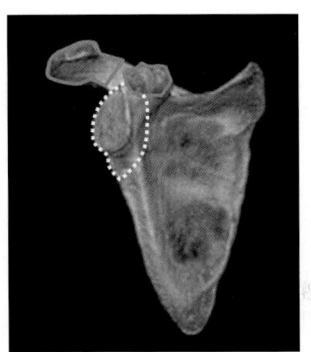

图 46-1-44 肩胛骨骨折分类示意图

虚线范围内的骨折为肩胛盂骨折,实线范围内的骨折为肩胛骨突起部位骨折,其余范围内的骨折为肩胛骨体部骨折。

1. 肩胛盂骨折·包括:①单纯的边缘骨折;②肩胛盂劈裂骨折;③复杂的关节损伤(图 46-1-45)。

2. 肩胛骨突起部位骨折·包括:①喙突骨折(P1);②肩峰骨折(P2)(图 46-1-46 和图 46-1-47)。

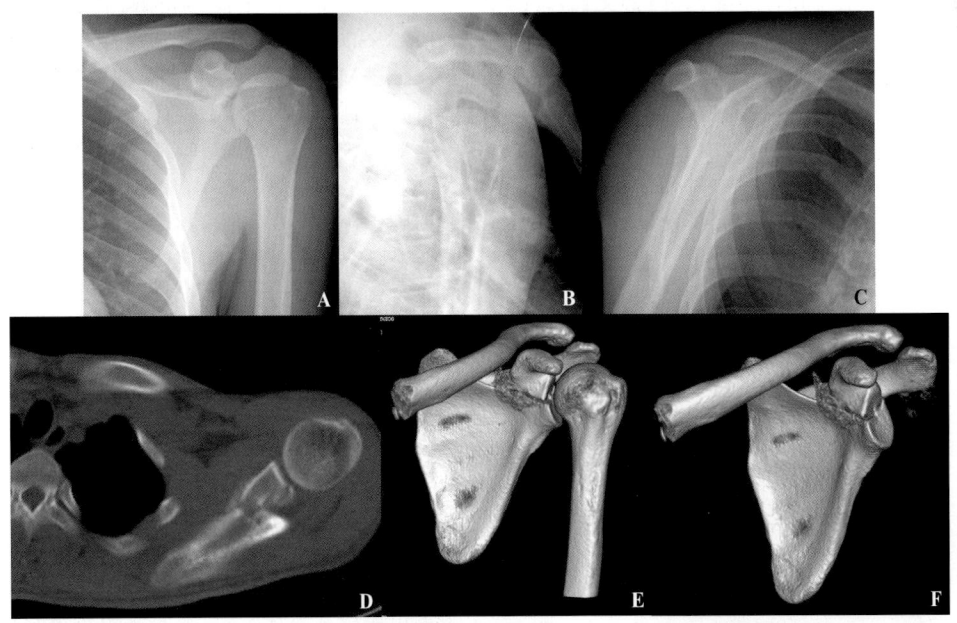

图 46-1-45 关节盂骨折

外伤后 7 天左肩关节 X 线正位(A)、侧位(B)及切线位(C)显示喙突根部内侧低密度线未横穿喙突,X 线平片漏诊。外伤后 1 个月 CT 轴位(D)显示关节盂骨皮质连续性中断;表面重建(E、F)显示骨折线横穿喙突基底部和关节盂中上部,断端周围有少许骨痂形成。

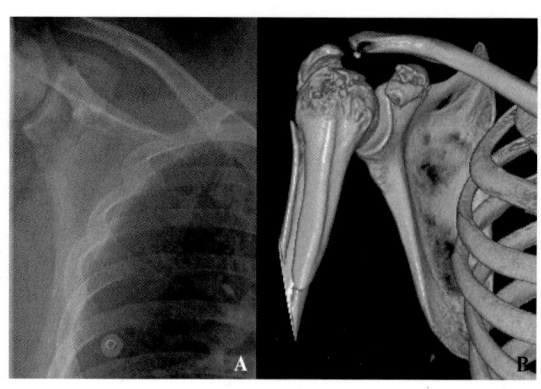

图 46-1-46　右肩胛骨突起部(喙突)骨折

常规 X 线片(A)显示右肩喙突区密度不均匀；CT 表面重建(B)显示喙突撕脱性骨折。

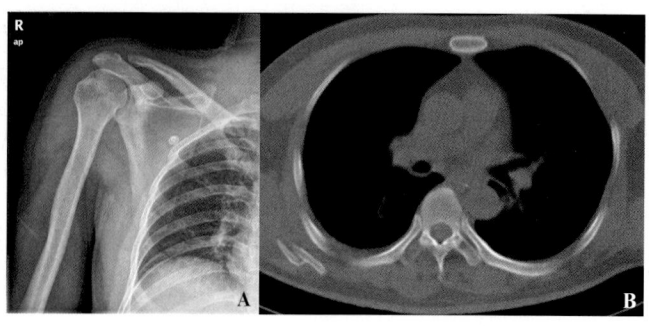

图 46-1-49　右侧肩胛骨体(肩胛下角)骨折

胸部 X 线平片(A)未能显示骨折线；CT 横断扫描(B)显示右肩胛下角一分为二，前后重叠，属于简单骨折。

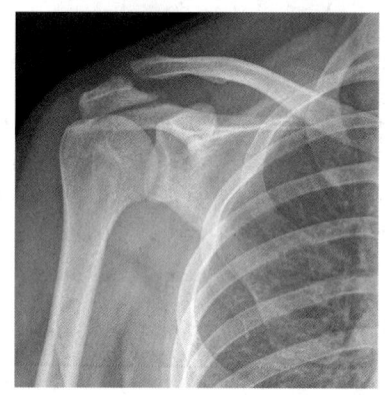

图 46-1-47　右肩胛骨突起部(肩峰)骨折

常规 X 线片显示右肩肩峰横行骨折线影，骨折对位对线良好。

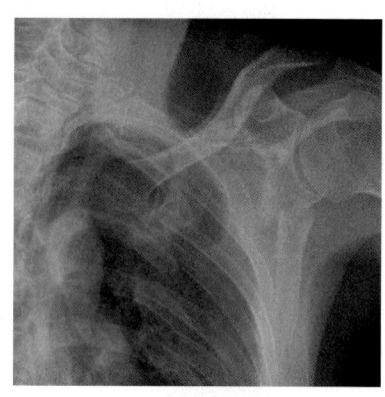

图 46-1-50　左侧肋骨及肩胛骨体(盂下)骨折

胸部 X 线平片显示左侧第 3～8 肋骨走行异常，骨折断端对位对线不良，肩胛骨盂下皮质断裂，无法再分亚型。

3. **肩胛骨体部骨折**·包括：①不全骨折，单纯一条骨折线，骨折线在肩胛骨内，或者和肩胛骨边缘只有一个交点；②简单骨折，骨折线延伸至肩胛骨边缘，有两个交点，即肩胛骨碎裂成两部分；③多条骨折线(图 46-1-48～图 46-1-50)。

由于肩部解剖关系较复杂，胸部 X 线片上肩胛骨和肋骨、锁骨等影像学相互重叠，而且在外伤时，由于疼痛的原因患者常不能配合，难以拍摄准确的肩胛骨 X 线片，因此常常导致漏诊或误诊(图 46-1-45 和图 46-1-49)，即便显示骨折，具体分型也较困难。

CT 扫描避免了重叠干扰，显示骨折线和骨碎片数目明显比 X 线平片多，便于骨折的具体分型(图 46-1-45、图 46-1-49 和图 46-1-51)，已成为临床不可缺少的检查手段。

多层螺旋 CT 图像质量好，并具有图像后处理功能：MPR、SSD、VR 可直观显示肩胛骨折各个方向的立体图像[15,16]。MPR 结合原始的图像能较全面地发现肩胛骨骨折，帮助判断骨碎片的来源，详细了解骨折细节。

VR、SSD 能真实再现肩胛骨的形态和空间位置(图 46-1-51 和图 46-1-53)。临床医师可从不同的方向、角度来观察肩胛骨骨折移位的情况，将 CT 图像和大体解剖相结合，对肩胛骨骨折情况有整体的了解，有助于肩胛骨骨折的分型，尤其是对复杂性肩胛骨骨折的诊断，CT 三维重建对制定手术计划具有重要的指导意义[17](图 46-1-45 和图 46-1-51～图 46-1-53)。

【诊断标准】

无明确诊断标准，结合外伤的临床病史、临床表现及体征、影像学表现即可诊断。

(五) 锁骨骨折

锁骨骨折(fracture of clavicle)好发于青少年，多为间接暴力引起，是较为常见的骨折，占全身骨折的 5.98%[18]。骨折多发生在锁骨中外 1/3。常见的受伤机制是侧方摔倒，肩部着地，力传导至锁骨，发生斜行骨折。也可因手或肘部着地，暴力经肩部传导至锁骨，发生斜行或横行骨折。

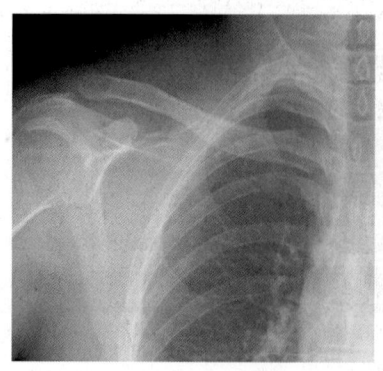

图 46-1-48　男性,31 岁。右肩胛骨体(肩胛冈)骨折

X 线片显示肩胛冈骨质连续性中断，可见 2 条透亮骨折线影。

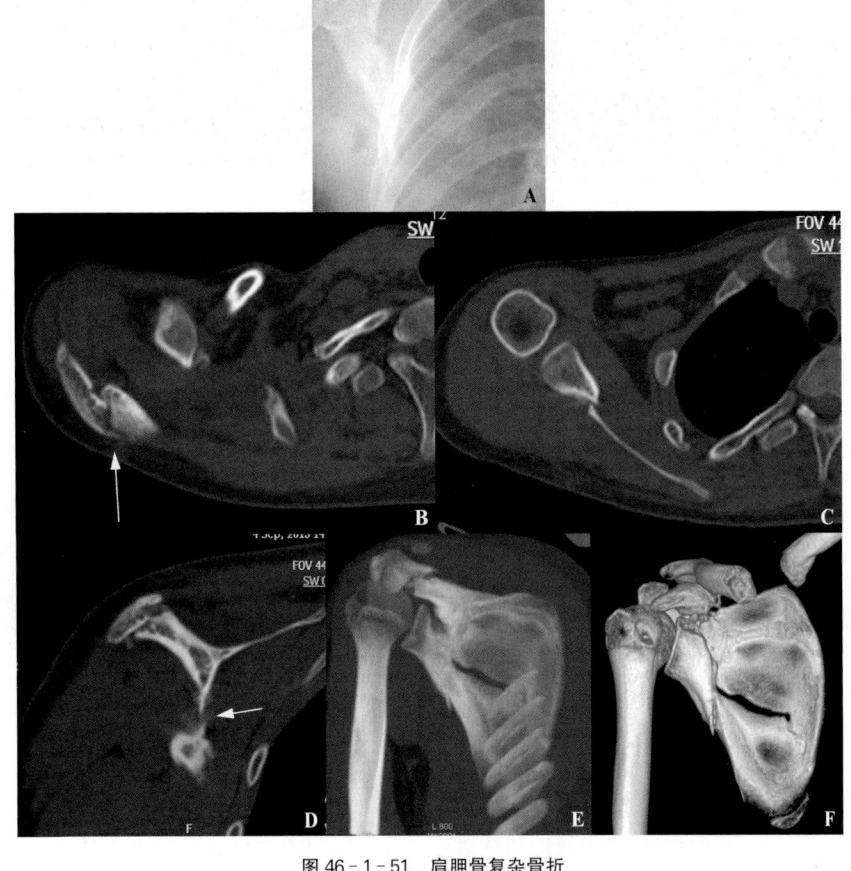

图 46-1-51　肩胛骨复杂骨折

X线平片(A)肩胛盂下横行骨折线，CT 轴位(B、C)及冠状位重建(D)分别显示肩峰及肩胛骨体部的骨折线；表面重建(E、F)整体显示肩胛盂上缘劈裂骨折、肩峰粉碎性骨折、肩胛骨体部骨折的形态和空间位置。

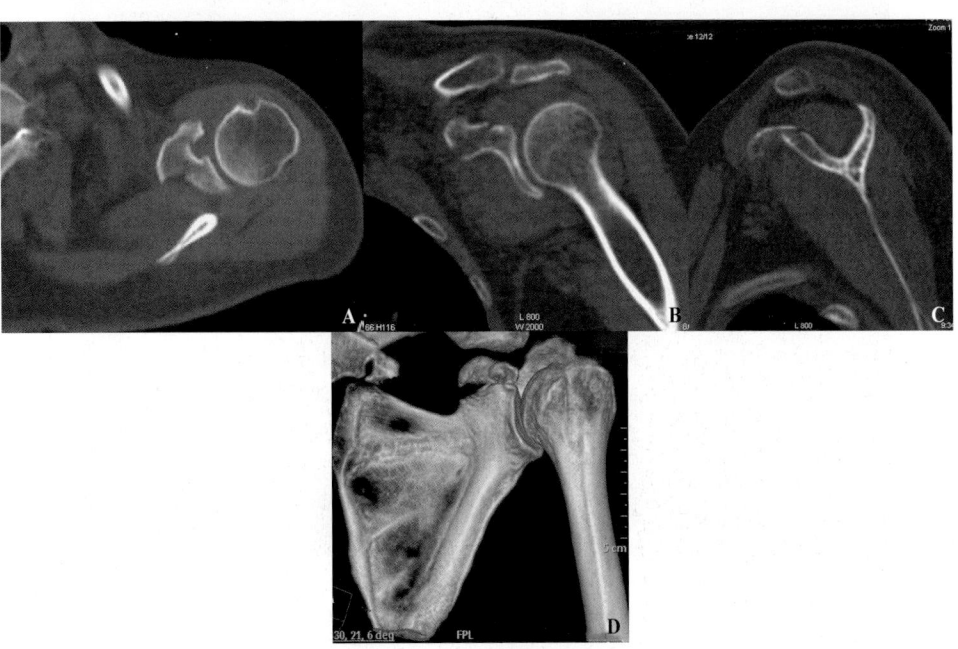

图 46-1-52　肩胛骨喙突骨折

利用图像后处理功能分别从 CT 轴位(A)、冠状位重建(B)、矢状位重建(C)及表面重建(D)展示喙突骨折的形态和空间位置。

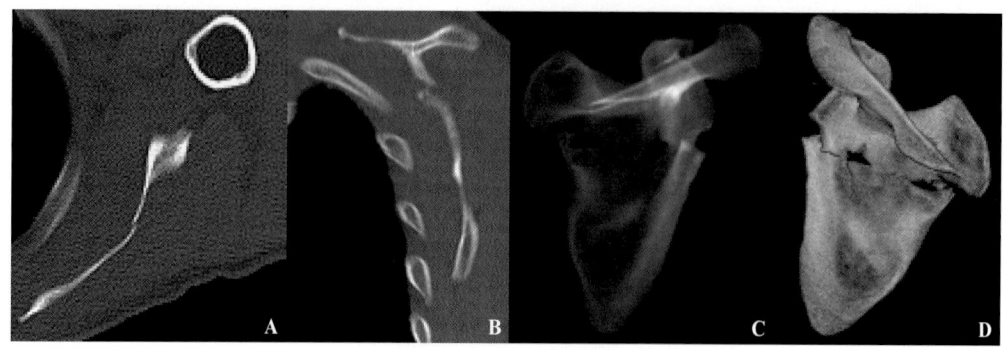

图 46-1-53　左侧肩胛骨体（冈下）横行骨折

CT 横断面扫描（A）可见短小骨折线影，易被漏诊。矢状位重建（B）及立体重建（C、D）显示肩胛骨冈下横行骨折线。

直接暴力常由胸上方撞击锁骨，导致粉碎性骨折，但较少见。锁骨骨折若移位明显，可引起臂丛神经损伤。

【临床表现】

锁骨位于皮下，位置表浅，骨折后出现肿胀、瘀斑，肩关节活动使疼痛加重。患者常用健手托住肘部，减少肩部活动引起的骨折端移动而导致的疼痛，头部向患侧偏斜。

检查时可扪及骨折端，有局限性压痛、骨磨擦感。

【影像学表现】

上胸部的正位 X 线片是不可缺少的检查方法。在无移位或儿童的青枝骨折时单靠 X 线检查有时难以作出正确诊断。

CT 检查可发现 X 线片难以发现的骨小梁的扭曲。

MRI 扫描可发现局部骨挫伤及周边组织的水肿，表现为 T2WI 高信号。

锁骨后有臂丛神经及锁骨下血管经过，若暴力作用强大、骨折移位明显、局部肿胀严重时，还应仔细检查上肢的神经功能及血供情况，以便对锁骨骨折是否合并神经、血管损伤做出正确诊断[19]（图 46-1-54～图 46-1-57）。

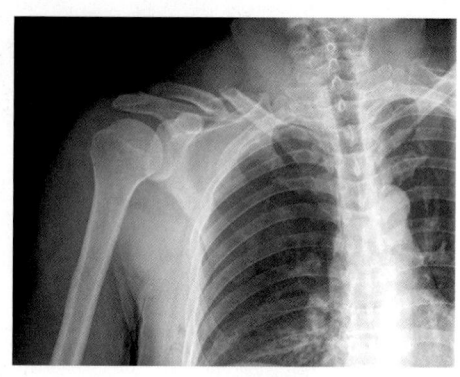

图 46-1-54　右锁骨骨折

肩关节正位片示右锁骨连续性中断，骨折两端分离、错位，对位差。

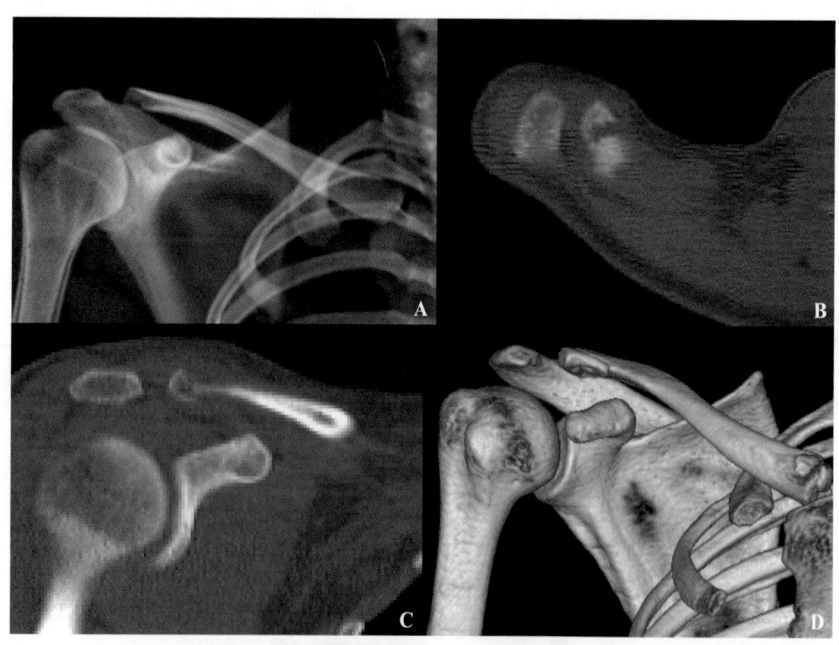

图 46-1-55　锁骨肩峰端骨折

锁骨正位片（A）不能清晰显示右锁骨肩峰端的骨折线。CT 横断位扫描（B）及冠状位重建（C）均显示锁骨肩峰端皮质断裂；立体重建（D）显示肩峰斜行骨折，骨折对位对线良好。

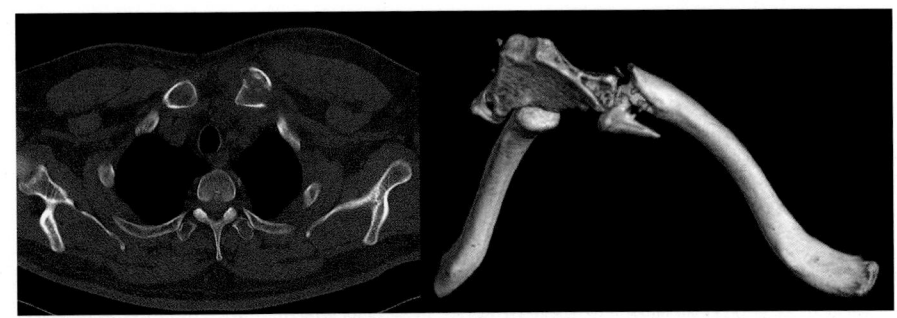

图 46-1-56 锁骨骨折
CT轴位及表面重建显示左侧锁骨胸骨端骨折,断端错位。

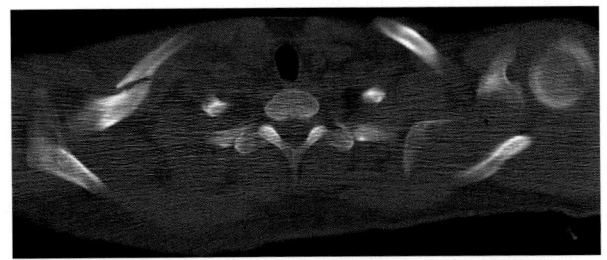

图 46-1-57 锁骨骨折
CT轴位显示右侧锁骨皮质连续性中断,可见线状低密度影穿过。

三、胸壁创伤分级系统

钝性胸壁损伤是创伤患者死亡和发病的重要原因。放射科医师对胸壁损伤的准确识别和描述可以帮助指导正确的患者管理。美国创伤外科学会(The American Association for the Surgery of Trauma,AAST)设计了一个基于严重程度的分类系统[20](表46-1-1)。

表 46-1-1 美国创伤外科学会(AAST)胸壁损伤分级

等级	损伤类型	损伤描述
1	挫伤	任意大小
	撕裂伤	皮肤及皮下组织
	骨折	闭合性肋骨骨折<3根,闭合性、无错位锁骨骨折
2	撕裂伤	皮肤、皮下组织、肌肉
	骨折	闭合性肋骨骨折≥3根
		开放性或错位锁骨骨折
		闭合性无错位胸骨骨折
		开放性或闭合性肩胛骨体部骨折
3	撕裂伤	全胸壁,穿透胸膜
	骨折	开放或错位胸骨骨折
		连枷胸
		单侧连枷胸<3根肋骨
4	骨折	单侧连枷胸≥3根肋骨
	撕裂伤	胸壁组织撕脱伴隐匿性肋骨骨折
5	骨折	双侧连枷胸,双侧均≥3根肋骨

参考文献

[1] Khandhar SJ, Johnson SB, Calhoon JH. Overview of thoracic trauma in the United States [J]. Thorac Surg Clin, 2007, 17:1-9.

[2] 陈文庆,黄孝迈,秦文瀚,等.现代胸外科学[M].北京:人民军医出版社,1997.

[3] Broderick SR. Hemothorax: etiology, diagnosis, and management [J]. Thorac Surg Clin, 2013, 23:89-96.

[4] Simali M, Turut H, Topcu S, et al. A comprehensive analysis of traumatic rib fractures: morbidity, mortality and management [J]. Eur J Cardiothorac Surg, 2003, 24:133-138.

[5] 王志纯,张德昌,马贵,等.肋骨骨折首次X线平片检查漏诊原因的分析(附51例报告)[J].中国临床医学影像杂志,2002,13:354-356.

[6] Athanassiadi K, Gerazounis M, Moustardas M, et al. Sternal fractures: retrospective analysis of 100 cases [J]. World J Surg, 2002, 26:1243-1246.

[7] 严振球,贺端清,袁延才,等.创伤性胸骨骨折20例诊断与治疗分析[J].临床军医杂志,2005,33:650-651.

[8] 汤云华,王凯,宋英豪.胸骨骨折15例诊治经验[J].临床军医杂志,2006,34:313-314.

[9] Zhang A, Chauvin BJ. Denis classification [M]. Treasure Island (FL): StatPearls Publishing, 2023.

[10] Su Q, Li C, Li Y, et al. Analysis and improvement of the three-column spinal theory [J]. BMC Musculoskelet Disord, 2020, 21:537.

[11] 左文山,谢跃,王守国,等.胸椎骨折39例治疗分析[J].临床外科杂志,2006,14:583-584.

[12] Bondurant FJ, Cotler HB, Kulkarni MV, et al. Acute spinal cord injury. A study using physical examination and magnetic resonance imaging [J]. Spine, 1990, 15:161-166.

[13] 王亦惠.骨与关节损伤[M].3版.北京:人民卫生出版社,2002.

[14] Harvey E, Audige L, Herscovici D, et al. Development and validation of the new international classification for scapula fractures [J]. J Orthop Trauma, 2012, 26:364-369.

[15] 蔡靖宇,朱庆生.螺旋CT扫描表面遮盖显示和多平面重建在肩部复杂骨折中的应用[J].中华骨科杂志,2002,22:666-668.

[16] 王劲,张雪林,李树祥,等.CT三维重建技术对肩胛骨骨折的诊断价值[J].中华骨科杂志,2003,23:615-617.

[17] 周龙,马维虎,徐荣明.肩胛骨骨折的手术治疗[J].中国骨与关节损伤杂志,2005,20:330.

[18] 方国芳,李平生,王剑平,等.锁骨骨折的手术治疗[J].骨与关节损伤杂志,2004,19:8352-8361.

[19] Cho YJ, Lee HJ, Gong HS, et al. The radiologic relationship of the shoulder girdle to the thorax as an aid in diagnosing neurogenic thoracic outlet syndrome [J]. J Hand Surg Am, 2012, 37:1187-1193.

[20] Marro A, Chan V, Haas B, et al. Blunt chest trauma: classification and management [J]. Emerg Radiol, 2019, 26(5):557-566.

(王健 张雨涵)

第二节·肺挫伤

肺挫伤(pulmonary contusion)是外力冲击胸部并向肺内传导造成的肺损伤,而胸壁可有或无任何损伤[1]。肺挫伤为常见的肺实质损伤,以受伤部位的水肿和出血而无肺表面的裂伤为特征[2]。

肺挫伤多为钝性力作用于胸部所致,特别常见于交通事故伤。交通事故伤中,肺挫伤的发生率为50%~60%,在钝性胸外伤中,肺挫伤的发生率为30%~70%,死亡率为14%~40%。

【发病机制与病理】

肺泡的损伤使局部肺换气功能障碍,氧气吸入不足,血液中的粒细胞释放出组胺类物质和多肽类液体物质,使肺的局部低氧区血管和支气管收缩,增加了肺血运的阻力,影响毛细血管的通透性,血浆和组织液漏到肺泡或间质内,从而产生了肺水肿或间质性肺水肿。

同时当受外力冲击时,肺内小血管受到损伤,血管内壁出现一些脱落细胞碎片与血小板、红细胞、白细胞聚集形成微血栓,使血流变慢,甚至呈淤血状态,血管内压增高时血浆中的水分和低分子物质溢出血管外,故主要病理改变为肺泡和毛细血管损伤并有间质及肺泡内出血与间质性肺水肿,使肺实质含气减少而血管外含水量增加。

【临床表现】

单纯性肺挫伤患者的典型症状为胸痛、呼吸困难、血痰。听诊时患侧有湿啰音、呼吸音减弱,不易被误诊、漏诊。但是严重肺挫伤大多为强大暴力所致,多合并其他部位和脏器的损伤[3],这时肺挫伤患者的表现可因为被其他征象所掩盖而不典型,从而导致误诊、漏诊。因此,对于全身多发伤患者,要注意以下几点。

(1)有胸骨骨折、骨盆骨折、膈肌破裂、腹腔脏器损伤的患者,均要考虑到肺挫伤的可能。

(2)有连枷胸者,首先应考虑到合并肺挫伤的可能。有研究表明,在连枷胸患者中有75%伴有肺挫伤,两者同时存在时其伤残率和死亡率成倍增加。

(3)对血气胸患者应在手术或胸腔闭式引流术后,常规行胸部X线摄片或CT检查,尤其对血气胸处理后氧饱和度不升、呼吸功能不改善者,首先应考虑合并肺挫伤。

(4)对于强大暴力所致脑外伤昏迷患者,亦要考虑到合并肺挫伤的可能。

(5)对于全身多发伤疑有合并肺挫伤的患者首选胸部CT检查。

【实验室检查】

肺挫伤的实验室检查无特异性表现。

【影像学表现】

胸部X线可以发现骨性胸廓的病变,以及肺挫伤后的改变[4]。肺挫伤早期,尤其是在损伤后4~6h,由于损伤侧出现肺水肿、肺内出血、肺不张的改变,胸部X线片表现为粟粒状或斑片状阴影(图46-2-1)。

这些不同阶段的表现一般伤后即可出现,病变分布与受伤部位有关,可不按肺叶(段)分布,吸收较快,单纯性肺挫伤吸收后不留痕迹,在24~48h开始吸收,于3~10天吸收完全。

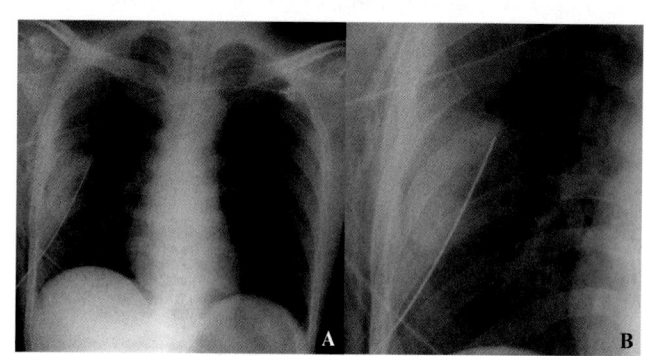

图46-2-1　男性,35岁。肺挫裂伤
胸部X线片(A)和局部放大图(B)显示右肺中野斑片状密度稍高影,边缘模糊。

肺挫伤后10min胸部CT检查就可显示异常,伤后2h更显著,24~48h后浸润阴影渐清晰。挫伤后胸部CT主要以肺间质和肺泡内的水肿、出血及微小肺不张为特点[5]。三种状态可混合存在,形态各异,根据其CT表现分为6型[6]。

1.磨玻璃型·肺窗见病灶弥漫,呈云雾状或磨玻璃样密度稍高影,边缘模糊(图46-2-2),该型提示肺毛细血管通透性增加,肺泡内发生渗出或少许出血。

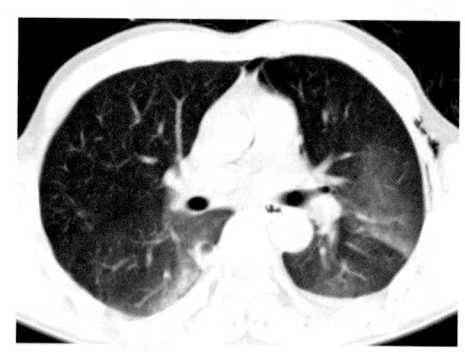

图46-2-2　女性,55岁。肺挫伤,间质性肺水肿改变
CT肺窗显示两肺斑片状阴影,边缘模糊不清,呈磨玻璃样表现,左侧胸腔少量积液,左侧胸壁积气,右侧胸膜下肺内血肿形成,其内可见液平。

2.分支型·肺血管支气管束影增粗、僵直、粗细不均,边界模糊,磨玻璃影病灶沿支气管血管束分布(图46-2-3),本型提示肺间质血管损伤,导致肺间质内出血和少许血浆渗出。

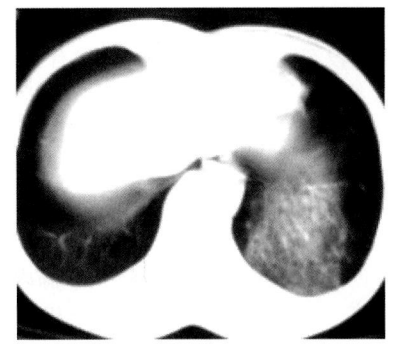

图46-2-3 31岁,男性。肺挫伤
CT肺窗显示左肺弥漫性密度增高,边缘较模糊,其内可见粗细不均,密度很高的血管支气管束影,走行僵直。

3. 斑片型·单侧或双侧肺内大小形态不一的斑片状、云絮状密度增高影,部分融合成较大片状,病变沿支气管血管束分布(图46-2-4)。此型提示肺泡内及肺间质内较大血管充血、水肿及出血,此型会出现肺泡弥散功能减退[7]。

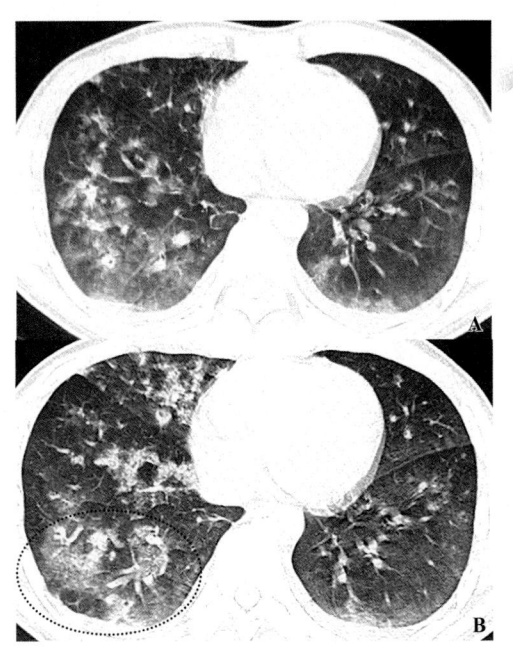

图46-2-4 男性,25岁。两肺挫裂伤
CT肺窗显示肺内大小形态不一的斑片状密度增高影,边缘模糊,沿支气管分布(A),右肺下叶外后基底段病变融合成片(B)。

4. 实变型·肺内大片状或呈叶、段分布的实变影,密度不均,边缘模糊,内可见支气管充气征(图46-2-5和图46-2-6),提示肺挫伤严重,病变渗出明显[8]。

5. 局限型·病变局限于肺叶的某一部分,呈灶样分布的较高密度团块影(图46-2-7),边缘清晰,提示肺挫伤较为局限,出血较多。

6. 白肺·表现为两肺透光度普遍下降,沿支气管血管束弥漫分布的小斑片状更高密度影,密度不均匀,边缘模糊(图46-2-8),叶间裂模糊不清,此型为严重肺挫裂伤或合并呼吸窘迫综合征。

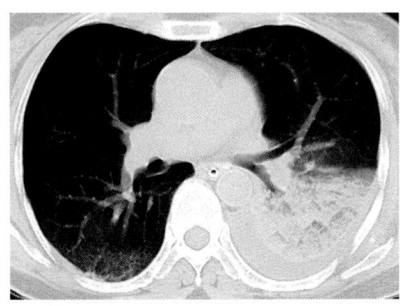

图46-2-5 车祸,实变型肺挫伤
CT肺窗显示左下叶密度增高影,边缘模糊,内可见含气支气管影。

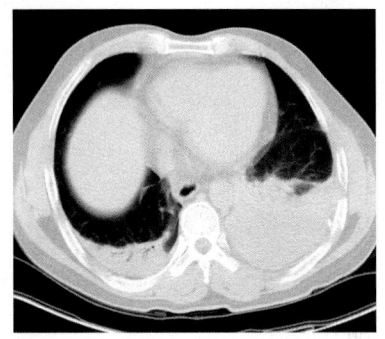

图46-2-6 男性,64岁。实变型肺挫伤
CT肺窗显示两下肺大片实变影,边缘清晰锐利,肺门侧可见含气支气管征。

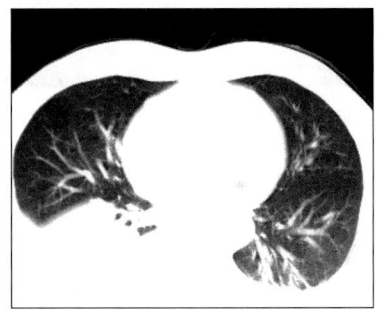

图46-2-7 男性,8岁。右侧局限型肺挫伤,左侧分支型肺挫伤
CT肺窗显示左下叶内后基底段肺纹理增粗、聚拢,沿支气管分布淡薄密度略高影。右肺下叶病灶呈团块状,密度较高,边缘清晰。

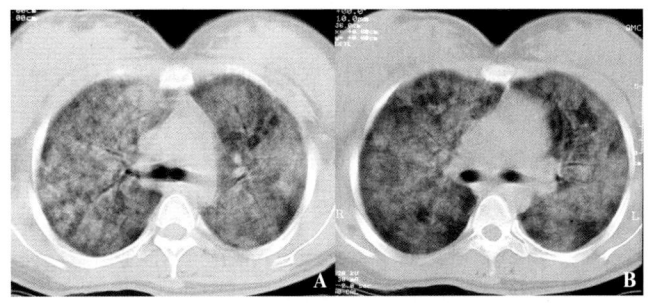

图46-2-8 外伤后呼吸窘迫综合征
CT肺窗(A、B)显示两肺弥漫分布片絮状密度增高影,密度不均匀,边缘模糊,可见支气管充气征。

CT分辨率高,检查速度快,对外伤后肺损伤的部位、性质、程度,尤其对伤势严重且有复合伤的患者(图46-2-9),可快速明确诊断,从而有利于提高治愈率[9]。

【诊断标准】

肺挫伤目前没有明确的诊断标准，一般有创伤病史，加上影像学检查 X 线/CT 特征性表现等来判定其是否存在肺挫伤。胸部 X 线、CT 是诊断肺挫伤的主要依据。

【鉴别诊断】

肺挫伤的诊断需与肺内炎性病变鉴别，特别是吸入性肺炎。肺挫伤有明确的创伤史，而吸入性肺炎发生于肺挫伤后，特别易发生在创伤后有昏迷误吸史的患者。肺内炎性病变往往有明显的临床表现，如发热、实验室检查相关的炎症指标异常。

（王健　周朝阳）

参考文献

[1] 吴在德. 外科学[M]. 北京：人民卫生出版社，2002.

[2] 吴学祥，陈建明. 肺挫伤与 SIRS、ARDS 及其治疗[J]. 创伤外科杂志，2003，5：386-388.

[3] Ciraudo DL, Elliot D, Mitchell KA, et al. Flail chest as a marker for significant injuries [J]. J Am Coll Surg, 1994,174:466-470.

[4] De Wever W, Bogaert J, Verschakelen J. Radiology of lung trauma [J]. JBR-BTR, 2000,83:167-173.

[5] Miller PR, Croce MA, Bee TK, et al. ARDS after pulmonary contusion: accurate masaurement of contusion volume identifies high-risk patients [J]. J Trauma, 2001,51:223-230.

[6] 陈惠恩，蔡厚洪. 肺挫伤的 CT 分型与临床意义[J]. 中华创伤杂志，2002，18：114-115.

[7] Cohen MC. Pulmonary contusion: review of the clinical entity [J]. J Trauma, 1997,12:973-979.

[8] Rendeki S, Molnár TF. Pulmonary contusion [J]. J Thorac Dis, 2019,11:S141-S151.

[9] Wang S, Ruan Z, Zhang J, et al. The value of pulmonary contusion volume measurement with three-dimensional computed tomography in predicting acute respiratory distress syndrome development [J]. Ann Thorac Surg, 2011,92:1977-1983.

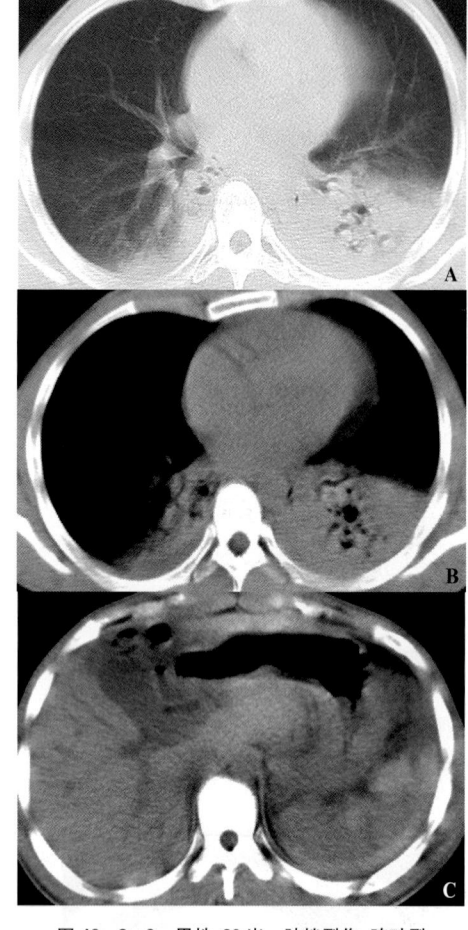

图 46-2-9　男性，20 岁。肺挫裂伤，脾破裂

CT 肺窗显示两肺渗出实变影，左肺病变内密度不均，可见含气支气管及更高的出血密度（A、B），脾密度不均匀，可见高密度出血灶，脾周围可见新月形新鲜积血（C）。

第三节·纵隔损伤

纵隔损伤主要指胸主动脉及其大的分支血管、心脏心包损伤，以及气管、支气管断裂和食管撕裂等，多因车祸及严重跌伤引起。

一、胸主动脉及大分支损伤

胸主动脉损伤（thoracic aortic injuries，TAI）是由胸部钝性外伤所致的致命性损伤之一，主要包括主动脉断裂或破裂、主动脉假性动脉瘤、主动脉夹层和主动脉壁内血肿，其中最常见的是主动脉假性动脉瘤。

文献报道 TAI 占致命性胸部外伤的 10%～20%，80%～90% 的患者受伤当时死亡，其余 10%～20% 短期内死亡率很高（24 h 内死亡 50%）。

因此，对 TAI 尽早诊断尽快采取确定性治疗措施至关重要。虽然目前尚无通用的放射学分期系统来对 TAI 进行分类，但血管外科学会（SVS）[1] 采用了一种基于主动脉壁解剖结构的损伤程度的易于理解的分型系统：①内膜撕裂（Ⅰ型）（图 46-3-1）；②壁内血肿（Ⅱ型）（图 46-3-2）；②假性动脉瘤（Ⅲ型）（图 46-3-3）；④破裂（Ⅳ型）。

【发病机制与病理】

车祸导致的严重胸部钝伤是胸主动脉及大分支血管撕裂的最常见原因，其次是高处落下跌伤，也见于重物挤压伤等。损伤机制包括血管的剪切力作用和断骨片的直接作用[2]。

损伤最常见的是假性动脉瘤。胸主动脉损伤破裂后，若破口较小，血液外溢后先在周围软组织中形成局限性搏动性血肿，以后逐渐被增生的纤维组织所包裹，血肿液化吸收，形成假性动脉瘤。胸主动脉损伤严重者可使主动脉完全断裂分离，其典型的 CT 征象是增强后显示为袖口征，此种病变极为

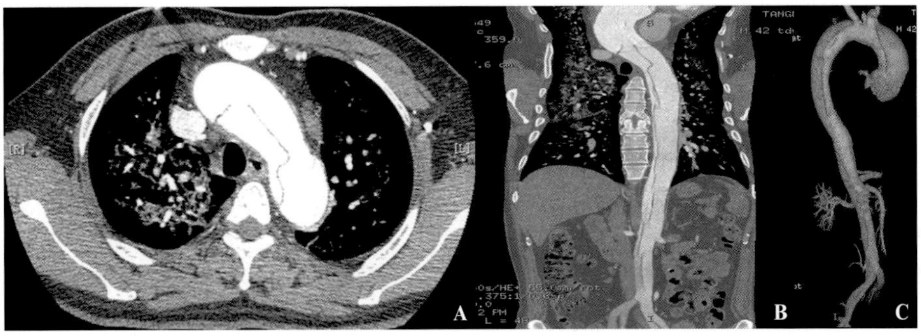

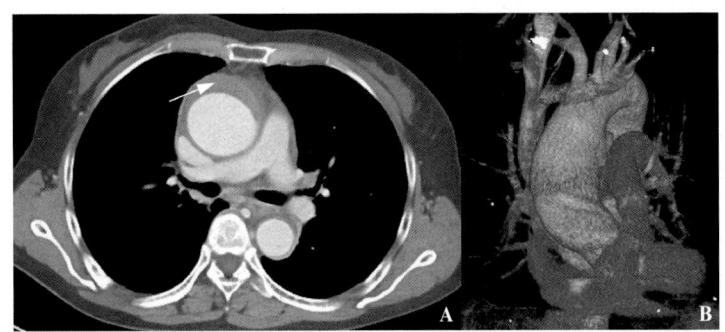

图46-3-1 男性,67岁。主动脉夹层(Ⅰ型)
CT增强扫描(A)、曲面重建(B)显示主动脉腔内条形低密度影,表面重建(C)显示真假腔。

图46-3-2 男性,45岁。外伤后主动脉内血肿(Ⅱ型)
增CT增强扫描(A)显示升主动脉前壁弧形等密度影,容积再现重建(B)显示升主动脉增粗。

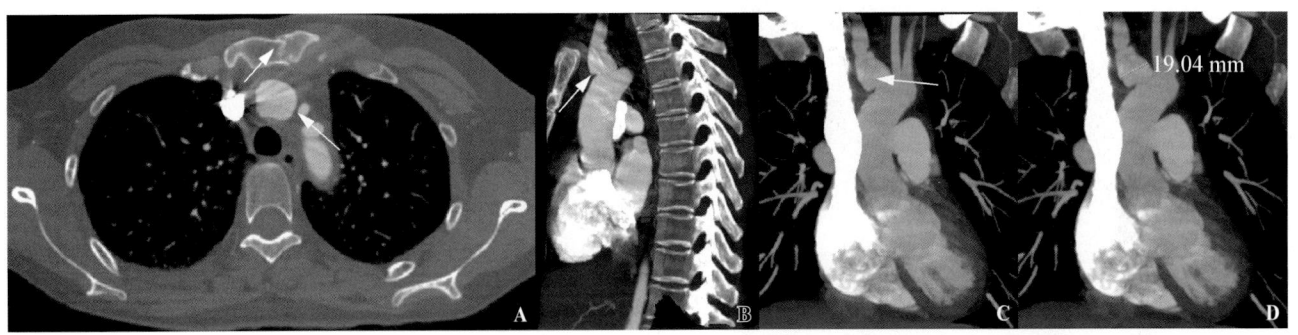

图46-3-3 男性,32岁。外伤致头臂干起始部假性动脉瘤(Ⅲ型)
CT增强扫描(A)、多平面重建(MPR)矢状位最小密度投影(MIP)(B)、多平面重建(MPR)冠状位最小密度投影(MIP)(C、D)显示头臂干起始部管腔扩张(长箭)(直径约19.04mm)呈瘤状,假性动脉瘤形成;增强扫描(A)显示胸骨骨折(短箭)。

罕见。

对于胸部钝性创伤的患者,纵隔血肿的部位有诊断意义,血肿在主动脉及大血管周围,提示有大血管损伤;血肿若局限于胸骨后间隙提示有胸骨骨折。

创伤性主动脉夹层很少见,由于患者受伤使血压的急剧上升和脉搏的剧烈波动,可以引起内膜破损形成破口并向下撕裂,受伤时适度的减速外力冲击产生的切应力也是形成夹层的重要因素,年龄的增长和动脉粥样硬化则是夹层形成的促发因素。

主动脉壁内血肿,属不典型夹层,其形成原因主要是主动脉中层滋养血管被损伤并发生破裂出血。

【临床表现】

患者会出现剧烈的胸痛,不同程度的面色苍白、脉搏细速、血压下降和末梢血管充盈不良等低血容量休克表现;并有呼吸急促、肋间隙饱满、气管向健侧移位、伤侧叩诊浊音和呼吸音减低等胸腔积液的表现。

【实验室检查】

TAI的实验室检查无特异性表现。

【影像学表现】

主动脉峡部因位于相对可活动的主动脉弓和较固定的降主动脉之间,受到的剪切力最大,因此大约90%的钝性创伤性胸主动脉及其大分支损伤发生在主动脉峡部。

7%~8%位于升主动脉根部,并且伴有主动脉瓣的撕裂、心脏的挫伤或破裂、冠状动脉撕裂和/或心包积血致心脏压塞。另有接近2%的病例损伤发生在降主动脉穿膈处,其中10%同时伴有膈肌撕裂。

胸部X线常常不能明确诊断,所见可以表现为纵隔影增宽,宽度大于8cm或宽度与该水平胸腔内径之比大于1/4,主动脉结增大、主动脉弓和/或降主动脉轮廓模糊、消失。

气管右移、左主支气管压低与水平线夹角大于40°。鼻饲管右移达脊柱右缘。其他征象包括第1～3肋骨骨折；左脊柱旁线增宽；气管旁带增宽等。

但有27.8%的胸主动脉撕裂，胸部X线片示纵隔无异常。

因此，胸部X线片示纵隔正常者尚不能除外胸主动脉撕裂的可能，需密切结合临床，必要时进一步检查。

CT扫描能显示胸主动脉各部的横断面解剖及其与周围组织结构的关系，作为无创性技术已普遍应用于本病的诊断[3]。CT平扫直接征象少，紧急情况下多直接行动态增强扫描。扫描范围从胸骨上凹平面到膈顶。

CT平扫可见纵隔内等密度或稍高密度的圆形、椭圆形阴影，但难以区分是假性动脉瘤或纵隔血肿（图46-3-4）。增强扫描可表现为以下一个或多个征象[4]。

1. **假性动脉瘤** 表现为主动脉旁圆形、椭圆形或不规则形的强化影，多位于主动脉峡部平面，表现为该部位主动脉轮廓局限性膨突或管径增加[5]。

瘤体增强的速度取决于其与主动脉沟通口的大小。破口小者瘤体强化明显迟于主动脉并排空延迟，即晚进晚出征。破口大者这种时间差不明显。慢性假性动脉瘤内多有血栓，无强化。

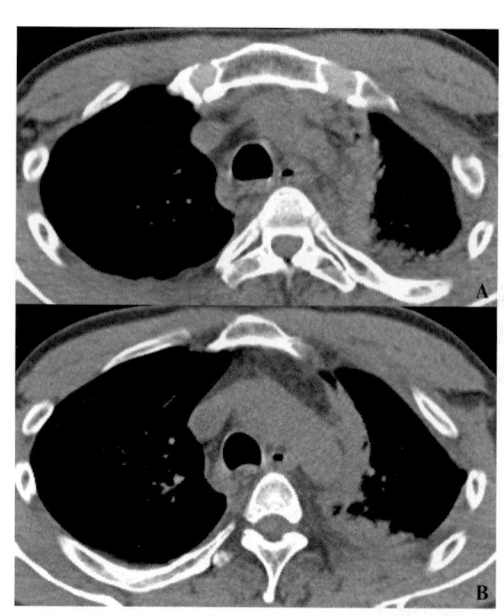

图46-3-4　男性，45岁。外伤后，左纵隔血肿
CT扫描显示左侧上纵隔至左后胸壁带状软组织密度影，其密度与邻近血管一致并紧贴血管（A），其内夹杂少许气体密度影，胸骨后脂肪密度略增高（B）。

2. **主动脉夹层** CT增强扫描示主动脉腔内螺旋走行的线样低密度影（图46-3-1），代表撕裂的内膜瓣片，将主动脉分为真假两腔，其强化速度不一致，强化慢者为夹层血肿或假腔，强化快者系主动脉真腔，常有受压变形，内膜瓣片影应与线状伪影鉴别，后者多呈直条状并超出主动脉轮廓之外，多发条状阴影多为伪影[6]。

3. **血管边缘不规则** 可能为内膜撕裂、主动脉壁内血肿或主动脉旁血肿所致。

4. **主动脉周围血肿** 很常见，无强化，紧贴主动脉者高度提示主动脉撕裂。远离主动脉者多为纵隔小血管破裂所致。

5. **其他** 如气管、食管推挤移位，胸骨、胸椎及第1～3肋骨骨折等，均提示有胸主动脉及其大的分支血管损伤的可能[7]。

胸主动脉撕裂常规CT检查的灵敏度为100%，特异度为86%，螺旋CT成像时间短，时间分辨率高，图像质量大为改善。

多层螺旋CT还可以利用原始数据进行MPR、CPR、SSD、VR后重建，可以立体直观地显示胸内血管的情况。

MRI检查可以不用对比剂可显示动脉内腔、管壁及其与周围组织的关系，能直接摄取横断、冠状位、矢状位和斜位等任何层面图像、立体地把握胸主动脉及其大分支的形态、大小、范围、瘤壁情况及破口位置。

胸主动脉造影能直接显示胸主动脉及其大的分支血管有无撕裂及撕裂的位置、数目和形态，具有很高的灵敏度和特异度，是诊断胸主动脉撕裂的传统金标准，也是手术治疗的依据。过去一直视为诊断金标准的主动脉造影已经不作为常规检查手段。

【诊断标准】

胸主动脉损伤缺乏公认的诊断标准，主要依靠临床外伤病史及CT来确诊。有文献[2]提出临床直接诊断急性主动脉损伤是困难的，而此时主要发挥增强CT的作用，认为直接CT征象不需要进一步的检查来确认诊断。

【鉴别诊断】

应与主动脉正常结构变异或主动脉周围组织等鉴别。例如，动脉导管憩室、正常胸腺组织等。

1. **动脉导管憩室** 憩室导管是沿主动脉下表面的局灶性平滑隆起，位于峡部。典型的导管憩室与邻近的主动脉形成钝角（图46-3-5）。部分可见钙化，缺少主动脉周围血肿及撕裂的内膜。而TAI边缘不规则、欠光滑、不连续，且基底部与主动脉形成锐角。

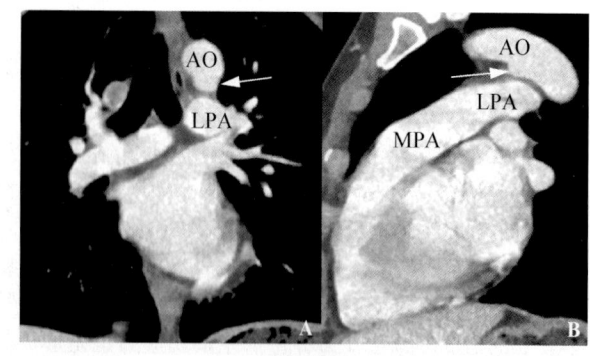

图46-3-5　动脉导管憩室
主动脉的矢状位（A）、主动脉的冠状位（B）显示沿主动脉下表面的局灶性平滑隆起，与邻近的主动脉形成钝角（箭）。AO：主动脉；LPA，左肺动脉；MPA，主动脉。

2. **正常胸腺组织** 正常的胸腺组织常出现在前纵隔，可能会被误认为是纵隔血肿。与纵隔血肿不同的是，胸腺位于前纵隔，多呈三角形，内因含脂肪而密度较低。

纵隔血肿通常是连续且形状不规则的中间密度稍低的血肿。此外，纵隔血肿通常被纵隔内的脂肪所包围，而胸腺没有此种征象。

二、心脏和心包损伤

心脏损伤(cardiac injury)可分为钝性心脏损伤与穿透性心脏损伤。

钝性损伤多由胸部撞击、减速、挤压、冲击等暴力所致，损伤严重程度与钝性暴力的撞击速度、质量、作用时间、心脏舒缩时相和心脏受力面积有关，心脏在等容收缩期遭受暴力的后果最为严重。

穿透伤多由锐器、刃器或火器所致的心脏破裂，火器伤多导致心脏贯通伤，异物存留心脏也较多见。

上述原因可造成心脏不同程度的损伤或撕裂，导致心包破裂、心肌挫伤、冠状动脉损伤、心脏破裂、心脏间隔或瓣膜损伤。钝性心脏损伤中以心肌挫伤最为常见。

(一) 心脏挫伤

心脏挫伤(cardiac contusion)的程度和范围，轻者为心外膜或心内膜下心肌出血，少量心肌纤维断裂，重者为心肌广泛挫伤、大面积心肌出血，甚至坏死。

心脏挫伤修复后可能遗留瘢痕，严重者可能日后发生室壁瘤。严重心脏挫伤的致死原因多为严重心律失常或心力衰竭。

【临床表现】

轻度心脏挫伤可能无明显症状，中度挫伤可能出现胸痛、心悸、气促，甚至心绞痛等症状。

【实验室检查】

心电图：可存在 ST 段抬高，T 波低平或倒置，心动过速或房性、室性早搏等心律失常。实验室检查：磷酸肌酸激酶及其同工酶(CK、CK-MB)和乳酸脱氢酶及其同工酶(LDH、LDH1、LDH2)的活性测定值明显增高。

【影像学表现】

普通 X 线检查和 CT 检查常不能确诊。超声心动图是一敏感的无创性检查手段，可清楚显示心包积液、节段性室壁活动和心内结构的改变，对大部分钝性心脏损伤有明确诊断的作用。

(二) 心脏破裂

大多数由穿透性暴力伤及心脏所致，少数可由钝性暴力导致心脏破裂(cardiac rupture)。心脏破裂伤病情变化快，病死率高，其院前病死率高达 62%～84%，如能尽快到达医院，抢救及时，存活率可达 80%～90%。

钝性心脏破裂患者绝大多数死于事故现场，极少数患者可能通过有效的现场急救而存活送达医院。心脏破裂最常见的好发部位为右心室，约占 35%，其次是左心室，约占 25%。

【临床表现】

胸外伤的部位是判定心脏破裂的重要依据，对于发生于前胸壁心脏损伤危险区，以及颈根部、上腹部、腋部、后胸部的贯穿性损伤，均应高度警惕有心脏损伤可能。

心脏破裂的病理生理及临床表现取决于心包、心脏损伤程度和心包引流情况。致伤物和致伤动能较小时，心包与心脏裂口较小，心包裂口易被血凝块阻塞而引起引流不畅，出血滞留于心包腔导致心脏压塞。

临床表现为静脉压升高，心音遥远、心搏微弱、脉压小、动脉压降低的 Beck 三联征(即"低血压、脉压小、心音遥远")，是心脏压塞的有力佐证。

心脏和心包裂口不易被血凝块阻塞，大部分出血流入胸腔，临床表现主要为失血性休克。

(三) 心包损伤

胸部钝性挫伤或穿透伤，主动脉根部破裂时血液急剧积聚于心包内，最初积聚在心包腔的最低处，如斜窦或左右、上下肺静脉根部外侧的左右肺静脉隐窝处，大量积血时则围绕心脏，包括从横窦延伸到主动脉上下隐窝，表现为围绕心包腔的异常密度影，CT 值一般在 25 HU 以上，甚至接近心脏平扫密度(图 46-3-6)。

胸部外伤时气体也可沿肺静脉进入心包间隙，引起张力性心包气肿，可见气体包围压缩变小的心脏。严重胸部外伤时可引起心包破裂，裂口多发生于膈心包或胸膜心包，左侧较右侧多见。

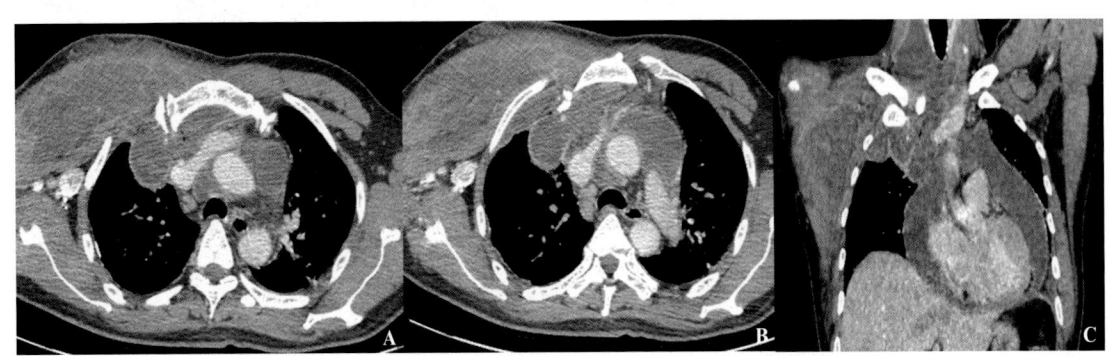

图 46-3-6 男性，54 岁。心包损伤
CT 发现右侧第 1 胸肋关节骨赘处、颈部、右侧胸壁积血并与心包腔积液相通，心包可见缺口(A～C)。

【诊断标准】

心脏创伤目前缺乏公认的诊断标准。由于心脏创伤的表现是非特异性的，可以从无症状到心源性休克。因此，美国东部创伤外科学会建议对所有心脏创伤患者进行心电图(ECG)和肌钙蛋白Ⅰ水平检查。只有当心电图和肌钙蛋白Ⅰ均为阴性时，才应排除心脏外伤的可能[8]。由于心脏创伤的临床表现不明确,实验室检查不明确。

因此,诊断性影像学对评估心脏创伤及其他相关损伤的程度是非常必要的[9]。如果怀疑有心脏创伤,应进行诊断性影像学检查[10]。

三、气管和支气管损伤

气管及支气管损伤主要包括外伤性和医源性两种。它是指气管环状软骨以下到肺段支气管分叉之前的气道损伤,是胸部严重损伤之一。

外伤性气道损伤可由穿透伤(刀割伤、枪弹伤)、钝性伤(交通事故或坠落伤)、吸入性损伤(高温、腐蚀性气体)等引起,颈段气管损伤以穿透伤为主,胸段气管及支气管损伤主要见于钝性胸部外伤。

国内报道气管、支气管损伤约占胸部损伤的1%。气管支气管裂伤(laceration of tracheal and bronchus)常发生在近支气管隆突部,在气管支气管裂伤中主支气管裂伤较多见,几乎占80%~85%,大多数发生在隆突下1~2.5 cm,左侧多见[11]。

外伤时最常见的复合伤为肺实质(约1/3)和食管损伤(约20%)。医源性损伤原因包括气管插管、手术、长期气管切开、气管镜检查、肿瘤放化疗等。

【发病机制与病理】

大多数外伤性气管支气管损伤可根据发生机制分为:①穿透性损伤;②医源性或钝性损伤[12]。不同的创伤机制往往表现在气管支气管损伤的不同部位。

(1) 除枪伤可出现在任何解剖分布外,刺伤等穿透性损伤更常见于颈前气管,因其位置相对暴露。

(2) 医源性损伤,如与支气管镜手术相关的损伤,最常影响颈段和近段胸腔内气管,特别是保护较少的后膜。高冲击性钝器伤多累及胸腔内远端靠近隆突的气管,轻微偏重右侧累及。

Kisser等提出了三种不同的机制,用于解释钝性胸部创伤性气管支气管损伤。

第一种是由于胸部挤压损伤导致的对条件反射性声门闭合,引起胸腔内压力迅速上升,进而引发气管后膜壁损伤。

第二种是突然减速时对气管支气管树的剪切损伤,固定的解剖标志是环状软骨和隆突。

第三种是由于胸膜的负压使得肺与胸壁保持一致,对胸部的前后挤压伤造成肺在隆突水平压迫拉拽,进而引发气管支气管撕裂伤。

第二种和第三种机制解释了为什么大多数损伤位于隆突近端或远端约2.5 cm以内[11]。

【临床表现】

单纯气道黏膜撕裂临床症状可不明显或仅有少量血痰,气急、发绀、刺激性咳嗽、咯血及气胸则提示存在较严重的气管支气管损伤。

颈部穿透伤患者可发现开放伤口中有漏气。皮下或纵隔气肿为气道破裂穿孔的主要表现,可伴有咯血和呼吸困难。

胸部闭合伤患者若气道破口不与胸膜腔贯通可无气胸,而多数病例破入胸膜腔后引起严重的持续性的气胸。

气管支气管损伤分为两型。

Ⅰ型:损伤裂口与胸膜腔相通,症状明显。

Ⅱ型:裂口小,无纵隔胸膜破裂,或破裂处迅速被周围组织、血凝块及纤维素封闭,与胸膜腔不相通,症状不明显。

多数气管支气管损伤属于Ⅰ型,Ⅱ型仅占少数。

在一项涉及插管后气管支气管撕裂的成年患者的前瞻性研究中,Cardillo等提出了一种形态学分类。根据气管支气管壁损伤的深度进行分类,目的是帮助规范治疗[11]。

Ⅰ类:黏膜或黏膜下气管支气管受累,无纵隔肺气肿和食管损伤。

Ⅱ类:气管支气管病变延伸至肌壁,伴有皮下或纵隔肺气肿,无食管损伤或纵隔炎。

ⅢA类:气管或支气管壁完全撕裂伴食管或纵隔软组织疝,但无食管损伤或纵隔炎。

ⅢB类:任何伴有食管损伤或纵隔炎的气管支气管壁撕裂。

【实验室检查】

气管支气管损伤实验室检查无特异性表现。

支气管镜检查:急性期支气管镜检查对诊断及治疗均有帮助,支气管镜检查不仅有助于确定损伤的确切位置和大小,而且还有助于损伤的治疗。在气管插管患者中,气管插管套囊可能会覆盖气管的损伤部分,阻碍对气管损伤程度的评估。

因此,这类患者通常只有在拔管后才会被诊断为气管损伤。在高度怀疑气管损伤的情况下,在支气管镜检查时,可以将套囊充气或放气,并对其进行操作,以观察气管损伤并评估其程度和严重程度。慢性期由于肉芽组织增生、瘢痕形成,使支管镜的诊断受到限制。

【影像学表现】

1. 气胸 · 最初X线及CT就有气胸表现,如空气进入纵隔可产生纵隔气肿和皮下气肿,如伴有张力性气胸和纵隔气肿而无胸腔积液是气管及支气管裂伤的重要征象[12,13]。

2. 颈部、纵隔气肿 · 颈部包括颅底、脊柱前缘出现透光带,为气管、支气管裂伤最早、最可靠的影像学征象(图46-3-7A、B)。

3. 气管、支气管周围透亮气体 · 气管支气管周围有弹性的结缔组织鞘膜,支气管断裂而周围的鞘膜仍完整,无气体进入纵隔(图46-3-7),但是少量的气体通过支气管壁的裂隙,进入支气管周围的结缔组织鞘膜与支气管壁之间。

4. 支气管成角、移位和中断 · 表现为透亮的支气管断端移位及成角变形,甚至有明显的支气管中断,纵隔移向患侧。断端处急性期出血、慢性肿胀期肉芽组织增生和瘢痕组织的形成等原因可导致支气管阻塞和肺不张(图46-3-8)。

三维后处理可准确判断气管、支气管裂伤的部位,以及移位情况、肺萎陷等情况[12,13](图46-3-9和图46-3-10)。

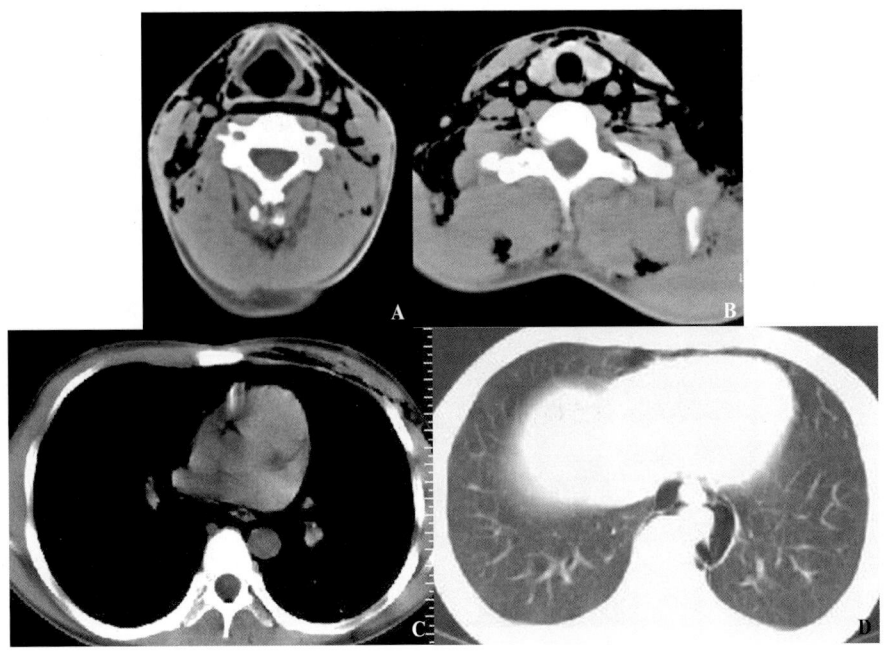

图 46-3-7　男性,35 岁。气管、支气管裂伤

外伤后颈部(A、B)和胸壁(C)皮下、组织间隙内、中纵隔内(D)广泛分布形状不一气体密度影,无胸腔积液征象,此乃气管、支气管裂伤最早期表现。

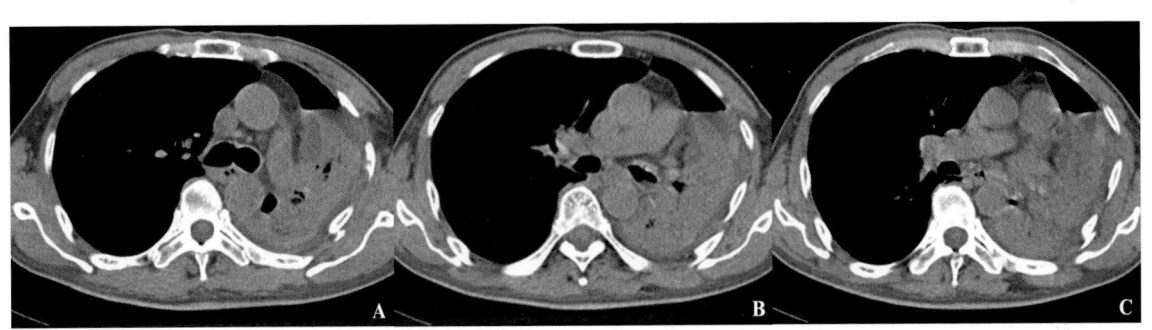

图 46-3-8　男性,24 岁。左主支气管损伤

CT 连续断面显示左主支气管突然变形狭窄,支气管壁未见异常增厚,其内外可见出血及液体密度,左肺不张,纵隔左移,左后肋骨连续性中断,左侧胸腔可见液平(A~C)。

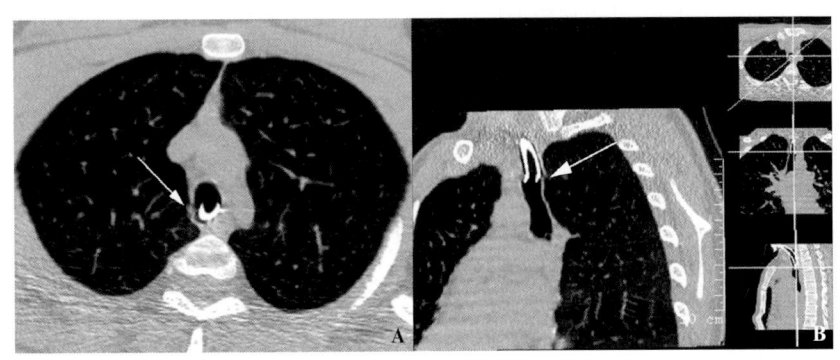

图 46-3-9　女性,40 岁。气管损伤

CT 轴位(A)及多平面重建(B)气管右侧壁连续性中断。

5. **肺坠落征**· 一侧支气管断裂时,立卧位 X 线片显示伤侧肺因失去支气管的悬吊作用而坠入胸腔底心膈角处,与一般气胸正相反,萎陷肺不被压缩向纵隔,而是垂于心膈角或胸腔低位处。这是最有鉴别诊断价值的 X 线现象,但血胸或支气管周围纤维膜未断离时,肺坠落征可不明显。

6. **其他**· 气管、支气管的断裂也可以没有任何 X 线征象。有的患者经几年后才做出诊断。

【诊断标准】

高度可疑的临床表现、CT 成像和支气管镜检查可以帮助诊断气管损伤。放射学影像可显示纵隔气肿、皮下肺气肿、气胸或气管撕裂位置。

支气管镜检查仍然是诊断气管损伤的金标准。

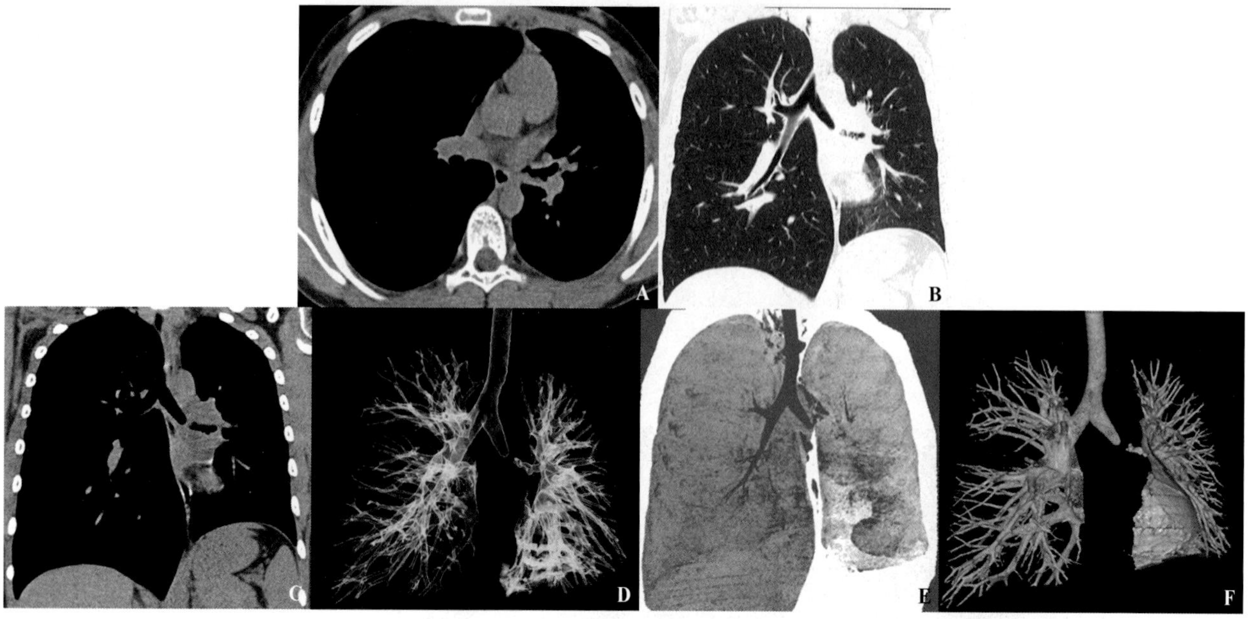

图46-3-10 男性,31岁。左侧支气管断裂

CT横断位(A)显示左主支气管失去圆形及椭圆形形态,前缘可见浅分叶;冠状位重建(B)显示左主支气管内可见一软组织隔膜横行于管腔内,远端支气管管壁不光整(C)。透明肺重建(D)及表面重建(F)显示左主支气管突然截断,远端支气管扭曲、移位,左下肺体积缩小,上纵隔及颈根部不规则含气影像(E)。

在完全撕裂的气管壁损伤中,评估并发食管损伤十分重要。这可能需要上消化道内镜检查或口服造影剂CT胸部检查来鉴别食管漏和纵隔气肿。

急性纵隔炎可通过胸部CT显像诊断,如纵隔脂肪垫衰减增加,纵隔积液增多。

【鉴别诊断】

对表现为纵隔气肿的气管支气管损伤,主要需要与食管损伤、食管纵隔瘘鉴别,结合上消化道内镜检查、口服造影剂CT胸部检查及支气管镜检查可以进行明确诊断。

四、食管损伤

食管位于纵隔深部,具有良好的保护,其损伤较少见,一旦损伤则后果严重,多发生于贯通伤,如刺伤、切割伤等。创伤后颈部食管损伤可由直接撞击引起,也可能与颈椎或上胸椎骨折有关[14]。

【发病机制与病理】

食管损伤(esophageal injury)是由多种原因引起以食管破裂穿孔为主要病变的疾病。它分为外源型与自发型。外源型多因异物、外伤和肿瘤所致,自发性多因呕吐、分娩或举重物所致。由于食管没有浆膜层,周围没有软组织,加之正常胸部内压低于大气压,使食管易于损伤。

本病临床误诊率及病死率高,如不及时处理,几乎毫无例外的发生纵隔炎、食管胸膜瘘、食管气管瘘等并可能致死[15]。

本病总体病死率高达31%~40%,病死率的高低与损伤原因、部位、食管是否存在病变及治疗时间和方法有关。

【临床表现】

颈部和胸骨后剧烈疼痛或剧烈咳嗽伴吞咽时加重,可伴有皮下气肿。重则有呼吸困难、心率快、血压下降甚至出现休克[16]。

【实验室检查】

食管损伤的实验室检查无特异性表现。

【影像学表现】

胸部X线检查可以显示纵隔增宽、纵隔积气、液气胸或颈部皮下积气。X线透视下患者口服泛影葡胺可由食管裂口处流出。

CT可作为首选检查方法,可发现食管造影所不能发现的食管周围异常。

(1) 局部食管壁增厚(图46-3-11A和图46-3-12C):有时由于有周围液体包围而显示不清。

(2) 食管腔外气体(图46-3-11和图46-3-12A、B):这是最重要的征象,有时还可见到颈部及胸部的皮下气肿。气体可来源于食管、气管和支气管及外伤时进入的气体。有时可直接显示裂孔。

(3) 胸腔积液(图46-3-12E):多为双侧,但左侧占优势。可伴有液气胸及纵隔内积液。

(4) 心包积液和心包增厚:主动脉损伤(图46-3-12C、D),恶性肿瘤时还可见纵隔淋巴结的肿大。

(5) 其他:肺部常伴有吸入性肺炎、肺脓肿等表现。

对于在X线透视下不能发现的小瘘口,可考虑在CT下口服高密度造影剂扫描,对破口下的食管穿孔的诊断有一定帮助。

遇到胸部外伤,尤其无肋骨骨折,但有纵隔、皮下气肿、气胸者,应考虑到食管破裂的可能。如伤后并饮食后出现呕吐、胸闷、气急症状者更应想到本病的可能。应尽早行食管造影检查。经胸腔闭式引流管引出食物也是确诊食管破裂的有力佐证。

继发食管瘘CT作为无创性的检查手段,其最重要的价值在于帮助决定是否需要手术治疗,可以发现是否存在瘘道,还可评估继发的纵隔、肺、心包、大血管、膈下的受累等。

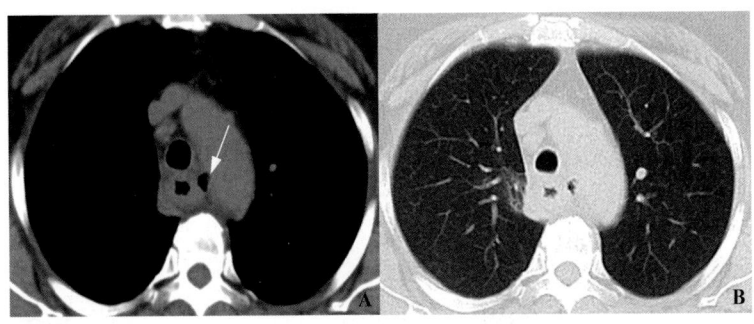

图 46-3-11　女性,57 岁。误吞枣核 3 天后胃镜下取出

CT 纵隔窗(A)显示主动脉弓水平食管管壁增厚,食管左侧壁与主动脉弓之间见少许气体(实箭);肺窗(B)显示食管相邻的右肺上叶肺组织内可见少许渗出。

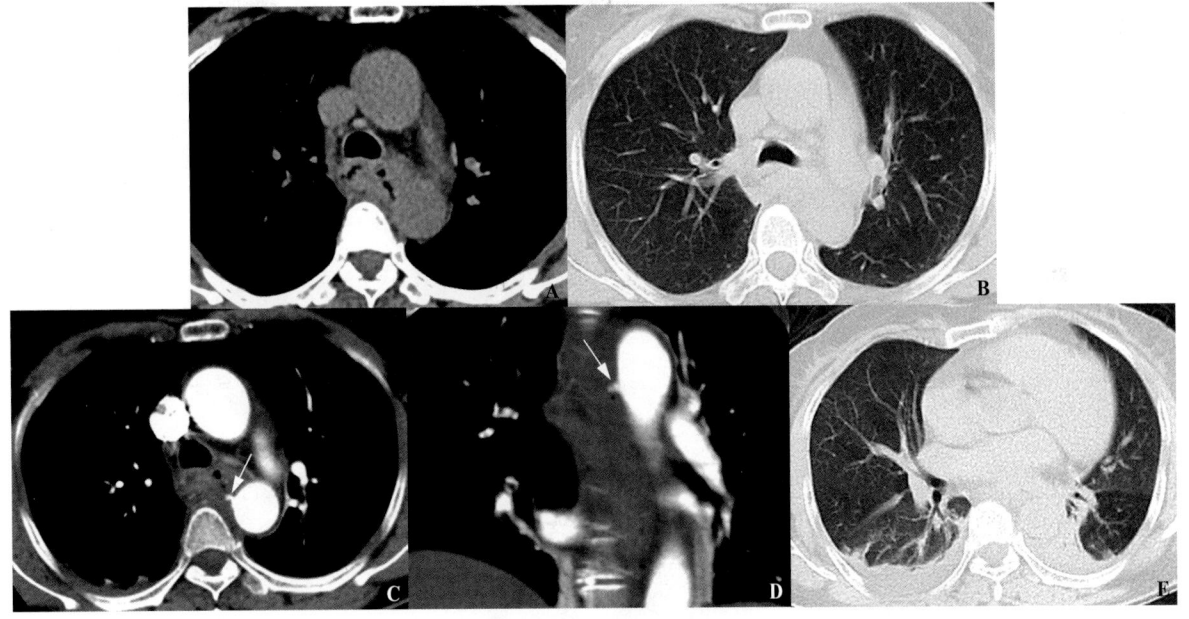

图 46-3-12　女性,60 岁。误吞枣核(胃镜证实),合并降主动脉损伤

吞食第 2 天的 CT 纵隔窗(A、B)显示食管周围气体,升主动脉前缘边界模糊,两肺未见异常;吞食第 4 天增强扫描纵隔窗(C)显示食管较前增粗,周围气体减少,胸腔内出现液体,降主动脉右前壁可见对比剂溢出管腔(C、D)呈短线状(箭);肺窗(E)显示两肺下叶出现少许渗出。

当出现食管-气管支气管瘘时,气管内的气体可以自由出入食管,瘘道的准确位置和范围可以通过气体的对比而显示出来。

在诊断时还可遇到一些问题,高度怀疑小的瘘道被食物或炎性水肿堵塞而不能显示时,在有疑问的部位加做薄层 CT 扫描可提高显示率;进行 CTA 检查有助于判断相邻血管有无损伤。

食管-胸膜瘘的大部分患者可见胸腔积液和气胸,通过口服造影剂可显示穿孔的位置,还可见到食管壁的增厚、肺炎、肺不张等;食管-心包瘘的最常见原因是溃疡或食管炎。CT 可见心包内积气、积液、心包膜的增厚、心包脂肪层的消失、纵隔积气等征象,口服造影剂时可见瘘道的位置。

【诊断标准】

目前国内外缺乏统一公认的食管损伤诊断标准,食管损伤的诊断有赖于致伤的病史。首选检查步骤为 X 线/食管造影,可了解食管损伤部位、食管受损程度、有无食管纵隔瘘。CT 是明确食管旁组织表现的最佳方法[17]。

【鉴别诊断】

应与能引起食管壁增厚的肿瘤性病变鉴别,如食管癌等。

无外伤病史,病史一般较长,进行性吞咽困难,食管壁也显示增厚,但病变与周围组织分界较食管损伤清晰,食管造影可见充盈缺损为直接征象,CT 及 MRI 可见突出于食管腔内的肿块影,相应食管狭窄。

五、胸导管损伤

胸导管是人体最大的淋巴管,平第 12 胸椎下缘高度,起自乳糜池,经膈的主动脉孔入胸腔后纵隔,在胸主动脉和奇静脉之间上行,至第 5 胸椎平面斜行向左,沿食管左缘与左纵隔胸膜之间上行至颈部,注入左静脉角。

胸导管位于后纵隔,位置深且管径较细,周围又有大血管及其他主要脏器,在胸部损伤中,单纯的胸导管损伤非常罕见[18]。

如出现胸导管损伤(thoracic duct injury),一般均为完全断裂,且不能自行愈合。胸导管损伤常伴有血气胸,易被其他脏器伤表现所掩盖,早期不易发现;多为损伤时脊柱突然过度后伸,胸部受严重挤压引起;闭合伤所引起的胸导管损伤,约 20% 的病例合并有脊柱或后肋骨骨折。

【发病机制与病理】

闭合性胸部创伤引起的乳糜胸，可能由于胸背部的直接暴力使脊柱过伸，引起胸导管损伤或纵隔内淋巴管破裂[19]。

当胸部受挤压胸廓急剧变形，胸导管过度牵拉或因剪切应力作用损伤，胸导管损伤乳糜液外溢，若纵隔胸膜有破损，乳糜液直接进入胸膜腔。若纵隔胸膜完整，则先在后纵隔形成胸膜外乳糜肿渗入或经破口出现乳糜胸。

【临床表现】

在开放性胸外伤病例中，开放性胸导管损伤往往同时有严重的重要脏器损伤。医生往往处理其他重要脏器损伤的同时，忽略了对胸导管损伤的检查，造成后期的乳糜胸。

由于乳糜液中含有大量的脂肪、蛋白质、淋巴细胞和电解质，大量乳糜液的丢失，引起患者脱水、营养障碍及免疫功能下降。会有不同程度的胸闷、气短、心悸等症状。故外伤后观察闭式引流管内液体很重要，对以下情况应想到胸导管损伤可能。

(1) 胸腔积液量多，虽然呈血性，但颜色较淡，或在未进食情况下胸腔积液呈黄色，进食后胸腔积液量增加并呈乳白色。

(2) 胸腔闭式引流后胸腔积液量不减少。

(3) 胸腔积液的颜色由血性逐渐变为淡黄色或黄白色。

(4) 胸腔积液乳糜试验阳性。

【实验室检查】

胸腔积液乳糜试验阳性。

【影像学表现】

影像学表现无特异性，除有外伤造成的其他脏器损伤外，可见胸膜腔积液和后纵隔的胸膜外局限性囊性病灶（图 46-3-13）。

确诊主要靠胸腔积液乳糜试验[20]。X 线及超声主要可以显示胸腔积液，而淋巴管造影及 MRI 造影可以直接显示胸导管的形态，且可以识别胸导管漏。

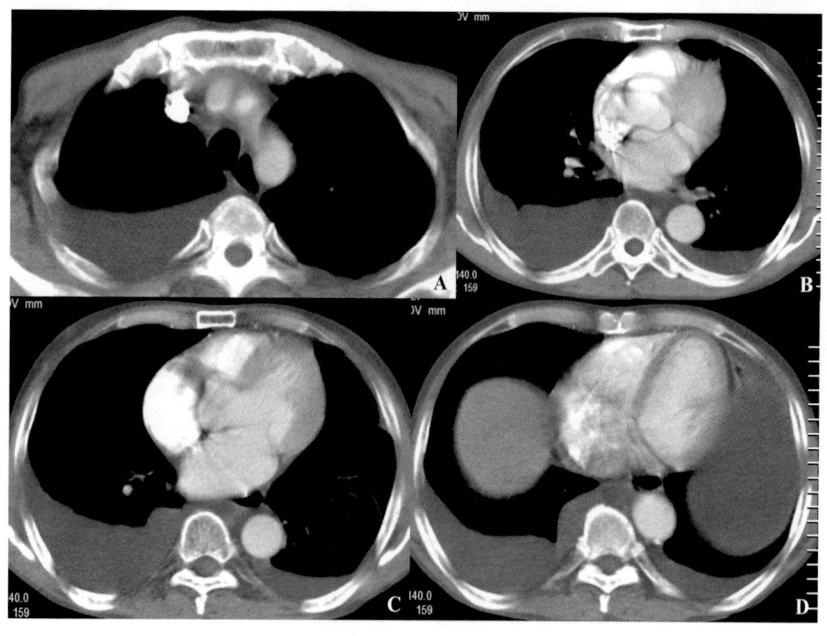

图 46-3-13　乳糜胸
CT 纵隔窗显示双侧肋骨皮质不连续(A)；双侧胸膜腔包裹性积液(B～D)。

【诊断标准】

胸导管损伤的诊断主要依靠临床致伤史，以及乳糜胸乳糜液的诊断。文献[21]指出，创伤性乳糜胸的早期诊断并不困难，对有以下情况时应高度怀疑乳糜胸的可能。

(1) 有胸导管解剖位置关系密切的胸部疾病手术或外伤史，出现难以解释的胸腔引流量。

(2) 大量血性或淡血性胸腔积液与胸腔内活动性出血情况不符。

(3) 胸液的颜色由血性变为血清样或白色。

(4) 胸管拔除后再次出现胸腔积液，口服亚甲蓝无胸腔积液染色。

下列实验室检查有助于明确诊断：①苏丹Ⅲ染色阳性。②乳糜试验阳性。③胸腔积液检查淋巴细胞在 50% 以上。④胸液胆固醇与甘油三酯的测定。

其中乳糜液的诊断标准如下[22]。

典型乳糜液的特点为：无味、黄色、清亮液体，高脂肪饮食后可见乳白色混浊样、无味液体，乳糜液的比重为 1.012～1.025，蛋白质和电解质的比例与血浆类似，胆固醇含量低，甘油三酯含量较高，白细胞计数$(6.0～8.0) \times 10^9$/L，淋巴细胞>90%。

乳糜胸主要靠乳糜试验来检测，乳糜试验阳性标准：胸腔积液甘油三酯≥1.24 mmol/L，或乳糜微粒检测阳性[23]。

【鉴别诊断】

需要与其他原因引起的胸腔积液鉴别。胸腔积液乳糜试验可鉴别，胸导管损伤所致胸腔积液为阳性。

（王健　周朝阳）

参考文献

[1] Lee WA, Matsumura JS, Mitchell RS, et al. Endovascular repair of traumatic thoracic aortic injury: clinical practice guidelines of the Society for Vascular Surgery [J]. J Vasc Surg, 2011, 53: 187-192.

[2] Richens D, Field M, Neale M, et al. The mechanism of injury in blunt traumatic rupture of the aorta [J]. Eur J Cardiothorac Surg, 2002, 21: 288-293.

[3] Scaglione M, Pinto F. Role of contrast-enhanced helical CT in the evaluction of acute thoracic aortic injuries after blunt chest trauma [J]. Eur Radiol, 2001, 11: 2444-2448.

[4] Alkadhi H, Wildermuth S, Desbiolles L, et al. Vascular emergencies of the throx after blunt and iatrogenic trauma: multidetector row CT and three-dimensional imaging [J]. Radiographics, 2004, 24: 1239-1255.

[5] Raptis CA, Hammer MM, Raman KG, et al. Acute traumatic aortic injury: practical considerations for the diagnostic radiologist [J]. J Thorac Imaging, 2015, 30: 202-213.

[6] Perchinsky M, Gin K, Mayo JR. Trauma-associated dissection of the thoracic aorta [J]. J Trauma, 1998, 45: 626-629.

[7] Grass JR, Cohen AM, Motta AC. A proposed new mechanism of traumatic aortic rupture: The osseous pinch [J]. Radiology, 1990, 176: 645-649.

[8] El-Chami MF, Nicholson W, Helmy T. Blunt cardiac trauma [J]. J Emerg Med, 2008, 35(2): 127-133.

[9] Wu Y, Qamar SR, Murray N, et al. Imaging of cardiac trauma [J]. Radiol Clin North Am, 2019, 57: 795-808.

[10] Qamar SR, Wu Y, Nicolaou S, et al. State of the Art Imaging Review of Blunt and Penetrating Cardiac Trauma [J]. Can Assoc Radiol J, 2020, 71: 301-312.

[11] Grewal HS, Dangayach NS, Ahmad U, et al. Treatment of tracheobronchial injuries: a contemporary review [J]. Chest, 2019, 155: 595-604.

[12] Moser JB, Stefanidis K, Vlahos I. Imaging evaluation of tracheobronchial injuries [J]. Radiographics, 2020, 40: 515-528.

[13] Bagga B, Kumar A, Chahal A, et al. Traumatic airway injuries: role of imaging [J]. Current Problems in Diagnostic Radiology, 2020, 49: 48-53.

[14] 李松年. 现代全身CT诊断学: 下卷[M]. 北京: 中国医药科技出版社, 2001: 973-974.

[15] 蒋耀光, 刘维永. 胸部外伤[M]. 长春: 吉林科学技术出版社, 1999: 148-150.

[16] Ketai L, Brandt MM, Schermer C. Nonaortic mediastinal injuries from blunt chest trauma [J]. J Thorac Imaging, 2000, 15: 120-127.

[17] 王永高, 毛建芬, 吴立群, 等. 急诊食管损伤序贯性救治的疗效观察[J]. 中华急诊医学杂志, 2010, 19: 1102-1104.

[18] 秦前安, 任杰, 彭碧娥. 3例闭合性胸外伤所致胸导管损伤的观察护理[J]. 护理实践与研究, 2007, 4: 92-93.

[19] 胡火梅, 徐小龙, 周伟杰, 等. 外伤性胸导管损伤致迟发性乳糜胸法医学鉴定1例[J]. 法医学杂志, 2018, 34: 221-222.

[20] Majdalany BS, Murrey DA Jr, Kapoor BS, et al. ACR Appropriateness Criteria® Chylothorax Treatment Planning [J]. J Am Coll Radiol, 2017, 14: S118-S126.

[21] 吕定量. 创伤性乳糜胸的早期诊断与治疗[J]. 浙江创伤外科, 2006, 11: 523-524.

[22] 郝从均, 罗继征. 淋巴瘤合并乳糜胸胸腔积液分析[J]. 医学综述, 2015, 21: 375-376.

[23] McGrath EE, Blades Z, Anderson PB. Chylothorax: etiology, diagnosis and therapeutic options [J]. Respir Med, 2010, 104: 1-8.

第四节 · 胸膜腔创伤及肺创伤

一、胸膜腔损伤

胸膜壁层紧贴肋骨，肋间动脉和静脉沿肋骨下缘走行。当胸部受到直接或间接暴力，致肋骨向内或向外弯曲、折断，断端移位或有尖锐碎片，可穿破胸膜，甚至戳破肺或肋间血管，引起血气胸。

血气胸是胸部外伤最常见的合并症，以胸廓内动脉或肋间血管、肺组织、心脏等损伤最为多见，一旦处理不当可加重病情而危及患者生命。

【发病机制与病理】

胸部创伤造成空气经胸部伤口、肺、气管和食管破裂口进入和积存在胸腔中，造成正常负压消失，使肺被压缩，称为创伤性气胸。可造成血胸或血气胸。

胸壁、肺、胸内大血管或心脏的穿透伤或钝性伤造成胸壁血管破裂出血（肋间血管或胸廓内血管）等均可引起胸膜腔内积血称创伤性血胸（traumatic haemothorax），同时存在气胸时称创伤性血气胸。

【临床表现】

胸膜腔的密闭及负压状态对维持正常的呼吸循环功能至关重要，因此胸膜腔损伤（pleural cavity injury）破坏可导致不同程度的呼吸循环功能紊乱。

患者可出现气促、心悸、脉快而细弱、呼吸困难、烦躁不安、发绀，甚至失血性休克。

【实验室检查】

胸膜腔损伤的实验室检查无特异性表现。

【影像学表现】

胸腔积血及血气胸为胸部外伤的常见表现。

CT表现为一侧或两侧后胸腔新月形成半月形液体密度影，CT值为30 HU左右。胸腔积血吸收后常留有胸膜增厚、粘连。合并气胸时表现为一侧或两侧胸腔不同程度的积气影，致肺组织受压缩小，大量液气胸时肺组织被压向肺门，呈半圆形或不规则形软组织密度影（图46-4-1）。

【诊断标准】

胸膜腔损伤的诊断主要依靠临床外伤病史及X线、CT等影像学检查诊断，并排除其他既有的肺部疾病。

【鉴别诊断】

需要与其他原因引起的气胸及血气胸的疾病鉴别。外伤性胸膜腔损伤有明确的创伤病史，且通畅合并如肋骨骨折等其他外伤性改变。

二、肺创伤

肺组织损伤根据其受损伤的程度不同而分为肺挫伤和肺

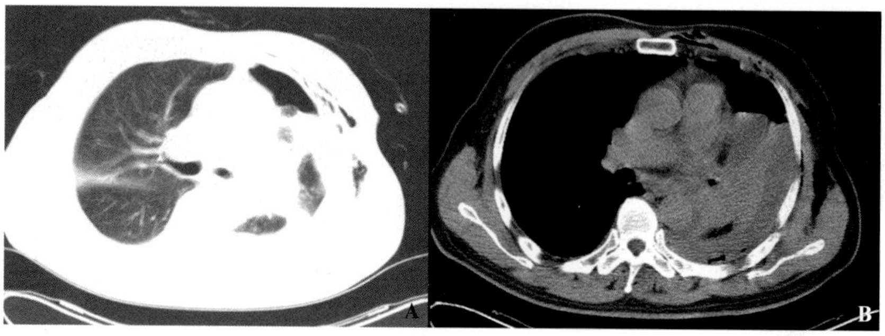

图 46-4-1 男性,67 岁。外伤胸膜腔损伤

CT肺窗显示皮下气肿,左胸膜腔积气、积液,两肺渗出实变影(A);伴肺体积缩小;纵隔窗显示纵隔左移,肋间隙缩小(B)。

撕裂伤。肺挫伤已在第二节详细介绍,此处主要介绍肺撕裂伤。

肺撕裂伤(pulmonary laceration)多由胸部钝伤及震荡引起,其是重于肺挫伤的一种肺部损伤,常与肺挫伤同时存在。

【发病机制与病理】

外伤时,由于强大外力的作用,可引起肺组织的撕裂伤。其机制可能是由于以下原因[1]。

(1)气浪通过固定的不同的肺组织界面产生的剪切伤。

(2)由于肋骨骨折而直接引起的肺撕裂伤。

(3)在肺实质与胸膜紧密连接处的胸壁猛烈运动而引起的肺撕裂伤。

(4)支气管受压,管腔内高压致远端肺泡破裂。

(5)后部肺实质受压或推挤碰到椎体和肋骨所致。

当胸部创伤的冲力向肺内传导产生一种交错应力或胸部受暴力作用,患者声门反射性紧闭,肺内压力突然升高,肺组织遭受类似爆炸性高压,均可使部分肺组织发生撕裂,血液及气体溢入其裂隙内,因周围肺组织的弹力回缩作用形成囊状影,称为创伤性肺囊肿,囊壁主要由被切断了空气来源的邻近残余肺泡组织所组成。

囊肿内存有血液时可有液平,若被血液完全充填,很似肺血肿。囊肿与支气管呈活瓣样改变,则形成张力性肺大疱。肺大疱也可因多个肺泡破裂直接合并而成。

肺组织撕裂时肺血管也破裂而引起肺出血或肺血肿,其大小与出血量有关。肺不张为血块或分泌物阻塞支气管引起,呈肺段或亚肺段的不张。

闭合性肺挫伤有胸膜撕裂多为肋骨断端刺破所致,使肺泡内的气体和血液进入胸腔形成气胸或血气胸。

【临床表现】

可有胸痛、咯血,严重的发生昏迷、休克。

【实验室检查】

肺撕裂伤的实验室检查无特异性表现。

【影像学表现】

肺撕裂伤的X线表现病理基础是由于肺组织裂伤和血管断裂,导致肺泡气体溢出,血液流出。因此,在影像学上除有与肺挫伤类似的表现外,还可见到含气薄壁空腔(图46-4-2)或致密囊腔,其中可有液平面。

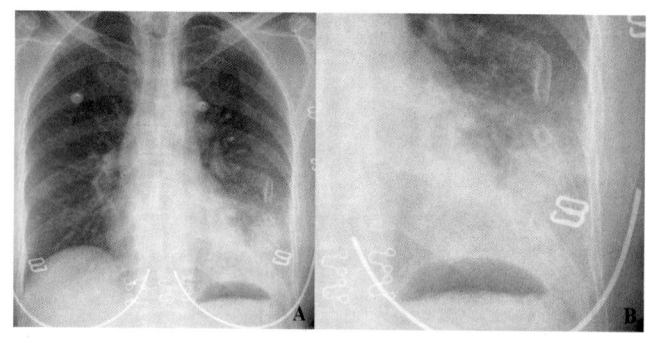

图 46-4-2 肺撕裂伤

胸部立位X线片(A)显示右肺及左肺上肺野透光度良好,左肺下野透光度降低,心缘旁可见不规则低密度影(B)。

肺撕裂伤的常见CT表现如下。分为以下三型[2]。

1. **血肿型** · 肺内见结节状或团块状高密度影,呈圆形、类圆形或椭圆形,边缘清楚或不清楚(图46-4-3)。

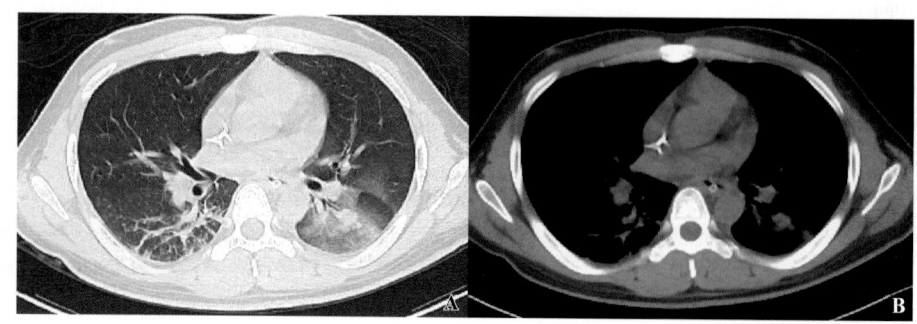

图 46-4-3 男性,22岁。外伤,肺撕裂伤

CT肺窗(A)及纵隔窗(B)显示左肺下叶结节状高密度影,周围可见肺泡渗出影。

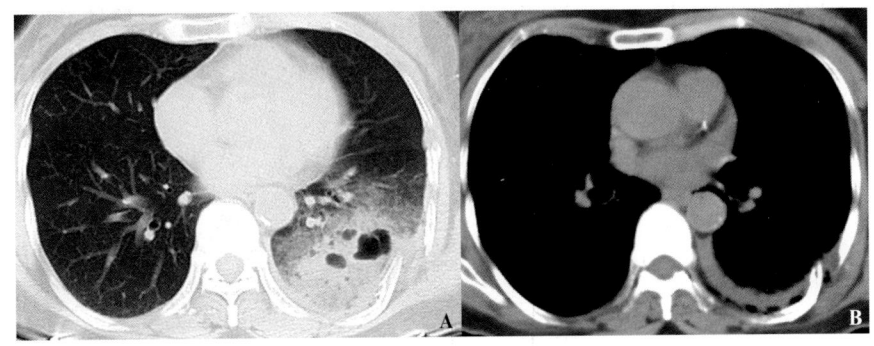

图 46-4-4　肺撕裂伤

与图 46-4-2 为同一病例。胸部 X 线片与 CT 检查间隔时间约 1min。CT 肺窗(A)显示左肺下叶大片状高密度影，边缘模糊，内部可见多发大小不等薄壁气腔及气泡，最大腔内可见液平面，小气腔内无液体；纵隔窗显示相邻肋骨断裂内陷，胸膜腔积血，胸壁积气(B)。

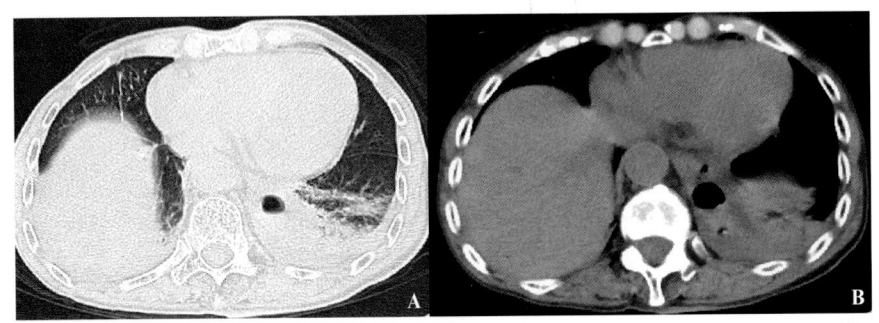

图 46-4-5　男性，77 岁。外伤，肺撕裂伤

CT 肺窗(A)及纵隔窗(B)显示左肺下叶椭圆形的含气囊腔，内壁光滑，周围可见实变及出血导致的稍高密度影。

2. 液气囊腔型·圆形或椭圆形的含液气囊腔，腔内见气液平面，内壁光滑，其内液体密度值为 40～58HU（图 46-4-4）。

3. 气囊腔型·长条形或椭圆形的含气囊腔，内壁光滑（图 46-4-5）。

肺气囊肿、气液囊肿和血肿是肺撕裂伤的特征性表现[3]。这 3 种表现取决于肺撕裂后进入囊内的成分及其量的多少，其中肺内血肿较少见。有时 2 种或 3 种表现同时存在（图 46-4-4），有时为单独发生（图 46-4-6），有时 3 种表现可以互相转换[4]。

发病部位以伤区肺野多见，也有对侧或双侧同时出现，常位于肺外围胸膜下。其大小不等，分布不均，多呈圆形、椭圆形、不规则形；壁可薄或厚薄不均，边缘清楚或不清，直径一般为 0.5～5cm[5]。

外伤性肺气囊肿内有时可见线样分隔，或多个小囊腔，或大囊腔周边多个小囊聚集和偏心气囊（图 46-4-4～图 46-4-7）。

肺撕裂伤常常合并其他表现。

(1) 肺渗出改变：肺挫裂伤导致肺野内存在单发或多发斑片状或磨玻璃样改变、肺间质水肿等。

(2) 伴发胸部其他损伤：肋骨骨折、气胸、液(血)气胸等是最常见的伴发损伤（图 46-4-4 和图 46-4-6）。

(3) 肺创伤的演变规律：1 周后复查肺内渗出性病变大部分吸收，囊腔变小；如果发现肺内渗出性病变进一步加重，胸腔积液持续增多，提示肺撕裂面积大，可能存在活动性伤口（图 46-4-8）。

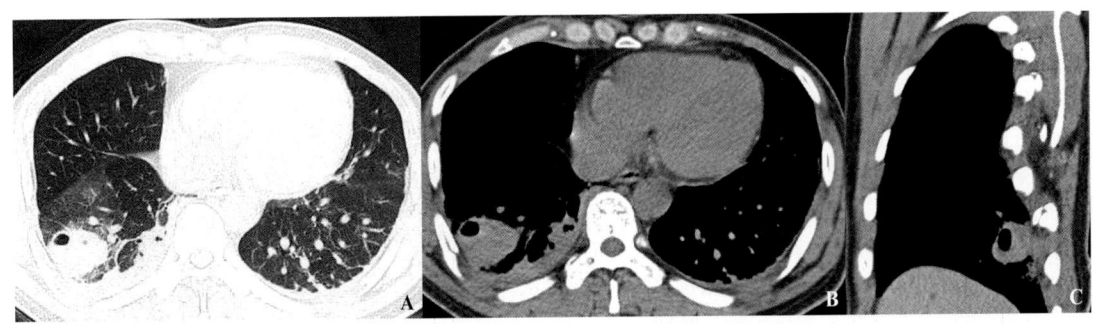

图 46-4-6　男性，33 岁。肺撕裂伤

CT 肺窗显示右肺内可见斑片状及磨玻璃样改变(A)，内可见一偏在含液平面气囊(A～C)，囊内壁光滑；纵隔窗显示相邻肋骨皮质断裂(B、C)，伴少量胸腔积液。

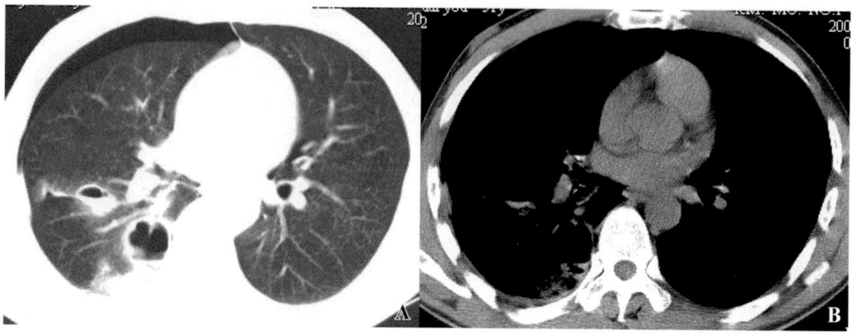

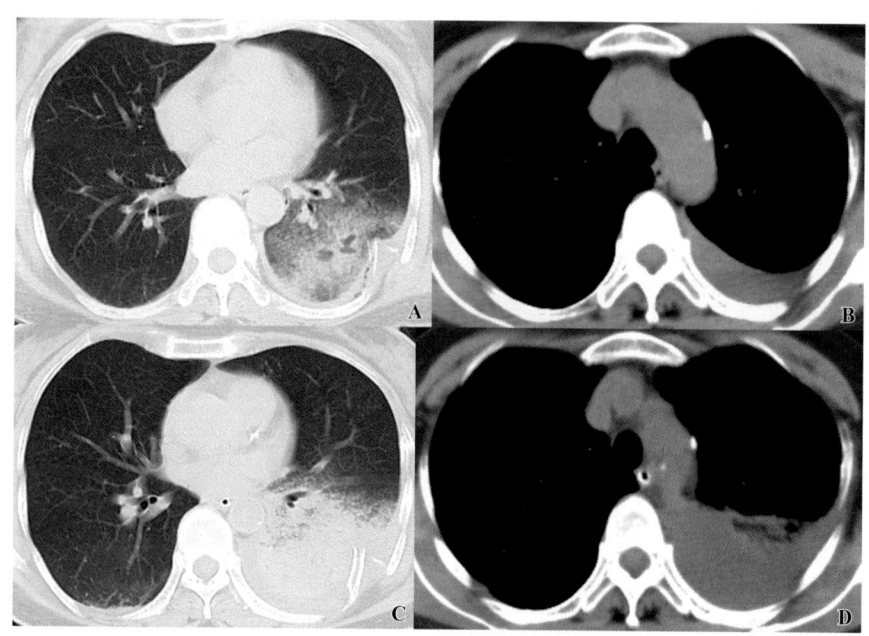

图 46-4-7 男性,51 岁。肺撕裂伤

CT 肺窗(A)显示外伤后右肺内可见 2 个液气囊,呈类圆形,壁较薄,边缘尚清,大液气囊位于肺外围胸膜下,其内可见线样分隔,周围可见片状高密度影;纵隔窗(B)显示右侧胸腔少量积气、积液。

图 46-4-8 肺挫裂伤演变

车祸后 1h 内。CT(A、B)显示左肺下叶大片状高密度影,边缘模糊,内部可见多发大小不等薄壁气腔及气泡,伴右侧胸腔积液;3 天后复查 CT(C、D)显示肺局部密度明显增高,渗出实变范围增大,胸腔积血量明显增加。手术探查下叶背段肺撕裂,抽出 700 mL 血性积液。

【诊断标准】

目前为止国内外尚无明确的肺撕裂伤诊断标准,有医生[6]通过查阅大量文献资料并结合自身多年的临床经验,总结肺撕裂伤的 CT 诊断标准如下。

(1) 明确的胸部外伤史。

(2) 胸部 CT 示肺部出现肺气囊或者气液平面,尤其是表现为银环征和/或杯中乳液征。

(3) 肺气囊或气液平面周围伴有肺组织挫伤。

(4) 合并有气胸、肋骨骨折或其他脏器损伤。

(5) 排除既有的肺部疾病,如结核、肺脓肿等,并排除其他既有的肺部疾病。

【鉴别诊断】

薄壁肺气囊肿应与先天性肺囊肿、囊状支气管扩张鉴别。

厚壁气囊应与肺结核空洞、肺癌性空洞、肺脓疡鉴别。多发小气囊并有部分实变应与金黄色葡萄球菌肺炎鉴别。

肺内球形血肿应与肺肿瘤及球形肺炎、包裹性积液鉴别。

严重的胸部外伤或复合伤,危重的呼吸道症状是肺撕裂伤诊断与鉴别诊断的先决条件。肺内斑片状或磨玻璃影,以薄壁为主的囊腔样改变和短期内复查病变明显吸收,囊腔缩小或闭合,是本病胸部 CT 表现的特点。

(王健 周朝阳)

参考文献

[1] 李高辉.外科手术治疗严重胸部外伤合并血气胸的临床分析[J].云南医药,2018,39:502-503.

[2] 史恒瑞,赵建民,江铭.肺撕裂伤的 CT 表现(附 14 例分析)[J].中国医学影像学杂志,2005,13:458-459.

[3] 唐军,李明,张毅军.多排螺旋 CT 在肺挫伤和肺撕裂伤诊断中的应用价值[J].创伤外科杂志,2014,16:477-478.

[4] 黄科峰,伍晓刚,朱安平,等.肺撕裂伤 23 例 CT 影像学特征分析[J].人民军医,2019,62:255-257.

[5] 刘成磊,孙志先,刘健,等.肺撕裂伤的 CT 诊断及分型[J].临床放射学杂志,2015,34:725-728.

[6] 于武江.肺撕裂伤的 CT 诊断及分型.中国医学影像技术,2008,24(6):905-907.

第五节 · 膈 外 伤

创伤性膈外伤包括钝性伤所致的膈肌破裂及锐器伤所致膈肌破裂。钝性伤所致的膈肌破裂多由于胸腹部巨大的压力差或膈肌强力收缩而造成。

钝性伤所致的膈肌破裂易致膈疝,而嵌顿的机会较少,且由于多为高能量损伤,常合并有腹腔其他脏器损伤[1]。锐器伤所致膈肌破裂则膈疝发生机会较少,但易致嵌顿;右侧膈疝发生率明显低于左侧[2],因肝体积较大不易疝入。

伴有膈肌损伤时称胸腹联合伤。

【发病机制与病理】

外伤性膈肌损伤易致创伤性膈疝(traumatic diaphragmatic hernia)系外伤引起膈肌破裂,腹腔脏器疝入胸腔。

腹部受到外力挤压,腹腔内压骤然增大,内脏冲击膈肌导致膈肌破裂,常发生于左侧膈肌。右膈其下因有肝保护和缓冲,故不易发生破裂。疝入胸腔的脏器可以是除直肠和泌尿生殖器以外的任何腹腔内脏器。

【临床表现】

创伤性膈疝多伴有其他部位或脏器的多发性、复合性损伤,伤情复杂,临床症状和体征因膈肌裂口的大小、疝入胸腔脏器的种类或多少、疝入胃肠道是否梗阻、胸内压力上升的情况,以及是否合并胸腔脏器损伤而轻重不一[3]。

胸部表现:以剧烈疼痛、呼吸困难为主要表现。

腹部表现:腹膜刺激征、腹腔脏器损伤表现、肠梗阻症状。

其他:如休克等。

【实验室检查】

膈外伤的实验室检查无特异性表现。

【影像学表现】

创伤性膈疝是膈肌撕裂的常见并发症,死亡率占30%。左侧多见,右侧有肝保护,故很少发生。

膈肌损伤的主要X线征象包括腹腔脏器内疝所致的团状软组织影。在X线透视下吸气时健侧膈下移,腹压增加时造成疝入胸腔的腹部脏器向上移。呼气时健侧上升,腹压减低使疝入的脏器下移。

膈疝形成时诊断膈肌破裂相对较易,X线表现为膈肌抬高、膈顶不规则、膈上出现团块影、胃泡影或肠腔液气面出现于膈上,或头低脚高位吞钡见膈上钡剂[4]。未出现膈疝时X线表现可为膈肌升高、膈面模糊,透视下膈肌活动减弱。

X线检查时,立位易致疝入器官复位,且血胸也易掩盖膈疝而导致漏诊,故应行头低脚高位X线片,腹部适当加压,必要时可先行胸腔引流,再行头低脚高位片检查。心包下方附着于膈的中心腱,且融合为一层,故此处的膈肌损伤即为心包的破裂。

创伤性膈疝的CT表现如下。

1. 直接征象·表现为膈肌轮廓不完整、变形缺如(图46-5-1),胸腔内出现充气或含液平的胃肠影和横膈上疝入的网膜影(网膜表现为脂肪密度影)[5]。

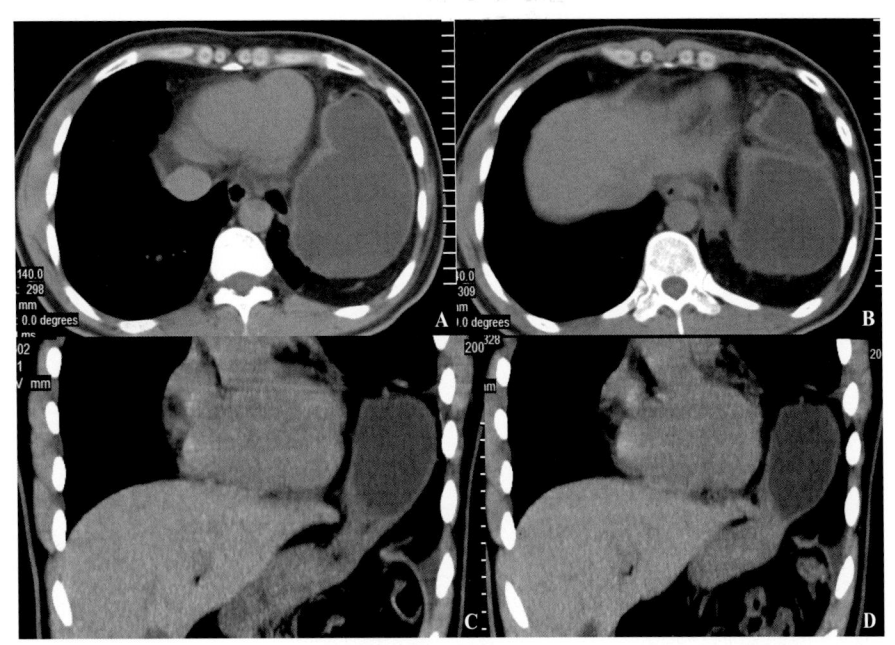

图46-5-1 膈疝

横断位CT(A、B)显示左下肺气、液囊腔,其周围脂肪组织包绕,脂肪组织内可见条状、圆点状血管影,左前胸壁肋间皮下脂肪密度局限性增厚;冠状位重建(C、D)显示膈肌轮廓不完整,可见部分缺如,胃自膈肌缺口处进入胸腔,左侧肋膈角处变钝,呈外高内低的"反抛物线"影,侧胸壁可见"幕状"掀起的胸膜影。

2. 胸腔内疝·①狭颈征:是由腹腔内的脏器经过膈肌撕裂的缺口处形成,其中由疝入胸腔的胃形成的狭颈征最具代表性。②悬挂征:CT图像悬挂征由撕裂膈膜的游离缘向内卷曲、远离膈膜壁而形成。③驼峰征:指的是疝入横膈膜上方的肝形成驼峰样形状[6]。

3. 其他征象·血肿、肠梗阻、胸腔和/或腹腔积血等。

实质脏器疝入胸腔较少,怀疑胃肠疝可做消化道造影即可确诊。Mumrray等[7]报道,CT诊断外伤性膈疝的特异性和敏感性分别为87%和61%。

当下胸部有伤口而腹部有体征:气腹、腹穿阳性、腹膜炎表现等,可明确诊断。

【诊断标准】

有学者[8]提出创伤性膈肌损伤诊断的金标准为手术所见,但出现下述情况时应考虑创伤性膈肌损伤的可能。

(1) 严重胸腹部外伤,尤其是下胸部及腹部闭合性损伤,出现胸闷、呼吸困难、呕吐等症并进行性加重时。

(2) 胸腔闭式引流或胸腔穿刺吸出液体性质与呕吐物相似时。

(3) X线检查疑似气胸,胸腔闭式引流困难或有明显阻力时。

(4) 胃肠减压管插入困难或进入胸腔时,以及X线/CT检查提示膈肌抬高,膈上胃泡影、液气面,或头低脚高位吞钡见膈上钡剂,或CT显示膈肌连续性中断时。

【鉴别诊断】

应与先天性膈疝鉴别。先天性膈疝也可能出现膈肌局部不连续,但其位于膈肌后外侧(更多在左侧)的特定位置,加上无外伤史,无其他创伤征象,可鉴别。

(王健　张雨涵)

参考文献

[1] 赵山红,高劲谋,韦功滨.胸腹联合伤33例救治[J].创伤外科杂志,2005,7:343-344.

[2] 李兴胜,王世锦.胸部外伤的CT诊断[J].实用医技杂志,2005,12:2521-2523.

[3] Zhao L, Han Z, Liu H, et al. Delayed traumatic diaphragmatic rupture: diagnosis and surgical treatment [J]. J Thorac Dis, 2019, 11:2774-2777.

[4] 吴圣峰,夏云宝.外伤性膈肌损伤的X线及CT诊断价值[J].医疗卫生装备,2017,38:72-74,93.

[5] Panda A, Kumar A, Gamanagatti S, et al. Traumatic diaphragmatic injury: a review of CT signs and the difference between blunt and penetrating injury [J]. Diagn Interv Radiol, 2014, 20:121-128.

[6] Desir A, Ghaye B. CT of blunt diaphragmatic rupture [J]. Radiographics, 2012, 32:477-498.

[7] Mumrray JG, Caoili E, Gruden JF, et al. Acute rupture of the diaphragm due to blunt trauma: diagnostic sensitivity and specificity of CT [J]. AJR, 1996, 166:1035-1039.

[8] 向毅,杜成华,郑军,等.创伤性膈肌损伤26例的诊断与治疗分析[J].实用医院临床杂志,2010,7:78-80.

第四十七章
膈肌疾病

第一节·膈疝

膈疝(diaphragmatic hernia)是由于膈肌先天性缺损、薄弱部位或外伤引起膈肌裂口,使腹腔脏器和组织进入胸腔的病理状态。膈疝的分类不一,临床以病因和病理结合可分为先天性膈疝、食管裂孔疝和创伤性膈疝三类。

一、先天性膈疝

(一) 胸腹膜裂孔疝

胸腹膜裂孔疝(pleuro-peritoneal hiatus hernia)又称腰肋三角区裂孔疝,1848年由Bochdalek首先报道,故又称Bochdalek孔疝。它是由于横膈和背侧系膜与胸腹膜未完全融合而形成。胸腹膜裂孔疝是最常见的先天性膈疝,占70%~75%,约85%发生于左侧,但亦可发生于右侧或累及双侧,多见于婴幼儿(常为先天性)及老年人(约为老年人口的6%)[1]。

疝入的脏器与裂孔的大小及部位有关,小者为后腹膜脂肪和肾上极,大者可包括脾、胃肠道及肾等多个脏器组织。由于无胸腹膜的包绕,故无疝囊。

部分病例可合并同侧肺发育不全。25%的患者伴有中枢神经系统异常、肠旋转不良或动脉导管未闭等。

【发病机制与病理】

一般认为在胚胎发育过程中,胸腹膜与横膈融合不完全,则在组成膈肌的肋骨部与腰部之间形成较大的膈肌缺损,使大量腹腔脏器进入胸腔[2]。另一种观念则认为肺发育不良可能是胸腹膜裂孔疝发生的主要原因[3]。

胸腹膜裂孔疝的解剖严重程度和病理生理后果取决于胸腔内突出的腹部器官的范围和持续时间,抑制肺的正常生长,并导致心脏、肺循环、肺实质和气道的结构和功能变化。肺的变化包括细支气管末端分支减少,导致腺泡发育不全,肺泡减少,气体交换面积减少,肺泡壁增厚,间质组织增加。

肺血管床也受到影响。此外,血管反应性改变可能导致持续性肺动脉高压的"可逆"成分,这可能是由于自主神经支配失衡,肺动脉内皮依赖性舒张受损及血管收缩剂和血管扩张介质之间的失衡[4,5]。

【临床表现】

临床表现与膈肌的裂孔大小有关。

若裂孔小可无症状,但狭小的疝口亦可造成疝入的胃肠绞窄和坏死。

若缺损大,大量腹腔脏器如胃、肠、大网膜、脾、肝、肾等均可疝入胸腔,致使肺和心脏受压移位,引起肺发育不全。

患者可有恶心、呕吐、腹痛、胸闷、气促、心动过速、发绀等症状,严重者可发生呼吸、循环衰竭。胸部患侧叩诊浊音或鼓音,可闻及肠鸣音。

【影像学表现】

胸腹膜裂孔疝的影像学表现取决于疝的大小和内容物。小的胸腹膜裂孔疝多表现为横膈局部缺损伴有向膈上突起的球状或囊状病灶,边缘清楚光滑,通常不伴有邻近脏器的移位(图47-1-1),此时应注意与局限性膈膨升、靠近膈肌的胸内病变鉴别,膈肌的连续性中断,囊内容物下方、前方观察到连续的膈肌是鉴别要点(图47-1-2)。

大的胸腹膜裂孔疝在胸部X线片上表现为一侧胸腔下部或整个胸腔密度增高(图47-1-3),密度增高影上缘失去正常膈肌形态,CT轴位肿块与胸壁广基底相连,叶间裂终止于该肿块的边缘,相邻肺组织小,内部纹理扭曲(图47-1-3),可出现压迫性肺萎陷,相邻纵隔及心脏向健侧移位(图47-1-3和图47-1-4),膈肌缺失范围大。

CT冠状位及矢状位重建有助于显示横膈的断裂、评估缺失的范围,分辨突入胸腔的腹腔内组织、器官(图47-1-1和

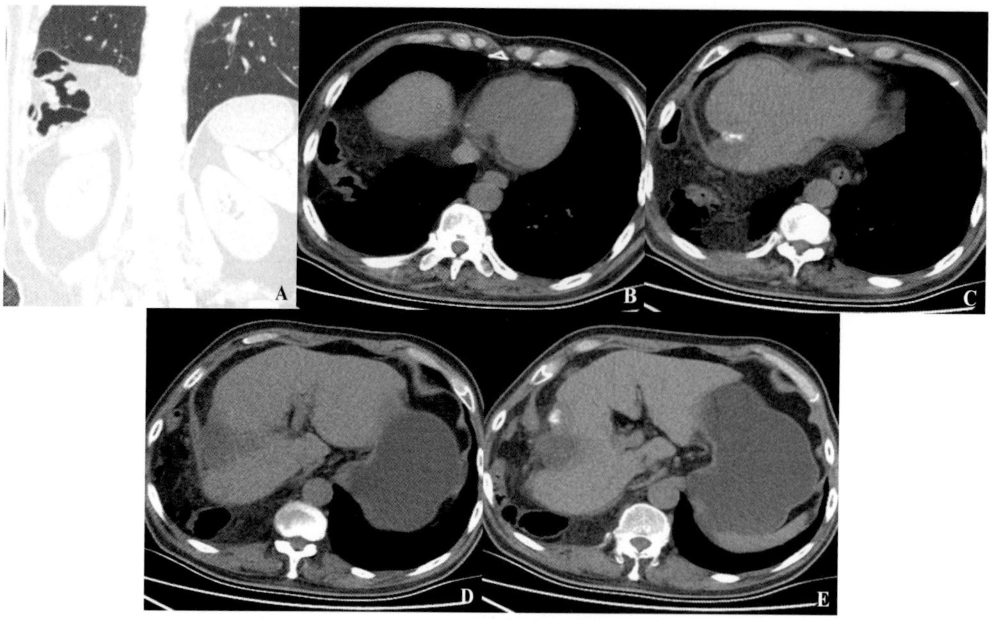

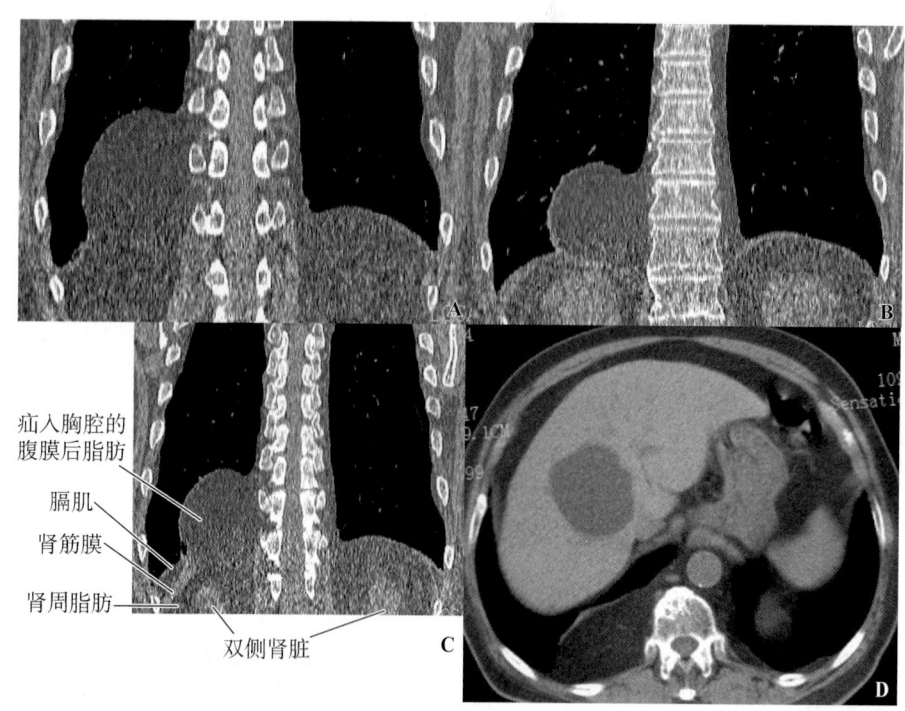

图 47-1-1　女性,46 岁。右侧膈疝
CT 肺窗冠状位(A)显示右下肺混杂密度影,轴位纵隔窗显示该阴影为含气肠管及其系膜(B~D);右肋膈角处膈肌局限性缺如(E)。

图 47-1-2　右侧膈疝
A 显示靠近脊柱旁脂肪密度影,肿块与膈肌成钝角相连,似为局部膈膨升;B 为前方层面显示囊腔下缘细线样高密度影包绕肿块,肿块与膈肌呈锐角相连,似为膈上病变;C 是位于 A 和 B 中间的平面显示肾周筋膜向上方移行并包绕肿块,膈肌在肿块边缘消失,提示膈疝;轴位显示肿块前方膈肌受压移位,肿块内脂肪与腹主动脉周围脂肪相延续(D)。

图 47-1-4)。如果为消化道的疝入,胸部 X 线片表现为胸腔高密度影内含有充气的消化管道阴影(图 47-1-1 和图 47-1-3),常伴液平面,借助于消化道钡餐造影可得到确诊。如果疝入物为实质脏器,如肝、脾、肾,则表现为膈上密度均匀、边缘清楚阴影,CT 可显示这些脏器的形态及密度特点(图 47-1-3 和图 47-1-4)。如果疝入物为单纯腹膜后脂肪或肠系膜脂肪,此时 X 线片呈稍低的均匀密度,边缘清楚,CT 上呈低密度,CT 值-(80~120)HU(图 47-1-2)。当疝入物存在多种成分时,表现为混杂密度肿块(图 47-1-1,图 47-1-3~图 47-1-5)。

X 线片对本病诊断具有提示意义,确诊常需要其他影像学检查协助。与 X 线片相比,CT 不仅能清晰分辨疝的内容物,而且能直接显示膈肌的缺失,确诊本病,尤其是冠状位及

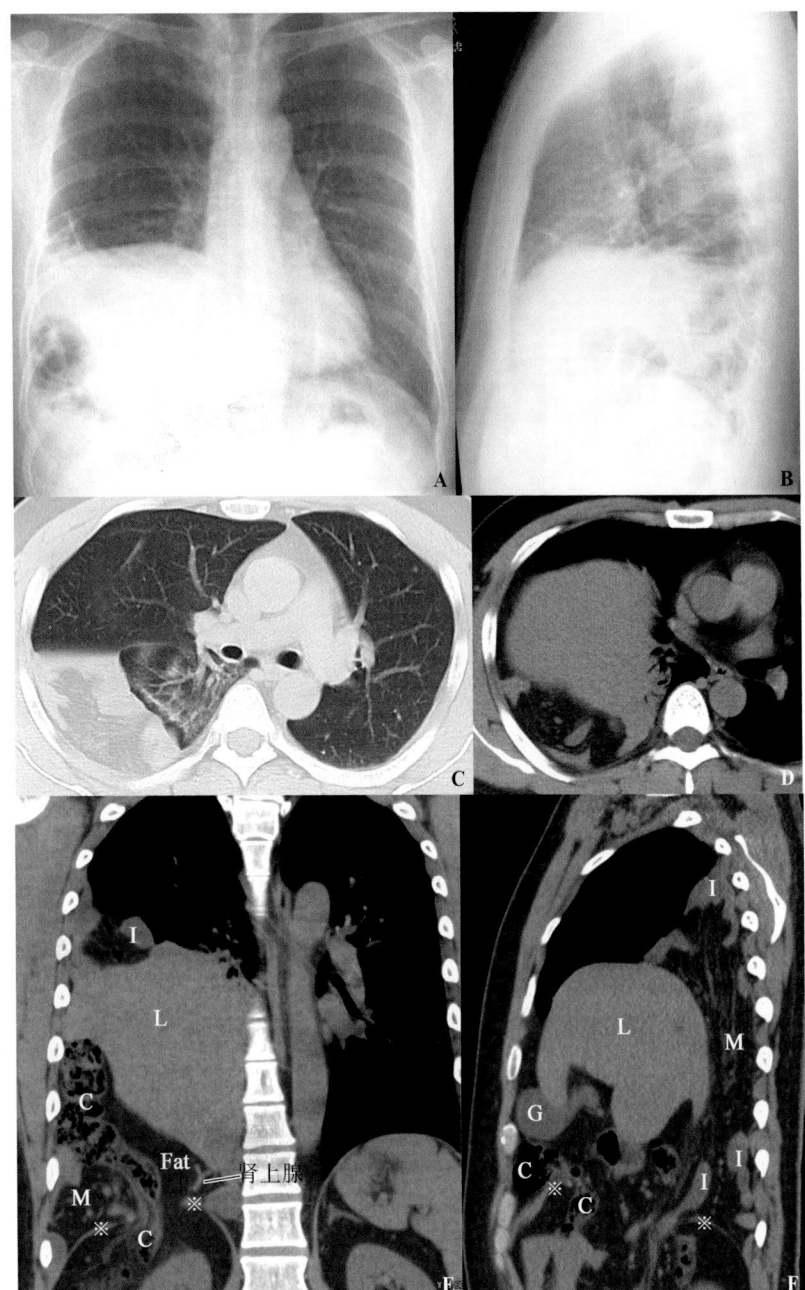

图 47-1-3 右侧膈疝

胸部正、侧位 X 线片显示右侧下胸部密度增高,内部密度不均匀,外后部分可见气体样低密度影,高密度上缘失去膈肌内高外低、前高后低的状态特征(A、B);CT 肺窗(C)显示病变位于右后壁,广基底与胸壁相连,与胸壁成钝角,相邻右肺下叶肺体积缩小,血管支气管束扭曲,肺内见小片絮状磨玻璃样密度,纵隔向左移位;纵隔窗(D)显示病变前内密度均匀,外后密度不均匀,内含脂肪及血管;冠状位(E)及矢状位(F)显示膈肌(※)连续性中断,膈上方可见多种组织(L 为肝,G 为胆囊,I 为小肠,C 为结肠,M 为肠系膜及其血管,Fat 为肾周脂肪)。

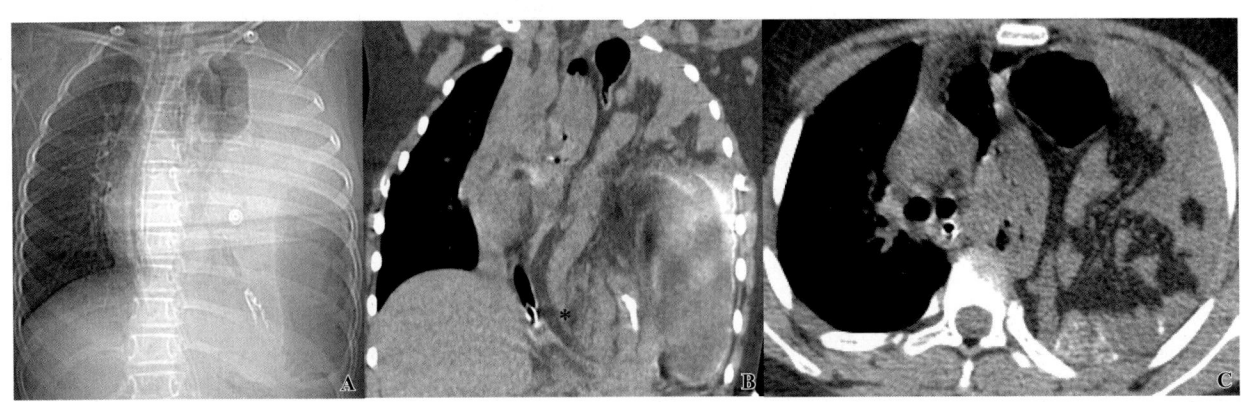

图 47-1-4 左侧膈疝

胸部 X 线片(A)显示左侧胸腔绝大部分密度增高且不均匀,外下可见气体样低密度影,内下可见不规则致密影,胃管影弧形突向健侧;CT 冠状位(B)显示膈肌(*)下移并呈反弓形,膈肌连续性中断,腹腔脏器经该处突入胸腔,膈上可见扭曲肠袢影,X 线平片所见致密影系胃肠道内残留的造影剂(C)。

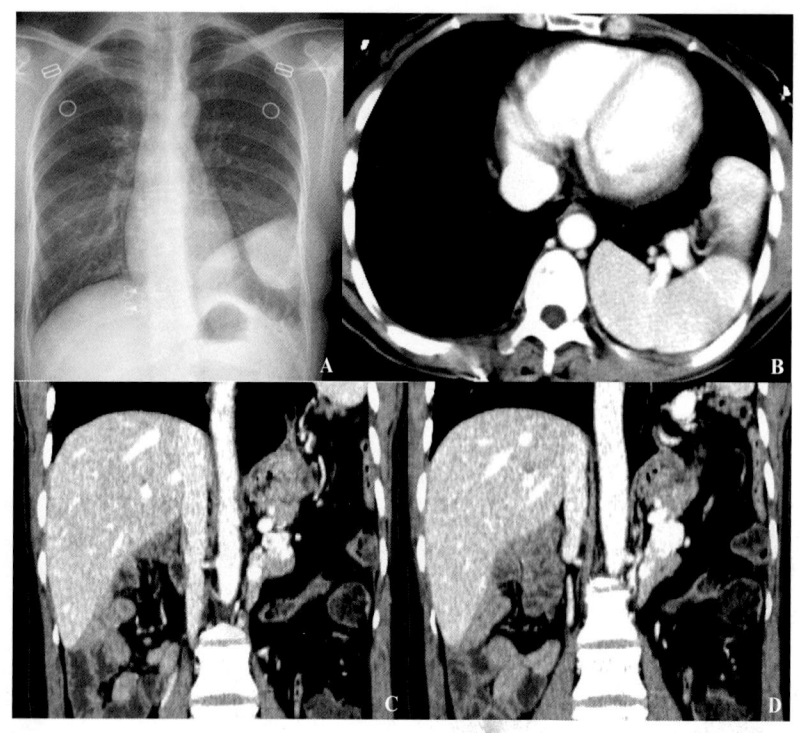

图47-1-5 女性,44岁。左侧膈疝

胸部X线片(A)显示左膈顶上不均质高密度影,膈顶下可见胃泡影,左膈顶略低于右膈顶;CT纵隔窗(B)显示左膈顶上方的高密度影为脾,冠状位(C、D)显示脾、肠管及部分系膜自后胸壁进入胸腔。

矢状位重建。对于纵隔、心脏的移位,CT较X线片敏感(图47-1-3),此外CT还能对肺并发症、肺发育畸形进行评估。

MRI表现基本同CT表现。小的胸腹膜裂孔疝脂肪在MRI上呈短T1和长T2高信号。大的胸腹膜裂孔疝MRI上为胸腔内信号不均匀影,有时冠状面MRI及MPR可见胸腹腔相连续的肠襻影。

超声常可以显示胎儿横膈的连续性中断、胸腔内容物和纵隔移位,但对于成人,由于肠道及胸腔气体的干扰,其显示效果不如胎儿。

【诊断标准】

(1) 严重的胸腹膜裂孔疝通常有出生后呼吸窘迫,早期胸部X线片可能显示一侧胸部不透光,短期内复查则见患侧胸部呈多个囊状透光区表现,与腹部的肠腔胀气表现相似,一般不须行钡餐检查。

(2) 成人或年长儿童胸部X线片通常表现为后纵隔软组织肿块或囊状透光区,钡餐检查和CT有助于确定诊断。

【鉴别诊断】

1. 先天性膈膨升 发病年龄较大,症状较轻,X线平片可见患侧向上膨升的膈肌形态,充气的胃肠道位于膈下腹腔内。

2. 气胸 大量气胸常由原发病引起,肺虽被压缩但不见胃肠充气影。

3. 先天性肺囊性病 尤其是多发性病变,X线片上类似充气的肠曲,但横膈形态正常,腹部见充气的正常的胃肠道。

4. 新生儿吸入性肺炎 有难产、羊水吸入史,往往为两侧病变,两侧横膈位置正常。

(二) 胸骨旁裂孔疝

胸骨旁裂孔疝(parasternal hiatus hernia)又称胸肋三角区裂孔疝,1761年由Morgagni首先报道,故又称Morgagni孔疝,为另一种较少见的先天性膈疝。

胸骨旁裂孔疝大多位于右侧胸骨旁或胸骨后,由于疝入胸内的脏器通常有胸或腹膜包绕,所以有疝囊,疝囊一般不大,疝内容物大多为大网膜,有时出现部分肝、结肠、胆囊或部分胃组织[5]。

【发病机制与病理】

由于剑突和第7~12肋骨内侧的两组肌肉在胚胎时期发育障碍,导致剑突的肌束发育不全或未能与起源于肋骨部的膈肌相交接,在胸骨旁形成缺损,导致腹腔内的组织或器官经该孔进入胸腔。

疝内容物大多为大网膜,部分胃或结肠可经胸骨旁裂孔疝入胸内。疝囊一般不大,且病变大多位于右侧胸骨旁或胸骨后。

【临床表现】

胸骨旁膈肌裂孔疝在童年很少有症状,40岁以后或腹内压增加时(如创伤或肥胖)才出现症状。季肋部不适是较常见的症状,有时兼有肩背部疼痛,少数还可有腹痛、腹胀及呕吐等症状,有文献报道少数患者还可出现肠梗阻症状,多数无任何临床症状。

【影像学表现】

X线表现为右膈上或右心膈角处可见密度增高影,病变内部密度均匀或不均匀,若为消化管,则密度不均匀,其内可见含气消化管影;全消化道钡餐检查可见造影剂进入胸内,并与X线片上所见的心膈角旁的含气消化管影或密度增高影相符,可明确胃肠道疝的疝入部分。

若结肠疝入时,钡灌肠检查可见倒置的V形或U形横结肠影像;大网膜疝或肝疝时,可见半圆形边缘清楚密度增高阴影,侧位X线片示高密度影位于前肋膈角。

X线平片多用于筛查,较难确诊(图47-1-6)。钡剂造影对于疝内容物为胃肠道的确诊具有定位、定性的诊断价值,但对于非胃肠道的疝则准确性有限。

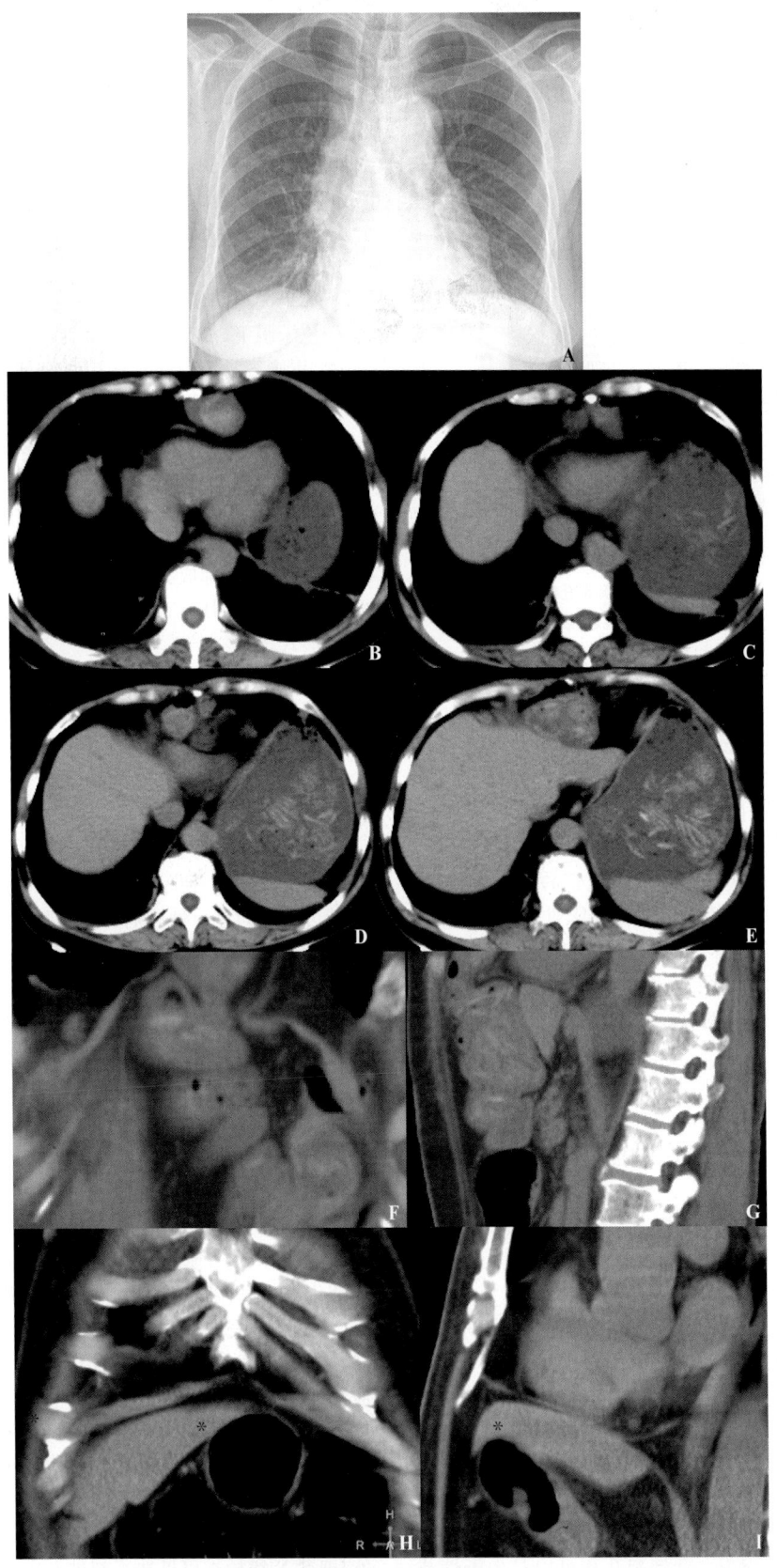

图47-1-6 胸骨旁裂孔疝

胸部X线片(A)膈上未见具体肿块性病变;B~E显示胸骨与心脏之间不均匀密度肿块,心脏受压变形(A),肿块内可见气体影及不均匀食糜影(与胃内容物相似);与正常冠状位(F、H)左右膈肌(*)未吻合,与正常矢状位(D)相比,本例患者(G)膈肌(*)未达胸骨后缘,肠管经该缺损向上行至胸腔。

CT和MRI检查不仅能确定诊断,而且可判定疝内容物的组织学类型。典型的CT表现是心脏前方区域前膈肌的连续性中断,腹膜内组织器官经该缺口进入胸骨和心脏之间,形成胸骨后外侧膈上局限性隆凸影,边缘光整(图47-1-6)。

若为网膜疝,显示与膈下腹部脂肪组织相连的脂肪密度肿块,CT值为—50 HU以下,增强扫描于疝囊内可见纤细血管影。若为结肠或部分胃组织,则可密度不均匀,有气体及气液平面(图47-1-7)。若为部分肝疝,则无论平扫或增强扫描,均与肝密度一致。

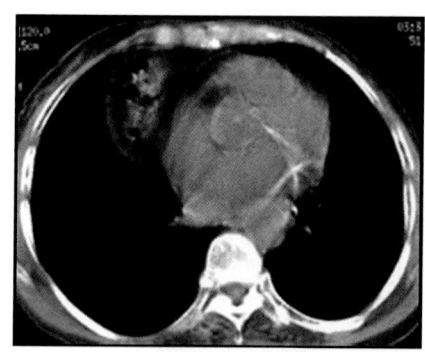

图47-1-7 女性,75岁。胸骨旁裂孔疝
CT纵隔窗显示右下胸腔前部、下纵隔右旁见混杂密度影,边缘光整,内可见不规则气体影及不规则片状脂性密度影,向下与腹腔内肠道相通。

因此,对胸部X线片上表现与膈肌相连的边缘光滑的肿块,在CT扫描时应包括上腹部。近年来,多层CT的后处理技术日趋成熟,采用不同的后处理技术,可以很好地显示发病的位置与判断疝所包括的内容。

对于胸骨旁裂孔大网膜疝而言,MRI检查具有特征性。疝入部位可见脂肪信号肿块或网膜上小血管的线样低信号。增强MSCT/MPR影像可清楚显示横膈局限性缺陷区,并可分辨出疝入组织。

【诊断标准】
(1) 胸部X线片示前心膈角处软组织肿块、囊状或多囊状阴影。
(2) 钡餐检查见钡剂进入胸部X线片上所示阴影内。
(3) CT扫描提示胸部的软组织肿块为脂肪密度,并与腹部脂肪组织相连,或无论平扫及增强扫描,均与肝密度一致。

【鉴别诊断】
1. 心包囊肿 · 与心脏关系密切不可分割。呈囊性改变,透视下可见其形态、大小随呼吸而改变。超声、CT、MRI显示与心包相连的囊性病变,横膈完整。
2. 心包脂肪垫 · 冠状面MRI可以显示疝的内容物与膈下相通,从而有助于与心包脂肪垫鉴别。

二、食管裂孔疝

食管裂孔疝(hiatus hernias,HH)是指胃食管结合部及腹段食管,或腹腔内组织经食管裂孔及其周围间隙疝入胸腔内。我国发病率为3.3%,好发于40岁左右成人,女性多于男性,腹内压升高是常见原因[6]。食管裂孔疝可以是先天性或后天性;小儿多见先天性,成人则多见于后天性。

根据解剖学特点一般分为四型,即滑动型、单纯型、混合型和多器官型,其中95%以上为滑动型。

【发病机制与病理】
其发病机制包括各种原因导致的腹内压增高,如妊娠、肥胖、慢性便秘、咳嗽等,食管缩短及膈肌食管裂孔的增大。食管裂孔疝分为四种类型[7,8]。

1. 滑动型食管裂孔疝 · 膈食管裂孔的扩大和食管旁韧带的松弛,使得胃食管连接处和胃的某些部分(主要是胃贲门)移位到横膈膜上方,但胃轴向位置保持不变。其症状随着疝的增大而加重。

2. 单纯型食管旁裂孔疝 · 此型胃食管连接处保持在正常的解剖学位置,胃体部经扩大的食管裂孔在食管旁疝入胸内。如果突出的疝长期不能恢复,则容易发生嵌顿,胃食管连接处位于膈下,故很少有胃食管反流症状。由于其位置保持不变,胃则容易沿胃食管连接处轴向旋转,从而导致胃脾韧带及胃结肠韧带松弛,进一步促进各种类型腹外疝的发生。

3. 混合型食管旁裂孔疝 · 为前两种的混合型,胃底及胃食管连接处均疝入胸腔。胃食管连接处并不是固定的,而是在横膈膜上移动。

4. 多器官型食管旁裂孔疝 · 除了胃以外,其他结构如网膜、结肠或小肠都成为疝囊的一部分。该型与膈食管膜的较大缺损有关。因此,它可以被看作混合型食管裂孔疝的一种加重形式。

【临床表现】
食管裂孔疝被认为是胃食管反流病(gastroesophageal reflux disease,GERD)病理生理学的一个重要因素,滑动性食管裂孔疝与GERD症状最为接近,发病初期多表现为反酸、胃灼烧感。

单纯型食管旁裂孔疝则可能并发疝入的胃部形成溃疡、出血和并发嵌顿、梗阻、胃扭转、坏死和穿孔,合并急性胸内胃扭转可表现为进行性胸痛和严重呕吐。完全胃梗阻的患者可表现为Borchartd三联征,出现严重的上腹痛、干呕。

食管裂孔疝临床症状轻重不等,主要决定于疝的大小和胃液反流的程度。常见的症状有胸骨后或上腹部饱胀、胃灼热感、恶心、体位性胃液反流、嗳气。平卧、弯腰俯伏或入睡后症状加重。胃液反流入呼吸道可引起呛咳、吸入性肺炎。食管黏膜糜烂和形成溃疡可引致食管炎,历时较久者可形成下段食管瘢痕狭窄,呈现吞咽困难。巨大的食管旁疝还会压迫心脏危及生命。

另外,严重的患者在膈肌裂孔附近会出现沿胃皱襞的线样糜烂(Cameron糜烂),长期Cameron糜烂有时会引起慢性上消化道出血,随着时间推移甚至出现慢性缺铁性贫血[8]。

【影像学表现】
胸部X线片可以辨别软组织密度影并判断胸腔内有无气液平面的出现,心影后方出现气液平面是食管旁疝的特征性表现(图47-1-8)。当小肠疝入胸腔时可出现气体影,如疝内容物不含气体,则表现为心影局部密度增高,左侧心膈角模糊或消失。

胸部X线片是筛查食管裂孔疝简单常用的方法。除此之外,钡餐X线检查可见造影剂进入疝囊内,并可确定疝的存在及大小(图47-1-9),同时还可以观察贲门的功能情况及有无反流性食管炎等并发症。

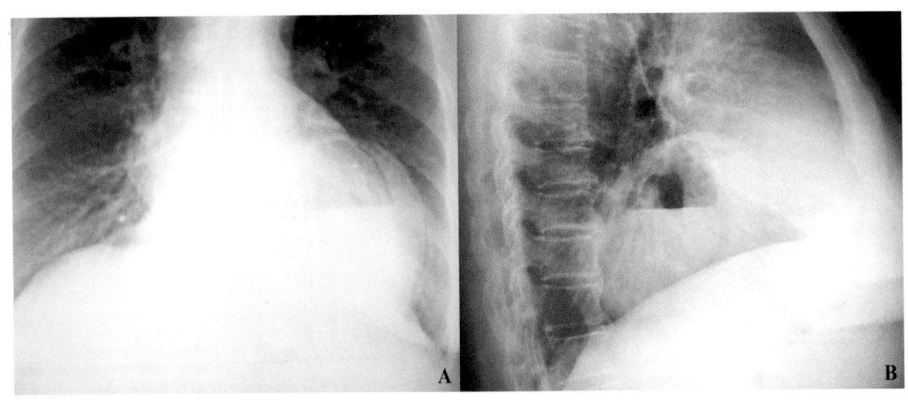 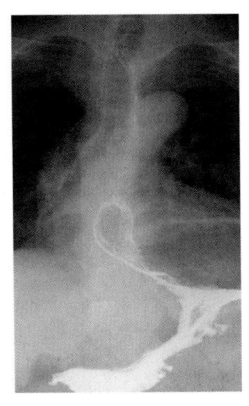

图 47-1-8　食管裂孔疝
胸部线正、侧位片（A、B）显示心影后方巨大的球形影，内含大的气液平面。

图 47-1-9　食管裂孔疝
正位钡餐X线检查显示造影剂进入疝囊内。

1. 滑动型食管裂孔疝　常见于老年人，表现为直立位时疝消失，平卧和/或腹部压力增加时疝出现。临床症状多样且间歇性出现，表现为与进食有关的节律性疼痛，常伴有反流性食管炎，平卧导致症状加重是其特点。

由于疝囊的可复性是本病的特点，因此胸部X线平片作为一种静态检查容易漏诊，故对本征的确诊价值有限。而X线钡餐检查，它是一种动态检查，在检查时采用大量口服钡剂增大腹压的方式来诱发疝囊，因此对本病具有确诊价值。

本病具有间歇性发作的特点，疝囊并不会总是出现，故对于临床症状不典型又确需诊断的患者需要反复检查以证实其存在。其典型X线钡餐检查的表现为：卧位或头低足高或腹部压力增加（如高深吸气）时，食管贲门上移至膈肌以上，膈食道贲门角（His角）变钝，贲门向上牵引呈幕状，钡剂自胃内反流入食管。当立位或腹压下降时食管贲门和胃滑回正常位置（图47-1-10）。其他表现还包括[9]：

（1）膈上出现疝囊：即部分胃底呈囊状影（图47-1-11），位于膈上，称膈上疝囊。疝囊上界有时直接与管状食管相连，与管状食管之间有一收缩环，即上升的食管下括约肌收缩形成的环，称A环。疝囊下界为食管裂孔所形成的环状缩窄（图47-1-12），此缩窄区，在充盈舒张状态下常宽为2cm（正常胃食管前庭通过食管裂孔宽度<2cm）。在胃钡餐检查时，采用头低足高卧位，增加腹压检查，疝囊更易显示。

（2）膈上出现粗糙且迂曲的黏膜皱襞，与膈下的胃黏膜皱襞相一致（图47-1-11）。

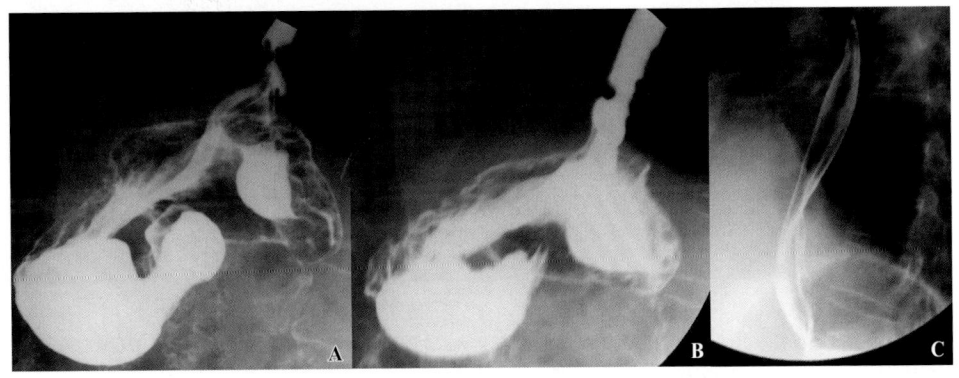

图 47-1-10　食管裂孔疝（滑动型）
钡餐X线检查左后斜（A）显示膈上食管局限性狭窄（即贲门），其下方管腔陡然扩大，黏膜宽大与膈下的胃黏膜皱襞相一致；转动体位（B）见胃内钡剂反流入食管，贲门向上牵引呈幕状；立位（C）显示疝囊消失，食管贲门和胃回归正常位置。

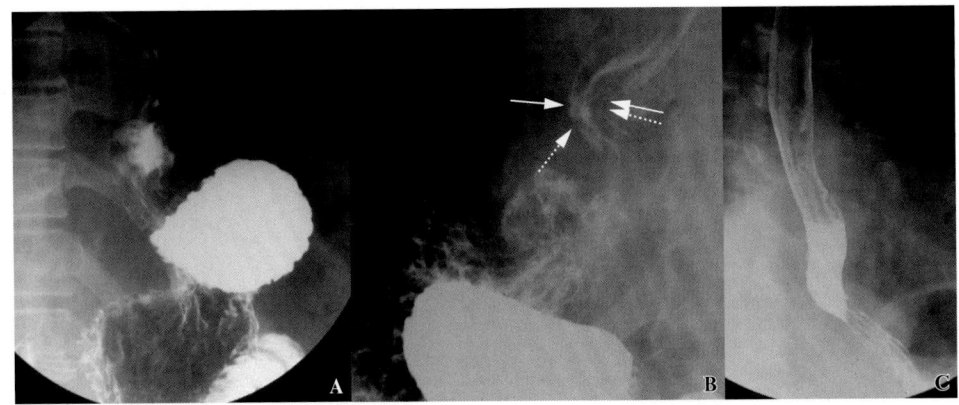

图 47-1-11　食管裂孔疝（滑动型）
钡餐X线检查仰卧位（A）显示膈上局限增宽的管腔内黏膜粗糙且迂曲，与其上方食管黏膜不同；俯卧位（B）显示A环和B环；立位（C）显示疝囊消失，食管贲门和胃回归正常位置。

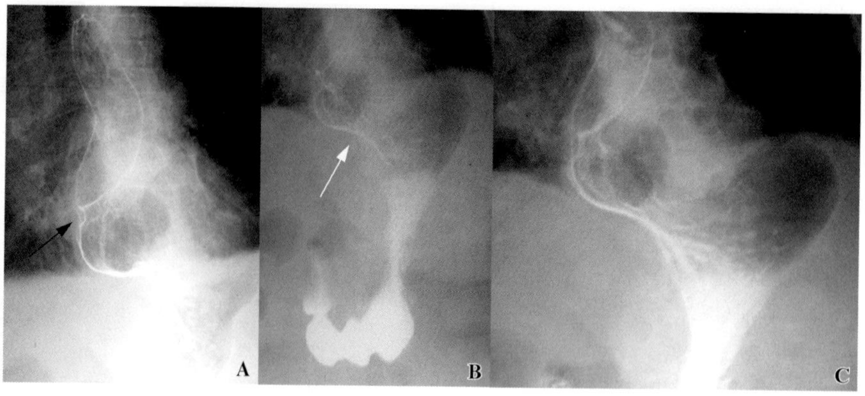

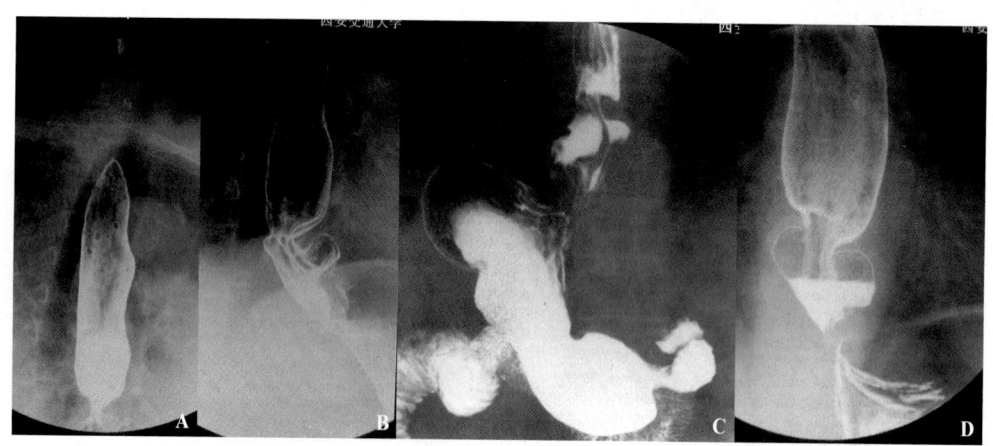

图 47-1-12 食管裂孔疝

钡餐 X 线检查显示膈上疝囊,疝囊上界与管状食管相连,管状食管有一切迹(A,黑箭),疝囊下界为食管裂孔所形成的环状缩窄(B,白箭),疝囊内可见粗大迂曲的胃底黏膜皱襞(C)。

(3)膈上食管胃环的出现,当胃食管前庭段上升,其内衬上皮交界环位于膈上,管腔呈舒张状态时,表现为管腔边缘的膈状切迹,即食管胃环或称 B 环。食管胃环所形成膈状切迹,浅时仅深 1~2 mm,厚 2~3 mm。若 A 环或 B 环同时显示,两者间距 2~3 cm(图 47-1-11)。

下食管括约肌上升和收缩(图 47-1-13)在疝囊之上方,常可出现一个宽约 1 cm 左右环状收缩,即收缩和上升的食管下括约肌或称 A 环。特别在服多量钡餐检查时,食管和疝囊交界处呈收缩状态时,此 A 环显示深,在疝囊仅 2~3 cm 时,出现 A 环,对滑动性食管裂孔疝具有重要诊断意义,且有助于与膈壶腹区别。

2. 单纯型食管旁裂孔疝 其特点是胃底部分位于膈上,但贲门仍位于膈下,疝入膈上的胃经过食管裂孔疝行至食管的左前方(图 47-1-14)。

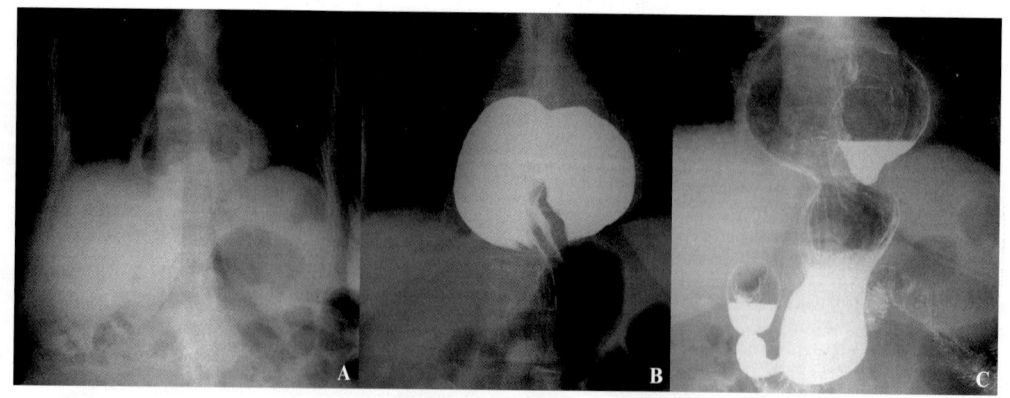

图 47-1-13 食管裂孔疝

钡餐 X 线检查显示食管短小(A),与胃相交于膈上;膈上可见囊状扩大的疝囊,疝囊上界与管状食管相连,管状食管有一切迹(B、D);疝囊下界为食管裂孔所形成的环状缩窄(C、D);立位(图 D)疝囊大小较卧位无明显变化。

图 47-1-14 食管旁裂孔疝(单纯型)

胸部 X 线片显示纵隔内见含气囊袋影(A)胃底疝入纵隔内,贲门位于纵隔下(B、C)。胃充盈呈钩形,黏膜规整。

3. **混合型食管旁裂孔疝** 该型为前两种的混合型，胃底及胃食管连接处均疝入胸腔（图 47-1-15）。

4. **多器官型食管旁裂孔疝** 除了胃以外还有其他腹部脏器如脾、胰腺、结肠、小肠或大网膜，通过膈食管裂孔进入后纵隔腔。由于膈食管裂孔和膈食管膜韧带上的缺损不断增大，不仅有足够的空间供胃，也可供其他腹部器官在横膈膜上方移位。

胸部 CT 扫描有时可发现膈上软组织团块影或脂肪密度团块影，边缘光滑清楚。显示膈肌的食管裂孔扩大，并可见通过此扩大的裂孔疝入胸腔内的胃、肠及代表大网膜的团块状脂肪密度肿块。其特殊表现为胸腔胃粘连征、电缆线征、束腰征、阳性血管征。常见的有下列几种类型。

(1) 于食管裂孔上后方纵隔软组织内，见充盈造影剂，或包含水、空气并有液平面，显示疝出的胃囊（腔）。连续层面扫描可显示其上与食管、下与胃相连接（图 47-1-16）。

(2) 食管裂孔疝时，由于网膜同时疝入，因而在疝入胃囊（腔）周围可显示增多的脂肪密度影（图 47-1-17），此系滑动型食管裂孔疝的间接征象。

(3) 单纯型食管旁裂孔疝，部分胃疝入胸腔；疝入的胃囊（腔）与食管下段平行（图 47-1-18），食管胃的连接处位于正常膈下。

(4) 多器官型食管旁裂孔疝，在膈以上可以看到多个腹部脏器（图 47-1-19）。

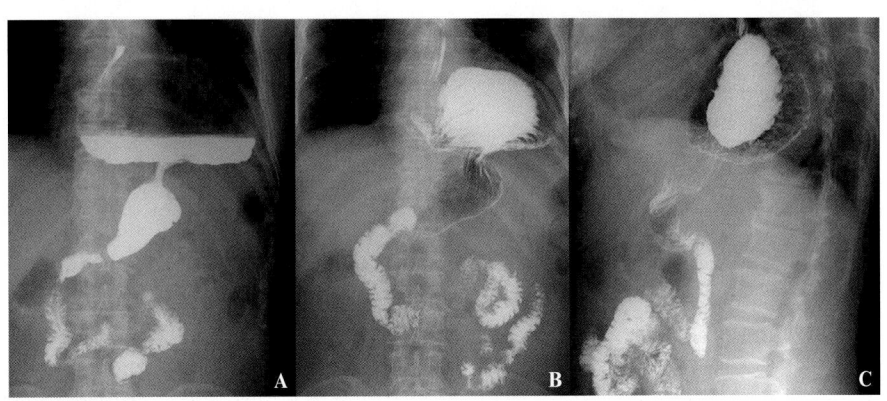

图 47-1-15 食管裂孔疝
钡餐 X 线检查显示膈上球形疝囊，疝囊上界与管状食管相连，管状食管有一切迹（A），疝囊下界为食管裂孔所形成的环状缩窄（B），使胃呈葫芦状，疝囊内可见粗大迂曲的胃底粘膜皱襞；立位（C）显示疝囊大小及位置大小无变化，膈下无食管。

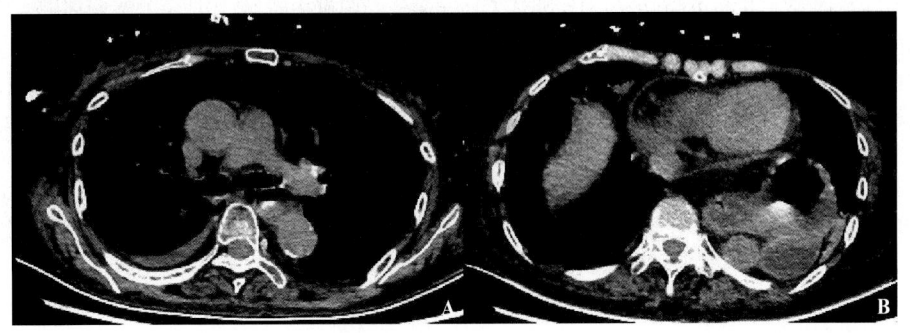

图 47-1-16 食管裂孔疝
CT（A、B）显示食管裂孔后上胸膜腔水样密度囊囊腔与腹腔内的胃腔相通。

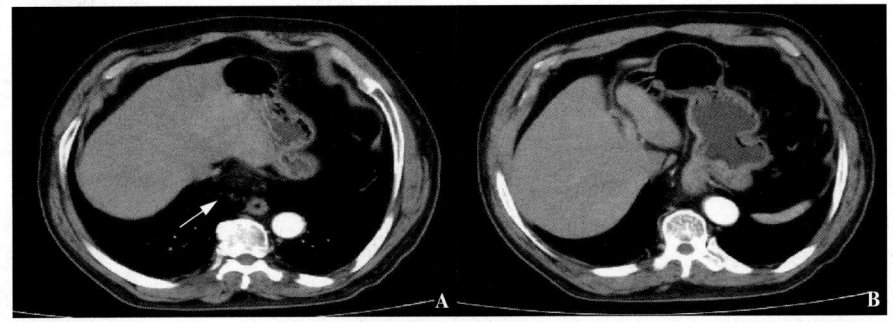

图 47-1-17 食管裂孔疝
CT 轴位（A、B）显示脂肪密度影经该孔进入胸腔内，食管区域管状结构内黏膜粗大，向下延伸至胃囊。

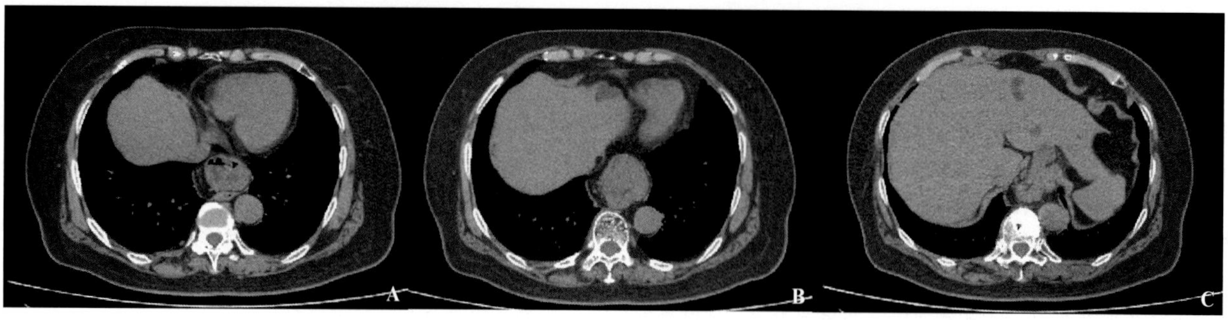

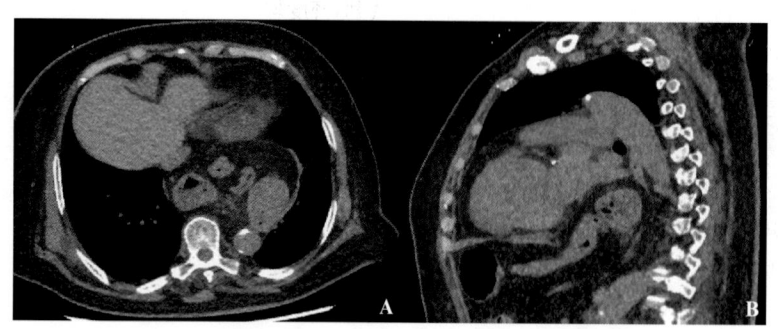

图 47-1-18 食管裂孔疝
CT 轴位显示食管旁见异常含气、含液影(A),下面连续两个层面食管与其融合,向下延续为胃,该影内可见胃黏膜影(B、C)。

图 47-1-19 食管裂孔疝
CT 轴位(A)、矢状位(B)显示胃、小肠、肠系膜通过裂孔进入胸腔内。

在 MRI 的轴位图像上,表现为膈上混杂信号囊状肿物、外形呈球状或蘑菇状,内部信号不均匀,含有气体、液体、信号及形态各异的食物。

冠状位、矢状位可清楚地显示疝囊与横膈以及与胃体的关系。食管裂孔疝往往与网膜一并疝至胸腔,因而可见左后胸腔有多量的脂肪信号影。

滑动型食管裂孔疝的直接征象:①膈上疝囊,如疝出物为胃,可见疝囊内黏膜皱襞与膈下胃内黏膜皱襞相连。②B 环上移。间接征象:①食管裂孔增宽;②胃食管反流;③胃底横膈异常;④His 角变钝。

单纯型食管旁裂孔疝表现为胃食管连接部位于膈下,膈上疝囊位于食管一侧,疝出物为胃,可见疝囊内黏膜皱襞与膈下胃内黏膜皱襞相连。

混合型食管裂孔疝表现为膈上巨大疝囊。

【诊断标准】
(1) 临床有胸骨后不适及反酸等症状。
(2) 胸部 X 线片示心后软组织肿块,有时可见液平面。
(3) X 线钡餐检查及 CT 扫描可明确诊断。

【鉴别诊断】
1. 食管膈壶腹·为正常的生理表现,与食管裂孔疝的疝囊不同,钡剂充盈时疝囊的上方无宽约 1cm 的环状收缩出现,无粗大胃黏膜皱襞出现,膈食管裂孔不增宽等可进行鉴别。
2. 食管下段憩室·以食管右侧多见,食管一侧壁类圆形突出,口部可见窄小或宽大,边缘光滑,大小随食管的收缩舒张而变化。其特征是憩室与胃之间有一段正常食管相连,且与食管有一狭颈形成。
3. 食管贲门失弛症·此病的表现是食管下段明显扩张,下端呈鸟嘴状或萝卜根状,扩张受限,钡剂通过慢或不能通过,膈食管裂孔不增宽等征象与食管裂孔疝不同。
4. 食管贲门癌·晚期的食管贲门癌由于贲门狭窄造成食管下端明显扩张,但与疝囊不同,贲门部管壁僵硬,扩张受限。黏膜有中断、破坏征象。贲门周围或胃底部出现肿块影。而食管裂孔疝无以上征象。
5. 冠心病·发病年龄及症状相似,但是食管裂孔疝患者常伴有反酸、嗳气、胸骨后烧灼感等消化道症状。

三、创伤性膈疝

胸腹部直接的穿通伤或间接的挤压伤、挫伤、跌伤等可引起膈肌破裂,腹腔内的脏器疝入胸腔后形成创伤性膈疝(traumatic diaphragmatic hernia)。由于右侧膈下肝的保护作用,创伤性膈疝大多发生于左侧,可伴发脾破裂产生腹腔内积血,疝入的内容可为大网膜、胃、肠道、脾、肾及胰腺等。

创伤性膈疝一般外伤后立即发生,少数可于伤后数月乃至数年后被发现,甚至有报道伤后 40 年才发现的病例,发生双侧者很罕见,仅有个别报道。

创伤性膈疝因常合并胸、腹腔及其他器官的严重损伤,故一般病情较重,病死率高。

【发病机制与病理】
战争时期因子弹、弹片直接贯穿膈肌,在日常生活中因交通事故、斗殴、高处坠落、钝性暴力致使胸腹部损伤伴膈肌所致。绝大多数患者都有明确的胸腹部外伤史。开放性损伤要注意胸第 4 肋平面至上腹部各种伤道的走向和深度评估,以便估计伤及的脏器。

有报道 1%~5% 的车祸者、10%~15% 的上腹部或下胸部穿透伤者可发生创伤性膈疝。另外,骨盆骨折、多发性长骨骨折也常合并有膈疝。

【临床表现】

创伤性膈疝的临床表现与疝入胸腔内脏器的种类、部位及程度有关。主要临床表现包括以下几个方面。

（1）一般症状：如乏力、消瘦及活动后易疲劳等。

（2）消化系统症状：如餐后胀感、腹痛，进食后加重及食欲下降等。部分病例可并发突发急性肠梗阻的症状，如胸腹痛、恶心、呕吐等。

（3）呼吸系统症状：如胸闷、胸痛、气急等，部分病例可并发呼吸道感染。

（4）体格检查胸部叩诊有浊音和鼓音区，呼吸音减弱或消失，有时可听到肠鸣音。

（5）胸腔积液：有文献报道创伤性膈疝有可能以胸腔积液为主要表现[10]，当患者有胸腔积液，抗炎等治疗效果不佳时，需考虑有无膈疝可能，有条件者应及早行胸腔镜探查。

【实验室检查】

怀疑创伤性膈疝时，多采用影像学检查。若由于失血、大量腹腔脏器疝入胸腔其负压丧失、心脏和大血管的移位等，致使回心血量和排出量下降，迅速出现创伤性，或失血性休克。患者有心率加速、血压下降、脉压缩小、尿少等休克表现。

胸腔镜在诊断膈疝中的特异性和敏感性几乎达到100%，而其还可以用于对膈肌的修复[13]。

【影像学表现】

（1）创伤性膈疝在 X 线上可以表现为一侧膈肌升高（图47-1-20），膈面不整，动度减弱，或有运动异常。创伤性膈疝发生于左侧者，膈下胃泡影可消失；发生于右侧者，膈下肝区有时可见肠曲影。全部或大部肝疝膈面可光滑。

（2）创伤性膈疝的一侧胸中下部单发或多发囊状透光区（图47-1-21），内可有液平面，类似肺囊肿或液气胸，相邻的膈面不清楚，多提示部分胃或肠道疝入胸腔（图47-1-22）。

（3）膈上软组织肿块影，呈圆形或类圆形，边缘光滑锐利，密度均匀，下界与膈肌相连，肿块与膈肌夹角多为钝角，但亦可为锐角，此种表现多提示疝内容为部分肝、网膜、脾、肾等实质脏器，与膈肌肿瘤或肺内占位不易区别。

（4）如内脏与大网膜同时疝入，则表现为软组织密度阴影伴肠曲积气的透光区，有时类似肺脓肿或局限性胸腔积液。

（5）上述改变常伴有心脏和纵隔向对侧移位（图47-1-20 和图47-1-22）。

（6）急性期创伤性膈疝除上述改变外，可能伴有血胸、气胸、血气胸、创伤性湿肺、肺不张、肋骨骨折及其他部位的骨折改变（图47-1-20 和图47-1-21）。

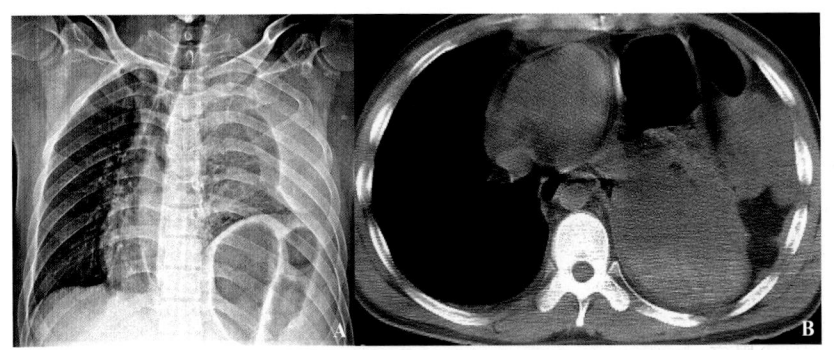

图47-1-20　创伤性膈疝（左膈肌破裂并膈疝）
胸部 X 线片显示左膈高位，下方可见含气分隔状囊状透光区，左肺外带均匀密度增高影（即胸腔积液），肺实质密度增高，纵隔右移；中轴位 CT 显示胸部 X 线片含气囊腔为结肠影，后方软组织包块背侧可见稍高密度影（出血）。

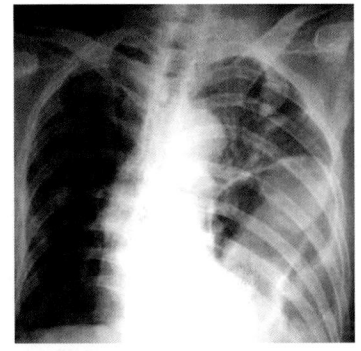

图47-1-21　创伤性膈疝（左膈肌破裂并膈疝，急性期）
左侧胸腔中下部囊状透光区，内密度不均，囊腔上方肺透光度下降；右侧第6～8肋骨骨折。

（7）如疑有绞窄性肠梗阻或穿孔者，可服有机碘而禁用钡剂。如为胃疝，卧位或头低位可见钡剂进入疝入胸腔的胃内，有时可见胃扭转或贲门不畅等现象；如为肠疝，在复查过程中，由于钡剂的进入，可显示疝入的肠段；如为结肠疝，必要时可行钡灌肠检查，当钡剂穿过膈肌充盈结肠时，有时可见特征性的束腰征象。

急性期创伤性膈疝的 CT 表现表现为一侧膈肌升高，膈面不整，血胸、气胸、血气胸、创伤性湿肺、肺不张（图47-1-22 和图47-1-23）、肋骨骨折及其他部位的骨折等外伤性损伤的常见改变。

左侧创伤性膈疝可见胸腔内左膈后方有脂肪组织密度（图47-1-24），提示大网膜或肠系膜疝入胸腔。同时，如发现膈肌边缘不连续，其下一层面胸腔内膈旁见有肠圈即可确诊。

右侧膈疝若疝内容含有脂肪或液体时，可见膈肌被脂肪组织或液体分开而不连续。如为肝疝，则可见膈上肿块与肝相连，且增强前后扫描，肿块密度均与肝密度一致。

胸腔造影可显示膈肌的形态及连续性，是诊断本病的金标准（图47-1-23）。

超声扫描有时可发现膈肌光带不连续，胸腔突出物内见液体反射及气体流动。但其价值尚缺乏大组资料证实。但也有文献认为 B 超对创伤性膈疝的诊断价值较高，而且无创伤、重复性好，可见膈肌的连续性中断，并可探明疝入胸腔内的脏器。

【诊断标准】

（1）胸腹部外伤史。

（2）左侧多见。

（3）胸部 X 线片若发现一侧膈肌升高、膈面不整、动度减

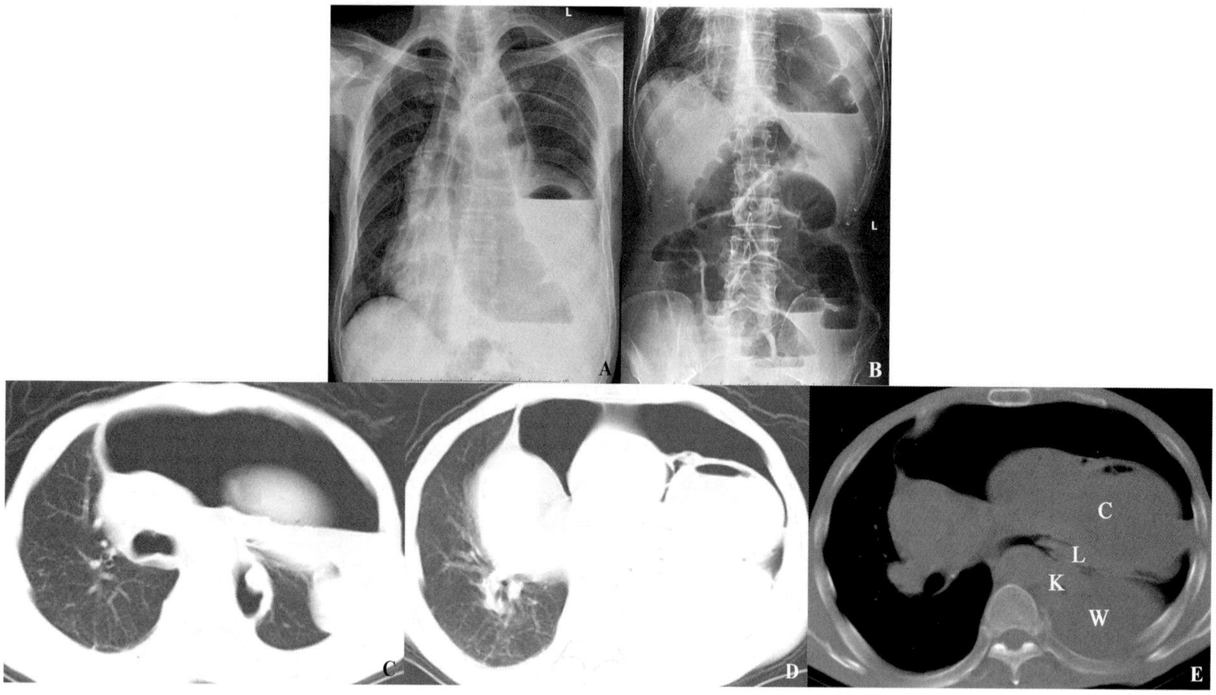

图47-1-22 创伤性膈疝（食管癌术后左侧膈疝并大肠梗阻、肠瘘形成）

胸部正位（A）显示左侧胸腔大部分区域见含气结肠影，该区可见液平面，纵隔右移；腹部立位（B）显示腹腔肠管扩张，内可见多发气液平面，腹腔结肠与胸腔结肠之间似不相连；次日胸部CT肺窗（C）显示左侧胸腔胃，左前胸腔可见无肺纹理透亮区，其内可见含气管状影（D），纵隔窗（E）显示背侧胸腔积液，相邻肺受压萎陷（E图中C为结肠，L为萎陷的肺组织，K为胸腔胃，W为胸腔积液）；第3天术中探查示胸腔1 500 mL淡黄色积液，左肺明显受压，结肠大部经食管裂孔左侧旁疝入胸腔，结肠肠壁水肿，横结肠有一瘘口。

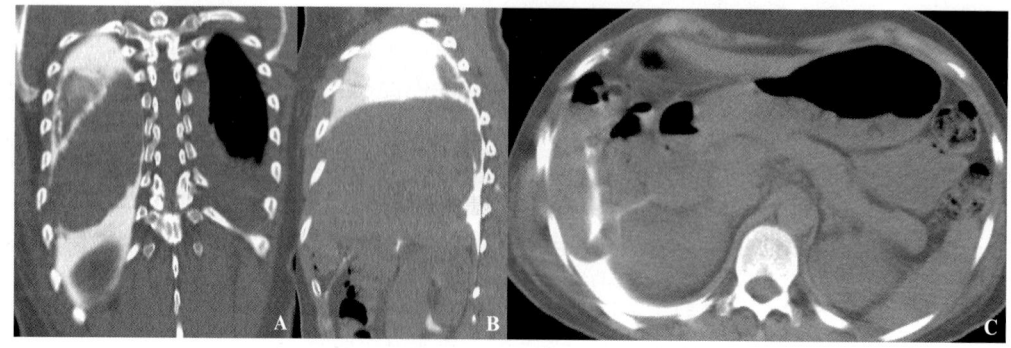

图47-1-23 创伤性膈疝（外伤，膈肌破裂）

胸腔碘剂造影显示右侧膈肌抬高（A、B），上缘凹凸不平（A），造影剂进入腹膜后间隙（B），并进入结肠旁沟及右肾前间隙（C）。

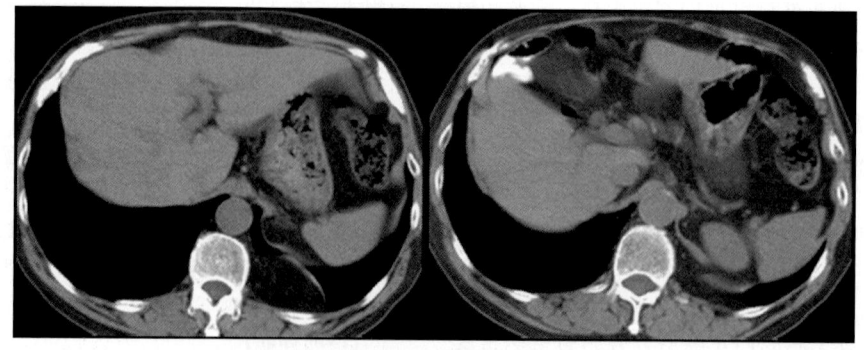

图47-1-24 创伤性膈疝（曾有外伤，膈肌破裂伴膈疝形成）

胸腔内左膈后方有脂肪组织密度，左侧膈肌不连续。

弱或下胸部单个或多个囊状透光区,内有液平面或膈上软组织肿块时,结合外伤史或其他外伤性改变,如骨折、气胸、创伤性湿肺等,应想到创伤性膈疝的可能性。

(4) 胃肠检查若发现造影剂进入胸腔内可确定诊断。

(5) 如疑似肝疝或网膜疝,超声与CT扫描是必要的。

【鉴别诊断】

1. 横膈麻痹。在创伤性膈疝中,出入胸腔的肠曲通过横膈裂孔时往往是相互靠拢和被压变窄的,且横膈轮廓变形、模糊甚至消失,胸腹部阴影连续。随着体位和时间的不同,影像可发生变化,或胸腔内出现胃泡肠管影像,结合有无肋骨骨折,可与之鉴别。而横膈麻痹时,胃和结肠和全部膈面接触,且肠曲分开,此点有鉴别意义。

2. 气胸、液气胸、膈膨升。创伤性膈疝常常需要与气胸、液气胸和膈膨升等鉴别。结合病史鉴别应该不会困难。

(张永高　侯佳蒙)

参考文献

[1] Pierro M, Thébaud B. Understanding and treating pulmonary hypertension in congenital diaphragmatic hernia [J]. Semin Fetal Neonatal Med, 2014, 19:357-363.

[2] Lath NR, Galambos C, Rocha AB, et al. Defective pulmonary innervation and autonomic imbalance in congenital diaphragmatic hernia [J]. Am J Physiol Lung Cell Mol Physiol, 2012, 302:L390-L398.

[3] Chatterjee D, Ing RJ, Gien J, et al. Update on congenital diaphragmatic hernia [J]. Anesth Analg, 2020, 131(3):808-821.

[4] Dingeldein M. Congenital diaphragmatic hernia: management & outcomes [J]. Adv Pediatr, 2018, 65(1):241-247.

[5] Congenital G, Puligandia P, Skarsgard E, et al. Diagnosis and management of congenital diaphragmatic hernia: a clinical practice guideline [J]. CMAJ, 2018, 190(4):E103-E112.

[6] Kohn GP, Price RR, DeMeester SR, et al. Guidelines for the management of hiatal hernia [J]. Surg Endosc, 2013, 27(12):4409-4428.

[7] 王春赛尔,谢鹏雁.食管裂孔疝的发病机制及诊断方法[J].中国医刊,2015, 50(1):26-31.

[8] 吴伟,张艳君,田文.食管裂孔疝的诊断与治疗研究进展[J].中华疝和腹壁外科杂志(电子版),2017,11(1):27-30.

[9] 余瑶,时阳,王丹.食管裂孔疝的诊治[J].中华胃食管反流病电子杂志, 2018,5(4):183-188.

[10] 周良芬,罗淼.以胸腔积液为主要表现的膈疝1例[J].临床肺科杂志,2018, 23(9):1735-1736.

[11] 杨东奎,蔚巍.膈疝的临床及影像学分析[J].医学影像学杂志,2009,19(8): 981-983.

[12] 郭凡,黄道中.超声诊断创伤性膈疝一例[J].放射学实践,2007,22(7):707.

[13] Wadhwa A, Surendra JB, Sharma A, et al. Laparoscopic repair of diagnosis of blunt traumatic diaphragmatic rupture [J]. AJR, 2001, 177(7):11-17.

第二节·膈肌麻痹

膈肌麻痹(paralysis of diaphragm)是由于一侧或两侧的膈神经受损,神经冲动传导被阻断而产生的一侧或两侧的膈肌异常上升,运动障碍。

膈肌麻痹病因广泛,常见发病原因包括创伤、压力相关、炎症及神经源性和特发性。最常见病因为创伤性膈肌麻痹,包括手术和外伤,其中心脏手术为首,一般左侧膈肌最常受累,婴幼儿为更易发生人群。

纵隔恶性肿瘤可以压迫膈神经引起膈肌麻痹,以肺癌转移至纵隔的淋巴结压迫或侵蚀膈神经引起膈肌麻痹最常见,其他为脊髓前角炎、运动神经元疾病、带状疱疹、结核、白喉、心包炎、纵隔炎、肺炎、铅中毒、颈椎病、巨大主动脉瘤、颈深部手术或外伤、分娩时婴儿颈部过度牵拉等均可累及膈神经导致膈肌麻痹。

病毒感染也可产生膈肌麻痹,部分患者的病因不明,又称特发性膈肌麻痹,长期膈肌麻痹可产生膈肌萎缩形成一层薄膜。

罕见原因尚包括心脏、肝射频消融术。有文献报道[1]特发性单侧膈肌麻痹1例。有研究发现[2]肌间沟臂丛神经阻滞后也会发生膈肌麻痹,表现为功能残气量的下降。

【发病机制与病理】

膈神经受损或神经冲动传输被阻断,导致一侧或两侧膈肌肌肉运动功能减弱或丧失,膈肌处于松弛状态,由于胸膜腔的负压牵拉,膈肌被动延长和向上膨隆,膈肌及腹腔脏器向胸腔内膨升。长期作用,导致邻近肺组织受压萎陷。膈肌萎缩变薄呈薄膜状。

单侧完全性膈肌麻痹时,吸气时,健侧膈肌向下运动,而患侧膈肌则向上运动形成典型的矛盾运动。当双侧完全性膈肌麻痹时,由于吸气时膈肌上升,使肋间肌和辅助吸气肌的收缩力不能很好地转变为胸膜腔的负压。导致明显呼吸困难和呼吸衰竭。

【临床表现】

膈肌麻痹的临床表现多种多样,从无症状至呼吸衰竭均可出现,无明显特异性,症状轻重取决于起病快慢、单双侧受累及基础呼吸疾病的存在。一侧膈肌麻痹肺活量可减低20%~30%,通气量减低20%,但由于代偿作用,患者常无症状,仅于卧位时有气短,这是由于在卧位时,健侧膈肌活动受限制。

也有患者表现为轻度劳累性呼吸困难和平卧位呼吸困难,并且可以出现全身肌无力、胸痛和咳嗽等非特异性临床症状,并存肥胖、其他肌群无力或潜在的心肺疾病(如慢性阻塞性肺疾病)的患者可能会出现呼吸困难,以及轻、中度的活动受限[3]。

左侧膈肌麻痹因胃底升高可能有嗳气、腹胀、腹痛等消化道症状。两侧膈肌麻痹,限制性通气障碍出现发绀、明显呼吸困难、端坐呼吸和低氧血症。

双侧膈肌麻痹是呼吸困难的一个少见病因,临床症状和辅助检查均无显著特异性,误诊率极高。临床可表现为重度劳累性呼吸困难及平卧位呼吸困难,尤其是在夜间快速动眼期可以出现夜间低氧血症和高碳酸血症,因为睡眠快速动眼期主要呼吸肌为膈肌[4]。

【实验室检查】

肺通气量及肺活量不同程度下降。一侧膈肌麻痹,下降20%~30%;若两侧膈肌完全麻痹,肺活量减少可达80%以上,呈限制性通气功能障碍。

体位对肺功能产生影响。从坐位到卧位,潮气量减低15%~30%(取决于单侧还是双侧膈肌无力)。

【影像学表现】

在胸部X线片上表现为一侧横膈升高,胸部透视可动态评估膈肌的运动功能,是对X线片的进一步补充,并以观测膈肌运动幅度为主,可见患侧横膈运动减弱或矛盾运动(患侧横膈呼气和吸气上下运动方向与健侧横膈相反),还可见纵隔摆动,吸气时,心、纵隔移向健侧;呼气时移向患侧,在深呼吸时更为明显。

单侧膈肌麻痹时,膈面隆起明显,由于膈肌在肋骨的附着点固定,因而肋膈角和脊膈角变深。透视对单侧膈肌运动异常的检测有意义,特别是可行经捏鼻吸气试验(fluoroscopic sniff test,FST)加强膈肌异常活动,麻痹膈肌可出现健侧膈肌下降患侧膈肌上升的矛盾运动。若患者呼气至低于正常功能残气量,由于吸气时膈肌突然松弛,麻痹膈肌会有突发性尾鳍样运动。但FST不适于双侧膈肌麻痹的诊断[5]。

左侧膈肌麻痹时,胃和结肠脾曲紧贴升高的膈顶,且有大量气体充盈。常见肠系膜轴线转动而出现胃大弯向上,见到两个气液平面,一个在卷曲的胃底,另一个在胃体,胃、肠与膈广泛粘连,可与膈肌膨出鉴别。

部分病例在膈影上方显示有肺实变浸润影或条索状密度增深影,可能为膈上升、活动降低,造成下部肺引流不畅。

超声测量正常人群膈肌厚度为0.22~0.28 cm[6],若膈肌麻痹长久存在,膈肌变薄,且呼吸时膈肌厚度改变(即吸气末厚度/呼气末厚度)缩小(以20%为界);平静呼吸、深呼吸、捏鼻吸气时无膈肌运动或捏鼻吸气时出现膈肌的矛盾运动,则提示膈肌麻痹,深吸气时运动幅度低于正常人群提示膈肌无力。若呼气末<0.2 cm提示膈肌萎缩。

【诊断标准】

跨膈压(Pdi)是诊断双侧膈肌麻痹的金标准,Pdi=腹腔压力(Pga)-胸腔压力(Ppl)。当吸气潮气量处于峰值时,正常患者Pdi为正值,膈肌麻痹患者Pdi为负值。

该方法为有创检查,临床上常采用超声对膈肌厚度(the thickening of the diaphragm,Tdi)及用力吸气后的膈肌位移进行评估。患者采取仰卧位(当怀疑单侧膈肌麻痹时,采取"健侧"卧位),当出现吸气相Tdi值<2 mm,膈肌增厚分数(TFdi)<20%,TFdi=[吸气末膈肌厚度(Tei)-呼气末膈肌厚度]/呼气末膈肌厚度×100%[6]。

正常情况下,吸气相时膈肌朝足侧移位,而膈肌麻痹时,吸气相膈肌足侧运动消失,甚至可出现向头侧移位的反常运动。

X线胸部透视是诊断单侧膈肌麻痹的金标准。最佳观察体位是卧位,表现为单侧膈肌麻痹升高,活动减弱或消失,在吸气时出现矛盾运动及纵隔摆动(即吸气时心脏、纵隔移向健侧,呼气时移向患侧)。

【鉴别诊断】

1. 先天膈膨出·单侧膈肌麻痹与先天膈膨出病因不同,前者是膈肌损伤所致,往往有明确的膈神经受损病史,后者为膈肌先天性发育不良,出生就有,两者起病年龄不同,X线透视检查表现不同,前者因膈肌失去神经支配而无力,可出现矛盾运动,后者则为膈肌力弱而运动幅度下降,不会出现矛盾运动。

2. 肺底积液·肺底积液的膈顶在卧位时恢复正常位置,在呼吸时,其运动减弱,但不会出现矛盾运动。

(张永高　王怡然)

参考文献

[1] 余秉翔,朴哲龙,刘又宁.特发性单侧膈肌麻痹1例[J].军医进修学院学报,2002,23:270-270,273.

[2] 李继东.超声引导臂丛神经根阻滞对膈肌运动的影响[D].西南医科大学,2018.

[3] McCool FD, Tzelepis GE. Dysfunction of the diaphragm [J]. N Engl J Med, 2012, 366:932-942.

[4] 柳涛,蔡柏蔷.膈肌麻痹诊治新进展[J].国际呼吸杂志,2012,32(6):476-479.

[5] 周丽娜,李庆云,黄绍光.膈肌功能障碍综合评估方法的研究进展[J].中华结核和呼吸杂志,2014,37(2):115-118.

[6] 王祥,黄诗倩,夏祖和,等.超声监测膈肌功能在临床中的应用进展[J].中华危重病急救医学,2021,33(5):638-640.

第三节·膈肌囊肿

膈肌囊肿(cysts of the diaphragm)是一种罕见的良性疾病,早期多无临床症状,主要靠体检发现,囊肿较大时可出现相应压迫症状。它分为先天性和后天性两类。先天性膈肌囊肿被认为是一种极少见的原发于膈肌的良性疾病,属于异位纵隔囊肿的一种,两侧膈肌均可发病,但左侧多于右侧。后天性囊肿可由包虫感染于膈肌处形成囊肿,也可为外伤后形成的机化血肿,偶见子宫内膜异位于膈肌,形成周期性活动囊肿。

【发病机制与病理】

先天性膈肌囊肿根据其来源分为以下三类。

(1) 胚胎发育第 4～6 周,部分胸膜或腹膜落入发育中的膈肌内,形成间皮性囊肿。

(2) 胚胎发育中,原始肺芽组织分离并与膈肌融合,形成支气管性囊肿。

(3) 纤维壁性囊肿,起源不明,可能是前两类囊肿的囊壁退变、破坏,被纤维组织取代而成。也有学者认为是胚胎期间胸膜心包膜韧带融合不良,形成纤维性囊壁,腔内积有水样清液。

后天性膈肌囊肿是由于创伤、出血、感染等原因导致液体聚集于膈肌内而形成的囊性病变。

【临床表现】

1. 先天性囊肿 · 一般无临床表现,小囊肿于 X 线检查时亦不易发现。

2. 后天性囊肿

(1) 包虫病所导致膈肌囊肿:如包虫病累及肝、肺及脑等,则有相应的临床表现。如肝受累有肝增大、肝区无痛性占位,黄疸及门静脉高压,上腹及下胸疼痛,可伴呃逆等表现。脑受累者,常有癫痫发作及头痛、颅压增高症状。

(2) 膈肌子宫内膜囊肿:与月经周期一致的腹上区或下胸部疼痛,可以伴有腹上区压痛,或者可以伴有呃逆。

(3) 外伤性:如外伤机化血肿为外伤后遗症,多无明显临床表现。

【实验室检查】

主要针对包虫病诊断有价值。

1. 皮内试验 · 皮内注射包虫囊液抗原 0.1～0.2 mL, 15 min 及 12～24 h 分别观察,如有红晕、伪足及皮下红肿硬节为阳性。

2. 血清免疫学检查 · 阳性。

3. 血象 · 多数患者有嗜酸粒细胞增高。

【影像学表现】

X 线表现为膈顶突入下肺野的半圆形或椭圆形阴影,边缘光滑,呼吸时肿块与膈肌运动一致。囊肿位于左侧可见胃泡气体被挤移位。小囊肿难以显示。

典型的表现为膈肌处囊性病变,CT 平扫病灶 CT 值 $-20\sim20$ HU,但是当病变合并感染、出血或蛋白质样物质沉积时,病灶密度较高,边缘可出现钙化。无论病灶密度高低,增强扫描病变不强化是其特点[1]。CT 及 MRI 多方位成像有助于显示病变与膈肌关系(图 47-3-1)。囊肿边界清晰,与肝交界面常因部分容积效应显示模糊[1]。

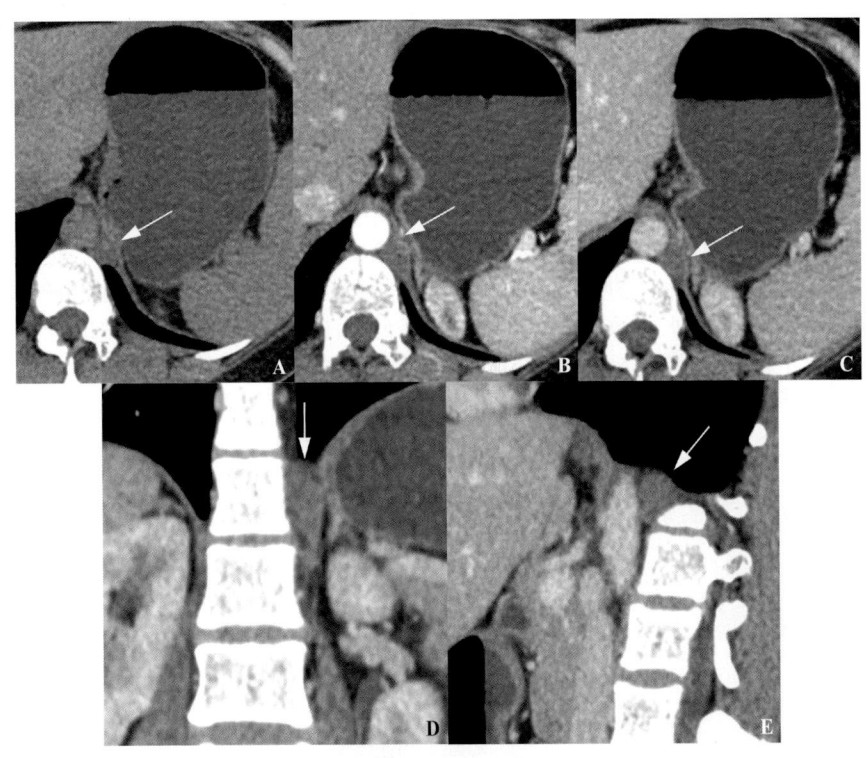

图 47-3-1　女性,31 岁。先天性膈肌囊肿

CT 纵隔窗(A)显示左侧膈肌近椎体处见囊性类圆形低密度影(箭);增强扫描动脉期(B)和静脉期(C)病变无明确强化,与膈肌广基底连接;冠状位(D)及矢状位(E)显示病变与膈肌分界不清。

包虫病所导致膈肌囊肿的 X 线表现分为单纯性包虫囊肿及破裂感染的包虫囊肿两类。单纯性包虫囊肿表现为膈肌局限性膨出,带蒂的突向胸腔的卵圆形阴影,可合并囊肿钙化。破裂感染的包虫囊肿表现为囊肿内月牙征、"水上百合"或气液平面;合并胸膜及肺内感染,以及类似单纯性胸腔积液。

【诊断标准】

膈肌梭形影,边缘清晰锐利,内部 CT 值偏低($-20\sim20$ HU),增强扫描病变无强化,呼吸运动时,病变始终与膈肌相连。

【鉴别诊断】

膈肌囊肿很少见,容易被误诊,可根据 CT 矢状面图像重建、CT值和超声回声与膈膨升、膈肌肿瘤、肺下叶肿块及膈下肿块所致的局限性膈肌隆起等疾病鉴别。有文献报道膈肌囊肿被误诊为右肺下叶近基底段结节[2]。

（张永高　马雪妍）

参考文献

[1] 徐建波,王绍闯,刘磊.伴血清CA19-9和CA50升高的原发性膈肌囊肿一例[J].中华普通外科杂志,2017,32(4):305.

[2] 文智,谭程,洪澜.膈肌囊肿误诊为右肺结节一例[J].放射学实践,2019,34(5):593.

第四节·膈肌良性肿瘤

膈肌肿瘤(tumor of diaphragm)极为罕见,国内外少有相关报道,包括有良性肿瘤和恶性肿瘤。在恶性肿瘤中又可分原发性肿瘤与转移瘤。良性和恶性肿瘤的发生率相仿。

良性肿瘤以脂肪瘤最为常见,其他为间皮瘤、纤维瘤、神经纤维瘤、血管瘤、纤维肌瘤、淋巴管瘤、畸胎瘤、错构瘤、皮样囊肿等。

【发病机制与病理】

目前发病原因及发病机制尚不明确。

【临床表现】

临床早期可无症状且无特征表现。常于体检时发现。当生长较大,压迫邻近组织器官和周围神经,可出现相应的临床表现,如胸闷、咳嗽、呼吸困难、胸痛、腹胀等症状。

【实验室检查】

肿瘤标志物多为阴性,影像学检查是重要的辅助手段。

【影像学表现】

膈肌良性肿瘤X线主要表现为圆形或半圆形、边缘光滑,位于膈内或膈上的致密块状阴影。良性肿瘤密度较高,不随呼吸而变形。一般良性肿瘤除了轮廓清楚外,少数可见钙化影。

胸部CT检查可直接显示膈肌,较胸部X线片容易观察肿物与横膈关系,由于CT为横断横断面,影像有时定位诊断困难。根据肿物CT值有助于鉴别肿物的部分组织成分。

膈肌脂肪瘤的CT值在-50 HU以下,大部分膈肌实性肿瘤CT值为40~50 HU,但是缺乏特异性。一般良性肿瘤CT片上多向膈上生长,表现为半圆形块影,边界清楚,呈中等软组织密度,个别出现不规则钙化,对诊断良性肿瘤有价值。

膈肌神经鞘瘤CT表现[1]为软组织密度肿块,多数密度均匀,少数发生囊变密度不均匀,肿块边界清,增强后轻度强化。

膈肌错构瘤CT轴位平扫[2]显示肿块以低密度为主,CT值约为-20 HU,增强扫描门静脉期肿块后缘的残余膈肌密度低于肝密度。MRI显示肿块于正相位信号明显高,于反相位:T2WI肿块表现为编织样混杂信号,T2WI脂肪抑制序列高信号内见编织状低信号和囊变区。

成熟畸胎瘤,无论囊壁有无钙化,CT上显示脂肪密度有助于其诊断,皮脂腺成分在T1WI表现为高信号,T2WI表现为可变信号。未成熟畸胎瘤在CT和MRI上表现为大而不规则的实性肿块,包含粗糙钙化和小的脂肪灶[3]。

膈肌肿瘤可以向胸腔、腹腔生长。向胸腔生长会压迫肺下叶,易被误诊为肺内肿块或胸膜来源,向腹腔生长会压迫、推移肝、胃,易被误诊为肝肿瘤或胃壁来源间质瘤(图47-4-1)。此时应用三维成像可显示肿瘤基底的附着面,对膈肌肿瘤的诊断有帮助。

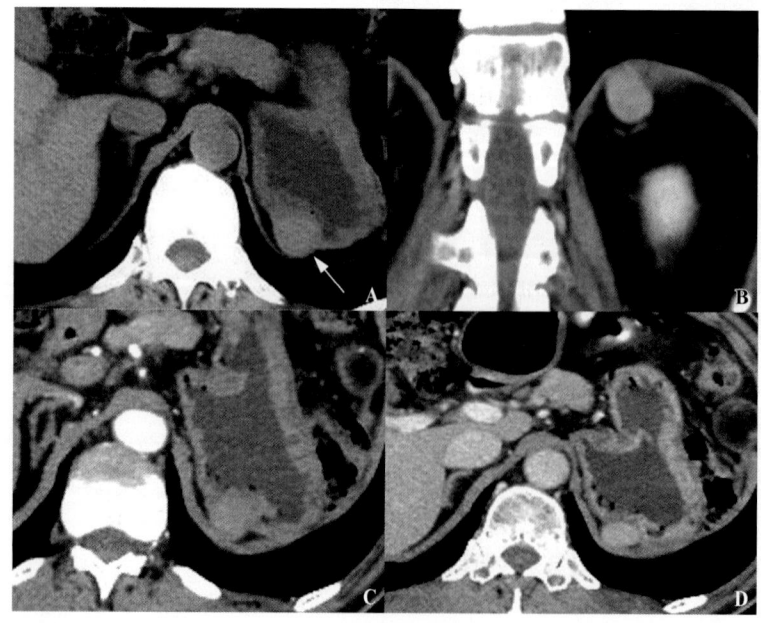

图47-4-1　男性,64岁。膈肌脂肪瘤

CT纵隔窗轴位及冠状位(A、B)显示膈肌左侧有类圆形软组织密度肿块,边界清楚,密度均匀,与胃底及右侧膈肌分界不清;增强扫描后强化程度与邻近正常膈肌类似(C、D),影像学上首先考虑间质瘤,胃镜证实病变起源于胃壁外,部分层面与膈肌固有肌层粘连。

【诊断标准】

原发性膈肌肿瘤缺乏特异性症状、体征，影像学诊断困难，常需借助病理诊断。

【鉴别诊断】

少数膈肌肿瘤向胸腔、腹腔生长，应注意和下肺、腹腔肿瘤鉴别。纤维肉瘤、平滑肌肉瘤等恶性肿瘤常侵犯邻近结构，伴有胸腔积液、腹腔积液。故一经诊断，应尽早手术治疗。

（张永高　詹鹤凤）

参考文献

[1] 常燕翔,成瑶,王勇,等.左侧膈肌神经鞘瘤1例[J].医学影像学杂志,2021,31(3):396-401.

[2] 张金坤,陈大龙,许康祥.膈肌错构瘤(纤维血管脂肪瘤)[J].罕少疾病杂志,2014,21(1):40-43.

[3] Ariizumi T, Ogose A, Hotta T, et al. Cystic teratoma of the diaphragm which mimicked soft tissue lipoma [J]. Skeletal Radiol, 2007, 36: 991-994.

第五节·膈肌恶性肿瘤

膈肌恶性肿瘤分为原发性和继发性两类，以后者多见[1]。原发性恶性膈肌肿瘤大部分为纤维组织、肌肉组织、血管组织和神经组织发生的肉瘤，其中以纤维肉瘤最多见，其次为神经源性细胞肉瘤。

继发性膈肌肿瘤可直接由邻近器官的肿瘤蔓延而来，也可通过血行或淋巴转移至横膈。多数自肺、食管、胃、肝、胆囊转移，也可来自后腹膜、肠道、生殖器、甲状腺、肾。

【发病机制与病理】

原发性恶性膈肌肿瘤病因尚不明确。

【临床表现】

早期临床症状不典型，随着肿瘤的增大可出现胸闷、咳嗽、咳痰、呼吸困难、胸痛或水肿等压迫症状，少数患者可出现副瘤综合征，如男性乳房发育、溢乳、低血糖、肺性关节病、杵状指（趾）等。

右膈肿瘤压迫肝可出现疼痛和肝脏向下移位。上腹部可扪及肿块。恶性肿瘤常有乏力、体重减轻和厌食。

个别患者出现呃逆。神经源性膈肌肿瘤可有杵状指（趾）或肥大性骨关节病。继发性膈肌肿瘤还具有其原发性肿瘤的临床表现。

【实验室检查】

实验室检查无特异性，通过影像学可协助诊断，但需组织病理及免疫组化确诊。

【影像学表现】

原发性恶性膈肌肿瘤，以原发性纤维肉瘤稍多见，继发性恶性肿瘤则多以邻近膈肌器官的肿瘤蔓延而来，如食管、甲状腺、肺、胃、肾等恶性肿瘤。

X线表现为膈肌区域的半圆形致密肿块，短期内迅速长大，而且边缘模糊，并呈分叶状；易累及侵犯胸腔，并引起胸腔积液征象，致肋膈角消失。如果是病变致肋膈角消失，注意观察侧肋膈角与后肋膈角，两者有矛盾之处。

恶性肿瘤侵犯膈肌范围较大或有广泛粘连时，酷似升高的膈肌，此时应注意观察该膈肌的形态，与正常内高外低、前高后低的弓形光滑形状不同，本病表现为膈肌的局限性突起（图47-5-1）。此外，还应注意观察膈下胃泡和结肠的结构，其位置远离该膈肌（图47-5-1）。人工气腹造影可提示诊断，经皮针刺活检可确立诊断。

CT平扫时膈肌肉瘤密度均匀或不均匀，边界清楚或模糊，增强CT扫描病变呈均匀或不均匀强化（图47-5-1和图47-5-2）。MRI常较CT显示更清楚。T1WI病变多呈低信号，T2WI病变多呈略高信号。肉瘤常较早地侵犯胸膜或腹膜，可引起胸腔积液和腹水。

当肝、脾、肺、食管等邻近脏器的恶性肿瘤累及膈肌时，表现为脏器内肿块与膈肌之间的脂肪间隙消失，膈肌增厚、变形（图47-5-3和图47-5-4）。

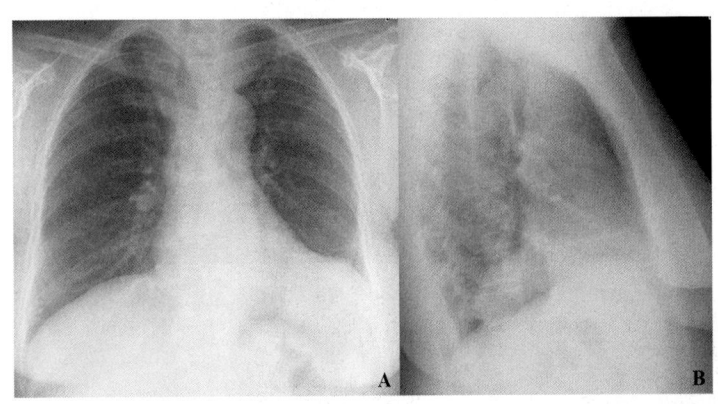

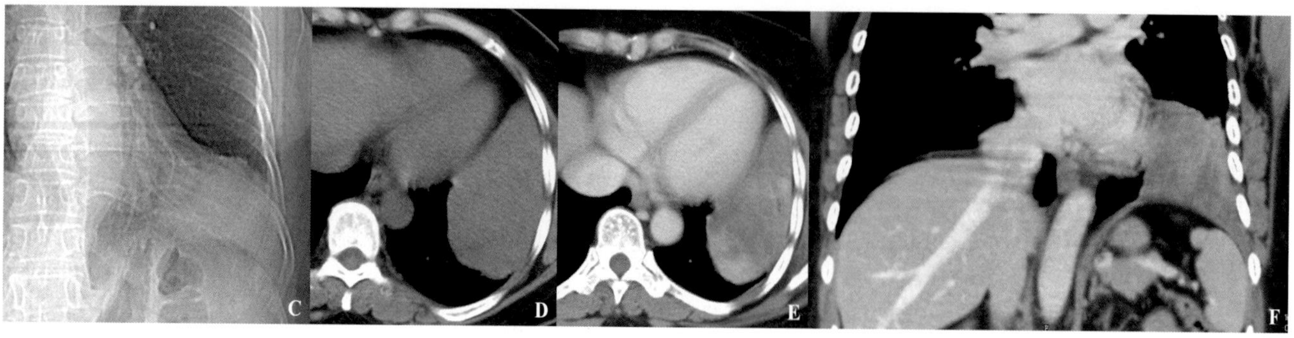

图 47-5-1 膈肌肉瘤

胸部正、侧位 X 线片(A、B)显示左侧膈肌局限性升高,CT 定位相(C)示该区类圆形致密肿块与左心缘及膈肌分界不清,积气的结肠未上移;CT 轴位纵隔窗(D)显示肿块密度均匀,呈不均匀强化(E、F),沿膈肌生长填塞肋膈角。

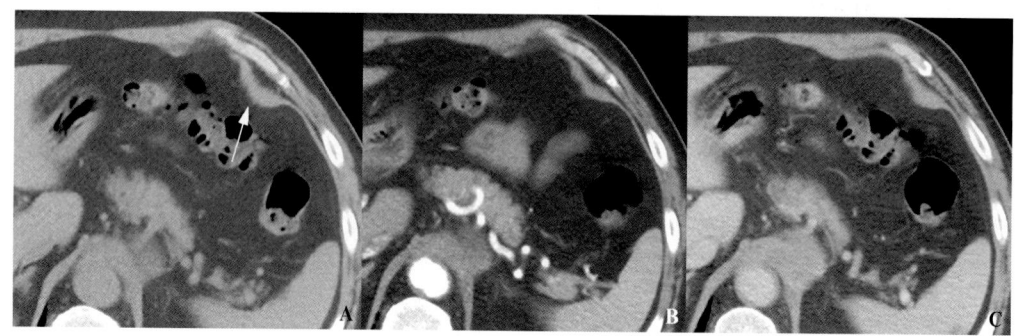

图 47-5-2 膈肌滑膜肉瘤

CT 纵隔窗(A)显示左侧膈肌局限性增厚(箭),边缘较正常膈肌略模糊;增强扫描动脉期(B)及静脉期(C)显示病变强化程度与邻近正常膈肌类似,密度均匀。

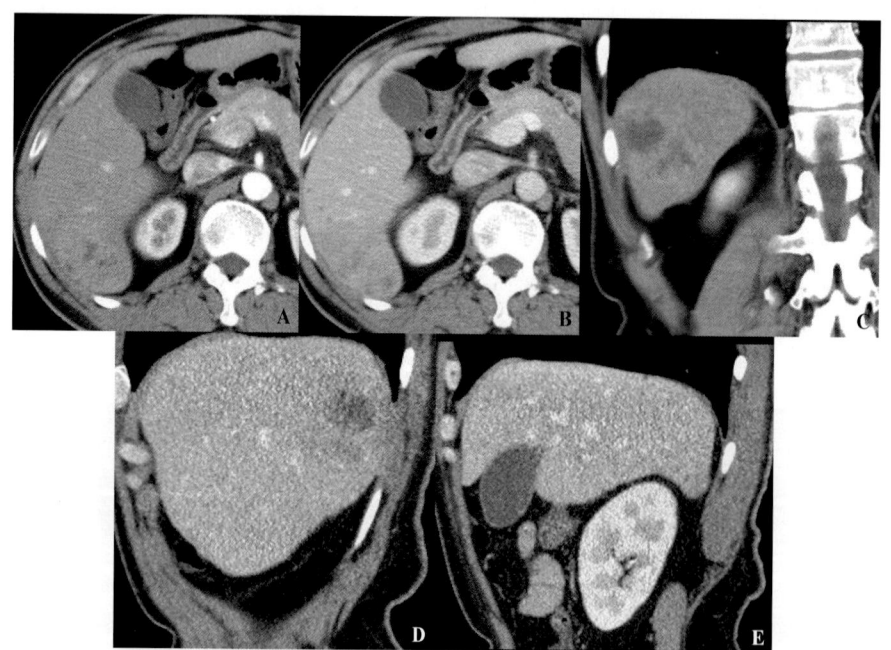

图 47-5-3 肝癌膈肌转移

CT 增强扫描(A、B)显示肝脏Ⅵ段靠近肝表面处有肿块,呈快进快出不均匀强化;冠状位(C)和矢状位(D)示该肿块与邻近膈肌之间脂肪层消失,与远离病灶区域结构相比(E)膈肌、肋间肌不均匀增厚,边缘欠光整。

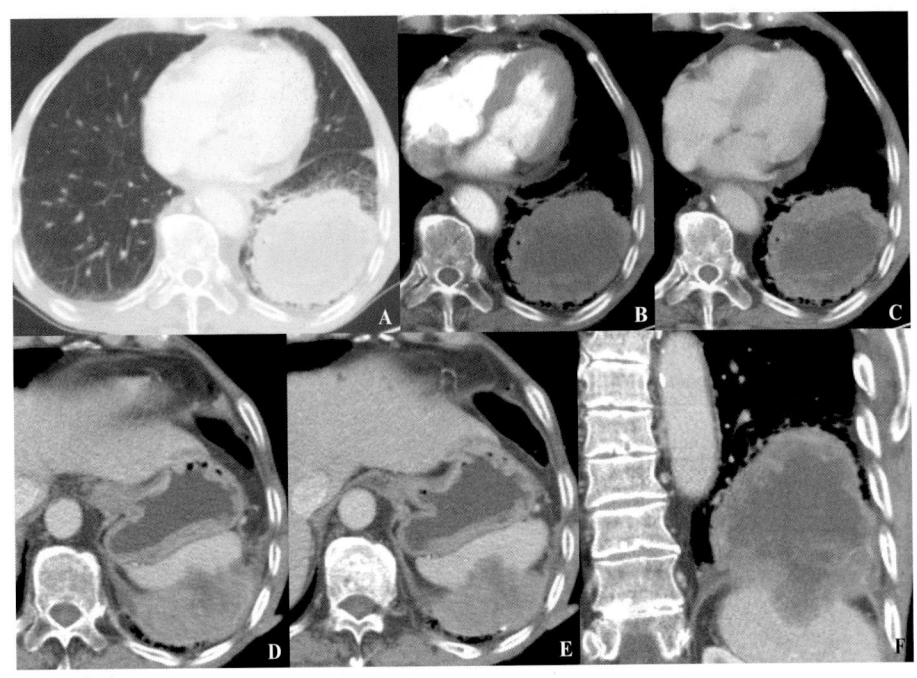

图47-5-4 肺癌膈肌、脾转移

CT肺窗和纵隔窗(A～C)显示左肺下叶分叶状肿块,呈渐进性不均匀强化,周围肺组织密度增高,后肋膈角平面(D、E)膈肌增厚,肿块穿透膈肌浸入脾(F),肿块与膈肌、膈肌与脾之间脂肪层消失。

【诊断标准】

膈肌恶性肿瘤影像学提示膈肌增厚、变形,与周围结构分界不清,确诊需借助病理诊断。

【鉴别诊断】

1. 膈下病变。人工气腹对于鉴别膈肌病变和膈下病变具有重要作用。如果膈肌与膈下病变能够被气体分开,说明病变位于膈下,反之说明是膈肌病变。曾有文献报道膈下炎性肿块被误诊为膈肌肿瘤。

2. 膈疝。如为肝疝或脾疝,则胸部CT表现为肿物与肝或脾相连,强化方式与相邻肝、脾一致。

3. 局限性膈膨出。对于局限性膈膨升,人工气腹可以协助诊断。MSCT的MPR重建图像及MRI矢状及冠状扫描对横膈的完整性,以及横膈的裂孔、横膈肿瘤等有较好的显示,可以确定诊断。

4. 膈肌副脾。副脾可能是源于背侧胃系膜内胚胎脾芽的融合失败或部分脾组织脱离主脾发育而成。多数副脾血供来源于脾动脉,增强方式与脾一致。根据肿块的血供方式和增强特点可确定肿块的性质[2]。

CT、MRI及PET-CT均通过静态断层图像进行定位诊断,超声动态观察肿块与肝有无相对运动及压迫肝包膜,此检查可以诊断肿块来源。

(张永高 任丽臣)

参考文献

[1] Baldes N, Schirren J. Primary and secondary tumors of the diaphragm [J]. Thorac Cardiovasc Surg, 2016, 64(8): 641-646.

[2] 葛红军,庄园,丁红,等. 右侧膈肌副脾误诊为肝脏肿瘤1例[J]. 中国医学影像学杂志, 2016, 24: 588-590.

索 引

A

阿米巴穿孔素 599
癌性空洞 174
奥氏丝虫 596

B

白塞病 990
白血病 790
班氏丝虫 596,811
瘢痕性肺不张 130
半胱氨酸蛋白酶 599
半乳糖/乙酰氨基半乳糖凝集素 599
包虫病 575
包裹性积液 262
贝赫切特综合征 990
被动性肺不张 130
闭塞性细支气管炎伴机化性肺炎 828
闭塞性细支气管炎综合征 424,1078
壁胸膜 50
边缘模糊 177
边缘清晰 177
变应性支气管肺曲霉病 531,531
标准摄取值 197
表面通透性 912
表面遮盖 8
病毒性肺炎 496
波萨达斯球孢子菌 562
补呼气量或呼气储备量 107
补吸气量或吸气储备量 107
布鲁氏菌病 494
部分实性结节 166
部分性肺静脉异位引流 310

C

潮气量 106

成熟性畸胎瘤 1148
弛豫性肺不张 130
齿龈内阿米巴 599
充血性心力衰竭 1198
初级肺小叶 115
传染性单核细胞增多症 505
创伤性膈疝 1331,1342
创伤性血胸 1327
磁共振成像 2
次级肺小叶 115
粗球孢子菌 562
错构瘤 353

D

大动脉炎 972
大气道继发性恶性肿瘤 376
大细胞癌 698
单纯性肺嗜酸性粒细胞浸润症 802
单纯性曲霉球 535
胆固醇肺炎 668
刀鞘状气管 388
导管结 323
低剂量 CT 679
低密度征 541
低氧性肺血管收缩 114
迪斯帕内阿米巴 599
帝汶丝虫 596
电焊工尘肺 1061
电压依赖性 K^+ 通道 945
淀粉样变性 379
动脉瘤样骨囊肿 1273
动脉性肺动脉高压 937
毒力变异 603
对比剂峰值时间 912
多发内分泌肿瘤 1174

多发性骨软骨瘤病　1270
多发性骨髓瘤　796，1284
多发性肌炎　856，861
多排螺旋计算机体层摄影　2
多平面重建　8
多形性低级别腺癌　375
多形性脂肪肉瘤　1266
多原发同时性肺癌　699
多原发性肺癌　699
多原发异时性肺癌　699

E
恶性外周神经鞘瘤　1268
恶性纤维组织细胞瘤　1264
恶性血管内皮瘤　1161

F
反常性栓塞　124
反晕征　179，642
放射性肺损伤　1020
放射性肺纤维化　1020
放射性肺炎　1020
非弹性阻力　106
非活动性肺结核　605
非结核性分枝杆菌　654
非特异性间质性肺炎　816
肺阿米巴病　599
肺癌气管支气管转移　377
肺孢子菌　557
肺孢子菌肺炎　557
肺不发育-发育不良综合征　281
肺不张　130
肺挫伤　1316
肺错构瘤　746
肺大疱　117，226
肺的弹性阻力　105
肺底积液　264
肺动静脉畸形　303
肺动静脉瘘　303
肺动脉吊带　308
肺动脉高压　124，239，853，1068
肺动脉夹层　1001
肺动脉楔压　946
肺动脉与主动脉比值　940
肺动脉-支气管瘘　394
肺恶性间叶组织肿瘤　705
肺发育不成熟　346
肺发育不良　281，283
肺放线菌病　487
肺副裂　51
肺隔离症　292

肺梗死　122
肺弓形虫病　588
肺活量　107
肺结核病　603
肺结节　165
肺结节性淋巴组织增生　899
肺类风湿结节　845
肺淋巴瘤样肉芽肿　902
肺螨症　597
肺毛霉病　550
肺毛细血管瘤病　1002
肺门缩小　254
肺门增大　249
肺弥散容量　110
肺囊性纤维化　531
肺内钙化　210
肺内骨化　210
肺内压　104
肺诺卡菌病　479
肺泡　102
肺泡蛋白沉积症　1028
肺泡水肿　126，963
肺泡通气量　109
肺泡微石症　1033
肺泡无效腔　108
肺泡无效腔增大　113
肺平滑肌瘤　764
肺气漏　325
肺气肿　117，432
肺曲霉病　531
肺韧带　50，51
肺容积　106
肺容量　107
肺肉瘤样癌　703
肺疝　133
肺上皮样血管内皮瘤　744
肺实变　119
肺嗜酸性粒细胞浸润　804
肺鼠疫　490
肺栓塞　122，909
肺水肿　963
肺顺应性　105
肺撕裂伤　1328
肺通气　102
肺透明膜病　333
肺未发生　281
肺未发育　281
肺吸虫病　584
肺纤维肌性结构发育不良　1001
肺纤维瘤　762
肺涎腺型玻璃样变透明细胞癌　743

肺血管重构　958
肺血管周围压力　112
肺血管阻力　113,124,125
肺血栓栓塞　909
肺血吸虫病　592
肺循环　111
肺循环高压　936
肺循环血管　112
肺循环压力　112
肺炎　442
肺炎克雷伯菌　469
肺炎链球菌肺炎　459
肺炎衣原体肺炎　525
肺硬化性肺细胞瘤　752
肺原发性恶性黑色素瘤　709
肺原发性浆细胞瘤　796,798
肺原发性脑膜瘤　708
肺肿块　165
肺皱缩综合征　853
肺总容量　107
狒狒巴拉姆希阿米巴　599
分叶征　183
风湿类疾病肺损害　843
辅助检测　34
辅助诊断　34
复发性多软骨炎　384
副球孢子菌病　573
副神经节瘤　1172
副心支气管　286
腹式呼吸　103
腹主动脉瘤　1116

G

改良实体瘤疗效评价标准　724
钙化　167,605
钙通道阻滞剂　946
干酪性肺炎　624
干性胸膜炎　649
干燥综合征　839,866,894
肝性胸腔积液　1200
感染后缩窄性细支气管炎　424
感染性细支气管炎　418
感染性胸腔积液　1203
高安动脉炎　973
高分辨率CT　4
高压性肺水肿　964
戈谢病　1036
隔内脂肪组织沉积　260
膈肌厚度　1346
膈肌麻痹　1345
膈肌囊肿　1346

膈肌肿瘤　1348
膈疝　1333
膈上尖峰征　140
膈胸膜　50
膈纵隔隐窝　53
功能性动-静脉短路　113
功能余气量　107
供肺分配评分　1072
孤立性肺结节/肿块　15
骨的浆细胞瘤　1284
骨孤立性浆细胞瘤　796,1284
骨化性气管支气管病　383
骨巨细胞瘤　1275
骨肉瘤　1281
骨软骨瘤　1270
骨髓炎　1248
骨纤维结构不良　1272
骨纤维异常增殖症　1272
骨增生性气管病　383
硅肺　1052
过敏性肺炎　812

H

哈门氏内阿米巴　599
海绵状血管瘤　1159,1255
汉坦病毒肺综合征　501
黑福特综合征　1042
后联合线　133
呼吸道合胞病毒肺炎　498
呼吸功　106
呼吸机相关性肺炎　451
呼吸困难　103
呼吸性细支气管炎　419,835
呼吸性细支气管炎并间质性肺疾病　816,835
呼吸运动　102
呼吸中枢　104
滑膜肉瘤　1176
滑石尘肺　1059
滑石性肺栓塞　934
化脓性胸膜炎　1214
化学性肺炎　674
坏死性结节病样肉芽肿　995
环礁征　642
黄色瘤　360
彗尾征　143
毁损肺　637
混合静脉血氧饱和度　946
混合瘤　353
混合性肺水肿　970
获得性气管巨大症　392

J

机器学习　36
肌上皮瘤　744
鸡胸　127,315
畸胎瘤　1147
急性肺栓塞　914
急性肺血栓栓塞症　960
急性间质性肺炎　816,833
急性狼疮性肺炎　849
急性脓胸　1214
急性气管-支气管炎　457
急性嗜酸性粒细胞性肺炎　804
急性粟粒型肺结核　614
急性纤维素性机化性肺炎　816,832
急性血行播散型肺结核　614
急性支气管炎　457
急性主动脉综合征　1118
急性纵隔炎　1187
棘阿米巴　599
棘状突起　182
脊柱关节病　877
继发性肺结核　619
继发性肺淋巴瘤　782
继发性肺水肿　964
家族性肺动脉高压　943
荚膜组织胞浆菌　565
假性肿瘤　360
间接 CT 下肢静脉造影检查　921
间质性肺疾病　817,844,1068
间质性肺水肿　126,963
煎蛋征　723
浆细胞瘤　796,1284
降钙素原　452
胶原血管病肺损害　843
节细胞神经瘤　1169
结肠内阿米巴　599
结缔组织病　843
结缔组织病相关性肺病　843
结核病　603
结核分枝杆菌　603
结核球　627
结核相关免疫重建炎症综合征　665
结核性败血症　660
结核性渗出性胸膜炎　650
结核性胸膜炎　649
结核性支气管-淋巴结瘘　396
结节病　400,1042
结节病样反应　1018
结节簇状聚集　642
结节性多动脉炎　875
结节性淋巴组织增生　899,900
结节性硬化症　880,883
解剖无效腔　108
金黄色葡萄球菌肺炎　464
金色肺炎　668
进行性大块状性纤维化　1052
进行性系统性硬化　856
浸润性肺结核　619
经皮放射性粒子植入术　720
经皮冷热消融术　720
经气管镜防污染毛刷　452
经支气管镜活检术　883
精原细胞瘤　1154
净化空洞　605
静脉血管瘤　1159
静脉血栓栓塞性疾病　909
静水压性肺水肿　963,964
局限性胸腔积液　262
巨大淋巴结病的窦状组织细胞增生症　1088
巨细胞病毒肺炎　507
巨细胞性间质性肺炎　816
具有自身免疫特征的间质性肺炎　871
卷积神经网络　37
军团菌　476
军团菌肺炎　476

K

卡氏肺囊虫肺炎　557
抗逆转录病毒治疗　665
颗粒细胞瘤　353,360
可溶性白细胞介素 2 受体　1042
空洞　174,214
空泡征　145,172
空气新月征　176,535,541
空气支气管征　145,173
空气潴留征　235
空腔　225
溃疡性结肠炎相关性气管支气管炎　382

L

拉斯穆森动脉瘤　636
朗格汉斯细胞组织细胞增生症　885
肋膈隐窝　53
肋骨骨折　1299
肋胸膜　50
肋纵隔隐窝　53
类癌　372
类鼻疽病　492
类风湿关节炎　843,1207
冷冻消融　720
镰刀征　140
链尼丝虫　596

良性胸腺瘤　1136
淋巴管肌瘤病　880
淋巴管瘤　302
淋巴瘤样肉芽肿　902
淋巴细胞性间质性肺炎　816,839
淋巴腺-支气管瘘　396
淋巴增生性疾病　1083
鳞状细胞癌　365,691
鳞状细胞乳头状瘤　353
流感病毒肺炎　497
流感嗜血杆菌　474
流行性感冒　497
漏出性胸腔积液　1198
漏斗胸　127,313
滤泡性细支气管炎　420,897
吕佛勒综合征　802
铝尘肺　1066
轮廓不光整　181
轮廓光滑　181
轮廓消失征　146
罗阿丝虫　596
罗-道病　901
洛夫格伦综合征　1042

M
麻疹　503
麻疹病毒肺炎　503
马来丝虫　596,811
马赛克灌注　122,235
马赛克征　234
曼森丝虫　596
慢性肺曲霉病　531,534
慢性肺栓塞　923
慢性肺源性心脏病　119
慢性或迁延性肺嗜酸性粒细胞增多症　806
慢性空洞性肺曲霉病　535
慢性脓胸　1216
慢性嗜酸性粒细胞性肺炎　806
慢性纤维化肺曲霉病　535
慢性纤维空洞型肺结核　634
慢性纤维纵隔炎　1189
慢性血栓栓塞性肺动脉高压　960
慢性血栓栓塞性疾病　962
慢性移植肺功能障碍　1078
慢性支气管炎　116
慢性纵隔炎　1189
慢性阻塞性肺疾病　426
毛刺征　184
毛霉病　550
毛细血管瘤　1159,1255
帽徽征　723

煤工尘肺　1055
每分通气量　108
弥漫大B细胞淋巴瘤　786
弥漫性泛细支气管炎　421
弥漫性肺出血　849
弥漫性肺泡损伤　834
弥漫性肺实质病　816
弥漫性磨玻璃影　641
弥漫性胸膜增厚　1224
弥散　109
弥散速率　109
弥散系数　109
免疫检查点抑制剂　1012
免疫检查点抑制剂相关肺炎　1012
免疫相关不良事件　1012
免疫重建炎症综合征　540,665
磨玻璃结节　166
磨玻璃影　149,817

N
囊性成熟性畸胎瘤　1148
囊性水瘤　302
囊性纤维化　1068
内呼吸　100
内胚窦瘤　1155
尼曼-皮克病　1038
黏液表皮样癌　373,737
黏液多形性脂肪肉瘤　1266
黏液栓　116
黏液样脂肪肉瘤　1266
念珠菌属　554
鸟分枝杆菌复合体　814
尿激酶样纤溶酶原激活物　945
捏鼻吸气试验　1346
脓毒性肺栓塞　928
脓胸　1214
疟疾性肺炎　600
诺卡菌　479

P
盘尾丝虫　596
盘状肺不张　130,142
胚胎癌　1156
胚胎性畸胎瘤　1148
皮肌炎　861
皮样囊肿　1148
平滑肌瘤　353
平静呼吸　103
平均通过时间　912
平腰征　141
铺路石征　236

普通型间质性肺炎　816

Q

气道梗阻　674
气管孤立性纤维瘤　362
气管结石　402
气管内甲状腺　361
气管软骨瘤　354
气管腺癌　370
气管腺样囊性癌　368
气管性支气管　285
气管血管类肿瘤　355
气管支气管淀粉样变性　379
气管、支气管结核　644
气管支气管巨大症　391
气管支气管软化症　386
气镰征　140
气体分压　119
气体渗漏　720
气胸　128,265,1219
前联合线　133
强直性脊柱炎　877
桥本甲状腺炎　1129
侵袭性肺曲霉病　531,539
侵袭性胸腺瘤　1136
侵袭性真菌病　554
亲血管性淋巴瘤　786
轻链沉积症　894
球孢子菌病　562
球形肺不张　143
曲霉结节　535
曲面重建　8
去分化型脂肪肉瘤　1266

R

热带巨脾综合征　601
热带嗜酸性粒细胞增多症　596
热带型肺嗜酸性粒细胞增多症　810
热浴盆肺　658
人工呼吸　104
人工智能　2
人类白细胞抗原　1042
人类免疫缺陷病毒　660
人偏肺病毒　499
人腺病毒　508
人腺病毒肺炎　508
韧带样型纤维瘤病　1263
绒毛膜癌　1157
容积再现　8
溶组织酵母菌　544
溶组织内阿米巴　599

肉皮冻征　235
肉芽肿型血管瘤　1255
肉芽肿性多血管炎　398,905,980
乳糜胸　1212
乳头状瘤病　353,354
软骨瘤　353
软骨母细胞瘤　353
软骨肉瘤　373,1178,1279

S

三密度征　235
散发性包涵体肌炎　861
上皮样血管瘤　1255
上皮样血管内皮瘤　744,999,1162
上皮样脂肪肉瘤　1266
上腔静脉综合征　1121
社区获得性肺炎　442
射频消融　720
射线召回性肺炎　1014
深度学习　37
深静脉血栓　909
深吸气量　107
神经节神经母细胞瘤　1170
神经节细胞瘤　1169
神经母细胞瘤　1171
神经鞘瘤　353,1258
神经鞘肿瘤　1164
神经网络　37
神经纤维瘤　1260
神经元特异性烯醇化酶　696
神经源性肺水肿　970
神经源性肿瘤　357,1163
肾血管平滑肌脂肪瘤　881
渗出性胸腔积液　1198
渗透性肺水肿　963,967
生理无效腔　108
湿肺综合征　329
石棉肺　1057
石墨尘肺　1063
时间-密度曲线　191,912
实体瘤疗效评价标准　724
实性成熟性畸胎瘤　1148
实性结节　166
食管静脉曲张　1123
食管裂孔疝　1338
食管囊肿　1106
食管-气道瘘　393
食管损伤　1324
食管重复畸形囊肿　1106
嗜铬细胞瘤　1174
嗜乳脂蛋白样基因2　1042

嗜酸粒细胞增多相关性肺疾病　800
嗜酸性粒细胞性胸腔积液　815
嗜酸性肉芽肿伴多血管炎　985
鼠疫　489
鼠疫耶尔森菌　489
树芽征　119,163,236
数字断层融合成像　2
数字减影血管造影　2
双能 CT　913
水痘病毒　500
水痘病毒肺炎　500
水痘-带状疱疹病毒　500
水泥尘肺　1065
顺应性　105
丝绸之路病　990
髓外浆细胞瘤　796,1284
髓外造血　1193
损伤后气管狭窄　401
缩窄性细支气管炎　423

T

胎粪吸入性肺炎　337
胎粪吸入综合征　337
弹力纤维瘤　1262
弹性　102
弹性阻力　105
陶工尘肺　1067
特发性单侧透明肺　290
特发性肺动脉高压　943,1072
特发性肺含铁黄素沉积症　891
特发性肺纤维化　816,817,1068
特发性急性嗜酸性粒细胞性肺炎　804
特发性间质性肺炎　816,871
特发性嗜酸性粒细胞增多综合征　809
特发性胸膜肺弹力纤维增生症　816,840
特发性炎性肌病　861
通气血流比例　113
铜绿假单胞菌　484
铜绿假单胞菌肺炎　484
桶状胸　127
图像后处理技术　8
图像重建技术　8
脱屑性间质性肺炎　816,837

W

外呼吸　100
外源性过敏性肺泡炎　812
弯刀综合征　310
威廉姆斯-坎贝尔综合征　392
微波消融　720
微结节簇集征　642

韦格纳肉芽肿　905,980
未成熟性畸胎瘤　1148
未分化多形性肉瘤　1264
未分化结缔组织病　874
尾征　195
胃泌素释放肽前体　696
胃食管反流病　1338
无反应性结核病　660
无效腔　108
误吸性非感染性肺炎　674
误吸性感染性肺炎　674

X

吸入相关性肺部综合征　674
吸入性损伤　674
系统性红斑狼疮　849,1208
系统性硬化　856
细胞骨髓瘤　1284
细菌性肺炎　457
细菌性误吸性肺炎　674
细支气管炎　418
细支气管炎并间质性肺炎　816
下行性坏死性纵隔炎　1187
仙女环征　642
先天性单侧肺动脉缺如　306
先天性肺囊肿　295
先天性肺气道畸形　299
先天性囊性腺瘤样畸形　299
先天性支气管闭锁　288
纤维化性纵隔炎　1189
纤维性病变　605
纤维性黄色瘤　360
纤维性组织细胞瘤　360
显微镜下多血管炎　977
限制性移植物功能障碍综合征　1078
线状肺不张　142
腺癌　365,684
腺病毒肺炎　508
腺鳞癌　702
腺样囊性癌　365
小细胞神经内分泌癌　695
小叶周围型阴影　831
心包囊肿　1109
心脏挫伤　1321
心脏损伤　1321
新生儿肺出血　344
新生儿肺炎　340
新生儿感染性肺炎　340
新生儿呼吸窘迫综合征　333
新生儿湿肺　329
新生儿误吸综合征　675

新生儿吸入性肺炎 336
新生儿暂时性气急 329
新生儿支气管肺发育不良 347
新月征 176
星系征 642
性阻塞性肺疾病 1068
胸壁放线菌病 1252
胸壁结核 1250
胸壁诺卡菌病 1252
胸壁外伤 1297
胸导管损伤 1325
胸腹膜裂孔疝 1333
胸骨旁裂孔疝 1336
胸廓 102,127
胸膜 50,102
胸膜凹陷征 194
胸膜斑 1223
胸膜顶 50
胸膜钙化 269
胸膜孤立性纤维瘤 1229
胸膜滑膜肉瘤 1245
胸膜间皮瘤 1232
胸膜腔 51
胸膜腔负压 102
胸膜腔损伤 1327
胸膜神经鞘瘤 1227
胸膜神经纤维瘤 1227
胸膜神经源性肿瘤 1227
胸膜血管瘤 1228
胸膜血管外皮细胞瘤 1244
胸膜隐窝 53
胸膜增厚 267
胸膜增厚、粘连或伴钙化 607
胸膜脂肪瘤 1226
胸膜转移瘤 1240
胸内淋巴结结核 607
胸内神经源性肿瘤 765
胸腔积液 128,261,1197
胸腔积液嗜酸性粒细胞增多症 815
胸式呼吸 103
胸腺癌 1136,1146
胸腺反跳征 323
胸腺瘤 1136
胸腺囊肿 1112
胸腺上皮肿瘤 1136
胸腺神经内分泌肿瘤 1136
胸腺增生 1135
胸主动脉瘤 1116
胸主动脉损伤 1318
血管集束征 185
血管紧张素转换酶 1042

血管瘤 353,1255
血管免疫母细胞性淋巴腺病 905
血管内大B细胞淋巴瘤 786
血管内淋巴瘤 786
血管内皮细胞瘤 353
血管球瘤 353,361,1161,1267
血管外皮瘤 1162
血管中心性淋巴瘤 902
血流动力性肺水肿 964
血流量 912
血清淀粉样蛋白A 1042
血容量 912
血行播散型肺结核 614

Y

压迫性肺不张 143
亚急性和慢性血行播散型肺结核 616
亚急性侵袭性肺曲霉病 535
淹溺 674
严重急性呼吸综合征 510
严重急性呼吸综合征冠状病毒 442
严重急性呼吸综合征冠状病毒2型 442
炎性肌纤维母细胞瘤 363
炎性细胞性脂肪肉瘤 1266
羊水栓塞 933
腰背痛 878
药物性肺病 1006
药物性肺部损伤 1006
叶间积液 263
液气胸 266
医院获得性肺炎 451
移植后淋巴增生性疾病 905
遗传性出血性毛细血管扩张症 303
异物 404
隐源性机化性肺炎 816,828
影像组学 2,34
硬化性脂肪肉瘤 1266
硬化性纵隔炎 1189
硬结性病灶 605
硬金属肺病 1067
硬皮病 856
用力肺活量 107
用力呼气量 107
用力呼吸 103
尤因肉瘤 1282
游离性胸腔积液 261
右心感染性心内膜炎 455
余气量 107
原发性肺动脉高压 943
原发性肺动脉肉瘤 997
原发性肺结核 607

原发性库欣综合征 1195
原发性自发性气胸 1219
原发性纵隔滑膜肉瘤 1176
原发性纵隔绒毛膜癌 1158
原发性纵隔软骨肉瘤 1178
原发移植物功能障碍 1073
原发移植物失功 1074
原发综合征 607
晕轮征 179
晕征 541,642

Z

脏胸膜 50
早产儿未成熟肺 323
早产婴肺 323
粘连性肺不张 130
正电子发射计算机断层成像 2
正电子发射体层成像 197
症状性放射肺损伤 1021
支气管病变 242
支气管-肺念珠菌病 554
支气管及肺脂肪瘤 760
支气管扩张 1068
支气管囊肿 1102
支气管桥 286
支气管哮喘 117
支气管胸膜瘘 722,1221
支气管血管瘘 394
支气管循环 112
支气管异构 287
支气管源性囊肿 295
支气管征 188
支气管中心纤维化 816
支气管-纵隔瘘 396
支原体肺炎 521
脂肪肺栓塞 929
脂肪瘤 353,357,1254
脂肪瘤样脂肪肉瘤 1266

脂肪肉瘤 1266
脂肪栓塞综合征 929
脂质性肺炎 668
窒息性胸廓发育不良 317
中东呼吸综合征 512
中东呼吸综合征冠状病毒 442
肿瘤坏死因子 601
重症肌无力 1135
主动脉夹层 1118
主动脉瘤 1116
主动脉-支气管瘘 394
主肺动脉直径 940
转移瘤 710
转移性肺钙化 1034
滋养血管征 928
自发性气胸 1219
自发性纵隔气肿 1184
自由生活阿米巴 599
纵隔包裹性积液 264
纵隔淋巴管瘤 1126
纵隔毛细血管瘤 1124
纵隔脓肿 259
纵隔气肿 1184
纵隔生殖细胞肿瘤 1147
纵隔纤维化 1189
纵隔胸膜 50
纵隔血管瘤 1159
纵隔血肿 259,1186
纵隔炎 1187
纵隔肿块 255
组织胞浆菌病 565
组织换气 110
组织细胞瘤 353,360
组织纤溶酶原激活物 945
最大密度投影 8
最大随意通气量 108
左心疾病相关性肺动脉高压 956

彩 色 插 页

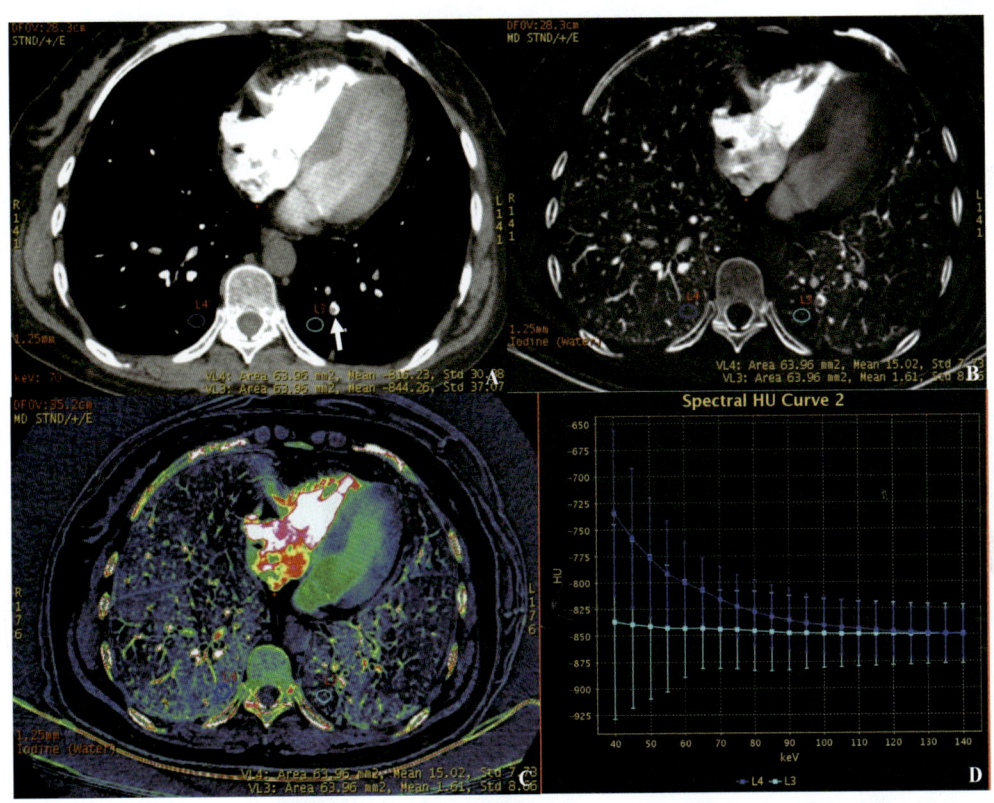

图1-2-27 女性,52岁。急性肺栓塞

骨折术后,突发胸闷、胸痛。CTPA纵隔窗(A)显示左肺下叶亚段级小肺动脉内低密度充盈缺损(箭);碘基图(B)显示栓塞血管支配区肺组织(浅蓝色○)碘含量为1.61,右肺对应位置肺组织(深蓝色○)碘含量为15.02;伪彩图像(C)较原始黑白图对灌注异常显示更明了,对寻找小栓子的存在有提示作用;能谱曲线(D)显示低灌注区域(浅蓝色)曲线斜率低于对侧正常肺组织(深蓝色曲线)。

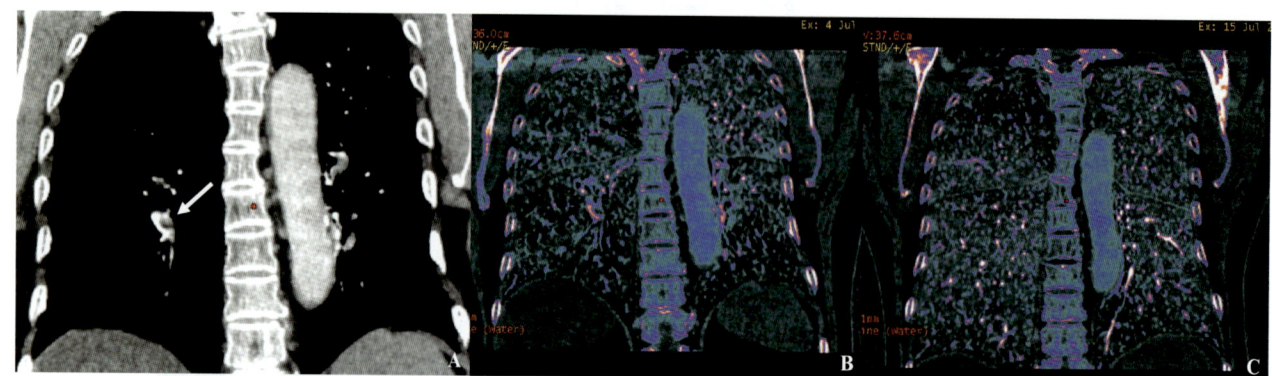

图1-2-28 肺梗死治疗比较

CTPA冠状位重建(A)显示右肺下叶亚段级小肺动脉内低密度充盈缺损(箭);碘基伪彩图(B)显示栓塞血管支配区肺组织色彩黯淡;治疗11天后复查(C),双肺色彩相似,原色彩黯淡现象消失。

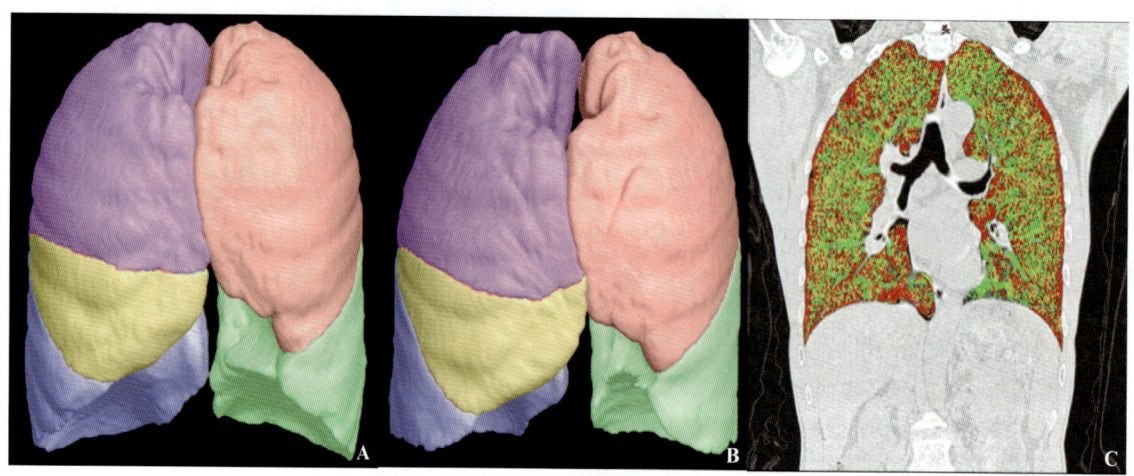

图3-1-5 男性,53岁。慢性阻塞性肺疾病,GOLD Ⅲ级

双气相CT扫描显示:①吸气相肺容积三维图,全肺容积为6 317.76 mL,平均肺密度为-903.88 HU(A);②呼气相肺容积三维图,全肺容积为4 675.14 mL,平均肺密度为-862.9 HU(B),两者相差1 642.62 mL,呼气相肺容积/吸气相肺容积=0.74;呼气相与吸气相配准后,肺内正常肺组织、空气潴留、肺气肿冠状位分布图。正常区域(绿色):18.46%,肺气肿区域(红色):33.29%,小气道区域(黄色):33.96%(C),其结果提示既有肺损害,也有小气道损害,肺弹性降低,肺通气阻力增大。

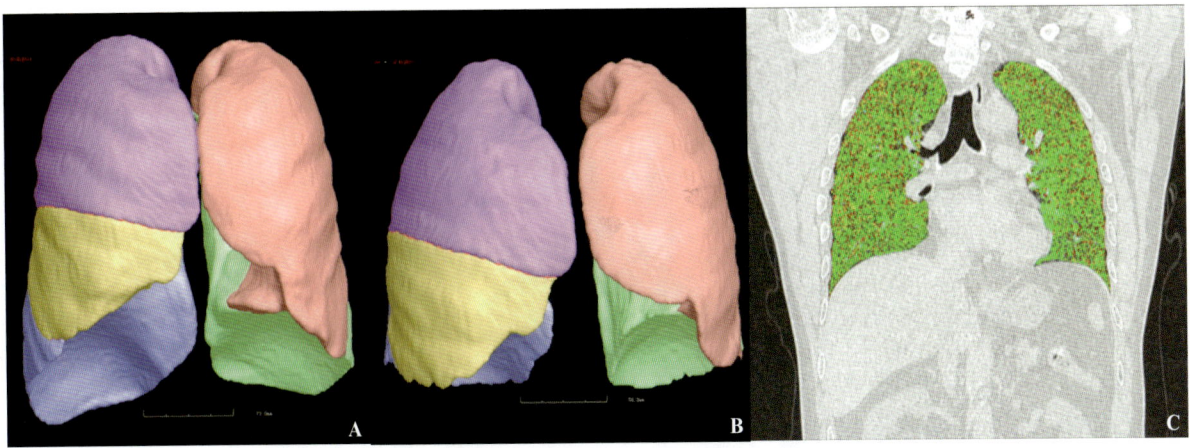

图3-1-11 男性,50岁。PRISm

双气相CT扫描吸气相肺容积三维图(A)显示全肺容积:7 798.69 mL,平均肺密度—888.04 HU;呼气相肺容积三维图(B)显示全肺容积4 932.69 mL,平均肺密度—780.51 HU;两者相差2 866 mL。呼气相肺容积/吸气相肺容积=0.63;呼气相与吸气相配准后冠位重建(C)显示肺内正常肺组织、空气潴留、肺气肿分布图,正常区域占41.59%(绿色),肺气肿区域占12.93%(红色),小气道区域占21.75%(黄色),其结果提示患者大部分正常,并且已有小气道损害,而肺气肿损害较少。

注:PRISm,保存率肺功能受损(preserved ratio impaired spirometry),指第1秒用力呼气量与用力肺活量比值(FEV_1/FVC)≥70%,第1秒用力呼气量实测值与预测值百分比($FEV_1\%pred$)<80%。

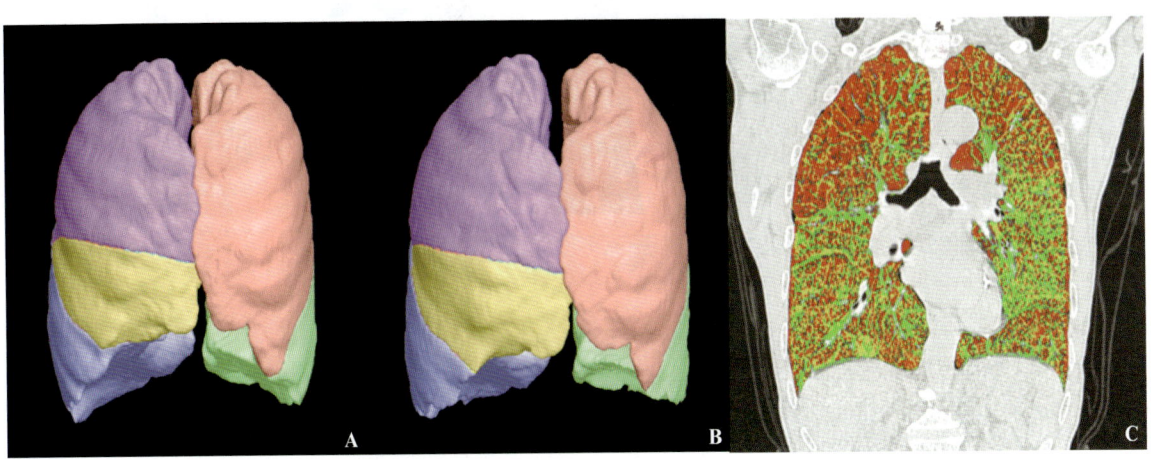

图3-1-12 男性,53岁。慢性阻塞性肺疾病,GOLD Ⅳ级

双气相CT扫描显示:①吸气相肺容积三维图,全肺容积6 273.82 mL,平均肺密度—899.72 HU(A);②呼气相肺容积三维图,全肺容积4 845 mL,平均肺密度—870.73 HU(B),两者相差1 428.82 mL,呼气相肺容积/吸气相肺容积=0.77,双气相扫描提示在深吸气和深呼气状态下,肺气肿肺容积扩大,肺弹性降低,呼气相与吸气相配准后,肺内正常肺组织、空气潴留、肺气肿在冠状位分布显示正常区域占15.74%(绿色),肺气肿区域占38.15%(红色),小气道病变区域占29.74%(黄色),其结果提示肺损害以肺气肿亚型为主,小气道损害次之(C)。

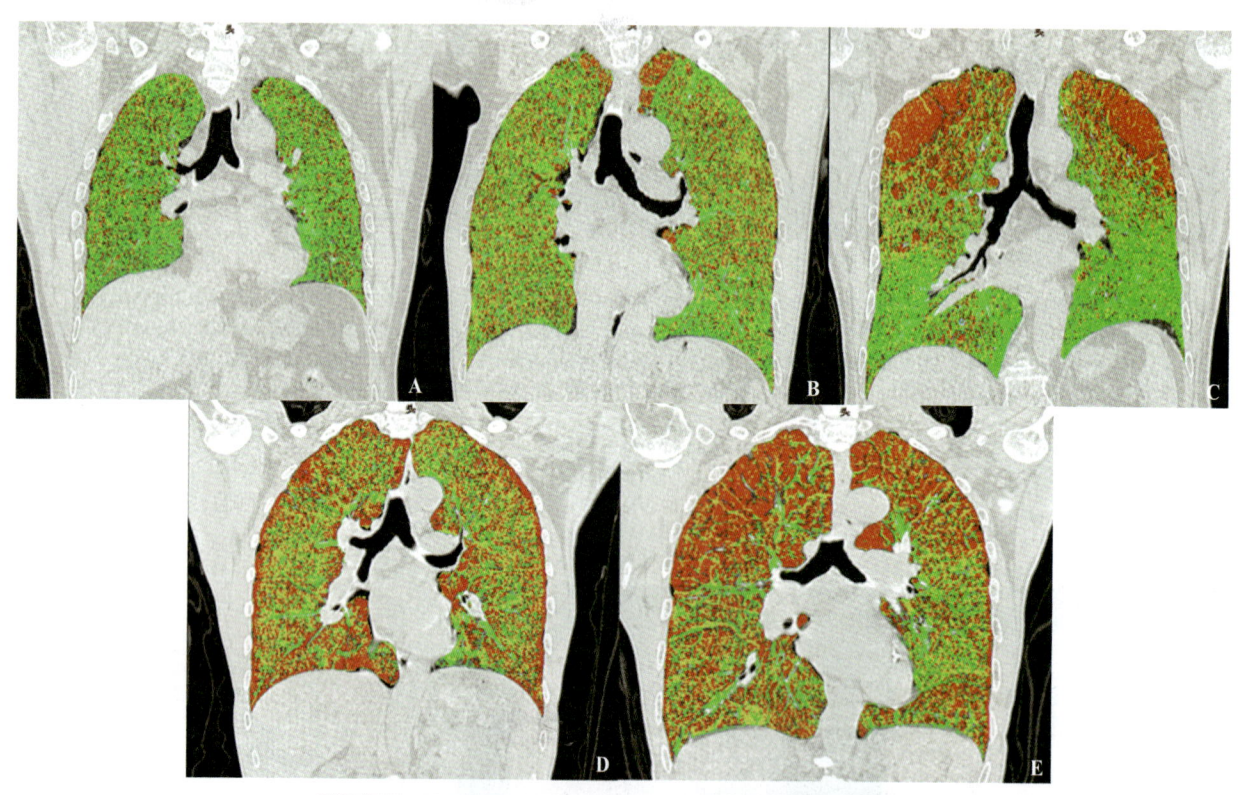

图序	疾病名称	肺气肿	小气道病变
A	PRISm	12.93%	21.75%
B	COPD GOLD Ⅰ级	15.61%	33.41%
C	COPD GOLD Ⅱ级	22.08%	28.46%
D	COPD GOLD Ⅲ级	33.29%	33.96%
E	COPD GOLD Ⅳ级	38.15%	29.74%

图3-2-9 慢性阻塞性肺疾病,肺气肿,GOLD Ⅰ~Ⅳ级肺气肿定量测量图(A~F)

注:红色=肺气肿占比区域;黄色=小气道病变占比区域。

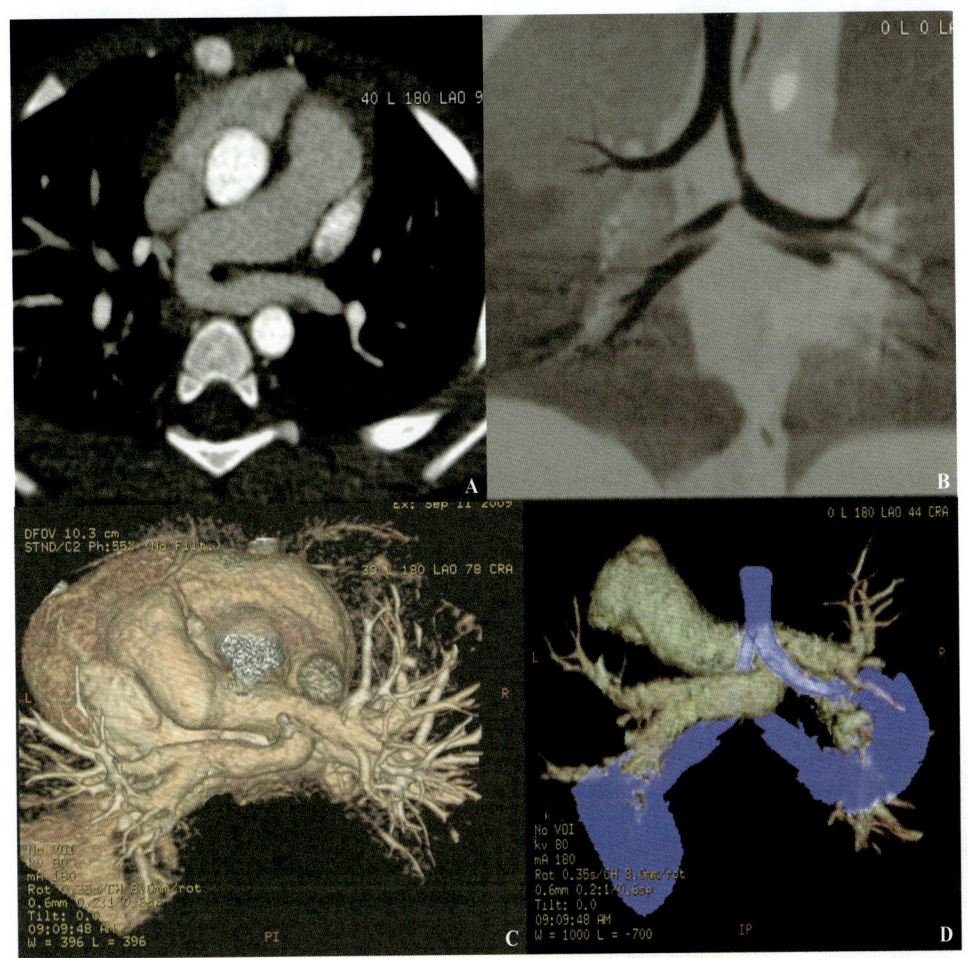

图 5-12-1　女性，1 岁。肺动脉吊带伴支气管桥

MIP(A)、Min IP(B)、血管 VR 图(C)、血管及气管(D)显示左肺动脉起自右肺动脉，自气管右侧绕过支气管桥向左行于气管后方自左肺门伸入左肺，支气管桥狭窄。

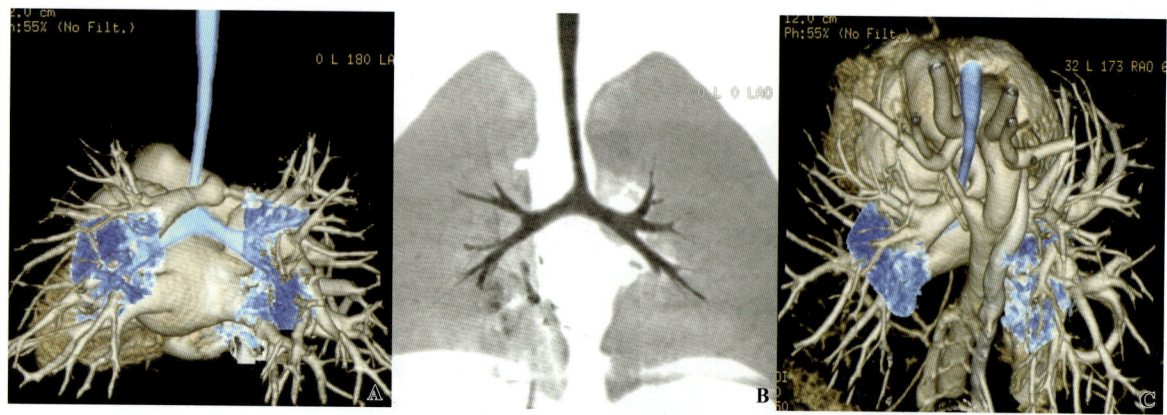

图 5-12-2　女性,7个月。肺动脉吊带并双主动脉弓

气道 VR(A)、Min IP(B)显示先天性迷走左肺动脉,隆突角增大,左主支气管较短;VR(C)显示双主动脉弓,左弓细,右弓粗,下方为迷走左肺动脉,行于血管环内的气管受压变窄。

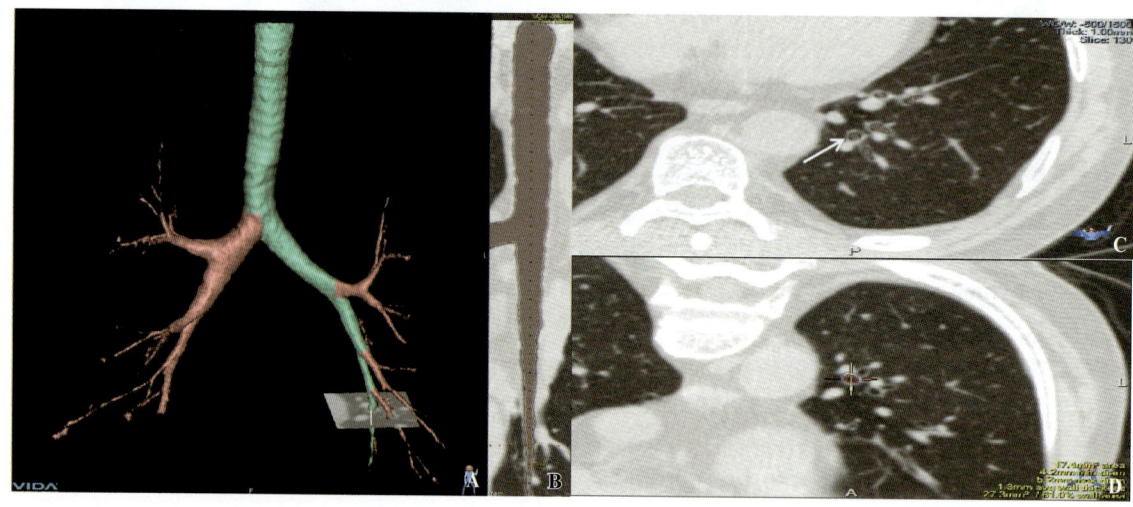

图 11-1-5　男性,57岁。COPD(GOLD Ⅰ级)

A 显示支气管树和左肺下叶后基底段(LB10)支气管(绿色);B 显示 LB10 支气管的重建图像及第 3 级支气管中点(水平虚线);C 显示 LB10 第 3 级支气管中点水平 CT 横轴位图像(箭);D 显示垂直于 LB10 支气管长轴的气道短轴位 CT 重建图。

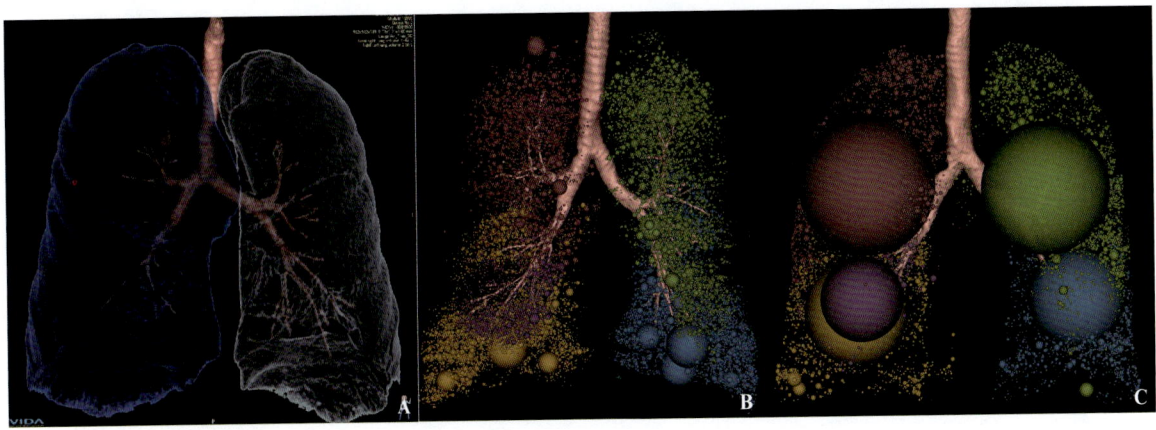

图 11-1-6 男性,68 岁。COPD(GOLD Ⅱ级)

A 显示采集呼吸双相 CT 图像;B 显示吸气相肺气肿指数,即 $VI_{-950}(\%)$ 为 13.28%;C 显示呼气相空气潴留指数,即 $VI_{-856}(\%)$ 为 33.60%。

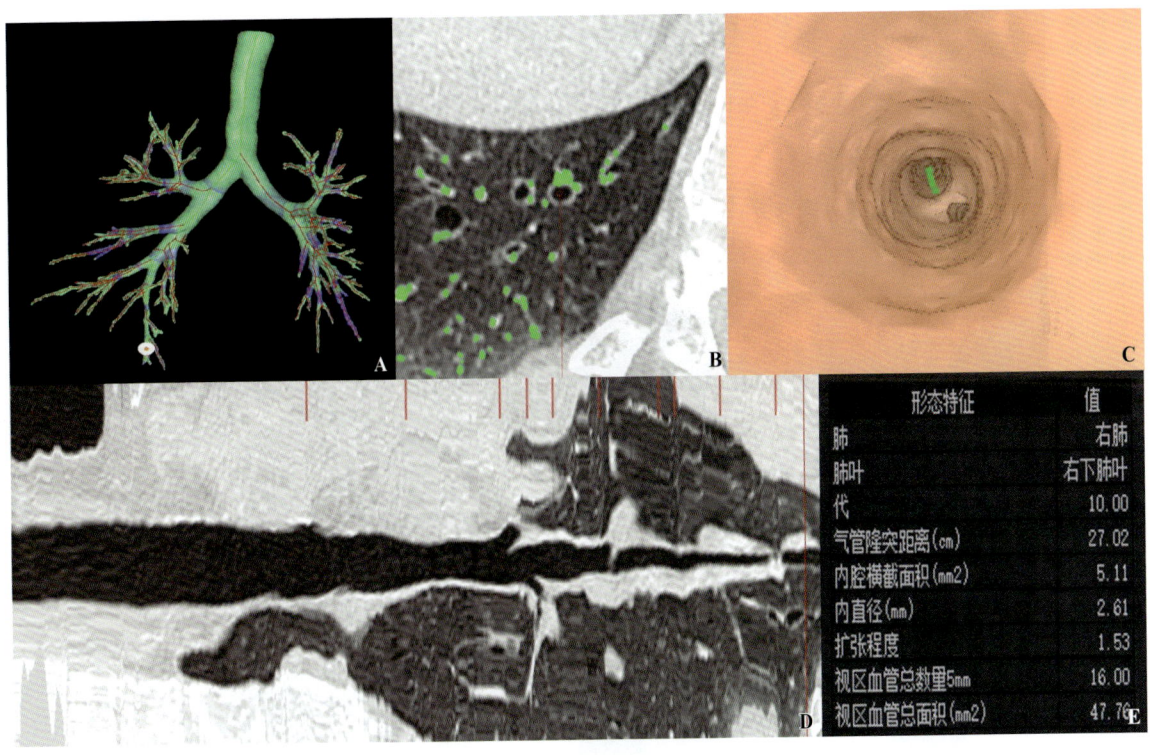

图 11-1-7 男性,63 岁。COPD(GOLD Ⅱ级),支气管定量测量

A 提取三维分割支气管骨架图并选定右肺下叶第 10 代支气管进行测量;B 识别周围血管;C 仿真内镜所在位置可以在支气管束三维图像中和轴位 CT 图像中观察,客观、准确地确定异常的位置,从整体上观察病变;D 对支气管进行曲面重建,显示支气管内腔横截面积 5.11 mm²;E 对所测量点支气管参数即时显示在表格内。

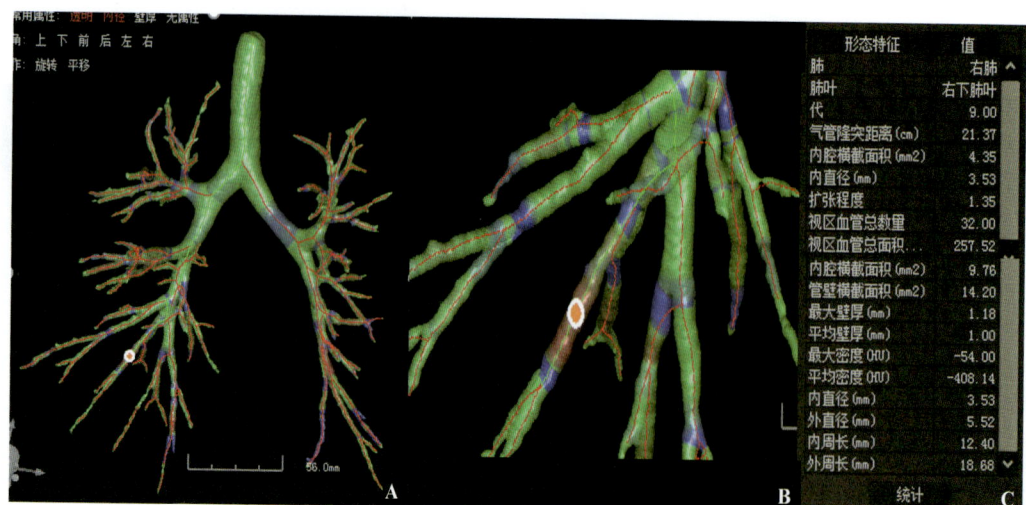

图 11-1-8　女性,63 岁。COPD(GOLD Ⅱ级)支气管扩张定量测量

A 为三维分割支气管骨架图;B 测量点在管腔内直径与其上一级支气管管腔内径最小值的差值作为该测量点气道的扩张程度;C 对所测量点支气管参数即时显示在表格内。

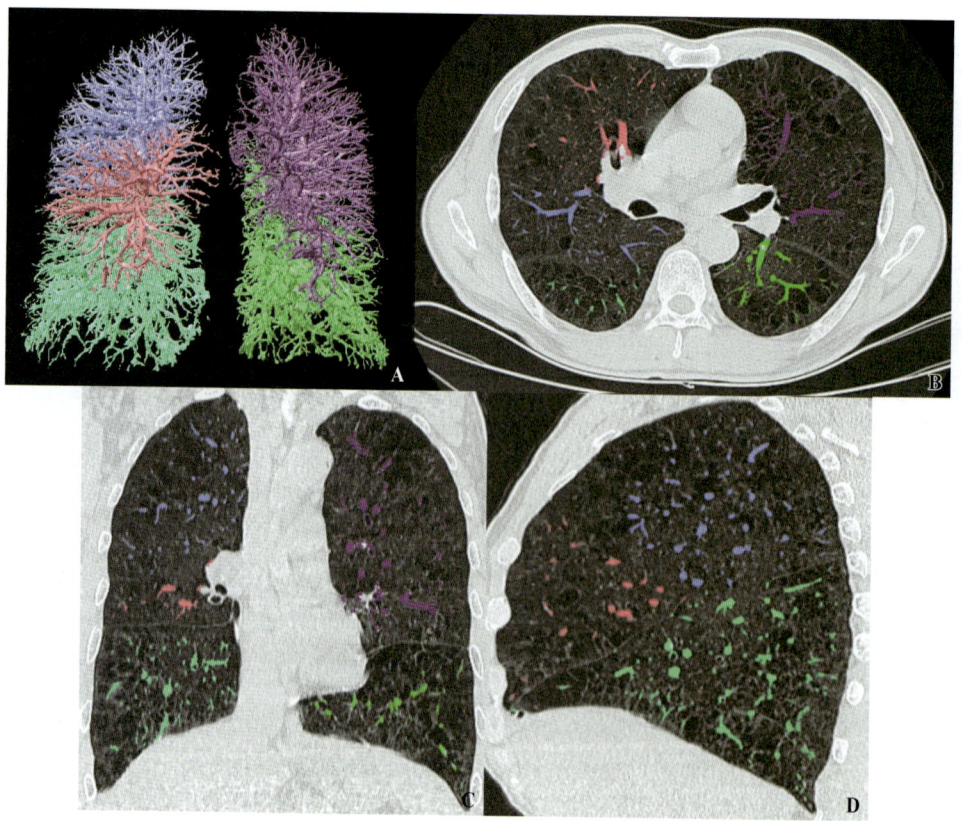

图 11-1-9　男性,60 岁。COPD(GOLD Ⅰ级)肺血管定量测量

A 为肺血管三维重建及分叶标注;B 为 CT 轴位肺血管分叶标注;C 为 CT 冠状位重建肺血管分叶标注;D 为 CT 矢状位重建肺血管分叶标注。全肺血管体积:281.69 mL;左肺血管体积:133.76 mL;右肺血管体积:147.93 mL。

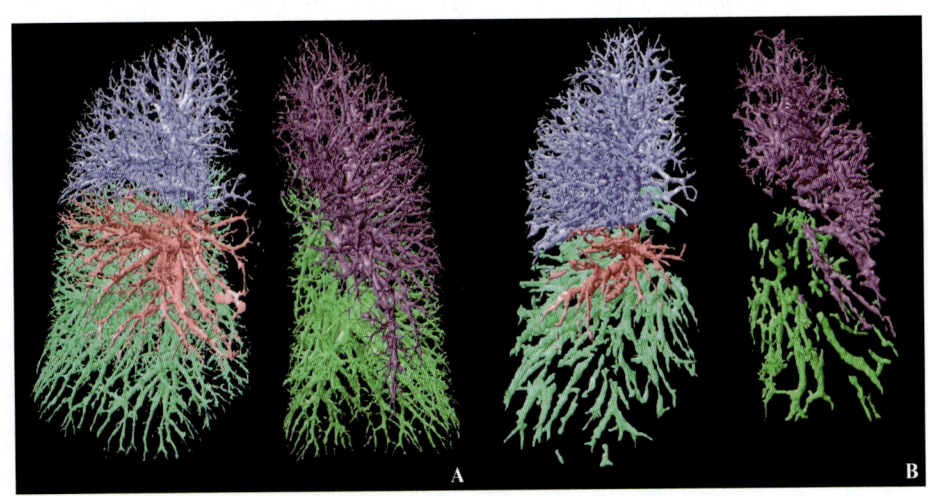

图 11-1-10 肺血管的提取、识别及测量

A 为女性,60 岁。正常人。血管体积/肺体积为 4.25%;B 为女性,71 岁。COPD(GOLD Ⅲ级)。血管体积/肺体积为 2.84%。与正常人比较,慢性阻塞性肺疾病患者右肺中叶及两肺下叶外周血管稀疏,表现为修剪征。

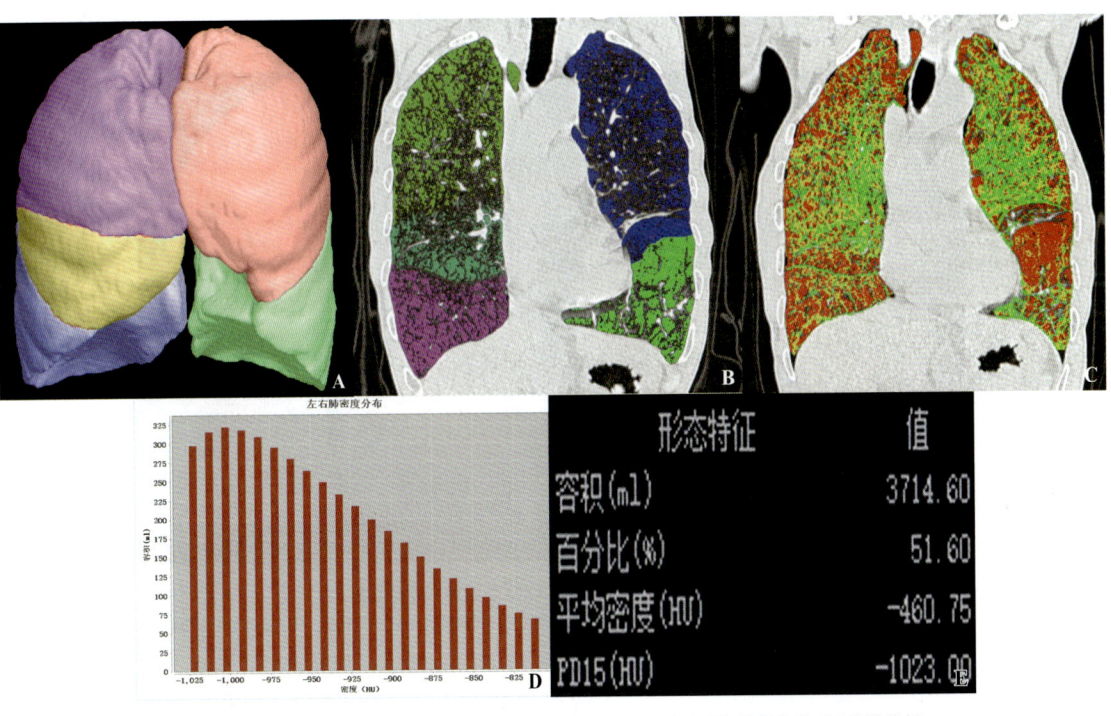

图 11-2-18 男性,66 岁。慢性阻塞性肺疾病(GOLD Ⅳ级)肺气肿损伤的 CT 定量分析

A 为肺容积三维图;B 为吸气相 CT 值<−950 HU 的各肺叶的肺气肿分布图;C 为冠状位双气相 CT 配准后参数效应图,绿色代表正常区域、黄色代表小气道疾病区域、红色代表肺气肿区域;D 为肺密度分布直方图;E 为定量计算数据展示:肺气肿容积、肺气肿占全肺体积百分比、平均肺密度及第 15% 的肺密度值(PD15)。

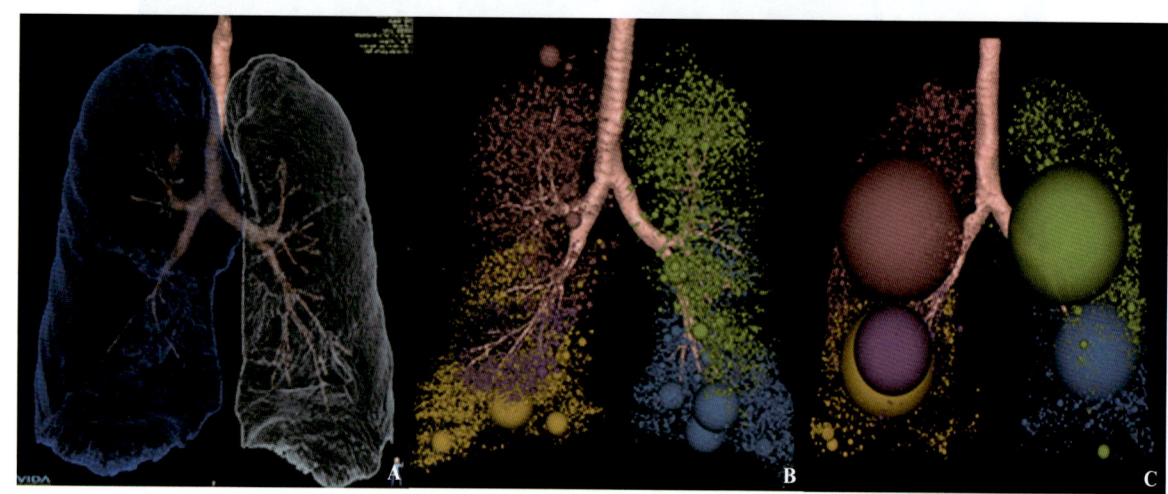

图 11-2-19　男性,68 岁。慢性阻塞性肺疾病(GOLD Ⅱ级),吸气相肺气肿指数与呼气相空气潴留指数定量测量

A 采集呼吸双相 CT 图像并以 DICOM 数据导入 VIDA 软件系统,系统自动将肺组织与大气管、纵隔大血管及胸壁软组织进行分割;B 为吸气相肺气肿指数,即 VI_{-950}(%)为 13.28%;C 为呼气相空气潴留指数,即 VI_{-856}(%)为 33.60%。

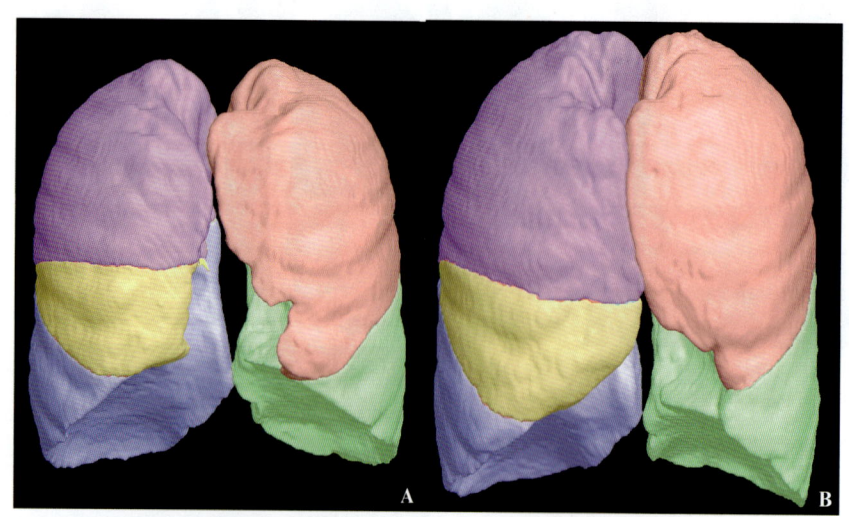

图 11-2-20　正常人和 COPD 患者肺容积的比较

COPD 患者较正常人前后径及上下径增加,容积增大。A 为正常男性,49 岁。BMI:21.72,全肺容积:5 105.36 mL。B 为 COPD 疾病患者。男性,53 岁。BMI:18.34。全肺容积:6 373.82 mL。

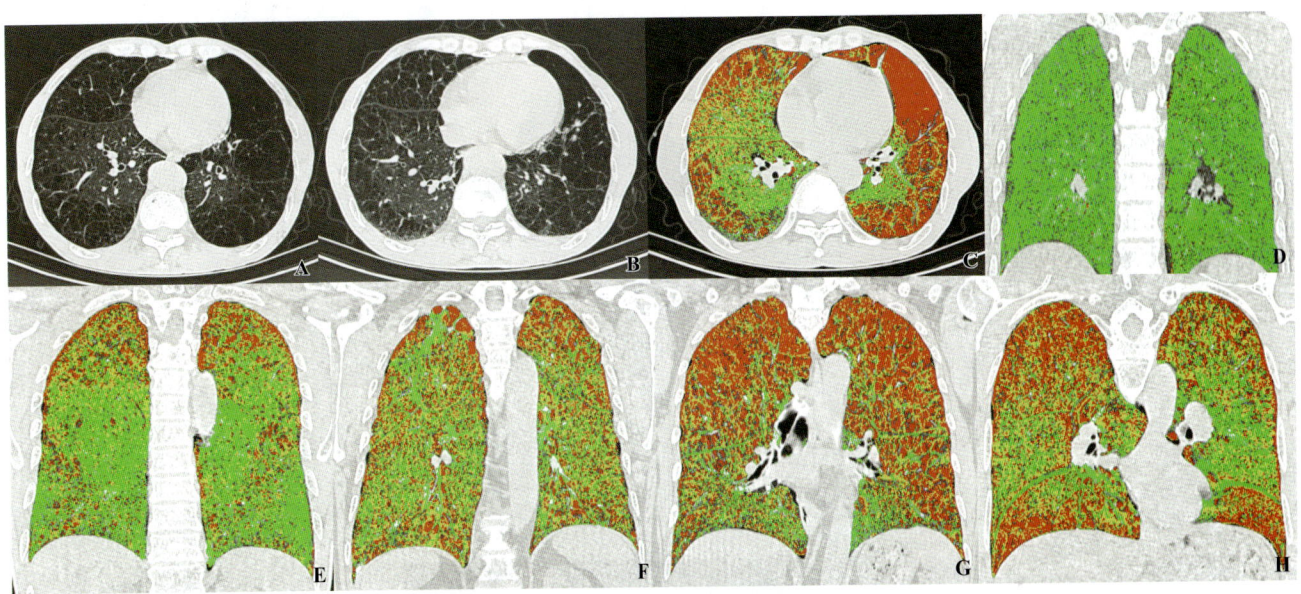

图11-2-21　男性,68岁。吸烟合并COPD(GOLD Ⅳ级)双气相配图

A为吸气相CT图;B为呼气相CT图;C为呼气相与吸气相配准图,黄色区为小气道病变区(fSAD),红色区代表肺气肿区(Emph),绿色为正常区(Normal)。D~H为呼气相与吸气相配准图。D为男性,34岁,吸烟,无COPD,小气道病变区与肺气肿区在双肺叶的分布,小气道病变区与肺气肿区在双肺上叶有少量分布;E为男性,59岁,GOLD Ⅰ级;F为男性,63岁,GOLD Ⅱ级,小气道病变区与肺气肿区主要分布双肺上叶;G为男性,53岁,GOLD Ⅲ级,小气道病变区与肺气肿区向下叶发展;H为男性,47岁,GOLD Ⅳ级,小气道病变区与肺气肿区双肺下叶占比明显增加,黄色区域代表小气道病变区,红色区域代表肺气肿区,绿色区域代表正常肺组织。

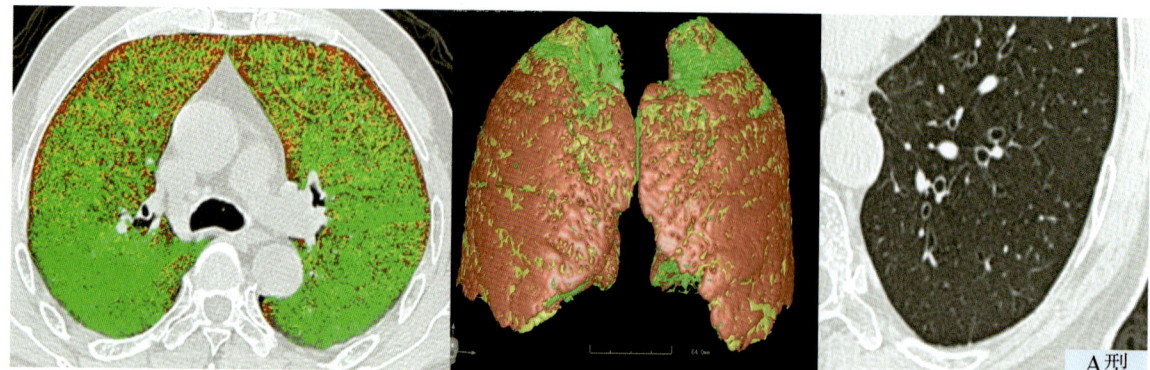

图 11-2-22　男性,73岁。COPD A 表型(肺气肿轻微)

全肺 IN950(吸气末低于-950 HU 像素占全肺的比值):48.3%;EXP856(呼气末低于-856 HU 像素占全肺的比值):81.83%;PRM-Normal%(正常区百分比):13.51%;PRM-Emph%(肺气肿区百分比):45.03%;PRM-fSAD%(小气道病变区百分比):30.24%。

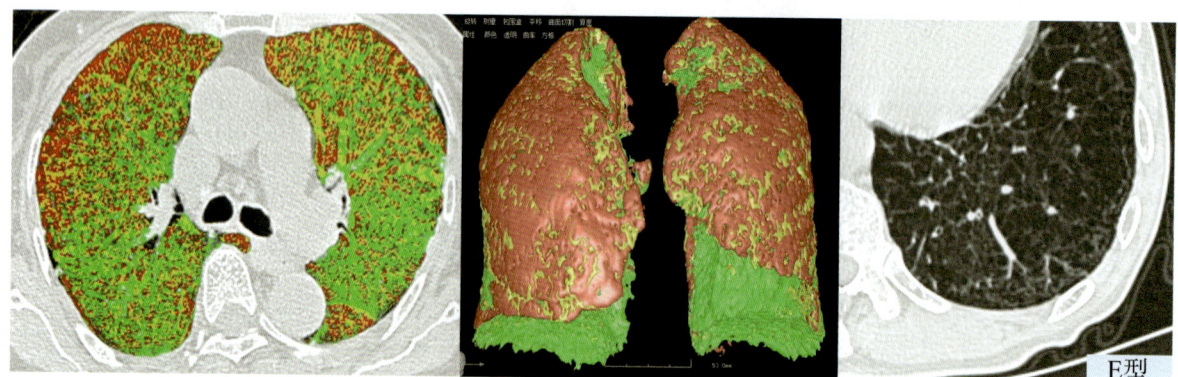

图 11-2-23　女性,73岁。COPD E 表型(肺气肿明显)

全肺 IN950:24.94%;EXP856:70.31%;PRM-Normal%:31.48%;PRM-Emph%:22.36%;PRM-fSAD%:27.51%。

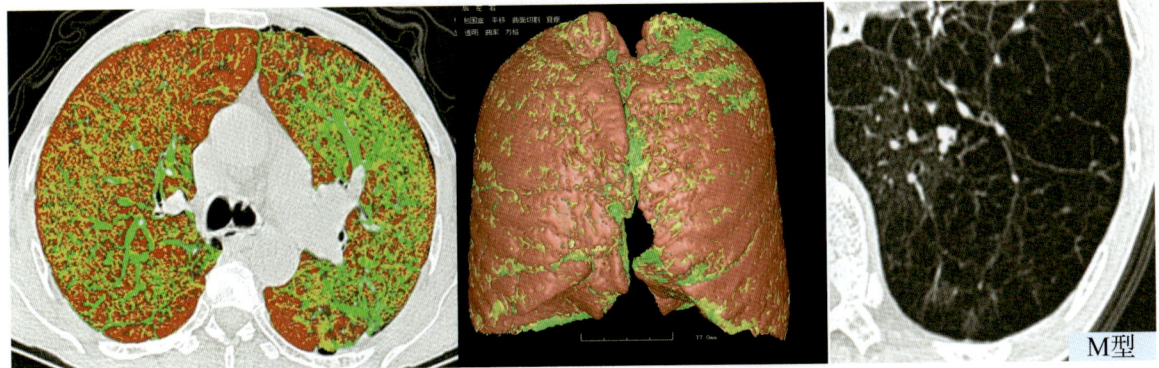

图 11-2-24 男性,66 岁。COPD M 表型(肺气肿明显,支气管壁增厚)

全肺 IN950:51.69;EXP856:76.83;PRM-Normal%:13.95;PRM-Emph%:41.85;PRM-fSAD%:31.18。

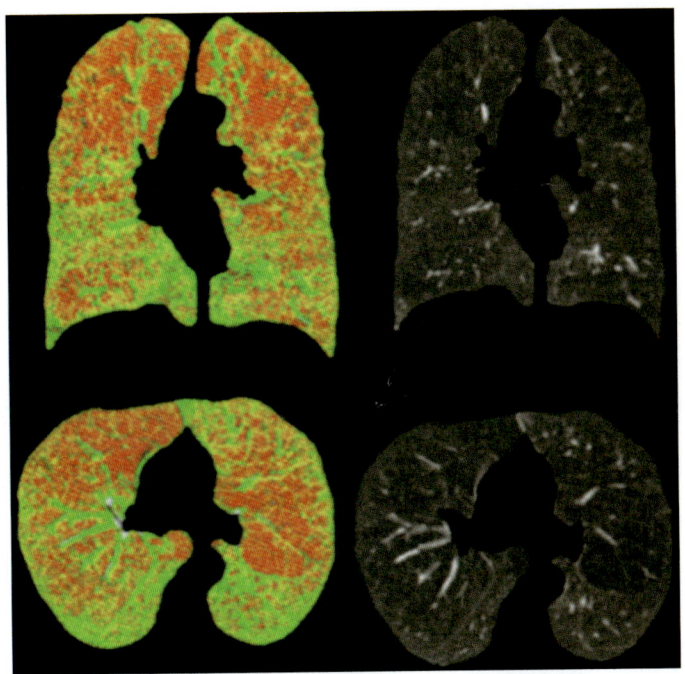

图 11-2-25 GOLD 分级为 2 级的同一肺功能水平

COPD 患者表型不同,本病例的肺损伤主要表现为以肺气肿为主(定量测量肺内红色区域多,肺气肿为主型)。

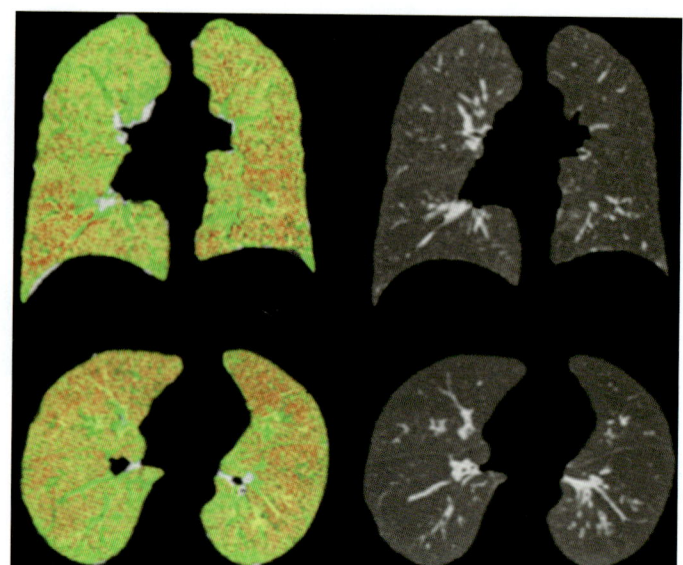

图11-2-26　GOLD分级为2级的同一肺功能水平

COPD患者表型不同,本病例的肺损伤主要表现为小气道损伤为主(定量测量黄色区区域多,小气道为主型)。

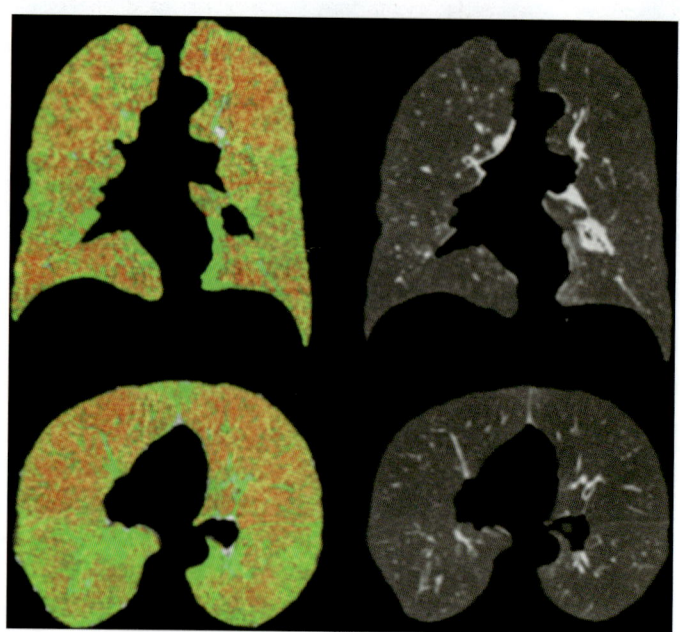

图11-2-27　GOLD分级为2级的同一肺功能水平

COPD患者表型不同,本病例的肺损伤主要表现为空气潴留及肺气肿程度相当(定量测量红色区域和黄色区域比例大致相当,混合型)。

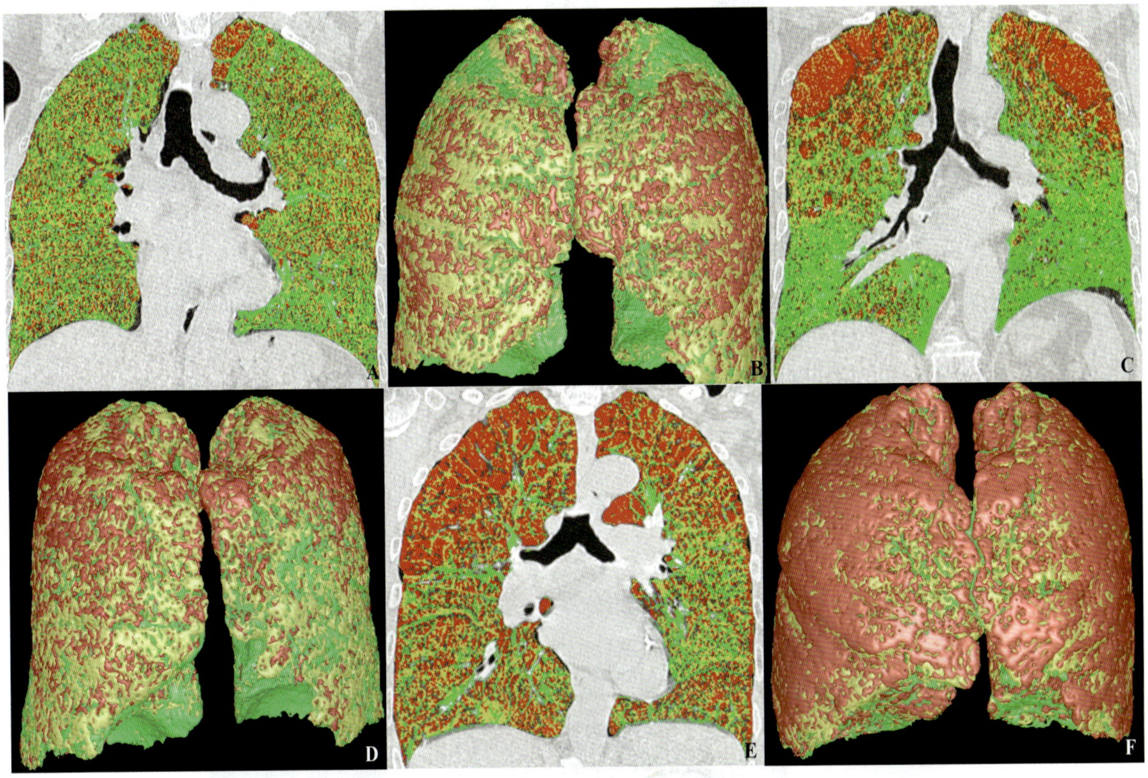

图 11-2-28　不同肺功能水平 COPD 患者表型不同

A、B 为男性,64 岁,GOLD Ⅰ级,小气道表型,黄色区小气道病变为主;C、D 为男性,68 岁,GOLD Ⅱ级,肺气肿表型,红色区肺气肿病变为为主;E、F 为男性,71 岁,GOLD Ⅳ级,混合型,既有小气道表型,也有肺气肿表型,两者损伤区域相当。

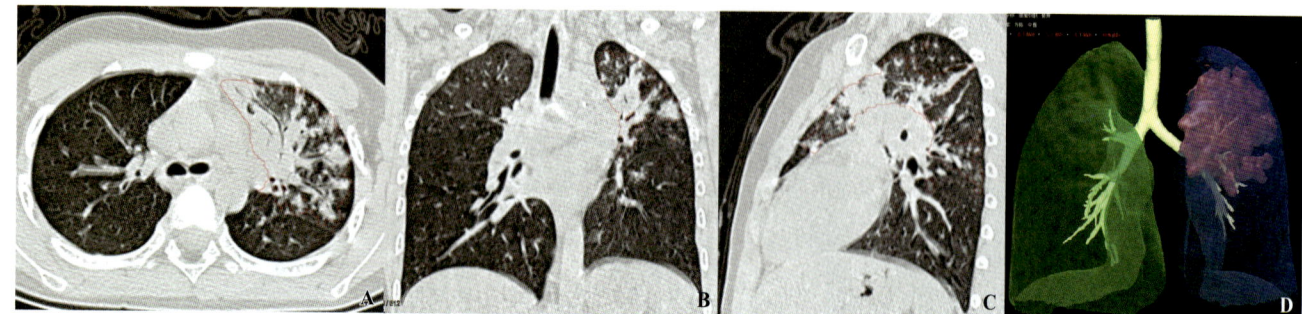

图 15-1-10 男性,9岁。支原体肺炎

CT肺窗(A~C)显示左肺上叶可见斑片状实变和磨玻璃影,AI自动勾画病变区(红线内);AI分析显示病变体积占左肺上叶75%以上,左肺下叶<5%,病变体积评分分别为4分、1分,病变密度评分分别为2分、1分,病变严重程度评分为11分;AI检测病变比例7.11%,病变平均密度-365.78HU,磨玻璃比例0.56,病变质量83.94g(D)。

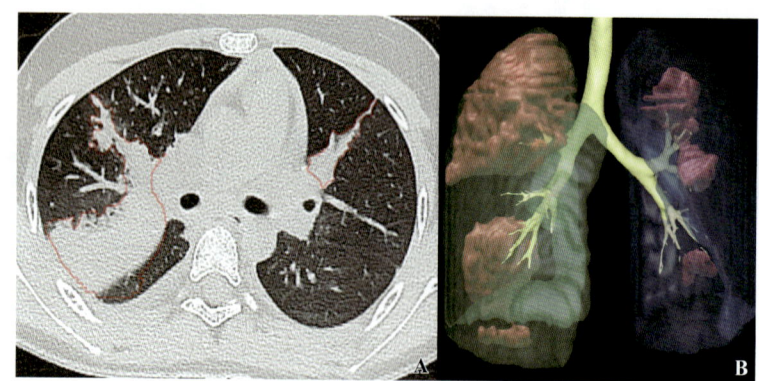

图 15-1-11 女性,11岁。重症支原体肺炎

肺窗(A)显示两肺有大片状实变影,AI自动勾画病变范围(病变位于红线内),应用计算机透明视觉技术可清晰显示病变在两肺的空间分布情况(B)。